DOR E DISFUNÇÃO MIOFASCIAL
de TRAVELL, SIMONS & SIMONS

Tradução
Fábio Franciscatto Stieven (Capítulos 63-68, 72-77)
Francisco Xavier Araujo (Capítulos 6-18, 39-40)
Regina Machado Garcez (Iniciais, Capítulos 1-5, 19-33, 41-62, 69-71, índice)
Rodrigo Py Gonçalves Barreto (Capítulos 34-38)

Consultoria, supervisão e revisão técnica

Fabiana Cristina da Silva (Capítulos 42-53, 72-73)
Fisioterapeuta clínica na área musculoesquelética com ênfase em terapia manual e fáscia.
Professora dos Cursos de Pós-graduação da Universidade Regional Integrada, em Ijuí, RS, da Faculdade da Serra Gaúcha, do Grupo Fisiowork e do Centro Universitário Estácio de Santa Catarina. Especialista em
Cinesiologia pela Escola Superior de Educação Física da Universidade Federal do Rio Grande do Sul (UFRGS).
Mestra em Epidemiologia pela Faculdade de Medicina da UFRGS.

Fábia Milman Krumholz (Capítulos 54-71, 76-77)
Fisioterapeuta clínica na área musculoesquelética com ênfase em cadeias musculares e terapia manual.
Professora da Escola da Saúde da Universidade do Vale do Rio dos Sinos (Unisinos).
Membro do Núcleo Docente Estruturante do Curso de Bacharelado em Engenharia Biomédica da Unisinos. Especialista em Docência na Saúde e em Ciências do Esporte pela UFRGS e em Fisioterapia com ênfase em reeducação das funções musculoesqueléticas pela Universidade Luterana do Brasil (Ulbra). Fisioterapeuta esportiva pela Sociedade Nacional de Fisioterapia Esportiva e Conselho Federal de Fisioterapia e Terapia Ocupacional (Sonafe/Coffito).
Mestra em Ciências do Movimento Humano pela UFRGS.

Rodrigo Della Méa Plentz (Capítulos 1-18)
Professor da Universidade Federal de Ciências da Saúde de Porto Alegre. Coordenador do Serviço
de Fisioterapia do Complexo Hospitalar da Santa Casa de Misericórdia de Porto Alegre.
Doutor em Ciências pela Universidade Federal de São Paulo.

Silviane Vezzani (Capítulos 19-41, 74-75)
Fisioterapeuta.
Especialista em Ciências do Movimento pela UFRGS.
Fisioterapeuta esportiva pela Sonafe/Coffito.

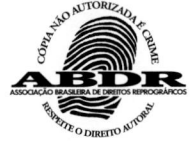 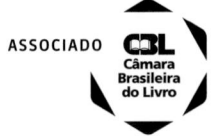

```
D693   Dor e disfunção miofascial de Travell, Simons & Simons :
       manual de pontos-gatilho / Joseph M. Donnelly... [et al.] ;
       tradução: Fábio Franciscatto Stieven...[et al.] ; revisão
       técnica: Fabiana Cristina da Silva... [et al.] – 3. ed. – Porto
       Alegre : Artmed, 2020.
       xv, 1012 p. : il. color.; 28 cm.

       ISBN 978-85-8271-600-7

       1. Síndromes da dor miofascial. 2. Fisioterapia. I. Donnelly,
       Joseph M.
                                                         CDU 615.8
```

Catalogação na publicação: Karin Lorien Menoncin – CRB 10/2147

DOR E DISFUNÇÃO MIOFASCIAL
de TRAVELL, SIMONS & SIMONS
Manual de pontos-gatilho

3ª EDIÇÃO

Joseph M. Donnelly, PT, DHS
Board-Certified Clinical Specialist in
Orthopaedic Physical Therapy (OCS)
Fellow of the American Academy of
Orthopaedic Manual Physical Therapists (Honorary)
Clinical Professor and Director of Postprofessional Education
Department of Physical Therapy,
College of Health Professions, Mercer University
Atlanta, Georgia

César Fernández de las Peñas, PT, MSc, PhD
Head Division of the Department of Physical Therapy,
Occupational Therapy, Rehabilitation and Physical Medicine
Cátedra de Investigación y Docencia en Fisioterapia:
Terapia Manual y Punción Seca
Universidad Rey Juan Carlos
Alcorcón, Madrid, Spain

Michelle Finnegan, PT, DPT
Board-Certified Clinical Specialist in
Orthopaedic Physical Therapy (OCS)
Fellow of the American Academy of
Orthopaedic Manual Physical Therapists
Certified Cervical and Temporomandibular Therapist
Senior Instructor, Myopain Seminars
Bethesda, Maryland

Jennifer L. Freeman, PT, DPT
Board-Certified Clinical Specialist in
Orthopaedic Physical Therapy (OCS)
Intown Physical Therapy, LLC
Adjunct Clinical Assistant Professor
Department of Physical Therapy,
College of Health professions, Mercer University
Atlanta, Georgia

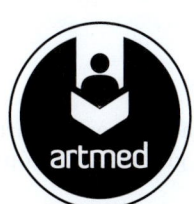

Porto Alegre
2020

Obra originalmente publicada sob o título *Travell, Simons and Simons' Myofascial Pain and Dysfunction: The Trigger Point Manual*, 3rd Edition.
ISBN 9780781755603

Copyright©2019 Lippincott Williams & Wilkins, a Wolters Kluwer business.
Lippincott Williams & Wilkins/Wolters Kluwer Health did not participate in the translation of this title.

Published by arrangement with Lippincott Williams & Wilkins/Wolters Kluwer Health Inc. USA

Gerente editorial: *Letícia Bispo de Lima*

Colaboraram nesta edição:

Editora: *Mirian Raquel Fachinetto*

Capa: *Márcio Monticelli*

Preparação de original: *Carine Garcia Prates*

Leitura final: *Magda Regina Schwartzhaupt* e *Caroline Castilhos Melo*

Editoração: *Clic Editoração Eletrônica Ltda.*

Fotos: *Christynne Helfrich*, DP, DPT. Board-Certified Clinical Specialist in Orthopaedic Physical Therapy (OCS)

Ilustrações: *Barbara D. Cummings*

Nota

A fisioterapia é uma ciência em constante evolução. À medida que novas pesquisas e a experiência clínica ampliam o nosso conhecimento, são necessárias modificações no tratamento e na farmacoterapia. Os autores desta obra consultaram as fontes consideradas confiáveis, em um esforço para oferecer informações completas e, geralmente, de acordo com os padrões aceitos à época da publicação. Entretanto, tendo em vista a possibilidade de falha humana ou de alterações nas ciências médicas, os leitores devem confirmar estas informações com outras fontes. Por exemplo, e em particular, os leitores são aconselhados a conferir a bula de qualquer medicamento que pretendam administrar, para se certificar de que a informação contida neste livro está correta e de que não houve alteração na dose recomendada nem nas contraindicações para o seu uso. Essa recomendação é particularmente importante em relação a medicamentos novos ou raramente usados.

Reservados todos os direitos de publicação ao
GRUPO A EDUCAÇÃO S.A.
(Artmed é um selo editorial do GRUPO A EDUCAÇÃO S.A.)
Av. Jerônimo de Ornelas, 670 – Santana
90040-340 – Porto Alegre – RS
Fone: (51) 3027-7000 Fax: (51) 3027-7070

SÃO PAULO
Rua Doutor Cesário Mota Jr., 63 – Vila Buarque
01221-020 – São Paulo – SP
Fone: (11) 3221-9033

SAC 0800 703 3444 – www.grupoa.com.br

É proibida a duplicação ou reprodução deste volume, no todo ou em parte, sob quaisquer formas ou por quaisquer meios (eletrônico, mecânico, gravação, fotocópia, distribuição na Web e outros), sem permissão expressa da Editora.

IMPRESSO NO BRASIL
PRINTED IN BRAZIL

Para
David G. Simons (7 de junho de 1922-5 de abril de 2010)
e
Lois S. Simons (6 de março de 1934-3 de julho de 2004),
cujos espíritos orientadores estão sempre entre nós.

Esta 3ª edição de *Dor e disfunção miofascial de Travell, Simons & Simons: manual de pontos-gatilho* foi um trabalho de amor voltado à memória de David G. Simons, que dedicou sua carreira médica, após trabalhar no exército, para aperfeiçoar a pesquisa clínica e científica sobre dor miofascial e pontos-gatilho. Sua paixão, seu envolvimento e sua dedicação à expansão do corpo de conhecimentos científicos sobre a dor muscular com o objetivo de auxiliar na redução da dor e do sofrimento humano não têm paralelo. David G. Simons foi um verdadeiro pioneiro, além de um dos cientistas mais respeitados na área de dor miofascial e no tratamento de pacientes com dor crônica. Sua esposa e coautora, Lois S. Simons, usou sua especialidade em anatomia muscular e cinesiologia, além de destacadas habilidades clínicas, para aumentar as bases clínicas sólidas, de orientação médica, estabelecidas por Janet G. Travell (1901-1997) na 1ª edição.

Como conhecemos David e Lois, tentamos respeitar suas metas nesta 3ª edição, e nos sentimos agraciados pela oportunidade de concluir a tarefa que eles não conseguiram terminar.

Colaboradores

Amanda Blackmon, PT, DPT
Board-Certified Clinical Specialist in Orthopaedic Physical Therapy
Clinical Assistant Professor
Department of Physical Therapy College of Health Professions, Mercer University
Series Instructor, Myopain Seminars
Atlanta, Georgia

Amir Minerbi, MD, PhD
Board-Certified in Pain Medicine and Family Medicine
Institute for Pain Medicine, Rambam Health Care Campus
Bruce Rappaport Faculty of Medicine, Technion
Haifa, Israel
Department of Family Medicine, Clalit Health Services
Haifa and Western Galilee District, Israel

Ana I. de-la-Llave-Rincón, PT, MSc, PhD
Department of Physiotherapy, Occupational Therapy, Rehabilitation, and Physical Medicine
Cátedra de Investigación y Docencia en Fisioterapia: Terapia Manual y Punción Seca
Universidad Rey Juan Carlos
Alcorcón, Madrid, Spain

Ann M. Lucado, PT, PhD, CHT
Board-Certified Hand Therapist
Associate Professor
Department of Physical Therapy
College of Health Professions, Mercer University
Atlanta, Georgia

Blake A. Hampton, PT, DPT, CSCS
Owner/Chief Executive Officer
Practical Pain Solutions, LLC
Adjunct Faculty
Department of Physical Therapy
College of Health Professions, Mercer University
Atlanta, Georgia

Brian Yee, PT, DPT, MPhty
Board-Certified Clinical Specialist in Orthopaedic Physical Therapy
Fellow of the American Academy of Orthopaedic Manual Physical Therapists
Owner, Motion Stability Physical Therapy Group
Adjunct Clinical Assistant Professor
Department of Physical Therapy
College of Health Professions, Mercer University
Atlanta, Georgia

Carol A. Courtney, PT, PhD, ATC
Fellow of the American Academy of Orthopaedic Manual Physical Therapists Professor
Department of Physical Therapy
Department of Rehabilitation Sciences
College of Applied Health Sciences, University of Illinois at Chicago
Chicago, Illinois

Carolyn McMakin, MA, DC
Fibromyalgia and Myofascial Pain Clinic of Portland
Portland, Oregon

Corine S. Cicchetti, MD
Board-Certified in Physical Medicine and Rehabilitation
Buffalo Spine and Sports Medicine, PLLC
Buffalo, New York

Deanna Hortman Camilo, PT, DPT
Board-Certified Clinical Specialist in Orthopaedic Physical
Motion Stability Physical Therapy Group
Atlanta, Georgia

Deborah M. Wendland, PT, DPT, PhD, CPed
Associate Professor
Department of Physical Therapy
College of Health Professions, Mercer University
Atlanta, Georgia

Derek Clewley, PT, DPT, PhD
Board-Certified Clinical Specialist in Orthopaedic Physical Therapists
Fellow of the American Academy of Orthopaedic Manual Physical Therapists
Assistant Professor
Doctor of Physical Therapy Division, Duke University School of Medicine
Durham, NC

Derek L. Vraa, PT, DPT, CSCS
Board-Certified Clinical Specialist in Orthopaedic Physical Therapy
Fellow of the American Academy of Orthopaedic Manual Physical Therapists
Senior Faculty, United States Air Force Tactical Sports and Orthopaedic Manual Physical Therapy Fellowship Program
United States Air Force Academy
Colorado Springs, Colorado

Dhinu J. Jayaseelan, DPT
Board-Certified Clinical Specialist in Orthopaedic Physical Therapy
Fellow of the American Academy of Orthopaedic Manual Physical Therapists
Assistant Professor
Program in Physical Therapy, School of Medicine and Health Sciences, The George Washington University
Washington, District of Columbia

Enrique Lluch Girbés, PT, PhD
Associate Professor
Department of Physical Therapy
Faculty of Physiotherapy
University of Valencia, Valencia, Spain

Gabriel Somarriba, PT, DPT
Assistant Professor
ssistant Program Director
Campus Director
University of St. Augustine for Health Sciences
Miami, Florida

Gustavo Plaza-Manzano, PT, PhD
Department of Radiology, Rehabilitation and Physiotherapy
Universidad Complutense de Madrid
Instituto de Investigación Sanitaria del Hospital Clínico San Carlos
Madrid, Spain

Ingrid Allstrom Anderson, PT, DPT
Board-Certified Clinical Specialist in Orthopaedic Physical Therapy
Principal, Intown Physical Therapy, LLC
Atlanta, Georgia

Isabel Salvat, PT, PhD
Full Professor
Department of Medicine and Surgery, Faculty of Medicine and Health Sciences
Rovira i Virgili University
Reus, Spain

Colaboradores **vii**

Jaime Salom-Moreno, PT, PhD
Department of Physiotherapy, Occupational Therapy, Rehabilitation, and Physical Medicine
Cátedra de Investigación y Docencia en Fisioterapia: Terapia Manual y Punción Seca
Universidad Rey Juan Carlos
Alcorcón, Madrid, Spain

Jan Dommerholt, PT, DPT, MPS, DAAPM
President
Myopain Seminars
President and Owner
Bethesda Physiocare
Bethesda, Maryland

Jeffrey Gervais Ebert, PT, DPT
Board-Certified Clinical Specialist in Orthopaedic Physical Therapy
Clinical Assistant Professor
Department of Physical Therapy
College of Health Professions, Mercer University
Atlanta, Georgia

Jennifer Marie Nelson, PT, DPT, DScPT
Fellow of the American Academy of Orthopaedic Manual Physical Therapists
Myopain Seminars
PhysioPartners
Chicago, Illinois

John Sharkey, MSc
Clinical Anatomist (BACA), Exercise Physiologist (BASES)
Senior Lecturer
Medicine, Dentistry and Life Sciences
University of Chester/National Training Centre
Dublin, Ireland

Johnson McEvoy, BSc, MSc, DPT, MISCP, PT
Chartered Physiotherapist
United Physiotherapy Clinic
Limerick, Ireland
David G Simons Academy
Winterthur, Switzerland
Myopain Seminars
Bethesda, Maryland

José L. Arias-Buría, PT, MSc, PhD
Department of Physiotherapy, Occupational Therapy, Rehabilitation, and Physical Medicine Cátedra de Investigación y Docencia en Fisioterapia: Terapia Manual y Punción Seca
Universidad Rey Juan Carlos
Alcorcón, Madrid, Spain

Joshua J. Lee, PT, DPT
Orthopaedic Physical Therapy Resident
Department of Physical Therapy
College of Health Professions, Mercer University
Atlanta, Georgia

Kathleen Geist, PT, DPT
Board-Certified Clinical Specialist in Orthopaedic Physical Therapists
Fellow of the American Academy of Orthopaedic Manual Physical Therapists
Assistant Professor
Department of Rehabilitation Medicine
Emory University School of Medicine
Atlanta, Georgia

Laura Gold, PT, DPT
Board-Certified Clinical Specialist in Orthopaedic Physical Therapy
Adjunct Clinical Assistant Professor
Department of Physical Therapy
College of Health Professions, Mercer University
Atlanta, Georgia

Leigh E. Palubinskas, PT, DPT
Board-Certified Clinical Specialist in Orthopaedic Physical Therapy
Performance Physical Therapy
Stockbridge, Georgia

Leslie F. Taylor, PT, PhD, MS
Associate Dean and Professor
Department of Physical Therapy
College of Health Professions, Mercer University
Atlanta, Georgia

Lynne M. Fries, PA-C, MPAS, DPT
Doctor of Physical Therapy
Physician Assistant
UBMD Internal Medicine
Buffalo Spine and Sports Medicine, PLLC
Buffalo, New York

Margaret M. Gebhardt, PT, DPT
Board-Certified Clinical Specialist in Orthopaedic Physical Therapy
Fellow of the American Academy of Orthopaedic Manual Physical Therapists
Fit Core Physical Therapy
Adjunct Clinical Assistant Professor
Department of Physical Therapy
College of Health Professions, Mercer University
Lab Instructor
Myopain Seminars
Atlanta, Georgia

María Palacios-Ceña, PT, MSc, PhD
Department of Physiotherapy, Occupational Therapy, Rehabilitation, and Physical Medicine
Cátedra de Investigación y Docencia en Fisioterapia: Terapia Manual y Punción Seca
Universidad Rey Juan Carlos
Alcorcón, Madrid, Spain

María Torres-Lacomba, PT, PhD
Full Professor
Head of the "Physiotherapy in Women's Health Research Group"
Physical Therapy Department
University of Alcalá
Alcalá de Henares, Madrid, Spain

Matthew Vraa, PT, DPT, MBA
Board-Certified Clinical Specialist in Orthopaedic Physical Therapy
Fellow of the American Academy of Orthopaedic Manual Physical Therapists
Program Director
Physical Therapist Assistant Department
Rasmussen College
Brooklyn Park/Maple Grove, Minnesota
Physical Therapist, Orthology, Inc
Maple Grove, Minnesota

Michael Karegeannes, PT, MHSc, LAT, MTC
Certified Cranio-Facial Specialty
Certified Cervical and Temporomandibular Therapist
Owner, Freedom Physical Therapy Services, S.C.
Fox Point, Wisconsin

N. Beth Collier, PT, DPT
Board-Certified Clinical Specialist in Orthopaedic Physical Therapy
Fellow of the American Academy of Orthopaedic Manual Physical Therapists
Clinical Assistant Professor
Department of Physical Therapy College of Health Professions, Mercer University
Atlanta, Georgia

Orlando Mayoral del Moral, PT, PhD
Physical Therapist
Hospital Provincial de Toledo
Academic Director
Seminarios Travell y Simons
Toledo, Spain

Óscar Sánchez Méndez, PT, MSc
Physical Therapist and Professor
Seminarios Travell y Simons
Madrid, Spain

Paul Thomas, PT, DPT
Board-Certified Clinical Specialist in Orthopaedic Physical Therapy
Fellow of the American Academy of Orthopaedic Manual Physical Therapists
Impact Physical Therapy
Chicago, Illinois

Ricardo Ortega-Santiago, PT, MSc, PhD
Department of Physiotherapy, Occupational Therapy, Rehabilitation, and Physical Medicine
Cátedra de Investigación y Docencia en Fisioterapia: Terapia Manual y Punción Seca, Universidad Rey Juan Carlos
Alcorcón, Madrid, Spain

Robert D. Gerwin, MD, FAAN
Associate Professor of Neurology
School of Medicine, Johns Hopkins University
Baltimore, Maryland

Ryan Reed, PT, DPT
Board-Certified Clinical Specialist in Orthopaedic Physical Therapy
Fellow of the American Academy of Orthopaedic Manual Physical Therapists
Instructor, DPT Program
University of St. Augustine for Health Sciences
Miami, Florida

Savas Koutsantonis, PT, DPT
One on One Physical Therapy
Series Instructor
Myopain Seminars
Atlanta, Georgia

Seth Jason Fibraio, PT, DPT, MTC, CSCS
Certified Cervical and Temporomandibular Therapist
Owner/Chief Executive Officer
Cornerstone Physical Therapy, Inc
Asheville, North Carolina

Simon Vulfsons, MD
Board-Certified Specialist in Internal Medicine
Board-Certified Specialist in Pain Medicine
President, The International Federation of Musculoskeletal Medicine
Director, The Institute for Pain Medicine and the Rambam School for Pain Medicine
Rambam Health Care Campus, the Bruce Rappaport Faculty of Medicine
Technion–Israel Institute for Technology
Haifa, Israel

Sophia Maines, PT, DPT, CSCS
Board-Certified Clinical Specialist in Orthopaedic Physical Therapy
Owner, Sun Physical Therapy
Austin, Texas

Stella Fuensalida-Novo, PT, MSc
Department of Physiotherapy, Occupational Therapy, Rehabilitation, and Physical Medicine
Cátedra de Investigación y Docencia en Fisioterapia: Terapia Manual y Punción Seca
Universidad Rey Juan Carlos
Alcorcón, Madrid, Spain

Susan H. Rightnour, PT, MTC
Certified Cranio-Facial Specialty
NovaCare Rehabilitation
Bowie, Maryland

Thomas Eberle, PT, DPT
Fellow of the American Academy of Orthopaedic Manual Physical Therapists
Director, Florida Physical Therapy Association
Assistant Professor
University of St. Augustine for Health Sciences
Miami, Florida

Thomas L. Christ, MS, DPT
Department of Physical Therapy
College of Health Professions, Mercer University
Atlanta, Georgia

Timothy Douglas Sawyer, BSPT
National Center for Pelvic Pain
Pelvic Pain Technologies
Stanford Urology Research Team
Owner, Sawyer Physical Therapy
Los Gatos, California

Timothy Flynn, PT, PhD
Board-Certified Clinical Specialist in Orthopaedic Physical Therapy
Fellow of the American Academy of Orthopaedic Manual Physical Therapists
Fellow of the American Physical Therapy Association
Owner, Colorado in Motion
Principle, Evidence in Motion
Professor, Doctor of Physical Therapy Program
South College, Nashville, TN

Timothy J. McMahon, PT, DPT
Board-Certified Clinical Specialist in Orthopaedic Physical Therapy
Fellow of the American Academy of Orthopaedic Manual Physical Therapists
Clinical Assistant Professor and Director, Mercer Physical Therapy Clinic
Department of Physical Therapy
College of Health Professions, Mercer University
Atlanta, Georgia

Visnja King, PT, DPT, MTC, CSCS
Board-Certified Clinical Specialist in Orthopaedic Physical Therapy
Research Physical Therapist and Adjunct Instructor–Musculoskeletal Curriculum
Department of Physical Therapy
University of Pittsburgh
Pittsburgh, Pennsylvania
Owner/President/Clinical Director
King Physical Therapy North Huntingdon
North Huntingdon, Pennsylvania

Wesley J. Wedewer, PT, DPT, CSCS
Board-Certified Clinical Specialist in Orthopaedic Physical Therapy
Board-Certified Clinical Specialist in Sports Physical Therapy
Fellow of the American Academy of Orthopaedic Manual Physical Therapists
Athletico Physical Therapy
Chicago, Illinois

Agradecimentos

Agradecemos a todos os autores colaboradores desta 3ª edição do *Dor e disfunção miofascial de Travell, Simons & Simons: manual de pontos-gatilho*. Foi um grande projeto possibilitado pela paixão, pela dedicação e pelo comprometimento desses profissionais. Somos gratos ao tempo que abdicaram de suas movimentadas agendas clínicas, de ensino e pesquisa, e estamos em débito com essas pessoas pelo fato de compartilharem seus conhecimentos especializados na área dos pontos-gatilho e da dor miofascial. Agradecemos de modo especial a Jan Dommerholt por suas colaborações clínicas e de pesquisa na área dos pontos-gatilho e da síndrome da dor miofascial. Fica claro seu vasto conhecimento de evidências científicas e clínicas em sua revisão analítica baseada em evidências, na Seção 1. Agradecemos também a John Lyftogt, MD, por sua contribuição sobre o uso da dextrose no tratamento da dor miofascial, e a Blair Green, PT, por sua contribuição à seção sobre dor pélvica, com material sobre injeção em pontos-gatilho e agulhamento a seco. Por último, muitos agradecimentos a Shantel Phillips, PT, pelo auxílio na confirmação de desvios posturais, no Capítulo 76.

Este livro representa anos de planejamento e esforço dedicado, e não seria concluído sem o auxílio de Sharon Barker e Samantha Pierce. Sua valiosa perspectiva histórica e experiência administrativa, oriundas do trabalho com David G. Simons, MD, e Lois S. Simons, PT, foram fundamentais no alcance das metas desta nova edição.

Registramos ainda nossos agradecimentos a Susan e Norris Ganstrom e à família Simons pelo apoio e encorajamento à conclusão do livro encaminhado por seu pai, a ser terminado ainda no curso de sua vida. Agradecemos a Carolyn McMakin, DC, que anteviu o impulso à continuação da iniciativa com a Editora e que, com sua sabedoria em não desistir, levou à implementação do projeto.

Queremos agradecer a Christynne Helfrich, PT, pelo desejo de ser nossa fotógrafa durante todo o projeto. Sua especialização clínica e perspectiva otimista fizeram tomadas de fotos perfeitas e agradáveis. A todos os estudantes de doutorado da Mercer University Doctor of Physical Therapy (e pessoas queridas deles), modelos para as fotos de sábados, nosso agradecimento pelo entusiasmo e pela paciência. Além disso, queremos agradecer a Cody Klein, Taylor Smith, Tom Christ e Rebecca Goldberg, nossos assistentes de pesquisa da pós-graduação, que fizeram muitas buscas na literatura e tarefas organizacionais sempre com um sorriso no rosto.

Joseph M. Donnelly, gostaria de, em pessoa, agradecer a Leslie F. Taylor, PT, PhD, Associate Dean at Mercer University, pelo apoio inabalável e pelas contribuições a esta 3ª edição. E também aos colegas de docência e ao corpo funcional pelo apoio e estímulo durante os últimos quatro anos. Sem seu envolvimento e sua dedicação ao ensino e às bolsas de estudo, este projeto não teria sido concluído.

Finalmente, reconhecemos o apoio de nossas famílias e amigos. Nossos agradecimentos pelo suporte ininterrupto a nossos esforços profissionais; com eles temos uma dívida de gratidão incalculável. Que este livro possa ser um instrumento valioso a profissionais da saúde e a pacientes, digno do sacrifício que representou.

Os organizadores

Apresentação

As publicações do volume 1 de *Dor e disfunção miofascial: manual de pontos-gatilho*, de Travell & Simons, em 1982, seguida, dez anos após, do volume 2, e, em 1999, da 2ª edição do volume 1, revolucionaram a compreensão e o controle da dor musculoesquelética, provocando também uma avalanche de comentários críticos de proporções gigantescas. A consequência dessa revolução foi uma nova maneira de encarar a dor musculoesquelética pelo conceito de pontos-gatilho miofasciais, o qual foi introduzido e ampliado, durante as três décadas anteriores, pela Dra. Janet G. Travell, e posteriormente em companhia do Dr. David G. Simons, mas nunca apresentado em um texto abrangente. A percepção singular de Travell, detalhada no volume 1, foi o reconhecimento de que a dor muscular pode se apresentar como dor referida em local distante. A dor referida, agora conhecida como mediada pelo sistema nervoso central e associada a órgãos viscerais e articulações, além de músculos, não foi bem compreendida na época, nem amplamente aceita. Além disso, Dra. Travell identificou o ponto-gatilho miofascial como a causa de dor local em músculos e a causa de dor referida em locais distantes. Ela identificou o ponto-gatilho em exames físicos, por palpação manual. Não havia maneira objetiva de identificá-lo por exame laboratorial, como por imagem ou exame eletrodiagnóstico. A noção de que a dor poderia ser referida de um local a outro foi ridicularizada em encontros médicos nacionais e abandonada como raciocínio fantástico. A tempestade criada pela Dra. Travell deveu-se, amplamente, à incapacidade de a profissão médica tradicional compreender o conceito de dor referida com origem muscular e à incapacidade de os músculos serem examinados tão bem e com tanto critério quanto ela conseguia fazer. Ausente dos textos de Travell e Simons, entretanto, citamos uma abordagem crítica e baseada em evidências de descrições de dor em pontos-gatilho e seus padrões de dor referida. A descrição de padrões de dor referida da Dra. Travell baseou-se em décadas de manutenção minuciosa de registros de relatos de pacientes e de desenhos feitos por ela a partir das descrições que os pacientes faziam de sua dor, embora todas elas fossem qualitativas, e não quantitativas. Nem mesmo a ciência da medicina da dor avançou o suficiente para compreender a dor referida. A fisiopatologia dos mecanismos de dor periférica e central estava bem no início de ser enunciada à época do lançamento, em 1999, do volume único da 2ª edição, com os marcadores objetivos do ponto-gatilho miofascial apenas começando a aparecer, com maior destaque a uma alteração eletrofisiológica no músculo do ponto-gatilho, atualmente conhecida como ruído da placa terminal. Até isso foi assunto controverso durante décadas, alegado por muitos como nada além de atividade elétrica normal da placa terminal. Apesar dessas inconformidades, os textos de Travell e Simons foram lidos avidamente pelos que tratavam da dor musculoesquelética. Com o passar do tempo, e mais conhecimentos sobre a fisiopatologia da dor muscular, os textos atingiram uma condição icônica.

Quase 20 anos se passaram desde a publicação da última edição de *Dor e disfunção miofascial: manual dos pontos-gatilho*, e a medicina avançou e alterou-se bastante desde então. Hoje, se conhece muito mais sobre o surgimento da dor, sobre a sensibilização periférica e central aplicada a músculos, com importantes contribuições de Siegfried Mense e colaboradores; a modulação da dor central é atualmente um fenômeno aceito, graças ao trabalho de David Yarnitsky e outros. A nocicepção é entendida como um assunto complexo, que envolve a integração de estímulo sensorial multimodal, a interconectividade de centros cerebrais e a coordenação funcional com o sistema motor. Além disso, muito mais é conhecido sobre a anatomia e a fisiologia dos pontos-gatilho miofasciais, por meio de pesquisas que usam análise da microdiálise do ambiente dos pontos-gatilho, feitas no National Institutes of Health, por Jay Shah e colaboradores, pelo surgimento dos pontos-gatilho em ultrassonografias, com detalhamento feito por Sikdar e colaboradores, na Northern Virginia, além do trabalho realizado por Hubbard e colaboradores e por Hong e colaboradores sobre os aspectos eletrodiagnósticos do ponto-gatilho. A importância da fáscia na dor de origem miofascial está passando pela própria revolução. O conhecimento da anatomia e da fisiologia fascial está aumentando rapidamente, embora ainda não esteja bem explicado como as fáscias e os músculos interagem para produzir dor. Além disso, e mais importante, a medicina fez progressos na direção da prática baseada em evidências com suporte científico, sendo mais do que uma arte utilizada para enfatizar, ainda que não se queira denegrir o papel da história e do exame físico para a definição do problema da dor de um paciente. Há, ainda, uma necessidade de avaliação intuitiva e profissional do paciente, conhecida como a arte da medicina, seja para diagnóstico, seja para tratamento. É neste momento de grandes mudanças e ampliação de conhecimentos que surge esta nova edição de *Dor e disfunção miofascial de Travell, Simons & Simons: manual de pontos-gatilho*.

Esta 3ª edição do texto de Travell, Simons & Simons traz a atualização das edições anteriores deste recurso popular. Trata-se de texto baseado em evidências, as quais estão disponibilizadas. As referências sobre função e anatomia musculares foram atualizadas. Os capítulos iniciais constituem-se em uma apresentação geral da dor miofascial, de autoria de Jan Dommerholt, bastante familiarizado, clinicamente, com síndromes de dor miofascial e grande conhecedor da literatura atual, tendo sido autor de muitas revisões analíticas de bibliografia da área durante mais de uma década. Dommerholt oferece o histórico da ciência da dor, análises atualmente conhecidas do ponto-gatilho, e embasa uma compreensão adequada dos capítulos posteriores, que detalham o diagnóstico e o tratamento de determinados pontos-gatilho musculares e síndromes regionais de pontos-gatilho. É também dele a apresentação, pela primeira vez nesta obra, de uma discussão detalhada sobre a anatomia e o papel das fáscias na dor miofascial. De significativa importância é o fato de modalidades de tratamento usadas no manejo da dor miofascial aqui descritas, com maior relevância à técnica do agulhamento a seco, terem suporte da menção a experimentos controlados e randomizados e de revisões analíticas e metanálises sistemáticas. Instruções detalhadas sobre uso de *sprays* e alongamento deram lugar ao agulhamento a seco como um dos tratamentos dos pontos-gatilho. De acordo com a mente inquisidora e com o impulso de David Simons para compreender o que antecede os pontos-gatilho miofasciais, foi incluído um capítulo que amplia a Hipótese da Teoria Integrada desse pesquisador, com hipóteses novas e contemporâneas sobre a origem do ponto-gatilho, embora embasadas em evidências sólidas de características desses pontos. Igualmente, foi adicionado um capítulo sobre fatores de perpetuação como reconhecimento ao tratamento de um ponto-gatilho como o começo do controle de síndromes de dor miofascial, e não como seu término. Esse capítulo contém material que não estava incluído nas edições anteriores, como efeitos do hormônio gonadal e do sexo sobre a dor, além de considerações posturais integradas envolvendo o controle motor.

Por necessidade, o texto possui muitos autores colaboradores. Quanto a isso, está bastante diferente das duas primeiras edições, que apresentavam as participações únicas de Janet G. Travell e David G. Simons, com apenas seis outros colaboradores na 2ª edição. Nas edições anteriores, podem ser encontradas lições e verdadeiras joias de Travell sobre a história do paciente, expressões reais da arte da medicina, ao passo que os dizeres de Simons embasavam-se, de forma meticulosa, na literatura científica. Esta edição, escrita por vários autores, conserva uma abordagem coerente, uma vez que cada capítulo sobre determinado músculo apresenta um formato similar, que inclui anatomia, função, apresentação da dor, padrões de dor referida e fatores e condições de perpetuação, específicos a cada um dos músculos. As revisões analíticas detalhadas da literatura sobre esses tópicos ficaram nas edições anteriores, possivelmente porque um único volume, com 77 capítulos, fosse de difícil manejo. A presença de vários colaboradores significa que cada capítulo reflete o interesse e a palavra de seu(s) autor(es). Os capítulos de César Fernández de las Peñas e Orlando Mayoral del Moral são modelos de apresentações detalhadas e bem documentadas de seus assuntos, o que não significa a inexistência de outros com o mesmo nível de distinção. Os organizadores e a Editora optaram pela manutenção das ilustrações de Barbara Cummings das edições anteriores, uma escolha sábia, já que foram feitas com consultoria próxima de David G. Simons, que foi ao laboratório de anatomia para garantir a exatidão nas mesmas. São ilustrações sem igual quanto à clareza e à utilidade. Além disso, os "Xs" acrescentados por Travell e Simons, que significam os locais principais em cada músculo onde podem ser encontrados pontos-gatilho, foram retirados das figuras, em um reconhecimento ao fato de que pontos-gatilho podem ser encontrados em qualquer local no músculo, e que este deve ser examinado de forma sistemática. Precisa ser dito, entretanto, como reconhecimento da necessidade de esta edição ser mantida em tamanho utilizável e custo acessível, que as edições passadas deste texto devem ser mantidas na prateleira como fonte de consulta, com maior detalhamento das descrições permitidas pelo formato, bem como as palavras singulares dos autores, algo que inexiste nesta edição.

Finalmente, reconhecemos e agradecemos a Joseph M. Donnelly, que, com coragem, levou adiante este projeto bastante intimidador. David G. Simons planejara editar ele próprio uma 3ª edição, mas não conseguiu esse feito em vida. Donnelly aceitou a tarefa difícil de reunir uma equipe de organizadores associados e um grupo forte de autores colaboradores, obtendo deles capítulos, escrevendo-os ele próprio, conduzindo o projeto com todos os seus atrasos, procrastinações e frustrações associados a algo dessa magnitude, e fazendo-o pela primeira vez em sua carreira. Este projeto foi uma tarefa difícil, uma que, espero, seja reconhecida como uma tarefa de amor, pelo bem-estar de todos os nossos pacientes, em todos os lugares, porém, mais importante, pelo amor a David G. Simons, um homem que nos ensinou, lisonjeou, cuidou, insistiu para que raciocinássemos com clareza, alguém que foi realmente o responsável pela realização das duas primeiras edições publicadas. Foi por uma sincera gratidão a David G. Simons e a Janet G. Travell que Joe Donnelly e todos nós que nos associamos a este projeto trabalhamos juntos para a produção deste texto, que, espero, servirá como um guia indispensável à próxima geração de profissionais que lidam com a dor miofascial.

Robert D. Gerwin, MD, FAAN
Associate Professor of Neurology
School of Medicine, Johns Hopkins University
Baltimore, Maryland

Prefácio

Esta 3ª edição de *Dor e disfunção miofascial de Travell, Simons & Simons: manual de pontos-gatilho* é apresentada em um momento de crescimento exponencial em conhecimentos e tecnologia, acesso imediato a informações e mudanças constantes. Conforme é exigido de cada profissional aprender mais e mais para uma atuação em especialidades cada vez mais reduzidas, nosso papel é apenas o de colaborar com indivíduos cujos conhecimentos especializados se situam em campos adjacentes ao conhecimento. Esta nova edição do manual surgiu para atender às necessidades desse ambiente. Dra. Janet G. Travell foi autora do volume 1 da 1ª edição do *Manual de pontos-gatilho*, escrito para ela e com ela por David G. Simons. Por sua vez, com informações que reuniu em sua experiência clínica junto à Veteran's Administration, Dr. Simons foi autor e escreveu praticamente todo o volume 2, com a ajuda importante de Lois S. Simons. A 2ª edição do volume 1 teve a real coautoria de David G. Simons e Lois S. Simons, com grande auxílio de profissionais clínicos de várias disciplinas. Esta 3ª edição é o esforço combinado de muito mais pessoas, cada uma representando uma especialidade em um ou mais de vários aspectos da dor miofascial e de pontos-gatilho.

Esta 3ª edição é um trabalho de transição. Continua o debate do modelo conceitual do ponto-gatilho, que se formou a partir de uma síndrome de etiologia desconhecida, evoluindo então para uma entidade de doença neurofisiológica estabelecida experimentalmente. Aperfeiçoamentos tecnológicos possibilitaram a identificação empírica de sinais de dor e disfunção miofasciais, inclusive marcadores eletrofisiológicos antes conhecidos como "ruído da placa terminal", pela primeira vez estabelecidos por David G. Simons; marcadores histopatofisiológicos, como contraturas de sarcômeros; e alterações histoquímicas, como níveis menores de pH e níveis aumentados de neuropeptídeos e citocinas. Ocorreram progressos importantes em relação aos pontos-gatilho e à dor miofascial desde a publicação da 2ª edição do volume 1, em 1999; porém, há muitos detalhes importantes a serem desvendados quanto ao modelo conceitual do ponto-gatilho. Esta 3ª edição não pretende ser a resposta definitiva às perguntas que permanecem relativas à disfunção miofascial e aos pontos-gatilho; em vez disso, quer ser semelhante aos trabalhos seminais que a antecederam, outro elemento importante a marcar uma nova era de descobertas.

NOVIDADES DESTA EDIÇÃO

Em conformidade com a visão de David G. Simons e Lois S. Simons, esta 3ª de *Dor e disfunção miofascial de Travell, Simons & Simons: manual de pontos-gatilho* partiu de um livro de consulta em dois volumes escrito, principalmente, por duas pessoas, resultando em um só volume escrito por vários colaboradores, com especialidades clínicas voltadas ao exame e ao tratamento da dor e da disfunção miofasciais. Trata-se de uma tentativa multidisciplinar que pretende apresentar a profundidade e a amplitude de conceitos dos pontos-gatilho e da dor miofascial. Esta edição constitui uma importante evolução em nosso entendimento da base fisiopatológica de muitos dos fenômenos clínicos associados aos pontos-gatilho, inclusive o papel da dor muscular e dos pontos-gatilho na manutenção da sensibilização periférica e/ou central. É uma revisão analítica baseada em evidências e fundamentada em pesquisas clínicas e científicas.

O livro está organizado em oito seções. A primeira apresenta o modelo conceitual do ponto-gatilho e conceitos gerais relativos à dor e à disfunção miofasciais. Considerações psicossociais na síndrome da dor miofascial e na dor crônica são assunto do Capítulo 5, da primeira seção do livro. Cada músculo ou grupo muscular é analisado nas Seções 2 a 7. Uma alteração importante dessas seções foi a fusão da seção sobre dor no dorso inferior, do volume 2, com a seção sobre dor no dorso superior, do volume 1, criando uma nova seção, denominada Dor no tronco e na pelve. Outras mudanças incluem a fusão do capítulo sobre o músculo pectíneo com o que trata do grupo dos músculos adutores, levando o músculo tensor da fáscia lata para o capítulo do músculo glúteo mínimo, com acréscimo do músculo sartório ao capítulo do grupo muscular do quadríceps, e combinando os capítulos sobre os músculos intrínsecos superficiais e profundos dos pés para uma melhor reflexão sobre os atuais conceitos organizacionais anatômicos do pé. Ainda como novidade nas Seções 2 a 7, há um capítulo de Considerações clínicas para cada seção, que aborda fatores miofasciais importantes para condições clínicas e neuromusculoesqueléticas de cada região a partir de uma perspectiva holística. A Seção 8 apresenta um resumo abrangente de opções de tratamento para disfunção muscular e pontos-gatilho. Divergindo das discussões redundantes e complicadas sobre tratamento que fizeram parte dos capítulos sobre cada músculo, esta edição oferece uma visão geral de cada opção de tratamento capaz de aplicação a qualquer músculo do corpo que apresente pontos-gatilho, ou a pacientes que apresentam síndrome da dor miofascial. A seção sobre tratamento inclui capítulos sobre injeção/agulhamento a seco, terapia manual, exercícios terapêuticos, modalidades terapêuticas e considerações posturais e sobre calçados.

Cada capítulo sobre músculos, nas Seções 2 a 7, está organizado de maneira coerente em todo o livro, com as seguintes seções e subseções: Introdução; Considerações anatômicas, incluindo Inervação e vascularização, Função e Unidade funcional; Apresentação clínica, incluindo Padrão de dor referida, Sintomas, Exame do paciente e Exame de pontos-gatilho; Diagnóstico diferencial, incluindo Ativação e perpetuação de pontos-gatilho, Pontos-gatilho associados e Patologias associadas; e Ações corretivas. Essa nova estrutura apresenta acréscimos centrados nos elementos clínicos, de maneira fácil para os pacientes, além de um aspecto eficiente e facilitador de uso.

Vários elementos novos na organização do conteúdo merecem destaque. A introdução de cada capítulo oferece uma visão geral de todas as seções posteriores, como os resumos de artigos de periódicos, hoje um elemento básico do consumo de pesquisas. A vascularização, antes omitida, é parte da seção anatômica, junto com a inervação. O novo formato tabular da unidade funcional possibilita uma aplicação clínica mais fácil, com relações funcionais adicionais anotadas no texto abaixo dos quadros da unidade. As ações corretivas estão escritas em linguagem fácil ao paciente, oferecendo ao leigo técnicas simples de autotratamento e sinais que comprovam uma busca de orientação profissional.

Algumas mudanças estão refletidas na organização até aqui citada, mas, em razão da sua natureza substantiva, demandam mais explicações. Uma dessas alterações é a substituição de termos como Pontos-gatihos "satélites" e "secundários" por Pontos-gatilho "associados" (assunto em cada capítulo de músculos, no tópico Diagnóstico diferencial, no subtópico denominado Pontos-gatilho associados), descrevendo com mais precisão as relações fisiopatológicas entre os pontos-gatilho. Para reforçar o foco desta edição na disfunção muscular e nos pontos-gatilho, abordagens de disfunções articulares, desvios posturais, tópicos de alinhamento ósseo e outras preocupações musculoesqueléticas relacionadas, que foram muito aprofundadas nas edições anteriores, foram abreviadas. Com uma disponibilidade muito maior de recursos amplos e acesso a eles, no exame e no tratamento de disfunções articulares e assemelhadas, os profissionais da saúde são encorajados a buscar outros textos para mais informações sobre esses assuntos.

Técnicas de palpação de pontos-gatilho para cada músculo, bem como algumas técnicas de exame e testes especiais, estão apresentadas com fotografias coloridas, dando ao texto como um todo uma percepção mais moderna, ao mesmo tempo que foram preservadas e atualizadas as ilustrações clássicas anatômicas e de padrões da dor. Concluindo, e com importância especial, esta edição elimina os "Xs" das ilustrações de padrões de sintomas referidos (dor). Evidências atuais dão suporte à necessidade de examinar todo o músculo em busca da presença de uma banda tensionada, indicação de sensibilidade e sintomas referidos (dor) para o diagnóstico da presença de pontos-gatilho. Também é sabido que essas ilustrações de sintomas referidos constituem orientações, e que qualquer parte do músculo é capaz de criar todos os padrões – ou parte – de sintomas referidos que se apresentam.

Esta 3ª edição de *Dor e disfunção miofascial de Travell, Simons & Simons: manual de pontos-gatilho* é um testamento do trabalho pioneiro de Janet G. Travell, David G. Simons e Lois S. Simons no campo dos pontos-gatilho e da dor miofascial. Este completo *Manual de pontos-gatilho* foi projetado e escrito tendo os pacientes atendidos na vanguarda de todas as decisões. Sua intenção é facilitar a prática, dar suporte à formação educacional e inspirar a pesquisa clínica e científica na área dos pontos-gatilho, da dor miofascial e de diagnósticos de síndromes musculoesqueléticas. Esta obra também foi elaborada para servir de auxílio a profissionais da saúde no processo decisório e no manejo de pacientes e pessoas que apresentam condições, com ou sem dor, que resultam em limitações em seu dia a dia.

Os organizadores

Sumário

Seção 1	Introdução à dor e à disfunção miofascial

1. Ciências da dor e da dor miofascial — 3
2. Neurofisiologia do ponto-gatilho — 32
3. O papel dos músculos e das fáscias na síndrome da dor miofascial — 48
4. Fatores que perpetuam a síndrome miofascial — 60
5. Considerações psicossociais — 74

Seção 2	Dor na cabeça e no pescoço

6. Músculo trapézio — 91
7. Músculo esternocleidomastóideo — 106
8. Músculo masseter — 117
9. Músculo temporal — 128
10. Músculo pterigóideo medial — 135
11. Músculo pterigóideo lateral — 143
12. Músculos digástrico e anteriores do pescoço — 152
13. Cutâneo I: músculos da face — 166
14. Cutâneo II: músculo occipitofrontal — 174
15. Músculos esplênio da cabeça e esplênio do pescoço — 179
16. Músculos cervicais posteriores: semiespinal da cabeça, longuíssimo da cabeça, semiespinal do pescoço, multífidos e rotadores — 187
17. Músculos suboccipitais — 198
18. Considerações clínicas sobre dor na cabeça e no pescoço — 207

Seção 3	Dor na porção superior das costas, nos ombros e nos braços

19. Músculo levantador da escápula — 223
20. Músculos escalenos — 233
21. Músculo supraespinal — 248
22. Músculo infraespinal — 258
23. Músculo redondo menor — 269
24. Músculo latíssimo do dorso — 275
25. Músculo redondo maior — 283
26. Músculo subescapular — 288
27. Músculos romboide menor e romboide maior — 298
28. Músculo deltoide — 306
29. Músculo coracobraquial — 316
30. Músculo bíceps braquial — 323
31. Músculo braquial — 333
32. Músculos tríceps braquial e ancôneo — 338
33. Considerações clínicas sobre dor na porção superior das costas, nos ombros e nos braços — 351

Seção 4	Dor no antebraço, no punho e na mão

34. Músculos extensores do punho e braquiorradial — 365
35. Músculos extensores dos dedos e do indicador — 380
36. Músculo supinador — 390
37. Músculo palmar longo — 398
38. Flexores do punho e dos dedos no antebraço — 404
39. Músculos adutor e oponente do polegar — 417
40. Músculos interósseos, lumbricais e abdutor do dedo mínimo — 425
41. Considerações clínicas sobre dor no cotovelo, no punho e na mão — 434

Seção 5	Dor no tronco e na pelve

42. Músculos peitoral maior e subclávio — 449
43. Músculo esternal — 463
44. Músculo peitoral menor — 468
45. Músculos intercostais e diafragma — 477
46. Músculo serrátil anterior — 496
47. Músculos serrátil posterior superior e serrátil posterior inferior — 503
48. Músculos paraespinais toracolombares — 512
49. Músculos abdominais — 526
50. Músculo quadrado do lombo — 541
51. Músculos psoas maior, psoas menor e ilíaco — 558
52. Músculos do assoalho pélvico — 569
53. Considerações clínicas sobre dor no tronco e na pelve — 587

Seção 6 — Dor no quadril, na coxa e no joelho

54. Músculo glúteo máximo — 603
55. Músculo glúteo médio — 616
56. Músculos glúteo mínimo e tensor da fáscia lata — 627
57. Músculos piriforme, obturador interno, gêmeo superior, gêmeo inferior, obturador externo e quadrado femoral — 640
58. Músculos quadríceps femoral e sartório — 656
59. Músculos adutor longo, adutor curto, adutor magno, pectíneo e grácil — 673
60. Músculos isquiotibiais — 687
61. Músculo poplíteo — 700
62. Considerações clínicas sobre dor no quadril, na coxa e no joelho — 709

Seção 7 — Dor na perna, no tornozelo e no pé

63. Músculo tibial anterior — 723
64. Músculos fibular longo, fibular curto e fibular terceiro — 732
65. Músculo gastrocnêmio — 745
66. Músculos sóleo e plantar — 756
67. Músculo tibial posterior — 769
68. Músculos extensores dos dedos dos pés — 778
69. Músculos flexores longos dos dedos do pé — 786
70. Músculos intrínsecos do pé — 794
71. Considerações clínicas sobre dor na perna, no tornozelo e no pé — 808

Seção 8 — Considerações sobre tratamento para dor e disfunção miofascial

72. Infiltração e agulhamento a seco em pontos-gatilho — 819
73. Considerações sobre terapia manual — 899
74. Considerações sobre exercícios terapêuticos — 910
75. Considerações sobre modalidades terapêuticas — 918
76. Considerações sobre postura — 936
77. Considerações sobre calçados — 962

Índice — 969

Seção 2 — Dor na cabeça e no pescoço

Guia de referência rápida do padrão da dor

Dor na fronte
- Esternocleidomastóideo (clavicular) (7)
- Esternocleidomastóideo (esternal) (7)
- Semiespinal da cabeça (16)
- Occipitofrontal (ventre frontal) (14)
- Zigomático maior (13)

Dor nos olhos e nas sobrancelhas
- Esternocleidomastóideo (esternal) (7)
- Temporal (9)
- Esplênio do pescoço (15)
- Masseter (superficial) (8)
- Suboccipitais (17)
- Occipitofrontal (ventre occipital) (14)
- Orbicular do olho (13)
- Trapézio (6)

Dor nos dentes
- Temporal (9)
- Masseter (superficial) (8)
- Digástrico (anterior) (12)

Dor nas bochechas e na mandíbula
- Esternocleidomastóideo (esternal) (7)
- Masseter (superficial) (8)
- Pterigóideo lateral (11)
- Trapézio (6)

- Masseter (profundo) (8)
- Digástrico (12)
- Pterigóideo medial (10)
- Bucinador (13)
- Platisma (13)
- Orbicular do olho (13)
- Zigomático maior (13)

Dor nos ouvidos e na articulação temporomandibular
- Pterigóideo lateral (11)
- Masseter (profundo) (8)
- Esternocleidomastóideo (clavicular) (7)
- Pterigóideo medial (10)

Dor na porção superior da cabeça
- Esternocleidomastóideo (esternal) (7)
- Esplênio da cabeça (15)

Dor na lateral da cabeça
- Trapézio (6)
- Esternocleidomastóideo (esternal) (7)
- Temporal (9)
- Esplênio do pescoço (15)
- Suboccipitais (17)
- Semiespinal da cabeça (16)

Dor na porção posterior da cabeça
- Trapézio (6)
- Esternocleidomastóideo (esternal) (7)
- Esternocleidomastóideo (clavicular) (7)
- Semiespinal da cabeça (16)
- Semiespinal do pescoço (16)
- Esplênio da cabeça (15)
- Suboccipitais (17)
- Occipitofrontal (ventre occipital) (14)
- Digástrico (12)
- Temporal (9)

Dor na porção posterior do pescoço
- Trapézio (6)
- Multífido do pescoço (16)
- Levantador da escápula (19)
- Esplênio do pescoço (15)
- Infraespinal (22)

Dor na garganta e na porção anterior do pescoço
- Esternocleidomastóideo (esternal) (7)
- Digástrico (12)
- Longo da cabeça e longo do pescoço (12)
- Pterigóideo medial (10)

Seção 2 — Dor na cabeça e no pescoço

Trapézio
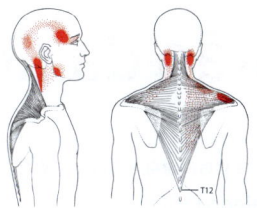

Esternocleidomastóideo
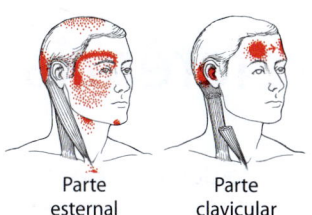
Parte esternal — Parte clavicular

Masseter
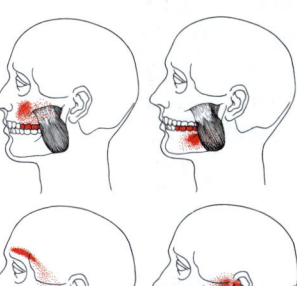

Temporal
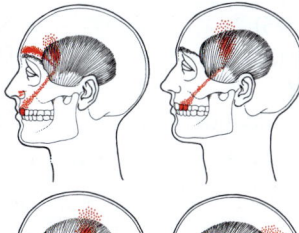
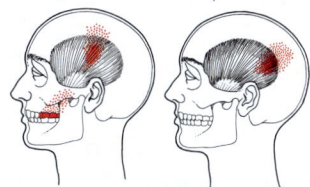

Pterigóideo medial
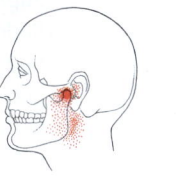
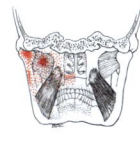

Pterigóideo lateral
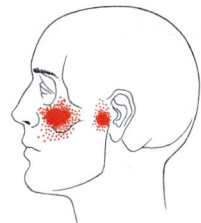

Digástrico
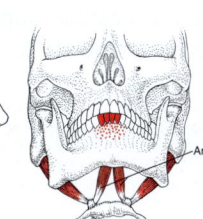
Ventre posterior — Ventre anterior

Longo do pescoço
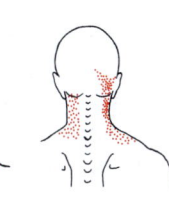

Bucinador
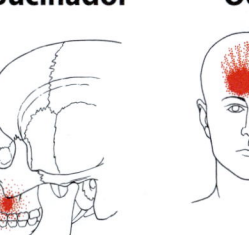

Occipitofrontal
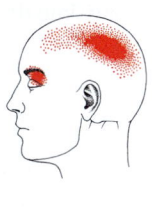

Esplênio da cabeça e esplênio do pescoço
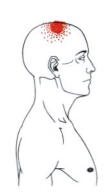
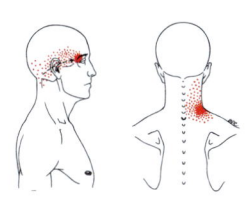
Esplênio da cabeça — Esplênio do pescoço

Músculos posteriores cervicais
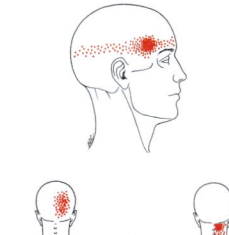
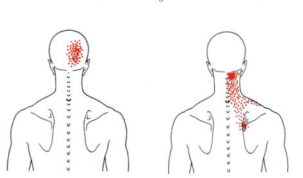

Músculos suboccipitais
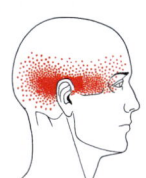

Seção 3 — Dor na porção superior das costas, nos ombros e nos braços

Guia de referência rápida do padrão da dor

Dor na porção superior do dorso
- Escaleno (20)
- Levantador da escápula (19)
- Trapézio (6)
- Multífido do tórax (48)
- Romboides (27)
- Esplênio do pescoço (15)
- Tríceps braquial (32)
- Bíceps braquial (30)

Dor na porção anterior do ombro
- Infraespinal (22)
- Deltoide (anterior) (28)
- Escaleno (20)
- Supraespinal (21)
- Peitoral maior (42)
- Peitoral menor (44)
- Bíceps braquial (30)
- Coracobraquial (29)
- Esternal (43)
- Subclávio (42)
- Latíssimo do dorso (24)

Dor na porção posterior do ombro
- Deltoide (posterior) (28)
- Levantador da escápula (19)
- Escaleno (20)
- Supraespinal (21)
- Redondo maior (25)
- Redondo menor (23)
- Subescapular (26)
- Serrátil posterior superior (47)
- Latíssimo do dorso (24)
- Tríceps braquial (32)
- Trapézio (6)
- Parte torácica do Iliocostal do lombo (48)

Dor na porção externa do ombro
- Deltoide médio (parte acromial) (28)
- Supraespinal (21)
- Escaleno (20)

Dor na porção anterior do braço
- Escaleno (20)
- Infraespinal (22)
- Bíceps braquial (30)
- Braquial (31)
- Tríceps braquial (32)
- Supraespinal (21)
- Deltoide (28)
- Esternal (43)
- Subclávio (42)

Dor na porção posterior do braço
- Escaleno (20)
- Tríceps braquial (32)
- Deltoide (posterior) (28)
- Subescapular (26)
- Supraespinal (21)
- Redondo maior (25)
- Redondo menor (23)
- Latíssimo do dorso (24)
- Serrátil posterior superior (47)
- Coracobraquial (29)

Seção 3 — Dor na porção superior das costas, nos ombros e nos braços

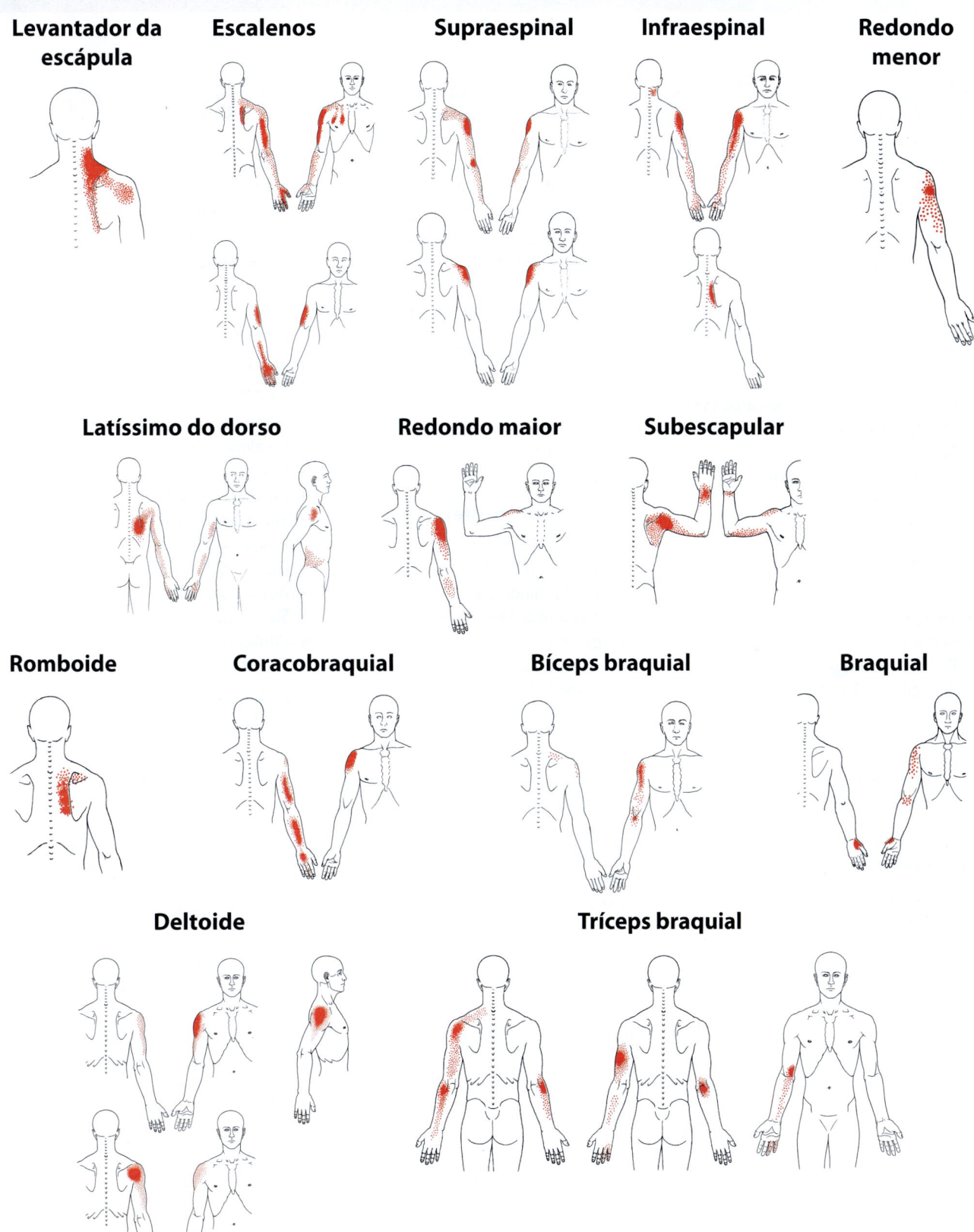

Seção 4 | Dor no antebraço, punho e mão

Guia de referência rápida do padrão da dor

Dor na porção anterior do cotovelo
- Braquial (31)
- Bíceps braquial (30)

Dor na porção externa do cotovelo
- Supinador (36)
- Braquiorradial (34)
- Extensor radial longo do carpo (34)
- Tríceps braquial (32)
- Supraespinal (21)
- Extensor do 4º dedo e do dedo mínimo (35)
- Ancôneo (32)

Dor na porção interna do cotovelo
- Tríceps braquial (32)
- Peitoral maior (42)
- Peitoral menor (44)
- Serrátil anterior (46)
- Serrátil posterior superior (47)

Dor na ponta do cotovelo
- Tríceps braquial (32)
- Serrátil posterior superior (47)

Dor no lado radial (lateral) do antebraço
- Infraespinal (22)
- Escaleno (20)
- Braquiorradial (34)
- Supraespinal (21)
- Subclávio (42)

Dor no lado ulnar (medial) do antebraço
- Latíssimo do dorso (24)
- Peitoral maior (42)
- Peitoral menor (44)
- Serrátil posterior superior (47)

Dor no lado palmar do antebraço
- Palmar longo (37)
- Pronador redondo (38)
- Serrátil anterior (46)
- Tríceps braquial (32)

Dor na porção posterior do antebraço
- Tríceps braquial (32)
- Redondo maior (25)
- Extensor radial longo e curto do carpo (34)
- Coracobraquial (29)
- Escaleno (20)

Dor na porção palmar do cotovelo e da mão
- Flexor radial do carpo (38)
- Flexor ulnar do carpo (38)
- Oponente do polegar (39)
- Peitoral maior (42)
- Peitoral menor (44)
- Latíssimo do dorso (24)
- Palmar longo (37)
- Pronador redondo (38)
- Serrátil anterior (46)

Dor na porção posterior do punho e da mão
- Extensor radial curto do carpo (34)
- Extensor radial longo do carpo (34)
- Extensor dos dedos (35)
- Extensor do indicador (35)
- Extensor ulnar do carpo (34)
- Subescapular (26)
- Coracobraquial (29)
- Latíssimo do dorso (24)
- Serrátil posterior superior (47)
- Primeiro interósseo dorsal (40)

Dor no polegar e na base do polegar
- Supinador (36)
- Escaleno (20)
- Braquial (31)
- Infraespinal (22)
- Extensor radial longo do carpo (34)
- Braquiorradial (34)
- Oponente do polegar (39)
- Adutor do polegar (39)
- Subclávio (42)
- Primeiro interósseo dorsal (40)
- Flexor longo do polegar (38)

Dor na porção palmar dos dedos
- Flexor superficial e profundo dos dedos (38)
- Interósseos da mão (40)
- Latíssimo do dorso (24)
- Serrátil anterior (46)
- Abdutor do dedo mínimo (40)
- Subclávio (42)

Dor na porção posterior dos dedos
- Extensor dos dedos (35)
- Interósseos da mão (40)
- Escaleno (20)
- Abdutor do dedo mínimo (40)
- Peitoral maior (42)
- Peitoral menor (44)
- Latíssimo do dorso (24)
- Subclávio (42)

Seção 4 — Dor no antebraço, punho e mão

Extensor ulnar do carpo

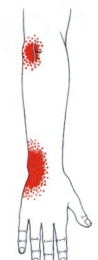

Extensor radial curto do carpo

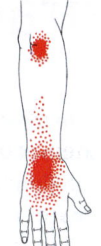

Extensor radial longo do carpo

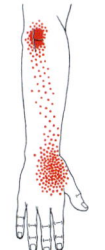

Braquiorradial

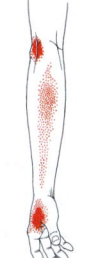

Extensor dos dedos e do indicador

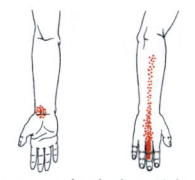

Extensor do dedo médio

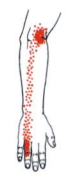

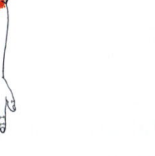

Extensor do 4º dedo — Extensor do indicador

Supinador

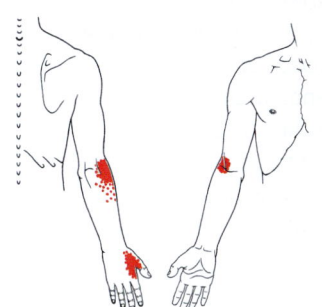

Palmar longo

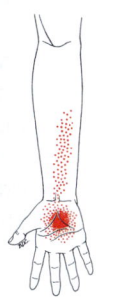

Flexor radial do carpo

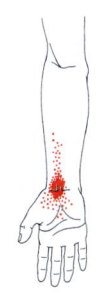

Flexor ulnar do carpo

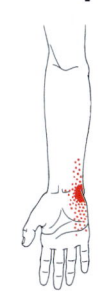

Flexor longo do polegar

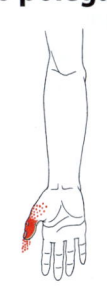

Pronador quadrado

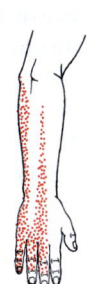

Músculo flexor superficial e profundo dos dedos

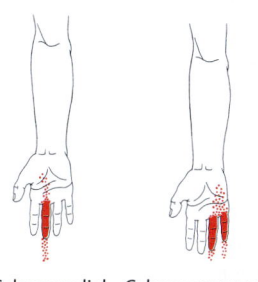

Cabeça radial — Cabeça umeroulnar

Pronador redondo

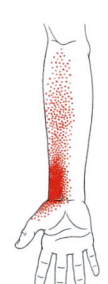

Adutor do polegar

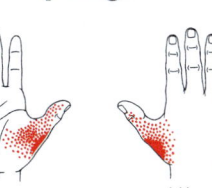

Oponente do polegar

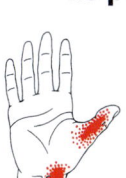
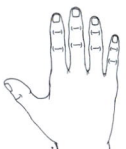

Primeiro interósseo dorsal

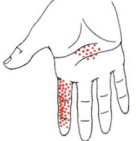
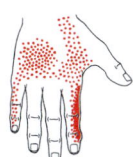

Abdutor do dedo mínimo

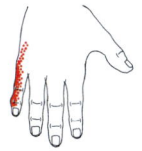

Segundo interósseo dorsal

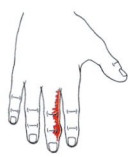

Seção 5 | Dor no tronco e na pelve

Guia de referência rápida no padrão da dor

Dor no peito
- Peitoral maior (42)
- Peitoral menor (44)
- Escaleno (20)
- Esternocleidomastóideo (esternal) (7)
- Esternal (43)
- Intercostais (45)
- Iliocostal do pescoço (48)
- Subclávio (42)
- Oblíquo externo do abdome (49)
- Diafragma (45)

Dor abdominal
- Reto do abdome (49)
- Oblíquos do abdome (49)
- Transverso do abdome (49)
- Parte torácica do iliocostal do lombo (48)
- Multífido (48)
- Piramidal (49)
- Quadrado do lombo (50)

Dor nos flancos
- Serrátil anterior (46)
- Intercostais (45)
- Latíssimo do dorso (24)
- Diafragma (45)

Dor na porção média das costas
- Iliopsoas (51)
- Parte torácica do iliocostal do lombo (48)
- Multífido (48)
- Serrátil posterior inferior (47)
- Reto do abdome (49)
- Intercostais (45)
- Latíssimo do dorso (24)

Dor na porção inferior das costas
- Glúteo médio (55)
- Iliopsoas (51)
- Longuíssimo do tórax (48)
- Parte lombar do iliocostal do lombo (48)
- Parte torácica do iliocostal do lombo (48)
- Multífido (48)
- Reto do abdome (49)

Dor no sacro e nas nádegas
- Longuíssimo do tórax (48)
- Parte lombar do iliocostal do lombo (48)
- Multífido (48)
- Quadrado do lombo (50)
- Piriforme (57)
- Glúteo médio (55)
- Glúteo máximo (54)
- Músculo levantador do ânus e isquiococcígeo (52)
- Obturador interno (52)
- Glúteo mínimo (56)
- Esfíncter do ânus (52)
- Isquiococcígeo (52)
- Sóleo (66)

Seção 5 — Dor no tronco e na pelve

Peitoral maior
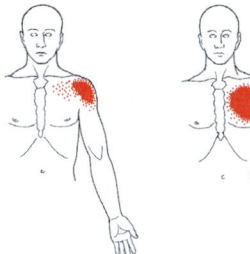

Esternal
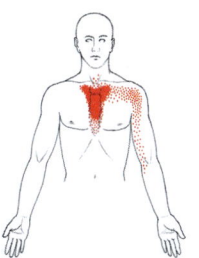

Peitoral menor
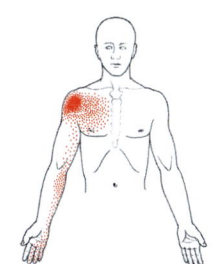

Intercostais
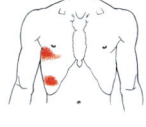

Diafragma
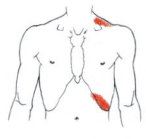

Serrátil posterior inferior
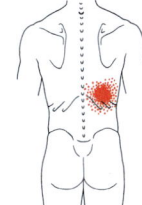

Serrátil anterior
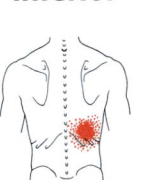

Serrátil posterior superior
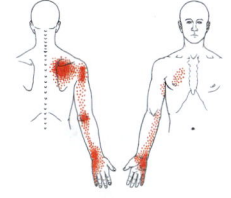

Eretor da espinha
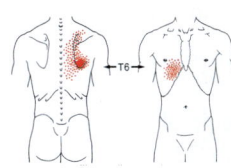
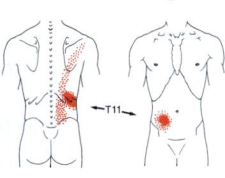
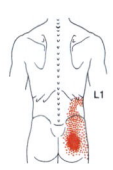
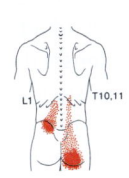

Parte torácica do iliocostal do lombo   Parte torácica do iliocostal do lombo   Parte lombar do iliocostal do lombo   Longuíssimo do tórax

Paraespinais profundos
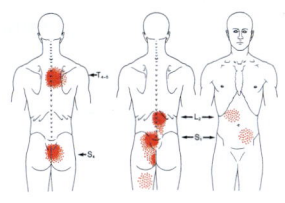

Oblíquo interno e externo do abdome
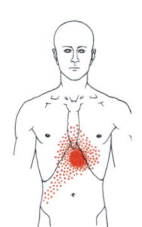
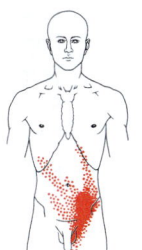
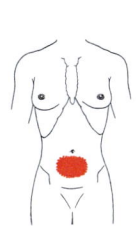

Reto do abdome
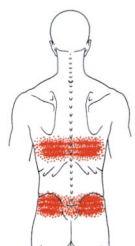
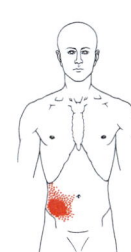
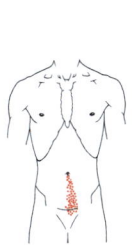

Quadrado do lombo
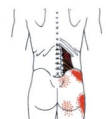
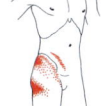
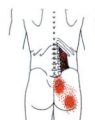

Iliopsoas
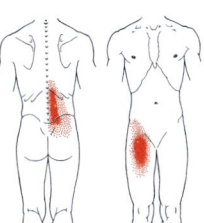

Músculos do assoalho pélvico
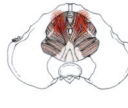
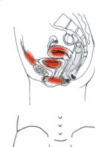

Obturador interno
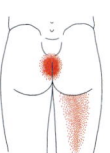

Seção 6 | Dor no quadril, na coxa e no joelho

Guia de referência rápida do padrão da dor

Dor pélvica
- Isquiococcígeo (52)
- Levantador do ânus (52)
- Obturador interno (52)
- Adutor magno (59)
- Piriforme (57)
- Oblíquo interno do abdome (49)

Dor no quadril e na virilha
- Vasto intermédio (58)
- Adutor magno (59)
- Adutor longo (59)
- Adutor curto (59)
- Pectíneo (59)

Dor no sacro e nas nádegas
- Longuíssimo do tórax (48)
- Parte lombar do iliocostal do lombo (48)
- Multífido (48)
- Quadrado do lombo (50)
- Piriforme (10)
- Glúteo médio (55)
- Glúteo máximo (54)
- Levantador do ânus (52)
- Obturador interno (52)
- Glúteo mínimo (56)
- Esfíncter do ânus (52)
- Isquiococcígeo (52)
- Sóleo (66)

Dor na porção frontal da coxa
- Adutor longo (59)
- Adutor curto (59)
- Iliopsoas (51)
- Adutor magno (59)
- Vasto intermédio (58)
- Pectíneo (59)
- Sartório (58)
- Quadrado do lombo (50)
- Reto femoral (58)

Dor na porção externa da coxa e do quadril
- Glúteo mínimo (56)
- Vasto lateral (58)
- Piriforme (57)
- Quadrado do lombo (50)
- Tensor da fáscia lata (56)
- Vasto intermédio (58)
- Glúteo máximo (54)
- Vasto lateral (58)
- Reto femoral (58)

Dor na porção interna da coxa
- Pectíneo (59)
- Vasto medial (58)
- Grácil (59)
- Adutor magno (59)
- Sartório (58)

Dor na porção posterior da coxa
- Glúteo mínimo (56)
- Semitendíneo (60)
- Semimembranáceo (60)
- Bíceps femoral (60)
- Piriforme (57)
- Obturador interno (52)

Dor na porção anterior do joelho
- Reto femoral (58)
- Vasto medial (58)
- Adutor longo (59)
- Adutor curto (59)

Dor na porção externa do joelho
- Vasto lateral (58)

Dor na porção interna do joelho
- Vasto medial (58)
- Grácil (59)
- Reto femoral (58)
- Sartório (58)
- Adutor longo (59)
- Adutor curto (59)

Dor na porção posterior do joelho
- Gastrocnêmio (65)
- Bíceps femoral (60)
- Poplíteo (61)
- Semitendíneo (60)
- Semimembranáceo (60)
- Sóleo (66)
- Plantar (66)

Seção 6 — Dor no quadril, na coxa e no joelho

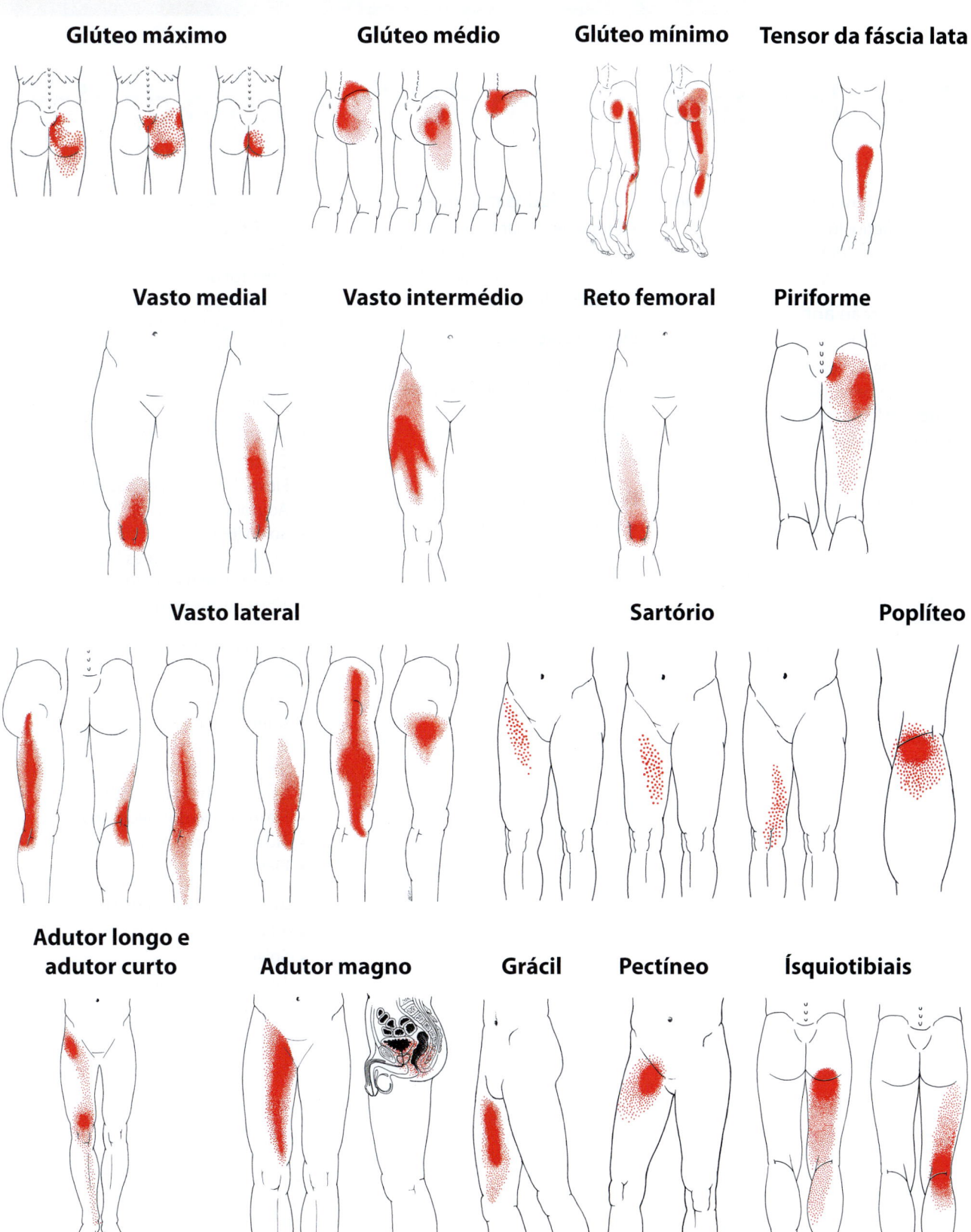

Seção 7 | Dor na perna, no tornozelo e no pé

Guia de referência rápida do padrão da dor

Dor na porção anterior da perna
- Tibial anterior (63)
- Adutor longo (59)
- Adutor curto (59)

Dor na porção anterior do tornozelo
- Tibial anterior (63)
- Fibular terceiro (64)
- Extensor longo dos dedos (68)
- Extensor longo do hálux (68)

Dor em cima do pé
- Extensor curto dos dedos (70)
- Extensor curto do hálux (70)
- Extensor longo dos dedos (68)
- Extensor longo do hálux (68)
- Flexor curto do hálux (70)
- Interósseos plantares (70)
- Tibial anterior (63)

Dor no polegar
- Tibial anterior (63)
- Flexor longo do hálux (69)
- Flexor curto do hálux (70)
- Tibial posterior (67)

Dor nos dedos menores
- Interósseos plantares (70)
- Extensor longo dos dedos (68)
- Flexor longo dos dedos (69)
- Tibial posterior (67)

Dor no calcanhar
- Sóleo (66)
- Quadrado plantar (flexor acessório) (70)
- Abdutor do hálux (70)
- Tibial posterior (67)

Dor na porção externa da perna
- Gastrocnêmio (65)
- Glúteo mínimo (56)
- Fibular longo (64)
- Fibular curto (64)
- Vasto lateral (58)

Dor na porção externa do tornozelo
- Fibular longo (64)
- Fibular curto (64)
- Fibular terceiro (64)

Dor na parte interna do tornozelo
- Abdutor do hálux (70)
- Flexor longo dos dedos (69)

Dor no coxim do pé
- Flexor curto do hálux (70)
- Flexor curto dos dedos (70)
- Abdutor do hálux (70)
- Flexor longo do hálux (69)
- Interósseos plantares (70)
- Abdutor do dedo mínimo (70)
- Flexor longo dos dedos (69)
- Tibial posterior (67)

Dor no arco do pé
- Gastrocnêmio (65)
- Flexor longo dos dedos (69)
- Adutor do hálux (70)
- Sóleo (66)
- Interósseos plantares (70)
- Abdutor do hálux (70)
- Tibial posterior (67)

Dor na porção posterior da perna
- Sóleo (66)
- Glúteo mínimo (56)
- Gastrocnêmio (65)
- Semitendíneo (60)
- Semimembranáceo (60)
- Flexor longo dos dedos (69)
- Tibial posterior (67)
- Plantar (66)

Dor na porção posterior do tornozelo
- Sóleo (66)
- Tibial posterior (67)

Seção 7 — Dor na perna, no tornozelo e no pé

Tibial anterior

Fibular

Gastrocnêmio

Sóleo

Plantar

Tibial posterior

Extensor longo dos dedos

Extensor longo do hálux

Flexor longo do hálux

Flexor longo dos dedos

Abdutor do hálux

Abdutor do dedo mínimo

Quadrado plantar (flexor acessório)

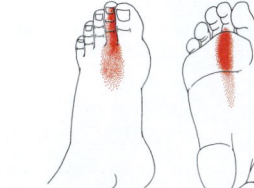

Adutor do hálux e flexor curto do hálux

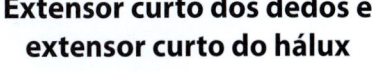

Primeiro interósseo dorsal

Extensor curto dos dedos e extensor curto do hálux

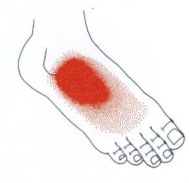

Seção 1

Introdução à dor e à disfunção miofascial

Capítulo 1

Ciências da dor e da dor miofascial

Jan Dommerholt | Robert D. Gerwin | Carol A. Courtney

1. INTRODUÇÃO

Condições de dor crônica ou persistente são a causa mais comum de incapacidade, a um custo anual superior a US$ 650 bilhões em atendimentos de saúde e perda de empregos, só nos Estados Unidos.[1] Os custos econômicos associados à dor crônica ultrapassam os custos combinados de diabetes, câncer e doenças cardíacas. A dor crônica leva a mais mortes do que acidentes com veículos automotivos. Apesar dos elevados custos financeiros e do impacto pessoal inimaginável, há algumas tentativas de prevenir condições de dor crônica (persistente) e desenvolver estratégias de controle baseadas em evidências.[2]

Uma dor crônica (persistente) costuma ser definida como aquela que perdura por mais de 3 ou 6 meses, ainda que a duração como o critério principal não se baseie em qualquer mecanismo específico que separe dor aguda de crônica. Reichling e colaboradores propuseram a existência de, pelo menos, dois tipos distintos de dor crônica.[3] O tipo I é a dor aguda persistente por tempo prolongado, ao passo que o tipo II envolve uma transição mecânica de dor aguda a crônica, com participação da desconexão da geração de dor pela lesão tissular inicial, ou a perda de capacidade de reação a terapias que tiveram êxito, em casos de dor aguda. A dor miofascial tem lugar destacado no espectro das síndromes de dor aguda e crônica. Nos volumes originais do *Manual de pontos-gatilho*, Travell e Simons defenderam que a maioria das pessoas terá pontos dolorosos de gatilho miofascial.[4,5] Pesquisas recentes de prevalência e incidência confirmam que os pontos-gatilho (PGs) são, de fato, muito comuns em uma ampla gama de condições.[6-22]

A dor miofascial costuma ser negligenciada como fator potencial colaborador ou causador de outros problemas de dor.[23] PGs geralmente constituem uma disfunção primária, podendo ocorrer na ausência de qualquer condição clínica subjacente ou dano tissular.[24] Como tal, os PGs podem agir como fontes de estímulo nociceptivo periférico persistente, independentemente de dano tissular.[25-27] Eles podem estar associados a outras condições, como lesões em chicote (*whiplash*) ou osteoartrite.[8,28,29] PGs no trapézio superior têm relação com disfunção na coluna cervical, nos níveis segmentais C3 e C4, sem, necessariamente, apresentarem uma relação causal.[30] Uma só manipulação na coluna induziu a mudanças na sensibilidade por pressão à dor em PGs latentes no trapézio superior.[31] PGs podem ser parte dos sintomas de outras condições e persistir por muito tempo, após a resolução da condição original inicial. Eles podem ter relação com condições e disfunções viscerais, inclusive endometriose, cistite intersticial, síndrome do intestino irritável, dismenorreia e prostatite.[32-39] A dor miofascial pode ser similar a outros diagnósticos de dor, como dor neuropática, síndrome da dor regional complexa, doenças sistêmicas, zumbido no ouvido e alguns distúrbios metabólicos, parasitárias e nutricionais, entre outros.[40-48] Embora definições diferentes de PGs sejam usadas entre áreas diferentes, a de aceitação mais comum defende que "um PG é um local hiperirritável em uma banda tensa de um músculo esquelético dolorido mediante compressão, alongamento ou contração do tecido, que costuma reagir com uma dor referida, percebida distante do local".[49] Embora Travell e Simons tenham diferenciado tipos diversos de PGs, inclusive ativo, latente, satélite, primário e secundário, atualmente, levam-se em conta apenas PGs ativos e latentes em pesquisas e na prática clínica.

Na edição anterior do *Manual de pontos-gatilho*, Simons e colaboradores definiram um PG ativo como "um PG miofascial causador de uma queixa de dor clínica. É sempre sensível, evita alongamento total do músculo, enfraquece o músculo, refere-se a uma dor reconhecida pelo paciente mediante compressão direta, medeia uma resposta de contração local (RCL) das fibras musculares, quando adequadamente estimulado, e, quando comprimido, conforme a tolerância do paciente, produz fenômenos motores referidos e, com frequência, fenômenos autonômicos, em geral, em sua zona de referência da dor, causando sensibilidade nessa zona".[49] Da mesma forma, um PG latente foi definido como "um PG miofascial clinicamente dormente em relação à dor espontânea; é dolorido somente quando palpado. Um PG latente pode ter todas as outras características clínicas de um PG ativo e sempre apresenta uma banda tensa que aumenta a tensão muscular e limita a amplitude de movimentos".[49] Membros da International Association for the Study of Pain e da American Academy of Pain Medicine consideraram a presença de locais sensíveis causadores de dor local e uma recriação dos sintomas de um paciente como componentes diagnósticos essenciais da síndrome da dor miofascial (SDM).[50] Tough e colaboradores descobriram que os critérios de aplicação mais comuns em pesquisas incluíam um ponto de sensibilidade em uma banda tensa de um músculo esquelético, reconhecimento da dor do paciente, um padrão previsível de dor referida e uma RCL.[51]

PGs latentes, caracterizados por disfunção motora, inclusive rigidez e amplitude restrita de movimentos e presença de dor referida, são muito mais comuns do que PGs ativos, que também apresentam dor espontânea local. Está claro que PGs latentes contribuem para o processo de nocicepção, ainda que sem atingir o limiar de ativação de caminhos ascendentes do corno posterior (corno dorsal) da medula ao cérebro.[53-55] Mense sugeriu que dor referida com origem em PGs latentes pode ocorrer quando sinapses normalmente ineficazes a neurônios do corno posterior estão sendo sensibilizadas.[56] Um painel composto por 60 especialistas de 12 países, por meio de um processo de pesquisas Delphi, concordou que a reprodução de sintomas vivenciados por pacientes e o reconhecimento da dor são as principais diferenças clínicas entre PGs ativos e latentes.[52] O Quadro 1-1 identifica as características clínicas dos PGs identificadas por Simons, Simons e Travell,[49] e pela opinião dos especialistas da pesquisa Delphi. Além disso, PGs ativos apresentam áreas maiores de dor referida e de intensidades mais elevadas de dor do que PGs latentes,[57] e seus tecidos cutâneos e subcutâneos suprajacentes costumam ser mais sensíveis à pressão e à estimulação elétrica.[58,59] O grau de irritabilidade dos PGs tem correlação com a prevalência de ruído na placa terminal, mais acentuado em PGs ativos.[60]

Desde 1999, quando o último volume do *Manual de pontos-gatilho* foi publicado,[49] ocorreram muitas mudanças na compreensão científica dos PGs. Anteriormente, a dor miofascial era, em geral, atribuída à lesão tissular, em particular a danos ao retículo sarcoplasmático, mas esse tipo de dano não é mais o modelo que prevalece. A hipótese de crise energética e a hipótese integrada

Quadro 1-1 Características clínicas dos pontos-gatilho

	Achados comuns dos PGs	
Simons, Simons e Travell[49]	■ Banda tensa palpável com palpação plana ou em pinça transversa ■ Local hipersensível na banda tensa ■ Reação local de contração, quando estimulados de maneira apropriada ■ Podem produzir fenômenos motores e autonômicos ■ Podem impedir o alongamento completo do músculo (limita a amplitude de movimentos) ■ Podem causar fraqueza do músculo por inibição	
	PGs ativos	**PGs latentes**
	■ Referem ou produzem uma dor reconhecida pelo paciente ■ Dor espontânea localizada ou referida	■ Dor localizada ou referida não reconhecida ■ Doloridos somente quando palpados ou tocados com agulha
Opinião de especialistas do estudo Delphi[52]	■ Reproduz qualquer sintoma, não apenas dor, vivido pelo paciente ■ O paciente admite o sintoma como conhecido ■ O(s) sintoma(s) pode(m) estar ausente(s) no momento do exame, mas aparecerá(ão) durante a palpação manual	■ Não reproduzem os sintomas experimentados pelo paciente ■ O paciente não reconhece os sintomas causados por palpação plana ou em pinça transversa

e subsequente do PG foram as primeiras tentativas a levarem em conta a SDM em um contexto mais amplo.[61] Embora a hipótese integrada do PG seja ainda o modelo predominante, estamos em um momento de revisão do construto da dor miofascial, levando-se em conta conhecimentos e evidências atuais da ciência da dor, combinados com novas percepções clínicas.[26,61] É estimulante que a qualidade das pesquisas sobre dor miofascial tenha melhorado de forma consistente ao longo das décadas passadas.[62] Ainda que vários novos modelos hipotéticos tenham sido desenvolvidos em uma tentativa de descrever melhor a dor miofascial,[63-72] a maior parte ainda carece de suporte experimental adequado. Para um entendimento melhor dessa dor, há necessidade de familiarização com os fundamentos da ciência da dor e dos mecanismos da dor contemporâneos. Este capítulo apresenta uma revisão ampla de vários modelos de dor e aspectos pertinentes de nocicepção e sensibilização periférica e central.

2. MODELOS DE DOR

A International Association for the Study of Pain (IASP) define a dor como "uma experiência sensorial e emocional desagradável associada a dano tissular real ou potencial, ou descrita em termos de tal dano".[73] Em 2018, Cohen e colaboradores ofereceram uma definição alternativa de dor: "uma experiência somática de mútuo reconhecimento que reflete a apreensão que uma pessoa tem de ameaça à sua integridade corporal ou existencial".[74] Em um comentário, Treede criticou a interpretação dada por Cohen e colaboradores por desconsiderar a natureza multidimensional da experiência de dor, por ampliar o alcance de ameaça à integridade corporal, termo insatisfatoriamente definido, e por sugerir que o reconhecimento da dor exige um observador externo.[75] É possível que a discussão sobre a melhor definição continue. O que está claro é que a dor não reflete, necessariamente, uma lesão, conforme antes sugerido por proponentes de um modelo estrutural-patológico atualmente desatualizado, sendo que a dor, inclusive a miofascial, pode ocorrer sem uma lesão tissular específica.

Uma pesquisa recente mostrou que 96% das pessoas assintomáticas com 80 anos de idade e 37% das pessoas com 20 anos de idade demonstraram degeneração de disco.[76] Nakashima e colaboradores descobriram que, em 1.211 indivíduos assintomáticos na faixa dos 20 anos de idade, 73,3% dos homens e 78% das mulheres possuíam discos protuberantes.[77] Battie e colaboradores mostraram que degenerações na medula espinal não são consequência de envelhecimento e danos de uso.[78] Em outra pesquisa feita em 393 indivíduos com ruptura total no manguito rotador, sintomática e sem trauma, os sintomas de dor não tinham correlação com a gravidade da lesão.[79] Alterações degenerativas dos músculos do manguito rotador não constituem uma fonte primária de dor.[80] Esses e outros estudos mostram, sem qualquer dúvida, que degenerações na coluna e no ombro não têm correlação necessária com dores na porção inferior das costas e no ombro, e, em um sentido mais amplo, confirmam que uma abordagem biomédica rígida é inadequada à compreensão das condições de dor.[81,82] Outra pesquisa mostrou que protuberâncias de disco, degeneração, extrusões, protrusões, alterações de Modic 1* e espondilólise foram mais prevalentes em adultos com 50 anos de idade, ou mais jovens, com dores nas costas, comparados a indivíduos assintomáticos.[83] A interpretação de exames por imagem sem correlações clínicas pode ser bastante enganosa, com possibilidade de resultar em intervenções e tratamentos médicos longos desnecessários, como cirurgia, polifarmácia, incluindo o uso excessivo de opioides, imobilização e repouso no leito e aumento de incapacidade e dor.[2,84,85] Apesar de tanto progresso, a dor ainda é um fenômeno malcompreendido, ainda que tenham surgido múltiplos modelos de dor, desde a publicação da "Teoria do portão" para o controle da dor.[86]

Historicamente, muitos pesquisadores e clínicos, inclusive Travell e Simons, acharam que a dor muscular causaria espasmos do mesmo músculo, o que, em contrapartida, ocasionaria mais dor, levando a mais espasmos.[87] Essa hipótese de um ciclo vicioso, conhecida como ciclo da dor-espasmo-dor, baseou-se no pressuposto de que a dor excitaria neurônios motores α e, provavelmente, até neurônios motores gama. Recentes evidências experimentais e com humanos demonstram que os neurônios motores α e γ costumam ser inibidos por estímulos nociceptivos do mesmo músculo.[88-92] Uma alteração na sensibilidade do eixo muscular pode modificar a função proprioceptiva, ainda que não

---

*N. de R.T. Modic é um termo usado para descrever as alterações da placa terminal vertebral relacionadas à degeneração da coluna vertebral.

haja evidências convincentes de facilitação da atividade do eixo,[93] significando que uma dor muscular não parece causar aumento no impulso fusomuscular.[94] No entanto, proponentes dessa ideia sugerem que os PGs são consequência de ativação disfuncional do eixo muscular.[71] Embora o ciclo dor-espasmo-dor tenha menções frequentes, é um conceito refutado, com base em uma compreensão simplificada e ultrapassada da estrutura e do funcionamento dos neurônios motores α e gama.[95,96]

O modelo atual de adaptação à dor trouxe uma nova concepção sobre isso.[97] De acordo com ele, a dor muscular inibe os neurônios motores α, levando à ativação de antagonistas e a uma redução geral na função motora. Esses padrões são, todavia, carentes de aplicação universal, já que Martin e colaboradores demonstraram que a nocicepção resultava em excitação do músculo flexor do cotovelo e dos músculos extensores.[98] A atividade dos neurônios motores não apresenta, necessariamente, uma redução unifome.[96]

Hodges e Tucker propuseram um novo modelo de adaptação, percebendo que o ciclo vicioso da dor e a hipótese de adaptação à dor são modelos inadequados de adaptação motora.[99] Eles sugeriram que deve ocorrer uma redistribuição de atividades nos músculos e entre eles. A dor, possivelmente, produzirá uma alteração do comportamento mecânico dos músculos, criando movimentos e rigidez modificados, levando a uma proteção melhorada contra mais dor ou lesão, ou contra ameaça de dor ou lesão. Uma inibição ou facilitação de agonistas ou antagonistas selecionados pode ocorrer. Eles defenderam que mudanças simples na capacidade de excitação não explicam a adaptação motora, mas que alterações complementares, aditivas ou competitivas, em múltiplos níveis do sistema motor, têm maior probabilidade de envolvimento.

Em uma combinação do modelo de adaptação de Hodges e Tucker com o modelo PG, os PGs alteram a atividade muscular. Lucas e colaboradores descobriram padrões alterados de ativação de movimento em abdução de ombro em pessoas com PGs latentes na musculatura do ombro.[100,101] Bohlooli e colaboradores confirmaram os achados de Lucas e colegas, e ampliando o conceito para movimentos mais rápidos em todos os planos de movimentação do ombro.[102] Em pesquisa recente, Schneider e colaboradores mostraram que PGs ativos também alteram padrões de ativação muscular.[103] As bandas tensas características, encontradas na dor miofascial, podem ser entendidas como adaptações funcionais da atividade motora nos músculos.[104] Músculos com PGs resultam em limitações na amplitude de movimentos.[105-110] PGs inibem a função muscular geral, causando fraqueza muscular sem atrofia, ou talvez, mais exatamente, inibições motoras.[111]

Com a disponibilização de novos dados e fatos, as teorias da dor evoluirão. A partir da "Teoria do portão" para o controle da dor, em 1965,[86] idealizada em si a partir de modelos anteriores da dor,[112] vários novos modelos foram formulados. Embora essa teoria tenha sido um marcante estímulo para que a dor fosse levada a sério e para impulsionar as pesquisas de mecanismos da dor, o modelo não é perfeito e sofreu alterações múltiplas vezes, desde sua publicação.[113,114] Em 1998, Gifford apresentou o modelo de organismo maduro, que levava em conta as interações entre o sistema nervoso periférico e o central.[115,116] O pesquisador defendeu que a combinação de saúde tissular, fatores ambientais, experiências anteriores e crenças pessoais é processada pelo sistema nervoso central, levando a mecanismos de saída específicos, envolvendo os sistemas de controle motor, neuroendócrino, autonômico, imune e descendente.[115,116] Melzack também admitiu a natureza multidimensional da dor ao formular o modelo da neuromatriz, que, como o modelo do organismo maduro, pretendeu desenvolver uma melhor compreensão do papel do cérebro.[112,114,117,118] Melzack, de modo específico, incluiu os PGs como fontes de estímulo nociceptivo periférico, entre vários estímulos possíveis. O modelo da neuromatriz e o do organismo maduro são exemplos de modelos de cuidado biopsicossociais, muito alinhados com o que Travell praticou como médica. Conforme Travell, "nesta era de especializações, poucos profissionais da saúde são suficientemente abertos para enxergar o paciente e seu problema como um todo(...) entendendo a interação sofisticada entre mente, corpo e ambiente do paciente como de imensa importância, para que ele seja auxiliado a vencer a doença".[119]

Embora o cérebro tenha envolvimento ativo no processamento de estímulos sensoriais e na experiência de dor, esta é bem mais que apenas um processo linear, iniciado por lesão e inflamação tissulares. A dor envolve a integração de dimensões sensoriais, emocionais e cognitivas. De acordo com Melzack, experiências de dor refletem os antecedentes culturais da pessoa, o contexto das circunstâncias desencadeadoras de uma experiência de dor e outros impactos ambientais, variáveis psicológicas, reações de estresse, experiências passadas e aspectos pessoais, inclusive a genética.[112,120] Na dor persistente, entretanto, a correlação entre dor e lesão tissular fica menos acentuada, podendo até não existir.[121] Já está claro que a nocicepção não é necessária à percepção da dor.[122,123] Em condições de dor persistente, a experiência e o grau de dor não dão informações significativas sobre a condição dos tecidos, embora isso não deva ser interpretado como se estímulos nociceptivos periféricos de tecidos ou regiões específicas jamais sejam irrelevantes.[26,124]

Nijs e colaboradores propõem diretrizes para distinguir distúrbios de dor na porção inferior das costas e dor nociceptiva predominante, dor neuropática e sensibilização central.[125] O grupo de pesquisadores definiu a dor nociceptiva como aquela que surge a partir de dano real ou ameaça a tecido neuronal, em razão da ativação de nociceptores, ou como uma dor passível de ser atribuída à ativação dos terminais receptivos periféricos de neurônios aferentes primários, em resposta a estímulos nocivos químicos, mecânicos ou térmicos, com possível inclusão de dor miofascial. A dor neuropática foi definida como "a causada por uma lesão primária ou doença do sistema nervoso somatossensorial", como uma radiculopatia lombar. A sensibilização central foi definida como "uma amplificação de sinalização neuronal no sistema nervoso central que provoca hipersensibilidade à dor", "aumento da resposta de neurônios nociceptivos no sistema nervoso central a estímulo aferente normal ou subliminar", ou "um aumento da resposta de neurônios centrais a estímulo originário nos receptores unimodais e polimodais".[125] Nijs e colaboradores entendem os PGs como fontes periféricas de nocicepção em pacientes com dor na porção inferior das costas, de acordo com os achados de Moseley de que "a eliminação de PGMs é um componente importante do manejo da dor musculoesquelética crônica".[126]

Um tema comum aos vários modelos de dor é o de que os clínicos têm de identificar os mecanismos de dor dominantes, em determinado paciente, de modo a explicitarem parâmetros excelentes de tratamento. No modelo do organismo maduro de Gifford, exercícios e terapias manuais, supostamente, são mais eficazes quando a dor é dominada por estímulo ou é nociceptiva, ou seja, uma lesão tissular ou um estímulo nervoso periférico anormal são os fatores causadores mais importantes. Mesmo diante de tais circunstâncias, Gifford admitiu que uma disfunção psicológica, como ansiedade, ou uma compreensão insatisfatória do problema demandam uma abordagem diferente, enfatizando a inclusão de aspectos cognitivos e afetivos.[115] Nos casos em que há prevalência de processos dominantes de resultados, defensores desse modelo salientam que o foco da terapia deve recair na educação terapêutica sobre ciência da dor, em exercícios suaves e em intervenções sem dor, evitando-se, assim, mais sensibilização.[127-129] Educar sobre a ciência da dor não deve ser algo oferecido como intervenção única.[130] Além disso, mesmo quando essa educação é parte do atendimento, é fundamental a construção de uma aliança terapêutica com o paciente, da mesma forma que escutar o paciente, sem limites de tempo.[131,132] Ver Capítulo 5, Considerações psicossociais, para mais informações sobre a aliança terapêutica.

Na sequência desse processo de raciocínio, alguns clínicos e pesquisadores concluíram que levar em conta os PGs no processo de raciocínio reflete um modelo antiquado no contexto das modernas ciências da dor, com base no pressuposto de que "as questões principais não estão nos tecidos", e de que a dor é produzida pelo cérebro ou por outros mecanismos.[72,133,134] Em uma posição bastante oposta, o exame manual das articulações periféricas, dos músculos, da pele e das fáscias é ainda importante, em particular, em uma perspectiva contemporânea da ciência da dor e da neuromatriz.[135] Existem muitas evidências de que PGs ativos e latentes acarretam um mecanismo de estímulo nociceptivo periférico capaz de contribuir para uma sensibilização periférica e central.[25-27,126,136] A dor referida, ou hiperalgesia secundária, é uma característica da sensibilização central.[137] Especialistas chegaram a um acordo de que a dor referida resultante de PGs pode incluir sensações sensoriais diferentes, envolvendo dor, incômodo que entorpece, dor tipo zumbido, dor que formiga ou dor intensa.[52] No antes mencionado estudo Delphi, os especialistas propuseram o termo "sensação referida", em lugar de dor referida, devido à variedade de sintomas associados à estimulação do PG.[52]

3. NOCICEPÇÃO

Sensibilização periférica e central é um aspecto importante da dor miofascial e de outras síndromes clínicas da dor.[27,138] Há três partes distintas do sistema nervoso responsáveis pela percepção da dor, inclusive caminhos aferentes da periferia ao corno posterior, e do corno posterior a centros mais superiores no sistema nervoso central; centros de integração no tronco encefálico, no mesencéfalo e no córtex, entre outros; e caminhos eferentes do cérebro à medula espinal.[139] A sensibilização caracteriza-se por uma redução nos limiares da dor e um aumento na capacidade de reação dos nociceptores periféricos, tendo um papel fundamental nas síndromes da dor,[3] inclusive na SDM.[6,26,27,140] Há cada vez mais evidências de que, como fontes persistentes de estimulação, os PGs contribuem à propagação e à manutenção da dor e à sensibilização central.[26,27,141,142] Estimulação nociceptiva periférica forte, contínua e permanente leva a alterações neuroplásticas e mesmo anatômicas profundas, inclusive mudanças na substância cinzenta.[123,143-146] Alterações no volume anatômico podem incluir o tronco encefálico, o tálamo anterior direito, o córtex pré-frontal dorsolateral, o córtex somatossensorial e o córtex parietal posterior.[147] Os tratamentos que pretendem reduzir a dor podem inverter as alterações anatômicas.[148,149] É importante que estímulos mecânicos não contribuam tanto com a estimulação periférica como os estímulos térmicos ou químicos.[114,150] Neurônios nociceptivos centrais reagem à estimulação sináptica dos nociceptores periféricos.[143] Uma vez que estes têm uma função primária de alertar, são capazes de dar origem a sinais antes da ocorrência de lesão tissular. A sensibilização central costuma ser mantida por estímulos periféricos constantes, o que foi descrito para a fibromialgia,[151] para a dor musculoesquelética,[152] para a dor neuropática[153] e para a dor miofascial,[137] entre outras. Reichling e colaboradores escreveram uma revisão analítica, muito clara e completa, que fundamenta muitos conceitos mencionados nesta seção, além de várias outras revisões analíticas informativas.[3,154,155]

Há quatro estágios de nocicepção – transdução, transmissão, percepção e modulação (Quadro 1-2).

Nocicepção é o processo de percepção de estímulos dolorosos, com início na detecção de estímulos com potencial de dor pelos terminais periféricos ou pelos terminais nervosos de axônios nervosos aferentes, denominados, basicamente, de fibras aferentes, com corpos celulares localizados no gânglio radicular dorsal (DRG, do inglês *dorsal root ganglion*), no caso do corpo, e no gânglio trigêmeo, no caso do rosto. Os principais tipos de fibras nervosas aferentes incluem as de diâmetro pequeno, as mielinizadas, as fibras Aδ de condução rápida (grupo IV) mediadoras de sensações localizadas de dor, e as fibras C (grupo IV) não mielinizadas, de condução mais lenta e diâmetro menor, mediadoras de dor mais entorpecedora e tardia, de localização difícil. É importante compreender que nem todas as fibras de diâmetro pequeno e condução lenta são nociceptivas. O músculo esquelético e os nervos cutâneos apresentam mecanorreceptores de baixo limiar, do grupo IV. Os nervos cutâneos também incluem termorreceptores (Figura 1-1).[156,157]

Os nociceptores Aδ dividem-se em duas classes principais. Nociceptores mecânicos tipo I, ou de alto limiar, são receptores polimodais que respondem a estímulos mecânicos e químicos. Geralmente, receptores tipo I têm elevado limiar térmico, mas com estimulação prolongada seu limiar reduz-se e eles podem ficar sensibilizados. Nociceptores Aδ tipo II têm alto limiar mecânico, mas baixo limiar térmico.[158,159] As fibras C têm nociceptores termomecânicos, nociceptores frios ou nociceptores polimodais (Figura 1-2).[160]

Estímulos nocivos podem se localizar fora do corpo, como os mecânicos exógenos, ou surgir internamente, a partir de tecidos machucados ou inflamados, conhecidos como estímulos endógenos. Estímulos nocivos exógenos e endógenos produzem uma variedade de mediadores algésicos e proalgésicos, inclusive mediadores lipídicos, citocinas, prótons e neurotransmissores. Ambos ativam canais ionotrópicos (portão controlado por íons ligantes) e receptores metabotrópicos (ligados à proteína G) na membrana celular.[161] Os receptores ionotrópicos são moléculas transmembrana capazes de "abrir" ou "fechar" um canal para transportar partículas menores, como íons K^+, Na^+, Cl^- e Ca^{2+}, através da membrana celular. Os receptores ionotrópicos ficam fechados até que um ligante específico se liga ao receptor, como a substância P, os prótons, o trifosfato de adenosina (ATP, do inglês *adenosine triphosphate*) ou o glutamato. Os receptores têm um ligante nucleotídeo guanina. Após a ativação de uma proteína G, a proteína ativa outra molécula, conhecida como o "segundo mensageiro". A ativação de segundos mensageiros, principalmente as cinases proteicas, envolve a fosforilação de canais de íon, que aumenta o tempo de abertura ou a probabilidade de abertura de um canal ionotrópico. Como um exemplo, a bradicinina (BK, do inglês *bradykinin*) e as prostaglandinas causam efeito nos receptores metabotrópicos.[162-164] Canais metabotrópicos são

Quadro 1-2 Estágios de nocicepção
Transdução
Transmissão
Percepção
Modulação

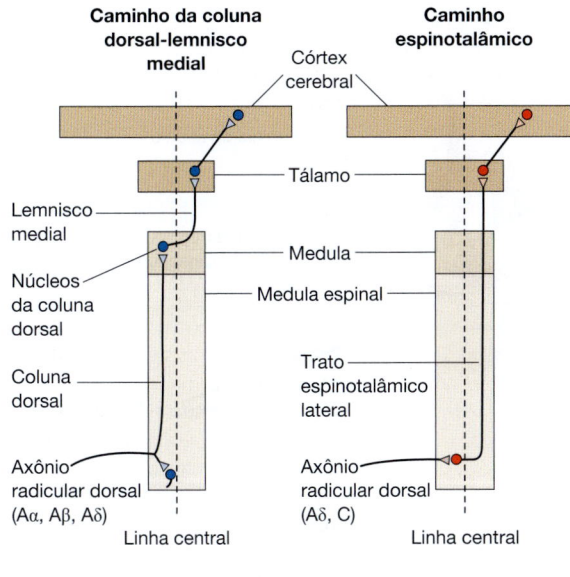

Figura 1-1 Visão geral da estimulação somatossensorial e de dois caminhos ascendentes da sensação somática. (De Bear MF, Connors BW, Paradiso MA. *Neuroscience: Exploring the Brain*. 4th ed. Philadelphia, PA: Wolters Kluwer; 2016.)

sempre mais lentos do que canais ionotrópicos. Capsaicina, ATP, fator de crescimento neural (NGF, do inglês *nerve growth factor*) e prótons são estimulantes usuais de nociceptores musculares pela ativação desses receptores.[156,165]

Muitas substâncias têm múltiplos receptores. Por exemplo, há seis famílias de receptores glutamato em humanos, inclusive três tipos de receptores ionotrópicos denominados AMPA (ácido α-amino-3-hidroxi-5-metil-4-isoxazolepropiônico), NMDA (*N*-metil-D-aspartato) e receptores cainato, e três tipos de receptores metabotrópicos (grupos I-III),[166] mostrando que o glutamato tem um papel importante em vários processos.[154] Em pesquisas experimentais, substâncias diferentes, como o glutamato ou a capsaicina, são de uso comum para provocar dor muscular localizada e referida (Figura 1-3).[167-170]

O primeiro fator neurotrófico implicado na produção da dor foi o NGF. Injeções de NGF na musculatura da porção inferior das costas induziram hipersensibilidade prolongada em ratos.[171] Outros estudos demonstraram que a administração periférica de NGF causou hiperalgesia térmica e mecânica.[172,173] Injeções de NGF no músculo anterior tibial e em sua fáscia de cobertura desencadearam hiperalgesia significativamente maior na fáscia.[174] A fáscia toracolombar ficou mais sensível do que a tibial.[174] Níveis elevados de NGF foram encontrados no líquido cerebrospinal de pacientes com esclerose múltipla e dor neuropática central,[175] neuropatia diabética,[176] artrite crônica[177] e artrite reumatoide.[178] O NGF age no receptor A da tropomiosina de grande afinidade com o NGF (TrkA) e no receptor p75 de menor afinidade. O receptor TrkA

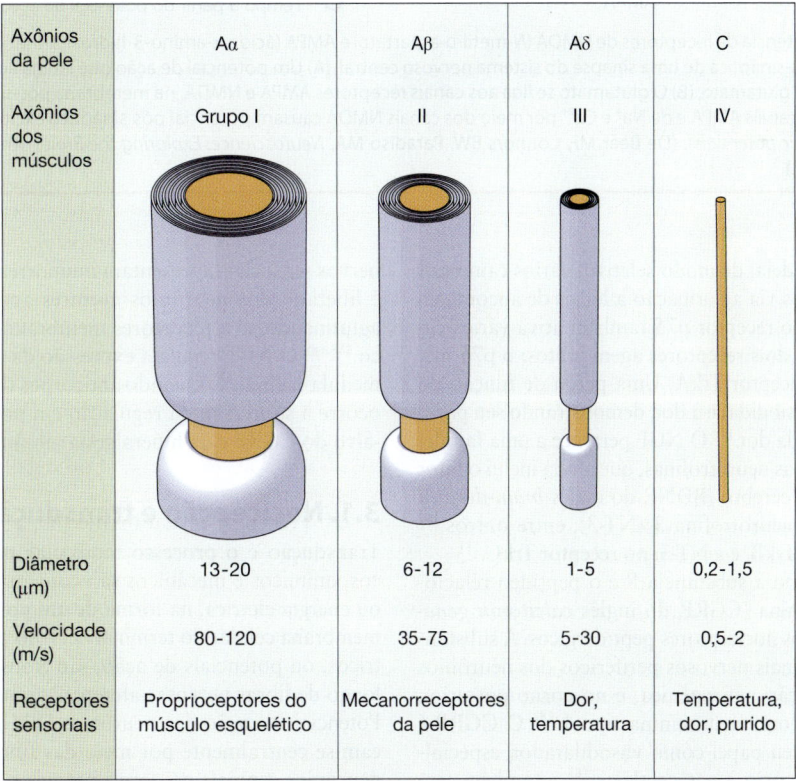

Figura 1-2 Vários tamanhos de axônios aferentes primários. Os axônios são traçados em escala, mas mostrados 2.000 vezes maiores do que o tamanho real. O diâmetro de um axônio tem relação com sua velocidade condutora e com o tipo de receptor sensorial a que se conecta. (De Bear MF, Connors BW, Paradiso MA. *Neuroscience: Exploring the Brain*. 4th ed. Philadelphia, PA: Wolters Kluwer; 2016.)

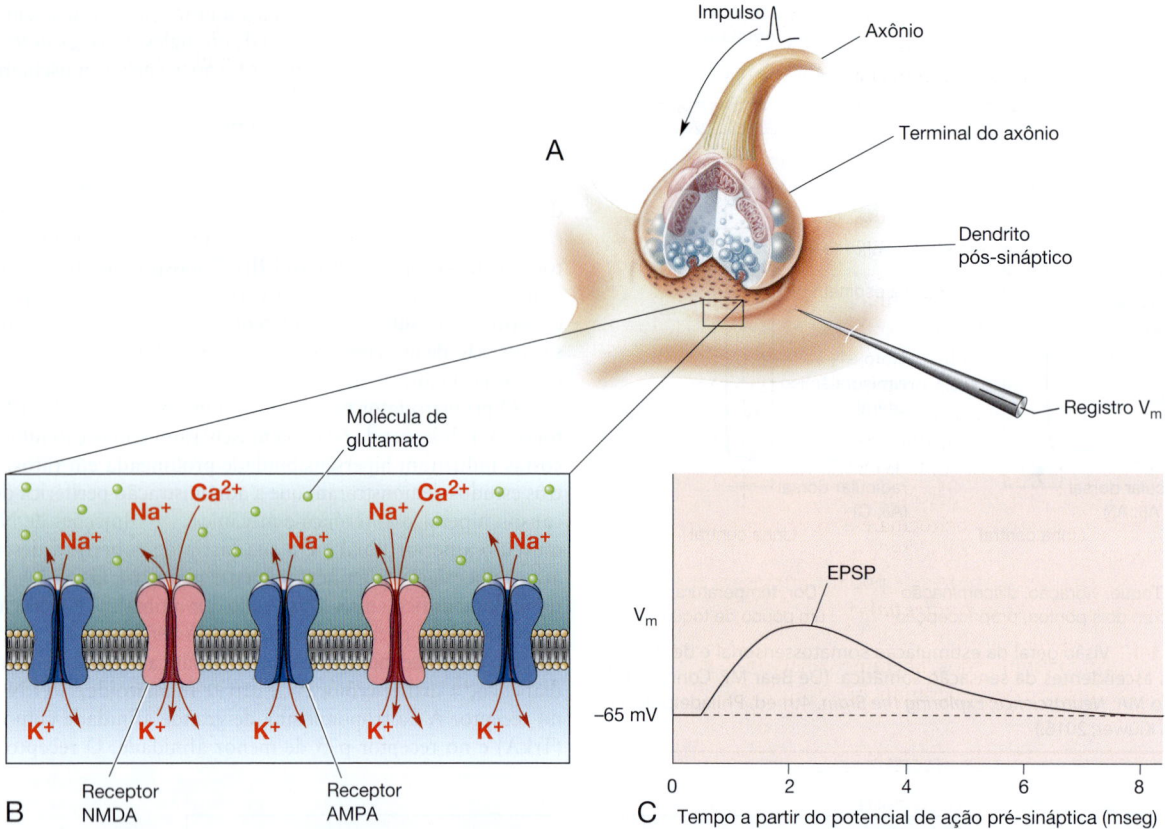

Figura 1-3 A coexistência de receptores de NMDA (*N*-metil-D-aspartato) e AMPA (ácido α-amino-3-hidroxi-5-metil-4-isoxazolepropiônico) na membrana pós-sináptica de uma sinapse do sistema nervoso central. (A) Um potencial de ação que chega ao terminal pré-sináptico causa liberação de glutamato. (B) O glutamato se liga aos canais receptores AMPA e NMDA, na membrana pós-sináptica. (C) A entrada de Na^+ por meio dos canais AMPA e de Na^+ e Ca^{2+} por meio dos canais NMDA causam potencial pós-sináptico excitatório (EPSP, do inglês *excitatory postsynaptic potentials*). (De Bear MF, Connors BW, Paradiso MA. *Neuroscience: Exploring the Brain*. 4th ed. Philadelphia, PA: Wolters Kluwer; 2016.)

ativado por NGF desencadeia, de modo seletivo, vários caminhos sinalizadores intracelulares via aglutinação a locais de ancoragem fosforilados. A ativação do receptor p75 também ativa vários caminhos intracelulares. Os dois receptores agem juntos: o p75 melhora a aglutinação no receptor TrkA. Uma perda de função do receptor TrkA causa insensibilidade à dor, demonstrando seu papel importante na percepção da dor.[179] O NGF pertence a uma família de fatores de crescimento, as neurotrofinas, que ainda inclui o fator neurotrófico derivado do cérebro (BDNF, do inglês *brain-derived neurotrophic factor*) e a neurotrofina 3 (NT-3), entre outros.[180] O BDNF age no receptor TrkB, e a NT-3, no receptor TrkC.[181]

Neuropeptídeos, como a substância P e o peptídeo relacionado ao gene da calcitonina (CGRP, do inglês *calcitonin gene-related peptide*), agem nos nociceptores peptidérgicos. A substância P é liberada dos terminais nervosos periféricos dos neurônios DRG, causando inflamação neurogênica, e no corno posterior, onde se aglutina a receptores neurocinina tipo 1.[182] O CGRP é bastante conhecido por seu papel como vasodilatador, especialmente no sistema circulatório e nas cefaleias,[183] e também tem papel importante na fisiologia muscular, em particular na dupla excitação-contração dos músculos esqueléticos.[184] Além disso, o CGRP intensifica a expressão dos receptores di-hidropiridina,[185] que são importantes para os PGs e a dor miofascial (ver Capítulo 2, Neurofisiologia do ponto-gatilho). Placas motoras terminais e nervos sensoriais apresentam imunorreatividade ao CGRP.[186] Este é liberado dos neurônios motores após estimulação elétrica,[187] aglutinando-se a receptores membranosos do músculo esquelético.[188,189] O NGF regula a expressão da substância P e o CGRP na medula espinal.[190] Quando anticorpos do NGF são administrados, ocorre a supressão da regulação em porção superior das células-alvo do CGRP e da hiperalgesia mecânica.[191]

3.1. Nocicepção e transdução

Transdução é o processo molecular pelo qual estímulos térmicos, químicos e mecânicos são convertidos em impulsos elétricos ou energia elétrica, na forma de um potencial de ação. Ocorre na membrana celular do terminal nervoso periférico. Os impulsos elétricos, ou potenciais de ação, são transmitidos, centralmente, ao longo de fibras nervosas aferentes primárias aos neurônios DRG. Potenciais de ação dos neurônios DRG de primeira ordem deslocam-se centralmente por meio das fibras aferentes curtas até os neurônios espinais no corno posterior. Tipos diferentes de fibras apresentam sinapse em neurônios de segunda ordem no corno posterior de lâminas específicas: fibras Aδ e C terminam nas lâminas Rexed I e II. A substância gelatinosa (lâmina II) é uma área importante, com várias conexões sinápticas entre neurônios aferentes sensoriais primários, interneurônios e fibras ascendentes e descendentes, possibilitando a modulação da transmissão do sinal de dor,[154] um elemento importante da "Teoria do portão" para o controle da dor.[114] Fibras Aδ também acabam na lâmina V. A distribuição das terminações de fibras Aδ e C no corno posterior é determinada, em alto grau, pelo tipo de receptor ativado e, assim, o processo é específico do receptor e do estímulo (Figura 1-4).[159]

A transdução de sinais costuma ser entendida como um processo de transferência de informações mediada por neurotransmissores, hormônios ou citocinas, que se aglutinam a receptores transmembrana, na superfície celular, como a substância P, a somatostatina, o glutamato, a dinorfina e a colecistocinina (CCK), entre outros.[192] É um processo reforçado por processos intracelulares mediados por caminhos de segundos mensageiros, como os receptores membranosos da proteína G; há, entretanto, muitos outros prováveis caminhos de transdução de sinais. Berridge identificou até 19 sequências transdutoras de sinais.[193] A transdução pode ser modulada a menor (inibida) por antagonistas de receptores, como os canais de íons detectores de ácido (ASICs, do inglês *acid-sensing ion channels*) ocitocina e arginina vasopressina,[194] e pelo antagonista de canal ARA 290, membro 1 da subfamília V dos canais de cátions receptores de potencial transitório (TRPV1, do inglês *transient receptor potential cation channel subfamily V member 1*).[195] Alguns transdutores se localizam em células neuronais, que, quando estimulados, liberam mediadores que sinalizam aos nociceptores, como os queratinócitos e a célula satélite glial.

3.2. Nocicepção e transmissão

Impulsos nociceptivos do corno posterior são transmitidos pelo trato neoespinotalâmico ascendente ao tálamo, ao córtex somatossensorial parietal contralateral e a outros centros corticais, de modo a oferecer a localização exata da dor. O trato neoespinotalâmico é um trato discriminador de rápida condução (Figura 1-5). O trato paleoespinotalâmico é de condução mais lenta, correspondendo às projeções espinomesencefálicas, espinorreticulotalâmicas e espinoparabraquiais (Figura 1-1). A representação cortical da dor envolve o córtex cingulado anterior e o córtex opérculo-insular posterior para uma estimulação aferente C; o córtex cerebral somatossensorial contralateral, no lobo parietal, para estimulação aferente nociceptiva Aδ e em áreas associadas, como a amígdala, o tálamo, o lobo insular e os córtices parietais pré-frontal e posterior.[139,196,197] Durante uma experiência de dor, essas áreas parecem comunicar-se entre si.[128] A modulação que amplifica ou inibe a reação a estímulos nociceptivos ocorre em todos os níveis de transdução e transmissão. O Quadro 1-3 resume os estágios da nocicepção periférica.

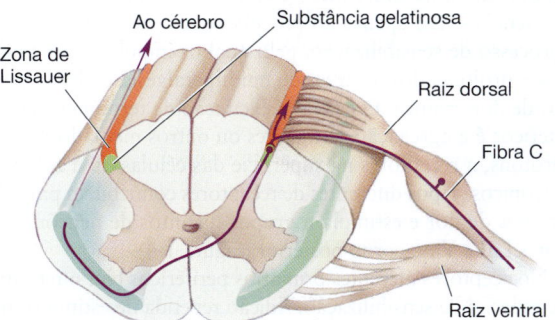

Figura 1-4 Conexões espinais de axônios nociceptivos. (De Bear MF, Connors BW, Paradiso MA. *Neuroscience: Exploring the Brain*. 4th ed. Philadelphia, PA: Wolters Kluwer; 2016.)

3.3. Nocicepção e diferenças sexuais

Muitas pesquisas sugerem que as mulheres são mais sensíveis a estímulos nocivos e têm maior sensibilidade à dor.[198,199] Os mecanismos subjacentes a essas diferenças entre os sexos não estão bem compreendidos,[200] embora seja possível que haja contribuição de fatores psicológicos, culturais e biológicos. Os fatores biológicos podem incluir aspectos hormonais, genéticos, comportamentais e ambientais.[201-206] A privação total do sono desencadeou alterações significativas na inibição descendente da dor nas mulheres, mas não nos homens.[207] As mulheres, em geral, apresentaram reações maiores à dor com estímulos elétricos e térmicos, em comparação com os homens;[208] entretanto, entre homens e mulheres idosos, não ocorreram diferenças na sensibilidade à dor ou na ativação do cérebro.[209] A maior parte das mulheres apresenta um limiar menor a estímulos de dor e maior atividade cerebral em regiões associadas à dor afetiva.[210] No entanto, quando a ansiedade foi mais bem controlada, as diferenças entre homens e mulheres foram menos acentuadas.[211] Intolerância à incerteza foi importante nos dois sexos e aumentou a intensidade da dor.[212] Mulheres com dor no ombro exibiram um limiar mecânico e térmico mais baixo à dor do que homens.[213,214] Pesquisas do cérebro confirmaram que as mulheres têm maior ativação do córtex cingulado anterior.[215]

Reações sexuais diferentes a estímulos nociceptivos sugerem a existência de uma modulação hormonal da transdução ou da transmissão ao córtex cerebral. É possível que os hormônios influenciem a eficácia dos sistemas endógenos de controle da dor e a integração das adições nociceptivas.[216,217] Por exemplo, o estradiol potencializa a função dos ASICs e a sinalização BK, respondendo por, pelo menos, algumas diferenças observadas na capacidade de reação a estímulos nociceptivos, sendo as mulheres mais sensíveis.[218,219] Um método de potenciação é o aumento na densidade dos receptores na superfície celular pelo método de transcrição, ou a síntese de mais moléculas receptoras, que são movimentadas até a superfície da célula por um processo de exocitose. A ação do estrogênio, entretanto, é rápida, e ocorre em poucos segundos, indicando um mecanismo diferente de ação se comparado à transcrição de genes.[220] Caminhos sinalizadores de segundo mensageiro para a indução de hiperalgesia mecânica dependem de estrogênio. Esse assunto é abordado com mais detalhes no Capítulo 4, Fatores que perpetuam a síndrome miofascial.

3.4. O ambiente extracelular

O ambiente extracelular contém mediadores inflamatórios e quimiocinas produzidos por células do sistema imunológico. Células imunes agem sobre receptores da superfície celular por meio desses mediadores. Fatores neurotróficos individuais liberados por células do sistema imunológico agem sobre subpopulações diferentes de nociceptores, contribuindo para síndromes específicas de dor. Esses mediadores são os alvos atuais ou potenciais de agentes terapêuticos, como os fármacos anti-inflamatórios não esteroides, para prostaglandinas (Figura 1-6). A matriz extracelular é uma célula matriz ligante para receptores da superfície celular, as integrinas, que, de modo único, sinalizam tanto do interior da célula para a matriz extracelular quanto da matriz extracelular para dentro da célula. Integrinas inibidoras específicas, como os anticorpos bloqueadores, atenuam, de modo seletivo, a hiperalgesia mecânica induzida por citocinas específicas pró-inflamatórias. A matriz extracelular também é capaz de concentrar quimiocinas e neuropeptídeos para apresentá-los a seus receptores celulares superficiais.

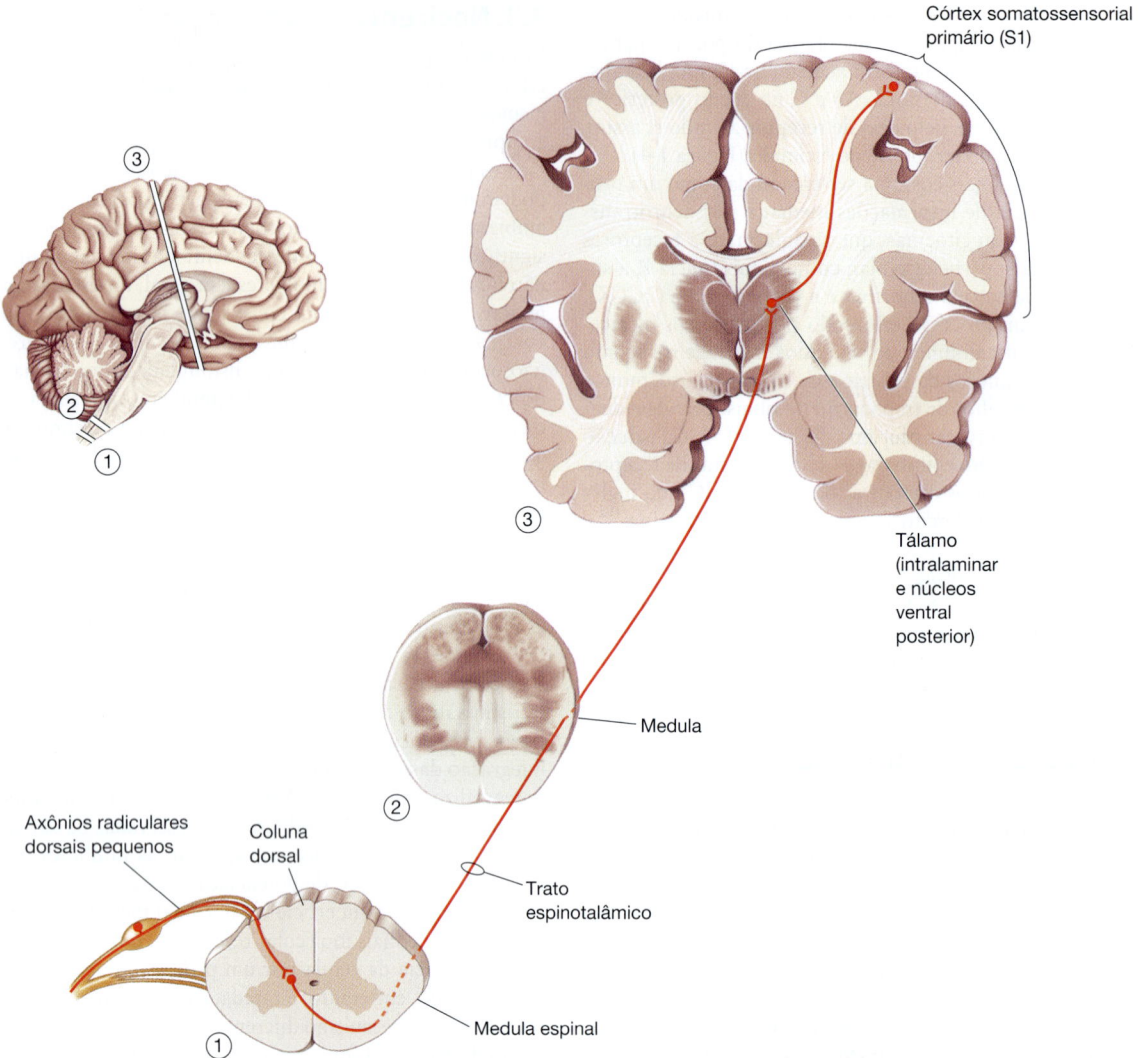

Figura 1-5 O caminho espinotalâmico. É a via principal através da qual informações de dor e temperatura ascendem ao córtex cerebral. (De Bear MF, Connors BW, Paradiso MA. *Neuroscience: Exploring the Brain*. 4th ed. Philadelphia, PA: Wolters Kluwer; 2016.)

Células apoiadoras têm participação ativa no processo nociceptivo. Fatores neurotróficos gliais derivados de linha celular são regulados para cima (*up regulated*) na presença de dor. As células gliais no sistema nervoso central que expressam canais de íon com receptor de potencial transitório (TRP, do inglês *transient receptor potential*) são mediadores importantes da sensação de dor; essas células, porém, são também encontradas na periferia, onde envolvem com firmeza os neurônios DRG. Células gliais no sistema nervoso periférico são chamadas de células gliais satélites.[221] Elas têm potencial para regular a excitabilidade neuronal pela liberação de mediadores, como a interleucina 1β (IL-1β)e outras citocinas, bem como o ATP, que se agrega a receptores purinérgicos na membrana celular.[221-224] A liberação do ATP e a ativação dos receptores purinérgicos P2, especialmente o $P2X_7$, recrutam fagócitos, incluindo neutrófilos, macrófagos e células dendríticas (DCs, do inglês *dendritic cells*) para o local lesado. A ativação dos receptores $P2X_7$ aumentou a motilidade das DCs, que foram mais aumentadas por canais panexina 1. Além disso, a panexina 1 aumentou a permeabilidade da membrana plasmática, ocasionando uma liberação adicional de ATP.[225]

Conforme referência anterior, a detecção de estímulos nociceptivos começa na membrana superficial da célula de terminações nervosas periféricas, onde se localiza uma variedade de receptores. Essas famílias de receptores, que reagem a um ou mais estímulos mecânicos, térmicos e químicos com potencial nocivo, são essenciais não apenas ao processo nociceptivo, mas também ao processo de sensibilização, pelo qual os impulsos são amplificados e prolongados, resultando em hiperalgesia e alodinia e estados de dor crônica. Essencial à excitação de terminais nervosos periféricos é a agregação de ligantes ou outros mediadores, como os prótons, a receptores na superfície das células ou a receptores ionotrópicos. Tipos diferentes de receptores contribuem para tipos diferentes de dor e estimulam grupos distintos de neurônios nas lâminas I, II e V no corno posterior (Figura 1-4).

Nociceptores aferentes primários periféricos têm uma capacidade especial de sensibilização. Adição repetida de estímulos nociceptivos reduz o limiar à excitação, reforçando e prolongando, a reação à estimulação, uma função relevante para síndromes inflamatórias e neuropáticas de dor. Porém, nociceptores transdutores de pressão (e sentido do tato e sentidos especiais, como visão, pa-

Quadro 1-3	Estágios da nocicepção periférica
Estímulos	Extracorpóreos 　Térmicos 　Mecânicos 　Químicos Endógenos (ambiente extracelular) 　Lesão 　Inflamação
Detecção na superfície celular	Receptores 　Canais de íon limitados por voltagem 　Receptores acoplados à proteína G
Transdução	Conversão de estímulos e potenciais de ação
Modulação	Células gliais satélites Facilitação ou inibição 　Membrana celular 　Intracelular 　Corno posterior Estrogênio Sistema inibidor descendente
Transmissão	Fibra nervosa aferente ao 　Neurônio do gânglio radicular dorsal 　Neurônio do gânglio radicular dorsal para dorsal 　Neurônio do corno posterior
Sensibilização	Alterações neuroplásticas (transcrição)
Dor crônica	Transcrição Sensibilização

ladar e olfato) ficam dessensibilizados com estimulação repetida. A sensibilização de nociceptores envolve caminhos sinalizadores de segundos mensageiros, como o monofosfato de adenosina cíclica (cAMP, do inglês *cyclic adenosine monophosphate*)/proteína cinase A e C. Famílias do canal de íons de sódio, potássio e cálcio estão envolvidas na sensibilização. Os mecanismos incluem fosforilação dos canais, um processo mais rápido do que a transcrição, que exige nova síntese proteica, e a transcrição, que insere um íon recém-sintetizado ou outra molécula receptora do canal na membrana plasmática. Uma inserção exocitótica dependente de cálcio de receptores TRPV1 à membrana plasmática neuronal é um desses mecanismos que aumenta a excitabilidade neuronal.[226] Além disso, há nociceptores que passam a reagir somente à estimulação mecânica quando expostos a mediadores inflamatórios.[227,228] A modulação de acréscimos nociceptivos dá-se não apenas no terminal periférico do neurônio aferente, mas também no nível neuronal no DRG.[229]

Existem nociceptores categorizados em vários tecidos, com base em suas reações a ligantes diferentes. A pele, por exemplo, tem dois subtipos principais de nociceptores. Um dos subtipos consiste em aferentes que operam via neuropeptídeos, como a substância P e o CGRP, e responde a estímulos dolorosos de calor. O outro subtipo consiste em aferentes não peptidérgicos que são, basicamente, mecanorreceptores. Ambos usam o L-glutamato como seu neurotransmissor excitativo primário em suas conexões sinápticas no corpo posterior com neurônios e interneurônios de segunda ordem.

Famílias de receptores de membranas reagem a um ou mais tipos de estímulos. Quando ativado, um receptor abre-se à passagem de alguns íons, como sódio ou potássio, resultando na geração de um potencial de ação. Uma dessas famílias de receptores membranosos é a de canais de íons TRP não seletivos, limitados

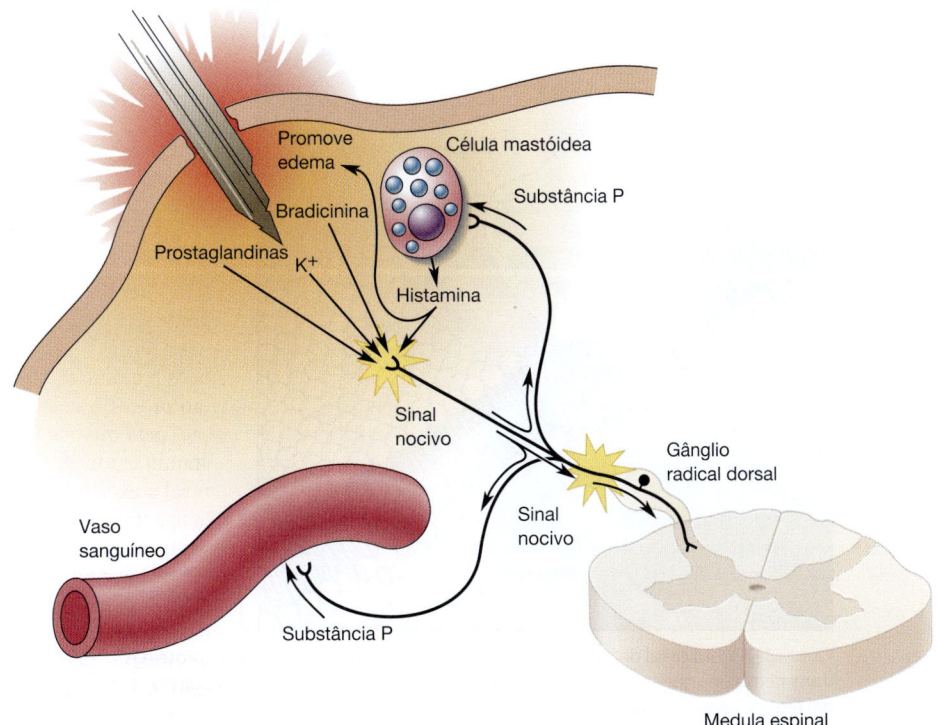

Figura 1-6 Mediadores químicos periféricos da dor e hiperalgesia. (De Bear MF, Connors BW, Paradiso MA. *Neuroscience: Exploring the Brain*. 4th ed. Philadelphia, PA: Wolters Kluwer; 2016.)

por ligantes, que detectam todos os três tipos de estímulos nociceptivos potenciais, sendo, então, chamados de receptores polimodais.[230,231] Eles têm papel fundamental na percepção da dor patológica, e foram descritos, pela primeira vez, como os receptores da capsaicina.[232] Constituem apenas um de vários tipos de canais de íon (Figura 1-7) que convertem estímulos sensoriais em sinais nociceptivos. Há seis subfamílias TRP e 28 canais de íons não seletivos (TRPV1-6, TRPM1-8, TRPC1-7, TRPA1, TRPP1-3 e TRPML1-3).[233] Os canais de íon TRP também estão envolvidos na transdução de estímulos químicos. O TRPV1 é expresso nos gânglios radiculares trigêmeos e dorsais e também fora do sistema nervoso, como no trato gastrintestinal e nos rins.[234] É notável que a ocitocina é capaz de reduzir a dor via receptores TRPV1, sugerindo que o TRPV1 também é um receptor ionotrópico da ocitocina.[235]

Outro desses receptores de membrana inclui a família de ASIC, que detecta prótons no ambiente extracelular,[236,237] e canais de cátion Piezo, que detectam estímulos mecânicos.[238] Existem seis receptores ASIC conhecidos, ASIC1a e ASIC1b, ASIC2a e ASIC2b, ASIC3 e ASIC4.[239] Canais de íon TRPV1 e ASIC3 provavelmente participam do surgimento e da manutenção de alodinia e hiperalgesia secundárias prolongadas.[240] Interações neuroimunológicas, essenciais ao surgimento da dor crônica, também têm um papel no desenvolvimento da sensibilização periférica e central. Receptores de ASIC são ativados onde o pH no ambiente extracelular diminui para além do normal, mesmo na ausência de dano tissular.

Os canais de Piezo percebem toques leves, propriocepção e fluxo sanguíneo vascular, abrindo-se em resposta a estímulos mecânicos, embora muitos aspectos de sua função como canal permaneçam desconhecidos.[238,241] Há dois tipos de canais de Piezo. Canais de Piezo 1 são ativados por pressão de líquidos, sendo, principalmente, expressos em tecidos não sensoriais, como os rins e as hemácias. Eles estão envolvidos na homeostase das hemácias.[241] Canais de Piezo 2 localizam-se em tecidos sensoriais, como os neurônios sensoriais DRG e as células de Merkel, e estão envolvidos em toques leves e propriocepção (Figura 1-8).[238,241] Os canais de Piezo são sensibilizados por vias acopladas à proteína G, conectados ao receptor BK e ao receptor cAMP, provavelmente por meio de ativação da proteína cinase A e proteína cinase C. São canais excitativos que permitem que o Ca^{2+} penetre na célula, o que pode levar à ativação do Ca^{2+} intracelular, sinalizando vias.[241] Existem outros portões controlados por íons ligantes e receptores acoplados à proteína G, também envolvidos na percepção sensorial nociceptiva. Eles reagem a uma variedade de estímulos químicos, inclusive purinas e prostaglandinas.[242] A ativação desses receptores da superfície celular converte estímulos nociceptivos em impulsos nervosos.

A ativação de canais de íon específicos não é um processo simples, com uma só etapa. A condição ou a disponibilidade de receptores na superfície celular, como os canais de íon TRP ou de ASICs, é fortalecida por uma interação com outros canais de íons, que podem ser ativados por estímulos extracelulares ou por cálcio intracelular.[243-245] Receptores diferentes reagem a estímulos diferentes, ou a limiares diferentes:

- Os receptores de Piezo são importantes ao funcionamento dos mecanorreceptores.[246,247]
- TRPV1 reage a calor, pH baixo, capsaicina e, possivelmente, também a estímulos mecânicos. O NGF promove dor crônica em indivíduos, e seu efeito é mediado por receptores TRPV1.[248]

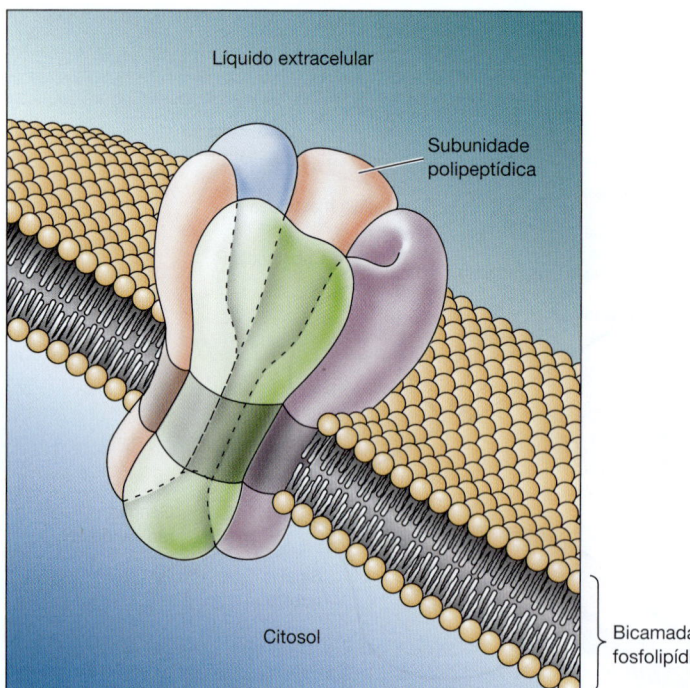

Figura 1-7 Um canal de íons membranoso. Canais de íons consistem em proteínas transmembrana que se unem para formar um poro. Neste exemplo, a proteína do canal tem cinco subunidades de polipeptídeos. Cada subunidade apresenta uma área de superfície hidrofóbica (sombreada) que, prontamente, se associa à bicamada fosfolipídica. (De Bear MF, Connors BW, Paradiso MA. *Neuroscience: Exploring the Brain*. 4th ed. Philadelphia, PA: Wolters Kluwer; 2016.)

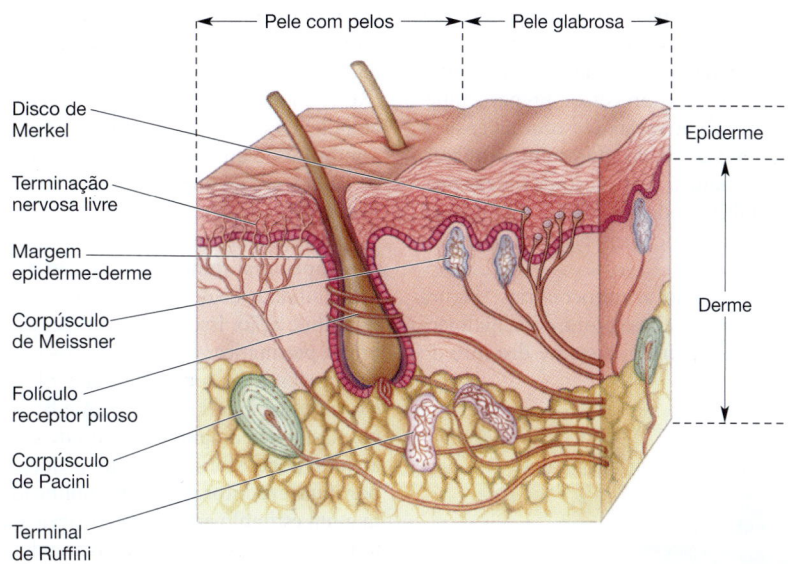

Figura 1-8 Receptores somáticos na pele. Pele com pelos e pele glabrosa têm uma variedade de receptores sensoriais nas camadas da derme e da epiderme. Cada receptor possui um axônio e, exceto por terminações nervosas livres, todos têm tecidos não neuronais associados. (De Bear MF, Connors BW, Paradiso MA. *Neuroscience: Exploring the Brain*. 4th ed. Philadelphia, PA: Wolters Kluwer; 2016.)

- Receptores da serotonina existem em terminais nervosos periféricos, bem como no sistema nervoso central, onde ativam interneurônios inibidores. A ativação de receptores periféricos 5-HT1B, 5-HT2A e 5-HT3 inibe a hiperalgesia mecânica.[249]
- O trifosfato do agonista receptor uridina-5˝ intensifica a atividade dos ASICs, que percebem os prótons extracelulares.[250]

3.5. Nocicepção e modulação
Modulação no nível celular
A modulação amplifica ou inibe a resposta à estimulação nociceptiva, que ocorre em todos os níveis de transdução e transmissão.

Quanto à modulação intracelular, o cAMP foi a primeira molécula sinalizadora intracelular implicada na sensibilização nociceptora. O caminho é ativado por um receptor acoplado à proteína G. Quando acoplado a uma proteína G estimulatória, ele ativa a adenilciclase, levando à produção de cAMP e à ativação posterior da proteína cinase A (PKA, do inglês *protein kinase A*). A PKA, por sua vez, fosforila canais de íon dependentes de voltagem, regulando, assim, a excitabilidade neuronal (Figura 1-9). Há uma quantidade dessas famílias de segundo mensageiro. Uma delas, em especial, é mediada pela isoforma épsilon da proteína cinase C (PKC, do inglês *protein kinase C*), encontrada em quase todos os neurônios DRG, embora somente uma subpopulação desses neurônios seja ativada por ela na dor. Reichling e colaboradores descreveram um mecanismo potencial de plasticidade neuronal em

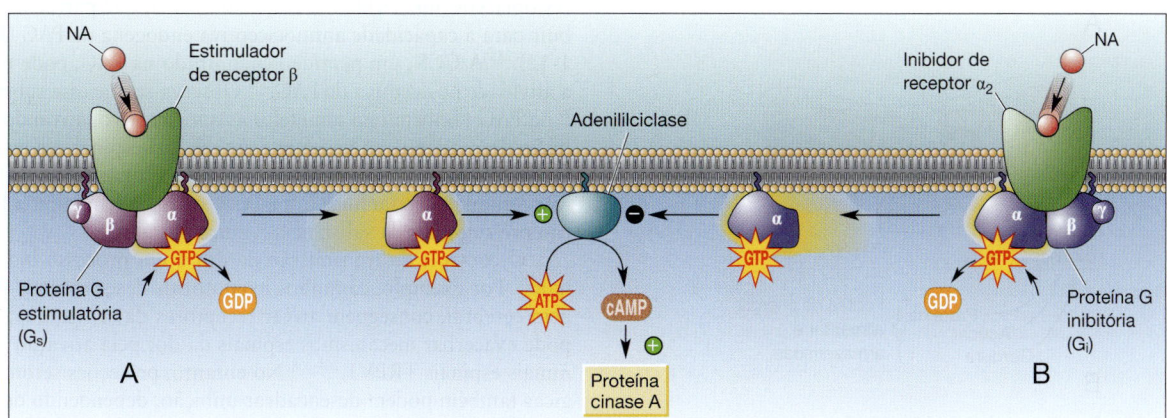

Figura 1-9 Estimulação e inibição da adenililciclase por diferentes proteínas G. (A) Ligação de noradrenalina (NA) ao receptor que ativa a proteína G estimulatória (G_s), que, por sua vez, ativa a adenililciclase. Esta dá origem ao monofosfato de adenosina cíclica, que ativa a enzima a jusante da proteína cinase A. (B) Ligação da noradrenalina ao receptor 2 ativa Proteína G inibitória (G_i), que inibe a adenililciclase. (De Bear MF, Connors BW, Paradiso MA. *Neuroscience: Exploring the Brain*. 4th ed. Philadelphia, PA: Wolters Kluwer; 2016.)

neurônios periféricos, em resposta à exposição de fibras nervosas aferentes primárias expostas a uma agressão inflamatória aguda, seguida de uma baixa concentração de um mediador inflamatório.[3] Os pesquisadores denominaram o processo "preparo hiperalgésico". Este também depende da ativação da isoforma épsilon da PKC e de uma alternância nas vias sinalizadoras intracelulares, do PKA sozinho ao PKA e PKC juntos. A ativação de outras proteínas cinases intracelulares também pode desempenhar um papel, por exemplo, nas alterações neuroplásticas associadas à potenciação prolongada da fase tardia.

As organelas intracelulares, como as mitocôndrias (Figura 1-10), têm um papel na sensibilização nociceptora, principalmente no terminal periférico, que se encontra bastante distante do corpo celular. O terminal periférico tem elevada concentração de mitocôndrias reguladoras do cálcio intracelular, do metabolismo da energia aeróbia, da geração de espécies reativas de oxigênio (ROS, do inglês *reactive oxygen species*) e da apoptose. Há cinco complexos de cadeia de transporte de elétrons mitocondriais, e a inibição de qualquer um deles reduz a dor de uma quantidade de síndromes de dor, inclusive o HIV, o câncer e modelos de dor neuropática diabética.[251]

A organização em patamar superior, no nível das células, tem papel importante na excitação nociceptiva, pelo aumento da probabilidade de despolarização da membrana e início de um potencial de ação. Isso inclui complexos multimoleculares na membrana plasmática, organelas intracelulares no citoplasma, como as mitocôndrias, o aparelho de Golgi, o retículo endoplasmático e o citoesqueleto (Figura 1-11A e B). Microdomínios na membrana plasmática ampliam o efeito de um único canal de íons sendo ativado por fosforilação. Uma pequena despolarização produzida por um transdutor pode ser amplificada, por exemplo, em resposta a um estímulo específico que leva à ativação de um só canal de íons. Um microdomínio age, trazendo com ele elementos moleculares de um caminho sinalizador, exclui elementos de outros caminhos, e, então, produz um complexo sinalizador muito eficiente, também conhecido como "sinalossoma". Há cerca de 200 tipos diferentes desses componentes sinalizadores, com muitos caminhos de interconectividade. É por isso que o complexo de sinalizadores é descrito, com mais exatidão, como "uma rede não linear de circuitos de interação".[192]

Modulação de cima para baixo

Em todo o sistema nervoso há várias oportunidades de modificação da nocicepção e de mensagens de dor. A modulação pode facilitar ou inibir.[252] O sistema de controle principal a partir de áreas superiores para o corno posterior, normalmente chamado de sistema inibidor descendente, influencia não apenas os níveis da dor, mas também a experiência da dor.[253] O córtex cingulado anterior e a amígdala podem modular a nocicepção, interagindo com a substância periaquedutal cinzenta (PAG, do inglês *periaqueductal gray*), de modo a ativar a inibição opioidérgica descendente da dor.[254] A PAG, a medula rostral ventromedial (RVM, do inglês *rostral ventral medial medulla*), o núcleo da rafe e as interações entre esses sistemas têm um papel central na inibição da dor, do cérebro à medula espinal.[255-257] A PAG não expressa receptores opiáceos mu, encefalina e betaendorfina, que parecem contribuir para a capacidade antinociceptiva endógena da PAG (Figura 1-12).[258] A CCK, um peptídeo encontrado na PAG, pode reduzir a atividade nociceptiva da PAG.[259] Observa-se que essa substância P na PAG também tem um efeito antinociceptivo, ativando a inibição descendente, ao passo que, na medula espinal, ela aumenta a nocicepção.[260,261] Caminhos descendentes a partir do núcleo da rafe terminam em lâminas I, II e IV,[262] onde podem inibir a liberação pré-sináptica da substância P, entre outras.[154]

O controle da transmissão da dor é um processo bidirecional.[263] Por exemplo, caminhos excitatórios descendentes, de origem cerebral, conseguem ativar receptores da serotonina, o que pode exacerbar mecanismos espinais da dor pela ativação de terminais espinais TRPV1.[264-268] No entanto, projeções serotoninérgicas também podem desencadear inibição, dependendo de quais subtipos de receptores da serotonina sejam o alvo. Várias pesquisas confirmam que a ativação de receptores 5-HT2A e 5-HT3 é facilitadora, e a ativação de receptores 5-HT1A, 5-HT1B, 5-HT1D e 5-HT7 é inibidora.[269-272] Por volta de 20% dos neurônios da RVM são serotoninérgicos, embora se acredite que a maioria seja

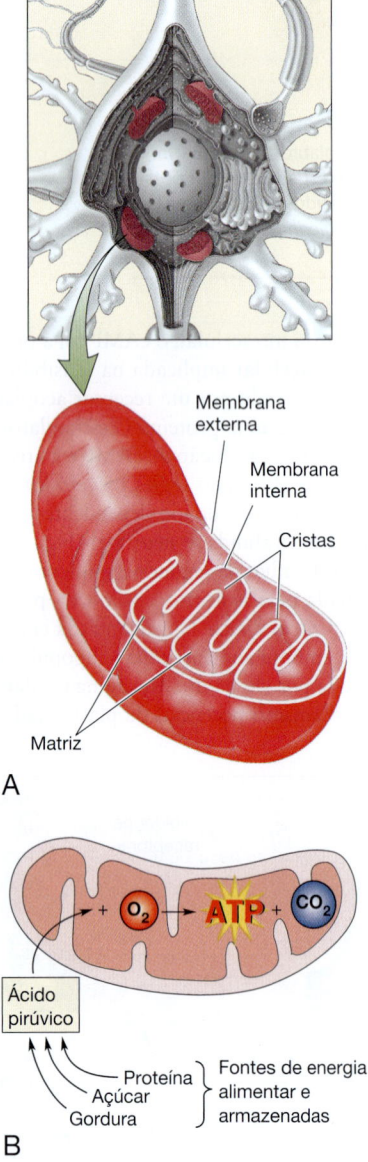

Figura 1-10 Papel das mitocôndrias. (A) Componentes de uma mitocôndria. (B) Respiração celular. O trifosfato de adenosina (ATP) é o elemento energético que alimenta as reações bioquímicas nos neurônios. (De Bear MF, Connors BW, Paradiso MA. *Neuroscience: Exploring the Brain*. 4th ed. Philadelphia, PA: Wolters Kluwer; 2016.)

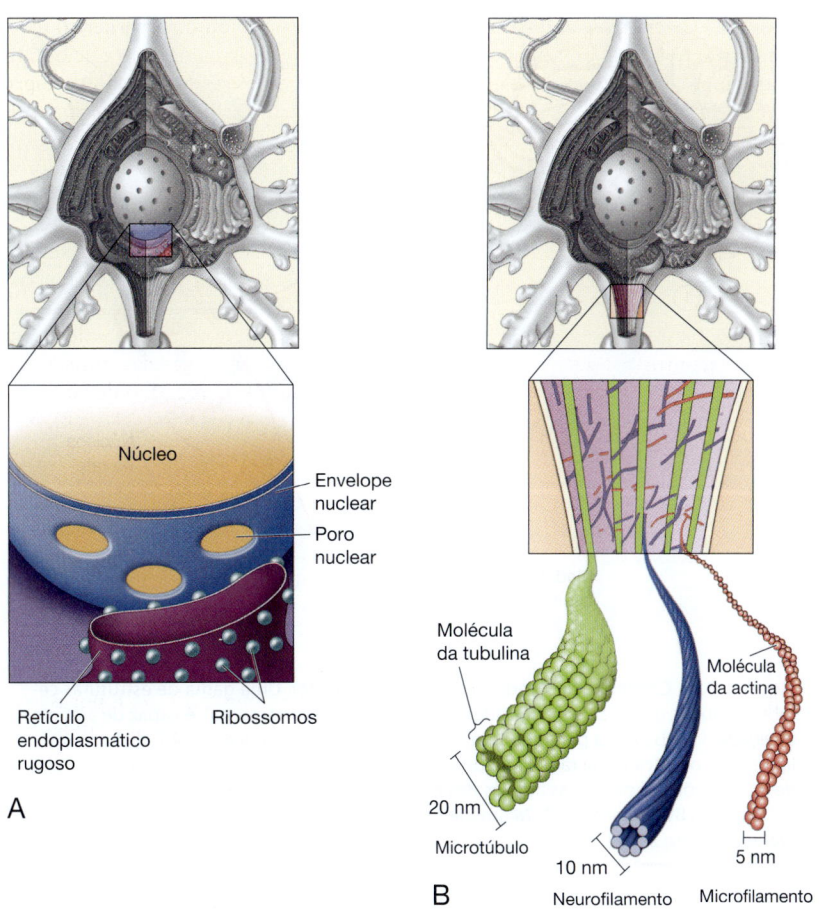

Figura 1-11 (A) Retículo endoplasmático rugoso. (B) Componentes do citoesqueleto. A composição de microtúbulos, neurofilamentos e microfilamentos dá ao neurônio seu formato característico. (De Bear MF, Connors BW, Paradiso MA. *Neuroscience: Exploring the Brain*. 4th ed. Philadelphia, PA: Wolters Kluwer; 2016.)

GABAérgica (ácido gama-aminobutírico) e glicinérgica.[273] Ainda não se sabe como a RVM modula os níveis espinais da serotonina. Quando o sistema inibidor descendente é inibido, a dor pode se tornar crônica.[274-276]

Condições características de uma dor crônica, como dor neuropática central, SDM, fibromialgia e síndrome regional complexa da dor, são uma disfunção do sistema inibidor descendente na modulação da dor, o que causa impacto profundo no grau da dor crônica de uma pessoa.[277,278] Bannister e Dickenson enfatizaram que caminhos de processamento de cima para baixo realmente têm controle significativo dos processos neuronais espinais, a maior parte por ações da norepinefrina (NE) e de 5-HT.[279] Inibidores da reabsorção da NE, como tramadol, tapentadol ou duloxetina também podem ser úteis na redução da dor. Nuseir e Proudfit confirmaram que projeções noradrenérgicas descendentes também podem ter um controle bidirecional dos estímulos nociceptivos.[280]

Um mecanismo específico da inibição de cima para baixo é conhecido como controles inibidores nocivos difusos (DNICs, do inglês *diffuse noxious inhibitory controls*), exigindo um estímulo nocivo capaz de modular os neurônios amplos e dinâmicos da coluna, por meio do subnúcleo reticular dorsal, da medula caudal e do núcleo magno de rafe.[281-286] É possível que o efeito terapêutico redutor da dor do agulhamento a seco do PG, frequentemente percebido como um estímulo nocivo, possa ativar o sistema DNIC.

É interessante a existência de diferenças genéticas no DNIC. Por exemplo, pessoas brancas não hispânicas tiveram uma redução bastante maior da dor, na comparação com afro-americanos.[287] Além disso, uma revisão sistemática demonstrou que os homens podem ter um DNIC mais eficiente do que o das mulheres,[288] embora pesquisas individualizadas nem sempre confirmem essa observação.[289] Para concluir, o processamento neurofisiológico alterado é um fator importante em problemas de dor persistente. A forma de acessar esse processamento alterado será revista na próxima seção.

TESTES SENSORIAIS QUANTITATIVOS

Carol A. Courtney

O estabelecimento da importância de achados somatossensoriais alterados durante o exame do paciente pode ser um desafio, especialmente quando uma condição evoluiu de estágios agudos a crônicos (Figura 1-13). O exame sensorial quantitativo (QST, do inglês *quantitative sensory testing*) refere-se a um conjunto de investigações neurológicas que amplia o clássico exame neurológico, oportunizando medidas objetivas ou "quantitativas" de várias modalidades sensoriais para identificar processamento neurofisiológico alterado.[290] Embora o QST não seja visto como um teste diagnóstico para determinada entidade de doença, esse conjunto

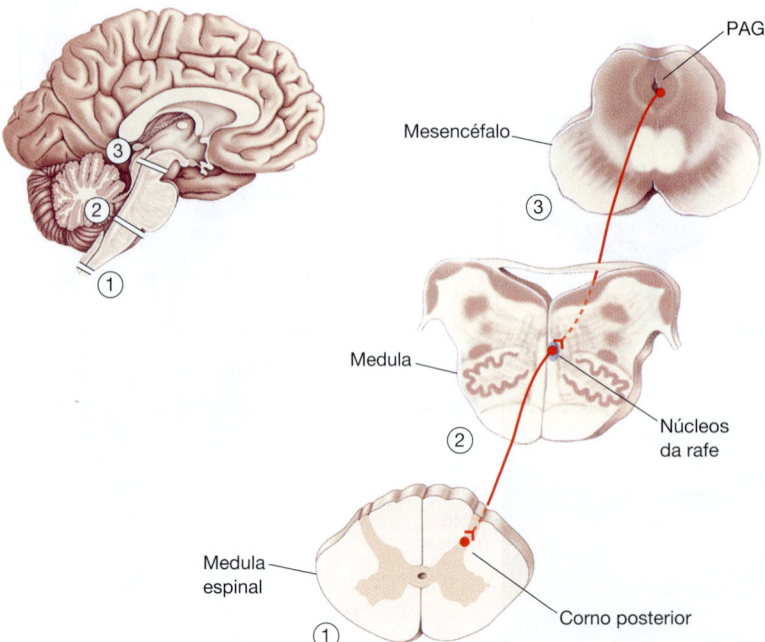

Figura 1-12 Caminhos descendentes de controle da dor. Uma gama de estruturas cerebrais, muitas das quais influenciadas pelo estado comportamental, é capaz de afetar a atividade na substância periaquedutal cinzenta (PAG) do mesencéfalo. A PAG é capaz de influenciar os núcleos da rafe da medula, o que, por sua vez, é capaz de modular o fluxo de informações nociceptivas através dos cornos posteriores da medula espinal. (De Bear MF, Connors BW, Paradiso MA. *Neuroscience: Exploring the Brain*. 4th ed. Philadelphia, PA: Wolters Kluwer; 2016.)

de recursos pode ser valioso no diagnóstico da dor fundamentado por mecanismos.[291] Um diagnóstico, por definição, orienta o tratamento. Portanto, identificar mecanismos anormais de dor e aplicar intervenções apropriadas pode possibilitar estratégias mais eficientes de manejo de condições agudas e crônicas da dor. O QST pode identificar sinais "negativos" (função neuronal diminuída) e "positivos" (função neuronal aumentada).[292] O QST padronizado, feito por examinadores treinados, parece ter uma boa confiabilidade de teste-reteste (> 75%) e uma confiabilidade entre observadores durante dois dias.[293] A German Research Network on Neuropathic Pain (DFNS) elaborou uma bateria de exames padronizados para a identificação da dor neuropática.[290] Esse protocolo, assim como outros, constitui uma referência à continuidade da elaboração de instrumentos QST. Esses instrumentos aplicam estímulos nocivos ou não nocivos para a investigação da função de receptores tissulares cutâneos e profundos. As medidas podem ser consideradas "estáticas", representando a condição presente e não provocada do sistema nervoso, ou "dinâmicas", quando um estímulo de dor é aplicado de forma específica para facilitar o processamento nociceptivo. As medidas QST podem ser agrupadas de várias formas, analisadas a seguir.

1. LIMIAR DE DETECÇÃO MECÂNICA OU TÁTIL

O limiar cutâneo de detecção mecânica ou tátil costuma ser examinado com os filamentos de Von Frey ou os monofilamentos de Semmes-Weinstein, com gradações de maleabilidade a ponto de quantidades conhecidas de graus variados de força (em geral, 0,07-0,4 g de força) serem aplicadas por meio das pontas dos filamentos (ponta arredondada, 0,5 mm de diâmetro). O monofilamento é aplicado lentamente, até sua leve inclinação. O estímulo é mantido durante 1,5 segundo (Figura 1-14). A forma mais comum de teste utilizada é o método dos limites: determinações diferentes de limiares são feitas com uma série de intensidades ascendentes e descendentes de estímulos. O sujeito é orientado a fechar os olhos durante o procedimento e a indicar a percepção de um estímulo no local do exame. O valor médio do limiar é determinado pelo cálculo da média geométrica dessas séries em geral, 5.[290]

2. LIMIAR DE DETECÇÃO VIBRATÓRIA

A capacidade de perceber a vibração é investigada por aplicação de uma amplitude maior ou menor de um estímulo vibratório. O biotensiômetro oferece as vibrações via extremidade vibratória oscilante (cilindro de 13 mm) a uma frequência de 100 Hz no local da aplicação, geralmente, uma saliência óssea. A amplitude vibratória é aumentada em 1 V/s no local, até que o participante perceba a sensação vibratória.[294] Uma excelente confiabilidade entre classificadores e de teste-reteste foi relatada.[295] O protocolo DFNS sugere o uso de um diapasão Rydel-Seiffer (64 Hz, escala 8/8) colocado sobre uma saliência óssea (Figura 1-15). O limiar vibratório é determinado quando a percepção da vibração desaparece, com a diminuição da amplitude vibratória.[290] O diapasão de Rydel-Seiffer foi considerado confiável e válido.[296]

3. LIMIAR DE DETECÇÃO TÉRMICA E DA DOR

Medidas sensoriais quantitativas da temperatura, como limiares de detecção de calor ou frio, ou limiares de detecção da dor no calor/

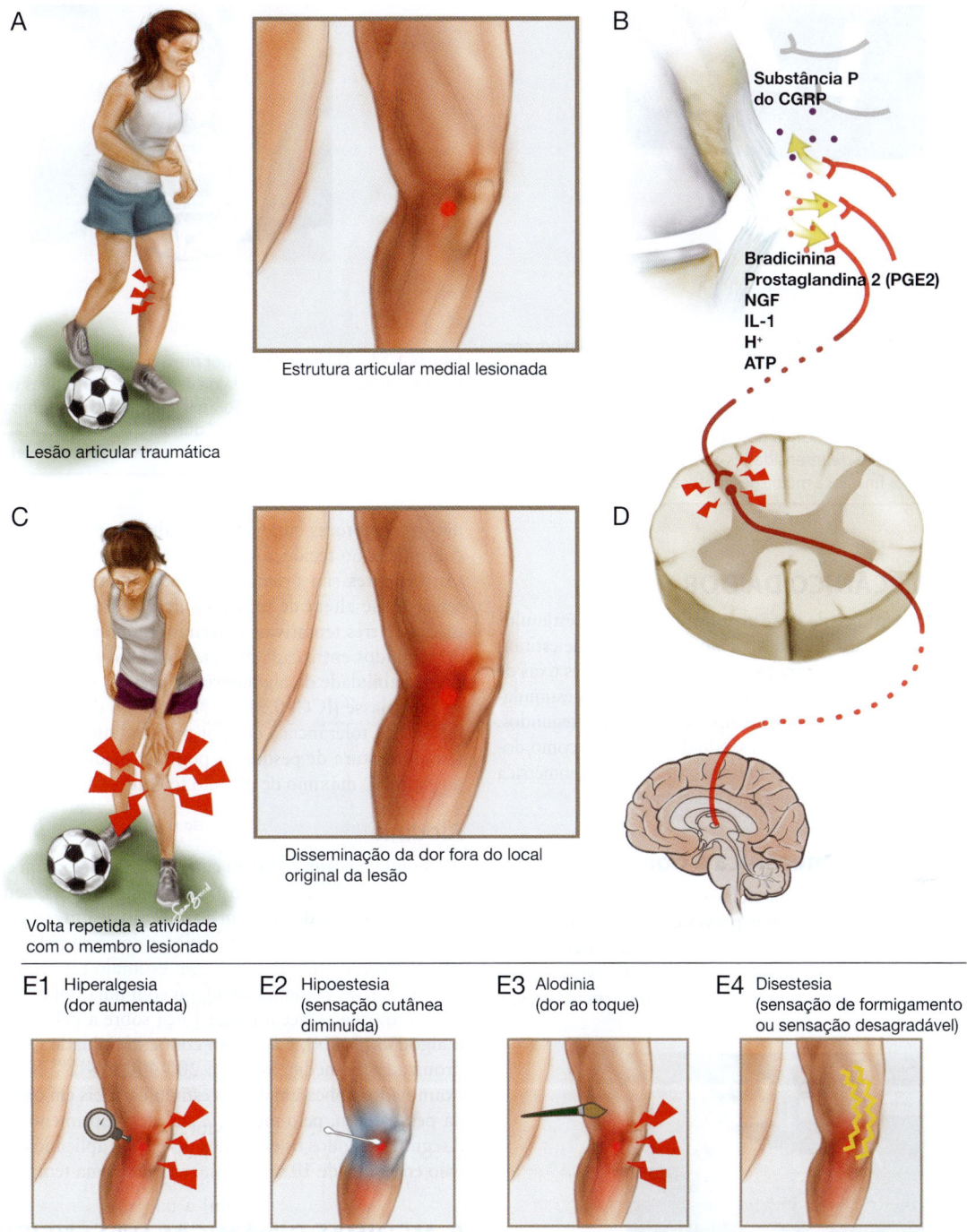

Figura 1-13 Sensibilização periférica e central. (A) Lesão na articulação do joelho. (B) Reação nociceptiva à lesão. (C) Sensibilização periférica. (D) Hiperalgesia secundária. (E1-E4) Testes sensoriais quantitativos para distinguir sensibilização periférica e central.

dor no frio, foram usadas para identificar lesões nos caminhos somatossensoriais. O QST térmico costuma ser empregado na investigação da dor neuropática.[297] Aumento da expressão de canais de íons sensíveis ao frio, os canais TRPM8, foi demonstrado em um modelo animal de lesão nervosa crônica, e parece constituir uma fonte de hipersensibilidade ao frio.[298] Da mesma forma, a hipersensibilidade ao calor parece mediada, em parte, por expressão maior do canal TRPV1.[299] O limiar de detecção de temperatura quente é definido como a primeira sensação de calor, e o de detecção do frio, como a primeira sensação de frio. Limiares de dor por calor ou frio são definidos como a alteração na sensação de calor ou frio para uma sensação de dor pelo calor ou frio, respectivamente. Os instrumentos de uso mais comuns para o QST térmico são os equipamentos TSA-II (MEDOC, Israel) ou MSA (SOMEDIC, Suécia); entretanto, profissionais utilizam uma alternativa mais barata, aplicando a extremidade de objetos quentes ou frios, como tubos de ensaio, à pele. Tais medidas, porém, propiciam apenas uma investigação mais superficial da sensibilidade térmica.

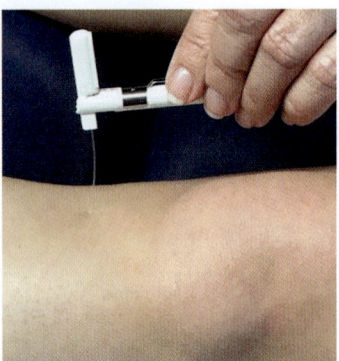

Figura 1-14 O limiar mecânico de detecção é mensurado com um conjunto padronizado de monofilamentos que exercem força ao se dobrarem, entre 0,25 e 512 mN. A área de contato dos monofilamentos é arredondada, evitando bordas afiadas que facilitem a ativação nociceptiva. Usando o "método de limites", cinco determinações de limiar são feitas, cada uma com uma série de intensidades ascendentes e descendentes de estímulos. O limiar final foi a média geométrica dessas cinco séries.

4. LIMIAR MECÂNICO DA DOR

O limiar cutâneo mecânico da dor é investigado usando-se estímulos de picadas com pesos customizados, como um conjunto de estimuladores mecânicos diferentes para picadas, com intensidades fixas de estímulos (área de contato plana: 0,2 mm de diâmetro). Os estimuladores costumam ser aplicados a um tempo de menos de 2 segundos, em ordem ascendente e descendente, sendo determinados como dolorosos os estímulos percebidos. O limiar final é a média geométrica de cinco séries de estímulos ascendentes e descendentes.

4.1. Sensibilidade mecânica à dor

Sensibilidade mecânica à dor em tecidos profundos costuma ser investigada via limiares da dor por pressão, usando-se um algômetro (Figura 1-16). A pressão geralmente é aplicada com o algômetro, com uma sonda de 1 cm² que, de preferência, estimule os tecidos profundos, como músculo, tendão ou articulações, e

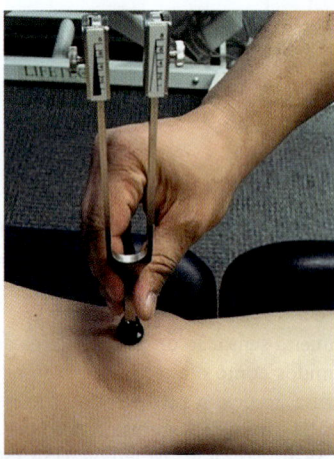

Figura 1-15 Inicia-se a vibração comprimindo e, rapidamente, liberando o instrumento sonoro. O diapasão é, em seguida, colocado sobre a saliência óssea. O limiar de percepção à vibração é determinado como um limiar de desaparecimento, com três repetições de estímulos.

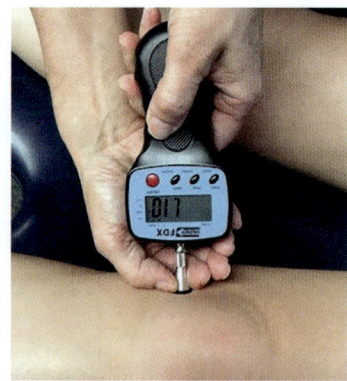

Figura 1-16 O limiar da dor por pressão é determinado com o algômetro, com uma área com sonda de 1 cm². Três tentativas de intensidade com estímulo ascendente são aplicadas, com uma rampa de elevação lenta, de 50 kPa/s. (De Bear MF, Connors BW, Paradiso MA. *Neuroscience: Exploring the Brain*. 4th ed. Philadelphia, PA: Wolters Kluwer; 2016.)

não os receptores cutâneos.[300] O algômetro é aplicado perpendicularmente ao tecido, a uma taxa constante de cerca de 30 kPa/s. Os pacientes são orientados a pressionar um botão quando a sensação se altera de pressão à dor. Costuma ser calculada uma média de três tentativas. É permitido um período de descanso de 30 segundos entre cada medida, evitando-se somatório de tempo. A confiabilidade da algometria de pressão parece alta (coeficiente de intraclasse [ICC] 0,91, 95% intervalo de confiança [IC] 0,82-0,97).[301] A tolerância à dor por pressão, informada mais raramente na literatura de pesquisas, pode ser medida pela determinação do estímulo máximo de pressão tolerado.[302]

Alodinia

A alodinia mecânica tátil ou cutânea não é incomum em condições musculoesqueléticas e não musculoesqueléticas, sendo definida como a evocação da dor com a aplicação de um estímulo nocivo.[303] Sensibilidade dinâmica e mecânica à dor pela pele é determinada por escovação lenta da pele, com estímulo tátil suave, tipo escova macia, com extremidade Q, ou com uma bola de algodão. São elementos que exercem pouca força sobre a pele, especificamente o algodão (3 mN), e a escova com extremidade Q (100 mN) padronizada (Somedic, Sweden: 200-400 mN).[304] Normalmente, o examinador aplica um de três estímulos táteis em uma área da pele da pessoa com, pelo menos, 2 cm de comprimento, por cerca de 2 segundos. Todos os estímulos devem ser aplicados com um intervalo entre eles de 10 segundos, evitando soma temporal.

5. MEDIDAS DINÂMICAS DA SENSIBILIDADE NOCICEPTIVA CENTRAL

A soma temporal é o correlato clínico do fenômeno neurofisiológico de conclusão, definida como aumento de excitabilidade nociceptiva central. Em uma pessoa com dor crônica, em que se eleva o processamento nociceptivo central, a inclinação dessa excitabilidade neuronal crescente é gradual. A soma temporal é produzida por estimulação repetitiva de limiar alto C e/ou de fibras Aδ aplicada a uma frequência de menos de 3 Hz. Medidas subjetivas de dor são coletadas a intervalos específicos.[303]

A modulação condicionada da dor examina a capacidade de mecanismos inibitórios descendentes da dor para refreá-la. Uma medida inicial da dor, como o limiar da dor por pressão, é estabelecida antes e depois da aplicação de um estímulo condicionante, como dor pelo frio ou dor isquêmica, em um local distante. O estímulo condicionante deve desencadear mecanismos inibidores descendentes. Em uma reação normal, o estímulo-teste é percebido como menos doloroso após a aplicação de estímulo condicionante doloroso. A modulação da dor é um processo dinâmico, adaptando-se a informações nociceptivas recebidas conforme a necessidade. Quando tais mecanismos estão comprometidos, a percepção do estímulo-teste não se altera, ou é agravada.[303]

6. TESTES SENSORIAIS QUANTITATIVOS E PONTOS-GATILHO

Como exemplo, pesquisa recente comparou vários QSTs, inclusive o limiar de detecção térmica, os limiares térmicos da dor, os limiares de detecção mecânica, os limiares de detecção por vibração e os limiares da dor por pressão, entre PGs latentes e sua área de dor referida, no músculo extensor radial curto do carpo e em locais de espelhamento contralateral.[305] Essa pesquisa descobriu que PGs latentes mostravam hiperestesia mecânica, hiperalgesia da dor por pressão e hipoestesia por vibração, quando comparados a um não PG de espelhamento contralateral, ao passo que a área de dor referida mostrou hipoestesia por picadas e vibração, em comparação com a área de dor não referida de espelhamento contralateral. Limiares de dor térmica e de detecção não foram diferentes entre o ponto PG/de espelhamento contralateral e suas áreas de dor referidas respectivamente, sugerindo que a dor miofascial tem maior relação com a hiperalgesia à dor por pressão.

DOR MIOFASCIAL

Jan Dommerholt

Tal como estabelecido por Wall e Woolf, aferentes musculares nociceptivos são muito eficazes na indução de alterações neoplásticas no corno posterior da coluna vertebral.[306] Similar a outras síndromes da dor, a dor miofascial coloca em atividade estruturas corticais específicas, inclusive o giro do cíngulo anterior.[307,308] Em condições de dor crônica, muitas partes do cérebro estão envolvidas, e sugere-se que "o cérebro fica escravizado pela dor".[128] Muitos dos mecanismos da dor descritos neste capítulo se aplicam à dor miofascial, mas, além de contribuírem para a dor, os PGs têm implicações importantes na função motora, em padrões de movimento e na amplitude de movimento.[101,102] Na prática clínica, a ciência da dor, a biomecânica e o raciocínio clínico devem se combinar para o alcance do melhor resultado.[309]

1. UMA BREVE REVISÃO HISTÓRICA

Travell foi considerada a primeira médica a se concentrar na dor miofascial e nos PGs, ainda que vários outros já tivessem descrito fenômenos semelhantes, muitos anos antes, conforme relatado por Simons e por Baldry.[310-314] Em 1940, Steindler introduziu o termo "ponto-gatilho",[315] que Travell e Rinzler modificaram para "ponto-gatilho miofascial".[316] Travell foi muito influenciada pelo trabalho de Kellgren, reumatologista britânico filiado ao University College Hospital, em Londres, que publicou uma série de trabalhos sobre dor referida com origem muscular.[317-320] Em 1952, Travell e Rinzler descreveram padrões típicos de dor referida de 32 músculos,[316] trabalho seguido por vários outros,[321-333] e, finalmente, pela publicação do *Manual de pontos-gatilho*, em coautoria de Simons.[4,5,49] Esse manual foi traduzido para vários idiomas.

Em 1981, Simons e Travell conceituaram a "hipótese da crise de energia", que pressupunha que traumas e danos subsequentes ao retículo sarcoplasmático (RS) ou à membrana da célula muscular seriam, em última instância, responsáveis pelo surgimento dos PGs.[321] Um dano levaria a um aumento na concentração intracelular de Ca^{2+}, ativação aumentada de actina e miosina, carência relativa de ATP e prejuízo na bomba do cálcio, que, por sua vez, aumentaria ainda mais a concentração de cálcio intracelular, perpetuando o ciclo. A hipótese da crise de energia foi depois incorporada à hipótese integrada do PG, que continua a mais aceita e mais comumente citada. Tal como ocorre com a maior parte das investigações científicas, a hipótese foi alterada e ampliada várias vezes, e novas hipóteses foram sugeridas.[63-72,140] Este capítulo apresenta componentes da hipótese integrada do PG. Levando-se em conta a complexidade dessas informações, será feita uma revisão analítica ampla, com mais detalhes, no Capítulo 2, Neurofisiologia do ponto-gatilho.

2. IDENTIFICAÇÃO DE BANDAS TENSAS E PONTOS-GATILHO

Por definição, os PGs localizam-se nas bandas tensas, que são faixas individuais de fibras musculares contraídas e palpáveis, visualizadas por sonografia e imagens por ressonância magnética, especialmente quando combinadas com elastografia.[334-345] Pesquisas mais antigas não mostravam maior confiabilidade inter e entre classificadores;[346-349] entretanto, pesquisas recentes demonstram que as bandas tensas e os PGs podem ser palpados com confiança.[20,350-360]

Na comparação da área do PG com o tecido do entorno, amplitudes vibratórias examinadas com Doppler espectral mostraram uma média 27% inferior,[337] implicando um grau de rigidez maior do que o normal, na comparação com tecidos musculares normais.[336] O mecanismo que forma a banda tensa do músculo não está totalmente explicado, embora seja provável que, quando um músculo recebe sobrecarga, em outras palavras, quando a carga aplicada ultrapassa a capacidade do músculo de reagir de forma adequada, podem surgir bandas tensas, principalmente após excessiva carga excêntrica ou concêntrica incomum.[63,140] A formação de PGs foi documentada em usuários de computador e músicos, entre outros,[361-363] em que contrações submáximas causam o recrutamento de unidades motoras menores antes de maiores, e o desrecrutamento permanece, sem qualquer substituição.[361,362] Isso foi descrito como a hipótese de Cinderela, com a aplicação adicional do princípio do tamanho de Henneman.[364-367]

3. A HIPÓTESE INTEGRADA

3.1. Introdução

Conforme a hipótese integrada dos PGs, a despolarização anormal da membrana pós-juncional das placas motoras terminais pode ocasionar uma crise hipóxica localizada de energia, associada a arcos reflexos sensórios e autonômicos, mantida por mecanismos complexos de sensibilização.[65] Qerama e colaboradores descreveram intensidades mais altas de dor e aspectos da dor similares aos PGs quando estímulos nocivos foram aplicados a áreas de placas motoras terminais comparadas a locais com músculos silenciosos.[368]

O papel da placa motora terminal

A hipótese integrada do PG postula que os PGs têm ligação com placas motoras terminais disfuncionais. Normalmente, quando um impulso nervoso de um neurônio motor α chega de forma ortodrômica ao terminal do nervo motor, abre canais de Na^+ dependentes de voltagem, desencadeando um influxo de Na⁺ que despolariza a membrana terminal e abre canais de Ca^{2+} tipo P dependentes de voltagem. Após o ingresso de Ca^{2+} na célula, ocorre uma liberação quantal, mas gradativa, do terminal nervoso à fenda sináptica, de cerca de 100 vesículas sinápticas com acetilcolina (ACh), ATP, 5HT, glutamato e CGRP, entre outros (Figura 1-17).[369,370] Receptores neuronais inibidores, incluindo receptores muscarínicos, adrenorreceptores α_2 e β, receptores de óxido nítrico e receptores purinérgicos P2Y, entre outros, evitam uma liberação excessiva de ACh,[369] e, em circunstâncias normais, tais mecanismos inibidores devem evitar a formação de contraturas persistentes, como as encontradas na dor miofascial. A liberação quantal de ACh também é modulada por sistemas de segundo mensageiro, envolvendo PKA e PKC. O neurotransmissor adenosina sincroniza a liberação quantal de ACh. Um derivado da fragmentação do trifosfato de adenosina 5′, ele age em receptores inibidores da adenosina A1 e facilitadores A2a. A ativação de receptores A1 reduz a quantidade de moléculas de ACh liberadas em cada quantum. Um aumento do Ca^{2+} intracelular no terminal nervoso ativa o processo de exocitose mediado por receptores A2a.

Com uma liberação quantal, a ACh cruza a fenda sináptica após a exocitose e aglutina-se aos receptores acetilcolina (AChRs) na placa motora terminal. A ACh é, em parte, quase imediatamente difundida e, em parte, hidrolisada por acetilcolinesterase (AChE) a acetato e a colina. Esta é reabsorvida no terminal nervoso, onde, combinando colina e a coenzima acetil A das mitocôndrias, é sintetizada a ACh via acetiltransferase. A liberação de ACh é modulada pela concentração de AChE (Figura 1-17). Uma forma solúvel de AChE evita que a ACh atinja os receptores, e uma segunda fonte, encontrada nas fissuras sinápticas, retira a ACh dos locais receptores da ligação. A inibição da AChE causará acúmulo de ACh na fenda sináptica, que pode estimular terminais nervosos motores e, como um tônico, ativar os nAChRs (Figura 1-18). CGRP e um ambiente ácido também inibem a AChE. Após estimulação pela ACh, nAChRs ficam, temporariamente, inibidas.[371] A síntese da AChE e do nAChR envolve ATP pelos receptores nucleotídeos P2Y1.[372] A inibição da AChE pode, ainda, causar um aumento dos níveis intracelulares do Ca^{2+}, algo que, provavelmente, contribui à formação de bandas tensas. Quando o Ca^{2+} não é retirado do citosol, permanecem as pontes cruzadas de actina-miosina. A remoção do Ca^{2+} por reabsorção no RS é um processo que requer energia, ocorrendo via sistema Na⁺/K⁺-ATPase (ATPase do retículo sarcoendoplasmático).

Jafri especulou que a ROS pode estar bastante envolvida na etiologia do PG.[66] Esse pesquisador defende que o papel do Ca^{2+} foi subvalorizado. Embora esse assunto seja abordado no Capítulo 2, Neurofisiologia do ponto-gatilho, com mais detalhes, a hipótese de Jafri foi de que estresse mecânico é capaz de desencadear uma liberação excessiva de Ca^{2+} nos músculos, por meio da chamada sinalização X-ROS. A deformação mecânica da rede de microtúbulos pode ativar NOX_2, que produzirá ROS. A ROS oxida os receptores rianodina, levando a aumentos na liberação do Ca^{2+} do RS. A mobilização de Ca^{2+} que resulta de tensão mecânica por meio dessa via é conhecida como sinalização X-ROS. Nos músculos esqueléticos, X-ROS sensibiliza os canais sarcolêmicos e permeáveis de Ca^{2+} do TRP, o que pode ser uma fonte de estímulo nociceptivo e dor inflamatória. A ativação do receptor TRPV1 leva a um aumento rápido nas concentrações intracelulares de Ca^{2+}. Jafri sugeriu que a dor miofascial pode ser consequência da ativação combinada de vários canais de íons limitados por ligantes, inclusive o receptor TRPV1, os receptores ASIC3, BK e purinérgicos, entre outros.[66]

A liberação não quantal independente de ativação via neurônios motores α funciona mais como um regulador sintonizado na manutenção de várias propriedades funcionais dos músculos esqueléticos e várias funções neurotróficas da placa terminal. É plausível que, em especial, a liberação não quantal de ACh esteja envolvida na formação de bandas tensas encontradas na dor miofascial. Vários neurotransmissores têm um papel na regulação da liberação da ACh. O ATP pré-sináptico bloqueia a liberação de ACh quantal e não quantal. A ACh quantal é bloqueada por receptores purinérgicos P2Y, mas a inibição também é dependente do estado redox. Uma diminuição no ATP pré-sináptico aumenta a liberação de ACh não quantal. Exemplificando, o antagonista receptor purinérgico suramina não somente bloqueia o ATP, mas também

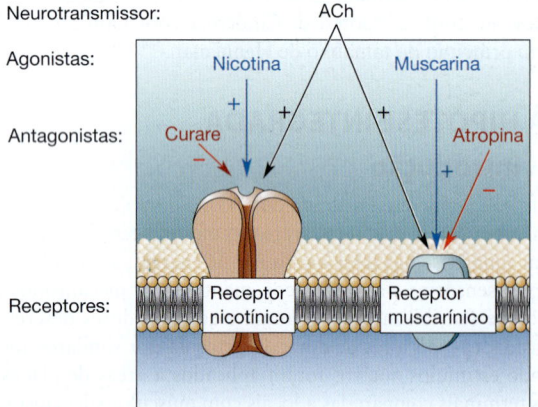

Figura 1-17 Farmacologia neurológica da transmissão sináptica colinérgica. Locais nos receptores transmissores podem se agregar ao próprio transmissor (ACh), um agonista que imita o transmissor, ou um antagonista que bloqueia os efeitos do transmissor e dos agonistas. (De Bear MF, Connors BW, Paradiso MA. *Neuroscience: Exploring the Brain*. 4th ed. Philadelphia, PA: Wolters Kluwer; 2016.)

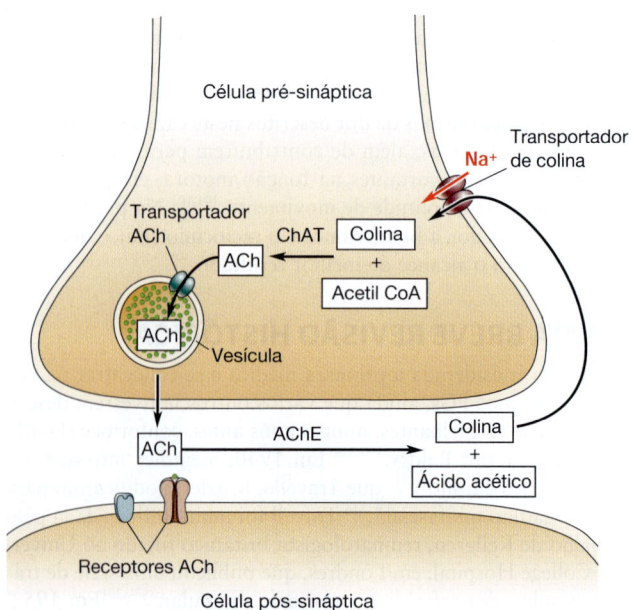

Figura 1-18 O ciclo de vida da acetilcolina (ACh). ChAT, colina acetiltransferese.

inibe a sintase óxido nítrico (NO). Os dois eventos aumentam a liberação de ACh não quantal. O efeito inibidor do ATP na liberação não quantal de ACh ocorre por fosfolipase C via receptores purinérgicos metabotrópicos P2Y.[373] Cabe destacar um estudo recente com roedores que demonstrou que o agulhamento a seco realmente reduz os níveis de ACh e AChR, ao mesmo tempo que aumenta a AChE.[374]

Há muitos mecanismos com possibilidade de levar a uma descarga quantal ou não quantal excessiva de ACh, como aumento da tensão muscular, aumento da sensibilidade de nAChR, insuficiência da AChE, hipóxia, pH baixo, carência de ATP, algumas mutações genéticas, fármacos, níveis maiores de CGRP e de fluorofosfato di-isopropilo ou pesticidas organofosfato.[63,64,375-377] O CGRP tem um papel central na regulação da ACh na placa motora terminal, além de suas várias outras funções, como vasodilatação microvascular na cicatrização de feridas, prevenção de isquemia e várias funções autonômicas e imunes.[378] O CGRP e seus receptores são amplamente expressos no sistema nervoso central e periférico. Ele é liberado do gânglio trigêmeo e dos nervos trigêmeos no interior da dura e contribui para a sensibilização periférica.[379] O CGRP tipo I também é produzido no corpo celular dos neurônios motores no corno anterior (corno ventral) da medula espinal, e é secretado via um mecanismo de transporte axoplasmático. Ele estimula a fosforilação de receptores ACh, que prolonga sua sensibilidade à acetilcolina.[380] Além disso, promove a liberação de ACh e inibe a AChE. O CGRP é encontrado em grandes concentrações no entorno imediato do PG ativo.[381-383] Receptores A2a perto de placas motoras terminais também contribuem para o efeito facilitador do CGRP na descarga da ACh.

Conforme a hipótese integrada do PG, a quantidade excessiva de ACh na fenda sináptica causará despolarizações constantes da célula pós-sináptica, desencadeará potenciais em miniatura (pequenas despolarizações) de placas terminais e produzirá potenciais de ação, com deslocamento por túbulos T na direção do RS. Contraturas persistentes podem comprometer os vasos sanguíneos locais, reduzir o fornecimento local de oxigênio, causar hipóxia, pH mais baixo e hipoperfusão, que, por sua vez, reforçará a descarga excessiva de ACh, contribuindo para dor e disfunção musculares.[140,384] Há confirmação de hipóxia no PG em pesquisas alemãs e norte-americanas.[385,386] A combinação de hipóxia e demanda metabólica aumentada resulta em falta de energia local e de ATP local,[65] além de desencadeamento de uma descarga maior de ACh na junção neuromuscular (JNM) e uma redução no pH tissular, que, uma vez mais, ativará os canais TRPV e ASICs, provocando dor, hiperalgesia e sensibilização central sem inflamação ou qualquer dano ou trauma ao músculo.[236,237,387-392]

Um trabalho de 1993, de Hubbard e colaboradores, sobre atividade eletromiográfica (EMG) espontânea, no entorno de PGs, deu início a uma nova linha de pesquisa do papel das placas motoras terminais.[393] Hubbard e colaboradores descreveram uma atividade de fundo, com antecedentes de baixa amplitude e atividade EMG constante de 50 μV, e uma amplitude maior intermitente, como um pico, de 100 a 700 μV. Os pesquisadores aceitaram um papel pertinente dos eixos musculares; pesquisas posteriores com pessoas e animais, entretanto, demonstraram que a atividade EMG observada era, na verdade, ruído de placa terminal causado por um excesso de ACh na JNM.[60,61,394-402] Na realidade, a prevalência de ruído na placa terminal, provocado por um PG, tinha correlação direta com irritabilidade, intensidade da dor e limiares de pressão da dor.[60] Ainda assim, os PGs têm um limiar reflexo reduzido e uma amplitude reflexa mais alta, que podem ter relação com uma densidade ou excitabilidade maior dos aferentes do eixo muscular.[53] Parece que a dor e a sensibilidade em um PG estão proximamente ligadas a uma isquemia focal sustentada e a cãibras musculares em bandas tensas musculares, possivelmente porque estas podem induzir à hipóxia muscular, a concentrações aumentadas de mediadores algogênicos, à estimulação mecânica direta de nociceptores e, finalmente, à experiência de dor.[402] A atividade EMG intramuscular e superficial registrada a partir de um PG mostrou que o sinal elétrico foi similar a um potencial de cãibra muscular.[54] Agulhamento a seco, *laser*, bloqueadores de cálcio e injeções da toxina botulínica parecem reduzir o grau de ruído em placas terminais.[374,398,403-407]

O ambiente bioquímico dos pontos-gatilho

Estudos com pessoas feitos no US National Institutes of Health identificaram um ambiente bioquímico singular de PGs ativos, com altos níveis de CGRP, substância P, 5-HT, NE, BK, prostaglandinas, fator de necrose tumoral α (TNF-α), interleucinas IL-1β, IL-6 e IL-8, bem como um pH bastante baixo.[381,383,408] Hsieh e colaboradores estudaram o ambiente bioquímico em coelhos e confirmaram níveis elevados de vários outros químicos, como betaendorfina, substância P, fatores TNF-α, ciclo-oxigenase-2 (COX-2), indutor de hipóxia α-1, sintase induzida de NO e fator de crescimento vascular endotelial.[409,410] Os altos níveis de muitas dessas substâncias na proximidade de PGs ativos são consistentes com caminhos bioquímicos envolvidos em lesões e inflamação tissulares.[382,383]

A liberação ortodrômica e antidrômica desses químicos é fortalecida em resposta à ativação nociceptiva, como por prótons e BK.[411] Não deve surpreender que cada um desses químicos tenha receptores específicos e que suas concentrações aumentadas tenham um impacto potencial na dor a nas funções. O pH baixo, que costuma resultar de isquemia e hipóxia, ativará receptores ASIC e TRPV, conforme já abordado. Um fator que complica ainda mais é que várias dessas substâncias reforçam-se reciprocamente. BK estimula a descarga de TNF-α, que, em contrapartida, facilita a descarga de IL-1β e IL-6. A IL estimula o caminho nociceptivo COX, que leva à produção de prostaglandinas.[412,413] TNF-α produz uma hiperalgesia muscular dependente de horário e dose, completamente revertida por tratamento sistêmico com metamizol analgésico não opioide.[414] BK, 5-HT e prostaglandinas interagem em vários níveis, nos receptores vaniloides e, sinergisticamente, podem causar dor muscular local.[415] Uma injeção da combinação de BK e 5-HT no músculo temporal de voluntários saudáveis causou mais dor do que quando cada estimulante foi injetado isoladamente.[416]

A substância P causa degranulação de células mastóideas, com a subsequente descarga de histamina, 5-HT e regulação para cima de citocinas pró-inflamatórias, inclusive TNF-α e IL-6, e citocinas anti-inflamatórias, inclusive IL-4 e IL-10. O TNF-α é a única citocina restaurada na célula mastóidea liberada imediatamente após degranulação desse tipo de célula.[417,418] Níveis aumentados de NE sugerem envolvimento do sistema nervoso autônomo na dor miofascial, conforme sugerido por Ge e colaboradores.[419] A administração local ou sistêmica da antagonista α-adrenérgica fentolamina em PGs causou uma redução imediata no ruído das placas terminais.[420,421] Em outras pesquisas, bloqueadores simpáticos diminuíram o PG e a sensibilidade do ponto sensível.[422-424] Não é conhecido o caminho específico, mas é possível que receptores adrenérgicos α e β, na placa terminal, originem um mecanismo potencial.[63,425,426] O TNF-α também pode contribuir para um caminho autonômico, estimulando a liberação de IL-8,[427] que pode induzir uma hipernocicepção mecânica, dependente de horário e dose.[428] Portanto, níveis altos de IL-8 podem mediar a hipernocicepção inflamatória, a sensibilidade muscular e a dor em PGs ativos. É possível que a concentração maior de substâncias químicas perto de PGs ativos contribua para um aumento do impulso fusimotor estático de eixos de músculos, ou para uma sensibilidade aumentada desses eixos.[429]

Agulhamento a seco e *laser* podem diminuir os níveis das substâncias encontradas no ambiente imediato dos PGs, especialmente após provocar RCLs com agulhamento a seco, embora o tratamento em excesso tenha aumentado as concentrações.[409,410,430] Acredita-se que uma RCL seja um reflexo da medula espinal capaz de, possivelmente, ser mais bem descrita como uma concentração repentina de fibras musculares em uma banda tensa.[431,432] Há algumas evidências preliminares de que a quantidade de RCLs possa ter relação com a irritabilidade de um PG,[57] possivelmente em razão de sensibilização de nociceptores musculares por BL, 5-HT e prostaglandinas, entre outros. Recentemente, vários autores questionaram se provocar RCLs seria necessário ou mesmo desejável,[433-435] e outros defendem com veemência a provocação de RCLs.[43]

Dor e pontos-gatilho

Uma das contribuições mais importantes de Travell foi sua atenção à dor referida a partir de PGs.[5,49,316,328] A familiaridade com padrões comuns de dor referida é essencial na prática clínica, e uma falta de atenção pode levar a diagnósticos incorretos, a métodos de tratamento de baixa qualidade, a cirurgias desnecessárias, à imobilização, a repouso no leito e ao uso de fármacos. A dor referida, também conhecida como hiperalgesia secundária, é um fenômeno comum, em que a dor é vivida em uma região diferente daquela de sua origem.[436,437] Dor referida associada a PGs é bastante comum e encontrada em quase todos os problemas de dor miofascial.[13,27,57,70,152,170,438-457] Esse tipo de dor pode ser provocada a partir de muitas estruturas diferentes, podendo ser percebida em qualquer região do corpo. O tamanho da área da dor referida varia, dependendo de alterações induzidas pela dor em mapas somatossensoriais centrais.[318,458] De acordo com o que foi mencionado, PGs ativos têm áreas maiores de dor referida do que PGs latentes.[57] PGs latentes propiciam estímulos nociceptivos no corno posterior e, como tal, também apresentam dor referida.[55,459-463] O tamanho da área da dor referida tem relação com a intensidade e a duração da dor muscular, o que dá suporte à presença de um fenômeno central de sensibilização mantido por estímulos de sensibilização periférica.[452]

Costuma ocorrer dor muscular referida em uma direção central a periférica, mas alguns músculos têm padrões de dor referida que podem surgir em uma direção caudal e craniana (Figura 1-19).

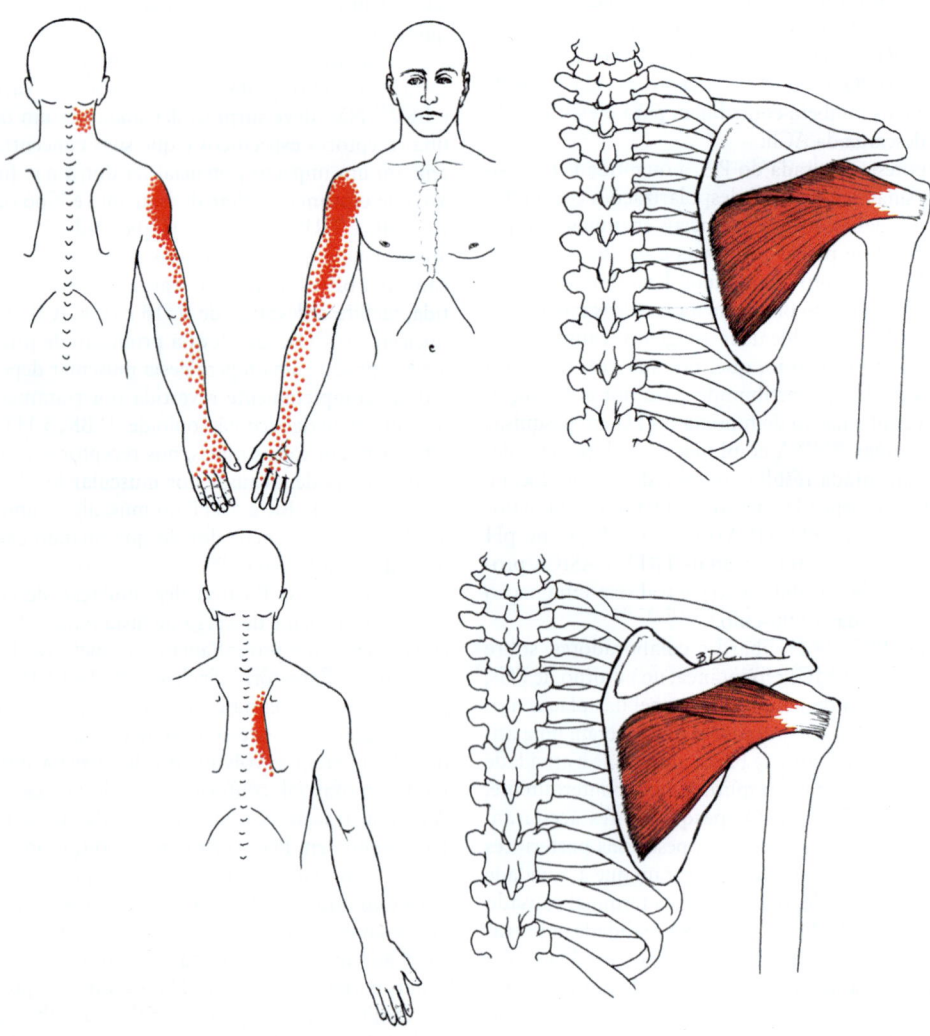

Figura 1-19 Padrão de dor referida infraespinal.

A dor muscular referida é, normalmente, descrita como profunda, difusa, que formiga, comprime ou pressiona, diferente da dor neuropática ou cutânea. Outros sintomas, como dormência, sensação de frio, rigidez, fraqueza, fadiga ou disfunção motora musculoesquelética, também podem estar associados à dor muscular, sugerindo que, talvez, o termo "sensação referida" seja mais adequado.[52] Padrões de dor muscular referida assemelham-se a padrões de dor articular referida. Ao longo da história, foram elaborados vários modelos de dor referida, inclusive a teoria da projeção convergente, a teoria da convergência-facilitação, a teoria do reflexo do axônio, a teoria da convergência talâmica e a teoria da hiperexcitabilidade central.[464-467]

Os mecanismos exatos da dor referida não estão totalmente compreendidos; há, porém, dados suficientes que corroboram que a "dor muscular referida é um processo de sensibilização central, mediado por uma atividade e sensibilização periféricas, podendo ser facilitado pela atividade simpática e a inibição descendente disfuncional".[419,468] A teoria da hiperexcitabilidade central é coerente com a maior parte das características da dor referida muscular e das fáscias. O grau de dor referida depende do estímulo. Frequentemente, o início da dor referida é mais demorado após um estímulo do que o início da dor local. Modelos com animais mostram que a dor muscular referida, capaz de aparecer em minutos, apresenta uma expansão de campos receptivos e sensibilização.[467,469,470] Mense sugeriu que o surgimento de novos campos receptivos pode indicar que aferentes convergentes latentes no neurônio do corno posterior sejam abertos por estímulos nocivos dos tecidos musculares, o que pode induzir a dor referida.[437] PGs são mais eficientes na indução de dor referida e em outras alterações neuroplásticas em neurônios do corno posterior do que regiões sem PGs.[471]

Na análise das evidências disponíveis, os PGs agem como fontes persistentes de estímulos nociceptivos e contribuem para a sensibilização periférica e central.[26,27] Arendt-Nielsen e colaboradores ofereceram evidências de que a dor muscular induzida de forma experimental é capaz de prejudicar mecanismos DNIC, o que apoia um papel importante dos tecidos musculares na dor crônica.[472] Estimulação mecânica de PGs latentes pode induzir sensibilização central em indivíduos saudáveis, levando à hipersensibilidade por pressão em tecidos extrassegmentados.[55] Há também evidências de que a sensibilização central pode aumentar a sensibilidade dos PGs,[67,68,473] mas a probabilidade maior é de que estes induzam a sensibilização, uma vez que PGs latentes estão presentes em pessoas saudáveis, sem evidências de sensibilização central. Por exemplo, dor persistente em pacientes com fibromialgia ou em condições experimentais costuma ser mantida por estímulos nociceptivos persistentes dos músculos.[151,152,441,474,475] A dor associada a PGs e às terapias para PG, como compressão manual e agulhamento a seco, não tem relação com lesões anatômicas particulares; seria consequência de alterações fisiológicas e sensibilização periférica e central.[27] Os tratamentos para os PGs parecem reverter a sensibilização periférica e central.[28,136,476,477] Os mecanismos subjacentes da dor miofascial e dos PGs serão abordados com mais detalhes no Capítulo 2, Neurofisiologia do ponto-gatilho.

Referências

1. Institute of Medicine (US). *Committee on Advancing Pain Research Care and Education. Relieving Pain in America: A Blueprint for Transforming Prevention, Care, Education, and Research.* Washington, DC: National Academies Press; 2011.
2. Fricton J. The need for preventing chronic pain: the "big elephant in the room" of healthcare. *Glob Adv Health Med.* 2015;4(1):6-7.
3. Reichling DB, Green PG, Levine JD. The fundamental unit of pain is the cell. *Pain.* 2013;154 suppl 1:S2-S9.
4. Travell JG, Simons DG. *Myofascial Pain and Dysfunction: The Trigger Point Manual.* Vol 1. Baltimore, MD: Williams & Wilkins; 1983.
5. Travell J, Simons DG. *Myofascial Pain and Dysfunction: The Trigger Point Manual.* Vol 2. Baltimore, MD: Williams & Wilkins; 1992.
6. Lluch E, Nijs J, De Kooning M, et al. Prevalence, incidence, localization, and pathophysiology of myofascial trigger points in patients with spinal pain: a systematic literature review. *J Manipulative Physiol Ther.* 2015;38(8):587-600.
7. Chiarotto A, Clijsen R, Fernández-de-Las-Peñas C, Barbero M. Prevalence of myofascial trigger points in spinal disorders: a systematic review and meta-analysis. *Arch Phys Med Rehabil.* 2016;97(2):316-337.
8. Castaldo M, Ge HY, Chiarotto A, Villafañe JH, Arendt-Nielsen L. Myofascial trigger points in patients with whiplash-associated disorders and mechanical neck pain. *Pain Med.* 2014;15(5):842-849.
9. Cerezo-Tellez E, Torres-Lacomba M, Mayoral-Del Moral O, Sanchez-Sanchez B, Dommerholt J, Gutierrez-Ortega C. Prevalence of myofascial pain syndrome in chronic non-specific neck pain: a population-based cross-sectional descriptive study. *Pain Med.* 2016;17:2369-2377.
10. Chen CK, Nizar AJ. Myofascial pain syndrome in chronic back pain patients. *Korean J Pain.* 2011;24(2):100-104.
11. Donnelly JM, Palubinskas L. Prevalence and inter-rater reliability of trigger points. *J Musculoskelet Pain.* 2007;15(suppl 13):16.
12. Ettlin T, Schuster C, Stoffel R, Bruderlin A, Kischka U. A distinct pattern of myofascial findings in patients after whiplash injury. *Arch Phys Med Rehabil.* 2008;89(7):1290-1293.
13. Fernandez-Carnero J, Fernández-de-Las-Peñas C, de la Llave-Rincon AI, Ge HY, Arendt-Nielsen L. Prevalence of and referred pain from myofascial trigger points in the forearm muscles in patients with lateral epicondylalgia. *Clin J Pain.* 2007;23(4):353-360.
14. Fernandez-Perez AM, Villaverde-Gutierrez C, Mora-Sanchez A, Alonso-Blanco C, Sterling M, Fernández-de-Las-Peñas C. Muscle trigger points, pressure pain threshold, and cervical range of motion in patients with high level of disability related to acute whiplash injury. *J Orthop Sports Phys Ther.* 2012;42(7):634-641.
15. Fleckenstein J, Zaps D, Ruger LJ, et al. Discrepancy between prevalence and perceived effectiveness of treatment methods in myofascial pain syndrome: results of a cross-sectional, nationwide survey. *BMC Musculoskelet Disord.* 2010;11:32.
16. Granges G, Littlejohn G. Prevalence of myofascial pain syndrome in fibromyalgia syndrome and regional pain syndrome: a comparative study. *J Musculoskelet Pain.* 1993;1(2):19-35.
17. Grieve R, Barnett S, Coghill N, Cramp F. The prevalence of latent myofascial trigger points and diagnostic criteria of the triceps surae and upper trapezius: a cross sectional study. *Physiotherapy.* 2013;99(4):278-284.
18. Hayden RJ, Louis DS, Doro C. Fibromyalgia and myofascial pain syndromes and the workers' compensation environment: an update. *Clin Occup Environ Med.* 2006;5(2):455-469, x-xi.
19. Skootsky SA, Jaeger B, Oye RK. Prevalence of myofascial pain in general internal medicine practice. *West J Med.* 1989;151(2):157-160.
20. Zuil-Escobar JC, Martínez-Cepa CB, Martín-Urrialde JA, Gómez-Conesa A. Prevalence of myofascial trigger points and diagnostic criteria of different muscles in function of the medial longitudinal arch. *Arch Phys Med Rehabil.* 2015;96(6):1123-1130.
21. Zuil-Escobar JC, Martinez-Cepa CB, Martin-Urrialde JA, Gomez-Conesa A. The prevalence of latent trigger points in lower limb muscles in asymptomatic subjects. *PM R.* 2016;8(11):1055-1064.
22. Azadeh H, Dehghani M, Zarezadeh A. Incidence of trapezius myofascial trigger points in patients with the possible carpal tunnel syndrome. *J Res Med Sci.* 2010;15(5):250-255.
23. Hendler NH, Kozikowski JG. Overlooked physical diagnoses in chronic pain patients involved in litigation. *Psychosomatics.* 1993;34(6):494-501.
24. Mense S. Functional anatomy of muscle: muscle, nociceptors and afferent fibers. In: Mense S, Gerwin RD, eds. *Muscle Pain: Understanding the Mechanisms.* Berlin, Germany: Springer; 2010:17-48.
25. Arendt-Nielsen L, Castaldo M. MTPs are a peripheral source of nociception. *Pain Med.* 2015;16(4):625-627.
26. Dommerholt J. Dry needling-peripheral and central considerations. *J Man Manip Ther.* 2011;19(4):223-227.
27. Fernández-de-las-Peñas C, Dommerholt J. Myofascial trigger points: peripheral or central phenomenon? *Curr Rheumatol Rep.* 2014;16(1):395.
28. Freeman MD, Nystrom A, Centeno C. Chronic whiplash and central sensitization; an evaluation of the role of a myofascial trigger points in pain modulation. *J Brachial Plex Peripher Nerve Inj.* 2009;4:2.
29. Bajaj P, Bajaj P, Graven-Nielsen T, Arendt-Nielsen L. Trigger points in patients with lower limb osteoarthritis. *J Musculoskelet Pain.* 2001;9(3):17-33.
30. Fernández-de-Las-Peñas C, Fernandez-Carnero J, Miangolarra-Page J. Musculoskeletal disorders in mechanical neck pain: myofascial trigger points versus cervical joint dysfunction—a clinical study. *J Musculoskelet Pain.* 2005;13(1):27-35.
31. Ruiz-Saez M, Fernández-de-las-Peñas C, Blanco CR, Martinez-Segura R, Garcia-Leon R. Changes in pressure pain sensitivity in latent myofascial trigger points in the upper trapezius muscle after a cervical spine manipulation in pain-free subjects. *J Manipulative Physiol Ther.* 2007;30(8):578-583.

32. Jarrell J. Myofascial pain in the adolescent. *Curr Opin Obstet Gynecol.* 2010;22(5):393-398.
33. Jarrell J. Endometriosis and abdominal myofascial pain in adults and adolescents. *Curr Pain Headache Rep.* 2011;15(5):368-376.
34. Weiss JM. Pelvic floor myofascial trigger points: manual therapy for interstitial cystitis and the urgency-frequency syndrome. *J Urol.* 2001;166(6):2226-2231.
35. Anderson RU. Management of chronic prostatitis-chronic pelvic pain syndrome. *Urol Clin North Am.* 2002;29(1):235-239.
36. Anderson RU, Sawyer T, Wise D, Morey A, Nathanson BH. Painful myofascial trigger points and pain sites in men with chronic prostatitis/chronic pelvic pain syndrome. *J Urol.* 2009;182(6):2753-2758.
37. Anderson RU, Wise D, Sawyer T, Glowe P, Orenberg EK. 6-Day intensive treatment protocol for refractory chronic prostatitis/chronic pelvic pain syndrome using myofascial release and paradoxical relaxation training. *J Urol.* 2011;185(4):1294-1299.
38. Doggweiler-Wiygul R. Urologic myofascial pain syndromes. *Curr Pain Headache Rep.* 2004;8(6):445-451.
39. Fuentes-Marquez P, Valenza MC, Cabrera-Martos I, Rios-Sanchez A, Ocon-Hernandez O. Trigger points, pressure pain hyperalgesia, and mechanosensitivity of neural tissue in women with chronic pelvic pain. *Pain Med.* 2017. doi:10.1093/pm/pnx206.
40. Hightower JM, Dalessandri KM, Pope K, Hernandez GT. Low 25-hydroxyvitamin D and myofascial pain: association of cancer, colon polyps, and tendon rupture. *J Am Coll Nutr.* 2017;36(6):455-461.
41. Cardoso LR, Rizzo CC, de Oliveira CZ, dos Santos CR, Carvalho AL. Myofascial pain syndrome after head and neck cancer treatment: prevalence, risk factors, and influence on quality of life. *Head Neck.* 2015;37(12):1733-1737.
42. Crawford JS, Simpson J, Crawford P. Myofascial release provides symptomatic relief from chest wall tenderness occasionally seen following lumpectomy and radiation in breast cancer patients. *Int J Radiat Oncol Biol Phys.* 1996;34(5):1188-1189.
43. Torres Lacomba M, Mayoral del Moral O, Coperias Zazo JL, Gerwin RD, Goni AZ. Incidence of myofascial pain syndrome in breast cancer surgery: a prospective study. *Clin J Pain.* 2010;26(4):320-325.
44. Dommerholt J, Gerwin RD. Nutritional and metabolic perpetuating factors in myofascial pain. In: Dommerholt J, Huijbregts PA, eds. *Myofascial Trigger Points: Pathophysiology and Evidence-Informed Diagnosis And Management.* Boston, MA: Jones & Bartlett; 2011.
45. Gerwin RD. A review of myofascial pain and fibromyalgia—factors that promote their persistence. *Acupunct Med.* 2005;23(3):121-134.
46. Waldock C. Myofascial pain masquerading as neuropathic pain. *Acupunct Physiother.* 2017;29:1.
47. Chang SH. Complex regional pain syndrome is a manifestation of the worsened myofascial pain syndrome: case review. *J Pain Relief.* 2017;6:294.
48. Bezerra Rocha CA, Sanchez TG. Myofascial trigger points: another way of modulating tinnitus. In: Langguth B, Hajak G, Kleinjung T, Cacace A, Moller AR, eds. *Progress in Brain Research.* Vol 166. Amsterdam, The Netherlands: Elsevier; 2007:209-214.
49. Simons DG, Travell J, Simons L. *Travell & Simon's Myofascial Pain and Dysfunction: The Trigger Point Manual.* Vol 1. 2nd ed. Baltimore, MD: Williams & Wilkins; 1999.
50. Rivers WE, Garrigues D, Graciosa J, Harden RN. Signs and symptoms of myofascial pain: an international survey of pain management providers and proposed preliminary set of diagnostic criteria. *Pain Med.* 2015;16(9):1794-1805.
51. Tough EA, White AR, Richards S, Campbell J. Variability of criteria used to diagnose myofascial trigger point pain syndrome—evidence from a review of the literature. *Clin J Pain.* 2007;23(3):278-286.
52. Fernández-de-Las-Peñas C, Dommerholt J. International consensus on diagnostic criteria and clinical considerations of myofascial trigger points: a delphi study. *Pain Med.* 2018;19(1):142-150.
53. Ge HY, Serrao M, Andersen OK, Graven-Nielsen T, Arendt-Nielsen L. Increased H-reflex response induced by intramuscular electrical stimulation of latent myofascial trigger points. *Acupunct Med.* 2009;27(4):150-154.
54. Ge HY, Zhang Y, Boudreau S, Yue SW, Arendt-Nielsen L. Induction of muscle cramps by nociceptive stimulation of latent myofascial trigger points. *Exp Brain Res.* 2008;187(4):623-629.
55. Xu YM, Ge HY, Arendt-Nielsen L. Sustained nociceptive mechanical stimulation of latent myofascial trigger point induces central sensitization in healthy subjects. *J Pain.* 2010;11(12):1348-1355.
56. Mense S. How do muscle lesions such as latent and active trigger points influence central nociceptive neurons? *J Musculoskelet Pain.* 2010;18(4):348-353.
57. Hong C-Z, Kuan TS, Chen JT, Chen SM. Referred pain elicited by palpation and by needling of myofascial trigger points: a comparison. *Arch Phys Med Rehabil.* 1997;78(9):957-960.
58. Vecchiet L, Giamberardino MA, Dragani L, De Bigontina P, Albe-Fessard D. Latent myofascial trigger points: changes in muscular and subcutaneous pain thresholds at trigger point and target level. *J Man Med.* 1990;5:151-154.
59. Vecchiet L, Giamberardino MA, De Bigontina P, Dragani L. Chapter 13, Comparative sensory evaluation of parietal tissues in painful and nonpainful areas in fibromyalgia and myofascial pain syndrome. Paper presented at: Proceedings of the 7th World Congress on Pain, Progress in Pain Research and Management1994; Seattle.
60. Kuan TS, Hsieh YL, Chen SM, Chen JT, Yen WC, Hong CZ. The myofascial trigger point region: correlation between the degree of irritability and the prevalence of endplate noise. *Am J Phys Med Rehabil.* 2007;86(3):183-189.
61. Simons DG. Review of enigmatic MTrPs as a common cause of enigmatic musculoskeletal pain and dysfunction. *J Electromyogr Kinesiol.* 2004;14(1):95-107.
62. Stoop R, Clijsen R, Leoni D, et al. Evolution of the methodological quality of controlled clinical trials for myofascial trigger point treatments for the period 1978-2015: a systematic review. *Musculoskelet Sci Pract.* 2017;30:1-9.
63. Gerwin RD, Dommerholt J, Shah JP. An expansion of Simons' integrated hypothesis of trigger point formation. *Curr Pain Headache Rep.* 2004;8(6):468-475.
64. McPartland JM. Travell trigger points—molecular and osteopathic perspectives. *J Am Osteopath Assoc.* 2004;104(6):244-249.
65. McPartland JM, Simons DG. Myofascial trigger points: translating molecular theory into manual therapy. *J Manual Manipulative Ther.* 2006;14(4):232-239.
66. Jafri MS. Mechanisms of myofascial pain. *Int Sch Res Notices.* 2014;2014.
67. Srbely JZ. New trends in the treatment and management of myofascial pain syndrome. *Curr Pain Headache Rep.* 2010;14(5):346-352.
68. Hocking MJ. Exploring the central modulation hypothesis: do ancient memory mechanisms underlie the pathophysiology of trigger points? *Curr Pain Headache Rep.* 2013;17(7):347.
69. Hocking MJ. Trigger points and central modulation—a new hypothesis. *J Musculoskelet Pain.* 2010;18(2):186-203.
70. Farasyn A. Referred muscle pain is primarily peripheral in origin: the "barrier-dam" theory. *Med Hypotheses.* 2007;68(1):144-150.
71. Partanen JV, Ojala TA, Arokoski JP. Myofascial syndrome and pain: a neurophysiological approach. *Pathophysiology.* 2010;17(1):19-28.
72. Quintner JL, Bove GM, Cohen ML. A critical evaluation of the trigger point phenomenon. *Rheumatology (Oxford).* 2015;54(3):392-399.
73. IASP. IASP Taxonomy. http://www.iasp-pain.org/Taxonomy. Accessed March 10, 2018.
74. Cohen M, Quintner J, van Rysewyk S. Reconsidering the International Association for the study of pain definition of pain. *Pain Rep.* 2018;3(2):e634.
75. Treede RD. The International Association for the study of pain definition of pain: as valid in 2018 as in 1979, but in need of regularly updated footnotes. *Pain Rep.* 2018;3(2):e643.
76. Brinjikji W, Luetmer PH, Comstock B, et al. Systematic literature review of imaging features of spinal degeneration in asymptomatic populations. *AJNR Am J Neuroradiol.* 2015;36(4):811-816.
77. Nakashima H, Yukawa Y, Suda K, Yamagata M, Ueta T, Kato F. Abnormal findings on magnetic resonance images of the cervical spines in 1211 asymptomatic subjects. *Spine (Phila Pa 1976).* 2015;40(6):392-398.
78. Battie MC, Videman T, Kaprio J, et al. The Twin Spine Study: contributions to a changing view of disc degeneration. *Spine J.* 2009;9(1):47-59.
79. Dunn WR, Kuhn JE, Sanders R, et al. Symptoms of pain do not correlate with rotator cuff tear severity: a cross-sectional study of 393 patients with a symptomatic atraumatic full-thickness rotator cuff tear. *J Bone Joint Surg Am.* 2014;96(10):793-800.
80. Vincent K, Leboeuf-Yde C, Gagey O. Are degenerative rotator cuff disorders a cause of shoulder pain? Comparison of prevalence of degenerative rotator cuff disease to prevalence of nontraumatic shoulder pain through three systematic and critical reviews. *J Shoulder Elbow Surg.* 2017;26(5):766-773.
81. Foster NE, Pincus T, Underwood MR, Vogel S, Breen A, Harding G. Understanding the process of care for musculoskeletal conditions—why a biomedical approach is inadequate. *Rheumatology (Oxford).* 2003;42(3):401-404.
82. Pelletier R, Bourbonnais D, Higgins J. Nociception, pain, neuroplasticity and the practice of osteopathic manipulative medicine. *Int J Osteopath Med.* 2018;27:34-44.
83. Brinjikji W, Diehn FE, Jarvik JG, et al. MRI findings of disc degeneration are more prevalent in adults with low back pain than in asymptomatic controls: a systematic review and meta-analysis. *AJNR Am J Neuroradiol.* 2015;36(12):2394-2399.
84. Epstein NE, Hood DC. "Unnecessary" spinal surgery: a prospective 1-year study of one surgeon's experience. *Surg Neurol Int.* 2011;2:83.
85. Sakaura H, Hosono N, Mukai Y, Fujii R, Iwasaki M, Yoshikawa H. Persistent local pain after posterior spine surgery for thoracic lesions. *J Spinal Disord Tech.* 2007;20(3):226-228.
86. Melzack R, Wall PD. Pain mechanisms: a new theory. *Science.* 1965;150(3699):971-979.
87. Mandel LM, Berlin SJ. Myofascial pain syndromes and their effect on the lower extremities. *J Foot Surg.* 1982;21(1):74-79.
88. Mense S, Skeppar P. Discharge behaviour of feline gamma-motoneurones following induction of an artificial myositis. *Pain.* 1991;46(2):201-210.

89. Simons DG, Mense S. Understanding and measurement of muscle tone as related to clinical muscle pain. *Pain.* 1998;75(1):1-17.
90. Burke D. Critical examination of the case for or against fusimotor involvement in disorders of muscle tone. *Adv Neurol.* 1983;39:133-150.
91. Kniffki KD, Schomburg ED, Steffens H. Synaptic effects from chemically activated fine muscle afferents upon alpha-motoneurones in decerebrate and spinal cats. *Brain Res.* 1981;206(2):361-370.
92. Le Pera D, Graven-Nielsen T, Valeriani M, et al. Inhibition of motor system excitability at cortical and spinal level by tonic muscle pain. *Clin Neurophysiol.* 2001;112(9):1633-1641.
93. Masri R, Ro JY, Capra N. The effect of experimental muscle pain on the amplitude and velocity sensitivity of jaw closing muscle spindle afferents. *Brain Res.* 2005;1050(1-2):138-147.
94. Birznieks I, Burton AR, Macefield VG. The effects of experimental muscle and skin pain on the static stretch sensitivity of human muscle spindles in relaxed leg muscles. *J Physiol.* 2008;586(11):2713-2723.
95. Mense S, Masi AT. Increased muscle tone as a cause of muscle pain. In: Mense S, Gerwin R, eds. *Muscle Pain: Understanding the Mechanisms.* Vol 1. Heidelberg, Germany: Springer; 2011:207-249.
96. Hodges PW. Pain and motor control: from the laboratory to rehabilitation. *J Electromyogr Kinesiol.* 2011;21(2):220-228.
97. Lund JP, Donga R, Widmer CG, Stohler CS. The pain-adaptation model: a discussion of the relationship between chronic musculoskeletal pain and motor activity. *Can J Physiol Pharmacol.* 1991;69(5):683-694.
98. Martin PG, Weerakkody N, Gandevia SC, Taylor JL. Group III and IV muscle afferents differentially affect the motor cortex and motoneurones in humans. *J Physiol.* 2008;586(5):1277-1289.
99. Hodges PW, Tucker K. Moving differently in pain: a new theory to explain the adaptation to pain. *Pain.* 2011;152(3 suppl):S90-S98.
100. Lucas KR, Polus PA, Rich J. Latent myofascial trigger points: their effect on muscle activation and movement efficiency. *J Bodyw Mov Ther.* 2004;8:160-166.
101. Lucas KR, Rich PA, Polus BI. Muscle activation patterns in the scapular positioning muscles during loaded scapular plane elevation: the effects of Latent Myofascial Trigger Points. *Clin Biomech.* 2010;25(8):765-770.
102. Bohlooli N, Ahmadi A, Maroufi N, Sarrafzadeh J, Jaberzadeh S. Differential activation of scapular muscles, during arm elevation, with and without trigger points. *J Bodyw Mov Ther.* 2016;20(1):26-34.
103. Schneider K, Sohn S, Licht G, Dommerholt J, von Piekartz H. Do active myofascial trigger points alter the muscle activation pattern of five select shoulder muscles during controlled arm abduction? Short-term effects of placebo-controlled myofascial therapy on muscle activation patterns. (in press)
104. Chaitow L, DeLany J. Neuromuscular techniques in orthopedics. *Tech Orthop.* 2003;18(1):74-86.
105. Fernández-de-Las Peñas C, Cuadrado ML, Pareja JA. Myofascial trigger points, neck mobility and forward head posture in unilateral migraine. *Cephalalgia.* 2006;26(9):1061-1070.
106. Fernández-de-Las-Peñas C, Cuadrado ML, Pareja JA. Myofascial trigger points, neck mobility, and forward head posture in episodic tension-type headache. *Headache.* 2007;47(5):662-672.
107. Grieve R, Clark J, Pearson E, Bullock S, Boyer C, Jarrett A. The immediate effect of soleus trigger point pressure release on restricted ankle joint dorsiflexion: a pilot randomised controlled trial. *J Bodyw Mov Ther.* 2011;15(1): 42-49.
108. Grieve R, Cranston A, Henderson A, John R, Malone G, Mayall C. The immediate effect of triceps surae myofascial trigger point therapy on restricted active ankle joint dorsiflexion in recreational runners: a crossover randomised controlled trial. *J Bodyw Mov Ther.* 2013;17(4):453-461.
109. Grieve R, Goodwin F, Alfaki M, Bourton AJ, Jeffries C, Scott H. The immediate effect of bilateral self myofascial release on the plantar surface of the feet on hamstring and lumbar spine flexibility: a pilot randomised controlled trial. *J Bodyw Mov Ther.* 2015;19(3):544-552.
110. Stuner A, Delafontaine A. Compression ischemique des points gachettes du trapeze superieur chez la personne agee. *Kinesitherapie, la Revue.* 2016;16(170):17-22.
111. Sohn MK, Graven-Nielsen T, Arendt-Nielsen L, Svensson P. Inhibition of motor unit firing during experimental muscle pain in humans. *Muscle Nerve.* 2000;23(8):1219-1226.
112. Melzack R, Katz J. Pain. *Wiley Interdiscip Rev Cogn Sci.* 2013;4(1):1-15.
113. Mendell LM. Constructing and deconstructing the gate theory of pain. *Pain.* 2014;155(2):210-216.
114. Treede RD. Gain control mechanisms in the nociceptive system. *Pain.* 2016;157(6):1199-1204.
115. Jones M, Edwards I, Gifford L. Conceptual models for implementing biopsychosocial theory in clinical practice. *Man Ther.* 2002;7(1):2-9.
116. Gifford L. *Topical Issues in Pain 2.* Vol 2. Falmouth, England: CNS Press; 1998.
117. Melzack R. Pain—an overview. *Acta Anaesthesiol Scand.* 1999;43(9):880-884.
118. Melzack R. Pain and the neuromatrix in the brain. *J Dent Educ.* 2001;65(12):1378-1382.
119. Travell J. *Office Hours: Day and Night.* New York, NY: The World Publishing Company; 1968.
120. Moseley GL, Arntz A. The context of a noxious stimulus affects the pain it evokes. *Pain.* 2007;133(1-3):64-71.
121. Moseley GL. Reconceptualising pain according to modern pain science. *Phys Ther Rev.* 2007;12(3):169-178.
122. Acerra NE, Moseley GL. Dysynchiria: watching the mirror image of the unaffected limb elicits pain on the affected side. *Neurology.* 2005;65(5):751-753.
123. Woolf CJ. Central sensitization: implications for the diagnosis and treatment of pain. *Pain.* 2011;152(3 suppl):S2-S15.
124. Moseley GL, Butler DS. Fifteen years of explaining pain: the past, present, and future. *J Pain.* 2015;16(9):807-813.
125. Nijs J, Apeldoorn A, Hallegraeff H, et al. Low back pain: guidelines for the clinical classification of predominant neuropathic, nociceptive, or central sensitization pain. *Pain Physician.* 2015;18(3):E333-E346.
126. Moseley GL. Pain: why and how does it hurt? In: Brukner P, Khan K, eds. *Brukner & Kohn's Clinical Sports Medicine.* Vol 4. North Ryde, Australia: McGraw-Hill; 2012:41-53.
127. Jull GA. Management of cervical spine disorders: where to now? *J Orthop Sports Phys Ther.* 2012;42(10):A1-A83.
128. Louw A. Treating the brain in chronic pain. In: Fernández-de-Las Peñas C, Cleland J, Dommerholt J, eds. *Manual Therapy for Musculoskeletal Pain Syndromes—An Evidenced and Clinical-Informed Approach.* Edinburgh, Scotland: Churchill Livingstone (Elsevier); 2016.
129. Tellez-Garcia M, de-la-Llave-Rincon AI, Salom-Moreno J, Palacios-Cena M, Ortega-Santiago R, Fernández-de-Las-Peñas C. Neuroscience education in addition to trigger point dry needling for the management of patients with mechanical chronic low back pain: a preliminary clinical trial. *J Bodyw Mov Ther.* 2015;19(3):464-472.
130. Geneen LJ, Martin DJ, Adams N, et al. Effects of education to facilitate knowledge about chronic pain for adults: a systematic review with meta-analysis. *Syst Rev.* 2015;4:132.
131. Wijma AJ, Speksnijder CM, Crom-Ottens AF, et al. What is important in transdisciplinary pain neuroscience education? A qualitative study. *Disabil Rehabil.* 2017:1-11.
132. Diener I, Kargela M, Louw A. Listening is therapy: patient interviewing from a pain science perspective. *Physiother Theory Pract.* 2016;32(5):356-367.
133. Meakins A. Soft tissue sore spots of an unknown origin. *Br J Sports Med.* 2015;49(6):348.
134. Jacobs DF, Silvernail JL. Therapist as operator or interactor? Moving beyond the technique. *J Man Manip Ther.* 2011;19(2):120-121.
135. Rabey M, Hall T, Hebron C, Palsson TS, Christensen SW, Moloney N. Reconceptualising manual therapy skills in contemporary practice. *Musculoskelet Sci Pract.* 2017;29:28-32.
136. Giamberardino MA, Tafuri E, Savini A, et al. Contribution of myofascial trigger points to migraine symptoms. *J Pain.* 2007;8(11):869-878.
137. Mense S. Muscle pain: mechanisms and clinical significance. *Dtsch Arztebl Int.* 2008;105(12):214-219.
138. Arendt-Nielsen L, Morlion B, Perrot S, et al. Assessment and manifestation of central sensitisation across different chronic pain conditions. *Eur J Pain.* 2018;22(2):216-241.
139. Apkarian AV, Bushnell MC, Treede RD, Zubieta JK. Human brain mechanisms of pain perception and regulation in health and disease. *Eur J Pain.* 2005;9(4):463-484.
140. Bron C, Dommerholt JD. Etiology of myofascial trigger points. *Curr Pain Headache Rep.* 2012;16(5):439-444.
141. Calandre EP, Hidalgo J, Garcia-Leiva JM, Rico-Villademoros F. Trigger point evaluation in migraine patients: an indication of peripheral sensitization linked to migraine predisposition? *Eur J Neurol.* 2006;13(3):244-249.
142. Fernández-de-Las-Peñas C, Cuadrado ML, Arendt-Nielsen L, Simons DG, Pareja JA. Myofascial trigger points and sensitization: an updated pain model for tension-type headache. *Cephalalgia.* 2007;27(5):383-393.
143. Latremoliere A, Woolf CJ. Central sensitization: a generator of pain hypersensitivity by central neural plasticity. *J Pain.* 2009;10(9):895-926.
144. Obermann M, Rodriguez-Raecke R, Naegel S, et al. Gray matter volume reduction reflects chronic pain in trigeminal neuralgia. *Neuroimage.* 2013;74:352-358.
145. Rodriguez-Raecke R, Niemeier A, Ihle K, Ruether W, May A. Brain gray matter decrease in chronic pain is the consequence and not the cause of pain. *J Neurosci.* 2009;29(44):13746-13750.
146. Rodriguez-Raecke R, Niemeier A, Ihle K, Ruether W, May A. Structural brain changes in chronic pain reflect probably neither damage nor atrophy. *PLoS One.* 2013;8(2):e54475.
147. Apkarian AV, Sosa Y, Sonty S, et al. Chronic back pain is associated with decreased prefrontal and thalamic gray matter density. *J Neurosci.* 2004;24(46):10410-10415.
148. Ceko M, Shir Y, Ouellet JA, Ware MA, Stone LS, Seminowicz DA. Partial recovery of abnormal insula and dorsolateral prefrontal connectivity to cognitive networks in chronic low back pain after treatment. *Hum Brain Mapp.* 2015;36(6):2075-2092.

149. Seminowicz DA, Wideman TH, Naso L, et al. Effective treatment of chronic low back pain in humans reverses abnormal brain anatomy and function. *J Neurosci.* 2011;31(20):7540-7550.
150. Treede RD, Meyer RA, Raja SN, Campbell JN. Peripheral and central mechanisms of cutaneous hyperalgesia. *Prog Neurobiol.* 1992;38(4):397-421.
151. Staud R, Nagel S, Robinson ME, Price DD. Enhanced central pain processing of fibromyalgia patients is maintained by muscle afferent input: a randomized, double-blind, placebo-controlled study. *Pain.* 2009;145(1-2):96-104.
152. Rubin TK, Henderson LA, Macefield VG. Changes in the spatiotemporal expression of local and referred pain following repeated intramuscular injections of hypertonic saline: a longitudinal study. *J Pain.* 2010;11(8):737-745.
153. Samineni VK, Premkumar LS, Faingold CL. Neuropathic pain-induced enhancement of spontaneous and pain-evoked neuronal activity in the periaqueductal gray that is attenuated by gabapentin. *Pain.* 2017;158(7):1241-1253.
154. Mertens P, Blond S, David R, Rigoard P. Anatomy, physiology and neurobiology of the nociception: a focus on low back pain (Part A). *Neurochirurgie.* 2015;61 suppl 1:S22-S34.
155. Fong A, Schug SA. Pathophysiology of pain: a practical primer. *Plast Reconstr Surg.* 2014;134(4 suppl 2):8S-14S.
156. Hoheisel U, Unger T, Mense S. Excitatory and modulatory effects of inflammatory cytokines and neurotrophins on mechanosensitive group IV muscle afferents in the rat. *Pain.* 2005;114(1-2):168-176.
157. Light AR, Perl ER. Unmyelinated afferent fibers are not only for pain anymore. *J Comp Neurol.* 2003;461(2):137-139.
158. Millan MJ. The induction of pain: an integrative review. *Prog Neurobiol.* 1999;57(1):1-164.
159. Basbaum AI, Bautista DM, Scherrer G, Julius D. Cellular and molecular mechanisms of pain. *Cell.* 2009;139(2):267-284.
160. Mense S. Anatomy of nociceptors. In: Bushnell MC, Basbaum AI, eds. *The Senses: A Comprehensive Reference.* Vol 5. Oxford, England: Elsevier; 2008:11-41.
161. Piomelli D, Hohmann AG, Seybold V, Hammock BD. A lipid gate for the peripheral control of pain. *J Neurosci.* 2014;34(46):15184-15191.
162. Ferreira SH, Nakamura M, de Abreu Castro MS. The hyperalgesic effects of prostacyclin and prostaglandin E2. *Prostaglandins.* 1978;16(1):31-37.
163. Burch RM, Farmer SG, Steranka LR. Bradykinin receptor antagonists. *Med Res Rev.* 1990;10(2):237-269.
164. Steranka LR, Manning DC, DeHaas CJ, et al. Bradykinin as a pain mediator: receptors are localized to sensory neurons, and antagonists have analgesic actions. *Proc Natl Acad Sci U S A.* 1988;85(9):3245-3249.
165. Hoheisel U, Reinohl J, Unger T, Mense S. Acidic pH and capsaicin activate mechanosensitive group IV muscle receptors in the rat. *Pain.* 2004;110(1-2):149-157.
166. Dwyer TM. Chemical signaling in the nervous system. In: Haines DE, Mihailoff GA, eds. *Fundamental Neuroscience for Basic and Clinical Applications.* 5th ed. Philadelphia, PA: Elsevier; 2018:54-71.
167. Babenko VV, Graven-Nielsen T, Svensson P, Drewes AM, Jensen TS, Arendt-Nielsen L. Experimental human muscle pain induced by intramuscular injections of bradykinin, serotonin, and substance P. *Eur J Pain.* 1999;3(2):93-102.
168. Babenko V, Graven-Nielsen T, Svensson P, Drewes AM, Jensen TS, Arendt-Nielsen L. Experimental human muscle pain and muscular hyperalgesia induced by combinations of serotonin and bradykinin. *Pain.* 1999;82(1):1-8.
169. Graven-Nielsen T, Babenko V, Svensson P, Arendt-Nielsen L. Experimentally induced muscle pain induces hypoalgesia in heterotopic deep tissues, but not in homotopic deep tissues. *Brain Res.* 1998;787(2):203-210.
170. Gibson W, Arendt-Nielsen L, Graven-Nielsen T. Referred pain and hyperalgesia in human tendon and muscle belly tissue. *Pain.* 2006;120(1-2):113-123.
171. Hoheisel U, Reuter R, de Freitas MF, Treede RD, Mense S. Injection of nerve growth factor into a low back muscle induces long-lasting latent hypersensitivity in rat dorsal horn neurons. *Pain.* 2013;154(10):1953-1960.
172. Obreja O, Rukwied R, Nagler L, Schmidt M, Schmelz M, Namer B. Nerve growth factor locally sensitizes nociceptors in human skin. *Pain.* 2018;159(3):416-426.
173. Rukwied R, Schley M, Forsch E, Obreja O, Dusch M, Schmelz M. Nerve growth factor-evoked nociceptor sensitization in pig skin in vivo. *J Neurosci Res.* 2010;88(9):2066-2072.
174. Weinkauf B, Deising S, Obreja O, et al. Comparison of nerve growth factor-induced sensitization pattern in lumbar and tibial muscle and fascia. *Muscle Nerve.* 2015;52(2):265-272.
175. Monteleone F, Nicoletti CG, Stampanoni Bassi M, et al. Nerve growth factor is elevated in the CSF of patients with multiple sclerosis and central neuropathic pain. *J Neuroimmunol.* 2018;314:89-93.
176. Cheng HT, Dauch JR, Hayes JM, Hong Y, Feldman EL. Nerve growth factor mediates mechanical allodynia in a mouse model of type 2 diabetes. *J Neuropathol Exp Neurol.* 2009;68(11):1229-1243.
177. Aloe L, Tuveri MA, Carcassi U, Levi-Montalcini R. Nerve growth factor in the synovial fluid of patients with chronic arthritis. *Arthritis Rheum.* 1992;35(3):351-355.
178. del Porto F, Aloe L, Lagana B, Triaca V, Nofroni I, D'Amelio R. Nerve growth factor and brain-derived neurotrophic factor levels in patients with rheumatoid arthritis treated with TNF-alpha blockers. *Ann N Y Acad Sci.* 2006;1069:438-443.
179. Indo Y. Nerve growth factor and the physiology of pain: lessons from congenital insensitivity to pain with anhidrosis. *Clin Genet.* 2012;82(4):341-350.
180. Petruska JC. Nerve growth factor. In; *Reference Module in Neuroscience and Biobehavioral Psychology.* New York, NY: Elsevier; 2017.
181. Ichikawa H, Matsuo S, Silos-Santiago I, Jacquin MF, Sugimoto T. The development of myelinated nociceptors is dependent upon trks in the trigeminal ganglion. *Acta Histochem.* 2004;106(5):337-343.
182. Gautam M, Prasoon P, Kumar R, Reeta KH, Kaler S, Ray SB. Role of neurokinin type 1 receptor in nociception at the periphery and the spinal level in the rat. *Spinal Cord.* 2016;54(3):172-182.
183. Durham PL. Calcitonin gene-related peptide (CGRP) and migraine. *Headache.* 2006;46 suppl 1:S3-S8.
184. Vega AV, Ramos-Mondragon R, Calderon-Rivera A, Zarain-Herzberg A, Avila G. Calcitonin gene-related peptide restores disrupted excitation-contraction coupling in myotubes expressing central core disease mutations in RyR1. *J Physiol.* 2011;589(pt 19):4649-4669.
185. Vega AV, Avila G. CGRP, a vasodilator neuropeptide that stimulates neuromuscular transmission and EC coupling. *Curr Vasc Pharmacol.* 2010;8(3):394-403.
186. Rodrigo J, Polak JM, Terenghi G, et al. Calcitonin gene-related peptide (CGRP)-immunoreactive sensory and motor nerves of the mammalian palate. *Histochemistry.* 1985;82(1):67-74.
187. Tarabal O, Caldero J, Ribera J, et al. Regulation of motoneuronal calcitonin gene-related peptide (CGRP) during axonal growth and neuromuscular synaptic plasticity induced by botulinum toxin in rats. *Eur J Neurosci.* 1996;8(4): 829-836.
188. Fernandez HL, Chen M, Nadelhaft I, Durr JA. Calcitonin gene-related peptides: their binding sites and receptor accessory proteins in adult mammalian skeletal muscles. *Neuroscience.* 2003;119(2):335-345.
189. Rossi SG, Dickerson IM, Rotundo RL. Localization of the calcitonin gene-related peptide receptor complex at the vertebrate neuromuscular junction and its role in regulating acetylcholinesterase expression. *J Biol Chem.* 2003;278(27):24994-25000.
190. Lindsay RM, Harmar AJ. Nerve growth factor regulates expression of neuropeptide genes in adult sensory neurons. *Nature.* 1989;337(6205):362-364.
191. Gwak YS, Nam TS, Paik KS, Hulsebosch CE, Leem JW. Attenuation of mechanical hyperalgesia following spinal cord injury by administration of antibodies to nerve growth factor in the rat. *Neurosci Lett.* 2003;336(2):117-120.
192. Hofer AM. Signal transduction and second messengers. In: Sperelakis N, ed. *Cell Physiology Source Book.* 4th ed. London, England: Academic Press; 2012:85-98.
193. Berridge MJ, Bootman MD, Roderick HL. Calcium signalling: dynamics, homeostasis and remodelling. *Nat Rev Mol Cell Biol.* 2003;4(7):517-529.
194. Qiu F, Qiu CY, Cai H, et al. Oxytocin inhibits the activity of acid-sensing ion channels through the vasopressin, V1A receptor in primary sensory neurons. *Br J Pharmacol.* 2014;171(12):3065-3076.
195. Zhang W, Yu G, Zhang M. ARA 290 relieves pathophysiological pain by targeting TRPV1 channel: integration between immune system and nociception. *Peptides.* 2016;76:73-79.
196. Treede RD, Apkarian AV, Bromm B, Greenspan JD, Lenz FA. Cortical representation of pain: functional characterization of nociceptive areas near the lateral sulcus. *Pain.* 2000;87(2):113-119.
197. Flor H. The functional organization of the brain in chronic pain. *Prog Brain Res.* 2000;129:313-322.
198. Riley JL III, Gilbert GH, Heft MW. Orofacial pain symptom prevalence: selective sex differences in the elderly? *Pain.* 1998;76(1-2):97-104.
199. Fillingim RB. *Sex, Gender and Pain.* Vol 17. Seattle, WA: IASP Press; 2000.
200. Rhudy JL, Bartley EJ, Williams AE, et al. Are there sex differences in affective modulation of spinal nociception and pain? *J Pain.* 2010;11(12):1429-1441.
201. Yunus MB. Psychological factors in fibromyalgia syndrome. *J Musculoskelet Pain.* 1994;2(1):87-91.
202. Yunus MB. Genetic factors in fibromyalgia syndrome. *Z Rheumatol.* 1998;57 suppl 2:61-62.
203. Ablin JN, Buskila D. Update on the genetics of the fibromyalgia syndrome. *Best Pract Res Clin Rheumatol.* 2015;29(1):20-28.
204. Albrecht PJ, Rice FL. Fibromyalgia syndrome pathology and environmental influences on afflictions with medically unexplained symptoms. *Rev Environ Health.* 2016;31(2):281-294.
205. Neeck G, Crofford LJ. Neuroendocrine perturbations in fibromyalgia and chronic fatigue syndrome. *Rheum Dis Clin North Am.* 2000;26(4):989-1002.
206. Loke H, Harley V, Lee J. Biological factors underlying sex differences in neurological disorders. *Int J Biochem Cell Biol.* 2015;65:139-150.
207. Eichhorn N, Treede RD, Schuh-Hofer S. The role of sex in sleep deprivation related changes of nociception and conditioned pain modulation. *Neuroscience.* 2017. doi:10.1016/j.neuroscience.2017.09.044.

208. Fillingim RB, King CD, Ribeiro-Dasilva MC, Rahim-Williams B, Riley JL III. Sex, gender, and pain: a review of recent clinical and experimental findings. *J Pain*. 2009;10(5):447-485.
209. Monroe TB, Fillingim RB, Bruehl SP, et al. Sex differences in brain regions modulating pain among older adults: a cross-sectional resting state functional connectivity study. *Pain Med*. 2017. doi:10.1093/pm/pnx084.
210. Paulson PE, Minoshima S, Morrow TJ, Casey KL. Gender differences in pain perception and patterns of cerebral activation during noxious heat stimulation in humans. *Pain*. 1998;76(1-2):223-229.
211. Goffaux P, Michaud K, Gaudreau J, Chalaye P, Rainville P, Marchand S. Sex differences in perceived pain are affected by an anxious brain. *Pain*. 2011;152(9):2065-2073.
212. Belanger C, Blais Morin B, Brousseau A, et al. Unpredictable pain timings lead to greater pain when people are highly intolerant of uncertainty. *Scand J Pain*. 2017;17:367-372.
213. Kindler LL, Valencia C, Fillingim RB, George SZ. Sex differences in experimental and clinical pain sensitivity for patients with shoulder pain. *Eur J Pain*. 2011;15(2):118-123.
214. Valencia C, Kindler LL, Fillingim RB, George SZ. Stability of conditioned pain modulation in two musculoskeletal pain models: investigating the influence of shoulder pain intensity and gender. *BMC Musculoskelet Disord*. 2013;14:182.
215. Traub RJ, Ji Y. Sex differences and hormonal modulation of deep tissue pain. *Front Neuroendocrinol*. 2013;34(4):350-366.
216. Gaumond I, Arsenault P, Marchand S. Specificity of female and male sex hormones on excitatory and inhibitory phases of formalin-induced nociceptive responses. *Brain Res*. 2005;1052(1):105-111.
217. Melchior M, Poisbeau P, Gaumond I, Marchand S. Insights into the mechanisms and the emergence of sex-differences in pain. *Neuroscience*. 2016;338:63-80.
218. Qu ZW, Liu TT, Ren C, et al. 17Beta-estradiol enhances ASIC activity in primary sensory neurons to produce sex difference in acidosis-induced nociception. *Endocrinology*. 2015;156(12):4660-4671.
219. Rowan MP, Berg KA, Roberts JL, Hargreaves KM, Clarke WP. Activation of estrogen receptor alpha enhances bradykinin signaling in peripheral sensory neurons of female rats. *J Pharmacol Exp Ther*. 2014;349(3):526-532.
220. Ralya A, McCarson KE. Acute estrogen surge enhances inflammatory nociception without altering spinal Fos expression. *Neurosci Lett*. 2014;575:91-95.
221. Gu Y, Chen Y, Zhang X, Li GW, Wang C, Huang LY. Neuronal soma-satellite glial cell interactions in sensory ganglia and the participation of purinergic receptors. *Neuron Glia Biol*. 2010;6(1):53-62.
222. Rajasekhar P, Poole DP, Liedtke W, Bunnett NW, Veldhuis NA. P2Y1 receptor activation of the TRPV4 ion channel enhances purinergic signaling in satellite glial cells. *J Biol Chem*. 2015;290(48):29051-29062.
223. Magni G, Ceruti S. The purinergic system and glial cells: emerging costars in nociception. *Biomed Res Int*. 2014;2014:495789.
224. Magni G, Riccio D, Ceruti S. Tackling chronic pain and inflammation through the purinergic system. *Curr Med Chem*. 2017. doi:10.2174/0929867324666117 0710110630.
225. Saez PJ, Vargas P, Shoji KF, Harcha PA, Lennon-Dumenil AM, Saez JC. ATP promotes the fast migration of dendritic cells through the activity of pannexin 1 channels and P2X7 receptors. *Sci Signal*. 2017;10(506).
226. Devesa I, Ferrandiz-Huertas C, Mathivanan S, et al. alphaCGRP is essential for algesic exocytotic mobilization of TRPV1 channels in peptidergic nociceptors. *Proc Natl Acad Sci U S A*. 2014;111(51):18345-18350.
227. Rollman GB, Lautenbacher S. Sex differences in musculoskeletal pain. *Clin J Pain*. 2001;17(1):20-24.
228. Roza C, Reeh PW. Substance P, calcitonin gene related peptide and PGE2 co-released from the mouse colon: a new model to study nociceptive and inflammatory responses in viscera, in vitro. *Pain*. 2001;93(3):213-219.
229. Joca HC, Vieira DC, Vasconcelos AP, Araujo DA, Cruz JS. Carvacrol modulates voltage-gated sodium channels kinetics in dorsal root ganglia. *Eur J Pharmacol*. 2015;756:22-29.
230. Dai Y. TRPs and pain. *Semin Immunopathol*. 2016;38(3):277-291.
231. Caterina MJ. Transient receptor potential ion channels as participants in thermosensation and thermoregulation. *Am J Physiol Regul Integr Comp Physiol*. 2007;292(1):R64-R76.
232. Caterina MJ, Schumacher MA, Tominaga M, Rosen TA, Levine JD, Julius D. The capsaicin receptor: a heat-activated ion channel in the pain pathway. *Nature*. 1997;389(6653):816-824.
233. Roohbakhsh A, Shamsizadeh A. Opioids and TRPV1 receptors. In: Preedy VR, ed. *Neuropathology of Drug Addictions and Substance Misuse*. Vol 1. London, England: Academic Press; 2016:433-442.
234. Backes TM, Rossler OG, Hui X, Grotzinger C, Lipp P, Thiel G. Stimulation of TRPV1 channels activates the AP-1 transcription factor. *Biochem Pharmacol*. 2018;150:160-169.
235. Nersesyan Y, Demirkhanyan L, Cabezas-Bratesco D, et al. Oxytocin modulates nociception as an agonist of pain-sensing TRPV1. *Cell Rep*. 2017;21(6):1681-1691.
236. Deval E, Lingueglia E. Acid-sensing ion channels and nociception in the peripheral and central nervous systems. *Neuropharmacology*. 2015;94:49-57.
237. Walder RY, Rasmussen LA, Rainier JD, Light AR, Wemmie JA, Sluka KA. ASIC1 and ASIC3 play different roles in the development of Hyperalgesia after inflammatory muscle injury. *J Pain*. 2010;11(3):210-218.
238. Wu J, Lewis AH, Grandl J. Touch, tension, and transduction—the function and regulation of piezo ion channels. *Trends Biochem Sci*. 2017;42(1):57-71.
239. Vick JS, Askwith CC. ASICs and neuropeptides. *Neuropharmacology*. 2015;94:36-41.
240. Martinez-Rojas VA, Barragan-Iglesias P, Rocha-Gonzalez HI, Murbartian J, Granados-Soto V. Role of TRPV1 and ASIC3 in formalin-induced secondary allodynia and hyperalgesia. *Pharmacol Rep*. 2014;66(6):964-971.
241. Parpaite T, Coste B. Piezo channels. *Curr Biol*. 2017;27(7):R250-R252.
242. Pereira V, Busserolles J, Christin M, et al. Role of the TREK2 potassium channel in cold and warm thermosensation and in pain perception. *Pain*. 2014;155(12):2534-2544.
243. Deba F, Bessac BF. Anoctamin-1 Cl(-) channels in nociception: activation by an N-aroylaminothiazole and capsaicin and inhibition by T16A[inh]-A01. *Mol Pain*. 2015;11:55.
244. Kwon SG, Roh DH, Yoon SY, et al. Role of peripheral sigma-1 receptors in ischaemic pain: potential interactions with ASIC and P2X receptors. *Eur J Pain*. 2016;20(4):594-606.
245. Huang D, Huang S, Peers C, Du X, Zhang H, Gamper N. GABAB receptors inhibit low-voltage activated and high-voltage activated Ca(2+) channels in sensory neurons via distinct mechanisms. *Biochem Biophys Res Commun*. 2015;465(2):188-193.
246. Coste B, Mathur J, Schmidt M, et al. Piezo1 and Piezo2 are essential components of distinct mechanically activated cation channels. *Science*. 2010;330(6000):55-60.
247. Lolignier S, Eijkelkamp N, Wood JN. Mechanical allodynia. *Pflugers Arch*. 2015;467(1):133-139.
248. Eskander MA, Ruparel S, Green DP, et al. Persistent nociception triggered by nerve growth factor (NGF) is mediated by TRPV1 and oxidative mechanisms. *J Neurosci*. 2015;35(22):8593-8603.
249. Diniz DA, Petrocchi JA, Navarro LC, et al. Serotonin induces peripheral mechanical antihyperalgesic effects in mice. *Eur J Pharmacol*. 2015;767:94-97.
250. Ren C, Gan X, Wu J, Qiu CY, Hu WP. Enhancement of acid-sensing ion channel activity by metabotropic P2Y UTP receptors in primary sensory neurons. *Purinergic Signal*. 2016;12(1):69-78.
251. Letts JA, Sazanov LA. Clarifying the supercomplex: the higher-order organization of the mitochondrial electron transport chain. *Nat Struct Mol Biol*. 2017;24(10):800-808.
252. Yarnitsky D, Granot M, Granovsky Y. Pain modulation profile and pain therapy: between pro- and antinociception. *Pain*. 2014;155(4):663-665.
253. Giesecke T, Gracely RH, Clauw DJ, et al. Central pain processing in chronic low back pain. Evidence for reduced pain inhibition [in German]. *Schmerz*. 2006;20(5):411-414, 416-417.
254. Eippert F, Bingel U, Schoell ED, et al. Activation of the opioidergic descending pain control system underlies placebo analgesia. *Neuron*. 2009;63(4):533-543.
255. Behbehani MM. Functional characteristics of the midbrain periaqueductal gray. *Prog Neurobiol*. 1995;46(6):575-605.
256. Ennis M, Behbehani M, Shipley MT, Van Bockstaele EJ, Aston-Jones G. Projections from the periaqueductal gray to the rostromedial pericoerulear region and nucleus locus coeruleus: anatomic and physiologic studies. *J Comp Neurol*. 1991;306(3):480-494.
257. Murphy AZ, Behbehani MM. Role of norepinephrine in the interaction between the lateral reticular nucleus and the nucleus raphe magnus: an electrophysiological and behavioral study. *Pain*. 1993;55(2):183-193.
258. De Felice M, Ossipov MH. Cortical and subcortical modulation of pain. *Pain Manag*. 2016;6(2):111-120.
259. Tang NM, Dong HW, Wang XM, Tsui ZC, Han JS. Cholecystokinin antisense RNA increases the analgesic effect induced by electroacupuncture or low dose morphine: conversion of low responder rats into high responders. *Pain*. 1997;71(1):71-80.
260. Rosen A, Zhang YX, Lund I, Lundeberg T, Yu LC. Substance P microinjected into the periaqueductal gray matter induces antinociception and is released following morphine administration. *Brain Res*. 2004;1001(1-2):87-94.
261. Drew GM, Lau BK, Vaughan CW. Substance P drives endocannabinoid-mediated disinhibition in a midbrain descending analgesic pathway. *J Neurosci*. 2009;29(22):7220-7229.
262. Rigoard P, Blond S, David R, Mertens P. Pathophysiological characterisation of back pain generators in failed back surgery syndrome (part B). *Neurochirurgie*. 2015;61 suppl 1:S35-S44.
263. McMahon SB, Wall PD. Descending excitation and inhibition of spinal cord lamina I projection neurons. *J Neurophysiol*. 1988;59(4):1204-1219.
264. Rahman W, Sikandar S, Suzuki R, Hunt SP, Dickenson AH. Superficial NK1 expressing spinal dorsal horn neurones modulate inhibitory neurotransmission mediated by spinal GABA(A) receptors. *Neurosci Lett*. 2007;419(3):278-283.
265. Rahman W, Suzuki R, Hunt SP, Dickenson AH. Selective ablation of dorsal horn NK1 expressing cells reveals a modulation of spinal alpha2-adrenergic inhibition of dorsal horn neurones. *Neuropharmacology*. 2008;54(8):1208-1214.

266. Porreca F, Ossipov MH, Gebhart GF. Chronic pain and medullary descending facilitation. *Trends Neurosci.* 2002;25(6):319-325.
267. Guo W, Miyoshi K, Dubner R, et al. Spinal 5-HT3 receptors mediate descending facilitation and contribute to behavioral hypersensitivity via a reciprocal neuron-glial signaling cascade. *Mol Pain.* 2014;10:35.
268. Tian B, Wang XL, Huang Y, et al. Peripheral and spinal 5-HT receptors participate in cholestatic itch and antinociception induced by bile duct ligation in rats. *Sci Rep.* 2016;6:36286.
269. Bannister K, Bee LA, Dickenson AH. Preclinical and early clinical investigations related to monoaminergic pain modulation. *Neurotherapeutics.* 2009;6(4):703-712.
270. Green GM, Scarth J, Dickenson A. An excitatory role for 5-HT in spinal inflammatory nociceptive transmission; state-dependent actions via dorsal horn 5-HT(3) receptors in the anaesthetized rat. *Pain.* 2000;89(1):81-88.
271. Rahman W, Bauer CS, Bannister K, Vonsy JL, Dolphin AC, Dickenson AH. Descending serotonergic facilitation and the antinociceptive effects of pregabalin in a rat model of osteoarthritic pain. *Mol Pain.* 2009;5:45.
272. Dogrul A, Ossipov MH, Porreca F. Differential mediation of descending pain facilitation and inhibition by spinal 5HT-3 and 5HT-7 receptors. *Brain Res.* 2009;1280:52-59.
273. Kato G, Yasaka T, Katafuchi T, et al. Direct GABAergic and glycinergic inhibition of the substantia gelatinosa from the rostral ventromedial medulla revealed by in vivo patch-clamp analysis in rats. *J Neurosci.* 2006;26(6):1787-1794.
274. Ossipov MH, Morimura K, Porreca F. Descending pain modulation and chronification of pain. *Curr Opin Support Palliat Care.* 2014;8(2):143-151.
275. Pielsticker A, Haag G, Zaudig M, Lautenbacher S. Impairment of pain inhibition in chronic tension-type headache. *Pain.* 2005;118(1-2):215-223.
276. Daenen L, Nijs J, Roussel N, Wouters K, Van Loo M, Cras P. Dysfunctional pain inhibition in patients with chronic whiplash-associated disorders: an experimental study. *Clin Rheumatol.* 2013;32(1):23-31.
277. Gruener H, Zeilig G, Laufer Y, Blumen N, Defrin R. Differential pain modulation properties in central neuropathic pain after spinal cord injury. *Pain.* 2016;157(7):1415-1424.
278. Mense S. Descending antinociception and fibromyalgia. *Z Rheumatol.* 1998;57 suppl 2:23-26.
279. Bannister K, Dickenson AH. What the brain tells the spinal cord. *Pain.* 2016;157(10):2148-2151.
280. Nuseir K, Proudfit HK. Bidirectional modulation of nociception by GABA neurons in the dorsolateral pontine tegmentum that tonically inhibit spinally projecting noradrenergic A7 neurons. *Neuroscience.* 2000;96(4):773-783.
281. Gall O, Villanueva L, Bouhassira D, Le Bars D. Spatial encoding properties of subnucleus reticularis dorsalis neurons in the rat medulla. *Brain Res.* 2000;873(1):131-134.
282. Villanueva L. Diffuse Noxious Inhibitory Control (DNIC) as a tool for exploring dysfunction of endogenous pain modulatory systems. *Pain.* 2009;143(3):161-162.
283. Villanueva L, Cadden SW, Le Bars D. Diffuse noxious inhibitory controls (DNIC): evidence for post-synaptic inhibition of trigeminal nucleus caudalis convergent neurones. *Brain Res.* 1984;321(1):165-168.
284. Villanueva L, Cadden SW, Le Bars D. Evidence that diffuse noxious inhibitory controls (DNIC) are mediated by a final post-synaptic inhibitory mechanism. *Brain Res.* 1984;298(1):67-74.
285. Villanueva L, Peschanski M, Calvino B, Le Bars D. Ascending pathways in the spinal cord involved in triggering of diffuse noxious inhibitory controls in the rat. *J Neurophysiol.* 1986;55(1):34-55.
286. Chebbi R, Boyer N, Monconduit L, Artola A, Luccarini P, Dallel R. The nucleus raphe magnus OFF-cells are involved in diffuse noxious inhibitory controls. *Exp Neurol.* 2014;256:39-45.
287. Campbell CM, France CR, Robinson ME, Logan HL, Geffken GR, Fillingim RB. Ethnic differences in diffuse noxious inhibitory controls. *J Pain.* 2008;9(8):759-766.
288. Popescu A, LeResche L, Truelove EL, Drangsholt MT. Gender differences in pain modulation by diffuse noxious inhibitory controls: a systematic review. *Pain.* 2010;150(2):309-318.
289. France CR, Suchowiecki S. A comparison of diffuse noxious inhibitory controls in men and women. *Pain.* 1999;81(1-2):77-84.
290. Rolke R, Magerl W, Campbell KA, et al. Quantitative sensory testing: a comprehensive protocol for clinical trials. *Eur J Pain.* 2006;10(1):77-88.
291. Jensen TS, Baron R. Translation of symptoms and signs into mechanisms in neuropathic pain. *Pain.* 2003;102(1-2):1-8.
292. Arendt-Nielsen L, Yarnitsky D. Experimental and clinical applications of quantitative sensory testing applied to skin, muscles and viscera. *J Pain.* 2009;10(6): 556-572.
293. Geber C, Klein T, Azad S, et al. Test-retest and interobserver reliability of quantitative sensory testing according to the protocol of the German Research Network on Neuropathic Pain (DFNS): a multi-centre study. *Pain.* 2011;152(3):548-556.
294. Shakoor N, Agrawal A, Block JA. Reduced lower extremity vibratory perception in osteoarthritis of the knee. *Arthritis Rheum.* 2008;59(1):117-121.
295. van Deursen RW, Sanchez MM, Derr JA, Becker MB, Ulbrecht JS, Cavanagh PR. Vibration perception threshold testing in patients with diabetic neuropathy: ceiling effects and reliability. *Diabet Med.* 2001;18(6):469-475.
296. Pestronk A, Florence J, Levine T, et al. Sensory exam with a quantitative tuning fork: rapid, sensitive and predictive of SNAP amplitude. *Neurology.* 2004;62(3):461-464.
297. Hansson P, Backonja M, Bouhassira D. Usefulness and limitations of quantitative sensory testing: clinical and research application in neuropathic pain states. *Pain.* 2007;129(3):256-259.
298. Xing H, Chen M, Ling J, Tan W, Gu JG. TRPM8 mechanism of cold allodynia after chronic nerve injury. *J Neurosci.* 2007;27(50):13680-13690.
299. Bevan S, Quallo T, Andersson DA. Trpv1. *Handb Exp Pharmacol.* 2014;222:207-245.
300. Courtney CA, Kavchak AE, Lowry CD, O'Hearn MA. Interpreting joint pain: quantitative sensory testing in musculoskeletal management. *J Orthop Sports Phys Ther.* 2010;40(12):818-825.
301. Chesterton LS, Sim J, Wright CC, Foster NE. Interrater reliability of algometry in measuring pressure pain thresholds in healthy humans, using multiple raters. *Clin J Pain.* 2007;23(9):760-766.
302. Vanderweeen L, Oostendorp RA, Vaes P, Duquet W. Pressure algometry in manual therapy. *Man Ther.* 1996;1(5):258-265.
303. Courtney CA, Fernández-de-Las-Peñas C, Bond S. Mechanisms of chronic pain—key considerations for appropriate physical therapy management. *J Man Manip Ther.* 2017;25(3):118-127.
304. Mucke M, Cuhls H, Radbruch L, et al. Quantitative Sensory Testing (QST). *Schmerz.* 2016. doi:10.1007/s00482-015-0093-2.
305. Ambite-Quesada S, Arias-Buria JL, Courtney CA, Arendt-Nielsen L, Fernández-de-Las-Peñas C. Exploration of quantitative sensory testing in latent trigger points and referred pain areas. *Clin J Pain.* 2018;34(5):409-414.
306. Wall PD, Woolf CJ. Muscle but not cutaneous C-afferent input produces prolonged increases in the excitability of the flexion reflex in the rat. *J Physiol.* 1984;356:443-458.
307. Niddam DM, Chan RC, Lee SH, Yeh TC, Hsieh JC. Central modulation of pain evoked from myofascial trigger point. *Clin J Pain.* 2007;23(5):440-448.
308. Niddam DM, Chan RC, Lee SH, Yeh TC, Hsieh JC. Central representation of hyperalgesia from myofascial trigger point. *Neuroimage.* 2008;39(3):1299-1306.
309. Bialosky JE, Bishop MD, Price DD, Robinson ME, George SZ. The mechanisms of manual therapy in the treatment of musculoskeletal pain: a comprehensive model. *Man Ther.* 2009;14(5):531-538.
310. Simons DG. Muscle pain syndromes—part I. *Am J Phys Med.* 1975;54(6):289-311.
311. Simons DG. Muscle pain syndromes—part II. *Am J Phys Med.* 1976;55(1):15-42.
312. Simons DG. Cardiology and myofascial trigger points: Janet G. Travell's contribution. *Tex Heart Inst J.* 2003;30(1):3-7.
313. Baldry PE. *Acupuncture, Trigger Points and Musculoskeletal Pain. A Scientific Approach to Acupuncture for Use by Doctors and Physiotherapists in the Diagnosis and Management of Myofascial Trigger Point Pain.* 3rd ed. Edinburgh, Scotland: Elsevier Churchill Livingstone; 2005.
314. Baldry P, Yunus M, Inanici F, Hazelman B. *Myofascial Pain and Fibromyalgia Syndromes.* Edinburgh, Scotland: Churchill Livingstone; 2001.
315. Steindler A. The interpretation of sciatic radiation and the syndrome of low-back pain. *J Bone Joint Surg Am.* 1940;22:28-34.
316. Travell J, Rinzler SH. The myofascial genesis of pain. *Postgrad Med.* 1952;11(5):425-434.
317. Kellgren JH. Observations on referred pain arising from muscle. *Clin Sci.* 1938;3:175-190.
318. Kellgren JH. A preliminary account of referred pains arising from muscle. *Br Med J.* 1938;1:325-327.
319. Kellgren JH. Deep pain sensibility. *Lancet.* 1949;1(6562):943-949.
320. Lewis T, Kellgren JH. Observations relating to referred pain, visceromotor reflexes and other associated phenomena. *Clin Sci.* 1939;4:47-71.
321. Simons DG, Travell J. Myofascial trigger points, a possible explanation. *Pain.* 1981;10(1):106-109.
322. Simons DG, Travell JG. Myofascial origins of low back pain. 3. Pelvic and lower extremity muscles. *Postgrad Med.* 1983;73(2):99-105, 108.
323. Simons DG, Travell JG. Myofascial origins of low back pain. 2. Torso muscles. *Postgrad Med.* 1983;73(2):81-92.
324. Simons DG, Travell JG. Myofascial origins of low back pain. 1. Principles of diagnosis and treatment. *Postgrad Med.* 1983;73(2):66, 68-70, 73 passim.
325. Simons DG, Travell J. Chapter 2.A.7, Myofascial pain syndromes. In: Wall PD, Melzack R, eds. *Textbook of Pain.* Edinburgh, Scotland: Churchill Livingstone; 1984:263-276.
326. Travell J. Pain mechanisms in connective tissue. Paper presented at: Connective tissues transactions of the second conference1952; New York.
327. Travell J. Ethyl chloride spray for painful muscle spasm. *Arch Phys Med Rehabil.* 1952;33(5):291-298.

328. Travell J. Referred pain from skeletal muscle; the pectoralis major syndrome of breast pain and soreness and the sternomastoid syndrome of headache and dizziness. *N Y State J Med*. 1955;55(3):331-340.
329. Travell J. Temporomandibular joint pain referred from muscles of the head and neck. *J Prosthet Dent*. 1960;10:745-763.
330. Travell J. Mechanical headache. *Headache*. 1967;7(1):23-29.
331. Travell J. Myofascial trigger points: clinical view. In: Bonica JJ, Albe-Fessard D, eds. *Advances in Pain Research and Therapy*. Vol 1. New York, NY: Raven Press; 1976:919-926.
332. Travell J. Identification of myofascial trigger point syndromes: a case of atypical facial neuralgia. *Arch Phys Med Rehabil*. 1981;62(3):100-106.
333. Weeks VD, Travell J. *How to Give Painless Injections*. AMA Scientific Exhibits. New York, NY: Grune & Stratton; 1957:318-322.
334. Chen Q, Basford JR, An KN. Ability of magnetic resonance elastography to assess taut bands. *Clin Biomech (Bristol, Avon)*. 2008;23(5):623-629.
335. Chen Q, Bensamoun S, Basford JR, Thompson JM, An KN. Identification and quantification of myofascial taut bands with magnetic resonance elastography. *Arch Phys Med Rehabil*. 2007;88(12):1658-1661.
336. Chen Q, Wang HJ, Gay RE, et al. Quantification of myofascial taut bands. *Arch Phys Med Rehabil*. 2016;97(1):67-73.
337. Sikdar S, Shah JP, Gebreab T, et al. Novel applications of ultrasound technology to visualize and characterize myofascial trigger points and surrounding soft tissue. *Arch Phys Med Rehabil*. 2009;90(11):1829-1838.
338. Turo D, Otto P, Egorov V, Sarvazyan A, Gerber LH, Sikdar S. Elastography and tactile imaging for mechanical characterization of superficial muscles. *J Acoust Soc Am*. 2012;132(3):1983.
339. Turo D, Otto P, Hossain M, et al. Novel use of ultrasound elastography to quantify muscle tissue changes after dry needling of myofascial trigger points in patients with chronic myofascial pain. *J Ultrasound Med*. 2015;34(12):2149-2161.
340. Turo D, Otto P, Shah JP, et al. Ultrasonic characterization of the upper trapezius muscle in patients with chronic neck pain. *Ultrason Imaging*. 2013;35(2):173-187.
341. Bubnov RV. The use of trigger point "dry" needling under ultrasound guidance for the treatment of myofascial pain (technological innovation and literature review). *Lik Sprava*. 2010(5-6):56-64.
342. Rha DW, Shin JC, Kim YK, Jung JH, Kim YU, Lee SC. Detecting local twitch responses of myofascial trigger points in the lower-back muscles using ultrasonography. *Arch Phys Med Rehabil*. 2011;92(10):1576.e1-1580.e1.
343. Maher RM, Hayes DM, Shinohara M. Quantification of dry needling and posture effects on myofascial trigger points using ultrasound shear-wave elastography. *Arch Phys Med Rehabil*. 2013;94(11):2146-2150.
344. Muller CE, Aranha MF, Gaviao MB. Two-dimensional ultrasound and ultrasound elastography imaging of trigger points in women with myofascial pain syndrome treated by acupuncture and electroacupuncture: a double-blinded randomized controlled pilot study. *Ultrason Imaging*. 2015;37(2): 152-167.
345. Gerwin RD, Duranleau D. Ultrasound identification of the myofascial trigger point. *Muscle Nerve*. 1997;20(6):767-768.
346. Wolfe F, Simons DG, Fricton J, et al. The fibromyalgia and myofascial pain syndromes: a preliminary study of tender points and trigger points in persons with fibromyalgia, myofascial pain syndrome and no disease. *J Rheumatol*. 1992;19(6):944-951.
347. Nice DA, Riddle DL, Lamb RL, Mayhew TP, Rucker K. Intertester reliability of judgments of the presence of trigger points in patients with low back pain. *Arch Phys Med Rehabil*. 1992;73(10):893-898.
348. Lucas N, Macaskill P, Irwig L, Moran R, Bogduk N. Reliability of physical examination for diagnosis of myofascial trigger points: a systematic review of the literature. *Clin J Pain*. 2009;25(1):80-89.
349. Lew PC, Lewis J, Story I. Inter-therapist reliability in locating latent myofascial trigger points using palpation. *Man Ther*. 1997;2(2):87-90.
350. Gerwin RD, Shannon S, Hong C-Z, Hubbard DR, Gevirtz R. Interrater reliability in myofascial trigger point examination. *Pain*. 1997;69:65-73.
351. Bron C, Franssen J, Wensing M, Oostendorp RA. Interrater reliability of palpation of myofascial trigger points in three shoulder muscles. *J Man Manip Ther*. 2007;15(4):203-215.
352. Barbero M, Bertoli P, Cescon C, Macmillan F, Coutts F, Gatti R. Intra-rater reliability of an experienced physiotherapist in locating myofascial trigger points in upper trapezius muscle. *J Man Manip Ther*. 2012;20(4):171-177.
353. De Groef A, Van Kampen M, Dieltjens E, et al. Identification of myofascial trigger points in breast cancer survivors with upper limb pain: interrater reliability. *Pain Med*. 2017. doi:10.1093/pm/pnx299.
354. Mayoral del Moral O, Torres Lacomba M, Russell IJ, Sanchez Mendez AO, Sanchez Sanchez B. Validity and reliability of clinical examination in the diagnosis of myofascial pain syndrome and myofascial trigger points in upper quarter muscles. *Pain Med*. 2017. doi:10.1093/pm/pnx315.
355. Mora-Relucio R, Nunez-Nagy S, Gallego-Izquierdo T, et al. Experienced versus inexperienced interexaminer reliability on location and classification of myofascial trigger point palpation to diagnose lateral epicondylalgia: an observational cross-sectional study. *Evid Based Complement Alternat Med*. 2016;2016:6059719.
356. Al-Shenqiti AM, Oldham JA. Test-retest reliability of myofascial trigger point detection in patients with rotator cuff tendonitis. *Clin Rehabil*. 2005;19(5):482-487.
357. Anders HL, Corrie M, Jan H, et al. Standardized simulated palpation training—development of a palpation trainer and assessment of palpatory skills in experienced and inexperienced clinicians. *Man Ther*. 2010;15(3):254-260.
358. Myburgh C, Lauridsen HH, Larsen AH, Hartvigsen J. Standardized manual palpation of myofascial trigger points in relation to neck/shoulder pain; the influence of clinical experience on inter-examiner reproducibility. *Man Ther*. 2011;16(2):136-140.
359. McEvoy J, Huijbregts PA. Reliability of myofascial trigger point palpation: a systematic review. In: Dommerholt J, Huijbregts PA, eds. *Myofascial Trigger Points: Pathophysiology and Evidence-Informed Diagnosis and Management*. Boston, MA: Jones & Bartlett; 2011:65-88.
360. Rozenfeld E, Finestone AS, Moran U, Damri E, Kalichman L. Test-retest reliability of myofascial trigger point detection in hip and thigh areas. *J Bodyw Mov Ther*. 2017;21(4):914-919.
361. Hoyle JA, Marras WS, Sheedy JE, Hart DE. Effects of postural and visual stressors on myofascial trigger point development and motor unit rotation during computer work. *J Electromyogr Kinesiol*. 2011;21(1):41-48.
362. Treaster D, Marras WS, Burr D, Sheedy JE, Hart D. Myofascial trigger point development from visual and postural stressors during computer work. *J Electromyogr Kinesiol*. 2006;16(2):115-124.
363. Chen S-M, Chen JT, Kuan T-S, Hong J, Hong C-Z. Decrease in pressure pain thresholds of latent myofascial trigger points in the middle finger extensors immediately after continuous piano practice. *J Musculoskelet Pain*. 2000;8(3):83-92.
364. Hagg GM. Static work and myalgia-a new explanation model. In: Andersson PA, Hobart DJ, Danoff JV, eds. *Electromyographical Kinesiology*. Amsterdam, The Netherlands: Elsevier; 1991:115-199.
365. Hagg GM. The Cinderella hypothesis. In: Johansson H, Windhorst U, Djupsjobacka M, Passotore M, eds. *Chronic Work-Related Myalgia*. Gavle, Sweden: University Press; 2003:127-132.
366. Forsman M, Kadefors R, Zhang Q, Birch L, Palmerud G. Motor-unit recruitment in the trapezius muscle during arm movements and in VDU precision work. *Int J Ind Ergon*. 1999;24:619-630.
367. Zennaro D, Laubli T, Krebs D, Klipstein A, Krueger H. Continuous, intermitted and sporadic motor unit activity in the trapezius muscle during prolonged computer work. *J Electromyogr Kinesiol*. 2003;13(2):113-124.
368. Qerama E, Fuglsang-Frederiksen A, Kasch H, Bach FW, Jensen TS. Evoked pain in the motor endplate region of the brachial biceps muscle: an experimental study. *Muscle Nerve*. 2004;29(3):393-400.
369. Wessler I. Acetylcholine release at motor endplates and autonomic neuroeffector junctions: a comparison. *Pharmacol Res*. 1996;33(2):81-94.
370. Malomouzh AI, Mukhtarov MR, Nikolsky EE, Vyskocil F. Muscarinic M1 acetylcholine receptors regulate the non-quantal release of acetylcholine in the rat neuromuscular junction via NO-dependent mechanism. *J Neurochem*. 2007;102(6):2110-2117.
371. Magleby KL, Pallotta BS. A study of desensitization of acetylcholine receptors using nerve-released transmitter in the frog. *J Physiol*. 1981;316:225-250.
372. Choi RC, Siow NL, Cheng AW, et al. ATP acts via P2Y1 receptors to stimulate acetylcholinesterase and acetylcholine receptor expression: transduction and transcription control. *J Neurosci*. 2003;23(11):4445-4456.
373. Malomouzh AI, Nikolsky EE, Vyskocil F. Purine P2Y receptors in ATP-mediated regulation of non-quantal acetylcholine release from motor nerve endings of rat diaphragm. *Neurosci Res*. 2011;71(3):219-225.
374. Liu QG, Liu L, Huang QM, Nguyen TT, Ma YT, Zhao JM. Decreased spontaneous electrical activity and acetylcholine at myofascial trigger spots after dry needling treatment: a pilot study. *Evid Based Complement Alternat Med*. 2017;2017:3938191.
375. Bukharaeva EA, Salakhutdinov RI, Vyskocil F, Nikolsky EE. Spontaneous quantal and non-quantal release of acetylcholine at mouse endplate during onset of hypoxia. *Physiol Res*. 2005;54(2):251-255.
376. Grinnell AD, Chen BM, Kashani A, Lin J, Suzuki K, Kidokoro Y. The role of integrins in the modulation of neurotransmitter release from motor nerve terminals by stretch and hypertonicity. *J Neurocytol*. 2003;32(5-8):489-503.
377. Chen BM, Grinnell AD. Kinetics, Ca^{2+} dependence, and biophysical properties of integrin-mediated mechanical modulation of transmitter release from frog motor nerve terminals. *J Neurosci*. 1997;17(3):904-916.
378. Smillie SJ, Brain SD. Calcitonin gene-related peptide (CGRP) and its role in hypertension. *Neuropeptides*. 2011;45(2):93-104.
379. Durham PL, Vause CV. Calcitonin gene-related peptide (CGRP) receptor antagonists in the treatment of migraine. *CNS Drugs*. 2010;24(7):539-548.
380. Hodges-Savola CA, Fernandez HL. A role for calcitonin gene-related peptide in the regulation of rat skeletal muscle G4 acetylcholinesterase. *Neurosci Lett*. 1995;190(2):117-120.
381. Shah JP. A novel microanalytical technique for assaying soft tissue demonstrates significant quantitative biochemical differences in 3 clinically distinct groups: normal, latent, and active (Abstract). *Arch Phys Med Rehabil*. 2003;84(9):A4.

382. Shah JP, Danoff JV, Desai MJ, et al. Biochemicals associated with pain and inflammation are elevated in sites near to and remote from active myofascial trigger points. *Arch Phys Med Rehabil.* 2008;89(1):16-23.
383. Shah JP, Gilliams EA. Uncovering the biochemical milieu of myofascial trigger points using in vivo microdialysis: an application of muscle pain concepts to myofascial pain syndrome. *J Bodyw Mov Ther.* 2008;12(4):371-384.
384. Dommerholt J, Bron C, Franssen J. Myofascial trigger points; an evidence-informed review. *J Manual Manipulative Ther.* 2006;14(4):203-221.
385. Bruckle W, Suckfull M, Fleckenstein W, Weiss C, Muller W. Gewebe-pO2-Messung in der verspannten Ruckenmuskulatur (m. erector spinae). [Tissue pO2 measurement in taut back musculature (m. erector spinae)]. *Z Rheumatol.* 1990;49(4):208-216.
386. Ballyns JJ, Shah JP, Hammond J, Gebreab T, Gerber LH, Sikdar S. Objective sonographic measures for characterizing myofascial trigger points associated with cervical pain. *J Ultrasound Med.* 2011;30(10):1331-1340.
387. Deval E, Gasull X, Noel J, et al. Acid-sensing ion channels (ASICs): pharmacology and implication in pain. *Pharmacol Ther.* 2010;128(3):549-558.
388. Sluka KA, Gregory NS. The dichotomized role for acid sensing ion channels in musculoskeletal pain and inflammation. *Neuropharmacology.* 2015;94:58-63.
389. Sluka KA, Kalra A, Moore SA. Unilateral intramuscular injections of acidic saline produce a bilateral, long-lasting hyperalgesia. *Muscle Nerve.* 2001;24(1):37-46.
390. Sluka KA, Price MP, Breese NM, Stucky CL, Wemmie JA, Welsh MJ. Chronic hyperalgesia induced by repeated acid injections in muscle is abolished by the loss of ASIC3, but not ASIC1. *Pain.* 2003;106(3):229-239.
391. Sluka KA, Radhakrishnan R, Benson CJ, et al. ASIC3 in muscle mediates mechanical, but not heat, hyperalgesia associated with muscle inflammation. *Pain.* 2007;129(1-2):102-112.
392. Sluka KA, Rohlwing JJ, Bussey RA, Eikenberry SA, Wilken JM. Chronic muscle pain induced by repeated acid injection is reversed by spinally administered mu- and delta-, but not kappa-, opioid receptor agonists. *J Pharmacol Exp Ther.* 2002;302(3):1146-1150.
393. Hubbard DR, Berkoff GM. Myofascial trigger points show spontaneous needle EMG activity. *Spine.* 1993;18(13):1803-1807.
394. Simons DG. Do endplate noise and spikes arise from normal motor endplates? *Am J Phys Med Rehabil.* 2001;80(2):134-140.
395. Simons DG. New views of myofascial trigger points: etiology and diagnosis. *Arch Phys Med Rehabil.* 2008;89(1):157-159.
396. Simons DG, Hong CZ, Simons LS. Endplate potentials are common to midfiber myofascial trigger points. *Am J Phys Med Rehabil.* 2002;81(3):212-222.
397. Chen JT, Chen SM, Kuan TS, Chung KC, Hong CZ. Phentolamine effect on the spontaneous electrical activity of active loci in a myofascial trigger spot of rabbit skeletal muscle. *Arch Phys Med Rehabil.* 1998;79(7):790-794.
398. Tsai CT, Hsieh LF, Kuan TS, Kao MJ, Chou LW, Hong CZ. Remote effects of dry needling on the irritability of the myofascial trigger point in the upper trapezius muscle. *Am J Phys Med Rehabil.* 2009;89(2):133-140.
399. Kuan T-A, Lin T-S, Chen JT, Chen S-M, Hong C-Z. No increased neuromuscular jitter at rabbit skeletal muscle trigger spot spontaneous electrical activity sites. *J Musculoskelet Pain.* 2000;8(3):69-82.
400. Couppe C, Midttun A, Hilden J, Jorgensen U, Oxholm P, Fuglsang-Frederiksen A. Spontaneous needle electromyographic activity in myofascial trigger points in the infraspinatus muscle: a blinded assessment. *J Musculoskelet Pain.* 2001;9(3):7-16.
401. Macgregor J, Graf von Schweinitz D. Needle electromyographic activity of myofascial trigger points and control sites in equine cleidobrachialis muscle—an observational study. *Acupunct Med.* 2006;24(2):61-70.
402. Ge HY, Fernández-de-Las-Peñas C, Yue SW. Myofascial trigger points: spontaneous electrical activity and its consequences for pain induction and propagation. *Chin Med.* 2011;6:13.
403. Chen JT, Chung KC, Hou CR, Kuan TS, Chen SM, Hong CZ. Inhibitory effect of dry needling on the spontaneous electrical activity recorded from myofascial trigger spots of rabbit skeletal muscle. *Am J Phys Med Rehabil.* 2001;80(10):729-735.
404. Chen JT, Kuan T-S, Hong C-Z. Inhibitory effect of calcium channel blocker on the spontaneous electrical activity of myofascial trigger point (Abstract). *J Musculoskelet Pain.* 1998;6(suppl 2):24.
405. Kuan TS, Chen JT, Chen SM, Chien CH, Hong CZ. Effect of botulinum toxin on endplate noise in myofascial trigger spots of rabbit skeletal muscle. *Am J Phys Med Rehabil.* 2002;81(7):512-520; quiz 521-513.
406. Chen S-M, Chen JT, Kuan T-S, Hong C-Z. Effect of neuromuscular blocking agent on the spontaneous activity of active loci in a myofascial trigger spot of rabbit skeletal muscle (Abstract). *J Musculoskelet Pain.* 1998;6(suppl 2):25.
407. Chen KH, Hong CZ, Kuo FC, Hsu HC, Hsieh YL. Electrophysiologic effects of a therapeutic laser on myofascial trigger spots of rabbit skeletal muscles. *Am J Phys Med Rehabil.* 2008;87(12):1006-1014.
408. Shah JP, Phillips TM, Danoff JV, Gerber LH. An in vivo microanalytical technique for measuring the local biochemical milieu of human skeletal muscle. *J Appl Physiol.* 2005;99(5):1977-1984.
409. Hsieh YL, Yang SA, Yang CC, Chou LW. Dry needling at myofascial trigger spots of rabbit skeletal muscles modulates the biochemicals associated with pain, inflammation, and hypoxia. *Evid Based Complement Alternat Med.* 2012;2012:342165.
410. Hsieh YL, Hong CZ, Chou LW, Yang SA, Yang CC. Fluence-dependent effects of low-level laser therapy in myofascial trigger spots on modulation of biochemicals associated with pain in a rabbit model. *Lasers Med Sci.* 2015;30(1):209-216.
411. Willis WD. Retrograde signaling in the nervous system: dorsal root reflexes. In: Bradshaw RA, Dennis EA, eds. *Handbook of Cell Signaling.* Vol 3. San Diego, CA: Academic/Elsevier Press; 2004.
412. Zeilhofer HU, Brune K. Analgesic strategies beyond the inhibition of cyclooxygenases. *Trends Pharmacol Sci.* 2006;27(9):467-474.
413. Verri WA Jr, Cunha TM, Parada CA, Poole S, Cunha FQ, Ferreira SH. Hypernociceptive role of cytokines and chemokines: targets for analgesic drug development? *Pharmacol Ther.* 2006;112(1):116-138.
414. Schafers M, Sorkin LS, Sommer C. Intramuscular injection of tumor necrosis factor-alpha induces muscle hyperalgesia in rats. *Pain.* 2003;104(3):579-588.
415. Vyklicky L, Knotkova-Urbancova H, Vitaskova Z, Vlachova V, Kress M, Reeh PW. Inflammatory mediators at acidic pH activate capsaicin receptors in cultured sensory neurons from newborn rats. *J Neurophysiol.* 1998;79(2):670-676.
416. Jensen K, Tuxen C, Pedersen-Bjergaard U, Jansen I, Edvinsson L, Olesen J. Pain and tenderness in human temporal muscle induced by bradykinin and 5-hydroxytryptamine. *Peptides.* 1990;11(6):1127-1132.
417. Gordon JR, Galli SJ. Mast cells as a source of both preformed and immunologically inducible TNF-alpha/cachectin. *Nature.* 1990;346(6281):274-276.
418. Iuvone T, Den Bossche RV, D'Acquisto F, Carnuccio R, Herman AG. Evidence that mast cell degranulation, histamine and tumour necrosis factor alpha release occur in LPS-induced plasma leakage in rat skin. *Br J Pharmacol.* 1999;128(3):700-704.
419. Ge HY, Fernández-de-las-Peñas C, Arendt-Nielsen L. Sympathetic facilitation of hyperalgesia evoked from myofascial tender and trigger points in patients with unilateral shoulder pain. *Clin Neurophysiol.* 2006;117(7):1545-1550.
420. Banks S, Jacobs D, Gevirtz R, Hubbard D. Effects of autogenic relaxation training on electromyographic activity in active myofascial trigger points. *J Musculoskelet Pain.* 1998;6(4):23-32.
421. Lewis C, Gevirtz R, Hubbard DR, et al. Needle trigger point and surface frontal EMG measurements of psychophysiological responses in tension-type headache patients. *Biofeedback Self Regul.* 1994;19(3):274-275.
422. Backman E, Bengtsson A, Bengtsson M, Lennmarken C, Henriksson KG. Skeletal muscle function in primary fibromyalgia. Effect of regional sympathetic blockade with guanethidine. *Acta Neurol Scand.* 1988;77(3):187-191.
423. Bengtsson A, Bengtsson M. Regional sympathetic blockade in primary fibromyalgia. *Pain.* 1988;33(2):161-167.
424. Martinez-Lavin M. Fibromyalgia as a sympathetically maintained pain syndrome. *Curr Pain Headache Rep.* 2004;8(5):385-389.
425. Maekawa K, Clark GT, Kuboki T. Intramuscular hypoperfusion, adrenergic receptors, and chronic muscle pain. *J Pain.* 2002;3(4):251-260.
426. Bowman WC, Marshall IG, Gibb AJ, Harborne AJ. Feedback control of transmitter release at the neuromuscular junction. *Trends Pharmacol Sci.* 1988;9(1):16-20.
427. Lund T, Osterud B. The effect of TNF-alpha, PMA, and LPS on plasma and cell-associated IL-8 in human leukocytes. *Thromb Res.* 2004;113(1):75-83.
428. Loram LC, Fuller A, Fick LG, Cartmell T, Poole S, Mitchell D. Cytokine profiles during carrageenan-induced inflammatory hyperalgesia in rat muscle and hind paw. *J Pain.* 2007;8(2):127-136.
429. Thunberg J, Ljubisavljevic M, Djupsjobacka M, Johansson H. Effects on the fusimotor-muscle spindle system induced by intramuscular injections of hypertonic saline. *Exp Brain Res.* 2002;142(3):319-326.
430. Chen KH, Hong CZ, Hsu HC, Wu SK, Kuo FC, Hsieh YL. Dose-dependent and ceiling effects of therapeutic laser on myofascial trigger spots in rabbit skeletal muscles. *J Musculoskelet Pain.* 2010;18(3):235-245.
431. Hong C-Z, Torigoe Y. Electrophysiological characteristics of localized twitch responses in responsive taut bands of rabbit skeletal muscle. *J Musculoskelet Pain.* 1994;2(2):17-43.
432. Hong CZ, Simons DG. Pathophysiologic and electrophysiologic mechanisms of myofascial trigger points. *Arch Phys Med Rehabil.* 1998;79(7):863-872.
433. Koppenhaver SL, Walker MJ, Rettig C, et al. The association between dry needling-induced twitch response and change in pain and muscle function in patients with low back pain: a quasi-experimental study. *Physiotherapy.* 2017;103(2):131-137.
434. Perreault T, Dunning J, Butts R. The local twitch response during trigger point dry needling: is it necessary for successful outcomes? *J Bodyw Mov Ther.* 2017;21(4):940-947.
435. Dunning J, Butts R, Mourad F, Young I, Flannagan S, Perreault T. Dry needling: a literature review with implications for clinical practice guidelines. *Phys Ther Rev.* 2014;19(4):252-265.
436. Ballantyne JC, Rathmell JP, Fishman SM. *Bonica's Management of Pain.* Baltimore, MD: Lippincott Williams & Williams; 2010.
437. Mense S. Referral of muscle pain: new aspects. *Amer Pain Soc J.* 1994;3(1):1-9.
438. Vecchiet L, Dragani L, De Bigontina P, Obletter G, Giamberardino MA. Chapter 19, Experimental referred pain and hyperalgesia from muscles in humans. In: Vecchiet L, Albe-Fessard D, Lindblom U, Giamberardino MA,

eds. *New Trends in Referred Pain and Hyperalgesia*. Vol 27. Amsterdam, The Netherlands: Elsevier Science Publishers; 1993:239-249.
439. Vecchiet L, Giamberardino MA. Referred pain: clinical significance, pathophysiology and treatment. In: Fischer AA, ed. *Myofascial Pain: Update in Diagnosis and Treatment*. Vol 8. Philadelphia, PA: W.B. Saunders Company; 1997:119-136.
440. Vecchiet L, Vecchiet J, Giamberardino MA. Referred muscle pain: clinical and pathophysiologic aspects. *Curr Rev Pain*. 1999;3(6):489-498.
441. Rubin TK, Lake S, van der Kooi S, et al. Predicting the spatiotemporal expression of local and referred acute muscle pain in individual subjects. *Exp Brain Res*. 2012;223(1):11-18.
442. Hooshmand H. Referred pain and trigger point. In: Hooshmand H, ed. *Chronic Pain: Reflex Sympathetic Dystrophy, Prevention and Management*. Boca Raton, FL: CRC Press; 1993:83-90.
443. Hwang M, Kang YK, Kim DH. Referred pain pattern of the pronator quadratus muscle. *Pain*. 2005;116(3):238-242.
444. Hwang M, Kang YK, Shin JY, Kim DH. Referred pain pattern of the abductor pollicis longus muscle. *Am J Phys Med Rehabil*. 2005;84(8):593-597.
445. Jaeger B. Myofascial referred pain patterns: the role of trigger points. *CDA J*. 1985;13(3):27-32.
446. Kleier DJ. Referred pain from a myofascial trigger point mimicking pain of endodontic origin. *J Endod*. 1985;11(9):408-411.
447. Koelbaek Johansen M, Graven-Nielsen T, Schou Olesen A, Arendt-Nielsen L. Generalised muscular hyperalgesia in chronic whiplash syndrome. *Pain*. 1999;83(2):229-234.
448. Fernández-de-Las-Peñas C, Galan-Del-Rio F, Alonso-Blanco C, Jimenez-Garcia R, Arendt-Nielsen L, Svensson P. Referred pain from muscle trigger points in the masticatory and neck-shoulder musculature in women with temporomandibular disorders. *J Pain*. 2010;11(12):1295-1304.
449. Fernández-de-Las-Peñas C, Ge HY, Alonso-Blanco C, Gonzalez-Iglesias J, Arendt-Nielsen L. Referred pain areas of active myofascial trigger points in head, neck, and shoulder muscles, in chronic tension type headache. *J Bodyw Mov Ther*. 2010;14(4):391-396.
450. Fernández-de-las-Peñas C, Grobli C, Ortega-Santiago R, et al. Referred pain from myofascial trigger points in head, neck, shoulder, and arm muscles reproduces pain symptoms in blue-collar (manual) and white-collar (office) workers. *Clin J Pain*. 2012;28(6):511-518.
451. Giamberardino MA, Affaitati G, Iezzi S, Vecchiet L. Referred muscle pain and hyperalgesia from viscera. *J Musculoskelet Pain*. 1999;7(1/2):61-69.
452. Graven-Nielsen T, Arendt-Nielsen L, Svensson P, Jensen TS. Quantification of local and referred muscle pain in humans after sequential i.m. injections of hypertonic saline. *Pain*. 1997;69(1-2):111-117.
453. Hong C-Z, Chen Y-N, Twehous D, Hong DH. Pressure threshold for referred pain by compression on the trigger point and adjacent areas. *J Musculoskelet Pain*. 1996;4(3):61-79.
454. Fernández-de-Las-Peñas C, Ge HY, Arendt-Nielsen L, Cuadrado ML, Pareja JA. Referred pain from trapezius muscle trigger points shares similar characteristics with chronic tension type headache. *Eur J Pain*. 2007;11(4):475-482.
455. Fernández-de-Las-Peñas C, Ge HY, Arendt-Nielsen L, Cuadrado ML, Pareja JA. The local and referred pain from myofascial trigger points in the temporalis muscle contributes to pain profile in chronic tension-type headache. *Clin J Pain*. 2007;23(9):786-792.
456. Alonso-Blanco C, Fernández-de-Las-Peñas C, de-la-Llave-Rincon AI, Zarco-Moreno P, Galan-Del-Rio F, Svensson P. Characteristics of referred muscle pain to the head from active trigger points in women with myofascial temporomandibular pain and fibromyalgia syndrome. *J Headache Pain*. 2012;13(8):625-637.
457. Choi TW, Park HJ, Lee AR, Kang YK. Referred pain patterns of the third and fourth dorsal interosseous muscles. *Pain Physician*. 2015;18(3):299-304.
458. Gandevia SC, Phegan CM. Perceptual distortions of the human body image produced by local anaesthesia, pain and cutaneous stimulation. *J Physiol*. 1999;514 (pt 2):609-616.
459. Zhang Y, Ge HY, Yue SW, Kimura Y, Arendt-Nielsen L. Attenuated skin blood flow response to nociceptive stimulation of latent myofascial trigger points. *Arch Phys Med Rehabil*. 2009;90(2):325-332.
460. Ge HY, Arendt-Nielsen L. Latent myofascial trigger points. *Curr Pain Headache Rep*. 2011;15(5):386-392.
461. Ge HY, Nie H, Madeleine P, Danneskiold-Samsoe B, Graven-Nielsen T, Arendt-Nielsen L. Contribution of the local and referred pain from active myofascial trigger points in fibromyalgia syndrome. *Pain*. 2009;147(1-3):233-240.
462. Li LT, Ge HY, Yue SW, Arendt-Nielsen L. Nociceptive and non-nociceptive hypersensitivity at latent myofascial trigger points. *Clin J Pain*. 2009;25(2):132-137.
463. Wang C, Ge HY, Ibarra JM, Yue SW, Madeleine P, Arendt-Nielsen L. Spatial pain propagation over time following painful glutamate activation of latent myofascial trigger points in humans. *J Pain*. 2012;13(6):537-545.
464. Ruch TC. Pathophysiology of pain. In: Ruch TC, Patton HD, eds. *Physiology and Biophysics: The Brain and Neural Function*. Philadelphia, PA: W.B. Saunders Company; 1979:272-324.
465. Sinclair DC, Weddell G, Feindel WH. Referred pain and associated phenomena. *Brain*. 1948;71(2):184-211.
466. Theobald GW. The relief and prevention of referred pain. *J Obstet Gynaecol Br Emp*. 1949;56(3):447-460.
467. Hoheisel U, Mense S, Simons DG, Yu XM. Appearance of new receptive fields in rat dorsal horn neurons following noxious stimulation of skeletal muscle: a model for referral of muscle pain? *Neurosci Lett*. 1993;153(1):9-12.
468. Arendt-Nielsen L, Ge HY. Patho-physiology of referred muscle pain. In: Fernández-de-Las Peñas C, Arendt-Nielsen L, Gerwin R, eds. *Tension-Type and Cervicogenic Headache: Patho-Physiology, Diagnosis and Treatment*. Boston, MA: Jones & Bartlett Publishers; 2009:51-59.
469. Mense S, Hoheisel U. New developments in the understanding of the pathophysiology of muscle pain. *J Musculoskelet Pain*. 1999;7(1/2):13-24.
470. Taguchi T, Hoheisel U, Mense S. Dorsal horn neurons having input from low back structures in rats. *Pain*. 2008;138(1):119-129.
471. Kuan TS, Hong CZ, Chen JT, Chen SM, Chien CH. The spinal cord connections of the myofascial trigger spots. *Eur J Pain*. 2007;11(6):624-634.
472. Arendt-Nielsen L, Sluka KA, Nie HL. Experimental muscle pain impairs descending inhibition. *Pain*. 2008;140(3):465-471.
473. Srbely JZ, Dickey JP, Lee D, Lowerison M. Dry needle stimulation of myofascial trigger points evokes segmental anti-nociceptive effects. *J Rehabil Med*. 2010;42(5):463-468.
474. Staud R. Peripheral pain mechanisms in chronic widespread pain. *Best Pract Res Clin Rheumatol*. 2011;25(2):155-164.
475. Rubin TK, Gandevia SC, Henderson LA, Macefield VG. Effects of intramuscular anesthesia on the expression of primary and referred pain induced by intramuscular injection of hypertonic saline. *J Pain*. 2009;10(8):829-835.
476. Mellick GA, Mellick LB. Regional head and face pain relief following lower cervical intramuscular anesthetic injection. *Headache*. 2003;43(10):1109-1111.
477. Affaitati G, Costantini R, Fabrizio A, Lapenna D, Tafuri E, Giamberardino MA. Effects of treatment of peripheral pain generators in fibromyalgia patients. *Eur J Pain*. 2011;15(1):61-69.

Capítulo 2

Neurofisiologia do ponto-gatilho
Robert D. Gerwin

1. INTRODUÇÃO

O ponto-gatilho (PG) é o fundamento aceito para a dor localizada e referida da síndrome da dor miofascial. Mesmo com estudos recentes do PG, os verdadeiros mecanismos de seu aparecimento e resolução estão ainda no campo da especulação. A hipótese integrada de Simons mostrou um quadro amplificado do mecanismo de desenvolvimento da banda tensionada e da dor induzida do PG, embora sem os detalhes necessários que mostrem o motivo de sua real ocorrência.[1] Mais detalhes foram trazidos por Gerwin e colaboradores,[2] ainda que mais dados da banda tensionada, do PG e da síndrome da dor miofascial continuem obscuros. Desde então, outros estudiosos resumiram essas hipóteses, ou ampliaram-nas, principalmente Bron e Dommerholt.[3] Porém, essas propostas foram acompanhadas, mais recentemente, por novas investigações, que confirmam alguns aspectos das hipóteses, ao passo que outras constituem tão somente especulações. No rol de perguntas sem resposta sobre o(s) mecanismo(s) pelo(s) qual(ais) o sistema nervoso simpático (SNS) influencia a banda tensionada, encontra-se o que explica o surgimento dessa banda e sua manutenção, o que conduz ao ruído na placa terminal, o mecanismo da reação de contração localizada e o mecanismo de resolução do PG. Além disso, ainda carece de explicação o papel do tecido fascial na criação e na manutenção dos PGs, assunto do Capítulo 3, O papel dos músculos e das fáscias na síndrome da dor miofascial. Concluindo, ainda há necessidade de pesquisas adequadas sobre o PG ser transitório em algumas pessoas e persistente em outras. Muitas das premissas foram apresentadas no Capítulo 1, Ciências da dor e dor miofascial. Haverá algumas sobreposições, mas a combinação dos dois capítulos propiciará uma ampla revisão crítica do pensamento atual.

Essa discussão busca uma revisão abreviada do que é conhecido sobre o surgimento da banda tensionada do PG, já que ela parece constituir o sinal clínico inicial do PG. Assim, será abordado o papel das alterações funcionais na junção neuromuscular (JNM), bem como o papel do SNS α-adrenérgico. Há necessidade de cálcio (Ca^{2+}) para que ocorra uma ponte cruzada de actina e miosina, produzindo contração muscular. Portanto, serão abordadas os distúrbios no mecanismo da combinação excitação-contração (ECC, do inglês *excitation-contraction coupling*), principalmente a possibilidade de um polimorfismo, que compromete um importante canal de íons de cálcio de ter um papel na manutenção da banda tensionada, trifosfato de adenosina (ATP) é necessário à remoção do Ca^{2+} do citosol para reverter a ponte cruzada actina-miosina; então, será revisado o efeito das alterações na concentração de ATP, em particular em relação a outro polimorfismo do canal de íons. Além disso, o SNS β-adrenérgico também modula os níveis citosólicos de Ca^{2+}, havendo necessidade de investigação de seu papel. Conclui-se que as mutações que levam ao polimorfismo associado ao funcionamento do canal de íon, importante na regulação das concentrações citosólicas de Ca^{2+} ($[Ca^{2+}]c$), são consideradas como uma possibilidade importante ao desenvolvimento e à manutenção da banda tensionada em algumas pessoas.

2. O ENTENDIMENTO ATUAL DO PONTO-GATILHO COM BASE EM EVIDÊNCIAS

Contração segmentada do sarcômero

A observação de que surgem bandas musculares separadas e não rijas leva à ideia de haver uma contração subjacente de sarcômeros, localizada e intensa, capaz de ser sentida como um enrijecimento muscular. Essa noção foi fortalecida pelo reexame de uma microfotografia de um músculo canino publicada por Simons e Stolov, que mostra uma área de concentração intensa de sarcômeros sob uma estrutura que, possivelmente, era uma JNM[4] (Figura 2-1). Tal observação levou a tentativas de replicar zonas focalizadas de contração de sarcômeros no animal experimental, basicamente utilizando um inibidor anticolinesterase (AchE), as quais não foram tão bem-sucedidas.[5] Entretanto, a ideia de contração segmentada de sarcômeros deu início a uma busca de mecanismos que causariam contração sustentada de sarcômeros, algo consistente com observações clínicas. Não há estudo publicado que mostre a ocorrência de áreas de contração intensa de sarcômeros em locais de PGs, tanto em pessoas quanto em animais.

Eletrofisiologia do ponto-gatilho

Há uma assinatura eletromiográfica (EMG) característica do PG ativo usada como seu marcador. Trata-se de uma combinação de atividade rápida de baixa amplitude, consistente com potenciais de placa terminal em miniatura (MEPPs, do inglês *miniature endplate potentials*), embora com frequência mais alta do que a normalmente encontrada com os MEPPs, com atividade intermitente de picos e maior amplitude, os chamados picos de placa terminal (EPSs, do inglês *endplate spikes*), que costumam apresentar uma negatividade elétrica inicial. Essas descargas características foram relatadas, inicialmente, por Hubbard e Berkoff,[6] e, posteriormente, estudadas em detalhe por Simons e colaboradores[7,8] e por Couppé e colaboradores.[9] A atividade elétrica espontânea (SEA, do inglês *spontaneous electrical activity*) do PG (Figura 2-2), descrita por Hubbard e Berkoff, foi confinada a um local com diâmetro de 1 a 2 mm, e foi de uma descarga de baixa amplitude bastante constante, de cerca de 50 μm ou menos, assinalada por picos de maior amplitude, de cerca de 50 a 100 μm. A SEA está presente no músculo em repouso, conforme mostra o registro EMG do músculo adjacente, externo à banda tensionada. Couppé e colaboradores relataram que as descargas elétricas dos PGs eram características de ruído de placa terminal, tanto com MEPPs de potenciais de baixa voltagem, monofásicos e negativos, quanto com picos de placa terminal, com amplitude de até 600 μV, inicialmente irregulares e negativos na natureza. Esses autores associaram a atividade elétrica a uma atividade motora da placa terminal. Ojala e colaboradores relataram EPS em PGs, mas ainda encontrou descargas repetitivas complexas (CRDs, do inglês *complex repetitive discharges*) em alguns PGs.[10] Além disso, informou que os EPSs não estavam confinados aos PGs. A SEA é mais destacada na banda tensionada na zona de PG, possui um alcance limitado na banda tensionada, e é de duração longa e persistente.

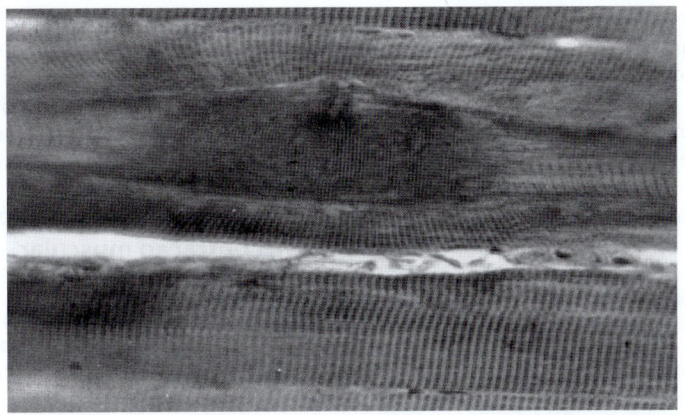

Figura 2-1 Corte longitudinal de um exemplo dos pontos rijos de contração identificados em biópsias de músculos caninos, neste caso, o músculo grácil. Foi escolhida como local da biópsia uma área de diferenciada ausência de tensão em uma banda tensionada do músculo. Esses são dois critérios essenciais para um PG. As estrias (que correspondem ao comprimento do sarcômero) indicam uma contratura grave, de cerca de 100 sarcômeros, na parte enrijecida da fibra muscular. Os sarcômeros dos dois lados da porção rija mostram um alongamento compensatório, comparados aos sarcômeros normalmente espaçados nas fibras musculares, na parte inferior da figura. O diâmetro da fibra está bastante aumentado, na região do enrijecimento, e reduzido de maneira anormal em seus dois lados. A irregularidade do sarcolema junto à borda superior da fibra (no centro do nó da contratura) pode representar uma placa terminal. A distorção do alinhamento do sarcômero nas fibras do músculo adjacente representa estresses repentinos nessas fibras, capazes de, em certo momento, ter um papel na propagação dessa disfunção às fibras musculares vizinhas.

O mecanismo PG-SEA é ainda desconhecido, embora atribuído a uma disfunção da JNM e da placa terminal,[1] embora Hubbard e Berkoff[6] e, posteriormente, Partanen e colaboradores[11] considerassem que a origem da atividade seria o fuso muscular, e que este fuso seria o local anatômico da disfunção causadora do PG e da própria banda tensionada. Esse assunto será discutido com mais detalhes adiante nesta seção. Independentemente da ocorrência, a elevada frequência da atividade tipo MEPP exige uma explicação.

3. JUNÇÃO NEUROMUSCULAR
Banda tensionada do ponto-gatilho

A banda individualizada e tensionada do PG no músculo é uma banda muscular densa, demonstrada por Gerwin e Duranleau em um ultrassom de 1997,[12] e, mais tarde, com técnicas modernas e nitidez muito maior, por Sikdar e colaboradores.[13] A eficiência sináptica aumentada da JNM pode ocasionar mais ativação motora da placa terminal, mas não provocar uma contração

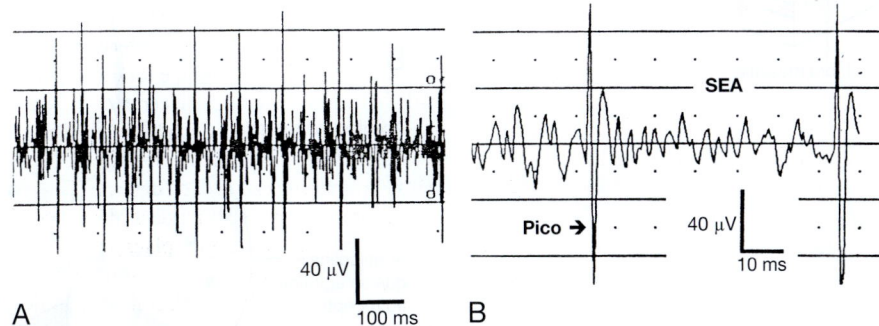

Figura 2-2 Registro comum da atividade elétrica espontânea e dos picos, a partir de um local ativo de um PG, em duas diferentes velocidades de varredura. (A) Registro na mesma velocidade lenta de varredura de 100 mseg/div, usada por Hubbard e Berkoff,[6] para mostrar essa atividade elétrica. São passíveis de identificação apenas picos de polaridade inicial desconhecida. (B) Uma amplificação similar, embora em uma velocidade de varredura 10 vezes maior de 10 mseg/div, usada em estudos posteriores por outros pesquisadores,[8] que também observaram o componente de ruído de baixa amplitude, além da polaridade do desvio inicial dos picos em relação ao local da atividade. Essas são informações adicionais de grande importância para a compreensão da origem e da natureza desses potenciais.

persistente devido a outros mecanismos que interrompem a liberação excessiva de acetilcolina (ACh) do nervo motor. A concentração de ACh na placa motora terminal, o fator essencial na determinação da atividade motora da placa terminal, pode ser modulada por qualquer um entre vários mecanismos. Uma rápida revisão de como a ACh é liberada e, posteriormente, aglutinada ao receptor acetilcolina (AChR) embasará a compreensão dos mecanismos reguladores que controlam a ACh na placa motora terminal.

Liberação ortodrômica provocada por estímulo axonal

A liberação ortodrômica provocada por estímulo axonal de ACh na JNN é uma liberação quantal, embora gradual (e não tipo "tudo ou nada"), resultando em contração muscular por despolarização da membrana muscular na placa motora terminal. A ACh, liberada do terminal nervoso motor, cruza a fenda sináptica e aglutina-se ao AChR na placa motora terminal (Figura 2-3). Uma quantidade suficiente de moléculas ACh que se aglutinam ao AChR na placa motora terminal despolarizarão a membrana muscular, gerando uma ação potencial que desce para as invaginações membranosas, denominadas túbulos T, chegando ao receptor de di-hidropiridina (DHPR), localizado na membrana do túbulo T (Figura 2-4A e B). O sinal intermolecular é transmitido a partir dos canais Ca^{2+} tipo L na membrana plasmática para um canal de cálcio receptor de rianodina (RyR, do inglês *ryanodine receptor*), localizado a 10/nm.[14] O DHPR bloqueia, fisicamente, o canal de cálcio RyR localizado no retículo sarcoplasmático (RS). A despolarização da membrana desliga os DHPRs dos RyRs, abrindo os canais e possibilitando a passagem de Ca^{2+} do RS para o citosol, aumentando a concentração de cálcio citosólico ($[Ca^{2+}]c$).[15]

Necessidade de Ca^{2+} citosólico para contração muscular

O Ca^{2+} citosólico interage com a actina e a miosina na produção do encurtamento do sarcômero por meio da formação de ponte cruzada, levando à contração e ao encurtamento do sarcômero. Locais de ligação da actina nas porções superiores da miosina, bloqueados pela tropomiosina (Figura 2-5A), são deslocados pelo Ca^{2+}, que se aglutina à troponina, então deslocando a tropomiosina de modo a expor locais aglutinadores nas porções superiores da miosina (Figura 2-5B). Formam-se, em seguida, elos de ponte cruzada entre a actina e a miosina (Figuras 2-5B e 2-6). Ocorre uma alteração na configuração, com flexionamento das cabeças da miosina. Flexionamentos repetidos e, posteriormente, a liberação de Ca^{2+} para a troponina provocam uma "marcha" progressiva de moléculas de actina que se sobrepõem à miosina, resultando em uma sobreposição maior das duas moléculas. A actina, agregada às linhas Z do sarcômero pela titina, contrai o sarcômero conforme encurta o complexo actina-miosina (Figura 2-7).

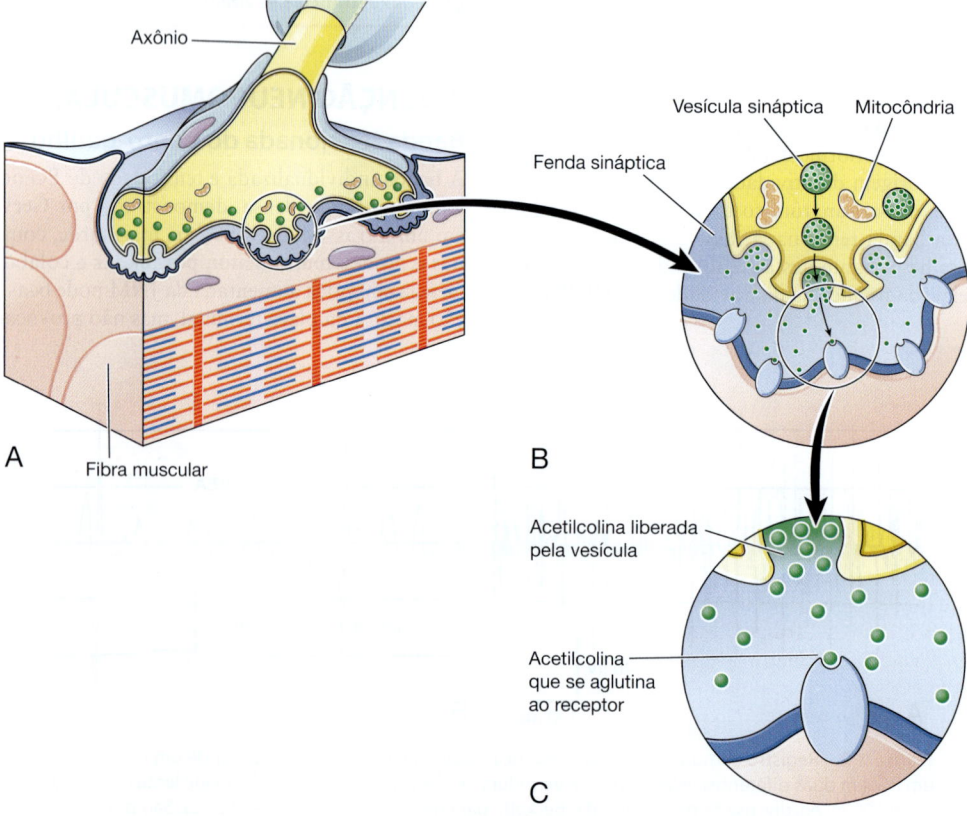

Figura 2-3 Junção neuromuscular. (A) Neurônios e fibras musculares comunicam-se na junção neuromuscular. (B) Sinais elétricos deslocam-se junto ao axônio e estimulam vesículas sinápticas em seu final para liberação de acetilcolina, um neurotransmissor, na fenda sináptica. (C) A acetilcolina cruza a fenda sináptica e aglutina-se aos receptores no sarcolema das fibras musculares, levando a alterações no interior da célula muscular que iniciam a contração do músculo.

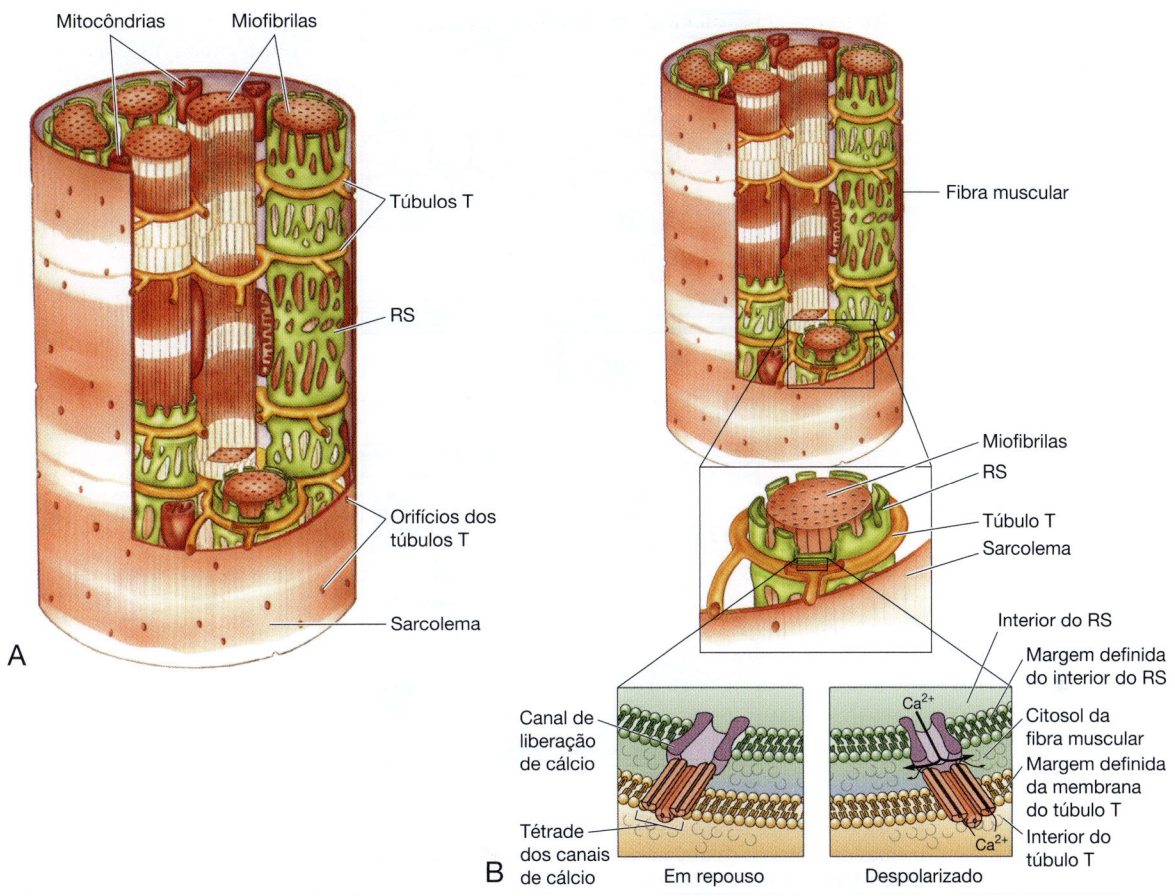

Figura 2-4 (A) Estrutura de uma fibra muscular. Túbulos T conduzem a atividade elétrica da membrana superficial às partes mais profundas da fibra muscular. (B) Liberação de Ca^2 do retículo sarcoplasmático (RS). Despolarização da membrana do túbulo T produz alterações conformacionais em proteínas associadas aos canais de cálcio no RS, liberando Ca^{2+} armazenado no citosol da fibra muscular.

O processo é concluído pela retirada e pela reabsorção do Ca^{2+} no RS, um processo que requer energia mediado por CaATPase e é dependente do trifosfato de adenosina (ATP).[16]

Despolarização sublimiar

Moléculas de acetilcolina que se aglutinam à placa motora terminal em quantidades insuficientes à produção de um potencial de ação (PA) ainda são capazes de produzir uma despolarização local e sublimiar que não resulta em propagação da despolarização da membrana. No entanto, uma despolarização sublimiar suficiente parece causar contração localizada de sarcômeros no músculo cardíaco, em áreas com altas concentrações de Ca^{2+} citosólico ($[Ca^{2+}]c$). Contração miocítica cardíaca localizada produz uma onda de contração focal de sarcômeros que se desloca pela membrana muscular.[17] Sabe-se, assim, que uma quantidade suficiente de moléculas ACh na placa motora terminal originará um PA que despolariza a membrana muscular, e uma quantidade insuficiente de moléculas ACh pode ocasionar despolarização localizada da membrana.

4. HISTOPATOLOGIA DO PONTO-GATILHO

Não há um estudo definitivo dos PGs. A hipótese integrada pressupõe uma JNM disfuncional, originando focos múltiplos e localizados de sarcômeros excessivamente contraídos.[1] O PG, nesse modelo, é entendido como um local de múltiplas contrações localizadas de sarcômeros, mais adequadamente entendidas como contraturas (Figura 2-8). Atividade muscular em excesso, ocasionando sobrecarga de músculos, como uma contração muscular excêntrica, é um dos mecanismos sugeridos que levam a PGs. Todavia, um músculo sujeito a uma contração excêntrica e outro sujeito à síndrome de sensibilidade muscular tardia, outro candidato capaz de, supostamente, produzir PGs, mostram ruptura de sarcômeros com perda de estrutura, α-actinina, titina e nebulina diminuídas ou perdidas, e corrente (*streaming*) do disco Z,[18,19] mas com ausência de nós de contração. Sarcômeros contraídos foram encontrados no músculo adutor longo de ratos sujeitos a alongamento excêntrico sem carga,[20] embora apenas poucos sarcômeros sucessivos tenham sido encurtados, nenhum ao grau postulado por Simons e Travell[1] e nenhum deles com alargamento de fibras musculares no local dos sarcômeros excessivamente contraídos, conforme visto em uma microfotografia de um músculo canino, que se tornou o paradigma do PG.[4] Portanto, a hipótese da existência de nós de contratura muscular em PGs não foi confirmada por estudos morfológicos em algumas das condições supostamente produtoras de PGs. Os estudos morfológicos mostram uma limitação no sentido de desconhecermos onde, no músculo, foram obtidas as amostras, ou se foram ou não coletadas porções em locais PG.

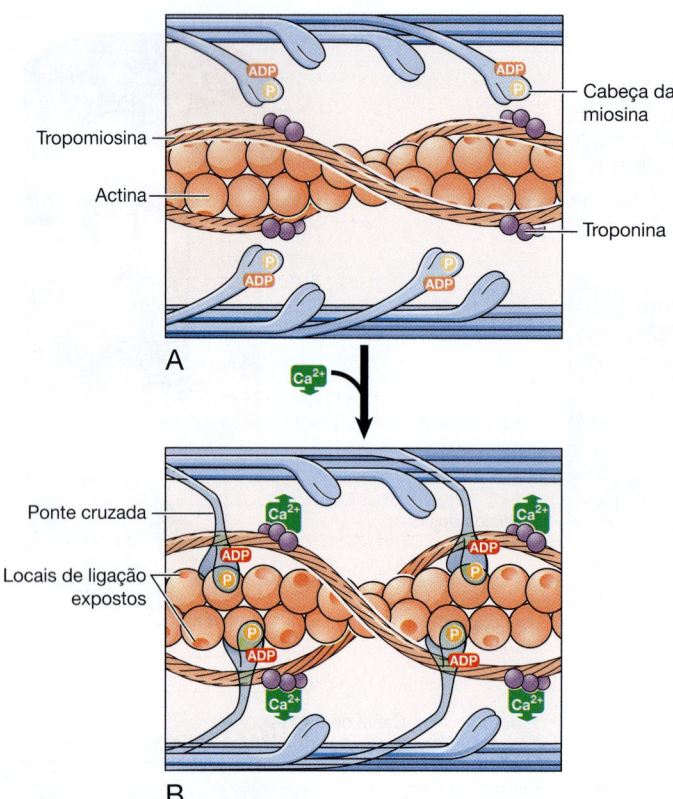

Figura 2-5 O que ocorre em uma contração muscular. (A) Em repouso, filamentos de proteínas da tropomiosina recobrem locais de ligação na actina e evitam interações entre actina e miosina. (B) Potenciais de ação liberam cálcio no sarcoplasma, que se agrega à troponina. O cálcio agregado deforma a proteína tropomiosina, expondo locais de agregação de actina e possibilitando a formação de pontes cruzadas entre cabeças de miosina e actina.

4.1. Neurotransmissores

Neurotransmissores pré-sinápticos

Múltiplos neurotransmissores são coliberados do terminal de nervos motores com a ACh e com substâncias como ATP, peptídeo relacionado ao gene da calcitonina (CGRP, do inglês *calcitonin gene-related peptide*) e serotonina (5-HT). ATP é o principal neurotransmissor liberado com ACh.[21] Ele inibe a liberação quantal provocada pelo nervo a partir de terminais nervosos.

A liberação não quantal (NQR, do inglês *nonquantal release*) de ACh não é provocada por nervos; trata-se de uma liberação espontânea e variável de ACh diretamente através de membranas de nervos terminais, em vez de por exocitose vesicular. Supostamente, mantém a integridade dos músculos esqueléticos.[22] Entretanto, quando a ACh não quantal aumenta além de determinado nível, postula-se que seja capaz de produzir despolarização da membrana local e contração de sarcômeros sob a placa motora terminal, iniciando, assim, alterações que resultam no PG. O ATP também inibe NQR da ACh a partir do neurônio motor. A regulação da liberação quantal é mediada por influxo de Ca^{2+} no terminal nervoso motor através de canais de cálcio pré-sinápticos controlados por voltagem. A regulação não quantal da liberação de ACh é inibida por Mg^{2+} por meio de vias de óxido nítrico (NO) e purina. Contrações musculares intensas desgastam o ATP, diminuindo seu efeito inibitório na liberação de ACh do terminal nervoso.

4.2. Trifosfato de adenosina e a teoria de Simons da crise de energia

O efeito do ATP no surgimento do PG foi atribuído ao seu papel na reabsorção de Ca^{2+} no RS.[1] O ATP, entretanto, causa grande efeito na NQR da ACh, que pode ser importante na formação do PG. O desempenho do ATP e da NQR da ACh foi revisado de modo detalhado por Vyskočil e colaboradores.[23] Em uma série de estudos feitos por quase 30 anos, Vyskočil e colaboradores investigaram a liberação de ACh a partir de nervos nos músculos. Os pesquisadores descobriram que a NQR da ACh dos terminais nervosos oportuniza cerca de 90 a 98% de liberação de ACh no músculo em repouso. Liberação não quantal de ACh ocorre diretamente através da membrana do terminal nervoso e não por meio de vesículas, característica da liberação quantal. NQR da ACh produz MEPPs que aumentam em frequência, em uma relação direta com um incremento na NQR de ACh. O ATP deprime a liberação não quantal de ACh, independentemente de $[Ca^{2+}]$. Fadiga muscular e hipóxia intensas reduzem as concentrações de ATP e aumentam a NQR e a frequência do MEPP. Ocorre NQR na região da placa terminal, mas também em seu entorno, locais com menos AChE. O modelo atual de formação do PG descreve que áreas localizadas de hipóxia muscular ocorrem na zona PG. Portanto, caem as concentrações de ATP, o efeito inibidor e regulador do ATP na NQR da ACh é reduzido, e os níveis de ACh na placa terminal e no seu entorno aumen-

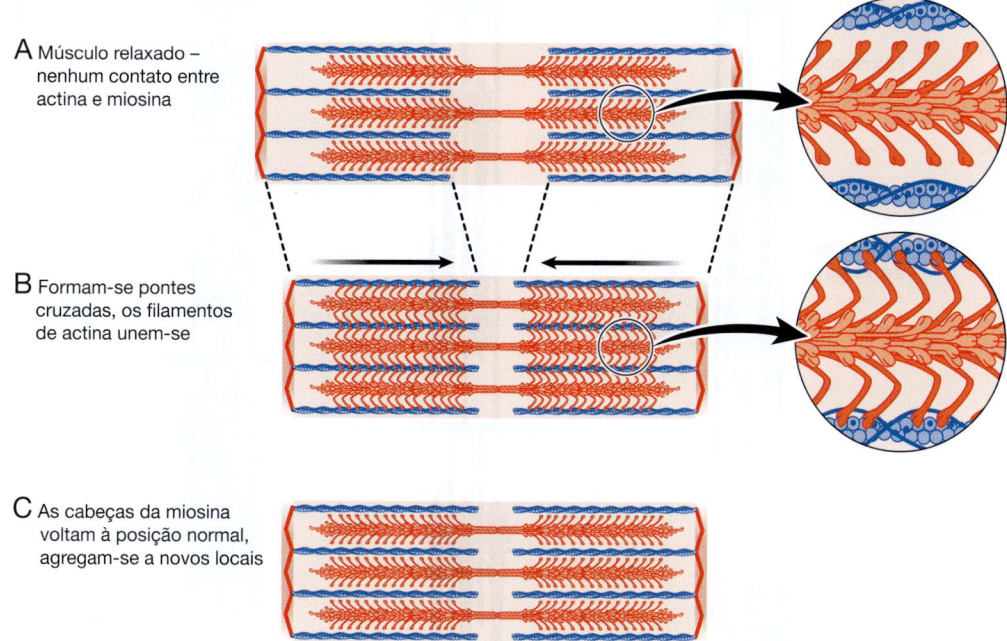

Figura 2-6 Mecanismo do filamento deslizante. (A) Antes da transmissão do potencial de ação, inexistem pontes cruzadas ligando actina e miosina. (B) Assim que revelados os locais ativos e as porções superiores de miosina que se aglutinam à actina, ocorre a combustão energética. Um movimento sincronizado das cabeças da miosina atrai e une os terminais do sarcômero, encurtando o músculo. (C) A energia oriunda do trifosfato de adenosina (ATP) libera as cabeças da miosina, posicionando-as para outra combustão energética.

tam, ocasionando despolarização localizada na membrana muscular e contração localizada de sarcômeros. Em outras palavras, uma queda nos níveis de ATP aumenta a liberação espontânea de ACh, aumenta a probabilidade de contração localizada de sarcômeros e também a frequência de MEPPs, eventos encontrados no PG.

4.3. Efeitos pós-sinápticos: efeitos da acetilcolina na região da placa motora terminal

Os MEPPs, atividade persistente de baixa amplitude com negatividade inicial, intercalados com descargas de alta amplitude, EPS, encontrados na zona PG ativa e de localização elevada na banda tensionada, foram interpretados como atividade motora de placa terminal por Simons e outros.[7,8,24] A SEA encontrada no PG, também chamada de ruído da placa terminal, tem como causa a ligação de ACh na região da placa motora terminal. Várias causas possíveis de um excesso de ACh na placa motora terminal foram resumidas por Gerwin e colaboradores e outros[2,3] (ver Quadro 2-1). O CGRP, coliberado com a ACh, facilita a liberação de ACh e inibe a AChE. Também induz a síntese de AChR, aumentando a quantidade de locais receptores na região da placa terminal e além dela. Além disso, os prótons (H^+) aumentados no ambiente do PG inibem a AChE.[25]

4.4. Regulação da liberação de acetilcolina dos terminais nervosos motores pelo ATP

A liberação de ACh do terminal nervoso motor é altamente regulada. Serão discutidos alguns exemplos para mostrar o grau de complexidade dos mecanismos reguladores. Um mecanismo de *feedback* que envolve NO reduz a liberação de ACh quando a frequência de PAs repetidos é muito elevada,[26] evitando hipercontração muscular e dano celular. A liberação conjunta de ATP com ACh propicia um desses mecanismos para a regulação do *feedback* por inibição da liberação de ACh do terminal nervoso motor. A adenosina do neurotransmissor, gerada pela fragmentação do ATP, é um modulador da liberação pré-sináptica em sinapses periféricas e centrais.[16] A adenosina age em seus receptores na superfície do terminal nervoso motor. A1, um receptor da adenosina, é um inibidor, e A2a, um receptor da adenosina, é um facilitador da liberação de ACh. A adenosina sincroniza a liberação quantal de ACh, melhorando a eficiência sináptica. Esse evento é mediado por receptores purinérgicos A1 no terminal nervoso pré-sináptico.[16,27] A ativação dos receptores A1 reduz a liberação de moléculas de ACh em cada quantum. A atividade receptora da adenosina que modula tanto a liberação provocada quanto a espontânea de ACh depende da coatividade de AChRs muscarínicos.[28] É assim que o ATP tem uma ação inibitória direta sobre a liberação de ACh. A fragmentação do ATP e a redução de sua síntese aumentam os níveis de adenosina. Portanto, níveis menores de ATP podem ter correlação com níveis mais altos de adenosina. O efeito inibidor do ATP, via adenosina gerada pela fragmentação de ATP, também depende do estado redox. Então, o efeito do ATP pode ser amplificado por estresse oxidativo.[29] O aumento do Ca^{2+} intracelular no terminal nervoso ainda ativa o processo exocitótico mediado por receptores A2a, facilitando ainda mais a liberação de ACh.[30] Dessa forma, a liberação conjunta de ATP e ACh do terminal nervoso motor age para modular a liberação de ACh, prevenindo contração muscular excessiva por meio de um mecanismo de retroalimentação em circuito, com influências inibidoras e facilitadoras dependentes de graduação.

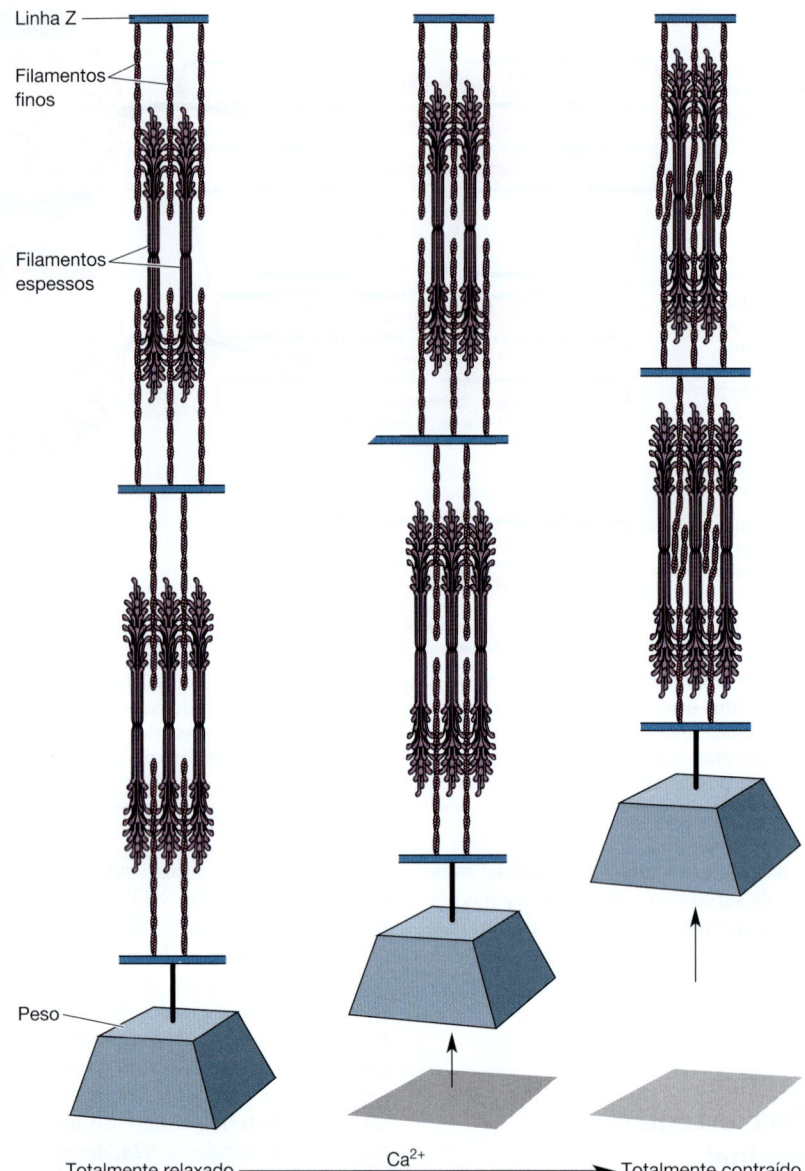

Figura 2-7 Modelo de filamento deslizante de contração muscular. As miofibrilas encurtam quando os filamentos finos deslizam um na direção do outro nos filamentos mais espessos.

4.5. Efeito ativador do receptor de adenosina na liberação de acetilcolina

Receptores pré-sinápticos de adenosina são moduladores fundamentais da liberação de ACh. A ativação do receptor A1 inibe a liberação de ACh, e os receptores A2a são facilitadores dessa liberação.[31,32] A ativação de A2a é essencial ao efeito facilitador do CGRP na liberação de ACh. O efeito facilitador de A2a é mediado por um mecanismo externo independente do Ca^{2+}, que envolve a mobilização do Ca^{2+} das reservas internas sensíveis à rianidina e, com $[K^+]$ elevado, possivelmente por meio de modulação de canais de cálcio dependentes de voltagem (VDCCs, do inglês *voltage-dependent calcium channels*) tipo L, podendo causar a abertura do RyR, ativando a máquina exocitótica e facilitando a liberação de ACh.

A importância dos receptores purinérgicos da adenosina fica mais bem evidenciada por um estudo que usou camundongos deficientes na subunidade do receptor P_2X_2, que apresenta seus terminais nervosos motores deslocados dos locais do AChR, densidade reduzida de dobras juncionais pós-sinápticas, fragmentação da placa terminal e atrofia de fibras musculares.[27] Ocorre mais modulação da liberação de ACh por meio de sistemas mensageiros subsequentes, envolvendo as proteínas cinase A e C (PKA e PKC).[33,34] A liberação de ACh do terminal nervoso motor é facilitada e inibida por vários mecanismos. O papel exato que qualquer um desses fatores desempenha no desenvolvimento da banda tensionada continua uma área fértil para pesquisas.

5. PLACA MOTORA TERMINAL
5.1. Dupla excitação-contração

A contração das fibras musculares na JNM depende de despolarização da membrana e conversão da atividade elétrica em uma al-

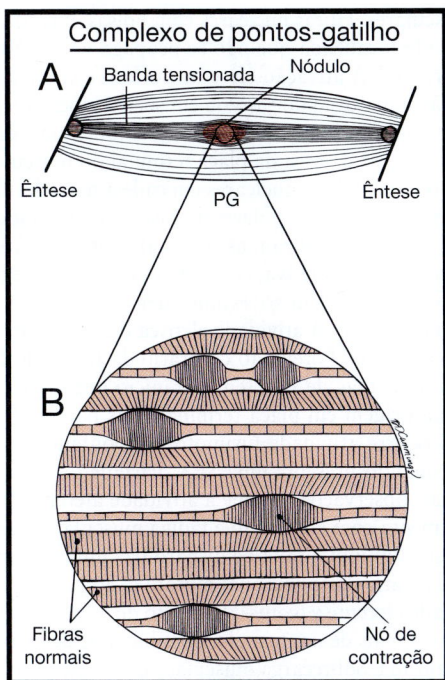

Figura 2-8 Esquema de um PG complexo em corte muscular longitudinal. (A) O PG, que está na zona da placa terminal e contém vários nós por contratura. (B) Visão aumentada de parte do PG mostra a distribuição de cinco nós por contratura e seus efeitos nos sarcômeros adjacentes.

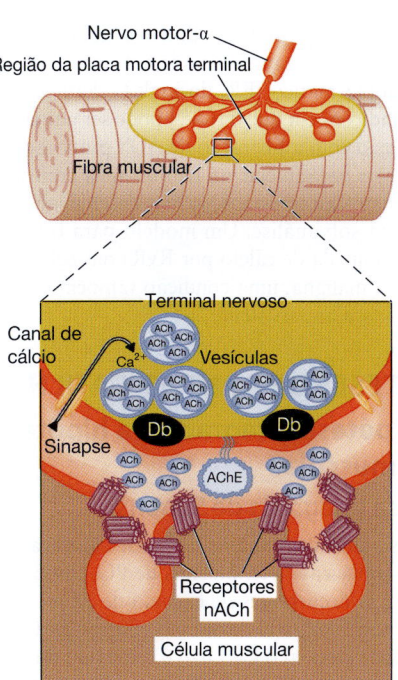

Figura 2-9 Placa motora terminal e junção neuromuscular.

teração molecular de ponte cruzada e de conformação. Isso ocorre por meio de invaginações da membrana, denominadas túbulos T (Figura 2-4A). A despolarização ativa o DHPR que bloqueia o RyR, causando a sua separação deste para possibilitar o efluxo do Ca^{2+} do RS no citoplasma (Figura 2-4B). Esse processo é chamado de ECC. A despolarização de membrana demanda a ligação de uma quantidade suficiente de moléculas de ACh ao AChR. Conforme observado, a ativação subliminar da placa terminal pode produzir contração localizada de sarcômeros sob a placa terminal, embora não ocorra uma propagação de potencial de ação.

Acetilcolinesterase

A acetilcolinesterase (AChE) é necessária à remoção de ACh do AChR, para que a membrana possa se repolarizar. A AChE é encontrada nas partes profundas das fissuras da membrana da placa terminal. Também existe uma forma solúvel de AChE no espaço sináptico. A AChE solúvel diminui a quantidade de ACh que cruza o espaço sináptico e que atinge os AChRs na placa terminal, e a AChE da placa terminal retira ACh de locais de ligação nessa placa (Figura 2-9). A atividade da AChE é inibida em um ambien-

te ácido, como o encontrado no ambiente do PG, e por meio do CGRP. A inibição da AChE aumenta a eficiência da ligação de ACh na placa motora terminal, embora possa ser danosa, aumentando o $[Ca^{2+}]$ intracelular a níveis prejudiciais. Pode, ainda, ser um dos motivos de formação de bandas tensionadas e de aumento da frequência e da persistência de ruído da placa terminal de pontos-gatilho (PGs), em comparação com atividade normal das placas terminais.

5.2. Outros mecanismos de controle da retroalimentação de neurotransmissores

O ATP, liberado do terminal nervoso motor ao mesmo tempo que a ACh, também é ativo na placa terminal. Ele estimula, via receptor nucleotídeo P_2Y_1, os genes de transcrição que sintetizam a AChE, bem como os genes de transcrição para o AChR, levando ao aumento da expressão da placa terminal da AChE e do AChR.[35] O CGRP, também coliberado do terminal nervoso motor com a ACh, aumenta a quantidade e expande o domínio dos AChRs na placa motora terminal. Portanto, ATP e CGRP aumentam os locais de ligação na placa motora terminal, amplificando a eficiência da ligação da ACh. O equilíbrio entre a liberação da ACh, a ligação ao AChR e a remoção pela AChE age para controlar a contração muscular sob circunstâncias normais. Mecanismos reguladores normais podem se tornar disfuncionais em situações patológicas, como atividade muscular excessiva ou fadiga muscular acentuada. Há possibilidade de o PG ser uma dessas situações patológicas. Seu ambiente está hipóxico e ácido,[25] condições que favorecem o aumento da ACh na placa terminal. Há dados que sugerem que a banda tensionada é mantida por uma série ininterrupta de PAs pequenos e subliminares, e não por tensão muscular independente de atividade elétrica.

O elemento comum em todos esses mecanismos é o aumento da ACh na placa motora terminal e o aumento no Ca^{2+} citosólico. RyRs disfuncionais podem vazar cálcio, aumentando o cálcio

---

Quadro 2-1   Causas de excesso de acetilcolina (ACh) na placa motora terminal

1. Maior liberação de ACh do terminal nervoso motor
2. Fragmentação reduzida de ACh no líquido extracelular da fenda sináptica
3. Quantidades aumentadas de AChR oportunizando locais de ligação para a ACh
4. Redução da remoção de ACh dos AChRs na placa motora terminal

intracelular, e as mitocôndrias "doentes" também são capazes de liberar cálcio. O Ca^{2+} também pode entrar no citosol a partir do retículo endoplasmático (ER, do inglês *endoplasmic reticulum*). Logo, há condições em que o $[Ca^{2+}]$ pode ser aumentado, sem que haja correlação com a liberação de ACh provocada por estímulo e capaz de agir para iniciar ou manter uma contração muscular. O papel que tais mecanismos podem desempenhar na gênese do PG ainda está sob análise. Um modelo para o papel de uma liberação inadequada de cálcio por RyRs nas células musculares é a hipertermia maligna, uma condição também caracterizada por contração muscular persistente.

6. HIPÓTESES DE PONTOS-GATILHO

6.1. A hipótese integrada e a hipótese do eixo muscular

A hipótese integrada de Simons

Há algumas limitações em uma teoria de contração persistente de sarcômero, subjacente a fenômenos de PG, constatadas em ocorrências clínicas decorrentes de excesso de ACh em placas terminais. A hipótese integrada de Simons (Figura 2-10) postulou uma crise energética na qual o Ca^{2+} não é removido do citosol, causando persistência de actina muscular e ponte cruzada de miosina; as fibras musculares, em consequência, não relaxam. A liberação da ponte cruzada de miosina e actina exige a retirada do Ca^{2+} do citosol, basicamente por reabsorção no RS. Esse processo que demanda energia ocorre via sistema Na^+/K^+-ATPase (ATPase do retículo sarcoendoplasmático [SERCA, do inglês *sarcoendoplasmic reticulum ATPase*]), que dá suporte ao influxo de Ca^{2+} no RS, reduzindo, assim, o $[Ca^{2+}]c$. É uma teoria fundamentada em várias observações (ver Quadro 2-2).

No entanto, ainda persistem problemas de interpretação e falta de evidências. Há controvérsias relativas à origem dos ruídos/picos das placas terminais. Níveis elevados de ACh em locais-gatilho no músculo em repouso jamais foram mensurados, e nunca foram constatados aumentos. Inexiste uma demonstração histológica definitiva de que sarcômeros hipercontraídos estejam, realmente, associados a PGs, ou de que já tenham sido encontrados em músculos humanos.

A hipótese do fuso muscular

O argumento em apoio ao papel do fuso muscular na geração de PGs foi resumido por Partanen e colaboradores[11] e amplia o argumento de Hubbard e Berkoff citado.[6] O argumento de Partanen e colaboradores está resumido aqui. EPSs originam-se de cadeias intrafuso e fibras com bolsas. Também podem ser registrados MEPPs a partir de fibras intrafusais no fuso (Figura 2-11). Os dois tipos de atividades, MEPPs e EPS, costumam ser observados juntos, em proximidade com a JNM. Foram registrados MEPPs na JNM e próximos a terminais de nervos motores. EPSs podem ser registrados no interior e no exterior da zona da placa terminal. A atividade elétrica de PGs ativos, definida como ruído em placa terminal, é idêntica ao EPS de fusos musculares. Fibras aferentes (sensoriais) fusimotoras incluem receptores mecânicos de aferentes musculares tipo IA e II, que reagem a alterações no comprimento do músculo e na velocidade de mudanças. Aferentes dos grupos III e IV são mecanorreceptores e quimiorreceptores, reagindo à acidose e a substâncias algogênicas, como quininas, 5-hidroxitriptamina e prostaglandinas. Fibras dos grupos IA e II reagem a alterações no comprimento de músculos, ao passo que aferentes dos grupos III e IV reagem a alterações químicas por danos musculares. Fibras nucleares com bolsas, quando ativadas, têm atividade localizada que não se propaga na região da placa motora terminal. A ativação eferente do fuso é seletiva, ocorrendo na região equatorial do fuso ou em suas regiões polares. As fibras nucleares com bolsas têm potenciais juncionais que não se propagam a partir da área da placa terminal do músculo, permanecendo no local. Fibras nucleares em cadeia têm PAs disseminados, confinados às regiões polares do fuso, não atingindo a região equatorial, onde se localizam as fibras aferentes IA. A inervação do fuso, portanto, é seletiva, confinada tanto à sua região polar quanto à equatorial. Um só axônio inervará, comumente, apenas um polo do fuso. A atividade elétrica do fuso, portanto, tem localização elevada. Porém, ao contrário da teoria do fuso, dois terços das descargas de EPS têm um início negativo, consistente com uma origem em placa terminal, mas não em fuso. Além disso, não ocorre atividade fusimotora espontânea no músculo relaxado, quando presente uma SEA. Partanen e colaboradores fizeram mais observações de que a atividade aferente dos grupos III e IV aumenta com contração e fadiga musculares persistentes, ao passo que diminui a taxa de disparo das unidades motoras.[11] Fica inibida a atividade neuronal motora α, ao passo que aumenta a atividade eferente γ (gama). Pelo fato de os nervos eferentes α e γ inervarem mais de um fuso, há possibilidade de certa disseminação localizada. Sobrecarga muscular persistente pode acarretar inflamação neurogênica e sensibilização de aferentes dos grupos III e IV, deixando-os mais vulneráveis a sobrecargas de trabalho. Partanen e colaboradores[11] postularam que uma sobrecarga muscular leva ao surgimento de uma "sopa inflamatória" de substâncias algésicas, semelhante à proposta por Simons em sua hipótese integrada,[1] que sensibiliza os nervos sensoriais aferentes III e IV, causando uma ativação reflexa do impulso de eferentes γ e β. Esse pesquisador postula que uma ativação do eferente β causa fadiga, crise energética e, em seguida, contratura silenciosa das fibras extrafusais das unidades β, então passíveis de palpação como bandas tensas. Ocorrem CRDs passageiras no desenvolvimento de bandas tensionadas, que, finalmente, sofrem fadiga, tornando-se contraturas silenciosas (rigor). A atividade atípica pode atingir fusos vizinhos menos ativos, ativando suas unidades motoras β, provocando uma expansão de bandas tensionadas. A reação localizada de contrações parece surgir da estimulação de fibras aferentes IA, originando um arco reflexo que envolve aferentes intrafusos dos grupos III e IV e fibras eferentes β.

O efeito depressor da fentolamina na atividade elétrica característica no PG deve ser levado em conta quando da avaliação do papel do fuso muscular na formação do PG. A estimulação, pelo SNS, de aferentes do fuso muscular deprime a atividade das fibras aferentes IA e II.[36] As fibras simpáticas inervam as fibras intrafuso, podendo deprimir o controle em *feedback* do comprimento do músculo, pela inibição da eficiência aferente das fibras dos grupos IA e II do fuso muscular. Além disso, uma ativação simpática reduziu as respostas do fuso a alterações no comprimento dos músculos, no músculo levantador da mandíbula de coelhos, independentemente de atividade γ e de tônus muscular intrafuso, e sem influência em razão de hipóxia muscular. É variável a atividade de fusos em repouso, com IA reduzido e aumentos ou reduções bastante iguais nas fibras do grupo II. O SNS age no fuso, nas regiões extrajuncionais de fibras intrafusão, nas terminações sensoriais dos aferentes dos grupos IA e II e no local codificador, mas não nas fibras γ.[36,37] Um agente bloqueador adrenérgico não deve deprimir a atividade EPS no músculo em repouso, se originário em fusos musculares.

A hipótese da formação de PG pelo fuso muscular recebeu críticas explícitas de Simons e colaboradores.[1] A atividade elétrica

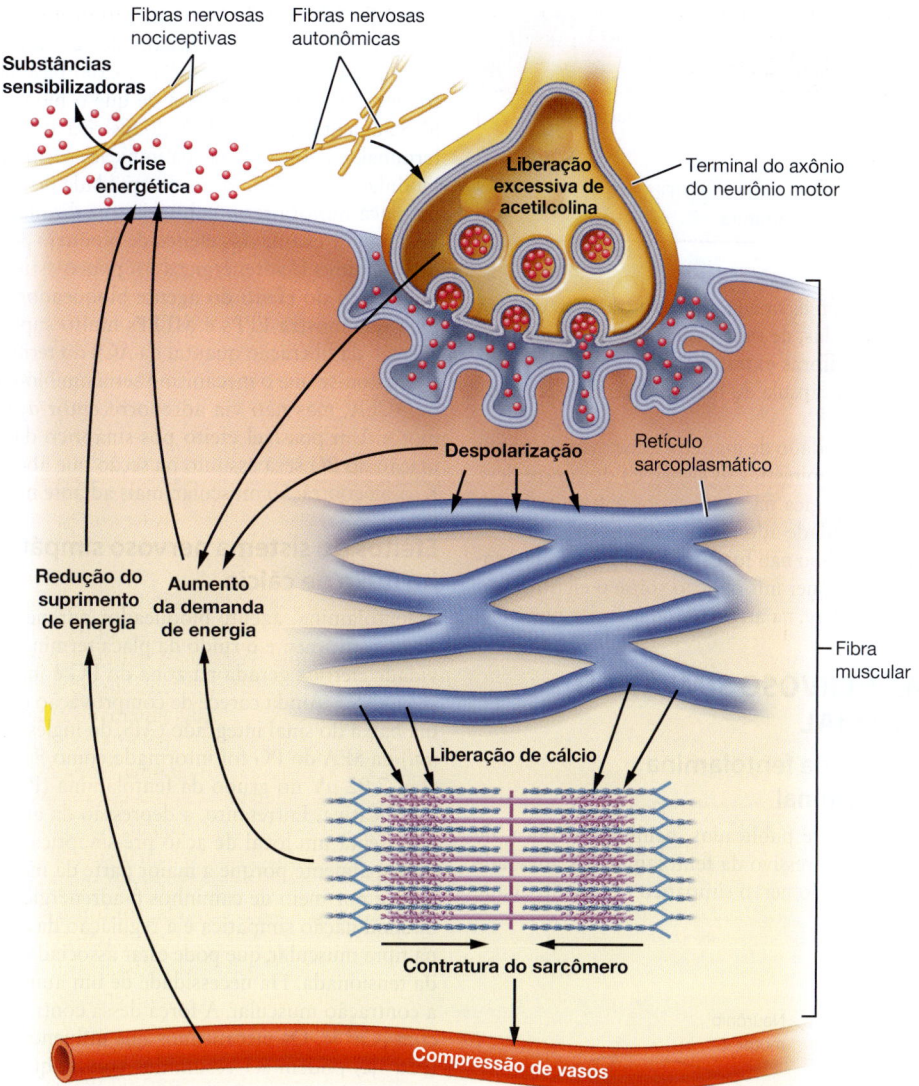

Figura 2-10 Hipótese integrada de Simons. A disfunção primária aqui apresentada como hipótese é um aumento anormal (por várias ordens de magnitude) na produção e na liberação de grandes quantidades de acetilcolina do terminal nervoso motor em condições de repouso. A quantidade significativamente aumentada de potenciais de pequenas placas terminais produz ruído na placa terminal e despolarização permanente da membrana pós-juncional das fibras musculares. Essa despolarização sustentada pode causar liberação e reabsorção contínuas de íons de cálcio do retículo sarcoplasmático local e produzir encurtamento permanente (contratura) de sarcômeros. Cada uma dessas quatro alterações salientadas aumentaria a demanda energética. O encurtamento sustentado de fibras musculares comprime os vasos sanguíneos locais, reduzindo o fornecimento de nutrientes e oxigênio, que costumam atender às demandas de energia dessa região. Demanda energética aumentada, diante de fornecimento comprometidos de energia, pode produzir uma crise energética localizada, levando à liberação de substâncias estimulantes capazes de interação com nervos autônomos e sensoriais (alguns nociceptivos) que perpassam a área. Em contrapartida, a liberação subsequente de substâncias neuroativas pode contribuir, por sua vez, para uma excessiva liberação de acetilcolina do terminal nervoso, resultando no que então passa a constituir um ciclo vicioso autossustentável.

característica do PG é consistente com estudos que situam os locais de atividade elétrica na região de placas terminais. Esses locais com atividade elétrica são principalmente encontrados na região PG, alguns na parte da placa terminal, mas não especificamente em PGs, e não são encontrados fora da área das placas terminais. O ruído de baixa amplitude das placas terminais, que lembra MEPPs de maior amplitude e maior frequência, está na parte alta da região do PG, encontrado apenas em 1 a 2 mm de local amplo. Eixos de músculos estão distribuídos com maior intensidade em músculos do que apenas em zonas de placas terminais e na parte externa da região em que se encontra ruído em placa terminal. A morfologia da atividade elétrica do PG é a mesma que a da forma de onda da placa terminal. EPSs são também encontrados na região PG, embora possam se propagar até 2,6 cm a partir do

> **Quadro 2-2 Teoria das contraturas persistentes de sarcômeros**
>
> 1. Atividade elétrica espontânea (SEA) ou picos de placa terminal (EPS) na zona do PG
> 2. A região do PG está isquêmica
> 3. A única microfotografia do músculo canino (Figura 2-1) mostrando sarcômeros com contratura

PG, acompanhando a banda tensionada. Fibras intrafusais do fuso não se mostram tão alongadas, de modo que a atividade de pico precisa ser propagada por fibras extrafusais. A agulha da EMG não conseguiria penetrar na cápsula do fuso para registro da atividade muscular intrafusais.

O problema não foi estudado de maneira adequada do ponto de vista farmacológico. A administração sistêmica de curare deve bloquear a atividade colinérgica na placa motora terminal e na atividade γ, mas não a atividade adrenérgica das fibras aferentes dos grupos IA e III do fuso. Isso não foi estudado apropriadamente nos PGs, inexistindo qualquer informação sobre o efeito seletivo de fármacos, como o curare, na atividade colinérgica nos PGs.

6.2. O SISTEMA NERVOSO SIMPÁTICO NA DOR MIOFASCIAL

Implicações do efeito da fentolamina no ruído da placa terminal

Entre as hipóteses atualmente publicadas, nenhuma explica, de forma adequada, o efeito depressivo da fentolamina na atividade elétrica no PG. Estimulação do nervo simpático inibe a atividade do grupo IA e produz uma reação mista entre as fibras do grupo II. Variam, porém, as reações do fuso à estimulação simpática entre músculos e entre espécies. Com base nessas pesquisas, entretanto, a expectativa seria de que o bloqueio ou a redução do SNS aumentaria a atividade do fuso e a atividade da placa motora terminal, e não causaria sua inibição. Além disso, as pesquisas da modulação do SNS, tanto da atividade do fuso muscular quanto da placa motora terminal, seriam realizadas por estimulação do SNS ou por exame dos efeitos de bloqueio β-adrenérgico. O efeito de inibidores α-adrenérgicos foi pouco estudado. Todavia, existe um estudo do efeito do agente bloqueador α-adrenérgico clonidina que mostra EPPs e MEPPs muito suprimidos, mas sem supressão da liberação quantal da ACh do terminal nervoso motor.[38] Acreditou-se que o mecanismo seria um bloqueio não competitivo de AChR, mas não via adrenorreceptor α_2 no terminal nervoso motor. Um possível efeito pós-sináptico da fentolamina na formação do PG será assunto na seção que aborda o papel de canais K_{ATP} na contração muscular, mais adiante neste capítulo.

Efeitos do sistema nervoso simpático no fluxo de cálcio

A fentolamina, agente bloqueador adrenérgico α_1 e α_2, deprime significativamente o ruído da placa terminal, indicando que a atividade elétrica gerada na zona do PG é impulsionada, em parte, pelo SNS.[39] Ainda carece de comprovação esse mecanismo. A média baixa do sinal integrado (AIS, do inglês *average integrated signal*) da SEA do PG foi informada como 9,89 μV, na comparação com 7,92 μV no grupo da fentolamina ($P < 0,05$), uma redução significativa. Entretanto, a depressão da atividade elétrica no PG representa um local de ação pré-sináptica, onde é liberada ACh, principalmente porque a maior parte da modulação pós-sináptica ocorre por meio de caminhos β-adrenérgicos. Um alvo potencial da modulação simpática é a regulação da concentração de cálcio na fibra muscular, que pode estar associada à manutenção da banda tensionada. Há necessidade de um aumento no ($[Ca^{2+}]c$) para a contração muscular. A força dessa contração tem relação direta com $[Ca^{2+}]c$. Os mecanismos que influenciam células musculares ($[Ca^{2+}]c$) podem ser resumidos como aqueles mediados, basicamente, pelo sistema RyR1-RS ou os mediados por outros sistemas, como os que envolvem novos sistemas mensageiros. Ca^{2+} também é liberado das mitocôndrias. Mitocôndrias disfuncionais liberarão mais Ca^{2+} do que mitocôndrias normais, por exemplo. Além disso, o próprio Ca^{2+} induz a liberação de Ca^{2+} do RS, via canais RyR1, processo conhecido como liberação de Ca^{2+} induzida por Ca^{2+}.[40]

Efeitos β-adrenérgicos nos níveis de Ca^{2+}

Podem existir, portanto, duas amplas categorias de efeitos do SNS sobre a contração muscular: (1) regulação da fase de excitação da combinação excitação-contração pela modulação do combinação excitação-contração, mais possivelmente pelo controle da real concentração de ACh na JNM. Isso, no entanto, já foi discutido. (2) Modulação do $[Ca^{2+}]c$. Há boas evidências de que o SNS seja um modulador do $[Ca^{2+}]c$. A força de uma contração pode ser intensificada no músculo esquelético por agonistas β-adrenérgicos.[41] Os níveis de Ca^{2+} são modulados por efeitos β-adrenérgicos sobre outros sistemas de mensageiros. Um caminho assim é mediado pelo monofosfato de adenosina cíclico (cAMP, do inglês *cyclic adenosine monophosphate*). A estimulação β-adrenérgica aumenta os níveis de cAMP, levando a níveis basais mais altos de $[Ca^{2+}]$ e concentração diminuída de Ca^{2+} no RS ($[Ca^{2+}]RS$) durante a contração, e aumento da contração fibrosa e da eficácia do ciclo de liberação/reabsorção de Ca^{2+} durante estimulação nervosa moto-

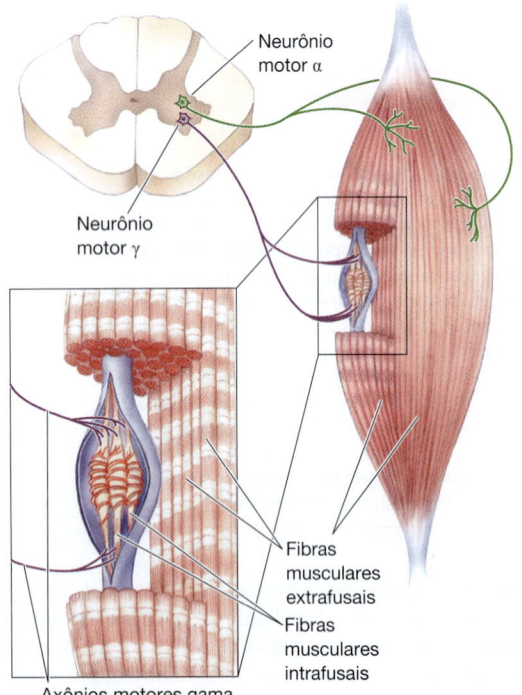

Figura 2-11 Neurônios motores alfa (α), neurônios motores gama (γ) e as fibras musculares que eles inervam.

ra.[42] Sob condições normais, o Ca^{2+} é liberado do RS, conforme descrito, reduzindo $[Ca^{2+}]$ RS após estimulação tetânica e mesmo após contração rápida criada por um só estímulo.[42] O mecanismo envolve fosforilação dependente de PKA do DHPR e, provavelmente, também RyR1. A estimulação β-adrenérgica aumenta os níveis de cAMP e melhora a absorção do Ca^{2+} no RS após contração. Inibição SERCA total possibilita contração muscular somente poucas vezes, embora com intensidade contracional maior, ao passo que o $[Ca^{2+}]$RS em repouso é mais baixo do que nos controles.[42] Aumento de $[Ca^{2+}]$c na presença de inibidores SERCA pode ocorrer por absorção diminuída de Ca^{2+} pelo RS após contração, ou por influxo constante de Ca^{2+} no citosol a partir do RS, normalmente mascarado por atividade SERCA, embora sem mascaramento quando SERCA está inibida. No caso dos PGMs, pode haver uma inibição parcial de SERCA por uma "crise de energia", conforme postulada por Simons, devido a uma falta de ATP, ou pode haver um "vazamento" ou influxo maior de Ca^{2+} no citosol, devido ao RyR1 que vaze, ou a mitocôndrias "enfermas".

Regulação do sistema de segundo mensageiro do [Ca²⁺]c

Outro mecanismo de aumento no $[Ca^{2+}]$c diante de estimulação β-adrenérgica pode ser a ativação de PKA do metabolismo do glicogênio, com oferecimento de mais glicose e, em consequência, mais ATP para explicar aumento da carga de Ca^{2+} do RS. Tanto a liberação a partir do RS de Ca^{2+} quanto sua absorção no RS são amplificadas no músculo tibial anterior de ratos, mediante estimulação β-adrenérgica.[42,43] Agonistas β-adrenérgicos amplificam a força de pico da contração (efeito inotrópico positivo) e encurtam o relaxamento de músculos de contração lenta (efeito lusitrópico positivo), exceto quando, sob certas circunstâncias, uma redução da força de pico é induzida em músculos de contração lenta.

Resumo dos efeitos β-adrenérgicos

A estimulação β-adrenérgica ativa os receptores $β_2$-adrenérgicos unidos às proteínas G, ativando, então, a adenilato ciclase, que converte ATP em adenosina 7′ 5′ cAMP. Proteínas cinases dependentes de AMP cíclico fosforilam algumas proteínas-alvo, inclusive o DHPR, alterando a atividade receptora e o fluxo de íons.[43] Elas modulam processos sarcolêmicos por meio de aumento do potencial da membrana em repouso e aumento da amplitude do PA via bomba reforçada de Na^+-K^+ e função cotransportadora Na^+-K^+-$2Cl^-$. Ficam inalteradas a sensibilidade da miofibrila ao Ca^{2+} e a força máxima ativada por Ca^{2+}. Aumentos na força contrátil são mediados por fosforilação dos canais RS-RyR1, que sensibilizam o mecanismo de liberação do Ca^{2+} induzido pelo Ca^{2+}. Maior carga de Ca^{2+} pode contribuir para forçar a potenciação constatada em músculos de contração rápida. Algumas pesquisas em indivíduos, no entanto, não mostram potenciação forçada, o que parece ter relação com utilização de baixa concentração de β-adrenérgicos. Todavia, doses elevadas de agonistas β-adrenérgicos intensificam as taxas de liberação de $[Ca^{2+}]$ RS e aumentam o poder voluntário máximo nos indivíduos.[43] Os efeitos β-adrenérgicos sobre a força de pico e o relaxamento não envolvem processos miofilamentosos, ao contrário do músculo cardíaco. A sensibilidade do Ca^{2+} e a força máxima ativada por Ca^{2+}, um reflexo do máximo de atividade de ponte cruzada, ficam inalteradas no músculo esquelético. O efeito inotrópico positivo é o único responsável pelos processos ECCs. Cairns e Borrani afirmam que os efeitos β-adrenérgicos no processamento do Ca^{2+} envolvem estas proteínas: o canal ativado por voltagem CaV1.1 tipo L, o DHPR na membrana do túbulo T, o fosfolambano (PLB, do inglês *phospholamban*), uma proteína em fibras de contração lenta associada a SERCA, e o RyR1.[43] O PLB não é o mediador na potenciação de força β-adrenérgica no músculo esquelético, embora tenha envolvimento na diminuição do tempo de relaxamento em músculos de contração lenta, por aumento relacionado à fosforilação PKA na absorção de Ca^{2+} no RS. A força de contração em determinado músculo, intensificada ou diminuída, pode, em última instância, depender das taxas relativas de liberação e absorção de Ca^{2+} a partir de e para o RS nesse músculo, e essa força será influenciada por atividade α-adrenérgica pré-sináptica e atividade β-adrenérgica pós-sináptica.

Efeitos α-adrenérgicos na função muscular e no [Ca²⁺]c

O ruído SEA na placa terminal, que se assemelha a MEPPs de amplitude aumentada e EPS de amplitude maior, diminui por ação da fentolamina antagonista mista $α_1$ e $α_2$. Os MEPPs foram descobertos em 1950 por Bernard Katz.[44] Eles foram registrados, no início, intracelularmente. O MEPP localiza-se em área superior à região da placa terminal. Sua atividade fica bastante atenuada até mesmo em milímetros a partir da região da placa terminal.[45] O fato de ser capaz de registro por eletrodos extracelulares levou Simons a crer que uma atividade MEPP amplificada seria parte da atividade da placa terminal. A atividade das catecolaminas é mediada por receptores α-adrenérgicos pré-sinápticos e receptores β-adrenérgicos pós-sinápticos.[46] A epinefrina e a norepinefrina são capazes de, individualmente, aumentar o tamanho dos MEPPs por meio de liberação de ACh. A epinefrina age nos receptores pré e pós-sinápticos e nos receptores α- e β-adrenérgicos. No entanto, a norepinefrina age principalmente nos receptores adrenérgicos $α_1$ e $α_2$. O isoproterenol, um agonista β-adrenérgico, não afeta MEPPs ou EPPs. Modulação por catecolamina do ruído da placa terminal PG não foi informada. Entretanto, o conhecimento da origem do ruído da placa terminal pode ser útil no desenvolvimento de abordagens farmacológicas para tratamento da síndrome da dor miofascial. A norepinefrina aumenta a frequência MEPP e a amplitude EPP. O efeito inibidor da fentolamina no EPS e a ausência de efeito nos MEPPs e EPPs por ação do isoproterenol indicam que o controle da frequência MEPP e da amplitude EPS são funções moduladas por α-adrenérgicos. Além disso, uma vez que as descargas EPS de alta amplitude são abolidas pela fentolamina, a liberação NQR da ACh, impulsionadora do MEPP, pode não ser o elemento fundamental na redução da AIS do ruído da placa terminal, mas pode ser na perda de EPS. O controle da expressão de catecolaminas nas pessoas, por meio de modalidades como meditação e práticas mentais, pode, então, ser um foco útil de pesquisas clínicas.

7. POLIMORFISMOS DE CANAIS DE ÍON COMO UMA DAS CAUSAS DE AUMENTO DO Ca²⁺ CITOSÓLICO

Controle pelos canais de íon do influxo de Ca²⁺

Hong e Simons já haviam concluído, em 1998, que o ruído da placa terminal era causado por vazamento de ACh do terminal nervoso.[45] Sua hipótese foi que o efeito de um aumento localizado na ACh causaria liberação excessiva de cálcio do RS (e do ER e de outras fontes de Ca^{2+}), ocasionando contração localizada do sarcômero, embora também exigindo mais ATP para a remoção do Ca^{2+}, o que causaria um estado hipermetabólico no músculo e, com a cooperação de constrição capilar decorrente de contração muscular, uma crise energética, pela qual Ca^{2+} em excesso permaneceria no citosol, facilitando uma interação contrátil prolongada ou crônica entre a actina e a miosina. Essas ideias foram incorporadas à Hipótese integrada do PG, já mencionada (Figura 2-10).

O problema de Ca^{2+} citosólico em excesso: caso de uma hipertermia maligna

Qualquer explicação para a formação e a manutenção de bandas tensionadas deve incluir um processo que aumente o $[Ca^{2+}]c$, porque este é necessário à interação actina-miosina, já descrita. Dois mecanismos a serem considerados são os causadores de hipertermia maligna em uma das mãos e os causadores de tensão do *rigor mortis* na outra mão. Na hipertermia maligna, o citosol é inundado com Ca^{2+} em excesso, devastando os processos de sua remoção do citosol.[47] O problema do Ca^{2+} citosólico em excesso em uma hipertermia maligna é que uma mutação em uma subunidade RyR1 possibilita sua permanência maior do que o normal, permitindo que mais Ca^{2+} saia do RS e entre no citosol. Há mais de 100 mutações conhecidas desse receptor. O aumento de mutações funcionais leva a uma abertura do canal de íons por períodos prolongados. Portanto, há ingresso descontrolado de Ca^{2+} no citosol, onde ele interage com a troponina para possibilitar a ocorrência de ponte cruzada de actina e miosina.

O Ca^{2+} precisa ser retirado da actina para reverter a formação de ponte cruzada e possibilitar o relaxamento muscular e o alongamento do sarcômero. Uma reabsorção de Ca^{2+} no RS é um processo que demanda energia, sendo dependente do ATP. O processo libera energia na forma de calor, razão pela qual as pessoas com hipertermia maligna têm febres altas. Na hipertermia maligna, o ATP é esgotado, o Ca^{2+} não é removido do citosol e a contração muscular é prolongada.

Rigor mortis: esgotamento definitivo do ATP

Ocorre uma situação diferente no *rigor mortis*, quando há maior permeabilidade de membranas celulares em relação ao Ca^{2+} e acúmulo de Ca^{2+} no citosol. O ATP não é capaz de regeneração; portanto, o Ca^{2+} não é retirado do citosol. São mantidas as pontes cruzadas, e o músculo é enrijecido. Um terceiro mecanismo que não envolve o $[Ca^{2+}]c$ é o enrijecimento estático, abordado na sequência.

Papel do ATP

Se o mecanismo de surgimento da banda tensionada envolve excesso de $[Ca^{2+}]c$, há necessidade de um mecanismo explicativo. Um dos mecanismos de aumento de $[Ca^{2+}]c$ envolve aumento da NQR da ACh a partir do terminal nervoso motor. Tal possibilidade foi tratada junto com MEPPs, EPPs e ruído de placas terminais. Ainda desconhecemos se a redução no EPS é acompanhada de uma redução na firmeza ou na rigidez da banda tensionada. Também desconhecemos se o aumento presumido na NQR da ACh é suficiente para causar contração focalizada do sarcômero, de acordo com a hipótese, ou se é suficiente para causar a formação de bandas tensionadas. Mense e colaboradores mostraram que a inibição da AChE era causadora de contração focal da fibra muscular, mas as contrações seriam distribuídas ao longo da fibra muscular, sem localização exata em regiões terminais.[5] Os pesquisadores, ainda assim, evidenciaram contrações focalizadas de sarcômeros, mesmo que com maior semelhança com discos e com aparência diferente dos nós de contração PG, conforme a hipótese. Além disso, o surgimento da banda tensionada pode não ter relação com a NQR da ACh. Diferentemente, pode ter associação com uma isquemia relativa, secundária a uma compressão capilar que pode ser causada por contração muscular em excesso, resultando em redução na disponibilidade de ATP. Falta de ATP suficiente pode influenciar a concentração de Ca^{2+} de um modo ainda não levado em consideração. Esse assunto será abordado mais adiante.

8. ESPÉCIES REATIVAS DE OXIGÊNIO E DISFUNÇÃO MUSCULAR: A HIPÓTESE DE JAFRI

Uma hipótese interessante e inovadora relativa à formação e à manutenção do PG foi proposta por Jafri e descrita com detalhes em sua discussão da natureza dos PGs.[48] A preocupação desse pesquisador é que as atuais teorias de formação do PG não explicam, de maneira apropriada, o que é hoje conhecido sobre o assunto. Especificamente, ele aborda a questão da hipercontração persistente da banda tensionada. Sugere um mecanismo que sustentaria um nível alto de $[Ca^{2+}]c$ para impulsionar o processo. A teoria de Jafri baseia-se na observação de que atividade muscular aumentada origina espécies reativas de oxigênio (ROS, do inglês *reactive oxygen species*). Essas espécies seriam produzidas em excesso pela atividade de músculos estriados (sobrecarga muscular). Uma isquemia na região do PG reduz o potencial da membrana mitocondrial e leva ao acúmulo excessivo de prótons extramitocondriais (H^+), diminuindo o pH intracelular, reduzindo a capacidade das mitocôndrias de remover ROS. As ROSs costumam ser removidas por superóxido dismutase, que converte superóxido em peróxido de hidrogênio (H_2O_2), e, por último, em oxigênio e água, por meio de vias catalase ou glutationa. A contração muscular repetida resulta na geração de ROS por fosfolipase A2, xantina oxidase ou NADPH oxidase (NOX). A deformação mecânica do sistema tubular T age como um transdutor mecânico que ativa NOX2, resultando na produção de ROS. ROS ativadas também deformam os túbulos T, aumentando sua densidade e contribuindo para o aparecimento de hipoecóicos em ultrassonografias dos PGs. Além disso, as ROS oxidam os RyRs, abrindo-os a influxo de Ca^{2+} do RS. Os canais de "potencial receptor transitório" do sarcolema sensibilizam-se; são elementos essenciais à manutenção da integridade do RS durante contrações musculares repetidas. A cascata sinalizadora de ROS, recém-descrita, em músculos esqueléticos, é mal-adaptada, porque mantém níveis excessivamente elevados de $[Ca^{2+}]c$. O grande excesso de $[Ca^{2+}]c$ nos PGs supostamente causa uma contração muscular focalizada e áreas de aumento do alongamento de sarcômeros, ou alongamento de músculos, ativando ainda mais as ROS. O resultado é um aumento persistente no $[Ca^{2+}]c$ e contração de fibras musculares. A proposta de Jafri é de que tal mecanismo, agindo por meio de elementos citoesqueléticos microtubulares e ativação de NOX, produz ROS, leva Ca^{2+} em excesso a penetrar no citosol por meio dos RyRs e causa contração de sarcômeros.

A hipótese de Jafri trata da questão do esgotamento de energia ou da redução da concentração de ATP gerada pelas mitocôndrias, proposta na Hipótese integrada do PG, uma vez que as concentrações de ROS estão associadas à disfunção mitocondrial.[1,22] Também aborda o surgimento do PG por uso excessivo dos músculos e fraqueza muscular associada ao PG. Não discute o papel do SNS na formação da banda tensionada, embora não exclua a participação desse sistema. O modelo de Jafri oferece uma explicação crível para o desenvolvimento e a manutenção da banda tensionada do PG, compatível com outros prováveis mecanismos, o que detalha mais a Teoria integrada de Simons.

9. UMA NOVA HIPÓTESE: POLIMORFISMOS DO CANAL RECEPTOR K_{ATP}

9.1. Ativação do K_{ATP} e pontos-gatilho: um novo constructo

O elemento central à resposta de como é formada e mantida a banda tensionada pode ser encontrado no canal K_{ATP}. O K_{ATP} é um canal de potássio sensível ao ATP. É mantido fechado quando o ATP se encontra em níveis fisiológicos. Um K_{ATP} aberto ou ativo inibe o influxo de Ca^{2+} para o citosol, a partir do RS e do ER. Uma queda nos níveis de ATP, como a que ocorre na hipóxia ou na isquemia, abre os canais K_{ATP}. Canais K_{ATP} abertos levam a uma hiperpolarização da membrana, ao encurtamento do PA e à inibição dos canais de Ca^{2+} ativados por voltagem. O influxo do Ca^{2+} ao cortisol fica reduzido, principalmente o proveniente do RS. Uma redução de $[Ca^{2+}]c$ minimiza o risco de sobrecarga de Ca^{2+} e diminui a probabilidade de surgimento de ROS em excesso. Prótons (H^+) também abrem canais K_{ATP}. A fentolamina, que supostamente reduz os EPS, como já mostrado, tem o efeito adicional de bloquear a liberação de ATP, baixando, em consequência, os níveis do ATP, o que pode provocar uma ativação do K_{ATP}. Consequentemente, a ação da fentolamina nos PGs pode ser pré-sináptica nos receptores α_1-adrenérgicos e pós-sináptica, ativando canais de K_{ATP}. No músculo cardíaco, a fentolamina ainda reduziu a frequência e a amplitude de correntes de marca-passos.[49] A importância dessa modulação de correntes cardíacas para os PGs não foi examinada.

Os canais de K_{ATP} são sensores de energia, pois reagem a níveis de ATP. Boudreault e colaboradores associam o estado energético da fibra muscular à atividade elétrica da membrana celular, regulando o efluxo de íons K^+.[50] A ativação de canais K_{ATP} resulta em PAs de mais baixa amplitude, o que pode refletir no efeito da fentolamina no pico de placas terminais (EPS), algo que, por sua vez, reduz a liberação do Ca^{2+} do RS, diminuindo a geração de força. A ativação de canais K_{ATP} acarreta início mais rápido de fadiga.

Deficiência de canais K_{ATP}

Ratos com deficiência de K_{ATP} desenvolvem supercontração de fibras musculares isoladas, aumentos maiores em $[Ca^{2+}]c$ não estimulado (sem ser consequência de um estímulo nervoso), maior força não estimulada e menor recuperação de força.[51] Prejuízo na função de K_{ATP} altera a reação muscular durante exercícios causadores de fadiga. Regulação a menor da atividade K_{ATP} em músculo de contração rápida está associada à fraqueza.[52] A capacidade de contração fica disfuncional, a formação de pontes cruzadas actina-miosina é deprimida e a geração de força é comprometida.

Polimorfismos K_{ATP}

Há quatro subunidades K_{ATP}, SUR-1, 2A, 2B e Kir6.2.[53] Podem ocorrer mutações em subunidades capazes de levar a uma perda da função e da regulação do $[Ca^{2+}]$ em momentos de exercício intenso ou repetitivo, resultando em danos a fibras musculares e no surgimento de uma interação prolongada actina-miosina, acarretando contratilidade prolongada. A falta de canais funcionais de K_{ATP} resulta em prejuízo do metabolismo de energia na fadiga muscular, a ponto de a geração de CO_2 diminuir e a produção de lactato aumentar, apesar do aumento na produção do ATP, que tenta atender a demandas de energia associadas à fadiga muscular.[54] Danos a fibras musculares podem causar uma sequência de eventos, levando à nocicepção e à dor.

9.2. Implicações de polimorfismos e canalopatias: um novo constructo PG

O modelo atual de formação de PGs informa que uma sobrecarga muscular aguda ou crônica dá início a uma cadeia de eventos, resultando no surgimento de banda tensionada e de dor. O mecanismo lesivo que inicia a sequência de eventos é desconhecido, embora se possa pensar em dano localizado a fibras musculares, isquemia e hipóxia. Um mecanismo provável incluiria o dado de que atividade muscular excessiva ou intensa reduz o ATP intracelular, resultando na ativação de canais K_{ATP}. Esse evento diminui a quantidade de Ca^{2+} liberado do RS, bem como reduz a reabsorção de Ca^{2+} no RS. A consequência é uma menor amplitude do potencial de ação, reduzindo a força de contração capaz de ser gerada, e, finalmente, o dano muscular, que pode ocorrer em caso de apoptose induzida por reperfusão isquêmica, que uma ativação do canal K_{ATP} costuma modular.[55] Além disso, se o canal K_{ATP} não estiver totalmente funcional, ocorrem áreas focalizadas de supercontração em fibras musculares isoladas, sugerindo que o papel de concentrações excessivas de ACh na placa motora terminal não é a causa única ou a principal causa de contração muito forte de sarcômeros. Do ponto de vista clínico, algumas pessoas com sobrecarga muscular aguda se recuperam bem, outras, não. É possível que mutações no canal RyR1 Ca^{2+} ou nos genes codificadores das subunidades do canal K_{ATP} resultem nos aspectos do PG, ou sejam elementos contribuintes.

10. RIGIDEZ ESTÁTICA

10.1. Rigidez estática: um mecanismo adicional de tensão muscular

A primeira alteração mecânica que ocorre com contrações musculares é um aumento na tensão antes da contração, quando a força ativa é zero.[56] Ponte cruzada é uma forma de ocasionar isso, e é dependente do Ca^{2+}. Parte da tensão não tem relação com a ponte cruzada. A rigidez aumenta durante todo o aumento de tensão, ao longo da contração muscular, em razão da formação de pontes cruzadas entre a actina e a miosina na região do sarcômero com sobreposição. Ocorre tensão estática em resposta ao alongamento de fibras musculares. Ocorre aumento na tensão estática dependente de cálcio antes da ocorrência da ponte cruzada. A tensão estática depende do comprimento do sarcômero e independe da amplitude do tensionamento e de sua velocidade. O enrijecimento ocorre, inicialmente, durante o período de latência entre a estimulação da fibra muscular e a ponte cruzada ativa entre moléculas de actina e miosina. O pico acontece logo após a ativação e tem relação com o comprimento do sarcômero, aumentando quando esse se alonga, atinge um pico e então diminui, quando o comprimento do sarcômero aumenta mais, ultrapassando aquele em que actina e miosina não mais se sobrepõem.[57]

Titina

A titina é a candidata mais provável na composição do sarcômero que contribui para tensão passiva. Ela regula a força passiva na miofibrila e estabiliza a composição ordenada dos miofilamentos nas fases de contração latentes e precoces.[56] A titina cobre metade do sarcômero e tem fixação na linha Z e na linha M (Figura 2-12). Ela auxilia a centralizar a miosina no sarcômero. A porção de titina da banda I contém um segmento PEVK altamente elástico, que muda a conformação e encurta quando combinado com o Ca^{2+}.[58] A titina agrega-se ao filamento fino da actina, de modo que a região flexível e elástica de titina + Ca^{2+} realmente encurta, tensionando o filamento fino.[57,59] Nocella e colaboradores comentam, entretanto, que segmentos de PEVK tensionam sem alteração no comprimento e, assim, sem efeito sobre a força e sem causar tensionamento da fibra.[57,58] Fibras musculares lentas, como as do músculo sóleo, têm isoformes de titina maiores, e sua relação estresse-tensão é alterada para um maior comprimento do sarcômero.[57,60] A tensão estática é maior e surge rapidamente em músculos rápidos, como o extensor longo dos dedos.[58] Não há estudos sobre busca de diferenças entre bandas tensionadas em músculos lentos e rápidos de indivíduos ou de modelos animais.

Resumo da tensão estática

Recentemente, nosso foco tem sido o conceito de forte contratura do sarcômero como o centro do PG, sendo a alteração morfológica muscular subjacente. Todavia, os sarcômeros ficam tensionados em cada um dos lados dos elementos conhecidos como nós de contratura. O trabalho de laboratório, realizado por Bagni e colaboradores e outros, sugere a possibilidade de ocorrer aumento de tensão estática nos sarcômeros alongados e, ainda, que a tensão estática pode contribuir para a contração muscular persistente encontrada na banda tensionada.[58,59] Além disso, a tensão estática aumenta até um ponto em que o sarcômero se alonga, embora um tensionamento além da área de sobreposição da actina e da miosina reduza a tensão estática. Isso pode explicar o motivo de exercícios de alongamento, como os de uso terapêutico no tratamento de PGs, serem capazes de reduzir o grau de rigidez na banda tensionada, bem como sua sensibilidade.

11. CONSIDERAÇÕES FINAIS

Todas as teorias com credibilidade sobre a formação do PG tratam da questão da atividade muscular em excesso e da contração muscular persistente. Algumas hipóteses, como a de Jafri, abordam uma parte separada do quebra-cabeças, o aparecimento da banda contraída e tensionada, ao passo que outras hipóteses são mais abrangentes, ou combinam vários aspectos, como o papel da atividade α-adrenérgica e β-adrenérgica da atividade do SNS e aspectos de controle do $[Ca^{2+}]c$. É possível que a disfunção causada por atividade muscular em excesso seja multifacetada, envolvendo múltiplos caminhos, inclusive possíveis mutações RyR1, mutações do canal K_{ATP}, regulação pelo SNS da liberação pré-sináptica de ACh e do fluxo pós-sináptico do Ca^{2+}, produção excessiva de ROS, rigidez produzida por funcionamento alterado da titina e aumento na NQR ACh, ocasionado concentrações menores de ATP. Assim, estamos diante de um campo rico para pesquisas, na tentativa de uma caracterização melhor dos processos que levam à banda tensionada do PG. Há necessidade de pesquisas que avaliem a reação da SEA do PG a vários agonistas e antagonistas catecolamina, para que seja entendido mais claramente o papel do SNS nos PGs, investigando-se a fadiga e os momentos de recuperação de músculos com PGs, obtendo-se uma maior clareza acerca do papel de ROS e de K_{ATP} na função de músculos com PGs, para a constatação ou não de que substâncias, como a cafeína, influenciam o PG, coletando-se informações sobre a função do RyR1, e para que se constate se alongamento passivo influencia ou não a SEA, para a exploração do papel do fuso muscular. Pesquisas de histologia muscular de animais com zonas de gatilho podem ampliar nossos conhecimentos sobre a morfologia do PG e possibilitar mais investigações da manipulação farmacológica do PG como objeto de estudo. Espera-se que essa discussão tenha aberto novas áreas a serem levadas em consideração nessa condição tão comum.

Referências

1. Simons DG, Travell JG, Simons LS. *Myofascial Pain and Dysfunction: The Trigger Point Manual*. Vol 1. Baltimore, MD: Williams & Wilkins; 1999.
2. Gerwin RD, Dommerholt JD, Shah J. An expansion of Simons' integrated hypothesis of trigger point formation. *Curr Pain Headache Rep*. 2004;8:468-475.
3. Bron C, Dommerholt J. Etiology of myofascial trigger points. *Curr Pain Headache Rep*. 2012;16(5):439-444.
4. Simons DG, Stolov WC. Microscopic features and transient contraction of palpable bands in canine muscle. *Am J Phys Med*. 1976;55(2):65-68.
5. Mense S, Simons DG, Hoheisel U, Quenzer B. Lesions of rat skeletal muscle after local block of acetylcholinesterase and neuromuscular stimulation. *J Appl Physiol*. 2003;94:2494-2501.
6. Hubbard DR, Berkoff GM. Myofascial trigger points show spontaneous needle-EMG activity. *Spine*. 1993;18(13):1803-1807.

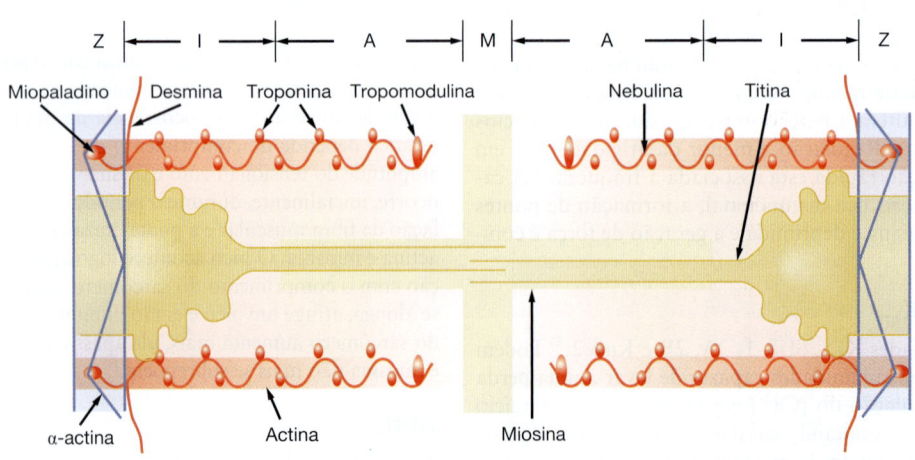

Figura 2-12 Sarcômeros.

7. Simons DG, Hong CZ, Simons LS. Prevalence of spontaneous electrical activity at trigger points and at control sites in rabbit skeletal muscle. *J Musculoskel Pain*. 1995;3(1):35-48.
8. Simons DG, Hong CZ, Simons LS. Endplate potentials are common to midfiber myofascial trigger points. *Am J Phys Med Rehabil*. 2002;81:212-222.
9. Couppé C, Midttun A, Hilden J, Jørgensen U, Oxholm P, Fuglsang-Frederiksen A. Spontaneous needle electromyographic activity in myofascial trigger points in the infraspinatus muscle: a blinded assessment. *J Musculoskelet Pain*. 2001;9(3):7-16.
10. Ojala TA, Arokoski JPA, Partanen JV. Needle electromyography findings of trigger points in neck-shoulder area before and after injection treatment. *J Musculoskelet Pain*. 2006;14(1):5-14.
11. Partanen JV, Ojala TA, Arokoski JP. Myofascial syndrome and pain: a neurophysiological approach. *Pathophysiology*. 2010;17(1):19-28.
12. Gerwin RD, Duranleau D. Ultrasound identification of the myofascial trigger point. *Muscle Nerve*. 1997;20(6):767-768.
13. Sikdar S, Shah JP, Gebreab T, Yen RH, Gilliams E, Danoff J, Gerber LH. Novel applications of ultrasound technology to visualize and characterize myofascial trigger points and surrounding soft tissue. *Arch Phys Med Rehabil*. 2009;90(11):1829-1838.
14. Bannister RA. Bridging the myoplasmic gap II: more recent advances in skeletal muscle excitation-contraction coupling. *J Exp Biol*. 2016;219(pt 2):175-182.
15. Pitake S, Ochs RS. Membrane depolarization increases ryanodine sensitivity to Ca2+ release to the cytosol in L6 skeletal muscle cells: implications for excitation-contraction coupling. *Exp Biol Med (Maywood)*. 2016;241(8):854-862.
16. Tsentsevitsky A, Kovyazina I, Nikolsky E, Bukharaeva E, Giniatullin R. Redox-sensitive synchronizing action of adenosine on transmitter release at the neuromuscular junction. *Neuroscience*. 2013;248:699-707. doi:10.1016/j.neuroscience.2013.065.
17. Capogrossi MC, Houser ST, Bahinski A, Lakatta EG. Synchronous occurrence of spontaneous localized calcium release from the sarcoplasmic reticulum generates action potentials in rat cardiac ventricular myocytes at normal resting membrane potential. *Circ Res*.1987;61:498-503.
18. Yu JG, Fürst DO, Thornell LE. The mode of myofibril remodelling in human skeletal muscle affected by DOMS induced by eccentric contractions. *Histochem Cell Biol*. 2003;119(5):383-393.
19. Balnave CD, Davey DF, Allen DG. Distribution of sarcomere length and intracellular calcium in mouse skeletal muscle following stretch-induced injury. *J Physiol*. 1997;502(pt 3):649-659.
20. Thompson JL, Balog EM, Fitts RH, Riley DA. Five myofibrillar lesion types in eccentrically challenged, unloaded rat adductor longus muscle—a test model. *Anat Rec*. 1999;254(1):39-52.
21. Malomouzh A, Nikolsky EE, Vyskočil F. Purine P2Y receptors in ATP-mediated regulation of non-quantal acetylcholine release from motor nerve endings of rat diaphragm. *Neurosci Res*. 2011;71(3):219-225.
22. Tintignac LA, Brenner HR, Rüegg MA. Mechanisms regulating neuromuscular junction development and function and causes of muscle wasting. *Physiol Rev*. 2015;95:809-852.
23. Vyskočil F, Malomouzh AI, Nikolsky EE. Non-quantal acetylcholine release at the neuromuscular junction. *Physiol Res*. 2009;58(6):763-784.
24. Simons DG. Do endplate noise and spikes arise from normal trigger points? *Am J Phys Med Rehab*. 2001;80:134-140.
25. Shah JP, Phillips TM, Danoff JV, Gerber LH. An in vivo microanalytic technique for measuring the local biochemical milieu of human skeletal muscle. *J Appl Physiol*. 2005;99:1977-1984.
26. Malomouzh A, Mukhtarov MR, Nikolsky EE, Vyskočil F. Muscarinic M1 acetylcholine receptors regulate the non-quantal release of acetylcholine in the rat neuromuscular junction via NO-dependent mechanism. *J Neurochem*. 2007;102(6):2110-2117.
27. Ryten M, Koshi R, Knight GE, et al. Abnormalities in neuromuscular junction structure and skeletal muscle function in mice lacking the P2X2 nucleotide receptor. *Neuroscience*. 2007;148(3):700-711.
28. Santafé MM, Priego M, Obis T, et al. Adenosine receptors and muscarinic receptors cooperate in acetylcholine release modulation in the neuromuscular synapse. *Eur J Neurosci*. 2015;42(2):1775-1787.
29. Giniatullin A, Petrov M, Giniatullin R. The involvement of P2YK12 receptors, NADPH oxidase, and lipid rafts in the action of extracellular ATP on synaptic transmission at the fog neuromuscular synapse. *Neuroscience*. 2015;285:324-332.
30. Palma AG, Muchnik S, Losavio AS. Excitatory effect of the A2A adenosine receptor agonist CGS-21680 on spontaneous and K+-evoked acetylcholine release at the mouse neuromuscular junction. *Neuroscience*. 2011;172:164-176.
31. Ribeiro JA, Cunha RA, Correia-de-Sá P, Sebastião AM. Purinergic regulation of acetylcholine release. *Prog Brain Res*. 1996;109:231-241.
32. Oliveira L, Timóteo MA, Correia-de-Sá P. Modulation by adenosine of both muscarinic M1-facilitation and M2-inhibition of [3H]-acetylcholine release from the rat motor nerve terminals. *Eur J Neurosci*. 2002;15(11):1728-1736.
33. Obis T, Hurtado E, Nadal L, et al. The novel protein kinase C epsilon isoform modulates acetylcholine release in the rat neuromuscular junction. *Mol Brain*. 2015;8(1):80. doi:10.1186/s13041-015-0171-5.
34. Santafé MM, Garcia N, Lanuza MA, Tomàs M, Tomàs J. Interaction between protein kinase C and protein kinase A can modulate transmitter release at the rat neuromuscular synapse. *J Neurosci Res*. 2009;87(3):683-690.
35. Choi RC, Siow NL, Cheng AW, et al. ATP acts via P2Y1 receptors to stimulate acetylcholinesterase and acetylcholine receptor expression: transduction and transcription control. *J Neurosci*. 2003;23(11):4445-4456.
36. Hellströ̈ F, Roatta S, Thunberg J, Passatore M, Djupsjö̈ M. Responses of muscle spindles in feline dorsal neck muscles to electrical stimulation of the cervical sympathetic nerve. *Exp Brain Res*. 2005;165:328-342.
37. Roatta S, Windhorst U, Ljubisavljevic M, Johansson H, Passatore M. Sympathetic modulation of muscle spindle afferent sensitivity to stretch in rabbit jaw closing muscles. *J Physiol*. 2002;540(pt 1):237-248.
38. Chiou LC, Chang CC. Effect of clonidine on neuromuscular transmission and the nicotinic receptor. *Proc Natl Sci Counc Repub China B*. 1984;8(2):148-154.
39. Chen JT, Chen SM, Kuan TS, Chung KC, Hong CZ. Phentolamine effect on the spontaneous electrical activity of active loci in a myofascial trigger spot of rabbit skeletal muscle. *Arch Phys Med Rehab*. 1998;79:790-794.
40. Endo M. Calcium release from the sarcoplasmic reticulum. *Physiol Rev*. 1977;57(1):71-108.
41. Cairns SP, Dulhunty AF. The effects of beta-adrenoceptor activation on contraction in isolated fast- and slow-twitch skeletal muscle fibers of the rat. *Br J Pharmacol*. 1993;110:1133-1141.
42. Rudolf R, Magalhães PJ, Pozzan T. Direct in vivo monitoring of sarcoplasmic reticulum Ca2+ and cytosolic cAMP dynamics in mouse skeletal muscle. *J Cell Biol*. 2006;173(2):187-193.
43. Cairns S, Borrani F. β-adrenergic modulation of skeletal muscle contraction: key role of excitation-contraction coupling. *J Physiol*. 2015;593(21):4713-4727.
44. Katz B. Neural transmitter release: from quantal secretion to exocytosis and beyond. The Fenn Lecture. *J Neurocytol*. 1996;25(12):677-684.
45. Hong CZ, Simons DG. Pathophysiologic and electrophysiologic mechanisms of myofascial trigger points. *Arch Phys Med Rehab*. 1998;79:863-872.
46. Vizi ES. Evidence that catecholamines increase acetylcholine release from neuromuscular junction through stimulation of alpha-1-adrenoceptors. *Naunyn Schmmiedebergs Arch Pharmacol*. 1991;343(5):435-438.
47. Correia AC, Silva PC, da Silva BA. Malignant hyperthermia: clinical and molecular aspects. *Rev Bras Anestesiol*. 2012;62(6):820-837.
48. Jafri MS. Nature of trigger points. *Int Sch Res Notices*. 2014;2014:523924.
49. Ahn SW, Kim SH, Kim JH, et al. Phentolamine inhibits the pacemaker activity of mouse interstitial cells of Cajal by activating ATP-sensitive K+ channels. *Arch Pharm Res*. 2010;33(3):479-489.
50. Boudreault L, Cifelli C, Bourassa F, Scott K, Renaud JM. Fatigue preconditioning increases fatigue resistance in mouse flexor digitorum brevis muscles with non-functioning KATP channels. *J Physiol*. 2010;588(pt 22):4549-4562.
51. Cifelli C, Bourassa F, Gariépy L, Banas K, Benkhalti M, Renaus JM. KATP channel deficiency in mouse flexor digitorum brevis causes fibre damage and impairs Ca2+ release and force development during fatigue in vitro. *J Physiol*. 2007;582(pt 2):843-857.
52. Tricarico D, Selvaggi M, Passantino G, et al. ATP sensitive potassium channels in the skeletal muscle function: involvement of the KCNJ11(Kir6.2) gene in the determination of mechanical Warner Bratzer shear force. *Front Physiol*. 2016;7:167. doi:10.3389/fphys.2016.00167.
53. Mele A, Camerino GM, Cannone M, Conte D, Tricarico D. Dual response of the KATP channels to staurosporine: a novel role of SUR2B, SUR1 and Kir6.2 subunits in the regulation of the atrophy in different skeletal muscle phenotypes. *Biochem Pharmacol*. 2014;91(2):266-275.
54. Scott K, Benkhalti M, Calvert ND, et al. KATP channel deficiency in mouse FDB causes an impairment of energy metabolism during fatigue. *Am J Physiol Cell Physiol*. 2016;311(4):C559-C571.
55. Farahiini H, Haabibey R, Ajami M, et al. Late anti-apoptotic effect of K(ATP) channel opening in skeletal muscle. *Clin Exp Pharmacol Physiol*. 2012;39(11):909-916.
56. Colombini B, Nocella M, Bagni MA. Non-crossbridge stiffness in active muscles. *J Exp Biol*. 2016;219(pt 2):1533-160.
57. Pinniger GJ, Ranatunga KW, Offer GW. Crossbridge and non-crossbridge contributions to tension in lengthening rat muscle: force-induced reversal of the power stroke. *J Physiol*. 2006;573(pt 2):627-643.
58. Nocella M, Colombini B, Bagni MA, Burton J, Cecchi G. Non-crossbridge calcium-dependent stiffness in slow and fast skeletal fibers from mouse muscle. *J Muscle Res Cell Motil*. 2012;32:403. doi:10.1007/s10974-oll-9274-5.
59. Bagni MA, Cecchi G, Colombini B, Colomo F. A non-cross-bridge stiffness in activated frog muscle fibers. *Biophys J*. 2002;82:3118-3127.
60. Wang K, McCarter R, Wright J, Beverly J, Ramirez-Mitchell R. Regulation of skeletal muscle stiffness and elasticity by titin isoforms: a test of the segmental extension model of resting tension. *Proc Natl Acad Sci U S A*. 1991;88:7101-7105.

Capítulo 3

O papel dos músculos e das fáscias na síndrome da dor miofascial

Jan Dommerholt

1. INTRODUÇÃO

Travell e Simons definiram a síndrome da dor miofascial como "os sintomas sensoriais, motores e autonômicos causados por pontos-gatilho miofasciais", com o comentário adicional de que um clínico teria de identificar o músculo ou grupo de músculos específico que causa o problema.[1] Eles definiram um ponto-gatilho (PG) miofascial a partir de uma perspectiva clínica e etiológica. Conforme a definição clínica, um PG é "um local hiperirritável no músculo esquelético associado a um nódulo palpável hipersensível em uma banda tensionada. O local apresenta dor quando comprimido e pode originar dor referida característica (ou outros sintomas), sensibilidade referida, disfunção motora e fenômenos autonômicos". A definição etiológica de um PG é "um agrupamento de locais eletricamente ativos, cada um deles associado a um nó contraído e a uma placa motora terminal disfuncional no músculo esquelético". Em um capítulo na edição anterior deste livro, os autores dedicaram várias páginas à anatomia, à estrutura e à função dos músculos, com descrições detalhadas da junção neuromuscular (JNM), da unidade motora e da zona da placa motora terminal.[1] Embora Travell optasse pelo uso do termo "miofascial", as edições anteriores do *Manual de pontos-gatilho* quase não contêm informações sobre as fáscias ou as interações entre músculos e fáscias. Os índices do livro, em dois volumes, não incluíram um verbete "fáscia", a não ser como "pontos-gatilho na fáscia".[2]

Ainda assim, músculos e fáscias têm forte relação recíproca, não sendo realmente possível abordar a síndrome da dor miofascial e PGs sem considerar o papel que as fáscias podem desempenhar em sua etiologia e nos sintomas geralmente atribuídos a músculos e a PGs. As contribuições das fáscias são subestimadas. Ainda que Janet G. Travell possa ter sido uma das primeiras médicas a reconhecer a importância das fáscias em condições de dor miofascial, o conhecimento sobre elas ainda estava no início quando a pesquisadora definiu os termos. Este capítulo pretende oferecer uma revisão analítica da anatomia e das funções dos músculos e das fáscias no contexto da dor miofascial. O pensamento atual é que somente PGs musculares são reconhecidos, ao passo que Travell e Simons também consideraram PGs cutâneos, ligamentosos, periósteos e não musculares.[1]

2. MÚSCULOS

A musculatura esquelética representa cerca de 42 a 47% da massa corporal humana. São essenciais ao movimento humano, ao equilíbrio, à respiração, à alimentação (atividades da vida diária), regulando a homeostase e o metabolismo, e, em um sentido mais amplo, são essenciais à sobrevivência.[3] A maior parte dos músculos inserem-se aos ossos por meio de seus tendões; alguns, porém, inserem-se a tendões de outros músculos, como o músculo flexor acessório, que se inserem aos tendões do músculo flexor dos dedos. Em alguns casos, os músculos se inserem a outro(s) músculo(s), como o zigomático, o risório e o bucinador, que se inserem ao músculo orbicular dos olhos. De forma ativa, os músculos geram forças quando se contraem e, de forma passiva, podem ser alongados e esticados.

Os músculos podem ser classificados com base no tipo predominante de suas fibras. Fibras tipo I são fibras oxidativas lentas, com uma velocidade de contração vagarosa e uma atividade lenta da ATPase da miosina. São projetadas para o metabolismo aeróbio. As fibras tipo IIA são fibras oxidativo-glicolíticas rápidas, com velocidade rápida de contração e alta atividade da ATPase da miosina. Geralmente, são recrutadas quando há necessidade de atividades adicionais. As fibras tipos I e IIA são resistentes à fadiga e ricas em mitocôndrias e mioglobina. As fibras tipo IIB são glicolíticas rápidas, com rápida velocidade de contração e alta atividade da ATPase da miosina. Elas fadigam rapidamente e têm poucas mitocôndrias e pouca mioglobina. Dão origem ao trifosfato de adenosina (ATP, do inglês *adenosine triphosphate*) por via anaeróbia da glicose formando ácido láctico e lactato. As fibras tipo I correspondem aos músculos "de carne escura" de uma galinha, e a maioria delas é envolvida em atividades posturais e/ou em esportes de resistência, ao passo que as fibras tipo IIB são encontradas em músculos "de carne branca", sendo mais adequadas a contrações musculares rápidas e curtas.

2.1. Anatomia e fisiologia dos músculos

Os músculos são organizados por grupos de fascículos, consistindo em fibras musculares e miofibrilas. Uma fibra muscular envolve cerca de 1.000 a 2.000 miofibrilas na maior parte dos músculos esqueléticos. Cada miofibrila tem um diâmetro aproximado de 1 a 2 μm e é separada das miofibrilas circundantes pelas mitocôndrias, pelo retículo sarcoplasmático (RS) e pelos sistemas tubulares transversos, ou túbulos T (Figura 3-1). Cada fibrila apresenta uma cadeia de sarcômeros, que são os menores elementos contráteis do músculo. Os músculos tendem a apresentar mais sarcômeros quando o eixo gerador de força está paralelo à direção das fibras musculares.[4] Quando as fibras dos músculos esqueléticos são ativadas, o comprimento de vários sarcômeros pode variar consideravelmente, e sugere-se que essa falta de uniformidade contribui para uma instabilidade mecânica[5]; porém, quando os músculos se contraem de modo isométrico, essa falta de uniformidade não tem impacto na estabilidade.[6]

Um sarcômero possui proteínas contráteis e estruturais que, juntas, formam uma rede ou um entrelaçado altamente organizado e estruturado. Miofilamentos individuais têm comprimentos mais ou menos fixos e não se alteram muito durante as contrações. Um sarcômero consiste em filamentos finos de actina, que são polímeros helicoidais de fixação dupla acoplados à linha Z, e em filamentos grossos de miosina no centro do sarcômero. A miosina apresenta pontes cruzadas com locais de ATPase e de ligação da actina. A titina, a maior proteína vertebral conhecida, conecta o filamento de miosina à linha Z (Figura 3-2). Ela estabelece elos cruzados com moléculas de titina de sarcômeros adjacentes. Os filamentos de titina geram tensão positiva quando os sarcômeros são tensionados, proporcionando rigidez muscular. Isso mantém os filamentos de miosina posicionados no centro do sarcômero.[7,8] Uma parte pequena da titina, o segmento PEVK, interage com

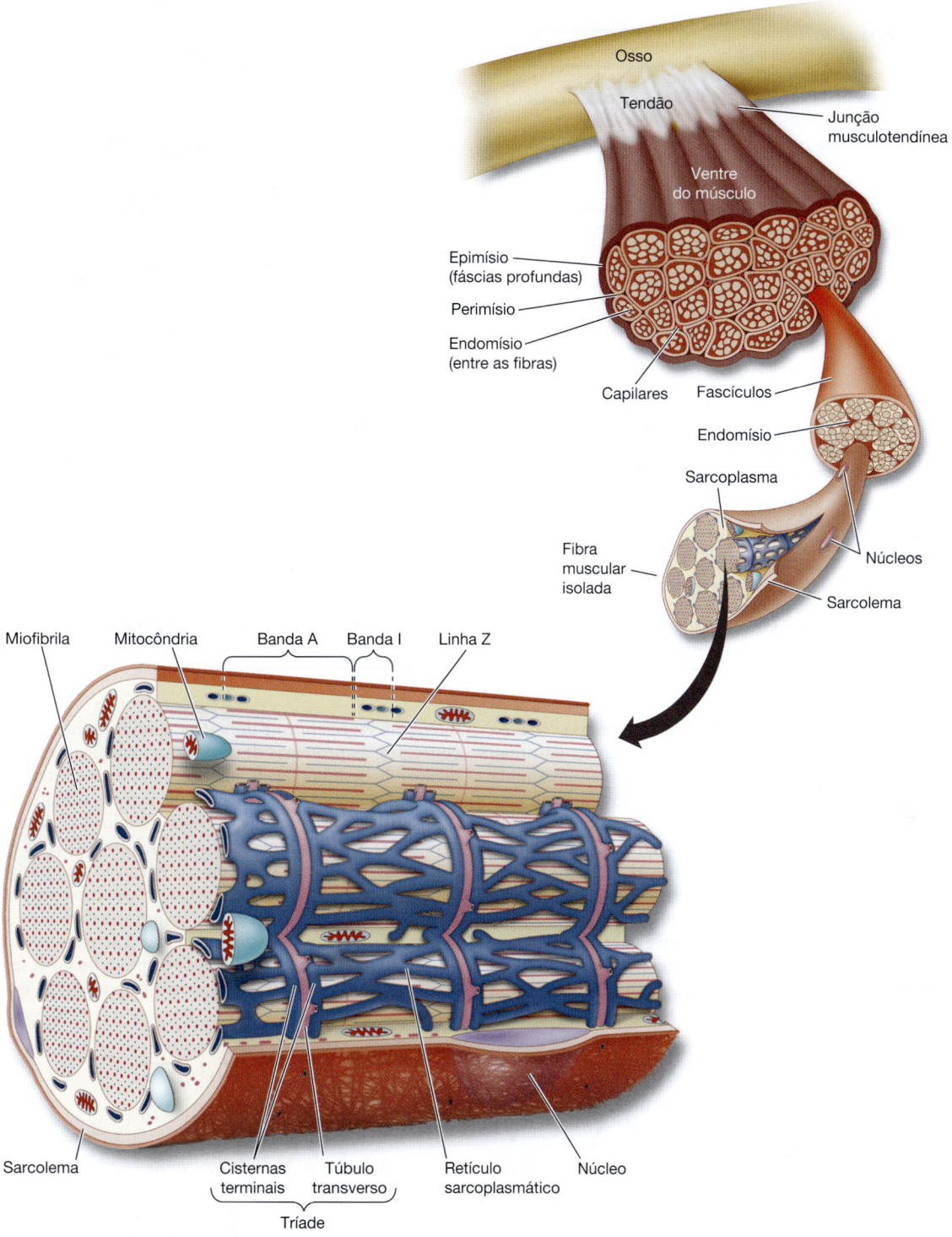

Figura 3-1 Anatomia macroscópica do músculo esquelético. As fibras musculares estão organizadas em músculos por camadas sucessivas de tecido conectivo, incluindo o epimísio, o perimísio e o endomísio. Essa organização separa e protege fibras musculares frágeis enquanto direciona forças para os ossos. O sarcolema envolve o núcleo, as mitocôndrias e as miofibrilas. Estas contêm proteínas bem organizadas que se sobrepõem e formam linhas Z, bandas I e A. O retículo sarcoplasmático abriga cálcio, e os túbulos transversos transmitem sinais elétricos do sarcolema no interior da célula, ambos essenciais à função muscular.

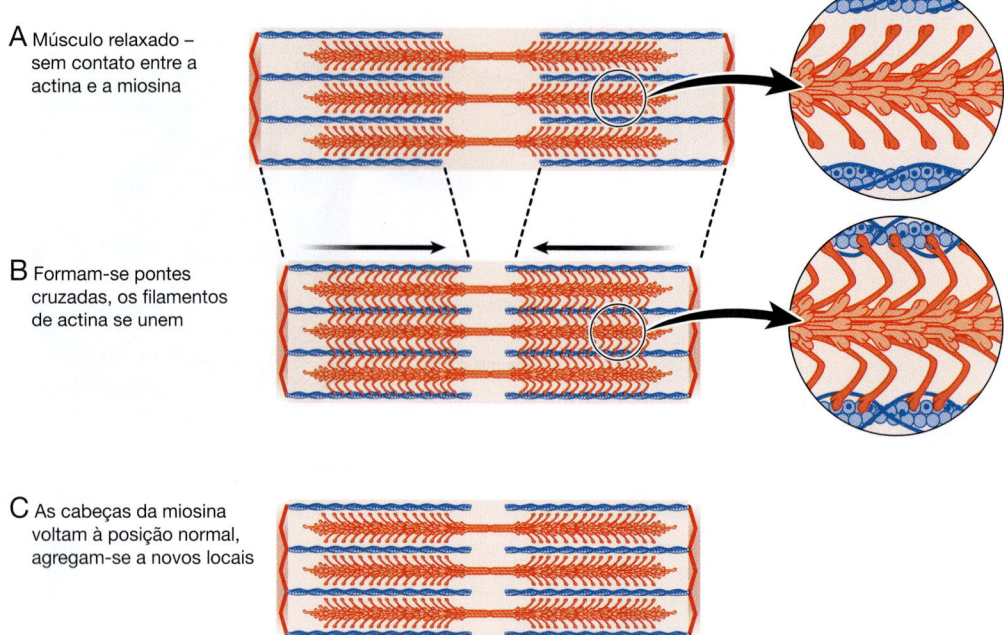

Figura 3-2 Mecanismo de filamento deslizante. (A) Antes da transmissão do potencial de ação, não há ponte cruzada conectando actina e miosina. (B) Assim que os locais ativos são revelados e as cabeças de miosina se agregam à actina, ocorre impacto energético. O movimento sincronizado das cabeças da miosina une as extremidades do sarcômero, encurtando o músculo. (C) A energia do trifosfato de adenosina libera as cabeças da miosina, posicionando-as para outro impacto de energia.

filamentos de titina, perto da linha Z. É possível que essa conexão possa criar um "amortecedor viscoso" da interação actina-titina, comparável a uma rede.[9,10] Embora a titina aja como uma mola durante tensionamentos e carga excêntrica, transforma-se em uma estrutura pegajosa como um gel na linha Z durante contrações concêntricas,[7,8,11,12] possibilitando ao músculo a geração de força.[13] PGs podem ter um conjunto de sarcômeros danificados, com filamentos de miosina presos na substância de titina pegajosa na linha Z, após transpor a barreira actina-titina.

A nebulina é outra proteína importante e cobre todo o comprimento dos filamentos da actina. Ela interage com a actina, a titina e a proteína miopaladina da linha Z.[14] A titina e a nebulina interagem especialmente durante a miofibrilogênese.[15] A nebulina conecta-se às proteínas desmina e miopaladina na linha Z. Filamentos de desmina ligam linhas Z adjacentes e interconectam as miofibrilas com o sarcolema, os núcleos, os túbulos T, as mitocôndrias e, provavelmente, os microtúbulos.[16,17] A miopaladina aglutina-se à α-actina, que, por sua vez, liga-se à actina e à titina.[17] A nebulina estabiliza o sarcômero por meio de múltiplos locais de ligação na actina, tropomiosina, troponina e tropomodulina (Figura 3-3).[15,16,18-20] Ela regula as contrações musculares, inibindo a formação de pontes cruzadas, até que a actina seja ativada pelo Ca^{2+}.[21] A troponina, uma proteína receptora do Ca^{2+}, sensibiliza a actomiosina para o Ca^{2+} junto com a tropomiosina, entre outras

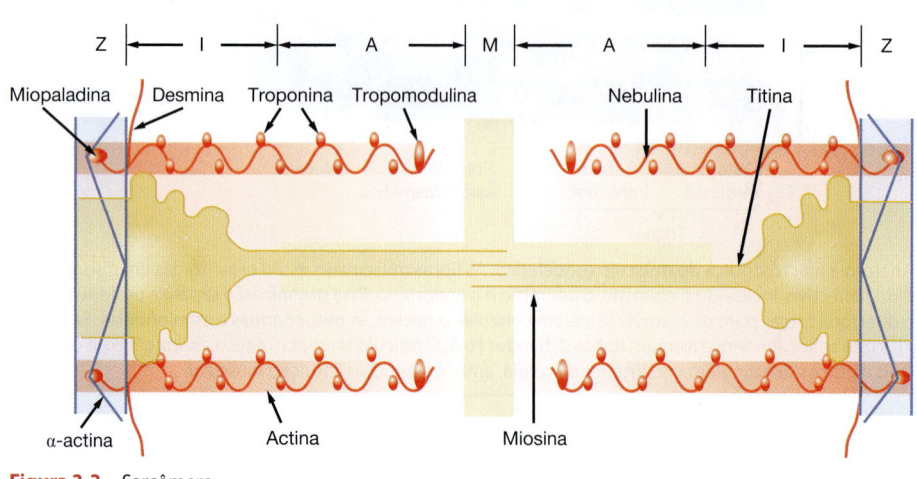

Figura 3-3 Sarcômero.

funções.²² A tropomiosina e a tropomodulina podem influenciar processos moleculares relacionados à sinalização sináptica e modular a morfologia neuronal (Figura 3-4).²³

Cada fibra muscular é inervada por um só axônio do neurônio motor α na medula espinal. Um neurônio motor α, com todas as fibras musculares que ele inerva, é chamado de unidade motora. Há grandes diferenças de tamanho entre neurônios motores α, assim como diferenças de excitabilidade. Neurônios motores menores são mais excitáveis do que os maiores. Da mesma forma, unidades motoras menores apresentam um corpo celular neuronal motor α menor, axônios menores e menos fibras musculares-alvo do que unidades motoras maiores (Figura 3-5). Elas suprem cerca de 300 a 1.500 fibras musculares e têm envolvimento na manutenção da postura e de atividades como caminhar (fibras tipo I), ao passo que unidades motoras maiores são ativadas com atividades que exigem reações mais rápidas (fibras tipo IIB).

Quando o corpo celular de um neurônio motor no corno anterior dá início a um potencial de ação (PA), este se propaga pelo axônio por meio de cada um de seus ramos até o terminal nervoso especializado, que auxilia a formar a JNM (placa motora terminal) em cada fibra muscular. Chegando ao terminal nervoso, o PA elétrica é retransmitido, quimicamente, por meio da fenda sináptica da JNM para a membrana pós-juncional da fibra muscular (Figura 3-6). Os túbulos T, localizados perpendicularmente ao eixo longo da fibra muscular, com duas zonas de túbulos transversais em cada sarcômero, conduzem impulsos do exterior para o interior da fibra muscular e ativam canais de cálcio tipo L dependentes de voltagem na membrana transversal, inclusive receptores di-hidropiridina do canal de cálcio da membrana superficial e receptores de rianodina (RyR) tipo 1 que liberam o cálcio no retículo sarcoplasmático (RS). A ativação desses canais e receptores resulta na descarga de Ca^{2+} no mioplasma.²⁴ Ocorrem contrações musculares depois que a actina e a troponina são ativadas pelo Ca^{2+}, o qual é armazenado no RS. O cálcio facilita a troca de posição da tropomiosina e a exposição de locais de ligação da miosina com a actina, dessa forma regulando as interações de ponte cruzada entre actina e miosina.¹⁶ Cálcio e ATP são fundamentais à manutenção das pontes cruzadas actina-miosina.²⁵

Henneman demonstrou que, em uma reação ao aumento da excitação fisiológica, são recrutados neurônios motores em uma ordem crescente por tamanho,²⁶ o que, posteriormente, ficou conhecido como princípio do tamanho de Henneman.²⁷⁻²⁹ Este princípio demonstrou que unidades motoras pequenas que inervam fibras oxidativas lentas tipo I são recrutadas primeiro, seguidas de fibras oxidativas rápidas tipo IIA e, finalmente, fibras glicolíticas rápidas tipo IIB. Hägg incorporou o princípio do tamanho de Henneman à hipótese Cinderela e postulou que a atividade contínua de unidades motoras menores em contrações experimentadas pode resultar em dano a fibras musculares, especialmente as fibras tipo I.³⁰⁻³² É realmente possível que em contrações experimentadas de baixo nível e contrações dinâmicas repetitivas, isquemia, hipóxia e síntese de ATP insuficiente em fibras da unidade motora tipo I sejam responsáveis por aumento de acidez, acúmulo de Ca^{2+} e, subsequentemente, contraturas do sarcômero com redução da perfusão intramuscular da isquemia e da hipóxia.³³⁻³⁵ Vários estudos confirmam a hipótese Cinderela,³⁶⁻⁴⁰ com possibilidade de ser um dos prováveis mecanismos que levam à formação dos PGs.³⁴,³⁵

Contrações musculares

Contração é a principal ação dos músculos. Durante as contrações concêntricas, os músculos têm o comprimento encurtado, ao passo que durante as contrações excêntricas ocorre aumento do comprimento. Gerwin e colaboradores especularam que o uso muscular em excesso pode provocar o surgimento de PGs após contrações experimentadas de baixo nível, contrações concêntricas máximas ou submáximas e contrações excêntricas.⁴¹ Com contrações dinâmicas e rítmicas, o ritmo contração-relaxamento intensifica o fluxo sanguíneo intramuscular, fenômeno conhecido como bomba muscular. No entanto, durante contrações musculares experimentadas, o metabolismo muscular está altamente dependente de oxigênio e glicose, os quais são rapidamente esgotados. Contrações experimentadas podem prejudicar o fluxo de sangue aos capilares e causar isquemia, que pode ocorrer mesmo quando um músculo se contrai em somente 10 a 25% de sua capacidade. Foi detectada isquemia e hipóxia na proximidade de PGs. Brückle e colaboradores documentaram níveis baixos de saturação de oxigênio em pacientes com lombalgia,⁴² e pesquisadores do

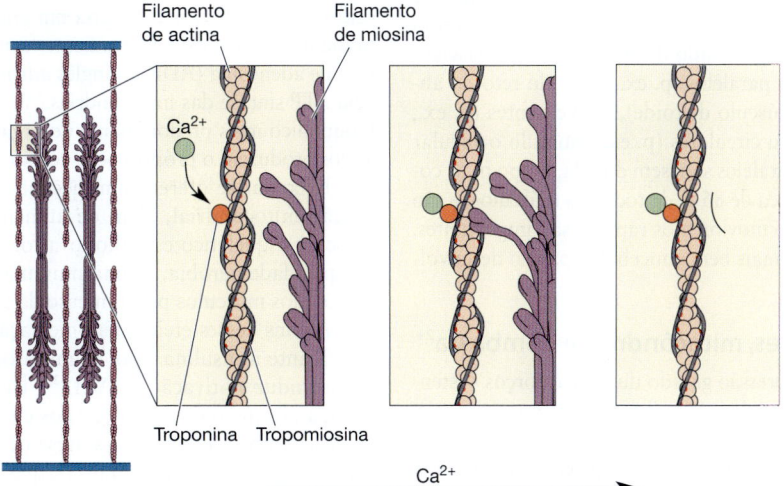

Figura 3-4 A base molecular da contração muscular. A aglutinação do Ca^{2+} à troponina desloca a tropomiosina e possibilita às cabeças da miosina aglutinarem-se ao filamento de actina. Após, as cabeças rodam, levando os filamentos a deslizarem um em direção ao outro.

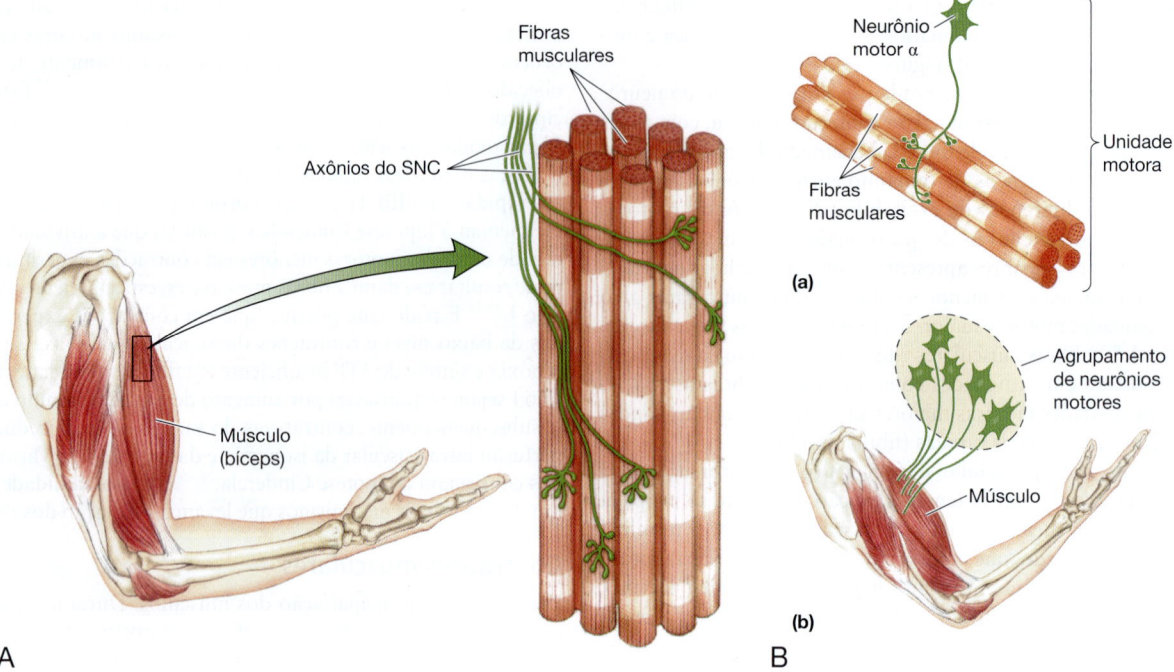

Figura 3-5 Estrutura do músculo esquelético. (A) Cada fibra muscular é inervada por um só axônio. (B) Agrupamento de unidade motora e neurônios motores. (a) Uma unidade motora é um neurônio motor α e todas as fibras musculares que ele inerva. (b) Um agrupamento de neurônios motores é formado por todos os neurônios motores α que inervam um músculo.

US National Institutes of Health e da George Mason University documentaram um fluxo de sangue retrógrado nas proximidades de PGs ativos, caracterizado por aumento de velocidades sistólicas e reversão de fluxo com velocidades diastólicas negativas.[43] Algumas sessões de agulhamento a seco conseguiram reverter esse processo, com melhoras tissulares objetivas, em até oito semanas após a intervenção.[44,45] Pacientes com PGs no músculo trapézio superior tiveram uma diminuição da dor em até seis semanas após agulhamento a seco.[46,47]

Uma contração voluntária máxima de um músculo isolado depende muito de sua arquitetura e forma e do surgimento de pressão intramuscular.[48-50] Nem todos os músculos têm o mesmo formato e arquitetura, e, dependendo do padrão de seus fascículos, são classificados como paralelos (p. ex., músculo reto do abdome), penados (p. ex., músculo deltoide), convergentes (p. ex., músculo peitoral maior) ou circulares (p. ex., músculo orbicular dos olhos). Os músculos paralelos são, sem dúvida, o tipo mais comum, que respondem a cerca de 85% de todos os músculos, e são especialmente úteis quando movimentos rápidos são importantes. Os músculos penados são mais bem concebidos para o desenvolvimento de força.

Contrações musculares, mitocôndrias e bomba Ca^{2+}

Aumento do gradiente de pressão gerado durante esforços sustentados de baixa intensidade podem contribuir para o aparecimento de dor e, eventualmente, à formação de PGs.[51] Isquemia, ou a falta de fluxo sanguíneo, rapidamente provoca hipóxia, que, por sua vez, causará queda no pH tissular, liberação de prótons e suspensão da produção de ATP pelas mitocôndrias. Estas produzem ATP pelo processo de respiração e fosforilação oxidativa (OXPHOS, do inglês *oxidative phosphorylation*), que ocorre via complexos proteicos da cadeia de transporte de elétrons (ETC, do inglês *electron transport chain*).

A função das mitocôndrias no músculo esquelético é bastante complexa. Há necessidade de homeostase muscular, com regulação pela ATP citrato liase (ACL). A citrato liase é uma enzima citosólica que catalisa o citrato derivado das mitocôndrias em oxalacetato e acetilcoenzima A (acetil-CoA).[52-54] A acetil-CoA é oxidada em dióxido de carbono e água por meio do ciclo ácido tricarboxílico, que gera dinucleotídeo de nicotinamida-adenina reduzido (NADH, do inglês *reduced nicotinamide adenine dinucleotide*). A ETC oxida reduzindo NADH equivalentes e uma forma diminuída de dinucleotídeo-adenina flavina, que cria um gradiente H$^+$ através da membrana da mitocôndria. O gradiente facilita a fosforilação do difosfato de adenosina (ADP, do inglês *adenosine diphosphate*) em ATP pela ATP sintase das mitocôndrias.[4] A síntese de ATP é o processo bioquímico mais predominante no organismo humano. Indivíduos ativos produzem o próprio peso corporal de ATP diariamente.

Exercitar-se oferece um mecanismo de aperfeiçoamento da função mitocondrial, além de aumentar a função contrátil do músculo esquelético e melhorar a força muscular, a resistência e a capacidade aeróbia.[55] Uma musculatura mais forte melhora a função dos músculos por aumento da capacidade metabólica.

Alguns desses efeitos têm mediação do fator de crescimento semelhante à insulina tipo 1, um fator anabólico de crescimento que induz a ativação de ACL[52,55] e estimula a hipertrofia muscular, a absorção de ácidos graxos e o metabolismo da glicose.[56] A ACL também estimula a síntese de cardiolipina e a atividade supercomplexa das mitocôndrias, que melhora ainda mais a função mitocondrial.[52] A cardiolipina é um componente importante da membrana mitocondrial.[57] O termo "atividade supercomplexa da membrana mitocondrial" sugere que a ETC não é uma entidade estática na membrana mitocondrial interna, mas uma entida-

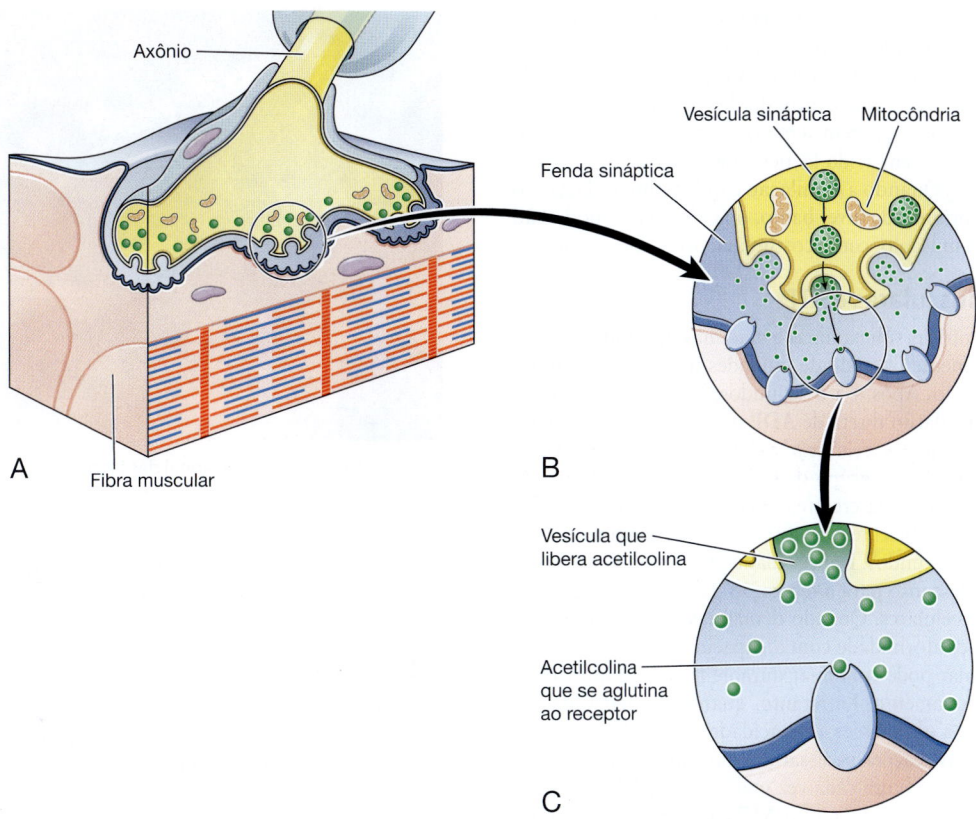

Figura 3-6 Junção neuromuscular. (A) Neurônios e fibras musculares comunicam-se na junção neuromuscular. (B) Sinais elétricos deslocam-se pelo axônio e estimulam vesículas sinápticas em suas extremidades para que liberem acetilcolina, um neurotransmissor, na fenda sináptica. (C) A acetilcolina cruza a fenda sináptica e liga-se aos receptores no sarcolema das fibras musculares, causando mudanças na célula muscular que iniciam contrações musculares.

de dinâmica complexa. Há dois modelos OXPHOS concorrentes. Conforme o modelo de estado líquido, complexos OXPHOS espalham-se livremente na membrana mitocondrial interna, ao passo que o modelo de estado sólido defende que complexos OXPHOS estão organizados em conjuntos rígidos de ordem superior, conhecidos como supercomplexos ou respirassomos.[58,59] Eles consistem em uma combinação de quatro complexos na ETC que ainda são pouco compreendidos.[60]

Como já mencionado no Capítulo 2, Neurofisiologia do ponto-gatilho, o ATP é necessário para a retirada do Ca^{2+} do citosol para reverter a dupla actina-miosina. Quando o ATP é unido à molécula de miosina, o elo entre miosina e actina enfraquece, e a cabeça da miosina separa-se da actina. Ao mesmo tempo, o íon de Ca^{2+} separa-se da molécula de troponina, que bloqueia a tropomiosina. Sob circunstâncias normais, grandes quantidades de Ca^{2+} livre reingressarão no RS por uma bomba em funcionamento da ATPase do retículo sarcoendoplasmático (SERCA). Com o esgotamento da energia, os sarcômeros podem permanecer contraídos, até que ATP suficiente esteja novamente disponível para resolver o acúmulo de Ca^{2+} intracelular. Altas concentrações de Ca^{2+} intracelular estão associadas à contração sustentada dos sarcômeros e ao dano das mitocôndrias e do músculo, que pode ter um papel causador no aparecimento de distúrbios musculares e PGs.[61,62] Ainda que anormalidades SERCA tenham sido aventadas como contribuintes da desregulação da homeostase do Ca^{2+} intracelular e da sinalização nos músculos de pacientes com distrofia miotônica e miopatia hipotireoideana, Guglielmi e colaboradores concluíram que a função SERCA não se mostrava alterada nessas populações de pacientes.[63]

PGs podem surgir sem dano muscular, mas níveis maiores de Ca^{2+} intracelular podem causar rompimento da membrana celular, dano ao RS (o que desencadeará um influxo de Ca^{2+} ainda maior) e uma ruptura de proteínas citoesqueléticas, inclusive titina, desmina e distrofina. A bomba SERCA disfuncional foi um elemento a integrar a hipótese original de crise energética,[64] embora ainda não evidenciada em pacientes com dor miofascial. No entanto, muitos pacientes com mialgia apresentam fibras vermelhas desorganizadas e quantidades maiores de fibras negativas da citocromo c oxidase (COX), indicadores de uma disfunção mitocondrial OXPHOS.[65] Fibras vermelhas desorganizadas também são encontradas na síndrome MERFF (do inglês *myoclonic epilepsy with ragged red fibers* – epilepsia mioclônica associada com fibras vermelhas desorganizadas), embora nem sempre,[66,67] e em uma ampla gama de outros distúrbios, como miopatia hipotireoideana, oftalmoplegia externa progressiva, síndrome de Leigh, doença de Pompe com início na vida adulta e outras miopatias mitocondriais.[68-71] O envelhecimento está associado ao aumento de anormalidades da mitocôndria, e idosos saudáveis podem apresentar fibras negativas da citocromo c oxidase (COX).[72]

Durante contrações contínuas, um músculo pode mudar, com rapidez, para glicólise anaeróbia em uma tentativa de garantir fornecimento apropriado de ATP. A glicólise envolve repartir uma molécula de glicose em duas moléculas pirúvicas, processo associado à descarga de energia em quantidade suficiente para formar duas moléculas de ATP. Sob circunstâncias aeróbias, a reação entre oxigênio e ácido pirúvico pode produzir até 16 moléculas de ATP por molécula de ácido pirúvico, dióxido de carbono e água. Sob circunstâncias anaeróbias, porém, a maior parte do ácido pirúvico glicolítico é convertida em ácido láctico, que reduzirá ainda mais o pH intramuscular. Quando a circulação capilar é limitada, como em contrações contínuas de nível baixo, o ácido láctico pode não se espalhar para o músculo, como costuma ocorrer após esforço.[33]

Contrações musculares e ATP

Contrações concêntricas submáximas e máximas demandam muito ATP, que é inicialmente liberado de unidades internas de armazenamento no músculo. Após 4 a 6 segundos, o músculo precisará contar com a fosforilação direta de ADP pela creatina fosfato, ou fosfocreatina (CP, do inglês *creatine phosphate*). A fosforilação produz ATP pela união de um grupo de fosfatos a uma molécula de ADP catalisada pela enzima creatina cinase. ATP e CP estocados oportunizam energia suficiente para força muscular máxima durante cerca de 14 a 16 segundos. Daí em diante, há necessidade de um breve período de descanso para a reposição das reservas esgotadas de ATP e CP intracelulares. Quando demandas contínuas de ATP se encontram em conformidade com a capacidade da via aeróbia, a atividade muscular pode continuar durante horas em indivíduos com bom condicionamento. Entretanto, quando as demandas de exercício começam a ultrapassar a capacidade das células musculares de executarem as reações necessárias com rapidez suficiente, a glicose anaeróbia contribuirá cada vez mais com o ATP total gerado. Finalmente, o músculo esgotará o ATP e poderão ocorrer contrações contínuas de sarcômeros, iniciando o aparecimento de PGs.

3. FÁSCIAS

Quando um atleta apresenta algum tipo de lesão por sobrecarga, é possível que fáscias ou tecidos conectivos, como tendões, ligamentos e cápsulas articulares, estejam sendo sobrecarregados muito além de sua capacidade, na comparação com músculos ou ossos.[73,74] Embora os músculos sejam o principal tecido contrátil no corpo, quase 40% da força muscular é transmitida para as fáscias.[75] Cada um dos músculos tem conexões específicas com as fáscias,[76-81] e há evidências de que o ângulo em que fibras musculares se conectam com o tecido conectivo intramuscular e as conexões entre as fáscias profundas e o epimísio contribuam para os padrões de transmissão de força.[82] Por exemplo, o perimísio contribui para a transmissão lateral de força no músculo esquelético[83-85] e apresenta alta densidade de fibroblastos.[86]

Quando os músculos se ligam a outras fibras musculares ou a tecido conectivo intramuscular, a transmissão de força miofascial epimuscular é direcionada para os tecidos conectivos externos aos parâmetros musculares.[87,88] Findley relatou que esse mecanismo não somente facilita padrões complicados de movimento envolvendo músculos adjacentes, mas também contribui para o aumento da estabilidade articular.[89] O formato do músculo determina o ângulo em que as fibras musculares podem se conectar às fáscias intramusculares (Figura 3-7). É importante a atenção à continuidade dos músculos e suas conexões fasciais e às suas implicações potenciais à prática clínica, para que sejam entendidas a natureza dos PGs e as considerações biomecânicas. Nesse momento, existem apenas alguns estudos e relatos de casos na literatura miofascial e de agulhamento a seco que levam em consideração as interconexões entre músculos e fáscias,[90-93] mas a quantidade de pesquisas sobre as fáscias cresceu exponencialmente durante a década anterior.[94-105]

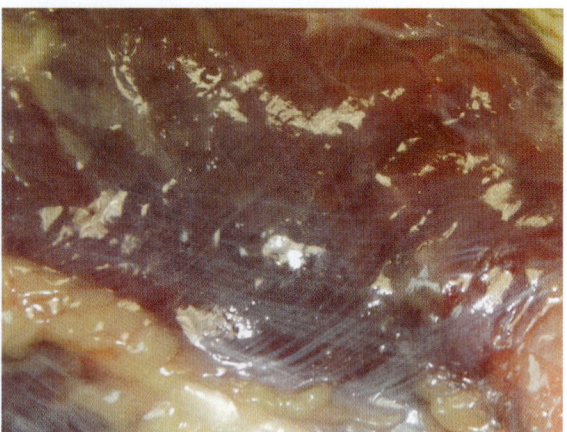

Figura 3-7 Direção tridimensional das fáscias.

As fáscias podem ter papel importante na contratilidade muscular e, possivelmente, na formação de PGs.[106,107]

3.1. Definições

Durante o quarto Fascia Research Congress de 2015, em Washington, DC, EUA, as fáscias foram definidas, anatomicamente, como "uma bainha, uma camada ou qualquer quantidade de outros agregados de tecido conectivo passíveis de serem dissecados que se forma sob a pele, para fixar, envolver, separar músculos e órgãos internos."[108] Essa nova definição não foi necessariamente aceita por clínicos e pesquisadores,[109] sendo formado um novo comitê para definir "o sistema fascial", que, em 2017, foi assim descrito:

> "O sistema fascial consiste em um contínuo tridimensional de tecidos fibrosos densos, soltos e macios contendo colágeno e que permeiam o organismo. Incorpora elementos como tecido adiposo, bainhas neuromusculares adventícias, aponeuroses, fáscias profundas e superficiais, epinêurio, cápsulas articulares, ligamentos, membranas, meninges, expansões miofasciais, periósteos, retináculos, septos, tendões, fáscias viscerais e todos os tecidos conectivos intramusculares e intermusculares, inclusive o endo-/peri-/epimísio.
>
> O sistema fascial interpenetra e circunda todos os órgãos, músculos, ossos e fibras nervosas, dotando o organismo com uma estrutura funcional e oferecendo um ambiente que possibilita a todos os sistemas do corpo operarem de forma integrada."[105]

Os músculos e as fáscias estão entrelaçados e conectados intimamente. Todos os músculos são envolvidos pelo epimísio. Cada feixe de fibras musculares está localizado no perimísio, e cada fibra muscular está contida no endomísio. Endomísio, perimísio e epimísio compõem as fáscias profundas,[86,97] que não devem ser confundidas com as fáscias viscerais e superficiais.[110] O *Functional Atlas of the Human Fascial System*, de Stecco, oferece uma excelente visão geral das conexões fasciais no corpo humano.[111]

3.2. Algumas considerações biomecânicas

A importância das conexões entre músculos e o epimísio, o perimísio e o endomísio é percebida com lentidão. Cada músculo possui conexões específicas com as fáscias,[77,80,81,112] e essas conexões possibilitam a ocorrência de transmissões de força dos músculos a ossos e a camadas fasciais profundas. É realmente impossível separar fáscias de outras estruturas, como a pele, os ligamentos e os músculos (Figura 3-8).[82,113] Com frequência, as fibras musculares conectam-se a outros músculos ou ao tecido conectivo, e essas interconexões permitem que os músculos tenham força sobre as fáscias e aos tecidos conectivos fora de parâmetros musculares.[88] Um declínio na flexibilidade e na mobilidade em virtude do envelhecimento pode ser atribuído a alterações nas fáscias, como menor flexibilidade do epimísio. Um epimísio denso costuma limitar a função muscular[76]; por exemplo, o perimísio pode aumentar a rigidez dos músculos e é sensível a alterações na tensão mecânica.[85]

Mudanças na maleabilidade das fáscias podem levar a padrões alterados de movimento, ao uso excessivo local e à perda de força e coordenação. Stecco e colaboradores especularam que a redução da viscoelasticidade é devida a uma falta de ácido hialurônico (HA, do inglês *hyaluronan acid*), que determina a viscosidade entre as fáscias profundas e os músculos.[76,114] Esse ácido é um polímero glicosaminoglicano de matriz extracelular (ECM, do inglês *extracellular matrix*) encontrado entre fibras musculares, nervos e camadas das fáscias.[115,116] Redução de mobilidade entre as camadas das fáscias aponeuróticas, como as toracolombares, levará ao enrijecimento e à mobilidade limitada. As fáscias aponeuróticas compreendem duas ou três camadas de feixes de fibras de colágeno paralelos, orientados em direções diferentes e com ligação direta com músculos e tendões.[76,104,117] Esse tipo de fáscia transmite força a maiores distâncias do que as fáscias do epimísio.[100] A fáscia profunda contém múltiplos mecanorreceptores,[118] e a capacidade das fáscias de processarem estímulos mecanorreceptores depende completamente de sua relação estrutural com o tecido ósseo e os músculos.[119]

Os fibroblastos localizam-se na ECM e têm papel importante na síntese de colágeno, substância fundamental, elastina e reticulina. Como nota secundária, a ECM consiste em colágeno, fibras elásticas, proteoglicanos, lamininas, proteínas de matriz celular e fibronectina.[120-125] Os fibroblastos registram deformações induzidas pela força em sua ECM, e o alongamento mecânico de fibroblastos regula genes centrais da ECM por estimulação da descarga de múltiplas substâncias, como o fator de crescimento parácrino.[86] Os fibroblastos contêm integrinas, que são essenciais à padronização da força mecânica,[126] e conseguem registrar esforço em resposta a alterações no estresse mecânico.[127] Sob tensão elevada, os fibroblastos apresentam fibras tensas e aderências focais, e parecem lamelares no formato; sob tensão diminuída, eles têm estruturas mais ou menos arredondadas.[128-130] Fibroblastos lamelares podem se diferenciar em miofibroblastos completados com um aparelho contrátil de filamentos de actina e miosina não muscular.[131] Em outras palavras, a fáscia não é somente uma estrutura passiva, pois ela pode envolver-se em contrações muito lentas.[132]

Há envolvimento de fibroblastos no fechamento de feridas, nas contrações musculares e nas aderências de cicatrizes.[133,134] A cicatrização de feridas envolve remodelagem controlada da ECM, que costuma ocorrer em três fases distintas (inflamação, proliferação e remodelagem). Após uma lesão tissular, os fibroblastos se diferenciam em miofibroblastos e depositam colágeno, fibronectina e glicosaminoglicanos.[135] Fibrina e fibronectina são proteínas matriciais que evitam a perda excessiva de sangue. A fibronectina é relativamente elástica, o que a torna adequada à reunião de colágeno. Os colágenos são os principais componentes estruturais da ECM.[125] Ocorre fibrose quando o colágeno depositado por fibroblastos e miofibroblastos causa aumento nos miofibroblastos, com depósito matricial excessivo e rompimento da remodelagem matricial.[136]

Empiricamente, aderências do tecido cicatricial podem ser tratadas, de forma eficaz, com técnicas manuais ou com agulhamento a seco, colocando-se a agulha diretamente em cada aderência ou densificação e girando-a, de forma unidirecional, o máximo possível, levando em conta o nível de tolerância à dor do paciente.[93,137] Quando a agulha é liberada, indica-se compressão periódica até que a aderência diminua ou desapareça (Figura 3-9). Langevin e colaboradores mostraram que os efeitos da acupuntura e do agulhamento a seco podem, pelo menos parcialmente, ser explicados pela estimulação mecânica dos fibroblastos.[138,139] A rotação da agulha cria um elo entre tecidos contraídos da fáscia e a agulha, causando tensão mecânica nos fibroblastos, em padrões de força citoesquelética, nos caminhos sinalizadores intracelulares e na ativação de genes por indução mecânica, o que, por sua vez, restaurará a mobilidade e a maleabilidade cicatriciais, imediatamente reduzindo a hiperalgesia e a alodinia da pessoa.[137] O momento de torção aumenta, de forma exponencial, com a rotação da agulha, algo que pode ser medido de modo objetivo até vários centímetros a partir do local da agulha.[140] Aderências persistentes provavelmente ocorrem por desregulação das proteínas da ECM. A rotação da agulha inibe a cinase dependente de Rho e suprime a indução do gene da tenascina C. Um dos melhores métodos para se conseguir a transcrição do gene da tenascina C e, de modo positivo, impactar a fibronectina e o colágeno XII é o alongamento cíclico dos fibroblastos na ECM. Em razão da resposta quase imediata, ainda há dúvidas se as aderências encontradas perto do tecido cicatricial são, na realidade, exemplos de tecido fibrótico,

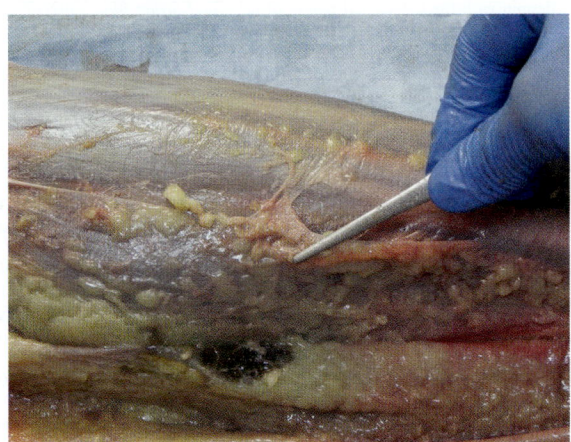

Figura 3-8 Conexões fasciais com a pele, os músculos e os nervos.

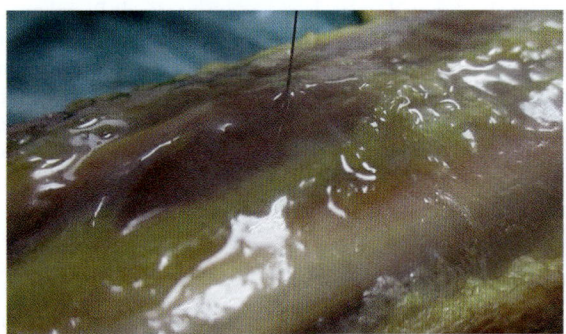

Figura 3-9 Agulha filiforme na fáscia.

como se supõe normalmente. É possível que as aderências sejam reflexo de contraturas do tecido miofascial, e não fibrose.

3.3. Alguns aspectos sensoriais da fáscia

Para serem fonte de dor, as fáscias devem conter fibras sensoriais e nociceptores.[141] Uma pesquisa com roedores mostrou que os nociceptores eram três vezes mais comuns nas fáscias toracolombares do que nos músculos das costas.[142] Outras pesquisas confirmaram que neurônios do corno dorsolombar recebem estímulos não apenas dos músculos, mas também das fáscias toracolombares.[143-146] Como a maior parte desses neurônios apresenta um alto limiar mecânico, eles podem ser neurônios nociceptivos.[147] Deising e colaboradores sugeriram que a sensibilização de nociceptores fasciais após estimulação mecânica e química pode contribuir para a dor miofascial persistente, especialmente quando a fáscia está sendo alongada, como ocorre durante as contrações musculares.[148] Injeções do fator de crescimento nervoso (um químico indutor de hiperalgesia severa) nas fáscias dos músculos eretores da espinha causaram hiperalgesia significativa, dor induzida pelo exercício e redução do limiar da pressão durante cerca de sete dias, além de sensibilização contínua em estímulos mecânicos e químicos durante duas semanas.[148] Injeções salinas hipertônicas causaram início mais tardio de dor muscular quando o alvo foi a fáscia tibial anterior, em comparação com injeção direta no músculo.[149] Injeções salinas hipertônicas fáscias resultaram em aumento significativo de dor, em comparação com injeções na subcútis e no músculo.[150] Weinkauf e colaboradores observaram achados similares quando injetaram fator de crescimento nervoso no músculo tibial anterior e no músculo eretor da espinha e suas fáscias.[151] A hiperalgesia mecânica foi mais acentuada nas fáscias tibiais do que nos músculos, e as fáscias toracodorsais pareceram mais sensíveis que as tibiais.[151] Danielson e colaboradores descobriram terminações nervosas sensoriais peptidérgicas, com anticorpos para peptídeo relacionado ao gene da calcitonina e substância P no tecido conectivo solto do tendão patelar.[152] Além disso, sob condições patológicas, a fáscia consegue estabelecer novas fibras nociceptivas imunorreativas à substância P.[153] Os terminais nervosos nas fáscias localizam-se em sua camada externa, o que é mais ou menos contínuo no tecido subcutâneo. Uma vez que a camada fascial medial está, basicamente, envolvida com transmissões de força mecânica, faz sentido não haver terminais nervosos; de outra forma, o movimento causaria dor. Tesarz e colaboradores confirmaram a presença de terminais sP nociceptivos no tecido subcutâneo e na camada externa da fáscia toracolombar, implicando novamente que as fáscias podem ter papel importante em dores na região inferior das costas.[154] Receptores de Ruffini e Pacini e terminações nervosas livres foram identificados em fáscias profundas.[134,155] Também existem evidências de que os receptores de Pacini possam ter envolvimento na manipulação em alta velocidade,[156] embora inexistam estudos que tenham pesquisado se a terapia manual para o PG ou o agulhamento a seco tenham como alvo específico os receptores de Pacini. Simmonds e colaboradores trabalharam com a hipótese de que o papel das fáscias na terapia manual poderia ter alguma implicação, mas os pesquisadores não chegaram a conclusões importantes.[157]

3.4. Resumo

Levando-se em conta as conexões complexas entre fáscias e músculos, é possível que os atuais modelos exploratórios da dor miofascial e dos PGs continuem a se aperfeiçoar, conforme o aumento de conhecimento e entendimento. Schleip sugeriu que sensações de dor de PGs podem ter origem em nociceptores fasciais sensibilizados.[158] Métodos de tratamento para PGs, tecido cicatricial e aderências devem envolver a manipulação das fáscias. Técnicas manuais de alongamento causarão adaptações lentas, mas o agulhamento a seco do tecido cicatricial altera os elementos contráteis quase imediatamente. Os mecanismos desse fenômeno ainda não são conhecidos e merecem ser mais investigados.

Referências

1. Simons DG, Travell JG, Simons LS. *Travell and Simons' Myofascial Pain and Dysfunction: The Trigger Point Manual*. Vol 1. 2nd ed. Baltimore, MD: Williams & Wilkins; 1999.
2. Travell JG, Simons DG. *Myofascial Pain and Dysfunction: The Trigger Point Manual*. Vol 2. Baltimore, MD: Williams & Wilkins; 1992.
3. Baghdadia MB, Tajbakhsh S. Regulation and phylogeny of skeletal muscle regeneration. *Dev Biol*. 2018;433:200-209.
4. Miller MS, Palmer BM, Toth MJ, Warshaw DM. Muscle: anatomy, physiology, and biochemistry. In: Firestein GS, Budd RC, Gabriel SE, McInnes IB, O'Dell JR, eds. *Kelley and Firestein's Textbook of Rheumatology*. Vol 1. 10th ed. Philadelphia, PA: Elsevier; 2017:66-77.
5. Morgan DL, Mochon S, Julian FJ. A quantitative model of intersarcomere dynamics during fixed-end contractions of single frog muscle fibers. *Biophys J*. 1982;39(2):189-196.
6. Joumaa V, Leonard TR, Herzog W. Residual force enhancement in myofibrils and sarcomeres. *Proc Biol Sci*. 2008;275(1641):1411-1419.
7. Lindstedt SL, Reich TE, Keim P, LaStayo PC. Do muscles function as adaptable locomotor springs? *J Exp Biol*. 2002;205(Pt 15):2211-2216.
8. Wang K, McCarter R, Wright J, Beverly J, Ramirez MR. Viscoelasticity of the sarcomere matrix of skeletal muscles. The titin-myosin composite filament is a dual-stage molecular spring. *Biophys J*. 1993;64:1161-1177.
9. Nagy A, Cacciafesta P, Grama L, Kengyel A, Malnasi-Csizmadia A, Kellermayer MS. Differential actin binding along the PEVK domain of skeletal muscle titin. *J Cell Sci*. 2004;117(Pt 24):5781-5789.
10. Niederlander N, Raynaud F, Astier C, Chaussepied P. Regulation of the actin-myosin interaction by titin. *Eur J Biochem*. 2004;271(22):4572-4581.
11. Wang K. Titin/connectin and nebulin: giant protein rulers of muscle structure and function. *Adv Biophys*. 1996;33:123-134.
12. Gregorio CC, Granzier H, Sorimachi H, Labeit S. Muscle assembly: a titanic achievement? *Curr Opin Cell Biol*. 1999;11(1):18-25.
13. Rivas-Pardo JA, Eckels EC, Popa I, Kosuri P, Linke WA, Fernandez JM. Work done by titin protein folding assists muscle contraction. *Cell Rep*. 2016;14(6):1339-1347.
14. Ma K, Wang K. Interaction of nebulin SH3 domain with titin PEVK and myopalladin: implications for the signaling and assembly role of titin and nebulin. *FEBS Lett*. 2002;532(3):273-278.
15. McElhinny AS, Kazmierski ST, Labeit S, Gregorio CC. Nebulin: the nebulous, multifunctional giant of striated muscle. *Trends Cardiovasc Med*. 2003;13(5):195-201.
16. Clark KA, McElhinny AS, Beckerle MC, Gregorio CC. Striated muscle cytoarchitecture: an intricate web of form and function. *Annu Rev Cell Dev Biol*. 2002;18:637-706.
17. Bang ML, Gregorio C, Labeit S. Molecular dissection of the interaction of desmin with the C-terminal region of nebulin. *J Struct Biol*. 2002;137(1-2):119-127.
18. Jin JP, Wang K. Nebulin as a giant actin-binding template protein in skeletal muscle sarcomere. Interaction of actin and cloned human nebulin fragments. *FEBS Lett*. 1991;281(1-2):93-96.
19. Chu M, Gregorio CC, Pappas CT. Nebulin, a multi-functional giant. *J Exp Biol*. 2016;219(Pt 2):146-152.
20. Pappas CT, Bliss KT, Zieseniss A, Gregorio CC. The Nebulin family: an actin support group. *Trends Cell Biol*. 2011;21(1):29-37.
21. McElhinny AS, Schwach C, Valichnac M, Mount-Patrick S, Gregorio CC. Nebulin regulates the assembly and lengths of the thin filaments in striated muscle. *J Cell Biol*. 2005;170(6):947-957.
22. Ohtsuki I, Morimoto S. Troponin: regulatory function and disorders. *Biochem Biophys Res Commun*. 2008;369(1):62-73.
23. Gray KT, Kostyukova AS, Fath T. Actin regulation by tropomodulin and tropomyosin in neuronal morphogenesis and function. *Mol Cell Neurosci*. 2017;84:48-57.
24. Capes EM, Loaiza R, Valdivia HH. Ryanodine receptors. *Skelet Muscle*. 2011;1(1):18.
25. Houdusse A, Sweeney HL. How myosin generates force on actin filaments. *Trends Biochem Sci*. 2016;41(12):989-997.
26. Henneman E, Somjen G, Carpenter DO. Excitability and inhibitability of motoneurons of different sizes. *J Neurophysiol*. 1965;28(3):599-620.

27. De Luca CJ, Contessa P. Hierarchical control of motor units in voluntary contractions. *J Neurophysiol.* 2012;107(1):178-195.
28. Duchateau J, Enoka RM. Human motor unit recordings: origins and insight into the integrated motor system. *Brain Res.* 2011;1409:42-61.
29. Conwit RA, Stashuk D, Tracy B, McHugh M, Brown WF, Metter EJ. The relationship of motor unit size, firing rate and force. *Clin Neurophysiol.* 1999;110(7):1270-1275.
30. Hägg GM. The cinderella hypothesis. In: Johansson H, Windhorst U, Djupsjöbacka M, Passotore M, eds. *Chronic Work-related Myalgia.* Gävle, Sweden: Gävle University Press; 2003:127-132.
31. Hägg GM. Static work and myalgia—a new explanation model. In: Andersson PA, Hobart DJ, Danoff JV, eds. *Electromyographical Kinesiology.* Amsterdam, The Netherlands: Elsevier; 1991:115-199.
32. Hägg GM. Ny förklaringsmodell för muskelskador vid statisk belastning i skuldra och nacke. *Arbete Människa Miljö.* 1988;4:260-262.
33. Bron C, Dommerholt J. Etiology of myofascial trigger points. *Curr Pain Headache Rep.* 2012;16(5):439-444.
34. Treaster D, Marras WS, Burr D, Sheedy JE, Hart D. Myofascial trigger point development from visual and postural stressors during computer work. *J Electromyogr Kinesiol.* 2006;16(2):115-124.
35. Hoyle JA, Marras WS, Sheedy JE, Hart DE. Effects of postural and visual stressors on myofascial trigger point development and motor unit rotation during computer work. *J Electromyogr Kinesiol.* 2011;21(1):41-48.
36. Zennaro D, Laubli T, Krebs D, Krueger H, Klipstein A. Trapezius muscle motor unit activity in symptomatic participants during finger tapping using properly and improperly adjusted desks. *Hum Factors.* 2004;46(2):252-266.
37. Zennaro D, Laubli T, Krebs D, Klipstein A, Krueger H. Continuous, intermittent and sporadic motor unit activity in the trapezius muscle during prolonged computer work. *J Electromyogr Kinesiol.* 2003;13(2):113-124.
38. Forsman M, Birch L, Zhang Q, Kadefors R. Motor unit recruitment in the trapezius muscle with special reference to coarse arm movements. *J Electromyogr Kinesiol.* 2001;11:207-216.
39. Forsman M, Kadefors R, Zhang Q, Birch L, Palmerud G. Motor-unit recruitment in the trapezius muscle during arm movements and in VDU precision work. *Int J Ind Ergon.* 1999;24:619-630.
40. Forsman M, Taoda K, Thorn S, Zhang Q. Motor-unit recruitment during long-term isometric and wrist motion contractions: a study concerning muscular pain development in computer operators. *Int J Ind Ergon.* 2002;30:237-250.
41. Gerwin RD, Dommerholt J, Shah JP. An expansion of Simons' integrated hypothesis of trigger point formation. *Curr Pain Headache Rep.* 2004;8(6):468-475.
42. Brückle W, Sückfull M, Fleckenstein W, Weiss C, Müller W. Gewebe-pO2-Messung in der verspannten Rückenmuskulatur (m. erector spinae). *Z Rheumatol.* 1990;49:208-216.
43. Ballyns JJ, Shah JP, Hammond J, Gebreab T, Gerber LH, Sikdar S. Objective sonographic measures for characterizing myofascial trigger points associated with cervical pain. *J Ultrasound Med.* 2011;30(10):1331-1340.
44. Turo D, Otto P, Shah JP, et al. Ultrasonic characterization of the upper trapezius muscle in patients with chronic neck pain. *Ultrason Imaging.* 2013;35(2):173-187.
45. Turo D, Otto P, Hossain M, et al. Novel use of ultrasound elastography to quantify muscle tissue changes after dry needling of myofascial trigger points in patients with chronic myofascial pain. *J Ultrasound Med.* 2015;34(12):2149-2161.
46. Gerber LH, Sikdar S, Aredo JV, et al. Beneficial effects of dry needling for treatment of chronic myofascial pain persist for 6 weeks after treatment completion. *PM R.* 2017;9(2):105-112.
47. Gerber LH, Shah J, Rosenberger W, et al. Dry needling alters trigger points in the upper trapezius muscle and reduces pain in subjects with chronic myofascial pain. *PM R.* 2015;7(7):711-718.
48. Jarvholm U, Palmerud G, Karlsson D, Herberts P, Kadefors R. Intramuscular pressure and electromyography in four shoulder muscles. *J Orthop Res.* 1991;9(4):609-619.
49. Jarvholm U, Palmerud G, Styf J, Herberts P, Kadefors R. Intramuscular pressure in the supraspinatus muscle. *J Orthop Res.* 1988;6(2):230-238.
50. Palmerud G, Forsman M, Sporrong H, Herberts P, Kadefors R. Intramuscular pressure of the infra- and supraspinatus muscles in relation to hand load and arm posture. *Eur J Appl Physiol.* 2000;83(2-3):223-230.
51. Otten E. Concepts and models of functional architecture in skeletal muscle. *Exerc Sport Sci Rev.* 1988;16:89-137.
52. Das S, Morvan F, Jourde B, et al. ATP citrate lyase improves mitochondrial function in skeletal muscle. *Cell Metab.* 2015;21(6):868-876.
53. Das S, Morvan F, Morozzi G, et al. ATP citrate lyase regulates myofiber differentiation and increases regeneration by altering histone acetylation. *Cell Rep.* 2017;21(11):3003-3011.
54. Choudhary C, Weinert BT, Nishida Y, Verdin E, Mann M. The growing landscape of lysine acetylation links metabolism and cell signalling. *Nat Rev Mol Cell Biol.* 2014;15(8):536-550.
55. Egerman MA, Glass DJ. Signaling pathways controlling skeletal muscle mass. *Crit Rev Biochem Mol Biol.* 2014;49(1):59-68.
56. Clemmons DR. Metabolic actions of insulin-like growth factor-I in normal physiology and diabetes. *Endocrinol Metab Clin North Am.* 2012;41(2):425-443, vii-viii.
57. Li H, Sartorelli V. ATP citrate lyase: a new player linking skeletal muscle metabolism and epigenetics. *Trends Endocrinol Metab.* 2018;29(4):202-204.
58. Jha P, Wang X, Auwerx J. Analysis of mitochondrial respiratory chain supercomplexes using blue native polyacrylamide gel electrophoresis (BN-PAGE). *Curr Protoc Mouse Biol.* 2016;6(1):1-14.
59. Mourier A, Matic S, Ruzzenente B, Larsson NG, Milenkovic D. The respiratory chain supercomplex organization is independent of COX7a2l isoforms. *Cell Metab.* 2014;20(6):1069-1075.
60. Acin-Perez R, Fernandez-Silva P, Peleato ML, Perez-Martos A, Enriquez JA. Respiratory active mitochondrial supercomplexes. *Mol Cell.* 2008;32(4):529-539.
61. Gissel H, Clausen T. Excitation-induced Ca(2+) influx in rat soleus and EDL muscle: mechanisms and effects on cellular integrity. *Am J Physiol Regul Integr Comp Physiol.* 2000;279(3):R917-R924.
62. Jafri MS. Mechanisms of myofascial pain. *Int Sch Res Notices.* 2014;2014.
63. Guglielmi V, Oosterhof A, Voermans NC, et al. Characterization of sarcoplasmic reticulum Ca(2+) ATPase pumps in muscle of patients with myotonic dystrophy and with hypothyroid myopathy. *Neuromuscul Disord.* 2016;26(6):378-385.
64. Simons DG, Travell J. Myofascial trigger points, a possible explanation. *Pain.* 1981;10(1):106-109.
65. Larsson R, Bjork J, Henriksson KG, Gerdle B, Lindman R. The prevalences of cytochrome c oxidase negative and superpositive fibres and ragged-red fibres in the trapezius muscle of female cleaners with and without myalgia and of female healthy controls. *Pain.* 2000;84(2-3):379-387.
66. Mancuso M, Petrozzi L, Filosto M, et al. MERRF syndrome without ragged-red fibers: the need for molecular diagnosis. *Biochem Biophys Res Commun.* 2007;354(4):1058-1060.
67. Matsuoka T, Goto Y, Yoneda M, Nonaka I. Muscle histopathology in myoclonus epilepsy with ragged-red fibers (MERRF). *J Neurol Sci.* 1991;106(2):193-198.
68. Black JT, Judge D, Demers L, Gordon S. Ragged-red fibers. A biochemical and morphological study. *J Neurol Sci.* 1975;26(4):479-488.
69. Ching CK, Mak CM, Au KM, et al. A patient with congenital hyperlactataemia and Leigh syndrome: an uncommon mitochondrial variant. *Hong Kong Med J.* 2013;19(4):357-361.
70. Mak SC, Chi CS, Tsai CR. Mitochondrial DNA 8993 T > C mutation presenting as juvenile Leigh syndrome with respiratory failure. *J Child Neurol.* 1998;13(7):349-351.
71. Laforêt P, Lombès A, Eymard B, et al. Chronic progressive external ophthalmoplegia with ragged-red fibers: clinical, morphological and genetic investigations in 43 patients. *Neuromuscul Disord.* 1995;5(5):399-413.
72. Bourgeois JM, Tarnopolsky MA. Pathology of skeletal muscle in mitochondrial disorders. *Mitochondrion.* 2004;4(5-6):441-452.
73. Schleip R, Muller DG. Training principles for fascial connective tissues: scientific foundation and suggested practical applications. *J Bodyw Mov Ther.* 2013;17(1):103-115.
74. Counsel P, Breidahl W. Muscle injuries of the lower leg. *Semin Musculoskelet Radiol.* 2010;14(2):162-175.
75. Smeulders MJ, Kreulen M, Hage JJ, Huijing PA, van der Horst CM. Spastic muscle properties are affected by length changes of adjacent structures. *Muscle Nerve.* 2005;32(2):208-215.
76. Stecco A, Gesi M, Stecco C, Stern R. Fascial components of the myofascial pain syndrome. *Curr Pain Headache Rep.* 2013;17(8):352.
77. Stecco A, Gilliar W, Hill R, Fullerton B, Stecco C. The anatomical and functional relation between gluteus maximus and fascia lata. *J Bodyw Mov Ther.* 2013;17(4):512-517.
78. Stecco A, Macchi V, Masiero S, et al. Pectoral and femoral fasciae: common aspects and regional specializations. *Surg Radiol Anat.* 2009;31(1):35-42.
79. Stecco A, Macchi V, Stecco C, et al. Anatomical study of myofascial continuity in the anterior region of the upper limb. *J Bodyw Mov Ther.* 2009;13(1):53-62.
80. Stecco C, Gagey O, Macchi V, et al. Tendinous muscular insertions onto the deep fascia of the upper limb. First part: anatomical study. *Morphologie.* 2007;91(292):29-37.
81. Wilke J, Engeroff T, Nurnberger F, Vogt L, Banzer W. Anatomical study of the morphological continuity between iliotibial tract and the fibularis longus fascia. *Surg Radiol Anat.* 2016;38(3):349-352.
82. Turrina A, Martinez-Gonzalez MA, Stecco C. The muscular force transmission system: role of the intramuscular connective tissue. *J Bodyw Mov Ther.* 2013;17(1):95-102.
83. Passerieux E, Rossignol R, Chopard A, et al. Structural organization of the perimysium in bovine skeletal muscle: junctional plates and associated intracellular subdomains. *J Struct Biol.* 2006;154(2):206-216.
84. Passerieux E, Rossignol R, Chopard A, et al. Structural organization of the perimysium in bovine skeletal muscle: junctional plates and associated intracellular subdomains. In: Huijing PA, Hollander P, Findley T, Schleip R, eds. *Fascia Research II: Basic Science and Implications for Conventional and*

Complementary Health Care. Munich, Germany: Urban & Fischer; 2009: 186-196.
85. Passerieux E, Rossignol R, Letellier T, Delage JP. Physical continuity of the perimysium from myofibers to tendons: involvement in lateral force transmission in skeletal muscle. *J Struct Biol*. 2007;159(1):19-28.
86. Schleip R, Naylor IL, Ursu D, et al. Passive muscle stiffness may be influenced by active contractility of intramuscular connective tissue. *Med Hypotheses*. 2006;66(1):66-71.
87. Hijikata T, Ishikawa H. Functional morphology of serially linked skeletal muscle fibers. *Acta Anat (Basel)*. 1997;159(2-3):99-107.
88. Huijing PA, Jaspers RT. Adaptation of muscle size and myofascial force transmission: a review and some new experimental results. *Scand J Med Sci Sports*. 2005;15(6):349-380.
89. Findley TW. Fascia research from a clinician/scientist's perspective. *Int J Ther Massage Bodywork*. 2011;4(4):1-6.
90. Finnoff JT, Rajasekaran S. Ultrasound-guided, percutaneous needle fascial fenestration for the treatment of chronic exertional compartment syndrome: a case report. *PM R*. 2016;8(3):286-290.
91. Anandkumar SM, Manivasagam M. Effect of fascia dry needling on non-specific thoracic pain—a proposed dry needling grading system. *Physiother Theory Pract*. 2017;33(5):420-428.
92. Lewit K. The needle effect in the relief of myofascial pain. *Pain*. 1979;6:83-90.
93. Lewit K, Olsanska S. Clinical importance of active scars: abnormal scars as a cause of myofascial pain. *J Manipulative Physiol Ther*. 2004;27(6):399-402.
94. Chaudhry H, Huang C-Y, Schleip R, Ji Z, Bukiet B, Findley T. Viscoelastic behavior of human fasciae under extension in manual therapy. *J Bodyw Mov Ther*. 2007;11(2):159-167.
95. Chaudhry H, Max R, Antonio S, Findley T. Mathematical model of fiber orientation in anisotropic fascia layers at large displacements. *J Bodyw Mov Ther*. 2012;16(2):158-164.
96. Chaudhry H, Schleip R, Ji Z, Bukiet B, Maney M, Findley T. Three-dimensional mathematical model for deformation of human fasciae in manual therapy. *J Am Osteopath Assoc*. 2008;108(8):379-390.
97. Roman M, Chaudhry H, Bukiet B, Stecco A, Findley TW. Mathematical analysis of the flow of hyaluronic acid around fascia during manual therapy motions. *J Am Osteopath Assoc*. 2013;113(8):600-610.
98. Huijing PA. Epimuscular myofascial force transmission: a historical review and implications for new research. International Society of Biomechanics Muybridge Award Lecture, Taipei, 2007. *J Biomech*. 2009;42(1):9-21.
99. Huijing PA. Epimuscular myofascial force transmission between antagonistic and synergistic muscles can explain movement limitation in spastic paresis. In: Huijing PA, Hollander P, Findley T, Schleip R, eds. *Fascia Research II: Basic Science and Implications for Conventional and Complementary Health Care*. Munich, Germany: Urban & Fischer; 2009.
100. Huijing PA, Baan GC. Myofascial force transmission via extramuscular pathways occurs between antagonistic muscles. *Cells Tissues Organs*. 2008;188(4):400-414.
101. Langevin HM, Huijing PA. Communicating about fascia: history, pitfalls, and recommendations. *Int J Ther Massage Bodywork*. 2009;2(4):3-8.
102. Schleip R, Findley TW, Chaitow L, Huijing P. *Fascia: The Tensional Network of the Human Body*. London, England: Churchill Livingstone; 2012.
103. Schuenke MD, Vleeming A, Van Hoof T, Willard FH. A description of the lumbar interfascial triangle and its relation with the lateral raphe: anatomical constituents of load transfer through the lateral margin of the thoracolumbar fascia. *J Anat*. 2012;221(6):568-576.
104. Willard FH, Vleeming A, Schuenke MD, Danneels L, Schleip R. The thoracolumbar fascia: anatomy, function and clinical considerations. *J Anat*. 2012; 221(6):507-536.
105. Adstrum S, Hedley G, Schleip R, Stecco C, Yucesoy CA. Defining the fascial system. *J Bodyw Mov Ther*. 2017;21(1):173-177.
106. Schleip R, Klingler W, Lehmann-Horn F. Active fascial contractility: fascia may be able to contract in a smooth muscle-like manner and thereby influence musculoskeletal dynamics. *Med Hypotheses*. 2005;65(2):273-277.
107. Schleip R, Klingler W, Lehmann-Horn F. Fascia is able to contract in a smooth muscle-like manner and thereby influence musculoskeletal mechanics. *J Biomech*. 2006;39(S1):S488.
108. Stecco C, Schleip R. A fascia and the fascial system. *J Bodyw Mov Ther*. 2016; 20(1):139-140.
109. Scarr G. Comment on 'Defining the fascial system'. *J Bodyw Mov Ther*. 2017; 21(1):178.
110. Stecco A, Stern R, Fantoni I, De Caro R, Stecco C. Fascial disorders: implications for treatment. *PM R*. 2016;8(2):161-168.
111. Stecco C. *Functional Atlas of the Human Fascial System*. Edinburgh, Scotland: Churchill Livingstone; 2015.
112. Stecco C, Macchi V, Porzionato A, et al. The ankle retinacula: morphological evidence of the proprioceptive role of the fascial system. *Cells Tissues Organs*. 2010;192(3):200-210.
113. Saiz-Llamosas JR, Fernandez-Perez AM, Fajardo-Rodriguez MF, Pilat A, Valenza-Demet G, Fernández-de-Las-Peñas C. Changes in neck mobility and pressure pain threshold levels following a cervical myofascial induction technique in pain-free healthy subjects. *J Manipulative Physiol Ther*. 2009; 32(5):352-357.
114. Stecco C, Stern R, Porzionato A, et al. Hyaluronan within fascia in the etiology of myofascial pain. *Surg Radiol Anat*. 2011;33(10):891-896.
115. Laurent C, Johnson-Wells G, Hellstrom S, Engstrom-Laurent A, Wells AF. Localization of hyaluronan in various muscular tissues. A morphological study in the rat. *Cell Tissue Res*. 1991;263(2):201-205.
116. Piehl-Aulin K, Laurent C, Engstrom-Laurent A, Hellstrom S, Henriksson J. Hyaluronan in human skeletal muscle of lower extremity: concentration, distribution, and effect of exercise. *J Appl Physiol*. 1991;71(6):2493-2498.
117. Vleeming A, Schuenke MD, Danneels L, Willard FH. The functional coupling of the deep abdominal and paraspinal muscles: the effects of simulated paraspinal muscle contraction on force transfer to the middle and posterior layer of the thoracolumbar fascia. *J Anat*. 2014;225(4):447-462.
118. Langevin HM. Connective tissue: a body-wide signaling network? *Med Hypotheses*. 2006;66(6):1074-1077.
119. van der Wal J. The architecture of the connective tissue in the musculoskeletal system—an often overlooked functional parameter as to proprioception in the locomotor apparatus. *Int J Ther Massage Bodywork*. 2009;2(4):9-23.
120. Iozzo RV, Schaefer L. Proteoglycan form and function: a comprehensive nomenclature of proteoglycans. *Matrix Biol*. 2015;42:11-55.
121. Jensen SA, Handford PA. New insights into the structure, assembly and biological roles of 10-12 nm connective tissue microfibrils from fibrillin-1 studies. *Biochem J*. 2016;473:827-838.
122. Zollinger AJ, Smith ML. Fibronectin, the extracellular glue. *Matrix Biol*. 2017;60-61:27-37.
123. Rogers RS, Nishimune H. The role of laminins in the organization and function of neuromuscular junctions. *Matrix Biol*. 2017;57-58:86-105.
124. Viloria K, Hill NJ. Embracing the complexity of matricellular proteins: the functional and clinical significance of splice variation. *Biomol Concepts*. 2016;7(2):117-132.
125. Ricard-Blum S, Baffet G, Theret N. Molecular and tissue alterations of collagens in fibrosis. *Matrix Biol*. 2018. doi:10.1016/j.matbio.2018.02.004.
126. Chiquet M, Renedo AS, Huber F, Fluck M. How do fibroblasts translate mechanical signals into changes in extracellular matrix production? *Matrix Biol*. 2003;22(1):73-80.
127. Lee DJ, Rosenfeldt H, Grinnell F. Activation of ERK and p38 MAP kinases in human fibroblasts during collagen matrix contraction. *Exp Cell Res*. 2000;257(1):190-197.
128. Grinnell F. Fibroblast biology in three-dimensional collagen matrices. *Trends Cell Biol*. 2003;13(5):264-269.
129. Langevin HM, Storch KN, Snapp RR, et al. Tissue stretch induces nuclear remodeling in connective tissue fibroblasts. *Histochem Cell Biol*. 2010;133(4): 405-415.
130. Miron-Mendoza M, Seemann J, Grinnell F. Collagen fibril flow and tissue translocation coupled to fibroblast migration in 3D collagen matrices. *Mol Biol Cell*. 2008;19(5):2051-2058.
131. Tomasek JJ, Gabbiani G, Hinz B, Chaponnier C, Brown RA. Myofibroblasts and mechano-regulation of connective tissue remodelling. *Nat Rev Mol Cell Biol*. 2002;3(5):349-363.
132. Schleip R, Klingler W, Lehmann-Horn F. Faszien besitzen eine der glatten Muskulatur vergleichbare Kontraktionsfähigkeit und können so die muskuloskelettale Mechanik beeinflussen. *Osteopathische Medizin, Zeitschrift für ganzheitliche Heilverfahren*. 2008;9(4):19-21.
133. Yahia L, Rhalmi S, Newman N, Isler M. Sensory innervation of human thoracolumbar fascia. An immunohistochemical study. *Acta Orthop Scand*. 1992;63(2):195-197.
134. Yahia LH, Pigeon P, DesRosiers EA. Viscoelastic properties of the human lumbodorsal fascia. *J Biomed Eng*. 1993;15(5):425-429.
135. Keane TJ, Horejs CM, Stevens MM. Scarring vs. functional healing: matrix-based strategies to regulate tissue repair. *Adv Drug Deliv Rev*. 2018. doi:10.1016/j.addr.2018.02.002.
136. Rhett JM, Ghatnekar GS, Palatinus JA, O'Quinn M, Yost MJ, Gourdie RG. Novel therapies for scar reduction and regenerative healing of skin wounds. *Trends Biotechnol*. 2008;26(4):173-180.
137. Fernández de las Peñas C, Arias-Buría JL, Dommerholt J. Dry needling for fascia, scar and tendon. In: Dommerholt J, Fernández de las Peñas C, eds. *Trigger Point Dry Needling—An Evidence-based Approach*. Vol 2. Edinburgh, Scotland: Elsevier; 2018:in press.
138. Langevin HM, Churchill DL, Cipolla MJ. Mechanical signaling through connective tissue: a mechanism for the therapeutic effect of acupuncture. *FASEB J*. 2001;15(12):2275-2282.
139. Langevin HM, Churchill DL, Fox JR, Badger GJ, Garra BS, Krag MH. Biomechanical response to acupuncture needling in humans. *J Appl Physiol*. 2001; 91(6):2471-2478.
140. Langevin HM, Konofagou EE, Badger GJ, et al. Tissue displacements during acupuncture using ultrasound elastography techniques. *Ultrasound Med Biol*. 2004;30(9):1173-1183.
141. Tesarz J. Die Fascia thoracolumbalis als potenzielle Ursache für Rückenschmerzen: anatomische Grundlagen und klinische Aspekte. *Osteopathische Medizin*. 2010;11(1):28-34.

142. Barry CM, Kestell G, Gillan M, Haberberger RV, Gibbins IL. Sensory nerve fibers containing calcitonin gene-related peptide in gastrocnemius, latissimus dorsi and erector spinae muscles and thoracolumbar fascia in mice. *Neuroscience*. 2015;291:106-117.
143. Taguchi T, Hoheisel U, Mense S. Dorsal horn neurons having input from low back structures in rats. *Pain*. 2008;138(1):119-129.
144. Gillette RG, Kramis RC, Roberts WJ. Characterization of spinal somatosensory neurons having receptive fields in lumbar tissues of cats. *Pain*. 1993;54(1):85-98.
145. Grant G. Projection patterns of primary sensory neurons studied by transganglionic methods: somatotopy and target-related organization. *Brain Res Bull*. 1993;30(3-4):199-208.
146. Mense S, Hoheisel U. Evidence for the existence of nociceptors in rat thoracolumbar fascia. *J Bodyw Mov Ther*. 2016;20(3):623-628.
147. Hoheisel U, Unger T, Mense S. A block of spinal nitric oxide synthesis leads to increased background activity predominantly in nociceptive dorsal horn neurones in the rat. *Pain*. 2000;88(3):249-257.
148. Deising S, Weinkauf B, Blunk J, Obreja O, Schmelz M, Rukwied R. NGF-evoked sensitization of muscle fascia nociceptors in humans. *Pain*. 2012;153(8):1673-1679.
149. Gibson W, Arendt-Nielsen L, Taguchi T, Mizumura K, Graven-Nielsen T. Increased pain from muscle fascia following eccentric exercise: animal and human findings. *Exp Brain Res*. 2009;194(2):299-308.
150. Schilder A, Hoheisel U, Magerl W, Benrath J, Klein T, Treede RD. Sensory findings after stimulation of the thoracolumbar fascia with hypertonic saline suggest its contribution to low back pain. *Pain*. 2014;155(2):222-231.
151. Weinkauf B, Deising S, Obreja O, et al. Comparison of nerve growth factor-induced sensitization pattern in lumbar and tibial muscle and fascia. *Muscle Nerve*. 2015;52(2):265-272.
152. Danielson P, Alfredson H, Forsgren S. Distribution of general (PGP 9.5) and sensory (substance P/CGRP) innervations in the human patellar tendon. *Knee Surg Sports Traumatol Arthrosc*. 2006;14(2):125-132.
153. Sanchis-Alfonso V, Rosello-Sastre E. Immunohistochemical analysis for neural markers of the lateral retinaculum in patients with isolated symptomatic patellofemoral malalignment. A neuroanatomic basis for anterior knee pain in the active young patient. *Am J Sports Med*. 2000;28(5):725-731.
154. Tesarz J, Hoheisel U, Wiedenhofer B, Mense S. Sensory innervation of the thoracolumbar fascia in rats and humans. *Neuroscience*. 2011;194:302-308.
155. Stecco C, Porzionato A, Lancerotto L, et al. Histological study of the deep fasciae of the limbs. *J Bodyw Mov Ther*. 2008;12(3):225-230.
156. Schleip R. Fascial plasticity—a new neurobiological explanation: Part 1. *J Bodyw Mov Ther*. 2003;7(1):11-19.
157. Simmonds N, Miller P, Gemmell H. A theoretical framework for the role of fascia in manual therapy. *J Bodyw Mov Ther*. 2012;16(1):83-93.
158. Schleip R. Myofascial trigger points and fascia. In: Irnich D, ed. *Myofascial Trigger Points: Comprehensive Diagnosis and Treatment*. Edinburgh, Scotland: Churchill Livingstone; 2013:49-51.

Capítulo 4

Fatores que perpetuam a síndrome miofascial

Robert D. Gerwin

1. INTRODUÇÃO

O atual conceito sobre a origem dos pontos-gatilho miofasciais (PGMs) afirma que sobrecarga muscular ou atividade excessiva muscular (aguda ou crônica) precipita a sequência de eventos que leva ao surgimento da banda tensionada, da sensibilidade local (PG) e da dor. Seja "agudo" ou "crônico", "repetitivo" ou "persistente", o termo usado para descrever essas condições neste capítulo é "sobrecarga muscular". Fatores de perpetuação são aqueles elementos que predispõem os indivíduos ao surgimento da dor miofascial, ou contribuem para tal. Esses fatores podem ser classificados em causas mecânicas e metabólicas, inclusive hormonais, nutricionais ou infecciosas. Em um sentido mais amplo, esses fatores de perpetuação prejudicam a capacidade de um músculo de reagir com adequação, de modo que ele fica sobrecarregado ao tentar realizar uma ação. Acredita-se que a sobrecarga muscular provoca o aparecimento de pontos-gatilho (PGs) por meio da via comum final de uma crise energética, como foi proposto por Simons[1] e ampliado por outros autores.[2] Tensões mecânicas que produzem sobrecarga muscular podem ser classificadas como posturais ou estruturais, estáticas ou dinâmicas (repetitivas). Os efeitos metabólicos incluem estados hipometabólicos, efeitos hormonais, efeitos adversos de fármacos, infecção e insuficiência alimentar. Finalmente, há alterações neuroplásticas no sistema nervoso central (SNC) capazes de manter a nocicepção e ampliar a dor, como a inibição ou a facilitação de fatores moduladores nociceptivos descendentes e sensibilização central, que agora são abordadas de modo terapêutico e, por consequência, devem ser consideradas em pessoas com síndrome da dor miofascial (SDM) crônica.

Foram escritos muitos artigos e capítulos de livro sobre fatores de perpetuação; assim, o foco deste capítulo será os fatores que antes não foram abordados ou debatidos.[3] Serão analisados condições hormonais, incluindo as condições do hormônio gonadal, deficiências de estrogênio ou testosterona e hipotireoidismo subclínico; três fatores alimentares, deficiência de vitaminas B (de forma breve) e de vitamina D (DVD) e deficiência de magnésio; e três fatores mecânicos, a síndrome da hipermobilidade articular (síndrome de Ehlers-Danlos), padrões mal-adaptados de movimento na dor crônica e postura da cabeça para a frente. Além disso, o foco recai em pesquisas baseadas em evidências e na fisiologia e na bioquímica que subjazem ao efeito, apropriado à compreensão necessária para o controle clínico de pessoas com SDM.

2. FATORES HORMONAIS

2.1. Hormônios gonadais: estrogênio

Nocicepção e antinocicepção são sexualmente dimórficos, modulados diferentemente em homens e mulheres, em indivíduos e em animais de laboratório. As mulheres têm limiares de dor mais baixos, menor tolerância à dor e classificações mais altas na escala da dor, se comparadas aos homens, conforme relato em várias pesquisas, embora haja um pouco de variação nos relatos.[4-6] Todavia, o achado predominante de pesquisas epidemiológicas no mundo todo mostra que as mulheres têm mais condições de dor crônica, como síndrome do intestino irritável, dor na bexiga, enxaqueca, dor nas costas, dor disseminada e fibromialgia, dor abdominal e distúrbios musculoesqueléticos do que os homens. Elas mostram uma maior prevalência de dor em todos os locais do corpo e maior predominância de dor inflamatória ou nociceptiva e dor neuropática.[4,5,7] Pesquisas de reações à dor em mulheres saudáveis mostraram maior somatório temporal a estímulos nociceptivos do que em homens. A modulação central da dor (CPM, do inglês *central pain modulation*), ou seja, a capacidade de influências descendentes inibirem a dor após um estímulo nociceptivo condicionante, é menos eficaz nas mulheres na supressão da dor do que nos homens, na maior parte das pesquisas.[8,9] Da mesma forma, estudos de imagem mostram grande diferença entre homens e mulheres na ativação de centros nervosos cerebrais em relação à dor, com os homens mostrando uma reação maior a estímulos nociceptivos periféricos do que as mulheres.[10] Pesquisas recentes que se concentraram nos mecanismos neuroimunes da dor mostram que o sistema imunológico tem papel importante na nocicepção, particularmente as células gliais no SNC, bem como os mastócitos e as células T, que podem liberar citocinas pró-inflamatórias.[11] O estrogênio influencia até mesmo as células gliais ao aumentar as citocinas pró-inflamatórias, o que inclui prostaglandinas e ciclo-oxigenase (COX). A questão das diferenças entre os sexos e o papel dos hormônios gonadais receberam muita atenção no passado.[12]

A diferença na reação à dor entre homens e mulheres pode, em grande parte, dever-se a efeitos hormonais no sistema nociceptivo. A dor tende a variar durante o ciclo menstrual e com o nível de estrogênio. Além disso, os efeitos dos hormônios gonadais são, periférica e centralmente, diferentes. Por exemplo, as mulheres exibem limiares mais baixos de dor em relação à maioria das modalidades experimentais de dor na comparação com os homens, com exceção feita para a dor isquêmica.[5] O estrogênio influencia a maior parte dos órgãos do corpo, inclusive o SNC. Os efeitos moduladores do estrogênio não são descritos com facilidade, uma vez que diferem de órgão para órgão. A maioria dos estudos em relação aos efeitos do estrogênio sobre a dor visceral o evidenciaram como pró-nociceptivo, ao passo que a maior parte dos estudos sobre dor somática profunda evidenciou que o estrogênio é antinociceptivo.[7] A percepção da dor e a supressão de estímulos nociceptivos variam durante o ciclo reprodutivo feminino.[13] Portanto, há grande interesse no papel do estrogênio como modulador da nocicepção.

Estrogênio e testosterona são sintetizados a partir do colesterol. Estrona e estradiol são derivados da testosterona e da androstenediona por meio da ação do complexo enzimático mono-oxigenase aromatase P450,[14] basicamente nos ovários, embora a aromatase também seja encontrada em outros tecidos e, em especial para nossa discussão, no cérebro e na medula espinal. Há alças de *feedback* positivas e negativas que modulam a síntese e a descarga de estrogênio durante todo o ciclo menstrual, respondendo, em grande parte, pelas influências pró-nociceptivas e antinociceptivas das diferentes fases do ciclo estral (consultar Amandusson e Blomqvist[14] para uma revisão dos efeitos do estrogênio na dor). Os efeitos do estrogênio associados às fases diferentes do ciclo estral são lentos e prolongados, ao passo que os efeitos do estrogênio na função neuronal podem ser rápidos em resposta às alterações rápidas dos níveis de estrogênio no cérebro e no tecido nervoso. Os efeitos desse hormônio são genômicos, agindo por vias de transcrição em núcleos celulares para a síntese proteica, e não genômicos, agindo nos receptores de estrogênio da membrana, que têm rápido início de ação.

Duas importantes teorias de transmissão da dor devem ser revistas para que se compreenda a ação dos estrogênios sobre a dor. A primeira teoria é a de que impulsos nociceptivos se deslocam através de vias específicas compostas por neurônios distintos, específicos às modalidades. A segunda teoria informa que o sistema nociceptivo envolve neurônios multimodais que, quando ativados, reagem a outros estímulos sensoriais. Pesquisas recentes mostram que vias nociceptivas não se encontram apenas no sistema somatossensorial, mas são parte de um sistema homeostático que monitora a condição corporal e interage com o sistema autonômico, o eixo hipotálamo-hipófise-suprarrenal, e com outros sistemas neuroendócrinos, modulando os estímulos e a transmissão nociceptivos.[14] Estímulos nociceptivos podem ser ampliados ou diminuídos por influências facilitadoras ou inibidoras, como os estrogênios, capazes de, em parte, serem mediados por interneurônios do corno posterior, que compõem cerca de 95% dos neurônios do corno posterior, dos quais por volta de 70% são excitatórios e 30% são inibitórios. Os interneurônios, localizados principalmente na lâmina II, onde terminam as fibras C, descarregam substâncias neuromoduladoras, como a substância P e o peptídeo relacionado ao gene da calcitonina. O estrogênio que age nos receptores de estrogênio no SNC atua como um fator modulador da transmissão nociceptiva. O bloqueio de interneurônios inibidores do corno posterior resulta em hiperalgesia e alodinia. Neurônios de nível secundário e terciário no tálamo, no giro cingulado anterior e no córtex somatossensorial são, assim, conectados a outros centros, como as amígdalas, o hipotálamo e o córtex pré-frontal. Essas conexões são integradoras e originam as reações afetivas à dor. Em consequência, a via nociceptiva é interativa e está integrada a outros centros sensoriais e àqueles relacionados à emoção e à vontade.

O estímulo de entrada nociceptiva é, ainda, modulado por influências supraespinais descendentes, facilitadoras ou inibidoras. O sistema de inibição nociceptiva descendente que predomina é o opioide endógeno, que inclui a encefalina e a dinorfina como mediadores. Além disso, os hormônios da tireoide e os glicocorticoides podem regular a transcrição do gene encefalina. Os estrogênios também têm essa capacidade em algumas regiões do cérebro. Portanto, a ação do estrogênio no sistema nociceptivo é coerente com a ideia de que esse sistema é homeostático com múltiplos estímulos de entrada multimodais, inclusive hormônios gonadais, que ajudam a regular e a manter funções corporais basais.

O papel dos estrogênios na modulação do sistema nociceptivo é encontrado em pesquisas com animais, em que níveis baixos de estrogênio são associados a aumento da sensibilidade neuronal trigêmea e visceral a estímulos causadores de dor.[14,15] O estrogênio modula a analgesia opioide e os efeitos opioides endógenos, assim como aumenta a produção de opioides endógenos no cérebro e na medula espinal de ratas ovariectomizadas. O estrogênio também modula a expressão e a atividade dos receptores opioides em regiões do cérebro associadas à dor, influenciando as reações a opioides exógenos e endógenos. A importância do estrogênio para a dor em pessoas é sugerida por estudos que mostram que mulheres que receberam terapia de reposição hormonal (TRH) apresentam níveis mais altos de dor orofacial e limiares e tolerâncias menores à dor.[16] No entanto, os efeitos são complexos, porque o estrogênio também afeta os níveis de substâncias pró-nociceptivas e antinociceptivas no corno posterior, apresentando efeitos variados sobre a dor, sem alteração da dor em mulheres com síndrome fibromiálgica (FMS, do inglês *fibromyalgia syndrome*) submetidas à TRH, mas níveis mais baixos de dor musculoesquelética, na comparação com sujeitos do grupo-controle.

O efeito do estrogênio pode ser direto, agindo sobre os receptores de estrogênio no sistema nervoso, ou indireto, mediado por outros sistemas, como o endorfínico.[13] O estradiol (17-β-estradiol) pode ser pró-nociceptivo e antinociceptivo em ratas. Um efeito direto na transcrição é mediado por receptores nucleares de estrogênio, por um efeito genômico e por receptores de estrogênio acoplados à proteína G (GPER, do inglês *G-protein-coupled estrogen receptors*) sobre a membrana do plasma, onde ativam sequências sinalizadoras de sistemas de segundo mensageiro, afetando processos intracelulares por modulação da atividade de canais de íons. Esses dois mecanismos diferem no seu decurso temporal. A ativação do GPER da membrana celular altera a função dos canais de íons em segundos a minutos, diferentemente dos efeitos genômicos na transcrição, que ocorrem entre horas a dias. GPER, ativado pelas endorfinas (ligantes de receptores opioides mu), pode ter relação com a resposta variada de mulheres com alta reatividade analgésica durante o proestro e reatividade diminuída durante o diestro. A endomorfina intratecal 2 (EM2) é, de forma ativa, suprimida no diestro em ratos; há necessidade de estrogênios sintetizados na coluna para essa supressão. A supressão do EM2 espinal durante o diestro resulta de estrogênios de síntese local que ativam receptores de estrogênio espinal, os quais inibem a aromatase. Há uma importante reação antinociceptiva espinal ao EM2 durante o proestro, provavelmente associada à perda da supressão do receptor de estrogênio na membrana relacionado ao diestro.[13] No entanto, o mecanismo pelo qual o estrogênio modula a percepção da dor não está compreendido com perfeição. Uma das pesquisas analisou o efeito do estrogênio no eixo hipotálamo-hipófise-suprarrenal como o mecanismo de supressão da reação nociceptiva e descobriu que a antinocicepção era independente do COX e da atividade hipotalâmica-hipófise-suprarrenal.[17]

O estrogênio está presente sistemicamente, produzido pelos ovários, embora seja também sintetizado no cérebro, em especial no hipotálamo, na amígdala e na substância periaquedutal cinzenta, e na parte que integra o sistema modulador nociceptivo descendente. A aromatase, a enzima que converte testosterona e androstenediona em estrogênio, também está presente na medula rostral ventromedial (RVM, do inglês *rostral ventral medial medulla*) dos ratos.[18] A RVM também integra o sistema modulador nociceptivo descendente, com envolvimento na facilitação e na inibição nociceptivas. Um aumento da atividade da aromatase foi encontrado em algumas condições de dor visceral. Acredita-se, atualmente, que o aumento da atividade da aromatase na RVM possa ser um fator em estados de dor visceral crônica.

A aplicação de modelos com animais à prática clínica com pessoas envolve muitas incertezas. Por exemplo, os ciclos hormonais das pessoas e dos roedores são diferentes, e os roedores carecem das vias transmissoras nociceptivas talamocorticais presentes nos primatas, as quais têm papel bastante destacado em condições de dor crônica nas pessoas. Além disso, os resultados dos efeitos da TRH sobre a dor são mistos, com alguns estudos que mostram que condições crônicas predominam mais, e outros estudos que mostram que distúrbios musculoesqueléticos são menos comuns em mulheres submetidas à TRH. Os resultados contraditórios de estudos dos efeitos do estrogênio podem advir da natureza complexa da relação do estrogênio com mecanismos corporais homeostáticos, de modo que, além da natureza e da localização de origem nociceptiva, o estágio do ciclo menstrual, a dose de estrogênio, outros fármacos com os quais o estrogênio pode ser administrado (em especial, a progesterona), e outros fatores que afetam a homeostase do organismo podem ter um papel no efeito do estrogênio sobre a dor.[14]

O papel do estrogênio no funcionamento dos músculos foi bastante estudado. O α-receptor de estrogênio mRNA é encontrado no músculo esquelético de indivíduos, o que pode indicar a existência de uma ação direta do estrogênio no músculo. Os resultados conflitantes de estudos do efeito do estrogênio na força muscular não estão claros. Um dos mecanismos pode ser o efeito regulador do estrogênio na utilização do glicogênio muscular, empregado como uma fonte de energia no músculo.[19] Há uma correlação negativa entre níveis de estrogênio e a taxa de produção de força e de rigidez musculotendínea.[20] Entretanto, um estudo anterior feito pelo mesmo grupo não mostrou alterações nessas propriedades ao longo do ciclo menstrual.[21] Ratos machos e fêmeas castrados tiveram forças musculares máximas reduzidas, embora a transmissão neuromuscular tenha permanecido intacta. O ganho de peso muscular diminuiu nas fêmeas castradas. Logo, os hormônios gonadais femininos promovem atividade muscular, embora os mecanismos continuem imprecisos.[22]

2.2. Hormônios gonadais: testosterona

A testosterona também causa um efeito antinociceptivo,[23] embora não tenha sido tão estudada quanto o estradiol. Seu efeito protetor sobre a dor articular temporomandibular em ratos machos parece ser mediado, centralmente, por ativação de receptores opioides.[24] A aromatase está presente no cérebro e em estruturas subcorticais com foco na nocicepção e tem capacidade para converter a testosterona em estradiol. A testosterona diminui a atividade cerebral do CYP2D, desacelerando centralmente o metabolismo de alguns fármacos opioides ou relacionados a opioides.[25] Inversamente, o uso diário de opioides pode resultar em deficiência de androgênios.[26,27] Portanto, o papel da testosterona na modulação da dor não está esclarecido.[4] No entanto, ratos machos gonadectomizados que apresentaram uma redução drástica de testosterona evidenciaram mais comportamentos de dor à estimulação nociceptiva repetida do que ratos intactos.[28] Entretanto, os ratos gonadectomizados com pouca testosterona evidenciaram níveis aumentados de estradiol. Um estudo-piloto do tratamento da dor com testosterona em pacientes com FMS relatou uma redução da dor e da rigidez musculares e da fadiga e aumento da libido.[29] Um estudo de pacientes com uma variedade de condições crônicas e não reagentes (nenhum deles com dor musculoesquelética) mostrou 32% com deficiência de testosterona, inclusive 16% de mulheres.[30] Esse achado é entendido como consequência do efeito da dor crônica no eixo hipotálamo-hipófise-suprarrenal, que o torna incapaz de atender às demandas do estresse induzido pela dor. Tal deficiência tem a participação do efeito depressivo do hormônio gonadal do tratamento da testosterona com opioides. O efeito do tratamento não pode ser confirmado a partir desse estudo. Há, entretanto, um estudo controlado e aleatório em que machos com testosterona induzida por opioides foram tratados com testosterona em gel durante 14 semanas. O grupo tratado com a testosterona apresentou melhor resposta na pressão e na hiperalgesia mecânica e na composição corporal, além de mais desejo sexual e aperfeiçoamento na limitação na função, em razão de problemas emocionais.[31]

Há um dimorfismo sexual no músculo esquelético das pessoas e de outros mamíferos. O efeito anabólico dos androgênios é bastante conhecido. A massa muscular dos machos depende de androgênios. Receptores de androgênio estão presentes em miócitos e fibras musculares.[32] No entanto, o efeito no músculo de fatores relacionados a gônadas, que inclui testosterona e que aumentou a força máxima e melhorou a contratilidade muscular, independe do crescimento ou da massa muscular, e é supostamente relacionado apenas a hormônios gonadais masculinos, e não a hormônios gonadais femininos.[22] Logo, esforço muscular ou força máxima muscular depende de hormônios. É possível que o músculo que age no nível submáximo funcional apresente maior probabilidade de estar com sobrecarga em machos e fêmeas; por isso, tem mais possibilidade de desenvolver e manter PGs.

O papel dos hormônios gonadais na antinocicepção é complexo. O efeito desses hormônios na dor do PG é bastante desconhecido porque não foi estudado de modo sistemático, podendo ser parte de um efeito geral mediado por caminhos moduladores nociceptivos centrais, provavelmente, em parte, devido ao efeito direto dos hormônios gonadais no músculo, em vez de um papel específico no PG. O papel desses hormônios nos PGs ou na dor miofascial não foi estudado. Entretanto, a reposição de testosterona em pacientes do sexo masculino com dor miofascial crônica e com níveis baixos de testosterona pode ser benéfica. A questão da reposição de estrogênio nas mulheres é mais difícil de identificar; no entanto, mesmo em mulheres com dor miofascial crônica e com confirmação definitiva de deficiência de estrogênio, deve ser realizada uma tentativa de terapia de reposição com estrogênio. Se estiver sendo feita terapia hormonal em homens e mulheres, um entendimento claro dos efeitos adversos potenciais e o monitoramento atento do paciente são fundamentais. Quando possível, a TRH para dor miofascial crônica deve ser feita em local de ensaio clínico.

2.3. Hipotireoidismo subclínico

Há muito tempo acredita-se que o hipotireoidismo está associado ao aparecimento e à persistência da dor no PG. A Dra. Janet Travell geralmente enfatizava essa ligação em seus debates sobre a etiologia dos PGs. Ela salientava, em especial, o efeito do que hoje chamamos de hipotireoidismo subclínico, ou seja, o hipotireoidismo não explícito e não associado a um nível de hormônio da tireoide (TH) abaixo dos limites da variação normal. Em particular, ela jamais aceitou o nível de tireotrofina (TSH, do inglês *thyroid-stimulating hormone*) como indicador suficiente, ou o estado metabólico da pessoa; ela preferia usar o exame da taxa metabólica basal (BMR, do inglês *basal metabolic rate*) que refletisse o estado metabólico geral da pessoa. A primeira geração de ensaios TSH foi de baixa sensibilidade e baixa especificidade. O BMR foi um exame sensível, mas não específico, da função tireoideana – sensível porque o hipotireoidismo deprime a taxa metabólica, mas não específico porque muitas situações alteram essa taxa. Por exemplo, infecção e gravidez podem aumentar a taxa metabólica, e alguns fármacos podem aumentar ou reduzir essa taxa. Quando o exame BMR não estava mais disponível, a Dra. Travell defendeu o uso da temperatura basal matutina (medida antes da saída do leito pela manhã) como um substituto do BMR, alertando-nos para ficarmos atentos ao fato de que o uso de um cobertor de aquecimento poderia elevar a temperatura basal matinal que, de outra forma, seria baixa em pessoas com hipotireoidismo.[33] O atual ensaio TSH de terceira geração é sensível e específico, exceto na presença de anticorpos da peroxidase da tireoide, que alteram a correlação entre o nível de tiroxina (T_4) e de TSH pelo atual método de ensaio.[34]

TSH e o TH regulam muitos processos metabólicos no músculo esquelético, na miogênese e na regeneração das fibras musculares, bem como as ações de contração-relaxamento do músculo. TSH e TH são incorporados a células musculares ou miócitos através da membrana celular e de receptores nucleares que facilitam seu transporte pelas respectivas membranas. A atividade mitocondrial e a taxa de liberação e reabsorção de cálcio a partir do retículo sarcoplasmático (RS) e por outros meios, como os mediados pelo monofosfato de adenosina cíclico (cAMP, do inglês *cyclic adenosine monophosphate*) e a proteína cinase A (PKA, do inglês *protein kinase A*), são reguladas rapidamente, ao passo que a transcrição genômica, que influencia a síntese proteica, ocorre em período mais longo. Fenótipo miocítico e plasticidade fenotípica também são regulados pelo TH. Revisões analíticas detalhadas do efeito do TH na fisiologia do músculo esquelético descrevem esses efeitos, explicados com mais detalhamento logo adiante.[35,36] O receptor de TSH (TSHR) está presente no músculo esquelético. Assim, o TSH pode ter um efeito direto no músculo, diferente daquele do próprio TH, podendo, em consequência, ser relevante ao hipotireoidismo subclínico, em que o TSH está elevado, mas os níveis livres do TH estão normais. TSHR, mRNA e proteínas são encontrados tanto no músculo esquelético quanto em outros tecidos tireoideanos extras.[37] O TSH melhora a sensibilidade à insulina em células musculoesqueléticas de ratos, ativa o cAMP e, de forma secundária, a PKA.[37] O TH por si só influencia a regeneração de células musculares e o tipo de fibra (p. ex., fibras que se contraem com rapidez ou com lentidão).[38] A forma ativa do TH, tri-iodotiroxina (T_3), está presente na célula das fibras musculares, os miócitos, e ajuda a manter a homeostase muscular, o desenvolvimento e a regeneração musculares por meio de ligação de TH aos receptores nucleares. Esses assuntos são revisados com detalhes por Bloise e colaboradores[36] e por Salvatore e colaboradores.[35] Três enzimas deiodinase no miócito regulam os níveis de TH no músculo esquelético. D1 retira uma molécula de iodo de T_4, ativando o TH, D2 também converte T_4 em T_3, ativando o TH, ao passo que D3 converte T_4 em T_3 reverso, possibilitando outro nível de controle da atividade tireoideana. Contração e relaxamento musculares, consequência da interação da actina e da miosina, exigem cálcio. Níveis de cálcio ionizado (Ca^{2+}) são regulados em aumentos e diminuições das concentrações citosólicas de Ca^{2+} pelo TH. A expressão do Ca^{2+} do retículo sarcoendoplasmático (SERCA, do inglês *sarcoendoplasmic reticulum*), um grupo de proteínas associadas à reabsorção de Ca^{2+} que tem ligação com o trifosfato de adenosina (ATP, do inglês *adenosine triphosphate*) no RS, é regulada pelo efeito de T_3 na transcrição de genes. Contração e relaxamento são ações musculares que exigem energia, utilizando glicose. O uso da glicose é, igualmente, regulado pelo TH.

O TH tem um papel importante na regulação do metabolismo muscular. Os músculos compõem cerca de 40% da massa corporal, sendo importantes colaboradores da BMR. Os efeitos do T_3 na transcrição genômica, a forma ativa do TH, são mediados por receptores nucleares TH, de modo semelhante a como os receptores TSH fazem a mediação do papel genômico do TSH. Os efeitos genômicos do TSH e do TH resultam na regulação para cima e para baixo de mais de 600 genes no músculo esquelético.[39] Além disso, a transcrição de genes regulada por T_3 desempenha um papel na determinação do tipo de fibra devido à estimulação da transcrição das isoformas da miosina. O TH também influencia o ciclo muscular de contração-relaxamento, resultando na bem conhecida fase de recuperação lenta do reflexo do tendão muscular

no hipotireoidismo. O TH também estimula a atividade mitocondrial e a glicólise no músculo.[35,36] A atividade metabólica muscular é modulada pela alteração da eficiência metabólica no músculo, ou pelo desligamento da síntese ATP mitocondrial no músculo.

Gerwin[3] fez uma revisão analítica das informações conhecidas sobre a relação entre função da tireoide e dor miofascial em um momento em que havia poucas experiências clínicas publicadas e, de fato, a literatura sobre o assunto era limitada à época.[3] Um aspecto importante abordado nessa revisão, e ainda importante hoje, é que o nível de TSH tem uma ampla variação para a população saudável, embora cada indivíduo dentro da variação normal de saúde apresente uma pequena variação da função eutireoideana. O TSH é parte do mecanismo de *feedback* que regula a produção de TH na glândula tireoide. Quando o TH é insuficiente, o nível de TSH aumenta, estimulando a glândula tireoide a produzir mais TH. A importância dessa relação ficou evidenciada no tratamento de uma paciente encaminhada para análise do diagnóstico de amiotrofia pós-pólio. Seu prontuário clínico mostrou que, três anos antes do encaminhamento, o TSH estava abaixo de 1; dois anos antes do encaminhamento, o TSH era de cerca de 2,5; um ano antes do encaminhamento, o TSH era de cerca de 3,5; e, no encaminhamento, o TSH estava acima de 4. Todos os valores estavam dentro da variação de referência laboratorial. Em razão da dor disseminada e da dor do PG terem diminuído com o tratamento de suplementação da tireoide, o diagnóstico de amiotrofia pós-pólio foi, provavelmente, errado.

Sem dúvida, o hipotireoidismo explícito tem um efeito no nível de atividade, na fadiga e na condição cardíaca do indivíduo, sendo, reconhecidamente, uma causa de cãibras musculares e dor (embora o papel do hipotireoidismo explícito na produção da SDM seja suspeitado, mas jamais estabelecido realmente). O hipotireoidismo subclínico é uma condição mais sutil, embora possa também ser sintomático, com manifestações neuromusculares relevantes a nosso assunto. Ocorre em até 18% da população em algumas pesquisas e, em geral, mais nas mulheres do que nos homens, possivelmente em consequência de tireoidite autoimune. É definido como TSH aumentado diante de níveis livres e normais do TH, com níveis de TSH variando de 4,5 a 20 mIU/L. Muitos indivíduos são considerados assintomáticos. Há uma progressão em alguns pacientes, especialmente naqueles com autoanticorpos tireoideanos para um hipotireoidismo explícito. O hipotireoidismo subclínico não é, de fato, clínico de forma alguma em alguns pacientes, já que não está isento de manifestações clínicas. Talvez uma denominação mais adequada seja "hipotireoidismo leve" naqueles pacientes sintomáticos, mesmo quando exames da função da tireoide são compatíveis com um diagnóstico de hipotireoidismo subclínico. Em termos da função muscular, os sintomas neuromusculares são comuns no hipotireoidismo subclínico, conforme mostrado por Reuters e colaboradores.[40] Cãibras ocorreram em 54,8% dos indivíduos, em comparação com 25% nos controles ($P < 0,05$); fraqueza em 42,2%, em comparação com 12,6% ($P < 0,05$); mialgia em 47,6%, em comparação com 25% ($P = 0,07$); e exame alterado da musculatura manual em 30,98%, em comparação com 8,3% ($P = 0,04$). A força do quadríceps, medida por um dinamômetro de cadeira, não foi comprometida. Um estudo mais recente do efeito do hipotireoidismo explícito e subclínico no sistema musculoesquelético mostrou haver uma elevação leve, mas importante, da creatina cinase em pacientes com hipotireoide subclínica, além de cãibras, mialgia e prejuízo da atividade física (teste de caminhada por 6 minutos prejudicado), com todos apresentando melhora com reposição da tireoide.[41]

Estudos sobre o tratamento do hipotireoidismo subclínico mostram leve melhora na fadiga em pessoas de meia-idade, embora nenhuma melhora na comparação com placebo em pessoas com mais idade.[42] Todavia, esses estudos foram realizados com grupos grandes de sujeitos que incluíam pessoas assintomáticas e levemente sintomáticas, cuja reação pode ser bastante diversa daquela de pacientes sintomáticos. O tratamento do hipotireoidismo subclínico nos idosos, por meio de levotiroxina, deve ser feito com monitoramento criterioso, uma vez que essas pessoas são suscetíveis à fibrilação atrial e a fraturas femorais, apresentando taxa de mortalidade maior do que pessoas não tratadas com levotiroxina.[43] O hipotireoidismo em si, com níveis livres deprimidos de TH, está associado à fadiga muscular e tolerância comprometida ao exercício, dor muscular, câibras, sensibilidade, rigidez e perda de massa muscular. Casos extremos podem apresentar rabdomiólise. Os sintomas, entretanto, não são específicos para miopatia hipotireoideana. Nesta condição, há uma alteração no tipo de fibra muscular, com um aumento nas fibras tipo I de contração lenta e uma perda de fibras tipo II de contração rápida, uma mudança que pode conservar energia em um distúrbio hipometabólico. PGMs não são mencionados na revisão recente das miopatias tireoideanas,[44] ainda que o hipotireoidismo estivesse presente em cerca de 10% dos pacientes clinicamente entendidos como portadores de SDM (Gerwin, dados não publicados), uma incidência não distante daquela encontrada na população geral. O tratamento desses pacientes com levotiroxina reduziu ou eliminou a dor miofascial, ou, visivelmente, facilitou a resposta ao tratamento fisioterapêutico da dor do PG. Infelizmente, não existem pesquisas adequadas sobre essa relação.

Concluindo, níveis insuficientes de vitamina D (< 25 ng/mL) estão associados a um risco maior de tireoidite autoimune e, talvez de importância igual ou maior, a um aumento do TSH,[45] oportunizando outra via ao aparecimento de dor muscular e fenótipo alterado de fibra muscular, com uma alteração de fibras tipo II, de contração rápida, para fibras tipo I, de contração lenta. Tal observação valida a necessidade de considerar uma multiplicidade de distúrbios metabólicos coexistindo em um só paciente. A deficiência de vitamina D (DVD), assunto a seguir, é prevalente em latitudes afastadas do Equador, embora seja comum mesmo em sua proximidade. A falha em reagir à suplementação tireoideana tão somente deve suscitar dúvidas sobre vários distúrbios metabólicos, seja por uso de fármacos, por deficiência nutricional, por infestação parasitária ou por disfunção mecânica coexistente. É por isso que há a recomendação de uma avaliação ampla no primeiro contato com o paciente.

3. FATORES NUTRICIONAIS
3.1. Vitaminas B

As vitaminas B parecem não ter papel especial na dor miofascial, embora o tratamento de deficiência de vitamina B_{12} em algumas pessoas que também apresentaram dor miofascial crônica disseminada possibilitou o alívio de sua dor. Travell, além disso, enfatizou que doses baixas de vitamina B_1 (tiamina) poderiam interferir na ação do TH, produzindo uma insuficiência desse hormônio. Em colaboração com colegas, foi feita uma tentativa de verificar se havia uma associação entre níveis baixos de vitamina B_{12} e dor miofascial, a qual não mostrou diferença nos níveis de vitamina B_{12} entre pessoas com dor miofascial e controles normais saudáveis, embora o estudo contasse com apenas 36 sujeitos (Gerwin, dados não publicados). Porém, as vitaminas B parecem reduzir a dor neuropática.[46-52] Além disso, um complexo de vitamina B com tiamina, piridoxina e cianocobalamina, injetado por via intratecal em ratos, potencializa a antinocicepção aguda da morfina e atenua a tolerância antinociceptiva, inibe a ativação microglial induzida pela morfina e suprime a fosforilação do receptor NR1 (NMDAR-NR1) N-metil-D-aspartato para fazer a subunidade NMDAR-NR1 e a proteína cinase C (PKC, do inglês *protein kinase C*), após tratamento crônico com morfina.[53] O receptor NMDA tem um papel fundamental no desenvolvimento da tolerância à morfina.[54,55] A PKC modula a ativação do receptor NMDA e contribui à tolerância à morfina. A fosforilação ativa o receptor NMDA, uma ação que é ampliada pela morfina. A supressão da fosforilação do receptor NMDA e da PKC reduzirá a atividade do NMDA e atenuará sua capacidade de promover tolerância à antinocicepção da morfina.[56] A citocina IL-β pró-inflamatória fica aumentada com a ativação microglial e tem potencial de ativar o NMDAR. Assim, vitaminas B tiamina, piridoxina e cianocobalamina, administradas conjuntamente, podem desempenhar um papel no controle da dor crônica tratada com morfina.

3.2. Vitamina D

A vitamina D é um pró-hormônio que contribui para a regulação do cálcio e do fósforo nos ossos. É sintetizada na pele na presença de luz solar (luz ultravioleta B) e convertida em vitamina D 25OH no fígado. A capacidade da pele de sintetizar a vitamina D diminui com a idade. Ceglia[57] revisou o papel da vitamina D na função muscular. Receptores da vitamina D estão presentes no tecido muscular, constituindo um meio de a vitamina D ter um papel na função dos músculos. A DVD produz uma atrofia de fibras musculares tipo II de contração rápida. Esse tipo de fibra está contido nos músculos que são recrutados primeiro para a prevenção de quedas. Receptores de vitamina D no músculo são fatores de transcrição nuclear que influenciam a proliferação e a diferenciação de células musculares.[57] Há, ainda, efeitos não genômicos de receptores de vitamina D na superfície celular, que agem na entrada de cálcio no citosol muscular e afetam a contração e o relaxamento musculares, bem como a miogênese e a diferenciação do tipo de músculo. Polimorfismos da vitamina D estão associados à redução da força muscular. A vitamina D tem ligação com uma redução na liberação de citocinas pró-inflamatórias e também suprime as reações da célula T. Ela inibe a síntese da prostaglandina E_2.[58] Portanto, a vitamina D é capaz de influenciar a dor muscular e a dor miofascial, ou por seu efeito direto no músculo ou por seu efeito indireto nos mecanismos nociceptivos.

A DVD é uma epidemia global. O National Health and Nutrition Examination Study, de 2001 a 2006, descobriu que cerca de 20% das crianças com idades entre 1 e 11 anos apresentavam essa deficiência. A DVD em crianças tinha correlação direta com a obesidade.[59] Níveis de vitamina D podem ser baixos nas latitudes norte e sul afastadas do Equador, onde o ângulo solar fica abaixo dos 45° por períodos prolongados do ano, mas a DVD pode ser endêmica em regiões equatoriais, pois códigos culturais de vestuário podem levar à cobertura do corpo e, em razão do uso de protetores solares, ocorre bloqueio da frequência ultravioleta B, necessária à síntese da vitamina D na pele. Powanda,[60] em uma discussão sobre a relação de níveis de vitamina D e dor crônica, observa que a discrepância racial de níveis séricos de vitamina D e dor entre pessoas brancas e negras não é necessariamente verdadeira, pois os negros têm níveis menores da proteína aglutinadora da vitamina D; logo, há quase uma biodisponibilidade equivalente de vitamina D entre pessoas brancas e negras. Assim, os estudos observacionais que relatam uma associação entre dor crônica e baixa vitamina D podem enganar, já que os polimorfismos dos receptores da vitamina D podem significar que os níveis dessa vitamina podem não oferecer um quadro adequado da vitamina D biodisponível. Dito isso, há boas razões para serem considerados importantes levantamentos mostrando níveis muito baixos de vitamina D, já que os níveis podem estar bastante baixos e ter uma relação com níveis de dor. Estudos de níveis séricos de vitamina D em populações com vários distúrbios de dor crônica musculoesquelética mostram uma diminuição consistente nos níveis de vitamina D, com variação de 26 a 93% de sujeitos com dor, embora a maior parte dos estudos mostre que o percentual de pessoas com dor crônica e níveis baixos de vitamina D se situa entre 60 e 70%. Há, entretanto, outras pesquisas que não encontraram níveis mais baixos de vitamina D em sujeitos com dor crônica. As que mostram uma correlação ou uma associação da vitamina D com a dor não trazem evidências de causalidade. Além disso, pesquisas com pacientes com dor crônica tratados com vitamina D não evidenciaram um benefício com suplementação de vitamina D.[61] A DVD está associada a uma ampla variedade de distúrbios não esqueléticos, conforme analisado em vários estudos observacionais. A suplementação com vitamina D, ainda assim, não diminui ou reverte a ocorrência dessas condições. Tal resultado levou à consideração de que nível baixo de vitamina D pode não ser fator causal nessas condições, mas pode ocorrer em consequência delas. Em especial, condições associadas a uma elevação de mediadores inflamatórios podem estar associadas a uma redução nos níveis de vitamina D. Conforme afirmado, é impossível estabelecer uma relação causal de que mediadores inflamatórios resultem em níveis mais baixos de vitamina D por meio de pesquisas observacionais.[62] De fato, uma única dose em bólus de colecalciferol reduziu significativamente TNF-α e IL-6, mas não outros mediadores inflamatórios, indicando que a vitamina D pode regular essas citocinas, em vez de ser regulada por elas.[63]

A vitamina D é estudada na dor crônica disseminada. Uma associação entre DVD e dor crônica disseminada, inclusive a FMS, foi mostrada, com uma taxa de probabilidade de 1,63; 95% de intervalo de confiança (IC, do inglês *confidence interval*), 1,20 a 2,23 ($P = 0,117$), com base em uma revisão de 12 estudos. Não houve diferença entre gêneros, apesar da predominância das mulheres com dor crônica disseminada. A taxa de probabilidade foi mais alta quando níveis menores de vitamina D, 8 a 10 ng/mL, foram avaliados.[64] Como em todas as pesquisas observacionais, não foi possível estabelecer uma relação causal a partir dos dados.

Em outros distúrbios musculoesqueléticos (que não focalizaram em dor miofascial, mas em que os PGs poderiam, razoavelmente, ter um papel), a DVD foi associada à dor nos joelhos e a prejuízo da função do joelho, além de uma redução não significativa da força nas extremidades inferiores.[65] A DVD parece ter correlação direta com dor crônica na região lombar,[66] a proporção acumulada de probabilidade = 1,60; o IC de 95%, 1,20 a 2,12; $P = 0,001$, a quantidade de pesquisas, nove. A correlação, entretanto, foi importante apenas para as mulheres, e apenas àquelas das regiões do Oriente Médio e do Mediterrâneo. Parece haver uma correlação com hábitos alimentares e, em especial, com costumes de vestimenta (uso do véu), exposição ao sol, atividade física e obesidade, ainda que tópicos como osteoporose, fraqueza muscular e uma parcialidade nos artigos revisados possam ter distorcido os achados. Os autores avaliaram que vitamina D reduzida poderia causar lombalgia, embora não tenham levado em conta a possibilidade de pessoas com dor na região lombar poderem ser menos ativas, mais propensas a ficar em casa, mais inclinadas a desenvolver osteoporose por atividade reduzida e com menor probabilidade de exposição à luz solar.

São variados e inconsistentes os efeitos do tratamento com suplementação de vitamina D. A associação de dor crônica, especialmente dor musculoesquelética, e DVD é observacional e, então, sem a inferência de uma relação causal. Tentativas de determinação de causa e efeito em indivíduos baseiam-se em evidências de melhora com suplementação de vitamina D em pessoas com DVD. Tentativas de demonstrar benefício a partir dessa suplementação tiveram resultados mistos. Além disso, para aumentar o problema, não há dose adequada de vitamina D identificada, e desconhecemos se distúrbios diferentes exigem doses diferentes. Uma das metas seria elevar o nível sérico de vitamina D a um valor entre 50 e 70 ng/mL, mas isso não é atingido quando o tratamento consiste em 1.000 UI de vitamina D_3 por dia. Alguns profissionais tratam com 2.000 UI/d, e outros tratam com 5.000 UI/d. É um tratamento composto, porque se um comprimido é usado, deve ser administrado com um pouco de gordura, pois a vitamina D é insatisfatoriamente hidrossolúvel. Um comprimido tomado com água, suco ou leite sem gordura não será absorvido. Vitamina D na forma de cápsula em gel com óleo é uma melhor forma de uso. Os resultados do tratamento desapontaram. Não foi observada melhora significativa na força muscular, conforme medida por força da preensão manual ou em teste cronometrado de erguer-se e andar *(timed-up and -go* – uma medida funcional comum de força e equilíbrio da porção inferior do corpo), com suplementação de vitamina D.[67] O uso dessa suplementação para prevenir quedas e fraturas não tem suporte na literatura, embora pesquisas sobre essa relação sejam insuficientes.[68] No entanto, alguns estudos controlados aleatórios realmente mostram uma redução acentuada no risco de quedas, principalmente em pessoas com menos de 75 anos de idade.[57] Uma tendência não importante para reduzir a dor foi encontrada em uma metanálise de mais de 3.000 pessoas com etiologias mistas de dor, hospitalizadas e não hospitalizadas, com cerca de metade delas tratadas com vitamina D e cerca de metade, com placebo.[69]

Não há, na literatura, evidências de que suplementos de vitamina D beneficiem o tratamento de PGs em pessoas com níveis séricos normais de vitamina D (50 ng/mL ou mais), e também inexistem evidências de que sejam benéficos para insuficiência leve e inferior, por volta de 30 ng/mL. Além disso, são escassas as evidências de benefício para pessoas com níveis tão baixos quanto 20 ng/mL. Abaixo disso, há aumento de risco de hiperparatireoidismo secundário, razão suficiente para tratar pessoas com DVD severa (certamente para níveis abaixo de 15 ng/mL). No entanto, a maior parte das pesquisas, ou todas elas, que mostraram fracasso em melhorar a suplementação de vitamina D, informaram tratamento somente com vitamina D, sem levar em conta que os sujeitos nas pesquisas poderiam ter estados mistos de deficiência, inclusive outras deficiências alimentares e outros distúrbios, como hipotireoidismo. Pacientes com DVD encontrados na prática clínica comumente podem ter estados mistos de deficiência, inclusive deficiência de ferro, de vitamina B_{12} e de hormônios, como hipotireoidismo. Além disso, a vitamina D melhora a absorção de magnésio no jejuno, por isso, uma DVD pode ser consequência de deficiência ou inadequação de magnésio.[70] Reposição de vitamina D apenas pode deixar um indivíduo com deficiência de magnésio se for inadequada a ingestão de magnésio alimentar. Essa deficiência pode ter consequências para os músculos, inclusive fraqueza. O mesmo vale para vitamina D e hipotireoidismo (outra condição que pode ser mais provável em pessoas com deficiência de vitamina D). Assim, o tratamento apenas para a DVD pode, com certa razão, ser considerado insuficiente, de maneira que não causaria surpresa haver pouco benefício para um grupo de pessoas tratadas dessa forma. Clinicamente, alguns pacientes com dor miofascial disseminada e DVD responderam bem à suplementação de vitamina D isolada. Para concluir, paciente com SDM crônica por mais de três meses deve ser avaliado quanto a estados múltiplos de deficiência, e todos esses estados devem ser corrigidos. Além disso, o tratamento somente com suplementação de vitamina D em paciente com níveis normais dessa vitamina (30 ng/mL ou mais) ou com insuficiência leve (p. ex., 25 ng/mL ou mais) não deve ser entendido como algo que traga possível benefício.

3.3. Magnésio

Suplementação de magnésio (Mg^{2+}) é uma das preferidas das pessoas com dor crônica disseminada ou com FMS, seja administrada sozinha, seja combinada com outras substâncias, algumas vezes injetada como um "coquetel" nutricional suplementar. Difícil determinar quanto desse tratamento se baseia no moderno folclore médico, mas a suplementação com Mg^{2+} é popular como tratamento há anos na comunidade com FMS, tanto que muito da literatura sobre o efeito do Mg^{2+} sobre a dor é parte da literatura sobre a FMS. Levando-se em conta que muitas pessoas com FMS apresentam dor disseminada nos PGMs, é razoável avaliar o aspecto doloroso da FMS, mesmo a fadiga, o prejuízo cognitivo e os distúrbios do sono, como um aspecto da PGM, pelo menos em parte. Da mesma forma, muitos dos distúrbios de comorbidade da FMS, como disfunção articular temporomandibular, enxaqueca e síndromes de dor visceral, têm PGMs como um componente importante. De fato, para pessoas com dor disseminada e crônica relacionada a PGM, a sensibilização central ocorre, quase com certeza, contribuindo para dor generalizada, hipersensibilidade e alodinia. A CPM e as vias inibidoras e facilitadoras de modulação nociceptiva, supraespinais e descendentes vêm sendo estudadas com menos intensidade do que a sensibilização central e periférica. Os dados sobre estimulação nociceptiva periférica com origem nos PGs na FMS são tão sólidos,[71,72] e a sensibilização central, subjacente e paralela da dor crônica do PGM é tão grande em relação à da FMS que se pode dar atenção criteriosa aos estudos do Mg^{2+} quanto à dor na FMS, com expectativas de que algo útil seja aprendido a respeito da dor do PGM.

O Mg^{2+} tem papel fundamental em uma ampla gama de funções fisiológicas, inclusive em funções do músculo esquelético. É um cátion que só perde para o potássio em relação à abundância no organismo. Está envolvido na maior parte dos processos metabólicos e bioquímicos. É um cofator em uma estimativa de 600 reações enzimáticas no corpo. É necessário à síntese proteica e à síntese do DNA. Calcula-se que cerca de 60% dos norte-americanos não consomem Mg^{2+} suficiente e apresentam algum grau de insuficiência dessa substância. O magnésio sérico representa somente 1% do Mg^{2+} do organismo, uma vez que é armazenado em outros tecidos corporais, inclusive o muscular, por isso as estimativas de níveis inadequados de Mg^{2+} na população em geral podem estar subestimadas. Além disso, a maioria do Mg^{2+} intracelular está ligada a ribossomos, polinucleotídeos e ATP, de modo que níveis de magnésio livre são relativamente baixos. Medidas do magnésio sérico podem não refletir níveis tissulares.[73] O Mg^{2+} é abundante em muitos alimentos, mas os processados têm dessa substância um nível baixo, e alimentos aferventados desgastam-no. Portanto, o Mg^{2+} pode não ser abundante na dieta de muitas pessoas.

O Mg^{2+} é um antagonista do cálcio (Ca^{2+}) no músculo. Está presente em concentrações que são 10.000 vezes tão elevadas quanto as do Ca^{2+} no músculo em repouso. Ele está ligado a todos os locais de ligação de Ca^{2+} na troponina C e na miosina, sendo deslocado pelo Ca^{2+} depois que este é liberado do RS. Quando há muito pouco Mg^{2+} no músculo, menos Ca^{2+} é necessário para repor Mg^{2+} no complexo troponina-miosina, causando mais facilmente contrações musculares e predispondo o músculo a cãibras.

Moléculas de Mg^{2+} bloqueiam o canal NMDAR e previnem sua ativação, uma etapa importante para o estabelecimento de sensibilização central e dor persistente (crônica). O glutamato, aminoácido excitatório, desloca ou remove Mg^{2+} do canal NMDAR, ativando, então, esse canal e levando à cadeia de eventos que dão suporte à cronicidade da dor.[74] Pareceria lógico que, se o Mg^{2+} não fosse deslocado do NMDAR, a dor poderia ser atenuada. Esse é um pensamento capaz de estar por trás da ideia do uso de suplementos de Mg^{2+} no tratamento da dor crônica musculoesquelética.

Há necessidade de Mg^{2+} para a alteração na conformação da miosina, que ocorre durante contração e relaxamento. A miosina usa o Mg ATP para produzir a alteração conformacional de reto para curvo, no curso de recuperação no ciclo. Após esse trajeto, a miosina passa por outra alteração na conformação, ficando reta novamente. Tais mudanças constituem um processo pré e pós gasto de energia. O Mg^{2+} ATP agrega-se à miosina, em um processo que libera fosfato e resulta na hidrólise do ATP. Acredita-se que o Mg^{2+} posicione o nucleotídeo no local ativo da miosina para hidrólise posterior.[75]

Em pesquisas clínicas, níveis de Mg^{2+} mostraram ser bastante inferiores em pacientes com FMS, em comparação com sujeitos-controle em uma análise de elementos no cabelo, além de níveis mais baixos de cálcio, manganês e ferro.[76] Níveis séricos de Mg^{2+} também foram encontrados diminuídos em indivíduos com FMS, quando comparados aos indivíduos-controle,[77] mas indicadores de nível tissular de Mg^{2+} não são confiáveis. Romano[78] descobriu níveis séricos de Mg^{2+} mais baixos do que o normal em pacientes com FMS e/ou dor miofascial do que em indivíduos-controle, passando a defender a suplementação de Mg^{2+}. Okumus e colaboradores[48] relataram que o escore miálgico total tinha uma correlação inversa com o magnésio sérico em pacientes com dor miofascial. Níveis séricos de Mg^{2+}, entretanto, têm uma correlação insuficiente com o Mg^{2+} corporal total, porque os níveis de Mg^{2+} são rigidamente controlados com somente 1% do Mg^{2+} no líquido extracelular e somente 0,3% no soro.[79] Esses níveis podem ser mantidos em uma deficiência de Mg^{2+}. Esses achados questionam se a hipomagnesemia seria, na realidade, pouco informada. Do contrário, níveis séricos de Mg^{2+} podem não refletir níveis de Mg nos músculos, o que pode ser mantido mesmo que os níveis séricos sejam baixos.

Suplementação de Mg^{2+} em pacientes com FMS, usando citrato, 300 mg/d, Mg^{2+}, melhorou o índice de pontos sensíveis, o escore do Questionário de Impacto da Fibromialgia (FIQ, do inglês *Fibromyalgia Impact Questionnaire*) e o escore da Escala de Depressão de Beck. Foi observada melhora adicional na maioria dos sintomas de FMS quando citrato de Mg^{2+} foi administrado junto com amitriptilina, 10 mg/d.[80] O magnésio costuma ser parte das infusões terapêuticas intravenosas de micronutrientes, inclusive o Coquetel de Myers, entre outras. Tais infusões são populares há anos no tratamento da FMS e da dor crônica generalizada. Mas um estudo aleatório e controlado por placebo mostrou melhora significativa no braço com placebo e no braço com micronutrientes intravenosos quando essas infusões foram administradas semanalmente, durante oito semanas. O índice de pontos sensíveis melhorou nos dois braços na pesquisa; não houve diferença estatística entre os resultados da infusão com micronutrientes e a infusão com o Ringer lactato.[81] Não foram encontrados outros ensaios controlados, cegos e aleatórios de uso de Mg^{2+} para tratar FMS em buscas no PubMed. Apesar do interesse no Mg como um tratamento para a FMS e a dor musculoesquelética, não há dados convincentes que apoiem seu uso. Os poucos estudos existentes são pequenos. Inexistem pesquisas da suplementação de Mg^{2+} para o tratamento de PGM.

O Mg^{2+} pode ter participação em cãibras musculares, conforme referido. Entretanto, pesquisas dessa relação mostram resultados mistos. A suplementação de Mg^{2+} não pareceu reduzir a quantidade de cãibras, a não ser, possivelmente, em mulheres grávidas.[73] Uma pesquisa mais recente mostrou que essas cãibras foram diminuídas de 90 a 10% em um grupo de mulheres grávidas e deficientes em Mg^{2+} quando estas receberam uma suplementação diária de 300 mg de Mg^{2+} (100 mg de um comprimido multimineral mais 200 mg de Mg^{2+} efervescente no grupo tratado, em relação a apenas o comprimido multimineral no grupo-controle).[82]

O Mg^{2+} pode ter participação na prevenção de perda muscular associada ao envelhecimento, mas as pesquisas em apoio a essa sugestão são, na maioria, estudos observacionais controlados e aleatórios.[83] Mg^{2+} foi relacionado a um melhor desempenho físico em idosos, em um ensaio controlado e aleatório, sendo associado à prevalência de sarcopenia relativa à idade.[84] Suplementação de Mg^{2+} em pessoas idosas, cuja ingesta dessa substância estava abaixo da porção diária recomendada, mostrou importante melhora na Short Physical Performance Battery (uma espécie de bateria reduzida de testes de desempenho físico), embora não a tenha mostrado na força isométrica ou isocinética, na composição corporal ou na atividade física, ao longo de 12 semanas, em um ensaio controlado e aleatório no qual os indivíduos tratados receberam óxido de magnésio (equivalente a 300 mg do magnésio biodisponível). Não houve benefício em nenhuma medida de resultado em decorrência da suplementação em pessoas com uma ingesta adequada de Mg^{2+}.

Hipertermia maligna é uma condição em que há resposta hipermetabólica a agentes anestésicos voláteis, resultando em elevação da temperatura e rigidez muscular. A síndrome funciona como um modelo para a contração persistente de fibras musculares no PGM, em certos aspectos. Dantroleno, um tratamento eficaz da hipertermia maligna, funciona melhor quando os níveis de Mg^{2+} estão acima dos níveis em repouso dessa substância. Níveis mais altos de magnésio aumentam a ligação de Mg^{2+} ao receptor rianodina, estabilizando, então, o estado de repouso do músculo.[85] Há, assim, uma fundamentação para o uso do Mg^{2+} no tratamento dos PGMs, no sentido de que uma volta ao estado de repouso do músculo poderia relaxar a banda tensionada, sem a qual o PG não existiria. Isso, porém, não parece ocorrer em indivíduos com PGs, ou jamais foi visto em pacientes com PGs, possivelmente porque doses mais elevadas de Mg^{2+} ajam como um laxante, e doses adequadas não são atingíveis na prática clínica.

Cloreto de magnésio transdérmico administrado como vaporizador, aplicado a uma extremidade, foi informado como eficaz na redução dos sintomas pelas respostas do paciente no Revised FIQ SF-36v2, em duas e quatro semanas, mas esse estudo foi aberto, não cego e não controlado, e problemático no sentido de não possuir uma medida objetiva do resultado, com forte probabilidade de tendenciosidade de parte dos indivíduos. Além disso, níveis de Mg^{2+} não foram medidos nesse estudo.[86] Foram administrados 400 mg/d de lactato de magnésio a 12 atletas de elite durante uma sessão completa de jogo. Medidas de dano muscular foram conseguidas quatro vezes, antes da temporada e durante a temporada. A creatina despencou durante o período do segundo tempo, mas aumentou no terceiro e no quarto tempos. Nenhum outro parâmetro se alterou, significando dano muscular. Os autores sugeriram que, com base nesses resultados, uma suplementação de Mg^{2+} poderia prevenir dano muscular.[87]

4. FATORES PERPETUADORES MECÂNICOS

Estresses mecânicos podem ser estruturais, posturais ou consequência de uso repetitivo. Os estruturais ocorrem em razão de uso excessivo de músculos para compensar desequilíbrios musculares causados por assimetria da estrutura do corpo. Assimetrias estruturais e frouxidão articular podem ser congênitas ou adquiridas, e estresses mecânicos posturais podem ocorrer em consequência de estresses impostos ao corpo por mecânica corporal ineficiente, resultando de disfunção corporal intrínseca ou de forças extrínsecas, como ergonomia insatisfatória no espaço profissional. Alguns fatores perpetuadores mecânicos são abordados a seguir, exemplificando esses aspectos.

4.1. Síndrome de Ehlers-Danlos

Hipermobilidade articular é uma causa importante, embora negligenciada, de dor musculoesquelética. Hipermobilidade articular generalizada é uma manifestação da síndrome de Ehlers-Danlos (EDS, do inglês *Ehlers-Danlos syndrome*), um distúrbio genético do colágeno ou um distúrbio hereditário do tecido conectivo.[88] Esta discussão não envolverá a questão de a hipermobilidade articular ser ou não uma entidade distinta da EDS, nem se existe ou não uma condição como síndrome benigna da hipermobilidade. A EDS pode ser uma causa importante de dor musculoesquelética, bem como dor e disfunção decorrentes de condições neurológicas associadas, como a síndrome da medula presa, compressão medular e anormalidades das fossas posteriores. Há uma quantidade de defeitos moleculares associados a essa condição, entre eles, defeitos no colágeno fibrilar. A expressão clínica ou o fenótipo da EDS pode variar, mesmo nas famílias. A variação de apresentação também atinge a dor musculoesquelética, de modo que pessoas com EDS e relatos de dor podem ter parentes com algum grau de hipermobilidade articular, ainda que sem queixas de dor. Diferentemente, algumas pessoas com EDS relataram acreditar que todos tinham dor crônica; portanto, jamais consideraram isso algo importante a ser informado.

O predomínio da EDS varia entre 6 e 57% das mulheres, e entre 2 e 35% nos homens, ocorrendo em 1:5.000 a 1:10.000 pessoas, com grande variabilidade geográfica e entre grupos étnicos diferentes. Há, ainda, grande variação baseada em critérios diferentes para o diagnóstico. Em particular, o diagnóstico costuma se basear nos critérios de Beighton[89] (Quadro 4-1), que investiga nove itens. Um escore de 5 ou mais costuma ser considerado diagnóstico de hipermobilidade articular, mas alguns pesquisadores usam o escore de 4 ou 3 para fazer tal diagnóstico, e alguns são mais rígidos, usando um escore de 6 ou mais. Os critérios de Beighton enfatizam achados nas grandes articulações, não avaliando a hipermobilidade em articulações pequenas a médias, a não ser a articulação da quinta falange do metacarpo. Além disso, achados físicos associados, como hiperelasticidade da pele e outros a seguir mencionados, costumam ser necessários para confirmar um diagnóstico suspeitado. Os critérios de Beighton levam

Quadro 4-1 Critérios de Beighton para a síndrome da hipermobilidade articular

Manobra	Lado direito	Lado esquerdo	
Dorsiflexão e hiperextensão da 5ª articulação metacarpofalângica além de 90°	1	1	
Aposição do polegar ao aspecto volar do antebraço	1	1	
Hiperextensão do cotovelo além de 10°	1	1	
Hiperextensão do joelho além de 10°	1	1	
Flexão do tronco para a frente com os joelhos totalmente estendidos, de modo que as palmas das mãos toquem o solo			1

As primeiras quatro manobras são passivas, a última é ativa. O escore total é X/9, no qual o X representa a quantidade de testes positivos. Adaptado de Beighton P, De Paepe A, Steinmann B, Tsipouras P, Wenstrup RJ. Ehlers-Danlos syndromes: revised nosology, Villefranche, 1997. Ehlers-Danlos National Foundation (USA) and Ehlers-Danlos Support Group (UK). *Am J Med Genet*. 1998;77(1):31-37.

essas outras manifestações de distúrbio no tecido conectivo em consideração, relacionando-as a outros problemas com o tecido conectivo.[90] Esses critérios são simples e de rápida utilização, sendo, assim, um instrumento útil de triagem. Podem ser suplementados pelo exame de outros aspectos, se adequados a cada pessoa. Há nove tipos de EDS, embora, pela nosologia de Villefranche, tenham se reduzido a seis subtipos, ainda que o tipo III, o hipermóvel, seja, sem qualquer dúvida, o mais comum e aquele com maior probabilidade de se apresentar com dor. A dor é comum em pessoas com EDS, identificada por meio do questionário de dor McGill em 90% de 273 pessoas com EDS confirmada.[91]

4.2. Postura da cabeça para a frente

A postura da cabeça para a frente (FHP, do inglês *forward head posture*) é um importante fator de risco para dor no pescoço, dor na articulação mandibular temporal e cefaleia, bem como mecânica corporal alterada. A FHP pende a cabeça, direcionando o olhar para o solo. A cabeça deve, assim, ser erguida para que se dê um olhar na horizontal. Tal compensação tem consequências para a musculatura da cabeça e do pescoço, detalhadas a seguir. A cefaleia é, possivelmente, a consequência de dor referida a partir dos músculos do pescoço e orofaciais, sendo estes afetados pelo deslocamento posterior da mandíbula que ocorre na FHP.

A FHP alonga os músculos ventrais do pescoço, encurta os músculos extensores posteriores, enfraquece os músculos em desvantagem mecânica e coloca estresse mecânico nas articulações zigoapofisárias cervicais. Como se pode esperar, a hipercifose torácica, que consiste na inclinação da cabeça para a frente, está associada à lordose cervical excessiva.[92] Flexão de segmentos vertebrais cervicais inferiores é acompanhada de hiperextensão de segmentos suboccipitais (OA-C1-C2) e encurtamento da musculatura suboccipital. A flexão cervical inferior aumentada também aumenta as áreas foraminais neurais da cervical inferior, aliviando, potencialmente, a pressão sobre raízes nervosas cervicais comprimidas.[93] A espessura do músculo esternocleidomastóideo fica maior, possivelmente devido à contração muscular tônica.[94] A atividade do esternocleidomastóideo chega ao máximo na posição totalmente flexionada, ao passo que fica reduzida a atividade do músculo trapézio médio.[95] A atividade do músculo reto posterior da cabeça aumenta na FHP. Parece que esses músculos estabilizam as articulações occipitoatlantal e atlantoaxial,[96] embora também possam ter uma função proprioceptiva. A propriocepção da posição da cabeça fica comprometida pela FHP.[97] O equilíbrio estático também é comprometido pela FHP, indicando a existência de um efeito mais disseminado da FHP nos mecanismos de equilíbrio do corpo, muito mais do que apenas afetar a postura craniovertebral.[98] O equilíbrio postural parece estar alterado em pessoas que trabalham com computador e que são portadoras de FHP.[99] FHP e PGs têm uma correlação positiva com cefaleia tipo tensional (CTT).[100] Pontos-gatilho também têm uma correlação positiva com a FHP. Esse é um aspecto importante da CTT que precisa ser incluído na investigação de pacientes com CTT, uma vez que afeta o resultado do tratamento. A FHP está, ainda, associada à enxaqueca.[101]

4.3. Outros estresses mecânicos que predispõem à síndrome da dor miofascial crônica

Fatores ergonômicos foram bastante bem documentados como causas de uso muscular excessivo e PGMs. Essas causas vão desde espaços de trabalho projetados de maneira inadequada a uso prolongado de teclado (de todo tipo de computador). A digitação prolongada e ininterrupta é, sem dúvida, um fator precipitador, e dores musculares nos ombros podem ter início em até 30 minutos de digitação.[102,103] Outras tensões profissionais são conhecidas, entre as quais está a tendência bem estudada de tocar vários instrumentos musicais como causa de sobrecarga muscular. Sentar-se em cadeiras que não acomodam bem o corpo pode levar a dores no pescoço ou na nuca, nos ombros e nas costas. Lentes oculares com comprimento focal inapropriado causam tensão e sobrecarga aos músculos do pescoço. Portar uma mochila em um só ombro ou um pacote pesado com um dos braços causará a elevação do ombro ipsilateral, razão bem conhecida de sobrecarga do músculo levantador da escápula e dor na borda medial superior da escápula. Doença articular degenerativa ou osteoartrite de ombro, quadril e joelho está associada a PGs doloridos em músculos associados à articulação afetada. A recuperação após reposição total articular pode ser complicada por PGs nos músculos periarticulares. A dor pode ser diminuída, e a amplitude ativa de movimentos pode ser aumentada após a desativação de PGs nesses músculos. Por fim, fatores psicológicos, especialmente cinesiofobia e catastrofização, duas reações potenciais à dor crônica, podem ser impedimento à recuperação.

Apresentação clínica

Os pacientes costumam chegar à clínica com relatos de dor, muitas vezes sem saber que são hipermóveis. Porém, eles geralmente ter uma amplitude incomum de movimentos, dizendo já saber disso desde quando eram crianças pequenas. Apreciavam balé ou ginástica, atividades adequadas a pessoas com hipermobilidade. Entretanto, em geral, são pessoas menos envolvidas em esportes que outras não hipermóveis.[104] Perguntas específicas sobre sua amplitude de movimentos costumam ser necessárias, porque esses indivíduos aceitam sua amplitude de movimentos como normal. Devem ser incluídas perguntas sobre cefaleia, dormência, formigamento e frequência urinária, já que a síndrome da medula presa parece ser mais comum em pacientes com EDS, podendo causar prejuízos neurológicos (como anormalidades sensoriais, disfunção vesical, distúrbios motores) e estar associada à base de anormalidades cranianas. Hiper-reflexia de reflexos tendíneos profundos sinaliza a possível existência de disfunção na medula espinal, relacionada à medula presa nesses pacientes. Há, além disso, manifestações proteicas desse distúrbio do tecido conectivo, além de frouxidão articular. O denominado tipo clássico de EDS, que inclui os tipos I/II, caracteriza-se por grande envolvimento da pele, além de hipermobilidade articular. O tipo hipermóvel III caracteriza-se por hipermobilidade articular e leve envolvimento da pele. Nem sempre as diferenças estão claras clinicamente, embora existam anormalidades específicas de colágeno e genes para cada tipo. O tipo clássico de EDS está associado a uma anormalidade tipo V pró-colágeno e aos genes *COL5A1* e *COL5A2*. Há uma quantidade menor de colágeno tipo V nos tecidos. O fenótipo é causado por um distúrbio na função reguladora do colágeno tipo V.[105] O diagnóstico pode ser confirmado por teste genético para *COL5A1* e *COL5A2*. Se esse exame for negativo ou indisponível, o diagnóstico pode ser confirmado por biópsia da pele. O tipo hipermóvel está associado a um defeito na Tenascina X e a uma anormalidade genética no gene *TNX-B*. São duas condições dominantes autossômicas. O exame clínico costuma ser suficiente para o manejo clínico, sem necessidade de teste genético ou biópsia da pele. Nas síndromes hipermóveis, há anormalidades moleculares nos elementos constituintes da matriz extracelular (ECM, do inglês *extracellular matrix*), as quais são consequência de defeitos em, pelo menos, 19 genes diferentes, nos tipos I, II e V de colágeno, e, assim, no tecido conectivo.[88] O termo distúrbio do espectro da hipermobilidade é, atualmente, usado para descrever uma ampla gama de sintomas presentes e a gravidade do envolvimento em pessoas com EDS.

Os achados físicos de pacientes com EDS hipermóvel, além de articulações hipermóveis, incluem marcas de tensão na pele; pele aveludada e macia (conhecida como "papel de cigarro"); cicatrizes atróficas e ampliadas; pele translúcida, com veias azuladas salientes; palato com arco elevado; falta de frênulo associado à capacidade de tocar o nariz com a ponta da língua; disautonomia com pressão sanguínea instável e, com frequência, taquicardia ortostática postural (POTS, do inglês *postural orthostatic tachycardia*); fragilidade da pele e dos vasos; e evidências de defeitos de condução cardíaca. Manifestações de hipermobilidade articular incluem uma predileção por articulações "que estalam", *recurvatum* de joelho e cotovelos em 10° ou mais, hipermobilidade incomum ou excessiva, a ponto de uma pessoa conseguir envolver as costas com um dos braços e, depois, ser capaz de tocar o umbigo com a mão desse braço, e ações iguais de movimentos articulares excessivos de quadril e membros inferiores. Pode estar presente peito escavado (*pectus excavatum*). Costuma ocorrer lordose lombar excessiva e hipercifose torácica, podendo ser observada escoliose. São comuns aspectos marfanoides. Pés planos mediante sustentação de peso indicam colapso do arco longitudinal quando em pé. Reflexos hiperativos tendíneos profundos e, possivelmente, do clônus, sugerem envolvimento do SNC, como medula presa, anormalidade das fossas superiores ou compressão da medula espinal por instabilidade da coluna occipitocervical. Pode haver perda sensorial irregular ao longo do corpo. O envolvimento do tronco encefálico pode resultar em ausência do reflexo da ânsia de vômito. Neuropatia de fibras pequenas, causadora de dor severa a moderada, foi encontrada em 95% de um grupo de 24 pessoas com EDS.[106] Subluxação do nervo ulnar foi encontrada com frequência em um estudo que analisou o assunto.[107]

Dor é uma queixa comum em pacientes com EDS, embora estudos iniciais dessa associação possam ter subestimado a predominância de dor na EDS, porque a hipermobilidade costumava não ser reconhecida e, assim, era subdiagnosticada. Sacheti e colaboradores[108] publicaram o primeiro estudo detalhado da dor em 51 indivíduos com EDS de tipos diversos. Foi descoberto que a dor musculoesquelética começara na infância ou na adolescência, piorando de forma progressiva, para tornar-se crônica e, depois, mais disseminada com o tempo, envolvendo, principalmente, articulações ou regiões articulares, mas também incluindo a cabeça e o abdome. Pesquisas posteriores confirmaram esses achados. Pesquisas recentes mostram que cerca de 90% das pessoas com a EDS hipermóvel têm dor crônica. Indivíduos com deslocamento articular recorrente parecem ter mais dor. Torções de tornozelo são comuns, com frouxidão e instabilidade articulares, levando à dor crônica do tornozelo. A dor pode se localizar em uma ou mais articulações repetidamente traumatizadas. Entretanto, também pode haver dor articular disseminada. Mialgia, sem relação com articulações específicas, ou relacionada com frouxidão articular espalhada, ocorre com artralgia. A dor tende a ocorrer em três fases, de acordo com Rombaut e colaboradores[109]: uma fase inicial de dor local e aguda, em razão de lesões em articulações e tecidos moles, ocorrendo na primeira década de vida; uma segunda fase, que ocorre durante as três décadas seguintes, é de dor musculoesquelética disseminada; e a terceira fase, posteriormente na vida, é caracterizada pelo que os autores chamam de cognição mal-adaptada, isto é, reações catastrofizantes à dor e relativas à psicologia, tendendo a aumentar a incapacitação. Em outras palavras, a dor musculoesquelética tende a evoluir de mais aguda e localizada, quando os pacientes são mais jovens, para mais constante e generalizada (i.e., mais incapacitante), com o envelhecimento. O relato de dor mais comum entre pacientes com EDS é a dor musculoesquelética. Dor articular, cãibras musculares, tendinite, cefaleia e fadiga são sintomas destacados.[104] A dor é nociceptiva e neuropática, em proporções quase iguais.[109]

Instabilidade atlantoaxial e síndrome da medula presa são duas anormalidades estruturais da coluna e do SNC comuns na EDS mais do que na população em geral. As primeiras podem se apresentar com cefaleia, e as outras, com lombalgia, dor nas pernas e nos pés, entre outros sintomas. Cistos de Tarlov são vistos em pacientes com EDS, apresentando-se com dor na região sacral e pélvica e em extremidades inferiores. O diagnóstico de cistos de Tarlov é feito por exames de imagem. O tratamento que mais funciona é a remoção cirúrgica ou a ablação do(s) cisto(s).[110]

Fadiga costuma ser informada por pacientes com EDS. Pode estar presente na infância, como intolerância ao exercício, e, mais tarde na vida, como atraso na recuperação do exercício. Tem associação especial com intolerância ortostática, presente em quase 75% dos indivíduos com EDS hipermóvel.[111] Pacientes com relatos de fadiga podem ser diagnosticados erroneamente com síndrome da fadiga crônica, antes de a EDS ser identificada como uma condição subjacente. Distúrbios do sono, fraqueza muscular e medicamentos também podem contribuir para o sintoma de fadiga. POTS é um achado importante em pacientes com fadiga relacionada à EDS. A fadiga tem uma correlação positiva com a dor.

Nem sempre está aparente a etiologia da dor em pacientes com EDS, conforme indicado por Syx e colaboradores.[88] Trauma articular grave e microtrauma a articulações instáveis ocasionam uma reação nociceptiva que, certamente, é um mecanismo lesivo aceito. SDMs, não mencionadas na literatura sobre dor na EDS, ocorrem quando os músculos tentam estabilizar articulações frouxas e instáveis, e quando estresse muscular consequente de escoliose que desequilibra músculos provoca síndromes de uso excessivo dos músculos. Lesão a nervos periféricos decorrente de subluxação e neuropatia de pequenas fibras é outra causa de dor neuropática em pacientes com EDS.[106,112] Compressão da medula espinal, na nuca ou na junção atlanto-occipital resulta em instabilidade da coluna vertebral, capaz de causar dor na nuca e nas costas. Dor nociceptiva e neuropática persistente ou recorrente resulta em sensibilização periférica e central, com consequente hipersensibilidade e alodinia. A cinesiofobia acarreta um fator adicional de aumento da dor.

Alterações na ECM, em decorrência de defeitos no colágeno, nas glicoproteínas e nos proteoglicanos, que causam disfunção no tecido conectivo também podem ser um fator importante no aparecimento da dor neuropática.[88] Além disso, alguns componentes capturados da ECM podem agir como padrões moleculares associados a dano, identificados por receptores de reconhecimento de padrões no sistema imunológico. A liberação de citocinas pró-inflamatórias, incitadoras ou mantenedoras de dor nociceptiva e neuropática pode, então, ocorrer.

O controle da EDS é, na maior parte, sintomático e corretivo de anormalidades estruturais, sempre que e até onde for possível. A fragilidade da pele exige sua proteção. Anormalidades de sangramento podem ser tratadas para minimizar hemorragia espontânea. A fisioterapia é útil para tratar hipotonia muscular e atraso no envolvimento motor, a fim de tratar a dor musculoesquelética e orientar as pessoas a solidificarem programas criados para restaurar padrões eficazes de movimento. As talas de Ring são úteis para articulações instáveis dos dedos da mão. Atividades capazes de estressar articulações de modo indevido não são aconselhadas. Mudanças nos movimentos funcionais podem ajudar algumas pessoas a tentar realizar determinadas atividades esportivas com maior segurança. Por exemplo, se o arremesso de uma bola de futebol acima da cabeça for um risco para o deslocamento de ombro, a bola deve ser arremessada a partir do peito, sem levantamento dos braços acima da cabeça. Terapia comportamental cognitiva, terapia comportamental dialética, ou outros métodos psicológicos podem ajudar a evitar alguns problemas de respostas psicológicas mal-adaptadas. Exercícios aeróbicos gradativos e progressivos podem favorecer um fortalecimento real, capaz de dar suporte a articulações instáveis. O tratamento de PGs pode reduzir a dor muscular e ainda auxiliar a diminuir a escoliose funcional.

5. DOR CRÔNICA, FUNÇÃO DO SNC ALTERADA E PADRÕES MAL-ADAPTADOS DE MOVIMENTOS

Pacientes com SDM crônica podem desenvolver padrões alterados de movimento para compensar limitações ou prejuízos dos movimentos normais, o que constituiria padrões mal-adaptados de movimento. Tais padrões têm consequências que afetam o SNC.

Dor crônica ou recorrente na região lombar induz alterações no córtex motor primário do cérebro associadas a aumento da dor e a uma alteração na sequência de padrões de ativação muscular.[113] Em indivíduos saudáveis, lordose lombar aumentada ativa os músculos multífidos mediais muito mais do que os músculos iliocostais. Em pacientes com lombalgia, os músculos paraespinais tendem a ser totalmente ativados ou em grupos, em vez de forma sequencial e individual. Mapeamento do cérebro com estimulação magnética transcraniana em pacientes com lombalgia mostra uma reorganização do córtex motor com perda da ativação diferencial de músculos paraespinais selecionados, consistente com a observação de ativação em massa de músculos paraespinais lombares em lugar da ativação individual de músculos particulares.[114] Esse efeito tem relação direta com o aumento da severidade da lombalgia.[115] Esses resultados de alterações neuroplásticas no SNC mudam as respostas ao estímulo nociceptivo na medula espinal, nas estruturas subcorticais e nos córtices somatossensorial e motor do cérebro. Como se pode imaginar na situação de lombalgia, essas mudanças podem resultar na persistência da dor pelo surgimento de hipersensibilidade e pela promoção de respostas motoras mal-adaptadas, capazes de agravar e amplificar as reações de dor, causando uma dor persistente (crônica). Tais mudanças podem persistir mesmo após a lesão inicial e apesar da cicatrização dos tecidos periféricos, tal como faz o PG. A importância dessas alterações reside em sua contribuição potencial à transmissão de dor aguda a persistente, ao aumento da dor e à alteração da função mecânica. Resumindo, as mudanças no SNC podem explicar por que terapias voltadas apenas a disfunções periféricas estruturais e fisiopatológicas causadoras de dor musculoesquelética aguda podem não ser benéficas a todos os pacientes.[116]

O córtex motor primário possui um rico conjunto de conexões com regiões corticais, como os córtices somatossensoriais primário e secundário, o córtex pré-frontal e regiões subcorticais, como o tálamo também. Essas conexões têm um papel importante, pois a recuperação da função motora real depende de estímulo sensorial (p. ex., estímulo do córtex sensorial S1).[113] São conexões significativas, porque a função motora real só pode ocorrer quando a função motora do córtex está integrada a estímulos sensoriais. Uma função motora adequada exige estímulos proprioceptivos e está integrada a estímulos auditivos, visuais e vestibulares. Uma função sensorial comprometida resulta em controle motor ineficaz. A implicação dessa integração sensorimotora é que a estimulação sensorial desempenha papel importante na recuperação de déficits motores, que o estímulo nociceptivo contínuo degrada a função motora, causando fraqueza, entre outros prejuízos, e que a reabilitação que se concentra apenas na função motora não é tão eficaz quanto uma que trata da função sensorial e motora.[117]

Silfies e colaboradores[113] postulam que a dor crônica induz ansiedade e hipervigilância sobre movimentos com potencial de dor, ativa o córtex parietal que, por sua vez, amplifica a experiência de dor por meio de seu efeito no córtex sensorial, produzindo padrões anormais de movimento. Além disso, o mecanismo cortical de "troca da atenção", associado ao medo de movimentar-se, uma função do córtex pré-frontal, pode causar fadiga cognitiva e redução na influência da integração sensorimotora do córtex pré-frontal. Depressão, comumente associada à dor crônica, pode aumentar a percepção de que estímulos nociceptivos são desagradáveis e dolorosos. A integração de estímulos sensoriais alterados com intenção e movimentos motores leva a padrões motores mal-adaptados capazes de produzir estresse biomecânico e mais estímulos nociceptivos de maior sobrecarga muscular. Esses fatores levam à implicação de que a reabilitação do paciente com dor musculoesquelética persistente precisa incluir modalidades terapêuticas que tenham como alvo a comunicação sensorimotora interrompida e mal-adaptada. A terapia convencional, voltada basicamente ao fortalecimento muscular pelo exercício e pela redução da dor muscular localizada (p. ex., pela desativação do PG), não corrigirá a disfunção de coordenação sensorimotora alterada e, assim, pode ser ineficaz no tratamento de alguns pacientes com dor persistente. Tratamentos específicos que busquem retreinamento sensorimotor, como exercícios de ativação controlados por retroalimentação, ou estimulação elétrica terapêutica ou funcional,[117] podem ajudar a restaurar a integração normal da informação e da função sensorial e motora. Evitar sentir medo, pensamento catastrófico e depressão ajuda ainda mais a restaurar a função normal do SNC. Esses métodos vão além dos convencionais usuais de tratamento local de condições de dor, como a lombalgia, levando a terapia ao campo do tratamento de fatores até então negligenciados que levam à persistência da dor.

Padrões alterados de ativação muscular também são encontrados na síndrome do impacto femoroacetabular, resultando em distúrbio da sinergia muscular. A contração muscular mal-adaptada de músculos paraespinais para "estabilizar a coluna" e minimizar movimento e dor na coluna em pessoas com lombalgia crônica tem correlação direta mais com a catastrofização do que com a intensidade da dor.[118] Lombalgia produzida de forma experimental por injeção de solução salina hipertônica em músculos paraespinais na região lombar resultou em mais contração de músculos (estabilização da coluna) em pessoas que demonstraram catastrofização da dor do que naquelas que não demonstraram, apesar da falta de qualquer diferença na intensidade da dor percebida.[119] Essas pesquisas mostram que, além dos efeitos da dor persistente, a resposta psicológica à dor de aguda a persistente influencia a função motora, podendo levar a um padrão motor mal-adaptado. Esse e outros estudos demonstram que dor muscular e dor articular alteram, direta e indiretamente, padrões de movimentação, e que podem provocar mais dor por sobrecarga muscular. Infelizmente, há poucos estudos de síndromes da dor dos PGs em associação com padrões motores de mal-adaptação, mas acho possível que muitos de meus pacientes com dor miofascial, crônicos e de difícil tratamento, tenham sofrido com essa complicação. Uma pesquisa notável é a de Lucas e colaboradores,[120] que mostrou que PGs latentes nos músculos do cíngulo do membro superior alteram a sequência normal de padrão de ativação muscular na abdução do braço.

6. OUTROS FATORES DE PERPETUAÇÃO

Foram apresentados três fatores mecânicos de perpetuação que não costumam ser debatidos na literatura sobre dor miofascial, além de cinco fatores metabólicos de perpetuação. Há uma quantidade de outros fatores de perpetuação, antes abordados com muitos detalhes,[3,121] mas que precisam de uma revisão analítica para uma eficaz avaliação e tratamento dos pacientes.

6.1. Deficiência de ferro

Há necessidade do ferro para a produção de energia, sendo que sua deficiência é uma das causas predisponentes a um estado hipometabólico e a PGs refratários. Existe somente um estudo publicado que analisa esse assunto,[48] e ele não encontrou diferença nos níveis séricos de ferro entre pacientes com SDM e indivíduos-controle saudáveis. O critério para ser parte da pesquisa, no entanto, foi apenas um ou mais PGs em um dos músculos do ombro. Somente 38 indivíduos com SDM participaram, sendo 34 deles mulheres. Há dúvidas de que esse estudo tenha sido suficientemente sólido para detectar alterações na dor miofascial crônica. Alguns exemplos marcantes do efeito da deficiência de ferro foram percebidos em pacientes com SDM persistente. Um deles é o de uma mulher com SDM refratária a todos os tratamentos comuns eficazes, que não tinha concentração reduzida de ferro em exame de medula óssea. Ela se recuperou de forma comum após reposição de ferro como terapia. A deficiência de ferro é comum entre mulheres em razão do sangramento menstrual. Níveis séricos de ferro abaixo de 20 ng/mL devem ser vistos como suspeita de deficiência. Os homens só são deficientes em ferro em casos de malignidade ou perda de sangue do trato gastrintestinal. A vitamina C reduz quimicamente o ferro, facilitando sua absorção; a suplementação de ferro, portanto, deve ser acompanhada de suplementação de vitamina C.

6.2. Infestação por protozoário

A infestação por ameba e alguns outros parasitas, como um peixe, pode causar mialgia difusa e dor no PG. A exposição ocorre quando a pessoa nada em água parada ou lagos contaminados. O diagnóstico é sugerido por uma história de exposição e é confirmado por exames de fezes para ovos e parasitas. Clinicamente, o autor deste capítulo nunca se deparou com uma SDM associada à infestação por giárdia ou tênia.

6.3. Privação do sono

A privação do sono é associada à dor muscular há muito tempo. A apneia do sono e a síndrome das pernas inquietas são duas condições relacionadas à predisposição a dores musculares e à síndrome refratária da dor miofascial.

Referências

1. Simons DG. Review of enigmatic MTrPs as a common cause of enigmatic musculoskeletal pain and dysfunction. *J Electromyogr Kinesiol*. 2004;14(1):95-107.
2. Gerwin RD, Dommerholt J, Shah JP. An expansion of Simons' integrated hypothesis of trigger point formation. *Curr Pain Headache Rep*. 2004;8(6):468-475.
3. Gerwin RD. A review of myofascial pain and fibromyalgia-factors that promote their persistence. *Acupunct Med*. 2005;23(3):121-134.
4. Traub RJ, Ji Y. Sex differences and hormonal modulation of deep tissue pain. *Front Neuroendocrinol*. 2013;34(4):350-366.
5. Fillingim RB, King CD, Ribeiro-Dasilva MC, Rahim-Williams B, Riley JL III. Sex, gender, and pain: a review of recent clinical and experimental findings. *J Pain*. 2009;10(5):447-485.
6. George SZ, Wittmer VT, Fillingim RB, Robinson ME. Sex and pain-related psychological variables are associated with thermal pain sensitivity for patients with chronic low back pain. *J Pain*. 2007;8(1):2-10.
7. Lu CL, Herndon C. New roles for neuronal estrogen receptors. *Neurogastroenterol Motil*. 2017;29(7).
8. Ge HY, Madeleine P, Arendt-Nielsen L. Sex differences in temporal characteristics of descending inhibitory control: an evaluation using repeated bilateral experimental induction of muscle pain. *Pain*. 2004;110(1-2):72-78.
9. Ge HY, Madeleine P, Cairns BE, Arendt-Nielsen L. Hypoalgesia in the referred pain areas after bilateral injections of hypertonic saline into the trapezius muscles of men and women: a potential experimental model of gender-specific differences. *Clin J Pain*. 2006;22(1):37-44.
10. Derbyshire SW, Nichols TE, Firestone L, Townsend DW, Jones AK. Gender differences in patterns of cerebral activation during equal experience of painful laser stimulation. *J Pain*. 2002;3(5):401-411.
11. Grace PM, Hutchinson MR, Maier SF, Watkins LR. Pathological pain and the neuroimmune interface. *Nat Rev Immunol*. 2014;14(4):217-231.
12. Craft RM, Mogil JS, Aloisi AM. Sex differences in pain and analgesia: the role of gonadal hormones. *Eur J Pain*. 2004;8(5):397-411.
13. Liu NJ, Murugaiyan V, Storman EM, Schnell SA, Wessendorf MW, Gintzler AR. Estrogens synthesized and acting within a spinal oligomer suppress spinal

endomorphin 2 antinociception: ebb and flow over the rat reproductive cycle. *Pain*. 2017;158(10):1903-1914.
14. Amandusson A, Blomqvist A. Estrogenic influences in pain processing. *Front Neuroendocrinol*. 2013;34(4):329-349.
15. Giamberardino MA, Affaitati G, Valente R, Iezzi S, Vecchiet L. Changes in visceral pain reactivity as a function of estrous cycle in female rats with artificial ureteral calculosis. *Brain Res*. 1997;774(1-2):234-238.
16. Fillingim RB, Edwards RR. The association of hormone replacement therapy with experimental pain responses in postmenopausal women. *Pain*. 2001;92(1-2):229-234.
17. Hunter DA, Barr GA, Amador N, et al. Estradiol-induced antinociceptive responses on formalin-induced nociception are independent of COX and HPA activation. *Synapse*. 2011;65(7):643-651.
18. Gao P, Ding XW, Dong L, Luo P, Zhang GH, Rong WF. Expression of aromatase in the rostral ventromedial medulla and its role in the regulation of visceral pain. *CNS Neurosci Ther*. 2017;23(12):980-989.
19. Lemoine S, Granier P, Tiffoche C, Rannou-Bekono F, Thieulant ML, Delamarche P. Estrogen receptor alpha mRNA in human skeletal muscles. *Med Sci Sports Exerc*. 2003;35(3):439-443.
20. Bell DR, Blackburn JT, Norcorss MF, et al. Estrogen and muscle stiffness have a negative relationship in females. *Knee Surg Sports Traumatol Arthrosc*. 2012;20(2):361-367.
21. Bell DR, Blackburn JT, Ondrak KS, et al. The effects of oral contraceptive use on muscle stiffness across the menstrual cycle. *Clin J Sport Med*. 2011;21(6):467-473.
22. Ueberschlag-Pitiot V, Stantzou A, Messeant J, et al. Gonad-related factors promote muscle performance gain during postnatal development in male and female mice. *Am J Physiol Endocrinol Metab*. 2017;313(1):E12-E25.
23. White HD, Robinson TD. A novel use for testosterone to treat central sensitization of chronic pain in fibromyalgia patients. *Int Immunopharmacol*. 2015;27(2):244-248.
24. Macedo CG, Fanton LE, Fischer L, Tambeli CH. Coactivation of mu- and kappa-opioid receptors may mediate the protective effect of testosterone on the development of temporomandibular joint nociception in male rats. *J Oral Facial Pain Headache*. 2016;30(1):61-67.
25. Li J, Xie M, Wang X, et al. Sex hormones regulate cerebral drug metabolism via brain miRNAs: down-regulation of brain CYP2D by androgens reduces the analgesic effect of tramadol. *Br J Pharmacol*. 2015;172(19):4639-4654.
26. Rubinstein AL, Carpenter DM. Association between commonly prescribed opioids and androgen deficiency in men: a retrospective cohort analysis. *Pain Med*. 2017;18(4):637-644.
27. O'Rourke TK Jr, Wosnitzer MS. Opioid-induced androgen deficiency (OPIAD): diagnosis, management, and literature review. *Curr Urol Rep*. 2016;17(10):76.
28. Aloisi AM, Ceccarelli I, Fiorenzani P. Gonadectomy affects hormonal and behavioral responses to repetitive nociceptive stimulation in male rats. *Ann N Y Acad Sci*. 2003;1007:232-237.
29. White HD, Brown LA, Gyurik RJ, et al. Treatment of pain in fibromyalgia patients with testosterone gel: pharmacokinetics and clinical response. *Int Immunopharmacol*. 2015;27(2):249-256.
30. Tennant F. Hormone abnormalities in patients with severe and chronic pain who fail standard treatments. *Postgrad Med*. 2015;127(1):1-4.
31. Basaria S, Travison TG, Alford D, et al. Effects of testosterone replacement in men with opioid-induced androgen deficiency: a randomized controlled trial. *Pain*. 2015;156(2):280-288.
32. Monks DA, Holmes MM. Androgen receptors and muscle: a key mechanism underlying life history trade-offs. *J Comp Physiol A Neuroethol Sens Neural Behav Physiol*. 2018;204(1):51-60.
33. Travell JG, Simons DG. *Myofascial Pain and Dysfunction: The Trigger Point Manual*. Vol 1. Baltimore, MD: Williams & Wilkins; 1983 (pp. 145-146).
34. da Silva VA, de Almeida RJ, Cavalcante MP, et al. Two Thyroid Stimulating Hormone assays correlated in clinical practice show disagreement in subclinical hypothyroidism patients. *Clin Biochem*. 2018;53:13-18.
35. Salvatore D, Simonides WS, Dentice M, Zavacki AM, Larsen PR. Thyroid hormones and skeletal muscle—new insights and potential implications. *Nat Rev Endocrinol*. 2014;10(4):206-214.
36. Bloise FF, Cordeiro A, Ortiga-Carvalho TM. Role of thyroid hormone in skeletal muscle physiology. *J Endocrinol*. 2018;236(1):R57-R68.
37. Moon MK, Kang GH, Kim HH, et al. Thyroid-stimulating hormone improves insulin sensitivity in skeletal muscle cells via cAMP/PKA/CREB pathway-dependent upregulation of insulin receptor substrate-1 expression. *Mol Cell Endocrinol*. 2016;436:50-58.
38. Kopecka K, Zacharova G, Smerdu V, Soukup T. Slow to fast muscle transformation following heterochronous isotransplantation is influenced by host thyroid hormone status. *Histochem Cell Biol*. 2014;142(6):677-684.
39. Visser WE, Heemstra KA, Swagemakers SM, et al. Physiological thyroid hormone levels regulate numerous skeletal muscle transcripts. *J Clin Endocrinol Metab*. 2009;94(9):3487-3496.
40. Reuters VS, Teixeira Pde F, Vigario PS, et al. Functional capacity and muscular abnormalities in subclinical hypothyroidism. *Am J Med Sci*. 2009;338(4):259-263.
41. Gallo D, Piantanida E, Veronesi G, et al. Physical performance in newly diagnosed hypothyroidism: a pilot study. *J Endocrinol Invest*. 2017;40(10):1099-1106.
42. Stott DJ, Rodondi N, Kearney PM, et al. Thyroid hormone therapy for older adults with subclinical hypothyroidism. *N Engl J Med*. 2017;376(26):2534-2544.
43. Grossman A, Feldhamer I, Meyerovitch J. Treatment with levothyroxin in subclinical hypothyroidism is associated with increased mortality in the elderly. *Eur J Intern Med*. 2017. doi:10.1016/j.ejim.2017.11.010
44. Sindoni A, Rodolico C, Pappalardo MA, Portaro S, Benvenga S. Hypothyroid myopathy: a peculiar clinical presentation of thyroid failure. Review of the literature. *Rev Endocr Metab Disord*. 2016;17(4):499-519.
45. Barchetta I, Baroni MG, Leonetti F, et al. TSH levels are associated with vitamin D status and seasonality in an adult population of euthyroid adults. *Clin Exp Med*. 2015;15(3):389-396.
46. Hamel J, Logigian EL. Acute nutritional axonal neuropathy. *Muscle Nerve*. 2018;57(1):33-39.
47. Mostacci B, Liguori R, Cicero AF. Nutraceutical approach to peripheral neuropathies: evidence from clinical trials. *Curr Drug Metab*. 2017. doi:10.2174/1389200218666171031145419
48. Okumus M, Ceceli E, Tuncay F, Kocaoglu S, Palulu N, Yorgancioglu ZR. The relationship between serum trace elements, vitamin B12, folic acid and clinical parameters in patients with myofascial pain syndrome. *J Back Musculoskelet Rehabil*. 2010;23(4):187-191.
49. Wang ZB, Gan Q, Rupert RL, Zeng YM, Song XJ. Thiamine, pyridoxine, cyanocobalamin and their combination inhibit thermal, but not mechanical hyperalgesia in rats with primary sensory neuron injury. *Pain*. 2005;114(1-2):266-277.
50. Song XS, Huang ZJ, Song XJ. Thiamine suppresses thermal hyperalgesia, inhibits hyperexcitability, and lessens alterations of sodium currents in injured, dorsal root ganglion neurons in rats. *Anesthesiology*. 2009;110(2):387-400.
51. Mader R, Deutsch H, Siebert GK, et al. Vitamin status of inpatients with chronic cephalgia and dysfunction pain syndrome and effects of a vitamin supplementation. *Int J Vitam Nutr Res*. 1988;58(4):436-441.
52. Yxfeldt A, Wallberg-Jonsson S, Hultdin J, Rantapaa-Dahlqvist S. Homocysteine in patients with rheumatoid arthritis in relation to inflammation and B-vitamin treatment. *Scand J Rheumatol*. 2003;32(4):205-210.
53. Deng XT, Han Y, Liu WT, Song XJ. B vitamins potentiate acute morphine antinociception and attenuate the development of tolerance to chronic morphine in mice. *Pain Med*. 2017;18(10):1961-1974.
54. Mao J, Price DD, Mayer DJ. Mechanisms of hyperalgesia and morphine tolerance: a current view of their possible interactions. *Pain*. 1995;62(3):259-274.
55. Lim G, Wang S, Zeng Q, Sung B, Yang L, Mao J. Expression of spinal NMDA receptor and PKCgamma after chronic morphine is regulated by spinal glucocorticoid receptor. *J Neurosci*. 2005;25(48):11145-11154.
56. Hutchinson MR, Bland ST, Johnson KW, Rice KC, Maier SF, Watkins LR. Opioid-induced glial activation: mechanisms of activation and implications for opioid analgesia, dependence, and reward. *Sci World J*. 2007;7:98-111.
57. Ceglia L. Vitamin D and skeletal muscle tissue and function. *Mol Aspects Med*. 2008;29(6):407-414.
58. Helde-Frankling M, Bjorkhem-Bergman L. Vitamin D in pain management. *Int J Mol Sci*. 2017;18(10).
59. Cheng L. The convergence of two epidemics: vitamin D deficiency in obese school-aged children. *J Pediatr Nurs*. 2018;38:20-26.
60. Powanda MC. Is there a role for vitamin D in the treatment of chronic pain? *Inflammopharmacology*. 2014;22(6):327-332.
61. Martin KR, Reid DM. Is there role for vitamin D in the treatment of chronic pain? *Ther Adv Musculoskelet Dis*. 2017;9(6):131-135.
62. Autier P, Boniol M, Pizot C, Mullie P. Vitamin D status and ill health: a systematic review. *Lancet Diabetes Endocrinol*. 2014;2(1):76-89.
63. Grossmann RE, Zughaier SM, Liu S, Lyles RH, Tangpricha V. Impact of vitamin D supplementation on markers of inflammation in adults with cystic fibrosis hospitalized for a pulmonary exacerbation. *Eur J Clin Nutr*. 2012;66(9):1072-1074.
64. Hsiao MY, Hung CY, Chang KV, Han DS, Wang TG. Is serum hypovitaminosis D associated with chronic widespread pain including fibromyalgia? A meta-analysis of observational studies. *Pain Physician*. 2015;18(5):E877-E887.
65. Levinger P, Begg R, Sanders KM, et al. The effect of vitamin D status on pain, lower limb strength and knee function during balance recovery in people with knee osteoarthritis: an exploratory study. *Arch Osteoporos*. 2017;12(1):83.
66. Zadro J, Shirley D, Ferreira M, et al. Mapping the association between vitamin D and low back pain: a systematic review and meta-analysis of observational studies. *Pain Physician*. 2017;20(7):611-640.
67. Rosendahl-Riise H, Spielau U, Ranhoff AH, Gudbrandsen OA, Dierkes J. Vitamin D supplementation and its influence on muscle strength and mobility in community-dwelling older persons: a systematic review and meta-analysis. *J Hum Nutr Diet*. 2017;30(1):3-15.
68. Jackson C, Gaugris S, Sen SS, Hosking D. The effect of cholecalciferol (vitamin D3) on the risk of fall and fracture: a meta-analysis. *QJM*. 2007;100(4):185-192.

69. Wu Z, Malihi Z, Stewart AW, Lawes CM, Scragg R. Effect of vitamin D supplementation on pain: a systematic review and meta-analysis. *Pain Physician.* 2016;19(7):415-427.
70. Krejs GJ, Nicar MJ, Zerwekh JE, Norman DA, Kane MG, Pak CY. Effect of 1,25-dihydroxyvitamin D3 on calcium and magnesium absorption in the healthy human jejunum and ileum. *Am J Med.* 1983;75(6):973-976.
71. Ge HY, Nie H, Madeleine P, Danneskiold-Samsoe B, Graven-Nielsen T, Arendt-Nielsen L. Contribution of the local and referred pain from active myofascial trigger points in fibromyalgia syndrome. *Pain.* 2009;147(1-3):233-240.
72. Alonso-Blanco C, Fernández de las Peñas C, Morales-Cabezas M, Zarco-Moreno P, Ge HY, Florez-Garcia M. Multiple active myofascial trigger points reproduce the overall spontaneous pain pattern in women with fibromyalgia and are related to widespread mechanical hypersensitivity. *Clin J Pain.* 2011;27(5): 405-413.
73. de Baaij JH, Hoenderop JG, Bindels RJ. Magnesium in man: implications for health and disease. *Physiol Rev.* 2015;95(1):1-46.
74. Correa AMB, Guimaraes JDS, Dos Santos EAE, Kushmerick C. Control of neuronal excitability by Group I metabotropic glutamate receptors. *Biophys Rev.* 2017;9(5):835-845.
75. Ge J, Huang F, Nesmelov YE. Metal cation controls phosphate release in the myosin ATPase. *Protein Sci.* 2017;26(11):2181-2186.
76. Kim YS, Kim KM, Lee DJ, et al. Women with fibromyalgia have lower levels of calcium, magnesium, iron and manganese in hair mineral analysis. *J Korean Med Sci.* 2011;26(10):1253-1257.
77. Sendur OF, Tastaban E, Turan Y, Ulman C. The relationship between serum trace element levels and clinical parameters in patients with fibromyalgia. *Rheumatol Int.* 2008;28(11):1117-1121.
78. Romano TJ. Magnesium deficiency in patients with myofascial pain. *J Myofas Ther.* 1994;1(3):11-12.
79. Grober U, Schmidt J, Kisters K. Magnesium in prevention and therapy. *Nutrients.* 2015;7(9):8199-8226.
80. Bagis S, Karabiber M, As I, Tamer L, Erdogan C, Atalay A. Is magnesium citrate treatment effective on pain, clinical parameters and functional status in patients with fibromyalgia? *Rheumatol Int.* 2013;33(1):167-172.
81. Ali A, Njike VY, Northrup V, et al. Intravenous micronutrient therapy (Myers' Cocktail) for fibromyalgia: a placebo-controlled pilot study. *J Altern Complement Med.* 2009;15(3):247-257.
82. Zarean E, Tarjan A. Effect of magnesium supplement on pregnancy outcomes: a randomized control trial. *Adv Biomed Res.* 2017;6:109.
83. van Dronkelaar C, van Velzen A, Abdelrazek M, van der Steen A, Weijs PJM, Tieland M. Minerals and sarcopenia; the role of calcium, iron, magnesium, phosphorus, potassium, selenium, sodium, and zinc on muscle mass, muscle strength, and physical performance in older adults: a systematic review. *J Am Med Dir Assoc.* 2018;19(1):6.e3-11.e3.
84. Veronese N, Berton L, Carraro S, et al. Effect of oral magnesium supplementation on physical performance in healthy elderly women involved in a weekly exercise program: a randomized controlled trial. *Am J Clin Nutr.* 2014;100(3):974-981.
85. Cho J, Lee E, Lee S. Upper thoracic spine mobilization and mobility exercise versus upper cervical spine mobilization and stabilization exercise in individuals with forward head posture: a randomized clinical trial. *BMC Musculoskelet Disord.* 2017;18(1):525.
86. Engen DJ, McAllister SJ, Whipple MO, et al. Effects of transdermal magnesium chloride on quality of life for patients with fibromyalgia: a feasibility study. *J Integr Med.* 2015;13(5):306-313.
87. Cordova Martinez A, Fernandez-Lazaro D, Mielgo-Ayuso J, Seco Calvo J, Caballero Garcia A. Effect of magnesium supplementation on muscular damage markers in basketball players during a full season. *Magnes Res.* 2017;30(2):61-70.
88. Syx D, De Wandele I, Rombaut L, Malfait F. Hypermobility, the Ehlers-Danlos syndromes and chronic pain. *Clin Exp Rheumatol.* 2017;35, suppl 107(5): 116-122.
89. Beighton P, De Paepe A, Steinmann B, Tsipouras P, Wenstrup RJ. Ehlers-Danlos syndromes: revised nosology, Villefranche, 1997. Ehlers-Danlos National Foundation (USA) and Ehlers-Danlos Support Group (UK). *Am J Med Genet.* 1998;77(1):31-37.
90. Grahame R, Bird HA, Child A. The revised (Brighton 1998) criteria for the diagnosis of benign joint hypermobility syndrome (BJHS). *J Rheumatol.* 2000; 27(7):1777-1779.
91. Voermans NC, Knoop H, Bleijenberg G, van Engelen BG. Pain in Ehlers-Danlos syndrome is common, severe, and associated with functional impairment. *J Pain Symptom Manage.* 2010;40(3):370-378.
92. Singla D, Veqar Z. Association between forward head, rounded shoulders, and increased thoracic kyphosis: a review of the literature. *J Chiropr Med.* 2017;16(3):220-229.
93. Patwardhan AG, Khayatzadeh S, Havey RM, et al. Cervical sagittal balance: a biomechanical perspective can help clinical practice. *Eur Spine J.* 2018;27:25-38.
94. Bokaee F, Rezasoltani A, Manshadi FD, Naimi SS, Baghban AA, Azimi H. Comparison of cervical muscle thickness between asymptomatic women with and without forward head posture. *Braz J Phys Ther.* 2017;21(3):206-211.
95. Cheon S, Park S. Changes in neck and upper trunk muscle activities according to the angle of movement of the neck in subjects with forward head posture. *J Phys Ther Sci.* 2017;29(2):191-193.
96. Hallgren RC, Pierce SJ, Sharma DB, Rowan JJ. Forward head posture and activation of rectus capitis posterior muscles. *J Am Osteopath Assoc.* 2017;117(1): 24-31.
97. Yong MS, Lee HY, Lee MY. Correlation between head posture and proprioceptive function in the cervical region. *J Phys Ther Sci.* 2016;28(3): 857-860.
98. Lee JH. Effects of forward head posture on static and dynamic balance control. *J Phys Ther Sci.* 2016;28(1):274-277.
99. Kang JH, Park RY, Lee SJ, Kim JY, Yoon SR, Jung KI. The effect of the forward head posture on postural balance in long time computer based worker. *Ann Rehabil Med.* 2012;36(1):98-104.
100. Abboud J, Marchand AA, Sorra K, Descarreaux M. Musculoskeletal physical outcome measures in individuals with tension-type headache: a scoping review. *Cephalalgia.* 2013;33(16):1319-1336.
101. Fernández de las Peñas C, Cuadrado ML, Pareja JA. Myofascial trigger points, neck mobility and forward head posture in unilateral migraine. *Cephalalgia.* 2006;26(9):1061-1070.
102. Strom V, Knardahl S, Stanghelle JK, Roe C. Pain induced by a single simulated office-work session: time course and association with muscle blood flux and muscle activity. *Eur J Pain.* 2009;13(8):843-852.
103. Park SY, Yoo WG. Effect of sustained typing work on changes in scapular position, pressure pain sensitivity and upper trapezius activity. *J Occup Health.* 2013;55(3):167-172.
104. Rombaut L, Malfait F, Cools A, De Paepe A, Calders P. Musculoskeletal complaints, physical activity and health-related quality of life among patients with the Ehlers-Danlos syndrome hypermobility type. *Disabil Rehabil.* 2010;32(16): 1339-1345.
105. Bowen JM, Sobey GJ, Burrows NP, et al. Ehlers-Danlos syndrome, classical type. *Am J Med Genet C Semin Med Genet.* 2017;175(1):27-39.
106. Cazzato D, Castori M, Lombardi R, et al. Small fiber neuropathy is a common feature of Ehlers-Danlos syndromes. *Neurology.* 2016;87(2):155-159.
107. Granata G, Padua L, Celletti C, Castori M, Saraceni VM, Camerota F. Entrapment neuropathies and polyneuropathies in joint hypermobility syndrome/Ehlers-Danlos syndrome. *Clin Neurophysiol.* 2013;124(8): 1689-1694.
108. Sacheti A, Szemere J, Bernstein B, Tafas T, Schechter N, Tsipouras P. Chronic pain is a manifestation of the Ehlers-Danlos syndrome. *J Pain Symptom Manage.* 1997;14(2):88-93.
109. Rombaut L, Scheper M, De Wandele I, et al. Chronic pain in patients with the hypermobility type of Ehlers-Danlos syndrome: evidence for generalized hyperalgesia. *Clin Rheumatol.* 2015;34(6):1121-1129.
110. Henderson FC Sr, Austin C, Benzel E, et al. Neurological and spinal manifestations of the Ehlers-Danlos syndromes. *Am J Med Genet C Semin Med Genet.* 2017;175(1):195-211.
111. De Wandele I, Rombaut L, De Backer T, et al. Orthostatic intolerance and fatigue in the hypermobility type of Ehlers-Danlos Syndrome. *Rheumatology (Oxford).* 2016;55(8):1412-1420.
112. Camerota F, Celletti C, Castori M, Grammatico P, Padua L. Neuropathic pain is a common feature in Ehlers-Danlos syndrome. *J Pain Symptom Manage.* 2011;41(1):e2-e4.
113. Silfies SP, Vendemia JMC, Beattie PF, Stewart JC, Jordon M. Changes in brain structure and activation may augment abnormal movement patterns: an emerging challenge in musculoskeletal rehabilitation. *Pain Med.* 2017;18(11):2051-2054.
114. Tsao H, Danneels LA, Hodges PW. ISSLS prize winner: smudging the motor brain in young adults with recurrent low back pain. *Spine (Phila Pa 1976).* 2011;36(21):1721-1727.
115. Schabrun SM, Elgueta-Cancino EL, Hodges PW. Smudging of the motor cortex is related to the severity of low back pain. *Spine (Phila Pa 1976).* 2017;42(15): 1172-1178.
116. Pelletier R, Higgins J, Bourbonnais D. Is neuroplasticity in the central nervous system the missing link to our understanding of chronic musculoskeletal disorders? *BMC Musculoskelet Disord.* 2015;16:25.
117. Bolognini N, Russo C, Edwards DJ. The sensory side of post-stroke motor rehabilitation. *Restor Neurol Neurosci.* 2016;34(4):571-586.
118. Pakzad M, Fung J, Preuss R. Pain catastrophizing and trunk muscle activation during walking in patients with chronic low back pain. *Gait Posture.* 2016;49: 73-77.
119. Ross GB, Sheahan PJ, Mahoney B, Gurd BJ, Hodges PW, Graham RB. Pain catastrophizing moderates changes in spinal control in response to noxiously induced low back pain. *J Biomech.* 2017;58:64-70.
120. Lucas KR, Polus PA, Rich J. Latent myofascial trigger points: their effect on muscle activation and movement efficiency. *Bodyw Mov Ther.* 2004;8:160-166.
121. Gerwin RD. Factores perpetuadores en el sindrome de dolor miofascial. In: Mayoral del Moral O, Salvat IS, eds. *Fisioterapia Invasiva del Sindrome de Dolor Miofascial.* Madrid, Spain: Editorial Medica Panamaricana; 2017:39-52.

Capítulo 5

Considerações psicossociais
Leslie F. Taylor | Jennifer L. Freeman

1. INTRODUÇÃO

A dor é uma experiência bastante pessoal, moldada por eventos de vida, e também uma experiência humana universal, conceituada por normas específicas de seu tempo. Antigamente e em outros locais, a dor era diagnosticada como um problema espiritual, e assim tratada. No mundo ocidental moderno, as origens e os tratamentos da dor ficaram limitados a uma moldura puramente biomédica. Com o avanço das ciências e a identificação das origens bioanatômicas da dor, o modelo biomédico destacou-se de forma legítima. A experiência de dor foi definida em termos físicos e entendida como objetiva e mensurável. Foi considerada diretamente proporcional à lesão tissular. Uma das desvantagens dessa perspectiva científica foi a compartimentalização do manejo da dor: dor física manejada por uma equipe; dor psicológica, por outra. Os aspectos social, espiritual e mente-corpo da experiência de dor não receberam tanta ênfase. Agora, fomentado por instrumentos de teste mais refinados, bem como pela aceitação da natureza fenomenológica da dor, o modelo mais adequado para o diagnóstico e o tratamento de condições de dor é um modelo biopsicossocial. A dor miofascial, especialmente se acompanhada de outras condições dolorosas ou perpetuada pelos fatores discutidos no Capítulo 4, Fatores que perpetuam a síndrome miofascial, pode ser complicada e, algumas vezes, até mesmo persistente. Para cada paciente com dor e, até mesmo mais importante, para aqueles com dor persistente ou sem explicação, os clínicos devem ser sensíveis às ideias, às emoções, aos comportamentos e às interações sociais capazes de melhorar ou piorar os resultados.

Na metade da década de 1960, Melzack e Wall introduziram uma nova teoria sobre os mecanismos da dor, posteriormente chamada de teoria do portão para o controle da dor, que levou à forma de aperfeiçoamento das pesquisas das ciências da dor.[1,2] Simultaneamente, George Engel[3] foi pioneiro nas tentativas de reagir à condição disseminada do atendimento médico desumanizado que ele atribuiu à natureza dual de separar corpo e mente, à orientação excessivamente reducionista do pensamento médico, que via o corpo como uma máquina, e à falta de humanidade atribuída ao profissional (o observador separado) e ao paciente.[4] O modelo biopsicossocial, orientado pela *Teoria dos sistemas da sociologia*,[5] é consequência do trabalho de Engel. A cultura e as evidências atuais fundamentam essa abordagem mais integrada. Ainda que muitos profissionais da saúde musculoesquelética considerem a dor a partir de um ponto de vista biopsicossocial mais amplo, a prática a partir dessa base teórica ainda é um desafio.

Conforme demonstrado nos capítulos anteriores, enormes ganhos foram obtidos no entendimento dos iniciadores biológicos da dor, das formas de diagnosticar sua origem e, em muitos casos, do tratamento exitoso da dor. Geralmente, os clínicos são bem educados e preparados para investigar e controlar os fatores físicos relacionados à incapacidade do paciente.[6] Alguns ultrapassaram uma estrutura mental biomédica rígida e aplicam – ou, pelo menos, pretendem aplicar – uma visão biopsicossocial mais abrangente em relação ao controle de pacientes com dor persistente.[7] Essa evolução, todavia, foi confundida pelo fato de a maior parte dos profissionais atuantes ter sido formada e treinada a partir do modelo biomédico, com as "habilidades mais abrandadas" de avaliação de fatores psicossociais, comunicação e de facilitação de interações paciente-cliente fundamentadas em um relato baseado no paciente, recebendo menos atenção e, por vezes, muito menos respeito. Embora os clínicos possam admitir e endossar o papel de variáveis psicossociais, muitos sentem uma real ausência de preparo para tratar essas preocupações. Cursos de formação profissional que abordam preocupações psicossociais costumam ser incompletos e raramente são integrados aos currículos e os cursos de especialização, quase sempre focam apenas em habilidades. Portanto, apesar de evidências em apoio a uma filosofia de prática biopsicossocial, os clínicos sentem-se insuficientemente equipados para, concretamente, controlar pacientes com experiências complexas ou persistentes de dor.

Décadas de pesquisas tentaram esclarecer, medir ou explicar vários aspectos do modelo biopsicossocial.[4] Embora aplicar uma abordagem reducionista a esse modelo seja antiético na intenção, as tentativas são devidamente concentradas em achar formas de determinar e compreender como diferentes aspectos do modelo biopsicossocial contribuem para a dor, como interagem e quais intervenções de tratamento podem ser mais eficazes. Está muito além deste capítulo conseguir mencionar e muito menos abordar todas as complexidades desse assunto. O que o capítulo pretende é oferecer uma visão geral de algumas teorias e temas psicológicos e sociológicos que fundamentam a experiência da dor, capazes de ajudar a orientar o tratamento e a melhorar os resultados.

2. VISÃO GERAL PSICOLÓGICA E SOCIOLÓGICA

Antes da análise de estratégias biopsicossociais para o manejo abrangente de pacientes com dor, revisaremos brevemente várias teorias psicológicas e sociológicas importantes e seus elementos constitutivos.

2.1. Estruturas psicológicas e sociológicas

A relação entre pensamento, emoção e comportamento das pessoas com o mundo exterior é assunto de estudos há séculos. Os primeiros comportamentalistas descobriram que as respostas podem ser modificadas por eventos externos. Os comportamentalistas cognitivos rejeitaram uma forma purista de comportamentalismo e a ela integraram a força do pensamento na experiência humana e seu papel em moldar o comportamento. Teorias humanistas existenciais concentraram-se no atendimento à pessoa como um todo e na importância do significado subjetivo. O comportamentalismo de terceira onda, igualmente, tentou reunir psicologia e filosofia para delinear estratégias de navegação pelas dificuldades de vida, com expectativas realistas. Profissionais da saúde da modernidade, conhecedores da necessidade de atendimento biopsicossocial, consideraram útil combinar o que pareceriam aspectos de vários pontos de vista em modelos com mais nuances e dinamismo da interação de emoção, pensamento, comportamento, interação social e significado. Os conceitos a seguir estão muito longe de compor uma lista completa de teorias e temas capazes de impactar o diagnóstico e o tratamento da dor e da disfunção miofasciais. Mais estruturas e conceitos psicológicos podem ser encontrados nos recursos adicionais.

2.2. Teorias comportamentais de aprendizagem

Condicionamento clássico

Em 1889, enquanto pesquisava a digestão em cães, Ivan Pavlov formou a teoria psicológica do condicionamento clássico ou reagente.[8] No experimento, era soado um sino antes da alimentação, que, com o passar do tempo, dava início a uma reação canina involuntária de salivação antes da chegada do alimento. Se o alimento não aparecia com frequência após a sineta, a resposta condicionada diminuía e, finalmente, cessava. Esse "aprendizado" e "extinção" foram entendidos como de aplicação universal ao comportamento humano. Pesquisas sugerem que o condicionamento clássico é capaz de amplificar a dor (aprendizagem associativa), mas ainda estão sendo analisadas conclusões sobre se o condicionamento clássico é capaz ou não de provocar dor.[9]

Condicionamento operante

Na década de 1950, a teoria do condicionamento operante de B.F. Skinner fundamentou a premissa de que o comportamento poderia ser alterado em razão de consequências e estímulos.[10] Segundo essa teoria, o comportamento seguido de reforço positivo ou negativo aumenta a probabilidade desse comportamento, ao passo que punições o reduzem. Fordyce[11,12] e Fowler e colaboradores[13] aplicaram essa teoria a um modelo comportamental de dor, acentuando a importância do estímulo-resposta da aprendizagem no surgimento e na manutenção da dor crônica. Fordyce iniciou a pesquisa da agora amplamente aceita distinção entre os fatores que iniciam a dor e os que a perpetuam.[14] A intenção de integrar a teoria do condicionamento operante a intervenções terapêuticas musculoesqueléticas é aumentar as ocorrências de comportamentos saudáveis pelo reforço positivo e reduzir a frequência de comportamentos de dor pela remoção do reforço.[14]

2.3. Temas cognitivo-comportamentais

Autoeficácia e lócus de controle

A teoria da autoeficácia de Albert Bandura, parte da teoria cognitiva social, é a crença na capacidade da pessoa de influenciar eventos que afetam a própria vida e a maneira como tais eventos são vivenciados.[15] Em uma revisão sistemática do papel da autoeficácia no prognóstico de pessoas com dor musculoesquelética crônica, uma autoeficácia maior foi associada a mais capacidade física, atividade física, saúde e condição de trabalho, além de satisfação. Da mesma maneira, autoeficácia em maior grau está associada a níveis mais baixos de dor, incapacidade, atividade da doença, sintomas depressivos, presença de pontos sensíveis da fibromialgia, fadiga e assiduidade (no trabalho, embora sem ações em nível mais alto).[16] Um tanto contrário a um foco biomédico na capacidade limitada em consequência de lesão/doença, Bandura enfatiza a capacidade humana, em vez de seus fracassos e disfunção. Assim como força e resistência físicas podem ser treinadas e melhoradas, Bandura propõe que a autoeficácia também pode ser fortalecida, o que, por sua vez, é capaz de melhorar a função.[17] Baixa autoeficácia está associada a mais relatos de dor, à ansiedade e à capacidade diminuída de distrair a atenção para longe de sintomas. Alta eficácia está associada a menos relatos de dor e ansiedade, a uma maior resiliência e a uma capacidade de distrair a atenção de sensações e de alterar o sentido da dor/mudar a interpretação.[18] Mais otimista, a pessoa motivada a partir dessa perspectiva consegue fazer escolhas de controle mais eficientes.

Na metade do século XX, Julian Rotter[19] elaborou uma teoria de aprendizagem social da personalidade, que incluía o conceito de lócus de controle (LOC). LOC identifica o grau em que as pessoas creem ser capazes de controlar os eventos em suas vidas. Pessoas com LOC interno forte acreditam ser capazes de realizar mudanças em suas vidas; pessoas com LOC externo forte acham que alguma força externa a elas está no controle de suas vidas. Rotter pretendeu que o LOC fosse entendido como um *continuum*, e não como uma dicotomia estática, uma vez que a aprendizagem de uma pessoa é capaz de influenciar suas percepções em várias situações.[20]

A aplicação desse modelo conceitual a comportamentos de saúde levou ao desenvolvimento de um lócus de controle focado na saúde (HLOC, do inglês *health-focused locus of control*).[21] O HLOC refere-se às expectativas de um indivíduo relativas à saúde ser ou não controlada pelos próprios comportamentos (HLOC Interno) ou por fatores externos, inclusive acaso, sorte e destino (HLOC do Acaso), ou por outros entes poderosos, inclusive provedores de atendimento de saúde (HLOC de Outros Poderes).[22] Em cada um desses locais (*loci*), o indivíduo demonstra controle comportamental, cognitivo, decisório e informacional, reforçando cada visão de mundo interna. Um HLOC Interno Mais Forte tem relação com uma melhor saúde física e mental e comportamentos de saúde proativos.[23,24] Uma pessoa com o HLOC do Acaso mais forte crê possuir muito pouco controle, se é que possui algum, sobre sua dor musculoesquelética, podendo adotar atitudes e abordagens mais pessimistas que levam a escolhas mais insatisfatórias e a reforço dessa condição de saúde.

A autoeficácia também tem relação com o HLOC, impactando a forma como o estresse é percebido e controlado. Uma autoeficácia mais baixa combinada com HLOC Interno baixo está correlacionada a sofrimento psicológico maior relacionado à doença, níveis mais altos de problemas psicológicos e físicos e aumento da vulnerabilidade a influências externas, resultando em aumento de reações de estresse.[25] Intervenções multimodais associadas ao aumento da autoeficácia e do HLOC Interno e HLOC do Acaso menor parecem prever resultados melhores para pacientes com dor crônica nas costas.[22] Além disso, pacientes com dor crônica conseguem aumentar seu HLOC Interno ao mesmo tempo que ainda mantêm suas expectativas positivas relativas ao impacto do profissional em sua dor. Na verdade, a confiança no profissional (HLOC dos Outros Poderes) pode dar suporte à adoção de comportamentos eficazes de controle da dor, e sua ausência pode ser prejudicial.[26]

Percepções de sentido/crenças/doença

Elaboradas em resposta a determinado acontecimento, ou durante toda uma vida, crenças e significados de saúde são adotados com base na experiência. Dão suporte às percepções que a pessoa tem (1) da própria vulnerabilidade pessoal às preocupações de saúde, (2) das consequências médicas e sociais de estar doente ou de ter problema de saúde, (3) de como podem ser os comportamentos reais na redução dos riscos associados a isso, e (4) como as barreiras podem ser ultrapassadas para a adoção desses comportamentos úteis.[27,28] As crenças e as perspectivas de uma pessoa sobre um problema de saúde são aprendidas e desenvolvidas a partir de uma miríade de fontes. Experiências anteriores com problemas de saúde, pesquisas na internet, interações anteriores de atendimento de saúde e educação passada, associada a lesões, combinam-se para compor um sistema complexo de crenças sobre a saúde e a dor. Além disso, o significado que alguém atribui à dor e as teorias da dor e os motivos de sua persistência fundamentam as percepções das enfermidades.

O Modelo de autorregulação do sentido comum, de Levanthal, também conhecido como o *Modelo de autorregulação da doença*, tem o foco nas crenças individuais sobre ameaças à saúde.[29-31] Em estudos sobre a dor crônica, há sólidas associações entre percepções específicas de dor, funcionamento, morbidade psicológica, frustrações com foco no profissional da área da saúde, uso de fármacos e condição de saúde na enfermidade.[32-34] A autorregulação (que pode auxiliar ou prejudicar) das crenças de saúde é reforçada pela interação cotidiana. A capacidade de fortalecer a autorregulação física é alcançada por trocas no sistema de saúde e aperfeiçoamento desse sistema pelo reforço positivo.[35,36] Em relação à experiência de dor, Sauer e colaboradores identificaram quatro dimensões a serem abordadas: nocicepção, percepção da dor, sofrimento e comportamento de dor.[32] O poder de autorregulação e a regulação do sistema nervoso autonômico são reforçados, melhorando os sintomas físicos e psicológicos, por meio de intervenções biopsicossociais criteriosamente ordenadas e controladas.[31,32,37] A autorregulação é autoeficácia concretizada, podendo ser treinada em pacientes com dor miofascial para melhorar os resultados.

Distorções cognitivas

Na categoria de percepções da doença estão as distorções cognitivas, conceito da terapia cognitivo-comportamental (TCC), de Aaron Beck,[38] que menciona várias formas de pensamento tendenciosas, exageradas ou irracionais.[39,40] Padrões ineficientes de pensamento podem provocar ansiedade, baixa autoestima, baixa autoeficácia e depressão, perpetuando-as. Distorções cognitivas são vividas por todas as pessoas, com relevância especial à experiência de vida das pessoas com dor persistente.[41] Desenvolvidas a partir de sentido e crenças, distorções cognitivas, como a somatização e a catastrofização, são reações comuns de pensamento ou crença capazes de aumentar comportamentos de dor. "A tendência a somatizar consiste na predisposição a ficar mais atento a sintomas somáticos comuns e a preocupar-se com eles. Caracteriza-se por (1) uma sondagem constante do ambiente em relação a ameaças (hipervigilância), (2) uma tendência a focalizar algumas sensações relativamente fracas ou infrequentes, e (3) uma predisposição a intensificar sensações somáticas, tornando-as mais alarmantes, nocivas e perturbadoras."[27] Catastrofizar é recear o pior resultado possível da preocupação do momento. Pode levar a pessoa a identificar experiências desconfortáveis de dor como insuportáveis ou impossíveis.[27] A supergeneralização, em que uma conclusão geral é suspeitada a partir de uma única peça de evidência com a expectativa de que ocorrerá várias vezes, está muito relacionada à incapacidade. Outros exemplos de distorções cognitivas incluem falácias de controle (identificação como uma vítima desamparada do destino ou responsável por tudo), filtragem (foco apenas nos aspectos negativos de uma situação) e raciocínio polarizado (a dicotomia "sou perfeito ou sou um fracasso", sem situação intermediária que possibilite as complexidades da vida).[42,43] O raciocínio mal-adaptado de uma pessoa, sua crença em distorções cognitivas sobre a dor, ou sua confiança nisso, podem provocar enfrentamento insatisfatório, aumento da dor e do sofrimento e uma maior incapacidade.[18]

2.4. Temas existenciais e humanistas

Uma outra reação da metade do século à natureza impessoal das teorias comportamentais de aprendizagem (e também à psicoterapia determinista de Sigmund Freud) traz psicólogos humanistas, como Abraham Maslow e Carl Rogers, enfatizando a importância da experiência subjetiva de vida, com todas as suas preocupações psicológicas. Para o clínico moderno, aspectos desse ramo da psicologia podem promover uma interação terapêutica positiva, incluindo a tentativa do paciente de crescer e melhorar e afastar-se da patologia e da dor.[44]

Atendimento centrado no paciente

Atualmente entendido como um marco do atendimento biopsicossocial ocidental,[4] o conceito de cuidado centrado na pessoa ou no paciente foi apresentado por Carl Rogers, algumas décadas antes de Engle.[45,46] O cuidado centrado na pessoa contrasta com o modelo biomédico histórico de atendimento de saúde patriarcal, em que o clínico direciona o atendimento, e o paciente é obrigado a obedecer. No atendimento centrado na pessoa, os profissionais da saúde são estimulados a admitir as perspectivas do paciente, a respeitar suas escolhas e a, continuamente, avaliar seus valores e metas.[47] Os métodos que têm o paciente como centro não são apenas importantes no atendimento clínico, mas evidenciam uma promessa de melhorar a pesquisa e a educação clínica informada.[48] Esse tipo de atendimento, entretanto, tem seus obstáculos. O que o paciente define como um tratamento exitoso pode ser "grandioso" e difícil de ser atingido.[49] Em casos assim, o controle das expectativas só pode ser possível com uma orientação persistente, comunicada com compaixão e compreensão.

Abordagem não patológica

Em um contraste aparentemente gritante ao modelo biomédico, a psicanálise de Freud, e mesmo a TCC, até certo ponto um método humanista para melhorar resultados de saúde, tem o foco em sistemas que apoiam o crescimento e o desempenho, em substituição aos que ameaçam ou controlam doenças. Com o reconhecimento do alcance da experiência humana, a psicologia humanista defende a redução da rotulagem de pensamentos, emoções e comportamentos como patológicos em locais de cuidados de saúde.[44,47] Pacientes preocupados com o juízo clínico de seus atos ou experiências internas podem, e isso é compreensível, reagir de modo defensivo a receber a informação de que seus pensamentos são irracionais, suas emoções são exageradas e seus comportamentos são a razão de continuarem com dor. Em alguns casos, eles também podem se desligar do tratamento. Por isso, ao demonstrar compreensão de que muitas das reações à dor são razoáveis, considerada a situação, um clínico é capaz de, gentilmente, orientar os pacientes a focalizarem reações muito mais úteis. Mesmo a normalização de que a dor é uma experiência universal da condição humana, e que reações ineficazes a ela são comuns, pode ajudar a reduzir a ameaça percebida de patologia para alguns pacientes. Confirmar e aceitar (ver acima) também podem ser instrumentos úteis à aplicação de uma abordagem não patológica no auxílio a pacientes com dor.

Valores e significado

O crescimento pessoal e o sentido da existência podem ter um papel positivo em alguns pacientes em condições de dor. Similar às TCCs, a psicologia humanista e existencial descreve e investiga filosofias pessoais de existência que ofereçam sentido às vidas das pessoas.[44] Dependendo do significado que os pacientes dão à sua dor, eles podem ter mais sofrimento ou melhorar a resiliência, mesmo pós-trauma.[50] Pacientes que, com êxito, melhoram sua autopercepção e autoconhecimento, que adotam ou buscam um LOC Interno e que adaptam o comportamento para maximizar ações alinhadas a seus valores, podem encontrar mais sentido pessoal no tratamento, na comparação com pacientes que não fazem isso.

2.5. Temas comportamentais da terceira onda

Mais recentemente, várias outras terapias comportamentais, originadas de deficiências percebidas do comportamentalismo puro e da TCC, podem manter a promessa de melhorar os resultados para pessoas com dor psicológica e física.[51] Essas novas abordagens, incluindo a Terapia de Aceitação e Compromisso,[52] a terapia comportamental dialética[53,54] e outras, partem da TCC clássica, no sentido de aceitarem pensamentos distorcidos e emoções negativas como aspecto universal da experiência humana, e não como um desvio da saúde mental, e que deve ser corrigido para melhorar os resultados. Integrando muitos conceitos centrados na pessoa a partir de uma perspectiva humanista com estratégias eficazes da TCC, esses métodos costumam ser bastante palatáveis até mesmo a pacientes muito sensíveis.[55] A partir dessa aceitação teórica de emoções e pensamentos difíceis, os pacientes são estimulados a observar as concretudes de suas experiências internas (e as permitirem) e a deslocarem seus comportamentos para aqueles que apoiem a autonomia e a real movimentação pelas dificuldades inevitáveis da vida. Aplicados à dor física (e à dor psicológica e emocional que, com tanta frequência, acompanham a dor física), esses conceitos parecem ajudar a romper a conexão entre medo e evitação, a mitigar a catastrofização e a melhorar os sintomas de depressão associados à dor crônica.[51] Há necessidade de mais pesquisas que investiguem os benefícios potenciais dessas abordagens psicológicas no tratamento de pacientes com dor, inclusive a dor miofascial.

Consciência e meditação

Um tema comum de muitas terapias comportamentais de terceira onda é a inclusão de um componente de consciência e/ou meditação. Consciência e meditação podem ser estratégias eficazes para melhorar resultados em pessoas com dor miofascial. Embora relacionados e, muitas vezes, usados como semelhantes, a consciência é o foco de atenção ao momento presente, ao passo que a meditação costuma ser uma prática mais formal, empregada para treinar a mente para testemunhar pensamentos, emoções e sensações, sem apego ou aversão. Há uma variedade de métodos para cada uma, permitindo aos pacientes a escolha do que mais combine com suas preferências. Treinar consciência e meditação parece melhorar a modulação da dor, reduzir a intensidade e a sensação desagradável percebidas na dor, diminuir a dependência do paciente de opioides e reduzir a excitação simpática; ambas podem funcionar para ajudar o controle da dor aguda e crônica, a curto e longo prazos.[56-60] Mesmo que praticada durante somente quatro dias, a meditação mostrou reduzir a intensidade percebida da dor em 40% e a característica desagradável percebida em 57%.[56]

Aceitação

A aceitação psicológica da experiência de dor pode ser fundamental para tolerá-la e melhorá-la, assim como suas consequências incapacitantes. Além disso, a aceitação como estratégia para melhorar a regulação da emoção em uma reação à dor pode reduzir o estigma próprio e social.[61] A aceitação, como muitas estratégias psicossociais de controle de condições de dor, pode ser facilmente mal compreendida e abandonada. A aceitação é, tão somente, a admissão da realidade da dor e suas consequências.[62-64] Não é submissão ou rendição, mas é um desejo de integrá-la a processos adaptativos e eficazes de tomada de decisão comportamental.[64,65] Estratégias de aceitação podem atenuar o desconforto e as sensações desagradáveis percebidos com o estímulo de dor,[66] e já se sabe que é um recurso psicológico útil também no manejo da dor crônica.[67] Foi criada uma medida de resultados (o Questionário de Aceitação da Dor Crônica) para auxiliar os profissionais da saúde a investigar a evolução da aceitação da dor.[65,68] A curiosidade sobre detalhes de uma experiência de dor (p. ex., localização, qualidade, momento) e as respostas individuais a ela são uma forma de envolver uma atitude de aceitação em um cenário clínico. A curiosidade moderada, por natureza, concentra a atenção no objeto de interesse de uma maneira agradavelmente antecipatória (em oposição à ansiedade, negativamente antecipatória) que pode reduzir impulsos para ignorar, controlar ou combater o desconforto.

Validação

Validação é mais do que empatia[69] e é essencial ao desenvolvimento de uma aliança terapêutica, criando a segurança das informações partilhadas pelo paciente. Uma validação superficial consiste em simples interesse e escuta ativa. Uma validação mais profunda acontece quando os profissionais evidenciam que são capazes de ver a intenção positiva mesmo por trás de respostas ineficazes à dor (p. ex., "Faz sentido você não querer mais ir às caminhadas, agora que suas costas doem tanto – seu corpo está apenas tentando protegê-lo."). Uma validação total, junto de uma consideração positiva incondicional e o cuidado centrado na pessoa, comunica a mensagem de que o profissional realmente acredita que o paciente está dando o melhor de si, consideradas as circunstâncias.[62,63,69] Validar é mais bem empregado no começo do estabelecimento de uma aliança terapêutica, evitando a resistência e o comportamento defensivo do paciente, que podem ocorrer quando estratégias com foco em mudanças comportamentais são usadas antes da criação de validação e compreensão mútua.[70,71] A partir da fundamentação firme de sentir-se totalmente compreendido e aceito como é, o paciente pode dar os passos iniciais na direção da mudança. Naturalmente, o nível de validação que um profissional pode oferecer durante qualquer interação específica do paciente depende da capacidade daquele de permanecer firme na autenticidade e na compaixão genuína ao fazer isso (ver Autocuidado).[69]

2.6. Teorias sociológicas

Estigma

O estigma, a desaprovação de uma pessoa ou grupo com base em características sociais percebidas como diferentes daquela de outros membros da sociedade, foi analisada, pela primeira vez, por Emile Durkheim, na década de 1890,[72] e foi conceitualizada como um fenômeno por Erving Goffman, na metade do século XX.[73] A teoria de Goffman do estigma social preparou a base para a sociologia médica, que deu suporte à rotulagem de pacientes com dor persistente como "anormais" (*deviant*).[74] Esse "paradigma de anormalidade" (vergonha) foi confrontado por um "paradigma de opressão" (culpa),[74,75] que, corretamente, deslocou a atenção para os que estigmatizavam e rotulavam os outros, incluindo profissionais da área da saúde. Link e Phelan[76] continuaram o assunto, focalizando o poder. Diferenciais de poder são especialmente fortes em todos os aspectos da experiência de atendimento de saúde, e são reforçados em nível macro (sistema de saúde), intermediário (organizacional) e micro (individual).[77] É tópico de injustiça social no nível da sociedade,[78] podendo reduzir um comportamento de busca de ajuda no nível individual.[79] Estigma por doença ou deficiência prejudica, faz sofrer e marginaliza pessoas que vivem com dor, levando a resultados negativos, inclusive sofrimento e isolamento social.[80,81]

Teoria da atribuição

Conforme observado, uma consequência negativa do paradigma biomédico é o fato de pessoas com dor inexplicada ou persistente serem, comumente, estigmatizadas por profissionais da saúde, cujo atendimento essas pessoas procuram. O estigma, nesse caso, pode resultar da culpabilização dos pacientes por sua experiência, o que costuma ser conhecido, formalmente, por teoria da atribuição.[82-84] Esta teoria descreve como um profissional da saúde compõe juízos causais com base no levantamento de dados do paciente.[85] O profissional pode culpabilizar e atribuir o surgimento e os impactos contínuos dos sintomas a algo causado e controlado pelo paciente. A atribuição da causa ao paciente está associada ao profissional da saúde demonstrar mais raiva e menos sensibilidade pelo paciente, o que pode levar a diagnósticos não feitos, a subtratamento ou a protocolos ineficazes de tratamento, causando danos graves à relação terapêutica e colocando o paciente em risco.[82,86]

2.7. Complexidade da experiência psicossocial de dor

Sem dúvida, não há modelo ou conjunto de conceitos psicológicos suficientemente amplos para controlar todos os fatores psicossociais relacionados a condições dolorosas de qualquer tipo. Ao longo de um século, as terapias comportamentais ampliaram-se para responder por um número cada vez maior de experiências humanas de inter-relação entre percepção interna e externa, e ainda evoluem. Agir a partir de uma perspectiva biopsicossocial exige uma compreensão real da experiência pessoal das crenças e das reações emocionais e comportamentais habituais do paciente à dor. A combinação dessa compreensão com conhecimento dos conceitos supracitados pode auxiliar os profissionais da saúde a entenderem e a abordarem os fatores psicossociais da dor dos pacientes de uma forma capaz de influenciar o plano de cuidados ou os resultados clínicos.

3. PACIENTES QUE VIVEM COM DOR
3.1. Reações afetivas comuns à dor

Pessoas que convivem com a dor têm uma miríade de emoções e reações emocionais capazes de impactar sua trajetória de saúde. Levando-se em conta o humor ou ânimo, vias causais ainda têm de ser totalmente explicadas. Porém, humor reduzido é correlato à ocorrência e à persistência de sintomas de dor, e seu impacto na incapacidade consequente parece até mesmo maior.[27,87] A depressão diminui muito o sucesso de um tratamento multidisciplinar de pacientes com dor miofascial crônica.[88] Sintomas depressivos emocionais variam desde uma sensação de desmoralização e tristeza até tendências suicidas. Diferenciar é fundamental, porque o tratamento varia de apoio e validação à terapia do diálogo, à farmacologia e a intervenções médicas, ou uma combinação de todos.

Independentemente da depressão clínica, pacientes com dor costumam vivenciar tristeza e pesar. Acredita-se que a tristeza ocorra após uma perda percebida, ou quando os eventos da vida se desviam das expectativas de uma forma negativa.[62,63] Nesse sentido, é completamente racional que a pessoa com dor inexplicada ou persistente tenha tristeza e, até mesmo, pesar. O pesar pela perda do passado e/ou capacidades e atividades atuais, bem como o pesar antecipado pela perda de capacidades futuras e sonhos, devem ser reconhecidos e honrados.

Medo e ansiedade são parte das experiências emocionais da maioria dos pacientes com dor persistente, e são associados à predisposição de desenvolvimento de pontos-gatilho (PGs).[89] Ansiedade e medo têm uma relação íntima.[90] O medo é a resposta a uma ameaça percebida; a ansiedade, o medo projetado para o futuro.[62,63] A dor, por si só, é um tipo de sinal de perigo.[91] Os pacientes podem recear os efeitos que sua dor possam ter no desempenho profissional e nas expectativas, nos deveres domésticos, nos passatempos e em futuros eventos de todos os tipos. Cinesiofobia é o medo específico de movimentos e atividade física e está correlacionado ao aumento da dor e da vulnerabilidade. Se não tratada, a cinesiofobia também pode contribuir para comportamentos de esquiva do medo.[92]

A ansiedade traço-estado também pode ter um papel em pacientes com condições de dor. A ansiedade-estado tem relação com um acontecimento; a ansiedade-traço é um padrão para toda a vida, como o transtorno de ansiedade generalizada (TAG).[89] A apresentação dos sintomas dos dois tipos inclui sensações de apreensão, tensão, ficar alarmado/em estado de alerta e manifestações físicas, inclusive aumento da tensão muscular, severidade da dor e alterações constitucionais associadas à reação de estresse.[93,94] Diferentemente da depressão, Sorrell e colaboradores[88] descobriram que pacientes com dor musculoesquelética crônica e ansiedade agiam da mesma forma que os pacientes sem ansiedade em um tratamento multidisciplinar.

A raiva é uma reação emocional a uma situação ou a um acontecimento injusto, que pode incluir a injustiça percebida de viver com dor persistente.[95] Pode ser uma forma de obter controle sobre sentimentos de medo e ansiedade. A raiva tem papel importante (passível de modificação) na cadeia do *feedback* dos pensamentos, das emoções e dos comportamentos. Uma manifestação saudável de raiva pode ser elemento importante de um plano de tratamento biopsicossocial, já que sua inibição está associada a uma maior intensidade da dor, ao aumento de comportamentos de dor e a um nível mais baixo de atividade.[96,97]

A vergonha também pode acompanhar a dor física em alguns pacientes. Vergonha, conhecida como a "emoção mestre" em razão de sua profunda influência na interação social, é a sensação de imenso desconforto de não ser suficiente.[98] Diferente da culpa ("Fiz uma coisa ruim"), a vergonha ("Sou mau") está ligada não a ações, mas à personalidade.[99,100] A diferença entre "Sou uma pessoa terrível" e "Agi com grosseria" é que a primeira representa vergonha, e a última, culpa. A culpa pode ser útil porque motiva uma reparação. A vergonha, no entanto, é improdutiva, relacionada à dependência, à violência e ao abuso,[99,101,102] devendo, assim, ser percebida e tratada em todo local de atendimento de saúde. Uma verbalização comum de vergonha em uma reação à experiência de dor física é "Eu falhei". Conter declarações de vergonha como essa pode ser útil para aumentar a motivação à mudança e a esperança de melhorar.

Naturalmente, indivíduos que têm emoções associadas à dor agirão de uma forma pessoal. Alguns pacientes ficam mais desconfortáveis com certas emoções negativas do que outros. Algumas emoções podem até mesmo estar associadas à vergonha para a pessoa.[99,100] O paciente envergonhado por sentir-se triste pode mudar para raiva, ou mesmo para ódio, de modo a evitar a tristeza. Por outro lado, o paciente que percebe a raiva como intoleravelmente desconfortável ou socialmente inadequada pode evidenciar sinais de tristeza, mesmo quando outra pessoa verbalizar indignação correta em relação ao mesmo evento. Identificar e compreender emoções relativas à dor pode ser um elemento importante da cura, e incorporar considerações de regulação da emoção a um plano de tratamento mostra uma promessa de melhorar os resultados em condições cronicamente dolorosas.[103]

3.2. Reações comportamentais comuns a comportamentos de dor

Supostamente, os comportamentos são reações conscientes e inconscientes a pensamentos e sentimentos.[35,90,104] As pessoas aproximam-se de eventos médicos e de saúde com pontos de vista, predisposições e lembranças pessoais. A terapia racional emotiva comportamental, de Albert Ellis, demonstra a conexão entre pensamentos e emoções do (a) evento ativador e as (b) crenças e comportamentos que levam às (c) consequências.[105] O paradigma do comportamento de esquiva do medo postula que pensamentos e sentimentos sobre a dor podem levar a comportamentos de mal-adaptação e reforçar consequências negativas. A dor percebida como não ameaçadora pode não inibir o envolvimento nas atividades cotidianas, ao passo que pensar a dor como uma ameaça e um prejuízo costuma causar medo associado à dor e a comportamentos de busca de segurança. Esse modelo é usado para explicar por que alguns pacientes com dor aguda na região lombar desenvolvem dor crônica nessa área, com incapacidade associada.[90] O modelo de dor musculoesquelética de esquiva evoluiu desde sua criação,[92] de modo a incluir a gravidade da dor, a catastrofização da dor, a atenção à dor, o comportamento de fuga/esquiva, a incapacidade, o desuso e as vulnerabilidades.[90]

Igualmente, comportamentos dos pacientes em relação à adesão ao exercício podem estar ligados a experiências anteriores. Culpar ou estigmatizar pacientes que parecem reticentes em se envolver em intervenções terapêuticas "ativas" é injustificável e ineficaz. As pessoas aprendem com a experiência. Uma redução na ansiedade associada à dor prevê melhoras na função e na adoção de comportamentos ativos. Em seu estudo de pacientes com sensibilização central, Wijma e colaboradores[106] apresentaram três grupos de reações comportamentais de pacientes com dor persistente: (1) comportamentos saudáveis definidos pela experiência de dor sem ou com pouco medo, com uso construtivo de técnicas (aceitação da dor); (2) comportamentos de esquiva, com medo maior e técnicas não construtivas; e (3) comportamentos de persistência, definidos como tentativas de fazer as atividades até o fim, apesar da percepção de serem muito difíceis. O segundo e o terceiro grupos mostram reações de muita atividade e pouca atividade, respectivamente.

Apoio e comprometimento, ou sua ausência, também podem impactar reações emocionais a condições de dor. Tal como o uso temporário de um aparelho gessado pode ajudar uma cura após torção do tornozelo, aparelhos sociais podem ajudar a melhorar a adesão a estratégias de tratamento e seus resultados positivos (ver, a seguir, a aliança terapêutica). Em contrapartida, pacientes sem apoio social e que sentem que ninguém tem preocupação com sua melhora podem se tornar oprimidos e desmotivados a dar os passos para melhorar sua situação. Motivação e disposição para a mudança são fundamentais para os resultados comportamentais, e não são elementos estáticos.[106,107] Os componentes inter-relacionados de muitas teorias psicológicas e sociológicas em uma única experiência de dor costumam estar bastante evidentes.

3.3. A experiência de viver com dor

Pessoas que vivem com dor (em geral, dor persistente e/ou sem explicação) enfrentam dificuldades diariamente, que costumam ser maiores pelas interações na área do atendimento de saúde.

A atuação nos limites do modelo biomédico, da estigmatização, da discriminação e do desrespeito ao indivíduo com dor persistente é preocupantemente comum. Com frequência entendidos como uma "bagagem" pelos profissionais da saúde, os fatores sociais que acompanham o paciente são tão importantes quanto os físicos, e o paciente consegue, comumente, perceber o desconforto do profissional com tais preocupações.

Não são raros episódios de tratamento fragmentado; experiências caóticas e aleatórias de tratamento são o padrão. Por vezes, súplicas desesperadas de ajuda e explicações conseguem provocar rótulos como "de manutenção elevada", "sobrecamada psicológica" e "paciente-problema". Esses rótulos, e mesmo os mais modernos, palavras do jargão médico, como "catastrofizar", "comportamentos de medo e evitação" e "somatização", podem alienar ainda mais o paciente e piorar sensações de vergonha. Formulários iniciais com tais palavras classificadoras na parte superior podem desencadear uma reação emocional que pode ser ineficiente para o estabelecimento de uma aliança terapêutica ou a esperança em um novo episódio de cuidados.

A complexidade das variáveis psicossociais relativamente não mutáveis (p. ex., a personalidade da pessoa, a personalidade desordenada diagnosticada da pessoa)[106] e das variáveis com potencial de mudança (p. ex., acesso a atendimento de saúde, responsabilidades do emprego, estressores financeiros, estressores da vida) é interativa. Efeitos negativos nos papéis de vida desafiam e incluem tensão do desempenho de papéis (incoerências em um mesmo papel), conflito de papéis (exigências incompatíveis entre papéis), ambiguidade de papéis (falta de clareza sobre o comportamento esperado) e insuficiência do papel (a incapacidade de atender às expectativas, às obrigações ou às metas do papel).[108] São tensões que se somam e podem aumentar a dor quando as demandas percebidas de tarefas e papéis ultrapassam as capacidades e habilidades percebidas.[94] Diferentemente, também pode ocorrer estresse por demandas menores – sentir-se incapaz de fazer uso total de talentos e habilidades em razão da força limitadora da dor persistente e da perda de tempo e energia que esse controle exige.

Muitos pacientes que sofrem com uma condição de dor, ou se sentem incapazes de tolerá-la, acumulam uma lista de diagnósticos mentais e físicos. A psicologia do diagnóstico é extremamente pessoal, e rótulos médicos oficiais podem ajudar ou ser ineficientes em um processo de recuperação, dependendo do paciente. Apesar das normas históricas de muitos diagnósticos variados em uma mesma categoria de distúrbios somatoformes, ou da tendência mais moderna de juntar qualquer preocupação psicossocial em um termo genérico, como "Transtorno de sintomas somáticos", o distúrbio de ajustamento continua o diagnóstico mais apropriado, preciso e aceitável para pessoas extremamente preocupadas com sua dor.[109]

4. PROFISSIONAIS DA SAÚDE QUE TRATAM PACIENTES QUE VIVEM COM DOR

4.1. Desafios atuais à prática a partir da perspectiva do modelo biopsicossocial

Muitos profissionais da saúde sentem uma falta de preparo para lidar com preocupações sociais e comportamentais, pois, com muita frequência, nem sua formação inicial nem seu aperfeiçoamento de pós-graduação prepararam concretamente esses profissionais para tal.[7] Outros podem achar que fazendo perguntas que são parte de um formulário inicial sobre situações de vida, com acréscimo de uma pergunta ou duas sobre o humor, estão atuando o mais perto possível de um ponto de vantagem biopsicossocial desejado. Há os que podem não querer um envolvimento em uma abordagem mais holística após rigoroso treinamento biomédico específico, e sua prática reflete isso.[110-112] Concentrar-se em preocupações anatômicas e, de modo agressivo, controlar a interação humana para minimizar os pensamentos, as emoções e os comportamentos do paciente pode ser "mais simples". O profissional pode se sentir realmente vulnerável e mal preparado para as próprias reações emocionais à expressão de tristeza e sofrimento do paciente. Variáveis externas trazem ainda mais barreiras – planos de saúde, padrões de produtividade, falta de acesso ao atendimento, tentativas para "tornar eficiente" o atendimento –, e todas têm o potencial de enfraquecer ou limitar as capacidades do profissional para uma prática a partir de uma perspectiva biopsicossocial.

O profissional da saúde com uma consciência biopsicossocial reconhece e aceita o que pode parecer um conjunto de abordagens competitivas abrangentes.[113] Há a causalidade estrutural linear do elemento biomédico (p. ex., a presença de PGs miofasciais) e a complexidade e os aspectos recursivos dos elementos psicossociais (p. ex., medo e ansiedade, falta de apoio familiar, tentativas anteriores "fracassadas"). O profissional com consciência biopsicossocial liga esses elementos e compõe e controla um plano de tratamento em apoio à trajetória de cura, agindo com atenção para "dar três passos para a frente, dois passos para trás", que é parte do curso do atendimento.[4,106] Costuma ser uma linha tênue a ser traçada. O profissional precisa ter conhecimentos e estrutura de trabalho sobre como e até que ponto lidar com as experiências psicossociais do paciente, bem como as habilidades para oferecer um tratamento integrado, para saber que pacientes se beneficiarão de encaminhamento a atendimento psicológico ou outro atendimento especializado, além de quando, como e a quem encaminhar.[114] Ele é obrigado a conhecer suas limitações e fronteiras profissionais e a fazer encaminhamentos adequados.

Continuar na "caixinha biomédica" não é mais uma opção, já que existe uma grande quantidade de evidências de que as visões dos profissionais da saúde são incluídas pelos pacientes, e que atuar a partir de um modelo puramente biomédico "ensina" comportamentos de medo e evitação.[7,115,116] Como, possivelmente, os pacientes vêm com sólidas visões biomédicas embasadas em experiências anteriores, é imperativo que os profissionais entendam que manter o foco naquele paradigma "provavelmente resultará em obediência insatisfatória a orientações de tratamento baseadas em evidências, menos adesão ao tratamento e resultados mais insatisfatórios do tratamento", especialmente em termos de recuperação funcional.[7]

4.2. Autoconsciência do profissional da saúde

Uma autoconsciência insatisfatória do profissional da saúde resulta em relações insatisfatórias com o paciente. Comportar-se de forma diferente diante da pessoa com um problema de dor persistente pode ser secundário ao preconceito do próprio profissional, ao seu medo ou à indiferença.[117] A necessidade de despersonalizar e tentativas de afastar-se ou circundar (conscientemente ou não) os sentimentos do paciente pela interrupção, a troca de assunto ou o não oferecimento de oportunidades de trazer assuntos sensíveis podem ter raízes na necessidade dos profissionais da saúde de se distanciarem em razão de sensações de impotência, ou ser, simplesmente, um sintoma de fadiga da compaixão.[117,118]

Aperfeiçoar a autoconsciência é um processo e precisa de prática. Em seu texto, adequadamente intitulado "*Interação paciente-profissional: um manual experimental para o desenvolvimento da arte de cuidar da saúde*", Carol Davis aborda os valores antecedentes que os profissionais possam ter que desviam de uma interação terapêutica. Ela inclui instrumentos de levantamento de dados pessoais para que o leitor analise seus próprios valores de modo a possibilitar a investigação de tendências pessoais capazes de influenciar o atendimento ao paciente. Nijs e colaboradores[7] apresentam um método de atendimento eficaz e baseado em evidências para profissionais da saúde que tratam pacientes com dor persistente. O primeiro passo do profissional é a autorreflexão. Da mesma maneira que os pacientes devem admitir e dar atenção a suas crenças de saúde, os profissionais da saúde também devem dar atenção às próprias percepções das intervenções biomédicas *versus* as biopsicossociais. Pelo fato de evidências demonstrarem que as crenças dos clínicos sobre dor musculoesquelética preveem recomendações de tratamento,[119] e que um tratamento anterior por um profissional de orientação biomédica é um fator de risco para pacientes com dor na região lombar baixa que estão de licença prolongada do trabalho,[120] os profissionais da saúde devem avaliar as próprias crenças ineficazes.[7] Após a autoavaliação e as modificações em atitudes e crenças em relação à dor persistente, o profissional deve levar em conta as crenças do paciente relativas à doença.[7] Há necessidade de uma autoauditoria constante, porque o desempenho profissional jamais é o mesmo de um momento a outro.[121] Vigilância constante é uma exigência fundamental para profissionais que precisam de muita confiabilidade diante de eventos inesperados.[121] Para profissionais que tratam de pacientes com dor a partir de uma perspectiva biopsicossocial, sua autoconsciência deve se dar em uma área emocional e nos domínios das habilidades e do conhecimento.

Contratransferência

Contratransferência refere-se às reações ou aos sentimentos – positivos ou negativos – que ocorrem quando o profissional, de modo inconsciente, transfere as próprias necessidades, desejos, medos ou frustrações ao paciente. Há necessidade de um envolvimento na autorreflexão regular em todas as interações com pacientes, e não apenas nas negativas. O profissional deve avaliar por que algumas interações com pacientes são "boas" e outras são "irritantes". Em vez de usar qualquer percepção súbita ou reações de utilidade terapêutica, o profissional pode usar respostas para rotular ou criticar o paciente. Da mesma forma, estigma e atribuição ocorrem no contexto.[122] Fatores que intensificam o estigma incluem baixa condição socioeconômica, moradia em áreas rurais, raça, gênero e ideias preexistentes sobre um grupo.[82] Assim, o estigma e a culpa associada, atribuídos a pessoas com dor, também devem ser levados em conta, simultaneamente, com o estigma decorrente de outros "rótulos".[123] Os profissionais podem fazer testes encontrados na internet para determinar as próprias tendenciosidades implícitas contra alguns grupos de pessoas, com base em raça, idade, gênero, capacidade, orientação sexual e tipo físico. Conhecer as próprias áreas preconceituosas é fundamental para melhorar e praticar um atendimento consistente a todos os pacientes. O impacto é cumulativo e, até mesmo, exponencial. Os profissionais precisam questionar as próprias percepções a respeito da atribuição ou do estigma que podem estar aplicando a seus pacientes com síndrome da dor miofascial.

Desconforto com emoções negativas

Profissionais da saúde que tratam pacientes com dor devem praticar a permissão aos pacientes de expressarem suas emoções negativas e a de terem pensamentos e sentimentos complexos, por vezes paradoxais, sobre a própria experiência da dor.[113,114] Conforme Jung, "somente o paradoxo (...) consegue se aproximar da compreensão da totalidade da vida".[124] Emoções dolorosas costumam acompanhar a dor física. Infelizmente, ao tentar melhorar o ponto de vista do paciente, os clínicos podem descartar e invalidar a manifestação de emoções difíceis de parte deles ("Oh, não se sinta mal, você vai melhorar!"). Os clínicos podem, até mesmo, não ter consciência do próprio desconforto com algumas emoções. Exemplificando, aquele que valoriza a força e associa a manifestação de tristeza ou vulnerabilidade à fraqueza pode, de maneira implícita ou explícita, exigir que o paciente negue a expressão desses sentimentos, colocando em risco a aliança terapêutica e reduzindo a motivação do paciente para se envolver no tratamento. De modo diverso, as reações negativas do paciente, quando bem manejadas, podem ser usadas para fortalecer a relação paciente-profissional da saúde.[125]

4.3. Estratégias psicossociais para a prática clínica
Foco na esfera de influência

O desafio para muitos clínicos é por onde começar e como dar início ao processo de controle de todos os aspectos biopsicossociais variados que podem surgir de uma avaliação inicial de um paciente com dor. Pode ser útil uma variação do conceito de "círculo de preocupação/círculo de influência", de Stephen Covey, para organizar e controlar os vários aspectos de pacientes com apresentações complexas. Covey apresenta esse conceito no livro *7 habits of highly effective people* (*Sete hábitos de pessoas altamente eficientes*, em tradução livre).[126] Embora o alvo seja a aplicação para alterações pessoais proativas, um método similar pode ser vantajoso como auxílio aos clínicos no desenvolvimento de um modelo biopsicossocial.

Nesse contexto, o conceito pode ser descrito com dois objetos sobrepostos. O maior e externo é a zona vermelha, que inclui os aspectos da experiência do paciente sobre os quais o clínico não tem impacto direto. O menor e interno é a zona verde, que inclui aqueles aspectos sobre os quais o tratamento tem uma influência direta. Exatamente como postulado por Covey, de que tempo e energia focalizados no círculo interno possibilitam crescimento e aperfeiçoamento pessoais, um clínico deve concentrar tempo e energia nos aspectos dos problemas do paciente capazes de serem influenciados com estratégias de tratamento disponíveis, para que ocorram mudanças no contexto biopsicossocial. Por exemplo, tratar PGs miofasciais e questões posturais, abordando distorções cognitivas e pensamentos errados, oferecendo estratégias para posições e higiene do sono e tratando de comportamentos de cinesiofobia, medo e evitação, podem ser colocados na zona verde interna. Concentrar-se em intervenções para esses itens fortalece a autoeficácia do paciente e seu HLOC. O campo externo inclui aqueles elementos que estão fora da capacidade clínica de realizar, diretamente, alguma alteração, como a situação profissional do paciente, o pesar em relação a um casamento infeliz e o fato de o paciente já ter passado por várias cirurgias lombares. O clínico pode e deve validar essas preocupações, enfatizar e encaminhar a outros profissionais, se for o caso. Ainda que não deva ser ignorada ou minimizada qualquer preocupação, é melhor dar atenção àquilo que pode ser tratado.

Junto do modelo da International Classification of Functioning, Disability, and Health, que vê o paciente a partir de estrutura e funcionamento (doenças/distúrbios e déficits), atividade (limitações) e participação (restrições) no âmbito dos fatores contextuais do ambiente e de um nível pessoal, o clínico é capaz de elaborar um plano de cuidados que tenha as metas do paciente como elemento central, com caminhos que incluam e associem os aspectos biopsicossociais dos cuidados.[127]

Desenvolvimento de uma aliança terapêutica eficaz

A evolução a partir de um modelo paternalista de tomada de decisão para um modelo decisório compartilhado, e um modelo chamado, de forma mais adequada e completa, de cuidado centrado no paciente, depende de uma comunicação terapêutica facilitada e das capacidades clínicas de estabelecer uma aliança terapêutica com o paciente.[128] Cuidado centrado no paciente envolve "considerar o desejo do paciente de informar-se e de compartilhar a tomada de decisão e reagir de forma adequada".[113] Com base na capacidade do clínico de demonstrar os comportamentos facilitadores de aceitação ("Eu me preocupo"), genuinidade (autoconsciência) e empatia (um entendimento imparcial, mas compassivo, dos sentimentos e das experiências do cliente),[46,129] há necessidade de autenticidade do profissional da saúde. Desenvolvimento e demonstração dependem do clínico, sendo específicos dele. Clínico com personalidades e estilos de comunicação diferentes usam abordagens distintas para estabelecer uma atmosfera autêntica centralizada no cliente. Auxiliares verdadeiros devem possuir um senso claro de si mesmos e dos próprios limites pessoais. Sua finalidade é facilitar e auxiliar, mais do que controlar, e estarem orientados ao processo e comprometidos com a elaboração de soluções, e não de trabalharem na direção de metas ou noções preconceituosas.[117,130]

Limites

Limites têm grande importância à manutenção de uma aliança terapêutica real entre o clínico e o paciente. Cabe ao profissional definir seus limites em relação a elementos como comunicação, agendamento dos encontros e normas de interação clínica. Por exemplo, alguns clínicos veem utilidade no uso de *e-mails* ou postagens entre as consultas; outros entendem essa comunicação como uma opressão. Há aquele profissional que pode não se importar se o paciente estiver usando palavras ofensivas na interação terapêutica, e há outros que podem se ofender. Muitas vezes, os clínicos aprendem seus limites por tentativa e erro. Ressentimentos ou aversão social sentidos pelo clínico é um bom sinal de quebra de um limite. Os clínicos devem permanecer conscientes acerca de indicadores internos, como ressentimento, ameaça, culpa ou juízo, relativos a todos os pacientes. Surgidas essas emoções, uma investigação curiosa costuma elucidar algum evento desencadeador. Identificado esse acontecimento, pode ou não haver necessidade de uma comunicação com o paciente para reafirmar os limites da relação terapêutica. Diante de fracasso do clínico para estabelecer e respeitar os próprios limites pessoais, a aliança terapêutica correrá riscos. É muito provável o esgotamento profissional quando o clínico falha em fixar qualquer limite clínico.[131] Uma vez que os limites são muito pessoais, cabe a cada profissional a prática da autopercepção para o estabelecimento e o restabelecimento deles, pois o que o profissional consegue oferecer é capaz de alterar as próprias circunstâncias de vida.

Consideração positiva incondicional

Carl Rogers elaborou o conceito de consideração positiva incondicional como parte de seu modelo terapêutico humanista centrado no paciente.[45,46] Adaptado para uso nos cuidados de saúde de muitos tipos,[47] a consideração positiva incondicional pode ser compreendida como a separação dos pacientes dos comportamentos que eles demonstram, ou, em termos simples, sempre "dar ao paciente o benefício da dúvida". Conforme descrito, pacientes com dor podem exibir frustração, raiva, desconfiança e outras emoções e comportamentos que podem ser desafiadores em locais de atendimento de saúde com ritmo acelerado. Dizer que esses estados emocionais e ações ineficazes são autoprotetores e, de acordo com as circunstâncias da situação do paciente, totalmente compreensíveis, pode respeitar a esperança de mudança e melhora. Rotular uma pessoa como "paciente-problema", ou pior, afeta de forma negativa todos os aspectos da relação terapêutica. A consideração positiva incondicional é um antídoto poderoso contra a vergonha que muitos sentem quando suas reações emocionais à dor causam mais sofrimento.

Validação

A validação é um elemento-chave no estabelecimento da confiança que possibilita o fluxo fácil de informações entre o paciente e o clínico. Pacientes com dor na lombar baixa parecem responder de modo negativo à invalidação da dor por médicos de atendimento primário.[70] Uma estratégia de uso da validação para reagir a relatos orais de dor, pensamentos ou emoções pode ser resumida em duas palavras: "É claro...". Por exemplo, um paciente pode dizer sentir-se frustrado por não conseguir erguer no colo a filha pequena em razão da dor no ombro. A resposta "É claro, você está frustrado por isso. Ama sua filha e quer acalmá-la, segurá-la ao colo e, quando necessário, mantê-la em segurança" pode ser muito eficaz para fazer o paciente sentir-se ouvido e compreendido. Diferentemente, a resposta "Não se preocupe com isso – ela está crescida agora e você conseguirá colocá-la no colo novamente após este tratamento" pode ser percebida como indiferença e indelicadeza, e não como algo otimista e motivacional, que seria a intenção.

Validar os sentimentos, os pensamentos e as ações anteriores do paciente foi algo entendido, clinicamente, como sem valor no manejo do sofrimento psicossocial associado à dor física. A verbalização do entendimento de que o paciente está dando seu melhor, consideradas as circunstâncias, pode ser especialmente eficaz para pacientes que demonstram um HLOC de Outros Poderes para aumento de seu desejo de envolvimento em comportamentos eficientes de dor. Por último, admitir o uso disseminado de linguagem hiperbólica em algumas culturas leva os clínicos a entenderem a confirmação do sentimento com uma declaração exagerada como algo mais útil do que encorajar o paciente a, de imediato, repetir com outras palavras essa declaração. Uma declaração como "Não aguento mais esta dor. Está me matando!" pode ser validada com "Parece que sua dor é realmente forte e difícil até de ser tolerada". Alguns pacientes que marcam sua dor como um 10/10 no formulário tentam legitimar seu sofrimento e podem tão somente necessitar sentirem-se ouvidos e compreendidos.

Autocuidado

O autocuidado transcende a higiene básica e as atividades de manutenção da vida para incluir a tendência para os aspectos agradáveis da vida pessoal de um indivíduo, inclusive criatividade, espiritualidade, prazer e recreação, entre outros. O autocuidado fora da clínica é importante para o paciente e o clínico. O autocuidado do paciente pode ajudar a atenuar o sofrimento fisiológico. Sendo uma ação oposta à autoexecração e ao desamparo, também pode ajudar a reduzir os sentimentos de vergonha, ao mesmo tempo que melhora a autonomia e fortalece um LOC interno. Os profissionais da saúde podem, até mesmo, orientar os pacientes no autocuidado básico como parte de uma prescrição de exercícios para fazer em casa. Adaptar estratégias específicas de autocuidado às necessidades, às preferências e aos valores do paciente tem maior probabilidade de reunir confiança. Um ponto de partida para ajudar um paciente a elaborar um plano de autocuidado é orientá-lo a envolver os cinco sentidos. Sensações agradáveis podem ser úteis para acalmar o sistema nervoso autônomo e elevar o ânimo. Outra maneira de considerar o autocuidado é adotar estratégias para melhorar o bem-estar físico (p. ex., exercitar-se ou alongar-se), o bem-estar mental (p. ex., meditar), o bem-estar emocional (p. ex., praticar a gratidão), o bem-estar espiritual (p. ex., rezar) e o bem-estar social (p. ex., realizar trabalho voluntário). Essas estratégias devem se alinhar aos valores da pessoa e variar em quantidade e tipo de investimento necessário de recursos (p. ex., tempo, energia, dinheiro, apoio social). Em pacientes que preferem mantras simples, o autocuidado pode ser descrito como qualquer atividade/atitude que os leve a se sentirem "felizes, seguros e bons".

Para o profissional da saúde, o autocuidado é igualmente importante e pode melhorar a capacidade de criar empatia com os pacientes e confirmar suas emoções negativas. A empatia parece reduzir a exposição do paciente;[132] por isso, os clínicos devem ser persistentes nas tentativas de manter a capacidade de realizar o exaustivo trabalho emocional de cuidar do paciente.[118,133] Para concluir, clínicos que estabelecem fronteiras saudáveis demonstram consideração positiva incondicional, confirmam as emoções e praticam o modelo de autocuidado real dos tipos de comportamentos saudáveis que os pacientes podem usar para melhorar a tolerância ao estresse, aceitar a dor e adotar estratégias de enfrentamento fundamentadas em valores.

Impressões iniciais

A importância da avaliação inicial não pode ser superestimada. O desenvolvimento da aliança terapêutica é a obrigação do clínico. Usar um método sistemático de interações com o paciente, como o descrito por Lyles e colaboradores[134] e apresentado por Smith,[135] pode ser útil. Um método com cinco etapas para os primeiros encontros com o paciente começa com (1) o estabelecimento do cenário – encontrar-se com o paciente e fazer as apresentações, seguido pelo (2) estabelecimento da agenda – deixar o paciente saber o que ocorrerá, inclusive a quantidade de tempo dessa visita. Essas etapas aparentemente óbvias demandam um ou dois minutos, mas são negligenciadas. A etapa 3 é uma entrevista sem foco, momento em que o paciente tem a oportunidade de responder a uma pergunta inicial com final aberto, não ficando restrito a responder com apenas "Sim" ou "Não". Levando-se em conta que os pacientes costumam ser interrompidos nos primeiros 12 a 18 segundos de sua fala durante uma consulta médica,[136,137] ter a oportunidade de falar pode ser uma experiência nova e, espera-se, positiva. Escutar ativamente e com concentração durante a entrevista sem foco é fundamental. Muito pode ser aprendido durante esse tempo sobre as jornadas prévias dos pacientes e seus episódios anteriores no atendimento de saúde. Aspectos de sua personalidade e valores também podem ser observados, além de seus pensamentos, sentimentos e crenças sobre as experiências com a dor. Todos esses elementos têm impacto no episódio de atendimento. Ameaças e vulnerabilidade podem ser sentidas pelo paciente em relação à capacidade de ser autônomo, atender aos papéis, manter as metas de vida e de trabalho e o bem-estar econômico, só para citar alguns aspectos.[138] Uma visão abrangente da qualidade de vida é algo subjetivo, e o tratamento deve estar fundamentado na definição que o paciente tem de qualidade e de suas metas.[139] A etapa 4 tem o foco na entrevista, durante a qual o clínico faz perguntas específicas que orientam a avaliação. E, finalmente, a etapa 5, que é uma transição clara ao exame e ao levantamento de dados físicos. Acréscimos simples à primeira avaliação, como deixar o paciente saber o tempo que ele terá com o profissional e a duração da consulta, intensificam uma sensação de proteção e respeito mútuo.

O profissional de saúde como educador

Além da meta de reduzir e controlar a dor, outra meta de todos os episódios de cuidados embasados em princípios biopsicossociais deve incluir a expansão criteriosa do que o paciente sabe sobre o próprio corpo e a dor que sente – inclusive o papel dos pensamentos, das emoções e dos comportamentos. A literatura ainda precisa identificar um só termo aceito para essa educação, com educação terapêutica/em neurociência da dor (TNE e PNE, do inglês *therapeutic neuroscience education* e *pain neuroscience education*) sendo os mais comumente citados. Moseley e Butler apresentaram o termo "currículo" para captar mais completamente a educação ampla que se dá no controle biopsicossocial, e inclui aprendiz, fornecedor, mensagem e contexto.[91] O profissional da saúde – quem fornece a informação – deve ter competência para tal. Iguais às capacidades dos profissionais para demonstrarem competência fundamentada em intervenções, também são essenciais as capacidades para demonstrar competência fundamentada na educação.[70,91]

Educar seguindo a TCC parece funcionar, embora nem sempre seja bem recebida pelos pacientes.[140] Muito importante é como e quando as informações são fornecidas. Tentativas honestas de retransmissão de conceitos do condicionamento operante ou distorções cognitivas podem desencadear sensações também muito conhecidas do paciente de vergonha e estigma, em que eles só ouvem que são os causadores da própria dor. Educar tem um começo mais eficaz por meio de aulas sobre fisiologia,[37] com ênfase inicial em confirmar as experiências e as decisões do paciente até o momento. Antes de incorporar uma educação, é essencial que fiquem alinhadas as atitudes e as crenças do clínico e do paciente.[141] Embasar a educação inicial no modelo de consequências, que difere por sua catalogação de sofrimento psicossocial em termos mais de consequências do que de causas de sintomas físicos, conforme recomendação de Zonneveld e colaboradores, pode ser importante à receptividade do paciente de aceitar intervenções que incluam aspectos diferentes dos aspectos físicos esperados, como a terapia manual e o exercício. Para isso, os clínicos necessitam de uma compreensão básica de uma variedade de intervenções cognitivas e comportamentais, além da capacidade de incorporar, no mínimo, algumas com certo nível de conforto e especialização. São estratégias tão importantes quanto conhecimento e recursos a serem mencionadas, sempre que apropriado. Aprender como ensinar, motivar e dar apoio é um elemento central do sucesso no modelo de cuidados biopsicossociais.

Comunicação intencional e terapêutica

Ao longo de todos os aspectos de um episódio de cuidados e, especialmente, durante a educação, os clínicos devem escolher com cuidado suas palavras, tendo como meta reduzir o medo e a ansiedade e melhorar a eficiência da comunicação terapêutica. As palavras têm importância. A maior parte dos clínicos usa metáforas para explicar realidades médicas complexas. Essas explicações podem aumentar ou diminuir a sensação de perigo.[91,142] Infelizmente, termos médicos e palavras usadas pelos clínicos para descrever e explicar a dor de seu paciente podem aumentar os erros de concepção e a confusão do paciente. Constantemente, os pacientes inventam histórias sobre sua dor e o que acontece com eles.[91] O paciente que descreve sua dor como parecida com "estar sendo esfaqueado pelas costas" não somente precisa de alívio dessa dor, mas também precisa que a faca seja retirada dessa história da dor. Termos médicos, como "degeneração", "herniação" e "beliscado", podem desencadear medo e perigo em um paciente, dependendo de sua exposição prévia a tais termos. Conforme observado, mesmo termos históricos com raiz psicológica citados neste capítulo (p. ex., distorções cognitivas, catastrofização) podem soar como críticos e ríspidos para um paciente. Na dúvida, optar por palavras mais exatas e menos alarmantes ao descrever uma condição do paciente ("nervo comprimido", em vez de "nervo beliscado") pode ser a forma mais eficiente de reduzir a dor e melhorar os resultados funcionais relacionados a comportamentos de dor.

Uma real educação clínica transmite uma mensagem que descreve a realidade, estimula a proatividade e minimiza a ansiedade do paciente.[71,91,142] O clínico experiente modifica a linguagem em resposta aos sinais de aumento do sofrimento durante as explicações educativas. Pelo fato de a dor de um paciente ser dinâmica e estar sempre mudando, o papel do clínico é ajudá-lo a desenvolver crenças de adaptação sobre as relações entre dor, movimento, ansiedade e comportamentos de proteção.[71] Programas educativos específicos para o indivíduo devem ser constantemente avaliados e reavaliados, com base na reação do paciente.

Outra estratégia importante de comunicação a ser usada é a linguagem usada para definir o paciente, ao levar em conta pacientes com dor persistente. Uma linguagem que identifique os pacientes pela patologia ou por partes do corpo doloridas tipifica o paradigma médico desvinculado. Referir-se ao indivíduo como "um paciente com fibromialgia", "um paciente com dor crônica", ou "um paciente de joelho" contraria o cuidado centrado na pessoa e pode diminuir a eficácia da aliança terapêutica. Os profissionais da saúde precisam monitorar a linguagem que utilizam ao rotularem os pacientes, pois rótulos priorizam mais a doença do que o indivíduo.[143]

5. RACIOCÍNIO CLÍNICO

O raciocínio clínico tem raízes na percepção humana[71] e deve abordar a complexidade da experiência humana. Um modelo biopsicossocial não deve ser usado como motivo para ignorar assuntos biomédicos. O raciocínio clínico deve incluir a reconceituação das atitudes e das crenças do clínico e do paciente para reduzir a distância e possibilitar um alinhamento de crenças entre eles, de modo a incorporar a educação.[7] Há vários modelos para conceituar processos de raciocínio clínico e desenvolvimento, incluindo o paciente como um todo. Collier e colaboradores[144] apresentaram um novo modelo de elaboração de raciocínio clínico, demonstrando a trajetória de clínico novato a clínico experiente ao longo de três áreas, a lógica (diagnóstica, contextual e de pensamento gerencial), o desempenho (habilidade, tempo e eficiência) e a presença (relato baseado no paciente, confiança e identidade do terapeuta). Esse modelo dá suporte ao desenvolvimento dos aspectos de raciocínio clínico inter-relacionados do pensamento, da ação e do ser como parte da avaliação biopsicossocial.

Edwards e colaboradores separaram o raciocínio clínico em duas estratégias clínicas principais: diagnóstico e controle. Esses pesquisadores discutem os aspectos da estratégia de raciocínio diagnóstico, o raciocínio narrativo (indutivo), mais concentrado na experiência e nas crenças do paciente, contextualizado por fatores sociais e ambientais e combinado com o raciocínio diagnóstico (dedutivo), em torno de prejuízos físicos, sintomas e mecanismos fisiológicos.[145] A estratégia de controle ou manejo é composta por raciocínio interativo, raciocínio colaborativo, raciocínio sobre procedimentos, raciocínio sobre ensino, raciocínio preditivo e raciocínio ético.

Coletas de dados biopsicossociais incorporam fatores somáticos da periferia para o sistema nervoso central (SNC) e psicossociais (do SNC para a periferia).[89,106] Speckens e vanRood[146] apresentaram o modelo SCEBS de tratamento de pacientes com sintomas físicos inexplicados. Com base na TCC, o modelo tratava dos seguintes cinco fatores a serem considerados – S: somático e clínico; C: cognitivo (percepções e crenças da dor); E: emocional (ansiedade, medo do movimento, raiva, sentimento depressivo, estresse); B: comportamental/*behavioral* (condicionamento operante, foco em comportamentos reais); e S: social. Em 2016, Wijma e colaboradores acrescentaram dois fatores a esse modelo – identificação do tipo de dor (nociceptiva, neuropática ou sensibilização central não neuropática) e motivação para a mudança (tipo de dor + modelo SCEBS + motivação).

No âmbito do raciocínio clínico e da dor persistente, deve ser abordada a tendenciosidade baseada em estereótipos. Burgess e colaboradores[147] identificaram dois conjuntos de processos cognitivos que contribuem para o juízo clínico, incluindo processos baseados em evidências, específicos às situações, conscientes, lógicos, que requerem esforços, e intuitivos, que são menos ligados à situação, quase automáticos e carregados de afetos, incluindo inclinações explícitas e implícitas dos profissionais da saúde. A intuição pode ser um recurso excelente, mas é mais bem utilizada pelo clínico especialista, pois uma real intuição se desenvolve com experiência e exposição repetida a grandes quantidades de pacientes.[148] Porém, inclinações geralmente escondidas ou minimizadas por colegas causam impacto no processo decisório sobre a dor[149] e podem levar a resultados negativos. Inclinações costumam ser percebidas pelos pacientes e funcionam como uma barreira ao atendimento qualificado, aumentando a vulnerabilidade à alienação e à vergonha.[150]

O uso de medidas de resultados

Uma avaliação precisa dos elementos biopsicossociais da apresentação da dor de um paciente é importante para qualquer consulta médica. Empregar levantamentos e questionários validados para obter mais informações que orientem o tratamento e coletem dados sobre resultados é útil e recomendado. Uma consideração, além da escolha apropriada desses instrumentos, é a maneira como um formulário se parece da perspectiva do paciente quando este o recebe sem um contexto, algumas vezes antes de um encontro com um clínico. A *Pain Catastrophizing Scale* (Escala de Catastrofização da Dor),[151] embora útil, é um exemplo de questionário com um título que pode desencadear uma discriminação real ou percebida do paciente pelo profissional da saúde, que é "o outro com poder", podendo, assim, exacerbar os sentimentos internalizados de ser um fardo, um incapacitado ou um impotente. Reduz a probabilidade de o paciente cumprir as opções sugeridas para um apoio emocional ou clínico, resultando em problemas de saúde psicológicos e físicos de longo prazo mais insatisfatórios a pessoas com dor persistente.[152] Omitir o título desses questionários pode ajudar a evitar tais desafios.[106]

5.1. Estratégias multimodais de tratamento

Intervenções com alvo em domínios isolados – apenas o físico, apenas o psicológico – funcionam menos do que as multimodais.[153,154] Práticas de mente e espírito constituem um grupo grande e diversificado de técnicas (National Center for Complementary and Alternative Medicine for the NIH). Combinar terapia manual e exercícios com PNE dá mais certo do que quando a educação ocorre sozinha.[155,156] Integrar partes educativas com estratégias ativas e baseadas no movimento pode ser benéfico, porque essa combinação resulta em reforço recíproco; no entanto, mensagens incoerentes entre as duas podem impactar o movimento.[37] "A PNE altera o valor de ameaça do movimento, ao passo que movimentos posteriores confirmam ou refutam essa nova crença, ao mesmo tempo que proporcionam estímulos sensoriais repetidos necessários à criação de trocas resistentes no movimento autônomo e na resposta de estresse".[37] Em sua revisão, Puentedura e Flynn[156] declararam que "oferecer terapia manual em um contexto de PNE pode ser entendido como atender às expectativas do paciente ou, talvez, fortalecê-las, bem como renovar ou aperfeiçoar mapas esquemáticos corporais no cérebro. Idealmente, tudo isso deveria provocar melhores resultados nos pacientes".

A formação, o treinamento e as tarefas de monitoramento do profissional sobre como combinar e oferecer intervenções físicas e psicossociais de alto nível são necessárias, sendo primordiais ao sucesso do oferecimento de modelos de cuidado integrados.[113,157,158] A partir de uma revisão analítica sistemática da eficácia da PNE sobre dor musculoesquelética, Louw e colaboradores[155] identificaram os benefícios da dor diminuída, de conhecimentos melhores do paciente sobre a dor, de melhoras nas funções, de menor incapacitação, de redução do impacto de fatores psicossociais, de fortalecimento dos movimentos e de menos uso do atendimento de saúde. Modelos de intervenção variaram desde a fisioterapia em sessões individuais até sessões em grupo, com opções lidas pelo paciente. Não houve situações em que o tratamento em grupo foi pior do que o do grupo-controle, o que dá apoio à proporção risco-benefício a favor de modelos integrados.[155] Técnicas baseadas na TCC incluem distração, uso de imagens, autoconversa motivacional, treino de relaxamento, *biofeedback*, elaboração de técnicas de enfrentamento, estabelecimento de metas e alteração de crenças mal-adaptadas sobre a dor. Intervenções da TCC baseiam-se na visão de que as crenças, a avaliação e a interpretação que o indivíduo tem de sua condição de saúde, além da dor, da incapacitação e das capacidades de enfrentamento, causam impacto no grau de incapacidade física e emocional da condição de dor.

Um desafio compreensível ao levantar dados da eficiência de intervenções integradas é a exigência de que seja algo padronizado, obrigatório e prescritivo, com "uma dose" de prática domiciliar (i.e., a prática de habilidades como relaxamento muscular progressivo ou técnicas de distração), também seguindo padrões. Embora essencial à medida dos resultados, constitui uma falta à ética relativa ao foco biopsicossocial de planos de cuidado adaptados ao indivíduo.

5.2. O papel do encaminhamento

O encaminhamento é um recurso importante para todo o médico ortopedista, por exemplo, que realiza sua prática a partir de uma perspectiva biopsicossocial. Tal como toda estratégia clínica, o encaminhamento pode ser subutilizado ou utilizado em excesso. Muitos ortopedistas são reticentes em implementar qualquer estratégia psicossocial, receando ultrapassar os limites profissionais. Mas há evidências em apoio a intervenções musculoesqueléticas psicológicas oferecidas pelo médico no contexto da prática.[155,157-161] Certamente, o encaminhamento rápido é a ação mais adequada a pacientes com níveis elevados de sofrimento psicológico ou emocional, incontroláveis para o paciente ou para o profissional, ou que possam resultar em dano ao paciente ou a outros.

Pacientes diagnosticados com transtornos psicológicos devem ser monitorados e controlados por um profissional ou uma equipe de saúde mental. No entanto, sugerir encaminhamento à primeira referência do paciente de sofrimento psicológico pode prejudicar a aliança terapêutica e impedir mais divulgação de informações relativas à experiência do paciente, capazes de causar impacto ao plano de cuidados. O encaminhamento apenas para reduzir o risco de responsabilização do clínico não produz, necessariamente, os resultados mais eficazes ao paciente. Clinicamente, vê-se que encaminhamentos verdadeiros ocorrem após o estabelecimento de uma sólida aliança terapêutica e depois que o paciente admitiu um interesse em mais tratamento e um desejo de fazer isso, conforme apresentado pelo clínico.

6. CONSIDERAÇÕES FINAIS

Sem dúvida, o tópico das considerações psicossociais no tratamento de pacientes com condições de dor é bastante amplo para um único capítulo ou livro. Este capítulo tão somente salienta uns poucos conceitos e estratégias potencialmente úteis. Pelo fato de inexistir uma intervenção psicossocial de tratamento funcional a todos os pacientes, deve ser aplicado o raciocínio clínico a cada caso individual de pacientes para a seleção de estratégias, o levantamento de dados sobre os resultados e a modificação do plano de cuidados, quando necessária. O profissional da saúde orientado pelo modelo biopsicossocial promove sete aspectos psicossociais essenciais na prática cotidiana: desenvolvimento da autopercepção como uma consequência de autoauditoria constante, a criação da confiança e a minimização da contratransferência, o cultivo da curiosidade empática, o reconhecimento de tendências e atribuição, a educação de emoções e a tolerância da incerteza, o uso da intuição informada e a comunicação real do plano clínico e das evidências.[4] Aumentar forças autorreguladoras do paciente deve fundamentar todas as intervenções do tratamento. Nos pacientes que vivem com dor persistente, "É cada vez mais difícil manter esperança e otimismo quando a pessoa é atormentada pela autodúvida na própria capacidade de influenciar os eventos, estando convencida da futilidade da tentativa".[162]

Oferecer um ambiente de apoio e comprometimento que promova o fortalecimento da autoeficácia e de comportamentos saudáveis e oportunizar o redirecionamento da atenção para a educação e o empoderamento podem auxiliar a melhorar a dor e os resultados funcionais. Atividades e crenças reforçam-se, mutuamente, de maneira positiva. Seja pelo uso de estratégias físicas, cognitivas, motivacionais ou emocionais para ampliação do tratamento da dor e da disfunção miofasciais, os clínicos devem empenhar-se para manter uma aliança terapêutica positiva, permanecer no círculo de influências e aumentar o poder autorregulador dos pacientes ao aperfeiçoamento do progresso na direção de metas funcionais e de uma qualidade de vida geral.

Referências

1. Melzack R, Wall PD. Pain mechanisms: a new theory. *Science.* 1965;150(3699): 971-979.
2. Melzack R, Wall PD. The gate control theory of pain. *Br Med J.* 1978;2(6137): 586-587.
3. Engel GL. The need for a new medical model: a challenge for biomedicine. *Science.* 1977;196(4286):129-136.
4. Borrell-Carrio F, Suchman AL, Epstein RM. The biopsychosocial model 25 years later: principles, practice, and scientific inquiry. *Ann Fam Med.* 2004;2(6): 576-582.
5. von Bertalanffy L. *Perspectives on General Systems Theory.* New York, NY: George Braziller Inc; 1975.
6. Morris TH, Zadow M, Watts ER, Hewitt A. The knowledge: practice gap in physiotherapy practice: a clinical audit of the assessment and management of chronic low back pain within outpatient physiotherapy practice. *Int J Ther Rehabil Res.* 2015;4(4):61-66.
7. Nijs J, Roussel N, Paul van Wilgen C, Koke A, Smeets R. Thinking beyond muscles and joints: therapists' and patients' attitudes and beliefs regarding chronic musculoskeletal pain are key to applying effective treatment. *Man Ther.* 2013;18(2):96-102.
8. Dewsbury DA. In celebration of the centennial of Ivan P. Pavlov's (1897/1902) The Work of the Digestive Glands. *Am Psychol.* 1997;52(9):933-935.
9. Madden VJ, Harvie DS, Parker R, et al. Can pain or hyperalgesia be a classically conditioned response in humans? A systematic review and meta-analysis. *Pain Med.* 2016;17(6):1094-1111.
10. Skinner BF. *Science and Human Behavior.* New York, NY: Macmillan; 1953.
11. Fordyce WE. *Behavioral Methods for Chronic Pain and Illness.* St. Louis, MO: Mosby; 1976.
12. Fordyce WE. Psychological factors in the failed back. *Int Disabil Stud.* 1988; 10(1):29-31.
13. Fowler RS, Fordyce WE, Berni R. Operant conditioning in chronic illness. *Am J Nurs.* 1969;69(6):1226-1228.
14. Gatzounis R, Schrooten MG, Crombez G, Vlaeyen JW. Operant learning theory in pain and chronic pain rehabilitation. *Curr Pain Headache Rep.* 2012;16(2):117-126.
15. Bandura A. *Self-Efficacy in Changing Societies.* Cambridge, NY: Cambridge University Press; 1997.
16. Martinez-Calderon J, Zamora-Campos C, Navarro-Ledesma S, Luque-Suarez A. The role of self-efficacy on the prognosis of chronic musculoskeletal pain: a systematic review. *J Pain.* 2018;19(1):10-34.
17. Bandura A. *Self-Efficacy: The Exercise of Control.* New York, NY: Freeman; 1997.
18. Turk DC, Monarch ES. Biopsychosocial perspective on chronic pain. In: Turk DC, Gatche RJ, eds. *Psychological Approaches to Pain Management: A Practitioner's Handbook.* 2nd ed. New York, NY: Guilford Press; 2002: 3-30.
19. Rotter JB. Generalized expectancies for internal versus external control of reinforcement. *Psychol Monogr.* 1966;80(1):1-28.
20. Rotter JB. Some problems and misconceptions related to the construct of internal versus external control of reinforcement. *J Consult Clin Psychol.* 1975;43(1):56-67.
21. Walston KA, Walston BS. Who is responsible for your health: the construct of health locus of control. In: Sanders G, Suis J, eds. *Social Psychology of Health and Illness.* Hillsdale, NJ: Lawrence Erlbaum and Associates; 1982:65-95.
22. Keedy NH, Keffala VJ, Altmaier EM, Chen JJ. Health locus of control and self-efficacy predict back pain rehabilitation outcomes. *Iowa Orthop J.* 2014;34:158-165.
23. Bonetti D, Johnstone M, Rodriguez-Marin J, et al. Dimensions of perceived control: a factor analysis of three measures and an examination of their relation to activity level and mood in a student and cross-cultural patient sample. *Psychol Health.* 2001;16(6):655-674.
24. Pucheu S, Consoli SM, D'Auzac C, Francais P, Issad B. Do health causal attributions and coping strategies act as moderators of quality of life in peritoneal dialysis patients? *J Psychosom Res.* 2004;56(3):317-322.
25. Bollini AM, Walker EF, Hamann S, Kestler L. The influence of perceived control and locus of control on the cortisol and subjective responses to stress. *Biol Psychol.* 2004;67(3):245-260.
26. Brincks AM, Feaster DJ, Burns MJ, Mitrani VB. The influence of health locus of control on the patient-provider relationship. *Psychol Health Med.* 2010;15(6):720-728.
27. Vargas-Prada S, Coggon D. Psychological and psychosocial determinants of musculoskeletal pain and associated disability. *Best Pract Res Clin Rheumatol.* 2015;29(3):374-390.
28. Janz NK, Becker MH. The Health Belief Model: a decade later. *Health Educ Q.* 1984;11(1):1-47.
29. Leventhal H, Cameron L. Behavioral theories and the problems of compliance. *Patient Educ Couns.* 1987;10(2):117-138.
30. Cameron LD, Leventhal H. Self-regulation, health, and illness: an overview. In: Cameron LD, Leventhal H, eds. *The Self-Regulation of Health and Illness Behaviour.* London, England: Routledge; 2003:1-14.
31. Cameron LD, Jago L. Emotion regulation interventions: a common-sense model approach. *Br J Health Psychol.* 2008;13(pt 2):215-221.
32. Sauer SE, Burris JL, Carlson CR. New directions in the management of chronic pain: self-regulation theory as a model for integrative clinical psychology practice. *Clin Psychol Rev.* 2010;30(6):805-814.
33. Hill S, Dziedzic K, Thomas E, Baker SR, Croft P. The illness perceptions associated with health and behavioural outcomes in people with musculoskeletal hand problems: findings from the North Staffordshire Osteoarthritis Project (NorStOP). *Rheumatology (Oxford).* 2007;46(6):944-951.
34. Hale ED, Treharne GJ, Kitas GD. The common-sense model of self-regulation of health and illness: how can we use it to understand and respond to our patients' needs? *Rheumatology (Oxford).* 2007;46(6):904-906.
35. Cameron LD, Moss-Morris R. Illness-related cognitions and behaviour. In: French D, Vedhara K, Kaptein AA, Weinman JA, eds. *Health Psychology.* 2nd ed. Oxford, England: Blackwell; 2010.

36. Leventhal H, Bodnar-Deren S, Breland JY, et al. Modeling health and illness behavior: the approach of the common-sense model. In: Baum A, Revenson T, Singer J, eds. *Handbook of Health Psychology*. 2nd ed. New York, NY: Erlbaum; 2011.
37. Blickenstaff C, Pearson N. Reconciling movement and exercise with pain neuroscience education: a case for consistent education. *Physiother Theory Pract*. 2016;32(5):396-407.
38. Beck AT. *Cognitive Therapy and the Emotional Disorders*. Madison, CT: International University Press Inc; 1975.
39. Bowie CR, Gupta M. Addressing cognitive distortions, dysfunctional attitudes, and low engagement in cognitive remediation. In: Medalia A, Bowie CR, eds. *Cognitive Remediation to Improve Functional Outcomes*. New York, NY: Oxford University Press; 2016:138-154.
40. Smith TW, Follick MJ, Ahern DK, Adams A. Cognitive distortion and disability in chronic low back pain. *Cognit Ther Res*. 1986;10(2):201-210.
41. Winterowd C, Beck AT, Gruener D. *Cognitive Therapy With Chronic Pain Patients*. New York, NY: Springer Publishing Company; 2003.
42. Leahy R. *Cognitive Therapy Techniques: A Practitioner's Guide*. 2nd ed. New York, NY: Guilford Press; 2017.
43. McKay M, Fanning P. *Self-Esteem: A Proven Program of Cognitive Techniques for Assessing, Improving, and Maintaining Your Self-Esteem*. New York, NY: New Harbinger Publications; 2016.
44. Schneider KT, Pierson JF, Bugental JF. *The Handbook of Humanistic Psychology: Theory, Research, and Practice*. 2nd ed. Thousand Oaks, CA: Sage Publications; 2015.
45. Rogers C, Kramer PD. *On Becoming a Person: A Therapist's view of Psychotherapy*. 2nd ed. Wilmington, DE: Mariner Books; 1995.
46. Rogers CR, Stevens B, Gendlin ET, Shlien JM, Van Dusen W. *Person to Person: The Problem of Being Human: A New Trend in Psychology*. Lafayette, CA: Real People Press; 1967.
47. Nay R. *Person Centered Care. Older People: Issues and Innovations in Care*. Australia: Elsevier; 2009.
48. Masi AT, White KP, Pilcher JJ. Person-centered approach to care, teaching, and research in fibromyalgia syndrome: justification from biopsychosocial perspectives in populations. *Semin Arthritis Rheum*. 2002;32(2):71-93.
49. O'Brien EM, Staud RM, Hassinger AD, et al. Patient-centered perspective on treatment outcomes in chronic pain. *Pain Med*. 2010;11(1):6-15.
50. Barskova T, Oesterreich R. Post-traumatic growth in people living with a serious medical condition and its relations to physical and mental health: a systematic review. *Disabil Rehabil*. 2009;31(21):1709-1733.
51. Linton SJ. Applying dialectical behavior therapy to chronic pain: a case study. *Scand J Pain*. 2010;1(1):50-54.
52. Hayes SC, Strosahl KD, Wilson KG. *Acceptance and Commitment Therapy: The Process and Practice of Mindful Change*. 2nd ed. New York, NY: The Guilford Press; 2016.
53. Linehan MM. *DBT® Skills Training Manual*. 2nd ed. New York, NY: The Guilford Press; 2014.
54. Dijk SV. *Calming the Emotional Storm: Using Dialectical Behavior Therapy Skills to Manage Your Emotions and Balance Your Life*. Oakland, CA: New Harbinger Publications; 2012.
55. Aron EN. *Psychotherapy and the Highly Sensitive Person: Improving Outcomes for That Minority of People Who Are the Majority of Clients*. 1st ed. London, England: Routledge; 2010.
56. Zeidan F, Martucci KT, Kraft RA, Gordon NS, McHaffie JG, Coghill RC. Brain mechanisms supporting the modulation of pain by mindfulness meditation. *J Neurosci*. 2011;31(14):5540-5548.
57. Zgierska AE, Burzinski CA, Cox J, et al. Mindfulness meditation and cognitive behavioral therapy intervention reduces pain severity and sensitivity in opioid-treated chronic low back pain: pilot findings from a randomized controlled trial. *Pain Med*. 2016;17(10):1865-1881.
58. Hilton L, Hempel S, Ewing BA, et al. Mindfulness meditation for chronic pain: systematic review and meta-analysis. *Ann Behav Med*. 2017;51(2):199-213.
59. Tang YY, Ma Y, Fan Y, et al. Central and autonomic nervous system interaction is altered by short-term meditation. *Proc Natl Acad Sci U S A*. 2009;106(22): 8865-8870.
60. Panta P. The possible role of meditation in myofascial pain syndrome: a new hypothesis. *Indian J Palliat Care*. 2017;23(2):180-187.
61. Lamar S, Wiatrowski S, Lewis-Driver S. Acceptance & commitment therapy: an overview of techniques and applications. *JSSM*. 2014;7(3):216-221.
62. Linehan M. *Cognitive-Behavioral Treatment of Borderline Personality Disorder*. New York, NY: The Guildord Press; 1993.
63. Linehan MM. *Skills Training Manual for Treating Borderline Personality Disorder*. New York, NY: The Guilford Press; 1993.
64. Hayes SC, Jacobson NS, Follette VM, Dougher MJ. *Acceptance and Change: Content and Context in Psychotherapy*. Reno, NV: Context Press; 1994.
65. McCracken LM, Vowles KE, Eccleston C. Acceptance of chronic pain: component analysis and a revised assessment method. *Pain*. 2004;107(1-2): 159-166.
66. Gutierrez O, Luciano C, Rodriguez M, Fink B. Comparison between an acceptance-based and a cognitive-control-based protocol for coping with pain. *Behav Ther*. 2004;35(4):767-784.
67. McCracken LM, Eccleston C. Coping or acceptance: what to do about chronic pain? *Pain*. 2003;105(1-2):197-204.
68. McCracken LM, Vowles KE, Eccleston C. Acceptance-based treatment for persons with complex, long standing chronic pain: a preliminary analysis of treatment outcome in comparison to a waiting phase. *Behav Res Ther*. 2005;43(10): 1335-1346.
69. Linehan MM. Validation and psychotherapy. In: Bohart A, Greenber L, eds. *Empathy Reconsidered: New Directions in Psychotherapy*. Washington, DC: American Psychological Association; 1997:353-392.
70. Evers S, Hsu C, Sherman KJ, et al. Patient perspectives on communication with primary care physicians about chronic low back pain. *Perm J*. 2017;21:16-177.
71. Darlow B, Dowell A, Baxter GD, Mathieson F, Perry M, Dean S. The enduring impact of what clinicians say to people with low back pain. *Ann Fam Med*. 2013;11(6):527-534.
72. Durkheim E. *Rules of Sociological Method*. New York, NY: The Free Press; 1982.
73. Goffman E. *Notes on Management of a Spoiled Identity*. New York, NY: Simon and Schuster; 1963.
74. Scambler G. Health-related stigma. *Sociol Health Illn*. 2009;31(3):441-455.
75. Thomas C. *Sociologics of Disability and Illness: Contested Ideas in Disability Studies and Medical Sociology*. Basingstioke, England: Palgrave Macmillan; 2007.
76. Link BG, Phelan JC. Conceptualizing stigma. *Ann Rev Sociol*. 2001;27:363-385.
77. Pescosolido BA, Martin JK, Lang A, Olafsdottir S. Rethinking theoretical approaches to stigma: a Framework Integrating Normative Influences on Stigma (FINIS). *Soc Sci Med*. 2008;67(3):431-440.
78. Corrigan PW. Beating stigma? Augment good intentions with the critical eye. *Stigma Health*. 2016;1(1):1-2.
79. Clement S, Schauman O, Graham T, et al. What is the impact of mental health-related stigma on help-seeking? A systematic review of quantitative and qualitative studies. *Psychol Med*. 2015;45(1):11-27.
80. Corrigan PW, Kosyluk KA. Mental illness stigma: types, constructs, and vehicles for change. In: Corrigan PW, ed. *The Stigma of Disease and Disability: Understanding Causes and Overcoming Injustices*. Washington, DC: American Psychological Association; 2014:35-56.
81. Goldberg DS. On stigma & health. *J Law Med Ethics*. 2017;45:475-486.
82. Cronan SB, Key KD, Vaughn AA. Beyond the dichotomy: modernizing stigma categorization. *Stigma Health*. 2016;1(4):225-243.
83. Weiner B. An attributional theory of achievement motivation and emotion. *Psychol Rev*. 1985;92(4):548-573.
84. Weiner B, Perry RP, Magnusson J. An attributional analysis of reactions to stigmas. *J Pers Soc Psychol*. 1988;55(5):738-748.
85. Fiske ST, Taylor SE. *Social Cognition*. 2nd ed. New York, NY: McGraw-Hill; 1991.
86. Stump TK, LaPergola CC, Cross NA, Else-Quest NM. The measure of disease-related stigma: construction, validation, and application across three disease contexts. *Stigma Health*. 2016;1(2):87-100.
87. Pincus T, Vogel S, Burton AK, Santos R, Field AP. Fear avoidance and prognosis in back pain: a systematic review and synthesis of current evidence. *Arthritis Rheum*. 2006;54(12):3999-4010.
88. Sorrell M, Flanagan W, McCall J. The effect of depression and anxiety on the success of multidisciplinary treatment of chronic resistant myofascial pain. *J Musculoskelet Pain*. 2003;11(1):17-20.
89. Vidor LP, Torres IL, Medeiros LF, et al. Association of anxiety with intracortical inhibition and descending pain modulation in chronic myofascial pain syndrome. *BMC Neurosci*. 2014;15:42.
90. Leeuw M, Goossens ME, Linton SJ, Crombez G, Boersma K, Vlaeyen JW. The fear-avoidance model of musculoskeletal pain: current state of scientific evidence. *J Behav Med*. 2007;30(1):77-94.
91. Butler D, Moseley L. *Explain Pain Super Charged*. Adelaide, Australia: NOI Group; 2017.
92. Vlaeyen JW, Linton SJ. Fear-avoidance and its consequences in chronic musculoskeletal pain: a state of the art. *Pain*. 2000;85(3):317-332.
93. Vedolin GM, Lobato VV, Conti PC, Lauris JR. The impact of stress and anxiety on the pressure pain threshold of myofascial pain patients. *J Oral Rehabil*. 2009;36(5):313-321.
94. Selye H. *The Stress of Life*. New York, NY: McGraw-Hill; 1984.
95. Kerns RD, Rosenberg R, Jacob MC. Anger expression and chronic pain. *J Behav Med*. 1994;17(1):57-67.
96. Burns JW, Gerhart JI, Bruehl S, et al. Anger arousal and behavioral anger regulation in everyday life among patients with chronic low back pain: relationships to patient pain and function. *Health Psychol*. 2015;34(5):547-555.
97. Burns JW, Quartana P, Gilliam W, et al. Effects of anger suppression on pain severity and pain behaviors among chronic pain patients: evaluation of an ironic process model. *Health Psychol*. 2008;27(5):645-652.
98. Scheff TJ, Retzinger S. Shame as the master emotion of everyday life; 2000. https://www.researchgate.net/publication/286785601_Shame_as_the_master_emotion_of_everyday_life
99. Brown B. *Men, Women and Worthiness: The Experience of Shame and the Power of Being Enough*. Sounds True; 2012.
100. Brown B. *The Gifts of Imperfection*. Center City, MN: Hazeldon; 2010.
101. Dearing RL, Stuewig J, Tangney JP. On the importance of distinguishing shame from guilt: relations to problematic alcohol and drug use. *Addict Behav*. 2005; 30(7):1392-1404.

102. Violence: Our deadly epidemic and its causes. National Criminal Justice Reference Service; 1996. https://www.ncjrs.gov/App/Publications/abstract.aspx?ID=162700
103. Ben-Ami N. Outcomes in distressed patients with chronic low back pain: subgroup analysis of a clinical trial. *J Orthop Sports Phys Ther.* 2018;0(0):1-5.
104. Leventhal H, Brissette I, Leventhal EA. The common-sense model of self-regulation of health and illness. In: Cameron LD, Leventhal H, eds. *The Self-Regulation of Health and Illness Behaviour*. London, England: Routledge; 2003:42-65.
105. Ellis A, Harper RA, Powers M. *A Guide to Rational Living*. 3rd ed. North Hollywood, CA: Wilshire Book Company; 1975.
106. Wijma AJ, van Wilgen CP, Meeus M, Nijs J. Clinical biopsychosocial physiotherapy assessment of patients with chronic pain: the first step in pain neuroscience education. *Physiother Theory Pract.* 2016;32(5):368-384.
107. Fair SE. *Wellness and Physical Therapy*. Sudbury, MA: Jones & Bartlett Learning; 2009.
108. Macionis J. *Sociology*. 4th ed. Englewood Cliffs, NJ: Prentice Hall; 1993.
109. Katz J, Rosenbloom BN, Fashler S. Chronic pain, psychopathology, and DSM-5 somatic symptom disorder. *Can J Psychiatry.* 2015;60(4):160-167.
110. Daykin AR, Richardson B. Physiotherapists' pain beliefs and their influence on the management of patients with chronic low back pain. *Spine (Phila Pa 1976).* 2004;29(7):783-795.
111. LE Laekeman MA, Sitter H, Basler HD. The pain attitudes and beliefs scale for physiotherapists: psychometric properties of the German version. *Clin Rehabil.* 2008;22(6):564-575.
112. Oostendorp RA, Elvers H, Mikolajewska E, et al. Manual physical therapists' use of biopsychosocial history taking in the management of patients with back or neck pain in clinical practice. *Sci World J.* 2015;2015:170463.
113. Sanders T, Foster NE, Bishop A, Ong BN. Biopsychosocial care and the physiotherapy encounter: physiotherapists' accounts of back pain consultations. *BMC Musculoskelet Disord.* 2013;14:65.
114. Afrell M, Rudebeck CE. 'We got the whole story all at once': physiotherapists' use of key questions when meeting patients with long-standing pain. *Scand J Caring Sci.* 2010;24(2):281-289.
115. Cottrell E, Roddy E, Foster NE. The attitudes, beliefs and behaviours of GPs regarding exercise for chronic knee pain: a systematic review. *BMC Fam Pract.* 2010;11:4.
116. Darlow B, Fullen BM, Dean S, Hurley DA, Baxter GD, Dowell A. The association between health care professional attitudes and beliefs and the attitudes and beliefs, clinical management, and outcomes of patients with low back pain: a systematic review. *Eur J Pain.* 2012;16(1):3-17.
117. Davis C. *Patient Practitioner Interaction: An Experiential Manual for Developing the Art of Health Care*. 5th ed. Thorofare, NJ: SLACK; 2011.
118. Figley CR. Compassion fatigue: psychotherapists' chronic lack of self care. *J Clin Psychol.* 2002;58(11):1433-1441.
119. Houben RM, Gijsen A, Peterson J, de Jong PJ, Vlaeyen JW. Do health care providers' attitudes towards back pain predict their treatment recommendations? Differential predictive validity of implicit and explicit attitude measures. *Pain.* 2005;114(3):491-498.
120. Reme SE, Hagen EM, Eriksen HR. Expectations, perceptions, and physiotherapy predict prolonged sick leave in subacute low back pain. *BMC Musculoskelet Disord.* 2009;10:139.
121. Weick KE, Sutcliffe KM. *Managing the Unexpected: Assuring High Performance in the Age of Complexity*. San Francisco, CA: Jossey-Bass; 2008.
122. Tummula A, Roberts LW. Ethics conflicts in rural communities: stigma and illness. In: Nelson WA, ed. *Handbook for Rural Healthcare Ethics: A Practical Guide for Professionals*. Lebanon, NH: Dartmouth College Press; 2009.
123. Brown RL. Functional limitation and depressive symptomatology: considering perceived stigma and discrimination within a stress and coping framework. *Stigma Health.* 2017;2(2):98-109.
124. Jung CG. *The Collected Works of C.G. Jung: Aion*. Vol 9ii. Princeton, NJ: Princeton University Press; 1959.
125. Epstein RM. Mindful practice. *JAMA.* 1999;282(9):833-839.
126. Covey SR. *The 7 Habits of Highly Effective People: Powerful Lessons in Personal Change*. New York, NY: Simon & Schuster; 1989.
127. Escorpizo R, Stucki G, Cieza A, Davis K, Stumbo T, Riddle DL. Creating an interface between the International Classification of Functioning, Disability and Health and physical therapist practice. *Phys Ther.* 2010;90(7):1053-1063.
128. Vranceanu AM, Cooper C, Ring D. Integrating patient values into evidence-based practice: effective communication for shared decision-making. *Hand Clin.* 2009;25(1):83-96, vii.
129. Csillik AS. Understanding motivational interviewing effectiveness: contributions from Rogers' client-centered approach. *Humanist Psychol.* 2013;41(4):350-363.
130. Coombs AW. *Florida Studies in the Helping Professions*. Gainesville, FL: University of Florida Press; 1969.
131. Patti A. Fired up or burned out? Understanding the importance of professional boundaries in home healthcare and hospice. *Home Healthcare Now.* 2009;27(10):590-597.
132. Sherman JJ, Cramer A. Measurement of changes in empathy during dental school. *J Dent Educ.* 2005;69(3):338-345.
133. Barnett JE, Baker EK, Elman NS, Schoener GR. In pursuit of wellness: the self-care imperative. *Prof Psychol Res Pract.* 2007;38(6):603-612.
134. Lyles JS, Dwamena FC, Lein C, Smith RC. Evidence-based patient-centered interviewing. *J Clin Outcomes Manage.* 2001;8(7):28-34.
135. Smith R. *The Patient's Story: Integrated Patient-Doctor Interviewing*. Boston, MA: Little, Brown; 1996.
136. Beckman HB, Frankel RM. The effect of physician behavior on the collection of data. *Ann Intern Med.* 1984;101(5):692-696.
137. Rhoades DR, McFarland KF, Finch WH, Johnson AO. Speaking and interruptions during primary care office visits. *Fam Med.* 2001;33(7):528-532.
138. Larsen PD, Ludkin IM. *Chronic Illness: Impact and Intervention*. 7th ed. Boston, MA: Jones and Bartlett Publishers; 2009.
139. Schmidt SG. Recognizing potential barriers to setting and achieving effective rehabilitation goals for patients with persistent pain. *Physiother Theory Pract.* 2016;32(5):415-426.
140. Zonneveld LN, van 't Spijker A, Passchier J, van Busschbach JJ, Duivenvoorden HJ. The effectiveness of a training for patients with unexplained physical symptoms: protocol of a cognitive behavioral group training and randomized controlled trial. *BMC Public Health.* 2009;9:251.
141. Nijs J, Torres-Cueco R, van Wilgen CP, et al. Applying modern pain neuroscience in clinical practice: criteria for the classification of central sensitization pain. *Pain Physician.* 2014;17(5):447-457.
142. Butler D. *Explain Pain.* 2nd ed. Adelaide, Australia: NOI Group; 2013.
143. Mackelprang R. Cultural competence with persons with disabilities. In: Lum D, ed. *Culturally Competent Practice: A Framework for Understanding Diverse Groups and Justice Issues*. 4th ed. Belmont, CA: Brooks Cole; 2011: 437-465.
144. Collier, Gebhardt, Ryn V. 3-dimensional model for developing clinical reasoning across the continuum of physical therapy education. In: Jensen G, Musolino G, eds. *Clinical Reasoning and Decision-Making in Physical Therapy: Facilitation, Assessment, and Implementation*. Thorofare, NJ: SLACK; in press.
145. Edwards I, Jones M, Carr J, Braunack-Mayer A, Jensen GM. Clinical reasoning strategies in physical therapy. *Phys Ther.* 2004;84(4):312-330; discussion 331-315.
146. Speckens AE, van Rood YR. Protocollaire behandeling van patiënten met onverklaarde klachten: cognitieve gedragstherapie. In: Keijsers GP, van Minnen AV, eds. *Protocollaire Behandelingen in de Ambulante Geestelijke Gezondheidszorg*. Netherlands: Houten, Bohn Stafleu Van Loghum; 2004:183-218 (182e herziene druk).
147. Burgess DJ, van Ryn M, Crowley-Matoka M, Malat J. Understanding the provider contribution to race/ethnicity disparities in pain treatment: insights from dual process models of stereotyping. *Pain Med.* 2006;7(2):119-134.
148. Pearson H. Science and intuition: do both have a place in clinical decision making? *Br J Nurs.* 2013;22(4):212-215.
149. Hirsh AT, Jensen MP, Robinson ME. Evaluation of nurses' self-insight into their pain assessment and treatment decisions. *J Pain.* 2010;11(5):454-461.
150. Macrae CN, Bodenhausen GV. Social cognition: categorical person perception. *Br J Psychol.* 2001;92 pt 1:239-255.
151. The Pain Catastrophizing Scale. 2009. http://www.aci.health.nsw.gov.au/__data/assets/pdf_file/0004/257422/Pain_Catastrophizing_Scale_Manual.pdf
152. Brewster ME, Esposito J. Chronic illness rejection and discrimination scale: an instrument modification and confirmatory factor analysis. *Stigma Health.* 2017;2(1):16-22.
153. Gerdle B, Molander P, Stenberg G, Stalnacke BM, Enthoven P. Weak outcome predictors of multimodal rehabilitation at one-year follow-up in patients with chronic pain-a practice based evidence study from two SQRP centres. *BMC Musculoskelet Disord.* 2016;17(1):490.
154. Kamper SJ, Apeldoorn AT, Chiarotto A, et al. Multidisciplinary biopsychosocial rehabilitation for chronic low back pain: cochrane systematic review and meta-analysis. *BMJ.* 2015;350:h444.
155. Louw A, Zimney K, Puentedura EJ, Diener I. The efficacy of pain neuroscience education on musculoskeletal pain: a systematic review of the literature. *Physiother Theory Pract.* 2016;32(5):332-355.
156. Puentedura EJ, Flynn T. Combining manual therapy with pain neuroscience education in the treatment of chronic low back pain: a narrative review of the literature. *Physiother Theory Pract.* 2016;32(5):408-414.
157. Birch S, Stilling M, Mechlenburg I, Hansen TB. Effectiveness of a physiotherapist delivered cognitive-behavioral education for patients who undergoes operation for total knee arthroplasty: a protocol of a randomized controlled trial. *BMC Musculoskelet Disord.* 2017;18(1):116.
158. Nielsen M, Keefe FJ, Bennell K, Jull GA. Physical therapist-delivered cognitive-behavioral therapy: a qualitative study of physical therapists' perceptions and experiences. *Phys Ther.* 2014;94(2):197-209.
159. Bennell KL, Ahamed Y, Jull G, et al. Physical therapist-delivered pain coping skills training and exercise for knee osteoarthritis: randomized controlled trial. *Arthritis Care Res (Hoboken).* 2016;68(5):590-602.
160. Diener I, Kargela M, Louw A. Listening is therapy: patient interviewing from a pain science perspective. *Physiother Theory Pract.* 2016;32(5):356-367.
161. Louw A, Diener I, Butler DS, Puentedura EJ. The effect of neuroscience education on pain, disability, anxiety, and stress in chronic musculoskeletal pain. *Arch Phys Med Rehabil.* 2011;92(12):2041-2056.
162. Bandura A. An agentic perspective on positive psychology. In: Lopez SJ, ed. *Positive Psychology: Expecting the Best in People*. Vol 1. New York, NY: Praeger; 2008.

Seção 2 | Dor na cabeça e no pescoço

Capítulo 6

Músculo trapézio
Produtor de dor de cabeça tensional

Michelle Finnegan | César Fernández de las Peñas

1. INTRODUÇÃO

O músculo trapézio é um dos principais músculos do pescoço, e é composto por três porções: ascendente (superior), transversa (média) e descendente (inferior). Esse músculo está envolvido principalmente nos movimentos das regiões cervical e da região do ombro (parte superior do músculo trapézio), embora as partes média e inferior também estejam envolvidas na coluna torácica. Provavelmente, o músculo trapézio é o mais frequentemente acometido por pontos-gatilho (PGs) vistos na prática clínica comum. A parte superior do músculo produz dor referida unilateralmente no sentido cranial ao longo do aspecto posterolateral do pescoço e se estende até a têmpora e a parte posterior da órbita, mimetizando uma cefaleia tipo tensional (CTT); a parte média do músculo produz dor referida para o ombro, e a parte inferior do músculo geralmente produz dor referida para a coluna cervical ou para a região supraescapular, contribuindo para a dor cervical mecânica. Os sintomas relatados pelos pacientes podem incluir relatos de "rigidez no pescoço", dor de cabeça, "arrepios subindo e descendo pela coluna", além de dor na região cervical e nos ombros. A ativação e a perpetuação de PG no músculo trapézio geralmente ocorrem a partir de um trauma repentino, lesão em chicote (*whiplash*) após acidente de carro, queda ou devido à estação de trabalho ergonomicamente inadequada. O diagnóstico diferencial deve incluir cefaleia tipo enxaqueca e tensional, disfunção da articulação temporomandibular, disfunção da articulação intervertebral, neuralgia occipital e dor interescapular, bem como síndrome de dor subacromial (síndrome do impacto do ombro). Ações corretivas incluem educação postural e ergonômica, posicionamento adequado durante o sono, evitação de atividades que sobrecarregam o músculo trapézio, autoliberação de PG por compressão e exercícios de autoalongamento.

2. CONSIDERAÇÕES ANATÔMICAS

As partes superior, média e inferior do músculo trapézio têm suas fibras orientadas de formas diferentes, e muitas vezes têm funções também distintas. Neste capítulo, as três partes são, em geral, identificadas como se fossem três músculos distintos. Clinicamente, o limite entre duas partes é, com frequência, indistinguível por palpação e é definido apenas pela localização das suas inserções em relação aos processos espinhosos, à espinha da escápula, ao acrômio e à clavícula. Quando os músculos trapézio direito e esquerdo são observados concomitantemente em uma vista posterior, eles parecem ter uma forma de grande diamante. Juntas, as fibras das duas partes superiores têm a forma de um cabide.

Trapézio superior (parte ascendente)

As fibras superiores se originam do terço medial da linha nucal superior. Na linha média, as fibras se originam do ligamento nucal (Figura 6-1). As fibras convergem lateralmente e para a frente e inserem-se à borda posterior do terço lateral da clavícula (Figura 6-2).[1]

Uma cuidadosa análise anatômica da direção das fibras no músculo trapézio superior revelou que, ao contrário da impressão que muitos autores têm sobre o assunto, nenhuma das fibras do

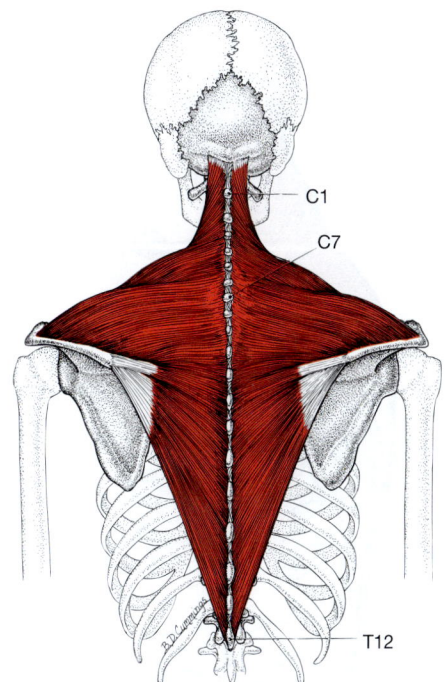

Figura 6-1 Inserções dos músculos trapézio direito e esquerdo, vista posterior. As inserções do trapézio da linha média se estendem do occipital ao processo espinhoso de T12.

músculo trapézio superior está em posição capaz de exercer uma força ascendente direta sobre a clavícula ou a escápula.[2] Algumas fibras finas com orientação vertical a partir da linha nucal superior rodam em volta do pescoço e passam quase horizontalmente, apenas ligeiramente para baixo, antes de se inserirem à clavícula.

Johnson e colaboradores[2] relataram que os fascículos orientados transversalmente nessa parte superior do músculo trapézio se originam da metade inferior do ligamento nucal e se inserem no terço lateral da clavícula. Os fascículos maiores das fibras do músculo trapézio superior percorrem em direção quase horizontal (a uma elevação de > 20°) e estão em posição de tracionar a extremidade lateral da clavícula medialmente e em direção superior, rodando-a em torno de sua inserção na articulação esternoclavicular. Por meio dessa rotação da clavícula sobre a articulação esternoclavicular, essas fibras do músculo trapézio superior podem elevar a clavícula e (indiretamente por meio da articulação acromioclavicular) a escápula.

O nervo occipital maior pode ser comprimido pelas fibras verticais do músculo trapézio superior.[3-5] O nervo occipital maior é o ramo medial da divisão primária dorsal do segundo nervo cervical e fornece ramos sensoriais ao couro cabeludo sobre o vértice. Esse nervo cervical emerge abaixo do arco posterior do atlas acima da lâmina do áxis e, então, se curva ao redor da borda inferior do músculo oblíquo inferior da cabeça, que ele cruza antes de pe-

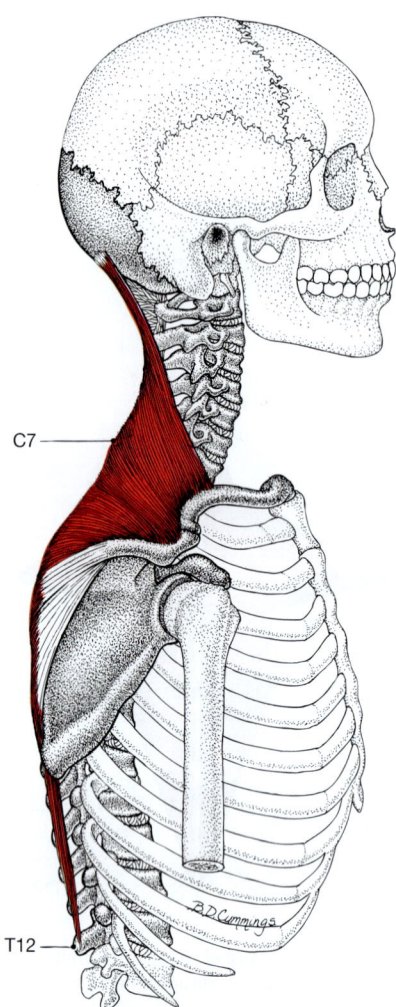

Figura 6-2 Inserções do músculo trapézio direito, vista lateral. As fibras mais longas e verticais (aquelas que cruzam o maior número de articulações) são as fibras com maior probabilidade de desenvolver pontos-gatilho.

netrar nos músculos semiespinal da cabeça e do trapézio perto de suas inserções no osso occipital.[3]

Trapézio médio (parte transversa)

Segundo Simons e colaboradores,[6] a parte média do músculo trapézio origina-se dos processos espinhosos e ligamentos supraespinais das vértebras de C7 a T3 e insere-se na borda medial do acrômio e na face superior da espinha da escápula (Figura 6-1).[1] Johnson e colaboradores[2] consideraram a parte média do músculo trapézio os fascículos que se originam de C7 e T1, sendo o fascículo de C7 inserido ao acrômio, e o fascículo de T1 inserido à espinha da escápula.

Trapézio inferior (parte descendente)

Segundo Simons e colaboradores,[6] as fibras dessa parte em forma de leque do músculo trapézio se originam nos processos espinhosos e ligamentos supraespinais das vértebras T4 a T12, passam para uma aponeurose, deslizando sobre uma superfície triangular lisa na extremidade medial da espinha da escápula, e se inserem a um tubérculo no seu ápice lateral (Figura 6-1).[1] Johnson e cola-

boradores[2] consideraram a parte inferior do músculo trapézio os fascículos que se originam dos processos espinhosos a partir de T2. Os fascículos que se originam de T2 a T5 convergem para um tendão aponeurótico comum que se insere na escápula na tuberosidade do músculo deltoide. Quando presentes, os fascículos de T6 a T10 se inserem na escápula na borda medial da tuberosidade do músculo deltoide. Os fascículos inferiores, quando presentes, inserem-se na borda inferior do músculo deltoide.

2.1. Inervação e vascularização

O músculo trapézio é inervado pela porção espinal (externa) do nervo acessório (XI nervo craniano). Este nervo origina-se no núcleo espinal da medula espinal dos cinco[7] ou seis[8,9] segmentos cervicais superiores. As fibras dos segmentos cervicais se fundem para formar um tronco. A raiz espinal entra na fossa posterior do crânio por meio do forame magno. Neste ponto, a raiz espinal junta-se brevemente com a raiz craniana (interna) para formar um único tronco nervoso (nervo acessório). O nervo acessório sai do forame jugular e segue em direção ao espaço retroestiloide.[8] A partir deste, o nervo se divide nas porções cranial e espinal do nervo acessório. Em geral, o nervo acessório espinal passa lateralmente à veia jugular interna.[10-12] Embora menos frequente, o nervo também pode passar medialmente,[12] através,[12,13] ou se dividir em torno[12] da veia jugular interna. Então, o nervo percorre no sentido inferior de maneira oblíqua, localizando-se medialmente ao processo estiloide e aos músculos estilo-hióideo e digástrico.[7] A partir deste ponto, o nervo percorre mais comumente por meio das duas cabeças do músculo esternocleidomastóideo[8] mas também pode percorrer entre as duas cabeças do músculo.[14] Nessa região, o nervo forma uma anastomose com as fibras de C2 a C4.[8,15-17] Então, o nervo viaja obliquamente por meio do triângulo posterior, em direção à fáscia cervical profunda e ao músculo trapézio, permanecendo em uma camada de tecido adiposo entre os músculos trapézio e levantador da escápula.[7,14]

Acredita-se que as conexões de C2 a C4 tenham informações sensoriais (principalmente proprioceptivas). De forma contrária a esse pensamento, dados eletromiográficos[18,19] e histoquímicos[18] mostram que os nervos possuem funções sensitivas e motoras, contribuindo para algum grau de contração das três porções do músculo trapézio. No entanto, o estímulo motor dos nervos de C2 a C4 não está consistentemente presente ou, quando presente, é irregularmente inervado nas três porções do músculo.[19]

Embora as lesões do nervo espinal acessório sejam raras, a lesão iatrogênica contribui para a maioria das lesões ao nervo acessório. A lesão geralmente ocorre durante o esvaziamento cervical radical, o esvaziamento cervical radical modificado ou o esvaziamento cervical funcional para a remoção de metástases linfonodais cervicais de um câncer de cabeça e pescoço.[16,20-23]

A vascularização da parte superior do músculo trapézio é suprida por um ramo muscular transverso que se origina da artéria occipital no nível do processo mastoide.[24] A vascularização da parte média do músculo trapézio é suprida pela artéria cervical superficial ou por um ramo superficial da artéria cervical transversa. Por fim, o terço inferior do músculo trapézio é suprido por um ramo muscular da artéria dorsal da escápula, passando medialmente à borda medial da escápula.[24]

2.2. Função

Para resumir as descrições dos efeitos do músculo trapézio nos movimentos escapulares (ver Figura 6-3 para as definições), a

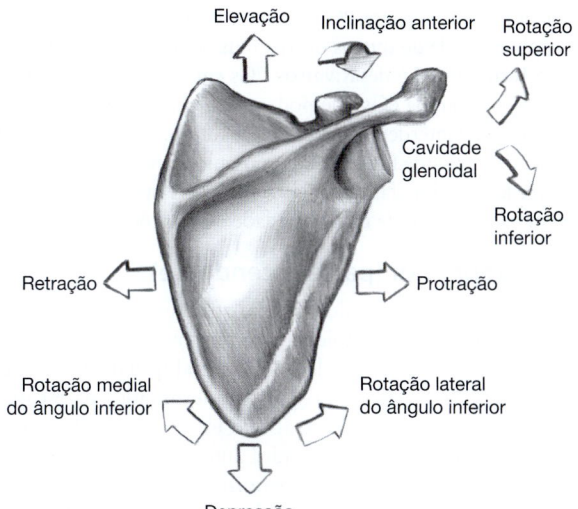

Figura 6-3 Ilustração de termos usados para descrever os movimentos da escápula direita, em uma vista posterior. A inclinação anterior se aplica à borda superior da escápula. A rotação superior e inferior refere-se à direção do movimento da cavidade glenoidal. Rotação medial e lateral refere-se à direção do movimento do ângulo inferior. A retração é o movimento escapular na direção medial (em direção à coluna vertebral), e a protração é o movimento da escápula como um todo em uma direção lateral (afastada da coluna vertebral). Adaptada e redesenhada de Kendall FP, McCreary EK, Provance PG, et al. *Muscles, Testing and Function*. 5th ed. Baltimore, MD: Williams & Wilkins; 2005:303.

elevação da escápula ativa as fibras superiores e médias do músculo trapézio; a adução ativa todas as suas fibras, mas depende principalmente das fibras do trapézio médio;[3] e a rotação superior da cavidade glenoidal envolve as fibras superiores, médias e inferiores.

Johnson e colaboradores,[2] em um relato de uma análise biomecânica e anatômica do músculo trapézio, afirmaram que a orientação transversal das fibras do trapézio superior e médio permite que elas tracionem a clavícula, o acrômio e a espinha da escápula, posterior e medialmente (auxiliadas pelas fibras inferiores ou torácicas), e sugeriram que qualquer ação ascendente da fina parte superior (nucal) seria dissipada na fáscia cervical antes que essas fibras musculares alcançassem a clavícula (as quais se aproximam em um plano quase horizontal). Os autores sugerem que, em relação à rotação superior da escápula, as fibras superiores e inferiores participam de diferentes maneiras juntamente com o músculo serrátil anterior. Eles afirmam que as fibras inferiores mantêm a posição da tuberosidade do músculo deltoide, que se torna o eixo de rotação, e as fibras superiores exercem um momento de rotação superior em torno do eixo para complementar a ação do músculo serrátil anterior. Além disso, eles explicam que as fibras superiores do músculo elevam a escápula (indiretamente), rodando a clavícula em torno da articulação esternoclavicular, e não exercem força ascendente sobre a escápula. Essa hipótese também foi corroborada por Guazzelli Filho e colaboradores,[25] que observaram que as três porções do músculo trapézio apresentam atividade crescente durante a abdução, adução e flexoextensão da extremidade superior. No entanto, a atividade eletromiográfica do músculo trapézio é mínima quando a extremidade superior se encontra sem carga, e cargas pesadas podem ser suspensas apenas com uma pequena contribuição da parte superior.[24]

Músculo inteiro

Atuando bilateralmente, todo o músculo auxilia na extensão das colunas cervical e torácica.

Trapézio superior (parte ascendente)

Atuando unilateralmente, a parte superior do músculo trapézio estende e flexiona lateralmente a cabeça e o pescoço em direção ipsilateral e auxilia na rotação extrema da cabeça, de modo que a face vira para o lado oposto. Ela pode tracionar a clavícula (e *indiretamente* a escápula) posteriormente e elevá-la rotando a clavícula na articulação esternoclavicular.[2] Geralmente, ela contribui (mas pode ser treinada para não contribuir) para suportar o peso da extremidade superior (indiretamente por meio do cíngulo do membro superior) com a pessoa em pé, ou para suportar um peso na mão quando o braço está pendente. Em conjunto com o músculo levantador da escápula e as fibras superiores do músculo serrátil anterior, o músculo trapézio superior fornece o componente superior do binário de forças necessárias para rodar a cavidade glenoidal superiormente. Ito[26] demonstrou que durante a flexão e a abdução do membro superior, a atividade eletromiográfica do trapézio superior aumentou progressivamente e se tornou vigorosa. Em outro estudo, quando o membro superior foi mantido ativamente em 90° de abdução, todos os sujeitos apresentaram evidência de fadiga eletromiográfica em 1 minuto e, em média, em menos de 30 segundos.[27]

O mecanismo pelo qual a parte, quase horizontalmente orientada, do músculo trapézio superior pode ser eficaz na assistência ao músculo serrátil anterior é bem explicado.[2] Ao exercer uma força orientada medialmente sobre a clavícula, a qual deve rodar em torno da articulação esternoclavicular, ele traciona efetivamente a extremidade lateral da clavícula (onde as fibras da parte superior se inserem) medial e superiormente. A posição elevada resultante do acrômio transfere grande parte do peso transportado pelo úmero para a articulação esternoclavicular como uma força compressiva que alivia a coluna cervical de compressão. A orientação dessas fibras é quase horizontal, em vez de vertical.

Trapézio médio (parte transversa)

A função do músculo trapézio médio é um pouco discutível. Isso se deve em parte à dificuldade de isolar especificamente o músculo com exercícios específicos.[28] Alguns autores descrevem a retração escapular como ação da parte média do músculo,[2,29] e outros descrevem tanto retração quanto estabilização como funções desse músculo.[24,30] Embora esse músculo esteja ativo durante a rotação superior da escápula, isto é, ao encolher os ombros ("dar de ombros"),[31] o músculo não pode executar especificamente essa ação, porque as fibras do trapézio médio estão muito próximas do eixo de rotação da escápula. Esse braço de alavanca curto limita a capacidade do músculo de gerar um momento (torque) de rotação superior.[2] No entanto, uma vez iniciada a rotação superior, o trapézio médio tem um braço de alavanca mais eficiente para contribuir para o movimento de rotação superior.[2]

Em vez de gerar torque, pesquisas defendem fortemente o conceito de que a parte média do músculo trapézio, junto com a parte inferior deste músculo, auxilia na manutenção do equilíbrio vertical e horizontal da escápula.[2,32-34] Além de suportar a função de estabilização, foi demonstrado que essa parte do músculo é ativada antes dos músculos glenoumerais com exercícios específicos.[5] A parte média do músculo trapézio, em conjunto com as porções superior e inferior, ativam-se simultaneamente em resposta a movimentos repentinos.[35]

Trapézio inferior (parte descendente)

A função do músculo trapézio inferior também é um pouco discutível. Isso se deve, em parte, ao desafio de isolar o músculo para determinar suas funções.[28] Além disso, alguns autores consideram que o músculo produz adução, depressão e rotação escapular,[30] ao passo que outros sugerem que o músculo é um importante estabilizador da escápula,[2,5,35] e que ajuda a manter o equilíbrio vertical e horizontal da escápula.[2] Com base nas inserções do músculo trapézio inferior à tuberosidade do músculo deltoide e no fato de que as fibras musculares não mudam de comprimento com a rotação superior da escápula, seria um desafio para esse músculo gerar qualquer torque para rotação superior.[2] Essa parte do músculo auxilia na rotação superior, mas mais para resistir ao deslocamento causado pelo músculo serrátil anterior, tracionando a escápula lateralmente. Com o componente de estabilização das porções inferior e superior dos músculos trapézio (e serrátil anterior) exercendo um momento de rotação superior, a rotação superior da escápula é alcançada.[2] Estudos eletromiográficos sustentam que essa parte do músculo trapézio está ativa, junto com os músculos trapézio superior e médio, durante rotação superior.[10,31]

2.3. Unidade funcional

A unidade funcional à qual um músculo pertence inclui os músculos que reforçam e contrapõe-se às suas ações, bem como as articulações que os músculos cruzam. A interdependência dessas estruturas funcionalmente é refletida na organização e nas conexões neurais do córtex motor sensorial. A unidade funcional é enfatizada porque a presença de um PG em um músculo da unidade aumenta a probabilidade de que os outros músculos da unidade também desenvolvam PGs. Ao desativar os PGs em um músculo, é preciso se preocupar com os PGs que podem se desenvolver em músculos funcionalmente interdependentes. O Quadro 6.1 representa, de maneira geral, a unidade funcional do músculo trapézio.[6] Os músculos trapézio, levantador da escápula, romboide e serrátil anterior interagem na produção de uma variedade de rotações escapulares.[24]

Trapézio superior (parte ascendente)

A parte superior do músculo trapézio atua sinergicamente com o músculo esternocleidomastóideo para os movimentos da cabeça e do pescoço, extensão cervical, flexão lateral ipsilateral e rotação contralateral. Ao atuar com o músculo levantador da escápula, a parte superior do músculo trapézio eleva a escápula e o ombro; ao atuar com o músculo serrátil anterior, o músculo trapézio roda a escápula para a frente (superiormente) para que o membro superior possa ser elevado acima da cabeça; e ao atuar com os músculos romboides, o músculo trapézio superior retrai a escápula, dando suporte para o ombro. Com o ombro fixo, o músculo trapézio pode curvar a cabeça e o pescoço para trás e lateralmente.

Trapézio médio (parte transversa)

As fibras médias do músculo trapézio são sinergistas dos músculos romboides para adução da escápula e antagonistas dos músculos serrátil anterior e peitoral maior. Para rotação superior, o músculo é sinergista dos músculos trapézio superior e inferior e serrátil anterior.[2] O músculo é sinergista às porções superior e inferior do trapézio para a estabilização escapular.[2,5,32-35] Devido ao componente de estabilização, o trapézio médio também é sinérgico aos

Quadro 6-1 Unidade funcional do músculo trapézio

Ação	Sinergistas	Antagonistas
Extensão da cabeça e cervical	Esternocleidomastóideo Grupo muscular cervical posterior Semiespinal da cabeça Semiespinal cervical	Reto anterior da cabeça Longo da cabeça Longo do pescoço Músculos hioides
Flexão lateral cervical (ipsilateral)	Esternocleidomastóideo ipsilateral Escalenos ipsilaterais Reto posterior maior da cabeça/menor ipsilaterais Oblíquo superior da cabeça ipsilateral	Esternocleidomastóideo contralateral Escalenos contralaterais Trapézio superior contralateral Reto posterior maior da cabeça ipsilaterais Oblíquo superior da cabeça contralateral
Rotação cervical (contralateral)	Esternocleidomastóideo ipsilateral Esplênios da cabeça contralaterais Reto posterior maior da cabeça/menor contralaterais Oblíquo inferior da cabeça contralateral	Esternocleidomastóideo contralateral Esplênios da cabeça ipsilaterais Reto posterior maior da cabeça/menor ipsilaterais Oblíquo inferior da cabeça ipsilateral
Elevação da escápula	Levantador da escápula	Latíssimo do dorso Peitoral menor Subclávio Serrátil anterior
Rotação superior da escápula	Serrátil anterior	Levantador da escápula Romboide maior Romboide menor
Retração da escápula	Romboide maior Romboide menor	Peitoral maior Serrátil anterior

músculos do manguito rotador, deltoide e cabeça longa do bíceps braquial para a elevação do membro superior.

Trapézio inferior (parte descendente)

Ao estabilizar o eixo de rotação da escápula, essas fibras inferiores são sinergistas do músculo serrátil anterior e das porções superior e média do músculo trapézio para rotação superior da cavidade glenoidal da escápula. Essas fibras são sinérgicas às fibras do trapézio superior e médio para a estabilização escapular e aos músculos do manguito rotador, deltoide e cabeça longa do bíceps braquial para a elevação do membro superior.

3. APRESENTAÇÃO CLÍNICA
3.1. Padrão de dor referida
Trapézio superior (parte ascendente)

A parte superior do músculo trapézio é uma das áreas mais comumente afetadas por PGs. A parte superior do músculo trapézio pode exibir PGs em qualquer fibra do ventre muscular. Um local comum, clinicamente observado, onde PGs podem ser encontrados, é a borda anterior do músculo, e envolve as fibras mais verticais que se inserem anteriormente à clavícula. Com base na experiência clínica, os PGs nessa área produzem dor referida unilateralmente em direção superior ao longo do aspecto posterolateral do pescoço até o processo mastoide. A dor referida, quando intensa, se estende para o lado da cabeça, centrando-se na têmpora e atrás da órbita (Figura 6-4). Também pode incluir o ângulo da mandíbula,[36] também descrito como a região do masseter.[37] Às vezes, a dor se estende ao occipital e, raramente, alguma dor é referida aos dentes molares inferiores. A dor referida a partir de PGs na parte superior do músculo trapézio é uma fonte importante de CTT.[38]

A parte superior do músculo trapézio também pode exibir PGs na borda posterior do músculo, nas fibras mais horizontais que se inserem aos processos espinhosos da coluna cervical. A dor referida produzida pelos PGs nessa parte do músculo é percebida na parte posterior da coluna cervical, com uma sensação anormal de aperto na região occipital (Figura 6-5, padrão à esquerda da figura). Esse PG é muito frequente em pacientes com dor cervical mecânica.[39]

Trapézio médio (parte transversa)

PGs na parte transversa do trapézio podem referir uma dor em queimação superficial entre a borda medial da escápula e os processos espinhosos das vértebras C7-T3 (Figura 6-6, padrão à direita da figura). Essa sensação de queimação relatada não deve ser confundida com dor de origem cervical, que também pode produzir dor referida para essa área.[1,9,40] Os PGs também podem gerar uma dor na parte superior do ombro próxima ao acrômio (Figura 6-7, padrão à esquerda da figura). Esse padrão se sobrepõe ao padrão de referência de dor da parte superior do músculo trapézio (Figura 6-5, padrão à direita da figura). A parte média do músculo também pode produzir uma sensação autonômica em que o paciente relata uma sensação de "arrepio" com a ereção pilomotora associada na face lateral do membro superior ipsilateral (Figura 6-7, padrão à direita da figura).

Trapézio inferior (parte descendente)

PGs na parte inferior do trapézio, embora comuns, são frequentemente negligenciados como uma dor de origem cervical. Esses PGs são capazes de produzir dor referida para a região cervical alta dos músculos paravertebrais, adjacente à área do processo mastoide (Figura 6-5, padrão à direita da figura).[41,42] O músculo também pode produzir dor referida para o acrômio[41] e ao longo da região do supraescapular.[43] PGs no músculo mais próximo à inserção na escápula (Figura 6-6, padrão à esquerda da figura) podem referir

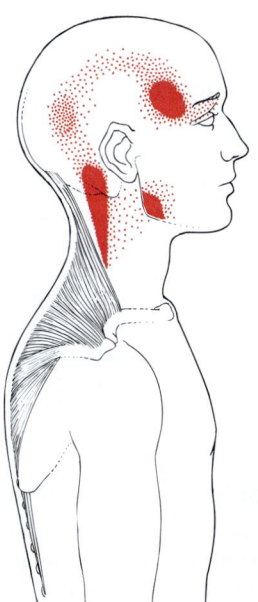

Figura 6-4 Padrão de dor referida de PGs localizados nas fibras mais verticais da parte superior do músculo trapézio. O vermelho sólido demonstra a zona de dor referida essencial, ao passo que o pontilhado mapeia a zona de irradiação.

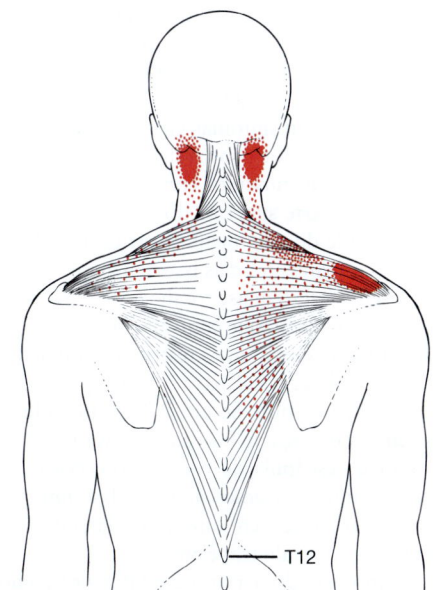

Figura 6-5 O lado esquerdo da figura demonstra o padrão de dor referida dos PGs nas fibras posteriores e mais horizontais da parte superior do músculo trapézio esquerdo. O lado direito da figura demonstra o padrão de dor referida dos PGs em um músculo trapézio inferior direito.

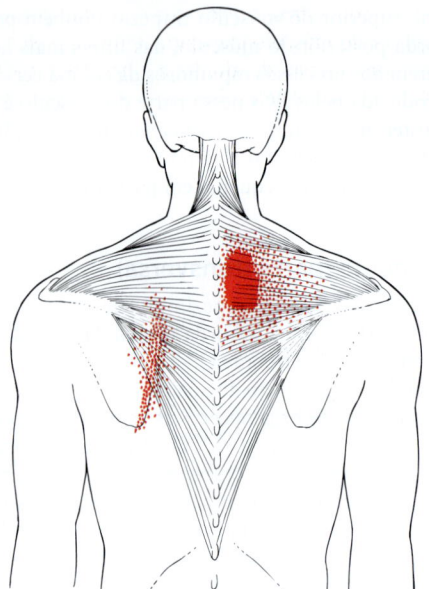

Figura 6-6 O lado esquerdo da figura demonstra o padrão de dor referida de um PG na região da inserção lateral do trapézio inferior esquerdo. O lado direito da figura demonstra o padrão de dor referida de um PG na região média da parte média do músculo trapézio.

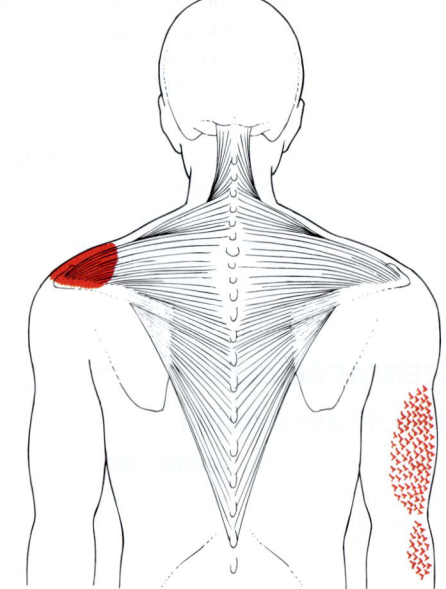

Figura 6-7 Padrão de dor referida de PGs na região da inserção lateral do músculo trapézio médio esquerdo. Os PGs no músculo trapézio médio podem referir atividade pilomotora, ou "arrepio", conforme identificado no membro superior direito por símbolos vermelhos ">".

uma dor em queimação ao longo e medialmente à borda medial da escápula. Essa sensação de queimação relatada não deve ser confundida com dor de origem cervical, que pode produzir dor referida para essa mesma área.[1,9,40]

3.2. Sintomas

Trapézio superior (parte ascendente)

Pacientes com PGs no músculo trapézio podem apresentar dor na cabeça, na coluna cervical ou nas costas, dependendo da parte afetada do músculo. Parece que os PGs na parte superior do trapézio podem contribuir para CTT,[38] enxaqueca[44] ou dor cervical.[13,39] Em pacientes com sintomas crônicos de dores de cabeça e cervical, o padrão de dor provavelmente é um composto de dor referida de diversos músculos cervicais e mastigatórios. Pacientes com PGs na parte superior do músculo trapézio podem apresentar amplitude de movimento restrita da coluna cervical ou dor durante o movimento, mas isso, em geral, ocorre quando a cabeça e o pescoço estão quase totalmente rotacionados ativamente para o lado oposto, o que contrai o músculo em uma posição encurtada. O movimento mais restrito é geralmente a flexão lateral da cabeça e da cervical para o lado oposto do músculo trapézio superior acometido. Se um PG no músculo trapézio é combinado com a presença de PGs em outros músculos, incluindo o levantador da escápula ou o esplênio cervical, o paciente pode desenvolver um "torcicolo" agudo.[45] Isso limita, de forma dolorosa, a rotação cervical em direção ipsilateral, o que alonga a parte superior do músculo trapézio.

Com a compressão do nervo occipital maior como uma sequela da ativação prolongada de PGs do músculo trapézio superior, os pacientes podem relatar dormência, formigamento e dor em queimação no couro cabeludo sobre a região occipital ipsilateral ("neuralgia occipital"), além de dor de cabeça. É interessante observar que a dor referida pelos PGs na parte superior do músculo trapézio se assemelha ao padrão de dor topográfica da compressão do nervo occipital maior; portanto, um exame cuidadoso dos tecidos muscular e nervoso é altamente relevante. Pacientes com compressão do nervo geralmente preferem o frio, em vez do calor. Os sintomas de compressão do nervo occipital maior aparentemente se desenvolvem quando a atividade do PG em um dos músculos em que ele penetra (os músculos semiespinal da cabeça ou trapézio superior) produz bandas tensionadas de fibras musculares que comprimem o nervo à medida que ele penetra no músculo.

Trapézio médio (parte transversa)

Pacientes com PGs no músculo trapézio médio podem relatar dor interescapular profunda em queimação. Sintomas semelhantes também podem ter origem na coluna cervical ou torácica superior e devem ser descartados. Portanto, além de examinar por PGs no músculo trapézio médio, os clínicos devem examinar as articulações zigoapofisárias cervicais e torácicas. PGs referindo para a área do acrômio criam dor e sensibilidade nesta região. Os pacientes podem relatar que têm intolerância à pressão de bolsas em seus ombros[46] ou desconforto ao usarem casacos pesados. Os PGs também podem produzir uma resposta autonômica que é descrita como "arrepios subindo e descendo pela coluna", como quando uma unha arranha um quadro-negro.

Trapézio inferior (parte descendente)

PGs nesse músculo podem causar dor cervical,[42] supraescapular, interescapular ou acromial com pouca, ou nenhuma, restrição de movimento. PGs geralmente induzem PGs associados nos músculos da parte superior das costas e da cervical. Esse músculo é muitas vezes esquecido como uma fonte de dor cervical, o que pode contribuir para resultados de tratamento abaixo do ideal até que os PGs nesse músculo sejam tratados.[42] Os clínicos devem considerar a presença de PGs na parte inferior do músculo trapézio em pacientes com dor cervical exibindo uma posição de ombro mais protraída e uma hipercifose torácica, porque as fibras inferiores do músculo trapézio são alongadas nessa posição.

3.3. Exame do paciente

Após um exame subjetivo completo, o clínico deve fazer um desenho detalhado representando o padrão de dor descrito pelo paciente. Essa descrição ajudará no planejamento do exame físico e pode ser útil no monitoramento da progressão do paciente, à medida que os sintomas melhoram ou mudam. Para avaliar e examinar adequadamente o músculo trapézio, o profissional deve avaliar o movimento acessório das articulações esternoclaviculares, acromioclaviculares e glenoumerais, porque a hipomobilidade em algumas ou todas essas articulações pode contribuir para a discinese escapular.[47]

Trapézio superior (parte ascendente)

Os PGs nas fibras superiores do músculo trapézio geralmente não contribuem para a fraqueza desse músculo.[7] Isso é provável porque o músculo trapézio superior tende a ser hiperativo e tenso.[48] De fato, os pacientes normalmente apresentam um ombro elevado no lado do músculo trapézio superior tenso com uma leve inclinação do pescoço em direção ao lado afetado. PGs nesse músculo também podem contribuir para a redução da amplitude de movimento cervical,[49,50] dor cervical[15,50,51] e algum comprometimento do ombro.[52] A amplitude de movimento cervical é particularmente afetada na flexão lateral para o lado oposto do trapézio superior envolvido. A rotação ativa da cabeça para o lado oposto é geralmente dolorosa na amplitude extrema de movimento, porque o músculo se contrai fortemente nessa posição mais encurtada. A rotação ativa para o mesmo lado, em geral, é livre de dor, a menos que o músculo levantador da escápula ipsilateral, ou o músculo trapézio superior oposto, também tenham PGs. Além disso, o aumento da atividade eletromiográfica intramuscular dos PGs latentes no músculo trapézio superior é significativamente maior com a abdução do ombro, sugerindo que isso pode prejudicar os sinergismos dos músculos durante os movimentos osteocinemáticos.[14] Outros estudos também suportam a teoria de alteração nos padrões de ativação muscular a partir de PGs.[53,54]

Trapézio médio (parte transversa)

O paciente com dor proveniente do músculo trapézio médio provavelmente tem uma postura de ombro protraído secundária ao encurtamento e/ou PGs nos músculos antagonistas peitorais. Um músculo peitoral maior encurtado mantém o úmero em rotação medial e adução, o que causa o afastamento da escápula da coluna e a alteração da relação comprimento-tensão do músculo.[48] Como resultado, essa postura anteriorizada da cabeça pode reduzir a capacidade do músculo ser ativado de maneira apropriada.[55] Embora não especificamente relacionadas aos músculos peitoral maior e trapézio médio, pesquisas demonstraram que os PGs latentes afetam a inibição recíproca.[54] Consequentemente, os PGs nos músculos peitorais poderiam influenciar o modo como o músculo trapézio médio é ativado.

Trapézio inferior (parte descendente)

As fibras do músculo trapézio inferior são frequentemente mais suscetíveis à inibição do que as fibras do músculo trapézio superior. Essa fraqueza pode ocorrer em decorrência de uma lesão estrutural ou a mudanças adaptativas.[48] A rigidez do músculo peitoral menor pode ser um fator que contribui para a inibição da parte inferior do músculo trapézio. O músculo peitoral menor é conhecido como capaz de alterar a cinemática escapular;[47,56] como resultado, isso pode prejudicar a ativação dos músculos escapulares, incluindo o músculo trapézio inferior.[57] A fraqueza desse músculo também pode estar associada à dor cervical.[58] Sabe-se que os PGs podem contribuir para a ativação muscular alterada.[14,53,54] Os PGs também podem contribuir para a inibição dos músculos, já que foi demonstrado que o uso de agulhamento a seco melhora imediatamente a ativação dos músculos escapulares com PG latentes.[53]

PGs nas fibras inferiores do músculo trapézio podem afetar a rotação superior da escápula devido ao comprometimento da função de estabilização. Se o músculo trapézio inferior é inibido e fraco pela atividade dos PGs, a escápula pode estar elevada e a parte superior inclinada anteriormente (processo coracoide inclinado para a frente e para baixo), e o paciente exibirá uma postura de ombro protraído.

3.4. Exame de pontos-gatilho

O exame manual de PGs requer habilidades manuais adequadas, treinamento e prática clínica para desenvolver um alto grau de confiabilidade no exame. Para determinar os critérios diagnósticos mais úteis para os PGs, Gerwin e colaboradores[59] testaram a confiabilidade com quatro médicos experientes e puderam identificar cinco características dos PGs em cinco pares de músculos (um era o músculo trapézio superior). Quatro critérios são altamente confiáveis nesse músculo: a detecção de uma área sensível, a palpação de uma banda tensionada, a presença de dor referida e a reprodução da dor sintomática do indivíduo (concordância de 90% a perfeita e kappa de 0,61-0,84). A identificação de uma resposta contrátil local por palpação manual não era confiável nesse músculo. Quando presente, no entanto, uma resposta contrátil local é um forte achado confirmatório e é especialmente valiosa quando se realiza um agulhamento terapêutico no PG. Um estudo mais recente encontrou uma confiabilidade intraexaminador de moderada a alta (ICC variando de 0,62 a 0,81) para o diagnóstico de PGs no músculo trapézio superior com um limite de concordância em torno de 26 mm.[60] Nenhum estudo de confiabilidade foi realizado nas porções média e inferior do músculo trapézio.

Trapézio superior (parte ascendente)

Embora nenhuma localização exata dos PGs possa ser considerada quando os clínicos examinam o músculo trapézio superior, um estudo recente em cadáveres demonstrou que alguns locais podem ser mais suscetíveis ao desenvolvimento de PG, porque essas são as áreas onde o nervo espinal acessório inerva o músculo.[61]

Para o exame clínico das fibras anteriores e mais verticais do músculo trapézio superior, o paciente deve estar posicionado em decúbito dorsal ou, possivelmente, em decúbito ventral. Decúbito dorsal é a posição preferida, porque o músculo trapézio superior se encontra mais relaxado. A parte superior do músculo trapézio é colocada em folga moderada, trazendo a orelha ligeiramente em direção ao ombro ipsilateral. Com uma palpação em forma de pinça, toda a massa da margem livre do músculo trapézio superior é afastada do músculo supraespinal subjacente e do ápice do pulmão (Figura 6-8A e B). Em seguida, um rolamento firme é realizado com o músculo entre os dedos e o polegar para palpar as bandas tensionadas. Com essa palpação tipo pinça, uma resposta de contração local pode ser facilmente provocada com a palpação instantânea e o dedilhamento da banda tensionada. De fato,

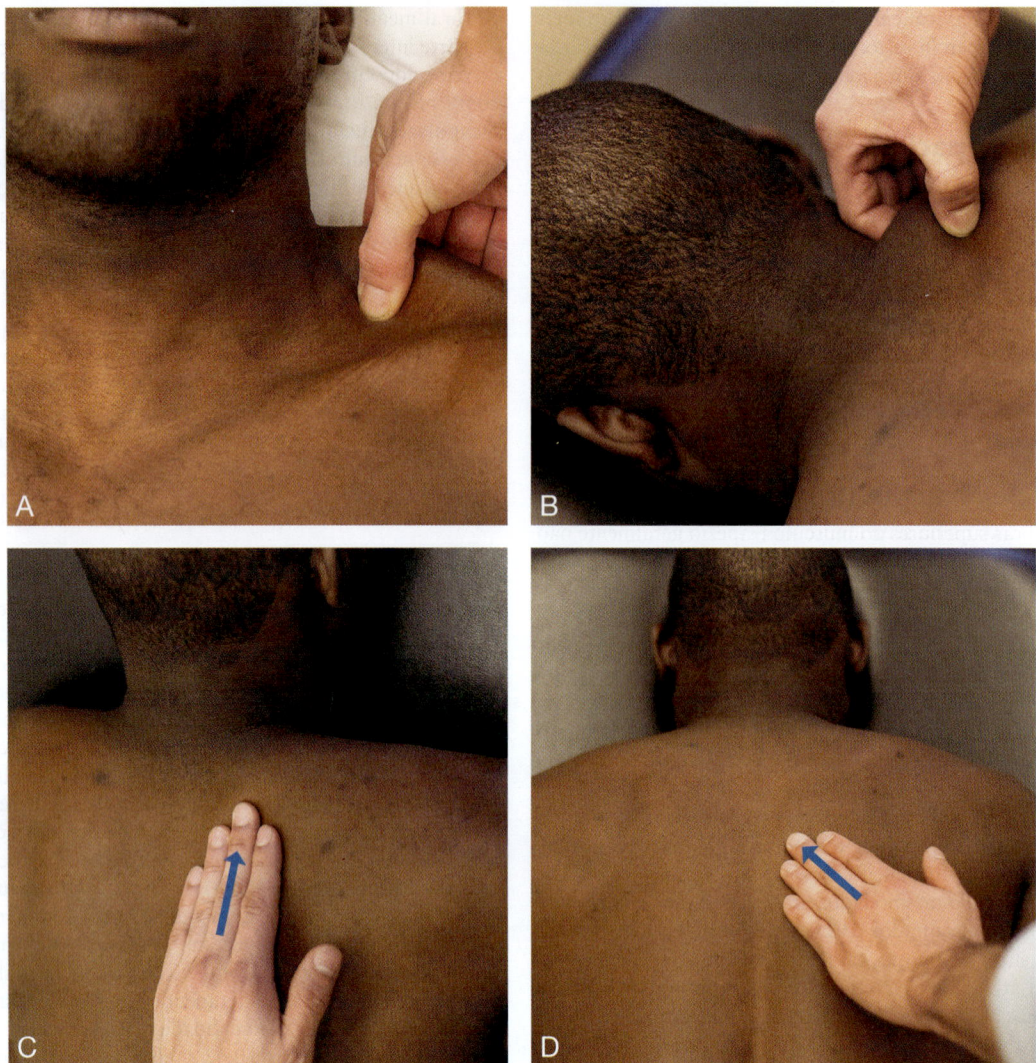

Figura 6-8 Posicionamento do paciente e técnica para o exame de PG no músculo trapézio. (A) Palpação tipo pinça para PG no músculo trapézio superior esquerdo, paciente em decúbito dorsal. (B) Palpação tipo pinça para PG no músculo trapézio superior direito, paciente em decúbito ventral. (C) Palpação plana para PG na porção média do músculo trapézio médio direito, paciente em decúbito ventral. (D) Palpação plana para PG no músculo trapézio inferior direito, paciente em decúbito ventral.

a resposta de contração local pode ser facilmente observada pelo clínico. Depois de identificar a banda tensionada, essas fibras devem ser procuradas em busca de um local que provoque dor local e referida para o pescoço ou a cabeça.

Para o exame clínico das fibras posteriores e horizontais do músculo trapézio superior, o paciente é posicionado em decúbito ventral (imagem não mostrada). Os PGs são identificados por uma técnica de pinça semelhante às das fibras anteriores. Pacientes com tecido mais firme requerem uma palpação tipo pinça.

Trapézio médio (parte transversa)

O posicionamento em decúbito ventral é uma opção para o exame da parte média do músculo trapézio (Figura 6-8C). Alternativamente, o paciente pode sentar-se com os braços cruzados na frente do corpo para abduzir a escápula e flexionar a coluna torácica. Palpação plana identifica as bandas tensionadas no músculo, ro-

lando-as contra as costelas subjacentes. As bandas tensionadas geralmente exibem respostas visíveis de contração local à palpação instantânea do PG. Uma maneira preferida de palpar o músculo é com o paciente posicionado em decúbito ventral. Nessa posição, o músculo fica mais relaxado. Pesquisas demonstram que a posição sentada em comparação à posição em decúbito ventral influencia a rigidez do músculo.[62] Na posição em decúbito ventral, o músculo pode ser palpado em uma palpação tipo pinça com uma palpação plana semelhante à posição sentada. O tipo de palpação seria determinado, em parte, por qual parte do músculo está sendo avaliada e a espessura do músculo do paciente.

Existem três áreas comuns em que os PGs podem ser encontrados no músculo trapézio médio. Essas áreas foram recentemente analisadas por um estudo com cadáveres reportando que esses são os mesmos locais onde o nervo espinal acessório inerva o músculo.[61] A primeira área é de cerca de 1 cm medial à inserção escapular do músculo levantador da escápula (Figura 6-8C). A segunda área está na região de inserção lateral do trapézio médio (Figura 6-6, lado esquerdo). Uma palpação plana é necessária nessa área. A terceira área é sobre a região média do músculo trapézio médio (Figura 6-6, lado direito), que pode ser palpado com uma palpação plana ou palpação tipo pinça.

Trapézio inferior (parte descendente)

O paciente é posicionado em decúbito ventral para o exame do músculo trapézio inferior (Figura 6-8D). Alternativamente, o paciente pode se sentar com os braços cruzados na frente do corpo. Segundo Simons e colaboradores,[6] essa posição ocupa a folga do tecido, impedindo que o PG dentro da banda tensionada não seja observado. A palpação plana é realizada por meio do músculo. A maneira preferida de palpar o músculo é em decúbito ventral. Nessa posição, o músculo fica mais relaxado. Pesquisas demonstram que a posição sentada em comparação à posição de decúbito ventral influencia a rigidez do músculo.[62] Na posição em decúbito ventral, o músculo pode ser palpado em uma palpação de pinça ou com uma palpação plana semelhante à posição sentada. Em qualquer uma das posições, os PGs devem ser examinados em todo o músculo.

Existem duas áreas comuns em que os PGs podem ser encontrados no músculo trapézio médio. Essas áreas foram recentemente analisadas por um estudo com cadáveres que mostrou que esses são mesmos locais onde o nervo espinal acessório inerva o músculo.[61] A primeira área é próxima de onde as fibras cruzam a borda medial da escápula, ou, eventualmente, no ou abaixo do nível do ângulo inferior da escápula (Figura 6-5, lado direito). A segunda é próxima à junção musculotendínea lateral, onde o músculo trapézio inferior se insere à tuberosidade do músculo deltoide da espinha da escápula (Figura 6-5, lado esquerdo). Nesse ponto, observou-se que os PGs parecem bandas mais grossas dentro do tecido.

4. DIAGNÓSTICO DIFERENCIAL
4.1. Ativação e perpetuação de pontos-gatilho

Qualquer postura ou atividade que ativa um PG, se não for corrigida, também pode perpetuá-lo. Em qualquer parte do músculo trapézio, os PGs podem ser ativados por uma carga excêntrica (à qual o paciente não esteja habituado), exercício excêntrico em um músculo não condicionado ou carga concêntrica máxima ou submáxima (Gerwin e colaboradores, 2004). PGs também podem ser ativados ou agravados quando o músculo é colocado em uma posição encurtada e/ou alongada por um longo período. Além disso, um trauma repentino, como uma lesão em chicote (*whiplash*) em um acidente de automóvel,[13,64] queda de um cavalo ou queda de degraus, também pode causar a formação de PGs.

Trapézio superior (parte ascendente)

A função do trapézio superior na estabilização da coluna cervical é comumente sobrecarregada pela inclinação do eixo do cíngulo do membro superior, devido a uma discrepância no comprimento dos membros inferiores ou hemipelve pequena (assimetria corporal). A assimetria do membro inferior inclina a pelve lateralmente, o que curva a coluna em uma curva escoliótica funcional e, por sua vez, inclina os ombros, causando desequilíbrio. O músculo trapézio superior deve trabalhar constantemente para manter a cabeça e o pescoço verticais e os olhos nivelados.

A função antigravitária, que normalmente é mínima, do músculo trapézio superior é sobrecarregada por qualquer posição ou atividade na qual o músculo ajuda a carregar o peso do membro superior por um período prolongado: usando o telefone ou sentada sem apoio de braço, particularmente quando os membros superiores são mais curtos de forma congênita; segurando os membros superiores elevados para alcançar um teclado alto ou uma prancheta alta; ou trabalhando com material de costura no colo com os cotovelos sem apoio. De fato, a mialgia do trapézio é geralmente considerada um distúrbio relacionado ao trabalho.[11,65-67]

O músculo trapézio superior pode ser tensionado por um óbvio trauma grosseiro agudo, mas mais frequentemente é tensionado a partir de uma lesão crônica devido à sobrecarga ou a microtraumas que podem não ser tão óbvios. Essas lesões podem ser causadas por roupas e acessórios, por pressão de alças de sutiã apertadas e estreitas que sustentam seios grandes, pela alça de ombro de uma bolsa pesada, por uma mochila pesada ou por um casaco pesado. Esse tensionamento também pode ser provocado por uma carga mantida na elevação habitual dos ombros, como uma expressão de ansiedade ou outro sofrimento emocional, durante longos telefonemas, ao tocar violino, ou pela rotação cervical para um lado em uma posição mantida (mantendo a cabeça rotacionada para conversar com uma pessoa sentada ao lado, ou dormindo em decúbito ventral com a cabeça rodada de forma extrema).

A sobrecarga ocupacional está recebendo cada vez mais atenção; no entanto, a importante contribuição dos PGs como uma das principais causas da dor ainda não é normalmente reconhecida. Em um estudo prospectivo com trabalhadores,[65] os autores registraram a atividade eletromiográfica das fibras superiores (acromiais) do músculo trapézio médio realizando tarefas repetitivas. Elevados intervalos de atividades eletromiográficas estáticas e médias de pelo menos 0,6 segundos de duração se correlacionaram significativamente com futuros relatos de dores na cervical e no ombro. PGs não foram examinados nesses sujeitos, mas uma sobrecarga crônica como essa, sem períodos adequados de alívio, ativa os PGs. Um estudo prospectivo similar conduzido por um ano com 30 mulheres empacotadoras que faziam trabalho leve repetitivo[66] revelou que dentro de 1 ano, 17 das 30 participantes desenvolveram mialgia do trapézio relacionada ao trabalho suficiente para serem classificadas como pacientes, com um tempo médio de início de 26 semanas. Os autores não abordaram a causa da dor, que provavelmente foi PGs em muitas dessas pacientes. Um estudo mais recente de Hoyle e colaboradores[68] reportou que os PGs desenvolvem-se em indivíduos após 1 hora de digitação, independentemente do alto ou baixo estresse visual e postural colocado em cada indivíduo.

Outros fatores podem ativar os PGs do trapézio superior. Braços posicionados muito *altos* empurram a escápula para cima e encurtam o trapézio superior por longos períodos. A função acessória do músculo de rotação cervical pode ser usada em excesso, e o músculo pode ser sobrecarregado pelo movimento rápido e repetitivo de tirar os cabelos longos dos olhos com movimentos de rotação cervical bruscos.

Os PGs de trapézio superior também podem ser ativados, permanecendo como sequela da dor cervical de origem radicular.[69]

Trapézio médio (parte transversa)

Esta parte do músculo pode ser sobrecarregada excentricamente com exercícios de remada alta,[70] portanto, deve-se ter cautela ao realizar esse exercício e a quantidade de peso utilizado. As fibras do músculo trapézio médio também ficam sobrecarregadas quando o membro superior é elevado superior e anteriormente por um longo tempo, isto é, atividades de alcance prolongado ou quando o motorista de um carro segura as mãos em cima do volante. A permanência nessa posição sobrecarrega as fibras do músculo peitoral maior, que são propensas a desenvolver PG, o que aumenta sua tensão. Os PGs nos músculos antagonistas são conhecidos por contribuir para um desequilíbrio na ativação muscular e para o controle de movimentos sutis.[54] Portanto, os PGs em ambos os músculos precisam ser considerados quando um deles está comprometido. Além disso, os PGs no músculo peitoral maior podem contribuir para o encurtamento do músculo. Isso mantém o úmero em rotação medial e adução, o que provoca o afastamento da escápula da coluna.[48] Consequentemente, as fibras do trapézio médio podem ser alongadas e fracas, contribuindo para o desenvolvimento de PG e dor associada.

Trapézio inferior (parte descendente)

As fibras inferiores são tensionadas durante a flexão prolongada e o movimento com os membros superiores de alcançar algo anteriormente em uma posição sentada (como para alcançar a escrivaninha quando os joelhos não têm espaço suficiente), e ao apoiar o queixo na mão, enquanto apoia o cotovelo na frente do peito quando a cadeira não possui braços para sustentá-los. Um aumento da hipercifose torácica combinado com uma postura de ombro protraída também é um bom fator de desenvolvimento e perpetuação de PG na parte inferior do músculo trapézio.

4.2. Pontos-gatilho associados

Tem sido demonstrado que podem se desenvolver PGs associados nas áreas de dor referida causadas pelos PGs.[71] Portanto, músculos nas áreas de dor referida de cada músculo acometido também devem ser examinados. Na presença de PG na parte superior do músculo trapézio, é provável que PGs associados se desenvolvam nos músculos levantador da escápula, esternocleidomastóideo e trapézio contralateral, assim como nos músculos supraespinal e romboide ipsilaterais. Os PGs associados também podem aparecer nos músculos temporais e occipitais, que se encontram dentro das zonas de dor referida pelos PGs no músculo trapézio superior. Hong[72] identificou um número de PGs associados que foram desativados a partir da desativação dos PGs no músculo trapézio superior. Os PGs associados apareceram nos músculos temporal, masseter, esplênio, semiespinal, levantador da escápula e romboide menor.

Quando o músculo trapézio médio está envolvida, os PGs associados podem se desenvolver nos músculos romboides, serrátil posterior superior, paravertebrais torácicos nos níveis de T1-T6 e nos supraespinais. Fora das áreas de dor referida, outros músculos que também poderiam estar envolvidos incluem os músculos antagonistas peitoral maior e peitoral menor.

PGs na parte inferior do músculo trapézio são propensos a induzir PGs associados nos músculos trapézio superior, supraespinal e, às vezes, no levantador da escápula e nos músculos cervicais posteriores. Por essa razão, deve-se verificar rotineiramente PGs no músculo trapézio inferior, em especial quando os PGs do trapézio superior respondem mal ao tratamento.[42] No entanto, lembre-se de que um PG no músculo trapézio inferior pode ser também um PG associado de um PG no músculo latíssimo do dorso.

4.3. Patologias associadas

A dor miofascial no músculo trapézio é altamente prevalente e pode ser uma comorbidade de várias condições clínicas subjacentes. Pacientes com dor crônica generalizada que inclua múltiplos comprometimentos regionais devem ser examinados clinicamente para o diagnóstico de fibromialgia, uma vez que esses pacientes exibem um número maior de PGs nesse músculo.[73]

Trapézio superior (parte ascendente)

Os PGs na parte superior do músculo trapézio estão associados a condições clínicas como dor cervical, distúrbios de dor da articulação temporomandibular ou dores de cabeça. A dor no ombro também tem sido associada a uma alta prevalência de PGs no músculo trapézio superior.[74] Uma causa comum de PG do músculo trapézio superior (e de outros músculos) é o impacto devido a uma lesão por uma lesão em chicote (*whiplash*).[13,64] Além disso, a dor proveniente de PGs nos músculos trapézio superior e esplênio da cabeça pode confundir ao simular a neuralgia occipital, porque o nervo occipital maior cruza esses músculos.[75]

Os sintomas causados pelos PGs do trapézio superior podem estar intimamente associados ou ser confusamente similares a disfunções somáticas ou articulares de C2 a C4. Comumente, uma ou mais dessas disfunções articulares restritivas e os PGs do trapézio superior coexistem, e ambas devem ser tratadas. De fato, Fernández de las Peñas e colaboradores[76] encontraram uma associação clínica entre a presença de PG no músculo trapézio superior e disfunções da articulação intervertebral nos níveis C3-C4.

A hipermobilidade do segmento C4 tem sido clinicamente associada à disfunção do músculo trapézio superior. O estresse articular que causa dor referida pode envolver o músculo trapézio superior secundariamente, e esse músculo muitas vezes se torna hiperirritável e consequentemente desenvolve PGs. Uma dor originada no músculo trapézio superior pode ser diferenciada da dor de origem articular ao testar se é dolorosa a inclinação lateral da coluna cervical e, então, (1) apoiar passivamente o membro superior do paciente e realizar a flexão lateral da coluna cervical novamente; se a dor reduzir claramente ou for eliminada, o problema pode estar no músculo trapézio; e (2) aplicar uma pressão para baixo no ombro (como no alongamento do músculo trapézio superior); se houver um aumento na dor, o músculo trapézio superior pode ser a origem do problema. Se *nenhum* desses testes alterar a dor, as articulações cervicais (talvez C4) podem ser o problema. Além disso, diferentes testes manuais de mobilidade articular são geralmente aplicados nesses casos.

O envolvimento de PGs nos músculos trapézio superior, esplênio da cabeça e do pescoço, levantador da escápula e esternocleidomastóideo deve ser distinguido do torcicolo espasmódico (distonia cervical), que é uma condição neurológica caracterizada por movimentos distônicos involuntários da cabeça[77,78] que podem ser genéticos, adquiridos ou idiopáticos.[79] Os músculos mais comumente envolvidos nessa condição incluem o esternocleidomastóideo, o trapézio, os escalenos e a platisma,[80] tornando o diagnóstico diferencial dessa condição (*versus* PGs) essencial para garantir o tratamento adequado. Com o torcicolo espasmódico, pode haver hipertrofia dos músculos.[77] Em contrapartida, o aparente encurtamento de um músculo devido a um PG não causa hipertrofia nem movimentos involuntários da cabeça.

Trapézio médio (parte transversa)

As principais condições clínicas subjacentes relacionadas à disfunção da parte média do músculo trapézio estão relacionadas a alterações na curvatura torácica, como, por exemplo, escoliose ou hipercifose, osteoporose, tumores, fraturas, entre outras. A junção cervicotorácica é uma área vertebral transitória problemática que comumente desenvolve disfunções, principalmente de C6,

C7, T1 e, às vezes, T2. Comumente, essas disfunções estão associadas à adução da escápula e à elevação da primeira costela do mesmo lado.

Trapézio inferior (parte descendente)

Disfunções articulares associadas com dor interescapular e PGs no trapézio inferior[81] podem se estender de T4 a T12. Geralmente, há um segmento doloroso central perto de T6 ou T7, que é a principal disfunção estrutural que deve ser tratada junto com a desativação dos PGs. O nervo dorsal da escápula[82] e a coluna cervical[1,9,40,83] também devem ser considerados e avaliados em pacientes com dor interescapular.

5. AÇÕES CORRETIVAS

A correção da má postura (particularmente a postura protraída do ombro com anteriorização excessiva da cabeça) e a manutenção da boa postura são objetivos primários em qualquer abordagem de tratamento, tanto para o alívio inicial da dor como para o alívio duradouro. Consulte o Capítulo 72, Infiltração em pontos-gatilho e agulhamento a seco, para discussões sobre postura e mecânica corporal.

O músculo trapézio superior é geralmente reconhecida como propensa à hiperatividade e ao aumento da tensão, e os músculos trapézio médio e inferior tendem a ser exatamente o oposto, inibidos, fracos e sobrecarregados.[48] O autotratamento que depende principalmente do alongamento pode ser contraproducente nos músculos propensos à inibição e fraqueza e, portanto, não é recomendado. Assim, enfatizamos para as porções média e inferior do músculo trapézio a aplicação de massagem na banda tensionada, liberação miofascial (por pressão) dos PGs e outras técnicas, evitando com cuidado o alongamento excessivo. O uso de instrumentos de autoliberação miofascial de PGs pode ser útil para o tratamento desses músculos. Ações corretivas específicas para cada parte do músculo trapézio são descritas abaixo.

Trapézio superior (parte ascendente)

Pacientes com PGs no músculo trapézio superior não devem dormir em um travesseiro de espuma; sua elasticidade pode agravar os sintomas causados pelo PG. O estresse antigravitacional no músculo trapézio superior em indivíduos com proporções normais é corrigido pela escolha de cadeiras com apoios de braço na altura correta para fornecer apoio ao cotovelo ou pelo aumento da altura dos apoios de braços, se eles forem projetados com uma altura inadequada. Cada pessoa sentada se beneficia ao compreender a distinção entre cadeiras com ajuste adequado e cadeiras que reforçam a má postura, o que pode irritar os músculos.[85]

Pacientes intensamente preocupados com a atividade que estão realizando são suscetíveis a perder a noção do tempo e manter uma postura indesejável. Isso pode acontecer quando você está ocupado em um computador ou se inclinando sobre uma mesa por um período prolongado enquanto escreve. Foi demonstrado que os PGs podem se desenvolver a partir de uma atividade de digitação durante 1 hora.[68] Esses indivíduos podem aliviar a tensão muscular a cada 20 ou 30 minutos, sem interromper a linha de raciocínio, estabelecendo tempos de intervalo e colocando algum tipo de despertador com *timer* em um local distante da escrivaninha. Assim, eles devem se levantar e podem realizar algum alongamento enquanto caminham para desligar a o despertador e reiniciar o *timer*. Aplicativos para download da internet podem ser configurados em um computador, bem como para lembretes de pausas.

Os músculos são mais tolerantes à atividade prolongada se tiverem intervalos curtos e frequentes, permitindo o relaxamento adequado. Algumas séries de movimentos ativos tornam essas pausas mais eficazes. No caso do músculo trapézio superior, isso pode ser obtido ao rodar os ombros lentamente em um círculo completo várias vezes, primeiro em uma direção e depois na outra.

Para trabalhadores de escritório, uma fonte comum de estresse para o músculo trapézio superior é o posicionamento do teclado mais alto, de forma que os ombros ficam mantidos em uma posição elevada demais. Baixar a altura do teclado elimina a atividade eletromiográfica excessiva do músculo trapézio superior.[86] O teclado deve ser colocado em uma altura apropriada. Se a altura do teclado estiver ajustada adequadamente, mas o indivíduo se inclinar para a frente, para longe do encosto, o trapézio superior também pode ficar sobrecarregado (consulte o Capítulo 76, Considerações posturais). Inclinar-se contra o encosto de uma cadeira de forma que ela suporte a escápula pode proporcionar muito alívio. O indivíduo deve se inclinar para trás e permitir que os ombros relaxem e deslizem para baixo para que o encosto os suportem bem. Na maioria das cadeiras, uma pequena almofada para apoio lombar facilita a boa postura. Se a modificação da postura sentada for insuficiente, usar uma mesa com altura ajustável é uma alternativa. Consulte o Capítulo 76, Considerações posturais, para sugestões adicionais sobre ergonomia e correção de má postura.

Para pacientes que têm longas conversas por telefone ou celular, um aparelho com fones de ouvido alivia os músculos cervicais e os dos membros superiores da tensão de segurar o telefone de forma mantida. Ao conversar com alguém, o paciente deve virar a cadeira para a outra pessoa ou virar todo o corpo, e não apenas a cabeça.

É melhor tentar evitar dormir de bruços quando a parte superior do músculo trapézio apresenta PGs. Se alguém dorme de bruços, um travesseiro colocado sob o ombro e o peito, no mesmo lado em que o rosto está virado, ajuda a reduzir a rotação cervical. Uma posição em semidecúbito ventral, obtida a partir da flexão do joelho e do quadril do lado para o qual o rosto é virado, também ajuda a rodar apenas parcialmente o tronco.

A pressão indesejada no músculo trapézio provocada por uma cinta de sutiã fina e justa deve ser aliviada usando uma cinta de sutiã mais larga e não elástica e/ou colocando um protetor macio sob a cinta para distribuir melhor a pressão. Deslizar a alça lateralmente, de forma que se apoie no acrômio, alivia a pressão neste músculo. Um sutiã profissional pode ser indicado se os PGs no músculo trapézio superior forem resistentes ao tratamento. Um sutiã sem alças que se contrai com muita força em torno das costelas pode causar uma pressão capaz de ativar PGs nos músculos latíssimo do dorso, serrátil anterior ou serrátil posterior inferior.

Apoiar e/ou descarregar o músculo trapézio superior durante as atividades sentadas pode ser benéfico para diminuir a atividade do PG (Figura 6-9). Um estudo recente também demonstrou que a bandagem com ou sem tensão, aplicada na parte superior do músculo trapézio, reduz sua atividade durante uma tarefa de digitação.[87]

Trapézio médio (parte descendente)

Quando o braço deve ser mantido em frente ao corpo por longos períodos, alguma forma de suporte para o cotovelo deve ser planejada. O exercício do trapézio médio (Figura 6-10) é adaptado para manter a amplitude de movimento ativa total nos músculos trapézio médio e inferior. O paciente é instruído a deitar-se de costas no chão. Para reduzir a tensão na parte inferior das costas, os joelhos devem estar flexionados para que os pés fiquem bem

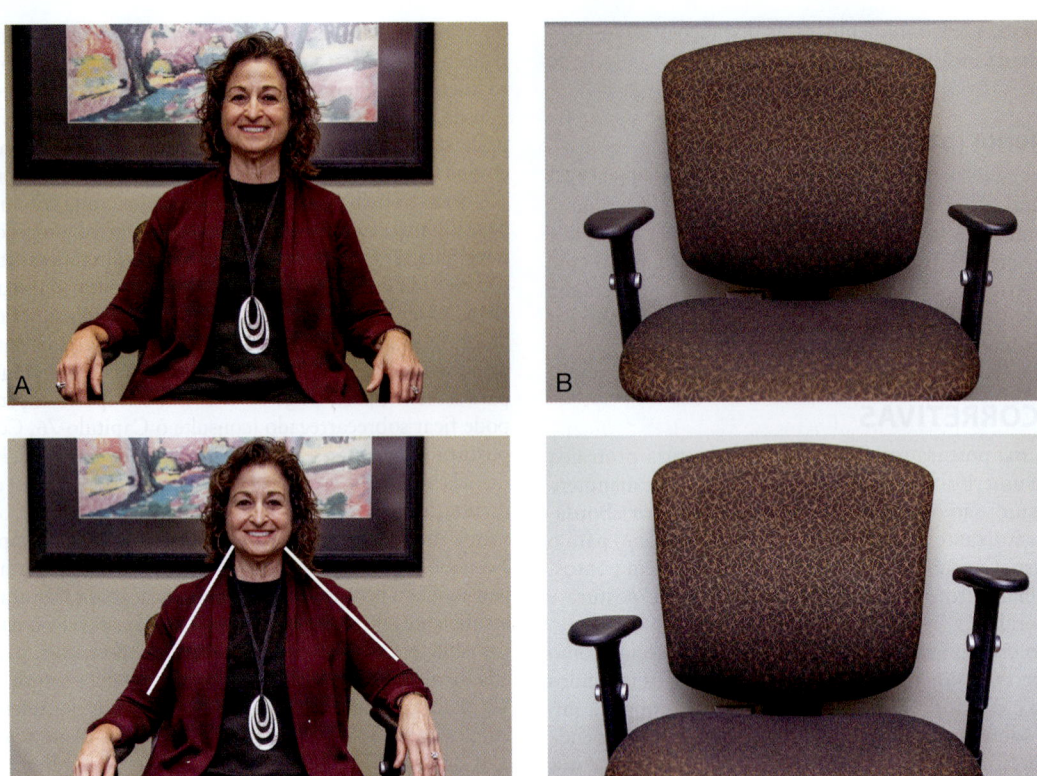

Figura 6-9 Soluções ergonômicas para o músculo trapézio superior. (A) Apoio eficaz dos antebraços com suportes de uma cadeira de escritório. (B) Cadeira de escritório com suportes de antebraços ajustáveis a uma altura adequada para apoiar os membros superiores durante tarefas de escritório. (C) Diminuição da carga do membro superior esquerdo elevando a altura do suporte esquerdo. (D) Cadeira de escritório com o suporte do membro superior esquerdo elevado para diminuir a carga sobre o músculo trapézio superior esquerdo.

apoiados no chão. Os músculos do *core* também devem ser ativados para evitar o arqueamento das costas enquanto os braços se movem. Coloque os cotovelos, os antebraços e as palmas das mãos juntas na frente do abdome (Figura 6-10A). Mantenha os cotovelos bem juntos durante o maior tempo possível enquanto levanta os antebraços sobre o rosto (Figura 6-10B). Em seguida, deixe os antebraços caírem, passando pelas orelhas, até o chão (Figura 6-10C). Mantendo a parte dorsal dos cotovelos e punhos em contato com o chão, deslize os braços contra os lados do corpo (Figura 6-10D e E). Pare e relaxe, enquanto realiza várias respirações lentas e profundas. Repita o ciclo.

A importância de verificar a rigidez (e PGs) de ambos os músculos peitorais não pode ser subestimada. Muito comumente, a fraqueza do trapézio médio e a sobrecarga em PGs são secundárias a outras causas. A menos que a tensão dos músculos torácicos que causam o problema seja efetivamente resolvida, o paciente continuará tendo problemas. As fibras dos músculos peitorais podem ser alongadas realizando o exercício de alongamento na

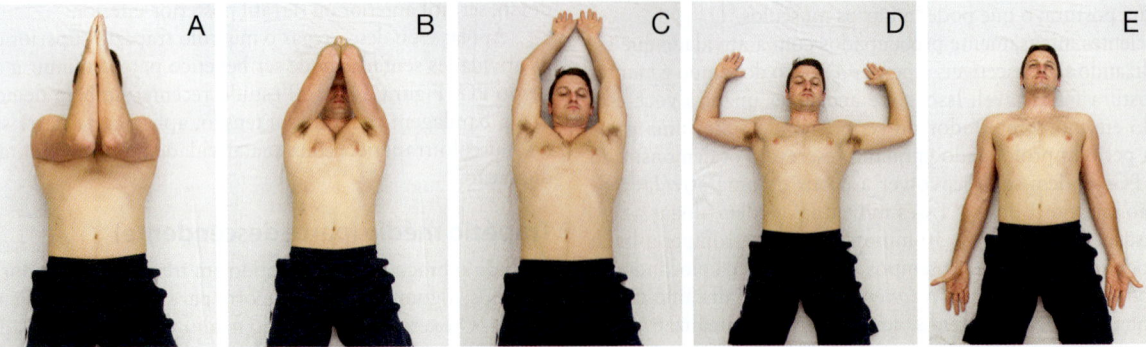

Figura 6-10 O exercício do trapézio médio ajuda a manter a amplitude completa de movimento nas porções média e inferior do músculo trapézio, abduzindo e rodando a escápula. Os movimentos progridem de (A) até (E). Quando concluído, o paciente faz uma pausa, respira profundamente para relaxar e repete a sequência.

porta (ver Figura 49-10, no Capítulo 49, Músculos abdominais). A posição intermediária da mão nesse exercício alonga especificamente a parte esternal do músculo peitoral maior, que se opõe mais diretamente ao músculo trapézio médio. Uma alternativa ao exercício de alongamento na porta é deitar-se em um rolo de espuma (*foam roller*) posicionado em decúbito ventral com os braços elevados em diferentes posições (ver Figura 42-11). Para tratar os PGs do músculo peitoral, podem ser utilizados instrumentos de autoliberação miofascial do PG. Cada procedimento de liberação é seguido imediatamente por movimentos ativos ao longo de toda a amplitude disponível, além de calor úmido para a região tratada.

O músculo trapézio médio responde bem à liberação miofascial do PG tanto pelo terapeuta quanto pela autoliberação realizada pelo paciente, usando uma bola de tênis (Figura 6-11) ou outros tipos de instrumentos de autoliberação. Cada procedimento de liberação é seguido imediatamente por movimentos ativos ao longo de toda a amplitude disponível, além de calor úmido para a região tratada.

Trapézio inferior (parte descendente)

A postura adequada na estação de trabalho pode reduzir os sintomas decorrentes de PGs no músculo trapézio inferior. Cada paciente deve organizar um espaço de trabalho, de modo a fornecer um espaço adequado para os joelhos sob a mesa ou escrivaninha. A cadeira deve ser posicionada perto o suficiente da mesa de trabalho para que o paciente possa recostar-se firmemente no encosto; ambos os cotovelos devem repousar sobre a mesa ou em suportes de antebraços com aproximadamente a mesma altura que a superfície da mesa. O exercício do trapézio médio (Figura 6-10) também é útil para ser realizado em casa para manter a amplitude de movimento total no músculo trapézio inferior.

A parte inferior do músculo trapézio é frequentemente a chave para o sucesso do tratamento do trapézio superior, do levantador da escápula e de alguns músculos extensores cervicais; esses músculos encontram-se na zona de dor referida do músculo trapézio inferior e podem desenvolver PGs satélites para o trapézio inferior. O próprio músculo trapézio inferior (e, consequentemente, os músculos mencionados) pode desenvolver dor e PG em decorrência da tensão dos PGs nos músculos antagonistas peitoral maior (consulte o Capítulo 42, Músculos peitoral maior e subclávio) e peitoral menor (consulte o Capítulo 43, Músculo esternal). Quando os músculos peitorais estão envolvidos, seu comprimento completo de repouso normal deve ser restaurado para que o músculo trapézio inferior seja aliviada da sobrecarga. As fibras peitorais podem ser esticadas realizando o exercício de alongamento na porta (ver Figura 42-10) ou deitado em decúbito dorsal em um rolo de espuma (*foam roller*) (ver Figura 42-11). Para tratar os PGs dos músculos peitorais, podem ser usados instrumentos de pressão de autoliberação. Cada procedimento de liberação é seguido imediatamente por movimentos ativos ao longo de toda a amplitude disponível para a região tratada.

Como o músculo trapézio inferior é frequentemente fraca, o objetivo não é exclusivamente alongar, mas sim liberar a tensão na banda tensionada. Com esse objetivo, o paciente pode aplicar uma pressão por meio de autoliberação ao deitar em uma bola de tênis posicionada para pressionar os PGs. Outros tipos de instrumentos de pressão de autoliberação também podem ser usados para aplicar pressão nos PGs (Figura 6-12). Cada procedimento de liberação é seguido imediatamente por movimentos ativos ao longo de toda a amplitude disponível, além de calor úmido para a região tratada.

A realização de um movimento de inclinação posterior da escápula (Figura 6-13) somado ao alongamento do peitoral menor também se mostrou eficaz para melhorar a ativação do músculo trapézio inferior.[57]

Ao usar uma bolsa de calor úmido ou bolsa quente para aliviar a dor referida pelos PG nas fibras inferiores do músculo trapézio, o paciente deve aplicar o calor na região intermediária das costas onde os PG estão localizados, e não apenas na região supraescapular e cervical onde a dor é percebida. O paciente nunca deve deitar-se na bolsa; a bolsa deve ser colocada na parte de trás enquanto o paciente é deitado em posição de semidecúbito ventral.

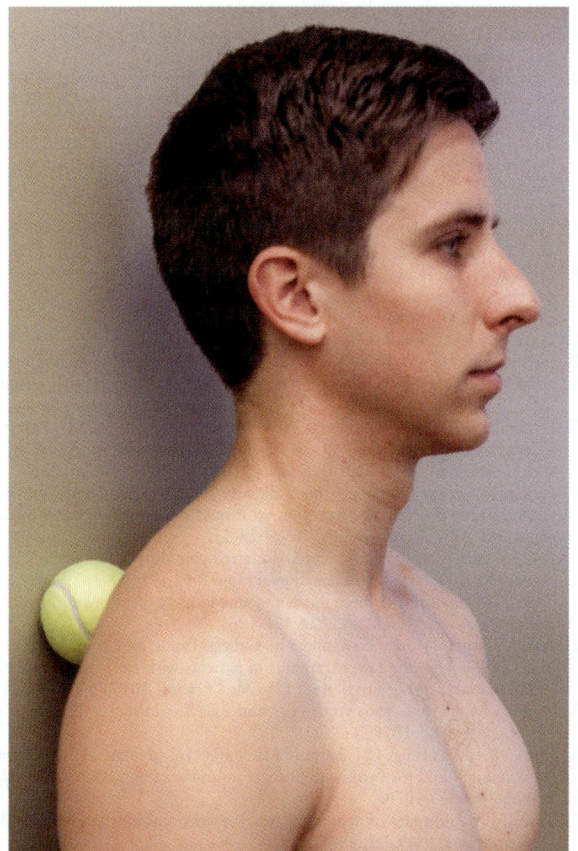

Figura 6-11 Autoliberação miofascial em PG no músculo trapézio médio com uma bola de tênis.

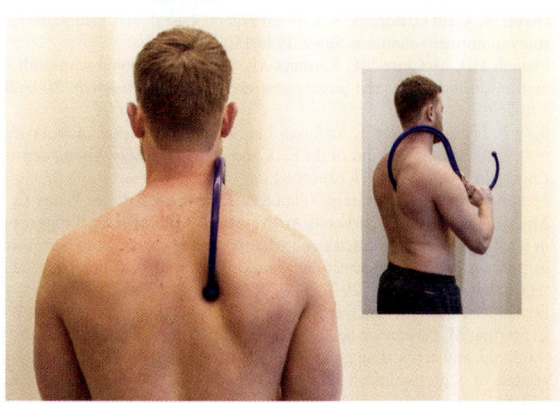

Figura 6-12 Autoliberação miofascial em PG no músculo trapézio inferior com um instrumento de liberação de PG.

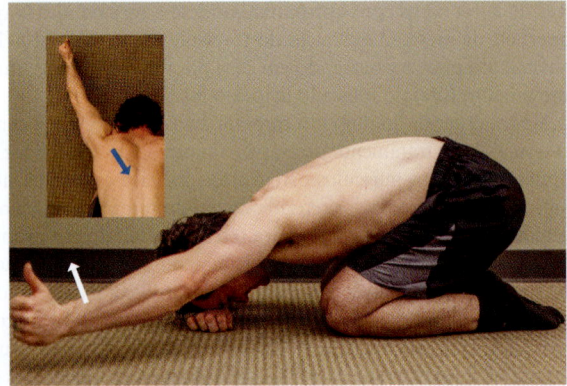

Figura 6-13 Inclinação posterior escapular. O paciente começa na posição de quatro apoios e recua lentamente para se sentar nos calcanhares. Com o membro superior elevado a aproximadamente 145°, o cotovelo estendido e o polegar voltado para cima, o membro superior é elevado ativamente até atingir o nível da orelha. A posição é mantida por 5 segundos antes de abaixar o membro superior novamente à posição inicial.

As mulheres devem considerar o uso de um sutiã com tiras cruzadas, em vez de tiras paralelas, já que esse tipo de tiras demonstrou melhorar a atividade do músculo trapézio inferior e reduzir a atividade do músculo trapézio superior.[88]

Referências

1. Cooper G, Bailey B, Bogduk N. Cervical zygapophysial joint pain maps. *Pain Med.* 2007;8(4):344-353.
2. Johnson G, Bogduk N, Nowitzke A, House D. Anatomy and actions of the trapezius muscle. *Clin Biomech.* 1994;9:44-50.
3. de Freitas V, Vitti M. Electromyographic study of the trapezius (middle portion) and rhomboideus major muscles in free circumduction and pendular movements of the arm. *Anat Anz.* 1981;149(3):265-269.
4. Bovim G, Bonamico L, Fredriksen TA, Lindboe CF, Stolt-Nielsen A, Sjaastad O. Topographic variations in the peripheral course of the greater occipital nerve. Autopsy study with clinical correlations. *Spine.* 1991;16(4):475-478.
5. De Mey K, Cagnie B, Danneels LA, Cools AM, Van de Velde A. Trapezius muscle timing during selected shoulder rehabilitation exercises. *J Orthop Sports Phys Ther.* 2009;39(10):743-752.
6. Simons DG, Travell J, Simons L. *Travell & Simon's Myofascial Pain and Dysfunction: The Trigger Point Manual.* Vol 1. 2nd ed. Baltimore, MD: Williams & Wilkins; 1999.
7. Doraisamy MA, Anshul. Effect of latent myofascial trigger points on strength measurements of the upper trapezius: a case-controlled trial. *Physiother Can.* 2011;63(4):405-409.
8. Caliot P, Bousquet V, Midy D, Cabanie P. A contribution to the study of the accessory nerve: surgical implications. *Surg Radiol Anat.* 1989;11(1):11-15.
9. Dwyer A, Aprill C, Bogduk N. Cervical zygapophyseal joint pain patterns. I: A study in normal volunteers. *Spine.* 1990;15(6):453-457.
10. Ebaugh DD, McClure PW, Karduna AR. Three-dimensional scapulothoracic motion during active and passive arm elevation. *Clin Biomech.* 2005;20(7):700-709.
11. Feng B, Liang Q, Wang Y, Andersen LL, Szeto G. Prevalence of work-related musculoskeletal symptoms of the neck and upper extremity among dentists in China. *BMJ Open.* 2014;4(12):e006451.
12. Fernandez-Lao C, Cantarero-Villanueva I, Fernández de las Peñas C, Del-Moral-Avila R, Arendt-Nielsen L, Arroyo-Morales M. Myofascial trigger points in neck and shoulder muscles and widespread pressure pain hypersensitivtiy in patients with postmastectomy pain: evidence of peripheral and central sensitization. *Clin J Pain.* 2010;26(9):798-806.
13. Fernandez-Perez AM, Villaverde-Gutierrez C, Mora-Sanchez A, Alonso-Blanco C, Sterling M, Fernández de las Peñas C. Muscle trigger points, pressure pain threshold, and cervical range of motion in patients with high level of disability related to acute whiplash injury. *J Orthop Sports Phys Ther.* 2012;42(7):634-641.
14. Ge HY, Monterde S, Graven-Nielsen T, Arendt-Nielsen L. Latent myofascial trigger points are associated with an increased intramuscular electromyographic activity during synergistic muscle activation. *J Pain.* 2014;15(2):181-187.
15. Gerber LH, Shah J, Rosenberger W, et al. Dry needling alters trigger points in the upper trapezius muscle and reduces pain in subjects with chronic myofascial pain. *PM & R.* 2015;7(7):711-718.
16. Glenn JA, Yen TW, Fareau GG, Carr AA, Evans DB, Wang TS. Institutional experience with lateral neck dissections for thyroid cancer. *Surgery.* 2015;158(4):972-978; discussion 978-980.
17. Brennan PA, St J Blythe J, Alam P, Green B, Parry D. Division of the spinal accessory nerve in the anterior triangle: a prospective clinical study. *Br J Oral Maxillofac Surg.* 2015;53(7):633-636.
18. Pu YM, Tang EY, Yang XD. Trapezius muscle innervation from the spinal accessory nerve and branches of the cervical plexus. *Int J Oral Maxillofac Surg.* 2008;37(6):567-572.
19. Kim JH, Choi KY, Lee KH, Lee DJ, Park BJ, Rho YS. Motor innervation of the trapezius muscle: Intraoperative motor conduction study during neck dissection. *ORL J Otorhinolaryngol Relat Spec.* 2014;76(1):8-12.
20. Orhan KS, Demirel T, Baslo B, et al. Spinal accessory nerve function after neck dissections. *J Laryngol Otol.* 2007;121(1):44-48.
21. Gun K, Uludag M, Delil S, et al. Spinal accessory nerve injury: eight cases and review of the literature. *Clin Ter.* 2014;165(4):211-216.
22. Cesmebasi A, Spinner RJ. An anatomic-based approach to the iatrogenic spinal accessory nerve injury in the posterior cervical triangle: how to avoid and treat it. *Clin Anat.* 2015;28(6):761-766.
23. Park SH, Esquenazi Y, Kline DG, Kim DH. Surgical outcomes of 156 spinal accessory nerve injuries caused by lymph node biopsy procedures. *J Neurosurg Spine.* 2015;23(4):518-525.
24. Standring S. *Gray's Anatomy: The Anatomical Basis of Clinical Practice.* 41st ed. London, UK: Elsevier; 2015.
25. Guazzelli Filho J, Furlani J, De Freitas V. Electromyographic study of the trapezius muscle in free movements of the arm. *Electromyogr Clin Neurophysiol.* 1991;31(2):93-98.
26. Ito N. Electromyographic study of shoulder joint. *Nihon Seikeigeka Gakkai Zasshi.* 1980;54(11):1529-1540.
27. Hagberg M. Electromyographic signs of shoulder muscular fatigue in two elevated arm positions. *Am J Phys Med.* 1981;60(3):111-121.
28. Arlotta M, Lovasco G, McLean L. Selective recruitment of the lower fibers of the trapezius muscle. *J Electromyogr Kinesiol.* 2011;21(3):403-410.
29. Moore KL, Agur AMR, Dalley AF. *Clinically Oriented Anatomy.* Baltimore, MD: Lippincott Williams & Wilkins; 2014.
30. Kendall FP, McCreary EK. *Muscles: Testing and Function, with Posture and Pain.* Baltimore, MD: Lippincott Williams & Wilkins; 2005.
31. Pizzari T, Wickham J, Balster S, Ganderton C, Watson L. Modifying a shrug exercise can facilitate the upward rotator muscles of the scapula. *Clin Biomech.* 2014;29(2):201-205.
32. Mottram SL. Dynamic stability of the scapula. *Man Ther.* 1997;2(3):123-131.
33. Wadsworth DJ, Bullock-Saxton JE. Recruitment patterns of the scapular rotator muscles in freestyle swimmers with subacromial impingement. *Int J Sports Med.* 1997;18(8):618-624.
34. Kibler WB. The role of the scapula in athletic shoulder function. *Am J Sports Med.* 1998;26(2):325-337.
35. Cools AM, Witvrouw EE, Declercq GA, Danneels LA, Cambier DC. Scapular muscle recruitment patterns: trapezius muscle latency with and without impingement symptoms. *Am J Sports Med.* 2003;31(4):542-549.
36. Travell J. Mechanical headache. *Headache.* 1967;7(1):23-29.
37. Carlson CR, Okeson JP, Falace DA, Nitz AJ, Lindroth JE. Reduction of pain and EMG activity in the masseter region by trapezius trigger point injection. *Pain.* 1993;55(3):397-400.
38. Fernández de las Peñas C, Ge HY, Arendt-Nielsen L, Cuadrado ML, Pareja JA. Referred pain from trapezius muscle trigger points shares similar characteristics with chronic tension type headache. *Eur J Pain.* 2007;11(4):475-482.
39. Fernández de las Peñas C, Alonso-Blanco C, Miangolarra JC. Myofascial trigger points in subjects presenting with mechanical neck pain: a blinded, controlled study. *Man Ther.* 2007;12(1):29-33.
40. Fukui S, Ohseto K, Shiotani M, et al. Referred pain distribution of the cervical zygapophyseal joints and cervical dorsal rami. *Pain.* 1996;68(1):79-83.
41. Travell J. Symposium on mechanism and management of pain syndromes. *Proc Rudolf Virchow Med Soc.* 1957;16:126-136.
42. Pecos-Martin D, Montanez-Aguilera FJ, Gallego-Izquierdo T, et al. Effectiveness of dry needling on the lower trapezius in patients with mechanical neck pain: a randomized controlled trial. *Arch Phys Med Rehabil.* 2015;96(5):775-781.
43. Wyant GM. Chronic pain syndromes and their treatment. II. Trigger points. *Can Anaesth Soc J.* 1979;26(3):216-219.
44. Fernández de las Peñas C, Cuadrado ML, Pareja JA. Myofascial trigger points, neck mobility and forward head posture in unilateral migraine. *Cephalalgia.* 2006;26(9):1061-1070.
45. Travell J. Rapid relief of acute stiff neck by ethyl chloride spray. *J Am Med Womens Assoc.* 1949;4(3):89-95.
46. Engle WK. Ponderous-purse disease. *N Engl J Med.* 1978;299:557.
47. Ludewig PM, Reynolds JF. The association of scapular kinematics and glenohumeral joint pathologies. *J Orthop Sports Phys Ther.* 2009;39(2):90-104.

48. Page P, Frank C, Lardner R. *Assessment and Treatment of Muscle Imbalance: The Janda Approach*. Champaign, IL: Human Kinetics; 2009.
49. Oliveira-Campelo NM, de Melo CA, Alburquerque-Sendin F, Machado JP. Short- and medium-term effects of manual therapy on cervical active range of motion and pressure pain sensitivity in latent myofascial pain of the upper trapezius muscle: a randomized controlled trial. *J Manipulative Physiol Ther.* 2013;36(5):300-309.
50. Mejuto-Vazquez MJ, Salom-Moreno J, Ortega-Santiago R, Truyols-Dominguez S, Fernández de las Peñas C. Short-term changes in neck pain, widespread pressure pain sensitivity, and cervical range of motion after the application of trigger point dry needling in patients with acute mechanical neck pain: a randomized clinical trial. *J Orthop Sports Phys Ther.* 2014;44(4):252-260.
51. Cagnie B, Castelein B, Pollie F, Steelant L, Verhoeyen H, Cools A. Evidence for the use of ischemic compression and dry needling in the management of trigger points of the upper trapezius in patients with neck pain: a systematic review. *Am J Phys Med Rehabil.* 2015;94(7):573-583.
52. Ziaeifar M, Arab AM, Karimi N, Nourbakhsh MR. The effect of dry needling on pain, pressure pain threshold and disability in patients with a myofascial trigger point in the upper trapezius muscle. *J Bodyw Mov Ther.* 2014;18(2):298-305.
53. Lucas KR, Rich PA, Polus BI. Muscle activation patterns in the scapular positioning muscles during loaded scapular plane elevation: the effects of Latent Myofascial Trigger Points. *Clin Biomech.* 2010;25(8):765-770.
54. Ibarra JM, Ge HY, Wang C, Martinez Vizcaino V, Graven-Nielsen T, Arendt-Nielsen L. Latent myofascial trigger points are associated with an increased antagonistic muscle activity during agonist muscle contraction. *J Pain.* 2011; 12(12):1282-1288.
55. Lee KJ, Han HY, Cheon SH, Park SH, Yong MS. The effect of forward head posture on muscle activity during neck protraction and retraction. *J Phys Ther Sci.* 2015;27(3):977-979.
56. Borstad JD, Ludewig PM. The effect of long versus short pectoralis minor resting length on scapular kinematics in healthy individuals. *J Orthop Sports Phys Ther.* 2005;35(4):227-238.
57. Lee JH, Cynn HS, Yoon TL, et al. Comparison of scapular posterior tilting exercise alone and scapular posterior tilting exercise after pectoralis minor stretching on scapular alignment and scapular upward rotators activity in subjects with short pectoralis minor. *Phys Ther Sport.* 2015;16(3):255-261.
58. Petersen SM, Wyatt SN. Lower trapezius muscle strength in individuals with unilateral neck pain. *J Orthop Sports Phys Ther.* 2011;41(4):260-265.
59. Gerwin RD, Shannon S, Hong C-Z, Hubbard DR, Gevirtz R. Interrater reliability in myofascial trigger point examination. *Pain.* 1997;69:65-73.
60. Barbero M, Bertoli P, Cescon C, Macmillan F, Coutts F, Gatti R. Intra-rater reliability of an experienced physiotherapist in locating myofascial trigger points in upper trapezius muscle. *J Man Manip Ther.* 2012;20(4):171-177.
61. Akamatsu FE, Ayres BR, Saleh SO, et al. Trigger points: an anatomical substratum. *Biomed Res Int.* 2015;2015:623287.
62. Maher RM, Hayes DM, Shinohara M. Quantification of dry needling and posture effects on myofascial trigger points using ultrasound shear-wave elastography. *Arch Phys Med Rehabil.* 2013;94(11):2146-2150.
63. Gerwin RD, Dommerholt J, Shah JP. An expansion of Simons' integrated hypothesis of trigger point formation. *Curr Pain Headache Rep.* 2004;8(6): 468-475.
64. Castaldo M, Ge HY, Chiarotto A, Villafane JH, Arendt-Nielsen L. Myofascial trigger points in patients with whiplash-associated disorders and mechanical neck pain. *Pain Med.* 2014;15(5):842-849.
65. Veiersted KB, Westgaard RH, Andersen P. Electromyographic evaluation of muscular work pattern as a predictor of trapezius myalgia. *Scand J Work Environ Health.* 1993;19(4):284-290.
66. Veiersted KB, Westgaard RH. Development of trapezius myalgia among female workers performing light manual work. *Scand J Work Environ Health.* 1993;19(4):277-283.
67. Memarpour M, Badakhsh S, Khosroshahi SS, Vossoughi M. Work-related musculoskeletal disorders among Iranian dentists. *Work.* 2013;45(4):465-474.
68. Hoyle JA, Marras WS, Sheedy JE, Hart DE. Effects of postural and visual stressors on myofascial trigger point development and motor unit rotation during computer work. *J Electromyogr Kinesiol.* 2011;21(1):41-48.
69. Sari H, Akarirmak U, Uludag M. Active myofascial trigger points might be more frequent in patients with cervical radiculopathy. *Eur J Phys Rehabil Med.* 2012;48(2):237-244.
70. McAllister MJ, Schilling BK, Hammond KG, Weiss LW, Farney TM. Effect of grip width on electromyographic activity during the upright row. *J Strength Cond Res.* 2013;27(1):181-187.
71. Hsieh YL, Kao MJ, Kuan TS, Chen SM, Chen JT, Hong CZ. Dry needling to a key myofascial trigger point may reduce the irritability of satellite MTrPs. *Am J Phys Med Rehabil.* 2007;86(5):397-403.
72. Hong CZ. Considerations and recommendations regarding myofascial trigger point injection. *J Musculoskelet Pain.* 1994;2(1):29-59.
73. Alonso-Blanco C, Fernández de las Peñas C, Morales-Cabezas M, Zarco-Moreno P, Ge HY, Florez-Garcia M. Multiple active myofascial trigger points reproduce the overall spontaneous pain pattern in women with fibromyalgia and are related to widespread mechanical hypersensitivity. *Clin J Pain.* 2011;27(5): 405-413.
74. Bron C, Dommerholt J, Stegenga B, Wensing M, Oostendorp RA. High prevalence of shoulder girdle muscles with myofascial trigger points in patients with shoulder pain. *BMC Musculoskelet Diso.* 2011;12(1):139-151.
75. Tubbs RS, Watanabe K, Loukas M, Cohen-Gadol AA. The intramuscular course of the greater occipital nerve: novel findings with potential implications for operative interventions and occipital neuralgia. *Surg Neurol Int.* 2014;5:155.
76. Fernández de las Peñas C, Fernandez-Carnero J, Miangolarra-Page J. Musculoskeletal disorders in mechanical neck pain: myofascial trigger points versus cervical joint dysfunction: a clinical study. *J Musculoskelet Pain.* 2005;13(1):27-35.
77. Waldman SD. *Atlas of Uncommon Pain Syndromes*. 3rd ed. Philadelphia, PA: Elsevier Saunders; 2014.
78. Mills RR, Pagan FL. Patient considerations in the treatment of cervical dystonia: focus on botulinum toxin type A. *Patient Prefer Adherence.* 2015;9:725-731.
79. Albanese A, Bhatia K, Bressman SB, et al. Phenomenology and classification of dystonia: a consensus update. *Mov Disord.* 2013;28(7):863-873.
80. Jankovic J, Leder S, Warner D, Schwartz K. Cervical dystonia: clinical findings and associated movement disorders. *Neurology.* 1991;41(7):1088-1091.
81. Lewit K. *Manipulative Therapy in Rehabilitation of the Locomotor System.* 2nd ed. Oxford, England: Butterworth Heinemann; 1991.
82. Sultan HE, Younis El-Tantawi GA. Role of dorsal scapular nerve entrapment in unilateral interscapular pain. *Arch Phys Med Rehabil.* 2013;94(6):1118-1125.
83. Mizutamari M, Sei A, Tokiyoshi A, et al. Corresponding scapular pain with the nerve root involved in cervical radiculopathy. *J Orthop Surg (Hong Kong).* 2010;18(3):356-360.
84. Madeleine P. On functional motor adaptations: from the quantification of motor strategies to the prevention of musculoskeletal disorders in the neck-shoulder region. *Acta Physiol.* 2010;199 suppl 679:1-46.
85. Travell J. Chairs are a personal thing. *House Beautiful.* 1955;97:190-193.
86. Cook C, Burgess-Limerick R, Papalia S. The effect of upper extremity support on upper extremity posture and muscle activity during keyboard use. *Appl Ergon.* 2004;35(3):285-292.
87. Takasaki H, Delbridge BM, Johnston V. Taping across the upper trapezius muscle reduces activity during a standardized typing task: an assessor-blinded randomized cross-over study. *J Electromyogr Kinesiol.* 2015;25(1):115-120.
88. Kang MH, Choi JY, Oh JS. Effects of crossed brassiere straps on pain, range of motion, and electromyographic activity of scapular upward rotators in women with scapular downward rotation syndrome. *PM & R.* 2015;7(12):1261-1268.

Capítulo 7

Músculo esternocleidomastóideo
Impostor da enxaqueca e cefaleia sinusal

Michelle Finnegan | Susan H. Rightnour

1. INTRODUÇÃO

O músculo esternocleidomastóideo é um músculo importante da região cervical para a postura e o controle de movimentos da cabeça e é comumente visto na prática clínica devido à presença de pontos-gatilho (PGs). Esse músculo é composto por duas cabeças, esternal e clavicular, ambas originadas do processo mastoide. A parte esternal possui inserção distal no manúbrio do esterno, ao passo que a parte clavicular se insere distalmente ao longo do terço medial da clavícula. O músculo é inervado pelo nervo espinal acessório e recebe vascularização de ramos das artérias occipital e auricular posterior para a porção superior do músculo, a porção média é suprida pela artéria tireóidea superior e a porção inferior é suprida pela artéria supraescapular. Bilateralmente, o músculo possui a função de flexionar a cabeça contra a gravidade. Também ajuda na inspiração forçada quando a cabeça se encontra como ponto fixo. Unilateralmente, as funções desse músculo são a flexão lateral cervical ipsilateral e a rotação cervical contralateral. O padrão de dor referida da parte esternal do músculo é distribuído sobre a porção superior do esterno, em toda a face, faringe e parte posterior da garganta, no queixo, na área occipital e no vértice da cabeça. A parte clavicular do músculo produz dor irradiada para ambos os lados da região frontal da cabeça, unilateral e profundamente na orelha e na região auricular posterior. Os PGs nesse músculo estão associados a muitas condições diferentes, incluindo disfunção temporomandibular, distúrbios associados à lesão em chicote (*whiplash*), dor cervical mecânica, enxaqueca episódica, cefaleia cervicogênica e cefaleia tipo tensional (CTT). As ações corretivas para esse músculo incluem evitar posições prolongadas com a cabeça virada para um lado, dormir com apoio adequado de travesseiro, alongamento do músculo rodando a cabeça em direção ao lado com restrição de movimento com uma retração do queixo, ou alongando passivamente o músculo em decúbito dorsal sobre um travesseiro.

2. CONSIDERAÇÕES ANATÔMICAS

Como afirmado anteriormente, o esternocleidomastóideo possui duas partes com diferentes inserções distais (caudais). Elas estão separadas próximas às suas inserções por um espaço triangular, a fossa supraclavicular menor. Esse músculo divide o pescoço em triângulos anteriores e posteriores. Sua região central é estreita e densa, tornando-se mais larga e mais fina em cada extremidade. O músculo atua como uma barreira protetora para as estruturas vitais que se encontram sob ele, incluindo a artéria carótida comum, o nervo acessório, as raízes do plexo braquial, os nervos do plexo cervical e os linfonodos cervicais.[1] Cefalicamente, as duas partes se unem para formar uma inserção comum no processo mastoide (Figura 7-1). O tamanho relativo das duas partes e o espaço entre elas na clavícula são variáveis. Devido a cada cabeça do músculo ter uma direção diferente de tração, ele pode ser classificado como "cruzado" e levemente "espiralado".[1] Anomalias das inserções do esternocleidomastóideo têm sido relatadas

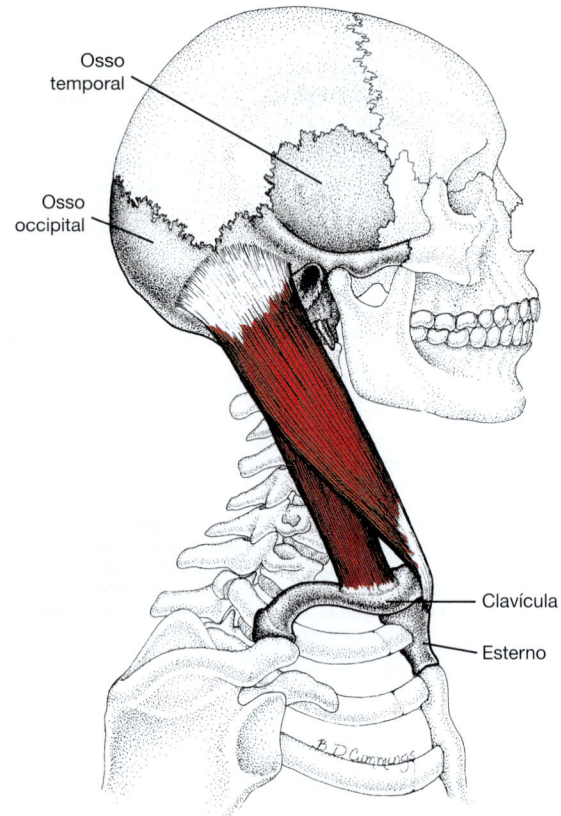

Figura 7-1 Inserções das duas partes do músculo esternocleidomastóideo (vermelho-escuro). A parte esternal é mais anterior, mais diagonal e mais superficial do que a parte clavicular. Os ossos nos quais o músculo se insere mostram pontilhados mais escuros.

na literatura, incluindo a presença de uma terceira parte acessória que se situa entre as partes esternal e clavicular,[2,3] a ausência do esternocleidomastóideo[4] e uma união do esternocleidomastóideo com o músculo platisma.[5]

Parte esternal

As fibras da parte external representam as fibras mais mediais, diagonais e superficiais das duas cabeças do esternocleidomastóideo, inserindo-se à superfície anterior do manúbrio do esterno. As fibras ascendem posterolateralmente e se inserem acima por um tendão forte à superfície lateral do processo mastoide e por uma aponeurose fina à metade lateral da linha nucal superior do osso occipital (Figura 7-1). O músculo esternal pode se estender para baixo sobre a região anterior do tórax, aparecendo como uma continuação da parte esternal do esternocleidomastóideo (ver Capítulo 43, Músculo esternal).

Parte clavicular

As fibras claviculares são as mais laterais e profundas das duas cabeças do esternocleidomastóideo distalmente. Essa porção do músculo é variável em largura e se insere abaixo da borda superior da superfície anterior da clavícula, ao longo de seu terço medial. Ela ascende quase verticalmente, inserindo-se acima às mesmas estruturas ósseas, assim como a parte esternal (Figura 7-1).

As fibras claviculares são direcionadas principalmente para o processo mastoide, ao passo que as fibras do esterno são mais oblíquas e superficiais e se estendem ao occipital. O ventre grosso e redondo desse músculo é formado pela união das duas cabeças, enquanto a parte clavicular espirala posteriormente à cabeça esternal.[1]

2.1. Inervação e vascularização

As fibras do esternocleidomastóideo (e algumas do músculo trapézio) têm uma associação extraordinariamente próxima com o tronco encefálico, o que ajuda a explicar a sua notável associação funcional. O esternocleidomastóideo é inervado pela porção espinal (externa) do nervo acessório (XI nervo craniano). Esse nervo se origina no núcleo espinal da medula espinal dos cinco[6] ou seis segmentos cervicais superiores.[7,8] As fibras dos segmentos cervicais se fundem para formar um tronco. A raiz espinal entra na fossa posterior do crânio por meio do forame magno. Neste ponto, a raiz espinal entra rapidamente na raiz craniana (interna) para formar um único tronco nervoso, o nervo acessório. O nervo acessório sai do forame jugular e vai em direção ao espaço retroestiloide. A partir deste espaço, o nervo se divide nas porções cranial e espinal do nervo acessório. O nervo acessório espinal, em geral, passa lateralmente à veia jugular interna.[9-11] Embora menos frequente, o nervo também pode passar medialmente,[11] sobre,[11,12] ou se dividir em torno da veia jugular interna.[11] O nervo, então, percorre inferiormente de maneira oblíqua, ficando medial ao processo estiloide, estilo-hióideo e músculo digástrico.[6] Deste ponto, o nervo passa mais comumente pelas duas cabeças do esternocleidomastóideo,[7] mas também pode percorrer entre as duas cabeças do músculo.[13] Nesta região, o nervo se funde com os nervos de C2 a C4.[7,14-16] Então, o nervo percorre um trajeto de forma oblíqua por meio do triângulo posterior em direção à fáscia cervical profunda e ao músculo trapézio, permanecendo em uma camada adiposa entre os músculos trapézio e levantador da escápula.[6,13]

O segundo, terceiro e, às vezes, o quarto nervos espinais cervicais dos ramos ventrais também penetram no músculo.[1] Acredita-se que as conexões de C2 a C4 transmitam informações sensoriais (principalmente proprioceptivas).[1] De forma contrária a esse pensamento, dados eletromiográficos[15,17] e histoquímicos[17] demonstram que os nervos têm funções tanto sensoriais quanto motoras.

Diversos autores também demonstraram variações de inervação desse músculo, incluindo o nervo hipoglosso,[18] a alça cervical,[19-21] o nervo facial[22] e os ramos anômalos do nervo cervical transverso.[20]

Embora as lesões no nervo acessório espinal sejam raras, a lesão iatrogênica contribui para a maioria das lesões a esse nervo. A lesão geralmente ocorre durante o esvaziamento cervical radical, o esvaziamento cervical radical modificado ou o esvaziamento cervical funcional para a remoção de metástases de linfonodos cervicais devido a um câncer de cabeça e pescoço.[23-27]

O suprimento sanguíneo para a porção superior do esternocleidomastóideo provém de ramos da artéria occipital e da artéria auricular posterior. A artéria tireóidea superior supre a porção média do músculo, e a artéria supraescapular supre a porção inferior do músculo.[1]

2.2. Função

Ambos os músculos, bilateralmente

Os músculos esternocleidomastóideos têm várias funções importantes enquanto trabalham juntos bilateralmente. Na posição ereta com os músculos atuando a partir da inserção distal, eles trazem a cabeça para a frente, auxiliando o músculo longo do pescoço a flexionar a coluna cervical. Na posição de decúbito dorsal, os músculos trabalham para elevar a cabeça, trabalhando contra a gravidade. Quando a cabeça está fixa, os músculos auxiliam na elevação do tórax durante uma inspiração forçada.[1]

Ao olhar para cima, os músculos funcionam bilateralmente controlando a hiperextensão do pescoço, como um freio. Eles também podem resistir a movimentos da cabeça forçados para trás, o que pode ocorrer quando um passageiro está andando em um veículo que sofre um choque traseiro.[28]

Os dois músculos esternocleidomastóideos são coativados com movimentos mandibulares, como mastigação[29-32] e deglutição.[33,34] A coativação também pode contribuir para a orientação espacial, percepção do peso e coordenação motora.[28]

Um músculo, unilateralmente

Agindo unilateralmente, o esternocleidomastóideo pode realizar flexão lateral cervical ipsilateral ou rotação cervical para o lado contralateral. Quando combinados, esses movimentos permitem um olhar para cima e para os lados.[1]

2.3. Unidade funcional

A unidade funcional à qual um músculo pertence inclui os músculos que reforçam e contrapõe-se às suas ações, bem como as articulações que os músculos cruzam. A interdependência funcional dessas estruturas é refletida na organização e nas conexões neurais do córtex motor sensorial. A unidade funcional é enfatizada porque a presença de um PG em um músculo da unidade aumenta a probabilidade de que os outros músculos da unidade também desenvolvam PGs. Ao desativar os PGs em um músculo, é preciso se preocupar com os PGs que podem se desenvolver em músculos funcionalmente interdependentes. O Quadro 7-1 representa, de maneira geral, a unidade funcional do esternocleidomastóideo.[28]

Juntos, ambos os músculos esternocleidomastóideos são sinergistas no controle da hiperextensão da cabeça e do pescoço com uma função de controle (freio). Da mesma forma, são sinergistas com os músculos escalenos bilateralmente durante a respiração torácica vigorosa (inspiração).

Atuando com os músculos escaleno ipsilateral e trapézio, o esternocleidomastóideo ajuda a compensar a inclinação da cabeça devido à inclinação do eixo do cíngulo do membro superior, que, por sua vez, é frequentemente causada pela escoliose funcional associada a uma discrepância de comprimento de membros inferiores, hemipelve pequena e/ou PG no quadrado do lombo (ver Capítulo 50, Músculo quadrado do lombo).

Ambos os músculos esternocleidomastóideos também são sinérgicos para os músculos da mastigação (masseter, temporal e pterigóideos medial e lateral) e os músculos supra e infra-hióideos, porque são ativados com mastigação e deglutição, respectivamente.

3. APRESENTAÇÃO CLÍNICA

3.1. Padrão de dor referida

As partes esternal e clavicular do esternocleidomastóideo têm suas próprias características de padrão de dor referida.[35-38] A dor facial

Quadro 7-1 Unidade funcional do músculo esternocleidomastóideo

Ações	Sinergistas	Antagonistas
Rotação da coluna cervical e da cabeça (contralateral)	Trapézio superior ipsilateral Esplênio da cabeça contralateral Reto posterior maior da cabeça contralateral Reto posterior menor da cabeça contralateral Oblíquo inferior da cabeça contralateral	Trapézio superior contralateral Esplênio da cabeça ipsilateral Reto posterior maior da cabeça ipsilateral Reto posterior menor da cabeça ipsilateral Oblíquo inferior da cabeça ipsilateral
Flexão lateral da coluna cervical e da cabeça (ipsilateral)	Trapézio superior ipsilateral Escalenos ipsilaterais Reto posterior maior da cabeça ipsilateral Reto posterior menor da cabeça ipsilateral Oblíquo superior da cabeça ipsilateral	Trapézio superior contralateral Escalenos contralaterais Reto posterior maior da cabeça contralateral Oblíquo superior da cabeça contralateral
Flexão da coluna cervical	Longo da cabeça Longo do pescoço Escalenos	Esplênios da cabeça Esplênios do pescoço Semiespinais da cabeça Semiespinais do pescoço

referida a partir de PGs nesse músculo é frequentemente a base para o diagnóstico de "neuralgia facial atípica".[37] PGs nesse músculo também podem ser fonte de dor e de sintomas associados relacionados aos ouvidos, ao nariz e à garganta.[39]

Parte esternal

A parte esternal do esternocleidomastóideo pode exibir PG em qualquer parte do músculo. Comumente, os PG encontrados na porção inferior da parte esternal produzem dor referida para a porção superior do esterno (Figura 7-2A). Essa apresentação é a única desse músculo em que a área de dor referida é dirigida para baixo.[35,37] PGs nessa porção inferior também contribuem para uma tosse seca paroxística.

Na porção média da parte esternal, os PGs produzem uma dor referida profunda ipsilateralmente na bochecha (geralmente em projeções semelhantes a pontas de dedos) e na maxila, sobre a crista supraorbital e profundamente dentro da órbita (Figura 7-2A).[40] Também pode referir dor para a faringe e para a parte posterior da língua durante a deglutição[41] (que pode ser relatada como uma "dor de garganta"), bem como a uma pequena área redonda na ponta do queixo.[37] Marbach[42] relatou um padrão similar que inclui as áreas da bochecha, da articulação temporomandibular e do processo mastoide. Também houve relatos que PGs nessa região possam reproduzir um som crepitante no ouvido do paciente.

Na extremidade proximal da parte esternal, os PGs geralmente produzem dor referida para a crista occipital atrás da orelha e para o vértice da cabeça com sensibilidade do couro cabeludo na zona de dor referida.

Os sintomas autonômicos de PGs na parte esternal estão relacionados ao olho e ao nariz ipsilaterais.[35,37] Os sintomas oculares podem incluir lacrimejamento excessivo, vermelhidão da conjuntiva, "ptose" aparente (estreitamento da fenda palpebral) com

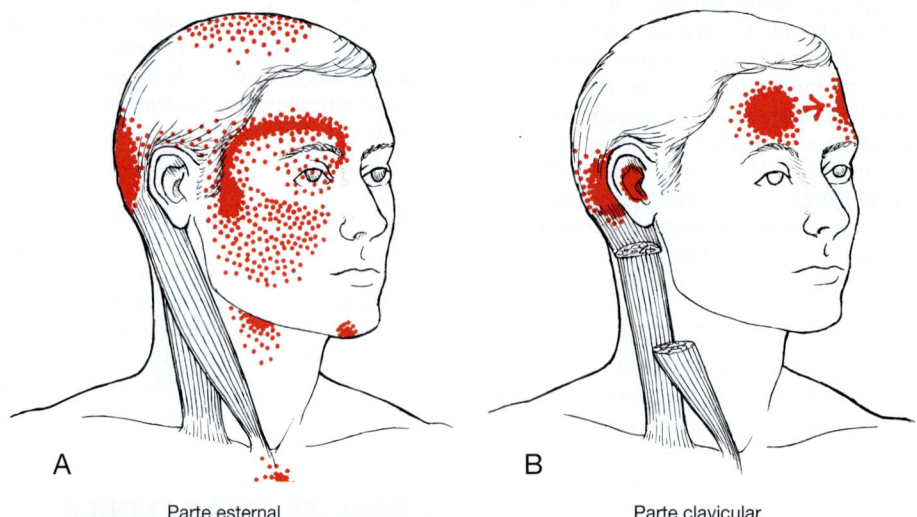

A Parte esternal

B Parte clavicular

Figura 7-2 Os padrões de dor referida (vermelho sólido mostra zonas essenciais, e os pontilhados mostram as áreas de irradiação) do esternocleidomastóideo direito. (A) A parte esternal (mais anterior e mais superficial). (B) A parte clavicular (mais posterior e mais profunda).

tamanho e reações pupilares normais e distúrbios visuais. Essa ptose não é causada pela fraqueza do músculo levantador da pálpebra, mas sim pelo espasmo do músculo orbicular do olho, causado pelo aumento da excitabilidade das unidades motoras desse músculo. O paciente pode ter de inclinar a cabeça para trás para olhar para cima, em virtude da incapacidade de erguer a pálpebra superior. Os distúrbios visuais podem incluir não apenas a visão turva,[35,43] mas também uma percepção de escurecimento da intensidade da luz.[44] Por vezes, a congestão do corno e do seio maxilar desenvolve-se no lado afetado.

Os PGs no esternocleidomastóideo também foram associados à surdez unilateral em alguns pacientes sem relatos associados de zumbido.[28] Wyant[40] atribuiu o zumbido em um paciente a PG no trapézio superior ou nos músculos paravertebrais cervicais. Mais recentemente, Teachey[39] relatou sintomas semelhantes de PG no esternocleidomastóideo, incluindo visão turva, sensibilidade à luz, vermelhidão da conjuntiva, lacrimejamento dos olhos e sintomas de "sinusite".

Parte clavicular

A parte clavicular do músculo esternocleidomastóideo pode exibir PG em qualquer parte do músculo. Comumente, os PGs na parte mediana dessa parte produzem dor referida para a região frontal da cabeça e, quando grave, a dor se estende pela testa até o outro lado,[35,44] o que é muito incomum para os PGs. A porção superior dessa parte é capaz de referir dor profundamente na orelha ipsilateral e na região auricular posterior (Figura 7-2B). Recentemente, Min e colaboradores[45] relataram achados similares da cabeça clavicular do músculo esternocleidomastóideo referindo dor para a região auricular posterior em um paciente. Travell relatou inclusive dor mal localizada na bochecha e nos dentes molares do mesmo lado a partir dessa parte do músculo.[37]

PGs na parte clavicular também podem contribuir para a desorientação espacial.[43,46] A tontura reportada é mais uma sensação dentro da cabeça e, menos frequentemente, uma verdadeira sensação de vertigem.[43,46] Weeks e Travell[46] descobriram que, durante ataques graves, a síncope após uma rotação repentina da cabeça pode ocorrer devido à estimulação por estiramento dos PGs na parte clavicular. Episódios de tontura que duram de segundos a horas são induzidos por uma mudança de posição que requer contração do esternocleidomastóideo, ou que o coloca em um estiramento súbito. O desequilíbrio pode ocorrer separadamente ou estar associado à tontura postural e pode causar quedas repentinas ao curvar-se ou inclinar-se, ou ataxia (desvio não intencional para um dos lados enquanto caminha com os olhos abertos).[38] Good[47] atribuiu sintomas de tontura aos PGs tanto no esternocleidomastóideo como no músculo trapézio superior; entretanto, Simons e colaboradores[28] observaram esse sintoma apenas a partir do primeiro, apesar de ambos os músculos estarem comumente envolvidos. Mais recentemente, Teachey[39] relatou tontura, perda auditiva, hiperacusia, hipoacusia e a sensação de orelhas bloqueadas a partir de PG na parte clavicular do esternocleidomastóideo.

PGs na parte clavicular também podem causar fenômenos autonômicos de sudorese localizada e vasoconstrição (branqueamento e resfriamento termográfico) na área frontal da cabeça, onde a dor é comumente referida.

3.2. Sintomas

Ao contrário do esperado, dor e rigidez não são os relatos mais comuns envolvendo PGs no esternocleidomastóideo;[48] entretanto, esse músculo pode somar um componente adicional à síndrome da "rigidez cervical",[48] que ocorre principalmente devido à atividade de PGs nos músculos levantador da escápula, do trapézio e dos músculos cervicais posteriores. Os PGs nesse músculo podem causar inclinação da cabeça para o lado ipsilateral, uma vez que manter a cabeça ereta provoca dor.[49]

O paciente pode relatar desconforto no pescoço ao friccionar esses músculos, mas o sintoma é muitas vezes erroneamente atribuído à linfadenopatia. Surpreendentemente, o paciente com PG no esternocleidomastóideo prefere deitar-se sobre o lado do músculo acometido se um travesseiro for ajustado para sustentar a cabeça, de modo que a área de dor referida na face não sustente peso.

Parte esternal

A dor referida pela parte esternal pode ocorrer independentemente da dor referida a partir da parte clavicular.[37] Pacientes com PG na parte esternal podem relatar dor na bochecha, na têmpora e na órbita. Pressão atrás do olho também é uma queixa muito comum. Pacientes com dor nas bochechas podem procurar atendimento médico por uma suspeita de sinusite. No entanto, na avaliação, nenhum outro sinal ou sintoma é encontrado para confirmar o diagnóstico de "sinusite".

O paciente pode relatar sudorese ipsilateral da testa, vermelhidão da conjuntiva e lacrimejamento do olho, rinite e aparente "ptose" (estreitamento da fissura palpebral). Visão turva ou dupla é por vezes relatada, mas as pupilas reagem normalmente aos estímulos. Os pacientes provavelmente relatam esse sintoma mais quando visualizam linhas paralelas fortemente contrastantes, como uma veneziana. Com o relato de visão turva e sensibilidade à luz, os pacientes podem ser diagnosticados erroneamente como portadores de enxaqueca, mas os sintomas podem surgir apenas de PG no esternocleidomastóideo. Pacientes com PGs bilaterais podem relatar tosse persistente e seca.

Parte clavicular

Pacientes com PG na parte clavicular do músculo esternocleidomastóideo podem relatar pressão profunda, dor, sudorese localizada e/ou sensações de resfriamento em um ou ambos os lados da região frontal da cabeça.

Os pacientes podem relatar tontura com hiperextensão cervical e alongamento excessivo do músculo, por exemplo, ao deitar-se sem travesseiro em uma mesa de exame rígido ou ao virar-se na cama durante a noite. Durante o dia, é provável que a perda transitória do equilíbrio ocorra após uma rotação vigorosa repentina da cabeça e do pescoço. Durante um ataque agudo dessa tontura postural, uma pessoa pode eventualmente encontrar dificuldades sérias para executar tarefas manuais. Respostas posturais também são exageradas em alguns pacientes; quando olham para cima, sentem como se estivessem "se inclinando para trás" e, quando olham para baixo, tendem a cair para a frente. Os pacientes podem até relatar dificuldade em andar em linha reta pela sala.

Náusea é comum, mas vômitos são pouco frequentes. Dimenidrinato (Dramin) pode aliviar a náusea, mas não a tontura. Os pacientes podem até se queixar de um "estômago doente" com náuseas, resultando em anorexia que poderia levar a uma dieta pobre. Sentir-se enjoado ou "mareado" também pode ter relação a um PG nesse músculo.

A perda de equilíbrio também pode ocorrer após uma inclinação sustentada da cabeça para um dos lados, como ao segurar um telefone na orelha ou observar pássaros com binóculos. A propriocepção alterada causando tontura postural pode ser mais incapacitante do que a dor de cabeça proveniente desse músculo. Esses sintomas podem aparecer em qualquer combinação, ou todos juntos.

A audição pode ser prejudicada unilateralmente em alguns pacientes. Embora menos comum, o zumbido pode se originar de PGs no esternocleidomastóideo, mas é mais provável que se origine em PGs da parte profunda do músculo masseter.

3.3 Exame do paciente

Após um exame subjetivo completo, o clínico deve fazer um desenho detalhado representando o padrão de dor descrito pelo paciente. Essa descrição ajudará no planejamento do exame físico e pode ser útil no monitoramento da progressão do paciente, à medida que os sintomas melhoram ou mudam. Para avaliar e examinar adequadamente o esternocleidomastóideo, o clínico deve avaliar a postura de cabeça e pescoço, amplitude de movimento e movimento articular acessório dos segmentos occipital-C1 e C1-C2. O teste do segmento C1-C2 deve ser avaliado por meio da restrição da coluna cervical média e baixa a partir de uma inclinação lateral e, em seguida, por meio de uma rotação cervical nessa posição de inclinação lateral. Muitas vezes, as "restrições" desse segmento são normalizadas com o tratamento do esternocleidomastóideo. A observação da postura geralmente revela uma posição anteriorizada (protraída) da cabeça com uma coluna cervical superior estendida e uma coluna cervical inferior flexionada. Uma inclinação lateral da cabeça também pode ser observada. Um paciente com cefaleia causada principalmente por PGs no esternocleidomastóideo tem restrição mínima da amplitude ativa de movimento da cabeça e coluna cervical. A flexão ativa pode ser levemente limitada, faltando aproximadamente um dedo de distância entre o queixo e o esterno.

Ao examinar o paciente com PGs no esternocleidomastóideo em ortostase, pode-se observar uma discrepância no comprimento dos membros inferiores. Se a assimetria for menor do que 6 mm, o ombro oposto à perna de menor comprimento geralmente "cai", ao passo que em um paciente com 1,2 cm ou mais de discrepância entre os membros inferiores, o ombro tende a inclinar-se mais do mesmo lado da perna de menor comprimento.[28,50]

O paciente com tontura e desequilíbrio devido a PGs na parte clavicular geralmente tem um sinal de Romberg negativo e nistagmo. Com o desequilíbrio miofascial, o paciente pode não conseguir caminhar em linha reta em direção a um ponto do outro lado da sala onde ele fixa o olhar. Em vez disso, o trajeto do paciente vira para um lado, geralmente para o lado dos PGs ativos nessa parte do esternocleidomastóideo. Com quaisquer sintomas relacionados à tontura ou ao desequilíbrio, um exame completo do sistema vestibular deve ser realizado para descartar outros potenciais distúrbios. Consulte outras fontes para um exame completo do sistema vestibular.

Quando objetos de igual peso são colocados nas mãos de um paciente com PG unilateral da parte clavicular, um Teste de Peso anormal pode ser positivo.[28] Quando solicitado a determinar qual dos dois objetos é mais pesado, o paciente demonstra baragnosia, subestimando o peso do objeto mantido na mão do mesmo lado que o esternocleidomastóideo afetado. Se os PGs estiverem presentes bilateralmente, a baragnosia é difícil de ser observada.

3.4 Exame de pontos-gatilho

Atualmente, não existem estudos de confiabilidade específicos para o exame do esternocleidomastóideo para os PGs; entretanto, em outros músculos, Gerwin e colaboradores[51] verificaram que os critérios de exame mais confiáveis para realizar o diagnóstico de PGs são a identificação de uma banda tensionada à palpação, a presença de sensibilidade localizada na banda, a presença de dor referida e a reprodução da dor sintomática específica do paciente. Embora a identificação de uma resposta contrátil local por palpação não seja confiável, é um achado confirmatório objetivo valioso quando presente.

Para exame do músculo esternocleidomastóideo, é utilizada uma palpação tipo pinça com o músculo preso entre o polegar e os dedos, separando-o das estruturas subjacentes no pescoço. O paciente é posicionado preferencialmente em decúbito dorsal (Figura 7-3A) ou sentado (Figura 7-3B). A posição de decúbito ventral é a mais eficaz, porque o músculo se encontra mais relaxado. O músculo é colocado em folga inclinando a cabeça do paciente em direção ao ombro ipsilateral no lado sintomático (Figura 7-3B) e, se necessário, afastando o rosto para o lado oposto ao músculo a ser examinado. Envolver uma banda com o PG entre os dedos produz regularmente uma resposta contrátil local, que pode ser observada como um espasmo da cabeça. PGs devem ser examinados em todo o músculo, uma vez que os PGs podem estar próximos às inserções proximais ou distais, ou no nível médio de cada parte. Ambas as partes devem ser examinadas minuciosamente. PGs próximos às inserções proximal e distal desse músculo podem ser examinados mais efetivamente usando uma palpação plana.

Uma sensação de formigamento sobre a mandíbula, que é a resposta referida característica provocada por PGs no músculo platisma, pode inadvertidamente ser desencadeada durante a palpação do esternocleidomastóideo. Isso pode assustar e preocupar o paciente, especialmente se essa sensação inesperada não for explicada previamente.

4. DIAGNÓSTICO DIFERENCIAL

4.1. Ativação e perpetuação de pontos-gatilho

Uma postura ou atividade que ativa um PG, se não corrigida, também pode perpetuá-lo. Em qualquer parte do músculo esternocleidomastóideo, PGs podem ser ativados por uma carga excêntrica não habitual, exercício excêntrico em um músculo não condicionado ou, ainda, a partir de uma carga concêntrica máxima ou submáxima.[52] PGs também podem ser ativados ou agravados quando o músculo é colocado em uma posição encurtada e/ou alongada de forma sustentada por longos períodos. Por exemplo, manter

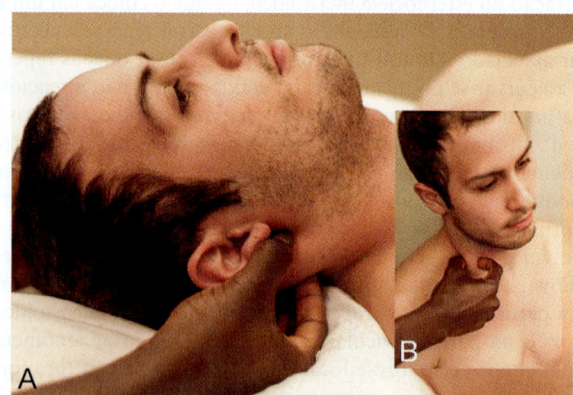

Figura 7-3 O exame do esternocleidomastóideo é mais eficaz usando palpação tipo pinça para ambas as partes e pode ser feito com o paciente posicionado em decúbito dorsal ou sentado. (A) Exame da parte clavicular mais profunda, com o paciente em decúbito dorsal e a cabeça inclinada para o mesmo lado para afrouxar o músculo e permitir que os dedos do avaliador alcancem o músculo e as estruturas subjacentes. (B) Exame da inserção distal da parte esternal, com o paciente sentado.

uma posição de extensão cervical prolongada causa uma quantidade significativa de tensão nos músculos, como ao pintar um teto, pendurar cortinas ou sentar em um lugar na primeira fila de um teatro com um palco alto.

Respiração paradoxal, tosse crônica, enfisema ou asma (doença pulmonar obstrutiva crônica) podem sobrecarregar cronicamente esse músculo acessório da respiração. Uma tosse aguda devido à infecção da via aérea superior pode ativar PGs no esternocleidomastóideo e, inclusive, causar uma intensa dor de cabeça a cada tosse.

Os pacientes podem sobrecarregar agudamente os músculos do esternocleidomastóideo a partir de movimentos de controle (freio) cervical associados à equitação, do manuseio de cavalos e da movimentação de equipamentos ou móveis pesados.

Os PGs também podem ser ativados ou agravados quando o músculo é colocado em uma posição encurtada ou alongada mantida por um período prolongado. A leitura na cama com a cabeça virada para um lado (Figura 7-4A) pode ativar e perpetuar os PGs no esternocleidomastóideo, porque o músculo de um lado está encurtado e do outro lado está em uma posição alongada. Esta posição pode ser corrigida ao colocar a cabeça e o pescoço em uma posição neutra, bem apoiada (Figura 7-4B). Da mesma forma, inclinar a cabeça para evitar o reflexo de luzes acima de óculos corretivos,[35] para se acomodar ao utilizar dispositivo eletrônico portátil com fio curto, ou para ouvir melhor com um ouvido com diminuição da capacidade auditiva, são exemplos de situações que podem sobrecarregar o esternocleidomastóideo em alguns pacientes. Outras posturas que são problemáticas por manter o músculo em uma posição encurtada incluem postura excessivamente anteriorizada (protraída) da cabeça; sentar-se com a cabeça virada para o lado por períodos prolongados, como ao assistir à televisão ou ao conversar com outra pessoa; ou dormir em muitos travesseiros para melhorar a "drenagem sinusal". Se a cabeça tiver de ser elevada, é aconselhável usar uma cunha sob o tronco e a cabeça, em vez de usar travesseiros extras para levantar exclusivamente a cabeça.

Outro problema é uma inadequação estrutural, como uma discrepância no comprimento dos membros inferiores ou uma hemipelve pequena, que produzem uma escoliose funcional e uma inclinação do cíngulo do membro superior. Os músculos esternocleidomastóideos, em conjunto com os músculos escalenos, são facilmente sobrecarregados na tentativa de manter posição normal da cabeça para nivelar os olhos e compensar esse eixo inclinado do cíngulo do membro superior.

O esternocleidomastóideo pode ser afetado por qualquer ação que produza um desvio acentuado do padrão normal de marcha. Claudicação sobre uma perna de apoio (com os consequentes ajustes no tronco) e falta de impulso normal no final da fase de apoio podem ativar os PGs no esternocleidomastóideo (e músculos levantador da escápula e escalenos), uma vez que esses músculos se contraem excessivamente de forma reflexa na tentativa de "ajudar o movimento" e/ou manter o equilíbrio.

Os PGs do esternocleidomastóideo também podem ser ativados e/ou perpetuados por uma cabeça clavicular do músculo peitoral maior tensionada. Esta tensão pode tracionar para baixo e para a frente a clavícula, e, consequentemente, tensionar também a cabeça clavicular do esternocleidomastóideo.

O vazamento de líquido cerebrospinal, que ocasionalmente ocorre após uma punção lombar ou mielograma, pode causar irritação das estruturas do tronco encefálico e ativar PGs no esternocleidomastóideo.[53] Esses PGs podem persistir e causar dor de cabeça crônica por semanas, meses ou anos. Independentemente da duração, a dor de cabeça pode ser aliviada pela desativação dos PGs miofasciais responsáveis por esses sintomas.

Por fim, traumas súbitos, como uma lesão em chicote (*whiplash*) na coluna cervical causada por um acidente de automóvel,[54,55] quedas de um cavalo ou de degraus também podem contribuir para a ativação do PG.

4.2 Pontos-gatilho associados

PGs associados podem se desenvolver nas áreas de dor referida dos PGs primários.[56] Portanto, músculos nas áreas de dor referida de cada músculo acometido também devem ser examinados. Músculos nas regiões de dor referida do esternocleidomastóideo incluem os músculos masseter, temporal, orbicular do olho e occipitofrontal. Esses músculos, assim como uma articulação temporomandibular dolorosa, podem não responder completamente ao tratamento até que o esternocleidomastóideo seja efetivamente tratado. Hong[57] demonstrou que PGs no esternocleidomastóideo podem contribuir para o desenvolvimento de PGs associados nos músculos temporal, masseter e digástrico, e que a desativação dos PGs no esternocleidomastóideo (primários) desativou seus PGs associados sem qualquer tratamento adicional direcionado especificamente a esses outros músculos.

Quando PGs estão presentes em um esternocleidomastóideo, eles geralmente são encontrados no músculo oposto também.

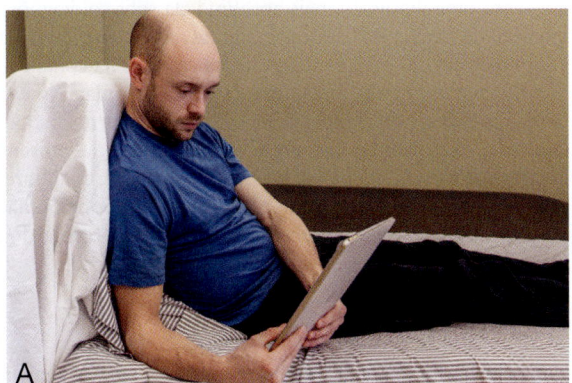 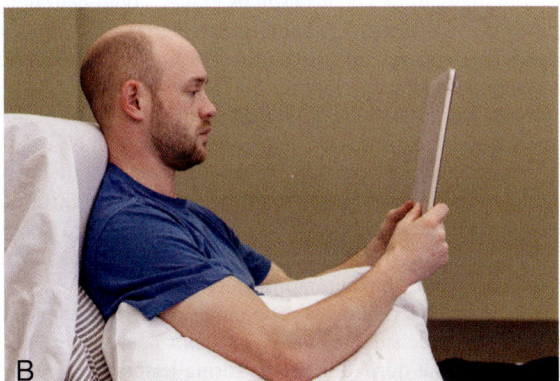

Figura 7-4 (A) Posição incorreta da cabeça e coluna cervical com a cabeça virada para um dos lados e os braços sem apoio. Isso pode ativar e perpetuar os PGs devido à contração e à sobrecarga mantidas, particularmente na porção mais alta do esternocleidomastóideo. (B) Posição adequada da cabeça e da coluna cervical para leitura na cama com os braços apoiados e a cabeça voltada para a frente.

Os músculos escalenos também tendem a desenvolver PGs, especialmente se o esternocleidomastóideo tiver sido afetado por um longo período. Se a rotação cervical estiver limitada (rígida), os PGs podem estar presentes nos músculos levantador da escápula, trapézio, esplênio cervical e outros músculos posteriores cervicais.[48]

O músculo esternal também pode desenvolver PG associados a partir de PGs na porção inferior da parte esternal do esternocleidomastóideo. PGs no músculo esternal produzem dor referida profunda sob o esterno e ao longo da região peitoral em direção ao membro superior do mesmo lado (ver Capítulo 43, Músculo esternal). Como resultado desse padrão de dor, os músculos peitorais também podem desenvolver PGs associados.

O músculo platisma, um músculo fino que recobre o esternocleidomastóideo, pode desenvolver PGs associados ao acometimento do esternocleidomastóideo.

4.3. Patologias associadas

PGs nesse músculo estão associados ou podem simular muitas condições diferentes; portanto, rastreamento e exames diagnósticos completos são essenciais, e um possível encaminhamento para outro profissional da saúde pode ser necessário.

Enxaquecas,[58] cefaleias tensionais,[59-61] cefaleias cervicogênicas,[62-64] disfunção temporomandibular,[65] distúrbios associados à lesão em chicote (*whiplash*)[54,55] e dor cervical mecânica[66] são exemplos de condições associadas a PGs no esternocleidomastóideo.

A vertigem deve ser diferenciada da tontura postural; a última é uma sensação não específica de desorientação, relatada por alguns pacientes como uma sensação de "nadar na cabeça". O desequilíbrio do paciente e a desorientação espacial devido a PGs miofasciais podem mimetizar a ataxia.

Tonturas de condições, como vertigem posicional paroxística benigna (BPPV, do inglês *benign paroxysmal positional vertigo*) e doença de Ménière, devem ser descartadas. A BPPV é um problema da orelha interna que está associada ao nistagmo e à vertigem quando a cabeça é movimentada em direções específicas, o que depende do canal envolvido. Testes clínicos para auxiliar no diagnóstico incluem o teste de Dix-Hallpike e o *roll test* em decúbito dorsal.[67]

Ao contrário da doença de Ménière, os sintomas e sinais decorrentes de PGs na parte clavicular raramente estão associados à surdez unilateral. A avaliação vestibular revela um teste calorimétrico normal, um sinal de Romberg negativo, resposta pupilar normal, sem nistagmo e sem déficit neurológico. A consciência não tem comprometimentos. Essas características distinguem as síndromes miofasciais de condições mais graves, como neuralgia do trigêmeo, doença de Ménière, tumores cerebelopontinos, lesões vasculares intracranianas, inflamação do labirinto, hemorragia na ponte e epilepsia de pequeno calibre.[28]

A tontura em decorrência de doença vestibular é identificada por nistagmo e outros testes de função vestibular, como já descrito. As fontes não vestibulares de tontura incluem cera de ouvido tocando a membrana timpânica; estenose da artéria carótida interna, que pode ser detectada pela escuta de um sopro sobre (ou superiormente) a bifurcação da artéria carótida no pescoço; hipertensão; ou aneurisma ou tumor intracraniano.

A área de dor referida provocada partir de PGs no esternocleidomastóideo pode simular uma verdadeira neuralgia do trigêmeo; no entanto, a dor é descrita de forma bastante diferente. Primeiro, a dor da neuralgia do trigêmeo é normalmente descrita como um "choque elétrico". De acordo com a International Headache Society,[68] os critérios para esse diagnóstico incluem pelo menos três ataques de dor facial unilateral que atendam aos seguintes requisitos: (1) ocorrer em uma ou mais partes do nervo trigêmeo, sem irradiação além da distribuição trigeminal; e (2) dor com pelo menos três das seguintes quatro características: (a) dor recorrente em ataques paroxísticos que duram de uma fração de segundo a dois minutos; (b) intensidade severa; (c) características de dor tipo choque elétrico, tiro, esfaqueamento, algo pontiagudo; e (d) precipitada por estímulos inócuos no lado afetado da face. A expressão facial da neuralgia do trigêmeo distingue claramente essa doença neurológica da neuralgia facial atípica e da dor causada pelos PGs na parte esternal do esternocleidomastóideo.[37]

O envolvimento de PG dos esternocleidomastóideo, esplênios da cabeça e do pescoço, levantador da escápula e trapézio superior deve ser distinguido do torcicolo espasmódico (distonia cervical), uma condição neurológica caracterizada por movimentos distônicos involuntários da cabeça[69,70] que podem ser genéticos, adquiridos ou idiopáticos.[71] Os músculos mais comumente envolvidos nessa condição incluem os esternocleidomastóideo, trapézio, escalenos e platisma,[72] tornando o diagnóstico diferencial dessa condição (*versus* PG) essencial para garantir o tratamento adequado. A hipertrofia dos músculos também pode ocorrer a partir do torcicolo espasmódico.[69] O aparente encurtamento de um músculo devido a PGs não causa hipertrofia nem movimentos involuntários da cabeça. Embora as intervenções fisioterapêuticas possam ser eficazes para o torcicolo espasmódico,[73,74] a toxina botulínica é o tratamento de primeira escolha.[70,75-78]

Torcicolo ocular pode resultar em posições anormais da cabeça para otimizar a acuidade visual e manter a binocularidade. Em muitas dessas condições do músculo ocular, o paciente apresenta uma posição da cabeça erguida. Com a paralisia do músculo ocular, a cabeça geralmente se inclina para o lado fraco e se volta para o lado não envolvido, representando um torcicolo funcional.[79]

Quando o nervo espinal acessório (XI nervo craniano) penetra no esternocleidomastóideo em direção ao músculo trapézio, o torcicolo miogênico devido à contratura do esternocleidomastóideo pode causar paresia do músculo trapézio ipsilateral.[80]

Quaisquer áreas de infecção crônica, como sinusite ou abscesso dentário, devem ser identificadas e tratadas. A infecção recorrente por herpes simples (oral) pode ser um insistente perpetuador de PGs nos músculos cervicais e mastigatórios.

Quando os sintomas autonômicos são decorrentes de PGs miofasciais na parte esternal, a ausência de miose e enoftalmia e a presença de um reflexo cilioespinal excluem a síndrome de Horner.[81] Os sintomas oculares também devem ser distinguidos da paralisia dos músculos extraoculares.

Para uma discussão mais aprofundada sobre o diagnóstico diferencial de "torcicolo" de origem miofascial,[48] consultar o Capítulo 18, Considerações clínicas sobre dor na cabeça e na coluna cervical.

Os hemangiomas intramusculares são neoplasias vasculares benignas raras, especialmente incomuns no esternocleidomastóideo, mas importantes de serem reconhecidas.[82] Apresentam-se geralmente como uma massa localizada, palpável, com bordas distintas e uma consistência emborrachada. A dor pode ou não estar presente, mas quando presente, é devido à compressão do nervo. Comumente, pulsações e ruídos estão ausentes.[82]

5. AÇÕES CORRETIVAS

Uma estação de trabalho ergonômica adequada é essencial para quem passa tempos prolongados em uma mesa com um computador. É importante aprender como manter as articulações em uma posição neutra, quando possível, e minimizar movimentos excessivos de rotação ou posições prolongadas com a cabeça virada para o lado. Para um alívio duradouro, fatores mecânicos de perpetuação, como a postura anteriorizada da cabeça e a postura protraída do ombro, devem ser corrigidos (ver Capítulo 76, Considerações posturais).

Pacientes intensamente preocupados com a atividade que estão realizando são suscetíveis a perder a noção do tempo e a manter uma postura indesejável. Isso pode acontecer quando você está ocupado em um computador ou se inclinando sobre uma mesa por um período prolongado enquanto escreve. Foi demonstrado que os PGs podem se desenvolver a partir de uma atividade de digitação durante 1 hora.[83] Esses indivíduos podem aliviar a tensão muscular a cada 20 ou 30 minutos, sem interromper significativamente o trabalho, estabelecendo tempos de intervalo e colocando algum tipo de despertador com *timer* em um local distante da escrivaninha. Assim, eles devem se levantar e podem realizar algum alongamento enquanto caminham para desligar o despertador e reiniciar o *timer*. *Timers* de computador ou telefone também podem ser usados como ferramentas eficazes para lembretes de intervalos. Os músculos são mais tolerantes à atividade prolongada se tiverem intervalos curtos e frequentes, permitindo o relaxamento adequado. Algumas séries de movimentos ativos tornam essas pausas mais eficazes. No esternocleidomastóideo, isso pode ser obtido pela realização de rotações cervicais lentamente ou flexões laterais cervicais para a direita e depois para a esquerda.

Uma pessoa com PGs no esternocleidomastóideo não deve sentar-se por um período prolongado com o corpo voltado para uma direção enquanto olha em outra direção, porque essa rotação pode ocasionar problemas musculares no pescoço. Por exemplo, quando alguém precisa direcionar a atenção para outra pessoa para uma conversa mais longa ou para o aparelho de televisão por um tempo prolongado, a cadeira ou o corpo da pessoa devem ser virados, e não apenas a cabeça.

Ao virar-se na cama durante a noite, o paciente deve rodar a cabeça sobre o travesseiro, e não levantá-la. Ao sair da cama pela manhã, o paciente deve rolar para um lado e deixar as pernas caírem lentamente para fora da cama, em vez de fazer força para puxar o tronco para cima contra a gravidade, porque essa ação sobrecarrega os músculos esternocleidomastóideo.

Travesseiros de espuma tendem a ser mais desconfortáveis do que os travesseiros mais macios para pacientes com PGs no esternocleidomastóideo, durante o sono noturno. Travesseiros não devem ser colocados sob o ombro, mas sim atrás do pescoço para permitir o apoio adequado. Dependendo da quantidade de hipercifose que o paciente tem e da espessura de seus travesseiros, um a dois travesseiros devem ser apropriados. Em decúbito dorsal, a espessura adequada não permite qualquer extensão cervical, mas também não coloca a cervical em flexão excessiva, pois nesses casos provocaria um alongamento ou encurtamento prolongado dos músculos anteriores cervicais, respectivamente, durante o sono. Um pequeno rolo de toalha pode ser colocado dentro da fronha para apoiar o pescoço em uma posição neutra, mantendo o rosto paralelo à cama. O paciente pode dobrar o canto lateral do travesseiro entre o ombro e o queixo (Figura 7-5A), mas **não** sob o ombro. Para dormir de lado, o travesseiro deve ser alto o suficiente para manter a cabeça e o pescoço em uma posição neutra, de modo que a coluna cervical não seja flexionada lateralmente de forma excessiva para nenhum dos lados, uma vez que isso causaria um alongamento excessivo do músculo no lado superior e encurtamento excessivo do músculo no lado do travesseiro. O paciente também pode dobrar o canto do travesseiro entre o ombro e o queixo na posição de decúbito lateral (Figura 7-5B), mas não embaixo do ombro. Recomenda-se evitar dormir em decúbito

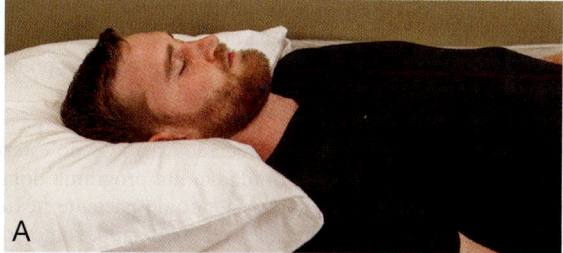
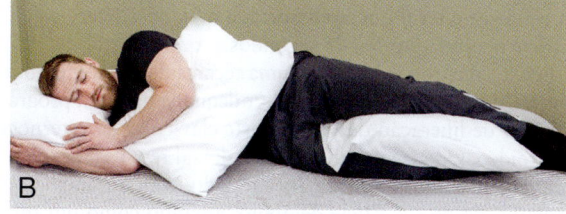
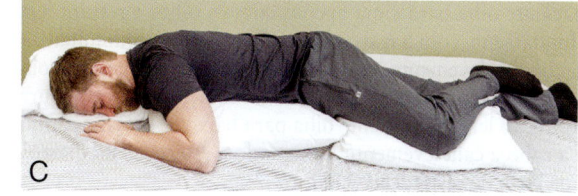

Figura 7-5 (A) Posição correta, paciente em decúbito dorsal com os cantos do travesseiro entre o queixo e os ombros. (B) Posição correta, paciente em decúbito lateral, com o travesseiro entre a cabeça e o ombro. (C) Posição eficaz para pessoas que preferem dormir de bruços para diminuir o estresse no esternocleidomastóideo.

ventral devido ao encurtamento excessivo do músculo de um lado e alongamento excessivo do músculo do outro lado. Se alguém dorme de bruços, um travesseiro colocado sob o ombro e o peito, no mesmo lado em que o rosto está virado, ajuda a reduzir a rotação do cervical. Uma posição de semidecúbito ventral também pode ser utilizada, obtida flexionando o joelho e o quadril do lado para o qual a face é girada, o que ajuda a rodar parcialmente o tronco (Figura 7-5C).

Se estiver lendo na cama, a luz deve estar localizada diretamente acima da cabeça, na cabeceira da cama, na parede ou suspensa do teto. Ela não deve iluminar apenas um lado da cama, pois esse posicionamento pode causar uma tensão excessiva nos músculos esternocleidomastóideos, se a cabeça for inclinada ou rotacionada para maximizar a luz emitida no material de leitura.

Ao utilizar um telefone, o paciente não deve manter o aparelho entre a cabeça e o ombro inclinando a coluna cervical. Em vez disso, fones de ouvido ou a função de alto-falante viva-voz devem ser utilizados.

Uma discrepância de membros inferiores ou uma hemipelve pequena que inclina o eixo do cíngulo do membro superior deve ser corrigida por meio de elevadores adequados.

A pressão nos músculos esternocleidomastóideos e a ativação dos PGs podem ser causadas pelo aperto do colarinho da camisa. O dedo do examinador, ou do paciente, deve caber confortavelmente dentro do colarinho, não apenas quando o paciente está olhando para a frente, mas também quando a cabeça é virada, o que aumenta o diâmetro do pescoço dentro do colarinho. Da mesma forma, deve-se evitar amarrar uma gravata muito apertada.

Para alongar o esternocleidomastóideo, o paciente realiza uma rotação cervical em direção ao lado acometido e gentilmente conduz uma retração da cabeça com dois dedos da mão oposta (Figura 7-6). Esse movimento também é uma boa técnica de automobilização para o segmento C1-C2, o qual é frequentemente hipomóvel em pacientes com PGs no esternocleidomastóideo.

Missaghi[84] descreveu uma técnica de alongamento passivo que pode melhorar os sintomas associados aos PGs do esternocleidomastóideo quando incorporada em um programa domiciliar. Na posição de decúbito dorsal, o lado do paciente flexiona lateralmente a cervical em direção ao lado afetado, rotaciona a cervical na direção oposta do lado afetado e, em seguida, realiza uma retração com o queixo associada à extensão cervical. Esta posição é mantida por 5 a 45 segundos.

Lewit[50] ilustrou e descreveu uma técnica de relaxamento pós-isométrico induzida pela gravidade, adequada para um programa domiciliar de liberação de PG na parte clavicular do esternocleidomastóideo. O paciente em decúbito dorsal repousa a cabeça na borda da cama e vira a face para um lado, com o queixo apoiado pela borda da superfície de apoio, atuando como um fulcro. O paciente olha para cima apenas com os olhos e respira lenta e profundamente com a respiração diafragmática (abdominal). Esse esforço ativa levemente o esternocleidomastóideo que está voltado para o alto (contralateral à direção da rotação cervical). Durante a expiração lenta, o paciente olha para baixo e relaxa, permitindo que a cabeça caia levemente, alongando o esternocleidomastóideo a cada ciclo de respiração (Figura 7-7).

Como a cabeça clavicular do músculo peitoral maior pode influenciar o esternocleidomastóideo, esse músculo também precisa ser abordado. Consulte o Capítulo 42, Músculos peitoral maior e subclávio, Figura 42-10, para um procedimento de alongamento desse músculo. Deve-se notar que, ao realizar esse alongamento, o paciente não deve projetar a cabeça para a frente ou para baixo, porque isso encurta os músculos esternocleidomastóideos.

Respiração diafragmática adequada deve ser estabelecida em todos os pacientes com PGs no esternocleidomastóideo, uma vez que esse músculo também é acessório da respiração. Se a respiração adequada não for estabelecida, o esternocleidomastóideo pode ser utilizado demasiadamente, o que pode perpetuar ainda mais os PGs. Para aqueles que têm asma, alergias ou outras condições respiratórias, essa estratégia é ainda mais importante. O manejo farmacológico adequado dos sintomas respiratórios relacionados a essas condições também deve ser incentivado.

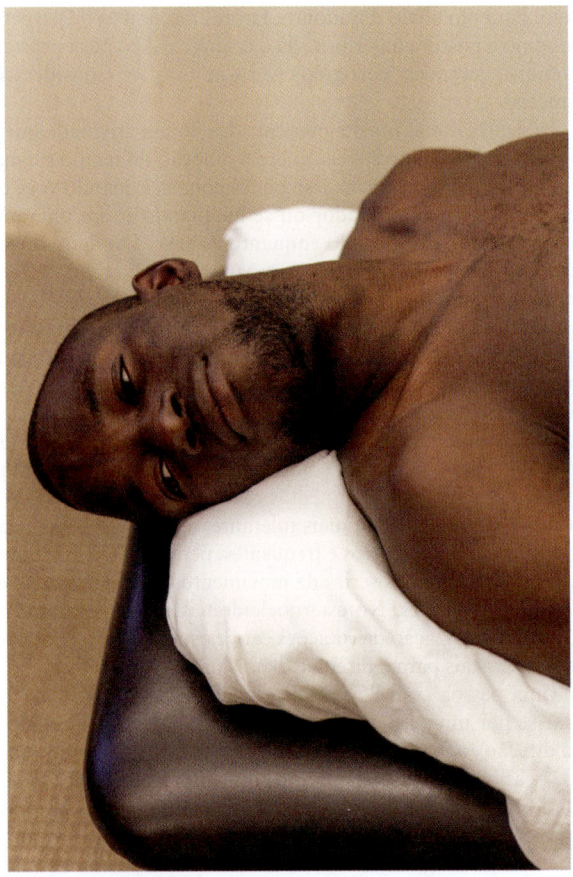

Figura 7-7 Relaxamento pós-isométrico para o esternocleidomastóideo. O paciente em decúbito dorsal repousa a cabeça na borda da maca e vira a face para um lado, com o queixo apoiado pela borda da superfície de apoio, atuando como um fulcro. O paciente olha para cima apenas com os olhos e respira lenta e profundamente com uma respiração diafragmática (abdominal). Esse esforço ativa levemente o esternocleidomastóideo do lado contralateral à rotação cervical. Durante a expiração lenta, o paciente olha para baixo e relaxa, permitindo que a cabeça caia levemente, alongando o esternocleidomastóideo a cada respiração.

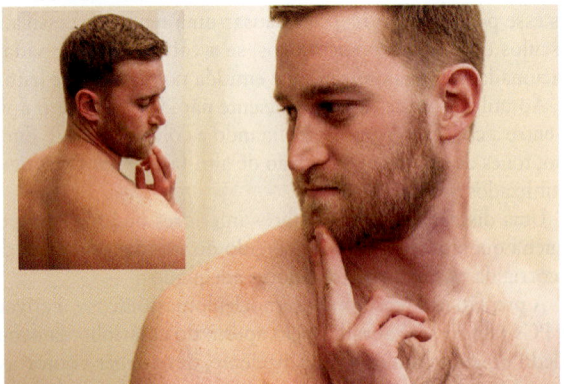

Figura 7-6 Alongamento do esternocleidomastóideo direito na posição sentada. O paciente realiza uma rotação cervical em direção ao lado a ser alongado. A partir dessa posição rotacionada, a mão oposta (dois dedos) é colocada no queixo para guiar uma retração da cabeça e do pescoço, criando um alongamento suave ao longo do esternocleidomastóideo.

Referências

1. Standring S. *Gray's Anatomy: The Anatomical Basis of Clinical Practice*. 41st ed. London, UK: Elsevier; 2015.
2. Goswami P, Yadav Y, Chakradharv V. Anatomical description and clinical significance of unilateral triheaded sternocleidomastoid muscle. *Int J Res Med Sci*. 2014;2(3):1161-1164.
3. Pushpa MS, Nandhini V. Unusual bilateral presence of third head of sternocleidomastoid muscle and its clinical significance—a case report. *Int J Recent Sci Res*. 2014;5(1):5-7.
4. Takahashi H, Umeda M, Sakakibara A, et al. Absence of the sternocleidomastoid muscle in a patient that underwent neck dissection for squamous cell carcinoma of the tongue. *Kobe J Med Sci*. 2014;59(5):E167-E171.
5. Kumar MS, Sundaram SM, Fenn A, et al. Cleido-occipital platysma muscle: a rare variant of sternocleidomastoid. *Int J Anat Variations*. 2009;2:9-10.
6. Lloyd S. Accessory nerve: anatomy and surgical identification. *J Laryngol Otol*. 2007;121(12):1118-1125.
7. Caliot P, Bousquet V, Midy D, Cabanie P. A contribution to the study of the accessory nerve: surgical implications. *Surg Radiol Anat*. 1989;11(1):11-15.
8. Tawfik EA, Walker FO, Cartwright MS. Neuromuscular ultrasound of cranial nerves. *J Clin Neurol*. 2015;11(2):109-121.
9. Hinsley ML, Hartig GK. Anatomic relationship between the spinal accessory nerve and internal jugular vein in the upper neck. *Otolaryngol Head Neck Surg*. 2010;143(2):239-241.
10. Saman M, Etebari P, Pakdaman MN, Urken ML. Anatomic relationship between the spinal accessory nerve and the jugular vein: a cadaveric study. *Surg Radiol Anat*. 2011;33(2):175-179.

11. Taylor CB, Boone JL, Schmalbach CE, Miller FR. Intraoperative relationship of the spinal accessory nerve to the internal jugular vein: variation from cadaver studies. *Am J Otolaryngol.* 2013;34(5):527-529.
12. Hashimoto Y, Otsuki N, Morimoto K, Saito M, Nibu K. Four cases of spinal accessory nerve passing through the fenestrated internal jugular vein. *Surg Radiol Anat.* 2012;34(4):373-375.
13. Hong MJ, Baek JH, Kim DY, et al. Spinal accessory nerve: ultrasound findings and correlations with neck lymph node levels. *Ultraschall Med.* 2016;37(5):487-491.
14. Lanisnik B, Zargi M, Rodi Z. Identification of three anatomical patterns of the spinal accessory nerve in the neck by neurophysiological mapping. *Radiol Oncol.* 2014;48(4):387-392.
15. Kim JH, Choi KY, Lee KH, Lee DJ, Park BJ, Rho YS. Motor innervation of the trapezius muscle: Intraoperative motor conduction study during neck dissection. *ORL J Otorhinolaryngol Relat Spec.* 2014;76(1):8-12.
16. Brennan PA, St J Blythe J, Alam P, Green B, Parry D. Division of the spinal accessory nerve in the anterior triangle: a prospective clinical study. *Br J Oral Maxillofac Surg.* 2015;53(7):633-636.
17. Pu YM, Tang EY, Yang XD. Trapezius muscle innervation from the spinal accessory nerve and branches of the cervical plexus. *Int J Oral Maxillofac Surg.* 2008;37(6):567-572.
18. Koizumi M, Horiguchi M, Sekiya S, Isogai S, Nakano M. A case of the human sternocleidomastoid muscle additionally innervated by the hypoglossal nerve. *Okajimas Folia Anat Jpn.* 1993;69(6):361-367.
19. Hegazy AMS. Anatomical study of the human ansa cervicalis nerve and its variations. *Int J Anat Physiol.* 2013;2(3):14-19.
20. Paraskevas GK, Natsis K, Nitsa Z, Mavrodi A, Kitsoulis P. Unusual morphological pattern and distribution of the ansa cervicalis: a case report. *Rom J Morphol Embryol.* 2014;55(3):993-996.
21. Blythe JN, Matharu J, Reuther WJ, Brennan PA. Innervation of the lower third of the sternocleidomastoid muscle by the ansa cervicalis through the C1 descendens hypoglossal branch: a previously unreported anatomical variant. *Br J Oral Maxillofac Surg.* 2015;53(5):470-471.
22. Cvetko E. Sternocleidomastoid muscle additionally innervated by the facial nerve: case report and review of the literature. *Anat Sci Int.* 2015;90(1):54-56.
23. Orhan KS, Demirel T, Baslo B, et al. Spinal accessory nerve function after neck dissections. *J Laryngol Otol.* 2007;121(1):44-48.
24. Gun K, Uludag M, Delil S, et al. Spinal accessory nerve injury: eight cases and review of the literature. *Clin Ter.* 2014;165(4):211-216.
25. Cesmebasi A, Spinner RJ. An anatomic-based approach to the iatrogenic spinal accessory nerve injury in the posterior cervical triangle: how to avoid and treat it. *Clin Anat.* 2015;28(6):761-766.
26. Glenn JA, Yen TW, Fareau GG, Carr AA, Evans DB, Wang TS. Institutional experience with lateral neck dissections for thyroid cancer. *Surgery.* 2015;158(4):972-978; discussion 978-980.
27. Park SH, Esquenazi Y, Kline DG, Kim DH. Surgical outcomes of 156 spinal accessory nerve injuries caused by lymph node biopsy procedures. *J Neurosurg Spine.* 2015;23(4):518-525.
28. Simons DG, Travell J, Simons L. *Travell & Simon's Myofascial Pain and Dysfunction: The Trigger Point Manual.* Vol 1. 2nd ed. Baltimore, MD: Williams & Wilkins; 1999:104.
29. Haggman-Henrikson B, Nordh E, Eriksson PO. Increased sternocleidomastoid, but not trapezius, muscle activity in response to increased chewing load. *Eur J Oral Sci.* 2013;121(5):443-449.
30. Ries LG, Alves MC, Berzin F. Asymmetric activation of temporalis, masseter, and sternocleidomastoid muscles in temporomandibular disorder patients. *Cranio.* 2008;26(1):59-64.
31. Shimazaki K, Matsubara N, Hisano M, Soma K. Functional relationships between the masseter and sternocleidomastoid muscle activities during gum chewing. *Angle Orthod.* 2006;76(3):452-458.
32. Giannakopoulos NN, Hellmann D, Schmitter M, Kruger B, Hauser T, Schindler HJ. Neuromuscular interaction of jaw and neck muscles during jaw clenching. *J Orofac Pain.* 2013;27(1):61-71.
33. Bazzotti L. Mandible position and head posture: electromyography of sternocleidomastoids. *Cranio.* 1998;16(2):100-108.
34. Monaco A, Cattaneo R, Spadaro A, Giannoni M. Surface electromyography pattern of human swallowing. *BMC Oral Health.* 2008;8:6.
35. Travell J. Temporomandibular joint pain referred from muscles of the head and neck. *J Prosthet Dent.* 1960;10:745-763.
36. Travell J. Mechanical headache. *Headache.* 1967;7(1):23-29.
37. Travell J. Identification of myofascial trigger point syndromes: a case of atypical facial neuralgia. *Arch Phys Med Rehabil.* 1981;62(3):100-106.
38. Travell J. Pain mechanisms in connective tissue. Paper presented at: Connective Tissues, Transactions of the Second Conference, 1951; New York.
39. Teachey WS. Otolaryngic myofascial pain syndromes. *Curr Pain Headache Rep.* 2004;8(6):457-462.
40. Wyant GM. Chronic pain syndromes and their treatment. II. Trigger points. *Can Anaesth Soc J.* 1979;26(3):216-219.
41. Brody SI. Sore throat of myofascial origin. *Mil Med.* 1964;129:9-19.
42. Marbach JJ. Arthritis of the temporomandibular joints. *Am Fam Physician.* 1979;19(2):131-139.
43. Travell J. Referred pain from skeletal muscle; the pectoralis major syndrome of breast pain and soreness and the sternomastoid syndrome of headache and dizziness. *N Y State J Med.* 1955;55(3):331-340.
44. Travell J. Symposium on mechanism and management of pain syndromes. *Proc Rudolf Virchow Med Soc.* 1957;16:126-136.
45. Min SH, Chang SH, Jeon SK, Yoon SZ, Park JY, Shin HW. Posterior auricular pain caused by the trigger points in the sternocleidomastoid muscle aggravated by psychological factors -A case report. *Korean J Anesthesiol.* 2010;59 suppl:S229-S232.
46. Weeks VD, Travell J. Postural vertigo due to trigger areas in the sternocleidomastoid muscle. *J Pediatr.* 1955;47(3):315-327.
47. Good MG. Senile vertigo caused by a curable cervical myopathy. *J Am Geriatr Soc.* 1957;5(7):662-667.
48. Travell J. Rapid relief of acute stiff neck by ethyl chloride spray. *J Am Med Womens Assoc.* 1949;4(3):89-95.
49. Aftimos S. Myofascial pain in children. *N Z Med J.* 1989;102(874):440-441.
50. Lewit K. *Manipulative Therapy in Rehabilitation of the Locomotor System.* 3rd ed. Oxford, UK: Butterworth Heinemann; 1999.
51. Gerwin RD, Shannon S, Hong C-Z, Hubbard DR, Gevirtz R. Interrater reliability in myofascial trigger point examination. *Pain.* 1997;69:65-73.
52. Gerwin RD, Dommerholt J, Shah JP. An expansion of Simons' integrated hypothesis of trigger point formation. *Curr Pain Headache Rep.* 2004;8(6):468-475.
53. Dunteman E, Turner MS, Swarm R. Pseudo-spinal headache. *Reg Anesth.* 1996;21(4):358-360.
54. Fernandez-Perez AM, Villaverde-Gutierrez C, Mora-Sanchez A, Alonso-Blanco C, Sterling M, Fernández de las Peñas C. Muscle trigger points, pressure pain threshold, and cervical range of motion in patients with high level of disability related to acute whiplash injury. *J Orthop Sports Phys Ther.* 2012;42(7):634-641.
55. Castaldo M, Ge HY, Chiarotto A, Villafane JH, Arendt-Nielsen L. Myofascial trigger points in patients with whiplash-associated disorders and mechanical neck pain. *Pain Med.* 2014;15(5):842-849.
56. Hsieh YL, Kao MJ, Kuan TS, Chen SM, Chen JT, Hong CZ. Dry needling to a key myofascial trigger point may reduce the irritability of satellite MTrPs. *Am J Phys Med Rehabil.* 2007;86(5):397-403.
57. Hong CZ. Lidocaine injection versus dry needling to myofascial trigger point. The importance of the local twitch response. *Am J Phys Med Rehabil.* 1994;73(4):256-263.
58. Tali D, Menahem I, Vered E, Kalichman L. Upper cervical mobility, posture and myofascial trigger points in subjects with episodic migraine: case-control study. *J Bodyw Mov Ther.* 2014;18(4):569-575.
59. Karadas O, Gul HL, Inan LE. Lidocaine injection of pericranial myofascial trigger points in the treatment of frequent episodic tension-type headache. *J Headache Pain.* 2013;14:44.
60. Alonso-Blanco C, de-la-Llave-Rincon AI, Fernández de las Peñas C. Muscle trigger point therapy in tension-type headache. *Expert Rev Neurother.* 2012;12(3):315-322.
61. Alonso-Blanco C, Fernández de las Peñas C, Fernandez-Mayoralas DM, de-la-Llave-Rincon AI, Pareja JA, Svensson P. Prevalence and anatomical localization of muscle referred pain from active trigger points in head and neck musculature in adults and children with chronic tension-type headache. *Pain Med.* 2011;12(10):1453-1463.
62. Bodes-Pardo G, Pecos-Martin D, Gallego-Izquierdo T, Salom-Moreno J, Fernández de Las Peñas C, Ortega-Santiago R. Manual treatment for cervicogenic headache and active trigger point in the sternocleidomastoid muscle: a pilot randomized clinical trial. *J Manipulative Physiol Ther.* 2013;36(7):403-411.
63. Roth JK, Roth RS, Weintraub JR, Simons DG. Cervicogenic headache caused by myofascial trigger points in the sternocleidomastoid: a case report. *Cephalalgia.* 2007;27(4):375-380.
64. Jaeger B. Are "cervicogenic" headaches due to myofascial pain and cervical spine dysfunction? *Cephalalgia.* 1989;9(3):157-164.
65. Alonso-Blanco C, Fernández de las Peñas C, de-la-Llave-Rincon AI, Zarco-Moreno P, Galan-Del-Rio F, Svensson P. Characteristics of referred muscle pain to the head from active trigger points in women with myofascial temporomandibular pain and fibromyalgia syndrome. *J Headache Pain.* 2012;13(8):625-637.
66. Munoz-Munoz S, Munoz-Garcia MT, Alburquerque-Sendin F, Arroyo-Morales M, Fernández de las Peñas C. Myofascial trigger points, pain, disability, and sleep quality in individuals with mechanical neck pain. *J Manipulative Physiol Ther.* 2012;35(8):608-613.
67. Purnamasari PP. Diagnosis and management benign paroxysmal positional vertigo (BPPV). *E-Jurnal Medika Udayana.* 2013;2(6):1056-1080.
68. Headache Classification Committee of the International Headache Society. The International Classification of Headache Disorders, 3rd edition (beta version). *Cephalalgia.* 2013;33(9):629-808.
69. Waldman SD. *Atlas of Uncommon Pain Syndromes.* 3rd ed. Philadelphia, PA: Elsevier Saunders; 2014.

70. Mills RR, Pagan FL. Patient considerations in the treatment of cervical dystonia: focus on botulinum toxin type A. *Patient Prefer Adherence.* 2015;9:725-731.
71. Albanese A, Bhatia K, Bressman SB, et al. Phenomenology and classification of dystonia: a consensus update. *Mov Disord.* 2013;28(7):863-873.
72. Jankovic J, Leder S, Warner D, Schwartz K. Cervical dystonia: clinical findings and associated movement disorders. *Neurology.* 1991;41(7):1088-1091.
73. De Pauw J, Van der Velden K, Meirte J, et al. The effectiveness of physiotherapy for cervical dystonia: a systematic literature review. *J Neurol.* 2014;261(10):1857-1865.
74. Queiroz MA, Chien HF, Sekeff-Sallem FA, Barbosa ER. Physical therapy program for cervical dystonia: a study of 20 cases. *Funct Neurol.* 2012;27(3):187-192.
75. Poungvarin N, Viriyavejakul A. Botulinum A toxin treatment in spasmodic torticollis: report of 56 patients. *J Med Assoc Thai.* 1994;77(9):464-470.
76. Marin C, Marti MJ, Tolosa E, Alvarez R, Montserrat L, Santamaria J. Muscle activity changes in spasmodic torticollis after botulinum toxin treatment. *Eur J Neurol.* 1995;1(3):243-247.
77. Colosimo C, Tiple D, Berardelli A. Efficacy and safety of long-term botulinum toxin treatment in craniocervical dystonia: a systematic review. *Neurotox Res.* 2012;22(4):265-273.
78. Ramirez-Castaneda J, Jankovic J. Long-term efficacy and safety of botulinum toxin injections in dystonia. *Toxins (Basel).* 2013;5(2):249-266.
79. Rubin SE, Wagner RS. Ocular torticollis. *Surv Ophthalmol.* 1986;30(6):366-376.
80. Motta A, Trainiti G. Paralysis of the trapezius associated with myogenic torticollis. A report of 6 cases. *Ital J Orthop Traumatol.* 1977;3(2):207-213.
81. Dutton M. *Dutton's Orthopaedic Examination, Evaluation and Intervention.* 3rd ed. New York, NY: McGraw Hill; 2012.
82. Ferri E, Pavon I, Armato E. Intramuscular cavernous hemangioma of the sternocleidomastoid muscle: an unusual neck mass. *Otolaryngol Head Neck Surg.* 2007;137(4):682-683.
83. Hoyle JA, Marras WS, Sheedy JE, Hart DE. Effects of postural and visual stressors on myofascial trigger point development and motor unit rotation during computer work. *J Electromyogr Kinesiol.* 2011;21(1):41-48.
84. Missaghi B. Sternocleidomastoid syndrome: a case study. *J Can Chiropr Assoc.* 2004;48(3):201-205.

Capítulo 8

Músculo masseter
Drama dentário

Seth Jason Fibraio | Michelle Finnegan

1. INTRODUÇÃO

O músculo masseter é um dos músculos mais comumente envolvidos em pacientes com disfunção temporomandibular (DTM) e muitas vezes restringe a abertura da mandíbula. O músculo é composto por três camadas. As partes superficial e intermediária possuem inserção proximal nos dois terços anteriores do arco zigomático. A parte superficial se insere distalmente na metade posterior inferior do ramo mandibular. A parte intermediária do músculo se insere distalmente na parte central do ramo da mandíbula. A parte profunda do músculo masseter se insere proximalmente ao terço posterior do arco zigomático e distalmente à superfície lateral do processo coronoide da mandíbula. O músculo masseter é inervado pelo nervo massetérico e recebe sua vascularização do ramo massetérico da artéria maxilar, do ramo transverso da artéria temporal superficial e da artéria facial. A principal função do músculo masseter é a elevação mandibular, mas também desempenha um pequeno papel na excursão lateral ipsilateral, protrusão e retração da mandíbula. Pontos-gatilho (PGs) no músculo masseter comumente produzem dor referida para o terço médio do arco zigomático superiormente, inferiormente na face lateral da mandíbula e no aspecto lateral da testa. Os sintomas são exacerbados com a abertura da boca, mastigação e ao deitar-se sobre o lado afetado. Fatores de perpetuação incluem atividades estáticas, como manter a boca fechada com força, atividades dinâmicas, como bruxismo noturno, e atividades de alongamento, como o bocejo. Os PGs no músculo masseter estão associados à cefaleia tipo tensional, à DTM e ao zumbido unilateral. O diagnóstico diferencial deve incluir rastreamento para excluir DTM, neuralgia do trigêmeo, hipertrofia do masseter e/ou neoplasias. As ações corretivas para esse músculo incluem manutenção de uma posição de repouso efetiva da língua, correção da postura de cabeça anteriorizada, redução/eliminação de comportamentos parafuncionais, controle do estresse e autoliberação do músculo, tanto intraoral quanto extraoralmente.

2. CONSIDERAÇÕES ANATÔMICAS

O músculo masseter é um músculo penado, com camadas aponeuróticas espessas. É composto por três partes, superficial, média e profunda, que ajudam a criar uma grande quantidade de força necessária para a mastigação. As partes superficial e intermediária do músculo masseter são consideradas conjuntamente como a parte superficial do músculo, porque ambas se inserem proximalmente aos dois terços anteriores do arco zigomático e têm uma direção de fibra similar. A parte superficial é a maior. Distalmente, a parte superficial se insere externamente à metade posterior inferior do ramo mandibular (Figura 8-1). A parte intermediária do músculo masseter se insere à parte central do ramo da mandíbula. A parte profunda do músculo masseter se insere proximalmente ao terço posterior do arco zigomático e distalmente à superfície lateral do processo coronoide e à metade superior do ramo da mandíbula (Figura 8-1).[1,2] Essa inserção pode estender-se ao ângulo da mandíbula.[1] Há um debate se existem fibras que se inserem ao disco articular da articulação temporomandibular (ATM) e se isso pode influenciar o disco.[1,3] As fibras profundas correm mais verticalmente do que as fibras superficiais, e as fibras mais posteriores das fibras profundas são consideravelmente mais curtas do que as do resto do músculo.[4]

O tendão proximal do músculo masseter é citado como uma "fibra tendínea", que é mais longa e mais larga nos homens do que nas mulheres; os homens têm três fibras e as mulheres têm apenas duas. Menos fibras levam à diminuição da produção de força de mordida em mulheres, quando comparada com a dos homens.[5] A espessura do músculo masseter varia de uma espessura relaxada de 12,1 ± 1,4 mm a uma espessura contraída de 14,2 ± 1,7 mm.[6]

Em um estudo,[7] as fibras anteriores do músculo masseter (superficiais e profundas) corresponderam a aproximadamente 87% de fibras tipo I (contração lenta) e 7% de fibras tipo IIB (contração rápida). As fibras musculares posteriores também foram predominantemente fibras tipo I (70% superficiais e 77% profundas), mas a porção posterior apresentou mais fibras tipo IIB (20% superficial e 15% profundas) do que a porção anterior. A grande quantidade de fibras tipo I facilita o controle fino à medida que os dentes molares se aproximam da oclusão durante a mastigação.[7] Um estudo mais recente revelou uma composição diferente dos tipos de fibras musculares. Rowlerson e colaboradores[8] sugerem que a distribuição normal das fibras é: tipo I ~ 50%, tipo II ~ 15% (menor do que o diâmetro normal), híbridas tipo I/II 20% e neoatriais ~ 15%. Em comparação com a maioria dos músculos dos membros e do tronco, essa é uma proporção anormalmente alta de fibras de contração lenta, o que indica que o músculo é adequado principalmente para cargas de trabalho sustentadas com poucos ajustes rápidos. Os pacientes com DTM tendem a apresentar um aumento no número de fibras tipo II.[8,9] O número de fibras intrafusais por fuso muscular foi incomumente elevado nesse músculo (até 36).[10] Esse achado reforça o entendimento de que os fusos musculares do músculo masseter têm uma forte influência proprioceptiva no controle fino da oclusão da mandíbula.

2.1. Inervação e vascularização

O músculo masseter é inervado pelo nervo massetérico que se origina do ramo anterior do nervo mandibular do trigêmeo (V nervo craniano).[1] O nervo mandibular desce por meio do forame oval para dentro da fossa infratemporal proximalmente ao pterigóideo lateral. O nervo mandibular é dividido em um tronco posterior e um anterior. O tronco anterior contém os nervos temporal profundos anterior, bucal e massetérico. O nervo massetérico percorre, então, lateralmente ao músculo pterigóideo lateral perto da base do crânio, depois cruza a incisura coronoide mandibular, onde inerva o músculo masseter.[11] O nervo e a artéria massetérica percorrem juntos, com o nervo tendo 3 a 7 inervações separadas para as partes superficial e profunda do músculo masseter.[5]

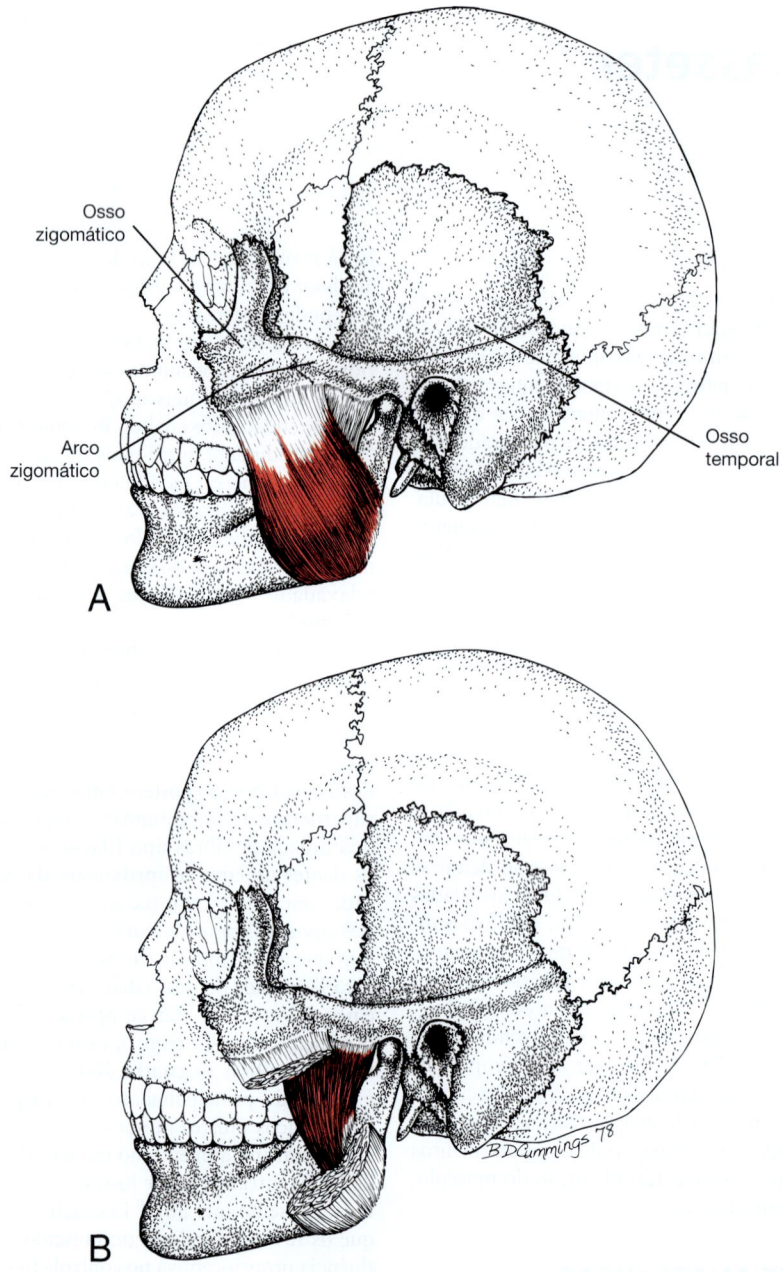

Figura 8-1 As inserções proximais do músculo masseter no processo maxilar do osso zigomático e dos dois terços anteriores da borda inferior do arco zigomático.

O suprimento vascular para o músculo masseter ocorre através do ramo massetérico da artéria maxilar, do ramo transverso da artéria temporal superficial e da artéria facial.[1] O ramo massetérico da artéria pré-massetérica, o ramo massetérico da artéria transversa da face, o ramo massetérico da artéria carótida externa e um ramo muscular da artéria temporal profunda também foram relatados como responsáveis pelo suprimento sanguíneo ao músculo masseter.[12] A veia maxilar emerge entre o músculo masseter e a mandíbula, fazendo com que ela seja potencialmente aprisionada por PGs no masseter. O plexo venoso pterigóideo, que se esvazia principalmente na veia maxilar, fica entre os músculos temporal e pterigóideo lateral e entre os dois músculos pterigóideos; o plexo drena o músculo temporal através da veia temporal profunda e drena a região infraorbital através da veia orbital.[1]

2.2. Função

A principal ação do músculo masseter é elevar e fechar a mandíbula durante a oclusão concêntrica.[1,13-16] As fibras profundas também retraem a mandíbula.[1,13] Há uma pequena contribuição desse músculo para a excursão lateral sem força de mordida.[17] É interessante notar que ocluir com força a mandíbula (como para apertar os dentes) durante a excursão lateral esquerda e direita resulta em uma diminuição na atividade eletromiográfica (EMG) dos músculos masseter e temporal bilateralmente.[18]

O músculo masseter contribui para o papel morfológico do contorno inferior da face (altura facial e tamanho da mandíbula)[19] e atua na mordida de alimentos, deglutição, ingestão de líquidos e na fala, assim como em atividades não funcionais, como cerrar e triturar.[20,21] Normalmente, a atividade do músculo masseter não é necessária para manter a posição de repouso mandibular (relação cêntrica).[13]

Com a abertura e o fechamento da boca, observou-se que ocorrem, simultaneamente, flexão e extensão cervicais.[22] Quando a boca se abre, o crânio inclina posteriormente. Durante o fechamento da boca (elevação mandibular), o crânio inclina anteriormente. Isso demonstra uma relação funcional entre os sistemas trigeminal e craniocervical. Qualquer interrupção na mecânica normal em um dos sistemas pode alterar os padrões de movimento no outro e aumentar o risco de desenvolvimento de dor musculoesquelética na cabeça, no pescoço e na mandíbula.[23]

O músculo masseter responde antes do músculo temporal durante a mastigação[24] e é normalmente mais ativo do que o músculo temporal.[25-27] Pacientes com DTM apresentaram assimetria nos músculos temporal e masseter durante a atividade-padrão quando comparados com controles, com maior dificuldade de mastigar alimentos mais densos.[28]

A posição de repouso mandibular é mantida, e o músculo masseter demonstrou pouca diferença na atividade elétrica entre as posições sentada e em decúbito ventral.[29] Valdes e colaboradores[30] reportaram não haver diferença significativa na atividade EMG nos músculos temporais e masseteres com a língua elevada ao céu da boca ou com a língua no "chão" da boca, mas a dimensão vertical aumentou com a língua colocada no "chão" da boca.

2.3. Unidade funcional

A unidade funcional à qual um músculo pertence inclui os músculos que reforçam e contrapõe-se às suas ações, bem como as articulações que os músculos cruzam. A interdependência dessas estruturas funcionalmente é refletida na organização e nas conexões neurais do córtex motor sensorial. A unidade funcional é enfatizada porque a presença de um PG em um músculo da unidade aumenta a probabilidade de que os outros músculos da unidade também desenvolvam PGs. Ao desativar os PGs em um músculo, é preciso se preocupar com os PGs que podem se desenvolver em músculos funcionalmente interdependentes. O Quadro 8-1[13,15,32-36] representa, de maneira geral, a unidade funcional do músculo masseter.

Quadro 8-1 Unidade funcional do músculo masseter

Ações	Sinergistas	Antagonistas
Elevação mandibular	Masseter contralateral Temporal (bilateral) Pterigóideo medial (bilateral)	Pterigóideo lateral (parte inferior) Genio-hióideo Digástrico Milo-hióideo
Retração mandibular	Temporal (fibras posteriores mais do que as fibras anteriores)	Pterigóideo medial Pterigóideo lateral Temporal

Os músculos masseter e temporal funcionam juntos, com pequenas diferenças na atividade da unidade motora. O músculo temporal é mais propenso a responder pelo equilíbrio mandibular e controle postural, e o músculo masseter é utilizado para maior força de oclusão.[32]

3. APRESENTAÇÃO CLÍNICA
3.1. Padrão de dor referida

O músculo masseter é um dos músculos mais frequentemente envolvidos em pacientes com DTM,[33] sendo reportado como o músculo que mais comumente provoca dor referida.[34] Fernández de Las Peñas e colaboradores[35] demonstraram que esse músculo reproduz a dor relacionada à DTM familiar aos pacientes. Além disso, a dor referida do músculo masseter indica um risco três vezes maior de presença de artralgia temporomandibular.[36] Outras condições nas quais os PGs do masseter desempenham um papel incluem cefaleia tipo tensional[37,38] e a dor cervical mecânica,[39] especialmente se os PGs nos músculos cervicais contribuírem para a dor.[40,41]

Parte superficial

PGs na parte superficial do músculo masseter comumente provocam dor referida para a região inferior da mandíbula, dentes molares e respectivas gengivas e terço médio do arco zigomático da maxila.[33,34,42,43] Além de provocar dor para os dentes superiores e inferiores, os PGs na parte superficial do masseter também podem produzir dor referida para a orelha.[35] Muitas vezes, os PGs na borda anterior e porção superior dessa parte referem dor ao pré-molar superior[44] e aos dentes molares, gengivas adjacentes e maxila (Figura 8-2A).[42,45] Os PGs localizados logo abaixo da metade do ventre do músculo comumente referem dor aos dentes molares inferiores e mandíbula (Figura 8-2B).[33,42,46,47] PGs próximos ao ângulo da mandíbula frequentemente referem dor em um arco que se estende por meio da têmpora e sobre a sobrancelha, bem como na mandíbula inferior (Figura 8-2C).[48,33,39,42,43] Kellgren[48] induziu experimentalmente a dor referida do músculo masseter em um indivíduo normal, injetando 0,1 mL de solução salina a 6% em suas fibras logo acima do ângulo da mandíbula. Esse procedimento causou "dor de dente" na mandíbula superior, dor na região da ATM e dor no meato acústico externo.

Semelhante aos PGs no músculo temporal, os PGs do masseter também podem causar hipersensibilidade dentária a partir de alguns estímulos, como pressão oclusal, percussão, calor e frio.[47]

Parte profunda

PGs na parte profunda do músculo masseter, sobre o ramo da mandíbula, tendem a provocar dor referida difusamente à área média da bochecha na região do músculo pterigóideo lateral e, às vezes, na região da ATM. Muitas vezes, os PGs da parte profunda do músculo masseter, próximos à inserção zigomática posterior, referem dor profunda na orelha (Figura 8-2D).[34,42,49-52] A parte profunda também pode causar zumbido da orelha ipsilateral.[42,53] O zumbido pode ser constante ou pode ser compensado pela pressão no PG, mesmo que o paciente possa desconhecer sua presença e, portanto, sua relação com seus sintomas, até que o PG seja desativado.[42,54] Um estudo feito por Saldanha e colaboradores[55] demonstrou uma associação entre DTM e zumbido subjetivo com os músculos masseter e temporal anterior apresentando menor limiar de dor à pressão em comparação com os controles.

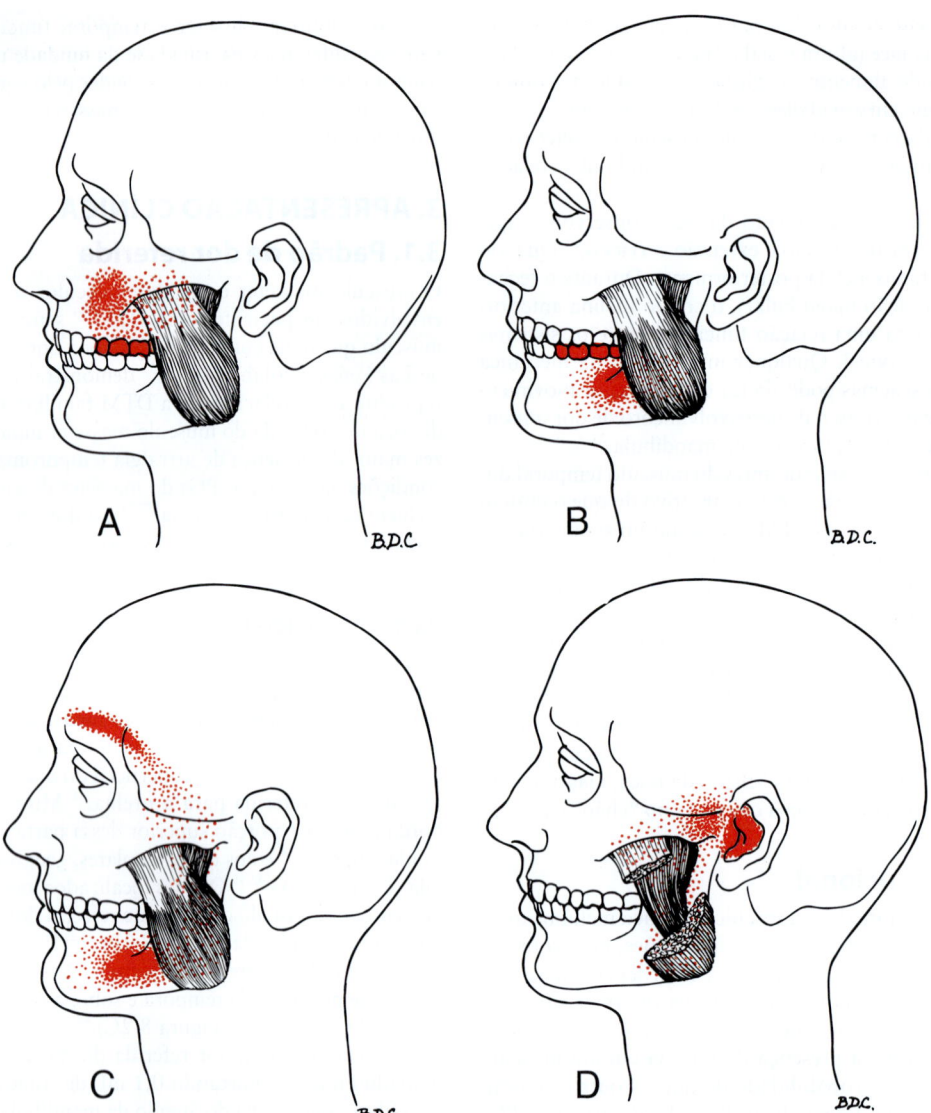

Figura 8-2 Padrões de dor referida decorrentes de PGs no músculo masseter. O vermelho sólido mostra as zonas de dor essenciais referidas, e as áreas pontilhadas são zonas de irradiação. (A) Padrões de dor referida de PGs próximos à junção musculotendínea da parte superficial, porção superior. (B) Padrões de dor referida de PGs no meio da parte superficial do músculo. (C) Padrões de dor referida de PGs da porção mais baixa da parte superficial, perto da sua inserção. (D) Padrões de dor referida de PGs na parte posterior superior da parte profunda abaixo da ATM.

3.2. Sintomas

Pacientes com PGs na parte superficial do músculo masseter frequentemente relatam dor na região zigomática como uma "sinusite". Comumente, os pacientes procuram assistência médica pensando que estão doentes, mas nenhum outro achado confirma essa suspeita.

Semelhante ao músculo temporal, a dor referida a um dente a partir dos PGs da parte superficial do masseter pode ser facilmente interpretada como de origem endodôntica.[44] Os pacientes vão ao dentista pensando que têm uma cárie ou algum outro problema relacionado ao dente. Lamentavelmente, às vezes, os pacientes tiveram procedimentos odontológicos significativos para a dor do "dente" apenas para descobrir que o problema persiste, porque na verdade não era endodôntico.[47]

Se o zumbido estiver presente, os pacientes podem notar que o alongamento provocado pela mandíbula bem aberta pode ativar ou interromper o zumbido. O zumbido é geralmente descrito como "baixo rugido" e não está associado à surdez e à vertigem que são comuns a uma lesão neurológica vestibular ou central. Eles também podem relatar que a aplicação de pressão ao músculo masseter altera o zumbido.[54]

Com PGs em uma ou ambas as camadas do músculo masseter, os pacientes podem relatar dificuldade ao abrir totalmente a boca.[56] Também foi observado clinicamente que os PGs podem contribuir para o fechamento da mandíbula em um movimento rápido, quase instantâneo, em vez de um movimento controlado.

Além disso, os PGs no músculo masseter podem restringir o fluxo venoso dos tecidos subcutâneos infraorbitais. Essa oclusão da veia orbital produz edemas ("bolsas") abaixo do olho no lado afetado e, assim estreita a fissura palpebral. O estreitamento da fissura também pode ser causado por PGs associados no músculo orbicular do olho, que se encontra na zona de dor referida dos PGs na parte esternal do músculo esternocleidomastóideo.

3.3. Exame do paciente

O clínico deve estar ciente de que os PGs não apenas contribuem para a dor, mas também diminuem a amplitude de movimento da mandíbula. A dor miofascial do masseter tem sido correlacionada com a presença de DTM ipsilateral.[36] Antes de iniciar o exame físico, o clínico deve ter um histórico completo do paciente. Depois de estabelecer a história da condição, o profissional deve criar um diagrama detalhado representando a dor descrita pelo paciente.

Uma disfunção unilateral, seja por problemas musculares ou por alterações internas na ATM, também tem um efeito no lado contralateral, porque a mandíbula se estende além da linha média e se articula a ambos os lados do crânio. Como resultado, a avaliação deve sempre incluir um exame bilateral visual e palpatório de alguma disfunção musculoesquelética.

O clínico deve verificar especificamente a postura anteriorizada da cabeça (perda do posicionamento esternal/malar). Embora a relação entre a DTM e a postura da cabeça seja um tanto controversa e incerta,[57] acredita-se que a postura anterior da cabeça induza indiretamente a tensão nos músculos hióideos, que tracionam para baixo para criar forças elásticas leves na mandíbula.[58] Como resultado, isso faz os músculos levantadores da mandíbula, como o músculo masseter, trabalharem mais, contraindo para manter a boca fechada.

Os PGs do masseter, sejam unilaterais ou bilaterais, podem causar restrição da abertura da boca,[56] o que é evidente no exame, embora o paciente possa não estar ciente disso. PGs unilaterais no masseter tendem a desviar a mandíbula em direção ao lado afetado, um desvio que é aparente quando o paciente abre e fecha a boca lentamente. Isso deve ser diferenciado de lesões intra-articulares unilaterais da ATM, que também podem provocar esse desvio lateral da mandíbula em direção ao lado acometido. Naturalmente, com uma história de disfunção articular dolorosa (dor localizada na ATM + sons articulares), ambos os fatores podem estar presentes e precisar de tratamento.

Uma maneira simples de estimar a abertura entre os dentes incisivos que é normalizada ao tamanho do paciente é com o "teste de duas articulações" (*two-knuckle test*) (ver Figura 8-3A). Juntas, as duas primeiras articulações (articulações interfalângicas proximais do segundo e terceiro dedos) devem caber facilmente entre os dentes incisivos superiores e inferiores. Um teste mais crítico é a inserção de uma camada das falanges distais (não articulações) dos três primeiros dedos colocados entre os dentes incisivos (Figura 8-3B). Isso foi facilmente realizado em uma população assintomática de pacientes que foram avaliados em busca de sintomas mastigatórios e/ou músculos mastigatórios sensíveis.[59]

É improvável que indivíduos com PGs nos músculos levantadores da mandíbula passem pelo mais rigoroso "teste de três articulações", que foi relatado pela primeira vez por Dorrance,[60] em 1929. Esse teste foi considerado um método confiável em um estudo com seguimento em 2008.[61] O paciente coloca os três primeiros dedos (segundo, terceiro e quarto dígitos) da mão não dominante entre os dentes incisivos superiores e inferiores. Esse teste é mais exigente do que o teste de duas articulações e requer um grau maior de força para muitos indivíduos, mesmo quando na ausência de PGs. Forçar esse teste seria imprudente para indivíduos que poderiam ter uma disfunção interna da ATM. Se o teste de três articulações puder ser realizado sem forçar, é muito improvável que o sujeito tenha PG de masseter (ou temporal) ou disfunção significativa da ATM, mas eles podem, neste caso, ter uma articulação hipermóvel.

Uma maneira mais padronizada e objetiva de medir a abertura da boca é com uma régua vertical para medir a distância entre os dentes incisivos superiores e inferiores.[62,63] A abertura média bucal normal para mulheres é de 41 a 45 mm, e para homens, é de 43 a 45 mm.[64,65]

3.4 Exame de pontos-gatilho

Entre os músculos mastigatórios, o músculo masseter frequentemente possui PGs. Em um estudo que observou 56 pacientes com síndrome de disfunção dolorosa miofascial, de acordo com a definição de Laskin,[66] a parte superficial do músculo masseter foi o músculo mais comumente envolvido, e o músculo masseter profundo foi o quinto mais comumente envolvido.[67] Em pacientes com artralgia temporomandibular, 61,6% apresentaram dor em pelo menos um músculo masseter.[36]

Em outro estudo de Greene e colaboradores,[68] 81% de 277 pacientes semelhantes relataram dor. Destes pacientes com dor, o músculo masseter foi o segundo músculo mais comumente envolvido em relação à hipersensibilidade. Sharav e colaboradores[69] observaram que o músculo masseter teve a segunda maior prevalência de PGs ativos (69%) de 42 pacientes com a síndrome da dor miofascial. Solberg e colaboradores[70] observaram hipersensibili-

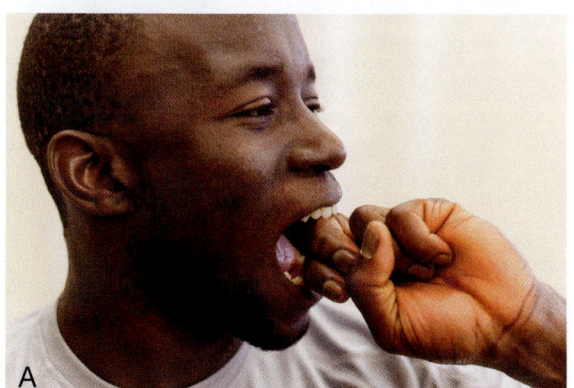
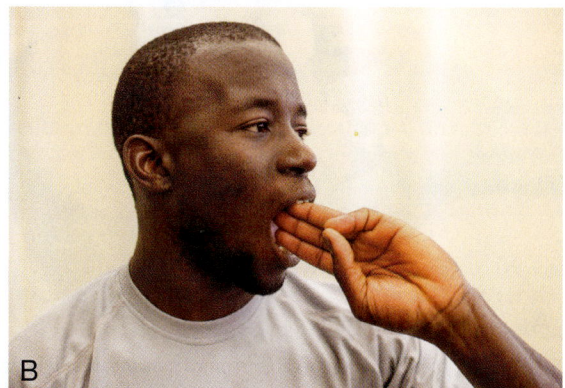

Figura 8-3 (A) Teste de duas articulações. (B) Teste de três dedos em camadas.

dade na parte superficial do músculo masseter com abertura de boca limitada 4 vezes mais frequente em indivíduos que reconheceram características de bruxismo do que naqueles que negaram a consciência dessa condição. Alonso-Blanco e colaboradores[33] encontraram PGs ativos do músculo masseter em 14 de 20 pacientes do sexo feminino com fibromialgia e DTM miofascial.

O músculo masseter deve ser palpado na sua totalidade durante a avaliação de PGs. A maior parte da musculatura do músculo masseter pode ser examinada de forma eficaz no rastreamento de PGs com uma palpação em pinça com um dedo no interior da bochecha e outro no exterior (ver Figura 8-4A). O paciente pode estar na posição sentada ou, preferencialmente, na posição de decúbito dorsal para assegurar um relaxamento adequado. Apenas uma fina camada de mucosa separa o dedo palpador e a porção central do músculo. Se o clínico tiver dificuldades em localizar o músculo, ele pode pedir ao paciente para morder suavemente para que ele possa confirmar que está com o dedo posicionado no músculo. Então, com o músculo relaxado, as bandas tensionadas podem ser identificadas esfregando as fibras musculares entre os dedos. A sensibilidade do PG é aumentada se o paciente abrir a boca o suficiente de modo a remover a maior parte da frouxidão do músculo (geralmente a largura de um depressor de língua colocado entre os incisivos superiores e inferiores fornece essa folga). O dedo no interior da boca pode sentir a estrutura muscular muito mais claramente do que o dedo localizado externamente, porque a glândula parótida fica entre a pele e grande parte da porção média da fibra do músculo, onde muitos PGs do masseter estão localizados.

Para avaliar o músculo próximo ao ângulo da mandíbula, uma palpação plana é utilizada extraoralmente (Figura 8-4B). O clínico pode confirmar a palpação precisa do músculo pedindo ao paciente para morder brevemente, pois assim o profissional consegue sentir uma contração sob o dedo palpador.

4. DIAGNÓSTICO DIFERENCIAL
4.1. Ativação e perpetuação de pontos-gatilho

Uma postura ou atividade que ativa um PG, se não corrigida, também pode perpetuá-lo. Em qualquer parte do músculo masseter, os PGs podem ser ativados por carga excêntrica não habitual, exercício excêntrico em músculo masseter destreinado, uso excessivo ou carga concêntrica máxima ou submáxima.[71] O PGs também podem ser ativados ou agravados quando o músculo é colocado em uma posição encurtada ou alongada por um período prolongado.

Especificamente, os PGs podem ser ativados e perpetuados por hábitos parafuncionais repetitivos ou sustentados, como apertar ou ranger os dentes, mascar chiclete, roer as unhas, manter a mandíbula prolongadamente no bocal de um cachimbo ou piteira,[72] crianças que chupam os dedos, ou perda significativa de desarmonia oclusal de dentes posteriores, dentes de prótese desgastados ou reabsorção do osso alveolar. Foi demonstrada uma associação positiva entre hábitos parafuncionais excessivos e maloclusão, sendo roer a unha o hábito parafuncional mais comum em 65,5%.[73] Constatou-se que a maloclusão causa uma variabilidade de atividades musculares dos músculos masseter e temporal.[74]

Outros eventos que podem ativar os PGs no músculo masseter incluem alongamento prolongado durante um procedimento odontológico, imobilização da mandíbula na posição fechada (pelo contensor da cabeça durante tração contínua no pescoço ou por fixação dos maxilares fechados), trauma direto ao músculo, particularmente com um golpe na lateral da face, e sobrecarga do músculo masseter após um acidente com veículo causando uma lesão de flexão e extensão dos músculos supra-hióideos ou infra-hióideos, que produzem tensão na mandíbula e, assim, no músculo masseter.[75]

Situações de sobrecarga aguda também podem ativar os PGs no músculo masseter, incluindo uma contração súbita forçada do músculo masseter (como na quebra de nozes ou gelo entre os dentes) e morder a linha ao costurar.

Uma postura excessivamente anteriorizada da cabeça pode ativar ou perpetuar os PGs no músculo masseter por meio do aumento do estresse nos músculos hióideos, como já descrito. A respiração bucal crônica (por meio de uma máscara cirúrgica, com pressão positiva contínua nas vias aéreas [CPAP, do inglês *continuous positive airway pressure*] ou devido à obstrução nasal) tende a causar esse posicionamento anteriorizado excessivo da cabeça e alterações posturais, o que indiretamente aumenta o estresse aos músculos mastigatórios e pode ativar e perpetuar PGs nesses músculos.[76]

Fatores de estresse emocional também podem desempenhar um papel no desenvolvimento de PGs no músculo masseter. Schwartz e colaboradores[77] e Auerbach e colaboradores[78] observaram a contribuição do estresse emocional no desenvolvimento de PGs ativos e dor em pacientes com DTM. Os músculos masseteres estão entre os primeiros a contrair em pessoas em estado de tensão

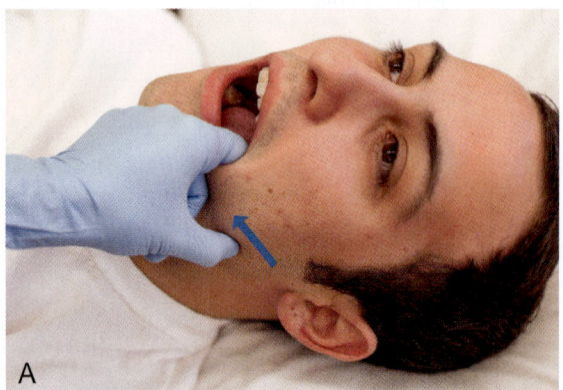
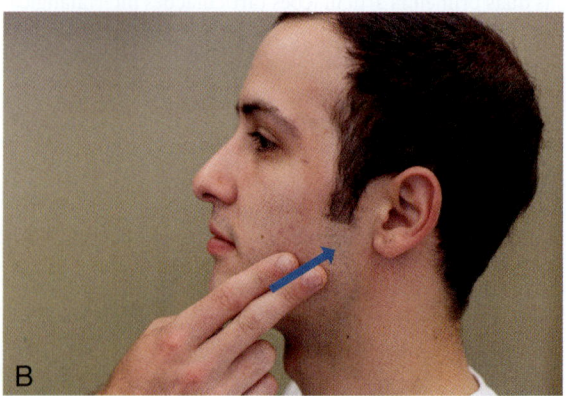

Figura 8-4 Método de palpação em pinça para localizar PGs no músculo masseter. (A) O examinador utiliza a palpação intraoral em pinça para detectar PG no músculo masseter. (B) Técnica de palpação plana extraoral. Ambas as técnicas podem ser realizadas com o paciente sentado ou em decúbito dorsal.

emocional extrema, intensa determinação ou desespero, e muitas vezes permanecem contraídos por períodos anormalmente longos.[46] Bell[79] apresentou relatos de casos que indicam a contribuição de situações de vida estressante e bruxismo no desenvolvimento e na perpetuação da dor provocada por PGs. As pessoas com bruxismo noturno apresentam níveis mais altos de cortisol salivar e percepção de estresse psicológico,[80] o que fortalece a ideia de que o estresse pode contribuir para o desenvolvimento de PGs por meio da ativação excessiva do músculo masseter com bruxismo.

4.2. Pontos-gatilho associados

PGs associados podem se desenvolver nas áreas de dor referida dos PGs primários.[81] Portanto, músculos nas áreas de dor referida de cada músculo acometido também devem ser examinados. Músculos faciais, como o corrugador do supercílio e os músculos bucinadores, podem apresentar PGs devido ao envolvimento do músculo masseter.

É importante reconhecer que os PGs dos masseteres são frequentemente associados aos músculos esternocleidomastóideo ou ao trapézio superior, como resultado do aumento da atividade da unidade motora.[82,83] Nessa situação, o tratamento dos PGs nesses músculos com frequência evita tratar diretamente os PGs do masseter. PGs no masseter e em outros músculos mastigatórios muitas vezes resolvem-se precisamente com o tratamento adequado dos músculos cervicais, tornando desnecessárias técnicas de liberação de PGs para os músculos mastigatórios.

É provável que os PGs do masseter também estejam associados a PGs em outros músculos mastigatórios, sendo os músculos temporal ipsilateral e masseter contralateral os mais frequentemente acometidos. Também podem estar envolvidos, mas menos comumente, tanto os músculos pterigóideos medial quanto lateral, ou ambos, e, algumas vezes, bilateralmente.

4.3. Patologias associadas

Diagnósticos concomitantes com PGs de masseter podem incluir disfunções internas da ATM com ou sem redução (consulte o Capítulo 18, Considerações clínicas sobre dor na cabeça e na coluna cervical). Além disso, condições clínicas como doença dentária, cefaleia tipo tensional, cefaleia cervicogênica, zumbido de origem neurológica, tétano, hipertrofia de masseter e hemangioma intramuscular, dão origem a sintomas que podem parecer confusamente similares àqueles produzidos por PGs de masseter ou podem estar presentes concomitantemente.

Um dente doente, como um com uma cárie não reparável, pode produzir dor referida sobre o músculo masseter que simula a dor de um PG naquela parte do músculo. Respostas prolongadas da dor ao estímulo térmico em um dente podem indicar uma pulpite, ao passo que a sensibilidade à percussão e à pressão pode resultar da inflamação apical do ligamento periodontal.[84,85] A dor referida e a sensibilidade provenientes de PGs no músculo masseter (ou temporal) podem causar hipersensibilidade dentária a partir de um ou todos os seguintes estímulos: pressão oclusal, percussão, calor e frio. Tratamentos apropriados para pulpite, inflamação do ligamento periodontal e PG do masseter são bem diferentes, tornando essencial um diagnóstico preciso.

Os PGs do masseter estão frequentemente associados a dores de cabeça. Em pacientes com cefaleia cervicogênica, os PGs podem ser um mecanismo de produção de dor.[86] Da mesma forma, os PGs do masseter estão associados a pacientes com diagnóstico de cefaleia tensional.[37,38,41]

O zumbido de origem neurológica deve ser diferenciado do de origem miofascial, conforme apresentado neste capítulo. É interessante observar que o zumbido associado à perda auditiva foi frequentemente bem responsivo à terapia com B_{12},[87] se o paciente estivesse com menores concentrações dessa vitamina. Da mesma forma, a terapia com B_{12} ajudaria o zumbido de origem miofascial. Um zumbido causado por deficiência de vitamina pode ser aliviado por suplementos de niacinamida e tiamina. A restauração dos níveis normais de melatonina plasmática e de vitamina B_{12} mostrou-se útil em pacientes com zumbido associado à perda auditiva.[87,88]

Trismo é um fechamento firme da mandíbula causado por espasmos dos músculos mastigatórios. Pode ser devido a espasmos do músculo masseter a partir de celulite em tecidos adjacentes,[89] espasmos do músculo pterigóideo medial a partir de celulite no espaço pterigomandibular,[89] espasmos do músculo temporal a partir de celulite na fossa infratemporal,[89] infecção do espaço mastigatório de origem odontogênica,[90,91] injeções locais de anestésico,[90,91] remoção cirúrgica de dentes[91] (especialmente o terceiro molar),[90] fraturas mandibulares ou faciais,[90,91] ou após radioterapia na região facial (fibrose de radiação).[91]

Embora o tétano seja incomum nos países desenvolvidos devido à vacinação, é uma condição clínica séria que também pode causar trismo e deve ser descartada. Recentemente, em 2012, em um estudo de caso de Fusetti e colaboradores,[92] um agricultor de 78 anos foi diagnosticado com tétano com início progressivo de trismo e rigidez muscular. Além disso, um indivíduo de 31 anos de idade, em outro estudo de caso, que apresentava níveis adequados de anticorpos contra o tétano, foi tratado para os sintomas do tétano após perfurar a mão com um prego enferrujado.[93]

As tentativas de abrir a mandíbula com trismo são geralmente dolorosas. A dor é agravada se os músculos espásticos também têm PGs. PGs podem ser tratados por injeção, mas somente se não houver evidência de infecção na área. Exercícios de abertura bucal,[94] bem como o uso de dispositivos e medicamentos, podem ajudar a aumentar o movimento, diminuir a dor e melhorar a qualidade de vida.[90,95]

A hipertrofia do masseter pode ser erroneamente confundida com a patologia do músculo masseter, pois a limitação do movimento é um achado clínico de ambas as condições.[96,97] A hipertrofia do masseter é um inchaço indolor do músculo nas regiões da parótida e posterior da bochecha. Com a palpação, o músculo masseter é firme e sólido, com pele e mucosa normais. A ressonância magnética (RM) é positiva para um aumento do tamanho dos feixes musculares no músculo masseter.[98] O paciente pode apresentar limitação da abertura da boca e dor ocasional, mas sem febre ou exames laboratoriais anormais.[96,97]

Um hemangioma intramuscular é um tumor vascular raro que, quando presente na região da cabeça, é mais comumente encontrado no músculo masseter.[99-101] Pode ser acelerado com um salto (estirão) de crescimento ou trauma para o tecido muscular e pode regredir espontaneamente. A dor está presente em 50 a 60% dos casos,[100] com a maioria dos casos ocorrendo antes dos 30 anos de idade.[99-101] Testes de diagnóstico, como ressonância magnética, ultrassonografia e Doppler colorido, são comumente usados para ajudar a determinar que tipo de lesão de tecido mole está presente.[99,101] O tratamento é uma excisão cirúrgica.[99-101]

A patologia do músculo masseter, como mencionado, é comumente associada à DTM. Consulte outros textos para obter informações abrangentes sobre exame e diagnóstico diferencial para DTM.

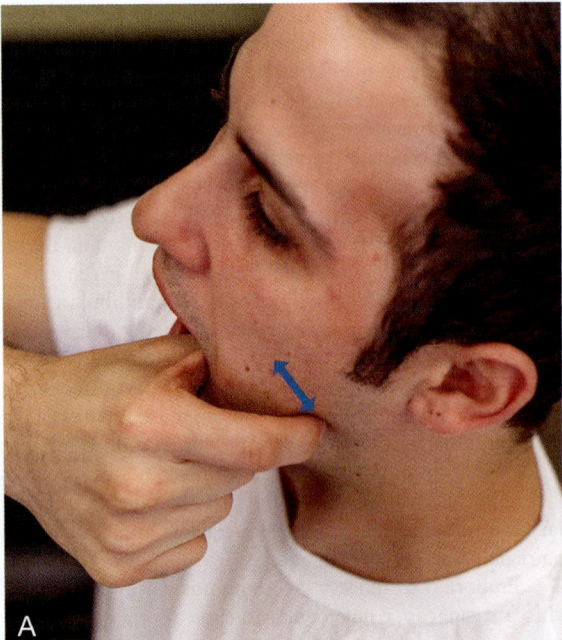
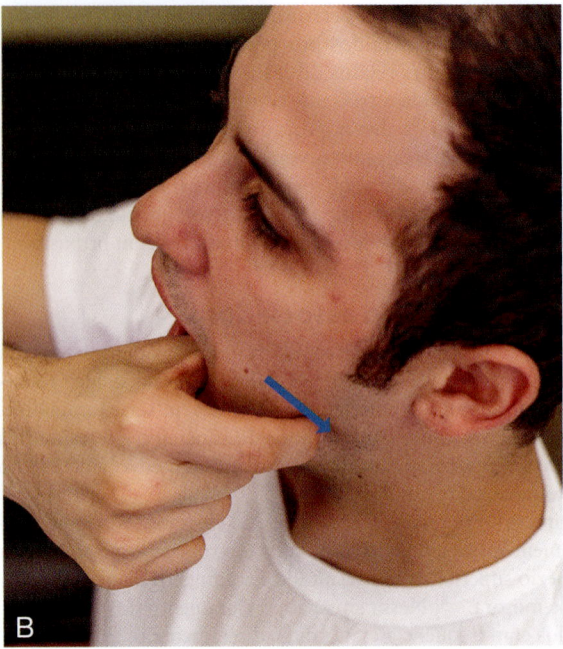

Figura 8-5 Autoliberação intraoral do músculo masseter. O paciente coloca o polegar no interior da bochecha sob o ventre do músculo masseter, e o dedo indicador se encontra do lado de fora da bochecha (sobre o músculo masseter). (A) Então, os dedos aplicam uma compressão leve no músculo. (B) Ou o polegar pode empurrar o músculo masseter em direção lateral (para fora da bochecha) para alongar o músculo.

5. AÇÕES CORRETIVAS

Primeiro, como os PGs no músculo masseter podem ocorrer em razão de patologia em outros músculos, como os músculos esternocleidomastóideo e o trapézio, esses músculos devem ser abordados antes (consulte os Capítulos 6, Músculo trapézio, e 7, Músculo esternocleidomastóideo).

A postura anteriorizada da cabeça deve ser corrigida para reduzir a atividade do músculo masseter. Essa correção pode exigir alterações para garantir que o paciente possa respirar pelo nariz, em vez de pela boca. Além disso, o paciente deve desenvolver a consciência da postura mandibular (posição esternal/malar) e reduzir a força de oclusão (preensão dos dentes), o hábito de roer unha, mascar chicletes exaustivamente, ou outros hábitos orais parafuncionais.[21,58,76] A posição correta da língua, com a língua contra o céu da boca atrás dos dentes incisivos superiores (a parte "N" da verbalização da palavra "não"), pode ser útil para reduzir o estresse do músculo masseter e minimizar a respiração bucal. A posição correta da língua deve ser utilizada durante as horas de vigília e durante a tentativa de adormecer à noite.

O estresse e a ansiedade que levam à oclusão sustentada com força da mandíbula e ao bruxismo devem ser controlados pela redução do estresse emocional e pela melhora da capacidade do paciente de lidar de maneira eficaz. Estudos sugeriram que aqueles

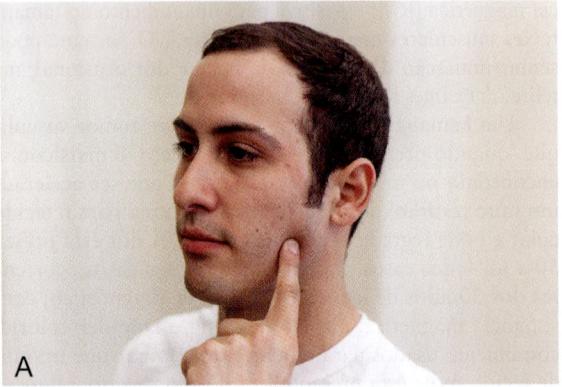
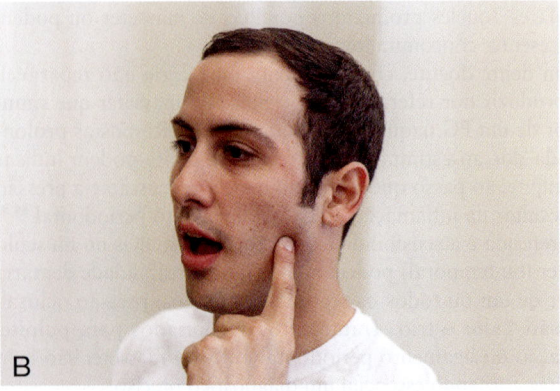

Figura 8-6 Liberação ativa extraoral do músculo masseter. (A) O paciente identifica um PG no músculo masseter e aplica uma pressão até o limite tolerado por 30 segundos com um dedo. Esta técnica é repetida 3 a 5 vezes e pode ser realizada ao longo do dia, conforme necessário. (B) Ou, enquanto mantém a pressão no PG, o paciente fecha suavemente a mandíbula por 3 segundos; em seguida, relaxa completamente e abre a mandíbula para alongar suavemente o músculo. Esta técnica pode ser repetida até 3 a 5 vezes para reduzir a dor e a sensibilidade.

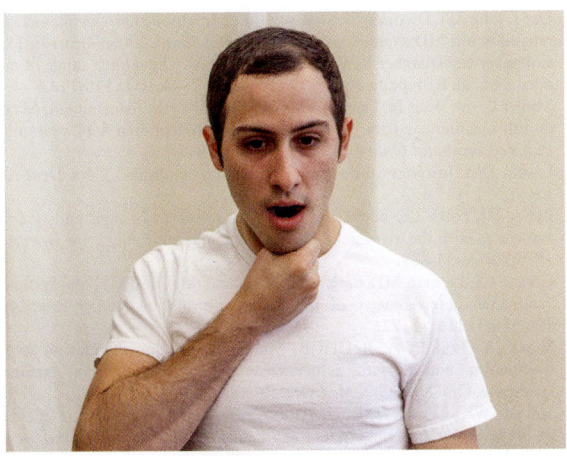

Figura 8-7 Abertura da mandíbula resistida. Com o punho do paciente sob o queixo, o paciente abre a mandíbula aproximadamente 1 cm contra a resistência do punho. A abertura resistida deve ser mantida por 5 segundos e repetida várias vezes ao longo do dia quando a tensão (aperto da mandíbula) é observada.

pacientes com maiores escores de depressão, queixas somáticas e diminuição do bem-estar físico estão em maior risco de ter sintomas.[102] Um encaminhamento a um psicólogo ou outro profissional da saúde mental para técnicas específicas de controle de dor e estresse pode ser muito útil devido aos múltiplos fatores associados aos PGs nos músculos mastigatórios.[89]

Uma placa oclusal pode ajudar a minimizar o bruxismo noturno e, portanto, potencialmente reduzir a atividade do músculo masseter,[103-105] embora a eficácia desses dispositivos de forma isolada não seja universalmente aceita.[106,107] A combinação da terapia cognitivo-comportamental com o uso de placa oclusal resulta em melhores desfechos,[108] e mudanças comportamentais concomitantes, com a utilização de dispositivos oclusais, efetivamente reduzem a dor miofascial mastigatória.[109]

O paciente também deve parar de mascar chiclete, gelo ou carne dura; comer balas; morder canetas, lápis, maçãs ou roer unhas; quebrar nozes com os dentes; ou manter qualquer outro comportamento oral parafuncional que possa aumentar a tensão do músculo masseter.

Para melhorar a mobilidade do músculo masseter, o paciente pode realizar uma liberação intraoral (Figura 8-5) ou uma liberação ativa extraoral (Figura 8-6) do músculo.

Para pacientes que apertam a mandíbula durante o dia, a realização de repetições de abertura da mandíbula contra a resistência (Figura 8-7) contribui para a inibição recíproca do músculo masseter, reduzindo a ativação excessiva do músculo.

Referências

1. Standring S. *Gray's Anatomy: The Anatomical Basis of Clinical Practice*. 41st ed. London, UK: Elsevier; 2015.
2. Shore NA. *Temporomandibular Joint Dysfunction and Occlusal Equilibration*. Philadelphia, PA: J.B. Lippincott; 1976.
3. Schmolke C. The relationship between the temporomandibular joint capsule, articular disc and jaw muscles. *J Anat*. 1994;184(pt 2):335-345.
4. Hannam AG, McMillan AS. Internal organization in the human jaw muscles. *Crit Rev Oral Biol Med*. 1994;5(1):55-89.
5. Lee JY, Kim JN, Yoo JY, et al. Topographic anatomy of the masseter muscle focusing on the tendinous digitation. *Clin Anat*. 2012;25(7):889-892.
6. Strini PJ, Strini PJ, Barbosa Tde S, Gaviao MB. Assessment of thickness and function of masticatory and cervical muscles in adults with and without temporomandibular disorders. *Arch Oral Biol*. 2013;58(9):1100-1108.
7. Eriksson PO. Muscle fiber composition system. *Swed Dent J*. 1982;12(suppl):8-38.
8. Rowlerson A, Raoul G, Daniel Y, et al. Fiber-type differences in masseter muscle associated with different facial morphologies. *Am J Orthod Dentofacial Orthop*. 2005;127(1):37-46.
9. Sciote JJ, Raoul G, Ferri J, Close J, Horton MJ, Rowlerson A. Masseter function and skeletal malocclusion. *Rev Stomatol Chir Maxillofac Chir Orale*. 2013;114(2):79-85.
10. Eriksson PO, Butler-Browne GS, Thornell LE. Immunohistochemical characterization of human masseter muscle spindles. *Muscle Nerve*. 1994;17(1):31-41.
11. Johansson AS, Isberg A, Isacsson G. A radiographic and histologic study of the topographic relations in the temporomandibular joint region: implications for a nerve entrapment mechanism. *J Oral Maxillofac Surg*. 1990;48(9):953-961; discussion 962.
12. Won SY, Choi DY, Kwak HH, Kim ST, Kim HJ, Hu KS. Topography of the arteries supplying the masseter muscle: using dissection and Sihler's method. *Clin Anat*. 2012;25(3):308-313.
13. Basmajian J, Deluca C. *Muscles Alive*. 5th ed. Baltimore, MD: Williams & Wilkins; 1985.
14. Moyers RE. An electromyographic analysis of certain muscles involved in temporomandibular movement. *Am J Orthod*. 1950;36(7):481-515.
15. Woelfel JB, Hickey JC, Stacey RW, et al. Electromyographic analysis of jaw movements. *J Prosthet Dent*. 1960;10:688-697.
16. Yamaguchi S, Itoh S, Watanabe Y, Tsuboi A, Watanabe M. Quantitative analysis of masticatory activity during unilateral mastication using muscle fMRI. *Oral Dis*. 2011;17(4):407-413.
17. Yamaguchi S, Rikimaru H, Yamaguchi K, Itoh M, Watanabe M. Overall activity of all masticatory muscles during lateral excursion. *J Dent Res*. 2006;85(1):69-73.
18. Hugger S, Schindler HJ, Kordass B, Hugger A. Surface EMG of the masticatory muscles (Part 3): impact of changes to the dynamic occlusion. *Int J Comput Dent*. 2013;16(2):119-123.
19. Nakamura K, Hara A, Nakata S, Hyakutake H, Takahashi I. Relationship between the stability of muscle activity in the masseter muscle and craniofacial morphology. *Orthodontic Waves*. 2013;72(2):55-62.
20. Farella M, Palla S, Erni S, Michelotti A, Gallo LM. Masticatory muscle activity during deliberately performed oral tasks. *Physiol Meas*. 2008;29(12):1397-1410.
21. Michelotti A, Cioffi I, Festa P, Scala G, Farella M. Oral parafunctions as risk factors for diagnostic TMD subgroups. *J Oral Rehabil*. 2010;37(3):157-162.
22. Eriksson PO, Zafar H, Nordh E. Concomitant mandibular and head-neck movements during jaw opening-closing in man. *J Oral Rehabil*. 1998;25(11):859-870.
23. Wiesinger B, Haggman-Henrikson B, Hellstrom F, Wanman A. Experimental masseter muscle pain alters jaw-neck motor strategy. *Eur J Pain*. 2013;17(7):995-1004.
24. Steiner JE, Michman J, Litman A. Time sequence of the activity of the temporal and masseter muscles in healthy young human adults during habitual chewing of different test foods. *Arch Oral Biol*. 1974;19(1):29-34.
25. Mioche L, Bourdiol P, Martin JF, Noel Y. Variations in human masseter and temporalis muscle activity related to food texture during free and side-imposed mastication. *Arch Oral Biol*. 1999;44(12):1005-1012.
26. Fueki K, Yoshida E, Sugiura T, Igarashi Y. Comparison of electromyographic activity of jaw-closing muscles between mixing ability test and masticatory performance test. *J Prosthodont Restor*. 2009;53(2):72-77.
27. Miyawaki S, Ohkochi N, Kawakami T, Sugimura M. Changes in masticatory muscle activity according to food size in experimental human mastication. *J Oral Rehabil*. 2001;28(8):778-784.
28. De Felicio CM, Ferreira CL, Medeiros AP, Rodrigues Da Silva MA, Tartaglia GM, Sforza C. Electromyographic indices, orofacial myofunctional status and temporomandibular disorders severity: a correlation study. *J Electromyogr Kinesiol*. 2012;22(2):266-272.
29. Moller E, Sheik-Ol-Eslam A, Lous I. Deliberate relaxation of the temporal and masseter muscles in subjects with functional disorders of the chewing apparatus. *Scand J Dent Res*. 1971;79(7):478-482.
30. Valdes C, Gutierrez M, Falace D, Astaburuaga F, Manns A. The effect of tongue position and resulting vertical dimension on masticatory muscle activity. A cross-sectional study. *J Oral Rehabil*. 2013;40(9):650-656.
31. Simons DG, Travell J, Simons L. *Travell & Simon's Myofascial Pain and Dysfunction: The Trigger Point Manual*. Vol 1. 2nd ed. Baltimore, MD: Williams & Wilkins; 1999:104.
32. Staling LM, Fetchero P, Vorro J. Premature occlusal contact influence on mandibular kinesiology. In: Komi PV, ed. *Biomechanics*. Vol 1A. Baltimore, MD: University Park Press; 1976:280-288.
33. Alonso-Blanco C, Fernández de las Peñas C, de-la-Llave-Rincon AI, Zarco-Moreno P, Galan-Del-Rio F, Svensson P. Characteristics of referred muscle pain to the head from active trigger points in women with myofascial

temporomandibular pain and fibromyalgia syndrome. *J Headache Pain.* 2012;13(8):625-637.
34. Sanches ML, Juliano Y, Novo NF, et al. Frequency and location of referred pain in patients with temporomandibular disorder. *Int J Odontostomat.* 2014;8(2):309-315.
35. Fernández de Las Peñas C, Galan-Del-Rio F, Alonso-Blanco C, Jimenez-Garcia R, Arendt-Nielsen L, Svensson P. Referred pain from muscle trigger points in the masticatory and neck-shoulder musculature in women with temporomandibular disorders. *J Pain.* 2010;11(12):1295-1304.
36. da Silva Parente Macedo LC, de Goffredo Filho GS, de Souza Tesch R, de Queiroz Farias Goes CP. Frequency of temporomandibular arthralgia among myofascial pain patients with pain on palpation of ipsilateral masseter. *Cranio.* 2015;33(3):206-210.
37. Karadas Ö, Gul HL, Inan LE. Lidocaine injection of pericranial myofascial trigger points in the treatment of frequent episodic tension-type headache. *J Headache Pain.* 2013;14:44.
38. Fernández de las Peñas C, Fernandez-Mayoralas DM, Ortega-Santiago R, Ambite-Quesada S, Palacios-Cena D, Pareja JA. Referred pain from myofascial trigger points in head and neck-shoulder muscles reproduces head pain features in children with chronic tension type headache. *J Headache Pain.* 2011;12(1):35-43.
39. De-la-Llave-Rincon AI, Alonso-Blanco C, Gil-Crujera A, Ambite-Quesada S, Svensson P, Fernández de las Peñas C. Myofascial trigger points in the masticatory muscles in patients with and without chronic mechanical neck pain. *J Manipulative Physiol Ther.* 2012;35(9):678-684.
40. Jaeger B, Reeves JL, Graff-Radford SB. A psychophysiological investigation of myofascial trigger point sensitivity vs. EMG activity and tension headache. *Cephalalgia.* 1985;5(suppl 3):68-69.
41. Fernández de las Peñas C, Ge HY, Alonso-Blanco C, Gonzalez-Iglesias J, Arendt-Nielsen L. Referred pain areas of active myofascial trigger points in head, neck, and shoulder muscles, in chronic tension type headache. *J Bodyw Mov Ther.* 2010;14(4):391-396.
42. Travell J. Temporomandibular joint pain referred from muscles of the head and neck. *J Prosthet Dent.* 1960;10:745-763.
43. Travell J, Rinzler SH. The myofascial genesis of pain. *Postgrad Med.* 1952;11(5):425-434.
44. Kleier DJ. Referred pain from a myofascial trigger point mimicking pain of endodontic origin. *J Endod.* 1985;11(9):408-411.
45. Marbach JJ. Arthritis of the temporomandibular joints. *Am Fam Physician.* 1979;19(2):131-139.
46. Wolff HG. *Wolff's Headache and Other Head Pain.* 3rd ed. New York, NY: Oxford University Press; 1972.
47. Handa T, Fukuda K, Ichinohe T. Effect of combination of trigger point injection and stellate ganglion block on non-odontogenic mandibular molar pain referred from masseter muscle: a case report. *Bull Tokyo Dent Coll.* 2013;54(3):171-175.
48. Kellgren JH. Observations on referred pain arising from muscle. *Clin Sci.* 1938;3:175-190, 190.
49. Bell WE. *Orofacial Pains: Differential Diagnosis.* Dallas, TX: Denedco of Dallas; 1973.
50. Reynolds MD. Myofascial trigger point syndromes in the practice of rheumatology. *Arch Phys Med Rehabil.* 1981;62(3):111-114.
51. Schwartz LL. Ethyl chloride treatment of limited, painful mandibular movement. *J Am Dent Assoc.* 1954;48(5):497-507.
52. Travell J. Mechanical headache. *Headache.* 1967;7(1):23-29.
53. Wyant GM. Chronic pain syndromes and their treatment. II. Trigger points. *Can Anaesth Soc J.* 1979;26(3):216-219.
54. Bezerra Rocha CA, Sanchez TG, Tesseroli de Siqueira JT. Myofascial trigger point: a possible way of modulating tinnitus. *Audiol Neurootol.* 2008;13(3):153-160.
55. Saldanha AD, Hilgenberg PB, Pinto LM, Conti PC. Are temporomandibular disorders and tinnitus associated? *Cranio.* 2012;30(3):166-171.
56. Fernandez-Carnero J, La Touche R, Ortega-Santiago R, et al. Short-term effects of dry needling of active myofascial trigger points in the masseter muscle in patients with temporomandibular disorders. *J Orofac Pain.* 2010;24(1):106-112.
57. Rocha CP, Croci CS, Caria PH. Is there relationship between temporomandibular disorders and head and cervical posture? A systematic review. *J Oral Rehabil.* 2013;40(11):875-881.
58. Gonzalez HE, Manns A. Forward head posture: its structural and functional influence on the stomatognathic system, a conceptual study. *Cranio.* 1996;14(1):71-80.
59. Agerberg G, Osterberg T. Maximal mandibular movements and symptoms of mandibular dysfunction in 70-year old men and women. *Sven Tandlak Tidskr.* 1974;67(3):147-163.
60. Dorrance GM. New and useful surgical procedures: the mechanical treatment of trismus. *Pa Med J.* 1929;32:545-546.
61. Abou-Atme YS, Chedid N, Melis M, Zawawi KH. Clinical measurement of normal maximum mouth opening in children. *Cranio.* 2008;26(3):191-196.
62. Walker N, Bohannon RW, Cameron D. Discriminant validity of temporomandibular joint range of motion measurements obtained with a ruler. *J Orthop Sports Phys Ther.* 2000;30(8):484-492.
63. List T, John MT, Dworkin SF, Svensson P. Recalibration improves inter-examiner reliability of TMD examination. *Acta Odontol Scand.* 2006;64(3):146-152.
64. Gallagher C, Gallagher V, Whelton H, Cronin M. The normal range of mouth opening in an Irish population. *J Oral Rehabil.* 2004;31(2):110-116.
65. Muller L, van Waes H, Langerweger C, Molinari L, Saurenmann RK. Maximal mouth opening capacity: percentiles for healthy children 4-17 years of age. *Pediatr Rheumatol Online J.* 2013;11:17.
66. Laskin DM. Etiology of the pain-dysfunction syndrome. *J Am Dent Assoc.* 1969;79(1):147-153.
67. Butler JH, Folke LE, Bandt CL. A descriptive survey of signs and symptoms associated with the myofascial pain-dysfunction syndrome. *J Am Dent Assoc.* 1975;90(3):635-639.
68. Greene CS, Lerman MD, Sutcher HD, Laskin DM. The TMJ pain-dysfunction syndrome: heterogeneity of the patient population. *J Am Dent Assoc.* 1969;79(5):1168-1172.
69. Sharav Y, Tzukert A, Refaeli B. Muscle pain index in relation to pain, dysfunction, and dizziness associated with the myofascial pain-dysfunction syndrome. *Oral Surg Oral Med Oral Pathol.* 1978;46(6):742-747.
70. Solberg WK, Clark GT, Rugh JD. Nocturnal electromyographic evaluation of bruxism patients undergoing short term splint therapy. *J Oral Rehabil.* 1975;2(3):215-223.
71. Gerwin RD, Dommerholt J, Shah JP. An expansion of Simons' integrated hypothesis of trigger point formation. *Curr Pain Headache Rep.* 2004;8(6):468-475.
72. McInnes B. Jaw pain from cigarette holder. *N Engl J Med.* 1978;298(22):1263.
73. Giugliano D, Apuzzo F, Jamilian A, Perillo L. Relationship between malocclusion and oral habits. *Curr Res Dent.* 2014;5(2):17-21.
74. Wozniak K, Szyszka-Sommerfeld L, Lichota D. The electrical activity of the temporal and masseter muscles in patients with TMD and unilateral posterior crossbite. *Biomed Res Int.* 2015;2015:1-7.
75. Fernandez-Perez AM, Villaverde-Gutierrez C, Mora-Sanchez A, Alonso-Blanco C, Sterling M, Fernández de las Peñas C. Muscle trigger points, pressure pain threshold, and cervical range of motion in patients with high level of disability related to acute whiplash injury. *J Orthop Sports Phys Ther.* 2012;42(7):634-641.
76. La Touche R, Paris-Alemany A, von Piekartz H, Mannheimer JS, Fernandez-Carnero J, Rocabado M. The influence of cranio-cervical posture on maximal mouth opening and pressure pain threshold in patients with myofascial temporomandibular pain disorders. *Clin J Pain.* 2011;27(1):48-55.
77. Schwartz RA, Greene CS, Laskin DM. Personality characteristics of patients with myofascial pain-dysfunction (MPD) syndrome unresponsive to conventional therapy. *J Dent Res.* 1979;58(5):1435-1439.
78. Auerbach SM, Laskin DM, Frantsve LM, Orr T. Depression, pain, exposure to stressful life events, and long-term outcomes in temporomandibular disorder patients. *J Oral Maxillofac Surg.* 2001;59(6):628-633; discussion 634.
79. Bell WH. Nonsurgical management of the pain-dysfunction syndrome. *J Am Dent Assoc.* 1969;79(1):161-170.
80. Karakoulaki S, Tortopidis D, Andreadis D, Koidis P. Relationship between sleep bruxism and stress determined by saliva biomarkers. *Int J Prosthodont.* 2015;28(5):467-474.
81. Hsieh YL, Kao MJ, Kuan TS, Chen SM, Chen JT, Hong CZ. Dry needling to a key myofascial trigger point may reduce the irritability of satellite MTrPs. *Am J Phys Med Rehabil.* 2007;86(5):397-403.
82. Hong C-Z. Considerations and recommendations regarding myofascial trigger point injection. *J Musculoskelet Pain.* 1994;2(1):29-59.
83. Carlson CR, Okeson JP, Falace DA, Nitz AJ, Lindroth JE. Reduction of pain and EMG activity in the masseter region by trapezius trigger point injection. *Pain.* 1993;55(3):397-400.
84. Bellizzi R, Hartwell GR, Ingle JI, et al. Diagnostic procedures, Chapter 9. In: Ingle JI, Bakland LK, eds. *Endodontics.* 4th ed. Baltimore, MD: Williams & Wilkins; 1994:465-523.
85. Seltzer S. Dental conditions that cause head and neck pain, Chapter 7. *Pain Control in Dentistry: Diagnosis and Management.* Philadelphia, PA: J.B. Lippincott; 1978:105-136.
86. Jaeger B. Are "cervicogenic" headaches due to myofascial pain and cervical spine dysfunction? *Cephalalgia.* 1989;9(3):157-164.
87. Shemesh Z, Attias J, Ornan M, Shapira N, Shahar A. Vitamin B_{12} deficiency in patients with chronic-tinnitus and noise-induced hearing loss. *Am J Otolaryngol.* 1993;14(2):94-99.
88. Lasisi AO, Fehintola FA, Lasisi TJ. The role of plasma melatonin and vitamins C and B_{12} in the development of idiopathic tinnitus in the elderly. *Ghana Med J.* 2012;46(3):152-157.
89. Bell WE. *Orofacial Pains—Classification, Diagnosis, Management.* Chicago, IL: Year Book Medical Publishers, Inc; 1985.
90. Vaishali MR, Roopasri G, David MP, Indira AP. Trismus. *Indian J Dent Adv.* 2010;2(3):303-309.
91. Dhanrajani PJ, Jonaidel O. Trismus: aetiology, differential diagnosis and treatment. *Dent Update.* 2002;29(2):88-92, 94.
92. Fusetti S, Ghirotto C, Ferronato G. A case of cephalic tetanus in a developed country. *Int J Immunopathol Pharmacol.* 2013;26(1):273-277.

93. Vollman KE, Acquisto NM, Bodkin RP. A case of tetanus infection in an adult with a protective tetanus antibody level. *Am J Emerg Med.* 2014;32(4): 392 e393-392 e394.
94. Lee LY, Chen SC, Chen WC, Huang BS, Lin CY. Postradiation trismus and its impact on quality of life in patients with head and neck cancer. *Oral Surg Oral Med Oral Pathol Oral Radiol.* 2015;119(2):187-195.
95. Dijkstra PU, Kalk WW, Roodenburg JL. Trismus in head and neck oncology: a systematic review. *Oral Oncol.* 2004;40(9):879-889.
96. Tabrizi R, Ozkan BT, Zare S. Correction of lower facial wideness due to masseter hypertrophy. *J Craniofac Surg.* 2010;21(4):1096-1097.
97. Ozkan BT, Tabrizi R, Cigerim L. Management of bilateral masseter muscle hypertrophy. *J Craniofac Surg.* 2012;23(1):e14-e16.
98. Andreadis D, Stylianou F, Link-Tsatsouli I, Markopoulos A. Bilateral masseter and internal pterygoid muscle hypertrophy: a diagnostic challenge. *Med Princ Pract.* 2014;23(3):286-288.
99. Lakshmi KC, Sankarapandiyan S, Mohanarangam VSP. Intramuscular hemangioma with diagnostic challenge: a cause for strange pain in the masseter muscle. *Case Rep Dent.* 2014:1-4.
100. Narayanan CD, Prakash P, Dhanasekaran CK. Intramuscular hemangioma of the masseter muscle: a case report. *Cases J.* 2009;2:7459.
101. Jolly SS, Rattan V, Rai S, Kaur K, Gupta A. Intramuscular cavernous haemangioma of masseter muscle—a case report of surgical excision. *J Clin Diagn Res.* 2015;9(4):ZD01-ZD02.
102. Dougall AL, Jimenez CA, Haggard RA, Stowell AW, Riggs RR, Gatchel RJ. Biopsychosocial factors associated with the subcategories of acute temporomandibular joint disorders. *J Orofac Pain.* 2012;26(1):7-16.
103. Matsumoto H, Tsukiyama Y, Kuwatsuru R, Koyano K. The effect of intermittent use of occlusal splint devices on sleep bruxism: a 4-week observation with a portable electromyographic recording device. *J Oral Rehabil.* 2015;42(4): 251-258.
104. Landry ML, Rompre PH, Manzini C, Guitard F, de Grandmont P, Lavigne GJ. Reduction of sleep bruxism using a mandibular advancement device: an experimental controlled study. *Int J Prosthodont.* 2006;19(6):549-556.
105. Takahashi H, Masaki C, Makino M, et al. Management of sleep-time masticatory muscle activity using stabilisation splints affects psychological stress. *J Oral Rehabil.* 2013;40(12):892-899.
106. Suvinen TI, Kemppainen P. Review of clinical EMG studies related to muscle and occlusal factors in healthy and TMD subjects. *J Oral Rehabil.* 2007;34(9): 631-644.
107. Sjoholm T, Kauko T, Kemppainen P, Rauhala E. Long-term use of occlusal appliance has impact on sleep structure. *J Oral Rehabil.* 2014;41(11):795-800.
108. Trindade M, Orestes-Cardoso S, de Siqueira TC. Interdisciplinary treatment of bruxism with an occlusal splint and cognitive behavioral therapy. *Gen Dent.* 2015;63(5):e1-e4.
109. Conti PC, de Alencar EN, da Mota Correa AS, Lauris JR, Porporatti AL, Costa YM. Behavioural changes and occlusal splints are effective in the management of masticatory myofascial pain: a short-term evaluation. *J Oral Rehabil.* 2012;39(10):754-760.

Capítulo 9

Músculo temporal
Desastre da ATM

César Fernández de las Peñas | Ricardo Ortega-Santiago

1. INTRODUÇÃO

O músculo temporal é um dos principais músculos do sistema mastigatório e é composto por três porções: anterior, média e posterior. Origina-se de toda a fossa temporal até a linha temporal inferior, excluindo a parte formada pelo osso zigomático e pela superfície profunda da fáscia temporal. Insere-se na superfície medial, no ápice e nas bordas anterior e posterior do processo coronoide da mandíbula. É inervado pelos nervos temporais profundos anterior e posterior, que se ramificam a partir do ramo anterior do nervo mandibular do trigêmeo (V nervo craniano). A vascularização do músculo temporal é suprida pelos ramos temporais profundos da segunda parte da artéria maxilar. É um dos músculos mais importantes para a estabilidade dinâmica da articulação temporomandibular (ATM), controlando o movimento durante o fechamento da boca. Sua função primordial é fechar a boca, porém as fibras posteriores podem auxiliar no movimento lateral da mandíbula para o mesmo lado, ao passo que as fibras anteriores podem contribuir para a protrusão da mandíbula. A dor provocada pelo músculo temporal produz dor no dente ou dor profunda na cabeça, dependendo da apresentação clínica do paciente. Esse músculo está comumente envolvido em diferentes síndromes de dor do sistema craniocervical, particularmente em dores de cabeça, distúrbios de dor da ATM, dor orofacial e dor cervical mecânica. Na última década, houve uma crescente evidência da contribuição dos pontos-gatilho ativos (PGs) no músculo temporal nos sintomas associados à cefaleia tipo tensional (CTT) e à disfunção temporomandibular (DTM). Os sintomas podem ocorrer espontaneamente, e muitas vezes podem ser perpetuados por hábitos disfuncionais, como bruxismo, mascar chicletes, roer as unhas e mastigar gelo. Foi demonstrado que o músculo temporal exibe hipersensibilidade à dor por pressão, sendo observados limiares de dor à pressão mais baixos em pessoas com dor de cabeça. As ações corretivas incluem a manutenção do bom alinhamento postural, a posição adequada da língua em repouso na boca, a interrupção dos hábitos parafuncionais e o alongamento passivo do músculo.

2. CONSIDERAÇÕES ANATÔMICAS

O músculo temporal se origina de toda a fossa temporal até a linha temporal inferior, excluindo a parte formada pelo osso zigomático e pela superfície profunda da fáscia temporal. Insere-se na superfície medial, no ápice e nas bordas anterior e posterior do processo coronoide da mandíbula (Figura 9-1).[1] Uma fáscia temporal espessa, que se divide em camadas superficial e profunda a aproximadamente 2 cm superior ao arco zigomático, recobre esse músculo. Entre a fáscia superficial e a profunda encontra-se a camada de tecido adiposo temporal superficial.

O músculo temporal pode ser dividido em três porções, dependendo da orientação das fibras: as fibras anteriores, que são quase verticais, as fibras médias, que são oblíquas, e as fibras posteriores, que são quase horizontais.[1] Assim como as fibras das diferentes porções possuem fibras com diferentes direções, há também uma diferença na composição dos tipos de fibras musculares. Isso se dá devido a porções específicas do músculo serem mais ativas do que outras para uma determinada tarefa, isto é, a mastigação. Sabe-se que o músculo é composto por fibras tipo I (contração lenta) e tipo II (contração rápida);[2,3] no entanto, estudos demonstraram discrepâncias quanto à porcentagem de fibras tipo I em diferentes partes do músculo.[2,4]

2.1. Inervação e vascularização

A inervação do músculo temporal é suprida pelos nervos temporais profundos anterior e posterior, que se ramificam a partir do ramo anterior do nervo mandibular do trigêmeo (V nervo craniano). Além disso, a vascularização do músculo temporal é suprida pelos ramos profundos da região da segunda parte da artéria maxilar. Ainda, o sistema arterial temporal fornece anatomia vascular confiável para o músculo temporal.[5]

2.2. Função

Todas as fibras do músculo temporal contribuem para sua função primária de elevação da mandíbula (fechamento da boca). Esse movimento requer tanto a tração em direção superior das fibras anteriores quanto a tração em direção posterior das fibras posteriores.[1] Quando a mandíbula é fechada e pressionada firmemente na oclusão cêntrica, o músculo temporal é ativado antes do músculo masseter, e todas as partes do músculo temporal estão envolvidas.[6,7] Curiosamente, o músculo temporal demonstrou uma contração antagonista durante a abertura da boca em pacientes com contratura do músculo masseter.[8,9]

O músculo temporal também contribui para movimentos laterais da mandíbula. Movimentos laterais da mandíbula para o mesmo lado ativam de forma consistente o músculo temporal, sendo as fibras posteriores mais ativadas do que suas fibras anteriores.[10,11] Cecílio e colaboradores[7] relataram achados semelhantes; no entanto, a porção do músculo temporal não foi especificada nesse estudo.

Esse músculo também está envolvido na retrusão e protrusão da mandíbula. Para retrusão, todas as fibras do músculo temporal são ativas; contudo, as fibras posteriores demonstraram maior atividade de pico eletromiográfico (EMG) do que as fibras anteriores com esse movimento.[11] Isso corrobora estudos anteriores que relataram achados semelhantes.[12-14] Pesquisas nessa área não foram feitas posteriormente. Para a protrusão, o músculo está ativo, embora não tão fortemente quanto durante a retrusão,[7] e acredita-se que as fibras anteriores sejam mais ativas com esse movimento.[10]

Na posição de repouso mandibular, as fibras anteriores do músculo temporal são ativas.[15] Outros estudos, entretanto, têm opiniões conflitantes – um estudo relatou que as fibras posteriores são mais ativas do que as anteriores,[16] ao passo que outro estudo não encontrou atividade em repetidos registros das três porções

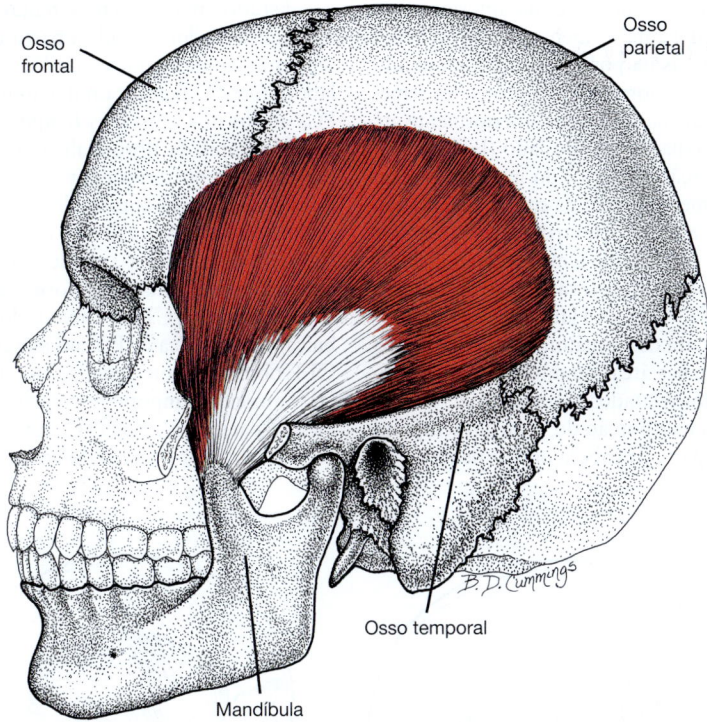

Figura 9-1 Inserções do músculo temporal. Inferiormente, se inserem essencialmente no processo coronoide da mandíbula e, superiormente, na fossa temporal. As fibras anteriores desse músculo em forma de leque são quase verticais, e as fibras posteriores são quase horizontais, mas mudam de direção e exercem uma tração predominantemente ascendente. O arco zigomático, parcialmente removido, recobre grande parte da inserção tendínea do músculo no processo coronoide, a menos que a boca esteja aberta.

do músculo temporal em indivíduos sentados em repouso com a cabeça e o tronco eretos.[17]

Essas conclusões divergentes podem ocorrer pela variação na posição de repouso, diferenças no grau de tensão muscular induzida pela ansiedade, variações na técnica e nos métodos de eletromiografia, posição da cabeça e presença de PGs latentes na musculatura mastigatória.

2.3. Unidade funcional

A unidade funcional à qual um músculo pertence inclui os músculos que reforçam e contrapõe-se às suas ações, bem como as articulações que os músculos cruzam. A interdependência dessas estruturas funcionalmente é refletida na organização e nas conexões neurais do córtex motor sensorial. A unidade funcional é enfatizada porque a presença de um PG em um músculo da unidade aumenta a probabilidade de que os outros músculos da unidade também desenvolvam PGs. Ao desativar os PGs em um músculo, é preciso se preocupar com os PGs que podem se desenvolver em músculos funcionalmente interdependentes. O Quadro 9-1 representa, de maneira geral, a unidade funcional do músculo temporal.

Além de sua função primária de elevação mandibular, o músculo temporal pode auxiliar na elevação ipsilateral da mandíbula. O papel da parte superior do músculo pterigóideo lateral durante a elevação da mandíbula (fechamento da boca) está em debate, embora se afirme que esse músculo atue na contração excêntrica para recapturar o disco durante o movimento.[19]

Quadro 9-1 Unidade funcional do músculo temporal

Ação	Sinergistas	Antagonistas
Elevação mandibular	Masseter Pterigóideo medial	Pterigóideo lateral (parte inferior) Digástrico Omo-hióideo Milo-hióideo

3. APRESENTAÇÃO CLÍNICA
3.1. Padrão de dor referida

O músculo temporal é comumente envolvido em pacientes com CTT[20-22] ou DTM.[23] O músculo temporal também está altamente envolvido em crianças com CTT.[24] A dor referida provocada por PGs no músculo temporal é descrita como dor sentida amplamente (difusamente) na têmpora, ao longo da sobrancelha, retro-orbitalmente e em qualquer um ou em todos os dentes superiores.[25] PGs no músculo temporal também podem causar hipersensibilidade à percussão e a mudanças moderadas de temperatura percebidas em qualquer um ou em todos os dentes superiores do mesmo lado, dependendo da localização do PG.[25]

Os PGs podem estar localizados em qualquer porção do músculo temporal. Foi observado clinicamente que a porção anterior do músculo temporal pode provocar dor referida anteriormente ao longo da crista supraorbital e inferiormente até os incisivos superiores (Figura 9-2A).[25] Os PGs na porção média do músculo podem provocar dor referida superiormente em projeções semelhantes a dedos para a área média da têmpora e inferiormente até os dentes intermediários da maxila do mesmo lado (Figura 9-2B e C). Os PGs localizados na porção posterior do músculo podem referir dor posterior e superiormente dentro da cabeça, simulando características de cefaleia (Figura 9-2D).[25] Outros estudos também examinaram os padrões de dor do músculo temporal com injeções salinas hipertônicas. Jensen e Norup[26] observaram que o músculo irradiava dor para a mandíbula. Schmidt-Hansen e colaboradores[27] reportaram dor irradiada para os dermátomos inervados pelo nervo trigêmeo, particularmente nas áreas oftálmica e mandibular. As diferenças nos padrões de dor relatados destacam que os clínicos devem considerar que qualquer porção do músculo temporal pode referir dor para qualquer parte da cabeça ou dos dentes.

Estudos mais recentes tentaram representar a localização anatômica da dor referida a partir de PGs localizados no músculo temporal em indivíduos com DTM ou CTT. Alonso-Blanco e colaboradores[28] observaram que mulheres com DTM exibiam mais PGs ativos nos músculos temporal e masseter do que mulheres com síndrome da fibromialgia. Além disso, a dor referida localizava-se mais posteriormente nas mulheres com DTM. Em outro estudo, os mesmos autores descobriram que as crianças com CTT tinham maiores áreas de dor referida do que adultos para o músculo temporal, mas a área de dor referida do músculo temporal estava localizada mais inferiormente em adultos com CTT do que em crianças com CTT.[29] Um estudo clínico que investigou a distribuição topográfica de PGs no músculo temporal em pacientes com CTT observou dois achados importantes para a prática clínica: (1) o músculo temporal geralmente exibe múltiplos PGs ativos no mesmo paciente; (2) os PGs estão localizados principalmente nas porções anterior e média do ventre muscular.[30]

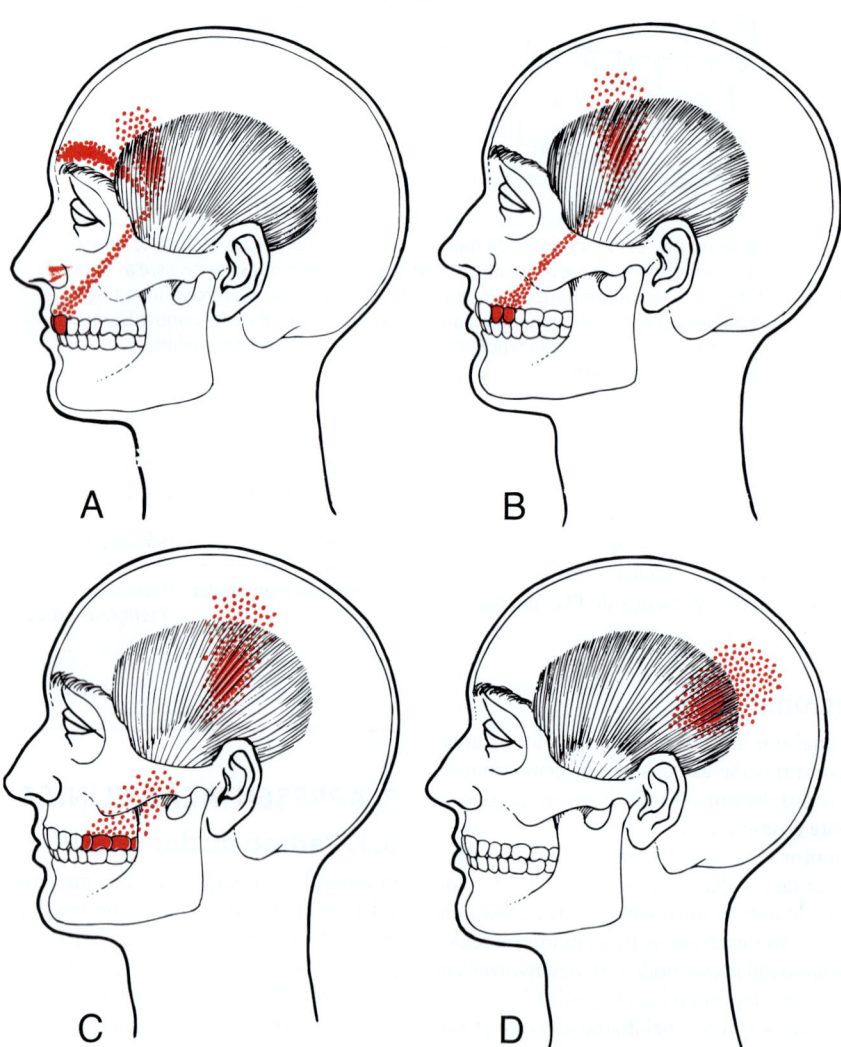

Figura 9-2 Padrões de dor e sensibilidade referidos de PGs no músculo temporal esquerdo (zona essencial vermelho sólido, zona de irradiação pontilhada). (A) Padrão de dor referida de PGs na porção anterior do músculo temporal. (B) e (C) Representação de dor referida proveniente de PGs na porção média do músculo temporal. (D) Padrão de dor referida de PGs na porção posterior do músculo temporal.

3.2. Sintomas

Pacientes com PGs no músculo temporal podem relatar dor de cabeça, tanto CTT quanto enxaqueca, dor de dente ou dor no local do dente, como descrito, mas eles raramente têm conhecimento de qualquer restrição de abertura da mandíbula, que, em geral, é reduzida apenas de 5 a 10 mm. É o músculo masseter que mais comumente provoca a limitação da abertura da mandíbula (Ver Capítulo 8, Músculo masseter). Assim, o movimento mandibular normal geralmente não é dolorido com PGs no músculo temporal. Parece que uma resposta hiperalgésica fenotípica comum no músculo temporal em pessoas com dor de cabeça é expressa como limiares de dor à pressão mais baixos.[31] É interessante notar que, na prática clínica, a dor provocada por PGs no músculo temporal adota os sintomas fenotípicos específicos do paciente, isto é, em um paciente com DTM, o músculo temporal refere dor aos dentes ou à boca, mas não à cabeça, ao passo que em um paciente com CTT, a dor é percebida profundamente na cabeça, mas não nos dentes. Pacientes com DTM podem dizer: "Meus dentes não se ajustam corretamente", e pacientes com CTT ou enxaqueca podem dizer: "Sinto minha dor dentro da cabeça ou no olho como uma máscara de olho". Em razão do potencial de hipersensibilidade nos dentes na área de irradiação da dor, dentistas desconhecedores desses fenômenos podem desnecessariamente extrair dentes em perfeito estado.[25]

3.3. Exame do paciente

Após um exame subjetivo completo, o clínico deve fazer um desenho detalhado representando o padrão de dor descrito pelo paciente. Essa descrição ajudará no planejamento do exame físico e pode ser útil no monitoramento da progressão do paciente, à medida que os sintomas melhoram ou mudam. Deve-se realizar um rastreamento da ATM e avaliar a postura do paciente, com especial atenção às posições da cabeça e do pescoço. A postura anteriorizada da cabeça e a tensão excessiva nos músculos supra-hióideos e infra-hióideos devem ser observadas, embora a relação entre a DTM e as posturas da cervical e da cabeça ainda seja controversa e pouco clara.[32]

O paciente realiza abertura e fechamento ativo da boca. A abertura normal ou funcional pode ser determinada tentando-se colocar uma fileira das articulações interfalângicas proximais dos dois primeiros dedos da mão não dominante entre os dentes incisivos superiores e inferiores (teste de duas articulações/teste de dois "nós"). Geralmente, cerca de dois nós e meio de abertura da boca podem ser alcançados se o músculo temporal, mas não o músculo masseter, estiver envolvido. Quando as fibras posteriores do músculo temporal têm PGs, é provável que a mandíbula apresente uma curva em C durante a abertura e o fechamento da boca.

3.4. Exame de pontos-gatilho

A palpação do músculo temporal, mesmo quando realizada de forma suave, frequentemente revela PGs muito dolorosos. Os PGs podem ser encontrados em qualquer porção do ventre muscular, embora a porção anterior seja a mais comumente afetada.[30] Cada uma das três porções deve ser examinada cuidadosamente. O conhecimento da direção da fibra é crítico, pois a palpação plana deve ser realizada perpendicularmente às fibras musculares para localizar a banda tensionada e, em seguida, identificar os PGs dentro dessa banda tensionada. Respostas contráteis locais não são muito comuns de se observar por meio dessa palpação.

O músculo temporal pode ser examinado com o paciente posicionado sentado ou, de preferência, em decúbito dorsal. A mandíbula deve estar parcialmente aberta para posicionar as fibras musculares em um grau de alongamento necessário para otimizar a palpação dos PGs temporais. Quando a mandíbula está fechada e o músculo está completamente encurtado, suas faixas palpáveis podem ser mais difíceis de sentir; elas são menos macias, e a resposta contrátil local seguida à palpação em pinça pode ser impossível de ser provocada. Quando o paciente permite que a mandíbula "caia" em uma posição relaxada aberta, mantendo os lábios suavemente fechados ou levemente separados, a folga muscular é reduzida, permitindo uma posição mais adequada para o exame desse músculo (Figura 9-3). A palpação tipo pinça sobre o músculo temporal geralmente dissolve múltiplas bandas tensionadas no músculo. Como esse músculo geralmente exibe múltiplos PGs, a presença de um costuma ativar outros, e a pressão em ambos pode frequentemente produzir padrões semelhantes de dor referida.

Em alguns pacientes com dor proveniente de DTM, os PGs podem estar localizados na parte do músculo próxima ao processo coronoide da mandíbula. O exame do músculo temporal para esse PG é conduzido com a boca do paciente aberta, e o PG é palpado internamente na superfície interna do processo coronoide, com pressão direcionada para fora contra o processo coronoide. O músculo temporal não é reconhecido como causador de encarceramento do nervo.

4. DIAGNÓSTICO DIFERENCIAL

4.1. Ativação e perpetuação de pontos-gatilho

Uma postura ou atividade que ativa um PG, se não corrigida, também pode perpetuá-lo. Em qualquer parte do músculo temporal, os PGs podem ser ativados por carga excêntrica não habitual, exer-

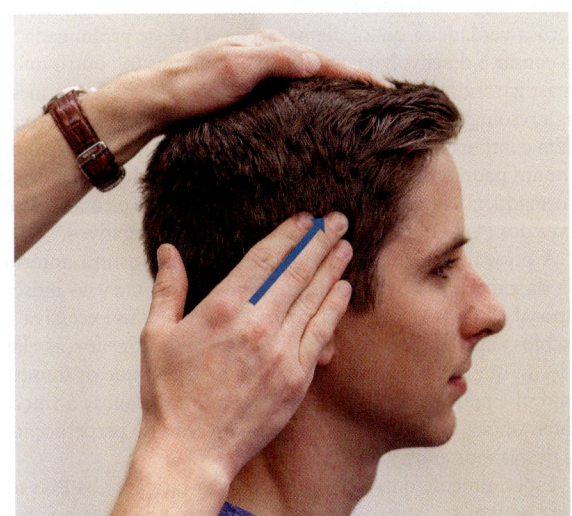

Figura 9-3 Exame dos PGs na porção anterior do músculo temporal. Para o exame de todas as porções, o paciente deve permitir que a mandíbula "caia" para a posição aberta relaxada (os lábios permanecem suavemente fechados) para compensar a frouxidão do músculo. Isso acentua as bandas tensionadas de fibras musculares, aumenta a sensibilidade localizada e a dor referida, a partir da pressão em um PG, e aumenta a sensibilidade da resposta do PG à palpação rápida (brusca), para testar uma resposta contrátil local das fibras da banda tensionada.

cício excêntrico em músculo masseter destreinado, uso excessivo ou carga concêntrica máxima ou submáxima.[33] Os PGs também podem ser ativados ou agravados quando o músculo é colocado em uma posição encurtada ou alongada por um período prolongado. Por exemplo, hábitos excessivos de mascar chicletes ou hábitos parafuncionais, como bruxismo ou preensão (oclusão forçada) da mandíbula, podem não apenas iniciar, mas também perpetuar os PGs no músculo temporal. Além disso, os pacientes que usam um dispositivo de tração cervical sobre o acesso sem uma tala dentária como tratamento para dor cervical causam a imobilização da mandíbula na posição totalmente fechada, provocando o encurtamento máximo do temporal e de outros músculos levantadores da mandíbula. Uma unidade de tração na posição de decúbito dorsal deve ser usada para minimizar a tensão indevida na mandíbula. Para os pacientes que realizaram tratamento com um dentista, os PGs no músculo temporal podem se desenvolver após manter a boca em posição aberta por um período prolongado. Essa situação pode ser considerada como uma ativação iatrogênica dos PGs dos músculos temporais. Os PGs iatrogênicos do músculo temporal podem, então, adicionar à queixa inicial os sintomas de dor facial, dor de dente e, possivelmente, alteração da oclusão.

Traumas repentinos, como a lesão em chicote (*whiplash*) em um acidente automobilístico,[34,35] ou trauma direto ao músculo, a partir de uma queda na cabeça, golpe no rosto, impacto de uma bola de golfe ou beisebol, ou impacto da cabeça contra a lateral do carro em um acidente de automóvel, também podem causar a formação de PG.

Um disco da ATM deslocado anteriormente pode causar ao paciente uma sensação de pressão. Na tentativa de fazer algo para aliviar a sensação de pressão, o paciente pode morder, o que não corrige o problema do disco e apenas perpetua os PGs temporais (e masseteres).

A contração muscular reflexa que ocorre com infecção ou inflamação crônicas é muitas vezes negligenciada ou esquecida. Quando ocorre de forma prolongada, acredita-se que isso contribua para o desenvolvimento de PGs. Assim, uma patologia dentária dolorosa verdadeira ou a inflamação na ATM, se prolongada, podem causar o desenvolvimento de PGs temporais (ou outro músculo mastigatório). Esses PGs tornam-se autossustentáveis e, mesmo após a resolução da patologia dentária ou da articulação inflamada, podem continuar a causar dor intermitente ou constante, geralmente em um padrão de dor para o local original da dor. O clínico desinformado, infelizmente, continua a tratar o dente ou a articulação em vez dos PGs, com resultados potencialmente negativos.

A posição mandibular induzida por uma postura anteriorizada da cabeça pode produzir atividade aumentada no músculo temporal e ativar e/ou perpetuar os PGs. A tensão excessiva nos músculos supra-hióideos e infra-hióideos pode criar forças elásticas leves, que pressionam a mandíbula e exigem que os músculos temporal e masseter se contraiam para contrabalançar a tração e manter a boca fechada, resultando na ativação ou perpetuação de PGs nesses músculos.[36]

Especialmente quando o paciente está fatigado, os PGs temporais podem ser ativados por uma corrente de ar frio sobre o músculo (p. ex., um jato de ar frio de um ar-condicionado ou vento que entra por uma janela de carro aberta).[25] Pessoas com níveis séricos dos hormônios da tireoide (tri-iodotironina [T_3] e tiroxina [T_4] por radioimunoensaio) abaixo do normal, bem como pessoas com hipotireoidismo, são particularmente vulneráveis a esse resfriamento muscular.

Os PGs temporais podem ser ativados pelos PGs associados quando estão dentro da área de dor dos PGs nos músculos trapézio superior e esternocleidomastóideo. Observou-se também que os PGs nos músculos das pernas causam indiretamente uma redução da abertura interincisária máxima, podendo influenciar a função dos músculos mastigatórios.[37,38] Esse fenômeno é um exemplo de disfunção configurada por assimetrias posturais dinâmicas e estáticas, nesse caso, originada em um membro inferior com sustentação do peso corporal.

4.2. Pontos-gatilho associados

PGs associados podem se desenvolver nas áreas de dor dos PGs primários (Hsieh e colaboradores, 2007). Portanto, músculos nas áreas de dor referida de cada músculo acometido também devem ser examinados. Músculos nas áreas de dor do músculo temporal incluem o corrugador e o masseter. Os PGs do músculo temporal também estão, provavelmente, associados aos PGs nos outros músculos mastigatórios. Os mais frequentes são o masseter ipsilateral e os músculos temporais contralaterais. Menos comumente, tanto o músculo pterigóideo medial quanto o lateral podem estar envolvidos, algumas vezes inclusive bilateralmente.

Os PGs frequentemente desenvolvem-se no músculo temporal associados aos PGs nos músculos comumente acometidos trapézio superior[39] e esternocleidomastóideo. De fato, os PGs nos músculos mastigatórios também são altamente prevalentes em indivíduos com dor cervical mecânica.[40]

4.3. Patologias associadas

Algumas condições clínicas dão origem a sintomas que podem parecer confusamente similares àqueles produzidos por PGs temporais ou podem estar presentes concomitantemente. O diagnóstico concomitante pode incluir disfunções internas da ATM. Outras condições clínicas incluem doença dentária, CTT, cefaleia cervicogênica, enxaqueca, polimialgia reumática, arterite temporal e tendinite temporal. Um dos principais diagnósticos clínicos que devem ser excluídos antes de tratar os PGs temporais é a arterite temporal.

Um dente doente, como um com lesão de cárie não restaurável, pode produzir dor sobre o músculo temporal que simula muito a dor de um PG nessa parte do músculo.

A dor de cabeça da polimialgia reumática se distingue daquela causada por PGs temporais de várias maneiras. Em primeiro lugar, pela distribuição mais extensa da dor *bilateral* da polimialgia, que geralmente inclui os ombros e, com frequência, o pescoço, as costas, a parte superior dos braços e as coxas. Em segundo lugar, a taxa de sedimentação de eritrócitos é aumentada. Em terceiro lugar, a rigidez matinal geralmente dura mais de 45 minutos, e, finalmente, a idade do paciente é superior a 50 anos.[41,42]

O diagnóstico de tendinite temporal pode ser basear-se na entesopatia da inserção tendínea que ocorre a partir de PGs no músculo temporal. O clínico deve examinar essa possibilidade antes de prosseguir com cuidados paliativos ou injeções de esteroides, ou pior, um procedimento cirúrgico mais drástico, como extrair a inserção condilar do músculo.[43] Se os PGs temporais são responsáveis pelos sintomas, a sua desativação é muito mais simples, menos invasiva, menos dolorosa e menos dispendiosa.

Um diagnóstico diferencial importante é a arterite de células gigantes ou a arterite temporal, uma vasculite sistêmica de causa desconhecida que ocorre em pessoas idosas e pode resultar em uma ampla variedade de complicações clínicas. Os sinais e sintomas comuns da arterite temporal incluem distúrbios visuais, cefaleia, claudicação da mandíbula, dor cervical e sensibilidade no couro cabeludo. Portanto, alguns desses sintomas podem se sobrepor aos originados nos PGs de músculos temporais. Isso é importante, porque um estudo recente observou que o músculo temporal também é afetado em cerca de 20% dos pacientes com arterite temporal.[44]

5. AÇÕES CORRETIVAS

O paciente deve ser instruído a manter boas posturas de cabeça e cervical e uma posição de repouso eficaz da mandíbula e da língua para corrigir os problemas de postura anteriorizada da cabeça e posição anômala da língua. Instruções sobre mecânica do corpo e ergonomia também são essenciais. Além disso, a maioria dos pacientes precisa aprender exercícios gerais de alongamento dos músculos cervicais para ajudar a desativar quaisquer PGs nesses músculos que possam estar perpetuando os PGs temporais. De fato, em alguns pacientes, os PGs resolvem após a correção desses dois poderosos fatores de perpetuação isolados.

A assimetria corporal e a escoliose funcional resultante devem ser corrigidas (por meio de calços, palmilhas ou outras órteses) adequadamente, uma vez que o estresse postural pode ativar os PGs nos músculos do pescoço que causam PGs correlacionados nos músculos mastigatórios. Se o hábito da respiração bucal produzir uma postura anteriorizada da cabeça, a respiração bucal deve ser corrigida com a eliminação de fatores contributivos, como a obstrução nasal.

Quando o músculo temporal se encurta em associação com uma anormalidade oclusal, o músculo deve ser alongado até seu comprimento normal de repouso antes de ser ajustado em aparelhos dentários, para que estes possam ser ajustados para funcionar adequadamente. A posição correta neutra da cabeça também é crítica durante o ajuste de qualquer aparelho. Se a cabeça estiver em extensão na cadeira odontológica, a oclusão será diferente daquela em que o paciente está sentado ou em pé com o alinhamento correto da cabeça e do pescoço. Goldstein e colaboradores[45] constataram que uma postura anteriorizada da cabeça altera as forças da trajetória do fechamento mandibular, aumentando a atividade dos músculos mastigatórios na posição intercuspídea máxima em repouso.

A ativação de PGs durante um procedimento odontológico prolongado pode ser evitada com pausas para o paciente passar por vários ciclos de exercícios ativos ao longo da amplitude articular disponível.

O encurtamento máximo prolongado do músculo durante o sono pode ser evitado por um "protetor noturno" ou placa oclusal, com uma base oclusal plana, que mantém os dentes superiores e inferiores a alguns milímetros de distância, e pode aliviar o bruxismo.[46-48] Isso é especialmente útil durante períodos de estresse significativo.[49] Para um benefício mais relevante, a terapia cognitivo-comportamental pode ser realizada em adição ao uso de placa oclusal, uma vez que essa estratégia tem se mostrado mais eficaz do que a placa utilizada isoladamente.[50]

O paciente deve ser persuadido a parar de mascar chicletes, gelo ou carne dura; comer balas; morder canetas, lápis, maçãs ou roer unhas; quebrar nozes com os dentes; ou realizar qualquer outro comportamento parafuncional dos dentes ou da boca. O paciente deve evitar correntes de ar frio que sopram diretamente na têmpora usando uma touca de dormir, capuz protetor ou lenço.

O paciente deve aprender a alongar passivamente os músculos temporais na posição sentada, realizando o exercício de autoalongamento temporal (Figura 9-4). Deve-se ter cuidado para não alongar demasiadamente esse músculo, pois isso colocará forças anormais nas estruturas articulares. Antes que esse exercício seja

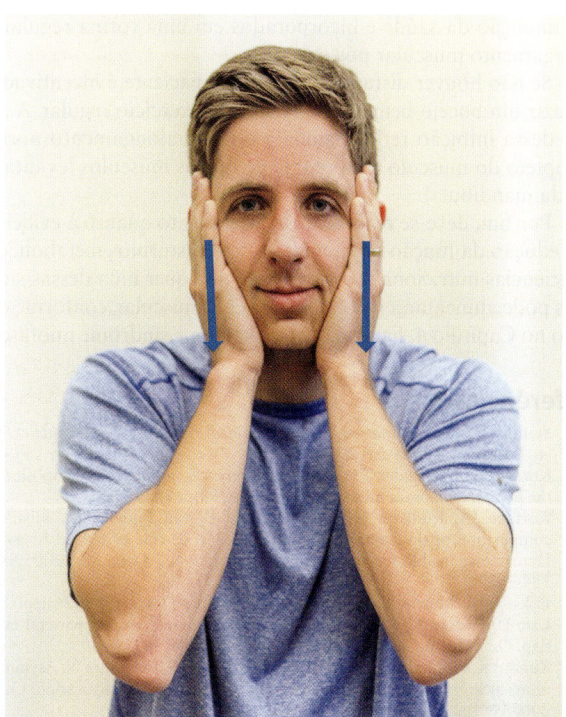

Figura 9-4 Autoalongamento do músculo temporal. Os músculos levantadores da mandíbula são alongados, puxando para baixo com firmeza, com uma pressão ampla das mãos no lado da cabeça e do rosto, alongando o músculo temporal enquanto toma uma respiração longa para aumentar o relaxamento muscular.

feito, o paciente pode aplicar calor úmido sobre o músculo temporal, cobrindo o lado da cabeça e do rosto por 10 a 15 minutos antes de ir dormir à noite.

Quando o paciente estiver adaptado com o exercício passivo descrito, o próximo passo é iniciar um exercício de abertura de boca ativo-resistivo, que ajuda a superar o movimento restrito por meio da inibição recíproca. O paciente pode liberar o músculo resistindo levemente à abertura da boca (com dois dedos abaixo do queixo) por alguns segundos, seguido pela abertura ativa da boca para aliviar a frouxidão do músculo. A quantidade de abertura pode ser controlada com a posição correta da língua no palato duro atrás dos dentes superiores. Essa manobra protetora é recomendada para pacientes com DTMs ou distúrbios dolorosos da ATM (como um deslocamento com redução do disco), de modo que eles se alonguem dentro dos limites não dolorosos ou evitem o clique doloroso.

Se as fibras posteriores do músculo temporal estiverem envolvidas, causando o desvio da mandíbula na abertura, o paciente deve modificar o exercício citado: ele abre a mandíbula para alongar enquanto primeiro coloca uma mão contra a maxila oposta (contralateral ao temporal acometido) e a outra mão contra o lado ipsilateral da mandíbula. A mandíbula é afastada do lado para o qual ela se desvia durante a abertura enquanto o paciente auxilia ativamente o movimento com os músculos da mandíbula para o alongamento mais eficaz. A mandíbula retorna suavemente para a posição inicial antes que a pressão seja totalmente liberada. Colocar a língua em sua posição de repouso durante esse exercício também promove a abertura simétrica da boca. Quando o alívio completo é obtido, os exercícios podem ser reduzidos para 2 ou 3 vezes por semana como uma medida de manutenção da saúde e incorporados em uma rotina regular de alongamento muscular pós-exercício.

Se não houver disfunção articular, o paciente é incentivado a induzir um bocejo bem aberto como um exercício regular. A adição dessa inibição reflexa ajuda a obter o alongamento normal completo do músculo temporal (e de outros músculos levantadores da mandíbula).

Por fim, deve-se realizar um rastreamento quanto à evidência de redução da função da tireoide, outros distúrbios metabólicos e deficiências nutricionais, uma vez que qualquer uma dessas situações pode aumentar a irritabilidade neuromuscular, conforme descrito no Capítulo 4, Fatores que perpetuam a síndrome miofascial.

Referências

1. Standring S. *Gray's Anatomy: The Anatomical Basis of Clinical Practice*. 41st ed. London, UK: Elsevier; 2015.
2. Korfage JA, Van Eijden TM. Regional differences in fibre type composition in the human temporalis muscle. *J Anat.* 1999;194(pt 3):355-362.
3. Korfage JA, Koolstra JH, Langenbach GE, van Eijden TM. Fiber-type composition of the human jaw muscles—(part 2) role of hybrid fibers and factors responsible for inter-individual variation. *J Dent Res.* 2005;84(9):784-793.
4. Eriksson PO. Muscle fiber composition system. *Swed Dent J.* 1982;12(suppl):8-38.
5. Lam D, Carlson ER. The temporalis muscle flap and temporoparietal fascial flap. *Oral Maxillofac Surg Clin North Am.* 2014;26(3):359-369.
6. Kimoto K, Fushima K, Tamaki K, Toyoda M, Sato S, Uchimura N. Asymmetry of masticatory muscle activity during the closing phase of mastication. *Cranio.* 2000;18(4):257-263.
7. Cecilio FA, Regalo SC, Palinkas M, et al. Ageing and surface EMG activity patterns of masticatory muscles. *J Oral Rehabil.* 2010;37(4):248-255.
8. Yamaguchi T, Satoh K, Komatsu K, Inoue N, Minowa K, Totsuka Y. Electromyographic activity of the jaw-closing muscles during jaw opening in patients with masseter muscle contracture. *Cranio.* 2002;20(1):48-54.
9. Yamaguchi T, Satoh K, Komatsu K, et al. Electromyographic activity of the jaw-closing muscles during jaw opening—comparison of cases of masseter muscle contracture and TMJ closed lock. *J Oral Rehabil.* 2002;29(11):1063-1068.
10. Woelfel JB, Hickey JC, Stacey RW, et al. Electromyographic analysis of jaw movements. *J Prosthet Dent.* 1960;10:688-697.
11. Blanksma NG, van Eijden TM, van Ruijven LJ, Weijs WA. Electromyographic heterogeneity in the human temporalis and masseter muscles during dynamic tasks guided by visual feedback. *J Dent Res.* 1997;76(1):542-551.
12. McDougall JDB, Andrew BL. An electromyographic study of the temporalis and masseter muscles. *J Anat.* 1953;87:37-45.
13. Greenfield BE, Wyke BD. Electromyographic studies of some of the muscles of mastication. *Br Dent J.* 1956;100:129-143.
14. Vitti M, Basmajian JV. Integrated actions of masticatory muscles: simultaneous EMG from eight intramuscular electrodes. *Anat Rec.* 1977;187(2):173-189.
15. Yilmaz G, Ugincius P, Sebik O, Turker KS. Tonic activity of the human temporalis muscle at mandibular rest position. *Arch Oral Biol.* 2015;60(11):1645-1649.
16. Vitti M, Basmajian JV. Muscles of mastication in small children: an electromyographic analysis. *Am J Orthod.* 1975;68(4):412-419.
17. Yemm R. The question of "resting" tonic activity of motor units in the masseter and temporal muscles in man. *Arch Oral Biol.* 1977;22(5):349-351.
18. Simons DG, Travell J, Simons L. *Travell & Simon's Myofascial Pain and Dysfunction: The Trigger Point Manual*. Vol 1. 2nd ed. Baltimore, MD: Williams & Wilkins; 1999:104.
19. Park JT, Lee JG, Won SY, Lee SH, Cha JY, Kim HJ. Realization of masticatory movement by 3-dimensional simulation of the temporomandibular joint and the masticatory muscles. *J Craniofac Surg.* 2013;24(4):e347-e351.
20. Fernández de las Peñas C, Ge HY, Arendt-Nielsen L, Cuadrado ML, Pareja JA. The local and referred pain from myofascial trigger points in the temporalis muscle contributes to pain profile in chronic tension-type headache. *Clin J Pain.* 2007;23(9):786-792.
21. Alonso-Blanco C, de-la-Llave-Rincon AI, Fernández de las Peñas C. Muscle trigger point therapy in tension-type headache. *Expert Rev Neurother.* 2012;12(3):315-322.
22. Karadas O, Gul HL, Inan LE. Lidocaine injection of pericranial myofascial trigger points in the treatment of frequent episodic tension-type headache. *J Headache Pain.* 2013;14:44.
23. Fernández de las Peñas C, Galan-Del-Rio F, Alonso-Blanco C, Jimenez-Garcia R, Arendt-Nielsen L, Svensson P. Referred pain from muscle trigger points in the masticatory and neck-shoulder musculature in women with temporomandibular disoders. *J Pain.* 2010;11(12):1295-1304.
24. Fernández de las Peñas C, Fernandez-Mayoralas DM, Ortega-Santiago R, Ambite-Quesada S, Palacios-Cena D, Pareja JA. Referred pain from myofascial trigger points in head and neck-shoulder muscles reproduces head pain features in children with chronic tension type headache. *J Headache Pain.* 2011;12(1):35-43.
25. Travell J. Temporomandibular joint pain referred from muscles of the head and neck. *J Prosthet Dent.* 1960;10:745-763.
26. Jensen K, Norup M. Experimental pain in human temporal muscle induced by hypertonic saline, potassium and acidity. *Cephalalgia.* 1992;12(2):101-106.
27. Schmidt-Hansen PT, Svensson P, Jensen TS, Graven-Nielsen T, Bach FW. Patterns of experimentally induced pain in pericranial muscles. *Cephalalgia.* 2006;26(5):568-577.
28. Alonso-Blanco C, Fernández de las Peñas C, de-la-Llave-Rincon AI, Zarco-Moreno P, Galan-Del-Rio F, Svensson P. Characteristics of referred muscle pain to the head from active trigger points in women with myofascial temporomandibular pain and fibromyalgia syndrome. *J Headache Pain.* 2012;13(8):625-637.
29. Alonso-Blanco C, Fernández de las Peñas C, Fernandez-Mayoralas DM, de-la-Llave-Rincon AI, Pareja JA, Svensson P. Prevalence and anatomical localization of muscle referred pain from active trigger points in head and neck musculature in adults and children with chronic tension-type headache. *Pain Med.* 2011;12(10):1453-1463.
30. Fernández de las Peñas C, Caminero AB, Madeleine P, et al. Multiple active myofascial trigger points and pressure pain sensitivity maps in the temporalis muscle are related in women with chronic tension type headache. *Clin J Pain.* 2009;25(6):506-512.
31. Andersen S, Petersen MW, Svendsen AS, Gazerani P. Pressure pain thresholds assessed over temporalis, masseter, and frontalis muscles in healthy individuals, patients with tension-type headache, and those with migraine—a systematic review. *Pain.* 2015;156(8):1409-1423.
32. Rocha CP, Croci CS, Caria PH. Is there relationship between temporomandibular disorders and head and cervical posture? A systematic review. *J Oral Rehabil.* 2013;40(11):875-881.
33. Gerwin RD, Dommerholt J, Shah JP. An expansion of Simons' integrated hypothesis of trigger point formation. *Curr Pain Headache Rep.* 2004;8(6):468-475.
34. Fernandez-Perez AM, Villaverde-Gutierrez C, Mora-Sanchez A, Alonso-Blanco C, Sterling M, Fernández de las Peñas C. Muscle trigger points, pressure pain threshold, and cervical range of motion in patients with high level of disability related to acute whiplash injury. *J Orthop Sports Phys Ther.* 2012;42(7):634-641.
35. Castaldo M, Ge HY, Chiarotto A, Villafane JH, Arendt-Nielsen L. Myofascial trigger points in patients with whiplash-associated disorders and mechanical neck pain. *Pain Med.* 2014;15(5):842-849.
36. Darling DW, Kraus S, Glasheen-Wray MB. Relationship of head posture and the rest position of the mandible. *J Prosthet Dent.* 1984;52(1):111-115.
37. Fernández de las Peñas C, Carratalá-Tejada M, Luna-Oliva L, Miangolarra-Page JC. The immediate effects of hamstring muscle stretching in subjects' trigger points in the masseter muscle. *J Musculoske Pain.* 2006;14(1):27-35.
38. Bretischwerdt C, Rivas-Cano L, Palomeque-del-Cerro L, Fernández de las Peñas C, Alburquerque-Sendin F. Immediate effects of hamstring muscle stretching on pressure pain sensitivity and active mouth opening in healthy subjects. *J Manipulative Physiol Ther.* 2010;33(1):42-47.
39. Hong C-Z. Considerations and recommendations regarding myofascial trigger point injection. *J Musculoskelet Pain.* 1994;2(1):29-59.
40. De-la-Llave-Rincon AI, Alonso-Blanco C, Gil-Crujera A, Ambite-Quesada S, Svensson P, Fernández de las Peñas C. Myofascial trigger points in the masticatory muscles in patients with and without chronic mechanical neck pain. *J Manipulative Physiol Ther.* 2012;35(9):678-684.
41. De Bandt M. Current diagnosis and treatment of polymyalgia rheumatica. *Joint Bone Spine.* 2014;81(3):203-208.
42. Nesher G. Polymyalgia rheumatica—diagnosis and classification. *J Autoimmun.* 2014;48-49:76-78.
43. Ernest EA III, Martinez ME, Rydzewski DB, Salter EG. Photomicrographic evidence of insertion tendonosis: the etiologic factor in pain for temporal tendonitis. *J Prosthet Dent.* 1991;65(1):127-131.
44. Veldhoen S, Klink T, Geiger J, et al. MRI displays involvement of the temporalis muscle and the deep temporal artery in patients with giant cell arteritis. *Eur Radiol.* 2014;24(11):2971-2979.
45. Goldstein DF, Kraus SL, Williams WB, Glasheen-Wray M. Influence of cervical posture on mandibular movement. *J Prosthet Dent.* 1984;52(3):421-426.
46. Matsumoto H, Tsukiyama Y, Kuwatsuru R, Koyano K. The effect of intermittent use of occlusal splint devices on sleep bruxism: a 4-week observation with a portable electromyographic recording device. *J Oral Rehabil.* 2015;42(4):251-258.
47. Hugger S, Schindler HJ, Kordass B, Hugger A. Surface EMG of the masticatory muscles (Part 4): effects of occlusal splints and other treatment modalities. *Int J Comput Dent.* 2013;16(3):225-239.
48. Zhang FY, Wang XG, Dong J, Zhang JF, Lu YL. Effect of occlusal splints for the management of patients with myofascial pain: a randomized, controlled, double-blind study. *Chin Med J (Engl).* 2013;126(12):2270-2275.
49. Rugh JD, Solberg WK. Electromyographic studies of bruxist behavior before and during treatment. *J Calif Dent Assoc.* 1975;3(9):56-59.
50. Trindade M, Orestes-Cardoso S, de Siqueira TC. Interdisciplinary treatment of bruxism with an occlusal splint and cognitive behavioral therapy. *Gen Dent.* 2015;63(5):e1-e4.

Capítulo 10

Músculo pterigóideo medial
Enganador profundo

Michelle Finnegan | Joseph M. Donnelly

1. INTRODUÇÃO

O músculo pterigóideo medial é um importante músculo da mastigação que se encontra profundamente à mandíbula. É composto por duas cabeças, a superficial e a profunda, que trabalham juntas para dar suporte à mandíbula, juntamente com os músculos masseter e pterigóideo lateral. A cabeça profunda origina-se da superfície interna da placa pterigóidea lateral do osso esfenoide, logo abaixo (profundamente) do músculo pterigóideo lateral. A cabeça superficial insere-se à tuberosidade maxilar logo acima do terceiro molar e ao processo piramidal do osso palatino. Ambas as cabeças se inserem na superfície medial da borda inferior do ramo e no ângulo da mandíbula. O músculo é inervado pelo ramo pterigóideo medial do nervo mandibular do trigêmeo. Recebe vascularização dos ramos pterigóideos da artéria maxilar. O músculo funciona bilateralmente, para elevar a mandíbula, enquanto unilateralmente desvia a mandíbula para o lado contralateral. Pontos-gatilho (PGs) nesse músculo podem produzir dor na articulação temporomandibular (ATM), na orelha e em partes da boca. Os PGs também podem contribuir para diversos sintomas otorrinolaringológicos e dor nos dentes, tornando o diagnóstico diferencial essencial para o tratamento adequado. Os PGs no músculo pterigóideo medial podem ser perpetuados por hábitos parafuncionais, contração forçada do músculo, como quando se está mordendo com força a comida, respiração bucal e estresse. Embora não seja tão pesquisado quanto outros músculos que influenciam a ATM, esse músculo pode estar envolvido na disfunção temporomandibular (DTM). As patologias associadas a esse músculo incluem compressão do nervo lingual, assimetria facial devido à hipertrofia muscular, trismo, miosite ossificante e distonia oromandibular. As ações corretivas incluem abordagem sobre a postura e o posicionamento da língua, eliminação de hábitos parafuncionais, eliminação de PGs nos músculos cervicais que podem provocar dor referida à região do pterigóideo medial, manejo do estresse e exercícios resistidos de abertura da mandíbula.

2. CONSIDERAÇÕES ANATÔMICAS

O músculo pterigóideo medial é um músculo quadrilateral espesso que consiste em duas cabeças (profundas e superficiais) (Figura 10-1A e B). A cabeça maior e mais profunda do músculo pterigóideo medial geralmente se origina superiormente na superfície medial (interna) da placa pterigóidea lateral do osso esfenoide, logo abaixo da cabeça inferior do músculo pterigóideo lateral;[1,2] entretanto, variações com inserções na fossa pterigóidea foram relatadas.[3]

A cabeça menor superficial do músculo pterigóideo medial insere-se à tuberosidade maxilar logo acima do terceiro molar[4] e ao processo piramidal do osso palatino por um cone tendíneo forte,[3] passando pela superfície lateral da placa pterigóidea lateral e cobrindo a extremidade inferior da cabeça inferior do músculo pterigóideo lateral.[1] Sakamoto e Akita[2] relataram que essa porção do músculo é inserida apenas à superfície lateral do processo piramidal do osso palatino.

Ambas as cabeças do músculo pterigóideo medial descendem posterolateralmente quase em paralelo ao músculo masseter, inserindo-se por meio de uma curta aponeurose à superfície medial da borda inferior do ramo e do ângulo da mandíbula (Figura 10-1B).[1,3] Variações em sua inserção podem ser tão posteriores quanto a fossa mandibular e tão anteriores quanto o sulco milo-hióideo da mandíbula.[1] Variações nessas inserções ocorrem provavelmente devido à composição das inserções de feixes tendíneos alternadas e fibras carnudas que se cobrem parcialmente conforme se inserem ao ramo e ao ângulo da mandíbula. Sete camadas desse músculo foram relatadas, todas com inserções ligeiramente diferentes.[3]

Um feixe acessório do músculo pterigóideo medial pode estar presente, inserindo-se apenas superiormente à linha milo-hióidea. Também pode ser identificado como parte da região posterior do músculo milo-hióideo.[2]

Juntamente com o músculo pterigóideo medial, a divisão inferior do músculo pterigóideo lateral (Figura 10-1A, vermelho-claro) no interior da mandíbula e o músculo masseter do lado externo suspendem o ângulo da mandíbula como um estilingue.

As porções anterior e lateral do músculo pterigóideo medial têm uma alta porcentagem de fibras tipo I (contração lenta) (relatadas em até 79%), e as porções posterior e medial têm, como na maioria dos músculos esqueléticos, aproximadamente metade de fibras tipo I (52%).[5,6] O músculo pterigóideo medial também apresenta um alto percentual de fibras híbridas, bem como uma pequena porcentagem de fibras tipo IIA e IIX,[2,6-8] em comparação com outros músculos que abrem a mandíbula. As diferenças entre estudos sobre tipos de fibras ocorrem provavelmente devido às diferentes formas de avaliação dos tipos de fibras.

2.1. Inervação e vascularização

Normalmente, o músculo pterigóideo medial é suprido pelo ramo pterigóideo medial do ramo mandibular do trigêmeo (V nervo craniano),[1,2] embora um pequeno ramo do nervo lingual possa inervar a porção posterolateral do músculo.[2] Quando presente, o feixe muscular acessório é inervado por um pequeno ramo do nervo lingual.[2]

A vascularização do músculo pterigóideo medial é suprida pelos ramos pterigóideos da artéria maxilar.[1,9]

2.2. Função

Atuando unilateralmente, o músculo pterigóideo medial desvia a mandíbula em direção ao lado contralateral.[1,9,10] Esse movimento lateral é especialmente importante para a trituração de alimentos durante a mastigação, o que exige um controle fino.

Bilateralmente, os músculos pterigóideos mediais ajudam a elevar a mandíbula (fechar a boca) junto com os músculos masseter e temporal.[1,9] A atividade do músculo pterigóideo medial é aumentada se a mandíbula estiver protraída enquanto está sendo elevada.[9] Juntos, esses músculos também têm uma contribuição menor na protrusão da mandíbula.[9-11]

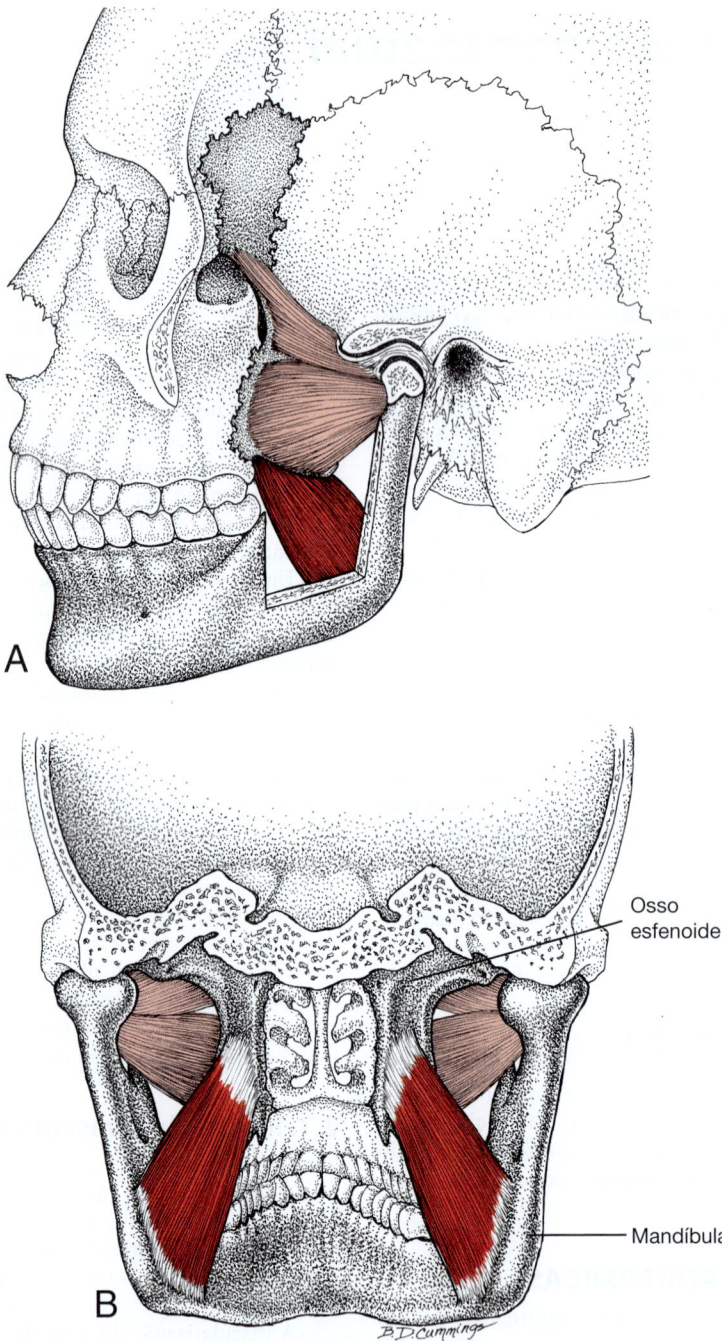

Figura 10-1 Inserções do músculo pterigóideo medial (vermelho-escuro) e suas relações com o músculo pterigóideo lateral (vermelho-claro). (A) Vista lateral mostrando o músculo pterigóideo medial no lado interno da mandíbula. Partes da mandíbula e do arco zigomático foram removidas. (B) Corte coronal do crânio logo atrás da articulação temporomandibular, em uma vista posteroanterior dentro da boca. O músculo pterigóideo medial possui inserção superior na superfície medial (interna) da placa pterigóidea lateral do osso esfenoide e inserção inferior na superfície medial da mandíbula próxima ao seu ângulo.

O músculo pterigóideo medial é ativado bilateralmente durante a mastigação; no entanto, a atividade é maior do lado em que ocorre a mastigação.[12-14] Semelhante ao músculo pterigóideo lateral, esse músculo também demonstrou ativação heterogênea,[15] sendo as porções anterior e posterior do músculo ativas durante as diferentes tarefas de "apertar" os dentes inferiores contra os superiores. A porção posterior demonstra maior atividade durante o cerramento anterior e anterolateral, ao passo que a região anterior apresentou maior atividade com cerramento anteromedial, medial e posterolateral.

2.3. Unidade funcional

A unidade funcional à qual um músculo pertence inclui os músculos que reforçam e contrapõe-se às suas ações, bem como as articulações que os músculos cruzam. A interdependência dessas estruturas funcionalmente é refletida na organização e nas conexões neurais do córtex motor sensorial. A unidade funcional é enfatizada porque a presença de um PG em um músculo da unidade aumenta a probabilidade de que os outros músculos da unidade também desenvolvam PGs. Ao desativar os PGs em um músculo, é preciso se preocupar com os PGs que podem se desenvolver em músculos funcionalmente interdependentes. O Quadro 10-1 representa, de maneira geral, a unidade funcional do músculo pterigóideo medial.

Quadro 10-1 Unidade funcional do músculo pterigóideo medial

Ações	Sinergistas	Antagonistas
Desvio lateral mandibular contralateral	Pterigóideo lateral ipsilateral Masseter contralateral Temporal contralateral	Pterigóideo lateral contralateral Pterigóideo medial contralateral
Elevação mandibular	Masseter Temporal	Pterigóideo lateral Músculos digástricos
Protrusão mandibular	Pterigóideo lateral	Masseter Temporal

3. APRESENTAÇÃO CLÍNICA

3.1. Padrão de dor referida

Pontos-gatilho no músculo pterigóideo medial produzem dor referida em regiões pouco demarcadas relacionadas à boca (língua, faringe e palato duro), abaixo e atrás da ATM e no fundo da orelha (Figura 10-2).[17-19] Outros autores observaram que a dor pode ser referida à área retromandibular e infra-auricular,[19,20] incluindo a região do músculo pterigóideo lateral, o assoalho do nariz e a garganta.[21] Embora Simons e colaboradores[16] relatassem que o músculo pterigóideo medial não produz dor referida para os dentes, Svensson e colaboradores[22] relataram que o músculo refere

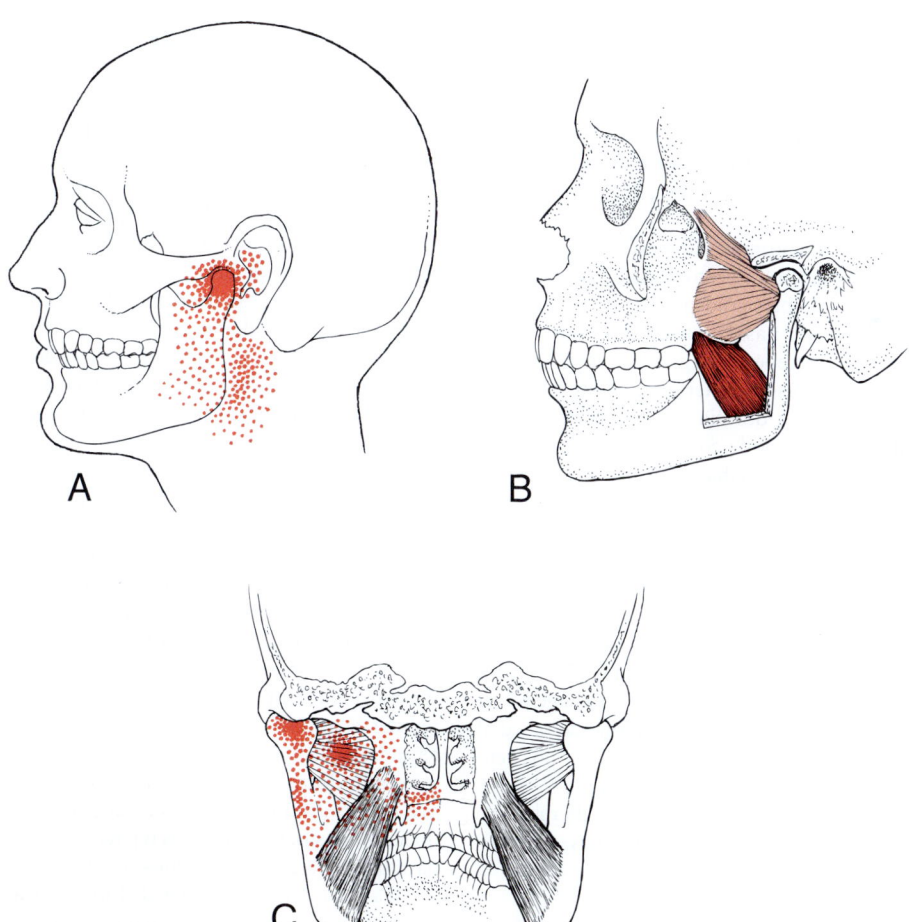

Figura 10-2 Padrão de dor referida (vermelho) no músculo pterigóideo medial esquerdo. (A) Padrão de dor referida para a articulação temporomandibular (vermelho) e região lateral do pescoço (pontilhado). (B) Secção anatômica para mostrar a localização da região do PG no músculo, que se situa no interior da mandíbula. (C) Vista posteroanterior de um coronal do crânio logo atrás da articulação temporomandibular. As áreas internas de dor também aparecem como vermelho pontilhado.

dor aos molares maxilares e mandibulares e à gengiva, aos pré-molares inferiores, à gengiva dos pré-molares superiores e inferiores e à gengiva dos dentes superiores anteriores com injeções de solução salina hipertônica. Eles também relataram que o músculo pode provocar um padrão de dor referida ao longo de toda a extensão da mandíbula ipsilateral, mais extensivamente ao longo da orelha, bem como na região anterior do pescoço, logo abaixo da mandíbula.

Sensação de entupimento da orelha também pode ser um sintoma de PGs no pterigóideo medial. Para o músculo tensor do véu palatino dilatar a tuba auditiva, ele deve empurrar o músculo pterigóideo medial adjacente e interpor a fáscia ao lado. No estado de repouso, a presença do músculo pterigóideo medial ajuda a manter a tuba auditiva fechada. As bandas tensionadas de PGs no músculo pterigóideo medial podem bloquear a ação de abertura do músculo tensor do véu palatino na tuba auditiva, produzindo baro-hipoacusia (entupimento da orelha).[16]

3.2. Sintomas

Pacientes com PGs no músculo pterigóideo medial relatam que a dor aumenta com a tentativa de abrir amplamente a boca, ao mastigar alimentos ou "apertar" os dentes. Além disso, a abertura da mandíbula geralmente é restrita.

Os pacientes descrevem a dor proveniente do músculo pterigóideo medial como mais difusa do que a dor referida dos PGs no músculo pterigóideo lateral. Svensson e colaboradores[22] relataram que as características mais comuns para descrever o envolvimento desse músculo incluíam perfuração, tiro, calor e dor. Outros termos menos comumente utilizados eram tensão, dor difusa, firme, intensa, afiada e compressão.

Teachey[23] relatou vários sintomas diferentes no nariz, nos seios da face, nas orelhas, na garganta/pescoço, na boca e nos dentes/gengivas a partir de PGs do pterigóideo medial. Os sintomas específicos do nariz incluem dor nasal, congestão, obstrução ou pressão. Os pacientes podem receber o diagnóstico de obstrução nasal paradoxal. Embora o músculo pterigóideo lateral esteja mais frequentemente associado à dor sinusal e sinusite, o músculo pterigóideo medial também pode contribuir para esses sintomas. Os sintomas específicos na orelha incluem dor de ouvido, entupimento, sensação de corpo estranho, ouvidos "bloqueados", hiperacusia, hipoacusia, perda auditiva, zumbido e tontura. Quando os estudos otorrinolaringológicos são normais, incluindo uma avaliação audiométrica, os PGs devem ser considerados como uma possível causa desses sintomas. Os sintomas relacionados à garganta/pescoço podem incluir desconforto crônico/recorrente, dor de garganta ou amigdalite; disfagia; odinofagia; sensações de queimação; "congestionamento" na garganta; "drenagem" na garganta; e irregularidades na voz. Os PGs do pterigóideo medial também podem causar dor ou queimação da boca ou dor nos dentes e/ou nas gengivas.

Por fim, os PGs nesse músculo podem ser a causa do relato de um paciente com obstrução (entupimento) nas orelhas, especialmente se um exame médico não for digno de nota.

3.3. Exame do paciente

Após um exame subjetivo completo, o clínico deve fazer um desenho detalhado representando o padrão de dor descrito pelo paciente. Essa descrição ajudará no planejamento do exame físico e pode ser útil no monitoramento da progressão do paciente, à medida que os sintomas melhoram ou mudam. O profissional deve realizar um exame da ATM e avaliar a postura do paciente, com especial atenção às posições da cabeça e do pescoço. A postura anteriorizada da cabeça e a tensão excessiva nos músculos supra-hióideos e infra-hióideos devem ser observadas, embora a relação entre a DTM e as posturas da cervical e da cabeça ainda seja controversa e pouco clara,[24] acredita-se que a postura anteriorizada da cabeça induza indiretamente a tensão nos músculos supra e infra-hióideos, que puxam para baixo para criar forças elásticas leves na mandíbula.[25] Como resultado, essa tensão faz os músculos levantadores da mandíbula, como o músculo pterigóideo medial (e masseter), se contraírem para manter a boca fechada.

A abertura mandibular é geralmente restrita em pacientes com PGs no pterigóideo medial. Um rastreamento funcional rápido para avaliar a abertura pode ser realizado com o teste de duas articulações (teste dos dois "nós") (ver Capítulo 8, Músculo masseter). Os pacientes geralmente não são capazes de passar nesse teste quando os PGs no músculo pterigóideo medial estão presentes. Se preferido, uma maneira padronizada de medir objetivamente a abertura da boca é com uma régua vertical descartável para medir a distância entre os incisivos superiores e inferiores.[26,27] A abertura normal média para mulheres é de 41 a 45 mm; para homens, de 43 a 45 mm.[28,29]

3.4. Exame de pontos-gatilho

Para o exame do músculo pterigóideo medial, o paciente deve estar em decúbito dorsal com a mandíbula aberta, o mais confortável possível para aliviar qualquer frouxidão do músculo. Uma palpação plana para rastreamento de PGs na região do músculo médio é realizada com a boca aberta, intraoralmente com dedos com luvas (Figura 10-3A). A polpa do dedo indicador que palpa está voltada para fora e desliza sobre os dentes molares até encontrar a borda óssea anterior do ramo da mandíbula, que fica atrás e lateralmente ao último dente molar. O ventre do músculo pterigóideo medial está imediatamente além (posterior) dessa borda óssea. O músculo pode ser identificado fazendo o paciente alternadamente apertar e relaxar contra um bloco (ou rolha) colocado entre os dentes enquanto o examinador palpa e observa as mudanças na tensão do tecido. A orientação e a textura desse músculo são prontamente palpáveis, porque apenas uma fina camada de mucosa separa o dedo do músculo. A palpação provocará uma sensibilidade extrema no paciente com PGs de pterigóideo medial.

Se houver preocupação com a segurança do dedo do examinador na boca, um bloco (ou uma rolha) pode ser inserido entre o dedo que palpa e os dentes do paciente durante o exame de PGs.

A palpação desse músculo por meio da mucosa faríngea pode fazer o paciente sentir ânsia de vômito, portanto, a palpação deve ser realizada sempre de forma lenta e cautelosa. Uma maneira de reduzir esse reflexo de vômito é bater suavemente no músculo temporal ipsilateral para proporcionar distração sensorial durante o exame. Outra técnica é fazer o paciente enrolar a ponta da língua o mais distante possível na garganta atrás dos dentes molares do lado oposto. Quanto mais o paciente forçar a língua para trás e para baixo na garganta, menos sensível será o reflexo.

Para palpar para os PGs de forma extraoral, a cabeça do paciente é levemente inclinada para o lado a ser palpado para deixar os tecidos mais relaxados ("folgados") e melhorar o acesso ao músculo. Um dedo examina a superfície interna (medial) da mandíbula pressionando em seu ângulo em direção superior (cranial) (Figura 10-3B). A massa firme, aproximadamente 1 cm acima do ângulo da mandíbula, apenas ao alcance do dedo, é a parte inferior da inserção mandibular do músculo. A pressão é exercida

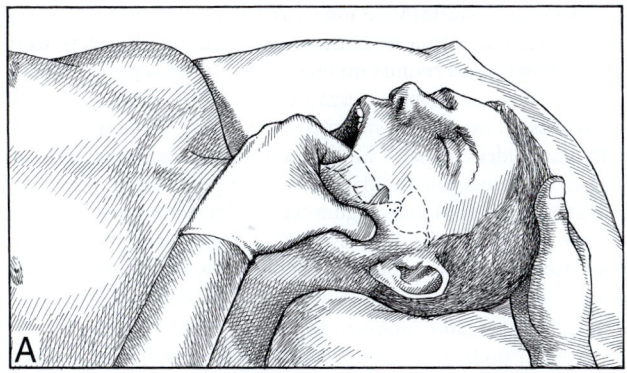

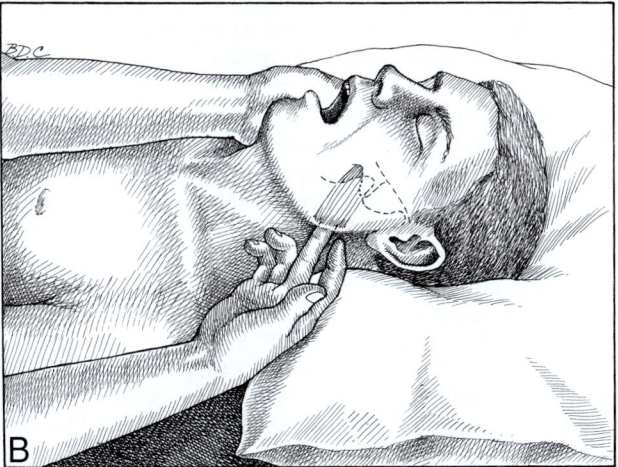

Figura 10-3 Exame do músculo pterigóideo medial para exame de PGs. (A) Palpação intraoral (com uma mão com luva) de PGs atrás do último dente molar, com o músculo e o ramo da mandíbula entre os dedos palpados. A boca é aberta o suficiente para o dedo ser colocado entre os dentes molares. O examinador pode querer abrir a boca com uma rolha para proteger o dedo e ajudar o paciente a relaxar. (B) Palpação extraoral de PGs na região da inserção do músculo na superfície interna da mandíbula, em seu ângulo.

para dentro do músculo, a fim de avaliar os PGs. A palpação específica em pinça não pode ser realizada para avaliar o músculo a partir dessa direção, porque apenas a inserção do músculo é acessível. Para confirmar a localização do músculo, o paciente pode apertar ativamente os dentes. O clínico sente a contração sob a ponta do dedo palpador. Sensibilidade incomum a partir da palpação indica atividade de PGs no músculo.

4. DIAGNÓSTICO DIFERENCIAL

4.1. Ativação e perpetuação de pontos-gatilho

Uma postura ou atividade que ativa um PG, se não corrigida, também pode perpetuá-lo. Em qualquer parte do músculo pterigóideo medial, os PGs podem ser ativados por carga excêntrica não habitual, exercício excêntrico em músculo masseter destreinado, uso excessivo ou carga concêntrica máxima ou submáxima.[30] Os PGs também podem ser ativados ou agravados quando o músculo é colocado em uma posição encurtada ou alongada por um período prolongado. Especificamente, mascar chicletes excessivamente, ou hábitos parafuncionais, como bruxismo,

"apertar" a mandíbula, roer as unhas ou sucção persistente do polegar por uma criança, podem não apenas iniciar, mas também perpetuar, os PGs no músculo pterigóideo medial. Mastigação excessiva de um lado contribui para sobrecarga no músculo pterigóideo medial ipsilateral.[12]

Situações de sobrecarga aguda também podem ativar os PGs no músculo pterigóideo medial, incluindo uma contração súbita e forçada do músculo (como quebrar nozes, mastigar gelo ou usar os dentes para rasgar um fio).

Os PGs no músculo pterigóideo medial podem ser ativados pela postura excessivamente anteriorizada da cabeça, que coloca um estresse leve, mas persistente, no músculo pterigóideo medial (junto com os músculos masseter e temporal), aumentando o estresse nos músculos hióideos, como já descrito.

A respiração bucal crônica (como por meio de uma máquina de pressão positiva contínua nas vias aéreas [CPAP, do inglês *continuous positive airway pressure*] ou devido à obstrução nasal) também tende a causar um posicionamento excessivamente anteriorizado da cabeça e alterações posturais que, de forma indireta, aumentam o estresse aos músculos mastigatórios e podem ativar e perpetuar os PGs nesses músculos.[31]

O músculo pterigóideo medial de um lado pode desenvolver e reter PGs em razão do aumento do estresse imposto pela atividade do PG e função distorcida do músculo do lado oposto. A ativação e a perpetuação de PGs no pterigóideo medial também podem ser secundárias à disfunção muscular que resulta de PGs no músculo pterigóideo lateral.

No passado, o desequilíbrio oclusal era considerado uma das causas para a ativação dos PGs do pterigóideo medial. Atualmente, acredita-se que a tensão muscular anormal causada por PGs nos músculos mastigatórios, incluindo o músculo pterigóideo medial, possa causar anormalidades oclusais. Os PGs miofasciais dos músculos mastigatórios devem ser desativados antes de iniciar qualquer tratamento protético.

Outros fatores que podem contribuir para o desenvolvimento de PGs no músculo pterigóideo medial incluem ansiedade e estresse.

4.2. Pontos-gatilho associados

PGs associados podem se desenvolver dentro das áreas de dor referida de outros PGs.[32] Portanto, músculos nas áreas de dor referida de cada músculo acometido também devem ser examinados. Músculos como o esternocleidomastóideo e masseter podem contribuir para o desenvolvimento de PGs no músculo pterigóideo medial. PGs do músculo pterigóideo medial também podem contribuir para os PGs associados em outros músculos, incluindo os músculos masseter, pterigóideo lateral e digástrico posterior.

O músculo pterigóideo medial geralmente desenvolve PGs em associação com músculos funcionalmente relacionados, incluindo os músculos pterigóideo lateral, masseter e temporal.

Se o paciente continuar a ter dificuldade em engolir após a desativação dos PGs no pterigóideo medial, o esternocleidomastóideo (ver Capítulo 7, Músculo esternocleidomastóideo), os músculos digástrico e, possivelmente, o longo da cabeça e longo do pescoço (ver Capítulo 12, Músculo digástrico e músculos anteriores cervicais) também devem ser examinados.

4.3. Patologias associadas

Algumas condições clínicas dão origem a sintomas que podem parecer confusamente similares àqueles produzidos por PGs no pterigóideo medial ou podem estar presentes concomitantemente.

O diagnóstico concomitante pode incluir DTM (ver Capítulo 18, Considerações clínicas sobre dor na cabeça e na coluna cervical). Outras condições clínicas incluem doença dentária, compressão de nervo, miosite ossificante, trismo, sintomas otorrinolaringológicos e distonia oromandibular.

Como esse músculo produz dor referida para a ATM, o diagnóstico incorreto do comprometimento articular pode ser facilmente confundido com dor associada aos PGs do músculo pterigóideo medial; portanto, um exame completo de todas as estruturas relacionadas à ATM é essencial. Em pacientes com anquilose da ATM, o músculo pterigóideo medial (junto com o músculo masseter) tem se mostrado significativamente maior em comparação com os controles, sugerindo que a hiperatividade desses músculos pode ser um fator em pacientes com esse diagnóstico.[33] Curiosamente, mudanças na espessura do músculo pterigóideo medial (ou masseter e temporal) não foram observadas em pacientes com artrite reumatoide.[34] A literatura adicional sobre como esse músculo se relaciona com a DTM é limitada.

Dor nos dentes ou nas gengivas pode ser facilmente confundida com um problema dentário se não for feito um exame completo que inclua avaliação muscular. Como mencionado, o músculo pterigóideo medial pode provocar dor irradiada para os dentes e gengivas[22,23] e deve ser considerado no diagnóstico diferencial, principalmente se o exame odontológico não apresentar lesões como cáries ou inflamação das gengivas.

O músculo pterigóideo medial pode ser um local de compressão do nervo lingual que pode penetrar no músculo[2,35] e ficar aprisionado entre o músculo pterigóideo medial e um ligamento pterigoespinhoso ossificado.[36,37] Se ocorrer essa compressão, sintomas como sensação alterada no assoalho da boca, na gengiva lingual e na mucosa dos dois terços anteriores da língua podem ocorrer.[38]

Trismo é um fechamento firme da mandíbula devido ao espasmo dos músculos mastigatórios que, por exemplo, é característico do tétano. O diagnóstico diferencial da causa do trismo é essencial. Tétano também pode resultar de sepse dentária, lesão, cirurgia, abscesso da agulha e síndrome de Morgagni causada por um tumor maligno. Recentemente, em 2012, em um estudo de caso de Fusetti e colaboradores,[39] um agricultor de 78 anos de idade foi diagnosticado com tétano com início progressivo de trismo e rigidez muscular. Além disso, um paciente de 31 anos de idade em outro estudo de caso que apresentava níveis adequados de anticorpos contra o tétano foi tratado para sintomas do tétano após cortar a mão com um prego enferrujado.[40] O trismo também pode ocorrer devido ao espasmo do músculo pterigóideo medial a partir de celulite no espaço pterigomandibular, espasmo do músculo masseter a partir de celulite em tecidos adjacentes ou espasmo do músculo temporal a partir de celulite na fossa infratemporal.[41] O trismo no músculo pterigóideo medial também pode ocorrer após um bloqueio do nervo alveolar inferior.[42] Tentativas de abrir a mandíbula são dolorosas e de amplitude restrita devido ao espasmo. Os PGs só podem ser tratados por injeção se não houver evidência de infecção na região a ser tratada. Exercícios de abertura bucal, calor, relaxantes musculares e fisioterapia são benéficos para o tratamento de pacientes para os quais as injeções não são recomendadas.[42]

A hipertrofia do músculo pterigóideo medial é uma condição muito rara, mais comumente assintomática do que sintomática. O músculo masseter está mais frequentemente envolvido do que o músculo pterigóideo medial. O relato mais comum dessa condição é de assimetria facial. Um relato recente destaca um caso raro de hipertrofia dos músculos pterigóideo medial e masseter juntos. A paciente relatou assimetria facial pelo edema na região posterior do dente inferior esquerdo por 4 anos.[43]

A miosite ossificante é uma condição rara em que um osso heterotópico se forma no músculo ou tecido mole, geralmente após algum tipo de trauma ou lesão. Não é muito comum ocorrer nos músculos do sistema mastigatório. De 2001 a 2014, apenas 11 casos (dos 20 no sistema mastigatório) foram relatados no músculo pterigóideo medial.[44] Embora raro, esse diagnóstico deve ser considerado uma possibilidade se houver perda da amplitude de movimento da ATM após algum trauma facial ou procedimentos clínicos ou odontológicos invasivos.[45,46] Além disso, essa condição pode ocorrer de maneira idiopática; portanto, mesmo sem trauma, deve ser considerada no diagnóstico diferencial.

Como afirmado anteriormente, os PGs no músculo pterigóideo medial podem mimetizar sintomas otorrinolaringológicos, incluindo sinusite, alterações auditivas, dor e sensação de entupimento do ouvido, dor e congestão na garganta e amigdalite.[23] Quando o exame diagnóstico não produz descobertas significativas para a causa dos sintomas, os PGs no músculo pterigóideo medial devem ser considerados.[23]

A distonia oromandibular é um distúrbio neurológico focal que pode afetar a face e a mandíbula. Normalmente, movimentos faciais involuntários (como caretas) e movimentos da mandíbula ou língua ocorrem. Em geral, pacientes com distonia de fechamento mandibular têm mais envolvimento orobucolingual do que pacientes com distonia de abertura da mandíbula.[47] A causa da distonia é mais frequentemente idiopática,[48,49] mas também pode ser secundária a doenças neurológicas,[48,49] a infecções[49] ou a fármacos antipsicóticos.[50] Os músculos masseter e temporal são os mais comumente envolvidos na distonia/mioespasmo de fechamento da mandíbula;[48] no entanto, o músculo pterigóideo medial também pode estar envolvido.[51-53] O conhecimento dessa condição é essencial, pois pode ser facilmente diagnosticada erroneamente como DTM ou bruxismo.[48]

5. AÇÕES CORRETIVAS

Primeiramente, uma vez que os PGs no músculo pterigóideo medial podem se desenvolver como resultado de disfunção em outros músculos, como os músculos esternocleidomastóideo e masseter, estes músculos devem ser abordados primeiro (ver Capítulos 7, Músculo esternocleidomastóideo, e 8, Músculo masseter).

A postura anteriorizada da cabeça deve ser corrigida para reduzir a atividade muscular no músculo pterigóideo medial e outros músculos levantadores da mandíbula. A respiração bucal tem um impacto negativo na postura em comparação com a respiração nasodiafragmática,[54-59] e, por isso, deve ser corrigida. A realização de exercícios de fortalecimento e flexibilidade em conjunto com a respiração nasodiafragmática pode ajudar a melhorar a postura.[57]

A posição efetiva da mandíbula em repouso (com a língua no palato duro atrás dos dentes superiores, lábios juntos e dentes levemente separados) pode ser útil para reduzir o estresse no músculo e minimizar a respiração bucal durante as horas de vigília e tentativas de adormecer.

Hábitos parafuncionais, como cerramento, roer unha e mascar chicletes exaustivamente, devem ser identificados e suspensos imediatamente para reduzir a tensão no músculo pterigóideo medial.

Se o paciente dorme em decúbito lateral, um posicionamento adequado do travesseiro pode impedir o aumento da atividade muscular causada pela queda da mandíbula para um lado durante a noite. Uma borda do travesseiro deve ser colocada entre o lado do rosto e o ombro, de modo que o travesseiro suporte a mandíbula em uma posição neutra.

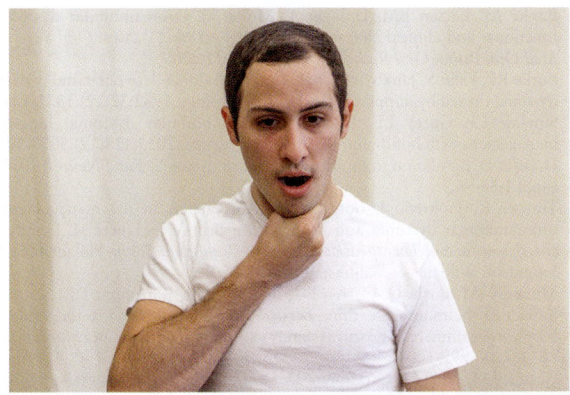

Figura 10-4 Com o paciente sentado ou em pé, a mandíbula é pressionada contra o punho posicionado logo abaixo para ativar os músculos que deprimem a mandíbula (abrem a boca). Isso inibe reciprocamente o músculo pterigóideo medial (e outros músculos de elevação da mandíbula).

Além de desativar os PGs dos músculos mastigatórios, o bruxismo deve ser identificado e tratado. Uso de uma órtese intraoral pode ser necessário. Para um benefício mais significativo, a terapia cognitivo-comportamental concomitante ao uso de uma placa oclusal pode ser recomendada.[60] Conti e colaboradores[61] demonstraram que alterações comportamentais em conjunto com dispositivos oclusais foram eficazes no tratamento da dor miofascial mastigatória.

Fatores que aumentam a ansiedade e o estresse emocional devem ser identificados e abolidos, se possível. Estudos sugeriram que aqueles indivíduos com escores de depressão, queixas somáticas e diminuição do bem-estar físico possuem maior risco de sofrer sintomas.[62] O encaminhamento a um psicólogo ou a outro profissional da saúde mental para técnicas específicas de controle de dor e estresse pode ser muito útil devido à importância de lidar com múltiplos fatores contributivos.[41]

Uma vez que a disfagia devido a PGs foi resolvida, a deglutição de um comprimido ou uma cápsula é facilitada colocando a medicação sob a ponta da língua, atrás dos dentes frontais inferiores, onde ela pode seguir o bolo de líquido quando a cabeça está ereta.[63] Quando o comprimido é colocado no topo da língua, como é de costume, a língua pressiona-o contra o céu da boca, onde tende a grudar durante a deglutição.

A abertura da mandíbula resistida é uma técnica de incremento de alongamento baseada na inibição recíproca (Figura 10-4). Os pacientes são instruídos a abrir a mandíbula lentamente contra a leve resistência do punho. A ativação dos depressores mandibulares (músculos digástrico, supra-hióideos e infra-hióideos) inibe a função de elevação do músculo pterigóideo medial (e de todos os outros levantadores da mandíbula), fornecendo uma técnica útil para liberar simultaneamente todos os músculos levantadores da mandíbula.

A ativação de PGs durante um procedimento odontológico prolongado pode ser evitada com pausas para permitir que o paciente realize vários ciclos de amplitude ativa de movimento.

Referências

1. Standring S. *Gray's Anatomy: The Anatomical Basis of Clinical Practice*. 41st ed. London, UK: Elsevier; 2015.
2. Sakamoto Y, Akita K. Spatial relationships between masticatory muscles and their innervating nerves in man with special reference to the medial pterygoid muscle and its accessory muscle bundle. *Surg Radiol Anat*. 2004;26(2):122-127.
3. El Haddioui A, Bravetti P, Gaudy JF. Anatomical study of the arrangement and attachments of the human medial pterygoid muscle. *Surg Radiol Anat*. 2007;29(2):115-124.
4. Drake RL, Wayne V, Mitchell AWM. *Gray's Anatomy for Students*. St. Louis, MO: Churchill Livingstone; 2005.
5. Eriksson PO. Muscle fiber composition system. *Swed Dent J*. 1982;12(suppl):8-38.
6. Korfage JA, Van Eijden TM. Myosin isoform composition of the human medial and lateral pterygoid muscles. *J Dent Res*. 2000;79(8):1618-1625.
7. Korfage JA, Koolstra JH, Langenbach GE, van Eijden TM. Fiber-type composition of the human jaw muscles—(part 1) origin and functional significance of fiber-type diversity. *J Dent Res*. 2005;84(9):774-783.
8. Korfage JA, Koolstra JH, Langenbach GE, van Eijden TM. Fiber-type composition of the human jaw muscles—(part 2) role of hybrid fibers and factors responsible for inter-individual variation. *J Dent Res*. 2005;84(9):784-793.
9. Moyers RE. An electromyographic analysis of certain muscles involved in temporomandibular movement. *Am J Orthod*. 1950;36(7):481-515.
10. Friedman MH. Pterygoid muscle function in excursive jaw movements: a clinical report. *J Prosthet Dent*. 1995;73(4):329-332.
11. Neumann DA. *Kinesiology of the Musculoskeletal System: Foundations for Rehabilitaion*. 2nd ed. St. Louis, MO: Mosby; 2010.
12. Yamaguchi S, Itoh S, Watanabe Y, Tsuboi A, Watanabe M. Quantitative analysis of masticatory activity during unilateral mastication using muscle fMRI. *Oral Dis*. 2011;17(4):407-413.
13. Wood WW. Medial pterygoid muscle activity during chewing and clenching. *J Prosthet Dent*. 1986;55(5):615-621.
14. Schindler HJ, Rues S, Turp JC, Schweizerhof K, Lenz J. Activity patterns of the masticatory muscles during feedback-controlled simulated clenching activities. *Eur J Oral Sci*. 2005;113(6):469-478.
15. Schindler HJ, Rues S, Turp JC, Lenz J. Heterogeneous activation of the medial pterygoid muscle during simulated clenching. *Arch Oral Biol*. 2006;51(6):498-504.
16. Simons DG, Travell J, Simons L. *Travell & Simon's Myofascial Pain and Dysfunction: The Trigger Point Manual*. Vol 1. 2nd ed. Baltimore, MD: Williams & Wilkins; 1999:104.
17. Travell J. Temporomandibular joint pain referred from muscles of the head and neck. *J Prosthet Dent*. 1960;10:745-763.
18. Travell J. Mechanical headache. *Headache*. 1967;7(1):23-29.
19. Bell WH. Nonsurgical management of the pain-dysfunction syndrome. *J Am Dent Assoc*. 1969;79(1):161-170.
20. Bell WE. Clinical diagnosis of the pain-dysfunction syndrome. *J Am Dent Assoc*. 1969;79(1):154-160.
21. Shaber EP. Consideration in the treatment of muscle spasm. In: Morgan DH, Hall WP, Vamvas SJ, eds. *Diseases of the Temporomandibular Apparatus*. St. Louis, MO: C.V. Mosby; 1977.
22. Svensson P, Bak J, Troest T. Spread and referral of experimental pain in different jaw muscles. *J Orofac Pain*. 2003;17(3):214-223.
23. Teachy WS. Otolaryngic myofascial pain syndromes. *Curr Pain Headache Rep*. 2004;8(6):457-462.
24. Rocha CP, Croci CS, Caria PH. Is there relationship between temporomandibular disorders and head and cervical posture? A systematic review. *J Oral Rehabil*. 2013;40(11):875-881.
25. Gonzalez HE, Manns A. Forward head posture: its structural and functional influence on the stomatognathic system, a conceptual study. *Cranio*. 1996;14(1): 71-80.
26. Walker N, Bohannon RW, Cameron D. Discriminant validity of temporomandibular joint range of motion measurements obtained with a ruler. *J Orthop Sports Phys Ther*. 2000;30(8):484-492.
27. List T, John MT, Dworkin SF, Svensson P. Recalibration improves inter-examiner reliability of TMD examination. *Acta Odontol Scand*. 2006;64(3):146-152.
28. Gallagher C, Gallagher V, Whelton H, Cronin M. The normal range of mouth opening in an Irish population. *J Oral Rehabil*. 2004;31(2):110-116.
29. Muller L, van Waes H, Langerweger C, Molinari L, Saurenmann RK. Maximal mouth opening capacity: percentiles for healthy children 4-17 years of age. *Pediatr Rheumatol Online J*. 2013;11:17.
30. Gerwin RD, Dommerholt J, Shah JP. An expansion of Simons' integrated hypothesis of trigger point formation. *Curr Pain Headache Rep*. 2004;8(6):468-475.
31. La Touche R, Paris-Alemany A, von Piekartz H, Mannheimer JS, Fernandez-Carnero J, Rocabado M. The influence of cranio-cervical posture on maximal mouth opening and pressure pain threshold in patients with myofascial temporomandibular pain disorders. *Clin J Pain*. 2011;27(1):48-55.
32. Hsieh YL, Kao MJ, Kuan TS, Chen SM, Chen JT, Hong CZ. Dry needling to a key myofascial trigger point may reduce the irritability of satellite MTrPs. *Am J Phys Med Rehabil*. 2007;86(5):397-403.
33. Kumar VV, Malik NA, Visscher CM, Ebenezer S, Sagheb K, Lobbezoo F. Comparative evaluation of thickness of jaw-closing muscles in patients with long-standing bilateral temporomandibular joint ankylosis: a retrospective case-controlled study. *Clin Oral Investig*. 2015;19(2):421-427.

34. Yilmaz HH, Yildirim D, Ugan Y, et al. Clinical and magnetic resonance imaging findings of the temporomandibular joint and masticatory muscles in patients with rheumatoid arthritis. *Rheumatol Int*. 2012;32(5):1171-1178.
35. Shimokawa T, Akita K, Sato T, Ru F, Yi SQ, Tanaka S. Penetration of muscles by branches of the mandibular nerve: a possible cause of neuropathy. *Clin Anat*. 2004;17(1):2-5.
36. Nayak SR, Rai R, Krishnamurthy A, et al. An unusual course and entrapment of the lingual nerve in the infratemporal fossa. *Bratisl Lek Listy*. 2008;109(11):525-527.
37. Peuker ET, Fischer G, Filler TJ. Entrapment of the lingual nerve due to an ossified pterygospinous ligament. *Clin Anat*. 2001;14(4):282-284.
38. Rusu MC, Nimigean V, Podoleanu L, Ivascu RV, Niculescu MC. Details of the intralingual topography and morphology of the lingual nerve. *Int J Oral Maxillofac Surg*. 2008;37(9):835-839.
39. Fusetti S, Ghirotto C, Ferronato G. A case of cephalic tetanus in a developed country. *Int J Immunopathol Pharmacol*. 2013;26(1):273-277.
40. Vollman KE, Acquisto NM, Bodkin RP. A case of tetanus infection in an adult with a protective tetanus antibody level. *Am J Emerg Med*. 2014;32(4):392 e393-e394.
41. Bell WE. *Orofacial Pains—Classification, Diagnosis, Management*. Chicago, IL: Year Book Medical Publishers, Inc; 1985.
42. Wright EF. Medial pterygoid trismus (myospasm) following inferior alveolar nerve block: case report and literature review. *Gen Dent*. 2011;59(1):64-67.
43. Guruprasad R, Rishi S, Nair PP, Thomas S. Masseter and medial pterygoid muscle hypertrophy. *BMJ Case Rep*. 2011:pii: bcr0720114557.
44. Jiang Q, Chen MJ, Yang C, et al. Post-infectious myositis ossificans in medial, lateral pterygoid muscles: a case report and review of the literature. *Oncol Lett*. 2015;9(2):920-926.
45. Reddy SP, Prakash AP, Keerthi M, Rao BJ. Myositis ossificans traumatica of temporalis and medial pterygoid muscle. *J Oral Maxillofac Pathol*. 2014;18(2):271-275.
46. Torres AM, Nardis AC, da Silva RA, Savioli C. Myositis ossificans traumatica of the medial pterygoid muscle following a third molar extraction. *Int J Oral Maxillofac Surg*. 2015;44(4):488-490.
47. Singer C, Papapetropoulos S. A comparison of jaw-closing and jaw-opening idiopathic oromandibular dystonia. *Parkinsonism Relat Disord*. 2006;12(2):115-118.
48. Cao Y, Zhang W, Yap AU, Xie QF, Fu KY. Clinical characteristics of lateral pterygoid myospasm: a retrospective study of 18 patients. *Oral Surg Oral Med Oral Pathol Oral Radiol*. 2012;113(6):762-765.
49. Bakke M, Larsen BM, Dalager T, Moller E. Oromandibular dystonia—functional and clinical characteristics: a report on 21 cases. *Oral Surg Oral Med Oral Pathol Oral Radiol*. 2013;115(1):e21-e26.
50. Burke RE, Fahn S, Jankovic J, et al. Tardive dystonia: late-onset and persistent dystonia caused by antipsychotic drugs. *Neurology*. 1982;32(12):1335-1346.
51. Sinclair CF, Gurey LE, Blitzer A. Oromandibular dystonia: long-term management with botulinum toxin. *Laryngoscope*. 2013;123(12):3078-3083.
52. Dressler D. Botulinum toxin for treatment of dystonia. *Eur J Neurol*. 2010;17 suppl 1:88-96.
53. Tintner R, Jankovic J. Botulinum toxin type A in the management of oromandibular dystonia and bruxism. In: Brin MF, Hallett M, Jankovic J, eds. *Scientific and Therapeutic: Aspects of Botulinum Toxin*. Philadelphia, PA: Lippincott Williams & Wilkins; 2002:343-350.
54. Milanesi JM, Borin G, Correa EC, da Silva AM, Bortoluzzi DC, Souza JA. Impact of the mouth breathing occurred during childhood in the adult age: biophotogrammetric postural analysis. *Int J Pediatr Otorhinolaryngol*. 2011;75(8):999-1004.
55. Cuccia AM, Lotti M, Caradonna D. Oral breathing and head posture. *Angle Orthod*. 2008;78(1):77-82.
56. Sforza C, Colombo A, Turci M, Grassi G, Ferrario VF. Induced oral breathing and craniocervical postural relations: an experimental study in healthy young adults. *Cranio*. 2004;22(1):21-26.
57. Correa EC, Berzin F. Efficacy of physical therapy on cervical muscle activity and on body posture in school-age mouth breathing children. *Int J Pediatr Otorhinolaryngol*. 2007;71(10):1527-1535.
58. Neiva PD, Kirkwood RN, Godinho R. Orientation and position of head posture, scapula and thoracic spine in mouth-breathing children. *Int J Pediatr Otorhinolaryngol*. 2009;73(2):227-236.
59. Vig PS, Showfety KJ, Phillips C. Experimental manipulation of head posture. *Am J Orthod*. 1980;77(3):258-268.
60. Trindade M, Orestes-Cardoso S, de Siqueira TC. Interdisciplinary treatment of bruxism with an occlusal splint and cognitive behavioral therapy. *Gen Dent*. 2015;63(5):e1-e4.
61. Conti PC, de Alencar EN, da Mota Correa AS, Lauris JR, Porporatti AL, Costa YM. Behavioural changes and occlusal splints are effective in the management of masticatory myofascial pain: a short-term evaluation. *J Oral Rehabil*. 2012;39(10):754-760.
62. Dougall AL, Jimenez CA, Haggard RA, Stowell AW, Riggs RR, Gatchel RJ. Biopsychosocial factors associated with the subcategories of acute temporomandibular joint disorders. *J Orofac Pain*. 2012;26(1):7-16.
63. Travell J. Nonstick trick for pill swallowing. *Patient Care*. 1975;9:17.

Capítulo 11

Músculo pterigóideo lateral
Desastre da disfunção temporomandibular

Michelle Finnegan | Amanda Blackmon | Joseph M. Donnelly

1. INTRODUÇÃO

O músculo pterigóideo lateral é um músculo importante para o movimento e controle da mandíbula e é composto por duas cabeças: superior e inferior. A cabeça superior do músculo pterigóideo lateral origina-se da crista infratemporal e da superfície infratemporal da asa maior do osso esfenoide, ao passo que a divisão inferior do músculo pterigóideo lateral se origina da face lateral da placa pterigóidea lateral. As duas cabeças convergem para se inserir na fóvea pterigóidea, uma depressão na parte frontal do colo da mandíbula. Um ramo do nervo bucal inerva a cabeça superior e a parte lateral da cabeça inferior do músculo pterigóideo lateral. A parte medial da cabeça inferior do músculo pterigóideo lateral é inervada por um ramo diretamente do tronco anterior do nervo mandibular. O músculo pterigóideo lateral recebe sua vascularização dos ramos pterigóideos da artéria maxilar. Bilateralmente, o músculo realiza a abertura e protrusão da mandíbula; unilateralmente, o músculo realiza o desvio da mandíbula para o lado oposto. Ele também auxilia na aproximação das estruturas da articulação temporomandibular (ATM) durante o fechamento da boca. Os pontos-gatilho (PGs) no músculo pterigóideo lateral podem provocar dor referida para dentro e ao redor do seio maxilar e próximo da ATM. Eles também podem contribuir para aumento da secreção do seio maxilar, zumbido e limitações na amplitude do movimento da ATM. Os PGs nesse músculo são perpetuados ao mascar chicletes excessivamente, hábitos parafuncionais, tensão na mandíbula ao tocar instrumentos e por PGs nos músculos cervicais que referem dor para a região do pterigóideo lateral. O diagnóstico diferencial é de extrema importância devido à variedade de sintomas que esse músculo pode causar. Esse músculo está associado a disfunções temporomandibulares (DTMs), DTM com enxaqueca, infecção, compressões de nervos, miosite ossificante, sintomas otorrinolaringológicos e distonia oromandibular. As ações corretivas para o músculo pterigóideo lateral incluem correção da postura, posição adequada da língua e da mandíbula, eliminação dos hábitos parafuncionais, respiração nasal e desativação dos PGs de músculos cervicais que provocam dor referida para a região do músculo pterigóideo lateral.

2. CONSIDERAÇÕES ANATÔMICAS

O músculo pterigóideo lateral é um músculo curto e espesso que se encontra profundamente dentro, em grande parte atrás, do arco zigomático e do processo coronoide da mandíbula. A cabeça superior do músculo pterigóideo lateral origina-se da crista infratemporal e da superfície infratemporal da asa maior do osso esfenoide[1] e percorre nos sentidos inferior, lateral e posterior em direção à sua inserção.[2] A cabeça inferior do músculo pterigóideo lateral origina-se da superfície lateral da placa pterigóidea lateral[1] e percorre nos sentidos superior, lateral e posterior em direção à sua inserção[2] (Figuras 11-1 e 11-2A). As fibras das duas cabeças convergem para se inserir na fóvea pterigóidea, uma depressão na parte frontal do colo da mandíbula (Figuras 11-1 e 11-2A).[1] A inserção da cabeça superior, no entanto, é controversa. A cabeça superior demonstrou ter inserções apenas no côndilo,[2] apenas no complexo disco-cápsula[2-5] e tanto no complexo disco-cápsula quanto no côndilo.[2-5] Entre essas situações, a inserção tanto no complexo disco-cápsula quanto no côndilo é a mais comum, e a inserção apenas no complexo disco-cápsula é a menos comum. Usui e colaboradores[6] relataram diferentes inserções anatômicas, com fibras do pterigóideo lateral originadas da metade posterior da placa pterigóidea lateral, inserindo-se na superfície medial do processo condilar da mandíbula. Eles também observaram que apenas uma camada superficial das fibras na porção horizontal do músculo se originou da parte inferior da asa maior do esfenoide e se inseriu à superfície inferior do disco em todos os cadáveres estudados.

Além das variações nas inserções desse músculo, Sugisaki e colaboradores[7] relataram variações no número de cabeças (divisões) desse músculo, incluindo uma cabeça; três cabeças; cabeças medial e lateral; cabeças superiores e inferiores; e cabeças superior, inferior e medial. Recentemente, outros autores também relataram o músculo pterigóideo lateral com três cabeças.[3,8]

Curiosamente, um músculo anômalo localizado entre os músculos temporal e pterigóideo lateral denominado músculo pterigóideo próprio também foi relatado. Akita e colaboradores[9] descreveram esse músculo como originário da superfície medial do feixe muscular anteromedial do músculo temporal e que percorre em direção inferomedial, com um dos cadáveres apresentando a origem desse músculo também da crista infratemporal da asa maior do osso esfenoide. A partir dessa origem, o músculo se inseriu na superfície inferolateral da cabeça inferior do músculo pterigóideo lateral em um cadáver; e em dois cadáveres, a inserção também continuou para a margem inferior da placa pterigóidea lateral do osso esfenoide.

O músculo pterigóideo lateral altera sua composição de fibras com o envelhecimento. Os adultos mais velhos têm uma grande proporção de fibras tipo IIA em comparação com adultos jovens que raramente exibem esse tipo de fibra nesse músculo.[10,11] Apenas a cabeça inferior do músculo apresentou atrofia com o envelhecimento.

2.1. Inervação e vascularização

Um ramo do nervo bucal inerva a cabeça superior e a parte lateral da cabeça inferior do músculo pterigóideo lateral. A parte medial da cabeça inferior do músculo pterigóideo lateral é inervada por um ramo diretamente do tronco anterior do nervo mandibular.[1] Kim e colaboradores relataram que o nervo bucal penetra o músculo pterigóideo lateral inferior em 12,5% dos casos.[12] Esse músculo, particularmente a cabeça inferior, possui muitas variações de inervação diferentes relatadas, incluindo inervação de alça pterigóidea,[12] nervo temporal profundo anterior[12,13] e tronco do nervo mandibular.[12] Várias combinações dos nervos listados podem inervar o músculo.

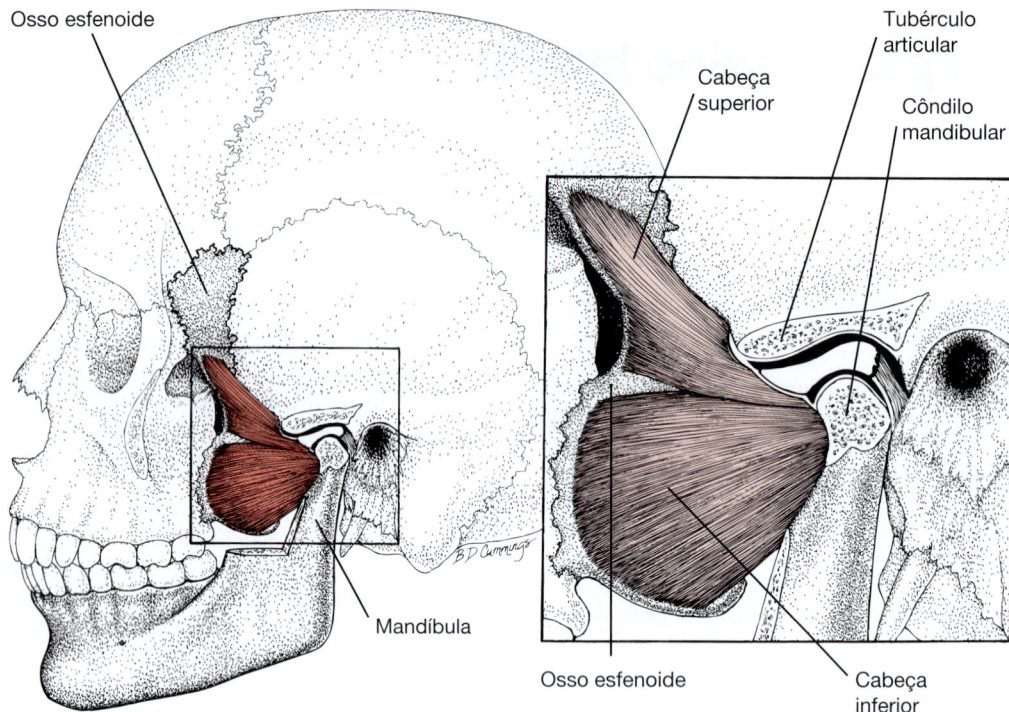

Figura 11-1 Anatomia e inserções musculares do músculo pterigóideo lateral. O arco zigomático e a porção superficial da articulação temporomandibular foram removidos. Ambas as cabeças do músculo se inserem ao colo do côndilo mandibular. O côndilo normalmente se articula com a superfície posterior do tubérculo articular do osso temporal nessa posição até que ocorra uma ampla abertura da boca, como em um bocejo.

A cabeça superior pode receber inervação do tronco do nervo mandibular (nervo temporal médio profundo),[12,13] nervo temporal profundo anterior[12,13] e tronco do nervo mandibular.[12] Foi relatado que um ramo recorrente do nervo alveolar inferior[14,15] e um ramo do nervo auriculotemporal também inervam o músculo pterigóideo lateral,[16] embora não se tenha especificado para qual cabeça do músculo.

A vascularização do músculo pterigóideo lateral é suprida pelos ramos pterigóideos da artéria maxilar. Esses ramos se originam quando a artéria cruza o músculo, e a partir do ramo palatino ascendente da artéria facial.[1] Com mais frequência, a artéria percorre superficialmente para a cabeça inferior do músculo pterigóideo lateral e, com menos frequência, percorre profundamente para a cabeça inferior.[17,18]

2.2. Função

A função do músculo pterigóideo lateral permanece controversa na literatura. Alguns pesquisadores acreditam que o músculo pterigóideo lateral é composto por dois músculos distintos com ações muito únicas,[19] e outros acreditam que o músculo é composto por duas cabeças que têm funções alternadas em diferentes momentos durante a abertura e o fechamento da boca e durante a mastigação.[20,21] A maioria dos autores concorda que a principal função do músculo pterigóideo lateral é a depressão mandibular (abertura da boca) e a excursão contralateral (desvio lateral), em especial durante a mastigação.[1,22,23]

Classicamente, a função da cabeça inferior do músculo pterigóideo lateral (IHLP, do inglês *inferior head of the lateral pterygoid*) inclui depressão mandibular (abertura da boca) e protrusão da mandíbula com os músculos de ambos os lados atuando juntos, e desvio lateral da mandíbula para o lado oposto, quando um músculo atua unilateralmente (excursão contralateral).[1,20] A cabeça superior do músculo pterigóideo lateral (SHLP, do inglês *superior head of the lateral pterygoid*) é ativada durante a elevação mandibular (fechamento da boca), retrusão e excursão ipsilateral. Outras funções da SHLP são diminuir a tensão no disco ao contrair excentricamente durante o fechamento da boca e manter o disco posicionado abaixo do côndilo, criando uma tensão em direção anterior no disco e no colo da mandíbula.[20]

Estudos eletromiográficos (EMG) utilizando tomografia computadorizada e ressonância magnética funcional (RM) forneceram evidências da heterogeneidade funcional na SHLP e na IHLP.[20] A heterogeneidade funcional é descrita como a habilidade de diferentes regiões em um músculo realizarem distintos ações durante uma mesma tarefa.[21] A atividade eletromiográfica de unidades motoras únicas foi registrada a partir de múltiplos locais na SHLP e na IHLP, e posteriormente foi confirmada a partir de tomografia computadorizada. Os dados EMG da SHLP demonstram que ele tem um papel importante na depressão mandibular (abertura da boca), excursão contralateral e protrusão da mandíbula.[21,24] Os dados EMG da IHLP são consistentes com a descrição clássica de sua função na depressão mandibular (abertura da boca), excursão contralateral e protrusão da mandíbula.[23-26]

Ipsilateralmente, o pterigóideo medial e as duas cabeças dos músculos pterigóideo lateral, junto com os músculos masseter e temporal contralaterais, participam dos movimentos laterais e de fechamento da mandíbula durante a trituração de alimentos entre os dentes molares.[27]

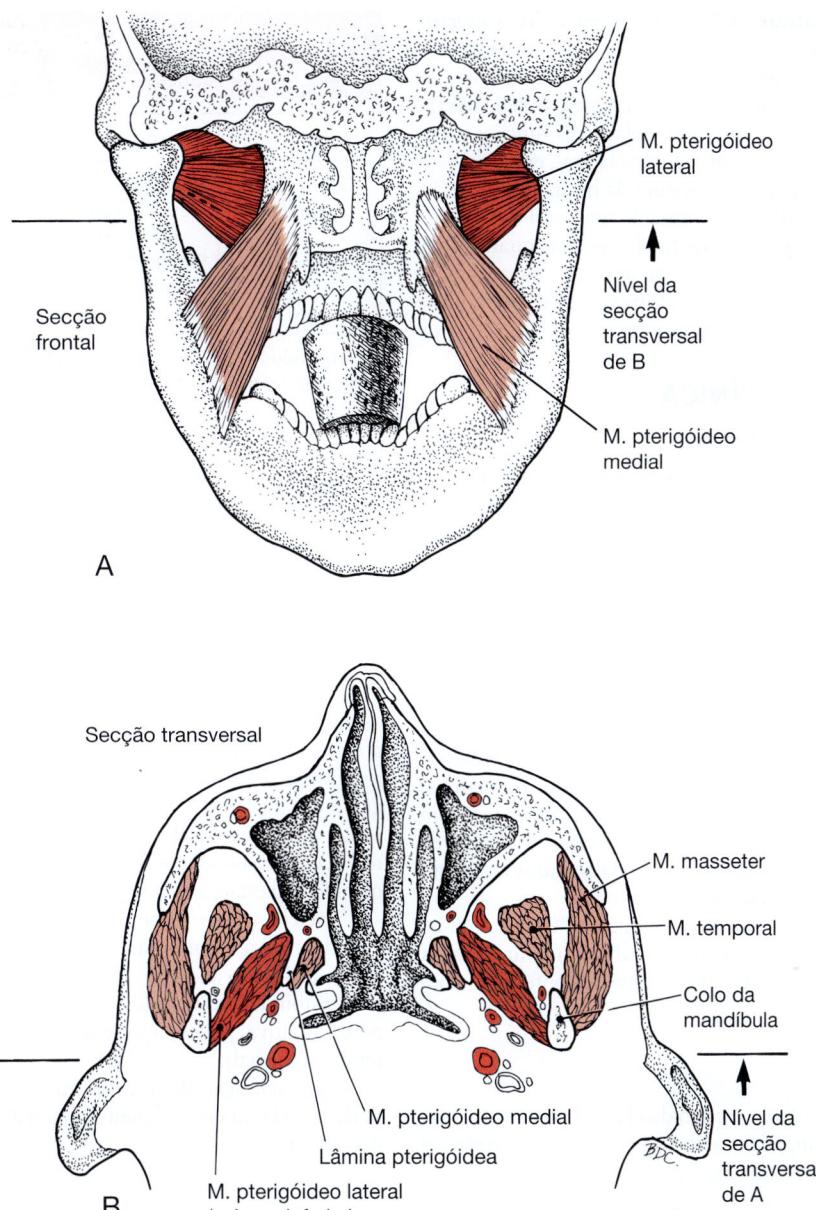

Figura 11-2 (A) Secção frontal da cabeça (nível da secção transversal mostrada em B). Vista posteroanterior por meio da boca aberta. O colo do côndilo da mandíbula obscurece parte da agulha, que penetra na cabeça inferior do músculo. O músculo pterigóideo medial (vermelho-claro) está em primeiro plano e se insere na superfície interna da lâmina pterigóidea. (B) Secção transversal mostrando o músculo masseter e depois o músculo temporal (vermelho-claro) à medida que passam em frente ao colo do côndilo mandibular acima da incisura mandibular (o nível da secção transversal é mostrado em A). As indicações mostram as porções anterior e posterior da cabeça inferior do músculo pterigóideo lateral (vermelho-escuro).

O músculo pterigóideo lateral contribui para a criação e para o controle motor fino das forças mandibulares na protrusão e excursão contralateral.[28] Estudos eletromiográficos que investigam a função do músculo pterigóideo lateral[23-26] indicam uma fisiologia complexa com padrões de ativação muscular multifacetada nas camadas da SHLP e da IHLP durante a mastigação. Isso pode ser atribuído ao sequenciamento seletivo de unidades motoras isoladas a partir de geradores de padrão central, destacando o papel da formação reticular na função oral.[22]

2.3. Unidade funcional

A unidade funcional à qual um músculo pertence inclui os músculos que reforçam e contrapõe-se às suas ações, bem como as articulações que os músculos cruzam. A interdependência dessas estruturas funcionalmente é refletida na organização e nas conexões neurais do córtex motor sensorial. A unidade funcional é enfatizada porque a presença de um PG em um músculo da unidade aumenta a probabilidade de que os outros músculos da unidade também desenvolvam PGs. Ao desativar os PGs em um músculo, é preciso se preocupar com os PGs que podem se desenvolver em músculos funcionalmente interdependentes. O Quadro 11-1 representa, de maneira geral, a unidade funcional do músculo pterigóideo lateral.

Apesar da variação na literatura em relação às funções específicas de cada parte do músculo pterigóideo lateral, em geral este músculo desempenha um papel na abertura da boca, na protrusão e no desvio lateral da mandíbula. O músculo temporal é ativo durante a protrusão, embora não se ative tão fortemente quanto com a retrusão.[30] Para mastigar alimentos de um lado, os músculos masseter ipsilateral, pterigóideo medial ipsilateral e pterigóideo lateral contralateral trabalham sinergicamente.[27]

3. APRESENTAÇÃO CLÍNICA

3.1. Padrão de dor referida

Até o momento, nenhuma distinção entre os padrões de dor das duas cabeças desse músculo foi registrada. O músculo pterigóideo lateral provoca dor referida profunda na ATM e na região do seio maxilar (Figura 11-3).[31-33] As injeções de solução salina hipertônica no músculo pterigóideo lateral referem dor em toda a mandíbula lateral, bochecha, orelha e regiões temporais anteriores, com características de dor descritas como em disparo, enfadonha, aguda, premente, quente, dolorida, tensa, intensa, difusa e comprimida.[34] Curiosamente, Svensson e colaboradores[34] também relataram padrões de dor referida nos dentes e na gengiva provenientes do músculo pterigóideo lateral, embora isso não tenha sido observado por Simons e colaboradores.[29] Teachey[35] relatou achados de padrões de dor referida do músculo pterigóideo lateral semelhantes, com dor referida aos dentes e às gengivas. Teachey[35] também descreveu múltiplos sintomas otorrinolaringológicos relacionados a PGs no músculo pterigóideo lateral, que é descrito a seguir.

Simons e colaboradores[29] acreditam que os PGs nesse músculo são a principal fonte de dor miofascial referida na área da ATM. A síndrome de dor miofascial é facilmente confundida com a dor da artrite da ATM.[36]

3.2. Sintomas

Pacientes com PGs no músculo pterigóideo lateral geralmente descrevem a dor na região maxilar como "dor sinusal". Eles relatam "sinusite frequente ou recorrente"; no entanto, a dor não responde aos medicamentos. Sintomas de garganta e/ou pescoço crônicos ou recorrentes, incluindo desconforto/drenagem/congestão, dor de garganta e "amigdalite", podem ser relatados, assim como obstrução nasal, congestão nasal, pressão nasal, dor de ouvido e entupimento.[35] Como resultado, os pacientes podem pensar que estão doentes quando não estão, e podem receber medicamentos desnecessários.

Pacientes com exames otorrinolaringológicos normais, incluindo avaliação audiométrica, que apresentem alterações na audição, incluindo aumento da sensibilidade aos sons (hiperacusia) ou sensibilidade diminuída aos sons (hipoacusia) ou até mesmo perda auditiva, podem apresentar PGs no músculo pterigóideo lateral (ou medial).[35]

Uma sensação de queimação na garganta ou boca também pode ser relatada por pacientes que têm PGs no músculo pterigóideo lateral.[35]

Quadro 11-1 Unidade funcional do músculo pterigóideo lateral

Ações	Sinergistas	Antagonistas
Depressão mandibular	Digástrico Músculos supra-hióideos Pterigóideo lateral contralateral	Masseter (bilateralmente) Temporal (bilateralmente) Pterigóideo medial (bilateralmente)
Protrusão mandibular	Pterigóideo lateral contralateral Pterigóideo medial (bilateralmente)	Temporal Parte profunda do masseter
Desvio lateral mandibular	Pterigóideo lateral contralateral Pterigóideo medial contralateral Temporal ipsilateral Masseter ipsilateral	Pterigóideo lateral ipsilateral Pterigóideo medial ipsilateral Temporal contralateral

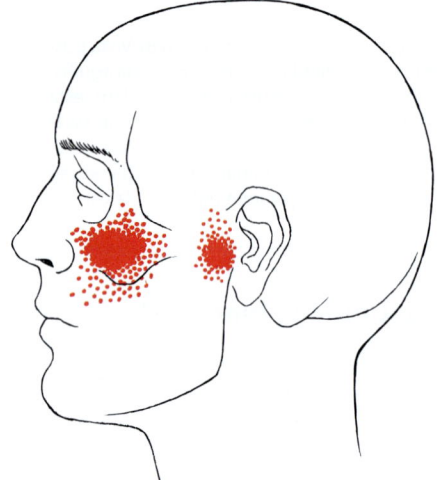
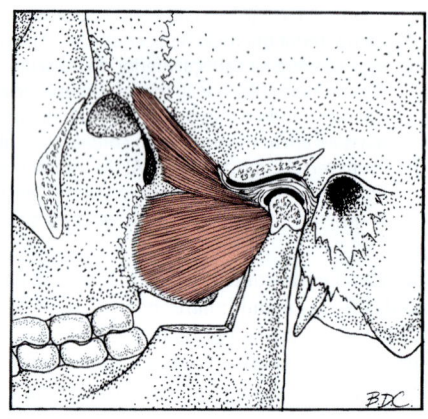

Figura 11-3 O padrão de dor referida (vermelho-escuro) de PGs no músculo pterigóideo lateral esquerdo (vermelho-claro).

Como o músculo pterigóideo lateral pode provocar dor referida para a ATM, os pacientes frequentemente relatam que o "maxilar está doendo". Dor intensa na região da ATM é comumente referida a partir de PGs não apenas no músculo pterigóideo lateral, mas também no músculo pterigóideo medial ou na parte profunda do músculo masseter.

A perda ou dificuldade de movimento da mandíbula é comum,[37,38] bem como relatos de "rigidez" que podem resultar em dificuldades para os pacientes ingerirem alimentos que exijam ampla abertura bucal. Além de apresentar dificuldade para abrir a boca ao comer, os pacientes também podem relatar dificuldade para engolir (disfagia) ou dor ao engolir (odinofagia).[35]

Os pacientes podem relatar que seus dentes não estão mais em contato, ou que sua mordida "parece diferente", muitas vezes, mesmo que alguma abordagem extensiva tenha sido realizada aos dentes ou à ATM e/ou ao uso de aparelhos.[36]

Embora não seja comum, o zumbido pode ocorrer em razão de PGs no músculo pterigóideo lateral em alguns pacientes.[35,39]

3.3. Exame do paciente

Após um exame subjetivo completo, o clínico deve fazer um desenho detalhado representando o padrão de dor descrito pelo paciente. Essa descrição ajudará no planejamento do exame físico e pode ser útil no monitoramento da progressão do paciente, à medida que os sintomas melhoram ou mudam. O profissional deve realizar um breve exame de rastreamento da ATM e também avaliar a postura do paciente, com especial atenção às posições da cabeça e do pescoço. A postura anteriorizada da cabeça e a tensão excessiva nos músculos supra-hióideos e infra-hióideos devem ser observadas, embora a relação entre a DTM e as posturas da cervical e da cabeça ainda seja controversa e pouco clara.[40]

A abertura bucal normal ou funcional pode ser determinada tentando-se colocar as articulações interfalângicas proximais dos dois primeiros dedos da mão não dominante entre os dentes incisivos superiores e inferiores (Figura 8-3, teste das duas articulações). Em geral, uma abertura da boca de aproximadamente 2 articulações e 1/2 é considerada funcional. Quando a cabeça inferior do músculo pterigóideo lateral é afetada, provavelmente haverá uma diminuição na abertura da mandíbula que impede a inserção de duas articulações entre os dentes incisivos. A excursão lateral da mandíbula é reduzida para o mesmo lado em virtude do aumento da tensão muscular. Quando o paciente lentamente abre e fecha a mandíbula, o trajeto da linha média incisal da mandíbula se desvia em uma curva em S. O desvio mais acentuado a partir da linha média durante o movimento é geralmente em direção oposta ao lado do músculo pterigóideo lateral mais afetado, mas este não é um sinal confiável, uma vez que o envolvimento de PGs em outros músculos da mastigação, especialmente o músculo pterigóideo medial, pode produzir ou alterar esse achado.

Uma maneira mais padronizada e objetiva de medir a abertura da boca é com uma régua vertical para medir a distância entre os incisivos superiores e inferiores.[41,42] A abertura normal média para mulheres é de 41 a 45 mm e, para homens, é de 43 a 45 mm.[43,44]

3.4. Exame de pontos-gatilho

De todos os músculos mastigatórios, o músculo pterigóideo lateral parece ser o que mais provavelmente apresenta PGs. Sendo assim, a palpação desse músculo é de extrema importância; entretanto, a especificidade e a confiabilidade da palpação do músculo pterigóideo lateral são controversas. Diversos autores relatam que esse músculo não pode ser palpado de maneira confiável,[45,46] pois a confiabilidade e a validade são muito fracas;[47-49] outros relataram mais recentemente que ele pode ser palpado com precisão e confirmação por meio da RM.[50,51] As razões para essa extrema diferença de opinião ocorrem, pois o espaço onde o dedo precisa acessar parte do músculo pterigóideo lateral é menor do que a dimensão média dos dedos,[45] e mesmo que o dedo possa acessar a área, muitas vezes o que realmente está sendo palpado faz parte da cabeça superficial do músculo pterigóideo medial, e não o músculo pterigóideo lateral.[45-47] Mesmo quando o músculo pterigóideo medial superficial está ausente, o músculo pterigóideo lateral só pode ser acessado em 50% das vezes.[46] Outra razão para a palpação incorreta desse músculo é a alta porcentagem de indivíduos-controle que relatam muita sensibilidade nessa região.[49] Mais recentemente, Conti e colaboradores[48] relataram achados similares que 66,7% dos controles e 79,5% daqueles com dor miofascial se sentiam sensíveis nesse músculo; ao passo que após a palpação de outros músculos examinados, o grupo-controle não relatava sensibilidade em tantas áreas. Como essa região é dolorosa em uma grande porcentagem de controles, os pacientes podem ser diagnosticados erroneamente como tendo dor miofascial ou envolvimento do músculo pterigóideo lateral.

Apesar da controvérsia na palpação desse músculo, a técnica comumente utilizada para acessar a região do músculo pterigóideo lateral é descrita. Os examinadores devem interpretar os achados dessa técnica de palpação com cautela pelas razões descritas. Para examinar intraoralmente em busca de sensibilidade em PGs na região da inserção anterior da cabeça inferior do músculo pterigóideo lateral, a boca deve ser aberta cerca de 2 cm, enquanto o dedo indicador ou o dedo mínimo pressiona posteriormente, o mais distante possível, ao longo do vestíbulo que forma o teto da bolsa da bochecha. O dedo vai um pouco além da tuberosidade maxilar e deve apertar entre a maxila e o processo coronoide enquanto faz esse percurso. Essa área pode ser pequena e difícil de movimentar o dedo; o desvio lateral da mandíbula para o lado ipsilateral pode ser feito para aumentar ligeiramente esse espaço.[29,51] Alguns descrevem a palpação precisa desse músculo sem relatar desvio lateral para aumentar a acessibilidade a ele.[48,50] Uma vez atingida a área mais macia atrás da tuberosidade maxilar, a direção da palpação varia entre aqueles que relatam que o músculo pode ser palpado. As instruções descritas incluem o dedo pressionando medialmente em direção à placa pterigóidea lateral;[29] em direção posterior, superior e medial;[48] o dedo enganchando medialmente;[50] ou indo em direção craniomedial[51] (Figura 11-4B). Stelzenmueller e colaboradores[51] também relataram a utilização de abertura e fechamento da boca com palpação para confirmar a localização do músculo.

O cabo de um espelho dentário ou outro instrumento contundente foi relatado por outros autores como forma de substituir o dedo se o espaço é muito restrito,[45] mas isso pode produzir um estímulo de pressão mais concentrado e pode ser ineficaz para a identificação precisa das estruturas.

Seria esperado que com os PGs essa área fosse muito sensível à palpação; entretanto, como mencionado, essa área também pode ser muito sensível naqueles que não sentem dor na região craniofacial.[48,49] Com a alta incidência de falsos-positivos, é necessária cautela no uso da dor à palpação para diagnosticar os PGs.

A sensibilidade das fibras temporais que se inserem à face medial do processo coronoide, lateralmente ao dedo palpador (ou outro instrumento), distingue-se da sensibilidade das fibras pterigóideas laterais, medialmente ao dedo (ou outro instrumento), pela resposta do paciente à direção da pressão.[45]

É possível que a região de inserção posterior de ambas as cabeças seja acessível à palpação externa no colo do côndilo mandibular logo abaixo da ATM. Ambos os ventres musculares podem, com as devidas precauções, ser examinados externamente por meio do músculo masseter para avaliação de sensibilidade e dor referida.

O acesso ao músculo pterigóideo lateral pela palpação externa não foi confirmado ou validado na literatura até o momento. Simons e colaboradores[29] relataram que o músculo pode ser palpado, mas não se a mandíbula estiver fechada, porque a cabeça superior se situa profundamente ao arco zigomático e a cabeça inferior se situa profundamente ao ramo da mandíbula. Com a mandíbula separada da maxila em torno de 3 cm, uma porção posterior da cabeça inferior e uma da cabeça superior podem ser abordadas externamente por meio de fibras do masseter na abertura entre a incisura mandibular e o arco zigomático (Figura 11-4A).

Como o músculo pterigóideo lateral só pode ser palpado por meio do músculo masseter, deve-se primeiro identificar e desativar qualquer PG nas fibras do músculo masseter da área a ser examinada. Quando a sensibilidade ao PG está presente no músculo masseter, suas bandas tensionadas são prontamente palpáveis, mas as bandas do PG no músculo pterigóideo lateral subjacente são muito profundas para serem distinguidas, apesar da sua resposta de sensibilidade local e dor referida à pressão. Os PGs no músculo temporal ou no músculo masseter podem impedir a abertura suficiente da boca para um exame satisfatório do ventre do músculo pterigóideo lateral para verificar a sua sensibilidade. A menos que os PGs nos músculos temporal e masseter sejam desativados com sucesso, o rastreamento para algum envolvimento de PGs no músculo pterigóideo lateral somente poderá ser feito na região de inserção posterior.

4. DIAGNÓSTICO DIFERENCIAL

4.1. Ativação e perpetuação de pontos-gatilho

Uma postura ou atividade que ativa um PG, se não corrigida, também pode perpetuá-lo. Em qualquer parte do músculo pterigóideo lateral, os PGs podem ser ativados por carga excêntrica não habitual, exercício excêntrico em músculo masseter destreinado, uso excessivo ou carga concêntrica máxima ou submáxima.[52] Os PGs também podem ser ativados ou agravados quando o músculo é colocado em uma posição encurtada ou alongada por um período prolongado. Mascar excessivamente chicletes, ou ter hábitos parafuncionais, como bruxismo, cerramento da mandíbula, roer unhas ou sucção persistente do polegar por uma criança, podem não apenas iniciar, mas também perpetuar os PGs no músculo pterigóideo lateral. Mastigação excessiva de um lado contribui para sobrecarga no músculo pterigóideo lateral contralateral.[27]

Além disso, tocar um instrumento de sopro com a mandíbula mantida em protrusão ou sustentar a pressão lateral da mandíbula para segurar um violino ao tocar o instrumento também pode contribuir para o desenvolvimento de PGs nesse músculo.

PGs no pterigóideo lateral podem se desenvolver em resposta à atividade de PGs de músculos cervicais, especialmente do músculo esternocleidomastóideo, que, por sua vez, pode ser ativado pelo estresse mecânico causado por uma discrepância no comprimento dos membros inferiores, uma hemipelve pequena (menor) ou

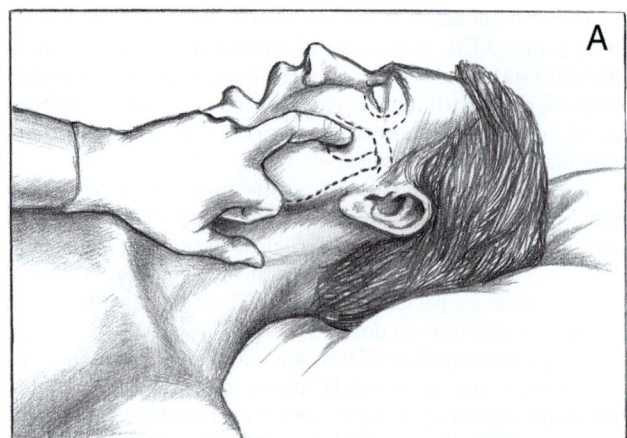

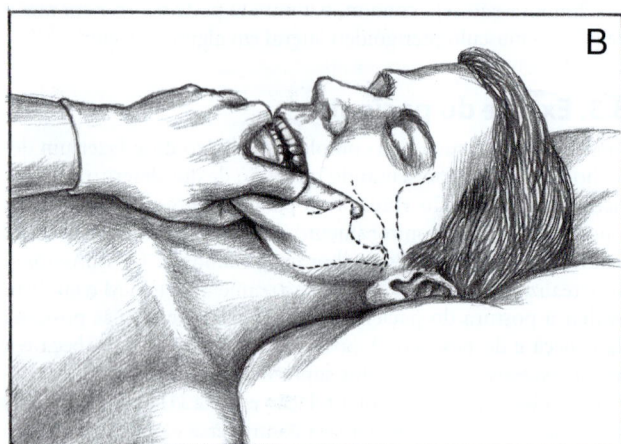

Figura 11-4 (A) e (B) Exame externo e intraoral do músculo pterigóideo lateral esquerdo. (A) Palpação externa da parte posterior do ventre do músculo de ambas as cabeças do pterigóideo lateral por meio do músculo masseter. A boca é voluntariamente mantida aberta pelo paciente para relaxar o músculo masseter e permitir a palpação por meio desse músculo e por meio da abertura entre a incisura mandibular e o processo zigomático (linhas pontilhadas). O exame externo permite a palpação indireta no rastreamento de sensibilidade nas partes posteriores de ambas as cabeças do músculo, conforme elas se aproximam de suas inserções no colo do côndilo, inferior à articulação temporomandibular. (B) A palpação intraoral permite um exame mais direto da região da inserção anterior da cabeça inferior. Usando luvas, o examinador desliza um dedo na parte de trás do canto superior da bolsa da bochecha em direção à cabeça da mandíbula e, em seguida, pressiona medialmente em direção à placa pterigóidea. A mandíbula deve estar aberta aproximadamente entre 5 a 8 mm, para possibilitar um espaço para a ponta do dedo comprimir o espaço profundo ao processo coronoide. Veja o texto para comentários adicionais sobre o exame.

outras anormalidades posturais da parte inferior do corpo. Dessa forma, os PGs no músculo pterigóideo lateral não são totalmente resolvidos até que o esternocleidomastóideo ou outros comprometimentos estruturais sejam adequadamente abordados.

4.2. Pontos-gatilho associados

PGs associados podem se desenvolver nas áreas de dor referida dos PGs primários.[53] Portanto, músculos nas áreas de dor referida de cada músculo acometido também devem ser examinados. PGs no músculo pterigóideo lateral podem ocorrer devido a PGs no esternocleidomastóideo. Além disso, os PGs no músculo pterigóideo lateral podem contribuir para PGs associados em outros músculos, incluindo os músculos masseter, pterigóideo medial, orbicular dos olhos e zigomático maior e menor.

Quando a cabeça inferior do músculo pterigóideo lateral tem PGs, seus antagonistas provavelmente desenvolvem PGs associados, incluindo os músculos pterigóideo medial e lateral contralateral, músculo masseter profundo ipsilateral e fibras posteriores do músculo temporal.

4.3. Patologias associadas

Algumas condições clínicas dão origem a sintomas que podem parecer confusamente similares àqueles produzidos pelos PGs no pterigóideo lateral ou podem estar presentes concomitantemente. O envolvimento do músculo pterigóideo lateral pode estar associado a distúrbios internos da ATM (Capítulo 18, Considerações clínicas sobre dor na cabeça e na coluna cervical). Alguns relatam que, devido à inserção do músculo pterigóideo lateral no disco, total ou parcialmente,[2-5] ele pode influenciar a disfunção do disco;[54-56] outros relatam que isso é improvável.[3,5,57] Muitos estudos encontraram envolvimento do músculo pterigóideo lateral em pacientes com DTM.[37,38,58,59] Pacientes com DTM e enxaqueca também podem ter envolvimento associado do músculo pterigóideo lateral.[60] Os PGs do pterigóideo lateral podem produzir dor referida que provavelmente será interpretada como proveniente da ATM. Consulte o Capítulo 18 para uma descrição das considerações clínicas da ATM. A sensibilidade referida pelos PGs não tem nem a localização aguda nem a intensidade de sensibilidade que é mais característica da inflamação articular.

O músculo pterigóideo lateral também pode ser uma fonte potencial de compressão de nervos; muitas variações anatômicas diferentes dos nervos circundantes foram relatadas. O nervo auriculotemporal,[16,61] mandibular,[62] ramo recorrente dos nervos alveolar inferior,[14] alveolar inferior,[61] bucal,[12] lingual[61,63-65] e milo-hióideo[61] podem cruzar a IHLP, o que coloca o nervo em risco de compressão. Apenas o nervo temporal profundo anterior demonstrou penetrar a SHLP.[13,61] O nervo bucal corre entre as duas cabeças do músculo pterigóideo lateral,[62] o que pode ser um problema se o músculo estiver hipertrofiado e/ou em espasmo.

A dor facial causada por PGs do músculo pterigóideo lateral não deve ser erroneamente diagnosticada como a dor paroxística de característica elétrica da neuralgia do trigêmeo, porque os sintomas são, geralmente, bem diferentes. Ceneviz e colaboradores[66] relataram um caso único em que os PGs no músculo pterigóideo lateral simulavam as características da dor na neuralgia do trigêmeo e inicialmente preenchiam os critérios para o diagnóstico de neuralgia do trigêmeo de acordo com os critérios estabelecidos pela International Association for the Study of Pain (IASP).

A piomiosite é uma infecção rara do músculo estriado mais frequentemente observada nas extremidades inferiores. É uma condição que, se diagnosticada incorretamente, pode causar a morte. O envolvimento do músculo pterigóideo lateral nessa condição foi relatado, apresentando inicialmente sintomas como neuralgia do trigêmeo.[67] O conhecimento dessa condição é essencial para garantir tratamento e cuidados adequados.

A miosite ossificante é uma condição rara na qual o osso heterotópico se forma no músculo ou tecido mole, geralmente após algum tipo de trauma ou lesão. Não ocorre comumente nos músculos do sistema mastigatório, em especial no músculo pterigóideo lateral. De 2001 a 2014, apenas seis casos (dos 20 no sistema mastigatório) ocorreram no músculo pterigóideo lateral.[68] Embora raro, esse diagnóstico deve ser uma possibilidade considerada caso houver perda da amplitude de movimento da mandíbula após trauma ou injeções no rosto. Além disso, essa condição pode ocorrer de forma idiopática, mesmo sem trauma.

Como afirmado, os PGs no músculo pterigóideo lateral podem simular sintomas otorrinolaringológicos, incluindo sinusite, alterações auditivas, dor e congestão na garganta e amigdalite.[35,69] Quando o exame diagnóstico não produz descobertas significativas para a causa dos sintomas, os PGs no músculo pterigóideo lateral devem ser considerados.

A distonia oromandibular é um distúrbio neurológico focal que pode afetar a face e a mandíbula. Os sintomas típicos incluem movimentos involuntários faciais (como uma careta), mandibulares ou da língua. Na maior parte dos casos, a causa da distonia é idiopática,[70-72] mas também pode ser secundária a doenças neurológicas,[70,71] a infecções[71] ou a fármacos antipsicóticos.[73] Os músculos masseter e temporal são os mais comumente envolvidos, mas o músculo pterigóideo lateral também pode ser afetado. Como o músculo pterigóideo lateral é significativamente mais profundo do que os músculos masseter e temporal, o diagnóstico do comprometimento do pterigóideo lateral é mais difícil. Três sinais e sintomas que são característicos dessa condição incluem dificuldade no fechamento da mandíbula após uma abertura ampla, incapacidade da função mandibular e movimentos involuntários da mandíbula.[70] O conhecimento dessa condição é essencial, pois pode ser facilmente diagnosticada, de maneira equivocada, como DTM ou bruxismo.[70,72]

5. AÇÕES CORRETIVAS

A postura excessivamente anteriorizada da cabeça deve ser corrigida, e o paciente deve aprender a posição de repouso correta da mandíbula (língua no céu da boca no palato duro atrás dos dentes superiores, lábios juntos e dentes levemente separados). O paciente também deve ser instruído a respeito de uma boa mecânica corporal e deve aprender a manter a postura normal da cabeça e do pescoço. Apertar os dentes, mascar chicletes, roer as unhas e outros hábitos de mandíbulas parafuncionais devem ser identificados e descontinuados.

A respiração bucal, quando comparada à respiração nasodiafragmática, também demonstrou ter um impacto negativo na postura[74-79] e, portanto, deve ser corrigida. A realização de exercícios de fortalecimento e alongamentos em uma bola de exercícios em conjunto com a respiração nasodiafragmática demonstrou promover um efeito positivo na postura.[78]

Os pacientes precisam aprender exercícios gerais de alongamentos cervicais para ajudar a desativar quaisquer PGs nos músculos dessa região, como o esternocleidomastóideo, que pode estar perpetuando os PGs no pterigóideo lateral. De fato, em alguns pacientes, os PGs resolvem após a correção desses dois poderosos fatores de perpetuação isolados.

A assimetria corporal e a escoliose funcional resultante devem ser corrigidas (por meio de calços, palmilhas ou outras órteses) adequadamente, uma vez que esse estresse postural pode ativar os PGs nos músculos do pescoço que causam PGs correlacionados nos músculos mastigatórios. Se o hábito da respiração produzir uma postura anteriorizada da cabeça, essa respiração bucal deve ser corrigida com a eliminação de fatores contributivos, como a obstrução nasal.

A ativação de PGs durante um procedimento odontológico prolongado pode ser evitada com intervalos para que o paciente realize algumas séries de exercícios ativos ao longo da amplitude de movimento disponível.

Referências

1. Standring S. *Gray's Anatomy: The Anatomical Basis of Clinical Practice.* 41st ed. London, UK: Elsevier; 2015.
2. Antonopoulou M, Iatrou I, Paraschos A, Anagnostopoulou S. Variations of the attachment of the superior head of human lateral pterygoid muscle. *J Craniomaxillofac Surg.* 2013;41(6):e91-e97.
3. Dergin G, Kilic C, Gozneli R, Yildirim D, Garip H, Moroglu S. Evaluating the correlation between the lateral pterygoid muscle attachment type and internal derangement of the temporomandibular joint with an emphasis on MR imaging findings. *J Craniomaxillofac Surg.* 2012;40(5):459-463.
4. Imanimoghaddam M, Madani AS, Hashemi EM. The evaluation of lateral pterygoid muscle pathologic changes and insertion patterns in temporomandibular joints with or without disc displacement using magnetic resonance imaging. *Int J Oral Maxillofac Surg.* 2013;42(9):1116-1120.
5. Omami G, Lurie A. Magnetic resonance imaging evaluation of discal attachment of superior head of lateral pterygoid muscle in individuals with symptomatic temporomandibular joint. *Oral Surg Oral Med Oral Pathol Oral Radiol.* 2012;114(5):650-657.
6. Usui A, Akita K, Yamaguchi K. An anatomic study of the divisions of the lateral pterygoid muscle based on the findings of the origins and insertions. *Surg Radiol Anat.* 2008;30(4):327-333.
7. Sugisaki M, Komori E, Nakazawa M, Tanabe H. Anatomical studies of the lateral pterygoid muscle by the superior approach and a review of the literature. *Jpn J Oral Maxillofacial Surg.* 1986;32:718-730.
8. Fujita S, Iizuka T, Dauber W. Variation of heads of lateral pterygoid muscle and morphology of articular disc of human temporomandibular joint—anatomical and histological analysis. *J Oral Rehabil.* 2001;28(6):560-571.
9. Akita K, Shimokawa T, Sato T. Aberrant muscle between the temporalis and the lateral pterygoid muscles: M. pterygoideus proprius (Henle). *Clin Anat.* 2001;14(4):288-291.
10. Monemi M, Thornell L, Eriksson P. Diverse changes in fibre type composition of the human lateral pterygoid and digastric muscles during aging. *J Neurol Sci.* 1999;171(1):38-48.
11. Eriksson PO, Eriksson A, Ringqvist M, Thornell LE. Special histochemical muscle-fibre characteristics of the human lateral pterygoid muscle. *Arch Oral Biol.* 1981;26(6):495-507.
12. Kim HJ, Kwak HH, Hu KS, et al. Topographic anatomy of the mandibular nerve branches distributed on the two heads of the lateral pterygoid. *Int J Oral Maxillofac Surg.* 2003;32(4):408-413.
13. Kwak HH, Ko SJ, Jung HS, Park HD, Chung IH, Kim HJ. Topographic anatomy of the deep temporal nerves, with references to the superior head of lateral pterygoid. *Surg Radiol Anat.* 2003;25(5-6):393-399.
14. Buch HA, Agnihotri RG. A recurrent variant branch of the inferior alveolar nerve: is it unique? *Clin Anat.* 2012;25(4):437-443.
15. Muraleedharan A, Veeramani R, Chand P. Variations in the branching pattern of posterior division of mandibular nerve: a case report. *Surg Radiol Anat.* 2014;36(9):947-950.
16. Shimokawa T, Akita K, Sato T, Ru F, Yi SQ, Tanaka S. Penetration of muscles by branches of the mandibular nerve: a possible cause of neuropathy. *Clin Anat.* 2004;17(1):2-5.
17. Gulses A, Oren C, Altug HA, Ilica T, Sencimen M. Radiologic assessment of the relationship between the maxillary artery and the lateral pterygoid muscle. *J Craniofac Surg.* 2012;23(5):1465-1467.
18. Hussain A, Binahmed A, Karim A, Sandor GK. Relationship of the maxillary artery and lateral pterygoid muscle in a caucasian sample. *Oral Surg Oral Med Oral Pathol Oral Radiol Endod.* 2008;105(1):32-36.
19. Okeson JP. *Management of Temporomandibular Disorders and Occlusion.* 6th ed. St Louis, MO: C.V. Mosby; 2005.
20. Murray GM. The lateral pterygoid: function and dysfunction. *Semin Orthod.* 2012;18(1):44-50.
21. Bhutada MK, Phanachet I, Whittle T, Peck CC, Murray GM. Regional properties of the superior head of human lateral pterygoid muscle. *Eur J Oral Sci.* 2008;116(6):518-524.
22. Desmons S, Graux F, Atassi M, Libersa P, Dupas PH. The lateral pterygoid muscle, a heterogeneous unit implicated in temporomandibular disorder: a literature review. *Cranio.* 2007;25(4):283-291.
23. Phanachet I, Whittle T, Wanigaratne K, Murray GM. Functional properties of single motor units in inferior head of human lateral pterygoid muscle: task relations and thresholds. *J Neurophysiol.* 2001;86(5):2204-2218.
24. Phanachet I, Whittle T, Wanigaratne K, Klineberg IJ, Sessle BJ, Murray GM. Functional heterogeneity in the superior head of the human lateral pterygoid. *J Dent Res.* 2003;82(2):106-111.
25. Bhutada MK, Phanachet I, Whittle T, Wanigaratne K, Peck CC, Murray GM. Threshold properties of single motor units in superior head of human lateral pterygoid muscle. *Arch Oral Biol.* 2007;52(6):552-561.
26. Bhutada MK, Phanachet I, Whittle T, Peck CC, Murray GM. Activity of superior head of human lateral pterygoid increases with increases in contralateral and protrusive jaw displacement. *Eur J Oral Sci.* 2007;115(4):257-264.
27. Yamaguchi S, Itoh S, Watanabe Y, Tsuboi A, Watanabe M. Quantitative analysis of masticatory activity during unilateral mastication using muscle fMRI. *Oral Dis.* 2011;17(4):407-413.
28. Uchida S, Whittle T, Wanigaratne K, Murray GM. Activity in the inferior head of the human lateral pterygoid muscle with different directions of isometric force. *Arch Oral Biol.* 2002;47(11):771-778.
29. Simons DG, Travell J, Simons L. *Travell & Simon's Myofascial Pain and Dysfunction: The Trigger Point Manual.* Vol 1. 2nd ed. Baltimore, MD: Williams & Wilkins; 1999:104.
30. Cecilio FA, Regalo SC, Palinkas M, et al. Ageing and surface EMG activity patterns of masticatory muscles. *J Oral Rehabil.* 2010;37(4):248-255.
31. Brechner VL. Myofascial pain syndrome of the lateral pterygoid muscle. *J Craniomandibular Pract.* 1982;1(1):42-45.
32. Travell J. Temporomandibular joint pain referred from muscles of the head and neck. *J Prosthet Dent.* 1960;10:745-763.
33. Travell J. Mechanical headache. *Headache.* 1967;7(1):23-29.
34. Svensson P, Bak J, Troest T. Spread and referral of experimental pain in different jaw muscles. *J Orofac Pain.* 2003;17(3):214-223.
35. Teachey WS. Otolaryngic myofascial pain syndromes. *Curr Pain Headache Rep.* 2004;8(6):457-462.
36. Reynolds MD. Myofascial trigger point syndromes in the practice of rheumatology. *Arch Phys Med Rehabil.* 1981;62(3):111-114.
37. Gonzalez-Perez LM, Infante-Cossio P, Granados-Nunez M, Urresti-Lopez FJ. Treatment of temporomandibular myofascial pain with deep dry needling. *Med Oral Patol Oral Cir Bucal.* 2012;17(5):e781-e785.
38. Gonzalez-Perez LM, Infante-Cossio P, Granados-Nunez M, Urresti-Lopez FJ, Lopez-Martos R, Ruiz-Canela-Mendez P. Deep dry needling of trigger points located in the lateral pterygoid muscle: efficacy and safety of treatment for management of myofascial pain and temporomandibular dysfunction. *Med Oral Patol Oral Cir Bucal.* 2015;20(3):e326-e333.
39. Bjorne A. Tinnitus aereum as an effect of increased tension in the lateral pterygoid muscle. *Otolaryngol Head Neck Surg.* 1993;109(5):969.
40. Rocha CP, Croci CS, Caria PH. Is there relationship between temporomandibular disorders and head and cervical posture? A systematic review. *J Oral Rehabil.* 2013;40(11):875-881.
41. Walker N, Bohannon RW, Cameron D. Discriminant validity of temporomandibular joint range of motion measurements obtained with a ruler. *J Orthop Sports Phys Ther.* 2000;30(8):484-492.
42. List T, John MT, Dworkin SF, Svensson P. Recalibration improves inter-examiner reliability of TMD examination. *Acta Odontol Scand.* 2006;64(3):146-152.
43. Gallagher C, Gallagher V, Whelton H, Cronin M. The normal range of mouth opening in an Irish population. *J Oral Rehabil.* 2004;31(2):110-116.
44. Muller L, van Waes H, Langerweger C, Molinari L, Saurenmann RK. Maximal mouth opening capacity: percentiles for healthy children 4-17 years of age. *Pediatr Rheumatol Online J.* 2013;11:17.
45. Johnstone DR, Templeton M. The feasibility of palpating the lateral pterygoid muscle. *J Prosthet Dent.* 1980;44(3):318-323.
46. Stratmann U, Mokrys K, Meyer U, et al. Clinical anatomy and palpability of the inferior lateral pterygoid muscle. *J Prosthet Dent.* 2000;83(5):548-554.
47. Turp JC, Minagi S. Palpation of the lateral pterygoid region in TMD—where is the evidence? *J Dent.* 2001;29(7):475-483.
48. Conti PC, Dos Santos Silva R, Rossetti LM, De Oliveira Ferreira Da Silva R, Do Valle AL, Gelmini M. Palpation of the lateral pterygoid area in the myofascial pain diagnosis. *Oral Surg Oral Med Oral Pathol Oral Radiol Endod.* 2008;105(3):e61-e66.
49. Thomas CA, Okeson JP. Evaluation of lateral pterygoid muscle symptoms using a common palpation technique and a method of functional manipulation. *Cranio.* 1987;5(2):125-129.
50. Barriere P, Lutz JC, Zamanian A, et al. MRI evidence of lateral pterygoid muscle palpation. *Int J Oral Maxillofac Surg.* 2009;38(10):1094-1095.
51. Stelzenmueller W, Umstadt H, Weber D, Goenner-Oezkan V, Kopp S, Lisson J. Evidence—the intraoral palpability of the lateral pterygoid muscle—a prospective study. *Ann Anat.* 2016;206:89-95.
52. Gerwin RD, Dommerholt J, Shah JP. An expansion of Simons' integrated hypothesis of trigger point formation. *Curr Pain Headache Rep.* 2004;8(6):468-475.
53. Hsieh YL, Kao MJ, Kuan TS, Chen SM, Chen JT, Hong CZ. Dry needling to a key myofascial trigger point may reduce the irritability of satellite MTrPs. *Am J Phys Med Rehabil.* 2007;86(5):397-403.
54. Taskaya-Yilmaz N, Ceylan G, Incesu L, Muglali M. A possible etiology of the internal derangement of the temporomandibular joint based on the MRI observations of the lateral pterygoid muscle. *Surg Radiol Anat.* 2005;27(1):19-24.
55. Tanaka E, Hirose M, Inubushi T, et al. Effect of hyperactivity of the lateral pterygoid muscle on the temporomandibular joint disk. *J Biomech Eng.* 2007;129(6):890-897.
56. Mazza D, Marini M, Impara L, et al. Anatomic examination of the upper head of the lateral pterygoid muscle using magnetic resonance imaging and clinical data. *J Craniofac Surg.* 2009;20(5):1508-1511.
57. Liu ZJ, Yamagata K, Kuroe K, Suenaga S, Noikura T, Ito G. Morphological and positional assessments of TMJ components and lateral pterygoid muscle in relation to symptoms and occlusion of patients with temporomandibular disorders. *J Oral Rehabil.* 2000;27(10):860-874.

58. Iwasaki LR, Liu H, Gonzalez YM, Marx DB, Nickel JC. Modeling of muscle forces in humans with and without temporomandibular joint disorders. *Orthod Craniofac Res.* 2015;18(suppl 1):170-179.
59. D'Ippolito SM, Borri Wolosker AM, D'Ippolito G, Herbert de Souza B, Fenyo-Pereira M. Evaluation of the lateral pterygoid muscle using magnetic resonance imaging. *Dentomaxillofac Radiol.* 2010;39(8):494-500.
60. Lopes SL, Costa AL, Gamba Tde O, Flores IL, Cruz AD, Min LL. Lateral pterygoid muscle volume and migraine in patients with temporomandibular disorders. *Imaging Sci Dent.* 2015;45(1):1-5.
61. Loughner BA, Larkin LH, Mahan PE. Nerve entrapment in the lateral pterygoid muscle. *Oral Surg Oral Med Oral Pathol.* 1990;69(3):299-306.
62. Piagkou M, Demesticha T, Skandalakis P, Johnson EO. Functional anatomy of the mandibular nerve: consequences of nerve injury and entrapment. *Clin Anat.* 2011;24(2):143-150.
63. Skrzat J, Walocha J, Srodek R. An anatomical study of the pterygoalar bar and the pterygoalar foramen. *Folia Morphol (Warsz).* 2005;64(2):92-96.
64. von Ludinghausen M, Kageyama I, Miura M, Alkhatib M. Morphological peculiarities of the deep infratemporal fossa in advanced age. *Surg Radiol Anat.* 2006;28(3):284-292.
65. Isberg AM, Isacsson G, Williams WN, Loughner BA. Lingual numbness and speech articulation deviation associated with temporomandibular joint disk displacement. *Oral Surg Oral Med Oral Pathol.* 1987;64(1):9-14.
66. Ceneviz C, Maloney G, Mehta N. Myofascial pain may mimic trigeminal neuralgia. *Cephalalgia.* 2006;26(7):899-901.
67. Kim KS. Facial pain induced by isolated lateral pterygoid pyomyositis misdiagnosed as trigeminal neuralgia. *Muscle Nerve.* 2013;47(4):611-612.
68. Jiang Q, Chen MJ, Yang C, et al. Post-infectious myositis ossificans in medial, lateral pterygoid muscles: a case report and review of the literature. *Oncol Lett.* 2015;9(2):920-926.
69. Alvarez-Arenal A, Gonzalez-Gonzalez I, Moradas Estrada M, deLlanos-Lanchares H, Costilla-Garcia S. Temporomandibular disorder or not? A case report. *Cranio.* 2015:1-6.
70. Cao Y, Zhang W, Yap AU, Xie QF, Fu KY. Clinical characteristics of lateral pterygoid myospasm: a retrospective study of 18 patients. *Oral Surg Oral Med Oral Pathol Oral Radiol.* 2012;113(6):762-765.
71. Bakke M, Larsen BM, Dalager T, Moller E. Oromandibular dystonia—functional and clinical characteristics: a report on 21 cases. *Oral Surg Oral Med Oral Pathol Oral Radiol.* 2013;115(1):e21-e26.
72. Moller E, Bakke M, Dalager T, Werdelin LM. Oromandibular dystonia involving the lateral pterygoid muscles: four cases with different complexity. *Mov Disord.* 2007;22(6):785-790.
73. Burke RE, Fahn S, Jankovic J, et al. Tardive dystonia: late-onset and persistent dystonia caused by antipsychotic drugs. *Neurology.* 1982;32(12):1335-1346.
74. Milanesi JM, Borin G, Correa EC, da Silva AM, Bortoluzzi DC, Souza JA. Impact of the mouth breathing occurred during childhood in the adult age: biophotogrammetric postural analysis. *Int J Pediatr Otorhinolaryngol.* 2011;75(8):999-1004.
75. Cuccia AM, Lotti M, Caradonna D. Oral breathing and head posture. *Angle Orthod.* 2008;78(1):77-82.
76. Sforza C, Colombo A, Turci M, Grassi G, Ferrario VF. Induced oral breathing and craniocervical postural relations: an experimental study in healthy young adults. *Cranio.* 2004;22(1):21-26.
77. Vig PS, Showfety KJ, Phillips C. Experimental manipulation of head posture. *Am J Orthod.* 1980;77(3):258-268.
78. Correa EC, Berzin F. Efficacy of physical therapy on cervical muscle activity and on body posture in school-age mouth breathing children. *Int J Pediatr Otorhinolaryngol.* 2007;71(10):1527-1535.
79. Neiva PD, Kirkwood RN, Godinho R. Orientation and position of head posture, scapula and thoracic spine in mouth-breathing children. *Int J Pediatr Otorhinolaryngol.* 2009;73(2):227-236.

Capítulo 12

Músculos digástrico e anteriores do pescoço

Imitador de dor na língua

Seth Jason Fibraio | Jennifer Marie Nelson | Simon Vulfsons | Amir Minerbi | Michelle Finnegan

1. INTRODUÇÃO

A musculatura anterior do pescoço (ou anteriores cervicais) é um conjunto dinâmico de músculos que ajuda na estabilidade geral do pescoço, participa da flexão da cabeça e da coluna cervical, fornece suporte para a deglutição, ajuda na mastigação e participa tanto da vocalização quanto da ventilação laboral. Este grupo inclui os músculos digástricos, supra-hióideos, infra-hióideos e músculos vertebrais anteriores. Os músculos supra-hióideos são inervados pelos nervos cranianos, exceto pelo músculo gênio-hióideo, que é inervado por C1 por meio do nervo hipoglosso. Este nervo também supre o músculo tireo-hióideo. A alça cervical inerva os músculos esterno-hióideo, esternotireóideo e omo-hióideo. Os nervos cervicais de C1 a C6 suprem diferentes partes dos músculos vertebrais anteriores. Estes músculos têm várias funções, incluindo depressão da mandíbula, movimento do osso hioide inferior e superiormente e estabilização da coluna cervical. Embora essa área não seja tão comumente reconhecida e tratada como fonte de dor para condições craniocervicais, ela não deve ser ignorada. Pontos-gatilho (PGs) nesses músculos contribuem para a dor em múltiplas áreas, incluindo região anterior do pescoço, laringe, língua e área facial inferior. Alguns chegam a referir dor até o olho e a orelha ipsilaterais. Após trauma e na presença de dor, o músculo longo do pescoço demonstra padrões de ativação motora diminuídos. A ativação e perpetuação de PGs nos músculos supra-hióideos, infra-hióideos e músculos longo da cabeça e longo do pescoço podem ser causadas por traumas, como os sofridos em acidentes com veículos motorizados, ou traumas mecânicos, como asfixia ou contusão, ou, ainda, má postura habitual. O diagnóstico diferencial dessa região é essencial para descartar condições como infecções ou malignidades envolvendo a região cervical, distonia, síndrome de Eagle, tendinite calcificante retrofaríngea, hemangiomas intramusculares, miosite ossificante, compressão de vasos sanguíneos, síndrome do músculo omo-hióideo e síndrome do músculo esterno-hióideo. Ações corretivas incluem correção da postura anteriorizada da cabeça e instrução na posição de repouso da língua. Instruções sobre uma boa mecânica corporal e ergonomia são essenciais, juntamente com exercícios de autoliberação miofascial (por pressão) e de autoalongamento.

2. CONSIDERAÇÕES ANATÔMICAS

Músculo digástrico

O músculo digástrico é um dos músculos supra-hióideos e é formado por dois ventres. O ventre posterior do músculo digástrico é maior do que o ventre anterior e surge da incisura mastóidea do processo mastoide do osso temporal (Figura 12-1). É profundo às inserções dos músculos longuíssimo da cabeça, esplênio da cabeça e esternocleidomastóideo. O ventre anterior surge da fossa digástrica na base da mandíbula, próximo à sua sínfise. O ventre anterior percorre posterior e inferiormente em direção ao hioide; o ventre posterior passa anterior e inferiormente para unir-se de ponta a ponta por um tendão comum que normalmente se insere indiretamente ao osso hioide (no corno maior) por meio de uma alça fibrosa chamada de aponeurose supra-hióidea.[1-3] Em alguns casos, o tendão pode ser revestido por uma bainha sinovial ou pode não ter um tendão intermediário. O tendão comum pode deslizar pela alça fibrosa.[1,4] O tendão comum aos dois ventres do músculo digástrico penetra o músculo estilo-hióideo, que se encontra próximo à metade anterior do ventre posterior do músculo digástrico.[2,5]

Variações anatômicas do ventre anterior do músculo digástrico têm sido relatadas na literatura, e incluem fibras atípicas,[5] cabeças bilaterais superficiais e profundas do músculo com cabeças acessórias associadas do músculo dispostas em um padrão tissular,[6] e cabeças acessórias fundindo-se na linha média sem um padrão tissular.[7]

Músculos supra-hióideos

Os outros músculos supra-hióideos (Figura 12-2) incluem os músculos estilo-hióideo, milo-hióideo, gênio-hióideo e hioglosso, todos com inserção inferior direta ao osso hioide. O músculo estilo-hióideo se insere distalmente ao corno maior do osso hioide[1] e se insere proximalmente ao processo estiloide do osso temporal. O músculo milo-hióideo se insere distalmente à borda anteroinferior do osso hioide e na rafe mediana[3] e se insere proximalmente em toda a extensão da linha milo-hióidea da mandíbula. O músculo gênio-hióideo se insere distalmente à superfície anterior do corpo do hioide e proximalmente ao músculo milo-hióideo, na coluna inferior do dorso da sínfise da mandíbula.[1,2] Distalmente, o músculo hioglosso se insere ao longo de toda a extensão da borda inferior do osso hioide sobre o corno maior. Em seguida, passa quase verticalmente para cima e entra no lado da língua.[1,2]

Músculos infra-hióideos

Os músculos infra-hióideos (Figura 12-2) incluem os músculos esterno-hióideo, tireo-hióideo, esternotireóideo e omo-hióideo, todos com sua inserção proximal ao osso hioide, exceto o músculo esternotireóideo. O músculo esterno-hióideo se insere na face posterior da extremidade medial da clavícula, no ligamento esternoclavicular posterior e no aspecto posterior superior do manúbrio distalmente. Proximalmente, insere-se na borda inferior do osso hioide na superfície posterior.[1,2,8]

O músculo tireo-hióideo se insere distalmente à linha oblíqua da lâmina da cartilagem tireóidea. Passa então para cima, inserindo-se ao longo de dois terços da borda inferior do corno maior do osso hioide.[1,2,8] Esse músculo tem sido considerado como uma continuação do músculo esternotireóideo.[1]

O músculo esternotireóideo insere-se proximalmente na linha oblíqua da cartilagem tireóidea. Inferiormente, insere-se no esterno na superfície posterior do manúbrio[1,3] e na borda posterior da cartilagem da primeira costela.[1] Forma um contínuo com o músculo tireo-hióideo e se encontra profundo e medial ao músculo esterno-hióideo.[1,8]

Por último, o músculo omo-hióideo tem dois ventres, superior e inferior. O ventre superior insere-se no processo transverso de C6, anterior ao músculo escaleno médio.[1,9] O ventre inferior

Capítulo 12 ■ Músculos digástrico e anteriores do pescoço

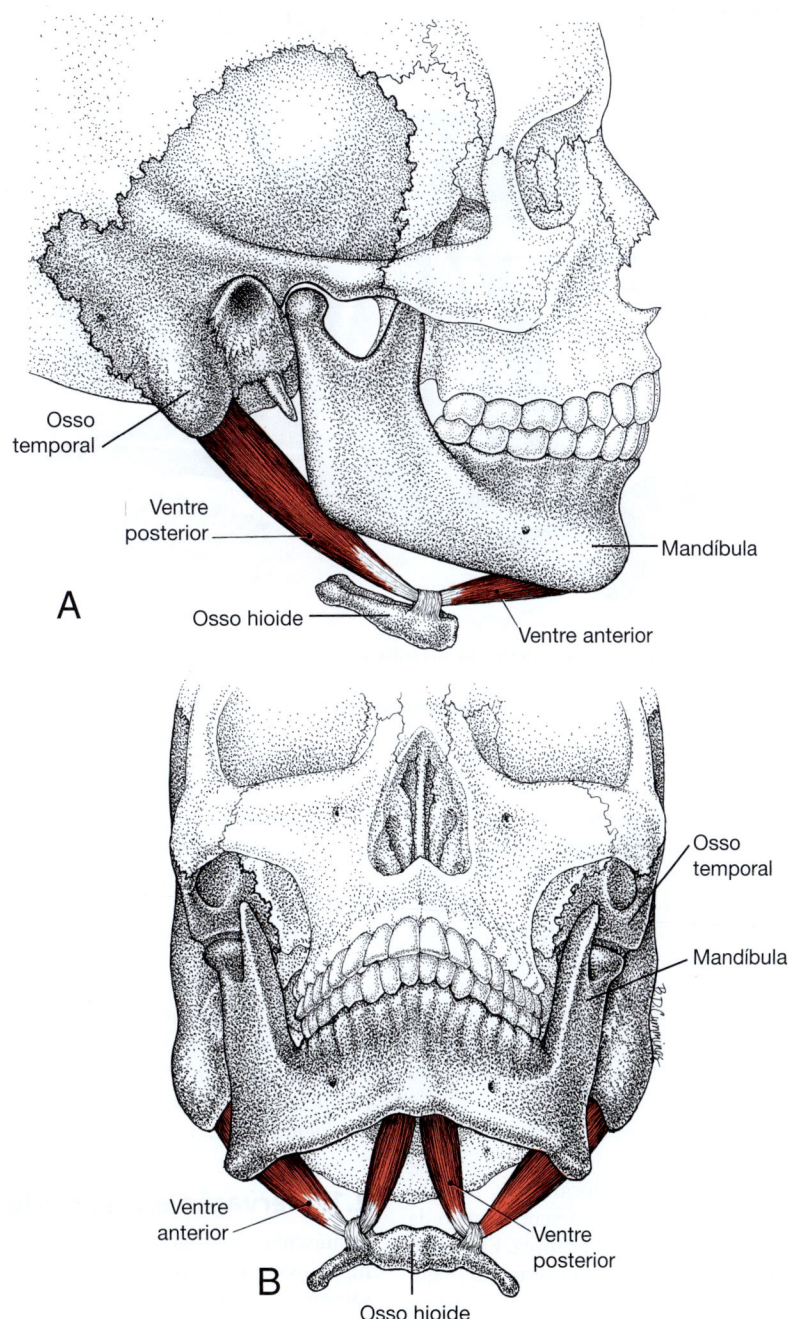

Figura 12-1 Inserções do músculo digástrico. (A) Vista lateral. (B) Vista frontal. O ventre posterior insere-se superiormente na incisura mastóidea e, inferiormente, no tendão comum do músculo, por expansão fascial indireta ao osso hioide. O ventre anterior insere-se superiormente na mandíbula na ponta do queixo e, inferiormente, no tendão comum, por expansão fascial indireta ao osso hioide.

do músculo omo-hióideo é separado do ventre superior por um tendão central (mantido no lugar pela fáscia cervical profunda; Figura 12-2). Ele insere-se proximalmente ao osso hioide, próximo ao limite entre o corpo e o corno maior;[2,3] distalmente, insere-se à borda cranial da escápula próxima à incisura escapular.[1,3,8] À medida que o ventre inferior passa para a frente e até sua inserção no tendão central, ele se insere na clavícula por uma expansão fibrosa e passa diagonalmente sobre os músculos escalenos médio e anterior, mas profundamente ao músculo esternocleidomastóideo. O tendão central é mantido em posição por uma expansão fibrosa da fáscia cervical profunda que é prolongada caudalmente para se inserir na clavícula e na primeira costela. A partir dessa inserção, o

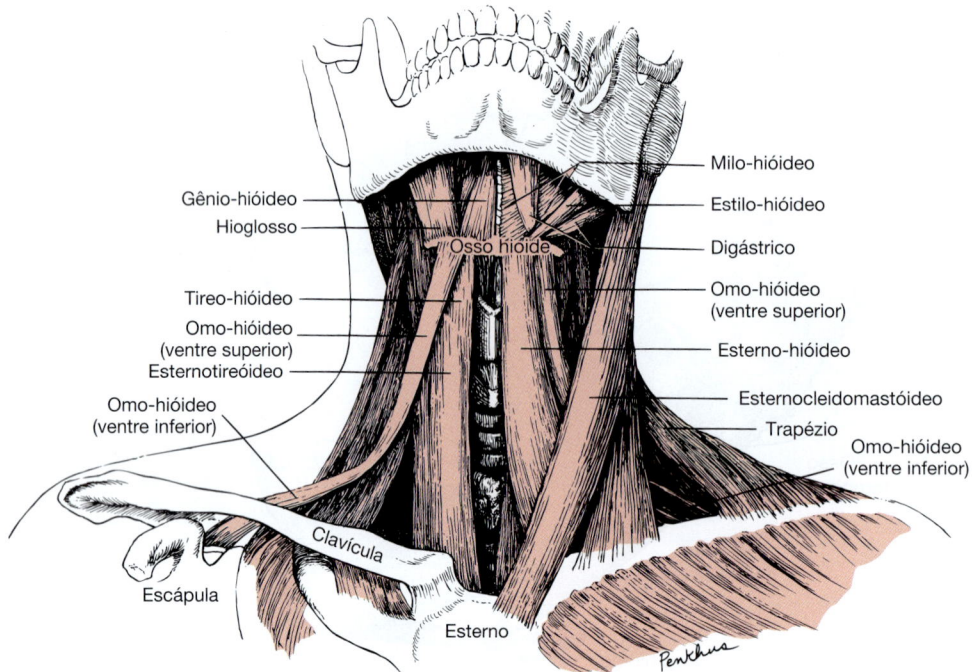

Figura 12-2 Músculos relativamente superficiais da região cervical anterior, incluindo os grupos musculares supra-hióideos e infra-hióideos. No lado direito do corpo, alguns dos músculos mais superficiais (o esternocleidomastóideo, o esterno-hióideo e o trapézio) foram removidos. Reimpressa com permissão de Clemente CD. *Gray's Anatomy*. 30th ed. Philadelphia, PA: Lea & Febiger; 1985.

ventre superior se inclina para cima para se inserir no osso hioide (Figuras 12-2 e 20-7).[1,2] Existem três tipos de inserções do músculo omo-hióideo de acordo com sua relação com o músculo esterno-hióideo. No tipo 1, o feixe muscular é adjacente ao músculo esterno-hióideo; no tipo 2, penetra no músculo esterno-hióideo; e, no tipo 3, o músculo omo-hióideo cobre o músculo esterno-hióideo.[2] Foram relatadas anomalias anatômicas do músculo omo-hióideo, incluindo o ventre inferior do músculo omo-hióideo originado diretamente da clavícula, o ventre superior fundindo-se com o músculo estilo-hióideo e a presença de um duplo músculo omo-hióideo.[9]

Músculos vertebrais anteriores

O grupo de músculos vertebrais anteriores localizados profundamente é composto pelos músculos longo do pescoço, longo da cabeça, reto anterior da cabeça e reto lateral da cabeça. Eles estão situados ao longo da superfície anterior da coluna vertebral (Figura 12-3) e encontram-se diretamente profundos à parede posterior da faringe. O músculo longo do pescoço é dividido em três partes, uma porção oblíqua superior, uma porção oblíqua inferior e uma porção vertical. A porção oblíqua inferior se origina da 1ª, 2ª ou 3ª vértebras torácicas, ascende obliquamente em uma inclinação lateral e se insere aos tubérculos anteriores do processo transverso da 5ª e 6ª vértebras cervicais. A porção oblíqua superior se origina anteriormente ao processo transverso da 3ª, 4ª ou 5ª vértebras cervicais, ascende obliquamente em uma inclinação medial e se insere à superfície anterolateral do arco anterior do atlas.[1] A porção intermediária vertical se origina da porção anterior do corpo das três vértebras cervicais inferiores e das três vértebras torácicas superiores e se insere no corpo da 2ª, 3ª e 4ª vértebras cervicais.[1,8] A área de secção transversa média do músculo longo do pescoço é de 0,56 cm² (± 0,12 cm).[10]

O músculo longo da cabeça é mais lateral do que o músculo longo do pescoço, estendendo-se superiormente a partir dos tubérculos anteriores dos processos transversos de C3-C6 para a parte basilar do osso occipital.[1,8]

O músculo reto anterior da cabeça encontra-se profundamente à porção superior do músculo longo da cabeça e passa superior e levemente medialmente à massa lateral do atlas para a parte basilar do osso occipital em frente ao forame magno.[1,8]

O músculo reto lateral da cabeça se origina da superfície superior do processo transverso do atlas e se angula lateral e superiormente para a parte lateral do processo jugular do osso occipital (Figura 12-3).[1,8]

2.1. Inervação e vascularização

O músculo gênio-hióideo é inervado por C1 por meio do nervo hipoglosso.[3] Os demais músculos supra-hióideos remanescentes são inervados pelos nervos cranianos. O músculo milo-hióideo e o ventre anterior do músculo digástrico são supridos pelo nervo milo-hióideo, um ramo do nervo alveolar inferior com origem no nervo trigêmeo (V nervo craniano). O músculo estilo-hióideo e o ventre posterior do músculo digástrico são inervados pelo nervo facial (VII nervo craniano), que sai do crânio por meio do forame estilomastóideo, próximo ao local em que esses músculos se inserem ao crânio.[1] O músculo hioglosso é inervado pelo nervo hipoglosso.[1]

O nervo alça cervical, que é derivado do primeiro, segundo e terceiro nervos cervicais, fornece suprimento aos três músculos infra-hióideos: o esterno-hióideo, o esternotireóideo e ambos os ventres do músculo omo-hióideo.[3,12] O músculo tireo-hióideo é inervado por fibras do primeiro nervo cervical por meio do nervo hipoglosso.[12]

to vascular das artérias occipital, vertebral e faríngea ascendente, e o músculo reto anterior da cabeça recebe seu suprimento vascular das artérias vertebrais e faríngeas ascendentes.[1]

2.2. Função

Músculos supra-hióideos

Os músculos supra-hióideos estão envolvidos na abertura da mandíbula e são adaptados principalmente para velocidade e deslocamento.[16] Todos os quatro músculos supra-hióideos (Figura 12-2) funcionam caracteristicamente em pares e como um grupo para abrir a boca.[17] Eles também trabalham juntos para fixar e elevar a língua, o osso hioide, a cartilagem tireóidea[18] e são essenciais para a deglutição.[19]

O músculo digástrico é ativado com movimentos mandibulares e com a deglutição. Os músculos digástricos direito e esquerdo quase sempre se contraem juntos, não independentemente.[20] Em conjunto, os músculos digástricos trabalham para deprimir a mandíbula.[1,4] Segundo Basmajian e Deluca,[20] o ventre anterior do músculo digástrico segue o ventre inferior do músculo pterigóideo lateral. Embora o músculo digástrico pareça ser menos importante do que o músculo pterigóideo lateral para a abertura inicial da mandíbula, é essencial para a depressão máxima ou abertura forçada.[20] É o ventre posterior do músculo digástrico que é principalmente ativo durante a abertura da mandíbula.[21] Ele trabalha em conjunto com o músculo estilo-hióideo para abrir a boca, mas só pode ser eficaz se os músculos infra-hióideos contraírem e estabilizarem a posição do osso hioide. A atividade muscular digestiva é inibida durante a depressão da mandíbula se esta for protraída ao mesmo tempo, o que seria esperado devido à função de retração do músculo.

Contraindo juntos, ambos os músculos digástricos retraem a mandíbula[1,4,22] e elevam o osso hioide.[1,4] Durante a deglutição, os ventres posterior e anterior do músculo digástrico se contraem para transmitir a força para o osso hioide, provocando sua elevação.[23] Foi demonstrado que a tosse, a deglutição e a retrusão da mandíbula recrutam fortemente os músculos digástricos,[20,24] mas pode ser o ventre posterior do músculo digástrico que auxilia na deglutição orofaríngea.[21]

Comparados com outros músculos da mandíbula, os dois ventres do músculo digástrico são incomuns. Os ventres anterior e posterior do músculo digástrico são quase que desprovidos de fusos musculares.[25,26] A falta de fusos musculares nos músculos de abertura da mandíbula e a falta de evidência para o controle do músculo digástrico pelos proprioceptores de fechamento da mandíbula[27] sugerem que, funcionalmente, os músculos que abrem a mandíbula não exigem um controle fino de posição. Os dois ventres do músculo digástrico também apresentam um baixo percentual de fibras tipo I em comparação com outros músculos.[28] O ventre anterior do músculo digástrico compreende um grande número de fibras tipo IIX, ao passo que o ventre posterior compreende um maior número de fibras tipo IIA.[29]

O músculo estilo-hióideo trabalha para elevar e tracionar o osso hioide para trás, alongando, desse modo, o assoalho da boca.[1]

O músculo milo-hióideo eleva o assoalho da boca durante a deglutição e é ativo com mastigação, sucção e sopro. Ele eleva o osso hioide anterior e superiormente e deprime a mandíbula.[1,23,30]

O músculo gênio-hióideo eleva o osso hioide e o puxa para a frente junto com o músculo digástrico.[1,20,23] Também pode auxiliar na retração da mandíbula, na depressão da mandíbula e na protrusão da língua.[1,31]

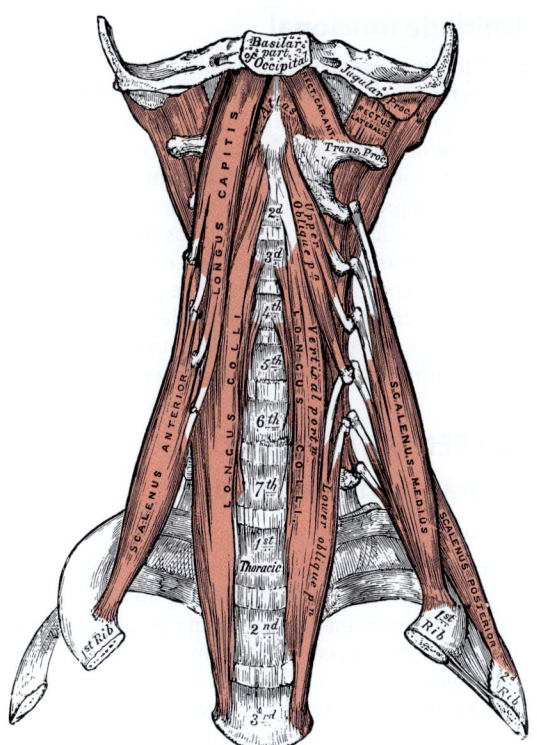

Figura 12-3 Os músculos anteriores cervicais mais profundos, incluindo os músculos vertebrais anteriores e laterais. Reimpressa com permissão de Clemente CD. *Gray's Anatomy*. 30th ed. Philadelphia, PA: Lea & Febiger; 1985.

Os músculos reto anterior e reto lateral da cabeça são inervados por ramos de uma alça comunicante formada entre o primeiro e o segundo nervos cervicais.[1,13] Foi relatada uma inervação secundária para os músculos reto lateral e reto anterior da cabeça por meio do nervo hipoglosso.[14] O músculo longo da cabeça é inervado pelos ramos ventrais cervicais de C1, C2 e C3.[1,13] O músculo longo do pescoço é inervado pelos ramos ventrais do segundo até o sexto nervos cervicais.[1,13]

O músculo digástrico anterior recebe seu suprimento vascular por meio do ramo submentoniano da artéria facial; o ventre posterior do músculo digástrico recebe seu suprimento sanguíneo pelas artérias auriculares e occipitais posteriores.[1,3] O suprimento vascular do músculo gênio-hióideo é realizado pela artéria lingual.[1,15] O músculo estilo-hióideo recebe seu suprimento sanguíneo de ramos do occipital, artérias posteriores auriculares e faciais.[1] O ramo sublingual da artéria lingual, a artéria maxilar via ramo milo-hióideo da artéria alveolar inferior e o ramo submental da artéria facial suprem o músculo milo-hióideo.[1] O ramo sublingual da artéria lingual e o ramo submental da artéria facial supre o músculo hioglosso.[1]

Para os músculos infra-hióideos, o músculo esterno-hióideo recebe seu suprimento sanguíneo da artéria tireoideana superior, ao passo que os músculos esternotireóideo, omo-hióideo e tireo-hióideo recebem seu suprimento vascular das artérias tireóidea e lingual superiores.[1,3]

O músculo longo do pescoço recebe seu suprimento vascular das artérias tireoide inferior, faríngea ascendente e vertebral.[1] O músculo longo da cabeça é suprido pela faringe ascendente, pelo ramo cervical ascendente da tireoide inferior e pelas artérias vertebrais.[1] O músculo reto lateral da cabeça recebe seu suprimen-

Como um grupo, os músculos supra-hióideos têm uma porcentagem maior de fibras tipo IIA e IIX (~ 57%) *versus* fibras tipo I (34,7%). Essa diferença de fibras é bem adaptada para a atividade fásica necessária para esse grupo muscular.[32]

Músculos infra-hióideos

Como um grupo, esses músculos caracteristicamente funcionam em pares para exercer uma força depressiva essencial sobre o osso hioide que é necessária para os músculos supra-hióideos funcionarem normalmente. Os músculos omo-hióideo, esternotireóideo e esterno-hióideo deprimem a laringe após sua elevação durante a deglutição ou movimentos vocais, e o músculo tireo-hióideo eleva a laringe se o hioide estiver fixo.[1] Os músculos esterno-hióideo e tireo-hióideo formam uma unidade contínua (Figura 12-2) para deprimir o osso hioide. A maior intensidade de contração no músculo cricotireóideo ocorre na deglutição.[1] Bilateralmente, acredita-se que os músculos omo-hióideos estejam envolvidos em esforços inspiratórios prolongados uma vez que eles tensionam a parte inferior da fáscia cervical e diminuem a sucção interna dos tecidos moles.[1] O ventre superior do músculo omo-hióideo também está envolvido nos movimentos da língua, incluindo a colocação da ponta da língua nos palatos moles e duros, colocação da língua no assoalho da boca, protrusão e movimentos laterais para a direita e a esquerda.[33]

Ao engolir líquidos, o ventre anterior dos músculos digástrico, masseter e gênio-hióideo se contraem, ao passo que ao engolir sólidos, o músculo masseter se contrai primeiro, seguido pelo ventre anterior dos músculos digástrico e gênio-hióideo. Ao engolir tanto sólidos quanto líquidos, o músculo esterno-hióideo se contrai por último.[34] O músculo gênio-hióideo é o principal responsável pelo movimento anterior do hioide.[19]

As fibras musculares do grupo muscular infra-hióideo são semelhantes aos músculos supra-hióideos, pois são mais desenvolvidas para atividade fásica, mas a composição do tipo de fibra é ligeiramente diferente, com aproximadamente 47% tipo II (fibras A e X) *versus* 40,8% de fibras tipo I.[32]

Músculos vertebrais anteriores

Os músculos cervicais anteriores normalmente trabalham em pares para flexionar toda ou parte da coluna cervical. Todas as porções do músculo longo do pescoço contribuem para a flexão da cervical. A porção oblíqua também contribui para a flexão lateral ipsilateral, e a porção oblíqua inferior realiza rotação para o lado contralateral.[1] O músculo longo da cabeça flexiona a cervical e o músculo reto lateral da cabeça inclina a cabeça ipsilateralmente. O músculo reto anterior da cabeça flexiona a cervical, mas não contribui para a inclinação ipsilateral da cabeça. Ambos os músculos reto lateral e reto anterior da cabeça auxiliam na estabilização da articulação atlantoccipital, visto que suas fibras se inclinam em direções opostas.[1]

Acredita-se que os músculos vertebrais anteriores sejam de natureza postural; entretanto, evidências recentes sugerem que os músculos longo do pescoço e longo da cabeça têm um papel tanto postural quanto fásico. Em mulheres idosas, a média da fibra tipo I foi de 64,3% no longo da cabeça e de 55,7% no longo do pescoço.[35] Em homens idosos, a média da fibra tipo I foi de 48,5% no músculo longo da cabeça e de 50% no longo do pescoço.[36] Esses percentuais são notavelmente menores do que os de outros músculos conhecidos por serem tônicos por natureza, indicando tanto um papel tônico quanto de estabilizadores posturais do pescoço e um fásico como flexores do pescoço.[37,38] A questão se esses músculos são predominantemente tônicos ou fásicos ainda é debatida.[39]

2.3. Unidade funcional

A unidade funcional à qual um músculo pertence inclui os músculos que reforçam e contrapõe-se às suas ações, bem como as articulações que os músculos cruzam. A interdependência dessas estruturas funcionalmente é refletida na organização e nas conexões neurais do córtex motor sensorial. A unidade funcional é enfatizada porque a presença de um PG em um músculo da unidade aumenta a probabilidade de que os outros músculos da unidade também desenvolvam PGs. Ao desativar os PGs em um músculo, é preciso se preocupar com os PGs que podem se desenvolver em músculos funcionalmente interdependentes. O Quadro 12-1 representa, de maneira geral, a unidade funcional do músculo digástrico e de outros músculos anteriores cervicais.

3. APRESENTAÇÃO CLÍNICA
3.1. Padrão de dor referida
Digástrico

Existem padrões de dor referida distintos para os dois ventres do músculo digástrico. PGs no ventre posterior do músculo digástrico frequentemente provocam dor referida na porção superior do esternocleidomastóideo[43] e, em menor grau, na garganta, sob o queixo e no occipital[44,45] (Figura 12-4A, B). A dor referida para o esternocleidomastóideo é, por vezes, confundida como originária desse músculo, mas quando os PGs no esternocleidomastóideo são liberados, a dor persiste. É provável que o componente occipital da dor esteja associado a "dolorimento" referido e à sensibilidade. Os PGs no ventre posterior do músculo digástrico também demonstraram referir dor para a testa, área periorbitária, têmpora, área auricular posterior, orelha, ATM, bochecha, dentes inferiores e garganta.[46-49]

A dor dos PGs no ventre anterior do músculo digástrico produz dor referida aos quatro dentes incisivos inferiores (ao longo

Quadro 12-1	Unidade funcional do músculo digástrico e de outros músculos anteriores cervicais	
Ações	**Sinergistas**	**Antagonistas**
Depressão mandibular	Pterigóideo lateral Estilo-hióideo Milo-hióideo Gênio-hióideo	Masseter Temporal Pterigóideo medial
Retrusão mandibular	Masseter (parte profunda) Temporal	Pterigóideo lateral Pterigóideo medial
Elevação do hioide	Gênio-hióideo Milo-hióideo Digástrico (ventre anterior)	Esterno-hióideo Esternotireóideo Tiro-hióideo Omo-hióideo
Flexão da cabeça e da coluna cervical	Longo do pescoço Longo da cabeça Reto anterior da cabeça Esternocleidomastóideo Músculos hióideos	Semiespinal da cabeça Semiespinal do pescoço Esplênio da cabeça Esplênio do pescoço Multífidos do pescoço Reto posterior maior da cabeça Reto posterior menor da cabeça

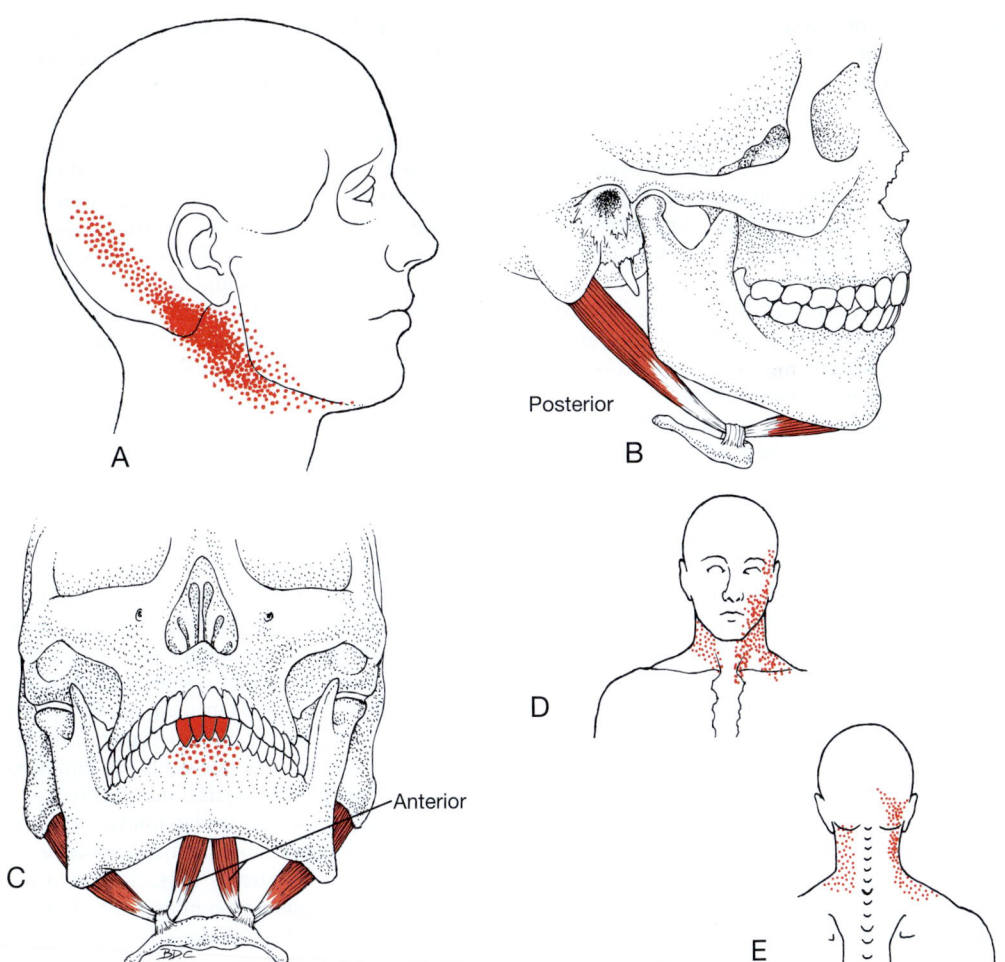

Figura 12-4 Padrões de dor referida de PGs nos músculos digástrico e longo do pescoço. (A) e (B) Ventre posterior do músculo digástrico. (C) Ventre anterior do músculo digástrico. (D) Músculo longo do pescoço, vista anterior. (E) Músculo longo do pescoço, vista posterior.

da mandíbula), à crista alveolar abaixo deles (Figura 12-4C) e, também, à língua.[45,47,50] Dor proveniente desse ventre muscular também pode se referir à área periorbitária, à ATM e à área da bochecha.[47-49]

Clinicamente, foi relatado que esse músculo também pode referir a dor ao longo da mandíbula em direção à articulação temporomandibular. Frequentemente, os PGs são localizados no músculo logo abaixo da ponta do queixo e podem estar do lado esquerdo ou direito (Figura 12-4C).

Longo do pescoço

Padrões de dor referida do músculo longo do pescoço foram explorados em indivíduos saudáveis.[51] A provocação da dor no músculo longo do pescoço por meio de agulhamento a seco ou estimulação manual provoca dor local principalmente na região cervical anterior (Figura 12-4D). Alguns pacientes relatam dor referida para a região posterior ipsilateral do pescoço e ao redor da orelha e dos olhos ipsilaterais (Figura 12-4E). Curiosamente, em alguns pacientes, dor originada no músculo longo do pescoço é referida ao pescoço anterior contralateral. Embora seja bastante incomum, tal padrão contralateral também foi descrito no esternocleidomastóideo adjacente (Figura 12-4D).

Outros músculos anteriores cervicais

O músculo milo-hióideo pode produzir dor referida para a língua.[50] Na prática clínica, esse músculo também produz dor para a região occipital ipsilateral. A dor de cabeça e pescoço do músculo estilo-hióideo está intimamente relacionada àquela que surge do ventre posterior do músculo digástrico.[52] Esses dois músculos ficam próximos, têm funções semelhantes, são difíceis de distinguir pela palpação e se presume que tenham padrões de dor semelhantes.

Os padrões específicos de dor dos músculos remanescentes da região anterior do pescoço não são relatados na literatura.[51] No entanto, foi demonstrado que os músculos longo do pescoço e longo da cabeça têm atividade reduzida quando a nocicepção ativa está presente.[53] Esses músculos podem referir dor para a região laríngea, pescoço anterior e, por vezes, para a região da boca.

3.2. Sintomas

Supõe-se que a dor cervical posterior não resolvida possa resultar de PGs mantidos dos músculos anteriores cervicais e de tensionamento de suas fáscias. Se um paciente tem PGs no músculo digástrico posterior, a queixa primária pode não ser de dor, mas de dificuldade para engolir, uma sensação de nó na garganta e/ou que algo está preso na garganta e não é deglutido. É provável que o paciente palpe ou aponte para o esternocleidomastóideo no lado envolvido. Embora a amplitude de movimento da rotação da cabeça possa não estar limitada, é provável que o paciente evite virar a cabeça para o lado envolvido, pois o movimento provoca dor referida ou agrava o problema da deglutição. O padrão de dor referida do músculo digástrico posterior, como demonstrado na Figura 12-4A, concentra-se na região superior do esternocleidomastóideo, bem como na bochecha (mais próxima do ângulo da mandíbula) e no ouvido.[45] Como resultado da sobreposição da dor referida produzida pelo músculo digástrico com outras áreas, o paciente pode não ter conhecimento do componente de dor referida provocado pelo músculo digástrico até que os PGs concomitantes do esternocleidomastóideo tenham sido desativados, e a dor nessa região ainda persista. Esse desenvolvimento pode ser muito desconcertante para o clínico, a menos que a possibilidade de PGs digástricos posteriores seja investigada.

O principal sintoma de PGs no ventre anterior do músculo digástrico é a dor na região dos dentes incisivos inferiores. A fonte dessa dor de dente também pode ser confusa se o clínico considerar apenas os dentes como fonte de dor e não considerar o músculo digástrico anterior. Pacientes com PGs no músculo digástrico anterior também podem relatar dor na bochecha e na ATM.[45]

Não há padrões específicos de dor referida produzidos pelo músculo omo-hióideo relatados na literatura; no entanto, o afrouxamento do tendão intermediário do músculo omo-hióideo pode levar à pseudodisfagia.[54] Quando o músculo omo-hióideo desenvolve PGs, ele pode atuar como uma banda constritiva por meio do plexo braquial.[55] Adson[56] promoveu alívio da dor e disestesia resultantes da pressão no plexo braquial causadas por tensão anormal no músculo omo-hióideo, seccionando cirurgicamente o músculo. Rask[57] relatou o diagnóstico e o tratamento de quatro pacientes cuja principal causa de dor foram PGs miofasciais (PGMs) nesse músculo.

Pacientes com PGs nos músculos longo da cabeça e/ou longo do pescoço provavelmente relatarão dificuldade de engolir e/ou ter um nódulo na garganta. Pacientes com dor cervical posterior centralizada também devem ser avaliados em busca de PGs no músculo longo do pescoço. Quando esses sintomas ocorrem em uma pessoa que sofreu uma lesão cervical de flexoextensão (*whiplash*) de um acidente de veículo automotor ou qualquer outro trauma de cabeça/pescoço, os PGs do longo do pescoço tendem a ser um fator contribuinte. Rocabado e Iglarsh[58] relataram que pacientes com espasmo no músculo longo do pescoço apresentaram sintomas de boca seca, dor de garganta sem infecção, persistência de cócegas na garganta ou nódulo na garganta durante a deglutição. Além disso, estudos recentes demonstraram um aumento de infiltrados gordurosos dos músculos longo do pescoço e longo da cabeça após lesão cervical, o que pode ser fator adicional da dor cervical.[59] Em pacientes com disfunção temporomandibular a abertura vertical da mandíbula pode ser reduzida naqueles com diminuição da força dos flexores cervicais profundos.[60]

3.3. Exame do paciente

Após um exame subjetivo completo, o clínico deve fazer um desenho detalhado representando o padrão de dor descrito pelo paciente. Essa descrição ajudará no planejamento do exame físico e pode ser útil no monitoramento da progressão do paciente, à medida que os sintomas melhoram ou mudam. A avaliação da amplitude de movimento cervical deve incluir medidas em cada direção e observação da qualidade do movimento, o que pode ajudar a determinar as restrições de amplitude de movimento na região atlantoccipital e atlantoaxial, coluna cervical média e baixa. Quaisquer desvios na flexão ou extensão cervicais, assim como quaisquer alterações na curvatura C durante flexão lateral, precisam ser mais bem avaliados por meio da análise dos tecidos moles adjacentes e da mobilidade acessória articular. Um músculo longo do pescoço encurtado pode se apresentar como uma retificação da lordose cervical fisiológica. A mobilidade articular e a amplitude de movimento da coluna torácica também devem ser examinadas.

O osso hioide é uma estrutura muito importante de ser avaliada, pois pode influenciar a curvatura da coluna cervical,[61] os movimentos da mandíbula, a deglutição e a formação correta do som da fala.[58] PGs nos músculos supra-hióideos e/ou infra-hióideos podem influenciar a posição do hioide, criando disfunção na musculatura anterior do pescoço. A maneira mais fácil e mais aplicável clinicamente de se avaliar o osso hioide é a partir da observação do movimento livre lateralmente em ambas as direções, conduzido manualmente pelo examinador. O hioide também pode ser avaliado com uma técnica de exame cefalométrico olhando para o triângulo hioide.[62] Com essa medida, três linhas são traçadas: uma de C3 para a porção mais inferior/posterior da sínfise da mandíbula, uma de C3 para o hioide e uma do hioide para a sínfise da mandíbula. Uma posição vertical normal do osso hioide é abaixo da linha de C3 e da sínfise da mandíbula.

O reconhecimento do equilíbrio muscular é sempre importante, especialmente entre os músculos supra-hióideos e infra-hióideos, uma vez que o osso hioide está "flutuando" entre eles. O conceito de músculos inibidos e facilitados contribuindo para o desequilíbrio[63] é amplamente aceito. O músculo digástrico foi identificado como propenso à fraqueza e inibição;[64] como resultado, isso pode ter um efeito sobre os músculos antagonistas, os demais músculos supra-hióideos e os músculos infra-hióideos.

O exame da força dos músculos longo da cabeça e longo do pescoço é crítico para toda a coluna cervical e/ou disfunção temporomandibular. Pesquisas demonstraram uma alta correlação entre o comprometimento da ativação desses músculos e dor cervical, assim como com a resistência postural prejudicada.[65-67] O teste de flexão craniocervical avalia a força dos músculos longo da cabeça e longo do pescoço, reto lateral da cabeça e reto anterior da cabeça. Esse teste mostrou ter moderada a boa confiabilidade entre examinador e boa a excelente confiabilidade intraexaminador.[68,69] Para esse teste, o paciente deve realizar uma retração/inclinação do queixo (como se quisesse dizer "sim" com a cabeça) e levantar a cabeça cerca de 2,5 cm da maca. O tempo em que o paciente consegue manter essa posição é cronometrado.[68] O tempo médio de manutenção dessa posição para as mulheres é de 38,43 segundos; os homens têm um tempo médio de 63,73 segundos.[68] O teste também pode ser realizado por meio de um sensor (*feedback*) de pressão (manguito de pressão sanguínea/*stabilizer Chattanooga*). O paciente começa em 20 mmHg, mantendo esse "aceno com a cabeça" por 5 a 10 segundos. A pressão é aumentada de 2 em 2 mmHg (até 30 mmHg), com o gesto sendo repetido até que o paciente não possa realizar o teste sem compensação, que pode ser observada em uma perda de posição neutra ou em um aumento da ativação dos músculos escaleno e/ou esternocleidomastóideo.[70-72]

3.4. Exame de pontos-gatilho

Os músculos anteriores da coluna cervical são particularmente pequenos, tornando difícil a palpação dos PGs. Uma compreensão completa da anatomia dessa área é crucial para garantir que o clínico esteja palpando os tecidos com precisão.

Os ventres anterior e posterior do músculo digástrico podem ser indiretamente avaliados pela sensação de resistência anormal quando o osso hioide é deslocado de um lado para o outro. Muitas vezes, a mobilidade diminuída do osso hioide para um lado implica envolvimento do músculo digástrico no lado contralateral.

O ventre posterior do músculo digástrico é especificamente examinado com o paciente em posição de decúbito dorsal e a cabeça e o queixo inclinados para cima, a fim de ampliar a área para palpação entre o pescoço e o ângulo da mandíbula (Figura 12-5A). O músculo está localizado atrás do ângulo da mandíbula[73] e é encontrado deslizando o dedo para cima em direção ao lóbulo da orelha ao longo da borda anterior do músculo esternocleidomastóideo, pressionando o dedo para dentro contra os músculos do pescoço subjacentes.[45] Para confirmar a identificação do músculo, uma resistência leve contra a abertura da mandíbula é aplicada logo abaixo do queixo com a mão do examinador que não está realizando a palpação. Um músculo fino, macio e semelhante a uma corda, é sentido com a contração. Uma técnica de palpação plana com a ponta do dedo é então realizada para identificar os PGs. A pressão inicial sobre os PGs no ventre posterior provoca uma hipersensibilidade local, e a pressão sustentada pode reproduzir a dor referida no pescoço e na cabeça do paciente. O ventre anterior do músculo digástrico é examinado com o paciente em posição de decúbito dorsal, a cabeça inclinada para trás e o pescoço estendido (Figura 12-5B). Para identificar o músculo, o dedo do examinador é colocado logo abaixo da ponta do queixo, de ambos os lados, medialmente à borda inferior da mandíbula.[45] Novamente, uma resistência leve contra a abertura da mandíbula é aplicada logo abaixo do queixo com a mão do examinador que não está realizando a palpação. Sob o dedo palpador, um músculo fino, macio e semelhante a uma corda é sentido com a contração. O músculo é, então, palpado da mandíbula para o hioide com uma palpação plana para identificar quaisquer PGs.

Um teste para o envolvimento de PGs no músculo digástrico anterior como fonte de dor nos dentes incisivos inferiores consiste em pedir ao paciente para puxar os cantos da boca para baixo vigorosamente o suficiente para tensionar os músculos anteriores do pescoço. Quando positivo, este "Teste do Digástrico Anterior" provoca a dor de dente, indicando a probabilidade de PGs no ventre anterior de pelo menos um músculo digástrico.

O músculo omo-hióideo é facilmente confundido com o músculo trapézio superior ou com um músculo escaleno, porque o músculo tenso se destaca proeminentemente quando a cabeça é inclinada para o lado contralateral. Em razão da aproximação desse músculo com outros músculos infra-hióideos, é difícil palpar e distinguir. A sensibilidade geral abaixo do hioide próximo ao corno

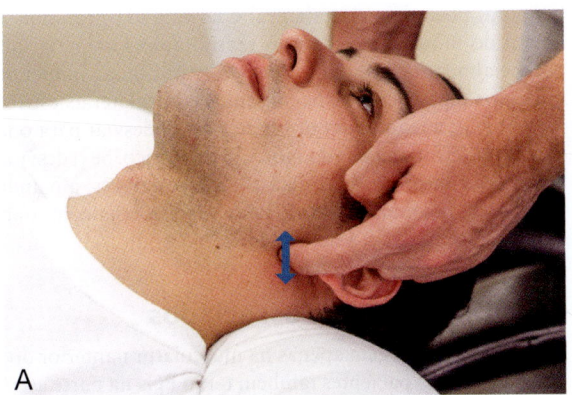
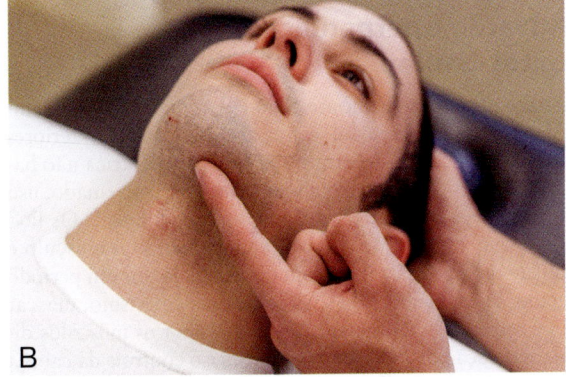
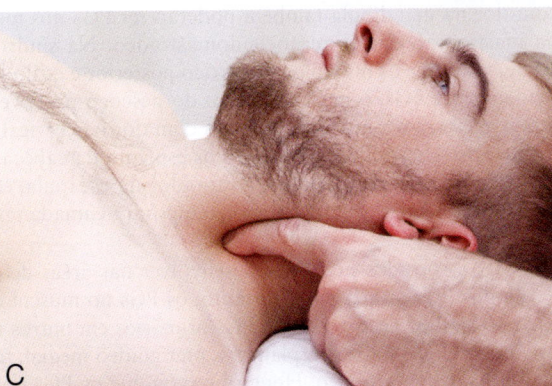

Figura 12-5 Exame do músculo digástrico. (A) Ventre posterior: palpada entre o ângulo da mandíbula e o processo mastoide, contra as estruturas do pescoço subjacentes. (B) Ventre anterior: a cabeça é inclinada para trás e o pescoço é estendido, com a mandíbula fechada, para alongar o músculo à medida que ele é palpado contra os tecidos moles subjacentes, conforme descrito no texto. (C) Exame do músculo longo do pescoço por meio de uma palpação plana.

maior e ao longo do músculo escaleno anterior/medial pode ser causada por PGs do músculo omo-hióideo. Se o ventre inferior do músculo omo-hióideo tem um PG, ele pode ser confundido com o músculo escaleno anterior, embora os dois músculos tenham diferentes direções de fibra. O músculo omo-hióideo é mais superficial do que os músculos escalenos, pois emerge por baixo do esternocleidomastóideo e cruza diagonalmente sobre o músculo escaleno anterior (ver Figura 20-7). Ele pode cruzar aproximadamente no mesmo nível do local onde os PGs escalenos podem ser encontrados, dependendo de qual fibra do músculo escaleno está envolvida e da posição da cabeça.

PGs no músculo longo da cabeça podem ser palpados atrás da parede posterior da faringe por meio da boca aberta. Os PGs no músculo longo do pescoço podem ser palpados colocando-se o dedo examinador ao longo da borda lateral da traqueia entre o esternocleidomastóideo e a cartilagem tireóidea,[58] avançando lentamente e separando a musculatura da traqueia adjacente por meio de movimentos suaves de balanço e oscilação dos dedos. Quando o dedo encontra a coluna vertebral, essa região é explorada em busca de PGs com uma palpação plana. Outra abordagem possível para a palpação do músculo longo do pescoço é realizada com o paciente em decúbito dorsal; o segundo e terceiro dedos do clínico são deslizados para a parte posterior do esternocleidomastóideo e anterior aos processos transversais cervicais facilmente palpáveis (Figura 12-5C). O músculo é, então, palpado em uma direção cefalocaudal.

4. DIAGNÓSTICO DIFERENCIAL

4.1. Ativação e perpetuação de pontos-gatilho

Uma postura ou atividade que ativa um PG, se não corrigida, também pode perpetuá-lo. Em qualquer parte dos músculos anteriores cervicais, os PGs podem ser ativados por carga excêntrica não habitual, exercício excêntrico em músculo masseter destreinado, uso excessivo ou carga concêntrica máxima ou submáxima.[74] Os PGs também podem ser ativados ou agravados quando o músculo é colocado em uma posição encurtada ou alongada por um período prolongado. Especificamente, situações como bruxismo, mascar chicletes e retrusão mandibular podem predispor os músculos digástricos à ativação de PGs. A estabilização e o controle da cabeça e do pescoço deficientes durante a realização de exercícios abdominais também podem sobrecarregar os músculos anteriores do pescoço.

Lesões por mecanismo de flexão-extensão, como as sofridas em acidentes com veículos automotores, ou trauma mecânico, como asfixia ou alguma contusão, podem ativar os PG nos músculos supra-hióideo, infra-hióideo, longo do pescoço e longo da cabeça. Essas lesões são típicas em pacientes que caíram para trás.[51] Além disso, a postura anteriorizada da cabeça pode perpetuar esses PGs.[70] Demonstrou-se que os músculos longo da cabeça e longo do pescoço exibem maiores quantidades de infiltrado gorduroso em pacientes com distúrbios associados à lesão em chicote (*whiplash*)[59] juntamente com a diminuição da atividade muscular dos flexores cervicais profundos e aumento da atividade dos flexores superficiais do pescoço, como o esternocleidomastóideo. Javanshir e colaboradores[75] observaram que o músculo longo do pescoço exibiu menor área de secção transversa bilateral em indivíduos com dor cervical crônica bilateral, em comparação com controles saudáveis. Não se sabe se as mudanças são primárias ou secundárias; no entanto, o infiltrado gorduroso pode estar associado a prejuízos no desempenho muscular,[76] ao passo que a redução na área da secção transversa pode reduzir a propriocepção dos flexores cervicais e contribuir para a perpetuação dos PGs.[77,78]

Pontos-gatilho também podem ser ativados quando o músculo permanece em uma posição encurtada ou alongada por um longo período (p. ex., posição de retração cervical excessiva ou postura anteriorizada da cabeça, respectivamente). Embora se pense que a postura anteriorizada da cabeça indiretamente induza a tensão nos músculos supra e infra-hióideos, os quais podem criar forças elásticas leves na mandíbula,[79] estudos recentes relatam evidências conflitantes sobre a atividade dos músculos supra-hióideos nessa posição. Song e colaboradores[80] demonstraram diminuição da atividade eletromiográfica dos músculos supra-hióideos e infra-hióideos em pessoas com postura anteriorizada da cabeça comparada aos voluntários com postura normal da cabeça, e Ohmure e colaboradores[81] demonstraram que a atividade eletromiográfica dos músculos digástricos é levemente aumentada com a postura anteriorizada da cabeça.

A respiração bucal, em comparação com a respiração nasal, também demonstrou ter um impacto negativo na postura,[82-87] o que pode contribuir para uma fraqueza de estiramento dos músculos supra-hióideos e infra-hióideos. Respiração bucal pode resultar de obstrução mecânica (como pólipos nasais), distorção estrutural das vias nasais (desvio do septo), sinusite ou rinite alérgica recorrente.

A ativação sustentada do ventre posterior dos músculos digástrico e estilo-hióideo pode sobrecarregar e, portanto, contribuir para a ativação dos PGs nas fibras antagônicas do músculo temporal posterior contralateral e na camada profunda contralateral do músculo masseter. A tensão desses antagonistas pode potencialmente equilibrar o desvio mandibular induzido pelos músculos digástricos. Se os músculos contralaterais estiverem livres de PGs, a mandíbula fica livre para se desviar para o lado do ventre posterior afetado do músculo digástrico. Se o desvio ocorre apenas por meio dos PGs digástricos posteriores, a mandíbula é tracionada quando a boca começa a abrir, mas com a abertura adicional, ela retorna à linha média.

4.2. Pontos-gatilho associados

PGs raramente surgem apenas na musculatura anterior do pescoço. Em geral, os pacientes também terão PGs na parte ascendente do trapézio, no temporal e no semiespinal da cabeça. Aqueles com dor na mandíbula também poderão ter PGs nos músculos da mastigação e no esternocleidomastóideo. Na síndrome de Eagle, visto que os músculos digástrico posterior e estilo-hióideo tendem a ter PGs, o músculo longo do pescoço provavelmente também estará acometido. Pacientes com dor na cervical comumente apresentam PGs nos músculos esplênio da cabeça, esplênio do pescoço, suboccipitais, levantador da escápula, esternocleidomastóideo, trapézio superior, temporal e camada profunda do masseter.

PGs associados podem se desenvolver nas áreas de dor referida dos PGs primários;[88] portanto, os PGs no músculo digástrico podem ser decorrentes de PGs primários em outros músculos, incluindo os músculos platisma, pterigóideo medial, trapézio e esternocleidomastóideo. Hong observou que os PGs primários no esternocleidomastóideo poderiam induzir PGs associados no músculo digástrico.[89] Os PGs primários do músculo digástrico posterior também podem contribuir para os PGs associados na porção occipital do músculo occipitofrontal e/ou no esternocleidomastóideo.

4.3. Patologias associadas

Algumas condições clínicas dão origem a sintomas que podem aparecer confusamente semelhantes aos produzidos pelos PGs dos músculos anteriores cervicais ou podem estar presentes concomitantemente. Além disso, vários músculos anteriores cervicais são suscetíveis a condições raras, das quais o clínico examinador deve estar ciente. Deve-se ter em mente que, embora a síndrome miofascial seja uma fonte muito comum de dor na região cervical, em uma minoria dos casos ela pode ser secundária a outros processos patológicos, como malignidade ou infecção. Síndrome miofascial secundária é comum em pacientes que sofrem de tumores de cabeça e pescoço ou doenças infecciosas envolvendo os gânglios linfáticos cervicais. Em pacientes com câncer, a dor miofascial secundária pode se desenvolver como consequência de irritação ou invasão direta dos músculos pelo tumor ou como efeito colateral iatrogênico de irradiação, quimioterapia ou cirurgia.[90,91]

Doença dental, dores de ouvido e glossodinia podem ser, ou parecer ser, uma condição clínica primária. No entanto, se o exame ou o teste diagnóstico não fornecer resultados conclusivos, os PGs nos músculos digástricos devem ser considerados como uma fonte dos sintomas, pois podem produzir dor referida para os dentes, para a orelha e para a garganta.[48,49]

Atualmente, nenhuma compressão de nervos é atribuída à atividade de PGs da musculatura anterior cervical; entretanto, Paraskevas e colaboradores[92] encontraram um caso em que ramos da alça cervical penetraram o ventre inferior do músculo omo-hióideo. Isso poderia contribuir para os sintomas associados à compressão, se as restrições do músculo omo-hióideo estivessem presentes. Evidências de casos de compressão de vasos sanguíneos foram relatadas. Entre 85 cadáveres, Loch e colaboradores[93] relataram 7 casos de compressão da artéria carótida externa (em alguns casos, incluindo a artéria auricular posterior) somente pelo músculo estilo-hióideo sem ossificação do processo estiloide. O músculo omo-hióideo também foi observado como uma possível causa de compressão da veia jugular interna em dois casos relatados.[94,95]

Dois tipos de tumores benignos foram encontrados nos músculos anteriores cervicais, hemangiomas intramusculares e lipomas. Os hemangiomas intramusculares são tumores vasculares benignos que ocorrem nos músculos esqueléticos. Em comparação com os hemangiomas cutâneos, estes são incrivelmente raros. Daqueles que ocorrem, no entanto, 13 a 15% desenvolvem-se na região da cabeça e pescoço.[96,97] Eles variam na intensidade da dor, são imóveis, massas não pulsáteis que podem ser difíceis de diagnosticar e são melhor identificados pela ressonância magnética (RM).[98] Embora sejam mais comumente vistos nos músculos masseter e trapézio superior, alguns casos também foram relatados nos músculos anteriores cervicais. Houve pelo menos seis casos de hemangiomas intramusculares no músculo digástrico;[96,99-103] dois no músculo milo-hióideo[97,104] e uma ocorrência relatada de cada um dos músculos gênio-hióideo, esterno-hióideo e tireo-hióideo.[105-107] Os lipomas são tumores benignos do tecido mole e foram encontrados no músculo longo do pescoço pelo menos duas vezes.[108] Se necessário, esses tumores são facilmente removidos com cirurgia.

O tratamento do câncer de cabeça ou pescoço, como o câncer do assoalho da boca, pode danificar ou alterar a qualidade do tecido dos músculos anteriores cervicais. Atrofia e fibrose dos tecidos moles dos músculos omo-hióideo, digástrico, esterno-hióideo e esternotireóideo podem ocorrer após a radioterapia.[109]

A miosite ossificante é uma condição rara em que um osso heterotópico ou cartilagem se forma no tecido muscular após trauma ou inflamação.[110,111] Essa condição raramente ocorre na região da cabeça e pescoço, com apenas 52 casos relatados desde 1924.[111] Na região de cabeça e pescoço, o músculo masseter é o mais comumente afetado; no entanto, um caso envolvendo o músculo omo-hióideo após trauma físico e um caso envolvendo o músculo platisma após um esvaziamento cervical radical foram relatados.[110]

A miosite é um pseudotumor inflamatório benigno dos músculos esqueléticos que é doloroso e pode limitar o movimento.[112] Quando encontrado na parte superior do pescoço, também pode ser chamado de tendinite calcária retrofaríngea.[113] Nos músculos anteriores cervicais, pode causar dores de cabeça, rigidez e dor cervical que pode facilmente simular PGs. É mais comum encontrarmos nas extremidades, mas Horowitz e colaboradores[114] descobriram que a taxa de incidência é de 0,50 casos por 100.000 pessoas/ano para tendinite calcária retrofaríngea do músculo longo do pescoço. Também houve um caso relatado em ambos os músculos milo-hióideo e esterno-hióideo.[112,115]

A distonia é um distúrbio do movimento caracterizado por contrações musculares intermitentes ou sustentadas que geralmente causam movimentos e/ou posturas repetitivos e anormais.[116] A distonia oromandibular envolve os músculos mastigatórios, faríngeos e linguais. Movimentos anormais associados a essa condição incluem fechamento da mandíbula, abertura da mandíbula, desvio lateral da mandíbula ou uma combinação de movimentos anormais. O ventre anterior do músculo digástrico está comumente envolvido com a forma de distonia oromandibular de abertura da mandíbula.[117] Três casos relatados desse tipo de distonia foram diagnosticados erroneamente na literatura como tendo disfunção da articulação temporomandibular.[118,119] A distonia hioide é um subfenótipo da distonia craniocervical. Nesta condição, ocorre uma contração visível dos músculos hióideos e abaixamento ou elevação inadequada da laringe com a fala ou em repouso. Comumente, provoca alterações na fala, disfagia e rigidez na região anterior do pescoço, em vez dos típicos movimentos e posturas anormais.[120] A distonia cervical é a forma mais comum de uma distonia focal primária.[121] Existem vários tipos diferentes de distonia cervical, dos quais alguns podem envolver músculos anteriores cervicais. Anterocolis causa flexão da coluna cervical.[122] Embora o esternocleidomastóideo esteja mais frequentemente envolvido,[123] há pouco foi relatado o envolvimento do músculo longo do pescoço.[121,122,124] Anterocaput causa flexão da cabeça, com ambos os músculos longo da cabeça e longo do pescoço envolvidos.[122] Um desvio sagital posterior causa retração do queixo, um deslocamento posterior da cabeça no plano sagital e pode envolver os músculos longo do pescoço e supra-hióideo.[125]

A síndrome do músculo omo-hióideo é uma condição rara em que há uma massa lateral no pescoço que se projeta ao engolir. Relatos comuns incluem pseudodisfagia, desconforto no pescoço, problemas estéticos e preocupação com malignidade. Possíveis causas dessa síndrome incluem a incapacidade do músculo omo-hióideo de se alongar devido à degeneração da fibra muscular e à falha do mecanismo de retenção facial do músculo.[54]

A síndrome do músculo esterno-hióideo pode ser facilmente confundida com a síndrome do músculo omo-hióideo, já que os sintomas são muito semelhantes. Apenas dois casos dessa condição foram relatados na literatura, com sintomas que incluem projeção de uma massa cervical lateral durante a deglutição, disfagia com dor e sensação de corpo estranho na garganta sem dificuldades de aspiração ou engasgos. A confirmação da anormalidade do músculo esterno-hióideo foi realizada por meio de tomografia computadorizada do pescoço.[126]

A síndrome de Eagle é uma condição em que o processo estiloide é alongado ou há calcificação do ligamento estilo-hióideo. Os sinais e sintomas variam muito, mas podem incluir dor no ângulo da mandíbula, dor na língua, glossodinia, disfagia, odinofagia, disfonia, sensação de salivação aumentada, sensação de corpo estranho na garganta, alterações vocais, dor persistente que irradia para a artéria carótida, dor de cabeça, dor cervical, dor ao rodar a cabeça, dor que irradia para os olhos, visão turva ou diminuída, dor de ouvido ou vertigem.[127-130] Os sintomas estão relacionados à irritação do V,[127,130] VII,[127,130] IX,[127,128,130] X,[127-130] XI,[129,130] e XII[128-130] nervos cranianos devido à sua proximidade com o processo estiloide ou ligamento estilo-hióideo. O diagnóstico dessa condição pode ser realizado com palpação intraoral do processo estiloide na fossa tonsilar,[129-131] bem como por meio de tomografia computadorizada tridimensional[128,129,131] ou radiografias panorâmicas.[129,130] Com essa condição, o envolvimento dos músculos digástrico (ventre posterior), estilo-hióideo, milo-hióideo, esternocleidomastóideo e longo do pescoço também deve ser examinado, porque esses músculos estão comumente envolvidos com essa condição e podem contribuir para alguns dos sintomas associados.

Outros diagnósticos podem estar presentes concomitantemente com os PGs digástricos ou nos músculos anteriores cervicais. Para o músculo digástrico, dores de cabeça ou distúrbios internos da ATM (com ou sem redução) podem estar envolvidos. Para os músculos anteriores cervicais, os diagnósticos concomitantes incluem dor cervical crônica ou mecânica, cefaleias tipo tensional, distúrbios associados à lesão em chicote (*whiplash*) e dor no quadrante superior. PGs nos músculos esplênios também têm sido associados a essas condições,[132-137] e, como os músculos anteriores cervicais são antagônicos aos esplênios, essas condições também devem ser consideradas com os músculos anteriores cervicais.

A compreensão da apresentação clínica da dor cervical é complexa devido à semelhança de sintomas decorrentes de patologia articular e muscular. Os PGs nos músculos longo do pescoço, longo da cabeça, reto anterior da cabeça e reto lateral da cabeça podem mimetizar restrições articulares na coluna cervical alta. A interdependência da mobilidade articular e dos músculos torna difícil determinar se é um problema primário capsular ou muscular, mas o envolvimento dos flexores da coluna cervical superior deve ser considerado quando a amplitude de movimento da coluna cervical superior é restrita e/ou dolorosa.

5. AÇÕES CORRETIVAS

De forma similar a outros músculos cervicais, a abordagem da postura é essencial quando os PGs estão presentes nos músculos anteriores cervicais. A postura anteriorizada da cabeça e a posição da língua devem sempre ser corrigidas quando identificadas como um problema. A orientação sobre uma boa mecânica corporal e ergonomia também é essencial (ver Capítulo 76, Considerações posturais).

Cuidados devem ser tomados para encontrar as lentes corretivas adequadas para garantir que o paciente mantenha uma postura neutra de cabeça enquanto visualiza uma tela digital. O uso de lentes bifocais ou progressivas deve ser desencorajado para reduzir o movimento repetitivo usado para tentar focar as informações na tela. Se dois ou mais monitores de computador estiverem sendo usados simultaneamente, eles devem estar centralizados em torno do usuário, de modo que o centro de toda a área de visualização esteja diretamente à frente do usuário, em vez de um monitor diretamente na frente e outro do lado do paciente. Também pode ser útil inclinar as telas em forma de V ou U para diminuir a rotação cervical e o movimento dos olhos necessários para ver todas as telas. O tamanho da cadeira também deve ser avaliado, pois a maioria das cadeiras é projetada para um homem de tamanho médio, causando, assim, compensações na postura para indivíduos que não têm esse tamanho.

Foi demonstrado que PGs podem se desenvolver após 1 hora de digitação,[138] portanto, intervalos intermitentes a cada 20 ou 30 minutos poderiam ajudar a reduzir a formação de PGs durante o trabalho no computador. Definir um *timer* com despertador para

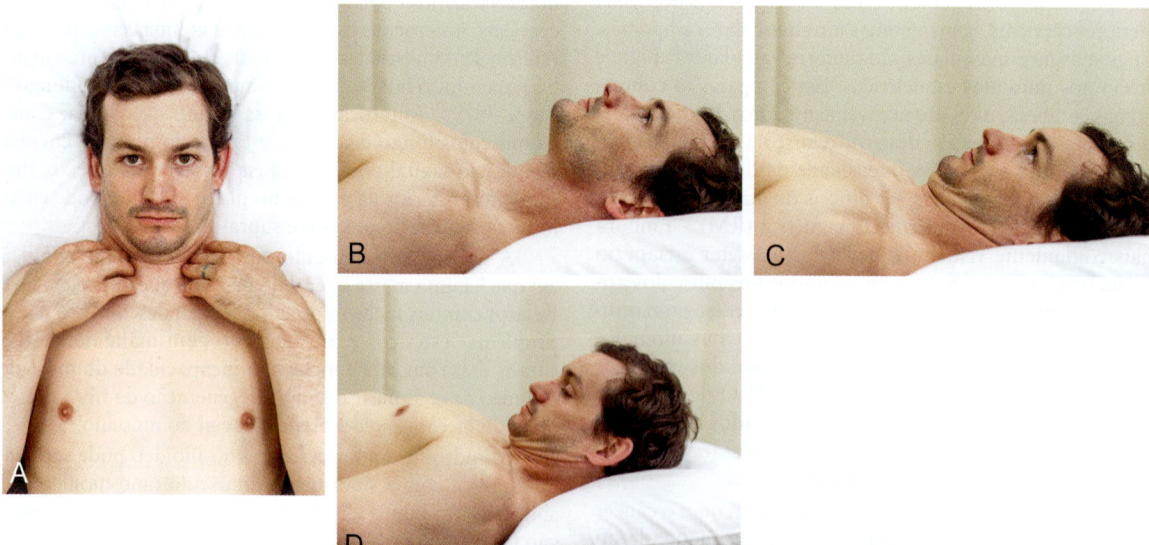

Figura 12-6 Ativação dos flexores cervicais profundos. (A) O paciente pode colocar os dedos no músculo esternocleidomastóideo para monitorar a atividade deste músculo. (B) e (C) Em decúbito dorsal, o paciente realiza um pequeno movimento de inclinação anterior da cabeça sem atividade inicial ou excessiva do músculo esternocleidomastóideo. (D) Exercício pode ser progredido para uma elevação da cabeça, mantendo essa posição.

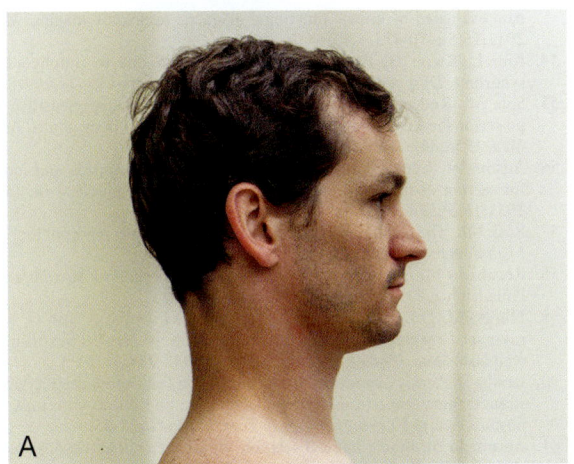 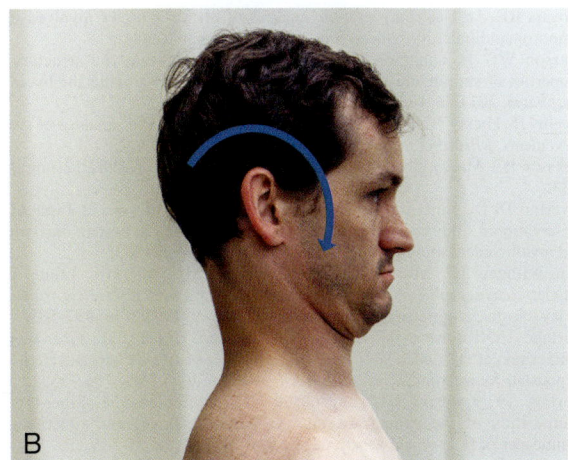

Figura 12-7 Ativação de flexores cervicais profundos na posição sentada. (A) Posição inicial. (B) Posição final.

intervalos ou começar a integrar uma pausa rápida na posição em pé enquanto uma tarefa de rotina específica é executada, como atender o telefone, podem ajudar a aumentar o movimento sem interromper a linha de pensamento. Utilizar um apoio para os pés ou uma mesa mais alta para trabalhar em pé também pode incentivar mais movimento.

A respiração adequada também é importante para auxiliar no treinamento postural, diminuir o bruxismo e ajudar a diminuir os desequilíbrios musculares associados àqueles que têm apneia e disfasia do sono. Os pacientes devem ser treinados a realizar respiração nasodiafragmática, em vez de respirar pela boca, já que a respiração bucal tem impacto negativo na postura.[82-87] A respiração bucal favorece a depressão e a retrusão da mandíbula, causando ativação e encurtamento dos músculos digástricos. Isso pode levar à má oclusão e a uma posição elevada do osso hioide, alterando as propriedades mioelétricas da musculatura do hioide. A realização de exercícios de fortalecimento e alongamentos em uma bola de exercícios em conjunto com a respiração nasodiafragmática demonstraram promover benefícios para a postura.[86]

Como a diminuição da atividade eletromiográfica e a atrofia dos músculos anteriores cervicais foram observadas em várias condições clínicas, incluindo distúrbios associados à lesão em chicote (*whiplash*) e dor cervical crônica, o fortalecimento muscular é apropriado. O paciente deve estar deitado em decúbito dorsal enquanto realiza um movimento de inclinação da cabeça para a frente (como se fizesse um aceno dizendo "sim") sem o uso excessivo do esternocleidomastóideo (Figura 12-6). Esse exercício pode progredir para levantar a cabeça, mantendo a inclinação/o aceno e tentando manter essa posição por 5 a 10 segundos (Figura 12-6D). Esse exercício também pode ser realizado na posição sentada (Figura 12-7) durante as atividades funcionais. A dor deve ser evitada durante a realização desses exercícios.[139-142]

Para melhorar o tônus dos músculos supra-hióideos, a ponta da língua pode ser pressionada contra o centro do palato duro, mantendo essa pressão por 2 segundos. Isso pode ser repetido por 3 séries de 10 repetições.[143]

O resfriamento da pele do pescoço, especialmente quando os músculos estão fatigados, em geral ativa os PGs nos músculos anteriores cervicais. O paciente deve manter o pescoço aquecido, quando possível, dormindo com uma camiseta de gola alta, vestindo uma gola alta ou um cachecol durante o dia e evitando correntes de ar frias.

Referências

1. Standring S. *Gray's Anatomy: The Anatomical Basis of Clinical Practice*. 41st ed: London, UK: Elsevier; 2015.
2. Sonoda N, Tamatsu Y. Observation on the attachment of muscles onto the hyoid bone in human adults. *Okajimas Folia Anat Jpn*. 2008;85(3):79-90.
3. Kohan EJ, Wirth GA. Anatomy of the neck. *Clin Plast Surg*. 2014;41(1):1-6.
4. Prendergast PM. *Facial Anatomy. Advanced Surgical Facial Rejuvenation*. Berlin, Heidelberg: Springer; 2012.
5. Ozgur Z, Govsa F, Celik S, Ozgur T. An unreported anatomical finding: unusual insertions of the stylohyoid and digastric muscles. *Surg Radiol Anat*. 2010;32(5):513-517.
6. Harvey JA, Call Z, Peterson K, Wisco JJ. Weave pattern of accessory heads to the anterior digastric muscle. *Surg Radiol Anat*. 2015;37(8):1001-1004.
7. Yamazaki Y, Shibata M, Ushiki T, Isokawa K, Sato N. Bilateral, asymmetric anomalies of the anterior bellies of digastric muscles. *J Oral Sci*. 2011;53(4):523-527.
8. Borst J, Forbes PA, Happee R, Veeger DH. Muscle parameters for musculoskeletal modelling of the human neck. *Clin Biomech (Bristol, Avon)*. 2011;26(4):343-351.
9. Rai R, Ranade A, Nayak S, Vadgaonkar R, Mangala P, Krishnamurthy A. A study of anatomical variability of the omohyoid muscle and its clinical relevance. *Clinics (Sao Paulo)*. 2008;63(4):521-524.
10. Mayoux-Benhamou MA, Revel M, Vallee C, Roudier R, Barbet JP, Bargy F. Longus colli has a postural function on cervical curvature. *Surg Radiol Anat*. 1994;16(4):367-371.
11. Thotakura B, Rajendran SS, Gnanasundaram V, Subramaniam A. Variations in the posterior division branches of the mandibular nerve in human cadavers. *Singapore Med J*. 2013;54(3):149-151.
12. Quadros LS, Bhat N, Babu A, D'souza AS. Anatomical variations in the ansa cervicalis and innervation of infrahyoid muscles. *Int J Anat Res*. 2013;1(2):69-74.
13. Sakamoto Y. Spatial relationships between the morphologies and innervations of the scalene and anterior vertebral muscles. *Ann Anat*. 2012;194(4):381-388.
14. Shimokawa T, Yi SQ, Tanaka A, et al. Contributions of the hypoglossal nerve to the innervations of the recti capiti laterales and anterior. *Clin Anat*. 2004;17(8):613-617.
15. Meguid EA, Agawany AE. An anatomical study of the arterial and nerve supply of the infrahyoid muscles. *Folia Morphol (Warsz)*. 2009;68(4):233-243.
16. Van Eijden TM, Korfage JA, Brugman P. Architecture of the human jaw-closing and jaw-opening muscles. *Anat Rec*. 1997;248(3):464-474.
17. Carlsoo S. An electromyographic study of the activity of certain suprahyoid muscles (mainly the anterior belly of digastric muscle) and of the reciprocal innervation of the elevator and depressor musculature of the mandible. *Acta Anat (Basel)*. 1956;26(2):81-93.
18. Tsukada T, Taniguchi H, Ootaki S, Yamada Y, Inoue M. Effects of food texture and head posture on oropharyngeal swallowing. *J Appl Physiol (1985)*. 2009;106(6):1848-1857.
19. Pearson WG Jr, Hindson DF, Langmore SE, Zumwalt AC. Evaluating swallowing muscles essential for hyolaryngeal elevation by using muscle functional magnetic resonance imaging. *Int J Radiat Oncol Biol Phys*. 2013;85(3):735-740.
20. Basmajian J, Deluca C. *Muscles Alive*. 5th ed. Baltimore, MD: Williams & Wilkins; 1985.
21. Kurt T, Gurgor N, Secil Y, Yildiz N, Ertekin C. Electrophysiologic identification and evaluation of stylohyoid and posterior digastricus muscle complex. *J Electromyogr Kinesiol*. 2006;16(1):58-65.

22. Moyers RE. An electromyographic analysis of certain muscles involved in temporomandibular movement. *Am J Orthod.* 1950;36(7):481-515.
23. Pearson WG Jr, Langmore SE, Zumwalt AC. Evaluating the structural properties of suprahyoid muscles and their potential for moving the hyoid. *Dysphagia.* 2011;26(4):345-351.
24. Woelfel JB, Hickey JC, Stacey RW, Rinear L. Electromyographic analysis of jaw movements. *J Prosthet Dent.* 1960;10:688-697.
25. Eriksson PO. Muscle fiber composition system. *Swed Dent J.* 1982;12(suppl):8-38.
26. Saverino D, De Santanna A, Simone R, Cervioni S, Cattrysse E, Testa M. Observational study on the occurrence of muscle spindles in human digastric and mylohyoideus muscles. *Biomed Res Int.* 2014;2014:294263.
27. Van Willigen JD, Morimoto T, Broekhuijsen ML, Bijl GK, Inoue T. An electromyographic study of whether the digastric muscles are controlled by jaw-closing proprioceptors in man. *Arch Oral Biol.* 1993;38(6):497-505.
28. Korfage JA, Koolstra JH, Langenbach GE, van Eijden TM. Fiber-type composition of the human jaw muscles—(part 2) role of hybrid fibers and factors responsible for inter-individual variation. *J Dent Res.* 2005;84(9):784-793.
29. Korfage JA, Koolstra JH, Langenbach GE, van Eijden TM. Fiber-type composition of the human jaw muscles—(part 1) origin and functional significance of fiber-type diversity. *J Dent Res.* 2005;84(9):774-783.
30. Perlman AL, Palmer PM, McCulloch TM, Vandaele DJ. Electromyographic activity from human laryngeal, pharyngeal, and submental muscles during swallowing. *J Appl Physiol (1985).* 1999;86(5):1663-1669.
31. Takahashi S, Ono T, Ishiwata Y, Kuroda T. Breathing modes, body positions, and suprahyoid muscle activity. *J Orthod.* 2002;29(4):307-313; discussion 279.
32. Korfage JA, Schueler YT, Brugman P, Van Eijden TM. Differences in myosin heavy-chain composition between human jaw-closing muscles and supra- and infrahyoid muscles. *Arch Oral Biol.* 2001;46(9):821-827.
33. Castro HA, Resende LA, Berzin F, Konig B. Electromyographic analysis of the superior belly of the omohyoid muscle and anterior belly of the digastric muscle in tongue and head movements. *J Electromyogr Kinesiol.* 1999;9(3):229-232.
34. Inokuchi H, Gonzalez-Fernandez M, Matsuo K, et al. Electromyography of swallowing with fine wire intramuscular electrodes in healthy human: activation sequence of selected hyoid muscles. *Dysphagia.* 2014;29(6):713-721.
35. Miller A, Woodley SJ, Cornwall J. Fibre type composition of female longus capitis and longus colli muscles. *Anat Sci Int.* 2016;91(2):163-168.
36. Cornwall J, Kennedy E. Fiber types of the anterior and lateral cervical muscles in elderly males. *Eur Spine J.* 2015;24(9):1986-1991.
37. Johnson MA, Polgar J, Weightman D, Appleton D. Data on the distribution of fibre types in thirty-six human muscles. An autopsy study. *J Neurol Sci.* 1973;18(1):111-129.
38. Cornwall J, Stringer MD, Duxson M. Functional morphology of the thoracolumbar transversospinal muscles. *Spine (Phila Pa 1976).* 2011;36(16):E1053-E1061.
39. Kennedy E, Albert M, Nicholson H. Do longus capitis and colli really stabilise the cervical spine? A study of their fascicular anatomy and peak force capabilities. *Musculoskelet Sci Pract.* 2017;32:104-113.
40. Simons DG, Travell J, Simons L. *Travell & Simon's Myofascial Pain and Dysfunction: The Trigger Point Manual.* Vol 1. 2nd ed. Baltimore, MD: Williams & Wilkins; 1999:104.
41. Giannasi LC, Matsui MY, Freitas SR, et al. Effects of neuromuscular electrical stimulation on the masticatory muscles and physiologic sleep variables in adults with cerebral palsy: a novel therapeutic approach. *PLoS One.* 2015;10(8):e0128959.
42. Cecilio FA, Regalo SC, Palinkas M, et al. Ageing and surface EMG activity patterns of masticatory muscles. *J Oral Rehabil.* 2010;37(4):248-255.
43. Bell WH. Nonsurgical management of the pain-dysfunction syndrome. *J Am Dent Assoc.* 1969;79(1):161-170.
44. Bonica J. Chapter 47, Neck pain. In: Bonica JJ, Loeser JD, Chapman C, Fordyce WE, eds. *The Management of Pain.* Philadelphia, PA: Lea & Febiger; 1990:848-867.
45. Wright EF. Referred craniofacial pain patterns in patients with temporomandibular disorder. *J Am Dent Assoc.* 2000;131(9):1307-1315.
46. Hong CZ. Eagle syndrome manifested with chronic myofascial trigger points in digastric muscle. *Arch Phys Med Rehabil.* 1989;70:A-19.
47. Svensson P, Bak J, Troest T. Spread and referral of experimental pain in different jaw muscles. *J Orofac Pain.* 2003;17(3):214-223.
48. Fricton JR, Kroening R, Haley D, Siegert R. Myofascial pain syndrome of the head and neck: a review of clinical characteristics of 164 patients. *Oral Surg Oral Med Oral Pathol.* 1985;60(6):615-623.
49. Goldstein LB, Last FC, Salerno VM. Prevalence of hyperactive digastric muscles during swallowing as measured by electromyography in patients with myofascial pain dysfunction syndrome. *Funct Orthod.* 1997;14(3):18-22, 24.
50. Konzelman JL Jr. Glossodynia: a case report. *Cranio.* 1984;3(1):82-83.
51. Minerbi A, Ratmansky M, Finestone A, Gerwin R, Vulfsons S. The local and referred pain patterns of the longus colli muscle. *J Bodyw Mov Ther.* 2017;21(2):267-273.
52. Williams HL. The syndrome of physical or intrinsic allergy of the head: myalgia of the head (sinus headache). *Proc Staff Meet Mayo Clin.* 1945;20(12):177-183.
53. Cagnie B, Dirks R, Schouten M, Parlevliet T, Cambier D, Danneels L. Functional reorganization of cervical flexor activity because of induced muscle pain evaluated by muscle functional magnetic resonance imaging. *Man Ther.* 2011;16(5):470-475.
54. Kim L, Kwon H, Pyun SB. Pseudodysphagia due to omohyoid muscle syndrome. *Dysphagia.* 2009;24(3):357-361.
55. Sola AE, Rodenberger ML, Gettys BB. Incidence of hypersensitive areas in posterior shoulder muscles; a survey of two hundred young adults. *Am J Phys Med.* 1955;34(6):585-590.
56. Adson AW. Cervical ribs: symptoms, differential diagnosis and indications for section of the insertion of the scalenus anticus muscle. *J Int Coll Surg.* 1951;16(5):546-559.
57. Rask MR. The omohyoideus myofascial pain syndrome: report of four patients. *J Craniomandibular Pract.* 1984;2(3):256-262.
58. Rocabado M, Iglarsh ZA. *Musculoskeletal Approach to Maxillofacial Pain.* Philadelphia, PA: J.B. Lippincott Company; 1991.
59. Elliott JM, O'Leary S, Sterling M, Hendrikz J, Pedler A, Jull G. Magnetic resonance imaging findings of fatty infiltrate in the cervical flexors in chronic whiplash. *Spine (Phila Pa 1976).* 2010;35(9):948-954.
60. Lamba D, Pant S, Chandra G, Joshi A, Dalakoti D. Effect of deep cervical flexor strengthening on vertical mandibular opening on subjects with forward head posture. *Indian J Physiother Occup Ther.* 2012;6(1):22-25.
61. Rocabado M. Biomechanical relationship of the cranial, cervical, and hyoid regions. *J Craniomandibular Pract.* 1983;1(3):61-66.
62. Bibby RE, Preston CB. The hyoid triangle. *Am J Orthod.* 1981;80(1):92-97.
63. Janda V. Chapter 6, Evaluation of muscular imbalance. In: Liebenson C, ed. *Rehabilitation of the Spine: A Practitioner's Guide.* Baltimore, MD: Williams & Wilkins; 1996:97-112.
64. Lewit K. *Manipulative Therapy in Rehabilitation of the Locomotor System.* 2nd ed. Oxford, England: Butterworth Heinemann; 1991.
65. Falla DL, Jull GA, Hodges PW. Patients with neck pain demonstrate reduced electromyographic activity of the deep cervical flexor muscles during performance of the craniocervical flexion test. *Spine (Phila Pa 1976).* 2004;29(19):2108-2114.
66. Falla D, Jull G, Hodges PW. Feedforward activity of the cervical flexor muscles during voluntary arm movements is delayed in chronic neck pain. *Exp Brain Res.* 2004;157(1):43-48.
67. Falla D, Jull G, Russell T, Vicenzino B, Hodges P. Effect of neck exercise on sitting posture in patients with chronic neck pain. *Phys Ther.* 2007;87(4):408-417.
68. Painkra JP, Kumar S, Anwer S, Kumar R, Nezamuddin M, Equebal A. Reliability of an assessment of deep cervical flexor muscle endurance test: a cross-sectional study. *Int J Ther Rehabil.* 2014;21(5):227-231.
69. James G, Doe T. The craniocervical flexion test: intra-tester reliability in asymptomatic subjects. *Physiother Res Int.* 2010;15(3):144-149.
70. Jull GA, O'Leary SP, Falla DL. Clinical assessment of the deep cervical flexor muscles: the craniocervical flexion test. *J Manipulative Physiol Ther.* 2008;31(7):525-533.
71. Sterling M, Jull G, Vicenzino B, Kenardy J, Darnell R. Development of motor system dysfunction following whiplash injury. *Pain.* 2003;103(1-2):65-73.
72. Fernández de las Peñas C, Perez-de-Heredia M, Molero-Sanchez A, Miangolarra-Page JC. Performance of the craniocervical flexion test, forward head posture, and headache clinical parameters in patients with chronic tension-type headache: a pilot study. *J Orthop Sports Phys Ther.* 2007;37(2):33-39.
73. Burch JG. Chapter 11, Occlusion related to craniofacial pain. In: Alling CC III, Mahan PE, eds. *Facial Pain.* 2nd ed. Philadelphia, PA: Lea & Febiger; 1977.
74. Gerwin RD, Dommerholt J, Shah JP. An expansion of Simons' integrated hypothesis of trigger point formation. *Curr Pain Headache Rep.* 2004;8(6):468-475.
75. Javanshir K, Rezasoltani A, Mohseni-Bandpei MA, Amiri M, Ortega-Santiago R, Fernández de las Peñas C. Ultrasound assessment of bilateral longus colli muscles in subjects with chronic bilateral neck pain. *Am J Phys Med Rehabil.* 2011;90(4):293-301.
76. Elliott J, Jull G, Noteboom JT, Darnell R, Galloway G, Gibbon WW. Fatty infiltration in the cervical extensor muscles in persistent whiplash-associated disorders: a magnetic resonance imaging analysis. *Spine (Phila Pa 1976).* 2006;31(22):E847-E855.
77. McPartland JM, Brodeur RR, Hallgren RC. Chronic neck pain, standing balance, and suboccipital muscle atrophy—a pilot study. *J Manipulative Physiol Ther.* 1997;20(1):24-29.
78. Fernández de las Peñas C, Bueno A, Ferrando J, Elliott JM, Cuadrado ML, Pareja JA. Magnetic resonance imaging study of the morphometry of cervical extensor muscles in chronic tension-type headache. *Cephalalgia.* 2007;27(4):355-362.
79. Gonzalez HE, Manns A. Forward head posture: its structural and functional influence on the stomatognathic system, a conceptual study. *Cranio.* 1996;14(1):71-80.
80. Song JI, Park JH, Jeon HS. Influence of forward head posture on electromyography activity of hyoid muscles during mouth opening. *Phys Ther Korea.* 2015;22(1):103-109.
81. Ohmure H, Miyawaki S, Nagata J, Ikeda K, Yamasaki K, Al-Kalaly A. Influence of forward head posture on condylar position. *J Oral Rehabil.* 2008;35(11):795-800.
82. Milanesi JM, Borin G, Correa EC, da Silva AM, Bortoluzzi DC, Souza JA. Impact of the mouth breathing occurred during childhood in the adult age:

biophotogrammetric postural analysis. *Int J Pediatr Otorhinolaryngol.* 2011;75(8):999-1004.
83. Cuccia AM, Lotti M, Caradonna D. Oral breathing and head posture. *Angle Orthod.* 2008;78(1):77-82.
84. Sforza C, Colombo A, Turci M, Grassi G, Ferrario VF. Induced oral breathing and craniocervical postural relations: an experimental study in healthy young adults. *Cranio.* 2004;22(1):21-26.
85. Vig PS, Showfety KJ, Phillips C. Experimental manipulation of head posture. *Am J Orthod.* 1980;77(3):258-268.
86. Correa EC, Berzin F. Efficacy of physical therapy on cervical muscle activity and on body posture in school-age mouth breathing children. *Int J Pediatr Otorhinolaryngol.* 2007;71(10):1527-1535.
87. Neiva PD, Kirkwood RN, Godinho R. Orientation and position of head posture, scapula and thoracic spine in mouth-breathing children. *Int J Pediatr Otorhinolaryngol.* 2009;73(2):227-236.
88. Hsieh YL, Kao MJ, Kuan TS, Chen SM, Chen JT, Hong CZ. Dry needling to a key myofascial trigger point may reduce the irritability of satellite MTrPs. *Am J Phys Med Rehabil.* 2007;86(5):397-403.
89. Hong C-Z. Considerations and recommendations regarding myofascial trigger point injection. *J Musculoske Pain.* 1994;2(1):29-59.
90. Epstein JB, Elad S, Eliav E, Jurevic R, Benoliel R. Orofacial pain in cancer: part II—clinical perspectives and management. *J Dent Res.* 2007;86(6):506-518.
91. Butler JH. Myofascial pain dysfunction syndrome involving tumor metastasis. Case report. *J Periodontol.* 1975;46(5):309-311.
92. Paraskevas GK, Natsis K, Nitsa Z, Mavrodi A, Kitsoulis P. Unusual morphological pattern and distribution of the ansa cervicalis: a case report. *Rom J Morphol Embryol.* 2014;55(3):993-996.
93. Loch C, Fehrmann P, Dockhorn HU. Studies on the compression of the external carotid artery in the region of the styloid process of the temporal bone [in German]. *Laryngorhinootologie.* 1990;69(5):260-266.
94. Simka M, Majewski E, Fortuna M, Zaniewski M. Internal jugular vein entrapment in a multiple sclerosis patient. *Case Rep Surg.* 2012;2012:293568.
95. Gianesini S, Menegatti E, Mascoli F, Salvi F, Bastianello S, Zamboni P. The omohyoid muscle entrapment of the internal jugular vein. A still unclear pathogenetic mechanism. *Phlebology.* 2014;29(9):632-635.
96. Clemis JD, Briggs DR, Changus GW. Intramuscular hemangioma in the head and neck. *Can J Otolaryngol.* 1975;4(2):339-346.
97. Nair AB, Manjula BV, Balasubramanyam AM. Intramuscular haemangioma of mylohyoid muscle: a case report. *Indian J Surg.* 2010;72(suppl 1):344-346.
98. Boricic I, Stojsic Z, Mikic A, Brasanac D, Tomanovic N, Bacetic D. Intramuscular haemangioma of the retropharyngeal space. *Vojnosanit Pregl.* 2007;64(7):485-488.
99. Clement WA, Graham I, Ablett M, Rawlings D, Dempster JH. Intramuscular hemangioma of the posterior belly of the digastric muscle failing to highlight on magnetic resonance imaging. *Ann Otol Rhinol Laryngol.* 2002;111(11):1050-1053.
100. Salzman R, Buchanan MA, Berman L, Jani P. Ultrasound-guided core-needle biopsy and magnetic resonance imaging in the accurate diagnosis of intramuscular haemangiomas of the head and neck. *J Laryngol Otol.* 2012;126(4):391-394.
101. Sayan NB, Kogo M, Koizumi H, et al. Intramuscular hemangioma in the digastric muscle. *J Osaka Univ Dent Sch.* 1992;32:14-20.
102. Slack RW, Milroy C, Parker A. Rare submandibular swelling (capillary haemangioma). *J Laryngol Otol.* 1989;103(6):632-633.
103. Nurlizams I, Kenalims MS, Sani A. Intramuscular haemangioma in the head and neck. *Med J Malaysia.* 2007;62(5):409-410.
104. Lee JK, Lim SC. Intramuscular hemangiomas of the mylohyoid and sternocleidomastoid muscle. *Auris Nasus Larynx.* 2005;32(3):323-327.
105. Harar RP, Kalan A, Brown CL, Kenyon GS. An unique tumour of the geniohyoid muscle: an intramuscular haemangioma. *J Laryngol Otol.* 1997;111(8):769-771.
106. M I, Soleh MN, Abdul Rahman KS, T S SE. Intramuscular sternohyoid hemangioma: an unusual neck mass. *Med J Malaysia.* 2013;68(2):166-167.
107. Giudice M, Piazza C, Bolzoni A, Peretti G. Head and neck intramuscular haemangioma: report of two cases with unusual localization. *Eur Arch Otorhinolaryngol.* 2003;260(9):498-501.
108. Pichierri A, Marotta N, Raco A, Delfini R. Intramuscular infiltrating lipoma of the longus colli muscle. A very rare cause of neck structures compression. *Cent Eur Neurosurg.* 2010;71(3):157-159.
109. Kim J, Shin ES, Kim JE, Yoon SP, Kim YS. Neck muscle atrophy and soft-tissue fibrosis after neck dissection and postoperative radiotherapy for oral cancer. *Radiat Oncol J.* 2015;33(4):344-349.
110. Aoki T, Naito H, Ota Y, Shiiki K. Myositis ossificans traumatica of the masticatory muscles: review of the literature and report of a case. *J Oral Maxillofac Surg.* 2002;60(9):1083-1088.
111. Conner GA, Duffy M. Myositis ossificans: a case report of multiple recurrences following third molar extractions and review of the literature. *J Oral Maxillofac Surg.* 2009;67(4):920-926.
112. Brown TF, Carr MM, Covert AA, Nasser JG. Focal myositis in the mylohyoid muscle of an adult. *J Otolaryngol.* 2000;29(1):47-50.
113. Pearce JM. Longus cervicis colli "myositis" (syn: retropharyngeal tendinitis). *J Neurol Neurosurg Psychiatry.* 1996;61(3):324.
114. Horowitz G, Ben-Ari O, Brenner A, Fliss DM, Wasserzug O. Incidence of retropharyngeal calcific tendinitis (longus colli tendinitis) in the general population. *Otolaryngol Head Neck Surg.* 2013;148(6):955-958.
115. Colombo JR, Dagher W, Wein RO. Benign proliferative myositis of the sternohyoid muscle: review and case report. *Am J Otolaryngol.* 2015;36(1):87-89.
116. Albanese A, Bhatia K, Bressman SB, et al. Phenomenology and classification of dystonia: a consensus update. *Mov Disord.* 2013;28(7):863-873.
117. Sinclair CF, Gurey LE, Blitzer A. Oromandibular dystonia: long-term management with botulinum toxin. *Laryngoscope.* 2013;123(12):3078-3083.
118. Khan J, Anwer HM, Eliav E, Heir G. Oromandibular dystonia: differential diagnosis and management. *J Am Dent Assoc.* 2015;146(9):690-693.
119. Viswanath A, Gordon SM. Two cases of oromandibular dystonia referred as temporomandibular joint disorder. *Grand Rounds.* 2012;12:1-5.
120. Norby E, Orbelo D, Strand E, et al. Hyoid muscle dystonia: a distinct focal dystonia syndrome. *Parkinsonism Relat Disord.* 2015;21(10):1210-1213.
121. Bhidayasiri R. Treatment of complex cervical dystonia with botulinum toxin: involvement of deep-cervical muscles may contribute to suboptimal responses. *Parkinsonism Relat Disord.* 2011;17 suppl 1:S20-S24.
122. Finsterer J, Revuelta GJ. Anterocollis and anterocaput. *Clin Neurol Neurosurg.* 2014;127:44-53.
123. Peng-Chen Z, Thompson A, Rodriguez RL. Bilateral lower sternocleidomastoid botulinum toxin injections to address refractory anterocollis. *Neurologist.* 2016;21(2):30-31.
124. Glass GA, Ku S, Ostrem JL, Heath S, Larson PS. Fluoroscopic, EMG-guided injection of botulinum toxin into the longus colli for the treatment of anterocollis. *Parkinsonism Relat Disord.* 2009;15(8):610-613.
125. Flowers JM, Hicklin LA, Marion MH. Anterior and posterior sagittal shift in cervical dystonia: a clinical and electromyographic study, including a new EMG approach of the longus colli muscle. *Mov Disord.* 2011;26(13):2409-2414.
126. Kim JS, Hong KH, Hong YT, Han BH. Sternohyoid muscle syndrome. *Am J Otolaryngol.* 2015;36(2):190-194.
127. Piagkou M, Anagnostopoulou S, Kouladouros K, Piagkos G. Eagle's syndrome: a review of the literature. *Clin Anat.* 2009;22(5):545-558.
128. Kiralj A, Illic M, Pejakovic B, Markov B, Mijatov S, Mijatov I. Eagle's syndrome—a report of two cases. *Vojnosanit Pregl.* 2015;72(5):458-462.
129. Ferreira PC, Mendanha M, Frada T, Carvalho J, Silva A, Amarante J. Eagle syndrome. *J Craniofac Surg.* 2014;25(1):e84-e86.
130. Dunn-Ryznyk LR, Kelly CW. Eagle syndrome: a rare cause of dysphagia and head and neck pain. *JAAPA.* 2010;23(12):28, 31-22, 48.
131. Mayrink G, Figueiredo EP, Sato FR, Moreira RW. Cervicofacial pain associated with Eagle's syndrome misdiagnosed as trigeminal neuralgia. *Oral Maxillofac Surg.* 2012;16(2):207-210.
132. Lluch E, Arguisuelas MD, Coloma PS, Palma F, Rey A, Falla D. Effects of deep cervical flexor training on pressure pain thresholds over myofascial trigger points in patients with chronic neck pain. *J Manipulative Physiol Ther.* 2013;36(9):604-611.
133. Munoz-Munoz S, Munoz-Garcia MT, Alburquerque-Sendin F, Arroyo-Morales M, Fernández de las Peñas C. Myofascial trigger points, pain, disability, and sleep quality in individuals with mechanical neck pain. *J Manipulative Physiol Ther.* 2012;35(8):608-613.
134. Fernández de las Peñas C, Ge HY, Alonso-Blanco C, Gonzalez-Iglesias J, Arendt-Nielsen L. Referred pain areas of active myofascial trigger points in head, neck, and shoulder muscles, in chronic tension type headache. *J Bodyw Mov Ther.* 2010;14(4):391-396.
135. Martin-Herrero C, Rodrigues de Souza DP, Alburquerque-Sendin F, Ortega-Santiago R, Fernández de las Peñas C. Myofascial trigger points, pain, disability and quality of sleep in patients with chronic tension-type headache: a pilot study [in Spanish]. *Rev Neurol.* 2012;55(4):193-199.
136. Karadas O, Gul HL, Inan LE. Lidocaine injection of pericranial myofascial trigger points in the treatment of frequent episodic tension-type headache. *J Headache Pain.* 2013;14:44.
137. Fernández de las Peñas C, Grobli C, Ortega-Santiago R, et al. Referred pain from myofascial trigger points in head, neck, shoulder, and arm muscles reproduces pain symptoms in blue-collar (manual) and white-collar (office) workers. *Clin J Pain.* 2012;28(6):511-518.
138. Hoyle JA, Marras WS, Sheedy JE, Hart DE. Effects of postural and visual stressors on myofascial trigger point development and motor unit rotation during computer work. *J Electromyogr Kinesiol.* 2011;21(1):41-48.
139. Chung SH, Her JG, Ko T, You YY, Lee JS. Effects of exercise on deep cervical flexors in patients with chronic neck pain. *J Phys Ther Sci.* 2012;24(7):629-632.
140. Falla D, Lindstrom R, Rechter L, Boudreau S, Petzke F. Effectiveness of an 8-week exercise programme on pain and specificity of neck muscle activity in patients with chronic neck pain: a randomized controlled study. *Eur J Pain.* 2013;17(10):1517-1528.
141. Jull GA, Falla D, Vicenzino B, Hodges PW. The effect of therapeutic exercise on activation of the deep cervical flexor muscles in people with chronic neck pain. *Man Ther.* 2009;14(6):696-701.
142. Ludvigsson ML, Peterson G, O'Leary S, Dedering A, Peolsson A. The effect of neck-specific exercise with, or without a behavioral approach, on pain, disability, and self-efficacy in chronic whiplash-associated disorders: a randomized clinical trial. *Clin J Pain.* 2015;31(4):294-303.
143. Correa Cde C, Berretin-Felix G. Myofunctional therapy applied to upper airway resistance syndrome: a case report. *Codas.* 2015;27(6):604-609.

Capítulo 13

Cutâneo I: músculos da face
Orbicular do olho, zigomático maior, platisma, bucinador, corrugador do supercílio e prócero

Naufrágio de rugas

Savas Koutsantonis

1. INTRODUÇÃO

Os músculos faciais estão no tecido subcutâneo do rosto. A maioria deles se origina dos ossos do crânio e se insere na pele. Como lâminas musculares planas e finas, eles são distintos de outros músculos esqueléticos em um aspecto morfológico. Os músculos faciais servem como um esfíncter ou dilatador dos orifícios faciais (órbita e boca), e a contração desses músculos move a pele do rosto e a enruga para formar várias expressões emocionais. Esses movimentos são sensíveis e não exigem um desenvolvimento significativo de força. Os músculos faciais não são envolvidos por um fáscia definida, assim como não são observados ventres musculares típicos. Os músculos variam consideravelmente em seu desenvolvimento entre os indivíduos, e pode haver entrelaçamento de fibras nos músculos faciais adjacentes. Eles são inervados por diferentes ramos do nervo facial. Os padrões de dor proveniente dos pontos-gatilho (PGs) dos músculos faciais tendem a ser locais. A ativação e a perpetuação de PGs nesses músculos frequentemente ocorrem a partir de expressões faciais habituais, da utilização de aparelhos dentários ou instrumentos de sopro. Esse grupo de músculos também é suscetível ao desenvolvimento de PGs associados a PGs ativos em grupos musculares maiores na coluna cervical e no ombro. O diagnóstico diferencial de PGs nesses músculos inclui o blefarospasmo. Ações corretivas incluem autoalongamento, tratamento de PGs ativos nos músculos cervicais que provocam dor referida para a região facial e exercícios de respiração e relaxamento, para diminuir os padrões de contenção na face.

2. CONSIDERAÇÕES ANATÔMICAS

Os músculos faciais apresentam diferenças em relação à distribuição do tipo de fibra e ao tamanho das fibras quando comparados com os músculos dos membros. Foi observado que o diâmetro médio das fibras dos músculos faciais (platisma, levantador do lábio, zigomático maior e orbicular da boca) é quase a metade do diâmetro dos músculos dos membros normais.[1]

Verificou-se que a composição do tipo de fibra dos músculos orofaciais é qualitativa e quantitativamente diferente uma da outra e dos músculos dos membros. Em geral, os músculos orofaciais contêm uma predominância excepcionalmente grande de fibras oxidativas tipo II. Essa composição é especialmente notável nos músculos zigomático menor, orbicular da boca e orbicular do olho.[2,3] As exceções incluem os músculos bucinador e occipitofrontal, compostos principalmente por fibras tipo I para a manutenção do tônus facial de longa duração.[4]

Orbicular do olho

O músculo orbicular do olho é um músculo elíptico, largo, plano, que circunda a circunferência da órbita e se distribui nas regiões adjacentes das pálpebras, da região temporal anterior, da bochecha infraorbital e da região superciliar[5] (Figura 13-1). É composto por três partes (orbital, palpebral e lacrimal) e por um pequeno feixe ciliar.[5]

A parte orbital origina-se do ligamento palpebral medial, processo frontal da maxila e componente nasal do osso frontal. As fibras formam elipses completas, sem interrupção no lado lateral, sem inserção óssea. As fibras orbitais superiores mesclam-se com as fibras dos músculos occipitofrontal e corrugador do supercílio.

A parte palpebral se origina a partir do ligamento palpebral medial e alcança as pálpebras anteriormente ao septo orbital. A porção lacrimal se origina da parte superior da crista lacrimal e da superfície lateral adjacente do osso lacrimal. Ela passa lateralmente atrás do saco nasolacrimal e se divide em fibras superiores e inferiores. Algumas fibras são inseridas no tarso palpebral próximo aos canalículos lacrimais, mas a maioria continua na frente do tarso e se entrelaça na rafe palpebral lateral.[5] Por fim, o feixe ciliar é composto por um pequeno grupo de fibras finas, atrás dos cílios.[5]

Bucinador

O músculo bucinador (Figura 13-2B), que significa trompetista em latim, é o principal músculo da bochecha, ocupando o espaço entre a maxila e a mandíbula. A parte posterior do músculo bucinador é profunda, interna ao ramo mandibular e no plano da placa pterigóidea medial, inserindo-se à margem anterior da rafe pterigomandibular. O componente anterior converge para o ângulo da boca onde as fibras se cruzam com o músculo orbicular da boca. As fibras mais superiores e mais inferiores continuam avançando para inserir-se nos lados correspondentes dos lábios. À medida que os músculos bucinadores percorrem a bochecha de cada lado, um número substancial de fibras é desviado internamente para se ligar à submucosa. O ducto parotídeo penetra o bucinador oposto na região do terceiro molar e se localiza na superfície profunda do músculo antes de abrir na boca.[5]

Zigomático maior

O músculo zigomático maior origina-se do osso zigomático, anterior à sutura zigomático-temporal, e passa para o ângulo da boca, mesclando-se com fibras dos músculos levantador do ângulo da boca e orbicular da boca[5,6] (Figura 13-1).

Platisma

O músculo platisma é uma lâmina ampla de um músculo que se origina da fáscia superficial do peitoral e deltoide; passa por cima da clavícula; e se insere no corpo inferior da mandíbula, na pele e no tecido da metade lateral do lábio inferior[5,6] (Figura 13-1). Embora o músculo platisma seja descrito como um músculo cervical, considera-se que ele também possa contribuir

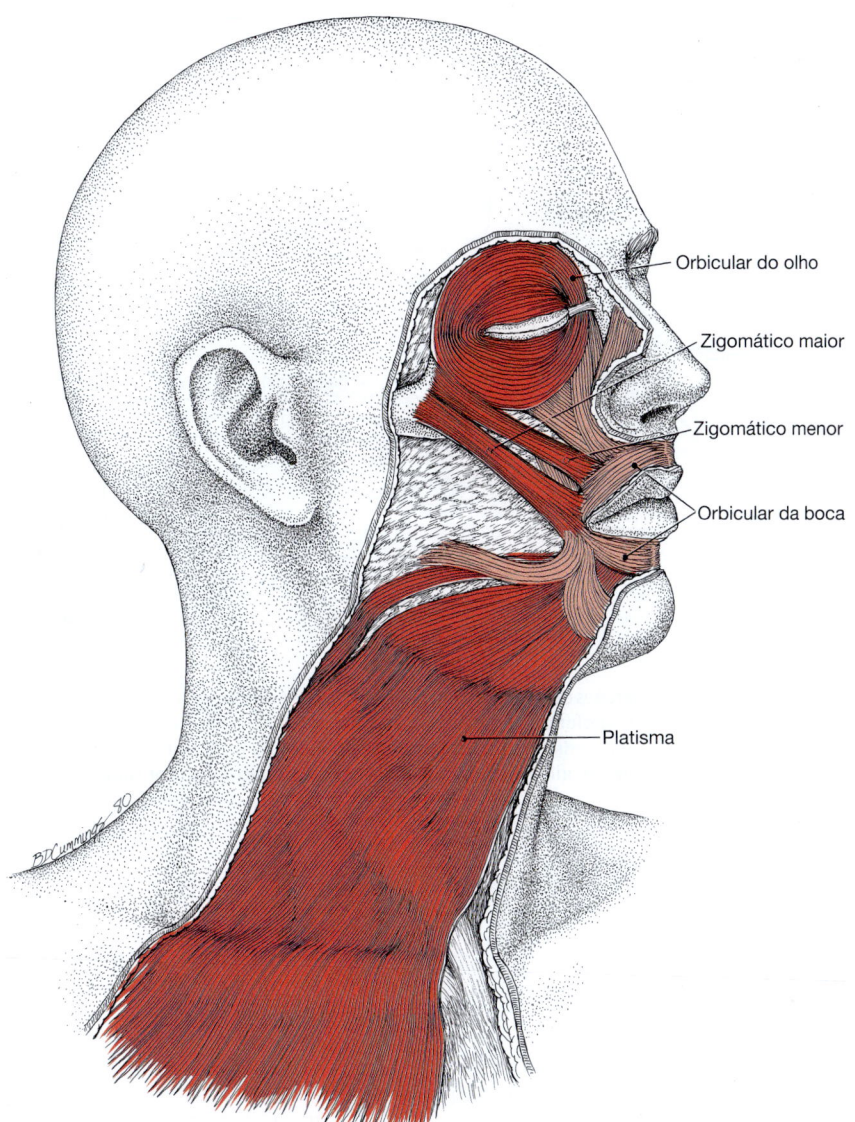

Figura 13-1 Inserções dos músculos faciais selecionados e músculos cutâneos relacionados à face. Os músculos orbicular do olho, zigomático maior e platisma estão em vermelho-escuro. A porção palpebral do músculo orbicular do olho recobre apenas as pálpebras; as fibras restantes correspondem à porção orbital. O músculo zigomático maior alcança desde o zigoma até o canto da boca. O músculo platisma conecta os músculos da pele perto da boca à fáscia subcutânea da parte superior do tórax. O músculo orbicular da boca está em vermelho-claro.

no complexo orbicular da boca, pois é composto pelas porções mandibular, labial e modiolar. A porção mandibular insere-se na borda inferior do corpo da mandíbula; a porção labial se une ao tecido da metade lateral do lábio inferior, como um retrator labial direto; e a parte modiolar compreende todos os feixes remanescentes posteriores à porção labial e se insere ao modíolo do ângulo da boca como um dos músculos modiolares.[5,7] Em um estudo,[5,7] 40,5% dos espécimes de cadáveres apresentaram uma combinação do feixe lateral profundo do músculo platisma com a parte inferior do músculo bucinador. Devido às amplas inserções do platisma na face inferior, suas conexões com estruturas vizinhas são importantes no que diz respeito à formação de expressões faciais.[5,7]

Corrugador do supercílio

O músculo corrugador do supercílio é um pequeno músculo piramidal localizado na extremidade medial de cada sobrancelha, encontrando-se profundamente aos músculos occipitofrontal e orbicular do olho, com os quais se interdigita. Ele se origina do osso na extremidade medial do arco superciliar, e suas fibras passam lateral e superiormente para exercer tração na pele acima da região média da margem supraorbital.[5]

Prócero

O músculo prócero surge da fáscia inserida ao periósteo que recobre a parte inferior do osso nasal e as partes superiores das carti-

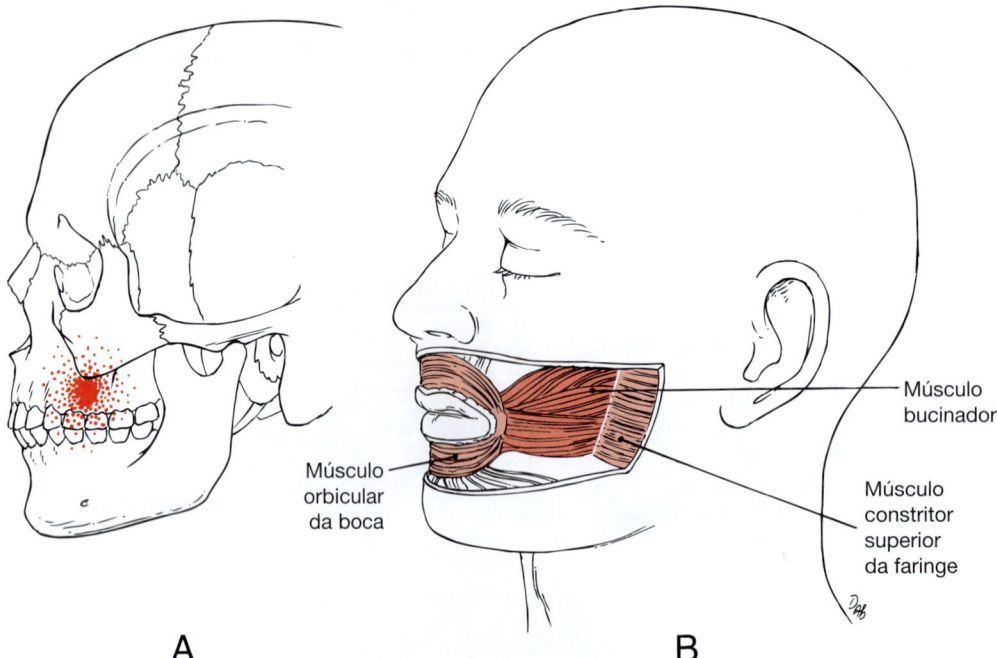

Figura 13-2 Padrão de dor e inserções do músculo bucinador. (A) Padrão de dor (vermelho-escuro) demostrando a localização da dor na bochecha e profundamente na porção subzigomática da maxila. (B) O músculo bucinador (vermelho-médio) se mistura anteromedialmente com as fibras do músculo orbicular da boca (vermelho-claro). Posterolateralmente, insere-se à área tendínea que também ancora o músculo constritor superior da faringe (vermelho-claro).

lagens nasais laterais. Insere-se na pele da testa entre as sobrancelhas, interdigitando-se com o músculo frontal de cada lado.[5]

2.1. Inervação e vascularização

Orbicular do olho

A inervação é suprida pelos ramos temporal e zigomático do nervo facial. O suprimento vascular é fornecido por ramos das artérias facial, temporal superficial, maxilar e oftálmica.[5]

Zigomático maior

A inervação é suprida pelos ramos zigomático e bucal do nervo facial. O suprimento vascular é fornecido pelo ramo labial superior da artéria facial.[5]

Platisma

A inervação é fornecida pelo ramo cervical do nervo facial. O suprimento vascular é fornecido pelo ramo submentoniano da artéria facial e pela artéria supraescapular (a partir do tronco tireocervical da artéria subclávia).[5]

Bucinador

A inervação é fornecida pelo ramo bucal do nervo facial. O suprimento vascular é fornecido por ramos da artéria facial e pelo ramo bucal da artéria maxilar.[5]

Corrugador do supercílio

A inervação é suprida pelos ramos temporais do nervo facial. O suprimento vascular é fornecido por ramos de artérias adjacentes, principalmente das artérias temporal superficial e oftálmica.[5]

Prócero

A inervação é suprida pelos ramos temporal e zigomático inferior do nervo facial; um suprimento de ramos bucais também foi descrito. Suprimento vascular é fornecido por ramos da artéria facial.[5]

2.2. Função

Os músculos faciais são únicos, visto que não cruzam nenhuma articulação e atuam para abrir e fechar as aberturas do rosto ou para tracionar a pele para movimentos intrincados que produzem expressões faciais.[8]

Orbicular do olho

O músculo orbicular do olho é o músculo esfincteriano das pálpebras e desempenha importantes papéis tanto na expressão facial quanto nos piscamentos reflexos de proteção.[5]

A porção orbital do músculo produz o sulco vertical, o estreitamento da fenda palpebral e o amontoamento ou a protrusão das sobrancelhas.[5] Esse fechamento mais forte da pálpebra pela porção orbital pode comprimir o saco lacrimal para produzir lágrimas no ducto nasolacrimal.[6] A porção palpebral realiza o bloqueio da luz das pálpebras no sono, ou reflexivamente, como ao piscar de forma protetora. Quando todo o músculo orbicular do olho se contrai, causa dobras que irradiam do ângulo lateral do olho. Com hiperatividade, esse músculo causa rugas chamadas de "pés de galinha".[5] A função reduzida ou ausente do orbicular do olho (causada por paralisias, trauma ou cirurgia) resulta na incapacidade de fechar completamente a pálpebra ou de piscar, na exposição da córnea a quebra, em cicatrização, em olho seco e em possível perda de visão.[9]

Bucinador

O movimento do alimento pela boca depende da interação entre a língua e os músculos bucinadores. A contração dos músculos bucinadores comprime a bochecha contra os dentes e as gengivas para diminuir o tamanho da cavidade oral.[5] Quando as bochechas se distendem com o ar, os músculos bucinadores expelem o ar entre os lábios, como ao assobiar ou ao tocar um instrumento de sopro. Estudos em cadáveres demonstraram que fibras musculares distintas do músculo bucinador se estendem e se inserem na porção terminal do ducto carotídeo, conferindo-lhe um papel fisiológico na secreção salivar.[10]

Zigomático maior

Esse músculo traciona o ângulo da boca superior e lateralmente, como em um sorriso ou gargalhada.[5]

Platisma

A contração do músculo platisma reduz a concavidade entre a mandíbula e o lado do pescoço, produzindo sulcos oblíquos e tensos na pele do pescoço. Também pode ajudar a deprimir a mandíbula, tracionando o lábio inferior e os cantos da boca, como com expressões de horror ou surpresa.[5] Como confirmado por meio de eletromiografia, o músculo também é ativado com grandes movimentos verticais de abertura da mandíbula, mas não durante deglutição ou movimentos do pescoço.[11] A contração do feixe lateral profundo do músculo platisma fornece tensão para a parte inferior do músculo bucinador, puxando-o inferolateralmente. Além disso, as fibras do feixe que cursam longitudinalmente com as fibras inferiores do músculo bucinador podem estar envolvidas na retração do lábio inferior, junto com os músculos bucinadores.[7]

Corrugador do supercílio

Esse músculo, em conjunto com o músculo orbicular do olho, traciona a sobrancelha para baixo e medialmente para proteger os olhos contra a luz brilhante. Também está envolvido em franzir a testa ou durante a concentração profunda. A ação muscular combinada produz principalmente rugas verticais na faixa supranasal da testa.[5]

Prócero

O músculo prócero traciona o ângulo medial das sobrancelhas, produzindo rugas transversais sobre a ponte do nariz. Tal como acontece com o músculo corrugador do supercílio, ele é ativado durante o ato de franzir a testa e em momentos de concentração, e pode ajudar a proteger os olhos sob luz solar intensa.[5]

2.3. Unidade funcional

O fechamento da pálpebra superior pelo músculo orbicular do olho é antagonizado pelo músculo elevador da pálpebra. A porção orbital desse músculo trabalha sinergicamente com os músculos corrugador do supercílio e prócero para criar o sulco das sobrancelhas.

A língua trabalha com os músculos bucinadores para controlar o alimento durante a mastigação. Os músculos da exalação trabalham em estreita cooperação com os músculos bucinadores quando se está soprando um instrumento de sopro. O músculo orbicular da boca frequentemente atua em conjunto com os músculos bucinadores para movimentos dos lábios. O músculo zigomático maior é auxiliado pelas fibras paralelas do músculo zigomático menor, que também é conhecido como cabeça zigomática do músculo quadrado do lábio superior.[12]

3. APRESENTAÇÃO CLÍNICA

3.1. Padrão de dor referida

Orbicular do olho

Esse é um dos poucos músculos nos quais os PGs provocam dor referida para o nariz (Figura 13-3A). Atualmente, nenhum outro músculo é conhecido por referir dor para a ponta do nariz. Dor menos intensa pode ser sentida na bochecha, próximo ao nariz e acima do lábio superior ipsilateralmente.[13]

Zigomático maior

Os PGs nesse músculo provocam dor referida em um arco que se estende ao longo do lado do nariz e então para cima, sobre a ponte do nariz até a metade da testa (Figura 13-3B).[13]

Platisma

PGs no músculo platisma geralmente se sobrepõem ao músculo esternocleidomastóideo e referem uma dor na pele sobre a superfície lateral e logo abaixo da mandíbula ipsilateral (Figura 13-3C). Um PG no platisma logo acima da clavícula pode referir uma dor quente e com formigamento na parte frontal do tórax.

Bucinador

Com PGs no músculo bucinador, o paciente experimenta dor localmente na bochecha (Figura 13-2A) e dor referida profundamente na bochecha como uma dor subzigomática na maxila.[14]

Corrugador do supercílio

Os PGs nesse músculo projetam dor na testa e profundamente na cabeça, contribuindo para dores de cabeça frontais.

Prócero

Assim como no músculo corrugador do supercílio, a dor referida é projetada sobre a testa e profundamente na cabeça.

3.2. Sintomas

Indivíduos com disfunção miofascial do músculo orbicular do olho podem se queixar de uma "impressão nervosa" durante a leitura. A tensão ocular e a dor podem ser relatadas durante/após algum trabalho visualmente exigente feito no computador.[15]

Pacientes com PGs no platisma relatam uma dor em formigamento que se sente como múltiplas picadas na região de dor referida. A sensação não é como o formigamento causado por uma corrente elétrica, uma característica que geralmente denota uma origem neurológica.

Cefaleias frontais podem ser induzidas pelos PGs nos músculos corrugador do supercílio e prócero e podem mimetizar ou combinar com os padrões de dor referida de PGs do esternocleidomastóideo.

Quando o músculo bucinador está envolvido, a mastigação pode agravar a dor mandibular subzigomática. O paciente pode ter uma percepção de dificuldade de deglutição, embora o movimento de deglutição pareça normal.[14]

3.3. Exame do paciente

Após um exame subjetivo completo, o clínico deve fazer um desenho detalhado representando o padrão de dor descrito pelo paciente. Essa descrição ajudará no planejamento do exame físico e pode ser útil no monitoramento da progressão do paciente, à medida que os sintomas melhoram ou mudam. Um histórico médico

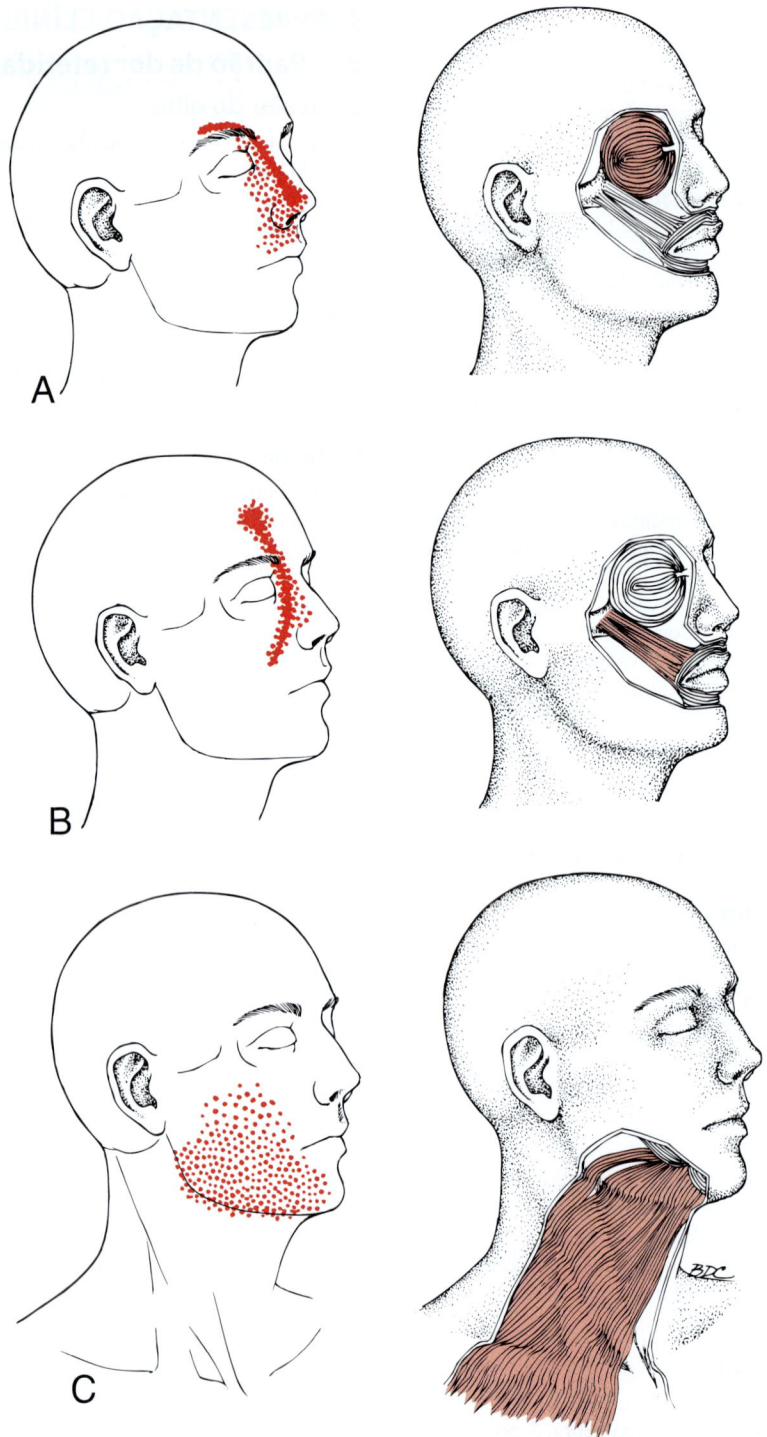

Figura 13-3 Padrões de dor (vermelho-escuro) e músculo (vermelho-claro). (A) Porção orbital do músculo orbicular do olho direito. (B) Músculo zigomático maior direito. (C) Músculo platisma direito.

detalhado e o rastreamento dos nervos cranianos também são essenciais para estabelecer um diagnóstico e um plano de tratamento adequados. A ativação de PGs no músculo orbicular do olho pode produzir um estreitamento unilateral da fenda palpebral que se assemelha à ptose da síndrome de Horner, mas sem a alteração no tamanho da pupila. Quando o olhar para cima é testado, esses pacientes inclinam a cabeça para trás porque não conseguem levantar a pálpebra superior o suficiente para olhar para cima.

O envolvimento do músculo zigomático maior pode causar restrição da abertura normal da mandíbula em 10 ou 20 mm; como resultado, esse músculo deve ser avaliado juntamente com os músculos masseter e temporal e a articulação temporomandibular (ATM) em busca de alguma restrição da abertura mandibular. Em pacientes que apresentam cefaleias frontais são frequentemente encontrados PGs na musculatura temporal, suboccipital e de ombro,[16,17] portanto, um exame completo dessas regiões deve ser incluído junto com os músculos faciais locais.

3.4. Exame de pontos-gatilho
Atualmente, não há estudos de confiabilidade na identificação de PGs nos músculos faciais cutâneos.

Orbicular do olho
Os PGs na porção orbital superior desse músculo são encontrados por meio de uma palpação plana contra fibras musculares que se encontram acima da pálpebra, logo abaixo da sobrancelha e contra o osso da órbita. A porção inferior pode ser palpada rolando as fibras musculares e a pele entre os dedos para localizar o PG.

Bucinador
PGs nesse músculo são comumente encontrados no meio da bochecha, a meio caminho entre o ângulo da boca e o ramo da mandíbula. O examinador usa uma palpação em pinça com um dedo internamente na bochecha e um dedo externamente. A banda tensionada pode ser identificada deslizando o dedo para cima e para baixo contra a pressão do dedo externo enquanto aperta suavemente. A hipersensibilidade do PG pode ser aumentada ainda mais puxando a bochecha para fora, uma vez que isso coloca o músculo bucinador em uma tensão aumentada. Puxar e dedilhar o PG na banda tensionada produz uma resposta contrátil local dolorosa, palpável e geralmente visível no músculo superficial. Veja a Figura 13-4 para uma técnica similar.

Zigomático maior
Para examinar o músculo zigomático maior, o paciente relaxa, tanto posicionado sentado ou, de preferência, em decúbito dorsal, com a boca aberta. A maior parte do comprimento do músculo pode ser palpado em busca de sensibilidade pontual usando uma palpação em pinça, com um dedo internamente na bochecha e o outro externamente, enquanto puxa o músculo lateralmente para retirar a folga do tecido (Figura 13-4). A banda tensionada palpável é sentida principalmente pelo dedo externo. Uma palpação plana externamente também pode ser utilizada para o exame. PGs são comumente encontrados nesse músculo mais perto da inserção do músculo orbicular da boca.

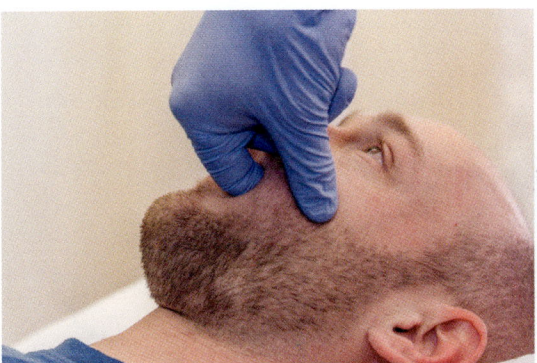

Figura 13-4 Palpação do músculo zigomático maior esquerdo, utilizando uma palpação em pinça para localizar os PGs entre os dedos.

Platisma
Os PGs no músculo platisma são avaliados com o paciente sentado ou em decúbito dorsal, inclinando a cabeça para trás o suficiente para reduzir a frouxidão do músculo. O clínico utiliza a palpação em pinça cerca de 2 cm acima da clavícula para localizar os PGs em todo o músculo (Figura 13-5). Os pacientes geralmente se queixam de uma sensação de formigamento no rosto com essa forma de palpação no platisma (Figura 13-3).

Corrugador do supercílio
Os PGs no músculo corrugador do supercílio são avaliados a partir de uma palpação plana (Figura 13-6A) ou em pinça (Figura 13-6B) com o paciente posicionado sentado ou deitado em decúbito dorsal.

Prócero
Assim como no músculo corrugador do supercílio, esse músculo é avaliado por meio de uma palpação plana (Figura 13-7A) ou em pinça (Figura 13-7B) para identificar bandas tensionadas e PGs com o paciente posicionado sentado ou deitado em decúbito dorsal.

4. DIAGNÓSTICO DIFERENCIAL
4.1. Ativação e perpetuação de pontos-gatilho
Uma postura ou atividade que ativa um PG, se não corrigida, também pode perpetuá-lo. Em qualquer parte dos músculos faciais, os

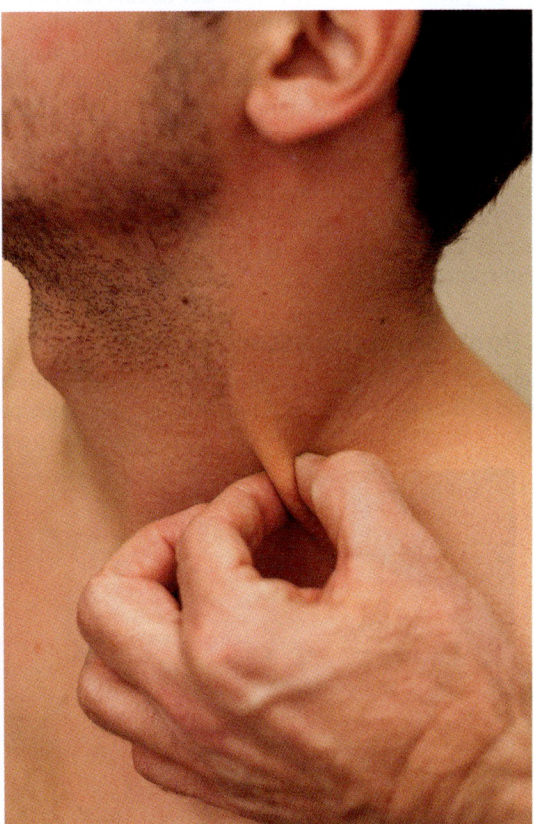

Figura 13-5 Exame do músculo platisma utilizando uma palpação em pinça.

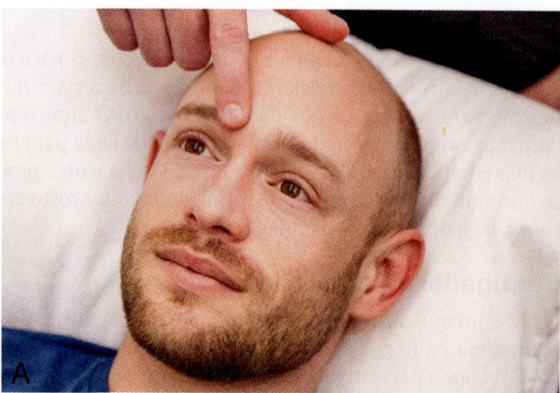
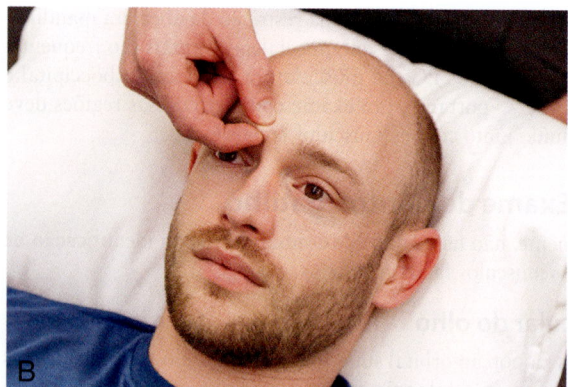

Figura 13-6 Exame do músculo corrugador do supercílio. (A) Palpação plana. (B) Palpação em pinça.

PGs podem ser ativados por carga excêntrica não habitual, exercício excêntrico em músculo masseter destreinado, uso excessivo ou carga concêntrica máxima ou submáxima,[18] como com expressões faciais habituais. Os PGs também podem ser ativados ou agravados quando o músculo é colocado em uma posição encurtada ou alongada por um período prolongado. O franzir de sobrancelhas habitual, manter os olhos semicerrados (devido à fotofobia ou ao astigmatismo), o esforço visual durante uma tarefa no computador ou PGs na parte esternal do esternocleidomastóideo (que referem dor à órbita) podem ativar PGs nos músculos orbicular do olho, corrugador do supercílio e prócero.[13] É importante diferenciar os padrões de dor referida dos músculos da cabeça, do pescoço e do ombro em pacientes com sintomas de dor de cabeça. A disfunção miofascial dos músculos da mastigação, que é grave o suficiente para causar trismo, pode ativar os PGs no músculo zigomático maior. Uma força de oclusão estressante da mandíbula e até mesmo um suporte estático dos músculos orofaciais podem levar ao desenvolvimento de PGs nos músculos faciais.

Os PGs no platisma são normalmente associados com PGs nos músculos esternocleidomastóideo e escaleno.

Os PGs no bucinador podem ser ativados por aparelhos dentários mal ajustados ou pela ativação repetitiva dos músculos ao tocar instrumentos de sopro.

4.2. Pontos-gatilho associados

Demonstrou-se que PGs associados podem se desenvolver nas áreas de PGs ativos primários,[19] portanto, músculos que podem produzir dor referida para a região facial devem ser considerados. Músculos como o esternocleidomastóideo, trapézio superior, masseter, temporal e pterigóideo lateral podem provocar dor referida para diferentes áreas da face, contribuindo para PGs associados nos músculos faciais. Esses PGs associados não irão melhorar com o tratamento até que os PGs nos músculos primários sejam tratados de forma eficaz.

A dor causada por PGs nos músculos orbicular do olho, bucinador e/ou zigomático é facilmente atribuída de forma equivocada a uma forma de cefaleia tensional. É muito provável que os pacientes com dor proveniente dos PGs do bucinador recebam um diagnóstico errôneo de disfunção da ATM, especialmente porque apresentam problemas para mastigação e deglutição, por isso a disfunção da ATM deve ser avaliada e descartada.

Os músculos esternocleidomastóideo, escaleno e mastigatórios do mesmo lado geralmente apresentam PGs ativos e podem produzir PGs associados no músculo platisma que recobre essa área.

4.3. Patologias associadas

O blefarospasmo é uma distonia focal (geralmente bilateral) dos músculos orbiculares que causa fechamento anormal da pálpebra, e faz com que o paciente pisque os olhos ou se contraia, o que pode causar irritação significativa. Essa é uma condição de base neurológica, portanto, não deve ser confundida com PGs nesse músculo. A injeção de toxina botulínica é usada efetivamente no controle desses sintomas.[20]

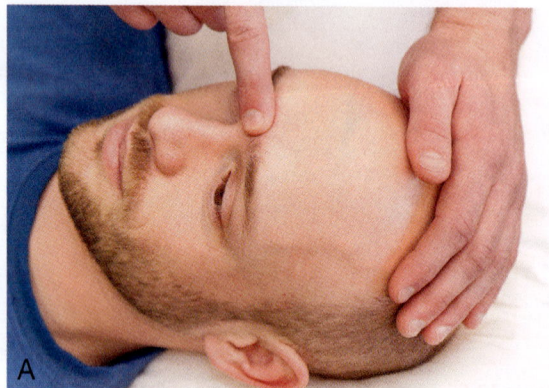
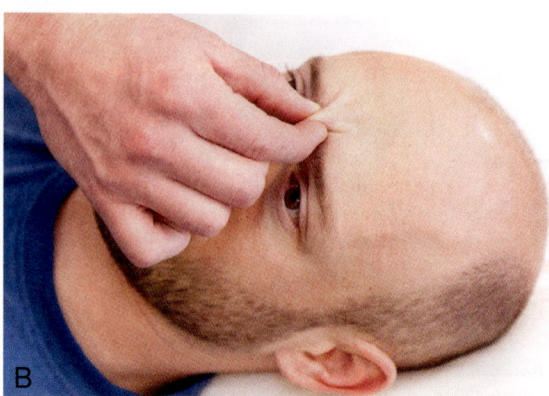

Figura 13-7 Exame do músculo prócero. (A) Palpação plana. (B) Palpação em pinça.

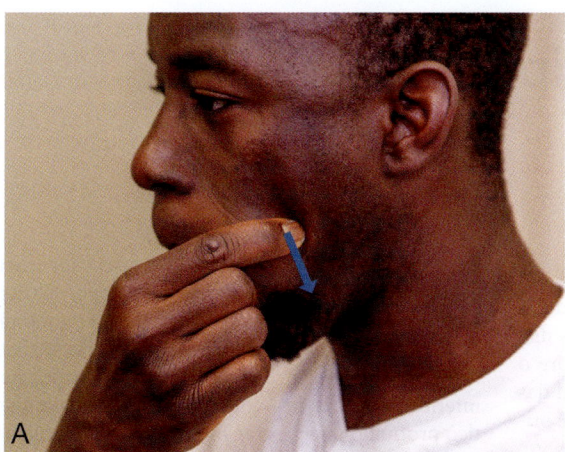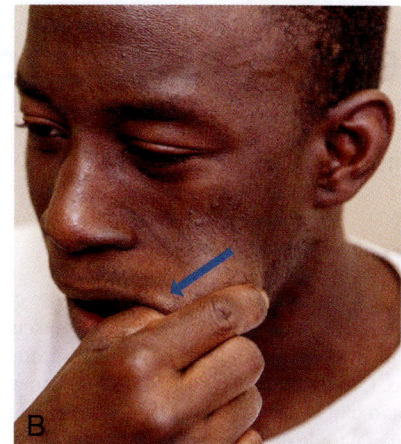

Figura 13-8 (A) Autoalongamento do músculo zigomático maior. (B) Autoalongamento do músculo bucinador.

Tensão e PGs no músculo corrugador do supercílio podem resultar em compressão de nervos ou pressão no nervo supratroclear, causando sintomas de cefaleia frontal.[21] Compressão ou impacto de qualquer ramo do nervo trigêmeo (V1-oftálmico, V2-maxilar, V3-mandibular) pode simular uma cefaleia frontal ou padrões de dor orbitária e facial e devem ser considerados.[22]

5. AÇÕES CORRETIVAS

O paciente deve ser ensinado a palpar esses músculos faciais para localizar bandas tensionadas e pontos sensíveis e aplicar adequadamente uma pressão digital sustentada para desativar os PGs identificados.

O autoalongamento dos músculos zigomático maior (Figura 13-8A) e bucinador (Figura 13-8B) pode ser realizado com um dedo internamente na boca e um dedo externamente, segurando e puxando o tecido tenso em uma direção externa.

Qualquer PG em outros músculos que possam provocar dor referida para o mesmo lado da face, como o trapézio superior, o esternocleidomastóideo e os músculos mastigatórios, deve ser tratado. Ver os Capítulos 6, Músculo trapézio, 7, Músculo esternocleidomastóideo, 8, Músculo masseter, 9, Músculo temporal, e 11, Músculo pterigóideo lateral, para ações corretivas específicas para cada um desses músculos.

O paciente deve evitar esforços faciais excessivos, e isso é muito importante para aqueles que trabalham extensivamente em uma mesa e usam um computador. Ergonomia e posturas adequadas, junto com o uso de lentes corretivas apropriadas, quando necessário, para reduzir o esforço visual, o esforço de semicerrar os olhos (como para ajustar o foco) e o esforço facial, podem ajudar a reduzir essa tensão.

A hiperatividade da expressão facial, mantendo padrões relacionados à ansiedade, à tensão e ao estresse visual (como no uso do computador), pode levar a PGs faciais. Programa de respiração, exercícios de relaxamento e autoconsciência de padrões habituais podem ser úteis para minimizar o uso excessivo desses músculos.

Referências

1. Schwarting S, Schroder M, Stennert E, Goebel HH. Enzyme histochemical and histographic data on normal human facial muscles. *ORL J Otorhinolaryngol Relat Spec.* 1982;44(1):51-59.
2. Stal P. Characterization of human oro-facial and masticatory muscles with respect to fibre types, myosins and capillaries. Morphological, enzyme-histochemical, immuno-histochemical and biochemical investigations. *Swed Dent J Suppl.* 1994;98:1-55.
3. Stal P, Eriksson PO, Eriksson A, Thornell LE. Enzyme-histochemical and morphological characteristics of muscle fibre types in the human buccinator and orbicularis oris. *Arch Oral Biol.* 1990;35(6):449-458.
4. Happak W, Burggasser G, Gruber H. Histochemical characteristics of human mimic muscles. *J Neurol Sci.* 1988;83(1):25-35.
5. Standring S. *Gray's Anatomy: The Anatomical Basis of Clinical Practice* (Procerus). 41st ed. London, UK: Elsevier; 2015.
6. Son E, Watts T, Quinn FJ, Quinn M. Superficial facial musculature. Grand Rounds Presentation: The University of Texas Medical Branch; March, 2012.
7. Hur MS, Bae JH, Kim HJ, Lee HB, Lee KS. Blending of the lateral deep slip of the platysma muscle into the buccinator muscle. *Surg Radiol Anat.* 2015;37(8):931-934.
8. Goodmurphy CW, Ovalle WK. Morphological study of two human facial muscles: orbicularis oculi and corrugator supercilii. *Clin Anat.* 1999;12(1):1-11.
9. Sohrab HM, Abugo U, Grant M, Merbs S. Management of the eye in facial paralysis. *Facial Plast Surg.* 2015;31(2):140-144.
10. Kang HC, Kwak HH, Hu KS, et al. An anatomical study of the buccinator muscle fibres that extend to the terminal portion of the parotid duct, and their functional roles in salivary secretion. *J Anat.* 2006;208(5):601-607.
11. Widmalm SE, Nemeth PA, Ash MM Jr, Lillie JH. The anatomy and electrical activity of the platysma muscle. *J Oral Rehabil.* 1985;12(1):17-22.
12. Ito J, Moriyama H, Shimada K. Morphological evaluation of the human facial muscles. *Okajimas Folia Anat Jpn.* 2006;83(1):7-14.
13. Travell J. Identification of myofascial trigger point syndromes: a case of atypical facial neuralgia. *Arch Phys Med Rehabil.* 1981;62(3):100-106.
14. Curl DD. Discovery of a myofascial trigger point in the buccinator muscle: a case report. *Cranio.* 1989;7(4):339-345.
15. Thorud HM, Helland M, Aaras A, Kvikstad TM, Lindberg LG, Horgen G. Eye-related pain induced by visually demanding computer work. *Optom Vis Sci.* 2012;89(4):E452-E464.
16. Calandre EP, Hidalgo J, Garcia-Leiva JM, Rico-Villademoros F. Trigger point evaluation in migraine patients: an indication of peripheral sensitization linked to migraine predisposition? *Eur J Neurol.* 2006;13(3):244-249.
17. Fernández de las Peñas C, Ge HY, Alonso-Blanco C, Gonzalez-Iglesias J, Arendt-Nielsen L. Referred pain areas of active myofascial trigger points in head, neck, and shoulder muscles, in chronic tension type headache. *J Bodyw Mov Ther.* 2010;14(4):391-396.
18. Gerwin RD, Dommerholt J, Shah JP. An expansion of Simons' integrated hypothesis of trigger point formation. *Curr Pain Headache Rep.* 2004;8(6):468-475.
19. Hsieh YL, Kao MJ, Kuan TS, Chen SM, Chen JT, Hong CZ. Dry needling to a key myofascial trigger point may reduce the irritability of satellite MTrPs. *Am J Phys Med Rehabil.* 2007;86(5):397-403.
20. Hellman A, Torres-Russotto D. Botulinum toxin in the management of blepharospasm: current evidence and recent developments. *Ther Adv Neurol Disord.* 2015;8(2):82-91.
21. de Ru JA, Buwalda J. Botulinum toxin A injection into corrugator muscle for frontally localised chronic daily headache or chronic tension-type headache. *J Laryngol Otol.* 2009;123(4):412-417.
22. Magee DJ. *Orthopedic Physical Assessment.* 6th ed. St Louis, MO: Saunders Elsevier; 2014.

Capítulo 14

Cutâneo II: músculo occipitofrontal
Gêmeos do aperto da cabeça

Savas Koutsantonis | Jennifer L. Freeman

1. INTRODUÇÃO

O músculo epicrânico ou occipitofrontal é geralmente considerado como um músculo composto por dois ventres musculares distintos. Ele tem uma ampla camada musculofibrosa que cobre o vértice do crânio. O músculo frontal adere à fáscia superficial das sobrancelhas e não tem inserção óssea. O músculo occipital se origina no processo mastoide do osso temporal e nos dois terços laterais da linha nucal superior do osso occipital. Os ventres musculares dos músculos frontal e occipital são unidos por meio da gálea aponeurótica (aponeurose epicrânica), que recobre o vértice do crânio. O ramo temporal do nervo facial inerva o músculo frontal, e o ramo auricular posterior inerva o músculo occipital. Ambos os ventres musculares trabalham juntos para realizar expressões faciais. Os pontos-gatilho (PGs) no músculo frontal provocam dor na testa ipsilateral, ao passo que os PGs no músculo occipital provocam dor difusamente na parte de trás da cabeça e ao longo do crânio, causando intensa dor profunda na órbita. Os PGs em ambos os ventres musculares podem ser perpetuados por expressões faciais prolongadas ou por PGs em músculos cervicais que referem dor para a cabeça. Patologias associadas podem incluir compressão de nervo, cefaleia tipo tensional (CTT) e enxaqueca. As ações corretivas incluem a eliminação dos PGs nos músculos cervicais e a abordagem de fatores que podem contribuir para expressões faciais excessivas ou prolongadas.

2. CONSIDERAÇÕES ANATÔMICAS

O músculo occipitofrontal recobre a cúpula do crânio desde as sobrancelhas anteriormente, até as linhas nucais mais superiores posteriormente. O ventre da porção frontal se entrelaça com os músculos corrugador do supercílio, prócero e orbicular do olho, que atuam em conjunto para fornecer variações de expressões faciais. O ventre da porção occipital é assimétrico em ambos os lados. A forma desse músculo varia muito; estudos com cadáveres demonstraram que formas irregulares são mais comuns, seguidas por formas quadrangulares e elípticas. O ventre do músculo occipital é frequentemente ilustrado com fibras musculares anguladas em linha reta em direção ao ventre frontal, com ambos os lados próximos uns dos outros. Estudos mais recentes não apenas sugerem variações na forma, mas também na direção das fibras, variando em ângulos de 55° a 65° em relação ao plano horizontal e na distância entre os ventres.[1-3]

Os ventres musculares dos músculos frontal e occipital são unidos por meio da gálea aponeurótica (aponeurose epicrânica),[2] que cobre o vértice do crânio (Figura 14-1). Embora a gálea aponeurótica esteja firmemente conectada à pele, ela desliza sobre o periósteo,[4] o que permite que ambas as partes do músculo atuem uma com a outra. O músculo frontal adere à fáscia superficial das sobrancelhas e não tem inserção óssea.[4] Suas fibras se mesclam às dos músculos adjacentes; incluindo os músculos prócero, corrugador do supercílio e orbicular do olho; e ascendem para alcançar a aponeurose epicrânica.[4,5] O músculo occipital se origina no processo mastoide do osso temporal e dos dois terços laterais da linha nucal superior do osso occipital. A fáscia superficial sobrejacente ao ventre occipital torna-se a fáscia temporoparietal e termina na extremidade superior do ventre frontal, criando um sistema musculoaponeurótico superficial. Por baixo desse sistema superficial, o ventre occipital torna-se a gálea aponeurótica e entra na parte inferior do ventre frontal, criando um sistema musculoaponeurótico profundo que puxa o sistema superficial quando ativado.[1,2,4,5]

2.1. Inervação e vascularização

O músculo occipitofrontal é suprido pelo nervo facial (VII nervo craniano), com o ramo temporal inervando o frontal e o ramo auricular posterior inervando o occipital. O nervo auricular posterior é o primeiro ramo extracraniano do nervo facial, e, embora seja uma estrutura delicada, tem significado clínico. Esse ramo serve como um ponto de referência ao identificar o tronco principal do nervo facial. É útil para os cirurgiões minimizarem os danos ao nervo facial durante cirurgias, como a parotidectomia e a mastoidectomia. Esse nervo também contribui para a sensação cutânea da pele sobre o processo mastoide e região do meato acústico. É mais comumente encontrado como um único ramo saindo do tronco principal do nervo facial, mas também pode se dividir em dois ou três ramos. Esses ramos adicionais mergulham na glândula parótida.[1,6]

O suprimento vascular para o músculo frontal é suprido por meio do ramo frontal das artérias oftálmica e temporal superficial. O ventre occipital é suprido pelas artérias occipital e auricular posterior.[4]

2.2. Função

O músculo frontal é voluntariamente contraído quando expressões faciais são realizadas. Quando atua a partir da região superior, levanta a sobrancelha e a pele sobre a raiz do nariz, como em expressões de surpresa ou horror.[7] Atuando a partir da região inferior, ele traciona o couro cabeludo para a frente, criando rugas transversais na testa.[4,5] Atua em conjunto com os músculos corrugador do supercílio e orbicular do olho durante a abertura e o fechamento dos olhos (realizados tanto suavemente quanto com força máxima) e com um olhar reto e franzido.[8] Como vários estudos demonstraram, o músculo frontal também está associado ao aumento da tensão muscular durante o estresse ou ansiedade em indivíduos com CTT, visto que a atividade eletromiográfica (EMG) é maior e o limiar de dor à pressão (LDP) é menor quando comparado ao dos indivíduos dos grupos-controle.[9-11]

O músculo occipital se torna a gálea aponeurótica e entra na parte inferior do músculo frontal, tornando-se o sistema musculoaponeurótico profundo ancorado ao osso occipital. Quando ativado, ele traciona o sistema musculoaponeurótico superficial para trás com o couro cabeludo. Quando somente o músculo frontal se contrai para erguer a sobrancelha e a pálpebra superior, ele puxa o couro cabeludo para a frente, o que resulta em enrugamento e estreitamento da testa. Quando os músculos frontal e occipital se contraem para maximizar a elevação da so-

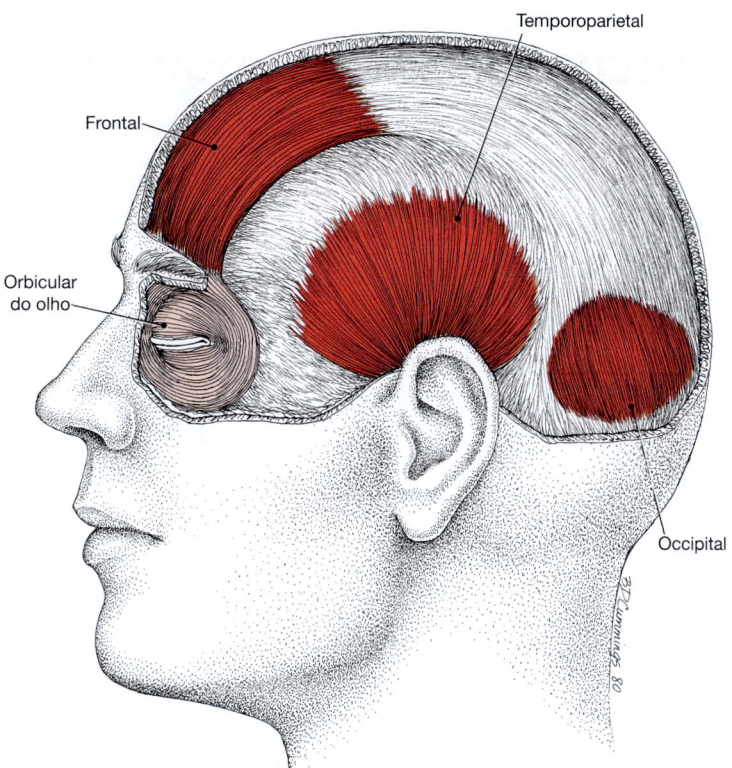

Figura 14-1 Inserções dos músculos epicrânicos esquerdos (vermelho-escuro); os ventres *frontal* e *occipital* do músculo occipitofrontal e também o músculo *temporoparietal*. Cada um se conecta acima à gálea aponeurótica tendínea. Abaixo e anteriormente, o músculo frontal se insere à pele perto da sobrancelha; o músculo occipital se insere ao osso ao longo da linha nucal superior, e o músculo temporoparietal se insere à pele acima da orelha. O músculo *orbicular do olho* é mostrado em vermelho-claro.

brancelha e da pálpebra superior, a gálea aponeurótica traciona o sistema musculoaponeurótico para trás com o músculo frontal, resultando em uma testa menos enrugada, apesar da contração do músculo frontal.[2,4] Atuando alternadamente, os músculos frontal e occipital podem mover todo o couro cabeludo para trás e para a frente.

Os ventres do músculo frontal e occipital também podem trabalhar juntos para levantar as sobrancelhas, a fim de manter um campo visual claro. Um olhar posicionado em direção superior de até 30° aumenta apenas a atividade do músculo frontal, e o olhar elevado acima de 40° ativa a contração das porções tanto frontal como occipital. Os valores de EMG occipital aumentam significativamente à medida que o ângulo de inclinação do olhar se torna maior.[2]

2.3. Unidade funcional

Os músculos frontal e occipital funcionam como sinergistas em conjunto. O músculo frontal pode contrair junto ou independentemente do músculo corrugador do supercílio posicionado perpendicularmente, que encurta as sobrancelhas em olhar franzido.

O músculo frontal funciona sinergicamente em um equilíbrio dinâmico com os músculos corrugador do supercílio e orbicular do olho durante a abertura e o fechamento do olho, bem como com o olhar fixo e franzido.[8] O músculo frontal é um antagonista do músculo prócero, que puxa a extremidade medial da sobrancelha para baixo.

3. APRESENTAÇÃO CLÍNICA
3.1. Padrão de dor referida
Frontal
PGs no músculo frontal provocam uma dor que se espalha para cima e sobre a testa, do mesmo lado (Figura 14-2A). A dor referida geralmente permanece local na região do músculo.[13]

Occipital
PGs no músculo occipital são uma fonte reconhecida de cefaleia.[14] Esses PGs muitas vezes se formam secundariamente aos PG nos músculos suboccipitais, que podem provocar um padrão de dor referida sobre os ossos occipitais e temporais.[15] Em geral, os PGs no músculo occipital referem dor lateral e anteriormente, difusamente sobre a parte de trás da cabeça e ao longo do crânio, causando intensa dor profunda na órbita ocular (Figura 14-2B). Esse músculo também produziu uma sensação de "dor de ouvido" quando injetado com solução salina hipertônica.[16] Cyriax[7] descobriu que injeções na gálea aponeurótica referiam dor ipsilateralmente atrás do olho, no globo ocular e nas pálpebras. Esses padrões de dor referida foram depois confirmados clinicamente por Williams.[17]

3.2. Sintomas
Pacientes com PGs provenientes do músculo occipital geralmente relatam ter de dormir de lado devido à incapacidade de tole-

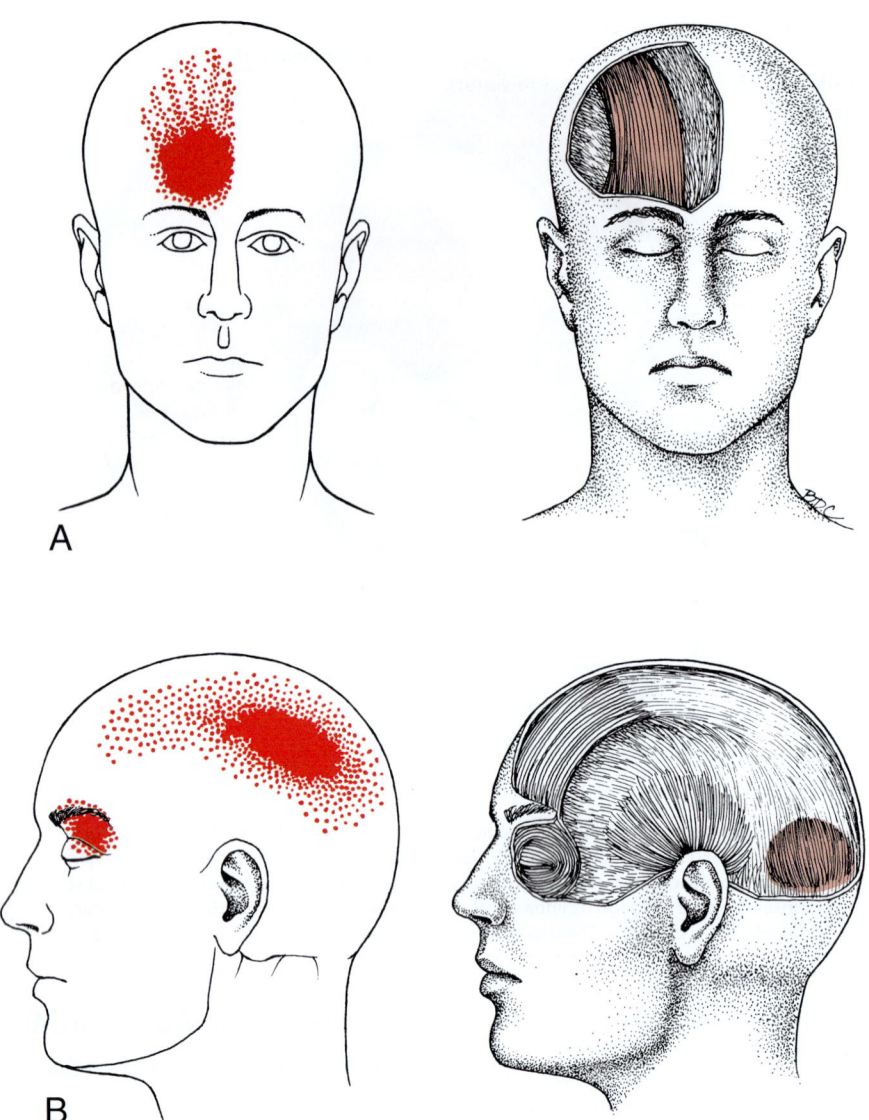

Figura 14-2 Padrões de dor referida (vermelho-escuro) de PGs no músculo occipitofrontal (vermelho-médio). (A) Ventre do músculo frontal direito. (B) Ventre do músculo occipital esquerdo.

rar a parte de trás da cabeça apoiada no travesseiro em razão da pressão da cabeça comprimindo os PGs.

A dor occipital profunda causada por PGs no músculo occipital deve ser diferenciada dos sintomas associados à compressão do nervo occipital maior pelos músculos cervicais posteriores; incluindo os músculos trapézio superior, oblíquo inferior da cabeça e semiespinal da cabeça;[18-20] e de dor referida pela musculatura da cabeça, pescoço e ombro, como os músculos trapézio superior, esternocleidomastóideo, esplênio da cabeça, temporal, masseter, levantador da escápula, oblíquo superior e suboccipitais.[9,21]

3.3. Exame do paciente

Após um exame subjetivo completo, o clínico deve fazer um desenho detalhado representando o padrão de dor descrito pelo paciente. Essa descrição ajudará no planejamento do exame físico e pode ser útil no monitoramento da progressão do paciente, à medida que os sintomas melhoram ou mudam. Além disso, pacientes com dor nas regiões frontal ou occipital exigem mais do que um exame local. Diversos estudos demonstraram que a dor referida pelos PGs dos músculos do pescoço, ombro e cabeça reproduz o padrão de dor de cabeça em pacientes com CTT, enxaqueca e cefaleia cervicogênica.[9,17,21,22] Portanto, é necessário um exame minucioso nos músculos suboccipitais, cervicais e dos músculos do ombro para identificar os PGs que podem desencadear padrões familiares de dor.

As articulações zigoapofisárias cervicais também precisam ser consideradas como uma possível fonte de dor referida na região occipital. Indivíduos que foram submetidos à injeção zigoapofisária cervical e denervação facetária por radiofrequência relataram sintomas occipitais quando esses procedimentos foram realizados entre C0-C1 a C3-C4, com a maior porcentagem de sintomas occipitais relatados nos níveis de C2 a C3. Assim, distúrbios da articulação facetária cervical e restrições de movimentos acessórios devem ser abordados como possível fonte de cefaleia occipital.[23]

A sensibilização causada por uma possível compressão do ramo oftálmico (V1) do nervo craniano do trigêmeo (V) também deve ser considerada. A distribuição sensitiva desse nervo simula os sintomas da cefaleia frontal.[24]

3.4. Exame de pontos-gatilho

PGs no músculo frontal são identificados com uma palpação plana, comumente acima da sobrancelha, dentro das fibras musculares (Figura 14-2A). É necessária uma pressão muito suave para garantir que o clínico não pressione demasiadamente o PG a ponto de não percebê-lo. Um PG nesse músculo pode parecer um pequeno grão de arroz.

Um PG no músculo occipital é frequentemente encontrado na pequena cavidade logo acima da linha nucal superior. Uma palpação plana é usada para identificar o PG. A dificuldade em localizar adequadamente esse músculo está na grande variabilidade de forma, tamanho e localização; portanto, a contração repetida pela elevação das sobrancelhas com olhar para cima pode ser necessária para isolar a localização correta desse músculo.[1]

4. DIAGNÓSTICO DIFERENCIAL
4.1. Ativação e perpetuação de pontos-gatilho

Uma postura ou atividade que ativa um PG, se não corrigida, também pode perpetuá-lo. Em qualquer parte do músculo occipitofrontal, os PGs podem ser ativados por carga concêntrica máxima ou submáxima,[25] que, para esse músculo, frequentemente, ocorre devido a expressões faciais habituais.[21]

O músculo frontal pode ser ativado por sobrecarga de trabalho, especialmente em pessoas ansiosas ou tensas com grande mobilidade de expressão facial, e em pessoas que persistentemente usam o músculo frontal em uma expressão de atenção com sobrancelhas levantadas e testa enrugada. O olhar excessivo ou prolongado, com as sobrancelhas deprimidas ou franzindo a testa, também ativa demasiadamente o músculo frontal.[8]

Os PGs no músculo occipital podem ocorrer em pacientes com diminuição da acuidade visual devido à forte e persistente contração dos músculos da testa e do couro cabeludo. A elevação sustentada da sobrancelha, em um esforço para manter um olhar direcionado superiormente, aumenta de forma significativa a ativação desse músculo.[2]

4.2. Pontos-gatilho associados

PGs associados podem se desenvolver nas áreas de dor referida dos PGs.[25] Portanto, músculos nas áreas de dor referida de cada músculo acometido também devem ser examinados.[26] Como os PGs ativos no músculo frontal são frequentemente PGs associados a PGs de longa duração na parte clavicular do músculo esternocleidomastóideo do mesmo lado, esse músculo deve ser examinado. O alívio duradouro também pode depender da desativação de PGs associados nos músculos suboccipital, trapézio superior, esternocleidomastóideo e temporal, que podem provocar sintomas referidos para a região frontal da cabeça. PGs no occipital podem resultar de PGs nos músculos trapézio superior, parte esternal do esternocleidomastóideo e músculos cervicais posteriores, que provocam dor e sensibilidade referidas para a região occipital.[21] Além disso, os músculos digástrico posterior e levantador da escápula podem provocar dor referida para essa região e contribuir ao desenvolvimento de PGs associados no músculo occipital.

4.3. Patologias associadas

É provável que a dor causada por PGs nesses músculos seja diagnosticada como CTT sem qualquer reconhecimento da origem tratável. Mecanismos mistos, como neurovascular, neuropático, miofascial e cervicogênico, podem contribuir e devem, portanto, ser examinados como possíveis fatores associados causadores.[27] A compressão do nervo periférico deve ser considerada durante a avaliação de neuralgias occipitais ou supraorbitais. O nervo occipital maior pode ser comprimido à medida que cruza os músculos oblíquo inferior da cabeça, semiespinal da cabeça e as inserções cranianas do músculo trapézio superior.[19,20] O nervo supraorbital pode ser comprimido pelos músculos faciais, incluindo o músculo frontal.[28] Essa pressão mecânica no nervo periférico pode ser aliviada pela desativação do PG.

Em casos de história atípica de dor, sem outros sinais e sintomas além da cefaleia occipital, encaminhamento interdisciplinar e exame de imagem podem ser necessários para excluir patologia neurovascular. Foi relatado um caso de aneurisma de artéria carótida interna apresentando dor orofacial e cefaleia occipital.[29]

5. AÇÕES CORRETIVAS

Quando os PGs são encontrados no músculo occipitofrontal, o paciente deve evitar franzir ou enrugar vigorosa e persistentemente a testa, pois isso pode continuar a agravar e/ou perpetuar o desenvolvimento de PGs.

Qualquer PG associado na parte clavicular do esternocleidomastóideo e dos músculos posteriores cervicais deve ser desativado. Fatores perpetuantes para o desenvolvimento de PGs nos músculos esternocleidomastóideos e nos músculos posteriores cervicais também devem ser abordados (consulte os Capítulos 7, Músculo esternocleidomastóideo; 15, Músculos esplênio da cabeça e esplênio do pescoço; e 16, Músculos cervicais posteriores). A correção da postura anteriorizada da cabeça também é necessária para reduzir a tensão nos músculos esternocleidomastóideo, esplênio e cervicais posteriores que podem apresentar PGs.

O músculo frontal responde bem à autoliberação dos PGs por pressão (Figura 14-3). O mesmo procedimento pode ser realizado para PG no músculo occipital, com o paciente usando pressão digital para liberar os PGs (Figura 14-4).

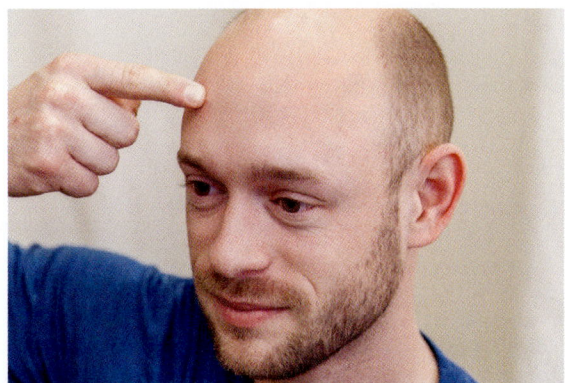

Figura 14-3 Autoliberação miofascial de PG no músculo frontal. Posicionado sentado ou em pé, o paciente pressiona suavemente o PG no músculo que está contribuindo para sua dor.

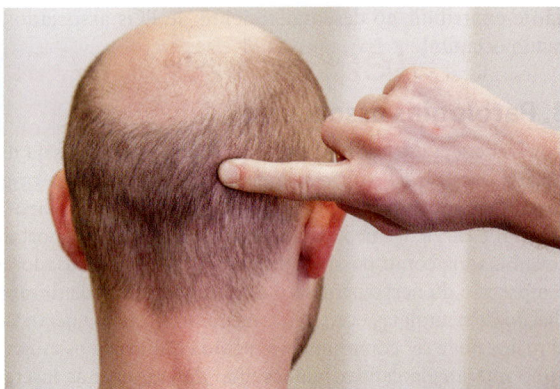

Figura 14-4 Autoliberação miofascial de PG no músculo occipital. Posicionado sentado ou em pé, o paciente pressiona suavemente o PG no músculo que está contribuindo para sua dor.

Um programa de exercícios de autoconhecimento, respiração e relaxamento pode ser útil para pacientes com PGs no músculo frontal, visto que a diminuição do estresse cognitivo demonstrou aumentar a atividade de repouso desse músculo.[11]

Referências

1. Jeon A, Kim SD, Han SH. Morphological study of the occipital belly of the occipitofrontalis muscle and its innervation. *Surg Radiol Anat.* 2015;37(9):1087-1092.
2. Kushima H, Matsuo K, Yuzuriha S, Kitazawa T, Moriizumi T. The occipitofrontalis muscle is composed of two physiologically and anatomically different muscles separately affecting the positions of the eyebrow and hairline. *Br J Plast Surg.* 2005;58(5):681-687.
3. Spalteholz W. *Handatlas der Anatomie des Menschen.* Vol 2. 11th ed. Leipzig, Saxony: S. Hirzel; 1922.
4. Standring S. *Gray's Anatomy: The Anatomical Basis of Clinical Practice.* 41st ed. London, UK: Elsevier; 2015.
5. Son E, Watts T, Quinn FJ, Quinn M. Superficial facial musculature. Grand Rounds Presentation: The University of Texas Medical Branch; March, 2012.
6. Smith OJ, Ross GL. Variations in the anatomy of the posterior auricular nerve and its potential as a landmark for identification of the facial nerve trunk: a cadaveric study. *Anat Sci Int.* 2012;87(2):101-105.
7. Cyriax J. Rheumatic headache. *Br Med J (Clin Res Ed).* 1938;2(4069):1367-1368.
8. Yun S, Son D, Yeo H, et al. Changes of eyebrow muscle activity with aging: functional analysis revealed by electromyography. *Plast Reconstr Surg.* 2014;133(4): 455e-463e.
9. Alonso-Blanco C, de-la-Llave-Rincon AI, Fernández de las Peñas C. Muscle trigger point therapy in tension-type headache. *Expert Rev Neurother.* 2012;12(3):315-322.
10. Grossi DB, Chaves TC, Goncalves MC, et al. Pressure pain threshold in the craniocervical muscles of women with episodic and chronic migraine: a controlled study. *Arq Neuropsiquiatr.* 2011;69(4):607-612.
11. Leistad RB, Sand T, Westgaard RH, Nilsen KB, Stovner LJ. Stress-induced pain and muscle activity in patients with migraine and tension-type headache. *Cephalalgia.* 2006;26(1):64-73.
12. Basmajian J, Deluca C. *Muscles Alive.* 5th ed. Baltimore, MD: Williams & Wilkins; 1985.
13. Andersen S, Petersen MW, Svendsen AS, Gazerani P. Pressure pain thresholds assessed over temporalis, masseter, and frontalis muscles in healthy individuals, patients with tension-type headache, and those with migraine—a systematic review. *Pain.* 2015;156(8):1409-1423.
14. Pritchard DW, Wood MM. EMG levels in the occipitofrontalis muscles under an experimental stress condition. *Biofeedback Self Regul.* 1983;8(1):165-175.
15. Fernández de las Peñas C, Alonso-Blanco C, Cuadrado ML, Pareja JA. Myofascial trigger points in the suboccipital muscles in episodic tension-type headache. *Man Ther.* 2006;11(3):225-230.
16. Kellgren JH. Observations on referred pain arising from muscle. *Clin Sci.* 1938;3:175-190.
17. Williams HL. The syndrome of physical or intrinsic allergy of the head: myalgia of the head (sinus headache). *Proc Staff Meet Mayo Clin.* 1945;20(12):177-183.
18. Caviggioli F, Giannasi S, Vinci V, et al. Neurovascular compression of the greater occipital nerve: implications for migraine headaches. *Plast Reconstr Surg.* 2012;129(2):353e-354e.
19. Son BC, Kim DR, Lee SW. Intractable occipital neuralgia caused by an entrapment in the semispinalis capitis. *J Korean Neurosurg Soc.* 2013;54(3):268-271.
20. Tubbs RS, Watanabe K, Loukas M, Cohen-Gadol AA. The intramuscular course of the greater occipital nerve: novel findings with potential implications for operative interventions and occipital neuralgia. *Surg Neurol Int.* 2014;5:155.
21. Fernández de las Peñas C, Ge HY, Alonso-Blanco C, Gonzalez-Iglesias J, Arendt-Nielsen L. Referred pain areas of active myofascial trigger points in head, neck, and shoulder muscles, in chronic tension type headache. *J Bodyw Mov Ther.* 2010;14(4):391-396.
22. Fernández de las Peñas C. Myofascial head pain. *Curr Pain Headache Rep.* 2015;19(7):28.
23. Fukui S, Ohseto K, Shiotani M, et al. Referred pain distribution of the cervical zygapophyseal joints and cervical dorsal rami. *Pain.* 1996;68(1):79-83.
24. Magee DJ. *Orthopedic Physical Assessment.* 6th ed. St Louis, MO: Saunders Elsevier; 2014.
25. Gerwin RD, Dommerholt J, Shah JP. An expansion of Simons' integrated hypothesis of trigger point formation. *Curr Pain Headache Rep.* 2004;8(6):468-475.
26. Hsieh YL, Kao MJ, Kuan TS, Chen SM, Chen JT, Hong CZ. Dry needling to a key myofascial trigger point may reduce the irritability of satellite MTrPs. *Am J Phys Med Rehabil.* 2007;86(5):397-403.
27. Yi X, Cook AJ, Hamill-Ruth RJ, Rowlingson JC. Cervicogenic headache in patients with presumed migraine: missed diagnosis or misdiagnosis? *J Pain.* 2005;6(10):700-703.
28. Simons DG, Travell J, Simons L. *Travell & Simon's Myofascial Pain and Dysfunction: The Trigger Point Manual.* Vol 1. 2nd ed. Baltimore, MD: Williams & Wilkins; 1999.
29. Stone SJ, Paleri V, Staines KS. Internal carotid artery aneurysm presenting as orofacial pain. *J Laryngol Otol.* 2012;126(8):851-853.

Capítulo 15

Músculos esplênio da cabeça e esplênio do pescoço
Queixas na lateral do pescoço e cabeça

César Fernández de las Peñas | Jaime Salom-Moreno | Michelle Finnegan

1. INTRODUÇÃO

Os músculos esplênios da cabeça e do pescoço são os principais estabilizadores posteriores da coluna cervical. O músculo esplênio da cabeça se origina do processo mastoide e do osso occipital, logo abaixo da linha nucal superior. Insere-se nos processos espinhosos da sétima vértebra cervical, nas três a quatro vértebras torácicas superiores e no ligamento supraespinal. O músculo esplênio do pescoço origina-se dos processos transversos do atlas (C1) e do áxis (C2), assim como do tubérculo posterior da terceira vértebra cervical (C3). Insere-se no terceiro ao sexto processos espinhosos torácicos (T3-T6). O músculo esplênio da cabeça é inervado pelos ramos laterais do segundo e terceiro ramos dorsais cervicais (C2-C3), e o músculo esplênio do pescoço é inervado pelos ramos laterais dos ramos dorsais cervicais inferiores (C4-C6). Ambos os músculos contribuem para a estabilidade cervical dinâmica, controlando o movimento durante a extensão cervical. Além disso, esses músculos protegem o pescoço durante os movimentos de flexão cervical, como aqueles durante uma lesão em chicote (*whiplash*). Sua principal função, ao agir bilateralmente, é a extensão da coluna cervical, e quando agem unilateralmente, realizam rotação cervical. A dor referida proveniente de pontos-gatilho (PGs) do esplênio da cabeça pode se espalhar para o vértice da cabeça; PGs do esplênio do pescoço produzem dor referida atrás do olho e, algumas vezes, ao occipital. A ativação e a perpetuação de PGs nesses músculos incluem a lesão em chicote (*whiplash*), má postura enquanto se está sentado em uma mesa usando um dispositivo eletrônico portátil ou tocando instrumentos musicais. Estresses por motivos do ambiente ou de atividades também podem desempenhar um papel na ativação ou perpetuação de PGs. Esses músculos podem estar envolvidos em diferentes síndromes de dor da coluna cervical, particularmente dor cervical mecânica e dor decorrente da lesão em chicote (*whiplash*). Além disso, os PGs nesses músculos foram associados a indivíduos com dor radicular cervical ou síndrome fibromiálgica (SFMs). As principais ações corretivas incluem correção postural e educação em ergonomia no trabalho e em casa.

2. CONSIDERAÇÕES ANATÔMICAS

Esplênio da cabeça

O músculo esplênio da cabeça se origina do processo mastoide, abaixo da inserção do músculo esternocleidomastóideo, e da superfície áspera no osso occipital, logo abaixo do terço lateral da linha nucal superior. Insere-se nas extremidades dos processos espinhosos da sétima vértebra cervical, das três ou quatro vértebras torácicas superiores e dos ligamentos supraespinais intermediários (Figura 15-1).[1] Os tendões das fibras superiores do músculo esplênio da cabeça entrelaçam-se na linha média com as do músculo esplênio da cabeça contralateral e com os músculos trapézio superior e romboide menor. Esse ponto de convergência forma a rafe dorsal do ligamento nucal na metade inferior da região cervical.[2]

Esplênio do pescoço

O músculo esplênio do pescoço encontra-se lateral e caudalmente ao músculo esplênio da cabeça. Esse músculo origina-se do processo transverso do atlas (C1), da ponta do processo transverso do áxis (C2) e do tubérculo posterior da terceira vértebra cervical (C3). Insere-se nos processos espinhosos da terceira a sexta vértebras torácicas (T3-T6) (Figura 15-1).[1] Na inserção cranial do músculo, o músculo esplênio do pescoço forma a mais posterior de uma tripla inserção juntamente com o músculo levantador da escápula no meio e o músculo escaleno médio na frente. Bilateralmente, cada um dos pares de músculos esplênio do pescoço e esplênio da cabeça apresentam um formato em "V".

2.1. Inervação e vascularização

O músculo esplênio da cabeça é inervado pelos ramos laterais do segundo e terceiro ramos cervicais dorsais (C2-C3), e o músculo esplênio do pescoço é inervado pelos ramos laterais dos ramos dorsais cervicais inferiores (C4-C6).[1] Os músculos dorsais da coluna cervical recebem seu suprimento sanguíneo da artéria vertebral, da artéria cervical profunda, dos ramos superficiais e profundos descendentes da artéria occipital e do ramo profundo da artéria cervical transversa, quando presente.[1]

2.2. Função

Esplênio da cabeça

O músculo esplênio da cabeça está ativo bilateralmente durante a extensão da cabeça e do pescoço[3-5] e unilateralmente durante a rotação da face para o mesmo lado.[3] Takebe e colaboradores[6] verificaram que o músculo esplênio da cabeça não demonstra atividade na posição da cabeça em equilíbrio vertical em repouso e não se ativa durante a flexão lateral da cabeça e do pescoço. Outros autores demonstraram que o músculo está ativo, pelo menos um pouco, durante a flexão lateral.[4,7,8] Quando a face é rodada para um lado com o queixo inclinado para cima, os músculos esplênio da cabeça de *ambos* os lados trabalham vigorosamente. Quando nesta posição rodada e estendida, o músculo do mesmo lado rotaciona a cabeça e o pescoço; o músculo oposto ajuda a prolongar a cabeça e o pescoço.[6] O músculo esplênio da cabeça também desempenha um papel subordinado na inclinação ipsilateral da cabeça.[9] Estudos mais recentes observaram que a atividade do músculo esplênio da cabeça não é consistente durante movimentos voluntários cervicais que dependem da posição inicial da cabeça.[10] Esse músculo também está ativo durante a flexão cervical,[11] provavelmente apenas para auxiliar no controle do movimento da cabeça para a frente.

Esplênio do pescoço

Apesar da ausência de evidências eletromiográficas, presume-se que o músculo esplênio do pescoço rotaciona as vértebras cervicais superiores ao contrair unilateralmente, e estende a coluna cer-

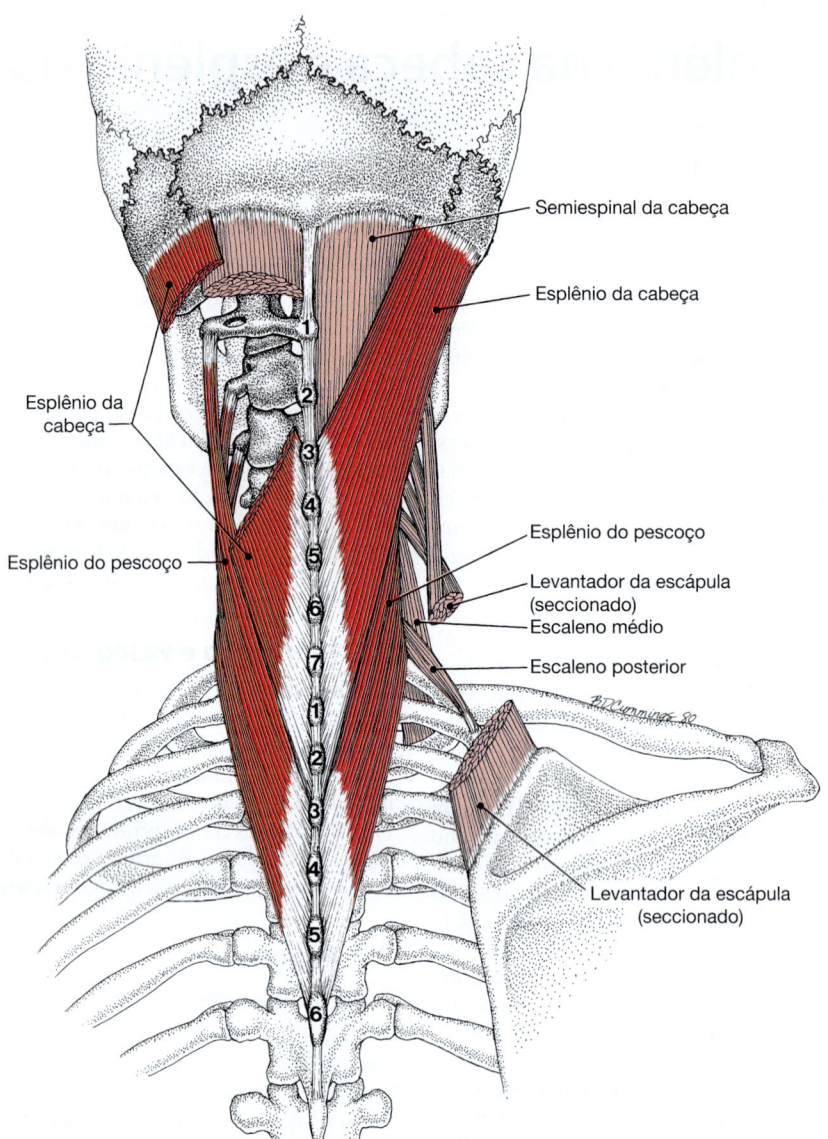

Figura 15-1 Inserções do músculo esplênio da cabeça direito (vermelho-escuro superior) e do músculo esplênio do pescoço direito (vermelho-escuro inferior). Os músculos adjacentes são demonstrados em vermelho-claro. O músculo levantador da escápula (lado direito, seccionado) cruza a parte superior do músculo esplênio do pescoço, com o qual tem inserções em comum nos processos transversos das vértebras cervicais superiores. O músculo trapézio (não demonstrado) cobre grande parte dos dois músculos esplênios.

vical ao contrair bilateralmente. Seu papel durante a flexão lateral da coluna cervical também é questionável. No entanto, foi demonstrado que esse músculo está ativo durante a flexão cervical,[11] provavelmente apenas para auxiliar no controle do movimento da cabeça para a frente.

2.3. Unidade funcional

A unidade funcional à qual um músculo pertence inclui os músculos que reforçam e contrapõe-se às suas ações, bem como as articulações que os músculos cruzam. A interdependência dessas estruturas é funcionalmente refletida na organização e nas conexões neurais do córtex motor sensorial. A unidade funcional é enfatizada porque a presença de um PG em um músculo da unidade aumenta a probabilidade de que os outros músculos da unidade também desenvolvam PGs. Ao desativar os PGs em um músculo, é preciso se preocupar com os PGs que podem se desenvolver em músculos funcionalmente interdependentes. O Quadro 15-1 representa, de maneira geral, a unidade funcional dos músculos esplênios.

3. APRESENTAÇÃO CLÍNICA

3.1. Padrão de dor referida

Os PGs no músculo esplênio da cabeça geralmente provocam dor referida para o vértice da cabeça do mesmo lado (Figura 15-2A).[13]

Quadro 15-1 Unidade funcional dos músculos esplênio da cabeça e do pescoço

Ações	Sinergistas	Antagonistas
Extensão da cabeça e cervical	Grupo muscular cervical posterior Semiespinal da cabeça (bilateralmente) Semiespinal cervical (bilateralmente)	Músculos cervicais vertebrais anteriores Músculos supra-hióideos Músculos infra-hióideos Esternocleidomastóideo (bilateralmente)
Rotação da cabeça	Levantador da escápula ipsilateral Trapézio superior contralateral Semiespinal cervical contralateral Músculos rotadores espinais profundos contralaterais Esternocleidomastóideo contralateral	Levantador da escápula contralateral Trapézio superior ipsilateral Semiespinal cervical ipsilateral Músculos rotadores espinais profundos ipsilaterais Esternocleidomastóideo ipsilateral

Schmidt-Hansen e colaboradores[14] observaram que uma injeção de solução salina hipertônica no músculo esplênio da cabeça provoca dor referida nos dermátomos inervados pelo trigêmeo, particularmente a área oftálmica da cabeça (vértice).

Os PGs na porção superior do esplênio do pescoço (Figura 15-2B, padrão na extremidade esquerda da figura) geralmente referem dor difusa no interior da cabeça que se concentra fortemente atrás do olho do mesmo lado e, às vezes, até a região occipital ipsilateral. PGs na porção inferior do esplênio do pescoço, no ângulo do pescoço (Figura 15-2B, figura do meio), referem dor para cima e para a base do pescoço (Figura 15-2B, padrão na extrema direita da figura). Esse padrão geralmente se encontra na mesma região da parte superior do padrão de dor provocado pelo levantador da escápula, mas pode incluir uma dor espalhada mais medialmente.

Além da dor, um PG na porção superior do músculo esplênio do pescoço pode causar visão turva/borrada no olho ipsilateral sem tontura ou conjuntivite.

Os padrões de dor referida de PGs nesses músculos foram diagnosticados equivocadamente como neuralgia occipital em três pacientes, conforme relatado por Graff-Radford e colaboradores.[15] Antes do diagnóstico de dor miofascial, outros tratamentos não proporcionavam alívio bem-sucedido dos sintomas. Uma vez que o diagnóstico correto foi feito, dois dos três pacientes foram tratados com sucesso. O terceiro paciente não foi tratado com sucesso devido à incapacidade de seguir com o tratamento; no entanto, a liberação inicial de PG nos músculos esplênio da cabeça e do pescoço eliminou completamente a dor por dois dias.

3.2. Sintomas

Os pacientes com PGs de esplênio da cabeça ativos geralmente apresentam uma queixa primária de dor referida próximo ao vértice da cabeça, conforme descrito neste capítulo.

Os pacientes com PGs do esplênio do pescoço relatam primeiramente dor no pescoço, no crânio e no olho; eles também podem relatar um "pescoço rígido",[16] porque a rotação ativa da cabeça e do pescoço é limitada pela dor.

Dor na órbita e visão turva são sintomas perturbadores que, às vezes, são referidos unilateralmente ao olho por PG na parte superior do músculo esplênio do pescoço.

Pacientes com PGs nos músculos esplênio da cabeça e do pescoço também podem relatar uma dor semelhante à pressão na região occipital, uma dor semelhante à pressão que se espalha para a testa e/ou dormência na região occipital.[15]

3.3. Exame do paciente

A observação da postura geralmente revela uma posição anteriorizada da cabeça com uma coluna cervical superior estendida e uma coluna cervical inferior flexionada. Uma inclinação lateral da cabeça também pode ser observada. O paciente muitas vezes demonstra rotação cervical ativa dolorosa e limitada para o mesmo lado e rotação cervical passiva limitada ao lado oposto. A flexão cervical ativa pode ser limitada por uma ou duas larguras de dedos.

O teste de movimento articular acessório das articulações cervicais superiores (C0-C1; C1-C2) é necessário se houver suspeita de PGs nos músculos esplênio da cabeça e do pescoço.[12] A disfunção articular mais comum parece ser no nível de C1-C2, particularmente quando o músculo esplênio da cabeça está envolvido. Outra disfunção comum de movimento acessório relacionada ao músculo esplênio da cabeça é uma disfunção atlantoccipital (C0-C1). Disfunções de movimento acessório comum em C4 e C5 provavelmente ocorrem com PGs de esplênio do pescoço.

3.4. Exame de pontos-gatilho

Esplênio da cabeça

Os PGs no esplênio da cabeça podem ser identificados por palpação plana e, geralmente, são encontrados perto da região onde a borda superior do músculo trapézio superior cruza o músculo esplênio da cabeça. O clínico deve conhecer a direção das fibras musculares (Figura 15-2A) e palpar perpendicularmente às fibras para encontrar um PG dentro de uma banda tensionada do tecido muscular. Esse músculo pode ser palpado dentro do pequeno triângulo muscular delimitado anteriormente pelo esternocleidomastóideo, posteriormente pelo músculo trapézio superior e inferiormente pelo músculo levantador da escápula. Para localizar o músculo esplênio da cabeça, é necessário palpar o processo mastoide e o proeminente músculo esternocleidomastóideo. Coloque um dedo posterior e medial ao esternocleidomastóideo abaixo do occipital. Em seguida, palpe em busca de uma contração das fibras do esplênio da cabeça direcionadas diagonalmente, solicitando ao paciente para rotacionar a face em direção ao lado que está sendo examinado enquanto estende a cabeça contra a resistência leve realizada pelo examinador. Uma vez que o músculo esplênio da cabeça é identificado nesse triângulo muscular, ele pode ser palpado em busca de bandas tensionadas e PGs. Em alguns pacientes, o músculo esplênio da cabeça pode estar suficientemente tenso de forma a ser claramente palpável sem necessidade de movimento ativo do paciente (Figura 15-3).

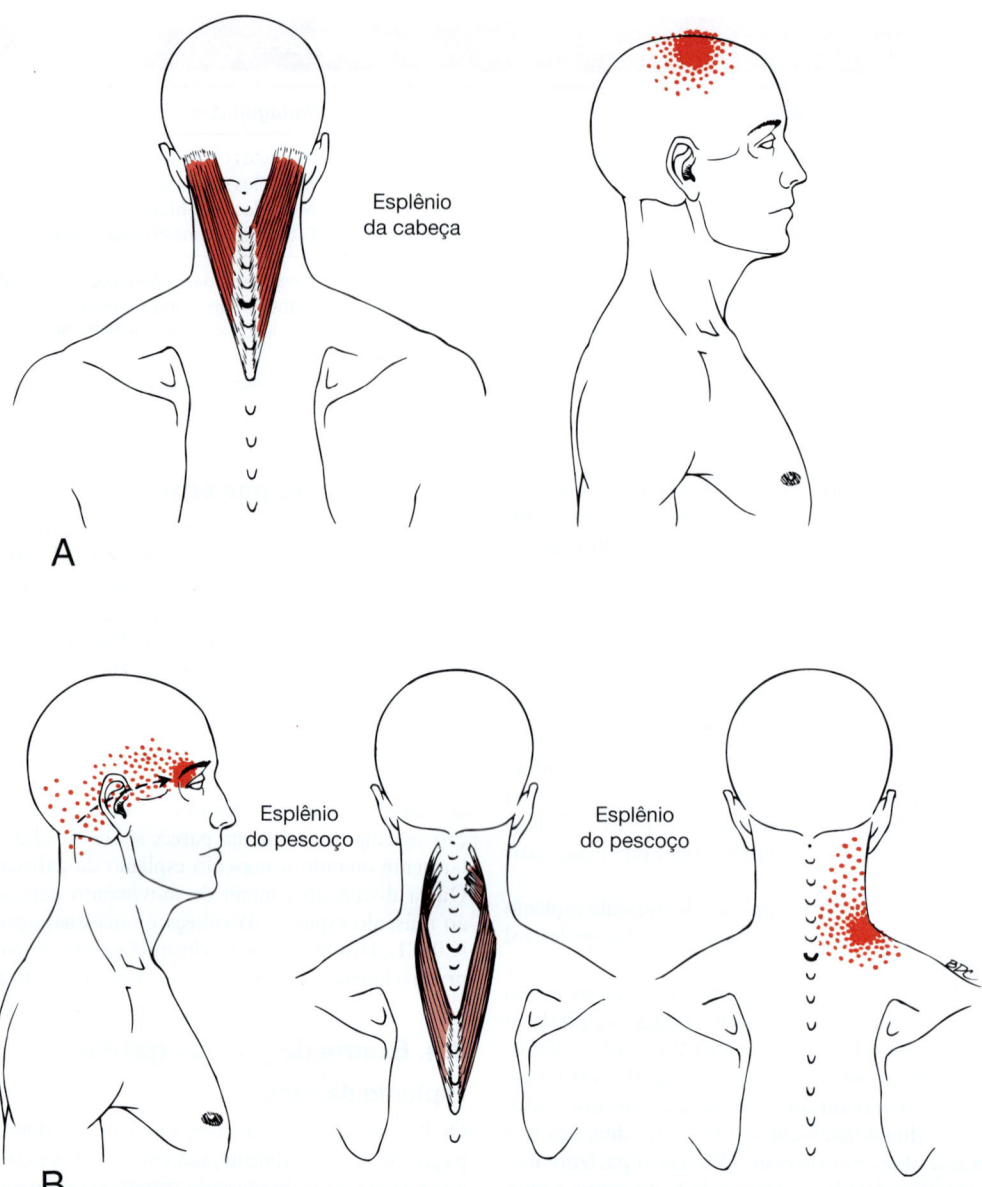

Figura 15-2 Padrões de dor referida (vermelho-escuro) dos músculos esplênio da cabeça e esplênio do pescoço direitos (vermelho-médio). (A) Dor referida pelos PGs localizados na porção superior do esplênio da cabeça, a única parte do músculo diretamente palpada. (B) PGs no músculo esplênio do pescoço provocam dor referida para a órbita (figura representando a dor à esquerda). A linha preta pontilhada e a seta indicam que a dor parece disparar ao longo do interior da cabeça até a parte de trás do olho. PGs no esplênio do pescoço também pode provocar dor referida no ângulo do pescoço (figura à direita).

Outra maneira pela qual o músculo pode ser detectado é primeiro identificar a borda superior do músculo trapézio (Figura 6-1) enquanto o paciente é apoiado em uma posição reclinada com os músculos relaxados. O clínico, então, palpa em busca de uma contração muscular no músculo esplênio da cabeça, enquanto o paciente executa um breve e repentino movimento de abdução do braço contra a resistência leve. O músculo esplênio da cabeça é palpado na busca de bandas tensionadas e PGs ao longo e/ou profundamente até a borda do músculo trapézio superior, aproximadamente no nível do processo espinhoso de C2.

Williams[17] descreveu um PG no esplênio da cabeça na inserção do músculo no processo mastoide e na porção do músculo distal a essa inserção. Segundo Simons e colaboradores,[12] a hipersensibilidade nessa localização é mais provável de ser causada por entesopatia do esplênio da cabeça.

Esplênio do pescoço

O músculo esplênio do pescoço não é facilmente palpável porque os músculos trapézio superior e médio recobrem a maior parte desse músculo. Apenas um pequeno retalho do músculo esplênio

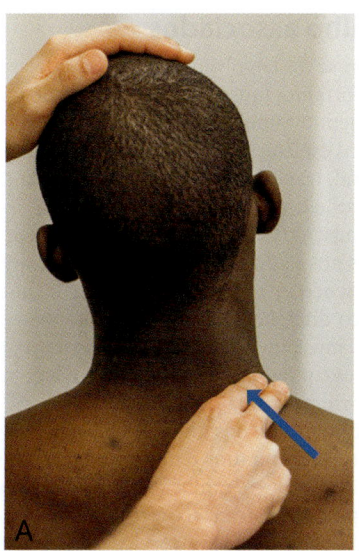
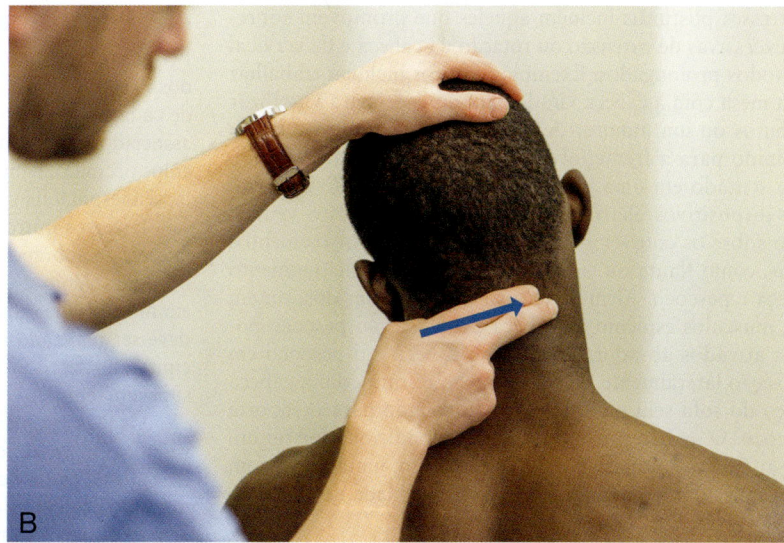

Figura 15-3 (A) Exame de PGs no músculo esplênio do pescoço direito. (B) Exame de PGs no músculo esplênio da cabeça direito.

do pescoço não é coberto pelo esplênio da cabeça ou pelos músculos romboides menores posteriormente ou pelo levantador da escápula lateralmente.

O melhor método de induzir a sensibilidade dos PGs do músculo esplênio do pescoço é na região lateral do pescoço, ao longo ou em torno do levantador da escápula. Se a pele e os tecidos subcutâneos forem suficientemente móveis, o clínico desliza o dedo palpável anterior à borda livre do músculo trapézio superior aproximadamente ao nível do processo espinhoso de C7 para além do músculo levantador da escápula. Se o levantador da escápula não estiver sensível, mas a pressão adicional direcionada medialmente para a coluna for dolorosa, é provável que seja um PG no esplênio do pescoço. Em pacientes com tecido conectivo móvel, as bandas tensionadas podem ser palpáveis, percorrendo caudalmente em uma diagonal de lateral para medial. Para diferenciar a palpação do músculo levantador da escápula do músculo esplênio do pescoço, pode-se sentir que o músculo levantador da escápula se contrai com a elevação do ombro, enquanto o músculo esplênio do pescoço se contrai com a extensão do pescoço.

Posteriormente, a pressão digital sobre os PGs do esplênio do pescoço é aplicada no meio do músculo aproximadamente 2 cm lateralmente à coluna, aproximadamente no nível do processo espinhoso de C7 (Figura 15-3), que está logo acima do ângulo do pescoço. A hipersensibilidade no meio do músculo, logo acima do ângulo do pescoço, também pode resultar dos PGs do trapézio, entretanto, as bandas tensionadas do trapézio são anguladas lateralmente, não medialmente, na direção caudal. Se a hipersensibilidade for profunda ao músculo trapézio, pode ser tanto proveniente de PGs no esplênio do pescoço quanto no levantador da escápula. Se a flexão cervical aumenta a hipersensibilidade, é mais provável que os PGs sejam do esplênio do pescoço devido ao aumento da tensão nessas fibras com a flexão. Ambos os músculos esplênio da cabeça e esplênio do pescoço são alongados pela flexão cervical, mas apenas o esplênio da cabeça é alongado ainda mais pela flexão craniocervical.

Em alguns pacientes, a pressão aplicada a partir do aspecto lateral do pescoço em direção à coluna vertebral superiormente ao nível de C7 provoca sensibilidade na região das inserções cefálicas do músculo esplênio do pescoço. Segundo Simons e colaboradores,[12] acredita-se que essa sensibilidade seja decorrente de entesopatia.

4. DIAGNÓSTICO DIFERENCIAL

4.1. Ativação e perpetuação de pontos-gatilho

Uma postura ou atividade que ativa um PG, se não corrigida, também pode perpetuá-lo. PGs podem ser ativados por carga excêntrica não habitual, exercício excêntrico em músculo esplênio destreinado, uso excessivo ou carga concêntrica máxima ou submáxima.[18] Os PGs também podem ser ativados ou agravados quando o músculo é colocado em uma posição encurtada ou alongada por um período prolongado.

Uma causa comum de PGs no esplênio da cabeça é uma lesão em chicote (*whiplash*).[19,20] Esses músculos são suscetíveis a lesões devido ao trauma de uma colisão traseira em um automóvel, seguido por uma parada repentina do automóvel,[21] especialmente se a cabeça e o pescoço estiverem um pouco rotacionados no momento do impacto. Sabe-se que os pacientes com lesão em chicote (*whiplash*) desenvolvem sintomas refratários de dores de cabeça e cervical, provavelmente em virtude do dano articular e de PGs.[22] Esses pacientes raramente são examinados e tratados da maneira adequada da parcela de sua dor que é de origem muscular. Baker[23] investigou 34 músculos para avaliar a presença PGs em cada um dos 100 ocupantes (motoristas ou passageiros) que sofreram um único impacto no veículo e identificaram a direção do impacto. O músculo esplênio da cabeça foi o segundo músculo mais frequentemente acometido: em 94% dos indivíduos em impactos frontais, em 77% dos indivíduos em impactos traseiros, em 75% dos indivíduos quando atingiram o lado do passageiro e em 69% dos indivíduos quando atingiram o lado do motorista. Em uma revisão da literatura, Fernández de las Peñas e colaboradores[24] descobriram que os PGs nos músculos escalenos, esplênio da cabeça, esternocleidomastóideo,[23] trapézio superior e peitoral menor[25] foram os mais acometidos após uma lesão cervical em chicote (*whiplash*).

Estresses por motivos do ambiente ou de atividades também podem ativar ou perpetuar os PGs nos músculos esplênio da cabeça ou do pescoço.

Estresses posturais incluem aqueles que promovem sobrecargas excessivas de extensão ou rotação da cabeça e da cervical por períodos prolongados. Exemplos clínicos incluem trabalhar em uma mesa com a cabeça virada para um lado para visualizar documentos ou um monitor de computador enquanto o corpo está voltado para a frente; observar aviões em um show aéreo estando sentado em uma postura ruim com extensão cervical; utilizar dispositivos eletrônicos portáteis em decúbito ventral apoiado sobre os cotovelos (Figura 15-4); e tocar instrumentos musicais, como flauta ou violino, com péssimo posicionamento de cabeça e pescoço. Além disso, os PGs em algum dos, ou em ambos, músculos esplênio da cabeça e esplênio do pescoço podem ser ativados ao adormecer com a cabeça e o pescoço em uma posição lateralmente fletida, como ao dormir com a cabeça no braço do sofá sem um travesseiro adequado para o suporte do pescoço. O ar frio proveniente de um condicionador ou um jato de ar fresco soprando no pescoço exposto, juntamente com a fadiga muscular, aumenta muito a probabilidade de ativar os PGs nesses músculos.[12]

Estresses ocasionados por alguma atividade que pode iniciar ou perpetuar os PGs nesses músculos incluem puxar uma corda ou um objeto pesado ao rodar a cabeça. Esses músculos, e o músculo levantador da escápula, são vulneráveis quando se puxa pesos excessivos nas polias de equipamentos de academia ou quando se levanta um peso excessivo; o estresse é acentuado quando o sujeito roda a cabeça e o pescoço e/ou projeta a cabeça para a frente. Olhar para baixo por períodos prolongados enquanto se digita mensagens de texto, jogar jogos em um telefone celular ou ler em uma postura sem suporte adequado para a cervical, também pode contribuir para o desenvolvimento de PG nos músculos esplênios. Foi demonstrado que a flexão cervical prolongada ativa esses músculos.[11]

Estresses causados pelo ambiente que ativam tanto o esplênio do pescoço quanto o levantador da escápula podem ocorrer com o esfriamento acentuado da pele, especialmente quando os músculos estão fatigados. Um exemplo é a exposição a uma brisa quando uma pessoa relaxa em um maiô molhado à sombra (mesmo em um dia quente) após a fadiga da natação.[12] Em outros músculos,[26] estresses visuais têm contribuído para o desenvolvimento de PGs e podem ser plausíveis para esses músculos também.

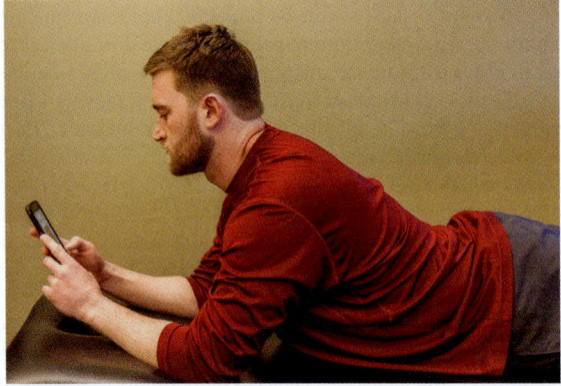

Figura 15-4 As posturas que posicionam os músculos esplênio do pescoço em contração sustentada devem ser evitadas. Essas atividades podem incluir observação de um *show* aéreo, observação de pássaros, assistir TV do chão em decúbito ventral ou utilizar dispositivos eletrônicos portáteis em decúbito ventral sobre os cotovelos (como demonstrado na figura).

4.2. Pontos-gatilho associados

PGs associados podem se desenvolver nas áreas de dor referida dos PGs primários.[27] Portanto, músculos nas áreas de dor referida de cada músculo acometido também devem ser examinados. PGs associados aos músculos esplênios podem se desenvolver nos músculos occipital, temporal, trapézio superior, levantador da escápula, semiespinal da cabeça e do pescoço e suboccipital.

Diversos outros músculos apresentam padrões de dor semelhantes ou sobrepostos aos padrões dos músculos esplênio da cabeça e esplênio do pescoço e, portanto, devem ser incluídos no exame e no diagnóstico diferencial. Um exame completo de PGs deve ser realizado nos músculos semiespinal do pescoço, suboccipital, levantador da escápula, esternocleidomastóideo, trapézio superior, temporal e parte profunda do masseter.

Os PGs raramente aparecem nos músculos esplênios de forma isolada; em geral, tanto o levantador da escápula quanto os outros músculos cervicais posteriores também estão envolvidos. Se o músculo esplênio do pescoço estiver acometido, mas o músculo levantador da escápula não, a rotação cervical é menos restrita do que quando apenas o músculo levantador da escápula está envolvido. A atividade simultânea de PGs em ambos os músculos levantador da escápula e esplênios pode bloquear quase completamente a rotação ativa da cabeça para esse lado. O envolvimento do músculo esplênio do pescoço pode tornar-se aparente devido à dor residual e rigidez, mesmo após a eliminação da atividade do PG no músculo levantador da escápula.

4.3. Patologias associadas

PGs no músculo esplênio da cabeça estão implicados em muitas condições clínicas da cabeça e da coluna cervical, incluindo dor cervical crônica,[28] dor cervical mecânica,[29] cefaleia tensional crônica,[30,31] cefaleia tensional episódica,[32] dor no quadrante superior[33] e radiculopatia cervical.[34] Além disso, a presença de PGs ativos no músculo esplênio da cabeça também é frequente em mulheres com fibromialgia.[35]

Atualmente, não existem pesquisas para corroborar o envolvimento de PGs do músculo esplênio do pescoço com outras condições clínicas. Essa lacuna de evidência provavelmente ocorre em razão da dificuldade de isolar e apalpar com precisão esse músculo, conforme descrito neste capítulo.

Pesquisas demonstram que existe uma relação entre PG na musculatura cervical e hipomobilidade articular cervical;[36-38] porém, evidências que descrevem especificamente o envolvimento dos músculos esplênio da cabeça ou esplênio do pescoço com essa hipomobilidade ainda são necessárias. No entanto, Hsueh e colaboradores[39] observaram que lesões discais em C4-C5 e C5-C6 estavam associadas a PGs no músculo esplênio da cabeça.

A compreensão da apresentação clínica da dor cervical é complexa em virtude da similaridade de sintomas decorrentes de distúrbios articulares e musculares. Um estudo mais antigo e cuidadosamente controlado demonstrou que as articulações zigoapofisárias dolorosas estavam presentes em 54% dos 50 pacientes consecutivos com dor cervical crônica após uma lesão em chicote (*whiplash*).[40] Evidências mais recentes surgiram apoiando o papel da dor nas articulações zigoapofisárias em pacientes com distúrbios associados à lesão em chicote (*whiplash*).[41] Esses pacientes não foram examinados especificamente em busca de PGs, mas os PGs, com frequência, coexistem com disfunções articulares dolorosas. Os PGs nos músculos cervicais e nas articulações zigoapofisárias cervicais, em níveis correspondentes, podem ter padrões de dor notavelmente semelhantes.[42] Estudos que ajudam os clínicos a diferenciarem a causa dos sintomas de dor cervical ainda são necessários. Clinicamente, o tratamento desses músculos (em conjunto com os outros músculos cervicais posteriores) com agulhamento a seco melhorou a mobilidade cervical sem a realização de técnicas de mobilização ou manipulação articular cervical.

O envolvimento de PGs nos músculos esplênio da cabeça e do pescoço, levantador da escápula, trapézio superior e esternocleidomastóideo deve ser distinguido do torcicolo espasmódico (distonia cervical), que é uma condição neurológica caracterizada por movimentos distônicos involuntários da cabeça,[43,44] podendo ser genética, adquirida ou idiopática.[45] Os músculos mais comumente envolvidos nessa condição incluem os músculos esternocleidomastóideo, trapézio, escalenos e platisma,[46] tornando o diagnóstico diferencial dessa condição (*versus* PGs) essencial para assegurar o tratamento adequado. Com o torcicolo espasmódico, pode se desenvolver a hipertrofia dos músculos.[43] Em contrapartida, o aparente encurtamento de um músculo devido a PGs não causa hipertrofia nem movimentos involuntários da cabeça. Embora a fisioterapia possa ser eficaz para o torcicolo espasmódico,[47,48] a toxina botulínica é o tratamento preferencial,[44] pois estudos demonstraram a sua eficácia.[49-52]

5. AÇÕES CORRETIVAS

Pacientes com PGs nos músculos esplênios devem evitar um estresse postural com a correção da sua postura. A correção da postura protraída do ombro e da posição anteriorizada da cabeça e a manutenção da postura efetiva são primários em qualquer abordagem de tratamento, tanto para alívio inicial da dor quanto para alívio duradouro (Figura 6-9). Ver Capítulo 76, Considerações posturais, para discussões sobre postura e mecânica corporal.

A assimetria corporal devido a uma discrepância no comprimento dos membros inferiores ou uma hemipelve pequena deve ser corrigida. Uma bengala excessivamente longa deve ser evitada. A tensão na região cervical também é evitada dormindo com a cabeça e o pescoço em uma posição neutra com um apoio de travesseiro adequado.

Boa ergonomia no trabalho é essencial para quem passa muito tempo em uma mesa com um computador. É importante aprender como manter as articulações em uma posição neutra quando possível e minimizar movimentos excessivos de rotação ou posições prolongadas com a cabeça virada. A tela do computador deve estar diretamente na frente do corpo e em um ângulo que incentive a postura ereta, minimizando o reflexo da tela. Os documentos devem ser colocados em um suporte no mesmo nível que o monitor (e não em uma mesa ao lado) para uma visualização ideal e para evitar o esforço muscular excessivo. Reflexos sobre óculos e lentes de contato podem ser manejados alterando a posição relativa da fonte de luz ou usando lentes antirreflexo. Os pacientes que recebem novas lentes progressivas também devem ser avaliados quanto à adequação da estação de trabalho.

Puxar ou levantar pesos em equipamentos de ginástica também deve ser feito com cuidado. O excesso de peso deve ser evitado, e o paciente deve aprender a puxar/levantar o peso sem rodar a cabeça e a cervical ou projetar a cabeça para a frente.

O resfriamento da pele do pescoço, especialmente quando os músculos estão fatigados, com frequência, ativa os PGs nos músculos posteriores do pescoço. O paciente deve manter o pescoço aquecido, quando possível, dormindo com uma camiseta de gola alta, vestindo uma gola alta ou cachecol durante o dia e evitando correntes de ar frias.

Referências

1. Standring S. *Gray's Anatomy: The Anatomical Basis of Clinical Practice*. 41st ed. London, UK: Elsevier; 2015.
2. Mercer SR, Bogduk N. Clinical anatomy of ligamentum nuchae. *Clin Anat*. 2003;16(6):484-493.
3. Mayoux-Benhamou MA, Revel M, Vallee C. Selective electromyography of dorsal neck muscles in humans. *Exp Brain Res*. 1997;113(2):353-360.
4. Gabriel DA, Matsumoto JY, Davis DH, Currier BL, An KN. Multidirectional neck strength and electromyographic activity for normal controls. *Clin Biomech (Bristol, Avon)*. 2004;19(7):653-658.
5. Schomacher J, Erlenwein J, Dieterich A, Petzke F, Falla D. Can neck exercises enhance the activation of the semispinalis cervicis relative to the splenius capitis at specific spinal levels? *Man Ther*. 2015;20(5):694-702.
6. Takebe K, Vitti M, Basmajian JV. The functions of semispinalis capitis and splenius capitis muscles: an electromyographic study. *Anat Rec*. 1974;179(4):477-480.
7. Kumar S, Narayan Y, Amell T. EMG power spectra of cervical muscles in lateral flexion and comparison with sagittal and oblique plane activities. *Eur J Appl Physiol*. 2003;89(3-4):367-376.
8. Harrison MF, Neary JP, Albert WJ, et al. Measuring neuromuscular fatigue in cervical spinal musculature of military helicopter aircrew. *Mil Med*. 2009;174(11):1183-1189.
9. Benhamou MA, Revel M, Vallee C. Surface electrodes are not appropriate to record selective myoelectric activity of splenius capitis muscle in humans. *Exp Brain Res*. 1995;105(3):432-438.
10. Siegmund GP, Blouin JS, Brault JR, Hedensterna S, Inglis JT. Electromyography of superficial and deep neck muscles during isometric, voluntary, and reflex contractions. *J Biomech Eng*. 2007;129(1):66-77.
11. Lee TH, Lee JH, Lee YS, Kim MK, Kim SG. Changes in the activity of the muscles surrounding the neck according to the angles of movement of the neck in adults in their 20s. *J Phys Ther Sci*. 2015;27(3):973-975.
12. Simons DG, Travell J, Simons L. *Travell & Simon's Myofascial Pain and Dysfunction: The Trigger Point Manual*. Vol 1. 2nd ed. Baltimore, MD: Williams & Wilkins; 1999:104.
13. Travell J, Rinzler SH. The myofascial genesis of pain. *Postgrad Med*. 1952; 11(5):425-434.
14. Schmidt-Hansen PT, Svensson P, Jensen TS, Graven-Nielsen T, Bach FW. Patterns of experimentally induced pain in pericranial muscles. *Cephalalgia*. 2006; 26(5):568-577.
15. Graff-Radford SB, Jaeger B, Reeves JL. Myofascial pain may present clinically as occipital neuralgia. *Neurosurgery*. 1986;19(4):610-613.
16. Travell J. Rapid relief of acute stiff neck by ethyl chloride spray. *J Am Med Womens Assoc*. 1949;4(3):89-95.
17. Williams HL. The syndrome of physical or intrinsic allergy of the head: myalgia of the head (sinus headache). *Proc Staff Meet Mayo Clin*. 1945;20(12):177-183.
18. Gerwin RD, Dommerholt J, Shah JP. An expansion of Simons' integrated hypothesis of trigger point formation. *Curr Pain Headache Rep*. 2004;8(6): 468-475.
19. Kumar S, Ferrari R, Narayan Y. Cervical muscle response to whiplash-type right anterolateral impacts. *Eur Spine J*. 2004;13(5):398-407.
20. Castaldo M, Ge HY, Chiarotto A, Villafane JH, Arendt-Nielsen L. Myofascial trigger points in patients with whiplash-associated disorders and mechanical neck pain. *Pain Med*. 2014;15(5):842-849.
21. Rubin D. An approach to the management of myofascial trigger point syndromes. *Arch Phys Med Rehabil*. 1981;62:107-110.
22. Dommerholt J. Persistent myalgia following whiplash. *Curr Pain Headache Rep*. 2005;9(5):326-330.
23. Baker B. The muscle trigger: evidence of overload injury. *J Neurol Orthop Med Surg*. 1986;7(1):35-44.
24. Fernández de las Peñas C, Fernandez-Carnero J, Alonso-Blanco C, Miangolarra-Page JC. Myofascial pain syndrome in whiplash injury. A critical review of the literature. International Whiplash Trauma Congress; October 9-10, 2003; Denver, USA.
25. Hong C-Z, Simons DG. Response to treatment for pectoralis minor myofascial pain syndrome after whiplash. *J Musculoskelet Pain*. 1993;1(1):89-131.
26. Hoyle JA, Marras WS, Sheedy JE, Hart DE. Effects of postural and visual stressors on myofascial trigger point development and motor unit rotation during computer work. *J Electromyogr Kinesiol*. 2011;21(1):41-48.
27. Hsieh YL, Kao MJ, Kuan TS, Chen SM, Chen JT, Hong CZ. Dry needling to a key myofascial trigger point may reduce the irritability of satellite MTrPs. *Am J Phys Med Rehabil*. 2007;86(5):397-403.
28. Lluch E, Arguisuelas MD, Coloma PS, Palma F, Rey A, Falla D. Effects of deep cervical flexor training on pressure pain thresholds over myofascial trigger points in patients with chronic neck pain. *J Manipulative Physiol Ther*. 2013;36(9):604-611.
29. Munoz-Munoz S, Munoz-Garcia MT, Alburquerque-Sendin F, Arroyo-Morales M, Fernández de las Peñas C. Myofascial trigger points, pain, disability, and sleep quality in individuals with mechanical neck pain. *J Manipulative Physiol Ther*. 2012;35(8):608-613.
30. Fernández de las Peñas C, Ge HY, Alonso-Blanco C, Gonzalez-Iglesias J, Arendt-Nielsen L. Referred pain areas of active myofascial trigger points in

head, neck, and shoulder muscles, in chronic tension type headache. *J Bodyw Mov Ther.* 2010;14(4):391-396.
31. Martin-Herrero C, Rodrigues de Souza DP, Alburquerque-Sendin F, Ortega-Santiago R, Fernández de las Peñas C. Myofascial trigger points, pain, disability and quality of sleep in patients with chronic tension-type headache: a pilot study [in Spanish]. *Rev Neurol.* 2012;55(4):193-199.
32. Karadas O, Gul HL, Inan LE. Lidocaine injection of pericranial myofascial trigger points in the treatment of frequent episodic tension-type headache. *J Headache Pain.* 2013;14:44.
33. Fernández de las Peñas C, Grobli C, Ortega-Santiago R, et al. Referred pain from myofascial trigger points in head, neck, shoulder, and arm muscles reproduces pain symptoms in blue-collar (manual) and white-collar (office) workers. *Clin J Pain.* 2012;28(6):511-518.
34. Sari H, Akarirmak U, Uludag M. Active myofascial trigger points might be more frequent in patients with cervical radiculopathy. *Eur J Phys Rehabil Med.* 2012;48(2):237-244.
35. Alonso-Blanco C, Fernández de las Peñas C, Morales-Cabezas M, Zarco-Moreno P, Ge HY, Florez-Garcia M. Multiple active myofascial trigger points reproduce the overall spontaneous pain pattern in women with fibromyalgia and are related to widespread mechanical hypersensitivity. *Clin J Pain.* 2011;27(5):405-413.
36. Fernández de las Peñas C, Downey C, Miangolarra-Page JC. Validity of the lateral gliding test as a tool for the diagnosis of intervertebral joint dysfunction in the lower cervical spine. *J Manipulative Physiol Ther.* 2005;28(8):610-616.
37. Fernández de las Peñas C. Myofascial trigger points and postero-anterior joint hypomobility in the mid-cervical spine in subjects presenting with mechanical neck pain; a pilot study. *J Manual Manipulative Ther.* 2006;14(2):88-94.
38. Tali D, Menahem I, Vered E, Kalichman L. Upper cervical mobility, posture and myofascial trigger points in subjects with episodic migraine: case-control study. *J Bodyw Mov Ther.* 2014;18(4):569-575.
39. Hsueh TC, Yu S, Kuan TS, Hong CZ. Association of active myofascial trigger points and cervical disc lesions. *J Formos Med Assoc.* 1998;97(3):174-180.
40. Barnsley L, Lord SM, Wallis BJ, Bogduk N. The prevalence of chronic cervical zygapophysial joint pain after whiplash. *Spine.* 1995;20(1):20-25; discussion 26.
41. Bogduk N. On cervical zygapophysial joint pain after whiplash. *Spine (Phila Pa 1976).* 2011;36(25 suppl):S194-S199.
42. Bogduk N, Simons D. Neck pain: joint pain or trigger points? Chapter 20. In: Vaeroy H, Merskey H, eds. *Progress in Fibromyalgia and Myofascial Pain.* Vol 6 of Pain Research and Clinical Management. Amsterdam, Netherlands: Elsevier; 1993:267-273.
43. Waldman SD. *Atlas of Uncommon Pain Syndromes.* 3rd ed. Philadelphia, PA: Elsevier Saunders; 2014.
44. Mills RR, Pagan FL. Patient considerations in the treatment of cervical dystonia: focus on botulinum toxin type A. *Patient Prefer Adherence.* 2015;9:725-731.
45. Albanese A, Bhatia K, Bressman SB, et al. Phenomenology and classification of dystonia: a consensus update. *Mov Disord.* 2013;28(7):863-873.
46. Jankovic J, Leder S, Warner D, Schwartz K. Cervical dystonia: clinical findings and associated movement disorders. *Neurology.* 1991;41(7):1088-1091.
47. De Pauw J, Van der Velden K, Meirte J, et al. The effectiveness of physiotherapy for cervical dystonia: a systematic literature review. *J Neurol.* 2014;261(10):1857-1865.
48. Queiroz MA, Chien HF, Sekeff-Sallem FA, Barbosa ER. Physical therapy program for cervical dystonia: a study of 20 cases. *Funct Neurol.* 2012;27(3):187-192.
49. Poungvarin N, Viriyavejakul A. Botulinum A toxin treatment in spasmodic torticollis: report of 56 patients. *J Med Assoc Thai.* 1994;77(9):464-470.
50. Marin C, Marti MJ, Tolosa E, Alvarez R, Montserrat L, Santamaria J. Muscle activity changes in spasmodic torticollis after botulinum toxin treatment. *Eur J Neurol.* 1995;1(3):243-247.
51. Colosimo C, Tiple D, Berardelli A. Efficacy and safety of long-term botulinum toxin treatment in craniocervical dystonia: a systematic review. *Neurotox Res.* 2012;22(4):265-273.
52. Ramirez-Castaneda J, Jankovic J. Long-term efficacy and safety of botulinum toxin injections in dystonia. *Toxins (Basel).* 2013;5(2):249-266.

Capítulo 16

Músculos cervicais posteriores: semiespinal da cabeça, longuíssimo da cabeça, semiespinal do pescoço, multífidos e rotadores

Capacete do Homem de Ferro

César Fernández de las Peñas | Ana I. de-la-Llave-Rincón

1. INTRODUÇÃO

Os músculos cervicais posteriores incluem as camadas médias da musculatura da coluna cervical e os extensores cervicais profundos. Esses músculos têm inserções do occipital até T6. O músculo semiespinal da cabeça recebe inervação de C1-C4, e o semiespinal do pescoço recebe inervação de C3-C6. Os músculos cervicais posteriores mais profundos são inervados pelos ramos mediais dos ramos dorsais dos nervos espinais cervicais adjacentes. Esses músculos contribuem para o controle segmentar das articulações zigoapofisárias (facetárias) da coluna cervical. A principal função dos músculos mais superficiais (i.e., semiespinal da cabeça, longuíssimo da cabeça e semiespinal do pescoço) é a extensão da coluna cervical, e a principal função dos músculos mais profundos (i.e., músculos multífidos e rotadores) é a extensão segmentar e o controle das vértebras cervicais. A dor proveniente de pontos-gatilho (PGs) nos músculos semiespinal da cabeça e longuíssimo da cabeça refere-se à cabeça, ao passo que PGs no multífido provocam dor referida profunda na coluna cervical e, às vezes, em direção cefálica à região suboccipital. A ativação e a perpetuação de PGs nesses músculos podem resultar de trauma agudo, especialmente pela lesão em chicote (*whiplash*), atividades que exigem flexão cervical sustentada, postura inadequada ou posições que colocam a coluna cervical em extensão excessiva. Esses músculos podem estar envolvidos em síndromes dolorosas da coluna cervical, particularmente na dor cervical mecânica ou dor radicular cervical ou radiculopatia. O músculo semiespinal da cabeça é mais frequentemente afetado por PGs em pacientes com distúrbios associados à lesão em chicote (*whiplash*) do que em indivíduos com síndrome fibromiálgica (SFM). Além disso, alterações morfológicas nesses músculos foram observadas em pacientes com distúrbios da coluna cervical. Especificamente, o infiltrado de tecido adiposo dos músculos multífidos foi encontrado em pacientes com distúrbios associados à lesão em chicote (*whiplash*). Além disso, pacientes com dor cervical mecânica demonstram ativação reduzida dos músculos multífido e semiespinal do pescoço, bem como diminuição da área de secção transversa do multífido do pescoço. As ações corretivas desse grupo muscular incluem a otimização da postura para reduzir o estresse gravitacional e o uso temporário de um colar cervical macio como suporte.

2. CONSIDERAÇÕES ANATÔMICAS

Os músculos cervicais posteriores são divididos anatomicamente em quatro camadas, com fibras percorrendo em direções diferentes em alguns níveis,[1] como se fossem as camadas de um pneu (Figura 16-1). A camada mais superficial, o trapézio superior bilateral, converge acima, formando um acento circunflexo "^" ou um formato de topo de telhado. A próxima camada mais profunda, as fibras do esplênio bilateral, converge abaixo, configurando uma forma em "V". As fibras dos músculos semiespinais da cabeça da terceira camada são quase verticais, paralelas à coluna vertebral. Todas as demais camadas mais profundas de fibras retornam à configuração "^". Estas incluem a terceira camada localizada mais profundamente de fibras dos músculos semiespinais do pescoço, e as fibras dos músculos multífidos e rotadores constituem a quarta camada. O conhecimento desse arranjo de fibras é útil para tratar esses músculos de forma eficaz. Os músculos eretores da espinha cervical incluem o longuíssimo da cabeça e do pescoço, os iliocostais do pescoço e os variáveis espinais da cabeça e do pescoço.[2]

Funcionalmente, esses músculos podem ser classificados em dois grupos: quatro músculos que controlam o movimento da cabeça (trapézio superior, esplênio da cabeça, semiespinal da cabeça e longuíssimo da cabeça) e três músculos que têm apenas inserções na coluna vertebral e não atuam na cabeça (músculos semiespinal do pescoço, multífido e rotadores). As fibras do segundo grupo de músculos se inserem a cada nível segmentar vertebral, e as fibras análogas se estendem por toda a região torácica e para a região lombar, basicamente com o mesmo arranjo. Em maior profundidade, os músculos desse grupo ficam sucessivamente mais curtos e mais angulados.

A designação anatômica do segundo grupo funcional de músculos em três nomes, isto é, semiespinal, multífido e rotadores, é bastante arbitrária. De fato, há uma transição completa e contínua de comprimentos em cada nível da coluna vertebral. As fibras, inserindo-se a cada vértebra, abrangem de 0 a 5 segmentos vertebrais.[2]

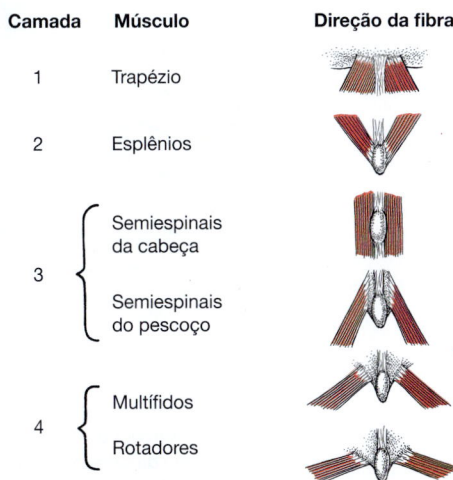

Figura 16-1 As mudanças nas direções das fibras sucessivamente mais profundas nas quatro camadas dos músculos cervicais posteriores. A camada 1 representa as fibras musculares mais superficiais, e a camada 4 representa as fibras mais profundas.

Semiespinal da cabeça

O músculo semiespinal da cabeça se encontra superficialmente sobre o músculo semiespinal do pescoço. Esse músculo origina-se no aspecto medial da área entre a linha nucal superior e a inferior do osso occipital, formando um feixe muscular espesso na região suboccipital, e se insere nos processos articulares superiores de C4-C7 e nas extremidades dos processos transversos de T1 até T6 e, às vezes, T7 (Figura 16-2).[2] O músculo semiespinal da cabeça é geralmente dividido por uma área tendínea ao nível da vértebra C6. Essas áreas dividem o músculo em três partes, cada uma com uma zona terminal. A zona terminal do terço superior do músculo semiespinal da cabeça está alinhada quase transversalmente ao nível suboccipital. A zona terminal do terço médio é encontrada aproximadamente no nível C3-C4. Devido aos diferentes compri-

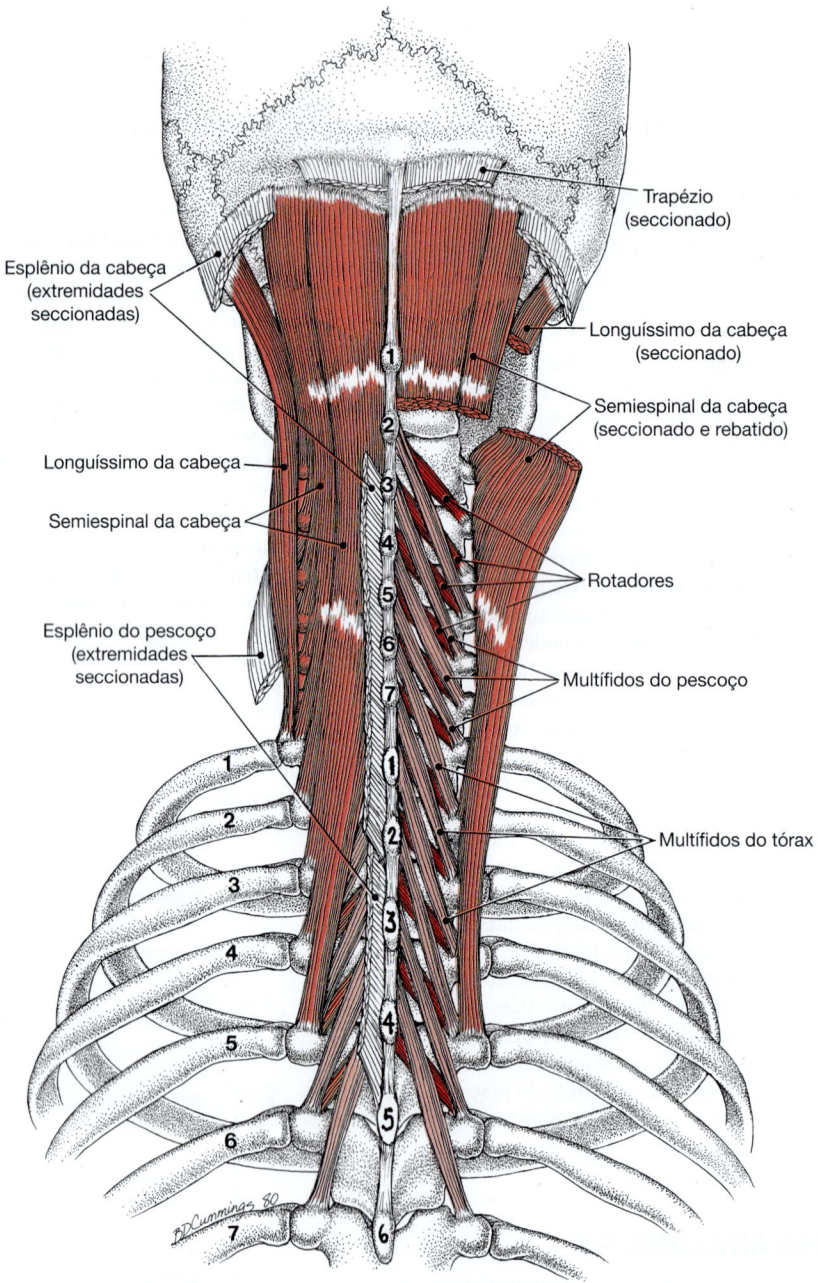

Figura 16-2 Inserções dos músculos cervicais posteriores. No lado esquerdo, as fibras dos músculos longuíssimo da cabeça e semiespinal da cabeça (vermelho-médio) encontram-se quase na vertical, entre o crânio e as vértebras torácicas. O músculo semiespinal do pescoço não é mostrado aqui. Ele é intermediário entre os músculos semiespinal da cabeça e multífido em profundidade, comprimento da fibra e angulação das fibras. No lado direito, a camada mais profunda, composta pelos músculos multífido (vermelho-claro) e rotadores (vermelho-escuro). Eles percorrem em diagonal para configurar bilateralmente uma forma de topo do telhado (^).

mentos de fibra no terço mais inferior do músculo, essa zona terminal é mais variável.

O nervo occipital maior pode ser comprimido por uma banda tendínea do músculo semiespinal da cabeça, ou quando ele passa através do músculo semiespinal do pescoço, percorrendo entre suas fibras mais mediais e o ligamento nucal (Figura 16-3).[3] O nervo occipital maior é o ramo medial da divisão primária dorsal do segundo nervo cervical e fornece ramos sensoriais ao couro cabeludo sobre o vértice, bem como ramos motores para o músculo semiespinal da cabeça. Esse nervo cervical surge abaixo do arco posterior do atlas acima da lâmina do áxis (Figura 16-3). Em seguida, ele se curva em torno da borda inferior do músculo oblíquo inferior da cabeça, o qual ele cruza antes de penetrar nos músculos semiespinal da cabeça e trapézio, perto de suas inserções no osso occipital.

Em um estudo de necropsia de 20 casos (40 nervos) sem história de cefaleia (segundo os prontuários), o nervo occipital maior penetrou no músculo trapézio em 45% dos casos; no músculo semiespinal, em 90% dos casos; e no músculo oblíquo inferior, em 7,5% dos casos.[4] Evidências de compressão foram demonstradas em 11 dos 18 nervos que penetraram no músculo trapézio. Esse achado foi inesperado, porque a seleção foi feita com base no histórico de ausência de dor de cabeça (de acordo com os prontuários hospitalares). Aparentemente, algum grau de compressão do nervo no ponto de penetração muscular do trapézio é comum.[4]

Longuíssimo da cabeça

O músculo longuíssimo da cabeça (Figura 16-2) se origina na borda posterior do processo mastoide, profundamente aos músculos esplênio da cabeça e esternocleidomastóideo, e se insere nos processos transversos das vértebras C5-C7 e T1-T4.[2] Ele percorre em sentido inferior pela superfície lateral do músculo semiespinal da cabeça. O músculo longuíssimo da cabeça é, muitas vezes, parcial ou completamente dividido em dois ventres musculares por uma área tendínea.

Semiespinal do pescoço

O músculo semiespinal do pescoço (não ilustrado aqui) encontra-se profundamente ao músculo semiespinal da cabeça, origina-se dos processos espinhosos das vértebras C2 a C5 e insere-se nos processos transversos de T1 a T5.[2] Seus fascículos abrangem cerca de seis segmentos e cobrem os músculos multífidos do pescoço e torácicos. A orientação diagonal das fibras desse músculo pode ser vista na Figura 16-1.

Multífido e rotadores

O multífido do pescoço é formado por vários fascículos que se originam da margem caudal da face lateral do processo espinhoso e da extremidade caudal do processo espinhoso das vértebras C2 a C5 e se insere no processo transverso das vértebras dois, três, quatro e cinco níveis abaixo (Figura 16-2).[2] Os fascículos de um determinado segmento são flanqueados e sobrepostos dorsolateralmente por fascículos de segmentos sucessivamente superiores, um arranjo que confere ao músculo intacto uma estrutura laminada. O multífido do pescoço é o músculo mais profundo que cruza a lâmina das vértebras e se insere diretamente às cápsulas das articulações zigoapofisárias cervicais.[5] Esses músculos, portanto, contribuem para o controle segmentar das articulações zigoapofisárias da coluna cervical.[6]

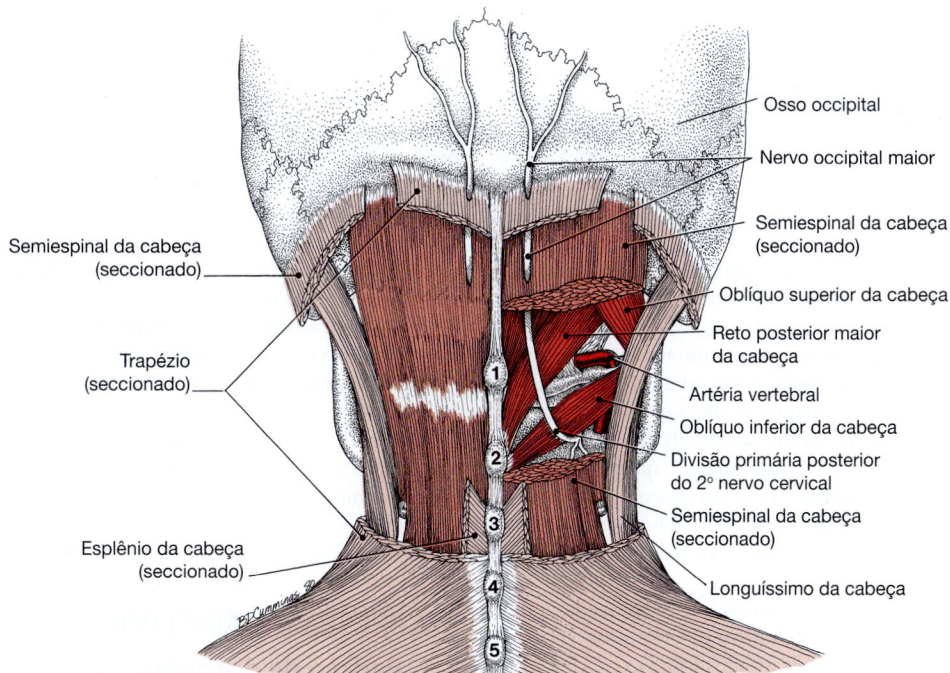

Figura 16-3 Percurso do segundo nervo cervical, que se torna o nervo occipital maior e, em seguida, penetra nos músculos semiespinal da cabeça (vermelho-médio) e trapézio (vermelho-claro) para continuar abaixo do couro cabeludo. A compressão pode ocorrer onde o nervo passa através do músculo semiespinal. Observe a artéria vertebral (vermelho-vivo) no triângulo suboccipital, que é delimitado pelo músculo reto posterior maior da cabeça e pelos músculos oblíquos superior e inferior da cabeça (vermelho-escuro).

Os rotadores, quando presentes, também se originam em C2 e se estendem de forma segmentar para baixo. Em cada segmento, um músculo rotador curto origina-se da borda inferior da superfície lateral da lâmina acima e insere-se na parte superior e posterior do processo transverso da vértebra imediatamente abaixo. Além disso, um músculo rotador longo conecta a base do processo espinhoso acima ao processo transverso dois níveis abaixo.[2] Eles são os músculos paravertebrais mais curtos e profundos, conectando vértebras adjacentes ou alternadas e, portanto, são os mais angulados (Figuras 16-1 e 16-2). O grau de angulação desses músculos tem importantes implicações funcionais.

2.1. Inervação e vascularização

O músculo semiespinal da cabeça é suprido por ramos da divisão primária posterior dos primeiros 4 ou 5 nervos espinais cervicais (C1-C4), e o músculo semiespinal do pescoço é suprido pelo terceiro ao sexto nervos espinais cervicais (C3-C6). O músculo longuíssimo da cabeça e os músculos cervicais posteriores mais profundos são supridos pelos ramos mediais dos ramos dorsais dos nervos espinais cervicais adjacentes. Os músculos dorsais da coluna cervical recebem seu suprimento sanguíneo da artéria vertebral, da artéria cervical profunda, dos ramos descendente superficial e profundo da artéria occipital e do ramo profundo da artéria cervical transversa, quando presente.[2]

2.2. Função

As funções do músculo semiespinal da cabeça referem-se principalmente ao movimento da cabeça. Os músculos intervertebrais mais profundos, por sua vez, estão principalmente envolvidos com a estabilização e o movimento segmentar das vértebras cervicais.[7]

Semiespinal da cabeça

O músculo semiespinal da cabeça tem uma ação principal, a extensão da cabeça, e funciona no controle antigravitacional da cabeça quando esta se inclina para a frente. A estimulação elétrica do músculo semiespinal da cabeça produz extensão da cabeça e leve inclinação para o mesmo lado, mas não extensão cervical.[8] No entanto, o papel do músculo semiespinal da cabeça em rotação é controverso, porque a suposição de que todos os músculos posteriores atuam sinergicamente como extensores não está clara.[8]

Um estudo eletromiográfico (EMG) mais antigo usando eletrodos de fio fino em 15 indivíduos relatou que o músculo semiespinal da cabeça respondeu vigorosamente durante a extensão da cabeça e do pescoço, mas com treinamento, abolição da atividade elétrica pôde ser alcançada enquanto a cabeça e o pescoço foram mantidos em posição ereta e equilibrada. A ativação elétrica desses músculos com a cabeça bem suportada só apareceu durante atividades corporais que promoveram um desequilíbrio da cabeça.[9] Além disso, nenhuma atividade EMG foi observada nesse músculo durante a flexão lateral da cabeça e durante a rotação da cabeça.

Não foi encontrado nenhum estudo que avaliasse de modo específico a postura da cabeça ligeiramente anteriorizada, em geral assumida para leitura. Os dados de estudos sobre exercícios sugerem que o músculo semiespinal da cabeça fornece consistentemente uma função de "controle", como uma rédea, mesmo durante uma leve flexão do pescoço,[9] o que tem sido bem demonstrado para os músculos eretores da espinha no nível lombar. O abuso dessa atividade de "controle" é uma das principais causas da tensão crônica frequentemente observada nos músculos cervicais posteriores.

Longuíssimo da cabeça

O músculo longuíssimo da cabeça é um extensor da cabeça sobre o pescoço que também é relatado como flexor lateral da cabeça para o mesmo lado e rotador da cabeça também para o mesmo lado.

Semiespinal do pescoço

Relata-se que o músculo semiespinal do pescoço primariamente estende a coluna cervical, além de realizar rotação para o lado oposto.[8] A inserção caudal nas vértebras torácicas relativamente imóveis serve sobretudo para estabilizar o movimento da coluna cervical. Um estudo de Pauly[9] sugere que o músculo semiespinal do pescoço, às vezes, fornece uma função de controle (de "freio") mesmo durante flexão leve do pescoço.

Multífido e rotadores

Evidências que descrevam de forma clara as funções desse grupo de músculos, especificamente para a região cervical, são escassas, mas, em geral, quando atuam bilateralmente, esses músculos profundos estendem a coluna vertebral. Agindo unilateralmente, eles rodam as vértebras para o lado oposto. Os músculos multífidos foram identificados como contribuintes para a flexão lateral da coluna vertebral. Anderson e colaboradores[5] observaram que a capacidade total de produção de torque dos músculos multífidos do pescoço, na postura neutra, foi estimada em aproximadamente 0,7 Nm para extensão e flexão lateral e 0,3 Nm para rotação axial. No entanto, esses músculos mais profundos parecem ser projetados para o controle; assim, controlam os ajustes posicionais entre as vértebras, em vez de movimentos da coluna como um todo.

2.3. Unidade funcional

A unidade funcional à qual um músculo pertence inclui os músculos que reforçam e contrapõe-se às suas ações, bem como as articulações que os músculos cruzam. A interdependência dessas estruturas funcionalmente é refletida na organização e nas conexões neurais do córtex motor sensorial. A unidade funcional é enfatizada porque a presença de um PG em um músculo da unidade aumenta a probabilidade de que os outros músculos da unidade também desenvolvam PGs. Ao desativar os PGs em um músculo, é preciso se preocupar com os PGs que podem se desenvolver em músculos funcionalmente interdependentes. O Quadro 16-1 representa, de maneira geral, a unidade funcional dos músculos cervicais posteriores.[10]

Para rotação cervical, o músculo semiespinal do pescoço atua sinergicamente com os músculos esplênio cervical e levantador da escápula contralateral e com os músculos multífidos e rotadores ipsilaterais.

Durante o movimento combinado de extensão e rotação do pescoço, os músculos multífidos e rotadores atuam sinergicamente com o músculo semiespinal do pescoço. Para cada movimento realizado separadamente, os sinergistas e antagonistas são os mesmos listados para o músculo semiespinal do pescoço.

3. APRESENTAÇÃO CLÍNICA

3.1. Padrão de dor referida

Semiespinal da cabeça

A dor provocada pelos PGs do músculo semiespinal da cabeça produz dor referida para a cabeça (Figura 16-4). Clinicamente, observou-se que a porção superior do músculo pode referir dor para o crânio, percorrendo para a frente como uma faixa e for-

Quadro 16-1 Unidade funcional dos músculos cervicais posteriores

Ações	Sinergistas	Antagonistas
Extensão da cabeça (semiespinal da cabeça e longuíssimo da cabeça)	Músculos suboccipitais (bilateralmente) Trapézio superior Esplênio da cabeça	Flexores da cabeça Reto anterior da cabeça Esternocleidomastóideo (bilateralmente)
Extensão cervical (semiespinal do pescoço)	Esplênios do pescoço (bilateralmente) Longuíssimo do pescoço Semiespinal da cabeça Levantador da escápula (bilateralmente) Multífidos (bilateralmente)	Músculos cervicais anteriores Longo do pescoço

mando um meio-círculo ao redor da cabeça, atingindo a intensidade máxima na região temporal e continuando para a frente sobre o olho (Figura 16-4B). A porção média do músculo pode espalhar uma dor profunda mais posterior no crânio (Figura 16-4C). De fato, a dor referida das partes média e baixa do músculo semiespinal da cabeça e a dor referida do músculo semiespinal do pescoço se sobrepõem à parte da distribuição da dor das articulações zigoapofisárias C2-C3.[11]

Longuíssimo da cabeça
A dor provocada pelo músculo longuíssimo da cabeça (não ilustrado) concentra-se na região do ouvido ipsilateral ou logo atrás e abaixo dele. A dor pode se estender por uma pequena distância até o pescoço e também pode incluir dor na região periorbitária.

Semiespinal do pescoço
A dor referida pelos PGs no músculo semiespinal do pescoço não é ilustrada separadamente, pois esse músculo talvez refira dor à região occipital em um padrão similar ao mostrado na Figura 16-4 para a porção média do músculo semiespinal da cabeça.

Multífido do pescoço
Os PGs dos músculos multífidos do pescoço referem dor e sensibilidade cefalicamente à região suboccipital e, às vezes, inferiormente do pescoço até a borda vertebral superior da escápula (Figura 16-4D).[12] Padrões similares de dor foram produzidos pela injeção de solução salina hipertônica no músculos cervicais posteriores.[13] A dor decorrente dos músculos multífidos do pescoço, por vezes, está relacionada às articulações zigoapofisárias cervicais no mesmo segmento e pode simular a dor profunda localizada ao redor do processo espinhoso.

Rotadores
Quando presentes, os PGs dos músculos rotadores do pescoço produzem dor e sensibilidade na linha mediana no nível segmentar do PG. A dor é desencadeada pela aplicação de pressão ou leves batidas no processo espinhoso da vértebra à qual o músculo se insere. Esse teste de hipersensibilidade também é realizado para identificar articulações disfuncionais, e a diferenciação pode ser difícil.

3.2. Sintomas
Os pacientes que relatam dor na cabeça provocada pelos músculos cervicais provavelmente são encaminhados com o diagnóstico de CTT,[14] ou cefaleia cervicogênica.[15] Esses músculos também estão envolvidos em indivíduos com distúrbios associados à lesão em chicote (*whiplash*)[16] ou dor cervical mecânica.[17] Em pacientes acometidos por cefaleia crônica, o padrão de dor provavelmente é um composto de dor referida de vários músculos do pescoço e da mastigação (ver Figura 16-1).

É provável que os pacientes fiquem incomodados com a hipersensibilidade na parte posterior da cabeça e do pescoço, de tal modo que a pressão do peso da cabeça sobre um travesseiro nesse ponto durante a noite pode rapidamente tornar-se intolerável. É comum ocorrer dor e restrição de movimento cervical em uma ou mais direções, especialmente a flexão de cabeça e pescoço.

Com a compressão do nervo occipital maior como sequela da ativação prolongada dos músculos semiespinal da cabeça ou trapézio superior, os pacientes podem relatar dormência, formigamento e queimação no couro cabeludo na região occipital ipsilateral ("neuralgia occipital"), além de dor de cabeça. Eles podem ter recebido bloqueios anestésicos do nervo occipital maior com alívio apenas pela duração do efeito anestésico local. Pacientes com compressão de nervos geralmente preferem o frio, em vez do calor, para aliviar a dor neuropática em queimação; esse alívio também pode mascarar a dor do PG. Os sintomas de compressão do nervo occipital maior podem se desenvolver quando a atividade do PG em um dos músculos em que ele penetra (os músculos semiespinal da cabeça ou trapézio superior) produz bandas tensionadas de fibras musculares que comprimem o nervo.

Os sintomas associados à compressão do nervo occipital maior são frequentemente aliviados pela desativação dos PGs nos músculos semiespinal da cabeça e/ou trapézio superior.

3.3. Exame do paciente
Após um exame subjetivo completo, o médico deve fazer um desenho detalhado representando o padrão de dor descrito pelo paciente. Essa descrição ajudará no planejamento do exame físico e pode ser útil no monitoramento da progressão do paciente, à medida que os sintomas melhoram ou mudam.

Pacientes com PGs nos músculos cervicais posteriores geralmente mantêm a cabeça e o pescoço eretos com os ombros elevados e protraídos; eles podem posicionar a cabeça com o rosto ligeiramente inclinado para cima e tendem a suprimir os movimentos de balançar a cabeça (afirmativa ou negativamente) que normalmente acompanham as conversas.

O paciente geralmente apresenta restrição acentuada de flexão de cabeça e pescoço, que pode ser observada por uma distância maior do que 5 cm entre o queixo e o esterno. O movimento segmentar alterado da coluna cervical observado durante a palpação é um achado comum associado à disfunção muscular. Uma restrição evidente de rotação e flexão lateral cervical geralmente

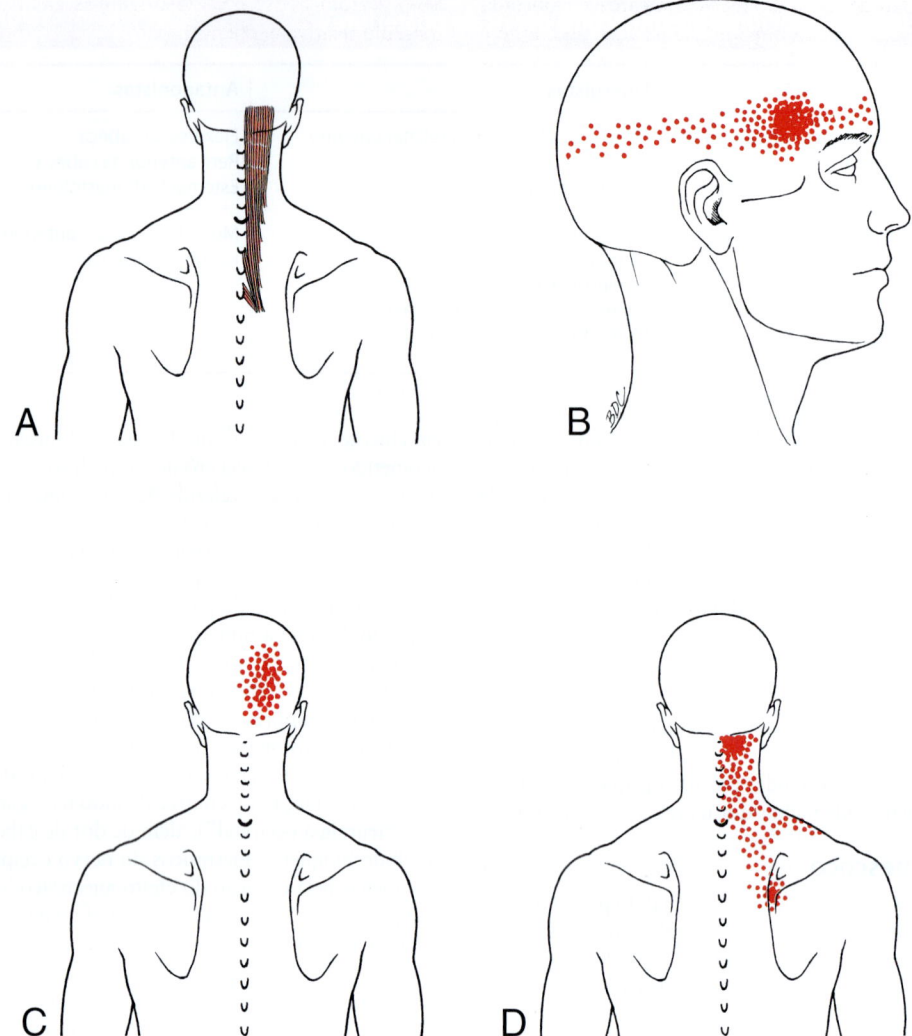

Figura 16-4 Padrões de dor referida (vermelho) dos músculos cervicais posteriores. (A) O músculo semiespinal da cabeça. (B) Padrão de dor referida provocada por PGs na porção superior do músculo semiespinal da cabeça. PGs no terço superior do músculo podem contribuir para a compressão do nervo occipital maior. (C) Padrão de dor referida provocada por PGs na porção média do músculo semiespinal da cabeça. O músculo semiespinal do pescoço também pode referir dor em um padrão similar. (D) Padrão de dor referida provocada por PGs nos multífidos do pescoço localizados profundamente.

ocorre devido ao envolvimento dos músculos cervicais. Em qualquer segmento, no entanto, a restrição em todas as direções de movimento provavelmente indica um padrão capsular (ou artrítico).

Se o envolvimento dos músculos cervicais posteriores for principalmente unilateral e a cabeça e o pescoço estiverem flexionados, os músculos do lado doloroso podem parecer muito proeminentes, como uma corda do crânio até o nível do cíngulo do membro superior.

3.4. Exame de pontos-gatilho
Semiespinal da cabeça

A palpação de PGs dos músculos cervicais posteriores baseia-se no conhecimento adequado da anatomia e nas localizações esperadas do músculo, porque esses músculos não são diretamente palpados. A leve flexão da cabeça e do pescoço aumenta a tensão das bandas tensionadas e a sensibilidade dos PGs nos músculos cervicais posteriores. Os PGs são mais facilmente identificados pela palpação se a musculatura cervical posterior estiver relaxada, fornecendo suporte adequado para a cabeça e o corpo do paciente, posicionado sentado ou em decúbito lateral. Todos os músculos cervicais posteriores são mais bem examinados usando uma palpação plana. Muitas vezes, é muito difícil obter uma resposta detectável da contração local pela palpação manual desse músculo. No entanto, se o músculo trapézio superior estiver relaxado, pode ser possível palpar uma banda tensionada no músculo semiespinal da cabeça que se distingue pela direção vertical das suas fibras.

Os PGs na porção superior do músculo semiespinal da cabeça (Figura 16-4) provavelmente estarão rígidos e, muitas vezes, precisarão ser pressionados com muita firmeza para provocar a dor referida. Portanto, a sensibilidade profunda no exame é muito menos intensa do que seria esperado pela gravidade da queixa de dor do paciente. Essa região de sensibilidade geralmente é encontrada a uma distância de 1 ou 2 cm da linha média na base do crânio e também na região de um dos polêmicos pontos dolorosos usados para diagnosticar a SFM, discutida a seguir.[18]

Longuíssimo da cabeça

O músculo longuíssimo da cabeça encontra-se profundamente na parte lateral do músculo esplênio da cabeça, próximo ao nível da vértebra C3. Do nível do processo espinhoso de C2 à articulação entre C3-C4, os clínicos podem tentar palpar os PGs e as bandas tensionadas do músculo longuíssimo da cabeça por meio da localização do músculo esplênio da cabeça (lateral ao músculo trapézio e posterior ao músculo esternocleidomastóideo), pressionando anterior e medialmente ao longo da parte lateral do músculo esplênio da cabeça. Se o músculo esplênio da cabeça tiver PGs e bandas tensionadas, ele deve ser liberado primeiro, ou a sensibilidade mais profunda dos PGs do longuíssimo da cabeça pode não ser distinguível. Se o músculo longuíssimo da cabeça tiver PGs, ele se apresentará como proeminente e firme, e suas fibras quase verticais ajudarão a distingui-lo das fibras mais diagonais do músculo esplênio da cabeça. Superior ao nível de C2 e inferior ao nível de C4, o músculo longuíssimo da cabeça é muito profundo e coberto por muitos outros músculos para ser identificado de forma confiável, mesmo que indiretamente.

Semiespinal do pescoço

A palpação de PGs desse músculo cervical posterior intermediário a profundo é possível 1 a 2 cm lateral aos processos espinhosos. PGs são, em geral, encontrados aproximadamente ao nível de C4-C5, e uma pressão profunda no PG pode provocar dor referida sobre a região occipital similar ao padrão demonstrado na Figura 16-4. Raramente se pode distinguir as bandas tensionadas nesse músculo relativamente profundo.

Multífido do pescoço e rotadores

Os PGs do músculo multífido do pescoço podem ser localizados aproximadamente a meio caminho entre um processo espinhoso e um processo transverso inferior, geralmente 1 cm lateral ao processo espinhoso. Como há fibras dos músculos multífidos do pescoço para cada nível segmentar a partir de C2 inferiormente, e porque algumas fibras abrangem mais de uma vértebra, os PGs nos músculos multífidos do pescoço podem ser encontrados em qualquer nível entre esses processos, começando pela interface entre os processos espinhosos de C3 e C4 e continuando inferiormente como multífidos torácicos. A palpação manual desse músculo, com base em referências anatômicas, pode ser limitada, porque forma a camada mais profunda da musculatura cervical posterior.

Os músculos mais profundos, os rotadores, geralmente não estão tão desenvolvidos na região cervical quanto na região torácica. Esses músculos são muito profundos para que a direção das fibras de suas bandas tensionadas seja identificada pela palpação. Eles devem ser identificados a partir da sensibilidade profunda característica à pressão aplicada profundamente no sulco lateral aos processos espinhosos e pela sensibilidade à pressão no processo espinhoso. O padrão da distribuição da dor referida pelos músculos rotadores é essencialmente uma dor na linha média no nível segmentar e profundo, simulando dor no processo espinhoso (dor óssea).

As localizações dos PGs nos músculos cervicais posteriores estão resumidas na Figura 16-5. Como os PGs podem se formar em qualquer local ao longo de cada músculo, um exame completo é necessário para a identificação adequada dos PGs.

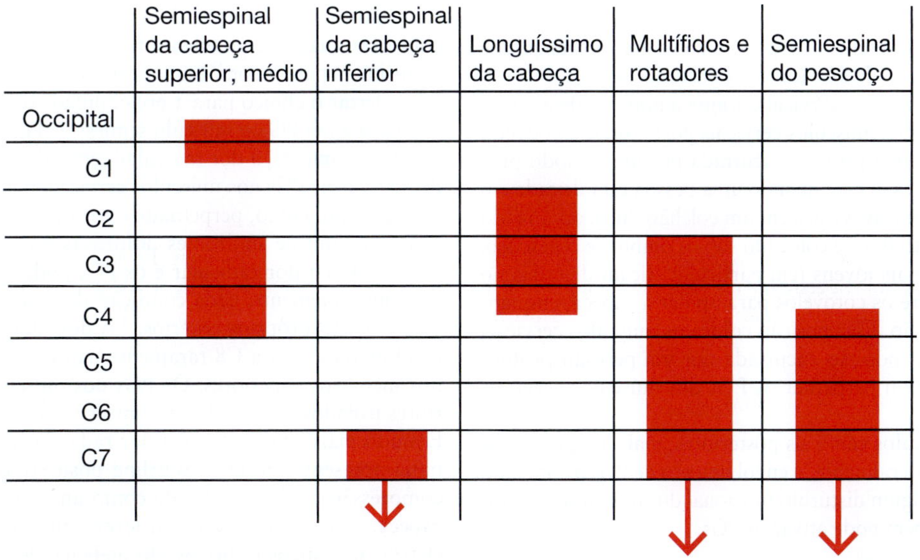

	Semiespinal da cabeça superior, médio	Semiespinal da cabeça inferior	Longuíssimo da cabeça	Multífidos e rotadores	Semiespinal do pescoço
Occipital	■				
C1					
C2			■		
C3	■		■	■	
C4	■		■	■	■
C5				■	
C6				■	
C7		■		■	

Figura 16-5 Possíveis locais (muitos podem não ser palpáveis) de PGs em músculos cervicais posteriores com base na experiência clínica e nas localizações esperadas das zonas da placa terminal para os músculos cervicais posteriores. Níveis segmentares correspondem a processos espinhosos (ou o tubérculo posterior de C1). Todos esses locais devem ser considerados como um guia, porque todo o ventre muscular deve ser examinado em busca da presença de PGs.

4. DIAGNÓSTICO DIFERENCIAL
4.1. Ativação e perpetuação de pontos-gatilho

Uma postura ou atividade que ativa um PG, se não corrigida, também pode perpetuá-lo. Em qualquer parte dos músculos cervicais posteriores, os PGs podem ser ativados por carga excêntrica não habitual, exercício excêntrico em músculo destreinado, uso excessivo ou carga concêntrica máxima ou submáxima.[19] Os PGs também podem ser ativados ou agravados quando o músculo é colocado em uma posição encurtada ou alongada por um período prolongado.

Muitos tipos de eventos podem ativar os PGs nos músculos cervicais posteriores, mas outros fatores são necessários para perpetuá-los. Por exemplo, um trauma agudo pode ativar os PGs nesses músculos. Cair de cabeça no chão, experimentar um movimento vigoroso da cabeça em um acidente de automóvel ou dar um mergulho e bater a cabeça pode produzir uma flexão vigorosa no pescoço e tensão muscular que pode ativar os PGs nos músculos da cabeça e pescoço, mesmo na ausência de fratura. Baker[20] examinou 34 músculos bilateralmente de 100 ocupantes (motoristas ou passageiros) que sofreram um único acidente de carro. Todos esses pacientes se queixaram de distúrbios associados ao efeito chicote e todos tinham PGs ativos. O músculo semiespinal da cabeça foi o terceiro músculo mais frequentemente envolvido, com disfunção presente em 73% das pessoas que relataram impacto de frente, em 69% das pessoas que sofreram impacto no lado do passageiro, em 63% das pessoas que sofreram impacto no lado do motorista, e em 62% das pessoas que sofreram impactos traseiros. Portanto, o impacto do automóvel a partir de qualquer direção pode ativar os PGs no músculo semiespinal da cabeça.

Outros fatores podem perpetuar a presença de PGs nos músculos cervicais posteriores. Uma resposta ao estresse ativada cronicamente que por acaso ativa os PGs, se continuada, também os perpetua. Tensão causada por uma postura inadequada mantida, como ler ou trabalhar em uma mesa enquanto está sentado com uma postura anteriorizada de cabeça ou com o pescoço em flexão mantida, comumente ativa e perpetua os PGs cervicais posteriores. Ver Capítulo 76, Considerações posturais, para mais informações sobre postura correta e ajustes ergonômicos como prevenção de ativação e perpetuação de PGs cervicais posteriores.

O excesso de extensão cervical durante a noite tende a ativar e perpetuar os PGs nos músculos cervicais posteriores, colocando esses músculos em uma posição encurtada por um período prolongado. Essa postura ocorre quando uma pessoa está deitada em decúbito dorsal, sem travesseiro, em um colchão duro, ou quando um travesseiro muito duro é colocado sob os ombros e o pescoço. Às vezes, pessoas mais jovens (em particular) ficam deitadas no chão, apoiadas sobre os cotovelos para apoiar a cabeça, enquanto assistem à televisão. Essa posição coloca os músculos cervicais posteriores em uma posição encurtada por um período prolongado e pode ativar ou perpetuar os PGs dos músculos cervicais posteriores.

Como os músculos cervicais posteriores, mais longitudinais, em geral atuam bilateralmente, o envolvimento de PGs de um lado leva a pelo menos algum distúrbio funcional dos músculos contralaterais, o que também pode ativar os PGs.

4.2. Pontos-gatilho associados

Além dos músculos cervicais posteriores bilaterais, os músculos semiespinal torácico superior e eretor da espinha que se estendem até o tórax podem apresentar PGs associados com os encontrados nos músculos cervicais posteriores. O nível segmentar do envolvimento do PG pode ser identificado por um ponto atenuado na curvatura normal da região torácica; quando a flexão ativa da coluna é testada, pelo menos um processo espinhoso não se destaca de forma proeminente como esperado. Os múltiplos músculos rotadores curtos profundos bilaterais podem parecer-se com os multífidos que são mais longos, porém menos angulados; no entanto, o envolvimento do músculo multífido não causaria tanta restrição da rotação quanto os músculos rotadores, e o multífido tem menor probabilidade de causar uma série contínua de vértebras sensíveis à pressão com restrição da mobilidade articular. Técnicas manuais realizadas para melhorar as funções articulares e musculares podem ser eficazes.

Se os músculos cervicais posteriores forem tratados e os pacientes continuarem com a queixa de dor e hipersensibilidade suboccipital, especialmente na região do processo mastoide, o médico deve verificar se há PGs ativos no músculo trapézio, no ventre posterior do músculo digástrico e na porção medial superior do músculo infraespinal do mesmo lado da dor. PGs nos dois últimos músculos causam pouca restrição do movimento da cabeça e são facilmente ignorados.

Hong[21] reportou que o músculo semiespinal da cabeça pode desenvolver PGs associados em resposta a PGs em ambos os músculos trapézio superior ou esplênio da cabeça. A eliminação de PGs em qualquer um desses dois músculos geralmente desativa os PGs do músculo semiespinal da cabeça sem qualquer tratamento específico deste músculo. Porém, a desativação apenas dos PGs associados pode causar a reativação e perpetuação do PG no músculo primariamente envolvido.

4.3. Patologias associadas

A localização dos músculos posteriores do pescoço se sobrepõe à localização de pontos sensíveis utilizados para o diagnóstico da síndrome da fibromialgia.[18] Um breve exame dos pontos dolorosos característicos da fibromialgia e os sintomas generalizados associados, além dos sintomas relacionados à fadiga, auxilia na exclusão ou confirmação de um diagnóstico correto. Pacientes com fibromialgia comumente têm PGs de causa miofascial que contribuem para a dor.[22] Encontrar um ponto sensível do occipital deve alertar o clínico para a possibilidade de uma entesopatia secundária a um PG no músculo semiespinal da cabeça.

Clinicamente, a dor radicular cervical ou a radiculopatia podem ativar os PGs nos músculos cervicais posteriores que, após a cirurgia, são, então, perpetuados por outros fatores. Essa é uma causa comum de síndromes dolorosas pós-laminectomia cervical.[23] Como a dor radicular e os PGs podem ocorrer isolada ou concomitantemente, cada condição deve ser diagnosticada com base em seus próprios critérios.[24] A dor radicular cervical ou radiculopatia de C4 a C8 raramente não causa sinais ou sintomas nos membros superiores. Os PGs dos músculos cervicais posteriores isolados não produzem sintomas nos membros superiores. É muito mais provável que a dor radicular cervical ou radiculopatia apresente um teste Spurling positivo, dor provocada pela compressão medular aplicada como uma pressão para baixo na cabeça, com a coluna cervical levemente estendida. Os achados eletrodiagnósticos positivos são úteis na identificação da radiculopatia cervical.

Deve-se distinguir entre uma dor local provocada neurologicamente de um sinal de Tinel (produzido pelo toque no ponto de compressão) e uma dor referida de um PG. O formigamento parecido com um choque ou "alfinetes e agulhas" do sinal de

Tinel é produzido pela pressão sobre um ponto de constrição; por exemplo, onde o nervo occipital maior passa através do músculo semiespinal da cabeça ou músculo trapézio superior (Figura 16-3). A dor neural é geralmente projetada ao longo da distribuição do nervo. Em comparação, a dor referida por PG é geralmente descrita como uma dor profunda e bastante dolorida que é mais difusa e tem uma distribuição não neural. PGs respondem à palpação com uma resposta de contração local da banda tensionada. Injeções no ponto de compressão de nervo devem ser evitadas, ao passo que a injeção do PG no músculo que contribui para a compressão é uma terapia adequada.

Os distúrbios inflamatórios da coluna cervical têm o potencial de causar erosões na articulação atlantoaxial que podem progredir para lise do ligamento transverso e subluxação do processo odontoide de C2. Além de uma história cuidadosa e exame clínico para rastreamento de doença sistêmica, uma pessoa com suspeita de envolvimento artrítico sintomático do pescoço deve ter confirmação de exames de imagem. Um par de radiografias laterais da cervical, em flexão e extensão ativas, pode ajudar a identificar o movimento inadequado (> 4 mm) do processo odontoide longe da margem interna do anel de C1. A imagem da doença subaxial requer tomografia computadorizada com contraste, ressonância magnética ou até mesmo mielografia. Halla e Hardin Jr[25] identificaram uma síndrome clínica distinta em 27 pacientes com osteoartrite da articulação facetária C1-C2. Os PGs occipitais foram uma das principais características da síndrome. Essa síndrome foi observada principalmente em mulheres idosas que também apresentam osteoartrite em outros locais e que apresentaram dor nas regiões occipital e pós-auricular. Os sinais físicos incluíam limitação da rotação da cabeça, pontos sensíveis ou PGs restritos à região occipital, crepitação cervical palpável e posição anormal da cabeça em um dos lados.[25] A crepitação da artrite C1-C2 e as bandas tensionadas com o reconhecimento da dor à palpação dos PGs são as duas características mais claramente distinguíveis.

Essa forte associação entre osteoartrite cervical e PGs miofasciais é compatível com a observação de Jaeger,[15] que considerou o músculo semiespinal da cabeça como um dos mais envolvidos. Portanto, é provável que a osteoartrite cervical ative e/ou perpetue os PGs miofasciais cervicais. De fato, Bogduk e Simons[11] relataram padrões de dor sobrepostos das articulações zigoapofisárias cervicais e dos músculos cervicais posteriores. As articulações zigoapofisárias C2-C3, em particular, precisam ser consideradas no diagnóstico quando se lida com PGs nos músculos semiespinal da cabeça e semiespinal do pescoço. As articulações zigoapofisárias C3-C4 e C4-C5 referem dor em padrões que se sobrepõem parcialmente à distribuição da dor dos PGs dos músculos multífidos do pescoço. É possível que outras condições artríticas, como artrite reumatoide e espondiloartropatias soronegativas, possam ter uma influência semelhante nos PGs cervicais.

Os distúrbios espondiloartropatológicos soronegativos (i.e., com teste de fator reumatoide negativo no sangue) podem incluir espondilite anquilosante, síndrome de Reiter, artrite reativa devido à doença inflamatória intestinal ou artrite reativa associada à psoríase.[26] Um processo patológico típico nesses pacientes é a entesopatia dolorosa (inflamação no local de inserção do ligamento ou tendão ao osso), que tende a cicatrizar com calcificação distrófica. Na espondilite anquilosante, os ligamentos espinais tendem a se calcificar simetricamente a partir das articulações sacroilíacas para cima até que toda a coluna esteja fundida no que aparece nas radiografias, como um bastão de bambu vertical (sinal chamado de coluna de bambu). Nos outros distúrbios, como a síndrome de Reiter, o envolvimento inflamatório do esqueleto axial tende a ser mais assimétrico (pular os níveis vertebrais e envolver apenas um lado de algumas vértebras). Em qualquer uma dessas condições, a dor no pescoço pode ser um sintoma proeminente, e o envolvimento da articulação atlantoaxial pode colocar a medula espinal em risco de lesão grave. A presença de sintomas sistêmicos, como conjuntivite e uretrite na síndrome de Reiter, pode ser útil para estabelecer o diagnóstico correto.

Dois estudos mais antigos relataram espasmo palpatório (ou contratura de PG), alterações da textura tissular e movimento restrito cervical em C1-C3, considerados secundários aos reflexos viscerossomáticos de distúrbios cardíacos, gastrintestinais e pulmonares.[27,28]

4.4. Disfunções associadas da articulação cervical

Ao explorar o diagnóstico diferencial de dor cervical, deve-se considerar uma ampla variedade de distúrbios da articulação cervical que podem causar sintomas nesta região, mas geralmente são diagnosticados com base em padrões de envolvimento em outros locais do corpo. Fernández de Las Peñas e colaboradores[29] observaram uma associação clínica entre a presença de PGs nos músculos cervicais e a disfunção da articulação cervical no segmento de inervação relacionado. O manejo satisfatório de dor de cabeça e pescoço de origem musculoesquelética requer, frequentemente, avaliação cuidadosa da presença de PGs nos músculos cervicais posteriores, assim como avaliação de mobilidade restrita das articulações cervicais. Muitas vezes, esses dois achados estão presentes e ambos devem ser tratados.

Jaeger[15] examinou cada um dos 11 pacientes com sintomas de cefaleia cervicogênica em busca de PGs em sete músculos da cabeça e pescoço e para avaliação de disfunção da coluna cervical. Todos os pacientes tinham pelo menos três PGs miofasciais ativos. Em oito pacientes, a palpação do PG reproduziu claramente a dor de cabeça. Dez dos 11 pacientes (91%) tinham uma disfunção segmentar específica da articulação atlantoccipital ou da articulação atlantoaxial. O músculo temporal foi o mais provável de apresentar PGs (n = 7), e o músculo semiespinal da cabeça foi o segundo mais provável (n = 6). PGs foram encontrados predominantemente no lado mais sintomático. Entre os músculos posteriores cervicais, a disfunção articular suboccipital foi mais provavelmente associada a PGs no músculo semiespinal da cabeça.

Os PGs no músculo semiespinal da cabeça são frequentemente associados a disfunções nos níveis atlantoccipital, C1 e C2. PGs no músculo longuíssimo da cabeça podem estar associados a uma aparente elevação da primeira costela concomitante à disfunção articular em T1. Parte desse músculo abrange a região do processo mastoide até o processo transverso de T1, o que permite que ele afete *in*diretamente a primeira costela por meio de sua tração na articulação costotransversária. A rotação resultante da vértebra produz a elevação aparente da primeira costela. Os grupos musculares semiespinal do pescoço, multífidos e rotadores podem formar disfunções articulares em vários níveis da coluna cervical e torácica superior, dependendo das inserções específicas.

Uma simples disfunção de extensão dos segmentos T1, T2, T3 e T4 é outra importante disfunção articular associada ao envolvimento de PGs dos músculos cervicais posteriores bilaterais que se inserem ou abrangem as vértebras torácicas superiores. Isso é particularmente verdadeiro para os músculos semiespinal do pescoço, multífidos e rotadores com inserções na região torácica superior, bem como as fibras do semiespinal torácico que se estendem ou cruzam esses segmentos vertebrais torácicos superiores. Os segmentos torácicos superiores são particularmente difíceis de isolar. Deve-se, no entanto, tratar essas disfunções de extensão de T1 a T4 usando uma técnica de alongamento manual que também incorpora a técnica de contração/relaxamento e flexão para a frente, progredindo inferiormente na coluna segmento por segmento.

5. AÇÕES CORRETIVAS

A tensão crônica ativa os PGs cervicais posteriores porque esses músculos controlam o peso da cabeça quando ela é mantida em flexão parcial por períodos prolongados. A otimização da postura para reduzir o estresse gravitacional,[30] ou a melhoria da função biomecânica/ergonômica reduz essa tensão. Ver Capítulo 76, Considerações posturais, para uma discussão completa. Correções incluem as seguintes:

1. Uso de um suporte de leitura ou suporte de partitura musical ajustável para alterar o ângulo, ou para elevar, da leitura e dos materiais de trabalho para ajustá-los ao nível dos olhos e evitar a flexão sustentada da cabeça e do pescoço.
2. Elevação do monitor do computador para evitar um olhar no sentido inferior mantido por períodos prolongados.
3. Aquisição de óculos com distância focal adequada, para que o paciente possa enxergar claramente com a cabeça mantida em posição equilibrada na posição vertical. Caso contrário, deve-se obter uma nova receita para lentes de distância focal maior (lentes tipo "jogo de cartas ou óculos de computador").
4. Seleção de lentes bifocais ou transicionais que são grandes o suficiente para permitir uma postura eficaz da cabeça para trabalhos próximos, como leitura ou costura.
5. Ajuste das armações dos óculos, de modo que a parte inferior do aro não obstrua a linha de visão ao olhar para baixo.
6. Alteração da postura de exercício em uma bicicleta ergométrica, sentado ereto, com os braços balançando livremente ou colocados nos quadris e *não* debruçados sobre um guidom baixo.
7. Adição de um rolo de pano ou travesseiro atrás da junção toracolombar enquanto estiver sentado para manter a curva lordótica lombar normal e levantar o esterno, melhorando a postura da cabeça e do pescoço.
8. Desativação de PGs no peitoral maior ou menor (ver Capítulos 42, Músculos peitoral maior e subclávio, e 44, Músculo peitoral menor), que induzem a postura arredondada do ombro e uma hipercifose torácica funcional.
9. Alteração de hábitos com o uso de *laptop*. O uso de *laptops* pode ser problemático para manter uma postura equilibrada da cabeça. Se o *laptop* estiver no nível dos olhos, é provável que os ombros se elevem para permitir a digitação. Se o *laptop* for colocado baixo para que os braços possam estar em contato com os apoios de braços ou em uma mesa na altura do cotovelo, a cabeça e o pescoço devem se flexionar para ver a tela. O uso de um teclado portátil para separar as funções das mãos e olhos permite uma melhor postura dos quadrantes superiores e da cabeça e do pescoço.

Essas duas últimas correções permitem que a cabeça e o pescoço eretos assumam uma posição relaxada e equilibrada sobre a coluna torácica. Em resumo, o paciente deve manter confortavelmente uma postura equilibrada da cabeça.

Outra correção simples para promover a posição sentada ereta e equilibrada é obtida colocando-se uma pequena almofada sob os túberes isquiáticos. A almofada *não* deve se estender abaixo da parte superior da coxa.

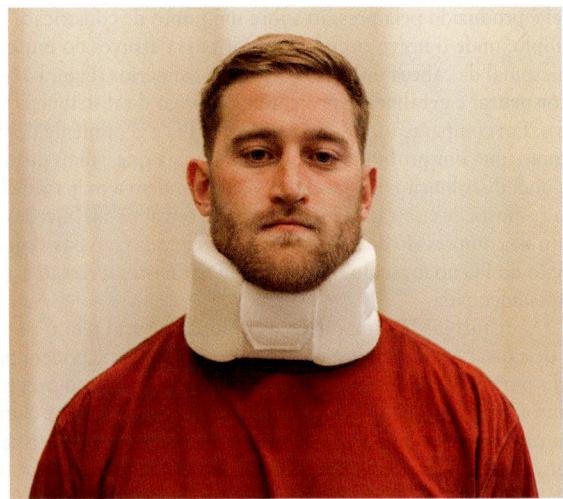

Figura 16-6 Um colar cervical macio pode ajudar a aliviar o estresse nos músculos cervicais posteriores quando se estiver sentado no carro ou em uma mesa. Deve ser usado frouxo como um descanso para o queixo e não para a imobilização do pescoço.

A extensão cervical excessiva à noite é corrigida pela obtenção de um colchão um pouco mais macio (mas não excessivamente) ou pelo uso de um pequeno travesseiro de pescoço macio que suporta confortavelmente a curvatura cervical normal. Chattopadhyay[31] descreveu o raciocínio e a importância de um travesseiro cervical bem ajustado. Um travesseiro versátil e adaptável que coloca a cabeça e o pescoço em uma posição neutra pode ser indicado.

Os músculos do pescoço de pacientes com PGs cervicais posteriores podem ser particularmente vulneráveis à refrigeração e, em caso afirmativo, podem ser mantidos cobertos à noite por um suéter de gola alta usado na cama ou por um lenço solto ao redor do pescoço. Da mesma forma, o pescoço deve ser protegido de correntes de ar frias durante o dia. O cabelo comprido oferece proteção natural contra essa exposição ao frio.

Para aliviar temporariamente a tensão no pescoço após uma exacerbação aguda, pode-se prescrever um colar cervical macio para ser usado mais frouxo como um repouso para o queixo ao dirigir em um carro ou trabalhar em uma mesa (Figura 16-6). O colar não deve ser bem justo para imobilização do pescoço, mas colocado mais frouxo. Por exemplo, um colar Thomas de plástico pode ser usado de cabeça para baixo e solto o suficiente para permitir espaço para a rotação da cabeça e o olhar para os lados, ainda que apertado o suficiente para sustentar o queixo, de modo que a cabeça esteja na posição neutra.

Referências

1. Wegley RS, Rumore AJ. Posterior cervical paraspinal musculature morphology: a cadaveric and CT scan study. *J Orthop Sports Phys Ther.* 1986;8(1):15-26.
2. Standring S. *Gray's Anatomy: The Anatomical Basis of Clinical Practice.* 41st ed. London, UK: Elsevier; 2015.
3. Tubbs RS, Watanabe K, Loukas M, Cohen-Gadol AA. The intramuscular course of the greater occipital nerve: novel findings with potential implications for operative interventions and occipital neuralgia. *Surg Neurol Int.* 2014;5:155.
4. Bovim G, Bonamico L, Fredriksen TA, Lindboe CF, Stolt-Nielsen A, Sjaastad O. Topographic variations in the peripheral course of the greater occipital nerve. Autopsy study with clinical correlations. *Spine.* 1991;16(4):475-478.
5. Anderson JS, Hsu AW, Vasavada AN. Morphology, architecture, and biomechanics of human cervical multifidus. *Spine.* 2005;30(4):E86-E91.
6. Schomacher J, Falla D. Function and structure of the deep cervical extensor muscles in patients with neck pain. *Man Ther.* 2013;18(5):360-366.

7. Blouin JS, Siegmund GP, Carpenter MG, Inglis JT. Neural control of superficial and deep neck muscles in humans. *J Neurophysiol.* 2007;98(2):920-928.
8. Siegmund GP, Blouin JS, Brault JR, Hedenstierna S, Inglis JT. Electromyography of superficial and deep neck muscles during isometric, voluntary, and reflex contractions. *J Biomech Eng.* 2007;129(1):66-77.
9. Pauly JE. An electromyographic analysis of certain movements and exercises. I. Some deep muscles of the back. *Anat Rec.* 1966;155(2):223-234.
10. Simons DG, Travell J, Simons L. *Travell & Simon's Myofascial Pain and Dysfunction: The Trigger Point Manual.* Vol 1. 2nd ed. Baltimore, MD: Williams & Wilkins; 1999:104.
11. Bogduk N, Simons D. Neck pain: joint pain or trigger points? Chapter20. In: Vaeroy H, Merskey H, eds. *Progress in Fibromyalgia and Myofascial Pain.* Vol 6 of Pain research and Clinical Management. Amsterdam, Netherlands: Elsevier; 1993:267-273.
12. Travell J, Rinzler SH. The myofascial genesis of pain. *Postgrad Med.* 1952;11(5): 425-434.
13. Cyriax J. Rheumatic headache. *Br Med J (Clin Res Ed).* 1938;2(4069): 1367-1368.
14. Fernández de las Peñas C, Cuadrado ML, Arendt-Nielsen L, Simons DG, Pareja JA. Myofascial trigger points and sensitization: an updated pain model for tension-type headache. *Cephalalgia.* 2007;27(5):383-393.
15. Jaeger B. Are "cervicogenic" headaches due to myofascial pain and cervical spine dysfunction? *Cephalalgia.* 1989;9(3):157-164.
16. Ettlin T, Schuster C, Stoffel R, Bruderlin A, Kischka U. A distinct pattern of myofascial findings in patients after whiplash injury. *Arch Phys Med Rehabil.* 2008;89(7):1290-1293.
17. Munoz-Munoz S, Munoz-Garcia MT, Alburquerque-Sendin F, Arroyo-Morales M, Fernández de las Peñas C. Myofascial trigger points, pain, disability, and sleep quality in individuals with mechanical neck pain. *J Manipulative Physiol Ther.* 2012;35(8):608-613.
18. Wolfe F, Clauw DJ, Fitzcharles MA, et al. The American College of Rheumatology preliminary diagnostic criteria for fibromyalgia and measurement of symptom severity. *Arthritis Care Res (Hoboken).* 2010;62(5):600-610.
19. Gerwin R, Dommerholt J. Expansion of Simons' integrated trigger point hypothesis [Abstract]. Paper presented at: Myopain, Munich, Germany; 2004.
20. Baker B. The muscle trigger: evidence of overload injury. *J Neurol Orthop med Surg.* 1986;7(1):35-44.
21. Hong C-Z. Considerations and recommendations regarding myofascial trigger point injection. *J Musculoske Pain.* 1994;2(1):29-59.
22. Alonso-Blanco C, Fernández de las Peñas C, Morales-Cabezas M, Zarco-Moreno P, Ge HY, Florez-Garcia M. Multiple active myofascial trigger points reproduce the overall spontaneous pain pattern in women with fibromyalgia and are related to widespread mechanical hypersensitivity. *Clin J Pain.* 2011;27(5): 405-413.
23. Reynolds MD. Myofascial trigger point syndromes in the practice of rheumatology. *Arch Phys Med Rehabil.* 1981;62(3):111-114.
24. Sari H, Akarirmak U, Uludag M. Active myofascial trigger points might be more frequent in patients with cervical radiculopathy. *Eur J Phys Rehabil Med.* 2012;48(2):237-244.
25. Halla JT, Hardin JG Jr. Atlantoaxial (C1-C2) facet joint osteoarthritis: a distinctive clinical syndrome. *Arthritis Rheum.* 1987;30(5):577-582.
26. Stucki G, Stoll T, Bruhlmann P, Michel BA. Construct validation of the ACR 1991 revised criteria for global functional status in rheumatoid arthritis. *Clin Exp Rheumatol.* 1995;13(3):349-352.
27. Beal MC, Morlock JW. Somatic dysfunction associated with pulmonary disease. *J Am Osteop Assoc.* 1984;84(2):179-183.
28. Beal MC. Viscerosomatic reflexes: a review. *J Am Osteop Assoc.* 1985;85(12): 786-801.
29. Fernández de las Peñas C, Fernandez-Carnero J, Miangolarra-Page J. Musculoskeletal disorders in mechanical neck pain: myofascial trigger points versus cervical joint dysfunction: a clinical study. *J Musculoske Pain.* 2005;13(1):27-35.
30. Kuchera M. Gravitational stress, musculoligamentous strain and postural realignment. *Spine.* 1995;9(2):463-490.
31. Chattopadhyay A. The cervical pillow. *J Indian Med Assoc.* 1980;75(1):6-9.

Capítulo 17

Músculos suboccipitais
Máscara do Zorro

Michael Karegeannes | César Fernández de las Peñas | Michelle Finnegan

1. INTRODUÇÃO

Os músculos suboccipitais incluem os músculos reto posterior maior, reto posterior menor, oblíquo superior e oblíquo inferior da cabeça. Eles conectam o osso occipital, o atlas e o áxis posteriormente. São inervados pelos ramos da divisão primária dorsal do nervo suboccipital (C1). Esses músculos contribuem para a estabilidade dinâmica da coluna cervical superior, auxiliando na propriocepção da cabeça com uma alta concentração de fusos musculares. Eles também contribuem para pequenos movimentos da cabeça sobre o pescoço. A dor referida provocada por pontos-gatilho (PGs) nos músculos suboccipitais é sentida profundamente no interior da cabeça, no occipital, na região temporal, nos olhos e na testa. A ativação e a perpetuação de PGs nesse grupo muscular podem resultar de postura inadequada, óculos mal ajustados, posição da cabeça mantida em rotação para um lado prolongadamente e algum trauma. Os PGs, nesses músculos, são comumente associados com cefaleia tipo tensional (CTT), cefaleia cervicogênica, neuralgia occipital ou dor benigna crônica intratável. Ações corretivas incluem correção postural, avaliação ergonômica, fortalecimento e autoalongamento.

2. CONSIDERAÇÕES ANATÔMICAS

Reto posterior menor da cabeça

O músculo reto posterior menor da cabeça se origina por um tendão estreito no tubérculo do arco posterior do atlas e se insere à parte medial da linha nucal inferior e ao osso occipital entre a linha nucal inferior e o forame magno (Figura 17-1).[1] Recentemente, reportou-se que esse músculo estava ausente em um sujeito bilateralmente.[2] Hack e colaboradores[3] relataram pela primeira vez a existência de uma ponte de tecido conectivo entre o músculo reto posterior menor da cabeça e a dura-máter cervical nos níveis de C0-C1. Estudos anatômicos adicionais confirmaram a existência da conexão anatômica entre esse músculo e a dura-máter cervical no nível vertebral de C0-C1.[4-6] Análises histológicas revelaram que essa conexão anatômica se funde com a membrana atlantoccipital posterior, que se une à região cervical.[5] De fato, esse é um dos músculos com o maior número de fusos musculares.[7]

Reto posterior maior da cabeça

O músculo reto posterior maior da cabeça se origina de um tendão estreito a partir do processo espinhoso do áxis e se insere à parte lateral da linha nucal inferior e ao osso occipital imediatamente abaixo (Figura 17-1).[1] Curiosamente, no mesmo estudo descrito, Nayak e colaboradores[2] encontraram dois desses músculos, em cada lado de uma pessoa, ao passo que o músculo reto posterior menor da cabeça estava ausente bilateralmente. Scali e colaboradores,[8] em um estudo anatômico, encontraram uma ponte de tecido conectivo entre o músculo reto posterior maior da cabeça e a dura-máter cervical. Os mesmos autores realizaram uma análise histológica dessa ponte de tecido conectivo entre o músculo reto posterior maior da cabeça e a dura-máter cervical observando aferências proprioceptivas e neurais nesse tecido.[9]

Oblíquo superior da cabeça

O músculo oblíquo superior da cabeça origina-se de fibras tendíneas na superfície superior do processo transverso do atlas e se insere ao osso occipital entre as linhas nucal superior e inferior, lateral ao músculo semiespinal da cabeça e sobrepondo-se à inserção do músculo reto posterior maior da cabeça (Figura 17-1).[1] Um estudo de Pontell e colaboradores[10] relatou recentemente que o músculo oblíquo superior da cabeça também se conecta à dura-máter cervical por uma ponte de tecido conectivo, como os músculos retos posteriores menores e maiores da cabeça. De fato, embora esse músculo e cada um dos músculos retos posteriores maiores estejam conectados à dura-máter independentemente, a proximidade de suas conexões miodurais leva ao surgimento de uma única ponte miodural atlantoaxial que conecta ambos os músculos suboccipitais à dura-máter. Mais uma vez, em um estudo histológico, os mesmos autores observaram que a ponte do tecido conectivo do músculo oblíquo superior da cabeça também apresentava aferências neurais e proprioceptivas, semelhantes à ponte do tecido conectivo do músculo reto posterior maior da cabeça.[11] Curiosamente, todas essas conexões miodurais também foram observadas por ressonância magnética (RM).[12]

Oblíquo inferior da cabeça

O músculo oblíquo inferior da cabeça, o maior dos dois músculos oblíquos, se origina adjacente à parte superior da lâmina do áxis e se insere ao aspecto inferoposterior do processo transverso do atlas (Figura 17-1).[1] O nervo occipital maior pode ser comprimido no músculo oblíquo inferior da cabeça, próximo ao processo espinhoso do áxis, uma vez que percorre um trajeto em estreita proximidade com esse músculo.[13] Em uma pequena porcentagem de indivíduos, esse nervo passa através do músculo.[14-16]

Triângulo suboccipital

O triângulo suboccipital é formado pelos músculos reto posterior maior, oblíquo superior e oblíquo inferior da cabeça. O espaço triangular é coberto pelo músculo semiespinal da cabeça e é preenchido em grande parte com tecido conectivo. A membrana atlantoccipital posterior e o arco posterior do atlas formam o assoalho do triângulo. A artéria vertebral percorre o chão desse espaço em um sulco na superfície do arco posterior do atlas. O nervo occipital maior cruza o teto do triângulo suboccipital.

2.1. Inervação e vascularização

Os músculos suboccipitais são inervados pelos ramos da divisão primária dorsal do nervo suboccipital (C1).[1] O ramo dorsal de C1 passa dorsal e lateralmente por meio do plexo suboccipital das veias para entrar no triângulo suboccipital, onde se divide para formar um ramo para o músculos retos posteriores menores da cabeça.[17] Um estudo demonstrou que as raízes dorsais de C1 tinham cone-

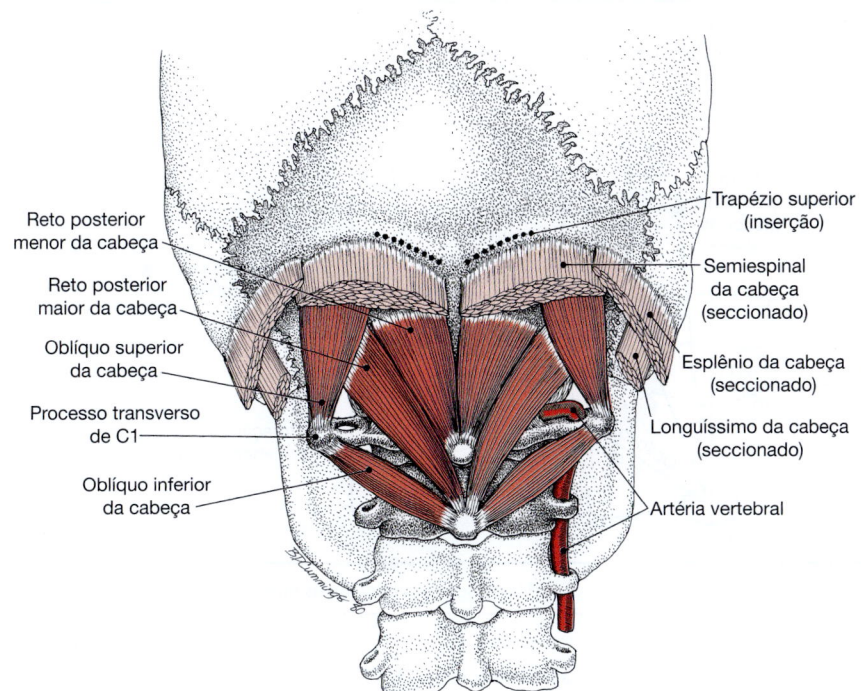

Figura 17-1 Inserções dos músculos suboccipitais (vermelho-médio). Os três mais laterais desses quatro músculos definem o triângulo suboccipital. Esse triângulo circunda a porção transversal da artéria vertebral (vermelho-escuro) e deve ser evitado ao agulhar os músculos posteriores do pescoço. Os músculos mais superficiais estão em vermelho-claro. As linhas pontilhadas pretas indicam a localização da inserção do músculo trapézio superior, que é o músculo posterior do pescoço mais superficial.

xões com o nervo acessório espinal em 50% das vezes.[18] Os músculos suboccipitais recebem seu suprimento sanguíneo da artéria vertebral e de ramos descendentes profundos da artéria occipital.[1]

2.2. Função

As articulações atlantoccipital (C0-C1) e atlantoaxial (C1-C2) compreendem a região cervical superior, que é a região mais móvel de toda a coluna vertebral. Essas articulações altamente especializadas facilitam o posicionamento preciso da cabeça e estão envolvidas na visão, na audição, no olfato e no equilíbrio devido à função dos músculos suboccipitais. Embora os músculos ajudem a movimentar a cabeça sobre o pescoço, a principal função de todos os músculos suboccipitais é a estabilidade dinâmica da coluna cervical superior e o *feedback* proprioceptivo ao sistema nervoso central.[19] O fato de os músculos suboccipitais terem uma concentração maior de fusos musculares confirma seu papel na propriocepção.[20]

Foi relatado que a contração bilateral dos músculos reto posterior menor da cabeça e reto posterior maior da cabeça contribui para a extensão da coluna cervical superior, ao passo que uma contração unilateral desses dois músculos contribui para a rotação ipsilateral da cabeça.[1,2] Embora ambos os músculos retos posteriores da cabeça possam ser funcionalmente classificados como músculos extensores, devido ao seu pequeno tamanho, esses músculos são mais adequados para pequenos movimentos da cabeça sobre o pescoço e para controlar a lordose cervical.[21] Suas partes complementares maiores são mais adequadas para o movimento primário de extensão da cabeça e do pescoço.[22] O músculo oblíquo superior da cabeça parece ter uma melhor alavanca para auxiliar na flexão lateral (Figura 17-2); entretanto, esse músculo provavelmente é mais importante para a postura.[1] O músculo oblíquo inferior da cabeça é o único primariamente ativo durante a rotação cervical superior do atlas sobre o áxis, auxiliando a rotacionar a face para o lado ipsilateral.[1] A Figura 17-2 ilustra a orientação da musculatura suboccipital e resume a ação de cada músculo. Independentemente de sua função teórica, a principal função da musculatura suboccipital é contribuir de forma significativa para a manutenção de uma postura normal neutra da cabeça, bem como para uma estabilidade dinâmica da cabeça durante a realização de atividades diárias que requerem extensão, rotação e flexão lateral da cabeça sobre o pescoço.

Além desses movimentos da coluna cervical alta, a cabeça também pode realizar uma translação para a frente (protração) e para trás (retração) no plano sagital. Em geral, a protração da cabeça flexiona a coluna cervical média-baixa (C3-C7) e estende simultaneamente a coluna cervical superior (C0-C2). A retração da cabeça, ao contrário, estende ou endireita a coluna cervical média-baixa e simultaneamente flexiona a região cervical superior. Alguns estudos recentes demonstraram que a retração voluntária da cabeça resulta em aumento da atividade eletromiográfica dos músculos reto posterior menor[23] e maior[24] da cabeça. Esses estudos concluíram que a retração da cabeça resulta em contração excêntrica de ambos os músculos retos posteriores da cabeça.

2.3. Unidade funcional

A unidade funcional à qual um músculo pertence inclui os músculos que reforçam e contrapõe-se às suas ações, bem como as articula-

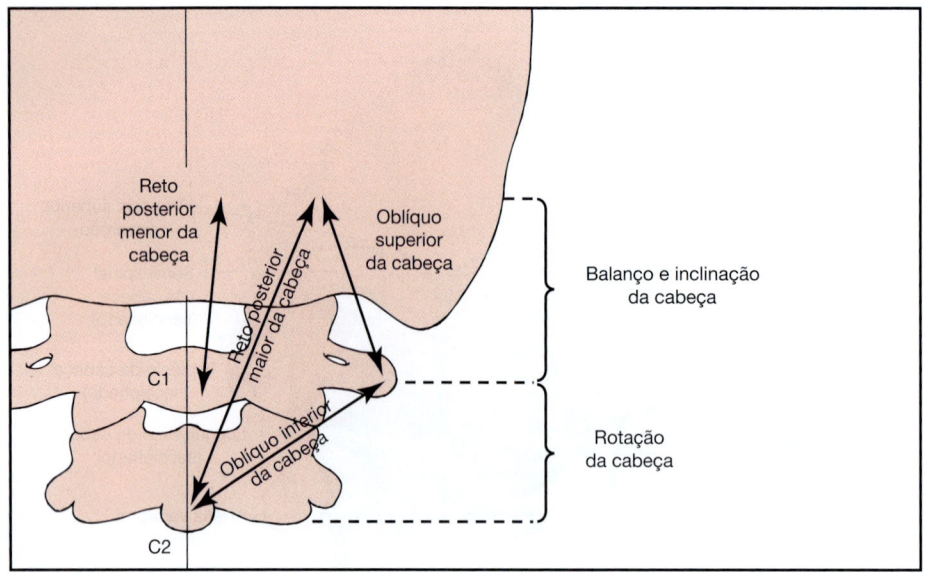

Figura 17-2 Resumo gráfico das ações dos músculos suboccipitais direitos.

ções que os músculos cruzam. A interdependência dessas estruturas funcionalmente é refletida na organização e nas conexões neurais do córtex motor sensorial. A unidade funcional é enfatizada porque a presença de um PG em um músculo da unidade aumenta a probabilidade de que os outros músculos da unidade também desenvolvam PGs. Ao desativar os PGs em um músculo, é preciso se preocupar com os PGs que podem se desenvolver em músculos funcionalmente interdependentes. O Quadro 17-1 representa de maneira geral a unidade funcional dos músculos suboccipitais.[25]

3. APRESENTAÇÃO CLÍNICA

3.1. Padrão de dor referida

Os PGs, nesses músculos, em geral, provocam dor referida unilateralmente do occipital à região temporal, aos olhos e à testa (Figura 17-3). A dor parece penetrar no crânio e é difícil de localizar; no entanto, ela não tem uma característica de dor "direta para a cabeça", como a da dor referida pelo músculo esplênio cervical.

Quadro 17-1	Unidade funcional dos músculos suboccipitais	
Ações	Sinergistas	Antagonistas
Extensão da coluna cervical superior	Esplênio da cabeça (bilateralmente) Semiespinal da cabeça (bilateralmente) Trapézio superior (bilateralmente)	Longo da cabeça Reto anterior da cabeça
Rotação da cabeça	Esplênio da cabeça ipsilateral Esternocleidomastóideo contralateral	Suboccipitais contralaterais Esplênio da cabeça contralateral Esternocleidomastóideo ipsilateral

Os PGs nos músculos suboccipitais estão claramente associados à CTT,[26] mas também foram encontrados em pacientes com distúrbios associados à lesão em chicote (*whiplash*),[27] síndrome fibromiálgica (SFM)[28] e enxaqueca.[29]

3.2. Sintomas

Pacientes com PGs nos músculos suboccipitais relatam dor de cabeça (tanto CTT quanto ou enxaqueca) ou dor cervical. Além disso, pacientes com cefaleia cervicogênica também podem apresentar PGs nesses músculos. É provável que eles descrevam a dor de cabeça como uma pressão, que dói "por tudo" ou, mais frequentemente, como uma máscara de olho.

Ao repousar a cabeça em um travesseiro em decúbito dorsal, os pacientes, com frequência, relatam uma dor de cabeça angustiante de início imediato. Essa dor ocorre em virtude do peso do occipital pressionando o travesseiro. A dor dos músculos suboccipitais tende a ser localizada mais profundamente na região superior do pescoço e mais lateralmente do que a dor provocada pelos músculos cervicais posteriores. Os pacientes, em geral, pressionam com os dedos na base do crânio, localizando "um ponto dolorido bem aqui".

Como o nervo occipital maior passa perto do músculo oblíquo inferior da cabeça, é possível que pacientes com neuralgia occipital também possam exibir PGs nos músculos suboccipitais. Pacientes que relatam dor irradiando unilateralmente do osso occipital para o olho devem ser cuidadosamente examinados quanto à sensibilidade no nervo occipital maior.

3.3. Exame do paciente

Após um exame subjetivo completo, o clínico deve fazer um desenho detalhado representando o padrão de dor descrito pelo paciente. Essa descrição ajudará no planejamento do exame físico e pode ser útil no monitoramento da progressão do paciente, à medida que os sintomas melhoram ou mudam. Para avaliar e examinar adequadamente os músculos suboccipitais, o clínico deve avaliar a postura, o movimento acessório dos segmentos vertebrais C0-C1 e C1-C2 e os padrões respiratórios.

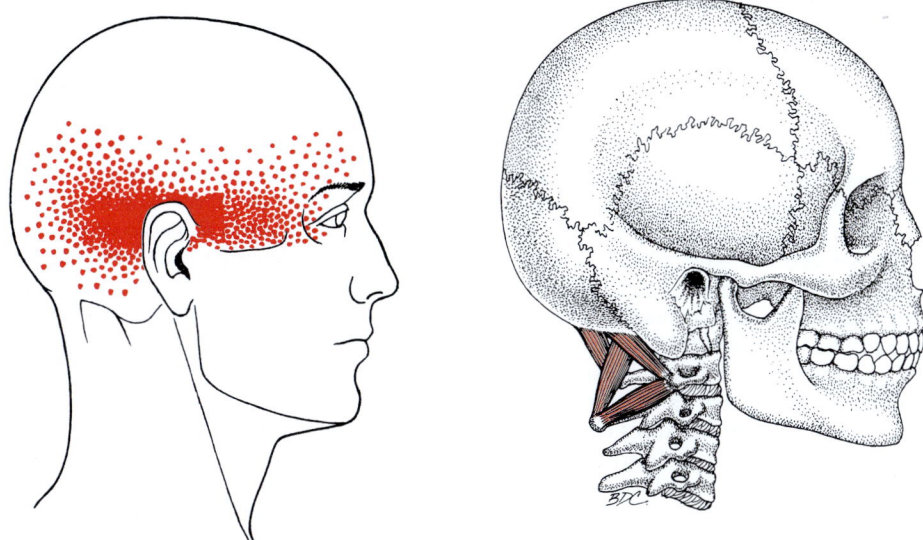

Figura 17-3 Padrão de dor referida (vermelho-escuro) de PGs nos músculos suboccipitais direitos (vermelho-médio).

Indivíduos com cefaleia e PGs nos músculos suboccipitais geralmente exibem uma postura anteriorizada da cabeça e restrição da amplitude de movimento.[30] De fato, a postura anteriorizada da cabeça é uma das anormalidades mais comuns na postura cervical observadas em contextos clínicos. Como uma postura anteriorizada da cabeça inclui a extensão dos segmentos da coluna cervical superior, essa posição induz uma compressão das estruturas craniocervicais, particularmente da musculatura suboccipital e posterior do pescoço. A avaliação visual é a maneira mais comum de avaliar a postura de um indivíduo.

Griegel-Morris e colaboradores[31] encontraram uma boa confiabilidade intraexaminador (κ = 0,825) e moderada interexaminador (κ = 0,611) para avaliação postural visual. Outros autores demonstraram que a capacidade de detectar uma postura anteriorizada da cabeça é boa, desde que as diferenças não sejam sutis.[32,33] Outras avaliações, como fotografias, podem ser usadas para avaliar a postura anteriorizada da cabeça na prática clínica,[30] e têm-se mostrado confiáveis.[34,35]

Além da postura da cabeça, os PGs suboccipitais também podem estar relacionados à presença de disfunções articulares da coluna cervical superior, particularmente osteoartrite das articulações atlantoaxiais. Essas áreas precisam ser examinadas e tratadas clinicamente, se consideradas como uma fonte de sintomas ou um fator contribuinte para as queixas do paciente. De fato, a tensão suboccipital devido a PGs pode limitar a flexão cervical superior. Isso deve ser cuidadosamente avaliado (Figura 17-4A). A flexão da coluna cervical superior combinada com flexão lateral pode ajudar a diagnosticar disfunções unilaterais (Figura 17-4B). Para detalhes específicos sobre a avaliação das disfunções da coluna cervical superior, consulte outros textos sobre esse tópico.

Diversos estudos demonstraram que uma avaliação manual das disfunções da coluna cervical alta pode ajudar a diagnosticar adequadamente pacientes com cefaleia de origem cervical.[36,37] A avaliação manual adequada auxilia no diagnóstico diferencial entre PGs nos músculos suboccipitais e disfunções da articulação cervical superior. Ambas as deficiências podem contribuir para as

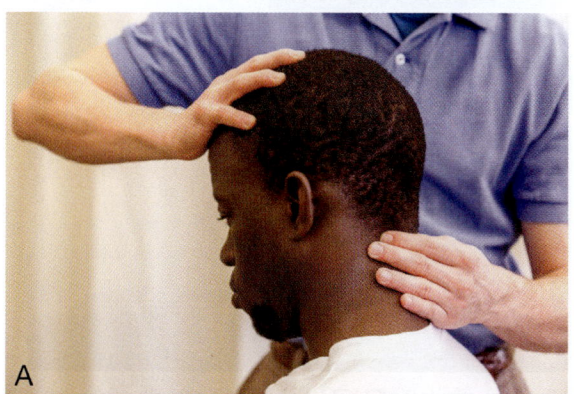
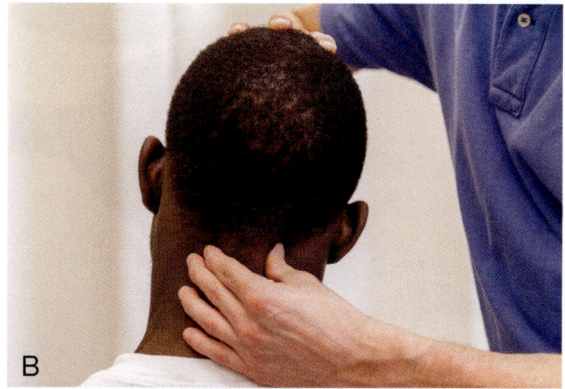

Figura 17-4 Testes para movimentos restritos devido a músculos suboccipitais tensos. (A) Movimento restrito da cabeça sobre o pescoço é encontrado flexionando a articulação atlantoccipital C0-C1 e não observando o movimento precoce entre C2 e C3. (B) Teste de flexão da articulação atlantoccipital C0-C1 combinada com flexão lateral da cabeça sobre o pescoço.

restrições da articulação cervical superior. Por exemplo, o teste de flexão-rotação cervical foi proposto como uma ferramenta adequada para o diagnóstico da restrição da articulação cervical superior. O teste de flexão-rotação cervical é realizado colocando-se a coluna cervical do paciente em flexão total enquanto se realiza passivamente uma rotação da cabeça para um dos lados (Figura 17-5A e B). O teste se baseia no fato de que o movimento cervical é mais isolado ao nível C1-C2 (atlantoaxial) quando a coluna cervical é mantida em flexão total. Verificou-se que os pacientes com cefaleia cervicogênica têm uma média de 25° a 28° de rotação atlantoaxial para o lado da cefaleia, em comparação com uma rotação medial de 44° em direção ao lado assintomático e em comparação com pessoas saudáveis (diferença: 10° a 15°). O teste de flexão-rotação cervical mostrou uma acurácia diagnóstica global de 85 a 91%.[38] Frequentemente, uma restrição na rotação para um dos lados ocorre em razão do encurtamento dos músculos suboccipitais, em particular do músculo oblíquo inferior da cabeça contralateral. Um teste alternativo para a articulação atlantoaxial é realizado colocando-se o pescoço do paciente em flexão lateral total enquanto rotaciona passivamente a cabeça para o lado oposto (Figura 17-5C e D). A crepitação é um achado muito comum em pacientes com osteoartrite dessa articulação.[39] Nesses pacientes, a dor costuma ser causada por PGs suboccipitais.

3.4. Exame de pontos-gatilho

Músculos suboccipitais são os músculos localizados mais profundamente logo abaixo da base do crânio. Essa região também é uma das áreas mais sensíveis do corpo para palpar; assim, os clínicos devem estar cientes da quantidade de pressão utilizada para a palpação nessa área. Esses músculos não são diretamente palpáveis, porque o trapézio superior e outros músculos posteriores do pescoço são mais superficiais. A aplicação de pressão na projeção anatômica de cada músculo, no entanto, é capaz de provocar dor referida desses músculos, que é claramente diferente da dos músculos esplênio da cabeça ou o trapézio superior. Observa-se na prática clínica que a palpação de cada um dos músculos suboccipitais, em alguns pacientes, pode provocar padrões de dor ligeiramente diferentes dos relatados por Simons e colaboradores.[25] Fernández de las Peñas e colaboradores[26] desenvolveram um protocolo para o diagnóstico de PGs nos músculos suboccipitais. No entanto, esse protocolo não foi validado. O protocolo inclui sensibilidade na área suboccipital, dor referida causada por pressão mantida e aumento da dor referida na contração muscular, especificamente extensão da coluna cervical alta.

Reto posterior menor da cabeça

O músculo reto posterior menor da cabeça está localizado entre o tubérculo posterior do atlas (C1) e o occipital,[40] 1 cm lateral à linha média. Para identificação de sua projeção anatômica, o clínico inicia a palpação apenas superolateral ao tubérculo posterior C1. Outra referência anatômica é o ligamento nucal. Utilizando uma palpação plana, o clínico deve primeiro localizar a região posterior do músculo reto posterior menor da cabeça, por meio dos músculos cervicais mais superficiais, e, em seguida, mover-se em direção à inserção no occipital.

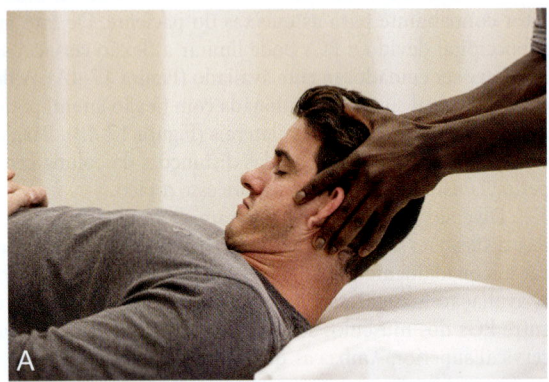
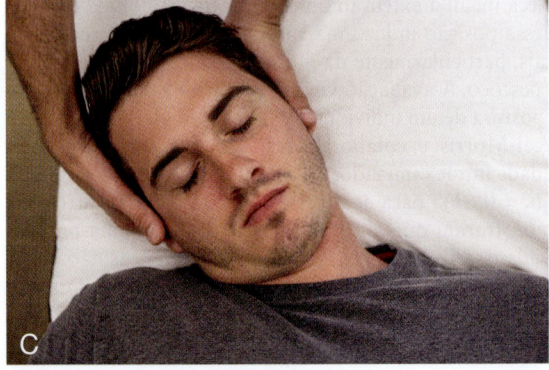
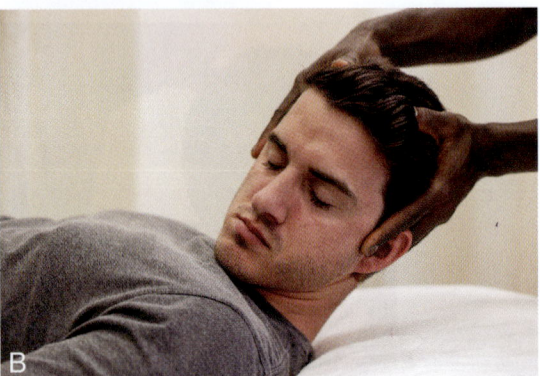
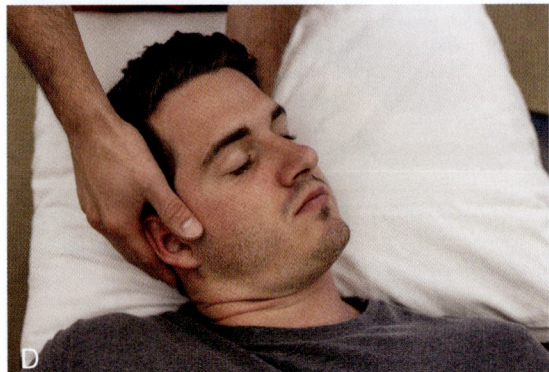

Figura 17-5 (A) e (B) Teste de flexão-rotação cervical para teste isolado da articulação C1-C2 (atlantoaxial) (rotação esquerda) e comprimento muscular suboccipital direito. (C) e (D) Flexão lateral cervical com rotação contralateral para teste isolado da articulação C1-C2 (atlantoaxial) e comprimento muscular suboccipital direito. A mesma posição pode ser usada para o tratamento utilizando técnicas de relaxamento pós-isométricas.

Reto posterior maior da cabeça

O músculo reto posterior maior da cabeça localiza-se entre o processo espinhoso do áxis (C2) e o occipital, apenas lateral ao músculo reto posterior menor da cabeça.[40] Para identificação de sua projeção anatômica, o clínico começa a palpá-lo próximo ao processo espinhoso do áxis. Uma palpação plana é utilizada para localizar a região posterior do reto posterior maior da cabeça por meio dos músculos mais superficiais, continuando com a avaliação na direção da inserção no occipital.

Oblíquo superior da cabeça

O músculo oblíquo superior da cabeça localiza-se entre o processo transverso do atlas (C1) e o occipital, apenas lateral à inserção superior do músculo reto posterior maior da cabeça.[40] Esse músculo é muito desafiador para palpar e discernir entre a musculatura posterior superficial do pescoço. O clínico deve palpar a partir da inserção no occipital, apenas lateralmente ao músculo reto posterior maior da cabeça e medialmente ao processo mastoide. Uma palpação plana é utilizada para localizar a região do músculo oblíquo superior da cabeça por meio dos músculos cervicais mais superficiais, continuando com a avaliação em direção à sua inserção inferior.

Oblíquo inferior da cabeça

O músculo oblíquo inferior da cabeça está localizado entre o processo espinhoso de C2 e o processo transverso de C1, profundamente ao músculo esplênio da cabeça.[40] Entre esses pontos de referência, o clínico palpa por meio dos músculos cervicais mais superficiais com uma técnica de palpação plana para identificar a região do músculo oblíquo inferior da cabeça. A direção das fibras desse músculo é normalmente mais horizontal do que a representada nas imagens anatômicas.

4. DIAGNÓSTICO DIFERENCIAL
4.1. Ativação e perpetuação de pontos-gatilho

Uma postura ou atividade que ativa um PG, se não corrigida, também pode perpetuá-lo. Em qualquer parte dos músculos suboccipitais, os PGs podem ser ativados por carga excêntrica não habitual, exercício excêntrico em um músculo destreinado, uso excessivo ou carga concêntrica máxima ou submáxima.[41] Os PGs também podem ser ativados ou agravados quando o músculo é colocado em uma posição encurtada ou alongada por um período prolongado. Como os músculos suboccipitais são em grande parte responsáveis por movimentar a cabeça sobre parte superior do pescoço, é provável que desenvolvam PGs ao trabalhar em qualquer amplitude de movimento extrema. A função de controle (ou de "freio") dos extensores suboccipitais é sobrecarregada pela flexão sustentada da cabeça e do pescoço, o que geralmente ocorre durante o uso de dispositivos eletrônicos portáteis. Se uma pessoa inclina a cabeça para cima, a musculatura suboccipital fica tensa devido à contração prolongada (p. ex., quando uma pessoa está deitada de bruços no chão, apoiada nos cotovelos para suportar a cabeça enquanto assiste à televisão).

A postura excessiva da cabeça para a frente geralmente é acompanhada pela extensão da coluna cervical superior para acomodar a linha de visão, como durante o uso excessivo do computador. Essa posição ativa e perpetua os PGs nos músculos suboccipitais e em outros músculos cervicais posteriores. A respiração bucal em comparação com a respiração nasal também demonstrou ter um impacto negativo na postura.[42-47]

Pacientes que estão intensamente preocupados com uma atividade de escritório ou trabalho no computador são suscetíveis a perder a noção do tempo em uma postura indesejável. Em outros músculos, os PGs têm se desenvolvido com 1 hora de digitação, com estressores visuais e posturais,[48] e são plausíveis para esses músculos também.

Lentes de óculos mal ajustadas, miopia visual não corrigida, lentes com distância focal muito curta e o uso de lentes progressivas que exigem ajustes finos frequentes ou sustentados da posição da cabeça também podem ativar e perpetuar os PGs nesses músculos.

As funções de rotação e inclinação da cabeça podem ser usadas em excesso ao sustentar posições da cabeça fora do eixo central, como quando o indivíduo está conversando com alguém que está do lado de fora, vendo apenas um lado de um veículo, evitando o brilho de uma forte fonte de luz que se reflete nas lentes de óculos, ou por atenção prolongada em uma estação de trabalho posicionada na mesa ao lado do teclado.

O resfriamento da nuca, enquanto os músculos fatigados do pescoço estão sendo mantidos em uma posição fixa, contribui para a ativação dos PGs nesses músculos.

Qualquer evento traumático com impacto na coluna cervical ou na cabeça, como uma lesão em chicote (*whiplash*), pode ativar os PGs nesses músculos. Pesquisas confirmam a associação de PGs em outros músculos e lesão em chicote (*whiplash*),[49,50] portanto, é plausível que os PGs também possam se desenvolver nos suboccipitais. Sabe-se que os pacientes com lesão em chicote (*whiplash*) desenvolvem sintomas refratários de dor de cabeça e pescoço, provavelmente devido a dano articular e aos PGs.[51] Esses pacientes raramente são examinados e tratados adequadamente para parte de sua dor, que é de origem muscular.

4.2. Pontos-gatilho associados

PGs raramente aparecem apenas na musculatura suboccipital; em geral, aqueles pacientes com dor de cabeça terão PGs nos músculos trapézio superior, no temporal e no semiespinal da cabeça. Também é provável que estejam associados a PGs nos outros músculos mastigatórios.

A dor referida pelos PGs suboccipitais pode parecer semelhante ou sobrepor-se aos padrões de dor referida dos músculos temporais, trapézio superior, esternocleidomastóideo, esplênio cervical e semiespinal da cabeça; portanto, um exame completo de cada um desses músculos é necessário.

Os PGs também podem se desenvolver nas áreas de dor referida de outros PGs primários,[52] portanto, os PGs nos músculos suboccipitais podem ocorrer em virtude de PGs primários em outros músculos, incluindo os músculos trapézio superior, trapézio inferior, esplênio cervical e multífidos do pescoço. Os PGs primários também podem contribuir para os PGs associados em outros músculos, incluindo os músculos occipitofrontal, temporal, orbicular do olho e corrugadores.

4.3. Patologias associadas

Pacientes com PGs nos músculos suboccipitais são comumente diagnosticados como portadores de CTT,[53] cefaleia cervicogênica,[54] neuralgia occipital[55] ou dor benigna intratável crônica. Dor benigna intratável crônica é definida como "dor não neoplásica com duração maior do que 6 meses sem achados físicos objetivos e estímulo nociceptivo periférico conhecido."[56] Um estudo de pacientes com o "diagnóstico" de dor benigna intratável crônica do pescoço relatou PGs ou pontos dolorosos nos músculos suboccipitais em 67,6% dos 34 pacientes.[56] Atualmente, é possível que os pacientes com esse diagnóstico sejam considerados como portadores de síndromes de sensibilização central.[57]

A dor de cabeça dural deve ser considerada no diagnóstico diferencial dos pacientes devido a considerações anatômicas únicas com esses músculos.[58] Como Hack e Hallgren afirmaram: "A presença de uma ponte de tecido conectivo, ligando os músculos suboccipitais à dura-máter, é agora reconhecida como uma característica de anatomia humana normal. O papel que essa ponte miodural pode desempenhar na produção de dor de cabeça é incerto; no entanto, um novo modelo conceitual está surgindo. As aderências miodurais pós-cirúrgicas têm sido relatadas como uma complicação resultante da excisão de tumores acústicos. Existe agora uma extensa pesquisa implicando estas aderências miodurais como uma possível fonte de dor de cabeça pós-operatória".[59] Os autores relatam um estudo de caso de um único paciente que sofreu alívio da dor de cabeça crônica após a realização de um procedimento cirúrgico para separar a ponte miodural suboccipital. Devido a essa compreensão da conexão entre os músculos suboccipitais e a dura-máter, os pacientes que sofrem com sintomas de cefaleia devem ser diagnosticados adequadamente antes que o tratamento do PG suboccipital seja iniciado. Por exemplo, quando um paciente se apresenta à clínica com dor de cabeça, mas não foi previamente examinado por um clínico, um exame completo e um rastreamento clínico devem ser realizados para descartar outras condições clínicas subjacentes. Se justificado, o encaminhamento para um especialista, para posterior investigação diagnóstica deve ser realizado.

Alguns estudos demonstraram que a musculatura suboccipital, particularmente os músculos reto posterior maior e menor da cabeça, exibe maiores quantidades de infiltrado de tecido adiposo em pacientes com distúrbios associados à lesão em chicote (whiplash)[60] e diminuição da área de secção transversa em mulheres com CTT crônica.[61] Se as alterações musculares são um fenômeno primário ou secundário permanece incerto. De qualquer forma, o infiltrado de tecido adiposo nesses músculos poderia estar associado a vários mecanismos, incluindo desuso generalizado, denervação crônica, lesões motoras-neuronais, distúrbios metabólicos ou outros comprometimentos musculares.[60] A atrofia poderia explicar uma redução no desempenho proprioceptivo da musculatura suboccipital e, assim, contribuir para a perpetuação de PGs.[61,62]

A compressão de nervos não foi clinicamente observada como resultado de PGs nos músculos suboccipitais. No entanto, os PGs no músculo oblíquo inferior da cabeça podem ser potencialmente uma fonte de compressão para o nervo occipital maior, porque em alguns casos houve relatos de penetração do músculo por esse nervo.[14-16]

5. AÇÕES CORRETIVAS

Para pacientes que desenvolvem PGs nos músculos suboccipitais, é importante manter essa parte do pescoço aquecida usando uma gola alta ou um capuz que cubra a cabeça e o pescoço enquanto se estiver ao ar livre. Pijamas raramente possuem uma gola alta o suficiente para cobrir adequadamente a área suboccipital; por isso, o paciente deve usar uma jaqueta com capuz macio, ou cobrir-se com um lenço ou um cobertor, de modo a manter a região suboccipital aquecida.

O olhar sustentado direcionado superiormente, com a cabeça inclinada para cima, deve ser evitado em qualquer atividade, modificando ou eliminando essa atividade. Em um caso visto pela Dra. Travell,[25] um diretor de palco aprendeu a dirigir a performance a partir da parte traseira do teatro, em vez de se manter na primeira fila, onde ele permanecia em um nível mais baixo do que o dos atores no palco. Essa mudança permitiu que ele observasse os atores sem manter o olhar na direção superior por períodos prolongados.

A postura anteriorizada da cabeça e a posição da língua devem sempre ser corrigidas quando identificadas como um problema. A instrução sobre uma boa mecânica corporal também é essencial (consulte o Capítulo 76, Considerações posturais).

Para maximizar os benefícios do treinamento postural, os pacientes devem ser treinados em respiração nasodiafragmática em vez da respiração bucal, pois esta tem um impacto negativo na postura.[42-47] A realização de exercícios de fortalecimento em uma bola suíça e alongamentos em conjunto com a respiração nasodiafragmática demonstrou melhorar a postura[46] e diminuir a atividade dos músculos suboccipitais.[46,63]

Posições sustentadas e tensas da cabeça são reduzidas (1) ao evitar o uso de trifocais; (2) ao usar lentes com distância focal adequada para a tarefa a ser realizada, a fim de permitir que a cabeça descanse em posição equilibrada ereta na parte superior da coluna cervical; (3) ao reorganizar a localização do paciente ou a iluminação da sala, para eliminar o reflexo no interior das lentes (ou usando lentes antirreflexo); (4) ao colocar documentos em um suporte vertical; e (5) ao evitar o uso prolongado de dispositivos eletrônicos portáteis no colo para tarefas demoradas. Considerações posturais adicionais estão incluídas no Capítulo 76.

A preocupação intensa durante tarefas de escritório pode resultar na manutenção de uma postura indesejável por períodos prolongados. Como os PGs têm se desenvolvido dentro de 1 hora após a digitação,[48] trabalhadores de escritório devem aliviar a tensão muscular a cada 20 a 30 minutos, ajustando um *timer* com despertador para lembrá-los de fazer pequenas pausas.

Os músculos reto posterior menor e maior da cabeça podem apresentar atrofia e infiltrado de tecido adiposo[60,62,64,65] semelhantes aos dos músculos posteriores cervicais após lesão em chicote (whiplash)[66,67] e, portanto, devem ser adequadamente fortalecidos. Alguns estudos recentes demonstraram que a retração voluntária da cabeça resulta em aumento da atividade dos músculos reto posterior menor da cabeça[23] e reto posterior maior da cabeça,[24] induzindo uma contração excêntrica de ambos os músculos (Figura 17-6). Consulte os textos complementares sobre prescrição de exercícios para obter mais informações.[68]

Os pacientes devem aprender como relaxar os músculos do pescoço e como realizar um autoalongamento passivo enquanto estão sentados em um banquinho ou em uma cadeira e, se possível, durante um banho quente. O paciente executa esse alongamento ajudando manualmente um movimento de inclinação anterior (flexão da cabeça sobre o pescoço) com os dedos do paciente sob o occipital (Figura 17-7). O paciente usa seus próprios dedos sob o occipital para exercer uma tração para cima antes de realizar o movimento da cabeça. Um autoalongamento comparável para os músculos suboccipitais é descrito e ilustrado por Lewit.[69] Uma série de alongamentos passivos deve ser aplicada separadamente em movimentos unidirecionais (sem rolar a cabeça) com sucessivos graus de rotação da cabeça para alongar completamente todos os músculos suboccipitais. O alongamento passivo deve ser seguido por movimentos ativos ao longo da amplitude completa de movimento, contraindo e alongando tanto os músculos agonistas quanto os antagonistas. Esse ciclo de movimentos é repetido de 3 a 5 vezes, a cada duas horas, lentamente e sem repuxar.

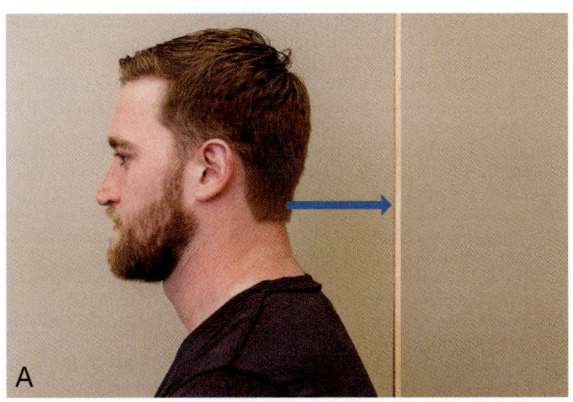 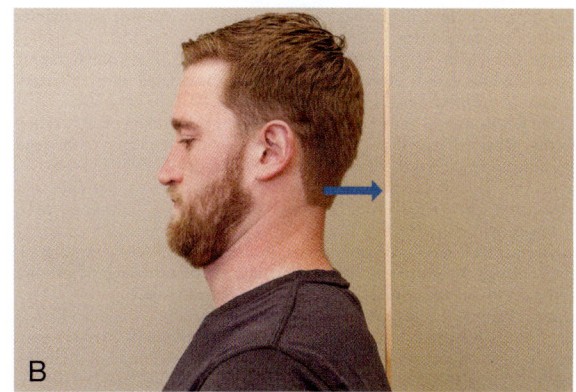

Figura 17-6 Retração ativa do pescoço a partir de uma posição neutra da cabeça. (A) e (B) Em posição sentada ou em pé, o paciente retrai ativamente a cabeça para alinhar o queixo enquanto os olhos permanecem nivelados com o horizonte. Não deve haver inclinação da cabeça para a frente ou para trás.

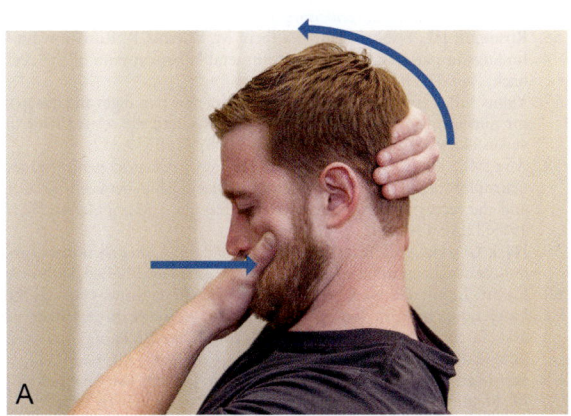 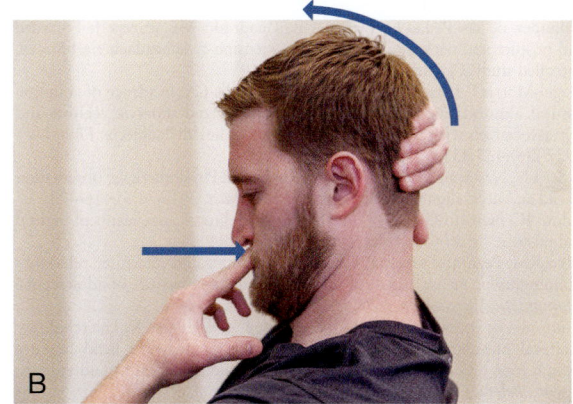

Figura 17-7 Exercícios de autoalongamento da musculatura suboccipital. Alongamento dos músculos reto posterior maior da cabeça, reto posterior menor da cabeça e oblíquo superior da cabeça. (A) e (B) O paciente flexiona a cabeça (levando o queixo na direção do peito) e inclina a cabeça para a frente.

Referências

1. Standring S. *Gray's Anatomy: The Anatomical Basis of Clinical Practice.* 41st ed. London, UK: Elsevier; 2015.
2. Nayak SR, Swamy R, Krishnamurthy A, Dasgupta H. Bilateral anomaly of rectus capitis posterior muscles in the suboccipital triangle and its clinical implication. *Clin Ter.* 2011;162(4):355-356.
3. Hack GD, Koritzer RT, Robinson WL, Hallgren RC, Greenman PE. Anatomic relation between the rectus capitis posterior minor muscle and the dura mater. *Spine.* 1995;20(23):2484-2486.
4. Humphreys BK, Kenin S, Hubbard BB, Cramer GD. Investigation of connective tissue attachments to the cervical spinal dura mater. *Clin Anat.* 2003;16(2):152-159.
5. Zumpano MP, Hartwell S, Jagos CS. Soft tissue connection between rectus capitus posterior minor and the posterior atlanto-occipital membrane: a cadaveric study. *Clin Anat.* 2006;19(6):522-527.
6. Kahkeshani K, Ward PJ. Connection between the spinal dura mater and suboccipital musculature: evidence for the myodural bridge and a route for its dissection: a review. *Clin Anat.* 2012;25(4):415-422.
7. McPartland JM, Brodeur RR. Rectus capitis posterior minor: a small but important suboccipital muscle. *J Bodyw Mov Ther.* 1999;3:30-35.
8. Scali F, Marsili ES, Pontell ME. Anatomical connection between the rectus capitis posterior major and the dura mater. *Spine.* 2011;36(25):E1612-E1614.
9. Scali F, Pontell ME, Enix DE, Marshall E. Histological analysis of the rectus capitis posterior major's myodural bridge. *Spine J.* 2013;13(5):558-563.
10. Pontell ME, Scali F, Marshall E, Enix D. The obliquus capitis inferior myodural bridge. *Clin Anat.* 2013;26(4):450-454.
11. Pontell ME, Scali F, Enix DE, Battaglia PJ, Marshall E. Histological examination of the human obliquus capitis inferior myodural bridge. *Ann Anat.* 2013;195(6):522-526.
12. Scali F, Pontell ME, Welk AB, Malmstrom TK, Marshall E, Kettner NW. Magnetic resonance imaging investigation of the atlanto-axial interspace. *Clin Anat.* 2013;26(4):444-449.
13. Janis JE, Hatef DA, Ducic I, et al. The anatomy of the greater occipital nerve: part II. Compression point topography. *Plast Reconstr Surg.* 2010;126(5):1563-1572.
14. Tubbs RS, Watanabe K, Loukas M, Cohen-Gadol AA. The intramuscular course of the greater occipital nerve: novel findings with potential implications for operative interventions and occipital neuralgia. *Surg Neurol Int.* 2014;5:155.
15. Natsis K, Baraliakos X, Appell HJ, Tsikaras P, Gigis I, Koebke J. The course of the greater occipital nerve in the suboccipital region: a proposal for setting landmarks for local anesthesia in patients with occipital neuralgia. *Clin Anat.* 2006;19(4):332-336.
16. Bovim G, Bonamico L, Fredriksen TA, Lindboe CF, Stolt-Nielsen A, Sjaastad O. Topographic variations in the peripheral course of the greater occipital nerve. Autopsy study with clinical correlations. *Spine.* 1991;16(4):475-478.
17. Bogduk N. The clinical anatomy of the cervical dorsal rami. *Spine.* 1982;7(4):319-330.
18. Tubbs RS, Loukas M, Slappey JB, Shoja MM, Oakes WJ, Salter EG. Clinical anatomy of the C1 dorsal root, ganglion, and ramus: a review and anatomical study. *Clin Anat.* 2007;20(6):624-627.
19. Liu JX, Thornell LE, Pedrosa-Domellof F. Muscle spindles in the deep muscles of the human neck: a morphological and immunocytochemical study. *J Histochem Cytochem.* 2003;51(2):175-186.
20. Peck D, Buxton DF, Nitz A. A comparison of spindle concentrations in large and small muscles acting in parallel combinations. *J Morphol.* 1984;180(3):243-252.
21. Jull G, Sterling M, Falla D, Treleaven J, O'Leary S. *Whiplash, Headache, and Neck Pain Research-Based Direction for Physical Therapies.* Philadelphia, PA: Churchhill Livingstone Elsevier; 2008.

22. Nolan JP Jr, Sherk HH. Biomechanical evaluation of the extensor musculature of the cervical spine. *Spine.* 1988;13(1):9-11.
23. Hallgren RC, Pierce SJ, Prokop LL, Rowan JJ, Lee AS. Electromyographic activity of rectus capitis posterior minor muscles associated with voluntary retraction of the head. *Spine J.* 2014;14(1):104-112.
24. Hallgren RC, Rowan JJ, Bai P, Pierce SJ, Shafer-Crane GA, Prokop LL. Activation of rectus capitis posterior major muscles during voluntary retraction of the head in asymptomatic subjects. *J Manipulative Physiol Ther.* 2014;37(6):433-440.
25. Simons DG, Travell J, Simons L. *Travell & Simon's Myofascial Pain and Dysfunction: The Trigger Point Manual.* Vol 1. 2nd ed. Baltimore, MD: Williams & Wilkins; 1999:104.
26. Fernández de las Peñas C, Alonso-Blanco C, Cuadrado ML, Gerwin R, Pareja J. Myofascial trigger points in the suboccipital muscles and forward head posture in chronic tension type headache. *Headache.* 2006;46:454-460.
27. Fernandez-Perez AM, Villaverde-Gutierrez C, Mora-Sanchez A, Alonso-Blanco C, Sterling M, Fernández de las Peñas C. Muscle trigger points, pressure pain threshold, and cervical range of motion in patients with high level of disability related to acute whiplash injury. *J Orthop Sports Phys Ther.* 2012;42(7):634-641.
28. Alonso-Blanco C, Fernández de las Peñas C, Morales-Cabezas M, Zarco-Moreno P, Ge HY, Florez-Garcia M. Multiple active myofascial trigger points reproduce the overall spontaneous pain pattern in women with fibromyalgia and are related to widespread mechanical hypersensitivity. *Clin J Pain.* 2011;27(5): 405-413.
29. Fernández de las Peñas C, Cuadrado ML, Pareja JA. Myofascial trigger points, neck mobility and forward head posture in unilateral migraine. *Cephalalgia.* 2006;26(9):1061-1070.
30. Fernández de las Penas C, Blanco CR, Cuadrado ML, Pareja J. Forward head posture and neck mobility in chronic tension-type headache: a blinded, controlled study. *Cephalalgia.* 2006;26:314-319.
31. Griegel-Morris P, Larson K, Mueller-Klaus K, Oatis CA. Incidence of common postural abnormalities in the cervical, shoulder, and thoracic regions and their association with pain in two age groups of healthy subjects. *Phys Ther.* 1992;72(6):425-431.
32. Passier LN, Nasciemento MP, Gesch JM, Haines TP. Physiotherapist observation of head and neck alignment. *Physiother Theory Pract.* 2010;26(6):416-423.
33. Gadotti IC, Biasotto-Gonzalez DA. Sensitivity of clinical assessments of sagittal head posture. *J Eval Clin Pract.* 2010;16(1):141-144.
34. Ruivo RM, Pezarat-Correia P, Carita AI. Intrarater and interrater reliability of photographic measurement of upper-body standing posture of adolescents. *J Manipulative Physiol Ther.* 2015;38(1):74-80.
35. Dimitriadis Z, Podogyros G, Polyviou D, Tasopoulos I, Passa K. The reliability of lateral photography for the assessment of the forward head posture through four different angle-based analysis methods in healthy individuals. *Musculoskeletal Care.* 2015.
36. Jull G, Amiri M, Bullock-Saxton J, Darnell R, Lander C. Cervical musculoskeletal impairment in frequent intermittent headache. Part 1: subjects with single headaches. *Cephalalgia.* 2007;27(7):793-802.
37. Fernández de las Peñas C, Cuadrado ML. Therapeutic options for cervicogenic headache. *Expert Rev Neurother.* 2014;14(1):39-49.
38. Hall T, Briffa K, Hopper D, Robinson K. Reliability of manual examination and frequency of symptomatic cervical motion segment dysfunction in cervicogenic headache. *Man Ther.* 2010;15(6):542-546.
39. Halla JT, Hardin JG Jr. Atlantoaxial (C1-C2) facet joint osteoarthritis: a distinctive clinical syndrome. *Arthritis Rheum.* 1987;30(5):577-582.
40. Muscolino JE. *The Muscle and Bone Palpation Manual: With Trigger Points, Referral Patterns, and Stretching.* St. Louis, MO: Mosby; 2009.
41. Gerwin RD, Dommerholt J, Shah JP. An expansion of Simons' integrated hypothesis of trigger point formation. *Curr Pain Headache Rep.* 2004;8(6): 468-475.
42. Milanesi JM, Borin G, Correa EC, da Silva AM, Bortoluzzi DC, Souza JA. Impact of the mouth breathing occurred during childhood in the adult age: biophotogrammetric postural analysis. *Int J Pediatr Otorhinolaryngol.* 2011;75(8): 999-1004.
43. Cuccia AM, Lotti M, Caradonna D. Oral breathing and head posture. *Angle Orthod.* 2008;78(1):77-82.
44. Sforza C, Colombo A, Turci M, Grassi G, Ferrario VF. Induced oral breathing and craniocervical postural relations: an experimental study in healthy young adults. *Cranio.* 2004;22(1):21-26.
45. Vig PS, Showfety KJ, Phillips C. Experimental manipulation of head posture. *Am J Orthod.* 1980;77(3):258-268.
46. Correa EC, Berzin F. Efficacy of physical therapy on cervical muscle activity and on body posture in school-age mouth breathing children. *Int J Pediatr Otorhinolaryngol.* 2007;71(10):1527-1535.
47. Neiva PD, Kirkwood RN, Godinho R. Orientation and position of head posture, scapula and thoracic spine in mouth-breathing children. *Int J Pediatr Otorhinolaryngol.* 2009;73(2):227-236.
48. Hoyle JA, Marras WS, Sheedy JE, Hart DE. Effects of postural and visual stressors on myofascial trigger point development and motor unit rotation during computer work. *J Electromyography Kinesiology.* 2011;21(1):41-48.
49. Castaldo M, Ge HY, Chiarotto A, Villafane JH, Arendt-Nielsen L. Myofascial trigger points in patients with whiplash-associated disorders and mechanical neck pain. *Pain Med.* 2014;15(5):842-849.
50. Bismil Q, Bismil M. Myofascial-entheseal dysfunction in chronic whiplash injury: an observational study. *JRSM Short Rep.* 2012;3(8):57.
51. Dommerholt J. Persistent myalgia following whiplash. *Curr Pain Headache Rep.* 2005;9(5):326-330.
52. Hsieh YL, Kao MJ, Kuan TS, Chen SM, Chen JT, Hong CZ. Dry needling to a key myofascial trigger point may reduce the irritability of satellite MTrPs. *Am J Phys Med Rehabil.* 2007;86(5):397-403.
53. Fernández de las Peñas C, Cuadrado ML, Arendt-Nielsen L, Simons DG, Pareja JA. Myofascial trigger points and sensitization: an updated pain model for tension-type headache. *Cephalalgia.* 2007;27(5):383-393.
54. Jaeger B. Are "cervicogenic" headaches due to myofascial pain and cervical spine dysfunction? *Cephalalgia.* 1989;9(3):157-164.
55. Graff-Radford SB, Jaeger B, Reeves JL. Myofascial pain may present clinically as occipital neuralgia. *Neurosurgery.* 1986;19(4):610-613.
56. Rosomoff HL, Fishbain DA, Goldberg M, Santana R, Rosomoff RS. Physical findings in patients with chronic intractable benign pain of the neck and/or back. *Pain.* 1989;37(3):279-287.
57. Yunus MB. Central sensitivity syndromes: a new paradigm and group nosology for fibromyalgia and overlapping conditions, and the related issue of disease versus illness. *Semin Arthritis Rheum.* 2008;37(6):339-352.
58. Alix ME, Bates DK. A proposed etiology of cervicogenic headache: the neurophysiologic basis and anatomic relationship between the dura mater and the rectus posterior capitis minor muscle. *J Manipulative Physiol Ther.* 1999;22(8): 534-539.
59. Hack GD, Hallgren RC. Chronic headache relief after section of suboccipital muscle dural connections: a case report. *Headache.* 2004;44(1):84-89.
60. Elliott J, Jull G, Noteboom JT, Darnell R, Galloway G, Gibbon WW. Fatty infiltration in the cervical extensor muscles in persistent whiplash-associated disorders: a magnetic resonance imaging analysis. *Spine.* 2006;31(22):E847-E855.
61. Fernández de las Peñas C, Bueno A, Ferrando J, Elliott JM, Cuadrado ML, Pareja JA. Magnetic resonance imaging study of the morphometry of cervical extensor muscles in chronic tension-type headache. *Cephalalgia.* 2007;27(4):355-362.
62. McPartland JM, Brodeur RR, Hallgren RC. Chronic neck pain, standing balance, and suboccipital muscle atrophy: a pilot study. *J Manipulative Physiol Ther.* 1997;20(1):24-29.
63. Correa EC, Berzin F. Mouth breathing syndrome: cervical muscles recruitment during nasal inspiration before and after respiratory and postural exercises on Swiss Ball. *Int J Pediatr Otorhinolaryngol.* 2008;72(9):1335-1343.
64. Andary MT, Hallgren RC, Greenman PE, Rechtien JJ. Neurogenic atrophy of suboccipital muscles after a cervical injury: a case study. *Am J Phys Med Rehabil.* 1998;77(6):545-549.
65. Hallgren RC, Greenman PE, Rechtien JJ. Atrophy of suboccipital muscles in patients with chronic pain: a pilot study. *J Am Osteopath Assoc.* 1994;94(12): 1032-1038.
66. Elliott J, Sterling M, Noteboom JT, Treleaven J, Galloway G, Jull G. The clinical presentation of chronic whiplash and the relationship to findings of MRI fatty infiltrates in the cervical extensor musculature: a preliminary investigation. *Eur Spine J.* 2009;18(9):1371-1378.
67. Abbott R, Pedler A, Sterling M, et al. The geography of fatty infiltrates within the cervical multifidus and semispinalis cervicis in individuals with chronic whiplash-associated disorders. *J Orthop Sports Phys Ther.* 2015;45(4):281-288.
68. Fernández de las Peñas C, Huijbregts PA. Therapeutic exercise of the cervical spine for patients with headache. In: Fernández de las Peñas C, Arendt-Nielsen L, Gerwin R, eds. *Tension Type and Cervicogenic Headache: Patho-Physiology, Diagnosis and Treatment.* Boston, MA: Jones & Bartlett Publishers; 2009:379-391.
69. Lewit K. *Manipulative Therapy in Rehabilitation of the Locomotor System.* 2nd ed. Oxford, England: Butterworth Heinemann; 1991.

Capítulo 18

Considerações clínicas sobre dor na cabeça e no pescoço

César Fernández de las Peñas | María Palacios-Ceña

A dor miofascial resultante de pontos-gatilho (PGs) geralmente traz sintomas a estruturas musculares e não musculares. Nas regiões da cabeça e do pescoço (região da coluna cervical), o paciente pode relatar dor facial, dor de cabeça, dor de dente, dor sinusal ou dor na articulação temporomandibular (ATM). A avaliação clínica dessas áreas pode não produzir qualquer evidência de alteração patológica local. De fato, qualquer dor não diagnosticada (em particular, mas não exclusivamente profunda), maçante e dolorosa pode ser de origem miofascial. Se um paciente descreve dois componentes para a dor ou observa uma qualidade de dor maçante, além de outros descritores dolorosos, a dor proveniente dos PGs deve ser suspeitada como um fator contribuinte. A intensidade da dor miofascial provocada por PGs não deve ser subestimada, pois foi classificada pelos pacientes como igual ou maior do que a dor de outras causas.[1] É de suma importância distinguir entre dor proveniente de PGs de outras síndromes de dor na cabeça e na coluna cervical.

1. DISFUNÇÃO TEMPOROMANDIBULAR

1.1. Visão geral

Disfunção temporomandibular (DTM) é um termo que inclui diferentes condições envolvendo a ATM, os músculos mastigatórios e seus tecidos associados (p. ex., ligamentos, discos e tecidos conectivos) que representam um problema clínico, como dor, movimentos mandibulares limitados e ruídos da ATM. Existem diversas DTMs diferentes; DTM miofascial e desarranjos internos da ATM são os subtipos mais comuns. A dor da DTM é caracterizada por uma tríade clássica de características clínicas: dor muscular e/ou articular; sons de crepitação da ATM, cliques ou estalidos (no caso de deslocamento do disco ou disfunções degenerativas articulares); e restrição, limitação ou desvio da mandíbula durante os movimentos de abertura e fechamento da boca.[2,3]

A prevalência da DTM ao longo da vida não é clara, mas alguns estudos reportam taxas de prevalência que variam entre 3 e 15% na população ocidental, e taxas de incidência que variam entre 2 e 4%.[4] As mulheres são mais frequentemente acometidas do que os homens (proporção 2:1).[5] DTM miofascial é o diagnóstico mais frequente (42%), seguido do deslocamento de disco com redução (32,1%) e artralgia (30%).[6]

Essa condição, em geral a DTM miofascial, é comumente comórbida com outras entidades (p. ex., dores de cabeça). Gonçalves e colaboradores[7] relataram que indivíduos com DTM miofascial eram significativamente mais propensos a sofrer de dores de cabeça crônicas diárias, enxaqueca e cefaleia tipo tensional (CTT) do que indivíduos sem dor por DTM.

Uma das características clínicas comuns da DTM inclui dor facial espontânea ou com movimento mandibular. Descrições feitas pelos próprios pacientes dos seus sintomas de dor demonstram uma concentração em torno do músculo masseter e que se espalha para o músculo temporal. A dor é sentida profundamente, e a "dor espalhada" é uma descrição utilizada pelos pacientes. Essa apresentação é um sintoma cardinal em pacientes com diagnóstico de dor de DTM miofascial, embora não exclusiva dessa condição. As palavras que descrevem a dor dos pacientes com suspeita de DTM miofascial se assemelham às características da dor dos PGs em geral.

Outro sinal clínico típico da DTM miofascial é a sensibilidade ou dor à palpação de estruturas musculares, geralmente a musculatura mastigatória. Os músculos mastigatórios são facilmente acessíveis à palpação manual, e alguns autores padronizaram as áreas que devem ser exploradas, bem como a pressão e o tempo a ser aplicado; no entanto, nenhum consenso foi alcançado sobre este tópico. Recomendações dos Critérios Diagnósticos para DTM sugerem uma pressão de 1 kg aplicada por 2 segundos nos músculos masseter e temporal e pressão de 0,5 kg na ATM.[8]

1.2. Avaliação inicial de pacientes com dor por disfunção temporomandibular

Quando um paciente com dor por DTM procura tratamento, uma avaliação inicial abrangente é necessária para determinar se o paciente seria um candidato para o tratamento de PGs, encaminhamento para outro profissional (p. ex., dentista) ou uma combinação de tratamento e encaminhamento. Os clínicos devem registrar a história da dor, incluindo área e comportamento, características agravantes e atenuantes e manobras ou posições que aumentam ou reduzem os sintomas. É importante que os clínicos registrem e escutem a descrição dos sintomas relatada pelo paciente. Descritores de sintomas como profundos, difusos, espalhados, pressões ou tensões indicariam a presença e a importância da dor referida pelos PGs. O Quadro 18-1 resume alguns aspectos da dor que podem ajudar os examinadores a identificar quais PGs devem ser procurados.

Independentemente da origem dos sintomas, um exame completo e avaliação da ATM e um rastreamento da coluna cervical devem ser realizados. A avaliação deve incluir o exame de PGs que podem ser a fonte ou fator contribuinte da apresentação do paciente. As seções a seguir resumem alguns aspectos clínicos comuns do exame da ATM.

Quadro 18-1 Características da dor que auxiliam o clínico a examinar os PGs relevantes

O Questionário de Dor de McGill pode ser útil para avaliar a qualidade dos sintomas de dor. Durante o exame subjetivo ou a entrevista com o paciente, o clínico deve observar as seguintes descrições de dor que podem sugerir a presença de PGs.

"Parece que minha cabeça ou pescoço está queimando."
"Meu pescoço parece tão apertado. Meu movimento parece restrito."
"Sinto muita pressão na minha cabeça, como se estivesse sendo comprimida."
"Minha cabeça parece muito pesada. Eu sinto que é difícil suportá-la."

Sensibilidade da cápsula articular

A dor proveniente da própria ATM está quase sempre associada à inflamação da cápsula articular ou dos tecidos retrodiscais, o que resulta na sensibilização dessas estruturas. A palpação das ATMs, com frequência, revela sensibilidade quando há um processo inflamatório agudo. A palpação dos polos laterais, localizados anteriormente ao trágus da orelha, pode revelar sensibilidade ou reproduzir os sintomas do paciente, indicando envolvimento da cápsula articular.[9] A palpação firme pode ser desconfortável em pessoas saudáveis, mas é dolorosa somente se a cápsula articular estiver inflamada. A palpação bilateral simultânea permite ao paciente comparar as sensações de ambos os lados. A palpação do polo lateral da ATM demonstrou uma concordância interexaminador de fraca a razoável.[10,11] A palpação da parte posterossuperior da articulação pode ser realizada colocando-se um dedo em cada conduto auditivo externo; neste, os tecidos retrodiscais potencialmente inflamados podem ser identificados como uma fonte dos sintomas do paciente.

Uma observação interessante é o relato de dor periarticular persistente na ATM na ausência de inflamação articular. Nesse caso, qualquer sensibilidade à palpação articular é relativamente leve em comparação com a apresentação típica de uma condição inflamatória aguda. Essa sensibilidade periarticular persistente pode ser causada por PGs nos músculos masseter, pterigóideo e/ou esternocleidomastóideo, que resultam em dor referida para a articulação com hipersensibilidade associada secundária cutânea e de tecido profundo.[12]

A presença de dor inflamatória aguda na ATM é claramente uma razão para encaminhar o indivíduo a um cirurgião-dentista especializado em dor orofacial e DTM. A resolução da inflamação articular é essencial para a resolução de quaisquer PGs de músculos mastigatórios. A dor de uma articulação agudamente inflamada restringe qualquer alongamento do músculo mastigatório, e os PGs recorrem secundariamente aos efeitos excitatórios centrais da fonte nociceptiva. Cuidados paliativos são essenciais para a resolução do processo inflamatório. Pode-se começar a tratar quaisquer PGs, ao mesmo tempo em que se institui o cuidado paliativo, educando simultaneamente o paciente sobre posição de repouso da mandíbula, boa postura e mecânica corporal e reduzindo ou eliminando hábitos orais parafuncionais, como mascar chicletes, roer as unhas e mastigar canetas. Uma vez que a inflamação das articulações esteja sob controle, os PGs mastigatórios podem ser abordados mais detalhadamente, se ainda for necessário. Uma vez excluídas as condições inflamatórias agudas, os testes restantes ajudam a determinar a extensão do distúrbio interno da ATM, se estiver presente.

Sons de estalido articular

Embora muitos distúrbios da ATM sejam acompanhados por alguma variação dos sons articulares, não há teste clínico com reprodutibilidade confiável para examinar esses sintomas.[11,13] Entretanto, um estudo relatou que a dor relacionada à ATM estava correlacionada com desarranjos internos e osteoartrose da ATM diagnosticados por meio de ressonância magnética (RM).[14]

A palpação envolve posicionar a ponta do dedo indicador sobre cada ATM (logo anterior ao trágus da orelha) enquanto o paciente abre e fecha a boca. Uma articulação normal é essencialmente silenciosa e se move de maneira suave. A crepitação (ruído ou vibração áspera, arenosa ou difusa) geralmente é um sinal de alterações articulares degenerativas (p. ex., osteoartrose). Cliques discretos e estalos podem representar um problema mecânico com o disco ou anormalidades mais localizadas da superfície articular e do disco. O tempo, a qualidade e a intensidade dos ruídos articulares ajudam a definir o tipo e a gravidade do envolvimento articular.[15] Um clique alto e discreto na abertura, seguido por um clique mais silencioso e menos intenso no fechamento (chamado de clique recíproco), é típico de um deslocamento anterior do disco com redução. A localização do clique de abertura é geralmente na abertura da mandíbula mais ampla do que o clique de fechamento, que, com frequência, ocorre pouco antes dos dentes se unirem. Cliques discretos que ocorrem no mesmo ponto na abertura e no fechamento provavelmente representam anormalidades discretas na superfície articular e no disco. Nem todas as interferências intra-articulares com o movimento articular resultam em ruído. Às vezes, apenas um breve deslocamento lateral da mandíbula ou do côndilo é evidente no exame. No entanto, a presença de sons articulares isolados não significa que o paciente tenha uma DTM. Muitas pessoas têm sons articulares sem qualquer sinal de doença articular verdadeira.[15,16] Os leitores devem analisar outros textos para obter mais informações sobre o exame da ATM.[3,17]

A auscultação usando um estetoscópio posicionado suavemente sobre cada ATM enquanto o paciente abre e fecha a boca pode ser utilizada para amplificar sons articulares para fins clínicos. A técnica é apenas moderadamente confiável (50-65% de concordância) quando utilizada por examinadores treinados, mesmo quando eles usam um estetoscópio dividido com auriculares duplos e apenas um diafragma.[18] Outro estudo relatou que a confiabilidade interexaminador era moderada ($\kappa = 0{,}47 - 0{,}59$) para testes que registram sons articulares.[19] Outros estudos têm ainda menos confiabilidade ao ouvir sons articulares.[11]

Como a mandíbula conecta as duas ATMs, a transferência de vibração e som muitas vezes dificulta a avaliação de qual articulação, se de fato é apenas uma, está causando ruído ou movimento irregular. Às vezes, o paciente sente claramente qual articulação está envolvida; se não, outro método envolve continuar palpando os polos laterais das articulações enquanto o paciente move a mandíbula para a esquerda e para a direita sem abrir mais de 1 ou 2 mm. Embora seja geralmente aceito que uma articulação direita envolvida provoque cliques ou crepitações com movimentos da mandíbula para a esquerda e vice-versa, esse método de exame mostrou inaceitável concordância entre examinadores para fins de pesquisa quando estudado.[15] Os leitores devem explorar outros textos para obter mais informações sobre exame da ATM.[3,17]

A presença de distúrbios internos não é uma contraindicação para o tratamento de PG. De fato, há uma opinião clínica amplamente aceita de que o músculo pterigóideo lateral pode ser disfuncional em pacientes com DTM. A teoria do desarranjo interno da ATM envolve o deslocamento anterior do disco como resultado da hiperatividade do músculo pterigóideo lateral. Essa hipótese baseia-se na fixação da cabeça superior do músculo pterigóideo lateral, que pode puxar o disco em direção anterior e superomedial.[20]

Amplitude de movimento mandibular

Os movimentos mandibulares geralmente avaliados na prática clínica incluem uma abertura máxima (passiva/ativa), excursões bilaterais máximas e uma protrusão máxima. Entretanto, movimentos mandibulares restritos não fornecem informações relevantes para qualquer diagnóstico específico, já que múltiplos fatores podem estar relacionados a esse comprometimento.

A amplitude de movimento interincisal mínima normal de abertura da mandíbula é geralmente aceita entre 36 e 44 mm com uma amplitude máxima de movimento normal de até 60 mm. Um teste rápido de rastreamento para abertura da mandíbula normal envolve perguntar ao paciente se ele pode inserir duas articulações interfalângicas da mão não dominante entre os dentes incisivos. Na ausência de desarranjos internos e PGs, todas as pessoas saudáveis podem realizar isso, e algumas podem inserir três articulações. Para um valor numérico reprodutível, a abertura interincisal deve ser medida com uma régua milimetrada descartável esterilizada ou linear. É útil usar uma régua em que o zero está diretamente em uma extremidade da régua sem qualquer espaço adicional. Posicione a extremidade "0" no topo de um dos incisivos centrais inferiores e meça a borda incisal do incisivo central superior correspondente. A avaliação deve sempre ser realizada entre os mesmos incisivos centrais para poder comparar as medidas de uma vez para a outra. Essa é uma medida clínica muito confiável e reprodutível e "representa o padrão-ouro para avaliar o movimento da mandíbula".[10,21,22] Os leitores devem pesquisar outros textos para obter mais informações sobre o exame e a avaliação da ATM.[3,17]

Clinicamente, três medidas verticais de amplitude de movimento mandibular são úteis: abertura confortável máxima, abertura completa não assistida (amplitude de movimentos ativa) e abertura assistida (amplitude de movimentos ativa assistida). A amplitude máxima de movimento sem dor deve ter pelo menos 36 a 44 mm. Uma articulação normal pode "ceder" 1 a 2 mm na amplitude final com assistência manual do clínico. A restrição da abertura oral devido à imobilização muscular pode resultar em um aumento relativamente drástico na abertura da mandíbula com a manobra da amplitude assistida, embora o paciente possa se queixar de dor. A restrição muscular também pode causar tremor e proteção muscular reflexa contra a pressão de abertura. A restrição da abertura oral devido à obstrução mecânica ou anquilose na ATM geralmente resulta em uma sensação final de movimento dura e não aumenta a amplitude.

A hipermobilidade da ATM (abertura da mandíbula maior do que 60 mm) e a história de luxações abertas são indicações de cautela com o alongamento assistido dos músculos mastigatórios. Essa apresentação contrasta completamente com a abertura da boca restrita, que indica desarranjo interno ou anquilose das ATMs, tensão da cápsula articular, restrição em virtude de imobilização muscular, PG ou uma combinação desses fatores. A linha média da mandíbula tende a desviar para o lado afetado com restrição articular e/ou muscular mais pronunciada.

Em geral, a amplitude de movimento restrita da mandíbula é uma indicação para instituir exercícios mandibulares e tratamento muscular. Contraindicações para iniciar exercícios são limitadas e incluem:

1. Artralgia aguda verdadeira, geralmente devido a algum processo inflamatório, é uma contraindicação ao alongamento muscular em razão de dor e imobilização muscular reflexa. Uma vez que isso tenha sido resolvido, o alongamento muscular é permissível, conforme necessário.
2. Distúrbio interno doloroso.
3. História significativa de bloqueio (episódios frequentes de incapacidade para abrir a boca sem qualquer manipulação anterior).

Se um paciente apresentar uma amplitude de movimento mandibular limitada e pouca melhora obtida pela terapia muscular, a cápsula da ATM pode estar tensa. A mobilização articular qualificada seria o tratamento de escolha para melhorar a abertura bucal.[23] Há amplos recursos disponíveis para que os clínicos aprendam essas técnicas.[24]

Trajetória mandibular de abertura e fechamento

O clínico deve observar a trajetória da abertura e do fechamento da boca, procurando desvios em S ou C de um percurso reto; estes podem ser indicativos de problemas mecânicos relacionados aos desequilíbrios articulares ou musculares.

A mandíbula tende a desviar para o lado afetado com um desarranjo articular interno ou restringir a mobilidade da articulação individual ou para o lado do encurtamento do músculo mastigatório ou dos PGs. Os PGs no músculo masseter ou temporal podem desviar a mandíbula para o mesmo lado, ao passo que os PGs no músculo pterigóideo medial ou lateral desviam a mandíbula para o lado oposto. A presença de movimento anormal da mandíbula, na ausência de inflamação ou distúrbio interno doloroso, não é uma contraindicação para o tratamento de PGs. No entanto, uma amplitude de movimentos de mandíbula significativamente restrita (< 36 mm), junto com desvio para um lado e uma sensação final de movimento dura, pode ser indicativa de anquilose unilateral ou de um disco deslocado anteriormente sem redução. Essa situação conjunta merece uma avaliação por um especialista em DTM, embora as estratégias básicas de tratamento da dor proveniente do PG, como terapia específica de PGs, posicionamento de repouso da mandíbula, boa postura e boa mecânica corporal, possam ser instituídas imediatamente.

1.3. Pontos-gatilho e disfunção temporomandibular

O diagnóstico de DTM baseia-se principalmente em uma combinação de sinais e sintomas definidos. Os critérios diagnósticos mundiais mais aceitos são os Critérios Diagnósticos para Pesquisa em DTM, propostos em 1992[25] e atualmente sendo substituídos pelos Critérios Diagnósticos para DTM (CDDTM) validados.[8] Dentro dos Critérios Diagnósticos para Pesquisa em DTM, os eixos I e II são principalmente incluídos. Três grandes categorias diagnósticas contempladas no eixo I são dor miofascial, alterações discais e artralgia – artrite – artrose.[25] O eixo II contempla os aspectos psicológicos da dor na DTM, incluindo questionários específicos que avaliam depressão e ansiedade, entre outras características.[25] Os CDDTM utilizam a mesma abordagem de duplo eixo com três grandes grupos relacionados ao eixo I: dor muscular, disfunção da ATM e cefaleia atribuída à DTM.[8]

O termo DTM miofascial sugere claramente que os PGs têm um papel relevante na gênese da dor. Naturalmente, a parte mais importante de qualquer esforço diagnóstico é obter uma boa história; isso é suficiente para fazer uma determinação preliminar bastante precisa da provável causa. Uma vez que esteja claro que o paciente pode estar sofrendo de um problema articular, PGs ou uma combinação de ambos, as técnicas de exame a seguir ajudam a delinear a extensão do envolvimento da ATM. Na prática clínica, é muito comum observar uma combinação de desequilíbrios musculares e articulares, independentemente do diagnóstico principal.

Os distúrbios articulares assintomáticos não são geralmente associados ao desenvolvimento de PGs. É o processo inflamatório agudo e doloroso que pode acompanhar de forma intermitente ou persistente as condições articulares crônicas que tendem a anunciar o início do desenvolvimento dos PG. A inflamação aguda intrínseca aos estágios articulares ou agudos da artrite é a causa comum da dor que emana da própria articulação. Em um estudo mais antigo conduzido na Clínica de Dor Facial e ATM da Universidade de Minnesota, os médicos avaliaram 296 pacientes consecutivos com queixas álgicas crônicas de cabeça e pescoço.[26] Apenas 21% desses pacientes apresentavam uma DTM como causa primária de dor. Em todos esses 21% dos pacientes, o distúrbio articular incluía uma inflamação da cápsula da ATM ou dos tecidos retrodiscais. Esse tipo de dor é caracteristicamente periarticular e doloroso e responderá a terapias agudas de controle da dor; no entanto, como esses distúrbios são quase sempre acompanhados por imobilização muscular reflexa, espasmo ou dor, é comum ver o desenvolvimento de PGs, em especial se a inflamação for prolongada ou recorrente. Dor provocada por PGs foi o diagnóstico primário em 55,4% dos pacientes no estudo de Minnesota, quase três vezes a incidência de dor articular primária. Distúrbios internos indolores das ATMs foram considerados um fator perpetuador de PGs em 30,4% dos pacientes.[26] Portanto, é importante fazer uma distinção entre dor real na ATM, dor causada por PGs isoladamente, e dor provocada por PGs que é perpetuada por uma condição articular não inflamatória ou intermitentemente inflamatória. As prioridades de tratamento são afetadas de acordo com esse diagnóstico.

Dados científicos de modelos de dor humana suportam claramente a noção de que a dor referida dos músculos mastigatórios pode estar envolvida na dor da DTM miofascial.[27] Contudo, as evidências clínicas são escassas. Um estudo não cego revelou que os padrões de dor referida após uma estimulação manual de PGs no músculo mastigatório foram semelhantes ao padrão de dor experimentado por indivíduos com DTM.[28] Um estudo controlado cego[29] demonstrou a existência de múltiplos PGs ativos na musculatura mastigatória e cervical-ombro em mulheres com DTM miofascial. Nesse estudo, tanto a dor local quanto a dor referida provocada pela palpação manual de PGs ativos reproduziram o padrão de sintomas de dor em todos os pacientes com DTM. Sugere-se que diferentes músculos podem estar envolvidos em DTM e CTT. A dor da DTM é clinicamente mais semelhante aos padrões de dor produzidos pela estimulação do músculo masseter; em contrapartida, a CTT é mais semelhante aos padrões de dor provocados pela estimulação dos músculos cervicais, como o trapézio superior.[30]

2. SÍNDROMES DE DOR CERVICAL E CEFALEIA

2.1. Visão geral

Como as cefaleias constituem um grave problema de saúde, há um crescente interesse nos mecanismos patogênicos desses distúrbios da dor.[31] Entre todas as cefaleias descritas, a atenção dos clínicos concentrou-se nas três mais prevalentes: CTT, cefaleia cervicogênica e enxaqueca. Estudos de base populacional sugerem uma taxa de prevalência de 1 ano de 38,3% para a forma episódica de CTT e 2,2% para a forma crônica,[32] tornando-a a forma mais comum de cefaleia. Um estudo mais recente relatou que, no século XXI, 42% dos pacientes sofrem de CTT.[33] Embora a CTT seja um dos tipos de dor de cabeça mais comuns, ela também é a mais negligenciada.[34] Nillson relatou a prevalência de aproximadamente 16% de cefaleia cervicogênica em uma população escandinava.[35] A prevalência aceita de cefaleia cervicogênica, usando critérios clínicos para o diagnóstico, varia de 1 a 4,1% da população geral.[36] Finalmente, um estudo de base populacional mais antigo estimou que 10 a 12% dos adultos sofreram algum episódio de enxaqueca no ano anterior, tornando-a a terceira mais comum.[37] Estudos mais recentes relataram que a prevalência média de enxaqueca ao longo da vida parece ser de 18%, e a prevalência média estimada em 1 ano é de cerca de 13%.[38,39] Um estudo recente observou que a prevalência da enxaqueca aumentou na primeira década do século XXI na Espanha.[40]

A incapacidade funcional e de trabalho foi descrita por 60% dos pacientes com cefaleia e representou 64% da redução da capacidade de trabalho devido à dor de cabeça.[41] É importante ressaltar que a qualidade de vida também é reduzida pela cefaleia.[42,43] Recentemente, o Global Burden of Disease classificou a enxaqueca como a oitava doença mais onerosa e a primeira entre as condições neurológicas.[44]

Cefaleia tipo tensional

A CTT é caracterizada por ataques que duram de 30 minutos a 7 dias com pelo menos dois dos seguintes aspectos: (a) localização bilateral; (b) pressão e tensão como características da dor; (c) intensidade da dor leve ou moderada; e (d) sem agravamento durante a atividade física de rotina. Além disso, os pacientes não devem relatar fotofobia, fonofobia, vômitos ou náuseas evidentes durante a cefaleia, embora uma dessas características seja às vezes permitida. Diferentes versões de critérios diagnósticos para cefaleias foram publicadas nas últimas décadas pela International Headache Society[45,46] e, mais recentemente, publicadas em 2013.[47] Nenhuma mudança significativa nos critérios diagnósticos de CTT foi incluída.

Cefaleia cervicogênica

A cefaleia cervicogênica é caracterizada principalmente por: (a) dor unilateral generalizada; (b) intensidade da dor moderada a intensa; (c) qualidade da dor não lancinante ou não latejante; e (d) restrição da amplitude do movimento cervical. Os critérios necessários para o diagnóstico dessa condição incluem dor de cabeça agravada pelo movimento da cabeça, manutenção de posturas ou posições do pescoço ou pressão externa sobre as articulações cervicais superiores.[48] Os critérios diagnósticos desse tipo de dor de cabeça foram revisados e modificados na terceira edição da International Classification of the Headache Disorders (ICHD) (11.2 Cefaleia atribuída a distúrbios do pescoço a 11.2.1 Cefaleia cervicogênica).[47] Existe uma controvérsia significativa sobre se os sinais e sintomas de envolvimento cervical representam uma verdadeira fonte cervical para dor de cabeça.

Enxaqueca sem aura

A cefaleia enxaquecosa sem aura é caracterizada por ataques que duram de 4 a 72 horas com pelo menos duas das seguintes características: (a) localização unilateral; (b) qualidade da dor pulsátil; (c) intensidade da dor moderada ou intensa; e (d) com agravamento por atividades de rotina. Além disso, os ataques de enxaqueca devem estar associados à fonofobia ou fotofobia.[47]

Alguns pacientes podem apresentar dois tipos de cefaleia simultaneamente (CTT com características de enxaqueca, cefaleia cervicogênica com características de CTT, etc.), ao passo que a qualidade da dor e as características dessas cefaleias são diferentes. Diferenças nas características da dor podem significar estruturas distintas responsáveis pela irritação nociceptiva do núcleo caudal trigeminocervical.[49] Por exemplo, as características de dor da cefaleia cervicogênica sugerem um mecanismo nociceptivo periférico, como um papel etiológico articular ou muscular da dor; em contrapartida, as características dolorosas da enxaqueca sugerem a ativação do sistema trigeminovascular.[50,51] No entanto, do ponto de vista teórico e clínico, a dor muscular referida pelos PGs pode contribuir para a percepção da dor nessas dores de cabeça.

Dores de cabeça que envolvem um componente significativo da dor referida dos PGs são chamadas de cefaleias miogênicas para indicar o papel do músculo na gênese da cefaleia.[52,53] Já que os aferentes somáticos nociceptivos dos músculos inervados pelas raízes cervicais superiores (principalmente C1-C3) e o nervo trigêmeo (particularmente V1 ou oftálmico e V3 ou mandibular) convergem nos mesmos neurônios de segunda ordem (núcleo trigeminocervical caudal), é compreensível que os PGs localizados em qualquer músculo da cabeça, pescoço ou ombro poderiam referir dor à cabeça e contribuir para a percepção da dor nesses distúrbios de dor de cabeça.

As características de dor de CTT, cefaleia cervicogênica e enxaqueca sem aura se assemelham às descrições de dor referida (dor constante, profunda e dolorosa) com origem em PGs. Visto que os PG e outras estruturas, como as articulações cervicais superiores ou tecidos nervosos, podem contribuir para a percepção da dor craniana ao mesmo tempo, os clínicos devem concentrar o processo de diagnóstico diferencial na história da dor, nas características da dor e nas manobras de provocação ou alívio da dor para identificar quais PGs estão causando as queixas de dor de cabeça ou de dor cervical do paciente.

Diversos estudos relataram aumento da sensibilidade à palpação muscular em pacientes com CTT ou cefaleia cervicogênica sem identificar a presença de PGs.[54-56] Além disso, menores limiares de dor à pressão (LDPs) foram observados tanto na região cefálica (p. ex., região temporal) quanto na extracefálica (p. ex., trapézio superior) quando comparados a indivíduos saudáveis.[57-59] Entretanto, os PGs latentes constituem uma entidade clínica diferente dos PGs ativos. Não foi até a última década que vários estudos investigaram o papel dos PGs nas síndromes de dor de cabeça e, mais recentemente, que os estudos de PGs distinguem os PGs ativos e latentes. Uma exceção é um estudo publicado há mais de três décadas que demonstrou o papel da dor referida proveniente de PGs nos músculos do pescoço e ombro para a cabeça, relevante para a dor da cefaleia, e apontou que o tratamento dos PGs por injeção aliviava a cefaleia.[52]

Também é comum que pacientes com cefaleia apresentem sintomas de e para a coluna cervical. Um estudo recente encontrou uma prevalência de dor cervical em 89,3% em pacientes com enxaqueca combinada com CTT, em 88,4% naqueles com CTT e 76,2% naqueles com enxaqueca.[60]

Dor cervical

A dor cervical acomete de 45 a 54% da população geral em algum momento das suas vidas.[61] A prevalência de dor cervical ao longo da vida foi estimada entre 67 e 71%, indicando que aproximadamente dois terços da população geral vivencia um episódio de dor cervical em algum momento durante sua vida.[62] A dor cervical pode ser classificada como dor cervical idiopática ou mecânica ou dor cervical associada a um acidente com veículo a motor (distúrbios associados à lesão em chicote (*whiplash*). Dor cervical mecânica ou idiopática pode ser definida como dor generalizada no pescoço e/ou ombro com características mecânicas, incluindo sintomas provocados por posturas ou movimento desajeitado no pescoço ou por palpação dos músculos cervicais. A dor geralmente tem início gradual, sem uma causa clara para sua origem. O perfil da dor nas síndromes dolorosas cervicais pode estar relacionado a diferentes estruturas anatômicas: articulações zigoapofisárias, tecidos neurais, discos, músculos ou ligamentos.[63] No entanto, na prática clínica, parece que os PGs são uma das principais causas dos sintomas de dor cervical.

Dor no pescoço e na cabeça são manifestações clínicas comuns de lesões em chicote (*whiplash*).[64] De acordo com a Quebec Task-Force, "a lesão em chicote é um mecanismo de aceleração-desaceleração de transferência de energia para o pescoço. Pode resultar de colisões de veículo motorizado com impactos traseiros ou laterais, mas também pode ocorrer durante mergulhos ou outros acidentes. O impacto pode resultar em lesões ósseas ou dos tecidos moles e neurológicas, que, por sua vez, podem levar a uma variedade de manifestações clínicas (distúrbios associados à lesão em chicote)".[65] PGs podem contribuir significativamente para síndromes de dor aguda e/ou crônica após impacto com o veículo. As disfunções da articulação cervical e os PGs são considerados, por alguns autores, como as fontes mais relevantes de nocicepção na dor associada à lesão em chicote (*whiplash*).[67]

2.2 Avaliação inicial de pacientes com cefaleia e/ou dor cervical

Quando um paciente com cefaleia ou dor cervical procura tratamento, uma avaliação inicial completa é necessária para determinar se esse paciente seria um candidato ao tratamento de PGs. Primeiro, os clínicos devem registrar a história da dor, as características da dor e as manobras de provocação ou alívio da dor que aumentam ou reduzem os sintomas na cabeça e/ou cervical. É muito importante que os clínicos prestem muita atenção aos descritores de sintomas relatados, como uma característica de pressão ou tensionamento, que indicariam a presença e a importância da dor referida pelos PGs (ver Quadro 17-1).

A avaliação postural deve incluir a observação da posição da cabeça sobre o pescoço, junto com quaisquer outros desvios posturais que sejam relevantes. Essa exploração visual é focada em anormalidades posturais que podem promover ou perpetuar a atividade do PG dessa musculatura. A postura anteriorizada da cabeça[68] e os ombros protraídos são os dois comprometimentos posturais mais comumente observados em indivíduos com síndromes de dor cervical ou dor de cabeça. Essas duas anormalidades posturais podem promover uma desvantagem biomecânica para a musculatura cervical, o que, consequentemente, pode contribuir para a ativação dos PGs.

Clinicamente, tanto os PGs quanto a hipomobilidade das articulações cervicais podem contribuir para as síndromes de dor cervical e cefaleia. Os clínicos devem explorar as estruturas inertes e contráteis na avaliação inicial. Músculos inervados por C1-C3 ou o nervo trigêmeo devem ser explorados em busca da presença de PGs. Especificamente, os músculos trapézio superior, esternocleidomastóideo, masseter, esplênios da cabeça e do pescoço, semiespinal da cabeça, temporal, levantador da escápula, suboccipitais e oblíquo superior devem ser examinados em um rastreamento para a presença de PGs. A palpação desses músculos pode ser realizada por meio de palpação plana ou em pinça (ver capítulos específicos de músculos para uma descrição desses exames musculares) com o objetivo de encontrar os PGs. Os clínicos devem concentrar seu exame na reprodução dos sintomas na cervical ou na cabeça com a palpação dos PGs. Em alguns pacientes, os PGs também podem afetar a amplitude de movimento cervical, mas esse comprometimento nem sempre está presente. A Figura 18-1 mostra os padrões de dor referida compostos e sobrepostos dos PGs na musculatura mastigatória e cervical.

O exame do comprometimento da amplitude de movimento e movimento articular acessório das articulações cervicais superiores é muito importante para identificar uma possível fonte de sintomas ou um fator que contribui para a dor de cabeça ou dor

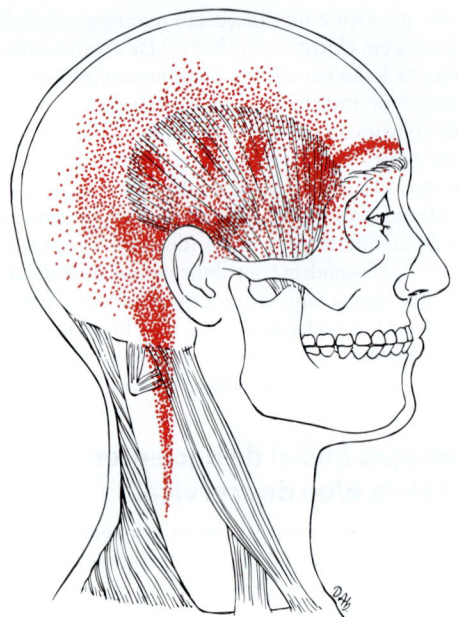

Figura 18-1 Sobreposição dos padrões de dor referida (vermelho) de PGs nos músculos mastigatórios e cervicais produzindo sintomas típicos de enxaqueca unilateral ou bilateral ou cefaleia tipo tensional.

cervical do paciente. Muitas técnicas de exame manual são utilizadas para avaliar o movimento articular acessório passivo das articulações zigoapofisárias cervicais. Um dos métodos amplamente utilizado é descrito por Maitland.[69] Jull e colaboradores[70] relataram que a avaliação usando testes intersegmentares, como descrito por Maitland, poderia identificar a presença e a localização de articulações zigoapofisárias dolorosas com 100% de sensibilidade e especificidade, em comparação com o padrão-ouro de bloqueios articulares diagnósticos. Esses autores incluíram os seguintes sinais de uma articulação zigoapofisária cervical sintomática: sensação final (*end feel*) anormal, qualidade anormal de resistência e reprodução dos sintomas dos pacientes. Como a reprodução da queixa do paciente é considerada um dos mais confiáveis sinais de hipomobilidade articular sintomática,[71] os clínicos devem focar o exame das articulações cervicais superiores na reprodução dos sintomas do paciente. Esse é o mesmo tipo de critério usado para distinguir clinicamente os PGs ativos e latentes.

Com base nos sinais clínicos encontrados durante o exame, o manejo de um paciente acometido por síndromes de dor de cabeça ou cervical deve se concentrar no tratamento dos PGs, no comprometimento das articulações cervicais, ou em ambos.

2.3 Pontos-gatilho na cefaleia e na dor cervical

Como os pontos-gatilho podem contribuir para as cefaleias?

Diversos modelos de dor que explicam sintomas de cefaleias foram propostos. Olesen[72] propôs que as cefaleias podem ser causadas por um excesso de estímulos nociceptivos das estruturas periféricas (p. ex., músculos, articulações ou artérias). O núcleo trigeminocervical caudal teria um papel central nesse modelo, porque a intensidade percebida da dor de cabeça seria resultante da soma dos impulsos nociceptivos dos tecidos cranianos e extracranianos convergindo para os neurônios do núcleo caudal. A Figura 18-2 mostra o modelo de dor de cabeça proposto por Olesen,[72] no qual os papéis dos impulsos miofasciais, supraespinais e vasculares mudam dependendo da dor de cabeça.

Em um modelo de dor posterior, Bendtsen[73] sugeriu que o principal problema na CTT é a sensibilização das vias centrais da dor devido a estímulos nociceptivos prolongados provocados pela liberação de substâncias algogênicas e mediadores químicos na periferia de tecidos dolorosos pericranianos. A presença de impulsos periféricos prolongados pode ser de grande importância para a conversão da CTT episódica em crônica. Esse modelo explica a sensibilização das vias centrais, o aumento da sensibilidade supraespinal, o aumento da atividade muscular e rigidez, a dor crônica e a ausência de sinais objetivos de patologia periférica em pacientes com CTT crônica. No entanto, esses modelos não explicam o que inicia a sensibilização central que é a fonte da dor da periferia.[74]

Com base nesses modelos de dor, a liberação de mediadores algogênicos nos tecidos periféricos deve ser decisiva para o mecanismo de sensibilização. Um estudo recente não encontrou diferenças significativas na mudança nas concentrações intersticiais de trifosfato de adenosina 5' (ATP, do inglês *adenosine triphosphate*), glutamato, bradicinina, prostaglandina E2, glicose, piruvato e ureia comparando os períodos de linha de base durante o exercício e pós-exercício entre pontos sensíveis inespecíficos de pacientes com CTT crônica e participantes saudáveis. O estudo conclui que os pontos sensíveis não são a estrutura periférica responsável pela liberação de substâncias algogênicas.[75] No entanto, níveis significativamente mais altos de substâncias algogênicas e níveis mais baixos de pH foram recentemente encontrados em PGs ativos. Níveis menos significativos foram encontrados em PGs latentes ou pontos de controle (músculo livre de PG), demonstrando várias razões pelas quais os PGs ativos representam um foco de sensibilização periférica.[76]

Fernández de Las Peñas e colaboradores[77] sugeriram, em um modelo de dor atualizado, que a CTT pode ser explicada, pelo menos parcialmente, pela dor referida dos PG ativos mediada pela medula espinal e pelo núcleo caudal trigeminocervical do tronco encefálico.[77] Assim, PG ativos localizados em músculos inervados por C1-C3 ou pelo nervo trigêmeo podem ser responsáveis pelo estímulo nociceptivo periférico e produzir uma barragem aferente contínua no núcleo do nervo trigêmeo caudal. A sensibilização das vias de dor nociceptiva no sistema nervoso central (SNC), devido a estímulos nociceptivos prolongados por parte dos PGs, parece ser responsável pela conversão de CTT episódica em CTT crônica.[78]

Pontos-gatilho e enxaqueca

Muitos pacientes são incorretamente diagnosticados como portadores de enxaqueca quando o problema é inteiramente devido a PGs. Em outros pacientes, os PGs são os gatilhos para iniciar dores de cabeça que são consideradas como enxaqueca verdadeira. As teorias atuais, para a verdadeira enxaqueca, postulam que as características sensoriais da dor dos ataques de enxaqueca podem ser atribuídas à ativação do sistema trigeminovascular,[50,51] provavelmente provocada pela liberação periférica de substâncias algogênicas.[79] A ligação entre os PGs e os ataques de enxaqueca poderia ser a ativação do núcleo trigeminocervical caudal ou sistema trigeminovascular provocado pela liberação de substâncias algogênicas (p. ex., bradicinina, substância P, peptídeo relacionado ao gene da calcitonina, fator de necrose tumoral-α [TNF-α], serotonina, etc.) na periferia provocadas por PGs ativos.[76] Portanto, os PGs localizados em qualquer músculo inervado pelo nervo trigêmeo (i.e., músculos extraoculares ou mastigatórios) ou pelos nervos cervicais superiores (i.e., trapézio superior, suboccipital, es-

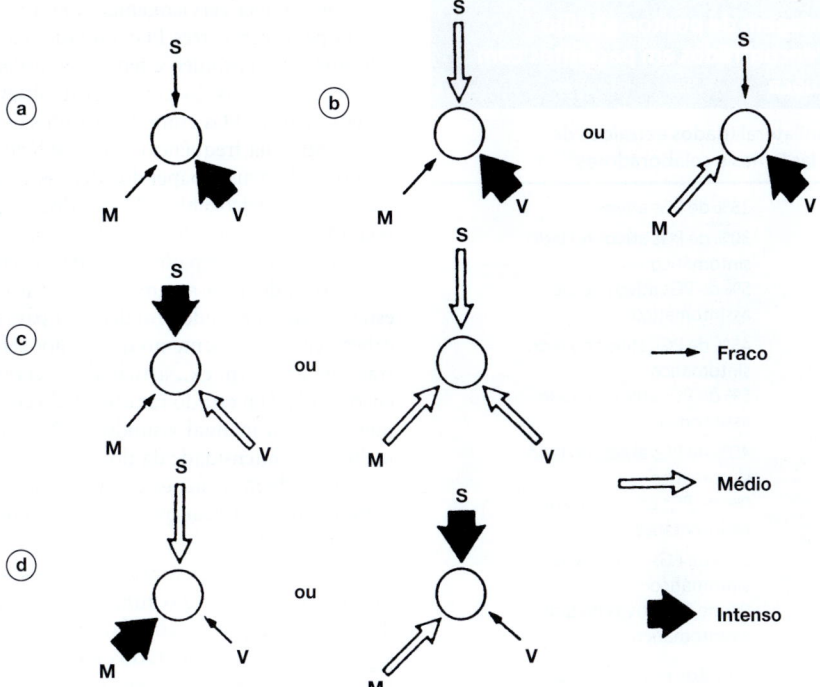

Figura 18-2 Importância prevista dos impulsos supraespinais, vasculares e miofasciais para os neurônios do tronco encefálico na enxaqueca e na CTT. Alguns exemplos das inúmeras modulações do modelo vascular/supraespinal/miogênico da enxaqueca e outras dores de cabeça. S, efeito da rede supraespinal (geralmente facilitação durante a dor de cabeça); M, impulso nociceptivo miofascial; V, impulso nociceptivo vascular. A espessura das setas representa a intensidade relativa do impulso. (A) Aura enxaquecosa sem dor de cabeça: apesar do forte impulso vascular, não há dor em razão de pouco S e M. (B) Enxaqueca com aura: devido ao impulso supraespinal ou miofascial mais forte, o paciente agora sofre de dor de cabeça. (C) Enxaqueca sem aura: o impulso vascular não é tão forte quanto na enxaqueca com aura, mas a cefaleia não é menos intensa em virtude de uma facilitação supraespinal mais forte ou dos efeitos combinados de V e M. O último caso provavelmente sofrerá de enxaqueca ou CTT alternadas, dependendo de pequenos desvios na magnitude relativa de M e V. (D) CTT: M é maior do que V, e S é médio ou grande. Reimpressa com permissão de Olesen J. Clinical and patho-physiologic observations in migraine and tension-type headache explained by integration of vascular, supra-spinal and myofascial impulsos. *Pain*. 1991;46:125-132.

plênio da cabeça, esternocleidomastóideo, etc.) podem ser vistos como "espinhos irritativos ocultos" que provocam, perpetuam ou agravam a enxaqueca. Outros gatilhos para a enxaqueca também podem existir e ainda não foram identificados.

PGs em vários músculos do pescoço, dos ombros e da cabeça foram encontrados em pacientes com enxaqueca unilateral[80] e bilateral.[81] Na enxaqueca unilateral, os PGs ativos estavam localizados ipsilateralmente aos ataques de enxaqueca, em comparação com o lado assintomático;[80] e na enxaqueca sem aura, os PGs ativos estavam localizados bilateralmente.[81] Além disso, a dor referida provocada pela palpação manual do músculo oblíquo superior (um músculo extraocular) também foi encontrada no lado sintomático em pacientes com enxaqueca unilateral.[82] Esses resultados foram confirmados em estudos mais recentes em que os PGs nos músculos do pescoço e a hipomobilidade nas articulações facetárias cervicais superiores estavam associados à enxaqueca.[83] A dor referida desencadeada pelos PGs ativos reproduziu as características de dor da enxaqueca quando os pacientes foram examinados em um estado livre de dor de cabeça. A Tabela 18-1 detalha os músculos que apresentavam PGs ativos em pacientes com enxaqueca.

Outro estudo demonstrou que pacientes com enxaqueca que descreviam ter dor de cabeça de "implosão" (dor de dentro para fora, sendo pressão ou tensão a qualidade da dor) ou "ocular" (dor na região ocular) responderam a injeções de toxina botulínica A em diversos músculos da cabeça e do pescoço (frontal, trapézio superior, temporal, semiespinal e esplênio da cabeça).[84] Os autores sugeriram que os tecidos extracranianos podem estar envolvidos na patogênese da enxaqueca de "implosão" ou "ocular". Como as características dolorosas dos pacientes com enxaqueca são muito semelhantes às características de dor referida pelos PGs, outros autores sugeriram que os PGs são um fator etiológico para a enxaqueca de "implosão" ou "ocular".[85]

Com base nos estudos mencionados, parece que a desativação de PGs em pacientes com enxaqueca poderia oferecer alívio adicional da dor. Além disso, foi demonstrado que a desativação de PGs pode aliviar a dor de cabeça em pacientes com enxaqueca.[86,87] Esses autores descobriram que a desativação de PGs era uma medida paliativa efetiva no tratamento profilático de enxaqueca refratária grave, sugerindo que os PGs podem ser um dos mecanismos hiperativos da dor periférica ligados à predisposição à enxaqueca. Portanto, a desativação do PG pode reduzir

Tabela 18-1 Porcentagem de pontos-gatilho ativos encontrados em pacientes com enxaqueca

Enxaqueca unilateral (dados extraídos de Fernández de las Peñas e colaboradores[80,82])	
Músculos suboccipitais	25% de PGs ativos
Trapézio superior	30% de PGs ativos no lado sintomático 5% de PGs ativos no lado assintomático
Esternocleidomastóideo	45% de PGs ativos no lado sintomático 5% de PGs ativos no lado assintomático
Temporal	40% de PGs ativos no lado sintomático 0% de PGs ativos no lado assintomático
Oblíquo superior	50% de PGs ativos no lado sintomático 0% de PGs ativos no lado assintomático
Enxaqueca bilateral (dados extraídos de Fernández de las Peñas e colaboradores[81])	
Área temporal	42,6% de PGs ativos
Músculos suboccipitais	33,4% de PGs ativos
Outros (trapézio, masseter, etc.)	24% de PGs ativos no lado esquerdo

Os dados de pacientes com enxaqueca unilateral são baseados em uma amostra de 20; e os dados de pacientes com enxaqueca bilateral são baseados em uma amostra de 98.

a excitabilidade dos nociceptores periféricos e contribuir para a melhora dos ataques de enxaqueca.[87]

Pontos-gatilho e cefaleia cervicogênica

A cefaleia originada na coluna cervical (cefaleia cervicogênica) é uma condição clínica comum. Deve-se notar que existe controvérsia tanto na pesquisa como na comunidade clínica sobre uma classificação adequada dessa condição. Foi estabelecido que qualquer estrutura (p. ex., músculos, articulações, ligamentos ou tendões) inervada pelo núcleo trigeminocervical caudal pode desencadear dor referida para a cabeça.[88] Alguns autores sustentam o conceito de que a cefaleia cervicogênica é causada principalmente pela dor referida provocada pelas articulações cervicais superiores[89,90] em vez de pela dor referida causada por tecidos musculares.[91] Diversos estudos observaram que a cefaleia cervicogênica é ocasionada pela presença de disfunções da coluna cervical superior.[92,93] Nesses estudos, os sintomas de cefaleia foram reproduzidos por avaliação manual das articulações cervicais superiores (para avaliação clínica das disfunções da articulações da região cervical, ver Maitland[69]). Além disso, a eficácia dos procedimentos de manipulação ou mobilização vertebral para corrigir as disfunções das articulações cervicais superiores sustenta o conceito de que as disfunções dessas articulações podem ser mais relevantes para a patogênese da cefaleia cervicogênica do que para outras cefaleias.[67,94,95]

As características dessa síndrome de cefaleia sugerem que a dor referida pelos PGs também pode contribuir para o perfil da dor. Jaeger descobriu, em uma coorte de 11 pacientes acometidos por cefaleia cervicogênica, que todos os pacientes apresentavam pelo menos três PGs no lado sintomático.[96] Os músculos esternocleidomastóideo e temporal ipsilaterais foram os que mais apresentavam PGs. Jaeger também observou que aqueles pacientes nos quais os PGs eram desativados obtiveram uma diminuição significativa na frequência e intensidade da dor de cabeça, reforçando ainda mais o papel dos PGs na percepção da dor de cabeça na cefaleia cervicogênica.[96] Além disso, em um estudo de caso, foi relatado que a dor referida provocada pelo PG no esternocleidomastóideo simula o padrão de dor da cefaleia cervicogênica.[97] Esses autores demonstraram que a desativação de PG no músculo esternocleidomastóideo foi decisiva para o alívio dos sintomas da cabeça em um paciente no qual a dor referida proveniente de outras estruturas (p. ex., articulações cervicais superiores) não foi encontrada. Um estudo randomizado controlado piloto descobriu que a terapia manual visando os PGs dos MECMs foi eficaz na melhora da intensidade da dor de cabeça, sensibilidade à pressão, amplitude de movimento cervical e desempenho motor dos músculos flexores cervicais profundos em indivíduos com cefaleia cervicogênica.[98]

Diversas teorias sobre interações músculo-articulação têm sido propostas. Talvez o aumento da tensão das bandas tensionadas e a facilitação da atividade motora possam produzir estresses sustentados, aumentados e de deslocamento na articulação pelos PGs capazes de provocar e manter a disfunção articular.[99] O impulso sensorial anormal da disfunção articular pode ativar reflexamente os PGs. O Quadro 18-2 detalha algumas perguntas que podem ajudar o clínico a determinar se os sintomas de cefaleia estão relacionados à disfunção da articulação cervical superior ou aos PGs. No entanto, em alguns pacientes, a dor provocada pelas disfunções articulares e pelos PGs pode ocorrer simultaneamente.

O comprometimento do controle motor nos músculos flexores cervicais profundos tem sido relatado em pacientes com cefaleia cervicogênica.[100] O comprometimento desse grupo flexor cervical profundo geralmente está associado a maiores amplitudes de EMG nos flexores superficiais do pescoço, como os músculos escaleno anterior ou amplitude máxima de movimento.[101] Um aumento na amplitude de EMG representa maior atividade muscular durante tarefas funcionais da coluna cervical, o que provocaria sobrecarga muscular desses músculos. Portanto, o comprometimento do controle motor dos flexores cervicais profundos pode contribuir para o desenvolvimento de PGs nos músculos superficiais, dos quais a dor referida pode contribuir para a síndrome da cefaleia cervicogênica.

Quadro 18-2 Perguntas subjetivas para diferenciação entre dor cervical decorrente de disfunção das articulações cervicais superiores e pontos-gatilho

Sua dor modifica com o movimento do pescoço?
Sua dor modifica com posturas prolongadas mantidas do pescoço?
Sua dor modifica com o movimento passivo do pescoço?
A dor atrás dos olhos modifica com o uso de computador ou ao assistir à TV?
A dor modifica após ou durante o movimento ativo?
A dor modifica com o alongamento muscular?
O início da dor foi gradual ou súbito?
Sua dor parece superficial ou profunda?

Pontos-gatilho e cefaleia tipo tensional

A CTT é a cefaleia prototípica na qual os músculos do pescoço e/ou ombro desempenham um papel importante na gênese da dor.[102-104] Os indivíduos que sofrem de CTT descreveram sua dor de cabeça como uma dor de pressão, aperto, maçante ou generalizada[105-107] que se assemelha às características de dor da dor muscular referida causada por PGs.

Mercer e colaboradores encontraram, em um estudo não controlado e não cego, tanto PGs ativos quanto latentes em músculos do pescoço e ombro em indivíduos com CTT, particularmente nos esplênios da cabeça ou do pescoço, semiespinais da cabeça ou do pescoço, levantador da escápula, trapézio superior e músculos suboccipitais.[108] Marcus e colaboradores relataram que indivíduos com CTT exibem um número maior de PGs ativos ou latentes do que controles saudáveis; esses autores não especificaram em quais músculos os PGs eram mais frequentes.[109] Fernández de las Peñas e colaboradores verificaram que tanto a CTT episódica quanto a crônica estavam associadas a PGs ativos nos músculos suboccipital,[110,111] trapézio superior,[112] oblíquo superior,[113] temporal e esternocleidomastóideo.[114,115] A Tabela 18-2 resume quais músculos mais comumente apresentaram PGs em pacientes com CTT.

Também foi observado que a atividade de PGs estava relacionada à percepção de dor de cabeça na CTT crônica, mas não na episódica. Pacientes com CTT crônica e PGs ativos apresentam maior intensidade e frequência de cefaleia do que aqueles com PGs latentes. No entanto, os parâmetros de dor de cabeça não diferiram entre CTT episódica com PGs ativos ou latentes. O fato de que pacientes com CTT crônica, mas não episódica, com PGs ativos provocadores de dor tivessem características de dor de cabeça mais severas do que os pacientes com PGs latentes poderia ser considerado como resultado de integração temporal de sinais de PGs.[116] Considerando que a somação temporal da dor é mediada centralmente,[117] isso sugeriria uma integração temporal de sinais nociceptivos de PGs por neurônios nociceptivos centrais, levando à sensibilização de vias centrais em pacientes com CTT crônica.[73,74] Finalmente, o fato de os PGs ativos estarem presentes em pacientes com CTT episódica[111,115] em grau semelhante aos pacientes com CTT crônica[110,112,114] não suporta a hipótese de que os PGs ativos sejam consequência da sensibilização central.[118] Assim, além de causar a sensibilização periférica bem conhecida da percepção nociceptiva, os PGs podem causar sensibilização central, mas a sensibilização central não parece causar PGs. Esse é um ponto importante, porque os dois conceitos são diametralmente opostos e são centrais para duas formas mutuamente exclusivas de olhar para o papel dos PGs na CTT.[119]

A adoção do termo cefaleia miogênica para cefaleias em que os PGs são etiologicamente importantes ressalta a importância do conceito de dor referida dos PGs ativos como um fator no desenvolvimento da cefaleia e enfatiza a importância do tratamento desses PGs no tratamento da cefaleia.

Dor cervical mecânica

A presença de PGs em pacientes com dor cervical mecânica é frequentemente observada na prática clínica. Diferentes estudos observaram que indivíduos com dor cervical mecânica tinham PGs ativos nos músculos do pescoço e do ombro, em particular nos músculos trapézio superior e levantador da escápula.[120,121] A presença de PGs no músculo trapézio superior foi associada à disfunção da articulação cervical nos níveis C3 e C4.[99] Diversas teorias sobre inter-relação músculo-articulação têm sido propostas. Talvez o aumento da tensão das bandas tensionadas e a facilitação da atividade motora possam manter o estresse de deslocamento na articulação, de tal forma que um PG provoca e mantém a disfunção articular. No entanto, um impulso sensorial anormal a partir da disfunção articular pode ativar reflexamente o PG. O *feedback* positivo mútuo entre a presença de PGs na musculatura cervical e a presença de hipomobilidade da articulação cervical reforça a importância de um exame completo tanto dos músculos quanto das articulações ao avaliar pacientes com dor cervical mecânica ou idiopática. Estudos bem delineados que investiguem o efeito do tratamento de PGs e dos distúrbios articulares, ou sequencialmente ou em combinação, são necessários.

Lesão em chicote (*whiplash*)

Em uma revisão da literatura sobre a lesão em chicote (*whiplash*), Fernández de Las Peñas e colaboradores[122] observaram que os músculos mais comumente afetados pelos PGs eram o escaleno,[123] o esplênio da cabeça,[124] o esternocleidomastóideo,[125,126] o trapézio superior, os músculos posteriores do pescoço[127] e o peitoral menor.[128] Estratégias de tratamento que incluem tanto intervenções voltadas aos PGs quanto intervenções para a coluna vertebral têm sido defendidas no manejo da dor de cabeça e da dor cervical pós-traumática.[129] McMakin e colaboradores[130] demonstraram que o tratamento com microcorrente de frequência específica também pode ser muito útil na redução dos sintomas. Os pesquisadores primeiro trataram a disfunção neurológica provocada pela contusão inicial do tronco encefálico e da medula espinal causada pelo trauma; depois, trataram os PGs ativos remanescentes responsáveis por algumas das queixas de dor.

A análise biomecânica de um impacto na extremidade traseira do veículo demonstra mecanismos para ativar os PGs. A curvatura cervical em forma de S que ocorre durante esse impacto pode resultar em uma posição de alongamento do esternocleidomastóideo, o que produz uma contração excêntrica que

Tabela 18-2 Pontos-gatilho ativos encontrados em pacientes com cefaleia tipo tensional tanto crônica como episódica frequente

CTT crônica (dados extraídos de Fernández de las Peñas e colaboradores[110,114,129])	
Músculos suboccipitais	65% de PGs ativos
Trapézio superior	24% de PGs ativos no lado esquerdo 36% de PGs ativos no lado direito
Esternocleidomastóideo	20% de PGs ativos no lado esquerdo 24% de PGs ativos no lado direito
Temporal	32% de PGs ativos no lado esquerdo 36% de PGs ativos no lado direito
Oblíquo superior	86% de PGs ativos em ambos os lados
CTT episódica frequente (dados extraídos de Fernández de las Peñas e colaboradores[111,115])	
Músculos suboccipitais	60% de PGs ativos
Trapézio superior	33% de PGs ativos no lado esquerdo 14% de PGs ativos no lado direito
Esternocleidomastóideo	20% de PGs ativos no lado esquerdo 14% de PGs ativos no lado direito
Temporal	40% de PGs ativos no lado esquerdo 46% de PGs ativos no lado direito
Oblíquo superior	15% de PGs ativos em ambos os lados

sobrecarrega esse músculo.[131] Após os impactos posteriores, é descrito 6% de alongamento,[132] ou 179% do que é produzido pela contração voluntária máxima[124] do esternocleidomastóideo, um fator que explica prontamente os PGs nesse músculo. Além disso, o comprometimento dos flexores cervicais profundos também foi encontrado em pacientes com distúrbios associados à lesão em chicote (*whiplash*).[133-135] Esse distúrbio do controle motor geralmente está relacionado a maiores amplitudes de EMG no esternocleidomastóideo e no músculo escaleno anterior, o que também pode induzir sobrecarga da musculatura da coluna cervical. Um estudo recente observou que pacientes com distúrbios associados à lesão em chicote (*whiplash*) exibiram um número maior de PGs ativos do que aqueles com dor cervical mecânica.[136] O número de PGs ativos foi associado significativamente com a área e a intensidade dos sintomas de dor nos pacientes após lesão em chicote (*whiplash*).[136] Fernández Pérez e colaboradores[137] demonstraram que o número de PGs ativos estava associado à maior intensidade da dor e ao número de dias após o acidente em pacientes com lesão em chicote (*whiplash*) aguda. Esse estudo também constatou que o número de PGs ativos estava associado a uma maior sensibilidade de dor à pressão localizada na coluna cervical nesse grupo de pacientes.[137]

Diversos estudos demonstraram que pacientes com lesão em chicote (*whiplash*) crônica desenvolvem hipersensibilidade à pressão mecânica e estímulos térmicos mais difusa do que aqueles com dor cervical idiopática crônica[138] ou indivíduos saudáveis.[139] Esses achados reforçam a hipótese de que pacientes com distúrbios associados à lesão em chicote (*whiplash*) sofrem de hiperexcitabilidade generalizada do SNC.[140] Herren-Gerber e colaboradores observaram que a hipersensibilidade central, muito provavelmente, era dependente do impulso nociceptivo periférico local.[141] Portanto, a sensibilização nociceptiva pelos PGs ativos poderia perpetuar a sensibilização das vias centrais em pacientes com dor cervical crônica.[142] Impulsos nociceptivos de outras estruturas (p. ex., articulação zigoapofisária)[143] também poderiam contribuir para esse processo de sensibilização central. Os resultados do estudo de McMakin e colaboradores[130] indicam que a hipersensibilidade generalizada à dor contribui para uma disfunção do SNC iniciada pelo trauma. Quando esses pesquisadores normalizaram a disfunção do SNC, a hipersensibilidade desapareceu. Eles também observaram que a desativação dos PGs ativos é essencial para reduzir a hipersensibilidade central.[130]

Com base nos dados disponíveis, postula-se que o impulso nociceptivo contínuo originado pelos PGs ativos perpetua ou promove a sensibilização de vias centrais em síndromes de cabeça e pescoço. Quando esse impulso nociceptivo periférico é identificado e eliminado, a sensibilidade central deve ser reduzida. Já que os PGs induzem o impulso nociceptivo periférico, a desativação dos PGs ativos deve resultar em melhora clínica em pacientes com PGs crônicos[128] e em pacientes com CTT aguda e intratável.

3. SÍNDROMES DE DOR NEUROPÁTICA

Do ponto de vista clínico, é muito importante distinguir entre dor causada por PG e dor neuropática, como neuralgias cranianas ou occipitais. A dor neuropática é percebida como sensação de facadas ou tiros que ocorre em paroxismos que seguem a distribuição anatômica de um nervo. Na cabeça, as neuralgias mais comuns são neuralgia occipital e trigeminal. O Quadro 18-3 resume algumas fontes comuns de dor de cabeça que também são queixas de dor comuns provocadas por PGs.

Alguns pacientes com neuralgia occipital descreveram seu padrão de dor como sensação dolorosa ou em queimação, sugerindo

---

Quadro 18-3 Pontos-gatilho podem contribuir para as seguintes síndromes de dor neuropática

A **neuralgia do trigêmeo** é um distúrbio unilateral caracterizado por uma breve dor semelhante a choque elétrico, de início e término abruptos, limitada à distribuição de um ou mais ramos do nervo trigêmeo.

A **neuralgia supraorbital** é um distúrbio caracterizado por dor paroxística ou constante na região da incisura supraorbital e aspecto medial da testa na área suprida pelo nervo supraorbital.

A **neuralgia occipital** é uma dor paroxística, como golpes na distribuição dos nervos occipitais maiores ou menores ou do terceiro nervo occipital, às vezes acompanhada de sensação diminuída ou disestesia na área afetada.

O **herpes-zóster** é uma infecção viral que pode afetar o nervo trigêmeo manifestando-se como dor de cabeça ou facial.

Essas definições são baseadas na *Classificação Internacional de Transtornos de Cefaleia* realizada pelo Subcomitê de Classificação de Cefaleia da International Headache Society.[47]

---

que a dor referida, por PGs pode simular a neuralgia occipital.[144] Em alguns pacientes, a dor na região occipital pode ser originada exclusivamente de PG. O nervo occipital pode cruzar ou penetrar os músculos semiespinal da cabeça ou trapézio superior,[145,146] e as bandas tensionadas associadas a PGs nesses músculos podem comprimir o nervo occipital maior, que poderia ser responsável por algum desconforto e dor frontal referida. Portanto, é importante que os clínicos diferenciem entre os sintomas resultantes da neuralgia occipital, a dor referida pelos PGs e as articulações zigoapofisárias cervicais superiores.

Diversos autores documentaram a relevância dos PGs em várias neuralgias. Chen e colaboradores encontraram a presença de PGs nos músculos intercostais após um episódio agudo de herpes-zóster no nervo intercostal que respondeu bem à injeção no PG.[147] Ceneviz e colaboradores observaram, em um relato de caso, que os PGs no músculo pterigóideo lateral podem simular características da dor na neuralgia do trigêmeo.[148] Estudos futuros são necessários para determinar a relevância dos PGs nessas condições e se o tratamento é necessário ou útil para o alívio das neuralgias cranianas.

Finalmente, as cefaleias crônicas por uso de medicamentos podem ser causadas pelo uso excessivo de medicamentos analgésicos, como ácido acetilsalicílico, paracetamol, anti-inflamatórios não esteroides ou ergotamina. A experiência clínica indica que a maioria dos pacientes com cefaleia por uso excessivo de medicamentos tem PGs ativos que contribuem para a dor de cabeça. Estudos que investigam a prevalência de PGs nessa população são escassos e urgentemente necessários.

Referências

1. Skootsky SA, Jaeger B, Oye RK. Prevalence of myofascial pain in general internal medicine practice. *West J Med*. 1989;151(2):157-160.
2. Poveda Roda R, Diaz Fernandez JM, Hernandez Bazan S, Jimenez Soriano Y, Margaix M, Sarrion G. A review of temporomandibular joint disease (TMJD). Part II: clinical and radiological semiology. Morbidity processes. *Med Oral Patol Oral Cir Bucal*. 2008;13(2):E102-E109.
3. Okeson JP. *Management of Temporomandibular Disorders and Occlusion*. 7th ed. London, England: Elsevier Mosby; 2013.
4. LeResche L. Epidemiology of temporomandibular disorders: implications for the investigation of etiologic factors. *Crit Rev Oral Biol Med*. 1997;8(3):291-305.
5. Isong U, Gansky SA, Plesh O. Temporomandibular joint and muscle disorder-type pain in U.S. adults: the National Health Interview Survey. *J Orofac Pain*. 2008;22(4):317-322.

6. Poveda-Roda R, Bagan JV, Sanchis JM, Carbonell E. Temporomandibular disorders. A case-control study. *Med Oral Patol Oral Cir Bucal.* 2012;17(5):e794-e800.
7. Goncalves DA, Camparis CM, Speciali JG, Franco AL, Castanharo SM, Bigal ME. Temporomandibular disorders are differentially associated with headache diagnoses: a controlled study. *Clin J Pain.* 2011;27(7):611-615.
8. Schiffman E, Ohrbach R, Truelove E, et al. Diagnostic Criteria for Temporomandibular Disorders (DC/TMD) for Clinical and Research Applications: recommendations of the International RDC/TMD Consortium Network* and Orofacial Pain Special Interest Group†. *J Oral Facial Pain Headache.* 2014;28(1):6-27.
9. Gray RJ, Davies SJ, Quayle AA. A clinical approach to temporomandibular disorders. 2. Examination of the articulatory system: the temporomandibular joints. *Br Dent J.* 1994;176(12):473-477.
10. Goulet JP, Clark GT, Flack VF, Liu C. The reproducibility of muscle and joint tenderness detection methods and maximum mandibular movement measurement for the temporomandibular system. *J Orofac Pain.* 1998;12(1):17-26.
11. Cleland JA, Koppenhaver S. *Netter's Orthopaedic Clinical Examination: An Evidence-Based Approach.* 2nd ed. Philadelphia, PA: Saunders Elsevier; 2011.
12. Mense S. Referral of muscle pain: new aspects. *Am Pain Soc J.* 1994;3(1):1-9.
13. Clark GT, Delcanho RE, Goulet JP. The utility and validity of current diagnostic procedures for defining temporomandibular disorder patients. *Adv Dent Res.* 1993;7(2):97-112.
14. Emshoff R, Innerhofer K, Rudisch A, Bertram S. The biological concept of "internal derangement and osteoarthrosis": a diagnostic approach in patients with temporomandibular joint pain? *Oral Surg Oral Med Oral Pathol Oral Radiol Endod.* 2002;93(1):39-44.
15. Dworkin SF, LeResche L, DeRouen T, Von Korff M. Assessing clinical signs of temporomandibular disorders: reliability of clinical examiners. *J Prosthet Dent.* 1991;63:574-579.
16. Lauriti L, Motta LJ, Silva PF, et al. Are occlusal characteristics, headache, parafunctional habits and clicking sounds associated with the signs and symptoms of temporomandibular disorder in adolescents? *J Phys Ther Sci.* 2013;25(10):1331-1334.
17. Leeuw R, Klasser GD. *Orofacial pain: Guidelines for Assessment, diagnosis and management.* 5th ed. Chicago, IL: Quintessence Publishing Co; 2013.
18. Dworkin SF, LeResche L, DeRouen T. Reliability of clinical measurement in temporomandibular disorders. *Clin J Pain.* 1988;4:89-99.
19. de Wijer A, Lobbezoo-Scholte AM, Steenks MH, Bosman F. Reliability of clinical findings in temporomandibular disorders. *J Orofac Pain.* 1995;9(2):181-191.
20. Fujita S, Iizuka T, Dauber W. Variation of heads of lateral pterygoid muscle and morphology of articular disc of human temporomandibular joint: anatomical and histological analysis. *J Oral Rehabil.* 2001;28(6):560-571.
21. Walker N, Bohannon RW, Cameron D. Discriminant validity of temporomandibular joint range of motion measurements obtained with a ruler. *J Orthop Sports Phys Ther.* 2000;30(8):484-492.
22. List T, John MT, Dworkin SF, Svensson P. Recalibration improves inter-examiner reliability of TMD examination. *Acta Odontol Scand.* 2006;64(3):146-152.
23. Cuccia AM, Caradonna C, Caradonna D. Manual therapy of the mandibular accessory ligaments for the management of temporomandibular joint disorders. *J Am Osteopath Assoc.* 2011;111(2):102-112.
24. Von Piekartz HJM. *Craniofacial Pain: Neuromuscular Assessment, Treatment and Management.* London, England: Butterworth Heinemann-Elsevier; 2007.
25. Dworkin SF, LeResche L. Research diagnostic criteria for temporomandibular disorders: review, criteria, examinations and specifications, critique. *J Craniomandib Disord.* 1992;6(4):301-355.
26. Fricton JR, Kroening R, Haley D, Siegert R. Myofascial pain syndrome of the head and neck: a review of clinical characteristics of 164 patients. *Oral Surg Oral Med Oral Pathol.* 1985;60(6):615-623.
27. Svensson P, Graven-Nielsen T. Craniofacial muscle pain: review of mechanisms and clinical manifestations. *J Orofac Pain.* 2001;15(2):117-145.
28. Wright EF. Referred craniofacial pain patterns in patients with temporomandibular disorder. *J Am Dent Assoc.* 2000;131(9):1307-1315.
29. Fernández de las Peñas C, Galan-Del-Rio F, Alonso-Blanco C, Jimenez-Garcia R, Arendt-Nielsen L, Svensson P. Referred pain from muscle trigger points in the masticatory and neck-shoulder musculature in women with temporomandibular disorders. *J Pain.* 2010;11(12):1295-1304.
30. Svensson P. Muscle pain in the head: overlap between temporomandibular disorders and tension-type headaches. *Curr Opin Neurol.* 2007;20(3):320-325.
31. Jensen R, Bendtsen L. Tension-type headache: why does this condition have to fight for its recognition? *Curr Pain Headache Rep.* 2006;10(6):454-458.
32. Schwartz BS, Stewart WF, Simon D, Lipton RB. Epidemiology of tension-type headache. *JAMA.* 1998;279(5):381-383.
33. Stovner L, Hagen K, Jensen R, et al. The global burden of headache: a documentation of headache prevalence and disability worldwide. *Cephalalgia.* 2007;27(3):193-210.
34. Bendtsen L, Jensen R. Tension-type headache: the most common, but also the most neglected, headache disorder. *Curr Opin Neurol.* 2006;19(3):305-309.
35. Nilsson N. The prevalence of cervicogenic headache in a random population sample of 20-59 year olds. *Spine.* 1995;20(17):1884-1888.
36. Sjaastad O, Bakketeig LS. Prevalence of cervicogenic headache: Vågå study of headache epidemiology. *Acta Neurol Scand.* 2008;117(3):173-180.
37. Stewart WF, Lipton RB, Celentano DD, Reed ML. Prevalence of migraine headache in the United States. Relation to age, income, race, and other sociodemographic factors. *JAMA.* 1992;267(1):64-69.
38. Jensen R, Stovner LJ. Epidemiology and comorbidity of headache. *Lancet Neurol.* 2008;7(4):354-361.
39. Stovner LJ, Andree C. Prevalence of headache in Europe: a review for the Eurolight project. *J Headache Pain.* 2010;11(4):289-299.
40. Fernández de las Peñas C, Palacios-Cena D, Salom-Moreno J, et al. Has the prevalence of migraine changed over the last decade (2003-2012)? A Spanish population-based survey. *PLoS One.* 2014;9(10):e110530.
41. Rasmussen BK. Epidemiology and socio-economic impact of headache. *Cephalalgia.* 1999;19 suppl 25:20-23.
42. van Suijlekom HA, Lame I, Stomp-van den Berg SG, Kessels AG, Weber WE. Quality of life of patients with cervicogenic headache: a comparison with control subjects and patients with migraine or tension-type headache. *Headache.* 2003;43(10):1034-1041.
43. Meletiche DM, Lofland JH, Young WB. Quality-of-life differences between patients with episodic and transformed migraine. *Headache.* 2001;41(6):573-578.
44. Leonardi M, Raggi A. Burden of migraine: international perspectives. *Neurol Sci.* 2013;34 suppl 1:S117-S118.
45. Headache Classification Committee of the International Headache Society. Classification and diagnostic criteria for headache disorders, cranial neuralgias and facial pain. Headache Classification Committee of the International Headache Society. *Cephalalgia.* 1988;8 suppl 7:1-96.
46. Headache Classification Subcommittee of the International Headache Society. The International Classification of Headache Disorders, 2nd edition. *Cephalalgia.* 2004;24:S9-S160.
47. Headache Classification Committee of the International Headache Society. The International Classification of Headache Disorders, 3rd edition (beta version). *Cephalalgia.* 2013;33(9):629-808.
48. Sjaastad O, Fredriksen TA, Pfaffenrath V. Cervicogenic headache: diagnostic criteria. The Cervicogenic Headache International Study Group. *Headache.* 1998;38(6):442-445.
49. Nilsson N, Bove G. Evidence that tension-type headache and cervicogenic headache are distinct disorders. *J Manipulative Physiol Ther.* 2000;23(4):288-289.
50. Edvinsson L. Aspects on the pathophysiology of migraine and cluster headache. *Pharmacol Toxicol.* 2001;89(2):65-73.
51. Goadsby PJ, Lipton RB, Ferrari MD. Migraine: current understanding and treatment. *N Engl J Med.* 2002;346(4):257-270.
52. Tfelt-Hansen P, Lous I, Olesen J. Prevalence and significance of muscle tenderness during common migraine attacks. *Headache.* 1981;21(2):49-54.
53. Gerwin R. Headache. In: Ferguson L, Gerwin R, eds. *Clinical Mastery in the Treatment of Myofascial Pain.* Philadelphia, PA: Lippincott Williams & Wilkins; 2005:1-29.
54. Jensen R, Rasmussen BK, Pedersen B, Olesen J. Muscle tenderness and pressure pain thresholds in headache. A population study. *Pain.* 1993;52(2):193-199.
55. Lipchik GL, Holroyd KA, Talbot F, Greer M. Pericranial muscle tenderness and exteroceptive suppression of temporalis muscle activity: a blind study of chronic tension-type headache. *Headache.* 1997;37(6):368-376.
56. Metsahonkala L, Anttila P, Laimi K, et al. Extracephalic tenderness and pressure pain threshold in children with headache. *Eur J Pain.* 2006;10(7):581-585.
57. Schoenen J, Bottin D, Hardy F, Gerard P. Cephalic and extracephalic pressure pain thresholds in chronic tension-type headache. *Pain.* 1991;47(2):145-149.
58. Bendtsen L, Jensen R, Olesen J. Decreased pain detection and tolerance thresholds in chronic tension-type headache. *Arch Neurol.* 1996;53(4):373-376.
59. Ashina S, Babenko L, Jensen R, Ashina M, Magerl W, Bendtsen L. Increased muscular and cutaneous pain sensitivity in cephalic region in patients with chronic tension-type headache. *Eur J Neurol.* 2005;12(7):543-549.
60. Ashina S, Bendtsen L, Lyngberg AC, Lipton RB, Hajiyeva N, Jensen R. Prevalence of neck pain in migraine and tension-type headache: a population study. *Cephalalgia.* 2015;35(3):211-219.
61. Cote P, Cassidy JD, Carroll L. The Saskatchewan Health and Back Pain Survey. The prevalence of neck pain and related disability in Saskatchewan adults. *Spine.* 1998;23(15):1689-1698.
62. Picavet HSJ, Van Gils HWV, Schouten JSAG. *Musculoskeletal Complaints in the Dutch Population [In Dutch: Klachten aan het bewegingsapparaat in de Nederlandse bevolking prevalenties, consequenties en risicogroepen].* The Netherlands: RIVM (National Institute of Public Health and the Environment; 2000.
63. Greenman PE. *Principles of Manual Medicine.* Baltimore, MD: Williams & Wilkins; 1989.
64. Drottning M, Staff PH, Sjaastad O. Cervicogenic headache (CEH) after whiplash injury. *Cephalalgia.* 2002;22(3):165-171.

65. Spitzer WO, Skovron ML, Salmi LR, et al. Scientific monograph of the Quebec Task Force on Whiplash-Associated Disorders: redefining "whiplash" and its management. *Spine.* 1995;20(8 suppl):1S-73S.
66. Dommerholt J, Royson MW, Whyte-Ferguson L. Neck pain and dysfunction following whiplash. In: Ferguson L, Gerwin R, eds. *Clinical Mastery in the Treatment of Myofascial Pain.* Philadelphia, PA: Lippincott Williams & Wilkins; 2005:57-89.
67. Fernández de las Peñas C, Alonso-Blanco C, Cuadrado ML, Pareja JA. Spinal manipulative therapy in the management of cervicogenic headache. *Headache.* 2005;45(9):1260-1263.
68. Fernández de las Peñas C, Blanco CR, Cuadrado ML, Pareja J. Forward head posture and neck mobility in chronic tension-type headache: a blinded, controlled study. *Cephalalgia.* 2006;26:314-319.
69. Maitland G, Hengeveld E, Banks K, English K. *Maitland's Vertebral Manipulation.* 6th ed. London, England: Butterworth Heinemann; 2001.
70. Jull G, Bogduk N, Marsland A. The accuracy of manual diagnosis for cervical zygapophysial joint pain syndromes. *Med J Aust.* 1988;148(5):233-236.
71. Jull G, Treleaven J, Versace G. Manual examination: is pain provocation a major cue for spinal dysfunction? *Aust J Physiother.* 1994;40(3):159-165.
72. Olesen J. Clinical and pathophysiological observations in migraine and tension-type headache explained by integration of vascular, supraspinal and myofascial inputs. *Pain.* 1991;46(2):125-132.
73. Bendtsen L. Central sensitization in tension-type headache: possible pathophysiological mechanisms. *Cephalalgia.* 2000;20(5):486-508.
74. Bendtsen L, Schoenen J. Synthesis of tension type headache mechanisms. In: Olesen J, Goasdby P, Ramdan NM, Tfelt-Hansen P, Welch K, eds. *The Headaches.* 3rd ed. Philadelphia, PA: Lippincott Williams & Wilkins; 2006.
75. Ashina M, Stallknecht B, Bendtsen L, et al. Tender points are not sites of ongoing inflammation -in vivo evidence in patients with chronic tension-type headache. *Cephalalgia.* 2003;23(2):109-116.
76. Shah JP, Phillips TM, Danoff JV, Gerber LH. An in vivo microanalytical technique for measuring the local biochemical milieu of human skeletal muscle. *J Appl Physiol.* 2005;99(5):1977-1984.
77. Fernández de las Peñas C, Cuadrado ML, Arendt-Nielsen L, Simons DG, Pareja JA. Myofascial trigger points and sensitization: an updated pain model for tension-type headache. *Cephalalgia.* 2007;27(5):383-393.
78. Fernández de las Peñas C. Myofascial head pain. *Curr Pain Headache Rep.* 2015;19(7):28.
79. Fusco M, D'Andrea G, Micciche F, Stecca A, Bernardini D, Cananzi AL. Neurogenic inflammation in primary headaches. *Neurol Sci.* 2003;24 suppl 2:S61-S64.
80. Fernández de las Peñas C, Cuadrado ML, Pareja JA. Myofascial trigger points, neck mobility and forward head posture in unilateral migraine. *Cephalalgia.* 2006;26(9):1061-1070.
81. Calandre EP, Hidalgo J, Garcia-Leiva JM, Rico-Villademoros F. Trigger point evaluation in migraine patients: an indication of peripheral sensitization linked to migraine predisposition? *Eur J Neurol.* 2006;13(3):244-249.
82. Fernández de las Peñas C, Cuadrado ML, Gerwin RD, Pareja JA. Myofascial disorders in the trochlear region in unilateral migraine: a possible initiating or perpetuating factor. *Clin J Pain.* 2006;22(6):548-553.
83. Tali D, Menahem I, Vered E, Kalichman L. Upper cervical mobility, posture and myofascial triggers in subjects with episodic migraine: case-control study. *J Bodyw Mov Ther.* 2014;18(4):569-575.
84. Jakubowski M, McAllister PJ, Bajwa ZH, Ward TN, Smith P, Burstein R. Exploding vs. imploding headache in migraine prophylaxis with Botulinum Toxin A. *Pain.* 2006;125(3):286-295.
85. Fernández de las Peñas C, Arendt-Nielsen L, Simons DG. Exploding vs. imploding headache in migraine prophylaxis with Botulinum Toxin A. *Pain.* 2007;129(3):363-364; author reply 364-365.
86. Calandre EP, Hidalgo J, Garcia-Leiva JM, Rico-Villademoros F. Effectiveness of prophylactic trigger point inactivation in chronic migraine and chronic daily headache with migraine features [abstract]. *Cephalalgia.* 2003;23:713.
87. Garcia-Leiva JM, Hidalgo J, Rico-Villademoros F, Moreno V, Calandre EP. Effectiveness of ropivacaine trigger points inactivation in the prophylactic management of patients with severe migraine. *Pain Med.* 2007;8(1):65-70.
88. Bogduk N. The anatomical basis for cervicogenic headache. *J Manipulative Physiol Ther.* 1992;15(1):67-70.
89. Dreyfuss P, Michaelsen M, Fletcher D. Atlanto-occipital and lateral atlanto-axial joint pain patterns. *Spine.* 1994;19(10):1125-1131.
90. Aprill C, Axinn MJ, Bogduk N. Occipital headaches stemming from the lateral atlanto-axial (C1-2) joint. *Cephalalgia.* 2002;22(1):15-22.
91. Bogduk N. Cervicogenic headache: anatomic basis and pathophysiologic mechanisms. *Curr Pain Headache Rep.* 2001;5(4):382-386.
92. Hall T, Robinson K. The flexion-rotation test and active cervical mobility: a comparative measurement study in cervicogenic headache. *Man Ther.* 2004;9(4):197-202.
93. Zito G, Jull G, Story I. Clinical tests of musculoskeletal dysfunction in the diagnosis of cervicogenic headache. *Man Ther.* 2006;11(2):118-129.
94. Fernández de las Peñas C, Courtney CA. Clinical reasoning for manual therapy management of tension type and cervicogenic headache. *J Man Manip Ther.* 2014;22(1):44-50.
95. Bronfort G, Assendelft WJ, Evans R, Haas M, Bouter L. Efficacy of spinal manipulation for chronic headache: a systematic review. *J Manipulative Physiol Ther.* 2001;24(7):457-466.
96. Jaeger B. Are "cervicogenic" headaches due to myofascial pain and cervical spine dysfunction? *Cephalalgia.* 1989;9(3):157-164.
97. Roth JK, Roth RS, Weintraub JR, Simons DG. Cervicogenic headache caused by myofascial trigger points in the sternocleidomastoid: a case report. *Cephalalgia.* 2007;27(4):375-380.
98. Bodes-Pardo G, Pecos-Martin D, Gallego-Izquierdo T, Salom-Moreno J, Fernández de las Peñas C, Ortega-Santiago R. Manual treatment for cervicogenic headache and active trigger point in the sternocleidomastoid muscle: a pilot randomized clinical trial. *J Manipulative Physiol Ther.* 2013;36(7):403-411.
99. Fernández de las Peñas C, Fernandez-Carnero J, Miangolarra-Page J. Musculoskeletal disorders in mechanical neck pain: myofascial trigger points versus cervical joint dysfunction: a clinical study. *J Musculoskelet Pain.* 2005;13(1):27-35.
100. Jull G, Amiri M, Bullock-Saxton J, Darnell R, Lander C. Cervical musculoskeletal impairment in frequent intermittent headache. Part 1: subjects with single headaches. *Cephalalgia.* 2007;27(7):793-802.
101. Falla DL, Jull GA, Hodges PW. Patients with neck pain demonstrate reduced electromyographic activity of the deep cervical flexor muscles during performance of the craniocervical flexion test. *Spine.* 2004;29(19):2108-2114.
102. Jensen R, Bendtsen L, Olesen J. Muscular factors are of importance in tension-type headache. *Headache.* 1998;38(1):10-17.
103. Davidoff RA. Trigger points and myofascial pain: toward understanding how they affect headaches. *Cephalalgia.* 1998;18(7):436-448.
104. Arendt-Nielsen L, Castaldo M, Mechelli F, Fernández de las Peñas C. Muscle triggers as a possible source of pain in a sub-group of tension type headache patients? *Clin J Pain.* 2016;32(8):711-718.
105. Rasmussen BK, Jensen R, Schroll M, Olesen J. Epidemiology of headache in a general population: a prevalence study. *J Clin Epidemiol.* 1991;44(11):1147-1157.
106. Rasmussen BK, Jensen R, Schroll M, Olesen J. Interrelations between migraine and tension-type headache in the general population. *Arch Neurol.* 1992;49(9):914-918.
107. Chun WX. An approach to the nature of tension headache. *Headache.* 1985;25(4):188-189.
108. Mercer S, Marcus DA, Nash J. Cervical musculoskeletal disorders in migraine and tension type headache. Paper presented at: 68th Annual Meeting of the American Physical therapy Association; 1993; Cincinnati, Ohio.
109. Marcus DA, Scharff L, Mercer S, Turk DC. Musculoskeletal abnormalities in chronic headache: a controlled comparison of headache diagnostic groups. *Headache.* 1999;39(1):21-27.
110. Fernández de las Peñas C, Alonso-Blanco C, Cuadrado ML, Gerwin RD, Pareja JA. Trigger points in the suboccipital muscles and forward head posture in tension-type headache. *Headache.* 2006;46(3):454-460.
111. Fernández de las Peñas C, Alonso-Blanco C, Cuadrado ML, Pareja JA. Myofascial trigger points in the suboccipital muscles in episodic tension-type headache. *Man Ther.* 2006;11(3):225-230.
112. Fernández de las Peñas C, Ge HY, Arendt-Nielsen L, Cuadrado ML, Pareja JA. Referred pain from trapezius muscle trigger points shares similar characteristics with chronic tension type headache. *Eur J Pain.* 2007;11(4):475-482.
113. Fernández de las Peñas C, Cuadrado ML, Gerwin RD, Pareja JA. Referred pain from the trochlear region in tension-type headache: a myofascial trigger point from the superior oblique muscle. *Headache.* 2005;45(6):731-737.
114. Fernández de las Peñas C, Alonso-Blanco C, Quadrado ML, Gerwin R, Pareja JA. Myofascial trigger points and their relationship to headache clinical parameters in chronic tension-type headache. *Headache.* 2006;46(8):1264-1272.
115. Fernández de las Peñas C, Cuadrado ML, Pareja JA. Myofascial trigger points, neck mobility, and forward head posture in episodic tension-type headache. *Headache.* 2007;47(5):662-672.
116. Fernández de las Peñas C, Simons D, Cuadrado ML, Pareja J. The role of myofascial trigger points in musculoskeletal pain syndromes of the head and neck. *Curr Pain Headache Rep.* 2007;11(5):365-372.
117. Vierck CJ Jr, Cannon RL, Fry G, Maixner W, Whitsel BL. Characteristics of temporal summation of second pain sensations elicited by brief contact of glabrous skin by a preheated thermode. *J Neurophysiol.* 1997;78(2):992-1002.
118. Fernández de las Peñas C, Arendt-Nielsen L, Simons DG. Contributions of myofascial trigger points to chronic tension type headache. *J Manual Manipulative Ther.* 2006;14(4):222-231.
119. Gerwin RD. Chronic daily headache. *N Engl J Med.* 2006;354(18):1958; author reply 1958.
120. Fernández de las Peñas C, Alonso-Blanco C, Miangolarra JC. Myofascial trigger points in subjects presenting with mechanical neck pain: a blinded, controlled study. *Man Ther.* 2007;12(1):29-33.
121. Munoz-Munoz S, Munoz-Garcia MT, Alburquerque-Sendin F, Arroyo-Morales M, Fernández de las Peñas C. Myofascial trigger points, pain, disability, and sleep quality in individuals with mechanical neck pain. *J Manipulative Physiol Ther.* 2012;35(8):608-613.

122. Fernández de las Peñas C, Fernandez-Carnero J, Alonso-Blanco C, Miangolarra-Page JC. Myofascial pain syndrome in whiplash injury. A critical review of the literature. Paper presented at: International Whiplash Trauma Congress; October 9-10, 2003; Denver (USA).
123. Gerwin R, Dommerholt J. Myofascial trigger points in chronic cervical whiplash syndrome [Abstract]. *J Musculoskelet Pain*. 1998;6(suppl 2):28.
124. Kumar S, Narayan Y, Amell T. An electromyographic study of low-velocity rear-end impacts. *Spine*. 2002;27(10):1044-1055.
125. Baker B. The muscle trigger: evidence of overload injury. *J Neurol Orthop Med Surg*. 1986;7(1):35-44.
126. Schuller E, Eisenmenger W, Beier G. Whiplash Injury in Low Speed Car Accidents: Assessment of biomechanical cervical spine loading and injury prevention in a forensic sample. *J Musculoskelet Pain*. 2000;8(1/2):55-67.
127. Duffy MF, Stuberg W, DeJong S, Gold KV, Nystrom NA. Case report: whiplash-associated disorder from a low-velocity bumper car collision: history, evaluation, and surgery. *Spine*. 2004;29(17):1881-1884.
128. Hong C-Z, Simons DG. Response to treatment for pectoralis minor myofascial pain syndrome after whiplash. *J Musculoskelet Pain*. 1993;1(1):89-131.
129. Fernández de las Peñas C, Palomeque del Cerro L, Fernandez Carmero J. Manual Treatment of post-whiplash injury. *J Bodyw Mov Ther*. 2005;9(2):109-119.
130. McMakin C, Gregory WM, Philips TM. Cytokine changes with microcurrent treatment of fibromyalgia associated with cervical spine trauma. *J Bodyw Mov Ther*. 2005;9(3):169-176.
131. Panjabi MM, Nibu K, Cholewicki J. Whiplash injuries and the potential for mechanical instability. *Eur Spine J*. 1998;7(6):484-492.
132. Brault JR, Wheeler JB, Siegmund GP, Brault EJ. Clinical response of human subjects to rear-end automobile collisions. *Arch Phys Med Rehabil*. 1998;79(1):72-80.
133. Jull G. Deep cervical flexor muscle dysfunction in whiplash. *J Musculoskelet Pain*. 2000;8:143-154.
134. Sterling M, Jull G, Vicenzino B, Kenardy J, Darnell R. Development of motor system dysfunction following whiplash injury. *Pain*. 2003;103(1-2):65-73.
135. Jull G, Kristjansson E, Dall'Alba P. Impairment in the cervical flexors: a comparison of whiplash and insidious onset neck pain patients. *Man Ther*. 2004;9(2): 89-94.
136. Castaldo M, Ge HY, Chiarotto A, Villafane JH, Arendt-Nielsen L. Myofascial trigger points in patients with whiplash-associated disorders and mechanical neck pain. *Pain Med*. 2014;15(5):842-849.
137. Fernandez-Perez AM, Villaverde-Gutierrez C, Mora-Sanchez A, Alonso-Blanco C, Sterling M, Fernández de las Peñas C. Muscle trigger points, pressure pain threshold, and cervical range of motion in patients with high level of disability related to acute whiplash injury. *J Orthop Sports Phys Ther*. 2012;42(7):634-641.
138. Scott D, Jull G, Sterling M. Widespread sensory hypersensitivity is a feature of chronic whiplash-associated disorder but not chronic idiopathic neck pain. *Clin J Pain*. 2005;21(2):175-181.
139. Sterling M, Jull G, Vicenzino B, Kenardy J. Sensory hypersensitivity occurs soon after whiplash injury and is associated with poor recovery. *Pain*. 2003;104(3):509-517.
140. Johansen MK, Graven-Nielsen T, Olesen AS, Arendt-Nielsen L. Generalized muscular hyperalgesia in chronic whiplash syndrome. *Pain*. 1999;83:229-234.
141. Herren-Gerber R, Weiss S, Arendt-Nielsen L, et al. Modulation of central hypersensitivity by nociceptive input in chronic pain after whiplash injury. *Pain Med*. 2004;5(4):366-376.
142. Dommerholt J. Persistent myalgia following whiplash. *Curr Pain Headache Rep*. 2005;9(5):326-330.
143. Lord S, Barnsley L, Wallis B, Bogduk N. Chronic cervical zygapophysial joint pain after whiplash: a placebo-controlled prevalence study. *Spine*. 1996;21(15):1737-1744.
144. Graff-Radford SB, Jaeger B, Reeves JL. Myofascial pain may present clinically as occipital neuralgia. *Neurosurgery*. 1986;19(4):610-613.
145. Natsis K, Baraliakos X, Appell HJ, Tsikaras P, Gigis I, Koebke J. The course of the greater occipital nerve in the suboccipital region: a proposal for setting landmarks for local anesthesia in patients with occipital neuralgia. *Clin Anat*. 2006;19(4):332-336.
146. Paluzzi A, Belli A, Lafuente J, Wasserberg J. Role of the C2 articular branches in occipital headache: an anatomical study. *Clin Anat*. 2006;19(6):497-502.
147. Chen S-M, Chen JT, Wu V-C, Kuan T-S, Hong C-Z. Myofascial Trigger points in intercostal muscles secondary to herpes zoster infection to the intercostal nerve [abstract]. *Arch Phys Med Rehabil*. 1996;77:961.
148. Ceneviz C, Maloney G, Mehta N. Myofascial pain may mimic trigeminal neuralgia. *Cephalalgia*. 2006;26(7):899-901.

Seção 3 | Dor na porção superior das costas, nos ombros e nos braços

Capítulo 19

Músculo levantador da escápula

Mau jeito no pescoço

Derek L. Vraa | Michelle Finnegan | Joseph M. Donnelly

1. INTRODUÇÃO

O músculo levantador da escápula é único em sua estrutura anatômica e inserções à coluna cervical e escápula. As fibras proximais têm origem nos tubérculos posteriores de C1-C4. Descem inferior e posterolateralmente, com as fibras distais inserindo-se à borda escapular medial a partir do ângulo superior da escápula à espinha escapular. Esse músculo tem uma torção posterior singular da origem à sua inserção, de forma que as fibras que se voltam anteriormente na origem passam a ser aquelas que se voltam posteriormente na inserção. O músculo é inervado pelos ramos dos nervos espinais C3 e C4 e de C5 via nervo dorsal da escápula. As funções principais do levantador da escápula incluem rotação inferior e elevação da escápula e rotação cervical ipsilateral. Bilateralmente, ainda tem um papel importante na estabilização da coluna cervical durante a flexão do pescoço. O padrão de irradiação da dor referida desse músculo vai da região do ângulo do pescoço interescapular até o ombro posterior. Ativação e perpetuação de pontos-gatilho (PGs) no músculo levantador da escápula costumam ser causadas pela manutenção dos ombros em uma posição elevada e encurtada, principalmente quando há fadiga ou exposição prolongada a corrente fria de ar. Como os PGs podem se apresentar em qualquer lugar no músculo, é importante examinar todo o músculo quanto à presença de pontos-gatilho. Com frequência, o músculo levantador da escápula envolve-se em cefaleias, dor mecânica no pescoço, chicotes associados a movimentos bruscos, disfunção escapular, fibromialgia e dor e impacto nos ombros. Junte-se a isso a necessidade de se levar esse músculo em consideração ao serem tratados pacientes com dor mandibular, sintomas radiculares cervicais e disfunções em extremidades superiores devido às ações e ao envolvimento desse músculo em síndromes posturais. Ações corretivas, inclusive orientações posturais no trabalho e em casa (com posturas ao dormir), têm grande valor para o êxito do tratamento de PGs. Autoliberação miofascial (por pressão) em PGs e exercícios suaves de autoalongamento compõem um programa abrangente de tratamento.

2. CONSIDERAÇÕES ANATÔMICAS

O músculo levantador da escápula localiza-se no assoalho do triângulo cervical posterior. As fibras proximais originam-se dos tubérculos posteriores de C1-C4. Ele desce inferior e posterolateralmente, com as fibras distais inserindo-se à borda escapular medial a partir do ângulo superior da escápula à espinha escapular (Figura 19-1).[1] Em um estudo com cadáveres de 10 amostras humanas, o comprimento médio desse músculo foi de 15,1 cm, com uma área média de corte transversal de 2,18 cm².[2] A angulação descendente desde a inserção proximal até a inserção distal variou de 30° a 45°. A composição das fibras musculares do músculo não foi estudada.

Uma das nuances raramente reconhecidas no levantador da escápula é a torção posterior sutil da orientação da fibra, quando o músculo se desloca de sua origem à inserção (Figura 19-1). MacBeth e Martin[3] descreveram a torção de forma que as fibras superiores (C1) espiralavam, primeiro, lateralmente, depois, posteriormente, de maneira que as fibras voltadas à direção anterior na origem passavam a se voltar posteriormente na inserção. De C2 a C4, as fibras têm origem posterior às fibras C1; porém, conforme eles fazem uma espiral na direção da inserção, a continuação das fibras de C2-C4 tornam-se profundas em relação às fibras C1. As implicações biomecânicas dessa torção ainda não foram totalmente pesquisadas.

São relativamente incomuns variações anatômicas do músculo levantador da escápula, ainda que algumas existam. Em um estudo com cadáveres feito por Menachem e colaboradores,[4] esse músculo inseriu-se em duas camadas envolvendo a inserção da borda medial em 63% (19/30) dos ombros dos indivíduos examinados. Destes, 14 apresentaram-se com uma bolsa sinovial no tecido areolar entre as duas camadas. Além disso, os autores descobriram que em 43% (13/30) dos ombros dos indivíduos examinados havia uma banda estreita do músculo serrátil anterior inserida acima da borda medial da escápula, em torno de seu ângulo superior, perto da inserção do levantador da escápula. Em 38% (5/13), outra bolsa sinovial foi localizada entre o serrátil anterior, o ângulo da escápula e o levantador da escápula. É importante reconhecer que essas bolsas sinoviais são fontes potenciais de dor e sensibilidade nessa região. Mais recentemente, uma dissecação de cadáveres relatou um só caso em que o músculo levantador da escápula apresentava uma cabeça acessória, inserida no ligamento nucal, no tendão do músculo romboide maior e no aspecto superior do serrátil posterior superior, como uma banda aponeurótica plana.[5]

Foram documentadas outras variantes anatômicas, incluindo inserções variáveis à coluna cervical. Chotai e colaboradores[6] informaram a continuação do músculo levantador da escápula inserido com o processo mastóideo. Bergman e colaboradores[7] reportaram a continuação miofascial chegando ao processo mastóideo dos ossos temporais, do occipital, do ligamento da nuca, da clavícula, da primeira e segunda costelas e dos processos espinhosos das vértebras torácicas. Além disso, a continuação se estendeu aos músculos romboides, serrátil anterior, serrátil posterior superior e trapézio.[7] MacBeth e Martin[3] observaram que as fibras superiores originárias inseriam-se na metade inferior da porção supraespinal da margem vertebral da escápula em 63% (54/80) dos casos, com inserções mais ou menos extensas nas amostras restantes.

2.1. Inervação e vascularização

O levantador da escápula é inervado por duas fontes. A primeira é por meio dos ramos dos nervos espinais C3 e C4. A outra decorre do plexo braquial (C5) via nervo dorsal da escápula.[1]

A inervação do levantador da escápula apresenta vias nervosas consistentes.[8] De C3 a C4, uma média de 1,92 ramos vindos do plexo cervical permanecem em posição profunda em relação à fáscia

---

As visões aqui expressas são apenas as dos autores e não representam a U.S. Air Force, o U.S. Department of Defense ou qualquer outra instituição do governo dos Estados Unidos.

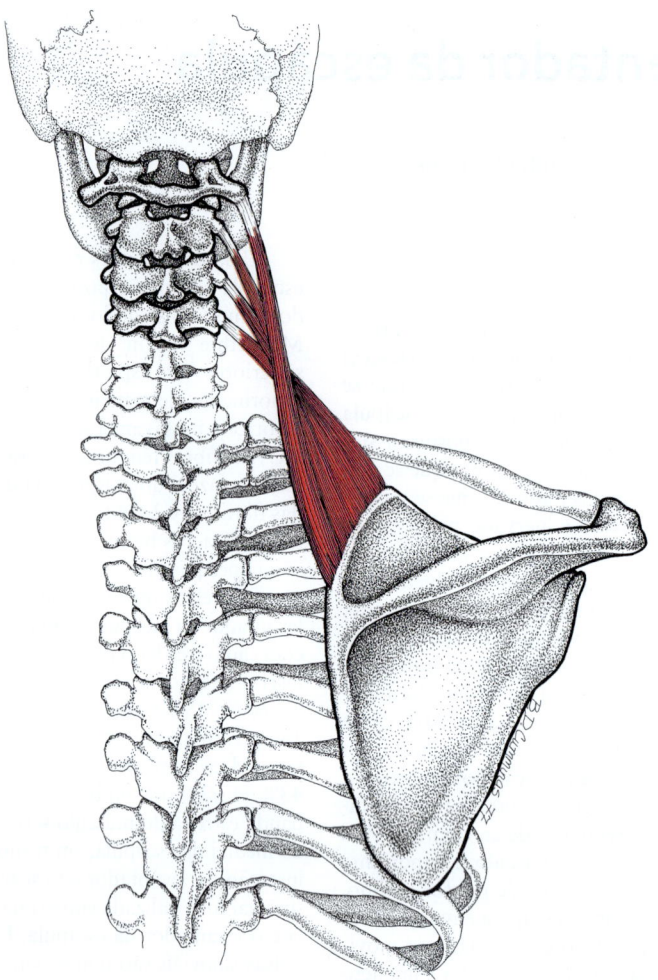

Figura 19-1 Inserções do músculo levantador da escápula. Observe como as derivações superiores e inferiores se contorcem em seu trajeto, que vai da ligação superior à inferior.

pré-vertebral. Então, esses ramos emergem de baixo da margem posterior do músculo esternocleidomastóideo, deslocando-se em uma direção de craniana a caudal, para entrar no triângulo cervical posterior e inervar o músculo levantador da escápula.

No mesmo estudo com cadáveres, Frank e colaboradores[8] também documentaram a inervação do músculo levantador da escápula pelo nervo dorsal da escápula. Com origem nos ramos ventrais de C5, esse nervo trespassa o músculo escaleno médio e entra na porção inferior do triângulo posterior do pescoço. A partir desta posição, ele se desloca por uma distância variável, em uma direção posteroinferior. Curiosamente, em 24 das 35 vértebras cervicais examinadas, na via que leva ao músculo romboide, o nervo dorsal da escápula desceu até a margem anterior do levantador da escápula sem quaisquer ramos colaboradores do músculo. Em somente nove dos cadáveres, o nervo dorsal da escápula entrou direto no levantador da escápula, sendo que duas amostras receberam ramos pequenos. Em uma pesquisa diferente de 20 nervos escapulares dorsais, entretanto, todos os casos resultaram em uma inervação direta do levantador da escápula.[9] Nguyen e colaboradores,[10] em uma pesquisa com cadáveres, conseguiram demonstrar diferenças de origem a partir do nível da raiz da coluna, bem como os músculos que ela inervava. Os pesquisadores relataram que 70% dos nervos dorsais da escápula examinados originavam-se da raiz C5 da coluna, 22% de C4 e 8% de C6. O levantador da escápula, o romboide maior e o menor estavam todos inervados em 52% das amostras. O nervo dorsal da escápula inervava apenas o levantador da escápula em 48% das amostras.

O levantador da escápula recebe seu principal suprimento vascular da artéria dorsal da escápula. Esta artéria parece surgir da segunda ou terceira parte da artéria subclávia em 70% dos indivíduos,[11] ao passo que 30% surgem de ramificações das artérias cervical transversa e cervical ascendente. Secundariamente, o aspecto superior do músculo é suprido pelos ramos da artéria vertebral.[12] É importante salientar que o nervo dorsal da escápula pode ser entrelaçado pela artéria dorsal da escápula.[9]

2.2. Função

O músculo levantador da escápula eleva a escápula e auxilia a rotação escapular inferior. Também tem um papel na retração escapular, na rotação ipsilateral, na inclinação lateral da coluna cervical e no posicionamento postural da cabeça. Quase sempre age em sinergia com outros músculos para influenciar a mobilidade escapular. Essas relações sinérgicas serão abordadas a seguir.

Estudos eletromiográficos (EMG) do músculo levantador da escápula demonstraram aumento da atividade na elevação escapular, com atividade moderada durante a retração escapular.[13] Ao movimentar o braço, esse músculo auxilia o movimento escapular durante a elevação dos ombros (abdução, flexão).[14] Em um estudo EMG feito por Behrsin e Maguire,[15] o levantador da escápula mostrou contrair-se concentricamente durante os primeiros 90° da abdução do ombro e excentricamente durante os 90° seguintes. Além disso, exerceu mais atividade durante a amplitude final da flexão e da abdução do ombro. Esse achado é coerente com o de Ludewig e colaboradores,[16] que demonstraram aumento progressivo da atividade EMG do levantador da escápula com elevação crescente glenoumeral à medida que a escápula se movimenta em uma rotação superior e em uma inclinação posterior. Durante atividades esportivas, como arremesso ou golfe, em que o ombro é elevado, o levantador da escápula atinge uma contração de pico isométrica e voluntária máxima (CIVM) de 33 a 72%.[17]

Magnusson[18] demonstrou que o levantador da escápula tem um papel na estabilidade postural da cabeça e do pescoço durante colisões de baixa velocidade na traseira de veículo. Foi um dos primeiros músculos a reagir quando o impacto veio do plano sagital. Um estudo mais recente demonstrou que o levantador da escápula desempenhou um papel limitado na estabilização da cabeça e do pescoço durante distúrbios multidirecionais.[19]

Com a escápula estabilizada, o levantador da escápula oferece contribuição pequena à inclinação lateral ipsilateral e à rotação da coluna cervical, e uma contribuição maior na manutenção da posição da cabeça, pois fica ativo durante a inclinação lateral ipsilateral resistida.[20] Ele possui atividade EMG reduzida ao corrigir posturas usuais, como posição para a frente da cabeça e de postura relaxada.[21]

O Dr. Vladimir Janda[22] descreveu a síndrome cruzada superior (SCSe), em que um paciente se apresenta com uma clássica postura de cabeça para a frente e ombros arredondados. Nessa síndrome, o levantador da escápula reage com firmeza e de forma facilitada, pois se trata de um "músculo postural". Com a presença prolongada da SCS, há um aumento na tensão muscular, que pode, então, aumentar a probabilidade de surgimento de PG no músculo, com potencial de contribuir para uma quantidade de disfunções no quadrante superior.

2.3. Unidade funcional

A unidade funcional à qual um músculo pertence inclui os músculos que reforçam e contrapõe-se às suas ações, bem como as articulações que os músculos cruzam. A interdependência dessas estruturas está refletida, funcionalmente, na organização e nas conexões neurais do córtex sensoriomotor. Enfatiza-se a unidade funcional, porque a presença de um PG em um músculo da unidade aumenta a possibilidade de que outros na unidade também desenvolvam PGs. Ao desativar PGs em um músculo, deve-se ter a preocupação de que possam se desenvolver PGs em músculos funcionalmente interdependentes. O Quadro 19-1 apresenta, de maneira geral, a unidade funcional do músculo levantador da escápula.[23]

Do ponto de vista isométrico, o levantador ipsilateral da escápula torna-se ativo com os músculos trapézio superior ipsilateral e o extensor espinal cervical ao resistir à inclinação lateral contralateral. Os mesmos músculos ativam-se bilateralmente ao agirem de forma isométrica para retrair e estender a cabeça e o pescoço.[24] Com a escápula estabilizada, o músculo auxilia o esternocleidomastóideo, o esplênio da cabeça e pescoço, os escalenos, o trapézio superior e o eretor da espinha, com a inclinação cervical ipsilateral lateral.

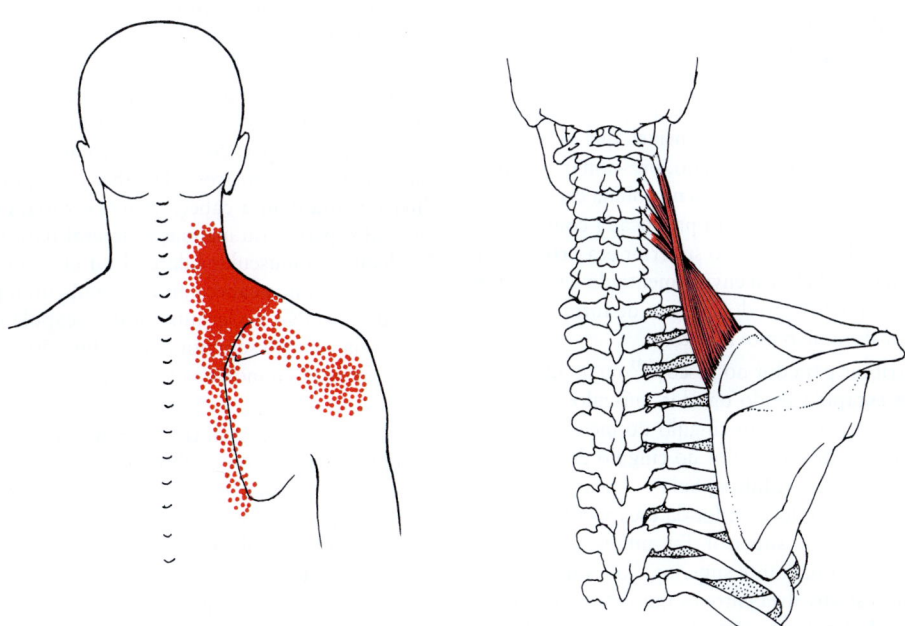

Figura 19-2 Padrão consolidado de dor referida de PGs no músculo direito levantador da escápula. O padrão essencial de dor está em vermelho contínuo, e o padrão disseminado está em vermelho pontilhado. Deve ser palpado todo o músculo em relação à presença de PGs. PGs podem estar presentes bem perto da inserção do músculo com o ângulo superior da escápula.

Quadro 19-1   Unidade funcional do músculo levantador da escápula

Ações	Sinergistas	Antagonistas
Elevação escapular	Trapézio superior Romboide menor Romboide maior	Latíssimo do dorso Trapézio inferior Serrátil anterior (fibras inferiores) Peitoral menor
Rotação escapular inferior	Latíssimo do dorso Romboide maior Romboide menor	Trapézio superior Trapézio inferior Serrátil anterior

3. APRESENTAÇÃO CLÍNICA

3.1. Padrão de dor referida

Podem ser encontrados PGs em qualquer lugar do músculo, embora seja frequente sua localização na porção média ou perto da inserção na escápula. Em ambas as áreas a dor é referida no ângulo do pescoço,[25-27] com uma zona excedente junto da margem vertebral da escápula[25,27] e posteriormente para o ombro[25,27-30] (Figura 19-2). Quando os PGs estão ativos, a dor referida pode ser severa mesmo quando o indivíduo está em repouso.

Na prática clínica, a metade proximal do músculo costuma apresentar PGs relacionados com cefaleias e dores no pescoço. Na metade distal do levantador da escápula, os PGs costumam causar dor na região escapular posterior, geralmente medial à escápula, embora sem cruzar a linha média. Em um estudo de 22 pacientes mulheres com relatos de dor no ombro, sobre o ângulo superior medial da escápula,[4] 95% dos pacientes tiveram sensibilidade máxima nos 2 cm do ângulo superior da escápula. A compressão do local sensível reproduzia ou aumentava a dor característica. Em 73% das pacientes, pequenos nódulos ou crepitações foram palpáveis no local sensível, que os autores identificaram como PGs. No mesmo estudo, pressionar o ponto sensível produzia dor na região do pescoço na coluna cervical em 73% das pacientes. A dor no ombro era provocada com palpação do PG em 50%, e a dor no membro superior era provocada em 23%. Além da dor, quando havia envolvimento do levantador da escápula, ele limitava a rotação do pescoço de forma consistente, em razão de dor durante o movimento.

PGs podem contribuir para dor no pescoço[31] ou no ombro,[32] com o levantador da escápula sendo um dos músculos com envolvimento mais comum entre os do cíngulo do membro superior. Em um estudo antigo dos músculos do cíngulo do membro superior, que usou 200 jovens adultos, Sola[33] descobriu que a frequência de PGs no músculo levantador da escápula ficava em segundo lugar, após o trapézio superior. Em um estudo clínico separado de PGs ativos no quadrante superior,[34] o levantador da escápula era o que mais se envolvia entre os músculos do cíngulo do membro superior. Mais recentemente, Fernández de las Peñas e colaboradores[35] identificaram PGs no levantador da escápula em trabalhadores de escritório e em operários como o terceiro tipo mais prevalente. Cerezo-Téllez e colaboradores[36] relataram que PGs no músculo levantador da escápula eram o segundo tipo mais prevalente entre aqueles com dor não específica no pescoço.

3.2. Sintomas

Pacientes com PGs no levantador da escápula podem informar sintomas nas regiões craniana, cervical e/ou escapular, dependendo da localização e da gravidade desses PGs. Com envolvimento grave apenas do músculo, os pacientes descrevem dor no ângulo do pescoço ou enrijecimento do pescoço. O diagnóstico de síndrome do pescoço rijo, ou torcicolo,[26,29] destaca a restrição da amplitude de movimentos, porque a tensão no levantador da escápula é a causa comum de enrijecimento do pescoço.[26,29] Pacientes com PGs no músculo levantador da escápula não conseguem virar completamente a cabeça para o mesmo lado em razão da dor na contração, bem como não conseguem realizar o mesmo movimento para o lado oposto devido à dor aumentada na tensão muscular. É possível que virem todo o corpo para olhar para trás (consultar Capítulo 33, Considerações clínicas sobre dor na porção superior das costas, nos ombros e nos braços, para mais informações sobre rigidez no pescoço).

Pacientes com dor mecânica no pescoço e PGs no levantador da escápula informam dor cervical e uma amplitude limitada de movimentos. Também descrevem uma dor escapular "profunda" quando PGs são palpados perto da inserção do músculo.[37,38] Neoh[39] relatou 75 pacientes que descreveram falta de ar e incômodo na nuca. Destes, 90% obtiveram alívio nos sintomas após agulhamento a seco dos PGs no levantador da escápula.

3.3. Exame do paciente

Após exame subjetivo completo, o clínico deve fazer um desenho detalhado representando o padrão de dor descrito pelo paciente. Essa descrição ajudará no planejamento do exame físico e pode ser útil no monitoramento da evolução do paciente, à medida que os sintomas melhoram ou mudam. Além disso, uma sondagem médica completa também deve ser realizada para descarte de processos de doença capazes de irradiar dor à região do músculo levantador da escápula.[40]

Exame postural a partir dos planos anterior, posterior e lateral pode dar indicações de problemas no músculo levantador da escápula. Em particular, o clínico deve levantar dados quanto a assimetrias das posições da cabeça, do pescoço e da escápula. Uma postura com a cabeça anteriorizada, com muita extensão cervical superior, ou inclinação lateral para um lado, pode indicar disfunção muscular bilateral ou unilateral, respectivamente. Na posição com a cabeça anteriorizada ou o pescoço flexionado, a rigidez dos PGs no levantador da escápula tem potencial de interferir na rotação superior e na inclinação posterior da escápula, uma exigência do movimento escapular normal durante elevação dos ombros.[41]

Recomenda-se, também, investigar a amplitude de movimento na coluna cervical e nos ombros, em todos os planos. Rotação ativa do pescoço fica mais limitada quando o rosto se volta para o lado da dor. O grau da limitação depende da gravidade do envolvimento. Quando há envolvimento de ambos os lados, o que é bastante comum, a rotação pode ficar muito limitada em ambas as direções. Flexão do pescoço é bloqueada apenas no final (amplitude extrema) do movimento, ao passo que a extensão permanece relativamente não afetada. Quando não há limitação da rotação do pescoço, é pouco provável a presença de PGs no levantador da escápula.

Costuma haver apenas uma limitação mínima do movimento dos ombros. A abdução completa exige rotação superior total da escápula, que pode ser limitada pela dor, em razão de PGs no levantador da escápula. É normal o resultado do teste de Apley (coçar) (*The Apley's Scratch Test*), de flexão, rotação lateral e abdução (ver Figura 21-3).

É fundamental investigar a coluna cervical quanto a restrições do movimento articular acessório, porque PGs ou déficits no comprimento do músculo no levantador da escápula pode limitar o movimento da coluna cervical. O uso dos métodos descritos por Cook[42] mostrou-se válido e confiável.

Também é importante investigar todas as articulações do complexo dos ombros. Uma vez que o músculo se insere no aspecto medial superior da escápula, é capaz de afetar diretamente a mobilidade escapulotorácica, que pode ter uma influência nas articulações glenoumeral, acromioclavicular e esternoclavicular. Para o ajuste da elevação normal dos ombros e do movimento escapular, deve ocorrer a combinação apropriada esternoclavicular e acromioclavicular.[43] Pacientes com dor no ombro demonstram menos mobilidade esternoclavicular.[43] Portanto, um levantamento de dados da mobilidade articular acessória das articulações esternoclavicular e acromioclavicular deve ser incorporado ao processo de exame.

Percebeu-se que a perda da rotação escapular superior e da rotação anterior é um colaborador potencial de impacto nos ombros.[16,41,44] Rotação superior e inclinação posterior são necessárias à elevação normal dos ombros para evitar impacto do manguito rotador nos aspectos laterais do acrômio.[45] Devido à linha de ação do músculo levantador da escápula, quaisquer PGs, e até mesmo enrijecimento ou encurtamento muscular, podem ter efeito potencial na mobilidade escapular. Um enrijecimento maior do músculo leva a escápula a uma rotação inferior e a uma posição de inclinação anterior. Assim, dores no ombro podem ser consequência de disfunção no músculo levantador da escápula. PGs, bem como limiares menores da pressão da dor no músculo, foram documentados em pacientes com a síndrome do impacto no ombro.[46]

Levando-se em consideração a ativação coordenada dos músculos envolvidos no movimento escapular, deve ser feito exame dos músculos antagonistas e sinergistas. PGs estão, muitas vezes, associados a uma eficiência reduzida de inibição recíproca, que pode contribuir para ativação muscular tardia ou prejudicada, colaborando, então, para uma mobilidade escapular defeituosa e potenciais PGs no levantador da escápula.[47] A eliminação dos PGs associados pode, assim, melhorar o controle motor escapular e reduzir a dor no levantador da escápula e nas áreas associadas.

3.4. Exame de pontos-gatilho

O exame do músculo levantador da escápula pode ser feito em decúbito lateral, com o lado sintomático para cima, na posição sentada, supina ou prona. No entanto, a posição em decúbito lateral ou a posição prona costuma ser mais vantajosa para a identificação de PGs, pois permite relaxamento da cabeça e do pescoço, facilitando a identificação.

O levantador da escápula costuma desenvolver PGs em dois locais: uma área central do ângulo do pescoço, onde o músculo surge de uma região abaixo da borda anterior do trapézio superior,[29,48] e uma área secundária, de identificação muito mais rápida, onde o músculo se insere ao ângulo superior da escápula.[48-50]

PGs no músculo levantador da escápula, no ângulo do pescoço, podem ser palpados com o paciente confortavelmente sentado em uma cadeira, ou, de preferência, com ele deitado sobre o lado não envolvido. Quando o paciente está sentado, o levantador da escápula e o trapézio superior estão levemente relaxados em razão do apoio dos cotovelos nos braços da cadeira, usando-se, quando necessário, uma toalha dobrada. O apoio dos braços do paciente possibilita que os dedos do clínico empurrem o trapézio superior posteriormente, em uma distância suficiente para deixar detectar e atingir o levantador da escápula (Figura 19-3A, com o paciente deitado sobre o lado não envolvido). Uma vez identificado, é usada uma palpação plana transversa para a identificação de PGs nessa parte do músculo. O sucesso da palpação depende do relaxamento suficiente do trapézio superior a ponto de alcançar os PGs na circunferência do levantador da escápula, sem tensionar tanto todo esse músculo, de modo que a diferença entre a banda tensionada e o tecido do músculo adjacente não envolvido fique obscurecida.

Para localizar PGs mais perto de sua inserção com a escápula, o paciente pode estar sentado ou, de preferência, deitado sobre o lado oposto (Figura 19-3B). Palpa-se o músculo com palpação plana transversa acima do ângulo superior da escápula. A palpação em pinça também pode ser usada, com o paciente deitado sobre o lado afetado (Figura 19-3C). Os PGs nessa área estão sensíveis à pressão de forma diferenciada; entretanto, reações locais de contração e dor referida não são rapidamente provocadas a partir dessa região, que é coberta pelo músculo trapézio. É frequente a área da inserção estar intumescida e sensível, podendo ser movimentada rapidamente para a frente e para trás entre os dedos, quando estes a atingem. Quando a inserção está estressada por algum tempo, a área pode estar arenosa (como cascalho) ou lembrar tecido cicatricial.

4. DIAGNÓSTICO DIFERENCIAL

4.1. Ativação e perpetuação de pontos-gatilho

Uma atividade ou postura que ativa um PG, se não corrigida, também pode perpetuá-lo. Em qualquer parte do músculo levantador da escápula, PGs podem ser ativados por carga excêntrica não habitual, exercício excêntrico em músculo não condicionado ou carga concêntrica máxima ou submáxima.[51] PGs ainda podem ser ativados ou agravados quando o músculo é colocado em uma posição encurtada e/ou alongada por um longo período, como nas posturas erradas prolongadas ou na SCS (ver Capítulo 76, Considerações posturais). Pacientes com lesão em chicote podem desenvolver PGs no levantador da escápula e em outros músculos cervicais. Em estudos separados sobre esse tipo de lesão, Ettlin e colaboradores,[52] Castaldo e colaboradores[53] e Fernández-Pérez[54] observaram elevada predominância de PGs no levantador da escápula. Algumas posturas ergonômicas erradas também contribuem para o aparecimento de PGs. Os indivíduos que trabalham em escritórios[4] e usam teclado de computador, com a cabeça virada para um lado, prendem o telefone entre a orelha e o ombro e/ou falam muito com alguém enquanto a cabeça está virada para essa pessoa, podem estressar o levantador da escápula.[55] Pessoas que realizam atividades repetitivas com movimento acima da cabeça, como os arremessadores, os nadadores ou os jogadores de vôlei, podem ter uma tendência a desenvolver mais PGs no músculo levantador da escápula; há necessidade de pesquisas específicas para o estabelecimento da prevalência.

Uma outra postura ativadora é dormir com o pescoço em inclinação, encurtando o levantador da escápula, assim como sentar em cadeira sem conforto, especialmente quando o músculo está fatigado e exposto a correntes de ar. Inclinar a cabeça ao mesmo tempo que fixa o olhar em um palco, uma tela de cinema ou televi-

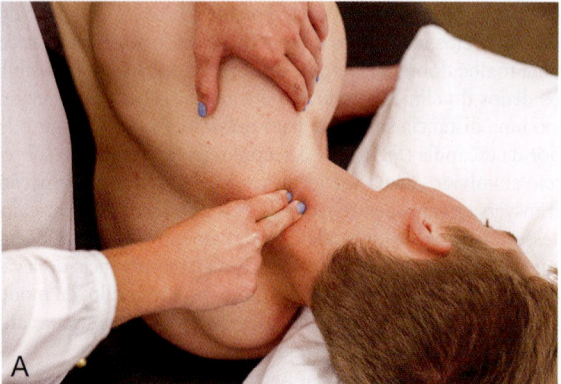
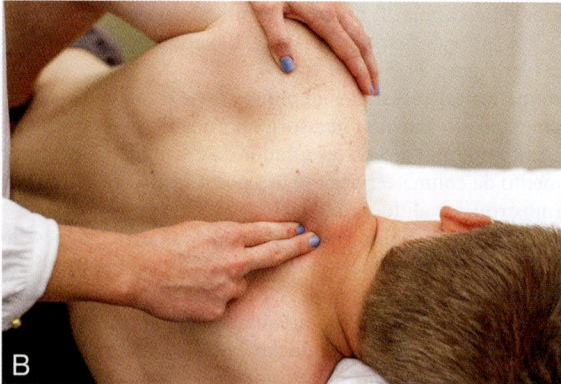
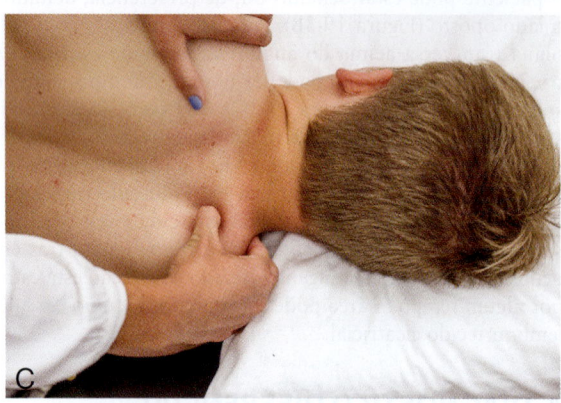

Figura 19-3 (A) Palpação plana transversa do levantador da escápula, na circunferência média do músculo. (B) Palpação plana transversa do levantador da escápula, no ângulo superior da escápula. (C) Técnica alternativa, com o lado afetado para baixo, usando-se palpação em pinça transversa.

são também pode precipitar o problema. Estressores psicológicos, que facilitem uma má postura, também podem contribuir.[55] Sentar-se por tempo prolongado em uma cadeira que tenha os descansos para braços muito altos eleva a escápula e encurta bilateralmente o músculo, estimulando a ativação de PGs. Caminhar com uma bengala muito comprida, de modo a forçar uma elevação não natural de um dos ombros, tende a ativar PGs no levantador da escápula do mesmo lado.

O músculo levantador da escápula pode ser sobrecarregado e desenvolver PGs quando a função do músculo serrátil anterior é inibida por PGs ali desenvolvidos. Acidentes automotivos e quedas costumam ativar PGs no levantador da escápula em razão de estresse agudo por sobrecarga.[56] Algumas vezes, PGs nesse músculo são capazes de aparecer, secundariamente, devido às atividades de um PG primário no músculo trapézio superior com relação funcional.[57]

4.2. Pontos-gatilho associados

Em um estudo de Hsieh e colaboradores,[58] foi demonstrado que PGs associados podem aparecer na área da dor referida de outros PGs. Em consequência, com PGs no levantador da escápula, músculos como o trapézio superior e médio, romboides, serrátil posterior superior, infraespinal, supraespinal, deltoide posterior, cervical posterior, semiespinal torácico e iliocostais podem desenvolver PGs associados.

PGs associados no levantador da escápula podem ocorrer em razão de PGs primários nos músculos esplênio do pescoço, multífido, escalenos, trapézio médio e cabeça longa do tríceps. Identificar o músculo que é a fonte dos sintomas é fundamental, uma vez que sua desativação também pode desativar PGs associados.[57] PGs na porção média do músculo costumam ser encontrados com PGs nas fibras superiores do trapézio.

4.3. Patologias associadas

PGs nesse músculo estão associados a muitas condições diferentes, ou podem imitá-las; portanto, são fundamentais uma sondagem e exames médicos detalhados. O envolvimento de PGs do levantador da escápula, esternocleidomastóideo, esplênios da cabeça e pescoço e trapézio superior deve ser diferenciado do torcicolo espasmódico (distonia cervical), que é uma condição neurológica caracterizada por movimentos distônicos involuntários da cabeça,[59,60] podendo ser genéticos, adquiridos ou idiopáticos.[61] Embora o músculo levantador da escápula não costume estar envolvido como o esternocleidomastóideo, o trapézio, os escalenos e o platisma,[62] fazer o diagnóstico diferencial dessa condição (contra os PGs) é essencial para garantir atenção adequada. Com torcicolo espasmódico, hipertrofia dos músculos pode ocorrer.[59] Em contrapartida, o encurtamento aparente de um músculo em razão de PGs não causa hipertrofia nem movimentos involuntários da cabeça.

O músculo levantador da escápula pode contribuir com cefaleias. Fernández de las Peñas[63] percebeu uma predominância de PGs nesse músculo em pacientes com cefaleias tensionais. Embora o músculo não costume ter dor referida na região craniofacial, muitos pacientes com esse tipo de cefaleia apresentam dor e PGs no pescoço. O envolvimento do levantador da escápula também pode contribuir para encurtamento do músculo, como na SCS, que altera o ângulo craniovertebral e leva as pessoas a adotarem postura com a cabeça para a frente. Pacientes com enxaqueca unilateral costumam ter essa postura,[64] potencialmente contribuindo para cefaleias tipo enxaqueca. Consultar as considerações clínicas no Capítulo 33 para mais detalhes.

O músculo levantador da escápula também tem envolvimento na cefaleia cervicogênica. Bogduk[65] abordou o envolvimento da coluna cervical e do núcleo trigêmeo-cervical como uma das partes das cefaleias cervicogênicas. Em razão das origens do levantador da escápula, o envolvimento miofascial no interior do músculo é capaz de limitar a mobilidade da coluna cervical superior, com potencial de contribuir para cefaleias. Moore[66] descreveu um caso em que foi observada SCS com o paciente apresentando cefaleia cervicogênica. A presença de PGs documentados no levantador da escápula foi tratada como parte de um resultado exitoso. Além disso, é importante observar que PGs no levantador da escápula podem causar um somatório de estímulos nociceptivos no sistema nervoso, reduzindo o limiar da dor e aumentando a possibilidade de cefaleias cervicogênicas (ver considerações clínicas no Capítulo 33).[64]

Disfunção em articulação facetária/zigoapofisária da coluna cervical também pode causar dor referida nas mesmas áreas do músculo levantador da escápula,[67] especificamente de C4 a C7. Clinicamente, observa-se que hipomobilidade em C2-C3 é capaz de contribuir para PGs no levantador da escápula. Deve-se avaliar as causas articulares da dor, com inclinação lateral passiva para o lado e rotação com a escápula elevada, o que afrouxa o músculo. A dor provocada durante a avaliação dos movimentos, ao mesmo tempo que o músculo está em uma posição antitensão, apresenta mais probabilidade de ter origem articular. O exame do movimento articular acessório também deve ser usado para levantar dados de perda de mobilidade articular específica e correlação dos sintomas do paciente.

O músculo levantador da escápula costuma estar envolvido naqueles pacientes que apresentam uma "escápula SICK" (do inglês *Scapular malposition, Inferior medial border prominence, Coracoid pain and malposition, and dysKinesis of scapular movement*), ou má posição escapular, proeminência da borda medial inferior, dor e má posição coracoide e discinese do movimento escapular, conforme descrito por Burkhart e colaboradores.[68] Essa condição predomina mais em arremessadores que realizam movimentos acima da cabeça. Um aspecto essencial da escápula SICK é uma posição assimétrica e discinese escapular, que, por sua vez, cria cinemática alterada das articulações glenoumeral e acromioclavicular, que afeta os músculos que se inserem na escápula. Em consequência, a escápula SICK pode ter papel em uma série de outros diagnósticos das articulações glenoumeral e acromioclavicular, inclusive, ainda que não limitada a isso, na síndrome do impacto subacromial, na lesão labral superior de anterior a posterior (*slap*) e na instabilidade. O levantador da escápula costuma estar sensível à palpação perto de sua inserção. Como resultado, recomenda-se obter dados da escápula, conforme descrição de Burkart e colaboradores,[68] e do levantador da escápula, na busca de envolvimento PG na escápula SICK. Além disso, recomenda-se que, a partir desse diagnóstico, todos os músculos que se inserem à escápula sejam examinados quanto a PGs, já que têm potencial de afetar a discinese escapular.[47]

Há pesquisas que demonstram que pessoas com síndrome do impacto subacromial têm mecânica escapular comprometida,[69] especificamente uma perda da rotação superior. O músculo levantador da escápula perpetua a rotação inferior da escápula; logo, o encurtamento desse músculo ou a presença de PGs pode contribuir para a perda da mobilidade escapular em pacientes com síndrome do impacto subacromial. Atualmente, não se sabe se a presença da síndrome do impacto subacromial perpetua a perda de mobilidade escapular ou se a perda de mobilidade escapular leva à síndrome do impacto subacromial.

O levantador da escápula é inervado pelos nervos espinais C3-C4 e dorsal da escápula (C5); assim, é importante identificar essas diferenças na realização de um diagnóstico diferencial para pacientes com dor e lesão no quadrante superior. Atualmente, inexistem relatos de compressões de nervos primários ou vasculares em razão de PGs no músculo levantador da escápula.

5. AÇÕES CORRETIVAS

O uso consistente de computadores ou tablets na cama ou em cadeira pode facilitar má postura e posição da cabeça e pescoço incorreta. Corrigir uma postura errada pode reduzir relatos de dor com origem no músculo levantador da escápula. Por exemplo, redução da atividade EMG em excesso no trapézio superior foi demonstrada por meio de posicionamento adequado do teclado.[70] Recomenda-se que uma avaliação ergonômica da estação de trabalho, uso adequado de cadeiras e utilização de dispositivos auxiliares ou de apoio, como travesseiros ou rolos lombares, sejam feitos a fim de diminuir a postura da cabeça para a frente.

Posição prolongada contribui para o aparecimento de PGs em até 1 hora de digitação.[71] Pessoas com um tipo de trabalho que envolva sentar e digitar por tempo prolongado devem aliviar tensões musculares 1 a 2 vezes por hora, simplesmente caminhando curtas distâncias e colocando-se na posição em pé. Alongar o peitoral maior e menor (consultar os Capítulos 42, Músculos peitoral maior e subclávio, e 43, Músculo esternal) também pode ajudar a corrigir a postura, podendo melhorar a mobilidade escapular.

Pessoas que, com frequência, conversam pelo telefone durante o dia devem evitar segurar o aparelho junto à orelha, usando a mão ou o ombro. A solução mais eficiente é um fone de ouvido com microfone, ou outra tecnologia sem uso das mãos, retirando a necessidade de ativação prolongada do levantador da escápula.

Ao virar-se na cama, o paciente deve rolar a cabeça no travesseiro, em lugar de erguê-la. Ao levantar da cama, deve rodar para um dos lados e balançar as pernas, tirando-as da cama para sentar, em lugar de empurrar o tronco para ficar reto, já que isso coloca tensão adicional nos músculos levantadores da escápula.

Ao usar travesseiros à noite para dormir, os de espuma tendem a ser menos confortáveis do que os mais macios para os pacientes com PGs no levantador, pois eles são mais firmes e mais retráteis. Não devem ser colocados travesseiros debaixo dos ombros; a melhor posição é atrás do pescoço para possibilitar apoio correto. Dependendo do tamanho da cifose do paciente e da espessura de seus travesseiros, o uso de um a dois travesseiros devem ser adequados. Quando em supino, a espessura correta não permite qualquer extensão da cabeça, embora não a coloque em flexão excessiva, uma vez que isso causa alongamento ou encurtamento prolongado dos músculos do pescoço durante o sono. Um rolo de toalha pequeno pode ser colocado dentro de uma fronha, em apoio ao pescoço, em posição neutra, com o rosto paralelo ao teto. O paciente pode embutir o canto do travesseiro entre o ombro e o queixo (ver a Figura 7-5A), mas não debaixo do ombro. Se dormir de lado, o travesseiro deve ser suficientemente espesso para manter a cabeça e o pescoço em uma posição neutra, de modo que a cabeça não se curve em excesso para lado algum, pois isso causa alongamento excessivo do músculo no lado de cima e encurtamento excessivo no lado sobre o travesseiro.

O paciente pode embutir o canto do travesseiro entre o ombro e o queixo quando em decúbito lateral (ver Figura 7-5B), mas não debaixo do ombro. Deve-se evitar dormir em posição prona em razão do encurtamento excessivo do músculo em um dos lados e alongamento excessivo do músculo no outro. Entretanto, se dormir em posição prona, deve ser colocado um travesseiro debaixo do ombro e do peito, no mesmo lado para o qual o rosto está voltado, pois isso ajuda a reduzir a rotação do pescoço. A posição em semipronação, o que se consegue flexionando o joelho e o quadril do lado para o qual o rosto está voltado, pode ser auxiliada com rotação parcial do tronco (ver Figura 7-5C).

Para desativar PGs no levantador da escápula, um paciente pode fazer a autoliberação miofascial dos PGs usando instrumento de autoliberação específico (Figura 19-4A e B).

Pode-se alongar o músculo levantador da escápula com o paciente sentado ou na posição em pé. O braço é colocado atrás das costas em relação ao levantador da escápula envolvido. A cabeça, então, é rodada e curvada para o lado do ombro oposto, enquanto a mão naquele lado apoia o peso da cabeça, controlando seu movimento em uma direção para a frente (Figura 19-5A). Para alongar mais, a mão que apoia a cabeça pode ser retirada e colocada, de leve, sobre a cabeça para aumentar a tensão (Figura 19-5B).

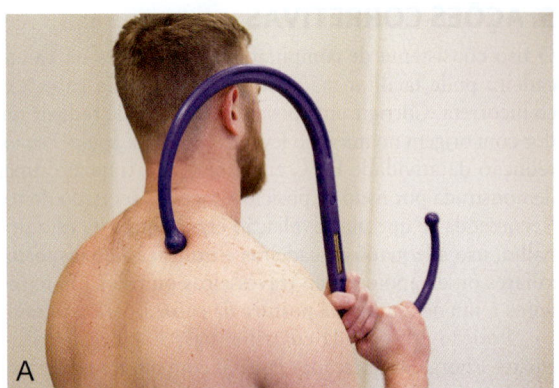 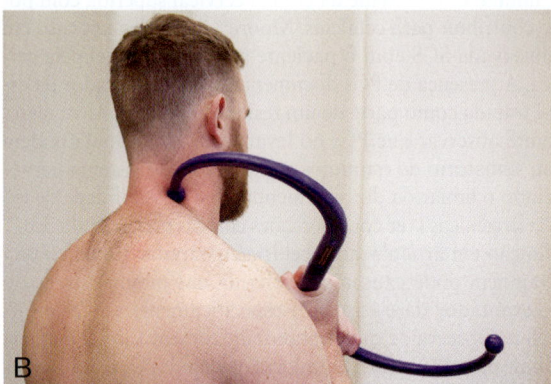

Figura 19-4 Autoliberação miofascial de PGs. (A) Inserção na escápula e (B) na metade do ventre muscular.

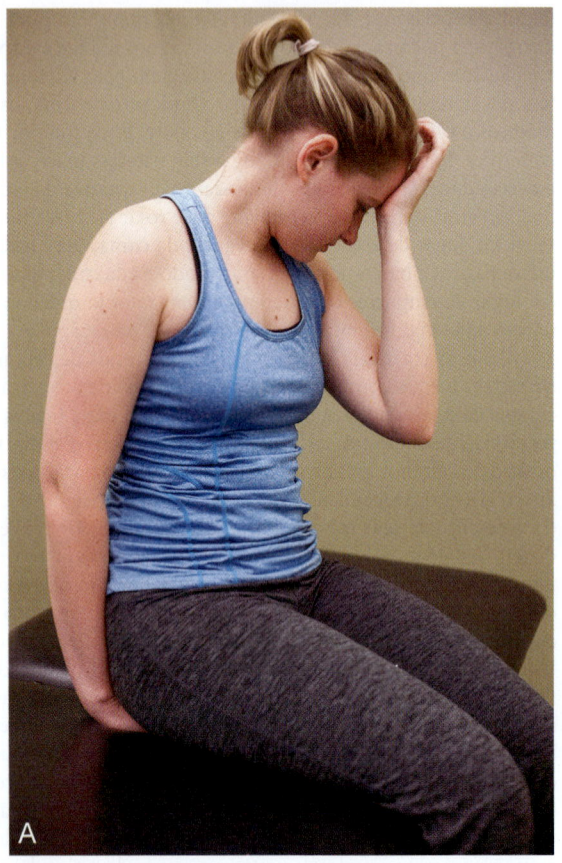 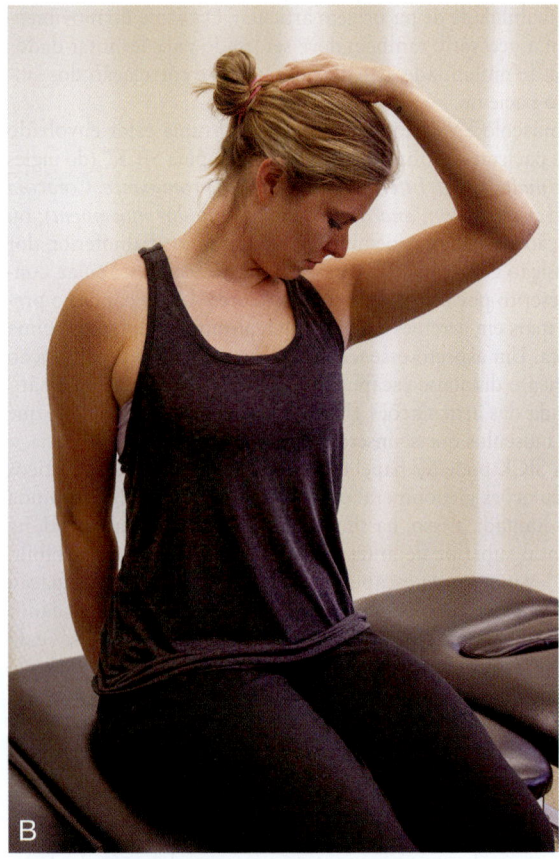

Figura 19-5 Autoalongamento. (A) Apoio do peso da cabeça. (B) Aumento do alongamento com pressão suave no final da amplitude de movimento.

Também pode ser usado relaxamento pós-isométrico para aumentar o alongamento. Na posição mencionada, o paciente respira profundamente e olha para o lado sendo alongado, mantendo o ar inspirado por 6 segundos, e expira lentamente. Assim que o músculo relaxa, a mão de apoio pode, devagar, baixar a cabeça, até que seja sentido aumento da tensão no músculo. Essa técnica pode ser repetida de 3 a 6 vezes.

De acordo com menção anterior, a SCS resulta em músculos levantadores da escápula facilitados ou hipertônicos. Essa condição também resulta nos músculos trapézio inferior e flexor cervical enfraquecidos ou inibidos. É fundamental fortalecer ou ativar esses músculos, além de alongar os levantadores da escápula.

Referências

1. Standring S. *Gray's Anatomy: The Anatomical Basis of Clinical Practice*. 41st ed. London, UK: Elsevier; 2015.
2. Kamibayashi LK, Richmond FJ. Morphometry of human neck muscles. *Spine*. 1998;23(12):1314-1323.
3. Macbeth RA, Martin CP. A note on the levator scapulae muscle in man. *Anat Rec*. 1953;115(4):691-696.
4. Menachem A, Kaplan O, Dekel S. Levator scapulae syndrome: an anatomic-clinical study. *Bull Hosp Jt Dis*. 1993;53(1):21-24.
5. Loukas M, Louis RG Jr, Merbs W. A case of atypical insertion of the levator scapulae. *Folia Morphol (Warsz)*. 2006;65(3):232-235.
6. Chotai PN, Loukas M, Tubbs RS. Unusual origin of the levator scapulae muscle from mastoid process. *Surg Radiol Anat*. 2015;37(10):1277-1281.
7. Bergman RA. Anatomy atlases. An anatomy digital library. 2015. http://www.anatomyatlases.org/. Revised January 5, 2017.
8. Frank DK, Wenk E, Stern JC, Gottlieb RD, Moscatello AL. A cadaveric study of the motor nerves to the levator scapulae muscle. *Otolaryngol Head Neck Surg*. 1997;117(6):671-680.
9. Tubbs RS, Tyler-Kabara EC, Aikens AC, et al. Surgical anatomy of the dorsal scapular nerve. *J Neurosurg*. 2005;102(5):910-911.
10. Nguyen VH, Liu HH, Rosales A, Reeves R. A cadaveric investigation of the dorsal scapular nerve. *Anat Res Int*. 2016;2016:4106981.
11. Huelke DF. A study of the transverse cervical and dorsal scapular arteries. *Anat Rec*. 1958;132(3):233-245.
12. Smith R, Sanders WJ, Stewart KC. Blood supply to the levator scapulae muscle relative to carotid artery protection. *Trans Am Acad Ophthalmol Otolaryngol*. 1974;78(3):ORL128-ORL134.
13. De Freitas V, Vitti M, Furlani J. Electromyographic analysis of the levator scapulae and rhomboideus major muscle in movements of the shoulder. *Electromyogr Clin Neurophysiol*. 1979;19(4):335-342.
14. De Freitas V, Vitti M, Furlani J. Electromyographic study of levator scapulae and rhomboideus major muscles in movements of the shoulder and arm. *Electromyogr Clin Neurophysiol*. 1980;20(3):205-216.
15. Behrsin JF, Maguire K. Levator scapulae action during shoulder movement: a possible mechanism for shoulder pain of cervical origin. *Aust J Physiother*. 1986;32(2):101-106.
16. Ludewig PM, Cook TM, Nawoczenski DA. Three-dimensional scapular orientation and muscle activity at selected positions of humeral elevation. *J Orthop Sports Phys Ther*. 1996;24(2):57-65.
17. Escamilla RF, Andrews JR. Shoulder muscle recruitment patterns and related biomechanics during upper extremity sports. *Sports Med*. 2009;39(7):569-590.
18. Magnusson ML, Pope MH, Hasselquist L, et al. Cervical electromyographic activity during low-speed rear impact. *Eur Spine J*. 1999;8(2):118-125.
19. Olafsdottir JM, Brolin K, Blouin JS, Siegmund GP. Dynamic spatial tuning of cervical muscle reflexes to multidirectional seated perturbations. *Spine*. 2015;40(4):E211-E219.
20. Mayoux-Benhamou MA, Revel M, Vallee C. Selective electromyography of dorsal neck muscles in humans. *Exp Brain Res*. 1997;113(2):353-360.
21. McLean L. The effect of postural correction on muscle activation amplitudes recorded from the cervicobrachial region. *J Electromyogr Kinesiol*. 2005;15(6):527-535.
22. Janda V. Muscles and cervicogenic pain syndromes. In: Grant R, ed. *Physiotherapy of the Cervical and Thoracic Spine*. New York, NY: Churchill Livingstone; 1988.
23. Simons DG, Travell J, Simons L. *Travell & Simon's Myofascial Pain and Dysfunction: The Trigger Point Manual*. Vol 1. 2nd ed. Baltimore, MD: Williams & Wilkins; 1999:104.
24. Schuldt K, Harms-Ringdahl K. Activity levels during isometric test contractions of neck and shoulder muscles. *Scand J Rehabil Med*. 1988;20(3):117-127.
25. Bonica J. Neck pain, Chapter 47. In: Bonica JJ, Loeser JD, Chapman C, Fordyce WE, eds. *The Management of Pain*. Philadelphia, PA: Lea & Febiger; 1990: 848-867.
26. Sola AE, Williams RL. Myofascial pain syndromes. *Neurology*. 1956;6(2):91-95 (p. 93, Fig. 1).
27. Travell J, Rinzler SH. The myofascial genesis of pain. *Postgrad Med*. 1952;11(5):425-434.
28. Kraus H. *Clinical Treatment of Back and Neck Pain*. New York, NY: McGraw-Hill; 1970: page 98.
29. Travell J. Rapid relief of acute stiff neck by ethyl chloride spray. *J Am Med Womens Assoc*. 1949;4(3):89-95 (pp. 92-93, Fig. 3, Case 1).
30. Zohn DA. *Musculoskeletal Pain: Diagnosis and Physical Treatment*. 2nd ed. Boston, MA: Little Brown; 1988 (Fig. 12-1).
31. Lewit K. *Manipulative Therapy in Rehabilitation of the Locomotor System*. 2nd ed. Oxford, England: Butterworth Heinemann; 1991:195, 196.
32. Grosshandler SL, Stratas NE, Toomey TC, Gray WF. Chronic neck and shoulder pain. Focusing on myofascial origins. *Postgrad Med*. 1985;77(3):149-151, 154-148.
33. Sola AE, Rodenberger ML, Gettys BB. Incidence of hypersensitive areas in posterior shoulder muscles; a survey of two hundred young adults. *Am J Phys Med*. 1955;34(6):585-590.
34. Sola AE, Kuitert JH. Myofascial trigger point pain in the neck and shoulder girdle; report of 100 cases treated by injection of normal saline. *Northwest Med*. 1955;54(9):980-984.
35. Fernández de las Peñas C, Grobli C, Ortega-Santiago R, et al. Referred pain from myofascial trigger points in head, neck, shoulder, and arm muscles reproduces pain symptoms in blue-collar (manual) and white-collar (office) workers. *Clin J Pain*. 2012;28(6):511-518.
36. Cerezo-Tellez E, Torres-Lacomba M, Mayoral-Del Moral O, Sanchez-Sanchez B, Dommerholt J, Gutierrez-Ortega C. Prevalence of myofascial pain syndrome in chronic non-specific neck pain: a population-based cross-sectional descriptive study. *Pain Med*. 2016;17(12):2369-2377.
37. Fernández de las Peñas C, Alonso-Blanco C, Miangolarra JC. Myofascial trigger points in subjects presenting with mechanical neck pain: a blinded, controlled study. *Man Ther*. 2007;12(1):29-33.
38. Campa-Moran I, Rey-Gudin E, Fernandez-Carnero J, et al. Comparison of dry needling versus orthopedic manual therapy in patients with myofascial chronic neck pain: a single-blind, randomized pilot study. *Pain Res Treat*. 2015;2015:327307.
39. Neoh CA. Treating subjective shortness of breath by inactivating trigger points of levator scapulae muscles with acupuncture needles. *J Musculoskelet Pain*. 1996;4(3):81-85.
40. Goodman CC, Snyder TEK. *Differential Diagnosis for Physical Therapists: Screening for Referral*. 5th ed. St. Louis, MO: Saunders Elsevier; 2013.
41. Ludewig PM, Cook TM. The effect of head position on scapular orientation and muscle activity during shoulder elevation. *J Occup Rehabil*. 1996;6(3):147-158.
42. Cook C. *Orthopedic Manual Therapy: An Evidence Based Approach*. 2nd ed. Upper Saddle River, NJ: Pearson Education; 2012.
43. Lawrence RL, Braman JP, Laprade RF, Ludewig PM. Comparison of 3-dimensional shoulder complex kinematics in individuals with and without shoulder pain, part 1: sternoclavicular, acromioclavicular, and scapulothoracic joints. *J Orthop Sports Phys Ther*. 2014;44(9):636-645, A631-A638.
44. Ludewig PM, Cook TM. Alterations in shoulder kinematics and associated muscle activity in people with symptoms of shoulder impingement. *Phys Ther*. 2000;80(3):276-291.
45. Inman VT, Saunders M, Abbot LC. Observations on the function of the shoulder joint. *J Bone Joint Surg*. 1944;26(1):1-30.
46. Hidalgo-Lozano A, Fernández de las Peñas C, Alonso-Blanco C, Ge HY, Arendt-Nielsen L, Arroyo-Morales M. Muscle trigger points and pressure pain hyperalgesia in the shoulder muscles in patients with unilateral shoulder impingement: a blinded, controlled study. *Exp Brain Res*. 2010;202(4):915-925.
47. Ibarra JM, Ge HY, Wang C, Martinez Vizcaino V, Graven-Nielsen T, Arendt-Nielsen L. Latent myofascial trigger points are associated with an increased antagonistic muscle activity during agonist muscle contraction. *J Pain*. 2011;12(12): 1282-1288.
48. Michele AA, Eisenberg J. Scapulocostal syndrome. *Arch Phys Med Rehabil*. 1968;49(7):383-387 (pp. 385, 386, Fig. 4).
49. Michele AA, Davies JJ, Krueger FJ, Lichtor JM. Scapulocostal syndrome (fatigue-postural paradox). *N Y State J Med*. 1950;50:1353-1356 (p. 1355, Fig. 4).
50. Pace JB. Commonly overlooked pain syndromes responsive to simple therapy. *Postgrad Med*. 1975;58(4):107-113 (p. 110).
51. Gerwin RD, Dommerholt J, Shah JP. An expansion of Simons' integrated hypothesis of trigger point formation. *Curr Pain Headache Rep*. 2004;8(6): 468-475.
52. Ettlin T, Schuster C, Stoffel R, Bruderlin A, Kischka U. A distinct pattern of myofascial findings in patients after whiplash injury. *Arch Phys Med Rehabil*. 2008;89(7):1290-1293.
53. Castaldo M, Ge HY, Chiarotto A, Villafane JH, Arendt-Nielsen L. Myofascial trigger points in patients with whiplash-associated disorders and mechanical neck pain. *Pain Med*. 2014;15(5):842-849.
54. Fernandez-Perez AM, Villaverde-Gutierrez C, Mora-Sanchez A, Alonso-Blanco C, Sterling M, Fernández de las Peñas C. Muscle trigger points, pressure pain threshold, and cervical range of motion in patients with high level of disability related to acute whiplash injury. *J Orthop Sports Phys Ther*. 2012;42(7):634-641.
55. Cailliet R. *Neck and Arm Pain*. Philadelphia, PA: F.A. Davis; 1964: page 97.

56. Baker B. The muscle trigger: evidence of overload injury. *J Neurol Orthop Med Surg*. 1986;7(1):35-44.
57. Hong C-Z. Considerations and recommendations regarding myofascial trigger point injection. *J Musculoske Pain*. 1994;2(1):29-59.
58. Hsieh YL, Kao MJ, Kuan TS, Chen SM, Chen JT, Hong CZ. Dry needling to a key myofascial trigger point may reduce the irritability of satellite MTrPs. *Am J Phys Med Rehabil*. 2007;86(5):397-403.
59. Waldman SD. *Atlas of Uncommon Pain Syndromes*. 3rd ed. Philadelphia, PA: Elsevier Saunders; 2014.
60. Mills RR, Pagan FL. Patient considerations in the treatment of cervical dystonia: focus on botulinum toxin type A. *Patient Prefer Adherence*. 2015;9:725-731.
61. Albanese A, Bhatia K, Bressman SB, et al. Phenomenology and classification of dystonia: a consensus update. *Mov Dis*. 2013;28(7):863-873.
62. Jankovic J, Leder S, Warner D, Schwartz K. Cervical dystonia: clinical findings and associated movement disorders. *Neurology*. 1991;41(7):1088-1091.
63. Fernández de las Peñas C, Ge HY, Alonso-Blanco C, Gonzalez-Iglesias J, Arendt-Nielsen L. Referred pain areas of active myofascial trigger points in head, neck, and shoulder muscles, in chronic tension type headache. *J Bodyw Mov Ther*. 2010;14(4):391-396.
64. Fernández de las Peñas C, Cuadrado ML, Pareja JA. Myofascial trigger points, neck mobility and forward head posture in unilateral migraine. *Cephalalgia*. 2006;26(9):1061-1070.
65. Bogduk N. The anatomical basis for cervicogenic headache. *J Manipulative Physiol Ther*. 1992;15(1):67-70.
66. Moore MK. Upper crossed syndrome and its relationship to cervicogenic headache. *J Manipulative Physiol Ther*. 2004;27(6):414-420.
67. Fukui S, Ohseto K, Shiotani M, et al. Referred pain distribution of the cervical zygapophyseal joints and cervical dorsal rami. *Pain*. 1996;68(1):79-83.
68. Burkhart SS, Morgan CD, Kibler WB. The disabled throwing shoulder: spectrum of pathology Part III: the SICK scapula, scapular dyskinesis, the kinetic chain, and rehabilitation. *Arthroscopy*. 2003;19(6):641-661.
69. Timmons MK, Thigpen CA, Seitz AL, Karduna AR, Arnold BL, Michener LA. Scapular kinematics and subacromial-impingement syndrome: a meta-analysis. *J Sport Rehabil*. 2012;21(4):354-370.
70. Cook C, Burgess-Limerick R, Papalia S. The effect of upper extremity support on upper extremity posture and muscle activity during keyboard use. *Appl Ergon*. 2004;35(3):285-292.
71. Hoyle JA, Marras WS, Sheedy JE, Hart DE. Effects of postural and visual stressors on myofascial trigger point development and motor unit rotation during computer work. *J Electromyogr Kinesiol*. 2011;21(1):41-48.

Capítulo 20

Músculos escalenos
Pseudorradiculopatia

Joseph M. Donnelly | Ingrid Allstrom Anderson

1. INTRODUÇÃO

Os músculos escalenos e a síndrome do desfiladeiro torácico costumam ser negligenciados como uma fonte de sintomas em pacientes com relatos primários de dor, parestesias ou disestesias em extremidades superiores. Os músculos escalenos têm inserções em toda a coluna cervical e da primeira à terceira costelas. Todos os músculos escalenos são inervados por ramos motores das divisões primárias anteriores dos nervos espinais C2 a C7, conforme o nível segmentar da inserção muscular. Funcionalmente, os escalenos estabilizam a coluna cervical contra movimento lateral e estão bem situados para elevar e estabilizar a primeira e a segunda costelas durante a inspiração. Esses músculos constituem um entre treze grupos musculares capazes de referir a dor medial da escápula. A dor referida dos escalenos pode se disseminar anteriormente para a região peitoral; posteriormente, para a borda medial da escápula; e, lateralmente, descer ao braço posterior, ao aspecto radial do antebraço e chegar ao polegar e ao indicador. Os pacientes podem informar dor e distúrbios sensoriais e motores devido à compressão neurovascular. Diferentemente, dor no aspecto radial da mão indica envolvimento do escaleno, ao passo que dor no lado ulnar da mão, com edema associado, sugere compressão do plexo braquial e da veia subclávia. Ativação de pontos-gatilho (PGs) no escaleno podem resultar dos movimentos de empurrar e puxar em excesso, atividades desportivas ou tosse persistente crônica. O diagnóstico diferencial inclui dor radicular ou radiculopatia C5-C6, síndrome desfiladeiro torácico, síndrome do túnel do carpo, disfunção da coluna cervical e disfunção articular da primeira e/ou segunda costela. Compressão do plexo braquial é um resultado comum de PGs nos músculos escaleno anterior e médio, capaz de causar dor referida, parestesia e disestesia, em uma distribuição ulnar em extremidades superiores e nas mãos. Os pacientes devem ser orientados sobre respiração diafragmática correta para reduzir a carga dos escalenos. Conselhos quanto à postura e às posições corretas ao sentar, colocar-se na posição em pé e deitar são imprescindíveis para a eliminação de tensão muscular postural. Uma avaliação ergonômica da estação de trabalho é fundamental, acompanhada de exercícios apropriados para alongar o pescoço e manutenção de calor corporal adequado.

2. CONSIDERAÇÕES ANATÔMICAS

Os músculos escalenos consistem em três pares de músculos localizados no aspecto lateral do pescoço, posteromedial e mais fundo em relação ao músculo esternocleidomastóideo. São músculos com uma ampla variedade na direção das fibras e das inserções, mas também têm comprimentos e funções variados. Em razão dessas diferenças anatômicas, os escalenos são tratados individualmente a seguir.

Escaleno anterior

O músculo escaleno anterior insere-se proximalmente nos tubérculos anteriores, nos processos transversos das vértebras C3 a C6. As fibras misturam-se e deslocam-se, inferolateralmente, para inserirem-se distalmente no tubérculo escaleno, na margem interna da primeira costela e na superfície anterossuperior em relação à fissura da artéria subclávia (Figura 20-1).[1] O músculo escaleno anterior funciona como importante marco no pescoço anterior, uma vez que há várias estruturas anatômicas importantes nessa região. O nervo frênico passa anteriormente ao escaleno anterior. Posteriormente, a membrana suprapleural e a pleura, as raízes cervicais do plexo braquial e a artéria subclávia separam, todas, o músculo escaleno anterior do médio. A artéria e a veia vertebrais passam de e para o forame transverso da sexta vértebra cervical, logo abaixo da inserção do músculo à C6, medialmente entre o músculo longo do pescoço e o escaleno anterior.[1]

Escaleno médio

O músculo escaleno médio é o maior e mais comprido dos escalenos, com origem nos tubérculos posteriores, nos processos transversos das vértebras C2 a C7 e, ocasionalmente, da vértebra C1. O músculo inclina-se diagonalmente e insere-se na superfície craniana da primeira costela, posteriormente e, em parte, mais profundamente em relação à fissura da artéria subclávia (Figura 20-1). Um prolongamento do músculo, por vezes, chega à segunda costela. Conforme observado, no escaleno anterior esses dois músculos são separados pela artéria subclávia e pelos ramos ventrais das raízes nervosas cervicais. Anteriormente, a clavícula e o músculo omo-hióideo cruzam acima desse músculo. O esternocleidomastóideo cruza posterolateralmente, e o levantador da escápula e o escaleno posterior situam-se posteriormente ao escaleno médio.[1] Os ramos anteriores de C4, C5 C6 e C7 penetram o escaleno médio em seu caminho para formar o nervo dorsal da escápula e o nervo toracodorsal, respectivamente.[1]

Escaleno posterior

O músculo escaleno posterior é o menor e mais profundo dos escalenos. Origina-se nos tubérculos posteriores, nos processos transversos de C4, C5 e C6, e insere-se na superfície lateral da segunda costela, exatamente posterior à inserção do serrátil anterior e, ocasionalmente, à terceira costela. O escaleno posterior cruza a primeira costela posterior ao escaleno médio e em profundidade em relação às bordas anteriores do trapézio superior e do levantador da escápula (Figura 20-1).

Escaleno mínimo

Todos os músculos escalenos têm variações em suas inserções. O de maior variação é o escaleno mínimo, que ocorreu em, pelo menos, um dos lados do corpo, em um terço a três quartos das pessoas estudadas.[2-4] Esse músculo costuma originar-se do tubérculo anterior, no processo transverso da vértebra C7, e, por vezes, também da C6. Insere-se na fáscia que dá suporte ao domo pleural e além da borda interna da primeira costela. É um músculo que se localiza profundamente em relação ao escaleno anterior, inserindo-se posteriormente ao sulco da artéria subclávia (Figura 20-2). O domo pleural, ou cúpula da pleura,

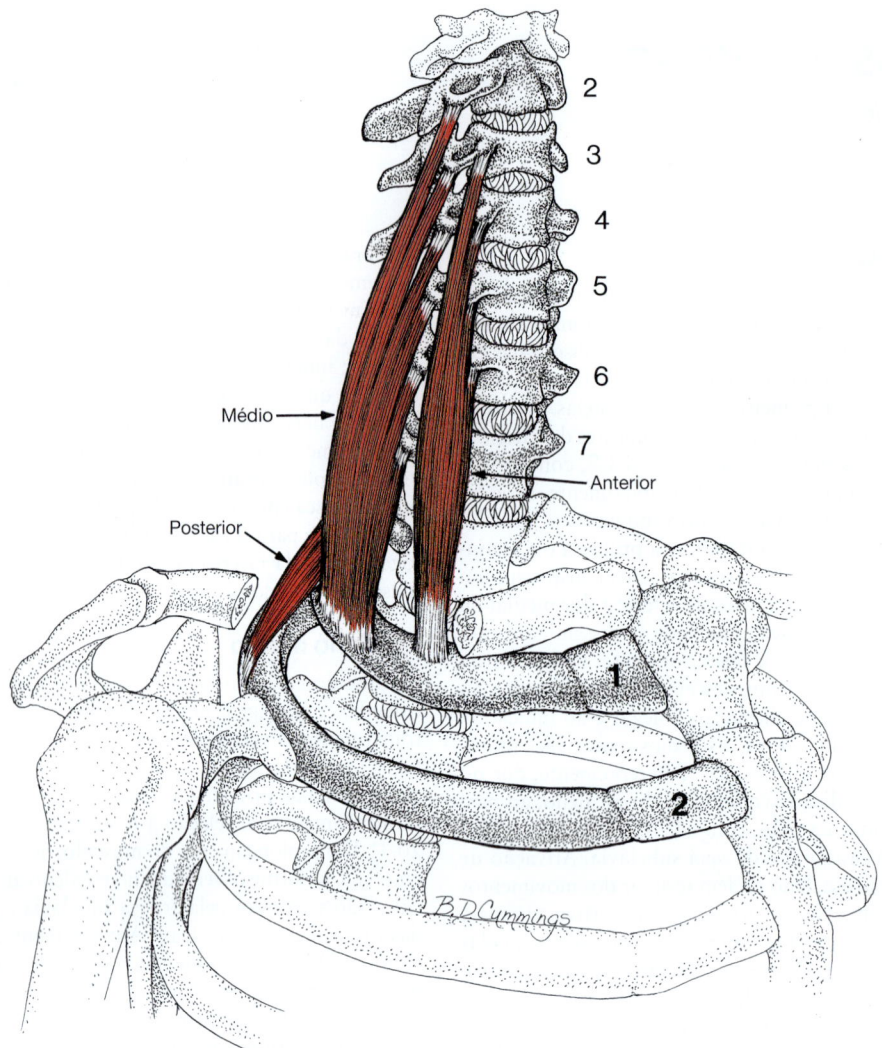

Figura 20-1 Plano oblíquo das inserções dos músculos escalenos posterior, médio e anterior em relação às vértebras cervicais e à primeira e segunda costelas. A clavícula foi seccionada, e a parte que se sobrepõe aos escalenos foi removida.

é fortalecido pela membrana suprapleural (fáscia de Sibson) e ancorado por essa membrana no tubérculo anterior de C7 e na margem interna da primeira costela. O escaleno mínimo reforça a fáscia e pode chegar a até 10 mm de diâmetro, embora costume ser muito menor.[1,2,4]

O escaleno mínimo passa sob e atrás da artéria subclávia para inserir-se à primeira costela, ao passo que o escaleno anterior passa acima e em frente da artéria (Figura 20-2).[4]

2.1. Inervação e vascularização

Todos os músculos escalenos são inervados por ramos motores das divisões primárias anteriores dos nervos espinais C2 a C7, conforme o nível segmentar da inserção muscular. O escaleno anterior é, de forma específica, inervado pelos ramos primários anteriores dos nervos C4-C6. O escaleno médio é inervado pelos ramos primários anteriores dos nervos C3-C8. Os músculos escalenos posterior e mínimo são inervados pelos ramos primários anteriores dos nervos C6-C8.[1]

O suprimento vascular de todos os músculos escalenos vem do ramo ascendente da artéria tireoide inferior. O escaleno posterior também recebe suprimento vascular da artéria cervical superficial.[1]

2.2. Função

Os músculos escalenos funcionam para estabilizar a coluna cervical contra movimentos laterais, tendo um papel principal na respiração. Suas ações específicas dependem de estarem fixos ou não a partir de cima ou de baixo.

Fixação de baixo

Agindo unilateralmente, os músculos escalenos flexionam lateralmente a coluna cervical,[1,5] e, quando estimulados, flexionam oblíqua e lateralmente a cabeça.[6] Todos os quatro músculos escalenos estão colocados de forma insatisfatória para influenciarem, significativamente, a rotação do pescoço. Agindo bilateralmente, os escalenos anteriores ajudam a flexionar o pescoço.[1] Em um estudo de Olinger e Homier,[7] sete amostras de cadáveres foram exami-

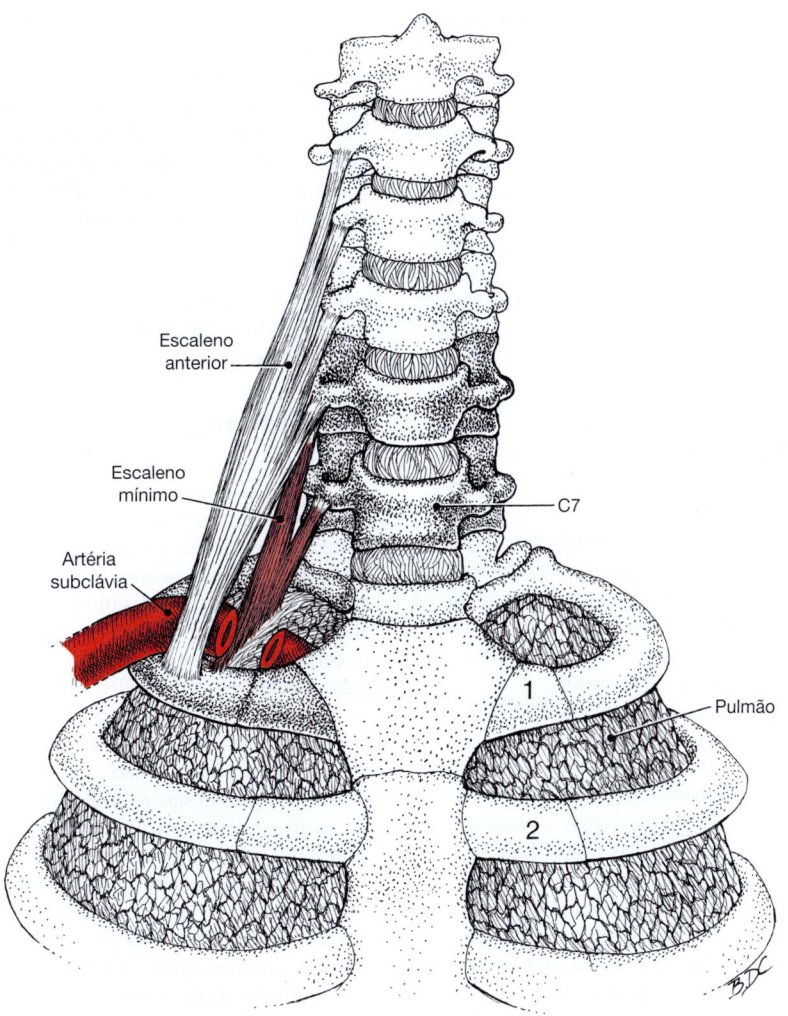

Figura 20-2 Plano anterior das inserções do escaleno mínimo (vermelho-médio), que se localiza atrás da artéria subclávia, em vermelho-escuro (seccionada), e o escaleno anterior situa-se em frente da artéria. Esta passa acima da primeira costela, entre esses dois músculos. Observe até quão alto, nessa região, vai o domo da pleura, onde é vulnerável a penetração de uma agulha.

nadas usando-se um método mecânico para determinar a função dos escalenos, de maneira específica, durante a rotação cervical. Esses pesquisadores estão de acordo com outros autores de que a função primária dos escalenos é flexionar lateralmente a coluna cervical, de modo ipsilateral, quando da contração unilateral, e auxiliar a flexão da coluna cervical ao agir bilateralmente. Seu modelo dá suporte à ideia de que os músculos escalenos anterior, médio e posterior rodam, ipsilateralmente, a coluna cervical. Sem a estabilizar, os escalenos flexionam-na lateralmente e de modo ipsilateral, bem como elevam a primeira e a segunda costelas.[7] O ângulo bastante plano do escaleno posterior é especialmente apropriado para estabilizar a base do pescoço, controlando as forças transversas de modo similar às fibras diagonais mais inferiores do quadrado do lombo, na base da coluna lombar.

Fixação de cima

Os músculos escalenos são, há tempos, reconhecidos como músculos auxiliares importantes da respiração, sendo de uso mais comum na respiração do que os músculo esternocleidomastóideo.[8,9]

Evidências de estimulação eletromiográfica e muscular apoiam a elevação da primeira e segunda costelas durante a inspiração como uma função primária, e não apenas uma função inspiratória acessória, especialmente o escaleno médio.[1,6,10] Os músculos escalenos são ativos na inspiração normal silenciosa, embora a ativação possa ser maior naqueles com padrão respiratório costal *versus* respiração diafragmática.[11,12] Uma escalenotomia causa imediata redução na capacidade vital, embora ocorra uma recuperação considerável posteriormente.[8] Quando presente, o escaleno mínimo também deve funcionar para a inalação, o que pode explicar sua hipertrofia em algumas pessoas. Os músculos escalenos se contraem para estabilizar a coluna cervical quando as pessoas transportam, erguem ou empurram objetos pesados.

2.3. Unidade funcional

A unidade funcional à qual um músculo pertence inclui os músculos que reforçam e contrapõe-se às suas ações, bem como as articulações que os músculos cruzam. A interdependência dessas estruturas, de modo funcional, está refletida na organização e nas conexões neurais do córtex sensorimotor. A unidade funcional é enfatizada porque a presença de um PG em um músculo da unidade aumenta a probabilidade de outros músculos dessa unidade também desenvolverem PGs. Ao desativar PGs em um músculo, deve-se ter a preocupação com PGs que possam se desenvolver em músculos funcionalmente interdependentes. O Quadro 20-1 apresenta, de maneira geral, a unidade funcional dos escalenos.[13]

Durante respiração forçada, os músculos trapézio superior,[8] o levantador da escápula e o omo-hióideo podem auxiliar a inspiração com elevação de ombros, que ajuda a erguer o peso do cíngulo do membro superior, afastando-a da parede torácica. O peitoral menor tem uma função sinérgica com os escalenos para elevar as costelas quando a escápula está estabilizada.[8]

3. APRESENTAÇÃO CLÍNICA
3.1. Padrão de dor referida

PGs nos músculos escalenos anterior, médio ou posterior podem apresentar dor referida anteriormente ao peito, lateralmente aos membros superiores e posteriormente à borda escapular média e à região interescapular adjacente (Figura 20-3A).[9,14,15] É importante lembrar que qualquer um desses músculos escalenos é capaz de produzir qualquer parte do padrão de dor referida.

Posteriormente, a dor costuma ser referida de PGs no escaleno anterior para as costas, acima da margem vertebral da escápula e para a região interescapular adjacente.[16] Quando o paciente se apresenta com dor no ombro posterior, em particular junto à borda da escápula, deve-se ter certeza de confirmar a existência de PGs no escaleno, uma vez que são uma das fontes mais comuns desse tipo de dor informada pelos pacientes.

Anteriormente, dor incômoda e persistente é referida em duas projeções – que lembram dedos – acima da região peitoral, e desce para perto do nível do mamilo.[17] Esse padrão costuma ter origem na parte inferior do escaleno médio ou posterior. Dor no escaleno referida à região anterior do ombro não costuma ser descrita como profunda na articulação, tal como é a dor referida do músculo infraespinal. É normalmente descrita como uma sensação de pressão ou retenção, e, no lado esquerdo do tórax, a dor referida desse PG pode ser confundida com angina de peito, pois pode ser associada à atividade muscular.

Dor referida dos escalenos pode descer tanto anterior quanto posteriormente ao braço (acima dos músculos do bíceps e tríceps braquiais).[16] A dor referida costuma não atingir o cotovelo e reaparece no lado radial do antebraço, polegar e indicador. Esse padrão no membro superior surge de PGs nos músculos escalenos anterior e médio.

A dor referida observada com menos frequência, oriunda de PGs no músculo escaleno mínimo variável, projeta-se fortemente no polegar (Figura 20-3B). É uma dor que cobre o aspecto lateral do braço a partir da inserção do deltoide no cotovelo, mas não o atinge para cobrir o dorso do antebraço, da mão e de todos os cinco dedos, principalmente o polegar. PGs podem referir uma sensação que o paciente descreve como "dormência" do polegar, com ou sem hipoestesia demonstrável ao frio ou ao toque.

Injeção experimental de 0,2 a 0,5 mL de uma solução a 6% de cloreto de sódio no escaleno anterior, em sete indivíduos, evocou dor referida principalmente na região do ombro em todos eles, dor descendo ao braço em um deles, e uma hiperestesia superficial irradiando-se para cima, acima do pescoço, em dois sujeitos.[18]

3.2. Sintomas

PGs no escaleno devem ser vistos como fonte de sintomas em pacientes que se apresentam com dor em extremidades superiores, parestesias ou disestesias, porque PGs nesses músculos são uma fonte comum de dor no pescoço, no ombro e no braço. Dor que surge de PGs nos escalenos costuma ser subdiagnosticada ou mal diagnosticada.[19,20] Os diagnósticos mais comuns para sintomas associados à dor miofascial no escaleno incluem patologia de disco cervical, espondilose cervical e desfiladeiro torácico. Sintomas relacionados ao desfiladeiro torácico são totalmente abordados no Capítulo 33, Considerações clínicas sobre dor na porção superior das costas, nos ombros e nos braços. Todas essas condições mencionadas podem causar dor no pescoço e em extremidades superiores, parestesias e/ou disestesias. Ainda que PGs no escaleno apenas ocasionalmente refiram a dor à cabeça, costumam ser associados a PGs em outros músculos e, assim, devem ser levados em consideração quando um paciente informa dor no pescoço e na cabeça. Em pacientes que informam sintomas no ombro, na borda medial da escápula e extremidades superiores, PGs nos músculos escalenos devem ser considerados. Pacientes podem relatar dor referida e parestesias no aspecto lateral da mão. Quando o relato primário do paciente é de dor em extremidade superior, que imita sintomas radiculares C4-C7, os escalenos (em particular, o anterior e o médio) devem ser levados em consideração para exames específicos.[20]

Em um estudo de Jaeger e colaboradores, mais da metade de 11 pacientes com cefaleia cervicogênica também tinham PGs associados e ativos no escaleno, que contribuem para a sua dor.[21] Em outro estudo recente, sensibilidade mecânica aumentada nos escalenos foi observada em mulheres com enxaqueca.[22] De 72 pacientes com dor não traumática no ombro, foram encontrados PGs ativos e latentes em 12 e em 17 indivíduos, respectivamente.[23] Em um paciente com amputação em membro superior, esse pa-

Quadro 20-1 Unidade funcional do músculo escaleno

Ações	Sinergistas	Antagonistas
Flexão lateral cervical	Esternocleidomastóideo Longuíssimo da cabeça Multifído do pescoço	Escalenos (contralaterais) Esternocleidomastóideo (contralateral)
Inspiração	Diafragma Intercostal externo Esternocleidomastóideo	Reto do abdome Oblíquo externo do abdome Oblíquo interno do abdome Intercostal interno

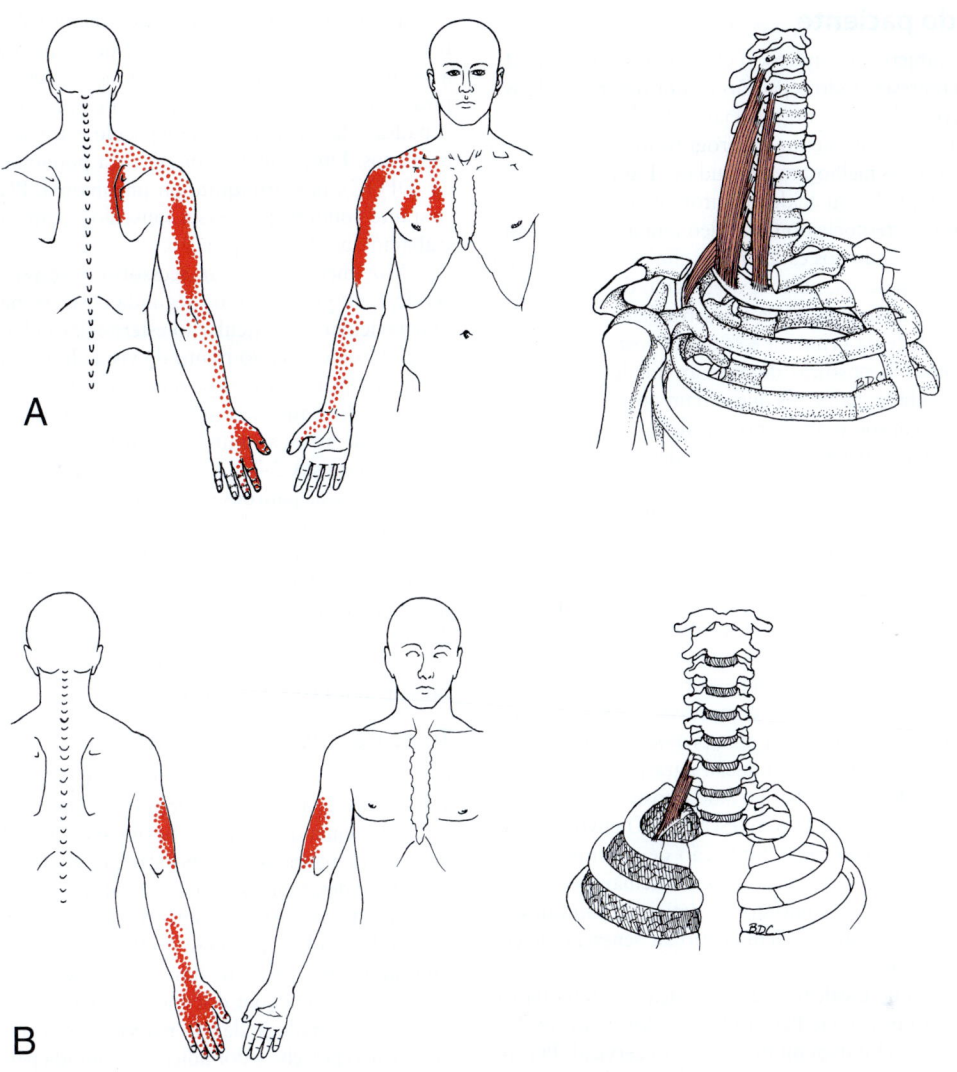

Figura 20-3 Padrões compostos de dor (áreas em vermelho contínuo são as zonas essenciais de dor referida; áreas pontilhadas são as zonas de referência excedente) nos músculos escalenos do lado direito (vermelho-médio). (A) Escalenos anterior, médio e posterior. Alguns PGs podem ter apenas uma zona essencial de referência. (B) Escaleno mínimo.

drão de dor referida em membro superior produziu dor fantasma severa no membro foi aliviada por meio da desativação de PGs no escaleno, relatada por um autor.[24] Sherman[25] lista a eliminação de PGs como um tratamento que alivia dor em membro fantasma.

Quando o paciente informa dor na região superior das costas, exatamente medial ao ângulo superior da escápula, a mais provável fonte miofascial desses sintomas é um PG no escaleno. Pacientes com PGs nos músculos escalenos algumas vezes falam de sua dor no "ombro" ao mesmo tempo que apontam para a metade superior do braço. A dor costuma perturbar o sono. Quando a dor é severa à noite, o paciente pode dormir sentado e ereto em um sofá ou apoiado em travesseiros para ter alívio. Essa posição ajuda a evitar encurtamento sustentado dos escalenos, que tende a ocorrer quando o paciente se deita com o corpo estendido e o peito e os ombros ficam elevados durante o sono, especialmente em travesseiro inadequado.

Sintomas neurológicos de dormência e formigamento na mão (principalmente na distribuição ulnar) e queda inesperada de objetos da mão podem resultar de compressão do tronco inferior do plexo braquial. Ele sai do tórax, inserindo-se acima da primeira costela, indicando possível compressão do feixe neurovascular pelo músculo peitoral menor (ver Capítulo 33, Considerações clínicas sobre dor na porção superior das costas, nos ombros e nos braços).

Os pacientes também podem informar edema na mão que, quando presente, aparece de modo difuso, distal ao punho, particularmente acima das bases dos quatro dedos e do dorso da mão. Os pacientes podem ter aumento do dorso da mão, edema dos dedos e compressão de anéis nos dedos, em especial pela manhã, ao acordarem. Esses sintomas podem ser causados por compressão da veia subclávia e/ou ducto linfático ao cruzarem a primeira costela, em frente à inserção do escaleno anterior. PGs no escaleno devem ser considerados um fator colaborador para essa compressão. O edema ou aumento informado pode desaparecer mais tarde, durante o dia. O aumento dos dedos não se deve somente ao edema, mas também ao retesamento miofascial dos extensores dos dedos que pode ter um componente de reflexo autonômico.

3.3. Exame do paciente

Após um exame subjetivo completo, o clínico deve fazer um desenho detalhado representando o padrão de dor descrito pelo paciente. Essa descrição ajudará no planejamento do exame físico e pode ser útil no monitoramento da progressão do paciente, à medida que os sintomas melhoram ou mudam. Em pacientes que relatam história de quedas ou acidente automotivo, o exame dos músculos escaleno e esternocleidomastóideo tem alta prioridade. Para um exame apropriado dos escalenos, o clínico deve observar posturas de cabeça e pescoço, postura do cíngulo do membro superior, amplitude de movimento ativa e passiva da coluna cervical e posição e mobilidade da primeira e segunda costelas. É muito importante examinar as posturas durante atividades funcionais, pois posturas e atividades habituais que exijam posição da cabeça longe do centro podem sobrecarregar os escalenos.

A amplitude de movimentos na cervical deve ser investigada usando-se cautela para evitar comprometimento de artérias cervicais. A rotação do pescoço é dolorida somente em amplitude de movimento extrema para o mesmo lado, ainda que possa não doer, uma vez que o movimento pode estar levemente limitado, antes que se atinja a amplitude final dolorida. Enquanto o pescoço da pessoa está inclinado para o lado, o profissional deve, lenta e delicadamente, movimentar a cabeça e o pescoço do paciente em graus variados de rotação. Essa manobra costuma provocar maior dor ou o relato de uma "sensação de compressão". Quando o paciente é, então, orientado a indicar a área problemática, o clínico pode usar a indicação como posição inicial para palpar em busca de PGs. A inclinação do pescoço para o lado oposto costuma ficar limitada diante da presença de PGs no escaleno. O envolvimento desse músculo por si só não causa limitação de movimentos na articulação glenoumeral, e a dor não aumenta demais com testes de movimentos dos ombros. Contudo, os déficits resultantes da mobilidade da primeira costela podem ocasionar sensação de elevação limitada do ombro.

Atividade do PG no escaleno causa limitação mínima na rotação do pescoço, ao passo que PGs no levantador da escápula e no esplênio do pescoço limitam muito a rotação cervical. PGs no escaleno têm associação mais íntima com inclinação lateral cervical limitada, quando da movimentação da cabeça em um padrão combinado de flexão cervical, inclinação e rotação. Pacientes com síndrome da dor miofascial no escaleno tendem a movimentar o braço e o pescoço de forma incansável, como se tentassem aliviar um músculo "dolorido".

Também devem ser levantados dados sobre a respiração diafragmática, pois os escalenos funcionam para elevar a primeira e a segunda costelas durante a inspiração. Respiração ineficaz (respirar pelo peito) é fator contribuinte para PGs no escaleno, pois o padrão de ativação desse músculo estressa excessivamente os escalenos. Em pacientes com doença pulmonar obstrutiva crônica (DPOC), pós-bronquite ou pneumonia, PGs no escaleno são bastante comuns, pois esses músculos ficam sobrecarregados de trabalho durante a inspiração.

Movimento articular acessório deve ser testado na coluna cervical, na primeira e na segunda costelas, na articulação acromioclavicular, na articulação esternoclavicular e nas articulações escapulotorácicas. Do ponto de vista clínico, hipomobilidade articular na primeira e na segunda costelas pode causar déficit na elevação do ombro, contribuindo para alterações nos padrões normais de ativação muscular. Disfunções nas articulações facetárias cervicais (C2-T1) e articulações uncovertebrais também podem prejudicar padrões de ativação muscular, contribuindo para sobrecarregar os escalenos.

Travell e Simons descreveram três testes que costumavam utilizar para identificar PGs nos escalenos.[13] Esses testes incluem o teste da cãibra, o teste de alívio do escaleno e o de flexão dos dedos. Sua utilidade clínica não foi investigada, mas parece que auxiliam o clínico no diagnóstico diferencial da dor miofascial causada por PGs no escaleno.

Teste da cãibra do escaleno

Para fazer tal teste, o paciente roda a cabeça na totalidade para o lado da dor e, ativamente, empurra o queixo para baixo, na concavidade acima da clavícula, flexionando a cabeça e o pescoço (Figura 20-4), mantendo essa posição por até 60 segundos. Durante a parte final desse movimento, os escalenos anterior e médio contraem-se muito na posição de encurtamento. Isso evoca uma dor local que lembra cãibra na região do PG, podendo ativá-lo ainda mais, causando manutenção de dor referida de moderada a severa. Se o paciente já estava com dor forte antes de tentar o movimento do teste, seu resultado pode não parecer claramente positivo, uma vez que ele não percebe a dor adicional causada pelo teste. Na situação de uma dor forte existente, o teste de alívio do escaleno (*Scalene Relief Test*) (Figura 20-5) deve ser tentado primeiro.

Posição de alívio do escaleno

Dor referida de PGs no escaleno pode ser aliviada pela elevação do braço e da clavícula,[26] pois essa manobra pode retirar a pressão

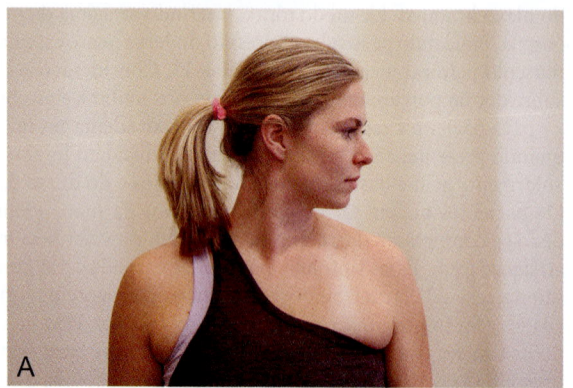 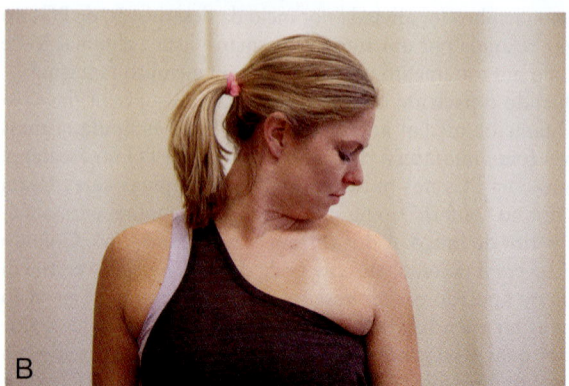

Figura 20-4 O teste da cãibra do escaleno provoca ou aumenta a dor de PGs nesse músculo. (A) A cabeça roda totalmente para a esquerda para testar os escalenos esquerdos. (B) O queixo deposita-se na concavidade atrás da clavícula. Essa contração intensa na posição encurtada dos escalenos (com PGs) causa uma dor local no PG, e esta pode ser referida a uma distância, conforme mostra a Figura 20-3.

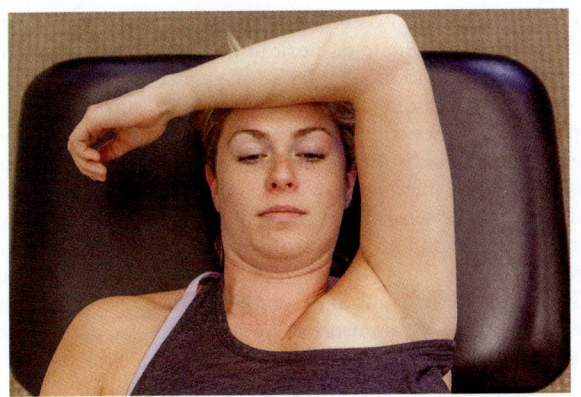

Figura 20-5 A posição de alívio do escaleno ajuda a identificar a fonte de dor referida de PGs no escaleno causada ou agravada por pressão clavicular nos nervos que passam acima da primeira costela elevada ou em um músculo envolvido. Um espaço abaixo da clavícula é maximizado, balançando-se o ombro para a frente, o que alonga a escápula e roda a clavícula para a frente e para cima para aliviar completamente a pressão clavicular sobre estruturas neurovasculares. O alívio da dor com tal teste deve ocorrer de imediato ou em poucos minutos.

das estruturas que perpassam ou se inserem à primeira costela (que pode estar elevada pelos músculos escalenos encurtados pelo PG) ou a ela se agregam. A posição de alívio do escaleno utiliza esse princípio. O paciente coloca o antebraço sobre a testa, ao mesmo tempo que eleva e empurra o ombro *para a frente* para elevar a clavícula, afastando-a dos músculos escalenos subjacentes e do plexo braquial (Figura 20-5). O alívio da dor, quando ocorre, é imediato ou em poucos minutos. Essa posição não deve ser confundida com o teste de abdução do ombro, conforme descrito por Wainner e colaboradores,[27] que é parte de um grupo de itens de teste para considerar possíveis sintomas radiculares.

Teste de flexão do dedo da mão

Esse teste de flexão do dedo deve ser feito com as articulações metacarpofalângicas mantidas retas de forma ativa, na extensão total. Essa posição exige contração forçada do músculo extensor dos dedos, embora não exija punho firmemente fechado. O teste é normal quando as pontas dos dedos conseguem, com firmeza, tocar as partes carnudas volares das articulações metacarpofalângicas (Figura 20-6A). Quando um ou mais compartimentos do músculo extensor dos dedos apresenta PGs, cada dedo correspondente falha em flexionar completamente. A Figura 20-6B mostra um teste positivo quanto a PGs no extensor do dedo indicador. Hiperextensão voluntária das articulações metacarpofalângicas carrega muito os extensores dos dedos, aumentando a atividade desses PGs. De forma aparente e reflexa, tal atividade limita a flexão distal interfalângica simultânea, inibindo o flexor correspondente do dedo.

O teste também é positivo quando PGs estão presentes nos escalenos. Nesse caso, todas as quatro pontas de dedos podem não conseguir tocar as partes carnudas volares metacarpofalângicas (Figura 20-6C). Não há, porém, dificuldade de compor um punho fechado quando as articulações metacarpofalângicas são capazes de flexionar. Aparentemente, PGs nos escalenos inibem, igualmente, flexores dos dedos quando as articulações metacarpofalângicas estão estendidas. Com frequência, PGs no escaleno são o elemento central para PGs no extensor dos dedos no antebraço. Os efeitos motores referidos de PGs costumam ser independentes de efeitos sensoriais referidos e podem influenciar locais diferentes deles.

Um teste positivo não é devido, apenas, a edema, porque tal teste de flexão interfalângica distal costuma ser restaurado imediatamente à normalidade após o tratamento dos escalenos envolvidos. Além disso, é mais provável ocorrer edema somente com o envolvimento do escaleno anterior, ao passo que PGs ativos em qualquer um dos escalenos podem ser responsáveis por um teste anormal de flexão dos dedos da mão.

3.4. Exame de pontos-gatilho

A resposta localizada de contração é difícil de ser provocada manualmente nos escalenos anterior e médio e muito difícil no escaleno posterior. Com base na localização e nos dados sobre a confiabilidade interexaminador da palpação PG, além da localização anatômica dos escalenos, detectar uma banda tensionada, um local amplamente irritável e dor referida constituem os critérios diagnósticos mais confiáveis. Reações locais de contração são provocadas, de forma característica, quando uma agulha entra em contato com o PG. Isso é considerado tão somente um achado diagnóstico de confirmação.

Ao tentar localizar os escalenos anterior e médio, é útil recordar que as derivações do escaleno anterior inserem-se aos tubérculos anteriores das vértebras cervicais, o plexo braquial surge entre os tubérculos anterior e posterior, e as fibras do escaleno médio inserem-se aos tubérculos posteriores. O plexo braquial desce em um

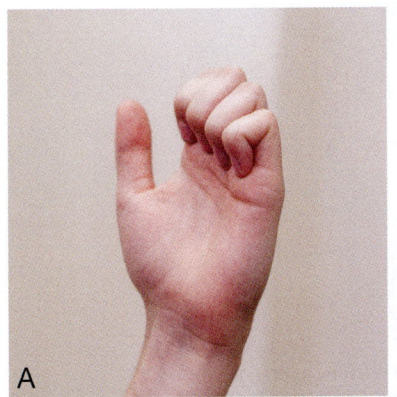
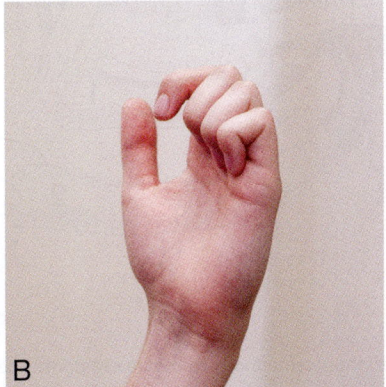
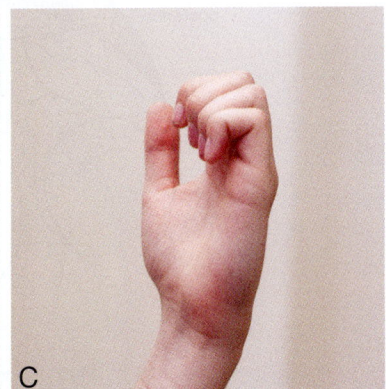

Figura 20-6 Teste de flexão dos dedos da mão. (A) Fechamento normal dos dedos, com todos eles firmemente flexionados. (B) Teste positivo para disfunção do músculo extensor dos dedos. (C) Teste positivo do escaleno, flexão incompleta de todos os dedos.

sulco palpável entre os dois músculos e, pouco a pouco, fica mais superficial para aparecer entre os dois músculos, saindo do pescoço e do tórax, cruzando acima da primeira costela. Inicialmente, palpar o esternocleidomastóideo e encontrar a artéria subclávia são os métodos mais confiáveis de localização dos escalenos.

Os PGs no músculo escaleno anterior são encontrados por meio da palpação do músculo atrás da margem posterior da parte clavicular do esternocleidomastóideo. A margem posterior do esternocleidomastóideo pode ser aproximada localizando-se a veia jugular externa com compressão dos dedos logo acima da clavícula (Figura 20-8A). O músculo omo-hióideo é mais superficial do que os escalenos, surge de trás do esternocleidomastóideo e cruza na diagonal, acima do escaleno anterior. Pode cruzar quase no mesmo nível dos PGs do escaleno, dependendo da derivação do escaleno envolvida e da posição da cabeça e da extremidade superior. O omo-hióideo tende a ser menos espesso do que os escalenos. Para diferenciar os escalenos de outras estruturas, o paciente deve ser solicitado a inspirar ar profundamente pelo nariz (fungar). Essa ação causa contração significativa dos escalenos. Se o ventre inferior do músculo omo-hióideo apresentar PG sensível e bandas tensionadas, ele pode ser facilmente confundido com o escaleno anterior, apesar de esses músculos apresentarem direções diferentes das fibras (Figura 20-7). Com frequência, esses PGs existem juntos, conforme discutido, e sua diferenciação pode ser importante no tratamento de problemas associados a lesões em chicote (*whiplash*) e ao desfiladeiro torácico.

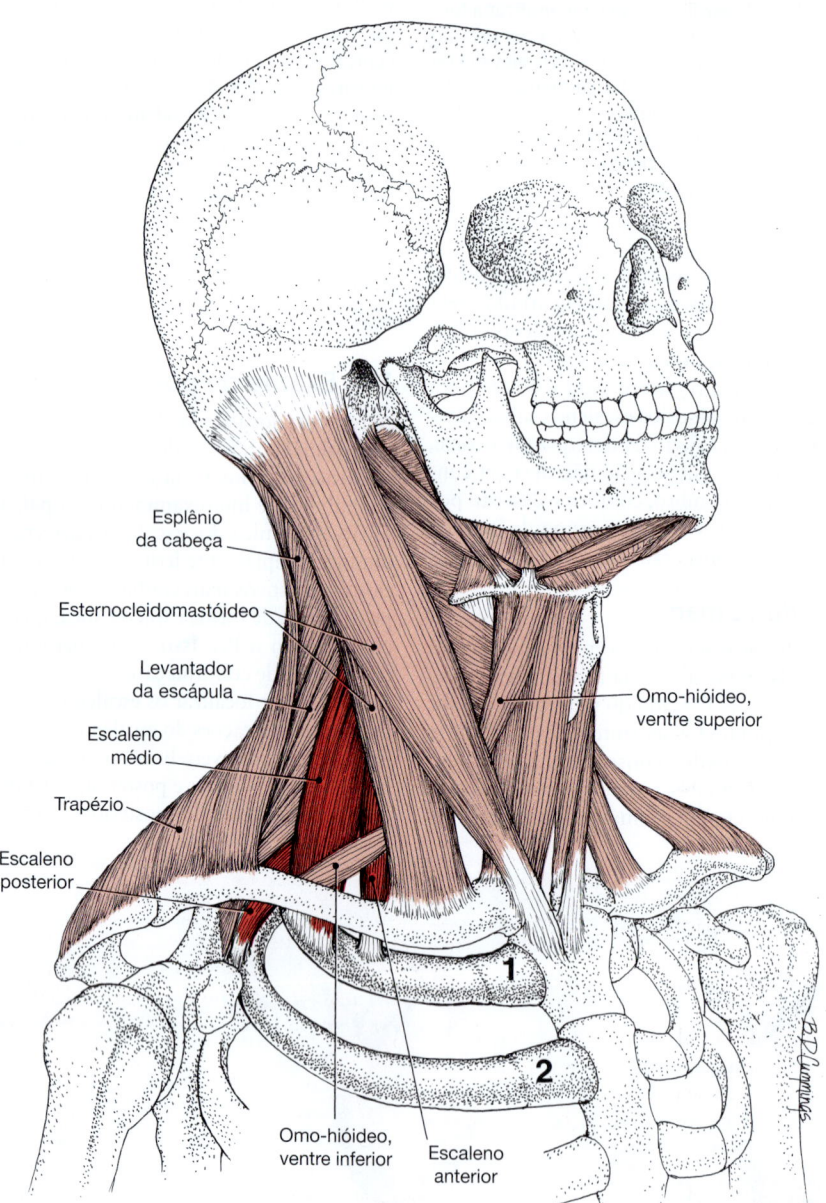

Figura 20-7 Músculos vizinhos (vermelho-médio) que são pontos de referência úteis na localização dos escalenos (vermelho-escuro). O ventre inferior do músculo omo-hióideo é facilmente confundida com o escaleno anterior, embora eles não apresentem a mesma direção das fibras. É superficial e localiza-se onde se poderia esperar encontrar o músculo escaleno.

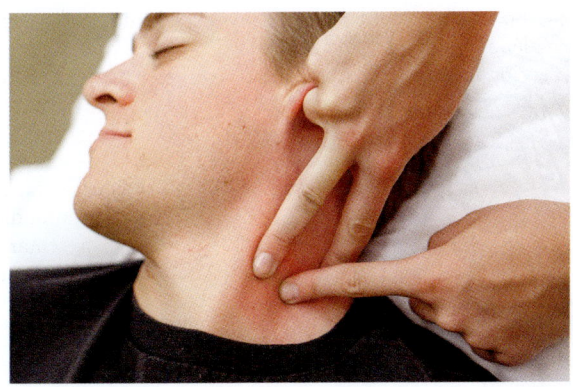

Figura 20-8 Palpação dos escalenos anterior e médio entre o esternocleidomastóideo, anteriormente, e o levantador da escápula e o trapézio superior, posteriormente.

O paciente deve ser posicionado em supino, com a cabeça levemente rodada na direção contralateral, com apoio à lordose cervical (Figura 20-8). O escaleno anterior pode ser identificado posicionando-se a cabeça do paciente para evitar qualquer folga no músculo, para então palpar suas margens anterior e posterior. Sua margem posterior é confirmada localizando-se o sulco entre os músculos escalenos anterior e médio, que fornece estrutura ao feixe do plexo braquial de fibras nervosas. Nesse sulco, atrás da clavícula, a artéria subclávia é, quase sempre, palpável onde ela passa entre esses dois músculos para cruzar acima da primeira costela (Figura 20-9). Os dedos de uma das mãos envolvem o escaleno anterior para estabelecer sua localização, enquanto a outra mão usa palpação plana transversa para, com exatidão, localizar bandas tensionadas e PGs (Figura 20-8).

O escaleno médio é paralelo ao sulco descrito, e situa-se no lado posterior desse sulco, que contém o feixe de fibras nervosas do plexo braquial. É mais amplo do que o escaleno anterior e se situa anteriormente à margem livre do trapézio superior (Figura 20-7). Pode ser palpado contra os tubérculos posteriores dos processos transversos das vértebras utilizando-se palpação plana transversa. Esta deve ser feita com muita cautela, em razão das estruturas neurovasculares na área. O teste de inspirar pelo nariz (fungar) pode ser usado para identificar o escaleno médio.

O músculo escaleno posterior localiza-se mais horizontalmente do que e dorsalmente ao escaleno médio. Passa anteriormente ao levantador da escápula, que deve ser empurrado para o lado até o ponto em que esse músculo aparece perto da margem anterior livre do músculo trapézio superior (Figura 20-7). Encontrar a sensibilidade de PGs exige palpação plana transversa posterior ao escaleno médio, indo-se mais fundo até a primeira costela. Trata-se de uma inserção normalmente sensível na ausência de PGs no feixe muscular.

Em razão da localização e da variabilidade do músculo escaleno mínimo, em termos de existência, composição e tamanho, é difícil uma palpação confiável. Pode se manifestar em uma sensibilidade residual no escaleno anterior após tratamento.

4. DIAGNÓSTICO DIFERENCIAL

4.1. Ativação e perpetuação de pontos-gatilho

Uma postura ou atividade que ative um PG, se não corrigida, também pode perpetuá-lo. Em qualquer parte dos escalenos, os PGs podem ser ativados por carga excêntrica não habitual, exercício excêntrico em músculo destreinado ou carga concêntrica máxima ou submáxima.[28] PGs também podem ser ativados ou agravados quando o músculo é colocado em uma posição encurtada ou alongada por um período prolongado. Dormir de lado sem apoio adequado de um travesseiro, ou dormir em posição supina com muitos travesseiros, pode colocar os escalenos em posição encurtada ou alongada.

São comuns PGs nos escalenos após resfriado com tosse incômoda, pneumonia, bronquite ou alergias, já que todas essas condições sobrecarregam os escalenos devido às suas funções respiratórias. PGs nos escalenos também podem ser ativados por uma queda ou um acidente automotivo, atividades prolongadas que envolvem movimentos de empurrar ou puxar, ou erguer e transportar objetos muito grandes com as extremidades superiores. Fazer caminhadas carregando uma mochila pesada por longas horas exige muito dos músculos escalenos, além do trapézio superior, do esternocleidomastóideo e do peitoral menor. Tocar instrumentos de corda, como violino, ou instrumentos de sopro, como a flauta, que exigem inclinação do pescoço e da cabeça para uso correto, pode ativar PGs no escaleno. Nadar também pode colocar os escalenos em risco de desenvolvimento de PGs em razão das demandas cardiorrespiratórias, de rotação repetitiva da coluna cervical e do uso das extremidades superiores.[29]

Mau alinhamento biomecânico, como eixo inclinado do cíngulo do membro superior, devido à discrepância no comprimento das pernas quando na posição em pé, pequena hemipelve quando sentado e escoliose estrutural ou funcional também podem colocar os escalenos em desvantagem mecânica e sobrecarregá-los. Alterações na caixa torácica, comuns na escoliose estrutural, podem acarretar maiores demandas sobre os escalenos durante a inspiração. Respiração habitual pelo peito e padrões respiratórios diafragmáticos insatisfatórios causam sobrecarga repetitiva nos escalenos, levando à formação de PGs.

Trabalho prolongado no computador, com instalações impróprias ou desconfortáveis, onde a pessoa passa horas diárias com o braço dominante em posição de leve rotação medial, abdução e elevação, ao mesmo tempo que usa um mouse, pode encurtar e ativar PGs em todos os três ou quatro músculos escalenos. Estressores visuais durante o trabalho com computador também podem contribuir para a formação de PGs, já que isso causa uma alteração na posição da cabeça a partir de uma postura neutra centralizada.[30] Além disso, flexão e inclinação lateral prolongadas do pescoço para segurar um telefone entre a cabeça e o ombro levemente elevado contribuem para a formação de PGs nos escalenos.

Lesão em chicote (*whiplash*), por um acidente com veículo automotivo, pode ativar PGs nos escalenos, além de vários outros músculos na coluna cervical e no cíngulo do membro superior. Em um estudo de Hong e colaboradores, 81% dos pacientes com lesão em chicote (*whiplash*) com relato de dor apresentavam, no mínimo, um PG ativo no escaleno.[31] Em um estudo mais recente, Fernandez-Perez e colaboradores investigaram a prevalência de PGs em pacientes com lesão em chicote (*whiplash*) e controles saudáveis. Nas pessoas com lesão em chicote (*whiplash*) aguda, os pesquisadores encontraram predominância maior de PGs ativos e latentes, em comparação com as do grupo de controle saudáveis. Também descobriram que pessoas com lesão em chicote (*whiplash*) aguda e níveis mais altos de incapacitação apresentavam PGs ativos, resultando em relatos maiores de dor e hipersensibilidade por pressão disseminada.[32]

Os escalenos podem ser influenciados por deficiências nos movimentos, que produzem um grave desvio do padrão normal da marcha. Um padrão de marcha antálgico, ou claudicação sobre extremidade inferior com suporte de peso (com ajustes resultantes

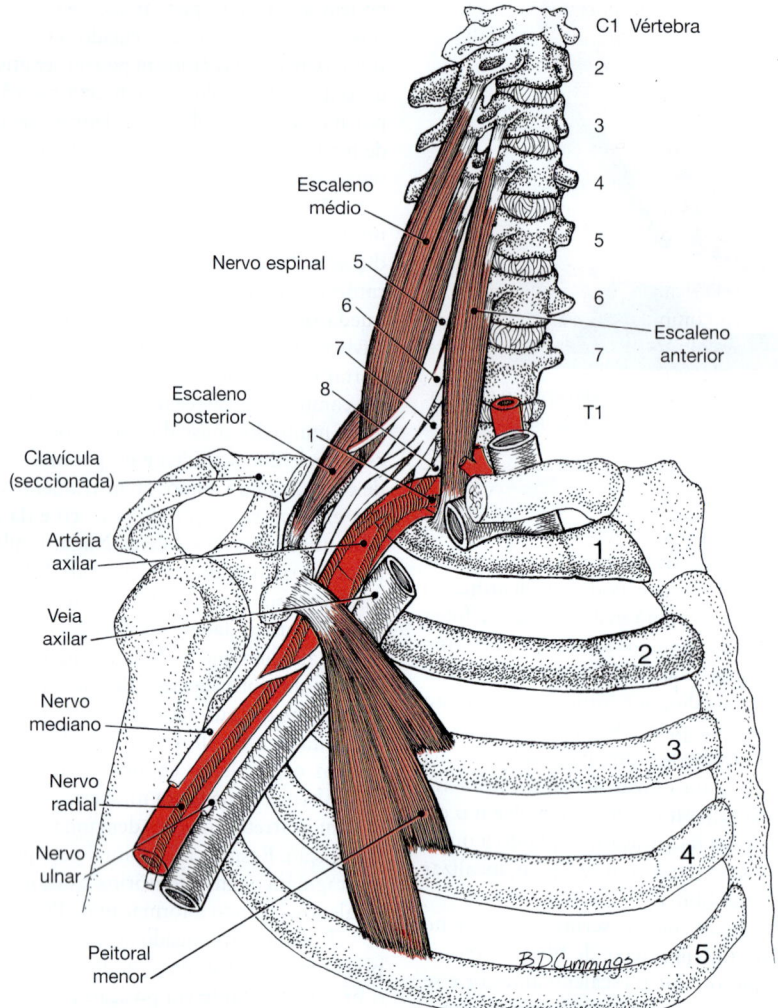

Figura 20-9 Compressão do desfiladeiro torácico pelos escalenos (vermelho-médio). O feixe neurovascular é espalhado para mostrar as relações de seus componentes. Removeu-se uma parte da clavícula. O plexo braquial e a artéria subclávia (vermelho-escuro) aparecem acima da primeira costela e atrás da clavícula, entre os músculos escalenos anterior e médio. Os nervos da coluna estão numerados à esquerda; as vértebras, à direita. O nervo T1 está dorsal e abaixo da artéria subclávia. Essas estruturas que cruzam acima da primeira costela podem ser comprimidas quando a costela se eleva. PGs no escaleno anterior e/ou no médio estão associados a bandas tensionadas que aumentam a tensão muscular e elevam a primeira costela, comprimindo as estruturas neurovasculares.

no tronco e na cabeça), e falta de um desvio normal no final da fase de contato do pé com o solo (*stance phase*) podem ativar PGs nos escalenos (assim como no levantador da escápula e no esternocleidomastóideo), porque esses músculos se contraem demais em sua tentativa reflexa de compensar o equilíbrio e/ou mantê-lo, bem como compensar e manter a eficiência dos movimentos.

4.2. Pontos-gatilho associados

PGs associados podem se desenvolver em áreas de dor referida causada por PGs primários.[33] Portanto, músculos nas áreas de dor referida dos escalenos também devem ser examinados. Os escalenos anterior e médio costumam se envolver juntos. Quando há envolvimento do escaleno mínimo, ou quando ele possui PGs, todos os escalenos costumam ser afetados. PGs nos escalenos são, geralmente, ativados por PGs no esternocleidomastóideo, que forma uma unidade funcional com os escalenos. O esternocleidomastóideo também é elemento importante da unidade funcional para uma inspiração forte ou forçada, sendo, então, provável elemento a ser envolvido quando PGs nos escalenos estão ativos ou presentes por muito tempo. PGs no escaleno médio podem ser encontrados junto com PGs no trapézio superior, no esternocleidomastóideo e no esplênio da cabeça.[34]

PGs associados podem surgir em várias áreas para as quais os escalenos podem referir a dor. Os músculos peitoral maior e menor costumam desenvolver PGs em regiões que correspondem ao padrão de referência de dor dos escalenos na região anterior do peito. PGs associados também podem ser encontrados nos músculos romboides, trapézio médio e infraespinal, em razão da refererência da dor dos escalenos na borda medial da escápula. PGs associados na cabeça longa do tríceps braquial correspondem ao padrão dos escalenos de dor posterior nos braços, e os no músculo deltoide correspondem ao padrão anterior.[23,31] Ainda que o antebraço dorsal seja um local menos comum de dor referida do escaleno, PGs associados tendem a se desenvolver no extensor radial do carpo, no extensor dos dedos, no extensor ulnar do carpo[35] e no braquiorradial. Quando PGs na parte lateral do músculo braquial são induzidos a partir de PGs nos escalenos, o braquial e os escalenos referem a dor ao polegar, tornando este dedo especialmente doloroso.

Quando o músculo omo-hióideo (ver Capítulo 12, Músculo digástrico e músculos anteriores cervicais) desenvolve PGs e tensiona, pode agir como uma banda compressora por meio do plexo braquial.[36] Uma vez que o músculo tensionado fica destacado quando a cabeça inclina-se contralateralmente, ele pode ser confundido com o trapézio superior ou um dos escalenos. Quando o omo-hióideo apresenta PGs, é capaz de evitar o alongamento completo do trapézio e/ou dos escalenos, devendo, então, ser liberado.

Em pessoas com um relato primário de dor nos ombros, PGs no escaleno podem coexistir com os no manguito rotador, deltoide, bíceps braquial e tríceps braquial.[37] A dor advinda desses músculos pode corresponder ao padrão de dor referida dos escalenos.

4.3. Patologias associadas

PGs nos escalenos estão associados e podem simular uma variedade de condições diferentes causadoras de sintomas em extremidades superiores, inclusive síndrome do desfiladeiro torácico, síndrome do escaleno anterior (*anticus*), dor radicular C5 e C6 e/ou radiculopatia, postura insatisfatória e síndrome do túnel do carpo. É fundamental fazer uma sondagem clínica e um exame completos para determinar a necessidade ou não de encaminhamento a outro profissional. Manejo clínico adequado deve ser empregado para reduzir a demanda excessiva sobre os músculos auxiliares da respiração ocasionada por tosse e espirros (p. ex., em pacientes com rinite alérgica, bronquite, pneumonia, enfisema, asma e sinusite).

A síndrome do escaleno anterior (*anticus*), que, na maior parte dos livros, foi incluída no diagnóstico mais amplo da síndrome do desfiladeiro torácico, já havia sido identificada em 1935 por uma dor no aspecto anterior ou posterior do braço e na borda medial superior da escápula, além de sensibilidade do músculo à palpação.[9,26,38] Em 1942, Travell e colaboradores[24] relataram sinais causados por PGs no escaleno, incluindo obstrução venosa, alterações vasomotoras e, se a síndrome fosse severa, evidências de insuficiência arterial com compressão dos nervos sensoriais e motores do braço afetado. A literatura é clara ao dizer que problema em músculo escaleno é, basicamente, responsável por compressão neural ou vascular em muitos pacientes diagnosticados com síndrome do desfiladeiro torácico (ver Capítulo 33, Considerações clínicas sobre dor na porção superior das costas, nos ombros e nos braços).

O alívio da dor por infiltração nos escalenos foi usada por Adson[39] como um teste diagnóstico para diferenciar a síndrome do escaleno anterior de causas estruturais de cefalobraquialgia. A natureza do PG da síndrome não foi identificada. Após uma onda inicial de entusiasmo pela escalenotomia seguindo o relato de Adson, o interesse diminuiu, porque a ênfase mudou para a síndrome do túnel do carpo e a radiculopatia decorrente de compressão da raiz do nervo por um disco cervical em protrusão. As pesquisas continuam a usar injeção com toxina botulínica e bloqueio anestésico do escaleno anterior para diagnóstico, tratamento e elemento de previsão de sucesso de uma escalenotomia.[40-43]

Braun e colaboradores investigaram o efeito de um bloqueio do músculo escaleno anterior (BMEA) na produção e no tempo de trabalho em relação à fadiga em 34 indivíduos incapacitados, com sintomas nos membros superiores consistentes com um diagnóstico de síndrome do desfiladeiro torácico.[44] Os pesquisadores estudaram produção e tempo de trabalho em relação à fadiga dos escalenos, antes e após BMEA. Eles usaram três posições para testes dos extremidades superiores: empurrar e puxar no nível da cintura e acima da cabeça e abdução de ombro em 90°, com flexão do cotovelo em 90° e preensão repetitiva da mão. Todos os pacientes apresentaram melhora na geração de força e no tempo de fadiga após BMEA. Os pesquisadores concluíram que o escaleno anterior pode manter a primeira costela em uma posição elevada, e o BMEA possibilita uma alteração no contorno do espaço costoclavicular e do desfiladeiro torácico. Logo, se PGs estão presentes nos escalenos, podem causar um efeito na posição da primeira costela e no contorno do espaço costoclavicular. Enquanto não for pesquisado como tal, esse estudo indica que uma injeção do escaleno anterior dá alívio às pessoas com síndrome do desfiladeiro torácico neurogênica. Essa teoria parece sugerir que a síndrome do escaleno anterior ou a síndrome do desfiladeiro torácico neurogênica podem, em vez disso, ser causadas ou perpetuadas, com frequência, por PGs nos escalenos.

Muitas disciplinas admitem a importância do diagnóstico e tratamento de PGs em pacientes com sintomas de síndrome do desfiladeiro torácico. Um médico osteopata[45] relatou que, na maioria dos casos de síndrome do desfiladeiro torácico, PGs no escaleno ou no temporal são os responsáveis, e são tratados com liberação miofascial (por pressão) e autoalongamento.[46] Um clínico especialista em medicina desportiva e reabilitação[47] percebeu que PGs no escaleno costumam imitar os sintomas de uma radiculite C6 componente de uma síndrome do desfiladeiro torácico, e que PGs no peitoral menor criam sintomas de compressão na medula média. Um fisioterapeuta[48] identificou PGs nos músculos escaleno, supraespinal, infraespinal e peitoral como os imitadores mais comuns da síndrome do desfiladeiro torácico. Esse assunto está abordado nas considerações clínicas do Capítulo 33.

Uma radiculite C5-C6 é capaz de produzir dor bastante similar a relatada por pacientes com PGs no escaleno. Radiculite cervical nas raízes nervosas C5 ou C6 costuma resultar na formação de PGs naqueles músculos inervados pelas mesmas raízes nervosas. Com frequência, pacientes com sintomas radiculares C5-C6 informam dor profunda no ombro anterior, dor anterolateral no braço e antebraço e dor no aspecto radial da mão e lateral em dois dedos e meio. Wainer e colaboradores[27] identificaram um grupo de itens de teste para determinar a probabilidade de um paciente apresentar sintomas radiculares cervicais. Foram identificadas estas cinco variáveis de previsão: um sinal positivo de Spurling, rotação cervical inferior a 60° para o mesmo lado, teste positivo de compressão cervical, alívio de sintomas com distração axial e um teste positivo neurodinâmico em membro superior. Pacientes que apresentam quatro dessas variáveis positivas têm uma probabilidade pós-teste de 90% para radiculopatia cervical. Pacientes com três variáveis positivas têm uma probabilidade pós-teste de 65% para radiculopatia cervical.[27]

A síndrome do túnel do carpo pode ocorrer como compressão simultânea com a síndrome do desfiladeiro torácico, ou os sintomas da síndrome do túnel do carpo podem ser causados por PGs no escaleno. Perda da mobilidade normal das estruturas formadoras do túnel do carpo costuma contribuir para a compressão do nervo medial. Edema, com origem reflexa nos escalenos, pode ser outro importante fator contribuinte.

Disfunções articulares em C4, C5 e C6 costumam estar associadas a PGs nos músculos escalenos médio e anterior. Outra disfunção articular comumente observada com envolvimento dos escalenos é a elevação da primeira e/ou da segunda costela

(Figura 20-10). Uma elevação aparente da primeira costela costuma concorrer com disfunção articular T1.

Eixo inclinado do cíngulo do membro superior, por vezes causado pela escoliose funcional associada a uma discrepância no comprimento das pernas e/ou uma pequena hemipelve, coloca tensão crônica nos escalenos, que deve ajudar a retificar o pescoço inclinado ao nível dos olhos para uma boa visão. Discrepância não corrigida no comprimento das pernas, ou outra assimetria no plano frontal, mesmo de apenas 1 cm (algumas vezes, menos), é capaz de perpetuar PGs no escaleno, apesar de todas as demais tentativas de manejo.[13]

5. AÇÕES CORRETIVAS

O paciente deve evitar movimentos usuais sustentados ou repetitivos que sobrecarreguem os escalenos, como transportar pacotes grandes que exijam levantamento dos braços estendidos para fora, em frente ao corpo, bem como arrastar, puxar ou rebocar com muito esforço. Aumentar a pressão intra-abdominal fazendo a manobra de Valsalva ao erguer algo ou ao defecar deve ser evitado. Transportar mochila pesada por períodos prolongados, bem como atividades desportivas do tipo natação, podem levar à formação de PGs nos escalenos, e alterações nesses comportamentos podem ser necessárias para o alívio completo dos sintomas e a prevenção de recorrência.

Corrigir postura insatisfatória (especialmente aquela com "ombros arredondados", com movimento excessivo da cabeça para a frente) e manter uma boa postura ao sentar, colocar-se na posição em pé e ao dormir são essenciais em qualquer método de tratamento para o alívio inicial da dor e para um alívio duradouro. Ver Capítulo 76, Considerações posturais, para mais informações a respeito de postura e mecânica corporal.

O uso de lentes progressivas durante atividades profissionais que exijam digitação, leitura e escrita pode colocar os escalenos em posição prolongada de encurtamento, em razão de movimento da cabeça a partir de uma posição neutra equilibrada para outra flexionada para a realização eficiente de tarefas no trabalho.

Para dormir, o paciente deve usar somente um travesseiro macio e confortável, com a espessura certa que mantenha uma lordose normal na coluna cervical. Em supino, a espessura adequada não permite qualquer extensão da cabeça, mas também não a coloca em flexão excessiva, já que causaria encurtamento prolongado dos músculos escaleno e anterior do pescoço durante o sono. Um pequeno rolo de toalha pode ser colocado em uma fronha para dar apoio ao pescoço em posição neutra, deixando, assim, o rosto paralelo ao teto. O paciente pode posicionar o canto do travesseiro entre ombro e o queixo quando em decúbito lateral, mas não sob a cabeça e o ombro. Com o paciente em decúbito lateral, o travesseiro deve ter espessura suficiente para manter a cabeça e o pescoço em uma posição neutra, de modo que a cabeça não se curve em excesso para lado algum, já que isso causa prolongamento excessivo do músculo no lado superior e encurtamento excessivo do músculo no lado sobre o travesseiro. Recomenda-se evitar dormir em posição prona pois rotação e extensão excessi-

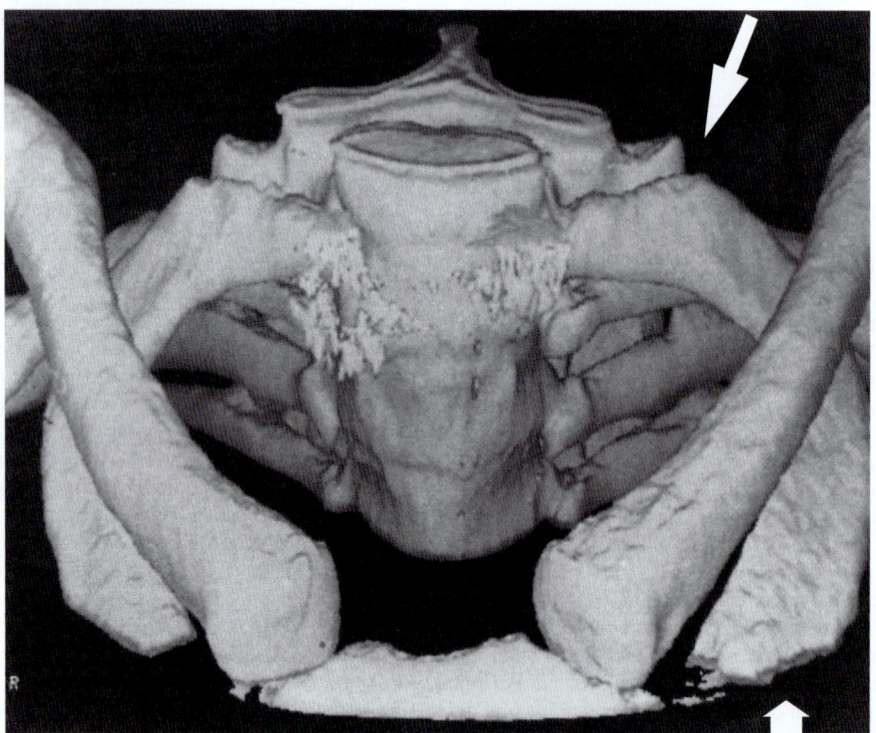

Figura 20-10 Vista por tomografia computadorizada do desfiladeiro torácico, a partir da frente, com tela de superfície sombreada tridimensional. A primeira costela na articulação costotransversária no lado esquerdo (seta longa acima) está deslocada para cima, em comparação com o lado direito assintomático. Esse deslocamento está associado a uma posição anormal de toda a primeira costela (seta branca curta na parte inferior direita da figura). Reproduzida com permissão de Lindgren KA, Manninen H, Rytkönen H. Thoracic outlet syndrome – a functional disturbance of the thoracic upper aperture? *Muscle Nerve*. 1995;18:526-530.

vas colocam os escalenos em uma posição de prolongamento. Se, no entanto, o paciente dormir em posição prona, um travesseiro sob o ombro e o queixo no mesmo lado para o qual o rosto está voltado reduz a rotação e a extensão do pescoço. Uma posição semipronada pode também ser empregada, conseguida pela flexão do joelho e do quadril do lado para o qual está virado o rosto, com rotação parcial do tronco (Figura 7-5A a C).

Ao ler na cama, a luminária deve ser colocada diretamente acima da cabeça, na parede ou suspensa do teto. Ela não deve iluminar apenas um lado da cama, pois essa posição pode colocar tensão excessiva nos escalenos, quando a cabeça fica voltada e inclinada para maximizar o ponto de luz sobre o material de leitura.

Ao usar o telefone, ele não deve ser mantido entre a cabeça e o ombro. Em vez disso, fones de ouvido ou caixa de som, sem uso das mãos, devem ser empregados.

É de maior importância a correção da postura, da mesma forma que o uso de uma mecânica corporal segura e eficiente para o alívio prolongado da dor muscular. Correção postural e mecânica do corpo são assuntos detalhados no Capítulo 76, Considerações posturais. Fundamental à recuperação de pacientes com PGs nos escalenos é o alongamento passivo diário desses músculos em casa. A forma de realizar essa atividade é mostrada na Figura 20-11A a D. Com o paciente deitado em posição supina, o ombro do lado a ser alongado (lado esquerdo na foto) é abaixado, e a mão é firmada sob a nádega (Figura 20-11A). O paciente deve aprender a levar a mão do lado contralateral acima da cabeça até a orelha. Isso ajudará a cabeça e o pescoço a virarem para o lado mais afastado dos músculos envolvidos, ao mesmo tempo que mantém a concentração no relaxamento dos músculos do pescoço (Figura 20-11B). A cabeça é puxada suavemente para baixo, na direção do ombro. Seu grau de rotação determina qual dos escalenos está sendo especificamente alongado.

Para alongar o escaleno posterior (Figura 20-11B), o paciente usa a mão auxiliar para delicadamente puxar a cabeça e o pescoço para compor uma curva afastada do lado dos PGs. Depois, o rosto é virado para se afastar do músculo afetado. Para o escaleno médio, o paciente olha direto para o teto (posição neutra) ou ligeiramente na direção do braço que puxa (Figura 20-11C). Para alongar o escaleno anterior, o paciente vira o rosto na direção do músculo afetado (Figura 20-11D). Ele concentra o alongamento naquelas direções em que os músculos ficam mais tensionados, mantendo cada tensionamento durante uma contagem lenta de 6 a 10 segundos, ao mesmo tempo que inspira e expira lentamente, para dar aos músculos alongados um tempo para liberação, e, após, suavemente, ocupar o espaço da folga. Em seguida, a cabeça volta à posição média neutra. É útil uma pausa, com respiração diafragmática profunda, entre cada alongamento passivo, restabelecendo o relaxamento muscular completo. O exercício deve ser sempre feito bilateralmente, começando pelo lado não afetado. Pode funcionar melhor após aplicação de calor úmido, pois a pele fica aquecida acima dos escalenos durante uns 10 a 15 minutos.

Lewit[49] descreve e mostra uma liberação auxiliada por gravidade dos escalenos que é especialmente eficaz para os músculos médio e posterior, com o paciente em decúbito lateral e o músculo envolvido com PGs voltado para cima. Essa técnica de relaxamento pós-isométrico é suave, eficaz e facilmente adaptada a um programa de autoalongamento para uso em casa. Orienta-se o paciente a olhar para cima e a inspirar (fase de contração para os escalenos nessa posição), segurar o ar e a posição durante 6 segundos para, depois, lentamente, soltar o ar e deixar que a cabeça e o pescoço voltem à mesa (fase de relaxamento do relaxamento pós-isométrico). Essa sequência deve ser repetida três vezes. Quando houver problemas para respirar, o padrão deve ser corrigido com um treinamento que estabeleça uma respiração diafragmática normal.

Deve ser ensinada a respiração coordenada a quem está acostumado a usar respiração paradoxal (respirar pelo peito). A respiração paradoxal é uma fonte comum de utilização excessiva e sobrecarga dos escalenos frequentemente adotada por pacientes após cirurgia abdominal, DPOC e por pessoas que, constantemente, encolhem o abdome saliente para melhorar a aparência. Quem respira paradoxalmente deve aprender a sincronizar a respiração diafragmática (abdominal) e a peitoral, se desejar aliviar sobrecarga dos escalenos (Figura 20-12A a C). A respiração diafragmática é de fácil aprendizagem se o paciente mantém o peito fixo em posição mais de contração do que expansão (Figura 20-12B). A Figura 20-12A a C mostra um padrão eficiente de respiração diafragmática. Esta também pode ser feita com a pessoa sentada, conforme mostra a Figura 20-13. Mais informações sobre orientações para esse tipo de respiração encontram-se no Capítulo 76, Considerações posturais.

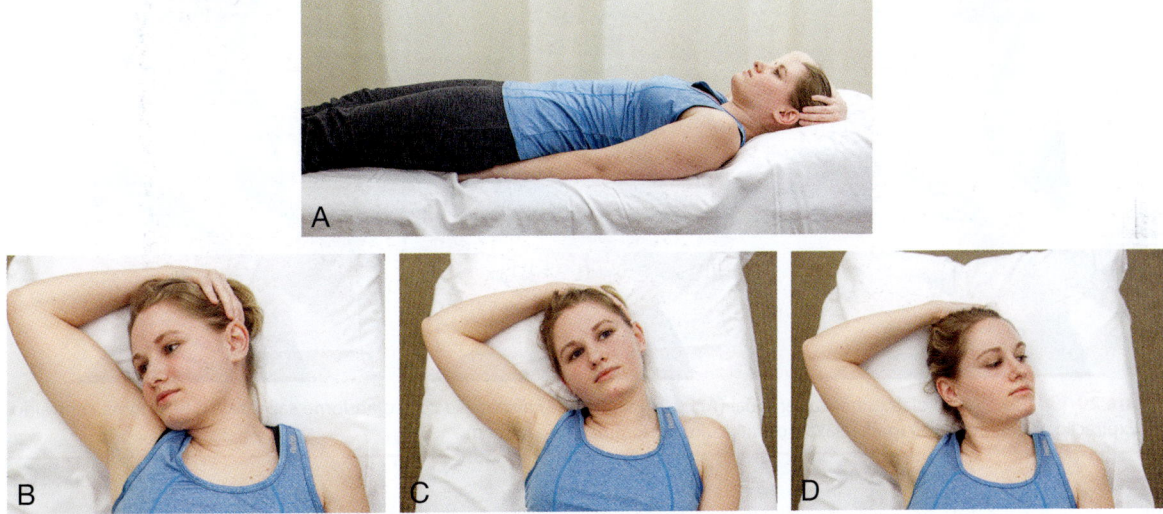

Figura 20-11 Autoalongamento dos músculos escalenos. (A) Posição inicial. (B) Escaleno posterior. (C) Escaleno médio. (D) Escaleno anterior.

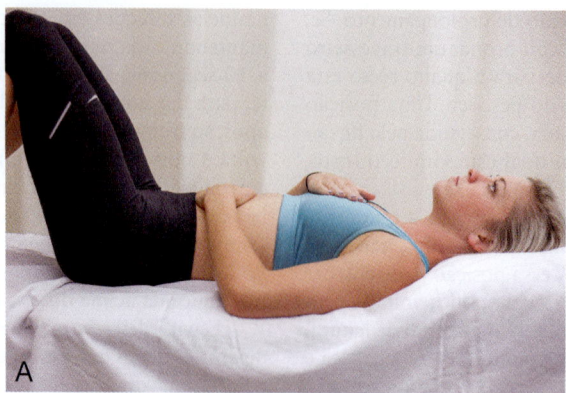
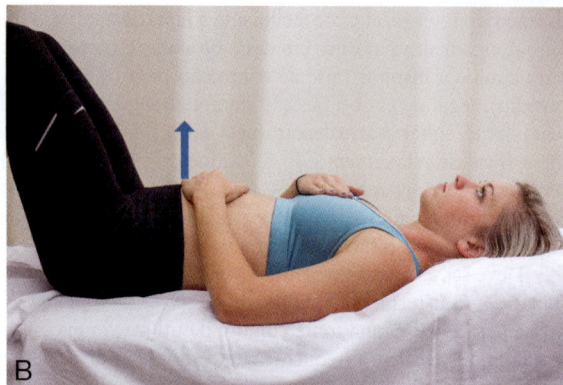
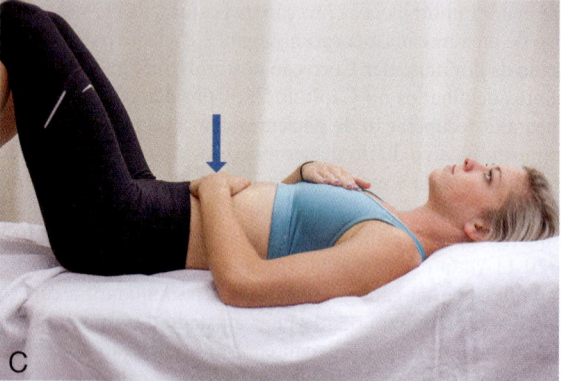

Figura 20-12 Respiração diafragmática. (A) Iniciar na posição com os joelhos flexionados. (B) A mão que está acima monitora o peito. Ao inspirar, o abdome deve ficar saliente enquanto o peito fica imóvel. (C) Ao expirar com os lábios unidos, o abdome fica plano e o peito permanece imóvel.

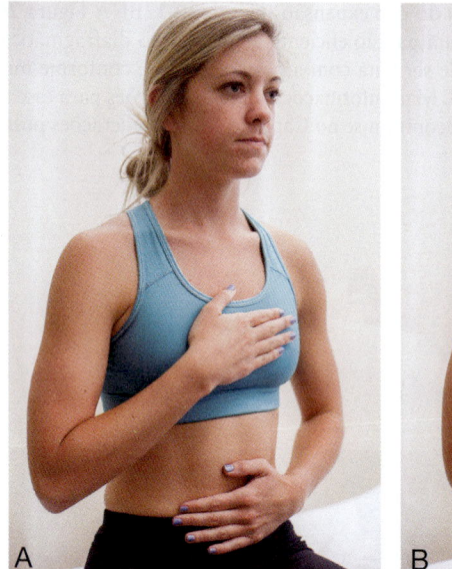
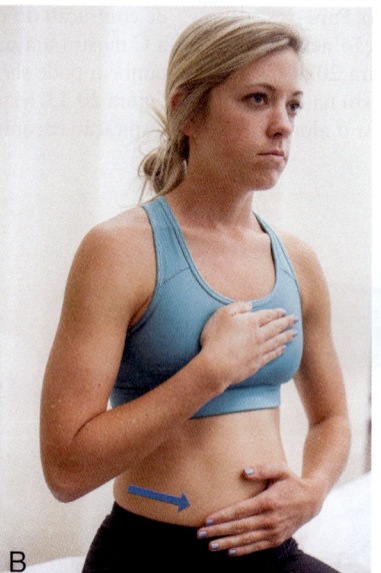
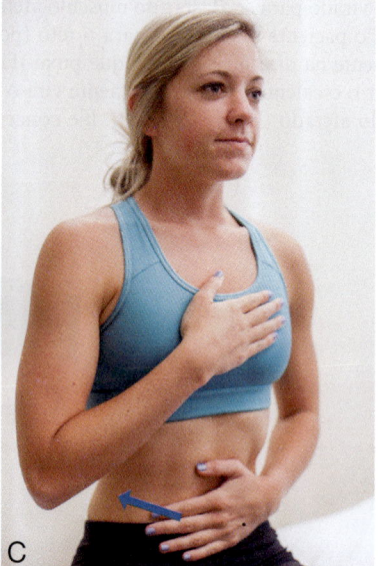

Figura 20-13 Respiração diafragmática sentada. (A) Posição inicial. (B) Inspiração com o abdome saliente e o diafragma contraído. (C) Expiração enquanto o diafragma relaxa e os músculos abdominais se contraem.

A liberação miofascial de PGs, complementada com respiração relaxada e lenta, é outra técnica para desativar PGs nos escalenos. Para estender completamente esses músculos, costuma ser necessário tratar os músculos paralelos no pescoço, também tensionados, limitando a rotação do pescoço para o lado. Exemplos são o trapézio superior e o esternocleidomastóideo.

Referências

1. Standring S. *Gray's Anatomy: The Anatomical Basis of Clinical Practice*. 41st ed. London, UK: Elsevier; 2015.
2. Rusnak-Smith S, Moffat M, Rosen E. Anatomical variations of the scalene triangle: dissection of 10 cadavers. *J Orthop Sports Phys Ther*. 2001;31(2):70-80.
3. Bardeen C. The musculature, Sect. 5. In: Jackson CM, ed. *Morris's Human Anatomy*. 6th ed. Philadelphia, PA: Blakiston's Son & Co; 1921:388, 389.
4. Eisler P. *Die Muskeln des Stammes*. Jena, Germany: Gustav Fischer; 1912:308-310.
5. Rasch PJ, Burke RK. *Kinesiology and Applied Anatomy: The Science of Human Movement*. 6th ed. Philadelphia, PA: Lea & Febiger; 1978:233, 258.
6. Duchenne G. *Physiology of Motion*. Philadelphia, PA: Lippincott; 1949:479-480, 511.
7. Olinger AB, Homier P. Functional anatomy of human scalene musculature: rotation of the cervical spine. *J Manipulative Physiol Ther*. 2010;33(8):594-602.
8. Campbell EJ. Accessory muscles, Chapter 9. In: Campbell EJ, Agostoni E, Davis JN, eds. *The Respiratory Muscles*. 2nd ed. Philadelphia, PA: W.B. Saunders; 1970:181-195, 181-183, 186.
9. Long C II. Myofascial pain syndromes. II. Syndromes of the head, neck and shoulder girdle. *Henry Ford Hosp Med Bull*. 1956;4(1):22-28.
10. Basmajian J, Deluca C. *Muscles Alive*. 5th ed. Baltimore, MD: Williams & Wilkins; 1985:409, 412, 426.
11. Koh EK, Jung DY. Effect of head posture and breathing pattern on muscle activities of sternocleidomastoid and scalene during inspiratioy respiration. *J Korean Soc Sport Biomechanics*. 2013;23:279-284.
12. De Troyer A. Actions of the respiratory muscles or how the chest wall moves in upright man. *Bull Eur Physiopathol Respir*. 1984;20(5):409-413.
13. Simons DG, Travell J, Simons L. *Travell & Simon's Myofascial Pain and Dysfunction: The Trigger Point Manual*. Vol 1. 2nd ed. Baltimore, MD: Williams & Wilkins; 1999:104.
14. Travell J, Rinzler SH. The myofascial genesis of pain. *Postgrad Med*. 1952;11(5):425-434, 428.
15. Zohn DA. *Musculoskeletal Pain: Diagnosis and Physical Treatment*. 2nd ed. Boston, MA: Little Brown; 1988:211.
16. Bonica J, Sola A. Other painful disorders of the upper limb, Chapter 52. In: Bonica JJ, Loeser JD, Chapman C, Fordyce WE, eds. *The Management of Pain*. 2nd ed. Philadelphia, PA: Lea & Febiger; 1990:947-958.
17. Webber TD. Diagnosis and modification of headache and shoulder-arm-hand syndrome. *J Am Osteopath Assoc*. 1973;72(7):697-710, 706.
18. Steinbrocker O, Isenberg SA, Silver M, Neustadt D, Kuhn P, Schittone M. Observations on pain produced by injection of hypertonic saline into muscles and other supportive tissues. *J Clin Invest*. 1953;32(10):1045-1051.
19. Jalil NA, Awang MS, Mahamarowi O. Scalene mofascial pain syndrome mimicking cervical disc prolapse: a report of two cases. *Malaysain J Med Sci*. 2010;17(1):60-66.
20. Shah KC, Rajshekhar V. Reliability of diagnosis of soft cervical disc prolapse using Spurling's test. *Br J Neurosurg*. 2004;18(5):480-483.
21. Jaeger B. Are "cervicogenic" headaches due to myofascial pain and cervical spine dysfunction? *Cephalalgia*. 1989;9(3):157-164.
22. Florencio LL, Giantomassi MC, Carvalho GF, et al. Generalized pressure pain hypersensitivity in the cervical muscles in women with migraine. *Pain Med*. 2015;16(8):1629-1634.
23. Bron C, de Gast A, Dommerholt J, Stegenga B, Wensing M, Oostendorp RA. Treatment of myofascial trigger points in patients with chronic shoulder pain: a randomized, controlled trial. *BMC Med*. 2011;9:8.
24. Travell J, Rinzler SH, Herman M. Pain and disability of the shoulder and arm: treatment by intramuscular infiltration with procaine hydrochloride. *JAMA*. 1942;120:417-422.
25. Sherman RA. Published treatments of phantom limb pain. *Am J Phys Med*. 1980;59(5):232-244.
26. Ochsner A, Gage M, DeBakey M. Scalenus anticus (Naffziger) syndrome. *Am J Surg*. 1935;28:669-695.
27. Wainner RS, Fritz JM, Irrgang JJ, Boninger ML, Delitto A, Allison S. Reliability and diagnostic accuracy of the clinical examination and patient self-report measures for cervical radiculopathy. *Spine*. 2003;28(1):52-62.
28. Gerwin RD, Dommerholt J, Shah JP. An expansion of Simons' integrated hypothesis of trigger point formation. *Curr Pain Headache Rep*. 2004;8(6):468-475.
29. Frankel SA, Hirata I Jr. The scalenus anticus syndrome and competitive swimming. Report of two cases. *JAMA*. 1971;215(11):1796-1798.
30. Treaster D, Marras WS, Burr D, Sheedy JE, Hart D. Myofascial trigger point development from visual and postural stressors during computer work. *J Electromyogr Kinesiol*. 2006;16(2):115-124.
31. Hong C-Z, Simons DG. Response to treatment for pectoralis minor myofascial pain syndrome after whiplash. *J Musculoskelet Pain*. 1993;1(1):89-131.
32. Fernandez-Perez AM, Villaverde-Gutierrez C, Mora-Sanchez A, Alonso-Blanco C, Sterling M, Fernández de las Peñas C. Muscle trigger points, pressure pain threshold, and cervical range of motion in patients with high level of disability related to acute whiplash injury. *J Orthop Sports Phys Ther*. 2012;42(7):634-641.
33. Hsieh YL, Kao MJ, Kuan TS, Chen SM, Chen JT, Hong CZ. Dry needling to a key myofascial trigger point may reduce the irritability of satellite MTrPs. *Am J Phys Med Rehabil*. 2007;86(5):397-403.
34. Wyant GM. Chronic pain syndromes and their treatment. II. Trigger points. *Can Anaesth Soc J*. 1979;26(3):216-219..
35. Hong C-Z. Considerations and recommendations regarding myofascial trigger point injection. *J Musculoske Pain*. 1994;2(1):29-59.
36. Sola AE, Rodenberger ML, Gettys BB. Incidence of hypersensitive areas in posterior shoulder muscles; a survey of two hundred young adults. *Am J Phys Med*. 1955;34(6):585-590.
37. Bron C, Dommerholt J, Stegenga B, Wensing M, Oostendorp RA. High prevalence of shoulder girdle muscles with myofascial trigger points in patients with shoulder pain. *BMC Musculoskelet Disord*. 2011;12(1):139-151.
38. Naffziger HC, Grant WT. Neuritis of the brachial plexus mechanical in origin. The scalenus syndrome. *Surg Gynecol Obstet*. 1938;67:722-730.
39. Adson AW. Cervical ribs: symptoms, differential diagnosis and indications for section of the insertion of the scalenus anticus muscle. *J Int Coll Surg*. 1951;16(5):546-559, 548.
40. Sadeghi-Azandaryani M, Burklein D, Ozimek A, et al. Thoracic outlet syndrome: do we have clinical tests as predictors for the outcome after surgery? *Eur J Med Res*. 2009;14(10):443-446.
41. Torriani M, Gupta R, Donahue DM. Sonographically guided anesthetic injection of anterior scalene muscle for investigation of neurogenic thoracic outlet syndrome. *Skeletal Radiol*. 2009;38(11):1083-1087.
42. Jordan SE, Ahn SS, Freischlag JA, Gelabert HA, Machleder HI. Selective botulinum chemodenervation of the scalene muscles for treatment of neurogenic thoracic outlet syndrome. *Ann Vasc Surg*. 2000;14(4):365-369.
43. Jordan SE, Machleder HI. Diagnosis of thoracic outlet syndrome using electrophysiologically guided anterior scalene blocks. *Ann Vasc Surg*. 1998;12(3): 260-264.
44. Braun RM, Shah KN, Rechnic M, Doehr S, Woods N. Quantitative assessment of scalene muscle block for the diagnosis of suspected thoracic outlet syndrome. *J Hand Surg Am*. 2015;40(11):2255-2261.
45. Sucher BM. Thoracic outlet syndrome—a myofascial variant: Part 1. Pathology and diagnosis. *J Am Osteopath Assoc*. 1990;90(8):686-696, 703-684.
46. Sucher BM. Thoracic outlet syndrome—a myofascial variant: Part 2. Treatment. *J Am Osteopath Assoc*. 1990;90(9):810-812, 817-823.
47. Tardif GS. Myofascial pain syndromes in the diagnosis of thoracic outlet syndromes. *Muscle Nerve*. 1990;13(4):362-363.
48. Walsh MT. Therapist management of thoracic outlet syndrome. *J Hand Ther*. 1994;7(2):131-144.
49. Lewit K. *Manipulative Therapy in Rehabilitation of the Locomotor System*. 3rd ed. Oxford: Butterworth Heinemann; 1999:214.

Capítulo 21

Músculo supraespinal

Arqui-inimigo das atividades acima da cabeça

Joseph M. Donnelly

1. INTRODUÇÃO

O músculo supraespinal, importante músculo do manguito rotador, tem três cabeças musculares e origina-se dos dois-terços médios da fossa supraespinal da escápula e da fáscia supraespinal. Afina-se na inserção medial e fica mais espesso ao se deslocar lateralmente sob o acrômio para inserir-se ao úmero. As três cabeças musculares entrelaçadas conferem ao músculo uma crescente capacidade de absorver cargas tensionais. Os papéis principais desse músculo são a abdução e a estabilidade dinâmica da articulação glenoumeral por meio da carga compressora da cabeça do úmero na cavidade glenoidal escapular com as outras musculaturas do manguito rotador. É considerado o músculo mais ativo do manguito rotador, com envolvimento em qualquer atividade funcional que exija elevação da extremidade superior. Pontos-gatilho (PGs) no músculo supraespinal produzem uma dor profunda na região deltoide média do ombro que pode referir, de forma descendente, para o braço. Costumam referir a dor ao epicôndilo lateral do úmero, mas raramente ao punho. Os sintomas podem exacerbar quando a pessoa dorme sobre o lado afetado, carrega objetos pesados com o braço pendente na lateral e tenta pegar algo de lado. Ativação e perpetuação de PGs nesse músculo costumam resultar de elevação de objetos até a altura do ombro, ou acima, com o braço estendido, ou da realização de tarefas que demandem elevação repetida e/ou moderadamente prolongada do braço. O diagnóstico diferencial deve incluir um levantamento de dados relativos à disfunção de todas as musculaturas do manguito rotador e do ombro, mobilidade deficiente da articulação escapuloumeral, sintomas radiculares C5-C6, bursite subdeltoide ou subacromial e discinese escapular. As ações corretivas incluem reeducação postural, posição correta para dormir, evitar atividades que sobrecarreguem o músculo, autoliberação miofascial (por pressão) de PGs e exercícios de autoalongamento.

2. CONSIDERAÇÕES ANATÔMICAS

O músculo supraespinal tem origem nos dois-terços médios da fossa supraespinal da escápula e da fáscia supraespinal.[1] O músculo é mais fino em sua inserção medial, espessando-se ao se deslocar para inserir-se ao úmero. Ao se deslocar lateralmente, as fibras anteriores de orientação oblíqua convergem com as posteriores mais paralelas do músculo, formando um tendão espesso sob o acrômio, que passa acima da cabeça do úmero para inserir-se na faceta superior do tubérculo maior do úmero (Figura 21-1). O tendão é mais espesso em sua inserção anterior, sendo contínuo com os ligamentos transversos umeral e coracoumeral.[1] O tendão é mais plano na inserção da faceta superior, e sua porção mais profunda mistura-se com a cápsula da articulação glenoumeral.[1] O tendão supraespinal localiza-se entre o ligamento coracoacromial anteriormente, e o músculo infraespinal, posteriormente.

O músculo supraespinal é descrito com três cabeças musculares diferentes que dão a aparência de uma corda trançada.[2] Surgindo a partir da espinha escapular, a cabeça posterior desloca-se anteriormente, ao passo que a cabeça média se desloca lateralmente, e a cabeça anterior, posteriormente. O tendão posterior fino sobrepõe-se às cabeças anterior e média, entrelaçando todas as três cabeças, aumentando a capacidade do músculo de reduzir carga tensional.[2] Foi identificada uma expansão aponeurótica em cerca de 50% de 150 ombros estudados com ressonância magnética (RM). Essa expansão aponeurótica continua inferiormente, desde o tendão supraespinal paralelo à cabeça longa do tendão do bíceps, no sulco bicipital, fora da bainha sinovial, inserindo-se no úmero, no aspecto superior do tendão peitoral maior.[3]

Fibras verticais mais profundas a partir do músculo infraespinal unem-se ao tendão supraespinal, no plano superior, e cruzam o intervalo do manguito rotador, chegando ao músculo bíceps braquial anteriormente. Esse tendão fibroso e espesso é conhecido como cabo rotador,[4] que une a musculatura do manguito rotador posterior à musculatura do músculo do manguito anterior, demonstrado em sondagens do ombro por RM.[5] O crescente rotador é a organização distal do tendão, consistindo na inserção dos tendões supraespinal e infraespinal, lateral ao cabo rotador, que se insere no úmero. Esse cabo parece proteger o crescente rotador[4] pela transferência de forças, intrinsecamente, do manguito rotador posterossuperior para o manguito rotador anterior.[1] Essa inserção complexa parece possibilitar que o manguito rotador trabalhe de forma coordenada durante todos os movimentos do ombro. A Figura 21-1A identifica as inserções dos outros três músculos que compõem o manguito rotador.

2.1. Inervação e vascularização

O músculo supraespinal é inervado pelo nervo supraescapular por meio do tronco superior do plexo braquial, a partir dos nervos espinais C5 a C6,[1] e também a partir de C4 em algumas pessoas.[6] Esse nervo desloca-se paralelamente à clavícula e movimenta-se posteriormente através da fenda supraescapular para a fossa supraespinal para inervar o músculo supraespinal. Repentinamente, ele altera o trajeto em torno da fenda espinoglenóidea da escápula, fazendo surgir os ramos motores que inervam o infraespinal.[6]

O suprimento vascular ao supraespinal surge a partir das artérias escapulares supraescapular e dorsal.[1] A artéria supraescapular movimenta-se sobre o ligamento escapular transverso, ao passo que o nervo supraescapular se movimenta abaixo desse ligamento, na maior parte dos casos.[7]

2.2. Função

O músculo supraespinal é um estabilizador dinâmico importante da articulação glenoumeral, junto com os músculos infraespinal, redondo menor e subescapular. O supraespinal tem papel central na estabilidade dinâmica durante abdução dos ombros. Esse músculo, o deltoide médio e o trapézio médio são ativados antes do movimento do braço durante a abdução no plano coronal, e o supraespinal alcança seu pico de contração voluntária máxima (CVM) com 88° de abdução. O infraespinal alcança o pico CVM com 165°, e o subescapular, com 108° de abdução. O supraespinal parece dar uma contribuição maior para a abdução no início da

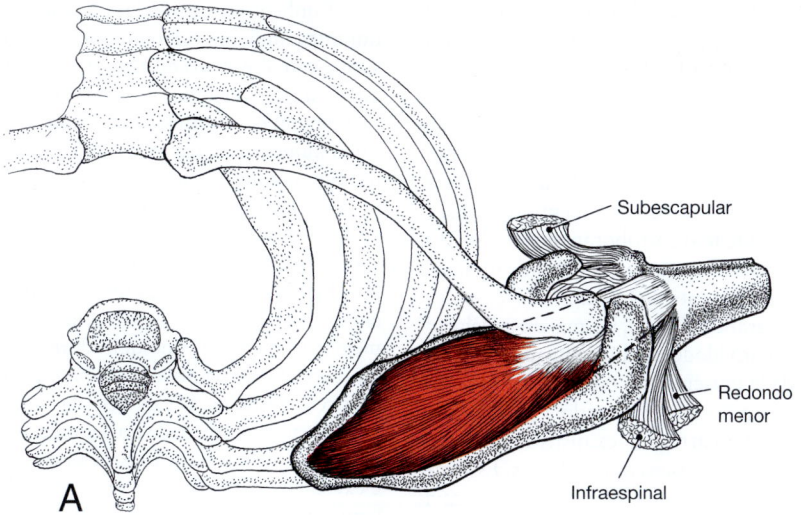

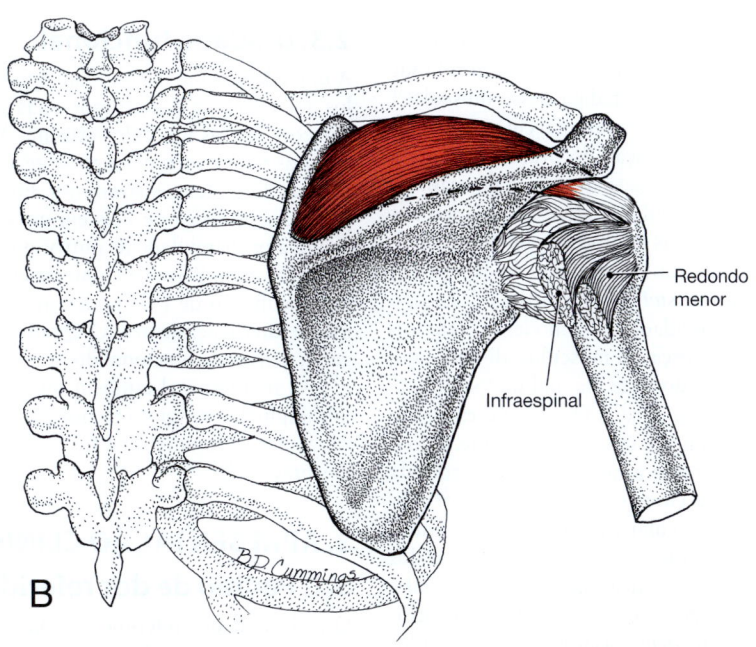

Figura 21-1 Inserções do músculo supraespinal (em vermelho). Os outros músculos do manguito rotador estão seccionados e rebatidos para mostrar suas inserções de forma mais clara. (A) Vista de cima, incluindo a relação da inserção umeral do supraespinal com as inserções dos outros três músculos do manguito rotador. (B) Vista posterior. Se visualizadas as inserções do trapézio à clavícula, ao acrômio e à espinha escapular, fica claro quão profundo está o músculo supraespinal devido á sobreposição do músculo trapézio.

amplitude de movimento. Os músculos do manguito rotador são recrutados logo e aumentam ao longo da amplitude de movimentos, contribuindo à cooptação da cabeça do úmero no glenoide.[8] Kwon e colaboradores[9] estudaram a área transversal do supraespinal em vários graus de abdução glenoumeral e descobriram a maior área transversal desse músculo entre 60 e 90° de abdução do ombro, significando sua maior ativação nessa amplitude. Essa descrição é consistente com os achados de outros pesquisadores.[8] Outros autores descobriram que o padrão de ativação na elevação do plano coronal e no plano da escápula é similar nos músculos supraespinal, infraespinal e subescapular com todas as cargas.[10-12] Há uma forte correlação da ativação do supraespinal com a do deltoide, ao passo que os padrões de ativação dos músculos infraespinal e subescapular têm forte correlação com os da musculatura axial-escapular.[10,11] Witte e colaboradores[13] relataram achados similares; sua conclusão, porém, é de que os músculos supraespinal e deltoide podem contribuir com momentos de elevação glenoumeral de forma complementar. O grupo de pesquisadores também descobriu que a resposta do supraespinal a um aumento na carga durante direções múltiplas de elevação do ombro era altamente variável, comparada com a do deltoide, que, consistentemente, aumentou a ativação com aumento de carga.[13] Os resultados de pesquisa recente não corroboram noções históricas de que o supraespinal é mais eficiente que o deltoide no início da abdução, quando o braço ainda está na lateral.

Em um estudo eletromiográfico (EMG), Basmajian e Deluca[14] demonstraram que apenas a atividade do músculo supraespinal, na ausência de outra atividade muscular no ombro, evitou deslocamento descendente da cabeça do úmero quando a extremidade superior, pendente na lateral, foi carregada exaustivamente com peso de 7 kg, ou com movimentos bruscos descendentes. Esse mecanismo funciona devido à ação em cunha da angulação da cavidade glenoidal e do lábio cartilaginoso.[14]

A atividade EMG do supraespinal durante abdução do braço aumenta, quase de forma linear, do descanso à atividade vigorosa em uma abdução de 150°. Durante a flexão, a atividade EMG aumenta rapidamente no início, atinge um platô e aumenta novamente, à medida que a flexão se aproxima de 150°.[15] Durante flexão ou abdução sustentada a 90°, o supraespinal foi o primeiro músculo a mostrar evidências de fadiga, comparado a outros músculos do ombro. Após 5 minutos, alterações na amplitude e na frequência indicaram aumento da fadiga desse músculo.[16] A ocorrência comum de tendinopatia supraespinal em pessoas que realizam tarefas que exijam uma elevação do braço[17] salienta a vulnerabilidade desse músculo ao uso excessivo nessa posição.

Durante a marcha, o supraespinal está ativo no balanço dos braços para a frente e para trás (mas não nos finais desse movimento) para ajudar a evitar migração descendente da cabeça dos úmeros. Durante o movimento de *swing* dos golfistas destros, o supraespinal direito inicia com atividade EMG moderada (em torno de 25% do teste manual de força do músculo), diminuindo, aos poucos, para menos de 10% do teste manual de força muscular nas proximidades da rebatida tardia. O músculo esquerdo manteve atividade EMG relativamente moderada durante todo o *swing*,[18] com mais atividade durante a fase precoce e tardia da tacada. Jobe e colaboradores[19] e Gowan e colaboradores[20] pesquisaram padrões de ativação muscular e atividade durante movimentos de arremesso. Eles identificaram atividade máxima dos músculos supraespinal, infraespinal e deltoide nas fases inicial e tardia da preparação (*cocking*) do arremesso. Também identificaram que jogadores amadores tendem a usar mais dos músculos do manguito rotador durante a fase de aceleração. Illyes e colaboradores[21] pesquisaram a atividade muscular dos ombros durante as ações de empurrar, puxar, elevar e arremessar, comparando a atividade muscular em atletas recreacionais à atividade de profissionais com movimentos acima da cabeça. Descobriram que o supraespinal tinha atividade máxima durante as ações de empurrar, elevar e arremessar com rapidez acima da cabeça. O tempo da atividade de pico foi muito maior e a duração foi maior nos atletas recreacionais, comparados aos arremessadores profissionais. Seus achados foram consistentes com os de Gowan e colaboradores,[20] que identificaram os músculos deltoide, supraespinal e infraespinal como estabilizadores, e os músculos subescapular, peitoral maior, latíssimo do dorso e tríceps braquial como aceleradores da articulação glenoumeral durante atividades de arremesso.[21]

Também foi estudada a ativação da musculatura do ombro durante condições diferentes de direção automotiva. Os músculos supraespinal e deltoide têm ativação moderada a alta durante o ato de dirigir veículo (CVM, 30-50%).[22] Ocorrendo uma lesão ou PGs em um desses músculos, o outro pode não conseguir compensar o aumento de carga, já que ambos evidenciam alta ativação durante condições normais de direção veicular. Ajustar o assento do motorista para mais perto do volante, para que os ombros possam ficar em posição de repouso, reduz a ativação média do supraespinal em cerca de 45%.[22]

Reinold e colaboradores[23,24] pesquisaram a ativação muscular em exercícios comuns de reabilitação prescritos para o cíngulo do membro superior. Os pesquisadores descobriram ausência de diferença estatística na ativação supraespinal durante qualquer um dos exercícios testados. O exercício da "lata cheia" produziu significativamente menos atividade no deltoide; portanto, concluíram que essa pode ser a melhor posição para ter o supraespinal para teste de força e exercícios. Alta ativação desse músculo também foi demonstrada com rotação lateral em pé, com o braço abduzido a 90°, rotação lateral pronada com o braço em abdução a 90°, e abdução horizontal pronada a 100° com rotação lateral completa. Eles também sugerem o uso do teste da "lata vazia" para investigação da eficácia do manguito rotador na prevenção de migração superior da cabeça do úmero, secundária à elevada ativação do deltoide nessa posição.[24]

2.3. Unidade funcional

A unidade funcional à qual um músculo pertence inclui os músculos que reforçam e contrapõe-se às suas ações, bem como as articulações que os músculos cruzam. A interdependência dessas estruturas reflete-se, funcionalmente, na organização e nas conexões neurais do córtex sensorimotor. Enfatiza-se a unidade funcional, porque a presença de PGs em um dos músculos da unidade aumenta a probabilidade de outros músculos nessa unidade também desenvolverem PGs. Ao desativar PGs em um músculo, deve-se ter a preocupação de PGs poderem surgir nos músculos funcionalmente interdependentes. O Quadro 21-1 representa, de maneira geral, a unidade funcional do músculo supraespinal.[25]

O supraespinal também funciona de modo sinérgico com o infraespinal, o redondo menor e o subescapular, a fim de estabilizar a cabeça do úmero na fossa glenóidea durante movimentação dos braços.[10,14]

3. APRESENTAÇÃO CLÍNICA

3.1. Padrão de dor referida

O padrão de dor referida dos PGs no músculo supraespinal causa um incômodo profundo no ombro, concentrando-se na região

Quadro 21-1 Unidade funcional do músculo supraespinal

Ação	Sinergista	Antagonistas
Elevação do ombro (abdução)	Deltoide	Redondo maior Peitoral maior Latíssimo do dorso Coracobraquial Cabeça longa do tríceps braquial

média do deltoide. A sensibilidade e a dor projetadas nessa região do deltoide podem ser facilmente confundidas com bursite subdeltóidea. Costuma referir dor de forma descendente para o braço e o antebraço, sendo, por vezes, muito concentrada acima do epicôndilo lateral do cotovelo (Figura 21-2).[26] Esse componente no epicôndilo ajuda a distinguir PGs no supraespinal de PGs no infraespinal, que não costumam referir dor concentrada ao cotovelo.[26,27] Às vezes, a dor de PGs no supraespinal é também referida para o punho.

Outros autores descreveram a dor referida desse músculo como uma dor que se desloca na direção (ou para o interior) do ombro,[28-30] para o lado externo do braço,[28,31] e da escápula ao úmero médio.[29]

Injeção experimental de salina hipertônica a 6% nos músculos supraespinais normais causou dor referida ao ombro (três sujeitos), à região superior das costas (dois sujeitos) e ao cotovelo (um sujeito).[32]

3.2. Sintomas

Os músculos do manguito rotador costumam estar implicados em pacientes que informam dor no ombro, com o supraespinal sendo um dos músculos com envolvimento mais frequente.[33] PGs ativos nesse músculo foram encontrados em 38% dos indivíduos com dor não específica no ombro[34] e 65% dos pacientes com um diagnóstico médico de impacto no ombro.[35] Pacientes com PGs no supraespinal costumam descrever dor intensa no aspecto lateral do ombro, acima da região deltoide, com capacidade de se espalhar até distalmente para o epicôndilo e o antebraço laterais (Figura 21-2). A dor costuma ser sentida com intensidade durante a elevação do braço, na articulação glenoumeral, principalmente no começo do movimento. Pacientes podem ter um incômodo profundo no aspecto lateral do ombro em repouso, que pode simular a dor de uma bursite.[36] Geralmente, a dor evita que os pacientes ergam o braço acima da cabeça, causando limitação das atividades. Quando o músculo supraespinal é afetado no lado dominante, é comum os pacientes relatarem dificuldades em tocar a cabeça para pentear os cabelos, escovar os dentes ou barbear-se. Os pacientes também informam dificuldade durante atividades desportivas que exijam elevação dos braços, como o movimento do saque no tênis. Os que têm PGs no supraespinal, no lado não dominante, podem não se dar conta de restrição moderada desses movimentos quando o braço dominante costuma fazer essas atividades acima da cabeça. Ohmori e colaboradores[37] descobriram que PGs ativos no supraespinal e no infraespinal estavam associados à dor no ombro durante elevação ipsilateral de extremidade superior em pacientes que recebiam uma toracotomia para poupar o músculo; portan-

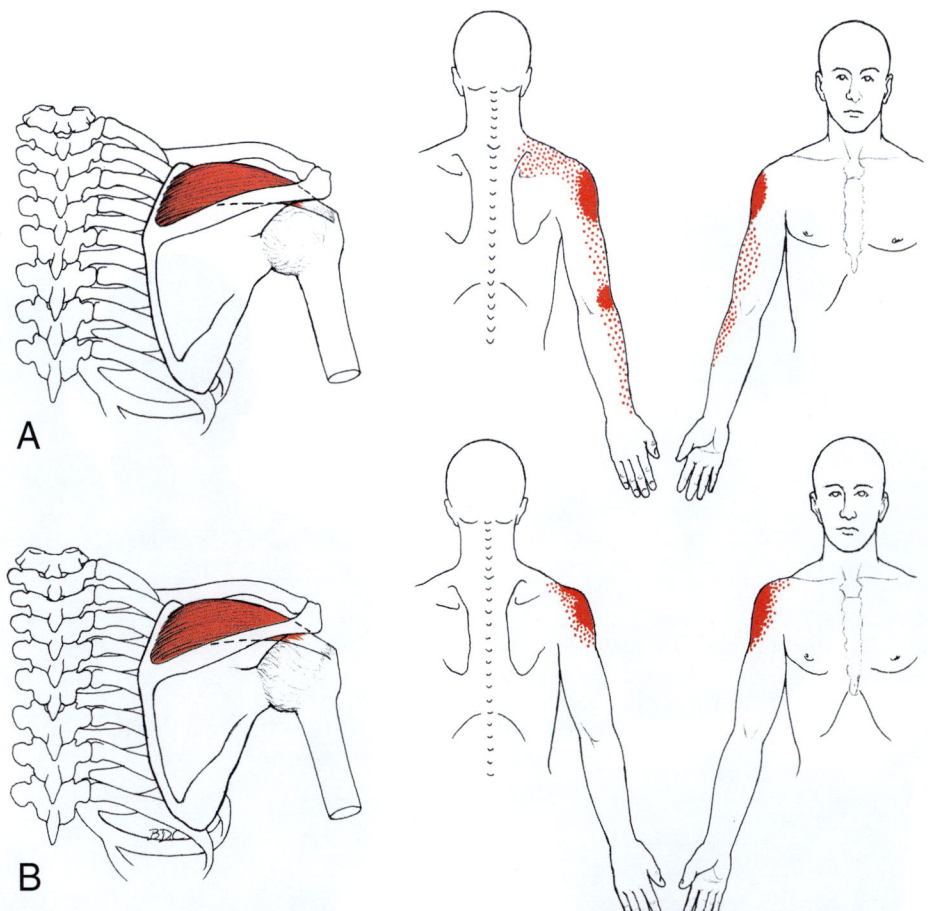

Figura 21-2 (A) e (B) Padrões de dor referida (zona de referência essencial em vermelho contínuo, zona excedente em vermelho pontilhado) de PGs no supraespinal. (A) Os PGs podem se localizar em qualquer região do músculo. (B) Além disso, uma área sensível localizada na região da inserção do supraespinal com a cápsula da articulação glenoumeral pode indicar uma entesopatia.

to, uma avaliação dos músculos dos ombros após procedimento cirúrgico que pode necessitar de posicionamento prolongado ou pouco comum do braço é fundamental para uma excelente recuperação pós-operatória.

Apenas PGs no supraespinal raramente causam dor noturna severa que perturbe o sono. Outros autores observaram rigidez do ombro e incômodo noturno, secundários a envolvimento do supraespinal.[29] Em pacientes com mais de 65 anos de idade que relatam dor noturna que compromete o sono, o exame em busca de ruptura no manguito rotador deve ser feito. Em certos casos, quando o PG no supraespinal é altamente irritável, o paciente pode informar dor crescente no ombro ao andar, em razão de ativação desse músculo durante o balanço dos braços. Em indivíduos com dor lateral recorrente no cotovelo, ou epicondilalgia, o supraespinal deve ser examinado. Há pacientes que podem informar sons de estalo ou clique em torno da articulação do ombro, o que é solucionado quando PGs no supraespinal são desativados.

3.3. Exame do paciente

Após exame subjetivo completo, o clínico deve fazer um desenho detalhado representando a dor descrita pelo paciente. Essa descrição ajudará no planejamento do exame físico e pode ser útil no monitoramento da progressão do paciente, à medida que sintomas melhoram ou mudam. Para um exame adequado do supraespinal, o profissional deve observar a postura do cíngulo do membro superior, atentar para a posição escapular e examinar amplitudes ativa e passiva de movimento do cíngulo do membro superior, com atenção especial aos padrões de ativação muscular e ao ritmo escapuloumeral. Cabe ao clínico observar quando e onde ocorre a dor. PGs no supraespinal podem produzir dor em repouso ou durante movimentos, especialmente durante elevação dos braços em qualquer plano. A dor costuma ocorrer durante toda a amplitude de movimentos da abdução. Se ocorrer apenas em um pequeno arco de movimento, deve haver uma avaliação de lesão no manguito rotador. Do ponto de vista clínico, esse músculo raramente está envolvido de forma isolada. Mais comum é o seu envolvimento associado aos músculos infraespinal, deltoide ou trapézio superior que também possam ter PGs.

Para identificar deficiências na amplitude de movimentos e, assim, disfunção biomecânica que pode ser causada por PGs no supraespinal, cabe ao clínico identificar a amplitude de movimento limitada, fazendo um teste específico de amplitude para o supraespinal. Teste de resistência específico para o músculo deve ser realizado para a identificação de déficits na função muscular e na reprodução de sintomas de dor. Quando PGs ativos estão presentes nesse músculo, elevação resistida no plano escapular é inibida pela dor.

O teste de Apley (extensão do ombro, rotação medial e adução) pode ser usado para identificar restrições em razão de PGs no músculo supraespinal. Essa versão do teste de Apley demanda adução total e rotação medial do braço na articulação glenoumeral. É feito colocando-se a mão do lado afetado atrás das costas e chegando o máximo possível para cima, na direção da escápula oposta. As pontas dos dedos devem alcançar o ângulo inferior da escápula (Figura 21-3A). Esse teste também alonga os abdutores do ombro e o infraespinal. Quando a amplitude desses músculos está limitada em razão de PGs, os dedos podem quase não alcançar a região que seria do bolso traseiro, ou toracolombar. A limitação decorrente de PGs no supraespinal é similar a quando o movimento é feito de forma ativa ou passiva. Em contrapartida,

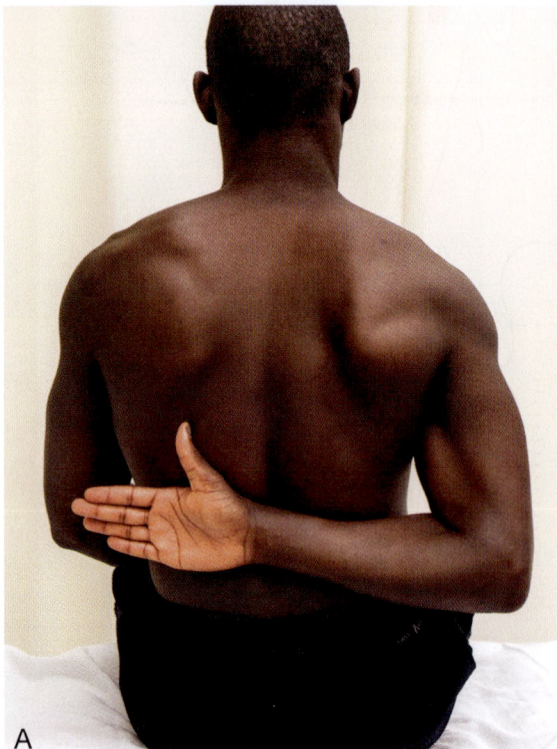 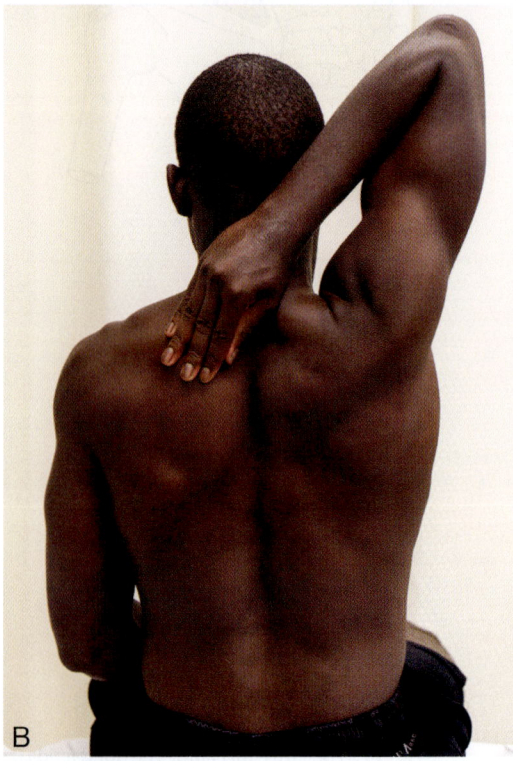

Figura 21-3 (A) Teste de Apley (extensão de ombro, rotação medial e adução) para alongar os abdutores e os rotadores laterais do ombro e encurtar os adutores do ombro e os rotadores mediais. (B) Teste de Apley (flexão do ombro rotação lateral e abdução) para alongar os adutores e rotadores mediais do ombro e encurtar seus abdutores e rotadores laterais.

PGs no músculo subescapular antagonista podem permitir que os dedos alcancem a coluna ou além, se o movimento for feito de forma passiva e sem contração do subescapular na posição de encurtamento.

A outra versão do teste de Apley (flexão do ombro, rotação lateral e abdução) costuma ser limitado por PGs no supraespinal (Figura 21-3B). Em posição ereta, o paciente não consegue manter o braço em abdução total devido à dor, porque isso contrai o supraespinal na posição encurtada e comprime qualquer entesopatia presente em sua inserção umeral. Quando em supino, o paciente com PGs supraespinais tem menos dificuldade para fazer o teste de Apley acima da cabeça, porque o músculo não ergue o peso do braço.

Movimento articular acessório deve ser testado nas articulações glenoumeral, acromioclavicular, esternoclavicular e escapulotorácica. Com frequência, hipomobilidade articular na articulação esternoclavicular pode causar déficit na elevação do ombro, contribuindo para alterações nos padrões normais de ativação muscular. Disfunções articulares na articulação glenoumeral também podem prejudicar padrões de ativação muscular, contribuindo para sobrecarga do supraespinal e do manguito rotador.

Posições escapular e da cabeça umeral devem ser investigadas em repouso e durante elevação de extremidade superior, pois um mau alinhamento pode ser um colaborador importante para sobrecarga do supraespinal durante todas as atividades funcionais das extremidades superiores. O complexo do cotovelo deve ser parte do exame, porque o supraespinal costuma referir dor a essa região.

Pacientes com PGs no supraespinal podem estar cientes dos cliques no ombro e preocupados com eles durante movimentação. O som pode ser ouvido e palpado quando o paciente movimenta o braço na articulação glenoumeral de forma que acuse as fibras envolvidas do supraespinal. A desativação dos PGs no músculo elimina os sintomas. O mecanismo desse clique é desconhecido, embora possa ter relação com uma entesopatia, pois a fonte palpável também está sensível, ou pode haver uma ligação com a inibição do supraespinal.

A inserção umeral do tendão supraespinal é palpado com mais facilidade quando a mão do membro superior examinada é colocada atrás das costas, no nível da cintura, com o braço em rotação medial. Essa posição leva o tendão a alcançar o ponto a partir da região abaixo do acrômio. A palpação costuma revelar uma sensibilidade acentuada abaixo do deltoide, na inserção do tendão supraespinal.

3.4. Exame de pontos-gatilho

O paciente senta com conforto, ou deita sobre o lado não envolvido com o braço afetado próximo ao corpo, enquanto está relaxado. Em PGs menos ativos, pode ser desejável colocar o braço atrás das costas, alongando o supraespinal. Esse músculo deve ser palpado por meio do trapézio, usando-se palpação plana transversa. O músculo deve ser palpado ao longo de todo o comprimento, na fossa supraespinal, para identificação de PGs (Figura 21-4). PGs costumam se localizar na fossa supraespinal da escápula, abaixo de uma parte relativamente espessa do trapézio. Assim, uma reação contrátil local do supraespinal é provocada, de forma não confiável, pela palpação plana transversa, sendo nem sempre percebida por penetração com agulha. A sensibilidade à palpação costuma ser provocada na região média da fossa supraespinal (a porção média de algumas fibras passa nesse ponto, por volta de metade da espessura do músculo), embora possa ser provocada em qualquer local na fossa, porque as fibras supraespinais inse-

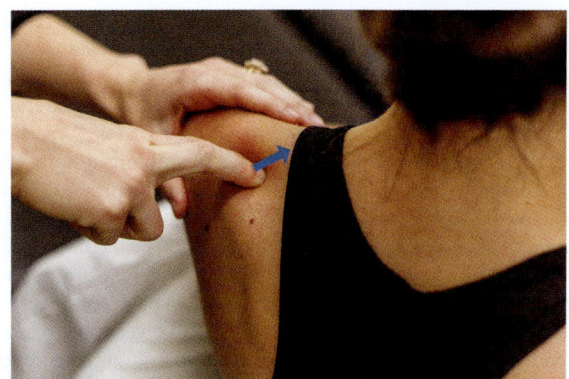

Figura 21-4 Palpação plana transversa em relação a PGs no supraespinal. A seta mostra a direção da palpação.

rem-se por todos os dois terços mediais da fossa. A presença de sensibilidade pontual na região lateral, entre a espinha da escápula e a clavícula, quase medial ao acrômio, muito possivelmente representa envolvimento da junção musculotendínea, secundária à tensão aumentada do músculo, associada ao uso excessivo do músculo supraespinal.

A gravidade e o alcance da dor referida evocada por agulhamento dos PGs na área muscular costumam estar fora de proporção em relação ao leve grau de sensibilidade, em razão da palpação profunda informada pelo paciente, possivelmente porque a profundidade do músculo que deve ser penetrado dispersa a especificidade da pressão da palpação manual.

A inserção tendínea na cabeça do úmero, onde o tendão do músculo mistura-se à cápsula articular para fazer parte do manguito rotador sob o acrômio, também pode estar sensível à palpação (Figura 21-2B). Essa região sensível corresponde à área insatisfatoriamente vascularizada descrita por Hagberg,[17] sendo vulnerável à sobrecarga sustentada ou repetida.

4. DIAGNÓSTICO DIFERENCIAL

4.1. Ativação e perpetuação de pontos-gatilho

Uma atividade ou postura que ative um PG, se não corrigida, também pode perpetuá-lo. Em qualquer parte do músculo supraespinal, PGs podem ser ativados por carga excêntrica não habitual, exercício excêntrico em músculo não condicionado ou carga concêntrica máxima ou submáxima.[38] PGs ainda podem ser ativados ou agravados quando o músculo é colocado em posição encurtada e/ou alongada por período prolongado.

PGs no supraespinal podem ser ativados com transporte de objetos pesados, como uma mala, uma pasta ou pacote, com o braço pendente ao lado do corpo, ou em decorrência de levar a passear um cão de grande porte que puxe a guia. PGs nesse músculo também podem ser ativados erguendo-se um objeto até o ombro ou acima, com o braço bem estendido, ou na realização de tarefas que exijam elevação repetida ou moderadamente prolongada dos braços.[17]

4.2. Pontos-gatilho associados

PGs associados podem aparecer nas áreas de dor referida, sendo causados por outros PGs;[39] portanto, músculos nas áreas de dor referida de cada músculo acometido também devem ser examinados. Liberar o PG no músculo costuma possibilitar uma redução imediata no limiar da pressão da dor dos PGs associados.[39] Essa relação costuma ser muito observada quando PGs no supraespinal causam PGs associados nos músculos deltoide, cabeça lateral do tríceps e ancôneo.

Diferentemente da dor referida de PGs no infraespinal, que atinge o ombro em profundidade e é facilmente confundida com artrite da articulação glenoumeral,[40] a dor no ombro por PGs no supraespinal carece de uma qualidade profunda e incômoda.

A experiência clínica sugere que os músculos supraespinal, infraespinal, deltoide e bíceps braquial costumam desenvolver PGs ao mesmo tempo, e que o trapézio pode se envolver como parte da unidade funcional. Tal ideia tem o apoio de pesquisas recentes que investigaram a prevalência e o tratamento de PGs em pacientes que se apresentaram com dores no ombro.[41-43]

4.3. Patologias associadas

Radiculite cervical nas raízes nervosas C5 ou C6 costumam resultar na formação de PGs naqueles músculos inervados pelas mesmas raízes nervosas. É frequente pacientes com sintomas radiculares C5-C6 relatarem dor anterior e profunda no ombro, dor anterolateral no ombro, dor braquial e no antebraço e dor no aspecto radial da mão e lateral em dois dedos e meio. Wainner e colaboradores[44] identificaram um grupo de itens para teste que determina a probabilidade de um paciente apresentar radiculopatia cervical. Foram identificados os cinco elementos de previsão: um sinal positivo de Spurling, rotação cervical inferior a 60° para o mesmo lado, teste positivo de compressão cervical, alívio de sintomas com distração axial e um teste neurodinâmico positivo em membro superior. Pacientes que apresentam quatro dessas variáveis positivas têm uma probabilidade pós-teste de 90% de radiculopatia cervical. Pacientes com três dessas variáveis positivas têm probabilidade pós-teste de 65% de radiculopatia cervical.[44]

Outros diagnósticos a serem considerados incluem artrite cervical ou osteófitos com irritação de raiz nervosa, além de lesões no plexo braquial. Essas fontes neurogênicas de dor podem apresentar evidências EMG de denervação (potenciais positivos de ondas incisivas e fibrilação) nos músculos supridos pelos nervos comprometidos. Músculos com PGs não mostram evidências EMG de denervação, porque tais evidências de compressão muscular de um nervo seriam apresentadas nos músculos distais àquele causador da compressão.

Dores no ombro respondem por cerca de 12% das condições musculoesqueléticas, e a síndrome do impacto subacromial é o diagnóstico que mais predomina.[45] Nos Estados Unidos, o custo direto para o tratamento de dores no ombro foi estimado em US$ 7 bilhões no ano 2000.[46] Em uma revisão sistemática das evidências relacionadas ao diagnóstico dessa síndrome feita por Papadonikolakis e colaboradores,[47] a conclusão foi que o diagnóstico original de síndrome do impacto foi elaborado para cobrir a amplitude de distúrbios do manguito rotador, inclusive tendinose e rupturas totais ou incompletas de difícil diferenciação. Esses autores sugerem o abandono do diagnóstico de síndrome do impacto em razão dos avanços diagnósticos recentes que possibilitam distingui-los.[47] Diercks e colaboradores[48] sugeriram uma orientação para o diagnóstico e o tratamento da síndrome da dor no acrômio, que inclui o exame e o tratamento de PGs. Essa síndrome é mais discutida no Capítulo 33, Considerações clínicas sobre dor na porção superior das costas, nos ombros e nos braços.

Pesquisadores observaram a prevalência de PGs, limiar de dor à pressão (LDP) e reprodução de dores no ombro em pacientes com dor não específica nesse local[49] ou o diagnóstico de síndrome do impacto.[35,43] Hidalgo-Lozano e colaboradores[35] coletaram dados de 12 pacientes e 10 controles combinados em relação à prevalência de PGs e LDP. Estes foram os critérios de inclusão: dor com duração além de 3 meses, dor superior a 4/10 com elevação do ombro e testes positivos de impacto de Neer e Hawkin. Pacientes com síndrome do impacto subacromial tiveram maior quantidade de PGs ativos e latentes. A maior prevalência de PGs ativos foi observada nos músculos supraespinal (62%), infraespinal (42%) e subescapular (42%). Pacientes com síndrome do impacto subacromial demonstraram um LDP diminuído, com correlação direta com a quantidade de PGs. Cada paciente com síndrome do impacto subacromial tinha até três PGs ativos. Quanto maior a quantidade de PGs presentes, mais baixo o LDP. Os resultados de sua pesquisa deram credencial à ideia de que mecanismos periféricos e centrais estão presentes em pacientes com síndrome do impacto subacromial. O tratamento manual desses PGs reduziu a dor no ombro e a sensibilidade à pressão em indivíduos com síndrome do impacto subacromial.[50] Da mesma maneira, a presença de PGs em 10 músculos foi pesquisada em 27 pacientes com um diagnóstico de síndrome do impacto subacromial e 20 controles combinantes.[43] A quantidade de músculos com PGs foi significativamente maior no grupo da síndrome do impacto subacromial, em comparação com o grupo-controle, com os músculos infraespinal, subescapular e trapézio tendo um grande número de PGs ativos e latentes. O infraespinal teve a mais alta prevalência de PGs ativos no grupo da síndrome do impacto subacromial. A prevalência maior de PGs nesse grupo sinaliza a importância da dor miofascial na apresentação da síndrome do impacto subacromial. É interessante observar que PGs no supraespinal foram encontrados bilateralmente em pacientes com a síndrome do impacto subacromial. Portanto, é importante o exame bilateral em pacientes com um diagnóstico de síndrome do impacto subacromial.[43]

Em pacientes com dor unilateral no ombro e um diagnóstico de síndrome do impacto subacromial com testes positivos associados de impacto, é fundamental examinar os músculos do pescoço e do ombro bilateralmente em relação à presença de PGs ativos e latentes. Além de PGs no supraespinal, bursite no deltoide, bursite subacromial, capsulite aderente e patologia do manguito rotador podem causar sensibilidade na inserção tendínea do manguito rotador (cápsula) abaixo do acrômio. Somente PGs, entretanto, causam sensibilidade pontual no ventre do músculo supraespinal. Bursite, capsulite aderente e patologia do manguito rotador são abordadas, com detalhes, no Capítulo 33, Considerações clínicas sobre dor na porção superior das costas, nos ombros e nos braços.

A compressão do supraescapular é uma condição relativamente rara, encontrada em atletas que fazem movimentos repetitivos de preparação para o arremesso (*cocking*), que é parte do arremesso.[51] A posição de preparação para o arremesso exige abdução, extensão e rotação lateral de ombro, seguidas de flexão e rotação medial rápidas.[19] Lesão em nervo supraescapular também foi identificada em idosos com alterações degenerativas na articulação glenoumeral e com lassidão capsular associada ao processo de envelhecimento. Essa compressão do nervo costuma ser causada por atividade desportiva repetitiva acima da cabeça, cistos ganglionares ou fraturas escapulares. Áreas de compressão incluem a fenda supraescapular abaixo do ligamento transverso superior e a fenda espinoglenóidea na presença de uma lesão que ocupe espaço.[52] O diagnóstico por condução nervosa e EMG dos músculos infraespinal e supraespinal é necessário para que um diagnóstico assim seja feito. Quando o paciente não reage a repouso ou outras medidas conservadoras, indica-se cirurgia. Paciente com compressão do nervo supraescapular relata dor vaga no cíngulo do membro superior e demonstra atrofia acima dos músculos supraespinal e infraespinal, amplitude limitada de movimentos no ombro e fadiga no cíngulo do membro superior.[52] Os relatos de dor do paciente podem ser similares aos causados por PGs no cíngulo do membro superior, sobretudo nos músculos supraespinal e infraespinal.

Desequilíbrios nos músculos escapuloumerais, mais comumente conhecidos como discinese escapular, são definidos como uma alteração do padrão normal de recrutamento motor da contração muscular da musculatura do cíngulo do membro superior durante movimentos das extremidades superiores. Essa alteração do recrutamento muscular normal pode levar a uma coordenação insatisfatória, fadiga antecipada e sobrecarga dos músculos do manguito rotador. O papel da discinese escapular na dor e na disfunção miofasciais está descrito no Capítulo 33, Considerações clínicas sobre dor na porção superior das costas, nos ombros e nos braços.

Para pacientes com dores no ombro, cujos sintomas não combinam com seu diagnóstico, ou que não tiveram sucesso em melhorar com outras medidas conservadoras, o diagnóstico e o tratamento de PGs no supraespinal podem ser essenciais.

5. AÇÕES CORRETIVAS

O paciente com PGs no supraespinal deve evitar movimentos habituais, sustentados ou repetitivos que sobrecarreguem esse músculo. Isso inclui evitar carregar objetos pesados com a mão do ombro afetado e o braço solto na lateral do corpo, tentar tocar as costas ou longe na lateral para pegar objetos e erguer itens pesados acima da cabeça. Também deve ser evitada contração sustentada do músculo, como quando o braço é mantido em uma posição elevada (p. ex., levantar os braços continuamente por vários minutos para pentear os cabelos ou realizar tarefa acima da cabeça). Ocasionalmente, baixar os braços para relaxar os músculos pode fazer a reposição do suprimento de sangue e evitar a formação de PG.

Quando o paciente se deita sobre o lado não envolvido, o sono melhora em razão do apoio do cotovelo mais acima e do antebraço (membro dolorido) em um travesseiro, conforme descrito na Figura 22-4, para evitar a "posição crítica" (Figura 22-4), que provoca estresse tensional indevido no supraespinal. Outra opção é colocar o travesseiro debaixo do braço, perpendicular ao corpo, de modo que aquele fique fora da posição de adução, eliminando o músculo supraespinal de ser mantido sob tensão. Os pacientes devem ter cuidado em relação a deitar na cama com o(s) braço(s) acima da cabeça,

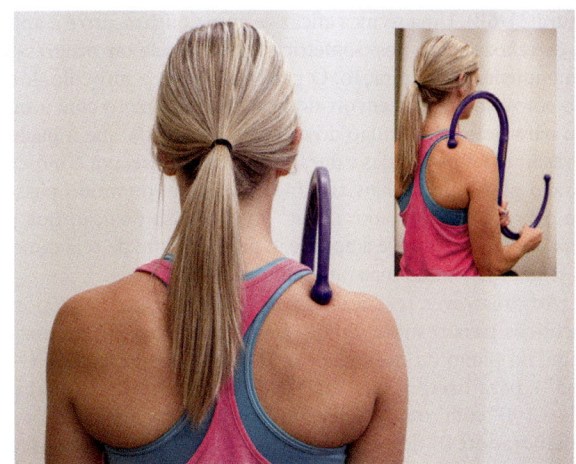

Figura 21-5 Autoliberação miofascial de pontos-gatilho do músculo supraespinal.

em uma posição abduzida e rotacionada lateralmente, porque essa postura mantém o supraespinal e o infraespinal em uma posição prolongada de encurtamento, ocasionando tensão aumentada.

O paciente pode desativar PGs no supraespinal por meio de um instrumento de liberação miofascial de PG (Figura 21-5). Esse tratamento é mais confortável quando é aplicada pressão concomitante ao relaxamento do braço envolvido e apoiado em uma posição confortável de adução. Um método mais agressivo dessa liberação envolve usar a frouxidão do músculo (ao mesmo tempo que a liberação miofascial do PG é mantida), deslizando-se a mão atrás das costas, ativando os antagonistas do supraespinal e, assim, possibilitando seu relaxamento por inibição recíproca. Bolsa de água fria pode ter efeito terapêutico após a liberação miofascial (por pressão) especialmente no caso de dor aguda no ombro.

O paciente consegue alongar o supraespinal lenta e firmemente puxando o antebraço atrás das costas, em uma direção ascendente, usando a outra mão para posicionar o braço envolvido, como mostra a Figura 21-6A. Esse alongamento passivo pode ser feito com maior eficácia debaixo de chuveiro com água quente, com a água atingindo o músculo.

Quando PGs nos músculos supraespinal e infraespinal estão extremamente sensíveis e o paciente tem dificuldades de colocar a mão atrás das costas, o braço pode ser levado pela frente do peito

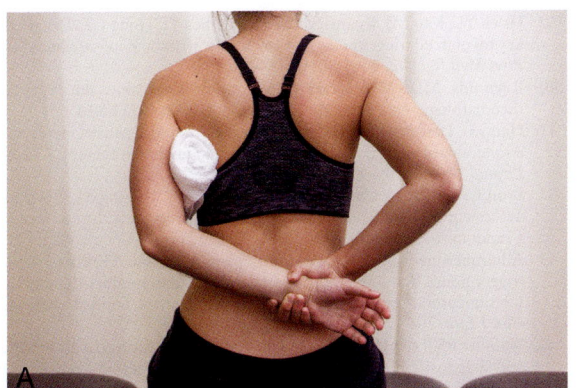
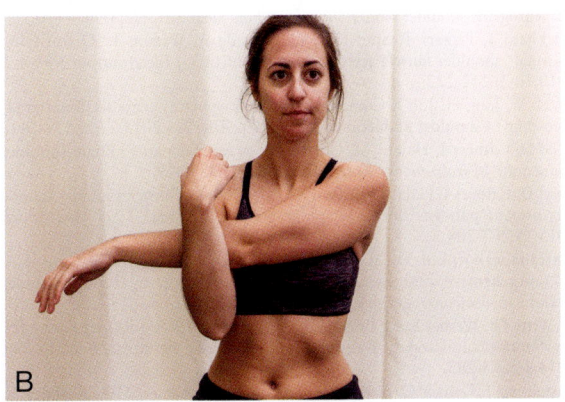

Figura 21-6 (A) Autoalongamento do músculo supraespinal. (B) Autoalongamento dos músculos supraespinal e infraespinal, quando a posição A não for possível de ser obtida devido à dor.

(Figura 21-6B). Uma técnica eficaz de autoalongamento é a aplicação de relaxamento pós-isométrico (contrair-relaxar progressivo) com aumento da respiração. O paciente alonga o músculo, levando o cotovelo do lado envolvido pela frente do peito com a outra mão para usar a frouxidão do músculo. À medida que o paciente faz respirações profundas e durante a expiração relaxa o músculo, o braço passa ainda mais ao longo do corpo, de modo passivo, com o braço não afetado. Lewit[53] mostra essa posição que perpassa o peito e descreve a aplicação pelo paciente de relaxamento pós-isométrico como iniciativas que podem ser úteis.

Ao prescrever reeducação neuromuscular ou exercícios terapêuticos para o supraespinal, a ativação é maior com posição em pé, no plano da escápula, com os polegares para cima ("lata cheia"), para baixo ("lata vazia") e em abdução horizontal pronada a 100° com rotação lateral completa ("lata cheia").[24] Decker e colaboradores[54] descobriram a maior atividade dos músculos infraespinal (CVM 115%) e supraespinal (CVM 125%) durante atividade de apoio (flexões) com ativação do serrátil anterior. Para minimizar a ativação muscular desses músculos, outros autores sugerem o uso de deslizamentos na parede com apoio vertical e diagonal.[55,56]

Compressão glenoumeral posterior, se presente, deve ser tratada para restauração da mecânica eficiente do cíngulo do membro superior, ao mesmo tempo que os PGs são tratados no músculo supraespinal. Concentrar o tratamento somente nos PGs desse músculo, sem abordar a articulação do ombro, resulta em fracasso e apenas em alívio temporário da dor resultante dos PGs no supraespinal.

Referências

1. Standring S. *Gray's Anatomy: The Anatomical Basis of Clinical Practice.* 41st ed. London, UK: Elsevier; 2015.
2. Porterfield JA, DeRosa C. *Mechanical Shoulder Disorders: Perspectives in Functional Anatomy.* St. Louis, MO: Saunders; 2004:68-69.
3. Moser TP, Cardinal É, Bureau NJ, Guillin R, Lanneville P, Grabs D. The aponeurotic expansion of the supraspinatus tendon: anatomy and prevalence in a series of 150 shoulder MRIs. *Skeletal Radiol.* 2015;44(2):223-231.
4. Burkhart SS, Esch JC, Jolson RS. The rotator crescent and rotator cable: an anatomic description of the shoulder's "suspension bridge." *Arthroscopy.* 1993;9(6):611-616.
5. Sheah K, Bredella MA, Warner JJ, Halpern EF, Palmer WE. Transverse thickening along the articular surface of the rotator cuff consistent with the rotator cable: identification with MR arthrography and relevance in rotator cuff evaluation. *AJR Am J Roentgenol.* 2009;193(3):679-686.
6. Greiner A, Golser K, Wambacher M, Kralinger F, Sperner G. The course of the suprascapular nerve in the supraspinatus fossa and its vulnerability in muscle advancement. *J Shoulder Elbow Surg.* 2003;12(3):256-259.
7. Massimini DF, Singh A, Wells JH, Li G, Warner JJ. Suprascapular nerve anatomy during shoulder motion: a cadaveric proof of concept study with implications for neurogenic shoulder pain. *J Shoulder Elbow Surg.* 2013;22(4):463-470.
8. Wickham J, Pizzari T, Stansfeld K, Burnside A, Watson L. Quantifying "normal" shoulder muscle activity during abduction. *J Electromyogr Kinesiol.* 2010;20(2):212-222.
9. Kwon W, Jang H, Jun I. Comparison of supraspinatus cross-sectional areas according to shoulder abduction angles. *J Phys Ther Sci.* 2015;27(2):539-541.
10. Reed D, Cathers I, Halaki M, Ginn K. Does supraspinatus initiate shoulder abduction? *J Electromyogr Kinesiol.* 2013;23(2):425-429.
11. Reed D, Cathers I, Halaki M, Ginn KA. Does load influence shoulder muscle recruitment patterns during scapular plane abduction? *J Sci Med Sport.* 2015;15:207-208.
12. Wattanaprakornkul D, Halaki M, Boettcher C, Cathers I, Ginn KA. A comprehensive analysis of muscle recruitment patterns during shoulder flexion: an electromyographic study. *Clin Anat.* 2011;24(5):619-626.
13. de Witte PB, Werner S, ter Braak LM, Veeger HE, Nelissen RG, de Groot JH. The Supraspinatus and the Deltoid—not just two arm elevators. *Hum Mov Sci.* 2014;33:273-283.
14. Basmajian J, Deluca C. *Muscles Alive.* 5th ed. Baltimore, MD: Williams & Wilkins; 1985:185, 240-242, 263, 268, 274, 275, 385.
15. Ito N. Electromyographic study of shoulder joint. *Nihon Seikeigeka Gakkai Zasshi.* 1980;54(11):1529-1540.
16. Herberts P, Kadefors R. A study of painful shoulder in welders. *Acta Orthop Scand.* 1976;47(4):381-387.
17. Hagberg M. Local shoulder muscular strain—symptoms and disorders. *J Hum Ergol (Tokyo).* 1982;11(1):99-108.
18. Pink M, Jobe FW, Perry J. Electromyographic analysis of the shoulder during the golf swing. *Am J Sports Med.* 1990;18(2):137-140.
19. Jobe FW, Moynes DR, Tibone JE, Perry J. An EMG analysis of the shoulder in pitching. A second report. *Am J Sports Med.* 1984;12(3):218-220.
20. Gowan ID, Jobe FW, Tibone JE, Perry J, Moynes DR. A comparative electromyographic analysis of the shoulder during pitching. Professional versus amateur pitchers. *Am J Sports Med.* 1987;15(6):586-590.
21. Illyes A, Kiss RM. Shoulder muscle activity during pushing, pulling, elevation and overhead throw. *J Electromyogr Kinesiol.* 2005;15(3):282-289.
22. Pandis P, Prinold JA, Bull AM. Shoulder muscle forces during driving: Sudden steering can load the rotator cuff beyond its repair limit. *Clin Biomech (Bristol, Avon).* 2015;30(8):839-846.
23. Reinold MM, Wilk KE, Fleisig GS, et al. Electromyographic analysis of the rotator cuff and deltoid musculature during common shoulder external rotation exercises. *J Orthop Sports Phys Ther.* 2004;34(7):385-394.
24. Reinold MM, Macrina LC, Wilk KE, et al. Electromyographic analysis of the supraspinatus and deltoid muscles during 3 common rehabilitation exercises. *J Athl Train.* 2007;42(4):464-469.
25. Simons DG, Travell J, Simons L. *Travell & Simon's Myofascial Pain and Dysfunction: The Trigger Point Manual.* Vol 1. 2nd ed. Baltimore, MD: Williams & Wilkins; 1999:104.
26. Travell J, Rinzler SH. The myofascial genesis of pain. *Postgrad Med.* 1952;11(5):425-434.
27. Zohn DA. *Musculoskeletal Pain: Diagnosis and Physical Treatment.* 2nd ed. Boston, MA: Little Brown; 1988:211.
28. Kelly M. The nature of fibrositis: III. Multiple lesions and the neural hypothesis. *Ann Rheum Dis.* 1946;5(5):161-167.
29. Kelly M. Some rules for the employment of local analgesic in the treatment of somatic pain. *Med J Aust.* 1947;1:235-239.
30. Kraus H. *Clinical Treatment of Back and Neck Pain.* New York, NY: McGraw-Hill; 1970:98.
31. Kellgren JH. A preliminary account of referred pains arising from muscle. *Br Med J.* 1938;1:325-327.
32. Steinbrocker O, Isenberg SA, Silver M, Neustadt D, Kuhn P, Schittone M. Observations on pain produced by injection of hypertonic saline into muscles and other supportive tissues. *J Clin Invest.* 1953;32(10):1045-1051.
33. Holtby R, Razmjou H. Validity of the supraspinatus test as a single clinical test in diagnosing patients with rotator cuff pathology. *J Orthop Sports Phys Ther.* 2004;34(4):194-200.
34. Bron C, Dommerholt J, Stegenga B, Wensing M, Oostendorp RA. High prevalence of shoulder girdle muscles with myofascial trigger points in patients with shoulder pain. *BMC Musculoskelet Disord.* 2011;12(1):139-151.
35. Hidalgo-Lozano A, Fernández de las Peñas C, Alonso-Blanco C, Ge HY, Arendt-Nielsen L, Arroyo-Morales M. Muscle trigger points and pressure pain hyperalgesia in the shoulder muscles in patients with unilateral shoulder impingement: a blinded, controlled study. *Exp Brain Res.* 2010;202(4):915-925.
36. Weed ND. When shoulder pain isn't bursitis. The myofascial pain syndrome. *Postgrad Med.* 1983;74(3):97-98, 101-102, 104.
37. Ohmori A, Iranami H, Fujii K, Yamazaki M, Doko Y. Myofascial involvement of supra- and infraspinatus muscles contributes to ipsilateral shoulder pain after muscle-sparing thoracotomy and video-assisted thoracic surgery. *J Cardiothorac Vasc Anesth.* 2013;27(6):1310-1314.
38. Gerwin RD, Dommerholt J, Shah JP. An expansion of Simons' integrated hypothesis of trigger point formation. *Curr Pain Headache Rep.* 2004;8(6):468-475.
39. Hsieh YL, Kao MJ, Kuan TS, Chen SM, Chen JT, Hong CZ. Dry needling to a key myofascial trigger point may reduce the irritability of satellite MTrPs. *Am J Phys Med Rehabil.* 2007;86(5):397-403.
40. Reynolds MD. Myofascial trigger point syndromes in the practice of rheumatology. *Arch Phys Med Rehabil.* 1981;62(3):111-114.
41. Hains G, Descarreaux M, Hains F. Chronic shoulder pain of myofascial origin: a randomized clinical trial using ischemic compression therapy. *J Manipulative Physiol Ther.* 2010;33(5):362-369.
42. Bron C, de Gast A, Dommerholt J, Stegenga B, Wensing M, Oostendorp RA. Treatment of myofascial trigger points in patients with chronic shoulder pain: a randomized, controlled trial. *BMC Med.* 2011;9:8.
43. Alburquerque-Sendin F, Camargo P, Viera A, Salvini TF. Bilateral myofascial trigger points and pressure pain thresholds in the shoulder muscles in patients with unilateral shoulder impingement syndrome. A blinded controlled study. *Clin J Pain.* 2013;29:478-486.
44. Wainner RS, Fritz JM, Irrgang JJ, Boninger ML, Delitto A, Allison S. Reliability and diagnostic accuracy of the clinical examination and patient self-report measures for cervical radiculopathy. *Spine.* 2003;28(1):52-62.
45. Pribicevic M, Pollard H, Bonello R. An epidemiologic survey of shoulder pain in chiropractic practice in australia. *J Manipulative Physiol Ther.* 2009;32(2):107-117.

46. Meislin RJ, Sperling JW, Stitik TP. Persistent shoulder pain: epidemiology, pathophysiology, and diagnosis. *Am J Orthop.* 2005;34(12 suppl):5-9.
47. Papadonikolakis A, McKenna M, Warme W, Martin BI, Matsen FA III. Published evidence relevant to the diagnosis of impingement syndrome of the shoulder. *J Bone Joint Surg Am.* 2011;93(19):1827-1832.
48. Diercks R, Bron C, Dorrestijn O, et al. Guideline for diagnosis and treatment of subacromial pain syndrome: a multidisciplinary review by the Dutch Orthopaedic Association. *Acta Orthop.* 2014;85(3):314-322.
49. Ge HY, Fernández de las Peñas C, Madeleine P, Arendt-Nielsen L. Topographical mapping and mechanical pain sensitivity of myofascial trigger points in the infraspinatus muscle. *Eur J Pain.* 2008;12(7):859-865.
50. Hidalgo-Lozano A, Fernández de las Peñas C, Diaz-Rodriguez L, Gonzalez-Iglesias J, Palacios-Cena D, Arroyo-Morales M. Changes in pain and pressure pain sensitivity after manual treatment of active trigger points in patients with unilateral shoulder impingement: a case series. *J Bodyw Mov Ther.* 2011;15(4):399-404.
51. Fritz RC, Helms CA, Steinbach LS, Genant HK. Suprascapular nerve entrapment: evaluation with MR imaging. *Radiology.* 1992;182(2):437-444.
52. Jacob PJ, Arun K, Binoj R. Suprascapular nerve entrapment syndrome. *Kerala J Orthop.* 2011;25:21-24.
53. Lewit K. *Manipulative Therapy in Rehabilitation of the Locomotor System.* 3rd ed. Oxford, England: Butterworth Heinemann; 1999:204-205.
54. Decker MJ, Tokish JM, Ellis HB, Torry MR, Hawkins RJ. Subscapularis muscle activity during selected rehabilitation exercises. *Am J Sports Med.* 2003;31(1):126-134.
55. Gaunt BW, McCluskey GM, Uhl TL. An electromyographic evaluation of subdividing active-assistive shoulder elevation exercises. *Sports Health.* 2010;2(5):424-432.
56. Wise MB, Uhl TL, Mattacola CG, Nitz AJ, Kibler WB. The effect of limb support on muscle activation during shoulder exercises. *J Shoulder Elbow Surg.* 2004;13(6):614-620.

Capítulo 22

Músculo infraespinal

A nêmesis daquele que dorme de lado

Joseph M. Donnelly

1. INTRODUÇÃO

O músculo infraespinal é um músculo espesso e de formato irregular que consiste em três cabeças: superior, média e inferior. Tem origem nos dois terços médios da fossa infraespinhosa, abaixo da espinha escapular e da fáscia adjacente das fibras inferiores dos músculos trapézio, romboides e serrátil anterior. O músculo infraespinal insere-se na faceta média no aspecto posterior da tuberosidade maior do úmero. É inervado pelo nervo supraescapular. O formato e a morfologia irregulares desse músculo o tornam um importante colaborador na estabilidade da articulação glenoumeral, dando força para assentar a cabeça do úmero no glenoide da escápula durante movimentos das extremidades superiores. Sua principal ação é a rotação lateral do ombro com o músculo redondo menor. Pontos-gatilho (PGs) no músculo infraespinal produzem dor articular no ombro, bem profunda na região deltoide e referida, distalmente, no antebraço lateral e no aspecto radial da mão. A dor pode ser referida a borda medial escapular, à região suboccipital e, às vezes à região cervical posterior. Os sintomas podem exacerbar ao dormir sobre o lado afetado, em tentativas de alcançar as costas e ao realizar atividades da vida cotidiana que demandem movimentos combinados de elevação dos ombros e rotação lateral. A ativação e perpetuação de PGs no infraespinal costumam resultar de sobrecarga aguda ao se tentar alcançar atrás e à frente, ou com o ato de erguer algo acima da cabeça, com a extremidade superior em rotação lateral. O diagnóstico diferencial deve incluir uma investigação em busca de enrijecimento da cápsula articular glenoumeral posterior, teste neurodinâmico para descarte de patologia mecânica neural, radiculite C5-C6, tendinite bicipital e compressão de nervo supraescapular. As ações corretivas devem incluir reeducação postural (inclusive posição correta para dormir), eliminação de posições causadoras de sobrecarga recorrente do músculo, autoliberação miofascial (por pressão) de PGs e exercícios de autoalongamento.

2. CONSIDERAÇÕES ANATÔMICAS

O infraespinal está contido na fáscia infraespinal, descrita como se fosse uma bainha de tecido conectivo que cobre a fossa infraespinhosa e envelopa o músculo infraespinal. Da fáscia e da fossa originam-se as fibras musculares.[1] O músculo infraespinal tem origem nos dois terços médios da fossa infraespinhosa, abaixo da espinha escapular e da fáscia adjacente a partir das fibras inferiores dos músculos trapézio, romboides e serrátil anterior. Também foi identificada uma conexão fascial entre os músculos deltoide posterior e infraespinal.[1] O músculo infraespinal insere-se na faceta média no aspecto posterior da tuberosidade maior do úmero[2] (Figura 22-1). O tendão pode se misturar, superior e anteriormente, com a cápsula articular do ombro,[3] podendo estar separado por uma pequena bolsa sinovial.[2] O tendão infraespinal funde-se com o supraespinal lateralmente à espinha escapular.[2] Usando amostras de cadáveres, pesquisadores demonstraram a grosseira estrutura anatômica do infraespinal composta por três repartições musculares distintas (cabeças).[4] Estas foram descritas como partes superior, média e inferior. As fibras da parte superior estão alinhadas horizontalmente, ao passo que as médias e as inferiores estão orientadas superior e lateralmente, terminando no tendão central espessado. A porção média do músculo tem uma banda fibrosa distinta que se insere profundamente nas partes superior e inferior, possivelmente inserida à faceta média e superior do músculo supraespinal.[2] As fibras mais profundas passam nos ângulos agudos para se unirem, superiormente, ao músculo supraespinal, cruzando o intervalo do manguito rotador, inserindo-se ao tendão subescapular. Este tendão fibroso e espesso é conhecido como o cabo rotador[5] que liga os músculos do manguito rotador posterior ao músculo do manguito rotador anterior. Lateralmente ao cabo rotador, a estrutura distal do tendão, que se insere no úmero, é chamada de crescente rotador, que consiste nas inserções distais dos tendões infraespinal e supraespinal. O cabo rotador parece proteger o crescente rotador[5] ao transferir forças, de forma intrínseca, do manguito rotador posterior ao manguito rotador anterior.[2] Essa inserção complexa possibilita que o manguito rotador aja de forma coordenada durante todos os movimentos dos ombros.

2.1. Inervação e vascularização

O infraespinal é inervado pelo nervo supraescapular derivado do tronco superior do plexo braquial e pelos ramos ventrais primários de C5 e C6, com C5 contribuindo com a maior parte das fibras.[6,7] O nervo supraescapular passa, dorsal e lateralmente, pelo triângulo posterior do pescoço e debaixo do ligamento escapular transverso superior para a fossa supraespinal. Nesta, o nervo oferece inervação ao supraespinal antes de ir, lateralmente, por meio da fenda espinoglenóidea para entrar na fossa infraespinal. Nessa fossa, ramos primários, secundários e terciários oferecem inervação ao músculo infraespinal. Em mais de 60% das amostras avaliadas, as três partes do infraespinal estavam todas inervadas por um ramo de primeira ordem do nervo supraescapular.[4] Esse nervo está sujeito a compressão e o aprisionamento potencial, pois passa debaixo do ligamento escapular transverso e na fenda espinoglenóidea.[8,9]

O suprimento vascular para o músculo infraespinal é atribuição das artérias supraescapular e circunflexa da escápula.[2]

2.2. Função

Os músculos infraespinal, redondo menor, supraespinal e subescapular inserem-se nas tuberosidades maior e menor do úmero para formar um manguito rotador musculotendíneo. Esses músculos do manguito rotador oferecem estabilidade à articulação glenoumeral. Os movimentos nos ombros são uma atividade coordenada complexa, e o braço de momento dos músculos do manguito rotador exercem, inferior e medialmente, forças dirigidas que resistem a cisalhamento ascendente do deltoide durante elevação do ombro, ao mesmo tempo que mantém a cabeça do úmero em contato íntimo com a cavidade glenoidal.[10] A função primária do infraespinal, com os outros três músculos do manguito rotador, é estabilizar e

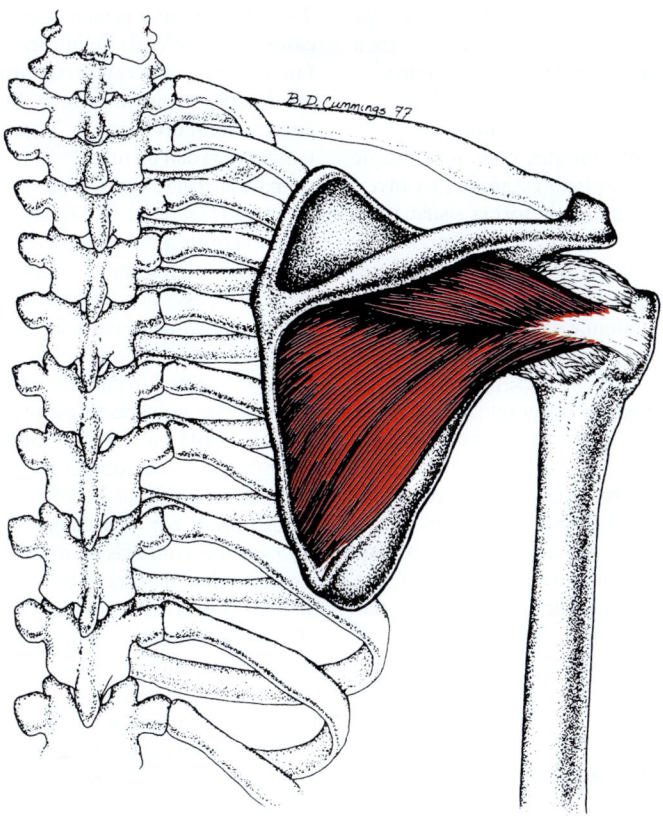

Figura 22-1 Inserções do infraespinal desde os dois terços médios da fossa infraespinal até a faceta média no aspecto posterior da tuberosidade maior do úmero. Fibras mais profundas inserem-se à faceta superior, unindo-se às do supraespinal, para formar o cabo rotador.

centralizar a cabeça do úmero na cavidade glenoidal com qualquer movimento das extremidades superiores. Age, ainda, como elemento passivo de contenção à subluxação posterior e como limitador dinâmico contra subluxação anterior da cabeça do úmero.[11] O músculo infraespinal tem uma ação principal de rotação lateral na articulação glenoumeral, com o braço em qualquer posição.[12-14]

Alguns autores informaram que, por um lado, o infraespinal tem uma contração voluntária máxima (CVM%) moderada nos movimentos em pé e em decúbito lateral; por outro lado, atividade de pico foi observada com abdução horizontal em pronação, entre 90° e 100°, com rotação lateral total.[13,14] Uma pesquisa mais recente demonstrou que esse músculo está ativo antes do movimento umeral, durante flexão do ombro,[15] elevação no plano da escápula e abdução no plano coronal, atingindo intensidade de pico a 165° de abdução.[10,14,16,17] Os pesquisadores teorizam que o infraespinal tem um papel no contrabalanço dos músculos deltoide e peitoral maior durante elevação do ombro, além da rotação lateral do úmero para atingir elevação total. Em abdução, múltiplos músculos contribuem para a força de abdução e para a estabilização da cabeça do úmero na cavidade glenoidal.

Estudos eletromiográficos (EMG) demonstraram que a atividade do infraespinal aumentava de forma linear com o aumento da abdução, com picos adicionais de atividade durante flexão.[17,18] A capacidade de momento da rotação isométrica máxima foi maior do que na abdução a 0°, em comparação com a abdução a 90°.[14] Devido à estruturação horizontal da circunferência, isso pode ser responsável pela ação de rotação lateral neutra a 10°.[19]

O infraespinal age como um dos desaceleradores principais do braço que arremessa[18,20-22] e do braço após a tacada no *swing* do golfe.[23] A função de desaceleração, que requer uma contração excêntrica, pode ser um fator colaborador à formação de PGs[24,25] e a um mau funcionamento na superfície mais inferior do tendão infraespinal.[20] Em arremessadores, próximo ao movimento de liberação da bola, há uma grande força perturbadora entre a cavidade do glenoide e o úmero durante essa fase de desaceleração. Tal força perturbadora é resistida por forte contração excêntrica do músculo infraespinal, colocando-o em risco de sobrecarga tensional.[26] Outros pesquisadores descobriram que o músculo infraespinal é ativado ao máximo durante um arremesso rápido acima da cabeça, e moderadamente durante atividades de empurrar e puxar.[27]

Basmajian e Deluca[28] descreveram como a angulação da cavidade glenoidal, acompanhada da atividade das fibras horizontais em vários músculos, constitui uma força de adaptação que evita o deslocamento descendente da cabeça do úmero. Os pesquisadores mostraram que a atividade do supraespinal e das fibras posteriores do deltoide evitaram o deslocamento descendente da cabeça do úmero, mesmo com carga descendente considerável do braço aduzido. Em outras posições, entretanto, torna-se fundamental uma proteção adicional da articulação pela atividade do manguito rotador, que inclui contração do infraespinal.[28]

Funcionalmente, de acordo com a mudança na posição do braço, também muda a função dos músculos do cíngulo do membro superior. O infraespinal é mais bem alinhado a 100° do movimento com a escápula (contração da elevação no plano escapular – escapulação) para exercer uma força compressora ativa entre a cabeça do úmero e o glenoide, junto de movimentos combinados de rotação lateral e abdução horizontal. Tal posição pode ser excelente para exercícios de resistência do músculo infraespinal.[13,14]

Reed e colaboradores[16] descobriram que, com aumento de carga externa durante a abdução no plano escapular, os níveis de atividade no infraespinal aumentavam de forma sistemática. O padrão de ativação do músculo estabelecido com cargas baixas é mantido conforme a carga é aumentada. Os pesquisadores concluem que esse padrão de ativação dá suporte à lei da ativação proporcional contra a de ativação mínima, com base na ativação dos músculos com um mínimo de atividade sinérgica. Lucas e colaboradores[29] relataram achados semelhantes; porém, o grupo observou nível aumentado de atividade infraespinal e ativação precoce, com uma carga externa e presença de PGs nos rotadores escapulares superiores.[29]

O nível de atividades do infraespinal aumenta muito ao girar o volante de um automóvel, mas em menor proporção ao centralizar o volante.[30] O nível mais alto de ativação observado nesse músculo ocorre após uma manobra de centralização do volante, quando as rodas do veículo são colocadas de volta à posição central. Quando o volante é mantido ao centro, ocorre uma cocontração dos músculos do ombro para estabilizar o volante.[30]

2.3. Unidade funcional

A unidade funcional à qual um músculo pertence inclui os músculos que reforçam e contrapõe-se às suas ações, bem como as articulações que os músculos cruzam. A interdependência funcional dessas estruturas reflete-se na organização e nas conexões neurais do córtex sensorimotor. Essa unidade funcional é destacada porque a presença de um PG em um músculo da unidade aumenta a probabilidade de outros músculos da unidade também os desenvolverem. Ao desativar PGs em um músculo, deve-se considerar PGs que possam surgir em músculos funcionalmente interdependentes. O Quadro 22-1 representa, de maneira geral, a unidade funcional do músculo infraespinal.[24]

Além disso, o infraespinal funciona, de modo sinérgico, com os músculos redondo menor, supraespinal e subescapular, a fim de estabilizar a cabeça do úmero na cavidade glenoidal durante os movimentos dos braços.[10,28]

3. APRESENTAÇÃO CLÍNICA
3.1. Padrão de dor referida

PGs no músculo infraespinal referem a dor de forma profunda no aspecto anterior do ombro.[31] A maior parte dos relatos do padrão da dor referida do infraespinal identifica o aspecto anterior do ombro como a principal área-alvo (Figura 22-2).[31-36] Em 193 casos de dor referida do infraespinal, todos os pacientes identificaram o aspecto anterior do ombro como dolorido.[33] A dor também foi descrita projetando-se de forma descendente para o aspecto anterolateral do braço,[31,33-37] para o antebraço lateral,[31,33-36] para o aspecto radial da mão[31,33-37] e, ocasionalmente, para os dedos[33,37] ou para a região cervical posterior superior e à borda medial da escápula (Figura 22-2). Os pacientes identificam a área mais dolorida ao cobrir a frente do ombro com a mão.

PGs no infraespinal também referem dor ao aspecto posterior do ombro; essa dor, entretanto, pode ser consequência de PGs simultaneamente presentes no músculo redondo menor adjacente.[24] Bonica e Sola[38] descreveram uma dor que perturba e é referida principalmente à região do músculo deltoide. Rachlin[39] deu destaque à dor no aspecto posterior do ombro e incluiu referência junto à borda medial da escápula e à base do pescoço, na região do músculo levantador da escápula.

Muito da variação entre tais relatos pode ser devido ao aparecimento de dor referida nas zonas variáveis de excedentes. Entre 193 sujeitos com PGs no infraespinal, 6% tiveram dor nas regiões do deltoide e do bíceps braquial; nenhum informou dor no ombro; 21% relataram dor no antebraço radial; 13% mencionaram dor no lado radial da mão; e 14% informaram dor na área cervical posterior suboccipital.[33] Não houve distinção nos padrões de dor a partir desses PGs.

Foi descrito um paciente com padrão anormal de dor decorrente de PGs no infraespinal. Nesse caso, a dor foi referida de modo superficial à porção frontal do peito. Após a injeção inicial, o paciente voltou ao padrão esperado de dor no infraespinal, dor que desapareceu após outras injeções nos PGs do músculo infraespinal.[40]

Experimentalmente, estimulação por pressão de um PG ativo no infraespinal aumentou a excitabilidade do neurônio motor α nas fibras anteriores do deltoide que, por sua vez, induziram um padrão de dor referida ao aspecto anterior do ombro. A atividade da unidade motora figurou em repouso no deltoide durante a dor referida provocada pela aplicação de pressão digital. O paciente não conseguiu eliminar a atividade motora com relaxamento, embora os músculos no entorno, fora da zona da dor referida, tivessem sido silenciados eletronicamente. Esse achado dá apoio a evidências recentes de que os PGs são capazes de irradiar excitabilidade motora α de neurônios, além de dor. Fernández-Carnero e colaboradores[41] mostraram que uma atividade nociceptiva aumentada em PGs latentes no infraespinal pode aumentar a atividade motora e a sensibilidade de um PG em músculos distantes (p. ex., músculo extensor radial curto do carpo) no mesmo nível segmentar.

Dor referida do músculo infraespinal foi induzida, de forma experimental, injetando-se salina hipertônica a 6% no músculo normal. Uma dor profunda foi sentida na ponta do ombro, em seus aspectos posterior e lateral, e no aspecto anterolateral do braço.[42]

3.2. Sintomas

PGs no infraespinal costumam causar dor nos ombros em repouso, interferindo nas atividades funcionais e no sono. Os pacientes podem informar incômodo profundo no aspecto anterior do ombro, descrevendo a dor como "na articulação profunda". A dor pode se disseminar de forma descendente ao aspecto anterolateral do braço, lateral do antebraço, lado radial da mão e, às vezes, aos dedos. Os sintomas do paciente podem se assemelhar aos da dor

Quadro 22-1	Unidade funcional do músculo infraespinal	
Ação	Sinergistas	Antagonistas
Rotação lateral do ombro	Redondo menor Deltoide posterior	Subescapular Peitoral maior Latíssimo do dorso Deltoide anterior

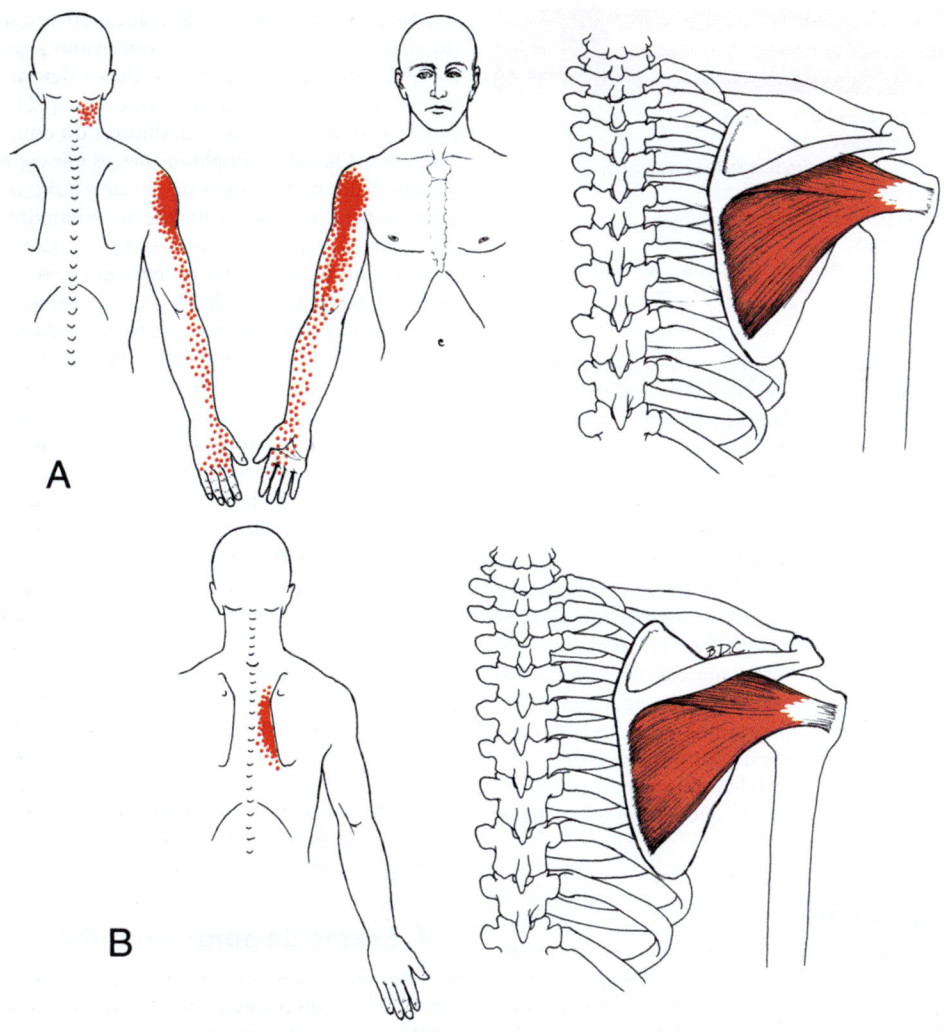

Figura 22-2 Padrões de dor referida (em vermelho) no infraespinal direito. Vermelho contínuo mostra zonas essenciais de dor referida, vermelho pontilhado mostra zonas de extravasamento.

radicular C5-C6 ou da síndrome do túnel do carpo. Um estudo observou que cerca de um terço dos pacientes foram encaminhados com suspeita clínica dessa síndrome, mas achados negativos EMG mostraram PGs no músculo infraespinal.[43] Hains e colaboradores[44] observaram que terapia PG por meio de compressão isquêmica foi um método útil para redução dos sintomas associados à síndrome. Os pacientes também podem informar dor que acompanha a borda medial da escápula, acima da inserção dos músculos romboides, limitações significativas das atividades e restrições à participação em razão de PGs no infraespinal.

Quando o principal relato do paciente é dor no aspecto anterior do ombro, os músculos infraespinal, supraespinal, deltoide (anterior e médio), bíceps braquial, coracobraquial, escaleno, peitoral maior e menor e subclávio têm muitas possibilidades de ser as fontes musculares dos sintomas.[45] PGs ativos no infraespinal podem contribuir para sintomas em indivíduos com dor mecânica no pescoço,[46] mulheres com dor pós-mastectomia,[47] operários ou pessoas que trabalham em escritório,[48] ou indivíduos com diagnóstico médico de síndrome do impacto subacromial.[49] É essencial um exame completo em relação à presença de PGs na musculatura do cíngulo do membro superior para melhorar os resultados funcionais do paciente para a dor no ombro.[50,51]

Relatos comuns de dor em pacientes com PGs no infraespinal são apresentados no Quadro 22-2. Sola e Williams[52] identificaram sintomas de fadiga no cíngulo do membro superior, fraqueza na preensão, perda de mobilidade no ombro e hiper-hidrose na área de dor referida decorrentes de atividade de PG no músculo infraespinal.

O paciente com PGs no infraespinal também pode relatar dor local e/ou referida aumentada à noite, devido a posturas ao dormir e ativação espontânea de PGs ativos (Figura 22-2). O peso do tórax comprime e estimula PGs no infraespinal enquanto o paciente está deitado sobre o lado dolorido (e, por vezes, de costas).[31] Essa hipótese é apoiada por Ohmori e colaboradores,[53] que relataram que PGs ativos no infraespinal e supraespinal estão associados a dores no ombro em pacientes que recebem toracotomia para poupar o músculo. Os autores sugeriram que a posição do ombro contra a mesa foi um dos principais fatores de ativação de PGs no infraespinal.[53] Quando o paciente se deita sobre o lado sem dor, o braço que fica por cima pode cair para a frente, gerando um alongamento doloroso do infraespinal afetado, perturbando o

> **Quadro 22-2 Relatos comuns de pacientes com pontos-gatilho ativos no infraespinal**
>
> Não consigo tocar o bolso traseiro das calças.
> Não consigo fechar o sutiã nas costas.
> Tenho de colocar este braço primeiro na manga do casaco.
> Não alcanço o banco traseiro do carro.
> Tenho dificuldades para pentear ou escovar o cabelo.
> Escovar os dentes é doloroso.
> Não consigo participar de esportes com movimentos acima da cabeça.

sono novamente. Logo, pacientes com PGs ativos no infraespinal podem achar que só conseguem dormir se usarem apoio enquanto ficam sentados em posição reclinada para passarem a noite.

Parte importante da dor no cíngulo do membro superior, associada à hemiplegia, costuma ser provocada por PGs nos músculos trapézio, levantador da escápula, supraespinal, infraespinal, subescapular, deltoide e romboides. Na ausência de espasticidade em repouso, PGs nesses músculos costumam reagir bem a tratamento local.[54] Esses autores descobriram que todos os pacientes após derrame, aleatoriamente designados ao grupo do agulhamento a seco (n = 54) e à reabilitação-padrão, evidenciaram PGs no infraespinal, além de PGs em outros músculos do cíngulo do membro superior. Após uma intervenção com agulhamento a seco, os pacientes relataram recuperação do sono, redução importante na frequência e intensidade da dor durante o dia e menos dor e desconforto durante a reabilitação, quando comparados aos indivíduos no grupo de controle, que receberam apenas a reabilitação padrão.[54]

3.3. Exame do paciente

Após um exame subjetivo completo, o clínico deve fazer um desenho detalhado representando o padrão de dor descrito pelo paciente. Essa descrição ajudará no planejamento do exame físico e pode ser útil no monitoramento da progressão do paciente, à medida que os sintomas melhoram ou mudam. Para um exame apropriado do músculo infraespinal, o examinador deve observar a postura do cíngulo do membro superior, as amplitudes ativa e passiva de movimento do cíngulo do membro superior, os padrões de ativação dos músculos e o ritmo escapuloumeral. Pesquisadores descobriram que a presença de PGs no infraespinal pode causar um padrão inconsistente de ativação muscular durante elevação do ombro,[55] e que o infraespinal dispara primeiro e de forma consistente na presença de PGs latentes nos rotadores escapulares superiores.[29] Para identificar PGs no infraespinal que possam estar limitando a amplitude de movimentos e influenciando, assim, uma disfunção, o clínico deve identificar a amplitude limitada dos movimentos por meio de testes específicos que envolvam todas as partes desse músculo. Além do exame da rotação medial passiva neutra, o examinador deve incluir adução horizontal, já que a cabeça superior do infraespinal é alongada com esse movimento, muitas vezes reproduzindo a dor do paciente. Testes específicos de resistência muscular devem ser feitos para identificar déficits na função muscular e reprodução de sintomas dolorosos. Quando PGs ativos estão presentes no infraespinal, a rotação lateral resistida, em posição neutra, é inibida pela dor.

O teste de Apley (extensão do ombro, adução e rotação medial) pode ser usado para identificar restrição no músculo infraespinal provocada por PGs. O teste da mão na escápula do ombro exige adução total e rotação medial do braço na articulação glenoumeral. O teste é realizado colocando-se a mão do lado afetado atrás, nas costas, e subindo o máximo possível na direção da escápula oposta. As pontas dos dedos devem chegar ao ângulo inferior da escápula (Figura 21-3, Capítulo 21, Músculo supraespinal). Esse teste alonga os abdutores do ombro e o músculo infraespinal. Quando a amplitude desses músculos está limitada por PGs, os dedos podem quase não tocar o bolso traseiro da roupa ou a região toracolombar. A limitação da amplitude de movimentos assemelha-se a quando o movimento é feito ativa ou passivamente. Em contrapartida, PGs no músculo subescapular antagonista podem possibilitar aos dedos alcançarem a coluna vertebral ou além, quando o movimento é feito de modo passivo, sem contração do subescapular em posição encurtada, enquanto é evidente uma limitação ativa desse mesmo movimento.

Movimento articular acessório deve ser testado nas articulações glenoumeral, acromioclavicular, esternoclavicular e escapulotorácica. Muitas vezes, hipomobilidade articular na articulação esternoclavicular pode causar déficit na elevação do ombro, contribuindo para alterações nos padrões normais de ativação muscular. Disfunções articulares na articulação glenoumeral ainda podem prejudicar padrões de ativação muscular, contribuindo para sobrecarregar os músculos infraespinal e os demais do manguito rotador.

A articulação glenoumeral deve ser avaliada com cuidado em relação ao déficit da rotação medial glenoumeral (GRID, do inglês *glenohumeral internal rotation deficit*), que pode indicar rigidez da cápsula posterior. A posição escapular e da cabeça do úmero também devem ser investigadas em repouso e durante elevação de extremidade superior, pois um mau alinhamento pode ser importante fator colaborador para sobrecarga do infraespinal durante todas as atividades funcionais de extremidades superiores.

3.4. Exame de pontos-gatilho

PGs no infraespinal são comuns em pacientes que relatam dor no ombro. A predominância de PGs ativos no infraespinal em pacientes com dor não traumática crônica no ombro é significativa. Em um estudo de 72 pacientes com dor crônica no ombro, o músculo mais afetado foi o infraespinal, que demonstrou PGs ativos em 77% dos sujeitos.[45] Esse estudo reforça os achados de Ge e colaboradores,[56] que comumente relatavam PGs ativos em pacientes com dor unilateral no ombro. PGs infraespinais estão também relacionados a distúrbios associados à lesão em chicote (*whiplash*),[46] a queixas crônicas relacionadas ao trabalho e ao pescoço,[48] mulheres com dor pós-mastectomia[47] ou à síndrome do impacto no ombro.[49] Não é incomum serem encontrados múltiplos PGs, ativos e latentes, no infraespinal de pacientes com dor no ombro.[56]

Em um estudo de 126 pacientes, os pesquisadores descobriram que dor referida para a região dos ombros surgia do músculo infraespinal em 31% dos casos, frequência apenas atrás daquela do levantador da escápula (55%).[34] Em um projeto de pesquisas não publicado, Donnelly descobriu que a predominância de PGs latentes em 92 adultos saudáveis sem dor foi de 70% no infraespinal, em comparação com 13% no bíceps braquial e 27% no tríceps braquial.

O infraespinal pode ser examinado em relação a PGs com o paciente sentado, em decúbito lateral sobre o lado sem dor ou em posição prona. Quando o paciente está sentado, o braço pode ser apoiado pela lateral do corpo (Figura 22-3). Com frequência, a palpação plana transversa revela múltiplas bandas tensionadas com PGs nesse músculo.[45,56] PGs costumam ser encontrados na porção média (zona da placa terminal) do músculo infraespinal; entretan-

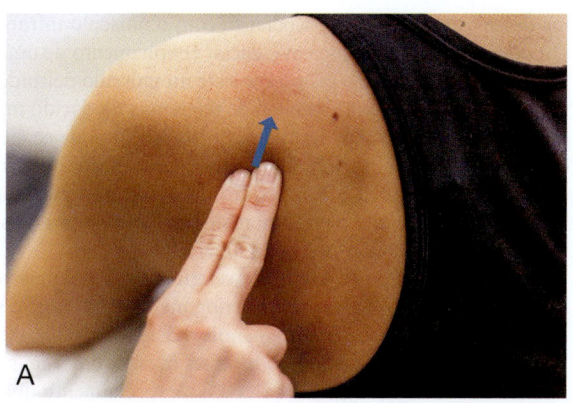
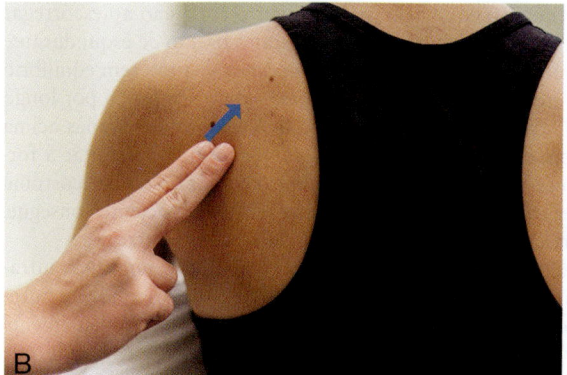
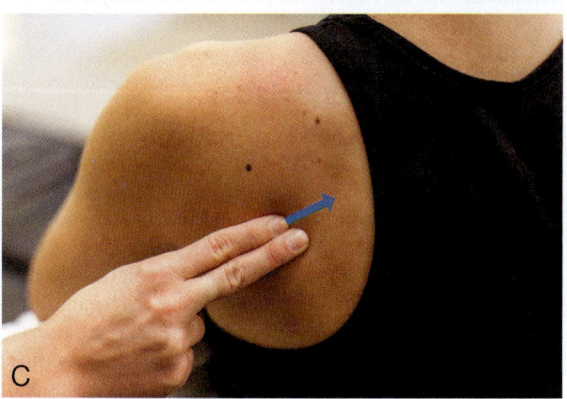

Figura 22-3 Palpação plana transversa em busca de PGs no infraespinal. (A) Fibras superiores. (B) Fibras médias. (C) Fibras inferiores.

to, todo o músculo precisa ser palpado para um diagnóstico exato. Ge e colaboradores[56] pesquisaram mapeamento topográfico e limiar de dor à pressão (LDP) de PGs nos músculos infraespinais em 21 pacientes mulheres com relatos primários de dor unilateral no ombro. O grupo de pesquisadores descobriu múltiplos PGs ativos no lado dolorido, mas não no lado não envolvido. Também descobriram múltiplos PGs latentes no lado dolorido e no lado sem dor. A maior parte dos PGs ativos e latentes foi encontrada na região das fibras médias do músculo infraespinal.[56] Às vezes, um PG pode causar dor referida na borda medial da escápula e nos músculos romboides adjacentes (Figura 22-2).

Cada uma das três diferentes partes musculares (superior, média e inferior) deve ser examinada com cuidado. É fundamental conhecer a direção das fibras, pois a palpação plana transversa deve ser feita ao longo do comprimento de todo o infraespinal para localizar as bandas tensionadas e nelas identificar sensibilidade pontual.

Bandas firmes nesse músculo superficial podem ser de identificação mais difícil do que o esperado. Respostas de contração local são moderadamente difíceis de provocar pela palpação rápida e plana transversa. A pele sobreposta costuma ser espessa e rija por paniculose associada. Em geral, dor referida pode ser evocada ou agravada por pressão firme em um PG infraespinal. PGs nesse músculo costumam ter uma latência de dor referida quando aplicada pressão no PG, o que pode levar até 30 segundos para sintomas de referência distal.

Em uma pesquisa de Bron e colaboradores,[57] a confiabilidade interexaminador da palpação dos PGs em três músculos dos ombros (infraespinal, bíceps braquial e deltoide) foi investigada em pacientes assintomáticos, pacientes com dor unilateral no ombro e pacientes com dor bilateral nos ombros.[57] Os pesquisadores descobriram que clínicos experientes tiveram uma concordância maior do que 70% na identificação de PGs no infraespinal. Também descobriram que a dor referida foi o aspecto de maior confiabilidade em todos os músculos, ao passo que a identificação da banda tensionada, da resposta de contração local e do sinal de salto foram os critérios de maior confiabilidade para a identificação de PGs no infraespinal. Seus achados também foram coerentes com os de Ge e colaboradores,[56] que identificaram PGs latentes bilateralmente naqueles pacientes que se apresentaram com dor unilateral nos ombros e uma localização mais frequente dos PGs na região muscular de fibras mediais.

4. DIAGNÓSTICO DIFERENCIAL

4.1. Ativação e perpetuação de pontos-gatilho

Uma postura ou atividade que ative um PG, se não corrigida, também pode perpetuá-lo. Em qualquer parte do infraespinal, os PGs podem ser ativados por carga excêntrica não habitual, exercício excêntrico em músculo destreinado ou carga concêntrica máxima ou submáxima.[25] PGs também podem ser ativados ou agravados quando o músculo é colocado em uma posição encurtada ou alongada por um período prolongado. PGs no infraespinal costumam ser ativados por uma sobrecarga aguda ou sobrecarga repetida, como a tensão de alcançar, com frequência, o assento traseiro do automóvel, tocar no encosto da cadeira no escritório, ao apoiar-se para reobter o equilíbrio (p. ex., pegar o corrimão ao escorregar em escada), torcer o braço para segurar o bastão de esqui durante uma queda, sacar de forma difícil no tênis quando sem equilíbrio ou ao escoltar esquiador novato, segurando seu braço por longo tempo. Treinamento forte com pesos, com cargas pesadas acima da cabeça ou cargas excêntricas, também pode precipitar a formação de PGs no infraespinal. O início da dor no ombro costuma ocorrer em poucas horas do trauma inicial. O paciente consegue, em geral, identificar quando o músculo foi sobrecarregado.

Baker[58] descobriu que entre 20 e 30% dos músculos infraespinais de pacientes que passaram pelo primeiro acidente automotivo tiveram PGs ativos após o acidente, independentemente da direção do impacto. Esse dado foi levemente menor do que a quantidade de PGs surgidos nos músculos supraespinais desses pacientes.

Bron e colaboradores[51] pesquisaram o papel de PGs na dor e na disfunção crônicas dos ombros. Pacientes foram distribuídos, de modo aleatório, em um grupo de tratamento ou de controle. O grupo de controle foi colocado em uma lista de espera (aguardar e ver) durante 12 semanas. A quantidade de PGs ativos presentes foi menor no grupo de intervenção em 12 semanas, em comparação com o grupo de controle; porém, não houve diferença na quantidade de PGs latentes. PGs ativos no infraespinal e em outra musculatura do manguito rotador foram responsáveis pela reprodução da dor dos pacientes. Houve uma correlação positiva no número de PGs ativos e no escore da disfunção do braço, do ombro e da mão (DASH, do inglês *disability of arm, shoulder, and hand*), que demonstrou uma alteração de 24% à medida que os PGs foram desativados. Foi informada uma melhora de 55% na dor e no funcionamento no grupo de intervenção, com redução significativa na quantidade de PGs ativos na 12ª semana.[51]

Hidalgo-Lozano e colaboradores[59] pesquisaram a prevalência e a sensibilidade mecânica de vários músculos dos ombros e do pescoço em nadadores de elite com e sem dores nos ombros. Foi demonstrado que nadadores de elite com dor nos ombros tinham LDP bastante reduzido em comparação com o dos controles. Mas os nadadores sem dores nos ombros não mostraram diferença significativa no LDP, em comparação com aqueles com ombros doloridos. Estes tinham uma quantidade significativa de PGs ativos presentes nos músculos infraespinal e subescapular que, na palpação, reproduziram a dor dos nadadores. Surpreendentemente, também foram encontrados PGs ativos em nadadores com ombros sem dor. Quando os nadadores foram questionados sobre esse achado, informaram ser uma dor historicamente conhecida. Nadadores de elite com e sem dores nos ombros tinham um número significativo de PGs latentes; os últimos, no entanto, apresentaram prevalência mais alta.[59]

Uso excessivo e repetitivo também é encontrado em atletas que competem em esportes com movimentos acima da cabeça. O saque no vôlei ou no tênis, com movimentos acima da cabeça, pode causar tensão repetitiva e formação de PG nos músculos do manguito rotador, principalmente o infraespinal. Osborne e colaboradores[60] identificaram, em jogadores de vôlei, PGs surgidos após vários dias de treino e torneios. A liberação dos PGs restaurou uma amplitude ativa dos movimentos e possibilitou aos atletas um retorno rápido às competições.

4.2. Pontos-gatilho associados

PGs podem surgir em áreas de dor referida causada por PGs.[61] Portanto, músculos nas áreas de dor referida de cada músculo acometido também devem ser examinados. Três grupos de músculos desenvolvem PGs em associação com o músculo infraespinal. Qualquer paciente costuma evidenciar envolvimento de um desses três grupos. O primeiro grupo consiste no músculo deltoide anterior, localizado na zona essencial de referência da dor do músculo infraespinal, e no bíceps braquial, que também pode se envolver com a ativação prolongada do infraespinal. O segundo grupo inclui o redondo maior e o latíssimo do dorso. O terceiro grupo inclui o subescapular e o peitoral maior, músculos antagonistas do infraespinal na rotação lateral do úmero.

Outros músculos capazes de referir dor às mesmas regiões do infraespinal são o trapézio superior, médio e inferior; o supraespinal; o escaleno; o redondo menor; o deltoide médio; o tríceps braquial; e o peitoral menor. Todos esses músculos devem ser examinados em relação à presença de PGs, especialmente quando o término da dor no ombro do paciente não está sendo alcançado com o tratamento de PGs no infraespinal.

4.3. Patologias associadas

Radiculite cervical nas raízes nervosas C5 ou C6 costumam resultar na formação de PGs nos músculos inervados por essas mesmas raízes nervosas. Com frequência, pacientes com essa radiculopatia informam ter dor profunda e anterior nos ombros, no braço anterolateral e no antebraço, bem como dor no aspecto radial da mão e lateral em dois dedos e meio. Wainner e colaboradores[62] identificaram um conjunto de itens de teste para determinar a probabilidade de um paciente apresentar uma radiculopatia cervical. Foram identificadas estas variáveis de previsão: um sinal positivo de Spurling, rotação cervical inferior a 60° para o mesmo lado, teste positivo de compressão cervical, alívio de sintomas com distração axial e um teste neurodinâmico positivo de membro superior. Pacientes que apresentam quatro dessas variáveis positivas têm uma possibilidade pós-teste de 90% de radiculopatia cervical. Pacientes com três variáveis positivas têm uma probabilidade pós-teste de 65% em relação à radiculopatia cervical.[62]

Não é raro o clínico encontrar pacientes que receberam injeção esteroide pós-oral ou epidural na coluna para sintomas radiculares cervicais que apresentam dor residual na extremidade superior, comumente associada à atividade PG no infraespinal. Tratar esses PGs pode aliviar a dor remanescente na extremidade superior nesse tipo de paciente.

Dor nos ombros responde por cerca de 12% das condições musculoesqueléticas, com síndrome do impacto subacromial sendo o diagnóstico que mais predomina.[63] O custo direto do tratamento de dores no ombro, nos Estados Unidos, foi calculado em US$ 7 bilhões no ano 2000.[64] Em uma revisão sistemática das evidências relacionadas ao diagnóstico de síndrome do impacto do ombro, Papadonikolakis e colaboradores[65] concluíram que o diagnóstico original dessa síndrome foi criado para abranger a gama de problemas no manguito rotador, incluindo tendinose e rupturas totais e incompletas de difícil diferenciação. Os pesquisadores sugerem que o diagnóstico dessa síndrome não seja mais utilizado em razão dos recentes avanços diagnósticos que permitem que eles sejam diferenciados.[65] Diercks e colaboradores[66] sugeriram um protocolo para o diagnóstico e o tratamento da síndrome da dor subacromial, que inclui exame clínico e tratamento de PGs.

Conforme abordado no Capítulo 21, Músculo supraespinal, há autores que pesquisaram a prevalência de PGs, LDP e reprodução de dores no ombro em pacientes com um diagnóstico de síndrome do impacto.[49,67] A maior prevalência de PGs ativos foi percebida nos músculos supraespinal (62%), infraespinal (42%) e subescapular (42%). Sem dúvida, esse estudo corrobora o dado de que uma quantidade de PGs ativos na musculatura do ombro tinha relação com o aumento da sensibilidade por pressão da dor com "síndrome do impacto no ombro".[49] Essa associação sugere que PGs ativos no infraespinal podem estar associados a mecanismos de sensibilidade em pacientes com dores nos ombros. A hipótese ainda é confirmada pela associação de PGs ativos e latentes no infraespinal, com LDP mais baixo[56] e presença de PGs bilaterais no infraespinal em pacientes com sintomas de dor unilateral no ombro.[67]

Pelo fato de o músculo infraespinal ser um dos músculos do manguito rotador, um diagnóstico diferencial deve descartar disfunções no manguito rotador. Na disfunção do manguito rotador, a dor é severa e costuma ser evidente por meio de um arco de movimentos limitado. Identificou-se um conjunto de itens de teste com sinais e sintomas indicadores de patologia no manguito rotador. As variáveis identificadas foram idade, fraqueza do supraespinal, fraqueza na rotação lateral e impacto. Quaisquer duas variáveis combinadas com idade de mais de 60 anos foram associadas a uma probabilidade pós-teste de 98% e, em qualquer idade, com três variáveis positivas, houve uma associação com uma probabilidade pós-teste de 98%. Quaisquer duas variáveis positivas, com idade inferior a 60 anos, foram associadas a uma probabilidade pós-teste de 64% de patologia no manguito rotador.[68]

Compressão de nervo supraescapular é algo relativamente raro em atletas que fazem movimentos repetitivos de elevar ou rodar uma das partes do corpo (*cocking*). Posições desse tipo exigem abdução, extensão e rotação lateral, seguidas de flexão e rotação medial rápidas.[21] Lesão em nervo supraescapular também foi identificada em indivíduos com alterações degenerativas na articulação glenoumeral e lassidão capsular na população idosa. A compressão costuma ser causada por atividade repetitiva acima da cabeça em atletas que devem fazer esses movimentos, por cistos gangliônicos ou fraturas escapulares. Áreas de compressão incluem a fenda supraescapular sob o ligamento transverso superior ou a fenda espinoglenóidea, secundária a uma lesão que ocupa espaço.[69] Há necessidade de diagnóstico por condução nervosa e eletromiografia dos músculos infraespinal e supraespinal para esse diagnóstico. Quando o paciente não reage a repouso e a outras medidas conservadoras, indica-se cirurgia. Os sinais e sintomas característicos incluem relato vago de dor no cíngulo do membro superior, atrofia acima do supraespinal e infraespinal, amplitude de movimentos limitada no ombro e fadiga no cíngulo do membro superior.[69] A dor do paciente pode ser semelhante àquela causada por PGs na musculatura do cíngulo do membro superior, principalmente os músculos supraespinal e infraespinal.

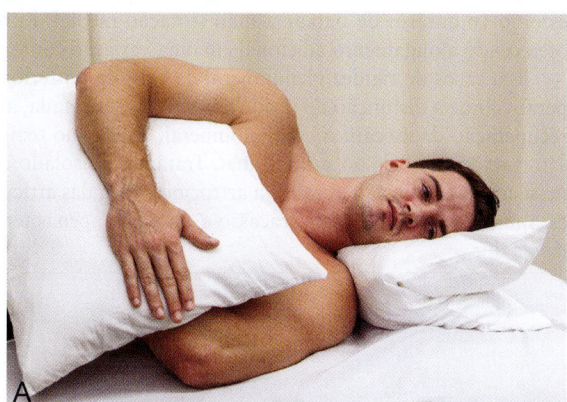
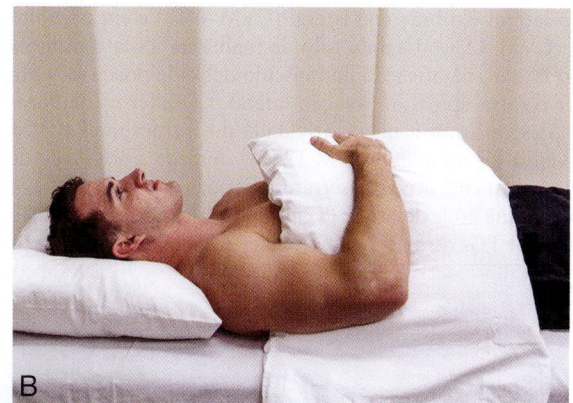
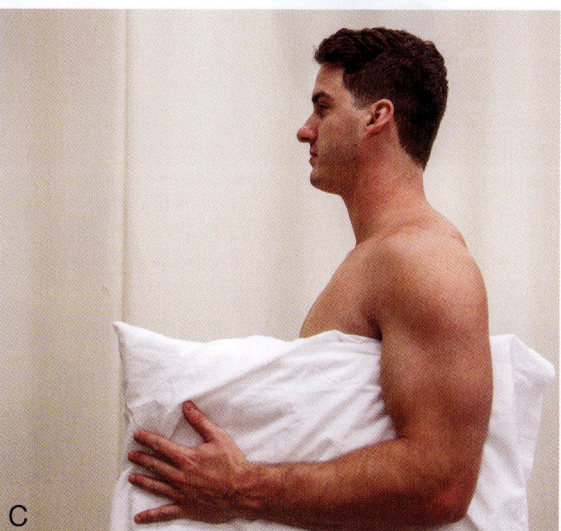

Figura 22-4 Posições que aliviam a dor para PGs ativos no infraespinal direito. (A) Posição em decúbito lateral para alívio, com o lado afetado para cima e o braço em leve abdução, colocando, de modo passivo, o infraespinal em uma posição de descanso. (B) Posição supina para alívio, com o braço apoiado em leve abdução. Observe que o braço direito não pode pender para trás do corpo em razão do apoio do travesseiro. (C) Posição sentada para alívio, com o braço afetado apoiado em abdução leve, rotação neutra com travesseiro.

5. AÇÕES CORRETIVAS

O paciente com PGs infraespinais deve evitar movimentos habituais sustentados ou repetitivos que sobrecarregam o músculo, como elevação repetitiva acima da cabeça com extremidade superior em abdução e rotação medial, além de tentar alcançar o banco traseiro do carro.

Quando o paciente deita sobre o lado não envolvido, o sono melhora com apoio do cotovelo e o antebraço que estão por cima (membro dolorido) sobre um travesseiro (Figura 22-4A) para evitar alongar demais o infraespinal afetado, o que pode causar dor referida. Para pacientes que dormem de costas, pode ser colocado um travesseiro entre o braço e o tronco, de modo que o travesseiro fique debaixo do braço para manter o ombro em uma posição relaxada (Figura 22-4B). É recomendada uma postura neutra para dormir. Os pacientes devem ser alertados a não deitar com o(s) braço(s) acima da cabeça em uma posição abduzida e com rotação lateral, pois isso manterá o infraespinal em uma posição encurtada prolongada, causando aumento de tensão na região do PG. Quando os pacientes sentam, pode ser usado um travesseiro da mesma forma para colocar o ombro em uma posição de descanso (Figura 22-4C).

Quando receitada reeducação neuromuscular ou exercícios terapêuticos para o infraespinal, a ativação é maior em pé, com rotação lateral e o braço na lateral (CVM 44%) e em decúbito lateral (CVM 42%). Usando rolo de toalha na axila durante a rotação lateral, há ativação do músculo deltoide posterior para auxiliar o infraespinal na rotação lateral.[12] Decker e colaboradores[70] descobriram a maior atividade do infraespinal (CVM 115%) e do supraespinal (CVM 125%) durante a atividade de apoio (flexões) com ativação serrátil anterior.

O paciente pode desativar PG infraespinal com autoliberação miofascial de PGs deitando-se sobre uma bolinha de tênis colocada diretamente sob um ponto sensível no músculo, ou na posição em pé, com as costas contra a parede, usando a técnica referida. O peso do corpo é usado para manter pressão crescente por 1 a 2 minutos, conforme descrito na parte das intervenções. A autoliberação miofascial dos PGs pode ser repetida várias vezes ao dia, até sua desativação. Compressa fria pode trazer benefício terapêutico após a liberação miofascial, em especial no caso de dor aguda no ombro. Há uma variedade de produtos no comércio que podem ser usados para técnicas de liberação miofascial.

O paciente pode alongar diariamente o músculo enquanto estiver sentado ou durante banho morno de chuveiro. Para alongar todas as três cabeças do músculo, primeiro o braço é alongado ao cruzar o peito na frente; depois, vai até as costas a partir da porção posterior do corpo (Figura 22-5A e B).

Outra técnica eficaz de autoalongamento é a aplicação de relaxamento pós-isométrico (contração-relaxamento progressivo) com ampliação da respiração. O paciente deita em posição supina, com o membro afetado colocado de modo que o cotovelo esteja estendido sobre a beira da cama ou do sofá, em uma flexão de 90° (Figura 22-6A).[71-73] O paciente inspira lenta e profundamente para depois relaxar ao expirar, enquanto a gravidade auxilia o braço a pender lentamente, alongando o infraespinal (Figura 22-6B). Liberação adicional da rigidez do infraespinal pode ser obtida por esforço voluntário de baixar a mão (rotação medial do braço), oferecendo alongamento adicional em uma variação confortável.

Em casos de rigidez glenoumeral da cápsula posterior, é imperativo que a disfunção do tecido conectivo seja tratada, além da recuperação da mecânica escapuloumeral, ao mesmo tempo que são tratados os PGs no infraespinal. Tratamento isolado de PGs nesse músculo que não abrange a artrocinemática das articulações escapuloumerais resulta em fracasso e em alívio apenas temporário da dor.

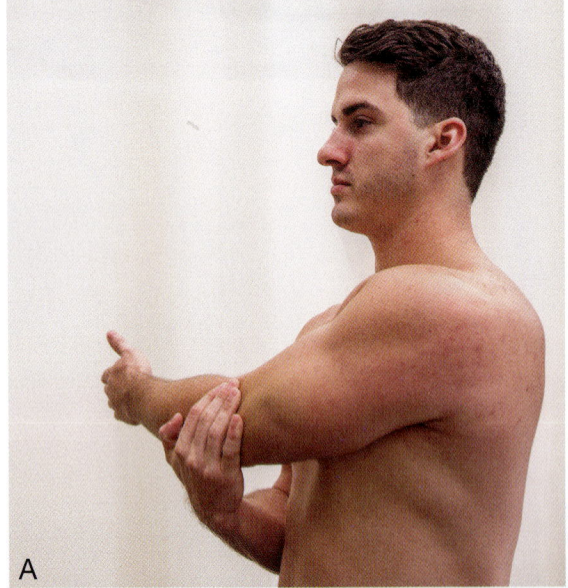 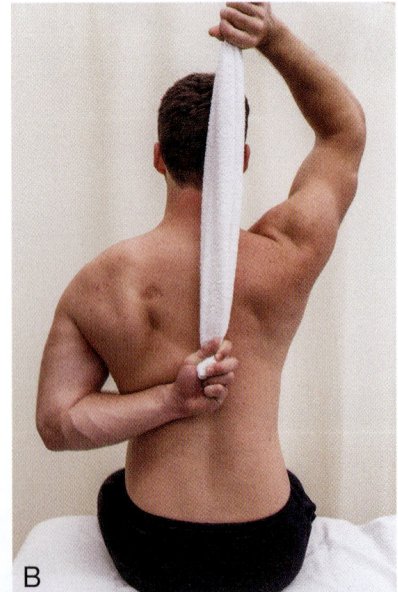

Figura 22-5 Posições de alongamento para o infraespinal. (A) Para alongar a cabeça superior, o ombro afetado é colocado em adução horizontal máxima, com 90° de elevação e pressão excessiva fornecida pela extremidade não afetada. (B) Para alongar as cabeças média e inferior, o braço afetado é colocado atrás das costas do paciente, em extensão, rotação medial e adução. É usada uma toalha de modo a possibilitar que o braço não afetado, de forma passiva, puxe o afetado para uma rotação mais medial, alongando o infraespinal. O alongamento pode ser aumentado com técnica de contração-relaxamento, ou relaxamento pós-isométrico.

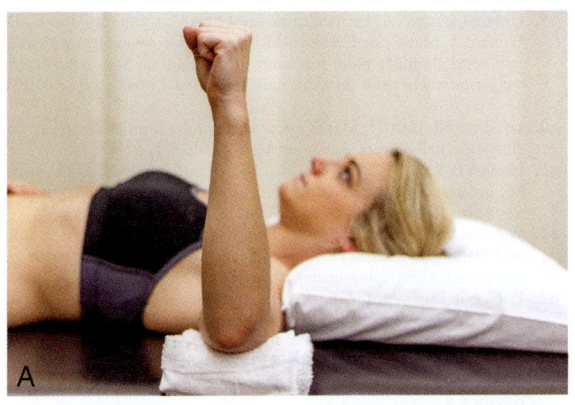 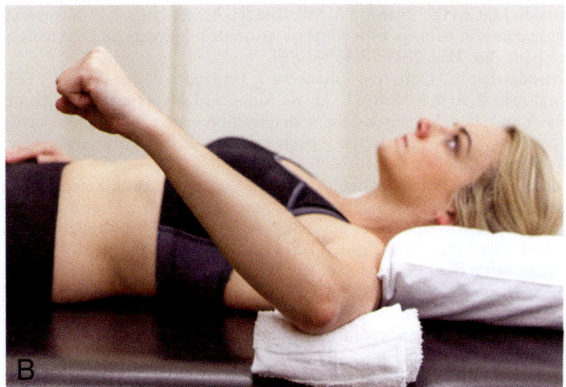

Figura 22-6 Relaxamento pós-isométrico para o músculo infraespinal. (A) Posição inicial. (B) Posição de alongamento.

Referências

1. Moccia D, Nackashi AA, Schilling R, Ward PJ. Fascial bundles of the infraspinatus fascia: anatomy, function, and clinical considerations. *J Anat.* 2016; 228(1):176-183.
2. Standring S. *Gray's Anatomy: The Anatomical Basis of Clinical Practice.* 41st ed. London, UK: Elsevier; 2015.
3. Moore KL, Agur AMR, Dalley AF. *Clinically Oriented Anatomy.* Baltimore, MD: Lippincott Williams & Wilkins; 2014:700-707.
4. Fabrizio PA, Clemente FR. Anatomical structure and nerve branching pattern of the human infraspinatus muscle. *J Bodyw Mov Ther.* 2014;18(2):228-232.
5. Burkhart SS, Esch JC, Jolson RS. The rotator crescent and rotator cable: an anatomic description of the shoulder's "suspension bridge". *Arthroscopy.* 1993;9(6):611-616.
6. Shin C, Lee SE, Yu KH, Chae HK, Lee KS. Spinal root origins and innervations of the suprascapular nerve. *Surg Radiol Anat.* 2010;32(3):235-238.
7. Ozer Y, Grossman JA, Gilbert A. Anatomic observations on the suprascapular nerve. *Hand Clin.* 1995;11(4):539-544.
8. Clemente C. *Gray's Anatomy of the Human Body.* 30th ed. Philadelphia, PA: Lea & Febiger; 1985:523-524.
9. Aktekin M, Demiryurek D, Bayramoglu A, Tuccar E. The significance of the neurovascular structures passing through the spinoglenoid notch. *Saudi Med J.* 2003;24(9):933-935.
10. Reed D, Cathers I, Halaki M, Ginn K. Does supraspinatus initiate shoulder abduction? *J Electromyogr Kinesiol.* 2013;23(2):425-429.
11. Porterfield JA, DeRosa C. *Mechanical Shoulder Disorders: Perspectives in Functional Anatomy.* St. Louis, MO: Saunders; 2004:65-66.
12. Sakita K, Seeley MK, Myrer JW, Hopkins JT. Shoulder-muscle electromyography during shoulder external-rotation exercises with and without slight abduction. *J Sport Rehabil.* 2015;24(2):109-115.
13. Marta S, Pezarat-Correla P, Fernandes O, et al. Electromyographic analysis of posterior deltoid, posterior rotator cuff and trapezius musculature in different shoulder exercises. *In J Sports Med.* 2013;14:1-15.
14. Reinold MM, Wilk KE, Fleisig GS, et al. Electromyographic analysis of the rotator cuff and deltoid musculature during common shoulder external rotation exercises. *J Orthop Sports Phys Ther.* 2004;34(7):385-394.
15. Wattanaprakornkul D, Halaki M, Boettcher C, Cathers I, Ginn KA. A comprehensive analysis of muscle recruitment patterns during shoulder flexion: an electromyographic study. *Clin Anat.* 2011;24(5):619-626.
16. Reed D, Cathers I, Halaki M, Ginn KA. Does load influence shoulder muscle recruitment patterns during scapular plane abduction? *J Sci Med Sport.* 2015;15:207-208.
17. Wickham J, Pizzari T, Stansfeld K, Burnside A, Watson L. Quantifying 'normal' shoulder muscle activity during abduction. *J Electromyogr Kinesiol.* 2010;20(2):212-222.
18. Inman VT, Saunders M, Abbot LC. Observations on the function of the shoulder joint. *J Bone Joint Surg.* 1944;26(1):1-30.
19. Langenderfer JE, Patthanacharoenphon C, Carpenter JE, Hughes RE. Variability in isometric force and moment generating capacity of glenohumeral external rotator muscles. *Clin Biomech.* 2006;21(7):701-709.
20. Jobe FW, Moynes DR, Tibone JE, Perry J. An EMG analysis of the shoulder in pitching. A second report. *Am J Sports Med.* 1984;12(3):218-220.
21. Jobe FW, Tibone JE, Perry J, Moynes D. An EMG analysis of the shoulder in throwing and pitching. A preliminary report. *Am J Sports Med.* 1983; 11(1): 3-5.
22. Digiovine NM, Jobe FW, Pink M, Perry J. An electromyographic analysis of the upper extremity in pitching. *J Shoulder Elbow Surg.* 1992;1(1):15-25.
23. Jobe FW, Moynes DR, Antonelli DJ. Rotator cuff function during a golf swing. *Am J Sports Med.* 1986;14(5):388-392.
24. Simons DG, Travell J, Simons L. *Travell & Simon's Myofascial Pain and Dysfunction: The Trigger Point Manual.* Vol 1. 2nd ed. Baltimore, MD: Williams & Wilkins; 1999.
25. Gerwin RD, Dommerholt J, Shah JP. An expansion of Simons' integrated hypothesis of trigger point formation. *Curr Pain Headache Rep.* 2004;8(6): 468-475.
26. Werner SL, Gill TJ, Murray TA, Cook TD, Hawkins RJ. Relationships between throwing mechanics and shoulder distraction in professional baseball pitchers. *Am J Sports Med.* 2001;29(3):354-358.
27. Illyes A, Kiss RM. Shoulder muscle activity during pushing, pulling, elevation and overhead throw. *J Electromyogr Kinesiol.* 2005;15(3):282-289.
28. Basmajian J, Deluca C. *Muscles Alive.* 5th ed. Baltimore, MD: Williams & Wilkins; 1985:270, 273-276.
29. Lucas KR, Rich PA, Polus BI. Muscle activation patterns in the scapular positioning muscles during loaded scapular plane elevation: the effects of Latent Myofascial Trigger Points. *Clin Biomech.* 2010;25(8):765-770.
30. Gao ZH, Fan D, Wang D, Zhao H, Zhao K, Chen C. Muscle activity and co-contraction of musculoskeletal model during steering maneuver. *Biomed Mater Eng.* 2014;24(6):2697-2706.
31. Travell J, Rinzler SH. The myofascial genesis of pain. *Postgrad Med.* 1952; 11(5):425-434.
32. Travell J, Rinzler SH. Pain syndromes of the chest muscles; resemblance to effort angina and myocardial infarction, and relief by local block. *Can Med Assoc J.* 1948;59(4):333-338.
33. Travell J. Basis for the multiple uses of local block of somatic trigger areas; procaine infiltration and ethyl chloride spray. *Miss Valley Med J.* 1949;71(1): 13-21.
34. Pace JB. Commonly overlooked pain syndromes responsive to simple therapy. *Postgrad Med.* 1975;58(4):107-113.
35. Rubin D. An approach to the management of myofascial trigger point syndromes. *Arch Phys Med Rehabil.* 1981;62:107-110.
36. Zohn DA. *Musculoskeletal Pain: Diagnosis and Physical Treatment.* 2nd ed. Boston, MA: Little Brown; 1988:211.
37. Long C II. Myofascial pain syndromes. II. Syndromes of the head, neck and shoulder girdle. *Henry Ford Hosp Med Bull.* 1956;4(1):22-28.
38. Bonica J, Sola A. Other painful disorders of the upper limb, Chapter 52. In: Bonica JJ, Loeser JD, Chapman C, Fordyce WE, eds. *The Management of Pain.* 2nd ed. Philadelphia, PA: Lea & Febiger; 1990:947-958 (page 949).
39. Rachlin ES. Injection of specific trigger points, Chapter 10. In: Rachlin ES, ed. *Myofascial Pain and Fibromyalgia.* St. Louis, MO: Mosby; 1994:197-360 (pages 322-325).
40. Travell J. Ethyl chloride spray for painful muscle spasm. *Arch Phys Med Rehabil.* 1952;33(5):291-298.
41. Fernández-Carnero J, Ge HY, Kimura Y, Fernández de las Peñas C, Arendt-Nielsen L. Increased spontaneous electrical activity at a latent myofascial trigger point after nociceptive stimulation of another latent trigger point. *Clin J Pain.* 2010;26(2):138-143.
42. Kellgren JH. Observations on referred pain arising from muscle. *Clin Sci.* 1938;3:175-190.
43. Qerama E, Kasch H, Fuglsang-Frederiksen A. Occurrence of myofascial pain in patients with possible carpal tunnel syndrome—a single-blinded study. *Eur J Pain.* 2009;13(6):588-591.
44. Hains G, Descarreaux M, Lamy AM, Hains F. A randomized controlled (intervention) trial of ischemic compression therapy for chronic carpal tunnel syndrome. *J Can Chiropr Assoc.* 2010;54(3):155-163.
45. Bron C, Dommerholt J, Stegenga B, Wensing M, Oostendorp RA. High prevalence of shoulder girdle muscles with myofascial trigger points in patients with shoulder pain. *BMC Musculoskelet Disord.* 2011;12(1):139-151.

46. Castaldo M, Ge HY, Chiarotto A, Villafane JH, Arendt-Nielsen L. Myofascial trigger points in patients with whiplash-associated disorders and mechanical neck pain. *Pain Med.* 2014;15(5):842-849.
47. Fernández-Lao C, Cantarero-Villanueva I, Fernández de las Peñas C, Del-Moral-Avila R, Arendt-Nielsen L, Arroyo-Morales M. Myofascial trigger points in neck and shoulder muscles and widespread pressure pain hypersensitivtiy in patients with postmastectomy pain: evidence of peripheral and central sensitization. *Clin J Pain.* 2010;26(9):798-806.
48. Fernández de las Peñas C, Grobli C, Ortega-Santiago R, et al. Referred pain from myofascial trigger points in head, neck, shoulder, and arm muscles reproduces pain symptoms in blue-collar (manual) and white-collar (office) workers. *Clin J Pain.* 2012;28(6):511-518.
49. Hidalgo-Lozano A, Fernández de las Peñas C, Alonso-Blanco C, Ge HY, Arendt-Nielsen L, Arroyo-Morales M. Muscle trigger points and pressure pain hyperalgesia in the shoulder muscles in patients with unilateral shoulder impingement: a blinded, controlled study. *Exp Brain Res.* 2010;202(4):915-925.
50. Calvo-Lobo C, Pacheco-da-Costa S, Martinez-Martinez J, Rodriguez-Sanz D, Cuesta-Alvaro P, Lopez-Lopez D. Dry needling on the infraspinatus latent and active myofascial trigger points in older adults with nonspecific shoulder pain: A Randomized Clinical Trial. *J Geriatr Phys Ther.* 2016. doi:10.1519/JPT.0000000000000079.
51. Bron C, de Gast A, Dommerholt J, Stegenga B, Wensing M, Oostendorp RA. Treatment of myofascial trigger points in patients with chronic shoulder pain: a randomized, controlled trial. *BMC Med.* 2011;9:8.
52. Sola AE, Williams RL. Myofascial pain syndromes. *Neurology.* 1956;6(2):91-95.
53. Ohmori A, Iranami H, Fujii K, Yamazaki A, Doko Y. Myofascial involvement of supra- and infraspinatus muscles contributes to ipsilateral shoulder pain after muscle-sparing thoracotomy and video-assisted thoracic surgery. *J Cardiothorac Vasc Anesth.* 2013;27(6):1310-1314.
54. DiLorenzo L, Traballesi M, Morelli D, et al. Hemiparetic shoulder pain syndrome treated with deep dry needling during early rehabilitation: a prospective, open-lavel, randomized investigation. *J Musculoskelet Pain.* 2004;12(2):25-34.
55. Lucas KR, Polus PA, Rich J. Latent myofascial trigger points: their effect on muscle activation and movement efficiency. *J Bodyw Mov Ther.* 2004;8:160-166.
56. Ge HY, Fernández de las Peñas C, Madeleine P, Arendt-Nielsen L. Topographical mapping and mechanical pain sensitivity of myofascial trigger points in the infraspinatus muscle. *Eur J Pain.* 2008;12(7):859-865.
57. Bron C, Franssen J, Wensing M, Oostendorp RA. Interrater reliability of palpation of myofascial trigger points in three shoulder muscles. *J Man Manip Ther.* 2007;15(4):203-215.
58. Baker B. The muscle trigger: evidence of overload injury. *J Neurol Orthop Med Surg.* 1986;7(1):35-44.
59. Hidalgo-Lozano A, Fernández de las Peñas C, Calderon-Soto C, Domingo-Camara A, Madeleine P, Arroyo-Morales M. Elite swimmers with and without unilateral shoulder pain: mechanical hyperalgesia and active/latent muscle trigger points in neck-shoulder muscles. *Scand J Med Sci Sports.* 2013;23(1):66-73.
60. Osborne NJ, Gatt IT. Management of shoulder injuries using dry needling in elite volleyball players. *Acupunct Med.* 2010;28(1):42-45.
61. Hsieh YL, Kao MJ, Kuan TS, Chen SM, Chen JT, Hong CZ. Dry needling to a key myofascial trigger point may reduce the irritability of satellite MTrPs. *Am J Phys Med Rehabil.* 2007;86(5):397-403.
62. Wainner RS, Fritz JM, Irrgang JJ, Boninger ML, Delitto A, Allison S. Reliability and diagnostic accuracy of the clinical examination and patient self-report measures for cervical radiculopathy. *Spine.* 2003;28(1):52-62.
63. Pribicevic M, Pollard H, Bonello R. An epidemiologic survey of shoulder pain in chiropractic practice in australia. *J Manipulative Physiol Ther.* 2009;32(2):107-117.
64. Meislin RJ, Sperling JW, Stitik TP. Persistent shoulder pain: epidemiology, pathophysiology, and diagnosis. *Am J Orthop (Belle Mead NJ).* 2005;34(12 suppl): 5-9.
65. Papadonikolakis A, McKenna M, Warme W, Martin BI, Matsen FA III. Published evidence relevant to the diagnosis of impingement syndrome of the shoulder. *J Bone Joint Surg Am.* 2011;93(19):1827-1832.
66. Diercks R, Bron C, Dorrestijn O, et al. Guideline for diagnosis and treatment of subacromial pain syndrome: a multidisciplinary review by the Dutch Orthopaedic Association. *Acta Orthop.* 2014;85(3):314-322.
67. Alburquerque-Sendin F, Camargo P, Viera A, Salvini TF. Bilateral myofascial trigger points and pressure pain thresholds in the shoulder muscles in patients with unilateral shoulder impingement syndrome. A blinded controlled study. *Clin J Pain.* 2013;29:478-486.
68. Murrell GA, Walton JR. Diagnosis of rotator cuff tears. *Lancet.* 2001;357(9258):769-770.
69. Jacob PJ, Arun K, Binoj R. Suprascapular nerve entrapment syndrome. *Kerala J Orthop.* 2011;25:21-24.
70. Decker MJ, Tokish JM, Ellis HB, Torry MR, Hawkins RJ. Subscapularis muscle activity during selected rehabilitation exercises. *Am J Sports Med.* 2003;31(1):126-134.
71. Lewit K. Role of manipulation in spinal rehabilitation, Chapter 11. In: Liebenson C, ed. *Rehabilitation of the Spine: A Practitioner's Guide.* Baltimore, MD: Williams & Wilkins; 1996:195-224 (page 208).
72. Liebenson C. Manual resistance techniques and self-stretches for improving flexibility/mobility, Chapter 13. In: Liebenson C, ed. *Rehabilitation of the Spine: A Practitioner's Guide.* Baltimore, MD: Williams & Wilkins; 1996:253-292 (pages 282-283).
73. Lewit K. *Manipulative Therapy in Rehabilitation of the Locomotor System.* 3rd ed. Oxford, England: Butterworth Heinemann; 1999:204-205.

Capítulo 23

Músculo redondo menor

O teste dos arremessadores

Joseph M. Donnelly

1. INTRODUÇÃO

O músculo pequeno e levemente fusiforme chamado de redondo menor é um dos quatro músculos do manguito rotador do ombro. Insere-se a partir do aspecto posterior da escápula à faceta inferior do tubérculo umeral e age para estabilizar, de forma dinâmica, a cabeça do úmero na cavidade glenoidal da escápula e para rodar, de forma lateral, o braço na articulação glenoumeral. Pontos-gatilho (PGs) nesse músculo produzem dor profunda na região deltoide posterior do ombro, perto de sua inserção no úmero. Os sintomas podem ser exacerbados ao dormir sobre o lado afetado, chegando às costas, e ao realizar atividades da vida cotidiana que exijam movimentos combinados de elevação e rotação lateral do ombro. A ativação e a perpetuação de PGs no redondo menor costumam resultar de sobrecarga aguda, ao mesmo tempo que é feito movimento para trás e para cima, ou com atividades repetitivas acima da cabeça. O diagnóstico diferencial deve incluir uma investigação de presença ou não de rigidez da cápsula articular glenoumeral posterior, rupturas no manguito rotador, síndrome do espaço quadrilateral e sintomas radiculares C8-T1. As ações corretivas incluem treinamento postural (com posição eficaz para dormir), alteração de comportamento, para eliminar posições causadoras de sobrecarga recorrente do músculo, autoliberação miofascial (por pressão) e exercícios de autoalongamento.

2. CONSIDERAÇÕES ANATÔMICAS

O redondo maior tem origem nos dois terços superiores da parte plana da superfície dorsal da escápula, que, de forma grosseira, estende-se do aspecto medial do ângulo inferior aos aspectos posterior e inferior da cavidade glenoidal e desde a aponeurose que separa esse músculo dos músculos infraespinal e redondo maior, que o limitam superior e inferiormente, respectivamente. Insere-se lateralmente à faceta inferior do tubérculo maior umeral e sobre o úmero, próximo à origem da cabeça lateral do tríceps braquial (Figura 23-1). O tendão mistura-se com o aspecto posterior da cápsula articular glenoumeral. Em alguns casos, o redondo menor pode se fundir com o músculo infraespinal.[1] Foram relatadas duas variações fasciais distintas: o redondo menor pode estar contido em seu próprio compartimento facial inflexível ou pode partilhar o compartimento facial do músculo infraespinal.[2]

2.1. Inervação e vascularização

O redondo menor é inervado pelo nervo axilar por meio do cordão posterior dos segmentos espinais C5 e C6. Essa inervação difere da do infraespinal acima, suprido pelo nervo supraescapular, diferindo também daquela do redondo maior abaixo, suprido pelo nervo subescapular inferior. Todos os três músculos são alimentados, pelo menos em parte, a partir dos segmentos C5 e C6 da coluna cervical.[1]

Loukas e colaboradores[3] pesquisaram o trajeto do nervo axilar em 100 amostras nervosas. Em 65% dos casos, o nervo axilar divide-se, no espaço quadrangular, em um ramo anterior e outro posterior. Os restantes 35% dividem-se no músculo deltoide. Independentemente da origem, o ramo posterior do deltoide forneceu uma ramificação ao redondo menor em 100% dos casos.[3,4]

O redondo menor recebe seu suprimento vascular por meio das artérias circunflexa umeral posterior e circunflexa escapular.[1]

2.2. Função

Os músculos redondo menor, infraespinal, supraespinal e subescapular inserem-se nas tuberosidades maior e menor do úmero, formando um manguito rotador musculotendíneo. Esses músculos propiciam uma estabilidade dinâmica à articulação glenoumeral. Movimentar ombros é uma atividade complexa e coordenada feita pelos músculos do manguito rotador, que exercem forças diretas medialmente, resistentes a forças de cisalhamento ascendentes do músculo deltoide durante elevação de ombro, ao mesmo tempo que mantêm a cabeça do úmero em contato próximo com a cavidade glenoidal.[5] O redondo menor age com os outros músculos do manguito rotador para estabilizar e centralizar a cabeça do úmero no glenoide, com movimento de extremidades superiores.

Sem contar o seu papel estabilizador, o redondo menor (com o infraespinal) é um motor primário na articulação glenoumeral para rotação lateral com o braço em qualquer posição.[6,7] O redondo menor tem uma contração voluntária máxima (CVM%) moderada em movimentos rotação lateral, em pé e em decúbito lateral.[7] A atividade de pico para o redondo menor ocorre com abdução horizontal pronada a 90° de abdução e rotação lateral total com o cotovelo estendido. Esse músculo demonstra o mínimo de atividade durante rotação lateral no plano da escápula e com rolo de toalha na axila.[6] Os padrões de ativação do redondo menor espelham os do infraespinal, com ambos os músculos tendo CVM além de 40% durante seis de sete movimentos estudados.[6]

Pesquisadores utilizam tomografia com emissão de pósitrons para examinar a função do redondo menor na adução de ombro (0°) e em posições de abdução (90° no plano frontal) em voluntários saudáveis. Seus resultados mostraram que o redondo menor tinha um papel mais definido na rotação lateral na posição de abdução.[8]

Embora uma adução fraca tenha sido identificada como uma ação do redondo menor com base na orientação anatômica,[1] não há evidências eletromiográficas até agora em apoio à adução como uma das funções desse músculo.[5-7,9,10] No entanto, uma função de adução fraca pode ser extrapolada do papel do músculo redondo menor na estabilização dinâmica da articulação glenoumeral, proporcionando uma força direcionada média e inferior durante elevação do ombro.

2.3. Unidade funcional

A unidade funcional à qual um músculo pertence inclui os músculos que reforçam e contrapõe-se às suas ações, bem como as articulações que os músculos cruzam. A interdependência desses músculos está funcionalmente refletida na organização e nas co-

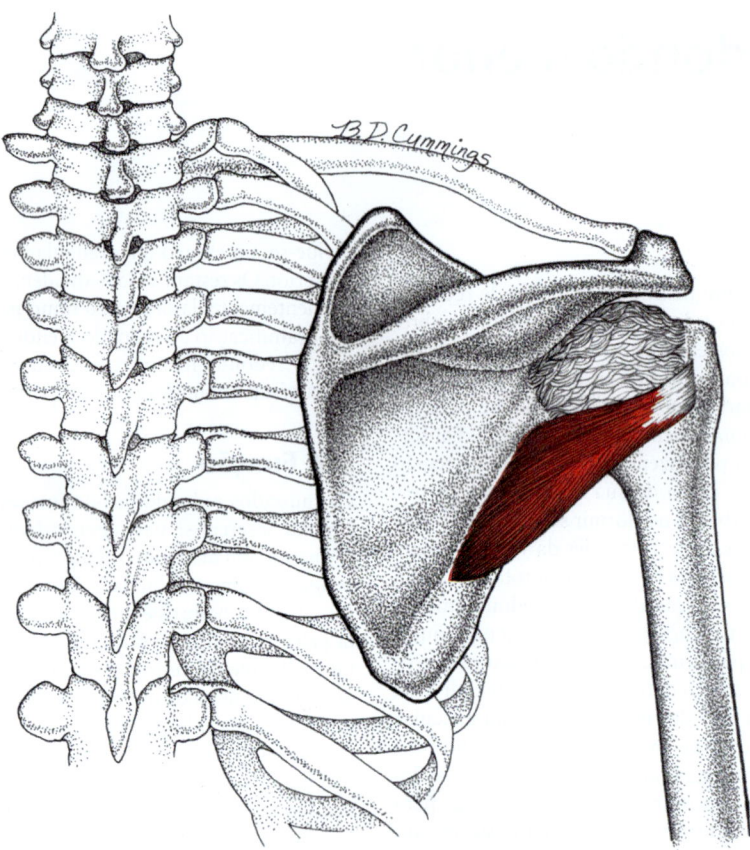

Figura 23-1 Inserções do redondo menor que mostram a localização e a direção das fibras musculares.

nexões neurais do córtex sensorimotor. A unidade funcional é enfatizada porque a presença de um PG em um músculo da unidade aumenta a probabilidade de outros músculos da unidade também desenvolverem PGs. Ao desativar PGs em um músculo, deve haver a preocupação em relação a PGs que possam se desenvolver em músculos funcionalmente interdependentes. O redondo menor funciona em paralelo com o infraespinal, para o qual representa um "irmãozinho", com inserções similares e um suprimento de nervos diferente. O Quadro 23-1 representa grosseiramente a unidade funcional do redondo menor.[11]

O músculo redondo menor também funciona de modo sinérgico com o infraespinal, o supraespinal e o subescapular para estabilizar a cabeça do úmero na cavidade glenoidal durante movimentos de braço.[5,9]

Quadro 23-1	Unidade funcional do músculo redondo menor	
Ação	Sinergistas	Antagonistas
Rotação lateral do ombro	Infraespinal Deltoide posterior	Subescapular Peitoral maior Latíssimo do dorso Deltoide anterior

3. APRESENTAÇÃO CLÍNICA
3.1. Padrão de dor referida

Pontos-gatilho no redondo menor basicamente referem dor profunda na região do deltoide posterior na direção da inserção do redondo menor (Figura 23-2). Essa área dolorida localiza-se proximalmente a inserção do deltoide, na tuberosidade do músculo deltoide do úmero. Pode se concentrar em uma área pequena (com mais ou menos o tamanho de uma ameixa), bem abaixo da bolsa sinovial subacromial, mas pode parecer uma "bursite" devido à localização pontiaguda e à qualidade profunda. Uma dor incômoda de ampla distribuição no braço e no ombro, de modo posterior, raramente ocorre apenas devido aos PGs no redondo menor. Bonica e Sola[12] mostram uma ampla distribuição de dor na região do deltoide posterior.

Um relato de quatro pacientes[13] indica que a disestesia referida de formigamento e dormência no quarto e quinto dedos pode ser tão comum quanto a dor referida ao ombro por PGs ativos no redondo menor.

3.2. Sintomas

Comparado a outros músculos do manguito rotador, o redondo menor é o menos envolvido em dor primária no ombro, apesar de terem sido encontrados PGs ativos em 45% das pessoas com dor não específica no ombro.[14] Paciente com PGs no redondo menor pode receber um diagnóstico de "bursa (bolsa) dolorida" em ra-

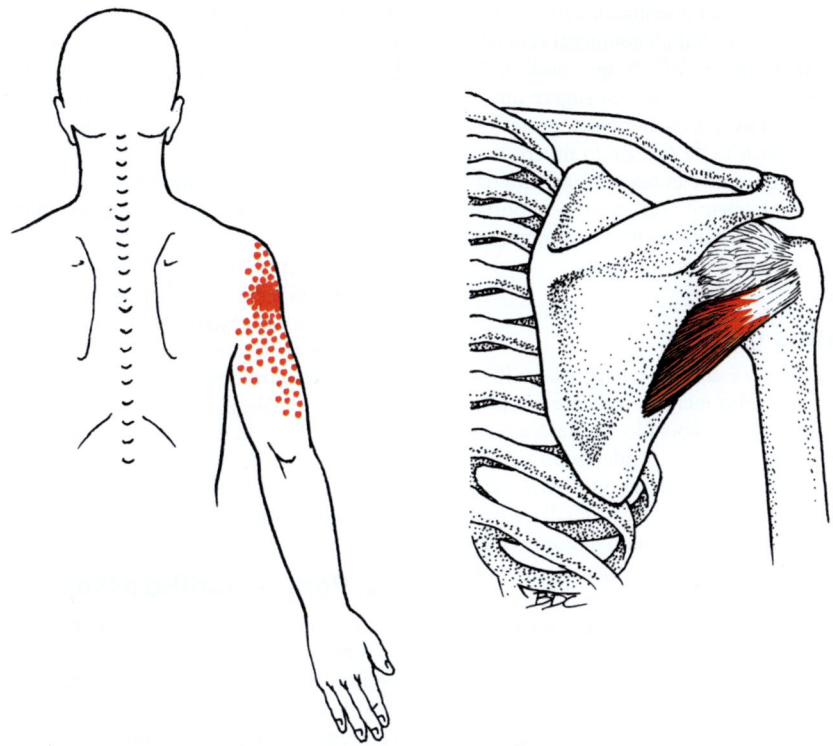

Figura 23-2 Padrão de dor referida (zona essencial em vermelho contínuo, zona excedente em vermelho pontilhado) de PGs no músculo redondo menor direito.

zão do relato de dor no deltoide posterior, próximo a inserção do redondo menor no úmero. A preocupação principal do paciente costuma ser mais dor no ombro posterior (Figura 23-2) que amplitude de movimentos restrita no ombro. Clinicamente, ocorrem PGs no redondo menor junto com PGs no infraespinal. Quando o paciente se apresenta com uma dor profunda no ombro anterior, o sintoma pode ser devido a PGs ativos no infraespinal e não no redondo menor. Quando aliviada a dor de PGs no infraespinal e recuperado o comprimento normal desse músculo, o paciente pode tomar consciência da dor na parte posterior do ombro referida pelo redondo menor.

Escobar e Ballesteros[13] relataram quatro pacientes com PGs isolados no redondo menor. Todos descreveram sintomas de dormência e/ou formigamento do quarto e quinto dedos, agravados por atividade no ombro que exigia chegar acima ou atrás dos ombros. Esses movimentos também causavam dor em três dos pacientes. Em um relato de caso mais recente, um paciente com rigidez posterior no ombro foi tratado com êxito após aplicação de agulhamento a seco no redondo menor e no infraespinal.[14] Dor e amplitude de movimentos limitada do ombro melhoraram após o agulhamento a seco desses músculos, causando a recuperação da função motora e normativo-sensorial.[15]

3.3. Exame do paciente

Após um exame subjetivo detalhado, o clínico deve fazer um desenho detalhado representando o padrão de dor descrito pelo paciente. Essa descrição ajudará no planejamento do exame físico e pode ser útil no monitoramento da progressão do paciente, à medida que os sintomas melhoram ou mudam. Para um exame apropriado do músculo redondo menor, o clínico deve observar a postura do cíngulo do membro superior, examinar as amplitudes passiva e ativa dessa estrutura e observar padrões de ativação muscular e ritmo escapuloumeral.

O redondo menor é considerado um dos músculos do ombro com menor envolvimento. Em estudos anteriores, cerca de 7% dos pacientes com dor miofascial na região dos ombros mostraram PGs no redondo menor.[16,17] Apenas 3% de adultos jovens saudáveis tinham PGs latentes no redondo menor ou maior.[16] Bron e colaboradores[14] pesquisaram a prevalência de PGs em dor crônica unilateral e não traumática nos ombros e encontraram alta prevalência de PGs ativos no redondo menor (45%). Também descobriram alta prevalência de PGs latentes (20%) nesse músculo. Os autores recomendam exame em relação à presença de PGs em pacientes com dores nos ombros.[14]

É comum um paciente apresentar-se com PGs primários no músculo infraespinal. PGs ativos no redondo menor podem evidenciar alguma amplitude de movimentos limitada no teste de Apley (ver Figura 22-3), mesmo após desativação dos PGs no infraespinal com tratamento. Quando o relato da dor muda de anterior do ombro (no caso de PGs infraespinais) para posterior (distribuição da dor de PGs no redondo menor), indica-se um levantamento de dados dos PGs no redondo menor.

Movimento articular acessório deve ser testado nas articulações glenoumeral, acromioclavicular, esternoclavicular e escapulotorácica. Com frequência, uma hipomobilidade articular na articulação esternoclavicular pode causar déficit na elevação dos ombros, que contribui para alterações nos padrões normais de ativação muscular. Disfunções articulares na articulação glenoumeral também podem prejudicar padrões de ativação, contribuindo para uma sobrecarga do redondo menor e de outros músculos do manguito rotador.

A articulação glenoumeral deve ser investigada criteriosamente em relação a déficit da rotação medial glenoumeral (GRID, do inglês *glenohumeral internal rotation deficit*), que pode indicar rigidez capsular posterior. Recente relato de caso sugere que PGs no redondo menor podem estar envolvidos na rigidez posterior do ombro.[15] Posição escapular e posição da cabeça do úmero devem ser investigadas em repouso e durante elevação das extremidades superiores, já que um mau alinhamento pode ser um importante fator colaborador de sobrecarga do redondo menor durante todas as atividades funcionais das extremidades superiores.

3.4. Exame de pontos-gatilho

Podem ser úteis várias posições ao examinar paciente com PGs no músculo redondo menor. Uma delas inclui o paciente em pronação, com o braço em abdução de 90° apoiado na mesa e o cotovelo flexionado em 90°, com o antebraço pendente no contorno da mesa (Figura 23-3A). Essa posição pode ser útil para facilitar o teste de amplitude de movimentos de rotação media e lateral glenoumeral para ajudar a diferenciar o redondo maior do menor. O redondo menor pode ser identificado por palpação do músculo enquanto o paciente tenta, alternadamente, rotação medial e lateral do braço contra resistência mínima. O braço é contraído durante rotação lateral e relaxado durante rotação medial. Pode ser usada palpação plana transversa ou em pinça na borda lateral da escápula para serem identificados PGs (Figura 23-3B).

Em outra opção para exame, o paciente deita-se sobre o lado não afetado, com o braço de cima (o envolvido) descansando sobre travesseiro colocado contra o peito. O clínico está voltado para o paciente e usa palpação plana transversa ao longo da escápula, entre o infraespinal em cima e o redondo maior embaixo, para localizar PGs no redondo menor (Figura 23-3). A Figura 23-4 mostra essas relações anatômicas com os músculos circunjacentes. A cabeça longa do músculo tríceps braquial passa entre o redondo menor e o maior, e estes músculos formam três lados do espaço quadrangular (Figura 23-4).

4. DIAGNÓSTICO DIFERENCIAL

4.1. Ativação e perpetuação de pontos-gatilho

Uma postura ou atividade que ative um PG, se não corrigida, também pode perpetuá-lo. Em qualquer parte do músculo redondo menor, os PGs podem ser ativados por carga excêntrica não habitual, exercício excêntrico em músculo destreinado ou carga concêntrica máxima ou submáxima.[18] PGs também podem ser ativados ou agravados quando o músculo é colocado em uma posição encurtada e/ou alongada por um período prolongado.

O redondo menor não costuma ser envolvido isoladamente. Seus PGs são ativados pelos mesmos estresses de sobrecarga – extensão para cima ou tentativas de alcance da parte de trás do ombro – que ativam PGs no músculo infraespinal (ver Capítulo 22, Músculo infraespinal). Os pacientes podem ativar PGs no redondo menor em consequência de acidente automotivo (especialmente quando o paciente está segurando algo semelhante ao volante); perda de equilíbrio ao erguer objeto pesado sobre a cabeça; enquanto trabalha em lugares apertados, com o braço acima da cabeça; e durante jogo de vôlei ou outro esporte com movimentos acima da cabeça.[13]

PGs no músculo redondo menor são perpetuados por sobrecarga contínua do músculo ao fazer movimentos para cima e para trás, e por fatores sistêmicos perpetuantes, conforme abordado nos Capítulos 1, Ciências da dor e dor miofascial, a 4, Fatores que perpetuam a síndrome miofascial.

4.2. Pontos-gatilho associados

Podem surgir PGs associados em áreas de dor referida causada por PGs em outros músculos.[19] Portanto, músculos nas áreas de dor referida de cada músculo acometido também devem ser examinados. O infraespinal é o principal sinergista do redondo menor e, clinicamente, quase sempre se envolve quando há PGs no redondo menor.

Outros músculos que devem ser considerados ao serem examinados PGs são o supraespinal, as fibras posteriores do deltoide, o redondo maior, o latíssimo do dorso, os escalenos e o levantador da escápula. Além disso, os músculos subescapular e peitoral maior, antagonistas do redondo menor na rotação lateral do úmero, devem ser examinados como parte da unidade funcional.

4.3. Patologias associadas

Os pacientes não costumam descrever um pequeno arco de movimento muito doloroso com PGs no redondo menor, mas todo o movimento ou somente o final da amplitude de movimentos dói. Uma vez que o redondo menor é um dos músculos do manguito rotador, rupturas neste músculo devem ser descartadas. O redondo menor muito raramente tem envolvimento em rupturas do manguito rotador, a não ser que o infraespinal também esteja envolvido.[20] Para testar a integridade do redondo menor, podem ser utilizados o teste de retardo da rotação lateral (*lag test*), o sinal de

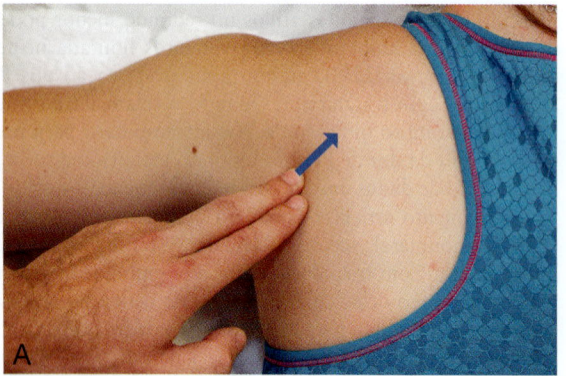
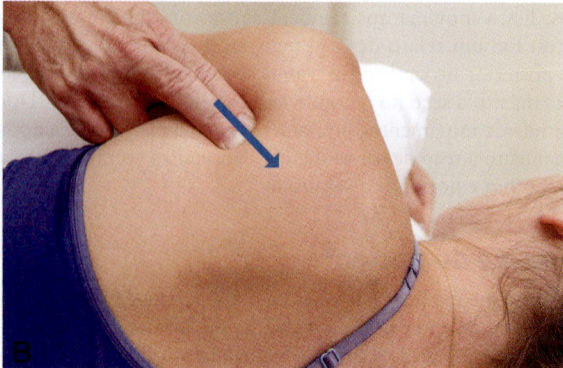

Figura 23-3 Palpação plana transversa para identificar PGs no músculo redondo menor. (A) Paciente em prono, com o braço em abdução de 90°. (B) Paciente deita-se sobre o lado não afetado, com o lado afetado apoiado por travesseiro, com abdução de cerca de 30°.

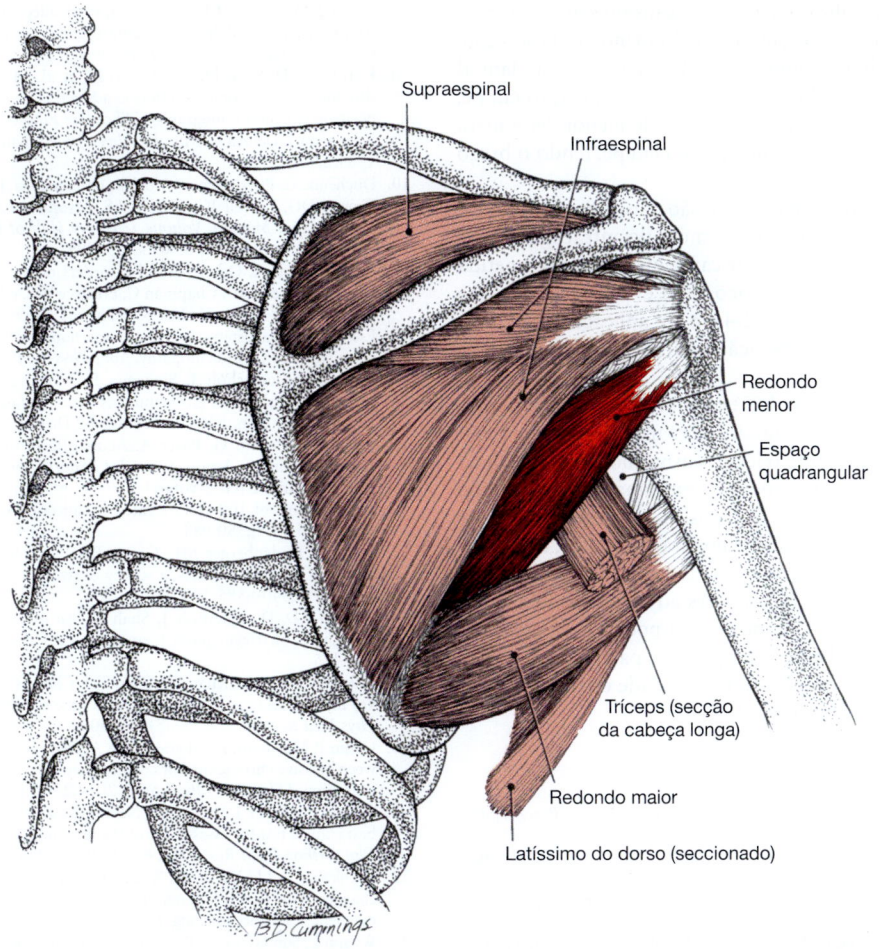

Figura 23-4 Relações anatômicas do redondo menor (vermelho-escuro) com outros músculos escapulares dorsais (vermelho-claro). A borda lateral da escápula costuma ser palpável como um marco orientador, podendo ser localizada no espaço entre o redondo menor e o maior por meio de palpação em pinça. A cabeça longa do tríceps também passa pelo espaço e, com o redondo menor e o maior, bem como o úmero, define o espaço quadrangular (quadrilátero).

queda (*drop test*) e o teste de Patte. Um teste positivo de retardo da rotação lateral maior do que 40° parece ter sensibilidade de 100% para detectar rupturas no redondo menor.[21] Em um estudo retrospectivo de 279 indivíduos, os pesquisadores encontraram alterações hipertróficas no redondo menor em casos em que as rupturas do manguito rotador incluíram o músculo infraespinal. A integridade do redondo menor é um fator prognóstico de resultados positivos com artroplastia total de ombro.[22]

Somente o redondo menor não parece contribuir para a compressão do nervo axilar; entretanto, duas variações anatômicas foram identificadas na fáscia posterior do ombro. Metade dos ombros estudados demonstraram uma faixa fascial resistente que os autores acharam ser um lugar de compressão e possível conexão do ramo posterior do nervo axilar ao redondo menor. Um melhor entendimento dessa anormalidade anatômica pode ser útil para a avaliação de pacientes com atrofia primária do redondo menor e relatos associados de dor.[2]

A síndrome do espaço quadrangular caracteriza-se por dor intermitente e insatisfatoriamente localizada no ombro, parestesias em extremidade superior, em um padrão *nondermatomal*, sensibilidade pontual acima do espaço quadrangular[23] e atrofia seletiva dos músculos redondo menor e deltoide.[24] Essa síndrome é consequência da compressão do nervo axilar por bandas fibrosas de tecido quando o nervo passa pelo quadrilátero. Tal etiologia ficou demonstrada em três pacientes por ressonância magnética (RM).[24] Mais recentemente, autores propuseram que a síndrome do quadrilátero e a atrofia isolada do redondo menor são entidades clínicas diferentes. A síndrome costuma ocorrer em pacientes jovens, e a atrofia, em adultos mais velhos.[23,25,26]

Conforme demonstrado pelos quatro relatos de casos de Escobar e Ballesteros,[13] disestesia no quarto e quinto dedos causada por PGs no redondo menor pode ser facilmente confundida com neuropatia ulnar ou radiculopatia C8. Ambas podem ser descartadas por avaliação eletrodiagnóstica adequada.

5. AÇÕES CORRETIVAS

O paciente deve evitar movimentos habituais, permanentes ou repetitivos que sobrecarreguem o redondo menor e o infraespinal, como elevar os braços acima da cabeça continuamente, com extremidade superior em abdução e rotação lateral, bem como tentar alcançar o banco traseiro do carro.

Ao prescrever ou realizar reeducação neuromuscular ou exercícios terapêuticos para o músculo redondo menor, é importante lembrar que a ativação desse músculo é maior com rotação lateral em decúbito lateral, com o braço na lateral, e, na posição em pé, com o ombro no plano da escápula.[7] O redondo menor demonstra atividade mínima a moderada com a pessoa em pé, tendo o braço na lateral.[6,7]

Ações corretivas para esse músculo são, basicamente, as mesmas descritas detalhadamente para o músculo infraespinal (ver Capítulo 22, Parte 5). Incluem evitar carga excessiva ou repetida do músculo, posição correta do braço, para evitar encurtamento total durante o sono (ver Figura 22-4A a C), aplicação caseira de compressas frias ou quentes, liberação miofascial do PG e exercícios de autoalongamento.

O paciente pode desativar PG no redondo menor com aplicação de compressão do PG deitando sobre uma bolinha de tênis, colocada de forma direta sobre o local sensível no músculo, ou na posição em pé, com as costas apoiadas em uma parede, usando a técnica mencionada. Em qualquer posição, o peso do corpo é usado para manter pressão crescente por 1 a 2 minutos, conforme descrito na parte de intervenções. Essa técnica de autoliberação miofascial pode ser repetida várias vezes ao dia, até que a sensibilidade do PG desapareça. Compressa fria pode trazer benefício terapêutico logo após a liberação da pressão, particularmente no caso de dor aguda no ombro. Há uma variedade de instrumentos comercializados para liberação miofascial de PG.

Referências

1. Standring S. *Gray's Anatomy: The Anatomical Basis of Clinical Practice*. 41st ed. London, UK: Elsevier; 2015.
2. Chafik D, Galatz LM, Keener JD, Kim HM, Yamaguchi K. Teres minor muscle and related anatomy. *J Shoulder Elbow Surg*. 2013;22(1):108-114.
3. Loukas M, Grabska J, Tubbs RS, Apaydin N, Jordan R. Mapping the axillary nerve within the deltoid muscle. *Surg Radiol Anat*. 2009;31(1):43-47.
4. Zhao X, Hung LK, Zhang GM, Lao J. Applied anatomy of the axillary nerve for selective neurotization of the deltoid muscle. *Clin Orthop Relat Res*. 2001(390):244-251.
5. Reed D, Cathers I, Halaki M, Ginn K. Does supraspinatus initiate shoulder abduction? *J Electromyogr Kinesiol*. 2013;23(2):425-429.
6. Marta S, Pezarat-Correla P, Fernandes O, Carita A, Cabri J, de Moraes A. Electromyographic analysis of posterior deltoid, posterior rotator cuff and trapezius musculature in different shoulder exercises. *Int J Sports Med*. 2013;14:1-15.
7. Reinold MM, Wilk KE, Fleisig GS, et al. Electromyographic analysis of the rotator cuff and deltoid musculature during common shoulder external rotation exercises. *J Orthop Sports Phys Ther*. 2004;34(7):385-394.
8. Kurokawa D, Sano H, Nagamoto H, et al. Muscle activity pattern of the shoulder external rotators differs in adduction and abduction: an analysis using positron emission tomography. *J Shoulder Elbow Surg*. 2014;23(5):658-664.
9. Basmajian J, Deluca C. *Muscles Alive*. 5th ed. Baltimore: Williams & Wilkins; 1985:270.
10. Duchenne G. *Physiology of Motion*. Philadelphia, PA: Lippincott; 1949:64, 66.
11. Simons DG, Travell JG, Simons LS. *Myofascial Pain and Dysfunction: The Trigger Point Manual. Volume 1: Upper Half of Body*. 2nd ed. Philadelphia, PA: Lippincott Williams & Wilkins; 1999.
12. Bonica J, Sola A. Other painful disorders of the upper limb, Chapter 52. In: Bonica JJ, Loeser JD, Chapman C, Fordyce WE, eds. *The Management of Pain*. 2nd ed. Philadelphia, PA: Lea & Febiger; 1990:947-958.
13. Escobar PL, Ballesteros J. Teres minor. Source of symptoms resembling ulnar neuropathy or C8 radiculopathy. *Am J Phys Med Rehabil*. 1988;67(3):120-122.
14. Bron C, Dommerholt J, Stegenga B, Wensing M, Oostendorp RA. High prevalence of shoulder girdle muscles with myofascial trigger points in patients with shoulder pain. *BMC Musculoskelet Disord*. 2011;12:139.
15. Passigli S, Plebani G, Poser A. Acute effects of dry needling on posterior shoulder tightness. A case report. *Int J Sports Phys Ther*. 2016;11(2):254-263.
16. Sola AE, Kuitert JH. Myofascial trigger point pain in the neck and shoulder girdle; report of 100 cases treated by injection of normal saline. *Northwest Med*. 1955;54(9):980-984.
17. Sola AE, Rodenberger ML, Gettys BB. Incidence of hypersensitive areas in posterior shoulder muscles; a survey of two hundred young adults. *Am J Phys Med*. 1955;34(6):585-590.
18. Gerwin RD, Dommerholt J, Shah JP. An expansion of Simons' integrated hypothesis of trigger point formation. *Curr Pain Headache Rep*. 2004;8(6):468-475.
19. Hsieh YL, Kao MJ, Kuan TS, Chen SM, Chen JT, Hong CZ. Dry needling to a key myofascial trigger point may reduce the irritability of satellite MTrPs. *Am J Phys Med Rehabil*. 2007;86(5):397-403.
20. Collin P, Matsumura N, Ladermann A, Denard PJ, Walch G. Relationship between massive chronic rotator cuff tear pattern and loss of active shoulder range of motion. *J Shoulder Elbow Surg*. 2014;23(8):1195-1202.
21. Collin P, Treseder T, Denard PJ, Neyton L, Walch G, Ladermann A. What is the best clinical test for assessment of the teres minor in massive rotator cuff tears? *Clin Orthop Relat Res*. 2015;473(9):2959-2966.
22. Kikukawa K, Ide J, Kikuchi K, Morita M, Mizuta H, Ogata H. Hypertrophic changes of the teres minor muscle in rotator cuff tears: quantitative evaluation by magnetic resonance imaging. *J Shoulder Elbow Surg*. 2014;23(12):1800-1805.
23. Wilson L, Sundaram M, Piraino DW, Ilaslan H, Recht MP. Isolated teres minor atrophy: manifestation of quadrilateral space syndrome or traction injury to the axillary nerve? *Orthopedics*. 2006;29(5):447-450.
24. Linker CS, Helms CA, Fritz RC. Quadrilateral space syndrome: findings at MR imaging. *Radiology*. 1993;188(3):675-676.
25. Friend J, Francis S, McCulloch J, Ecker J, Breidahl W, McMenamin P. Teres minor innervation in the context of isolated muscle atrophy. *Surg Radiol Anat*. 2010;32(3):243-249.
26. Masters S, Burley S. Shoulder pain. *Aust Fam Physician*. 2007;36(6):385-480.

Capítulo 24

Músculo latíssimo do dorso
O manipulador do meio das costas

Sophia Maines

1. INTRODUÇÃO

O músculo latíssimo do dorso é um músculo extenso que une as metades superior e inferior do corpo por meio de suas inserções à coluna torácica e lombar, via fáscia toracolombar, e ao úmero proximal. Ele se origina nos processos espinhosos de T6-L2, na camada posterior da fáscia toracolombar e no aspecto posterior da crista ilíaca, lateral aos músculos eretores da espinha. Insere-se no úmero, no assoalho do sulco intertubercular. É inervado pelo nervo toracodorsal a partir do cordão posterior do plexo braquial. Com conexões diretas e fasciais com a coluna, costelas, pelve, escápula e úmero, o latíssimo do dorso tem uma gama de funções de movimento e estabilidade. Ele estende, aduz e roda medialmente o úmero, sendo capaz de influenciar a depressão do ombro. Seu desenvolvimento é fundamental para atletas, como nadadores e jogadores de beisebol, que o utilizam para propulsão na água ou para arremesso. É um dos retalhos musculares de uso mais comum para uma variedade de procedimentos cirúrgicos, incluindo reconstrução de mama. A dor que surge em razão de pontos-gatilho (PGs) no latíssimo do dorso pode ser referida ao ombro anterior, ao ângulo inferior da escápula, à região axilar, ou pode descer ao aspecto medial do braço, no quarto e quinto dedos. Atividades que exigem esforço para levar algo acima da cabeça ou grande extensão à frente do corpo, como pendurar, escalar, nadar ou fazer arremessos repetitivos, podem ativar e/ou perpetuar PGs nesse músculo. O diagnóstico diferencial deve incluir dor ou radiculopatia radicular cervical, compressão do nervo supraescapular e tendinopatia bicipital. Alterar a postura ao dormir para prevenir extensão prolongada do ombro, enquanto na posição supina, ou em adução com rotação medial, enquanto em decúbito lateral, é fundamental para o manejo da dor do paciente. Autoalongamento e autoliberação miofascial (por pressão) do PG podem ser muito efetivos no controle de sintomas causados por PGs nesse músculo.

2. CONSIDERAÇÕES ANATÔMICAS

O músculo latíssimo do dorso origina-se nos processos espinhosos de T6-L2,[1,2] na camada posterior da fáscia toracolombar e no aspecto posterior da crista ilíaca, lateral aos músculos eretores de espinha (Figura 24-1).[1] As fibras musculares abrem-se em leque a partir de suas origens no tronco na direção de cada um dos ombros. As fibras superiores são quase horizontais, as médias têm um caminho mais oblíquo e as inferiores têm rumo quase vertical.[1] As fibras superiores passam acima e, por vezes, insere-se ao ângulo inferior da escápula.[1] Em um estudo de 100 cadáveres, Pouliart e Gagey[3] descobriram inserções musculares à escápula em 43% das vezes. Em outros cadáveres, observaram uma pequena inserção fibrosa ou uma bolsa sinovial interposta sem tecido conectivo. As fibras inferiores do latíssimo do dorso, que correm quase verticalmente, têm inserções anteriores às três ou quatro costelas inferiores.[1,2] Na região escapular, o músculo faz uma curva em torno da borda inferior do músculo redondo maior, formando a dobra axilar posterior.[1] As fibras do músculo nessa área enroscam-se ao redor de si mesmas, com as de origem mais inferior inserindo-se no ponto mais alto do úmero e as de origem na metade do corpo inserindo-se no ponto mais inferior do úmero.[1] Em seguida, o músculo insere-se no úmero, no assoalho do sulco intertubercular, posterior ao peitoral maior e anterior ao redondo maior. A bolsa sinovial separa os tendões do latíssimo do dorso e do redondo maior perto de suas inserções.[1]

Raramente, um músculo do arco axilar variante é identificado como uma continuação do músculo, que vai da borda superior do latíssimo do dorso ao úmero, onde faz uma inserção profunda no tendão do peitoral maior.[4]

2.1. Inervação e vascularização

O latíssimo do dorso é suprido pelo nervo toracodorsal do cordão posterior do plexo braquial. Surge dos ramos ventrais dos nervos cervicais C6, C7 e C8. O nervo toracodorsal ramifica-se a partir do cordão posterior, entre os nervos subescapulares superior e inferior. Acompanha a artéria subescapular ao longo da parede axilar posterior, onde supre o latíssimo do dorso.[1]

O músculo recebe suprimento vascular principalmente da artéria toracodorsal, do ramo terminal da artéria subescapular, dos ramos da nona, décima e décima-primeira artérias intercostais posteriores, e da primeira a terceira artérias lombares, as quais alimentam as fibras musculares inferior e média. A artéria toracodorsal entra no músculo perto da borda lateral e bifurca-se em dois ramos, um que se desloca paralelamente à borda superior do músculo e outro que se desloca medialmente, em um ângulo de 45°. Em uma variação rara, a artéria toracodorsal pode se bifurcar em um terceiro ramo, que pode alimentar o músculo, proximal ou distalmente.[1]

2.2. Função

Com conexões diretas e fasciais à coluna, às costelas, à pelve, à escápula e ao úmero, o latíssimo do dorso tem uma gama de funções de movimento e estabilidade. Age, sobretudo, para movimentar e posicionar os membros superiores e o tronco, tendo também um papel na extensão lombar, na estabilidade do tronco e da pelve e na respiração.

O músculo latíssimo do dorso também funciona para estender, aduzir e rodar medialmente o úmero, podendo influenciar a depressão do ombro.[5,6] Após dissecação e análise dos fascículos musculares, Bogduk e Johnson e colaboradores[2] concluíram que as principais ações do latíssimo do dorso são movimentar as extremidades superiores e erguer o tronco, como nas transferências com cadeira de rodas.

Usando uma análise eletromiográfica (EMG) do complexo dos ombros durante vários exercícios de rotação, Alizadehkhaiyat e colaboradores[7] descobriram a maior atividade do latíssimo do dorso, com uma rotação medial de elevação do ombro em 155° no plano escapular.

O latíssimo do dorso costuma contribuir com movimentos de força e aceleração dos membros superiores durante várias atividades esportivas, como natação, arremesso e golfe.[8] Quando o nado é borboleta, esse músculo auxilia na propulsão na água.[9] Durante

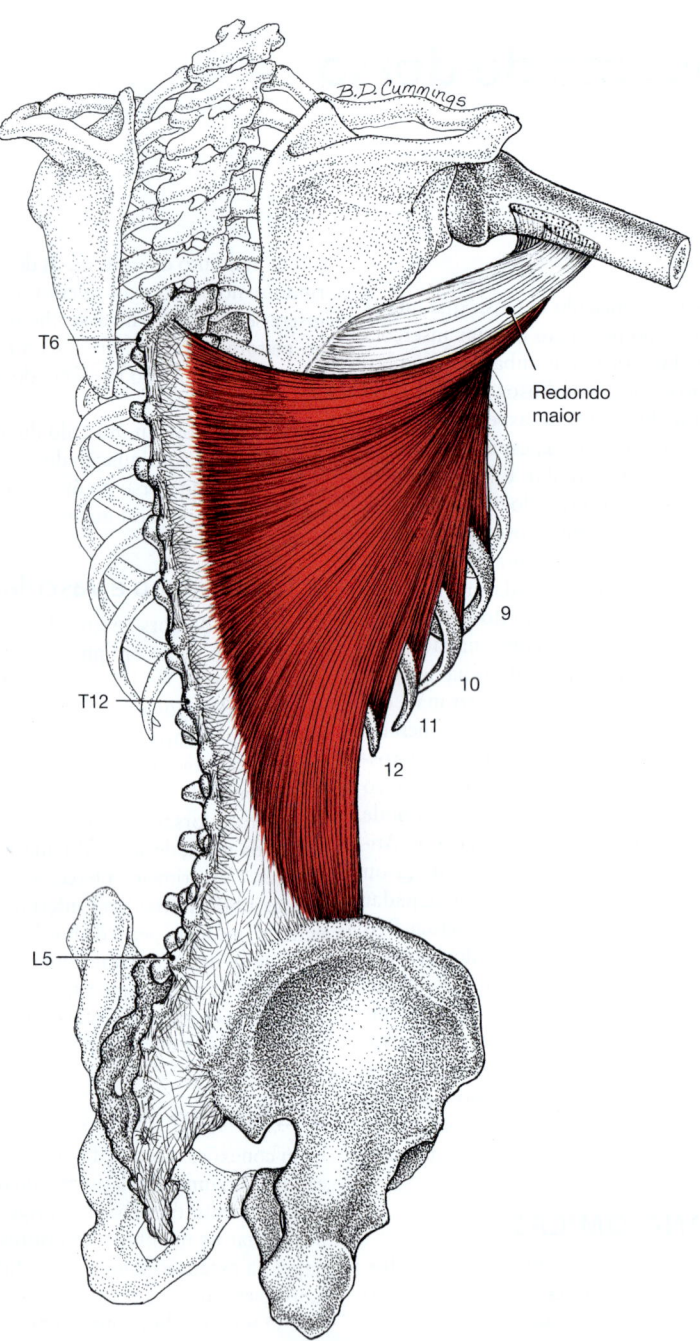

Figura 24-1 Inserções do músculo latíssimo do dorso (em vermelho) e sua relação com o redondo maior, que surge na borda da escápula. As fibras superiores (horizontais) do latíssimo do dorso dão a volta em torno do redondo maior, e os tendões inserem-se próximos uns dos outros (o redondo maior com a borda medial da ranhura intertubercular do úmero, e o latíssimo do dorso com o assoalho da ranhura). Os dois músculos são alongados com flexão e rotação lateral do úmero.

o movimento em balanço (*swing*) do golfe, é altamente ativo na fase de aceleração, da posição horizontal do taco até o impacto na bola.[10,11] O latíssimo do dorso é considerado um músculo de força, junto com os músculos subescapular, peitoral maior e serrátil anterior, de modo que o braço condutor acelera durante o movimento descendente do golfe.[12]

No movimento acima da cabeça do beisebol, o latíssimo do dorso é mais ativo na fase de aceleração, desde a rotação lateral máxima do ombro à liberação da bola,[12-15] quando ele trabalha com o subescapular e o peitoral maior para a rotação medial rápida do ombro.[12] Em um estudo que usou análise EMG intramuscular do ombro do arremesso, Jobe e colaboradores[16] descobriram que a atividade do peitoral maior e do latíssimo do dorso ocorria no final da fase de preparação (*cocking*), continuando na fase de aceleração. Concluíram que esses dois músculos forneciam "a energia e a força propulsora" do movimento do ombro para a frente. Comparando a atividade muscular de arremessadores profissionais e amadores, Gowan e colaboradores[17] descobriram que os profissionais demonstravam uma atividade mais forte do latíssimo do dorso e do subescapular que os amadores.

Uma transferência cirúrgica do latíssimo do dorso comumente leva a deficiências de resistência na extensão e na adução do ombro, observadas em um início precoce de fadiga com atividades como natação ou escalar em escadas.[18] Em um estudo envolvendo 26 homens e mulheres, Fraulin e colaboradores[19] encontraram deficiências na potência e na resistência da adução e extensão pós-transferência do ombro.

Pesquisas buscaram diferenciar, funcionalmente, as partes do músculo.[20] Em uma delas, que envolveu uma análise EMG superficial de 17 pessoas, Park e Yoo[5] separaram o músculo em compartimentos medial e lateral. Examinaram o compartimento medial com um eletrodo de superfície colocado sobre a circunferência do músculo, lateralmente a T9. Foi observada atividade no compartimento lateral, com colocação de eletrodo 4 cm abaixo do ângulo inferior escapular, a meio caminho entre a coluna e a margem lateral do tronco. Descobriram mais atividade no compartimento media com adução, extensão e rotação medial do ombro, ao passo que mais atividade esteve presente no compartimento lateral com depressão do ombro. Paton e Brown[20] encontraram uma diferenciação funcional no interior do latíssimo do dorso quando usaram EMG de superfície para registro de contrações musculares isométricas. Eles concluíram que a adução a partir de uma posição abduzida envolvia, de preferência, as fibras mais caudais do músculo, enquanto a adução isométrica na posição anatômica envolvia atividade muscular por todo o músculo.

O latíssimo do dorso ainda age como um músculo acessório para a respiração, com inspiração profunda e expiração forçada, como ao tossir.[1]

Enquanto o latíssimo do dorso costuma ser reconhecido por seu papel no movimento dos membros superiores, suas conexões fasciais são pesquisadas devido à sua contribuição para o movimento lombar e a estabilidade do tronco e da pelve. A aponeurose do latíssimo do dorso é contínua com a lâmina superficial da camada posterior da fáscia toracolombar. Essa camada fascial também tem conexões fibrosas com os músculos trapézio, glúteo máximo e oblíquo externo.[21] Em um estudo envolvendo cadáveres embalsamados, Vleeming e colaboradores[22] descobriram que tração no latíssimo do dorso deslocou a lâmina superficial ipsilateralmente e, por vezes, contralateralmente. Da mesma maneira, em um estudo que envolveu cadáveres não embalsamados, descobriu-se que o tensionamento do latíssimo do dorso deslocou a camada posterior da fáscia lombar.[23] Em estudo *in vivo*, pesquisadores observaram que o tensionamento do latíssimo do dorso produziu transmissão de força miofascial, provavelmente por meio da fáscia toracolombar, que movimentou o quadril contralateral em uma rotação lateral.[24] Mooney e colaboradores[25] usaram EMG de superfície para confirmar uma relação recíproca entre o latíssimo do dorso e o glúteo máximo contralateral durante exercício de rotação do tronco e da marcha em participantes saudáveis.

Em um estudo de fechamento de força (*force closure*) da articulação sacroilíaca envolvendo seis sujeitos, descobriu-se que a ativação muscular causava rigidez da articulação sacroilíaca, embora a ativação do latíssimo do dorso mostrou ter apenas um efeito pequeno, menor do que o que ocorre com a ativação dos músculos eretor da espinha, bíceps femoral e glúteo máximo. Um dos indivíduos quase conseguiu isolar o latíssimo do dorso sem alterar a rigidez articular. Os autores informaram que a rigidez da articulação sacroilíaca, encontrada em outros indivíduos com ativação do latíssimo do dorso, poderia ocorrer pela atividade de outros músculos.[26]

A contribuição do latíssimo do dorso à extensão lombar também foi estudada. Modelos matemáticos usados para estudar como a tensão do latíssimo do dorso na fáscia lombodorsal é capaz de influenciar o momento de extensão na coluna durante levantamento dinâmico de um agachamento encontraram contribuições insignificantes para a extensão durante os levantamentos estudados.[27] De Ridder e colaboradores[28] usaram ressonância magnética (RM) funcional para estudar a ativação muscular durante a pronação do tronco em exercícios e extensão de pernas e descobriram que o latíssimo do dorso foi o músculo menos ativado, em comparação com os músculos paraespinal e multífido.

2.3. Unidade funcional

A unidade funcional à qual um músculo pertence inclui os músculos que reforçam e contrapõe-se às suas ações, bem como as articulações que os músculos cruzam. A interdependência dessas estruturas reflete-se, funcionalmente, na organização e nas conexões neutras do córtex sensorimotor. A unidade funcional é enfatizada porque a presença de um PG em um músculo da unidade aumenta a probabilidade de outros músculos dessa unidade também desenvolverem PGs. Ao desativar PGs em um músculo, deve haver a preocupação do desenvolvimento de PGs em músculos funcionalmente interdependentes. O Quadro 24-1 representa, de maneira geral, a unidade funcional do latíssimo do dorso.[29]

Quando o braço é abduzido, o latíssimo do dorso age com o músculo tríceps braquial para estabilizar a articulação glenoumeral. Quando o braço está na lateral do corpo, o latíssimo do dorso e a cabeça longa do músculo tríceps braquial agem como antagonistas na estabilização da articulação glenoumeral. O latíssimo do dorso também age com o músculo oblíquo externo do abdome para estabilizar as costelas inferiores.

Quadro 24-1 Unidade funcional do músculo latíssimo do dorso[18]

Ações	Sinergistas	Antagonistas
Rotação medial do ombro	Subescapular Peitoral maior Redondo maior Deltoide anterior	Infraespinal Redondo menor Deltoide posterior
Extensão do ombro	Redondo maior Tríceps braquial Deltoide posterior	Deltoide anterior Cabeça longa do bíceps braquial Coracobraquial
Adução do ombro	Peitoral maior Redondo maior Coracobraquial	Deltoide médio Supraespinal
Depressão do cíngulo do membro superior	Redondo maior Peitoral maior Oblíquo externo do abdome	Músculos escalenos Trapézio superior

3. APRESENTAÇÃO CLÍNICA

3.1. Padrão de dor referida

O latíssimo do dorso costuma ser negligenciado como causa de dor com origem miofascial na metade do tórax posterior. PGs são frequentemente encontrados na dobra axilar posterior (Figura 24-2A). A dor pode ser referida para o ângulo inferior da escápula e para a região ipsilateral do meio do tórax. Pode, ainda, chegar ao aspecto posterior do ombro, descer ao aspecto medial do braço, do antebraço e da mão, atingindo o quarto e quinto dedos (Figura 24-2B).

PGs também podem estar presentes no aspecto lateral do músculo, na região das costelas inferiores (Figura 24-2C, D). PGs nessa área costumam referir a dor à frente do ombro e à lateral do tronco, acima da crista ilíaca. Um PG na região toracolombar pode referir localmente a dor até o aspecto inferior da dobra axilar posterior.[30]

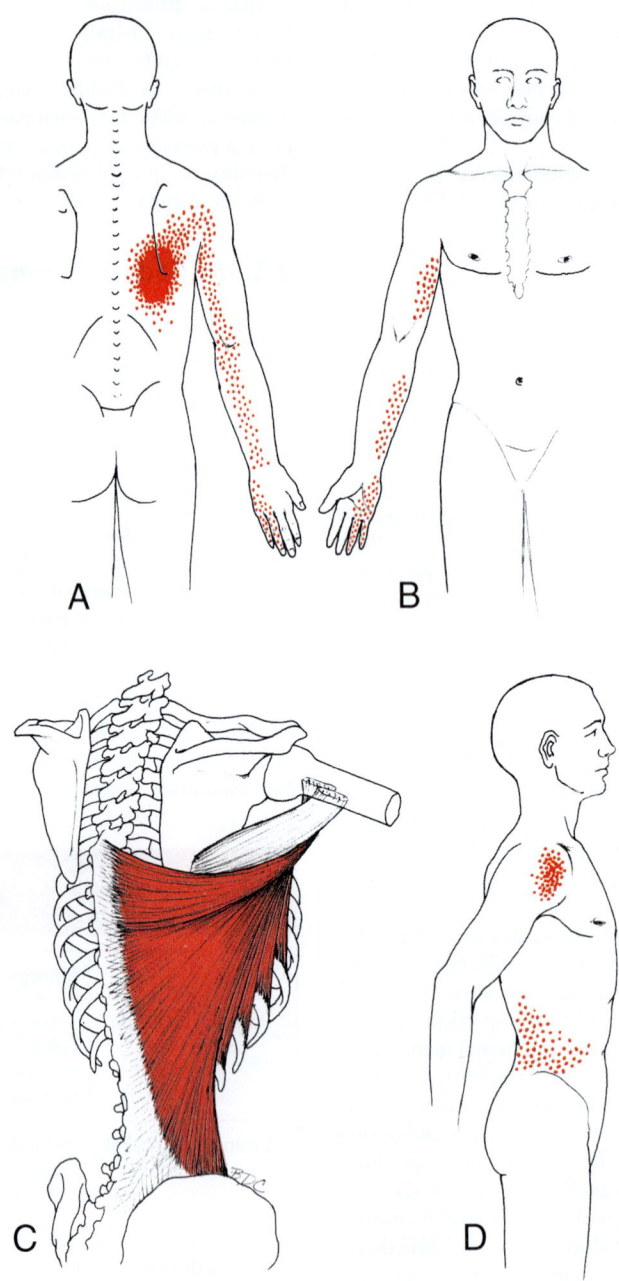

Figura 24-2 Padrões de dor referida (parte essencial em vermelho contínuo, porção transbordada em vermelho pontilhado) com origem em PGs no músculo latíssimo do dorso. (A) Perspectiva posterior do padrão de dor com origem em PGs em sua localização mais comum, na porção axilar do músculo. (B) Vista frontal do mesmo padrão da letra A. (C) Latíssimo do dorso direito e inserções. (D) Padrão de dor de PGs na porção inferior do músculo, que também pode referir dor descendente para o braço.

Em um estudo que utilizou injeções de solução salina a 7,5% para determinar padrões de dor referida, injeção nas fibras de orientação vertical, na região axilar próxima ao redondo maior, referiu mais comumente dor ao tronco, na região escapular. Injeção nas fibras horizontais superficiais referiu a dor ao membro superior.[31]

Padrões de dor não foram identificados para as fibras anteriores do latíssimo do dorso que se inserem às costelas. Alguns casos de lombalgia são, historicamente, atribuídos a uma disfunção do latíssimo do dorso na área lombossacral, mas essa dor pode ser causada por entesopatia.[32]

3.2. Sintomas

Pacientes com PGs no latíssimo do dorso não costumam informar dor antes de os PGs ficarem ativos e causarem dor em repouso. Além disso, não costumam conseguir identificar uma determinada atividade que agrave sua dor. Eles podem relatar uma história longa de procedimentos diagnósticos negativos, como broncoscopia ou tomografia computadorizada, bem como uma história de terapia sem sucesso voltada mais à área da dor referida nas costas do que à sua origem.

O paciente com PGs no latíssimo do dorso pode relatar um incômodo doloroso constante referido no ângulo escapular inferior e à região circunjacente da metade torácica. Quando solicitado a desenhar sua dor, o paciente é capaz de marcar um círculo no centro do ângulo escapular inferior. A dor de PGs no latíssimo do dorso também pode simular dor radicular cervical, com sintomas que descem ao aspecto posterior e/ou médio do braço, chegando aos dedos. Amortecimento e formigamento nessa área costumam ser informados.

A dor de PGs no latíssimo do dorso pode ser recriada por movimentos de depressão do cíngulo do membro superior, que carregam o músculo, ou alongamento com peso acima da cabeça, pela frente do corpo, como ao se tentar alcançar um objeto em prateleira alta.

3.3. Exame do paciente

Após um exame subjetivo detalhado, o clínico deve fazer um desenho detalhado representando o padrão de dor descrito pelo paciente. Essa descrição ajudará no planejamento do exame físico e pode ser útil no monitoramento da progressão do paciente, à medida que os sintomas melhoram ou mudam. Para um exame apropriado do latíssimo do dorso, o clínico deve observar o cíngulo do membro superior e a postura do tronco, bem como a posição escapular, com atenção a amplitudes de movimento ativa e passiva do cíngulo do membro superior e anotações dos padrões de ativação muscular e ritmo escapuloumeral.

Para identificar PGs no latíssimo do dorso que possam limitar a amplitude de movimento e, assim, influenciar disfunções, o clínico deve identificar amplitude de movimento limitada por meio de testes específicos dessa amplitude em todas as partes do latíssimo do dorso. Pelo fato de paciente com PGs no latíssimo do dorso geralmente apresentar limitações na amplitude de movimento dos ombros, deve ser feito um exame completo de todos os fatores contribuintes à amplitude de movimento perdida.

Há muitas variações nos procedimentos de teste para o comprimento do latíssimo do dorso. No método de Vladimir Janda, o paciente deita em posição supina, com os joelhos flexionados e os pés sobre a mesa. O profissional movimenta um dos braços do paciente por meio de elevação do ombro. Conforme seu levantamento, com comprimento suficiente do músculo em questão, a coluna lombar deve permanecer plana sobre a mesa, não devendo se estender quando o braço está na horizontal e descansando sobre a mesa. Extensão da coluna e falta de movimento total de elevação do ombro podem indicar encurtamento do músculo.[33]

Movimentos articulares acessórios das articulações glenoumeral, acromioclavicular, esternoclavicular e escapulotorácica devem ser testados. Movimentos da coluna torácica, da caixa torácica e da articulação lombar intervertebral acessória também devem ser investigados manualmente. Com frequência, hipomobilidade articular na articulação esternoclavicular, na coluna torácica e na caixa torácica pode causar prejuízos na elevação do ombro, contribuindo para alterações nos padrões normais de ativação muscular. Disfunções articulares na articulação glenoumeral também podem prejudicar padrões de ativação muscular, contribuindo para a sobrecarga do latíssimo do dorso e de outros músculos do cíngulo do membro superior.

3.4. Exame de pontos-gatilho

Um exame clínico pode ser feito na posição supina, prona ou em decúbito lateral (Figura 24-3A a C). A posição preferida é em decúbito lateral, pois todo o músculo fica acessível, e o profissional consegue visualizar o rosto do paciente durante o exame. Ao examinar o latíssimo do dorso esquerdo, o paciente deve ser posicionado sobre o lado direito, com o braço esquerdo elevado e colocado sobre um travesseiro. O clínico pode indicar ao paciente que ele deve ajustar a flexão e a extensão do tronco conforme a necessidade. PGs nas fibras dorsal e caudal podem ser palpados com palpação plana transversa (Figura 24-3A). O profissional deve conhecer a direção das fibras, assegurando-se da exatidão da palpação. As fibras mais laterais, que se inserem à crista ilíaca, são as mais verticais e deslocam-se cerca de 15° ao plano sagittal.[2] A direção das fibras, que é sempre oblíqua, fica mais horizontal superiormente, com as fibras da região torácica deslocando-se cerca de 50 a 60° para o plano sagital.[2] Palpação em pinça transversa também pode ser usada na região axilar ou na lateral do tronco para a identificação de PGs (Figura 24-3B, C).

4. DIAGNÓSTICO DIFERENCIAL

4.1. Ativação e perpetuação de pontos-gatilho

Uma postura ou atividade que ative um PG, se não corrigida, também pode perpetuá-lo. Em qualquer parte do músculo latíssimo do dorso, os PGs podem ser ativados por carga excêntrica não habitual, exercício excêntrico em músculo destreinado ou carga concêntrica máxima ou submáxima.[34] PGs também podem ser ativados ou agravados quando o músculo é colocado em uma posição encurtada e/ou alongada, como ao dormir de lado ou ao sentar-se, com rotação medial aumentada dos ombros. Compressão decorrente de roupa íntima ou sutiã apertado também pode ativar e perpetuar PGs, podendo ser considerada quando há indentação visível da banda na pele.

Encontrar a origem de PGs no músculo latíssimo do dorso exige uma análise criteriosa das atividades que demandam depressão repetitiva do cíngulo do membro superior, extensão ou adução do ombro ou movimento do tronco. Atividades que utilizam o latíssimo do dorso e podem ativar PGs incluem andar com muletas sob as axilas, uso de cadeira de rodas ou transferência com cadeira de rodas, arremesso e escalar ou pendurar-se com membros superiores.[2] Atividades que exigem esforço para alcançar algo acima da cabeça ou muito à frente do corpo também podem ativar e/ou perpetuar PGs no latíssimo do dorso.

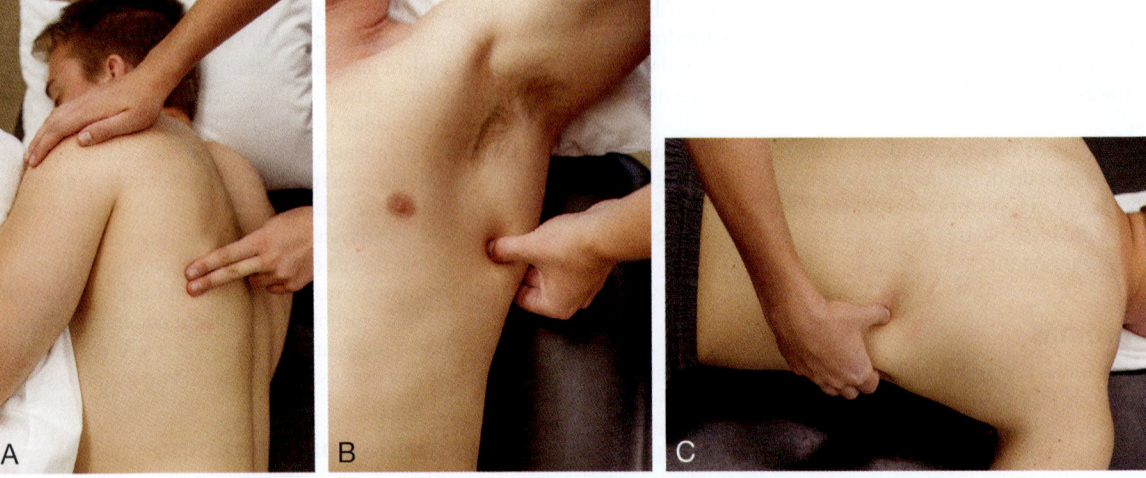

Figura 24-3 Palpação do músculo latíssimo do dorso. (A) Palpação plana transversa, com o paciente em decúbito lateral. (B) Palpação em pinça transversa, em supino, na região axilar. (C) Palpação em pinça transversa na lateral do tronco.

4.2. Pontos-gatilho associados

Músculos nas áreas de dor referida do latíssimo do dorso devem ser examinados, porque neles podem surgir PGs associados.[35] Esses músculos incluem o bíceps braquial, o deltoide, o coracobraquial, o flexor ulnar do carpo, o tríceps braquial, o infraespinal, o redondo maior, o trapézio, os romboides e o oblíquo do abdome.

Com frequência, o músculo redondo maior desenvolve PGs no latíssimo do dorso devido à sua proximidade anatômica. Da mesma maneira, a cabeça longa do tríceps braquial também está propensa a PGs associados, principalmente em casos crônicos.

Como o latíssimo do dorso é um entre 13 músculos que referem dor à borda medial da escápula, os outros músculos que referem dor também devem ser considerados quando há relatos locais de dor. Esses músculos incluem os escalenos, os multífidos cervical e torácico, o levantador da escápula, os romboides maior e menor, o serrátil anterior, o serrátil posterior superior, a parte torácica do iliocostal do lombo, o infraespinal e os trapézios médio e inferior.

4.3. Patologias associadas

O latíssimo do dorso (assim como os músculos peitoral maior, redondo maior e subescapular) está envolvido na apresentação miofascial da síndrome do desfiladeiro torácico. Dor referida de qualquer um desses quatro músculos pode simular essa síndrome. PGs em, pelo menos, três desses músculos são muito sugestivos da síndrome e costumam ser mal diagnosticados como tal, embora esses músculos não causem compressão de estruturas no desfiladeiro torácico. A síndrome do desfiladeiro torácico é analisada no Capítulo 33, Considerações clínicas sobre dor na porção superior das costas, nos ombros e nos braços.

Outras condições que devem ser consideradas incluem dor radicular cervical ou radiculopatia, tendinopatia bicipital e compressão do nervo supraescapular na espinha da escápula.

PGs no latíssimo do dorso e no quadrado do lombo são associados a disfunções sem denominação. Entretanto, os músculos têm padrões de referência da dor distintamente diversos. PGs no quadrado do lombo estão associados à disfunção sacroilíaca, ao passo que PGs isolados no latíssimo do dorso estão associados a ilíaco superiorizado. Portanto, um teste da articulação sacroilíaca positiva pode implicar envolvimento do quadrado do lombo, mas não do latíssimo do dorso.[29]

5. AÇÕES CORRETIVAS

Paciente com PGs no latíssimo do dorso devem evitar movimentos habituais, sustentados ou repetitivos que sobrecarreguem esse músculo. Esses movimentos podem incluir retirada de objetos pesados de uma prateleira que exija esforço ou tentativa exagerada para alcance, ou atividades que exijam excesso de tração, como ginástica, tênis, natação, remo, corte de madeira ou arremesso.

Posições ao dormir podem ser especialmente problemáticas, pois assumem posturas agravantes prolongadas. A pessoa com PGs no latíssimo do dorso pode ter muito conforto dormindo de costas ou sobre o lado sem dor. Ao deitar sobre o lado não envolvido, o sono pode ser melhorado com apoio do cotovelo e do antebraço doloridos do membro envolvido sobre o travesseiro, ambos por cima (Figura 22-4A), em posição neutra, para evitar encurtamento prolongado do latíssimo do dorso afetado, capaz de causar dor referida. Essa técnica de posicionamento sobre travesseiro ainda pode auxiliar a manter o braço em uma posição neutra enquanto deitado de costas (Figura 22-4C). Outra opção é colocar o travesseiro debaixo do braço, perpendicular ao corpo, para manter o braço longe de adução e rotação medial e em uma posição de tensionamento do comprimento em descanso para o latíssimo do dorso. Os pacientes devem ser avisados em relação a deitar em uma cama com o(s) braço(s) acima da cabeça, em uma posição abduzida e com rodada lateralmente, pois essa posição mantém o latíssimo do dorso em uma posição prolongada alongada, podendo causar estresse tensional aumentado no músculo.

Um paciente pode, ainda, aprender o autotratamento para PGs no latíssimo do dorso usando instrumento arredondado para autoliberação miofascial do PG (Figura 24-4A, B). O paciente deita-se sobre o lado afetado, com o ombro abduzido para alongar o latíssimo do dorso. A posição do corpo é ajustada sobre uma bola de tênis, no local do PG. Pressão suave é aplicada, ao mesmo tempo que o paciente faz contrações isométricas delicadas, seguidas de relaxamento muscular. Ele pode fazer autoliberação miofascial manual

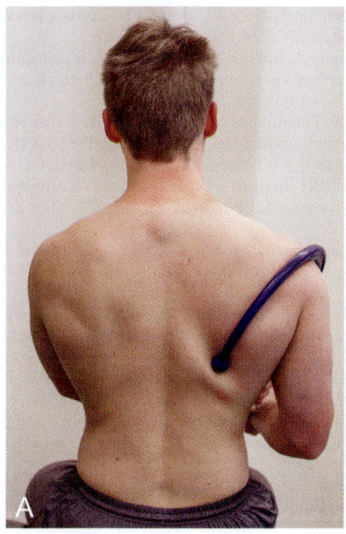 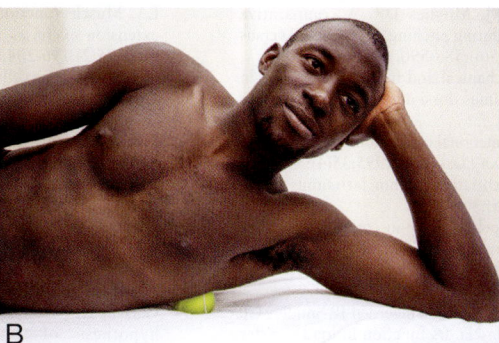 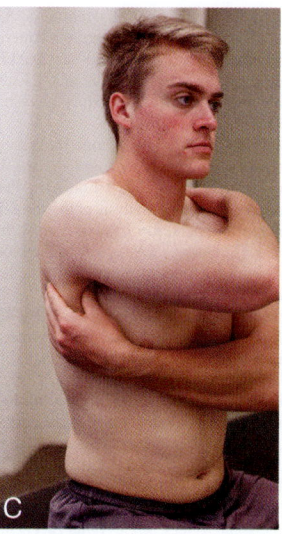

Figura 24-4 Autoliberação de um PG. (A) Liberação miofascial de PGs com instrumento. (B) Deitado sobre bola de tênis. (C) Liberação miofascial manual de PGs.

dos PGs segurando o ventre do músculo onde há mais sensibilidade (Figura 24-4C). O paciente deve ser orientado a expirar durante a fase de relaxamento, estimulando o relaxamento muscular.

Pode-se orientar o paciente sobre um autoalongamento também para o músculo. Ele começa em posição de quatro apoios; depois, movimenta-se para trás, em uma "pose infantil", obtida ao levar as nádegas a descansar sobre os pés e o peito acima dos joelhos, com os braços esticados no chão. Para alongar o lado esquerdo do músculo, o paciente pode deslocar as mãos pelo chão para a direita. Pode, então, alterar o alongamento, virando a palma da mão para cima, no lado que está sendo alongado (Figura 24-5).

Referências

1. Standring S. *Gray's Anatomy: The Anatomical Basis of Clinical Practice*. 41st ed. London, UK: Elsevier; 2015.
2. Bogduk N, Johnson G, Spalding D. The morphology and biomechanics of latissimus dorsi. *Clin Biomech (Bristol, Avon)*. 1998;13(6):377-385.
3. Pouliart N, Gagey O. Significance of the latissimus dorsi for shoulder instability. I. Variations in its anatomy around the humerus and scapula. *Clin Anat*. 2005;18(7):493-499.
4. Bakirci S, Kafa IM, Uysal M, Sendemir E. Langer's axillary arch (axillopectoral muscle): a variation of latissimus dorsi muscle. *Int J Anat Variations*. 2010;3: 91-92.
5. Park SY, Yoo WG. Differential activation of parts of the latissimus dorsi with various isometric shoulder exercises. *J Electromyogr Kinesiol*. 2014;24(2): 253-257.
6. Townsend H, Jobe FW, Pink M, Perry J. Electromyographic analysis of the glenohumeral muscles during a baseball rehabilitation program. *Am J Sports Med*. 1991;19(3):264-272.
7. Alizadehkhaiyat O, Hawkes DH, Kemp GJ, Frostick SP. Electromyographic analysis of shoulder girdle muscles during common internal rotation exercises. *Int J Sports Phys Ther*. 2015;10(5):645-654.
8. Pink M, Jobe FW, Perry J. Electromyographic analysis of the shoulder during the golf swing. *Am J Sports Med*. 1990;18(2):137-140.
9. Pink M, Jobe FW, Perry J, Kerrigan J, Browne A, Scovazzo ML. The normal shoulder during the butterfly swim stroke. An electromyographic and cinematographic analysis of twelve muscles. *Clin Orthop Relat Res*. 1993(288): 48-59.
10. Marta S, Silva L, Castro MA, Pezarat-Correia P, Cabri J. Electromyography variables during the golf swing: a literature review. *J Electromyogr Kinesiol*. 2012;22(6):803-813.
11. Jobe FW, Moynes DR, Antonelli DJ. Rotator cuff function during a golf swing. *Am J Sports Med*. 1986;14(5):388-392.
12. Escamilla RF, Andrews JR. Shoulder muscle recruitment patterns and related biomechanics during upper extremity sports. *Sports Med*. 2009;39(7):569-590.
13. Escamilla RF, Fleisig GS, Barrentine SW, Zheng N, Andrews JR. Kinematic camparisons of throwing different types of baseball pitches. *J Appl Biomech*. 1998;14(1):1-23.

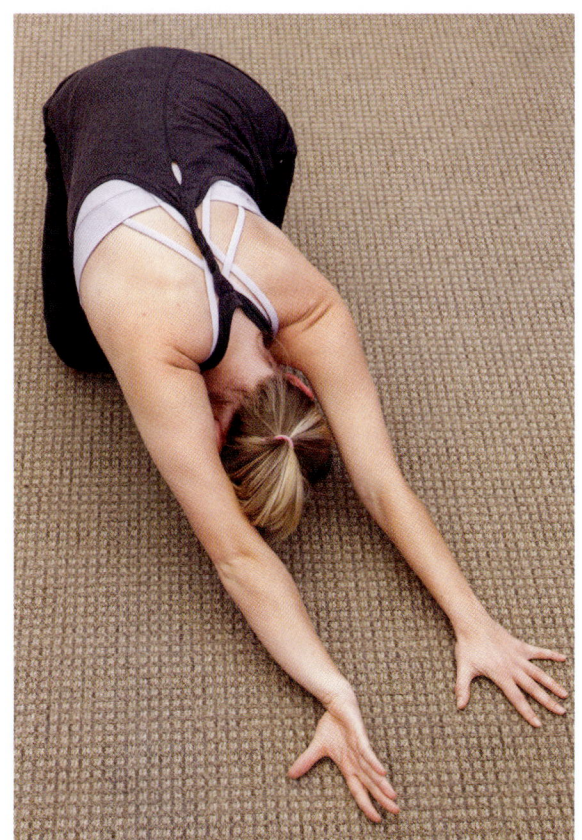

Figura 24-5 Autoalongamento do latíssimo do dorso. O paciente pode iniciar em pose infantil. Em seguida, deslocar as mãos para longe do lado que está sendo alongado. O exercício pode ser modificado, rodando medial ou lateralmente o braço.

14. Escamilla R, Fleisig G, Barrentine S, Andrews J, Moorman C III. Kinematic and kinetic comparisons between American and Korean professional baseball pitchers. *Sports Biomech.* 2002;1(2):213-228.
15. Fleisig GS, Andrews JR, Dillman CJ, Escamilla RF. Kinetics of baseball pitching with implications about injury mechanisms. *Am J Sports Med.* 1995;23(2):233-239.
16. Jobe FW, Moynes DR, Tibone JE, Perry J. An EMG analysis of the shoulder in pitching. A second report. *Am J Sports Med.* 1984;12(3):218-220.
17. Gowan ID, Jobe FW, Tibone JE, Perry J, Moynes DR. A comparative electromyographic analysis of the shoulder during pitching. Professional versus amateur pitchers. *Am J Sports Med.* 1987;15(6):586-590.
18. Spear SL, Hess CL. A review of the biomechanical and functional changes in the shoulder following transfer of the latissimus dorsi muscles. *Plast Reconstr Surg.* 2005;115(7):2070-2073.
19. Fraulin FO, Louie G, Zorrilla L, Tilley W. Functional evaluation of the shoulder following latissimus dorsi muscle transfer. *Ann Plast Surg.* 1995;35(4):349-355.
20. Paton ME, Brown JM. Functional differentiation within latissimus dorsi. *Electromyogr Clin Neurophysiol.* 1995;35(5):301-309.
21. Vleeming A, Stoeckart R. The role of the pelvic girdle in coupling the spine and the legs: a clinical-anatomical perspective on pelvic stability. In: Vleeming A, Mooney V, Stoeckart R, eds. *Movement, Stability and Lumbopelvic Pain.* Edinburgh: Churchill Livingstone; 2007:113-137.
22. Vleeming A, Pool-Goudzwaard AL, Stoeckart R, van Wingerden JP, Snijders CJ. The posterior layer of the thoracolumbar fascia. Its function in load transfer from spine to legs. *Spine (Phila Pa 1976).* 1995;20(7):753-758.
23. Barker PJ, Briggs CA, Bogeski G. Tensile transmission across the lumbar fasciae in unembalmed cadavers: effects of tension to various muscular attachments. *Spine (Phila Pa 1976).* 2004;29(2):129-138.
24. Carvalhais VO, Ocarino Jde M, Araujo VL, Souza TR, Silva PL, Fonseca ST. Myofascial force transmission between the latissimus dorsi and gluteus maximus muscles: an in vivo experiment. *J Biomech.* 2013;46(5):1003-1007.
25. Mooney V, Pozos R, Vleeming A, Gulick J, Swenski D. Exercise treatment for sacroiliac pain. *Orthopedics.* 2001;24(1):29-32.
26. van Wingerden JP, Vleeming A, Buyruk HM, Raissadat K. Stabilization of the sacroiliac joint in vivo: verification of muscular contribution to force closure of the pelvis. *Eur Spine J.* 2004;13(3):199-205.
27. McGill SM, Norman RW. Potential of lumbodorsal fascia forces to generate back extension moments during squat lifts. *J Biomed Eng.* 1988;10(4):312-318.
28. De Ridder EM, Van Oosterwijck JO, Vleeming A, Vanderstraeten GG, Danneels LA. Muscle functional MRI analysis of trunk muscle recruitment during extension exercises in asymptomatic individuals. *Scand J Med Sci Sports.* 2015;25(2):196-204.
29. Simons DG, Travell J, Simons L. *Travell & Simon's Myofascial Pain and Dysfunction: The Trigger Point Manual.* Vol 1. 2nd ed. Baltimore: Williams & Wilkins; 1999:104.
30. Travell J, Rinzler SH. Pain syndromes of the chest muscles; resemblance to effort angina and myocardial infarction, and relief by local block. *Can Med Assoc J.* 1948;59(4):333-338.
31. Simons DG, Travell J. The latissimus dorsi syndrome: a source of mid-back pain. *Arch Phys Med Rehabil.* 1976;57:561.
32. Winter Z. Referred pain in fibrositis. *Med Rec.* 1944;157:34-37.
33. Page P, Frank C, Lardner R. *Assessment and Treatment of Muscle Imbalance. The Janda Approach.* Champaign, IL: Human Kinetics; 2010.
34. Gerwin RD, Dommerholt J, Shah JP. An expansion of Simons' integrated hypothesis of trigger point formation. *Curr Pain Headache Rep.* 2004;8(6):468-475.
35. Hsieh YL, Kao MJ, Kuan TS, Chen SM, Chen JT, Hong CZ. Dry needling to a key myofascial trigger point may reduce the irritability of satellite MTrPs. *Am J Phys Med Rehabil.* 2007;86(5):397-403.

Capítulo 25

Músculo redondo maior
O indesejável e esquecido músculo do ombro

Sophia Maines

1. INTRODUÇÃO

O músculo redondo maior é espesso e arredondado, muito mais curto do que seu vizinho, o músculo latíssimo do dorso. O redondo maior tem origem no ângulo inferior da escápula, deslocando-se lateralmente para inserir-se na borda medial do sulco bicipital. A inserção do redondo maior na parte inferior da escápula se torna a inserção superior no úmero, torcendo como sua contraparte, o músculo latíssimo do dorso. Essa estruturação peculiar da orientação das fibras possibilita a geração de forças tensionais excepcionais. O músculo redondo maior está entrelaçado com o latíssimo do dorso na dobra axilar posterior. É inervado pelos nervos subescapulares inferiores C5, C6 e C7 e auxilia o latíssimo do dorso na rotação medial dos ombros, além da adução e extensão. O redondo maior refere dor à região do músculo deltoide posterior, à articulação glenoumeral posterior, acima da cabeça longa do tríceps braquial e, ocasionalmente, ao aspecto posterior do antebraço. Os pacientes costumam informar dor mínima em repouso, mas uma dor cortante no ombro posterior em decorrência de movimentos acima da cabeça, particularmente na retirada de itens de uma prateleira alta. Pontos-gatilho (PGs) são ativados e perpetuados com facilidade por atividades que exigem quantidades excessivas de tração, como remar, jogar tênis ou fazer arremessos. O músculo redondo maior é um local comum de PGs em pacientes com dor unilateral e não traumática nos ombros, e deve ser examinado quando os pacientes relatam dor, fraqueza, sensibilidade ou parestesias no quadrante superior. Alterar a postura ao dormir para prevenir extensão prolongada do ombro, enquanto em supino, e quando estiver em decubito lateral evitar a adução com rotação medial é essencial para o controle da dor. Autoalongamento e autoliberação miofascial (por pressão) do PG podem ser muito eficazes no manejo de sintomas causados por PGs no redondo maior.

2. CONSIDERAÇÕES ANATÔMICAS

O músculo redondo maior origina-se no terço médio do aspecto posterolateral da escápula,[1] no ângulo inferior da escápula e nos septos fibrosos entre os músculos redondo menor e infraespinal (Figura 25-1). Suas fibras formam uma espiral lateralmente na direção do úmero, passando anteriormente até a cabeça longa do tríceps braquial, onde se inserem no aspecto medial do sulco intertubercular do úmero.[2] De forma grosseira, tem 4 cm de largura, inserindo-se posteriormente ao tendão do latíssimo do dorso.[3] Estudando cadáveres, Pearle e colaboradores[3] descobriram fusão variável dos tendões do redondo maior e do latíssimo do dorso perto de seu lugar de inserção. Em razão de sua estrutura espiralada, similar à do latíssimo do dorso, a porção mais inferior da origem do músculo na escápula está inserida ao ponto mais alto de sua inserção no úmero. Assim, as fibras do redondo maior que, originalmente, estão voltadas posteriormente em sua origem, estão voltadas anteriormente na inserção.[1]

O músculo redondo maior marca um limite para várias regiões de importância clínica, inclusive os espaços triangulares superior e inferior e o espaço quadrangular. O espaço triangular superior, que abriga os vasos escapulares circunflexos, é limitado, inferiormente, pelo redondo maior. As outras linhas de demarcação incluem os músculos subescapular, redondo menor e a cabeça longa do tríceps braquial. O espaço triangular inferior, que contém o nervo radial e os vasos braquiais profundos, está limitado pelos músculos subescapular, cabeça longa do tríceps e úmero. O músculo redondo maior forma seu limite posterior.[2]

O espaço quadrangular contém o nervo axilar e a artéria e as veias umerais circunflexas posteriores. O redondo maior forma seu limite inferior. Medialmente, está limitado pela cabeça longa do tríceps braquial; lateralmente, pelo úmero. Em seu aspecto anterior, os limites superiores são o músculo subescapular, a cápsula articular glenoumeral e o músculo redondo menor. Posteriormente, seu limite superior é o músculo redondo menor.[2]

2.1. Inervação e vascularização

O redondo maior é inervado pelos nervos subescapulares inferiores C5, C6 e C7.[2] Foi também identificada uma variante do suprimento nervoso do nervo toracodorsal.[4]

O redondo maior recebe seu suprimento vascular da artéria toracodorsal ou da artéria circunflexa da escápula, ambas sendo ramificações da artéria subescapular.[4]

2.2. Função

O redondo maior é um músculo fusiforme espesso capaz de produzir grandes forças tensionais devido ao seu formato e à sua estrutura. Ele e o latíssimo do dorso têm ações muito similares na articulação glenoumeral.[1] O redondo maior auxilia na extensão, adução e rotação medial do ombro.[2,5] Talvez mais interessante seja seu papel na postura estática e no balanço dos braços durante a marcha.[2] O músculo está ativo durante o balanço do braço para trás.[6] Estudos também descobriram que o músculo está ativo durante digitação, escrita à mão e giro do volante do automóvel.[5,7,8] Em um estudo pequeno, descobriu-se que o redondo maior está ativo durante depressão do ombro, adução atrás da linha do corpo e extensão.[5]

2.3. Unidade funcional

A unidade funcional à qual um músculo pertence inclui os músculos que reforçam e contrapõe-se às suas ações, bem como as articulações que os músculos cruzam. A interdependência funcional dessas estruturas reflete-se na organização e nas conexões neurais do córtex sensorimotor. Enfatiza-se a unidade funcional, porque a presença de um PG em um músculo da unidade aumenta a probabilidade de que outros músculos dessa unidade também desenvolvam PGs. Ao desativar PGs em um músculo, deve haver uma preocupação acerca de PGs capazes de surgir nos músculos funcionalmente interdependentes. O Quadro 25-1 representa, de maneira geral, a unidade funcional do músculo redondo maior.[9]

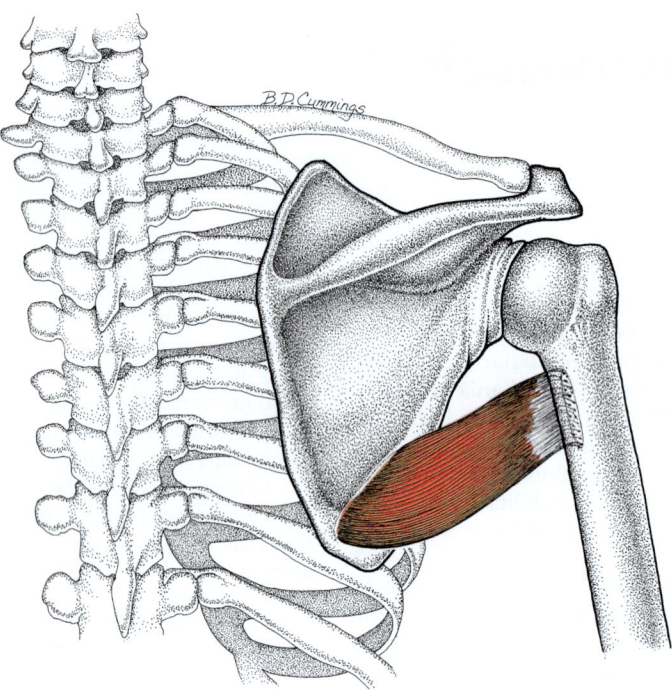

Figura 25-1 Inserções do músculo redondo maior. Ver a Figura 24-2, sobre sua relação anatômica com o latíssimo do dorso, e a Figura 26-3, sobre sua relação com outros músculos do cíngulo do membro superior.

Quadro 25-1 Unidade funcional do músculo redondo maior

Ações	Sinergistas	Antagonistas
Rotação medial do ombro	Latíssimo do dorso Peitoral maior Subescapular	Infraespinal Redondo menor
Extensão do ombro	Latíssimo do dorso Deltoide posterior Cabeça longa do tríceps braquial	Deltoide anterior Peitoral maior Cabeça longa do bíceps braquial Coracobraquial
Adução do ombro	Peitoral maior Latíssimo do dorso Subescapular Coracobraquial	Deltoide Supraespinal

3. APRESENTAÇÃO CLÍNICA

3.1. Padrão de dor referida

A prevalência de PGs no redondo maior em pacientes com dor no ombro pode ser mais alta do que aquela antes considerada. Em um estudo observacional de 72 pacientes com dor não traumática e unilateral no ombro, Bron e colaboradores[10] observaram PGs latentes no redondo maior em 49% dos indivíduos. Foram esses os PGs observados com maior frequência, seguidos de PGs no deltoide anterior, encontrados em 38% dos pacientes.[10]

PGs no músculo redondo maior costumam ser encontrados em três áreas. Medialmente, PGs podem ser encontrados na região do ângulo inferior da escápula. Também podem ser encontrados no meio do músculo, na dobra axilar posterior, onde o redondo maior é sobreposto pelo latíssimo do dorso. Por fim, os PGs costumam localizar-se na região da junção musculotendínea.

Nesse músculo, os PGs referem dor à região deltoide posterior e à região da cabeça longa do tríceps braquial (Figura 25-2A a C). PGs podem referir dor ao aspecto posterior da articulação glenoumeral e, ocasionalmente, ao aspecto posterior do antebraço.

3.2. Sintomas

Pacientes com PGs no redondo maior podem se queixar de dor leve em repouso; entretanto, a queixa principal é em razão de dor durante o movimento. Pode haver relatos de dor no aspecto posterior do ombro, especialmente ao erguer os braços para alcançar objetos em prateleira ou armário. A dor no redondo maior costuma ser provocada por movimento de alongamentos, como flexão, abdução ou rotação lateral passiva do ombro.[11] Igualmente, pode ocorrer dor com carga durante extensão resistida do ombro ou rotação medial do úmero.[11]

Um envolvimento do redondo maior não limita demais o movimento do ombro, conforme observado com capsulite adesiva, mas os pacientes podem ter dor significativa, que limita a amplitude de movimento total acima da cabeça.

3.3. Exame do paciente

Após um exame subjetivo detalhado, o clínico deve fazer um desenho detalhado representando o padrão de dor descrito pelo paciente. Essa descrição ajudará no planejamento do exame físico e pode ser útil no monitoramento da progressão do paciente, à medida que os sintomas melhoram ou mudam.

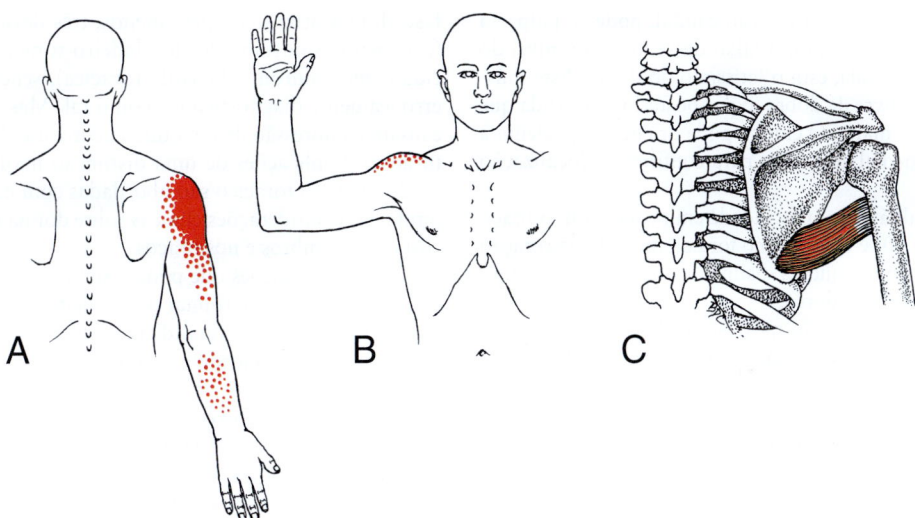

Figura 25-2 Padrão de dor referida do músculo redondo maior. (A) Plano posterior. (B) Plano anterior dos padrões de dor referida (a parte essencial está em vermelho contínuo, a parte extravasada, em vermelho pontilhado). (C) Músculo redondo maior direito.

Levantamento adequado de dados do músculo redondo maior deve incluir exame da amplitude de movimentos e da força do ombro. Pacientes com PGs nesse músculo podem evidenciar fraqueza ou dor com teste resistido. Pode ser observado aumento da rotação escapular superior, com flexão de ombro secundária a restrições no comprimento do redondo maior. Abdução limitada do ombro com uma incapacidade de levar o braço envolvido em contato com a orelha pode sugerir PGs no músculo. Com frequência, o envolvimento desse músculo causa dor no final da amplitude de movimento. Restrições de 3 a 5 cm e/ou dor no teste de Apley (flexão do ombro, abdução e rotação lateral) também podem sugerir envolvimento do redondo maior (Figura 21-3).

3.4. Exame de pontos-gatilho

Uma vez que o redondo maior é corretamente identificado, a confiabilidade de identificação de PGs deve ser comparável à do latíssimo do dorso. Em um estudo da confiabilidade de exame de um PG, Gerwin e colaboradores[12] incluíram o latíssimo do dorso entre os quatro músculos examinados. Os pesquisadores relataram um grau elevado de concordância relativo à detecção de uma banda tensionada, à presença de sensibilidade localizada, à dor referida e à reprodução da dor sintomática.

O exame clínico pode ser feito com o paciente em supino (Figura 25-3A), prono (Figura 25-3B), sentado ou em decúbito lateral. Para todas essas posições, pode ser empregada palpação plana transversa para a detecção de bandas tensionadas e PGs. Também pode ser usada palpação em pinça transversa para identificar PGs no meio do ventre muscular; o clínico, no entanto, deve ser capaz de diferenciar o latíssimo do dorso do redondo maior.

Para examinar o músculo na posição supina, o ombro deve ser posicionado em 90° de abdução e rotação lateral (Figura 25-3B). Os marcos para a localização do músculo redondo maior incluem a borda axilar da escápula cranialmente, o latíssimo do dorso e a borda inferior da escápula caudalmente. Para localizar a borda axilar da escápula, o clínico pode usar palpação profunda em pinça da dobra axilar, cerca de 2,54 cm abaixo do úmero. Essa localização é craniana em relação ao local da inserção do redondo maior à escápula. Quase caudal a esse local se encontra uma fissura palpável entre a borda escapular e o músculo redondo maior.

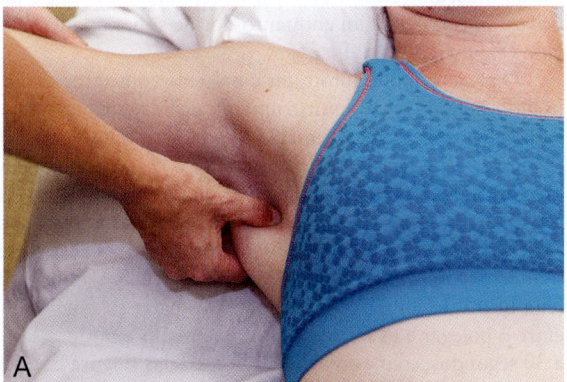
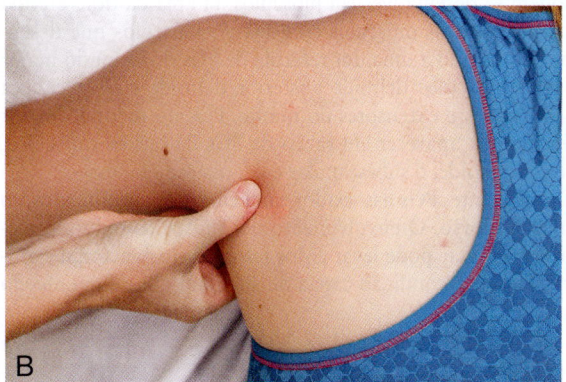

Figura 25-3 Exame de PGs no músculo redondo maior. Na axila, os dedos do examinador devem envolver completamente o latíssimo do dorso, de modo a alcançar o redondo maior. O sulco entre os dois músculos é confirmado quando a ponta do dedo do examinador consegue identificar a borda lateral da escápula entre os dois músculos. (A) Paciente em supino. (B) Paciente em prono.

Deslizando a pinça, de leve, na direção caudal, pode-se palpar a porção axilar do redondo maior. Abaixo desse lugar, no nível do ângulo inferior da escápula, está o latíssimo do dorso. Este músculo forma um limite livre da dobra axilar posterior à medida que se enrola no redondo maior. O clínico pode orientar o paciente a fazer uma rotação medial do ombro para confirmar a localização do músculo.

O músculo é palpável com facilidade em prono, com o braço abduzido entre 70 a 90° e o antebraço fora da mesa. Uma rotação medial resistida do ombro ajuda a distinguir o músculo do redondo menor e do latíssimo do dorso.

Para ter acesso ao músculo na posição de decúbito lateral, o paciente deita-se sobre o lado não envolvido, com o braço envolvido apoiado em um travesseiro. O redondo maior pode ser localizado na dobra axilar, acompanhando-se suas fibras a partir da superfície dorsal da escápula. A palpação plana transversa ao longo das fibras pode ser usada para localizar PGs na região da borda lateral do terço inferior da escápula.

4. DIAGNÓSTICO DIFERENCIAL

4.1. Ativação e perpetuação de pontos-gatilho

Uma postura ou atividade que ative um PG, se não corrigida, também pode perpetuá-lo. Em qualquer parte do redondo maior, os PGs podem ser ativados por carga excêntrica não habitual, exercício excêntrico em músculo destreinado ou carga concêntrica máxima ou submáxima.[13] PGs também podem ser ativados ou agravados quando o músculo é colocado em uma posição encurtada e/ou alongada por tempo prolongado. Questionar sobre possíveis atividades agravantes, como sentar ou colocar-se na posição em pé com o ombro em uma posição de rotação medial aumentada, dirigir por longo tempo com movimento de força do volante, ou movimentar de forma repetitiva o ombro, é necessário para modificar comportamentos que possam resultar em manutenção da dor. Atividades que exijam ações excessivas de tração, como jogar tênis ou golfe, remar ou arremessar uma bola, também podem ativar PGs no redondo maior. Descobrir a causa impulsionadora desses PGs requer análise criteriosa das atividades que demandam extensão, rotação medial ou adução repetitivas do ombro.

4.2. Pontos-gatilho associados

PGs podem se desenvolver em músculos na área da dor referida originária de outros músculos com PGs.[14] Músculos que desenvolvem PGs devido a uma dor referida de PGs do redondo maior incluem os músculos deltoide posterior, deltoide médio, cabeça longa do tríceps e extensores do punho. PGs no redondo maior também podem aparecer em razão de PGs de outros músculos, inclusive o deltoide, o subescapular e o latíssimo do dorso.

Clinicamente, PGs associados também foram localizados no latíssimo do dorso. O envolvimento dos músculos redondo menor e subescapular pode levar à dor e a prejuízo funcional significativo, em uma condição capaz de simular "congelamento do ombro".

4.3. Patologias associadas

O músculo redondo maior (junto com os músculos latíssimo do dorso, peitoral maior e subescapular) é um dos quatro músculos envolvidos na pseudossíndrome do desfiladeiro torácico miofascial. PGs ativos em, pelo menos, três desses músculos sugere, fortemente, síndrome do desfiladeiro torácico (também conhecida como síndrome da saída torácica), sendo, com frequência, erroneamente diagnosticados como tal. Mas esses músculos não causam compressão de estruturas neurovasculares do desfiladeiro torácico. Implicações de uma disfunção miofascial na síndrome do desfiladeiro torácico são abordadas com mais detalhes no Capítulo 33, Considerações clínicas sobre dor na porção superior das costas, nos ombros e nos braços.

Outras condições que podem simular PGs no redondo maior incluem bursite subacromial ou subdeltoide, tendinopatia supraespinal e dor radicular ou radiculopatia C6-C7. Patologia associada também inclui síndrome do intervalo triangular e síndrome do espaço quadrilátero.

Sebastian[15] descreveu um estudo de caso de síndrome do intervalo triangular. O paciente apresentou-se com dor na escápula direita, com sintomas referindo para o braço posterior ao rádio. O início dos sintomas, descritos como cortantes e como disparos em termos da dor, ocorreu após socos em uma aula de *kickboxing*. Testes não atenderam aos padrões da regra de previsão clínica, estabelecida por Wainer e colaboradores,[16] para radiculopatia cervical. O paciente demonstrou um teste negativo de Spurling, alívio dos sintomas com distração cervical e rotação ipsilateral da cervical superior a 60°. Apresentou teste positivo de tensão de membro superior de tendência nervosa e radial. Na palpação, o paciente evidenciou sensibilidade nas cabeças longa e lateral do tríceps braquial, superiormente e na parte lateral do redondo maior, com limiar reduzido de pressão da dor com reprodução de seus sintomas. Depois do tratamento para disfunção de tecidos moles no intervalo triangular e da tensão nervosa radial adversa, ocorreu relato de solução dos sintomas.[15]

Pacientes com a síndrome do espaço quadrilátero – uma condição rara de compressão do nervo axilar e da artéria circunflexa posterior – podem relatar dor e sensibilidade no ombro e parestesias agravadas por abdução e rotação de ombro.[17-19]

5. AÇÕES CORRETIVAS

O paciente com PGs no redondo maior deve modificar todas as atividades que, repetidas vezes, estressam o músculo, como dirigir por muito tempo e erguer itens acima da cabeça. Para evitar encurtamento total desse músculo ao dormir sobre o lado afetado, pode ser colocado um travesseiro pequeno entre o cotovelo e o aspecto lateral do tronco, de modo a manter uma posição neutra do músculo (Figura 22-4C). Pode, ainda, ser usado apoio de travesseiro para tal fim enquanto dorme sobre o lado não envolvido (Figura 22-4A).

O paciente pode autotratar o músculo com autopressão do PG usando bola de tênis ou instrumento de autoliberação miofascial de PG, em uma técnica similar à usada para o latíssimo do dorso (Figura 25-4). O paciente deita-se sobre o lado afetado, com o ombro flexionado, para alongar o músculo. A posição do corpo pode ser adaptada sobre a bola no local do PG. Tal tratamento também pode ser feito com o paciente sentado, com aplicação de pressão usando a mão oposta, com ou sem bola de tênis. Também pode ser feita liberação miofascial, pegando-se a parte saliente do músculo entre o polegar e os outros dedos, mantendo a compressão por 15 a 30 segundos, com as repetições necessárias (Figura 25-5).

Técnicas de alongamento para esse músculo assemelham-se àquelas para o latíssimo do dorso (Figura 24-5); porém, é importante estabilizar a escápula para não ocorrer abdução, para uma eficácia máxima.

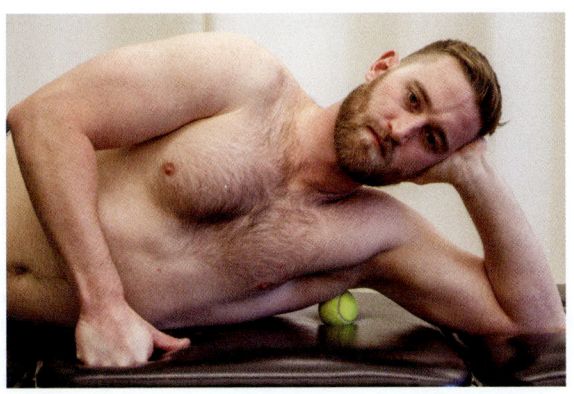

Figura 25-4 Para autotratamento do músculo redondo maior. O paciente deita-se sobre o lado não envolvido, com o ombro flexionado e uma bola de tênis localizada na região axilar, levemente posterior ao latíssimo do dorso. É aplicada pressão suave. O paciente pode fazer contrações isométricas suaves, empurrando delicadamente o cotovelo para baixo e mantendo-o assim por 6 a 10 segundos, seguido de relaxamento.

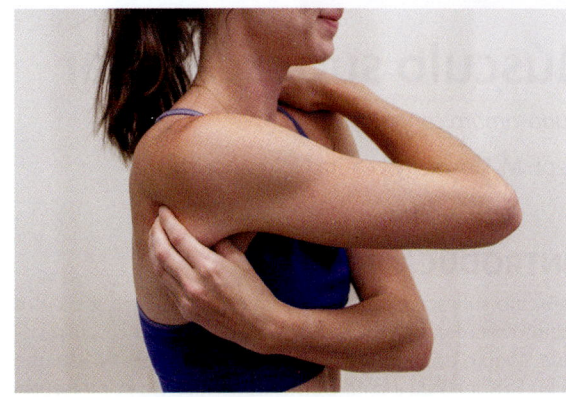

Figura 25-5 O paciente pode fazer autoliberação miofascial manual de PG ao pegar o redondo maior entre o polegar e os demais dedos, mantendo compressão por 15 a 30 segundos, repetindo quando necessário.

Referências

1. Porterfield JA, DeRosa C. *Mechanical Shoulder Disorders: Perspectives in Functional Anatomy.* St. Louis, MO: Saunders; 2004:53-54.
2. Standring S. *Gray's Anatomy: The Anatomical Basis of Clinical Practice.* 41st ed. London, UK: Elsevier; 2015.
3. Pearle AD, Kelly BT, Voos JE, Chehab EL, Warren RF. Surgical technique and anatomic study of latissimus dorsi and teres major transfers. *J Bone Joint Surg Am.* 2006;88(7):1524-1531.
4. Dancker M, Lambert S, Brenner E. The neurovascular anatomy of the teres major muscle. *J Shoulder Elbow Surg.* 2015;24(3):e57-e67.
5. Jonsson B, Olofsson BM, Steffner LC. Function of the teres major, latissimus dorsi and pectoralis major muscles. A preliminary study. *Acta Morphol Neerl Scand.* 1972;9(4):275-280.
6. Basmajian J, Deluca C. *Muscles Alive.* 5th ed. Baltimore: Williams & Wilkins; 1985:270, 271, 385.
7. Lundervold AJ. Electromyographic investigations of position and manner of working in typewriting. *Acta Physiol Scand Suppl.* 1951;24(84):1-171:66-68, 80-81, 94-95, 101, 157.
8. Jonsson S, Jonsson B. Function of the muscles of the upper limb in car driving. V: The supraspinatus, infraspinatus, teres minor and teres major muscles. *Ergonomics.* 1976;19(6):711-717.
9. Simons DG, Travell JG, Simons LS. *Myofascial Pain and Dysfunction: The Trigger Point Manual. Volume 1: Upper Half of Body.* 2nd ed. Philadelphia, PA: Lippincott Williams & Wilkins;1999.
10. Bron C, Dommerholt J, Stegenga B, Wensing M, Oostendorp RA. High prevalence of shoulder girdle muscles with myofascial trigger points in patients with shoulder pain. *BMC Musculoskelet Disord.* 2011;12:139.
11. Macdonald AJ. Abnormally tender muscle regions and associated painful movements. *Pain.* 1980;8(2):197-205.
12. Gerwin RD, Shannon S, Hong C-Z, Hubbard DR, Gevirtz R. Interrater reliability in myofascial trigger point examination. *Pain.* 1997;69:65-73.
13. Gerwin RD, Dommerholt J, Shah JP. An expansion of Simons' integrated hypothesis of trigger point formation. *Curr Pain Headache Rep.* 2004;8(6):468-475.
14. Hsieh YL, Kao MJ, Kuan TS, Chen SM, Chen JT, Hong CZ. Dry needling to a key myofascial trigger point may reduce the irritability of satellite MTrPs. *Am J Phys Med Rehabil.* 2007;86(5):397-403.
15. Sebastian D. Triangular interval syndrome: a differential diagnosis for upper extremity radicular pain. *Physiother Theory Pract.* 2010;26(2):113-119.
16. Wainner RS, Fritz JM, Irrgang JJ, Boninger ML, Delitto A, Allison S. Reliability and diagnostic accuracy of the clinical examination and patient self-report measures for cervical radiculopathy. *Spine (Phila Pa 1976).* 2003;28(1):52-62.
17. McClelland D, Paxinos A. The anatomy of the quadrilateral space with reference to quadrilateral space syndrome. *J Shoulder Elbow Surg.* 2008;17(1):162-164.
18. Cahill BR, Palmer RE. Quadrilateral space syndrome. *J Hand Surg Am.* 1983;8(1):65-69.
19. Chautems RC, Glauser T, Waeber-Fey MC, Rostan O, Barraud GE. Quadrilateral space syndrome: case report and review of the literature. *Ann Vasc Surg.* 2000;14(6):673-676.

Capítulo 26

Músculo subescapular

Pseudo-ombro congelado

Joseph M. Donnelly | Laura Gold

1. INTRODUÇÃO

O músculo subescapular é o maior entre os quatro músculos do manguito rotador. Insere-se ao periósteo da superfície costal da escápula, abaixo do músculo serrátil anterior, a partir de sua borda vertebral até a borda axilar. Outras fibras inserem-se nos septos intramusculares e na aponeurose, separando o músculo subescapular da musculatura escapular lateral. O tendão insere-se anteriormente ao menor tubérculo do úmero e à cápsula articular anterior. O subescapular é inervado pelos nervos subescapulares superior e inferior, ramos do cordão posterior do plexo braquial que surgem dos níveis espinais C5 e C6. É responsável pela rotação medial e adução do úmero e pela estabilização dinâmica da articulação glenoumeral, junto com os outros músculos do manguito rotador. Uma de suas funções mais importantes é proporcionar contenção dinâmica ao aspecto posterior da articulação glenoumeral. Pontos-gatilho (PGs) no músculo subescapular produzirão dor forte no ombro posterior capaz de referir, descendo até a parte posterior do braço e chegando ao aspecto dorsal e volar do punho. PGs subescapulares costumam ter um papel na síndrome do ombro congelado. PGs nesse músculo são, com frequência, a base de uma disfunção nos ombros. Os sintomas podem ser agravados ao dormir sobre o lado afetado, ao esticar demais o braço para o lado, ou ao realizar atividades funcionais que exijam flexão e adução. A ativação e a perpetuação de PGs no músculo subescapular costumam resultar de sobrecarga aguda, levantamento repetidas vezes acima da cabeça, utilizando força adutora vigorosa, e agarrar-se, ao cair, com o braço muito esticado. O diagnóstico diferencial deve incluir levantamento de dados relativos à rigidez da cápsula articular glenoumeral posterior; dor radicular C5, C6 ou C7; síndrome do impacto subacromial; capsulite adesiva; patologia do manguito rotador; síndrome do desfiladeiro torácico; e bursite escapulotorácica ou subacromial. As ações corretivas devem incluir reeducação postural (inclusive posição correta para dormir), eliminação de posições causadoras de sobrecarga recorrente no músculo, autoliberação miofascial (por pressão) de PGs e exercícios de autoalongamento. Clinicamente, esse músculo produz um padrão de dor distinto e de fácil reconhecimento, que pode ser fundamental para o desmascaramento de uma quantidade de condições dos ombros de natureza aguda e crônica.

2. CONSIDERAÇÕES ANATÔMICAS

O músculo subescapular é o maior e mais anterior dos quatro músculos do manguito rotador. Ele tem duas cabeças, e sua massa triangular preenche a fossa subescapular.[1] Esse músculo é bastante espesso e tem uma organização similar à do infraespinal, com as fibras convergindo desde uma porção média ampla na direção de um tendão central, que cobre o aspecto anterior da articulação glenoumeral.[2] Medialmente, o subescapular insere-se ao periósteo da superfície costal da escápula, abaixo do serrátil anterior, de sua borda vertebral à borda axilar. Outras fibras inserem-se aos septos intramusculares e à aponeurose, separando o subescapular da musculatura escapular lateral. Com múltiplos feixes na aparência, as fibras de orientação horizontal convergem com as fibras inferiores, de orientação mais vertical, para formar um tendão que corre lateralmente e insere-se anteriormente ao tubérculo menor do úmero e à cápsula articular anterior (Figura 26-1). A cabeça inferior e espessa do subescapular propicia a maior parte da estrutura do tendão subescapular. Cleeman e colaboradores[3] fizeram uma dissecação detalhada em um cadáver da inserção do tendão no músculo subescapular. Os pesquisadores descreveram que esse tendão consiste em três partes distintas: "um tendão tubular superior e espesso, um tendão médio plano e uma porção inferior onde as fibras musculares inserem-se, diretamente, no úmero". A área transversal do tendão subescapular é a maior de todos os tendões nos ombros, reforçando, exageradamente, os ligamentos glenoumerais e o lábio glenoidal anterior.[2] A grande bolsa sinovial subescapular, que costuma se comunicar com a cavidade da articulação do ombro, separa medialmente o tendão do colo da escápula e da cápsula articular.[1]

2.1. Inervação e vascularização

O músculo subescapular é inervado pelos nervos subescapulares superior e inferior, ramos do cordão posterior do plexo braquial que surgem dos níveis espinais C5 e C6.[1] Dois nervos superiores subescapulares costumam suprir a porção superior do subescapular, ao passo que o nervo subescapular inferior, que termina no músculo redondo maior, supre a parte inferior e mais distal do músculo. A inervação separada dessas fibras superior e inferior é coerente com os achados de estudos eletromiográficos (EMG), que mostram que esses "compartimentos" funcionam de modo independente.[4-6]

O suprimento vascular do músculo subescapular vem dos ramos que saem das artérias supraescapular, axilar e subescapular.[1] Uma dissecação detalhada de cadáver, descrita por Serita e colaboradores,[6] revelou, porém, uma distribuição variável que também incluía suprimento a partir das artérias circunflexa da escápula, braquial, toracodorsal e torácica lateral. Esses autores também perceberam uma correspondência entre áreas de suprimento vascular relativamente insatisfatório (i.e., possíveis áreas de isquemia local) e possíveis locais comuns para PGs nos músculos do manguito rotador.[6]

2.2. Função

Os músculos subescapular, infraespinal, redondo menor e supraespinal estão inseridos, respectivamente, nas tuberosidades menor e maior do úmero, formando um manguito rotador musculotendíneo. Esses músculos do manguito rotador proporcionam uma estabilidade dinâmica à articulação glenoumeral. O movimento na articulação dos ombros é uma atividade coordenada complexa, e o braço de momento dos músculos do manguito rotador exercem forças na direção inferior e medial, resistindo a cisalhamento ascendente do músculo deltoide durante elevação do ombro, ao mesmo tempo que é mantida a cabeça do úmero em contato próximo com a fossa glenoidal.[7] O subescapular age sozinho como

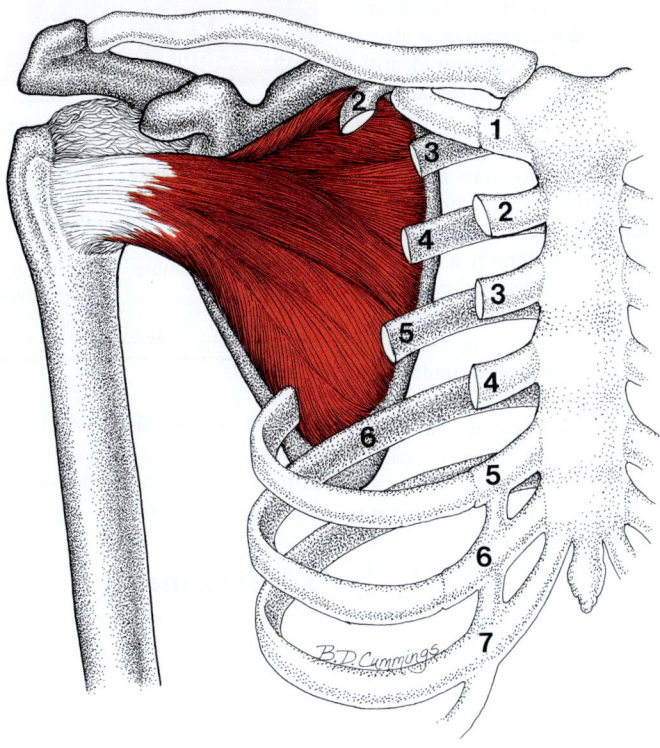

Figura 26-1 Inserções do músculo subescapular direito, vistos de frente, com o braço em rotação lateral. Partes das costelas 2 a 5 foram removidas por clareza.

um poderoso rotador medial do úmero, embora igualmente importante seja seu papel como estabilizador dinâmico da articulação glenoumeral.[1,8] O músculo subescapular evita o deslocamento anterior da cabeça do úmero, sobretudo nas amplitudes inferiores de abdução.[9,10] Ele também age com o músculo infraespinal para deprimir a cabeça do úmero, em oposição ao deslocamento ascendente causado pelo músculo deltoide durante elevação do braço.[11,12] Heuberer e colaboradores[12] publicaram dados de um estudo EMG em apoio ao fato de o músculo subescapular desempenhar papel central durante flexão e abdução glenoumeral. Os autores especulam a possibilidade de o subescapular agir como um abdutor, considerada a porção superior do ponto alto de inserção do tendão no tubérculo menor do úmero (em vez de apenas estabilizar durante movimento). Em contrapartida, já foi relatado que o subescapular funciona como um adutor do úmero.[13] Essa dupla funcionalidade pode ser possível em razão dos prováveis papéis separados dos compartimentos musculares superior e inferior. Alguns estudos EMG reforçam a ideia de que o músculo subescapular é composto por duas unidades (superior e inferior) funcionais;[5,14] entretanto, não há consenso em relação ao papel específico de cada unidade funcional, a não ser observar que graus variados de abdução resultam em níveis diferentes de ativação nas unidades superior e inferior.

Reed e colaboradores[15] estudaram a influência de cargas nos padrões de recrutamento dos músculos do manguito rotador durante a abdução. Eles descobriram que os padrões de ativação estabelecidos com cargas baixas continuaram, à medida que a carga aumentava, e concluíram que o papel dos músculos subescapular e infraespinal é contrabalançar a migração ascendente do úmero, causada pelo torque forte produzido pelo deltoide médio.

Os padrões de ativação dos músculos subescapular e infraespinal estavam fortemente correlacionados ao padrão de ativação do músculo axial-escapular.[15] Em outro estudo que observou abdução de ombros no plano da escápula e no plano coronal, descobriu-se que todos os músculos do manguito rotador se ativaram antes do movimento do úmero durante todos os movimentos de abdução.[7] O subescapular foi recrutado depois dos outros três músculos do manguito rotador, embora antes do movimento umeral. Conclui-se que a abdução do ombro no plano coronal e a elevação no plano escapular são atividades coordenadas complexas, iniciadas e controladas por vários músculos.[7] Wickham e colaboradores[16] descobriram que a ativação muscular de pico superior e voluntária inferior do subescapular era de 18 e 25% da contração voluntária máxima (CVM) entre 80° e 120° de abdução, respectivamente.

Análises EMG dos músculos do manguito rotador foram feitas durante flexão anterior, sem carga, e com 20 e 60% da carga máxima do indivíduo. Esses estudos descobriram que o supraespinal e o infraespinal foram ativados em níveis significativamente mais altos do que o subescapular em todos os níveis de carga. Os autores concluíram que os músculos do manguito rotador são recrutados em níveis mais altos para prevenir translação da cabeça do úmero durante a flexão, da mesma forma que os músculos do manguito inferior durante a abdução.[7,17]

Uma análise EMG da atividade do subescapular durante movimentos funcionais está bem documentada, principalmente em atividades esportivas. Jobe e colaboradores[18] e Gowan e colaboradores[19] investigaram padrões de ativação muscular e de atividade durante movimentos de arremesso. Eles identificaram atividade máxima dos músculos supraespinal, infraespinal e deltoide durante fases precoce e tardia de preparação para arremessar (*cocking*), e os músculos subescapular e latíssimo do dorso foram mais ativos durante a fase de aceleração do arremesso. Eles também identificaram que amadores tendem a usar mais os músculos do manguito rotador durante a fase de aceleração. Essa ideia tem ainda mais apoio com um estudo de arremessadores habilidosos e saudáveis, nos quais a atividade EMG do subescapular foi mais baixa durante a fase de *wind up*, aumentava muito no final de preparação para arremesso (*cocking*) e aumentava durante a aceleração até 185% do valor do teste, reduzindo-se a 97% durante a fase final ao arremesso da bola.[20] Atletas com ombros doloridos, no mesmo estudo, atingiram apenas de um terço à metade dos valores normais durante o movimento de arremesso.

Também foi estudada a função do músculo subescapular com outros movimentos esportivos acima da cabeça. Durante um saque no tênis, o subescapular é muito fortemente recrutado durante a fase tardia de preparação (*late coating*) e início da aceleração.[21] Durante o movimento de balanço do golfe (*swing*), a atividade do subescapular tende a aumentar por meio da aceleração no ombro dominante, mantendo um nível moderado de ativação ao longo do balanço no ombro não dominante.[22,23] Em uma análise EMG de nadadores saudáveis de estilo livre, o subescapular permanece em nível constante de ativação importante ao longo do movimento do braço.[24] Porém, esse padrão não é real para nadadores com ombro dolorido, os quais mostram cerca de 50% de queda na atividade do subescapular durante a fase de recuperação (a última fase de um movimento de nado em estilo livre, quando o braço que está no ar logo voltará à água, na frente do corpo).[23] Essa queda na atividade pode ocorrer em razão da inibição muscular decorrente de PGs, ou pode representar uma tentativa de evitar agravamento dos PGs doloridos durante rotação medial extrema e extensão dessa fase de movimento do estilo livre.[13]

2.3. Unidade funcional

A unidade funcional à qual um músculo pertence inclui os músculos que reforçam e contrapõe-se às suas ações, bem como as articulações que os músculos cruzam. A interdependência dessas estruturas está refletida, funcionalmente, na organização e nas conexões neurais do córtex sensorimotor. A unidade funcional é enfatizada, porque a presença de um PG em um músculo da unidade aumenta a possibilidade de outros músculos da unidade também desenvolverem PGs. Ao desativar PGs em um músculo, deve haver a preocupação com PGs que possam surgir em músculos funcionalmente interdependentes. O Quadro 26-1 representa, de maneira geral, a unidade funcional do músculo subescapular.[13]

O músculo subescapular também funciona de modo sinergético com os músculos infraespinal, redondo menor e supraespinal para estabilizar a cabeça do úmero na fossa glenoidal durante movimentos dos braços.[7,25]

3. APRESENTAÇÃO CLÍNICA

3.1. Padrão de dor referida

PGs no subescapular causam dor severa em membro superior em repouso e durante os movimentos.[13] A dor é principalmente referida ao aspecto posterior do ombro (Figura 26-2). Zonas de extravasamento da referência podem chegar acima da escápula e descer ao aspecto posterior do braço até o cotovelo. Às vezes, uma zona distal de referência está presente como uma banda de dor que lembra alça, em torno do punho, com o dorso desse punho mais doído do que o aspecto volar.[26] Ainda que não rela-

Quadro 26-1 Unidade funcional do músculo subescapular

Ações	Sinergistas	Antagonistas
Rotação medial do ombro	Redondo maior Latíssimo do dorso Peitoral maior	Infraespinal Redondo menor
Adução do ombro	Redondo maior Latíssimo do dorso Peitoral maior	Deltoide Supraespinal

tada no estudo clássico de Travell, Jalil e colaboradores[27] apresentaram um estudo de caso incluindo dois indivíduos com dor atípica no peito reagindo ao tratamento (infiltração em PG) de PGs subescapulares.

3.2. Sintomas

Os músculos do manguito rotador costumam estar envolvidos em pacientes que informam dor nos ombros. O subescapular é um dos músculos que mais predomina entre aqueles com PGs. Hidalgo-Lozano e colaboradores[28] encontraram PGs ativos em 42% de pessoas diagnosticadas com a síndrome do impacto no ombro. Durante os primeiros estágios de disfunção miofascial subescapular, os pacientes demonstram função reduzida ao tentar abdução e rotação lateral (como se retomassem o arremesso de uma bola)[13] ou alcançar o banco de trás de um veículo a partir do assento dianteiro (como se acalmassem uma criança que chora na cadeirinha). Com a evolução da disfunção, erguer o braço fica cada vez mais doído e difícil, com a abdução limitada a 45° ou menos. É possível que o paciente descreva dor durante repouso e movimentos e incapacidade de alcançar a axila oposta (como ao aplicar o desodorante). Em razão da dor forte e das limitações da amplitude de movimentos, o paciente pode ser diagnosticado com capsulite adesiva, ou "ombro congelado". Se apresentar dor referida no punho, pode ter queixas de incômodo em uma área como uma alça, podendo colocar um relógio de pulso ou uma pulseira na mão oposta. Em casos leves de envolvimento de PG subescapular, esses autores observaram relatos de "rigidez" no punho após alcance máximo acima da cabeça. Encurtamento do subescapular em razão da presença de PGs também pode contribuir para uma subluxação da cabeça do úmero. Essa é uma ideia consistente com observações da arquitetura anatômica da musculatura do manguito rotador feitas por Ward e colaboradores,[8] que salientaram que a função estabilizadora desses músculos é sensível a alterações no comprimento. Alguns pacientes também descrevem som de estalo ou clique em torno da articulação do ombro com movimentos do braço, o que costuma estar associado a PGs no subescapular e/ou no supraespinal.

3.3. Exame do paciente

Após um exame subjetivo detalhado, o clínico deve fazer um desenho detalhado representando o padrão de dor descrito pelo paciente. Essa descrição ajudará no planejamento do exame físico e pode ser útil no monitoramento da progressão do paciente, à medida que os sintomas melhoram ou mudam. Para um exame adequado do músculo subescapular, o profissional deve observar

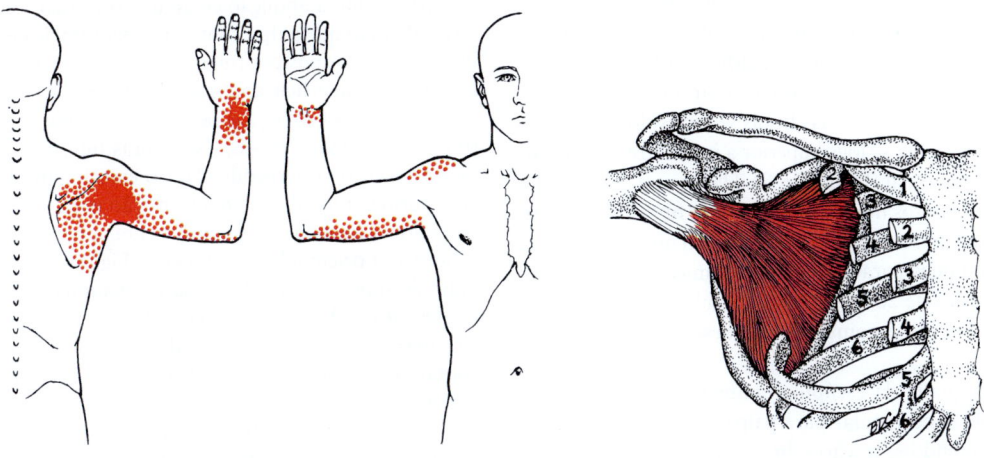

Figura 26-2 Padrão de dor referida de PGs no músculo subescapular direito. A zona essencial de dor referida está em vermelho contínuo; a zona de extravasamento está em vermelho pontilhado. Partes da segunda à quinta costelas foram removidas por clareza.

a postura do cíngulo do membro superior, a posição escapular e a amplitude de movimento ativa e passiva do cíngulo do membro superior, dando muita atenção aos padrões de ativação muscular e ao ritmo escapuloumeral. O clínico deve observar quando e onde ocorre a dor. PGs no subescapular podem produzir dor em repouso ou durante os movimentos, particularmente durante elevação do braço no plano coronal e na combinação com rotação lateral. A dor costuma ocorrer em toda a amplitude de movimento da abdução. Clinicamente, esse músculo raramente se envolve por si só, mas é associado aos músculos infraespinal, supraespinal ou levantador da escápula, que também costumam ter PGs.

Para identificar PGs no músculo subescapular que podem estar limitando a amplitude de movimento e, assim, influenciando uma disfunção, cabe ao clínico identificar a amplitude de movimento limitada ao fazer testes específicos em todas as partes do músculo. Já que o paciente com PGs subescapulares costuma apresentar limitações importantes na amplitude de movimento, deve ser realizado um exame completo de todos os fatores contribuintes à amplitude de movimento perdida. O profissional pode esperar rotação lateral limitada em razão de PGs subescapulares, e também deve levar em consideração que uma elevação completa pode estar limitada devido à rotação lateral, que é um pré-requisito para o alcance de uma total elevação (abdução ou flexão).[13] Um sinal útil para determinar restrição no músculo subescapular é a perda maior da rotação lateral a 45° *versus* 90° de abdução.[29]

Teste muscular específico resistido deve ser feito para identificar prejuízos na função muscular e na reprodução dos sintomas dolorosos. Quando presentes PGs ativos no subescapular, rotação medial resistida em uma abdução a 45° pode estar limitada pela dor.

O teste de Apley (flexão do ombro, abdução e rotação lateral) costuma estar limitado por PGs subescapulares. Essa versão do teste de Apley exige flexão total, abdução e rotação lateral do braço na articulação glenoumeral, e é realizado levando a mão do lado afetado acima da cabeça e chegando o mais longe possível na escápula oposta (Figura 21-3B). Se não há disfunção, as pontas dos dedos devem chegar à escápula oposta. Esse teste alonga os adutores do ombro e o músculo subescapular. Quando o alcance desses músculos está limitado por PGs, a mão do lado afetado pode quase nada alcançar atrás da cabeça. Essa limitação assemelha-se àquela em que o movimento é feito, ativa ou passivamente, em razão do déficit no comprimento do músculo subescapular.

Movimento articular acessório deve ser testado nas articulações glenoumeral, acromioclavicular, esternoclavicular e escapulotorácica. Muitas vezes, uma hipomobilidade articular é capaz de causar déficit na elevação do ombro, contribuindo com alterações nos padrões normais de ativação muscular. Disfunções articulares na articulação glenoumeral também podem prejudicar padrões de ativação, contribuindo para sobrecarga do músculo subescapular e de outros do manguito rotador.

Posições escapulares e da cabeça do úmero devem ser investigadas em repouso e durante elevação de extremidade superior, uma vez que alinhamento inadequado pode ser importante fator colaborador para sobrecarga do músculo subescapular durante atividades funcionais das extremidades superiores que exijam rotação medial e adução combinadas.

Sondagem cervical geral, teste de sinais neurológicos e teste de mobilidade neural das extremidades superiores também devem ser realizados para eliminação de sintomas radiculares como causa. Quando a dor referida está presente, exame clínico completo de tecidos locais também deve ser feito.

3.4. Exame de pontos-gatilho

O paciente deve ser posicionado em supino, com o braço abduzido a 90° (se a tensão tissular permitir) para expor a parede torácica e as axilas. Muitos pacientes com atividade importante de PG, como os que se apresentam com um diagnóstico de capsulite adesiva, podem estar limitados a apenas 20 a 30° de abdução. Se não for possível abdução suficiente para o exame, pode ser usada a técnica de contrair-relaxar para o alcance da amplitude de movimento adicional.[13,29,30] Antes da palpação, deve ser considerada a relação com outras estruturas: o músculo subescapular constitui muito da parede axilar posterior. Anterior ao músculo subescapular está o serrátil anterior (inferomedialmente) e o coracobraquial, o bíceps braquial, os vasos axilar e subescapular e o plexo braquial (superolateralmente). Posterior ao músculo subescapular localizam-se seus locais de inserção na escápula e na cápsula glenoumeral. Inferiormente, o subescapular encontra seus sinergistas, o redondo maior e o latíssimo do dorso (Figura 26-3).[1] O subescapular pode exibir PGs em qualquer parte de seu ventre muscular; todavia, secundário à sua localização anatômica profunda, um acesso adequado a fibras diferentes do músculo é difícil. O local lateral de acesso mais fácil situa-se junto da borda axilar da escápula sobre sua superfície costal no interior das fibras verticais do músculo; o segundo local lateral situa-se logo superior a isso, entre as fibras de orientação mais horizontal (Figura 26-2). Harrison e colaboradores[31] identificaram pontos motores comuns nas fibras horizontais do subescapular que buscavam ao desenvolverem uma técnica para injetar toxina botulínica para bloqueio neuromuscular. Os pontos motores diagramados de 20 dissecações do músculo subescapular são consistentes com locais comuns de PG descritos na edição anterior deste livro.[13]

Abdução adequada da escápula também é necessária para acesso ao músculo subescapular para palpação manual, podendo ser alcançada mantendo-se tração sobre o úmero ou, quando possível, engatando os dedos da mão que não está palpando junto à borda vertebral da escápula e tracionando-a lateralmente (como mostra a seta na Figura 26-4A).

Mantendo a abdução escapular, o clínico coloca a parte posterior da mão que palpa contra a caixa torácica e, de forma lenta, imerge os dedos posteriormente para palpar o músculo subescapular contra a superfície anterior da escápula. Em seguida, palpação plana transversa sobre a superfície da escápula é usada para identificar PGs (Figura 26-4B). Nas fibras inferiores e mais verticais, essa direção será perpendicular ao eixo longitudinal da escápula e, de forma gradual, faz uma transição para um dedilhar inferior-superior, à medida que se movimenta superiormente no músculo (observar a orientação das fibras na Figura 26-1). Embora todo o músculo subescapular não possa ser examinado, o local inferolateral descrito pode ser acessado por deslizamento do dedo que palpa na direção da parede torácica, de modo que o dorso do dedo faz contato com o serrátil anterior, e as fibras do músculo subescapular são sentidas sob o dedo (Figura 26-4B). O profissional pode, então, movimentar-se em uma direção superior até o processo coracoide para avaliar as fibras mais superiores. As fibras do subescapular podem ser acessadas junto à borda vertebral da escápula, com o paciente em posição prona ou em decúbito lateral. Porém, as camadas espessas do trapézio, romboide e serrátil anterior, por

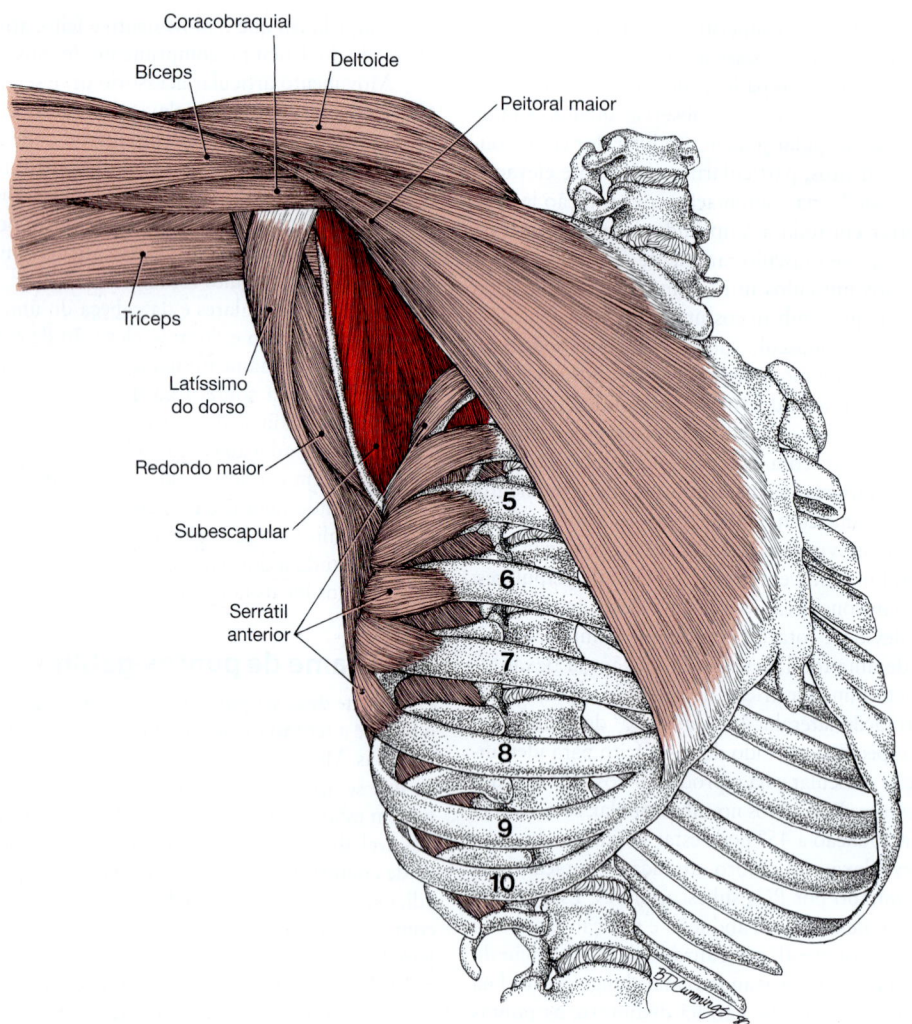

Figura 26-3 Relação do músculo subescapular (em vermelho-escuro) com os músculos ao redor (vermelho-claro) quando a escápula (mostrada como uma linha branca vertical) é tracionada para ser afastada da parede torácica pelo clínico.

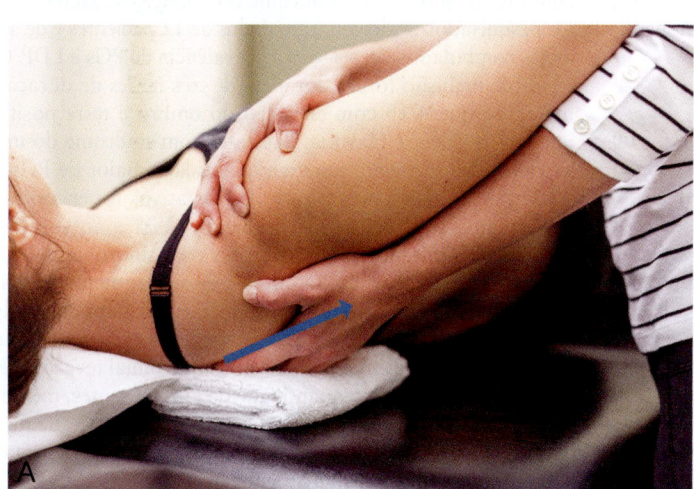
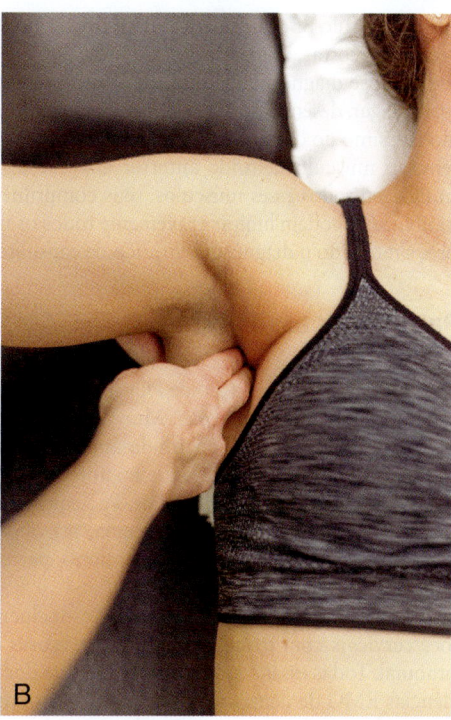

Figura 26-4 Exame do músculo subescapular. (A) O clínico pega a borda vertebral da escápula e, passivamente, traciona-a o mais lateralmente possível para expor o subescapular. (B) Palpação do músculo subescapular.

meio das quais o clínico deve palpar, fazem disso uma investigação não específica do músculo subescapular.

Na presença de um PG, pressão de leve a moderada reproduzirá a dor do paciente no ombro posterior e na escápula, além de uma eventual "pontada de dor no punho".[13] Respostas contráteis localizadas podem ser visualmente observadas, embora com mais possibilidade de serem sentidas em virtude da localização do músculo. Ainda que não seja essencial ao diagnóstico, a reação contrátil localizada é fortemente confirmatória. A região axilar e o músculo subescapular são áreas sensíveis para muitos pacientes, podendo estar diferenciadamente sensíveis ou propensas a cócegas, mesmo com pressão leve, na presença de PGs. Deve-se cuidar para evitar confusão (e manter curtas as unhas dos dedos das mãos) com dor na pele.

Al-Shenqiti e colaboradores[32] descobriram boa confiabilidade em teste-reteste de detecção de PG em pacientes com tendinite no manguito rotador quando os critérios de presença ou ausência da banda tensionada, sensibilidade local, sinal de pulo e reconhecimento de dor foram usados.

4. DIAGNÓSTICO DIFERENCIAL
4.1. Ativação e perpetuação de pontos-gatilho

Uma postura ou atividade que ative um PG, se não corrigida, também pode perpetuá-lo. Em qualquer parte do músculo subescapular, os PGs podem ser ativados por carga excêntrica não habitual, exercício excêntrico em músculo destreinado ou carga concêntrica máxima ou submáxima.[33] PGs também podem ser ativados ou agravados quando o músculo é colocado em uma posição encurtada e/ou alongada por período prolongado.[13]

PGs subescapulares podem ser ativados por atividades que envolvem força repetitiva com rotação medial forçada, como no nado estilo livre,[24,34,35] arremesso no beisebol[20,36] ou saque no tênis.[21,37] Outros movimentos que podem ativar PGs subescapulares incluem erguer com força algo acima da cabeça enquanto forte abdução é feita (como na brincadeira de levar uma criança pequena para trás e para a frente, entre as pernas para cima, ou o movimento antes do arremesso de bola de ferro com alça); sobrecarga repentina de estresse, como ao tentar alcançar as costas, no nível do ombro, para evitar uma queda;[13] lesão traumática local, como na luxação glenoumeral, na ruptura da cápsula articular do ombro ou na fratura umeral proximal; imobilização prolongada do ombro em uma posição aduzida e de rotação medial; ou procedimentos cirúrgicos ou médicos, como mastectomia, lumpectomia ou tratamento com radiação.[38-40] Uma vez estabelecidos, esses PGs podem ser perpetuados por movimentos repetitivos que exijam rotação medial ou postura cifótica desleixada, que reforça posição prolongada na rotação umeral medial.

4.2. Pontos-gatilho associados

PGs associados podem surgir nos músculos em áreas de dor irradiada, consequência de um PG ativo.[41] Portanto, músculos nas áreas de dor referida de cada músculo acometido também devem ser examinados. Referência de dor de PGs subescapulares pode ativar PGs nos músculos deltoide, infraespinal, supraespinal, tríceps braquial, redondos maior e menor e latíssimo do dorso. Quando PGs estão presentes no músculo subescapular, o movimento dos braços pode ser muito limitado sem atividade de PG associado em outros músculos do cíngulo do membro superior. Logo que os PGs ficam ativos, a limitação de movimentos induzida pela dor torna-se tão grave que músculos com relação funcional desenvolvem PGs. Por fim, movimento no ombro pode ficar "congelado" e simular capsulite adesiva (ver Capítulo 33, Considerações clínicas sobre dor na porção superior das costas, nos ombros e nos braços, para mais informações sobre esse diagnóstico). Com frequência, o peitoral maior, em primeiro lugar, desenvolve PGs associados, seguido do redondo maior, do latíssimo do dorso e da cabeça longa do tríceps braquial. Finalmente, o músculo deltoide anterior envolve-se. Assim que ocorrem PGs em todos esses músculos, seus comprimentos encurtados combinados podem limitar gravemente todos os movimentos do ombro, simulando o diagnóstico médico de capsulite adesiva.[42]

4.3. Patologias associadas

Dor radicular cervical, ou radiculopatia nas raízes nervosas C5 ou C6, costuma resultar na formação de PGs naqueles músculos inervados pelas mesmas raízes nervosas. Muitas vezes, pacientes com radiculite C5-6 descrevem dor profunda anterior no ombro, dor anterolateral no ombro, dor braquial e no antebraço e dor no aspecto radial da mão e dos dedos laterais. Pacientes com sintomas radiculares C7 descreverão, com frequência, presença de dor no ombro, no braço e no aspecto dorsal do punho, parte do padrão de referência de PGs subescapulares.

Outros diagnósticos a serem considerados incluem artrite ou incitações cervicais com irritação de raízes nervosas e lesões no plexo braquial. Todas essas fontes neurogênicas de dor podem exibir evidências EMG de denervação (potenciais de ondas positivas bem marcadas e fibrilação) nos músculos supridos pelos nervos comprometidos.

Embora sejam necessárias mais pesquisas em todos os casos para um melhor entendimento de suas relações, PGs subescapulares têm íntima associação com a síndrome da dor subacromial, síndrome do ombro congelado primária e secundária,[43] patologia do manguito rotador, dor radicular/radiculopatia C5, C6 ou C7, síndrome do desfiladeiro torácico e bursite escapulotorácica ou subacromial, capaz de causar dor similar não causada por PGs subescapulares. PGs subescapulares e em outros músculos do manguito rotador podem estar presentes com qualquer uma dessas condições e ainda simulá-las, assunto abordado com detalhes no Capítulo 33.

Síndrome do ombro congelado, ou capsulite adesiva, foi definida pelo American Elbow and Shoulder Surgeons como "uma condição de etiologia incerta, caracterizada por restrição significativa de movimento ativo e passivo do ombro, que ocorre na ausência de um distúrbio intrínseco conhecido no ombro".[43] O diagnóstico, síndrome do ombro congelado ou capsulite adesiva, pode resultar de outra patologia do ombro ou doença sistêmica, ou pode ser idiopático, na síndrome do ombro congelado primária ou capsulite adesiva. A síndrome do ombro congelado secundária costuma ter relação com um acontecimento que pode ser descrito pelo paciente.[43] Os sintomas de PGs subescapulares, inclusive dor e limitações importantes na rotação lateral e abdução, assemelham-se aos associados à síndrome do ombro congelado. Uma disfunção miofascial resultante de PGs subescapulares deve, com certeza, ser levada em consideração como uma causa potencial de dor e déficits em qualquer paciente que se apresente com um diagnóstico de síndrome do ombro congelado. Em razão da etiologia ambígua da síndrome do ombro congelado primária, os clínicos podem questionar o potencial de envolvimento de PGs subescapulares em seu surgimento. Curiosamente, doença tireoideana, considerada uma causa sistêmica de síndrome do ombro congelado secundária, também é um fator perpetuador sistêmico de PGs.[13] Há só um caso relatado que descreve o raciocínio clínico por trás do uso de agulhamento a seco de PG no tratamento de uma pessoa com capsulite adesiva.[44] Esse relato de caso descreve uma melhora rápida na dor e na amplitude de movimento após o início do agulhamento a seco aplicado nos músculos trapézio superior, levantador da escápula, no deltoide e no infraespinal. Surpreendentemente, não há referência a PGs subescapulares nesse relato de caso. A contribuição de PGs para a síndrome do ombro congelado é assunto do Capítulo 33.

Pesquisadores observaram a prevalência de PGs, o limiar de dor à pressão (LDP) e a reprodução da dor no ombro em pacientes com um diagnóstico de síndrome do impacto subacromial.[28,45,46] Os pesquisadores[28] levantaram dados de 12 pacientes e de 10 controles combinados em relação à prevalência de PGs e LDP. Os critérios de inclusão foram dor além de três meses de duração, dor maior do que 4/10 com elevação do ombro e teste positivo de impacto de Neer e Hawkin. Pacientes com síndrome do impacto subacromial apresentaram uma quantidade maior de PGs ativos e latentes. A maior prevalência de PGs ativos foi encontrada no subescapular (42%), no infraespinal (42%) e no supraespinal (62%). LDP diminuído em pacientes com síndrome do impacto subacromial teve correlação direta com a quantidade de PGs presentes. Pacientes que tiveram reprodução de sua dor com palpação do PG apresentaram LDP significativamente menor. Cada um dos pacientes com síndrome do impacto subacromial teve até três PGs ativos. Quanto maior a quantidade de PGs presentes, menor LDP. Os resultados desse estudo corroboram a teoria de que mecanismos periféricos e centrais de dor contribuem à experiência de dor de pacientes com síndrome do impacto subacromial.[28]

A presença de PGs em dez músculos foi pesquisada em 27 pacientes com diagnóstico de síndrome do impacto subacromial e em 20 controles combinados.[46] A quantidade de músculos com PGs foi bastante maior no grupo com síndrome do impacto subacromial, em comparação ao grupo-controle, com o subescapular, o infraespinal e o trapézio apresentando quantidade significativa de PGs ativos e latentes. O infraespinal apresentou a mais alta prevalência de PGs ativos no grupo com síndrome do impacto subacromial. A maior prevalência de PGs no grupo com síndrome do impacto subacromial dá relevância à contribuição de dor miofascial aos sintomas e sinais de síndrome do impacto subacromial.[46]

Em pacientes que se apresentam com dor unilateral no ombro e um diagnóstico de síndrome do impacto subacromial, com testes positivos associados de impacto, é fundamental examinar os músculos do pescoço e do ombro, em ambos os lados, em relação à presença de PGs ativos e latentes.

Uma quantidade de estudos implica PGs subescapulares em pessoas com dor no ombro relacionada à hemiplegia. A disfunção muitas vezes atribuída à espasticidade pode ser consequência de PGs subescapulares.[47] Dilorenzo e colaboradores[47] publicaram os resultados de um ensaio em que o agulhamento a seco de PG foi usado com terapia reabilitadora padrão para melhorar a dor e os resultados funcionais em pessoas com a síndrome hemiparética da dor no ombro (dor no ombro relacionada à hemiplegia). Mais recentemente, Mendigutía-Gómez e colaboradores[48] observaram que agulhamento a seco aplicado a músculos do ombro, inclusive o subescapular, foi eficaz para reduzir sensibilidade à dor por pressão e espasticidade em pacientes que sofreram um derrame.

Desequilíbrios musculares escapuloumerais, mais comumente chamados de discinese escapular, são definidos como uma alteração dos padrões motores normais de recrutamento de contrações musculares da musculatura do cíngulo do membro superior durante movimentos de extremidades superiores. Essa alteração no recrutamento muscular pode levar à descoordenação, à fadiga precoce e à sobrecarga dos músculos do manguito rotador, devendo ser investigada e tratada para uma resolução concreta da dor no ombro devida a PGs no cíngulo do membro superior.

5. AÇÕES CORRETIVAS

O paciente deve evitar movimentos habituais, sustentados e repetitivos que sobrecarreguem o subescapular, como pegar objetos pesados em prateleiras altas e erguer itens pesados do chão. Fazer um esforço para colocar o cinto de segurança do carro, quando no mesmo lado do braço afetado, pode ser bastante dolorido e desafiador. Durante a fase aguda, o braço não afetado deve ser usado para prender o cinto de segurança.

Conseguir dormir bem pode ser difícil devido à incapacidade de assumir posições confortáveis para o descanso por períodos prolongados. A pessoa com PGs subescapulares pode ficar mais confortável se dormir de costas ou sobre o lado sem dor. Deitando-se sobre o lado não envolvido, o paciente tem um sono melhor com apoio do cotovelo e do antebraço, que ficam por cima (membro dolorido), sobre um travesseiro da cama (Figura 22-4A), evitando encurtamento prolongado do subescapular afetado, o que pode causar dor referida. Essa técnica também pode ser usada para manter o braço em uma posição neutra quando deitado em posição supina (Figura 22-4B) ou quando sentado (Figura 22-4C). Outra opção é colocar o travesseiro debaixo do braço, perpendicular ao corpo, mantendo o braço sem adução e rotação medial e em uma posição de repouso de tensão do comprimento do subescapular. Os pacientes devem ser avisados quanto a deitar na cama com o(s) braço(s) acima da cabeça, em uma posição abduzida e em rotação lateral, pois essa postura manterá o subescapular em uma posição prolongada de alongamento.

Quando desperto, o indivíduo com PGs no subescapular deve cuidar para evitar posturas com a cabeça anteriorizada e os ombros arredondados, geralmente adotadas ao sentar próximo à escrivaninha e ao trabalhar com o computador, ao digitar e dirigir automóvel. Ao ajustar um alarme a cada meia hora, para indicar que deve levantar-se com frequência, alongar-se e movimentar o braço, pode trazer benefícios ao paciente quanto à prevenção de ter o braço perto demais do lado afetado por longos períodos. Ao dirigir por distâncias longas, usar o apoio para braços ou colocar uma toalha enrolada nas axilas pode possibilitar ao braço repousar em alguma abdução (evitando encurtamento total). Alongamentos do braço para cima ou cruzado, atrás do assento oposto ou descanso para a cabeça, podem ajudar.

Ao prescrever reeducação neuromuscular ou exercícios terapêuticos precocemente no programa de reabilitação, as pesquisas apoiam o uso de deslizamentos verticais e diagonais com apoio na parede, que reduzem a carga dos músculos do manguito rotador.[49,50] Com redução da dor e aumento da amplitude de movimentos, a adição de exercícios para o músculo subescapular deve ser feita. Eles incluem rotação medial a 0° e abdução a 90°, movimento de socos escapulares, padrão de movimentos diagonais que estimulam aceleração do arremesso, remada alta e baixa, "abraço dinâmico" com faixa elástica e apoio (flexões) no chão com ativação do serrátil anterior. Esses exercícios produzem uma ativação muscular que varia de 20 a 136% da CVM.[5,36,49]

O paciente pode desativar PGs subescapulares com a aplicação de autoliberação miofascial dos PGs nas posições sentada, em pé e/

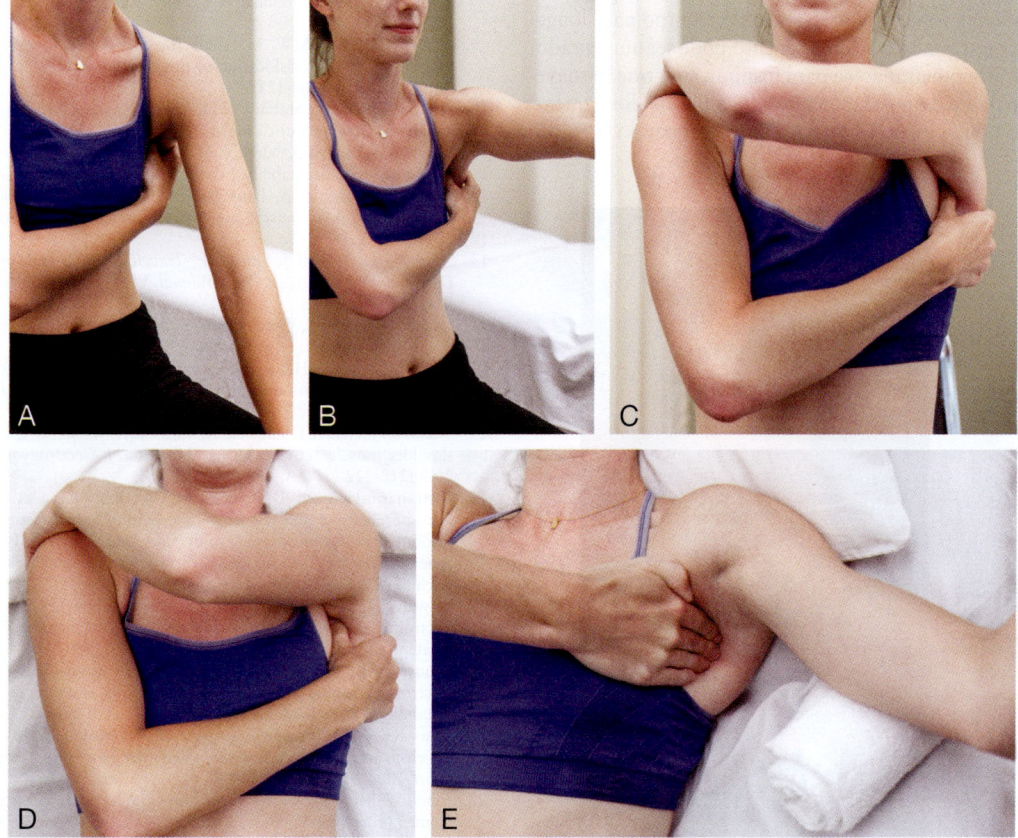

Figura 26-5 Autoliberação miofascial de PGs no músculo subescapular. (A) Posição sentada em caso de dor aguda no ombro. (B) Posição inicial para autoliberação miofascial de PGs no subescapular. (C) Com a mão no ombro oposto, há melhor acesso ao músculo. (D) Opção em posição supina. (E) Opção em posição supina para ombro com dor aguda.

ou deitada. Sentado, a melhor posição é com o braço do lado afetado pendente entre as pernas quando o movimento em abdução dói demais e a amplitude de movimentos é limitada (Figura 26-5A). A maior parte do músculo subescapular fica acessível a partir dessa posição. Sentado, o braço afetado é erguido para permitir melhor acesso ao subescapular (Figura 26-5B). As pontas dos dedos, ou o polegar da mão oposta, são colocadas no interior da borda da escápula e são pressionadas para trás, no subescapular. Colocar a mão do braço afetado no ombro oposto e, quando possível, levar a escápula a percorrer a lateral do corpo pode melhorar o acesso (Figura 26-5C). Essa técnica ainda pode ser empregada em posição supina, quando a posição sentada dói e não é bem tolerada (Figura 26-5D). Se o ombro estiver muito agudo, um rolo de toalha pode ser colocado sob o braço, em vez de tentar chegar até o braço afetado ao cruzar o corpo (Figura 26-5E). O local mais sensível deve ser identificado, e a pressão deve ser mantida por 30 segundos até a dor desaparecer. Essa técnica pode ser repetida até cinco vezes. Massagear as bandas tensionadas na mesma posição também pode funcionar para aliviar sintomas.[51]

Um paciente consegue aprender a liberar a rigidez no subescapular, lenta e firmemente, alongando-o, usando posições da parte média da mão no batente de uma porta, alongando em rotação lateral (Figura 26-6). Um alongamento firme, suave e sem dor pode ser mantido por 30 segundos e repetido até 3 a 5 vezes. Para aumentar o alongamento, uma técnica de facilitação neuromuscular proprioceptiva de manutenção do relaxamento pode ser usada. Com suavidade, o paciente faz pressão contra o batente da porta (rotação medial) para, minimamente, contrair o subescapular durante 5 a 10 segundos, seguido de relaxamento e alongamento suave do músculo em rotação lateral, rodando o corpo para longe do batente. Alternativamente, o alongamento pode ser aumentado pela respiração, cronometrando-se para inspirar, com tração suave na direção do batente da porta, e expirando com um alongamento delicado, um pouco mais em rotação lateral, rodando o corpo para longe do batente. Essa sequência pode ser repetida de 3 a 5 vezes, até 3 a 4 vezes ao dia. Compressa fria pode trazer benefício terapêutico logo após a autoliberação miofascial ou do alongamento, especialmente no caso de dor aguda no ombro.

É imprescindível que qualquer rigidez na articulação glenoumeral posterior seja tratada, além da restauração da mecânica eficiente do cíngulo do membro superior, ao mesmo tempo que os PGs são tratados no supraespinal. O tratamento isolado de PGs nesse músculo que não abrange a articulação do ombro resultará apenas em alívio temporário da dor decorrente dos PGs no supraespinal, podendo necessitar de mais investigação.

Referências

1. Standring S. *Gray's Anatomy: The Anatomical Basis of Clinical Practice*. 41st ed. London, UK: Elsevier; 2015.
2. Porterfield JA, DeRosa C. *Mechanical Shoulder Disorders: Perspectives in Functional Anatomy*. St. Louis, MO: Saunders; 2004:78-79.
3. Cleeman E, Brunelli M, Gothelf T, Hayes P, Flatow EL. Releases of subscapularis contracture: an anatomic and clinical study. *J Shoulder Elbow Surg*. 2003; 12(3):231-236.
4. McCann PD, Cordasco FA, Ticker JB, et al. An anatomic study of the subscapular nerves: A guide for electromyographic analysis of the subscapularis muscle. *J Shoulder Elbow Surg*. 1994;3(2):94-99.
5. Decker MJ, Tokish JM, Ellis HB, Torry MR, Hawkins RJ. Subscapularis muscle activity during selected rehabilitation exercises. *Am J Sports Med*. 2003;31(1):126-134.
6. Serita T, Kudoh H, Sakai T. Variability of the arterial distribution to the rotator cuff muscles and its correlation with the diversity of arterial origin. *Juntendo Med J*. 2014;60(2):137-146.
7. Reed D, Cathers I, Halaki M, Ginn K. Does supraspinatus initiate shoulder abduction? *J Electromyogr Kinesiol*. 2013;23(2):425-429.
8. Ward SR, Hentzen ER, Smallwood LH, et al. Rotator cuff muscle architecture: implications for glenohumeral stability. *Clin Orthop Relat Res*. 2006;448: 157-163.
9. Turkel SJ, Panio MW, Marshall JL, Girgis FG. Stabilizing mechanisms preventing anterior dislocation of the glenohumeral joint. *J Bone Joint Surg Am*. 1981;63(8):1208-1217.
10. Ovesen J, Nielsen S. Stability of the shoulder joint. Cadaver study of stabilizing structures. *Acta Orthop Scand*. 1985;56(2):149-151.
11. Halder AM, Zhao KD, Odriscoll SW, Morrey BF, An KN. Dynamic contributions to superior shoulder stability. *J Orthop Res*. 2001;19(2):206-212.
12. Heuberer P, Kranzl A, Laky B, Anderl W, Wurnig C. Electromyographic analysis: shoulder muscle activity revisited. *Arch Orthop Trauma Surg*. 2015;135(4): 549-563.
13. Simons DG, Travell J, Simons L. *Travell & Simon's Myofascial Pain and Dysfunction: The Trigger Point Manual*. Vol 1. 2nd ed. Baltimore: Williams & Wilkins; 1999:104.
14. Kadaba MP, Cole A, Wootten ME, et al. Intramuscular wire electromyography of the subscapularis. *J Orthop Res*. 1992;10(3):394-397.
15. Reed D, Cathers I, Halaki M, Ginn KA. Does load influence shoulder muscle recruitment patterns during scapular plane abduction? *J Sci Med Sport*. 2015;15:207-208.
16. Wickham J, Pizzari T, Stansfeld K, Burnside A, Watson L. Quantifying 'normal' shoulder muscle activity during abduction. *J Electromyogr Kinesiol*. 2010; 20(2):212-222.
17. Wattanaprakornkul D, Halaki M, Boettcher C, Cathers I, Ginn KA. A comprehensive analysis of muscle recruitment patterns during shoulder flexion: an electromyographic study. *Clin Anat*. 2011;24(5):619-626.
18. Jobe FW, Moynes DR, Tibone JE, Perry J. An EMG analysis of the shoulder in pitching. A second report. *Am J Sports Med*. 1984;12(3):218-220.
19. Gowan ID, Jobe FW, Tibone JE, Perry J, Moynes DR. A comparative electromyographic analysis of the shoulder during pitching. Professional versus amateur pitchers. *Am J Sports Med*. 1987;15(6):586-590.
20. Glousman R, Jobe F, Tibone J, Moynes D, Antonelli D, Perry J. Dynamic electromyographic analysis of the throwing shoulder with glenohumeral instability. *J Bone Joint Surg Am*. 1988;70(2):220-226.
21. Ryu RK, McCormick J, Jobe FW, Moynes DR, Antonelli DJ. An electromyographic analysis of shoulder function in tennis players. *Am J Sports Med*. 1988;16(5):481-485.
22. Jobe FW, Perry J, Pink M. Electromyographic shoulder activity in men and women professional golfers. *Am J Sports Med*. 1989;17(6):782-787.
23. Pink M, Jobe FW, Perry J. Electromyographic analysis of the shoulder during the golf swing. *Am J Sports Med*. 1990;18(2):137-140.
24. Pink M, Perry J, Browne A, Scovazzo ML, Kerrigan J. The normal shoulder during freestyle swimming. An electromyographic and cinematographic analysis of twelve muscles. *Am J Sports Med*. 1991;19(6):569-576.

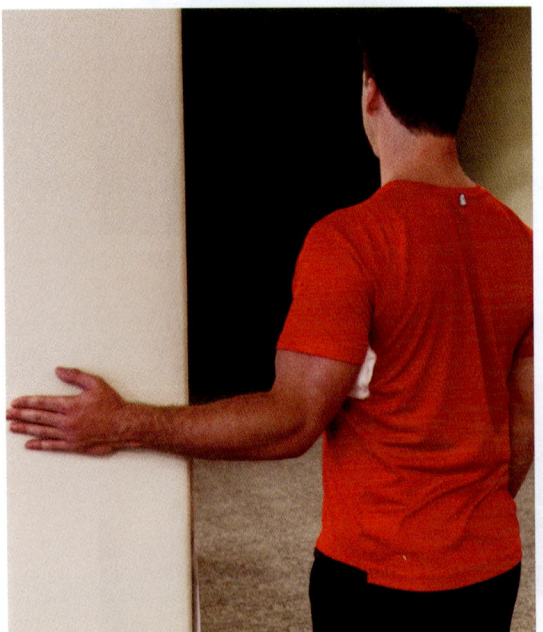

Figura 26-6 Autoalongamento do músculo subescapular, em um batente de porta, com uma toalha colocada na axila para um alinhamento perfeito.

25. Basmajian J, Deluca C. *Muscles Alive*. 5th ed. Baltimore: Williams & Wilkins; 1985:385.
26. Travell J, Rinzler SH. The myofascial genesis of pain. *Postgrad Med*. 1952;11(5): 425-434.
27. Jalil NA, Prateepavanich P, Chaudakshetrin P. Atypical chest pain from myofascial pain syndrome of subscapularis muscle. *J Musculoske Pain*. 2010;18(2): 173-179.
28. Hidalgo-Lozano A, Fernández de las Peñas C, Alonso-Blanco C, Ge HY, Arendt-Nielsen L, Arroyo-Morales M. Muscle trigger points and pressure pain hyperalgesia in the shoulder muscles in patients with unilateral shoulder impingement: a blinded, controlled study. *Exp Brain Res*. 2010;202(4): 915-925.
29. Godges JJ, Mattson-Bell M, Thorpe D, Shah D. The immediate effects of soft tissue mobilization with proprioceptive neuromuscular facilitation on glenohumeral external rotation and overhead reach. *J Orthop Sports Phys Ther*. 2003;33(12):713-718.
30. Al Dajah SB, Unnikrishnan R. Subscapularis trigger release and contract relax technique in patients with shoulder impingement syndrome. *Eur Scientific J*. 2014;10:408-416.
31. Harrison TP, Sadnicka A, Eastwood DM. Motor points for the neuromuscular blockade of the subscapularis muscle. *Arch Phys Med Rehabil*. 2007;88(3): 295-297.
32. Al-Shenqiti AM, Oldham JA. Test-retest reliability of myofascial trigger point detection in patients with rotator cuff tendonitis. *Clin Rehabil*. 2005;19(5): 482-487.
33. Gerwin RD, Dommerholt J, Shah JP. An expansion of Simons' integrated hypothesis of trigger point formation. *Curr Pain Headache Rep*. 2004;8(6): 468-475.
34. Hidalgo-Lozano A, Fernández de las Peñas C, Calderon-Soto C, Domingo-Camara A, Madeleine P, Arroyo-Morales M. Elite swimmers with and without unilateral shoulder pain: mechanical hyperalgesia and active/latent muscle trigger points in neck-shoulder muscles. *Scand J Med Sci Sports*. 2013;23(1): 66-73.
35. Blanch P. Conservative management of shoulder pain in swimming. *Phys Ther in Sport*. 2004;5:109-124.
36. Myers JB, Pasquale MR, Laudner KG, Sell TC, Bradley JP, Lephart SM. On-the-field resistance-tubing exercises for throwers: an electromyographic analysis. *J Athl Train*. 2005;40(1):15-22.
37. Ingber RS. Shoulder impingement in tennis/racquetball players treated with subscapularis myofascial treatments. *Arch Phys Med Rehabil*. 2000;81(5): 679-682.
38. Katz J, Poleshuck EL, Andrus CH, et al. Risk factors for acute pain and its persistence following breast cancer surgery. *Pain*. 2005;119(1-3):16-25.
39. Fernandez-Lao C, Cantarero-Villanueva I, Fernández de las Peñas C, Del-Moral-Avila R, Arendt-Nielsen L, Arroyo-Morales M. Myofascial trigger points in neck and shoulder muscles and widespread pressure pain hypersensitivtiy in patients with postmastectomy pain: evidence of peripheral and central sensitization. *Clin J Pain*. 2010;26(9):798-806.
40. Shin HJ, Shin JC, Kim WS, Chang WH, Lee SC. Application of ultrasound-guided trigger point injection for myofascial trigger points in the subscapularis and pectoralis muscles to post-mastectomy patients: a pilot study. *Yonsei Med J*. 2014;55(3):792-799.
41. Hsieh YL, Kao MJ, Kuan TS, Chen SM, Chen JT, Hong CZ. Dry needling to a key myofascial trigger point may reduce the irritability of satellite MTrPs. *Am J Phys Med Rehabil*. 2007;86(5):397-403.
42. Ferguson L, Gerwin R. *Shoulder Dysfunction and Frozen Shoulder. Clinical Mastery in the Treatment of Myofascial Pain*. Baltimore: Lippincott Williams & Wilkins; 2005:91-121.
43. Zuckerman JD, Rokito A. Frozen shoulder: a consensus definition. *J Shoulder Elbow Surg*. 2011;20(2):322-325.
44. Clewley D, Flynn TW, Koppenhaver S. Trigger point dry needling as an adjunct treatment for a patient with adhesive capsulitis of the shoulder. *J Orthop Sports Phys Ther*. 2014;44(2):92-101.
45. Ge HY, Fernández de las Peñas C, Madeleine P, Arendt-Nielsen L. Topographical mapping and mechanical pain sensitivity of myofascial trigger points in the infraspinatus muscle. *Eur J Pain*. 2008;12(7):859-865.
46. Alburquerque-Sendin F, Camargo P, Viera A, Salvini TF. Bilateral myofascial trigger points and pressure pain thresholds in the shoulder muscles in patients with unilateral shoulder impingement syndrome. A blinded controlled study. *Clin J Pain*. 2013;29:478-486.
47. DiLorenzo L, Traballesi M, Morelli D, Pompa A, Brunelli S, Buzzi MG. Hemiparetic shoulder pain syndrome treated with deep dry needling during early rehabilitation: a prospective, open-lavel, randomized investigation. *J Musculoske Pain*. 2004;12(2):25-34.
48. Mendigutia-Gomez A, Martin-Hernandez C, Salom-Moreno J, Fernández de las Peñas C. Effect of dry needling on spasticity, shoulder range of motion, and pressure pain sensitivity in patients with stroke: a crossover study. *J Manipulative Physiol Ther*. 2016;39(5):348-358.
49. Wise MB, Uhl TL, Mattacola CG, Nitz AJ, Kibler WB. The effect of limb support on muscle activation during shoulder exercises. *J Shoulder Elbow Surg*. 2004;13(6):614-620.
50. Gaunt BW, McCluskey GM, Uhl TL. An electromyographic evaluation of subdividing active-assistive shoulder elevation exercises. *Sports Health*. 2010;2(5):424-432.
51. Davies C. *The Trigger Point Therapy Workbook*. Oakland CA: New Harbinger Publications; 2001:90-91.

Capítulo 27

Músculos romboide menor e romboide maior
Os magos da escápula

Matthew Vraa

1. INTRODUÇÃO

Os músculos romboide menor e romboide maior são estabilizadores importantes da escápula. O romboide menor origina-se no ligamento distal da nuca e nos processos espinhosos de C7 e T1, descende inferolateralmente até a base da superfície média triangular da espinha da escápula. O romboide maior origina-se nos processos espinhosos e nos ligamentos supraespinais de T2-T5, descende inferolateralmente à borda medial da escápula, entre a origem da espinha da escapula e o ângulo inferior. Os músculos são inervados por um ramo do nervo dorso escapular. Funcionalmente, os músculos romboides estão envolvidos na retração escapular, rotação inferior (medial) e componentes da elevação escapular. Também proporcionam estabilização dinâmica durante movimentos de erguer, empurrar e puxar, bem como em atividades voltadas a tarefas cotidianas, como pentear os cabelos, colocar uma camisa sob outra roupa, colocar cinto de segurança e pegar pasta de trabalho. A dor referida de pontos-gatilho (PGs) do romboide amplia-se sobre à borda medial da escápula, espalhando-se superolateralmente sobre o músculo supraespinal e a espinha da escápula. PGs nos romboides estão associados à síndrome da dor miofascial do quadrante superior e à redução da força das extremidades superiores. PGs nesses músculos podem ser ativados ou perpetuados por postura insatisfatória prolongada, braços mantidos acima da cabeça por longo tempo ou por causas estruturais, como escoliose ou discrepâncias no comprimento das pernas. Os músculos romboides estão envolvidos em síndromes de dor da coluna cervical, especialmente dor radicular cervical. Pessoas com lesões que ocupam espaço em C4-C5, C5-C6 ou C6-C7 costumam apresentar-se com PGs nos músculos romboides. Além disso, a compressão do nervo dorsal da escápula, síndrome da faceta torácica e disfunção articular costovertebral podem estar presentes com um padrão de dor (dor interescapular) similar a PGs nos romboides, devendo ser considerados no diagnóstico diferencial. As ações corretivas incluem autoliberação miofascial (por pressão) de PGs e correção de posturas anormais durante o sentar-se (em particular, na mesa de trabalho e ao dirigir automóvel), a fim de reduzir a carga excessiva dos romboides em posição prolongada de alongamento.

2. CONSIDERAÇÕES ANATÔMICAS

Romboide menor

O músculo romboide menor origina-se no ligamento distal da nuca e nos processos espinhosos de C7 e T1.[1] Ele desce inferolateralmente até a base da superfície média triangular da espinha escapular. Assenta-se inferiormente à inserção do músculo levantador da escápula à escápula.[1] O romboide menor pode ter inserções do ligamento da nuca de C4-C6.[2]

Romboide maior

O músculo romboide maior origina-se nos processos espinhosos e ligamentos supraespinais de T2-T5.[1] A lâmina de quatro lados do músculo desce inferolateralmente até a borda medial da escápula, entre a base da coluna e o ângulo inferior (Figura 27-1). Um estudo de caso de um homem coreano, com 49 anos de idade, demonstrou um músculo romboide maior, no formato de um trapézio, com inserções diferentes nos lados direito e esquerdo.[2] O músculo inseria-se, superiormente, ao ligamento da nuca em C6, chegando ao processo espinhoso de T2 à direita e até T4 à esquerda.[2]

Romboide terceiro

Ainda que haja pouca variação anatômica dos músculos romboides menor e maior, existem casos documentados de um terceiro músculo romboide (*tertius*). Em um caso, o músculo originava-se nos processos espinhosos de T6-T8 no lado esquerdo e de T6 a T7 no lado direito, com as fibras estendendo-se quase horizontalmente, como se inseridas na porção mais inferior da borda medial da escápula.[3] Notou-se que a largura máxima era de 40 mm no lado esquerdo e de 27 mm no direito.[3]

Outro caso documentado do músculo romboide terceiro observou a origem inferior como o processo espinhoso de T5 bilateralmente. No entanto, a margem superior era o processo espinhoso T4 à esquerda e o processo espinhoso T2 à direita.[2] A inserção foi semelhante, bilateralmente, à variação do outro romboide terceiro, com uma inserção na borda medial inferior da escápula.[2,3]

Romboide entrelaçado

Há outras variações com continuidade dos músculos do entorno (redondo maior, latíssimo do dorso e serrátil anterior) entrelaçando-se nos músculos romboides.[3] Essas variações não têm a possibilidade de alterar a função dos romboides menor e maior.

2.1. Inervação e vascularização

Os músculos romboides menor e o maior são inervados por um ramo do nervo dorsal da escápula.[1] Esse nervo tem origem na raiz nervosa C4-C5 e torna-se o nervo dorsal da escápula por meio do tronco superior do plexo braquial.[4-6] O nervo também pode ter origem na raiz C6 e penetrar o músculo escaleno médio ao passar pela borda vertebral da escápula, entre os músculos serrátil posterior superior, escaleno posterior e levantador da escápula, para inervar os romboides.[7] O nervo dorsal da escápula também inerva o levantador da escápula.

O suprimento vascular dos músculos romboides menor e maior varia. A artéria dorsal da escápula, ou um ramo profundo da artéria cervical transversa, costuma suprir os músculos.[1] Os ramos dorsais das artérias intercostais posteriores também podem suprir os romboides.[1]

2.2. Função

Os músculos romboides aduzem e elevam a escápula.[1,4,5,8] A inserção das fibras musculares do romboide maior com a borda vertebral inferior da escápula tende a rodar a escápula inferiormente, levando a cavidade glenoidal a inclinar inferiormente.[1,4,5,8] Os dois

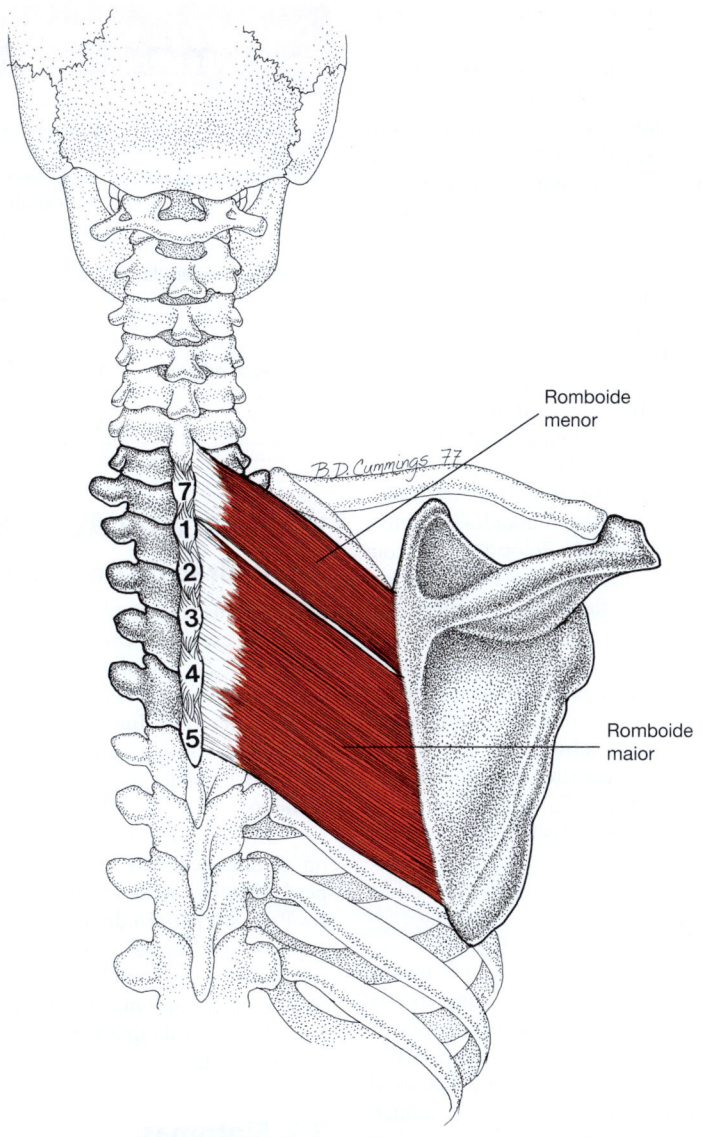

Figura 27-1 Inserções dos músculos romboides menor e maior aos processos espinhosos vertebrais e à borda medial da escápula, mostrando a direção e a extensão das fibras musculares.

músculos romboides auxiliam a abduzir, aduzir, flexionar e estender o ombro, assim como auxiliam os movimentos no plano escapular do braço, estabilizando a escápula na posição de retração.[1,4,5,8-13]

Não foi observada distinção entre os romboides menor e maior. Devido às diferenças nas inserções dos dois músculos na escápula, o efeito de rotação do romboide maior pode ser muito superior que o do menor. Entretanto, em razão de a maioria dos estudos eletromiográficos (EMG) feitos com os romboides estudar somente o romboide maior, fica difícil dar uma declaração definitiva a respeito das funções individuais de cada músculo.

Dados EMG demonstram que o romboide maior é ativo em graus variados em quase todas as atividades dos membros superiores. Os romboides são mais ativos durante abdução, circundução do ombro e elevação escapular do que durante flexão ou extensão glenoumeral.[14,15] Ito[16] observou que os romboides exibiam atividade solidamente crescente ao longo da abdução e, igualmente, durante a flexão; no entanto, no último caso, a atividade EMG alcançou apenas dois terços da amplitude evidenciada com a abdução. Em outro estudo, a atividade elétrica dos romboides rapidamente aumentou de intensidade, entre 160° e 180° de abdução e flexão.[17] Tal atividade não foi prevista por qualquer uma das ações de base anatômica mencionadas. O aumento pode ter ocorrido pelas ações de estabilização oferecidas pelos romboides durante atividades das extremidades superiores. Wickham e colaboradores[18] descobriram contração isométrica voluntária máxima (CIVM) na abdução do ombro, entre 90 e 135°, embora menos atividade ao abaixar o braço a partir da posição abduzida máxima. Castelein e colaboradores[10] mostraram atividade CIVM a 135° de flexão contra uma força descendente aplicada ao cotovelo. Os resultados do teste CIVM não foram estatisticamente diferentes na abdução horizontal em prono *versus* braço acima da cabeça contra resistência também em prono (similar à posição de teste de força do trapézio inferior).[10]

Os músculos romboides são ativos nos balanços para a frente e para trás dos braços no caminhar, possivelmente para estabilizar a escápula.[15] Ainda que a força da adução e da extensão do úmero esteja diminuída pela perda da fixação do romboide na escápula, a função normal do braço é menos afetada por perda de fixação do romboide na escápula do que por perda dos músculos trapézio ou serrátil anterior.[4]

Examinou-se a atividade EMG em atividades esportivas. Durante o arremesso acima da cabeça do beisebol, a atividade CIVM dos romboides foi a mais alta nas fases de aceleração e desaceleração da mecânica do arremesso.[19] Há registro similar de atividade CIVM durante a fase de aceleração do arremesso do *softball* (tipo *windmill*-moinho de vento).[20] Os romboides foram mais ativos durante o início do movimento para a frente de tacada do golfe, seguido da fase de aceleração (tacada na bola).[19]

Scovazzo e colaboradores[21] compararam registros EMG com elétrodos de inserção da atividade dos romboides durante a natação, usando 14 indivíduos com ombros doloridos e 12 com ombros sem dor. A atividade EMG nos indivíduos com ombros doloridos foi de apenas um quarto daquela dos indivíduos sem dor. Porém, durante a finalização média, foi 4 vezes mais do que o normal, reduzindo-se a menos do que o normal ao longo da recuperação inicial.[21] O padrão inicial de inibição poderia ser esperado, já que esse músculo está propenso à inibição e à fraqueza.[22] Entretanto, o alto nível de anormalidade subsequente de atividade do romboide surpreendeu, sendo mais característico de um músculo que compensa, com solidez, a disfunção de outro músculo. Identificar os músculos com PGs e os sem PGs não teria validade em estudo desse tipo.

2.3. Unidade funcional

A unidade funcional à qual um músculo pertence inclui os músculos que reforçam e contrapõe-se às suas ações, bem como as articulações que os músculos cruzam. A interdependência dessas estruturas reflete-se funcionalmente na organização e nas conexões neurais do córtex sensorimotor. É destacada a unidade funcional, porque a presença de um PG em um músculo da unidade aumenta a probabilidade de que outros músculos da unidade também desenvolvam PGs. Ao desativar PGs em um dos músculos, deve haver a preocupação de que outros possam surgir em músculos funcionalmente interdependentes. O Quadro 27-1 representa, de maneira geral, a unidade funcional dos músculos romboides menor e maior.[23]

Deve-se destacar que as fáscias dos músculos romboide menor e serrátil anterior estão entrelaçadas.[1] Essa relação é a razão principal de tais músculos serem clinicamente correlacionados em uma disfunção.

Durante o começo da flexão glenoumeral das extremidades superiores, a ação de rotação inferior do levantador da escápula e dos romboides é dominante em relação à ação de rotação superior do trapézio superior e do serrátil anterior.[24] Assim, tal estabilização da escápula possibilita rotação escapular superior durante os estágios posteriores da flexão e da abdução glenoumerais.[8,25,26] Um déficit no comprimento dos romboides e/ou do levantador da escápula pode causar déficit no movimento durante rotação escapular superior. Se a articulação glenoumeral não compensar o movimento escapular deficiente, a amplitude de movimentos na flexão ou na abdução dos ombros será limitada.

Quadro 27-1 Unidade funcional dos músculos romboides menor e maior

Ações	Sinergistas	Antagonistas
Elevação escapular	Levantador da escápula Trapézio superior	Latíssimo do dorso Trapézio inferior Peitoral menor
Retração escapular	Trapézio médio Latíssimo do dorso	Serrátil anterior Peitoral maior Peitoral menor
Rotação escapular inferior	Levantador da escápula Latíssimo do dorso	Trapézio superior Trapézio inferior Serrátil anterior

3. APRESENTAÇÃO CLÍNICA

3.1. Padrão de dor referida

PGs nos músculos romboides costumam referir a dor à borda vertebral da escápula, entre a escápula e os músculos paraespinais (Figura 27-2). Essa dor interescapular pode projetar-se lateral e superiormente acima do supraespinal e para a espinha da escápula no lado afetado.[23] Injeção experimental de salina hipertônica em romboides normais causou dor referida sentida acima da parte média da escápula, ascendendo e atingindo lateralmente acima do acrômio.[27]

O padrão de dor assemelha-se ao do levantador da escápula ou ao dos escalenos, embora sem o componente cervical e sem perda de movimento na rotação e na inclinação lateral do pescoço. Parte do padrão de dor pode, ainda, simular o dos músculos supraespinal, trapézio médio, latíssimo do dorso e serrátil posterior, embora esses músculos costumem ter uma dor que referida para além do acrômio ou desce para as extremidades superiores.[23] Dor referida que atinge o braço não é característica de PGs nos romboides.

3.2. Sintomas

Com frequência, pacientes com PGs nos romboides relatarão uma dor incômoda superficial junto à borda medial da escápula, entre a escápula e a coluna, presente em repouso e não afetada pelos movimentos normais. Os pacientes podem informar formas de tentar esfregar a área da dor em busca de alívio. Muitas vezes, o paciente relata pedir a uma pessoa querida que "massageie" a área afetada, ou que tenha se encostado em um canto de parede para aplicar pressão à área. Os pacientes também podem informar sensações de estalo ou esmagamento durante movimentos da escápula, que podem ser provocadas por PGs nos romboides. A pele sobre a área da dor referida pode até mostrar hematoma ou descoloração quando o paciente, repetidas vezes, aplica pressão firme tentando aliviar sua dor.

Uma posição de retração do cíngulo do membro superior costuma estar associada a disfunções de facilitação muscular dos retratores escapulares (músculo trapézio, levantador da escápula e latíssimo do dorso). Uma posição protraída, com postura arredondada dos ombros, pode ser associada a encurtamento facilitado/adaptativo do serrátil anterior e/ou dos peitorais (maior e menor).[24,28] Nessa posição protraída, é comum a facilitação do trapézio superior e do levantador da escápula.[24,28] Esse padrão

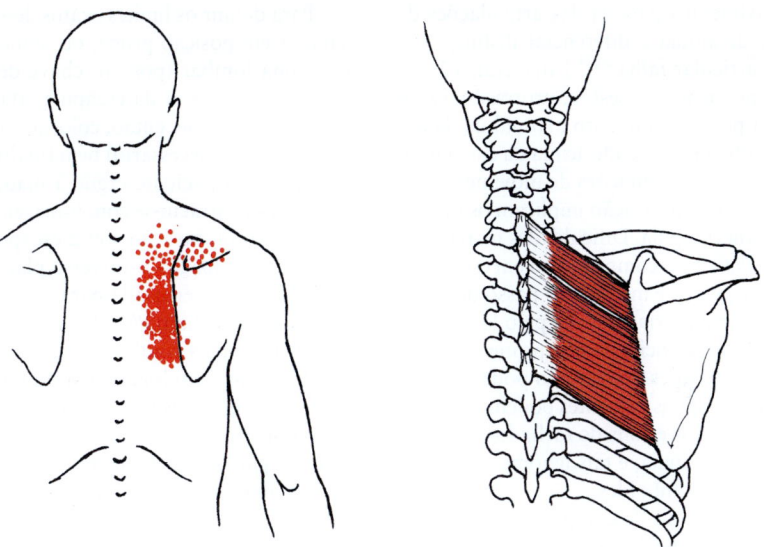

Figura 27-2 Padrão composto de dor referida (zona essencial em vermelho contínuo, zona extravasada em vermelho pontilhado), causado por PGs nos músculos romboides do lado direito.

costuma apresentar correlação clínica com inibição muscular do romboide e dos trapézios médio e inferior.[28] Essa dor por extensão excessiva/inibição, a partir de uma posição escapular protraída, desaparecerá gradualmente se o músculo continuar em uma posição tensional neutra do comprimento, que não o coloca sob tensão nem em uma posição encurtada.[4]

A falta de literatura relativa a PGs nos romboides pode ser explicada pelo fato de PGs nesses músculos serem menos comuns do que em outros músculos do cíngulo do membro superior.[29-32] PGs no músculo romboide costumam estar associados a outros déficit e condições no quadrante superior.[30-33] Raramente, a dor tem origem nesses músculos; isso só ocorre quando PGs são desativados em músculos vizinhos afetados (como o levantador da escápula, o supraespinal, o infraespinal, o trapézio médio e o serrátil posterior superior).

Em um estudo de caso de Kellgren, em 1938, um indivíduo apresentou-se com PGs descritos nos músculos romboides. Os PGs apresentavam dor interescapular ipsilateral com dor referida informada desde a base da cabeça, acompanhando o trapézio superior e descendo até o acrômio do lado afetado.[27] Com injeções dos PGs de 16 mL de novocaína, a dor no lado esquerdo do pescoço e interescapular, com 6 meses de duração, resolveu-se completamente em uma semana.[27]

3.3. Exame do paciente

Após um exame subjetivo detalhado, o clínico deve fazer um desenho detalhado representando o padrão de dor descrito pelo paciente. Essa descrição ajudará no planejamento do exame físico e pode ser útil no monitoramento da progressão do paciente, à medida que os sintomas melhoram ou mudam. Análise da postura estática traz uma gama de informações sobre as relações de comprimento tensional dos músculos escapulares e sua relação com a posição da escápula em repouso. Postura com ombros arredondados pode indicar encurtamento e rigidez dos músculos peitorais maior e menor, podendo colocar em alongamento sustentado as fibras dos músculos romboide e trapézio médio. Rigidez do latíssimo do dorso pode levar a aumento da rotação medial do úmero, causando aparência de posição de ombros anteriozados. Uma elevação escapular postural pode ser causada por facilitação do levantador da escápula e do trapézio superior e por inibição do trapézio inferior. Escápula alada costuma estar associada à inibição ou à fraqueza do serrátil anterior.[24] Consultar o Capítulo 76, Considerações posturais, para mais informações sobre postura.

Após sondagem ampla da postura dos quadrantes superior e inferior, deve ser feita sondagem em movimento do cíngulo do membro superior e da extremidade superior para identificação de déficit nos movimentos que devam ser examinados com mais minúcia.[4,34] Amplitude de movimento ativa e passiva do cíngulo do membro superior deve ser totalmente conferida, com observações específicas do movimento escapular. Os clínicos também devem sondar a coluna cervical, torácica e lombar quanto a déficit na mobilidade, bem como as articulações escapulotorácicas, glenoumerais, acromioclaviculares, esternoclaviculares e do cotovelo.[34] Prejuízos em qualquer uma dessas articulações podem, de forma direta ou indireta, afetar os padrões de ativação dos romboides ou os de sua unidade funcional. O exame dessas articulações pode ajudar a identificar limitações nos movimentos de tecidos moles, musculares ou acessórios.[4,5,24,34]

Além disso, uma sondagem clínica do comprimento muscular quanto a repouso e contração adequados pode revelar padrões de facilitação/inibição do músculo (inclusive os músculos romboides) que tenham de ser tratados.[4,5,24,34,35]

Ainda que não haja pesquisas recentes que descrevam a relação entre déficit nos movimentos do quadrante superior e PGs nos romboides, há expectativas de que possam ocorrer falhas mecânicas na disfunção dos romboides. Força e comprimento ineficientes dos romboides alteram os padrões de movimento da escápula e das extremidades superiores.[35-38] Além disso, PGs em outros músculos do cíngulo do membro superior influenciam os padrões de movimento e dor no ombro.[38-43] Levantar dados do ritmo escapulotorácico durante flexão e abdução das extremidades superiores pode trazer elementos úteis sobre função e desempenho musculares.

Uma amplitude de movimentos passiva das articulações do quadrante superior é capaz de ajudar a diferenciar disfunção de tecidos moles de mecânica articular falha.[24,34] Uma avaliação da mobilidade da escápula na elevação, depressão, protração, retração e rotação pode ser feita por levantamento manual de dados. Essa análise da escápula quanto à mobilidade acima da caixa torácica é capaz de revelar a origem das limitações de movimento. Limitações na rotação superior ou na protração implicam os músculos romboide ou levantador da escápula. Dificuldades na retração podem ser causadas por um déficit no comprimento em estruturas anteriores (músculos peitorais maior e menor), ao passo que a incapacidade de deprimir a escápula seria causada pelo levantador da escápula e o trapézio superior. Déficits no comprimento do latíssimo do dorso e das fibras inferiores do trapézio podem causar restrição na elevação escapular. Alguns pacientes podem informar, ou o clínico consegue palpar, estalos e sons de rachadura durante investigação da mobilidade da escápula, e tais fenômenos podem ocorrer pela presença de PGs nos romboides.

Outros testes devem incluir exame do comprimento muscular na abdução e adução.[4,5,24,34] Um teste clássico em músculos romboides envolve posição prona do paciente, com adução horizontal da escápula testada.[4,5] Normalmente, a diferenciação entre o trapézio médio e o romboide é determinada pela posição de teste: o braço em uma posição de rotação lateral para o trapézio e de rotação medial para os romboides.[4,5]

A indicação clínica mais confiável de fraqueza do romboide maior é obtida por palpação desse músculo durante adução e elevação da escápula com rotação inferior da escápula. A orientação das fibras musculares junto com a profundidade ajudará na diferenciação entre ativação muscular do trapézio médio e dos romboides.

3.4. Exame de pontos-gatilho

A palpação plana transversa é a preferida para identificar bandas tensionadas e PGs nos músculos romboides menor e maior, com o paciente em posição prona (Figura 27-3). O músculo também pode ser palpado com o paciente sentado, com o braço apoiado em uma elevação de 90° no plano sagital, ou na posição chave-de-braço. Um PG na banda tensionada do romboide pode ser diferenciado do trapézio sobreposto pela orientação das fibras. As fibras dos músculos romboides têm direção oblíqua, em uma orientação inferolateral afastada das vértebras; as fibras do trapézio inferior são anguladas superolateralmente, e as do trapézio médio correm, relativamente, na horizontal.

Para definir os limites exatos desses músculos, o paciente deve deitar-se em posição prona, ou sentar-se, com a mão em repouso na coluna lombar (posição chave-de-braço). Essa posição eleva a borda vertebral da escápula, afastando-o da caixa torácica. O clínico consegue, então, colocar um dos dedos (com reforço da mão oposta, se necessário) bem fundo na borda medial da escápula. Quando o paciente ergue a mão, afastando-a das costas, os romboides contraem-se com força, empurrando o dedo do clínico, afastando-o da posição sob a escápula. Uma vez delimitados os romboides, palpação transversa plana e profunda e das fibras do romboide pode ser usada para identificar quaisquer bandas tensionadas que tenham PGs (Figura 27-4).

Os músculos romboides são examinados em relação a bandas tensionadas ao longo de todo o músculo, com uma palpação plana transversa. Os PGs podem estar em qualquer local ao longo do comprimento da banda tensionada e no interior do músculo. Todas as partes, exceto as terminações caudais das fibras mais inferiores do romboide maior, serão palpáveis por meio do músculo trapézio.

4. DIAGNÓSTICO DIFERENCIAL

4.1. Ativação e perpetuação de pontos-gatilho

Uma postura ou atividade que ative um PG, se não corrigida, também pode perpetuá-lo. Em qualquer parte dos romboides, os PGs

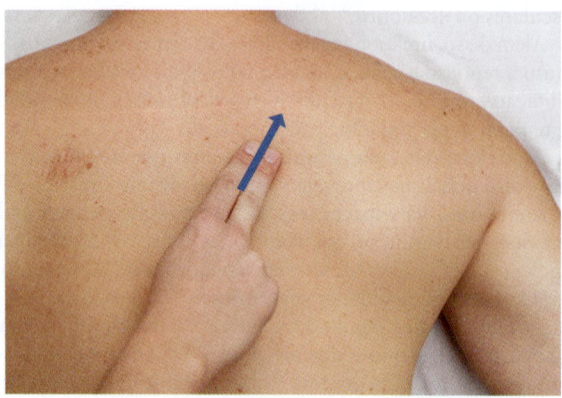

Figura 27-3 Palpação dos músculos romboides em posição prona.

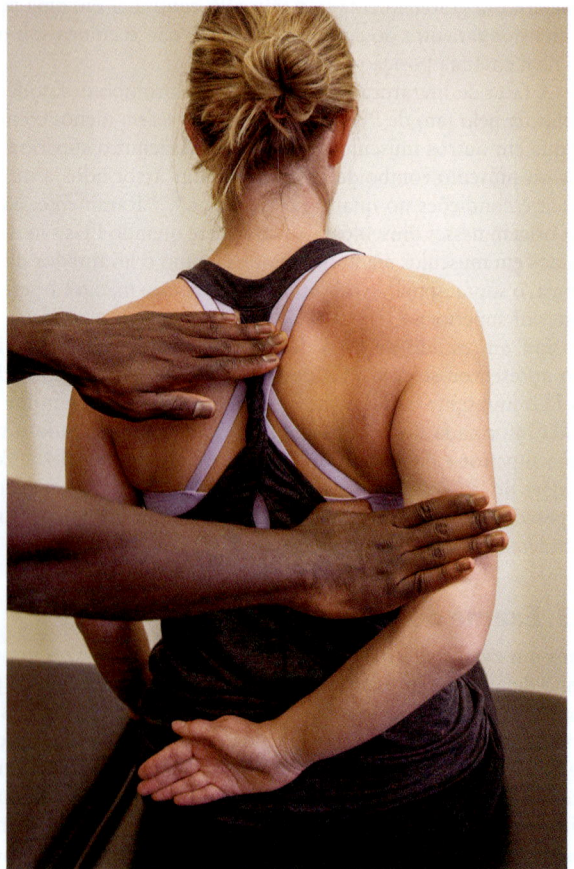

Figura 27-4 Diferenciação dos romboides, na posição sentada, com o braço na posição chave-de-braço.

podem ser ativados por carga excêntrica não habitual, exercício excêntrico em músculo destreinado ou carga concêntrica máxima ou submáxima.[44] PGs também podem ser ativados ou agravados quando o músculo é colocado em uma posição encurtada e/ou alongada por período prolongado. Assim, é fundamental o exame das cargas de trabalho, da força e do comprimento da outra extremidade superior e músculos escapulares estabilizadores.

PGs nos romboides podem ser ativados mantendo-se o braço em abdução ou flexão acima de 90° por período prolongado, como ao pintar com os braços acima da cabeça, aplicar gesso ou algumas atividades de recreação ou esporte (montanhismo, jogo de vôlei ou tênis, esportes de arremesso, etc.). PGs também podem ser ativados e perpetuados trabalhando-se em escrivaninha, com postura arredondada dos ombros e inclinação prolongada da cabeça para a frente. Essas posições são comuns em estações de trabalho inadequadas quanto à ergonomia e no uso de dispositivos eletrônicos manuais, respectivamente.

Mesmo quando feitas correções posturais e comportamentais, há pessoas que podem apresentar PGs por causas estruturais. Um alongamento prolongado em razão da proeminência da escápula no lado convexo, em uma escoliose torácica superior, pode criar um dilema estrutural. A adaptação ao comprimento pode ocorrer após algum processo de doença ou lesões do paciente (elevação congênita da escápula, acidente vascular encefálico, distúrbio em nervo acessório, lesão do plexo braquial). Outros eventos e circunstâncias, como cirurgias de peito ou discrepância em comprimento de membros superiores ou inferiores, podem causar alterações na forma de ser mantida ou usada a extremidade superior, podendo ser perpetuados PGs nos músculos romboides.

4.2. Pontos-gatilho associados

PGs podem surgir em áreas de dor referida causada por outros PGs;[45] portanto, os músculos nas áreas de dor referida, também devem ser considerados. Vários músculos referem a dor em um padrão similar ao dos romboides, incluindo o escaleno, o levantador da escápula, o trapézio médio, o infraespinal, o supraespinal, o serrátil posterior superior e o latíssimo do dorso. Esses músculos também devem ser examinados em relação à presença de PGs, principalmente quando a reação terapêutica a tratamento do romboide não soluciona a dor. A proximidade anatômica do esplênio da cabeça, do esplênio cervical, do espinal, do longuíssimo e do iliocostal também deve ser avaliada em relação a alguma disfunção muscular na região do médio tórax. Ocasionalmente, PGs nos romboides ficam evidentes apenas após a desativação de PGs nos músculos escaleno, levantador da escápula, trapézio médio, infraespinal ou supraespinal.

Pacientes com PGs nos romboides costumam apresentar-se com uma postura arredondada de ombros, não conseguindo um alinhamento postural eficaz em razão de rigidez e PGs nos músculos peitorais maior e/ou menor. Os músculos romboides e trapézio médio são, então, colocados em alongamento prolongado ou são sobrecarregados em consequência dos peitorais encurtados. Tal posição mal-adaptada pode perpetuar os PGs e a inibição muscular nos dois grupos musculares, exacerbando a posição arredondada dos ombros. PGs no serrátil anterior também podem contribuir para uma sobrecarga dos romboides.

4.3. Patologias associadas

PGs nos músculos romboides podem estar associados a muitas condições diversas, podendo simulá-las. Sondagem clínica e exame físico completos são essenciais, bem como a necessidade de encaminhamento a outro profissional da saúde. Condições sistêmicas dos sistemas cardiopulmonar, gastrintestinal (partes superiores), renal, hepático e biliar terão o potencial de irradiar dor a áreas com a mesma localização anatômica e de irradiação dos romboides.[46-48] Pode ser útil ao raciocínio clínico inquirir-se sobre os sistemas e fazer uma revisão deles (frequência cardíaca, pressão sanguínea, frequência respiratória, saturação de oxigênio, etc.).[34,46-48]

Em razão dos locais de inserção e da inervação dos músculos romboides, um envolvimento articular ou neural pode estar associado o déficit na sua função. PGs nesses músculos costumam estar associados a outros déficits ou condições no quadrante superior.[30-33] Hsueh e colaboradores[33] observaram que pessoas com envolvimento neural em C4-C5, C5-C6 ou C6-C7 podem apresentar PGs nos romboides. Há outras evidências em apoio ao papel da mobilidade escapular em indivíduos com dores no pescoço.[10,49-52] Esses estudos recomendam avaliar e tratar usando-se um método regional com base no prejuízo.[53,54] Consultar outros textos que trazem descrições de terapia manual e exercícios para tratamento de disfunções na coluna torácica ou na caixa torácica que possam perpetuar PGs nos romboides.[55-59]

Disfunção articular de segmentos da coluna, de C7 a T5, está associada a PGs nos romboides. Geralmente, ocorre o envolvimento de dois ou mais segmentos. Às vezes, é observada uma disfunção da extensão segmental T3 da coluna, bem como flexão e rotação laterais ipsilaterais. Essa falha de um único segmento apresenta-se como cifose reduzida do tórax superior, com mobilidade limitada da flexão e concorrente adução escapular com envolvimento dos romboides. Essa disfunção segmentada deve ser reconhecida e tratada de forma correta. Costuma ocorrer desativação concomitante de PG com a correção dessa disfunção articular.

5. AÇÕES CORRETIVAS

Paciente com PGs nos romboides deve alterar ou limitar qualquer atividade que envolva manter o braço acima da altura do ombro por período prolongado, como ao pintar ou trabalhar com o braço acima da cabeça, bem como algumas atividades esportivas/recreativas, como montanhismo. O uso de um travesseiro lombar ou apoio toracolombar pode ajudar a corrigir postura com arredondamento de ombros, colocando os músculos em uma posição neutra de tensão no comprimento, principalmente durante trabalho em escrivaninha ou ao dirigir um automóvel.

Os pacientes devem evitar qualquer cadeira que tracione o tronco superior, os ombros e que leve para a frente o pescoço/a cabeça. Certa inclinação para trás do encosto das costas, com apoio lombar, é necessária para uma postura confortável e eficaz. Ao avaliar a posição sentada diante da escrivaninha, deve ser considerada a altura, os teclados e a tela do computador quanto à distância/altura, para a otimização do apoio ergonômico (ver Capítulo 76, Considerações posturais).

Para paciente que se preocupa quanto ao uso da escrivaninha de trabalho e esquece de fazer intervalos frequentes para troca de posição, a fim de aliviar a tensão nos músculos, pode ser colocado um *timer* no local, com ajuste de sinal a cada 20 a 30 minutos. Isso ajudará a promover um movimento intermitente, encorajando o paciente a erguer-se a intervalos regulares para reajuste do *timer*.

Protração escapular, ou qualquer outra falha escapular observada, por escoliose funcional causada por discrepância no comprimento das pernas ou pelve assimétrica, pode ser corrigida nivelando-se a pelve e deixando a coluna reta com dispositivos

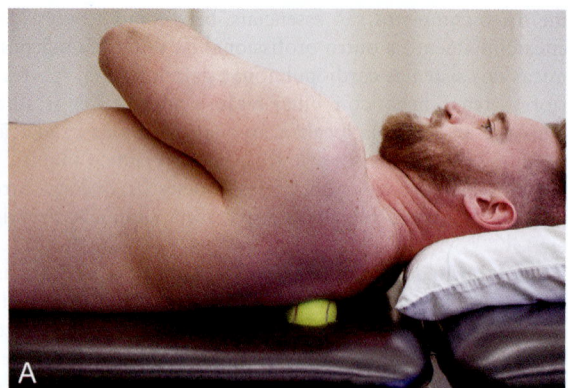 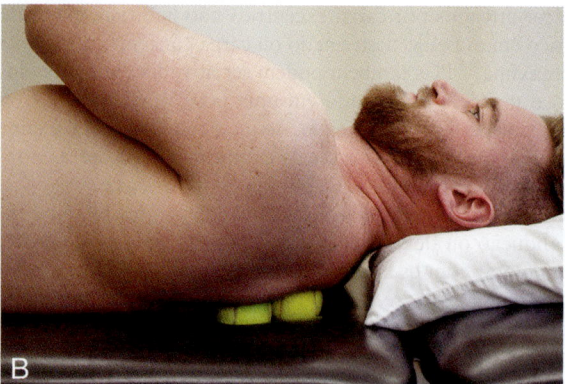

Figura 27-5   Autoliberação miofascial de PGs do músculo romboide, usando-se (A) uma bola de tênis e (B) duas bolas de tênis.

ortopédicos (palmilhas), na posição em pé ou sentada. Há várias opções para tratar essas assimetrias estruturais na busca de uma normalização da postura.

O paciente deve estar ciente da sua postura no trabalho e durante o sono para um manejo satisfatório dos PGs nos romboides. Melhorada a força muscular local, será importante abordar a estabilidade dinâmica controlada e funcional da escápula para o sucesso do retorno ao esporte.

É raro os romboides precisarem de exercícios ativos de alongamento. No entanto, dois antagonistas, os peitorais maior e menor, costumam enrijecer ou encurtar. Alongar os peitorais, se encurtados ou enrijecidos, ajudará a manter a postura correta, colocando a escápula em uma melhor posição de repouso, reduzindo a tensão do alongamento sobre os romboides (ver Figuras 42-10, 42-11 e 44-6).

Adicionalmente, o paciente pode tratar os romboides com liberação miofascial usando técnicas auxiliadas por instrumentos. Também são efetivas as opções econômicas, como deitar-se sobre bolas de tênis (Figura 27-5A) ou rolo de toalha. O paciente pode deitar-se sobre uma bola de tênis e posicionar o corpo e a escápula de modo que a bola fique sobre o PG. Ele consegue localizar cada PG no romboide ao rolar uma única bolinha de tênis junto à borda medial da escápula. Havendo envolvimento dos dois romboides em um dos lados, pode ser usado um par dessas bolinhas (Figura 27-5B). A pressão centraliza-se no ponto mais sensível até que desapareça a sensibilidade, geralmente ao manter pressão firme por 15 a 30 segundos, com repetição sempre que necessário. Outras opções incluem instrumentos comercializados para a autoliberação miofascial de PGs (Figura 27-6).

Referências

1. Standring S. *Gray's Anatomy: The Anatomical Basis of Clinical Practice.* 41st ed. London, UK: Elsevier; 2015.
2. Lee J, Jung W. A pair of atypical rhomboid muscles. *Korean J Phys Anthropol.* 2015;28(4):247-251.
3. Jelev L, Landzhov B. A rare muscular variation: the third of the rhomboids. *Anatomy.* 2013;6-7:63-64.
4. Kendall FP, McCreary EK. *Muscles: Testing and Function, with Posture and Pain.* Baltimore: Lippincott Williams & Wilkins; 2005.
5. Hislop H, Avers D, Brown M. *Daniels and Worthingham's Muscle Testing: Techniques of Manual Examination and Performance Testing.* 9th ed. Philadelphia, PA: WB Saunders Co; 2014.
6. Sultan HE, Younis El-Tantawi GA. Role of dorsal scapular nerve entrapment in unilateral interscapular pain. *Arch Phys Med Rehabil.* 2013;94(6):1118-1125.
7. Tubbs RS, Tyler-Kabara EC, Aikens AC, et al. Surgical anatomy of the dorsal scapular nerve. *J Neurosurg.* 2005;102(5):910-911.
8. Neumann DA. *Kinesiology of the Musculoskeletal System: Foundations for Rehabilitaion.* 2nd ed. St. Louis, MO: Mosby; 2010.
9. Moseley JB Jr, Jobe FW, Pink M, Perry J, Tibone J. EMG analysis of the scapular muscles during a shoulder rehabilitation program. *Am J Sports Med.* 1992;20(2):128-134.
10. Castelein B, Cagnie B, Parlevliet T, Danneels L, Cools A. Optimal normalization tests for muscle activation of the levator scapulae, pectoralis minor, and rhomboid major: an electromyography study using maximum voluntary isometric contractions. *Arch Phys Med Rehabil.* 2015;96(10):1820-1827.
11. Ginn KA, Halaki M, Cathers I. Revision of the Shoulder Normalization Tests is required to include rhomboid major and teres major. *J Orthop Res.* 2011;29(12):1846-1849.
12. Smith J, Padgett DJ, Kaufman KR, Harrington SP, An KN, Irby SE. Rhomboid muscle electromyography activity during 3 different manual muscle tests. *Arch Phys Med Rehabil.* 2004;85(6):987-992.
13. Castelein B, Cools A, Parlevliet T, Cagnie B. Modifying the shoulder joint position during shrugging and retraction exercises alters the activation of the medial scapular muscles. *Man Ther.* 2016;21:250-255.
14. De Freitas V, Vitti M, Furlani J. Electromyographic study of levator scapulae and rhomboideus major muscles in movements of the shoulder and arm. *Electromyogr Clin Neurophysiol.* 1980;20(3):205-216.
15. Basmajian J, Deluca C. *Muscles Alive.* 5th ed. Baltimore: Williams & Wilkins; 1985.
16. Ito N. Electromyographic study of shoulder joint. *Nihon Seikeigeka Gakkai Zasshi.* 1980;54(11):1529-1540.
17. Inman VT, Saunders JB, Abbott LC. Observations of the function of the shoulder joint. 1944. *Clin Orthop Relat Res.* 1996(330):3-12.
18. Wickham J, Pizzari T, Stansfeld K, Burnside A, Watson L. Quantifying 'normal' shoulder muscle activity during abduction. *J Electromyogr Kinesiol.* 2010;20(2):212-222.
19. Escamilla RF, Andrews JR. Shoulder muscle recruitment patterns and related biomechanics during upper extremity sports. *Sports Med.* 2009;39(7):569-590.
20. Oliver GD, Plummer HA, Keeley DW. Muscle activation patterns of the upper and lower extremity during the windmill softball pitch. *J Strength Cond Res.* 2011;25(6):1653-1658.

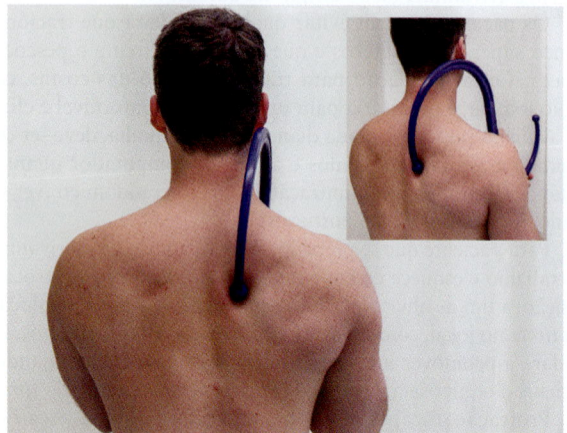

Figura 27-6   Autoliberação de PG no romboide com instrumento de autoliberação miofascial de PG.

21. Scovazzo ML, Browne A, Pink M, Jobe FW, Kerrigan J. The painful shoulder during freestyle swimming. An electromyographic cinematographic analysis of twelve muscles. *Am J Sports Med.* 1991;19(6):577-582.
22. Lewit K. *Manipulative Therapy in Rehabilitation of the Locomotor System.* 2nd ed. Oxford: Butterworth Heinemann; 1991.
23. Simons DG, Travell J, Simons L. *Travell & Simon's Myofascial Pain and Dysfunction: The Trigger Point Manual.* Vol 1. 2nd ed. Baltimore: Williams & Wilkins; 1999:104.
24. Sahrmann S. *Diagnosis and Treatment of Movement Impairment Syndromes.* St. Louis, MO: Mosby; 2002.
25. Mottram SL. Dynamic stability of the scapula. *Man Ther.* 1997;2(3):123-131.
26. Struyf F, Nijs J, Mottram S, Roussel NA, Cools AM, Meeusen R. Clinical assessment of the scapula: a review of the literature. *Br J Sports Med.* 2014;48(11): 883-890.
27. Kellgren JH. Observations on referred pain arising from muscle. *Clin Sci.* 1938; 3:175-190.
28. Page P, Frank C, Lardner R. *Assessment and Treatment of Muscle Imbalance. The Janda Approach.* Champaign, IL: Human Kinetics; 2010.
29. Sola AE, Kuitert JH. Myofascial trigger point pain in the neck and shoulder girdle; report of 100 cases treated by injection of normal saline. *Northwest Med.* 1955;54(9):980-984.
30. Oh S, Kim HK, Kwak J, et al. Causes of hand tingling in visual display terminal workers. *Ann Rehabil Med.* 2013;37(2):221-228.
31. Sari H, Akarirmak U, Uludag M. Active myofascial trigger points might be more frequent in patients with cervical radiculopathy. *Eur J Phys Rehabil Med.* 2012;48(2):237-244.
32. Chiarotto A, Clijsen R, Fernández de Las Peñas C, Barbero M. Prevalence of myofascial trigger points in spinal disorders: a systematic review and meta-analysis. *Arch Phys Med Rehabil.* 2016;97(2):316-337.
33. Hsueh TC, Yu S, Kuan TS, Hong CZ. Association of active myofascial trigger points and cervical disc lesions. *J Formos Med Assoc.* 1998;97(3):174-180.
34. Magee DJ. *Orthopedic Physical Assessment.* 6th ed. St Louis, Missouri: Saunders Elsevier; 2014.
35. Page P. Shoulder muscle imbalance and subacromial impingement syndrome in overhead athletes. *Int J Sports Phys Ther.* 2011;6(1):51-58.
36. Paine R, Voight ML. The role of the scapula. *Int J Sports Phys Ther.* 2013;8(5): 617-629.
37. Ludewig PM, Reynolds JF. The association of scapular kinematics and glenohumeral joint pathologies. *J Orthop Sports Phys Ther.* 2009;39(2): 90-104.
38. Lucas KR, Rich PA, Polus BI. How common are latent myofascial trigger points in the scapular positioning muscles? *J Musculoske Pain.* 2008;16(4): 279-286.
39. Celik D, Yeldan I. The relationship between latent trigger point and muscle strength in healthy subjects: a double-blind study. *J Back Musculoskelet Rehabil.* 2011;24(4):251-256.
40. Gerber LH, Sikdar S, Armstrong K, et al. A systematic comparison between subjects with no pain and pain associated with active myofascial trigger points. *PM R.* 2013;5(11):931-938.
41. Bron C, Dommerholt J, Stegenga B, Wensing M, Oostendorp RA. High prevalence of shoulder girdle muscles with myofascial trigger points in patients with shoulder pain. *BMC Musculoskelet Disord.* 2011;12(1):139-151.
42. Osborne NJ, Gatt IT. Management of shoulder injuries using dry needling in elite volleyball players. *Acupunct Med.* 2010;28(1):42-45.
43. Alburquerque-Sendin F, Camargo P, Viera A, Salvini TF. Bilateral myofascial trigger points and pressure pain thresholds in the shoulder muscles in patients with unilateral shoulder impingement syndrome. A blinded controlled study. *Clin J Pain.* 2013;29:478-486.
44. Gerwin RD, Dommerholt J, Shah JP. An expansion of Simons' integrated hypothesis of trigger point formation. *Curr Pain Headache Rep.* 2004;8(6): 468-475.
45. Hsieh YL, Kao MJ, Kuan TS, Chen SM, Chen JT, Hong CZ. Dry needling to a key myofascial trigger point may reduce the irritability of satellite MTrPs. *Am J Phys Med Rehabil.* 2007;86(5):397-403.
46. Goodman CC, Fuller KS. *Pathology: Implications for the Physical Therapist.* 5th ed. St. Louis, MO: Saunders Elsevier; 2009.
47. Boissonnault WG. *Primary Care for the Physical Therapist.* 2nd ed. Philadelphia, PA: Elsevier/Saunders; 2010.
48. Goodman CC, Snyder TEK. *Differential Diagnosis for Physical Therapists: Screening for Referral.* 5th ed. St. Louis, MO: Saunders Elsevier; 2013.
49. Szeto GP, Straker L, Raine S. A field comparison of neck and shoulder postures in symptomatic and asymptomatic office workers. *Appl Ergon.* 2002;33(1):75-84.
50. Helgadottir H, Kristjansson E, Mottram S, Karduna AR, Jonsson H Jr. Altered scapular orientation during arm elevation in patients with insidious onset neck pain and whiplash-associated disorder. *J Orthop Sports Phys Ther.* 2010;40(12):784-791.
51. Cools AM, Struyf F, De Mey K, Maenhout A, Castelein B, Cagnie B. Rehabilitation of scapular dyskinesis: from the office worker to the elite overhead athlete. *Br J Sports Med.* 2014;48(8):692-697.
52. Cagnie B, Struyf F, Cools A, Castelein B, Danneels L, O'Leary S. The relevance of scapular dysfunction in neck pain: a brief commentary. *J Orthop Sports Phys Ther.* 2014;44(6):435-439.
53. Wainner RS, Whitman JM, Cleland JA, Flynn TW. Regional interdependence: a musculoskeletal examination model whose time has come. *J Orthop Sports Phys Ther.* 2007;37(11):658-660.
54. Sueki DG, Cleland JA, Wainner RS. A regional interdependence model of musculoskeletal dysfunction: research, mechanisms, and clinical implications. *J Man Manip Ther.* 2013;21(2):90-102.
55. Warmerdam A. *Manual Therapy: Improving Muscle and Joint Functioning.* Wantagh, NY: Pine Publications; 1999.
56. Isaacs ER, Bookhout MR. *Bourdillon's Spinal Manipulation.* 6th ed. Wodurn, MA: Butterworth-Heinemann; 2002.
57. DiGiovanna EL, Schiowitz S, Dowling DJ. *An Osteopathic Approach to Diagnosis and Treatment.* 3rd ed. Philadelphia, PA: Wolters Kluwer; 2005.
58. Gibbons P, Tehan P. *Manipulation of the Spine, Thorax and Pelvis: An Osteopathic Perspective.* 3rd ed. St. Louis, MO: Elsevier 2010.
59. DeStefano L. *Greenman's Principles of Manual Medicine.* 5th ed. Philadelphia, PA: Wolters Kluwer; 2016.

Capítulo 28

Músculo deltoide

Aquele que incomoda demais

Joseph M. Donnelly | Leigh E. Palubinskas

1. INTRODUÇÃO

O músculo deltoide consiste em três partes que, juntas, dão a forma arredondada à área dos ombros. A parte clavicular (anterior) do deltoide origina-se na borda anterior e na superfície superior do terço lateral da clavícula. A parte acromial (média) origina-se na borda lateral e na superfície superior do acrômio. A parte espinal (posterior) origina-se na borda inferior da crista da espinha da escápula. Todas as três partes inserem-se na tuberosidade do músculo deltoide do úmero. O deltoide é inervado pelo nervo axilar. As partes anterior, média e posterior do deltoide podem funcionar individualmente ou em conjunto para movimentar a articulação glenoumeral. Contrações simultâneas das partes anterior, média e posterior do deltoide abduzem o braço, com o deltoide médio gerando a maior parte da força de abdução. As fibras anteriores estão ativas durante elevação e adução horizontal da articulação glenoumeral, ao passo que as fibras posteriores agem para estender o ombro e, lateralmente, rotacionar o úmero. Pontos-gatilho (PGs) no deltoide não referem dor a áreas distantes; a dor é localizada e, raramente, é referida além do cotovelo. Paciente com PGs no deltoide costuma informar dores no ombro, principalmente com movimentação ativa da articulação glenoumeral. A dor pode ser sentida profundamente ao mover o úmero em adução horizontal pela frente do peito e na rotação medial e lateral do úmero durante atividades funcionais. A ativação e a perpetuação de fatores para PGs nesse músculo impactam traumas decorrentes de esportes de contato ou após o indivíduo ser atingido por uma bola; sobrecarga repentina dos músculos, tentando impedir uma queda; estrutura inadequada da estação de trabalho; e atividades repetitivas. PGs no deltoide costumam ter diagnósticos errados, como rupturas no manguito rotador, tendinite bicipital, bursite subdeltoide, artrite em articulação glenoumeral, síndrome da dor subacromial (impacto) ou dor radicular C5. As ações corretivas para esse músculo incluem abordagem da estrutura ergonômica, uso de material de proteção durante esportes de contato, garantia de utilização de equipamento de apoio adequado do braço durante exercícios e realização de autoliberação miofascial (por pressão) de PGs.

2. CONSIDERAÇÕES ANATÔMICAS

O músculo deltoide é grande e dá o formato arredondado aos ombros.[1] Divide-se em três partes: clavicular (fibras anteriores), acromial (fibras médias) e espinal (fibras posteriores). A direção das fibras anteriores e posteriores é, basicamente, paralela entre si, cobrindo os aspectos anterior e posterior do ombro. As fibras anteriores e posteriores mostram uma estrutura fusiforme de seus feixes longos, que se estendem diretamente a partir da inserção proximal até a distal. As fibras médias do deltoide têm múltiplos feixes em sua estrutura. As fibras musculares de todo o músculo convergem distalmente perto do ponto médio do aspecto lateral da diáfise do úmero, inserindo-se à tuberosidade do músculo deltoide, nas proximidades da origem braquial.[2] O músculo também emite uma expansão na fáscia braquial profunda que pode chegar ao antebraço e possibilitar retroalimentação recíproca entre os músculos e a fáscia da parte superior do braço e o antebraço, durante atividades funcionais.[3]

Deltoide anterior (parte clavicular)

As fibras anteriores do músculo deltoide originam-se na borda anterior e superfície superior do terço lateral da clavícula e deslocam-se posterolateralmente para inserir-se na diáfise média no aspecto lateral do úmero, na tuberosidade do músculo deltoide (Figura 28-1). O tendão distal é espesso e fibroso e une-se às fibras médias e posteriores do deltoide, formando um tendão central na inserção do tubérculo lateral.[2]

Deltoide médio (parte acromial)

As fibras médias originam-se na borda lateral e na superfície superior do acrômio e deslocam-se inferiormente para se unirem aos ventres anterior e posterior do deltoide, para uma inserção na diáfise média, no tubérculo lateral do úmero. As fibras médias têm múltiplos feixes e inclinam-se obliquamente entre os tendões proximais (geralmente quatro), que se estendem inferiormente do acrômio até o ventre do músculo. Três tendões entrelaçados estendem-se ascendentemente desde o tubérculo lateral, e são conectados por fibras musculares curtas que geram tração forte.[2]

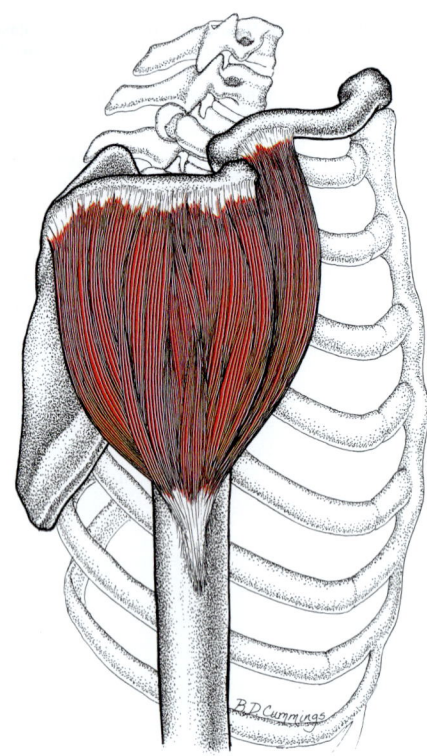

Figura 28-1 Inserções do músculo deltoide direito (vermelho-escuro). Compare as fibras diagonais e perfeitamente entrelaçadas das fibras médias com a estrutura fusiforme simples das fibras anteriores e posteriores. O esquema da Figura 28-3 mostra como, em princípio, essas estruturações das fibras influenciam a distribuição de placas terminais.

Deltoide posterior (parte espinal)

As fibras posteriores originam-se na borda inferior da crista da espinha da escápula e deslocam-se anterolateralmente para se unirem às fibras médias e anteriores, inserindo-se na diáfise média no tubérculo lateral do úmero. A direção de suas fibras é, basicamente, paralela às anteriores.[2]

2.1. Inervação e vascularização

O músculo deltoide é inervado pelos ramos anteriores das raízes espinais C5 e C6 por meio de um ramo do cordão posterior, conhecido como nervo axilar. Este nervo divide-se em ramos anterior e posterior, imediatamente distais ao músculo subescapular. O ramo anterior inerva os deltoides anterior e médio; o ramo posterior, o deltoide posterior e o redondo menor.[4] Loukas e colaboradores[5] analisaram 100 amostras de nervos de 50 cadáveres e descobriram que, em 18% dos casos, o ramo anterior do nervo axilar forneceu um ramo à parte posterior do deltoide, e que em 38% das amostras, a porção média do deltoide recebeu inervação dupla das partes anterior e posterior do nervo axilar.

O músculo deltoide recebe sua vascularização por meio de ramos do deltoide das artérias toracoacromiais e acromiais e das artérias umerais circunflexas anterior e posterior. Os ramos do deltoide das artérias toracoacromial e acromial suprem o deltoide anterior, e a artéria circunflexa posterior do úmero supre as fibras médias e posteriores do músculo. A artéria circunflexa anterior do úmero também supre as fibras anteriores do músculo deltoide.[2]

2.2. Função

Os músculos deltoides anterior, médio e posterior são capazes de agir separadamente ou juntos, gerando movimento na articulação glenoumeral. A eficiência do deltoide depende da saúde dos músculos do manguito rotador, pois os movimentos do cíngulo do membro superior são complexos e exigem padrões coordenados de ativação muscular.[6] Uma contração simultânea das fibras anterior, média e posterior do deltoide contribui para a elevação do ombro.[2]

Anteriormente, pensava-se que o deltoide e o supraespinal tinham padrões diferentes de ativação durante a abdução de ombros. No entanto, a atividade elétrica de ambos aumenta progressivamente durante a abdução. Com uma elevação no plano escapular, a atividade do supraespinal é mais alta no primeiro arco de movimento, e os ventres musculares do deltoide anterior e médio apresentam maior atividade no segundo e terceiro arcos de movimentação. Isso ocorre em razão dos comprimentos diferentes dos braços de alavanca de cada músculo à medida que se movimentam por meio da elevação dos ombros. Atividade eletromiográfica (EMG) foi mostrada como a mais alta no deltoide médio e no supraespinal na amplitude de 30 a 60° da elevação no plano escapular.[7] Witte e colaboradores[8] descobriram aumento significativo na ativação do deltoide (todas as três partes) em resposta a momentos de elevação glenoumeral. A resposta do supraespinal a crescentes momentos glenoumerais foi altamente variável, sem um aumento consistente na atividade. Os pesquisadores concluíram que os músculos deltoide e supraespinal podem contribuir com momentos glenoumerais de maneira complementar.

Usando EMG com eletrodos superficiais e de inserção, outros autores também descobriram que os músculos deltoide (todas as partes), supraespinal, infraespinal, trapézio superior e inferior e serrátil anterior se ativam antes do início do movimento umeral, durante abdução no plano coronal, elevação no plano escapular e elevação no plano sagital.[6,9] Esse padrão de ativação foi observado sem levar em conta a carga externa do braço.[6] Atividade de pico das fibras do deltoide médio foi observada na abdução a 100°, nas fibras anteriores do deltoide a 125° e nas fibras anteriores do deltoide a 140°.[9]

Deltoide anterior (parte clavicular)

Durante flexão de ombro, as fibras anteriores do deltoide, do supraespinal, do infraespinal, do peitoral maior, do serrátil anterior, do trapézio superior e inferior ativam-se, com moderação, antes do movimento dos membros, aumentando, de forma proporcional, com uma carga de 20 e 60% do máximo de repetição do sujeito.[10] Em um estudo antigo, as fibras do deltoide anterior foram recrutadas com mais vigor quando movimentos de flexão e adução foram combinados para movimentarem oblíqua e ascendentemente o braço, com inclinação à linha média.[11] As inserções das fibras do deltoide anterior parecem ter rotacionado medialmente o braço, embora o uso dessa ação seja questionado por eletromiografias, e o deltoide parece contribuir pouco para uma rotação medial ou lateral.[12] Porém, quando o úmero é rodado medialmente a 45° durante uma tarefa de elevação, o deltoide anterior é ativado ao máximo. Durante a tração, o deltoide anterior mostra-se ativo em seu máximo.[13]

Deltoide médio (parte acromial)

As fibras médias do deltoide são projetadas estruturalmente para a abdução, durante a qual evidenciam forte reação EMG. O aumento linear na atividade EMG durante abdução do braço indica uma função abdutora primária da parte média dessas fibras, com pico de atividade a 110° de abdução.[9] Com cargas crescentes, o padrão de ativação do deltoide médio aumentou da mesma maneira que o padrão do supraespinal, dando apoio sistemático à "lei da ativação proporcional".[14] No plano escapular, o padrão de ativação da abdução é estabelecido com cargas baixas, e é mantido conforme aumenta a carga em indivíduos sem história de disfunção no pescoço ou ombro.[14] Entretanto, durante flexão, um aumento não linear na atividade das fibras médias, entre 60 e 90° de elevação do braço, indica que sua ação flexora é reforçada à medida que aumenta a elevação do braço,[15] e um aumento geral na contração voluntária máxima foi observada com uma carga externa em extremidade superior.[10] Gregory e colaboradores[16] investigaram o papel das fibras médias do deltoide na elevação e na cooptação da articulação glenoumeral em cinco pessoas saudáveis e em 10 indivíduos com rupturas do manguito rotador de espessura total. O grupo descobriu que as fibras anteriores do deltoide médio tinham um papel aumentado de cooptação na elevação, com possibilidade de melhorar a função do ombro na presença de uma ruptura do manguito rotador. Eles concluíram que uma parte anterior eficiente mais forte do deltoide médio pode auxiliar um manguito rotador enfraquecido durante a elevação, devido às suas forças de cooptação.[16] Durante o movimento de empurrar, as fibras do deltoide médio mostraram-se moderadamente ativas junto dos músculos peitoral maior, infraespinal, bíceps braquial e tríceps braquial.[13]

Deltoide posterior (parte espinal)

As fibras posteriores do músculo deltoide estendem o braço com o latíssimo do dorso e o redondo maior. Essa é uma função essencial para que as pessoas possam se vestir e realizar atividades de higiene. Anatomicamente, as fibras posteriores devem ajudar na rotação lateral do ombro,[2] embora essa função não tenha sido substanciada por EMG. Acredita-se, agora, que tais fibras não fornecem alguma contribuição clínica importante ao movimento de rotação do ombro.[17] Os braços de momento dos músculos deltoides médio e posterior também aumentaram com a rotação, mas as alterações não foram entendidas como clinicamente relevantes.[17] Além da extensão do ombro, as fibras do deltoide posterior agem durante a abdução no plano coronal e a elevação no plano escapular, bem como na elevação do ombro para a frente. Todavia, Wickham e colaboradores[9] descobriram que a atividade de pico das fibras do deltoide posterior ocorria na abdução a 140° no plano coronal, e acreditou-se que tal atividade contrabalançava o momento de abdução. Descobriu-se que o músculo deltoide posterior ficava ativo ao máximo durante atividades de tração e atividades rápidas de arremesso.[13]

Dirigir um carro com as mãos na parte alta do volante ativa principalmente a parte anterior do músculo e, em menor extensão, a parte média.[18] Quando o volante é segurado na porção média, ocorre uma cocontração dos músculos do ombro para a estabilização do volante. Durante as manobras ao volante, as fibras do deltoide posterior propiciam a maior contribuição conforme o torque aumenta.[18]

Durante nado livre, no qual o estilo *crawl* é o mais estudado,[19-21] uma análise EMG de 12 músculos descobriu que as fibras do deltoide anterior e médio tinham uma contração voluntária máxima de 80% durante as fases de recuperação inicial e tardia. Em um estudo que investigou a atividade EMG em nadadores com ombros doloridos, o aumento normalmente acentuado na atividade das fibras do deltoide médio (durante as fases de recuperação inicial e final) foi bastante inibido. No deltoide anterior, a atividade acentuada das fases de recuperação inicial e tardia foi marcadamente inibida. Infelizmente, as estruturas responsáveis pela dor não foram identificadas nesse estudo.[19] PGs podem causar esse tipo de inibição muscular quando uma pessoa realiza uma atividade aprendida e repetitiva.

2.3. Unidade funcional

A unidade funcional à qual um músculo pertence inclui os músculos que reforçam e contrapõe-se às suas ações, bem como as articulações que os músculos cruzam. A interdependência funcional dessas estruturas reflete-se na organização e nas conexões neurais do córtex sensorimotor. Enfatiza-se a unidade funcional, porque a presença de um PG em um músculo da unidade aumenta a probabilidade de que outros músculos da unidade também desenvolvam PGs. Ao desativar PGs em um músculo, deve haver a preocupação de que outros possam surgir em músculos funcionalmente interdependentes. O Quadro 28-1 representa, de maneira geral, a unidade funcional do deltoide.[22]

Os músculos supraespinal, infraespinal, subescapular, trapézio superior e inferior e serrátil anterior agem de forma sinérgica durante a abdução no plano coronal (abdução do ombro), na elevação no plano da escápula e na elevação no plano sagital (flexão do ombro).

3. APRESENTAÇÃO CLÍNICA
3.1. Padrão de dor referida

PGs nas fibras do deltoide anterior (Figura 28-2A) referem dor às áreas anterior e média do ombro[23,24] e ao aspecto anterolateral da porção superior do braço. PGs no deltoide posterior (Figura 28-2B) referem uma dor que se concentra acima da área posterior do ombro, algumas vezes referindo-a ao aspecto posterior adjacente da extremidade superior. PGs no deltoide médio produzem uma dor centralizada naquela região do ombro, com alguma dor referida a áreas adjacentes (Figura 28-2C). Em geral, a dor está profundamente localizada no ombro e, raras vezes, é referida além do cotovelo. O músculo deltoide carece de qualquer projeção distante de dor referida. A dor referida desse músculo foi demonstrada, de modo experimental, pela injeção de solução salina hipertônica.[25]

3.2. Sintomas

PGs na parte clavicular do deltoide causam dor na frente do ombro, podendo ser referida à frente da porção superior do braço. Em contrapartida, PGs no deltoide posterior causam dor na parte de trás do ombro, com referência ocasional às costas e ao lado da porção superior do braço e, com menor frequência, à frente da articulação do ombro. Muitas vezes, PGs no deltoide médio causam dor apenas no aspecto lateral do ombro, acima do ventre muscular, sem referência à porção superior do braço. A experiência clínica sugere que PGs no deltoide costumam ter relação com a inibição do músculo supraespinal causada por PGs nesse músculo.

Com frequência, um paciente com PGs no deltoide apresenta-se com sintomas que começaram após um impacto traumático do ombro durante esporte de contato ou outras atividades. PGs no deltoide também podem ser ativados durante lesões por esforço repetitivo nas atividades profissionais. Fernández de las Peñas e colaboradores[26] observaram que trabalhadores manuais e de escritório apresentavam uma quantidade similar de PGs nos músculos do ombro. Pacientes com PGs no deltoide queixam-se de dor profunda na área do ombro, com movimento ativo de ombro e, com menor frequência, dor em repouso (Figura 28-2). Paciente com PGs no deltoide anterior tem dificuldade de erguer a extremidade superior até o nível do ombro e chegar às costas, no mesmo nível. Paciente com múltiplos PGs no deltoide pode apresentar déficit na força ou uma incapacidade total de erguer a extremidade superior no nível do ombro em razão de fraqueza dolorida. Hains e colaboradores[27] descobriram que a aplicação de compressão isquêmica em PGs nos músculos do ombro, inclusive no deltoide, funcionou para reduzir os sintomas de pacientes com dor crônica no ombro.

3.3. Exame do paciente

Após um exame subjetivo detalhado, o clínico deve fazer um desenho detalhado representando o padrão de dor descrito pelo pa-

Quadro 28-1 — Unidade funcional do músculo deltoide

Ações	Sinergistas	Antagonistas
Abdução do ombro	Supraespinal	Redondo maior Latíssimo do dorso Peitoral maior
Flexão do ombro	Coracobraquial Peitoral maior Cabeça longa do bíceps braquial	Cabeça longa do tríceps braquial Redondo maior Latíssimo do dorso
Extensão do ombro	Cabeça longa do tríceps braquial Redondo maior Latíssimo do dorso	Coracobraquial Peitoral maior Cabeça longa do bíceps braquial

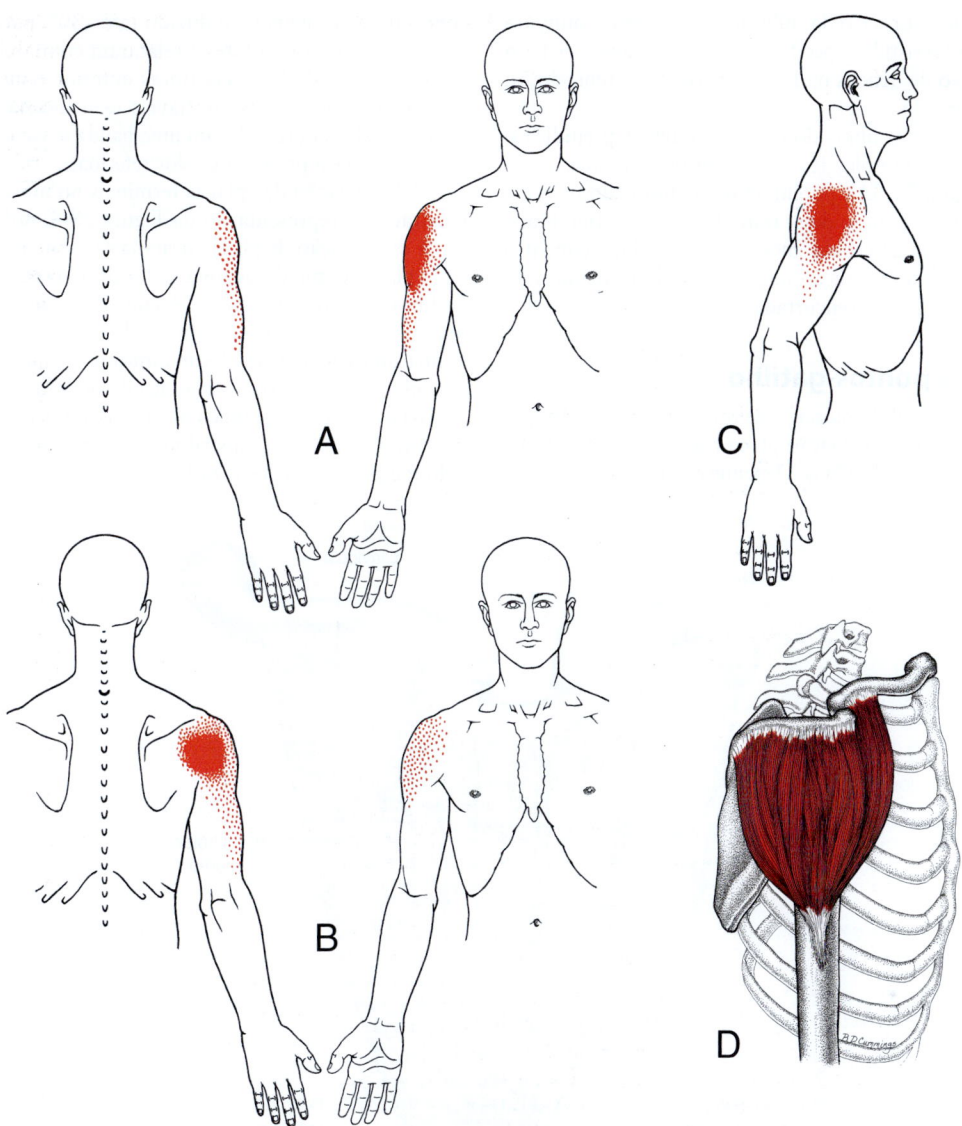

Figura 28-2 Padrões de dor referida (vermelho-escuro) de PGs no músculo deltoide direito (vermelho-claro). (A) Padrão de dor com origem em PGs nas fibras anteriores do músculo. (B) Padrão de dor com origem nas fibras posteriores do músculo. (C) Padrão de dor com origem em PGs nas fibras médias do músculo. A distribuição dos PGs nas partes anterior e posterior do deltoide tem um padrão diferente da distribuição de PGs no músculo deltoide médio. A Figura 28-3 traz uma possível explicação para esse fenômeno clínico. (D) Músculo deltoide direito.

ciente. Essa descrição ajudará no planejamento do exame físico e pode ser útil no monitoramento da progressão do paciente, à medida que os sintomas melhoram ou mudam. Para um exame eficaz do deltoide, o clínico deve investigar a postura do cíngulo do membro superior, as amplitudes de movimento ativa e passiva do ombro e o ritmo escapuloumeral, prestando atenção minuciosa a padrões de ativação do músculo. Para identificar PGs no deltoide que possam limitar a amplitude de movimentos e, assim, influenciar alguma disfunção, o profissional deve identificar a amplitude de movimentos limitada realizando teste específico de capacidade de excitação em todas as partes do músculo deltoide.

É muito importante o exame dos padrões de ativação do músculo para pessoas com PGs nos músculos do ombro, pois sabe-se que esses PGs induzem ativação tardia e inconsistente do trapézio superior e do serrátil anterior durante elevação do braço.[28,29] Além disso, PGs nas fibras do deltoide posterior são capazes de reduzir a eficiência da inibição recíproca das fibras do deltoide anterior durante elevação do braço.[30] À luz dos achados recém-mencionados e dos de Bron e colaboradores,[31] 38% dos pacientes com dor não específica no ombro evidenciaram PGs nas fibras anteriores do deltoide, sendo muito importante um exame completo do músculo deltoide em qualquer paciente que se apresente com dor no ombro.

Movimento articular acessório das articulações glenoumeral, acromioclavicular, esternoclavicular e escapulotorácica deve ser testado manualmente. Com frequência, restrições na articulação esternoclavicular podem causar déficits na elevação do ombro, contribuindo para alterações nos padrões de ativação muscular. Disfunções articulares na articulação glenoumeral também podem prejudicar padrões de ativação muscular, contribuindo para sobrecarga do deltoide por meio da inibição da função do músculo supraespinal. Teste resistido específico do músculo deve ser feito para a identificação de déficits na função muscular e reprodução de sintomas de dor.

O envolvimento das fibras do deltoide anterior prejudica o desempenho do teste de Apley (flexão do ombro, abdução e rotação lateral) (Figura 21-3A); porém, PGs nas fibras do deltoide posterior impedem a execução desse teste (Figura 21-3B): o braço consegue chegar acima da cabeça, mas não atrás dela, secundário à dor induzida por uma contração forçada das fibras afetadas do deltoide posterior na posição encurtada.

3.4. Exame de pontos-gatilho

A localização superficial do músculo deltoide facilita a palpação de seus ventres, usando-se palpação plana transversa para identificar uma banda tensionada e PGs. O exame é mais bem realizado com o braço levemente abduzido (até ~30°) para relaxar o músculo. Bron e colaboradores[31] relataram confiabilidade moderada para palpação de PGs nas fibras anterior e média do deltoide. As características mais confiáveis identificadas pelo estudo de Bron e colaboradores[32] foram uma banda tensionada palpável, um sinal de pulo e a presença de dor referida.

A localização das placas terminais no músculo deltoide está mostrada na representação da Figura 28-3, refletindo a diferença na distribuição de placas terminais em cada parte do músculo. Uma placa terminal costuma se localizar perto da porção média da fibra muscular que supre. A zona das placas terminais em um músculo fusiforme, como as fibras do deltoide anterior e posterior, é uma única banda de placas motoras terminais, algumas vezes irregular, estendendo-se ao longo da porção média do músculo. Todavia, as placas terminais nas fibras anguladas do deltoide médio estão amplamente distribuídas no músculo.[33] Assim, PGs no deltoide podem ser localizados em quaisquer fibras do músculo.

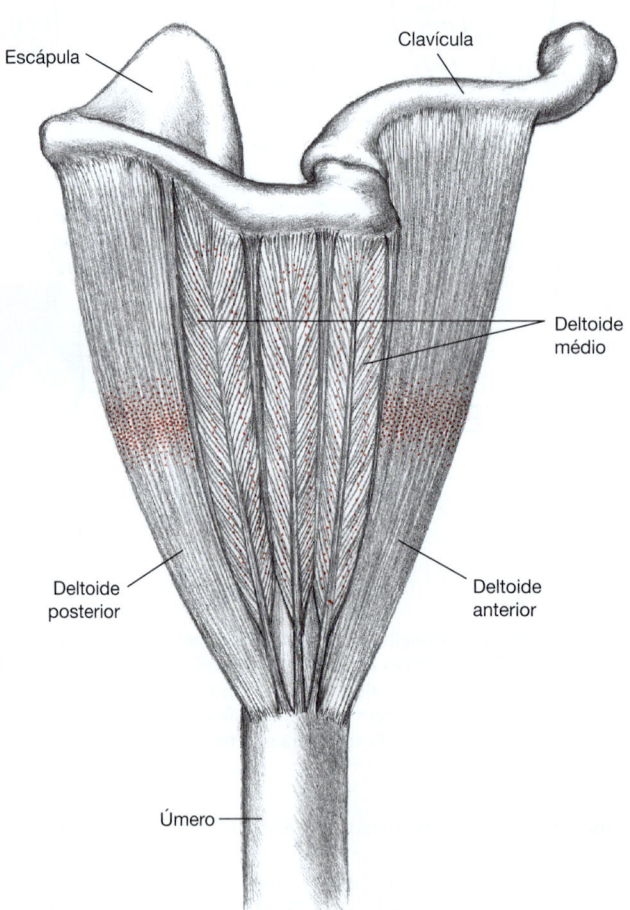

Figura 28-3 Representação das estruturas de fibras e distribuição correspondente das placas terminais (pontos vermelhos) nas três partes do músculo deltoide. Placas terminais costumam se localizar perto do meio das fibras do músculo que inervam. As partes anterior e posterior do músculo têm uma organização fusiforme, e suas fibras estão quase paralelas ao eixo longo do músculo, uma estruturação que possibilita velocidade à custa de força e resulta em uma banda de placas terminais pela metade do músculo. A representação da parte média do deltoide mostra uma estruturação de fibras com múltiplos feixes, que proporciona força à custa de velocidade. Representação adaptada com permissão de Anderson JE. *Grant's Atlas of Anatomy*. 7th ed. Baltimore, MD: Williams & Wilkins; 1978.

Os profissionais da saúde devem investigar, com cuidado, todas as fibras para determinação da parte mais afetada.

PGs são comuns em pacientes com queixa de dor no ombro. Em um estudo de 72 indivíduos com dor crônica no ombro, 50% dos pacientes tinham PGs ativos nas fibras do deltoide médio; 47%, no deltoide anterior; e 44%, nas fibras do deltoide posterior. As fibras anteriores do músculo deltoide também tinham uma quantidade importante de PGs latentes, com 27% dos indivíduos afetados.[31] PGs no deltoide também estão associados a distúrbios relacionados à lesão em chicote (*whiplash*)[34] e a queixas no ombro e pescoço relativas à vida profissional.[26] O envolvimento de PGs exclusivos do deltoide é algo raro. Durante o exame, músculos que costumam ter PGs associados devem ser avaliados e tratados para uma solução definitiva das queixas de dores nos ombros.

Deltoide anterior (parte clavicular)

A palpação plana transversa do músculo é usada para a identificação das bandas tensionadas associadas a PGs no deltoide anterior (Figura 28-4A). PGs nessa parte do músculo são rapidamente identificáveis.

Deltoide médio (parte acromial)

PGs no deltoide médio podem surgir em quase todos os lugares junto ao comprimento do ventre do músculo, porque essa porção média do músculo tem múltiplos feixes e suas placas motoras terminais estão amplamente distribuídas. A sensibilidade decorrente de uma entesopatia da inserção supraespinal na faceta superior da tuberosidade maior do úmero pode ser confundida com a sensibilidade associada a PGs no deltoide. Para diferenciar a sensibilidade dessa entesopatia no supraespinal e a de algum PG no deltoide, o braço é abduzido, de forma passiva, até 90°, o que protege a inserção do supraespinal contra a pressão do dedo sob o acrômio, ao mesmo tempo que PGs no deltoide continuam sensíveis à palpação (Figura 28-4B).

Deltoide posterior (parte espinal)

PGs no deltoide posterior costumam se localizar junto à borda posterior do músculo, levemente mais distais que os das fibras anteriores. Palpação plana transversa junto ao ventre do músculo deve ser usada para a identificação de PGs nessa parte do músculo (Figura 28-4C).

4. DIAGNÓSTICO DIFERENCIAL

4.1. Ativação e perpetuação de pontos-gatilho

Uma postura ou atividade que ative um PG, se não corrigida, também pode perpetuá-lo. Em qualquer parte do deltoide, os PGs podem ser ativados por carga excêntrica não habitual, exercício excêntrico em músculo destreinado ou carga concêntrica máxima ou submáxima.[35] PGs também podem ser ativados ou agravados quando o músculo é colocado em uma posição encurtada e/ou alongada por período prolongado. Trauma é uma causa comum para a formação de algum PG no deltoide. Este músculo costuma ficar sobrecarregado em atividades atléticas como natação, arremesso acima da cabeça, tênis, halterofilismo e esqui. Muitas dessas atividades exigem flexão forçada capaz de sobrecarregar o deltoide. Pode ocorrer trauma por impacto quando a pessoa é atingida por uma bola de tênis ou golfe, ao cair direto sobre o músculo, ou em decorrência de colisões durante esportes de contato. O recuo repetido de uma arma de fogo ao atirar também pode causar trauma do deltoide anterior. Trauma por sobrecarga repentina pode ocorrer durante a perda do equilíbrio na descida de escadas e na tentativa de segurar-se em corrimão para "impedir uma queda", ocasionando esforço exagerado e repentino e trauma de alongamento excessivo ao deltoide. Distúrbios associados à lesão em chicote (*whiplash*) podem ser exacerbadas por PGs formados em músculos do ombro e cervicais em consequência de trauma por acidente com veículo automotivo, sendo, com frequência, a causa de dor intratável no ombro e pescoço ou cefaleias sofridas por esses pacientes.[34] Carregar ou erguer objetos pesados e segurar

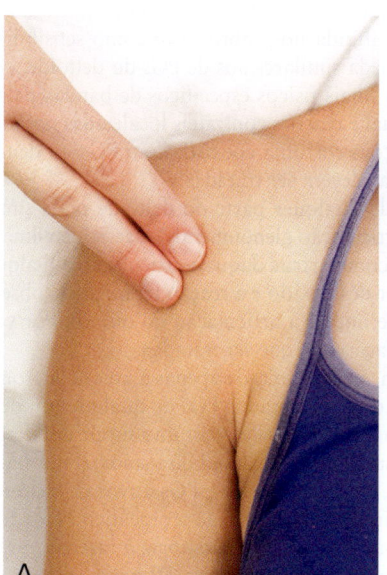
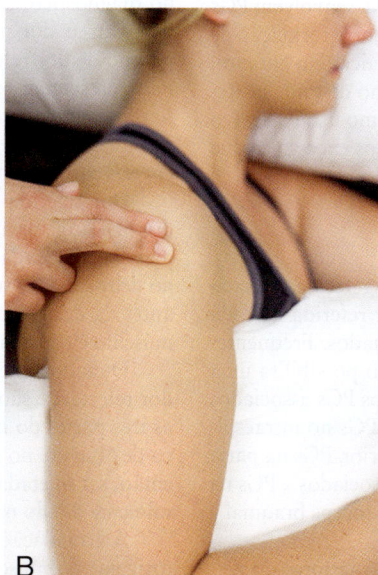
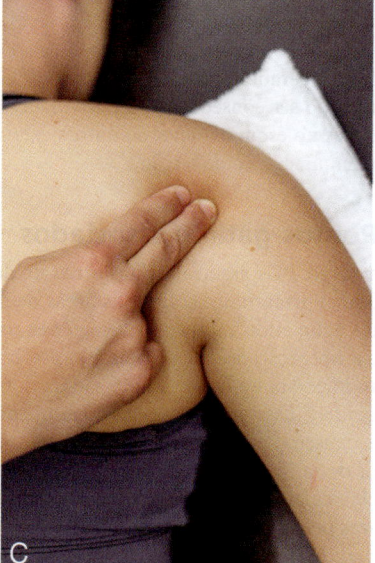

Figura 28-4 Palpação plana transversa para identificação de pontos-gatilho nas partes (A) anterior, (B) média e (C) posterior do músculo deltoide.

crianças no colo pode também podem sobrecarregar os músculos deltoide e manguito rotador.

A formação de PGs no deltoide anterior pode ser causada por ativação do músculo por sobrecarga, como ao segurar máquina elétrica na altura dos ombros ou trabalhar em espaço mal-adaptado. A ergonomia inadequada de uma estação de trabalho em escritório pode causar atividade aumentada e permanente no deltoide. Conte e colaboradores[36] investigaram cocontrações musculares em músculos do tronco e parte superior do braço por meio de EMG superficial durante uso controlado de controle com *mouse* embutido e *mouse* tradicional. Esses autores descobriram que mesmo que o uso do *mouse* exigisse abdução do ombro, o do *mouse* embutido no teclado exigia um grau maior de exatidão de movimentos e, portanto, mais estabilização dos ombros. Sua conclusão foi que o uso de um *mouse* com *laptop* pode reduzir os riscos biomecânicos de lesão no ombro e na porção superior do braço.[36]

Atividades repetitivas que demandem trabalho com os braços erguidos à altura dos ombros ou olhos durante muitas horas podem ativar PGs, podendo perpetuá-los se a tarefa se mantiver sem alteração. Operários com dor crônica no braço, no pescoço e nos ombros costumam ter PGs nos músculos do ombro e da cervical, inclusive no deltoide.[26] Conforme esperado, trabalho permanente com computador e postura inadequada podem predispor as pessoas à prevalência aumentada de PGs. Além disso, a prevalência de PGs é a mesma em trabalhadores de escritório e manuais, sugerindo que fazem uso excessivo dos mesmos músculos, mesmo que suas atividades profissionais possam ser muito diferentes.[26]

Esforço repetitivo também é encontrado em atletas de competição. O vôlei com movimentos acima da cabeça ou o saque dos tenistas pode causar tensão repetitiva e formação de PGs no deltoide. Osborne e Gatt[37] identificaram PGs desenvolvidos em jogadores de vôlei após vários dias de treino e competição. A liberação dos PGs restaurou a amplitude ativa dos movimentos e possibilitou aos atletas o retorno rápido às competições. Esforço esporádico em excesso, como a pesca não habitual em alto-mar, também pode levar à formação de PGs nas fibras do deltoide anterior.

As fibras posteriores do deltoide raramente desenvolvem PGs em decorrência de atividade isolada. Em geral, ocorre formação de PGs associada a outros músculos da cadeia cinética. No entanto, exercício exagerado específico pode ativar PGs no deltoide posterior, podendo ser consequência de atividades como uso excessivo dos bastões no esqui na neve, ou outros exercícios excessivos que demandem uma ação de tração.[13]

4.2. Pontos-gatilho associados

Podem surgir PGs associados nas áreas de dor referida causada por PGs.[37] Portanto, músculos nas áreas de dor referida de cada músculo acometido também devem ser examinados. Frequentemente, a liberação do PG no músculo associado possibilita uma redução imediata no limiar da pressão da dor dos PGs associados no deltoide.[38] Essa relação é mais comum com PGs no infraespinal que causem PGs associados no deltoide anterior. PGs na parte anterior do músculo deltoide costumam estar associados a PGs na parte clavicular dos peitorais maior e menor, no bíceps braquial e nas fibras posteriores do deltoide.

Quando um PG é identificado nas fibras posteriores do deltoide, também deve-se examinar o terço proximal da cabeça longa do tríceps braquial, o latíssimo do dorso e o redondo maior na busca de PGs associados. As fibras do redondo menor alinham-se ao deltoide posterior apenas quando o braço é mantido em abdução completa; portanto, é menos provável o surgimento de PGs associados. PGs isolados nas fibras do deltoide posterior ocorrem raramente, a não ser que PGs sejam ativados por injeção local de alguma solução irritante no músculo. Em tais casos, a atividade do(s) PG(s) tende a ser autossustentada.

Uma vez que o músculo deltoide se situa em áreas de dor referida dos músculos infraespinal e supraespinal, raramente escapa do aparecimento de PGs associados quando esses músculos têm PGs. Hong[39] relatou que PGs no músculo escaleno ou supraespinal podem induzir PGs associados no deltoide. Foi aplicada pressão a um PG no infraespinal, causando dor referida acima da área frontal do ombro. A pressão causada aumentou a atividade da unidade motora, ou espasmo referido, no deltoide anterior, enquanto agulhas de registro no bíceps e tríceps braquiais mostraram silêncio elétrico.[38] A liberação do PG no infraespinal levou a uma redução no limiar de pressão da dor do PG no deltoide anterior, apesar de o músculo deltoide não ter sido tratado.

Se a desativação de PGs no deltoide restaura cerca de 90° da abdução, qualquer PG ativo no supraespinal deve ser localizado e eliminado. Essa intervenção costuma restaurar a amplitude total dos movimentos do braço na posição acima da cabeça, a não ser que haja envolvimento de antagonistas à abdução de ombros. PGs nos antagonistas podem influenciar, de forma negativa, a elevação dos ombros. Quando PGs estão presentes no deltoide posterior, há aumento da inibição recíproca do músculo durante elevação de ombros.[30] Essa relação pode ocasionar menor eficiência de movimentos, que pode provocar uma redução do relaxamento muscular, padrões desorganizados de ativação muscular e sobrecarga muscular permanente do deltoide anterior. Todos esses são precursores de formação de PGs no músculo agonista.

4.3. Patologias associadas

PGs no deltoide costumam ser incorretamente diagnosticados como rupturas do manguito rotador, tendinite bicipital, bursite subdeltoide, artrite articular glenoumeral, síndrome do impacto ou radiculopatia C5. Essas condições precisam ser consideradas no diagnóstico diferencial de sintomas de dores no ombro. Podem causar dor profunda no ombro, bem como sensibilidade e padrão de dor referida similares aos de PGs do deltoide, embora não apresentem os sinais físicos específicos de bandas palpáveis, sensibilidade pontual e reações contráteis localizadas no músculo. Uma dessas condições costuma coexistir com PGs no deltoide e, em tais casos, ambas devem ser tratadas.

Dor referida de qualquer parte do deltoide pode simular a dor que surge na articulação glenoumeral[40] e, assim, facilmente ser mal diagnosticada como artrite daquela articulação. Qualquer PG no deltoide deve ser desativado e a reação terapêutica, observada, antes da decisão de injetar a articulação do ombro. Por vezes, o músculo e a articulação têm que ser tratados.

Quando a atenção está voltada apenas à área subacromial da dor referida, e são desconsiderados PGs de qualquer ou de todas as três partes do músculo deltoide, costuma surgir um diagnóstico de "bursite no subdeltoide". Uma bolsa sinovial normal pode, então, ser injetada, negligenciando-se PGs ativos do deltoide, geralmente dando origem a um resultado terapêutico insatisfatório.

A articulação acromioclavicular subjaz à inserção proximal (origem) do músculo deltoide anterior. Dor por entorse, subluxação ou luxação ou separação total dessa articulação simula o padrão de dor de PGs no deltoide anterior, ou vice-versa. Entorse da articulação acromioclavicular produz sensibilidade localizada acima da articulação, mais do que sensibilidade em PG do deltoide, causando dor em mobilização passiva da articulação e por movimento do braço que roda ou eleva a escápula. Subluxação e luxação acromioclaviculares são mais prováveis durante atividades esportivas e após um acidente automobilístico em que o paciente estava ao volante ou alongou o braço para proteger-se. Uma abdução horizontal passiva causa dor na articulação acromioclavicular quando está envolvida.

Capsulite adesiva, ou ombro congelado, é uma condição com etiologia desconhecida, que limitará a amplitude disponível de movimentos na articulação glenoumeral, e está associada a uma forte dor durante movimentos ativos e passivos do ombro. Com frequência, esses pacientes têm PGs presentes nos músculos escapulotorácico e glenoumeral, principalmente o subescapular, que podem contribuir para a dor do paciente e causar limitação dos movimentos. Clewley e colaboradores[41] trataram um paciente com capsulite adesiva usando liberação de PG. Quando uma fase inicial de manipulação com movimento torácico da coluna não funcionou, a musculatura ao redor do ombro foi avaliada em relação a PGs. Descobriu-se a presença deles nos músculos trapézio superior, levantador da escápula, deltoide e infraespinal. Comumente, ainda há envolvimento do subescapular. A liberação de PGs com agulhamento a seco reduziu muito a dor do paciente após duas visitas, o que possibilitou melhora do movimento do ombro durante as atividades funcionais e a introdução de graus mais altos de intervenção manual para a evolução da progressão dos movimentos.[41] Esse caso demonstra que a liberação de PGs diminui a dor e pode permitir melhora dos movimentos, de modo que mais opções de tratamento manual possam ser toleradas pelo paciente.

5. AÇÕES CORRETIVAS

Dor crônica nos ombros em profissionais administrativos está associada a PGs ativos e latentes nos músculos do ombro, inclusive o deltoide.[26,31] Como informado, uma estrutura ergonômica inadequada pode causar tensão prolongada ao longo do deltoide, o que pode gerar dores no ombro e pescoço para empregados que passam longas horas diante de uma mesa de trabalho. Assim, um levantamento completo de dados ergonômicos do local de trabalho e ajuste adequado do teclado do computador, para que o cotovelo fique apoiado em uma flexão de cerca de 90°, ajuda a reduzir a sobrecarga do músculo e a, potencialmente, eliminar a dor. Podem ser encontradas várias listas de verificação na internet a respeito de estruturação adequada das estações de trabalho, e muitas empresas têm funcionários que podem fazer uma avaliação ergonômica do local de trabalho. Terapeutas ocupacionais e fisioterapeutas podem ser consultados para fornecerem recomendações corretas sobre adaptações que melhorem o conforto.

Além de adaptações posturais, outros fatores de tensão mecânica também precisam ser corrigidos. Levantar itens pesados deve ser feito com o braço em rotação, de modo que o polegar fique voltado para a direção que retire a carga da parte afetada do deltoide. Para não sobrecarregar as fibras do deltoide anterior, o braço deve ser rotacionado lateralmente. Assim, a rotação medial não sobrecarrega as fibras posteriores.

O paciente deve tomar precauções em escadas e prevenir sobrecarga potencial do deltoide, capaz de resultar de situação em que foi obrigado a, rapidamente, agarrar-se em um corrimão. Fazer uso de escadas lentamente, ao mesmo tempo que apoia as mãos nos corrimãos, além de observar a colocação dos pés, pode evitar uma possível queda e a recorrência de sobrecarga muscular.

Atletas que participam de esportes de contato devem usar elementos de proteção sobre a porção anterior dos ombros. Os entusiastas do tiro devem colocar forro na frente do ombro ou usar peça de vestuário específica que minimize o trauma direto do retorno do gatilho de uma arma de fogo. Esses elementos ajudam a evitar mais dor e irritação, além de prevenir a formação de PGs.

Apoiar o braço com um rolo de toalha na axila durante exercícios desejados, colocando o ombro em abdução de 30°, não altera a ativação do deltoide médio, embora aumente muito a ativação da parte espinal do deltoide. Quando em decúbito lateral, o uso do rolo de toalha na axila aumenta a contração voluntária máxima do deltoide posterior, ao mesmo tempo que a reduz muito no deltoide médio. A utilização do rolo de toalha, na posição em pé e em decúbito lateral, deve ser considerada para treino focalizado do deltoide posterior ou relaxamento do deltoide médio.[42,43] Pesquisadores demonstraram que abdução horizontal pronada a 90°, com rotação lateral total,[44] ou 100° de abdução, com rotação lateral total,[43] produz de 80 a 88% de contração voluntária máxima das partes média e posterior do deltoide, respectivamente. Ainda que o músculo deltoide não tenha um papel específico na rotação do úmero, exercícios de rotação medial e lateral em pé podem ser usados como uma posição inicial para a reeducação neuromuscular desse músculo.[42-44]

Liberação miofascial de PGs aplicada com o deltoide relaxado em uma posição facilitadora (cerca de 45° de abdução é excelente) pode ser especialmente eficaz (Figura 28-5). A pressão deve ser desconfortável, mas tolerável, podendo ser concretamente

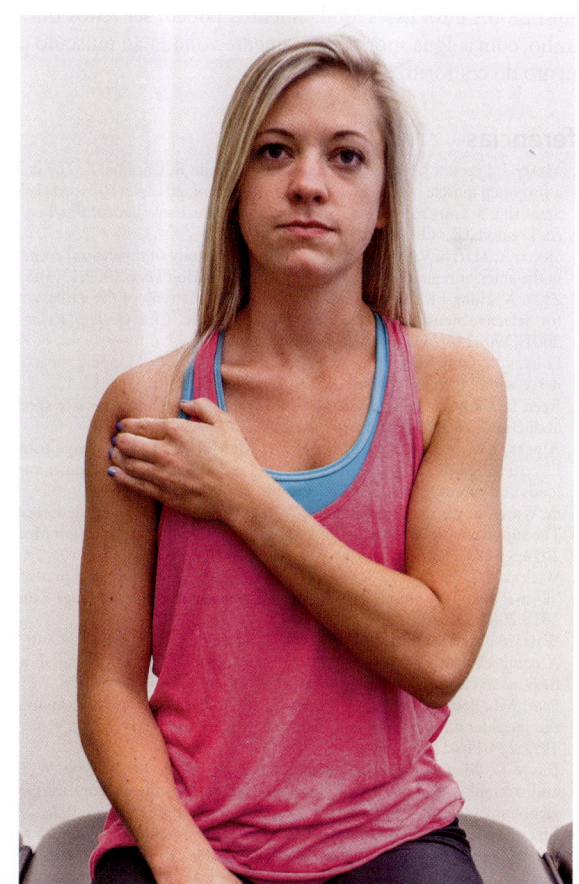

Figura 28-5 Autoliberação miofascial de PGs da parte anterior do músculo deltoide.

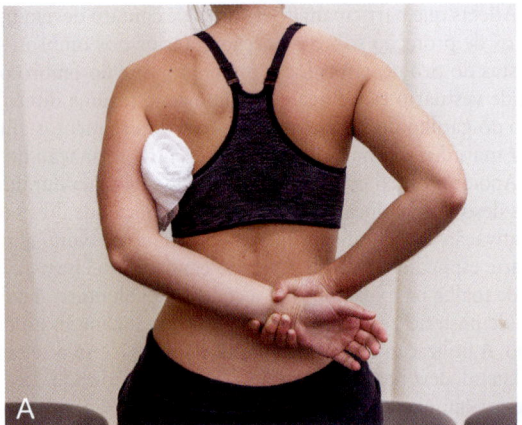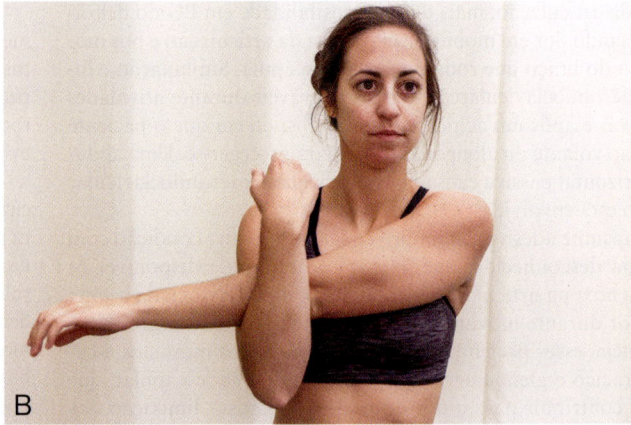

Figura 28-6 Autoalongamento do músculo deltoide. (A) Parte média. (B) Parte posterior.

aplicada em fases com duração curta de 15 segundos.[26] Se o PG não for de acesso fácil para compressão digital, pode ser utilizada uma bola de tênis contra uma parede, aplicando pressão sobre ele. Os pacientes também podem fazer uso de instrumentos comercializados que os auxiliem a aplicar pressão.

Os clínicos podem ensinar o paciente a liberar por autopressão os PGs no deltoide. Alongamento diário suave e passivo da parte afetada do músculo também pode ser realizado para aliviar a dor e manter o que foi conseguido após a liberação do PG (Figura 28-6A e B). Esses alongamentos podem ser feitos durante o banho, com a água morna diretamente voltada ao músculo para aumento do conforto.

Referências

1. Moser T, Lecours J, Michaud J, Bureau NJ, Guillin R, Cardinal E. The deltoid, a forgotten muscle of the shoulder. *Skeletal Radiol*. 2013;42(10):1361-1375.
2. Standring S. *Gray's Anatomy: The Anatomical Basis of Clinical Practice*. 41st ed. London, UK: Elsevier; 2015.
3. Stecco A, Macchi V, Stecco C, et al. Anatomical study of myofascial continuity in the anterior region of the upper limb. *J Bodyw Mov Ther*. 2009;13(1):53-62.
4. Zhao X, Hung LK, Zhang GM, Lao J. Applied anatomy of the axillary nerve for selective neurotization of the deltoid muscle. *Clin Orthop Relat Res*. 2001;(390):244-251.
5. Loukas M, Grabska J, Tubbs RS, Apaydin N, Jordan R. Mapping the axillary nerve within the deltoid muscle. *Surg Radiol Anat*. 2009;31(1):43-47.
6. Reed D, Cathers I, Halaki M, Ginn K. Does supraspinatus initiate shoulder abduction? *J Electromyogr Kinesiol*. 2013;23(2):425-429.
7. Alpert SW, Pink MM, Jobe FW, McMahon PJ, Mathiyakom W. Electromyographic analysis of deltoid and rotator cuff function under varying loads and speeds. *J Shoulder Elbow Surg*. 2000;9(1):47-58.
8. de Witte PB, Werner S, ter Braak LM, Veeger HE, Nelissen RG, de Groot JH. The supraspinatus and the deltoid—not just two arm elevators. *Hum Mov Sci*. 2014;33:273-283.
9. Wickham J, Pizzari T, Stansfeld K, Burnside A, Watson L. Quantifying 'normal' shoulder muscle activity during abduction. *J Electromyogr Kinesiol*. 2010;20(2):212-222.
10. Wattanaprakornkul D, Halaki M, Boettcher C, Cathers I, Ginn KA. A comprehensive analysis of muscle recruitment patterns during shoulder flexion: an electromyographic study. *Clin Anat*. 2011;24(5):619-626.
11. Pearl ML, Perry J, Torburn L, Gordon LH. An electromyographic analysis of the shoulder during cones and planes of arm motion. *Clin Orthop Relat Res*. 1992;284:116-127.
12. David G, Magarey ME, Jones MA, Dvir Z, Turker KS, Sharpe M. EMG and strength correlates of selected shoulder muscles during rotations of the glenohumeral joint. *Clin Biomech (Bristol, Avon)*. 2000;15(2):95-102.
13. Illyes A, Kiss RM. Shoulder muscle activity during pushing, pulling, elevation and overhead throw. *J Electromyogr Kinesiol*. 2005;15(3):282-289.
14. Reed D, Cathers I, Halaki M, Ginn KA. Does load influence shoulder muscle recruitment patterns during scapular plane abduction? *J Sci Med Sport*. 2015;15:207-208.
15. Brookham RL, Wong JM, Dickerson CR. Upper limb posture and submaximal hand tasks influence shoulder muscle activity. *Int J Ind Ergon*. 2010;40:337-344.
16. Gregori JH, Bureau NJ, Billaurt F, Hagemeister N. Coaptation/elevation role of the middle deltoid muscle fibers: a static biomechanical pilot study using shoulder MRI. *Surg Radiol Anat*. 2014;36:1001-1007.
17. Liu J, Hughes RE, Smutz WP, Niebur G, Nan-An K. Roles of deltoid and rotator cuff muscles in shoulder elevation. *Clin Biomech (Bristol, Avon)*. 1997;12(1):32-38.
18. Gao ZH, Fan D, Wang D, Zhao H, Zhao K, Chen C. Muscle activity and co-contraction of musculoskeletal model during steering maneuver. *Biomed Mater Eng*. 2014;24(6):2697-2706.
19. Scovazzo ML, Browne A, Pink M, Jobe FW, Kerrigan J. The painful shoulder during freestyle swimming. An electromyographic cinematographic analysis of twelve muscles. *Am J Sports Med*. 1991;19(6):577-582.
20. Pink M, Perry J, Browne A, Scovazzo ML, Kerrigan J. The normal shoulder during freestyle swimming. An electromyographic and cinematographic analysis of twelve muscles. *Am J Sports Med*. 1991;19(6):569-576.
21. Rouard AH, Clarys JP. Cocontraction in the elbow and shoulder muscles during rapid cyclic movements in an aquatic environment. *J Electromyogr Kinesiol*. 1995;5(3):177-183.
22. Simons DG, Travell JG, Simons LS. *Myofascial Pain and Dysfunction: The Trigger Point Manual. Volume 1: Upper Half of Body*. 2nd ed. Philadelphia, PA: Lippincott Williams & Wilkins; 1999.
23. Kellgren JH. Observations on referred pain arising from muscle. *Clin Sci (Lond)*. 1938;3:175-190.
24. Travell J, Rinzler SH. The myofascial genesis of pain. *Postgrad Med*. 1952;11(5):425-434.
25. Steinbrocker O, Isenberg SA, Silver M, Neustadt D, Kuhn P, Schittone M. Observations on pain produced by injection of hypertonic saline into muscles and other supportive tissues. *J Clin Invest*. 1953;32(10):1045-1051.
26. Fernández de las Peñas C, Grobli C, Ortega-Santiago R, et al. Referred pain from myofascial trigger points in head, neck, shoulder, and arm muscles reproduces pain symptoms in blue-collar (manual) and white-collar (office) workers. *Clin J Pain*. 2012;28(6):511-518.
27. Hains G, Descarreaux M, Hains F. Chronic shoulder pain of myofascial origin: a randomized clinical trial using ischemic compression therapy. *J Manipulative Physiol Ther*. 2010;33(5):362-369.
28. Bohlooli N, Ahmadi A, Maroufi N, Sarrafzadeh J, Jaberzadeh S. Differential activation of scapular muscles, during arm elevation, with and without trigger points. *J Bodyw Mov Ther*. 2016;20(1):26-34.
29. Lucas KR, Rich PA, Polus BI. Muscle activation patterns in the scapular positioning muscles during loaded scapular plane elevation: the effects of Latent Myofascial Trigger Points. *Clin Biomech (Bristol, Avon)*. 2010;25(8):765-770.
30. Ibarra JM, Ge HY, Wang C, Martinez Vizcaino V, Graven-Nielsen T, Arendt-Nielsen L. Latent myofascial trigger points are associated with an increased antagonistic muscle activity during agonist muscle contraction. *J Pain*. 2011;12(12):1282-1288.
31. Bron C, Dommerholt J, Stegenga B, Wensing M, Oostendorp RA. High prevalence of shoulder girdle muscles with myofascial trigger points in patients with shoulder pain. *BMC Musculoskelet Disord*. 2011;12(1):139-151.
32. Bron C, Franssen J, Wensing M, Oostendorp RA. Interrater reliability of palpation of myofascial trigger points in three shoulder muscles. *J Man Manip Ther*. 2007;15(4):203-215.
33. Christensen E. Topography of terminal motor innervation in striated muscles from stillborn infants. *Am J Phys Med*. 1959;38(2):65-78.
34. Castaldo M, Ge HY, Chiarotto A, Villafane JH, Arendt-Nielsen L. Myofascial trigger points in patients with whiplash-associated disorders and mechanical neck pain. *Pain Med*. 2014;15(5):842-849.

35. Gerwin RD, Dommerholt J, Shah JP. An expansion of Simons' integrated hypothesis of trigger point formation. *Curr Pain Headache Rep*. 2004;8(6):468-475.
36. Conte C, Ranavolo A, Serrao M, et al. Kinematic and electromyographic differences between mouse and touchpad use on laptop computers. *Int J Ind Ergon*. 2014;44:413-420.
37. Osborne NJ, Gatt IT. Management of shoulder injuries using dry needling in elite volleyball players. *Acupunct Med*. 2010;28(1):42-45.
38. Hsieh YL, Kao MJ, Kuan TS, Chen SM, Chen JT, Hong CZ. Dry needling to a key myofascial trigger point may reduce the irritability of satellite MTrPs. *Am J Phys Med Rehabil*. 2007;86(5):397-403.
39. Hong C-Z. Considerations and recommendations regarding myofascial trigger point injection. *J Musculoskelet Pain*. 1994;2(1):29-59.
40. Reynolds MD. Myofascial trigger point syndromes in the practice of rheumatology. *Arch Phys Med Rehabil*. 1981;62(3):111-114.
41. Clewley D, Flynn TW, Koppenhaver S. Trigger point dry needling as an adjunct treatment for a patient with adhesive capsulitis of the shoulder. *J Orthop Sports Phys Ther*. 2014;44(2):92-101.
42. Sakita K, Seeley MK, Myrer JW, Hopkins JT. Shoulder-muscle electromyography during shoulder external-rotation exercises with and without slight abduction. *J Sport Rehabil*. 2015;24(2):109-115.
43. Reinold MM, Wilk KE, Fleisig GS, et al. Electromyographic analysis of the rotator cuff and deltoid musculature during common shoulder external rotation exercises. *J Orthop Sports Phys Ther*. 2004;34(7):385-394.
44. Marta S, Pezarat-Correla P, Fernandes O, Carita A, Cabri J, de Moraes A. Electromyographic analysis of posterior deltoid, posterior rotator cuff and trapezius musculature in different shoulder exercises. *Int Sportsmed J*. 2013;14: 1-15.

Capítulo 29

Músculo coracobraquial
O difamador sombrio

Joseph M. Donnelly | Leigh E. Palubinskas

1. INTRODUÇÃO

O músculo coracobraquial é um músculo pequeno, localizado no compartimento anterior dos ombros, com frequência, subestimado como uma das fontes de dores nos ombros. Insere-se ao vértice do processo coracoide e, distalmente, insere-se na borda medial do úmero, no terço médio da diáfise do úmero, entre as inserções dos músculos tríceps braquial e braquial. É inervado pelo nervo musculocutâneo. Sua principal função é auxiliar na flexão e adução dos ombros. Quando esse músculo age com os músculos sinergistas da sua unidade funcional, também proporciona estabilidade inferior e anterior à articulação glenoumeral quando o braço é abduzido. Pontos-gatilho (PGs) no músculo coracobraquial costumam causar dor profunda no aspecto anterior do ombro, com possibilidade de referir ao aspecto posterior da porção superior do braço e do antebraço e ao dorso da mão. O padrão de dor referida pode, ainda, chegar ao terceiro dedo da mão, em casos extremos. O paciente pode ter sintomas ao alcançar as costas (como ao pegar a carteira ou colocar a camisa para dentro das calças), quando o braço é erguido com o cotovelo flexionado e ao chegar à metade do corpo (como na tentativa de prender o cinto de segurança). Ativação e perpetuação de PGs no coracobraquial costumam resultar de sobrecarga aguda repetitiva, com atividades do tipo erguer objetos pesados com os braços bem estendidos, fazer exercícios de apoio (flexões) ou levantar peso deitado e fazer arremessos. O diagnóstico diferencial deve incluir um levantamento de dados para dor ou radiculopatia C7, síndrome do túnel do carpo, bursite subacromial, tendinite supraespinal e disfunção articular acromioclavicular. As ações corretivas incluem postura correta durante atividades prolongadas, liberar por autopressão os PGs, exercícios de autoalongamento e evitar levantar objetos pesados ou levantamento repetitivo, com os braços bem estendidos ou acima da cabeça. Do ponto de vista clínico, PGs nesse músculo ocorrem, com maior frequência, secundariamente a PGs em outros músculos de sua unidade funcional.

2. CONSIDERAÇÕES ANATÔMICAS

O coracobraquial insere-se proximalmente ao vértice do processo coracoide, bem fundo em relação ao tendão da cabeça curta do bíceps braquial, com as fibras inserindo-se ao aspecto proximal da cabeça curta do tendão do bíceps (Figura 29-1). Distalmente, insere-se à borda medial do úmero, a meio caminho ao longo da diáfise umeral, entre as inserções dos músculos tríceps braquial e braquial.[1] O coracobraquial localiza-se acima do músculo subescapular, separado dele pela bolsa sinovial coracobraquial.[2]

Variações anatômicas do coracobraquial incluem a extensão de sua inserção umeral até o epicôndilo medial e a total ausência do músculo.[3] Continuação acessória adicional do músculo também foram encontrados, podendo ter ligação com o tubérculo menor,[1] o epicôndilo medial,[4,5] o músculo tríceps braquial[6] ou o septo intermuscular medial.[7]

2.1. Inervação e vascularização

O feixe neurovascular braquial (formado pelo nervo mediano, nervo musculocutâneo, nervo ulnar e artéria braquial) passa profundamente em relação à inserção tendínea do peitoral maior no processo coracoide, descendo, dorsal e medialmente, o braço em relação ao músculo coracobraquial. Ao palpar esse músculo, ou ao tratar PGs na área, é importante recordar a localização desse feixe para evitar danos. Esses nervos podem ser fácil e dolorosamente danificados por compressão potente contra o úmero.

O músculo coracobraquial é inervado pelo nervo musculocutâneo, que surge do cordão lateral do plexo braquial e é derivado dos ramos ventrais cervicais nos níveis C5, C6 e C7.[1] A maior parte da bibliografia descreve que o coracobraquial é inervado pelos nervos espinais C5, C6 e C7. Entretanto, a composição do nervo espinal dos ramos nervosos que inervam o coracobraquial pode conter apenas fibras de C6 e C7.[8,9] Essa descrição contraria os níveis de inervação geralmente aceitos para esse músculo, mas foi confirmada em mais de um estudo.

Logo que o ramo musculocutâneo se separa do tronco nervoso, ele penetra o músculo coracobraquial na porção média do ventre muscular, abaixo do peitoral maior, dividindo o músculo em partes superficial e profunda, claramente definidas.[3,10] Em seguida, o nervo desce entre o bíceps braquial e o braquial até a lateral do braço.[1] Estudos anatômicos descobriram casos em que o nervo musculocutâneo não penetra o coracobraquial, mas cruza o comprimento do músculo.[11-15] Esse achado pode ter implicações para procedimentos cirúrgicos,[15] bloqueios de nervos[12] e inserção de agulha no músculo ou em compartimento anterior do ombro.

O suprimento vascular até a porção profunda do músculo coracobraquial surge a partir dos ramos da artéria axilar e da artéria circunflexa anterior do úmero. Ramos da artéria toracoacromial suprem a porção superficial do músculo.[1]

2.2. Função

O músculo coracobraquial auxilia na flexão e na adução do braço na articulação glenoumeral.[1,3,16-18] Esse músculo pode ser um poderoso colaborador da adução glenoumeral, com base em seu ângulo de inserção. Ele também age com as fibras anteriores do músculo deltoide para resistir ao desvio do plano coronal do movimento quando o braço é abduzido.[1]

Quando o coracobraquial age em conjunto com a cabeça curta do bíceps braquial, ele ajuda a estabilizar a articulação glenoumeral. Quando contraído por estimulação farádica, no momento em que o braço é mantido na posição abduzida, ele se impõe para atrair o úmero para a cavidade glenoide.[19] Halder e colaboradores descobriram que o coracobraquial também propicia considerável translação superior, ajudando a estabilizar a articulação glenoumeral na direção inferior quando o braço é movimentado em abdução.[20] Quando o ombro se movimenta para se estender, o coracobraquial constitui uma força estabilizadora anterior à cabeça do úmero. Essa função é mais predominante quando há instabilidade

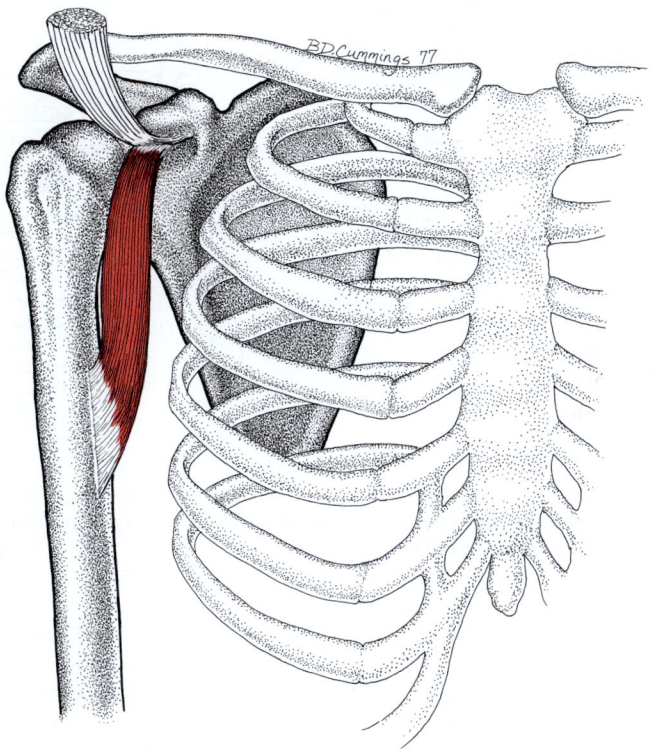

Figura 29-1 Inserções comuns do músculo coracobraquial (vermelho): proximalmente à extremidade do processo coracoide e distalmente até uma linha ao longo do úmero, estendendo-se quase até a diáfise média. A cabeça curta do músculo bíceps braquial (seccionada e virada para cima) tem uma origem compartilhada com o músculo coracobraquial no processo coracoide.

confirmada do ombro anterior, assim, o músculo coracobraquial propicia uma estabilidade posicional dinâmica, uma vez que envolve a cabeça umeral anterior, logo acima do músculo subescapular.

A inserção do músculo na diáfise média do úmero possibilita que ele se alongue por rotação medial e lateral do ombro. Há relatos de que o músculo auxilia o retorno do braço à neutralidade a partir dessas posições.[3,18]

2.3. Unidade funcional

A unidade funcional à qual um músculo pertence inclui os músculos que reforçam e contrapõe-se às suas ações, bem como as articulações que os músculos cruzam. A interdependência funcional dessas estruturas reflete-se na organização e nas conexões neurais do córtex sensorimotor. A unidade funcional é destacada, porque a presença de um PG em um músculo da unidade aumenta a probabilidade de que outros músculos da unidade também desenvolvam PGs. Ao desativar PGs em um músculo, deve haver a preocupação com PGs que possam se desenvolver nos músculos funcionalmente interdependentes. O Quadro 29-1 representa, de maneira geral, a unidade funcional do músculo coracobraquial.[21]

3. APRESENTAÇÃO CLÍNICA
3.1. Padrão de dor referida

Dor referida de PGs no coracobraquial localiza-se principalmente no aspecto anterior do ombro, na região das fibras anteriores do músculo deltoide (Figura 29-2). A dor também pode descer ao aspecto posterior do braço, concentrando-se acima do tríceps braquial, do dorso do antebraço e do dorso da mão, chegando à ponta do dedo médio. Com frequência, as articulações do cotovelo e do punho não estão envolvidas no relato dos sintomas pelo paciente.

Quanto mais ativos os PGs, maior o alcance da dor referida, mais intensa a dor e maior a probabilidade de ela persistir em repouso. Além disso, os PGs são mais sensíveis, as bandas tensionadas são mais estressadas e as reações contráteis locais são mais fortes.

Quadro 29-1   Unidade funcional do músculo coracobraquial

Ações	Sinergistas	Antagonistas
Flexão do ombro	Deltoide anterior Cabeça curta do bíceps braquial Peitoral maior	Redondo maior Latíssimo do dorso Cabeça longa do tríceps braquial Deltoide posterior
Adução do ombro	Redondo maior Latíssimo do dorso Peitoral maior	Deltoide Supraespinal

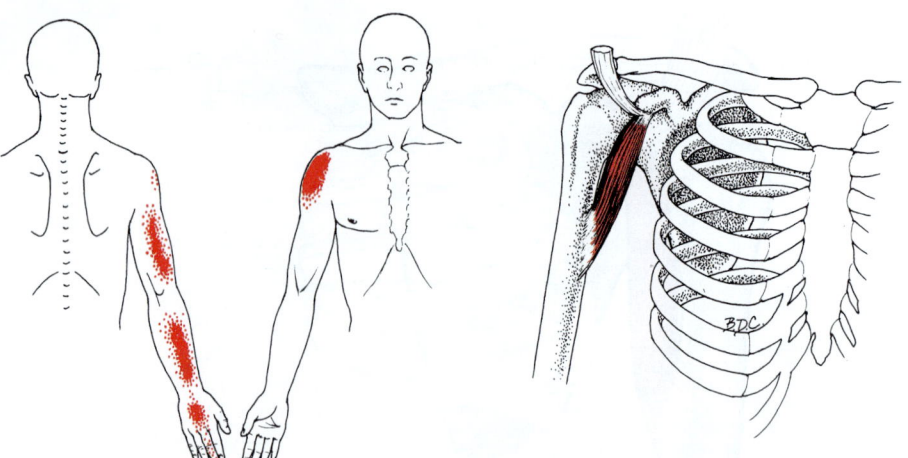

Figura 29-2 Padrão de dor (vermelho) referida de um PG no músculo coracobraquial direito. PGs podem ser encontrados longe, distalmente, na porção média do ventre muscular. Em pacientes com envolvimento menor, a dor pode chegar somente até o cotovelo.

3.2. Sintomas

PGs no músculo coracobraquial devem ser considerados quando o paciente informa dor em membro superior, particularmente na frente do ombro ou atrás do braço. Pacientes com PGs no músculo coracobraquial podem ter dor e dificuldade ao tentar tocar as costas e a região lombar. Eles podem relatar dor ao tocar o bolso traseiro da roupa ou ao colocar uma camisa para dentro das calças. Quando apenas o coracobraquial está envolvido, não há dor ao erguer o braço ou ao estendê-lo lateralmente com o cotovelo flexionado (como ao tocar o topo da cabeça). No entanto, a tentativa de uma elevação total para a frente e, em seguida, movimentação do braço até atrás da orelha, na direção da metade do corpo, causa dor em razão da contração do coracobraquial na posição de encurtamento.

3.3. Exame do paciente

Após um exame subjetivo detalhado, o clínico deve fazer um desenho detalhado representando o padrão de dor descrito pelo paciente. Essa descrição ajudará no planejamento do exame físico e pode ser útil no monitoramento da progressão do paciente, à medida que os sintomas melhoram ou mudam. Um exame abrangente do coracobraquial inclui observar a postura do cíngulo do membro superior e a posição escapular, bem como as amplitudes de movimento ativa e passiva do cíngulo do membro superior, com atenção especial aos padrões de ativação do músculo e ao ritmo escapuloumeral. Cabe ao clínico perceber quando e onde ocorre a dor.

Com PGs no coracobraquial, o braço pode ser flexionado até a orelha, mas não atrás dela, uma vez que isso acrescenta um movimento agravador de adução. A contração do músculo na posição encurtada causa dor.

Teste de resistência específico do músculo deve ser feito para identificar déficits na função muscular e na reprodução de sintomas de dor. Para testar a força do coracobraquial, o paciente primeiro eleva o braço em uma flexão de 45°, com rotação lateral para minimizar a assistência do músculo bíceps braquial.[17] Incapacidade de resistir adequadamente à pressão aplicada pelo clínico pode indicar inibição causada por PGs no coracobraquial. Se esse músculo tiver PGs, o esforço de resistência do paciente pode provocar dor.

O teste de Apley (extensão do ombro, rotação medial e adução) (Figura 20-3A) revela restrição na amplitude de movimentos do ombro onde há PGs no músculo coracobraquial envolvido. Tocar a parte posterior do corpo e a região lombar coloca o músculo em uma posição de dor em razão de seu alongamento, causado por rotação medial e extensão extremas. Em geral, o paciente tem dificuldade de tocar além da linha média das costas, secundário a dor. Alongar o músculo coracobraquial envolvido, passivamente estendendo o braço na articulação do ombro, causa dor, sobretudo com o acréscimo de um componente de abdução.[22]

Movimento articular acessório deve ser testado nas articulações glenoumeral, acromioclavicular, esternoclavicular e escapulotorácica. Com frequência, hipomobilidade articular na articulação esternoclavicular pode causar déficit na elevação do ombro, contribuindo para alterações nos padrões normais de ativação muscular. Disfunções articulares na articulação glenoumeral também podem prejudicar padrões de ativação muscular, colaborando para a sobrecarga do coracobraquial.

As posições da escápula e da cabeça do úmero devem ser investigadas em repouso e durante elevação de extremidades superiores, já que um mau alinhamento pode ser fator colaborador importante para sobrecarga do coracobraquial durante atividades funcionais de extremidades superiores que exijam flexão e adução combinadas.

3.4. Exame de pontos-gatilho

O paciente deve ser posicionado em supino com o braço abduzido até 60°, possibilitando acesso ao coracobraquial. Antes da palpação, a relação com outras estruturas deve ser considerada. O músculo coracobraquial cruza, de forma superficial, até as inserções dos músculos subescapular, latíssimo do dorso e redondo maior, mas situa-se profundamente em relação ao peitoral maior e ao deltoide anterior (Figura 29-3). PGs no coracobraquial são encontrados palpando-se o músculo contra o úmero, deslizando o dedo até a axila, profundamente em relação ao

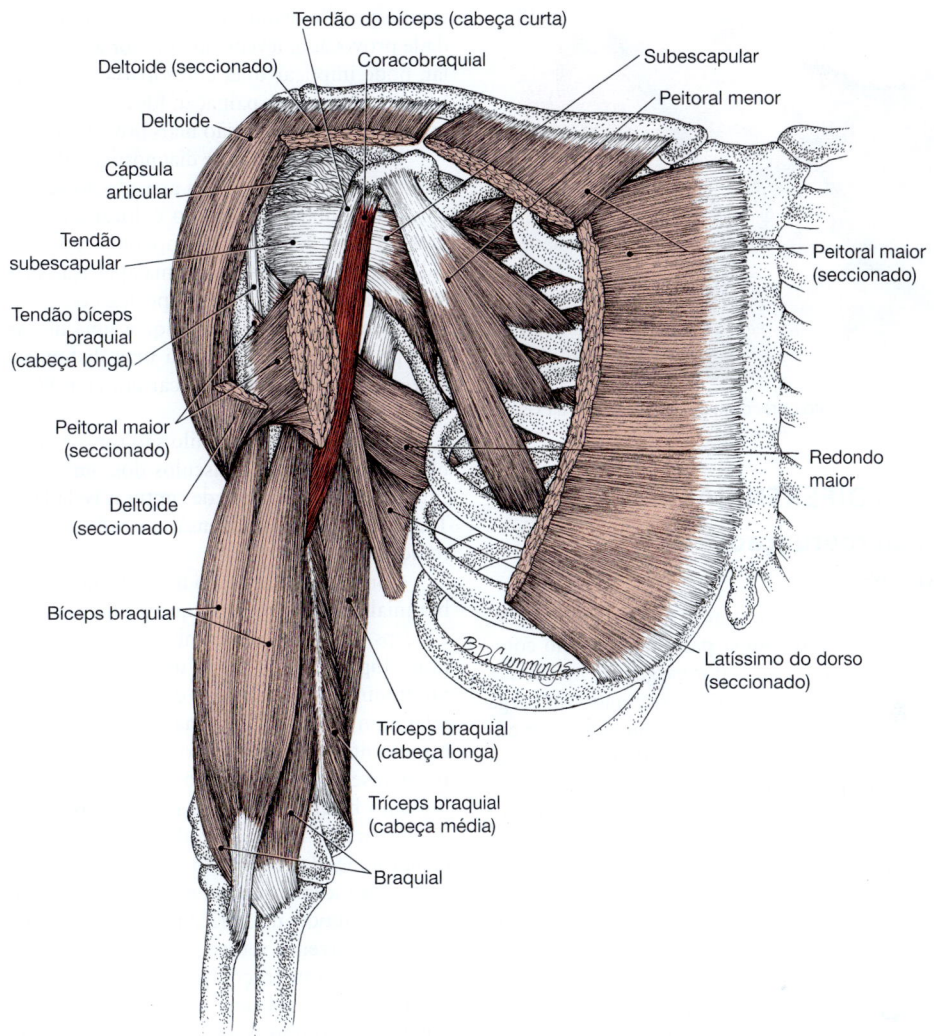

Figura 29-3 Anatomia regional muscular do ombro direito, vista frontal. O músculo coracobraquial (vermelho-escuro) cruza, de forma superficial, as inserções dos músculos subescapular, latíssimo do dorso e redondo maior, mas situa-se profundamente em relação ao peitoral maior e ao deltoide anterior. Por motivo de clareza, o serrátil anterior não é mostrado. O coracobraquial localiza-se medialmente à cabeça curta do bíceps braquial, sendo palpado quanto a PGs contra o úmero na fossa axilar anterior, profundamente em relação ao peitoral maior.

deltoide e ao peitoral maior (Figura 29-4). A ponta do dedo encontra os ventres adjacentes da cabeça curta do bíceps braquial e, posteriormente, o coracobraquial, no nível onde cerca de metade das fibras do bíceps braquial fica inserida ao seu tendão comum. O feixe neurovascular axilar passa junto do músculo coracobraquial[23] e deve ser deslocado posteriormente para permitir que o dedo explore as fibras do coracobraquial em busca de bandas tensionadas, dedilhando-se o músculo contra o úmero. PGs costumam ser encontrados na metade do músculo. A área das inserções também pode estar enrijecida e reagir à pressão digital com dor referida.

Avaliação de pontos-gatilho

Uma avaliação de PGs deve incluir palpação plana transversa de todo o músculo. Duas áreas de sensibilidade são comuns nesse músculo, mais proximal e distalmente. Sensibilidade de PGs costumam localizar-se na região da metade do músculo, embora possam estar presentes em qualquer local, em todo o ventre muscular. Inserções também podem ser localizadas na região da junção musculotendínea proximal, embora também possam estar distais e, provavelmente, representar uma entesopatia secundária à tensão sustentada causada por bandas tensionadas dos PGs.[24]

PGs podem ser identificados pelo movimento passivo do braço por uma amplitude que alongue ou tensione o coracobraquial. Porém, um envolvimento desse músculo costuma ser descoberto quando o paciente retorna após uma desativação exitosa de múltiplos PGs em outros músculos do ombro, especialmente o deltoide anterior e o bíceps braquial. Ainda que não haja recorrência de sensibilidade ou bandas tensionadas nos músculos antes tratados, o paciente informa dor na área posterior do braço e sensibilidade profunda que permanece na região do deltoide anterior. Um exame profundo revela sensibilidade que se localiza com mais profundidade do que no músculo deltoide.

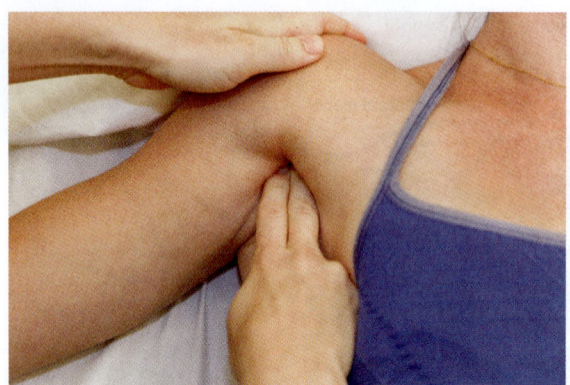

Figura 29-4 Palpação do músculo coracobraquial em relação a PGs.

4. DIAGNÓSTICO DIFERENCIAL
4.1. Ativação e perpetuação de pontos-gatilho

Uma postura ou atividade que ative um PG, se não corrigida, também pode perpetuá-lo. Em qualquer parte do músculo coracobraquial, os PGs podem ser ativados por carga excêntrica não habitual, exercício excêntrico em músculo destreinado ou carga concêntrica máxima ou submáxima.[25] PGs também podem ser ativados ou agravados quando o músculo é colocado em uma posição encurtada ou alongada por período prolongado.

Sendo um forte adutor do ombro, PGs no coracobraquial podem ser ativados por atividades que envolvam esforço repetitivo de membro superior, como exercício de apoio no chão, montanhismo, natação, arremesso de bola e jogo de tênis ou golfe. Trabalho que exija pegar objetos com o braço esticado (ou estendido) acima da cabeça ou na altura do ombro, ou ainda levantar objetos pesados, pode colocar o paciente em risco de desenvolvimento de PGs coracobraquiais. Imobilização prolongada da articulação do ombro em posição aduzida e em rotação medial, a partir de um procedimento cirúrgico, ou autoimobilização em razão de dor também pode ativar PGs no músculo coracobraquial.

4.2. Pontos-gatilho associados

PGs associados podem surgir em músculos nas áreas de dor referida em consequência de um PG ativo. Portanto, músculos nas áreas de dor referida de cada músculo acometido também devem ser examinados.[26] É raro os pacientes apresentarem sintomas de PGs somente nesse músculo. PGs no coracobraquial podem, em geral, surgir associados a PGs em músculos com relação funcional, como em partes do deltoide anterior ou posterior, no bíceps braquial (cabeça curta), no supraespinal e no tríceps braquial (cabeça longa). Assim, ao avaliar um paciente com dor no ombro anterior ou no braço posterior, há necessidade de avaliar os músculos da unidade funcional e tratar primeiro os PGs nesses músculos. Com frequência, PGs no coracobraquial são identificados depois que esses PGs associados foram tratados e a dor ainda persiste.

4.3. Patologias associadas

Diagnósticos capazes de apresentar semelhança com PGs no coracobraquial incluem dor radicular C7 (em razão da área de dor informada pelo paciente), síndrome do túnel do carpo, bursite subacromial, síndrome da dor subacromial (impacto), tendinopatia supraespinal e disfunção articular acromioclavicular. A sensibilidade provocada, levemente inferior à articulação acromioclavicular, pode implicar uma entesopatia do músculo coracobraquial. Se a sensibilidade à palpação for mais distal, PGs coracobraquiais no ventre do músculo são mais prováveis.

Um procedimento de diagnóstico diferencial importante para a distinção de disfunção da articulação acromioclavicular de PGs coracobraquiais é realizado colocando-se, de forma passiva, o braço afetado em adução horizontal total para tensionar a articulação acromioclavicular. Uma aplicação de resistência adicional à abdução horizontal nessa posição de adução total aumenta a sensibilidade do teste.[27] Qualquer uma dessas manobras, ou ambas, provoca dor quando há uma disfunção articular acromioclavicular, e não deve provocar dor com PGs coracobraquiais em isolamento.

Rupturas desse músculo são raras e costumam ocorrer combinadas com outros músculos dos ombros,[28] ainda que tenham sido relatados três casos de rupturas isoladas do coracobraquial.[29] Todas resultaram de extensão forçada do braço, com o úmero em rotação lateral e abdução.

Compressão do nervo musculocutâneo pelo músculo coracobraquial pode provocar fraqueza e desgaste dos músculos braquial e bíceps braquial. Essa compressão pode ser diferenciado de uma radiculopatia C5 ou C6 ou de uma lesão no cordão lateral do plexo braquial, por limitação do coracobraquial. Pećina e Bojanić[30] relataram o caso de um remador que praticava 500 flexões diárias e apresentava tamanho e força reduzidos do bíceps braquial, reflexo ausente do tendão do bíceps braquial, tônus diminuído do músculo bíceps braquial e menor sensação da superfície lateral do antebraço. Testes eletrodiagnósticos mostraram latências distais prolongadas e redução da amplitude de reações evocadas nos músculos bíceps braquial e braquial, indicando compressão nervosa musculocutânea. Três meses após a interrupção das flexões diárias, ocorreu o retorno da massa e da força musculares e da sensação no antebraço. Estudos eletrodiagnósticos também mostraram melhoras. Como não houve déficit da função coracobraquial, uma compressão do nervo musculocutâneo deve ter sido distal ao ramo motor do músculo coracobraquial.

Outros relatos de caso[31-33] descrevem perda similar indolor de função nervosa musculocutânea distal ao músculo coracobraquial após exercícios pesados (levantamento de peso e construção de uma parede de pedras), com recuperação funcional em poucos meses após interrupção da atividade extenuante. Uma hipertrofia induzida pelo exercício do músculo coracobraquial, que causou o comprometimento da pressão do nervo, uma vez que penetrou no músculo, foi creditada como responsável nesses casos. Não houve referência a exame do coracobraquial em relação a PGs. PGs latentes, causadores de ausência de relato clínico de dor, podem ser associados a bandas tensionadas bem desenvolvidas, que produzem disfunção e inibição muscular graves.[34-36]

Também houve vários casos de lesão a nervo musculocutâneo proximal em arremessadores do beisebol e do *softball*.[37-40] Nesses casos, os pacientes apresentaram-se com dor aguda no ombro anterior e fraqueza nos supinadores do antebraço e nos flexores do cotovelo. Estavam presentes alterações sensoriais no antebraço volar, mas o surgimento variou e, em um dos casos, estava ausente.[38] Teste eletromiográfico mostrou lesão isolada do nervo musculocutâneo, com limitação do músculo coracobraquial. O tratamento desses jogadores envolveu repouso, medicação anti-inflamatória e fisioterapia. Em todos os casos, cada um dos arremessadores conseguiu retornar ao nível anterior de jogo, sem qualquer intervenção cirúrgica. Não está claro o motivo do aparecimento dessa condição nos jogadores, embora a hipótese seja de que uma combinação de variações anatômicas e treino com exercícios específicos contribuiu para tal.[37] No arremesso do beisebol e do *softball*, o braço é colocado em uma posição que aplica muita tração no trajeto do nervo, o que é capaz de causar dano.[39]

5. AÇÕES CORRETIVAS

Diante de suspeita de PGs coracobraquiais como causadores de dor, movimentos repetitivos ou usuais, que utilizem em demasia os flexores do ombro, como levantamento repetitivo ou pesado acima da cabeça, flexões, levantamento de peso deitado ou inclinado e arremesso repetitivo devem ser evitados. O levantamento deve ser alterado para que os cotovelos sejam mantidos próximos ao corpo.

Posições ao dormir podem ser especialmente problemáticas em razão de posturas agravantes prolongadas. A pessoa com PGs coracobraquiais pode ficar bastante confortável se dormir de costas ou sobre o lado sem dor. Quando o paciente deita sobre o lado não envolvido, o conforto no sono melhora ao apoiar a porção superior do braço em posição neutra, com cotovelo e antebraço colocados sobre um travesseiro (Figura 22-4A), para evitar encurtamento prolongado do coracobraquial afetado. Um travesseiro entre o braço e o corpo também pode ser usado para manter o braço em posição neutra quando o indivíduo deita com o rosto para cima (Figura 22-4B). Outra opção é colocar o travesseiro debaixo do braço, perpendicular ao corpo, mantendo o braço sem adução e rotação medial e em uma posição de descanso de tensão do comprimento em relação ao coracobraquial. Os pacientes devem ser avisados a respeito de deitar na cama com o(s) braço(s) acima da cabeça, em posição abduzida e com rotação lateral, pois essa posição mantém o coracobraquial em uma posição encurtada, podendo causar aumento da dor em decorrência de PGs.

O paciente pode desativar PGs coracobraquiais com a aplicação de autoliberação nas posições sentada (Figura 29-5A), em pé ou deitada (Figura 29-5B). Usando a mão do lado não envolvido, o paciente coloca a parte macia do polegar ao longo do úmero, na porção sob o braço, abaixo do peitoral maior (Figura 29-5B). O polegar é pressionado sobre o lado interno do osso, na região abaixo do braço. O cotovelo é pressionado para o lado do corpo de modo a sentir contração do músculo coracobraquial. Encontrado o ponto sensível, é aplicada pressão suave por 30 segundos, ou até a dor diminuir. Essa liberação pode ser repetida de três a cinco vezes. Pressão forçada deve ser evitada, uma vez que muitos nervos se deslocam nessa região. Se dormência ou formigamento ocorrer, a posição do polegar deve ser modificada.

O paciente deve aprender a liberar a rigidez de um PG lenta e firmemente alongando o músculo coracobraquial, utilizando a posição média do braço em um batente de porta, de modo a tensionar em abdução horizontal, com o úmero em rotação medial e o antebraço em prono (polegar e braço virados para baixo) (Figura 29-6). O alongamento suave deve ser mantido por 30 segundos e pode ser repetido entre três e cinco vezes, conforme a necessidade,

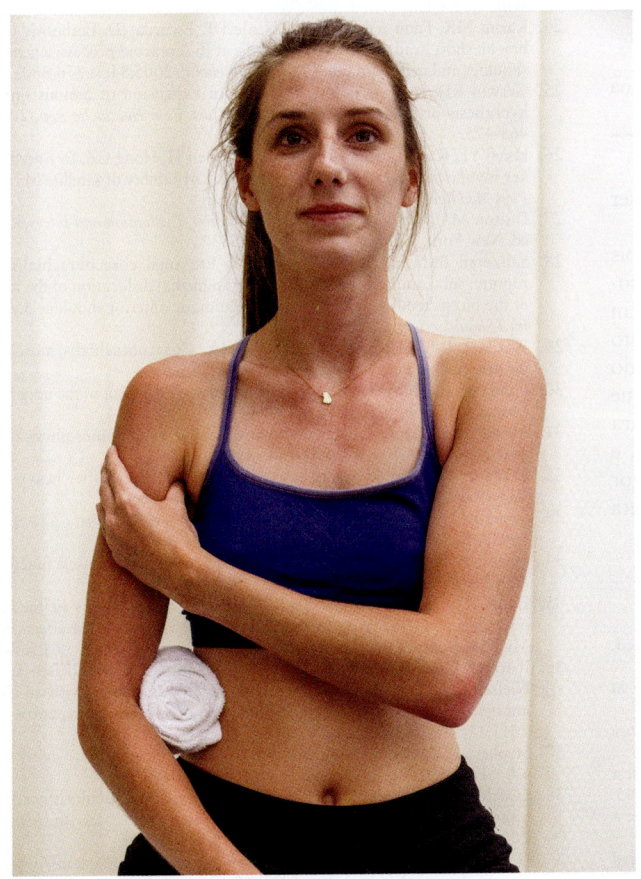 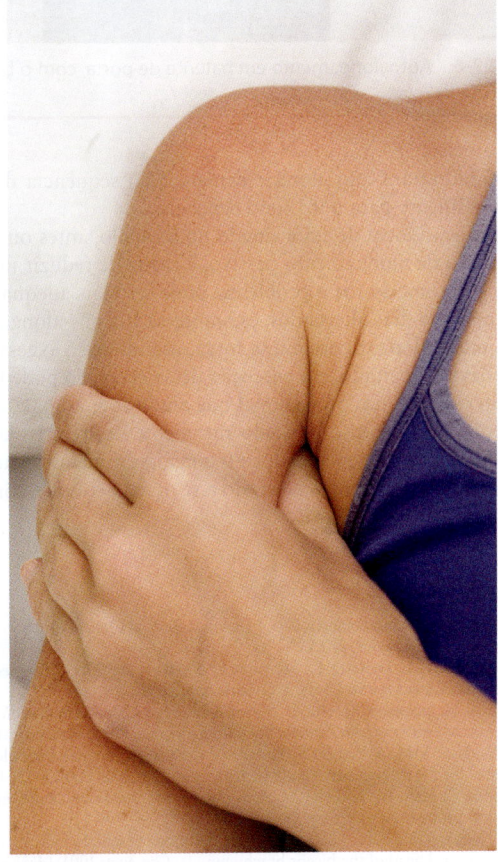

Figura 29-5 Autoliberação miofascial (por pressão) de PGs no músculo coracobraquial. (A) Posição sentada, com rolo de toalha, que dá melhor acesso ao músculo. (B) Posição supina.

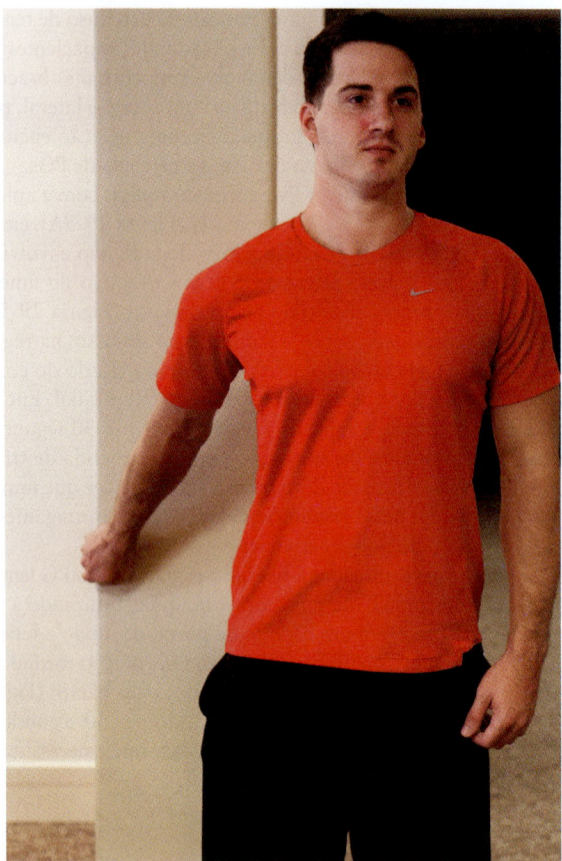

Figura 29-6 Autoalongamento em batente de porta, com o braço na posição média.

com cuidado para não alongar demais. Essa sequência deve ser feita diariamente para o máximo benefício.

Aplicação local de calor úmido no músculo, antes ou depois de exercício de alongamento passivo, é capaz de reduzir incômodos. Se o incômodo for o problema, pode ser mais adequado um programa para dias alternados, e compressa fria pós-alongamento pode ajudar. Alongar com muita força, usando peso excessivo do corpo, deve ser evitado, e a execução desse exercício pode ter que ser conferida por um profissional que ajude com alterações para sua eficácia. PGs nesse músculo raramente existem isolados, e todos os outros PGs associados no cíngulo do membro superior devem, então, ser tratados de modo a se obter a solução completa da dor.

Referências

1. Standring S. *Gray's Anatomy: The Anatomical Basis of Clinical Practice*. 41st ed. London, UK: Elsevier; 2015.
2. Porterfield JA, DeRosa C. *Mechanical Shoulder Disorders: Perspectives in Functional Anatomy*. St. Louis, MO: Saunders; 2004.
3. Morris H, Jackson CM. *Morris' Human Anatomy: A Complete Systematic Trastise by English and American Authors*. Vol 6. Philadelphia, PA: P. Blakiston; 1921.
4. El-Naggar MM, Al-Saggaf S. Variant of the coracobrachialis muscle with a tunnel for the median nerve and brachial artery. *Clin Anat*. 2004;17(2):139-143.
5. Kopuz C, Icten N, Yildirim M. A rare accessory coracobrachialis muscle: a review of the literature. *Surg Radiol Anat*. 2003;24(6):406-410.
6. El-Naggar MM, Zahir FI. Two bellies of the coracobrachialis muscle associated with a third head of the biceps brachii muscle. *Clin Anat*. 2001;14(5):379-382.
7. Ray B, Rai AL, Roy TS. Unusual insertion of the coracobrachialis muscle to the brachial fascia associated with high division of brachial artery. *Clin Anat*. 2004;17(8):672-676.
8. Lindner H. *Clinical Anatomy*. Norwalk, CT: Appleton & Lange; 1989.
9. Woo JS, Shin C, Hur MS, Kang BS, Park SY, Lee KS. Spinal origins of the nerve branches innervating the coracobrachialis muscle: clinical implications. *Surg Radiol Anat*. 2010;32(7):659-662.
10. el-Naggar MM. A study on the morphology of the coracobrachialis muscle and its relationship with the musculocutaneous nerve. *Folia Morphol (Warsz)*. 2001;60(3):217-224.
11. Remerand F, Laulan J, Couvret C, et al. Is the musculocutaneous nerve really in the coracobrachialis muscle when performing an axillary block? An ultrasound study. *Anesth Analg*. 2010;110(6):1729-1734.
12. Apaydin N, Bozkurt M, Sen T, et al. Effects of the adducted or abducted position of the arm on the course of the musculocutaneous nerve during anterior approaches to the shoulder. *Surg Radiol Anat*. 2008;30(4):355-360.
13. Nakatani T, Mizukami S, Tanaka S. Three cases of the musculocutaneous nerve not perforating the coracobrachialis muscle. *Kaibogaku Zasshi*. 1997;72(3):191-194.
14. Guerri-Guttenberg RA, Ingolotti M. Classifying musculocutaneous nerve variations. *Clin Anat*. 2009;22(6):671-683.
15. Loukas M, Aqueelah H. Musculocutaneous and median nerve connections within, proximal and distal to the coracobrachialis muscle. *Folia Morphol (Warsz)*. 2005;64(2):101-108.
16. Jenkins DB. *Hollinshead's Functional Anatomy of the Limbs and Back*. 6th ed. Philadelphia, PA: W.B. Saunders; 1991.
17. Kendall FP, McCreary EK. *Muscles: Testing and Function, with Posture and Pain*. Baltimore, MD: Lippincott Williams & Wilkins; 2005.
18. Rasch PJ, Burke RK. *Kinesiology and Applied Anatomy: The Science of Human Movement*. 6th ed. Philadelphia, PA: Lea & Febiger; 1978.
19. Duchenne G. *Physiology of Motion*. Philadelphia, PA: Lippincott; 1949.
20. Halder AM, Halder CG, Zhao KD, O'Driscoll SW, Morrey BF, An KN. Dynamic inferior stabilizers of the shoulder joint. *Clin Biomech (Bristol, Avon)*. 2001;16(2):138-143.
21. Simons DG, Travell J, Simons L. *Travell & Simon's Myofascial Pain and Dysfunction: The Trigger Point Manual*. Vol 1. 2nd ed. Baltimore, MD: Williams & Wilkins; 1999:104.
22. Macdonald AJ. Abnormally tender muscle regions and associated painful movements. *Pain*. 1980;8(2):197-205.
23. Agur AM. *Grant's Atlas of Anatomy*. 9th ed. Baltimore, MD: Williams & Wilkins; 1991.
24. Karim MR, Fann AV, Gray RP, Neale DF, Escarda JD. Enthesitis of biceps brachii short head and coracobrachialis at the coracoid process: a generator of shoulder and neck pain. *Am J Phys Med Rehabil*. 2005;84(5):376-380.
25. Gerwin RD, Dommerholt J, Shah JP. An expansion of Simons' integrated hypothesis of trigger point formation. *Curr Pain Headache Rep*. 2004;8(6):468-475.
26. Hsieh YL, Kao MJ, Kuan TS, Chen SM, Chen JT, Hong CZ. Dry needling to a key myofascial trigger point may reduce the irritability of satellite MTrPs. *Am J Phys Med Rehabil*. 2007;86(5):397-403.
27. Dutton M. *Dutton's Orthopaedic Examination, Evaluation and Intervention*. 3rd ed. New York, NY: McGraw Hill; 2012:537.
28. Saltzman BM, Harris JD, Forsythe B. Proximal coracobrachialis tendon rupture, subscapularis tendon rupture, and medial dislocation of the long head of the biceps tendon in an adult after traumatic anterior shoulder dislocation. *Int J Shoulder Surg*. 2015;9(2):52-55.
29. Wardner JM, Geiringer SR, Leonard JA. Coracobrachialis muscle injury [abstract]. *Arch Phys Med Rehabil*. 1988;69:783.
30. Pecina M, Bojanic I. Musculocutaneous nerve entrapment in the upper arm. *Int Orthop*. 1993;17(4):232-234.
31. Mastaglia FL. Musculocutaneous neuropathy after strenuous physical activity. *Med J Aust*. 1986;145(3-4):153-154.
32. Braddom RL, Wolfe C. Musculocutaneous nerve injury after heavy exercise. *Arch Phys Med Rehabil*. 1978;59(6):290-293.
33. Swain R. Musculocutaneous nerve entrapment: a case report. *Clin J Sport Med*. 1995;5(3):196-198.
34. Lucas KR. The impact of latent trigger points on regional muscle function. *Curr Pain Headache Rep*. 2008;12(5):344-349.
35. Lucas KR, Rich PA, Polus BI. Muscle activation patterns in the scapular positioning muscles during loaded scapular plane elevation: the effects of Latent Myofascial Trigger Points. *Clin Biomech (Bristol, Avon)*. 2010;25(8):765-770.
36. Ibarra JM, Ge HY, Wang C, Martinez Vizcaino V, Graven-Nielsen T, Arendt-Nielsen L. Latent myofascial trigger points are associated with an increased antagonistic muscle activity during agonist muscle contraction. *J Pain*. 2011;12(12):1282-1288.
37. Stephens L, Kinderknecht JJ, Wen DY. Musculocutaneous nerve injury in a high school pitcher. *Clin J Sport Med*. 2014;24(6):e68-e69.
38. Hsu JC, Paletta GA Jr, Gambardella RA, Jobe FW. Musculocutaneous nerve injury in major league baseball pitchers: a report of 2 cases. *Am J Sports Med*. 2007;35(6):1003-1006.
39. DeFranco MJ, Schickendantz MS. Isolated musculocutaneous nerve injury in a professional fast-pitch softball player: a case report. *Am J Sports Med*. 2008;36(9):1821-1823.
40. Henry D, Bonthius DJ. Isolated musculocutaneous neuropathy in an adolescent baseball pitcher. *J Child Neurol*. 2011;26(12):1567-1570.

Capítulo 30

Músculo bíceps braquial
O agitador do membro superior

Joseph M. Donnelly | Leigh E. Palubinskas

1. INTRODUÇÃO

O poderoso músculo bíceps braquial estende-se sobre o ombro, o cotovelo e as articulações radioulnares proximais. É um músculo fusiforme com duas cabeças distintas. Proximalmente, sua cabeça longa insere-se à margem superior da cavidade glenoide e ao lábio glenoidal (complexo bíceps-labial [*labrum*]), ao passo que sua cabeça curta se insere, com o músculo coracobraquial, ao processo coracoide da escápula. As duas cabeças do músculo fundem-se em um tendão comum que se insere ao aspecto posterior da tuberosidade radial. O músculo é inervado pelo nervo musculocutâneo, que é composto pelos níveis C5 e C6 das raízes do nervo espinal. A função do bíceps braquial é complexa, pois ele cobre três articulações. As duas cabeças agem de forma sinérgica para fazer a flexão do cotovelo e a supinação do antebraço, e ambas auxiliam a flexão do ombro. A cabeça longa é útil à abdução do ombro, quando o braço roda lateralmente, ajudando a oferecer estabilidade passiva à cabeça do úmero na cavidade glenoidal. A cabeça curta auxilia na adução horizontal do ombro. A dor referida de pontos-gatilho (PGs) nesse músculo costuma localizar-se acima do músculo e da região anterior do ombro. Ocasionalmente, a dor também é referida à região supraescapular e à fossa cubital. Os sintomas costumam ser exagerados por flexão repetitiva do cotovelo ou por supinação do antebraço. Os pacientes podem ter dificuldade de virarem para trás com o cotovelo estendido e o antebraço em supino, como quando puxam uma mala com rodinhas ou erguem objetos acima da cabeça com o braço muito estendido e supinado. O exame do paciente deve incluir teste para descartar tendinite bicipital ou disfunção do complexo bíceps-labial, bursite subdeltoide, dor radicular C5-C6, bursite bicipital e artrite glenoumeral. O paciente com PGs no bíceps braquial deve evitar portar ou erguer itens com o braço muito estendido ou em supino. Alteração da postura ao dormir para prevenir flexão prolongada do cotovelo pode ser útil, e técnicas de autoalongamento podem minimizar a dor associada a disfunções desse músculo.

2. CONSIDERAÇÕES ANATÔMICAS

Cabeça longa do bíceps braquial

O músculo bíceps braquial cobre ombro, cotovelo e articulações radioulnares proximais (Figura 30-1). É um músculo fusiforme com duas partes proximais, ou "cabeças", distintas.[1] A cabeça longa do bíceps braquial origina-se do tubérculo glenoide, na borda superior da cavidade glenoide, do aspecto posterossuperior do lábio glenoide e da borda glenoide da escápula (Figura 30-1).[1,2] Essa região proximal costuma ser conhecida como complexo bíceps-labial.[3] O tendão está encoberto por uma bainha sinovial em um orifício da cápsula articular glenoumeral. Essa estruturação anatômica possibilita que o tendão da cabeça longa não seja extrassinovial, mas intracapsular. O tendão desloca-se distalmente acima da cabeça do úmero e sai da cápsula articular para localizar-se no interior da fissura bicipital (intertubercular). O tendão da cabeça longa é estabilizado proximalmente na cápsula articular glenoumeral pelos ligamentos coracoumeral e glenoumeral superior, pelo tendão supraespinal e pela porção superior do tendão subescapular. Essas estruturas costumam ser chamadas de "polia do bíceps", sendo claramente visualizadas por artroscópio.[4] Na saída da cápsula articular para a fissura bicipital, o tendão é apoiado

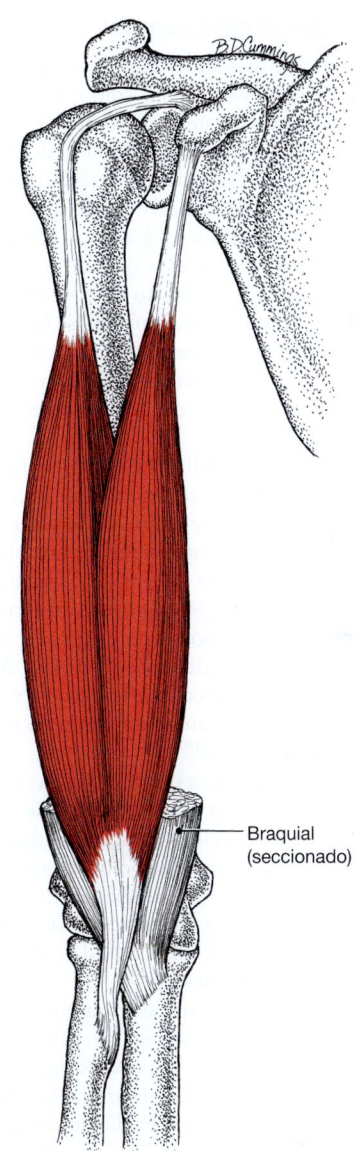

Figura 30-1 Inserções proximais (origens) separadas das duas cabeças do músculo bíceps braquial (em vermelho), que cobrem a maior parte do músculo braquial. As duas cabeças do bíceps braquial unem-se distalmente para se inserirem à tuberosidade do rádio. O antebraço está completamente supinado nesta figura. O tendão do bíceps braquial envolve mais de metade do entorno do rádio em pronação. O músculo braquial foi seccionado para melhor visualização.

pelo ligamento umeral transverso. A parte do tendão localizada na porção principal da fissura bicipital é estabilizada por uma expansão fascial do músculo peitoral maior (ligamento falciforme).[2] Esse ligamento insere-se às bordas média e lateral da fissura bicipital e à cápsula articular glenoumeral, acrescentando estabilidade ao tendão no interior da fissura. Assim, o tendão é estabilizado por uma variedade de estruturas de tecido mole proximalmente. Tal orientação mantém o tendão imóvel na fissura bicipital, sob um úmero móvel, durante as atividades funcionais. As duas cabeças do músculo bíceps braquial podem ser identificadas como cabeças individuais a partir da articulação glenoumeral, no plano distal, com algo em torno de 7 a 10 cm proximal à articulação do cotovelo.[1]

Cabeça curta do bíceps braquial

A cabeça curta origina-se do processo coracoide da escápula por meio de um tendão espesso e plano com o músculo coracobraquial. Esse tendão é lateral ao músculo coracobraquial e anterior à cápsula articular glenoumeral. A cabeça curta desloca-se inferolateralmente, onde se une à cabeça longa do bíceps braquial.

O tendão comum das duas cabeças do músculo bíceps braquial insere-se lateralmente à área posterior da tuberosidade radial. A inserção fica anterior à ulna quando o antebraço é supinado;[1] em pronação, porém, o tendão envolve mais de metade do entorno do rádio.[5] O tendão distal também se funde medialmente à aponeurose bicipital, que se insere à fáscia profunda dos flexores do antebraço. O músculo também apresenta inserções fibrosas à fáscia braquial e à antibraquial do braço e antebraço anteriores, respectivamente.[6,7]

Os nervos mediano e radial localizam-se junto às bordas média e lateral da porção distal dos músculos bíceps braquial e braquial. As placas terminais de um músculo adulto formam uma banda em forma de V, um tanto irregular, por meio da porção média das duas cabeças.[8] Uma autópsia de seis músculos bíceps braquiais em relação à inervação e distribuição correspondente de placas motoras terminais indicou que cada cabeça fora dividida em três compartimentos longitudinais distintos.[9] A zona de placas terminais da cabeça longa localiza-se levemente mais proximal que a da cabeça curta em razão da diferença na organização do tendão e da zona de inervação.[10]

Estudos que investigaram a composição das fibras do bíceps braquial demonstraram uma quantidade quase igual de fibras tipo I (contração lenta) e tipo II (contração rápida).[11,12] Esse achado de dois estudos antigos sugere que o bíceps braquial age como um músculo poderoso para atividades vigorosas e rápidas (como jogos desportivos), bem como um colaborador ativo em atividades permanentes de nível mais baixo da vida cotidiana, ainda que haja necessidade de mais pesquisas.

Esse músculo raramente apresenta anomalias anatômicas. Uma terceira cabeça pode se inserir na origem do músculo coracobraquial no processo coracoide,[13] ou pode surgir da parte superomedial do músculo braquial abaixo da artéria braquial, inserindo-se à aponeurose bicipital e ao lado médio do tendão de inserção.[1]

2.1. Inervação e vascularização

O nervo musculocutâneo, que surge do cordão lateral do plexo braquial e das raízes C5 e C6 dos nervos espinais, inerva o bíceps braquial após passar pelo músculo coracobraquial ou acima dele. Um ramo separado do nervo musculocutâneo inerva cada cabeça do músculo.[1]

O bíceps braquial recebe seu suprimento vascular principalmente através de múltiplos vasos com origem na artéria braquial. Também recebe alguma vascularização da artéria circunflexa anterior do úmero e do ramo deltoide da artéria toracoacromial; no entanto, foi identificada uma grande variação na vascularização.[1]

2.2. Função

Em virtude de suas inserções, o bíceps braquial age nas articulações glenoumeral, umeroulnar e umerorradial, bem como na articulação radioulnar proximal na cápsula articular do cotovelo. O fato de esse músculo ter duas cabeças e atingir três articulações ajuda a explicar a complexidade de suas funções. O bíceps braquial funciona para flexionar o cotovelo[1,5,14-17] e para supinar o antebraço quando o cotovelo está parcialmente flexionado.[15,18] O músculo bíceps braquial age no ombro, auxiliando a flexão,[1,15,17] na abdução do ombro, quando o braço está em rotação lateral (cabeça longa),[17] na adução horizontal do braço (cabeça curta),[1] para levar o úmero para baixo, até a lateral do corpo, a partir de uma posição elevada, e para assentar a cabeça do úmero na cavidade glenoidal para contrapor-se a uma translação superior a partir do deltoide (cabeça longa).[1,5,17]

Durante flexão do cotovelo, as duas cabeças do bíceps braquial, o braquial e o braquiorradial distribuem uma carga irregular e variável de flexão permanente do antebraço.[14] Pesquisas anteriores sugeriram que a atividade elétrica é mais potente no bíceps braquial durante flexão no cotovelo, quando o antebraço está em supino, embora seja inibida acentuadamente quando o antebraço está em pronação.[14,19] Pesquisa recente da atividade muscular durante flexão do cotovelo não demonstra alterações importantes no bíceps braquial com qualquer posição da mão. Em contrapartida, diferenças importantes na contribuição do músculo braquiorradial foram encontradas durante flexão do cotovelo nas posições prona, supina e neutra da mão.[20] A flexão do cotovelo ainda pode ser obtida pelos músculos braquial e braquiorradial se houver uma atrofia do bíceps braquial.

Há necessidade de suporte do bíceps braquial na região do ombro para manter a cabeça do úmero assentada na cavidade glenoide e para resistir à translação superior do úmero pelo músculo deltoide. Quando a inserção distal (antebraço) está fixa, o bíceps braquial flexiona o cotovelo, movimentando o úmero na direção do antebraço, como em uma flexão.[21,22]

Outra função do bíceps braquial é como sinergista do músculo supinador para reforçar uma supinação rápida do antebraço contra resistência.[18] Ao ser estimulada eletricamente, a força de supinação fornecida pelo bíceps braquial é mais vigorosa quando o cotovelo é mantido flexionado.[16,19] Com o cotovelo flexionado, a atividade da unidade motora no bíceps braquial aparece durante a resistência à supinação, mas desaparece quando o cotovelo se estende totalmente.[14]

Cada cabeça do bíceps braquial também pode agir de modo independente ao abduzir e aduzir o ombro. A cabeça longa fica ativa durante a flexão e a abdução do ombro.[5] No entanto, auxilia na abdução somente quando a articulação glenoumeral está em rotação lateral, com o antebraço em supino.[14] Durante flexão do ombro, as duas cabeças do músculo contribuem para o movimento, mas a cabeça longa é mais ativa que a curta.[14] A cabeça curta ajuda na adução horizontal do ombro em razão de sua inserção com o coracoide.[1]

A cabeça longa também proporciona maior estabilidade à articulação glenoumeral ao oferecer contenção estática à migração superior da cabeça do úmero. Esse papel é principalmente passivo, uma vez que a contração ativa apenas deprime de leve a cabeça umeral.²³ A contribuição estática depende do posicionamento do tendão na fissura bicipital, que tem apoio do mecanismo de polia do bíceps braquial. Rupturas nos músculos do manguito rotador são capazes de afetar a posição da cabeça longa na fissura, devido ao seu papel nesse mecanismo de polia do bíceps braquial. O tendão do bíceps braquial não é capaz de contribuir para a estabilidade glenoumeral quando há rupturas no manguito rotador. O tendão da cabeça longa é vulnerável à compressão sob o acrômio e sua inserção ao lábio, de onde ele pode ser arrancado.²

Com frequência, o bíceps braquial faz contrações alongadoras excêntricas durante as atividades da vida diária (p. ex., quando alguém precisa baixar uma carga do nível do tronco até o chão) e jogos esportivos.¹ Durante contrações excêntricas, as fibras musculares contraem-se enquanto o músculo se alonga. Esse tipo de contração pode causar uma sobrecarga aguda ao músculo, que pode levar à formação de PGs, principalmente durante atividades esportivas ou exercícios de fortalecimento. Lesões no complexo bíceps-labial costumam ocorrer em atletas jovens e entre trabalhadores manuais mais velhos.

Carga excessiva e lesões costumam ocorrer em atividades esportivas, como o arremesso no beisebol e *softball*, no tênis, na natação, no vôlei e em outras atividades com movimentos acima da cabeça.²⁴ Reações vigorosas incomuns da unidade motora do bíceps braquial aparecem perto do final do saque no tênis²⁵ e durante a fase de desaceleração do arremesso no beisebol. No jogo de basquete, o músculo fica ativo no movimento de bloqueio de uma jogada ou arremesso da bola perto da cesta. Curiosamente, há atividade mínima da unidade motora durante o movimento *forehand* do tênis, o arremesso no beisebol ou a tacada no golfe.²⁵ Ilyes e colaboradores realizaram uma análise EMG de músculos do ombro e das extremidades superiores em cinco condições, comparando arremessadores profissionais de dardo com um grupo-controle, e descobriram que o músculo bíceps braquial ficava moderadamente ativo durante tração do ombro em flexão de 45° com o cotovelo completamente estendido e durante o movimento de empurrar o ombro em uma posição neutra com o cotovelo flexionado em 90° (45-55% de contração voluntária máxima [CVM]). Durante elevação do ombro em 140° no plano da escápula, os pesquisadores descobriram que o bíceps braquial estava moderadamente ativo no grupo-controle (CVM 58%) e maximamente ativo nos atletas profissionais (CVM 71%).²⁶ Durante um arremesso lento orientado, o bíceps braquial ficou minimamente ativo nos dois grupos, e durante um arremesso rápido, o bíceps braquial foi maximamente ativo nos dois grupos (CVM 87%).

Conte e colaboradores investigaram a atividade EMG dos músculos da extremidade superior, do ombro e do tronco durante o uso de um teclado com mouse e de um mouse externo na utilização de um laptop. O grupo descobriu maior atividade no bíceps braquial e no tríceps braquial enquanto era utilizado o *mouse* embutido no teclado, em comparação ao *mouse* externo. Descobriram que o teclado exigia um grau maior de exatidão de movimentos e estabilização, em comparação ao *mouse* externo. Eles concluíram que usuários frequentes de laptops devem utilizar um mouse externo, em vez do embutido no teclado, para uma redução da sobrecarga muscular.²⁷

2.3. Unidade funcional

A unidade funcional à qual um músculo pertence inclui os músculos que reforçam e contrapõe-se às suas ações, bem como as articulações que os músculos cruzam. A interdependência funcional dessas estruturas está refletida na organização e nas conexões neurais do córtex sensorimotor. A unidade funcional é enfatizada, porque a presença de um PG em um músculo da unidade aumenta a possibilidade de outros músculos da unidade também desenvolverem PGs. Ao desativar PGs em um músculo, deve haver a preocupação de que outros possam surgir em músculos funcionalmente interdependentes. O Quadro 30-1 representa, de maneira geral, a unidade funcional do músculo bíceps braquial.²⁸

Além disso, o bíceps braquial é sinergista com o deltoide anterior durante flexão de ombro e com o deltoide médio e o supraespinal durante abdução do braço no ombro. Os músculos coracobraquial, cabeça clavicular do peitoral maior e latíssimo do dorso agem com a cabeça curta do bíceps braquial para aduzir o braço no ombro.

Os músculos adutores do ombro, subescapular, latíssimo do dorso, redondo maior, coracobraquial e peitoral maior agem como antagonistas da abdução glenoumeral. O supraespinal, o deltoide médio e os abdutores do ombro contrapõem-se à adução do ombro feita pela cabeça curta do músculo bíceps braquial.

3. APRESENTAÇÃO CLÍNICA

3.1. Padrão de dor referida

PGs no músculo bíceps braquial costumam ser encontrados na porção média do músculo, embora possam se localizar em qualquer parte ao longo do comprimento do músculo. Referem a dor de forma ascendente, acima do bíceps braquial e da região deltoide anterior do ombro.²⁹ Às vezes, a dor também é localizada na região supraescapular (Figura 30-2). PGs no bíceps braquial também podem referir dor menos intensa de forma descendente na fossa cubital.

Na fossa cubital de 10 indivíduos saudáveis, uma injeção experimental de uma solução de cloreto de sódio a 6% no tendão do bíceps braquial causou dor que foi referida local e proximalmente acima do músculo bíceps braquial, incluindo o acrômio, em um dos casos. Outros fenômenos que referem distalmente para alguma parte do antebraço volar e da mão incluíram sensibilidade profunda, eritema, parestesia, palidez e uma sensação de fraqueza.³⁰

3.2. Sintomas

PGs no bíceps braquial causam dor superficial na região anterior do ombro, podendo se deslocar de modo descendente pela frente da porção superior do braço, acima do comprimento do músculo. Dor pode também estar presente na região anterior do cotovelo, na dobra. Diferentemente do músculo infraespinal, dor em PG do bíceps braquial não é descrita como "profunda" na articulação do ombro, não atingindo a lateral do ombro. A dor costuma aumen-

Quadro 30-1 Unidade funcional do músculo bíceps braquial

Ações	Sinergistas	Antagonistas
Flexão do cotovelo	Braquial Braquiorradial	Tríceps braquial Ancôneo
Supinação do antebraço	Supinador	Pronador redondo Pronador quadrado

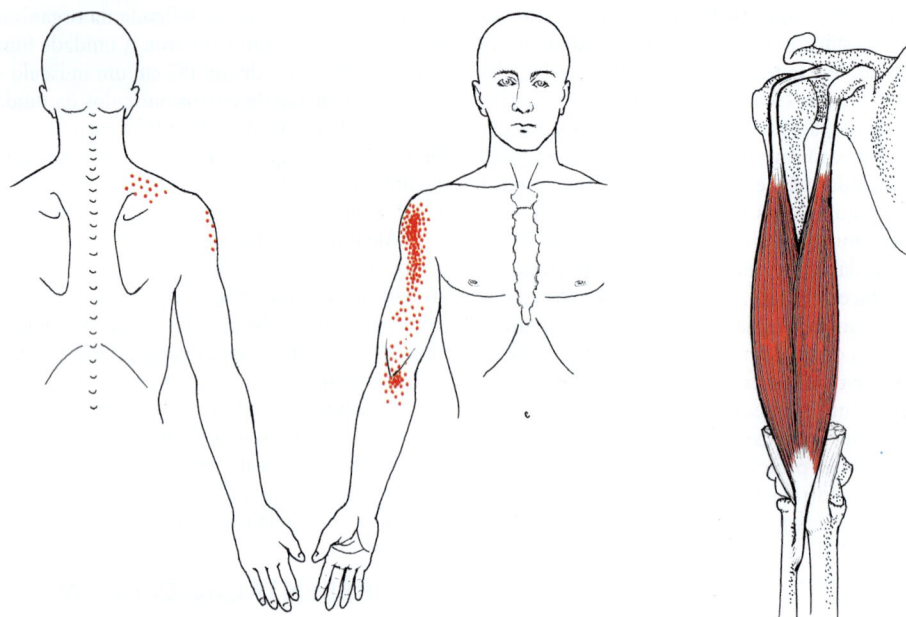

Figura 30-2 Padrão de dor referida (zona essencial em vermelho contínuo; zona extravasada em vermelho pontilhado) de PGs no músculo bíceps braquial direito.

tar durante elevação do braço acima do nível dos ombros, ou para o lado ou para a frente do corpo.[31]

Pode estar presente sensibilidade acima da porção superior na região anterior do ombro, na área do tendão do bíceps braquial. Um incômodo difuso acima da região anterior da porção superior do braço (que raramente inclui o cotovelo) e fraqueza com dor ao erguer o braço acima da cabeça também são sintomas de PGs no bíceps braquial. O paciente pode sentir som de estalo ou raspagem na porção superior do ombro ao tentar estender o braço lateralmente. Sensibilidade e incômodo podem estar presentes na porção superior do ombro e no pescoço, no local em que se localiza o músculo trapézio superior.

Ao contrário dos pacientes com PGs do músculo infraespinal, o paciente com PGs no bíceps braquial pode deitar-se com conforto sobre o lado afetado, com possibilidade de tocar atrás da cintura sem sentir dor.

3.3. Exame do paciente

Após um exame subjetivo detalhado, o clínico deve fazer um desenho detalhado representando o padrão de dor descrito pelo paciente. Essa descrição ajudará no planejamento do exame físico e pode ser útil no monitoramento da progressão do paciente, à medida que os sintomas melhoram ou mudam. Para um exame eficaz do bíceps braquial, o clínico deve investigar a postura das extremidades superiores com o paciente na posição em pé e os braços na lateral (deve ser observada o ângulo de carregamento do cotovelo), a postura do cíngulo do membro superior, as amplitudes de movimento ativa e passiva do cotovelo e antebraço, os padrões de ativação muscular e o ritmo escapuloumeral. Para identificar PGs no bíceps braquial que possam limitar a amplitude de movimentos e, assim, influenciar uma disfunção, o profissional deve identificar a amplitude de movimentos limitada fazendo um teste específico dessa amplitude para todas as partes do músculo bíceps braquial. Esse músculo cruza três articulações, por isso é difícil identificar déficits de comprimento do músculo ou movimento limitado do cotovelo ou do ombro devido à presença de PGs. O músculo deve ser alongado simultaneamente ao longo de todas as três articulações para um teste preciso de tensão anormal das fibras musculares. O teste de extensão do bíceps (Figura 30-3) pode ser usado para avaliar o comprimento da cabeça longa do bíceps braquial. Com o paciente sentado em cadeira com encosto baixo e inclinado para trás para estabilizar a escápula contra o encosto, o braço desse paciente é abduzido em cerca de 45° (Figura 30-3A). Com a mão do clínico estabilizando o ombro, o cotovelo é, então, totalmente estendido, e o antebraço é colocado em posição prona para tensionar o músculo ao longo do cotovelo (Figura 30-3B). Finalmente, sem possibilitar rotação medial do braço no ombro, o braço é movimentado posteriormente quanto à extensão. Geralmente, o braço atinge uma posição estendida completa (Figura 30-3B). Quando o músculo está encurtado por PGs, o cotovelo flexiona para aliviar a tensão causada pelo alongamento aumentado em toda a articulação do ombro (Figura 30-3C). Essa flexão compensatória do cotovelo indica um bíceps braquial encurtado. Alongar o bíceps braquial envolvido, estendendo passivamente o antebraço, causa dor.

Pode ser que o paciente informe uma "fisgada" dolorida e repentina no ombro ao abduzir o braço em pouca extensão de até 15 ou 20°, e um exame criterioso pode revelar sensibilidade ou entesopatia perto da inserção da cabeça longa do tendão do bíceps braquial no lábio glenoide. Quando a área sensível da entesopatia pressiona contra o acrômio durante a elevação do braço, o paciente sente uma dor geralmente chamada de "síndrome do impacto". O tendão da cabeça longa somente pode ser palpado contra a cabeça do úmero quando o braço está em rotação lateral. De outra forma, estará coberto pelo acrômio.

Hidalgo-Lozano e colaboradores[32] observaram que pacientes diagnosticados com impacto no ombro tinham uma prevalência mais alta de PGs ativos e latentes no músculo bíceps braquial, em comparação a indivíduos-controle assintomáticos. Pacientes com PGs no bíceps braquial e escapular (ativos ou latentes) apresen-

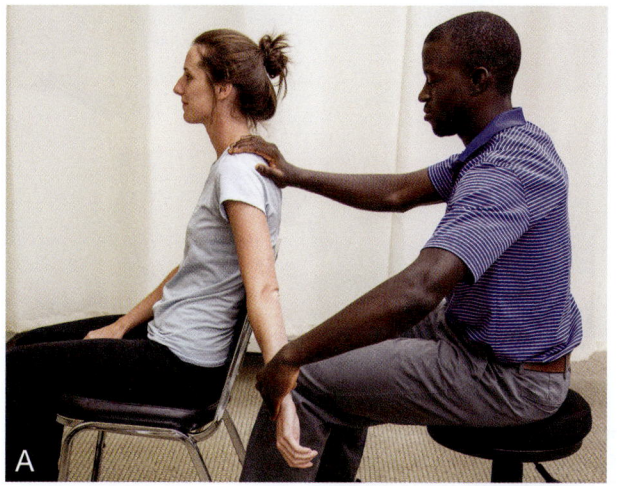
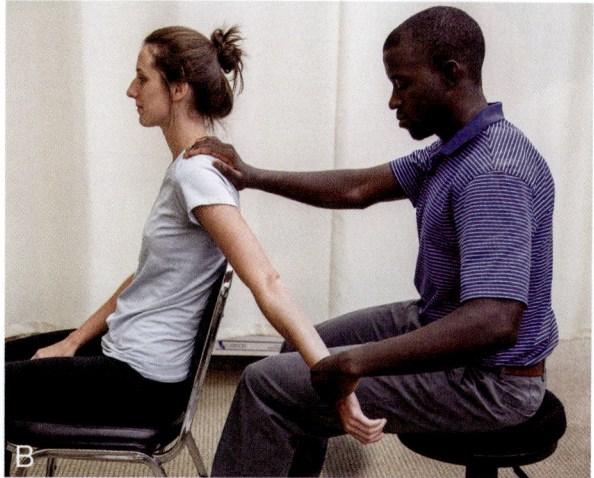
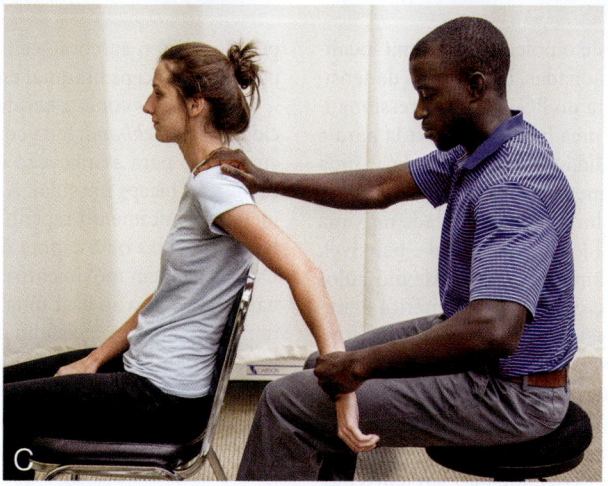

Figura 30-3 Teste de extensão do bíceps relativo a encurtamento do músculo por PGs no músculo bíceps braquial. (A) Posição inicial para o teste, com o antebraço em posição prona, o cotovelo reto e o braço abduzido em cerca de 45°. (B) Posição normal de final de teste. (C) Extensão limitada no cotovelo em razão de déficit no comprimento do bíceps braquial.

tavam níveis mais altos de dor com elevação ativa do ombro, em comparação com pacientes sem PGs nesses músculos. Quando desativados os PGs na cabeça longa do bíceps braquial, os pacientes tiveram uma finalização espontânea de sua dor e uma recuperação de amplitude de movimentos total no ombro.

Teste de resistência específico para o músculo deve ser feito para a identificação de déficits na função muscular e na reprodução de sintomas de dor. Pode ser identificada inibição dos músculos bíceps braquial e braquial pelo teste de força da flexão do cotovelo, na supinação do antebraço e, em seguida, em sua pronação, enquanto o cotovelo está estendido. O padrão de ativação do bíceps braquial permanece igual com o antebraço supinado, pronado ou em posição neutra, ao passo que a ativação do músculo braquiorradial varia, dependendo da posição da mão. A função do músculo braquial aumenta com o antebraço em posição prona.[20]

Movimento acessório da articulação do ombro, do cotovelo e articulações radioulnares devem ser testados manualmente quando houver suspeita de PGs no bíceps braquial. Especificamente, o tratamento das articulações acromioclavicular e esternoclavicular pode ser necessário para estabelecer um movimento livre de todo o complexo do ombro, se artrocinemática patológica for fator colaborador de PGs no bíceps braquial.

3.4. Exame de pontos-gatilho

Para examinar o músculo bíceps braquial, o paciente é posicionado em supino, com a escápula plana sobre a mesa de exames, ou ele pode sentar com o cotovelo apoiado em superfície bem acolchoada e com o tronco estabilizado contra o encosto da cadeira. A palpação de PGs no bíceps braquial deve incluir a avaliação de todo o músculo, incluindo suas cabeças curta e longa. Para afrouxar um pouco o músculo, o cotovelo é flexionado em cerca de 15°, e o antebraço é supinado e apoiado. Palpação plana transversa ou em pinça é utilizada para sondar cada uma das cabeças do músculo na tentativa de identificar bandas tensionadas e PGs (Figura 30-4A e B). Palpação profunda demais pode identificar PGs no músculo braquial subjacente, que tem mais probabilidade de referir dor ao polegar.

Para uma palpação em pinça transversa, o cotovelo é flexionado em mais 15° para afrouxar mais um pouco o músculo. O ventre do músculo relativo às duas cabeças é, assim, afastado do músculo braquial subjacente na porção média, e a tensão no músculo é ajustada, modificando-se o grau de flexão do cotovelo para uma otimização da distinção entre uma banda tensionada e o músculo normal circunjacente. Em seguida, as fibras do bíceps

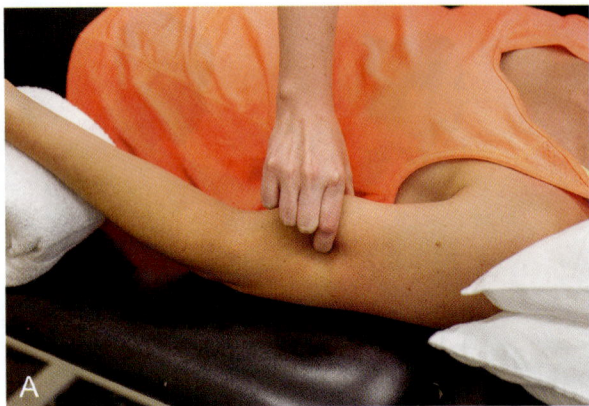 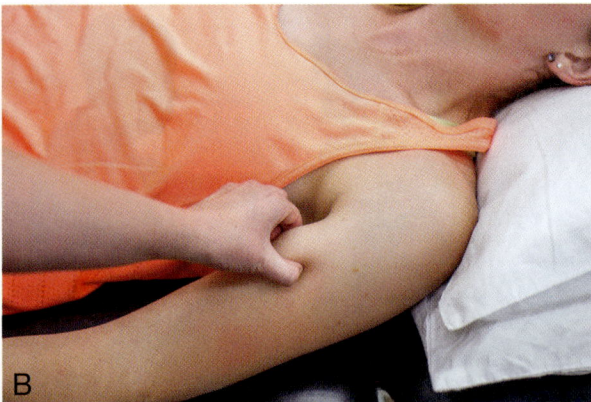

Figura 30-4 Exame do músculo bíceps braquial em busca de PGs, com o paciente em supino. (A) Palpação em pinça transversa da cabeça longa do músculo bíceps braquial. (B) Palpação em pinça transversa da cabeça curta do músculo bíceps braquial.

braquial são roladas entre os dedos e o polegar para uma localização exata de todas as bandas tensionadas, PGs e áreas de sensibilidade pontual. A localização exata do PG é obtida pressionando-se ao longo do comprimento de uma banda tensionada para a indicação do local de maior sensibilidade e firmeza. Aplicar uma palpação em pinça com um movimento forte de separação ao longo de uma banda tensionada no local de sensibilidade máxima pode provocar uma reação contrátil localizada visível e palpável.

Bron e colaboradores[33] avaliaram a prevalência de músculos com PGs em 72 pacientes com dor crônica, não traumática e unilateral no ombro. Os pesquisadores descobriram que o infraespinal (93%) e o trapézio superior (94%) eram os músculos com a mais alta prevalência de PGs. Descobriram, também, que 51% dos pacientes tinham PGs no músculo bíceps braquial.

Teste da amplitude de movimentos para o bíceps braquial também pode ser usado para sondar PGs. Enquanto são feitos movimentos passivos do braço e antebraço, o clínico pode perguntar em que ponto o paciente sente tensão e, em seguida, palpar em busca de uma banda tensionada que possa limitar a amplitude de movimento e, assim, produzir disfunção.

Bron e colaboradores[33] estabeleceram que os critérios mais confiáveis para a identificação de PGs no bíceps braquial eram a palpação de uma banda tensionada e a presença de dor referida à palpação. A reação contrátil local, o sinal do pulo e a identificação de um nódulo na banda tensionada não demonstraram uma boa confiabilidade, apesar do fácil acesso do músculo para ser palpado.

4. DIAGNÓSTICO DIFERENCIAL
4.1. Ativação e perpetuação de pontos-gatilho

Uma postura ou atividade que ative um PG, se não corrigida, também pode perpetuá-lo. Em qualquer parte do bíceps braquial, os PGs podem ser ativados por carga excêntrica não habitual, exercício excêntrico em músculo destreinado ou carga concêntrica máxima ou submáxima.[34] PGs também podem ser ativados ou agravados quando o músculo é colocado em uma posição encurtada e/ou alongada por período prolongado.

A dor gerada por PGs no bíceps braquial costuma ser ativada e perpetuada por atividades que envolvam flexão e supinação forçada ou forte do cotovelo, levantamento repetitivo de objetos pesados com o antebraço em supino e excessivo alongamento repentino do bíceps braquial em sua extensão.

Atividades como a batida forte com a raquete no tênis, conhecida como *backhand*, feita com o cotovelo estendido e o antebraço em supino para a aplicação de um efeito, pode causar tensão excessiva ao bíceps braquial. Alguns movimentos ativadores podem incluir levantamento repentino com o braço estendido, como ao levantar caixas ou a capota do carro com o braço todo estendido. Outros incluem movimentos supinados fortes ou repetidos pouco habituais, como ao usar uma chave de fenda e ao retirar neve com uma pá. Um único episódio de carga pesada de flexão do cotovelo, como ao utilizar cortadores de grama, também pode levar a um uso excessivo do músculo e à formação de PGs. Alongamento demasiado e repentino do músculo pode ocasionar formação traumática de PGs, o que pode ocorrer ao tentar impedir uma queda com a mão estendida, o que costuma ser chamado de lesão por queda sobre mão estendida (QSME). Pesquisadores descobriram que o bíceps braquial alcançava pico CMV % antes do momento da força de impacto de pico.[35]

Atividades repetidas com frequência que são capazes de também ativar e perpetuar PGs no bíceps braquial incluem tocar violino e dar saques muito potentes nos torneios de tênis. A posição ao tocar o violino causa flexão de cotovelo combinada com supinação, provocando uma ativação prolongada do bíceps braquial.

Anatomicamente, o bíceps braquial tem expansões que se inserem na fáscia braquial e antebraquial e na aponeurose bicipital.[1,6] Todos os músculos flexores do braço têm inserções em uma expansão fascial contínua, que ocupa todo o braço anterior.[6,7] Quando a tensão é aplicada proximalmente à aponeurose bicipital para estimular uma contração do bíceps braquial, são geradas linhas de força na fáscia muscular que espelham a direção das fibras musculares alongadas. Essas linhas de força formam uma continuidade anatômica entre os componentes musculares envolvidos na flexão dos membros superiores. Stecco e colaboradores[7] elaboraram uma hipótese de que essas conexões fasciais propiciam um *feedback* recíproco entre a fáscia e os músculos, podendo ser usadas para facilitar o controle motor periférico.[6] A fáscia consegue perceber a tensão produzida por um músculo e transmiti-la a uma distância, informando o músculo distal sobre o estado de contração do músculo proximal. Sabe-se que a fáscia é inervada pelos nervos proprioceptivos e que os mecanorreceptores são sensíveis à tensão. Na ausência de elasticidade fisiológica normal, os receptores fasciais podem estar em um estado ativo mesmo em repouso. Maior alongamento da fáscia pela contração muscular pode desencadear uma estimulação excessiva desses receptores, levando-os a se tornarem algorreceptores, propagando sinais nociceptivos mesmo com um alongamento normal. Isso pode contribuir para a origem das síndromes da dor miofascial (SDMs), da formação de PGs e dos padrões de dor referida por toda a porção superior do braço.

4.2. Pontos-gatilho associados

PGs associados podem surgir nas áreas de dor referida causadas por PGs.[36] Portanto, músculos nas áreas de dor referida de cada músculo acometido também devem ser examinados. A liberação de um PG no músculo com dor referida costuma possibilitar uma redução imediata no limiar da dor da pressão dos PGs associados.[36]

O músculo bíceps braquial pode desenvolver PGs associados induzidos por PGs no músculo infraespinal.[37] Desativação de PGs no infraespinal é fundamental para o alívio prolongado do bíceps braquial, podendo ser necessária para desativar os PGs nesse músculo.

PGs associados costumam aparecer nos músculos sinergistas braquial e supinador, bem como no músculo antagonista tríceps braquial. Eventualmente, os músculos deltoide anterior, supraespinal e trapézio superior sucumbem ao estresse adicionado a eles restante da unidade funcional do bíceps braquial. Finalmente, o músculo coracobraquial pode desenvolver PGs associados.

4.3. Patologias associadas

Radiculite cervical nas raízes de nervos C5 ou C6 costuma resultar na formação de PGs naqueles músculos inervados pelas mesmas raízes nervosas. Pacientes com dor radicular C5-C6 costumam informar dor profunda na porção anterior do ombro, dor anterolateral no ombro, dor braquial e no antebraço e dor no aspecto radial da mão e na lateral de dois dedos e meio. Wainner e colaboradores[38] identificaram um grupo de itens de teste para determinar a probabilidade de um paciente apresentar-se com radiculite cervical (radiculopatia). As variáveis preditivas a seguir foram identificadas: sinal positivo de Spurling, rotação cervical inferior a 60° para o mesmo lado, teste positivo de compressão cervical, alívio de sintomas com distração axial e um teste positivo neurodinâmico de membro superior. Pacientes que apresentam quatro dessas variáveis positivas têm uma possibilidade pós-teste de 90% de radiculite cervical (radiculopatia). Pacientes com três variáveis positivas têm uma probabilidade pós-teste de 65% de radiculite cervical (radiculopatia). Consultar o Capítulo 33, Considerações clínicas sobre dor na porção superior das costas, nos ombros e nos braços.

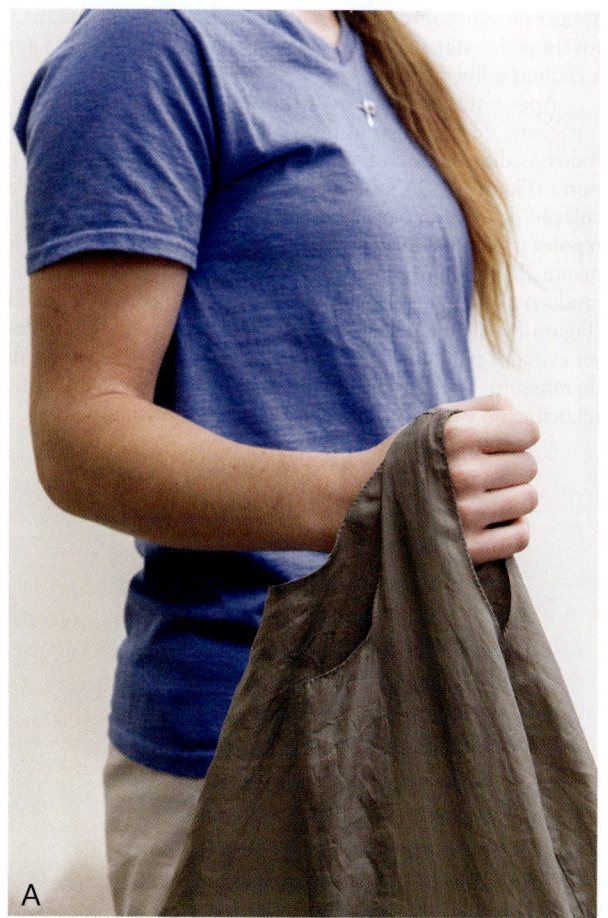
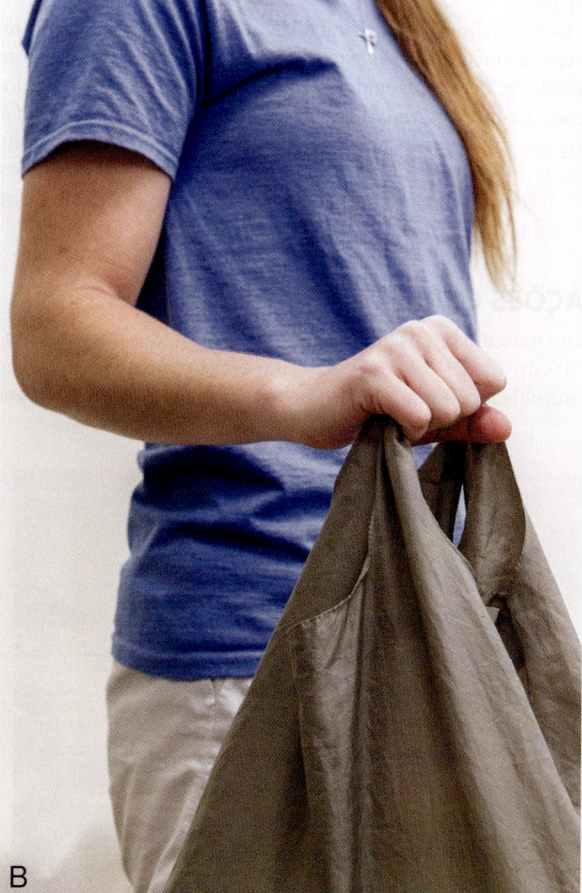

Figura 30-5 Porte de um objeto em posições diferentes do antebraço. (A) Antebraço na posição neutra. (B) Antebraço em posição prona.

A dor referida e a sensibilidade profunda referida características de PGs no bíceps braquial podem, com facilidade, levar a uma quantidade de diagnósticos geralmente equivocados, havendo necessidade de uma avaliação criteriosa do ombro para diferenciar patologia glenoumeral de PGs no bíceps braquial. Alguns desses diagnósticos incluem tendinite bicipital, bursite subdeltoide, bursite bicipital e artrite glenoumeral.

Uma sensibilidade profunda à palpação da cabeça longa do tendão do bíceps braquial, na área de dor referida de PGs no músculo bíceps braquial, pode ser confundida com uma disfunção do complexo bíceps-labial ou com bursite subdeltoide. A presença de uma instabilidade no tendão dolorido do bíceps braquial pode ser estabelecida por clique palpável e dolorido enquanto o tendão da cabeça longa do músculo bíceps braquial desliza sobre o tubérculo menor, quando o braço que está totalmente abduzido e rotacionado lateralmente é movimentado devagar a uma rotação medial e levado de volta a uma rotação lateral.[15] Instabilidade do tendão do bíceps braquial não pode ser relacionada a PGs no bíceps braquial. Diante da suspeita de disfunção do complexo bíceps-labial, deve ser feito um teste diagnóstico específico para determinar as estruturas com problema. Da mesma maneira, sensibilidade provocada por palpação profunda acima do músculo deltoide, mas referida a partir de PGs no bíceps braquial, pode ser erroneamente identificada como bursite subdeltoide. Consultar livros e artigos de periódico sobre exame ortopédico para mais informações sobre essas condições.

Dor proximal no antebraço quando ele está flexionado no cotovelo e em supinação, mas não sentida durante a flexão com pronação, pode ser atribuída à bursite da bolsa bicipitorradial localizada na inserção radial do músculo bíceps braquial ou a PGs ativos nos músculos bíceps braquial ou supinador. PGs e bursite também podem ocorrer ao mesmo tempo, e ambas as condições são consideradas quando o paciente a ser avaliado informa esse tipo de dor.

5. AÇÕES CORRETIVAS

PGs no músculo bíceps braquial podem ser tratados por modificação das atividades de maneira a evitar tensão muscular excessiva, por autoliberação miofascial (por pressão) e por técnicas de autoalongamento. Paciente com PGs no bíceps braquial deve evitar movimentos habituais, permanentes ou repetitivos que sobrecarreguem o bíceps braquial pelo fato de não carregar objetos pesados, como sacolas de compras ou maletas, com o cotovelo totalmente estendido ou levemente flexionado. Ele deve também evitar erguer e carregar objetos com os antebraços em supino. Colocar o antebraço em posição neutra com o polegar para cima (Figura 30-5A) ou colocar o antebraço em pronação, virando a palma da mão para baixo (Figura 30-5B) ao erguer, transferirá parte da carga do músculo bíceps braquial aos músculos braquiorradial, braquial e supinador. A ativação muscular do bíceps braquial não se altera, mas os músculos que auxiliam nessa função são ativados com mais intensidade.[20]

O paciente deve evitar dormir com o cotovelo em flexão total colocando um travesseiro pequeno na curvatura do cotovelo ou enrolando uma toalha pequena, com folga, ao redor do cotovelo para evitar curvá-lo mais de 90° (Figura 30-6). Essa técnica simples evita encurtamento prolongado do músculo enquanto o paciente dorme.

O paciente pode desativar PGs no bíceps braquial aplicando autoliberação miofascial com o uso de uma técnica de palpação em pinça (Figura 30-7). Apenas comprimir os PGs parece funcionar ao ser tratada dor crônica no ombro. A pressão deve ser dolorosa, mas suportável, podendo ser aplicada em fases curtas de 15 segundos para ser eficaz.[39] O paciente pode fazer o exame dos PGs no músculo bíceps braquial, conforme mencionado, para depois aplicar pressão sobre o PGs, enquanto o braço pode relaxar. O cotovelo pode estar suavemente flexionado e estendido para ajudar a facilitar a liberação.

Após o tratamento para desativar os PGs no bíceps braquial, o paciente deve alongar as duas cabeças do músculo suavemente todos os dias, fazendo um autoalongamento no batente de uma porta (Figura 30-8A e B). Ele roda lateralmente o braço na articulação do ombro, e prona o antebraço para prender os dedos e o polegar para baixo, contra o batente da porta. Com a mão levemente abaixo do nível do ombro, o paciente roda o tronco, afastando-o do braço, aplicando tração suave ao cotovelo estendido (Figura 30-8A e B). Movimentos vigorosos e sacudidelas devem ser evitados para que se obtenha um alongamento passivo e firme do músculo. Expirar devagar durante o alongamento intensifica o relaxamento e melhora a liberação da tensão no músculo.

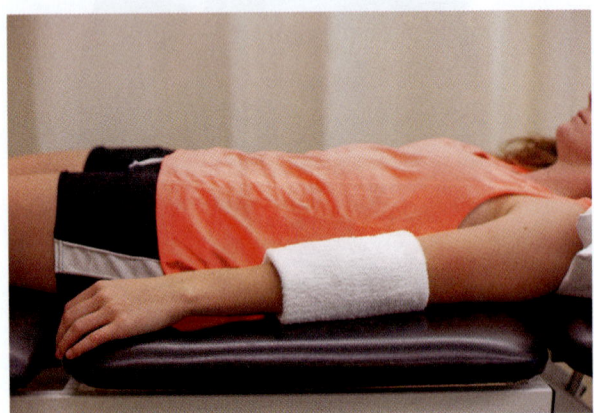

Figura 30-6 A posição correta ao dormir para paciente com PGs no músculo bíceps braquial esquerdo.

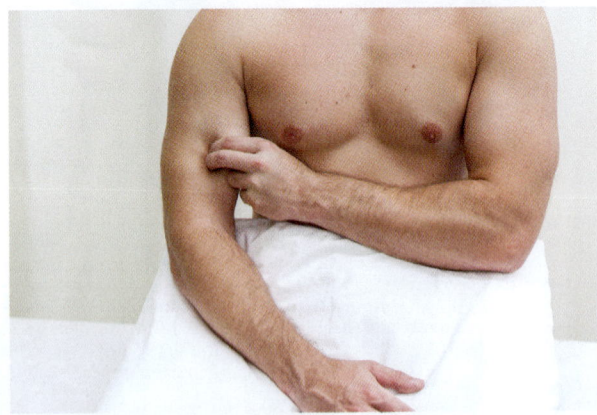

Figura 30-7 Autoliberação miofascial de PGs, usando uma técnica de palpação em pinça.

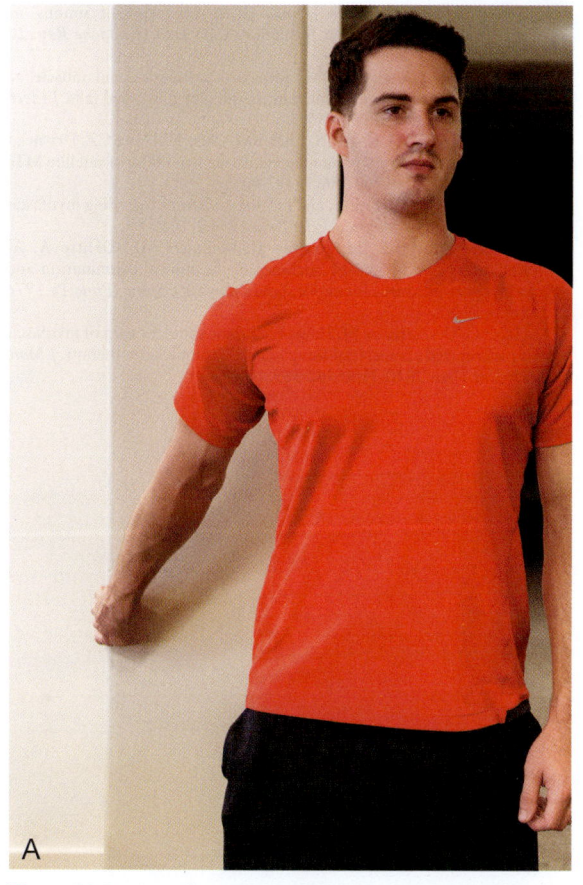
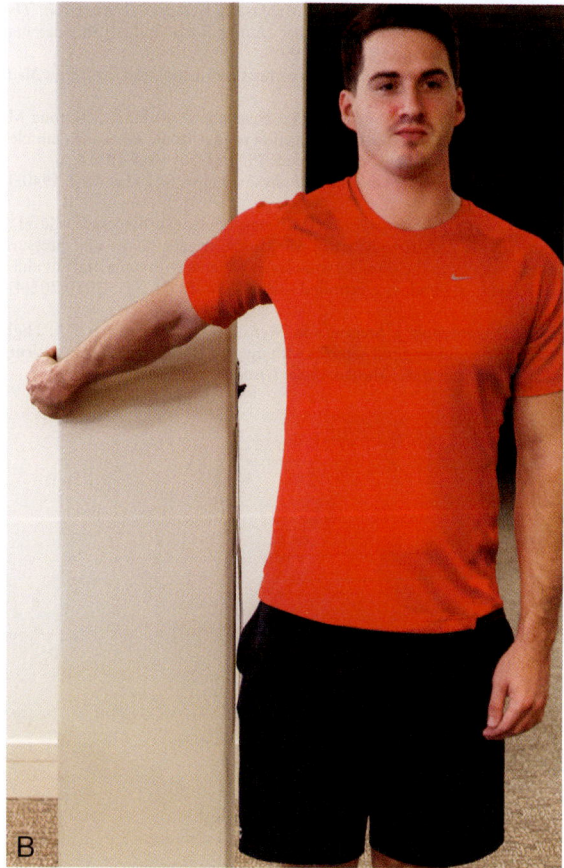

Figura 30-8 Autoalongamento dos músculos bíceps braquial, deltoide anterior e coracobraquial. (A) O paciente inicia colocando uma das mãos no batente da porta, na posição mais baixa. (B) Se não sentir algum alongamento, a mão pode ser colocada no batente da porta, logo abaixo da altura do ombro. Esse alongamento não deve ser feito com a mão acima da altura do ombro. Uma expiração lenta durante a fase de alongamento reforça a eficácia desse exercício.

Referências

1. Standring S. *Gray's Anatomy: The Anatomical Basis of Clinical Practice*. 41st ed. London, UK: Elsevier; 2015.
2. Porterfield JA, DeRosa C. *Mechanical Shoulder Disorders: Perspectives in Functional Anatomy*. St. Louis, MO: Saunders; 2004:65-66.
3. Taylor SA, O'Brien SJ. Clinically relevant anatomy and biomechanics of the proximal biceps. *Clin Sports Med*. 2016;35(1):1-18.
4. Habermeyer P, Magosch P, Pritsch M, Scheibel MT, Lichtenberg S. Anterosuperior impingement of the shoulder as a result of pulley lesions: a prospective arthroscopic study. *J Shoulder Elbow Surg*. 2004;13(1):5-12.
5. Rasch PJ, Burke RK. *Kinesiology and Applied Anatomy: The Science of Human Movement*. 6th ed. Philadelphia, PA: Lea & Febiger; 1978.
6. Stecco C, Porzionato A, Lancerotto L, et al. Histological study of the deep fasciae of the limbs. *J Bodyw Mov Ther*. 2008;12(3):225-230.
7. Stecco A, Macchi V, Stecco C, et al. Anatomical study of myofascial continuity in the anterior region of the upper limb. *J Bodyw Mov Ther*. 2009;13(1):53-62.
8. Aquilonius SM, Askmark H, Gillberg PG, Nandedkar S, Olsson Y, Stalberg E. Topographical localization of motor endplates in cryosections of whole human muscles. *Muscle Nerve*. 1984;7(4):287-293.
9. Segal RL. Neuromuscular compartments in the human biceps brachii muscle. *Neurosci Lett*. 1992;140(1):98-102.
10. Amirali A, Mu L, Gracies JM, Simpson DM. Anatomical localization of motor endplate bands in the human biceps brachii. *J Clin Neuromuscul Dis*. 2007;9(2):306-312.
11. Jozsa L, Demel S, Reffy A. Fibre composition of human hand and arm muscles. *Gegenbaurs Morphol Jahrb*. 1981;127(1):34-38.
12. Elder GC, Bradbury K, Roberts R. Variability of fiber type distributions within human muscles. *J Appl Physiol Respir Environ Exerc Physiol*. 1982;53(6):1473-1480.
13. Khaledpour C. Anomalies of the biceps muscle of the arm. *Anat Anz*. 1985;158(1):79-85.
14. Basmajian J, Deluca C. *Muscles Alive*. 5th ed. Baltimore, MD: Williams & Wilkins; 1985.
15. Curtis AS, Snyder SJ. Evaluation and treatment of biceps tendon pathology. *Orthop Clin North Am*. 1993;24(1):33-43.
16. Duchenne G. *Physiology of Motion*. Philadelphia, PA: Lippincott; 1949.
17. Jenkins DB. *Hollinshead's Functional Anatomy of the Limbs and Back*. 6th ed. Philadelphia, PA: W.B. Saunders; 1991.
18. Travill A, Basmajian JV. Electromyography of the supinators of the forearm. *Anat Rec*. 1961;139:557-560.
19. Sullivan WE, Mortensen OA, Miles M, Greene LS. Electromyographic studies of m. biceps brachii during normal voluntary movement at the elbow. *Anat Rec*. 1950;107(3):243-251.
20. Kleiber T, Kunz L, Disselhorst-Klug C. Muscular coordination of biceps brachii and brachioradialis in elbow flexion with respect to hand position. *Front Physiol*. 2015;6:215.
21. Kendall FP, McCreary EK. *Muscles: Testing and Function, with Posture and Pain*. Baltimore, MD: Lippincott Williams & Wilkins; 2005.
22. Doma K, Deakin GB, Ness KF. Kinematic and electromyographic comparisons between chin-ups and lat-pull down exercises. *Sports Biomech*. 2013;12(3):302-313.
23. Sharkey NA, Marder RA, Hanson PB. The entire rotator cuff contributes to elevation of the arm. *J Orthop Res*. 1994;12(5):699-708.
24. Abrams GD, Safran MR. Diagnosis and management of superior labrum anterior posterior lesions in overhead athletes. *Br J Sports Med*. 2010;44(5):311-318.
25. Broer M, Houtz S. *Patterns of Muscular Activity in Selected Sports Skills, an Electromyographic Study*. Springfield, IL: Charles C. Thomas; 1967.
26. Illyes A, Kiss RM. Shoulder muscle activity during pushing, pulling, elevation and overhead throw. *J Electromyogr Kinesiol*. 2005;15(3):282-289.
27. Conte C, Ranavolo A, Serrao M, et al. Kinematic and electromyographic differences between mouse and touchpad use on laptop computers. *Int J Ind Ergon*. 2014;44:413-420.

28. Simons DG, Travell JG, Simons LS. *Myofascial Pain and Dysfunction: The Trigger Point Manual. Volume 1: Upper Half of Body.* 2nd ed. Philadelphia, PA: Lippincott Williams & Wilkins;1999.
29. Gutstein M. Diagnosis and treatment of muscular rheumatism. *Br J Phys Med.* 1938;1:302-321.
30. Steinbrocker O, Isenberg SA, Silver M, Neustadt D, Kuhn P, Schittone M. Observations on pain produced by injection of hypertonic saline into muscles and other supportive tissues. *J Clin Invest.* 1953;32(10):1045-1051.
31. Gutstein M. Common rheumatism and physiotherapy. *Br J Phys Med.* 1940;3:46-50.
32. Hidalgo-Lozano A, Fernandez-de-las-Penas C, Alonso-Blanco C, Ge HY, Arendt-Nielsen L, Arroyo-Morales M. Muscle trigger points and pressure pain hyperalgesia in the shoulder muscles in patients with unilateral shoulder impingement: a blinded, controlled study. *Exp Brain Res.* 2010;202(4):915-925.
33. Bron C, Dommerholt J, Stegenga B, Wensing M, Oostendorp RA. High prevalence of shoulder girdle muscles with myofascial trigger points in patients with shoulder pain. *BMC Musculoskelet Disord.* 2011;12:139.
34. Gerwin RD, Dommerholt J, Shah JP. An expansion of Simons' integrated hypothesis of trigger point formation. *Curr Pain Headache Rep.* 2004;8(6):468-475.
35. Burkhart TA, Andrews DM. Kinematics, kinetics and muscle activation patterns of the upper extremity during simulated forward falls. *J Electromyogr Kinesiol.* 2013;23(3):688-695.
36. Hsieh YL, Kao MJ, Kuan TS, Chen SM, Chen JT, Hong CZ. Dry needling to a key myofascial trigger point may reduce the irritability of satellite MTrPs. *Am J Phys Med Rehabil.* 2007;86(5):397-403.
37. Hong C-Z. Considerations and recommendations regarding myofascial trigger point injection. *J Musculoskelet Pain.* 1994;2(1):29-59.
38. Wainner RS, Fritz JM, Irrgang JJ, Boninger ML, Delitto A, Allison S. Reliability and diagnostic accuracy of the clinical examination and patient self-report measures for cervical radiculopathy. *Spine (Phila Pa 1976).* 2003;28(1):52-62.
39. Hains G, Descarreaux M, Hains F. Chronic shoulder pain of myofascial origin: a randomized clinical trial using ischemic compression therapy. *J Manipulative Physiol Ther.* 2010;33(5):362-369.

Capítulo 31

Músculo braquial
A maldição da tabaqueira anatômica

Joseph M. Donnelly | Leigh E. Palubinskas

1. INTRODUÇÃO

O músculo braquial é um poderoso flexor do cotovelo uniarticular. Insere-se proximalmente na diáfise do úmero e distalmente à ulna. Essa orientação possibilita ao músculo o funcionamento independente da rotação do antebraço, ao contrário do músculo bíceps braquial. O braquial é inervado pelo nervo musculocutâneo. Pontos-gatilho (PGs) no braquial referem a dor principalmente ao dorso da articulação carpometacarpal na base do polegar, comumente provocando relatos de dor na região das porções superior e anterior do braço e na fossa cubital. PGs no músculo braquial podem ser agravados pela manutenção do cotovelo em posições de flexão por longos períodos ou por sobrecarga repetitiva do músculo durante atividades como erguer itens com os cotovelos flexionados. PGs braquiais costumam ocorrer em conjunto com aqueles encontrados no músculo bíceps braquial. A avaliação do paciente deve incluir teste para descarte de dor radicular C5-C6, epicondilalgia lateral, tenossinovite de De Quervain, síndrome do túnel do carpo e compressão do nervo radial. O paciente com PGs no músculo braquial deve ser orientado a evitar flexão repetitiva do cotovelo e técnicas de levantamento que promovam estresse por sobrecarga ao braquial. Devem ser alteradas as posturas ao dormir para evitar posicionamento prolongado do músculo em uma postura flexionada encurtada. Para um manejo independente da dor relacionada ao braquial, o paciente pode fazer autoliberação miofascial (por pressão) dos PGs e técnicas de autoalongamento.

2. CONSIDERAÇÕES ANATÔMICAS

O músculo braquial insere-se na metade distal da superfície anterior da diáfise do úmero e nos septos intermusculares medial e lateral (mais medial do que lateral). A inserção proximal (origem) chega à inserção distal do deltoide (Figura 31-1). As fibras do músculo convergem para um tendão amplo e espesso que se insere à tuberosidade ulnar e à superfície anterior do processo coronoide na terminação proximal da ulna.[1]

Foram identificadas variações anatômicas do músculo braquial, embora sejam bastante raras. Esse músculo pode ser dividido em duas ou mais partes. Ele pode se fundir com os músculos braquiorradial, pronador redondo ou bíceps braquial. Em alguns casos, pode apresentar tendões contínuos ao rádio ou à aponeurose bicipital.[1] As variações anatômicas ainda podem incluir músculos braquiais acessórios que surgem da parte distal do músculo.[2-4] Em dois desses casos relatados,[2,4] o músculo acessório cruzou acima do nervo mediano, criando um ponto de possível compressão. Em um terceiro caso,[3] o braquial dividiu-se em dois distalmente, abrangendo o nervo radial. Fibras capsulares da parte mais profunda do braquial podem se inserir na cápsula articular anterior do cotovelo.[4,5] Originalmente, acreditou-se que essas fibras poderiam causar uma retração da cápsula articular do cotovelo para prevenir impacto quando o cotovelo flexionasse.[4] Essa ideia já foi refutada, e essas inserções capsulares parecem funcionar como um local adicional de inserção ao músculo, sem importância funcional.[5] Proximalmente, alguma variação da origem do músculo é menos frequente; porém, um estudo descobriu que o músculo braquial está inserido por um forte tendão à borda lateral do sulco intertubercular, próximo à tuberosidade do deltoide.[6] Essa inserção tendínea não parece ter papel funcional; especula-se que pode ser usada em cirurgias reconstrutivas.

2.1. Inervação e vascularização

O músculo braquial é inervado pelo nervo musculocutâneo por meio do cordão lateral do plexo braquial, que surge das raízes nervosas C5 e C6. O mesmo nervo supre um ramo da articulação do ombro para, em seguida, passar pelo músculo coracobraquial

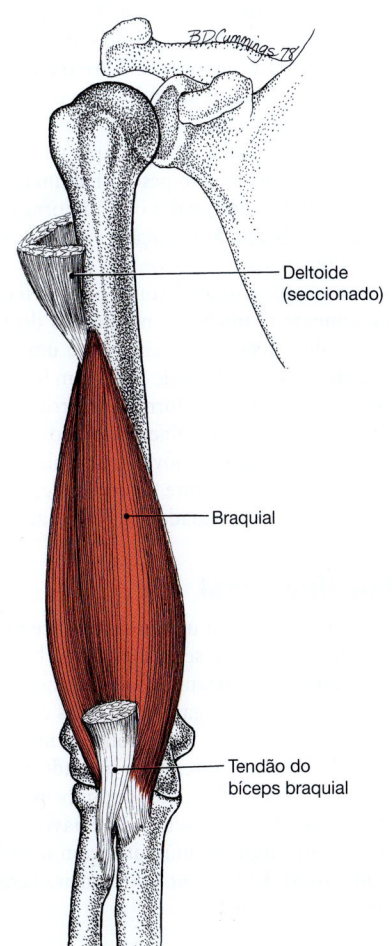

Figura 31-1 Inserções do músculo braquial direito no úmero (acima) e na ulna (abaixo). A terminação seccionada do tendão sobreposto do bíceps braquial aparece abaixo. O deltoide (acima) também foi seccionado para melhor visualização.

e entre os músculos bíceps braquial e braquial, enviando ramos a ambos antes de descer pela fossa cubital.[1]

Uma pequena parte inferolateral do músculo braquial costuma ser inervada pelo nervo radial através do cordão posterior da raiz do nervo C7.[1,7] Inervação pelo nervo radial está presente em cerca de 67 a 100% da população.[8-13] Essa variação nos achados parece ocorrer em razão da raça, do tamanho da amostra e das técnicas de pesquisa.[12] Originalmente, acreditou-se que o nervo radial tinha tão somente função sensorial, mas pesquisas mais recentes confirmaram sua função de inervação motora.[10,12,14]

Em certos casos, o nervo mediano também pode inervar o braquial. Essa variação costuma ser observada quando há dano ao nervo musculocutâneo; no entanto, em alguns casos, o músculo braquial apresentou inervação tripla pelos nervos musculocutâneo, radial e mediano.[12,15,16]

O suprimento vascular ao músculo braquial é fornecido pela artéria braquial (superiormente) e pela artéria colateral ulnar superior (inferiormente). Esse músculo também pode receber vascularização da artéria colateral ulnar inferior ou da artéria braquial profunda.[1]

2.2. Função

Em razão da sua inserção ulnar, o músculo braquial realiza apenas um movimento: flexão da articulação do cotovelo com o antebraço em posição prona ou supina.[1,17-21] Ele é o que mais trabalha entre os flexores do cotovelo, possuindo a maior secção transversal de todos os músculos próximos ao cotovelo.[1,22] Assim como o músculo deltoide, ele não exibe atividade quando o braço dependente está bastante carregado com peso.[17] Há uma fina interação entre o bíceps braquial, o braquial e o braquiorradial durante a flexão resistida do antebraço. A interação evidencia muita variabilidade em ensaios repetidos.[17]

Quando a inserção proximal (úmero) está fixa, o músculo braquial movimenta o antebraço na direção do úmero. Com a inserção distal (ulna) fixa, ele movimenta o úmero na direção do antebraço, como nos exercícios de flexão em barra (*pull-up*).[20] O braquial costuma se contrair de forma excêntrica para desacelerar e controlar o abaixamento de objetos pesados.

Durante o ato de dirigir automóvel, o braquial demonstra um nível baixo relativamente constante de atividade, e poucas vezes mostrou repentes breves de atividade mais intensa.[23]

2.3. Unidade funcional

A unidade funcional à qual um músculo pertence inclui os músculos que reforçam e contrapõe-se às suas ações, bem como as articulações que os músculos cruzam. A interdependência funcional dessas estruturas reflete-se na organização e nas conexões neurais do córtex sensorimotor. A unidade funcional é enfatizada, porque a presença de um PG em um músculo da unidade aumenta a probabilidade de outros músculos da unidade também desenvolverem PGs. Ao desativar PGs em um músculo, deve haver a preocupação de que outros possam surgir em músculos com interdependência funcional. O Quadro 31-1 representa, de maneira geral, a unidade funcional do músculo braquial.[24]

3. APRESENTAÇÃO CLÍNICA

3.1. Padrão de dor referida

A dor originária de PGs braquiais costuma estar referida no dorso da articulação carpometacarpal, na base do polegar, e para o es-

Quadro 31-1   Unidade funcional do músculo braquial

Ação	Sinergistas	Antagonistas
Flexão do cotovelo	Bíceps braquial Braquiorradial Pronador redondo	Tríceps braquial Ancôneo

paço entre os dedos do polegar (Figura 31-2).[25] O padrão de dor referida ainda pode incluir o aspecto anterior do braço superior e a fossa cubital.

Referência de dor de PGs nas fibras médias pode cobrir a fossa cubital. A dor que ocasionalmente se espalha de forma ascendente, acima do deltoide, tem mais possibilidade de surgir a partir de PGs mais proximais no músculo braquial (Figura 31-2).[26]

3.2. Sintomas

PGs no músculo braquial costumam estar associados a uma sensibilidade difusa do polegar. O paciente geralmente relata dor quando a articulação está em repouso, podendo agravar-se com movimento ativo do polegar. O paciente também pode informar dor na dobra do cotovelo e no aspecto anterior do ombro e na porção superior do braço.

A dor no ombro anterior causada apenas por PGs no braquial não está associada ao déficit do movimento do ombro. Já que o músculo braquial tem somente uma articulação que cruza o cotovelo, flexibilidade ou dor reduzida com ativação muscular não causa efeito na função articular glenoumeral.

Sintomas de dor na articulação carpometacarpal do polegar podem ter origem na compressão do nervo radial em razão de PGs no músculo braquial. Sintomas causados pela compressão do ramo sensorial (cutâneo) superficial do nervo radial incluem disestesia, formigamento e dormência no dorso do polegar. A dor branda e persistente de PGs referidos e os sintomas de uma compressão do nervo radial são sentidos no polegar e podem ser aliviados por desativação dos PGs braquiais.

3.3. Exame do paciente

Após um exame subjetivo detalhado, o clínico deve fazer um desenho detalhado representando o padrão de dor descrito pelo paciente. Essa descrição ajudará no planejamento do exame físico e pode ser útil no monitoramento da progressão do paciente, à medida que os sintomas melhoram ou mudam. A dor referida de PGs braquiais aumenta por extensão passiva e total do cotovelo, embora a limitação do movimento não seja sempre informada. A amplitude da extensão do cotovelo pode ficar limitada em apenas poucos graus, podendo ser detectada somente com uma comparação com o outro lado ou por melhora após o tratamento. Movimento ativo do polegar na zona de referência da dor costuma doer, embora o movimento ativo do cotovelo não cause dor.

Fraqueza ou inibição dos músculos bíceps braquial e braquial pode ser distinguida com teste da força da supinação da flexão do cotovelo e, depois, da pronação do antebraço, enquanto o cotovelo está estendido. Essa alteração na posição não causa efeito na força do músculo braquial, pois ele se insere à ulna, embora teorias antigas afirmem que o bíceps braquial possa demonstrar fraqueza funcional com pronação do antebraço quando em uma posição alongada. Uma pesquisa recente que utilizou análise ele-

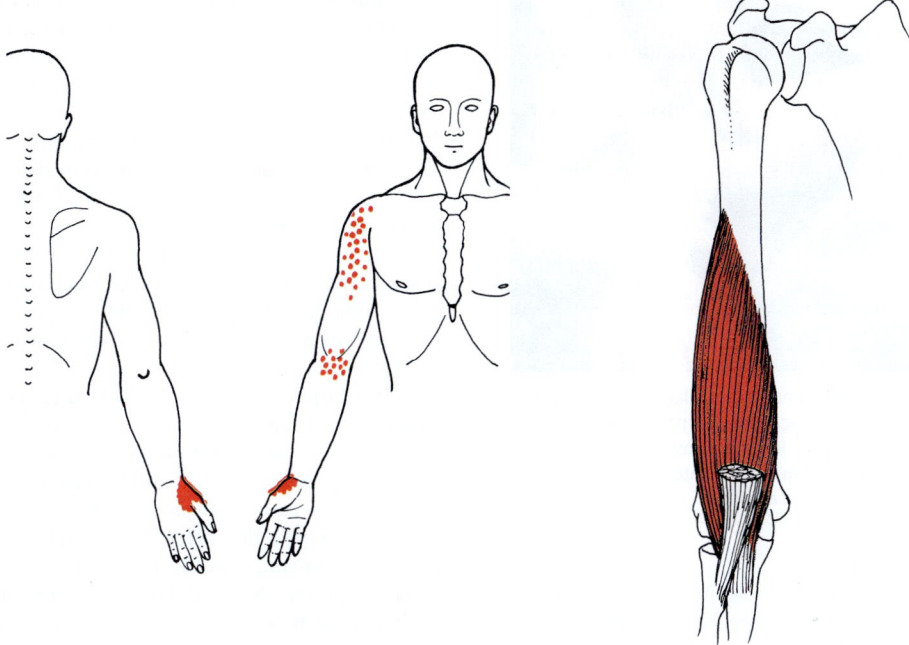

Figura 31-2 O padrão de dor (porção essencial em vermelho contínuo; porção extravasada em vermelho pontilhado) referida de PGs no músculo braquial direito. Bandas tensionadas associadas a PGs na porção média do músculo podem causar compressão do nervo radial.

tromiográfica (EMG) dos músculos bíceps braquial e braquiorradial durante flexão do cotovelo com posições alteradas das mãos não evidenciou alteração na ativação do bíceps braquial com mudança da posição da mão.[27] Portanto, pode ser mais vantajoso um teste de supinação resistida do antebraço para distinguir o músculo bíceps braquial do braquial.

Compressão do nervo radial é indicada quando um formigamento no polegar for consequência da pressão exercida sobre a região onde o nervo sai do sulco radial e perfura o septo intermuscular lateral (Figura 32-2). Deve ser aplicada pressão em torno da parte média do braço, logo abaixo da covinha que marca o ápice, ou na terminação distal da protuberância triangular produzida pelo músculo deltoide. Nessa área, o nervo radial passa entre os músculos braquial e braquiorradial, criando provável local de compressão.[28]

Se presente uma amplitude limitada de movimentos no cotovelo, as articulações umeroulnar, umerorradial e radioulnar proximal devem ser examinadas em relação a movimento articular acessório, e o ombro deve ser tratado caso se mostre com limitações.[29]

3.4. Exame de pontos-gatilho

Na avaliação em busca de PGs no músculo braquial, o paciente deve ser posicionado com o cotovelo flexionado entre 30 e 45°, e o antebraço deve ficar em posição confortável de descanso. Havendo tensão crescente no bíceps braquial, o antebraço do paciente pode ser colocado em posição supina para afrouxar esse músculo. O ventre do bíceps braquial deve ser empurrado para o lado, medialmente, para a palpação de PGs braquiais subjacentes (Figura 31-3). O bíceps braquial ficará mais frouxo se o antebraço for colocado em supinação e estiver relaxado. PGs braquiais costumam se localizar na metade distal do músculo

(Figura 31-2), podendo referir dor ao polegar e, algumas vezes, à frente do cotovelo. PGs podem se localizar profundamente em relação à margem lateral do músculo bíceps braquial deslocado, mas outros são encontrados na direção da metade do braquial, às vezes debaixo do bíceps braquial. Os PGs mais proximais, que referem dor ao braço superior e ao aspecto anterior do ombro, estão cobertos pelo músculo bíceps braquial, tornando mais difícil a identificação e a palpação.

4. DIAGNÓSTICO DIFERENCIAL

4.1. Ativação e perpetuação de pontos-gatilho

Os PGs podem ser ativados por carga excêntrica não habitual, exercício excêntrico em músculo destreinado ou carga concêntrica máxima ou submáxima.[30] Os PGs também podem ser ativados ou agravados quando o músculo é colocado em uma posição encurtada ou alongada por período prolongado. PGs no músculo braquial podem ser ativados e perpetuados por sobrecarga repetitiva e prolongada da flexão do cotovelo durante levantamento de itens pesados. Exemplos de sobrecarga por estresse incluem segurar ferramenta elétrica, carregar compras, segurar um bebê, erguer crianças e tocar violino ou violão com o antebraço em posição supina, como quando o bíceps braquial é encurtado ou inibido. Trabalhar com computador, quando os braços são mantidos longe do corpo por períodos longos, exige uma contração estática de baixa intensidade do músculo braquial nos dois braços, podendo levar à ativação e à perpetuação de PGs nesse músculo.

Dores no cotovelo associadas a PGs no braquial podem ser incorretamente diagnosticadas como epicondilalgia lateral, ou "cotovelo de tenista". Com tal condição, o envolvimento do músculo braquial tende a ocorrer junto com o do bíceps braquial após

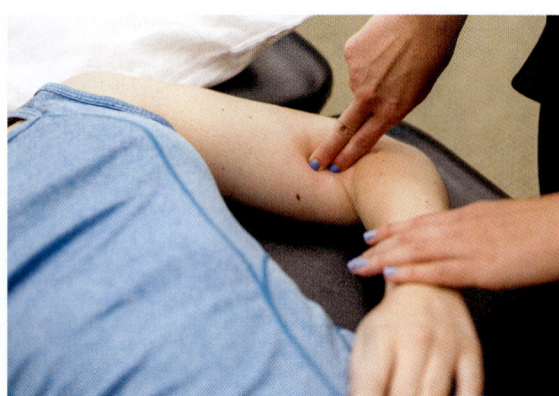

Figura 31-3 Exame do músculo braquial em relação a PGs, empurrando para o lado o músculo, em uma direção medial, para ser feita a palpação plana transversa para que PGs sejam identificados. O músculo bíceps braquial tem uma frouxidão adicional quando o antebraço é mais supinado do que pronado, conforme mostrado aqui.

ativação inicial de PGs no músculo supinador (ver Capítulo 36, Músculo supinador). A natureza repetitiva dos movimentos do tênis durante uma partida ou prática constitui outro exemplo de sobrecarga repetitiva nos flexores e supinadores do cotovelo. Tal fenômeno é especialmente observado nas jogadas de tênis conhecidas como *forehand* de fundo de quadra (quando a bola bate primeiro no chão).

Pesquisa recente indica que PGs braquiais também podem ocorrer em consequência de patologia no manguito rotador. Suh e colaboradores[31] descobriram PGs braquiais como causadores de reação anterior a injeções locais subacromiais de anestésicos ou esteroides. Palpação do músculo braquial revelou PGs em 23 de 24 pacientes que não reagiram à injeção. A hipótese é de que o bíceps braquial pode ter um papel maior como estabilizador do ombro nessa população, causando pressão aumentada de sobrecarga no braquial durante flexão do cotovelo. A natureza de articulação única do músculo braquial também faz ele se envolver mais na postura, que pode ser distorcida em razão de dor no ombro e alteração na posição da escápula. Cada um desses fatores levaria a um aumento da pressão por sobrecarga em todo o músculo, o que pode promover a formação de PG.[31]

4.2. Pontos-gatilho associados

PGs associados podem surgir em áreas de dor referida de PGs.[32] Portanto, músculos nas áreas de dor referida de cada músculo acometido também devem ser examinados. PGs associados do músculo braquial podem surgir nos músculos deltoide, bíceps braquial, supinador, braquiorradial e adutor e oponente do polegar. O músculo braquial também pode estar envolvido quando os músculos bíceps braquial, braquiorradial ou supinador têm PGs.

4.3. Patologias associadas

Dor no ombro anterior, na região de dor referida de PGs braquiais, também pode ser causada por tendinite bicipital ou tendinite no supraespinal, ou por PGs dos músculos infraespinal, deltoide anterior, deltoide posterior e/ou latíssimo do dorso. Essas condições devem ser descartadas com um exame detalhado da região do ombro. Movimento ativo do ombro não deve ser dolorido se PGs braquiais forem a única fonte de dor e disfunção.

Sintomas radiculares cervicais resultantes das raízes nervosas C5 ou C6 podem causar dor no ombro anterior, na porção superior anterolateral do braço e na porção radial do punho e da mão, abrangendo o polegar e o indicador. São sintomas que podem ser facilmente confundidos com o padrão de dor referida associado a PGs braquiais (Figura 31-2). Um conjunto de testes foi identificado para descarte de dor radicular cervical e/ou radiculopatia (ver Capítulo 33, Considerações clínicas da dor na porção superior das costas, nos ombros e nos braços).[33]

Como mencionado, a epicondilalgia lateral (cotovelo de tenista) costuma ser consequência de PGs nos músculos bíceps braquial, supinador e, potencialmente, braquial. PGs devem ser considerados na ausência de sensibilidade acima do epicôndilo lateral do úmero.

Outras patologias da mão devem ser consideradas em uma avaliação de paciente com dores no polegar. A síndrome do túnel do carpo pode causar dor percebida como isolada acima da eminência tenar. A tenossinovite de De Quervain também pode causar dor na região da articulação carpometacarpal. Quando PGs são responsáveis pela dor, o teste de Finkelstein fornece resultados diferentes se realizado com o cotovelo estendido ou flexionado. Uma vez que os tendões abdutor longo do polegar e extensor curto do polegar não cruzam o cotovelo, a posição da articulação do cotovelo não deve alterar a dor do paciente quando a causa for a tenossinovite de De Quervain.

Compressão do nervo radial também deve ser considerado parte do diagnóstico diferencial. Os sintomas de compressão de nervo incluem dormência, hipoestesia ou hiperestesia e disestesia. Esses sintomas, como o padrão de dor referida de PGs braquiais, aparecem acima do dorso do polegar e em seu espaço intradigital. Uma compressão do ramo sensorial do nervo radial pode ser causado por um PG, geralmente na margem lateral do músculo braquial, que produz uma banda tensionada de fibras musculares que se estendem até o nível em que o nervo radial sai da ranhura radial e perfura o septo intermuscular lateral (Figura 32-2). Esses sintomas de compressão causados por PGs braquiais são aliviados pela liberação do PG, que parece um nó palpável na margem lateral do músculo, logo proximal ao nervo. Uma solução resultante da banda tensionada e do alívio dos sintomas de compressão do nervo sugere fortemente que o encurtamento do músculo associado aos PGs produziu a compressão do nervo.

5. AÇÕES CORRETIVAS

Para a prevenção de sobrecarga de tensão da flexão do cotovelo, o paciente deve erguer apenas cargas leves ou moderadas com os antebraços em posição prona. Essa posição ativa mais rapidamente o músculo braquiorradial, evitando carga adicional sobre o músculo braquial.[27] Evitar levantamento repetitivo com os cotovelos flexionados também reduz a sobrecarga sobre o músculo.

Para evitar imobilizar o músculo braquial em uma posição encurtada, uma toalha pode ser enrolada no cotovelo, prevenindo uma posição flexionada ou estendida prolongada ao dormir (Figura 30-6). Isso evita tensão no músculo. Igualmente, o cotovelo não deve ser mantido muito flexionado ao se falar ao telefone. O fone deve ser trocado de mãos ou a função alto-falante pode ser utilizada. A bolsa deve ser carregada pela(s) mão(s), com o cotovelo reto, ou deve ser pendurada no ombro oposto e não no antebraço afetado, com o cotovelo flexionado, evitando tensão prolongada nos flexores do cotovelo. Ao tocar instrumento musical que exija posição com cotovelo flexionado, como violino ou violão, o cotovelo deve ficar solto e reto, sempre que possível.

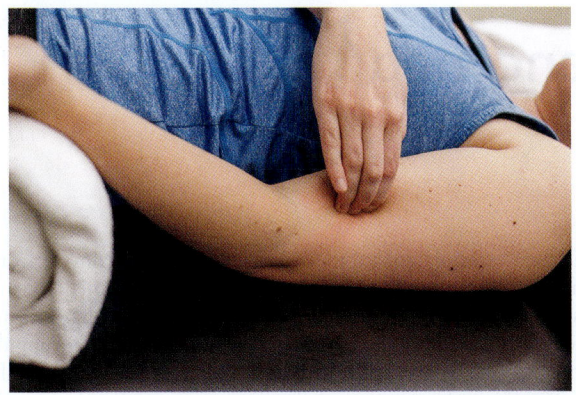

Figura 31-4 Autoliberação miofascial de PGs no músculo braquial.

Os pacientes podem fazer a autoliberação miofascial de PGs na posição supina ou sentada. O paciente deve apoiar o antebraço na posição flexionada para afrouxar o músculo bíceps braquial e permitir o acesso ao músculo braquial profundo (Figura 31-4). Após encontrar o local sensível, pressão suave é aplicada com o polegar ou os dedos unidos, por 30 segundos, ou até que a dor diminua. Essa autoliberação pode ser repetida de três a cinco vezes, conforme a necessidade. Deve ser evitada pressão com força, já que muitos nervos se deslocam nessa região. Se ocorrer dormência ou formigamento, a posição do polegar ou dos demais dedos deve ser modificada.

No começo, o braço deve poder descansar nessa posição usando-se apenas a força da gravidade para ajudar no relaxamento pós-isométrico, sem qualquer assistência da outra mão. O paciente, então, deve fazer uma série de manobras de contração e relaxamento, sincronizadas com a respiração, para obter máxima eficácia. Durante essas manobras, ele também pode aplicar pressão firme com os dedos opostos acima do PG identificado. Essa ação pode ajudar a facilitar a liberação de PGs. Após vários ciclos de relaxamento pós-isométrico, liberação e alongamento adicionais podem ser obtidos, suavemente auxiliando um alongamento na extensão do cotovelo (tornar reto) com a outra mão. Não deve ser um processo doloroso, embora possa ser percebida uma sensação de tensão do alongamento. O paciente deve fazer vários desses alongamentos aumentados de duas a três vezes ao dia.

Referências

1. Standring S. *Gray's Anatomy: The Anatomical Basis of Clinical Practice*. 41st ed. London, UK: Elsevier; 2015.
2. Loukas M, Louis RG Jr, South G, Alsheik E, Christopherson C. A case of an accessory brachialis muscle. *Clin Anat*. 2006;19(6):550-553.
3. Pai MM, Nayak SR, Vadgaonkar R, et al. Accessory brachialis muscle: a case report. *Morphologie*. 2008;92(296):47-49.
4. Vadgaonkar R, Rai R, Nayak SR, D'Costa S, Saralaya V, Dhanya. An anatomical and clinical insight on brachialis with emphasis on portal's muscle. *Rom J Morphol Embryol*. 2010;51(3):551-553.
5. Tubbs RS, Yablick MW, Loukas M, Shoja MM, Ardalan M, Oakes WJ. Capsular attachment of the brachialis muscle (Portal's muscle): an anatomical and functional study. *Surg Radiol Anat*. 2008;30(3):229-232.
6. Mehta V, Suri RK, Arora J, Rath G, Das S. Peculiar tendinous origin of the brachialis muscle: anatomic and clinical insight. *Rom J Morphol Embryol*. 2009;50(1):141-143.
7. Oh CS, Won HS, Lee KS, Chung IH. Origin of the radial nerve branch innervating the brachialis muscle. *Clin Anat*. 2009;22(4):495-499.
8. Prakash, Kumari J, Singh N, Rahul Deep G, Akhtar T, Sridevi NS. A cadaveric study in the Indian population of the brachialis muscle innervation by the radial nerve. *Rom J Morphol Embryol*. 2009;50(1):111-114.
9. Blackburn SC, Wood CP, Evans DJ, Watt DJ. Radial nerve contribution to brachialis in the UK Caucasian population: position is predictable based on surface landmarks. *Clin Anat*. 2007;20(1):64-67.
10. Bendersky M, Bianchi HF. Double innervation of the brachialis muscle: anatomic-physiological study. *Surg Radiol Anat*. 2012;34(9):865-870.
11. Mahakkanukrauh P, Somsarp V. Dual innervation of the brachialis muscle. *Clin Anat*. 2002;15(3):206-209.
12. Won SY, Cho YH, Choi YJ, et al. Intramuscular innervation patterns of the brachialis muscle. *Clin Anat*. 2015;28(1):123-127.
13. Frazer EA, Hobson M, McDonald SW. The distribution of the radial and musculocutaneous nerves in the brachialis muscle. *Clin Anat*. 2007;20(7):785-789.
14. Spinner RJ, Pichelmann MA, Birch R. Radial nerve innervation to the inferolateral segment of the brachialis muscle: from anatomy to clinical reality. *Clin Anat*. 2003;16(4):368-369.
15. Nasr AY. Morphology and clinical significance of the distribution of the median nerve within the arm of human cadavers. *Neurosciences (Riyadh)*. 2012;17(4):336-344.
16. Parchand MP, Patil ST. Absence of musculocutaneous nerve with variations in course and distribution of the median nerve. *Anat Sci Int*. 2013;88(1):58-60.
17. Basmajian J, Deluca C. *Muscles Alive*. 5th ed. Baltimore, MD: Williams & Wilkins; 1985.
18. Duchenne G. *Physiology of Motion*. Philadelphia, PA: Lippincott; 1949.
19. Jenkins DB. *Hollinshead's Functional Anatomy of the Limbs and Back*. 6th ed. Philadelphia, PA: W.B. Saunders; 1991.
20. Kendall FP, McCreary EK. *Muscles: Testing and Function, with Posture and Pain*. Baltimore, MD: Lippincott Williams & Wilkins; 2005.
21. Rasch PJ, Burke RK. *Kinesiology and Applied Anatomy: The Science of Human Movement*. 6th ed. Philadelphia, PA: Lea & Febiger; 1978.
22. Hu SN, Zhou WJ, Wang H, et al. Origination of the brachialis branch of the musculocutaneous nerve: an electrophysiological study. *Neurosurgery*. 2008;62(4):908-911; discussion 911-912.
23. Jonsson S, Jonsson B. Function of the muscles of the upper limb in car driving. *Ergonomics*. 1975;18(4):375-388.
24. Simons DG, Travell JG, Simons LS. *Myofascial Pain and Dysfunction: The Trigger Point Manual. Volume 1: Upper Half of Body*. 2nd ed. Philadelphia, PA: Lippincott Williams & Wilkins;1999.
25. Kelly M. The nature of fibrositis: I. The myalgic lesion and its secondary effects: a reflex theory. *Ann Rheum Dis*. 1945;5(1):1-7.
26. Kellgren JH. Observations on referred pain arising from muscle. *Clin Sci*. 1938;3:175-190.
27. Kleiber T, Kunz L, Disselhorst-Klug C. Muscular coordination of biceps brachii and brachioradialis in elbow flexion with respect to hand position. *Front Physiol*. 2015;6:215.
28. Lee YK, Kim YI, Choy WS. Radial nerve compression between the brachialis and brachioradialis muscles in a manual worker: a case report. *J Hand Surg Am*. 2006;31(5):744-746.
29. Mennell JM. *Joint Pain: Diagnosis and Treatment using Manipulative Techniques*. 1st ed. Boston, MA: Little Brown; 1964.
30. Gerwin RD, Dommerholt J, Shah JP. An expansion of Simons' integrated hypothesis of trigger point formation. *Curr Pain Headache Rep*. 2004;8(6):468-475.
31. Suh MR, Chang WH, Choi HS, Lee SC. Ultrasound-guided myofascial trigger point injection into brachialis muscle for rotator cuff disease patients with upper arm pain: a pilot study. *Ann Rehabil Med*. 2014;38(5):673-681.
32. Hsieh YL, Kao MJ, Kuan TS, Chen SM, Chen JT, Hong CZ. Dry needling to a key myofascial trigger point may reduce the irritability of satellite MTrPs. *Am J Phys Med Rehabil*. 2007;86(5):397-403.
33. Wainner RS, Fritz JM, Irrgang JJ, Boninger ML, Delitto A, Allison S. Reliability and diagnostic accuracy of the clinical examination and patient self-report measures for cervical radiculopathy. *Spine (Phila Pa 1976)*. 2003;28(1): 52-62.

Capítulo 32

Músculos tríceps braquial e ancôneo
Torturadores do cotovelo

Leigh E. Palubinskas | Joseph M. Donnelly

1. INTRODUÇÃO

O músculo tríceps braquial costuma ser ignorado como uma fonte de sintomas de epicondilalgia lateral ou medial. É um músculo fusiforme com três cabeças que ocupa o compartimento extensor posterior do braço superior, junto do músculo ancôneo. Sua cabeça longa é biarticulada, cruzando o ombro e o cotovelo, possibilitando ao músculo agir nas duas articulações. As outras cabeças (medial e lateral) são uniarticulares e agem apenas no cotovelo. As cabeças longa e lateral do tríceps braquial e o músculo ancôneo são inervados por ramos do nervo radial. A inervação da cabeça medial do tríceps braquial é controversa. O que é aceito, em geral, é que o músculo também é inervado pelo nervo radial, embora outros tenham mostrado que o nervo ulnar inerva a cabeça medial desse músculo. A principal função do tríceps braquial é estender o cotovelo. A cabeça média do músculo é mais ativa na extensão do cotovelo, e é considerada a mais atuante das três cabeças. A cabeça longa estabiliza a articulação glenoumeral desde baixo, oferecendo uma força superior que se contrapõe à tendência do latíssimo do dorso e do peitoral maior de puxarem a cabeça do úmero para baixo, fora da cavidade glenoidal. Ela também faz adução e extensão do braço no ombro. O músculo ancôneo auxilia o tríceps braquial na extensão do cotovelo, agindo como um estabilizador lateral ativo da articulação umeroulnar. Pontos-gatilho (PGs) no tríceps braquial primeiramente referem a dor à porção superior posterior do braço, com referência ao ombro posterior e ao trapézio superior proximalmente. Distalmente, o padrão de referência pode incluir o antebraço posterior e o quarto e quinto dedos da mão. Com frequência, a dor localiza-se acima do epicôndilo lateral e/ou medial, simulando os sintomas do cotovelo de tenista e do cotovelo de golfista, respectivamente. PGs no músculo ancôneo referem ao epicôndilo lateral. PGs no tríceps braquial e no ancôneo são ativados por uso exagerado repetitivo da extensão do cotovelo, como quando são usadas muletas no antebraço, no jogo de tênis, ou ao pressionar repetitivamente para baixo em uma superfície. Os diagnósticos diferenciais incluem epicondilite lateral ou medial, bursite do olécrano e síndrome do desfiladeiro torácico. Adaptações posturais para apoiar o cotovelo, quando são realizadas atividades com os braços à frente do corpo, podem ajudar a prevenir a formação de PGs. As ações corretivas incluem modificação das atividades esportivas, com um retorno gradativo ao esporte após o tratamento, e autoliberação miofascial (por pressão) do PG e autoalongamento, que também funciona para liberar os PGs no músculo tríceps braquial.

2. CONSIDERAÇÕES ANATÔMICAS

Tríceps braquial

Cabeça longa

O músculo tríceps braquial é um músculo fusiforme, com três cabeças, que preenche a maior parte do compartimento extensor do braço superior (Figura 32-1A e B). A cabeça longa do tríceps braquial cruza articulações do ombro e cotovelo. Proximalmente, origina-se de um tendão plano inserido no tubérculo infraglenoidal da escápula, misturando-se, superiormente, com a cápsula articular glenoumeral.[1] O músculo desloca-se inferomedialmente, passando entre o redondo maior e o redondo menor para formar os espaços quadrangular e triangular.[1,2] O espaço quadrangular contém a artéria circunflexa umeral posterior e o nervo axilar. Os músculos subescapular e redondo menor e a cápsula articular glenoumeral compõem a borda superior. A borda inferior é definida pelo músculo redondo maior. A borda medial é definida pela cabeça longa do tríceps braquial, e a borda lateral, pelo úmero. O espaço triangular contém os vasos circunflexos escapulares, e é definido superiormente pelo músculo redondo menor; inferiormente, pelo músculo redondo maior; e, lateralmente, pela cabeça longa do músculo tríceps braquial.[1] Esses espaços e limites são importantes de serem identificados quando da realização de infiltração ou agulhamento a seco de PGs.

Cabeça média

A cabeça média do músculo tríceps braquial, algumas vezes chamada de cabeça profunda, tem origem na superfície posterior total do úmero proximal, na inserção do redondo maior e abaixo do sulco radial, chegando, inferiormente, nas proximidades da tróclea umeral.[1] Também se origina do úmero médio e da porção inferior do septo intermuscular lateral. Ela cobre o úmero posterior, medial e lateralmente. A cabeça média do tríceps braquial localiza-se profundamente contra o osso, inserindo-se logo acima do cotovelo (Figura 32-2). As cabeças longa e lateral do músculo sobrepõem-no posteriormente. A porção distal da cabeça média converge com o tendão comum do tríceps braquial, com algumas fibras musculares inserindo-se diretamente no olécrano.[1]

Cabeça lateral

Proximalmente, a cabeça lateral do tríceps braquial insere-se de um tendão plano na superfície posterior da diáfise do úmero, no septo lateral intermuscular superior ao sulco radial e posterior à tuberosidade do músculo deltoide, chegando ao colo cirúrgico do úmero, próximo da inserção do músculo redondo menor. Ela forma uma ponte com o nervo radial e cobre a maior parte da cabeça média do tríceps braquial (Figura 32-1B). As fibras da cabeça lateral do tríceps braquial convergem medialmente com o tendão comum. As cabeças média e lateral do tríceps braquial são uniarticulares, cruzando apenas a articulação do cotovelo.[1]

As três cabeças do músculo tríceps braquial inserem-se distalmente na superfície superior do processo olécrano da ulna por meio de um tendão comum (Figura 32-1), que começa no meio do músculo e consiste em uma lâmina superficial e uma lâmina profunda, que se unem perto de sua inserção. Na parte lateral do olécrano, uma banda de fibras continua a descer acima do músculo ancôneo para misturar-se com a fáscia antebraquial.[1]

A distribuição dos tipos de fibras no músculo tríceps braquial foi estudada por meio de exemplos de músculos tríceps braquiais após a morte.[3-5] Tanto a cabeça lateral quanto a longa do tríceps braquial tiveram cerca de 60 a 65% de fibras de contração rápida (tipo II) e em torno de 40% de fibras de contração lenta (tipo I). No entanto, a cabeça média tinha 60% de fibras de contração

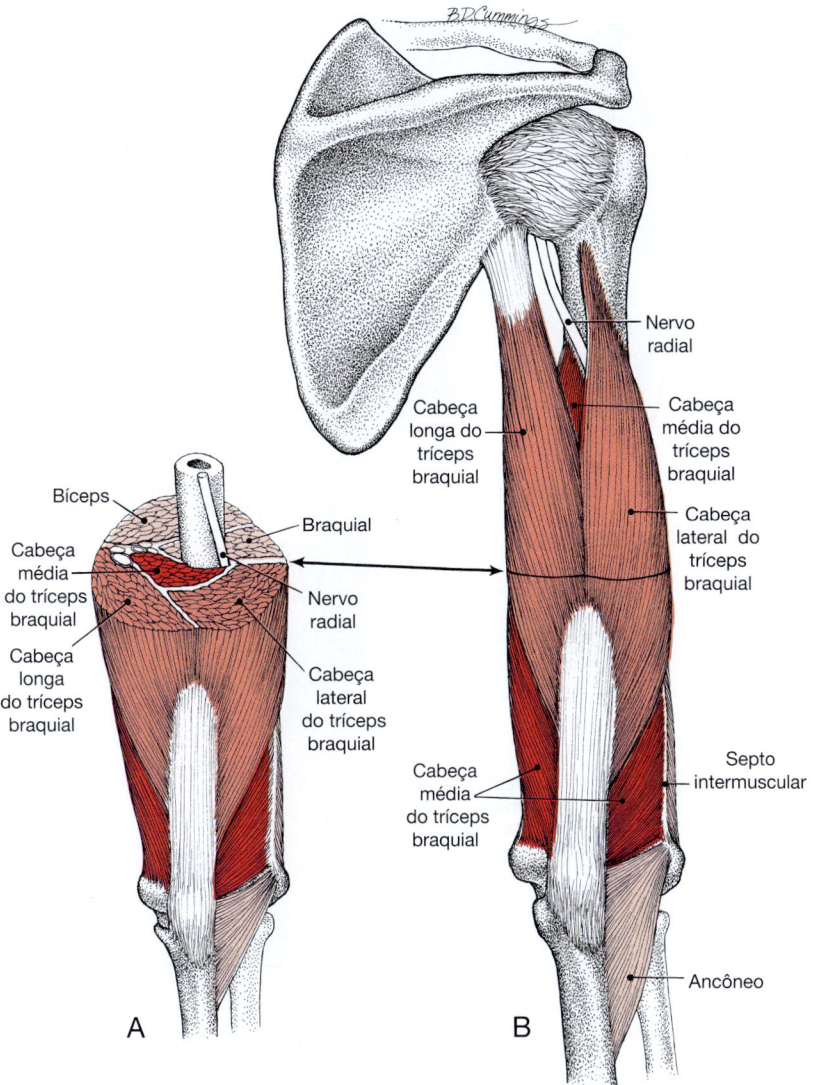

Figura 32-1 (A) Corte transversal do braço direito, bem próximo do nível onde o nervo radial penetra no septo intermuscular lateral (a seta dupla horizontal e a linha escura em [B], cruzando o músculo, indicam o nível do corte transversal). Os músculos bíceps braquial, braquial e ancôneo estão em vermelho-claro. (B) Inserções do músculo tríceps braquial direito (dois vermelhos mais escuros) vistos de trás. A cabeça média (profunda) está em vermelho-escuro; as cabeças lateral e longa, em vermelho-médio; e o ancôneo, em vermelho-claro.

lenta e apenas 40% de fibras de contração rápida.[3] Amostras coletadas perto da superfície do músculo e de local profundo nos músculos tríceps braquiais não mostraram diferença significativa nessa composição.

Ancôneo

O músculo ancôneo é um músculo triangular pequeno que é parcialmente misturado ao músculo tríceps braquial, posterior à articulação do cotovelo. Ele tem origem na superfície posterior do epicôndilo lateral, cobre o aspecto posterior do ligamento anular, e insere-se distalmente à face lateral do processo olécrano e à superfície dorsal da ulna.[1] As fibras do músculo também estão aderidas ao aspecto lateral da articulação umeroulnar, acrescentando estabilidade à articulação.[6] Um músculo ancôneo anômalo pode se inserir entre o aspecto médio do olécrano e o epicôndilo, que se sobrepõe ao nervo ulnar.[7]

O músculo ancôneo compõe-se de cerca de 60 a 67% de fibras tipo I e em torno de 35% de fibras tipo II.[5] Tal composição de fibras dá suporte à função do ancôneo mais como um estabilizador do cotovelo do que um músculo produtor de força.

2.1. Inervação e vascularização

As cabeças longa e lateral do tríceps braquial e o músculo ancôneo são inervados pelos ramos do nervo radial por meio do cordão posterior do plexo braquial a partir das raízes espinais C6, C7 e C8.[1]

A inervação da cabeça média do músculo tríceps braquial é assunto controverso. Vários estudos recentes de cadáveres identi-

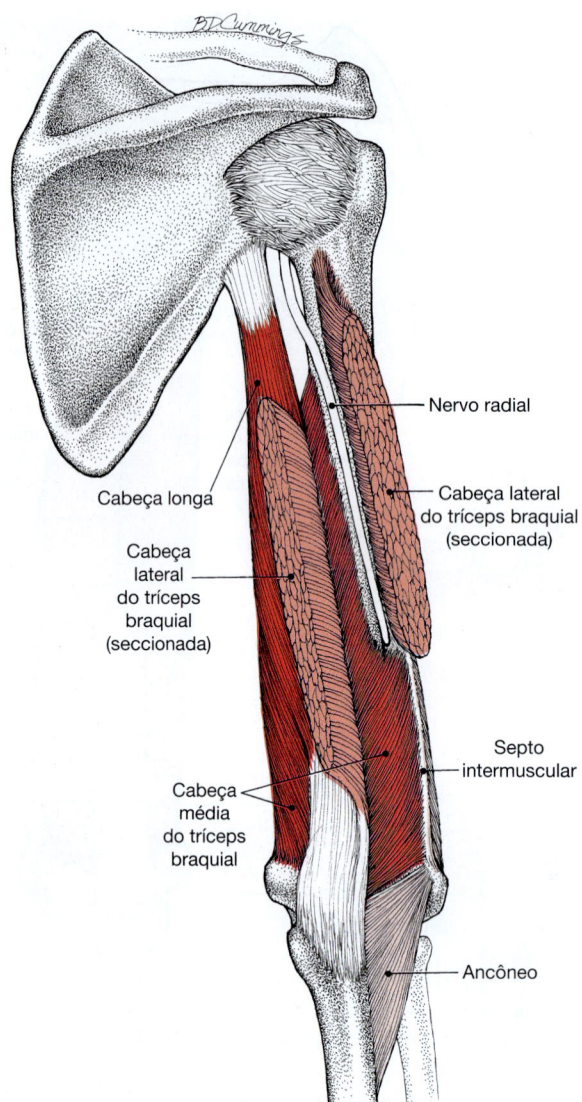

Figura 32-2 Vista posterior do músculo tríceps braquial com a cabeça lateral seccionada e rebatida mostrando o rumo do nervo radial, que separa as inserções do úmero das cabeças média e lateral do tríceps braquial.

ficaram inervação do nervo ulnar em 28 a 61% das amostras.[8-10] Esse achado contraria a crença geralmente aceita de que o músculo é inervado pelo nervo radial. Acredita-se que a alta incidência de inervação do nervo ulnar possa ser explicada pelo fato de que, nesses estudos, proximalmente, o nervo não foi rastreado longe o suficiente para dele ser feita uma identificação exata.[11,12] Além disso, os nervos radial e ulnar deslocam-se por certa distância na mesma bainha do nervo, dificultando uma identificação conclusiva das fibras. A inervação desse músculo permanece assunto de debate, sem dados conclusivos de pesquisas em grande escala, que não confirmam a inervação da cabeça média do músculo pelo nervo radial ou ulnar.

A cabeça longa do músculo tríceps braquial recebe seu suprimento vascular da artéria axilar e das artérias colaterais braquial ou ulnar. As cabeças média e lateral do tríceps braquial recebem vascularização principalmente da artéria braquial profunda, da artéria colateral ulnar superior e de um ramo da artéria circunflexa posterior.[1]

O músculo ancôneo recebe sua vascularização por meio de ramos da artéria recorrente interóssea posterior.[1]

2.2. Função

Todas as partes do bíceps braquial estendem o antebraço na articulação do cotovelo.[13-19] A cabeça média (profunda), entretanto, é a que mais trabalha entre os extensores do cotovelo, sendo ativa em todas as formas de extensão.[1] Ela exibe a mais antiga e extensa atividade eletromiográfica (EMG).[13,20] A posição do cotovelo altera a eficácia do músculo tríceps braquial. Este músculo produz torque máximo, com o cotovelo flexionado em 90°.[21] Mas a posição do antebraço não altera a ativação do bíceps braquial em razão de sua inserção na ulna, e não no rádio. O tríceps braquial age concentricamente, para fazer extensão do cotovelo durante uma flexão, e funciona de forma excêntrica em uma ação reversa, controlando a flexão do cotovelo durante a fase de retorno da flexão. Dois estudos investigaram os padrões de ativação do músculo das três cabeças do tríceps braquial para determinar a divisão de carga dos músculos durante movimento do cotovelo.[18,22] Diferenças consideráveis estavam presentes entre os indivíduos nos dois estudos, indicando não haver um padrão coerente de compartilhamento de carga para a ativação do tríceps braquial durante a movimentação do cotovelo.

Somente a atividade da cabeça longa do tríceps braquial é alterada pela posição do ombro, pois ela cruza as articulações do ombro e do cotovelo. Com a articulação do ombro em extensão e o músculo em uma posição de encurtamento, a cabeça longa do tríceps braquial não é capaz de produzir tanto torque no cotovelo. A cabeça longa também estende o braço no ombro e age para aduzir o braço, tracionando o úmero de volta à posição anatômica a partir de uma posição elevada do ombro.[2,13,15-17,23] Durante estimulação da cabeça longa, a adução pareceu ser a ação dominante.[14] A cabeça longa do tríceps braquial está ativa ao máximo durante extensão do ombro, em amplitudes de 80 a 120° de flexão do ombro, e a flexão do cotovelo causa pouco efeito na ativação muscular da cabeça longa na articulação do ombro.[23]

A cabeça longa do tríceps braquial também produz forças artrocinemáticas na articulação glenoumeral. Ela atenua a translação inferior da cabeça do úmero quando forças descendentes são transmitidas por meio da articulação. Ela também traciona a cabeça do úmero superiormente. A inserção escapular da cabeça longa do tríceps braquial influencia as ações na articulação glenoumeral. Pesquisas mais antigas de estimulação elétrica[14] demonstraram que somente a ativação da cabeça longa do músculo tríceps braquial, com o braço pendente na lateral do corpo, elevava a cabeça do úmero na direção do acrômio. A estimulação com o braço abduzido a 90° forçou a cabeça do úmero para a cavidade glenoide. Os músculos cabeça longa do tríceps braquial, peitoral maior e latíssimo do dorso aduzem fortemente o braço, mas a cabeça longa do tríceps braquial contrapõe-se à tendência forte dos outros dois músculos para atraírem a cabeça do úmero para baixo, em direção à cavidade glenoidal.[14] Uma estimulação da cabeça longa do tríceps braquial sugere que a adução do braço na articulação glenoumeral é obtida tracionando-se o úmero para a escápula sem que ela rode, ao passo que a estimulação do redondo maior possibilitou a tração do ângulo inferior da escápula na direção do úmero sem movimentar o braço.[14] Essas diferenças na função não surpreendem, pois esses dois músculos possuem alavancas reversas longa e curta, resultando em momentos diferentes de força na articulação glenoumeral.

Myers e colaboradores[24] pesquisaram a atividade EMG usando contração voluntária máxima (CVM) no ombro e nos músculos das extremidades superiores durante 12 exercícios com cabos de borracha comumente usados para reabilitação de ombro. Os pesquisadores descobriram ativação máxima do músculo tríceps braquial (CVM 67%) durante extensão do ombro, de flexão de 90° do ombro a uma posição neutra. Eles também descobriram ativação moderada durante aceleração e desaceleração enquanto eram realizados arremessos, rotação medial e lateral em abdução de ombro a 0°, movimentos de soco escapulares, remadas escapulares média e baixa e flexão de ombro.[24]

Os músculos tríceps braquiais bilaterais foram monitorados eletromiograficamente com eletrodos de superfície durante 13 atividades esportivas, incluindo arremessos acima da cabeça ou por baixo das mãos, tênis, golfe, rebatidas de beisebol e saltos com um só pé. A maioria dos registros mostrou contração mais curta e mais intensa do músculo tríceps braquial dominante em comparação com o não dominante. A atividade mais prolongada do tríceps braquial não dominante pareceu funcionar como contraponto. Duas exceções marcantes foram a rebatida no beisebol e os movimentos em *swing* do golfe, nos quais o tríceps braquial não dominante agiu como motor primário.[25] Há ainda uma relação entre a ativação do músculo tríceps braquial e a velocidade do golpe *forehand* no tênis. O aumento da velocidade de um movimento de *swing* no tênis ocasiona uma ativação antecipada do músculo. Este pode ativar-se mais cedo para proporcionar estabilização ao cotovelo em um impacto e preparar a crescente força de desaceleração necessária durante a finalização do movimento.[26-28]

Uma análise EMG dos padrões de ativação muscular durante movimentos do nado *crawl* foi feita ao longo dos últimos 50 anos de modo extensivo.[29] Rouard e colaboradores[30] concluíram que os músculos tríceps e bíceps braquiais tinham papéis antagonistas durante os movimentos do *crawl* para estabilizarem a articulação do cotovelo, aperfeiçoando o desempenho dos motores primários. Lauer e colaboradores[31] descobriram que a maior coativação para a estabilização da articulação do cotovelo ocorreu durante o início da recuperação. Ambos os pesquisadores[30,31] descobriram que o tríceps braquial tinha cerca de 40% de CVM durante a recuperação de média a final, tendo uma grande função na propulsão e a menor atividade (CVM 15%) durante o início da recuperação.

Em uma análise EMG do ombro e de músculos das extremidades superiores em cinco condições, comparando os arremessadores profissionais no lançamento do dardo com um grupo-controle, descobriu-se que o músculo tríceps braquial está moderadamente ativo durante a tração, iniciando com o ombro em flexão de 45° e o cotovelo completamente estendido, e com o movimento de empurrar, iniciando com o ombro no neutro e o cotovelo flexionado até 90° (CVM 40-51%). Com elevação do ombro, os pesquisadores descobriram que o tríceps braquial estava moderadamente ativo no grupo-controle (CVM 47%) e minimamente ativo nos atletas profissionais (CVM 29%) no plano da escápula em uma elevação de 140°. Durante um arremesso lento e voltado à meta, o tríceps braquial ficou moderadamente ativo nos dois grupos (CVM 53%), e durante um arremesso rápido, o bíceps braquial ficou maximamente ativo nos dois grupos (CVM 98%). Os arremessadores profissionais obtiveram um pico muito mais cedo no movimento, embora não tenha sido estatisticamente importante.[32]

Conte e colaboradores[33] pesquisaram a atividade EMG da extremidade superior, do ombro e dos músculos do tronco em duas condições diferentes enquanto eram utilizados um *laptop*, um teclado e um *mouse* externo. Foi descoberta maior atividade nos músculos bíceps e tríceps braquiais durante a utilização do teclado com *mouse*, em comparação ao *mouse* externo. Os pesquisadores presumiram que o teclado exigia um grau maior de precisão de movimentos e, assim, mais estabilização, em comparação com o *mouse* externo. Eles concluíram que o *mouse* externo deve ser preferencialmente usado, e não um teclado com *mouse*, no caso de usuários frequentes de *laptops*, para a redução da sobrecarga muscular.

Uma análise EMG dos músculos da extremidade superior durante a direção automotiva[34,35] demonstra que o músculo tríceps braquial está moderadamente ativo durante as viradas para o mesmo lado do volante. Além disso, as posições ao dirigir com o braço estendido produziram maior atividade muscular do que uma posição ao volante com os braços mais próximos ao corpo, em uma posição mais vertical.

Ancôneo

O músculo ancôneo auxilia o músculo tríceps braquial na extensão da articulação do cotovelo.[13] Ele contribui com cerca de 15% do movimento extensor nos níveis baixos de torque.[19] À medida que aumenta a flexão, a atividade do ancôneo diminui, e em uma flexão de cotovelo além de 45°, o ancôneo torna-se um estabilizador lateral da articulação ulnar.[36] Sua aderência à cápsula umeroulnar lateral permite-lhe estabilizar o cotovelo de forma ativa, evitando um deslocamento posterolateral e oferecendo um limite ativo para proteger o ligamento colateral lateral passivo e a cápsula articular.[6] Esse papel de estabilizador também foi confirmado eletromiograficamente. Os músculos cabeça média do tríceps braquial, ancôneo e supinador trabalham juntos para estabilizar a articulação do cotovelo durante a pronação e a supinação do antebraço, abduzindo a ulna.[13,37] O ancôneo também está ativo durante todos os movimentos do dedo indicador e na preensão máxima.[38,39] Durante a preensão, o ancôneo pode ser ativado para estabilizar o cotovelo e contrapor-se ao momento da flexão do cotovelo causado por ativação forçada dos músculos flexores do punho.[40]

2.3. Unidade funcional

A unidade funcional à qual um músculo pertence inclui os músculos que reforçam e contrapõe-se às suas ações, bem como as articulações que os músculos cruzam. A interdependência funcional dessas estruturas reflete-se na organização e nas conexões neurais do córtex sensoriomotor. A unidade funcional é enfatizada, porque a presença de um PG em um dos músculos da unidade aumenta a probabilidade de que outros músculos dessa unidade também desenvolvam PGs. Ao desativar PGs em um músculo, deve haver a preocupação de que eles possam surgir em músculos funcionalmente interdependentes. O Quadro 32-1 representa, de maneira geral, a unidade funcional do músculo tríceps braquial.[41]

A cabeça longa do tríceps braquial é sinergista dos músculos latíssimo do dorso, redondo maior e redondo menor, os quais podem agir como adutores e extensores do braço na articulação do ombro. A cabeça longa do tríceps braquial age sinergisticamente com o coracobraquial, com a cabeça curta do bíceps braquial, com a cabeça clavicular do peitoral maior e com o deltoide para tracionar superiormente o úmero e, de forma excêntrica, controlar a translação inferior do úmero. As porções subescapular e costal do peitoral maior oferecem uma tração antagonista estabilizadora.[2]

Os músculos deltoide e supraespinal são antagonistas da adução do ombro, e os músculos peitoral maior, deltoide anterior e coracobraquial são antagonistas da extensão do ombro.

3. APRESENTAÇÃO CLÍNICA
3.1. Padrão de dor referida
Tríceps braquial

PGs no tríceps braquial ocorrem com frequência, podendo ser encontrados em qualquer parte das três cabeças do músculo. Os locais mais comuns são a cabeça longa e a porção lateral da cabeça média do músculo. Os padrões de referência para cada parte do músculo variam e podem referir dor às porções posteriores ou anteriores da região superior do braço e ao cotovelo. Nesse músculo, é importante distinguir PGs na porção distal de uma entesopatia da inserção do tendão comum do tríceps braquial.

Quadro 32-1 Unidade funcional dos músculos tríceps braquial e ancôneo

Ação	Sinergistas	Antagonistas
Extensão do cotovelo	Tríceps braquial Ancôneo	Bíceps braquial Braquiorradial Braquial Pronador redondo

Cabeça longa

PGs na cabeça longa do músculo tríceps braquial (Figura 32-3A, à esquerda) referem dor e sensibilidade ascendentes acima do braço posterior à porção posterior do ombro, ocasionalmente à base do pescoço na região do músculo trapézio superior, e, algumas vezes, desce ao dorso do antebraço, não atingindo o cotovelo. PGs costumam se localizar na porção central do ventre da cabeça longa.

Cabeça média

A cabeça média do tríceps braquial pode ter PGs localizados nas fibras médias, na porção lateral (Figura 32-3A, à direita), ou no segmento mais profundo da porção média do músculo (Figura 32-3C). PGs na porção lateral da cabeça média apresentam-se com dor referida ao epicôndilo lateral e, muitas vezes, um componente comum da epicondilalgia, mais conhecido como "cotovelo de tenista" (Figura 32-3B, à direita). A dor também pode chegar ao aspecto radial do antebraço (Figura 32-3A, à direita). Se há envolvimento da porção profunda da cabeça média, dor e sensibilidade estão presentes acima do epicôndilo medial, podendo chegar à superfície volar do quarto e quinto dedos e, ocasionalmente, à palma adjacente e ao dedo médio (Figura 32-3C). Também pode ocorrer dor junto ao lado interno do antebraço a partir desses PGs nesse lugar.[42]

Cabeça lateral

Dor e sensibilidade de PGs na cabeça lateral do tríceps braquial (Figura 32-3B, à esquerda) referem acima do braço posteriormente, e, às vezes, ao dorso do antebraço; às vezes, ao quarto e quinto dedos. Bandas tensionadas na cabeça lateral podem causar compressão do nervo radial.

Tríceps braquial distal

PGs na porção distal (Figura 32-3B, à direita) do músculo tríceps braquial causam sensibilidade local acima do processo olécrano. PGs nessa região costumam ocorrer secundariamente em relação a PGs na cabeça longa, na cabeça lateral e na porção profunda da cabeça média do tríceps braquial.

Ancôneo

Um PG no músculo ancôneo refere dor e sensibilidade localmente ao epicôndilo lateral (Figura 32-4) e costuma ter envolvimento em casos de epicondilalgia lateral e "cotovelo de tenista" crônico, que persiste após os PGs do extensor do punho e do tríceps braquial terem sido desativados.

3.2. Sintomas

Pacientes com PGs no músculo tríceps braquial costumam relatar dor vaga e de localização difícil na porção posterior do ombro e na porção superior do braço. Em casos de muita irritação, o paciente

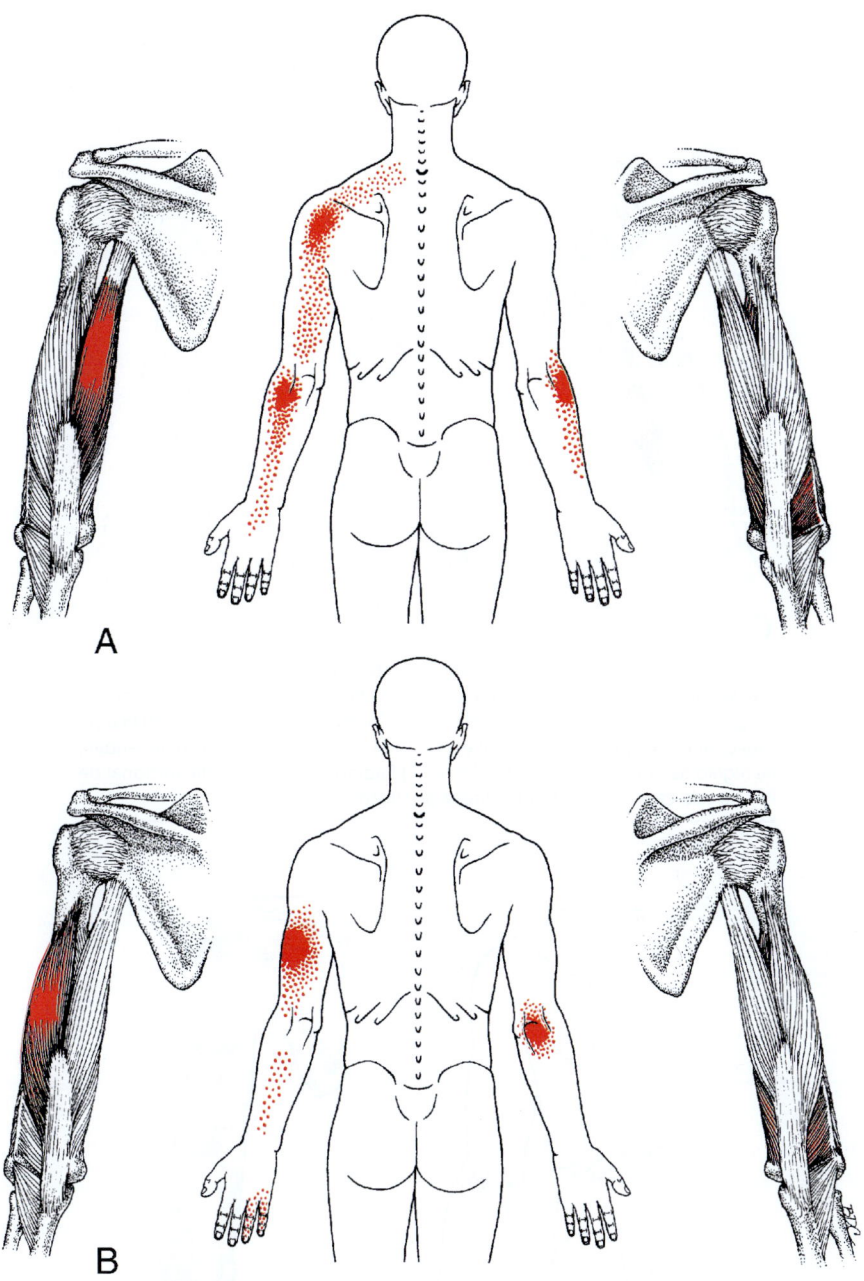

Figura 32-3 Padrões de dor referida (vermelho-escuro) a partir de PGs no músculo tríceps braquial (vermelho-médio). (A) PGs na cabeça longa esquerda e na porção lateral da cabeça média (profunda) direita. (B) PGs na cabeça lateral esquerda e profunda e na cabeça média direita, debaixo do tendão, na região da inserção musculotendínea. (C) Padrão de dor irradiada adicional de PGs na cabeça média (profunda) direita do tríceps braquial.

pode informar dor nos aspectos dorsal e volar do antebraço e no quarto e quinto dedos da mão. Também pode haver relatos de dor localizada no aspecto medial ou lateral da articulação do cotovelo, muitas vezes presente com sintomas similares aos do "cotovelo de tenista" e aos do "cotovelo de golfista". Os pacientes não costumam relatar movimentos limitados, embora possam não ter consciência de alguma limitação no cotovelo ou antebraço em razão da tendência automática de manter o cotovelo levemente flexionado e longe do alcance da dor. Eles podem compensar o alcance levemente menor com movimentos adicionais da escápula e do tronco. Em virtude da sensibilidade referida à parte interna do cotovelo, este pode ser mantido afastado da lateral para evitar contato com o corpo, e o paciente pode não conseguir colocar o cotovelo sobre superfície de apoio. Os pacientes podem informar não conseguir colocar o cotovelo em um apoio central ou outro local de apoio ao dirigir ou fazer trabalho no computador secundário à dor.

Também é possível relato de dor durante atividades que exijam extensão forçada do cotovelo, como no jogo de tênis (braço

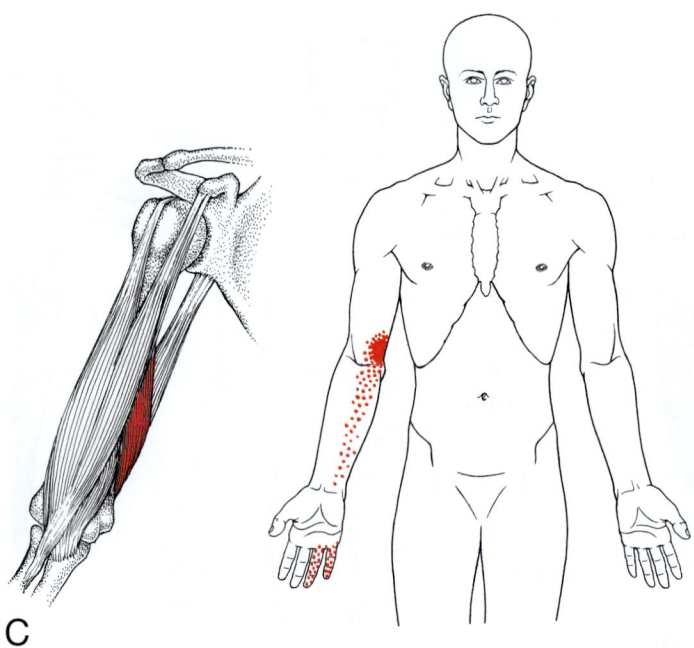

Figura 32-3 *(Continuação)* Padrões de dor referida (vermelho-escuro) a partir de PGs no músculo tríceps braquial (vermelho-médio). (A) Pontos-gatilho na cabeça longa esquerda e na porção lateral da cabeça média (profunda) direita. (B) PGs na cabeça lateral esquerda e profunda e na cabeça média direita, debaixo do tendão, na região da inserção musculotendínea. (C) Padrão de dor irradiada adicional de PGs na cabeça média (profunda) direita do tríceps braquial.

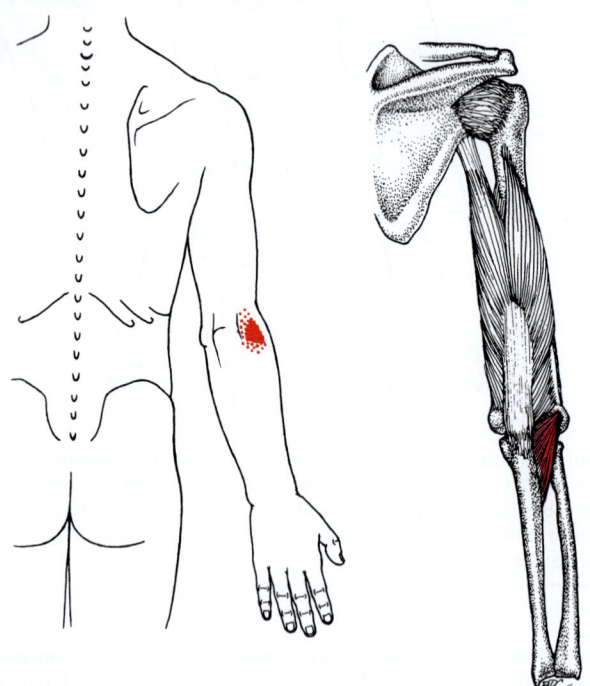

Figura 32-4 Padrão de dor referida no músculo ancôneo (vermelho-escuro) para PGs localizados no interior do músculo (vermelho-claro).

dominante), no golfe (braço não dominante) ou na natação (movimentos do *crawl*). A dor decorrente de PGs na cabeça lateral do tríceps braquial pode ter papel importante na experiência de dor e na perda de função de pacientes diagnosticados com epicondilalgia lateral ou "cotovelo de tenista" (ver Capítulo 41, Considerações clínicas da dor no cotovelo, no punho e na mão).

3.3. Exame do paciente

Após um exame subjetivo minucioso, o clínico deve fazer um desenho detalhado representando o padrão de dor descrito pelo paciente. Essa descrição ajudará no planejamento do exame físico e pode ser útil no monitoramento da progressão do paciente, à medida que os sintomas melhoram ou mudam. Para um exame adequado do tríceps braquial e do ancôneo, o clínico deve levantar dados da extremidade superior e do cíngulo do membro superior quanto à postura com o paciente na posição em pé e com os braços na lateral, do cotovelo em posição de carregamento, das amplitudes de movimento ativa e passiva das articulações das extremidades superiores, dos padrões de ativação muscular no cíngulo do membro superior e do ritmo escapuloumeral. Para identificar PGs no tríceps braquial que possam limitar a amplitude de movimento limitada e, assim, influenciar alguma disfunção, o clínico deve identificar a amplitude de movimentos limitada fazendo teste específico para tal, envolvendo todas as partes do tríceps braquial. A cabeça longa do tríceps braquial cruza as articulações do cotovelo e do ombro e, assim, a posição do ombro deve ser considerada quando da avaliação dessa porção do tríceps braquial. Com aumento da tensão muscular, os PGs podem produzir disfunção biomecânica.

Bron e colaboradores[43] avaliaram a prevalência de músculos com PGs em 72 pacientes com dor crônica não traumática e unilateral no ombro. Os pesquisadores descobriram a mais alta prevalência de músculos com PGs no infraespinal (93%) e no trapézio superior (94%). Também descobriram que 56% dos pacientes tinham PGs no músculo tríceps braquial, embora não informassem a prevalência específica de PGs nas três cabeças diferentes do tríceps braquial.

Teste resistido específico dos músculos deve ser feito para identificar prejuízos na função muscular e na reprodução de sintomas de dor com carga. Fraqueza ou inibição do tríceps braquial pode ser identificada por extensão resistida do cotovelo em 90° de sua flexão. A resistência à extensão do ombro (entre 80 e 120° de flexão do ombro), com o cotovelo reto ao máximo, ativa a cabeça longa do músculo e auxilia a diferenciá-la das cabeças média e lateral. A posição do antebraço não afeta os padrões de ativação do tríceps braquial em razão de sua inserção na ulna.[23] Para diferenciar a ativação do músculo ancôneo, deve ser aplicada resistência à extensão do cotovelo, com este em menos de 45° de flexão, ou pode ser aplicada resistência no término da amplitude de pronação do antebraço.

Movimento articular acessório das articulações do cotovelo e ombro (inclusive as articulações acromioclavicular e esternoclavicular) deve ser testado manualmente para determinar se uma artrocinemática inadequada é fator colaborador para PGs no tríceps braquial. Quando confirmado que o cíngulo do membro superior é um fator contribuinte à ativação e perpetuação de PGs nesse músculo, deve ser recuperado o movimento eficaz articular.

Quando um epicôndilo umeral estiver dolorido em razão de PGs, ele também pode estar sensível a toques ou à vibração devido à sensibilidade referida. Dor no epicôndilo lateral por PGs braquiais costuma persistir em pacientes diagnosticados com "cotovelo de tenista" após a desativação de PGs nos músculos supinador, bíceps braquial e braquiorradial. Sensibilidade residual na percussão do aspecto posterior do epicôndilo indica que os PGs no tríceps braquial têm possibilidade de referir dor a essa área.

3.4. Exame de pontos-gatilho

O paciente é posicionado em supino ou em prono para que sejam acessados os músculos tríceps braquial e ancôneo. Pode ser utilizada palpação em pinça transversa para a identificação de PGs na cabeça longa do tríceps braquial e palpação plana transversa para identificar PGs nas cabeças média e lateral do tríceps braquial e do ancôneo.

Tríceps braquial
Cabeça longa
PGs na cabeça longa do músculo tríceps braquial costumam ser encontrados em local profundo, na porção média do músculo, a alguns centímetros distantes de onde a cabeça longa desse músculo cruza o músculo redondo maior. A palpação em pinça transversa costuma ser necessária para a localização de PGs nesse músculo. Os dedos devem circular o tríceps braquial (Figura 32-5A), chegando até onde alcançam o úmero. A cabeça longa pode ser levemente separada do úmero e suas fibras podem ser roladas entre os dedos. Agrupamentos de PGs costumam estar presentes, sendo identificados por suas múltiplas bandas tensionadas, por reprodução da dor do paciente e, muitas vezes, por reações contráteis locais. As bandas tensionadas associadas à cabeça longa do tríceps braquial podem contribuir para a sensibilidade de PGs na proximidade da junção miotendínea.

Cabeça média
PGs na porção lateral da cabeça média são encontrados com palpação plana transversa (Figura 32-5B). PGs também podem ser encontrados em local profundo na borda medial da região das fibras intermediárias da cabeça média, logo acima do epicôndilo medial. PGs são encontrados por palpação plana transversa com o paciente deitado em supino e o braço rodado lateralmente na articulação do ombro, de modo a expor o ventre muscular (Figura 32-5C).

Cabeça lateral
PGs na cabeça lateral do tríceps braquial podem ser identificados por uma palpação plana transversa no ventre intermediário da borda lateral localizado na cabeça lateral, logo acima do ponto em que o nervo radial sai do sulco radial (Figura 32-5D). As bandas tensionadas dos PGs nessa parte do músculo podem comprimir fibras sensoriais do nervo radial quando este passa por essa área. Nesse caso, uma palpação firme junto ao septo intermuscular lateral na área em que o nervo radial penetra no septo pode causar sensação de formigamento na mão.

Tríceps braquial distal
PGs presentes perto da inserção do tendão do músculo tríceps braquial são encontrados em local profundo na cabeça intermediária distal com palpação plana transversa perto da área de fusão das três cabeças, logo acima do olécrano, ao qual refere dor (Figura 32-5E).

Ancôneo
Ainda que o músculo seja fino, PGs no ancôneo são profundos, podendo ser palpados usando-se palpação plana transversa, lateral e inferior ao olécrano, com o cotovelo em flexão leve e apoiado (Figura 32-6).

4. DIAGNÓSTICO DIFERENCIAL

4.1. Ativação e perpetuação de pontos-gatilho

Uma postura ou atividade que ative um PG, se não corrigida, também pode perpetuá-lo. Em qualquer parte do tríceps braquial, os PGs podem ser ativados por carga excêntrica não habitual, exer-

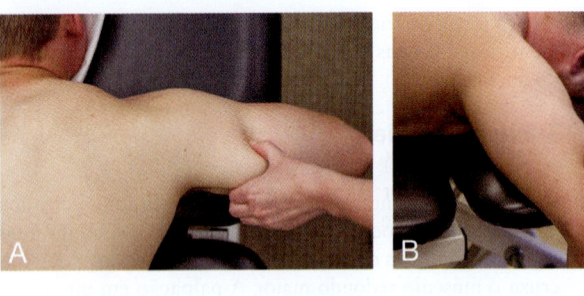
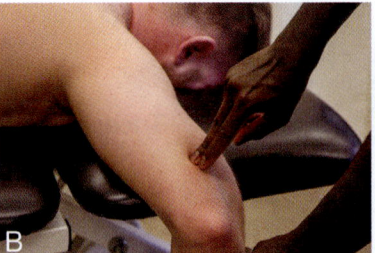
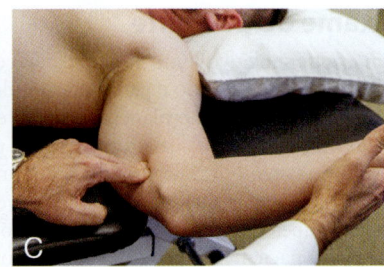
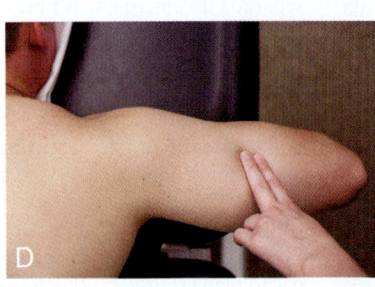
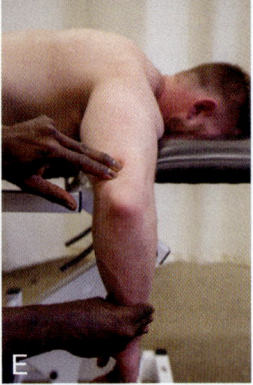

Figura 32-5 Exame de PGs do músculo tríceps braquial. (A) Palpação em pinça transversa para identificar PGs na cabeça longa do tríceps braquial. (B) Palpação plana transversa para identificar PGs na porção lateral da cabeça média. (C) Palpação plana transversa para identificar PGs na porção intermediária da cabeça média. (D) Palpação plana transversa para identificar PGs na cabeça lateral. (E) Palpação plana transversa para identificar PGs na porção distal do músculo, onde todas as três cabeças se unem.

cício excêntrico em músculo destreinado ou carga concêntrica máxima ou submáxima.[44] PGs também podem ser ativados ou agravados quando o músculo é colocado em uma posição curta ou alongada por período prolongado.

Ativar PGs no músculo tríceps braquial pode ocorrer em razão de sobrecarga repetitiva a partir de uso excessivo do antebraço ou de muletas axilares, estresse decorrente de uso de bengala comprida demais, porção superior dos braços curta, uso excessivo de direção de veículo com câmbio manual que exige troca de marcha excessiva e repetitiva, ou qualquer ação forte de empurrar. A formação de PGs ainda pode ocorrer por traumatismo, como ao apoiar o peso do corpo durante uma queda sobre a mão estendida. Pesquisadores descobriram que o tríceps braquial alcançava a porcentagem de pico da CVM antes do momento do pico de força do impacto durante três diferentes cenários de queda, a partir de duas alturas diferentes.[45] Atividades como tênis ou exercícios de condicionamento com entusiasmo excessivo (prática do golfe ou flexões [apoio]) também podem perpetuar PGs no tríceps braquial. Curiosamente, os PGs na cabeça longa do tríceps braquial também podem ser ativados quando a pessoa permanece sentada por períodos prolongados com o cotovelo para a frente, no plano do peito ou do abdome, sem apoio adequado (p. ex., dirigir automóvel em viagem longa ou outro trabalho manual sem apoio do cotovelo).

PGs no tríceps braquial foram ativados em um paciente em posição de canivete durante uma nefrolitotomia, de um modo que mantém o músculo em uma posição alongada por período prolongado.[46] Os PGs foram desativados por massagem profunda e alongamento passivo, e o paciente foi aliviado da dor enigmática anterior.

A dor altera padrões de ativação muscular, o que também pode causar a formação de um PG. Pesquisadores induziram dor no tríceps braquial e no bíceps braquial com alcance dinâmico e repetitivo, e os padrões de ativação muscular na região superior do braço alteraram-se.[47] Quando a dor foi induzida, a atividade do bíceps braquial e do braquiorradial diminuiu, mas a do tríceps braquial aumentou. Uma atividade menor no bíceps braquial foi compensada por um aumento de atividade nos outros músculos flexores. Na extensão, a compensação pela redução da atividade do tríceps braquial não é possível; portanto, o músculo deve continuar sua ação para concluir a tarefa na mesma velocidade. A falta de redundância dos músculos no braço posterior para fazer o movimento de extensão pode predispor o tríceps braquial à lesão e à formação de PG, principalmente por uso excessivo repe-

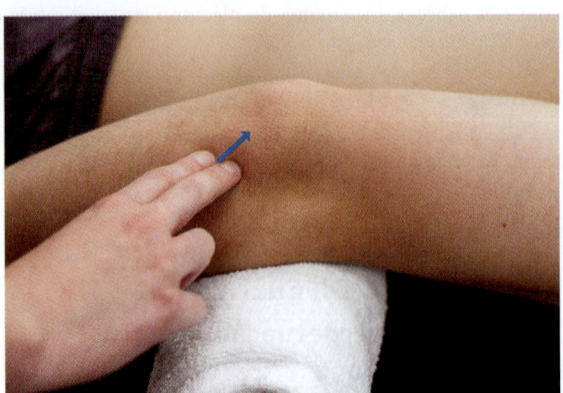

Figura 32-6 Exame de PGs do músculo ancôneo por meio de palpação transversa.

titivo, porque o músculo deve continuar a funcionar para concluir tarefas dinâmicas, apesar da dor e da lesão.

4.2. Pontos-gatilho associados

PGs associados podem surgir nas áreas de dor referida causada por PGs primários.[48] Portanto, músculos nas áreas de dor referida de cada músculo acometido também devem ser examinados. A liberação do PG no músculo associado costuma possibilitar uma redução imediata no limiar da dor por pressão dos PGs associados.[47]

Quando um PG é identificado na cabeça longa do tríceps braquial, deve-se também examinar os músculos deltoide posterior, o latíssimo do dorso e os redondos maior e menor em razão de PGs associados.

Quando uma dor no cotovelo persiste na área epicondilar lateral após a eliminação de PGs na cabeça média do tríceps braquial, devem ser examinados os músculos ancôneo, supinador, braquiorradial e extensor radial longo do carpo em busca de PGs associados.

PGs nos músculos latíssimo do dorso ipsilateral, serrátil posterior superior,[49] coracobraquial ou subescapular podem causar PGs associados no tríceps braquial. Para uma liberação duradoura dos PGs no tríceps braquial, devem ser desativados os PGs nesses outros músculos.

Uma vez que os antagonistas ao tríceps braquial são parte da unidade funcional, o bíceps braquial e o braquial estão propensos a desenvolver PGs (geralmente latentes) durante o envolvimento crônico de um PG do tríceps braquial.

4.3. Patologias associadas

Já que a dor no bíceps braquial pode se concentrar na parte posterior do braço e chegar à mão, às vezes é errado pensar que ela é consequência de dor radicular C7.[50]

Sempre que o paciente informa dor lateral ou medial no cotovelo, e estão sendo considerados diagnósticos de "cotovelo de tenista", "cotovelo de golfista", epicondilite lateral ou medial, bursite do olécrano ou síndrome do desfiladeiro torácico, também deve ser feita uma avaliação em busca de PGs no músculo tríceps braquial. O "cotovelo de tenista" (epicondilite lateral) é abordado com detalhes no Capítulo 41, Considerações clínicas da dor no cotovelo, no punho e na mão, e a síndrome do desfiladeiro torácico, no Capítulo 33, Considerações clínicas da dor na porção superior das costas, nos ombros e nos braços. Testes especiais para epicondilite lateral são negativos na maior parte dos casos, mas o paciente relata dor na área do epicôndilo lateral. Uma palpação cuidadosa do tríceps braquial e do ancôneo pode revelar que PGs nessa região estão causando dor referida ao epicôndilo. Vale o mesmo em relação a testes especiais para a síndrome do desfiladeiro torácico, exceto o teste de Roos, que pode reproduzir a dor do paciente em razão de uso prolongado do tríceps braquial para estabilizar o braço na posição do teste.

Dor referida do músculo tríceps braquial para as proximidades da articulação do cotovelo pode ser equivocadamente atribuída à artrite.[50] Alterações osteoartríticas na articulação também podem ser associadas a bloqueio ou crepitação, e as limitações na amplitude dos movimentos podem estar evidentes na flexão e na extensão. Com PGs no tríceps braquial, uma amplitude de movimentos passiva está limitada apenas à flexão, podendo não ocorrer.

A síndrome do túnel cubital tem maior probabilidade de causar hipoestesia da pele na distribuição ulnar da mão e fraqueza e uma falta de jeito da mão, em vez de dor.[51] Essa síndrome está associada a uma desaceleração da condução do nervo ulnar pelo túnel cubital, ao passo que a dor que decorre do tríceps braquial não está.

Dor lateral no cotovelo capaz de simular dor referida de PGs na porção lateral da cabeça média do tríceps braquial também pode ser causada por compressão do ramo motor do nervo radial, o nervo interósseo posterior, pela arcada de Frohse, ou outros tecidos moles sobrepostos à cabeça do rádio. Essa patologia do nervo é principalmente caracterizada por deficiências funcionais no punho, atípicas de PGs no tríceps braquial.[52]

Compressão dos nervos radial e ulnar pode ocorrer a partir de PGs na cabeça lateral do tríceps braquial ou devido à presença de um músculo epitroclear ancôneo anômalo, respectivamente. A compressão de um nervo por esses músculos pode causar sintomas neurológicos, como disestesias e perda do controle motor no antebraço e na mão.

PGs na borda lateral da cabeça lateral do tríceps braquial (Figura 32-3B, à esquerda), próxima da saída do nervo radial do sulco radial (Figura 32-2), costumam estar associadas a sinais sensoriais e sintomas de compressão do nervo radial. O paciente, com frequência, informa formigamento e dormência (disestesias) acima do dorso do antebraço inferior, no punho e na mão, na base do dedo médio, com localização na distribuição sensorial do nervo radial. Por comparação, a dor decorrente de PGs na cabeça lateral do tríceps braquial aparece nos dois dedos "ulnares" (quarto e quinto), geralmente doloridos por natureza. Os sintomas de compressão do nervo podem ser aliviados em minutos a dias após a liberação do PG, que elimina a banda tensionada do músculo responsável. Uma injeção local de solução anestésica no PG pode bloquear o nervo radial temporariamente.

Compressão do nervo radial também pode ocorrer abaixo do músculo tríceps braquial. Dissecação criteriosa após a morte revelou uma banda acessória da cabeça lateral do tríceps braquial com origem abaixo do sulco espiral em quase todos os cadáveres estudados. A inserção dessa continuação do músculo no úmero forma um arco de fibras, de rigidez variável, acima do nervo radial. Esse arco difere do orifício do septo intermuscular lateral.[53] Um paciente com história de três anos de paresia radial não traumática, evoluindo para uma paralisia, foi aliviado por liberação cirúrgica das fibras da cabeça lateral do músculo tríceps braquial com inserção perto do nervo radial.[54] As bandas tensionadas causadas por PGs nessa parte do músculo podem tensionar esse arco, contribuindo para a compressão de nervo.

O músculo epitroclear ancôneo é um músculo anômalo que se insere a partir da superfície anterior do epicôndilo medial ao olécrano medial.[6] Está sobreposto ao nervo ulnar e tensiona na flexão, potencialmente causando compressão no túnel cubital. A presença do músculo foi confirmada por múltiplos estudos de cadáveres, e sua incidência, na população em geral, está calculada entre 4 e 34%.[7,55,56] Compressão do nervo ulnar por um músculo epitroclear ancôneo edemaciado ou hipertrofiado pode causar compressão do nervo, e isso foi identificado nesses vários estudos.[7,55,57-63] Dor por uma compressão no músculo epitroclear ancôneo costuma se apresentar como dor no cotovelo medial, que não responde bem a um tratamento conservador. A liberação cirúrgica do músculo costuma ser recomendada para alívio dos sintomas. Postulou-se que o músculo epitroclear ancôneo pode ser uma das causas de dor constante no cotovelo medial em atletas que executam movimentos de braço acima da cabeça.[64] A compressão do nervo ulnar pelo músculo epitroclear ancôneo foi identificada como a causa de dor no cotovelo medial em três arremessadores do beisebol.[54] Foi feita a liberação cirúrgica do músculo em todos, e cada um deles conseguiu voltar ao nível anterior de jogo.

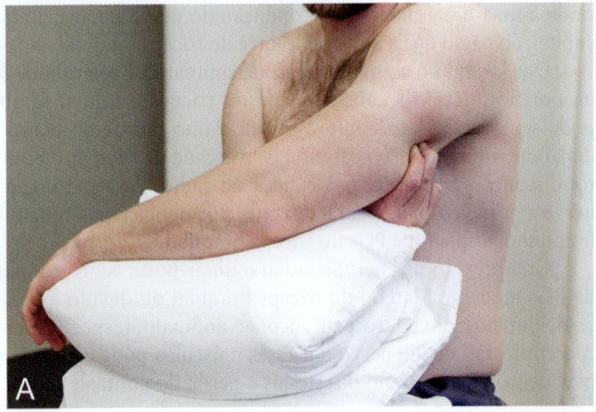 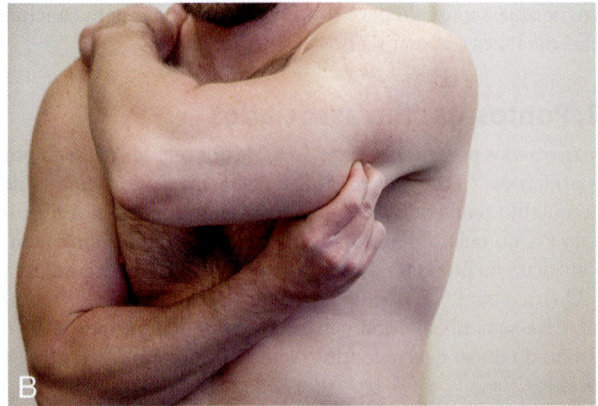
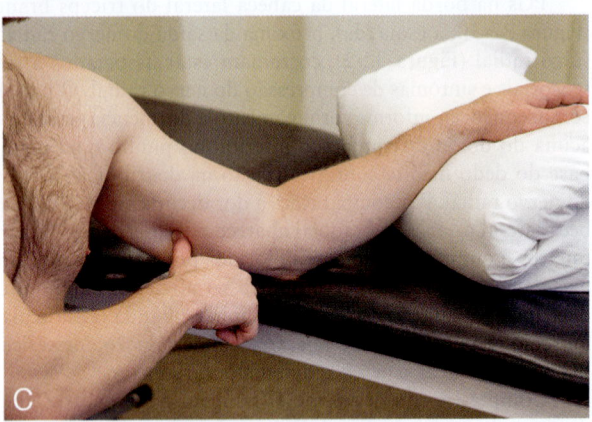 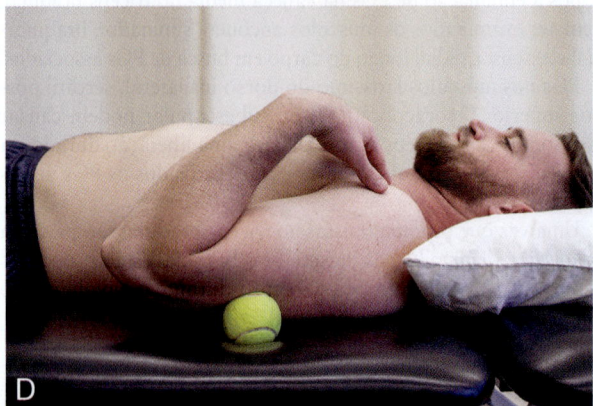

Figura 32-7 Autoliberação miofascial de PGs. (A) Cabeça longa do músculo tríceps braquial com apoio do braço. (B) Cabeça longa do músculo tríceps braquial. (C) Cabeça média. (D) Cabeça lateral com uma bola de tênis.

5. AÇÕES CORRETIVAS

O paciente deve evitar movimentos habituais que sejam de sustentação ou repetitivos, sobrecarregando o tríceps braquial, inclusive atividades que exijam posições para empurrar ou posições de sustentação com os cotovelos retos e os braços mantidos afastados do corpo. Devem ser feitos ajustes posturais ao digitar, escrever e ler, de modo a manter o braço na vertical, com o cotovelo mais atrás do plano do peito e não projetado para a frente. Sempre que possível, um descanso para braços, com altura ajustável, deve apoiar os cotovelos. Para a correção de braços mais curtos em relação à altura do tronco, recomenda-se uma cadeira com descansos ajustáveis para os braços. A altura do apoio dos braços deve sempre ser adaptada de forma correta para dar apoio aos braços quando a pessoa está sentada (ver Figura 6-9).

O paciente deve evitar posturas para dormir que flexionem muito rigidamente o cotovelo ou estendam o ombro (cotovelo mantido atrás do corpo). Para auxiliar a evitar essas posições, o paciente pode enrolar uma toalha pequena, mais frouxa, no cotovelo, evitando que este dobre além de 90° (ver Figura 30-6), e colocar um travesseiro sob o braço enquanto deitado em supino, para que o ombro seja mantido em uma posição neutra.

Atividades esportivas e exercícios também devem ser abordados. No tênis, o paciente pode passar a usar uma raquete mais leve. Além disso, pode ser útil diminuir a preensão no cabo ou segurar o cabo mais perto da cabeça da raquete (*choke up*), pois reduz o esforço do tríceps braquial. Ao treinar para aumentar a velocidade de um movimento de *swing*, a progressão deve ser feita de modo gradativo para diminuir a sobrecarga traumática do tríceps braquial.[28] Exercícios abdominais, flexões e supino, que facilmente, sobrecarregam os músculos do braço, devem ser evitados até a recuperação total, para uma retomada lenta depois.

Técnicas de autoliberação miofascial de PGs também podem auxiliar a solucionar a dor resultante de PGs no tríceps braquial. O paciente pode desativar os PGs na cabeça longa do tríceps braquial segurando, com firmeza, e mantendo o ventre do músculo com o cotovelo em leve flexão com a extremidade superior apoiada (Figura 32-7A), ou apoiando a mão afetada sobre o ombro oposto (Figura 32-7B). Massagem em áreas sensíveis pode ser mais tolerável se a dor com a técnica anterior for muito forte. Aplicação de pressão com o aspecto plano do polegar pode ser usada para liberar PGs na cabeça média (Figura 32-7C), podendo ser empregada pressão com os dedos ou com bola de tênis, liberando, assim, PGs na cabeça lateral (Figura 32-7D).

Apenas a compressão de PGs mostrou eficácia no tratamento de queixas crônicas de ombros. A pressão deve ser um pouco dolorida, mas tolerável, podendo ser aplicada em períodos curtos de 15 segundos para ser eficaz.[65] Após o tratamento para desativar PGs no tríceps braquial, o paciente deve, de forma passiva e delicada, alongar todo o músculo diariamente (Figura 32-8).

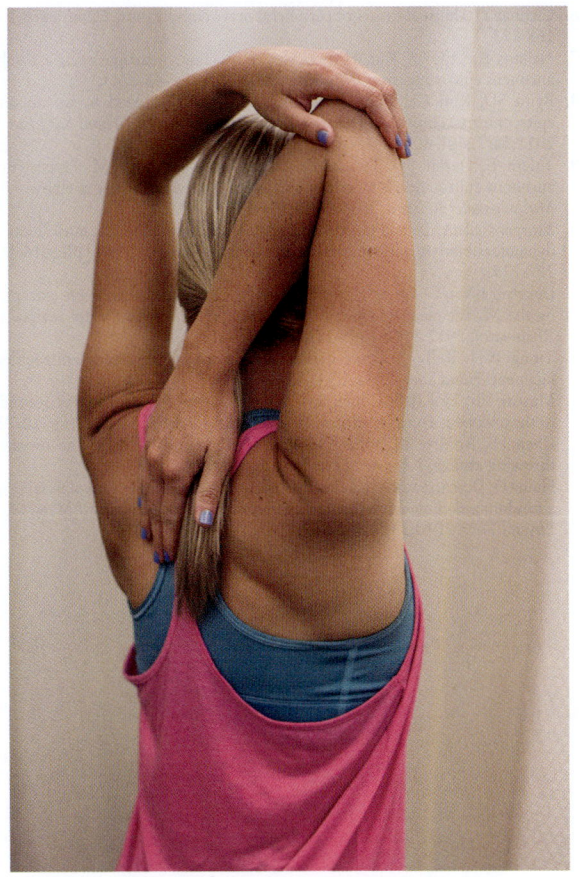

Figura 32-8 Autoalongamento do músculo tríceps braquial.

Referências

1. Standring S. *Gray's Anatomy: The Anatomical Basis of Clinical Practice*. 41st ed. London, UK: Elsevier; 2015.
2. Porterfield JA, DeRosa C. *Mechanical Shoulder Disorders: Perspectives in Functional Anatomy*. St. Louis, MO: Saunders; 2004:73-74.
3. Elder GC, Bradbury K, Roberts R. Variability of fiber type distributions within human muscles. *J Appl Physiol Respir Environ Exerc Physiol*. 1982;53(6):1473-1480.
4. Johnson MA, Polgar J, Weightman D, Appleton D. Data on the distribution of fibre types in thirty-six human muscles. An autopsy study. *J Neurol Sci*. 1973;18(1):111-129.
5. Le Bozec S, Maton B. Differences between motor unit firing rate, twitch characteristics and fibre type composition in an agonistic muscle group in man. *Eur J Appl Physiol Occup Physiol*. 1987;56(3):350-355.
6. Molinier F, Laffosse JM, Bouali O, Tricoire JL, Moscovici J. The anconeus, an active lateral ligament of the elbow: new anatomical arguments. *Surg Radiol Anat*. 2011;33(7):617-621.
7. Jeon IH, Fairbairn KJ, Neumann L, Wallace WA. MR imaging of edematous anconeus epitrochlearis: another cause of medial elbow pain? *Skeletal Radiol*. 2005;34(2):103-107.
8. Bekler H, Wolfe VM, Rosenwasser MP. A cadaveric study of ulnar nerve innervation of the medial head of triceps brachii. *Clin Orthop Relat Res*. 2009;467(1):235-238.
9. Loukas M, Bellary SS, Yuzbasioglu N, Shoja MM, Tubbs RS, Spinner RJ. Ulnar nerve innervation of the medial head of the triceps brachii muscle: a cadaveric study. *Clin Anat*. 2013;26(8):1028-1030.
10. Miguel-Perez MI, Combalia A, Arandes JM. Abnormal innervation of the triceps brachii muscle by the ulnar nerve. *J Hand Surg Eur Vol*. 2010;35(5):430-431.
11. Pascual-Font A, Vazquez T, Marco F, Sanudo JR, Rodriguez-Niedenfuhr M. Ulnar nerve innervation of the triceps muscle: real or apparent? An anatomic study. *Clin Orthop Relat Res*. 2013;471(6):1887-1893.
12. Stanescu S, Post J, Ebraheim NA, Bailey AS, Yeasting R. Surgical anatomy of the radial nerve in the arm: practical considerations of the branching patterns to the triceps brachii. *Orthopedics*. 1996;19(4):311-315.
13. Basmajian J, Deluca C. *Muscles Alive*. 5th ed. Baltimore, MD: Williams & Wilkins; 1985.
14. Duchenne G. *Physiology of Motion*. Philadelphia, PA: Lippincott; 1949.
15. Jenkins DB. *Hollinshead's Functional Anatomy of the Limbs and Back*. 6th ed. Philadelphia, PA: W.B. Saunders; 1991.
16. Kendall FP, McCreary EK. *Muscles: Testing and Function, with Posture and Pain*. Baltimore, MD: Lippincott Williams & Wilkins; 2005.
17. Rasch PJ, Burke RK. *Kinesiology and Applied Anatomy: The Science of Human Movement*. 6th ed. Philadelphia, PA: Lea & Febiger; 1978.
18. Praagman M, Chadwick EK, van der Helm FC, Veeger HE. The effect of elbow angle and external moment on load sharing of elbow muscles. *J Electromyogr Kinesiol*. 2010;20(5):912-922.
19. Davidson AW, Rice CL. Effect of shoulder angle on the activation pattern of the elbow extensors during a submaximal isometric fatiguing contraction. *Muscle Nerve*. 2010;42(4):514-521.
20. Travill AA. Electromyographic study of the extensor apparatus of the forearm. *Anat Rec*. 1962;144:373-376.
21. Bohannon RW. Shoulder position influences elbow extension force in healthy individuals. *J Orthop Sports Phys Ther*. 1990;12(3):111-114.
22. Grabiner MD, Jaque V. Activation patterns of the triceps brachii muscle during sub-maximal elbow extension. *Med Sci Sports Exerc*. 1987;19(6):616-620.
23. Landin D, Thompson M. The shoulder extension function of the triceps brachii. *J Electromyogr Kinesiol*. 2011;21(1):161-165.
24. Myers JB, Pasquale MR, Laudner KG, Sell TC, Bradley JP, Lephart SM. On-the-field resistance-tubing exercises for throwers: an electromyographic analysis. *J Athl Train*. 2005;40(1):15-22.
25. Broer M, Houtz S. *Patterns of Muscular Activity in Selected Sports Skills, an Electromyographic Study*. Springfield, IL: Charles C. Thomas; 1967.
26. Bazzucchi I, Riccio ME, Felici F. Tennis players show a lower coactivation of the elbow antagonist muscles during isokinetic exercises. *J Electromyogr Kinesiol*. 2008;18(5):752-759.
27. Rogowski I, Creveaux T, Faucon A, et al. Relationship between muscle coordination and racket mass during forehand drive in tennis. *Eur J Appl Physiol*. 2009;107(3):289-298.
28. Rota S, Hautier C, Creveaux T, Champely S, Guillot A, Rogowski I. Relationship between muscle coordination and forehand drive velocity in tennis. *J Electromyogr Kinesiol*. 2012;22(2):294-300.
29. Martens J, Figueiredo P, Daly D. Electromyography in the four competitive swimming strokes: a systematic review. *J Electromyogr Kinesiol*. 2015;25(2):273-291.
30. Rouard AH, Clarys JP. Cocontraction in the elbow and shoulder muscles during rapid cyclic movements in an aquatic environment. *J Electromyogr Kinesiol*. 1995;5(3):177-183.
31. Lauer J, Figueiredo P, Vilas-Boas JP, Fernandes RJ, Rouard AH. Phase-dependence of elbow muscle coactivation in front crawl swimming. *J Electromyogr Kinesiol*. 2013;23(4):820-825.
32. Illyes A, Kiss RM. Shoulder muscle activity during pushing, pulling, elevation and overhead throw. *J Electromyogr Kinesiol*. 2005;15(3):282-289.
33. Conte C, Ranavolo A, Serrao M, et al. Kinematic and electromyographic differences between mouse and touchpad use on laptop computers. *Int J Ind Ergon*. 2014;44:413-420.
34. Gao ZH, Fan D, Wang D, Zhao H, Zhao K, Chen C. Muscle activity and co-contraction of musculoskeletal model during steering maneuver. *Biomed Mater Eng*. 2014;24(6):2697-2706.
35. Pandis P, Prinold JA, Bull AM. Shoulder muscle forces during driving: sudden steering can load the rotator cuff beyond its repair limit. *Clin Biomech (Bristol, Avon)*. 2015;30(8):839-846.
36. Pereira BP. Revisiting the anatomy and biomechanics of the anconeus muscle and its role in elbow stability. *Ann Anat*. 2013;195(4):365-370.
37. Spalteholz W. *Handatlas der Anatomie des Menschen*. Vol 2. 11th ed. Leipzig, Germany: S. Hirzel; 1922.
38. Sano S, Ando K, Katori I, et al. Electromyographic studies on the forearm muscle activities during finger movements. *J Jpn Orthop Assoc*. 1977;51:331-337.
39. Ali A, Sundaraj K, Badlishah Ahmad R, Ahamed NU, Islam A, Sundaraj S. Muscle fatigue in the three heads of the triceps brachii during a controlled forceful hand grip task with full elbow extension using surface electromyography. *J Hum Kinet*. 2015;46:69-76.
40. Bergin MJ, Vicenzino B, Hodges PW. Functional differences between anatomical regions of the anconeus muscle in humans. *J Electromyogr Kinesiol*. 2013;23(6):1391-1397.
41. Simons DG, Travell JG, Simons LS. *Myofascial Pain and Dysfunction: The Trigger Point Manual. Volume 1: Upper Half of Body*. 2nd ed. Philadelphia, PA: Lippincott Williams & Wilkins;1999.
42. Winter Z. Referred pain in fibrositis. *Med Rec*. 1944;157:34-37.
43. Bron C, Dommerholt J, Stegenga B, Wensing M, Oostendorp RA. High prevalence of shoulder girdle muscles with myofascial trigger points in patients with shoulder pain. *BMC Musculoskelet Disord*. 2011;12(1):139-151.
44. Gerwin RD, Dommerholt J, Shah JP. An expansion of Simons' integrated hypothesis of trigger point formation. *Curr Pain Headache Rep*. 2004;8(6):468-475.
45. Burkhart TA, Andrews DM. Kinematics, kinetics and muscle activation patterns of the upper extremity during simulated forward falls. *J Electromyogr Kinesiol*. 2013;23(3):688-695.

46. Prasanna A. Myofascial pain as postoperative complication. *J Pain Symptom Manage*. 1993;8(7):450-451.
47. Ervilha UF, Farina D, Arendt-Nielsen L, Graven-Nielsen T. Experimental muscle pain changes motor control strategies in dynamic contractions. *Exp Brain Res*. 2005;164(2):215-224.
48. Hsieh YL, Kao MJ, Kuan TS, Chen SM, Chen JT, Hong CZ. Dry needling to a key myofascial trigger point may reduce the irritability of satellite MTrPs. *Am J Phys Med Rehabil*. 2007;86(5):397-403.
49. Hong C-Z. Considerations and recommendations regarding myofascial trigger point injection. *J Musculoskelet Pain*. 1994;2(1):29-59.
50. Reynolds MD. Myofascial trigger point syndromes in the practice of rheumatology. *Arch Phys Med Rehabil*. 1981;62(3):111-114.
51. Craven PR Jr, Green DP. Cubital tunnel syndrome. Treatment by medial epicondylectomy. *J Bone Joint Surg Am*. 1980;62(6):986-989.
52. Minami M, Yamazaki J, Kato S. Lateral elbow pain syndrome and entrapment of the radial nerve. *Nihon Seikeigeka Gakkai Zasshi*. 1992;66(4):222-227.
53. Lotem M, Fried A, Levy M, Solzi P, Najenson T, Nathan H. Radial palsy following muscular effort. A nerve compression syndrome possibly related to a fibrous arch of the lateral head of the triceps. *J Bone Joint Surg Br*. 1971;53(3):500-506.
54. Manske PR. Compression of the radial nerve by the triceps muscle: a case report. *J Bone Joint Surg Am*. 1977;59(6):835-836.
55. Li X, Dines JS, Gorman M, Limpisvasti O, Gambardella R, Yocum L. Anconeus epitrochlearis as a source of medial elbow pain in baseball pitchers. *Orthopedics*. 2012;35(7):e1129-e1132.
56. Chalmers J. Unusual causes of peripheral nerve compression. *Hand*. 1978;10(2):168-175.
57. Nellans K, Galdi B, Kim HM, Levine WN. Ulnar neuropathy as a result of anconeus epitrochlearis. *Orthopedics*. 2014;37(8):e743-e745.
58. Byun SD, Kim CH, Jeon IH. Ulnar neuropathy caused by an anconeus epitrochlearis: clinical and electrophysiological findings. *J Hand Surg Eur Vol*. 2011;36(7):607-608.
59. Yalcin E, Demir SO, Dizdar D, Buyukvural S, Akyuz M. Hypertrophic anconeus epitrochlearis muscle as a cause of ulnar neuropathy at elbow. *J Back Musculoskelet Rehabil*. 2013;26(2):155-157.
60. Morgenstein A, Lourie G, Miller B. Anconeus epitrochlearis muscle causing dynamic cubital tunnel syndrome: a case series. *J Hand Surg Eur Vol*. 2016;41(2):227-229.
61. Dekelver I, Van Glabbeek F, Dijs H, Stassijns G. Bilateral ulnar nerve entrapment by the M. anconeus epitrochlearis. A case report and literature review. *Clin Rheumatol*. 2012;31(7):1139-1142.
62. Tiong WH, Kelly J. Ulnar nerve entrapment by anconeus epitrochlearis ligament. *Hand Surg*. 2012;17(1):83-84.
63. Masear VR, Hill JJ Jr, Cohen SM. Ulnar compression neuropathy secondary to the anconeus epitrochlearis muscle. *J Hand Surg Am*. 1988;13(5):720-724.
64. Chen FS, Rokito AS, Jobe FW. Medial elbow problems in the overhead-throwing athlete. *J Am Acad Orthop Surg*. 2001;9(2):99-113.
65. Hains G, Descarreaux M, Hains F. Chronic shoulder pain of myofascial origin: a randomized clinical trial using ischemic compression therapy. *J Manipulative Physiol Ther*. 2010;33(5):362-369.

Capítulo 33

Considerações clínicas sobre dor na porção superior das costas, nos ombros e nos braços

César Fernández de las Peñas | José L. Arias-Buría

1. DOR RADICULAR CERVICAL

1.1. Visão geral

A presença de sintomas nas extremidades superiores costuma estar associada à presença de compressão de nervos ou à dor radicular. No entanto, excluído qualquer envolvimento de nervos, os profissionais da saúde devem considerar a presença de pontos-gatilho (PGs) na musculatura cuja dor referida poderia simular essa condição (p. ex., os músculos infraespinal ou escaleno).

A radiculopatia cervical é definida como uma anomalia da raiz do nervo, com origem na coluna cervical.[1] Tem uma predominância que varia[1] de 83,2 a cada 100.000 pessoas a 3,3 casos a cada 1.000,[2] afetando os homens com mais frequência do que as mulheres. Apresenta uma incidência anual de pico de 2,1 casos a cada 1.000, ocorrendo, mais comumente, na quarta e quinta décadas de vida.[3] A sétima (60%) e a sexta (25%) raízes nervosas cervicais são as que mais costumam ser afetadas.[4] A radiculopatia cervical é causada por uma cascata de eventos que leva à distorção da raiz, a edema intraneural, à circulação prejudicada e isquemia nervosa focal, à reação inflamatória localizada e à condução nervosa alterada. A reação inflamatória localizada do nervo é estimulada por mediadores químicos no disco que podem incitar a produção de citocinas inflamatórias, substância P, bradicinina, fator de necrose tumoral e prostaglandinas.[5]

As causas mais comuns de compressão da radiculopatia cervical incluem hérnia de disco e componentes degenerativos da coluna, como osteófitos, hipertrofia da articulação facetária e hipertrofia de ligamento. Causas de hérnias de disco ocorrem quando material nuclear da herniação aguda do disco mole afeta uma raiz de nervo; as causas degenerativas, por sua vez, estão associadas a uma perda da altura do disco e protrusão de um "disco rijo" com elementos compressivos resultantes, como ligamentos e osteófitos.[5]

1.2. Avaliação inicial de um paciente com dor radicular cervical

Em pacientes com dor radicular cervical, os sintomas neurológicos podem provocar dor, fraqueza motora e/ou deficiências sensoriais junto à raiz do nervo afetado.[5] Dependendo da raiz nervosa afetada, pode haver sintomas concomitantes na nuca, no ombro, no braço superior ou antebraço.[1] Muitas vezes, dor e alterações sensoriais não são consistentes e podem resultar em desde uma dor incômoda até uma dor ardente intensa na nuca e na extremidade superior. A dor costuma ser observada na borda medial da escápula e do ombro e é capaz de descer e chegar ao braço e à mão ipsilaterais, junto à distribuição sensorial da raiz do nervo envolvido.[6] Os clínicos devem desconsiderar envolvimento muscular, porque a dor referida provocada por PGs em alguns músculos pode ser igual aos padrões de dermátomos das raízes do nervo espinal.[7]

Fraqueza motora associada à radiculopatia pode acarretar uma variedade de cenários clínicos, e é relacionada a níveis específicos da raiz do nervo.[1] Fraqueza específica da raiz do nervo costuma apresentar estes padrões: fraqueza escapular com C4; fraqueza na abdução dos ombros ou flexão do cotovelo com C5; extensão/supinação do punho com C6; flexão/supinação do tríceps braquial e cotovelo com C7; e flexor/interósseo dos dedos com C8.[8] A fraqueza muscular deve ser complementada com exame dos reflexos tendíneos profundos, pois os PGs também podem ser responsáveis por fraqueza muscular. A dor radicular cervical costuma se apresentar com reflexos tendíneos profundos diminuídos (reflexo de alongamento do músculo). Considera-se a perda de reflexos tendíneos profundos o achado clínico mais confiável, tendo sido observada em 70% dos casos.[8] Em geral, o declínio nos reflexos segue um padrão radicular previsível.

Alterações na sensibilidade (variações sensoriais) das raízes dos nervos afetados podem auxiliar a localizar o nível da lesão. A distribuição das raízes nervosas C4 tende a afetar o ombro e o braço superior; a distribuição da raiz nervosa C5, o aspecto lateral do braço; a raiz nervosa C6 afeta o aspecto lateral do antebraço, da mão e do polegar; a raiz nervosa C7, o antebraço lateral dorsal e o terceiro dedo; e a raiz nervosa C8, o antebraço medial, a mão e o quarto e quinto dedos.[9] É importante considerar que áreas de dor referida de PGs também podem mostrar alterações sensoriais, por isso é essencial complementar o exame neurológico com um levantamento de dados musculoesqueléticos.

Pacientes com dor radicular cervical costumam manter a cabeça afastada do lado lesado, evitando rotação para esse lado.[6] A amplitude cervical dos movimentos fica reduzida, especificamente a rotação[2] e a extensão para o lado afetado. Os clínicos devem levar em conta que movimentos da coluna cervical devem reproduzir os sintomas da dor radicular nesses pacientes. O teste de Spurling é um dos mais comuns utilizados para levantar dados das dores radiculares cervicais. É um teste que combina flexão e compressão lateral cervicais, e é considerado positivo quando os sintomas de uma dor radicular são reproduzidos ou piorados durante a compressão.[8] Outros autores propuseram o teste de tensão de membro superior (TTMS) como um bom teste de sondagem para descarte de dor radicular cervical. Wainner e colaboradores[2] desenvolveram uma regra de previsão clínica para o diagnóstico da dor radicular cervical: teste positivo de Spurling, amplitude de movimento de rotação cervical < 60°, teste positivo de distração cervical e TTMS positivo. Quando positivos esses quatro testes, a especificidade foi de 99%, com razão de verossimilhança (RV) positiva de 30,0.[2]

1.3. Pontos-gatilho e radiculopatia cervical

A presença de dor e sintomas radiculares da cervical não exclui uma relevância potencial de PGs. Alguns pacientes com sintomas em extremidade superior são incorretamente diagnosticados com dor radicular cervical, quando o problema é apenas PGs. Em pacientes com radiculopatia cervical real, os PGs podem ser um fator musculoesquelético de piora para seus sintomas. Além disso, pacientes com dor radicular cervical relataram uma quantidade maior de pontos sensíveis no lado da radiculopatia, com uma predileção voltada a músculos inervados pela raiz do nervo envolvido.[10] Hsueh e colaboradores[11] observaram que lesões C3-C4 estavam associadas a PGs no levantador da escápula e no latíssimo do dorso; lesões C4-C5, com PGs no esplênio da cabeça, no levantador da escápula e no romboide menor; lesões C5-C6, com PGs no esplênio da cabeça, no deltoide, no levantador da escápula, no infraespinal, no paraespinal superior e no latíssimo do dorso; e lesões C6-C7, com PGs no latíssimo do dorso e no romboide menor. Sari e colaboradores[12] descreveram a presença de PGs ativos nos músculos trapézio superior, multífido, esplênio da cabeça, levantador da escápula, romboides e paraespinais profundos em pessoas com radiculopatia cervical. Esses autores presumiram que, em pacientes com envolvimento de nervo, a compressão da raiz cervical pode ser considerada um fator precipitador ao surgimento de PGs ativos nos músculos associados.[12] Esse achado foi observado em pessoas com sintomas radiculares lombossacrais que informaram a presença de PGs nos músculos glúteos.[13] Uma identificação correta de PGs em pacientes com dor radicular pode ser essencial, uma vez que falta de tratamento dos PGs pode levar a aumento da gravidade dos sintomas. Um estudo recente descobriu que a injeção de substância (infiltração nos PGs) nos músculos afetados, em pacientes com dor radicular, funcionou para reduzir a dor.[14]

Esses estudos, entretanto, examinaram músculos mostrando uma relação segmentada de outros músculos com o segmento radicular afetado, mas não incluíram exame de outros músculos cuja dor referida poderia simular dor radicular cervical. Por exemplo, PGs ativos nos músculos escaleno, infraespinal, supraespinal, redondo menor, latíssimo do dorso ou peitoral menor podem referir dor às extremidades superiores, simulando sintomas consistentes com um diagnóstico de dor radicular. Em um estudo mais antigo, Escobar e Ballesteros[15] descreveram quatro relatos de caso em que PGs ativos no redondo menor simulavam sintomas de neuropatia ulnar ou de radiculopatia C8. Mais recentemente, Qerama e colaboradores[16] descobriram a presença de PGs ativos no músculo infraespinal de pessoas com sintomas compatíveis com a síndrome do túnel do carpo, mas com um estudo normal de condução nervosa. Nessa pesquisa, cerca de dois terços dos pacientes encaminhados com suspeita clínica de síndrome do túnel do carpo, embora com estudos de condução nervosa normal, evidenciavam PGs ativos no músculo infraespinal.[16]

2. SÍNDROME DO DESFILADEIRO TORÁCICO
2.1. Visão geral

A síndrome do desfiladeiro torácico é um termo amplo usado para descrever sintomas das extremidades superiores. Essa síndrome é comumente definida como "compressão do plexo braquial e da artéria subclávia por músculos agregados na região da primeira clavícula e costela", o que destaca estruturas consideradas envolvidas. A relação anatômica dessas estruturas está representada na Figura 20-9 (da qual foi retirada uma porção da clavícula). O plexo braquial e a artéria subclávia surgem por meio do trígono interescaleno, limitado pelos músculos escalenos anterior e médio e a primeira costela, local em que nervos do plexo braquial e da artéria subclávia passam sobre a primeira (ou, raramente, a cervical) costela. A veia subclávia, acompanhada de um ducto linfático, passa acima da primeira costela anteriormente (medialmente) até a inserção do músculo escaleno anterior. Sintomas de compressão podem ter origem neural, vascular e/ou linfática. O tronco inferior do plexo braquial é formado a partir de nervos espinais C8 e T1. O nervo T1 sai do forame da coluna, entre a primeira e a segunda vértebras, e percorre até a cabeça para prender-se acima da primeira costela, onde suas fibras e as do nervo espinal C8 são presas entre a artéria subclávia e a inserção na costela do músculo escaleno médio.

Os sintomas desses pacientes estão relacionados à compressão ou à tensão do plexo braquial e da artéria e veia subclávias na área situada acima da primeira costela e atrás da clavícula. Os músculos escaleno anterior, escaleno médio e a primeira costela definem os limites do desfiladeiro torácico. Patologia ou disfunção dessas estruturas (assim como as da clavícula), uma costela cervical ou processo transverso de C7, os músculos peitoral menor, omo-hióideo, subclávio e escaleno estão associados à síndrome do desfiladeiro torácico. Em seu trajeto desde o trígono interescaleno até as axilas, essas estruturas da neurovasculatura estão cobertas por uma bainha fascial (parte da fáscia cervical profunda), que pode passar a ser um problema.[17] Bandas fibrosas, congênitas e adquiridas também limitam os movimentos da clavícula e da primeira costela. O termo síndrome do desfiladeiro torácico não especifica o agente compressor e não identifica a estrutura comprimida.

A região do desfiladeiro torácico inclui três importantes áreas onde pode ocorrer a compressão: trígono interescaleno, espaço costoclavicular e espaço subpeitoral menor. Outras causas incluem estruturas ósseas congênitas (p. ex., costela cervical), anomalias fibromusculares, desvios posturais e desequilíbrio muscular.

Compressão no trígono interescaleno

Já que o plexo braquial tem seu trajeto entre os músculos escalenos anterior e médio, tensão aumentada de qualquer um desses músculos pode ser responsável pela compressão de estruturas neurovasculares no trígono interescaleno, ocasionando sintomas potenciais. A razão dessa crescente tensão muscular ainda é um enigma na literatura. Uma razão para tônus muscular aumentado nos músculos escalenos pode ser a presença de PGs. Além disso, os escalenos são capazes de hipertrofiar com traumas ou movimentos repetitivos. Sanders[18] descobriu 25% de aumento no tecido conectivo nos escalenos após lesão.

Thomas e colaboradores[19] destacaram o músculo escaleno médio como tão importante quanto o anterior na produção da síndrome do desfiladeiro torácico. Como o músculo escaleno médio costuma ser maior, mais forte e com alavancagem tão boa quanto, ou melhor, a do anterior para erguer a primeira costela, o escaleno médio pode ser mais importante. Dos 108 pacientes que receberam atendimento operatório para a síndrome do desfiladeiro torácico, 23% tinham uma inserção anterior do escaleno médio que colocou a porção inferior do tronco do plexo braquial e da artéria subclávia em contato direto com a margem anterior do músculo. Essa relação tornaria nervos e artéria mais vulneráveis à tensão sustentada anormal do escaleno médio causada pelos PGs. Em um estudo de 56 cadáveres, a porção inferior do tronco do plexo braquial localizou-se na porção inferior da margem do escaleno médio em praticamente todos os casos.[19]

Compressão no espaço costoclavicular/primeira costela

A compressão do feixe neurovascular da extremidade superior, entre a clavícula e a primeira costela, denomina-se síndrome costoclavicular. Qualquer rigidez muscular que tende a elevar a primeira costela (i.e., rigidez do músculo escaleno) pode agravar essa síndrome. Além dos escalenos, aumento de tensão do peitoral menor pode contribuir indiretamente para elevação da primeira costela quando a terceira até a quinta costelas (às vezes, também a primeira e segunda costelas) estão ascendentes.

Makhoul e Machleder[20] revisaram os achados cirúrgicos em pacientes que receberam atendimento operatório para a síndrome costoclavicular, e descobriram várias referências à compressão da veia subclávia contra a primeira costela devido ao aumento do músculo subclávio. Uma anormalidade desse músculo foi encontrada em 19,5% de seus 200 casos cirúrgicos, e uma exostose no tubérculo subclávio foi observada em 15,5%, sugerindo tensão anormalmente aumentada desse músculo. O subclávio insere-se lateralmente ao terço médio da clavícula e medialmente à primeira costela e sua cartilagem, em sua junção.[21] Um encurtamento prolongado desse músculo (p. ex., em razão de postura com os ombros arredondados) pode produzir uma força com tendência a elevar a costela.

Alguns autores salientaram a relação importante entre a síndrome do desfiladeiro torácico e a luxação ou a subluxação da primeira costela.[22,24] O tratamento, que os autores perceberam ter restaurado, com êxito, as relações normais da primeira costela e aliviado o sintoma do paciente, foi, basicamente, uma técnica isométrica de contração-relaxamento específica para os músculos escalenos. Esse achado suscita o questionamento de se a liberação da elevação da primeira costela não seria uma questão de desativação concreta dos PGs escalenos e liberação da tensão anormal nesses músculos. Os clínicos esperariam que a pressão descendente, aplicada à porção posterior da primeira costela após liberação da tensão no escaleno, facilitasse a restauração das relações anatômicas normais na articulação costotransversária.

Compressão no espaço subpeitoral menor

O espaço do subpeitoral menor localiza-se abaixo do processo coracoide e sob a inserção do músculo peitoral menor. Kendall e colaboradores[25] definiram a síndrome do processo coracoide como "uma condição de dor no braço em que há compressão do plexo braquial... [que é] associada a desequilíbrio do músculo e alinhamento postural inadequado". Encurtamento do peitoral menor pode causar um estreitamento do espaço subpeitoral menor pelo aumento da pressão nos vasos sanguíneos e no plexo braquial. Uma depressão para a frente do processo coracoide tende a estreitar o espaço disponível para que os três cordões do plexo braquial, da artéria axilar e da veia axilar passem entre a inserção do músculo peitoral menor no processo coracoide e a caixa torácica. Alguns músculos demonstram fraqueza devido à inclinação para a frente e para baixo do processo coracoide (trapézio inferior), e outros tendem ao enrijecimento (músculo peitoral menor). PGs e suas bandas tensionadas costumam encurtar o peitoral menor e, muito provavelmente, contribuir para essa síndrome. A tração dos peitorais enrijecidos é capaz de supertensionar e enfraquecer o trapézio inferior, e esse enfraquecimento pode permitir que a escápula suba e incline para a frente, favorecendo o encurtamento adaptativo do peitoral menor, criando um ciclo que se perpetua. Os clínicos devem considerar que PGs também podem inibir a atividade muscular, como no trapézio inferior. Finalmente, um músculo peitoral menor enrijecido também pode comprimir as estruturas neurovasculares durante uma hiperabdução do ombro. Wright nomeou essa síndrome de síndrome da hiperabdução.[26]

Compressão devido a anormalidades congênitas

A incidência de uma costela cervical é inferior a 1%, podendo ser bilateral. Entre 40.000 exames radiográficos consecutivos do peito de recrutas do exército, foram encontradas costelas cervicais totalmente articuladas em 0,17% e primeiras costelas anômalas ou deformadas em 0,25%.[20] O tamanho de uma costela cervical varia de uma exostose óssea a uma costela cervical completamente desenvolvida, com ligamentos cartilaginosos ou as inserções ósseas na primeira costela. A proporção mulher:homem é de 2:1.[17] Quando presente, uma costela cervical é capaz de intensificar os sintomas que resultam da elevação da costela pelos músculos escalenos, porque todas as estruturas que cruzam acima de uma costela cervical são mais marcadamente anguladas do que o normal. Uma costela cervical provoca a tração do plexo braquial contra as bandas fasciais dos escalenos, podendo surgir sintomas C8-T1. Uma costela cervical em paciente que evidencia ombros arredondados e postura com a cabeça anteriorizada pode causar pressão no plexo e nos vasos.

Uma quantidade maior de anomalias congênitas também pode aumentar a probabilidade de compressão no desfiladeiro torácico. Um espaço congênito anormalmente estreito entre as inserções dos dois músculos escalenos, na primeira costela, limitará o orifício e tornará as estruturas neurovasculares mais vulneráveis à compressão. Uma estrutura adicional que ocupa espaço, como um músculo acessório ou uma banda fibrosa que passa por meio do triângulo escaleno, terá o mesmo efeito. Bordas fibrosas marcantes dos músculos escalenos, ou bandas fibrosas margeando o triângulo escaleno ou em seu interior, também podem tornar os componentes do plexo braquial mais vulneráveis à compressão. Makhoul e Machleder[20] analisaram 200 casos consecutivos da síndrome do desfiladeiro torácico, tratados cirurgicamente, em relação a anomalias do desenvolvimento e revisaram analiticamente a literatura. Foi encontrada uma anomalia congênita em 66% dos casos, mais alta do que a encontrada em populações não selecionadas. Uma anormalidade na costela cervical ou na primeira costela apareceu em 8,5% dos casos. Foram encontrados músculos escalenos excedentes em 10%, variações do desenvolvimento dos músculos escalenos em 43% e variações do músculo subclávio em 19,5%. Entretanto, a única correlação entre as características clínicas e morfológicas foi uma trombose da veia subclávia em razão de ampliação do sistema muscular subclávio.

2.2. Avaliação inicial de paciente com síndrome do desfiladeiro torácico

A história e o exame físico provaram ser os mais úteis para a elaboração de um diagnóstico de síndrome do desfiladeiro torácico. Outros testes podem ajudar a confirmar a existência de compressão e indicar seu local, embora costumem informar pouco ao clínico sobre a causa da compressão, algo que o cirurgião precisa saber. A exceção a isso é a compressão venosa, implicando o músculo subclávio. Sinais físicos podem refletir compressão do plexo braquial, da artéria subclávia, da veia subclávia ou do ducto linfático proveniente do braço. Procedimentos de testes eletrodiagnósticos para comprometimento de função nervosa e manobras provocadoras costumam ser usados para a detecção de envolvimento de artéria e nervos. Há relatos de que um envolvimento neural é bem mais comum que um envolvimento arterial,[20] e a literatura raramente menciona comprometimento venoso/linfático, a não ser associado à síndrome costoclavicular.

Normalmente, os pacientes informam dor nas áreas subescapular, escapular, cervical e cervicotorácica, além de cefaleias occipitais. Parestesia e dormência podem estar presentes em toda a região da mão ou em partes dela. Com frequência, o uso dos braços em uma posição elevada exacerba os sintomas, e os relatos incluem uma sensação de peso, fadiga e dor, com dormência ou parestesia. Uma apresentação clínica comum da síndrome do desfiladeiro torácico inclui (1) dormência/formigamento nos dedos anular e mínimo, embora possam abranger toda a mão; (2) parestesias à noite e/ou durante as atividades diárias; (3) dor vaga em extremidades sem envolvimento pode ocorrer na mão, no cotovelo, no ombro e/ou na coluna cervical; (4) relatos subjetivos de fraqueza na mão/braço, especialmente com os braços erguidos acima da cabeça; e (5) relatos subjetivos de edema na ausência de edema real.

Exames eletrodiagnósticos infelizmente não são confiáveis para um diagnóstico de síndrome do desfiladeiro torácico, a não ser nos casos mais graves.[27] Por outro lado, os resultados desse tipo de exame devem ser negativos, caso haja envolvimento miofascial. Eletromiografia (EMG) com agulha foi a mais sensível a uma neuropatia causada pela síndrome do desfiladeiro torácico, mas foi positiva somente em casos mais crônicos ou graves.[28]

O diagnóstico baseia-se em um quadro clínico completo, incluindo uma história detalhada e criteriosa, uma revisão crítica de prontuários médicos e um exame clínico. O exame clínico também inclui sensibilidade sobre os músculos escalenos e parede torácica anterior, sinal positivo de Tinel acima do plexo braquial na coluna cervical, sensação diminuída ao toque leve nos dedos da mão, e uma resposta positiva a várias manobras provocadoras que colocam tensão no plexo braquial para provocar sintomas. As manobras provocadoras geralmente empregadas incluem teste de Adson, manobra costoclavicular, teste de Wright (teste da hiperabdução) e teste de Roos.[29] Roos[30] relatou que a única manobra por ele considerada útil foi um teste que exigia que o paciente mantivesse as mãos para cima, com ambos os braços abduzidos até 90°, e os cotovelos flexionados em 90°, como se tivesse com as "mãos ao alto". Um estudo de 200 voluntários saudáveis observou que as reações vasculares foram bastante comuns para serem consideradas indicadores confiáveis de síndrome do desfiladeiro torácico. A manobra de Adson produziu 13,5% respostas positivas, a manobra costoclavicular produziu respostas positivas em 47%, e a manobra da hiperabdução produziu respostas positivas em 57% de extremidades normais.[31] Por outro lado, uma avaliação de reações neurológicas produziu resultados positivos à manobra de Adson em somente 2% de extremidades normais; à manobra costoclavicular, em 10%; e à manobra da hiperabdução, em 16,5% de extremidades normais. No entanto, a identificação da estrutura comprimida não identificou, por si só, a causa da compressão.

2.3. Pontos-gatilho e síndrome do desfiladeiro torácico

Tensão anormal dos músculos escalenos é frequentemente identificada como responsável pelos sintomas da síndrome do desfiladeiro torácico, mas a razão pela qual os escalenos ficam anormalmente tensos é ainda um enigma na maior parte da literatura. PGs não são considerados fonte potencial dessa síndrome. Além disso, os músculos escalenos não são capazes de evidenciar alta tensão, apenas PGs. Na verdade, a dor referida provocada pelos próprios escalenos consegue simular sintomas de dor da síndrome do desfiladeiro torácico. Além dos músculos escalenos, outros músculos podem ter PGs que referem dor em locais que simulam sintomas da síndrome do desfiladeiro torácico. Os quatro principais músculos capazes de simular sintomas de síndrome do desfiladeiro torácico e que são especialmente confusos (quando vários deles desenvolvem PGs ao mesmo tempo) são o peitoral maior, o latíssimo do dorso, o redondo maior e o subescapular.[32] Uma vez que todos eles costumam desenvolver PGs, e quase nunca, ou jamais, são examinados por cirurgiões como uma possível fonte de sintomas da síndrome do desfiladeiro torácico, não surpreende que alguns pacientes submetidos à cirurgia dessa síndrome, nos quais nenhuma anormalidade anatômica é claramente encontrada, tenham benefícios clínicos limitados após a cirurgia. Além disso, ignorar PGs ativos no trata-

mento conservador ajuda a explicar os motivos pelos quais vários desses pacientes não respondem a esse tipo de tratamento. Outro dado informa que, uma vez que PGs no peitoral menor podem estar associados a PGs no escaleno, o fluxo arterial pode sofrer uma dupla compressão onde a artéria subclávia surge do tórax em cunha, entre a primeira costela e o tendão do músculo escaleno anterior, e onde a artéria axilar prende-se atrás do músculo peitoral menor. Ainda assim, uma compressão da artéria axilar ocorre, com mais frequência, pela atividade de PGs e bandas tensionadas do peitoral menor, em vez de por atividade de PGs dos músculos escalenos.

A presença de PGs não exclui uma síndrome do desfiladeiro torácico real. Exemplificando, a angulação aumentada do feixe neurovascular acima de uma costela cervical, em vez da primeira costela, aumenta sua vulnerabilidade a compressão. Uma tensão aumentada causada por PGs provavelmente provocará mais sintomas graves quando houver uma costela cervical. A liberação dos PGs também pode aliviar os sintomas que eles precipitaram, se não puderam persistir por tempo demasiado e se a tensão não produziu danos permanentes ao nervo.

O tratamento conservador para a síndrome do desfiladeiro torácico quase sempre inclui um procedimento de tratamento que, possivelmente, liberará a rigidez do músculo escaleno, muitas vezes um exercício de alongamento ou um procedimento de liberação miofascial (por pressão). Os dois podem funcionar para desativar PGs quando aplicados de forma adequada para liberar PGs nos músculos envolvidos. Um manejo eficiente também pode incluir correção de uma postura ineficaz (principalmente aquela com ombros arredondados), eliminação de tensão desnecessária nos músculos durante as atividades diárias, orientações sobre os cuidados adequados dos músculos, mobilização de disfunções articulares e atenção aos estresses da vida e a estratégias de enfrentamento. Poucos pacientes com sintomas de síndrome do desfiladeiro torácico terão anormalidades anatômicas que demandem correção cirúrgica para um alívio completo. Tardif[33] observou que PGs no escaleno costumam simular os sintomas de um componente de radiculopatia C6 da síndrome do desfiladeiro torácico, e que PGs no peitoral menor conseguem criar sintomas de compressão do cordão médio. Walsh[34] identificou PGs nos músculos escaleno, supraespinal, infraespinal e peitoral, já que esses são os músculos que mais comumente simulam a síndrome do desfiladeiro torácico. Infelizmente, não há estudos que testaram, de forma crítica, um método baseado nos PGs como uma intervenção para síndrome do desfiladeiro torácico sem cirurgia.

3. SÍNDROME DA DOR SUBACROMIAL
3.1. Visão geral

Dores no ombro são um problema de saúde importante, com uma predominância de 25% na população em geral.[35] Nem doenças do manguito rotador nem a síndrome do impacto, tal como utilizado cada termo, constituem um diagnóstico específico ou satisfatório. Tekavec e colaboradores[36] descobriram que o diagnóstico que mais predomina em pessoas com dores nos ombros é o de síndrome da dor subacromial. Os encargos sociais relativos a dores nos ombros são substanciais. O custo anual de um paciente com dores nos ombros é de €4.139 no atendimento primário de saúde sueco;[37] nos Estados Unidos, os custos diretos para o tratamento de distúrbios nos ombros são de US$7 bilhões.[38] Relatos de dor no ombro também são uma razão comum para que pacientes busquem terapia. Em um levantamento dos serviços norte-americanos de fisioterapia ambulatorial, 11% de 1.258 pacientes indicaram o ombro como sua principal área de dor.[39] A seguir, uma revisão crítica e uma análise dos problemas do manguito rotador em relação a desequilíbrio muscular, particularmente aplicáveis aos músculos supraespinal, infraespinal, redondo menor e subescapular, uma vez que esses têm relação com impacto nos ombros.

Síndrome do manguito rotador e impacto no ombro

O manguito rotador consiste nos músculos supraespinal, infraespinal, redondo menor e subescapular, sendo considerado o principal complexo estabilizador da articulação glenoumeral. Tradicionalmente, pensava-se nos músculos do manguito rotador como depressores da cabeça do úmero, mantendo um espaço subacromial fisiológico contra, principalmente, o músculo deltoide, induzindo uma translação superior. No entanto, os músculos do manguito rotador estão mal posicionados para a produção de uma depressão eficaz da cabeça do úmero.[40] É mais provável que seu principal papel consista na produção de forças compressoras adequadas, necessárias à compressão da concavidade da cabeça do úmero na cavidade glenoidal côncava. Isso é clinicamente importante para evitar a translação superior da cabeça do úmero, induzido pelo músculo deltoide que pode, com facilidade, estreitar o espaço subacromial e o impacto subsequente.[41]

O impacto do ombro como uma entidade clínica está em debate atualmente, uma vez que não foram encontradas evidências claras de impacto real. O arco coracoacromial define o espaço subacromial que consiste no acrômio e nos processos coracoides, com o ligamento coracoacromial estendido entre eles. A bolsa subacromial, os tendões do manguito rotador e o tendão da cabeça longa do músculo bíceps braquial localizam-se entre a cabeça do úmero e o arco coracoacromial, em um espaço que mede 1 a 1,5 cm, conforme radiografias feitas na posição anatômica.[41] Sugeriu-se que as variações no formato do acrômio têm um papel no impacto do ombro, embora seja questionada a classificação da morfologia do acrômio.[42] Um estudo feito com 216 pacientes descobriu que a presença de um esporão acromial estava associada à presença de uma ruptura de espessura total no manguito rotador em pacientes sintomáticos e assintomáticos.[42]

No impacto primário, a combinação de atividade repetitiva acima da cabeça com o estreitamento externo do espaço subacromial pode ser responsável por lesão no tendão. Ocorre compressão mecânica entre os tendões do manguito rotador e o arco coracoacromial. Impacto secundário está principalmente associado à instabilidade glenoumeral. Lassidão congênita, rupturas labrais e do manguito rotador, além de rigidez capsular glenoumeral posterior estão implicados no impacto secundário.[43] O tipo mais comum de impacto no ombro é o posterossuperior interno, por meio do qual o lado articular do tendão supraespinal é impactado, entre o lábio glenoidal posterossuperior, a cavidade glenoidal e a tuberosidade maior.[44] Com o impacto coracoide, o tendão do músculo subescapular e, ocasionalmente, a cabeça longa do tendão do bíceps braquial são impactados entre a tuberosidade menor e o processo coracoide. Esse impacto ocorre durante flexão, rotação medial e adução horizontal medial do ombro.[45]

Um outro diagnóstico comumente encontrado é bursite, às vezes identificada especificamente como bursite subdeltóidea ou subacromial. A bolsa subdeltóidea é grande e está localizada abaixo do músculo deltoide, contra a cápsula articular. A bolsa subacromial é mais superficial e localiza-se entre a superfície profunda do acrômio e o tendão do músculo supraespinal, sobreposto à cápsula.[21] A bursite é diagnosticada por palpação de sensibilidade diretamente sob o processo acromial, com o braço descansando na posição neutra, no lado do paciente, e duplicando-se a dor do paciente no ponto de pressão. Todavia, apenas por palpação, a bursite é indistinguível de uma entesopatia supraespinal. A região da inserção tendínea do músculo supraespinal está em contato com a bolsa sinovial. A entesopatia (sensibilização nociceptiva) dessa inserção muscular pode se transformar em uma entesite inflamatória que, por seu contato direto, causa alterações inflamatórias na bolsa subacromial.

Por fim, alguns pacientes com a síndrome da dor subacromial desenvolvem uma tendinopatia calcária. No ombro, o tendão supraespinal costuma ser afetado com depósitos localizados em cerca de 1 a 1,5 cm proximais à sua inserção. Os sintomas são causados por exsudação de células, rompimento do depósito calcificado na bolsa sinovial e proliferação vascular. Um episódio agudo pode durar até duas semanas, mas o episódio subagudo subsequente, com dor e restrição de movimentos, dura de 3 a 8 semanas.[46]

3.2. Avaliação inicial de paciente com síndrome da dor subacromial

A síndrome da dor subacromial costuma apresentar-se com uma dor mal localizada na parte anterior a lateral do ombro. Em alguns pacientes, principalmente naqueles que desenvolvem mecanismos de sensibilização, os sintomas podem se disseminar para as extremidades superiores, muitas vezes durante movimentos acima da cabeça.[47] A dor pode se apresentar de modo espontâneo em repouso ou à noite, quando o paciente dormir sobre o ombro afetado, embora seja mais acentuada com os movimentos, especialmente acima da cabeça. Em geral, a intensidade da dor é moderada; em alguns pacientes, porém, dor intensa pode indicar patologia que exige encaminhamento para mais sondagens médicas.

O diagnóstico clínico da síndrome da dor subacromial concentrou-se mais em sintomas de impacto do manguito rotador ou do ombro. Na verdade, há um consenso de que um grupo de testes deve ser utilizado para o diagnóstico dessa síndrome. O sinal do arco dolorido é o teste de uso mais comum na prática clínica para o diagnóstico da síndrome da dor subacromial. Um sinal de arco dolorido é definido como uma dor na elevação do plano ativo frontal ou escapular que é mais acentuada durante a variação média (60-120°). Sensibilidade e especificidade do sinal do arco dolorido foram de 0,45 a 0,98 e 0,10 a 0,79, respectivamente, para o diagnóstico de ruptura do manguito rotador, e de 0,33 a 0,71 e 0,47 a 0,81 para impacto no ombro.[48] Uma metanálise recente descobriu que um teste positivo do arco dolorido durante abdução tinha um RV+ de 3,7 (95% IC 1,9-7,0).[49] Em outra revisão, Alqunaee e colaboradores[50] relataram os dados psicométricos para os seguintes testes clínicos: teste de Hawkins-Kennedy (RV+ 1,70, 1,29-2,26), sinal de Neer (RV+ 1,86, 1,49-2,31), teste da lata vazia (especificidade combinada 0,62), teste da queda do braço (*drop arm*) (especificidade combinada 0,92) e teste de Gerber do subescapular (*lift-off*) (especificidade combinada 0,97).

Nas pessoas com suspeita de rupturas no manguito rotador, a Dutch Orthopedic Association Clinical Practice Guideline para síndrome da dor subacromial recomenda o uso do ultrassom para o diagnóstico.[51] Uma revisão da literatura feita por Dinnes e colaboradores[52] descobriu que para rupturas de grande espessura, a sensibilidade e a especificidade variam de 0,58 a 1,00 e de 0,78 a 1,00, respectivamente, sugerindo que o ultrassom pode ser usado como teste diagnóstico confirmatório para a síndrome da dor subacromial. Ressonância magnética (RM) também pode ser usada para um diagnóstico acertado de ruptura do manguito rotador, embora seja mais onerosa do que o ultrassom, podendo produzir resultados falso-positivos.

Após o diagnóstico apropriado da condição, o clínico deve examinar a articulação glenoumeral, o cíngulo do membro superior e a escápula, a coluna cervical, a coluna torácica e as costelas em relação à presença de hipomobilidade articular e discinese escapular. Além disso, PGs devem ser considerados como parte das causas mais comuns de dor no ombro. A Dutch Orthopedic Association Clinical Practice Guideline, para síndrome da dor subacromial, recomenda, especificamente, exame e manejo dos PGs.[51] É importante determinar se um diagnóstico foi feito de maneira correta ou se os sintomas do paciente podem ter relação exclusiva com PGs. Por exemplo, PGs no músculo bíceps braquial referem dor para a área do tendão longo bicipital. Portanto, sensibilidade à palpação do tendão bicipital na área da dor referida dos PGs no bíceps braquial pode ser confundida com tendinite bicipital ou bursite subdeltóidea. Embora um sinal positivo de Yergason (dor no aspecto proximal do sulco bicipital quando o paciente coloca o antebraço em supino contra resistência) costume ser interpretado como um sinal de tendinite bicipital, também pode ser uma dor referida provocada por PGs no bíceps braquial. Da mesma maneira, a sensibilidade provocada por palpação profunda sobre o músculo deltoide, embora referida de PGs no músculo bíceps braquial, pode ser incorretamente identificada como bursite subdeltóidea.

3.3. Pontos-gatilho e síndrome da dor subacromial

Parece claro que a presença de PGs na musculatura dos ombros pode ter papel relevante nos sintomas sensoriais e motores em pessoas com a síndrome da dor subacromial.[53] Por exemplo, PGs ativos nos músculos infraespinal, supraespinal, redondo menor ou subescapular podem causar dor referida capaz de ser sentida profundamente nos ombros e de simular sintomas como bursite subacromial ou tendinopatia do manguito rotador.[54] O desenvolvimento de PGs nos músculos dos ombros pode ser causado por circunstâncias diversas, como contrações repentinas,[54] sobrecarga durante esportes,[55] cirurgia de ombro[56] ou até cirurgia torácica.[57]

Em um estudo de confiabilidade sobre palpação dos músculos dos ombros, Bron e colaboradores[58] relataram que os aspectos de maior confiança de PGs eram sensação de dor referida e sinal do pulo, com um percentual de concordância acertada com pares de 70% (variação de 63-93%) e de 70% (variação de 67-77%), respectivamente. Esses dados sugerem que a identificação de PGs nos músculos do cíngulo do membro superior é confiável. A prevalência de PGs nos músculos dos ombros foi investigada em vários estudos. Bron e colaboradores[59] incluíram pessoas com dor não traumática e unilateral no ombro, sem especificar um determinado diagnóstico, e descobriram que todos os pacientes evidenciavam uma quantidade média de seis PGs ativos. Os PGs estavam presentes nos músculos infraespinal, trapézio superior, deltoide, redondo maior e trapézio médio. Nesse estudo, a quantidade de PGs ativos estava associada à incapacitação relativa a dor, intensidade da dor e duração da dor no ombro, dando suporte a um papel potencial de PGs ativos nessa condição. Em outro estudo, os mesmos autores observaram que terapia manual tendo como alvo PGs ativos na musculatura dos ombros foi mais eficaz do que uma estratégia tipo "espere e veja" para melhorar a dor e a função em pessoas com dores não específicas nos ombros a curto prazo.[60] Outros estudos também demonstraram que o manejo correto de PGs nos músculos dos ombros funciona para esse tipo de dor e incapacitação.[61,62] Outro estudo observou a presença de PGs bilaterais nos músculos infraespinais em pessoas com dor miofascial crônica e unilateral no ombro, dando suporte ao papel de mecanismos de sensibilização na dor de PGs.[63] PGs ativos foram encontrados somente no lado sintomático, embora o achado mais interessante tenha sido a presença de PGs latentes no lado sem sintomas. Mais um achado importante nesse estudo foi a presença de múltiplos PGs ativos e não isolados no músculo infraespinal, salientando a importância de uma busca de múltiplos PGs ativos em um músculo em pacientes com dor miofascial.[63]

Outros estudos que incluíram pessoas com um diagnóstico específico de impacto no ombro observaram dados similares. Hidalgo Lozano e colaboradores[64] descobriram que pacientes com impacto nos ombros apresentavam uma quantidade maior de PGs ativos e latentes, em comparação com sujeitos saudáveis, e que a presença de PGs ativos estava associada a uma intensidade maior de dor no ombro. PGs ativos nos músculos supraespinal, infraespinal e subescapular foram os que mais predominaram. Uma descoberta importante para a prática clínica foi que a presença de PGs ativos em alguns músculos estava relacionada à dor durante movimentos específicos do ombro. Exemplificando, a presença de PGs ativos no músculo infraespinal estava relacionada a mais dor em repouso, ao passo que a presença de PGs ativos no músculo bíceps braquial estava mais relacionada a mais dor durante elevação do braço.[64] Outro estudo descobriu que pessoas com impacto unilateral no ombro exibiam PGs latentes no ombro não afetado.[65] Pacientes com impacto no ombro evidenciaram, no mínimo, quatro PGs ativos na musculatura dos ombros, e a quantidade de PGs estava relacionada a dores nos ombros. Nesse estudo, os músculos supraespinal, infraespinal, subescapular e deltoide foram os mais afetados por PGs ativos. A Tabela 33-1 resume os músculos que evidenciaram PGs ativos em pacientes com a síndrome da dor subacromial.

Há evidências claras em apoio do papel potencial de PGs ativos nas dores no ombro. Além disso, o fato de exercícios e terapias manuais serem as estratégias terapêuticas mais comuns para o controle dessa condição[66] dá suporte a esse pressuposto. Programas de exercício são apoiados em revisões analíticas sistemáticas para a produção de melhorias na dor e no funcionamento de pessoas com dores nos ombros.[67]

Tabela 33-1	Pontos-gatilho miofasciais ativos encontrados em pacientes com síndrome da dor subacromial
Dor não específica no ombro	
Infraespinal 77% PGs ativos	
Trapézio superior 58% PGs ativos	
Deltoide 40% PGs ativos	
Redondo menor 35% PGs ativos	
Trapézio médio 30% PGs ativos	
Impacto no ombro	
Supraespinal 67% PGs ativos	
Infraespinal 42-48% PGs ativos	
Trapézio superior 44% PGs ativos	
Subescapular 40-42% PGs ativos	
Escaleno 40% PGs ativos	

A tabela resume o percentual de PGs ativos encontrados em pacientes com dor não específica nos ombros[59] e naqueles com um diagnóstico médico de impacto nos ombros.[64,65]

4. DISCINESE ESCAPULAR
4.1. Visão geral
A discinese escapular pode ser definida como uma alteração motora do padrão normal de recrutamento das contrações musculares da musculatura do cíngulo do membro superior. Parece que é encontrado um padrão consistente de recrutamento dos músculos dos ombros durante abdução no plano escapular em ombros assintomáticos.[68,69] O músculo trapézio superior é ativado primeiro, seguido pelo serrátil anterior, pelo trapézio médio e, finalmente, pelo trapézio inferior. As características temporais são tardias, mas não alteradas por fadiga em sujeitos assintomáticos.[68]

Refletindo o papel da articulação glenoumeral como parte da multiarticulação do cíngulo do membro superior, sugeriu-se que a discinese escapular seria uma causa potencial de dor no ombro. Um padrão razoavelmente consistente de redução de atividade foi demonstrado nos músculos trapézio inferior e serrátil anterior, e atividade aumentada nos músculos trapézio inferior em pessoas com dores nos ombros.[69-72] Em um estudo mais recente, Kibler e colaboradores[73] observaram que a inibição dos músculos trapézio inferior e serrátil anterior era uma reação específica a dores nos ombros, sem considerar a patologia subjacente. Atividade diminuída nos músculos trapézio inferior e serrátil associada à elevação dos braços[70,74] em pacientes com disfunção nos ombros dá suporte à observação de rotação superior reduzida ou tardia em cenário clínico. Atividade aumentada no trapézio superior sob carga mais pesada[70] e nas variações mais altas de elevação pode ser reflexo de uma compensação pela atividade diminuída no trapézio inferior e no serrátil anterior e/ou uma tentativa de superar o tônus aumentado nos antagonistas.

Fadiga no rotador lateral reduziu significativamente a rotação escapular superior, a inclinação posterior e a rotação lateral durante elevação do braço nos ombros, diminuindo a quantidade de espaço subacromial.[75] Cools e colaboradores[71] mostraram retardos significativos na ativação dos músculos trapézios médio e inferior em pessoas com impacto nos ombros. Além disso, indicando o possível papel da inibição relacionada à dor na discinese escapular, Falla e colaboradores[76] demonstraram que a injeção de salina hipertônica no trapézio superior foi suficiente para resultar em alteração do controle motor desse músculo, não apenas localmente, no local da dor, mas também nas regiões sem dor no mesmo músculo e no lado contralateral. É possível que uma modificação da estratégia motora, resultando em atividade muscular compensatória, leve a uma sobrecarga muscular e perpetue a dor e a discinese.

Entretanto, os clínicos devem considerar que nem todas as respostas a dores no ombro são consistentes,[71,74] provavelmente refletindo os diferentes padrões demonstrados em subgrupos nas populações amostradas com o mesmo diagnóstico médico.[69] A observação de variações nos padrões de atividade muscular dá suporte à necessidade de tratar o déficit de cada paciente de modo individual durante o levantamento dos dados.

4.2. Avaliação inicial de um paciente com discinese escapular
Vários testes exploratórios podem ser usados para uma avaliação correta da cinemática escapular. O teste de Apley (flexão do ombro, abdução e rotação lateral) pode ser utilizado para uma avaliação não tão minuciosa de envolvimento de PGs na musculatura do cíngulo do membro superior. O teste é feito colocando-se o antebraço e a mão do lado afetado atrás da cabeça e levando-os o mais longe possível na direção da escápula oposta (Figura 21-3B). É um teste que exige abdução ativa completa e rotação lateral do braço na articulação glenoumeral. Também exige mobilidade escapular normal. Se o clínico observar atentamente o modo como a pessoa ergue o braço, o ritmo escapuloumeral também pode ser avaliado. Não havendo disfunção, as pontas dos dedos devem alcançar o corpo da escápula do ombro oposto.

O movimento da mão até a posição final, ou a manutenção dessa posição, pode causar dor em razão da forte contração dos abdutores e rotadores laterais do ombro, que estão em posição de encurtamento. Porém, o movimento também pode estar limitado por adutores e rotadores mediais tensos. Embora qualquer um desses músculos possa causar restrição limitada por dor durante esse teste, é possível que os músculos que mais limitem o movimento dessa maneira sejam o infraespinal e o deltoide médio quando fortemente contraídos. Nesse caso, é possível que a dor se localize na proximidade imediata dos PGs. O movimento do teste também alonga, de maneira passiva, o músculo subescapular, e, quando esse músculo tem PGs, é provável que refira dor desde atrás do ombro até o punho. PGs do latíssimo do dorso também podem causar dor ao final de sua amplitude de movimentos extrema somente quando nenhum outro músculo estiver limitando o movimento. Os profissionais da saúde são encorajados a levar em consideração a presença de PGs em todos os testes clínicos usados para um levantamento de dados dos déficits motores na cinemática escapular.

4.3. Pontos-gatilho e discinese escapular
O exame de todos os componentes do sistema neuromuscular, inclusive disfunção do controle sinérgico, momento oportuno da ativação muscular, padrões de cocontração e controle proprioceptivo, é clinicamente recomendado em paciente com dor no ombro, em especial quando a dor é de longa duração e/ou alta intensidade. Embora inexista estudo que pesquise a presença de PGs em pacientes com discinese escapular, há evidências claras mostrando que PGs podem causar padrões alterados de controle motor, capacidade acelerada de fadiga muscular e ativação motora aumentada na musculatura afetada e relacionada.[77] Essa é uma relação particular e clinicamente importante no caso de PGs latentes, porque esse tipo de PG não produz sintomas sensoriais de dor, embora possa, claramente, induzir perturbações motoras. Por exemplo, Ibarra e colaboradores[78] observaram que atividade eletromiográfica (EMG) intramuscular, mas não superficial, de músculos antagonistas (i.e., porção posterior do deltoide) foi mais alta em repouso e durante contração agonista (i.e., porção anterior do deltoide) com a presença de PGs latentes no músculo relacionado, significando inibição antagonista recíproca diminuída. Ge e colaboradores[79] descobriram que PGs latentes estavam associados a um desenvolvimento acelerado de fadiga muscular (conforme representado por uma redução precoce na frequência da potência média EMG intramuscular) e por sobrecarregar, simultaneamente, unidades motoras ativas perto do PG, manifestado como um aumento tão precoce e significativo na amplitude da raiz quadrada média no EMG superficial. Em outro estudo, os mesmos autores observaram que PGs latentes também estavam associados a uma atividade intramuscular, mas não muscular superficial, aumentada durante contração de músculo sinergista.[80] Esse estudo explica que unidades motoras ativas de PGs latentes devem trabalhar mais do que as unidades motoras ativas de fibras sem PGs para manter o nível similar de rendimento, levando a um padrão incoerente de ativação muscular de fibras musculares sinergistas. Assim, um pa-

drão caótico de recrutamento muscular pode provocar uso excessivo dos músculos e fadiga prematura de musculatura com PGs. Em tal cenário, os PGs constituem uma fonte potente de perturbação de desequilíbrios musculares observados em pessoas com discinese escapular. Isso também tem relação com o fato de que PGs em alguns músculos (p. ex., a porção inferior do trapézio) induzem inibição muscular.

Estudos diferentes demonstram que a presença de PGs latentes nos músculos da nuca/ombro induz alteração nos padrões de recrutamento motor e reduz a eficiência dos movimentos durante elevação no plano escapular da musculatura do cíngulo do membro superior durante tarefas sem carga e com carga baixa.[77,81,82] Esses estudos descobriram que pessoas com PGs latentes exibiam sequências temporais diferentes de ativação nos músculos escapular e manguito rotador enquanto realizavam tarefas com carga baixa em extremidade superior. Porém, havia inconsistências na ordem de ativação dos músculos. O único aspecto comum observado foi a ativação precoce do músculo infraespinal.[77,81,82] Achados atuais sugerem que, em pessoas com PGs latentes, o momento certo de ativação muscular está alterado e mais variável não apenas nos músculos com PGs (rotadores escapulares superiores), mas também nos músculos com uma relação funcional (infraespinal como um estabilizador glenoumeral e deltoide médio como um abdutor das extremidades superiores) durante elevação no plano escapular. Um estudo recente confirmou que a presença de PGs latentes no músculo trapézio superior produz uma ativação com retardo do trapézio superior e do serrátil anterior durante elevação rápida do braço em todos os planos de movimento.[83]

Essas alterações no recrutamento do momento certo podem predispor as pessoas a maiores riscos de impacto subacromial. É razoável esperar que o tratamento dos PGs possa levar a uma normalização dos padrões de ativação motora e a uma facilitação da recuperação espontânea de dores no ombro, ou sem exercícios ou tornando mais eficazes os exercícios terapêuticos. Esse raciocínio foi parcialmente confirmado em um experimento de acompanhamento, quando metade dos indivíduos que apresentavam PGs latentes foi tratada, tendo os PGs desativados por agulhamento a seco e alongamento muscular passivo.[81] As pessoas cujos PGs latentes foram tratados demonstraram um padrão normalizado de recrutamento motor, resultando em nenhuma diferença significativa no momento oportuno da ativação muscular, em comparação com o grupo-controle.

5. OMBRO CONGELADO

5.1. Visão geral

Os termos descritivos "ombro congelado" e "capsulite adesiva" não são diagnósticos específicos e, com frequência, se baseiam apenas na presença de um ombro dolorido que mostra amplitude de movimentos significativamente restrita em todas as direções. O rótulo "ombro congelado", quando apresentado como o diagnóstico que responde pelos sintomas do paciente, serve como um alerta de que ele necessita de um diagnóstico mais específico. A etiologia dessa condição é desconhecida, sendo diferenciada entre ombro congelado primário e secundário. O ombro congelado primário é idiopático, sem relação com outras doenças; o ombro congelado secundário, por sua vez, tem relação com alguma patologia sistêmica conhecida, como diabetes melito, doença da tireoide, doença de Parkinson, pós-cirurgia, pós-trauma ou após períodos longos de imobilização. Pode ser difícil diferenciar, mas a rigidez pós-cirúrgica não é o mesmo que ombro congelado secundário pós-cirúrgico.

Embora o processo patológico no ombro congelado primário não esteja claro, ele é geralmente aceito como a presença de um processo inflamatório subjacente da membrana sinovial seguido de uma reação fibrótica da camada de fibras da cápsula glenoumeral. Especialmente na área do ligamento coracoumeral e do intervalo do manguito rotador, a formação de cicatriz e contratura é iniciada pela expressão de vimentina (uma proteína citocontrátil normalmente encontrada nos fibromiócitos), enquanto em toda a cápsula articular há fibroplasia (espessamento da cápsula articular) sem contração.[84,85] Todavia, apesar de todas as pesquisas científicas realizadas sobre congelamento primário do ombro, o gatilho para a cascata de processos inflamatórios e fibrogenéticos ainda não foi esclarecido.

5.2. Avaliação inicial de um paciente com ombro congelado

O ombro congelado primário caracteriza-se, principalmente, por limitação dos movimentos do ombro sem lesão importante no local; uma rigidez global da articulação do ombro em todas as direções, sem a perda da força, da estabilidade articular ou da integridade da superfície articular; e radiografias simples do ombro que mostram um espaço articular glenoumeral normal e ausência de anormalidades periarticulares. A dor costuma ser sentida na região do ombro, na inserção do deltoide e no braço superior, embora, muitas vezes, refira ao pescoço e a regiões mais distais da extremidade superior. Na fase de congelamento, é sentida durante o repouso, intensificada durante os movimentos e o sono. A quantidade de dor depende da fase clínica da doença. Na verdade, um diagnóstico clínico de ombro congelado primário inclui o reconhecimento adequado de cada fase da condição (congelando, congelado e descongelando), e o desafio clínico do profissional é formado pela discriminação da fase exata e da duração apropriada dos sintomas ou sinais. Em geral, ombro congelado é entendido como uma doença autolimitante, com uma duração média de um a três anos, embora uma parte da população apresente-se com limitações substanciais na amplitude de movimento passiva do ombro até 10 anos após o aparecimento da condição.[86]

O exame físico de paciente com ombro congelado inclui palpação da coluna cervical e do cíngulo do membro superior em relação à sensibilidade do tendão e do ligamento. O ombro deve ser examinado quanto a sinais de atrofia muscular, trauma anterior e edema. Durante o levantamento de dados sobre mobilidade do ombro, deve-se atentar à contribuição isolada da articulação glenoumeral para a amplitude dos movimentos ativa e passiva. Os clínicos devem considerar que, na fase de congelamento, a dor é o fator mais limitador, e a restrição articular do movimento glenoumeral pode estar menos clara. Na fase congelada, está presente a limitação global característica da amplitude de movimentos passiva da articulação glenoumeral. Na fase de descongelamento, a limitação global desaparece, e, normalmente, a contratura do intervalo rotador causa uma limitação acentuada da rotação lateral. É interessante observar que todos esses sinais clínicos também podem ser uma manifestação de PGs na musculatura do cíngulo do membro superior, especialmente nos músculos subescapular, supraespinal e infraespinal.

5.3. Pontos-gatilho e ombro congelado

Os profissionais da saúde devem considerar que os sintomas primários de ombro congelado (dor referida para a extremidade superior e amplitude de movimentos limitada) também são sintomas primários de PGs ativos na musculatura do cíngulo do membro superior. Por exemplo, o ombro fica mais limitado na rotação lateral (até 45° ou mais), quando o músculo subescapular mostra PGs ativos. PGs no músculo infraespinal parecem ser os responsáveis pela dor no ombro durante rotação medial, e PGs no redondo maior podem ser os responsáveis por uma restrição na abdução. É provável que o músculo subescapular seja o mais importante a ser considerado em um ombro congelado. Lewit[87] expressou a observação de profissionais experientes na identificação de PGs de que "um espasmo doloroso do subescapular, com PGs, acompanha o ombro congelado desde o início". Uma vez que a região da inserção tendínea umeral não é acessível à palpação direta, sua tendência a desenvolver entesite não está bem admitida. A inserção umeral do tendão subescapular localiza-se em uma aproximação íntima com a bolsa sinovial subescapular. Já que aderências na bolsa subescapular são identificadas como um componente importante de capsulite adesiva ou ombro congelado, é possível que uma entesite crônica do músculo subescapular adjacente à sua bolsa possa induzir uma reação inflamatória capaz de causar fibrose da bolsa, exigindo manipulação forçada, inflação da bolsa ou cirurgia artroscópica para sua liberação. Nesse caso, o estágio da fibrose pode ser prevenido por reconhecimento e tratamento rápidos dos PGs subescapulares.

Além disso, quando um paciente desenvolve PGs subescapulares, uma razão potencial para que o ombro fique tão dolorido e os movimentos tão limitados é que outros músculos do cíngulo do membro superior (p. ex., supraespinal, infraespinal ou deltoide) também possam estar envolvidos, acrescentando seus padrões de dor e restrições dos movimentos. Por exemplo, o supraespinal está propenso a desenvolver entesopatia ou entesite. As mesmas considerações aplicam-se a PGs supraespinais e à entesite do tendão supraespinal, na região em que esse músculo se mistura à cápsula articular. A bolsa subacromial e o ligamento coracoumeral situam-se em uma aproximação íntima com essa área da inserção supraespinal. Logo, um tratamento correto dos PGs poderia, potencialmente, evitar dor, incapacitação e gastos subsequentes em pessoas com ombro congelado.

A literatura sobre ombro congelado costuma informar a importância de intervenções conservadoras em primeiro lugar, e, com frequência, identifica a fisioterapia como um elemento essencial de um plano de cuidados conservador. Quando um paciente se apresenta com diagnóstico de capsulite adesiva ou ombro congelado, os profissionais precisam considerar PGs como fonte potencial dos sintomas. Entretanto, a identificação específica de PGs subescapulares como um foco de atenção terapêutica no ombro congelado é raramente mencionada nos livros, não sendo encontrados ensaios controlados que abordem, de forma específica, o componente de PGs do ombro congelado. Existe apenas um relato de caso que descreve o raciocínio clínico por trás do uso de agulhamento a seco de PG no tratamento de uma pessoa com capsulite adesiva.[88] Esse relato de caso observou uma melhora rápida na dor e na amplitude dos movimentos após o início do agulhamento a seco aplicado aos músculos trapézio superior, levantador da escápula, deltoide e infraespinal. Surpreende a ausência de referência a PGs no músculo subescapular nesse relato de caso.

6. DOR NO PESCOÇO (NUCA RÍGIDA)

Clinicamente, os pacientes podem apresentar disfunção na coluna cervical como um sintoma predominante de rigidez na nuca (ver Capítulo 18, Considerações clínicas sobre dor na cabeça e na coluna cervical). Pacientes com síndrome da "nuca rígida" exibem amplitude de movimentos da cervical extremamente reduzida (há quem não movimente o pescoço) e percebem seu pescoço com uma sensação de ser "como uma vara". Uma das causas dessa síndrome pode ser tônus aumentado nos músculos cervicais que cruzam as junções craniocervical e cervicotorácica verticalmente. O músculo levantador da escápula é o principal exemplo. PGs ativos nos dois levantadores da escápula, combinados com tônus muscular aumentado por suas respectivas bandas tensionadas, podem precipitar uma síndrome do "pescoço rígido". Além disso, os músculos esplênio cervical, escaleno médio e iliocostal do pescoço também podem ter envolvimento. Contrariando o que pode ser esperado, atividade de PGs no romboide é raramente associada a envolvimento do levantador da escápula. Quando a cabeça do paciente está muito inclinada para um dos lados (pescoço distorcido), há maior possibilidade de envolvimento de PGs no esternocleidomastóideo do que de PGs no levantador da escápula.

O achado físico comum de crepitação e a presença relativamente frequente de bolsas sinoviais perto do ângulo superior da escápula indicam que a sensibilidade e a dor referida provocadas podem ser causadas mais por uma bursite do que por uma entesopatia (ou acompanhando-a), que tem como causa uma tensão constante de bandas tensionadas associadas a PGs no levantador da escápula. Ainda assim, rigidez do levantador da escápula ou bandas tensionadas associadas a PGs também pode ser responsável por crepitação no ângulo superior da escápula. Nesses casos, a liberação de PGs no ventre do músculo levantador da escápula é fundamental para aliviar esses sintomas relatados ou observados.

Sabe-se que a dor irradiada das articulações zigoapofisárias pode parecer confusamente similar àquela de PGs nos músculos em quase o mesmo segmento.[89] A dor referida de PGs no levantador da escápula sobrepõe-se aos dois terços inferiores da dor referida de articulações zigoapofisárias C4-C5, embora também se estenda mais inferiormente.[90] Disfunções articulares geralmente associadas a PGs no levantador da escápula podem estar nos níveis C3, C4, C5 ou C6. Porém, há diferenças importantes. Mesmo que articulações e músculos sejam inervados pelos mesmos ou sobrepostos segmentos neurais, os padrões de referência de dor miofascial podem ser muito diferentes para os diversos músculos inervados pelos mesmos segmentos neurais. Os padrões nem sempre são limitados em relação aos esclerótomos ou miótomos dos segmentos que inervam o músculo. Os PGs são confirmados por exame físico do músculo, ao passo que uma disfunção na articulação zigoapofisária é avaliada por testes manuais passivos, incluindo avaliação da sensação final, resistência tissular e reprodução dos sintomas do paciente.

A etiologia da síndrome escapulocostal foi vista como um enigma por vários autores anteriores, embora muitos outros tenham atribuído, empiricamente, os sintomas a PGs.[91,92] Ormandy[93] apresentou uma revisão desse diagnóstico, incluindo traçados anatômicos dos músculos considerados responsáveis por ele: o levantador da escápula, o romboide menor, o subescapular e o trapézio. Parece que o levantador da escápula é a causa maior, ou a principal, dessa condição.

Referências

1. Polston DW. Cervical radiculopathy. *Neurol Clin.* 2007;25(2):373-385.
2. Wainner RS, Fritz JM, Irrgang JJ, Boninger ML, Delitto A, Allison S. Reliability and diagnostic accuracy of the clinical examination and patient self-report measures for cervical radiculopathy. *Spine (Phila Pa 1976).* 2003;28(1):52-62.
3. Wainner RS, Gill H. Diagnosis and nonoperative management of cervical radiculopathy. *J Orthop Sports Phys Ther.* 2000;30(12):728-744.
4. Malanga GA. The diagnosis and treatment of cervical radiculopathy. *Med Sci Sports Exerc.* 1997;29(7 suppl):S236-S245.

5. Rhee JM, Yoon T, Riew KD. Cervical radiculopathy. *J Am Acad Orthop Surg.* 2007;15(8):486-494.
6. Wolff MW, Levine LA. Cervical radiculopathies: conservative approaches to management. *Phys Med Rehabil Clin N Am.* 2002;13(3):589-608, vii.
7. Lauder TD. Musculoskeletal disorders that frequently mimic radiculopathy. *Phys Med Rehabil Clin N Am.* 2002;13(3):469-485.
8. Tsao BE, Levin KH, Bodner RA. Comparison of surgical and electrodiagnostic findings in single root lumbosacral radiculopathies. *Muscle Nerve.* 2003;27(1):60-64.
9. Chien A, Eliav E, Sterling M. Whiplash (grade II) and cervical radiculopathy share a similar sensory presentation: an investigation using quantitative sensory testing. *Clin J Pain.* 2008;24(7):595-603.
10. Letchuman R, Gay RE, Shelerud RA, VanOstrand LA. Are tender points associated with cervical radiculopathy? *Arch Phys Med Rehabil.* 2005;86(7):1333-1337.
11. Hsueh TC, Yu S, Kuan TS, Hong CZ. Association of active myofascial trigger points and cervical disc lesions. *J Formos Med Assoc.* 1998;97(3):174-180.
12. Sari H, Akarirmak U, Uludag M. Active myofascial trigger points might be more frequent in patients with cervical radiculopathy. *Eur J Phys Rehabil Med.* 2012;48(2):237-244.
13. Adelmanesh F, Jalali A, Jazayeri Shooshtari SM, Raissi GR, Ketabchi SM, Shir Y. Is there an association between lumbosacral radiculopathy and painful gluteal trigger points?: a cross-sectional study. *Am J Phys Med Rehabil.* 2015;94(10):784-791.
14. Saeidian SR, Pipelzadeh MR, Rasras S, Zeinali M. Effect of trigger point injection on lumbosacral radiculopathy source. *Anesth Pain Med.* 2014;4(4):e15500.
15. Escobar PL, Ballesteros J. Teres minor. Source of symptoms resembling ulnar neuropathy or C8 radiculopathy. *Am J Phys Med Rehabil.* 1988;67(3):120-122.
16. Qerama E, Kasch H, Fuglsang-Frederiksen A. Occurrence of myofascial pain in patients with possible carpal tunnel syndrome—a single-blinded study. *Eur J Pain.* 2009;13(6):588-591.
17. Atasoy E. Thoracic outlet syndrome: anatomy. *Hand Clin.* 2004;20(1):7-14, v.
18. Sanders RJ, Jackson CG, Banchero N, Pearce WH. Scalene muscle abnormalities in traumatic thoracic outlet syndrome. *Am J Surg.* 1990;159(2):231-236.
19. Thomas GI, Jones TW, Stavney LS, Manhas DR. The middle scalene muscle and its contribution to the thoracic outlet syndrome. *Am J Surg.* 1983;145(5):589-592.
20. Makhoul RG, Machleder HI. Developmental anomalies at the thoracic outlet: an analysis of 200 consecutive cases. *J Vasc Surg.* 1992;16(4):534-542; discussion 542-545.
21. Standring S. *Gray's Anatomy: The Anatomical Basis of Clinical Practice.* 41st ed. London, UK: Elsevier; 2015.
22. Lindgren KA, Leino E. Subluxation of the first rib: a possible thoracic outlet syndrome mechanism. *Arch Phys Med Rehabil.* 1988;69(9):692-695.
23. Lindgren KA. Thoracic outlet syndrome with special reference to the first rib. *Ann Chir Gynaecol.* 1993;82(4):218-230.
24. Lindgren KA. Reasons for failures in the surgical treatment of thoracic outlet syndrome. *Muscle Nerve.* 1995;18(12):1484-1486.
25. Kendall FP, McCreary EK, Provance PG. *Muscles, Testing and Function.* 4th ed. Baltimore, MD: Williams & Wilkins; 1993:317-343.
26. Beyer JA. The hyperabduction syndrome, with special reference to its relationship to Raynaud's syndrome. *Circulation.* 1951;4(2):161-172.
27. Schnyder H, Rosler KM, Hess CW. The diagnostic significance of additional electrophysiological studies in suspected neurogenic thoracic outlet syndrome. *Schweiz Med Wochenschr.* 1994;124(9):349-356.
28. Passero S, Paradiso C, Giannini F, et al. Diagnosis of thoracic outlet syndrome. Relative value of electrophysiological studies. *Acta Neurol Scand.* 1994;90(3):179-185.
29. Gillard J, Perez-Cousin M, Hachulla E, et al. Diagnosing thoracic outlet syndrome: contribution of provocative tests, ultrasonography, electrophysiology, and helical computed tomography in 48 patients. *Joint Bone Spine.* 2001;68(5): 416-424.
30. Roos DB. Pathophysiology of congenital anomalies in thoracic outlet syndrome. *Acta Chir Belg.* 1980;79(5):353-361.
31. Rayan GM, Jensen C. Thoracic outlet syndrome: provocative examination maneuvers in a typical population. *J Shoulder Elbow Surg.* 1995;4(2):113-117.
32. Sucher BM. Thoracic outlet syndrome—a myofascial variant: Part 1. Pathology and diagnosis. *J Am Osteopath Assoc.* 1990;90(8):686-696, 703-684.
33. Tardif GS. Myofascial pain syndromes in the diagnosis of thoracic outlet syndromes. *Muscle Nerve.* 1990;13(4):362-363.
34. Walsh MT. Therapist management of thoracic outlet syndrome. *J Hand Ther.* 1994;7(2):131-144.
35. Luime JJ, Koes BW, Hendriksen IJ, et al. Prevalence and incidence of shoulder pain in the general population; a systematic review. *Scand J Rheumatol.* 2004;33(2):73-81.
36. Tekavec E, Joud A, Rittner R, et al. Population-based consultation patterns in patients with shoulder pain diagnoses. *BMC Musculoskelet Disord.* 2012;13:238.
37. Virta L, Joranger P, Brox JI, Eriksson R. Costs of shoulder pain and resource use in primary health care: a cost-of-illness study in Sweden. *BMC Musculoskelet Disord.* 2012;13:17.
38. Meislin RJ, Sperling JW, Stitik TP. Persistent shoulder pain: epidemiology, pathophysiology, and diagnosis. *Am J Orthop (Belle Mead NJ).* 2005;34(12 suppl):5-9.
39. Boissonnault WG. Prevalence of comorbid conditions, surgeries, and medication use in a physical therapy outpatient population: a multicentered study. *J Orthop Sports Phys Ther.* 1999;29(9):506-519; discussion 520-525.
40. Halder AM, Zhao KD, Odriscoll SW, Morrey BF, An KN. Dynamic contributions to superior shoulder stability. *J Orthop Res.* 2001;19(2):206-212.
41. Limb D, Collier A. Impingement syndrome. *Curr Orthop.* 2000;14:161-166.
42. Hamid N, Omid R, Yamaguchi K, Steger-May K, Stobbs G, Keener JD. Relationship of radiographic acromial characteristics and rotator cuff disease: a prospective investigation of clinical, radiographic, and sonographic findings. *J Shoulder Elbow Surg.* 2012;21(10):1289-1298.
43. Pyne SW. Diagnosis and current treatment options of shoulder impingement. *Curr Sports Med Rep.* 2004;3(5):251-255.
44. Belling Sorensen AK, Jorgensen U. Secondary impingement in the shoulder. An improved terminology in impingement. *Scand J Med Sci Sports.* 2000;10(5):266-278.
45. Radas CB, Pieper HG. The coracoid impingement of the subscapularis tendon: a cadaver study. *J Shoulder Elbow Surg.* 2004;13(2):154-159.
46. Hughes PJ, Bolton-Maggs P. Calcifying tendonitis. *Curr Orthop.* 2002;16:389-394.
47. Sanchis MN, Lluch E, Nijs J, Struyf F, Kangasperko M. The role of central sensitization in shoulder pain: a systematic literature review. *Semin Arthritis Rheum.* 2015;44(6):710-716.
48. Park HB, Yokota A, Gill HS, El Rassi G, McFarland EG. Diagnostic accuracy of clinical tests for the different degrees of subacromial impingement syndrome. *J Bone Joint Surg Am.* 2005;87(7):1446-1455.
49. Hermans J, Luime JJ, Meuffels DE, Reijman M, Simel DL, Bierma-Zeinstra SM. Does this patient with shoulder pain have rotator cuff disease?: the Rational Clinical Examination systematic review. *JAMA.* 2013;310(8):837-847.
50. Alqunaee M, Galvin R, Fahey T. Diagnostic accuracy of clinical tests for subacromial impingement syndrome: a systematic review and meta-analysis. *Arch Phys Med Rehabil.* 2012;93(2):229-236.
51. Diercks R, Bron C, Dorrestijn O, et al. Guideline for diagnosis and treatment of subacromial pain syndrome: a multidisciplinary review by the Dutch Orthopaedic Association. *Acta Orthop.* 2014;85(3):314-322.
52. Dinnes J, Loveman E, McIntyre L, Waugh N. The effectiveness of diagnostic tests for the assessment of shoulder pain due to soft tissue disorders: a systematic review. *Health Technol Assess.* 2003;7(29):iii, 1-166.
53. Sergienko S, Kalichman L. Myofascial origin of shoulder pain: a literature review. *J Bodyw Mov Ther.* 2015;19(1):91-101.
54. Simons DG, Travell J, Simons L. *Travell & Simon's Myofascial Pain and Dysfunction: The Trigger Point Manual.* Vol 1. 2nd ed. Baltimore, MD: Williams & Wilkins; 1999.
55. Hidalgo-Lozano A, Fernández de las Peñas C, Calderon-Soto C, Domingo-Camara A, Madeleine P, Arroyo-Morales M. Elite swimmers with and without unilateral shoulder pain: mechanical hyperalgesia and active/latent muscle trigger points in neck-shoulder muscles. *Scand J Med Sci Sports.* 2013;23(1):66-73.
56. Arias-Buria JL, Valero-Alcaide R, Cleland JA, et al. Inclusion of trigger point dry needling in a multimodal physical therapy program for postoperative shoulder pain: a randomized clinical trial. *J Manipulative Physiol Ther.* 2015;38(3):179-187.
57. Ohmori A, Iranami H, Fujii K, Yamazaki A, Doko Y. Myofascial involvement of supra- and infraspinatus muscles contributes to ipsilateral shoulder pain after muscle-sparing thoracotomy and video-assisted thoracic surgery. *J Cardiothorac Vasc Anesth.* 2013;27(6):1310-1314.
58. Bron C, Franssen J, Wensing M, Oostendorp RA. Interrater reliability of palpation of myofascial trigger points in three shoulder muscles. *J Man Manip Ther.* 2007;15(4):203-215.
59. Bron C, Dommerholt J, Stegenga B, Wensing M, Oostendorp RA. High prevalence of shoulder girdle muscles with myofascial trigger points in patients with shoulder pain. *BMC Musculoskelet Disord.* 2011;12(1):139-151.
60. Bron C, de Gast A, Dommerholt J, Stegenga B, Wensing M, Oostendorp RA. Treatment of myofascial trigger points in patients with chronic shoulder pain: a randomized, controlled trial. *BMC Med.* 2011;9:8.
61. Hsieh YL, Kao MJ, Kuan TS, Chen SM, Chen JT, Hong CZ. Dry needling to a key myofascial trigger point may reduce the irritability of satellite MTrPs. *Am J Phys Med Rehabil.* 2007;86(5):397-403.
62. Hains G, Descarreaux M, Hains F. Chronic shoulder pain of myofascial origin: a randomized clinical trial using ischemic compression therapy. *J Manipulative Physiol Ther.* 2010;33(5):362-369.
63. Ge HY, Fernández de las Peñas C, Madeleine P, Arendt-Nielsen L. Topographical mapping and mechanical pain sensitivity of myofascial trigger points in the infraspinatus muscle. *Eur J Pain.* 2008;12(7):859-865.

64. Hidalgo-Lozano A, Fernández de las Peñas C, Alonso-Blanco C, Ge HY, Arendt-Nielsen L, Arroyo-Morales M. Muscle trigger points and pressure pain hyperalgesia in the shoulder muscles in patients with unilateral shoulder impingement: a blinded, controlled study. *Exp Brain Res*. 2010;202(4):915-925.
65. Alburquerque-Sendin F, Camargo P, Viera A, Salvini TF. Bilateral myofascial trigger points and pressure pain thresholds in the shoulder muscles in patients with unilateral shoulder impingement syndrome. A blinded controlled study. *Clin J Pain*. 2013;29:478-486.
66. Gebremariam L, Hay EM, van der Sande R, Rinkel WD, Koes BW, Huisstede BM. Subacromial impingement syndrome—effectiveness of physiotherapy and manual therapy. *Br J Sports Med*. 2014;48(16):1202-1208.
67. Saltychev M, Aarimaa V, Virolainen P, Laimi K. Conservative treatment or surgery for shoulder impingement: systematic review and meta-analysis. *Disabil Rehabil*. 2015;37(1):1-8.
68. Moraes GF, Faria CD, Teixeira-Salmela LF. Scapular muscle recruitment patterns and isokinetic strength ratios of the shoulder rotator muscles in individuals with and without impingement syndrome. *J Shoulder Elbow Surg*. 2008;17(1 suppl):48S-53S.
69. Roy JS, Moffet H, McFadyen BJ. Upper limb motor strategies in persons with and without shoulder impingement syndrome across different speeds of movement. *Clin Biomech (Bristol, Avon)*. 2008;23(10):1227-1236.
70. Ludewig PM, Cook TM. Alterations in shoulder kinematics and associated muscle activity in people with symptoms of shoulder impingement. *Phys Ther*. 2000;80(3):276-291.
71. Cools AM, Witvrouw EE, Declercq GA, Danneels LA, Cambier DC. Scapular muscle recruitment patterns: trapezius muscle latency with and without impingement symptoms. *Am J Sports Med*. 2003;31(4):542-549.
72. Ludewig PM, Reynolds JF. The association of scapular kinematics and glenohumeral joint pathologies. *J Orthop Sports Phys Ther*. 2009;39(2):90-104.
73. Kibler WB, Ludewig PM, McClure PW, Michener LA, Bak K, Sciascia AD. Clinical implications of scapular dyskinesis in shoulder injury: the 2013 consensus statement from the 'Scapular Summit'. *Br J Sports Med*. 2013;47(14):877-885.
74. Cools AM, Declercq GA, Cambier DC, Mahieu NN, Witvrouw EE. Trapezius activity and intramuscular balance during isokinetic exercise in overhead athletes with impingement symptoms. *Scand J Med Sci Sports*. 2007;17(1):25-33.
75. Tsai NT, McClure PW, Karduna AR. Effects of muscle fatigue on 3-dimensional scapular kinematics. *Arch Phys Med Rehabil*. 2003;84(7):1000-1005.
76. Falla D, Farina D, Graven-Nielsen T. Experimental muscle pain results in reorganization of coordination among trapezius muscle subdivisions during repetitive shoulder flexion. *Exp Brain Res*. 2007;178(3):385-393.
77. Lucas KR. The impact of latent trigger points on regional muscle function. *Curr Pain Headache Rep*. 2008;12(5):344-349.
78. Ibarra JM, Ge HY, Wang C, Martinez Vizcaino V, Graven-Nielsen T, Arendt-Nielsen L. Latent myofascial trigger points are associated with an increased antagonistic muscle activity during agonist muscle contraction. *J Pain*. 2011;12(12):1282-1288.
79. Ge HY, Arendt-Nielsen L, Madeleine P. Accelerated muscle fatigability of latent myofascial trigger points in humans. *Pain Med*. 2012;13(7):957-964.
80. Ge HY, Monterde S, Graven-Nielsen T, Arendt-Nielsen L. Latent myofascial trigger points are associated with an increased intramuscular electromyographic activity during synergistic muscle activation. *J Pain*. 2014;15(2):181-187.
81. Lucas KR, Polus PA, Rich J. Latent myofascial trigger points: their effect on muscle activation and movement efficiency. *J Bodyw Mov Ther*. 2004;8:160-166.
82. Lucas KR, Rich PA, Polus BI. Muscle activation patterns in the scapular positioning muscles during loaded scapular plane elevation: the effects of latent myofascial trigger points. *Clin Biomech (Bristol, Avon)*. 2010;25(8):765-770.
83. Bohlooli N, Ahmadi A, Maroufi N, Sarrafzadeh J, Jaberzadeh S. Differential activation of scapular muscles, during arm elevation, with and without trigger points. *J Bodyw Mov Ther*. 2016;20(1):26-34.
84. Uhthoff HK, Boileau P. Primary frozen shoulder: global capsular stiffness versus localized contracture. *Clin Orthop Relat Res*. 2007;456:79-84.
85. Schultheis A, Reichwein F, Nebelung W. Frozen shoulder. Diagnosis and therapy. *Orthopade*. 2008;37(11):1065-1066, 1068-1072.
86. Miller MD, Wirth MA, Rockwood CA Jr. Thawing the frozen shoulder: the "patient" patient. *Orthopedics*. 1996;19(10):849-853.
87. Lewit K. *Manipulative Therapy in Rehabilitation of the Locomotor System*. 3rd ed. Oxford, UK: Butterworth Heinemann; 1999.
88. Clewley D, Flynn TW, Koppenhaver S. Trigger point dry needling as an adjunct treatment for a patient with adhesive capsulitis of the shoulder. *J Orthop Sports Phys Ther*. 2014;44(2):92-101.
89. Fernández de las Peñas C, Fernandez-Carnero J, Miangolarra-Page J. Musculoskeletal disorders in mechanical neck pain: myofascial trigger points versus cervical joint dysfunction—a clinical study. *J Musculoskelet Pain*. 2005;13(1):27-35.
90. Bogduk N, Simons D. Chapter 20, Neck pain: joint pain or trigger points? In: Vaeroy H, Merskey H, eds. *Progress in Fibromyalgia and Myofascial Pain*. Vol 6, *Pain Research and Clinical Management*. Amsterdam, Netherlands: Elsevier; 1993:267-273.
91. Michele AA, Davies JJ, Krueger FJ, et al. Scapulocosal syndrome (fatigue-postural paradox). *N Y State J Med*. 1950;50:1353-1356.
92. Michele AA, Eisenberg J. Scapulocostal syndrome. *Arch Phys Med Rehabil*. 1968;49(7):383-387.
93. Ormandy L. Scapulocostal syndrome. *Va Med Q*. 1994;121(2):105-108.

Seção 4

Dor no antebraço, no punho e na mão

Capítulo 34

Músculos extensores do punho e braquiorradial

Pseudocotovelo do tenista

Orlando Mayoral del Moral | Enrique Lluch Girbés

1. INTRODUÇÃO

Os músculos extensores do punho estão localizados anatomicamente na região dorsal do antebraço e incluem os músculos extensor radial longo do carpo, extensor radial curto do carpo e extensor ulnar do carpo. A principal função desses músculos é a extensão do punho com um componente de desvio radial ou ulnar. Apesar de também estar localizado na região dorsal do antebraço, o músculo braquiorradial não exerce sua principal função no punho; seu papel principal é fletir o cotovelo, não importando a posição do antebraço. A dor referida desencadeada por pontos-gatilho (PGs) dos músculos extensores do punho e braquiorradial refere superiormente ao epicôndilo lateral e inferiormente em direção à face dorsal do antebraço, do punho e da base do polegar no espaço entre o polegar e o indicador. Os sintomas podem ser exacerbados por levantamento repetitivo e atividades de preensão, assim como por posturas durante o sono que favoreçam a flexão do cotovelo e do punho. Ativação e perpetuação dos PGs nos músculos extensores de punho e braquiorradial são causadas por esforços repetitivos de preensão e atividades esportivas. Quanto maior o objeto sendo segurado e quanto maior a quantidade de desvio ulnar necessária para a mão, maior a probabilidade de os músculos desenvolverem PGs. Há evidência convincente que suporta o papel da dor miofascial originada dos músculos extensores do punho e braquiorradial como parte da etiologia da dor lateral do cotovelo ou epicondilalgia lateral. Diagnósticos diferenciais incluem cotovelo de tenista, tendinopatia do extensor radial curto do carpo, artrite local, patologia radiocapitelar, síndrome do túnel radial, síndrome do nervo interósseo posterior, dor radicular da cervical ou radiculopatia (C7) e síndrome de Quervain. Ações corretivas incluem eliminar a tensão dos músculos envolvidos, corrigir a preensão, estabelecer um programa de autoliberação miofascial (por pressão) de PGs e exercícios de autoalongamento e a retomada gradual das atividades normais depois de desativar os PGs.

2. CONSIDERAÇÕES ANATÔMICAS

Os músculos do antebraço podem ser divididos em dois grandes componentes: os flexores e os extensores. Os músculos extensores podem ser divididos em cinco compartimentos dorsais: (1) um compartimento radial incluindo o músculo braquiorradial; (2) um compartimento radial incluindo os músculos extensor radial curto do carpo e extensor radial longo do carpo; (3) um compartimento abdutor com os músculos abdutor longo do polegar e extensor curto do polegar; (4) um compartimento central com os músculos extensores dos dedos, extensor do dedo mínimo, extensor longo do polegar e extensor do dedo indicador; e (5) um compartimento ulnar abrigando o extensor ulnar do carpo.[1]

A musculatura extensora do punho é localizada sobre os aspectos radial e ulnar do antebraço. Os músculos extensor radial longo do carpo e o Extensor radial curto do carpo são localizados radialmente, e o músculo extensor ulnar do carpo é localizado ulnarmente. Junto com os músculos braquiorradial, supinador, extensor dos dedos e extensor do dedo mínimo, eles constituem o grupo muscular extensor-supinador.[2] Cada músculo pertencente a esse grupo se origina perto ou diretamente do epicôndilo lateral do úmero. Variações anatômicas dos músculos extensores radiais do punho são comuns, e muitas variedades do normal estão documentadas na literatura.[3-7] Os tendões dos músculos extensor radial curto do carpo, extensor radial longo do carpo e braquiorradial são bastante úteis nas cirurgias de transposição tendínea, como as correções para dedo em garra e restauração da oposição do polegar.[7-9] O retináculo extensor evita o efeito "corda de arco" dos tendões extensores na articulação radiocarpal durante atividades funcionais. Debaixo do retináculo extensor estão seis túneis fibro-ósseos que contêm os tendões extensores e suas bainhas sinoviais. Os tendões dos músculos extensor radial curto do carpo e extensor radial longo do carpo estão dentro do mesmo túnel, mas têm bainhas sinoviais independentes.[10]

Extensor radial longo do carpo

O músculo extensor radial longo do carpo se origina do terço distal da crista supracondilar lateral do úmero, entre o epicôndilo lateral e a inserção do músculo braquiorradial (Figura 34-1A).[2,9,11,12] Distalmente, o músculo extensor radial longo do carpo se insere na base do 2º metacarpo em seu aspecto dorsorradial e também pode se estender para o 1º e 3º metacarpos. As fibras do músculo se estendem por um terço do comprimento do antebraço, e seu tendão se estende pelos dois terços restantes.[13]

Extensor radial curto do carpo

O músculo extensor radial curto do carpo surge principalmente do epicôndilo lateral do úmero, do ligamento colateral lateral, do septo intermuscular e é coberto por uma forte aponeurose.[13] O músculo extensor radial curto do carpo está situado profundamente ao ventre do músculo extensor radial longo do carpo.[2,11] O ventre do músculo extensor radial curto do carpo se expande em sua total espessura perto da junção do quadrante superior e médio do antebraço, onde o ventre do músculo extensor radial curto do carpo diminui gradualmente e se transforma em um tendão.[14] O músculo extensor radial curto do carpo passa, posterior e profundamente, ao músculo extensor radial longo do carpo e distalmente abaixo do retináculo extensor, se inserindo na base do 3º metacarpo e, às vezes, com extensão até o aspecto dorsorradial do 2º metacarpo (Figura 34-3A).[2,13]

A origem do músculo extensor radial curto do carpo compreende uma inserção tendínea superficial e estreita no epicôndilo lateral e uma inserção ampla no septo intermuscular.[15,16] O aspecto mais profundo da origem do extensor radial curto do carpo se mescla diretamente com o ligamento colateral lateral, que também se fusiona com o ligamento anular da articulação radioulnar proximal.[16] Essa relação pode explicar o envolvimento progressivo do ligamento colateral lateral em algumas apresentações clínicas de epicondilalgia lateral. Além disso, a interdigitação entre as inserções do músculo extensor radial curto do carpo e a porção do músculo extensor do dedo mínimo, que se estende até o 3º dedo, explica o teste de Maudsley, ou seja, dor com extensão resistida do 3º dedo.[18]

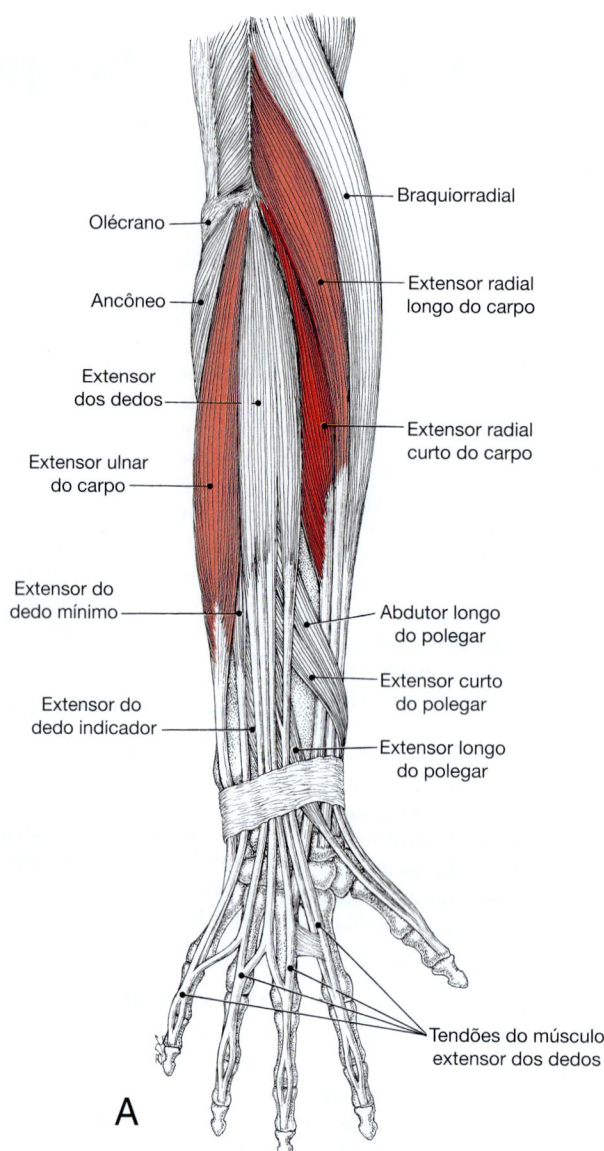

Figura 34-1 As relações dos músculos extensores da mão e parte do nervo radial no antebraço direito. (A) Vista dorsal mostrando as inserções dos músculos extensor radial longo e curto do carpo e extensor ulnar do carpo.

O músculo extensor radial curto do carpo é o único extensor do punho que tem inserção proximal com uma porção tendínea longa sem nenhum fascículo muscular, e os outros extensores do punho se originam como uma combinação de tendão e músculo.[12] A porção tendínea do músculo extensor radial curto do carpo é a mais substancial em sua origem e gradualmente se transforma em músculo conforme desce para o antebraço.[12] A origem tendínea do músculo extensor radial curto do carpo tem menos vascularização em comparação com a origem de outros extensores, os quais têm porções musculares, explicando por que uma lesão na inserção do músculo extensor radial curto do carpo pode levar mais tempo ou ser menos provável de cicatrizar.[12] Além disso, a inserção da cápsula articular na parte anterior da origem do músculo extensor radial curto do carpo já foi considerada um fator causativo da epicondilalgia lateral.[12]

Proximalmente, a forte aponeurose do músculo extensor radial curto do carpo forma uma ponte de fáscia, na qual se prolonga entre o epicôndilo lateral do úmero e a fáscia profunda do antebraço dorsal. Ela pode se tornar espessa[19,20] onde o ramo profundo (motor) do nervo radial passa por baixo dela para entrar no músculo supinador (Figura 34-1C). Geralmente, o nervo radial superficial se subdivide antes do nervo radial profundo penetrar abaixo do músculo extensor radial curto do carpo (Figura 34-1B). Em alguns casos, contudo, o nervo se divide mais distalmente (Figura 34-1C), de forma que o ramo superficial tem de penetrar o ventre do músculo extensor radial curto do carpo para retornar para seu próprio trajeto abaixo do músculo braquiorradial.[19] Portanto, o nervo radial pode ficar preso na parte superolateral do músculo extensor radial curto do carpo.[21]

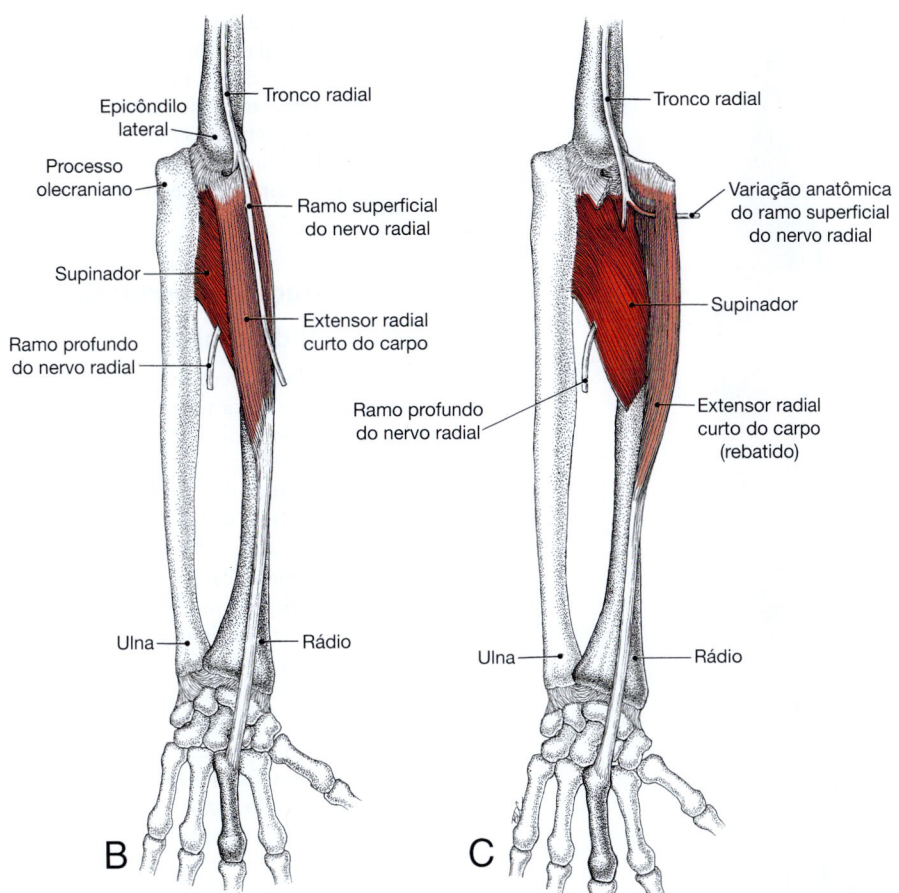

Figura 34-1 *(Continuação)* (B) Vista lateral mostrando o ramo profundo do nervo radial antes de ele passar por baixo do arco fibroso formado pelas inserções proximais do extensor radial curto do carpo (vermelho-claro) e mostrando o trajeto normal do ramo superficial (sensitivo). (C) Trajeto variante do ramo superficial do nervo radial através do músculo (rebatido) extensor radial curto do carpo. Adaptada de Kopell HP, Thompson WA. *Peripheral Entrapment Neuropathies.* 2nd ed. Baltimore, MD: Williams & Wilkins; 1963.

Extensor ulnar do carpo

O músculo extensor ulnar do carpo se origina proximalmente do epicôndilo lateral (onde forma a parte mais lateral da origem comum dos extensores), dos dois terços superiores da borda posterior da ulna (por uma aponeurose compartilhada com os músculos flexor ulnar do carpo e flexor profundo dos dedos) e da fáscia sobreposta.[13] Distalmente, insere-se em um tubérculo no lado ulnar da base do 5º metacarpo (Figura 34-1A).[2,11,13] O músculo extensor ulnar do carpo é composto por uma porção muscular e uma fina membrana tendínea.[12]

Braquiorradial

O músculo braquiorradial insere nos dos dois terços proximais da crista supracondilar lateral do úmero e ao longo da superfície anterior do septo lateral intermuscular,[13] distal ao sulco radial, onde o nervo radial penetra o septo no nível médio do braço (Figura 34-2).[2,18] Ele forma a borda lateral da fossa cubital.[13] As fibras do músculo terminam acima do meio do antebraço e se transformam em um tendão plano que corre distalmente sobre o aspecto anterolateral da articulação radioulnar e se insere no lado lateral do rádio distal, proximal ao processo estiloide.[2,13,18] Ele é composto por uma porção muscular e somente um fino e curto tendão.[12] O músculo braquiorradial tem uma arquitetura de fibras musculares em série que consiste em múltiplas bandas de fibras musculares sobrepostas na maioria dos indivíduos.[22] Entretanto, em alguns indivíduos, uma arquitetura simples de fibras paralelas é observada.[22]

Variações anatômicas

Muitas variações anatômicas já foram reportadas para os músculos extensores do punho e braquiorradial.[3-7] Em particular, ventres musculares adicionais do músculo extensor radial do carpo com tendões independentes já foram reportados por Nayak e colaboradores.[7] Esses músculos adicionais se originaram dos músculos extensor radial longo do carpo ou extensor radial curto do carpo e estão inseridos na base do 2º ou 3º metacarpo. As duas variações anatômicas clássicas descritas para os extensores radiais do carpo são nomeadas extensor radial intermédio do carpo e extensor radial acessório do carpo.[5,7] O músculo extensor radial intermédio do carpo tem sua inserção proximal no músculo extensor radial curto do carpo, torna-se tendíneo e percorre entre os dois tendões extensores radiais. Ele se insere independentemente no 2º metacarpo.[5,7] O extensor radial acessório do carpo surge debaixo do músculo extensor radial longo do carpo e se insere no 1º metacarpo.[5,7]

Um raro músculo extensor radial acessório do carpo foi reportado se originando do músculo extensor radial longo do carpo,

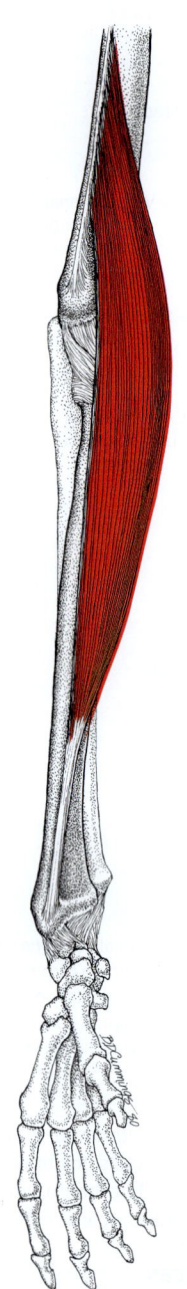

Figura 34-2 As inserções do músculo braquiorradial direito a partir da vista radial.

Diversas variações nas inserções do músculo braquiorradial já foram reportadas. A inserção distal do músculo braquiorradial pode ser mais proximal que a normal.[13] Ela pode se unir proximalmente com o músculo braquial, e o tendão pode, ocasionalmente, dividir-se em duas ou três inserções separadas.[13] Em raras situações, ela é dupla ou ausente.[13] Um ramo variável do músculo pode se inserir distalmente em vários ossos do carpo e no 3º metacarpo.[23]

2.1. Inervação e vascularização

Extensores do punho

A inervação dos músculos extensor radial longo do carpo, extensor radial curto do carpo e extensor ulnar do carpo é provida de ramos do nervo radial, particularmente do nervo interósseo posterior.[24] A inervação do músculo extensor radial longo do carpo vem das raízes nervosas de C6 e C7,[13] a do músculo extensor radial curto do carpo vem de C7 e C8,[13] e a do músculo extensor ulnar do carpo[13] vem de C7 e C8.[13,25]

Ampla variabilidade de inervação do músculo extensor radial curto do carpo já foi demonstrada sem um único padrão consistente.[9,26,27] O músculo extensor radial curto do carpo pode ser inervado pelo nervo radial, pelo ramo profundo do nervo radial (nervo interósseo posterior; 45-50%) e pelo nervo radial superficial (25-35%).[9,26,27]

A artéria radial e seus ramos são as principais fontes de vascularização dos músculos extensor radial longo do carpo e extensor radial curto do carpo.[28,29] O músculo extensor radial longo do carpo recebe seu suprimento vascular principal de um único ramo da artéria recorrente radial.[13] Vascularização adicional vem de ramos da colateral radial da artéria braquial profunda e da artéria radial na parte distal do músculo.[13] O músculo extensor radial curto do carpo recebe sua vascularização principalmente de dois pedículos: um ramo isolado da artéria recorrente radial e um ramo da artéria radial que surge aproximadamente do terço distal do antebraço.[13] Além disso, ramos da colateral radial da artéria braquial profunda suprem o músculo proximalmente.[13] A superfície inferior do tendão do extensor radial curto do carpo é quase avascular.[29]

Proximalmente, o músculo extensor ulnar do carpo recebe sua vascularização de ramos da artéria recorrente radial, enquanto distalmente é suprido por vários ramos da artéria interóssea posterior.[13]

Braquiorradial

A inervação para o músculo braquiorradial vem de divisões posteriores de raízes nervosas de C5 e C6.[2,13]

Latev e Dalley, em 2005, investigaram a inervação do músculo braquiorradial em 43 cadáveres embalsamados.[30] Uma ampla variação anatômica foi observada no padrão de inervação. Um ramo primário isolado surgindo do nervo radial, 30 mm proximal ao epicôndilo lateral, foi encontrado na maioria dos casos (46,5%). Em 16 desses casos, o ramo primário se dividiu em dois a quatro ramos secundários e, em quatro casos, houve somente um ramo penetrando o músculo.[30]

Vascularização do músculo braquiorradial é suprida por ramos da artéria recorrente radial que penetra a superfície posteromedial do músculo.[13] Ele também é suprido por ramos da colateral radial da artéria braquial profunda e da artéria radial na parte distal do músculo.[13]

passando superficialmente sobre o tendão originário e se inserindo no músculo abdutor curto do polegar.[5] Outro músculo extensor radial do carpo adicional originado a partir da origem comum dos extensores, entre os músculos extensor radial longo do carpo e extensor dos dedos, já foi observado e apelidado de músculo extensor radial terceiro do carpo.[6] O tendão desse músculo se divide abaixo do músculo abdutor longo do polegar e se insere na base do 2º e 3º metacarpos.[6] Mitsuyasu e colaboradores[4] reportaram a origem do músculo extensor radial curto do carpo da fáscia/tendão do músculo extensor dos dedos sem nenhuma de sua origem na localização normal do epicôndilo lateral.

2.2. Função

Os extensores do punho garantem razões de comprimento-tensão eficazes contra a contração dos flexores dos dedos durante tarefas de preensão. Os músculos extensores do punho são fortemente ativados nesse papel estabilizador para impedir a flexão de punho produzida pela contração dos músculos flexores dos dedos com atividades funcionais de preensão ou pinça.[31-33] A maioria dos livros de anatomia descreve brevemente que os músculos extensor radial longo do carpo e o extensor radial curto do carpo atuam como extensores e no desvio radial do punho.[13,34-36] Entretanto, estudos com cadáveres e alguns estudos que mediram relações topográficas entre os tendões dos músculos extensores e os eixos da articulação mostraram que ações estritas do músculo extensor radial longo do carpo diferem das do músculo extensor radial curto do carpo.[37-39] Além disso, as ações dos músculos extensores, incluindo direção do movimento e força de cada músculo, mudam dependendo da posição do antebraço.[38]

Extensores do punho

Sagae e colaboradores[40] analisaram ações estritas dos extensores do punho em humanos por meio de estimulação neuromuscular, um método que tem a capacidade de ativar cada músculo individualmente. Esse método é considerado superior ao registro eletromiográfico (EMG) da atividade dos músculos extensores do punho durante movimentos voluntários, pois o EMG mostra atividades de dois ou mais músculos extensores do punho durante movimento de flexão ou extensão, tornando difícil determinar a ativação de cada músculo individualmente.[40] Descobriu-se que o músculo extensor radial longo do carpo atua mais como um extensor do punho do que realizando o desvio radial com o antebraço em posição de pronação e realiza o desvio radial mais do que a extensão do punho com o antebraço em posições neutra e supina.[40] O músculo extensor radial curto do carpo se comportou mais como um extensor do punho do que realizando o desvio radial com o antebraço em posição prona, neutra e supina, e o extensor ulnar do carpo atua realizando mais o desvio ulnar do que a extensão com o antebraço em posições neutra e supina e realizando desvio ulnar com o antebraço em posição prona.[40] Portanto, o músculo extensor radial longo do carpo realiza o desvio radial e a extensão do punho, e o músculo extensor radial curto do carpo realiza mais a extensão do punho do que o desvio radial. Corroborando esse argumento, um estudo prévio de Fujii e colaboradores[41] identificou que a estimulação elétrica neuromuscular do músculo extensor radial longo do carpo induziu movimentos de extensão do punho e desvio radial sem importar as posições do antebraço.

Além disso, para realizar a extensão e o desvio radial do punho, o músculo extensor radial longo do carpo tem um bom torque para atuar como flexor do cotovelo com o antebraço em posição prona.[42] O músculo extensor radial longo do carpo também pode produzir alguma força em valgo na articulação do cotovelo.[42] Interessantemente, a cocontração dos músculos pronador redondo e extensor radial longo do carpo ocorre durante movimentos de extensão do punho para impedir a supinação do antebraço. Contração do músculo extensor radial longo do carpo induziu 30 a 80° de supinação do antebraço a partir da posição prona. Portanto, a supinação do antebraço a partir da posição prona deve ser considerada uma das ações do músculo extensor radial longo do carpo.[10,41]

Além da extensão e do desvio ulnar do punho, o músculo extensor ulnar do carpo também pode promover alguma força em valgo na articulação do cotovelo.[42] A extensão do punho é mais adequada com o antebraço em posição supina do que em posição prona, porque o tendão se move anteriormente durante a pronação do antebraço.[43,44] O músculo extensor ulnar do carpo também estabiliza o punho durante a abdução do polegar.[45]

Braquiorradial

Inicialmente, esse músculo foi denominado "supinador longo" na premissa de que sua ação primária era supinação do antebraço. O músculo braquiorradial tem a maior vantagem mecânica de todos os flexores do cotovelo porque ele se insere em uma longa distância do eixo da articulação.[46] Duchenne claramente demonstrou, por meio de estudos de simulação, que ele funcionou principalmente como um flexor do cotovelo,[34] o que levou ao seu nome atual, o músculo braquiorradial. A ação primária do músculo braquiorradial parece ser a de um flexor de cotovelo em conjunto com os músculos bíceps braquial e braquial.[13] Informação relacionada ao papel desse músculo como um supinador ou pronador do antebraço permanece controversa na literatura.[47] Um estudo usando EMG com sensores invasivos no músculo braquiorradial, em conjunto com dados de cinemática, mostrou que a maior ativação EMG registrada do músculo braquiorradial ocorre durante a flexão do cotovelo, não importando a posição do antebraço.[47] No mesmo estudo, realizando tarefas que exigiram pronação e supinação, o músculo braquiorradial foi mais ativo durante tarefas de pronação em comparação com tarefas de supinação, indicando uma função secundária do músculo braquiorradial como um pronador do antebraço.[47]

Eletromiograficamente,[35] a atividade do músculo braquiorradial é reservada para movimentos rápidos e de levantamento de peso por meio da flexão do cotovelo, em especial se o antebraço está em posição neutra. Ele é minimamente ativo em flexão lenta ou com o antebraço supinado, mas gera ativação poderosa na flexão e extensão quando o movimento é rápido.[13] Entretanto, nenhum dos flexores do cotovelo é usado para contrapor a gravidade quando uma carga é mantida na mão com o cotovelo reto.[35] O músculo braquiorradial se insere de tal maneira que ele impede a separação da articulação do cotovelo com força centrífuga por meio da contração durante movimentos rápidos do cotovelo. Esse forte componente transarticular de sua força ajuda a estabilizar a articulação do cotovelo.[13] Em contrapartida, os músculos bíceps braquial e braquial aceleram o movimento no cotovelo sem contrapor a distração do cotovelo.

Historicamente, o tamanho específico do cabo de uma raquete de tênis (segundo a medida recomendada por Nirschl) foi associado a menor risco de epicondilalgia lateral. Entretanto, Hatch e colaboradores,[48] utilizando sensores EMG invasivos em diferentes músculos do antebraço, incluindo os músculos extensor radial curto do carpo e extensor radial longo do carpo, demonstraram que alterações no tamanho do cabo na raquete de tênis não têm efeito significativo na atividade da musculatura do antebraço e, portanto, a preensão na raquete não representa um fator de risco significativo para a epicondilalgia lateral. Outros acessórios, os antivibradores, são frequentemente usados por tenistas para supostamente reduzir a quantidade de vibração da raquete recebida pelo antebraço, reduzindo o estresse nos músculos extensores do punho; no entanto, nenhuma vantagem mecânica foi demonstrada para o uso dos antivibradores.[49]

Tenistas com PGs nos músculos extensores do punho devem evitar um "cotovelo dominante" ou uma posição de raquete aberta próximo ao momento do impacto da bola. Além disso, o contato da bola na metade inferior das cordas deve ser minimizado. Uma mecânica inadequada da raquete pode fazer os músculos extensores do punho mais vulneráveis a potenciais lesões.[50] A performance do revés deve ser feita com o punho estendido (i.e., alinhamento neutro do antebraço e dorso da mão). Em tenistas experientes, a colisão da bola e da raquete durante o revés normalmente ocorre com o punho estendido, e os punhos aumentam a quantidade de extensão no momento do impacto.[51] Jogadores experientes demonstram melhor atividade dos extensores de punho do que jogadores novatos depois do contato da bola, o que é consistente com o acompanhamento da extensão do punho.[51] Uma contração excêntrica dos músculos extensores do punho durante a rebatida da bola é observada em jogadores novatos. Como a sobrecarga muscular em consequência de contrações excêntricas é um fator conhecido que leva ao desenvolvimento de PGs,[52,53] tenistas inexperientes devem ser instruídos para aliviar rapidamente a preensão na raquete durante o revés após o impacto da bola para reduzir a transmissão do impacto ao punho e ao cotovelo.[54]

2.3. Unidade funcional

A unidade funcional à qual um músculo pertence inclui os músculos que reforçam e contrapõe-se às suas ações, bem como as articulações que os músculos cruzam. A interdependência dessas estruturas é funcionalmente refletida na organização e nas conexões neurais do córtex sensório motor. A unidade funcional é enfatizada porque a presença de um PG em um músculo da unidade aumenta a probabilidade de outros músculos da unidade também desenvolverem PGs. Ao desativar PGs em um músculo, deve-se considerar PGs que possam se desenvolver em músculos que estão funcionalmente interdependentes. O Quadro 34-1 representa, de maneira geral, a unidade funcional dos músculos extensores do punho, e o Quadro 34-2 representa, de maneira geral, a unidade funcional do músculo braquiorradial.[55]

O músculo extensor radial longo do carpo cocontrai com o músculo pronador redondo durante movimentos de extensão do punho para impedir a supinação do antebraço.[41] Durante a preensão de um objeto, os extensores do punho atuam sinergicamente para impedir a flexão do punho que os flexores extrínsecos dos dedos iriam produzir.[31-33]

Quadro 34-1 Unidade funcional dos músculos extensor radial longo do carpo, extensor radial curto do carpo e extensor ulnar do carpo

Ações	Sinergistas	Antagonistas
Extensão do punho	Extensor longo dos dedos Extensor do segundo dedo (indicador) Extensor longo do polegar	Flexor radial do carpo Flexor ulnar do carpo Flexor superficial dos dedos Flexor profundo dos dedos
Desvio radial (Extensor radial longo do carpo)	Flexor radial do carpo	Extensor ulnar do carpo Flexor ulnar do carpo
Desvio ulnar (Extensor ulnar do carpo)	Flexor ulnar do carpo	Extensor radial longo do carpo Extensor radial curto do carpo Flexor radial do carpo

Quadro 34-2 Unidade funcional do músculo braquiorradial

Ação	Sinergistas	Antagonistas
Flexão do cotovelo	Bíceps braquial Braquial	Tríceps braquial Ancôneo

3. APRESENTAÇÃO CLÍNICA

Travell e Simons[55] descreveram os padrões de dor referida de PGs na maioria dos músculos do antebraço que produzem dor de característica similar à da epicondilalgia lateral. Padrões similares de dor referida como aqueles descritos para os PGs dos extensores do punho, com algumas diferenças, foram descritos em modelos experimentais de dor de epicondilalgia lateral.[56,57]

Nesses estudos, injeção de solução salina hipertônica[56,58] ou de fator de crescimento nervoso[57] nos músculos extensores do punho (extensor radial curto do carpo, supinador, origem comum dos extensores)[57] ou no músculo extensor radial curto do carpo[56,58] reproduziu dor sobre o epicôndilo lateral com referência distal para o antebraço. Além disso, a infusão de solução salina hipertônica em PGs latentes no músculo braquiorradial produziu dor referida no dorso do punho em 35% das infusões.[59] Três estudos clínicos[60-62] demonstraram que dor referida provocada por palpação manual dos PGs na musculatura do antebraço compartilha padrões similares de dor sustentada na região lateral do cotovelo e antebraço, que é uma característica de pessoas com epicondilalgia lateral.

3.1. Padrão de dor referida

Extensores do punho

Dor provocada por PGs no músculo extensor radial longo do carpo é referida para o epicôndilo lateral e para o dorso da mão próximo à região da tabaqueira anatômica (Figura 34-3C), que é frequentemente descrita por pacientes como "o polegar".[63,64] Em um estudo de pacientes com epicondilalgia lateral, PGs ativos no extensor radial longo do carpo reproduziram dor epicondilar lateral em 72,2% dos casos.[62]

PGs no extensor radial curto do carpo referem dor na região posterior da mão e do punho (Figura 34-3B).[63] Essa dor referida é uma das fontes de dores miofasciais na região posterior do punho. Alguns estudos também constataram que a dor referida no aspecto lateral do cotovelo ou antebraço, provocada por PGs ativos no músculo extensor radial curto do carpo, reproduziu os sintomas de 85 a 100% dos pacientes com epicondilalgia lateral.[61,62,65] Esses estudos, assim como os resultados dos estudos com injeções mencionados,[56-58] sugerem que a dor referida no epicôndilo lateral (Figura 34-3B) também deve ser considerada como um padrão importante do músculo extensor radial curto do carpo.[56-58]

Dor provocada por PGs no músculo extensor ulnar do carpo referem principalmente para o lado ulnar do aspecto dorsal do punho (Figura 34-3A). Também foi reportado que PGs no extensor ulnar do carpo às vezes referem dor para o aspecto posterior do epicôndilo lateral (Figura 34-3A).[65]

Braquiorradial

Em pacientes com epicondilalgia lateral, o músculo braquiorradial exibe PGs com menos frequência que os músculos extensor radial longo do carpo e extensor radial curto do carpo

Kelly[67] identificou um padrão de dor e sensibilidade próximo ao cotovelo e dor referida e sensibilidade no dorso da mão.

3.2. Sintomas

Pacientes geralmente reportarão dor e disfunção na forma de limitação de movimentos do cotovelo, punho e/ou mão. Entretanto, dor será a queixa primária. Os pacientes frequentemente descrevem um início de dor que aparece primeiro no epicôndilo lateral e que refere progressivamente para o punho e a mão. Quando o paciente reporta primariamente dor lateral no cotovelo, PGs dos músculos extensores do punho e braquiorradial podem ser responsáveis por esses sintomas. Se os PGs não forem identificados ou não forem abordados, isso pode resultar em dor crônica persistente levando à disfunção e a altos custos em razão da perda de produtividade e do aumento da utilização do plano de saúde.[68]

Se o músculo extensor ulnar do carpo tiver PGs, o paciente geralmente reportará dor e limitações no desvio ulnar do punho; entretanto, PGs nesse músculo podem ser responsáveis por dor atípica na região lateral e posterior do epicôndilo. Embora pacientes com PGs no antebraço classicamente reportem dor como característica principal de suas condições, eles também poderão apresentar limitação de movimento e/ou fraqueza por inibição.

Dor causada por PGs nos músculos do antebraço é geralmente manifestada durante atividades com carga dos músculos extensores do punho, como aquelas envolvendo preensão ou manipulação de um objeto (p. ex., levantar uma xícara de café, cumprimentar apertando as mãos, vestir-se, digitar e trabalhos domésticos). Entretanto, alguns pacientes não reportam um episódio prévio de sobrecarga dos músculos extensores do antebraço, e a dor pode ter um início insidioso sem atividades específicas como

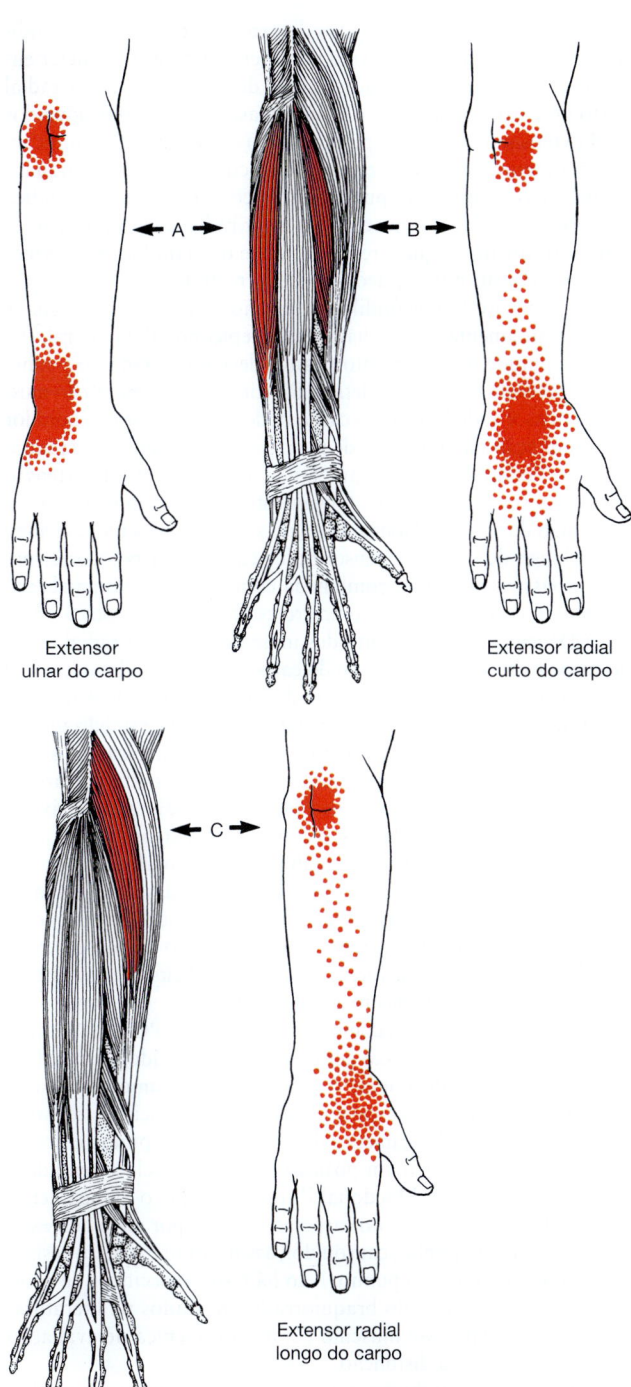

Figura 34-3 Padrões de dor referida (vermelho-escuro) de PGs nos três músculos primários extensores da mão (vermelho-médio) no antebraço direito. (A) Músculo extensor ulnar do carpo. (B) Músculo extensor radial curto do carpo. (C) Músculo extensor radial longo do carpo.[65]

(50-66%).[60-62] O padrão essencial de dor do músculo braquiorradial é no epicôndilo lateral, aspecto radial do antebraço, punho e base do primeiro dedo (no espaço entre o primeiro dedo e o dedo indicador) (Figura 34-4). Bonica e Sola[66] ilustraram a dor referida do músculo braquiorradial para o epicôndilo lateral, e

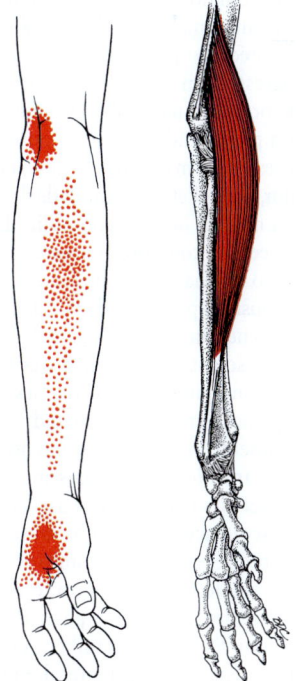

Figura 34-4 Padrão de dor referida (vermelho-escuro) de um PG no músculo braquiorradial direito (vermelho-médio).

causa. Pacientes também podem reportar fraqueza na preensão, o que pode levar a escorregar objetos da mão, particularmente com desvio ulnar do punho (p. ex., deixar a cabeça da raquete de tênis cair e perder o controle quando servir leite da caixa ou logo antes da caneca alcançar os lábios enquanto bebe café). Dor também pode ser sentida quando supinação ou pronação resistida é adicionada à preensão, como ao virar uma maçaneta ou ao usar uma chave de fenda, especialmente quando o músculo extensor ulnar do carpo está envolvido. Quando o músculo braquiorradial está envolvido, movimentos resistidos de flexão do cotovelo ou extensão do polegar também podem reproduzir sintomas.

3.3. Exame do paciente

Após um exame subjetivo, o clínico deve realizar um desenho detalhado representando o padrão da dor que o paciente descreveu. Essa representação irá auxiliar o planejamento do exame físico e pode ser útil no monitoramento da progressão do paciente conforme os sintomas melhoram ou mudam. A avaliação da coluna cervical e torácica[69,70] e os testes neurodinâmicos do nervo radial[71] podem ajudar a identificar a contribuição da coluna aos sintomas sentidos na região do antebraço. Esses testes são importantes mesmo se os pacientes não reportam sintomas na coluna cervical ou torácica.[70] Sujeitos com epicondilalgia lateral exibem disfunção nos níveis C4 e C5 da coluna com mais frequência que sujeitos saudáveis.[70]

Observação da postura deve focar no cotovelo, no punho e na mão. Postura estática em repouso do desvio radial do punho com extensão pode indicar rigidez, encurtamento ou esforço repetitivo dos músculos extensor radial longo do carpo e extensor radial curto do carpo em relação ao músculo extensor ulnar do carpo.[72] Esforço repetitivo do músculo extensor ulnar do carpo pode resultar em desvio ulnar do punho e extensão ao repouso.[72]

A avaliação funcional deve incluir tarefas de preensão, incluindo testes com força de preensão máxima e com nível de força de preensão livre de dor usando um dinamômetro de mão. Essa avaliação permite ao terapeuta quantificar déficits de força, fraqueza por inibição e/ou dor à preensão para avaliar os efeitos do tratamento e monitorar o progresso. Em pacientes com epicondilalgia lateral, a força máxima de preensão tem utilidade clínica limitada, porque nem sempre ela está prejudicada e também porque a dor geralmente interfere com os esforços máximos ou submáximos.[73] O teste de preensão livre de dor, que reflete a quantidade de força demonstrada previamente, é uma medida de desfecho utilizada como uma alternativa ao teste de preensão com força máxima.[74] O teste é realizado com um dinamômetro e inicia de uma posição do cotovelo em extensão e antebraço em posição prona ou de 90° de flexão do cotovelo e antebraço em rotação neutra. A partir de qualquer uma dessas duas posições, o paciente é solicitado a realizar três tarefas de preensão com um intervalo de um minuto, e a média dessas três repetições é utilizada para comparação entre o lado afetado e o não afetado.[74]

Testes de movimento resistido dos extensores do punho devem ser realizados para identificar quais músculos podem estar envolvidos e se há déficits neurológicos associados. Sintomas reportados como consequência de PGs nos músculos extensores do punho são geralmente reproduzidos com o teste resistido de extensão do punho (teste de Cozen), com o teste resistido do dedo médio (teste de Maudsley) ou com o paciente tendo de realizar preensão de um objeto. Esses testes também são utilizados para o diagnóstico clínico da epicondilalgia lateral. O teste de Maudsley, sensibilidade à palpação do túnel radial (anterior ao colo do rádio) e reprodução dos sintomas com supinação resistida são considerados sinais indicativos de síndrome do túnel radial.[75]

Ao realizar testes resistidos de extensão do punho, a modificação da posição do cotovelo pode ser útil para diferenciar entre os músculos extensor radial longo do carpo e extensor radial curto do carpo como fonte dos sintomas. Sintomas reproduzidos com extensão resistida do punho com o cotovelo fletido indicam comprometimento do extensor radial curto do carpo, enquanto extensão dolorosa do punho com o cotovelo estendido indica comprometimento do músculo extensor radial longo do carpo.[76] É importante notar que a reprodução de dor familiar pela extensão resistida do punho, dedo ou dedo médio, dor à preensão e dor à palpação do epicôndilo lateral são considerados os sinais físicos fundamentais para diagnosticar epicondilalgia lateral.[77,78]

Amplitude de movimento passiva deve ser testada no punho, com o cotovelo estendido e fletido. Déficit de comprimento do músculo extensor radial longo do carpo pode ser um fator colaborador para limitação da amplitude de movimento de extensão quando o punho é fletido. Portanto, a amplitude de movimento de extensão deve ser testada com e sem alongamento no músculo extensor radial longo do carpo.[74] Alongamento máximo nos músculos extensor radial longo do carpo e extensor radial curto do carpo ocorre com flexão passiva do punho combinada com pronação do antebraço e extensão do cotovelo com o úmero estabilizado em rotação neutra.[79] Déficits de comprimento dos músculos extensor radial longo do carpo e extensor radial curto do carpo resultam em limitações de movimento de extensão do punho e desvio radial quando o antebraço é pronado com o cotovelo estendido e o úmero é estabilizado em posição neutra.[75] Takasaki e colaboradores[80] investigaram posições eficazes para alongar os músculos extensor radial curto do carpo e extensor radial longo do carpo e identificaram que a tensão máxima nesses músculos foi obtida com o cotovelo em extensão, antebraço em posição prona e flexão de punho com desvio ulnar. Essas posições combinadas devem não apenas ser utilizadas para avaliar o comprimento do músculo, mas também usadas subsequentemente para alongar os músculos extensor radial longo do carpo e extensor radial curto do carpo,[80] se forem observados déficits de comprimento causados por encurtamento adaptativo ou PGs.

Sintomas reportados como consequência de PGs no músculo extensor ulnar do carpo são geralmente reproduzidos com extensão resistida do punho com desvio ulnar.[76] Encurtamento do músculo extensor ulnar do carpo é identificado por meio de resistência aumentada ao alongamento durante flexão de punho e desvio radial com o antebraço em posição prona, cotovelo estendido e úmero estabilizado.[72] Macdonald[81] reportou que o alongamento passivo do extensor ulnar do carpo acometido, por meio de flexão e desvio radial do punho, causou dor, assim como extensão resistida com desvio ulnar do punho. Não há testes específicos de comprimento para o músculo braquiorradial relatados na literatura; palpação manual desse músculo é a melhor técnica de avaliação para identificar uma disfunção.

Fraqueza por inibição dos músculos extensores do punho, como resultado de PGs, pode levar ao aumento compensatório na atividade dos extensores dos dedos. Essa disfunção neuromuscular pode se manifestar na forma de prejuízo de movimentos nos quais a extensão dos dedos é observada durante a extensão ativa do punho como uma estratégia de substituição para a fraqueza dos extensores do punho ou inibição.[72] Além disso, durante a contração dos flexores dos dedos, como em atividades de pinçar ou agarrar, fraqueza dos extensores de punho pode se manifestar como um aumento na flexão do punho durante a ação.

Movimento articular acessório passivo das articulações radioulnar, radioumeral e umeroulnar, bem como das articulações radiocarpais, deve ser examinado com e sem pressão no fim do movimento.[82,83]

3.4. Avaliação de pontos-gatilho
Extensores do punho

Para a avaliação de PGs dos músculos extensores do punho, o paciente deve sentar com o braço levemente abduzido e apoiado com o antebraço em uma posição prona (Figura 34-5). O cotovelo é fletido em torno de 30°, e as mãos do paciente ficam pendentes para fora da superfície de apoio. Essa posição permite ao clínico identificar bandas tensionadas dos diferentes músculos do antebraço por meio de palpação em pinça ou perpendicular sobre o músculo (Figura 34-5).

Como os extensores do punho são músculos superficiais, provocar uma resposta de contração local (RCL) é geralmente fácil de se obter durante a avaliação clínica. Uma RCL durante palpação em pinça do músculo extensor radial longo do carpo normalmente produz forte desvio radial da mão e alguma extensão do punho (Figura 34-5A). A prevalência de PGs ativos no músculo extensor radial longo do carpo em pacientes com epicondilalgia lateral varia entre 70% e 95%.[60-62]

O músculo extensor radial curto do carpo é relativamente um músculo delgado que se situa quase paralelamente ao eixo do antebraço, junto com os extensores dos dedos. PGs no músculo extensor radial curto do carpo são muitas vezes localizados no ventre do músculo no lado ulnar do músculo braquiorradial, distais aos do músculo extensor radial longo do carpo. O músculo pode ser examinado por meio de palpação perpendicular superficial sobre o rádio para provocar RCL, que produz extensão da mão com leve desvio radial do punho (Figura 34-5B). PGs ativos no músculo extensor radial curto do carpo variam entre 65 e quase 100% em pacientes com epicondilalgia lateral.[60-62]

O músculo extensor ulnar do carpo pode ser localizado no dorso da face ulnar do antebraço. O paciente é solicitado a realizar extensão do punho com desvio ulnar ou abdução do polegar[45] para que o músculo fique mais proeminente. A palpação perpendicular superficial sobre o músculo é aplicada distalmente ao epicôndilo lateral e medialmente a partir da borda da ulna em direção à superfície dorsal do antebraço (Figura 34-3A). Se o clínico for capaz de provocar uma RCL com a palpação perpendicular superficial, ocorrerá extensão e desvio ulnar do punho (Figura 34-5C), embora uma RCL nesse músculo seja difícil de provocar.

Braquiorradial

O músculo braquiorradial é o mais superficial da região lateral do cotovelo. Ele é um músculo relativamente delgado localizado imediatamente sobreposto e paralelo ao músculo extensor radial longo do carpo. Palpação em pinça é preferida para examinar o músculo braquiorradial, pois o clínico pode cercar o músculo entre o polegar e os dedos e separá-lo dos músculos subjacentes extensor radial longo do carpo e extensor radial curto do carpo. Para palpação dos PGs no músculo braquiorradial, o paciente senta confortavelmente com o antebraço repousando no encosto de braço da cadeira, antebraço em posição prona ou em posição neutra e o cotovelo levemente fletido (Figura 34-6). O paciente é solicitado a fletir o cotovelo contra resistência com o antebraço em posição neutra. Nessa posição, e especialmente quando o cotovelo é resistido em 90° de flexão, o músculo braquiorradial se torna mais pronunciado e é fácil para o profissional palpá-lo por meio de uma pegada em pinça.

Mora-Relucio e colaboradores[84] avaliaram a confiabilidade de examinador de três clínicos (dois experientes e um iniciante) na localização de PGs (a uma distância < 1,5 cm) e na

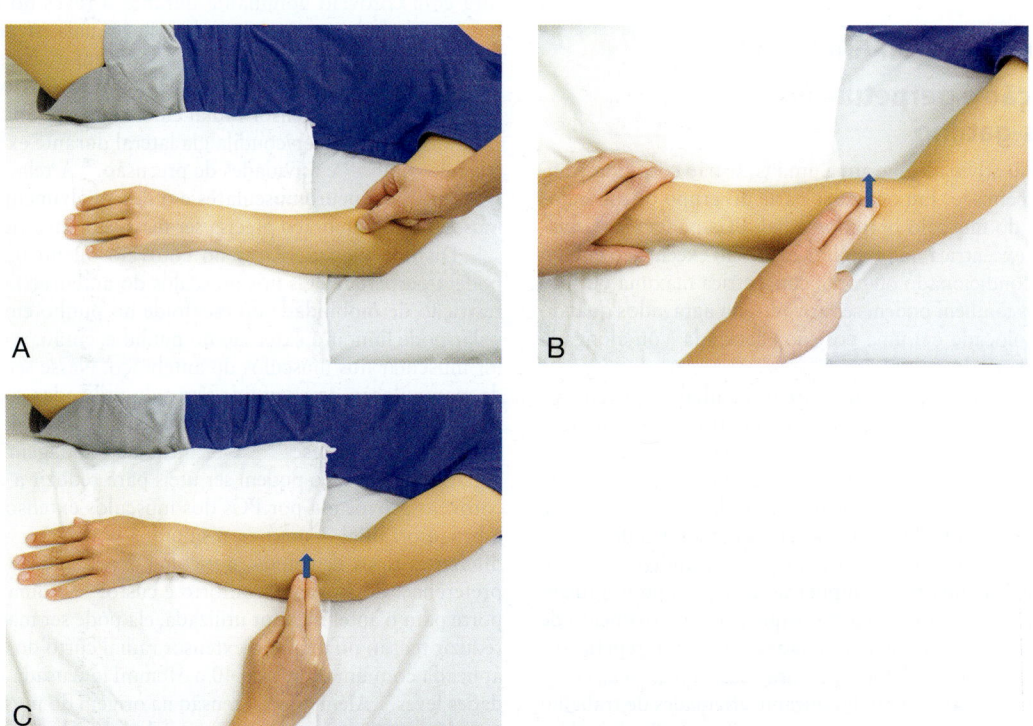

Figura 34-5 Palpação para PGs nos músculos extensores do punho. (A) Palpação em pinça do músculo extensor radial longo do carpo. (B) Palpação perpendicular superficial do músculo extensor radial curto do carpo. A seta mostra a direção da palpação. (C) Palpação plana transversa superficial do músculo extensor ulnar do carpo. A seta mostra a direção da palpação.

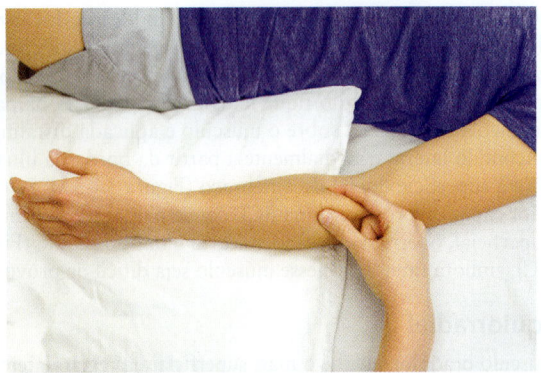

Figura 34-6 Palpação em pinça para PGs no músculo braquiorradial.

classificação (relevante, não relevante, ausente) na musculatura extensora do punho. Os dados mostraram 81,73% de concordância na classificação de PGs e 85,58% na localização entre dois clínicos experientes para o músculo extensor radial curto do carpo. A concordância na classificação de PGs entre clínicos experientes e inexperientes foi 54,81 e 51,92%, respectivamente, para o músculo extensor radial curto do carpo, e a concordância entre clínicos experientes e inexperientes na localização de PGs foi 54,81% e 60,58%, respectivamente, para o músculo extensor radial curto do carpo. Os achados desse estudo também demonstram que clínicos experientes foram capazes de identificar e palpar com confiabilidade os PGs nos músculos extensores dos dedos. O nível de concordância entre examinados foi significativamente melhor com clínicos experientes quando comparado a clínicos inexperientes.[84]

4. DIAGNÓSTICO DIFERENCIAL

4.1. Ativação e perpetuação de pontos-gatilho

Uma postura ou atividade que ativa um PG, se não corrigida, também pode perpetuá-lo. Em qualquer parte do grupo de músculos extensores ou do músculo braquiorradial, PGs podem ser ativados por carga excêntrica não familiar, exercício excêntrico em um músculo não condicionado ou carga concêntrica máxima ou submáxima.[85] PGs também podem ser ativados ou agravados quando o músculo é colocado em uma posição encurtada e/ou alongada por um longo período.

PGs são ativos nos músculos extensor radial longo do carpo, extensor radial curto do carpo e braquiorradial por atividades repetidas de preensão resistida. Quanto maior o objeto sendo agarrado e quanto maior a quantidade de desvio ulnar exigida da mão, maior a probabilidade de os músculos desenvolverem PGs. Essa teoria significa que PGs nos músculos extensores do punho e braquiorradial são comuns em tenistas e em indivíduos com profissões que demandam a manipulação de cargas ou ferramentas pesadas, tarefas manuais vigorosas que exijam movimento de pinça ou pronação/supinação combinadas com força, repetição e posturas desconfortáveis. Adotar posturas desconfortáveis, como uma posição não neutra do punho durante atividades de trabalho (p. ex., agarrar algo com um punho em uma posição mais fletida),[73] pode produzir cargas excêntricas altas e estirar os músculos extensores do punho, ativando e/ou perpetuando PGs nesses músculos. A ótima posição do punho para força máxima de preensão em adultos saudáveis é reportada em leve extensão de punho.[86]

Outros exemplos de atividades que podem ativar ou perpetuar PGs nesses músculos são: vestir-se, trabalho doméstico, esportes com raquete, limpeza de jardim com uma espátula, aperto de mãos vigoroso, passar roupas e arremessos repetitivos de *frisbee*. Carregar objetos pesados, má postura enquanto digita no computador ou tocar instrumentos musicais também podem atuar como atividades de perpetuação ou ativação. Chen e colaboradores[87] identificaram decréscimo significativo no limiar de dor à pressão (LDP) sobre PGs latentes nos músculos do antebraço de estudantes de piano depois de somente 20 minutos de prática.

O músculo extensor ulnar do carpo, que é raramente demandado para suportar uma carga contra gravidade, desenvolve PGs em uma extensão menor do que outros extensores do punho. O seu envolvimento é geralmente secundário a trauma grave, como fraturas da ulna, ou como sequela da síndrome do ombro congelado, na qual a maior parte dos músculos do ombro e vários músculos do cotovelo desenvolvem PGs.

Disfunções de controle motor também podem ativar ou perpetuar PGs nos músculos do antebraço. Por exemplo, padrões de ativação anormal dos músculos extensores do antebraço e má postura do membro superior têm sido reportados em pessoas com epicondilalgia lateral.[50] Em particular, durante a performance do revés no tênis, tenistas com dor desenvolvem altos níveis de atividade elétrica dos extensores do punho no momento do impacto da bola, quando comparados a indivíduos assintomáticos. Além disso, o músculo extensor radial curto do carpo de tenistas com epicondilalgia lateral estava menos ativo na fase preparatória do gesto do que no impacto da bola, indicando déficit na estabilidade do punho, e a atividade foi maior no momento do impacto da bola. Indivíduos com epicondilalgia lateral mostraram uma postura com cotovelo dominante durante o revés no momento do impacto da bola, no qual o punho estava mais estendido em indivíduos com epicondilalgia lateral do que em tenistas sem epicondilalgia lateral.[50] Atividade reduzida dos músculos extensor radial longo do carpo e extensor radial curto do carpo foi demonstrada em indivíduos com epicondilalgia lateral durante extensão isométrica do punho[88] e atividades de preensão.[89] A relação entre esses desequilíbrios neuromusculares e o desenvolvimento de PGs nos músculos do antebraço precisa ser mais bem investigada.

Disfunções articulares no cotovelo ou no punho também podem perpetuar PGs nos músculos do antebraço. Por exemplo, restrição de mobilidade do escafoide no punho em uma direção volar pode limitar a extensão do punho e, então, revelar sobrevalor muscular nos músculos do antebraço. Nesse sentido, técnicas de manipulação do escafoide têm sido utilizadas com sucesso no tratamento de epicondilalgia lateral.[90]

Diferentes órteses[91-94] e técnicas de bandagem[95] aplicadas à região do antebraço podem ser úteis para reduzir a dor lateral do cotovelo provocada por PGs dos músculos extensores do punho e braquiorradial. Como os resultados podem ser similares com diferentes tipos de órteses, a escolha dependerá de fatores como preferência do paciente, conforto e custo.[94] Se uma banda de suporte para o antebraço for utilizada, ela pode ser mais efetiva para reduzir tensão no músculo extensor radial curto do carpo quando aplicada com uma força de 40 a 50 mmHg e usada durante atividades leves.[96] Além disso, a tensão na origem do músculo extensor radial curto do carpo é menor quando a banda de suporte para o antebraço for aplicada a quatro quintos da distância do punho até o cotovelo.[97]

4.2. Pontos-gatilho associados

PGs associados podem se desenvolver em áreas de dor referida causadas por PGs primários.[98] Portanto, músculos nas áreas de dor referida de cada músculo acometido também devem ser examinados. PGs ocorrem frequentemente nos músculos extensor radial longo do carpo, extensor radial curto do carpo e braquiorradial; o envolvimento de um desses músculos é provavelmente associado com PGs no músculo extensor dos dedos e supinador. PGs são raramente observados no músculo extensor ulnar do carpo como uma síndrome muscular única, e normalmente ocorrem com ao menos um PG no músculo extensor dos dedos.

PGs no músculo braquiorradial frequentemente se desenvolvem em associação com PGs nos músculos supinador e extensor radial longo do carpo. Então, o envolvimento se espalha para os longos extensores dos dedos, especialmente os dos dedos médio e anular. A parte distal e lateral da cabeça medial do músculo tríceps braquial, proximal ao epicôndilo lateral, também pode desenvolver PGs associados. Esses PGs também referem dor para o epicôndilo lateral.

PGs localizados em músculos remotos referindo dor para a região do antebraço podem favorecer o desenvolvimento de PGs associados nos músculos do antebraço. Por exemplo, agulhamento a seco de PGs no músculo infraespinal inibiu a atividade de PGs situados em sua zona de dor referida (p. ex., músculo extensor radial longo do carpo).[98] Da mesma forma, uma sessão de agulhamento a seco de PGs ativos e latentes do músculo infraespinal foi seguida por redução da intensidade da dor e irritabilidade de PGs latentes localizados no músculo extensor radial curto do carpo em idosos com dor não específica do ombro.[99] Essa influência remota também parece ocorrer em uma direção recíproca. Tsai e colaboradores[100] mostraram que o agulhamento a seco do músculo extensor radial longo do carpo poderia reduzir a irritabilidade dos PGs proximais localizados no músculo trapézio superior. PGs nos músculos escalenos ou supraespinal podem induzir PGs associados nos músculos extensor radial longo do carpo, extensor radial curto do carpo e extensor ulnar do carpo. PGs no músculo serrátil posterior superior também podem induzir PGs no músculo extensor ulnar do carpo.[101]

Da mesma forma, pacientes podem desenvolver PGs bilateralmente na mesma musculatura, isto é, um acometimento "espelhado". Esse fenômeno tem sido explorado em indivíduos com epicondilalgia lateral porque foram encontrados PGs latentes nos músculos extensor radial curto do carpo e extensor radial longo do carpo em uma porcentagem similar nos antebraços não afetados de pacientes com sintomas absolutamente unilaterais no cotovelo.[61]

4.3. Patologias associadas

Entidades clínicas produzindo dor lateral no cotovelo incluem a tendinopatia do extensor radial curto do carpo, o verdadeiro cotovelo do tenista, artrite local do cotovelo,[102] patologia radiocapitelar (i.e., plica sinovial na articulação umerorradial),[103-105] síndrome do túnel radial,[75,106] compressão do nervo interósseo posterior,[107] dor radicular cervical ou radiculopatia,[108] instabilidade rotatória posterolateral[109] e dor no braço não específica,[110] que é definida como dor difusa no antebraço não associada com nenhuma estrutura específica.

Quando dor ou parestesia é sentida distalmente na extremidade superior e/ou no braço, em conjunto com dor difusa do braço ou dor cervical concomitante, o clínico deve suspeitar de presença de dor radicular cervical, radiculopatia ou compressão do nervo radial.[78,111,112]

Patologia local do tendão na inserção tendinea do músculo extensor radial curto do carpo é um dos mecanismos fisiopatológicos básicos na epicondilalgia lateral.[111,112] O local mais comum de degeneração focal na epicondilalgia lateral é reportado nas fibras anteriores e profundas da inserção proximal do tendão do extensor radial curto do carpo.[113-115] Essas mudanças patológicas foram consideradas por diversos autores como o candidato primário para a base patológica da epicondilalgia lateral.[113,114]

Mudanças de mecanismos de dor (p. ex., sensibilização central)[58,61,116-121] e déficits do sistema motor[111,112] também contribuem para o quadro clínico da epicondilalgia lateral e dor no cotovelo. Diversos déficits neuromusculares foram demonstrados em pessoas com epicondilalgia lateral, incluindo reduções na força de preensão livre de dor,[74] fraqueza nos extensores do punho com aumento compensatório de atividade nos extensores dos dedos,[89,122] mudanças morfológicas no músculo extensor radial curto do carpo,[123] fraqueza muscular generalizada no membro afetado[89,122] e déficit de controle motor.[73]

Além disso, ruptura complexa da fibrocartilagem triangular, lesão ou instabilidade da articulação radioulnar distal e tendinopatia do extensor ulnar do carpo devem ser consideradas como fontes potenciais de sintomas no dorso da região ulnar do punho distal.

A dor referida provocada por PGs no dorso da mão e do punho, em especial na região da base do polegar, pode facilmente ser confundida com tenossinovite (síndrome de De Quervain), que se apresenta com sintomas similares.[124] Em ambas as condições, a dor é agravada por fornecimento de carga aos ou alongamento dos tendões ou músculos envolvidos.

Quando os sintomas estão localizados na base do polegar, outras causas de dor além de PGs e tenossinovite de De Quervain devem ser levadas em consideração, como a compressão do nervo radial superficial carpometacarpal (síndrome de Wartenberg).

Dor na região dorsal do punho pode ser causada por patologias incluindo síndrome de intersecção, doença de Kienbock ou instabilidade do punho (p. ex., dissociação escafosemilunar). Detalhes sobre características importantes e exame clínico, para identificar todas essas síndromes clínicas, podem ser encontrados em outras obras (livros ou artigos).[112,125]

Infelizmente, muitos dos diagnósticos mencionados carecem de definições bem aceitas e critérios diagnósticos. Por exemplo, dor não específica do braço é um diagnóstico frequentemente alcançado pela exclusão de outras condições específicas. Entretanto, há alguns indícios da história clínica e do exame físico que podem orientar os clínicos para o diagnóstico efetivo. Crepitações no cotovelo, perda de controle ou dificuldade em empurrar-se para cima com o antebraço supinado podem indicar instabilidade posterolateral da cabeça do rádio.[112] A reprodução de dor lateral no cotovelo durante palpação manual e/ou movimentos ativos, passivos ou combinados da coluna cervical, dor concomitante no pescoço ou dor difusa no braço ou parestesia devem levantar a suspeita de dor radicular ou referida.[112] Pacientes com compressão do nervo interósseo posterior geralmente reportam dor sobre o aspecto dorsal do antebraço e exibem fraqueza muscular dos extensores dos dedos e polegar sem perda sensorial.[126]

5. AÇÕES CORRETIVAS

O paciente com PGs nos extensores radiais do punho deve evitar atividades repetitivas e com esforço físico realizadas com o cotovelo fletido e desvio ulnar. Pode ser útil adaptar certas atividades e prover repouso e período de recuperação adequados durante tarefas repetitivas e prolongadas. Por exemplo, líquidos devem ser servidos de um recipiente por meio de rotação do braço ao nível do ombro ou promovendo suporte na região inferior do recipiente com a mão não afetada. O paciente deve aprender a evitar atividades que possam agravar PGs no braquiorradial, como cavar com uma pá, aperto de mãos prolongados e jogar tênis com uma raquete que é muito pesada. Se o paciente é um tenista ávido ou jogador de golfe, ele deve procurar uma consulta profissional para análise do movimento do *swing* e para alguma modificação de equipamento.

Algumas modificações ergonômicas e no local de trabalho podem ser realizadas para minimizar tarefas que exijam posturas inadequadas com o punho, realização de movimentos com muito esforço ou altamente repetitivos. Por exemplo, um teclado de computador com uma inclinação para baixo pode reduzir o ângulo de extensão do punho e a atividade dos músculos do antebraço, principalmente a dos extensores do punho.[127] Um efeito similar no ângulo de extensão do punho foi observado quando o teclado era mais alto que a altura do cotovelo.[128]

O paciente com PGs no músculo extensor radial longo do carpo ou dor no aspecto lateral do cotovelo deve fletir o cotovelo com as palmas orientadas para cima para aumentar o uso do músculo bíceps braquial e evitar sobrecarga do músculo extensor radial longo do carpo quando levantar objetos, em especial se levantar objetos repetidamente.[72] Levantamento repetido e atividades de preensão com o cotovelo totalmente estendido podem estar associados com sobrecarga relativa dos extensores do punho devido à força excessiva colocada na região de fora do cotovelo.

Autoliberação miofascial de PGs nos músculos extensor radial longo do carpo (Figura 34-7A), extensor radial curto do carpo (Figura 34-7B) ou extensor ulnar do carpo (Figura 34-7C) pode ser realizada na posição sentada colocando o antebraço no braço de repouso de uma cadeira ou de uma mesa com a palma da mão para baixo, utilizando pressão manual ou com uma ferramenta de autoliberação de PGs. Autoliberação de PGs do músculo braquiorradial é realizada na mesma posição com uma pegada em pinça (Figura 34-7D). Para qualquer uma dessas técnicas de autoliberação miofascial, o ponto sensível é localizado com os dedos ou uma ferramenta, e pressão leve (não mais do que 4/10) é aplicada e mantida por 15 a 30 segundos ou até que a dor diminua. Isso pode ser repetido cinco vezes, várias vezes por dia.

O paciente pode facilmente realizar técnicas de autoalongamento como parte do automanejo para PGs localizados nos músculos do antebraço. Alongamento dos músculos extensor radial longo do carpo e extensor radial curto do carpo deve ser realizado com o cotovelo totalmente reto, palma da mão virada para baixo e punho fletido com desvio ulnar (Figura 34-8A). O mesmo procedimento pode ser seguido com o cotovelo fletido (Figura 34-8B).[80] Esses autoalongamentos devem ser realizados delicadamente, e a atenção para a reprodução de dor *versus* alongamento é muito importante. Esses alongamentos não devem ser dolorosos. A mesma técnica (ver Figura 34-8B), mas com uma posição final do punho em flexão com desvio radial, pode ser utilizada para alongar o músculo extensor ulnar do carpo. Técnicas de alongamento podem ser contraprodutivas se uma tendinopatia insercional dos extensores do punho estiver presente.[129]

Para realizar um autoalongamento do músculo braquiorradial, o cotovelo deve ser totalmente estendido com o lado radial do punho do antebraço afetado apontando para cima. O paciente segura o tecido e o rádio logo acima do punho e delicadamente realiza uma força de tração dos tecidos moles no topo do antebraço para promover um alongamento das estruturas miofasciais (Figura 34-9). Esse autoalongamento é difícil de realizar.

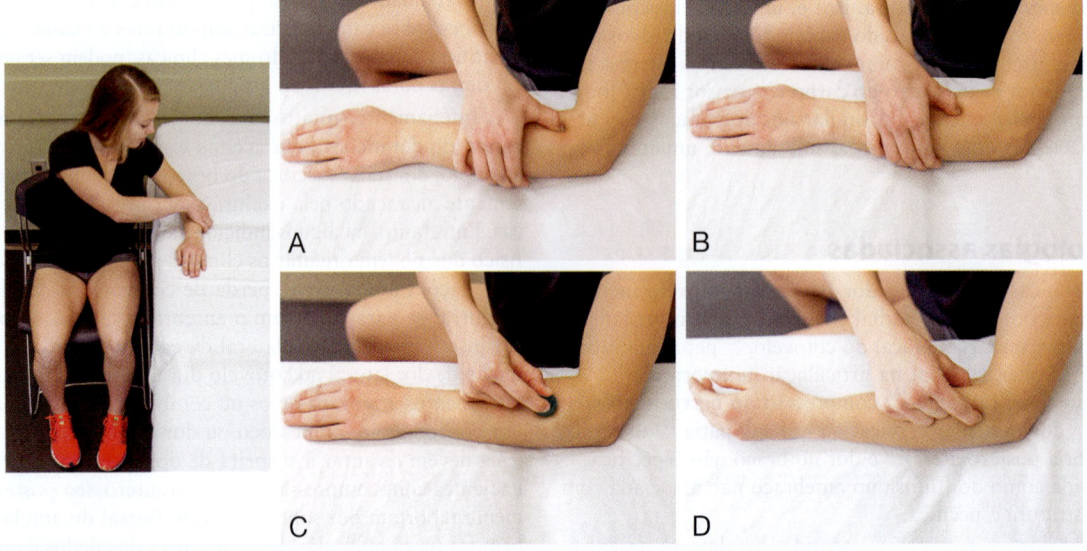

Figura 34-7 Autoliberação miofascial de PGs. (A) Músculo extensor radial longo do carpo. (B) Músculo extensor radial curto do carpo. (C) Músculo extensor ulnar do carpo. (D) Músculo braquiorradial.

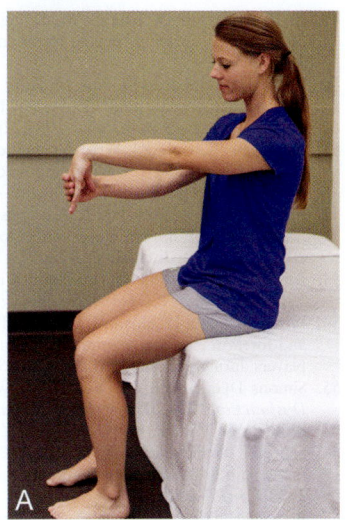
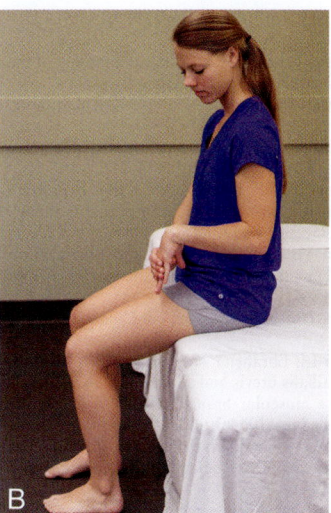

Figura 34-8 Autoalongamento dos extensores do punho. (A) Cotovelo reto, punho é puxado delicadamente para baixo e levemente para fora para focar no alongamento do músculo extensor radial longo do carpo. (B) Cotovelo é fletido, punho é puxado delicadamente para baixo e levemente para fora para focar no alongamento do músculo extensor radial curto do carpo. Não fotografado: para alongar o músculo extensor ulnar do carpo, a mesma posição como em B é utilizada, mas o punho é puxado levemente para dentro.

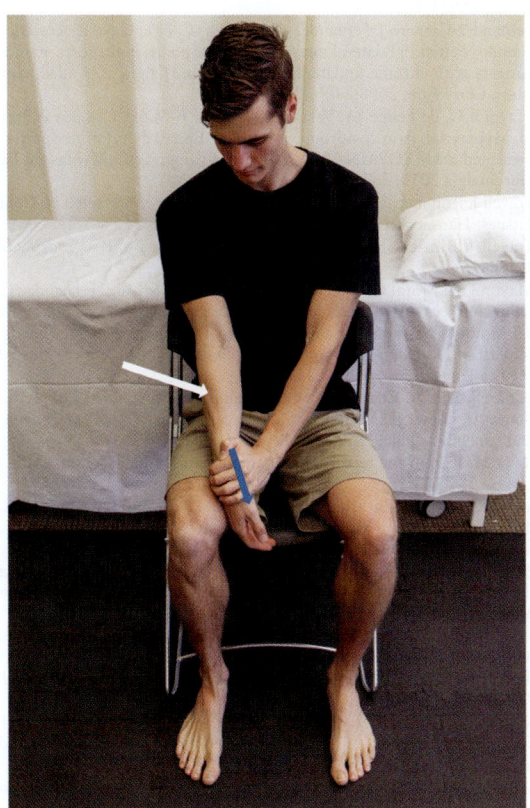

Figura 34-9 Autoalongamento do músculo braquiorradial. O cotovelo é totalmente estendido, o lado radial do punho é voltado para cima. O paciente segura o tecido e o rádio logo acima do punho e delicadamente realiza uma força de tração (seta azul) dos tecidos moles no topo do antebraço para promover um alongamento das estruturas miofasciais. A seta branca é a área do antebraço onde o alongamento deve ser sentido.

Referências

1. Selvan SS, Chandran TC, Alalasundaram KV, Muthukumaran R, Suresh S. Extensor compartments of the forearm: a preliminary cadaveric study. *Plast Reconstr Surg*. 2005;115(5):1447-1449.
2. Stroyan M, Wilk KE. The functional anatomy of the elbow complex. *J Orthop Sports Phys Ther*. 1993;17(6):279-288.
3. Albright JA, Linburg RM. Common variations of the radial writs extensors. *J Hand Surg Am*. 1978;3(2):134-138.
4. Mitsuyasu H, Yoshida R, Shah M, Patterson RM, Viegas SF. Unusual variant of the extensor carpi radialis brevis muscle: a case report. *Clin Anat*. 2004; 17(1): 61-63.
5. Hong MK, Hong MK. An uncommon form of the rare extensor carpi radialis accessorius. *Ann Anat*. 2005;187(1):89-92.
6. Nayak SR, Madhan Kumar SJ, Krishnamurthy A, et al. An additional radial wrist extensor and its clinical significance. *Ann Anat*. 2007;189(3):283-286.
7. Nayak SR, Krishnamurthy A, Prabhu LV, Rai R, Ranade AV, Madhyastha S. Anatomical variation of radial wrist extensor muscles: a study in cadavers. *Clinics (Sao Paulo)*. 2008;63(1):85-90.
8. Friden J, Albrecht D, Lieber RL. Biomechanical analysis of the brachioradialis as a donor in tendon transfer. *Clin Orthop Relat Res*. 2001(383):152-161.
9. Kerver AL, Carati L, Eilers PH, Langezaal AC, Kleinrensink GJ, Walbeehm ET. An anatomical study of the ECRL and ECRB: feasibility of developing a preoperative test for evaluating the strength of the individual wrist extensors. *J Plast Reconstr Aesthet Surg*. 2013;66(4):543-550.
10. Neumann DA. *Kinesiology of the Musculoskeletal System: Foundations for Rehabilitation*. 2nd ed. St. Louis, MO: Mosby; 2010.
11. Cohen MS, Romeo AA, Hennigan SP, Gordon M. Lateral epicondylitis: anatomic relationships of the extensor tendon origins and implications for arthroscopic treatment. *J Shoulder Elbow Surg*. 2008;17(6):954-960.
12. Nimura A, Fujishiro H, Wakabayashi Y, Imatani J, Sugaya H, Akita K. Joint capsule attachment to the extensor carpi radialis brevis origin: an anatomical study with possible implications regarding the etiology of lateral epicondylitis. *J Hand Surg Am*. 2014;39(2):219-225.
13. Standring S. *Gray's Anatomy: The Anatomical Basis of Clinical Practice*. 41st ed. London, UK: Elsevier; 2015.
14. McMinn RMH, Hutchings RT, Pegington J, Abrahams PH. *Color Atlas of Human Anatomy*. 3rd ed. St. Louis, MO: Mosby Year Book; 1993.
15. Stoeckart R, Vleeming A, Snijders CJ. Anatomy of the extensor carpi radialis brevis muscle related to tennis elbow. *Clin Biomech*. 1989;4(4):210-212.
16. Milz S, Tischer T, Buettner A, et al. Molecular composition and pathology of entheses on the medial and lateral epicondyles of the humerus: a structural basis for epicondylitis. *Ann Rheum Dis*. 2004;63(9):1015-1021.
17. Bredella MA, Tirman PF, Fritz RC, Feller JF, Wischer TK, Genant HK. MR imaging findings of lateral ulnar collateral ligament abnormalities in

patients with lateral epicondylitis. *AJR Am J Roentgenol.* 1999;173(5):1379-1382.
18. Villasenor-Ovies P, Vargas A, Chiapas-Gasca K, et al. Clinical anatomy of the elbow and shoulder. *Reumatol Clin.* 2012;8 suppl 2:13-24.
19. Kopell HP, Thompson WA. *Peripheral Entrapment Neuropathies.* Baltimore, MD: William & Wilkins; 1963.
20. Goldman S, Honet JC, Sobel R, Goldstein AS. Posterior interosseous nerve palsy in the absence of trauma. *Arch Neurol.* 1969;21(4):435-441.
21. Clavert P, Lutz JC, Adam P, Wolfram-Gabel R, Liverneaux P, Kahn JL. Frohse's arcade is not the exclusive compression site of the radial nerve in its tunnel. *Orthop Traumatol Surg Res.* 2009;95(2):114-118.
22. Lateva ZC, McGill KC, Johanson ME. The innervation and organization of motor units in a series-fibered human muscle: the brachioradialis. *J Appl Physiol (1985).* 2010;108(6):1530-1541.
23. Clemente C. *Gray's Anatomy of the Human Body.* 30th ed. Philadelphia, PA: Lea & Febiger; 1985.
24. Cricenti SV, Deangelis MA, Didio LJ, Ebraheim NA, Rupp RE, Didio AS. Innervation of the extensor carpi radialis brevis and supinator muscles: levels of origin and penetration of these muscular branches from the posterior interosseous nerve. *J Shoulder Elbow Surg.* 1994;3(6):390-394.
25. Zhang L, Zhang CG, Dong Z, Gu YD. Spinal nerve origins of the muscular branches of the radial nerve: an electrophysiological study. *Neurosurgery.* 2012;70(6):1438-1441; discussion 1441.
26. Abrams RA, Ziets RJ, Lieber RL, Botte MJ. Anatomy of the radial nerve motor branches in the forearm. *J Hand Surg Am.* 1997;22(2):232-237.
27. Ravichandiran M, Ravichandiran N, Ravichandiran K, et al. Neuromuscular partitioning in the extensor carpi radialis longus and brevis based on intramuscular nerve distribution patterns: a three-dimensional modeling study. *Clin Anat.* 2012;25(3):366-372.
28. Zbrodowski A, Gajisin S, Grodecki J. Vascularization of the tendons of the extensor pollicis longus, extensor carpi radialis longus and extensor carpi radialis brevis muscles. *J Anat.* 1982;135(pt 2):235-244.
29. Schneeberger AG, Masquelet AC. Arterial vascularization of the proximal extensor carpi radialis brevis tendon. *Clin Orthop Relat Res.* 2002(398):239-244.
30. Latev MD, Dalley AF II. Nerve supply of the brachioradialis muscle: surgically relevant variations of the extramuscular branches of the radial nerve. *Clin Anat.* 2005;18(7):488-492.
31. Hazelton FT, Smidt GL, Flatt AE, Stephens RI. The influence of wrist position on the force produced by the finger flexors. *J Biomech.* 1975;8(5):301-306.
32. Snijders CJ, Volkers AC, Mechelse K, Vleeming A. Provocation of epicondylalgia lateralis (tennis elbow) by power grip or pinching. *Med Sci Sports Exerc.* 1987;19(5):518-523.
33. al-Qattan MM. The nerve supply to extensor carpi radialis brevis. *J Anat.* 1996;188(pt 1):249-250.
34. Duchenne G. *Physiology of Motion.* Philadelphia, PA: Lippincott; 1949.
35. Basmajian J, Deluca C. *Muscles Alive.* 5th ed. Baltimore, MD: Williams & Wilkins; 1999.
36. Livingston BP, Segal RL, Song A, Hopkins K, English AW, Manning CC. Functional activation of the extensor carpi radialis muscles in humans. *Arch Phys Med Rehabil.* 2001;82(9):1164-1170.
37. Lieber RL, Jacobson MD, Fazeli BM, Abrams RA, Botte MJ. Architecture of selected muscles of the arm and forearm: anatomy and implications for tendon transfer. *J Hand Surg Am.* 1992;17(5):787-798.
38. Horii E, An KN, Linscheid RL. Excursion of prime wrist tendons. *J Hand Surg Am.* 1993;18(1):83-90.
39. Loren GJ, Shoemaker SD, Burkholder TJ, Jacobson MD, Friden J, Lieber RL. Human wrist motors: biomechanical design and application to tendon transfers. *J Biomech.* 1996;29(3):331-342.
40. Sagae M, Suzuki K, Fujita T, et al. Strict actions of the human wrist extensors: a study with an electrical neuromuscular stimulation method. *J Electromyogr Kinesiol.* 2010;20(6):1178-1185.
41. Fujii H, Kobayashi S, Sato T, Shinozaki K, Naito A. Co-contraction of the pronator teres and extensor carpi radialis during wrist extension movements in humans. *J Electromyogr Kinesiol.* 2007;17(1):80-89.
42. An KN, Hui FC, Morrey BF, Linscheid RL, Chao EY. Muscles across the elbow joint: a biomechanical analysis. *J Biomech.* 1981;14(10):659-669.
43. Brand PW, Hollister AM. *Clinical Mechanics of the Hand.* St. Louis, MO: Mosby; 1999.
44. Levangie PK, Norkin CC. *Joint Structure and Function: A Comprehensive Analysis.* 5th ed. Philadelphia, PA: FA Davis; 2011.
45. Tubiana R, Thomine J, Mackin E. *Examination of the Hand and Wrist.* London, England: Informa Healthcare; 1996.
46. Murray WM, Delp SL, Buchanan TS. Variation of muscle moment arms with elbow and forearm position. *J Biomech.* 1995;28(5):513-525.
47. Boland MR, Spigelman T, Uhl TL. The function of brachioradialis. *J Hand Surg Am.* 2008;33(10):1853-1859.
48. Hatch GF III, Pink MM, Mohr KJ, Sethi PM, Jobe FW. The effect of tennis racket grip size on forearm muscle firing patterns. *Am J Sports Med.* 2006;34(12):1977-1983.

49. Li FX, Fewtrell D, Jenkins M. String vibration dampers do not reduce racket frame vibration transfer to the forearm. *J Sports Sci.* 2004;22(11-12):1041-1052.
50. Kelley JD, Lombardo SJ, Pink M, Perry J, Giangarra CE. Electromyographic and cinematographic analysis of elbow function in tennis players with lateral epicondylitis. *Am J Sports Med.* 1994;22(3):359-363.
51. Blackwell JR, Cole KJ. Wrist kinematics differ in expert and novice tennis players performing the backhand stroke: implications for tennis elbow. *J Biomech.* 1994;27(5):509-516.
52. Itoh K, Okada K, Kawakita K. A proposed experimental model of myofascial trigger points in human muscle after slow eccentric exercise. *Acupunct Med.* 2004;22(1):2-12; discussion 12-13.
53. Bron C, Dommerholt JD. Etiology of myofascial trigger points. *Curr Pain Headache Rep.* 2012;16(5):439-444.
54. Wei SH, Chiang JY, Shiang TY, Chang HY. Comparison of shock transmission and forearm electromyography between experienced and recreational tennis players during backhand strokes. *Clin J Sport Med.* 2006;16(2):129-135.
55. Simons DG, Travell J, Simons L. *Travell & Simon's Myofascial Pain and Dysfunction: The Trigger Point Manual.* Vol 1. 2nd ed. Baltimore, MD: Williams & Wilkins; 1999:104.
56. Slater H, Arendt-Nielsen L, Wright A, Graven-Nielsen T. Experimental deep tissue pain in wrist extensors—a model of lateral epicondylalgia. *Eur J Pain.* 2003;7(3):277-288.
57. Bergin MJ, Hirata R, Mista C, et al. Movement evoked pain and mechanical hyperalgesia after intramuscular injection of nerve growth factor: a model of sustained elbow pain. *Pain Med.* 2015;16(11):2180-2191.
58. Slater H, Arendt-Nielsen L, Wright A, Graven-Nielsen T. Sensory and motor effects of experimental muscle pain in patients with lateral epicondylalgia and controls with delayed onset muscle soreness. *Pain.* 2005;114(1-2):118-130.
59. Graven-Nielsen T, Arendt-Nielsen L, Svensson P, Jensen TS. Experimental muscle pain: a quantitative study of local and referred pain in humans following injection of hypertonic saline. *J Musculoske Pain.* 1997;5(1):49-69.
60. Fernandez-Carnero J, Fernández-de-las-Peñas C, de la Llave-Rincon AI, Ge HY, Arendt-Nielsen L. Prevalence of and referred pain from myofascial trigger points in the forearm muscles in patients with lateral epicondylalgia. *Clin J Pain.* 2007;23(4):353-360.
61. Fernandez-Carnero J, Fernández-de-las-Peñas C, de la Llave-Rincon AI, Ge HY, Arendt-Nielsen L. Bilateral myofascial trigger points in the forearm muscles in patients with chronic unilateral lateral epicondylalgia: a blinded, controlled study. *Clin J Pain.* 2008;24(9):802-807.
62. Mayoral O, de Felipe JA, Velasco S, Jimenez F, Miota J, Lopez P. Prevalence of Myofascial Pain Syndrome in Lateral Epicondyle Enthesopathy. Paper presented at: MYOPAIN 2010. VIII World Congress on Myofascial Pain and Fibromalgia 2010; Todedo, Spain.
63. Travell J. Pain mechanisms in connective tissue. Paper presented at: Connective Tissues, Transactions of the Second Conference 1951; New York, NY.
64. Travell J, Rinzler SH. The myofascial genesis of pain. *Postgrad Med.* 1952;11(5):425-434.
65. Mayoral del Moral O, Gimenez Donoso C, Salvat Salvat I, Fernandez Carnero J. Puncion seca de los musculos del brazo, el antebrazo y la mano. In: Mayoral del Moral O, Salvat Salvat I, eds. *Fisioterapia Invasiva del Sindrome de Dolor Miofascial Manual de puncion seca de punto gatillo.* Madrid, Spain: Editorial Medica Panamericana; 2017:265-309.
66. Bonica J, Sola A. Chapter 52, Other painful disorders of the upper limb. In: Bonica JJ, Loeser JD, Chapman C, Fordyce WE, eds. *The Management of Pain.* 2nd ed. Philadelphia, PA: Lea & Febiger; 1990:947-958.
67. Kelly M. Pain in the forearm and hand due to muscular lesions. *Med J Aust.* 1944;2:185-188.
68. Shiri R, Viikari-Juntura E, Varonen H, Heliovaara M. Prevalence and determinants of lateral and medial epicondylitis: a population study. *Am J Epidemiol.* 2006;164(11):1065-1074.
69. Berglund KM, Persson BH, Denison E. Prevalence of pain and dysfunction in the cervical and thoracic spine in persons with and without lateral elbow pain. *Man Ther.* 2008;13(4):295-299.
70. Coombes BK, Bisset L, Vicenzino B. Bilateral cervical dysfunction in patients with unilateral lateral epicondylalgia without concomitant cervical or upper limb symptoms: a cross-sectional case-control study. *J Manipulative Physiol Ther.* 2014;37(2):79-86.
71. Manvell JJ, Manvell N, Snodgrass SJ, Reid SA. Improving the radial nerve neurodynamic test: an observation of tension of the radial, median and ulnar nerves during upper limb positioning. *Man Ther.* 2015;20(6):790-796.
72. Sahrmann S. *Movement System Impairment Syndromes of the Extremities, Cervical and Thoracic Spines.* St Louis, MO: Elsevier; 2010.
73. Bisset LM, Russell T, Bradley S, Ha B, Vicenzino BT. Bilateral sensorimotor abnormalities in unilateral lateral epicondylalgia. *Arch Phys Med Rehabil.* 2006;87(4):490-495.
74. Lim EC. Pain free grip strength test. *J Physiother.* 2013;59(1):59.
75. Lutz FR. Radial tunnel syndrome: an etiology of chronic lateral elbow pain. *J Orthop Sports Phys Ther.* 1991;14(1):14-17.

76. Kendall FP, McCreary EK. *Muscles: Testing and Function, with Posture and Pain*. 5th ed. Baltimore, MD: Lippincott Williams & Wilkins; 2005.
77. Haker E. Lateral epicondylalgia: diagnosis, treatment, and evaluation. *Crit Rev Phys Rehabil Med*. 1993;5:129-154.
78. Vicenzino B. Lateral epicondylalgia: a musculoskeletal physiotherapy perspective. *Man Ther*. 2003;8(2):66-79.
79. Dutton M. *Dutton's Orthopaedic Examination, Evaluation and Intervention*. 3rd ed. New York, NY: McGraw Hill; 2012.
80. Takasaki H, Aoki M, Muraki T, Uchiyama E, Murakami G, Yamashita T. Muscle strain on the radial wrist extensors during motion-simulating stretching exercises for lateral epicondylitis: a cadaveric study. *J Shoulder Elbow Surg*. 2007;16(6):854-858.
81. Macdonald AJ. Abnormally tender muscle regions and associated painful movements. *Pain*. 1980;8(2):197-205.
82. Hengeveld E, Banks K. *Maitland's Peripheral Manipulation: Management of Neuromusculoskeletal Disorders*. London, UK: Churchill Livingstone; 2013.
83. Kaltenborn FM. *Manual Mobilization of the Joints: The Extremities*. Vol 1. 8th ed. Minneapolis, MN Orthopedic Physical Therapy Products; 2014.
84. Mora-Relucio R, Nunez-Nagy S, Gallego-Izquierdo T, et al. Experienced versus inexperienced interexaminer reliability on location and classification of myofascial trigger point palpation to diagnose lateral epicondylalgia: an observational cross-sectional study. *Evid Based Complement Alternat Med*. 2016;2016:6059719.
85. Gerwin RD, Dommerholt J, Shah JP. An expansion of Simons' integrated hypothesis of trigger point formation. *Curr Pain Headache Rep*. 2004;8(6):468-475.
86. Pryce JC. The wrist position between neutral and ulnar deviation that facilitates the maximum power grip strength. *J Biomech*. 1980;13(6):505-511.
87. Chen S-M, Chen JT, Kuan T-S, Hong J, Hong C-Z. Decrease in pressure pain thresholds of latent myofascial trigger points in the middle finger extensors immediately after continuous piano practice. *J Musculoske Pain*. 2000;8(3):83-92.
88. Rojas M, Mananas MA, Muller B, Chaler J. Activation of forearm muscles for wrist extension in patients affected by lateral epicondylitis. *Conf Proc IEEE Eng Med Biol Soc*. 2007;2007:4858-4861.
89. Alizadehkhaiyat O, Fisher AC, Kemp GJ, Vishwanathan K, Frostick SP. Upper limb muscle imbalance in tennis elbow: a functional and electromyographic assessment. *J Orthop Res*. 2007;25(12):1651-1657.
90. Struijs PA, Damen PJ, Bakker EW, Blankevoort L, Assendelft WJ, van Dijk CN. Manipulation of the wrist for management of lateral epicondylitis: a randomized pilot study. *Phys Ther*. 2003;83(7):608-616.
91. Faes M, van Elk N, de Lint JA, Degens H, Kooloos JG, Hopman MT. A dynamic extensor brace reduces electromyographic activity of wrist extensor muscles in patients with lateral epicondylalgia. *J Orthop Sports Phys Ther*. 2006;36(3):170-178.
92. Jafarian FS, Demneh ES, Tyson SF. The immediate effect of orthotic management on grip strength of patients with lateral epicondylosis. *J Orthop Sports Phys Ther*. 2009;39(6):484-489.
93. Sadeghi-Demneh E, Jafarian F. The immediate effects of orthoses on pain in people with lateral epicondylalgia. *Pain Res Treat*. 2013;2013:353597.
94. Bisset LM, Collins NJ, Offord SS. Immediate effects of 2 types of braces on pain and grip strength in people with lateral epicondylalgia: a randomized controlled trial. *J Orthop Sports Phys Ther*. 2014;44(2):120-128.
95. Vicenzino B, Brooksbank J, Minto J, Offord S, Paungmali A. Initial effects of elbow taping on pain-free grip strength and pressure pain threshold. *J Orthop Sports Phys Ther*. 2003;33(7):400-407.
96. Meyer NJ, Pennington W, Haines B, Daley R. The effect of the forearm support band on forces at the origin of the extensor carpi radialis brevis: a cadaveric study and review of literature. *J Hand Ther*. 2002;15(2):179-184.
97. Takasaki H, Aoki M, Oshiro S, et al. Strain reduction of the extensor carpi radialis brevis tendon proximal origin following the application of a forearm support band. *J Orthop Sports Phys Ther*. 2008;38(5):257-261.
98. Hsieh YL, Kao MJ, Kuan TS, Chen SM, Chen JT, Hong CZ. Dry needling to a key myofascial trigger point may reduce the irritability of satellite MTrPs. *Am J Phys Med Rehabil*. 2007;86(5):397-403.
99. Calvo-Lobo C, Pacheco-da-Costa S, Martinez-Martinez J, Rodriguez-Sanz D, Cuesta-Alvaro P, Lopez-Lopez D. Dry needling on the infraspinatus latent and active myofascial trigger points in older adults with nonspecific shoulder pain: a randomized clinical trial. *J Geriatr Phys Ther*. 2018;41:1-13.
100. Tsai CT, Hsieh LF, Kuan TS, Kao MJ, Chou LW, Hong CZ. Remote effects of dry needling on the irritability of the myofascial trigger point in the upper trapezius muscle. *Am J Phys Med Rehabil*. 2009;89(2):133-140.
101. Hong C-Z. Considerations and recommendations regarding myofascial trigger point injection. *J Musculoske Pain*. 1994;2(1):29-59.
102. Papatheodorou LK, Baratz ME, Sotereanos DG. Elbow arthritis: current concepts. *J Hand Surg Am*. 2013;38(3):605-613.
103. Duparc F, Putz R, Michot C, Muller JM, Freger P. The synovial fold of the humeroradial joint: anatomical and histological features, and clinical relevance in lateral epicondylalgia of the elbow. *Surg Radiol Anat*. 2002;24(5):302-307.
104. Ruch DS, Papadonikolakis A, Campolattaro RM. The posterolateral plica: a cause of refractory lateral elbow pain. *J Shoulder Elbow Surg*. 2006;15(3):367-370.
105. Steinert AF, Goebel S, Rucker A, Barthel T. Snapping elbow caused by hypertrophic synovial plica in the radiohumeral joint: a report of three cases and review of literature. *Arch Orthop Trauma Surg*. 2010;130(3):347-351.
106. Stanley J. Radial tunnel syndrome: a surgeon's perspective. *J Hand Ther*. 2006;19(2):180-184.
107. Carter GT, Weiss MD. Diagnosis and treatment of work-related proximal median and radial nerve entrapment. *Phys Med Rehabil Clin N Am*. 2015;26(3): 539-549.
108. Wainner RS, Fritz JM, Irrgang JJ, Boninger ML, Delitto A, Allison S. Reliability and diagnostic accuracy of the clinical examination and patient self-report measures for cervical radiculopathy. *Spine (Phila Pa 1976)*. 2003;28(1):52-62.
109. Anakwenze OA, Kancherla VK, Iyengar J, Ahmad CS, Levine WN. Posterolateral rotatory instability of the elbow. *Am J Sports Med*. 2014;42(2):485-491.
110. Huisstede BM, Miedema HS, Verhagen AP, Koes BW, Verhaar JA. Multidisciplinary consensus on the terminology and classification of complaints of the arm, neck and/or shoulder. *Occup Environ Med*. 2007;64(5):313-319.
111. Coombes BK, Bisset L, Vicenzino B. A new integrative model of lateral epicondylalgia. *Br J Sports Med*. 2009;43(4):252-258.
112. Coombes BK, Bisset L, Vicenzino B. Management of lateral elbow tendinopathy: one size does not fit all. *J Orthop Sports Phys Ther*. 2015;45(11):938-949.
113. Nirschl RP, Pettrone FA. Tennis elbow. The surgical treatment of lateral epicondylitis. *J Bone Joint Surg Am*. 1979;61(6A):832-839.
114. Regan W, Wold LE, Coonrad R, Morrey BF. Microscopic histopathology of chronic refractory lateral epicondylitis. *Am J Sports Med*. 1992;20(6):746-749.
115. Benjamin M, Toumi H, Ralphs JR, Bydder G, Best TM, Milz S. Where tendons and ligaments meet bone: attachment sites ('entheses') in relation to exercise and/or mechanical load. *J Anat*. 2006;208(4):471-490.
116. Fernandez-Carnero J, Fernández-de-las-Peñas C, de la Llave-Rincon AI, Ge HY, Arendt-Nielsen L. Widespread mechanical pain hypersensitivity as sign of central sensitization in unilateral epicondylalgia: a blinded, controlled study. *Clin J Pain*. 2009;25(7):555-561.
117. Fernandez-Carnero J, Fernández-de-las-Peñas C, Sterling M, Souvlis T, Arendt-Nielsen L, Vicenzino B. Exploration of the extent of somato-sensory impairment in patients with unilateral lateral epicondylalgia. *J Pain*. 2009;10(11):1179-1185.
118. Ruiz-Ruiz B, Fernández-de-las-Peñas C, Ortega-Santiago R, Arendt-Nielsen L, Madeleine P. Topographical pressure and thermal pain sensitivity mapping in patients with unilateral lateral epicondylalgia. *J Pain*. 2011;12(10):1040-1048.
119. Coombes BK, Bisset L, Vicenzino B. Thermal hyperalgesia distinguishes those with severe pain and disability in unilateral lateral epicondylalgia. *Clin J Pain*. 2012;28(7):595-601.
120. Lim EC, Sterling M, Pedler A, Coombes BK, Vicenzino B. Evidence of spinal cord hyperexcitability as measured with nociceptive flexion reflex (NFR) threshold in chronic lateral epicondylalgia with or without a positive neurodynamic test. *J Pain*. 2012;13(7):676-684.
121. Jespersen A, Amris K, Graven-Nielsen T, et al. Assessment of pressure-pain thresholds and central sensitization of pain in lateral epicondylalgia. *Pain Med*. 2013;14(2):297-304.
122. Alizadehkhaiyat O, Fisher AC, Kemp GJ, Vishwanathan K, Frostick SP. Assessment of functional recovery in tennis elbow. *J Electromyogr Kinesiol*. 2009; 19(4):631-638.
123. Ljung BO, Lieber RL, Friden J. Wrist extensor muscle pathology in lateral epicondylitis. *J Hand Surg Br*. 1999;24(2):177-183.
124. Huisstede BM, Coert JH, Friden J, Hoogvliet P, European HG. Consensus on a multidisciplinary treatment guideline for de Quervain disease: results from the European HANDGUIDE study. *Phys Ther*. 2014;94(8):1095-1110.
125. Magee DJ. *Orthopedic Physical Assessment*. 6th ed. St Louis, MO: Saunders Elsevier; 2014.
126. Bisset LM, Vicenzino B. Physiotherapy management of lateral epicondylalgia. *J Physiother*. 2015;61(4):174-181.
127. Simoneau GG, Marklin RW, Berman JE. Effect of computer keyboard slope on wrist position and forearm electromyography of typists without musculoskeletal disorders. *Phys Ther*. 2003;83(9):816-830.
128. Simoneau GG, Marklin RW. Effect of computer keyboard slope and height on wrist extension angle. *Hum Factors*. 2001;43(2):287-298.
129. Cook JL, Purdam C. Is compressive load a factor in the development of tendinopathy? *Br J Sports Med*. 2012;46(3):163-168.

Capítulo 35

Músculos extensores dos dedos e do indicador

Indicadores doloridos

Orlando Mayoral del Moral | Robert D. Gerwin

1. INTRODUÇÃO

Os músculos extensores dos dedos se originam do epicôndilo lateral do úmero através do tendão extensor comum dos dedos. O ventre muscular se divide em terço distal do antebraço em quatro tendões, um para cada dedo. Os tendões para o indicador e os dedos são acompanhados pelos tendões do extensor do indicador e extensor do dedo mínimo. As expansões tendíneas e suas complicadas conexões nos músculos intrínsecos das mãos favorecem interações complexas, produzindo movimentos finos dos dedos. As junções tendíneas e as bandas intertendíneas que estabilizam cada tendão no dedo ultrapassam o limite da especificidade com o qual os músculos extensores podem controlar movimentos individuais dos dedos, o que também depende dos músculos lumbricais, interósseos e flexores individuais dos dedos para movimentos precisos. A dor referida e a sensibilidade de pontos-gatilho (PGs) no músculo extensor dos dedos são projetadas distalmente no antebraço para o dorso da mão, com frequência para os dedos e proximalmente para a região do epicôndilo lateral. Dor do extensor do indicador é reportada de forma mais intensa na junção do punho e no dorso da mão. Sintomas também podem incluir fraqueza, rigidez e sensibilidade das articulações interfalângicas proximais. Diagnóstico diferencial inclui o genuíno cotovelo de tenista, dor radicular C7 ou radiculopatia (ocasionalmente C6) e tenossinovite estenosante de De Quervain. Consideração de PGs como a causa dos sintomas identificados como epicondilalgia lateral ou PGs em músculos relacionados funcionalmente, incluindo o supinador, braquiorradial e extensores radiais longo e curto do carpo deve ser diferenciada. Ações corretivas incluem evitar tensões musculares desnecessárias, educação postural para preensão, posturas adequadas para o sono e trabalho e estabelecimento de um programa de exercícios domiciliares de autoliberação de PGs e alongamentos para alcançar e manter a amplitude de movimento total e força muscular.

2. CONSIDERAÇÕES ANATÔMICAS

Extensor dos dedos

O músculo extensor dos dedos se insere proximalmente do epicôndilo lateral do úmero, do septo intermuscular e da fáscia antebraquial (Figura 35-1A).[1] O músculo extensor dos dedos ocupa o espaço na superfície dorsal do antebraço entre os músculos extensor radial curto do carpo e extensor ulnar do carpo. Os três músculos formam um tendão comum no epicôndilo lateral. O ventre muscular do músculo extensor dos dedos se divide em três feixes, dois deles têm um tendão cada, e o feixe muscular lateral dá origem a dois tendões, um para o dedo médio e um para o dedo indicador.[2] Os quatro tendões passam pelo quarto compartimento ou túnel abaixo do retináculo extensor[2,3] em uma bainha sinovial comum com o tendão do músculo extensor do indicador.[1] Os tendões divergem no dorso da mão, um para cada dedo.[1] O tendão do dedo indicador é acompanhado pelo músculo extensor do indicador, que está em uma posição medial.[1] O tendão para o dedo anular está conectado por junções intertendíneas (junções tendíneas)[1] aos tendões do músculo extensor do dedo mínimo e ao tendão do dedo médio, de forma que os três dedos mediais se movem juntos. Movimento independente desses dedos é mais difícil com o punho fletido. Distalmente, cada prolongamento tendíneo do extensor dos dedos está ligado por bandas fibrosas aos ligamentos colaterais de suas articulações metacarpofalângicas conforme o tendão cruza a articulação. O tendão se expande em uma expansão aponeurótica (também chamada de capuz extensor) para cobrir a superfície dorsal da falange proximal de cada dedo. Após, ele se junta por tendões dos músculos lumbricais e interósseos.[1,4] Então, essa aponeurose se divide em dois prolongamentos tendíneos, um central e dois colaterais; o prolongamento central se insere na base da segunda falange, e os prolongamentos colaterais continuam unidos e se inserem na superfície dorsal da falange distal de cada dedo como um tendão terminal.[2,5] O músculo extensor dos dedos tem tendões para os três dedos médios (indicador, médio e anular) em 77% das dissecações em um estudo, mas somente em 34% das vezes para o extensor do dedo mínimo.[6]

Extensor do dedo mínimo

O músculo extensor dos dedos mínimos (Figura 35-1A) não é considerado separadamente neste capítulo, porque seu ventre muscular é frequentemente conectado (indiferenciado[1] ou, às vezes, fusionado) ao músculo adjacente extensor dos dedos e é, em geral, coberto por ele.[1] O músculo extensor do dedo mínimo forma um longo tendão que constitui o quinto compartimento dorsal conforme ele avança por baixo do retináculo extensor.[1] Distalmente a ele, o tendão normalmente se divide em dois, e a divisão lateral recebe um tendão do músculo extensor dos dedos.

Extensor do indicador

O músculo extensor do indicador (Figura 35-1B) é um músculo peniforme[8] que se origina da superfície dorsal e lateral do corpo da ulna distalmente ao músculo extensor longo do polegar, da membrana interóssea[1] e, em parte, do septo do extensor longo do polegar.[9] O músculo na membrana interóssea se origina diretamente de seu denso tecido conectivo.[10] O ventre muscular do músculo extensor do indicador é o único ventre muscular que entra no quarto compartimento tendíneo, onde seu tendão passa abaixo do retináculo extensor profundamente aos tendões do músculo extensor dos dedos.[9] A junção musculotendínea do músculo extensor do indicador está abaixo do retináculo extensor em 95% dos casos, e, em sua banda proximal, em 5% dos casos.[8] Distalmente, ao nível da cabeça do 2º metacarpo, ele se une ao lado ulnar do prolongamento do músculo extensor dos dedos em direção ao dedo indicador e se insere na expansão do extensor.[1,11]

Variações anatômicas

Variações anatômicas dos músculos extensores da mão são comuns[12,13] e podem ser causas importantes de dor no punho e fonte de diagnóstico incorreto. Os tendões do músculo extensor dos dedos podem ser únicos,[1] embora, mais comumente, eles se dupliquem ou até tripliquem em um ou mais dedos: com mais frequência, o dedo indicador ou o dedo médio. Raramente um

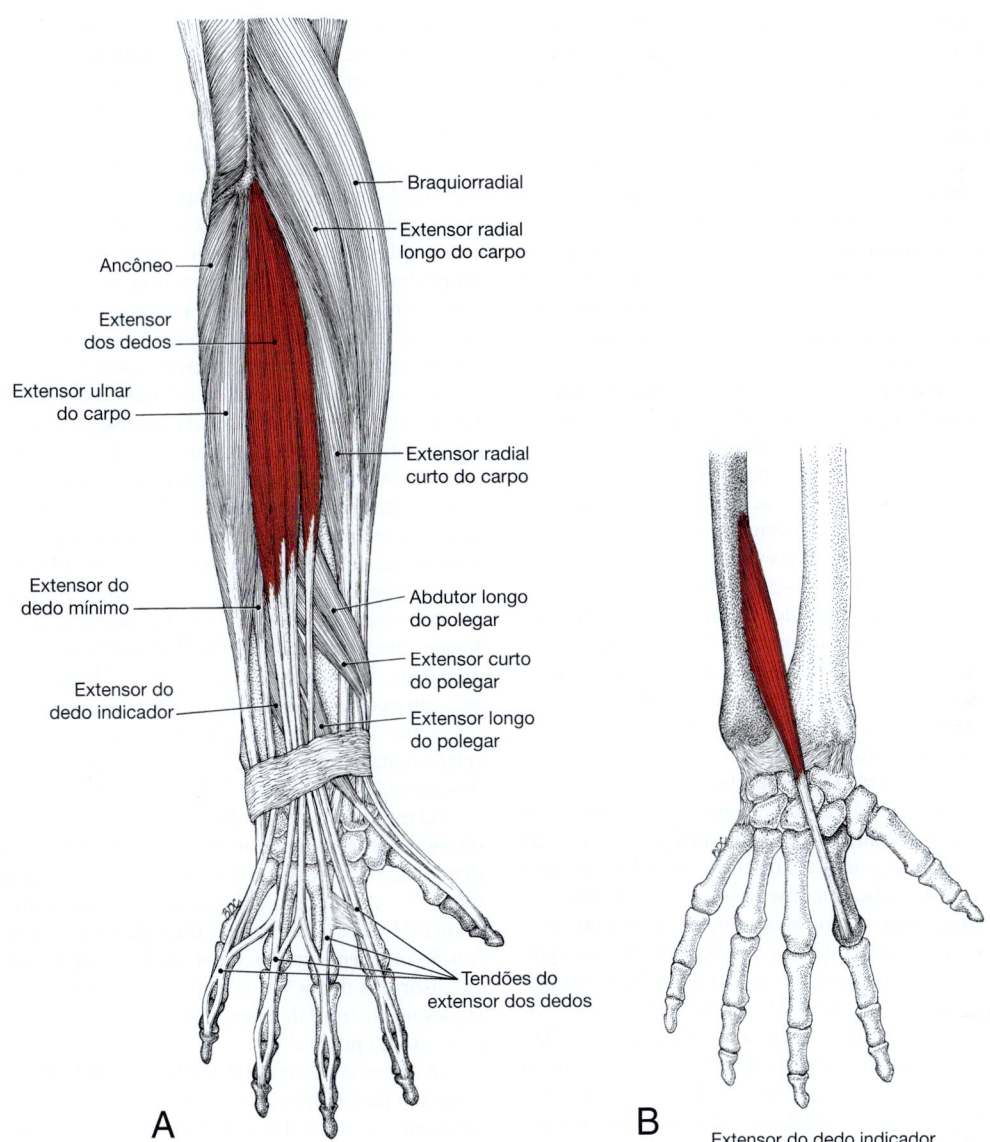

Figura 35-1 Inserções dos músculos extensores dos dedos do lado direito e músculos dorsais do antebraço. (A) Músculo extensor dos dedos (vermelho) mostrando bandas oblíquas que interconectam os tendões distais e a junção do tendão extensor do indicador com o tendão do músculo extensor dos dedos do dedo indicador. Observe que o tendão para o dedo anular é conectado por junções tendíneas aos tendões do dedo médio e aos demais dedos, de forma que a extensão do dedo anular é geralmente acompanhada pela extensão de todos os três dedos. Também observe que não há junções tendíneas ao dedo indicador que podem se mover independentemente. (B) extensor do indicador (vermelho) que passa abaixo dos tendões do extensor dos dedos.

prolongamento tendíneo vai para o polegar. A organização das conexões intertendíneas no dorso da mão é altamente variável. A conexão medial é forte e traciona o tendão do dedo mínimo em direção ao dedo anular, enquanto a conexão entre os dois tendões mediais é fraca e pode estar ausente.[1]

O músculo extensor dos dedos curto da mão é uma variação anatômica relativamente rara que ocorre em 38 (1,1%) de 3.304 mãos examinadas. Quando presente, ele é comumente sintomático (50% de 38 casos).[11,14] Isso é clinicamente importante porque pode se tornar doloroso quando exercitado excessivamente,[15] e pode ser diagnosticado incorretamente como um cisto ou tumor, resultando em cirurgia desnecessária.[15] Ele se insere proximalmente na margem distal do rádio ou da cápsula dorsal da articulação do punho e se insere distalmente na aponeurose dorsal do dedo indicador.[16] Esse músculo frequentemente aparece como uma variação do músculo extensor do indicador, porque quando o músculo extensor dos dedos curto da mão está presente, o músculo extensor do indicador geralmente está ausente.[14]

Há muitas variações do ventre muscular do extensor do indicador e da anatomia tendínea. O tendão extensor do indicador é importante porque é considerado o substituto mais adequado para reconstrução da mão depois de trauma ou doença,[11] especialmente para os tendões do abdutor longo do polegar e do extensor longo do polegar. Além disso, variações do músculo extensor do indicador podem resultar em uma predisposição para neuropatia isolada do nervo interósseo posterior.[12,17]

Yoshida[9] lista um número de variações encontradas em seu estudo anatômico de 832 membros superiores. Um músculo extensor do indicador ulnar (2,9%) se posiciona medialmente ao músculo extensor do indicador e se insere no dedo indicador mais medial ao tendão do músculo extensor do indicador. O músculo extensor do indicador e o músculo médio acessório (1,4%) se originam mais medialmente na superfície dorsal da ulna. O seu tendão se bifurca: uma parte se insere no dedo indicador, e a outra, no dedo médio. Um músculo extensor comum do indicador e do polegar surge da membrana interóssea e do septo intermuscular. O tendão passa por meio do quarto compartimento e bifurca, o prolongamento medial se insere no aspecto medial do polegar, e o prolongamento ulnar se insere no aspecto radial e dorsal do dedo indicador.[11] Quando essa rara variação está presente, ela é sempre adicional aos músculos extensor longo do polegar e extensor do indicador, e nunca os substitui. Uma variação disso é o músculo adicional que surge de um ventre muscular independente que é parte do ventre do músculo extensor longo do polegar. O tendão desse músculo adicional segue um trajeto radial oblíquo para o 2º metacarpo e insere-se a um espessamento da fáscia entre o tendão acessório e a porção ulnar do tendão extensor longo do polegar. Esse músculo acessório corresponde ao músculo extensor do indicador radial, mas a conexão fascial resulta em sua função como um músculo extensor do polegar e extensor dos dedos.[18] A importância dessa descrição é a ênfase na relação da fáscia intertendínea para o trajeto dos tendões.

Variações da inserção proximal do músculo extensor do indicador também são reportadas. A inserção proximal do músculo extensor do indicador pode ser a superfície articular superior do osso semilunar e a região dorsal do ligamento radiocarpal, em vez de a ulna. Nessa variação, o tendão do músculo extensor do indicador percorre e se une aos tendões dos músculos extensor dos dedos e extensor do indicador, inserindo-se na base da falange distal.[19] Há variações de outros músculos extensores do antebraço que afetam o músculo extensor do indicador. Por exemplo, uma duplicação do músculo extensor longo do polegar origina um tendão que percorre junto ao tendão do músculo extensor do indicador e se insere junto com ele. Da mesma forma, um tendão duplicado e o ventre muscular parcial do músculo extensor do indicador foram encontrados originando-se do ventre muscular normal do músculo extensor do indicador e da ulna, e seu tendão se insere com o tendão do músculo extensor longo do polegar.[20]

2.1. Inervação e vascularização

Ambos os músculos extensor dos dedos e extensor do indicador são inervados pelo ramo profundo do nervo radial (interósseo posterior) de raízes nervosas[1] C7 e C8 por meio do corno posterior do tronco inferior do plexo braquial.[12,21]

A respeito do suprimento vascular, os músculos extensor dos dedos e extensor do indicador são supridos por ramos da artéria braquial. O terço proximal do músculo extensor dos dedos é suprido por ramos da artéria radial recorrente, e os dois terços distais são supridos por ramos da artéria interóssea posterior.[1] A porção mais distal é suprida por um ramo perfurante da artéria interóssea anterior que passa através da membrana interóssea.[1,22] Em sua superfície, o músculo extensor do indicador é suprido por ramos da artéria interóssea posterior, e, em sua superfície profunda, por ramos perfurantes da artéria interóssea anterior.[1]

2.2. Função

Os músculos que controlam os movimentos do punho e dos dedos são importantes em razão de seu uso constante durante atividades funcionais e pela sua contribuição para atividades de controle motor fino. Consequentemente, disfunções musculoesqueléticas envolvendo músculo e tendão são muito comuns na mão e no antebraço. O músculo extensor dos dedos estende todas as falanges dos dedos (2º ao 5º dedo),[1,23,24] especialmente as falanges proximais,[25] e auxilia na extensão do punho.[1,23] Ele auxilia na abdução (afastamento) do indicador, do anular e do dedo mínimo para longe do dedo médio.[1,24] Todos os músculos extrínsecos da mão participam em atividades de preensão com força, proporcionalmente à força da preensão.[23,26] O músculo extensor dos dedos atua em conjunto com os músculos lumbricais e interósseos para estender as falanges médias e distais do 2º ao 5º dedo. Quando as falanges proximais são mantidas em flexão, o músculo extensor dos dedos estende as falanges mais distais, mas quando as falanges proximais e a mão são mantidas em extensão, sua contração tem pouco efeito adicional nas duas últimas falanges.[24,27] Esses extensores dos dedos intrínsecos e extrínsecos proporcionam uma função sinérgica essencial para permitir controle seletivo de dedos individuais; uma pesquisa recente mostra que o controle independente do desempenho do músculo extensor dos dedos é limitado, o que pode refletir uma "repercussão" de comandos motores a outros compartimentos extensores dos dedos.[28] Os movimentos são coordenados, de forma que a extensão de um dedo coativa a extensão de dedos adicionais.[28,29] Somente a extensão do dedo indicador e do dedo mínimo ocorre mais independentemente da extensão dos outros dedos em virtude do controle neurológico[29] e de razões anatômicas relacionadas aos tendões, revisadas anteriormente, e da presença dos músculos extensor do indicador e extensor do dedo mínimo.

O músculo extensor do indicador, além de atuar no indicador da mesma forma que o músculo extensor dos dedos atua, estendendo-os, pode assistir a adução do indicador em direção ao dedo médio[24,25] devido à angulação de seu tendão ao longo do dorso da mão. O músculo extensor do indicador permite ao indicador a função independente do 3º e 4º dedos. Sozinho ou com o músculo extensor dos dedos, ele estende o indicador[1] ao nível das articulações metacarpofalângica e interfalângica proximal e auxilia na extensão do punho.[1,12]

A preensão manual é melhorada pela extensão do punho. Preensão manual requer estabilização do punho por meio da coativação dos músculos extensores e flexores do antebraço para contrabalançar a força dos flexores dos dedos que, sem oposição, causariam a flexão do punho. Portanto, os músculos extensor dos dedos e extensor do indicador melhoram a preensão palmar por meio da assistência à extensão do punho.[12,30]

2.3. Unidade funcional

A unidade funcional à qual um músculo pertence inclui os músculos que reforçam e contrapõe-se às suas ações, bem como as articulações que os músculos cruzam. A interdependência dessas estruturas é funcionalmente refletida na organização e nas conexões neurais do córtex sensorimotor. A unidade funcional é enfatizada, porque a presença de um PG em um músculo da unidade aumenta a probabilidade de outros músculos da unidade também desenvolverem PGs. Ao desativar PGs em um músculo, deve haver a preocupação de que outros possam surgir em músculos funcionalmente interdependentes. O Quadro 35-1 representa, de maneira geral, a unidade funcional dos músculos extensor dos dedos e extensor do indicador.[31]

Fortes interações agonista-antagonista são necessárias entre os flexores e os extensores da mão e dos dedos para produzir destreza com os dedos, assim como para produzir preensão manual com força. Os flexores dos dedos são músculos antagonistas, mas

Quadro 35-1	Unidade funcional dos músculos extensor dos dedos e extensor do indicador	
Ação	Sinergistas	Antagonistas
Extensão do dedo	Lumbricais Interósseos	Flexor superficial dos dedos Flexor profundo dos dedos

a coativação sinérgica de ambos os músculos flexores dos dedos e o músculo extensor dos dedos aumenta a força de preensão e a estabilidade do punho.[32] Foi mostrado que a coativação dos músculos flexores dos dedos e do músculo extensor dos dedos necessita de *feedback* sensório-cutâneo, pois a eliminação da sensação cutânea no dedo reduz a força voluntária máxima do músculo extensor dos dedos afetando aquele dedo e, como consequência, reduzindo a coativação agonista-antagonista.[32]

Flexão poderosa das falanges distais também requer forte atividade dos extensores dos dedos. Por outro lado, para o músculo extensor dos dedos estender as articulações interfalângicas, os músculos lumbricais e interósseos precisam funcionar.

Os extensores dos dedos anular e mínimo formam uma unidade funcional com o músculo supinador para movimentos de torção, como fechar a tampa de uma jarra e girar a maçaneta de uma porta.

O músculo extensor do indicador é ativado independentemente e é coativado com o músculo extensor dos dedos; dessa forma, é um agonista do músculo extensor dos dedos. Ele é um agonista de todos os músculos que estendem o punho, incluindo o extensor radial do carpo, o extensor ulnar do carpo e os músculos extensores curtos e longos do polegar. Ele é tanto um agonista dos flexores dos dedos durante a extensão dos dedos quanto um agonista desses mesmos músculos, enrijecendo o indicador e estabilizando o punho.[29] Ele compartilha a ação de estabilização do punho com o músculo extensor dos dedos e os músculos flexores do antebraço.

3. APRESENTAÇÃO CLÍNICA
3.1. Padrão de dor referida
Extensor dos dedos

De acordo com Simons e colaboradores,[31] o envolvimento das fibras do músculo extensor dos dedos associado com o dedo médio é muito comum. A dor, que é sentida mais intensamente na mão, forma uma linha que se estende para o dorso do antebraço, do punho e da mão, incluindo as articulações metacarpofalângica e interfalângica proximal do dedo médio. Também pode haver, ocasionalmente, uma área de dor no lado volar do punho (Figura 35-2A). Os pacientes relatam dor na mão e no dedo e rigidez e sensibilidade nas articulações dos dedos doloridos.[33-35] O relato original dessa dor referida foi baseada em 38 pacientes.[34]

As fibras do músculo extensor dos dedos associadas com o dedo anular referem dor de forma similar para o mesmo dedo.[35] Contudo, ao contrário do extensor do dedo médio, PGs nos extensores dos dedos anular e mínimo provavelmente referem dor e sensibilidade proximalmente para a região do epicôndilo lateral (Figura 35-2B).

Outros autores descreveram que o músculo extensor dos dedos refere dor para o cotovelo ou epicôndilo lateral[36,37] (até mesmo para o dedo médio[38] em pacientes com epicondilalgia lateral),[39,40] para o antebraço,[33,36,37] e para a mão.[36]

Kellgren[41] injetou 0,2 mL de solução salina a 6% no ventre de um músculo extensor dos dedos normal. Dor foi gerada na face dorsal do antebraço e mais severamente sobre o dorso da mão. Durante a sensação de dor, houve uma leve sensibilidade para pressão profunda, clara sensibilidade à percussão, mas sem hipersensibilidade da pele na área dolorida. Dejung e colaboradores[42] descreveram o padrão de dor referida do músculo extensor dos dedos proveniente da análise de 10 pacientes. A dor referida nesses pacientes se estendeu do cotovelo para os dedos, sobre o aspecto dorsal do antebraço, mas mais sobre o punho. Especificamente, dor referida para o eixo longitudinal do punho e antebraço, ao contrário de dor em faixa no punho e para os dedos do prolongamento do músculo extensor afetado.

Extensor do dedo indicador

PGs no músculo extensor do indicador referem dor em direção à face radial do dorso do punho e da mão, mas não para os dedos (Figura 35-2C).

3.2. Sintomas

Pacientes com PGs nos músculos extensores dos dedos reportam dor no aspecto dorsal do antebraço, do punho e dos dedos. Quando questionado se a dor é mais sentida na ponta ou na parte de baixo dos dedos, o paciente pode não ser capaz de isolar a dor, mas provavelmente pode mostrar a localização esfregando a superfície dorsal dos dedos. Dor dos PGs no músculo extensor dos dedos também pode estar associada com sintomas de epicondilalgia lateral[39,40,43] ou com artrite dos dedos. Quando somente as fibras do dedo médio estão envolvidas, o paciente pode reportar fraqueza na preensão, sem dor.[44] Os extensores dos dedos são essenciais para uma preensão poderosa, e essa fraqueza na preensão reportada pelos pacientes apresenta outro exemplo de fraqueza por inibição causada pelos PGs.

Sintomas de limitação na flexão do dedo podem ser provocados por PGs nos músculos extensores dos dedos. Os pacientes podem se queixar de rigidez e sensibilidade das articulações interfalângicas proximais. Rigidez e crepitação dolorosa dos dedos impediu um paciente de ordenhar suas vacas até que PGs no músculo extensor dos dedos foram desativados.[33] Um paciente visto pela Dra. Travell não podia digitar, porque os dedos anular e mínimo não "agiam individualmente" até que PGs foram desativados por meio de infiltração (injeção de substância) nas fibras extensoras daqueles dedos.

A presença de um extensor dos dedos anômalo profundo pode causar dor e edema sobre o aspecto dorsal do 2º e 3º metacarpos da mão esquerda em um guitarrista.[45]

3.3. Exame do paciente

Após um exame subjetivo detalhado, o clínico deve realizar um desenho detalhado representando o padrão de dor descrito pelo paciente. Essa descrição ajudará no planejamento do exame físico e pode ser útil no monitoramento da progressão do paciente, à medida que os sintomas melhoram ou mudam. Já que o músculo extensor dos dedos cruza o cotovelo, o punho e todas as articulações dos dedos, o clínico precisa avaliar a amplitude de movimento passiva para identificar limitações causadas pelos PGs ou disfunções articulares. É melhor estender o cotovelo e flexionar totalmente os dedos primeiro; então, lenta e gentilmente flexionar o punho; e, finalmente, mover o punho em desvio ulnar para revelar tensão muscular aumentada causada por encurtamento adaptativo do músculo ou PGs. Para examinar o comprimento do músculo extensor do indicador, o clínico passivamente flexiona

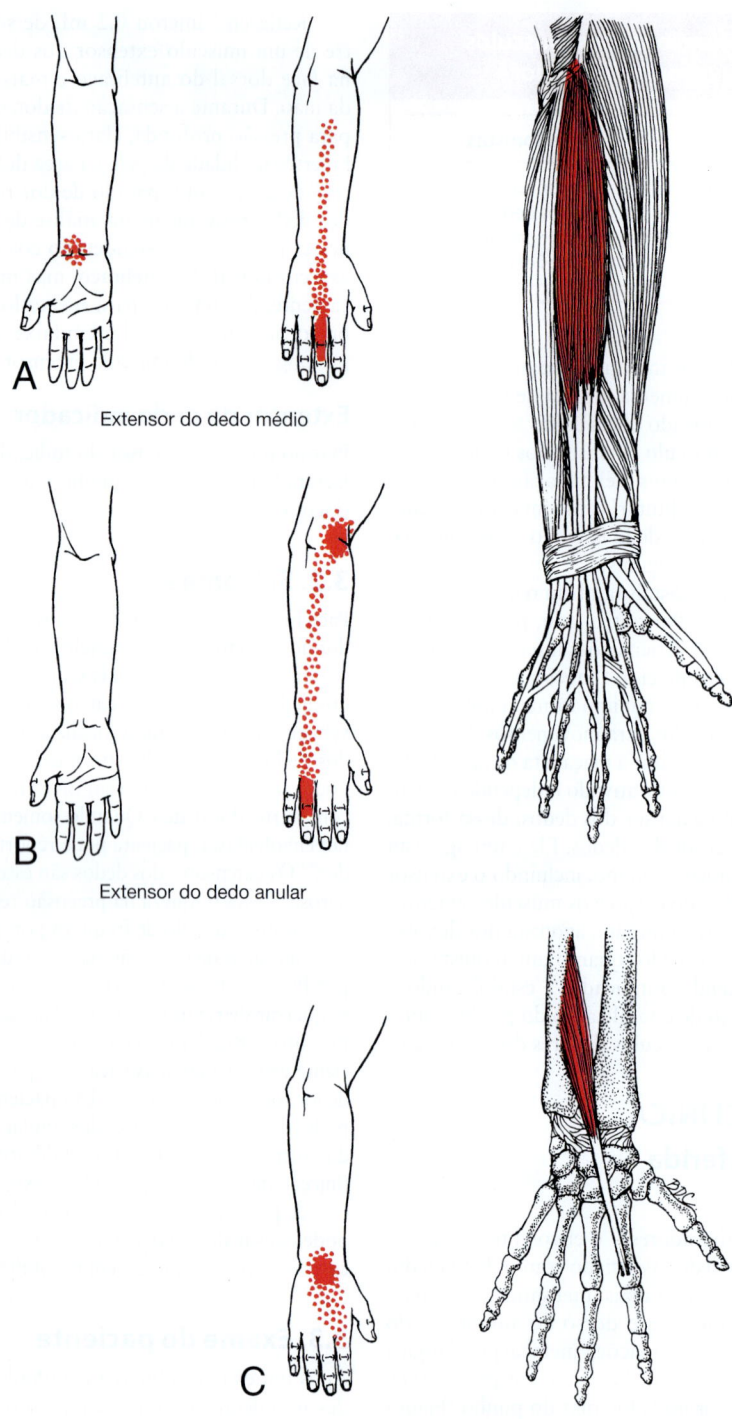

Figura 35-2 Padrões de dor (vermelho-escuro) de PGs nos músculos extensor dos dedos e extensor do indicador (vermelho-médio). (A) Padrão de dor de PGs nas fibras do dedo médio. (B) Padrão de dor de PGs nas fibras do dedo anular. (C) Padrão de dor de PGs em fibras do músculo extensor do indicador (vista dorsal).

o punho e as articulações do dedo indicador junto com algum desvio radial.

Limitação de amplitude de movimento ativa pode ser testada com o teste de flexão de dedos por meio da flexão das articulações interfalângicas para trazer as pontas dos dedos contra a palma da mão enquanto as articulações metacarpofalângicas estiverem sendo estendidas (Figura 35-3A). Aumento de tensão de um músculo extensor do dedo afetado por PG resulta em afastamento desse dedo em relação aos outros, para longe da palma da mão, como o dedo indicador na Figura 35-3B. Flexão passiva do dedo além

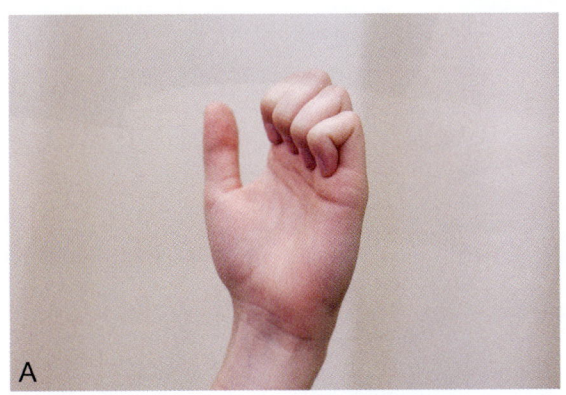 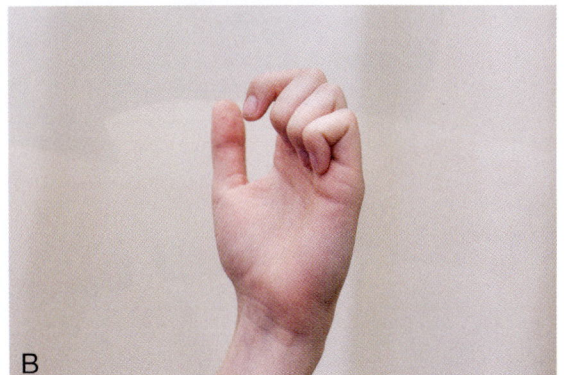

Figura 35-3 Teste de flexão do dedo. (A) Fechamento normal do dedo com todos os dedos fletidos. (B) Teste positivo para disfunção do músculo extensor do dedo. Observe que o dedo indicador é incapaz de alcançar flexão completa.

---

desse ponto é dolorosa e diferente da rigidez dos músculos lumbricais. Caso o 2º dedo esteja afetado, uma possível contribuição do músculo extensor do indicador deve ser considerada.

Fraqueza por inibição causada por PGs nos extensores dos dedos é detectada na preensão durante um aperto de mão testando e comparando ambas as mãos simultaneamente. Esse teste de aperto de mão bilateral é mais doloroso quando o paciente mantém a mão em desvio ulnar e flexão de punho. Esse teste pode revelar fraqueza sem dor com PGs latentes.

Extensão resistida do dedo médio produz dor sobre o epicôndilo lateral (teste de Maudsley) em pessoas com potencial epicondilalgia lateral.[46] O fascículo muscular do músculo extensor dos dedos para o dedo médio emerge do epicôndilo lateral. A sensibilidade na inserção proximal do músculo extensor dos dedos se correlaciona diretamente com a dor no teste de Maudsley.[46] Essas observações levaram à hipótese de que a dor da epicondilalgia lateral vem do músculo extensor dos dedos.[46,47] PGs no músculo extensor dos dedos são muito prevalentes em pacientes com epicondilalgia lateral, variando entre 25[39] e 83,3%.[38,40]

Fraqueza do músculo extensor dos dedos pode ser testada por extensão resistida das articulações metacarpofalângicas do 2º ao 5º dedo com o braço repousado em uma mesa, conforme ilustrado por Kendall e colaboradores.[48] Fraqueza nesse músculo causa fraqueza na extensão do punho. Fraqueza do 2º dedo também poderia resultar de PGs no músculo extensor do indicador.

Sensibilidade das articulações interfalângicas proximais é comumente associada com a rigidez dos dedos e dor em razão de PGs nos extensores dos dedos, às vezes sem dor referida na articulação.[44] Movimento articular acessório deve ser examinado no cotovelo, no punho e na mão. Déficit de movimento articular acessório pode ser um fator contribuinte para sobrecarga aos músculos extensor dos dedos e extensor do indicador.[49]

3.4. Avaliação de pontos-gatilho

Gerwin e colaboradores[50] estabeleceram que entre clínicos experientes e treinados, critérios confiáveis para diagnosticar PGs são a detecção de uma banda tensionada, a presença de pontos sensíveis, a presença de dor referida e a reprodução dos sintomas de dor do paciente.

Ainda que respostas de contração rápida não tenham sido identificadas de forma confiável para alguns músculos testados, o músculo extensor dos dedos nesse estudo pontuou muito alto na confiabilidade interexaminador para todas as avaliações, incluindo a resposta de contração rápida. É um dos músculos mais fáceis de examinar de forma confiável para PGs e para evocar uma resposta de contração rápida. De fato, um estudo recente mostrou que a identificação de PGs dentro dos músculos do antebraço é uma atividade que requer habilidade, pois um clínico inexperiente tem mais dificuldades para identificar um PG no músculo extensor dos dedos do que um clínico experiente.[51]

Para examinar PGs no músculo extensor dos dedos, o paciente é posicionado com o antebraço apoiado e o cotovelo posicionado entre 90° e 135° de flexão, o que permite adequada palpação superficial e perpendicular do músculo (Figura 35-4A). O músculo pode ser identificado e diferenciado de outros músculos extensores do antebraço por meio da flexão do punho e da palpação sobre o dorso ou superfície extensora do músculo durante extensão do dedo médio.

Os PGs nas fibras do músculo extensor dos dedos que suprem os dedos anular e mínimo são mais difíceis de localizar, porque eles são profundos no ventre muscular abaixo da aponeurose de origem, parte do que recobre a superfície do músculo. Essas fibras se localizam próximo ao músculo extensor ulnar do carpo, que é o ventre muscular lateral à borda da ulna e próximo ao músculo supinador. À palpação, esses dois dedos extensores tendem a referir dor distalmente no punho e na mão e, às vezes, proximalmente ao epicôndilo lateral (Figura 35-2).

PGs são identificados no músculo extensor do indicador por meio de palpação perpendicular (Figura 35-4B). O exame do músculo extensor do indicador não depende da posição do cotovelo, mas é mais fácil com o punho levemente estendido para deixar o músculo em comprimento intermediário. O paciente é solicitado a mover o dedo indicador em extensão na articulação metacarpofalângica, permitindo a identificação do músculo.

4. DIAGNÓSTICO DIFERENCIAL

4.1. Ativação e perpetuação de pontos-gatilho

Uma postura ou atividade que ative um PG, se não corrigida, também pode perpetuá-lo. Em qualquer parte dos músculos extensor dos dedos ou extensor do indicador, os PGs podem ser ativados por carga excêntrica não habitual, exercício excêntrico em músculo destreinado ou carga concêntrica máxima ou submáxima.[52] PGs também podem ser ativados ou agravados quando o músculo é colocado em uma posição encurtada e/ou alongada por período prolongado.

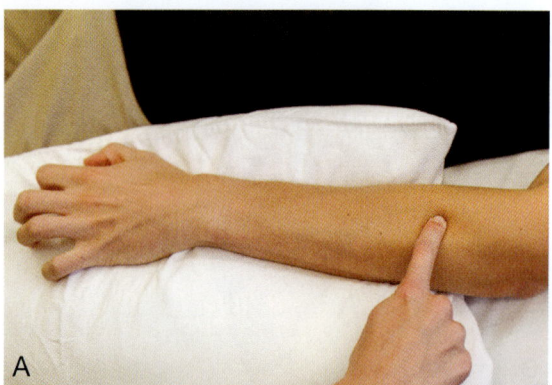 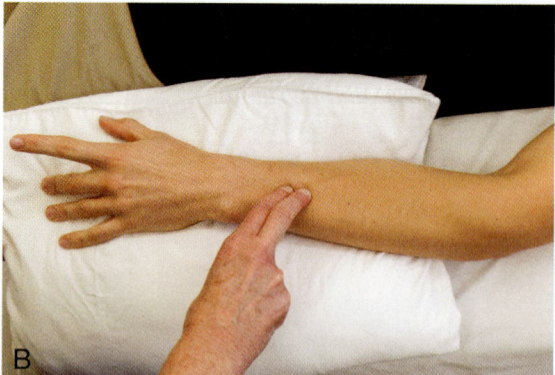

Figura 35-4 Palpação transversa plana para PGs nos músculos extensores dos dedos. (A) Músculo extensor dos dedos. (B) Músculo extensor do dedo indicador.

PGs nos extensores dos dedos comumente são causados por esforço excessivo durante movimentos repetitivos com os dedos ou preensão vigorosa, como em músicos profissionais, carpinteiros, açougueiros, servidores de sorvetes, encanadores, tenistas, mecânicos, etc. Os padrões de dor referida de PGs na parte superior do corpo, incluindo os músculos dos braços, reproduzem padrões de dor no pescoço, nos ombros e nos braços de trabalhadores braçais e de escritório. A prevalência e a distribuição de PGs foram similares em ambos os grupos nesse estudo.[53]

Uso excessivo dos músculos do antebraço que controlam o polegar, o punho e a extensão dos dedos produz dor no polegar e no antebraço, assim como dor na mão e nos dedos. O uso indiscriminado de dispositivos manuais, como celulares e controles de videogame, exige movimentos repetidos do polegar e dos dedos. Um estudo retrospectivo de indivíduos com disfunções musculoesqueléticas que participaram de um programa de reabilitação de nível terciário mostrou uma associação importante entre o uso desses dispositivos manuais e a tendinopatia do músculo extensor longo do polegar e a síndrome da dor miofascial (SDM) do extensor dos dedos, do 1º interósseo, e da musculatura tenar.[54]

PGs nos músculos extensor dos dedos e extensor do indicador ocorrem com contração excêntrica durante o alongamento.[52,55] Trabalhadores de escritório que usam computadores são particularmente suscetíveis. Esse fenômeno ocorre com atividade no teclado quando o punho é estendido e os dedos são fletidos. Extensão de punho prolongada ou repetida, seja por teclado de computador ou relacionada a trabalho em fábrica, assim como por tocar um instrumento musical, pode produzir essa condição. Dor no antebraço pode ser observada em guitarristas e outros músicos que tocam instrumentos com corda. Dor relacionada ao músculo e ao tendão é reportada em 64 a 76% de todos os instrumentistas questionados.[56,57] Em atividades esportivas, o revés no tênis sobrecarrega os extensores do punho, e a atividade de preensão com força sobrecarrega os extensores dos dedos.[58]

Pessoas com a síndrome de Ehlers-Danlos, que têm hipermobilidade, frequentemente mostram sinais de dor muscular e formação de PGs.[59] Hiperextensão das articulações dos dedos comumente produz dor articular e pode produzir dor miofascial no antebraço. O uso de "anéis de prata" feitos para evitar hiperextensão de pequenas articulações pode impedir dor na mão e no antebraço.

4.2. Pontos-gatilho associados

PGs associados podem surgir em áreas de dor referida causadas por PGs primários.[60] Portanto, músculos nas áreas de dor referida de cada músculo acometido também devem ser examinados. PGs podem ocorrer simultaneamente em qualquer músculo da unidade funcional. Os músculos mais comumente envolvidos são os músculos extensor radial curto e longo do carpo, já que compartilham a ação no cotovelo e no punho. Contudo, a associação com outros músculos, como supinador, braquiorradial, extensor ulnar do carpo, tríceps braquial e braquial, ou com os antagonistas do antebraço no grupo flexor-pronador, é muito comum.

Além disso, dor no dorso do antebraço durante o uso da mão, especificamente quando da realização de atividades de preensão e levantamento, pode alterar o uso dos músculos do ombro, induzir a formação de PGs e causar dor nos músculos do ombro, particularmente o infraespinal, o trapézio superior e o levantador da escápula, pois o ombro promove suporte ou estabilização durante a atividade. Além desses PGs relacionados, Hong[61] observou que PGs nos músculos escalenos ou serrátil posterior superior poderiam induzir PGs associados no músculo extensor dos dedos.

4.3. Patologias associadas

Diagnósticos diferenciais para PGs nos extensores dos dedos incluem epicondilalgia lateral, dor radicular ou radiculopatia C7 (e ocasionalmente C6) e tenossinovite estenosante de De Quervain. O diagnóstico comum de epicondilalgia lateral é frequentemente causado por PGs em ao menos um músculo que se insere no epicôndilo lateral. Frequentemente, vários deles estão envolvidos,[38-40,43] e a prevalência da SDM em pacientes com epicondilalgia lateral varia entre 90[40] e 100%.[43] A atividade do músculo extensor dos dedos pode ser alterada em pacientes com epicondilalgia lateral, contribuindo mais para a extensão de punho do que em indivíduos-controle, ao passo que a contribuição do extensor radial curto do carpo para extensão do punho é reduzida.[30]

Causas comuns de dor na região dorsal da mão são cistos ganglionares, tenossinovite, trauma direto e tumores de tecido mole.[12] Relatos de dor de patologias musculares por si só são raras.[11] Entretanto, relatos de dor de PGs nesses músculos geralmente não são encontrados na literatura.

Síndrome compartimental aguda espontânea seguida de estresse por esforço repetitivo produz dor intensa e edema. A dor pode ocorrer sobre o dorso do antebraço de um até vários dias previamente ao início do edema. A dor pode piorar com a extensão dos dedos quando o músculo extensor dos dedos está envolvido.[62,63] Decréscimo de amplitude de movimento ao nível do punho pode ser visto em síndromes compartimentais e na dor causada por PGs. A dor pode piorar com extensão do punho ou dos dedos em ambas as condições. É mais provável ocorrer dano neurológico com síndrome compartimental, mas também é possível que pacientes reportem parestesia como resultado de PGs nos músculos extensores dos dedos e do punho.

As bandas sagitais são os estabilizadores primários dos tendões do extensor dos dedos sobre as articulações metacarpofalângicas na mão. Se rompidas devido a algum processo patológico, como na artrite reumatoide, ou devido à trauma, o músculo extensor dos dedos pode subluxar ou se deslocar e ficar alojado na face ulnar da articulação. Essa condição é uma fonte séria de tensão muscular pelo resultante desvio ulnar do dedo, e o deslocamento deve ser cirurgicamente reparado para restauração da função.

Trauma fechado no punho pode romper tendões, com ou sem fratura distal de rádio, mas essa condição ocorre mais comumente com o extensor longo do polegar e raramente com o músculo extensor do indicador. Ruptura tendínea espontânea pode ocorrer após injeção de corticoide.[8] Dor no punho também pode ser causada por variações anormais do tendão extensor e suas complicações. Tais variações do músculo extensor longo do polegar passam sobre o retináculo extensor e foram associadas com dor no punho com desvio radial e extensão limitada do polegar relacionada à tenossinovite estenosante. Os sintomas melhoraram depois de cirurgia para descompressão.[64]

5. AÇÕES CORRETIVAS

Uma das ações corretivas mais importantes é evitar extensão extrema, prolongada ou repetitiva do punho. Essas ações não são consideradas somente um fator de risco para a síndrome do túnel do carpo, mas também aumentam a atividade de extensores do punho, incluindo o músculo extensor dos dedos.[65] Todavia, quando se trata de sobrecarga ao músculo extensor dos dedos, extensão de punho além de 45° deve ser evitada,[65] especialmente quando da realização de atividades repetitivas de flexão/extensão dos dedos em um teclado, computador ou instrumento musical ou mouse do computador.

Se PGs nos músculos extensor dos dedos ou extensor do indicador estão altamente sensíveis, o paciente deve ser instruído a dormir em posições que impeçam o punho e os dedos de assumir uma postura em flexão prolongada que possa perpetuar a dor e os sintomas de PGs nos extensores dos dedos e do punho. O paciente pode ser instruído a usar um suporte para impedir a flexão máxima dos dedos com o punho em posição neutra. Uma toalha pequena ou almofada pode ser colocada na frente do punho e da mão e, então, fixada com uma tira para manter o punho em uma posição neutra e os dedos em uma posição relaxada durante o sono (Figura 35-5A). Se a dor do paciente é aguda ou refere para o cotovelo, uma toalha pequena pode ser posicionada ao redor do cotovelo para impedi-lo de fletir durante o sono (Figura 35-5B).

A interrupção de digitação prolongada a cada 30 minutos, em média, para realizar o exercício de balanço de dedos deixando as mãos ao lado do corpo, completamente relaxadas, e o movimento dos braços e cotovelos para causar relaxamento passivo pelo balanço das mãos e dedos ajudam os músculos extensores do antebraço a se recuperarem de atividade prolongada. Sobre o uso de teclados virtuais em *tablets* ou em outros dispositivos, o *layout* de teclado dividido se mostrou mais adequado para o uso do *tablet* na cama,[66] ao passo que o teclado amplo promoveu melhores resultados na posição tradicional na mesa.[66]

O paciente deve aprender a evitar a sobrecarga dos extensores dos dedos. Durante atividades de preensão ou atividades repetidas de pinça, é melhor manter o punho em uma posição neutra que o estabilize para diminuir a demanda dos músculos extensores dos dedos. Quando pinçar ou girar com a mão, como em partidas de tênis, o paciente deve manter a mão levemente estendida e em desvio radial (em uma posição de *cock-up* do punho), em vez de em flexão e desvio ulnar. Jogadores ávidos de tênis e golfe devem buscar conselho profissional a respeito de posições e biomecânica apropriadas para preensão.

Autoliberação de PGs nos músculos extensor dos dedos e extensor do indicador (Figura 35-6B) pode ser realizada em posição sentada colocando o antebraço em um braço de encosto de uma cadeira ou em uma mesa com a palma da mão para baixo por meio de pressão manual ou ferramenta de liberação de PGs. Para qualquer técnica de autoliberação, o PG deve ser identificado com os dedos ou uma ferramenta de autoliberação de PG. Pressão leve (não mais do que 4/10 de dor) é mantida por 15 a 30 segundos ou até que a dor reduza. Essa técnica pode ser aplicada com cinco repetições de cada vez, várias vezes ao dia.

O paciente pode facilmente realizar técnicas de autoalongamento como parte de um programa de automanejo para PGs nos músculos extensores dos dedos.[67] O alongamento dos músculos extensor dos dedos e extensor do indicador deve ser realizado com o cotovelo flexionado, a palma da mão apontada para baixo e o punho e os dedos em flexão completa (Figura 35-7). O mesmo procedimento pode ser seguido com o cotovelo estendido du-

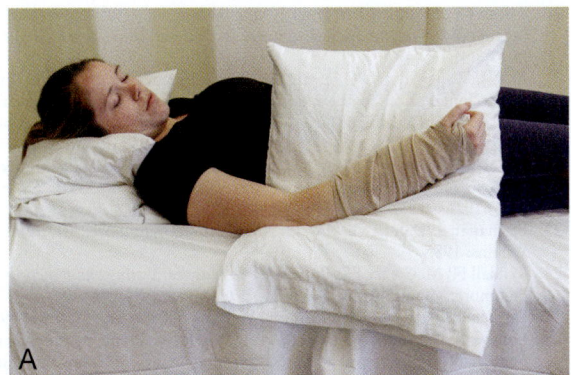
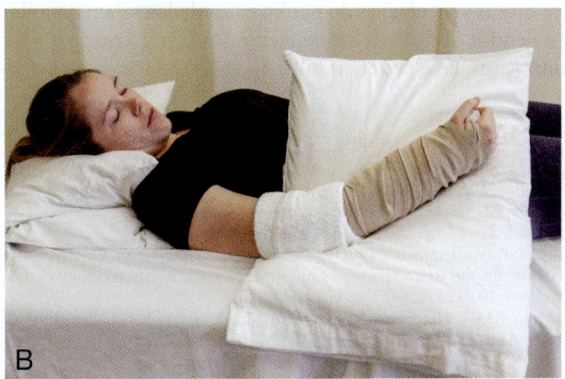

Figura 35-5 Posição de dormir para suporte aos extensores dos dedos. (A) Punho mantido em posição neutra com dedos em uma posição relaxada e impedido de fechar totalmente. (B) Toalha ao redor do cotovelo para impedir a flexão, com o punho mantido como em A para epicondilalgia lateral ou PGs de extensores de punho e dedos sensíveis.

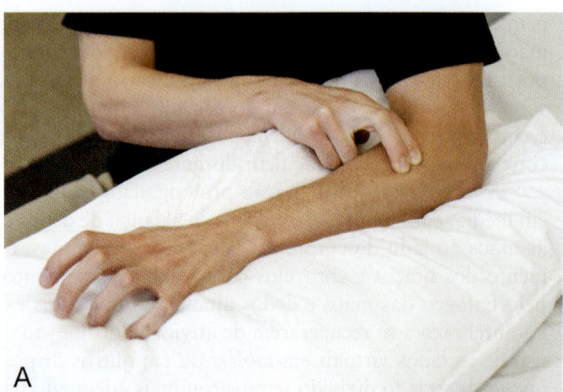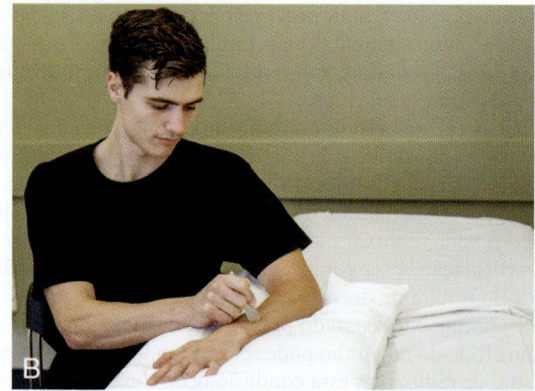

Figura 35-6 Autoliberação de PGs. (A) Músculo extensor dos dedos. (B) Músculo extensor do dedo indicador.

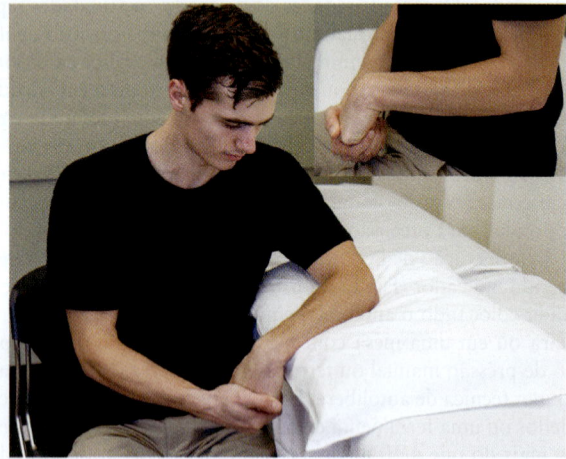

Figura 35-7 Autoalongamento dos músculos extensores dos dedos. Observe na foto menor os dedos sendo passivamente levados em flexão completa com o punho em flexão.

rante todo o alongamento para o músculo extensor dos dedos (ver Figura 34-9). Esses autoalongamentos devem ser realizados gentilmente, e a atenção para a reprodução da dor *versus* alongamento é de suma importância. Esses alongamentos não devem ser dolorosos. O autoalongamento possibilita que o paciente alivie a tensão das bandas tensionadas dos extensores dos dedos. É essencial para que as articulações do punho e dos dedos sejam completamente fletidas. Adição de relaxamento isométrico por meio de uma contração suave pode ser útil.

Referências

1. Standring S. *Gray's Anatomy: The Anatomical Basis of Clinical Practice*. 41st ed. London, UK: Elsevier; 2015.
2. Precerutti M, Garioni E, Ferrozzi G. Dorsal forearm muscles: US anatomy Pictorial Essay. *J Ultrasound*. 2010;13(2):66-69.
3. Rousset P, Vuillemin-Bodaghi V, Laredo JD, Parlier-Cuau C. Anatomic variations in the first extensor compartment of the wrist: accuracy of US. *Radiology*. 2010;257(2):427-433.
4. McMinn RMH, Hutchings RT, Pegington J, Abrahams PH. *Color Atlas of Human Anatomy*. 3rd ed. St. Louis, MO: Mosby Year Book; 1993.
5. Saladin KS. *Human Anatomy*. New York, NY: McGraw Hill; 2016.
6. Dass P, Prabhu LV, Pai MM, Nayak V, Kumar G, Janardhanan JP. A comprehensive study of the extensor tendons to the medial four digits of the hand. *Chang Gung Med J*. 2011;34(6):612-619.
7. Bettencourt Pires MA, Casal D, Mascarenhas de Lemos L, Godinho CE, Pais D, Goyri-O'Neill J. An unusual variety of the extensor digiti muscles: report with notes on repetition strain injuries. *Acta Med Port*. 2013;26(3):278-283.
8. Lepage D, Tatu L, Loisel F, Vuillier F, Parratte B. Cadaver study of the topography of the musculotendinous junction of the finger extensor muscles: applicability to tendon rupture following closed wrist trauma. *Surg Radiol Anat*. 2015;37(7):853-858.
9. Yoshida Y. Anatomical study on the extensor digitorum profundus muscle in the Japanese. *Okajimas Folia Anat Jpn*. 1990;66(6):339-353.
10. Schwarzkopf R, DeFrate LE, Li G, Herndon JH. The quantification of the origin area of the deep forearm musculature on the interosseous ligament. *Bull NYU Hosp Jt Dis*. 2008;66(1):9-13.
11. Yammine K. The prevalence of the extensor indicis tendon and its variants: a systematic review and meta-analysis. *Surg Radiol Anat*. 2015;37(3):247-254.
12. Kumka M. A variant extensor indicis muscle and the branching pattern of the deep radial nerve could explain hand functionality and clinical symptoms in the living patient. *J Can Chiropr Assoc*. 2015;59(1):64-71.
13. Shereen R, Loukas M, Tubbs RS. Extensor digitorum brevis manus: a comprehensive review of this variant muscle of the dorsal hand. *Cureus*. 2017;9(8): e1568.
14. Gama C. Extensor digitorum brevis manus: a report on 38 cases and a review of the literature. *J Hand Surg Am*. 1983;8(5, pt 1):578-582.
15. Kuschner SH, Gellman H, Bindiger A. Extensor digitorum brevis manus. An unusual cause of exercise-induced wrist pain. *Am J Sports Med*. 1989;17(3):440-441.
16. Shaw JA, Manders EK. Extensor digitorum brevis manus muscle. A clinical reminder. *Orthop Rev*. 1988;17(9):867-869.
17. Feneis H, Dauber W. *Pocket Atlas of Human Anatomy. Based on the International Nomenclature*. New York, NY: Thieme Stuttgart; 2000.
18. Casanova Martinez D, Valdivia Gandur I, Golano P. Extensor pollicis et indicis communis or extensor indicis radialis muscle. *Anat Sci Int*. 2013;88(3):153-155.
19. Arathala R, Sankaran PK, Ragunath G, Harsha SS, Sugumar TS. The extensor indicis brevis—a rare variation and its significance. *J Clin Diagn Res*. 2016;10(2):AD03-AD04.
20. Talbot CE, Mollman KA, Perez NM, et al. Anomalies of the extensor pollicis longus and extensor indicis muscles in two cadaveric cases. *Hand (N Y)*. 2013;8(4):469-472.
21. Li WJ, Wang SF, Li PC, et al. Electrophysiological study of the dominant motor innervation to the extensor digitorum communis muscle and long head of triceps brachii at posterior divisions of brachial plexus. *Microsurgery*. 2011;31(7):535-538.
22. Revol MP, Lantieri L, Loy S, Guerin-Surville H. Vascular anatomy of the forearm muscles: a study of 50 dissections. *Plast Reconstr Surg*. 1991;88(6):1026-1033.
23. Basmajian J, Deluca C. *Muscles Alive*. 5th ed. Baltimore, MD: Williams & Wilkins; 1985.
24. Kendall FP, McCreary EK, Provance PG. *Muscles, Testing and Function*. 4th ed. Baltimore, MD: Williams & Wilkins; 1993.
25. Duchenne G. *Physiology of Motion*. Philadelphia, PA: Lippincott; 1949.
26. Long C II, Conrad PW, Hall EA, Furler SL. Intrinsic-extrinsic muscle control of the hand in power grip and precision handling. An electromyographic study. *J Bone Joint Surg Am*. 1970;52(5):853-867.
27. Rasch PJ, Burke RK. *Kinesiology and Applied Anatomy: The Science of Human Movement*. 6th ed. Philadelphia, PA: Lea & Febiger; 1978.

28. van Duinen H, Yu WS, Gandevia SC. Limited ability to extend the digits of the human hand independently with extensor digitorum. *J Physiol.* 2009;587(pt 20): 4799-4810.
29. Birdwell JA, Hargrove LJ, Kuiken TA, Weir RF. Activation of individual extrinsic thumb muscles and compartments of extrinsic finger muscles. *J Neurophysiol.* 2013;110(6):1385-1392.
30. Heales LJ, Vicenzino B, MacDonald DA, Hodges PW. Forearm muscle activity is modified bilaterally in unilateral lateral epicondylalgia: a case-control study. *Scand J Med Sci Sports.* 2016;26(12):1382-1390.
31. Simons DG, Travell J, Simons L. *Travell & Simon's Myofascial Pain and Dysfunction: The Trigger Point Manual.* Vol 1. 2nd ed. Baltimore, MD: Williams & Wilkins; 1999:104.
32. Kim Y, Shim JK, Hong YK, Lee SH, Yoon BC. Cutaneous sensory feedback plays a critical role in agonist-antagonist co-activation. *Exp Brain Res.* 2013;229(2): 149-156.
33. Kelly M. Pain in the forearm and hand due to muscular lesions. *Med J Aust.* 1944;2:185-188.
34. Travell J. Pain mechanisms in connective tissue. Paper presented at: Connective Tissues, Transactions of the Second Conference; 1951; New York, NY.
35. Travell J, Rinzler SH. The myofascial genesis of pain. *Postgrad Med.* 1952;11(5): 425-434.
36. Kelly M. New light on the painful shoulder. *Med J Aust.* 1942;1:488-493.
37. Good MG. The role of skeletal muscles in the pathogenesis of diseases. *Acta Med Scand.* 1950;138(4):284-292.
38. Mayoral del Moral O, Gimenez Donoso C, Salvat Salvat I, Fernandez Carnero J. Puncion seca de los musculos del brazo, el antebrazo y la mano. In: Mayoral del Moral O, Salvat Salvat I, eds. *Fisioterapia Invasiva del Sindrome de Dolor Miofascial Manual de puncion seca de punto gatillo.* Madrid, Spain: Editorial Medica Panamericana; 2017:265-309.
39. Fernandez-Carnero J, Fernández-de-las-Peñas C, de la Llave-Rincon AI, Ge HY, Arendt-Nielsen L. Prevalence of and referred pain from myofascial trigger points in the forearm muscles in patients with lateral epicondylalgia. *Clin J Pain.* 2007;23(4):353-360.
40. Mayoral O, de Felipe JA, Velasco S, Jimenez F, Miota J, Lopez P. Prevalence of Myofascial Pain Syndrome in Lateral Epicondyle Enthesopathy. Paper presented at: MYOPAIN 2010. VIII World Congress on Myofascial Pain and Fibromalgia; 2010; Todedo, Spain.
41. Kellgren JH. Observations on referred pain arising from muscle. *Clin Sci.* 1938;3:175-190.
42. Dejung B, Grobli C, Colla F, Weissman R. *Triggerpunkt-Therapie (Trigger Point Therapy).* Bern, Switzerland: Verlag Hans Huber; 2003.
43. Fernandez-Carnero J, Fernández-de-las-Peñas C, de la Llave-Rincon AI, Ge HY, Arendt-Nielsen L. Bilateral myofascial trigger points in the forearm muscles in patients with chronic unilateral lateral epicondylalgia: a blinded, controlled study. *Clin J Pain.* 2008;24(9):802-807.
44. Travell J, Bigelow NH. Role of somatic trigger areas in the patterns of hysteria. *Psychosom Med.* 1947;9(6):353-363.
45. Reeder CA, Pandeya NK. Extensor indicis proprius syndrome secondary to an anomalous extensor indicis proprius muscle belly. *J Am Osteopath Assoc.* 1991;91(3):251-253.
46. Fairbank SM, Corlett RJ. The role of the extensor digitorum communis muscle in lateral epicondylitis. *J Hand Surg Br.* 2002;27(5):405-409.
47. Shmushkevich Y, Kalichman L. Myofascial pain in lateral epicondylalgia: a review. *J Bodyw Mov Ther.* 2013;17(4):434-439.
48. Kendall FP, McCreary EK. *Muscles: Testing and Function, with Posture and Pain.* 5th ed. Baltimore, MD: Lippincott Williams & Wilkins; 2005.
49. Lewit K. *Manipulative Therapy. Musculoskeletal Medicine.* London, England: Churchill Livingstone; 2010.
50. Gerwin RD, Shannon S, Hong C-Z, Hubbard DR, Gevirtz R. Interrater reliability in myofascial trigger point examination. *Pain.* 1997;69:65-73.
51. Mora-Relucio R, Nunez-Nagy S, Gallego-Izquierdo T, et al. Experienced versus inexperienced interexaminer reliability on location and classification of myofascial trigger point palpation to diagnose lateral epicondylalgia: an observational cross-sectional study. *Evid Based Complement Alternat Med.* 2016;2016:6059719.
52. Gerwin RD, Dommerholt J, Shah JP. Expansion of Simons' integrated hypothesis. *J Musculoske Pain.* 2004;12(suppl 9):23.
53. Fernández-de-las-Peñas C, Grobli C, Ortega-Santiago R, et al. Referred pain from myofascial trigger points in head, neck, shoulder, and arm muscles reproduces pain symptoms in blue-collar (manual) and white-collar (office) workers. *Clin J Pain.* 2012;28(6):511-518.
54. Sharan D, Mohandoss M, Ranganathan R, Jose J. Musculoskeletal disorders of the upper extremities due to extensive usage of hand held devices. *Ann Occup Environ Med.* 2014;26:22.
55. Itoh K, Okada K, Kawakita K. A proposed experimental model of myofascial trigger points in human muscle after slow eccentric exercise. *Acupunct Med.* 2004;22(1):2-12; discussion 12-13.
56. Brandfonbrener AG. Musculoskeletal problems of instrumental musicians. *Hand Clin.* 2003;19(2):231-239, v-vi.
57. Lederman RJ. Neuromuscular and musculoskeletal problems in instrumental musicians. *Muscle Nerve.* 2003;27(5):549-561.
58. Kim PS. Role of injection therapy: review of indications for trigger point injections, regional blocks, facet joint injections, and intra-articular injections. *Curr Opin Rheumatol.* 2002;14(1):52-57.
59. Tewari S, Madabushi R, Agarwal A, Gautam SK, Khuba S. Chronic pain in a patient with Ehlers-Danlos syndrome (hypermobility type): the role of myofascial trigger point injections. *J Bodyw Mov Ther.* 2017;21(1):194-196.
60. Hsieh YL, Kao MJ, Kuan TS, Chen SM, Chen JT, Hong CZ. Dry needling to a key myofascial trigger point may reduce the irritability of satellite MTrPs. *Am J Phys Med Rehabil.* 2007;86(5):397-403.
61. Hong C-Z. Considerations and recommendations regarding myofascial trigger point injection. *J Musculoske Pain.* 1994;2(1):29-59.
62. Johnson AL, Maish D, Darowish M. Isolated compartment syndrome of the extensor digitorum communis: a case report. *Hand (N Y).* 2011;6(4):442-444.
63. Dalton DM, Munigangaiah S, Subramaniam T, McCabe JP. Acute bilateral spontaneous forearm compartment syndrome. *Hand Surg.* 2014;19(1):99-102.
64. Turker T, Robertson GA, Thirkannad SM. A classification system for anomalies of the extensor pollicis longus. *Hand (N Y).* 2010;5(4):403-407.
65. Chen HM, Leung CT. The effect on forearm and shoulder muscle activity in using different slanted computer mice. *Clin Biomech (Bristol, Avon).* 2007;22(5):518-523.
66. Lin MI, Hong RH, Chang JH, Ke XM. Usage position and virtual keyboard design affect upper-body kinematics, discomfort, and usability during prolonged tablet typing. *PLoS One.* 2015;10(12):e0143585.
67. Van Eerd D, Munhall C, Irvin E, et al. Effectiveness of workplace interventions in the prevention of upper extremity musculoskeletal disorders and symptoms: an update of the evidence. *Occup Environ Med.* 2016;73(1):62-70.

Capítulo 36

Músculo supinador
Sabotador do cotovelo e do polegar

Orlando Mayoral del Moral | Isabel Salvat

1. INTRODUÇÃO

O músculo supinador é um músculo profundo que circunda o terço proximal do rádio. Ele tem duas camadas, e o nervo interósseo posterior passa entre elas. Ele é um dos maiores supinadores do antebraço, ajuda na flexão do cotovelo e pode atuar na estabilidade lateral do cotovelo. Pontos-gatilho (PGs) no músculo supinador referem dor principalmente para o epicôndilo lateral e para o aspecto dorsal no espaço interdigital do polegar. Sintomas podem incluir uma dor profunda na face dorsal do antebraço proximal, no epicôndilo lateral e na superfície dorsal do antebraço no espaço interdigital do polegar, especialmente após preensão e levantamento repetitivos com os cotovelos estendidos. Os sintomas persistem após a atividade provocativa. A ativação e a perpetuação de PGs podem ocorrer por sobrecarga repetitiva e uso de raquete na prática esportiva. O diagnóstico diferencial inclui "cotovelo de tenista verdadeiro", compressão do interósseo posterior, artrite local no cotovelo, dor radicular C5-C6 ou radiculopatia e tenossinovite estenosante de De Quervain. Ações corretivas incluem modificações posturais e de atividade, como aquelas mantendo o punho em posição neutra a de forma suave, estendida e o cotovelo fletido para impedir tensão durante atividade esportiva com raquete, e supinação dos antebraços durante o carregamento de objetos, de forma a transferir a carga do músculo supinador aos músculos bíceps braquial e braquial.

2. CONSIDERAÇÕES ANATÔMICAS

O músculo supinador circunda o terço proximal do rádio (Figura 36-1). Proximalmente, tem duas camadas, e a camada profunda do nervo radial, o nervo interósseo posterior, passa entre elas (Figura 36-1B e C).[1] Ambas as camadas compartilham uma inserção proximal no epicôndilo lateral do úmero, o ligamento colateral radial da articulação do cotovelo, o ligamento anular, a crista do supinador na ulna e a parte posterior da depressão triangular na frente dela, e uma aponeurose que recobre o músculo.[1] A camada superficial surge por meio de fibras tendíneas,[1,2] e a camada profunda surge por meio do músculo e das fibras tendíneas.[2] As fibras de ambas as camadas se unem[3] e percorrem distalmente, anteriormente e lateralmente para envolver inteiramente o rádio (Figura 36-1C)[2,3] e inserir-se na superfície lateral de seu terço proximal,[1] abaixo da inserção do pronador redondo.[1] Essa inserção distal se estende pelas superfícies anterior e posterior do rádio, entre a linha anterior oblíqua e a "crista" oblíqua posterior.[1] Quando o antebraço prona, o músculo supinador e o tendão do bíceps braquial cercam o rádio como um guindaste no espaço entre o rádio e a ulna.

Dois terços do aspecto superficial da camada superficial é tendínea, enquanto todo o aspecto profundo da camada superficial e a camada mais profunda são musculares.[2]

A borda proximal da camada superficial do músculo supinador, onde o ramo profundo do nervo radial passa entre as duas camadas (Figura 36-1B), é chamada de arcada de Frohse,[2] especialmente quando espessada.[3] Ela foi descrita pela primeira vez como uma estrutura anatômica tendínea normal. Diferentes estudos mostraram que ela é muscular em recém-nascidos, e sugere-se que a estrutura fibrosa da arcada em adultos possa ser relacionada à pronação repetitiva e a movimentos de supinação.[2]

O músculo supinador é sujeito a variações anatômicas frequentes[1] ao redor da articulação radioulnar superior, como o músculo tensor lateral do ligamento anular, o músculo tensor medial do ligamento anular e o músculo supinador acessório, com uma incidência de 16,6, 11,1 e 16,6%, respectivamente.[4] Em um estudo anatômico clássico, a incidência dessas três variações anatômicas foi ainda maior (70, 20 e 40%, respectivamente).[5]

2.1. Inervação e vascularização

Esse músculo é inervado por dois a cinco ramos que emergem do nervo interósseo posterior,[2] é suprido principalmente pelos nervos espinais de C6, às vezes de C7[1,3] e parcialmente de C5,[3] a partir da medula posterior. Os ramos musculares geralmente, mas não sempre, saem do nervo interósseo posterior antes deste entrar no músculo.[2]

A camada superficial do músculo recebe sua vascularização pelos ramos da artéria recorrente radial, e a camada profunda recebe vascularização por meio de ramos da artéria interóssea posterior e da artéria recorrente interóssea posterior.[1]

2.2. Função

O músculo supinador, como seu nome sugere, junto com o músculo bíceps braquial, é um dos maiores supinadores do antebraço.[3] A atividade do músculo supinador predomina sobre o músculo bíceps braquial durante supinação sem resistência do antebraço e "segura" o antebraço em supinação.[6,7] O músculo bíceps braquial (muito mais forte) auxilia na supinação quando o antebraço está ao menos levemente fletido no cotovelo e quando é necessária força para sobrepor resistência em supinação.[6] Contudo, o músculo bíceps braquial auxilia muito pouco, se auxiliar, quando o cotovelo está estendido. Portanto, supinação contra resistência requer ao menos um leve grau de flexão do cotovelo.

Durante estudos eletromiográficos (EMG) de supinação isométrica com o cotovelo fletido em 90°, a atividade do músculo supinador foi menor em pronação completa quando comparada com aquela em supinação completa, e a atividade do músculo bíceps braquial em supinação parcial foi maior do que aquela em pronação neutra, parcial e completa.[8] A atividade EMG do músculo supinador nesses esforços foi maior do que a do músculo bíceps braquial em todas as posições do antebraço, em especial em pronação neutra ou parcial.[8] Esses dados sugerem, como previamente mostrado por Basmajian,[7] que o músculo supinador é o músculo primário envolvido na supinação, conforme evidenciado pela magnitude de sua atividade EMG excedendo à de outros músculos, incluindo o músculo bíceps braquial.[8]

Com base na EMG, a flexão do cotovelo contra resistência com o antebraço pronado, como na Figura 36-2C, reduz a contração do músculo bíceps braquial e, portanto, tende a recrutar os

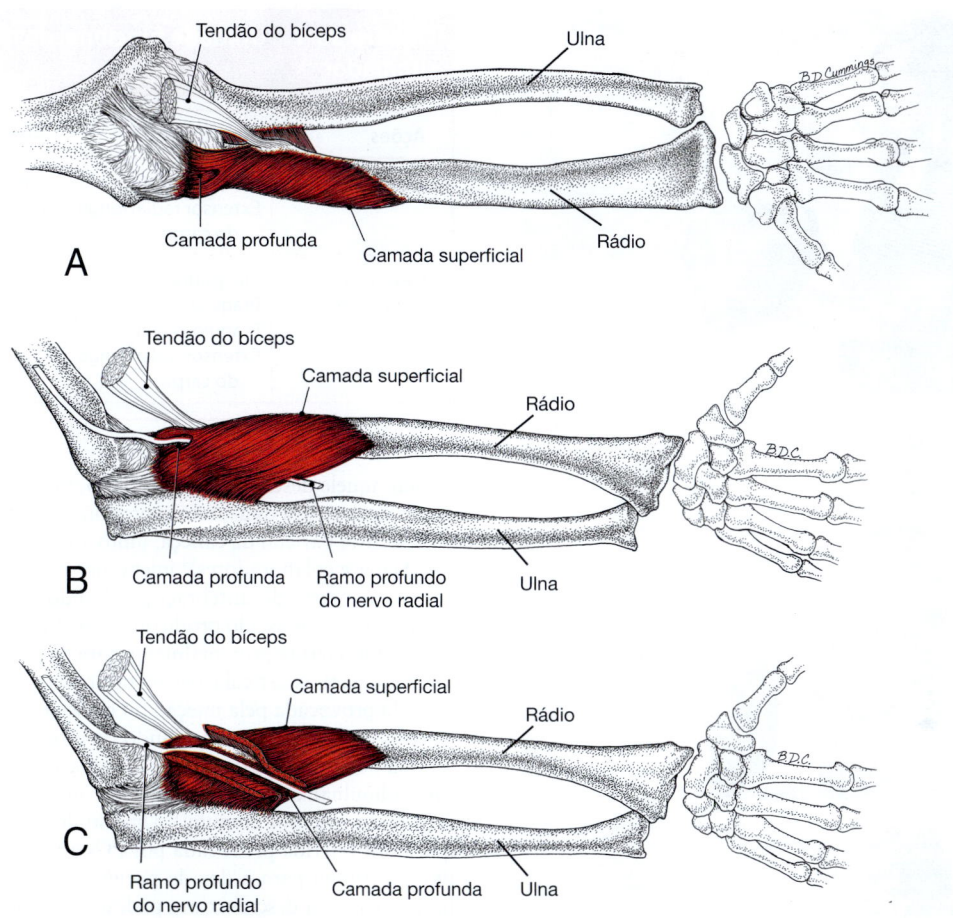

Figura 36-1 Inserções do músculo supinador direito (vermelho) e sua relação com o nervo radial profundo. (A) Vista ventral do antebraço, mão supinada. No primeiro plano, o músculo se insere na superfície volar do rádio. No segundo plano, o músculo cruza o espaço interósseo para sua inserção ulnar dorsal. Uma pequena parte da camada profunda é vista pela abertura arqueada na camada superficial. (B) Vista lateral do antebraço, mão em posição neutra. O nervo radial profundo entra pela abertura arqueada na camada superficial e continua entre as duas camadas de músculo. (C) Mesma vista que B, com a camada superficial do músculo rebatida para mostrar a camada profunda e o nervo. A área do rádio que é livre de inserções fibrosas musculares é vista logo acima do nervo. Esse osso descoberto separa as duas camadas de músculo e fornece espaço para o nervo. A divisão do músculo em duas camadas *não* se estende em sua metade distal, onde os túneis nervosos cruzam o ventre muscular não dividido.

músculos supinador, braquiorradial e braquial. Flexão do cotovelo contra a resistência em posição supina, como na Figura 36-2A, tende a recrutar o músculo bíceps braquial e a relaxar o músculo supinador. O músculo supinador também auxilia a flexão do cotovelo quando o antebraço é mantido em rotação neutra,[3] como na Figura 36-2B.

As fibras do supinador que se inserem à cápsula anterior da articulação umeroulnar contribuem primariamente para a flexão do cotovelo, em vez de para a supinação. As fibras epicondilares também podem contribuir para a flexão do cotovelo. O músculo supinador se origina no ligamento colateral radial, e o ligamento anular pode exercer um papel adicional de suporte ou de estabilização no aspecto lateral do cotovelo.[9]

2.3. Unidade funcional

A unidade funcional à qual um músculo pertence inclui os músculos que reforçam e contrapõe-se às suas ações, bem como as articulações que os músculos cruzam. A interdependência dessas estruturas é refletida funcionalmente na organização e na conexão neural do córtex sensorimotor. A unidade funcional é enfatizada, porque a presença de um PG em um músculo da unidade aumenta a probabilidade de que outros músculos da unidade também desenvolvam PGs. Quando PGs em um músculo são desativados, deve haver a preocupação sobre PGs que podem se desenvolver em músculos que são funcionalmente interdependentes. O Quadro 36-1 representa, de maneira geral, a unidade funcional do músculo supinador.[3]

O músculo supinador pode ser considerado um agonista da cabeça profunda do músculo pronador na estabilização da articulação radioulnar distal.[10] Experimentos *in vitro* mostram que os músculos pronador quadrado e supinador parecem aliviar a compressão articular na articulação radioulnar distal induzida pela atividade dos músculos bíceps braquial e pronador redondo.[11] Esse resultado pode ter implicações relacionadas à aplicação do princípio de sobreposição para forças musculares na estimativa de carga da articulação radioulnar distal.

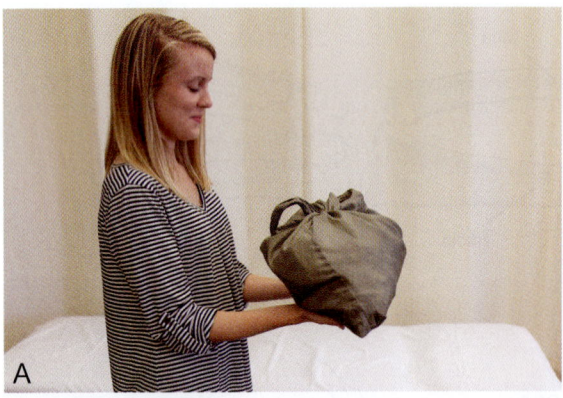
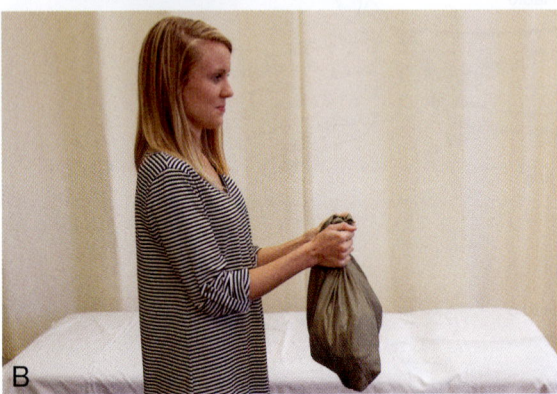
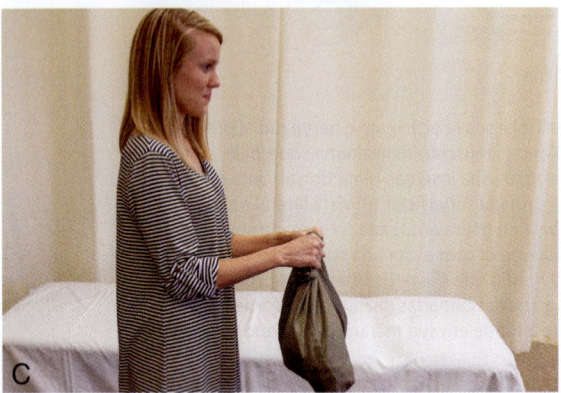

Figura 36-2 Três posições da mão para carregar um objeto pesado com o cotovelo fletido. (A) Antebraços supinados, posição que recruta o músculo bíceps braquial e relaxa o músculo supinador. (B) Mãos em posição neutra, posição que recruta ambos os músculos. (C) Antebraços pronados, posição que tende a relaxar o músculo bíceps braquial e a recrutar o braquial, o braquiorradial e as poucas fibras dos músculos supinadores que contribuem para a flexão do cotovelo.

3. APRESENTAÇÃO CLÍNICA

3.1. Padrão de dor referida

PGs no músculo supinador referem dor principalmente para o epicôndilo lateral e para as áreas circundantes anterior e posterior. Eles também projetam dor para o aspecto dorsal do espaço interdigital do polegar e, se suficientemente intensa, a dor pode incluir parte do antebraço dorsal (Figura 36-3).[12]

Dejung e colaboradores[13] descreveram um padrão de dor referida observado em 27 pacientes. O padrão essencial foi muito similar àquele descrito na Figura 36-3, mas também incluiu referência de dor para os aspectos anteriores e posteriores do ombro e para a parte parietal da cabeça, junto ao seu vértice.

Slater e colaboradores[14] injetaram solução salina hipertônica em várias partes do antebraço, incluindo o músculo supinador. A injeção nesse músculo produziu um padrão de dor muito difuso, e a dor foi referida proximalmente para a região do deltoide e distalmente para as articulações metacarpais e intercarpais.[14] A dor referida provocada pela injeção no músculo supinador variou nos sujeitos que estavam participando do estudo, com relatos de dor sentida no antebraço dorsolateral que se estendia para a articulação radioulnar distal e para a mão e imediatamente proximal à origem do extensor comum.[14] Um estudo mais recente descobriu que a dor referida provocada por PGs ativos no músculo supinador contribuiu para a dor de pacientes com dor inespecífica no braço, mas sem descrever um padrão específico de dor para PGs nesse músculo.[15]

3.2. Sintomas

Pacientes com PGs ativos no músculo supinador primeiramente reportam dor no aspecto dorsal do antebraço, no epicôndilo lateral e na superfície dorsal do espaço interdigital do polegar. A dor do paciente é agravada por atividades como carregar uma maleta pesada com o cotovelo totalmente estendido, jogar tênis e outras atividades funcionais que requerem força excessiva, repetitiva ou supinação sustentada do antebraço, com o cotovelo reto. Pacientes também podem reportar dor que persiste mesmo depois dessas atividades terem cessado.

De acordo com Simons e colaboradores,[3] quase todos os pacientes com dor epicondilar lateral têm um PG no músculo supinador, e eles afirmam que o músculo supinador é o que contribui com mais frequência para a dor do "cotovelo de tenista". Contudo, o único estudo de prevalência de PG em epicondilalgia lateral que incluiu o músculo supinador entre os músculos estudados reportou uma taxa de envolvimento de apenas 50% desse músculo em pacientes com entesopatia do complexo muscular extensor-supinador diagnosticados clinicamente e com ultrassom.[16] Apesar dessa discrepância, a relevância do PG no músculo supinador nessa condição é considerada muito importante quando ele está envolvido, e seu tratamento pode ser decisivo no desfecho.[17]

3.3. Exame do paciente

Após um exame subjetivo detalhado, o clínico deve realizar um desenho detalhado representando o padrão de dor descrito pelo

Quadro 36-1 Unidade funcional do músculo supinador

Ações	Sinergistas	Antagonistas
Supinação	Bíceps braquial Extensor radial longo do carpo	Pronador redondo Pronador quadrado
Flexão do cotovelo	Bíceps braquial Braquial Braquiorradial Extensor radial longo do carpo	Tríceps braquial Ancôneo

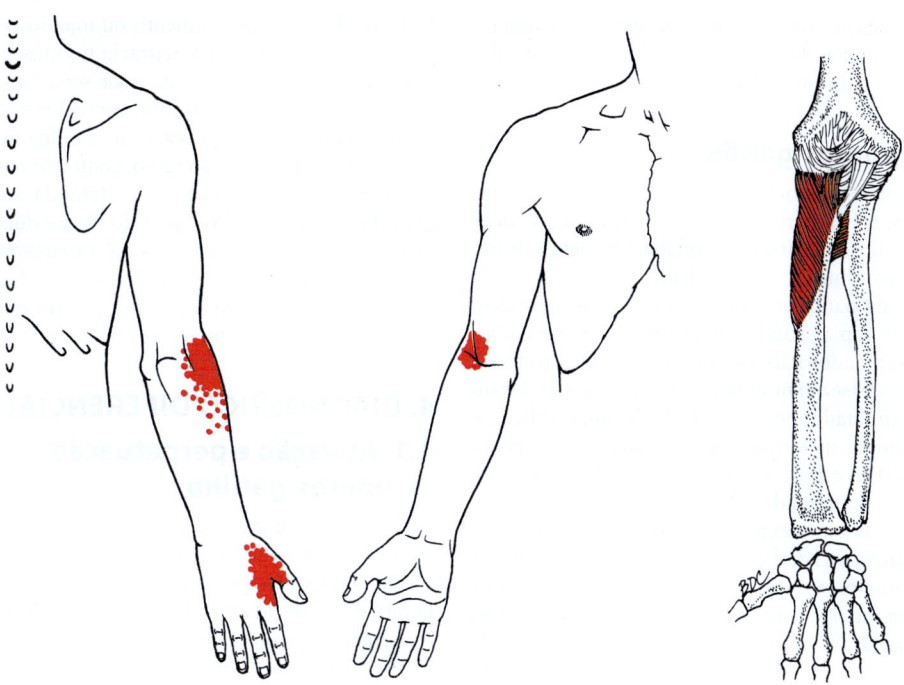

Figura 36-3 Padrão de dor referida (vermelho-escuro) de PGs no músculo supinador direito.

paciente. Essa descrição ajudará no planejamento do exame físico e pode ser útil no monitoramento da progressão do paciente à medida que os sintomas melhoram ou mudam. O rastreamento por imagem da coluna cervical e do cíngulo do membro superior deve ser conduzido para identificar qualquer possível fonte de sintomas ou fatores contribuintes para a apresentação clínica do paciente com dor lateral no cotovelo ou no polegar.

Amplitude de movimento, passiva ou ativa, incluindo flexão e extensão do cotovelo juntas, pronação e supinação do antebraço e uma combinação de extensão de cotovelo com pronação do antebraço devem ser examinadas. O clínico deve testar especificamente o comprimento do músculo supinador por meio de pronação passiva do antebraço e extensão do cotovelo juntas. Esse teste pode mostrar restrição na amplitude de movimento se o músculo supinador estiver com encurtamento adaptativo ou se tiver PGs. Se o relato subjetivo incluir dor na região do espaço interdigital do polegar, a amplitude de movimento do polegar e as articulações carpometacarpais devem ser avaliadas. Em geral, o movimento do polegar não é restrito e não é doloroso; contudo, o paciente pode ser sensível à palpação dessa região, especialmente se o músculo supinador tem PGs ativos.

Para testar a força do músculo supinador sem interferência da assistência do músculo bíceps braquial, posicione o paciente em supino com o cotovelo estendido junto ao lado do corpo e a mão e o antebraço em uma posição neutra e resista à supinação realizada pelo paciente.

O teste de Apley (ver Figura 21-3A) mostra leve restrição e causa dor na distribuição descrita na Figura 36-3. Um aperto de mão com uma preensão firme se torna doloroso quando os músculos extensores do punho e dos dedos desenvolveram PGs associados.

Especula-se que a função excêntrica do músculo supinador é comprometida em indivíduos com epicondilalgia lateral.[14] Hipoteticamente, essa disfunção pode causar deslocamentos medial e inferior excessivos do rádio com aumento de carga na origem do extensor comum[14] e nas articulações radiais. Movimento acessório da articulação radioulnar (proximal e distal), radioumeral e umeroulnar deve ser avaliado, pois hipomobilidade de qualquer uma dessas articulações pode sobrecarregar o músculo supinador. As articulações radioulnar (proximal e distal) e radioumeral são as mais críticas para a função normal do músculo supinador,[3,18] e hipomobilidade nessas articulações pode não somente ser uma consequência de PGs no supinador, mas também agir como um fator ativador e perpetuador de PGs nesse e em outros músculos na região.[17]

Testes neurodinâmicos do nervo radial devem ser conduzidos para identificar contribuições neuropáticas aos sintomas reportados pelo paciente. Um exame sensorial e motor completo do nervo radial e da raiz nervosa C7 deve ser conduzido devido à interface estrutural da arcada de Frohse e do músculo supinador.

Dois estudos relataram o desenvolvimento de epicondilalgia lateral com força de preensão inadequada.[19,20] Com leve extensão e sem desvio ulnar da mão no punho, o aumento de força protege o músculo supinador de sobrecarga e é facilmente demonstrado em um dinamômetro de preensão. Uma leve extensão coloca os flexores do antebraço em uma vantagem mecânica. Desvio ulnar coloca os flexores dos dedos anular e mínimo em uma desvantagem mecânica. A flexão do cotovelo proporciona assistência do músculo bíceps braquial na supinação e ajuda a impedir a sobrecarga do músculo supinador. O revés no tênis com as duas mãos protege o músculo supinador por meio do impedimento da extensão completa do cotovelo durante a batida da bola. Tenistas que usam o revés com as duas mãos têm menos problemas com o cotovelo de tenista.[21,22]

Se o jogador ainda tem dificuldade com a raquete escorregando da mão por fraqueza na preensão, o tamanho do cabo da raquete deve ser reduzido[19,20] de tal forma que os dedos o envolvam totalmente. Do contrário, os extensores, especialmente aqueles dos dedos anular e mínimo que são essenciais para uma preensão forte, funcionarão em desvantagem. O esforço adicional exigido para manter uma preensão firme em um cabo grosso tensionará mais os extensores dos dedos. Às vezes, isso também é recomendado para mudar a posição da empunhadura.[23]

3.4. Exame de pontos-gatilho

Gerwin e colaboradores[24] estabeleceram que, entre clínicos experientes e treinados, três critérios confiáveis para diagnosticar PGs foram a detecção de uma banda tensionada a presença de um ponto de dor e o reconhecimento pelo paciente da dor provocada pelo ponto doloroso na banda tensionada. Em vários músculos, respostas de contração rápida não foram identificadas como confiáveis. O músculo supinador não foi um dos músculos testados nesse estudo, mas com base em músculos comparáveis que foram testados, o músculo supinador poderia ser um dos mais difíceis e complexos para examinar de forma confiável para uma resposta de contração rápida. Um estudo recente de Mora-Relucio e colaboradores[25] avaliou a confiabilidade interexaminador de dois clínicos experientes e de um inexperiente para a localização de PG nos músculos extensor radial curto do carpo e extensor dos dedos. Como resultado, provaram que o diagnóstico de PGs por meio de palpação em ambos os músculos é confiável quando os avaliadores são *experts*. Os autores advertiram que a validade dos seus achados é limitada para músculos superficiais do antebraço e não pode ser generalizada para músculos profundos, como o músculo supinador.[25] Contudo, a experiência clínica e alguns estudos mostram que PGs no músculo supinador podem ser prontamente identificados,[15,16] assim como seu padrão de dor referida provocada por palpação,[13,15] agulhamento a seco[13] ou infiltração.[14]

O músculo supinador pode desenvolver PGs em qualquer parte do ventre muscular, mas é comum sua identificação no aspecto ventral do rádio, lateralmente e um pouco distal do tendão do bíceps braquial (Figura 36-4A). O antebraço deve estar totalmente supinado, caso contrário os PGs podem ser escondidos pela ulna. Nessa posição, os PGs do supinador estão diretamente sobre o rádio e imediatamente abaixo da pele entre o tendão do bíceps braquial e o músculo braquiorradial. Ambas as referências musculares são prontamente identificadas ao solicitar ao paciente para flexionar o antebraço contra resistência. Palpação plana transversa de PGs sensíveis ocasionalmente pode produzir uma resposta confirmatória de contração em supinação da mão, apesar da posição encurtada do músculo. É mais provável que PGs estejam localizados profundamente em razão da natureza muscular da camada profunda e do aspecto profundo da camada superficial.[2]

Uma agulha de monofilamento ou injeção podem ser necessárias para identificar PGs com acurácia no músculo supinador, pois a palpação da porção profunda pode ser altamente não confiável.

Às vezes, PGs no músculo supinador podem ser encontrados por meio de pressão inferior contra a ulna no lado posterolateral do antebraço, próximo ao rádio, conforme o músculo se aproxima de sua inserção onde a cápsula lateral da articulação encontra a ulna (Figura 36-4B). Essa área do PG é evidenciada por palpação profunda por meio dos ventres dos extensores, especialmente pelo extensor ulnar do carpo[3] ou pelos músculos extensores dos dedos.[17] PGs no músculo supinador podem estar associados com a compressão do nervo interósseo posterior.

4. DIAGNÓSTICO DIFERENCIAL

4.1. Ativação e perpetuação de pontos-gatilho

Uma postura ou atividade que ative um PG, quando não corrigida, também pode perpetuá-lo. Em qualquer parte do músculo supinador, os PGs podem ser ativados por carga excêntrica não habitual, exercício excêntrico em músculo destreinado ou carga concêntrica máxima ou submáxima.[26] PGs também podem ser ativados ou agravados quando o músculo é colocado em uma posição encurtada e/ou alongada por período prolongado.

Tensão no músculo supinador pode ocorrer com resistência repentina à pronação, como quando o tenista atinge a bola "fora de centro", girando a raquete com o cotovelo completamente estendido como em um revés com uma mão. Durante a extensão completa do cotovelo, o músculo bíceps braquial não pode auxiliar o músculo supinador para resistir à força adicionada. Essa sobrecarga súbita poderia ativar PGs no músculo supinador, o que provocaria sintomas de "cotovelo de tenista" (epicondilalgia lateral).

Dor no cotovelo frequentemente começa quando uma pessoa tem uma raquete nova que é muito pesada, com um cabo grande ou é desequilibrada e tem cabeça de raquete muito pesada. A posição da empunhadura na raquete pode ser encurtada para reduzir o comprimento do braço de alavanca contra o qual os músculos do antebraço devem operar.

Tenistas com essa disfunção no cotovelo não devem jogar em dias consecutivos, mas devem repousar o músculo supinador até a dor muscular tardia da sobrecarga desaparecer, geralmente em um ou dois dias. Há alguma evidência que a frequência de jogo e/ou o volume da partida é importante na prevenção dessa condição.[21,23] O uso de órteses (*braces*) é polêmico e não há muita

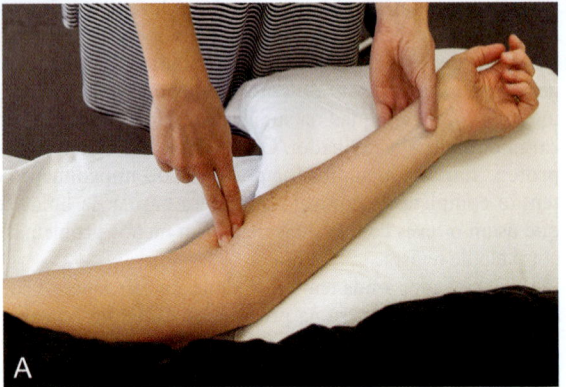
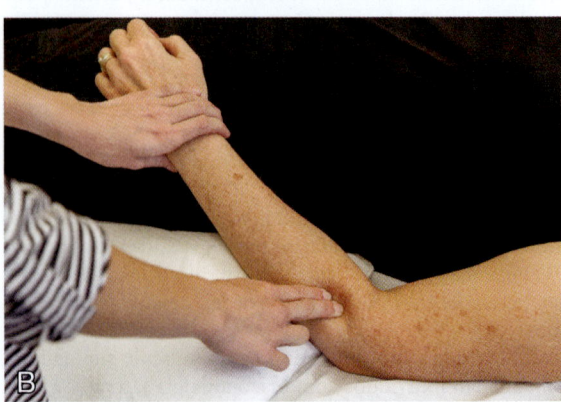

Figura 36-4 Palpação plana transversa para PGs no músculo supinador. (A) Abordagem ventral. (B) Abordagem dorsal.

evidência de sua utilidade na prevenção ou no tratamento de epicondilalgia lateral.[19,27]

Qualquer força excessiva, repetitiva ou sustentada de supinação do antebraço, especialmente com o cotovelo reto, pode iniciar a ativação de PGs no músculo supinador. Um movimento de flexão forçada do cotovelo quando o antebraço é mantido em pronação também pode ativar ou perpetuar PGs (Figura 36-2C). Carregar uma maleta pesada, bagagem ou mala pesada com o cotovelo reto quando ele deve ser estabilizado pelo músculo supinador com cada passo também é traumático, especialmente se a perna bate na parte de trás do objeto durante a marcha.

Ativação adicional e estresse perpetuador inclui girar maçanetas emperradas, torcer roupas molhadas ou uma toalha de rosto, usar uma chave de fenda, abrir uma jarra com a tampa apertada movendo somente o punho, caminhar com um cachorro indisciplinado que puxa excessivamente a guia, lavar o chão usando as mãos e remover folhas com um ancinho.

4.2. Pontos-gatilho associados

PGs associados podem se desenvolver na área de dor referida causada por PGs primários.[28] Portanto, músculos nas áreas de dor referida de cada músculo acometido também devem ser examinados. Com os sintomas de dor e desconforto na região do epicôndilo lateral, PGs também são frequentemente encontrados no músculo tríceps braquial (na região inferior da margem lateral de sua cabeça medial) nos longos extensores dos dedos, nos músculos extensores radial curto e longo do carpo e nos músculos ancôneo e braquiorradial. Outros PGs envolvidos nessa dor são os músculos escalenos, o músculo infraespinal, o músculo supraespinal e, menos comumente, o músculo subclávio. Músculos adicionais que podem se tornar envolvidos como parte da unidade funcional do músculo supinador, mas que não referem dor para o epicôndilo lateral, são os músculos braquial, bíceps braquial e, às vezes, o palmar longo.

4.3. Patologias associadas

Diagnóstico diferencial dos sintomas causados por PGs no supinador incluem dor lateral no cotovelo ou epicondilalgia, compressão do ramo profundo do nervo radial (síndrome do túnel radial ou compressão do nervo interósseo posterior), artrose local no cotovelo,[29] patologia radiocapitelar (p. ex., plica sinovial na articulação umerorradial).[30-32] Nesse diagnóstico, incluem-se também dor radicular de C5-C6 ou radiculopatia,[33] instabilidade rotatória posterolateral[34,35] e dor não específica no braço[36] (definida como dor difusa no antebraço não associada com qualquer estrutura em particular), tenossinovite estenosante de De Quervain, artrose na articulação trapeziometacarpal, disfunção articular recorrente na articulação radioulnar distal e compressão do nervo radial superficial (quiralgia parestésica ou síndrome de Wartenberg).

Epicondilalgia lateral (cotovelo de tenista, epicondilalgia radial ou tendinopatia lateral do cotovelo) é um distúrbio musculoesquelético do membro superior comumente diagnosticado, e é a causa mais comum de dor lateral do cotovelo em adultos. Sua incidência é mais baixa do que 10% na população em geral.[37]

Alguns estudos investigaram o grau de envolvimento de PGs em indivíduos com epicondilalgia lateral alcançando até 90%,[16] ou até mesmo 100%.[38] Conforme descrito, o único estudo de prevalência de PGs em epicondilalgia lateral que incluiu o músculo supinador reportou uma taxa de envolvimento de 50% em pacientes diagnosticados clinicamente com entesopatia do tendão extensor comum do punho com confirmação de imagem em ultrassom.[16] Outros músculos envolvidos na epicondilalgia lateral são o músculo extensor radial curto do carpo: 65,[39] 83,3[16] ou 100%[38]; o músculo braquiorradial: 50[38,39] ou 66,6%;[16] o músculo extensor radial longo do carpo: 70,[39] 96[38] ou 72,2%;[16] e o músculo extensor dos dedos: 35[38,39] ou 83,3%.[16] Em um estudo em cadáveres,[40] os autores tensionaram diferentes músculos com inserção no epicôndilo lateral e mediram a contribuição deles para a força elástica gerada no tendão do extensor comum. Eles concluíram que há uma base biomecânica para a cabeça superficial do músculo supinador na etiologia da epicondilalgia lateral.

Vários ensaios controlados demonstraram melhora significativa na dor e na disfunção após aplicação de técnicas de mobilização para tecidos moles com foco no componente miofascial de pacientes com epicondilalgia lateral.[41] Embora a contribuição isolada de PGs no músculo supinador não seja conhecida de forma precisa, PGs podem ser o maior contribuidor para dor e disfunção na epicondilalgia lateral.

Conforme discutido anteriormente no Capítulo 34, Músculos extensores do punho e braquiorradial, atualmente é desconhecido o nível em que a dor miofascial coexiste, causa ou predispõe às disfunções sensoriais e motoras reportadas em indivíduos com epicondilalgia lateral. Contudo, em virtude da alta prevalência de PGs encontrados em pessoas com epicondilalgia lateral,[16,38,39] da sua contribuição para os sintomas de dor,[16,38,39] e da efetividade de tratamentos com foco em componentes miofasciais nessa população,[41,42] clínicos são encorajados a avaliar e tratar PGs como um componente essencial para o manejo de rotina da epicondilalgia lateral (ver Capítulos 34, Músculos extensores do punho e braquiorradial, e 35, Músculos extensores dos dedos e do indicador, para mais informações sobre esse tópico).

Compressão do ramo profundo do nervo radial[43] (nervo interósseo posterior[1]) conforme ele entra no músculo supinador tem sido comumente aceita na literatura como uma causa de epicondilalgia neuropática,[40,44] e ela é, às vezes, referida como "síndrome do túnel radial".[44] Ela pode ou não produzir sintomas frequentemente identificados em pacientes com epicondilalgia lateral. O clínico deve perceber que: (1) a fraqueza indolor de músculos supridos pelo nervo radial é frequentemente causada por um tumor;[45] (2) um epicôndilo lateral doloroso sem fraqueza muscular ou sinais de compressão nervosa (em geral, diagnosticado como epicondilalgia lateral) é frequentemente causado por PGs sem comprometimento do nervo radial; e (3) a mistura de epicondilalgia lateral e evidência de compressão do nervo radial na região do músculo supinador sugere a possibilidade de compressão nervosa e PGs no músculo supinador. Um estudo em cadáveres demonstrou uma base biomecânica para a cabeça superficial do músculo supinador na etiologia da epicondilalgia lateral e da síndrome do túnel radial.[40]

A verdadeira neuropatia interóssea posterior causa fraqueza neurogênica nos músculos inervados pelo nervo,[46] distal ao ponto de compressão. O padrão típico de fraqueza não envolve o músculo extensor radial do carpo, então a queda do punho é ausente, mas em virtude da fraqueza do músculo extensor ulnar do carpo, o paciente pode desviar radialmente o punho durante a extensão.[46] A extensão dos dedos nas articulações metacarpofalângicas é prejudicada, assim como a ação do abdutor do polegar longo e dos músculos extensor longo e curto do polegar.[46] Dor e sensibilidade focal não estão necessariamente presentes em pacientes com essa apresentação, e déficits sensoriais não são reportados.[46]

Relatos cirúrgicos de compressão do nervo radial demonstram que o problema frequentemente ocorre conforme o nervo interósseo posterior entra no músculo supinador (Figura 36-1B e C).[47]

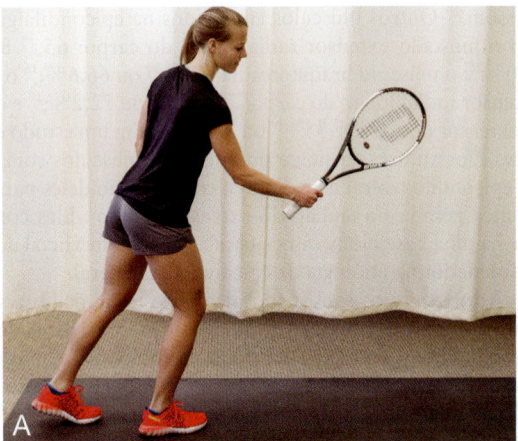 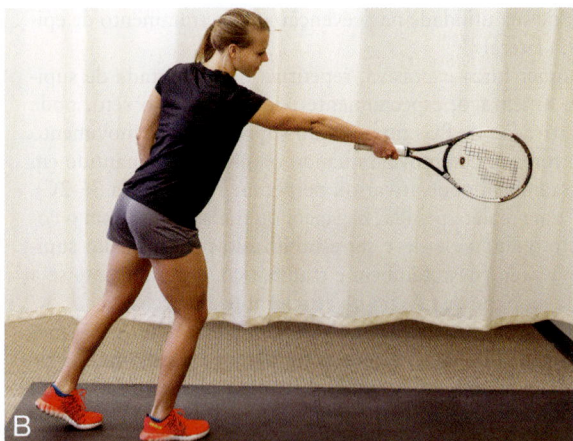

Figura 36-5 Uso correto e incorreto da raquete de tênis (revés). (A) Posição eficaz. O cotovelo é levemente fletido e o punho é armado em extensão radial para levantar a cabeça da raquete. (B) Posição inadequada. O cotovelo está reto e o punho está caído, o que sobrecarrega o músculo supinador durante a supinação no final da batida na bola e enfraquece a empunhadura.

Um estudo anatômico mostrou que a borda proximal da camada superficial das fibras musculares formava uma borda tendínea grossa em 30% de 50 braços adultos "normais".[48] Como mencionado, diferentes estudos mostraram que esse tecido é mais muscular em recém-nascidos a termo, e se sugere que pronação repetitiva e movimentos de supinação provavelmente formam esse arco fibroso semicircular em adultos.[2] O arco espessado foi muito mais comum em pacientes que receberam intervenção cirúrgica para a síndrome do supinador do que em braços "normais".

Além disso, PGs no supinador também podem causar compressão do nervo radial profundo se essas fibras do supinador estiverem inseridas em um arco com borda tendínea espessa e estiverem encurtadas por atividade desses PGs, criando tensão na arcada de Frohse.

Clinicamente, muitas vezes, observa-se que a desativação de todos os PGs alivia a dor e geralmente alivia a compressão do nervo radial profundo sem intervenção cirúrgica. Pacientes com um arco hipertrofiado[40] podem estar mais vulneráveis à compressão do nervo radial por PGs no supinador. Há escassez na literatura, e nenhum artigo que reportasse exame sistemático de pacientes para PGs com essa compressão ou com resultados de tratamento desses PGs foi encontrado. Estudos acadêmicos competentes desse tipo são intensamente necessários.

5. AÇÕES CORRETIVAS

De acordo com a literatura, a prevalência de epicondilalgia lateral em tenistas varia entre 14,1[19] e 35%,[21] ou até 50% ao longo de suas carreiras.[49] Para diminuir essas taxas, tenistas devem manter o punho levemente estendido[50] e o cotovelo levemente fletido durante o jogo (Figura 36-5A). Permitir que a cabeça da raquete caia (Figura 36-5B) reduz a força de preensão. É altamente recomendado consultar com um profissional para saber o tamanho apropriado da raquete, o peso e a empunhadura.

Um paciente com PGs no músculo supinador ou epicondilalgia lateral é encorajado a usar mala com rodinhas ou carregar a mala presa abaixo do braço com o cotovelo fletido. Enquanto puxa a bagagem, o paciente deve manter o cotovelo em leve flexão e o punho em leve extensão com o desvio radial, para diminuir a carga externa no músculo supinador.

Para algumas atividades, o estresse em rotação do punho pode ser evitado temporariamente por meio da outra mão ou pelo uso da mão afetada de forma diferente. Em vez de torcer roupas lavadas ou limpar um tapete, eles podem ser pressionados contra a pia para drenar a água. Remover folhas com um ancinho e caminhar com um cachorro grande que puxa a guia são atividades que devem ser descontinuadas. Se o cumprimento com as mãos em uma fila de boas-vindas é inevitável, o paciente é encorajado a realizar um "soquinho".

O paciente com PGs no músculo supinador deve aprender a carregar pacotes com os antebraços supinados (Figura 36-2A), em vez de pronados (Figura 36-2C). Essa posição substitui o músculo bíceps braquial pelo músculo supinador como um assistente ao músculo braquial na flexão do cotovelo durante o levantamento de cargas. O músculo bíceps braquial é muito mais forte do que o músculo supinador para esse propósito. Pacientes também podem precisar assumir uma postura para dormir como a descrita na Figura 35-5B.

É muito difícil realizar exercícios de autoliberação ou autoalongamento para automanejo de PGs no músculo supinador. Pacientes com dor lateral no cotovelo são encorajados a buscar auxílio de um clínico que tem conhecimento e experiência em dor e disfunção miofascial.

Referências

1. Standring S. *Gray's Anatomy: The Anatomical Basis of Clinical Practice*. 41st ed. London, UK: Elsevier; 2015.
2. Berton C, Wavreille G, Lecomte F, Miletic B, Kim HJ, Fontaine C. The supinator muscle: anatomical bases for deep branch of the radial nerve entrapment. *Surg Radiol Anat*. 2013;35(3):217-224.
3. Simons DG, Travell J, Simons L. *Travell & Simon's Myofascial Pain and Dysfunction: The Trigger Point Manual*. Vol 1. 2nd ed. Baltimore, MD: Williams & Wilkins; 1999:104.
4. Paraskevas GK, Ioannidis O. Accessory muscles around the superior radioulnar joint: a morphological study. *Ital J Anat Embryol*. 2011;116(1):45-51.
5. Hast MH, Perkins RE. Secondary tensor and supinator muscles of the human proximal radio-ulnar joint. *J Anat*. 1986;146:45-51.
6. Travill A, Basmajian JV. Electromyography of the supinators of the forearm. *Anat Rec*. 1961;139:557-560.
7. Basmajian J, Deluca C. *Muscles Alive*. 5th ed. Baltimore, MD: Williams & Wilkins; 1985.
8. Gordon KD, Pardo RD, Johnson JA, King GJ, Miller TA. Electromyographic activity and strength during maximum isometric pronation and supination efforts in healthy adults. *J Orthop Res*. 2004;22(1):208-213.

9. Stroyan M, Wilk KE. The functional anatomy of the elbow complex. *J Orthop Sports Phys Ther.* 1993;17(6):279-288.
10. Stuart PR. Pronator quadratus revisited. *J Hand Surg Br.* 1996;21(6):714-722.
11. Gordon KD, Kedgley AE, Ferreira LM, King GJ, Johnson JA. Effect of simulated muscle activity on distal radioulnar joint loading in vitro. *J Orthop Res.* 2006;24(7):1395-1404.
12. Travell J, Rinzler SH. The myofascial genesis of pain. *Postgrad Med.* 1952;11(5): 425-434.
13. DeJung B, Grobli C, Colla F, Weissman R. *Triggerpunkt-Therapie (Trigger Point Therapy).* Bern, Switzerland: Verlag Hans Huber; 2003.
14. Slater H, Arendt-Nielsen L, Wright A, Graven-Nielsen T. Experimental deep tissue pain in wrist extensors—a model of lateral epicondylalgia. *Eur J Pain.* 2003;7(3):277-288.
15. Fernández-de-las-Peñas C, Grobli C, Ortega-Santiago R, et al. Referred pain from myofascial trigger points in head, neck, shoulder, and arm muscles reproduces pain symptoms in blue-collar (manual) and white-collar (office) workers. *Clin J Pain.* 2012;28(6):511-518.
16. Mayoral O, de Felipe JA, Velasco S, Jimenez F, Miota J, Lopez P. Prevalence of Myofascial Pain Syndrome in Lateral Epicondyle Enthesopathy. Paper presented at: MYOPAIN 2010. VIII World Congress on Myofascial Pain and Fibromalgia 2010; Todedo, Spain.
17. Mayoral del Moral O, Gimenez Donoso C, Salvat Salvat I, Fernandez Carnero J. Puncion seca de los musculos del brazo, el antebrazo y la mano. In: Mayoral del Moral O, Salvat Salvat I, eds. *Fisioterapia Invasiva del Sindrome de Dolor Miofascial Manual de puncion seca de punto gatillo.* Madrid, Spain: Editorial Medica Panamericana; 2017:265-309.
18. Baeyens JP, Van Glabbeek F, Goossens M, Gielen J, Van Roy P, Clarys JP. In vivo 3D arthrokinematics of the proximal and distal radioulnar joints during active pronation and supination. *Clin Biomech (Bristol, Avon).* 2006;21 suppl 1:S9-S12.
19. Gruchow HW, Pelletier D. An epidemiologic study of tennis elbow. Incidence, recurrence, and effectiveness of prevention strategies. *Am J Sports Med.* 1979;7(4):234-238.
20. Rossi J, Vigouroux L, Barla C, Berton E. Potential effects of racket grip size on lateral epicondilalgy risks. *Scand J Med Sci Sports.* 2014;24(6):e462-e470.
21. Carroll R. Tennis elbow: incidence in local league players. *Br J Sports Med.* 1981;15(4):250-256.
22. Roetert EP, Brody H, Dillman CJ, Groppel JL, Schultheis JM. The biomechanics of tennis elbow. An integrated approach. *Clin Sports Med.* 1995;14(1):47-57.
23. Abrams GD, Renstrom PA, Safran MR. Epidemiology of musculoskeletal injury in the tennis player. *Br J Sports Med.* 2012;46(7):492-498.
24. Gerwin RD, Shannon S, Hong C-Z, Hubbard DR, Gevirtz R. Interrater reliability in myofascial trigger point examination. *Pain.* 1997;69:65-73.
25. Mora-Relucio R, Nunez-Nagy S, Gallego-Izquierdo T, et al. Experienced versus inexperienced interexaminer reliability on location and classification of myofascial trigger point palpation to diagnose lateral epicondylalgia: an observational cross-sectional study. *Evid Based Complement Alternat Med.* 2016;2016:6059719.
26. Gerwin RD, Dommerholt J, Shah JP. An expansion of Simons' integrated hypothesis of trigger point formation. *Curr Pain Headache Rep.* 2004;8(6): 468-475.
27. Groppel JL, Nirschl RP. A mechanical and electromyographical analysis of the effects of various joint counterforce braces on the tennis player. *Am J Sports Med.* 1986;14(3):195-200.
28. Hsieh YL, Kao MJ, Kuan TS, Chen SM, Chen JT, Hong CZ. Dry needling to a key myofascial trigger point may reduce the irritability of satellite MTrPs. *Am J Phys Med Rehabil.* 2007;86(5):397-403.
29. Papatheodorou LK, Baratz ME, Sotereanos DG. Elbow arthritis: current concepts. *J Hand Surg Am.* 2013;38(3):605-613.
30. Duparc F, Putz R, Michot C, Muller JM, Freger P. The synovial fold of the humeroradial joint: anatomical and histological features, and clinical relevance in lateral epicondylalgia of the elbow. *Surg Radiol Anat.* 2002;24(5):302-307.
31. Ruch DS, Papadonikolakis A, Campolattaro RM. The posterolateral plica: a cause of refractory lateral elbow pain. *J Shoulder Elbow Surg.* 2006;15(3): 367-370.
32. Steinert AF, Goebel S, Rucker A, Barthel T. Snapping elbow caused by hypertrophic synovial plica in the radiohumeral joint: a report of three cases and review of literature. *Arch Orthop Trauma Surg.* 2010;130(3):347-351.
33. Wainner RS, Fritz JM, Irrgang JJ, Boninger ML, Delitto A, Allison S. Reliability and diagnostic accuracy of the clinical examination and patient self-report measures for cervical radiculopathy. *Spine (Phila Pa 1976).* 2003;28(1):52-62.
34. Anakwenze OA, Kancherla VK, Iyengar J, Ahmad CS, Levine WN. Posterolateral rotatory instability of the elbow. *Am J Sports Med.* 2014;42(2):485-491.
35. Coombes BK, Bisset L, Vicenzino B. Management of lateral elbow tendinopathy: one size does not fit all. *J Orthop Sports Phys Ther.* 2015;45(11):938-949.
36. Huisstede BM, Miedema HS, Verhagen AP, Koes BW, Verhaar JA. Multidisciplinary consensus on the terminology and classification of complaints of the arm, neck and/or shoulder. *Occup Environ Med.* 2007;64(5):313-319.
37. Descatha A, Albo F, Leclerc A, et al. Lateral epicondylitis and physical exposure at work? A review of prospective studies and meta-analysis. *Arthritis Care Res (Hoboken).* 2016;68(11):1681-1687.
38. Fernandez-Carnero J, Fernández-de-las-Peñas C, de la Llave-Rincon AI, Ge HY, Arendt-Nielsen L. Bilateral myofascial trigger points in the forearm muscles in patients with chronic unilateral lateral epicondylalgia: a blinded, controlled study. *Clin J Pain.* 2008;24(9):802-807.
39. Fernandez-Carnero J, Fernández-de-las-Peñas C, de la Llave-Rincon AI, Ge HY, Arendt-Nielsen L. Prevalence of and referred pain from myofascial trigger points in the forearm muscles in patients with lateral epicondylalgia. *Clin J Pain.* 2007;23(4):353-360.
40. Erak S, Day R, Wang A. The role of supinator in the pathogenesis of chronic lateral elbow pain: a biomechanical study. *J Hand Surg Br.* 2004;29(5): 461-464.
41. Shmushkevich Y, Kalichman L. Myofascial pain in lateral epicondylalgia: a review. *J Bodyw Mov Ther.* 2013;17(4):434-439.
42. Gonzalez-Iglesias J, Cleland JA, del Rosario Gutierrez-Vega M, Fernández-de-las-Peñas C. Multimodal management of lateral epicondylalgia in rock climbers: a prospective case series. *J Manipulative Physiol Ther.* 2011;34(9):635-642.
43. Feneis H, Dauber W. *Pocket Atlas of Human Anatomy. Based on the International Nomenclature.* New York, NY: Thieme Stuttgart; 2000.
44. Naam NH, Nemani S. Radial tunnel syndrome. *Orthop Clin North Am.* 2012; 43(4):529-536.
45. Goldman S, Honet JC, Sobel R, Goldstein AS. Posterior interosseous nerve palsy in the absence of trauma. *Arch Neurol.* 1969;21(4):435-441.
46. Rosenbaum R. Disputed radial tunnel syndrome. *Muscle Nerve.* 1999;22(7): 960-967.
47. Cravens G, Kline DG. Posterior interosseous nerve palsies. *Neurosurgery.* 1990; 27(3):397-402.
48. Spinner M. *Injuries to the Major Branches of peripheral Nerves of the Forearm.* 2nd ed. Philadelphia, PA: W.B. Saunders; 1978.
49. Chung KC, Lark ME. Upper extremity injuries in tennis players: diagnosis, treatment, and management. *Hand Clin.* 2017;33(1):175-186.
50. Dines JS, Bedi A, Williams PN, et al. Tennis injuries: epidemiology, pathophysiology, and treatment. *J Am Acad Orthop Surg.* 2015;23(3):181-189.

Capítulo 37

Músculo palmar longo

Vândalo variável

Wesley J. Wedewer

1. INTRODUÇÃO

O palmar longo é um músculo altamente variável do antebraço que, quando presente, apresenta pontos-gatilhos (PGs) observados na prática clínica. Ele funciona principalmente para flexionar o punho e tensionar a fáscia palmar e pode contribuir para a abdução do polegar. Os PGs nesse músculo referem dor superficial em agulhadas, que se concentra na palma da mão e se estende até a base do polegar e à linha distal da palma da mão. Às vezes, a dor referida pode incluir o antebraço distal volar. Os PGs do palmar longo, com frequência, se desenvolvem em trabalhadores braçais, carpinteiros e atletas novatos, que seguram inapropriadamente seus equipamentos. Muitas vezes, os pacientes reportam dor na palma da mão e dificuldade de manipular ferramentas ou equipamentos. Esse músculo pode estrar envolvido em diferentes condições, incluindo síndrome do túnel do carpo e síndrome do canal de Guyon. A modificação das ferramentas ou a correção das técnicas inapropriadas de preensão pode ajudar a diminuir a tensão e a pressão na palma da mão, sendo um componente crítico no manejo dos PGs desse músculo em trabalhadores e atletas. Os autoalongamentos da fáscia palmar e do músculo palmar longo são efetivos para a resolução dos PGs.

2. CONSIDERAÇÕES ANATÔMICAS

Em sua apresentação mais frequente, o músculo palmar longo se origina no epicôndilo medial do úmero por meio da inserção do flexor comum e dos septos intermusculares adjacentes e da fáscia profunda. É um músculo fusiforme longo e delgado com o ventre localizado na metade proximal do antebraço entre os músculos flexor radial do carpo e flexor ulnar do carpo. Torna-se tendíneo no antebraço medial, e o longo tendão se sobrepõe ao músculo flexor superficial dos dedos. No punho, o tendão passa superficialmente ao retináculo dos flexores. Algumas fibras deixam o tendão e se entrelaçam com as fibras transversais do retináculo, mas a maior parte do tendão passa distalmente. À medida que o tendão cruza o retináculo, ele se amplia em uma lâmina plana que se incorpora na aponeurose triangular palmar (Figura 37-1).[1] O tendão se destaca claramente quando a mão está ativamente flexionada e a palma está em concha, pois o tendão é superficial ao túnel do carpo e termina na mão como a aponeurose palmar (Figura 37-1).[2]

A aponeurose palmar compreende duas camadas. Uma camada superficial de fibras longitudinais se estende diretamente do tendão palmar longo no punho até os dedos. Nesse ponto, as fibras se espalham em feixes para cobrir os tendões flexores de cada dedo e, frequentemente, do polegar. Algumas das fibras superficiais se inserem à pele do sulco flexor na base dos dedos. Outras continuam nos dedos e se fundem às bainhas digitais. O restante das fibras superficiais distais arqueiam como bandas transversalmente através dos tendões e dos músculos subjacentes. A camada profunda, que consiste principalmente em fibras transversais, se mistura com os ligamentos transverso do metacarpo e transverso palmar. As fibras das duas camadas se entrelaçam.[3] Um prolongamento lateral do tendão palmar longo se insere à superfície do músculo abdutor curto do polegar, e essa conexão pode contribuir para a abdução do polegar.[4-6] O músculo palmar longo está, por vezes, ausente em um, ou ambos os lados, e é muito variável anatomicamente.[7]

Variações do músculo palmar longo incluem ausência congênita, unilateral[8,9] ou, mais comumente, bilateral;[10,11] reversão da relação músculo-tendão (tendíneo em sua extremidade proximal e muscular em sua extremidade distal); posicionamento distal do ventre muscular;[12] duplo ventre muscular;[6] e posicionamento distal anômalo com uma variedade de inserções.[1,6] A incidência de ausência total, chamada de agenesia, é estimada em 15% da população em geral.[6] Há numerosos estudos que avaliaram objetivamente a presença do músculo palmar longo, e os resultados mostraram que sua ausência varia entre 1,5 e 63,9% entre diferentes populações.[2,13-19] Evidências atuais são conflitantes, mas a ausência do músculo palmar longo parece ser mais comum em mulheres[6,15-18,20] e no lado esquerdo.[14,16,18] A agenesia bilateral é mais comum em comparação com a ausência de apenas um músculo,[14,15,18,20] mas as evidências são contraditórias.[2,13,19] Um estudo mostrou alta correlação entre agenesia do palmar longo e dominância da mão esquerda.[21] A agenesia do músculo palmar longo está postulada como herdada de traço dominante ligado ao sexo.[6] Outros tipos de anomalias ocorrem em aproximadamente 9% dos indivíduos.[12,22,23]

As variações do músculo palmar longo podem contribuir para síndromes dolorosas do antebraço e do punho, incluindo a síndrome do túnel do carpo e a síndrome do canal de Guyon. Os casos são raramente relatados, mas quando anomalias são descobertas no intraoperatório, elas, em geral, levam à remoção cirúrgica do músculo para aliviar os sintomas do paciente.

Vários relatos de pacientes com sinais e sintomas consistentes com a síndrome do canal Guyon foram descobertos durante cirurgia em virtude da presença de um músculo palmar longo acessório hipertrofiado.[24-26] Um músculo anômalo reverso do palmar longo dentro do canal de Guyon foi observado em vários pacientes,[27,28] mas isso nem sempre causa sintomas relacionados a excesso de tecidos no canal.[29]

Em vários casos que pareciam ser síndrome do túnel do carpo, foi encontrada variação do músculo palmar longo, em que o tendão passava por baixo, e não acima, do ligamento volar do carpo.[30,31] Observou-se que um tendão duplo palmar longo, variante do ventre muscular central, causou compressão do nervo mediano no antebraço medial.[32] Três outros casos mostraram anomalia do ventre distal do músculo palmar longo que comprimia o nervo mediano contra os tendões subjacentes.[33] As descompressões cirúrgicas descritas produziram resultados satisfatórios.[30-33] Um estudo transversal examinou a influência da presença ou ausência do tendão palmar longo na latência do nervo mediano ao longo do punho. Werner e Spiegelberg descobriram que a presença do tendão palmar longo não influenciou a função do nervo mediano ao longo do punho em 462 indivíduos saudáveis.[34]

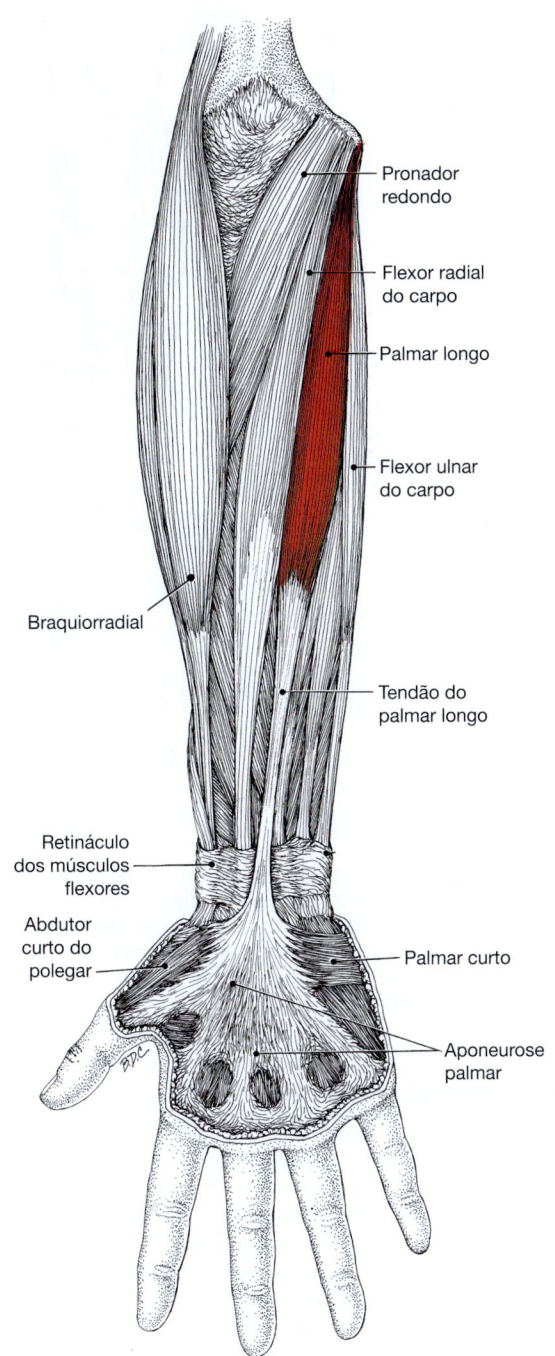

Figura 37-1 Músculos do antebraço ventral, incluindo as inserções usuais do palmar longo (vermelho). Origina-se no epicôndilo medial e se insere distalmente na aponeurose palmar. A camada superficial da aponeurose palmar possui fibras que se estendem para os dedos e para o polegar frequentemente.

O músculo palmar longo é considerado um músculo acessório e não é essencial para a função muscular normal. Portanto, o tendão palmar longo é comumente utilizado em várias cirurgias de reconstrução devido à sua pouca importância na função, baixa morbidade do sítio doador e fácil acesso para retirada.[35,36] Wehbé concluiu que o tendão palmar longo deve ser a primeira escolha para enxerto tendíneo quando é necessário um tendão resistente.[36]

Exemplos de sua utilização incluem a cirurgia reconstrutiva do ligamento colateral ulnar em atletas que executam gestos esportivos acima da cabeça,[37] reconstrução de articulação acromioclavicular,[38] reconstrução de articulação esternoclavicular,[39] reconstrução da fibrocartilagem triangular,[40] interposição da articulação carpometacarpal por artroplastia[41] e paralisia facial,[42] entre outros.[7,43]

2.1. Inervação e vascularização

O nervo mediano supre o músculo palmar longo através de um ramo das raízes espinais C6-C7,[44,45] C7-C8 (a apresentação comum)[1,46,47] ou C7-T1.[48] O nervo mediano se forma a partir da união da raiz lateral (C6-C7) do feixe lateral e da raiz medial (C8-T1) do feixe medial que se encontra anterior à terça parte da artéria axilar. O ramo do nervo mediano para o músculo palmar longo é variável; ele pode penetrar no músculo flexor radial do carpo[46] ou nas fibras superficiais do músculo flexor superficial dos dedos.[49]

Um pequeno ramo vascular da artéria ulnar recorrente anterior supre a vascularização do músculo palmar longo.[1,50] Algumas vezes, há contribuição da artéria mediana (um ramo da artéria interóssea anterior)[1] ou da artéria braquial.[50] Os ramos arteriais penetram no músculo através do aspecto posterior, no terço proximal ou terço médio do ventre muscular.[50]

2.2. Função

A função primária do músculo palmar longo é o de tensionar a fáscia palmar e flexionar o punho sutilmente.[1,47,51] Ele também atua como uma âncora para a pele e fáscia da mão, estabilizando as estruturas contra forças de cisalhamento.[1,7,16] Esse músculo também pode contribuir para a abdução do polegar.[4,20]

As funções do músculo palmar longo têm sido comprovadas pela literatura. Duchenne,[52] por meio de estimulação neuromuscular do músculo palmar longo, observou apenas flexão do punho sem pronação ou desvio da mão para ambos os lados. Autores têm observado consistentemente essa função flexora.[44,47,49,51,53] Historicamente, Beevor[53] observou que o músculo palmar longo se contraiu junto com o músculo flexor radial do carpo conforme a mão era pronada contra resistência; demais autores corroboraram essa função pronadora.[49,54] Pai e colaboradores examinaram cadáveres e concluíram que os segmentos tendíneos distais do músculo palmar longo parecem contribuir para a estabilização da extremidade móvel do eixo longo, em torno do qual ocorrem a supinação e a pronação do antebraço.[22] Devido à inserção do músculo no epicôndilo medial do úmero, alguns autores propõem uma possível ação flexora sutil no cotovelo.[47,49] Embora várias funções secundárias do músculo palmar longo tenham sido propostas, a literatura é inconclusiva e se baseia em evidências fracas.

Geralmente, o papel do músculo palmar longo é insignificante, razão pela qual é usado em muitas operações de reconstrução sem qualquer custo para a função do antebraço ou do punho.[7] A ausência do músculo palmar longo não está associada a uma diminuição da força de preensão ou de pinça.[55] Também foi demonstrado que a utilização do tendão do palmar longo ipsilateral para a reconstrução do ligamento colateral ulnar não parece comprometer a mecânica do arremesso em jogadores de beisebol.[56,57]

2.3. Unidade funcional

A unidade funcional à qual um músculo pertence inclui os músculos que reforçam e contrapõe-se às suas ações, bem como as articulações que os músculos cruzam. A interdependência dessas estruturas é funcionalmente refletida na organização e nas conexões neurais do córtex motor sensorial. A unidade funcional é enfatizada, porque a presença de um PG em um músculo da unidade aumenta a probabilidade de que os outros músculos da unidade também desenvolvam PGs. Ao desativar os PGs em um músculo, é preciso se preocupar com os PGs que podem se desenvolver em músculos funcionalmente interdependentes. O Quadro 37-1 representa, de maneira geral, a unidade funcional do músculo palmar longo.[58]

3. APRESENTAÇÃO CLÍNICA

3.1. Padrões de dor referida

O músculo palmar longo pode exibir PGs em qualquer parte do músculo. Os PGs no músculo palmar longo referem dor superficial em agulhadas, em vez da dor dolorosa e profunda em queimação apresentada pela maioria dos músculos. Isso é semelhante ao platisma, que também atua no tecido cutâneo. O padrão de dor referida geralmente se concentra na palma da mão (Figura 37-2). Pode se estender até a base do polegar e ao sulco distal da palma da mão, mas não aos dedos. A sensação de formigamento é como se muitas agulhas finas a estivessem produzindo. A dor também pode se espalhar para o antebraço volar distal.

3.2. Sintomas

Além da dor, os pacientes com PGs no músculo palmar longo podem relatar dificuldade em manusear as ferramentas devido à dor e à sensibilidade na palma, e a dor pode estar associada à presença de nódulos doloridos. A pressão do cabo de uma chave de fenda ou espátula na palma da mão pode tornar-se intoleravelmente dolorosa. Por exemplo, um trabalhador da construção civil pode ser incapaz de segurar com firmeza as ferramentas para fixar um parafuso ou uma porca.

A maioria das atividades manipulativas envolve a abdução do polegar. Os pacientes podem relatar sintomas causados por estresse de repetição dos PGs no músculo palmar longo após realizar atividades repetitivas (p. ex., ao tocar um instrumento musical que exija uma grande abertura da mão, como ao dedilhar repetidamente uma tecla em um piano com o polegar ou ao executar uma tarefa manual recorrente em uma fábrica ou em um computador).[4] O estresse por esforço repetitivo pode ser mais pronunciado quando as atividades são resistidas.

Quadro 37-1	Unidade funcional do músculo palmar longo	
Ações	Sinergistas	Antagonistas
Flexão do punho	Flexor radial do carpo Flexor superficial dos dedos Flexor ulnar do carpo	Extensor radial longo do carpo Extensor radial curto do carpo Extensor dos dedos Extensor ulnar do carpo
Abdução do polegar	Abdutores longo e curto do polegar Flexor curto do polegar Oponente do polegar	Adutor do polegar Extensor do polegar

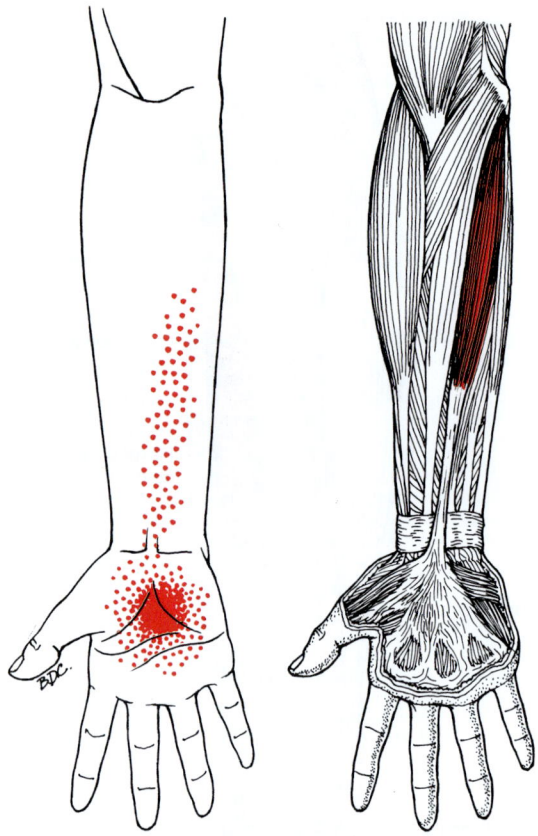

Figura 37-2 Padrões da sensação de formigamento referida (vermelho-escuro) decorrente de PG em um músculo palmar longo direito (vermelho-claro) em sua apresentação normal. A sensação referida é descrita como agulhadas superficiais e dolorosas, em vez de uma dor em queimação. O ventre desse músculo é variável e, portanto, seus PGs podem estar acima ou abaixo no antebraço.

3.3. Exame do paciente

Após um exame subjetivo detalhado, o clínico deve realizar um desenho detalhado representando o padrão de dor descrito pelo paciente. Essa descrição ajudará no planejamento do exame físico e pode ser útil no monitoramento da progressão do paciente à medida que os sintomas melhoram ou mudam.

Para uma adequada avaliação e exame do músculo palmar longo, o clínico deve primeiro avaliar a postura geral e em repouso da mão, a amplitude de movimento do punho e dos dedos e a presença do músculo palmar longo. A palma e os dedos devem ser palpados em busca de nódulos que podem estar associados à contratura de Dupuytren (mais comumente nos dedos anelar e mínimo) como um potencial diagnóstico diferencial.

Para avaliar a presença do músculo palmar longo, o paciente deve estar com o braço apoiado e o antebraço supinado e o cotovelo flexionado antes de curvar a mão com força (Figura 37-3), abduzindo e opondo o polegar em direção ao dedo mínimo, com o punho parcialmente flexionado, para fazer o tendão se destacar no punho superficialmente ao ligamento transverso do carpo. A proeminência do tendão depende do grau de flexão ou de extensão do punho. Isso fica evidente quando a mão mantida fortemente em concha é movida lentamente da extensão para a flexão. A palpação do músculo durante a contração ajuda a identificar variações da sua estrutura normal. Existem mais de 10 testes clínicos diferentes

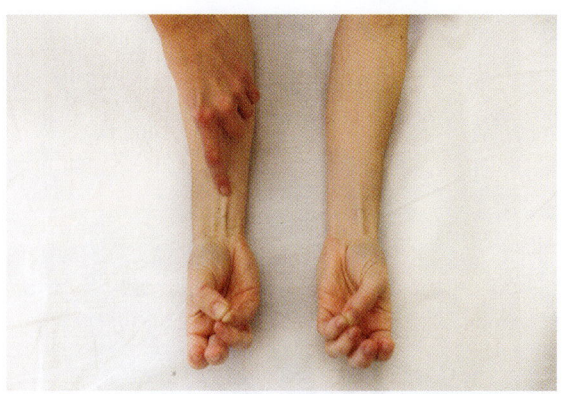

Figura 37-3 Identificação de que o indivíduo tem um músculo palmar longo. O dedo aponta para o tendão palmar longo no braço direito. Observe sua ausência no antebraço esquerdo.

que foram estabelecidos e referidos na literatura para identificar presença, ausência e variações no músculo palmar longo.[2,13,20,59-61]

3.4. Exame de pontos-gatilho

Atualmente, não existem estudos de confiabilidade específicos para o exame dos PGs no músculo palmar longo. No entanto, em outros músculos, Gerwin e colaboradores[62] verificaram que os critérios de exame mais confiáveis para fazer o diagnóstico de PGs eram a palpação de uma banda tensionada, a presença de pontos de tensão na banda, a presença de dor referida e a reprodução da dor sintomática do paciente. Embora a identificação de uma resposta de contração local por palpação não tenha sido confiável, é um achado confirmatório objetivo valioso quando presente.

Para o exame do músculo palmar longo, o paciente pode estar sentado em uma cadeira com o antebraço relaxado e em contato com o apoio da cadeira. Alternativamente, uma posição supina, com o ombro ligeiramente abduzido e rodado lateralmente e o antebraço relaxado em um travesseiro (Figura 37-4), pode ser assumida. A palpação perpendicular às fibras é utilizada para localizar um PG no músculo palmar longo. O PG geralmente responde com uma resposta de contração local vista como flexão do punho. Muitas vezes, a estimulação desse PG por pressão induz à referência de dor em formigamento no antebraço volar até a base do polegar e o sulco distal da palma da mão (Figura 37-4).

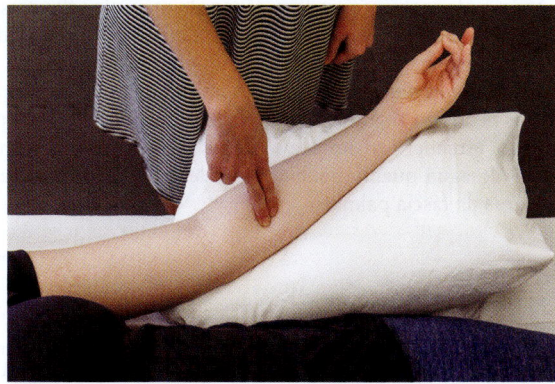

Figura 37-4 Palpação perpendicular às fibras para PGs no músculo palmar longo.

Nenhuma compressão do nervo foi observada em razão dos PGs nesse músculo. Entretanto, variações anatômicas podem causar compressão do nervo mediano no punho[30,32] ou compressão do nervo ulnar na região do túnel ulnar no punho.[25-28,63] Além disso, aumento da tensão e aumento nodular característico de PGs nas diferentes variações da apresentação desse músculo podem agravar os sintomas de compressão.

4. DIAGNÓSTICO DIFERENCIAL

4.1. Ativação e perpetuação de pontos-gatilho

Uma postura ou atividade que ative um PG, quando não corrigida, também pode perpetuá-lo. Carga excêntrica não habitual ou carga concêntrica repetitiva máxima ou submáxima podem ativar PGs em qualquer parte do músculo palmar longo.[64] PGs também podem ser ativados ou agravados quando o músculo é colocado em uma posição encurtada e/ou alongada por período prolongado.

Além disso, PGs no músculo palmar longo também podem ser ativados por trauma direto, como queda sobre a mão estendida. O uso de uma ferramenta pressionada com força ou mantida firmemente na palma da mão em concha pode agravar e possivelmente iniciar atividade de PG no músculo palmar longo. Exemplos incluem jardinagem e uso de uma chave de fenda ou outra ferramenta de carpintaria. Segurar a raquete de tênis com o final do cabo contra a palma da mão e em uma posição inclinada, em vez de segurar a raquete pressionando-a contra a palma da mão com uma pegada mais circular, também pode ativar ou perpetuar PGs nesse músculo. O trabalhador novato ou atleta tende a assumir posições rígidas com a palma da mão em concha por longos períodos quando estiver segurando algum equipamento, enquanto o trabalhador experiente não faz isso.

4.2. Pontos-gatilho associados

PGs associados podem se desenvolver em área de dor referida causada por PGs primários. Portanto, músculos nas áreas de dor referida de cada músculo acometido também devem ser examinados.[65] Músculos nas regiões de dor referida do músculo palmar longo são, com frequência, associados com PGs nos flexores do punho e dos dedos. Entretanto, PGs no palmar longo são raramente associados com PGs em músculos que referem dor para o cotovelo, como o "cotovelo de tenista" ou o "cotovelo de golfista". PGs associados no músculo palmar longo podem se desenvolver secundariamente a PGs na cabeça distal medial do músculo tríceps braquial,[66] que também pode referir dor para a região do músculo palmar longo.

4.3. Patologias associadas

PGs nesse músculo são associados com ou podem simular várias condições diferentes; portanto, um rastreamento e um exame completos são essenciais, e um possível encaminhamento para outro profissional da saúde pode ser necessário.

A dor na região volar do punho e da mão e sensibilidade podem levar alguns clínicos a diagnosticar os sintomas causados por PGs no palmar longo como síndrome do túnel do carpo. Quando o músculo palmar longo se estende abaixo do ligamento carpal de forma anormal, PGs podem causar uma síndrome do túnel do carpo verdadeira. PGs ativos nesse músculo aumentariam a tensão no tendão e tenderiam a agravar os sintomas do túnel do carpo.

Em 2005, Wainner e colaboradores publicaram uma regra de predição clínica para auxiliar clínicos no diagnóstico da síndrome do túnel do carpo. Os componentes incluem: (1) sacudir as mãos para alívio dos sintomas; (2) razão do punho > 0,67; (3) pontuação na Escala de Severidade de Sintomas > 1,9; (4) campo sensorial do primeiro dedo diminuído para o mediano; e (5) idade > 45 anos. A razão de probabilidade foi de 18,3 quando todos os 5 testes foram positivos, e foi de 4,6 quando ao menos quatro desses testes eram positivos.[67]

Exame eletrodiagnóstico do nervo mediano é comumente usado como um padrão de referência, com guias de recomendação de prática clínica separados e estabelecidos pela American Association of Electrodiagnosis, American Academy of Neurology e American Physical Medicine and Rehabilitation Academy para classificar pacientes de acordo com a gravidade da síndrome do túnel do carpo em mínima, moderada ou severa.[68] Entretanto, achados positivos de eletrodiagnóstico não necessariamente se correlacionam com o desenvolvimento dos sintomas,[69] severidade ou apresentação clínica.[70,71] Portanto, o diagnóstico da síndrome do túnel do carpo apresenta um desafio clínico que deve incorporar apresentação clínica e exame clínico completo e integrar exames eletrodiagnóstico e de imagens, se necessário. Devido à sua distinta dor em formigamento, PGs no músculo palmar longo são geralmente distinguidos com facilidade da síndrome do túnel do carpo, mas, apesar disso, ainda devem ser examinados no caso de um achado eletrodiagnóstico positivo. Outras condições dolorosas da região volar do punho e da mão, como dor referida de PGs no músculo flexor radial do carpo, no pronador redondo e no braquial, também devem ser avaliadas.

Pacientes com contratura de Dupuytren podem apresentar sintomas que podem ser confundidos com PGs ativos no músculo palmar longo. Nesse caso de contratura de Dupuytren, uma reentrância na linha palmar no lado ulnar da mão é evidente junto com contraturas em flexão dos dedos, muitas vezes envolvendo as articulações metacarpofalângicas e interfalângicas proximais do dedo anular ou mínimo. Palpação da palma da mão durante estágio precoce da contratura de Dupuytren revela nódulos sensíveis discretos, e o paciente relata sensibilidade difusa referida na palma da mão, geralmente respondida como "dolorida" à pressão aplicada. Em contrapartida, a sensação referida do PG tem uma qualidade de formigamento. A presença de contraturas em flexão dos dedos, nódulos discretos e sensibilidade difusa, em vez de um formigamento cutâneo, possibilita ao clínico diferenciar PGs de contratura de Dupuytren. Tratamento conservador por meio de reabilitação para contratura de Dupuytren não é garantido.

5. AÇÕES CORRETIVAS

Correção de atividades agravantes é um primeiro passo essencial para qualquer um que experimenta dor durante atividades manuais. Usar ferramentas mal-adaptadas, como uma chave de fenda ou britadeiras com a parte final do pegador mantida diretamente contra a palma da mão, pode ativar PGs no músculo palmar longo, especialmente quando usadas de forma repetitiva. É importante fazer modificações ergonômicas, como aumentar a espessura do pegador (para amplas dispersões de forças), vestir luvas acolchoadas e empregar técnicas alternativas para diminuir pressão direta na palma da mão pela ferramenta. Os mesmos ajustes podem ser utilizados em atletas que desenvolvem PGs como resultado de uma empunhadura imprópria de equipamentos em esportes como tênis, hóquei e lacrosse, entre outros. É importante avaliar como os atletas seguram seus equipamentos em uma idade jovem para garantir que eles não desenvolvam maus hábitos, que são geralmente mais desafiadores para corrigir em uma idade mais velha.

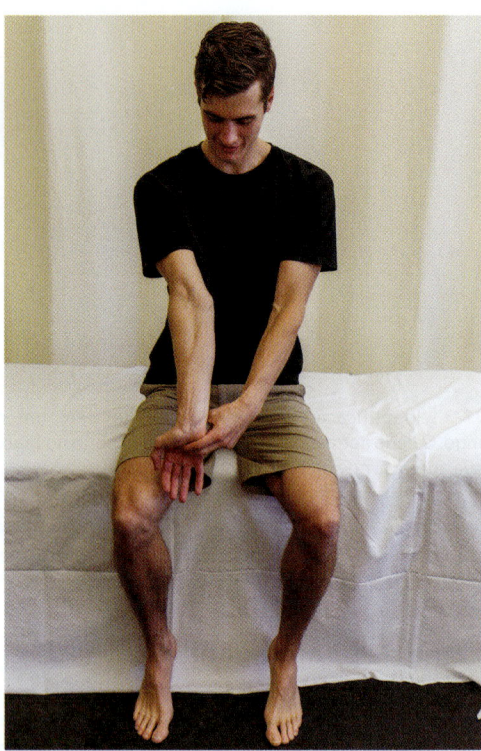

Figura 37-5 Posição de autoalongamento para o músculo palmar longo. Para alongar totalmente o músculo, o paciente simultaneamente estende seus dedos e a mão ao nível do punho. Aduzir o polegar com o indicador contralateral pode aprimorar o alongamento do músculo.

O paciente deve aprender a autoalongar a fáscia palmar e o músculo palmar longo em uma banheira ou durante um banho quente usando a posição de alongamento mostrada na Figura 37-5. O paciente também pode se sentar com o antebraço do lado afetado apoiado em uma superfície acolchoada. Os dedos e a mão são estendidos até o paciente sentir um alongamento moderado. Estender o antebraço ao nível do cotovelo normalmente não adiciona mais tensão ao alongamento passivo. Estender simultaneamente o polegar pode aumentar mais ainda os ganhos. Como sempre, é importante evitar alongar músculos em amplitude de movimento máxima quando o paciente tiver articulações hipermóveis. Pacientes com artrose em qualquer uma das articulações no polegar provavelmente não serão capazes de tolerar a adição da extensão do polegar.

Após o alongamento, todo o grupo de músculos flexores do antebraço, particularmente os flexores do punho e dos dedos, pode ser alongado para eliminar qualquer envolvimento de PG associado de músculos paralelos (ver Capítulo 38, Flexores do punho e dos dedos no antebraço). Depois de desativar os PGs no palmar longo, estender firmemente os dedos e abrir a palma da mão embaixo de água quente pode alongar leve ou moderadamente contraturas da fáscia palmar.

Referências

1. Standring S. *Gray's Anatomy: The Anatomical Basis of Clinical Practice*. 41st ed. London, UK: Elsevier; 2015.
2. Eric M, Krivokuca D, Savovic S, Leksan I, Vucinic N. Prevalence of the palmaris longus through clinical evaluation. *Surg Radiol Anat*. 2010;32(4):357-361.
3. Agur AM. *Grant's Atlas of Anatomy*. 9th ed. Baltimore, MD: Williams & Wilkins; 1991:412-441.
4. Gangata H, Ndou R, Louw G. The contribution of the palmaris longus muscle to the strength of thumb abduction. *Clin Anat*. 2010;23(4):431-436.

5. Oudit D, Crawford L, Juma A, Howcroft A. The "four-finger" sign: to demonstrate the palmaris longus tendon. *Plast Reconstr Surg.* 2005;116(2):691-692.
6. Reimann AF, Daseler EH, Anson BJ, Beaton LE. The palmaris longus muscle and tendon. A study of 1600 extremities. *Anat Rec.* 1944;89:495-505.
7. Ioannis D, Anastasios K, Konstantinos N, Lazaros K, Georgios N. Palmaris longus muscle's prevalence in different nations and interesting anatomical variations: review of the literature. *J Clin Med Res.* 2015;7(11):825-830.
8. Murabit A, Gnarra M, Mohamed A. Reversed palmaris longus muscle: anatomical variant—case report and literature review. *Can J Plast Surg.* 2013;21(1):55-56.
9. Cope JM, Looney EM, Craig CA, Gawron R, Lampros R, Mahoney R. Median nerve compression and reverse palmaris longus. *Int J Anat Var.* 2009;2:102-104.
10. Heck L, Campos D. Embryological considerations on the bilateral reversed palmaris longus muscle: a case report in human. *J Morphol Sci.* 2014;31(1):58-61.
11. Salgado G, Cantin M, Inzunza O, Munoz A, Saez J, Macuer M. Bilateral reversed palmaris longus muscle: a rare anatomical variation. *Folia Morphol (Warsz).* 2012;71(1):52-55.
12. Natsis K, Didagelos M, Manoli S, et al. Fleshy palmaris longus muscle—a cadaveric finding and its clinical significance: a case report. *Hippokratia.* 2012;16(4): 378-380.
13. Gangata H. The clinical surface anatomy anomalies of the palmaris longus muscle in the Black African population of Zimbabwe and a proposed new testing technique. *Clin Anat.* 2009;22(2):230-235.
14. Ceyhan O, Mavt A. Distribution of agenesis of palmaris longus muscle in 12 to 18 years old age groups. *Indian J Med Sci.* 1997;51(5):156-160.
15. Raouf HA, Kader GA, Jaradat A, Dharap A, Fadel R, Salem AH. Frequency of palmaris longus absence and its association with other anatomical variations in the Egyptian population. *Clin Anat.* 2013;26(5):572-577.
16. Osonuga A, Mahama HM, Brown AA, et al. The Prevalence of Palmaris Longus Agenesis Among the Ganaian Population. *Asian Pac J Trop Dis.* 2012;2 (suppl 2):S887-S889.
17. Sater MS, Dharap AS, Abu-Hijleh MF. The prevalence of absence of the palmaris longus muscle in the Bahraini population. *Clin Anat.* 2010;23(8):956-961.
18. Thompson NW, Mockford BJ, Cran GW. Absence of the palmaris longus muscle: a population study. *Ulster Med J.* 2001;70(1):22-24.
19. Venter G, Van Schoor AN, Bosman MC. Degenerative trends of the palmaris longus muscle in a South African population. *Clin Anat.* 2014;27(2):222-226.
20. Kose O, Adanir O, Cirpar M, Kurklu M, Komurcu M. The prevalence of absence of the palmaris longus: a study in Turkish population. *Arch Orthop Trauma Surg.* 2009;129(5):609-611.
21. Abdolahzadeh Lahiji F, Ashoori K, Dahmardehei M. Prevalence of palmaris longus agenesis in a hospital in Iran. *Arch Iran Med.* 2013;16(3):187-188.
22. Pai MM, Prabhu LV, Nayak SR, et al. The palmaris longus muscle: its anatomic variations and functional morphology. *Rom J Morphol Embryol.* 2008;49(2):215-217.
23. Tiengo C, Macchi V, Stecco C, Bassetto F, De Caro R. Epifascial accessory palmaris longus muscle. *Clin Anat.* 2006;19(6):554-557.
24. Barkats N. Hypertrophy of palmaris longus muscle, a rare anatomic aberration. *Folia Morphol (Warsz).* 2015;74(2):262-264.
25. Lal RA, Raj S. Guyon's canal syndrome due to accessory palmaris longus muscle: aetiological classification: a case report. *Cases J.* 2009;2:9146.
26. Santoro TD, Matloub HS, Gosain AK. Ulnar nerve compression by an anomalous muscle following carpal tunnel release: a case report. *J Hand Surg Am.* 2000;25(4):740-744.
27. Bhashyam AR, Harper CM, Iorio ML. Reversed palmaris longus muscle causing volar forearm pain and ulnar nerve paresthesia. *J Hand Surg Am.* 2017;42(4):298.e291-298.e295.
28. Lisanti M, Rosati M, Maltinti M. Ulnar nerve entrapment in Guyon's tunnel by an anomalous palmaris longus muscle with a persisting median artery. *Acta Orthop Belg.* 2001;67(4):399-402.
29. Ogun TC, Karalezli N, Ogun CO. The concomitant presence of two anomalous muscles in the forearm. *Hand (N Y).* 2007;2(3):120-122.
30. Christos L, Konstantinos N, Evagelos P. Revision of carpal tunnel release due to palmaris longus profundus. *Case Rep Orthop.* 2015;2015:616051.
31. Brones MF, Wilgis EF. Anatomical variations of the palmaris longus, causing carpal tunnel syndrome: case reports. *Plast Reconstr Surg.* 1978;62(5):798-800.
32. Markeson D, Basu I, Kulkarni MK. The dual tendon palmaris longus variant causing dynamic median nerve compression in the forearm. *J Plast Reconstr Aesthet Surg.* 2012;65(8):e220-e222.
33. Backhouse KM, Churchill-Davidson D. Anomalous palmaris longus muscle producing carpal tunnel-like compression. *Hand.* 1975;7(1):22-24.
34. Werner RA, Spiegelberg T. Does the presence of the palmaris longus tendon influence median nerve function? *Muscle Nerve.* 2012;45(6):895-896.
35. Jakubietz MG, Jakubietz DF, Gruenert JG, Zahn R, Meffert RH, Jakubietz RG. Adequacy of palmaris longus and plantaris tendons for tendon grafting. *J Hand Surg Am.* 2011;36(4):695-698.
36. Wehbe MA. Tendon graft donor sites. *J Hand Surg Am.* 1992;17(6):1130-1132.
37. Langer P, Fadale P, Hulstyn M. Evolution of the treatment options of ulnar collateral ligament injuries of the elbow. *Br J Sports Med.* 2006;40(6):499-506.
38. Gogna P, Mukhopadhyay R, Singh A, et al. Mini incision acromio-clavicular joint reconstruction using palmaris longus tendon graft. *Musculoskelet Surg.* 2015;99(1):33-37.
39. Bak K, Fogh K. Reconstruction of the chronic anterior unstable sternoclavicular joint using a tendon autograft: medium-term to long-term follow-up results. *J Shoulder Elbow Surg.* 2014;23(2):245-250.
40. Bain GI, Eng K, Lee YC, McGuire D, Zumstein M. Reconstruction of chronic foveal TFCC tears with an autologous tendon graft. *J Wrist Surg.* 2015;4(1):9-14.
41. Pegoli L, Parolo C, Ogawa T, Toh S, Pajardi G. Arthroscopic evaluation and treatment by tendon interpositional arthroplasty of first carpometacarpal joint arthritis. *Hand Surg.* 2007;12(1):35-39.
42. Toyserkani NM, Bakholdt V, Sorensen JA. Using a double-layered palmaris longus tendon for suspension of facial paralysis. *Dan Med J.* 2015;62(3).
43. Angelini Junior LC, Angelini FB, de Oliveira BC, Soares SA, Angelini LC, Cabral RH. Use of the tendon of the palmaris longus muscle in surgical procedures: study on cadavers. *Acta Ortop Bras.* 2012;20(4):226-229.
44. Clemente C. *Gray's Anatomy of the Human Body.* 30th ed. Philadelphia, PA: Lea & Febiger; 1985.
45. Rasch PJ, Burke RK. *Kinesiology and Applied Anatomy: The Science of Human Movement.* 6th ed. Philadelphia, PA: Lea & Febiger; 1978.
46. Hollinshead WH. *Functional Anatomy of the Limbs and Back.* 4th ed. Philadelphia, PA: Saunders; 1976.
47. Kendall FP, McCreary EK. *Muscles: Testing and Function, with Posture and Pain.* 5th ed. Baltimore, MD: Lippincott Williams & Wilkins; 2005.
48. Spalteholz W. *Handatlas der Anatomie des Menschen.* Vol 2. 11th ed. Leipzig, Germany: S. Hirzel; 1922.
49. Bardeen C. The musculature, Sect. 5. In: Jackson CM, ed. *Morris's Human Anatomy.* 6th ed. Philadelphia, PA: Blakiston's Son & Co; 1921:432.
50. Wafae N, Itezerote AM, Laurini Neto H. Arterial branches to the Palmaris Longus muscle. *Morphologie.* 1997;81(253):25-28.
51. Rasch PJ, Burke RK. *Kinesiology and Applied Anatomy.* 3rd ed. Philadelphia, PA: Lea & Febiger; 1967.
52. Duchenne G. *Physiology of Motion.* Philadelphia, PA: Lippincott; 1949:120.
53. Beevor CE. Muscular movements and their representation in the central nervous system. *Lancet.* 1903;1:1715-1724, 1718-1719.
54. Jenkins DB. *Hollinshead's Functional Anatomy of the Limbs and Back.* 6th ed. Philadelphia, PA: W.B. Saunders; 1991:125-127.
55. Sebastin SJ, Lim AY, Bee WH, Wong TC, Methil BV. Does the absence of the palmaris longus affect grip and pinch strength? *J Hand Surg Br.* 2005;30(4):406-408.
56. Fleisig GS, Leddon CE, Laughlin WA, et al. Biomechanical performance of baseball pitchers with a history of ulnar collateral ligament reconstruction. *Am J Sports Med.* 2015;43(5):1045-1050.
57. Azar FM, Andrews JR, Wilk KE, Groh D. Operative treatment of ulnar collateral ligament injuries of the elbow in athletes. *Am J Sports Med.* 2000;28(1): 16-23.
58. Simons DG, Travell J, Simons L. *Travell & Simon's Myofascial Pain and Dysfunction: The Trigger Point Manual.* Vol 1. 2nd ed. Baltimore, MD: Williams & Wilkins; 1999:104.
59. Sankar KD, Bhanu PS, John SP. Incidence of agenesis of palmaris longus in the Andhra population of India. *Indian J Plast Surg.* 2011;44(1):134-138.
60. Kyung DS, Lee JH, Choi IJ, Kim DK. Different frequency of the absence of the palmaris longus according to assessment methods in a Korean population. *Anat Cell Biol.* 2012;45(1):53-56.
61. Kigera JW, Mukwaya S. Frequency of agenesis Palmaris longus through clinical examination—an East African study. *PLoS One.* 2011;6(12):e28997.
62. Gerwin RD, Shannon S, Hong C-Z, Hubbard DR, Gevirtz R. Interrater reliability in myofascial trigger point examination. *Pain.* 1997;69:65-73.
63. Regan PJ, Feldberg L, Bailey BN. Accessory palmaris longus muscle causing ulnar nerve compression at the wrist. *J Hand Surg Am.* 1991;16(4):736-738.
64. Gerwin RD, Dommerholt J, Shah JP. An expansion of Simons' integrated hypothesis of trigger point formation. *Curr Pain Headache Rep.* 2004;8(6):468-475.
65. Hsieh YL, Kao MJ, Kuan TS, Chen SM, Chen JT, Hong CZ. Dry needling to a key myofascial trigger point may reduce the irritability of satellite MTrPs. *Am J Phys Med Rehabil.* 2007;86(5):397-403.
66. Hong C-Z. Considerations and recommendations regarding myofascial trigger point injection. *J Musculoske Pain.* 1994;2(1):29-59.
67. Wainner RS, Fritz JM, Irrgang JJ, Delitto A, Allison S, Boninger ML. Development of a clinical prediction rule for the diagnosis of carpal tunnel syndrome. *Arch Phys Med Rehabil.* 2005;86(4):609-618.
68. American Association of Electrodiagnostic Medicine, American Academy of Neurology, American Academy of Physical Medicine and Rehabilitation. Practice parameter for electrodiagnostic studies in carpal tunnel syndrome: summary statement. *Muscle Nerve.* 2002;25(6):918-922.
69. Nathan PA, Keniston RC, Myers LD, Meadows KD, Lockwood RS. Natural history of median nerve sensory conduction in industry: relationship to symptoms and carpal tunnel syndrome in 558 hands over 11 years. *Muscle Nerve.* 1998;21(6):711-721.
70. Duckworth AD, Jenkins PJ, Roddam P, Watts AC, Ring D, McEachan JE. Pain and carpal tunnel syndrome. *J Hand Surg Am.* 2013;38(8):1540-1546.
71. Nunez F, Vranceanu AM, Ring D. Determinants of pain in patients with carpal tunnel syndrome. *Clin Orthop Relat Res.* 2010;468(12):3328-3332.

Capítulo 38

Flexores do punho e dos dedos no antebraço
Músculos flexor radial e ulnar do carpo; músculos flexor superficial e profundo dos dedos; músculos flexor longo do polegar, pronador redondo e pronador quadrado

Pseudocotovelo de golfista e aperto de mão entusiasmado

Johnson McEvoy | Joseph M. Donnelly

1. INTRODUÇÃO

Os músculos flexores dos dedos e do punho e os músculos pronadores do antebraço são músculos importantes no poder da preensão e em movimentos finos de destreza do antebraço, do punho e da mão. A sinergia entre os músculos extensores do antebraço e músculos flexores otimiza a posição do punho e a preensão da mão para movimento e função eficientes. Esses músculos estão envolvidos em síndromes dolorosas do cotovelo, do antebraço, do punho, da mão e dos dedos. Pontos-gatilho (PGs) nesses músculos podem ser os geradores primários de dor ou coexistir com outros diagnósticos. Ativação e perpetuação de PGs nesses músculos podem ocorrer com preensão e ações repetitivas com a mão. Os sintomas podem incluir dor, parestesia e disestesia no cotovelo, no antebraço, no punho e na mão. Diagnósticos diferenciais incluem epicondilite medial; neuropatia do nervo ulnar; síndrome do túnel do carpo; artrose do punho; dor radicular ou radiculopatia de C5, C6, C7, C8 e T1; e síndromes compressivas do nervo mediano e ulnar. Ações corretivas incluem modificação de atividades (especialmente aquelas que requerem preensão), autoliberação de PGs, autoalongamento e fortalecimento.

2. CONSIDERAÇÕES ANATÔMICAS

Músculos flexores do punho

O músculo flexor radial do carpo[1] é subcutâneo e aproximadamente centrado no lado volar do antebraço entre o músculo pronador redondo, que cruza o antebraço acima do flexor radial do carpo no lado radial, e o músculo palmar longo, que tende a sobrepor o flexor radial do carpo no lado ulnar (Figura 38-1A). Esse músculo flexor radial do punho se insere proximalmente do epicôndilo medial pelo tendão do flexor comum e do septo intermuscular. Esse ventre muscular se estende somente para a região média do antebraço. Seu tendão se insere principalmente na base do 2º metacarpo com uma extensão para a base do 3º metacarpo.

O músculo flexor ulnar do carpo[1] se localiza superficialmente ao longo do lado volar da borda da ulna. Ele se insere proximalmente por meio de duas cabeças: a cabeça umeral se insere no epicôndilo medial do úmero pelo tendão do flexor comum, e a cabeça ulnar se insere na borda medial do olécrano e nos dois terços proximais da borda dorsal da ulna por meio de uma aponeurose compartilhada entre os músculos extensor ulnar do carpo e flexor profundo dos dedos e septo intermuscular. Distalmente, seu tendão se insere no osso pisiforme.

Músculos flexores dos dedos

Proximalmente, o músculo flexor superficial dos dedos[1] tem três cabeças: umeral, ulnar e radial (Figura 38-1B). A cabeça umeral se origina do epicôndilo medial do úmero pelo tendão do flexor comum ao septo intermuscular. A cabeça ulnar se insere no lado medial do processo coronoide da ulna, proximal à inserção do músculo pronador redondo, abaixo da cabeça umeral. A cabeça radial se insere na linha oblíqua do rádio entre as inserções dos músculos bíceps braquial e pronador redondo. O nervo mediano passa abaixo do arco fibroso entre as inserções das cabeças ulnar e radial. Esse músculo cobre a maior parte do lado volar do antebraço, abaixo dos músculos palmar longo e flexores do carpo (Figura 38-1B).

Os tendões no punho e alguma extensão das fibras do flexor superficial dos dedos se localizam em um plano profundo e superficial. O plano superficial abriga tendões que vão para o dedo médio e anular, e o plano profundo abriga tendões que vão para o dedo indicador e mínimo.[1]

Distalmente, na primeira falange, cada tendão do músculo flexor superficial dos dedos se divide para passar ao redor do tendão profundo do músculo flexor profundo dos dedos à medida que cada tendão superficial se insere nas laterais das falanges médias.[1]

As fibras do músculo flexor profundo dos dedos[1] (Figura 38-1C) se estendem ao longo da metade proximal no lado ulnar do antebraço. O músculo se insere nos três-quartos proximais da superfície volar, medial e dorsal da ulna e de uma aponeurose compartilhada entre os músculos flexores e extensores ulnares do carpo para o lado medial do processo coronoide da ulna e para a metade ulnar da membrana interóssea. Cada tendão se insere na base da falange terminal do respectivo dedo.

O músculo flexor longo do polegar[1] (Figura 38-1C) se estende por todo o antebraço abaixo de mais músculos superficiais no lado radial. Ele se insere proximalmente do rádio, de uma membrana interóssea adjacente e de uma extensão para o úmero, e se insere na base da falange distal do polegar. O ventre muscular do flexor superficial dos dedos recobre ambos músculos flexor profundo dos dedos e flexor longo do polegar.[1]

Músculos pronadores

O músculo pronador redondo[1] se insere acima e medialmente por meio de duas cabeças. A cabeça umeral se insere proximalmente no epicôndilo medial e na fáscia adjacente. A cabeça ulnar se insere no lado medial do processo coronoide da ulna, e o nervo mediano entra no antebraço entre essas duas cabeças. O músculo transita distal e lateralmente e se insere na superfície lateral do rádio na região média do antebraço.

O músculo pronador quadrado é um músculo profundo e plano que cobre as partes distais da ulna e do rádio anteriormente. Ele se na superfície anterior da diáfise distal da ulna e de uma forte aponeurose que cobre o terço medial do músculo. O músculo transita oblíqua e inferiormente para se inserir no aspecto distal da superfície anterior do rádio.[1] Estudos com cadáveres mostraram que o músculo pronador quadrado tem uma cabeça superficial e uma profunda.[2-4] A cabeça superficial tem uma orientação transversal da parte anterior da ulna para o rádio distal e anterior. A cabeça profunda tem uma orientação oblíqua que surge da superfície anterior da ulna e transita inferiormente e lateralmente para se inserir na superfície anterior do rádio e na articulação radioulnar distal.[2-4] Sakamoto e colaboradores[2] descrevem dois ou mais fascículos musculares com múltiplas orientações, ambos na cabeça superficial e profunda em 80% dos antebraços investigados. Eles também encontraram uma extensão do músculo em 26 de 40 antebraços que se inseriu na cabeça da ulna e se estendeu para o processo estiloide. Eles suspeitaram que esse prolongamento do músculo poderia proporcionar estabilização adicional para a articulação radioulnar distal.

Localização e estrutura

A localização específica dos ventres musculares dos quatro tendões do músculo flexor superficial dos dedos está descrita e ilustrada.[5] Os ventres musculares para o 2º e o 5º dedos são relativamente distais, e aqueles para o 3º e o 4º dedos são proximais a eles.

A organização da arquitetura das fibras nos músculos flexor radial do carpo (ver a seguir para compartimentalização) e flexor ulnar do carpo[6] revela comprimento similar das fibras (51 e

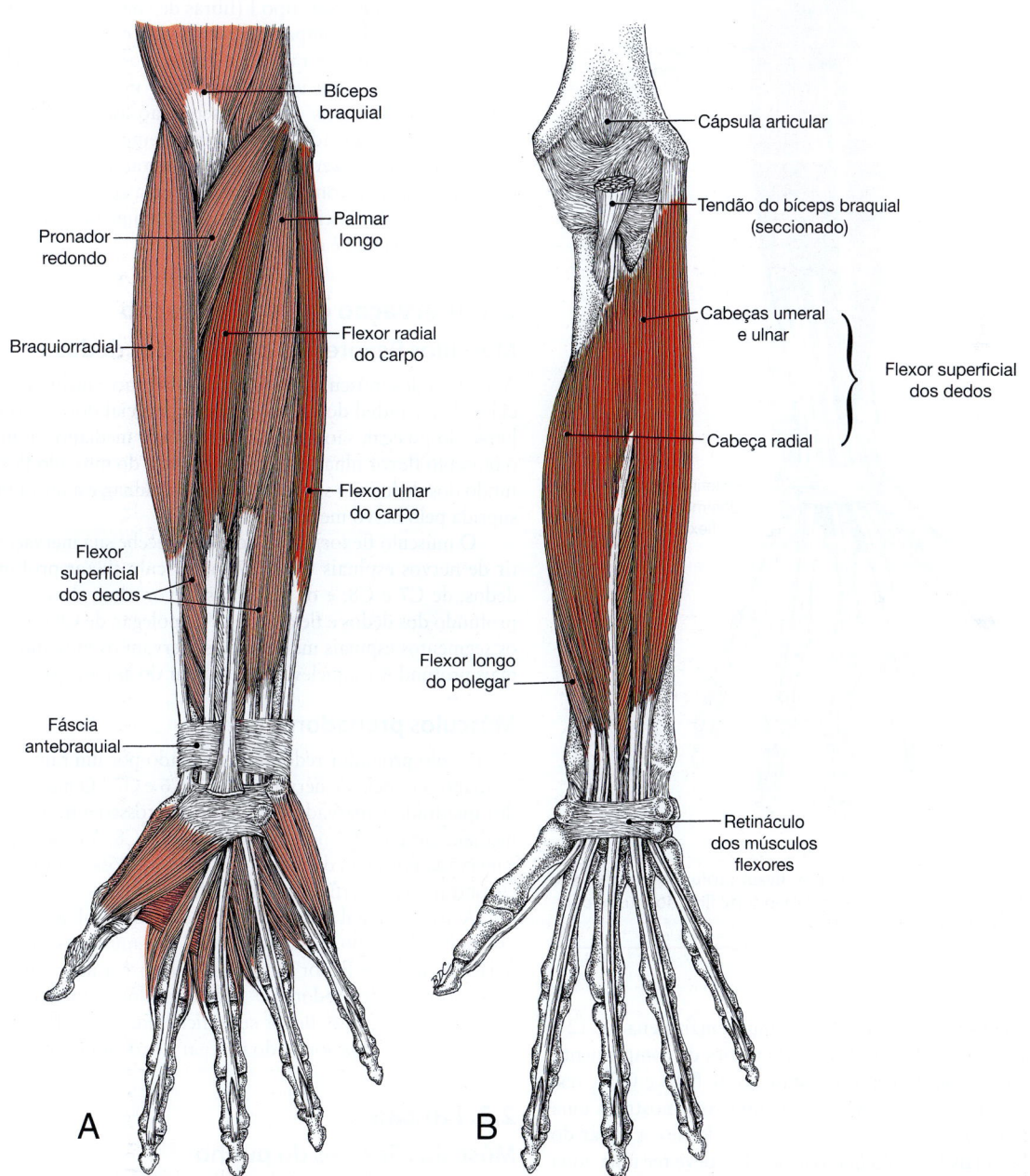

Figura 38-1 Vista volar do membro superior direito mostrando as inserções dos flexores do punho e dos dedos no antebraço. (A) Músculos flexor radial do carpo e flexor ulnar do carpo estão em vermelho-escuro; outros músculos, incluindo o músculo pronador redondo, estão em vermelho-médio. (B) Músculo flexor superficial dos dedos (vermelho-escuro). A cabeça ulnar está invisível abaixo da cabeça umeral.

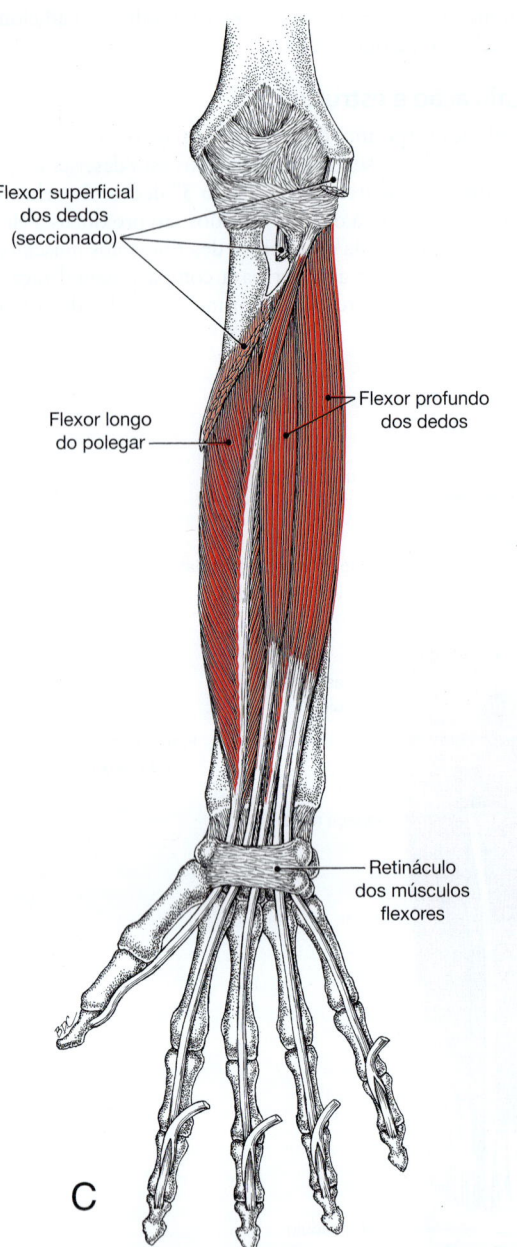

Figura 38-1 (*Continuação*) (C) Músculos flexor profundo dos dedos e flexor longo do polegar (vermelho-escuro) e o corte final do músculo flexor superficial dos dedos (vermelho-claro).

O músculo pronador redondo tem uma arquitetura de "força" similar à do músculo flexor ulnar do carpo (ângulo de penação 10° com razão comprimento de fibras curtas/comprimento de músculo de 0,28). Os músculos flexores dos dedos e flexor longo do polegar têm uma arquitetura intermediária tendendo mais à configuração de força progressivamente do músculo flexor superficial dos dedos por meio do músculo flexor profundo dos dedos para o músculo flexor longo do polegar.

Como na maioria dos músculos esqueléticos, o tipo de fibra nos músculos flexor radial do carpo e flexor longo do polegar foi quase que igualmente distribuída entre fibras tipo I e tipo II.[9] Curiosamente, houve uma porcentagem consistentemente mais baixa (6% de diferença) tipo I (fibras de contração lenta) no lado dominante quando comparado com o lado não dominante.[10]

O músculo flexor radial do carpo mostra evidência de três compartimentos, cada um inervado por um ramo separado do nervo motor. As fibras que se inserem ao longo da linha média do tendão são orientadas longitudinalmente. Um grupo de fibras medial e lateral se insere ao longo das laterais do tendão.[8] É característico para cada compartimento ter uma zona terminal separada. O significado funcional desses compartimentos com inervação separada ainda não é conhecido.

2.1. Inervação e vascularização

Músculos flexores do punho e dos dedos

A maioria dos músculos flexores do antebraço, incluindo os músculos flexor radial do carpo, flexor superficial dos dedos e flexor longo do polegar, são supridos pelo nervo mediano.[1] Entretanto, o músculo flexor ulnar do carpo e metade do músculo flexor profundo dos dedos são supridos pelo nervo ulnar, e a outra metade é suprida pelo nervo mediano.[1]

O músculo flexor radial do carpo recebe sua inervação a partir de nervos espinais C6 e C7; o músculo flexor profundo dos dedos, de C7 e C8; e os músculos flexor ulnar do carpo, flexor profundo dos dedos e flexor longo do polegar, de C8 e T1.[1] Assim, os segmentos espinais mais caudais inervam os músculos flexores mais profundos e aqueles no lado ulnar do antebraço.

Músculos pronadores

O músculo pronador redondo é inervado por um ramo do nervo mediano por meio de nervos espinais C6 e C7.[1] O músculo pronador quadrado é inervado pelo ramo interósseo anterior do nervo mediano através dos nervos espinais C7 e C8. A cabeça profunda é inervada por meio de ramos do nervo interósseo anterior que se encontram na superfície do rádio distal.[1,2]

A artéria radial supre o aspecto anterolateral do músculo flexor radial do carpo, a metade lateral dos músculos flexor superficial dos dedos e flexor longo do polegar e a inserção radial do músculo pronador redondo.[1] A artéria ulnar supre os músculos flexor ulnar do carpo, flexor superficial dos dedos, flexor profundo dos dedos, flexor longo do polegar e pronador redondo.[1]

2.2. Função

Músculos flexores do punho

O músculo flexor radial do carpo flete a mão e auxilia na abdução da mão ao nível do punho.[1,11,12] O músculo flexor ulnar do carpo flete e aduz fortemente a mão[1,11] e é ativo durante movimento de flexão de dedos.[13] Um estudo eletromiográfico[14] fundamentou essas funções.

41 mm). Entretanto, o músculo ulnar é muito mais penado (12°) do que o radial (3,1°). Isso se reflete nas razões de comprimento das fibras para o comprimento do músculo de 0,19 e 0,31, respectivamente. Músculos extensores do antebraço mostram uma amplitude de razões muito maiores.[7] O músculo flexor ulnar do carpo favorece mais força do que velocidade e deve ter uma zona terminal que seja quase longitudinal ou final de um músculo para outro. No entanto, o músculo flexor radial do carpo é estruturado mais para velocidade do que para força e se espera que ele tenha uma zona terminal em diagonal que se divide em três compartimentos separados do músculo.[8]

Músculos flexores dos dedos

O músculo flexor superficial dos dedos primariamente flete a falange média de cada dedo,[12] flete a falange proximal, bem como a mão e o punho.[1,11]

O músculo flexor profundo dos dedos primariamente flete a falange distal de cada dedo e todas as outras falanges da mão.[1,11,12] Ele não é tão usado para flexão do punho, mas para fechamento da mão em todas as articulações simultaneamente.[15]

O músculo flexor longo do polegar inicialmente flete a falange distal do polegar, então a falange proximal com adução do metacarpo,[1] e eventualmente auxilia na flexão e no desvio radial da mão ao nível do punho.[11,12] Flexão normal desse músculo requer atividade coordenada de outros quatro músculos do polegar.[16]

Músculos pronadores

O músculo pronador redondo auxilia o músculo pronador quadrado em movimentos rápidos de pronação e para sobrepor resistência.[12] O músculo pronador redondo também auxilia a flexão do cotovelo,[12] mas somente quando é oferecida resistência.[15]

A função primária do músculo pronador quadrado é pronar o antebraço em todas as posições de flexão do cotovelo.[15] Ok e colaboradores[17] investigaram a área de secção transversa do músculo pronador quadrado e a força de preensão da mão em antebraços dominantes e não dominantes de 89 voluntários saudáveis. Os resultados demonstraram uma correlação entre força de preensão, dominância e espessura do músculo pronador quadrado no braço dominante de todos os indivíduos, destros ou canhotos. O músculo pronador quadrado atua na maioria das atividades funcionais que requerem dominância.[17]

2.3. Unidade funcional
Músculos flexores do punho e dos dedos

A unidade funcional à qual um músculo pertence inclui os músculos que reforçam e contrapõe-se às suas ações, bem como as articulações que os músculos cruzam. A interdependência dessas estruturas é funcionalmente refletida na organização e nas conexões neurais do córtex motor sensorial. A unidade funcional é enfatizada, pois a presença de um PG em um desses músculos da unidade aumenta a probabilidade de que outros músculos da unidade também desenvolvam PGs. Desativar PGs em um músculo, deve-se ter atenção com PGs que possam se desenvolver em músculos que são funcionalmente interdependentes. O Quadro 38-1 representa, de maneira geral, a unidade funcional do flexor do punho, do flexor dos dedos e dos músculos pronadores do antebraço.[18]

Todos os movimentos de flexão dos dedos envolvem alguma atividade do músculo extensor dos dedos. A relação antagônica entre os músculos extensores e flexores é importante para a potência da preensão.[19] Quando os dedos são mantidos em extensão nas articulações interfalângicas, somente os músculos interósseos e lumbricais produzem flexão metacarpofalângica.[15]

A função dos músculos extensores do punho e dos dedos está descrita nos Capítulos 34, Músculos extensores do punho e braquiorradial, e 35, Músculos extensores dos dedos e do indicador.

3. APRESENTAÇÃO CLÍNICA
3.1. Padrão de dor referida

Winter descreveu PGs nos músculos flexores do punho e dos dedos próximos às inserções comuns do epicôndilo medial como uma fonte frequente de dor referida.[20] Good demonstrou a dor como projeção para o aspecto volar do punho ou para o dedo correspondente.[21] Good também atribuiu a mialgia idiopática (descrições compatíveis com PGs miofasciais [PGMs]) do cotovelo para dor referida de áreas miálgicas localizadas, algumas das quais eram nos músculos flexores do punho e dos dedos.[22]

Músculos flexores do punho

PGs no músculo flexor radial do carpo referem dor e sensibilidade que centralizam no aspecto radial da linha volar do punho com alguma referência para o antebraço adjacente e para a palma da mão[23] (Figura 38-2A, esquerda).

PGs no músculo flexor ulnar do carpo referem dor e sensibilidade para o lado ulnar do aspecto volar do punho com expansão similar (Figura 38-2A, direita).

Músculos flexores dos dedos

Nenhuma distinção é realizada entre os padrões de dor referida dos músculos flexores superficial dos dedos e profundo dos dedos. Um PG nesses músculos referem dor para o mesmo dedo que as fibras ativam. Por exemplo, um PG nas fibras do músculo flexor do dedo médio refere dor ao longo do comprimento do dedo médio (Figura 38-2B, esquerda). De modo similar, PGs nas fibras que fletem os dedos anulares e mínimos referem dor ao longo de todos esses dedos (Figura 38-2B, direita). Simons e colaboradores reportaram que a dor é frequentemente descrita pelo paciente como uma dor explosiva que "dispara no final do dedo como um raio". Entretanto, clinicamente, os autores deste capítulo não notaram esse relato de sintomas nos pacientes. Essa descrição pode ser mais relacionada a sintomas neuropáticos em razão da organização anatômica próxima desses músculos com os nervos mediano e ulnar. Mais estudos dessa natureza de dor referida de PGs nesses músculos são necessários. Esse padrão difere da dor referida dos músculos extensores dos dedos que é descontinuada na extremidade do dedo.

Kellgren reportou que injeção de 6% de solução salina no músculo flexor profundo dos dedos produziu dor na articulação metacarpofalângica que não foi distinguível da dor causada por injeção de 0,3 mL da mesma solução diretamente no mesmo espa-

Quadro 38-1 Unidade funcional dos músculos flexores do punho, flexores dos dedos e pronadores do antebraço

Ações	Sinergistas	Antagonistas
Flexão do punho	Flexor superficial dos dedos Flexor profundo dos dedos Palmar longo Flexor radial do carpo Flexor ulnar do carpo	Extensor radial do carpo
Flexão dos dedos	Lumbricais Interósseos Flexor curto do polegar Flexor longo do polegar	Extensor dos dedos Flexor longo do polegar Lumbricais Interósseos
Pronação do antebraço	Braquiorradial Pronador redondo Pronador quadrado	Supinador Bíceps braquial

ço articular da mão oposta.²³ A natureza similar da dor articular devido a essas duas fontes causa confusão entre a dor de uma doença articular e aquela referida de PGs nos músculos dos dedos.

Dor referida da eminência hipotênar e da 5ª articulação metacarpofalângica, induzida por injeção de 0,2 mL de 6% de solução salina no músculo flexor profundo dos dedos, persistiu apesar de anestesia total de estruturas dolorosas por bloqueio anestésico local do nervo ulnar ao nível do punho.²³ A dor referida nesse experimento não foi dependente de impulsos surgidos na zona de referência de dor. Uma parte significativa de descargas nervosas aferentes causadas pela solução salina irritante no músculo e um parte dos sinais percebidos como dor da área de referência devem ter seguido uma via comum do sistema nervoso central. Essa dor poderia ser descrita como uma "dor fantasma". (A dor referida da eminência hipotênar também pode ter sido causada pela infiltração de solução salina do músculo flexor ulnar do carpo).

PGs no músculo flexor longo do polegar projetam dor por todo o aspecto volar do polegar até sua ponta (e possivelmente "além") (Figura 38-2C).

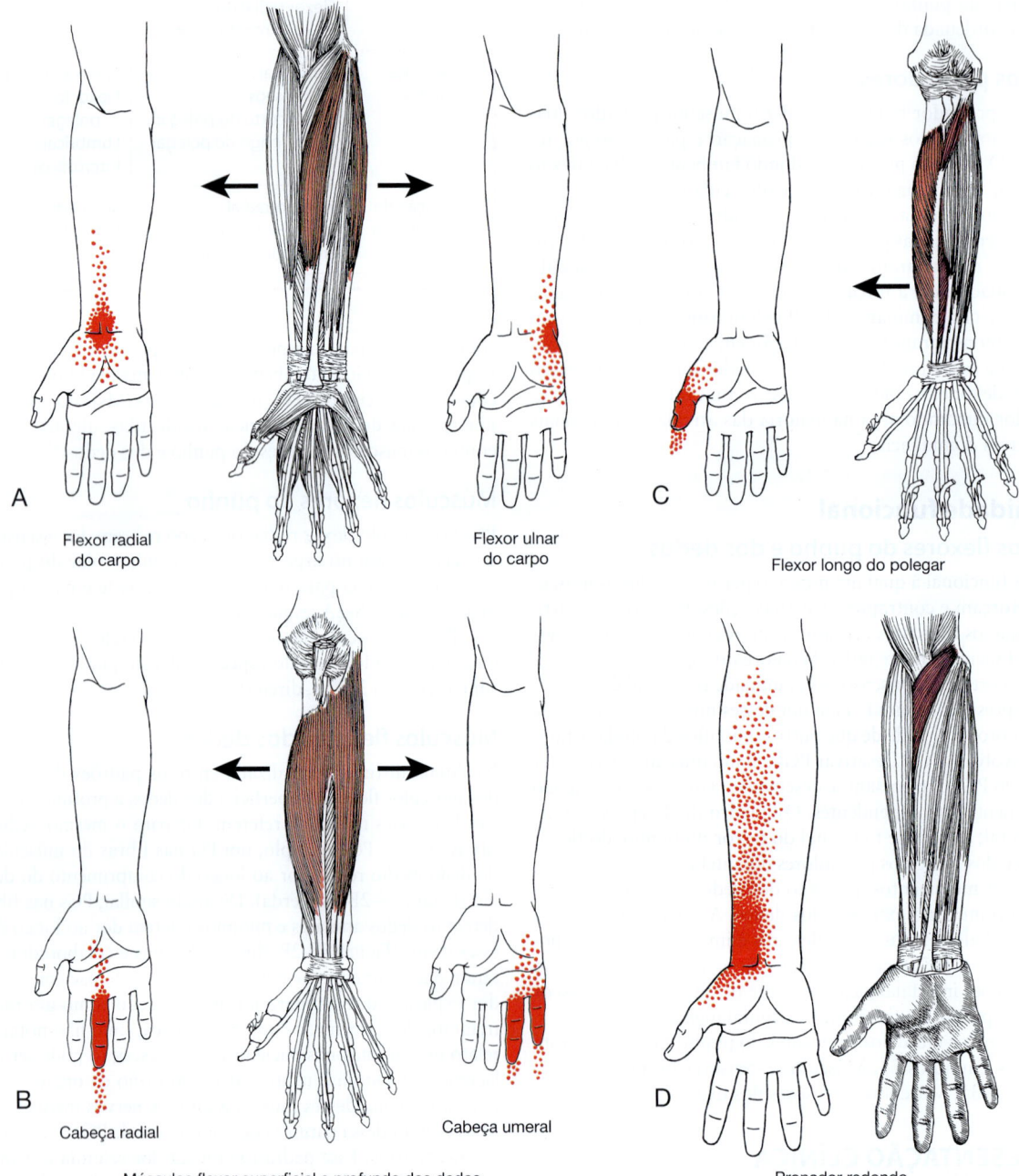

Figura 38-2 Padrões de dor referida compostos (vermelho-escuro) nos músculos flexores do punho e nos dedos do lado direito (vermelho-médio) para todos os músculos. (A) Músculos flexor radial do carpo e flexor ulnar do carpo. (B) Músculos flexor superficial e profundo dos dedos: esquerdo – padrão superficial do dedo médio; direito – padrão superficial e profundo do 4º e do 5º dedo. O dedo indicador, não mostrado, é comparável. (C) Músculo flexor longo do polegar. (D) Músculo pronador redondo.

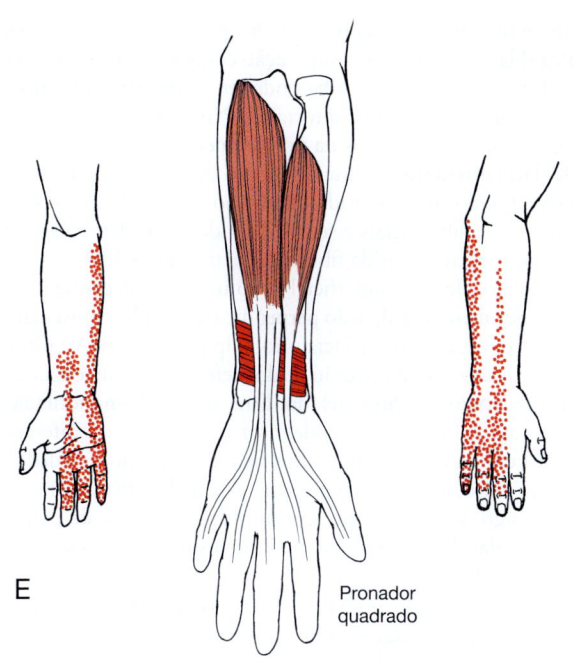

Figura 38-2 *(Continuação)* (E) Músculo pronador quadrado.[24]

Músculos pronadores

PGs no músculo pronador redondo referem dor profunda na região volar do rádio no punho e no antebraço (Figura 38-2D).

O padrão de referência de PGs para o músculo pronador quadrado não foi previamente descrito por Simons e colaboradores.

Hwang e Kang[24] investigaram o padrão de dor referida do músculo pronador quadrado no braço não dominante de 35 indivíduos saudáveis usando uma injeção de 0,3 mL de 6% de solução salina hipertônica. Eles usaram guia eletromiográfico para injetar a solução de forma precisa no músculo pronador quadrado. Em 57% dos indivíduos, um padrão de dor referida foi reportado do local da injeção, tanto proximal quanto distalmente ao longo do aspecto medial do antebraço. Desses indivíduos, 50% reportaram que a dor se espalhou mais próximo do epicôndilo medial do úmero e distal ao 5° dedo. Foi descrito um padrão de dor referida do aspecto volar e dorsal do terço distal médio do antebraço se estendendo para o 3° e o 4° dedos, ambos volar e dorsalmente na região distal das articulações interfalângicas, por 29% dos indivíduos. Os padrões de dor referida do músculo pronador quadrado se assemelham ao padrão do dermátomo C8-T1, bem como à distribuição medial e sensorial do nervo ulnar (Figura 38-2E).[24]

Em suas ilustrações de padrões de dor referida para todos aqueles músculos flexores localizados no antebraço, Bonica e Sola enfatizaram fortemente a dor local na região do PG e minimizaram a dor referida ao punho e além.[25] Contudo, Rachlin enfatizou o padrão mais distal de dor do músculo flexor superficial dos dedos, mas não incluiu outros músculos do punho e dos dedos.[26]

3.2. Sintomas

Pacientes com PGs nos músculos flexores do antebraço reportaram dificuldade em usar tesoura para cortar tecidos grossos, manejar ferramentas de jardinagem ou usar ferramentas que necessitem estabilidade e preensão firme. Geralmente, esses sintomas são reportados no aspecto volar do antebraço e/ou nos dedos e podem ou não estar associados com epicondilalgia lateral devido ao papel recíproco dos músculos extensores na preensão.

Pacientes com PGs nos músculos flexores dos dedos muitas vezes reportam dificuldade aumentada com tarefas motoras finas, como escrever, pegar moedas de uma superfície plana ou outras atividades funcionais que necessitem coordenação fina do movimento dos dedos e preensão. Quando pacientes com PGs nos músculos flexores dos dedos são questionados se a dor é mais no topo ou no lado inferior do dedo, eles podem esfregar o lado volar e responder "Eu não sei". O local onde o paciente esfrega no seu dedo irá guiar o clínico para investigar o músculo flexor ou extensor do dedo.

Pacientes com PGs no músculo pronador redondo são provavelmente incapazes de supinar a mão em concha, como quando moedas são colocadas na palma da mão, quando se tenta usar uma chave de fenda para afrouxar um parafuso, ou quando uma pessoa, com a mão direita dominante, pega uma jarra. O movimento combinado de supinação completa, leve extensão e mão em concha se torna doloroso em virtude do alongamento e da sobrecarga do músculo pronador redondo. Esses pacientes geralmente compensam por meio de rotação do braço ao nível do ombro, sobrecarregando, assim, os músculos do ombro.

Se um paciente se apresenta com sinais e sintomas de um dedo em gatilho, PGs podem estar associados, mas podem não ser a causa primária de disfunção. Dor produzida por PGs pode ser encontrada na região do dedo em gatilho no aspecto volar do polegar ou nos primeiros dois dedos.

3.3. Exame do paciente

Após um exame subjetivo minucioso, o clínico deve realizar um desenho detalhado representando o padrão de dor descrito pelo paciente. Essa descrição ajudará no planejamento do exame físico e pode ser útil no monitoramento da progressão do paciente à medida que os sintomas melhoram ou mudam.

A avaliação da coluna cervical e torácica e testes neurodinâmicos dos nervos medianos e ulnares também são úteis na identificação de qualquer contribuição da coluna para os sintomas sentidos na região do antebraço. Essa avaliação é importante mesmo se pacientes não reportarem sintomas que estejam diretamente relacionados com a coluna cervical ou torácica. Wainner e colaboradores[27] identificaram um conjunto de testes para determinar a probabilidade que um paciente tem de apresentar radiculopatia cervical. Os quatro preditores seguintes foram as variáveis identificadas: um sinal de Spurling positivo, rotação cervical menor do que 60° para o mesmo lado, teste de compressão cervical positivo, alívio dos sintomas com distração axial e um teste neurodinâmico para membro superior positivo. Pacientes que apresentaram quatro desses testes positivos têm uma probabilidade pós-teste de 90% para radiculopatia cervical. Pacientes com três testes positivos têm uma probabilidade pós-teste de 65% para radiculopatia cervical.

As amplitudes de movimento ativa e passiva do cotovelo, do punho, do antebraço e da mão devem ser cuidadosamente examinadas. Ao testar disfunção por PG, restrição dolorosa da amplitude de movimento é um indicador melhor de PGs do que a fraqueza. Todos os músculos flexores do punho e dos dedos podem ser examinados para restrição em um único momento por meio de supinação completa do antebraço com os dedos (incluindo as falanges distais) e o punho totalmente estendidos. O flexor longo do polegar pode ser testado com extensão do punho e do polegar. Dinamômetro manual de mão pode ser empregado para testar de forma objetiva a força do punho e a preensão da mão.[28,29]

O teste de extensão do dedo pode avaliar ambas as mãos ao mesmo tempo ao colocar primeiro as pontas dos dedos da mão direita e esquerda juntas (Figura 38-3A) e, então, empurrar as palmas firmemente uma contra a outra enquanto os antebraços são conduzidos em uma linha reta tanto quanto for possível (Figura 38-3B). Se houver PGs presentes nos músculos flexores, eles são revelados por uma sensação de encurtamento no músculo e dor nas áreas de dor referida específicas para os músculos envolvidos, conforme descrito na Seção 3 (Figura 38-2A até E).

Envolvimento de músculos flexores individuais dos dedos pode ser testado por extensão passiva de cada dedo primeiro por meio de extensão do punho e da falange média e, então, ambas as falanges média e distal são testadas para limitação dolorosa de extensão.

Se fraqueza for um problema, músculos individuais podem ser testados, como claramente descritos e ilustrados por Kendall e colaboradores.[12]

Movimento articular acessório deve ser examinado nas articulações radioulnares proximal e distal, radiocarpal e intercarpais, assim como nas articulações metacarpofalângica e interfalângicas de todos os cinco dedos. Perda de movimento acessório em qualquer articulação pode levar à sobrecarga do punho, do dedo e do músculo pronador quadrado.[30,31]

3.4. Exame de pontos-gatilho

PGs nos músculos flexores do punho, flexores dos dedos e pronadores são facilmente examinados com o paciente em decúbito lateral sobre o lado afetado com o ombro elevado, o antebraço totalmente supinado e com o punho e a mão em uma posição neutra (Figura 38-4A). Se a supinação completa do antebraço não for tolerada, um rolo de toalha pode ser usado para colocar o antebraço em uma posição confortável. PGs nos músculos flexores são geralmente localizados na porção média das fibras do ventre muscular; entretanto, o músculo inteiro deve ser examinado. Ambos os músculos flexores radial do carpo e ulnar do carpo são suficientemente superficiais e seus PGs podem ser identificados por palpação perpendicular da fibra muscular (Figura 38-4C e E). PGs nos músculos flexores superficial e profundo dos dedos são identificados por meio de palpação perpendicular da fibra muscular (Figura 38-4D) e, com frequência, são palpados juntos. A profundidade e a localização do padrão de dor referida ajudam o clínico na identificação do músculo afetado. Uma agulha de monofilamento ou uma agulha de injeção podem ser utilizadas para diferenciar e identificar os PGs nos músculos flexor profundo dos dedos de PGs nos músculos flexor superficial dos dedos. PGs no músculo flexor longo do polegar são identificados por meio de palpação perpendicular da fibra muscular contra a superfície volar do rádio (Figura 38-4F).

PGs no músculo pronador redondo são identificados com palpação perpendicular da fibra muscular próxima de sua inserção no epicôndilo medial do úmero (Figura 38-4B) ou próximo de sua inserção no rádio na região média do antebraço. O músculo pronador quadrado não pode ser palpado de forma confiável. Um clínico treinado pode usar uma agulha de monofilamento ou agulha de injeção para identificar PGs no músculo pronador quadrado. Uma abordagem dorsal é encorajada para evitar o nervo interósseo anterior no aspecto volar do músculo.

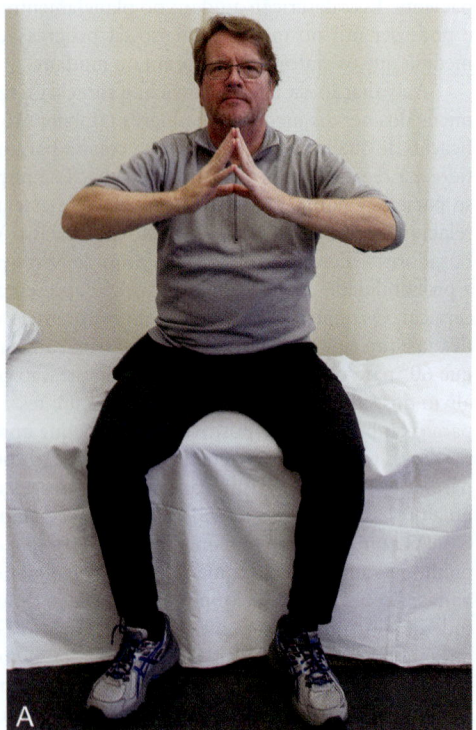 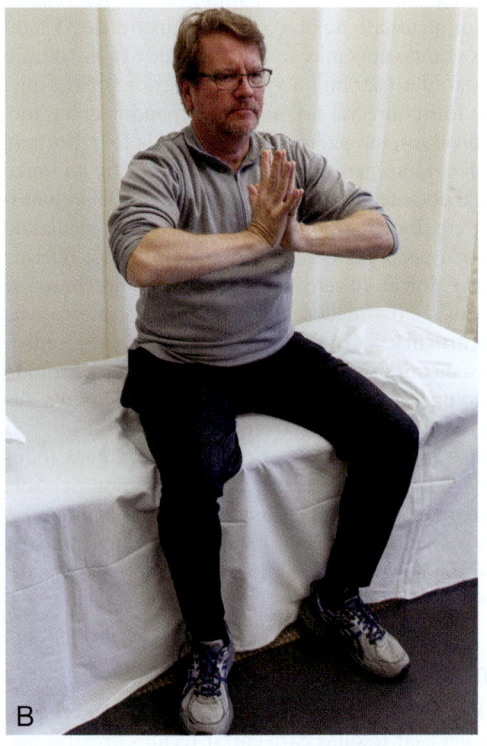

Figura 38-3 O teste de extensão dos dedos mostra algum encurtamento do punho e dos músculos flexores dos dedos. (A) Posição inicial. (B) Extensão quase normal. A posição final deve ter as palmas das mãos juntas e ambos os antebraços em uma linha horizontal, a fim de obter um teste completamente negativo e normal.

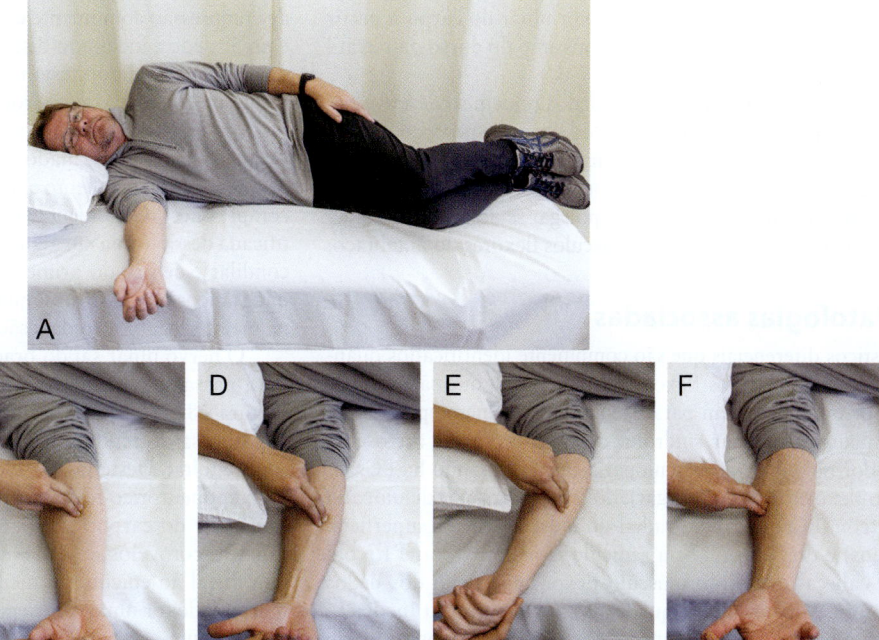

Figura 38-4 Palpação plana transversa das fibras musculares para PGs nos músculos flexores do punho e dos dedos. (A) Paciente em decúbito lateral com o aspecto volar do antebraço exposto. (B) Músculo pronador redondo. (C) Músculo flexor radial do carpo. (D) Músculo flexor superficial/profundo dos dedos. (E) Músculo flexor ulnar do carpo. (F) Músculo flexor longo do polegar.

4. DIAGNÓSTICO DIFERENCIAL

4.1 Ativação e perpetuação de pontos-gatilho

Uma postura ou atividade que ative um PG, quando não corrigida, também pode perpetuá-lo. Em qualquer parte do punho ou dos flexores dos dedos ou músculos pronadores, os PGs podem ser ativados por carga excêntrica não habitual, exercício excêntrico em músculo destreinado ou carga concêntrica máxima ou submáxima.[32] PGs também podem ser ativados ou agravados quando o músculo é colocado em uma posição encurtada e/ou alongada por período prolongado.

PGs no punho e nos músculos flexores dos dedos não são agravados por movimentos finos de pinça que tendem a ativar PGs em músculos intrínsecos da mão, mas são mais agravados por carga repetitiva de movimentos de preensão gerais. Os PGs no punho e nos músculos flexores dos dedos são ativados e perpetuados por qualquer atividade funcional ou relacionada ao trabalho que exija uso excessivo de preensão, giro e puxões. O esquiador que agarra firmemente o bastão de esqui por longos períodos e o carpinteiro que segura firmemente pequenas ferramentas estão propensos à ativação de PGs nesses músculos. Tocar um instrumento musical que necessite de preensão e movimentos finos dos dedos, como na guitarra, no saxofone ou em outro instrumento de sopro, também pode ativar e perpetuar PGs nesses músculos.

Os músculos flexores dos dedos podem desenvolver PGs como resultado de atividades como dirigir um carro com os dedos firmemente segurando o volante, especialmente quando a preensão da mão ocorre no topo do volante, de modo que a flexão dos dedos é combinada com a flexão do punho. Sintomas são especialmente prováveis de ocorrer após viagens longas e que demandem atenção, como aquelas em dias de chuva ou nevascas. PGs nos músculos flexores superficial e profundo dos dedos podem ser especificamente ativados com atividades esportivas que necessitem de preensão intensa, como o tênis, o golfe ou a remada.

Ativação de PGs no flexor longo do polegar causa sintomas que são chamados de "síndrome do polegar de jardineiro". Esses PGs são ativados por movimentos forçados de sacudir, torcer e, então, movimentos de puxar, os quais podem tensionar o flexor longo do polegar e outros músculos do polegar.

O PG no pronador redondo pode ser ativado como resultado de uma fratura no punho ou no cotovelo. Além disso, junto com o músculo pronador quadrado, esses PGs também podem ser causados por movimentos rápidos e resistidos de pronação, como a técnica de *topspin forehand* usada por tenistas recreacionais de alto nível ou profissionais. Eles também podem ser ativados ou perpetuados por movimentos como o de afrouxar parafusos com uma chave de fenda manual, para indivíduos destros, e o de apertar parafusos para indivíduos canhotos.

4.2. Pontos-gatilho associados

PGs associados podem se desenvolver em áreas de dor referida causada por PGs primários.[33] Portanto, músculos nas áreas de dor referida de cada músculo acometido também devem ser examinados. PGs tendem a se desenvolver paralelamente e em conjunto nos músculos flexores superficial e profundo dos dedos e nos músculos flexor radial do carpo e flexor ulnar do carpo. Entretanto, PGs podem aparecer no músculo flexor radial do carpo sozinho após uma fratura de cotovelo ou trauma semelhante. PGs associados podem se desenvolver no músculo flexor radial do carpo a partir de PGs ativos no músculo peitoral menor.[34] PGs associados podem se desenvolver no músculo flexor ulnar do carpo a partir de PGs nos músculos peitoral menor, latíssimo do dorso ou serrátil posterior superior.[33,34]

PGs nos músculos flexores dos dedos podem se desenvolver como resultado de PGs em músculos do ombro e pescoço que referem dor para o antebraço volar, mais comumente os músculos infraespinal, escaleno e peitoral menor.

PGs no músculo flexor longo do polegar se desenvolvem independentemente de PGs em outros músculos flexores do antebraço.

4.3. Patologias associadas

Diagnósticos diferenciais que são comumente identificados quando há PGs nos músculos flexores do antebraço que são responsáveis por ou contribuem para os sintomas incluem epicondilite medial, neuropatia ulnar, síndrome do túnel do carpo, artrose do punho, dor radicular ou radiculopatia em C5 (quando há PGs no músculo flexor longo do polegar), dor radicular ou radiculopatia em C7 (com PGs na cabeça radial do músculo flexor superficial dos dedos) e dor radicular ou radiculopatia em C8 ou T1 (com PGs na cabeça umeral do músculo flexor superficial dos dedos e/ou no músculo pronador quadrado).[24] Diagnóstico incorreto de síndrome do desfiladeiro torácico com PGs ativos na parte proximal dos músculos flexor superficial dos dedos ou pronador quadrado é possível, já que alguns profissionais são propensos a aplicar o termo síndrome do desfiladeiro torácico para qualquer distúrbio do 4° e do 5° dedos na presença de um exame neurológico normal ou não focal.

Tendinopatia medial do flexor comum (cotovelo de golfista) é basicamente similar à tendinopatia lateral do extensor comum (cotovelo de tenista), conforme discutido no Capítulo 36, Músculo supinador, no tópico Patologia associada.

Encurtamento adaptativo e/ou PGs nos músculos desse capítulo pode contribuir para síndromes compressivas em ambos os nervos mediano e ulnar. Os músculos do antebraço servem como uma interface estrutural para o trajeto dos nervos conforme eles transitam distalmente para inervar tecidos-alvo. Pontos-gatilho podem causar tensão localizada e restrições faciais onde o nervo transita, por meio ou abaixo desses músculos e componentes faciais. O Quadro 38-2 lista, para cada nervo, os músculos que podem ser uma fonte de ou contribuir para os sintomas do paciente.

Compressões correlacionadas com o nervo ulnar são normalmente associados com músculos no antebraço e talvez iniciem imediatamente distal ao sulco condilar (túnel cubital) que o nervo preenche ao passar ao redor do cotovelo. Qualquer compressão dentro do túnel cubital é frequentemente chamada de síndrome do túnel cubital e é classificada como dor neuropática. Sintomas de compressão comumente começam com uma perturbação no 4° e no 5° dedos, incluindo disestesia, dor em queimação e sensação de dormência. Hipoestesia também pode estar presente. Envolvimento motor leva à descoordenação e à fraqueza de preensão pela neuropraxia em metade dos músculos lumbricais e interósseos. O diagnóstico é confirmado por atraso na velocidade de condução nervosa transversalmente e, em menor extensão, após o ponto de compressão.[35] Geralmente, a região de compressão pode ser identificada dessa forma em algum lugar além da porção final do sulco condilar e dentro do primeiro terço do antebraço. Dados eletromiográficos que mostram mudanças neuropáticas podem auxiliar na melhor localização da lesão.

O nervo ulnar sai do braço pelo septo intermuscular medial para passar por meio de um sulco atrás do epicôndilo medial (Figura 38-5A). O nervo é mantido nesse sulco por uma expansão fibrosa do tendão do flexor comum que forma um teto do túnel cubital. Deste ponto, ele entra no antebraço abaixo de um arco aponeurótico formado pelas cabeças umeral e ulnar do flexor ulnar do carpo,[36] em geral denominado arco umeroulnar. Em 130 cotovelos de cadáveres, o arco foi identificado 3 a 20 mm distal ao epicôndilo medial, e o nervo passou ao longo do músculo flexor ulnar do carpo por 18 a 70 mm.[37] Então, o nervo ulnar ocupa o espaço triangular delimitado por três músculos flexores: o músculo flexor ulnar do carpo recobre o espaço superficialmente em direção ao lado ulnar do antebraço, o músculo flexor superficial dos dedos é localizado superficial e radialmente, e o músculo flexor profundo dos dedos se localiza abaixo do e profundamente ao nervo.[38] O nervo ulnar continua ao longo da metade proximal do antebraço entre o músculo flexor ulnar do carpo acima dele e com o músculo flexor profundo dos dedos abaixo (Figura 38-5B).

É mais provável que os PGs no músculo flexor ulnar do carpo estejam associados com compressão do nervo ulnar. Essa compressão pode ser causada por encurtamento adaptativo do músculo, tensão miofascial tracionando o arco umeroulnar firmemente contra o nervo ou por compressão do nervo onde ele penetra o músculo.

Clinicamente, PGs no músculo flexor profundo dos dedos também parecem contribuir para sintomas de compressão do nervo ulnar; entretanto, a especificidade desse mecanismo não é clara. Sintomas relacionados com PG e tensão localizada levando à compressão (causando sintomas de dor neuropática) são aliviados pela desativação de todos os PGs que estejam contribuindo para os sintomas.

Com frequência, compressão do nervo mediano abaixo do cotovelo provocará parestesia, disestesia e hiperestesia do 3° e do 4° dedos e, às vezes, dos dedos adjacentes, e é comumente chamada de síndrome do pronador redondo.[39,40] O nervo mediano geralmente passa entre as cabeças umeral e ulnar do músculo pronador redondo abaixo do arco fibroso entre as duas cabeças, mas às vezes cruza a cabeça umeroulnar.[40] Então, o nervo passa abaixo do arco aponeurótico do músculo flexor superficial dos dedos que liga as cabeças radial e umeroulnar e se liga à superfície inferior desse músculo.[41] Encurtamento adaptativo de estruturas faciais e/ou tensão local causada por PGs pode promover compressão do nervo mediano no pronador redondo ou no músculo flexor superficial dos dedos por meio de tensão aumentada do arco aponeurótico contra o nervo ou por compressão direta do nervo onde ele penetra a cabeça umeral do músculo pronador redondo.

Embora a experiência clínica indique que PGs podem causar alguma dessas compressões, são necessários estudos de caso bem

Quadro 38-2 Músculos do antebraço que podem desenvolver PGs que causam compressão do nervo ulnar ou mediano

Nervo	Músculos que podem causar compressão
Nervo ulnar	Flexor ulnar do carpo Flexor superficial dos dedos Flexor profundo dos dedos
Nervo mediano	Pronador redondo Flexor superficial dos dedos

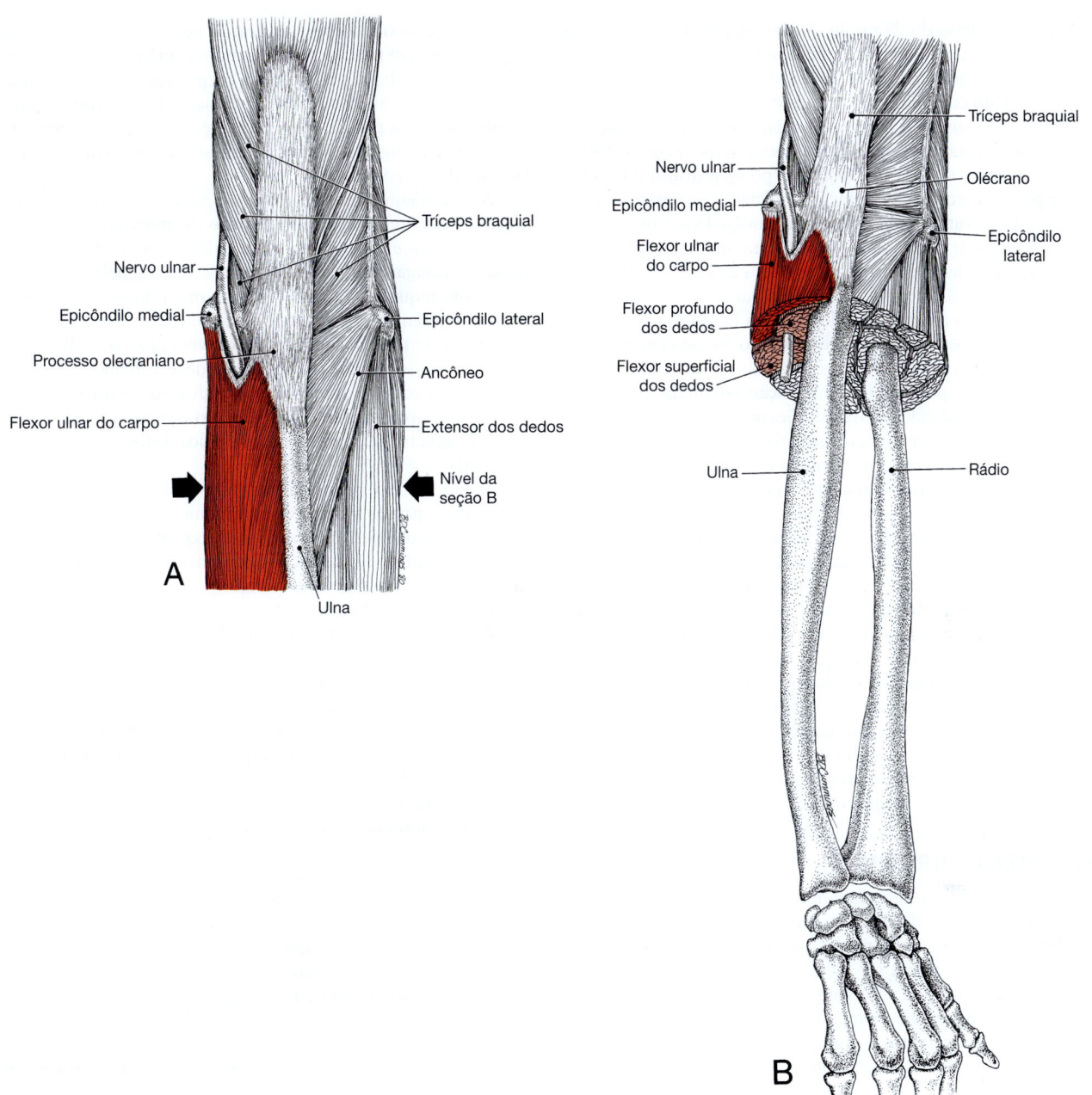

Figura 38-5 Vista dorsal da relação normal entre o nervo ulnar direito e o músculo flexor ulnar do carpo (vermelho-escuro). (A) O arco tendíneo entre a cabeça umeral e ulnar do músculo, através do qual o nervo ulnar passa, é chamado de túnel cubital. (B) Corte transversal mostrando a relação do nervo ulnar com o músculo flexor ulnar do carpo (vermelho-escuro) e os músculos flexor superficial e profundo dos dedos (vermelho-claro). A seção está a vários centímetros abaixo do cotovelo na região dos PGs que podem causar compressão nervosa.

planejados dessas condições que incluam documentação eletrodiagnóstica completa e medidas adequadas dos desfechos pré e pós-tratamento.

A presença de um músculo flexor superficial dos dedos indicador anômalo causou uma síndrome do túnel do carpo aguda que foi aliviada pela liberação do músculo do nervo mediano.[42]

A síndrome do túnel do carpo é provavelmente diagnosticada quando o paciente tem PGs nos músculos pronador redondo, flexor radial do carpo e/ou braquial. A dor referida de PGs mais distantes dos músculos trapézio e infraespinal pode simular um diagnóstico de síndrome do túnel do carpo.[43,44] PGs nos respectivos músculos que evocaram uma sensação de formigamento na mão, em ordem de frequência, foram: infraespinal, 65,4%; trapézio superior, 57,7%; flexor radial do carpo, 38,5%; romboides, 15,4%; e flexor longo do polegar, 11,5%.[44] PGs no músculo infraespinal foram 13 vezes mais prevalentes do que síndrome do túnel do carpo na coorte estudada.[44]

São apropriados um estudo de condução do nervo mediano e um exame dos músculos para estabelecimento de um ou de ambos diagnósticos.

A presença de um músculo flexor radial do carpo curto anômalo que se insere proximalmente no aspecto radial do antebraço e se insere na base do 2° ou do 3° metacarpo foi implicada na compressão do nervo interósseo anterior.[45]

O fenômeno de ausência de dor de um dedo em gatilho,[19] um movimento compensatório ou dedo "travado", consiste em o dedo travar em uma posição fletida até que ele seja estendido por uma força externa. Essa condição responde à injeção de cortisona na bainha da fáscia que é a responsável pela constrição do tendão flexor perto da articulação metacarpofalângica. A constrição pode formar uma estrutura como um nó no tendão. Essa banda fascial que pode ancorar o tendão é descrita como uma porção final da bainha sinovial distal palmar para os dedos 2, 3 e 4.[36]

Muitas técnicas estão disponíveis para o tratamento não invasivo de dedo em gatilho. Bloqueio ou imobilização em tala da articulação metacarpofalângica do dedo afetado em extensão geralmente irá eliminar ou reduzir o gatilho. Com o dedo na articulação metacarpofalângica em posição estendida, o paciente deve flexionar e estender as articulações interfalângicas enquanto mantém a posição estendida da articulação metacarpofalângica. Essa manobra limita mecanicamente o nódulo de sair do sistema de polias do dedo e frequentemente irá eliminar o "bloqueio" do dedo.

Amirfeyz e colaboradores[46] reportaram em uma revisão sistemática que há evidência moderada para suportar o uso de uma injeção de cortisona precocemente no tratamento; contudo, há forte evidência que injeção de cortisona é associada com recorrência e permanência dos sintomas até 6 meses depois da injeção. Há fraca evidência para suportar intervenções conservadoras ou imobilização em tala para o manejo do dedo em gatilho do adulto. Também há forte evidência para suportar o manejo do dedo em gatilho por meio de intervenções cirúrgicas percutâneas. Os pesquisadores concluíram que uma injeção de cortisona pode ser a primeira linha de intervenção, mas se os sintomas forem recorrentes, a intervenção cirúrgica é a melhor opção.[46]

5. AÇÕES CORRETIVAS

Quando preensão prolongada é necessária, como ao segurar firmemente um bastão de esqui ou um volante, levantar pesos ou escalar, o paciente deve aprender a relaxar a preensão frequentemente. Também devem ser ensinadas aos pacientes estratégias alternativas, como preensão com a palma da mão para baixo, em vez da palma da mão para cima e alongamento dos músculos flexores em intervalos frequentes. Fazer pequenos intervalos ou alternar atividades também pode ser uma estratégia útil. O relaxamento é auxiliado pela realização ocasional do exercício de dedilhar com um movimento de sacudir as mãos gentilmente com os braços para baixo, ao lado do corpo, para liberar a tensão. Segurar nas laterais do volante na posição de 9 e 3 horas coloca o punho em uma posição mais neutra, e é a posição recomendada pela National Highway Traffic Administration para segurar o volante ao dirigir em rodovias.

Se o paciente rema em grupo ou utilizando canoa, ele deve abrir totalmente os dedos no retorno do movimento enquanto segura o remo entre o polegar e a palma da mão para aliviar a tensão e alongar os músculos flexores. Para aqueles que jogam jogos com raquetes, o punho deve ser mantido em uma posição neutra ou levemente "armado" (*cock-up*) e não deve permitir que a cabeça da raquete incline para baixo (ver Figura 36-5A). Um paciente com PGs nos músculos flexores deve aprender a manter o punho, bem como o antebraço, apoiados no encosto de braços enquanto estiver sentado e não deixar o punho ficar pendurado, evitando deixar os flexores do punho e dos dedos em uma posição encurtada.

Indivíduos que precisam trabalhar com um computador devem realizar pausas frequentes, especialmente após uso prolongado do *mouse* ou *touch screen*, já que essas atividades mantêm os músculos flexores dos dedos em uma posição encurtada. Intervalos frequentes irão impedir a sobrecarga dos músculos que podem ativar e perpetuar PGs.

Autoliberação miofascial (por pressão) de PGs nos flexores do punho, flexores de dedos e músculos pronadores pode ser realizada em uma posição sentada colocando o antebraço no encosto de uma cadeira ou mesa com a palma da mão para cima usando pressão manual (Figura 38-6A) ou uma ferramenta de liberação de PGs (Figura 38-6B). Para qualquer técnica de autoliberação, o ponto sensível no antebraço é identificado com os dedos, e pressão leve (não mais do que 4/10 na escala de dor) é aplicada e mantida por 15 a 30 segundos, ou até que a dor reduza. Essa técnica pode ser repetida cinco vezes, várias vezes ao dia.

O paciente pode facilmente realizar técnicas de autoalongamento como parte do automanejo para PGs localizados nos músculos flexor do punho, flexor do dedo ou pronador. Alongamento dos músculos pronador redondo e pronador quadrado deve ser realizado com o cotovelo reto e flexionado, respectivamente, com a palma da mão voltada para cima. O paciente segura o antebraço acima do punho e gentilmente roda o antebraço em mais supinação (palma para cima) (Figura 38-7B). Para alongar os músculos flexores do punho, o cotovelo é apoiado no encosto da

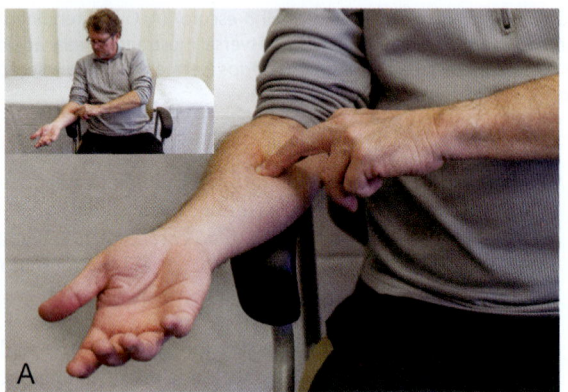
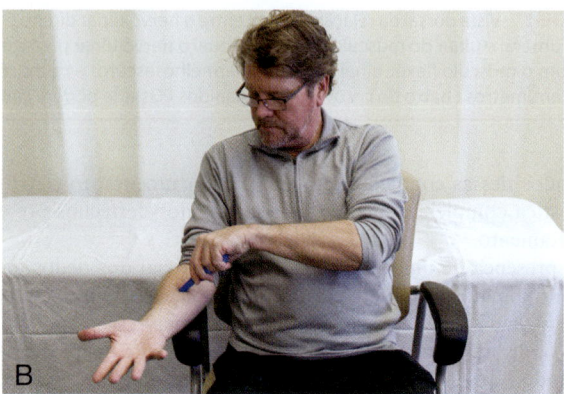

Figura 38-6 Técnica de autoliberação miofascial para os músculos pronador redondo e flexores do punho e dos dedos. (A) Manual. (B) Ferramenta de liberação de PGs.

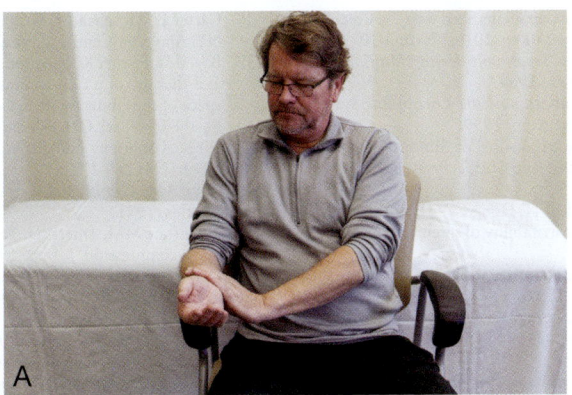
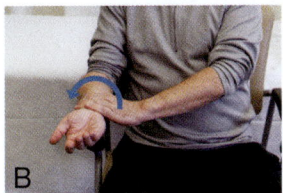 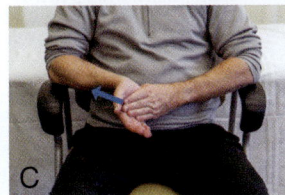 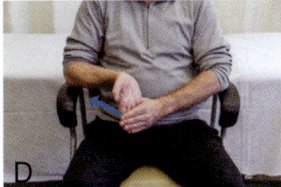 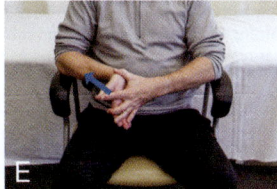

Figura 38-7 Autoalongamento dos músculos pronador redondo e flexores do punho e dos dedos. (A) Posição inicial com o cotovelo apoiado. (B) Alongamento dos músculos pronadores redondos em supinação. (C) Alongamento do músculo flexor do punho. (D) Alongamento do músculo flexor do dedo. (E) Alongamento do músculo flexor do polegar.

---

cadeira e a mão oposta empurra o punho para baixo em extensão com pressão da palma da mão (Figura 38-7C). Para alongar os músculos flexores dos dedos, o mesmo procedimento é usado nos músculos do punho, mas a pressão é aplicada em extensão ao longo dos quatro dedos da mão (Figura 38-7D). Essa técnica também pode ser realizada um dedo por vez. O mesmo procedimento pode ser seguido com o cotovelo reto para alongar totalmente os músculos flexores do punho e dos dedos que têm uma inserção umeral. Para alongar o longo músculo flexor do polegar, é usado o mesmo procedimento do alongamento dos músculos flexores dos dedos, mas com a adição do polegar sendo puxado para fora e para baixo com o indicador da mão do lado não afetado (Figura 38-7E). Esses autoalongamentos devem ser realizados suavemente, e atenção para a reprodução de dor *versus* alongamento é primordial. Esses alongamentos não devem ser dolorosos, nem devem causar formigamento ou dormência na mão ou no antebraço.

Referências

1. Standring S. *Gray's Anatomy: The Anatomical Basis of Clinical Practice*. 41st ed. London, UK: Elsevier; 2015.
2. Sakamoto K, Nasu H, Nimura A, Hamada J, Akita K. An anatomic study of the structure and innervation of the pronator quadratus muscle. *Anat Sci Int*. 2015;90(2):82-88.
3. Stuart PR. Pronator quadratus revisited. *J Hand Surg Br*. 1996;21(6):714-722.
4. Koebke J, Werner J, Piening H. The quadrate pronator muscle—a morphological and functional analysis [in German]. *Anat Anz*. 1984;157(4):311-318.
5. Bickerton LE, Agur AM, Ashby P. Flexor digitorum superficialis: locations of individual muscle bellies for botulinum toxin injections. *Muscle Nerve*. 1997;20(8):1041-1043.
6. Lieber RL, Fazeli BM, Botte MJ. Architecture of selected wrist flexor and extensor muscles. *J Hand Surg*. 1990;15(2):244-250.
7. Lieber RL, Jacobson MD, Fazeli BM, Abrams RA, Botte MJ. Architecture of selected muscles of the arm and forearm: anatomy and implications for tendon transfer. *J Hand Surg*. 1992;17(5):787-798.
8. Segal RL, Wolf SL, DeCamp MJ, Chopp MT, English AW. Anatomical partitioning of three multiarticular human muscles. *Acta Anat (Basel)*. 1991;142(3):261-266.
9. Jozsa L, Demel S, Reffy A. Fibre composition of human hand and arm muscles. *Gegenbaurs Morphol Jahrb*. 1981;127(1):34-38.
10. Bonica J, Sola A. Chapter 52, Other painful disorders of the upper limb. In: Bonica JJ, Loeser JD, Chapman C, Fordyce WE, eds. *The Management of Pain*. 2nd ed. Philadelphia, PA: Lea & Febiger; 1990:947-958.
11. Rasch PJ, Burke RK. *Kinesiology and Applied Anatomy: The Science of Human Movement*. 6th ed. Philadelphia, PA: Lea & Febiger; 1978:185-206.
12. Kendall FP, McCreary EK. *Muscles: Testing and Function, with Posture and Pain*. 5th ed. Baltimore, MD: Lippincott Williams & Wilkins; 2005:264, 280-283, 286.
13. Sano S, Ando K, Katori I, et al. Electromyographic studies on the forearm muscle activities during finger movements. *J Jpn Orthop Assoc*. 1977;51:331-337.
14. McFarland GBJ, Kursen UL, Weathersby HT. Kinesiology of selected muscles acting on the wrist: electromyographic study. *Arch Phys Med Rehabil*. 1962;43:165-171.
15. Basmajian J, Deluca C. *Muscles Alive*. 5th ed. Baltimore, MD: Williams & Wilkins; 1985:280, 281, 290, 294.
16. Weathersby HT, Sutton LR, Krusen UL. The kinesiology of muscles of the thumb: an electromyographic study. *Arch Phys Med Rehabil*. 1963;44:321-326.
17. Ok N, Agladioglu K, Gungor HR, et al. Relationship of side dominance and ultrasonographic measurements of pronator quadratus muscle along with handgrip and pinch strength. *Med Ultrason*. 2016;18(2):170-176.
18. Simons DG, Travell J, Simons L. *Travell & Simon's Myofascial Pain and Dysfunction: The Trigger Point Manual*. Vol 1. 2nd ed. Baltimore, MD: Williams & Wilkins; 1999:104.
19. Cooper C. *Fundamentals of Hand Therapy: Clinical Reasoning and Treatment Guidelines for Common Diagnoses of the Upper Extremity*. St. Louis, MO: Mosby, Elsevier; 2007:chap 15.
20. Winter Z. Referred pain in fibrositis. *Med Rec*. 1944;157:34-37.
21. Good MG. What is fibrositis? *Rheumatism*. 1949;5(4):117-123.
22. Good MG. The role of skeletal muscles in the pathogenesis of diseases. *Acta Med Scand*. 1950;138(4):284-292.
23. Kellgren JH. Observations on referred pain arising from muscle. *Clin Sci*. 1938;3:175-190.
24. Hwang M, Kang YK, Kim DH. Referred pain pattern of the pronator quadratus muscle. *Pain*. 2005;116(3):238-242.
25. Bonica JJ. *The Management of Pain*. Philadelphia, PA: Lea & Febiger; 1953.
26. Rachlin ES. Chapter 10, Injection of specific trigger points. In: Rachlin ES, ed. *Myofascial Pain and Fibromyalgia*. St. Louis, MO: Mosby; 1994:197-360, 342.
27. Wainner RS, Fritz JM, Irrgang JJ, Boninger ML, Delitto A, Allison S. Reliability and diagnostic accuracy of the clinical examination and patient self-report measures for cervical radiculopathy. *Spine (Phila Pa 1976)*. 2003;28(1):52-62.
28. Steiber N. Strong or weak handgrip? Normative reference values for the German population across the life course stratified by sex, age, and body height. *PLoS One*. 2016;11(10):e0163917.

29. Wong SL. Grip strength reference values for Canadians aged 6 to 79: Canadian Health Measures Survey, 2007 to 2013. *Health Rep.* 2016;27(10):3-10.
30. Mennell JM. *Joint Pain: Diagnosis and Treatment Using Manipulative Techniques.* 1st ed. Boston, MA: Little Brown; 1964.
31. Lewit K. *Manipulative Therapy in Rehabilitation of the Locomotor System.* 3rd ed. Oxford, England: Butterworth Heinemann; 1999.
32. Gerwin RD, Dommerholt J, Shah JP. An expansion of Simons' integrated hypothesis of trigger point formation. *Curr Pain Headache Rep.* 2004;8(6):468-475.
33. Hsieh YL, Kao MJ, Kuan TS, Chen SM, Chen JT, Hong CZ. Dry needling to a key myofascial trigger point may reduce the irritability of satellite MTrPs. *Am J Phys Med Rehabil.* 2007;86(5):397-403.
34. Hong C-Z. Considerations and recommendations regarding myofascial trigger point injection. *J Musculoske Pain.* 1994;2(1):29-59.
35. Kanakamedala RV, Simons DG, Porter RW, Zucker RS. Ulnar nerve entrapment at the elbow localized by short segment stimulation. *Arch Phys Med Rehabil.* 1988;69(11):959-963.
36. Clemente C. *Gray's Anatomy of the Human Body.* 30th ed. Philadelphia, PA: Lea & Febiger; 1985:532-535.
37. Campbell WW, Pridgeon RM, Riaz G, Astruc J, Sahni KS. Variations in anatomy of the ulnar nerve at the cubital tunnel: pitfalls in the diagnosis of ulnar neuropathy at the elbow. *Muscle Nerve.* 1991;14(8):733-738.
38. Carter B, Morehead J, Wolpert S, al e. *Cross-Sectional Anatomy.* New York, NY: Appleton-Century-Crofts; 1977:sections 53-58.
39. Bayerl W, Fischer K. The pronator teres syndrome. Clinical aspects, pathogenesis and therapy of a non-traumatic median nerve compression syndrome in the space of the elbow joint [in German]. *Handchirurgie.* 1979;11(2):91-98.
40. Fuss FK, Wurzl GH. Median nerve entrapment. Pronator teres syndrome. Surgical anatomy and correlation with symptom patterns. *Surg Radiol Anat.* 1990;12(4):267-271.
41. Agur AM. *Grant's Atlas of Anatomy,* 9th ed. Baltimore, MD: Williams & Wilkins; 1991.
42. al-Qattan MM, Duerksen F. A variant of flexor carpi ulnaris causing ulnar nerve compression. *J Anat.* 1992;180 (pt 1):189-190.
43. Qerama E, Kasch H, Fuglsang-Frederiksen A. Occurrence of myofascial pain in patients with possible carpal tunnel syndrome—a single-blinded study. *Eur J Pain.* 2009;13(6):588-591.
44. Oh S, Kim HK, Kwak J, et al. Causes of hand tingling in visual display terminal workers. *Ann Rehabil Med.* 2013;37(2):221-228.
45. Lahey MD, Aulicino PL. Anomalous muscles associated with compression neuropathies. *Orthop Rev.* 1986;15(4):199-208.
46. Amirfeyz R, McNinch R, Watts A, et al. Evidence-based management of adult trigger digits. *J Hand Surg Eur Vol.* 2017;42(5):473-480.

Capítulo 39

Músculos adutor e oponente do polegar

Polegar desajeitado

Johnson McEvoy | Joseph M. Donnelly

1. INTRODUÇÃO

Os músculos adutor do polegar e oponente do polegar são músculos intrínsecos da mão e, junto com os músculos flexor curto do polegar e abdutor curto do polegar, compõem o grupo muscular tenar. Os músculos adutor do polegar e oponente do polegar são importantes para movimentos de preensão e de motricidade fina entre o polegar e os dedos. A sinergia entre o polegar e os dedos é importante na função da mão humana, para habilidades motoras finas, força e preensão de pinça. Também é um componente vital das atividades da vida diária e das atividades ocupacionais, recreativas e esportivas. A dor proveniente dos pontos-gatilho (PGs) é referida ao longo da região radial distal do punho e da mão. Além da dor, os pacientes relatam se sentir desajeitados e com dificuldades nos movimentos motores finos do polegar e da mão. A ativação e a perpetuação de PGs nesses músculos podem resultar de ações de preensão repetitivas ou que exijam muita força, além de atividades motoras finas, como digitação, uso de *mouses* ou uso do telefone. O diagnóstico diferencial inclui dor radicular cervical ou radiculopatia, disfunção articular local no punho e no polegar e artrose. Ações corretivas incluem modificação de atividades, avaliação e treinamento ergonômicos, autoliberação miofascial (por pressão) dos PGs, autoalongamento e fortalecimento dos músculos da extremidade superior e da mão.

2. CONSIDERAÇÕES ANATÔMICAS

Adutor do polegar

O músculo adutor do polegar é o maior e mais forte dos músculos intrínsecos da mão.[1] O músculo adutor do polegar abrange o espaço interdigital entre o polegar e o dedo indicador. Ambas as cabeças oblíqua e transversal se encontram abaixo (dorsalmente) do tendão do músculo flexor longo do polegar e se originam lateralmente ao lado ulnar da base da falange proximal do polegar (Figura 39-1A) junto com os músculos flexor curto do polegar e abdutor curto do polegar (Figura 39-2B). Medialmente, a cabeça oblíqua do músculo adutor do polegar insere-se nas bases do 2º e do 3º metacarpos e no osso capitato. A cabeça transversa se insere medialmente nos dois terços distais da superfície palmar do 3º metacarpo (Figura 39-2A).[1]

Oponente do polegar

O músculo oponente do polegar se insere medialmente ao tubérculo do osso trapézio do punho e ao retináculo dos músculos flexores e se insere, lateral e distalmente, ao longo de todo o comprimento do lado radial e da metade lateral adjacente da superfície palmar do 1º metacarpo (Figura 39-1A).[1]

Esse músculo encontra-se parcialmente sob o músculo abdutor curto do polegar e entre as cabeças superficial e profunda do músculo flexor curto do polegar (Figura 39-1B).[1] Não é fácil distinguir dos outros dois músculos que podem conter os PGs que são atribuídos ao músculo oponente do polegar.

Um alargamento bulboso do tendão do músculo flexor longo do polegar pode ser enlaçado por uma bainha flexora restrita na cabeça do 1º metacarpo, onde o tendão fica firmemente inserido ao polegar depois de ter passado sobre o músculo adutor do polegar e entre as duas cabeças do músculo flexor curto do polegar (Figura 39-1B).[1] Esse fenômeno de "gatilho" é semelhante ao descrito para os tendões dos flexores dos dedos (ver Capítulo 38, Flexores do punho e dos dedos no antebraço).

2.1. Inervação e vascularização

Adutor do polegar

O músculo adutor do polegar é inervado pelo ramo palmar profundo do nervo ulnar pelo tronco medial e pelo tronco inferior do plexo braquial dos nervos espinais C8 e T1.[1]

Oponente do polegar

O músculo oponente do polegar é inervado por um ramo do nervo mediano por meio do tronco lateral e dos troncos superiores e médios dos nervos espinais C6 e C7.[1]

Os músculos adutor e oponente do polegar recebem sua vascularização pelos ramos palmares superficiais da artéria radial.[1]

2.2. Função

O significado dos termos usados para descrever a direção do movimento do polegar é específico e requer definição. O movimento de flexão e extensão nas articulações metacarpofalângicas e interfalângicas é perpendicular à unha do polegar e no plano da palma. A flexão está na direção ulnar, e a extensão está na direção radial. Abdução e adução são movimentos perpendiculares ao plano da palma, longe e na direção da palma, respectivamente. A oposição traz as superfícies palmares do polegar e do quinto dedo em contato direto (não apenas contato na ponta dos dedos).[1-5]

Adutor do polegar

Esse músculo aduz o polegar e auxilia na flexão da articulação metacarpofalângica do polegar.

Demonstrou-se que o músculo adutor do polegar é eletromiograficamente ativo durante qualquer movimento de flexão, adução e oposição da articulação metacarpofalângica[6] e, especialmente, durante a oposição forçada do polegar, que rotaciona o polegar em direção aos outros dedos.[2,4]

Oponente do polegar

O músculo oponente do polegar abduz,[2] flexiona,[2,3] e rotaciona o osso metacarpal do polegar em uma posição de oposição.[1-5,7]

Eletromiograficamente, o músculo oponente do polegar é consistentemente ativo durante a oposição do polegar e, de maneira surpreendente, é moderadamente ativo durante a extensão e marcadamente ativo durante a abdução do polegar.[2]

2.3. Unidade funcional

A unidade funcional à qual um músculo pertence inclui os músculos que reforçam e contrapõe-se às suas ações, bem como as articulações que os músculos cruzam. A interdependência dessas estruturas é funcionalmente refletida na organização e nas conexões neurais do córtex motor sensorial. A unidade funcional é enfatizada, porque a presença de um PG em um músculo da unidade aumenta a probabilidade de que os outros músculos da unidade também desenvolvam PGs. Ao desativar os PGs em um músculo, é preciso se preocupar com os PGs que podem se desenvolver em músculos funcionalmente interdependentes. O Quadro 39-1 representa, de maneira geral, a unidade funcional dos músculos adutor do polegar e oponente do polegar.[8]

Funcionalmente, o músculo oponente do polegar e seus sinergistas, junto com o músculo adutor do polegar, atuam em conjunto com os primeiros músculos interósseos dorsais e músculos extrínsecos dos dedos para uma preensão forte no dedo indicador, e com o músculo oponente do dedo mínimo para uma

Quadro 39-1 Unidade funcional dos músculos adutor do polegar e oponente do polegar

Ações	Sinergistas	Antagonistas
Adução do dedo	Primeiros interósseos dorsais	Abdutor longo do polegar Abdutor curto do polegar
Oposição do dedo	Abdutor curto do polegar Flexor curto do polegar	Adutor do polegar Extensor longo do polegar Extensor curto do polegar

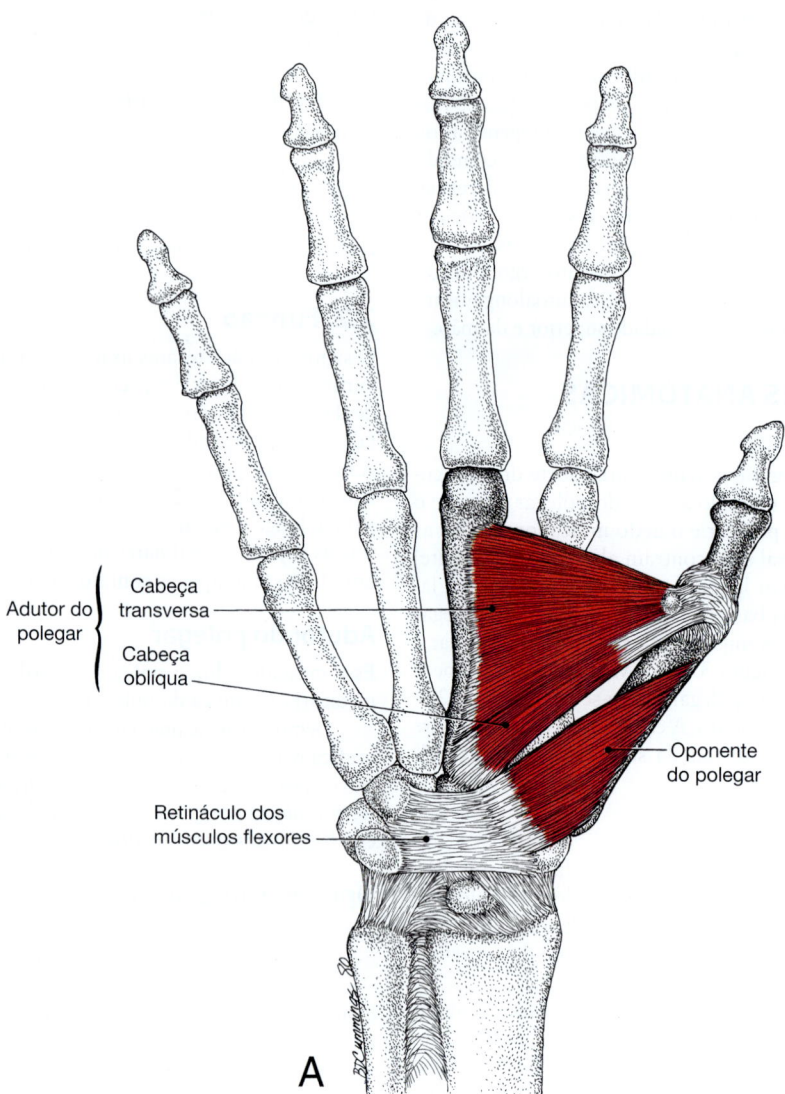

Figura 39-1 Inserções dos músculos do polegar. (A) Os músculos adutores do polegar e oponente do polegar (vermelho-escuro) após a remoção dos músculos flexor curto do polegar e abdutor curto do polegar.

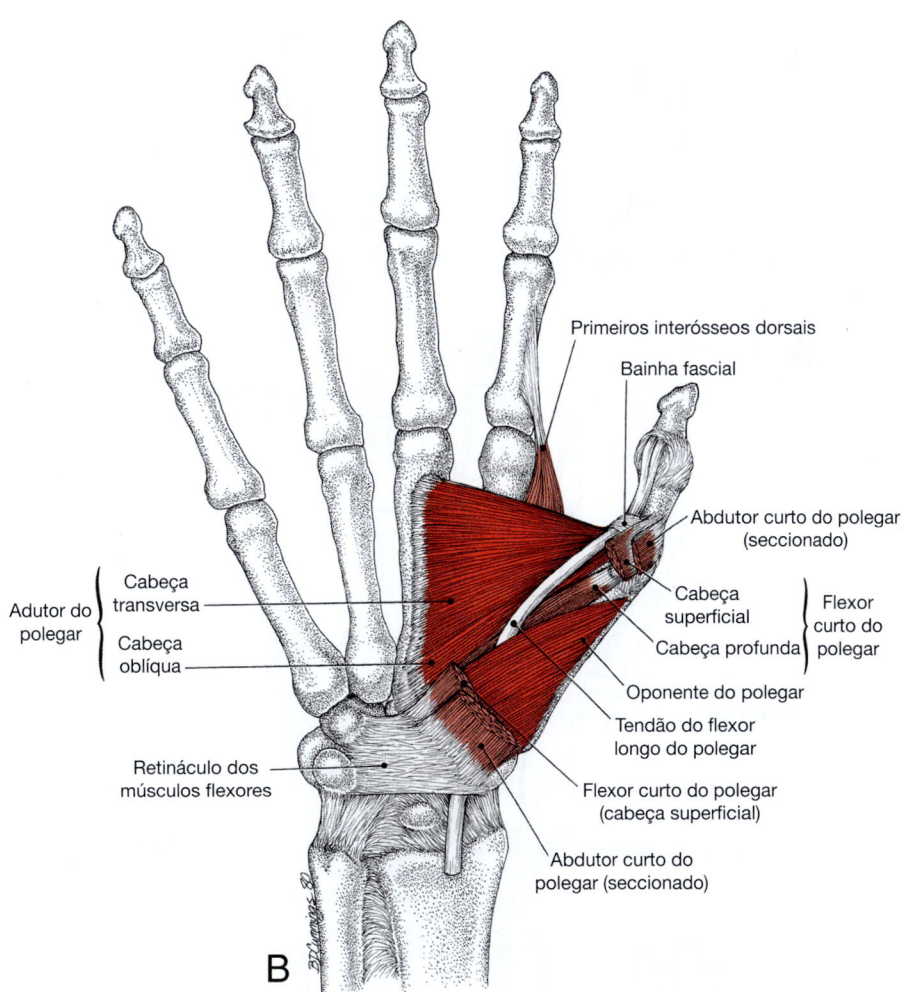

Figura 39-1 (*Continuação*) (B) Trajeto do tendão do músculo flexor longo do polegar com restrição da bainha fascial na cabeça do 1º metacarpo próximo à articulação metacarpofalângica, e as inserções seccionadas dos músculos flexor curto do polegar e abdutor curto do polegar que se sobrepõem (vermelho-claro).

oposição vigorosa. Esse sinergismo atua para permitir a força e o movimento de destreza mais fino associado às nuances funcionais da mão, humana.

3. APRESENTAÇÃO CLÍNICA
3.1. Padrão de dor referida
Adutor do polegar

A dor proveniente dos PGs no músculo adutor do polegar provoca dor ao longo do aspecto lateral do polegar e da mão na base do polegar distal ao sulco do punho (Figura 39-2A). A dor pode se espalhar tanto lateral quanto posteriormente ao osso escafoide nas proximidades da tabaqueira anatômica. A dor também pode se espalhar pela superfície palmar da primeira articulação metacarpofalângica, incluindo a maior parte do polegar, a eminência tenar e o espaço interdigital dorsal.[9,10]

Oponente do polegar

A dor proveniente dos PGs no músculo oponente do polegar refere-se à superfície palmar da maior parte do polegar e a um ponto no lado radial do aspecto palmar do punho, onde é provável que o paciente coloque um dedo para localizar a dor (Figura 39-2B). Essa área de dor pode ser difusa e localizada na proximidade da inserção do tendão do flexor radial do carpo na base do 2º metacarpo no aspecto palmar do punho.

3.2. Sintomas

Além da dor, os pacientes com PGs nesses músculos do polegar podem queixar-se de que a mão e o polegar estão "desajeitados". Eles podem relatar fadiga com os músculos do polegar em atividades de preensão ou movimentos contínuos de motricidade mais fina. Muitas vezes, sua caligrafia pode se tornar pobre ou até mesmo ilegível em razão da dificuldade em segurar uma caneta. Eles podem ter problemas com as manipulações finas necessárias para as atividades da vida diária ou atividades ocupacionais ou recreativas, como abotoar roupas, costurar, desenhar e pintar, que exigem preensão de força realizada pelo polegar. Nos atletas, agarrar e apertar uma garrafa de água pode ser doloroso ou difícil. O *smartphone* e os *tablets* originam desafios para a mão e o polegar em termos de movimentos repetidos de motricidade fina, muitas vezes por longos períodos. A dor miofascial do adutor do polegar é comumen-

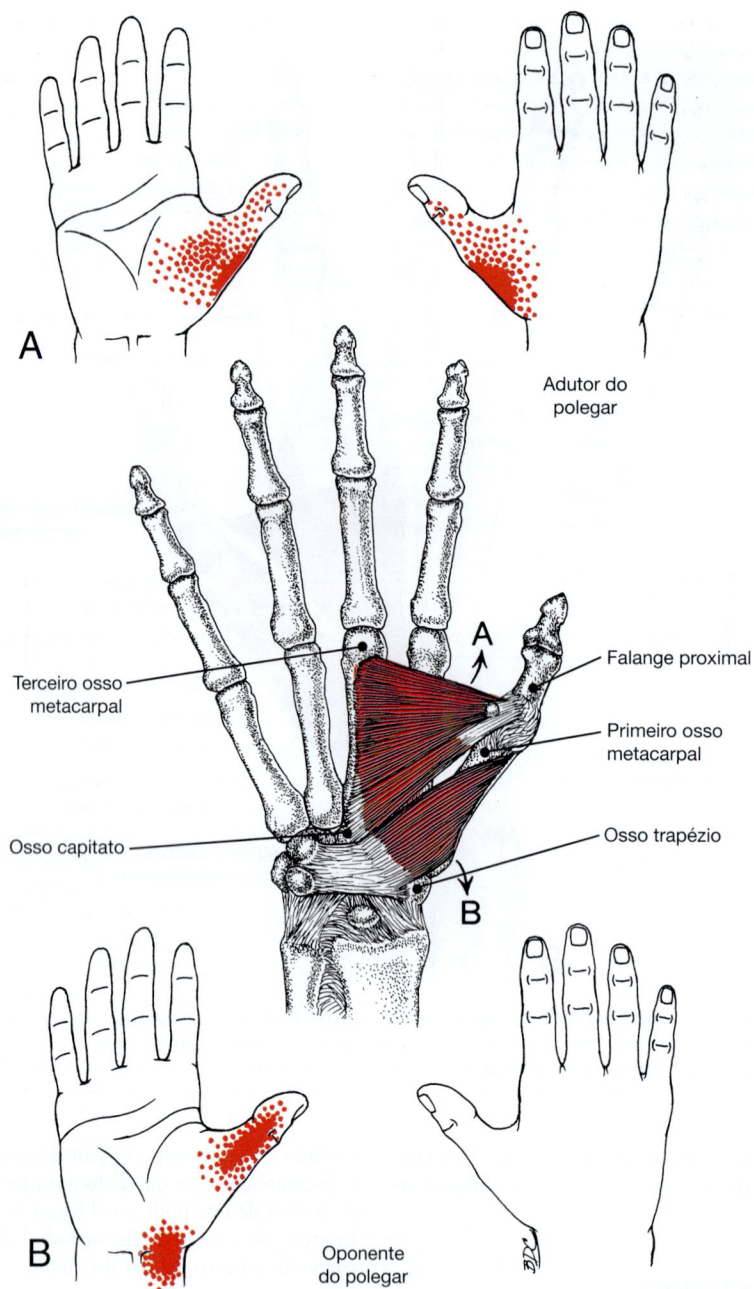

Figura 39-2 Padrões de dor referida (vermelho-escuro) para dois músculos do polegar (vermelho-médio), mão direita. (A) Músculo adutor do polegar. (B) Músculo oponente do polegar.

te observada em pacientes que frequentemente usam dispositivos portáteis.[11] Consulte o Capítulo 41, Considerações clínicas da dor no cotovelo, no punho e na mão, para obter mais informações.

3.3. Exame do paciente

Após um exame subjetivo detalhado, o clínico deve realizar um desenho detalhado representando o padrão de dor descrito pelo paciente. Essa descrição ajudará no planejamento do exame físico e pode ser útil no monitoramento da progressão do paciente à medida que os sintomas melhoram ou mudam.

A avaliação da coluna cervical e torácica (assim como a avaliação neurodinâmica dos nervos mediano, radial e ulnar) também é útil na identificação de qualquer contribuição de nervos espinais ou periféricos nos sintomas sentidos na região do punho e da mão. Essa avaliação é importante mesmo que os pacientes não relatem sintomas diretamente relacionados à coluna cervical ou torácica. Quando há suspeita de compressão do nervo ulnar, testes para a integridade motora do músculo adutor do polegar devem ser realizados.

Como a sensibilidade profunda no espaço interdigital do polegar pode ser referida por outros músculos, como os músculos escaleno, braquial, supinador, extensor radial longo do carpo ou braquiorradial, esses músculos também devem ser examinados em busca de PGs. O infraespinal é outro músculo que pode referir fenômenos sensoriais à mão. Se esses músculos estiverem envolvidos, eles devem ser tratados antes de tentar desativar os PGs nos músculos do polegar; a sensibilidade na região do polegar, se referida, pode desaparecer após a desativação dos PGs nos músculos distantes do antebraço e do braço. Na síndrome do "polegar do jardineiro", por exemplo, os PGs no primeiro músculo interósseo dorsal, em geral, respondem ao tratamento imediatamente, deixando os músculos mais complexos do polegar ainda causando sintomas (ver Capítulo 40, Músculos interósseo, lumbricais e abdutor do dedo mínimo).

A amplitude de movimento ativa e passiva do cotovelo, do punho, do antebraço e da mão deve ser cuidadosamente examinada. Movimentos de flexão, adução e abdução do polegar frequentemente demonstram fraqueza por inibição no lado afetado quando um desses músculos está envolvido, mesmo quando são consideradas diferenças devido à dominância manual. A força do músculo adutor do polegar é facilmente testada por meio da verificação da capacidade de segurar firmemente um pedaço de papel entre o polegar e o segundo osso metacarpal. Um medidor de força de pinça pode ser empregado para mensurar objetivamente a força, comparar com o lado contralateral e relacionar com valores normativos, assim como para medir a mudança durante o curso do tratamento. A abdução e, em especial, a extensão do polegar são frequentemente dolorosas. A avaliação objetiva da força do polegar para realizar a preensão de força e de pinça pode ser medida por um dinamômetro de pinça e de mão.

O movimento articular acessório deve ser examinado na 1ª articulação carpometacarpal e nas articulações interfalângicas proximal e distal. Disfunções articulares na articulação carpometacarpal podem coexistir com PGs nos músculos adutor do polegar e no oponente do polegar, sendo a mais provável a subluxação volar de um osso metacarpal em um osso do carpo, especialmente na 1ª articulação carpometacarpal. A hipomobilidade nessas articulações pode levar à sobrecarga dos músculos adutor e oponente do polegar. As lesões podem levar à instabilidade articular ou hipermobilidade. A hipermobilidade articular pode estar associada à síndrome da hipermobilidade benigna.[12,13]

3.4. Exame de pontos-gatilho
Adutor do polegar
Com o paciente sentado confortavelmente e a mão pronada e relaxada, o espaço interdigital do polegar é examinado por meio de uma palpação em pinça transversa (Figura 39-3A). O primeiro músculo interósseo dorsal, que se encontra superficial às fibras adutoras orientadas transversalmente, é afastado para o lado para melhorar o acesso ao músculo adutor do polegar.

Oponente do polegar
Com o paciente sentado, como observado para o exame do músculo adutor do polegar, os PGs neste músculo são identificados por meio de uma palpação plana transversa sobre a eminência tenar (Figura 39-3B).

4. DIAGNÓSTICO DIFERENCIAL
4.1. Ativação e perpetuação de pontos-gatilho
Uma postura ou atividade que ative um PG, quando não corrigida, também pode perpetuá-lo. Em qualquer parte dos músculos adutor do polegar e oponente do polegar, os PGs podem ser ativados por carga excêntrica não habitual, exercício excêntrico em músculo destreinado, esforço repetitivo ou carga concêntrica máxima ou submáxima.[14] PGs também podem ser ativados ou agravados quando o músculo é colocado em uma posição encurtada ou alongada por período prolongado. Atividades comuns associadas à ativação de PGs nesses músculos incluem movimentos repetitivos de motricidade fina, como uso de *smartphone* ou teclado, e movimentos de preensão de força, como levantar peso ou remar. Cabeleireiros ou barbeiros que manipulam tesouras repetitivamente muitas vezes apresentam dor no polegar. Fisioterapeutas e outros profissionais do movimento humano que realizam tratamentos manuais e de tecidos moles frequentemente experimentam dores ocupacionais nas mãos e no polegar.

O polegar de jardineiro é uma síndrome comum que resulta de atividades repetitivas da mão, como arrancar ervas daninhas, que podem ativar os PGs nesses músculos. O problema surge quando o paciente agarra repetidamente com firmeza a base da planta com uma pegada em pinça, torce a planta para soltar a raiz e, em seguida, exerce uma pegada em pinça ainda mais forte para puxá-la. Da mesma forma, a tensão sustentada e não aliviada e a fadiga muscular podem ativar os PGs ao usar um pincel fino, costurar ou escrever – em particular, ao escrever pressionando firmemente uma caneta esferográfica perpendicular ao papel.

Quando os PGs ocorrem como uma resposta do músculo à fratura de um osso na mão, um paciente pode dizer: "É claro que

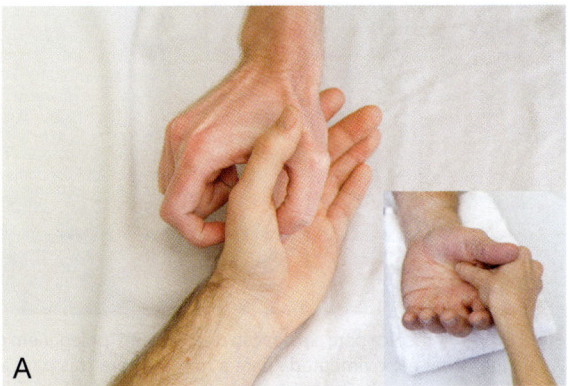 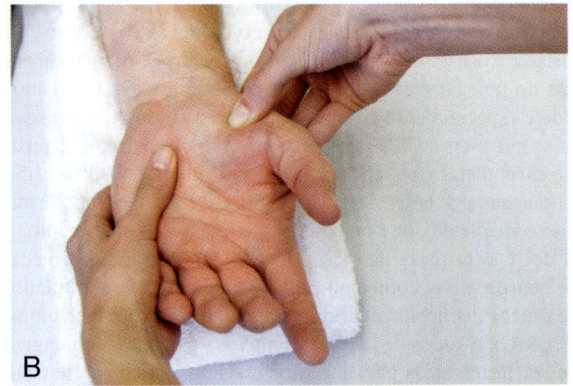

Figura 39-3 Palpação de PGs nos músculos do polegar. (A) Palpação transversa em pinça do músculo adutor do polegar. (B) Palpação plana transversa do músculo oponente do polegar.

dói, eu tive uma fratura há anos". Eles não percebem que a mão deve ficar sem dor, uma vez que o osso está consolidado. Eles não sabem que a dor e a disfunção contínuas podem ser causadas pelos PGs residuais nos músculos da mão.

Padrões psicofisiológicos durante a digitação de mensagens de texto revelaram que os participantes apresentaram aumento significativo na frequência de respiração, frequência cardíaca, condutância da pele e eletromiografia de superfície dos músculos do ombro e do polegar quando comparados com medidas de base.[15] Desses participantes, 83% relataram dor na mão e no pescoço durante a digitação das mensagens de texto; além disso, eles prenderam a respiração e experimentaram maior excitação ao receber mensagens de texto. A maioria dos participantes desconhecia essas mudanças. O estudo sugere que o desencadeamento frequente desses padrões fisiológicos pode aumentar os sintomas de desconforto muscular. Esse estudo pode ter implicações em pacientes que apresentam dor nas mãos e no polegar e que usam regularmente dispositivos portáteis.[15]

4.2. Pontos-gatilho associados

PGs associados podem se desenvolver nas áreas de dor referida causada dos PGs primários.[16] Portanto, músculos nas áreas de dor referida de cada músculo acometido também devem ser examinados.

Com frequência, os PGs são encontrados no primeiro músculo interósseo dorsal quando estão presentes nos músculos adutor e oponente do polegar. Clinicamente, parece que os músculos do polegar estão envolvidos primariamente, e o primeiro músculo interósseo dorsal é afetado secundariamente em virtude de sua função sinérgica. Os músculos flexor curto do polegar e abdutor curto do polegar, às vezes, também podem estar acometidos.

Esses músculos também podem desenvolver PGs associados dos músculos escaleno, braquial, supinador, infraespinal, extensor radial longo do carpo ou braquiorradial, pois estão localizados dentro da área de dor referida desses músculos.

4.3. Patologias associadas

Os sintomas produzidos pelos PGs nos músculos adutor e oponente do polegar são comumente confundidos com os sintomas da síndrome do túnel do carpo, tenossinovite estenosante de De Quervain e osteoartrose da articulação carpometacarpal. Essas condições podem existir isoladamente, mas, mais comumente, elas coexistem com os PGs nos músculos do polegar e devem ser diagnosticadas diferencialmente para um tratamento eficaz. O músculo flexor longo do polegar acessório, quando presente, pode causar neuropatia de compressão do nervo interósseo anterior.[17]

Osteoartrose das articulações carpometacarpal ou metacarpofângicas do polegar é comum em pacientes com mais de 55 anos de idade e especialmente em indivíduos com trauma do polegar. Estima-se que mais de 90% das pessoas terão osteoartrose da articulação carpometacarpal após os 80 anos de idade.[18] Os PGs estão frequentemente presentes nessa condição, e o tratamento pode auxiliar no controle da dor e no comprometimento do movimento.

A dor e a fraqueza da mão podem estar associadas a mecanismos neuropáticos, como compressão da raiz nervosa, radiculopatia e outros distúrbios neurológicos. Avaliação com eletromiografia (EMG), estudos de condução nervosa e exames de imagem podem ser necessários para auxiliar no diagnóstico diferencial. A síndrome do canal de Guyon pode levar à fraqueza do músculo adutor do polegar, resultando em menor força de preensão (ver Capítulo 40).[19]

Dor e sensibilidade referidas para a 1ª articulação metacarpofalângica provenientes de PGs no músculo adutor do polegar são facilmente confundidas com doença articular se a origem miofascial dos sintomas não for reconhecida.[20] Dor e disfunção das articulações metacarpofalângicas e interfalângicas podem ocorrer devido à diminuição do movimento articular acessório, que deve ser identificado e corrigido.[21]

Os nódulos de Heberden foram observados no lado ulnar do polegar. Quando um nódulo está presente, um PG associado, pode, às vezes, ser encontrado no músculo adutor do polegar.

O fenômeno do "polegar em gatilho" é identificado pela incapacidade do paciente de estender o polegar sem ajuda externa após flexioná-lo; o polegar "trava" em flexão. O fenômeno correspondente – o dedo em gatilho – é considerado em detalhes no Capítulo 38, Flexores do punho e dos dedos no antebraço.

O "polegar em gatilho" pode estar associado a um PG localizado lateralmente ao tendão do músculo flexor longo do polegar, possivelmente no músculo flexor curto do polegar. Para localizar esse PG, o paciente supina o antebraço, estende totalmente a articulação metacarpofalângica do polegar (Figura 39-4A) e, então, flexiona e estende alternadamente a falange distal, enquanto o clínico identifica o tendão e o PG correspondente (Figura 39-4B). Para identificar o tendão do músculo flexor longo do polegar, o clínico coloca um dedo contra a protuberância da articulação metacarpofalângica, pressionando o espaço entre os músculos flexor curto do polegar e adutor do polegar, onde o tendão do músculo flexor longo do polegar entra na bainha fascial do polegar (Figu-

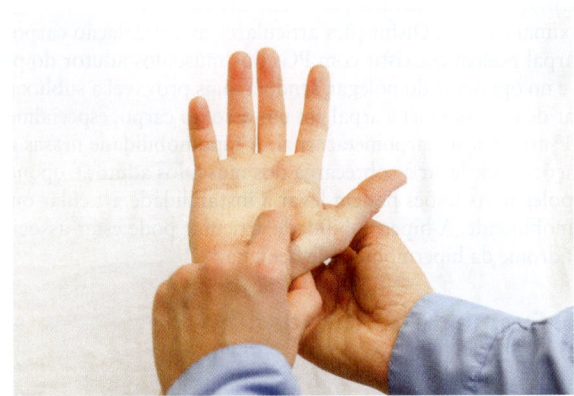

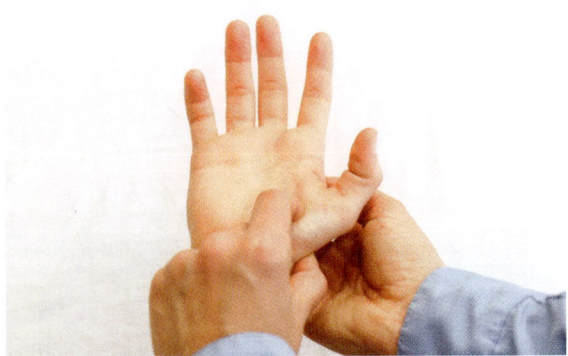

Figura 39-4 Técnica para a palpação do PG de um "polegar em gatilho". A falange distal é movimentada para a frente e para trás para ajudar a identificar o tendão do flexor longo do polegar. Uma pressão realizada contra a cabeça do osso metacarpal, radial (lateral) ao tendão, provoca sensibilidade pontual.

ra 39-1B). À medida que o paciente move a falange distal para a frente e para trás, o tendão subcutâneo localiza-se proximalmente ao local onde entra no arco de inserção das fibras na cabeça do 1º metacarpo na região do fenômeno do "gatilho". O PG, em geral, é localizado vários milímetros lateralmente (radial) ao tendão, proximal à protuberância óssea da articulação metacarpofalângica.

O bloqueio da articulação interfalângica do polegar pode ser causado por um osso sesamoide dessa articulação.[22] De 30 pacientes que apresentaram "polegar em gatilho" em um estudo, 25 apresentaram resolução espontânea sem tratamento, enquanto cinco exigiram tratamento. A duração média dos sintomas até a recuperação espontânea foi de 6,8 meses (variação de 2 a 15 meses).[23]

5. AÇÕES CORRETIVAS

Uma tentativa deve ser feita para identificar e corrigir os fatores causadores e/ou contribuintes dos sintomas do paciente. Ajustes ergonômicos para atividades da vida diária e atividades ocupacionais podem ser necessários. A avaliação ergonômica pode desempenhar um papel importante na adaptação das tarefas habituais.[19]

A modificação de atividades que requeiram força de preensão é necessária para reduzir a ativação e a perpetuação de PGs nos músculos adutores e oponentes do polegar. Como exemplo, no polegar de jardineiro, o paciente deve evitar a atividade de capina persistente e vigorosa, limitando o tempo gasto, alternando as mãos nessa atividade, ou limpando a sujeira com uma forquilha antes de retirar manualmente as ervas daninhas. Alternar para uma caneta hidrográfica suave, que exige muito menos pressão sobre o papel do que uma caneta esferográfica, também pode ser útil.

Hábitos como o uso do *smartphone* e do computador podem precisar ser modificados. Ativação por voz ou *software* de texto em fala pode ajudar a reduzir a carga nos operadores de teclado. A exposição gradual progressiva às atividades, junto com pequenos intervalos e rodízio de atividades, pode ser necessária para criar tolerância. A educação do paciente deve incluir a atenção plena dos padrões de aumento da excitação psicofisiológica e da tensão muscular durante o uso do *smartphone*.[15] Manter-se mais tempo sem utilizar esses aparelhos, realizar exercícios de relaxamento e exercícios aeróbicos em geral também podem ser estratégias úteis de tratamento.

Autoliberação miofascial dos PGs nos músculos adutor e oponente do polegar pode ser realizada com o paciente sentado, apoiando o antebraço no braço da cadeira ou em uma mesa com a palma da mão voltada para cima. A pressão manual é o melhor método para realizar a autoliberação miofascial do músculo adutor do polegar (Figura 39-5A) e do músculo oponente do polegar (Figura 39-5B). Como acontece qualquer técnica de liberação miofascial, o ponto sensível no espaço interdigital da mão ou na frente do polegar é identificado com os dedos; uma pressão leve (não mais do que 4/10 na escala de dor) é aplicada e mantida por 15 a 30 segundos, ou até a dor diminuir. Essa técnica pode ser repetida cinco vezes, várias vezes por dia.

O paciente pode executar facilmente técnicas de autoalongamento como parte do autotratamento para os PGs localizados nos músculos adutor ou oponente do polegar. O alongamento dos músculos adutor e oponente do polegar é realizado com o

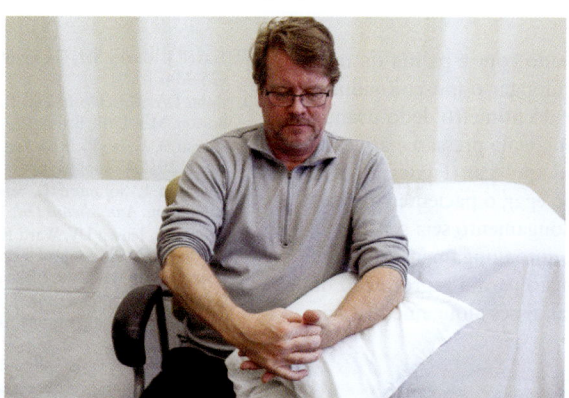

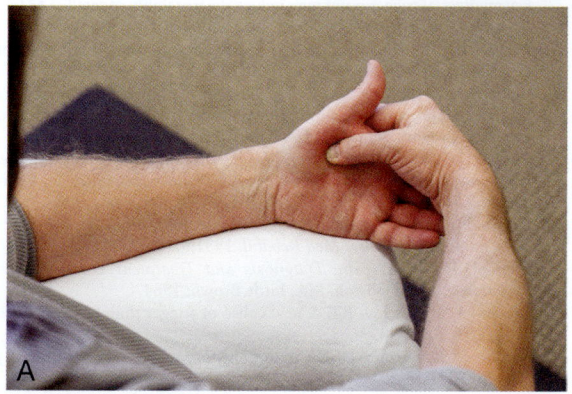

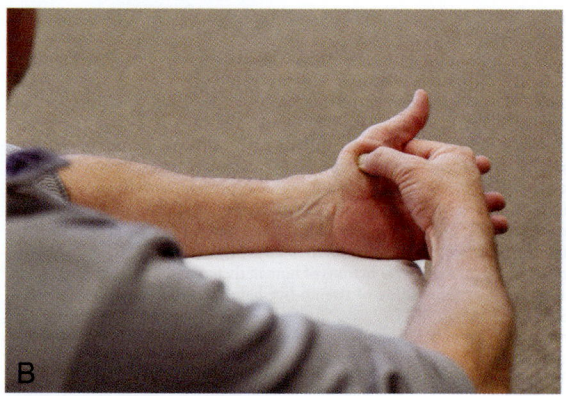

Figura 39-5 Autoliberação miofascial, em posição sentada com o antebraço apoiado. (A) Pegada em pinça manual para o músculo adutor do polegar. (B) Liberação manual para o músculo oponente do polegar.

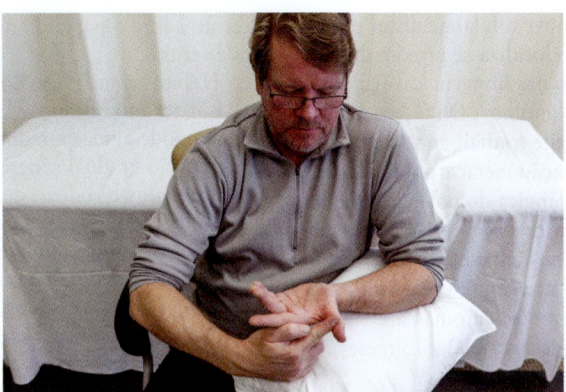

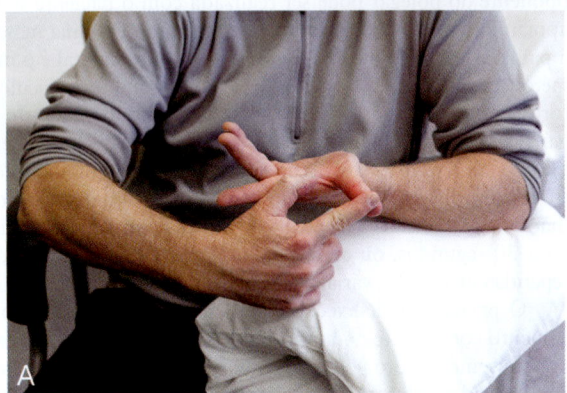
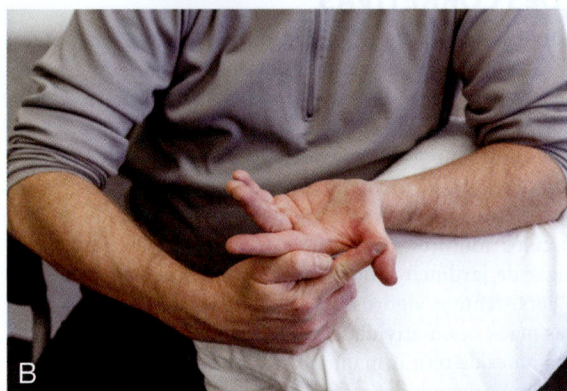

Figura 39-6 Autoalongamento. (A) Músculo adutor do polegar. (B) Músculo oponente do polegar.

paciente sentado, e o antebraço é apoiado com a palma da mão voltada para cima (Figura 39-6). Para alongar o músculo adutor do polegar, o paciente afasta o polegar do primeiro dedo usando o polegar não afetado e o dedo indicador. Uma pressão é aplicada no osso logo abaixo do dedo e na base do polegar (Figura 39-6A). Para alongar o músculo oponente do polegar, o paciente empurra o polegar para baixo, de modo que o alongamento seja sentido na base do polegar (Figura 39-6B). Esses autoalongamentos devem ser realizados com delicadeza, e a atenção para a reprodução da dor durante o alongamento é primordial. Esses alongamentos não devem ser dolorosos.

Referências

1. Standring S. *Gray's Anatomy: The Anatomical Basis of Clinical Practice*. 41st ed. London, UK: Elsevier; 2015.
2. Basmajian J, Deluca C. *Muscles Alive*. 5th ed. Baltimore, MD: Williams & Wilkins; 1985 (pp. 297, 306, 307).
3. Jenkins DB. *Hollinshead's Functional Anatomy of the Limbs and Back*. 6th ed. Philadelphia, PA: W.B. Saunders; 1991 (pp. 16-166).
4. Oatis C. *Kinesiology: The Mechanics and Pathomechanics of Human Movement*. Philadelphia, PA: Lippincott Williams & Wilkins; 2004:chap 19.
5. Kendall FP, McCreary EK. *Muscles: Testing and Function, with Posture and Pain*. 5th ed. Baltimore, MD: Lippincott Williams & Wilkins; 2005 (pp. 261, 263).
6. Weathersby HT, Sutton LR, Krusen UL. The kinesiology of muscles of the thumb: an electromyographic study. *Arch Phys Med Rehabil*. 1963;44:321-326.
7. Forrest WJ, Basmajian JV. Functions of human thenar and hypothenar muscles; an electromyographic study of twenty-five hands. *J Bone Joint Surg Am Vol*. 1965;47(8):1585-1594.
8. Simons DG, Travell J, Simons L. *Travell & Simon's Myofascial Pain and Dysfunction: The Trigger Point Manual*. Vol 1. 2nd ed. Baltimore, MD: Williams & Wilkins; 1999 (p. 104).
9. Travell J, Rinzler SH. The myofascial genesis of pain. *Postgrad Med*. 1952;11(5):425-434.
10. Zohn DA. *Musculoskeletal Pain: Diagnosis and Physical Treatment*. 2nd ed. Boston, MA: Little Brown; 1988 (p. 211, Fig. 12-2).
11. Sharan D, Ajeesh PS. Risk factors and clinical features of text message injuries. *Work*. 2012;41 suppl 1:1145-1148.
12. Beighton P, Solomon L, Soskolne CL. Articular mobility in an African population. *Ann Rheum Dis*. 1973;32(5):413-418.
13. Remvig L, Jensen DV, Ward RC. Epidemiology of general joint hypermobility and basis for the proposed criteria for benign joint hypermobility syndrome: review of the literature. *J Rheumatol*. 2007;34(4):804-809.
14. Gerwin RD, Dommerholt J, Shah JP. An expansion of Simons' integrated hypothesis of trigger point formation. *Curr Pain Headache Rep*. 2004;8(6):468-475.
15. Lin IM, Peper E. Psychophysiological patterns during cell phone text messaging: a preliminary study. *Appl Psychophysiol Biofeedback*. 2009;34(1):53-57.
16. Hsieh YL, Kao MJ, Kuan TS, Chen SM, Chen JT, Hong CZ. Dry needling to a key myofascial trigger point may reduce the irritability of satellite MTrPs. *Am J Phys Med Rehabil*. 2007;86(5):397-403.
17. Lahey MD, Aulicino PL. Anomalous muscles associated with compression neuropathies. *Orthop Rev*. 1986;15(4):199-208.
18. Gelberman RH, Boone S, Osei DA, Cherney S, Calfee RP. Trapeziometacarpal arthritis: a prospective clinical evaluation of the thumb adduction and extension provocative tests. *J Hand Surg Am*. 2015;40(7):1285-1291.
19. Cooper C. *Fundamentals of Hand Therapy: Clinical Reasoning and Treatment Guidelines for Common Diagnoses of the Upper Extremity*. St. Louis, MO: Mosby, Elsevier; 2007 (pp. 236-239).
20. Reynolds MD. Myofascial trigger point syndromes in the practice of rheumatology. *Arch Phys Med Rehabil*. 1981;62(3):111-114.
21. Mennell JM. *Joint Pain: Diagnosis and Treatment Using Manipulative Techniques*. 1st ed. Boston, MA: Little Brown; 1964.
22. Brown M, Manktelow RT. A new cause of trigger thumb. *J Hand Surg Am*. 1992;17(4):688-690.
23. Schofield CB, Citron ND. The natural history of adult trigger thumb. *J Hand Surg Br*. 1993;18(2):247-248.

Capítulo 40

Músculos interósseos, lumbricais e abdutor do dedo mínimo

Causadores das cãibras nas mãos

Johnson McEvoy | Joseph M. Donnelly

1. INTRODUÇÃO

Os músculos interósseos, lumbricais e abdutor do dedo mínimo são músculos intrínsecos da mão envolvidos em movimentos de motricidade fina específicos, incluindo movimentos de preensão e de beliscar. Dor e disfunções, como contraturas e déficits de força, podem afetar significativamente a função da mão. Os sintomas provenientes de pontos-gatilho (PGs) nos músculos intrínsecos da mão incluem uma dor profunda nos dedos e uma rigidez nos dedos que produz deficiências na destreza, força e função das mãos. Atividades como abotoar uma camisa, escrever e segurar algum objeto podem ser prejudicadas. O padrão de dor referida pelos PGs nesses músculos é direcionado principalmente para os dedos. A ativação e a perpetuação de PGs nesses músculos são comumente causadas por ações de preensão e atividades de motricidade fina, como digitação, uso de *smartphones* e atividades esportivas, como o boxe. O diagnóstico diferencial inclui dor radicular cervical ou radiculopatia, disfunção articular no punho e na mão e osteoartrite. As ações corretivas incluem modificação de atividades, avaliação e manejo ergonômico, autoliberação miofascial (por pressão) dos PGs, autoalongamento e exercícios de fortalecimento.

2. CONSIDERAÇÕES ANATÔMICAS

Interósseos

Como o nome indica, os músculos interósseos encontram-se entre os ossos metacarpais adjacentes. Os músculos interósseos são divididos em dois grupos: os músculos interósseos palmares e dorsais.[1] Os músculos interósseos dorsais são maiores e mais expansivos. Cada músculo interósseo dorsal se insere proximalmente por duas cabeças (Figura 40-1A) com estruturas significativamente diferentes, o que é importante saber durante o exame para realizar uma infiltração em PGs. A inserção da cabeça no lado mais próximo do dedo médio cobre quase três quartos desse osso metacarpal,[2] conferindo-lhe uma estrutura penada, conforme demonstra claramente a ilustração do primeiro músculo interósseo dorsal.[3] A outra cabeça tem uma inserção muito mais curta ao seu osso metacarpal[2] e um arranjo de fibras mais paralelo.[3] Essa estrutura indica que a cabeça do lado mais próximo do dedo médio (projetada para produção de força) tem uma longa zona de placa terminal que percorre quase o comprimento do ventre muscular, e a outra cabeça (projetada para produção de velocidade e grande amplitude de movimento) tem uma zona de placa terminal quase transversal, perto da região média do ventre muscular. Cada músculo bipenado se insere distalmente na base da falange proximal do dedo correspondente e na aponeurose extensora desse dedo. Cada músculo se insere na lateral da falange, distante da linha média da mão.[1]

O primeiro músculo interósseo dorsal é maior do que os outros músculos interósseos, mas segue o mesmo padrão de inserção (Figura 40-1A). Uma cabeça se insere proximalmente a partir da borda ulnar do osso metacarpal do polegar, e a outra cabeça se origina a partir de quase todo o comprimento da borda radial do 2º metacarpo. Ambas as cabeças se inserem distalmente à falange proximal do dedo indicador no lado radial (e à aponeurose extensora). Esse músculo preenche o espaço interdigital dorsal do polegar.

Cada um dos três músculos interósseos palmares se origina proximalmente a partir da superfície interóssea palmar de um osso metacarpo (Figura 40-1B) e se encontra palmar ao músculo interósseo dorsal correspondente (Figura 40-1C). Cada um deles se insere distalmente à aponeurose extensora desse dedo e à base da falange proximal no lado mais próximo da linha média da mão (centro do dedo médio).

Lumbricais

Os quatro músculos lumbricais são músculos em forma de minhoca que se inserem proximalmente nos quatro tendões do músculo flexor profundo dos dedos na região da palma da mão e se inserem distalmente ao lado radial da aponeurose extensora em cada um dos quatro dedos.[1] O primeiro e o segundo músculos lumbricais encontram-se palmares ao primeiro e segundo músculos interósseos dorsais, mas a cabeça transversa do músculo adutor do polegar interpõe-se entre esses dois músculos lumbricais e os músculos interósseos dorsais. O terceiro e quarto músculos lumbricais são palmares e adjacentes aos segundo e terceiro músculos interósseos palmares (Figura 40-1C).

Abdutor do dedo mínimo

O músculo abdutor do dedo mínimo fornece metade do que seria o próximo músculo interósseo dorsal e exibe um arranjo de fibras paralelas[3] que possui uma zona de placa terminal transversal no meio do músculo (vermelho-claro, Figura 40-1A e B). O músculo se insere proximalmente no osso pisiforme e se insere distalmente no lado ulnar da base da primeira falange do quinto dedo e na sua aponeurose extensora associada.[1]

2.1. Inervação e vascularização

Todos os músculos interósseos e o músculo abdutor do dedo mínimo são inervados por ramos do nervo ulnar por meio dos troncos medial e inferior do plexo braquial a partir dos nervos espinais C8 e T1.[1] O primeiro e segundo músculos lumbricais são inervados pelo nervo mediano, e o terceiro e quarto músculos são inervados pelo nervo ulnar.[1]

Os músculos interósseos dorsais recebem vascularização através das artérias metacarpianas dorsais e palmares. As artérias metacarpianas dorsais originam-se do arco dorsal do carpo da anastomose do ramo carpal dorsal das artérias radial e ulnar. As artérias metacarpianas palmares surgem do arco palmar profundo formado pelas artérias radial e ulnar.[1]

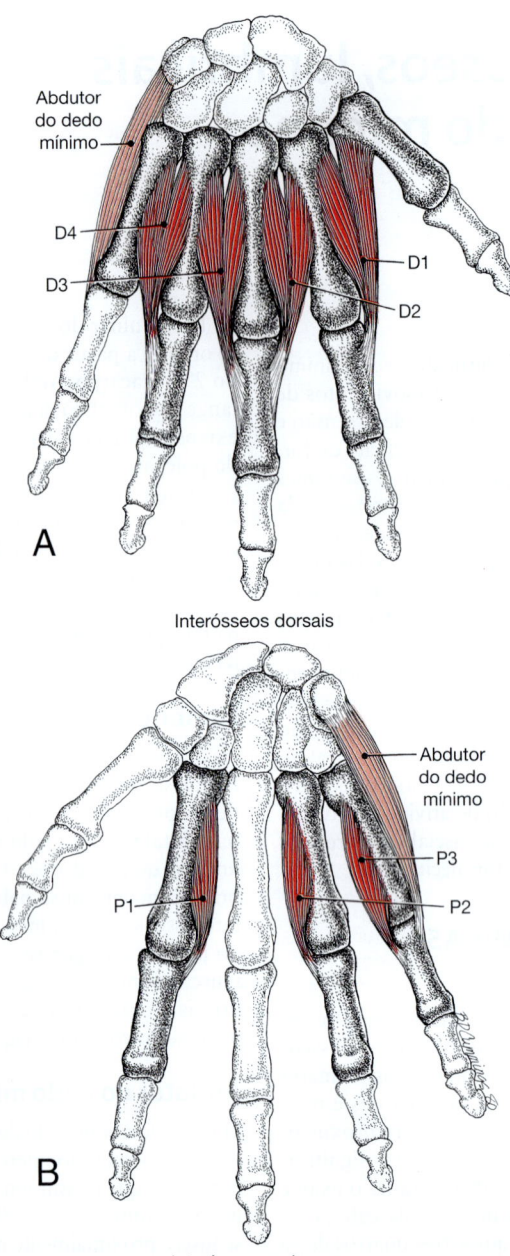

Figura 40-1 Inserções do músculo interósseo direito. (A) Vista dorsal dos músculos interósseos dorsais (vermelho-escuro), que afastam os dedos em relação à linha média do dedo médio, e do músculo abdutor do dedo mínimo (vermelho-claro). (B) Vista palmar de todos (primeiro, segundo e terceiro) os músculos palmares interósseos (vermelho-escuro).

A vascularização dos músculos interósseos palmares é suprida por meio da artéria metacarpal palmar que surge do arco palmar profundo. O arco palmar profundo é formado pelas artérias radial e ulnar.[1]

Os músculos lumbricais recebem sua vascularização através do arco palmar superficial, da artéria digital palmar comum, do arco palmar profundo e da artéria digital dorsal.[1]

O músculo abdutor do dedo mínimo recebe sua vascularização pela artéria ulnar.[1]

2.2. Função

Os músculos interósseos e lumbricais são importantes músculos intrínsecos da mão que auxiliam nos movimentos de motricidade fina, estabilidade e função. Para entender as ações desses músculos intrínsecos da mão, é importante lembrar que o músculo extensor dos dedos estende fortemente a falange proximal de cada dedo, mas estende levemente as falanges média e distal. O músculo flexor superficial dos dedos se insere ao centro da falange média, assim atuando para flexionar as falanges proximais e médias.

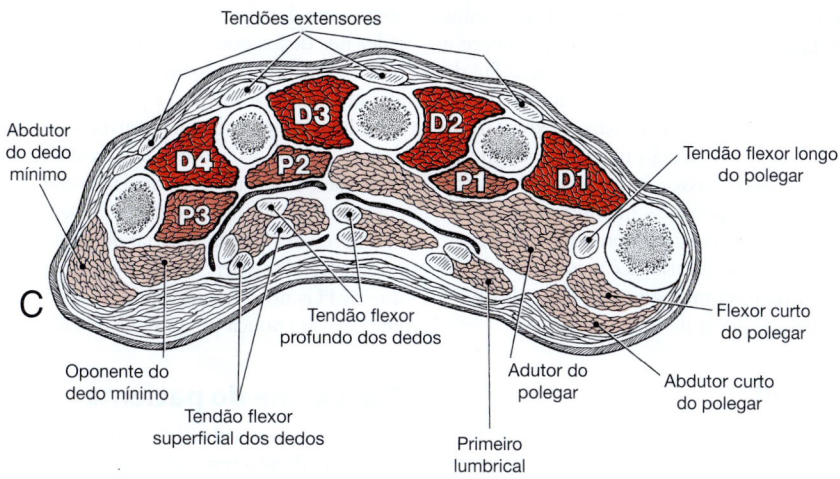

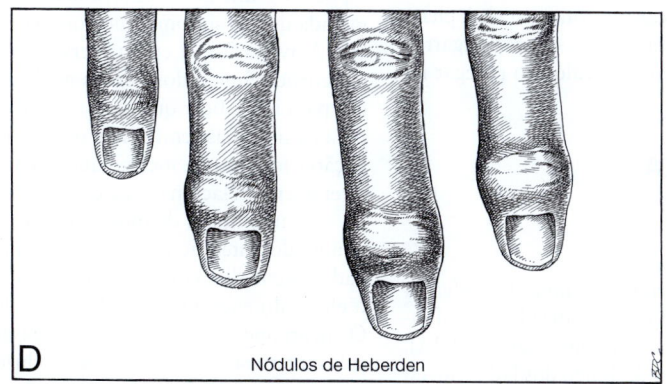

Figura 40-1 (*Continuação*) (C) Corte transversal através dos ossos metacarpais ilustrando a relação entre os músculos interósseos dorsais (D1, D2, D3 e D4, vermelho-escuro) e palmares (P1, P2 e P3, vermelho-médio). Os músculos lumbricais são as massas musculares destacadas em vermelho-claro no lado radial dos quatro tendões dos músculos flexores profundos dos dedos. (D) Aparecimento de nódulos de Heberden nas laterais das articulações interfalângicas distais.

O músculo flexor profundo dos dedos se insere à falange distal, flexionando esta falange e as falanges mais proximais.

Os quatro músculos interósseos dorsais e os três músculos interósseos palmares têm ações opostas de abdução e adução, respectivamente, e rotação. Ambos os grupos de interósseos, juntamente com os músculos lumbricais, flexionam os dedos nas articulações metacarpofalângicas e estendem as falanges média e distal.[1,4-7] São os músculos interósseos e lumbricais que estendem as falanges média e distal quando existe algum grau de flexão da falange proximal. A flexão ou a extensão desta última é controlada pelos músculos flexor superficial dos dedos e extensor dos dedos, atuando como antagonistas. Os músculos interósseos *d*orsais *ab*duzem (mnemônico – DAB), e os músculos interósseos *p*almares *ad*uzem (mnemônico – PAD) em relação à linha média do dedo médio.[1,4,5,7,8] Estudos eletromiográficos (EMG) demonstraram que os músculos interósseos da mão atuam como flexores das articulações metacarpofalângicas apenas quando esta função *não* entra em conflito com sua função extensora nas articulações interfalângicas.[4]

A função de flexoextensão dos músculos interósseos requer consideravelmente menos força do que os movimentos laterais de abdução e adução. Portanto, em condições clínicas, os movimentos laterais são comprometidos mais precocemente e são recuperados mais lentamente do que a flexoextensão. As funções de abdução-adução dos músculos interósseos devem ser testadas com os dedos estendidos nas articulações metacarpofalângicas. O afastamento dos dedos é normalmente limitado de forma significativa quando os dedos são flexionados na articulação metacarpofalângica.[8]

O primeiro músculo interósseo dorsal roda a falange proximal para que o dedo indicador fique voltado para o lado ulnar da mão, enquanto o primeiro músculo interósseo palmar realiza a rotação para a direção oposta. Os primeiros músculos interósseos dorsais e palmares contrabalançam seus movimentos rotacionais enquanto combinam suas ações de flexoextensão. No manuseio preciso de objetos, os músculos interósseos atuam principalmente como abdutores e adutores dos dedos. Na preensão esférica, foi demonstrado que suas forças rotacionais posicionam as falanges proximais para um melhor contato com a ponta do dedo.

A fraqueza dos músculos interósseos pode levar à perda da força das preensões de pinça e de força e do equilíbrio muscular associado à disfunção da mão em garra.[6]

Os músculos lumbricais são incomuns, pois não se inserem ao osso, mas aos tendões de outros músculos.[1] Assim, os músculos lumbricais atuam como o equivalente a um transplante de tendão fisiológico ajustável. A contração desses músculos converte a ação de flexão da falange distal do músculo flexor profundo dos dedos em extensão das falanges distais. Os músculos lumbricais permitem especificamente que o músculo flexor superficial dos dedos se insira fortemente às falanges proximal e média, mas libere a inserção da falange distal na presença de atividade muscular do flexor profundo dos dedos. O teste mais comum da função de flexão-extensão dos músculos intrínsecos, ao resistir à extensão da articulação interfalângica com a articulação metacarpofalângica flexionada, testa os músculos interósseos e lumbricais.[7] A função dos músculos lumbricais é mais importante quando é necessária uma preensão forte na ausência de pressão na ponta dos dedos.

Fraqueza isolada dos músculos lumbricais é incomum e difícil de identificar. Pode, com fraqueza combinada dos músculos interósseos, contribuir para a deformidade da mão em garra.[6]

2.3. Unidade funcional

Os músculos interósseos dorsais e palmares são sinergistas para flexão da articulação metacarpofalângica e para a extensão das duas falanges mais distais. Eles são antagonistas para a adução-abdução e para a rotação das falanges proximais.

Os músculos interósseos e lumbricais são sinergistas. A plena eficácia desses músculos intrínsecos para apertar, segurar e agarrar objetos também requer a assistência dos músculos do polegar na eminência tenar.

3. APRESENTAÇÃO CLÍNICA
3.1. Padrão de dor referida

Interósseos

PGs no primeiro interósseo dorsal produzem uma dor referida fortemente pelo mesmo lado (radial) do dedo indicador e profundamente no dorso e ao longo da palma da mão (Figura 40-2A). A dor referida também pode se estender ao longo dos lados dorsal e ulnar do quinto dedo.[10,11] Geralmente, os pacientes experimentam a dor mais intensa na articulação interfalângica distal, onde um nódulo de Heberden pode ser observado.

PGs nos músculos interósseos dorsais são a segunda fonte mais frequente de dor referida na palma da mão, superada apenas por PGs no músculo palmar longo. Alguns pacientes têm dificuldade em definir se a dor referida proveniente de PGs no primeiro interósseo dorsal é mais proeminente na face palmar ou na face dorsal da mão.[12]

PGs nos músculos interósseos dorsais e palmares remanescentes produzem dor referida ao longo do lado do dedo em que esse músculo se insere (Figura 40-2C). Nenhuma distinção é feita entre os padrões de dor referida dos músculos interósseos dorsais, interósseos palmares e lumbricais. A dor se estende até a articulação interfalângica distal. O padrão exato de dor varia, dependendo da localização do PG no músculo interósseo. Um PG em um músculo interósseo pode estar associado a um nódulo de Heberden localizado dentro da zona de sensibilidade e de dor referida do PG.

Injeção experimental de solução salina hipertônica no terceiro interósseo dorsal de um paciente produziu dor referida ao aspecto ulnar das superfícies dorsal e palmar da mão,[13] mas não nos dedos.[14]

Abdutor do dedo mínimo

O músculo abdutor do dedo mínimo produz dor referida de maneira semelhante ao longo do aspecto externo do quinto dedo ao qual ele se insere (Figura 40-2B).

3.2. Sintomas

Pacientes com PGs em um músculo interósseo frequentemente relatam uma "dor de artrite em meu dedo". A dor é, em geral, descrita como uma dor óssea profunda. Eles também podem relatar uma rigidez nos dedos que provoca deficiências na destreza e na força das mãos e em funções como abotoar uma camisa, escrever e agarrar algum objeto. Dormência e parestesia geralmente não acompanham esses PGs, a menos que haja envolvimento dos nervos sensoriais dos dedos. Alguns pacientes identificarão e descreverão o nódulo de Heberden como uma "articulação dolorida inflamada". O exame cuidadoso indica um nódulo de Heberden sensível, mas, como regra, não apresenta edema sinovial ou ósseo verdadeiro. Com o tempo, o nódulo de Heberden se torna menos sensível. Clinicamente, parece que os PGs nos músculos podem estar associados à doença articular,[15] mas há pouca pesquisa de qualidade sobre essa associação.

3.3. Exame do paciente

Após um exame subjetivo minucioso, o clínico deve fazer um desenho detalhado representando o padrão de dor descrito pelo paciente. Essa descrição ajudará no planejamento do exame físico e pode ser útil no monitoramento da progressão do paciente à medida que os sintomas melhoram ou mudam.

A avaliação da coluna cervical e torácica, assim como o teste neurodinâmico dos nervos mediano, radial e ulnar, também é útil para identificar qualquer contribuição espinal ou neurogênica para os sintomas sentidos na região do punho e da mão. Essa avaliação é importante mesmo que os pacientes não relatem sintomas diretamente relacionados à coluna cervical ou torácica.

As amplitudes de movimento ativa e passiva do cotovelo, do punho, do antebraço e da mão devem ser cuidadosamente examinadas. Kendall e colaboradores[7] descrevem e ilustram claramente o efeito do encurtamento dos músculos interósseos e lumbricais. O encurtamento adaptativo ou a tensão local em um PG dos músculos interósseos palmares que produzem adução dos dedos (PAD) compromete a capacidade de afastar completamente os dedos estendidos. O encurtamento, a dor ou a disfunção dos músculos interósseos dorsais, os quais produzem abdução dos dedos (DAB), interfere na capacidade de aproximar os dedos estendidos. Se o quinto dedo repousa em abdução, o músculo abdutor do dedo mínimo é encurtado. Se o dedo indicador repousa em abdução, um primeiro músculo interósseo dorsal encurtado provavelmente é a causa.

A avaliação da presença de encurtamento dos músculos lumbricais é um pouco mais complicada. Por exemplo, ao segurar cartas de um baralho ou um jornal para lê-lo[7] pressionando a falange média do dedo médio contra o polegar, mas evitando a pressão da ponta do dedo, ocorre uma sobrecarga do segundo lumbrical. Quando este músculo se tornar encurtado, tenderá a hiperestender a falange distal do dedo médio quando os dedos estão estendidos, o que impede a flexão completa do dedo médio ao realizar uma posição de garra (dedos flexionados com a articulação metacarpofalângica estendida).

Os músculos com PGs podem apresentar algum déficit de força, especialmente quando testados em posição alongada. Testes de força muscular dos interósseos são bem descritos e ilustrados por Kendall e colaboradores.[7]

O movimento articular acessório deve ser examinado nas articulações metacarpofalângicas, interfalângicas proximal e distal de todos os cinco dedos. Disfunções articulares das articulações metacarpofalângicas frequentemente coexistem com PGs nos músculos interósseos, lumbricais e abdutor do dedo mínimo, especialmente em rotação, que geralmente não é examinada. A hipomobilidade nessas articulações pode provocar uma sobrecarga nos músculos interósseos, lumbricais e abdutor do dedo mínimo, especialmente na tentativa de agarrar algo com força.

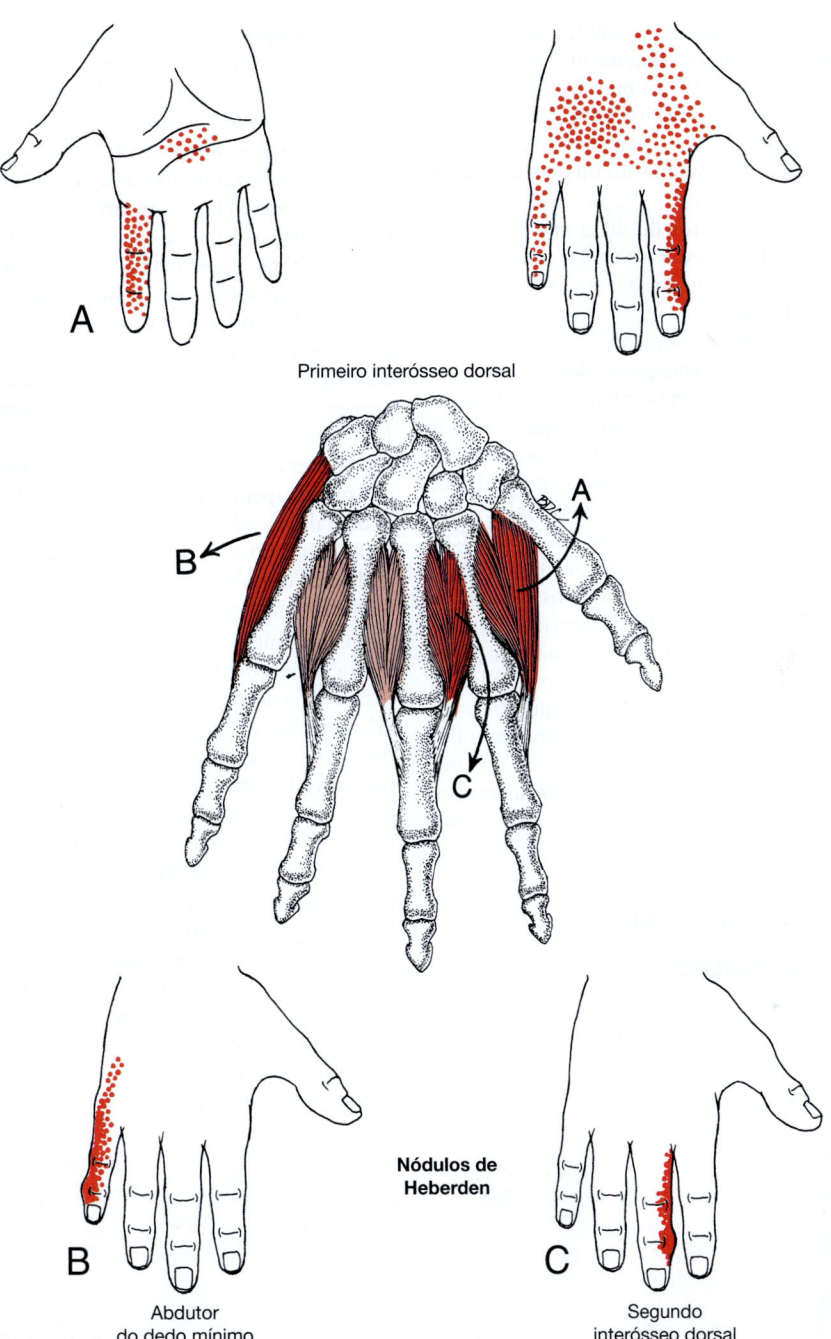

Figura 40-2 Padrões de dor referida (vermelho-escuro) para os músculos intrínsecos selecionados da mão direita. As zonas essenciais estão em vermelho sólido, e as zonas de referência são representadas pelo vermelho pontilhado. (A) Primeiro músculo interósseo dorsal (vermelho-médio). (B) Músculo abdutor do dedo mínimo (vermelho-médio). (C) Segundo músculo interósseo dorsal (vermelho-médio) e terceiro e quarto músculos interósseos dorsais (vermelho-claro). PGs podem ser encontrados em qualquer parte dos músculos interósseos, proximal ou distalmente. Isso é de se esperar, porque as duas cabeças convergem de maneira bipeniforme e têm zonas de placa terminal em forma de ferradura no comprimento dos músculos. Observe os pequenos nódulos de Heberden nas zonas de dor essencial referida.

3.4. Exame de pontos-gatilho

PGs nos músculos interósseos ou lumbricais são difíceis de palpar. O primeiro músculo interósseo dorsal pode ser palpado com o antebraço apoiado e em posição neutra. Uma palpação plana transversa é usada para identificar os PGs nesse músculo (Figura 40-3A). A separação dos dedos distancia amplamente os ossos metacarpais uns dos outros e possibilita a palpação em pinça transversa dos outros músculos interósseos e lumbricais entre os ossos metacarpais. Uma contrapressão é realizada com um dedo contra a palma, sob o músculo a ser palpado (Figura 40-3B). A sensibilidade profunda pode ser localizada nos músculos interósseos e lumbricais, mas, com exceção do primeiro músculo interósseo dorsal, a dor referida e as respostas de contração local raramente são induzidas, a menos que um monofilamento ou uma agulha de injeção penetre no PG.

Para examinar o músculo abdutor do dedo mínimo, o antebraço e a mão do paciente devem estar apoiados com a palma voltada para cima, e os PGs são identificados por meio de uma palpação em pinça (Figura 40-3C).

Hipoestesia cutânea pode ser observada ao longo de um lado do dedo, onde o paciente relata uma sensação de dormência quando um PG ativo está presente no músculo interósseo correspondente. Esse aparente fenômeno neurológico pode desaparecer após a desativação do PG, sugerindo que o nervo mediano ou ulnar foi afetado pelo aumento da tensão do músculo interósseo envolvido. No entanto, esse sintoma pode ser um fenômeno sensorial relacionado à presença de PG. Deve-se observar que não existem evidências para suportar essa hipótese, e mais pesquisas são necessárias.

No trajeto entre a palma e os dedos, os nervos mediano e ulnar encontram-se próximos aos músculos interósseos lumbricais e palmares. O ramo profundo (motor) do nervo ulnar penetra o músculo oponente do dedo mínimo antes de suprir todos os músculos interósseos, o terceiro e quarto músculos lumbricais, o músculo adutor do polegar e a cabeça profunda do músculo flexor curto do polegar.[1] PGs no músculo oponente do dedo mínimo podem ser responsáveis pela fraqueza desses músculos inervados pelo nervo ulnar, e se a fraqueza estiver presente, o músculo oponente do dedo mínimo deve ser examinado em busca de PGs.

4. DIAGNÓSTICO DIFERENCIAL

4.1. Ativação e perpetuação de pontos-gatilho

Uma postura ou atividade que ative um PG, quando não corrigida, também pode perpetuá-lo. Em qualquer parte dos músculos interósseos, lumbricais e abdutor do dedo mínimo, os PGs podem ser ativados por carga excêntrica não habitual, exercício excêntrico em músculo destreinado, esforço repetitivo ou carga concêntrica máxima ou submáxima.[16] PGs também podem ser ativados ou agravados quando o músculo é colocado em uma posição encurtada e/ou alongada por período prolongado.

Os PGs nos músculos interósseos são ativados por um gesto de pinça sustentada ou repetitiva, como executado por um alfaiate, cabeleireiro, pintor, escultor, mecânico ou instrumentista de sopro. Equilibrar e sustentar um *smartphone* entre o dedo indicador e o polegar pode fadigar os músculos intrínsecos da mão. Lesões relacionadas ao excesso de digitações de mensagem de texto são um fenômeno relativamente novo, sendo comum (70%) a síndrome de dor miofascial (SDM) do músculo adutor do polegar, do primeiro músculo interósseo e do músculo extensor dos dedos.[17] Atividades que exigem movimentos vigorosos dos dedos, como arrancar ervas daninhas, a manipulação de músculos da mão por um fisioterapeuta ou massagista, ou as ações de um esteticista, podem desencadear PGs nos músculos interósseos. As "mãos de golfe" têm sido associadas a um aperto constante na empunhadura do taco de golfe, especialmente quando a empunhadura tem um diâmetro muito pequeno.

Clinicamente, "fraturas do boxeador" do 2º e 5º metacarpo foram vistas como ativadoras de PGs no primeiro músculo interósseo (2º metacarpo) ou no músculo abdutor do dedo mínimo (5º metacarpo) do paciente, causando dor e comprometimento persistente. O agulhamento a seco em PGs no músculo com várias respostas de contração local rapidamente reduziu a dor e melhorou a função. Em vários casos, a dor no dedo reconhecida como familiar pelo paciente foi provocada. Um paciente, que apresentava suspeita de síndrome de dor regional complexa com 5 meses de duração após a colocação cirúrgica de pinos para redução de uma fratura no 2º metacarpo, relatou o alívio rápido da dor, mantido a longo prazo, após duas sessões de agulhamento a seco no PG. Ganhos de força foram significativos e vistos dentro de vários dias de alívio da dor. O retorno subsequente ao esporte foi alcançado no prazo de duas semanas após a melhora da dor no primeiro músculo interósseo e um retorno da força de preensão. O boxeador continuou a boxear por anos sem retorno de dor ou recorrência.

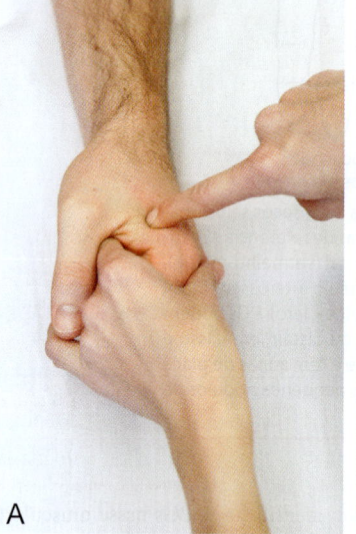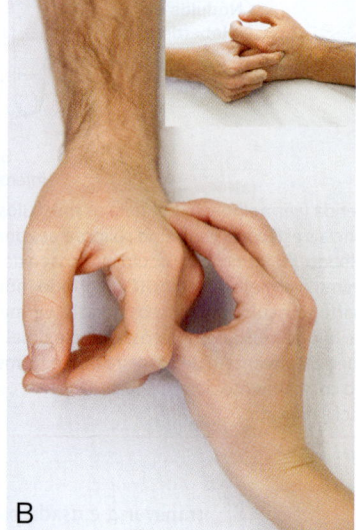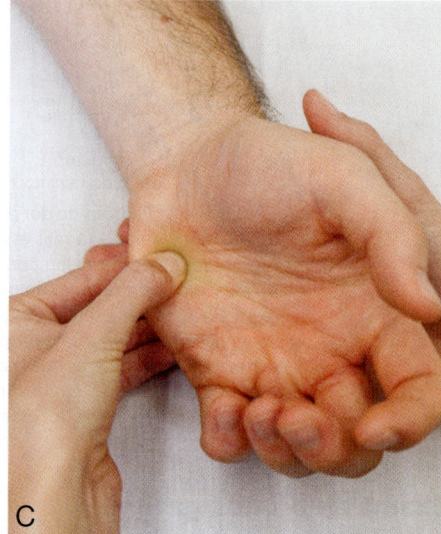

Figura 40-3 Palpação de PGs nos músculos intrínsecos da mão. (A) Palpação plana transversa do primeiro músculo interósseo dorsal. (B) Palpação em pinça transversa dos músculos interósseos e lumbricais. (C) Palpação em pinça do músculo abdutor do dedo mínimo.

4.2. Pontos-gatilho associados

PGs associados podem se desenvolver nas áreas de dor referida dos PGs primários.[18] Portanto, músculos nas áreas de dor referida de cada músculo acometido também devem ser examinados. Quando os músculos interósseos estão envolvidos, os músculos intrínsecos do polegar devem ser examinados em um rastreamento dos PGs associados. Outros PGs que podem provocar dor referida nos dedos incluem os localizados nos músculos flexores e extensores longos dos dedos, infraespinal, latíssimo do dorso, peitoral maior, escalenos e a cabeça lateral ou medial do músculo tríceps braquial.

PGs no músculo pronador quadrado podem causar PGs associados no músculo abdutor do dedo mínimo, uma vez que ele está localizado na zona de dor referida do músculo pronador quadrado.

4.3. Patologias associadas

As articulações interfalângicas distais dos dedos desenvolvem preferencialmente os nódulos de Heberden. Esse fenômeno pode ser uma evidência de um processo osteoartrítico[19] e é mais comum na articulação interfalângica que é submetida a uma maior carga por unidade de área da superfície articular e naqueles indivíduos que comumente aplicam cargas maiores nessa articulação.[20] O aumento da tensão nos músculos interósseos causada por uma mecânica anormal da mão associada à disfunção articular pela artrite pode ativar e perpetuar esses PGs. Por sua vez, os PGs também podem contribuir para a dor da artrite,[15] potencialmente por meio de mecanismos periféricos e centrais de dor. A desativação dos PGs relacionados e a eliminação ou o gerenciamento de seus fatores de perpetuação podem ser importantes na reabilitação e no manejo de pacientes com osteoartrite dos dedos e da mão.

Os nódulos de Heberden são frequentemente identificados com osteoartrite,[19,21] em particular na forma idiopática primária, em vez da forma secundária traumática.[22] O nódulo é um alargamento de tecido mole, às vezes parcialmente ósseo, na superfície dorsal de cada lado da falange distal na articulação interfalângica distal (Figura 40-2D). Uma associação positiva entre nódulo de Heberden e evidências radiográficas de osteoartrite foi demonstrada (n = 1939; idade média de 68 anos, 54% mulheres).[19] O paciente pode eventualmente desenvolver uma deformidade de flexão com desvio lateral ou medial da falange distal. Nódulos similares localizados nas articulações interfalângicas proximais são chamados de nódulos de Bouchard, mas são observados em apenas 25% dos indivíduos com nódulos de Heberden.[24]

Nem todas as articulações interfalângicas distais dolorosas e edemaciadas das mãos devem ser consideradas nódulos de Heberden, uma vez que a prevalência de comprometimento de artrite reumatoide da articulação interfalângica distal é estimada em 10%.[25,26]

A presença de nódulos de Heberden é um achado comum em pacientes com PGs nos músculos interósseos. Um nódulo é palpável como uma excrescência na margem dorsal da falange distal ou na extremidade distal da falange média em ambos os lados, sempre perto da articulação interfalângica distal (Figura 40-2D). Um nódulo de Heberden também pode aparecer no polegar, geralmente em seu lado ulnar, em conjunto com PGs no músculo adutor do polegar. Os nódulos de Heberden idiopáticos são mais comumente vistos nos dedos indicador e médio.[5] Eles podem aparecer no lado da inserção dos músculos interósseos ao dedo. Uma pesquisa bem delineada é necessária para estudar a relação entre os PGs e os nódulos de Heberden e a eficácia do tratamento dos PGs.

Os diagnósticos mais prováveis de serem confundidos com PGs nos músculos interósseos incluem dor radicular ou radiculopatia de C6, neuropatia ulnar, dor radicular ou radiculopatia de C8 ou T1, síndrome do desfiladeiro torácico e quando os PGs estão primariamente no músculo abdutor do dedo mínimo. Raramente, pode-se observar a dor diagnosticada erroneamente como uma compressão de um nervo digital isolado quando, na realidade, está associada a PGs em um dos músculos interósseos dorsais. Nesse caso, quando o PG é desativado, a dor no dedo é resolvida completamente. Dor no dedo e dormência também podem resultar da neuropatia do plexo braquial, incluindo compressão dos músculos escalenos (síndrome do escaleno) ou compressão conforme o plexo passa sob a inserção escapular do músculo peitoral menor (ver Figura 44-2B). O músculo infraespinal tem sido associado a sintomas da mão semelhantes aos da síndrome do túnel do carpo,[27] e em um estudo foi 12 vezes mais provável do que a síndrome do túnel do carpo verdadeira.[28]

O canal de Guyon é uma passagem no aspecto palmar medial do punho que permite que o nervo ulnar e a artéria entrem na mão.[29,30] O canal é criado entre o hâmulo do osso hamato e o osso pisiforme e o ligamento transverso do carpo proximalmente e o arco aponeurótico dos músculos hipotênares distalmente com o teto do canal coberto pelo retináculo dos flexores.[1,30] O enrijecimento ou irritação do nervo ulnar no canal é denominado síndrome do canal de Guyon, devido ao cirurgião francês que o descreveu pela primeira vez em 1861.[29,30] A compressão pode causar déficits sensoriais e motores, bem como incapacidade significativa da função da mão. Déficits sensitivos podem afetar o aspecto ulnar da palma da mão, ambos os lados do quinto dedo e o aspecto ulnar do dedo anular.[30] Os efeitos motores incluem perda de força e perda potencial dos músculos da mão inervados pelo nervo ulnar, incluindo os músculos hipotênares (músculos abdutores, oponentes e flexores do dedo mínimo), os músculos interósseos, o terceiro e quarto músculos lumbricais, o músculo adutor do polegar e o músculo flexor do polegar.[1,30] O déficit funcional da empunhadura normal é demonstrado pela mão em garra e fraqueza ou diminuição da força de preensão de pinça.[30] O exame clínico, junto com estudos de condução nervosa e EMG, auxilia no diagnóstico diferencial.[30,31]

A contratura intrínseca da mão também pode resultar de trauma, espasticidade, isquemia, artrite reumatoide ou causas iatrogênicas. Um diagnóstico geralmente é feito por história e exame físico; no entanto, exames de imagem, EMG e exames de sangue podem ser necessários.[32]

Disfunções articulares, incluindo a perda do jogo articular, que estão associadas a PGs nos músculos interósseos podem ocorrer no nível da articulação carpometacarpal ou ao nível da articulação metacarpofalângica, e qualquer uma dessas disfunções articulares precisa ser tratada concomitantemente com os PGs interósseos associados.

Doenças como artrite reumatoide e distúrbios vasculares, musculoesqueléticos e da pele podem influenciar a mão, tornando o diagnóstico diferencial ainda mais importante.[33] Exames de imagem da mão podem ser úteis para o diagnóstico diferencial no trauma da mão ou na dor persistente da mão. A ocorrência de fraturas por estresse da mão em atletas não é incomum, e o exame de imagem desempenha um papel fundamental no diagnóstico e no manejo adequado.[34] Em virtude da natureza complexa da mão, a consulta com especialistas no diagnóstico e tratamento de distúrbios ortopédicos da mão pode ser necessária para otimizar manejo médico ou cirúrgico, a fim de maximizar os resultados funcionais e ocupacionais.

5. AÇÕES CORRETIVAS

O paciente deve aprender a reduzir a força e a duração das atividades de preensão de pinça, a fim de diminuir a tensão nos músculos interósseos. Os pacientes que usam canetas esferográficas devem, se seu trabalho permitir, escrever com uma caneta hidrográfica que possibilite um toque muito mais leve. A redução da digitação de mensagens de texto por meio de mudanças de hábito, modos alternativos de comunicação ou aplicativos de conversão de fala para texto podem diminuir a fadiga e a sobrecarga dos músculos intrínsecos da mão. A educação do paciente também deve incluir atenção plena aos padrões de excitação psicofisiológica aumentada e tensão muscular durante o uso do *smartphone*.[35] Mais tempo longe dos dispositivos, exercícios de relaxamento e exercícios aeróbicos gerais podem ser estratégias de tratamento úteis.

O paciente deve interromper a atividade manual prolongada com o exercício de flutuação com os dedos para diminuir a tensão dos músculos intrínsecos da mão. Com os braços e as mãos ao lado do corpo, o paciente sacode suavemente as mãos e os braços para liberar a tensão. Auxílios ergonômicos para atividades da vida diária e atividades ocupacionais podem ser necessários. A avaliação ergonômica pode desempenhar um papel importante na adaptação de tarefas habituais. A imobilização também pode ser útil no gerenciamento de disfunções específicas da mão.[30]

A autoliberação miofascial dos PGs nos músculos interósseos, lumbricais e abdutor do dedo mínimo pode ser realizada com o paciente sentado com o antebraço apoiado no braço de uma cadeira ou sobre uma mesa com o polegar apontando para o teto para o primeiro músculo interósseo dorsal (Figura 40-4A), bem como os outros músculos interósseos e lumbricais (Figura 40-4B). A pressão manual é o melhor método para realizar a autoliberação miofascial desses músculos. Com a palma da mão voltada para cima, uma pegada em pinça pode ser usada para a liberação manual do PG no músculo abdutor do dedo mínimo (Figura 40-4C). Como em qualquer técnica de autoliberação miofascial, o ponto sensível no dedo mínimo da mão ou na palma da mão é identificado com os dedos, a pressão leve (não mais do que 4/10 na escala de dor) é aplicada e mantida por 15 a 30 segundos ou até a dor diminuir. Essa técnica pode ser repetida cinco vezes, várias vezes por dia.

Quando indicado, o paciente deve realizar exercícios de autoalongamento do músculo interósseo, ilustrado na Figura 40-5. Ao executar esse exercício, é importante que os antebraços formem uma linha reta. Quando os PGs ativos estão presentes no primeiro músculo interósseo dorsal, o uso regular do exercício de autoalongamento do adutor do polegar (ver Figura 39-6A) também pode ajudar a garantir a recuperação contínua. Esses autoalongamentos devem ser realizados com delicadeza, e a atenção para a reprodução da dor *versus* o alongamento é primordial. Esses alongamentos não devem ser dolorosos.

O fortalecimento do membro superior, do punho, do polegar e da mão é um componente importante na reabilitação da extremidade superior. Déficits de força identificados a partir de uma avaliação profissional podem ser abordados com o uso de exercícios com massas de mão, garras de mão e pesos. A restauração da força e da função de preensão é um componente importante da reabilitação.

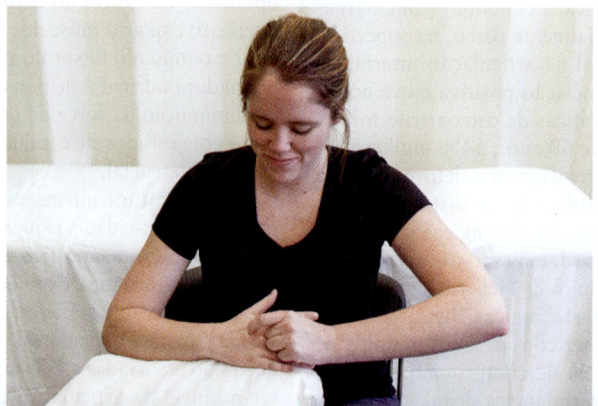

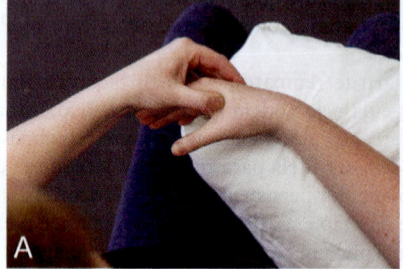 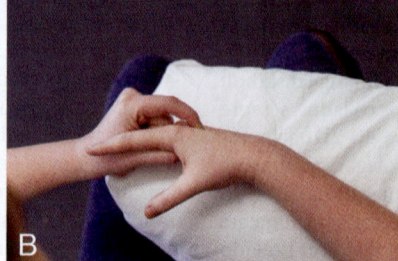 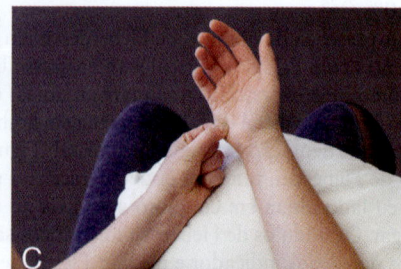

Figura 40-4 Autoliberação miofascial de PGs dos músculos da mão. (A) Primeiro músculo interósseo dorsal. (B) Músculos interósseos e lumbricais. (C) Músculo abdutor do dedo mínimo.

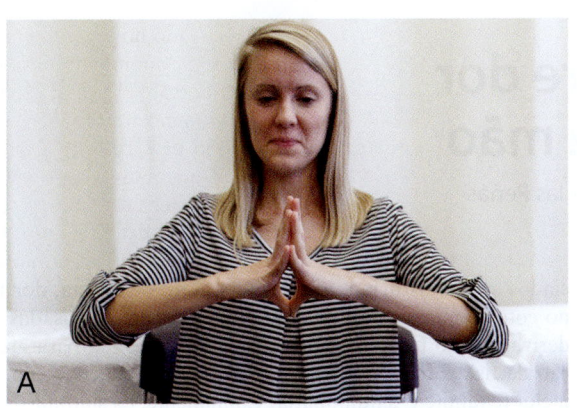 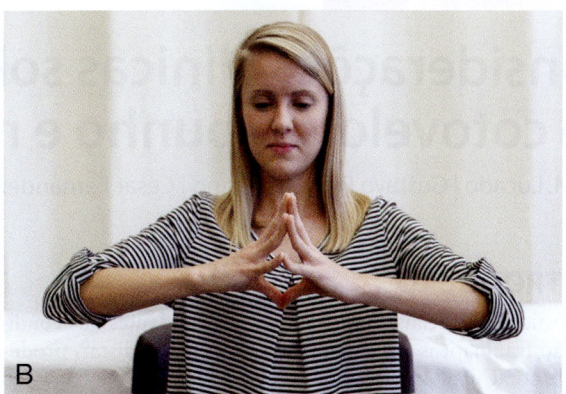

Figura 40-5 Duas visões do exercício de alongamento dos músculos interósseos. Ambas as posições das mãos são eficazes. Os antebraços são mantidos em linha reta com os braços abduzidos. (A) Um esforço é feito para opor fortemente os aspectos palmares das cabeças dos metacarpos e os dedos, enquanto os dedos e os polegares são afastados. (B) Somente as pontas dos dedos se tocam enquanto os dedos e os polegares são afastados, com os dedos não envolvidos auxiliando no alongamento do músculo interósseo envolvido.

Referências

1. Standring S. *Gray's Anatomy: The Anatomical Basis of Clinical Practice.* 41st ed. London, UK: Elsevier; 2015.
2. Bardeen C. The musculature, Section 5. In: Jackson CM, ed. *Morris's Human Anatomy.* 6th ed. Philadelphia, PA: Blakiston's Son & Co; 1921 (p. 444).
3. McMinn RMH, Hutchings RT, Pegington J, Abrahams PH. *Color Atlas of Human Anatomy.* 3rd ed. St. Louis, MO: Mosby Year Book; 1993 (pp. 35D, 147D).
4. Basmajian J, Deluca C. *Muscles Alive.* 5th ed. Baltimore, MD: Williams & Wilkins; 1985 (pp. 291, 292).
5. Jenkins DB. *Hollinshead's Functional Anatomy of the Limbs and Back.* 6th ed. Philadelphia, PA: W.B. Saunders; 1991 (pp. 167-168).
6. Oatis C. *Kinesiology: The Mechanics and Pathomechanics of Human Movement.* Philadelphia, PA: Lippincott Williams & Wilkins; 2004 (pp. 337, 338, 340-344).
7. Kendall FP, McCreary EK. *Muscles: Testing and Function, with Posture and Pain.* 5th ed. Baltimore, MD: Lippincott Williams & Wilkins; 2005 (pp. 270, 272-276).
8. Duchenne G. *Physiology of Motion.* Philadelphia, PA: Lippincott; 1949 (p. 612).
9. Long C II, Conrad PW, Hall EA, Furler SL. Intrinsic-extrinsic muscle control of the hand in power grip and precision handling. An electromyographic study. *J Bone Joint Surg Am Vol.* 1970;52(5):853-867.
10. Travell J, Rinzler SH. The myofascial genesis of pain. *Postgrad Med.* 1952;11(5):425-434.
11. Zohn DA. *Musculoskeletal Pain: Diagnosis and Physical Treatment.* 2nd ed. Boston, MA: Little Brown; 1988 (p. 211, Fig. 12-2).
12. Simons DG, Travell J, Simons L. *Travell & Simon's Myofascial Pain and Dysfunction: The Trigger Point Manual.* Vol 1. 2nd ed. Baltimore, MD: Williams & Wilkins; 1999.
13. Kellgren JH. Observations on referred pain arising from muscle. *Clin Sci.* 1938;3:175-190.
14. Heberden W. *Commentaries on the History and Cure of Diseases.* New York, NY: Hafner Pub. Co.; 1962 (pp 148-149).
15. Reynolds MD. Myofascial trigger point syndromes in the practice of rheumatology. *Arch Phys Med Rehabil.* 1981;62(3):111-114.
16. Gerwin RD, Dommerholt J, Shah JP. An expansion of Simons' integrated hypothesis of trigger point formation. *Curr Pain Headache Rep.* 2004;8(6):468-475.
17. Sharan D, Ajeesh PS. Risk factors and clinical features of text message injuries. *Work.* 2012;41 suppl 1:1145-1148.
18. Hsieh YL, Kao MJ, Kuan TS, Chen SM, Chen JT, Hong CZ. Dry needling to a key myofascial trigger point may reduce the irritability of satellite MTrPs. *Am J Phys Med Rehabil.* 2007;86(5):397-403.
19. Rees F, Doherty S, Hui M, et al. Distribution of finger nodes and their association with underlying radiographic features of osteoarthritis. *Arthritis Care Res (Hoboken).* 2012;64(4):533-538.
20. Radin EL, Parker HG, Paul IL. Pattern of degenerative arthritis. Preferential involvement of distal finger-joints. *Lancet.* 1971;1(7695):377-379.
21. Altman R, Alarcon G, Appelrouth D, et al. The American College of Rheumatology criteria for the classification and reporting of osteoarthritis of the hand. *Arthritis Rheum.* 1990;33(11):1601-1610.
22. Boyle JA, Buchanan WW. *Clinical Rheumatology.* Philadelphia, PA: F.A. Davis; 1971 (pp. 5, 27, 32-34).
23. Moskowitz RW. Clinical and laboratory findings in osteoarthritis, Chapter 56. In: Hollander JL, McCarty DJ, eds. *Arthritis and Allied Conditions.* 8th ed. Philadelphia, PA: Lea & Febiger; 1972 (pp. 1034, 1037, 1045).
24. Mannik M, Gilliland BC. Degenerative joint disease, Chapter 361. In: Wintrobe MM, eds. *Harrison's Principles of Internal Medicine.* 7th ed. New York, NY: McGraw-Hill Book Co.; 1974:2006.
25. Ichikawa N, Taniguchi A, Kobayashi S, Yamanaka H. Performance of hands and feet radiographs in differentiation of psoriatic arthritis from rheumatoid arthritis. *Int J Rheum Dis.* 2012;15(5):462-467.
26. Menegola M, Daikeler T. Painful swollen distal interphalangeal joints are not always Heberden's nodes! *Arthritis Rheumatol.* 2014;66(8):2312.
27. Qerama E, Kasch H, Fuglsang-Frederiksen A. Occurrence of myofascial pain in patients with possible carpal tunnel syndrome—a single-blinded study. *Eur J Pain.* 2009;13(6):588-591.
28. Oh S, Kim HK, Kwak J, et al. Causes of hand tingling in visual display terminal workers. *Ann Rehabil Med.* 2013;37(2):221-228.
29. Maroukis BL, Ogawa T, Rehim SA, Chung KC. Guyon canal: the evolution of clinical anatomy. *J Hand Surg Am.* 2015;40(3):560-565.
30. Cooper C. *Fundamentals of Hand Therapy: Clinical Reasoning and Treatment Guidelines for Common Diagnoses of the Upper Extremity.* St. Louis, MO: Mosby Elsevier; 2007 (pp. 236-239).
31. O'Brien C. *Peripheral Nerve Injuries.* Dublin, Ireland: Eireann Healthcare Publications; 2004.
32. Tosti R, Thoder JJ, Ilyas AM. Intrinsic contracture of the hand: diagnosis and management. *J Am Acad Orthop Surg.* 2013;21(10):581-591.
33. Fontaine C, Staumont-Salle D, Hatron PY, Cotten A, Couturier C. The hand in systemic diseases other than rheumatoid arthritis. *Chir Main.* 2014;33(3):155-173.
34. Anderson MW. Imaging of upper extremity stress fractures in the athlete. *Clin Sports Med.* 2006;25(3):489-504, vii.
35. Lin IM, Peper E. Psychophysiological patterns during cell phone text messaging: a preliminary study. *Appl Psychophysiol Biofeedback.* 2009;34(1):53-57.

Capítulo 41

Considerações clínicas sobre dor no cotovelo, no punho e na mão

Ann M. Lucado | Gustavo Plaza-Manzano | César Fernández de las Peñas

1. INTRODUÇÃO

Diagnósticos potenciais concorrentes são abundantes nas condições não traumáticas em extremidades superiores distais produtoras de dor. Uma história médica completa, um exame da região do quadrante superior e um levantamento detalhado de dados das estruturas anatômicas são necessários no diagnóstico clínico das condições causadoras de sintomas de dor no cotovelo, no punho e/ou na mão. Os limites rígidos em que funcionam múltiplas estruturas anatômicas na extremidade superior distal tornam especialmente desafiador isolar disfunções patológicas, pois os sintomas costumam ser atribuídos a fontes múltiplas. Além disso, estratégias de movimento que uma pessoa pode usar para evitar ou compensar a dor resultante de um diagnóstico primário podem provocar alteração dos padrões motores e sobrecarga dos músculos. Essas estratégias compensatórias do movimento podem resultar em surgimento de pontos-gatilho (PGs) na musculatura das extremidades superiores distais, complicando ainda mais o isolamento de um diagnóstico clínico. Entretanto, é importante abordar padrões falhos ou compensatórios em conjunto com a(s) condição(ões) primária(s). Trauma recente ou anterior na região pode impactar, de forma direta ou indireta, os sintomas atuais. Tumores em tecidos moles, outras lesões que ocupam espaço, comprometimento ou oclusão vascular e patologia proximal são conhecidos simuladores de condições musculoesqueléticas locais dolorosas nessa área. Distúrbios sistemáticos, como disfunções endócrinas tipo diabetes, doenças autoimunes, condições reumatológicas e neurológicas, impactam diretamente a apresentação clínica e devem ser descartados ou considerados, quando presentes, como potenciais colaboradores para os sintomas na extremidade superior. Manejo clínico apropriado é essencial para resultados exitosos; todavia, uma discussão mais abrangente vai além do alcance deste texto. Este capítulo traz uma visão geral das considerações clínicas musculoesqueléticas não traumáticas mais comuns das dores no cotovelo, no punho e na mão.

2. EPICONDILALGIA LATERAL

2.1. Visão geral

A presença de sintomas no aspecto lateral do cotovelo pode ser associada à tendinopatia local, à patologia articular (artrite, patologia radiocapitelar, instabilidade rotatória posterolateral) ou à compressão de nervo (síndrome do túnel radial, compressão de nervo interósseo posterior). Qualquer um desses diagnósticos pode ocorrer isoladamente ou de forma combinada, além de não impedir a presença de dor irradiada dos PGs nos músculos associados.

A epicondilalgia lateral costuma ser vista como uma tendinopatia do tendão extensor comum do cotovelo no epicôndilo lateral. Embora um diagnóstico de epicondilalgia lateral possa ser um termo exato para paciente que apresenta dor acima do epicôndilo lateral, oferece poucas informações sobre a patologia subjacente. Uma multiplicidade de nomes, basicamente sinônimos, são associados a esse distúrbio, inclusive cotovelo de tenista, dor lateral no cotovelo e epicondilite lateral. Além disso, são usadas várias derivações do termo relacionadas à tendinopatia para a descrição da fisiopatologia que parece acompanhar a condição, o que inclui tendinite e tendinopatia. Comumente, os sintomas surgem em adultos na meia-idade.[1] Embora costume ser associada a jogadores de tênis, a epicondilalgia lateral também surge em pessoas que usam os braços de forma repetitiva, tanto na vida profissional quanto em outras atividades esportivas. A incidência anual dessa condição é inferior a 10% na população em geral,[2] embora se mantenha altamente prevalente em jogadores de tênis, principalmente naqueles menos habilitados e amadores.[3]

Sobrecarregar os músculos extensores do punho de forma vigorosa ou repetitiva, em especial nas posições extremas do punho ou do cotovelo, está associado ao aparecimento de epicondilalgia lateral,[4] ainda que os sintomas surjam lentamente. Forças reativas extrínsecas pelo uso de instrumentos, como martelo ou raquete de tênis, ou forças internas geradas para a manipulação de um *mouse* ou para digitação no teclado, podem contribuir para sobrecarregar a unidade músculo-tendão extensora do punho. Com o tempo, a carga excessiva resulta em uma sequência de eventos fisiopatológicos no tendão, provocando dor. Nirschl[5] e Kraushaar[6] descreveram, pela primeira vez, a tendinopatia em estágios que variaram desde sintomas de gravidade à patologia tendínea. O estágio mais inicial consiste em uma inflamação peritendinea, ao passo que estágios posteriores e mais graves se caracterizam por degeneração angiofibroblástica e, em última instância, fibrose do tendão.[5] Todavia, pesquisas mais histológicas sobre a epicondilalgia lateral não encontraram evidências claras de um processo inflamatório,[7] havendo a possibilidade de agravamento agudo ou crônico dos sintomas após sobrecarregar um tendão de qualidade inferior. A presença de neuropeptídeos, substância P e peptídeo calcitonina relacionado a gene nas fibras nervosas sensoriais locais implica uma inflamação neurogênica como um possível mediador da dor em pacientes com epicondilalgia lateral.[8-10] Alterações neuroquímicas e tissulares associadas à tendinopatia crônica também podem resultar em sensibilização central, incrementando a complexidade potencial desse diagnóstico.[11] Em uma tentativa de explicar adequadamente diferentes apresentações clínicas, Cook e Purdam[12] propuseram um modelo clínico de alterações histopatológicas em um contínuo desde (a) tendinopatia reativa, (b) degradação do tendão até (c) tendinopatia degenerativa.

A ultrassonografia tem sido bastante usada para identificação de lesões hipoecoicas de escala cinza, que implicam uma disfunção nos tecidos conectivos; no entanto, as lesões hipoecoicas identificadas no tendão extensor comum do punho em pacientes com epicondilalgia lateral não têm conexão com dor no tendão.[12-14] Tal discrepância entre imagem e sintomas clínicos de dor levaram alguns autores a alegar a existência de um papel importante dos mecanismos nociceptivos da dor na epicondilalgia lateral e em outras tendinopatias.[15] Atualmente, há fortes evidências implicando o sistema nervoso central nos sintomas vividos pelos pacientes com epicondilalgia lateral, o que pode explicar por que vários desses pacientes com sintomas unilaterais desenvolvem sintomas bilaterais quando não tratados de maneira correta.

Muitos tratamentos conservadores, como medicamentos, exercícios e terapia manual, são defendidos para o controle da epicondilalgia lateral. É possível que exercícios terapêuticos sejam a estratégia fisioterapêutica com as melhores evidências para a condição,[16,17] embora os exercícios excêntricos não sejam, necessariamente, melhores do que os concêntricos.[18] O programa de exercícios deve ser gradual e progressivo a partir de contrações isométricas a isotônicas dos músculos do punho e do antebraço, culminando em exercícios pragmáticos que repliquem a função de que o paciente necessita. Esse manejo funcional dá suporte ao papel dos músculos extensores do punho e, assim, à presença de PGs na epicondilalgia lateral.

2.2. Avaliação inicial de paciente com epicondilalgia lateral

Por definição, a epicondilalgia lateral é uma entidade clínica; portanto, estudos por imagem para confirmação de diagnóstico não costumam ser necessários. Esse diagnóstico pode ser feito com mais facilidade nos estágios iniciais do desenvolvimento da condição. A dor focal localiza-se diretamente acima ou imediatamente distal ao epicôndilo lateral. Com o tempo, a maior parte dos pacientes relata dor que se dissemina ao antebraço e ao punho. A dor piora com palpação, com teste contrátil da unidade do punho e, uma vez ou outra, nos extensores dos dedos, bem como com qualquer atividade que sobrecarregue os músculos extensores dos dedos, inclusive ocorre piora durante o movimento de elevar algo na posição prona ou preensão, quando o cotovelo está estendido. Alongar os músculos extensores do punho também pode reproduzir os sintomas. Embora possa ser detectada rigidez muscular, a amplitude de movimentos ativa e passiva do cotovelo, do antebraço e da mão não costuma ser afetada.[19-21] Pacientes que apresentam epicondilalgia lateral irão sentir dor e fraqueza em exames que desafiam os músculos extensores do punho. Força de preensão livre de dor costuma ser empregada como medida de resultado, mostrando-se mais sensível a alterações em comparação com a força de preensão máxima em pacientes com epicondilalgia lateral.[22] Força de preensão deficiente costuma ser maior quando testada com cotovelo estendido do que com o cotovelo em flexão de 90°.[23] O teste de Cozen (desvio radial resistido do punho), a manobra de alongamento de Mill (alongamento do extensor longo) e dor mediante palpação do epicôndilo lateral são testes especiais associados à elaboração desse diagnóstico; entretanto, a utilidade diagnóstica desses testes ainda não está confirmada. Pelo fato de cada um deles acentuar outros tecidos moles localizados na região, é importante interpretar os resultados dos testes especiais no contexto de todo o exame clínico, levando mais em conta o papel do tecido muscular, em vez de apenas o do tendão. O levantamento de dados deve incluir exame em busca de PGs nos músculos extensores do punho, inclusive o braquiorradial,[24] que pode ser a origem dos sintomas ou uma fonte colaboradora deles. Na realidade, uma pesquisa recente informou que a identificação de PGs nos músculos extensores do punho é confiável.[25] Da mesma forma, PGs nos músculos antagonistas, ou seja, os flexores do punho, também devem ser investigados.

Um exame clínico detalhado que, de forma sistemática, descarte outras causas potenciais de dor lateral no cotovelo é fundamental para melhorar a confiança na realização desse diagnóstico diferencial.

3. PATOLOGIA ARTICULAR RADIOCAPITELAR
3.1. Visão geral

Pacientes com alterações artríticas na articulação radiocapitelar costumam estar na meia-idade ou na velhice, apresentando rigidez crescente e dor no cotovelo lateral.[26] A rigidez provocada pela osteoartrite será mais perceptível pela manhã ou após períodos de descanso. Se a artrite ocorre por uma condição inflamatória, como a artrite reumatoide, pode estar presente uma efusão articular generalizada visível. Condições artríticas sem inflamação podem ser degenerativas por natureza ou pós-traumáticas; por exemplo, a artrite pós-traumática pode se manifestar anos após uma fratura na cabeça do rádio por alterações estruturais na articulação, causando dor e diminuição dos movimentos. Podem surgir rupturas na cartilagem articular, corpos livres e esporões ósseos com potencial de causar bloqueios mecânicos aos movimentos, principalmente perda da extensão total do cotovelo.

Em pessoas mais jovens e mais atléticas, a plica sinovial ricamente enervada na articulação umerorradial pode inflamar, hipertrofiar e ficar sintomática.[27-29] Ainda que a plica, também conhecida como dobras sinoviais, no cotovelo seja normal, mudanças patológicas na dobra sinovial lateral associadas a movimento repetitivo do cotovelo causarão uma dor posterolateral vaga no cotovelo e, com frequência, um "estalo" palpável quando o cotovelo é movimentado passiva ou ativamente.[28]

Instabilidade rotatória posterolateral costuma ser mais encontrada em pessoas que passaram por uma lesão traumática no cotovelo, especialmente queda sobre braço estendido.[30] O evento traumático rompe o complexo ligamentoso colateral lateral. Isso provocará sólida instabilidade ou subluxação da cabeça radial e da ulna a partir do úmero, em uma direção posterolateral. Em outros casos, os indivíduos podem apresentar um início lento de sintomas devido a uma atenuação gradativa do complexo colateral lateral dos ligamentos. A subluxação pode ser sutil em casos de aparecimento gradativo. Pressupondo-se que sinais claros de forte instabilidade não estejam presentes, um clique ou um golpe dolorido pode ser percebido, principalmente quando a pessoa estiver usando o braço para movimentar-se da posição sentada para a em pé. Pacientes relatarão, em geral, dor vaga na região lateral do cotovelo. Camp e colaboradores[30] defendem a hipótese de que injeções repetidas de cortisona, normalmente empregadas para a epicondilalgia lateral, possam contribuir para os casos de instabilidade rotatória posterolateral em alguns pacientes devido aos efeitos danosos dos esteroides no tecido ligamentoso. Tal como em outras instabilidades articulares, é possível que o excesso de atividade dos músculos na área que proporciona a estabilidade dinâmica à articulação possa levar à formação de PGs.

3.2. Avaliação inicial de paciente com patologia articular radiocapitelar

Diante da suspeita de uma patologia articular radial, os clínicos precisam diferenciar entre artrite radiocapitelar, plica sinovial hipertrofiada inflamada e instabilidade rotatória posterolateral. Todas essas condições podem produzir limites mecânicos na amplitude de movimentos passiva e ativa de rotação do cotovelo e antebraço. Elas podem estar associadas à crepitação audível, a cliques ou estalos com os movimentos, possivelmente apresentando uma dor vaga na lateral do cotovelo.[26] Teste contrátil da unidade costuma ser normal e sem dor nessas condições articulares. Se sintomas musculares associados estiverem presentes, o exame deve incluir busca de PGs nos músculos da área capazes de contribuir em conjunto com os sintomas, principalmente nos músculos supinador e pronador redondo, entre outros.[31]

Pode ser difícil diferenciar patologias articulares radiocapitelares apenas por meio de uma avaliação clínica. Radiografias simples podem ser úteis para confirmar a presença de artrite na articulação radiocapitelar, enquanto imagem por ressonância magnética (RM) é mais adequada para a identificação de uma plica sinovial hipertrofiada e inflamada. A provocação de uma instabilidade rotatória posterolateral é complicada sem anestesia em razão da proteção e da dor musculares. Os testes de flexão (apoio) na cadeira e em pronação, com o antebraço em uma posição supina, são os mais adequados para tentar provocar subluxação no cotovelo. Dor lateral no cotovelo, subluxação posterior da cabeça radial (como evidenciado por ondulação da pele entre a cabeça radial e o capitelo), bem como uma pancada enquanto a articulação que sofreu subluxação é reduzida, são sinais de um teste positivo. Os testes da cadeira e da flexão (apoio) são específicos para a detecção da instabilidade rotatória posterolateral, embora possam produzir um alto percentual de resultados falso-negativos. Exames especiais, como o teste de *pivot shift* ou o de gaveta rotatória posterolateral, proporcionam resultados mais exatos, em particular quando o paciente consegue ficar completamente relaxado sob anestesia.[30]

4. COMPRESSÃO DO NERVO RADIAL (CERVICAL)

4.1. Visão geral

A incidência de patologias cervicais varia de 10 a 20% na população geral; é mais comum nas mulheres do que nos homens, e seu surgimento aumenta na meia-idade.[32] Pacientes com dor no cotovelo e dor concomitante na nuca costumam ter um resultado insatisfatório.[33] Além disso, vários estudos mostram os benefícios da adição do tratamento da coluna cervical ao tratamento local do cotovelo.[34,35] Uma radiculopatia cervical caracteriza-se por dor que irradia para o braço e que é capaz de estar associada à perda de sensações e/ou fraqueza. Irritação da raiz nervosa C7 (ou, às vezes, da C6) irradia os sintomas à região lateral do cotovelo, pode simular sintomas de epicondilalgia lateral e deve ser descartada como uma causa proximal potencial de dor no cotovelo.[36] Consultar o Capítulo 33, Considerações clínicas da dor na porção superior das costas, nos ombros e nos braços, para mais informações sobre dor radicular cervical.

A compressão do ramo interósseo posterior do nervo radial no antebraço dorsal é chamada de síndrome do túnel radial quando a dor lateral no cotovelo é o principal sintoma.[37] A condição, conhecida como compressão do nervo interósseo posterior, ocorre na presença de fraqueza ou paresia nos extensores dos dedos e do polegar, enquanto a força do músculo extensor do punho parece intacta. A compressão do nervo interósseo posterior tem uma incidência anual calculada de 0,03%, sendo menos comum do que outras síndromes compressivas em extremidades superiores.[38] O nervo pode ser comprimido nas camadas fasciais espessadas próximas à articulação radiocapitelar, ao longo das bandas fibrosas associadas ao músculo extensor radial curto do carpo, dos limites proximais (arcada de Frohse) ou distais do músculo supinador, ou pode ser comprimido por anormalidades nos vasos sanguíneos radiais recorrentes na região conhecida como o cordão de Henry. Tumores fibrogordurosos na região também podem comprimir o nervo. Caracterizada pela ausência de déficits motores, a síndrome do túnel radial costuma ser diferenciada da epicondilalgia lateral pela localização da dor, que costuma estar acima do ventre do músculo supinador, cerca de 5 cm distal em relação ao epicôndilo lateral. Ainda que indivíduos com patologias na unidade musculotendínea das estruturas contráteis tenham tendência a apresentar dor associada às atividades, aqueles com a síndrome do túnel radial costumam relatar dor à noite, podendo ter problemas para dormir.[38]

4.2. Avaliação inicial de paciente com compressão do nervo cervical ou radial

Após suspeita de compressão do nervo radial, os clínicos devem distinguir entre fontes mais proximais de compressão nervosa na coluna cervical e compressão do ramo interósseo posterior do nervo radial no antebraço. Todas as pessoas com dor lateral no cotovelo devem submeter-se a uma sondagem da coluna cervical. Qualquer reprodução de dor lateral no cotovelo com movimentação do pescoço, palpação ou durante avaliação da mobilidade acessória das vértebras cervicais implicará a coluna cervical como colaboradora potencial para a dor lateral do cotovelo.[17] Indivíduos com radiculopatia cervical provavelmente terão dor associada na nuca, podendo relatar parestesias e/ou fraqueza em extremidades superiores. Exame neurodinâmico positivo do nervo mediano também pode implicar radiculopatia cervical.[32]

Exame local do cotovelo faz-se necessário e deve incluir história e exame físico. Indivíduos com compressão de nervo interósseo ou síndrome do túnel radial informarão ausência de déficits sensoriais devido à falta de fibras sensoriais cutâneas nesse ramo profundo do nervo radial. Um exame das sensações pode revelar deficiências junto aos dermátomos C7 ou C6 na radiculopatia cervical, incluindo o braço e a mão ou o polegar dorsal. Na compressão de nervo interósseo posterior, são evidentes a ausência de dor e a presença de fraqueza definida ou paralisia total nos músculos extensores dos dedos, do indicador, do dedo mínimo, dos extensores longo e curto do polegar, do abdutor do polegar e, possivelmente, do extensor ulnar do carpo. Procedimentos de exames confirmarão o diagnóstico. É provável que pessoas com compressão do nervo interósseo posterior demonstrem amplitude de movimentos incompleta ou sem atividade da extensão dos dedos e do polegar, e a extensão do punho fará um desvio para o lado radial em virtude da fraqueza do músculo ulnar extensor do carpo, ao mesmo tempo que é poupada a força dos músculos extensores radiais do punho.

Deficiências na amplitude de movimentos na extremidade superior não são comuns na radiculopatia cervical ou na síndrome do túnel radial. Deficiências na força, associadas à radiculopatia cervical, quando presentes, não têm uma definição tão clara como na compressão do nervo interósseo posterior. A palpação acima do trajeto desse nervo, no antebraço, não costuma causar dor em pessoas com radiculopatia cervical ou com compressão do nervo interósseo posterior; no entanto, o nervo estará muito sensível naqueles com a síndrome do túnel radial. Um exame neurodinâmico positivo do nervo radial é característico nessa síndrome, embora não necessariamente na radiculopatia cervical.[32]

Exames especiais para a síndrome do túnel radial podem ser positivos para dor na região do músculo supinador, aproximadamente 5 cm distal ao epicôndilo lateral. Supinação resistida, extensão resistida do punho e extensão resistida do dedo médio podem sobrecarregar a musculatura que forma o teto do túnel radial; teoricamente, tais exames têm potencial de causar irritação do nervo interósseo posterior e replicar sintomas de dor, sobrecarregando o teto do túnel.[38] Entretanto, a utilidade diagnóstica desses exames para uma identificação exata da síndrome não foi estabelecida de forma clara. Exame da condução de velocidade e eletromiografia (EMG) do nervo periférico também podem produzir resultados falso-negativos, por isso não são considerados úteis em vários casos de síndrome do túnel radial.[38]

4.3. Pontos-gatilho e dor lateral no cotovelo

Várias pesquisas relatam uma alta predominância de PGs ativos nos músculos extensores do punho, especialmente os extensores radiais curto e longo do carpo, em indivíduos com epicondilalgia lateral[24,39] e em operários e funcionários administrativos.[40] Qualquer músculo extensor do cotovelo (potencialmente, o braquiorradial) pode ser afetado (Capítulos 34, Músculos extensores do punho e braquiorradial, e 35, Músculos extensores dos dedos e do indicador). Ainda não está claro se PGs predispõem as pessoas à epicondilalgia lateral, ou se coexistem.[41]

O papel dos PGs na epicondilalgia lateral também conta com o apoio de evidências preliminares que mostram que a liberação miofascial (por pressão) e o agulhamento a seco parecem funcionar para reduzir os sintomas relacionados à epicondilalgia lateral.[42] Entretanto, técnicas de mobilização dos tecidos moles e de liberação manual miofascial, além de ultrassom, não foram mais eficientes do que ausência de tratamento ou *laser* para dor no cotovelo.[43] Shmushkevich e Kalichman[41] solicitaram mais pesquisas para o exame da eficácia das técnicas miofasciais na redução dos sintomas de dor lateral do cotovelo, defendendo o uso das técnicas manuais miofasciais no tratamento da epicondilalgia lateral. Krey e colaboradores[44] conduziram uma revisão sistemática que examinou a eficácia apenas do agulhamento a seco no tratamento da tendinopatia, concluindo que o agulhamento a seco parece ter um efeito positivo na função autorrelatada no termo médio nesses pacientes. Como o agulhamento a seco ainda é uma intervenção nova para o tratamento de PGs, ao ser tratada dor lateral no cotovelo, há, sem dúvida, necessidade de mais ensaios clínicos.

PGs em outros músculos do pescoço e ombro (como os escalenos ou os infraespinais) e em músculos do cotovelo (como o tríceps braquial ou o ancôneo) também podem referir dor à área lateral do cotovelo e contribuir para sintomas compatíveis com a epicondilalgia lateral; mas há apenas evidências limitadas. Clinicamente, PGs nos músculos tríceps braquial, supinador e ancôneo têm mais relação com dor localizada no cotovelo, ao passo que PGs nos extensores do punho têm mais relação em indivíduos com sintomas que se disseminam pelo antebraço.

A dor nas síndromes compressivas de nervos periféricos pode ser replicada/provocada por manobras que alongam o nervo irritado ou exacerbam as forças compressoras. Como os tecidos neurais são sensíveis à dor e relativamente móveis no sistema musculoesquelético sob condições normais, os nervos têm potencial de responsabilizarem-se por movimentos dolorosos e disfunções. Todavia, uma neuropatia compressiva costuma resultar de um nervo cronicamente comprimido por alguma estrutura anatômica adjacente. Em muitos casos, essa estrutura pode ser um músculo com bandas tensionadas decorrentes de PGs ou atividades em excesso. Logo, deve ser feito um exame dos músculos adjacentes ao nervo em pacientes com suspeita de síndromes compressivas do nervo. Um exemplo claro da associação próxima da síndrome da dor miofascial (SDM) e da síndrome do túnel radial encontra-se em pacientes com sintomas da síndrome do túnel radial que evidenciam PGs no músculo supinador (ver Capítulo 36, Músculo supinador).

5. EPICONDILALGIA MEDIAL
5.1. Visão geral

A epicondilalgia medial é uma condição que causa dor no cotovelo, que pode ser consequência de uma tendinopatia do tendão comum dos flexores no epicôndilo medial.[45] É considerada análoga à epicondilalgia lateral em termos de sua fisiopatologia;[8] no entanto, a epicondilalgia medial é menos predominante e menos pesquisada do que a lateral. Diz-se que a epicondilalgia medial ocorre com mais frequência em jogadores de golfe que de tênis, mas qualquer atividade que, de forma cíclica, que sobrecarregue os músculos flexores do punho e os pronadores do antebraço de forma vigorosa ou repetitiva pode causar sintomas.[46]

O controle da epicondilalgia medial é mais limitado que o da lateral, geralmente incluindo uma combinação de alteração de atividades, gelo, analgésicos orais, medicamentos anti-inflamatórios, fisioterapia, iontoforese e agulhamento a seco. Similar à epicondilalgia lateral, exercícios terapêuticos podem levar a resultados positivos na epicondilalgia medial; entretanto, não há ensaios clínicos sobre o assunto.[47]

5.2. Avaliação inicial de paciente com epicondilalgia medial

Similar à epicondilalgia lateral, é mais fácil estabelecer um diagnóstico definitivo de forma precoce no surgimento da condição. A dor costuma se localizar no epicôndilo medial, ou logo distal a ele. A dor focalizada agrava-se com palpação, teste contrátil da unidade da flexão do cotovelo e, provavelmente, pronação, e com alguma atividade que sobrecarregue os músculos flexores ou pronadores do punho. A força dos músculos flexores e pronadores do punho pode ser inibida pela dor. O alongamento dos flexores do punho também pode replicar os sintomas; ainda que rigidez muscular possa ser detectada, a amplitude de movimentos passiva e ativa do cotovelo, do antebraço, do punho e da mão não costuma estar afetada.[45] Da mesma forma que na epicondilalgia lateral, a maior parte dos exames clínicos enfatiza outros tecidos moles localizados na área; assim, é importante interpretar seus resultados no contexto de todo o exame clínico e considerar o papel dos tecidos musculares e dos tendões. A avaliação deve incluir exame em busca de PGs nos músculos flexores do punho e pronadores do antebraço que possam ser a origem ou um fator colaborador dos sintomas. Deve ser feito um exame diferencial minucioso para descarte de outras fontes de dor no cotovelo medial.

6. PATOLOGIA ARTICULAR UMEROULNAR
6.1. Visão geral

Pacientes com alterações artríticas na articulação umeroulnar costumam estar na meia-idade ou na velhice, apresentando enrijecimento crescente e gradativo e dor na região medial do cotovelo. Um enrijecimento em razão de osteoartrite será mais perceptível pela manhã ou após períodos de descanso.[26] Se a artrite for consequência de uma condição inflamatória, como artrite reumatoide, efusão articular e bursite do olécrano perceptíveis podem estar presentes, e, algumas vezes, está aparente a bolsa sinovial edemaciada para exame visual. Condições artríticas não inflamatórias podem ser degenerativas por natureza ou pós-traumáticas após luxação e/ou fratura do cotovelo. Rupturas na cartilagem articular, corpos livres e esporões ósseos podem surgir e, potencialmente, causar bloqueios mecânicos aos movimentos, principalmente perda de total extensão do cotovelo.

Em atletas que realizam movimentos com braços acima da cabeça (como os arremessadores do beisebol, os arremessadores de dardo e outros que, repetidas vezes, executam um movimento dessa espécie), são comuns as lesões no ligamento colateral ulnar (LCU).[48] O ligamento tem origem no epicôndilo medial, deslocando-se distalmente para inserir-se na ulna. Trata-se do principal elemento de contenção da articulação do cotovelo em relação ao estresse do valgo. Os estresses do valgo no cotovelo medial podem ser sobrecarregados no LCU com o tempo, ocasionando um alongamento excessivo gradual que resulta em insuficiência ligamentar ou em ruptura capaz de causar instabilidade articular. Tanto a insuficiência quanto a instabilidade do LCU comumente se associam à dor medial no cotovelo com atividades, e essa dor diminui com repouso. Além disso, o atleta pode informar diminuição da velocidade ou da precisão do arremesso.[48] Os estágios posteriores de insuficiência do LCU, em consequência de atividades repetitivas de arremesso, são chamados de síndrome da sobrecarga da extensão do valgo, com possibilidade de associação com formação posteromedial de osteófitos, corpos livres e lesão no músculo flexor-pronador.[45]

6.2. Avaliação inicial de paciente com patologia articular umeroulnar

Diante de suspeita de patologia na articulação medial do cotovelo, é bastante fácil distinguir artrite umeroulnar de instabilidade da articulação medial/LCU. Para começar, a história e o comportamento dos sintomas são muito diferentes, conforme mencionado; entretanto, as duas condições apresentam-se com uma vaga dor no cotovelo medial. A artrite umeroulnar pode produzir limites mecânicos na flexão/extensão passiva e ativa do cotovelo em razão dos esporões ósseos ou corpos livres na articulação relacionados à condição artrítica. Os movimentos podem estar associados à crepitação e a cliques audíveis. Em contrapartidas, movimentos do cotovelo costumam ser totais e suaves em pessoas com insuficiência ou instabilidade do LCU.[48]

Dor e enrijecimento nos movimentos costumam piorar pela manhã em indivíduos com alterações artríticas no cotovelo medial, ao passo que, no caso de lesão do LCU, movimentos sem resistência costumam não apresentar dor. Teste contrátil da unidade é, geralmente, normal e indolor em qualquer uma dessas condições articulares. Além disso, radiografias comuns são úteis para confirmar a presença de artrite na articulação umeroulnar. Exames especiais para avaliar a estabilidade da articulação do cotovelo medial demonstraram utilidade diagnóstica aceitável para a detecção de lesões do LCU. O teste do estresse de movimentação do valgo demonstrou uma taxa de probabilidade superior calculada como positiva de 4,0 (95% IC 0,73, 21,8) e uma taxa de probabilidade negativa de 0,04 (95% IC 0,00, 0,72) acima dos testes do valgo para o cotovelo em graus variados de flexão do cotovelo. É importante comparar os resultados desses testes com a extremidade contralateral e levantar dados da dor e da instabilidade.[49]

7. COMPRESSÕES POTENCIAIS DOS NERVOS CAUSADORES DE DOR NO COTOVELO MEDIAL

7.1. Visão geral

A síndrome do desfiladeiro torácico, conforme discutida com detalhes no Capítulo 33, Considerações clínicas da dor na porção superior das costas, nos ombros e nos braços é uma causa potencial de dor no cotovelo medial quando a porção inferior do tronco do plexo braquial está afetada. Os sintomas, além da dor no cotovelo medial, ainda podem incluir componentes neurológicos e/ou vasculares. Os sintomas neurológicos são evidenciados por perturbação sensorial, ou até mesmo deficiências da força em casos graves, na distribuição do nervo ulnar. Os sintomas vasculares podem se apresentar como comprometimento arterial associado a um esfriamento e a um tom azulado na mão, congestão venosa associada a um tom violeta na mão, ou vasoespasmo que resulta no fenômeno de Raynaud, caracterizado por insensibilidade ao frio.

A síndrome do túnel cubital é uma condição decorrente de compressão do nervo ulnar, alongamento ou irritação por atrito em qualquer ponto ao longo da região do cotovelo medial. Irritação do nervo ulnar na região do cotovelo é uma fonte potencial de dor no cotovelo medial. A síndrome do túnel cubital é a segunda compressão de nervo de extremidade superior mais comum, após a síndrome do túnel do carpo.[50] Sua prevalência varia de 0,6 a 0,8% na população geral, mas pode ser ainda mais prevalente em pessoas com determinado tipo de trabalho. Indivíduos com altas exigências de força no trabalho têm um prognóstico pior para o desaparecimento total dos sintomas.[50]

Acompanhando o trajeto do nervo ulnar, há múltiplos locais com potencial compressivo. Na extremidade superior, o nervo ulnar penetra o septo intermuscular medial, desloca-se ao longo do aspecto posterior do úmero e passa por meio de uma banda fascial profunda no braço distal, denominada arcada de Struthers, antes de cruzar o cotovelo no túnel cubital, posterior ao epicôndilo medial, que leva ao antebraço.[51] O septo intermuscular medial e a arcada de Struthers são locais potenciais de compressão do nervo ulnar se as bandas fasciais se espessam, se as inserções musculares hipertrofiam, ou por meio de uma irritação por atrito do nervo, associada à flexão e à extensão repetidas do cotovelo.[52] O próprio túnel cubital pode ser uma fonte de compressão, uma vez que seu solo é formado pela ulna rígida e o teto é formado por um retináculo inflexível que mantém o nervo no lugar. Uma atenuação do retináculo do túnel cubital pode possibilitar que o nervo ulnar sofra subluxação anteriormente. Movimentos repetidos de flexão e extensão do cotovelo podem causar irritação por atrito do nervo ulnar, que é agravada se o nervo ulnar não está localizado com firmeza no sulco ulnar. Em muitas pessoas, a subluxação pode ser assintomática; mas se o nervo ulnar se tornar sintomático, a irritação repetida por fricção decorrente de uma subluxação do nervo anteriormente fora do túnel cubital perpetuará os sintomas e poderá necessitar de intervenção cirúrgica nos casos avançados.[53] O nervo ulnar também pode ser comprimido enquanto se desloca distalmente ao túnel cubital para o antebraço. Uma aponeurose entre as cabeças do úmero e da ulna do músculo flexor ulnar do carpo pode ser uma fonte de irritação do nervo ulnar.[51] Hipertrofia do músculo flexor do antebraço pode exacerbar as forças irritantes ao longo do nervo ulnar.[54]

Uma vez que há pouco tecido subcutâneo protegendo o nervo no cotovelo, o nervo ulnar também está suscetível à pressão direta em decorrência de apoio da região do cotovelo sobre uma mesa ou braço de poltrona/cadeira. Porque o nervo se desloca posteriormente ao eixo de rotação do cotovelo, quando a articulação é flexionada, o nervo é alongado. Se o cotovelo for mantido em uma posição flexionada e for colocada tensão sobre o nervo ulnar por longos períodos, são evocados os sintomas de uma síndrome do túnel cubital. Manter o telefone em cima da orelha por período prolongado pode causar irritação do nervo ulnar no cotovelo, da mesma maneira que uma postura ao dormir com flexão aguda do cotovelo. A síndrome do túnel cubital costuma estar associada a parestesias e a distúrbios sensoriais e, a longo prazo, pode resultar em fraqueza dos músculos inervados pelo nervo ulnar, incluindo o músculo flexor ulnar do carpo, o músculo profundo flexor dos dedos para o quarto e quinto dedos e a maior parte dos músculos intrínsecos da mão. Déficits na força muscular são normalmente associados a relatos de "falta de jeito" e à incapacidade de uma preensão firme.[45]

O nervo mediano também se desloca no braço medial e no antebraço, com capacidade de ser uma fonte potencial de dor no cotovelo medial, embora com alcance menor do que o nervo ulnar. A compressão do nervo mediano na região do cotovelo é chamada de síndrome do pronador. Há relatos de ser mais comum nas mulheres, ocorrendo principalmente em adultos na meia-idade.[55] A síndrome do pronador está associada a variações na arquitetura muscular local, caracterizando-se por uma dor vaga no cotovelo medial e distúrbios sensoriais na distribuição do nervo mediano na mão.[56] Os sintomas sensoriais podem ser similares aos da síndrome do túnel do carpo; no entanto, a sensação na palma da mão está prejudicada na síndrome do pronador e intocada na síndrome do túnel do carpo, porque o nervo cutâneo anterior se divide do nervo mediano proximal ao canal carpal. Ocorre piora dos sintomas com tarefas rotativas repetitivas do antebraço em trabalhos que exijam tarefas em uma linha de montagem.[55] Ocasionalmente, também é encontrada em pessoas apaixonadas por escalada de rochas. Concluindo, a compressão do nervo interósseo anterior é conhecida como síndrome compressiva do nervo interósseo anterior, principalmente diferenciada da síndrome do pronador por sua fraqueza indolor característica ou por paresia dos músculos por ele inervados. Não há percepção de disfunções sensoriais na compressão do nervo interósseo anterior.[56]

7.2. Avaliação inicial de paciente com compressões potenciais dos nervos que causam dor no cotovelo medial

O exame que identifica a síndrome do desfiladeiro torácico está descrito com detalhes no Capítulo 33. Ao examinar pacientes com suspeita de compressão do nervo ulnar ou mediano associada à dor no cotovelo medial, os sintomas comuns que denotam compressão do nervo incluirão distúrbios sensoriais e possível fraqueza na distribuição dos nervos periféricos do nervo envolvido. Assim, além da história, pode haver necessidade de um exame visual e de um exame ortopédico geral que avalie a amplitude de movimentos e testes contráteis da unidade, exame sensorial completo e teste manual dos músculos para uma completa diferenciação da origem e localização da compressão do nervo. Os resultados dos exames variam muito, dependendo do alcance e da gravidade da compressão do nervo. Casos graves de compressão podem ser de fácil identificação, mas os sinais sutis da síndrome do túnel cubital ou do pronador podem ser mais difíceis de serem percebidos antecipadamente nos estágios de compressão. Manobras provocadoras incluem o teste de Tinel acima do nervo envolvido, teste neurodinâmico do nervo ulnar e mediano e testes de comprimento dos músculos (que podem irritar o nervo, quando tenso). Todos os músculos relacionados a cada um dos nervos devem ser examinados em relação à presença de PGs, inclusive o músculo profundo flexor dos dedos e o flexor ulnar do carpo, em pacientes com envolvimento potencial do nervo ulnar. Testes eletrodiagnósticos relativos ao comprometimento da função do nervo ulnar demonstraram excelente utilidade diagnóstica na síndrome do túnel cubital, mas não na do pronador. Essa diferença pode ter associação com a profundidade em que se desloca o nervo mediano, comparada à do nervo ulnar mais superficial.

Compressões múltiplas de nervo podem ocorrer simultaneamente, sendo chamadas de fenômeno do "duplo esmagamento". Um dos locais de compressão de nervo diminuirá o limiar de ocorrência de uma segunda neuropatia junto ao mesmo nervo, bloqueando o mecanismo de transporte do axônio por meio do qual o corpo celular do nervo propicia nutrição e remove derivados de fragmentação. Esse bloqueio torna um nervo com uma compressão mais proximal (ou distal) mais suscetível a um segundo local de compressão. Portanto, é importante examinar as estruturas ao longo de toda a via do nervo. É comum deparar-se com múltiplas situações neuropáticas ocorrendo ao longo do nervo mediano no nível da coluna cervical, do pronador redondo e do túnel do carpo, bem como ao longo do nervo ulnar no desfiladeiro torácico, cotovelo e punho.

7.3. Pontos-gatilho e dor no cotovelo medial

PGs nos músculos flexores do punho ou no pronador do antebraço podem levar a sintomas associados à epicondilalgia medial; no entanto, não há pesquisa epidemiológica na literatura que investigue esse assunto. Em todas as síndromes de compressão de nervo associadas à dor no cotovelo medial, a hipertrofia e/ou o excesso de atividade de músculos devido às bandas tensionadas resultantes de PGs são potenciais contribuintes à irritação do nervo periférico envolvido. Por exemplo, na síndrome do desfiladeiro torácico, excesso de atividade dos músculos escalenos relacionado ao esforço repetitivo desses músculos para a respiração, ou da musculatura peitoral nos halterofilistas em razão de treinamento em excesso dos músculos do peito anterior, pode causar compressão da porção inferior do plexo braquial; uma hipertrofia do músculo flexor ulnar do carpo pode provocar compressão do nervo ulnar; hipertrofia do pronador redondo, como ocorre nos indivíduos que escalam rochedos, pode resultar na compressão do nervo mediano do cotovelo. Embora haja escassez de estudos que examinem a relação, faz sentido que o tônus anormal relacionado a bandas tensionadas decorrentes de PG na musculatura adjacente a esses nervos também possa ter relação com síndromes de compressão de nervos. Assim, todos os músculos relacionados a determinado nervo periférico devem ser avaliados quanto a PGs e manejados da forma correta. PGs na musculatura proximal do quadrante superior, que também contribuam para dor do cotovelo medial, podem incluir os músculos escaleno, peitoral maior, latíssimo do dorso, redondo maior e subescapular.

8. DOR RADIAL NO PUNHO/POLEGAR

8.1. Visão geral

A presença de sintomas na área radial do punho pode estar associada a uma tendinopatia local (tenossinovite de De Quervain, síndrome da interseção, irritação do músculo extensor longo do polegar), patologia articular (artrite na articulação carpometacarpal, cisto ganglionico) ou compressão local de nervo (síndrome de Wartenburg, síndrome do túnel do carpo). Qualquer um desses diagnósticos pode ocorrer isoladamente ou de forma combinada.

A tenossinovite de De Quervain, a síndrome da interseção e a irritação do músculo extensor longo do polegar são tendinopatias capazes de contribuir para dor no punho radial. A tenossinovite de De Quervain refere-se a uma tendinite dolorosa dos primeiros tendões compartimentais dorsais, incluindo os músculos abdutor longo do polegar e extensor curto do polegar. Movimentos repetitivos do polegar e sobrecarga dos tendões envolvidos parecem ser fatores causadores. A metanálise feita por Stahl e colaboradores[57] descobriu 2,89 (95% IC 1,4-5,97) a mais de probabilidades de desenvolvimento da tenossinovite de De Quervain com trabalho manual repetitivo, vigoroso ou ergonomicamente estressante. Também é uma condição comum nas mães novatas e parece ter relação com o movimento de erguer o recém-nascido ou uma criança que começou a andar, bem como pessoas que bordam, usam *mouse* no computador e em flebotomistas. A dor ao longo do polegar, que aumenta com atividade ou ato de levantar usando os antebraços em posição neutra, é característica nas pessoas com tenossinovite de De Quervain.

A síndrome da interseção refere-se à tendinite no local da interseção onde os músculos abdutor longo do polegar e extensor curto do polegar cruzam acima dos tendões longo e curto radiais do carpo no antebraço radial distal.[58] Hipertrofia dos músculos abdutor longo do polegar e extensor curto do polegar no antebraço dorsal distal pode ser visualizada com frequência. Uma irritação no tendão extensor longo do polegar pode ocorrer onde o tendão é redirecionado, no tubérculo de Lister, sobre o rádio distal. Atenuação e eventual ruptura do músculo extensor longo do polegar ocorre em pessoas com artrite reumatoide. O início de cada uma dessas tendinopatias no punho radial está associado a movimentos repetitivos do polegar e/ou do punho.

As patologias não traumáticas mais comuns, causadoras de dor no punho radial, incluem osteoartrite articular carpometacarpal ou metacarpofalângica do polegar e surgimento de um gânglio no punho dorsal. Tal como em outras condições osteoartríticas, o aparecimento costuma ocorrer em adultos na meia-idade, podendo ter um componente genético ou estar associado a um trauma articular anterior. Osteoartrite em qualquer articulação da mão é caracterizada por dor, enrijecimento e deformação. Na articulação carpometacarpal no polegar, uma protuberância visível representa a subluxação dorsal do primeiro metacarpo no trapézio. Nódulos também podem surgir nas articulações dos dedos, ocasionando dor generalizada na mão: os nódulos articulares interfalângicos proximais são conhecidos como nódulos de Bouchard, e os na articulação interfalângica distal são chamados de nódulos de Heberden. Atividades como abertura de potes, virada de chaves nas fechaduras e escrita costumam ser relatadas como doloridas em pacientes com artrite da articulação carpometacarpal ou na mão.

Cistos gangliônicos são caroços cheios de líquido que costumam ocorrer no punho dorsal e, algumas vezes, nos dedos.[59] Sua causa é desconhecida, embora pareçam ocorrer em indivíduos que usam o punho em posições repetitivas ou exageradas, podendo ter ligação com irritação ou alterações mecânicas em tendões ou articulações. Os cistos surgem em pacientes de todas as faixas etárias, gêneros e antecedentes étnicos; variam no tamanho, na localização e podem ou não causar dor. Podem ocasionar distúrbio sensorial quando localizados na região de um nervo. Um local comum para sua formação é a articulação escafolunar e, assim, podem causar dor radial no punho/polegar. Gânglios também se formam em outras articulações e podem, então, ser a causa de dor em qualquer ponto na mão, dependendo da sua localização. Pelo fato de os cistos terem solução natural com o passar do tempo, sem intervenções, muitas vezes não se oferece tratamento. Quando o cisto gangliônico está causando sintomas de dor, perda dos movimentos ou compressão de nervo, pode ser aspirado ou removido com cirurgia.

Irritação do nervo radial também pode causar dor radial no punho/polegar. A síndrome de Wartenburg é uma irritação do nervo radial no nível do punho onde o ramo superficial desse nervo emerge entre os tendões braquiorradial e extensor longo radial do carpo. Pronação do antebraço provoca a união desses dois tendões, comprimindo o nervo radial. Pronação e supinação repetitivas podem causar irritação nesse local, a qual é secundária à criação de um efeito tesoura entre os músculos braquiorradial e extensor radial longo do carpo. Trauma cego (sem corte) local, relógio de pulso colocado de modo apertado ou uma incisão cirúrgica na área também pode causar irritação ao nervo. A taxa anual de incidência para a síndrome de Wartenburg é de 0,003%.[38] Essa condição pode afetar as sensações cutâneas relativas à área tenar radial, além da mão e do punho dorsais, podendo causar hipersensibilidade extrema na distribuição do nervo cutâneo, incluindo o dorso do 1° e 2° metacarpos. Em alguns casos, a dor pode atingir proximal e radialmente o antebraço, e é, em geral, descrita como cortante e aguda.

8.2. Avaliação inicial de paciente com dor radial no punho/polegar

É fundamental uma história minuciosa para permitir ao clínico obter o máximo possível de informações a respeito das causas dos sintomas do paciente. As informações devem ser reunidas em relação às demandas físicas e exigências posturais do paciente em sua vida profissional, em casa e no lazer. Além disso, devem ser registradas as atividades que exacerbam ou aliviam os sintomas. São informações essenciais à recomendação e à implementação de alterações nas atividades.

Pacientes com tenossinovite de De Quervain e com a síndrome da interseção relatarão ausência de déficits sensoriais, e o teste de Tinel será negativo nas duas condições. Na tenossinovite de De Quervain, os relatos de dor são localizados na tabaqueira anatômica e no polegar; na síndrome da interseção, são localizados no terço distal do antebraço dorsal (cerca de 4-6 cm proximais ao primeiro compartimento dorsal). Aplicação de resistência aos tendões afetados agravará a dor; teste de resistência do abdutor longo do polegar e do extensor curto do polegar pode produzir dor nas duas condições, mas a extensão resistida do punho normalmente causa dor na síndrome da interseção. Crepitação costuma ser palpada no local de interseção com amplitude de movimento do punho, e edema na área pode ser visível; esses são achados ausentes na tenossinovite de De Quervain. O teste de Finkelstein é bastante sensível, resultando em muitos resultados positivos, inclusive falso-positivos. Pode ser positivo em pacientes com a síndrome da interseção, embora a dor costume localizar-se acima do local da interseção. Quando o teste de Finkelstein é negativo, é provável que o paciente não tenha tenossinovite de De Quervain.[60]

A avaliação de pacientes com artrite da articulação carpometacarpal deve incluir uma inspeção visual atenta da região. A aparência do polegar é diferente em razão das alterações artríticas, embora possa não ser totalmente avaliada nos estágios iniciais. Subluxação dorsal do 1° metacarpo no trapézio é evidente como uma saliência dorsal na base do polegar. Em casos avançados, uma contratura na adução da articulação carpometacarpal do polegar e outra na extensão articular metacarpofalângica podem surgir. Deficiências sensoriais não são características, embora a dor possa ser provocada por palpação direta da articulação carpometacarpal e com atividades resistidas ou sustentadas de beliscões, que reforçam as forças dorsalmente direcionadas do 1° metacarpo no trapézio. Outros testes de resistência podem acarretar desconforto variável, embora não associado à carga específica de tendão. Testes de Tinel em cima dos nervos regionais são comumente negativos. Aproximação e rotação do 1° metacarpo no trapézio, por meio do teste da moagem (*grind test*), pode provocar dor, principalmente durante o processo inicial da doença, e mudanças na superfície articular podem ser avaliadas pelo clínico como uma sensação semelhante à crepitação.

Exame visual também é importante quando há suspeita de cisto gangliônico. Um caroço distinto e visível localizado no punho dorsal é a apresentação mais comum. Embora a palpação possa revelar um nódulo líquido macio ou cheio de gel, que fica mais perceptível com flexão do punho, a apresentação dos cistos gangliônicos é bastante variável na mão. Recomenda-se encaminhamento a um especialista em mão para um tratamento médico definitivo, caso seja altamente sintomático.

Conforme mencionado, uma sondagem da coluna cervical é necessária para todos os pacientes que parecem ter uma compressão de nervo periférico em razão do potencial de uma síndrome neuropática múltipla ao longo do segmento do nervo ou dor irradiada de uma radiculopatia cervical. Uma origem proximal dos sintomas deve ser suspeitada quando a dor irradia para a parede torácica ou posteriormente, junto à borda medial da escápula. Radiculopatia cervical ou dor radicular pode estar presente se os sintomas aumentarem com a manobra de Valsalva, tosse ou espirro. O exame pode incluir o levantamento de dados de fraqueza motora na distribuição C6 (flexão do cotovelo ou extensão do punho) ou na distribuição C7 (extensão do cotovelo, extensão e flexão do dedo).

O exame de pacientes com síndrome de Wartenburg demonstrará sintomas consistentes com neurite isolada do nervo radial superficial, inclusive perda das sensações cutâneas em relação à área tenar radial e à mão e ao punho dorsais, sendo normalmente associada à hipersensibilidade extrema, que inclui o dorso do 1º e 2º metacarpos. Amplitude de movimento e força costumam estar intactas, embora os movimentos do antebraço ou do punho possam agravar a dor. Testes de provocação para a síndrome de Wartenberg produzirão formigamento, ou uma dor tipo "elétrica", junto ao trajeto do nervo radial superficial quando positivos, incluindo o teste de Tinel acima do nervo radial superficial. Colocar as partes proximais do nervo radial superficial em uma posição alongada (cotovelo estendido, antebraço pronado e punho ulnar desviado) poderá aumentar os sintomas, assim como a posição de Finklestein, porque a flexão simultânea do polegar e do desvio ulnar do punho coloca a porção distal do nervo radial superficial em tensão.

8.3. Pontos-gatilho e dor radial no punho e no polegar

O papel da musculatura do antebraço na dor radial do punho e do polegar pode ser menor do que em outras síndromes de dor do antebraço. A tensão induzida por bandas tensionadas resultantes de PGs nesses músculos pode levar a uma carga aumentada no respectivo tendão e, assim, ser um fator colaborador ou perpetuador dos sintomas de dor. Não há estudos que pesquisem esse assunto.[61]

9. DOR ULNAR NO PUNHO
9.1. Visão geral

A presença de sintomas na área ulnar do punho pode estar associada a uma tendinopatia local (do flexor ulnar do carpo ou tendinopatia ulnar do extensor do carpo), patologia articular (degeneração do complexo da fibrocartilagem triangular [CFCT], instabilidade articular ulnar distal ou síndrome do impacto ulnar) ou a uma compressão local de nervo (síndrome do túnel de Guyon).

Dor no aspecto ulnar do punho pode ser um desafio diagnóstico em razão das múltiplas estruturas anatômicas inter-relacionadas no lado ulnar que contribuem para a estabilidade da articulação do punho, bem como para sua mobilidade, sendo necessárias para colocar a mão em várias posições de funcionamento.[62] Existem múltiplas causas de dor ulnar no punho, todas com sintomas similares.[63] Atividades que exigem rotação repetida do antebraço, desvio radial/ulnar do punho e/ou impacto repentino envolvendo o antebraço, o punho ou a mão podem resultar em sobrecarga das estruturas ulnares do punho, assim como em lesão e dor no punho. Esta é comum em atletas como golfistas, jogadores de beisebol e lacrosse e muitos outros que fazem uso de equipamento para, com agressividade, impactar ou arremessar uma bola ou um disco.[64] Ginastas e halterofilistas que aguentam altas cargas de peso no punho também são suscetíveis a lesões do punho no lado ulnar. Profissões que têm exigências similares de força também podem provocar nos trabalhadores lesões no lado ulnar do punho e dor posterior.

São as conexões elaboradas entre os tendões, os ligamentos e as articulações no punho ulnar que dificultam a diferenciação dos tecidos envolvidos em pacientes com dor no lado ulnar do punho. O CFCT é uma estrutura de tecido ligamentar e cartilaginoso na articulação ulnar do punho que age como um anteparo no espaço entre a ulna e os ossos carpais ulnares, prevenindo uma aproximação ulnocarpal. Esse complexo age como uma importante estrutura estabilizante para a articulação radioulnar distal. Ele distribui cargas para o punho ulnar e contribui para os movimentos complexos e precisos do punho e do antebraço. O CFCT consiste em estruturas articulares de discos, ligamentos colaterais ulnares, radioulnares dorsal e palmar, assoalho da sub-bainha ulnar do extensor do carpo e ligamentos ulnolunados e ulnopiramidal.[51] Essas estruturas proporcionam ligações anatômicas que conectam as estruturas articulares aos ligamentos estabilizadores e aos movimentadores da articulação através dos tendões. Lesão a uma dessas estruturas é capaz de impactar a função das demais.

Em pacientes com suspeita de patologia tendínea, irritação ou subluxação ulnar do extensor do carpo é mais comum e potencialmente problemática do que a irritação do músculo flexor ulnar do carpo.[62] Lesão do complexo extensor ulnar do carpo é comum em tenistas masculinos de elite (76%), em comparação com as tenistas mulheres (45%), além de outros atletas de elite.[65] A localização do tendão extensor ulnar do carpo, no sexto compartimento dorsal do punho, é reconhecida como o segundo lugar mais importante de tenossinovite estenosante. O espectro da lesão ulnar do extensor do carpo varia desde uma tenossinovite dolorosa, subluxação do extensor ulnar do carpo com correspondente irritação do tendão, até o rompimento total do tendão extensor ulnar do carpo.[65] Instabilidade dinâmica do tendão ulnar extensor do carpo está associada a um sulco raso da ulna, a uma bainha enfraquecida, devido a impactos repetidos, ou a uma lesão aguda. Subluxação não estará presente em situações estáticas; portanto, é importante palpar o tendão em relação ao deslocamento durante rotação do antebraço.[65]

Diante da suspeita de uma patologia articular ou ligamentar, ruptura do CFCT deve ser descartada como uma fonte potencial de patologia. Na ausência de um incidente traumático, esse complexo ulnar estabilizante pode ter sido exposto aos estresses ocorridos ao longo do tempo, causando alterações degenerativas do CFCT. Carga compressiva do CFCT ou estresses repetidos da rotação do antebraço pode resultar em lesão ao CFCT, sendo uma causa de dor ulnar no punho e, em casos graves, de instabilidade da articulação radioulnar distal.[64]

Normalmente, o CFCT absorve cerca de 20% das cargas compressivas do punho, com a articulação radiocarpal dando conta do restante da carga.[64] No entanto, alterações na variância ulnar, em relação à posição relativa das superfícies articulares do rádio e da ulna no punho, modificarão essa distribuição de carga. Uma variância ulnar positiva refere-se a uma situação em que a ulna projeta mais distalmente do que o normal. Pode ocorrer síndrome do impacto ulnar na variância ulnar positiva, levando a cargas excessivas sobre o aspecto ulnar do punho e do CFCT. Ao longo do tempo, forças ulnares em excesso podem causar degeneração e rupturas do CFCT. A síndrome do impacto ulnar ocorre com mais frequência em pacientes na meia-idade, podendo estar associada a uma fratura anterior do punho ou antebraço ou, simplesmente, ao esforço repetitivo em pessoa cuja arquitetura normal do punho apresente uma variância ulnar positiva. Em contrapartida, a doença de Keinbock está associada a uma variância ulnar negativa e à carga excessiva do rádio sobre o carpo, resultando em necrose avascular do semilunar e dor no punho médio-dorsal. Dor local com palpação direta sobre o semilunar e radiografias do punho podem confirmar o diagnóstico. Desconhece-se a etiologia da doença de Keinbock.

A síndrome do túnel de Guyon é uma neuropatia do nervo ulnar no nível do punho causadora de sintomas no lado ulnar do punho e da mão. Está associada à compressão externa (paralisia do guidão nos ciclistas, uso da mão como martelo) ou a uma lesão que ocupa espaço (trombose da artéria ulnar, gânglio). Pode ser facilmente confundida com a síndrome do túnel cubital e deve ser diferenciada da síndrome do desfiladeiro torácico e da radiculopatia cervical que atinge os segmentos C8/T1.

9.2. Avaliação inicial de pacientes com dor ulnar no punho

Ao avaliar um paciente com tendinopatia, teste resistido ou do comprimento do músculo reproduzirá dor no tendão envolvido, tanto no músculo extensor ulnar do carpo quanto no flexor ulnar do carpo. A palpação ao longo da porção distal do tendão também provocará dor. A amplitude de movimentos não costuma demonstrar restrições; entretanto, o punho dorsoulnar deve ser palpado e visualizado durante rotação do antebraço para a identificação de subluxação do tendão extensor ulnar do carpo. Uma sensação dolorida de estalo ou clique, acima do lado dorsoulnar do punho, é um achado comum em paciente com instabilidade do tendão extensor ulnar do carpo. O teste da sinergia do extensor ulnar do carpo será positivo quando a corda do arco estiver visível e/ou a dor for replicada quando o paciente abduzir, radialmente, o polegar contra resistência, com o antebraço em supinação e o punho neutro (causando uma cocontração sinérgica do músculo extensor ulnar do carpo).[66]

O músculo flexor ulnar do carpo não possui bainha do tendão nem conexão física com o CFCT; assim, é mais fácil de ser avaliado em relação à sua contribuição à dor no punho ulnar.[62] Amplitude de movimento e sensação não costumam apresentar restrições na tendinopatia do flexor ulnar do carpo. Teste contrátil da unidade na flexão do punho e desvio ulnar e, por vezes, palpação resultarão em dor ulnar volar do punho a cerca de 3 cm proximal ao pisiforme, junto ao tendão flexor ulnar do carpo.[62]

Um clique ou um estalo também pode ser percebido com rotação do antebraço em pacientes com lesão do CFCT, embora movimentos articulares costumem ser totais. Um exame visual comumente revelará um estiloide ulnar destacado, se comparado à extremidade sem envolvimento. Dor ou instabilidade articular radioulnar distal pode ser detectada com testes especiais. O teste do deslize dorsal ulnomeniscopiramidal (teste das teclas do piano) pode revelar instabilidade articular radioulnar distal devido à ruptura do CFCT. Teste em vários graus de pronação e de supinação pode provocar dor, sensibilidade e mobilidade aumentada, em comparação com o lado contralateral, o que possivelmente sugere lesão/instabilidade articular radioulnar distal.[67] Sensibilidade com palpação imediatamente distal à articulação radioulnar distal e entre a cabeça da ulna e o piramidal pode indicar um problema do CFCT ou aproximação ulnocarpal. O CFCT também pode ser carregado axialmente, desviando o punho e movimentando-o em flexão e extensão. Crepitação e/ou reprodução de sintomas pode indicar uma ruptura do CFCT ou aproximação ulnocarpal ou impacto.[28] Pronação do antebraço ou desvio ulnar do punho aumenta, sem qualquer dúvida, a variância ulnar positiva; portanto, teste de preensão em uma posição prona, se comparado a uma posição supinada, intensificará os sintomas quando presente impacto ulnar e/ou lesão do CFCT.

Um exame sensorial auxilia a diferenciar compressão neural que pode colaborar com dor no lado ulnar do punho. Em uma compressão local do nervo ulnar, conhecida como "síndrome do túnel de Guyon", a sensibilidade no aspecto ulnar volar da mão é afetada, embora não seja o caso da sensibilidade dorsoulnar da mão. Se a compressão for mais proximal, como na síndrome do túnel cubital, as deficiências da sensibilidade dorsoulnar da mão serão aparentes. Os sintomas da síndrome de Guyon incluem dor ao longo do lado ulnar da palma da mão, além de no quarto e quinto dedos, deficiências na sensibilidade na mesma distribuição e fraqueza dos músculos intrínsecos ulnares inervados. Teste muscular revelará compressão do ramo superficial, provocando possível fraqueza/atrofia do grupo muscular hipotênar, mais acentuadamente dos primeiros músculos interósseos dorsais e do terceiro/quarto músculos lumbricais. Nos casos avançados, uma paralisia total estará presente, como uma mão em garra no quarto e quinto dedos. Compressão do ramo profundo do nervo ulnar é mais comum na compressão crônica e também pode ocasionar fraqueza dos músculos flexor curto do polegar e adutor do polegar. De forma grosseira, envolvimento motor terá impacto na força de preensão e de pinça da mão; portanto, fraqueza em ambos os músculos será detectada. O sinal de Froment pode ser positivo. Durante tentativas de executar força de pinça lateral contra resistência, a articulação interfalângica do polegar flexiona, indicando fraqueza do músculo abdutor do polegar e da cabeça profunda do músculo flexor curto do polegar. Pode ser observado o sinal de Wartenberg, no qual o quinto dedo é mantido m uma posição abduzida a partir do quarto dedo, secundário à fraqueza do músculo interósseo volar. Esses testes também podem ser positivos na síndrome do túnel cubital; logo, localização da dor, teste de Tinel e exame sensorial podem ajudar a diferenciar a localização da compressão do nervo ulnar. Na síndrome do túnel cubital, fraqueza motora do músculo flexor ulnar do carpo e do músculo flexor profundo dos dedos, em relação ao quarto e quinto dedos, pode estar presente, com possibilidade de resultar em menos de uma posição em garra dos dedos ulnares, secundária à falta de força no músculo flexor profundo dos dedos, que não mais exerce tração sem oposição aos músculos lumbricais.[68] O exame ainda deve incluir testes diferenciais para descarte da coluna cervical (C8, T1) ou do desfiladeiro torácico como causa dos sintomas do nervo ulnar. Os testes de Tinel e Phalen no punho muitas vezes serão positivos em cima do nervo ulnar do punho na síndrome do túnel de Guyon, mas serão negativos nas compressões mais proximais do nervo.

9.3. Pontos-gatilho e dor ulnar no punho

O papel da musculatura do antebraço na dor ulnar do punho pode ser menor do que em outras síndromes de dor no antebraço. Tensão induzida por bandas tensionadas de PGs nesses músculos pode levar a uma carga aumentada no respectivo tendão e, assim, passar a ser um fator colaborador ou perpetuador dos sintomas de dor. Dor induzida de forma experimental por meio de injeções com solução salina no músculo extensor ulnar do carpo resulta em dor que se dissemina distalmente no lado ulnar do antebraço, na direção da mão, embora não sejam encontradas alterações na atividade motora quando circunstâncias mecânicas permanecem iguais.[69] Em razão da complexidade da anatomia e do diagnóstico diferencial no punho ulnar, o exame de PGs nos músculos extensor ulnar do carpo ou flexor ulnar do carpo não deve ser negligenciado.

10. SÍNDROME DO TÚNEL DO CARPO

10.1. Visão geral

A síndrome do túnel do carpo é uma compressão do nervo mediano no punho sob o ligamento carpal transverso, que vai da tuberosidade do escafoide e parte do trapézio até o pisiforme ou o gancho do hamato. É a síndrome mais comum de compressão de nervo na extremidade superior, caracterizada por dor e parestesia na distribuição do nervo mediano da mão, comumente incluindo o polegar, o indicador, o dedo médio e o aspecto radial do dedo anular. Dale e colaboradores[70] reuniram os dados epidemiológicos da síndrome do túnel do carpo e relataram uma taxa geral de prevalência de 7,8% e uma taxa de incidência de 2,3/100 pessoas/ano. Os sintomas aumentam com movimentos repetitivos da mão ou do punho. Os pacientes relatam falta de jeito e fraqueza na mão. Parestesia e dor tendem a piorar à noite. Algumas pesquisas observaram que pacientes com síndrome do túnel do carpo também evidenciam sintomas espalhados pela extremidade superior.[71]

As causas antecedentes da síndrome do túnel do carpo variam muito, mas estão associadas a várias condições causadoras de aumento da pressão no túnel do carpo, inclusive gravidez e disfunções tireoideanas que podem ocasionar retenção de líquido. Movimentos repetitivos do punho e/ou dos dedos ou uso do punho em posições extremas podem causar edema em torno dos tendões do músculo flexor do punho, condição denominada tenossinovite, que propaga pressão aumentada no túnel do carpo. O trauma que resulta em luxação da articulação carpal, fraturas na área ou condições artríticas pode aumentar a pressão no canal, resultando nos sintomas da síndrome do túnel do carpo.[72,73]

Locais com potencial compressivo do nervo mediano incluem aqueles no ligamento de Struthers (o que liga a ponte supracondilar e o epicôndilo medial do úmero) no braço distal, sob o lacerto fibroso do tendão bíceps braquial (quando presente), onde o nervo mediano passa entre o arco aponeurótico que une as cabeças do úmero e da ulna do pronador redondo, e onde ele se desloca sob o arco do músculo superficial flexor dos dedos, entre as cabeças radial e umeral daquele músculo.[51]

O manejo da síndrome do túnel do carpo ainda é controverso, porque alguns autores propõem uma abordagem conservadora, ao passo que outros sugerem cirurgia. É interessante observar que os tratamentos conservadores, aplicados exatamente no local em relação ao túnel do carpo, mostraram resultados limitados.[74,75] Da mesma forma, os resultados não são claramente diversos entre o tratamento conservador e o cirúrgico. Teorias atuais propõem que o tratamento de pacientes com síndrome do túnel do carpo deva incluir tratamento dos tecidos moles daquelas áreas anatomicamente relacionadas ao nervo mediano, isto é, os músculos, e intervenções de mobilização neural, sugerindo um papel para os PGs.

10.2. Avaliação inicial de paciente com a síndrome do túnel do carpo

Relatos de sintomas passageiros e de dor e parestesia noturnas na mão são bastante comuns em pacientes com síndrome do túnel do carpo; portanto, devem ser levantados dados do comportamento dos sintomas. O padrão-ouro para um diagnóstico de síndrome do túnel do carpo é a seguinte apresentação clínica: parestesia, dor, edema, fraqueza ou falta de jeito da mão (agravada ou provocada pelo sono), posições da mão ou do braço sustentadas, ação repetitiva da mão ou do punho (atenuada por alteração de posturas ou sacudidas da mão), deficiências sensoriais na região inervada pelo mediano da mão e deficiência motora ou hipotrofia dos músculos tênares inervados pelo mediano. Quando positivos, os testes de provocação podem reproduzir os sintomas do paciente ou causar um formigamento, ou dor tipo "elétrica", ao longo do trajeto do nervo mediano. Teste de Phalen, teste de Phalen reverso, teste de Tinel, teste de compressão carpal e testes neurodinâmicos foram pesquisados em relação à sua utilidade diagnóstica, mostrando resultados variáveis; porém, a maioria deles demonstra taxas positivas e negativas de probabilidade próximas de um resultado e/ou resultado não significativo, indicando que nenhum dos testes por si só tem utilidade especialmente consistente para confirmar o diagnóstico de síndrome do túnel do carpo. A presença de grupos de fatores melhora a possibilidade de exatidão diagnóstica de haver síndrome do túnel do carpo em mais de quatro vezes (+LR = 4,6): sacudir as mãos para aliviar sintomas, índice de proporção do punho maior que 0,67, escore de gravidade de sintomas > 1,9 pontos, campo sensorial mediano reduzido do primeiro dedo e idade superior a 45 anos.[36]

Outro padrão-ouro para confirmar um diagnóstico de síndrome do túnel do carpo é a EMG. Algumas pesquisas identificaram a relação entre a distribuição de sintomas de dor sensorial e a gravidade da síndrome do túnel do carpo, de acordo com a classificação neurofisiológica. Pacientes com gravidade patológica mais baixa relatam sintomas sensoriais com uma distribuição em luva, ao passo que pacientes com uma gravidade patológica mais alta relatam sintomas sensoriais com a distribuição mediana "clássica", sugerindo que o comprometimento do nervo mediano depende de sua compressão. Teste de sensibilidade revela detecção de toque leve, dor e temperatura reduzida na distribuição distal do nervo mediano. O ramo cutâneo palmar da distribuição do nervo mediano demonstrará sensação intacta na síndrome do túnel do carpo, embora possa ser comprometido em compressões de nervos mais proximais. Testes discriminatórios de dois pontos (densidade do receptor sensorial) podem ser normais na síndrome do túnel do carpo; logo, o teste mais sensível de monofilamento de Semmes Weinstein (exame do limiar sensorial) é o preferido na tentativa de detecção de alterações sensoriais na síndrome do túnel do carpo. Teste de estresse, em conjunto com o da medida volumétrica e sensorial durante e após essa medida, pode ter como objetivo aumentos no volume manual e alterações sensoriais após atividades provocadoras.

Pode ser observada disfunção motora em casos severos ou mais crônicos; fraqueza e atrofia podem estar presentes na musculatura inervada pelo mediano, incluindo os músculos abdutor curto do polegar, oponente do polegar e primeiro e segundo lumbricais. Força de preensão e de pinça pode estar diminuída, secundária à fraqueza desses músculos intrínsecos.

Dor radicular cervical ou radiculopatia envolvendo as raízes nervosas C6 e C7 pode simular sintomas da síndrome do túnel do carpo, inclusive dor leve a moderada no antebraço, e se os sintomas estiverem associados a dores na nuca ou nos ombros, deve-se suspeitar de compressão mais proximal no nível do pronador redondo, da coluna cervical ou uma síndrome neuropática múltipla em qualquer um desses locais. Portanto, um exame da coluna cervical deve ser parte da síndrome do túnel do carpo.

Por fim, os clínicos devem examinar todos os músculos com relação anatômica com o nervo mediano em busca de PGs, principalmente os músculos escaleno, peitoral menor, bíceps braquial, pronador redondo, flexor dos dedos e lumbricais.

10.3. Pontos-gatilho e síndrome do túnel do carpo

O Capítulo 38, Flexores do punho e dos dedos no antebraço, descreve a associação de PGs no músculo pronador redondo com sintomas de síndrome do túnel do carpo. Sintomaticamente, dor radicular cervical ou radiculopatia que envolva as raízes nervosas C6 ou C7 parece similar à síndrome do túnel do carpo, mas os sintomas podem ser agravados por PGs nos músculos inervados pela raiz nervosa afetada. PGs ativos nos músculos infraespinais ou no trapézio superior proximalmente, assim como no pronador redondo, no flexor radial do carpo, no palmar longo e/ou no bíceps braquial, são fontes potenciais de dor referida que causa sintomas capazes de serem confundidos com síndrome do túnel do carpo ou outras condições causadoras de dor radial na mão. Qerama e colaboradores[76] descobriram que um terço dos pacientes encaminhados com sintomas clínicos compatíveis com síndrome do túnel do carpo, mas com EMG negativa, exibiram PGs ativos no músculo infraespinal, reproduzindo seus sintomas. Entretanto, neuropatia local do nervo mediano também pode ativar PGs. Em tais cenários, Azadeh e colaboradores[77] observaram que 70% dos pacientes com evidências clínicas e eletrofisiológicas de síndrome do túnel do carpo mostraram PGs no músculo trapézio superior, possivelmente relacionados com irritação do nervo. Assim, uma avaliação dos músculos das extremidades superiores em relação à presença de PGs é essencial no diagnóstico diferencial da síndrome do túnel do carpo.

11. OUTRAS CAUSAS DE DOR NA MÃO

11.1. Visão geral

Outras causas de sintomas na mão podem estar associadas à contratura de Dupuytren ou a um "dedo em gatilho" (tenossinovite estenosante dos tendões flexores). A contratura de Dupuytren é um espessamento anormal do tecido logo abaixo da pele. Esse espessamento ocorre na palma da mão e pode atingir os dedos. Reentrâncias rijas, saliências e cordões rijos podem surgir na palma das mãos e, ocasionalmente, nas articulações dorsais interfalângicas proximais, resultando em contraturas de flexão dos dedos, principalmente nas articulações metacarpofalângicas e interfalângicas proximais. A causa da contratura de Dupuytren é desconhecida. Essa condição é mais comum nos homens, em pessoas com mais de 40 anos de idade e de ascendência caucasiana/europeia.[78] Não há evidências de que lesões na mão ou trabalhos específicos levem a um risco maior de desenvolvimento dessa contratura. Na contratura de Dupuytren, uma ondulação acima do vinco palmar, no lado ulnar da mão, é evidente ao longo de contraturas do flexor dos dedos, mais frequentemente envolvendo as articulações metacarpofalângicas e interfalângicas proximais dos dedos anular e mínimo. A palpação da palma da mão no começo do surgimento da contratura de Dupuytren revela nódulos distintamente macios, e o paciente relata sensibilidade palmar difusa.[79] A presença de contraturas na flexão dos dedos, nódulos distintos e sensibilidade difusa são achados característicos da contratura de Dupuytren. Os cálculos da predominância da doença variam muito, dependendo de onde ocorre o monitoramento, sendo mais comum na Europa.[78]

Embora desconfortável para algumas pessoas, a contratura de Dupuytren não costuma ser dolorosa. À medida que os dedos se contraem na palma da mão, pode ficar mais difícil lavar as mãos, calçar luvas, dar aperto de mãos e colocar as mãos nos bolsos. É difícil prever a evolução da doença. Algumas pessoas têm apenas pequenos caroços ou cordões, e outras desenvolverão contraturas graves.

O "dedo em gatilho" é uma tenossinovite estenosante dos tendões flexores nos dedos ou no polegar. Alterações, incluindo espessamento ou formação de nódulos em torno do sistema de polia digital ou em relação aos tendões flexores, causam estalidos ou travamento do dedo em uma posição flexionada, ambos capazes de ocorrer em alguns pacientes. A predominância de dedos em gatilho é de 2 a 3% na população geral. Sua etiologia é desconhecida, mas indivíduos com diabetes ou artrite reumatoide têm uma prevalência muito mais alta da condição, em comparação com a população em geral.[80] O uso repetido da mão parece associado aos sintomas. Os pacientes costumam apresentar um nódulo dolorido na articulação metacarpofalângica volar correspondente ao nível da polia A1, e uma captura ou compressão saliente do dedo com flexão ou extensão ativa. Em casos severos, o dedo pode ficar preso em uma posição flexionada, com possibilidade de assemelhar-se a ou resultar em uma contratura por flexão da articulação interfalângica. Pode interferir na maior parte das atividades que exigem ato de pegar.[80] Há preocupação de que engatilhamento repetido do tendão possa resultar em seu desgaste e, em última instância, em seu rompimento ao longo do tempo; por isso, é importante um controle correto e precoce.

11.2. Avaliação inicial de paciente com dor na mão

Observações visuais de deformação, como nódulos, cordões ou contraturas articulares nas mãos, podem auxiliar a distinguir algumas causas locais de dor nas mãos. Aumento das articulações ou formação de nódulos nas articulações, conforme descrição anterior relativa à dor radial na mão, pode implicar uma condição artrítica; na osteoartrite, essas modificações costumam ocorrer nas articulações interfalângicas proximais dos dedos ou na articulação carpometacarpal do polegar. Nódulos nas articulações dorsais interfalângicas proximais, formações de cordões grossos na palma da mão, ondulação da pele na palma da mão e contraturas por flexão das articulações metacarpofalângicas e falângicas proximais são consistentes com a contratura de Dupuytren. Com frequência, uma avaliação da amplitude de movimentos revelará deficiências específicas. Essas deficiências podem ser percebidas em mãos osteoartríticas e, quando afetar a articulação carpometacarpal do polegar, adução passiva e contratura por flexão podem ser percebidas em casos avançados. Pacientes com a contratura de Dupuytren demonstram extensão incompleta dos dedos, tanto passiva quanto ativamente. As tentativas de uma extensão passiva dos dedos afetados encontrarão uma resistência tenaz, e os cordões tensos na palma da mão podem estar mais visíveis. Pacientes com contratura de Dupuytren podem apresentar sintomas capazes de serem confundidos com PGs ativos no músculo palmar longo.

Uma avaliação ativa dos movimentos em pacientes com "dedos em gatilho" revelará o engatilhamento característico com flexão e extensão. Em casos avançados, o dedo pode ficar preso na flexão, incapaz de extensão sem uma força externa passiva aplicada pelo paciente ou clínico. Movimentos passivos costumam ser totais com "dedos em gatilho". Com variações, a força será afetada em cada uma dessas condições, dependendo da gravidade dos sintomas.

11.3. Pontos-gatilho e dor nas mãos

Músculos intrínsecos da mão podem desenvolver PGs causadores de dor, capazes de replicar sintomas de diagnósticos comuns das mãos. O Capítulo 39, Músculos adutor e oponente do polegar, apresenta uma visão geral de PGs nos músculos adutor e oponente do polegar simulando condições de dor, como o "polegar em gatilho", artrite da articulação carpometacarpal, síndrome do túnel do carpo e tenossinovite de De Quervain. Os sintomas podem se agravar com atividades rudes de pegada ou uso dos polegares para manipular telefones celulares e digitação nesses aparelhos. Com a formação de contraturas por adução nos estágios avançados de artrite da articulação carpometacarpal, técnicas de autoliberação e alongamento auxiliarão a aliviar PGs associados, podendo desacelerar ou interromper a evolução da formação da contratura no espaço interdigital do polegar-indicador. Os músculos interósseos, lumbricais e hipotênar podem simular condições artríticas na mão. Após trauma ou condições que resultem em edema considerável da mão, é importante avaliar a musculatura intrínseca. Enrijecimento e PGs locais podem ocasionar dificuldade para o fechamento completo da mão em punho, podendo levar a uma dor generalizada ou localizada na mão, dependendo do alcance dos músculos intrínsecos envolvidos. Como os músculos são bastante pequenos, costumam ser desconsiderados logo que o edema desaparece. Entretanto, músculos intrínsecos podem ser encurtados de modo adaptativo, resultando em uma incapacidade de executar um fechamento completo da mão.

PGs nos músculos flexor longo do polegar, flexor superficial dos dedos ou flexor profundo dos dedos podem resultar em relatos de dor similares à condição de "dedo em gatilho" ou artrítica no dedo correspondente. PGs no músculo palmar longo podem resultar em dor volar na mão, que pode estar associada a alterações fasciais correspondentes à contratura de Dupuytren, conforme descrito no Capítulo 37, Músculo palmar longo.

Referências

1. Sanders TL Jr, Maradit Kremers H, Bryan AJ, Ransom JE, Smith J, Morrey BF. The epidemiology and health care burden of tennis elbow: a population-based study. *Am J Sports Med*. 2015;43(5):1066-1071.
2. Descatha A, Albo F, Leclerc A, et al. Lateral epicondylitis and physical exposure at work? A review of prospective studies and meta-analysis. *Arthritis Care Res (Hoboken)*. 2016;68(11):1681-1687.
3. Chung KC, Lark ME. Upper extremity injuries in tennis players: diagnosis, treatment, and management. *Hand Clin*. 2017;33(1):175-186.
4. Ellenbecker TS, Nirschl R, Renstrom P. Current concepts in examination and treatment of elbow tendon injury. *Sports Health*. 2013;5(2):186-194.
5. Nirschl RP. Elbow tendinosis/tennis elbow. *Clin Sports Med*. 1992;11(4):851-870.
6. Kraushaar BS, Nirschl RP. Tendinosis of the elbow (tennis elbow). Clinical features and findings of histological, immunohistochemical, and electron microscopy studies. *J Bone Joint Surg Am*. 1999;81(2):259-278.
7. Alfredson H, Ljung BO, Thorsen K, Lorentzon R. In vivo investigation of ECRB tendons with microdialysis technique—no signs of inflammation but high amounts of glutamate in tennis elbow. *Acta Orthop Scand*. 2000;71(5):475-479.
8. Ljung BO, Alfredson H, Forsgren S. Neurokinin 1-receptors and sensory neuropeptides in tendon insertions at the medial and lateral epicondyles of the humerus. Studies on tennis elbow and medial epicondylalgia. *J Orthop Res*. 2004;22(2):321-327.
9. Wood WA, Stewart A, Bell-Jenje T. Lateral epicondylalgia: an overview. *Phys Ther Rev*. 2006;11(3):155-160.
10. Rees JD, Stride M, Scott A. Tendons—time to revisit inflammation. *Br J Sports Med*. 2014;48(21):1553-1557.
11. Plinsinga ML, Brink MS, Vicenzino B, van Wilgen CP. Evidence of nervous system sensitization in commonly presenting and persistent painful tendinopathies: a systematic review. *J Orthop Sports Phys Ther*. 2015;45(11):864-875.
12. Cook JL, Purdam CR. Is tendon pathology a continuum? A pathology model to explain the clinical presentation of load-induced tendinopathy. *Br J Sports Med*. 2009;43(6):409-416.
13. Cook JL, Khan KM, Kiss ZS, Coleman BD, Griffiths L. Asymptomatic hypoechoic regions on patellar tendon ultrasound: a 4-year clinical and ultrasound followup of 46 tendons. *Scand J Med Sci Sports*. 2001;11(6):321-327.
14. du Toit C, Stieler M, Saunders R, Bisset L, Vicenzino B. Diagnostic accuracy of power Doppler ultrasound in patients with chronic tennis elbow. *Br J Sports Med*. 2008;42(11):872-876.
15. Rio E, Moseley L, Purdam C, et al. The pain of tendinopathy: physiological or pathophysiological? *Sports Med*. 2014;44(1):9-23.
16. Bisset LM, Vicenzino B. Physiotherapy management of lateral epicondylalgia. *J Physiother*. 2015;61(4):174-181.
17. Coombes BK, Bisset L, Vicenzino B. Management of lateral elbow tendinopathy: one size does not fit all. *J Orthop Sports Phys Ther*. 2015;45(11):938-949.
18. Woodley BL, Newsham-West RJ, Baxter GD. Chronic tendinopathy: effectiveness of eccentric exercise. *Br J Sports Med*. 2007;41(4):188-198; discussion 199.
19. Plancher KD, Halbrecht J, Lourie GM. Medial and lateral epicondylitis in the athlete. *Clin Sports Med*. 1996;15(2):283-305.
20. Urban MO, Gebhart GF. Central mechanisms in pain. *Med Clin North Am*. 1999;83(3):585-596.
21. Gellman H. Tennis elbow (lateral epicondylitis). *Orthop Clin North Am*. 1992;23(1):75-82.
22. Stratford PW, Norman GR, McIntosh JM. Generalizability of grip strength measurements in patients with tennis elbow. *Phys Ther*. 1989;69(4):276-281.
23. De Smet L, Fabry G. Grip strength in patients with tennis elbow. Influence of elbow position. *Acta Orthop Belg*. 1996;62(1):26-29.
24. Fernandez-Carnero J, Fernández de las Peñas C, de la Llave-Rincon AI, Ge HY, Arendt-Nielsen L. Prevalence of and referred pain from myofascial trigger points in the forearm muscles in patients with lateral epicondylalgia. *Clin J Pain*. 2007;23(4):353-360.
25. Mora-Relucio R, Nunez-Nagy S, Gallego-Izquierdo T, et al. Experienced versus inexperienced interexaminer reliability on location and classification of myofascial trigger point palpation to diagnose lateral epicondylalgia: an observational cross-sectional study. *Evid Based Complement Alternat Med*. 2016;2016:6059719.
26. Papatheodorou LK, Baratz ME, Sotereanos DG. Elbow arthritis: current concepts. *J Hand Surg Am*. 2013;38(3):605-613.
27. Duparc F, Putz R, Michot C, Muller JM, Freger P. The synovial fold of the humeroradial joint: anatomical and histological features, and clinical relevance in lateral epicondylalgia of the elbow. *Surg Radiol Anat*. 2002;24(5):302-307.
28. Ruch DS, Papadonikolakis A, Campolattaro RM. The posterolateral plica: a cause of refractory lateral elbow pain. *J Shoulder Elbow Surg*. 2006;15(3):367-370.
29. Steinert AF, Goebel S, Rucker A, Barthel T. Snapping elbow caused by hypertrophic synovial plica in the radiohumeral joint: a report of three cases and review of literature. *Arch Orthop Trauma Surg*. 2010;130(3):347-351.
30. Camp CL, Smith J, O'Driscoll SW. Posterolateral rotatory instability of the elbow: part I. Mechanism of injury and the posterolateral rotatory Drawer test. *Arthrosc Tech*. 2017;6(2):e401-e405.
31. Simons DG, Travell J, Simons L. *Travell & Simon's Myofascial Pain and Dysfunction: The Trigger Point Manual*. Vol 1. 2nd ed. Baltimore, MD: Williams & Wilkins; 1999.
32. Blanpied PR, Gross AR, Elliott JM, et al. Neck pain: revision 2017. *J Orthop Sports Phys Ther*. 2017;47(7):A1-A83.
33. Smidt N, Lewis M, Van Der Windt DA, Hay EM, Bouter LM, Croft P. Lateral epicondylitis in general practice: course and prognostic indicators of outcome. *J Rheumatol*. 2006;33(10):2053-2059.
34. Cleland J, Flynn TW, Palmer JA. Incorporation of manual therapy directed at the cervicothoracic spine in patients with lateral epicondylalgia: a pilot clinical trial. *J Man Manip Ther*. 2005;13:143-151.
35. Cleland JA, Whitman JM, Fritz JM. Effectiveness of manual physical therapy to the cervical spine in the management of lateral epicondylalgia: a retrospective analysis. *J Orthop Sports Phys Ther*. 2004;34(11):713-722; discussion 722-714.
36. Wainner RS, Fritz JM, Irrgang JJ, Boninger ML, Delitto A, Allison S. Reliability and diagnostic accuracy of the clinical examination and patient self-report measures for cervical radiculopathy. *Spine (Phila Pa 1976)*. 2003;28(1):52-62.
37. Naam NH, Nemani S. Radial tunnel syndrome. *Orthop Clin North Am*. 2012;43(4):529-536.
38. Moradi A, Ebrahimzadeh MH, Jupiter JB. Radial tunnel syndrome, diagnostic and treatment dilemma. *Arch Bone Joint Surg*. 2015;3(3):156-162.

39. Fernandez-Carnero J, Fernández de las Peñas C, de la Llave-Rincon AI, Ge HY, Arendt-Nielsen L. Bilateral myofascial trigger points in the forearm muscles in patients with chronic unilateral lateral epicondylalgia: a blinded, controlled study. *Clin J Pain.* 2008;24(9):802-807.
40. Fernández de las Peñas C, Grobli C, Ortega-Santiago R, et al. Referred pain from myofascial trigger points in head, neck, shoulder, and arm muscles reproduces pain symptoms in blue-collar (manual) and white-collar (office) workers. *Clin J Pain.* 2012;28(6):511-518.
41. Shmushkevich Y, Kalichman L. Myofascial pain in lateral epicondylalgia: a review. *J Bodyw Mov Ther.* 2013;17(4):434-439.
42. Ajimsha MS, Chithra S, Thulasyammal RP. Effectiveness of myofascial release in the management of lateral epicondylitis in computer professionals. *Arch Phys Med Rehabil.* 2012;93(4):604-609.
43. Blanchette MA, Normand MC. Augmented soft tissue mobilization vs natural history in the treatment of lateral epicondylitis: a pilot study. *J Manipulative Physiol Ther.* 2011;34(2):123-130.
44. Krey D, Borchers J, McCamey K. Tendon needling for treatment of tendinopathy: a systematic review. *Phys Sportsmed.* 2015;43(1):80-86.
45. Barco R, Antuna SA. Medial elbow pain. *EFORT Open Rev.* 2017;2(8):362-371.
46. Shiri R, Viikari-Juntura E. Lateral and medial epicondylitis: role of occupational factors. *Best Pract Res Clin Rheumatol.* 2011;25(1):43-57.
47. Hoogvliet P, Randsdorp MS, Dingemanse R, Koes BW, Huisstede BM. Does effectiveness of exercise therapy and mobilisation techniques offer guidance for the treatment of lateral and medial epicondylitis? A systematic review. *Br J Sports Med.* 2013;47(17):1112-1119.
48. Savoie FH, O'Brien M. Chronic medial instability of the elbow. *EFORT Open Rev.* 2017;2(1):1-6.
49. O'Driscoll SW, Lawton RL, Smith AM. The "moving valgus stress test" for medial collateral ligament tears of the elbow. *Am J Sports Med.* 2005;33(2):231-239.
50. Fadel M, Lancigu R, Raimbeau G, Roquelaure Y, Descatha A. Occupational prognosis factors for ulnar nerve entrapment at the elbow: a systematic review. *Hand Surg Rehabil.* 2017;36(4):244-249.
51. Standring S. *Gray's Anatomy: The Anatomical Basis of Clinical Practice.* 41st ed. London, UK: Elsevier; 2015.
52. Assmus H, Antoniadis G, Bischoff C, et al. Cubital tunnel syndrome—a review and management guidelines. *Cent Eur Neurosurg.* 2011;72(2):90-98.
53. Richard MJ, Messmer C, Wray WH, Garrigues GE, Goldner RD, Ruch DS. Management of subluxating ulnar nerve at the elbow. *Orthopedics.* 2010;33(9):672.
54. Harrelson JM, Newman M. Hypertrophy of the flexor carpi ulnaris as a cause of ulnar-nerve compression in the distal part of the forearm. Case report. *J Bone Joint Surg Am Vol.* 1975;57(4):554-555.
55. Lee MJ, LaStayo PC. Pronator syndrome and other nerve compressions that mimic carpal tunnel syndrome. *J Orthop Sports Phys Ther.* 2004;34(10):601-609.
56. Strohl AB, Zelouf DS. Ulnar tunnel syndrome, radial tunnel syndrome, anterior interosseous nerve syndrome, and pronator syndrome. *J Am Acad Orthop Surg.* 2017;25(1):e1-e10.
57. Stahl S, Vida D, Meisner C, et al. Systematic review and meta-analysis on the work-related cause of de Quervain tenosynovitis: a critical appraisal of its recognition as an occupational disease. *Plast Reconstr Surg.* 2013;132(6):1479-1491.
58. Skinner TM. Intersection syndrome: the subtle squeak of an overused wrist. *J Am Board Fam Med.* 2017;30(4):547-551.
59. Kumka M. A variant extensor indicis muscle and the branching pattern of the deep radial nerve could explain hand functionality and clinical symptoms in the living patient. *J Can Chiropr Assoc.* 2015;59(1):64-71.
60. Ahuja NK, Chung KC. Fritz de Quervain, MD (1868-1940): stenosing tendovaginitis at the radial styloid process. *J Hand Surg Am.* 2004;29(6):1164-1170.
61. Villafane JH, Herrero P. Conservative treatment of Myofascial Trigger Points and joint mobilization for management in patients with thumb carpometacarpal osteoarthritis. *J Hand Ther.* 2016;29(1):89-92; quiz 92.
62. Watanabe A, Souza F, Vezeridis PS, Blazar P, Yoshioka H. Ulnar-sided wrist pain. II. Clinical imaging and treatment. *Skeletal Radiol.* 2010;39(9):837-857.
63. Buterbaugh GA, Brown TR, Horn PC. Ulnar-sided wrist pain in athletes. *Clin Sports Med.* 1998;17(3):567-583.
64. Pang EQ, Yao J. Ulnar-sided wrist pain in the athlete (TFCC/DRUJ/ECU). *Curr Rev Musculoskelet Med.* 2017;10(1):53-61.
65. Singh R, Patel A, Roulohamin N, Turner R. A classification for extensor carpi ulnaris groove morphology as an aid for ulnar sided wrist pain. *J Hand Surg Asian Pac Vol.* 2016;21(2):246-252.
66. Crosby NE, Greenberg JA. Ulnar-sided wrist pain in the athlete. *Clin Sports Med.* 2015;34(1):127-141.
67. LaStayo P, Howell J. Clinical provocative tests used in evaluating wrist pain: a descriptive study. *J Hand Ther.* 1995;8(1):10-17.
68. Nakazumi Y, Hamasaki M. Electrophysiological studies and physical examinations in entrapment neuropathy: sensory and motor functions compensation for the central nervous system in cases with peripheral nerve damage. *Electromyogr Clin Neurophysiol.* 2001;41(6):345-348.
69. Birch L, Christensen H, Arendt-Nielsen L, Graven-Nielsen T, Sogaard K. The influence of experimental muscle pain on motor unit activity during low-level contraction. *Eur J Appl Physiol.* 2000;83(2-3):200-206.
70. Dale AM, Harris-Adamson C, Rempel D, et al. Prevalence and incidence of carpal tunnel syndrome in US working populations: pooled analysis of six prospective studies. *Scand J Work Environ Health.* 2013;39(5):495-505.
71. Zanette G, Marani S, Tamburin S. Proximal pain in patients with carpal tunnel syndrome: a clinical-neurophysiological study. *J Peripher Nerv Syst.* 2007;12(2):91-97.
72. Zyluk A, Waskow B. Symptoms of the compression of median nerve in patients after fractures of the distal radius treated operatively [in Polish]. *Chir Narzadow Ruchu Ortop Pol.* 2011;76(4):189-192.
73. Karadag O, Kalyoncu U, Akdogan A, et al. Sonographic assessment of carpal tunnel syndrome in rheumatoid arthritis: prevalence and correlation with disease activity. *Rheumatol Int.* 2012;32(8):2313-2319.
74. Shi Q, MacDermid JC. Is surgical intervention more effective than non-surgical treatment for carpal tunnel syndrome? A systematic review. *J Orthop Surg Res.* 2011;6:17.
75. Page MJ, O'Connor D, Pitt V, Massy-Westropp N. Exercise and mobilisation interventions for carpal tunnel syndrome. *Cochrane Database Syst Rev.* 2012;(6):CD009899.
76. Qerama E, Kasch H, Fuglsang-Frederiksen A. Occurrence of myofascial pain in patients with possible carpal tunnel syndrome—a single-blinded study. *Eur J Pain.* 2009;13(6):588-591.
77. Azadeh H, Dehghani M, Zarezadeh A. Incidence of trapezius myofascial trigger points in patients with the possible carpal tunnel syndrome. *J Res Med Sci.* 2010;15(5):250-255.
78. Eaton C. Evidence-based medicine: dupuytren contracture. *Plast Reconstr Surg.* 2014;133(5):1241-1251.
79. von Campe A, Mende K, Omaren H, Meuli-Simmen C. Painful nodules and cords in Dupuytren disease. *J Hand Surg Am.* 2012;37(7):1313-1318.
80. Adams JE, Habbu R. Tendinopathies of the hand and wrist. *J Am Acad Orthop Surg.* 2015;23(12):741-750.

Seção 5 | Dor no tronco e na pelve

Capítulo 42

Músculos peitoral maior e subclávio

Incômodo no peito e nos ombros

Joseph M. Donnelly | Deanna Hortman Camilo

1. INTRODUÇÃO

O músculo peitoral maior é um músculo largo e com muitos feixes, com duas partes distintas. Sua forma peculiar e seu tamanho grande possibilitam-lhe ter uma influência sobre três articulações distintas no quadrante superior (articulações esternoclavicular, acromioclavicular e glenoumeral), além de participar do movimento deslizante da escápula sobre as costelas. As duas partes podem agir separadamente para conseguir movimentos articulares glenoumerais diferentes, mas o papel principal desse músculo, como um todo, é aduzir e internamente rotacionar o úmero. Pontos-gatilho (PGs) no peitoral maior gerarão dor referida sobre o músculo deltoide anterior, sobre a região do peito e o aspecto medial do braço. A dor de PGs do peitoral maior também pode chegar ao aspecto volar do antebraço e ao lado ulnar da mão, incluindo os últimos dois ou dois dedos e meio. Os sintomas podem ser exacerbados por uma postura arredondada dos ombros, levantamento de objetos pesados, atividades esportivas com movimentos sobre a cabeça, treinamento com pesos e levantamento ininterrupto em uma posição fixa. O diagnóstico diferencial deve incluir ruptura do peitoral maior, angina de peito, epicondilalgia medial e lateral, sintomas radiculares C5-C6 e C7-C8 e síndrome do desfiladeiro torácico. Ações corretivas para prevenir perpetuação e/ou recorrência de PGs no peitoral maior devem incluir técnicas que tratem os desequilíbrios posturais, a ergonomia no local de trabalho e as posições do sono, além de autoliberação miofascial (por pressão) e autoalongamento.

O subclávio é um músculo pequeno localizado entre a clavícula e a primeira costela e, de forma indireta, auxilia o prolongamento do ombro. PGs nesse músculo costumam trazer a dor ipsilateralmente para o aspecto anterior da área dos ombros e braços, chegando ao lado radial do antebraço e da mão. O diagnóstico diferencial para PGs no subclávio deve incluir manifestações vasculares da síndrome do desfiladeiro torácico. O acesso a esse músculo é limitado; portanto, podem ser usados tratamentos indiretos para controle dos PGs nesse músculo.

2. CONSIDERAÇÕES ANATÔMICAS

Peitoral maior

O músculo peitoral maior tem a forma de ventilador, com múltiplos feixes, e geralmente possui partes claviculares, esternais, costais e abdominais em uma organização morfológica complexa. A parte mais acima do peitoral maior, a parte clavicular, origina-se da metade esternal da clavícula.[1,2] A parte esternal tem de seis a sete segmentos musculares;[3] outros pesquisadores descobriram até dois segmentos.[4] Independentemente da quantidade de segmentos, as fibras do músculo que abrangem a parte esternal têm origem no manúbrio, no esterno, na cartilagem costal das seis costelas superiores e na aponeurose do oblíquo externo (parte abdominal) (Figura 42-1). A parte clavicular e a esternal formam um tendão plano bilaminar, com cerca de 5 cm de largura, e se deslocam lateralmente para inserir-se na borda lateral da fissura intertubercular do úmero e na cápsula da articulação glenoumeral.[1-3,5] O tendão abrange uma lâmina mais espessa do tendão anterior e uma lâmina do tendão posterior.[1-4] A lâmina do tendão anterior é composta pela parte clavicular inteira, pelas fibras do manúbrio e pelos segmentos superiores da parte esternal (o segundo em relação à quinta cartilagem costal). Os segmentos mais inferiores da parte esternal e as fibras da aponeurose do oblíquo externo (parte abdominal) criam a lâmina do tendão posterior.[1-4]

Petilon e colaboradores[1] descreveram as fibras das cabeças do músculo esternal e da clavícula como fibras que rodam ou se do-

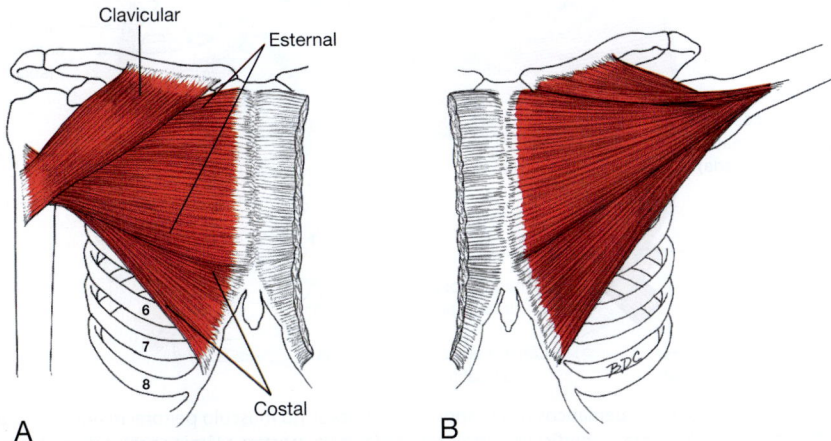

Figura 42-1 Inserções do músculo peitoral maior (em vermelho), vista anterior (ventral). (A) Fibras da parte clavicular superior sobrepõem-se às fibras da parte esternal para formar parte da camada ventral na inserção umeral. (B) Fibras costais enovelam-se na margem lateral (dobra axilar anterior) para formar a maior parte da camada dorsal do úmero.

bram em torno de si mesmas antes da inserção, de modo que a parte clavicular se insere anterior e inferiormente à parte esternal. A parte abdominal do músculo origina-se das costelas inferiores e da fáscia abdominal (oblíquo externo) e roda sobre si mesma, à medida que ruma para inserir-se na margem lateral da fissura intertubercular do úmero. As fibras mais inferiores dessa parte inserem-se mais superiormente no úmero, e as fibras mais superiores inserem-se inferiormente no úmero.[5] Além disso, há uma expansão fascial a partir desse tendão, chamada de ligamento falciforme, que envolve o tendão da cabeça longa do músculo braquial do bíceps. Essa expansão ligamentosa insere-se às margens lateral e medial da fissura intertubercular do úmero, que ajuda a estabilizar o tendão da cabeça longa do músculo braquial do bíceps e a cápsula da articulação glenoumeral.[5]

Ashley[6] exemplifica melhor a complexidade anatômica do músculo peitoral maior; ele dissecou 60 cadáveres de adultos e apresentou esquemas desses achados. A composição da maior parte das fibras do peitoral maior pode ser claramente vista a partir do lado dorsal (abaixo) do músculo, um plano não encontrado na maioria dos textos de anatomia. Os desenhos de Ashley foram seguidos de perto na preparação da Figura 42-2, que é uma apresentação semiesquemática da organização das fibras do músculo. A terminologia, porém, foi alterada para esclarecer a descrição.

Ashley[6] descobriu que a inserção do músculo peitoral maior no úmero tem duas camadas (Figura 42-2), cada uma composta por lâminas, como antes informado. A camada ventral (com o nome de sua inserção no úmero) foi descrita anteriormente por Eisler em 1921, e é composta por seis ou mais lâminas sobrepostas, estendidas tal como cartas em um jogo. Essas seis lâminas inserem-se medialmente à clavícula, ao esterno e às costelas. As lâminas do músculo esternal e costais dessa camada ventral (superficial) no úmero inserem-se medialmente, embora desenroladas.

Conforme visto a partir da perspectiva anterior habitual, essas lâminas inferiores profundas, entretanto, estão escondidas por uma lâmina mais superficial das fibras esternal, costal e abdominal que envolvem ou se dobram ao redor da extremidade caudal das lâminas mais profundas para inserir-se no úmero e abranger a maior parte, ou toda, da camada dorsal (profunda) naquele local. A composição dobrada inverte a ordem da inserção dessas fibras.

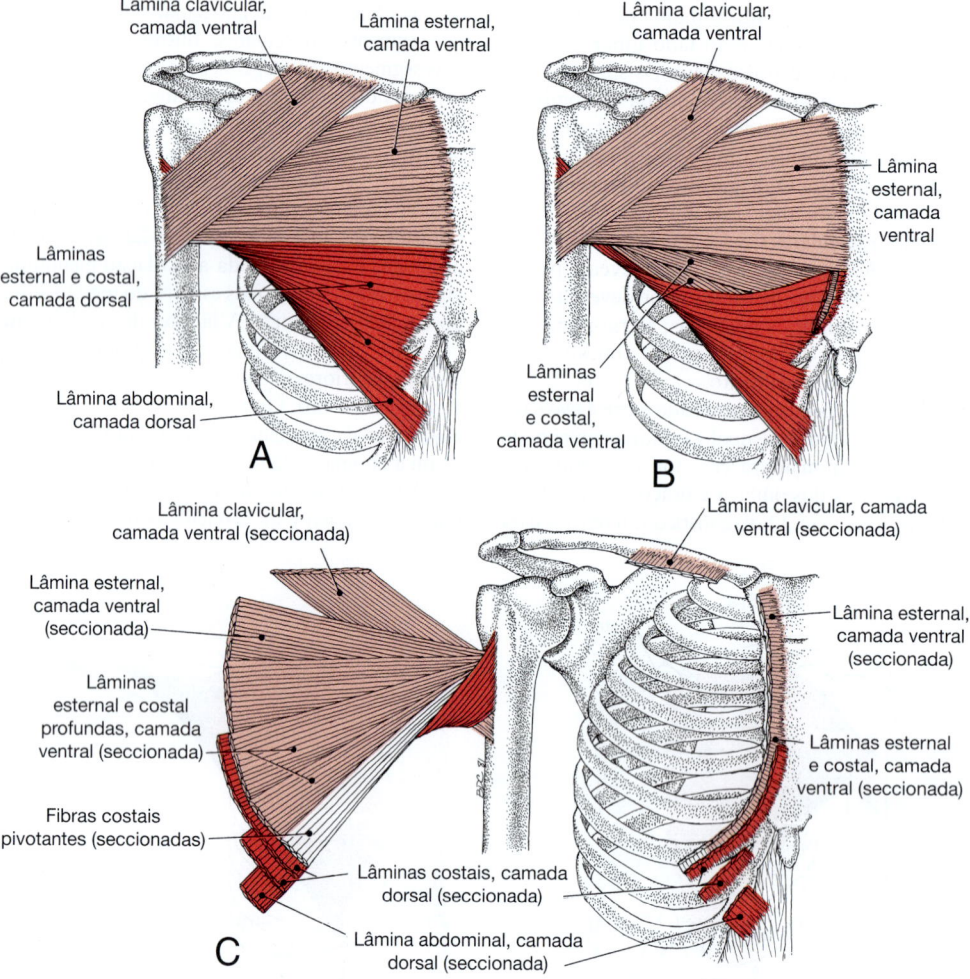

Figura 42-2 Desenhos semiesquemáticos da composição das fibras no músculo peitoral maior. (A) Vista ventral habitual. (B) Vista ventral das fibras superficiais dorsais retratadas para mostrar a lâmina profunda, raramente vista, da camada ventral (em vermelho-claro). (C) Músculo rebatido lateralmente para mostrar o aspecto dorsal, raramente visto, que revela a composição, como no jogo de cartas, da lâmina profunda da camada ventral. A camada dorsal (vermelho-escuro) roda em torno de outras fibras para inserir-se no úmero, dorsal a elas. Adaptada de Ashley GT. The manner of insertion of the pectoralis major muscle in man. *Anat Rec.* 1952;113:301-307.

Elas envolvem uma lâmina não dobrada que costuma inserir-se à sexta costela e, por vezes, à quinta e à sétima costelas.[6]

A versão semiesquemática da perspectiva anterior habitual do músculo peitoral maior não perturbado (Figura 42-2A) mostra, com clareza, as duas primeiras lâminas sobrepostas da camada ventral, que são fibras da parte clavicular e da porção do manúbrio da parte esternal. As fibras esternal, costal e abdominal restantes, visíveis na Figura 42-2A, são superficiais em suas inserções mediais, mas dobram-se debaixo das fibras da camada ventral para formar a massa da camada dorsal na inserção no úmero.

Uma amostra da lâmina restante da camada ventral no úmero está revelada na Figura 42-2B pela retração da lâmina dobrada. Essas lâminas restantes são vistas com clareza na vista dorsal refletida das fibras na Figura 42-2C. As fibras da camada ventral inserem-se medialmente ao esterno e às costelas, bem ao fundo da lâmina mais superficial dobrada. Em razão dessa organização, as fibras mediais mais inferiores têm a inserção mais proximal com o úmero, e as fibras mais superiores têm a inserção mais distal, conforme observado. Standring[2] também descreveu essa composição anatômica (Figura 42-2A a C).

É importante o conhecimento dessa composição para a interpretação precisa da direção das fibras palpadas nos PGs e a direção da contração, quando provocada uma reação de contração local. Muito provavelmente, cada lâmina tem a própria ramificação nervosa e a zona média de fibras da placa terminal.

Subclávio

O músculo subclávio é um músculo longo triangular localizado abaixo da clavícula, acima da primeira costela (ver Figura 42-5A). Tem origem na junção da primeira costela com sua cartilagem costal, inserindo-se em uma fissura na parte inferior do terço médio da clavícula, logo anterior ao ligamento costoclavicular.[2] O músculo subclávio pode, de forma independente ou adicional, inserir-se no processo coracoide ou na porção superior da escápula.[2] Esse músculo é separado da primeira costela posteriormente por um feixe neurovascular, composto pelos vasos subclávios e o plexo braquial.[2] Anteriormente, está separado do músculo peitoral maior pela fáscia clavipeitoral.[2]

2.1. Inervação e vascularização

Peitoral maior

Os nervos peitorais medial e lateral inervam o músculo peitoral maior.[2] O nervo peitoral lateral surge a partir dos nervos espinais C5 a C7.[2] Esse nervo ramifica-se do cordão lateral, ou logo acima dele, do plexo braquial para suprir as partes clavicular e esternal do músculo peitoral maior.[2]

O nervo peitoral medial surge a partir dos nervos espinais C8 e T1 e passa via corda medial do plexo braquial para suprir as porções lateral e inferior da parte esternal.[1,2,4] Esse nervo pode contornar a margem lateral do peitoral menor (embora o normal seja penetrá-la), que ele supre quando segue para o músculo peitoral maior.[2]

A inervação das fibras do peitoral maior evolui segmentarmente, de cima para baixo. A parte clavicular é suprida, essencialmente, pelos segmentos espinais C5-C6; a parte esternal é principalmente inervada pelos segmentos C7, C8 e T1; a inervação da parte costal costuma ser uma zona de transição entre os dois nervos pelos segmentos C7 e C8; e as partes costal e abdominal são supridas pelos segmentos C8 e T1, por meio do nervo peitoral medial.[2]

O suprimento vascular do músculo peitoral maior ocorre, basicamente, por meio da ramificação peitoral da artéria toracoacromial por pequenas ramificações a partir dos ramos clavicular e deltoide da artéria toracoacromial e por ramificações da artéria torácica interna, artérias torácicas superior e lateral.[2] Pode ocorrer compressão de vasos linfáticos no músculo peitoral maior. Drenagem linfática a partir da mama costuma deslocar-se em frente ao e em torno do músculo peitoral maior para os nódulos linfáticos axilares. Um vaso linfático originário da porção superior da mama pode penetrar o peitoral maior e terminar nos nódulos linfáticos subclaviculares.[2] Compressão desse ducto linfático na passagem entre fibras tensionadas de um músculo peitoral maior pode causar edema mamário.

Subclávio

O nervo para o músculo subclávio, suprido por nervos espinais C5 e C6, inerva o músculo subclávio.[2] O suprimento vascular do músculo subclávio ocorre através do ramo clavicular da artéria toracoacromial e das artérias supraescapulares.[2]

2.2. Função

Peitoral maior

O músculo peitoral maior tem várias funções devido à sua conformação anatômica expansiva, e essas funções dependem da posição inicial do cíngulo do membro superior e do tórax.[5] O peitoral maior influencia três articulações: a esternoclavicular, a acromioclavicular e a glenoumeral. Também auxilia o movimento deslizante da escápula acima da caixa torácica durante o funcionamento do cíngulo do membro superior.

O peitoral maior, como um todo, age para aduzir horizontalmente, rotar internamente e aduzir a articulação glenoumeral.[7,8] Uma rotação medial é um movimento muito mais poderoso do que a rotação lateral em razão de influências dos músculos latíssimo do dorso, redondo maior e deltoide anterior. O músculo peitoral maior não consegue levar o braço suficientemente longe ao longo do peito para que a mão toque a orelha oposta; consegue somente chegar ao lado oposto do peito, e o movimento é concluído com ajuda do músculo deltoide anterior.[7,8]

Além disso, a parte clavicular eleva a articulação glenoumeral no plano sagital quando o movimento é iniciado com o braço na lateral.[7,8] Wattanaprakornkul e colaboradores,[9] fazendo uso de eletromiografia (EMG) de superfície e intramuscular com fio fino, investigaram a atividade muscular do cíngulo do membro superior durante flexão com cargas externas cada vez maiores, desde carga ausente (0%) até contração voluntária máxima de 60%. Seus resultados demonstraram CVM moderada do peitoral maior, similar à dos músculos deltoide, infraespinal e supraespinal com cargas pesadas (CVM 60%). O grupo também relatou que a CVM do peitoral maior diminuía nos limites superiores da elevação do ombro em razão de sua ação inversa com os braços acima da cabeça.[9]

Alternativamente, quando o úmero é firmado acima da cabeça, as partes esternocostal e abdominal puxam o braço de volta, na direção de uma adução e uma extensão.[5] As fibras inferiores das partes esternal e abdominal do peitoral maior podem deprimir o cíngulo do membro superior e rotacionar para baixo a escápula por meio de sua tração sobre o úmero. Todas as fibras auxiliam a protração forçada do ombro.[7,8]

Wickham e colaboradores,[10] usando EMG intramuscular em 15 músculos do cíngulo do membro superior, descobriram que, durante elevação do ombro no plano coronal com carga externa de 25% da CVM, o músculo peitoral maior foi ativado por último, a aproximadamente 26° da abdução do ombro, atingindo o CVM de pico a cerca de 120°, sendo desativado primeiro com a descida do braço para a posição inicial. Os músculos infraespinal, supraespinal e trapézio médio foram ativados antes do movimento da extremidade superior.[10]

Decker e colaboradores[11] investigaram a ativação do músculo durante sete exercícios de fortalecimento dos ombros usando EMG de demora. O peitoral maior apresentou uma amplitude de CVM de 18% a uma CVM de 132%. Os exercícios de apoio com flexão de ombro (*push-up*) e os exercícios diagonais (i.e., flexão horizontal, adução, rotação medial) provocaram uma média maior, bem como ativação muscular de pico, para o músculo peitoral maior. O movimento de dar socos para a frente e de rotação medial a 90° de elevação produziram a variação e as amplitudes de pico mais baixas (CVM 18-25%).[11]

Entre 13 golfistas profissionais destros, a mais intensa atividade do peitoral maior ocorreu durante a fase de aceleração e finalização do movimento de balanço.[12] O lado esquerdo mostrou mais atividade do que o direito, e os homens evidenciaram mais atividade do que as mulheres. A força do ombro para o impulso veio, inicialmente, do músculo latíssimo do dorso e, após, do peitoral maior, que mostrou mais atividade do que qualquer um dos outros sete músculos testados.[12] Essa atividade propiciou a forte adução e a rotação medial do braço, necessárias para o gesto.[13]

Uma análise eletromiográfica da atividade do músculo do cíngulo do membro superior durante movimentos funcionais está bem documentada. Jobe e colaboradores[12] e Gowan e colaboradores[14] investigaram padrões de ativação e atividade do músculo durante movimentos de arremesso. Eles identificaram atividade máxima dos músculos supraespinal, infraespinal e deltoide durante a fase inicial e final de levantamento do arremesso; enquanto os músculos peitoral maior, subescapular e latíssimo do dorso foram mais ativos durante a fase de levantamento do braço e aceleração do arremesso. Os pesquisadores também identificaram que amadores tendem a usar mais os músculos do manguito rotador durante a fase de aceleração.[12,14] Essa ideia teve mais apoio em um estudo de arremessadores saudáveis e habilidosos nos quais a atividade EMG do músculo peitoral maior aumentou muito com o levantamento do braço e permaneceu elevada durante sua aceleração (CVM 56%), diminuindo para 30% durante a finalização.[15,16] Em saques no tênis, o peitoral maior é o músculo mais recrutado durante a aceleração.[17]

Bankoff e colaboradores[18] fizeram um estudo EMG dos músculos peitoral maior (parte esternocostal) e deltoide médio em ações sequenciais no jogo de vôlei. Descobriram que o peitoral maior tinha sua atividade de pico durante o corte de bola e o saque, entre flexão de 180 e 90°. Foi atingida atividade de pico durante interação com a bola *versus* movimentos sem ela.[18] Essa é uma conclusão coerente com os achados relatados por Rokito e colaboradores.[19]

Durante o nado livre, a parte clavicular do peitoral maior, em pessoas normais, estava ativa durante a fase de volta por cima, com picos de atividade durante o início e o término do movimento, quando evoluía a rotação medial do braço.[20] Durante o estilo borboleta, o peitoral maior é o primeiro músculo recrutado, com seu pico rapidamente obtido durante a fase de puxada do nado, quando o músculo é considerado um propulsor primário.[21]

Em simulações da direção automotiva, a parte clavicular mostrou mais atividade bilateral durante viradas à esquerda do que viradas à direita, e a parte clavicular evidenciou mais atividade do que a parte esternocostal.[22] Outros pesquisadores descobriram que o peitoral maior atingia a CVM de pico durante uma atividade de empurrar.[23]

Subclávio

De modo indireto, o músculo subclávio auxilia a protração do ombro ao aproximar a clavícula e a primeira costela.[7,8] Acredita-se, também, que o músculo subclávio resista a uma elevação e rotação da clavícula durante atividades que exijam elevação rápida do cíngulo do membro superior.[2]

2.3. Unidade funcional

A unidade funcional à qual um músculo pertence inclui os músculos que reforçam e contrapõe-se às suas ações, bem como as articulações que os músculos cruzam. A interdependência dessas estruturas reflete-se, funcionalmente, na organização e nas conexões neurais do córtex motor sensorial. Enfatiza-se a unidade funcional, porque a presença de um PG em um músculo da unidade aumenta a probabilidade de que outros músculos da unidade também desenvolvam PGs. Ao serem desativados PGs em um músculo, a preocupação deve se concentrar em quais PGs possam surgir em músculos funcionalmente interdependentes. O Quadro 42-1 representa, de maneira geral, a unidade funcional do músculo peitoral maior.[24]

Músculos agonistas em paralelo e em série, que são capazes de auxiliar a parte clavicular do peitoral maior, incluem o deltoide anterior, o coracobraquial, o subclávio, o escaleno anterior e o esternocleidomastóideo no mesmo lado. A parte clavicular do peitoral maior e o músculo deltoide anterior trabalham muito próximas e unidas, pois localizam-se uma ao lado da outra, com inserções adjacentes, e são separadas somente pela fissura da veia cefálica.

As fibras inferiores da parte esternal, mais verticalmente orientadas, do músculo peitoral maior deprimem o ombro com a ajuda das fibras correspondentes dos músculos latíssimo do dorso, trapézio inferior e serrátil anterior inferior. Os músculos subclávio e peitoral menor também auxiliam essas fibras inferiores do peitoral maior.

3. APRESENTAÇÃO CLÍNICA
3.1. Padrão de dor referida
Peitoral maior

Ainda que o músculo peitoral maior possa desenvolver PGs em qualquer uma de suas partes, com dor e sensibilidade referidas unilateralmente, sem cruzamento da linha média, cinco áreas são

Quadro 42-1 Unidade funcional do músculo peitoral maior

Ações	Sinergistas	Antagonistas
Rotação medial do ombro	Latíssimo do dorso Redondo maior Subescapular	Infraespinal Redondo menor
Flexão do ombro	Deltoide anterior Cabeça longa do bíceps braquial Coracobraquial	Latíssimo do dorso Deltoide posterior Cabeça longa do tríceps braquial
Adução do ombro	Redondo maior Latíssimo do dorso Subescapular Coracobraquial	Deltoide Supraespinal
Protração do ombro (parte esternal)	Serrátil anterior Peitoral menor Subclávio	Romboide maior Romboide menor Trapézio médio

descritas de forma clássica, cada uma com um padrão distinto de referência da dor.[24]

Os PGs localizados na parte clavicular (Figura 42-3A) costumam trazer a dor acima do músculo deltoide anterior e, localmente, em relação à parte clavicular do próprio peitoral maior.

PGs na parte esternal do peitoral maior (Figura 42-3B) podem gerar a dor para o tórax anterior,[25-27] abaixo do aspecto medial do braço, na direção do epicôndilo medial. A dor também pode ser referida para o aspecto volar do antebraço e do lado ulnar da mão, de modo a incluir os últimos dois ou dois dedos e meio.[28] A área mais superior dessas áreas de PGs da parte esternal (Figura 42-3B) situa-se na sobrecamada tripla das partes clavicular e manubrial dos músculos peitoral maior e peitoral menor subjacente.

Nas partes costal e abdominal do músculo peitoral maior, surgem PGs em duas regiões do peitoral. Uma delas localiza-se junto à margem lateral do músculo; entretanto, o comprimento total das fibras deve ser examinado em relação à presença de PGs. Pontos-gatilho muito perto da margem (Figura 42-3C) podem causar sensibilidade mamária com hipersensibilidade do mamilo, intolerância a roupas e, muitas vezes, dor nas mamas.[29]

Mais medialmente, um PG associado a arritmias cardíacas somatoviscerais[30] pode estar localizado no lado direito, entre a quinta e a sexta costelas, logo abaixo do ponto em que a margem inferior da quinta costela cruza uma linha vertical situada no meio do caminho, entre a margem do esterno e o mamilo (Figura 42-4). Essa área do PG foi observada apenas no lado direito, a não ser em locais inversos. A sensibilidade do lugar desse PG está associada a ritmos cardíacos ectópicos, mas não a qualquer queixa de dor. Pode haver pontos sensíveis nas proximidades, acima ou entre costelas adjacentes, não pertinentes a uma arritmia cardíaca.

É importante que o clínico observe que PGs no músculo peitoral maior esquerdo podem simular sintomas de dor de uma isquemia cardíaca. Além disso, os pacientes podem desenvolver PGs no interior do músculo após um infarto do miocárdio (ativação viscerossomática).

Subclávio

O músculo subclávio pode desenvolver PGs que produzem ipsilateralmente a dor para a extremidade superior (Figura 42-5B). A dor pode se deslocar pela frente do ombro, descer para a parte frontal do braço e passar junto ao lado radial do antebraço, desviando-se do cotovelo e do punho, para reaparecer na metade radial da mão. Além disso, o paciente pode ter dor nos aspectos dorsal e volar do polegar, do indicador e do dedo médio.

3.2. Sintomas

Quando os pacientes relatam dor no peito, anteriormente no ombro, no aspecto médio do braço, no cotovelo medial e no aspecto

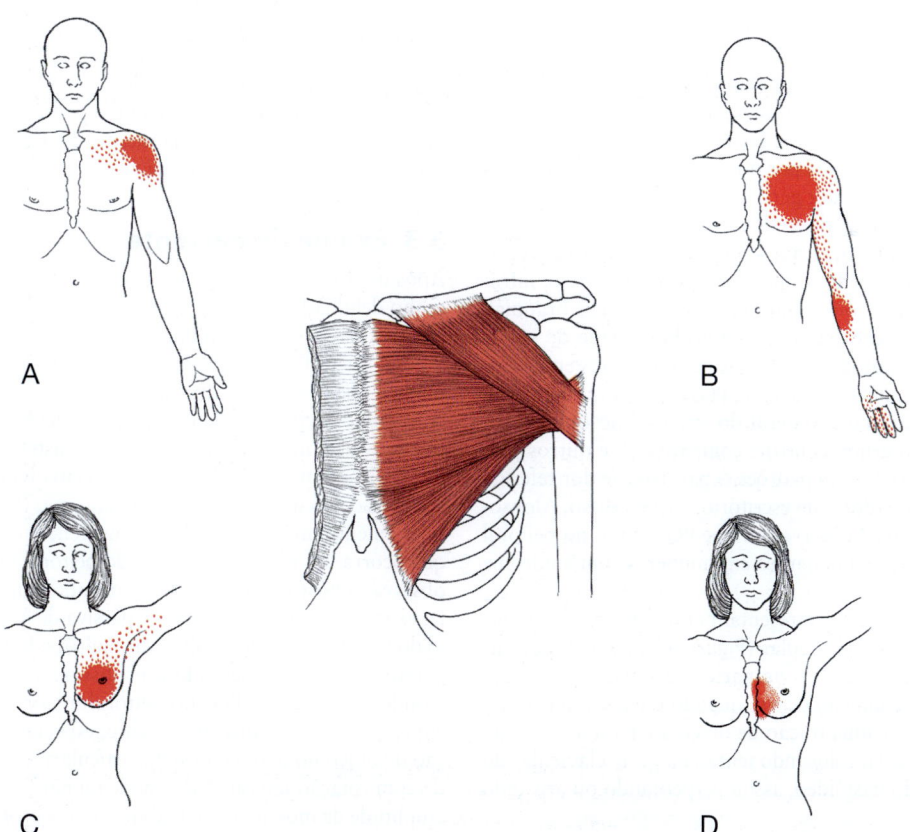

Figura 42-3 Padrões de dor referida (em vermelho) e áreas de PG no músculo peitoral maior esquerdo. Um vermelho contínuo mostra áreas essenciais de dor referida, e um vermelho pontilhado mostra áreas de dor excedentes. (A) Parte clavicular. (B) Parte intermediária do esternal. (C) Margem lateral livre do peitoral maior, que inclui fibras das partes costal e abdominal, as quais formam a dobra axilar anterior. (D) PGs paraesternais do peitoral maior.

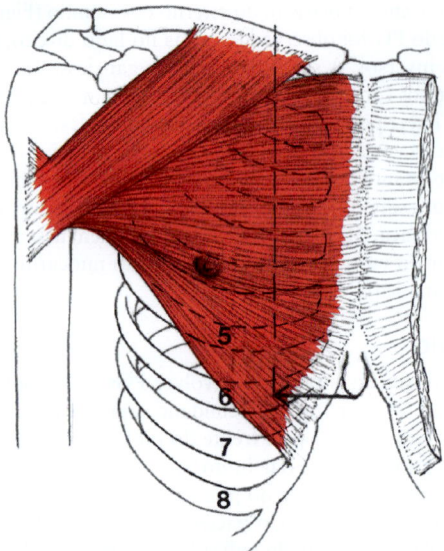

Figura 42-4 Fenômenos de PG do músculo peitoral maior direito. Localização de PG de "arritmia cardíaca" abaixo da margem inferior da quinta costela, na linha vertical que se situa a meio caminho, entre a margem do músculo esternal e a linha do mamilo. Nessa linha, a sexta costela é vista no nível da extremidade do processo xifoide (seta).

medial da mão, bem como no quarto e no quinto dedos, PGs no músculo peitoral maior devem ser levados em conta como possível fonte de sintomas. Os pacientes podem informar dor e sintomas que parecem cardíacos por natureza, mas que podem ser causados por PGs no músculo peitoral maior. Em contrapartida, PGs no peitoral maior podem ser ativados por doenças cardíacas ou eventos que resultam em queixas de dor persistente no peito, mesmo que o coração possa estar recuperado (reflexo viscerossomático).

Quando o paciente relata dor primária no aspecto anterior do ombro, os músculos peitoral maior e menor, subclávio, infraespinal, supraespinal, deltoide (anterior, medial), bíceps braquial, coracobraquial e escaleno têm a maior probabilidade de ser as fontes musculares de sintomas.[31] Outros pesquisadores encontraram uma alta predominância (66%) de PGs no peitoral maior em pacientes com a síndrome unilateral do impacto no ombro, em comparação com um grupo-controle compatível,[32] e outros pesquisadores ainda encontraram padrões expansivos de dor referida em operários e trabalhadores de escritório.[33] Além disso, Alonso-Blanco e colaboradores[34] observaram que PGs ativos no peitoral maior também eram predominantes em mulheres com síndrome fibromiálgica.

Quando os pacientes se apresentam com sintomas autonômicos e dor na região subclavicular (Figura 42-3A), é importante considerar a presença de PGs na parte clavicular do músculo peitoral maior. Esse fenômeno ocorre quando o encurtamento da parte clavicular produz uma tração de descida e para a frente na parte medial da clavícula, colocando tensão na parte clavicular do músculo esternocleidomastóideo, assim perpetuando ou ativando PGs nesse músculo.

Pacientes com PGs no peitoral maior podem estar cientes de sua dor interescapular nas costas, assim como têm em relação à dor referida por seus PGs no peitoral maior. Os PGs no peitoral podem estar latentes, sem dor, ainda que potentes como a causa da sobrecarga produtora de dor dos adutores escapulares, inclusive o trapézio médio e o romboide. PGs no músculo peitoral maior devem ser vistos como uma fonte potencial de sintomas quando o paciente tem dor na região interescapular, ao fazer adução escapular ou tentar deitar em supino. Os pacientes também podem ter dificuldade ou dor ao executarem abdução glenoumeral (em particular, abdução horizontal).

Os pacientes podem relatar sensibilidade ou dor nas mamas, com hipersensibilidade no mamilo e intolerância a roupas (alodinia). PGs na parte esternal do peitoral maior podem ser a origem desses sintomas.[29] Essa dor referida é mais comum em mulheres, mas pode ser encontrada em homens. PGs na parte central do músculo peitoral maior geram a dor em espaço amplo, acima do precórdio (quando no lado esquerdo), e podem causar sensação de constrição no peito, rapidamente confundida com angina de peito. Paciente com PGs nas fibras intermediárias da parte esquerda do músculo esternal pode ter queixas de dor intermitente e forte no peito (Figura 42-5A), que surge na região precordial com atividade no membro superior e, também, em repouso, quando os PGs são graves.

Estudos diversos relataram que o exame dos PGs reproduziram sintomas de dor em regiões do pescoço, dos ombros e das axilas em mulheres após cirurgia de câncer de mama.[35,36] Contudo, o surgimento de PGs ativos no músculo peitoral maior foi similar em mulheres que fizeram mastectomia ou lumpectomia.[37] Assim, exame e tratamento de PGs devem ser parte dos cuidados pós-operatórios de mulheres com dor no pescoço, nos ombros, nos braços e nas axilas após cirurgia de mastectomia ou lumpectomia.

Quando pacientes informam sintomas consistentes com a síndrome do desfiladeiro torácico (ver Capítulo 33, Considerações clínicas sobre dor na porção superior das costas, nos ombros e braços), o músculo subclávio deve ser visto como uma origem possível de sintomas, uma vez que o padrão de referência da dor do músculo subclávio está na mesma distribuição de sintomas de síndrome do desfiladeiro torácico.

3.3. Exame do paciente

Após um exame subjetivo minucioso, o clínico deve fazer um desenho detalhado representando o padrão de dor descrito pelo paciente. Essa descrição ajudará no planejamento do exame físico e pode ser útil no monitoramento da progressão do paciente, à medida que os sintomas melhoram ou mudam. Qualquer paciente com relatos primários de dor no peito deve avisar o clínico para que este faça uma revisão completa do sistema circulatório e pulmonar. Toda preocupação quanto ao envolvimento de um desses sistemas como uma das fontes dos sintomas deve resultar em encaminhamento imediato à sala de emergência ou a um clínico. Para que ocorra um exame adequado do peitoral maior, o clínico deve observar a postura do cíngulo do membro superior e a da escápula, examinar a amplitude ativa e passiva de movimentos do cíngulo do membro superior e observar padrões de ativação do músculo e o ritmo escapuloumeral. Esse profissional deve observar quando e onde ocorre a dor. PGs no peitoral maior podem produzir dor em repouso ou durante movimento, especialmente durante elevação de braço no plano coronal, particularmente quando combinada com rotação lateral. A dor pode ou não estar presente durante amplitude de movimento em abdução. Os profissionais creem que esse músculo possa estar envolvido sozinho, ou associado a outros PGs, nos músculos subclávio, escaleno, deltoide anterior, peitoral menor e manguito rotador.

Um paciente com encurtamento significativo do peitoral maior associado a PG irá apresentar os ombros curvados e arredondados e a cabeça mais para a frente. Observando o paciente de

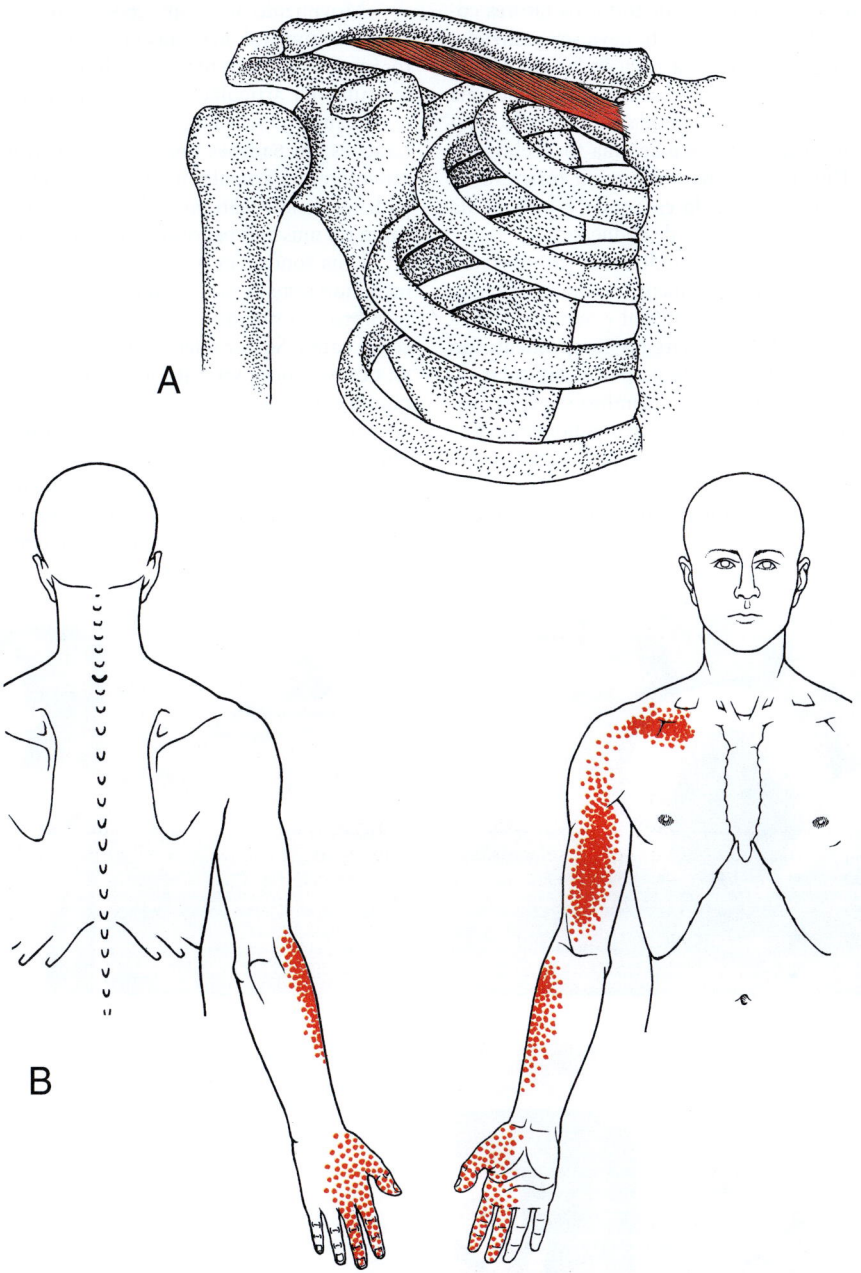

Figura 42-5 Músculo subclávio. (A) Inserções do músculo (vermelho-médio). (B) Padrão de dor referida (vermelho-escuro) de um PG subclávio. Em vermelho pontilhado, um possível excedente no aspecto lateral da mão.

costas, o clínico pode notar uma posição escapular problemática e assimetrias. Posições da cabeça escapular e umeral devem ser investigadas em repouso e durante elevação de extremidades superiores, pois um mau alinhamento pode ser fator colaborador importante para sobrecarga do músculo peitoral maior durante atividades funcionais de extremidades superiores que exijam rotação medial e adução combinadas, especialmente a partir de uma posição acima da cabeça. PGs nos músculos peitorais podem limitar a adução escapular, que pode ser testada levando-se o paciente a colocar a parte posterior da mão ipsilateral no quadril e movimentando o cotovelo posteriormente para amplitude dos movimentos para trás. Uma comparação bilateral é o indicador mais sensível de restrição quando o envolvimento muscular for unilateral. Uma reprodução de dor interescapular é outro indicador de restrição. Com esses desequilíbrios posturais, o teste manual do músculo revelará músculos interescapulares fracos ou inibidos.

Para identificar PGs no peitoral maior que possam ou não limitar a amplitude de movimentos e, assim, influenciar uma disfunção, o clínico precisa identificar amplitude limitada de movimentos por meio de teste específico dessa amplitude para todas as partes do músculo. Como o paciente com PGs no peitoral maior em isolamento, em geral, apresenta amplitude de movimentos mínima ou ausente, um exame completo de todos os fatores colaboradores ao relato de dor desse paciente deve ser realizado. O profissional pode esperar limitação da rotação lateral devido aos PGs no peitoral maior, mas ainda precisa considerar que uma elevação total dos ombros pode estar limitada em razão da rotação lateral pré-requisitada para o alcance de uma total elevação (abdução ou flexão).[24] Um sinal útil para distinguir restrição do peitoral maior de restrição do músculo escapular é uma perda maior da rotação lateral a 90° *versus* 45° de abdução.[38]

PGs no músculo peitoral maior, quando envolvido isoladamente, causam restrição mínima de movimento no ombro. O teste de Apley (extensão do ombro, rotação medial e adução, Figura 21-3A) pode auxiliar a identificar déficits no comprimento do músculo em razão de PGs, especialmente na parte clavicular do músculo. Durante esse teste, o cíngulo do membro superior não deve se inclinar anteriormente para a frente, ao mesmo tempo que o paciente tenta alcançar a mão do lado afetado pelas costas e chegar o mais longe possível em direção à escápula oposta. Testes adicionais do comprimento do peitoral maior podem ser realizados em supino (Figura 42-6A a C).

Movimento articular acessório deve ser testado nas articulações glenoumeral, acromioclavicular, esternoclavicular, escapulotorácica e na caixa torácica. Muitas vezes, uma hipomobilidade articular na articulação esternoclavicular ou na caixa torácica pode causar déficit na elevação do ombro, contribuindo para alterações em padrões normais de ativação muscular. Disfunções articulares na articulação glenoumeral também podem prejudicar padrões de ativação muscular capazes de participação na sobrecarga do músculo peitoral maior e do manguito rotador.

Uma sondagem – como um exame neurológico da cervical –, incluindo teste de mobilidade dos tecidos neuronais do cíngulo do membro superior, deve ser feita para eliminar sintomas radiculares como causa. Se dor referida nas mãos e/ou nos dedos está presente, também deve ser feito um exame clínico de tecidos locais no punho e na mão.

Sintomas originários de PGs no peitoral maior devem ser diferenciados daqueles originários nos músculos subclávio e escaleno. O subclávio tem uma associação mais próxima com dor no antebraço lateral e na lateral da mão, ao passo que o peitoral maior está associado à dor no cotovelo medial, no antebraço e na

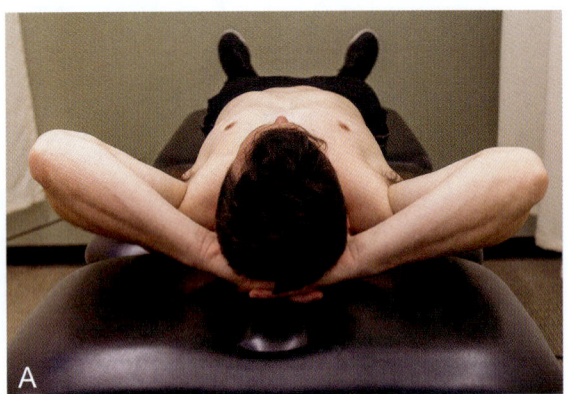
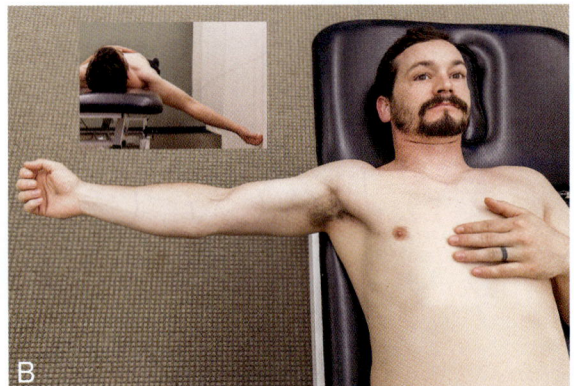
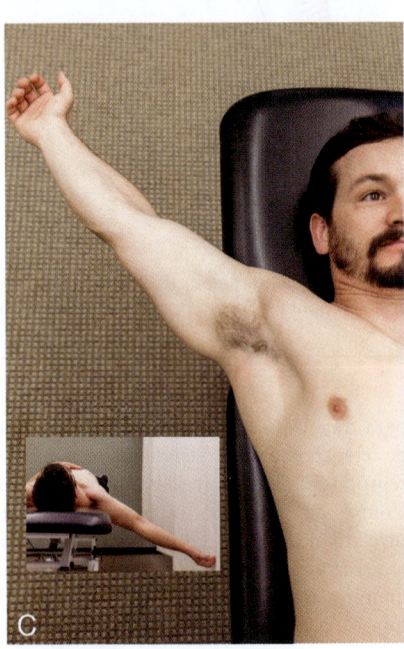

Figura 42-6 Teste do comprimento do peitoral maior. (A) Sondagem bilateral rápida. (B) Parte clavicular. (C) Partes esternal e abdominal. O úmero deve ser capaz de descer abaixo da horizontal em caso de comprimento normal do músculo peitoral maior.

mão. Dor referida no escaleno assemelha-se ao padrão de dor referida no subclávio. Pode ser usado o teste de flexão dos dedos da mão (ver Figura 20-6) para diferenciar envolvimento do músculo escaleno daquele do músculo subclávio ou peitoral maior. Se o teste for positivo, os músculos escalenos podem estar envolvidos, porque PGs ou restrições no peitoral maior ou no subclávio possivelmente não influenciam esse teste.

É provável que o paciente com dor no peito, devido à PGs no peitoral maior, informe dor referida adicional e restrição de movimentos no ombro em razão de PGs associados em músculos do cíngulo do membro superior com relação funcional, algo que também deve ser levado em conta.

3.4. Exame de pontos-gatilho
Peitoral maior
A maioria dos PGs encontrados na parte clavicular e os PGs na parte paraesternal do músculo são identificados por palpação transversa (Figura 42-7A e B). PGs nas partes intermediária e lateral das partes esternal e costal são mais bem localizados por palpação plana transversa (Figura 42-7B). O músculo pode ser colocado sob tensão mínima a moderada por abdução do ombro entre 60 e 90°, para maximizar a sensibilidade local encontrada na banda tensionada. Reações locais de contração podem ou não ser provocadas, embora sejam de fácil obtenção, pois se trata de um músculo superficial. A parte lateral do peitoral maior é um dos músculos mais fáceis onde identificar bandas tensionadas por palpação em pinça transversa (Figura 42-7C). Em mulheres com mamas grandes, a posição em decúbito lateral pode ser usada, já que a gravidade auxiliará a movimentar, medialmente, o tecido mamário, possibilitando um melhor acesso às fibras do peitoral maior (Figura 42-7D).

Para encontrar o PG da "arritmia cardíaca" (Figura 42-5B), a ponta do processo xifoide é localizada. Em seguida, neste nível do lado direito, em uma linha vertical no meio do caminho entre a margem da parte esternal e a linha do mamilo, a região do afundamento entre a quinta e a sexta costelas é examinada em busca de local sensível. Esse PG é encontrado pressionando-se para cima contra a margem inferior da quinta costela e investigando presença de local sensível. Nesse ponto, a sensibilidade também pode ser causada por um PG em um músculo intercostal em vez de um PG localizado no peitoral maior.

Subclávio
O músculo subclávio precisa ser palpado por meio da parte clavicular do músculo peitoral maior, e a localização do PG é mais bem alcançada com o peitoral maior colocado nesse local mais solto. Para tal, o ombro em relaxamento do paciente é colocado em adução e rotação medial. O profissional consegue palpar PGs no subclávio, na porção lateral do terço médio da clavícula, girando o dedo palpador sob a clavícula, indo bem fundo no recesso e cruzando as fibras tensionadas (Figura 42-8). A palpação da banda tensionada de um PG não é confiável por meio do músculo peitoral maior. PGs também podem ser encontrados na inserção do músculo, quase lateralmente à articulação costoclavicular e abaixo dela, a partir dos PGs subclaviculares centrais encontrados mais perto da clavícula média.

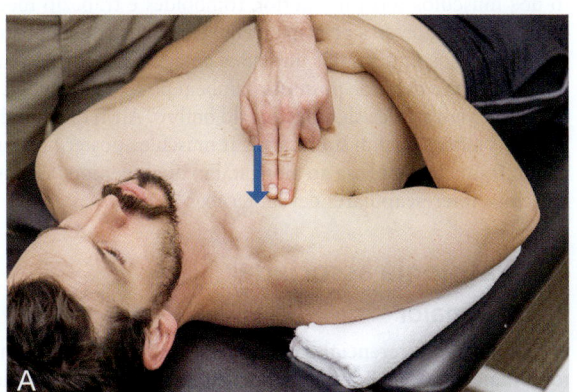
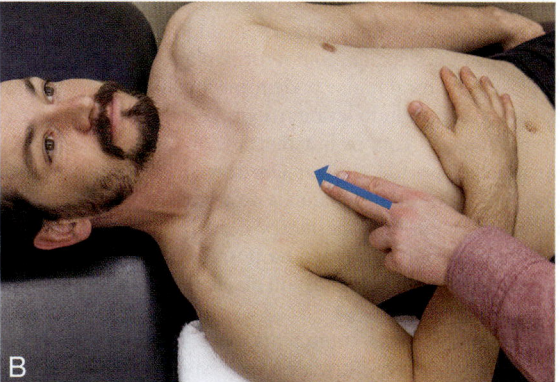
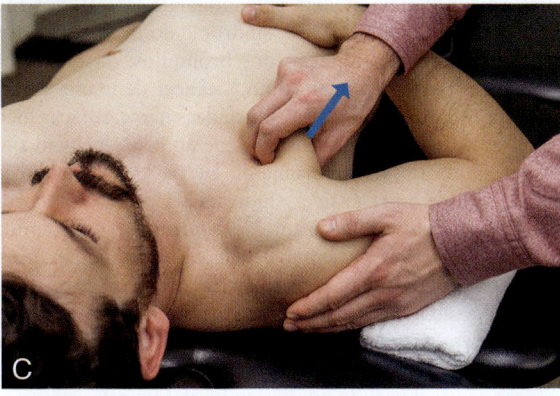
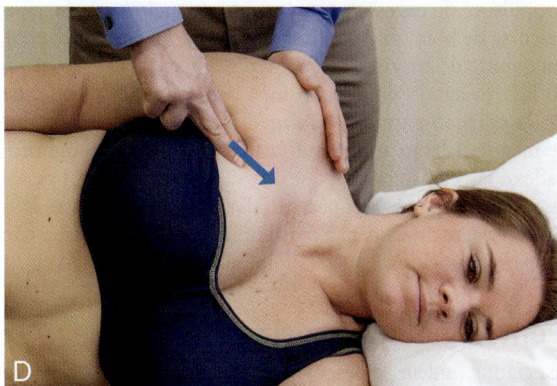

Figura 42-7 Palpação em busca de PGs no peitoral maior. (A) Palpação plana transversa da parte clavicular. (B) Palpação plana transversa da parte esternal. (C) Porção lateral, com palpação em pinça transversa. (D) Palpação plana transvesa, com paciente do sexo feminino em decúbito lateral.

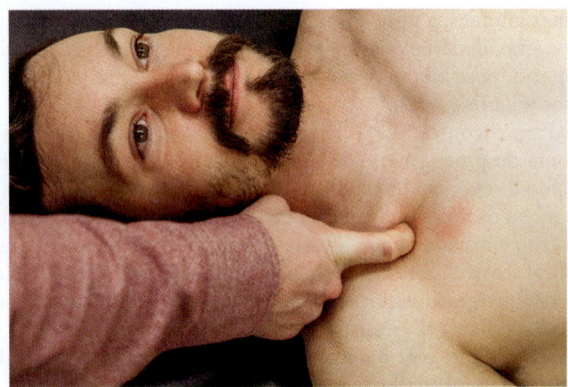
Figura 42-8   Palpação do músculo subclávio.

4. DIAGNÓSTICO DIFERENCIAL
4.1. Ativação e perpetuação de pontos-gatilho

Em qualquer parte do músculo peitoral maior, os PGs podem ser ativados por carga excêntrica não habitual, exercício excêntrico no peitoral maior destreinado ou carga concêntrica máxima ou submáxima.[39] PGs também podem ser ativados ou agravados quando o músculo é colocado em uma posição encurtada ou alongada por período prolongado.

PGs no peitoral maior são ativados e perpetuados por uma postura arredondada dos ombros, pois ela produz encurtamento sustentado dos músculos peitorais. É possível que ocorra essa ativação ao sentar-se por muito tempo e, quando na posição em pé, com uma postura desleixada, com o tórax plano.

Os PGs do peitoral maior podem ser ativados ou reativados de várias formas, incluindo levantar itens pesados ou treinar com pesos (especialmente com os braços pressionados para a frente), carregar mochila pesada, utilizar em demasia adução do braço (como no uso de cortadores manuais de cerca viva), levantar algo por muito tempo em uma mesma posição (p. ex., ao usar uma serra elétrica), imobilizar o braço na posição de adução (o braço em uma tala ou aparelho gessado) ou níveis elevados de ansiedade por tempo prolongado.

Atividades esportivas, como tênis, vôlei, natação e golfe, podem provocar forças repetitivas ou excessivas sobre o peitoral maior. Essas atividades, que exigem que o peitoral produza uma força propulsora ou excessiva (movimento do nado borboleta, jogada de corte de bola no jogo, flexões com apoio em um banco), colocam o músculo em risco de desenvolver PGs.

No infarto agudo do miocárdio, a dor costuma ser referida a partir do coração para a região média dos músculos peitorais maior e menor. A lesão ao músculo cardíaco dá início a um processo reflexo viscerossomático, que ativa PGs nos músculos peitorais maior e menor. Após recuperação de infarto agudo, esses PGs que se autoperpetuam tendem a persistir na parede torácica, a não ser que sejam removidos.

4.2. Pontos-gatilho associados

PGs associados podem se desenvolver nas áreas de dor referida causada por algum PG em outro músculo.[58] Portanto, músculos nas áreas de dor referida de cada músculo acometido também devem ser examinados. Os músculos esternal (ver Capítulo 43, Músculo esternal) e peitoral menor (ver Capítulo 44, Músculo peitoral menor) apresentam um padrão similar de dor referida e uma relação anatômica próxima com o músculo peitoral maior. PGs nos músculos escalenos (ver Capítulo 20, Músculos escalenos) também referem a dor à região do peitoral e devem ser considerados diante de suspeita de PGs no peitoral maior.[28]

Muitos músculos do ombro e das extremidades superiores devem ser examinados em relação a PGs associados quando a disfunção do peitoral maior for tratada. PGs na parte torácica do músculo iliocostal do lombo, entre a segunda e a sexta vértebras torácicas à esquerda,[59] e a região do músculo reto do abdome superior esquerdo induzem dor no peito que simula a dor de origem cardíaca, podendo coexistir com PGs no peitoral maior.[60] Os músculos deltoide anterior, coracobraquial, bíceps braquial, braquial, flexor ulnar do carpo, flexor superficial e profundo dos dedos e adutor do dedo mínimo estão no padrão de dor referida do peitoral maior, podendo abrigar PGs associados. O músculo subclávio partilha o padrão de dor referida proximal no peito, no ombro anterior e na porção superior do braço; entretanto, seu padrão de dor referida espalha-se até o aspecto radial do antebraço e da mão, em vez do aspecto ulnar. Os músculos pronador redondo, supinador, extensor dos dedos, braquiorradial e extensor radial longo do carpo devem ser examinados também em relação à presença de PGs associados.

Além disso, os músculos que compõem a unidade funcional também podem ter PGs associados. Os músculos deltoide anterior e coracobraquial são sinergistas que substituem função comprometida do peitoral maior. O subescapular, o redondo maior e o latíssimo do dorso, os quais também parte da unidade funcional sinérgica, podem desenvolver PGs associados. Costuma ocorrer envolvimento dos músculos serrátil anterior, romboides e trapézio médio, os quais são antagonistas principalmente em paciente com postura arredondada dos ombros. Os músculos antagonistas infraespinal, redondo maior e deltoide posterior também podem desenvolver PGs, resultando em rigidez significativa do ombro. Além disso, músculos peitorais tensos podem sobrecarregar músculos posteriores, ocasionando fraqueza dolorosa ao alongar. Em qualquer um dos casos, os músculos interescapulares devem receber atenção.

4.3. Patologia associada
Peitoral maior

O diagnóstico diferencial de sintomas causados por PGs no peitoral maior deve incluir angina de peito, ruptura no músculo ventral,[40] tendinite bicipital, tendinite supraespinal, bursite subacromial, epicondilalgia medial, epicondilalgia lateral, dor radicular C5-C6, dor radicular C7-C8, síndrome do desfiladeiro torácico, neurite intercostal, irritação dos brônquios, da pleura e/ou do esôfago, enfisema de mediastino,[41] câncer de mama e câncer de pulmão. Algumas síndromes esqueléticas não cardíacas menos comuns que causam dor e sensibilidade no peito incluem síndrome da parede torácica,[42] síndrome de Tietze,[43,44] costocondrite, síndrome xifoide hipersensível, síndrome da captura precordial,[45,46] síndrome da costela deslizante[47] e síndrome da extremidade da costela.[48] Todos os pacientes devem ser examinados minuciosamente para determinar se os sintomas ocorrem, parcial ou totalmente, devido à dor e à sensibilidade miofasciais referidas, principalmente em virtude de PGs no peitoral maior. Em relação a essas condições, há relatos de algumas conseguirem alívio com injeção na área sensível usando anestésico local, sem referência a exames em busca de PGs. Uma vez que alívio via injeção é característico dos PGs, o final da dor pode ser alcançado pelo tratamento despercebido de uma disfunção muscular.

O peitoral maior é um de quatro músculos capazes de produzir sintomas miofasciais consistentes com síndrome do desfiladeiro torácico (ver Capítulo 33 para mais informações sobre essa condição). Esse músculo e o latíssimo do dorso, o redondo maior e o subescapular, de modo individual e combinado, produzem dor referida que simula síndrome do desfiladeiro torácico. O paciente pode, porém, ter uma compressão real ou uma síndrome do desfiladeiro torácico compressiva, com sintomas similares, e dor referida de PGs do escaleno também pode estar presente.

Quando um paciente informa incômodo nas mamas (sensibilidade referida), ele pode descrever uma sensação de congestão nessa mama. Em comparação com o outro lado, a mama pode estar levemente aumentada, com sensação de muita massa. Esses sinais de drenagem linfática comprometida, provavelmente devido à compressão ou à inibição reflexa do peristaltismo, logo desaparecem após desativação dos PGs responsáveis na margem lateral do músculo peitoral maior tensionado (Figura 42-3C). O paciente que se apresenta com mamas doloridas ou enrijecidas, geralmente com hipersensibilidade do mamilo a contato leve, pode ter PGs na margem lateral do peitoral maior[28,29] (Figura 42-3C). A ideia de ter um câncer pode ser um medo manifestado, mas não manifestado grave, em pacientes que, mais tarde, expressam imenso alívio ao saberem que a dor tem uma causa miofascial benigna passível de tratamento.

Outros autores perceberam que PGs no peitoral maior podem estimular os sintomas da angina de peito[49] e exemplificaram padrões similares de dor referida para PGs no peitoral maior, nas partes clavicular e costal[50] e na parte esternal e nas margens medial e lateral.[51] A intensidade, a qualidade e a distribuição de uma dor cardíaca real podem ser reproduzidas pela dor referida de PGs ativos em músculos peitorais anteriores.[52-54] Embora esses padrões possam simular dor cardíaca, a dor do PG mostra uma variabilidade maior em sua reação à atividade cotidiana, em comparação com a reação mais consistente ao exercício na angina de peito.

Um diagnóstico definitivo de PGs ativos, com base em seus sinais e sintomas característicos e em uma reação forte ao tratamento local, não exclui doença cardíaca. Relacionado a esse desafio diagnóstico está o fato de que uma dor não cardíaca pode induzir alterações transitórias em ondas T no eletrocardiograma.[55] Um problema cardíaco pode coexistir e deve ser descartado por meio de exames apropriados da função cardíaca.[56]

PGs no peitoral maior parecem ter efeitos somatoviscerais no coração. Um exemplo comum dessa reação somatovisceral é encontrado em pacientes que tiveram episódios de taquicardia supraventricular, contrações supraventriculares prematuras ou contrações ventriculares prematuras sem outra evidência de doença cardíaca. O paciente com tal ritmo ectópico deve fazer exames em busca de PGs na região peitoral direita, entre a quinta e a sexta costelas, no local específico antes descrito[30] (Figura 42-5B). Embora esse PG seja sensível à palpação, não costuma dar origem à dor referida. A desativação do PG rapidamente restaura o ritmo sinusal normal quando o PG está contribuindo para um ritmo supraventricular ectópico, e ainda pode eliminar recorrências da arritmia paroxística ou contrações prematuras frequentes por período prolongado.

Além dos efeitos somatoviscerais, há estudos que demonstram a existência de um efeito viscerossomático entre as estruturas viscerais na cavidade torácica e a musculatura na parede anterior do tórax. Um exemplo dessa interação viscerossomática miofascial começa com insuficiência arterial coronariana, ou outra doença intratorácica, que refere dor ao peito anterior. Em consequência dessa dor referida, surgem PGs nos músculos peitorais somáticos. Kennard e Haugen[57] relataram a presença de PGs palpáveis nos músculos torácicos para dor no braço e no peito e em relação ao processo de doença responsável pela dor. Eles descobriram que 61% de 72 pacientes com doença cardíaca, 48% de 35 pacientes com outra doença torácica visceral e 20% de 46 pacientes com doença pélvica e em extremidade inferior tinham PGs sensíveis em músculos torácicos. Nos pacientes com dor no peito e no braço em razão de doença cardíaca ou outra doença intratorácica unilateral, PGs sensíveis estavam solidamente localizados no lado afetado.[57]

Subclávio

Encurtamento do músculo subclávio por PGs pode contribuir para sintomas de síndrome do desfiladeiro torácico vascular. Esse encurtamento em razão de PGs fará descer a clavícula na direção da artéria e da veia subclávias, uma vez que elas passam acima da primeira costela. Em alguns pacientes, essa pressão é capaz de contribuir para, ou causar, compressão e sintomas de uma síndrome do desfiladeiro torácico vascular. Ver Capítulo 33, que traz mais informações sobre a síndrome do desfiladeiro torácico e considerações miofasciais.

5. AÇÕES CORRETIVAS

O paciente com PGs no peitoral maior deve alterar as atividades que, repetidamente, estressam seu músculo, como levar mochila pesada e treinar com pesos (especialmente flexões com apoio em um banco). A correção de uma postura arredondada dos ombros e a manutenção de uma boa dinâmica postural são essenciais para um alívio duradouro de PGs do peitoral. Na posição em pé, os pacientes não devem ser encorajados a, de forma ativa, manter os ombros para trás ou perfilar-se em uma "postura militar", pois essa atitude agravará o músculo peitoral e os PGs interescapulares. Focar na posição da cabeça e em ficar ereto possibilitará aos ombros encontrarem sua posição de repouso apropriada.

Postura de apoio ao dormir é fundamental para uma solução duradoura de PGs no peitoral maior. Ao dormir, o paciente deve evitar encurtamento do peitoral maior, o que ocorre quando os braços são dobrados sobre o peito. Pode ser usado um travesseiro em apoio aos braços, evitando essa posição. Quando deitado sobre o lado sem dor, o paciente deve apoiar o antebraço superior em um travesseiro, de modo a evitar que o braço penda para fora da cama, assim encurtando o músculo peitoral maior afetado (ver Figura 22-4A). Quando o paciente se deita sobre o lado afetado, o travesseiro se encaixa na axila, entre o braço e o peito, evitando encurtamento indevido do peitoral maior (ver Figura 7-5B). Além disso, o canto do travesseiro deve ser posicionado entre a cabeça e o ombro, levando o ombro para trás, e não posicionado debaixo do ombro (ver Figura 7-5A).

Quando sentado por período prolongado, ou quando diante do computador, a cadeira deve ser ajustada de modo a apoiar a lordose lombar natural, com teclado e monitor ajustados de forma apropriada para prevenir ombro arredondado desleixado e postura da cabeça para a frente. Os pacientes devem ser desestimulados a forçar os ombros para trás com ação muscular, pois isso agravará os sintomas. Mais informações sobre postura encontram-se no Capítulo 76, Considerações posturais.

PGs no peitoral maior podem ser autotratados com liberação miofascial mantida por meio de uma bola de tênis ou de outros instrumentos para liberar PGs. Nos homens, a totalidade do peitoral maior pode ser acessada com facilidade pela pele; nas mulheres, a parte superior do peitoral maior pode ser tratada pela pele, e a parte esternal deve ser acessada ao movimentar para o lado o tecido mamário o máximo possível. Uma bola de tênis, um instrumento para liberação miofascial, ou autoliberação miofascial mantida podem ser usadas na posição sentada, utilizando o lado não afetado para a realização da técnica (Figura 42-9A e B).

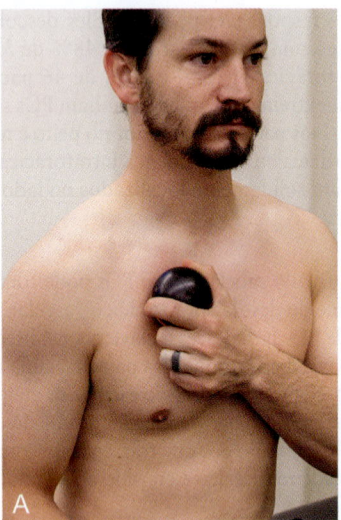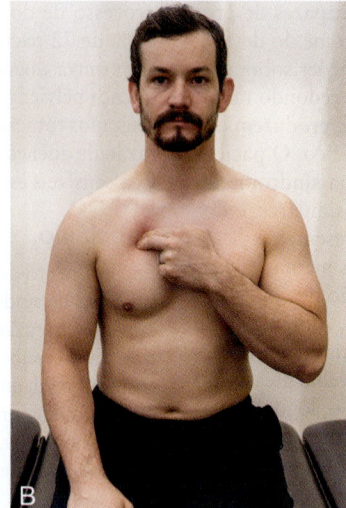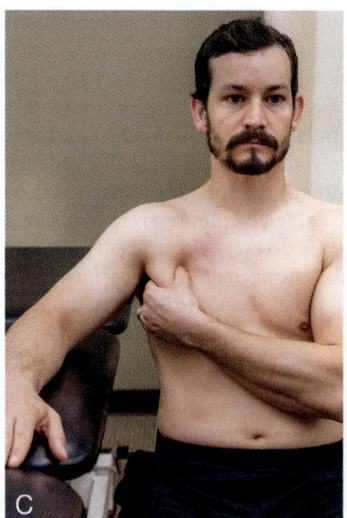
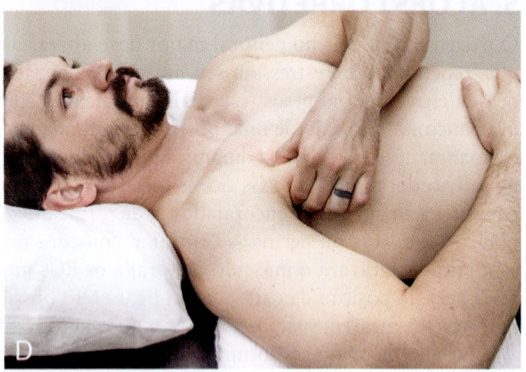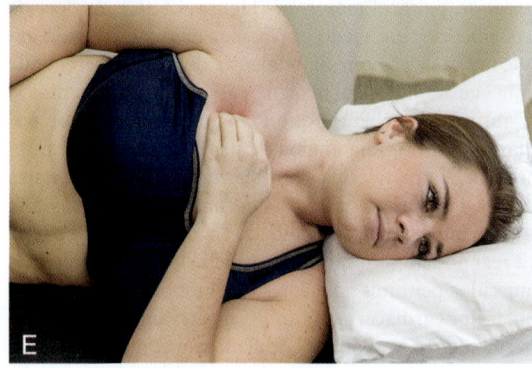

Figura 42-9 Autoliberação miofascial de PGs no músculo peitoral maior. (A) Instrumento de liberação miofascial de PG. (B) Autoliberação miofascial. (C) Autoliberação miofascial usando pegada em pinça com paciente sentado. (D) Supino. (E) Posição em decúbito lateral para paciente do sexo feminino.

Para o aspecto lateral do peitoral maior, uma pegada em pinça pode ser empregada para tratamento de autoliberação miofascial (Figura 42-9C e D). Deve ser aplicada pressão em PGs, mantida durante 15 a 30 segundos, e repetida entre 6 a 10 vezes. Essa técnica pode ser usada várias vezes ao dia, desde que resultados favoráveis estejam sendo alcançados. Em mulheres com seios grandes, pode ser usada a posição em supino ou em decúbito lateral, já que a gravidade ajudará a movimentar o tecido mamário, afastando-o. Por exemplo, se o peitoral maior tiver PGs que necessitem de tratamento, o paciente deita sobre o lado esquerdo, dando acesso à margem axilar direita para o autotratamento com a mão oposta (Figura 42-9E).

Técnicas de alongamento para o músculo peitoral maior devem ser suaves, porque alongar esse músculo também alongará os outros rotadores mediais da articulação do ombro e tecidos neurais. Alongamento usando marcos de porta são úteis para alongar todos os adutores e rotadores mediais dos ombros. O paciente coloca-se na posição em pé em frente a uma porta com marco estreito, usando os antebraços encostados contra o revestimento da porta para prender antebraços e as passadas para a frente, por meio da passagem, alongando os músculos (Figura 42-10). O paciente não deve segurar o batente da porta e a maçaneta, já que fazer isso interfere no relaxamento muscular necessário à eficácia do alongamento. Um dos pés é colocado na frente do outro, e o joelho mais à frente é dobrado de modo a aceitar a mudança para a frente do peso do corpo. O paciente mantém ereta a cabeça, olhando bem para a frente, não levando a cabeça para a frente nem olhando para o chão. À medida que o joelho mais à frente flexiona e o paciente leva o corpo através da passagem da porta, um alongamento suave, lento e passivo é realizado bilateralmente sobre o peitoral maior e sobre seus músculos sinérgicos. O alongamento suave é mantido por 30 segundos e pode ser repetido até cinco ou seis vezes. O paciente faz uma pausa, relaxa e faz algumas respirações abdominais entre cada ciclo, fomentando o relaxamento.

A posição da mão contra o batente da porta é ajustada de modo a aplicar o alongamento em diferentes bandas tensionadas no músculo. Fibras da parte clavicular são mais bem alongadas na posição inferior da mão (Figura 42-10A). Erguendo as mãos até sua posição média, com a porção superior dos braços na horizontal (Figura 42-10B), a parte esternal é alongada. Movimentando as mãos o mais alto possível, mantendo os antebraços contra o batente da porta (Figura 42-10C), são alongadas as fibras costais e abdominais mais verticais, que formam a margem lateral do músculo. Ao realizar esse exercício de alongamento, o paciente deve ser estimulado a distinguir as sensações diferentes do alongamento de cada parte do músculo. Uma vez que outras estruturas também são alongadas com essa técnica, a meta deve ser um alongamento suave e confortável. Esse exercício pode ser combinado com os princípios da contração-relaxamento e da inibição recíproca para um bom aproveitamento.

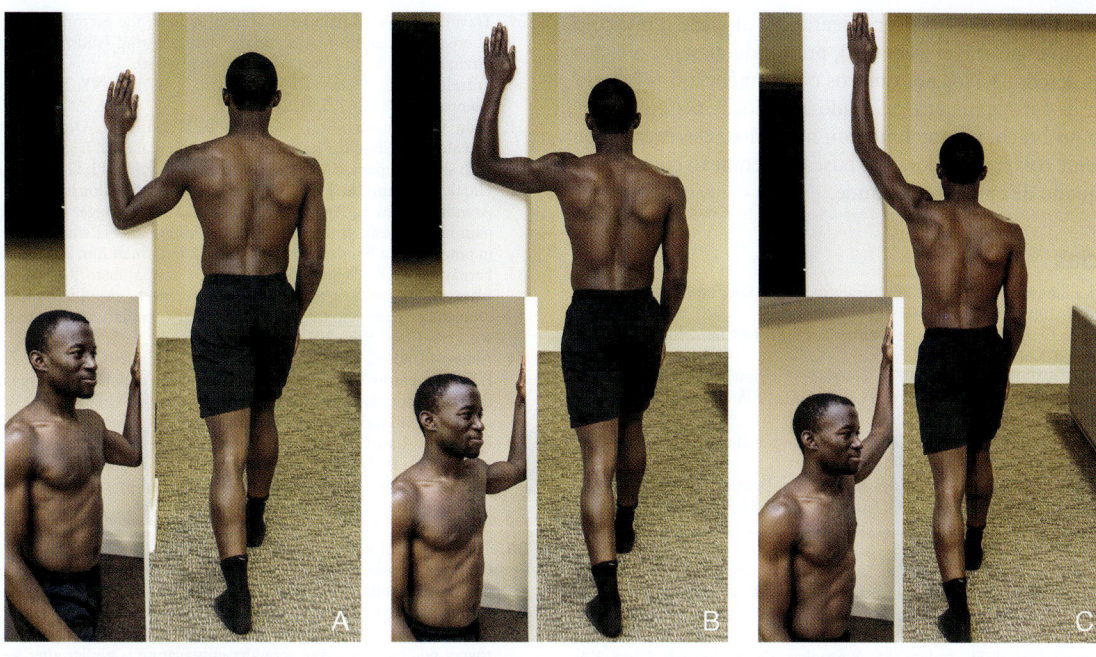

Figura 42-10 Autoalongamento do músculo peitoral maior. (A) Posição mais baixa do braço. (B) Posição média. (C) Posição alta.

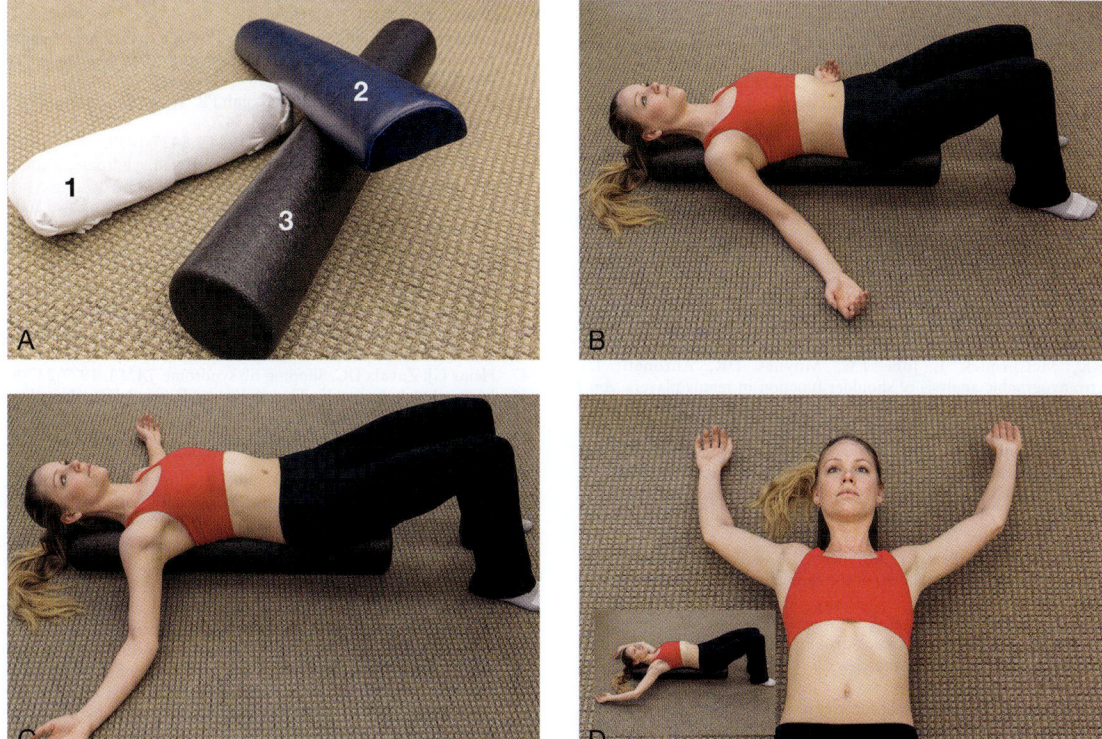

Figura 42-11 Alongamento em supino com almofada. (A) Exemplos de almofadas: *1*, toalha enrolada em lençol; *2*, rolo com metade da espuma; *3*, rolo com a totalidade da espuma. (B) Posição baixa. (C) Posição média. (D) Posição alta.

Em pacientes que exigem um alongamento menos agressivo, o apoio de um rolo com uma toalha ou almofada pode ser usado na posição supina, deitada em colchete. O rolo, ou a almofada, é posicionado verticalmente, no centro da coluna, apoiando a cabeça e a coluna torácica. Todas as partes do peitoral maior podem ser alongadas suavemente nessa posição. Cada movimento pode ser mantido por 30 segundos e repetido até cinco vezes (Figura 42-11A a D).

A completa eficácia dessas técnicas de alongamento exige que o paciente esteja consciente da intensidade do movimento de alongamento. O paciente deve ser orientado a alongar o músculo até uma tensão confortável (sem dor), prestando atenção a todos os sintomas desconhecidos nos ombros ou dormência dos braços/mãos, além de formigamento. Sentindo dor, dormência e/ou formigamento no braço, no antebraço ou nas mãos, ele interrompe imediatamente o exercício, devendo buscar orientação com profissional adequado de cuidados de saúde.

Referências

1. Petilon J, Ellingson CI, Sekiya JK. Pectoralis major muscle ruptures. *Oper Tech Sports Med*. 2005;13(3):162-168.
2. Standring S. *Gray's Anatomy: The Anatomical Basis of Clinical Practice*. 41st ed. London, UK: Elsevier; 2015.
3. ElMaraghy AW, Devereaux MW. A systematic review and comprehensive classification of pectoralis major tears. *J Shoulder Elbow Surg*. 2012;21(3):412-422.
4. Haley CA, Zacchilli MA. Pectoralis major injuries: evaluation and treatment. *Clin Sports Med*. 2014;33(4):739-756.
5. Porterfield JA, DeRosa C. *Mechanical Shoulder Disorders: Perspectives in Functional Anatomy*. St. Louis, MO: Saunders; 2004:81-82.
6. Ashley GT. The manner of insertion of the pectoralis major muscle in man. *Anat Rec*. 1952;113(3):301-307.
7. Kendall FP, McCreary EK. *Muscles: Testing and Function, with Posture and Pain*. 5th ed. Baltimore, MD: Lippincott Williams & Wilkins; 2005.
8. Neumann DA. *Kinesiology of the Musculoskeletal System: Foundations for Rehabilitaion*. 2nd ed. St. Louis, MO: Mosby; 2010.
9. Wattanaprakornkul D, Halaki M, Boettcher C, Cathers I, Ginn KA. A comprehensive analysis of muscle recruitment patterns during shoulder flexion: an electromyographic study. *Clin Anat*. 2011;24(5):619-626.
10. Wickham J, Pizzari T, Stansfeld K, Burnside A, Watson L. Quantifying 'normal' shoulder muscle activity during abduction. *J Electromyogr Kinesiol*. 2010;20(2):212-222.
11. Decker MJ, Tokish JM, Ellis HB, Torry MR, Hawkins RJ. Subscapularis muscle activity during selected rehabilitation exercises. *Am J Sports Med*. 2003;31(1):126-134.
12. Jobe FW, Perry J, Pink M. Electromyographic shoulder activity in men and women professional golfers. *Am J Sports Med*. 1989;17(6):782-787.
13. Pink M, Jobe FW, Perry J. Electromyographic analysis of the shoulder during the golf swing. *Am J Sports Med*. 1990;18(2):137-140.
14. Gowan ID, Jobe FW, Tibone JE, Perry J, Moynes DR. A comparative electromyographic analysis of the shoulder during pitching. Professional versus amateur pitchers. *Am J Sports Med*. 1987;15(6):586-590.
15. Glousman R, Jobe F, Tibone J, Moynes D, Antonelli D, Perry J. Dynamic electromyographic analysis of the throwing shoulder with glenohumeral instability. *J Bone Joint Surg Am*. 1988;70(2):220-226.
16. Digiovine NM, Jobe FW, Pink M, Perry J. An electromyographic analysis of the upper extremity in pitching. *J Shoulder Elbow Surg*. 1992;1(1):15-25.
17. Ryu RK, McCormick J, Jobe FW, Moynes DR, Antonelli DJ. An electromyographic analysis of shoulder function in tennis players. *Am J Sports Med*. 1988; 16(5):481-485.
18. Bankoff AD, Fonseca Neto DR, Zago LC, Moraes AC. Electromyographical study of the pectoralis major (sternocostal part) and deltoid muscles (middle fibers) in volleyball sequential actions. *Electromyogr Clin Neurophysiol*. 2006;46(1):27-33.
19. Rokito AS, Jobe FW, Pink MM, Perry J, Brault J. Electromyographic analysis of shoulder function during the volleyball serve and spike. *J Shoulder Elbow Surg*. 1998;7(3):256-263.
20. Nuber GW, Jobe FW, Perry J, Moynes DR, Antonelli D. Fine wire electromyography analysis of muscles of the shoulder during swimming. *Am J Sports Med*. 1986;14(1):7-11.
21. Pink M, Jobe FW, Perry J, Kerrigan J, Browne A, Scovazzo ML. The normal shoulder during the butterfly swim stroke. An electromyographic and cinematographic analysis of twelve muscles. *Clin Orthop Relat Res*. 1993;(288):48-59.
22. Jonsson S, Jonsson B. Function of the muscles of the upper limb in car driving. IV: the pectoralis major, serratus anterior and latissimus dorsi muscles. *Ergonomics*. 1975;18(6):643-649.
23. Illyes A, Kiss RM. Shoulder muscle activity during pushing, pulling, elevation and overhead throw. *J Electromyogr Kinesiol*. 2005;15(3):282-289.
24. Simons DG, Travell J, Simons L. *Travell & Simon's Myofascial Pain and Dysfunction: The Trigger Point Manual*. Vol 1. 2nd ed. Baltimore, MD: Williams & Wilkins; 1999.
25. Kelly M. Pain in the chest: observations on the use of local anaesthesia in its investigation and treatment. *Med J Aust*. 1944;1:4-7.
26. Winter Z. Referred pain in fibrositis. *Med Rec*. 1944;157:34-37.
27. Long C 2nd. Myofascial pain syndromes. III. Some syndromes of the trunk and thigh. *Henry Ford Hosp Med Bull*. 1956;4(2):102-106.
28. Travell J, Rinzler SH. The myofascial genesis of pain. *Postgrad Med*. 1952; 11(5):425-434.
29. Travell J. Referred pain from skeletal muscle; the pectoralis major syndrome of breast pain and soreness and the sternomastoid syndrome of headache and dizziness. *N Y State J Med*. 1955;55(3):331-340.
30. Travell J. *Office Hours: Day and Night*. New York, NY: The World Publishing Company; 1968:261, 263, 264.
31. Bron C, Dommerholt J, Stegenga B, Wensing M, Oostendorp RA. High prevalence of shoulder girdle muscles with myofascial trigger points in patients with shoulder pain. *BMC Musculoskelet Disord*. 2011;12(1):139-151.
32. Hidalgo-Lozano A, Fernández de las Peñas C, Alonso-Blanco C, Ge HY, Arendt-Nielsen L, Arroyo-Morales M. Muscle trigger points and pressure pain hyperalgesia in the shoulder muscles in patients with unilateral shoulder impingement: a blinded, controlled study. *Exp Brain Res*. 2010;202(4):915-925.
33. Fernández de las Peñas C, Grobli C, Ortega-Santiago R, et al. Referred pain from myofascial trigger points in head, neck, shoulder, and arm muscles reproduces pain symptoms in blue-collar (manual) and white-collar (office) workers. *Clin J Pain*. 2012;28(6):511-518.
34. Alonso-Blanco C, Fernández de las Peñas C, Morales-Cabezas M, Zarco-Moreno P, Ge HY, Florez-Garcia M. Multiple active myofascial trigger points reproduce the overall spontaneous pain pattern in women with fibromyalgia and are related to widespread mechanical hypersensitivity. *Clin J Pain*. 2011;27(5):405-413.
35. Fernandez-Lao C, Cantarero-Villanueva I, Fernández de las Peñas C, Del-Moral-Avila R, Arendt-Nielsen L, Arroyo-Morales M. Myofascial trigger points in neck and shoulder muscles and widespread pressure pain hypersensitivtiy in patients with postmastectomy pain: evidence of peripheral and central sensitization. *Clin J Pain*. 2010;26(9):798-806.
36. Torres Lacomba M, Mayoral del Moral O, Coperias Zazo JL, Gerwin RD, Goni AZ. Incidence of myofascial pain syndrome in breast cancer surgery: a prospective study. *Clin J Pain*. 2010;26(4):320-325.
37. Fernandez-Lao C, Cantarero-Villanueva I, Fernández de las Peñas C, Del-Moral-Avila R, Menjon-Beltran S, Arroyo-Morales M. Development of active myofascial trigger points in neck and shoulder musculature is similar after lumpectomy or mastectomy surgery for breast cancer. *J Bodyw Mov Ther*. 2012;16(2):183-190.
38. Godges JJ, Mattson-Bell M, Thorpe D, Shah D. The immediate effects of soft tissue mobilization with proprioceptive neuromuscular facilitation on glenohumeral external rotation and overhead reach. *J Orthop Sports Phys Ther*. 2003;33(12):713-718.
39. Gerwin RD, Dommerholt J, Shah JP. An expansion of Simons' integrated hypothesis of trigger point formation. *Curr Pain Headache Rep*. 2004;8(6):468-475.
40. Zeman SC, Rosenfeld RT, Lipscomb PR. Tears of the pectoralis major muscle. *Am J Sports Med*. 1979;7(6):343-347.
41. Smith JR. Thoracic pain. *Clinics*. 1944;2:1427-1459.
42. Epstein SE, Gerber LH, Borer JS. Chest wall syndrome, a common cause of unexplained cardiac pain. *JAMA*. 1979;241:2793-2797.
43. Levey GS, Calabro JJ. Tietze's syndrome: report of two cases and review of the literature. *Arthritis Rheum*. 1962;5:261-269.
44. Jelenko C 3rd. Tietze's syndrome at the xiphisternal joint. *South Med J*. 1974; 67(7):818-820.
45. Stegman D, Mead BT. The chest wall twinge syndrome. *Nebr State Med J*. 1970; 55(9):528-533.
46. Calabro JJ, Jeghers H, Miller KA, Gordon RD. Classification of anterior chest wall syndromes. *JAMA*. 1980;243(14):1420-1421.
47. Heinz GJ, Zavala DC. Slipping rib syndrome. *JAMA*. 1977;237(8):794-795.
48. McBeath AA, Keene JS. The rib-tip syndrome. *J Bone Joint Surg Am*. 1975; 57A(6):795-797.
49. Harman JB, Young RH. Muscle lesions simulating visceral disease. *Lancet*. 1940;238:1111-1113.
50. Bonica J, Sola A. Chapter 52, Other painful disorders of the upper limb. In: Bonica JJ, Loeser JD, Chapman C, Fordyce WE, eds. *The Management of Pain*. 2nd ed. Philadelphia, PA: Lea & Febiger; 1990:947-958.
51. Bonica J, Sola A. Chapter 58, Chest pain caused by other disorders. In: Bonica JJ, Loeser JD, Chapman C, Fordyce WE, eds. *The Management of Pain*. 2nd ed. Philadelphia, PA: Lea & Febiger; 1990:1114-1145.
52. Landmann HR. Trigger areas as cause of persistent chest and shoulder pain in myocardial infarction or angina pectoris. *J Kans Med Soc*. 1949;50(2):69-71.
53. Reeves TJ, Harrison TR. Diagnostic and therapeutic value of the reproduction of chest pain. *AMA Arch Intern Med*. 1953;91(1):8-25, 15.
54. Travell J, Rinzler SH. Pain syndromes of the chest muscles; resemblance to effort angina and myocardial infarction, and relief by local block. *Can Med Assoc J*. 1948;59(4):333-338.
55. Gold H, Kwit NT, Modell W. The effect of extra-cardiac pain on the heart. *Proc Assoc Res Nerv Ment Dis*. 1943;23:345-357.
56. Travell J. Early relief of chest pain by ethyl chloride spray in acute coronary thrombosis; case report. *Circulation*. 1951;3(1):120-124.
57. Kennard MA, Haugen FP. The relation of subcutaneous focal sensitivity to referred pain of cardiac origin. *Anesthesiology*. 1955;16(3):297-311.
58. Hsieh YL, Kao MJ, Kuan TS, Chen SM, Chen JT, Hong CZ. Dry needling to a key myofascial trigger point may reduce the irritability of satellite MTrPs. *Am J Phys Med Rehabil*. 2007;86(5):397-403.
59. Young D. The effects of novocaine injections on simulated visceral pain. *Ann Intern Med*. 1943;19:749-756.
60. Kelly M. The treatment of fibrositis and allied disorders by local anesthesia. *Med J Aust*. 1941;1:294-298.

Capítulo 43

Músculo esternal

O agonizador alarmante

Joseph M. Donnelly | Brian Yee

1. INTRODUÇÃO

O músculo esternal é frequentemente esquecido, não apenas no funcionamento humano, mas também como um notável colaborador da dor miofascial. Esse músculo é altamente variável, e suas fibras são superficiais no músculo peitoral maior, geralmente correndo paralelamente ao esterno. O músculo esternal pode estar presente em um ou ambos os lados. Quando há pontos-gatilho (PGs) no músculo, o padrão de dor referida é uma dor subesterna profunda, independente de movimentos. Os pacientes queixam-se de um profundo latejar, ou sensibilidade, acima do esterno, que não pode ser reproduzido com alteração de movimentos ou postura. O diagnóstico diferencial deve incluir costocondrite, síndrome de Tietze, refluxo gastresofágico, esofagite e uma apresentação anginal de sintomas radiculares C7. As ações corretivas incluem tratamento dos PGs peitorais e do esternocleidomastóideo, desequilíbrios posturais, alteração da posição ao dormir e, mais importante, autoliberação miofascial (por pressão) do PG.

2. CONSIDERAÇÕES ANATÔMICAS

O músculo esternal anômalo é altamente variável quanto à presença, à simetria, ao comprimento, à massa, às inserções e à inervação. Pode ocorrer bilateralmente (Figura 43-1) ou, com maior frequência, unilateralmente em qualquer lado do esterno, ou, raramente, os dois músculos podem se fundir por meio do esterno. Suas origens ou inserções superiores informados incluem uma combinação do esterno, da margem inferior da clavícula, da fáscia do esternocleidomastóideo, do músculo peitoral maior e das costelas superiores e suas cartilagens costais. As inserções inferiores incluem estruturas como costelas inferiores e suas cartilagens costais, o músculo peitoral maior, a bainha do reto do abdome e a aponeurose oblíqua externa.[1,2] O músculo pode ter uma espessura de 2 cm acima do esterno, uma profundidade por meio da qual é difícil palpar os PGs do peitoral maior (Figura 43-1). Seu comprimento máximo relatado varia de um músculo relativamente curto, de apenas 2,4 cm, a muito compridos, com 26 cm; a largura máxima varia de 0,48 a 7 cm.[1]

O músculo esternal apresenta-se como uma massa paraesternal em região profunda da fáscia da parede torácica anterior e superficial à fáscia peitoral sobreposta ao músculo peitoral maior.[1] Sabe-se que tem uma estrutura que lembra uma corda, uma faixa plana[3], ou uma forma irregular, parecendo uma chama.[4] Um músculo esternal unilateral é mais comum (67%) do que um bilateral (33%), ocorrendo, preferencialmente, no lado direito (64% à direita, 36% à esquerda).

O músculo esternal foi encontrado em 1,7 a 14,3% (mediana 4,4%) dos casos em 13 estudos de, pelo menos, 10.200 amostras de cadáveres;[5] em sua maioria, em 48% de amostras de anencéfalos;[5] em 4,3% de 2.062 cadáveres, conforme resumo de Christian;[6] e em 6% de 535 cadáveres, conforme Barlow.[7] Eisler,[5] Hollinshead,[8] Grant,[9] e Toldt[10] ilustraram, cada um deles, o músculo esternal. Pesquisas em cadáveres revelam que o músculo esternal tem uma predominância geral de cerca de 7,8% na população geral.[1] Christian[6] reproduziu dois músculos bilaterais, ao passo que Shen e colaboradores relataram um par.[11] Barlow[7] não registrou diferença importante na incidência do músculo esternal em norte-americanos brancos e negros. Algumas das porcentagens mais altas foram relatadas em populações asiáticas (11,5%), em comparação a 8,4% em povos descendentes de africanos e 4,4% em descendentes de europeus. As mulheres podem ter uma taxa um pouco maior de ocorrência do que os homens (8,6 e 7,5%, respectivamente), embora alguns estudos informem ausência de diferença de gênero.[7,12,13] Resultados de salas de cirurgia parecem apoiar a ideia de que o músculo esternal é clinicamente pouco informado.[1] Harish e Gopinath[14] relatam 0,7% de casos de presença do músculo esternal em seu estudo.

Jelev e colaboradores[15] traçaram quatro características morfológicas básicas que devem ser atendidas para que um músculo seja aceito como esternal: (1) localização entre a fáscia superficial da região torácica anterior e a fáscia peitoral; (2) origem no esterno ou na região infraclavicular; (3) inserção nas costelas inferiores, nas cartilagens costais, na aponeurose do músculo oblíquo externo do abdome ou na bainha do músculo reto do abdome; (4) inervação pelos nervos torácico anterior (peitoral) e/ou intercostal.

2.1. Inervação e vascularização

Com base nos padrões de inervação de 26 músculos esternais em 20 cadáveres,[6] esse músculo foi considerado uma variante do peitoral maior ou do reto do abdome. Dezesseis dos 26 músculos esternais (62%) receberam sua inervação dos nervos intercostais (divisões primárias anteriores dos nervos espinais torácicos) e foram considerados homólogos ao músculo reto do abdome. Os restantes 38% receberam sua inervação do plexo cervical, normalmente via nervo peitoral medial, o qual é derivado dos nervos espinais C8 e T1, de modo que esses músculos foram considerados homólogos à parte esternal do músculo peitoral maior. Dois músculos receberam uma dupla inervação.[6] Se o músculo esternal tem ou não uma analogia exata em outras espécies é assunto de controvérsia não resolvida. Sua inervação diversificada sugere que pode representar remanescentes diferentes de vários músculos.

O suprimento de sangue deriva-se, basicamente, das ramificações perfurantes da artéria torácica interna[1,15-20] com suprimento adicional de conexões intermusculares do ramo peitoral da artéria toracoacromial.[19]

2.2. Função

Nenhum movimento esquelético é atribuído a esse músculo. Não foram localizados dados eletromiográficos ou relatos clínicos de contração muscular do músculo esternal; portanto, se, quando ou por que ele se contrai é assunto não resolvido. O músculo esternal não tem uma aparente função fisiológica.[3] Em virtude da sua localização paraesternal, o músculo esternal parece, segundo informações, confundir os radiologistas por se apresentar como uma massa irregular na mama medial em mamografias de rotina, levando ao diagnóstico equivocado de tumores de mama[4,21,22] ou hematomas.[23]

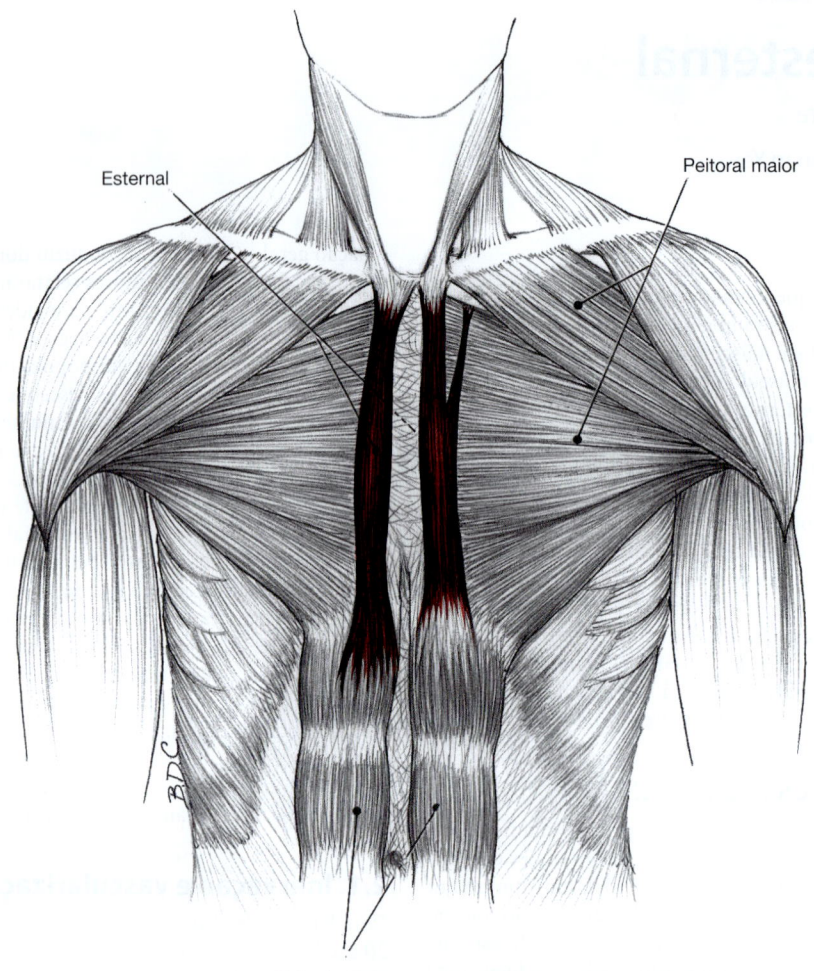

Figura 43-1 Inserções comumente encontradas no músculo esternal anatomicamente variável (em vermelho).

2.3. Unidade funcional

A unidade funcional à qual um músculo pertence inclui os músculos que reforçam e contrapõe-se às suas ações, bem como as articulações que os músculos cruzam. A interdependência dessas estruturas reflete-se, funcionalmente, na organização e nas conexões neurais do córtex motor sensorial. A unidade funcional é enfatizada, porque a presença de um PG em um músculo da unidade aumenta a probabilidade de que outros músculos na unidade também desenvolvam PGs. Ao desativar PGs em um músculo, deve haver a preocupação com PGs que possam surgir em músculos funcionalmente interdependentes.[24] A relação funcional do músculo esternal com outros músculos deve aguardar determinação de sua função específica.

3. APRESENTAÇÃO CLÍNICA

3.1. Padrão de dor referida

O padrão de dor referida do músculo esternal costuma incluir toda a região esternal e subesternal, podendo chegar ao lado ipsilateral por meio da área peitoral superior e da parte frontal do ombro até a axila e o aspecto ulnar do cotovelo (Figura 43-2).[25-27] Esse padrão simula de maneira bastante próxima a dor de um infarto do miocárdio ou de uma angina de peito. A dor no peito referida desse músculo tem uma qualidade assustadora, notadamente independente de movimentos corporais. O padrão para o lado esquerdo do músculo esternal difere da dor referida do peitoral maior esquerdo, no sentido de que essa dor tem maior probabilidade de chegar até além do cotovelo, no aspecto ulnar do antebraço e da mão esquerdos. Os dois músculos podem contribuir, simultaneamente, à dor relatada pelo paciente.[26,28,29]

PGs podem se localizar em qualquer lugar no músculo esternal: até a altura do manúbrio, baixando até o processo xifoide e em qualquer lado, ou em ambos os lados, inclusive a linha média do esterno, quando o músculo se funde por meio do esterno. PGs no músculo esternal costumam ocorrer acima dos dois terços superiores do esterno, com maior possibilidade de serem encontrados na porção central do músculo, levemente à esquerda da linha média, no nível do esterno médio. Anatomicamente, um músculo unilateral é mais comum no lado direito do que no lado esquerdo, mas PGs ativos parecem mais comuns no lado esquerdo, provavelmente devido à sua ativação a partir do coração, do reflexo viscerossomático.

Embora o músculo esternal possa ser apenas um pequeno remanescente do músculo, a intensidade da dor decorrente dos PGs

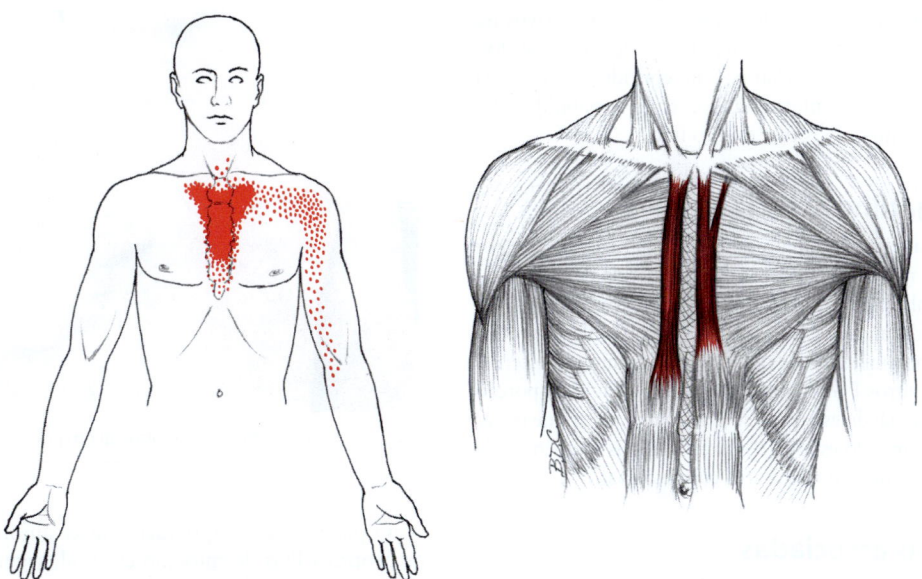

Figura 43-2 Um PG no músculo esternal esquerdo faz surgir o padrão de dor referida mostrado em vermelho.

nele (ou em qualquer outro músculo) não tem relação com seu tamanho, mas com o grau de irritabilidade e o tamanho dos PGs.

Algumas vezes, um PG localizado na confluência do músculo esternal, do músculo peitoral maior e da parte esternal do músculo esternocleidomastóideo pode ser a origem de uma tosse seca e frequente. Palpação e tratamento do PG podem produzir, temporariamente, a tosse, mas ela se dissipa lentamente.

3.2. Sintomas

Os sintomas associados a PGs nesse músculo incluem uma dor forte no subesterno profundo e, às vezes, sensibilidade acima do esterno. Uma vez que a dor originária nesse músculo não é agravada pelos movimentos, sua origem musculoesquelética costuma ser facilmente negligenciada.

3.3. Exame do paciente

Após um exame subjetivo minucioso, o clínico deve fazer um desenho detalhado representando o padrão de dor descrito pelo paciente. Essa descrição ajudará no planejamento do exame físico e pode ser útil no monitoramento da progressão do paciente, à medida que os sintomas melhoram ou mudam. Qualquer paciente com relatos primários de dor no peito deve alertar o clínico para fazer uma revisão criteriosa dos sistemas circulatório e pulmonar. Preocupações acerca do envolvimento de um desses sistemas como uma fonte de sintomas deve resultar em um encaminhamento imediato à sala de emergência ou a um médico. Testes de amplitude de movimentos costumam ser negativos em um paciente com PGs no músculo esternal, uma vez que a dor não tem alívio nem agravamento em razão de atividade musculoesquelética, como movimentos do cíngulo do membro superior, respiração profunda ou inclinação. Palpação do PG é o único sinal confirmatório de que PGs no músculo esternal são a origem dos sintomas do paciente.

3.4. Exame de pontos-gatilho

PGs no músculo esternal são encontrados por palpação plana sistemática por meio das fibras, contra o esterno e as cartilagens costais subjacentes (Figura 43-3). Uma pressão firme provoca sensibilidade focalizada profunda no PG e uma projeção de dor referida, embora raramente provoque uma resposta localizada de contração. No exame, o paciente tem dificuldade de distinguir entre a dor local e a referida provocada a partir desse músculo, a menos que a dor irradie não somente ao esterno, mas também ao ombro ou ao braço. Reações de dor referida, devido à penetração do PG com agulha, são distinguíveis com mais clareza. PGs na porção central do músculo são mais comumente encontrados à esquerda ou à direita da linha média do nível intermediário esternal.[26,30]

4. DIAGNÓSTICO DIFERENCIAL

4.1. Ativação e perpetuação de pontos-gatilho

Uma vez que o músculo esternal não possui função de movimento confirmada, acredita-se que os PGs sejam ativados não por carga ou exercício muscular, como é comum, mas por sua localização em áreas de dor referida de outros tecidos, ou em sua proximidade. É importante perceber que pacientes com infarto agudo do

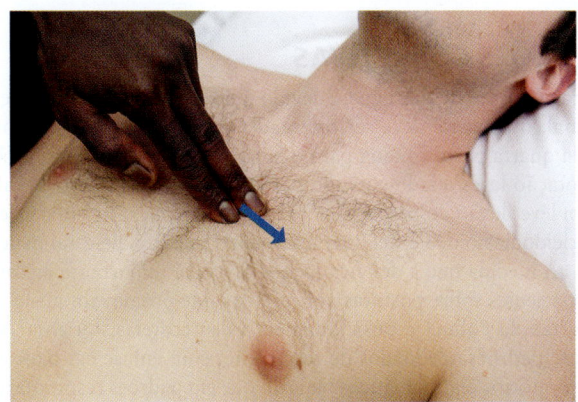

Figura 43-3 Palpação do músculo esternal esquerdo.

miocárdio ou angina de peito, podem desenvolver PGs ativos no músculo esternal e no músculo peitoral maior e menor esquerdos. Um PG ativado no músculo esternal por um episódio de isquemia do miocárdio, como em um infarto agudo, tem a possibilidade de persistir por muito tempo após esse evento inicial.

4.2. Pontos-gatilho associados

Podem surgir PGs associados em áreas de dor referida causada por um PG.[31] Portanto, músculos nas áreas de dor referida de cada músculo acometido também devem ser examinados. É raro observar PGs no músculo esternal sem a presença de PGs nos músculos peitorais maior e menor. A possibilidade de que um PG no músculo esternal esteja associado a outros PGs torna importante o exame da porção inferior da parte esternal do esternocleidomastóideo, que pode trazer a dor para baixo, acima do esterno. Ativação de PGs também pode ser consequência de trauma direto à área costoesternal.

4.3. Patologias associadas

O músculo esternal tem importantes implicações em cirurgias torácica e mamária. Quando não detectado antes de uma cirurgia, é capaz de interferir nos procedimentos, levando a tempos maiores de cirurgia. No entanto, quando detectado no pré-operatório, pode ser usado como uma aba muscular em cirurgias reconstrutivas, melhorando os resultados estéticos em aumentos de mama, porque oferece uma cobertura extra à prótese.[1]

Quando encontradas múltiplas áreas de sensibilidade local acima das junções costocondrais, sem a característica de dor referida de PGs no músculo esternal, o clínico deve considerar costocondrite ou síndrome de Tietze.[32] Essa síndrome é identificada por dor na porção anterossuperior do peito, com edema sensível e não supurativo na área das cartilagens costais ou nas junções esternoclaviculares. Lesões múltiplas são mais frequentes do que as isoladas e costumam envolver articulações adjacentes. Além disso, na síndrome de Tietze, estão ausentes manifestações sistêmicas, e exames radiográficos e laboratoriais são normais, exceto por relatos ocasionais de calcificação aumentada nos locais afetados.[32] A importância da diferenciação entre dor no peito de origem cardíaca e dor originária da parede torácica é enfatizada.[33]

Além de costocondrite e doença cardíaca, o clínico deve levar em consideração refluxo gastroesofágico, esofagite e uma apresentação da angina de sintomas radiculares C7. Em contrapartida, um diagnóstico errôneo de uma dessas condições pode ser feito quando os sintomas surgem nos PGs do músculo esternal.

5. AÇÕES CORRETIVAS

Para situações de dor aguda, devido à dor em PG do músculo esternal, o paciente deve ser orientado a deitar-se de costas, com uma quarta parte voltada para o lado do desconforto (em flexão e rotação leves/o lado curvado para o lado da dor, se unilateral), com leve flexão do pescoço em razão de sua conexão com o esternocleidomastóideo e sua interação com o músculo peitoral maior.

À medida que a dor fica menos severa, é importante instruir os pacientes sobre posturas apropriadas que promovam posições neutras da coluna e posicionamento das costelas. Orientações sobre padrões adequados de respiração, com ênfase em padrões respiratórios diafragmáticos mais do que em padrões respiratórios na porção superior do tórax, bem como estabilidade central e escapular, também são importantes.

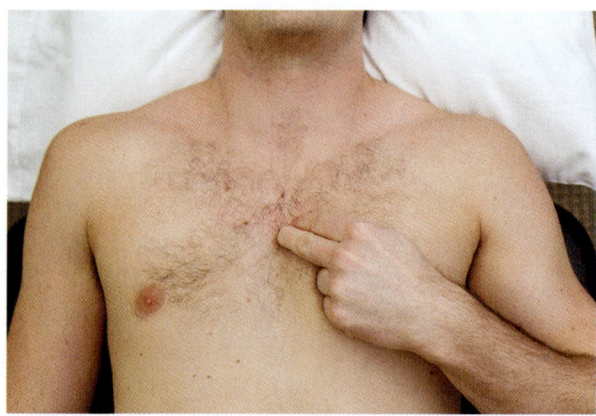

Figura 43-4 Autoliberação miofascial em PG.

O paciente deve aprender a fazer autoliberação miofascial nos próprios PGs do músculo esternal, seguida da aplicação de calor úmido. O paciente seleciona um ponto sensível e pressiona-o com firmeza contra o osso subjacente, usando um dos dedos da mão, até causar desconforto, mantendo-o até a liberação total (Figura 43-4). Essa liberação é auxiliada por expiração relaxada lenta. O PG pode permanecer desativado indefinidamente, a não ser que seja reativado se houver angina de peito recorrente.[34]

Alongamento do músculo esternal não é algo prático, a não ser no caso de técnicas de liberação miofascial aplicadas pelo profissional da saúde, injeção no PG ou agulhamento a seco. A massagem com fricção profunda aplicada às fibras musculares na região do PG pode trazer benefícios.

O tratamento local de PGs no músculo esternal só é completo quando os PGs no peitoral maior e/ou menor e no terminal inferior da parte esternal do esternocleidomastóideo forem tratados. Há menor possibilidade de o paciente ter recorrência da dor em razão de PGs no músculo esternal, se esses dois outros músculos também forem liberados.

Referências

1. Snosek M, Tubbs RS, Loukas M. Sternalis muscle, what every anatomist and clinician should know. *Clin Anat.* 2014;27(6):866-884, 867-870.
2. Standring S. *Gray's Anatomy: The Anatomical Basis of Clinical Practice.* 41st ed. London, UK: Elsevier; 2015.
3. Turner W. On the musculus sternalis. *J Anat Physiol.* 1867;1(2):246.25-378.25.
4. Bradley FM, Hoover HC Jr, Hulka CA, et al. The sternalis muscle: an unusual normal finding seen on mammography. *AJR Am J Roentgenol.* 1996;166(1):33-36.
5. Eisler P. *Die Muskeln des Stammes.* Jena, Germany: Gustav Fischer; 1912:470-475, Figs. 70 and 72.
6. Christian HA. Two instances in which the musculus sternalis existed-one associated with other anomalies. *Bull Johns Hopkins Hosp.* 1898;9:235-240.
7. Barlow RN. The sternalis muscle in American whites and Negroes. *Anat Rec.* 1935;61:413-426.
8. Hollinshead WH. *Anatomy for Surgeons.* Vol 1. 3rd ed. Hagerstown, MD: Harper & Row; 1982:281, Fig. 4-19.
9. Grant JCB. *An Atlas of Human Anatomy.* 7th ed (see Anderson for 1983 edition). Baltimore, MD: Williams & Wilkins; 1978, Fig. 6-120B.
10. Toldt C. *An Atlas of Human Anatomy.* Vol 1. 2nd ed. New York, NY: Macmillan; 1919:282.
11. Shen CL, Chien CH, Lee SH. A Taiwanese with a pair of sternalis muscles. *Kaibogaku Zasshi.* 1992;67(5):652-654.
12. Cunningham DJ. The musculus sternalis. *J Anat Physiol.* 1888;22(Pt 3):390.1-407.1.
13. Yap SE. Musculus sternalis in Filipinos. *Anat Rec.* 1921;21:353-371.
14. Harish K, Gopinath KS. Sternalis muscle: importance in surgery of the breast. *Surg Radiol Anat.* 2003;25(3-4):311-314.
15. Jelev L, Georgiev G, Surchev L. The sternalis muscle in the Bulgarian population: classification of sternales. *J Anat.* 2001;199(Pt 3):359-363.

16. Flint JM. On the use of clay models to record variations found in the dissecting room, with a note of two cases of M. sternalis and its influence on the growth of M. pectoralis major. *J Med Res.* 1902;8(3):496-501.
17. Jeng H, Su SJ. The sternalis muscle: an uncommon anatomical variant among Taiwanese. *J Anat.* 1998;193(Pt 2):287-288.
18. Motabagani MA, Sonalla A, Abdel-Meguid E, Bakheit MA. Morphological study of the uncommon rectus sterni muscle in German cadavers. *East Afr Med J.* 2004;81(3):130-133.
19. Schulman MR, Chun JK. The conjoined sternalis-pectoralis muscle flap in immediate tissue expander reconstruction after mastectomy. *Ann Plast Surg.* 2005;55(6):672-675.
20. Georgiev GP, Jelev L, Ovtscharoff VA. On the clinical significance of the sternalis muscle. *Folia Med (Plovdiv).* 2009;51(3):53-56.
21. Goktan C, Orguc S, Serter S, Ovali GY. Musculus sternalis: a normal but rare mammographic finding and magnetic resonance imaging demonstration. *Breast J.* 2006;12(5):488-489.
22. Pojchamarnwiputh S, Muttarak M, Na-Chiangmai W, Chaiwun B. Benign breast lesions mimicking carcinoma at mammography. *Singapore Med J.* 2007;48(10):958-968.
23. Raikos A, Paraskevas GK, Yusuf F, Kordali P, Ioannidis O, Brand-Saberi B. Sternalis muscle: a new crossed subtype, classification, and surgical applications. *Ann Plast Surg.* 2011;67(6):646-648.
24. Simons DG, Travell J, Simons L. *Travell & Simon's Myofascial Pain and Dysfunction: The Trigger Point Manual.* Vol 1. 2nd ed. Baltimore, MD: Williams & Wilkins; 1999.
25. Bonica J, Sola A. Chapter 58, Chest pain caused by other disorders. In: Bonica JJ, Loeser JD, Chapman C, Fordyce WE, eds. *The Management of Pain.* 2nd ed. Philadelphia, PA: Lea & Febiger; 1990:1114-1145.
26. Travell J, Rinzler SH. The myofascial genesis of pain. *Postgrad Med.* 1952;11(5):425-434, 429.
27. Zohn DA. *Musculoskeletal Pain: Diagnosis and Physical Treatment.* 2nd ed. Boston, MA: Little Brown; 1988:212, Fig. 12-4.
28. Travell J. Pain mechanisms in connective tissue. In: Ragan C, ed. Paper presented at: Connective Tissues, Transactions of the Second Conference 1951. New York, NY: Josiah Macy Jr. Foundation. 1952 (pp. 86-125).
29. Travell J, Rinzler SH. Pain syndromes of the chest muscles; resemblance to effort angina and myocardial infarction, and relief by local block. *Can Med Assoc J.* 1948;59(4):333-338, Cases 2 and 3.
30. Webber TD. Diagnosis and modification of headache and shoulder-arm-hand syndrome. *J Am Osteopath Assoc.* 1973;72(7):697-710, 10, 12; Fig. 32.
31. Hsieh YL, Kao MJ, Kuan TS, Chen SM, Chen JT, Hong CZ. Dry needling to a key myofascial trigger point may reduce the irritability of satellite MTrPs. *Am J Phys Med Rehabil.* 2007;86(5):397-403.
32. Levey GS, Calabro JJ. Tietze's syndrome: report of two cases and review of the literature. *Arthritis Rheum.* 1962;5:261-269.
33. Epstein SE, Gerber LH, Borer JS. Chest wall syndrome, a common cause of unexplained cardiac pain. *JAMA.* 1979;241:2793-2797.
34. Travell J, Rinzler SH. Therapy directed at the somatic component of cardiac pain. *Am Heart J.* 1958;35:248-268.

Capítulo 44

Músculo peitoral menor

Impostor do desfiladeiro torácico

Joseph M. Donnelly | Deanna Hortman Camilo

1. INTRODUÇÃO

O músculo peitoral menor é um músculo plano e delgado localizado sob o peitoral maior, acompanhando a porção anterior da terceira, quarta e quinta costelas. Ele movimenta a escápula para a frente (inclinação anterior), para baixo e para dentro (rotação medial) para deprimir a articulação glenoumeral e estabilizar a escápula, quando a extremidade superior se movimenta para baixo, contra resistência. O déficit no comprimento do peitoral menor parece ser importante fator colaborador para a síndrome da dor subacromial. Pontos-gatilho (PGs) no peitoral menor trazem a dor para acima da região deltoide anterior, muitas vezes estendendo-se ao longo do lado ulnar do braço, cotovelo, antebraço e aspecto palmar da mão, de maneira a incluir os últimos três dedos. Os sintomas podem ser exacerbados com postura desleixada e arredondada dos ombros, bem como com atividades repetitivas, inclusive arremesso, jardinagem, deambular com muletas e respirar de forma paradoxal. O diagnóstico diferencial deve incluir síndrome do desfiladeiro torácico, dor radicular C7 e C8 ou radiculopatia, tendinopatia supraespinal ou bicipital e epicondilalgia medial. Ações corretivas envolvem técnicas para melhorar a postura, ergonomia real no local de trabalho, posições neutras ao dormir, liberação miofascial (por pressão) de PG e técnicas de autoalongamento.

2. CONSIDERAÇÕES ANATÔMICAS

O músculo peitoral menor tem a forma de um triângulo fino, posicionado imediatamente posterior ao peitoral maior, localizado acima da caixa torácica. A relação anatômica entre a origem costal do peitoral maior e menor é muito variável em relação ao espaço intermuscular.[1] Origina-se na superfície externa das costelas três, quatro e cinco e, às vezes, tão alto quanto na primeira costela e tão baixo quanto na sexta costela, perto de sua cartilagem costal e a partir da fáscia dos músculos intercostais externos.[2] As fibras ascendem lateralmente e se inserem na borda medial e na superfície superior do processo coracoide da escápula (Figura 44-1).[2,3] Um deslocamento do peitoral menor pode se estender além do processo coracoide em cerca de 15% dos corpos para inserir-se a tendões dos músculos adjacentes ou à maior tuberosidade do úmero.[4] Lee e colaboradores[5] informaram a predominância de 13,4% de inserção ectópica do peitoral menor. Weinstabl e colaboradores[6] também descobriram que o peitoral menor possuía uma conexão contínua com o ligamento coracoumeral, em sua pesquisa com 126 amostras de ombros, resultado consistente com fontes mais recentes.[2,6,7]

A ponta do processo coracoide da escápula também oferece um local de inserção para os tendões do músculo coracobraquial e a cabeça menor do bíceps braquial. Essas inserções tendíneas estão encapsuladas pela fáscia clavipeitoral.[2]

Ainda que raras, outras variações anatômicas do peitoral menor incluem os músculos peitorais mínimo e intermediário. O peitoral mínimo conecta a cartilagem da primeira costela ao processo coracoide, ao passo que o peitoral intermediário pode se anexar mais medialmente do que o peitoral menor nas cartilagens da terceira, quarta e quinta costelas e acima da fáscia clavipeitoral, que cobre os músculos coracobraquial e bíceps braquial. Essa composição coloca o peitoral intermediário entre os peitorais maior e menor.

Cerca de 40% das fibras do músculo peitoral menor são tipo II, diminuindo um pouco após os 60 anos de idade. O volume de fibras tipo II diminui significativamente após essa idade.[8]

2.1. Inervação e vascularização

O peitoral menor é inervado por ramos dos nervos peitorais médio e lateral.[2] O nervo peitoral lateral deriva-se dos nervos espinais C5, C6 e C7, situando-se anteriormente ao músculo, junto das ramificações da artéria toracoacromial. O nervo peitoral médio é um ramo do cordão médio e é composto por fibras das raízes C8 e T1. Ele inerva e trespassa o peitoral menor no caminho para inervar a cabeça esternal do peitoral maior.[2,9,10] Mehta e colaboradores[11] descreveram um relato de caso de uma apresentação incomum de inervação do peitoral menor, em que o peitoral menor foi bastante perfurado por múltiplos ramos do nervo peitoral médio, embora por nenhum do nervo peitoral lateral.

Porzionato e colaboradores[12] demonstraram que o nervo peitoral médio se origina do cordão médio em 49,3% das amostras, da divisão anterior da porção inferior do tronco em 43,8% das amostras e da porção inferior do tronco em 4,7% das amostras. A porção distal do plexo braquial passa mais fundo ao peitoral menor, onde o músculo se insere ao processo coracoide,[2] o que pode explicar o papel potencial desse músculo em sintomas da síndrome do desfiladeiro torácico.

O principal suprimento vascular do músculo peitoral menor ocorre através dos ramos deltoide e peitoral da artéria toracoacromial e pelos ramos das artérias torácicas superior e lateral.[2] Embora a artéria torácica lateral evidencie uma variabilidade morfológica, costuma descer da margem lateral do músculo peitoral menor.[13]

O peitoral menor é o ponto de referência da divisão anatômica da artéria axilar em três partes: a primeira localiza-se acima de sua borda medial, a segunda localiza-se mais fundo em relação ao músculo e a terceira está mais abaixo de sua margem lateral. A margem superior do peitoral menor está separada da clavícula por uma lacuna triangular criada pela fáscia clavipeitoral, e os vasos axilares, nervos e canais linfáticos localizam-se posteriormente a essa estrutura, logo antes de passarem abaixo do peitoral menor para o braquial.[2] Quando o braço é abduzido e rodado lateralmente, na região do ombro (Figura 44-2A), a artéria, a veia e os nervos são dobrados e alongados em torno do peitoral menor, próximo à sua inserção (Figura 44-2B). As estruturas neurovasculares podem ficar comprimidas se o peitoral for pressionado por PGs ou por tensão aumentada do peitoral menor, que também eleva o potencial de compressão das raízes C7 e C8, que passam acima da primeira costela, contribuindo com sintomas de síndrome do desfiladeiro torácico.[14]

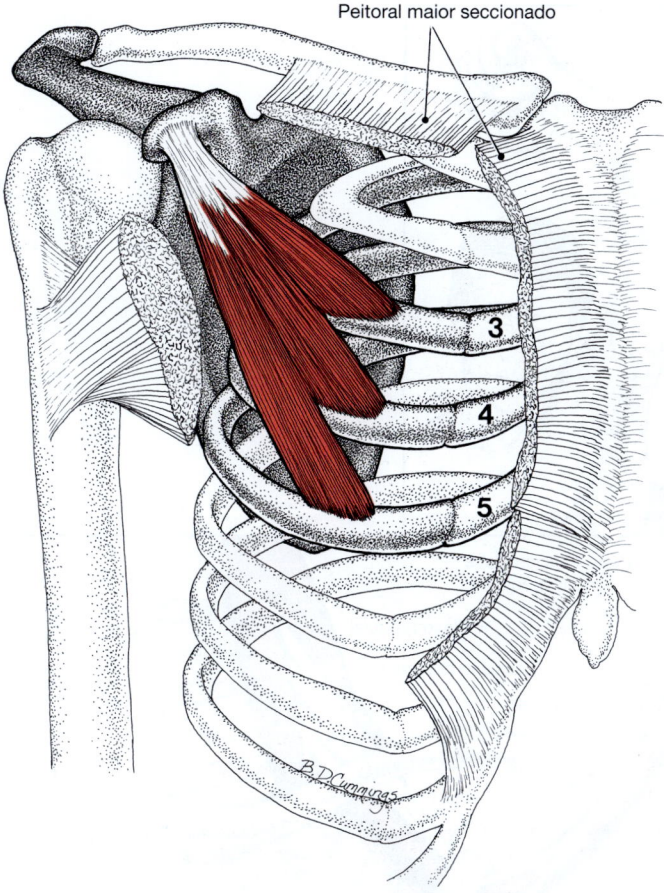

Figura 44-1 Inserções do músculo peitoral menor (em vermelho) ao processo coracoide da escápula e à terceira, quarta e quinta costelas.

2.2. Função

O músculo peitoral menor é um de cinco músculos capazes de iniciar e controlar o movimento escapular. Esse músculo age sinergisticamente com o serrátil anterior para fazer a protração escapular. Quando contraído de modo independente, faz uma combinação de movimentos, que inclui inclinação anterior, protração e rotação inferior da escápula.[15] Já que o componente de força para o interior é bloqueado pela clavícula quando o peitoral menor se contrai, há uma elevação associada da escápula e de uma força resultante, que atrai sua cavidade glenoidal em uma descida oblíqua e para a frente (inclinação anterior). Ao mesmo tempo, essa força tende a elevar a borda medial e o ângulo interior da escápula para longe da caixa torácica (protrusão da escápula).[16]

A função depressora do ombro do peitoral maior e do latíssimo do dorso é auxiliada pelo peitoral menor, que enfraquece, diretamente, a escápula por meio de sua inserção no processo coracoide. A depressão do ombro pelo peitoral menor estabiliza a escápula quando o braço faz uma pressão para baixo contra resistência.[17] Essa depressão do coracoide é usada para elevar e puxar o ombro para a frente. O peitoral menor estabiliza a escápula contra qualquer força elevatória, conforme necessário durante atividades como deambular com muleta, enfiar uma estaca na terra e cavar buracos.[16]

Wickham e colaboradores[18] investigaram a atividade muscular utilizando eletromiografia (EMG) em 15 músculos do ombro durante sua elevação. Esses autores descobriram que os músculos supraespinal, deltoide médio e trapézio médio eram ativados antes do movimento da extremidade, e o peitoral menor era o segundo, antes do último músculo, a ser ativado (a 16° da elevação do ombro), com uma contração isométrica voluntária máxima (CIVM, do inglês *maximal voluntary isometric contraction*) de 30% entre 135 e 165° de elevação do ombro.[18] Castelein e colaboradores,[15] em uma tentativa de identificar a CIVM dos músculos escapulotorácicos profundos usando EMG com eletrodos de inserção, descobriram seis posições que ativaram ao máximo o peitoral menor. A posição no teste que ativou o mais alto CIVM do peitoral menor foi a combinação de rotação medial e elevação glenoumeral a 90° no plano coronal. Os pesquisadores especularam que essa posição exige que o peitoral menor atraia a escápula, anterior e inferiormente, na direção das costelas, de modo a estabilizar a escápula durante rotação medial glenoumeral resistida.[15] Eles também descobriram que uma protração pura a partir da posição supina, conforme descrito por Kendall e colaboradores[19] para um teste manual desse músculo, produziu CIVM 11% menor do que as demais posições do teste. Concluíram que testes clínicos utilizados para observar a força do peitoral menor podem não levar, de modo automático, à ativação mais alta do EMG, especialmente quando utilizada EMG com eletrodos de inserção.[15]

Castelein e colaboradores[20] também pesquisaram o papel do peitoral menor como sinergista para o serrátil anterior durante

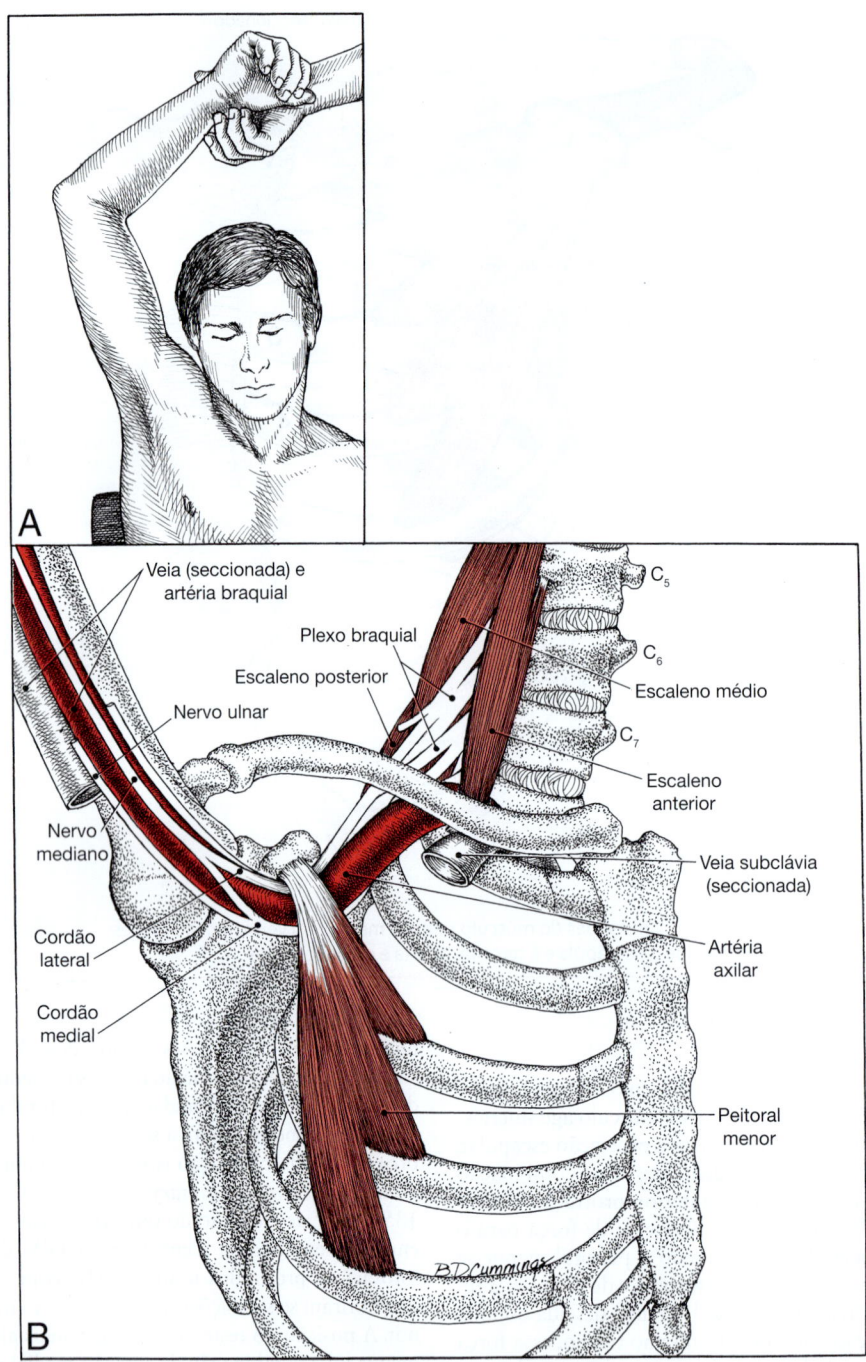

Figura 44-2 Compressão do plexo braquial inferior e da artéria axilar pelo músculo peitoral menor durante o teste de Wright de abdução total. (A) Posição para o teste de abdução. (B) Alongamento e torção do plexo braquial e da artéria axilar podem ocorrer caso eles se prendam sob o peitoral menor, onde ele se insere ao processo coracoide. A clavícula também pode comprimir essas estruturas neurovasculares diretamente contra a primeira costela quando a escápula é atraída em adução.

três exercícios comuns (exercício de apoio modificado na parede, flexão de joelho modificada no chão e movimentos de soco em pé, do serrátil), usando EMG de superfície e de inserções. Os exercícios de apoio na parede e a flexão de joelho modificada no chão ativaram o peitoral menor e o serrátil anterior de forma bastante semelhante; no entanto, os movimentos de soquear, em pé, do serrátil anterior ativaram ao máximo esse músculo, com ativação sinérgica mínima do peitoral menor.[20]

A função principal do peitoral menor é oferecer estabilização escapular, principalmente durante atividades funcionais. Portanto, tem uma propensão a perder sua capacidade de extensão, o que coloca a escápula em uma posição anormal e leva à postura de arredondamento dos ombros, síndrome da dor subacromial e discinesea escapular.[3,21,22] O papel do peitoral menor na síndrome do impacto subacromial durante atividades de elevação foi pesquisado usando-se EMG de superfície e eletrodos de inserção nos músculos escapulotorácicos superficial e profundo, respectivamente.[23] Essa pesquisa comparou a ativação do músculo escapulotorácico durante elevação do ombro entre pessoas com a síndrome do impacto subacromial e controles assintomáticos. Os pesquisadores descobriram que o peitoral menor estava muito mais ativo no grupo de pacientes durante todas as atividades de elevação do que no grupo de controle, um resultado que corrobora com a teoria de que o peitoral menor tem um papel na síndrome do impacto subacromial.

2.3. Unidade funcional

A unidade funcional à qual um músculo pertence inclui os músculos que reforçam e contrapõe-se às suas ações, bem como as articulações que os músculos cruzam. A interdependência dessas estruturas reflete-se, funcionalmente, na organização e nas conexões neurais do córtex sensorimotor. A unidade funcional é enfatizada, porque a presença de um PG em um músculo da unidade aumenta a probabilidade de que os demais músculos dessa unidade também desenvolvam PGs. Ao desativar PGs em um músculo, deve haver uma preocupação quanto aos PGs que possam surgir em músculos funcionalmente interdependentes. O Quadro 44-1 representa, de maneira geral, a unidade funcional do peitoral menor.[24]

O peitoral menor forma uma unidade funcional sinérgica que cria suporte adicional para inalação vigorosa com os músculos levantador da escápula, trapézio superior e esternocleidomastóideo, além dos músculos intercostais internos, paraesternais, intercostais externos laterais, diafragma e escaleno. Adicionalmente, na EMG, o peitoral menor está ativo em inspiração forçada, mas não em respiração silenciosa.[16]

3. APRESENTAÇÃO CLÍNICA

3.1. Padrão de dor referida

PGs no peitoral menor geram a dor com mais ênfase sobre a área do deltoide. A dor pode se estender superiormente sobre a área clavicular e, por vezes, cobrir toda a região peitoral, no lado ipsilateral. A dor também pode ser referida ao longo do lado ulnar do braço, do cotovelo, do antebraço e do aspecto palmar da mão, incluindo os três dedos médios (Figura 44-3). Padrão similar de dor referida pode ser encontrado com PGs na parte clavicular do peitoral maior (ver Figura 42-3B).[25] Uma dor oriunda do peitoral e, especificamente, do peitoral menor, pode simular a dor da isquemia cardíaca.[26,27] Lawson e colaboradores[28] descreveram um relato de caso em que o peitoral menor foi a origem da dor em um paciente com dor anterior no peito. O tratamento adequado do músculo peitoral funcionou para reduzir os sintomas.

3.2. Sintomas

PGs no peitoral menor devem ser entendidos como fonte potencial de sintomas quando o paciente relata dor ou dificuldade de alcançar algo em frente e em cima ou atrás, com o braço no nível do ombro. Quando o relato principal de dor do paciente é no aspecto anterior do ombro, os músculos peitorais maior e menor, subclávio, infraespinal, supraespinal, deltoide (anterior, médio), bíceps braquial, coracobraquial e escaleno têm maior probabilidade de ser a origem muscular dos sintomas.[29] A intensidade e a qualidade, assim como a distribuição da dor cardíaca, podem ser reproduzidas por esse padrão referido de dor do músculo peitoral.[27,28]

O peitoral menor encurtado pode causar sintomas neurovasculares diferentes por compressão do feixe neurovascular axilar abaixo da clavícula.[30,31] Essa condição é conhecida como síndrome do peitoral menor e pode resultar em "dor, fraqueza, parestesias e insuficiência arterial/venosa" da extremidade superior afetada.[30] Encurtamento ou rigidez do peitoral menor também deve ser considerado em casos de compressão do plexo braquial.[31] Os resultados de pacientes com síndrome do desfiladeiro torácico e síndrome do peitoral menor variam e dependem da duração dos sintomas antes do início da fisioterapia ou de uma intervenção cirúrgica.[30,31] De fato, em alguns pacientes com síndrome do desfiladeiro torácico neurogênico, o tratamento isolado do peitoral menor pode funcionar bem, dando suporte, assim, ao papel desse músculo nessa sintomatologia.[32]

Quando o paciente informa edema na mão e nos dedos, esses sintomas podem ser associados, mais proximamente, a PGs nos músculos escalenos, uma vez que a veia axilar se localiza sob o escaleno, mas não sob o peitoral menor. Considerações sobre a síndrome do desfiladeiro torácico e o PG são apresentadas no Capítulo 33, Considerações clínicas sobre dor na porção superior das costas, nos ombros e nos braços.

3.3. Exame do paciente

Após um exame subjetivo minucioso, o clínico deve fazer um desenho detalhado representando o padrão de dor descrito pelo paciente. Essa descrição ajudará no planejamento do exame físico e pode ser útil no monitoramento da progressão do paciente, à medida que os sintomas melhoram ou mudam. Qualquer paciente com relatos de dor no peito deve alertar o clínico a fazer uma revisão completa dos sistemas circulatório e pulmonar. Todas as preocupações acerca de envolvimento desses sistemas como uma das fontes dos sintomas devem resultar em encaminhamento imediato ao setor de emergência ou ao médico. Para examinar adequadamente o peitoral menor, o clínico deve observar a postura do cíngulo do membro superior, a posição escapular, a amplitude de movimentos ativa e passiva do cíngulo do membro superior, padrões de ativação muscular e o ritmo escapuloumeral. Ele deve perceber quando e onde ocorre a dor. Paciente com PGs significativos e encurtamento do peitoral menor normalmente evidencia ombros arredondados de-

---

Quadro 44-1 Unidade funcional do músculo peitoral menor

Ações	Sinergistas	Antagonistas
Depressão do ombro	Peitoral maior Subclávio Latíssimo do dorso Redondo maior Trapézio inferior Serrátil anterior	Trapézio superior Levantador da escápula Romboides
Protração do ombro	Serrátil anterior Peitoral maior Subclávio	Romboide maior Romboide menor Trapézio médio e inferior

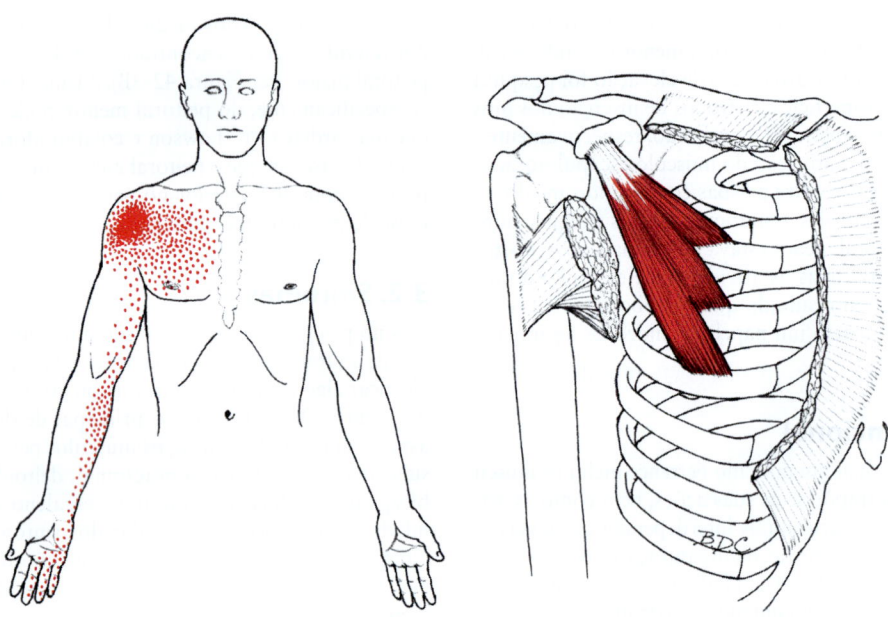

Figura 44-3 Padrão de dor referida (área vermelha contínua é a porção essencial e área vermelha pontilhada mostra a porção extravasada) no músculo peitoral menor.

vido à inclinação para a frente e para baixo do processo coracoide causada pelo peitoral menor. Lee e colaboradores[33] recentemente observaram uma correlação negativa entre o grau de postura escapular para a frente e o encurtamento do peitoral menor. O encurtamento ou a rigidez adaptativa do peitoral menor é um dos mecanismos biomecânicos potenciais associados ao alinhamento escapular alterado em repouso e ao movimento escapular durante elevação do braço (discinese escapular) em pacientes com queixas relativas aos ombros.[34] Alongar o peitoral menor parece funcionar para reduzir a postura arredondada dos ombros[21] e para aumentar o comprimento desse músculo.[35] Ao observar o paciente pelas costas, o clínico deve perceber posição e assimetrias escapulares. A borda medial e inferior da escápula pode estar fora da caixa torácica, conferindo a aparência de uma "escápula alada". Essa posição anormal em repouso causará discinese escapular durante movimentos funcionais das extremidades superiores.

A maior tensão em razão de PGs no músculo peitoral menor evita que o paciente tenha alcance total eficiente das costas no nível dos ombros e acima da cabeça devido à discinese escapular. A depressão anterior do processo coracoide e a rotação inferior da cavidade glenoidal, causadas por tensão no peitoral menor, limitam a elevação total do braço no cíngulo do membro superior. É fundamental o exame do comprimento do peitoral menor quando o paciente se apresenta com a síndrome do impacto subacromial. Borstad[3] estabeleceu uma excelente confiabilidade interexaminador para o exame do peitoral menor usando o índice do peitoral menor (IPM), que responde pela antropometria do paciente. Outros investigadores encontraram uma excelente confiabilidade interexaminador para determinar o comprimento do peitoral menor em pacientes com a síndrome do impacto subacromial e controles saudáveis.[36,37]

Quando os músculos peitoral menor e subescapular são encurtados por PGs, limitam o movimento combinado de abdução e rotação lateral do ombro. Entretanto, PGs escapulares restringem principalmente o movimento glenoumeral, ao passo que PGs no peitoral menor restringem a mobilidade escapular na parede torácica. Com o braço abduzido a 90°, a rotação lateral fica bastante limitada pelos dois músculos; porém, com o ombro elevado a 45°,[38] o músculo subescapular limita a rotação lateral. Além disso, quando a elevação do ombro está limitada por tensão do peitoral menor, o paciente pode ter consciência de tração nas costelas ou rigidez na parede anterior do tórax, no limite da elevação.

Movimento articular acessório deve ser testado nas articulações glenoumeral, acromioclavicular, esternoclavicular, escapulotorácica e na caixa torácica. Muitas vezes, hipermobilidade articular na articulação esternoclavicular ou na caixa torácica pode causar déficit na elevação dos ombros, contribuindo para alterações nos padrões normais de ativação muscular. Disfunções articulares na articulação glenoumeral também podem prejudicar padrões de ativação muscular, contribuindo para sobrecarga do peitoral menor e do manguito rotador.

Avaliação cervical, sinais neurológicos e mobilidade dos tecidos neurais do cíngulo do membro superior e extremidades superiores devem ser pesquisados para eliminação de sintomas neurais como fonte dos sintomas do paciente. Quando houver dor referida na mão e/ou no dedo, também deve ser feito um exame clínico dos tecidos locais do punho e da mão. Também precisa ser realizado o teste de Wright para hiperabdução para descarte de comprometimento vascular em razão de músculo peitoral menor encurtado.[39]

Sintomas de PGs no peitoral menor devem ser diferenciados de PGs no escaleno, uma vez que há muitas semelhanças no padrão de dor referida no tórax anterior e na extremidade superior. O teste de flexão dos dedos (ver Figura 20-6) pode ser utilizado para distinguir envolvimento do escaleno de envolvimento do peitoral menor. Sendo o teste positivo, deve haver implicação dos músculos escalenos, uma vez que PGs ou limitações no peitoral menor não influenciam esse teste.

O paciente com dor no peito, devido a PGs no peitoral menor, pode sofrer dor referida adicional e restrição de movimentos nos ombros em virtude de PGs associados em músculos funcionalmente relacionados com o cíngulo do membro superior, que também devem ser considerados.

3.4. Exame de pontos-gatilho

O músculo peitoral maior deve ser examinado primeiro em relação a PGs ativos capazes de obscurecer e confundir a localização de PGs no músculo peitoral menor subjacente. Quando o clínico não tem certeza da posição do peitoral menor sob o maior, ele pode ser localizado por palpação, quando o paciente tensiona o peitoral menor, fazendo a protração dos ombros. Para tanto, o paciente é posicionado em supino e orientado a elevar o ombro, afastando-o da mesa de exames, ao mesmo tempo que relaxa o braço e, com cuidado, evita pressão descendente contra a mesa com a mão. Sentado, o paciente mantém o braço perto da lateral e um pouco para trás, de modo a inibir o peitoral maior, para, então, com força, alongar o ombro e inspirar profundamente com o peito. As duas manobras ativam o peitoral menor de modo a ser identificado.

Com o paciente em supino e sentado, PGs no peitoral menor podem ser localizados por palpação plana transversa pelo peitoral maior contra a parede torácica (Figura 44-4A) ou por palpação em pinça transversa (Figura 44-4B). Com qualquer método, o peitoral maior é afrouxado, mantendo-se o braço do paciente na frente do corpo e o antebraço sobre o abdome, com o peitoral menor podendo ser colocado no grau exato de alongamento, aduzindo a escápula na direção de uma posição de prontidão militar. Os dois peitorais podem ser diferenciados pela observação da direção das fibras musculares das bandas palpáveis e das reações locais de contração.

Na posição supina, o músculo peitoral menor pode, normalmente, ser palpado de modo direto por palpação em pinça transversa (Figura 44-4B). O peitoral maior pode ser mais afrouxado, colocando-se o braço na posição descrita, e, diante de necessidade de mais auxílio, o ombro é alongado, colocando-se rolo de toalha sob ele. O clínico situa o polegar no ápice da axila, deslizando-o contra a parede torácica, sob o peitoral maior, na direção da linha média, até que o dedo encontre a massa muscular do peitoral menor. Esse músculo e o peitoral maior acima dele são, então, agrupados por uma palpação em pinça entre o polegar e os demais dedos (Figura 44-4B), parcialmente separando-os da parede torácica. As fibras do peitoral menor podem, assim, ser palpadas diretamente pela pele em busca de uma banda tensionada e sensibilidade em local hiperrirritável. A identificação de PGs no peitoral menor pode ser melhorada erguendo-se o ombro cefalicamente, a fim de esticar o peitoral menor, o que aumenta a sensibilidade de seus PGs sem tensionamento do peitoral maior.

4. DIAGNÓSTICO DIFERENCIAL

4.1. Ativação e perpetuação de pontos-gatilho

Em qualquer parte do músculo peitoral menor, os PGs podem ser ativados por carga excêntrica não habitual, exercício excêntrico em músculo peitoral menor destreinado ou carga concêntrica máxima ou submáxima.[40] PGs também podem ser ativados ou agravados quando o músculo é colocado em uma posição encurtada ou alongada por período prolongado.

PGs no peitoral menor podem ser ativados em razão de sua presença na região da dor, a qual é induzida por isquemia miocárdica, trauma (ferimento à bala no tórax ou fratura nas costelas superiores), por acidente automotivo violento,[41] por torção, devido a uso excessivo, como um depressor de ombros, por sobrecarga como um músculo acessório na inspiração (tosse severa ou assistência na respiração paradoxal), por posição sentada inadequada, ou por compressão prolongada do músculo com mochila de alça apertada sobre a região frontal do ombro. Com frequência, postura desleixada, postura com ombros arredondados e postura com a cabeça para a frente também podem ativar

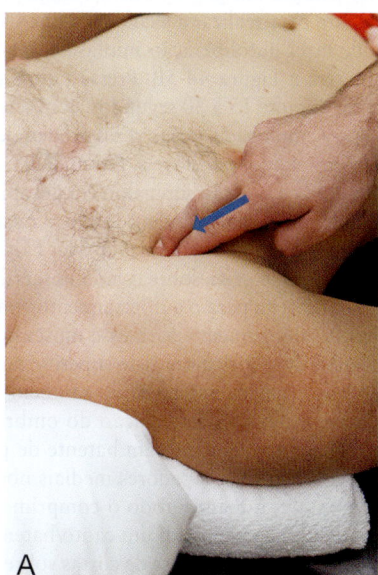 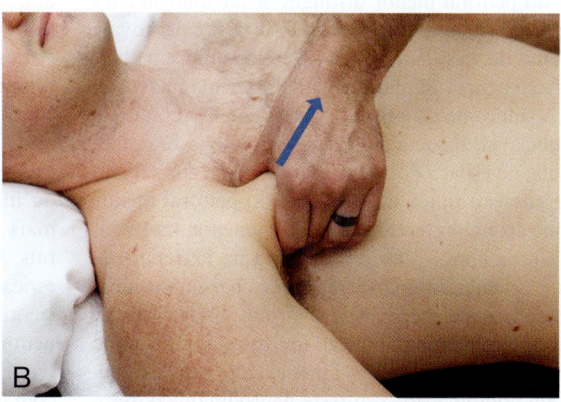

Figura 44-4 Palpação de PGs no músculo peitoral menor. O músculo peitoral maior sobreposto é afrouxado quando o braço é apoiado conforme mostrado, ou pela colocação do antebraço sobre o abdome. (A) Palpação plana transversa do peitoral menor por meio do peitoral maior. (B) Palpação em pinça transversa em torno do peitoral maior. O polegar encosta anteriormente no peitoral menor e os dedos pegam o músculo por meio do peitoral maior. Juntos, eles podem, parcialmente, separar-se da parede torácica. O peitoral menor pode ser esticado para uma melhor identificação de seus PGs, elevando-se o ombro.

e perpetuar a formação de PGs no peitoral menor. Movimentos repetitivos e forçados dos braços para baixo (deambular com muletas), trabalhar com os braços estendidos à frente por muito tempo, levantar objetos pesados, arremessar por cima da cabeça, jogar vôlei ou tênis podem sobrecarregar o peitoral menor por sua associação com a estabilização escapular durante rotação interna de ombro, com a extremidade superior em posição elevada. Fraqueza do músculo trapézio inferior pode possibilitar que a escápula se incline anteriormente e leve a um encurtamento de adaptação do peitoral menor, ativando ou perpetuando PGs no músculo.

4.2. Pontos-gatilho associados

PGs associados podem surgir em áreas de dor referida de PGs em outro músculo.[42] Portanto, músculos nas áreas de dor referida de cada músculo acometido também devem ser examinados.

PGs no peitoral menor ocorrem raramente sem PGs no peitoral maior. Logo, os mesmos músculos geralmente associados ao envolvimento do peitoral maior podem ter PGs associados quando o peitoral menor está envolvido. Os músculos deltoide anterior, escaleno e o esternocleidomastóideo devem ser examinados em relação à presença de PGs. Os músculos coracobraquial, bíceps braquial, ulnar flexor do carpo, flexor superficial e profundo dos dedos e adutor do dedo mínimo estão no padrão de dor referida do peitoral menor e devem ser considerados.

Além disso, músculos que compõem a unidade funcional também podem ter PGs associados. O redondo maior e o latíssimo do dorso, que também fazem parte da unidade funcional sinérgica, podem desenvolver PGs. O envolvimento de músculos antagonistas, como o levantador da escápula, os romboides, o trapézio do meio e inferior, costuma ocorrer principalmente em paciente com postura arredondada de ombros.

4.3. Patologias associadas

Um diagnóstico diferencial de sintomas causados por PGs no músculo peitoral menor inclui síndrome do desfiladeiro torácico, síndrome do peitoral menor, dor radicular ou radiculopatia C7 e C8, tendinopatia supraespinal, tendinopatia bicipital e epicondilalgia medial.

A síndrome do peitoral menor distingue-se da síndrome do desfiladeiro torácico pela área de compressão do feixe neurovascular.[31] A síndrome do desfiladeiro torácico costuma envolver compressão do feixe neurovascular acima da clavícula, no triângulo escaleno.[31] A síndrome do peitoral menor envolve compressão da artéria subclávia, da veia subclávia e do plexo braquial, abaixo da clavícula, no espaço do músculo peitoral menor subpeitoral.[30,31] A apresentação típica da síndrome do peitoral menor inclui sensibilidade acima do tendão do peitoral menor, fraqueza, dor, parestesias e/ou alterações de temperatura na extremidade superior afetada.[30] Exames especiais empregados para o diagnóstico da síndrome do peitoral menor e da síndrome do desfiladeiro torácico incluem o teste de hiperabdução de Roos, de Adson, de Halsted e de Wright (ver Capítulo 33). Esses exames ou testes devem ser usados em combinação com teste neurodinâmico, teste miotomal e teste dermatomal para diferenciação de síndrome do peitoral menor de PGs no peitoral menor.

Disfunções articulares com possibilidade de associação com PGs no peitoral menor incluem elevação da terceira, quarta e quinta costelas.

5. AÇÕES CORRETIVAS

O paciente com PGs no peitoral menor deve modificar as atividades que, repetidamente, estressam esse músculo, como levar mochila pesada, treinar com pesos (principalmente flexões no banco) e qualquer outra atividade que exija demais dos músculos peitorais. Corrigir postura arredondada de ombros[21] e manter uma boa postura dinâmica são essenciais para um alívio duradouro de PGs no peitoral menor. Quando em pé, os pacientes não devem ser estimulados a manter, de forma ativa, os ombros para trás, em "postura de prontidão militar", uma vez que isso agravará os PGs peitorais e interescapulares. Concentrar-se na posição da cabeça e colocar-se ereto (em pé) possibilitará que os ombros encontrem a posição adequada de repouso. Ao dormir, o paciente deve evitar encurtamento do peitoral menor, que se dá quando os braços são flexionados no peito. Ao deitar de costas, o canto do travesseiro deve ser posicionado entre a cabeça e o ombro para que o ombro fique para trás, e não sob o ombro (ver Figura 7-5A). Também deve ser colocado travesseiro entre a axila e a parede torácica, apoiando a porção superior do braço, de modo que fique em posição neutra. Deixar o braço caído para trás do corpo colocará o peitoral menor em posição encurtada prolongada (ver Figura 22-4B).

Quando sentado por período prolongado ou trabalhando diante do computador, a cadeira deve ser ajustada de modo a apoiar a lordose lombar natural, e o teclado e o monitor devem ser ajustados de forma correta, evitando postura desleixada ou arredondada dos ombros. Os pacientes devem ser desencorajados a forçar os ombros para trás com ação muscular, pois isso agravará os sintomas. Mais informações sobre postura estão no Capítulo 76, Considerações posturais.

PGs no peitoral menor podem ser autotratados com técnicas de autoliberação miofascial (por pressão) pelo paciente usando uma bola de tênis ou outro instrumento de liberação miofascial do PG. Outro instrumento ou bola de tênis para liberar um PG pode ser usado na posição em pé, sentada ou em supino, utilizando o lado não afetado para realizar a técnica (Figura 44-5A). O paciente também pode fazer autoliberação miofascial com a mão oposta, conforme mostra a Figura 44-5B. Pressão deve ser aplicada nos PGs e mantida durante 15 a 30 segundos, com seis repetições. Essa técnica pode ser empregada várias vezes ao dia, desde que estejam sendo obtidos resultados favoráveis. Em mulheres com seios grandes, pode ser usada a posição supina ou em decúbito lateral, já que a gravidade auxiliará a movimentar o tecido mamário, afastando-o. Por exemplo, se o peitoral direito menor tiver PGs que precisam de tratamento, a paciente deita sobre o lado esquerdo, dando acesso à margem axilar direita para o autotratamento com a mão oposta.

Técnicas de alongamento para esse músculo devem ser delicadas e iniciadas com a extremidade superior na posição medial ou inferior, pois alongar esse músculo também alongará os demais rotadores mediais da articulação do ombro e tecidos neurais. Além disso, o alongamento em batente de porta é útil para esticar todos os adutores e rotadores mediais nos ombros. O paciente deve aprender a manter todo o comprimento do músculo peitoral usando alongamento em um canto/batente de uma porta (ver Figura 42-10), ou deitando-se de costas sobre rolo de espuma, com os braços na lateral (Figura 44-6A e B). Alongamento suave é mantido por 30 segundos, podendo ser repetido até cinco ou seis vezes. Relaxamento pós-isométrico também pode ser empregado, solicitando-se ao paciente uma respiração abdominal profunda, segurando o ar por 6 segundos e, lentamente, expirando, atingindo os dedos dos pés e relaxando. Na fase de relaxamento,

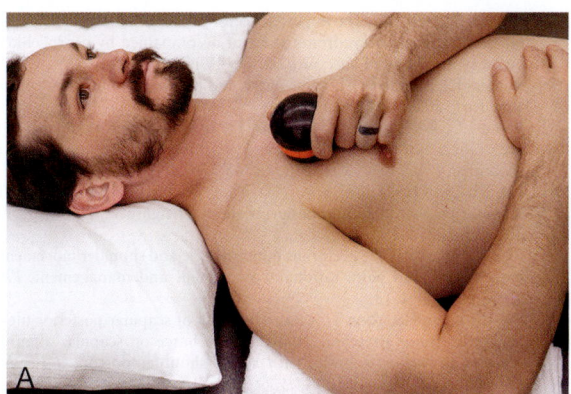 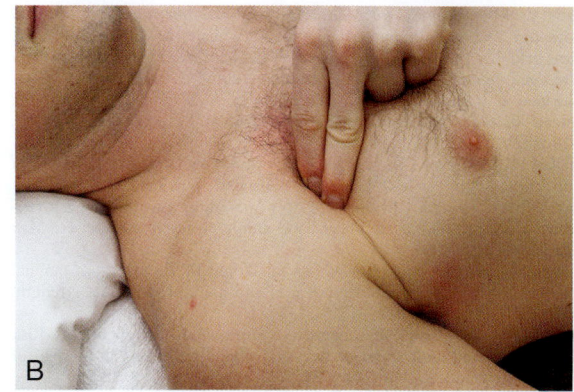

Figura 44-5 Técnicas de autopressão do músculo peitoral menor. (A) Usando instrumento de liberação de PG em supino. (B) Autoliberação pelo paciente, usando a mão oposta.

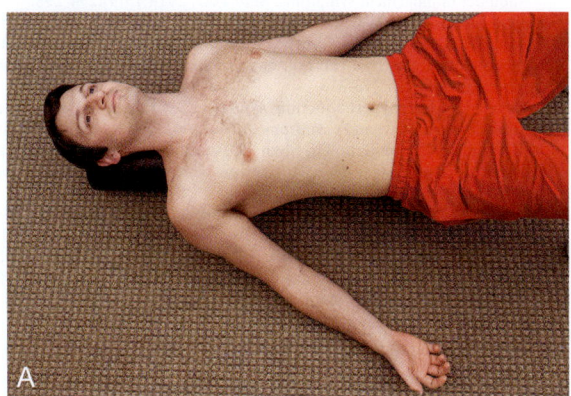 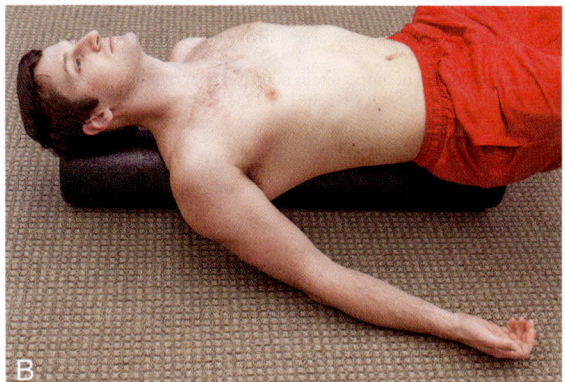

Figura 44-6 Alongamento do músculo peitoral menor sobre almofada. (A) Vista geral de cima. (B) Vista lateral.

orienta-se o paciente a levar as mãos até os pés, suavemente alongando o músculo peitoral menor.

Para uma total eficácia dessas duas técnicas de alongamento, o paciente precisa aprender o conceito de liberação de barreira. Cabe ao clínico orientar o paciente a alongar adequadamente o músculo até o ponto de tensão confortável (sem dor), prestando atenção a todo tipo de dor desconhecida no ombro, no peito ou interescapular, ou dormência/formigamento no braço e nas mãos. Se dormência e formigamento forem sentidos na porção superior do braço, no antebraço ou nas mãos, esse exercício deve ser interrompido imediatamente, e o paciente deve buscar orientação com profissional da saúde apropriado.

É imperativo que o clínico e/ou o paciente identifique e limite as atividades que levam ao uso excessivo do músculo peitoral menor. Essas atividades prejudiciais podem incluir jardinagem, trabalhar diante de uma escrivaninha, caminhar com muletas e padrões de respiração apical.

Referências

1. Sanchez ER, Sanchez R, Moliver C. Anatomic relationship of the pectoralis major and minor muscles: a cadaveric study. *Aesthet Surg J.* 2014;34(2):258-263.
2. Standring S. *Gray's Anatomy: The Anatomical Basis of Clinical Practice.* 41st ed. London, UK: Elsevier; 2015.
3. Borstad JD. Measurement of pectoralis minor muscle length: validation and clinical application. *J Orthop Sports Phys Ther.* 2008;38(4):169-174.
4. Bardeen C. Section 5. The musculature. In: Jackson CM, ed. *Morris's Human Anatomy.* 6th ed. Philadelphia, PA: Blakiston's Son & Co; 1921:406-407.
5. Lee CB, Choi SJ, Ahn JH, et al. Ectopic insertion of the pectoralis minor tendon: inter-reader agreement and findings in the rotator interval on MRI. *Korean J Radiol.* 2014;15(6):764-770.
6. Weinstabl R, Hertz H, Firbas W. Connection of the ligamentum coracoglenoidale with the muscular pectoralis minor. *Acta Anat (Basel).* 1986;125(2):126-131.
7. Moineau G, Cikes A, Trojani C, Boileau P. Ectopic insertion of the pectoralis minor: implication in the arthroscopic treatment of shoulder stiffness. *Knee Surg Sports Traumatol Arthrosc.* 2008;16(9):869-871.
8. Sato T, Akatsuka H, Kito K, Tokoro Y, Tauchi H, Kato K. Age changes in size and number of muscle fibers in human minor pectoral muscle. *Mech Ageing Dev.* 1984;28(1):99-109.
9. Petilon J, Ellingson CI, Sekiya JK. Pectoralis major muscle ruptures. *Oper Tech Sports Med.* 2005;13(3):162-168.
10. Haley CA, Zacchilli MA. Pectoralis major injuries: evaluation and treatment. *Clin Sports Med.* 2014;33(4):739-756.
11. Mehta V, Baliyan R, Arora J, Suri RK, Rath G, Kumar A. Unusual innervation pattern of pectoralis minor muscle-anatomical description and clinical implications. *Clin Ter.* 2012;163(6):499-502.
12. Porzionato A, Macchi V, Stecco C, Loukas M, Tubbs RS, De Caro R. Surgical anatomy of the pectoral nerves and the pectoral musculature. *Clin Anat.* 2012;25(5):559-575.
13. Loukas M, du Plessis M, Owens DG, et al. The lateral thoracic artery revisited. *Surg Radiol Anat.* 2014;36(6):543-549.
14. Sucher BM. Thoracic outlet syndrome-postural type: ultrasound imaging of pectoralis minor and brachial plexus abnormalities. *PM R.* 2012;4(1):65-72.
15. Castelein B, Cagnie B, Parlevliet T, Danneels L, Cools A. Optimal normalization tests for muscle activation of the levator scapulae, pectoralis minor, and rhomboid major: an electromyography study using maximum voluntary isometric contractions. *Arch Phys Med Rehabil.* 2015;96(10):1820-1827.

16. Oatis C. *Kinesiology: The Mechanics and Pathomechanics of Human Movement*. 2nd ed. Baltimore, MD: Lippinott, Williams & Wilkins; 2009:164.
17. Porterfield JA, DeRosa C. *Mechanical Shoulder Disorders: Perspectives in Functional Anatomy*. St. Louis, MO: Saunders; 2004:83.
18. Wickham J, Pizzari T, Stansfeld K, Burnside A, Watson L. Quantifying 'normal' shoulder muscle activity during abduction. *J Electromyogr Kinesiol*. 2010;20(2):212-222.
19. Kendall FP, McCreary EK. *Muscles: Testing and Function, with Posture and Pain*. 5th ed. Baltimore, MD: Lippincott Williams & Wilkins; 2005:68.
20. Castelein B, Cagnie B, Parlevliet T, Cools A. Serratus anterior or pectoralis minor: which muscle has the upper hand during protraction exercises? *Man Ther*. 2016;22:158-164.
21. Wong CK, Coleman D, diPersia V, Song J, Wright D. The effects of manual treatment on rounded-shoulder posture, and associated muscle strength. *J Bodyw Mov Ther*. 2010;14(4):326-333.
22. Tate A, Turner GN, Knab SE, Jorgensen C, Strittmatter A, Michener LA. Risk factors associated with shoulder pain and disability across the lifespan of competitive swimmers. *J Athl Train*. 2012;47(2):149-158.
23. Castelein B, Cagnie B, Parlevliet T, Cools A. Scapulothoracic muscle activity during elevation exercises measured with surface and fine wire EMG: a comparative study between patients with subacromial impingement syndrome and healthy controls. *Man Ther*. 2016;23:33-39.
24. Simons DG, Travell J, Simons L. *Travell & Simon's Myofascial Pain and Dysfunction: The Trigger Point Manual*. Vol 1. 2nd ed. Baltimore, MD: Williams & Wilkins; 1999.
25. Travell J, Rinzler SH. The myofascial genesis of pain. *Postgrad Med*. 1952;11(5):425-434.
26. Mendlowitz M. Strain of the pectoralis minor, an important cause of precordial pain in soldiers. *Am Heart J*. 1945;30:123-125.
27. Rinzler SH, Travell J. Therapy directed at the somatic component of cardiac pain. *Am Heart J*. 1948;35(2):248-268.
28. Lawson GE, Hung LY, Ko GD, Laframboise MA. A case of pseudo-angina pectoris from a pectoralis minor trigger point caused by cross-country skiing. *J Chiropr Med*. 2011;10(3):173-178.
29. Bron C, Dommerholt J, Stegenga B, Wensing M, Oostendorp RA. High prevalence of shoulder girdle muscles with myofascial trigger points in patients with shoulder pain. *BMC Musculoskelet Disord*. 2011;12(1):139-151.
30. Sanders RJ, Rao NM. The forgotten pectoralis minor syndrome: 100 operations for pectoralis minor syndrome alone or accompanied by neurogenic thoracic outlet syndrome. *Ann Vasc Surg*. 2010;24(6):701-708.
31. Sanders RJ, Annest SJ. Thoracic outlet and pectoralis minor syndromes. *Semin Vasc Surg*. 2014;27(2):86-117.
32. Vemuri C, Wittenberg AM, Caputo FJ, et al. Early effectiveness of isolated pectoralis minor tenotomy in selected patients with neurogenic thoracic outlet syndrome. *J Vasc Surg*. 2013;57(5):1345-1352.
33. Lee JH, Cynn HS, Yi CH, Kwon OY, Yoon TL. Predictor variables for forward scapular posture including posterior shoulder tightness. *J Bodyw Mov Ther*. 2015;19(2):253-260.
34. Morais N, Cruz J. The pectoralis minor muscle and shoulder movement-related impairments and pain: rationale, assessment and management. *Phys Ther Sport*. 2016;17:1-13.
35. Lee JH, Cynn HS, Yoon TL, et al. The effect of scapular posterior tilt exercise, pectoralis minor stretching, and shoulder brace on scapular alignment and muscles activity in subjects with round-shoulder posture. *J Electromyogr Kinesiol*. 2015;25(1):107-114.
36. Lewis JS, Valentine RE. The pectoralis minor length test: a study of the intrarater reliability and diagnostic accuracy in subjects with and without shoulder symptoms. *BMC Musculoskelet Disord*. 2007;8:64.
37. Struyf F, Meeus M, Fransen E, et al. Interrater and intrarater reliability of the pectoralis minor muscle length measurement in subjects with and without shoulder impingement symptoms. *Man Ther*. 2014;19(4):294-298.
38. Godges JJ, Mattson-Bell M, Thorpe D, Shah D. The immediate effects of soft tissue mobilization with proprioceptive neuromuscular facilitation on glenohumeral external rotation and overhead reach. *J Orthop Sports Phys Ther*. 2003;33(12):713-718.
39. Beyer JA. The hyperabduction syndrome, with special reference to its relationship to Raynaud's syndrome. *Circulation*. 1951;4(2):161-172.
40. Gerwin RD, Dommerholt J, Shah JP. An expansion of Simons' integrated hypothesis of trigger point formation. *Curr Pain Headache Rep*. 2004;8(6):468-475.
41. Hong C-Z, Simons DG. Response to treatment for pectoralis minor myofascial pain syndrome after whiplash. *J Musculoskelet Pain*. 1993;1(1):89-131.
42. Hsieh YL, Kao MJ, Kuan TS, Chen SM, Chen JT, Hong CZ. Dry needling to a key myofascial trigger point may reduce the irritability of satellite MTrPs. *Am J Phys Med Rehabil*. 2007;86(5):397-403.

Capítulo 45

Músculos intercostais e diafragma
Punhalada lateral

Joseph M. Donnelly

1. INTRODUÇÃO

Os músculos intercostais externo e interno localizam-se entre as costelas, em um padrão entrecruzado. O músculo diafragma, em forma de domo, possui um único tendão central e separa a cavidade torácica da abdominal. Seu tendão central está cercado de fibras musculares que se inserem perifericamente ao desfiladeiro torácico inferior. Os músculos intercostais têm papel postural e respiratório. Eles são mecanicamente adequados à rotação ativa e à inclinação lateral da coluna torácica e da caixa torácica. A função do músculo diafragma é a inalação. Durante inalação silenciosa, os músculos diafragma, escaleno e paraesternal estão ativos. A expiração ocorre principalmente de modo passivo, por retração pulmonar. Os músculos abdominais estão ativos durante expiração forçada. A dor advinda dos pontos-gatilho (PGs) nos músculos intercostais reflete principalmente na área do PG. A dor originária dos PGs no músculo diafragma percorre até a margem superior do ombro ipsilateral, no ângulo do pescoço, e até a margem costal anterolateral. Os sintomas associados aos PGs nos músculos intercostais incluem dor e limitada amplitude de movimentos quando é feita uma rotação para se olhar para trás, e dor no peito, que aumenta com respiração profunda, especialmente ao tossir ou espirrar. Falta de ar pode estar associada a PGs no diafragma. O exame do paciente deve incluir levantamento completo de dados da postura, da cervical, da amplitude de movimentos da coluna torácica e mecânica da respiração. Teste de movimento acessório da coluna cervical, em especial C3-C5, da coluna torácica e da caixa torácica e de articulações do cíngulo do membro superior deve ser feito. Exame de PGs em músculos intercostais deve iniciar no segmento dolorido em busca de espaço estreitado nas costelas, continuando por todo o segmento em busca de sensibilidade local. PGs no diafragma não são palpáveis, podendo ser difíceis de distinguir de sensibilidade no músculo transverso do abdome, junto à margem costal. O diagnóstico diferencial deve incluir disfunções articulares nas costelas, costocondrite, infarto do miocárdio e efusão pleural. Ações corretivas de prevenção da perpetuação e/ou recorrência de PGs intercostais ou diafragmáticos devem incluir educação postural, orientações sobre respiração diafragmática, autoliberação miofascial (por pressão) e autoalongamento.

2. CONSIDERAÇÕES ANATÔMICAS
Intercostais

Os músculos intercostais externo e interno têm uma composição entrecruzada, cruzando-se quase em ângulo reto, de forma similar aos músculos oblíquos do abdome externo e interno (ver Capítulo 49, Músculos abdominais) e nas mesmas direções. Cada músculo atravessa a distância entre duas costelas (ou cartilagens costais). Os músculos intercostais externos são consideravelmente mais espessos do que os internos. Os vasos e os nervos que suprem esses músculos correm mais abaixo dos intercostais internos e são protegidos por uma pequena saliência da margem inferior da costela mais voltada à cabeça. Os músculos intercostais mais internos, anteriormente considerados variações dos músculos subcostais, localizam-se mais fundo em relação aos vasos e ao nervo e têm direção de fibra quase igual à dos músculos intercostais internos correspondentes.[1]

Intercostais externos

Os 11 músculos intercostais externos, nos dois lados, não se estendem por quase todo o comprimento de cada espaço intercostal, atingindo apenas a cartilagem costal anteriormente, exceto entre as costelas mais inferiores (Figura 45-1). Alcançam a extremidade da costela posteriormente no tubérculo (Figura 45-2), onde misturam-se com as fibras do ligamento costotransversário superior. Anteriormente, os músculos intercostais externos têm apenas uma extensão fascial, a membrana intercostal externa, que chega ao esterno.[2] As fibras externas estão em ângulo oblíquo inferomedial, conforme visto pela frente (Figura 45-1), e em ângulo oblíquo inferolateral, conforme visto por trás (Figura 45-2). Cada músculo inserem-se a partir da margem inferior à costela acima e à margem superior da costela abaixo.[2] Fibras das costelas inferiores podem se combinar com o músculo oblíquo externo do abdome.[3] A Figura 49-2 constitui uma forma conveniente de memorizar a direção de cada músculo.

Levantadores das costelas

Os 12 músculos extratorácicos levantadores das costelas podem ser considerados uma versão não intercostal extratorácica dos músculos intercostais externos (Figura 45-2, lado esquerdo). Acima, eles se inserem às extremidades dos processos transversos originários de C7 a T11, e inserem-se abaixo e mais lateralmente à costela adjacente (músculos levantadores curtos das costelas), entre o tubérculo da costela e seu ângulo; ou, nas quatro costelas inferiores, o músculo tem dois deslocamentos que cobrem a costela inferior adjacente, ou até a segunda costela, abaixo de sua origem (músculos levantadores longos das costelas).[2]

Cada músculo se insere acima, a partir do sulco costal da costela voltada à cabeça, inserindo-se na margem superior da costela abaixo.[2] A direção da fibra intercostal interna é inversa àquela das fibras intercostais externas; as fibras intercostais internas estão em ângulo oblíquo, inferolateral, na frente do peito (Figuras 45-1, 45-3 e 45-8). Uma vez que o músculo tem a mesma direção da fibra à medida que se estende em torno do tórax, as fibras parecem estar em ângulo oblíquo inferomedial quando vistas por trás do tórax (Figura 45-3).

Intercostais mais internos

Os músculos intercostais mais profundos localizam-se entre os nervos e os vasos intercostais e a fáscia endotorácica e a pleura parietal. Quando presentes, correm na sequência dos músculos intercostais. Costumam não estar sustentados nos níveis mais altos da coluna torácica e, em geral, espessam-se inferiormente. Podem se entrelaçar, posteriormente, com os músculos subcostais vizinhos.[1]

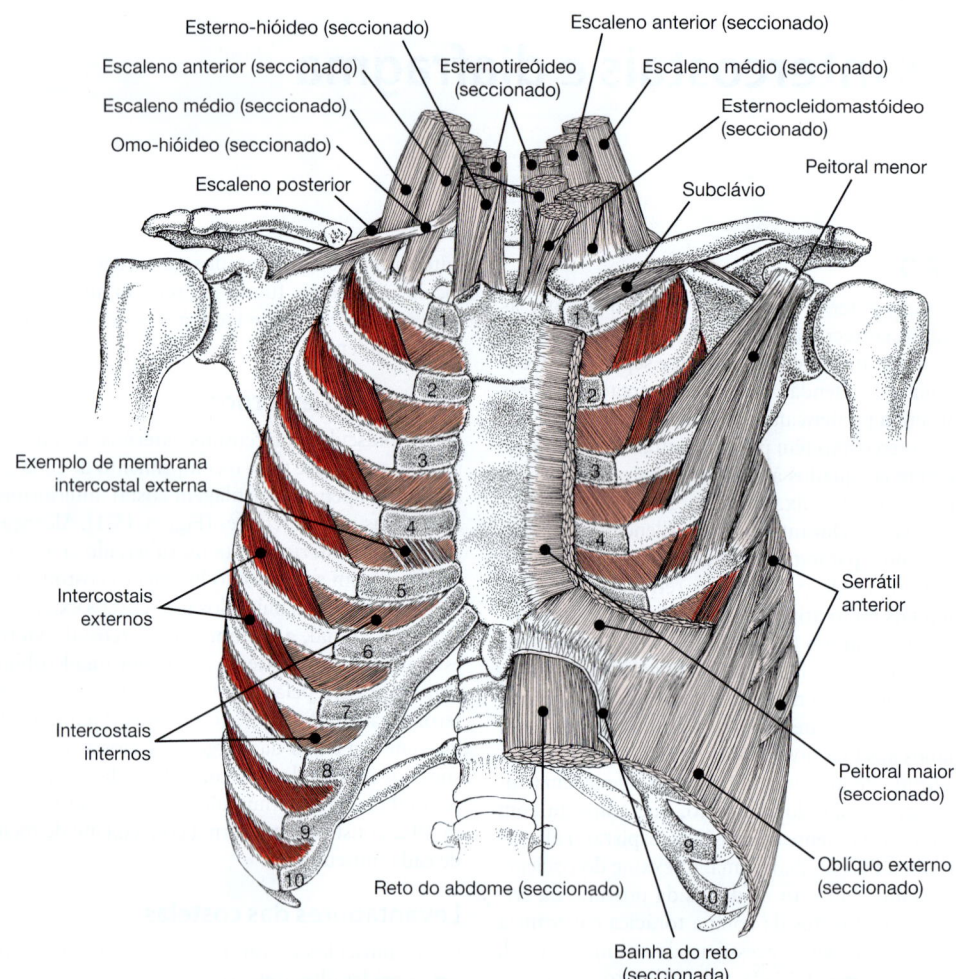

Figura 45-1 Exterior da parede torácica anterior, mostrando as relações e inserções anatômicas dos músculos intercostais e respiratórios relacionados. Os músculos intercostais externos estão em vermelho-escuro; os internos, em vermelho-médio. Os intercostais externos não vão além das junções mediais costocondrais, exceto entre as costelas inferiores. Outros músculos aparecem em vermelho-claro. Todos, exceto o músculo omo-hióideo, inserem-se à caixa torácica, podendo, de forma direta, influenciar a respiração.

Subcostais

O músculo subcostal pode ser considerado uma variante dos músculos intercostais internos. Tem origem na superfície interna das costelas superiores, perto do ângulo da costela, e desce para inserir-se à segunda ou terceira costela abaixo. Tem a mesma direção das fibras do intercostal interno, aparecendo totalmente desenvolvido na porção inferior do tórax.[2] O músculo subcostal possivelmente funciona junto dos músculos intercostais internos do tórax inferior.

Transverso do tórax

O músculo transverso do tórax é um músculo interno do peito anterior que cobre a superfície interna da parede torácica anterior, e não é intercostal (Figura 45-4).[2] Localiza-se profundamente em relação ao esterno e aos músculos intercostais paraesternais, e é composto por fibras musculares e tendíneas que se inserem em formato de ventilador. As ramificações superiores do músculo vêm da superfície interna da área inferior do esterno e do processo xifoide e sobem (na direção craniana) até as cartilagens costais da segunda até a sexta costelas, em uma composição vertical. As fibras intermediárias têm uma composição oblíqua, e as inferiores são, basicamente, horizontais e se misturam às fibras do músculo transverso do abdome. O músculo transverso do tórax varia em suas inserções de um lado a outro, em uma mesma pessoa e entre as pessoas.[2]

Diafragma

O músculo diafragma é uma estrutura musculofibrosa, em forma de domo, que separa as cavidades torácica e abdominal (Figuras 45-4 e 45-5).[4] Seu domo tem um tendão central que consiste em uma aponeurose acentuada, localizada perto do centro do músculo. Centralmente, ele se localiza imediatamente inferior às fibras do pericárdio, misturando-se a elas.[2] Está cercado de fibras musculares que formam uma "saia" comprida que se insere perifericamente à circunferência do desfiladeiro torácico inferior. O músculo está dividido em uma porção do esterno, que se insere anteriormente a ele, em uma parte costal, que se insere lateralmente à margem costal, e em uma parte lombar, que se insere posteriormente por meio dos ligamentos arqueados medial e lateral emparelhados. A porção do esterno surge a partir do aspecto posterior do processo xifoide. A parte costal surge a partir das superfícies internas das cartilagens costais e das superfícies internas das seis costelas inferiores,

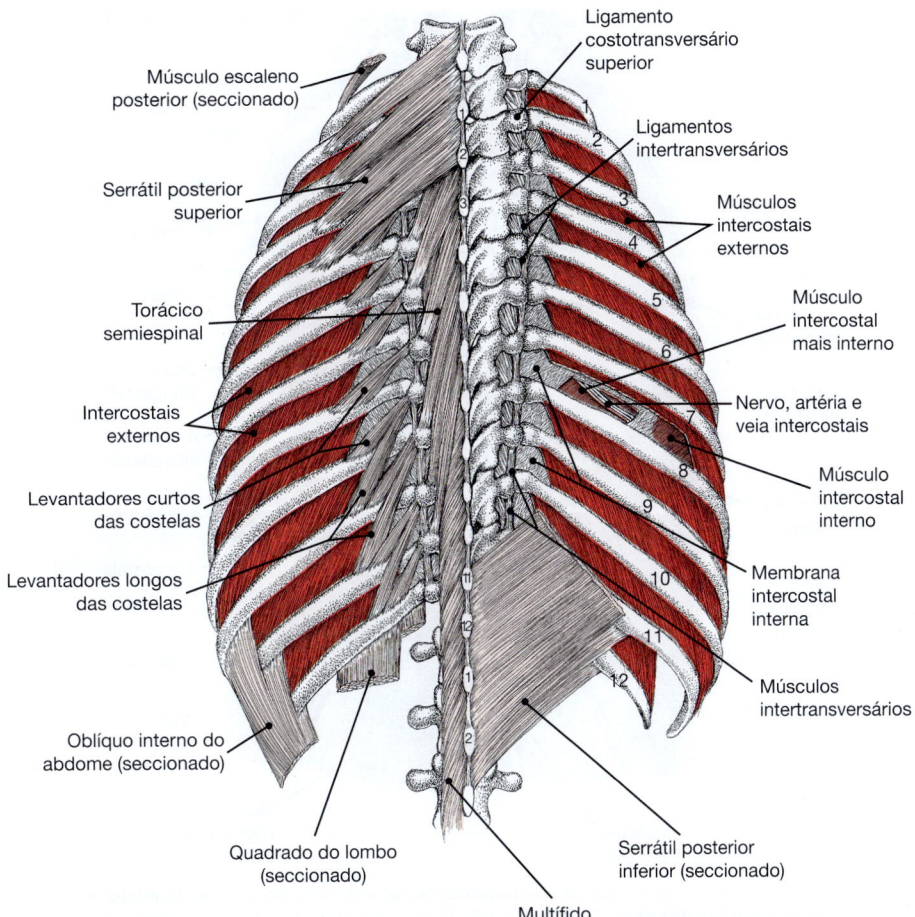

Figura 45-2 Exterior da parede torácica posterior, mostrando as relações anatômicas e as inserções dos músculos intercostais e respiratórios relacionados. Os músculos intercostais externos estão em vermelho-escuro; os internos, em vermelho-médio. Outros músculos estão em vermelho-claro. Os músculos escaleno posterior (seccionado), intercostal externo e levantadores das costelas (levantadores longos e curtos das costelas) são músculos primários para a inspiração que aparecem nesta figura. Os músculos serráteis posteriores auxiliam a levantar as costelas durante inspiração forçada. Os músculos serráteis posteriores inferiores (seccionados), quadrado do lombo (seccionado) e oblíquo abdominal médio (seccionado) aqui mostrados podem auxiliar a expiração. O desenho detalhado entre as costelas 7 e 8, no lado direito, mostra que os músculos intercostais internos estão ausentes medialmente à região do ângulo das costelas, embora estejam representados, medialmente, como a membrana intercostal interna. O feixe neurovascular desloca-se entre o músculo intercostal interno ou a membrana que se localiza superficialmente a ele, e o músculo intercostal mais interno ou a membrana que se localiza mais profundamente a ele. Os músculos intercostais e os intercostais mais internos têm uma direção de fibras quase idêntica e são mais conhecidos coletivamente como músculos intercostais internos. O feixe neurovascular intercostal localiza-se no fundo da margem inferior da costela voltada à cabeça, podendo não estar visível nesta perspectiva.

que também se entrelaçam com o músculo transverso do abdome. A parte lombar surge a partir de dois arcos aponeuróticos, os ligamentos arqueados medial e lateral.[2] O ligamento arqueado medial estende-se sobre a porção superior dos músculos psoas maiores na forma de inserções fibrosas entre o corpo vertebral L1 ou L2 e o processo transverso de L1. Os ligamentos arqueados laterais são bandas fasciais espessas que cobrem o músculo quadrado do lombo e se espalham lateralmente a partir dos processos transversos das primeiras vértebras lombares até a porção média da décima segunda costela e por duas porções musculares anatômicas (crura) até os corpos das vértebras lombares superiores. A parte lombar também se insere a dois ligamentos arqueados bilaterais, que vão das vértebras até os processos transversos e desses processos até a décima segunda costela (Figura 45-5).[2]

O músculo diafragma é penetrado pela aorta, pela veia cava e pelo esôfago. Os ligamentos arqueados propiciam uma passagem, posteriormente, aos músculos psoas maior e quadrado do lombo (Figura 45-3 e 45-5).

2.1. Inervação e vascularização

Intercostais

Cada músculo intercostal é suprido por ramos adjacentes do nervo intercostal correspondente.[2]

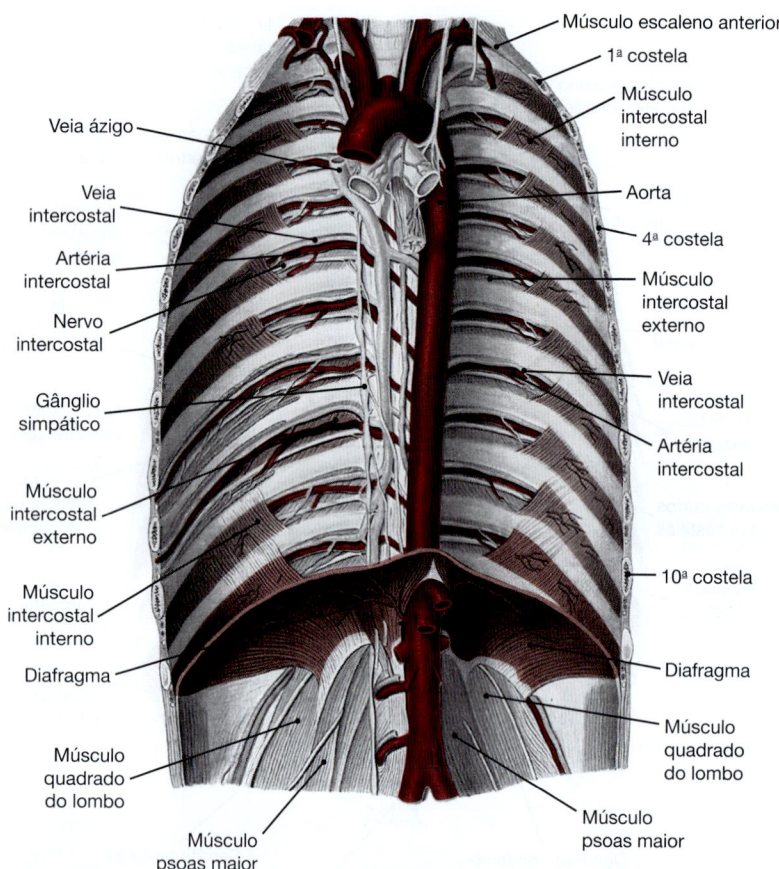

Figura 45-3 Parte interna da parede posterior do tórax mostrando as relações anatômicas e as inserções dos músculos intercostais, bem como importantes vasos sanguíneos. Os músculos intercostais internos aparecem em vermelho-médio. O diafragma e os músculos intercostais externos, em vermelho-escuro; as artérias, em vermelho mais escuro. Outros músculos estão em vermelho-claro. Reproduzida e adaptada com permissão de Ferner H, Staubesand J. Sobotta Atlas of Human Anatomy. Vol. 2. Munich: Urban & Schwarzenberg; 1983.

Os músculos da parede torácica recebem sua vascularização a partir da artéria torácica (via artéria musculofrênica), artéria intercostal superior, artéria intercostal posterior, artérias torácicas subcostal e superior e aorta descendente. Suprimento vascular adicional é providenciado pelos vasos que suprem o membro superior.[2]

Diafragma

O músculo diafragma recebe inervação motora dos nervos frênicos direito e esquerdo, que se originam dos nervos cervicais C3-C5 e facilitam a função sensorial e motora. Os nervos frênicos em pares localizam-se posteriormente no compartimento lateral do pescoço, deslocando-se anteriormente em seu caminho ao longo do tórax. Os nervos frênicos passam junto à superfície anterior do pericárdio antes de alcançarem o músculo diafragma, onde se ramificam na superfície superior e inferior. A inervação sensorial da parte periférica do músculo ocorre pelos seis a sete nervos intercostais inferiores.[2,4]

O músculo diafragma recebe sua vascularização das cinco artérias intercostais inferiores e da artéria subcostal, das artérias frênicas superiores e inferiores, das artérias musculofrênicas e pericardiofrênicas. O principal suprimento vascular ao músculo diafragma ocorre pelas artérias frênicas inferiores direita e esquerda.[2]

2.2. Função

Estudos recentes ajudaram a esclarecer muito da controvérsia associada à atividade e ao papel de vários músculos respiratórios, inclusive os intercostais e o diafragmático. Para entender seu funcionamento, é útil compreendermos a mecânica respiratória básica. Inspirar é um processo ativo que requer esforço muscular. Expirar durante respiração silenciosa é, em grande parte, um processo passivo realizado pela retração elástica dos pulmões.[5] Nesse sentido, todos os músculos expiratórios são, até certo grau, acessórios à respiração, recrutados diante de uma demanda respiratória aumentada.

Intercostais

A função dos músculos intercostais depende das suas posições interna-externa e anteroposterior e de sua localização transversa na caixa torácica. Além disso, a posição muscular superoinferior na caixa torácica influencia a ordem e a magnitude relativas do recrutamento. A única porção dos músculos intercostais associa-

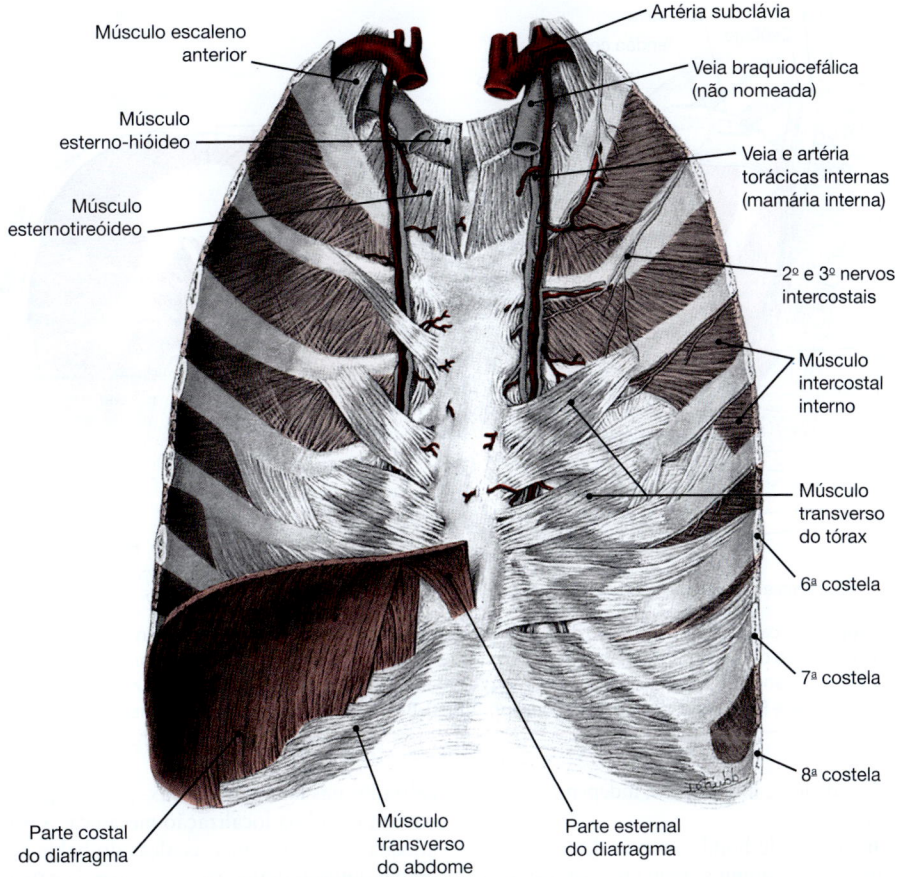

Figura 45-4 Interior da parede torácica anterior. As artérias subclávia e torácica interna estão em vermelho mais escuro, o músculo diafragma (mostrado em parte e somente no lado esquerdo) está em vermelho-escuro, os músculos intercostais internos estão em vermelho-médio, e os demais músculos estão em vermelho-claro. Observe que, em geral, somente os músculos intercostais internos continuam anteriormente e até uma distância média até o esterno (concluindo a cobertura dos interespaços costais anteriores). Os músculos intercostais externos (não vistos nesta perspectiva) param imediatamente nas junções costocondrais. O músculo diafragma é importante à inspiração. Observe como ele se estende para baixo, localizando-se contra a costela mais inferior. Reproduzida e adaptada com permissão de Agur AM. *Grant's Atlas of Anatomy*. 9th ed. Baltimore, MD: Williams & Wilkins; 1991.

dos à inspiração primária é a dos músculos intercostais internos. Acredita-se que os músculos intercostais internos e externos estão ativos durante ambas as fases de ventilação.[6]

É de importância fundamental que a porção lateral dos músculos intercostais seja adaptada à rotação da coluna torácica e da caixa torácica, uma função frequentemente ignorada. Durante rotação do tronco direito, os músculos intercostais esquerdo externo e direito interno são ativados para realizar esse movimento.[6]

Diafragma

O músculo diafragma é o principal músculo da ventilação durante respiração silenciosa, sendo responsável pela produção de até 80% da força de inspiração.[7] Ele ainda auxilia a êmese, a urina e a defecação, aumentando a pressão intra-abdominal, e ajuda a prevenir refluxo gastresofágico, ao exercer pressão externa no hiato do esôfago.

Mecânica respiratória

O movimento dos músculos peitorais durante a inspiração é um processo integrado complexo que demanda coordenação sofisticada de vários músculos. O volume pulmonar é controlado por três movimentos básicos. A Figura 45-6 exemplifica dois desses movimentos: (1) elevação do esterno (Figura 45-6A), que aumenta o diâmetro anteroposterior ao rotacionar as costelas em torno das inserções espinais; e (2) propagação das costelas inferiores (Figura 45-6B), que aumenta o diâmetro lateral do tórax ao rotacionar as costelas em torno de suas inserções esternais.[8] O movimento para baixo, como um pistão, do músculo diafragma providencia o terceiro movimento (Figura 45-7). O movimento elevador do esterno costuma ser comparado ao de uma manopla de bomba antiga, e o movimento lateral das costelas pode ser comparado ao de uma alça de balde (uma de cada lado).

O eixo de rotação de uma costela é definido por suas articulações com o corpo vertebral e o processo transverso. Considerando que a maioria das costelas tem inclinação oblíqua de cerca de 45° para a horizontal, quando a costela rotaciona para cima, aumenta o volume dentro da caixa torácica, que está associado à inspiração. As costelas superiores, que se inserem ao esterno com cartilagens costais curtas, tendem a se movimentar em uníssono, ao passo que as costelas inferiores, inseridas às cartilagens costais

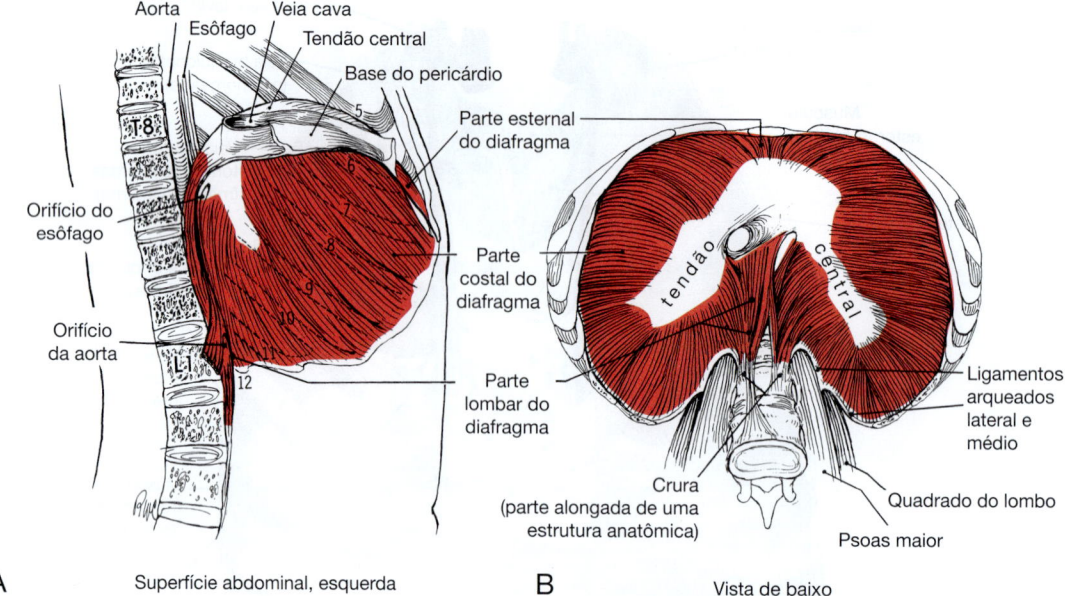

Figura 45-5 Superfície caudal (abdominal) do músculo diafragma (em vermelho), que é o músculo mais importante na inspiração. (A) Aspecto interno do hemidiafragma esquerdo, conforme visto a partir do lado direito do corpo. (B) O músculo diafragma visto de baixo, mostrando sua inserção com as margens caudais da caixa torácica. Reproduzida com permissão de Kendall FP, McCreary EK, Provance PG. *Muscles: Testing and Function*. 4th ed. Baltimore, MD: Williams & Wilkins; 1993.

mais longas, têm mais liberdade de movimento, independentes do movimento do esterno.[9]

O movimento de manuseio de bombeamento da inspiração que eleva o esterno (e produz, predominantemente, expansão anteroposterior) depende, basicamente, dos músculos intercostais localizados nas laterais do tórax, para os quais esses músculos apresentam uma boa localização mecânica.[8] Os músculos intercostais adequados para erguer as alças do balde em cada lado do peito (expandindo o diâmetro transverso da caixa torácica) localizam-se nas proximidades da linha média, perto do esterno e da coluna,

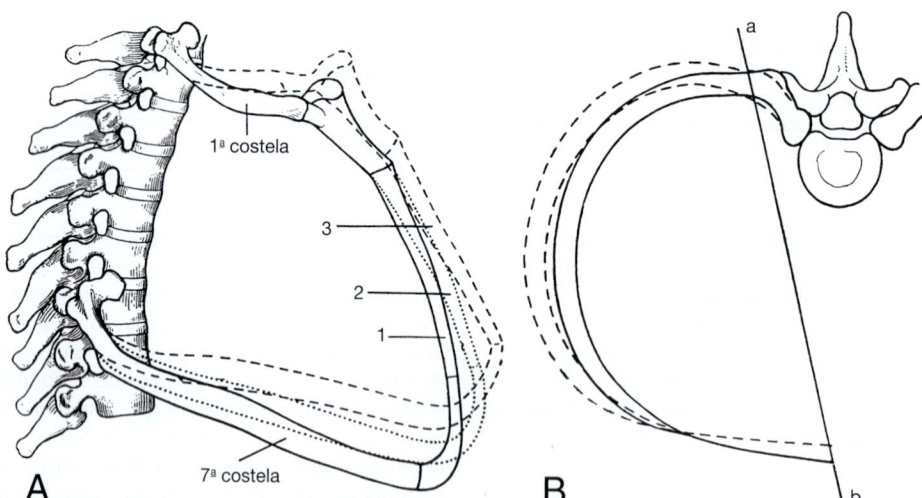

Figura 45-6 Alteração das posições do esterno e das costelas com a inspiração. (A) Vista lateral do peito, que mostra o movimento ascendente e externo (para a frente) da caixa torácica anterior durante a inspiração, que aumenta o volume intratorácico. Isso pode ser comparado a um movimento de manuseio de uma bomba. Posição 1, expiração comum; posição 2 (linhas pontilhadas), inspiração silenciosa; posição 3 (linhas tracejadas) inspiração profunda. (B) Vista de cima que mostra, para as costelas que se inserem às cartilagens costais abaixo do esterno (costelas vertebrocondrais), como o movimento é para cima e para os lados, o que aumenta o volume intratorácico. As linhas tracejadas representam a posição da costela durante a inspiração. A linha nomeada a-b representa o eixo do movimento. Esse movimento ascendente e para o lado pode ser comparado, de cada lado, ao movimento de uma alça de balde. Reimpressa com permissão de Clemente CD. *Gray's Anatomy*. 30th ed. Philadelphia, PA: Lea & Febiger; 1985.

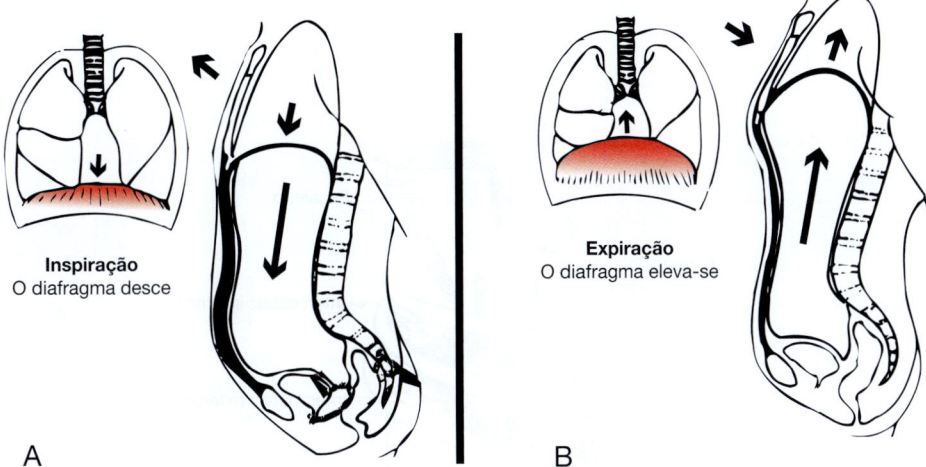

Figura 45-7 Esquema da dinâmica da respiração. (A) Inspiração. A secção sagital (Figura A, à direita) mostra como a combinação de depressão (contração) do músculo diafragma (seta longa para baixo), que está deslocando os conteúdos abdominais para baixo, e a expansão simultânea da caixa torácica (seta diagonal ascendente) reduzem a pressão intratorácica. Essa ação suga o ar para os pulmões (seta curta descendente), inflando-os. A secção frontal (Figura A, à esquerda) mostra o músculo diafragma deprimido e os pulmões inflados. (B) Expiração. A secção sagital (Figura B, à direita) mostra como a depressão da caixa torácica (seta descendente diagonal) e a elevação (relaxamento) do músculo diafragma (seta longa ascendente) tendem a aumentar a pressão intratorácica. Durante respiração silenciosa, a retração elástica dos pulmões e do peito força o ar para fora dos pulmões (seta curta ascendente), desinflando-os. A secção frontal (figura à esquerda) mostra o músculo diafragma elevado e os pulmões desinflados. Na expiração forçada, os músculos abdominais deslocam os conteúdos abdominais para dentro e para cima e atraem a caixa torácica para baixo e para dentro, acelerando o fluxo de ar para fora dos pulmões.

particularmente os músculos intercostais internos de localização paraesternal e os músculos levantadores das costelas de localização paraespinal. Essas relações foram identificadas por cálculos que utilizaram análise tridimensional de elementos finitos da caixa torácica humana[8] confirmados, experimentalmente, em cães.[10]

A depressão do músculo diafragma, em razão da sua atividade durante a inspiração e sua elevação passiva durante a expiração, é mostrada nas secções sagitais da Figura 45-7. O efeito correspondente sobre o volume pulmonar é mostrado nas secções frontais, na Figura 45-7. Uma contração do músculo diafragma tende a elevar e espalhar a margem costal inferior e as costelas inferiores quando suporte e resistência são oferecidos ao tendão central pelos conteúdos abdominais.[11] Os músculos amplamente responsáveis por esses movimentos aparecem na Figura 45-8 de forma bastante simplificada, com setas indicativas do vetor de força produzido pela contração do músculo.

Músculos da inspiração

Os principais músculos responsáveis pela inspiração são o diafragma, os intercostais paraesternais internos, o escaleno, os intercostais externos mais laterais e os levantadores das costas. O músculo diafragma, o principal músculo respiratório nas pessoas, não expande toda a parede torácica, mas apenas o abdome e a caixa torácica inferior. A expansão da metade craniana da caixa torácica ocorre por outros músculos inspiratórios, principalmente o escaleno anterior e o intercostal paraesternal.[9] A partir de suas inserções com as costelas, as fibras costais do músculo diafragma deslocam-se na direção craniana, próximo das costelas, por certa distância.[9] Essa relação é importante, pois as contrações dessas fibras elevam as costelas inferiores quando a depressão do domo do músculo diafragma tem resistência dos conteúdos abdominais.[9,12]

Durante inspiração silenciosa, a atividade elétrica do músculo diafragma antecede a dos músculos intercostais externos;[13] o músculo diafragma produz 70 a 80% da força inalatória.[5] É por isso que a respiração paradoxal é uma disfunção tão grave. Hiperinsuflação dos pulmões, devido à doença pulmonar obstrutiva, coloca o músculo diafragma em séria desvantagem. Sob certas circunstâncias, esse músculo plano é capaz de reverter seu efeito, atraindo a margem costal para dentro, em vez de levantá-la e projetá-la para fora.[10]

Durante respiração silenciosa, os primeiros músculos intercostais externos (entre a primeira e segunda costelas) estão sempre ativos, o segundo par de músculos costuma estar ativo e o terceiro, apenas ocasionalmente. Com respiração cada vez mais forçada, são recrutados, sucessivamente, mais músculos intercostais externos caudais durante a inspiração.[13]

Os músculos escalenos anteriores estão sempre ativos na inspiração silenciosa (Figura 45-8) e com possibilidade de se ativarem logo antes dos músculos intercostais internos paraesternais.[13] A atividade dos músculos escalenos é necessária durante a inspiração, para evitar a sucção descendente produzida pela ação de pistão do músculo diafragma de atrair para baixo e para dentro o esterno. Um movimento descendente do esterno tende a reduzir o volume intratorácico, em vez de aumentá-lo. Os músculos escalenos reagem com cada vez mais vigor para aumentar o esforço respiratório.[13]

Os músculos levantadores das costelas de localização posterior (Figura 45-2), que também mostram alguma atividade na respiração silenciosa,[13] ficam cada vez mais ativos com aumento da demanda ventilatória.[10] Estão ancorados proximalmente à coluna vertebral, e não à outra costela. Elevam a caixa torácica com alavancagem eficaz. Um movimento ascendente e pequeno das

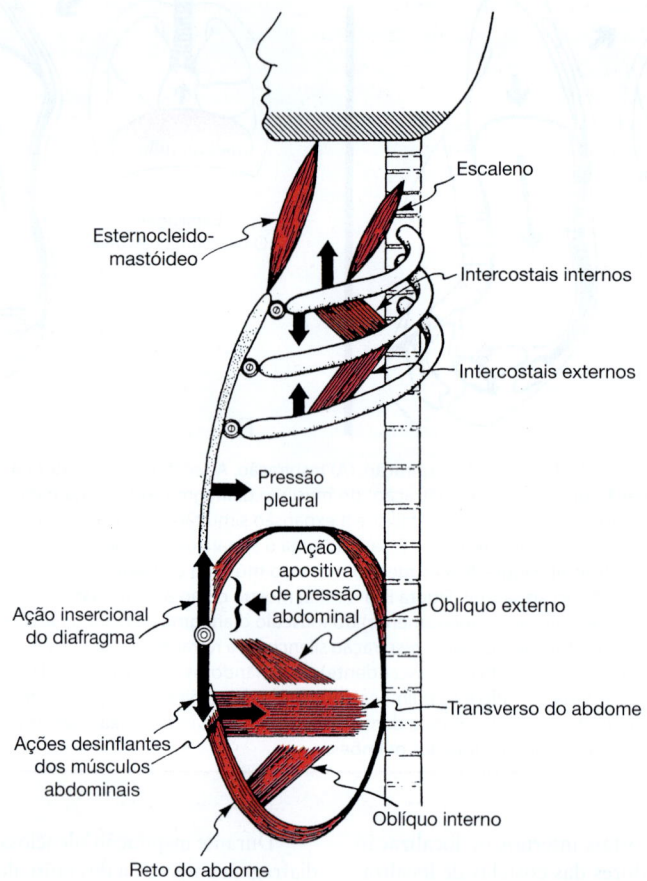

Figura 45-8 Esquema da mecânica respiratória mostrando alguns dos mais importantes músculos respiratórios e suas ações (setas grossas pretas). Reimpressa com permissão de Roussos C. Function and fatigue of the respiratory muscle. *Chest.* 1985;88(suppl):124s-132s.

costelas, tão próximo da coluna vertebral, aumenta muito junto ao esterno.

O músculo diafragma inicia a inspiração silenciosa rapidamente seguido pela atividade de outros músculos primários da respiração, que incluem o escaleno, os intercostais paraesternais internos, os levantadores das costas e os intercostais externos laterais.

Harper e colaboradores[14] utilizaram ultrassom B-mode para analisar o funcionamento do diafragma costal em 150 indivíduos saudáveis. Os pesquisadores descobriram que a maioria dos sujeitos usava o músculo diafragma durante a respiração silenciosa, sem diferença significativa entre os lados ou em razão de variações etárias. Constataram que, em homens idosos, o lado esquerdo ficava mais espesso do que o direito. Além disso, descobriram um número razoável de indivíduos que não utilizaram seu músculo diafragma minimamente ou de forma alguma durante a respiração silenciosa.

Com aumento da intensidade da respiração forçada, são recrutados músculos adicionais (acessórios) da inalação. A lista completa de músculos capazes de contribuir para a inspiração trabalhosa é longa. Quais músculos e o quanto são ativados são dados que dependem muito das circunstâncias. Assim, há uma ampla diversidade de opiniões em relação aos papéis relativos dos músculos que podem servir como acessórios da respiração.[15]

Os músculos escalenos funcionam como os músculos principais da inspiração. Com demanda ventilatória aumentada, os músculos esternocleidomastóideos também ficam ativos bilateralmente e aumentam, com rapidez, seu nível de atividade. O esternocleidomastóideo parece ser o mais importante músculo acessório. Outros músculos que podem se recrutados incluem o trapézio superior, o serrátil anterior superior e o serrátil posterior superior, os peitorais maior e menor, o latíssimo do dorso, o eretor da espinha e o subclávio.[7]

Com a respiração paradoxal, os músculos acessórios da respiração devem portar a maior parte da carga, já que os efeitos respiratórios dos músculos intercostais e do músculo diafragma cancelam, em grande parte, as tentativas recíprocas.

Músculos da expiração

Durante a respiração silenciosa, expirar é um processo amplamente passivo e dependente da elasticidade dos pulmões. Os principais músculos responsáveis pela expiração durante períodos de demanda aumentada são o abdominal, o intercostal interno interósseo, o transverso do tórax e o subcostal. O par intercostal mais inferior (11°) é o mais importante para a expiração, e um estudo com eletromiografia mostrou que, enquanto ocorria atividade intercostal durante expiração forçada, o recrutamento progrediu ascendentemente a partir do 11° par de músculos. A atividade elétrica do músculo transverso do tórax apareceu somente durante a expiração.[13]

Ao funcionarem como músculos expiratórios, os abdominais comprimem os conteúdos do abdome de forma ascendente e atraem a caixa torácica para baixo, aumentando a pressão intra-abdominal, que eleva o músculo diafragma, acelera o fluxo de ar expiratório e esvazia os pulmões mais do que ocorreria com expiração passiva. Assim, esses músculos regulam o volume pulmonar expiratório terminal e a eficiência respiratória.[16]

Durante a expiração forçada, os músculos abdominais são os primeiros movimentadores auxiliados pelos músculos intercostais internos (com exceção dos intercostais internos paraesternais, que dão suporte à inspiração). Com aumento da demanda ventilatória, o latíssimo do dorso, o quadrado do lombo e o eretor da espinha também podem ser recrutados.[3]

Funções posturais

Evidências experimentais[17] dão suporte à visão de que os músculos intercostais, especialmente os de localização lateral e externos nos espaços cefálicos, estão envolvidos em funções posturais. O oposto parece ser o caso dos músculos intercartilaginosos (localizados anteriormente) e dos levantadores das costelas (localizados posteriormente), que, na totalidade das circunstâncias, evidenciam atividade inspiratória em fases bastante similares às do músculo diafragma.[17]

Um papel postural confirmado dos músculos intercostais é a rotação do tórax.[6,18] A respiração é realizada com atividade intercostal bilateralmente sincronizada. O padrão de entrelaçamento desses músculos torna-os admiravelmente adequados a uma função de rotação, se os músculos intercostais em um dos lados contrair-se com os intercostais externos no lado oposto, e vice-versa. Whitelaw e colaboradores[6] relataram que os músculos intercostais externos direitos foram fortemente ativados por rotação do tronco para a esquerda, e que os músculos intercostais internos esquerdos foram fortemente ativados por rotação do tronco para a direita. Rimmer e colaboradores[18] demonstraram que a descarga tônica dos intercostais externos e internos, induzida pela manutenção de uma posição de rotação, é modulada pela respiração. Quando as funções de respiração e rotação são compatíveis, reforçam a atividade eletromiográfica. Quando são incompatíveis, a respiração tem precedência e inibe a função de rotação.[18]

Os músculos intercostais externos no lado esquerdo e os músculos intercostais internos no lado direito rodam o tronco para a direita. Inversamente, os músculos intercostais internos no lado esquerdo e os músculos intercostais externos no lado direito rodam o tronco para a esquerda. Os músculos oblíquos externo e interno do abdome correspondentes aumentam essas rotações, e o iliocostal lombar aumenta a rotação na direção do lado em que se encontra o músculo. Os músculos multífidos e os rotadores, à direita, podem auxiliar a rodar o tronco para a esquerda. Os músculos intercostal interósseo lateral, abdominal lateral e quadrado do lombo ajudam a curvar o tronco na direção do lado ipsilateral.

Os músculos escalenos, os principais protagonistas na respiração, também ajudam em um importante papel postural. Eles estabilizam o pescoço contra movimentos laterais. Unilateralmente, flexionam o pescoço; bilateralmente, flexionam-no para a frente. Outros músculos respiratórios acessórios (como o esternocleidomastóideo e o trapézio superior) também flexionam o pescoço e rodam a cabeça.

Funções especiais

Muitas funções especiais complexas, inclusive tossir, espirrar, vomitar, ofegar, correr e falar, dependem dos músculos do tronco.

Tossir e espirrar são reflexos de proteção que defendem as vias aéreas contra partículas e substâncias nocivas inaladas e removem o muco, induzindo altas velocidades de fluxo de ar durante a expiração forçada. Uma tosse tem três fases: inspiração, compressão e expulsão. Após a inalação reflexa, a curta fase de compressão envolve atividade ininterrupta do músculo diafragma e ativação da caixa torácica e dos músculos expiratórios abdominais contra uma glote fechada. A fase de expulsão inicia-se com a abertura da glote, enquanto o relaxamento do músculo diafragma e a atividade vigorosa do músculo expiratório reflexo produzem altas velocidades de fluxo aéreo.[19] A tosse repetida pode induzir entesopatia nas inserções dos músculos expiratórios, além de ativar e perpetuar PGs nesses músculos (especialmente os músculos abdominais). Um período de tosse pode se tornar terrivelmente doloroso por essa razão.

A neurogênese dos espirros é um tanto diversa daquela da tosse. Durante esse reflexo, é frequente a ocorrência de pausas intermitentes durante o esforço inspiratório, e o ar expirado é desviado pelo nariz e pela boca.[19] Já que uma série prolongada de espirros tem menos probabilidade de ocorrer do que um período estendido de tosse, espirrar tem menor possibilidade de produzir sofrimento muscular.

As inspirações e as expirações durante a ofegação, que são induzidas por hipóxia severa (ou durante ataques de pânico), têm inícios e términos mais repentinos, em comparação com as respirações ritmadas de uma eupneia (respiração normal). Esse padrão singular de atividade ventilatória autonômica difere, fundamentalmente, da eupneia, já que a neurogênese da ofegação depende de uma região específica da medula.[20]

Outra atividade respiratória reflexa, o vômito, envolve contração violenta dos músculos expiratórios. O vômito pode ser induzido por peristaltismo reverso do duodeno, enjoo, gravidez ou outras causas sistêmicas. É um reflexo tão primitivo que é preservado em preparados de animais descerebrados, sendo produzido por músculos respiratórios toracoabdominais. A expulsão de um bolo gástrico pelo vômito costuma ser precedida de ânsia de vômito, que envolve ondas sucessivas de cocontração reflexa do diafragma e dos músculos abdominais, que ultrapassam o ciclo respiratório. Ataques recorrentes de ânsia de vômito são temidos por profissionais da saúde e pacientes em razão da imensa fadiga que podem induzir nos músculos respiratórios, e ataques já causaram, por vezes, algumas fraturas em costelas.[21] Essa sobrecarga muscular pode produzir entesopatia severamente dolorosa, podendo ativar PGs que persistem após um ataque.

A maior parte dos corredores condicionados mostra uma firme junção locomotora-respiratória, que é estabelecida durante os primeiros quatro ou cinco passos da corrida. A proporção costuma ser duas passadas para um ciclo respiratório. Corredores inexperientes mostram pouca ou nenhuma tendência a essa combinação.[22] Durante exercício máximo prolongado, as exigências de fluxo sanguíneo dos músculos respiratórios são comparáveis às dos músculos propulsores dos membros.[23]

Mantilla e Sieck[24] descobriram alterações na estrutura e no funcionamento do músculo diafragma em várias condições de doença e clínicas, as quais influenciaram unidades motoras mais passíveis de fadiga, embora ativadas com menor frequência, não necessárias à função ventilatória vital. Os pesquisadores sugerem que melhorar a força muscular pode ser uma vantagem nas doenças que afetam a capacidade de fadiga do diafragma. Sua conclusão é que futuros estudos devem pesquisar de que forma a atrofia e a capacidade reduzida de fadiga de unidades motoras de contração rápida, contendo fibras tipo IIX e/ou IIB, podem ser melhoradas.[24]

2.3. Unidade funcional

A unidade funcional à qual um músculo pertence inclui os músculos que reforçam e contrapõe-se às suas ações, bem como as articulações que os músculos cruzam. A interdependência dessas estruturas reflete-se funcionalmente na organização e nas conexões neurais do córtex sensorimotor. A unidade funcional é enfatizada, porque a presença de um PG em um músculo aumenta a probabilidade de que outros músculos da unidade também desenvolvam PGs. Ao desativar PGs em um músculo, o profissional deve se preocupar com os que podem surgir em músculos funcionalmente interdependentes. O Quadro 45-1 representa, de maneira geral, a unidade funcional dos músculos intercostal e diafragma.[25]

Ainda é controverso o papel dos músculos intercostais interno e externo durante a ventilação, exceto quanto aos músculos intercostais paraesternais internos (ativos durante a inspiração); entretanto, seu papel na rotação do tronco está bem estabelecido.[6,18] Os músculos que ligam o tórax ao cíngulo do membro superior, à coluna vertebral, à cabeça ou à pelve podem auxiliar a ventilação, dependendo da demanda ventilatória.

Os músculos no entorno da região lombopélvica contribuem à sua estabilidade por uma pressão interna positiva, que cria força e estabilidade funcionais. A maior parte dessa pressão é regulada por um mecanismo de pressão intra-abdominal proporcionado por músculos-chave, como o transverso do abdome, o do assoalho pélvico e o do diafragma. Outros músculos, como o multífido lombar, os oblíquos interno e externo do abdome, o psoas maior, o quadrado do lombo, o reto do abdome e os glúteos, também proporcionam estabilidade lombopélvica. O conceito de pressão intra-abdominal pode ser comparado a uma lata de refrigerante lacrada, uma vez que a coordenação de músculos-chave (i.e., diafragma, do assoalho pélvico, transverso do abdome) oferece uma câmara estável para os conteúdos abdominais pressurizados. Na ausência de disfunção muscular, comparável a dano na lata de refrigerante, os conteúdos estão contidos em segurança, apesar das inevitáveis alterações na pressão. A circunferência lombopélvica, então, possibilita que músculos mais superficiais e maiores em torno do tronco ofereçam mais estabilidade, além de movimentos rudes e o torque necessários às atividades diárias e atléticas.

3. APRESENTAÇÃO CLÍNICA
3.1. Padrão de dor referida
Músculos intercostais

PGs nos músculos intercostais geram a dor localmente na região do PG e tendem a trazer dor anteriormente junto do interespaço, na direção da parte frontal do tórax, e não na direção da parte posterior (Figura 45-9). Quanto mais posteriormente está localizado o PG, mais forte é a tendência a referir a dor para a parte frontal. PGs ativos podem gerar a dor aos espaços intercostais, acima e abaixo do PG. Bonica e Sola[26] exemplificaram um padrão de dor no músculo intercostal local similar, ao redor do PG.

Diafragma

Durante exercício vigoroso, PGs no diafragma podem produzir a dor que costuma ser descrita como "dor como punhalada do lado"(*stitch in the side*), sentida profunda e anterolateralmente na região da margem inferior da caixa torácica. A dor tende a agravar-se por exercício continuado e a aliviar com repouso (Figura 45-9B).

A dor que surge pela estimulação da porção central em domo do músculo diafragma pode ser referida para a margem superior do ombro ipsilateral. O estímulo da parte periférica é conhecido como uma dor incômoda na região da margem costal adjacente.

Quadro 45-1 Unidade funcional dos músculos intercostal e diafragma

Ações	Sinergistas	Antagonistas
Inspiração	Diafragma Intercostais paraesternais Escalenos Esternocleidomastóideo Levantadores das costelas Intercostais externos superiores e laterais	Oblíquo externo do abdome Oblíquo interno do abdome Reto do abdome Transverso do abdome Quadrado do lombo Eretor da espinha
Expiração	Oblíquo externo do abdome Oblíquo interno do abdome Reto do abdome Transverso do abdome Transverso do tórax Quadrado do lombo Eretor da espinha	Diafragma Intercostais paraesternais Escalenos Esternocleidomastóideo Levantadores das costelas Intercostais externos superior e lateral
Rotação do tronco	Intercostais internos ipsilaterais Intercostais externos contralaterais Oblíquo interno do abdome ipsilateral Oblíquo externo do abdome contralateral	Intercostais internos contralaterais Intercostais externos ipsilaterais Oblíquo interno do abdome contralateral Oblíquo externo do abdome ipsilateral

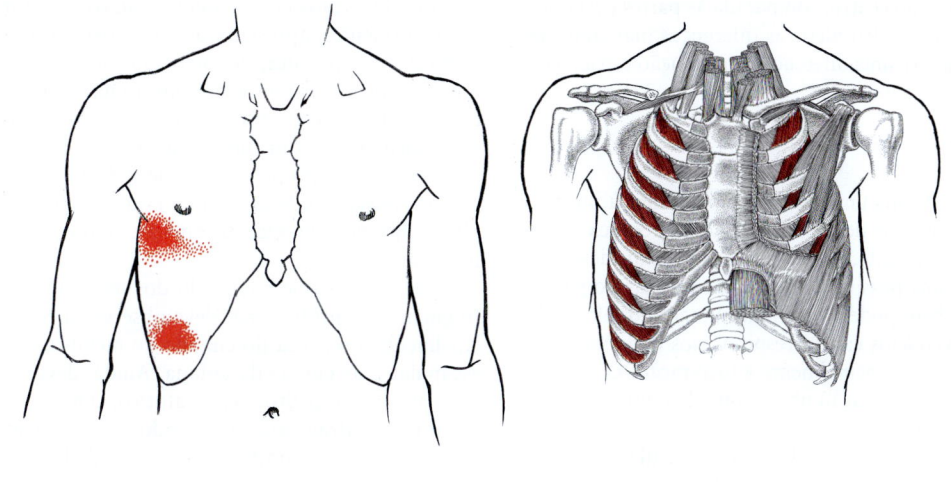

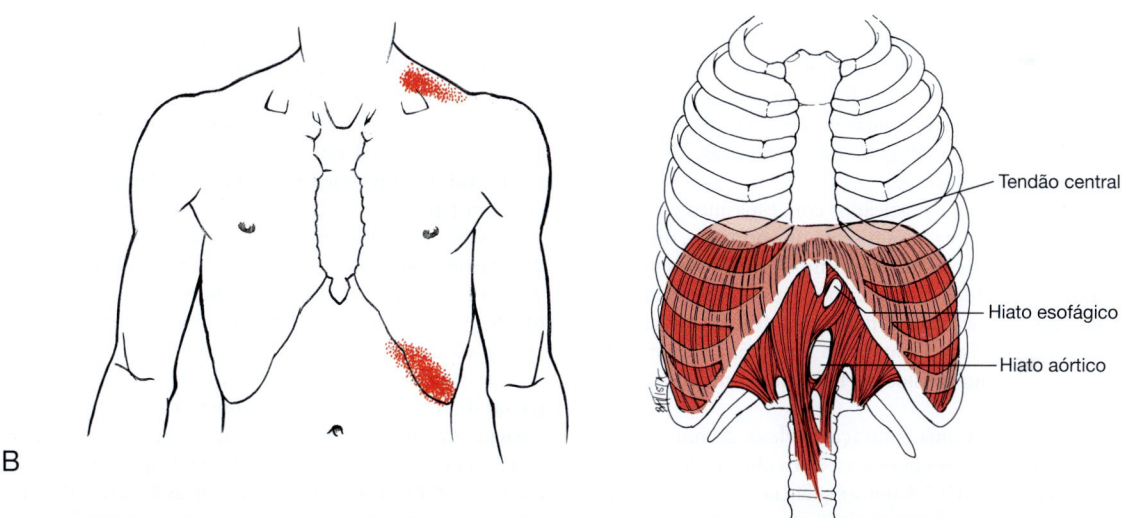

Figura 45-9 (A) Exemplos de padrões de dor referida (vermelho-escuro) de PGs nos músculos intercostais (vermelho-claro). Pode ocorrer um PG em qualquer músculo intercostal. Quanto mais dorsal for a localização do PG, mais longe o padrão de dor tende a se espalhar na direção do esterno. Padrões tendem a seguir a curvatura das costelas. (B) PGs no músculo diafragma central são capazes de referir a dor na margem superior do ombro ipsilateral, no ângulo do pescoço, e em outros PGs a referência é no aspecto anterolateral da margem inferior da caixa torácica, como em uma "dor intensa na margem inferior da caixa torácica".

A diferença na distribuição da dor depende da inervação do local estimulado.[27] Entre uma série de 17 pacientes com queixa de dor no peito e dispneia, atribuídas a espasmo do músculo diafragma,[28] nove tinham queixas na região subesternal e oito localizaram sua dor na região hipocondrial direita, ou próxima a ela, o que sugere que a localização da dor identificou o suprimento pelo nervo e de qual parte do músculo diafragma ela se originou. Esse princípio também pode ser aplicado à dor referida de PGs do diafragma.

Fields[27] chamou atenção a experiências de Capps,[29] que envolveram estimulação direta da superfície peritoneal (caudal) do músculo diafragma com um grânulo liso ou a extremidade rugosa de um fio. Em três indivíduos, a estimulação da porção central do músculo diafragma com o grânulo causou uma dor cortante, localizada, explicada como referida para a região intermediária da margem anterior do músculo trapézio superior, a cerca de meio caminho entre o acrômio e a base do pescoço. A estimulação pela extremidade rugosa do fio produziu dor de grande intensidade no mesmo lugar. Uma pessoa descreveu a sensação como "o fio machucando meu pescoço", e foi capaz de indicar o local exato, com a ponta do dedo. Pressionado, o local ficou anormalmente sensível. Em um dos indivíduos testados, a estimulação da margem periférica do músculo diafragma produziu uma dor difusa, referida para a margem costal. O paciente indicou a área com a mão colocada transversalmente acima das costelas inferiores e acima do hipocôndrio direito. A diferença na qualidade e na localização da dor referida a partir do centro, comparada às partes periféricas do músculo diafragma, pode refletir as diferenças marcantes em suas fontes de inervação e uma diferença na resolução espacial dos receptores nesse tendão e músculo.

3.2. Sintomas

Quando o paciente informa uma dor incômoda junto à interface das costelas e não consegue deitar na posição que coloca o peso do corpo sobre o lado afetado, os músculos intercostais devem ser considerados como uma possível origem dos sintomas do paciente. Os pacientes também podem informar aumento da dor e dos sintomas durante exercícios cardiorrespiratórios que aumentam a demanda ventilatória, principalmente a inspiração. O paciente também pode relatar exacerbação importante dos sintomas dolorosos ao tossir ou espirrar.

Arritmia cardíaca, inclusive fibrilação auricular, pode depender de arritmia PG, analisada com detalhes no Capítulo 42, Músculos peitoral maior e subclávio. Pode estar localizada nos músculos intercostais do lado direito, entre a quinta e sexta costelas, a meio caminho entre a margem do músculo esternal e a linha do mamilo. Quando ocorre um PG dessa natureza, uma arritmia cardíaca pode ser sintoma de PGs intercostais.

Quando o principal relato de dor de um paciente é a "dor como punhalada do lado", especialmente ao fazer exercício cardiorrespiratório que exige respirações profundas rápidas, o músculo diafragma deve ser considerado uma fonte dos sintomas. É possível que a dor seja mais intensa no final da expiração completa, quando as fibras do diafragma estão esticadas. Tossir também pode ser bastante doloroso.

Dezessete pacientes diagnosticados com espasmos episódicos do músculo diafragma[28] queixaram-se de dor no peito, dispneia e incapacidade de fazer uma respiração completa. Algumas vezes, os ataques foram precipitados por situações causadoras de ansiedade. Algumas vezes, os pacientes tinham tanta dificuldade de respirar que temiam morrer. Isso demonstra a importância do músculo diafragma. O autor[28] não considerou PGs como uma fonte desses sintomas do paciente.

O soluço representa uma contração reflexa do músculo diafragma. A anatomia, a fisiologia e os aspectos clínicos foram totalmente revisados por Travell.[30] Com frequência, os soluços podem ser aliviados com estimulação mecânica (e fria) da úvula, sugerindo que uma área na mucosa ou na musculatura da úvula pode ser fator importante para causar soluços.[30] Além disso, PGs do músculo diafragma são sugeridos pela observação de que a expiração tende a aliviá-los, e inspiração profunda (encurtamento de fibras musculares) tende a agravá-los. Esse efeito respiratório, todavia, também pode ser um exemplo de sincinesia respiratória.[31]

3.3. Exame do paciente

Após um exame subjetivo minucioso, o clínico deve fazer um desenho detalhado representando o padrão de dor descrito pelo paciente. Essa descrição ajudará no planejamento do exame físico e pode ser útil no monitoramento da progressão do paciente, à medida que os sintomas melhoram ou mudam. Qualquer paciente com relatos primários de dor no peito deve alertar o profissional da saúde para fazer uma revisão completa dos sistemas circulatório e pulmonar. Quaisquer preocupações a respeito do envolvimento desses sistemas como uma origem dos sintomas devem resultar em encaminhamento imediato à sala de emergência ou ao médico.

Em distúrbios de dor miofascial, os pacientes, em geral (ou exclusivamente), apresentarão uma assincronia entre mecânica respiratória e postura, que não somente afeta a função da área lombopélvica, mas também a função das regiões dos quartos superior e inferior e as extremidades como um todo. Especialmente em pacientes com dor miofascial crônica, a observação física da postura estática do paciente pode indicar muito sobre sua condição respiratória, bem como a estabilidade do tronco, que, em última instância, oferece informações sobre a condição da dor do paciente.

Para um exame adequado dos músculos intercostais e diafragmático, o profissional deve observar a postura em pé, principalmente a postura do cíngulo do membro superior, a posição escapular e as curvas da coluna. Ainda, deve monitorar o ciclo ventilatório e os padrões respiratórios. O médico deve examinar a respiração diafragmática e, quando o paciente apresentar um padrão respiratório paradoxal, alta prioridade deve ser conferida à correção efetiva desse padrão respiratório ineficiente durante a terapia inicial e nas consultas de acompanhamento. Esse tratamento é discutido na Seção 5 deste capítulo.

A mecânica respiratória deve ser investigada durante a respiração em repouso e com inspiração e expiração forçadas a partir de uma perspectiva anterior, lateral e posterior. O profissional deve observar movimento ascendente e para fora (manopla de bomba) na caixa torácica anterior, movimento ascendente e lateral (alça de balde) na caixa torácica vertebrocondral e movimento de pinça nas costelas 11 e 12.

A capacidade vital dos pacientes com PGs intercostais e/ou diafragmáticos pode estar reduzida, já que os PGs costumam limitar, pela dor, a inspiração profunda ou a expiração total, mesmo com um padrão respiratório diafragmático coordenado normal. Na mecânica respiratória normal, o músculo diafragma irá expandir-se principalmente com uma expansão secundária das costelas superiores no peito. Porém, quando o músculo diafragma não oferece mais troca volumétrica de oxigênio que ele deve proporcionar, desenvolve-se uma respiração excessiva no peito superior para compensar a falta de contribuições diafragmáticas. Com o passar do tempo, surge um movimento para a frente e em alça, e o paciente desenvolve um padrão aprendido de um padrão respiratório no peito superior predominante (respiração paradoxal). Esse padrão respiratório resulta em posturas estáticas de repouso, com uma caixa torácica inferior elevada, uma extensão toracolombar aumentada e maior tensão miofascial dos músculos superiores das costelas e do pescoço, como os escalenos, o esternocleidomastóideo e o trapézio superior – como se o paciente estivesse contendo um ar inspirado. O padrão respiratório paradoxal resulta em uma "posição inspirada da caixa torácica", de forma que o paciente não apenas se apresenta com as costelas inferiores alargadas e o tônus muscular aumentado no peito superior, mas também com expansão abdominal reduzida. Essa postura indica que o músculo diafragma pode não estar se contraindo de modo adequado, e uma falta de expansão lateral da caixa torácica pode acarretar perda total da função pulmonar.

Essa alteração na mecânica respiratória e nas posturas em repouso acrescenta mais tensão à coluna toracolombar e pode ser um importante colaborador não apenas para lombalgia, mas para lesões no quadrante superior e inferior, uma vez que essas regiões dependem do embasamento da estabilidade toracolombar e da região pélvica. Da mesma forma que em qualquer outro músculo que desenvolva PGs em razão de uso excessivo e mecânica insatisfatória, os músculos diafragma e intercostais também podem, facilmente, desenvolver disfunção miofascial.

Testes de movimento ativo e passivo do tronco podem revelar uma perda de rotação em uma ou em ambas as direções e/ou flexão lateral limitada devido aos PGs nos músculos intercostais. O profissional da saúde também deve examinar se há PGs nos músculos oblíquos do abdome, serrátil posterior inferior e iliocostal lombar, que também podem limitar a rotação e a flexão lateral do tronco.

O paciente pode se apresentar com elevação limitada do ombro no lado afetado em virtude de uma mobilidade dolorosamente limitada por PGs nos músculos intercostais. PGs intercostais costumam agravar-se por flexão lateral contralateral do tronco, com possibilidade de certo alívio por flexão lateral ipsilateral do tronco.

Pacientes com PGs no músculo diafragma podem ter dor no final da expiração máxima em razão de alongamento do músculo. Para aumentar a sensibilidade do teste, o paciente pode intensificar a tensão do alongamento no músculo diafragma, perto do término da expiração total, com uma contração forte dos músculos abdominais. Se a musculatura abdominal estiver fraca, o paciente pode aplicar pressão externa no abdome para aumentar a pressão intra-abdominal, obrigando o diafragma a ascender e a tensionar. Realizar essa manobra abdominal durante expiração contínua assegura uma glote aberta. A eficácia dessa tentativa fica bloqueada quando o paciente fecha a glote, movimento que pacientes costumam fazer ao contrair os músculos abdominais para aumento da pressão intra-abdominal. Tosse vigorosa, quase ao término da expiração completa, também pode provocar dor em razão de PGs no músculo diafragma. Se os PGs causam entesopatia considerável, qualquer tosse forte pode ser dolorosa.

Entre 17 pacientes com episódios diagnosticados como espasmo diafragmático, o autor[28] conseguiu induzir um ataque em 12 deles durante exame fluoroscópico. Quando o paciente teve dificuldade crescente de fazer uma respiração completa, o músculo diafragma tornou-se progressivamente contraído até achatar-se pelo abdome, e o paciente ficou em grave sofrimento respiratório devido à incapacidade de inspirar de modo adequado. Geralmente, os episódios foram precipitados pelo envolvimento dos pacientes na discussão de assuntos que eram, reconhecidamente, muito estressantes para eles, do ponto de vista emocional. O espasmo diafragmático (ou contratura) eliminou a função diafragma e estava bloqueando os movimentos torácicos tipo manopla de bomba e alça de balde.[28] Tensão aumentada do músculo diafragma causada por PGs produz um efeito similar em um grau bastante menor, e também seria agravada por sofrimento emocional.

Movimento articular acessório deve ser testado na coluna cervical (especialmente C3-C5 em virtude da relação das raízes dos nervos frênicos), nas articulações torácicas intervertebrais e articulações facetárias, articulações costovertebrais, caixa torácica, articulação esternoclavicular, sínfise manubriesternal, sínfise xifesternal e articulações escapulotorácicas. Muitas vezes, hipomobilidade articular na coluna torácica ou na caixa torácica pode causar prejuízo na mecânica respiratória, provocando sobrecarga e formação de PG nos músculos intercostal e diafragma.

Testes adicionais de todos os músculos que se inserem ao tórax a partir do cíngulo do membro superior, cabeça e pescoço e pelve devem ser feitos, uma vez que todos os músculos podem agir como acessórios da respiração, dependendo da posição do tronco e das extremidades superiores.

3.4. Exame de pontos-gatilho

Músculos intercostais

PGs intercostais costumam se localizar anterolateral ou posterolateralmente e, em ocasiões mais raras, nas porções anterior e posterior extremas do músculo (Figura 45-10A). Os músculos intercostais paraesternais internos são uma exceção a esse achado e devem ser pesquisados com cuidado, usando-se palpação plana transversa em posição supina (Figura 45-10B). Um exame criterioso dos músculos intercostais paraesternais internos deve ser realizado em casos de suspeita de costocondrite e síndrome de Tietze. Essas síndromes podem ser causadas por ou associadas a PGs nesses músculos respiratórios que trabalham demais.

Para localizar PGs intercostais, o clínico deve examinar a caixa torácica em busca de interespaços anormalmente estreitos entre as vértebras capazes de indicar músculos intercostais tensos ou uma disfunção da costela. Isso pode ser feito nas posições supina, em decúbito lateral e prona, dependendo do relato que o paciente fez da dor. O paciente costuma descrever a dor ao longo de um interespaço estreito, se PGs ativos forem a fonte de seus sintomas. A região de tensão muscular aumentada e de sensibilidade dos PGs pode ser encontrada deslocando-se os dedos que palpam entre as costelas buscando o comprimento, com possível identificação com palpação plana transversa (Figura 45-10A e B).

A Dra. Travell observou que um PG no músculo intercostal localizado posteriormente entre as costelas 4 e 5, na proximidade do músculo romboide menor, iniciou soluços quando pressionado antes da injeção no PG, mas não após.[25]

Diafragma

A palpação em busca de PGs no músculo diafragma pode ser feita com o paciente em decúbito lateral, em supino ou na posição sentada. PGs centrais em fibras médias do músculo diafragma não são acessíveis à palpação. Entretanto, PGs na parte costal do músculo diafragma são detectáveis logo no interior da margem anteroinferior da caixa torácica (Figura 45-10C e D). Uma sensibilidade detectada nessa área pode ter origem no diafragma, no oblíquo externo do abdome, no oblíquo interno do abdome ou no transverso do abdome. Os músculos oblíquos interno e externo do abdome inserem-se às costelas externamente, acima da margem costal (Figura 49-4), e o músculo transverso do abdome insere-se à margem costal e entrelaça-se às fibras anguladas do diafragma (ver Figuras 45-4 e 49-3). A palpação do músculo abdominal durante uma contração ativa auxiliará a identificar o músculo específico com base na direção das fibras, podendo ser útil ao clínico para a diferenciação de bandas tensionadas e sensibilidade em PGs em músculos abdominais mais superficiais, a partir de sensibilidade em músculos mais profundos.

A ambiguidade de se distinguir a sensibilidade da inserção do transverso do abdome do músculo diafragma, na margem costal, pode ser solucionada pelo teste de sensibilidade para alongar. Para diferenciar os músculos transverso do abdome e do diafragma, o clínico pode levantar dados sobre se a dor e a sensibilidade aumentam pelo alongamento dos músculos abdominais (impulsionando o abdome) ou pelo alongamento do músculo diafragma (comprimindo o abdome perto do término da expiração).

4. DIAGNÓSTICO DIFERENCIAL

4.1. Ativação e perpetuação de pontos-gatilho

Em qualquer parte dos músculos intercostais ou do diafragma, os PGs podem ser ativados por carga excêntrica não habitual, exercício excêntrico em músculo destreinado ou carga concêntrica submáxima ou máxima.[32] PGs também podem ser ativados ou agra-

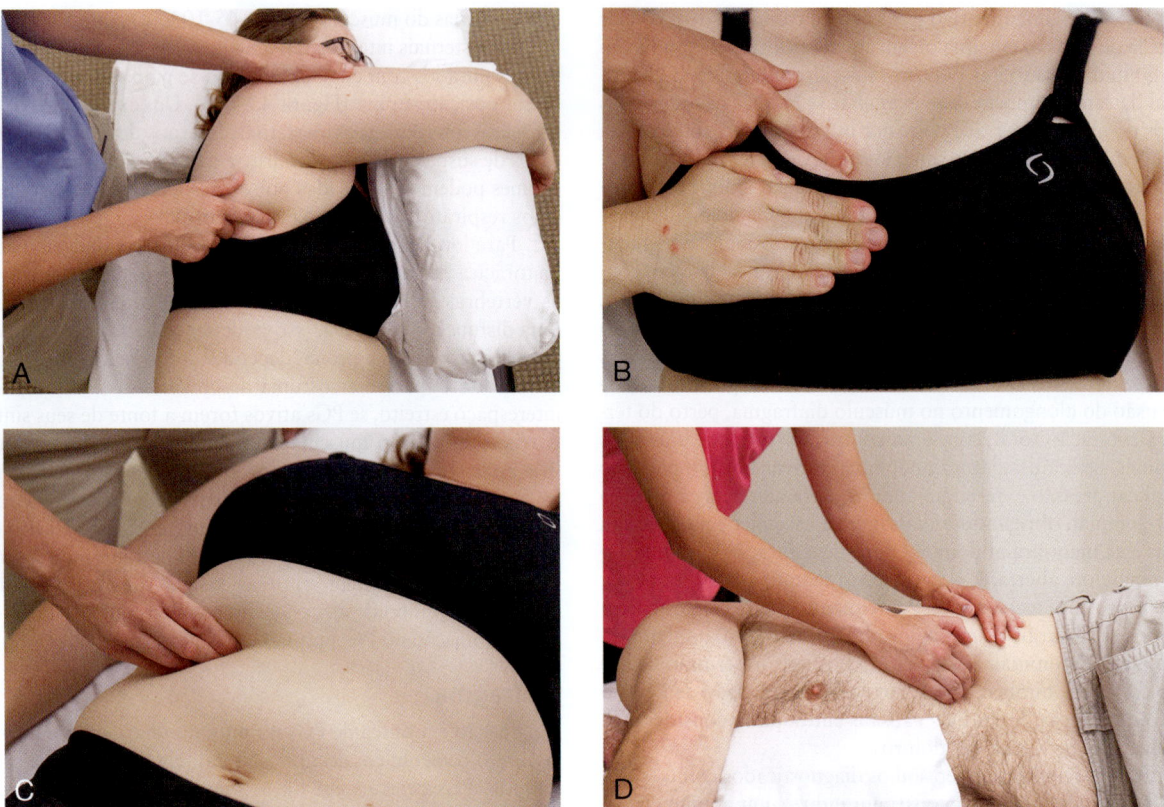

Figura 45-10 Palpação plana transversa para identificação de PGs intercostais. (A) Tronco posterolateral. (B) Palpação plana transversa de PGs intercostais paraesternais internos. Nas mulheres, a privacidade pode ser mantida com a paciente usando a própria mão para movimentar e cobrir o tecido mamário. (C) Palpação plana transversa perto das fibras costais do músculo diafragma. (D) Palpação do músculo diafragma com o paciente em decúbito lateral.

vados quando o músculo é colocado em uma posição encurtada ou alongada por período prolongado. Postura desleixada ou com a cabeça para a frente pode ativar PGs nos músculos intercostais ou do diafragma. Tosse crônica, que ocorre em muitas pessoas com doença pulmonar obstrutiva crônica (DPOC) ou em pessoas que fumam, ativará e perpetuará PGs nos músculos respiratórios.

Músculos intercostais

Uma postura ou atividade que ative um PG, se não corrigida, também pode perpetuá-lo. Considerações posturais para os músculos intercostais são muito importantes.

PGs intercostais podem ser ativados por trauma de impacto mais generalizado ou local, tosse excessiva e cirurgia torácica.[26,33] Retratores torácicos usados durante uma cirurgia foram considerados possíveis causadores de grupos dolorosos de PGs intercostais.[34] Cirurgias de coração aberto, que empregam incisão do esterno e não das costelas, podem resultar em PGs nos músculos peitorais maior e menor, mais do que nos músculos intercostais anteriores.[34] Outras causas de ativação incluem um ataque de herpes-zóster,[35] a fratura de uma costela a que se conecta o músculo e, possivelmente, um implante mamário.

PGs intercostais também podem ficar ativos em associação com lesões intratorácicas, como pneumotórax, piotórax e efusão pleural (secundária a um tumor). Esses PGs associados podem envolver os últimos três músculos intercostais e uma queixa de dor torácica inferior posterolateral. Fatores perpetuadores importantes incluem ansiedade, rotação repetitiva do tronco, esforço excessivo nos esportes ou uma tosse crônica. PGs no músculo peitoral maior sobreposto e respiração paradoxal também podem ativar e perpetuar PGs intercostais. Nem sempre está claro o que vem primeiro, uma vez que um padrão respiratório anormal e os PGs parecem reforçar-se mutuamente.

Diafragma

Ansiedade, respiração torácica e esforço demasiado ao exercitar-se, como andar ou correr com muita rapidez ou uma tosse persistente, podem ativar e perpetuar PGs no músculo diafragma. Qualquer condição que cause respiração muito trabalhosa também pode ser causa de surgimento de PGs nesse músculo. Manter o estômago contraído para parecer em forma alterará a mecânica respiratória normal e provocará surgimento de PGs no diafragma. Uma postura desleixada, com a cabeça projetada para a frente, também pode ativar PGs no músculo diafragma. Há possibilidade de eles aparecerem após uma gastrectomia ou outra cirurgia torácica.

4.2. Pontos-gatilho associados

PGs associados podem surgir em áreas de dor referida causada por PGs.[36] Portanto, músculos nas áreas de dor referida de cada músculo acometido também devem ser examinados.

Sensibilidade localizada da parede torácica, em lugares onde o serrátil anterior se insere às costelas, pode parecer PGs intercostais. Uma banda tensionada palpada no músculo serrátil anterior, acima das costelas, e não no espaço intercostal, ajuda a identificar o PG no músculo serrátil anterior *versus* músculos intercostais. Os músculos peitorais maior e menor, escalenos, esternocleidomastóideo, trapézio superior e latíssimo do dorso também devem ser investigados quanto à presença de PGs. Além disso, músculos que são parte da unidade funcional também podem ter ou produzir PGs associados.

Elevação total de um membro superior abre os espaços intercostais do mesmo lado e alonga os tecidos fasciais acima da parede torácica. Esse é um movimento doloroso para pacientes com PGs intercostais em recuperação de uma toracotomia, ou que têm herpes-zóster com ou sem PGs intercostais. Pacientes com tais condições são vulneráveis a desenvolver um ombro miofascial dolorido "congelado" em razão da amplitude de movimento limitada induzida pela dor no ombro, que encoraja o surgimento e a perpetuação de PGs subescapulares, conforme descrito no Capítulo 26, Músculo subescapular.

Algumas vezes, o PG de uma arritmia cardíaca associado ao músculo peitoral maior (ver Capítulo 42, Músculos peitoral maior e subclávio) parece possivelmente localizado em um músculo intercostal, entre as costelas 5 e 6, à direita.

PGs diafragmáticos podem se formar em consequência de dor referida na porção superior do músculo reto do abdome no mesmo lado. Durante o exame, a sensibilidade dos PGs no reto do abdome aumenta pelo alongamento do músculo ou por solicitação ao paciente em supino que erga os pés acima da mesa de exames. Se esses movimentos não aumentarem a sensibilidade do PG, o desconforto pela pressão aplicada na parte interna da margem inferior dessa região da caixa torácica muito possivelmente indicará envolvimento de PG diafragmático.

Uma disfunção articular associada a PGs intercostais costuma isolar-se em um ou dois níveis de costelas e apresenta-se como uma limitação expiratória ou uma costela deprimida. Essa disfunção é mais bem tratada por desativação dos PGs, por uso da respiração, para aumentar o relaxamento, ou por técnicas funcionais (indiretas). PGs diafragmáticos não têm disfunções articulares admitidas relacionadas a eles, a não ser perda generalizada de movimento acessório na coluna torácica e na caixa torácica.

4.3. Patologias associadas

Músculos intercostais

Diagnósticos diferenciais de sintomas causados por PGs intercostais devem incluir herpes-zóster, disfunções articulares nas costelas, fibromialgia, doenças cardíacas (em PGs intercostais unilaterais esquerdos), síndrome da costela dolorida,[37] síndrome de Tietze ou costocondrite (que foi distinguida, com clareza, por Calabro e colaboradores[38]), radiculopatia torácica e espasmo de músculo intercostal (considerado uma das causas benignas mais comum e não reconhecida de dor no peito).[39]

Doença intratorácica grave que pode simular os sintomas de PGs intercostais inclui infarto do miocárdio, tumor, efusão pleural e piotórax. Essas condições devem ser descartadas e, se presentes, também podem induzir e perpetuar atividade de PG nos músculos respiratórios. Portanto, quando um PG intercostal reage de forma insatisfatória ao tratamento, há indicação de imagens do peito e investigação de outras condições.

PGs intercostais costumam se desenvolver junto com um ataque de herpes-zóster.[35] Em uma pesquisa feita por Chen, a dor neurogênica do herpes foi, muitas vezes, descrita como uma dor de um tiro, geralmente reagente à terapia com carbamazepina. A dor originária nos PGs foi descrita como um incômodo localizado que, nesses casos, persistiu, apesar da terapia com carbamazepina, mas reagiu ao tratamento para o PG.[35] A dor do PG pode ser mais saliente no estágio crônico de um ataque por herpes e pode ser a única fonte remanescente de dor no peito. A dor do PG intercostal tende a ser bem localizada, mais comumente na parte posterolateral do peito.

Diafragma

Em relação a PGs diafragmáticos, diagnósticos diferenciais incluem espasmo diafragmático,[28] úlcera péptica, refluxo gastresofágico e doenças da bexiga (em casos de PGs diafragmáticos unilaterais do lado direito).

Dor atípica no peito (que, quando na área inferior do esterno, é também chamada de "síndrome da costela deslizante", xifoidalgia ou síndrome da captura precordial) foi mostrada em um exemplo característico como consequência de um PG no músculo diafragma.[40] Pesquisas clínicas ainda são necessárias para esclarecimento da relação entre essas síndromes e os PGs.

Quando a dor no peito tem íntima associação com tensão maior do músculo diafragma, não se deve pressupor que a tensão seja causada por espasmo. Na ausência de espasmo, aumento de tensão muscular e dor são elementos fundamentais dos PGs.

Kolar e colaboradores[41] investigaram a função do músculo diafragma durante atividades isométricas posturais dos membros em pacientes com lombalgia crônica e controles saudáveis. Os dois grupos apresentaram resultados normais de teste da função pulmonar antes da pesquisa. Imagens de ressonância dinâmica e leituras especializadas do espirômetro foram usadas em todos os indivíduos, a fim de medir a função do músculo diafragma. Os pesquisadores descobriram que pacientes com DRIC crônica tinham uma posição em repouso mais alta do músculo diafragma, com menores excursões desse músculo durante medidas respiratórias correntes. Eles concluíram que a função postural anormal do músculo diafragma pode servir como um fator subjacente em pacientes com lombalgia crônica.

Janssens e colaboradores[42] pesquisaram a capacidade de fadiga do músculo diafragma em 10 indivíduos com lombalgia comparados a 10 controles normais saudáveis. Eles utilizaram medidas da pressão transdiafragmática das contrações antes da carga muscular inspiratória, 20 e 45 minutos após essa carga. Descobriram que uma falha no músculo diafragma para potencializar é muito mais comum em indivíduos com lombalgia, em comparação com controles normais saudáveis. Eles concluíram que indivíduos com lombalgia evidenciam fadiga diafragma significativa aos 20 e aos 45 minutos após carga muscular inspiratória. Sua sugestão é que a capacidade de fadiga do músculo diafragma pode ser um mecanismo subjacente de uma lombalgia persistente, e que isso pode contribuir, anteriormente, para um controle motor espinal comprometido. Treinamento do músculo da inspiração pode ser indicado para reduzir a capacidade de fadiga do músculo diafragma, com indicação de mais pesquisas.

Vostatek e colaboradores[43] pesquisaram alterações no músculo diafragma quanto à forma e ao movimento quando demandas posturais do organismo foram aumentadas usando ressonância magnética (RM). Eles incluíram 17 indivíduos com lombalgia crônica e 16 controles normais saudáveis. A amplitude de movimento do músculo diafragma foi duas a três vezes maior no grupo-controle, com uma excursão do músculo diafragma de 40 mm no grupo-controle, em comparação com 22 mm no grupo com lombalgia. O grupo-controle também demonstrou uma menor frequência respiratória durante as demandas posturais. Eles concluíram que os componentes postural e respiratório são mais bem equilibrados e mais harmoniosos em seu movimento no grupo-controle, e seus achados confirmaram uma pior cooperação do músculo diafragma em indivíduos com lombalgia.

Embora não haja evidências específicas de que soluços tenham uma relação direta com PGs diafragmáticos, é interessante o fato de que respirar enquanto em posição de expiração total mais plena possível (que tensiona o músculo diafragma) tende a reduzir a atividade de soluçar e desestimular seu retorno, ao passo que fazer uma inspiração profunda (que encurta as fibras do músculo diafragma) é capaz de reativar os soluços.[30] O fato de a divisão dos dois nervos frênicos não ser capaz de terminar com os soluços sugere que estes possam ser produzidos por atividade reflexa dos músculos peitorais inspiratórios, sem contração diafragmática. A Dra. Travell passou vários anos investigando formas de terminar com soluços persistentes em casos desafiadores, e, em 1977[30], ela resumiu algumas das técnicas por ela classificadas como mais eficazes.

5. AÇÕES CORRETIVAS

Postura desleixada e com a cabeça projetada para a frente precisa ser corrigida de modo a facilitar a postura ereta, que melhora a eficiência respiratória. Uma postura e mecânica respiratória corretas são interdependentes, e ambas devem ser tratadas quando o paciente se apresenta com PGs nos músculos intercostais e diafragma. Quando a postura e a mecânica respiratória não são otimizadas, evidências sugerem que não somente há uma diminuição na troca de oxigênio, mas também uma redução na estabilidade lombopélvica, além de uma perda generalizada na eficiência dos movimentos.[41,43] A postura inicial em repouso do tórax e da caixa torácica é fundamental para a sinergia ideal da estrutura da caixa torácica, da coluna e da pelve, bem como dos músculos no entorno dessas áreas, que possibilitam respiração e estabilidade lombopélvica adequadas.

Assim, é fundamental que a educação e a correção da postura e da mecânica respiratória do paciente sejam realizadas pelo profissional da saúde. Uma boa postura é essencial à manutenção do comprimento do músculo e de padrões respiratórios eficazes. O clínico deve informar o paciente sobre o que indica a posição da caixa torácica e como isso tem relação com sua dor e disfunção. O paciente deve ser treinado em como autocorrigir a postura para conseguir uma posição ideal, devendo empregar técnica respiratória apropriada com ênfase em um padrão respiratório diafragmático (Figura 45-11).

Quando identificados PGs em um dos lados do músculo intercostal torácico inferior e/ou no diafragma, a técnica de liberação mostrada e descrita na Figura 45-12 pode ser usada como uma técnica de autoliberação miofascial. Esse procedimento é feito na posição em supino, com os quadris e os joelhos flexionados para relaxamento da musculatura do abdome. O paciente prende os dedos sob as costelas inferiores do lado afetado e, em seguida, inspira profundamente, de modo lento e relaxado. Durante a expiração lenta, seus dedos seguem o músculo diafragma no interior das costelas e debaixo delas, e, depois, aplicam tração ascendente sobre as costelas, para a real liberação. Esse procedimento também ajuda a liberar PGs intercostais inferiores.

Elevação máxima do músculo diafragma é obtida na posição em supino, permitindo-se a totalidade da expiração e, em seguida, contraindo-se os músculos abdominais. Essa operação coloca o

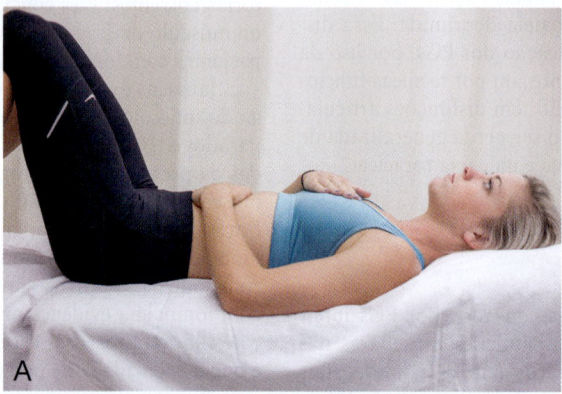

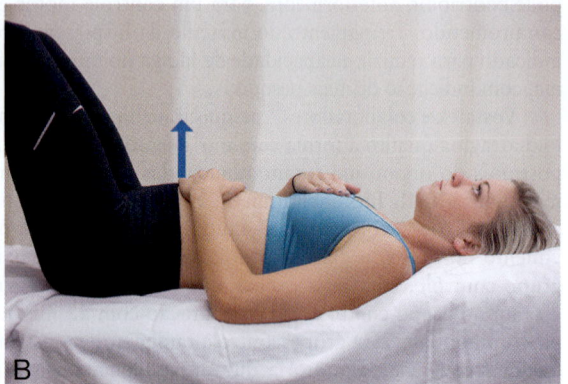

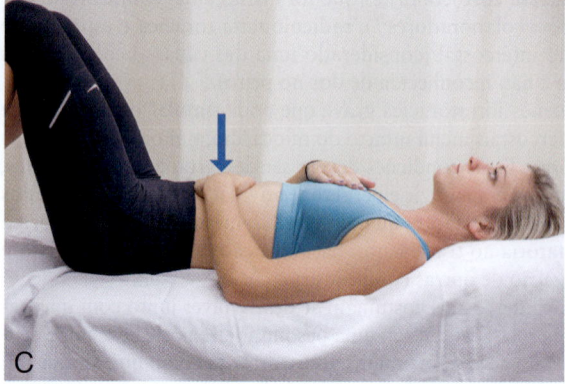

Figura 45-11 Respiração diafragmática. (A) A paciente coloca uma das mãos sobre o estômago e a outra sobre o peito. (B) A paciente faz uma respiração profunda pelo nariz. Deve sentir a elevação do estômago e um movimento mínimo ou ausente do peito. (C) Ao término da inspiração, a paciente deve segurar o ar durante 3 a 5 segundos e, lentamente, expirar pela boca, com os lábios apertados.

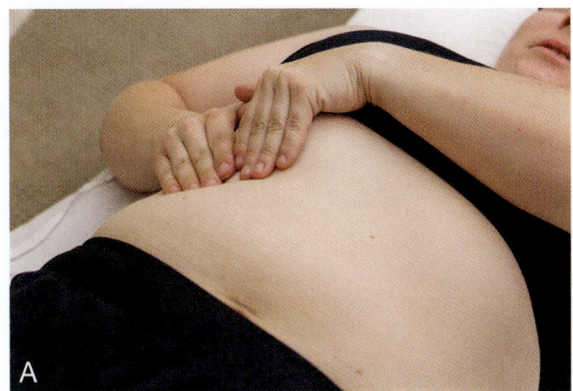 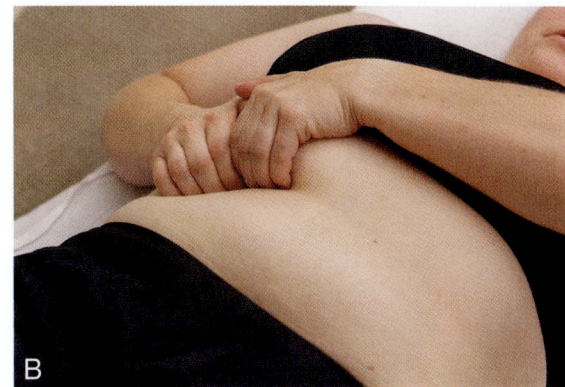
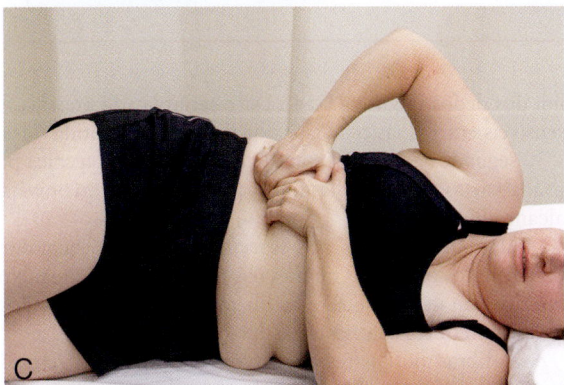

Figura 45-12 Autoliberação do músculo diafragma. Esse procedimento de autoalongamento é feito com a paciente em supino, com quadris e joelhos flexionados para relaxar a musculatura abdominal. (A) A paciente prende os dedos sob as costelas inferiores do lado afetado; depois, inspira profundamente, de forma relaxada e lenta. (B) Durante a expiração lenta, os dedos da paciente acompanham o músculo diafragma no interior e sob as costelas e, em seguida, aplicam tração ascendente às costelas para a real liberação. Esse procedimento de autoalongamento também auxilia a liberar PGs intercostais inferiores. (C) Essa técnica também pode ser realizada com a paciente em decúbito lateral.

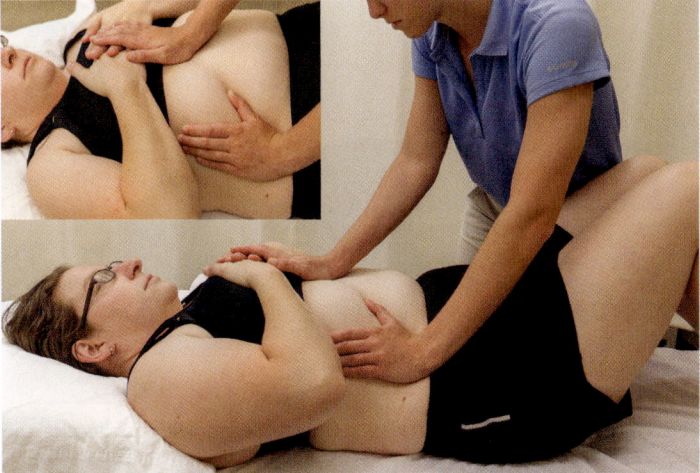

Figura 45-13 Liberação do músculo diafragma com a paciente em supino. O clínico está junto da paciente, no lado oposto ao que deve ser liberado, e coloca as duas mãos anteriormente, na margem inferior da caixa torácica da paciente. A paciente é orientada a respirar de forma normal e relaxada, para depois expirar devagar. Durante a expiração, os polegares do clínico acompanham o músculo diafragma para dentro, sob a caixa torácica, e, em seguida, erguem essa caixa torácica anteriormente. Esse procedimento também é útil para liberar PGs intercostais inferiores. As mulheres podem usar as mãos para bloquear o tecido mamário.

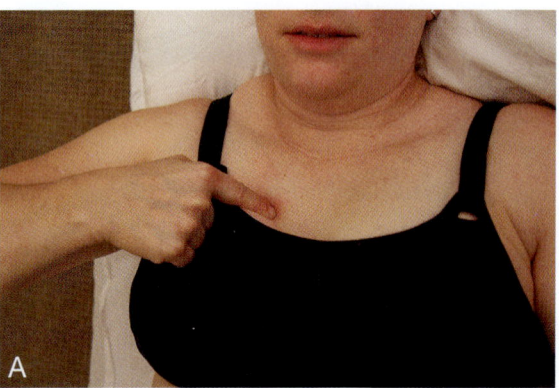 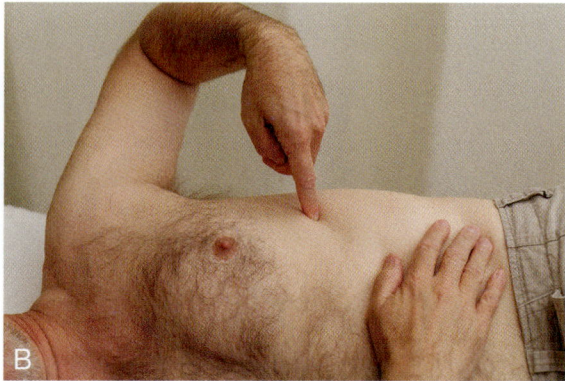

Figura 45-14 Autoliberação miofascial de PGs nos músculos intercostais. (A) Técnica de liberação anterior. (B) Técnica de liberação lateral.

músculo diafragma no alongamento passivo máximo, com certa ajuda adicional da inibição recíproca, propiciada pela contração voluntária dos músculos do abdome.[44] Deve ser aplicada pressão à área dos PGs sensíveis, que deve ser mantida durante 15 a 30 segundos e repetida de 6 a 10 vezes. Essa técnica pode ser empregada várias vezes ao dia, desde que resultados favoráveis sejam alcançados. Em alguns casos, o clínico pode ter que empregar uma técnica manual para ajudar a liberar os PGs no músculo diafragma e nos intercostais (Figura 45-13).

A desativação de PGs nos músculos intercostais pode ser obtida por aplicação de técnica de autoliberação miofascial usando-se um dos dedos (Figura 45-14). Deve ser aplicada pressão aos PGs sensíveis entre duas costelas, a qual deve ser mantida durante 15 a 30 segundos e repetida entre 6 a 10 vezes. Essa técnica pode ser usada várias vezes ao dia desde que resultados favoráveis sejam alcançados.

Além de liberar os PGs específicos que produzem dor, é útil liberar todos os tecidos miofasciais tensos naquela área. No tórax inferior, um método eficaz de liberar PGs nesses músculos intercostais inferiores é mostrado e descrito na Figura 45-15.[45,46]

As fibras musculares do músculo diafragma são retesadas por expiração máxima, o que movimenta o domo do diafragma para

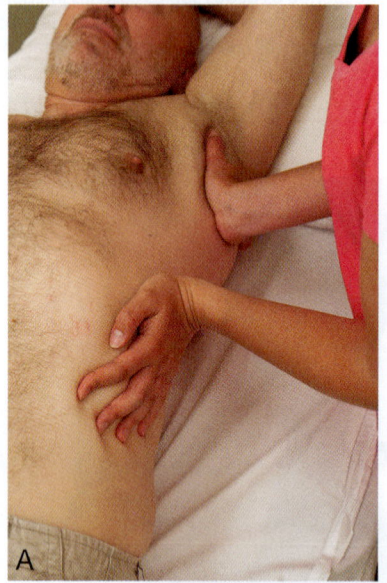 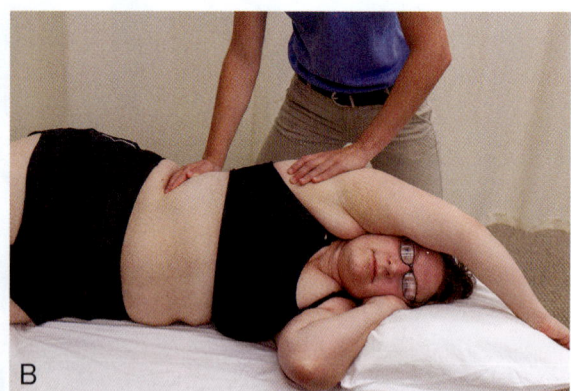

Figura 45-15 Liberação da tensão muscular intercostal inferior causada por PGs. Essa técnica é por vezes chamada de "liberação das costelas inferiores", podendo também ser empregada para liberar tensão PG do músculo latíssimo do dorso. Paciente em A está em supino ou, em B, em decúbito lateral, com o braço do lado afetado posicionado para cima e chegando acima da cabeça. Uma das mãos do clínico (à direita nesta figura) está colocada de modo a estender-se sobre o aspecto lateral das costelas inferiores do paciente; a outra mão está colocada na região axilar do paciente para estabilizá-la. O paciente é, então, orientado a fazer uma respiração profunda. Durante a fase expiratória, a mão direita do clínico aplica pressão suave descendente (em direção caudal) às costelas inferiores do paciente. Quando o paciente inspira, o profissional resiste à elevação das costelas inferiores e, quando o paciente expira, a pressão descendente feita pelo clínico facilita a depressão e a liberação das costelas inferiores. O paciente é orientado a passar a mão acima da cabeça para atingir o ombro oposto durante a expiração, o que acentua o retesamento dos músculos intercostal e latíssimo do dorso. O ciclo de retesamento é repetido até que a liberação seja satisfatória.

cima, para a cavidade peitoral. As fibras também são alongadas por qualquer compressão do abdome quando em expiração total. O músculo diafragma está inacessível a técnicas de terapia manual direta, como a liberação de um PG. Este e os PGs intercostais inferiores, no entanto, podem ser liberados pela técnica mostrada e descrita na Figura 45-15.

Um aumento na pressão intra-abdominal para retesamento a mais do músculo diafragma, na expiração total, pode ser obtido de várias formas, como contração voluntária dos músculos abdominais, aplicação de pressão da mão ou do braço ao abdome e curvatura do corpo para a frente, ao expirar.

Quando o paciente tem tosse crônica, ela deve ser controlada antes que se possa obter alívio permanente de PGs nesses músculos respiratórios. Se a fonte da tosse não puder ser eliminada, o paciente pode aprender como suprimir a tosse e aumentar o catarro, desobstruindo a garganta, ajudado por uma tosse supressora, quando necessário.

Referências

1. Clemente C. *Gray's Anatomy of the Human Body*. 30th American ed. Philadelphia, PA: Lea & Febiger; 1985:476-477.
2. Standring S. *Gray's Anatomy: The Anatomical Basis of Clinical Practice*. 41st ed. London, UK: Elsevier; 2015:940-942.
3. Oatis C. *Kinesiology: The mechanics and Pathomechanics of Human Movement*. 2nd ed. Baltimore, MD: Lippinott, Williams & Wilkins; 2009: 546-553.
4. Nason LK, Walker CM, McNeeley MF, Burivong W, Fligner CL, Godwin JD. Imaging of the diaphragm: anatomy and function. *Radiographics*. 2012;32(2): E51-E70.
5. Reid WD, Dechman G. Considerations when testing and training the respiratory muscles. *Phys Ther*. 1995;75(11):971-982.
6. Whitelaw WA, Ford GT, Rimmer KP, De Troyer A. Intercostal muscles are used during rotation of the thorax in humans. *J Appl Physiol (1985)*. 1992;72(5):1940-1944.
7. Levangie PK, Norkin CC. *Joint Structure and Function: A Comprehensive Analysis*. 5th ed. Philadelphia, PA: FA Davis; 2011:201-212.
8. Loring SH. Action of human respiratory muscles inferred from finite element analysis of rib cage. *J Appl Physiol (1985)*. 1992;72(4):1461-1465.
9. De Troyer A. Chapter 6, Mechanics of the chest wall muscles. In: Miller AD, Bianchi AL, Bishop BP, eds. *Neural Control of the Respiratory Muscles*. New York, NY: CRC Press; 1997:59-73.
10. Han JN, Gayan-Ramirez G, Dekhuijzen R, Decramer M. Respiratory function of the rib cage muscles. *Eur Respir J*. 1993;6(5):722-728.
11. Roussos C. Function and fatigue of respiratory muscles. *Chest*. 1985;88(2 Suppl):124S-132S.
12. De Troyer A. Actions of the respiratory muscles or how the chest wall moves in upright man. *Bull Eur Physiopathol Respir*. 1984;20(5):409-413.
13. Basmajian J, Deluca C. *Muscles Alive*. 5th ed. Baltimore, MD: Williams & Wilkins; 1985:409-426.
14. Harper CJ, Shahgholi L, Cieslak K, Hellyer NJ, Strommen JA, Boon AJ. Variability in diaphragm motion during normal breathing, assessed with B-mode ultrasound. *J Orthop Sports Phys Ther*. 2013;43(12):927-931.
15. Walker DJ, Walterspacher S, Schlager D, et al. Characteristics of diaphragmatic fatigue during exhaustive exercise until task failure. *Respir Physiol Neurobiol*. 2011;176(1-2):14-20.
16. Bishop BP. Chapter 4, The abdominal muscles. In: Miller AD, Bianchi AL, Bishop BP, eds. *Neural Control of the Respiratory Muscles*. New York, NY: CRC Press; 1997:35-46.
17. Duron B, Rose D. Chapter 3, The intercostal muscles. In: Miller AD, Bianchi AL, Bishop BP, eds. *Neural Control of the Respiratory Muscles*. New York, NY: CRC Press; 1997:21-33.
18. Rimmer KP, Ford GT, Whitelaw WA. Interaction between postural and respiratory control of human intercostal muscles. *J Appl Physiol (1985)*. 1995; 79(5): 1556-1561.
19. Shannon R, Bolser DC, Lindsey BG. Chapter 18, Neural control of coughing and sneezing. In: Miller AD, Bianchi AL, Bishop BP, eds. *Neural Control of the Respiratory Muscles*. New York, NY: CRC Press; 1997:213-222.
20. St John WM. Chapter 16, Gasping. In: Miller AD, Bianchi AL, Bishop BP, eds. *Neural Control of the Respiratory Muscles*. New York, NY: CRC Press; 1997:195-202.
21. Grelot L, Miller AD. Chapter 20, Neural control of respiratory muscle activation during vomiting. In: Miller AD, Bianchi AL, Bishop BP, eds. *Neural Control of the Respiratory Muscles*. New York, NY: CRC Press; 1997:239-248.
22. Viala D. Chapter 24, Coordination of locomotion and respiration. In: Miller AD, Bianchi AL, Bishop BP, eds. *Neural Control of the Respiratory Muscles*. New York, NY: CRC Press; 1997:285-296.
23. Ainsworth DM. Chapter 14, Respiratory muscle recruitment during exercise. In: Miller AD, Bianchi AL, Bishop BP, eds. *Neural Control of the Respiratory Muscles*. New York, NY: CRC Press; 1997:171-180.
24. Mantilla CB, Sieck GC. Impact of diaphragm muscle fiber atrophy on neuromotor control. *Respir Physiol Neurobiol*. 2013;189(2):411-418.
25. Simons DG, Travell J, Simons L. *Travell & Simon's Myofascial Pain and Dysfunction: The Trigger Point Manual*. Vol 1. 2nd ed. Baltimore, MD: Williams & Wilkins; 1999.
26. Bonica J, Sola A. Chapter 58, Chest pain caused by other disorders. In: Bonica JJ, Loeser JD, Chapman C, Fordyce WE, eds. *The Management of Pain*. 2nd ed. Philadelphia, PA: Lea & Febiger; 1990:1114-1145.
27. Fields H. *Pain*. New York, NY: McGraw-Hill Book Co.; 1987.
28. Wolf SG. Diaphragmatic spasm: a neglected cause of dyspnoea and chest pain. *Integr Physiol Behav Sci*. 1994;29(1):74-76.
29. Capps JA. *An Experimental and Clinical Study of Pain in the Pleura, Pericardium and Peritoneum*. New York, NY: The MacMillan Company; 1932:69-99.
30. Travell JG. A trigger point for hiccup. *J Am Osteopath Assoc*. 1977;77(4): 308-312.
31. Lewit K, Berger M, Holzmuller G, Lechner-Steinleitner S. Breathing movements: the synkinesis of respiration with looking up and down. *J Musculoskelet Pain*. 1997;5(4):57-69.
32. Gerwin RD, Dommerholt J, Shah JP. An expansion of Simons' integrated hypothesis of trigger point formation. *Curr Pain Headache Rep*. 2004;8(6): 468-475.
33. Nguyen JT, Buchanan IA, Patel PP, Aljinovic N, Lee BT. Intercostal neuroma as a source of pain after aesthetic and reconstructive breast implant surgery. *J Plast Reconstr Aesthet Surg*. 2012;65(9):1199-1203.
34. Sola A. Personal communication. In: David G. Simons MD, ed. 1986.
35. Chen S-M, Chen JT, Wu V-C, Kuan T-S, Hong C-Z. Myofascial trigger points in intercostal muscles secondary to herpes zoster infection to the intercostal nerve [abstract]. *Arch Phys Med Rehabil*. 1996;77:961.
36. Hsieh YL, Kao MJ, Kuan TS, Chen SM, Chen JT, Hong CZ. Dry needling to a key myofascial trigger point may reduce the irritability of satellite MTrPs. *Am J Phys Med Rehabil*. 2007;86(5):397-403.
37. Dyer NH. Painful rib syndrome. *Gut*. 1994;35(3):429.
38. Calabro JJ, Jeghers H, Miller KA, Gordon RD. Classification of anterior chest wall syndromes. *JAMA*. 1980;243(14):1420-1421.
39. Blumer I. Chest pain and intercostal spasm. *Hosp Pract (Off Ed)*. 1989;24(5A):13.
40. Ingber RS. Atypical chest pain due to myofascial dysfunction of the diaphragm muscle: a case report. *Arch Phys Med Rehabil*. 1988;69:729.
41. Kolar P, Sulc J, Kyncl M, et al. Postural function of the diaphragm in persons with and without chronic low back pain. *J Orthop Sports Phys Ther*. 2012;42(4):352-362.
42. Janssens L, Brumagne S, McConnell AK, Hermans G, Troosters T, Gayan-Ramirez G. Greater diaphragm fatigability in individuals with recurrent low back pain. *Respir Physiol Neurobiol*. 2013;188(2):119-123.
43. Vostatek P, Novak D, Rychnovsky T, Rychnovska S. Diaphragm postural function analysis using magnetic resonance imaging. *PLoS One*. 2013;8(3):e56724.
44. Wanke T, Lahrmann H, Formanek D, Zwick H. Effect of posture on inspiratory muscle electromyogram response to hypercapnia. *Eur J Appl Physiol Occup Physiol*. 1992;64(3):266-271.
45. Goodridge JP, Kuchera WA. Chapter 54, Muscle energy treatment techniques for specific areas. In: Ward RC, ed. *Foundations for Osteopathic Medicine*. Baltimore, MD: Williams & Wilkins; 1997:697-761.
46. DeStefano L. *Greenman's Principles of Manual Medicine*. 5th ed. Philadelphia, PA: Wolters Kluwer; 2016:274.

Capítulo 46

Músculo serrátil anterior
Inimigo dos flancos

Deanna Hortman Camilo | César Fernández de las Peñas

1. INTRODUÇÃO

O serrátil anterior é um músculo amplo e plano, estruturalmente dividido em três grupos de fibras musculares que trabalham juntos como estabilizadores escapulares, mantendo a escápula acomodada contra a parede do tórax. Pontos-gatilho (PGs) no músculo serrátil anterior podem gerar dor anterolateral no peito, no ângulo inferior da escápula, no aspecto medial do braço e na palma da mão e no dedo anular. Raramente, PGs nesse músculo podem causar dor no peito e dor quando a pessoa inspirar profundamente. Ativação e perpetuação de PGs podem resultar de corrida prolongada, levantamento de peso acima da cabeça, flexões e tosse forte. Danos durante procedimentos cirúrgicos, como uma mastectomia para tratamento de câncer de mama, também podem ativar PGs no serrátil anterior. O diagnóstico diferencial deve incluir levantamento de dados dos músculos do diafragma e peitoral maior, da coluna torácica, da caixa torácica e do nervo torácico longo. As ações corretivas devem incluir treino correto de respiração diafragmática, correção da posição ao dormir, aperfeiçoamento da mecânica com atividades esportivas e autoliberação miofascial (por pressão) e/ou autoalongamento.

2. CONSIDERAÇÕES ANATÔMICAS

O músculo serrátil anterior é composto por três grupos de fibras. O mais superior situa-se paralelamente às costelas subjacentes. Essas fibras originam-se na primeira e na segunda costelas, inserindo-se no ângulo superior da escápula.[1] A porção intermediária passa a um ângulo de 45° em relação às costelas subjacentes. Esse grupo de fibras origina-se na segunda, na terceira e na quarta costelas, inserindo-se no aspecto anterior da margem escapular medial.[1] A porção mais inferior do músculo é sua parte mais forte e origina-se das costelas cinco a nove, inserindo-se no ângulo inferior da escápula (Figura 46-1).[1] Recentemente, essa divisão anatômica foi confirmada por Webb e colaboradores.[2] As fibras inferiores do serrátil anterior inserem-se às costelas inferiores e entrelaçam-se anteriormente ao músculo oblíquo externo, que se torna uma continuidade dos músculos oblíquo interno contralateral e adutor femoral.[1] Tal conexão anatômica entre o serrátil anterior, o oblíquo externo e o adutor femoral recebeu o nome de "efeito *serape*", uma conexão das fáscias. Essa conexão demonstra o impacto que tem a função da extremidade superior no tronco e na extremidade inferior, uma vez que o recrutamento simultâneo dos músculos da extremidade inferior e do tronco aumenta a ativação do serrátil anterior durante exercício de dar socos para a frente.[3]

2.1. Inervação e vascularização

O músculo serrátil anterior é inervado pelo nervo torácico longo, que se deriva dos ramos anteriores dos nervos espinais C5-C7 e, algumas vezes, da raiz do nervo C8.[4] As fibras da porção superior do músculo recebem inervação principalmente de C5; a porção média é inervada por C5 e C6; e a porção inferior, por C6 e C7.[1] O nervo torácico longo situa-se superficialmente ao serrátil anterior, na linha da dobra axilar anterior. Smith e colaboradores[5] demonstraram que um ramo superior separado do nervo torácico longo inerva as fibras superiores do músculo serrátil anterior. As partes restantes do músculo são inervadas pela porção inferior do nervo torácico longo após sua passagem acima da porção superior do serrátil anterior. O nervo torácico longo não é vulnerável a compressão no músculo serrátil anterior; porém, ramificações de C5 e C6 (duas das raízes nervosas que formam o nervo torácico longo) passam entre os músculos escalenos anterior e médio,[6] e os ramos estão, assim, vulneráveis a compressão pela atividade PG no músculo escaleno médio. Trauma ao nervo torácico longo pode causar paralisia do serrátil anterior, resultando em projeção da escápula (i.e., a escápula não permanece bem junto à parede torácica).

O músculo serrátil anterior recebe seu suprimento vascular das artérias torácica superior, torácica lateral e toracodorsal.[1]

2.2. Função

O músculo serrátil anterior está ativo durante todos os movimentos dos membros superiores; entretanto, está em maior atividade durante flexão e abdução dos ombros em razão de seu efeito estabilizante sobre a escápula e de sua contribuição à rotação superior. Isso tem relevância especial à porção superior do músculo, pois a parte média propicia a abdução escapular e a parte inferior contribui à rotação superior, à abdução e à inclinação posterior da escápula.[7] Ao erguer a extremidade superior, como na flexão e na abdução, a escápula faz um movimento superior, uma rotação lateral e uma inclinação posterior. Uma vez que o serrátil anterior se contrai para movimentar a escápula lateralmente em torno da parede torácica, o deslocamento é resistido pelas fibras inferiores do músculo trapézio. Para alcançar 180° de elevação umeral, a escápula deve deprimir, aduzir e inclinar-se posteriormente em uma rotação superior de amplitude terminal.[8] Tais movimentos são coordenados pelo músculo serrátil anterior.

A porção superior do músculo serrátil anterior forma o principal eixo de rotação para a escápula, e as fibras médias atraem-na para a frente.[4] As fibras inferiores do músculo rotacionam a escápula em movimento superior, ao mesmo tempo que mantém a posição escapular contra o tórax durante elevação da extremidade superior.[4,9]

Abduzindo a escápula, o músculo serrátil anterior alonga o cíngulo do membro superior, como quando a pessoa faz um esforço para empurrar para a frente um objeto. Assim, esse músculo auxilia a estabilizar a escápula contra o tórax posterior durante esforços de empurrar para a frente.[9] Com a extremidade superior presa contra a superfície, ele desloca o tórax posteriormente durante um exercício de apoio (flexão) feito no chão ou durante exercício de resistência apoiado na parede.

Em razão de sua contribuição para a mecânica e a estabilização escapulares, o serrátil anterior tem grande papel em atividades esportivas em que o braço e o ombro se elevam acima da cabeça. Esse músculo, em combinação com o trapézio superior e o deltoide anterior, está ativo durante a fase de conclusão do arremesso

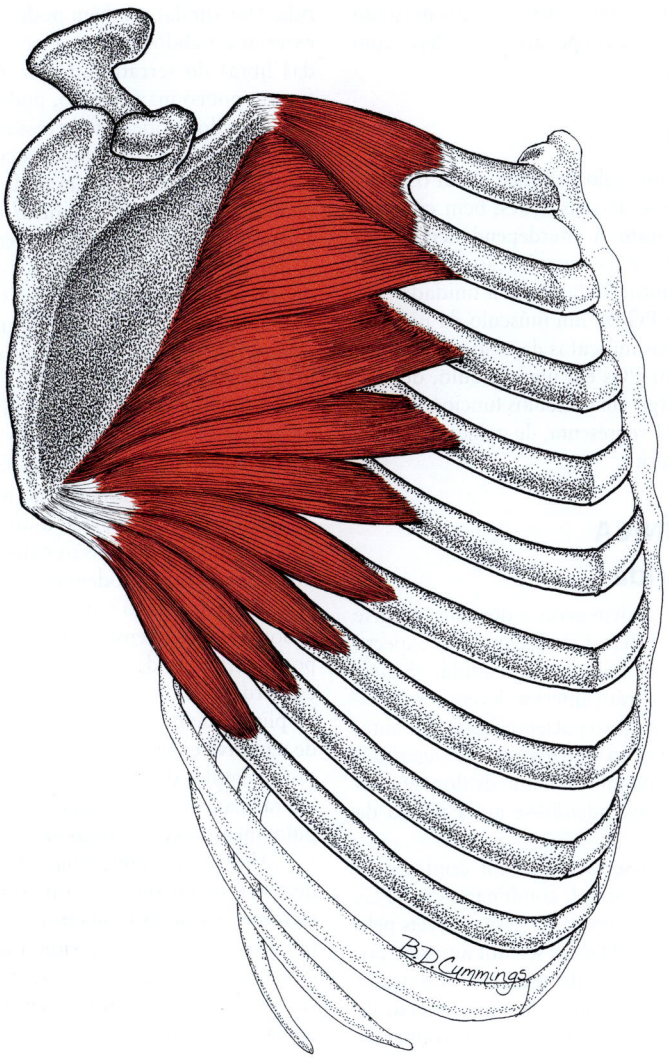

Figura 46-1 Inserções do músculo serrátil anterior direito (em vermelho). A clavícula foi retirada e a escápula rotacionou para trás. As fibras musculares são divididas em três grupos e identificadas pela sua direção, além da costela a que cada dedo ou segmento se insere.

no beisebol.[10] Esses músculos trabalham unidos para rotacionar para cima e elevar a escápula quando o braço é levado acima da cabeça. Quando o braço arremessador é baixado até o nível peitoral, o músculo serrátil anterior contrai-se de forma excêntrica para controlar a rotação inferior da escápula.[10] Adicionalmente, evidências eletromiográficas demonstram que ocorre contração máxima do serrátil anterior durante a fase *cocking* (desaceleração de músculos na rotação lateral) do arremesso no beisebol. Arremessadores no beisebol podem correr risco maior de síndrome da dor subacromial e patologia do manguito rotador devido a uma falta de rotação escapular superior, que pode levar a mau alinhamento da escápula enquanto o úmero está rotacionando lateralmente e aduzindo horizontalmente.[10] Uma análise por eletrocardiograma do movimento de balanço do golfe também demonstrou atividade moderada do músculo serrátil anterior no braço condutor durante a fase de levada/retirada (*take-away phase*) do movimento de balanço e do braço condutor (*trail arm*) nas fases de aceleração e desaceleração.[10]

O músculo serrátil anterior é um exemplo de uma situação paradoxal que, por vezes, surge em relação ao efeito dos PGs e suas implicações funcionais. Devido ao aumento de tensão causado pelas bandas tensionadas, não haveria expectativa de proeminência da escápula como um sintoma de PGs no serrátil anterior. Entretanto, PGs podem causar alguns efeitos que não são bastante investigados e são pouco compreendidos. Clinicamente, uma projeção da escápula pode, por vezes, ser aliviada por desativação de PGs do serrátil anterior. Nesse caso, a fraqueza pode ser reflexo de uma combinação de facilitação reflexa de músculos antagonistas e inibição do serrátil anterior. Janda[11] identificou esse músculo como um músculo propenso à fraqueza e à inibição, levando a desequilíbrio biomecânico no cíngulo do membro superior. Essa inibição muscular, quando não tratada, pode causar posicionamento escapular insatisfatório com movimentos das extremidades superiores e impacto secundário, além de rupturas no manguito rotador.[3] De fato, atletas com discinese do ombro e escapular evidenciam fraqueza no serrátil anterior associada a uma diminuição da rotação superior da escápula.[12] Menor ativação do músculo serrátil anterior também é encontrada em pessoas não atletas com discinese de ombro e de escápula.[13]

2.3. Unidade funcional

A unidade funcional à qual um músculo pertence inclui os músculos que reforçam e contrapõe-se às suas ações, bem como as articulações que os músculos cruzam. A interdependência dessas estruturas reflete-se funcionalmente na organização e nas conexões neurais do córtex sensorimotor. Enfatiza-se a unidade funcional, porque a presença de um PG em um músculo da unidade aumenta a probabilidade de outros músculos da unidade também desenvolverem PGs. Ao desativar PGs em um músculo, deve-se considerar aqueles que podem surgir em músculos funcionalmente interdependentes. O Quadro 46-1 representa, de maneira geral, a unidade funcional do serrátil anterior.[14]

3. APRESENTAÇÃO CLÍNICA

3.1. Padrão de dor referida

PGs no músculo serrátil anterior podem gerar a dor para a parte anterolateral do peito, o ângulo inferior da escápula, o aspecto medial do braço e para a palma da mão e o dedo anular (Figura 46-2). Kelly[15] sugeriu que PGs no serrátil anterior devem ser considerados uma fonte de sintomas quando o paciente relata dor anterolateralmente, no nível médio do peito. Outros autores sugeriram que PGs no serrátil anterior são uma fonte comum de dor referida para o aspecto medial do braço, estendendo-se até a palma da mão e o dedo anular.[16,17]

Em alguns pacientes, PGs no serrátil anterior contribuem para uma sensibilidade mamária anormal, combinada com PGs no músculo peitoral maior,[18] que costumam ser responsáveis pelo sintoma relatado por esses pacientes. PGs no serrátil anterior podem ser encontrados em qualquer fibra do músculo; todavia, a inserção posterior do músculo situado junto do lado inverso da borda medial da escápula é de difícil localização e tratamento, quando não impossível.

3.2. Sintomas

Dor no peito por PGs no serrátil anterior pode estar presente em repouso, durante a respiração ou durante atividades funcionais. Quando os PGs estão latentes, a dor pode ser precipitada por respiração profunda (i.e., na região abaixo da costela) durante a corrida. Dor similar também pode advir de PGs no músculo oblíquo externo do abdome, que se entrelaça com o grupo mais inferior das fibras do serrátil anterior; ou, quando a dor em "fincada" for um pouco mais abaixo, pode resultar de PGs diafragmáticos. Um corredor pode fazer pressão ou comprimir a área dolorida para obter alívio e continuar a corrida; fazer algumas respirações completas e lentas também pode auxiliar. Há pacientes que informam dificuldades de encontrar uma posição confortável à noite e, com frequência, não conseguem se deitar sobre o lado afetado. A dor peitoral crônica é um desafio para os clínicos, sendo que dor no serrátil anterior costuma ser negligenciada. Vargas-Schaffer e colaboradores[19] descreveram uma série de casos em que os pacientes tiveram redução significativa da dor, após infiltração em PGs no serrátil anterior.

Pacientes com PGs no serrátil anterior podem relatar "falta de ar" ou "que não conseguem respirar profundamente porque sentem dor". Embora possam fazer um exame diagnóstico cardiopulmonar para dispneia, ao menos parte da causa é a redução do volume corrente devido à limitação da expansão torácica pela dor ou aumento de tensão causado por PGs no serrátil anterior. PGs nesse músculo podem intensificar a dor associada a infarto do miocárdio quando o músculo serrátil anterior esquerdo é afetado. A dor referida, intensificada em decorrência desses PGs, é aliviada por desativação de PGs no peitoral e no serrátil anterior no lado esquerdo.[20] A dor é raramente agravada pelos exames usuais de amplitude de movimentos no ombro, mas pode ser consequência de tentativa exagerada de estender o cíngulo do membro superior; por exemplo, durante um soco no serrátil anterior. PGs podem alterar padrões de ativação muscular, modificando o ritmo escapuloumeral no cíngulo do membro superior.

Além disso, após cirurgia de câncer de mama, as mulheres podem apresentar sintomas que simulam dor neuropática pós-mastectomia, os quais também podem ser causados ou exacerbados por PGs no serrátil anterior. Torres-Lacomba e colaboradores[21] descobriram que 24% de 106 mulheres submetidas à cirurgia de câncer de mama evidenciavam PGs ativos no serrátil anterior 1 ano após a cirurgia.

3.3. Exame do paciente

Após um exame subjetivo minucioso, o clínico deve fazer um desenho detalhado representando o padrão de dor descrito pelo paciente. Essa descrição ajudará no planejamento do exame físico e pode ser útil no monitoramento da progressão do paciente, à medida que os sintomas melhoram ou mudam. Os relatos de dor no peito feitos pelo paciente devem alertar o clínico a fazer uma revisão completa dos sistemas circulatório e pulmonar. Todas as preocupações relativas ao envolvimento desses sistemas como origem dos sintomas devem resultar em encaminhamento imediato à sala de emergências ou ao clínico. Para um exame adequado do serrátil anterior, o profissional deve observar a postura do cíngulo do membro superior e a posição da escápula, bem como a amplitude de movimentos passiva desse cíngulo, observando, ainda, padrões de ativação muscular e ritmo escapuloumeral. O clínico deve observar quando e onde ocorre a dor durante movimentos em testes.

Postura com os ombros arredondados e proeminência da margem superior e da coluna da escápula do lado afetado podem resultar de abdução e rotação da escápula por limitações nas fibras do serrátil anterior. Lee e colaboradores[22] observaram que uma posição sentada desleixada influencia o movimento escapular, induzindo discinese escapular durante elevação do braço e produzindo excessiva atividade dos estabilizadores escapulares,

Quadro 46-1	Unidade funcional do músculo serrátil anterior	
Ações	Sinergistas	Antagonistas
Extensão do ombro	Peitoral maior Subclávio Peitoral menor	Romboide maior Romboide menor Trapézio médio
Rotação escapular superior	Trapézio superior e inferior	Romboide maior Romboide menor Levantador da escápula Latíssimo do dorso

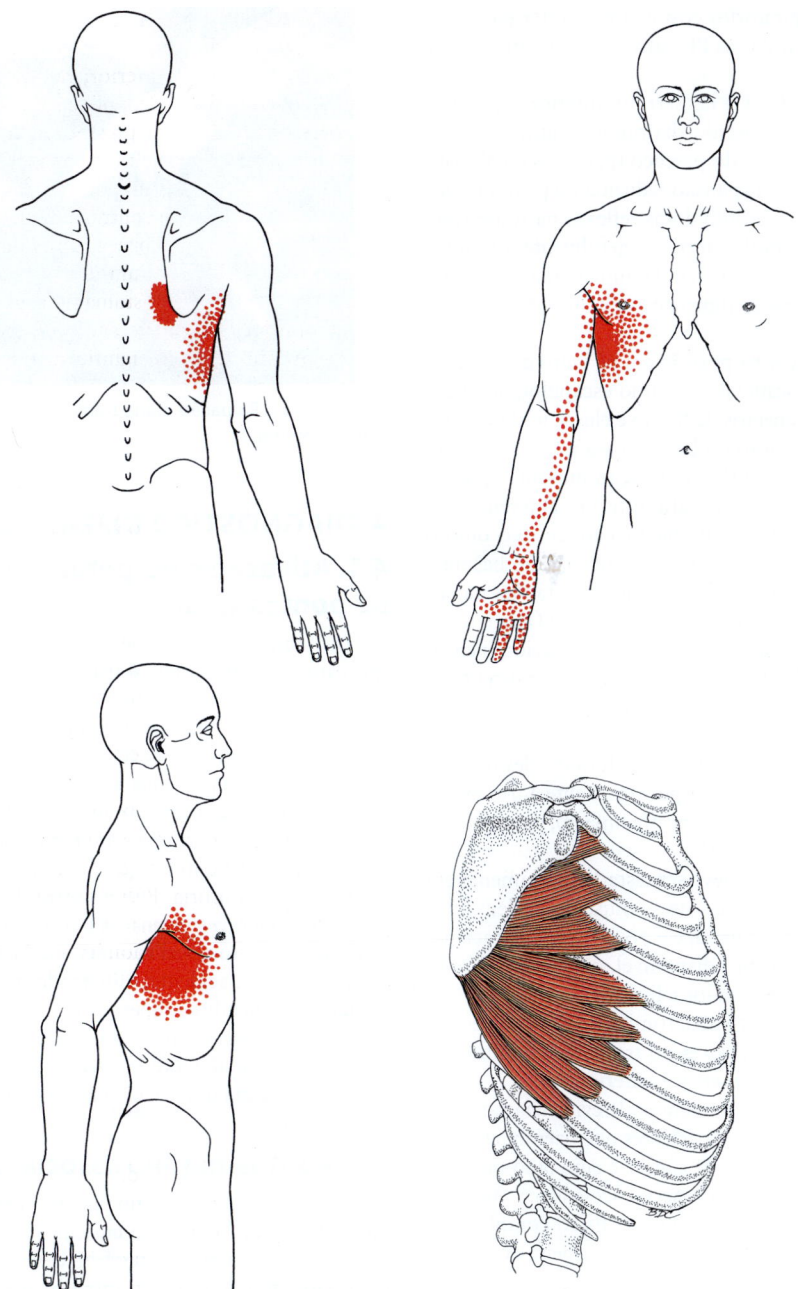

Figura 46-2 Padrão de dor referida (áreas essenciais em vermelho-escuro contínuo, áreas de alastramento em vermelho-escuro pontilhado) de PGs no músculo serrátil anterior direito (vermelho-médio) conforme vista posterior, frontal e lateral. PGs em fibras que cobrem as duas primeiras costelas podem ser difíceis, ou quase impossíveis, de serem alcançados para exame.

inclusive do músculo serrátil anterior. A postura unilateral arredondada de ombro é similar àquela provocada quando os músculos peitorais maior ou menor desenvolvem PGs unilaterais, mas o peitoral maior costuma ser quase igualmente afetado dos dois lados do corpo. Alguns pacientes podem evidenciar projeção da escápula em razão de inibição de PG do serrátil anterior e facilitação de seus antagonistas.

O clínico deve observar movimento da caixa torácica do paciente durante a respiração. PGs ativos no serrátil anterior inibem a expansão do peito inferiormente em virtude da dor. Ao inspirar, o paciente pode expandir a caixa torácica superior, mas medidas da expansão do peito ao redor da margem inferior da caixa torácica podem mostrar limitação marcante. Após desativação de PGs no serrátil anterior, devem ser observadas as circunferências mínima menor e máxima maior da região inferior do peito. O aumento destacado resultante no volume de ar corrente está associado ao alívio da dor e da dispneia respiratórias. Além disso, em pacientes com sensação de "ânsia por ar" associada a respirações superficiais rápidas, os ciclos respiratórios costumam reverter para profundidade normal quando todos os PGs ativos no serrátil anterior estiverem desativados.

Antes do tratamento de PGs no serrátil anterior, é possível que o paciente subutilize o músculo diafragma e utilize em excesso os músculos da respiração do pescoço (p. ex., os escalenos). A disfunção diafragmática e a expansão reduzida do peito inferior parecem representar influências inibidoras reflexas na respiração, uma vez que o músculo serrátil anterior é, geralmente, um músculo respiratório acessório para demanda aumentada, e não um músculo primário da respiração junto aos músculos diafragma e escaleno.

O clínico deve se colocar na posição em pé junto do paciente e observar o movimento escapular e o ritmo escapuloumeral enquanto o paciente faz movimentos de flexão e elevação do ombro. Embora a amplitude da elevação do braço possa estar nos limites normais, o ritmo escapuloumeral e a ativação muscular podem estar interrompidos por PGs no serrátil anterior. Diferenças na posição escapular, principalmente na inclinação, entre o ombro afetado e o sadio em pacientes com dor no ombro estão bastante associadas à dor e à incapacidade, bem como a alterações na atividade do músculo serrátil anterior.[23] A presença de PGs ativos ou latentes na musculatura do cíngulo do membro superior, inclusive no serrátil anterior, pode provocar um padrão inconsistente de ativação e controle motores durante movimentação do ombro.[24] Assim, a presença de PGs nos rotadores escapulares superiores pode alterar o padrão de ativação muscular durante elevação escapular plana, com potencial de predispor o paciente a uso excessivo de condições, que incluem síndrome do impacto, patologia do manguito rotador e dor miofascial.[24]

O músculo serrátil anterior deve ser testado diretamente em relação à fraqueza ou inibição. PGs nesse músculo podem limitar a amplitude escapular de adução, e é possível que o paciente tenha dor no final do movimento disponível, contrastando com uma amplitude de movimentos maior e livre de dor no lado sem envolvimento. Síndrome da dor subacromial pode envolver excessiva ativação das fibras superiores do trapézio e diminuição da ativação máxima do músculo serrátil anterior.[25]

O músculo serrátil anterior também pode evidenciar atividade excessiva, que é disfuncional em pacientes que fizeram cirurgia de dissecção do pescoço em razão de câncer e cujo lado operado demonstrou sinais clínicos de lesão a nervo acessório.[26] Assim, é importante que os clínicos façam um exame físico completo do cíngulo do membro superior em pacientes com suspeita de PGs no serrátil anterior.

3.4. Exame de pontos-gatilho

Devido à sua posição superficial, partes do músculo serrátil anterior são de fácil palpação. PGs podem ser localizados em qualquer uma de suas fibras musculares. A palpação plana transversa é empregada para identificar banda tensionada e PGs. Como o serrátil anterior está acima das costelas, os profissionais devem diferenciar entre bandas tensas e saliência óssea da costela. Palpação de encaixes do serrátil anterior podem induzir uma resposta contrátil local na banda tensionada palpável. Para o exame, o paciente deita-se de lado, com o braço ipsilateral parcialmente estendido e o cotovelo flexionado (Figura 46-3). Com o braço estendido, o clínico localiza a linha axilar média, que é uma excelente referência anatômica para palpação de PGs no serrátil anterior.

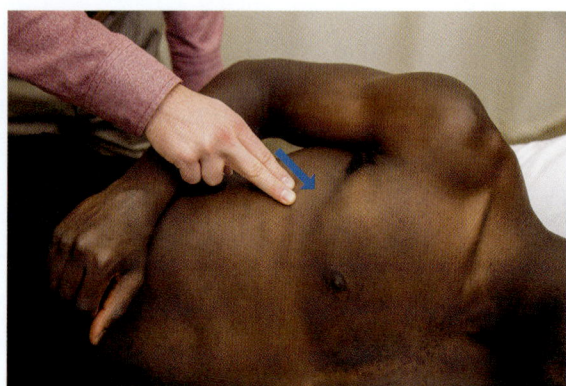

Figura 46-3 Palpação plana transversa em busca de PGs no músculo serrátil anterior.

4. DIAGNÓSTICO DIFERENCIAL

4.1. Ativação e perpetuação de pontos-gatilho

Em qualquer parte do serrátil anterior, os PGs podem ser ativados por carga excêntrica não habitual, exercício excêntrico em músculo serrátil anterior destreinado ou carga concêntrica máxima ou submáxima.[27] PGs também podem ser ativados ou agravados quando o músculo é colocado em uma posição encurtada ou alongada por período prolongado.

PGs no serrátil anterior podem ser ativados por sobrecarga muscular durante corrida muito rápida ou prolongada, flexões, sobrecarga por levantamento de muito peso ou tosse difícil em razão de doença respiratória. PGs no serrátil anterior parecem particularmente vulneráveis a tensões por torção; por exemplo, quando o motorista de automóvel faz uma virada repentina da direção, tentando evitar um acidente, ou quando o tórax roda vigorosamente enquanto os membros superiores estão em posição fixa.

Outra causa de ativação de PG no serrátil anterior é uma cirurgia, principalmente mastectomia por câncer mamário[21] ou qualquer cirurgia que envolva as nove costelas superiores.

4.2. Pontos-gatilho associados

PGs associados podem surgir em áreas de dor referida de PGs em outro músculo.[28] Portanto, músculos nas áreas de dor referida de cada músculo acometido também devem ser examinados. Os músculos latíssimo do dorso, romboides maior e menor, infraespinal, coracobraquial, bíceps braquial e flexor ulnar do carpo devem ser examinados em relação à presença de PGs associados quando há implicação do serrátil anterior.

Pacientes com PGs no músculo serrátil anterior raramente têm envolvimento de um único músculo. A dor originária de PGs no serrátil anterior pode ser responsável pela produção de uma porção de sintomas do paciente. Músculos da unidade funcional do serrátil anterior devem ser considerados possíveis colaboradores da apresentação de dor generalizada, uma vez que podem abrigar PGs associados. Dor interescapular predominantemente unilateral costuma envolver alguma combinação de PGs nos músculos paraespinais ipsilaterais torácicos superior e intermediário, nos romboides, nas fibras médias do trapézio e, provavelmente, nos músculos serrátil posterior superior e escaleno.

Outros músculos que podem passar por sobrecarga em razão de encurtamento e função reduzida do serrátil anterior incluem o latíssimo do dorso, o peitoral menor e outros músculos acessórios da inspiração. Esses músculos podem desenvolver PGs que permanecem latentes por longo período. Músculos capazes de produzir uma dor abaixo das costelas lateralmente (além do serrátil anterior) são os músculos diafragma e oblíquo externo do abdome.

4.3. Patologias associadas

O diagnóstico diferencial de sintomas causados por PGs no serrátil anterior deve incluir costocondrite, compressão de nervo intercostal, dor radicular C7-C8 ou radiculopatia e herpes-zóster.

Dor referida para o peito a partir do serrátil anterior deve ser distinguida de fratura de costela ou de PG intercostal. Em um paciente, a fratura por estresse de uma costela foi atribuída à tensão no serrátil anterior.[29] Dor referida para o peito, no lado esquerdo, deve ser diferenciada de sintomas de doença cardíaca. A dor referida às costas, a partir do serrátil anterior, exige consideração de PGs na porção média dos músculos trapézio, romboide e paraespinal, além de órgãos viscerais, como o pâncreas.

Disfunções articulares na porção média do tórax podem produzir sintomas similares aos do músculo serrátil anterior. Uma projeção escapular pode surgir devido a um dano ao nervo torácico longo, mais comumente causado por uma lesão por tração ou compressão.[30] Logo, quando observada uma projeção escapular, o clínico deve considerar dano ao nervo torácico longo, bem como uma radiculopatia C7, como uma causa potencial de fraqueza do serrátil anterior.

Na presença de PGs no serrátil anterior, um exame da caixa torácica pode, às vezes, revelar o que parece ser uma elevação de costelas, envolvendo as de número 2 até 8 ou 9. Tensão anormal do serrátil anterior é capaz de simular uma disfunção articular das costelas quando, na verdade, a aparente disfunção articular é apenas consequência de tensão muscular aumentada ocasionada por PGs no serrátil anterior. Nesse caso, desativar os PGs alivia qualquer disfunção articular aparente observada.

5. AÇÕES CORRETIVAS

Os pacientes beneficiam-se quando, sempre que possível, evitam ou modificam atividades com possibilidade de ativar PGs no músculo serrátil anterior. Se a ativação dos PGs foi causada por problemas respiratórios ou uma infecção na via aérea superior (IVAS), os pacientes podem aprender a, com delicadeza, limpar a garganta e usar aparelho protetor quando há necessidade de tossir. Os pacientes devem ser instruídos a respeito e incentivados para o uso da respiração diafragmática. Atividades esportivas, como arremessar, nadar, escalar e jogar golfe, além de exercícios para aptidão física, como flexões, levantamento de peso acima da cabeça e levantamento do corpo com apoio em barra, devem ser evitadas ou modificadas, pois podem sobrecarregar o serrátil anterior.

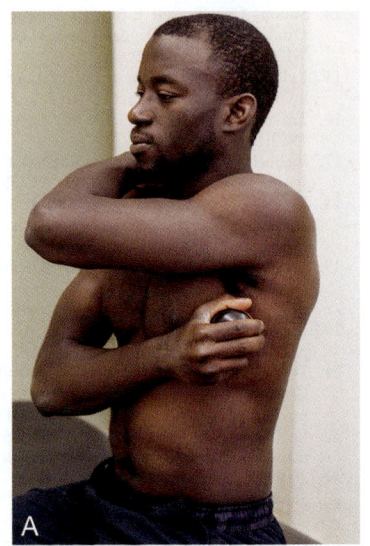
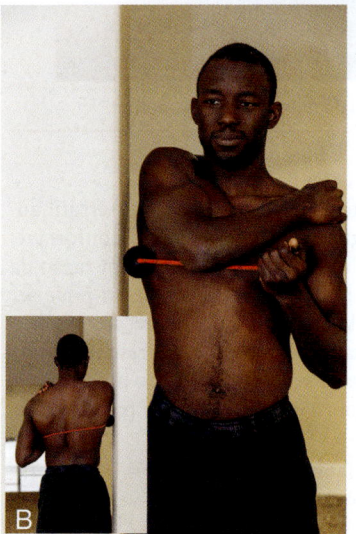
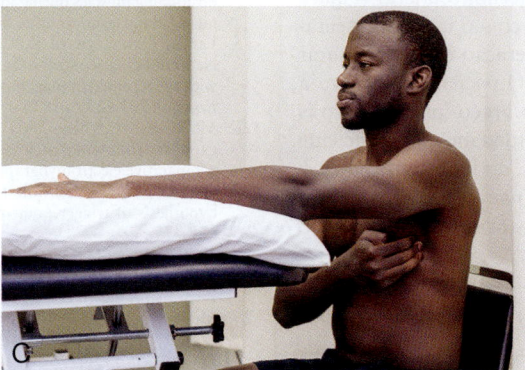

Figura 46-4 Autoliberação miofascial. (A) e (B) Uso de recurso de liberação miofascial em PG. (C) Autoliberação miofascial manual.

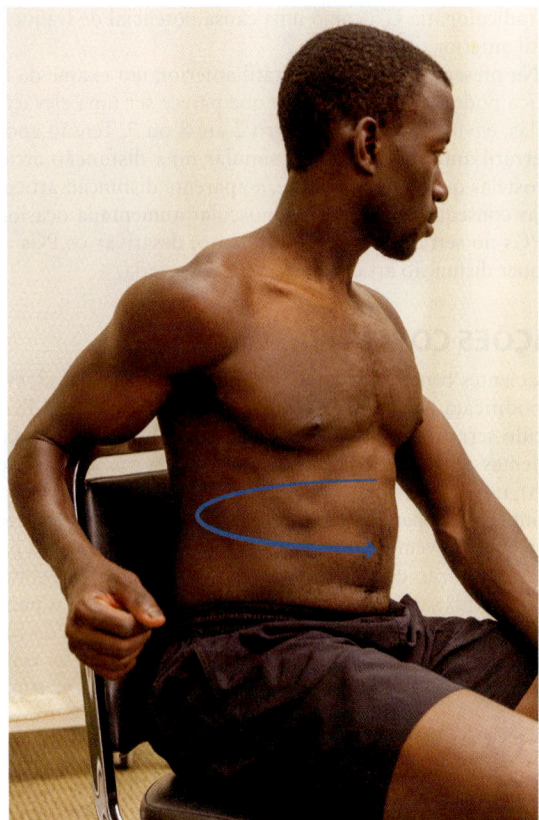

Figura 46-5 Autoalongamento do músculo serrátil anterior.

Pacientes com PGs muito irritáveis no músculo serrátil anterior costumam não conseguir obter uma posição confortável para dormir. Deitar sobre o lado afetado causa dor em razão da pressão dos PGs, e deitar sobre o outro lado também pode ser doloroso quando o braço do lado afetado cai na direção da cama, colocando o músculo em uma posição encurtada. Esse problema é aliviado com o uso de um travesseiro para apoiar o braço diante do peito, mantendo-o junto com a escápula sem cair para a frente, conforme mostra a Figura 22-4A.

PGs no serrátil anterior podem ser autotratados com liberação miofascial usando-se uma bola de tênis ou outros instrumentos de liberação dos PGs. A liberação miofascial em PGs pode ser feita na posição em pé, sentada ou em decúbito lateral (Figura 46-4). Um autoalongamento do músculo, com o indivíduo sentado, também pode ser usado após autoliberação e para restaurar o funcionamento saudável do músculo. O paciente estabiliza a escápula do lado envolvido ao colocar o braço ipsilateral atrás do encosto da cadeira. Após respirar profundamente, o paciente expira devagar e roda o tórax na direção do lado contralateral. Na Figura 46-5, o paciente roda o tórax para a esquerda (vira a parte frontal do peito para a esquerda) para alongar o músculo serrátil anterior direito.

Referências

1. Standring S. *Gray's Anatomy: The Anatomical Basis of Clinical Practice*. 41st ed. London, UK: Elsevier; 2015.
2. Webb AL, O'Sullivan E, Stokes M, Mottram S. A novel cadaveric study of the morphometry of the serratus anterior muscle: one part, two parts, three parts, four? *Anat Sci Int*. 2016. doi:10.1007/s12565-016-0379-1.
3. Kaur N, Bhanot K, Brody LT, Bridges J, Berry DC, Ode JJ. Effects of lower extremity and trunk muscles recruitment on serratus anterior muscle activation in healthy male adults. *Int J Sports Phys Ther*. 2014;9(7):924-937.
4. Nasu H, Yamaguchi K, Nimura A, Akita K. An anatomic study of structure and innervation of the serratus anterior muscle. *Surg Radiol Anat*. 2012;34(10):921-928.
5. Smith R Jr, Nyquist-Battie C, Clark M, Rains J. Anatomical characteristics of the upper serratus anterior: cadaver dissection. *J Orthop Sports Phys Ther*. 2003;33(8):449-454.
6. Yazar F, Kilic C, Acar HI, Candir N, Comert A. The long thoracic nerve: its origin, branches, and relationship to the middle scalene muscle. *Clin Anat*. 2009;22(4):476-480.
7. Hamada J, Igarashi E, Akita K, Mochizuki T. A cadaveric study of the serratus anterior muscle and the long thoracic nerve. *J Shoulder Elbow Surg*. 2008;17(5):790-794.
8. Ha SM, Kwon OY, Cynn HS, et al. Comparison of electromyographic activity of the lower trapezius and serratus anterior muscle in different arm-lifting scapular posterior tilt exercises. *Phys Ther Sport*. 2012;13(4):227-232.
9. Kim SH, Kwon OY, Kim SJ, Park KN, Choung SD, Weon JH. Serratus anterior muscle activation during knee push-up plus exercise performed on static stable, static unstable, and oscillating unstable surfaces in healthy subjects. *Phys Ther Sport*. 2014;15(1):20-25.
10. Escamilla RF, Andrews JR. Shoulder muscle recruitment patterns and related biomechanics during upper extremity sports. *Sports Med*. 2009;39(7):569-590.
11. Janda V. Chapter 6. Evaluation of muscular imbalance. In: Liebenson C, ed. *Rehabilitation of the Spine: A Practitioner's Guide*. Baltimore, MD: Williams & Wilkins; 1996:97-112.
12. Seitz AL, McClelland RI, Jones WJ, Jean RA, Kardouni JR. A comparison of change in 3d scapular kinematics with maximal contractions and force production with scapular muscle tests between asymptomatic overhead athletes with and without scapular dyskinesis. *Int J Sports Phys Ther*. 2015;10(3):309-318.
13. Huang TS, Ou HL, Huang CY, Lin JJ. Specific kinematics and associated muscle activation in individuals with scapular dyskinesis. *J Shoulder Elbow Surg*. 2015;24(8):1227-1234.
14. Simons DG, Travell J, Simons L. *Travell & Simon's Myofascial Pain and Dysfunction: The Trigger Point Manual*. Vol 1. 2nd ed. Baltimore, MD: Williams & Wilkins; 1999.
15. Kelly M. Pain in the chest: observations on the use of local anaesthesia in its investigation and treatment. *Med J Aust*. 1944;1:4-7.
16. Travell J, Rinzler SH. The myofascial genesis of pain. *Postgrad Med*. 1952;11(5):425-434.
17. Webber TD. Diagnosis and modification of headache and shoulder-arm-hand syndrome. *J Am Osteopath Assoc*. 1973;72(7):697-710.
18. Travell J. Referred pain from skeletal muscle; the pectoralis major syndrome of breast pain and soreness and the sternomastoid syndrome of headache and dizziness. *N Y State J Med*. 1955;55(3):331-340.
19. Vargas-Schaffer G, Nowakowsky M, Eghtesadi M, Cogan J. Ultrasound-guided trigger point injection for serratus anterior muscle pain syndrome: description of technique and case series. *A A Case Rep*. 2015;5(6):99-102.
20. Rinzler SH, Travell J. Therapy directed at the somatic component of cardiac pain. *Am Heart J*. 1948;35(2):248-268.
21. Torres Lacomba M, Mayoral del Moral O, Coperias Zazo JL, Gerwin RD, Goni AZ. Incidence of myofascial pain syndrome in breast cancer surgery: a prospective study. *Clin J Pain*. 2010;26(4):320-325.
22. Lee ST, Moon J, Lee SH, et al. Changes in activation of serratus anterior, trapezius and latissimus dorsi with slouched posture. *Ann Rehabil Med*. 2016;40(2):318-325.
23. Shamley D, Lascurain-Aguirrebena I, Oskrochi R. Clinical anatomy of the shoulder after treatment for breast cancer. *Clin Anat*. 2014;27(3):467-477.
24. Lucas KR, Rich PA, Polus BI. Muscle activation patterns in the scapular positioning muscles during loaded scapular plane elevation: the effects of latent myofascial trigger points. *Clin Biomech (Bristol, Avon)*. 2010;25(8):765-770.
25. Larsen CM, Sogaard K, Chreiteh SS, Holtermann A, Juul-Kristensen B. Neuromuscular control of scapula muscles during a voluntary task in subjects with subacromial impingement syndrome. A case-control study. *J Electromyogr Kinesiol*. 2013;23(5):1158-1165.
26. McGarvey AC, Osmotherly PG, Hoffman GR, Chiarelli PE. Scapular muscle exercises following neck dissection surgery for head and neck cancer: a comparative electromyographic study. *Phys Ther*. 2013;93(6):786-797.
27. Gerwin RD, Dommerholt J, Shah JP. An expansion of Simons' integrated hypothesis of trigger point formation. *Curr Pain Headache Rep*. 2004;8(6):468-475.
28. Hsieh YL, Kao MJ, Kuan TS, Chen SM, Chen JT, Hong CZ. Dry needling to a key myofascial trigger point may reduce the irritability of satellite MTrPs. *Am J Phys Med Rehabil*. 2007;86(5):397-403.
29. Mintz AC, Albano A, Reisdorff EJ, Choe KA, Lillegard W. Stress fracture of the first rib from serratus anterior tension: an unusual mechanism of injury. *Ann Emerg Med*. 1990;19(4):411-414.
30. Maire N, Abane L, Kempf JF, Clavert P; French Society for Shoulder and Elbow SOFEC. Long thoracic nerve release for scapular winging: clinical study of a continuous series of eight patients. *Orthop Traumatol Surg Res*. 2013;99(6 suppl):S329-S335.

Capítulo 47

Músculos serrátil posterior superior e serrátil posterior inferior

Iniciador da nocicepção

Joseph M. Donnelly | Jennifer L. Freeman

1. INTRODUÇÃO

O músculo serrátil posterior superior é um músculo fino situado sob os músculos romboides e superficial aos músculos esplênios e eretores da espinha, podendo causar a síndrome escapulocostal e sintomas em extremidades superiores similares aos da síndrome do desfiladeiro torácico (também conhecida como síndrome da saída torácica). Tem origem no ligamento inferior da nuca, no ligamento supraespinal e nos processos espinais C7-T3. Desloca-se inferolateralmente para se inserir às costelas dois a cinco. Supostamente, funcionaria durante a respiração; entretanto, não há estudos que apoiem esse conceito. Seu padrão de dor referida é um incômodo profundo abaixo da escápula, proximal à coluna cervical e distal ao braço posterior, descendo ao antebraço e à mão, em uma distribuição C8-T1. Pacientes com pontos-gatilho (PGs) no serrátil posterior superior podem relatar interferência em atividades cotidianas (AVD, atividades de vida diária), dificuldade de manter os braços estendidos à frente e problemas para dormir sobre o lado afetado. O cíngulo do membro superior e a coluna cervical devem ser examinados diante de suspeita de PGs no serrátil posterior superior. Deve-se dar atenção especial aos músculos escalenos, ao comprimento do músculo peitoral, à posição escapular e a qualquer evidência de discinese escapular. Ultrassonografia em tempo real oportuniza ao clínico visualizar esse músculo e recomendar tratamento com injeção ou agulhamento a seco no PG. O diagnóstico diferencial deve incluir PGs escalenos, síndrome do desfiladeiro torácico, sintomas radiculares C7-C8, bursite do olécrano e neuropatia ulnar. Ações corretivas devem incluir orientações quanto à postura adequada e à autoliberação miofascial (por pressão).

O músculo serrátil posterior inferior pode ser uma fonte de dor persistente nos flancos quando todas as outras disfunções foram eliminadas. Origina-se de processos espinhosos de T11, T12 a L1-L2 e da fáscia toracolombar. Desloca-se superolateralmente para inserir-se às costelas 9 a 12. A função desse músculo ainda não está determinada; porém, pesquisas recentes contestam seu papel historicamente aceito na respiração. A unidade funcional está mais proximamente alinhada com a dos músculos iliocostal e longuíssimo do tórax, bem como com a do quadrado do lombo. A dor de PGs no serrátil posterior inferior é referida para a área dos flancos, ao tronco e acima das costelas e, ocasionalmente, para o aspecto anterior do tronco. Os pacientes costumam informar uma dor que persiste na área dos flancos após o término da disfunção musculoesquelética toracolombar. O exame deve incluir levantamento de dados posturais da coluna toracolombar e das extremidades inferiores. Deve ser descartada disfunção somática da articulação sacroilíaca. PGs podem se formar nesse músculo em decorrência de atividades que exigem extensão e rotação prolongadas do tronco e de discrepância no comprimento das pernas. PGs no eretor da espinha (*erector spinae*) e disfunções articulares associadas devem ser tratados antes de abordar os PGs no serrátil posterior inferior. Diagnósticos diferenciais devem incluir descarte de doenças renais e dor radicular torácica inferior. Ações corretivas incluem sono eficaz, posições corretas em pé e sentada, além de técnicas de autoliberação miofascial.

2. CONSIDERAÇÕES ANATÔMICAS

Serrátil posterior superior

O músculo serrátil posterior superior tem origem na fáscia de linha dorsal média, no aspecto inferior do ligamento da nuca, nos processos espinhosos de C7 a T2 ou T3 e seus respectivos ligamentos supraespinais.[1] Inclina-se para baixo e lateralmente até as margens cranianas da segunda a quinta costelas (Figura 47-1). A quantidade de elementos "denteados" semelhantes aos dentes de uma serra varia, e o músculo está, por vezes, ausente.[1]

As fibras do músculo serrátil posterior superior estão inclinadas em torno de 45° para a horizontal, situando-se logo abaixo das fibras dos músculos romboides, quase paralelas a elas (Figura 47-2). Paraespinalmente, as fibras alinhadas na vertical do longuíssimo do tórax e dos iliocostais situam-se bem mais abaixo do serrátil posterior superior.[2]

Serrátil posterior inferior

O músculo serrátil posterior inferior tem origem na aponeurose fina dos processos espinhosos de T11, 12 e L1-L3 e seus respectivos ligamentos supraespinais, e se mistura à porção lombar da fáscia toracolombar.[1] Suas fibras deslocam-se superolateralmente e inserem-se ao longo de quatro elementos em forma de dedos para se inserirem às costelas 9 a 12, lateralmente a seus ângulos (Figura 47-3).[1] Os elementos "denteados" em uma ou mais costelas, principalmente nas costelas 9 e 12, estão ausentes algumas vezes. Às vezes, todo o músculo está ausente.[1,3]

2.1. Inervação e vascularização

Serrátil posterior superior

O músculo serrátil posterior superior é inervado pelos nervos segundo a quinto, que são ramificações dos ramos primários anteriores de T2-T5.[1]

Serrátil posterior inferior

O músculo serrátil posterior inferior é inervado pelas divisões primárias anteriores dos nervos espinais T9 a T12,[1] diferentemente dos músculos eretores da espinha, que são inervados pelas divisões posteriores.

2.2. Função

Serrátil posterior superior

O músculo serrátil posterior superior, em razão do alinhamento anatômico de suas fibras, parece erguer as costelas às quais está inserido, expandindo, assim, o peito e ajudando a inspiração; entretanto, não há estudos eletromiográficos que confirmem esse pressuposto.[1,4]

Serrátil posterior inferior

O músculo serrátil posterior inferior insere-se às costelas inferiores e, em razão de seu alinhamento anatômico, é descrito como

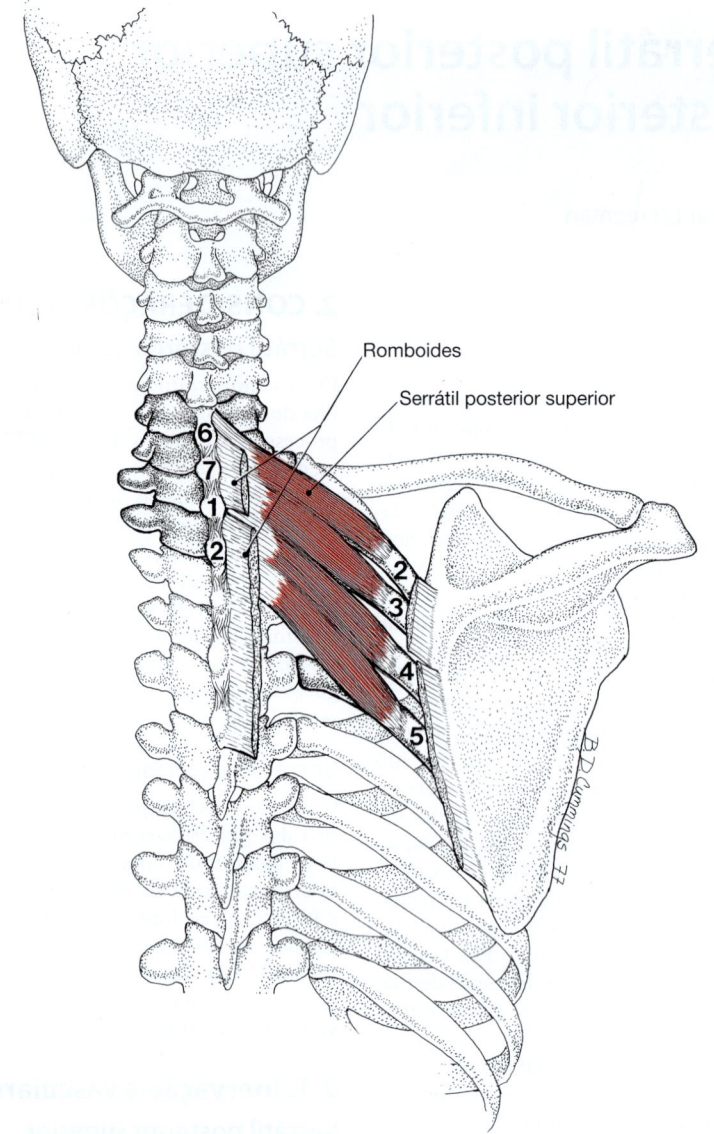

Figura 47-1 Inserções do músculo serrátil posterior superior (em vermelho) a vértebras e costelas numeradas.

um músculo da expiração, ou como aquele que funciona para atrair as costelas inferiores para baixo e para trás.[1] No entanto, um estudo eletromiográfico antigo não encontrou atividade respiratória passível de atribuição ao músculo.[5]

As funções dos serráteis posteriores superior e inferior não estão definitivamente determinadas nos humanos, e há escassez de informações na literatura a respeito de sua finalidade. Vilensky e colaboradores[6] sugerem a ausência de evidências em apoio ao papel do músculo serrátil posterior superior ou inferior na respiração. Eles concluíram que a importância clínica desses músculos é sua capacidade de gerar dor, principalmente no ombro (síndrome escapulocostal) e nos flancos. Esses músculos podem ter funções proprioceptivas e posturais, ainda que, até agora, não tenham sido realizadas pesquisas para investigar essas teorias.

Em um estudo de Loukas e colaboradores,[7] que comparou cadáveres com uma história de doença pulmonar obstrutiva crônica (DPOC) a outros sem essa história, não foi encontrada diferença na morfologia, na topografia ou na morfometria desses músculos. Com base nesses resultados, os autores concordam com a sugestão de Vilensky[6] de que os músculos serráteis posterior superior e inferior não têm uma função respiratória.[7]

2.3. Unidade funcional

A unidade funcional à qual um músculo pertence inclui os músculos que reforçam e contrapõe-se às suas ações, bem como as articulações que os músculos cruzam. A interdependência dessas estruturas reflete-se funcionalmente na organização e nas conexões neurais do córtex sensorimotor. Enfatiza-se a unidade funcional, porque a presença de um PG em um músculo da unidade aumenta a probabilidade de que outros músculos dessa unidade também desenvolvam PGs. Ao desativar PGs em um músculo, deve-se ter a preocupação com os PGs que possam surgir em músculos funcionalmente interdependentes.[2]

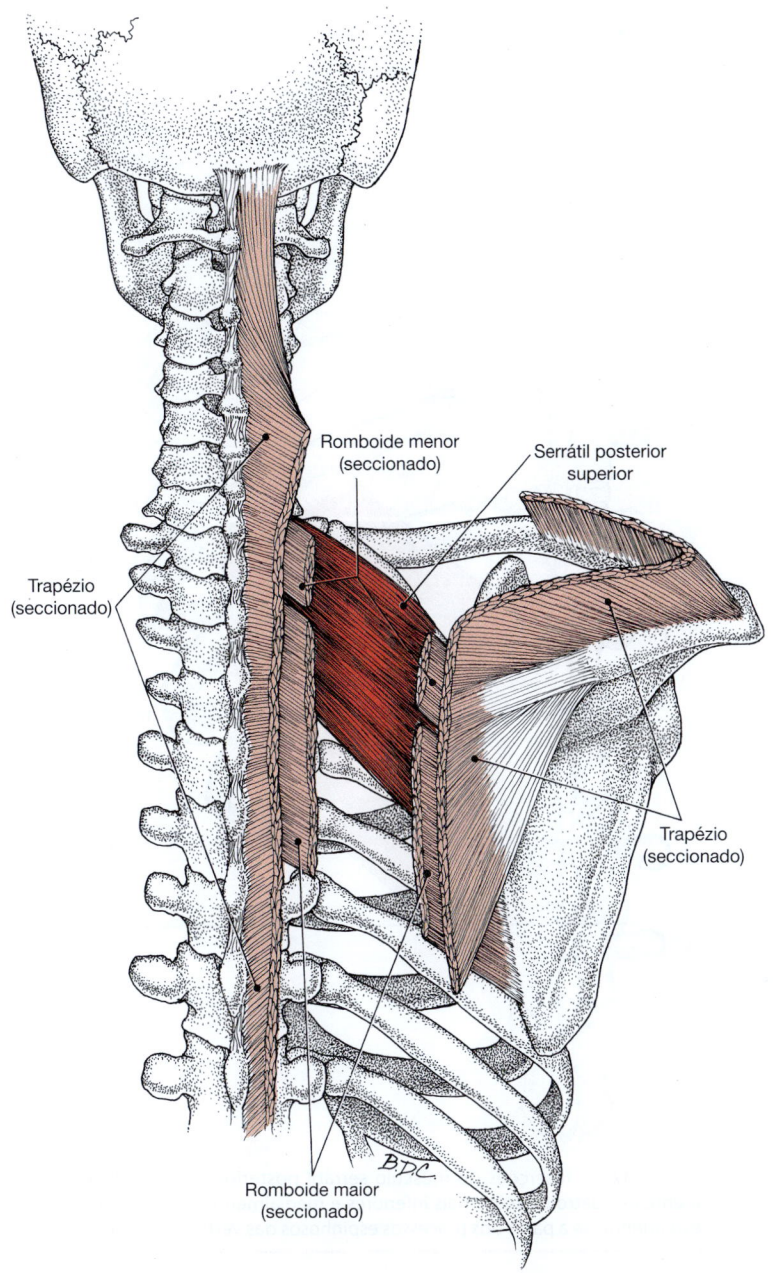

Figura 47-2 Relações anatômicas do músculo serrátil posterior superior (vermelho-escuro). Os músculos seccionados trapézio e romboide (vermelho-claro) localizam-se acima de todo o serrátil posterior superior, e os músculos iliocostais e longuíssimo do tórax (não mostrados) situam-se sob parte desse músculo.

Serrátil posterior superior
Considerando-se a função do serrátil posterior superior como a de um músculo da inspiração, os músculos diafragma, intercostal, levantador das costelas e escalenos agiriam de modo sinérgico. Músculos da expiração seriam considerados seus antagonistas nesse cenário.

Serrátil posterior inferior
O músculo serrátil posterior inferior parece agir sinergisticamente com os músculos iliocostal ipsilateral e longuíssimo do tórax; unilateralmente para rotação e bilateralmente para extensão da coluna. Como um músculo acessório da expiração, possivelmente agiria de forma sinérgica com o músculo quadrado do lombo.

3. APRESENTAÇÃO CLÍNICA
3.1. Padrão de dor referida
Serrátil posterior superior
A área essencial de dor referida desse músculo é um incômodo profundo sob a porção superior da escápula (Figura 47-4A). É uma

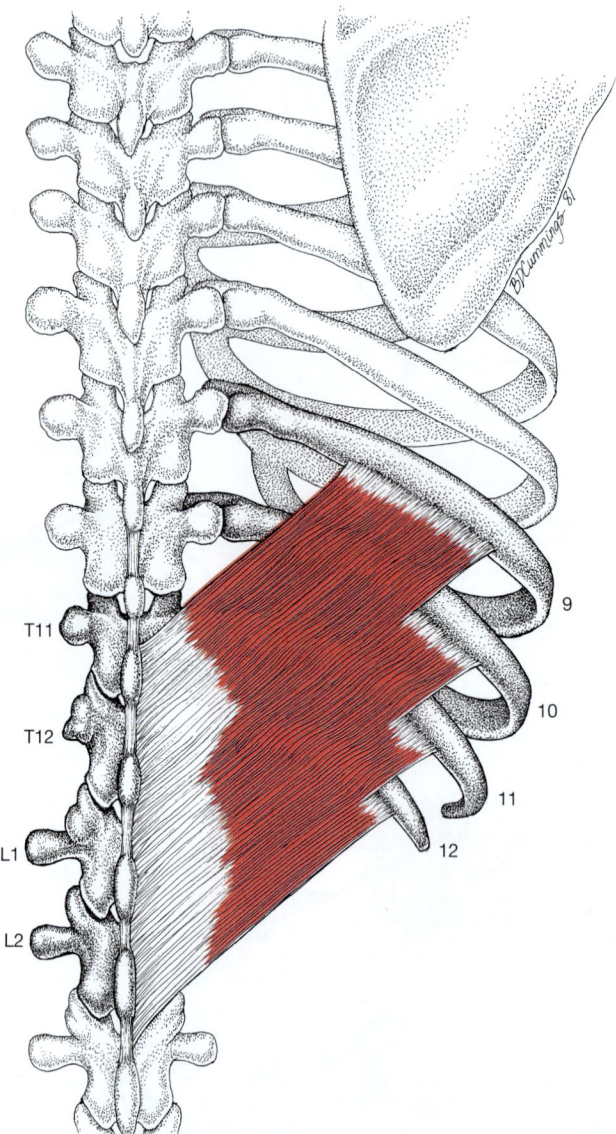

Figura 47-3 Inserções do músculo serrátil posterior inferior lateralmente às quatro costelas mais inferiores e medialmente à aponeurose, estendendo-se a partir dos processos espinhosos das vértebras T11 a L2.

dor percebida como mais profunda do que a dor similar na porção superior das costas oriunda do músculo trapézio médio. Costuma ser sentida intensamente acima da margem posterior do deltoide e sobre a cabeça longa dos músculos tríceps braquiais.[8-10] Essa dor geralmente cobre toda a região do tríceps braquial, é mais intensificada no olécrano da ulna e, às vezes, inclui o lado ulnar do antebraço, da mão e de todo o quinto dedo. Anteriormente, a região peitoral pode, uma vez ou outra, estar dolorida (Figura 47-4B). PGs no serrátil posterior superior costumam causar dormência na distribuição C8-T1 da mão.[11]

Os PGs mais problemáticos no serrátil posterior superior são os que se encontram sob a escápula. O problema ocorre quando a escápula comprime a região sensível da entesopatia contra a costela subjacente a que se inserem as fibras musculares. Entre 76 ombros doloridos em 58 pacientes, esse músculo foi uma das causas de dor em 98% e a única fonte de dor em 10%.[9]

Serrátil posterior inferior

PGs no serrátil posterior inferior produzem desconforto dolorido acima e em torno do músculo, na área geralmente referida aos flancos do tronco (Figura 47-5). A dor atinge as costas e as costelas inferiores. Os pacientes conseguem identificar esse incômodo como muscular na origem, na junção toracolombar. Ocasionalmente, percebe-se a dor se alastrando da porção mais inferior do corpo ao peito.

3.2. Sintomas

Serrátil posterior superior

O paciente consegue relatar uma dor constante e profunda sob a escápula em repouso e durante as AVDs. Pouca ou nenhuma alteração ocorre na intensidade da dor com movimentos sem peso. Entre-

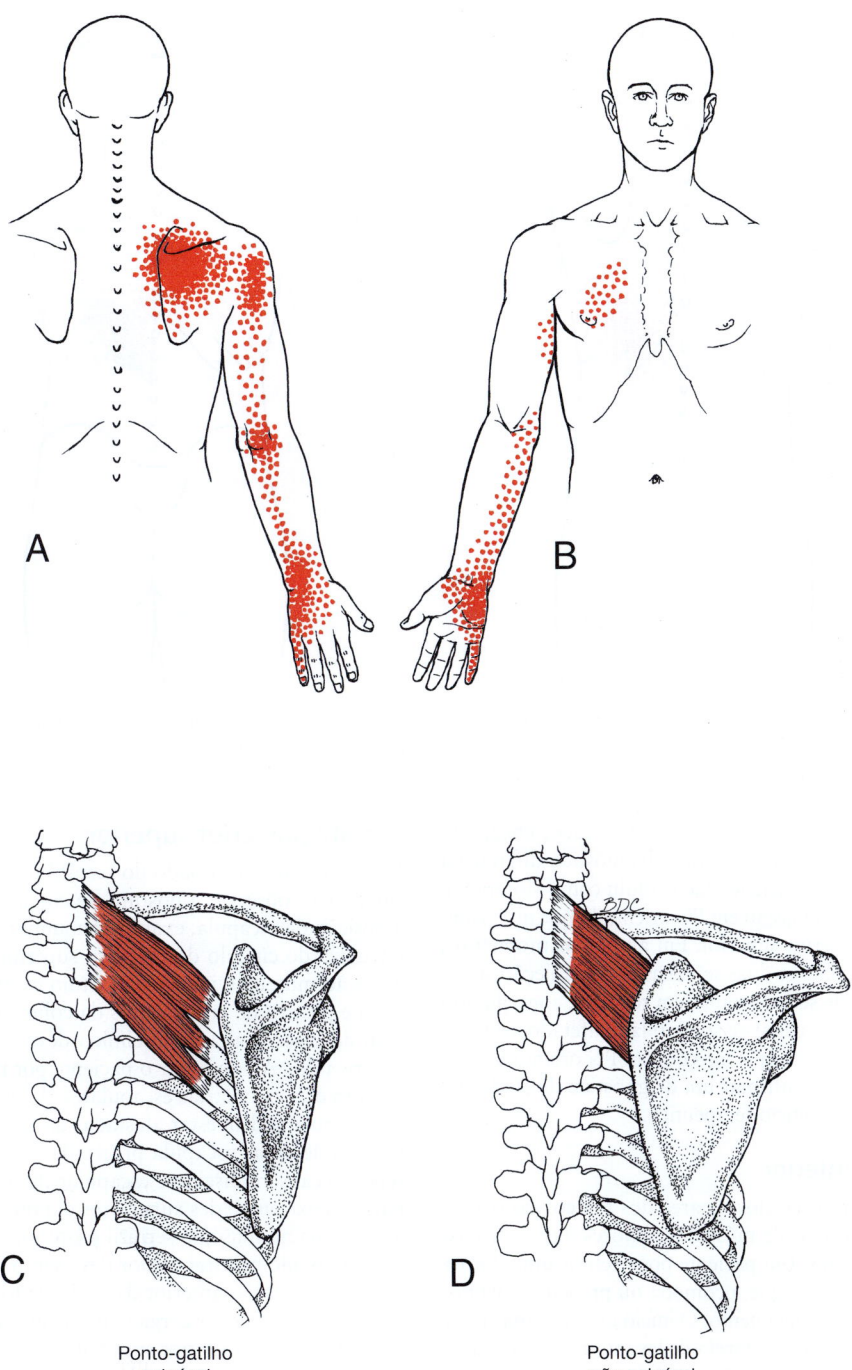

Ponto-gatilho palpável

Ponto-gatilho não palpável

Figura 47-4 Padrão de dor referida de um PG no músculo serrátil posterior superior direito. A dor principal está em vermelho contínuo, e a espalhada, em vermelho pontilhado. (A) Vista posterior do padrão da dor. (B) Vista frontal do padrão da dor. (C) Escápula abduzida, deixando acessível o músculo à palpação e à injeção/ao agulhamento a seco. (D) Escápula na posição em repouso, parcialmente cobrindo o músculo serrátil posterior superior.

tanto, essa dor pode ser aumentada levantando-se objetos com as mãos bem estendidas ou com atividades que fazem a escápula pressionar-se contra PGs no músculo, como ao deitar-se sobre o lado dolorido. Quando solicitados a indicar a área dolorida, os pacientes costumam chegar às costas com o braço oposto, embora não consigam tocar a área dolorosa porque a escápula a está cobrindo.

McCarthy e colaboradores[12] identificaram PGs no músculo serrátil posterior superior como uma fonte de sintomas em uma mulher de 43 anos de idade diagnosticada com a síndrome escapulocostal. Ela se apresentou com uma dor incômoda e constante, ininterrupta, na área subescapular superior, referida proximalmente para a coluna cervical e, de forma descendente, para o aspecto

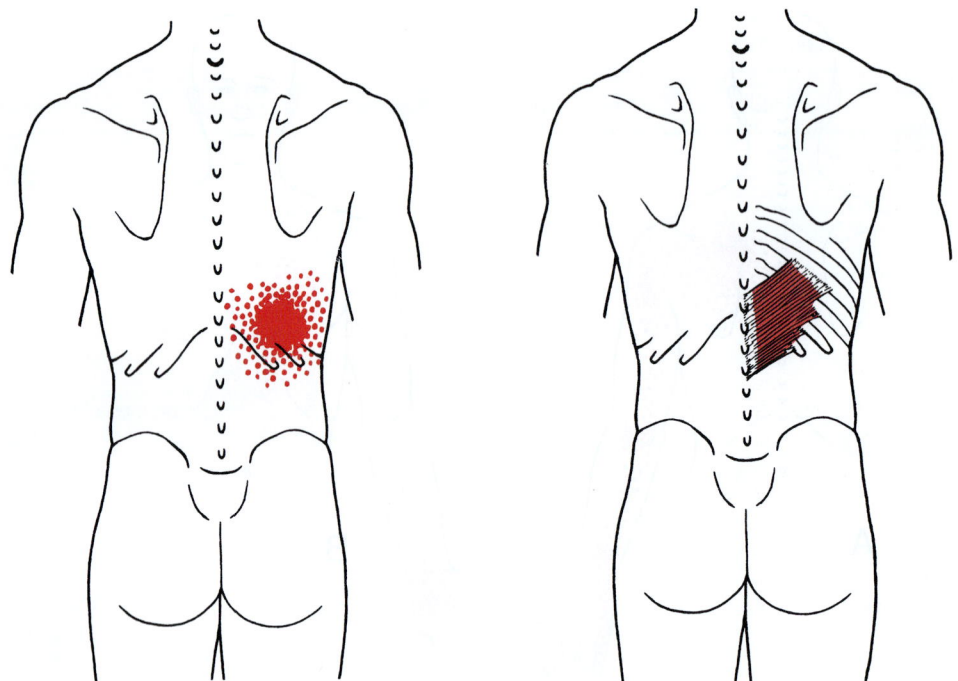

Figura 47-5 Padrão de dor referida (a zona essencial aparece em vermelho-médio, a zona espalhada, em vermelho-médio pontilhado) de PGs no músculo serrátil posterior inferior direito (vermelho-claro).

posterior do ombro e o aspecto ulnar do antebraço, chegando ao quarto e quinto dedos. Exames para o diagnóstico diferencial não foram importantes, e a paciente não evoluiu com fisioterapia. O tratamento incluiu uma injeção em PG orientada por ultrassom em PGs do serrátil posterior superior. Em ambos os momentos, 30 minutos (efeito imediato) e duas semanas após a injeção, a paciente informou alívio de seus sintomas em repouso, conseguindo realizar as AVDs, inclusive deitar-se sobre o lado afetado sem dor. Os autores, então, concluíram que injeções em PG orientadas por ultrassom são capazes de confirmar um diagnóstico de síndrome escapulocostal e trazer benefício terapêutico.[12,13]

Serrátil posterior inferior

Os pacientes podem informar dor na área dos flancos do tronco principalmente quando PGs de músculos maiores das costas associados foram eliminados. Um paciente pode referir uma dor na região toracolombar inferior que incomoda ou preocupa, temporariamente aliviada com alongamento. O início dos sintomas pode ter relação com atividades como tarefa de levantamento acima da cabeça em uma escada ou atividades que demandem extensão do tronco e rotação ipsilateral combinadas.

Inspiração e tosse com profundidade máxima não costumam evocar a dor de PGs no serrátil posterior inferior, algo que pode ocorrer a partir de PGs no serrátil anterior, no quadrado do lombo e na parede abdominal profunda.

3.3. Exame do paciente

Após um exame subjetivo minucioso, o clínico deve fazer um desenho detalhado representando o padrão de dor descrito pelo paciente. Essa descrição ajudará no planejamento do exame físico e pode ser útil no monitoramento da progressão do paciente, à medida que os sintomas melhoram ou mudam.

Serrátil posterior superior

Para um exame adequado do serrátil posterior superior, o profissional deve observar a postura do cíngulo do membro superior e a posição da escápula, examinar a amplitude de movimento ativa e passiva do cíngulo do membro superior e observar padrões de ativação muscular, inclusive o ritmo escapuloumeral. Amplitude ativa e passiva de movimentos da coluna cervical e torácica também deve ser avaliada. O clínico deve observar quando e onde ocorre a dor. Ao observar o paciente por trás, ele pode verificar a posição e as assimetrias escapulares. As margens medial e inferior da escápula podem estar afastadas da caixa torácica, dando a impressão de uma "escápula projetada". Essa posição anormal em repouso causará discinese escapular durante movimentos funcionais das extremidades superiores e, potencialmente, compressão aumentada no músculo serrátil posterior superior. O comprimento do músculo peitoral menor deve ser investigado, especialmente quando inclinação anterior da escápula for observada, já que isso também pode colocar carga compressiva anormal da escápula no músculo serrátil posterior superior.

Movimento articular acessório deve ser testado nas articulações glenoumeral, acromioclavicular, esternoclavicular e escapulotorácica, bem como na caixa torácica das costelas e nas vértebras cervicotorácicas. É comum que uma hipomobilidade articular na articulação esternoclavicular ou na caixa torácica possa causar déficit na elevação do ombro, que contribui para alterações nos padrões normais de ativação muscular.

Sintomas de PGs no serrátil posterior superior devem ser diferenciados dos de PGs no escaleno, uma vez que há muita semelhança entre o padrão de dor referida na região escapular e em extremidade superior.

Pacientes com doença intratorácica que comprometa a ventilação, como enfisema, estão com problemas em dobro se também desenvolverem PGs nesse músculo serrátil posterior superior. Essas pessoas, em geral, não evidenciam postura arredondada dos ombros (comparadas àquelas com envolvimento dos músculos romboide e peitoral) e têm pouca ou nenhuma limitação aparente de movimentos. Geralmente, têm escoliose, sobretudo funcional, resultante de uma discrepância no comprimento da perna ou hemipelve pequena.

Serrátil posterior inferior

Para um exame adequado do músculo serrátil posterior inferior, o clínico deve observar a postura da coluna e das extremidades inferiores, examinar amplitude de movimentos ativa e passiva na coluna toracolombar e reparar padrões de ativação muscular da região toracolombar. Deve, ainda, observar quando e onde ocorre a dor. Os pacientes podem demonstrar leve limitação da flexão toracolombar e da extensão espinal devido à dor, e podem ter limitações na rotação do dorso para longe do lado dolorido. Exame e palpação manual desse músculo podem não ser o procedimento mais definitivo no exame feito pelo profissional.

Movimento das articulações acessórias deve ser investigado nos segmentos torácico inferior e intervertebral lombar superior e na caixa torácica inferior das costelas. Palpação dos movimentos da crista ilíaca também deve ocorrer em razão da função relacionada do quadrado do lombo.

3.4. Exame de pontos-gatilho

Serrátil posterior superior

O paciente senta e inclina-se levemente para a frente, com o braço pendente à frente para baixo no lado a ser examinado (Figura 47-6), ou com a mão ipsilateral colocada na axila oposta para abduzir totalmente a escápula.[9] A escápula deve ser abduzida e levada lateralmente para deixar visíveis PGs do serrátil posterior superior sob a escápula (Figuras 47-4C e 47-6). O serrátil posterior superior é palpado por meio dos músculos trapézio e romboide (Figura 47-2). Palpação plana transversa pode provocar reações locais de contração de PGs nas fibras sobrepostas do trapézio, que podem ser identificadas em razão da orientação quase horizontal dessas fibras superficiais. No entanto, as reações locais de contração em fibras mais profundas de orientação oblíqua dos músculos romboides e serrátil posterior superior não são tão rapidamente percebidas, embora possam ser palpadas. Alguns autores não creem que esse músculo possa ser palpado.[4]

Um PG no serrátil posterior superior é identificado como um ponto de profunda sensibilidade quando palpado contra uma costela subjacente. É pouco provável que uma banda tensionada seja palpável por meio desses dois músculos sobrepostos. Quando pressão manual sobre um PG induz o padrão característico de dor referida do serrátil posterior superior que o paciente identifica como familiar, há o convencimento da relação entre esse PG e a dor que ele sente.

Serrátil posterior inferior

PGs no músculo serrátil posterior inferior podem ser de palpação e distinção difíceis por meio do músculo latíssimo do dorso sobreposto. No entanto, PGs em fibras médias costumam ser identificáveis usando-se uma técnica de palpação plana transversa (Figura 47-7). Os PGs nas inserções laterais do músculo, próximos às inserções do músculo às costelas, também são prontamente palpáveis. Reações locais de contração são difíceis de provocar e detectar por palpação plana transversa nesse músculo, embora possam ser sentidas durante agulhamento a seco ou injeção do PG.

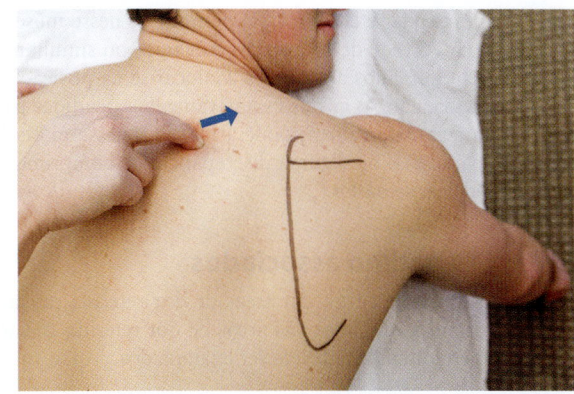

Figura 47-6 Palpação de PGs no músculo serrátil posterior superior com uso de palpação plana transversa. O paciente está deitado em posição prona, com o braço afastado do limite da mesa e com a escápula estendida maximamente, para que se obtenha acesso ao músculo, atingindo profundamente os romboides.

4. DIAGNÓSTICO DIFERENCIAL

4.1. Ativação e perpetuação de pontos-gatilho

Em qualquer parte dos músculos serráteis posteriores superior e inferior, os PGs podem ser ativados por carga compressiva a partir da escápula, carga excêntrica não habitual, exercício excêntrico ou carga concêntrica máxima ou submáxima.[14] PGs também podem ser ativados ou agravados quando o músculo é colocado em uma posição encurtada ou alongada por período prolongado.

Serrátil posterior superior

Movimentos e posturas que alongam e sobrecarregam o serrátil posterior superior podem ativar PGs. Essas situações incluem uso prolongado do computador, uso de um local de trabalho ergonomicamente inadequado, atividades prolongadas com movimentos acima da cabeça, movimentos repetidos para a frente e extensão do tórax contra a escápula por uma escoliose estrutural ou funcional.

Serrátil posterior inferior

O músculo serrátil posterior inferior é um dos vários músculos das costas suscetíveis à sobrecarga durante o movimento combi-

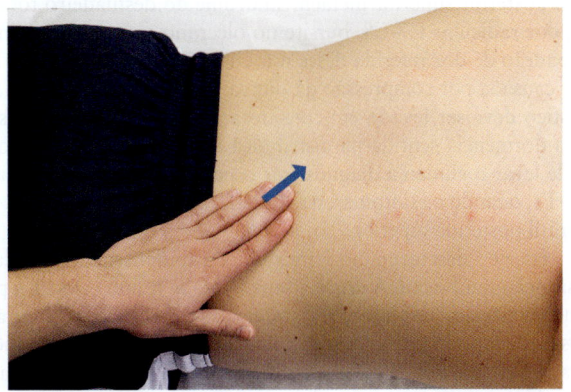

Figura 47-7 Palpação de PGs no músculo serrátil posterior inferior usando palpação plana transversa.

nado de levantar, rodar e chegar a um ponto. PGs nesse músculo podem surgir em virtude de sobrecarga mecânica ou simultaneamente a PGs em músculos associados. Colocar-se na posição em pé em uma escada, com as costas excessivamente estendidas para realizar tarefa acima da cabeça, pode ativar PGs nesse músculo, e respiração paradoxal ou alguma discrepância no comprimento das pernas pode perpetuá-los.

4.2. Pontos-gatilho associados

PGs associados podem surgir em áreas de dor referida causada por PGs.[15] Portanto, músculos nas áreas de dor referida de cada músculo acometido também devem ser examinados.

Serrátil posterior superior

PGs nos músculos escalenos podem induzir PGs no serrátil posterior superior[16] e, ocasionalmente, ocorre a relação na direção inversa; o serrátil posterior superior pode ser a origem de PGs nos músculos escalenos.

PGs no músculo serrátil posterior superior localizam-se na zona de dor referida da dor dos músculos escalenos. PGs nesse músculo podem, em parte, simular o padrão de dor do serrátil posterior superior. O pescoço deve ser sempre examinado em busca de PGs no escaleno quando algum PG é encontrado no serrátil posterior superior. Outros músculos que devem ser examinados em relação a PGs associados incluem os romboides maior e menor, o iliocostal e o longuíssimo do tórax, o multífido, o infraespinal, o deltoide posterior, o tríceps braquial, os peitorais maior e menor e o flexor ulnar do carpo, já que estão na região de dor referida do músculo serrátil posterior superior.

Serrátil posterior inferior

PGs nos músculos iliocostal, longuíssimo do tórax e multífido têm padrões de dor referida que se sobrepõem aos do músculo serrátil posterior inferior, devendo ser tratados antes das tentativas de abordar os PGs no serrátil posterior inferior. A área específica de desconforto associada a PGs nesse músculo pode ser percebida somente após tratamento exitoso dos sintomas decorrentes de PGs em músculos associados.

4.3. Patologias associadas

Serrátil posterior superior

Diagnósticos diferenciais de sintomas causados por PGs no serrátil posterior superior incluem síndrome do desfiladeiro torácico, dor radicular C7-C8, bursite no olécrano e neuropatia ulnar. O padrão de dor referida desse músculo simula a distribuição da dor causada por compressão da oitava raiz cervical,[17] e esse diagnóstico deve ser levado em consideração. Agrava-se a confusão pela dormência sentida na distribuição de C8-T1 da mão,[11] que pode levar o clínico a diagnosticar o paciente com radiculopatia C8-T1, quando os sintomas, na verdade, são causados por PGs no serrátil posterior superior.

Fourie[18] descreveu uma síndrome escapulocostal associada à disfunção miofascial. A dor e a sensibilidade foram causadas por uma entesopatia das inserções laterais das ramificações do serrátil posterior superior até as costelas. Essa síndrome pode ser diagnosticada e controlada clinicamente usando-se injeção do PG guiada por ultrassom.[12]

Uma disfunção articular associada a esse músculo costuma ocorrer no nível T1. Sensibilidade diferenciada costuma ser observada diretamente acima do processo espinhoso desse segmento. Mediante exame, essa configuração de disfunções articulares apresenta-se como uma extensão local da coluna torácica superior com incapacidade de flexão para a frente junto aos segmentos envolvidos.

Serrátil posterior inferior

Diagnósticos diferenciais dos sintomas causados por PGs nesse músculo incluem doenças renais (caliectasia, pielonefrite ou refluxo de ureter) e uma dor radicular torácica inferior. A disfunção articular mais comum associada a PGs no serrátil posterior inferior é uma disfunção neutra que vai de T10 a L2. Ocasionalmente, é encontrada uma depressão ou "expiração" simultânea das quatro costelas inferiores.[19]

5. AÇÕES CORRETIVAS

Serrátil posterior superior

O paciente deve manter lordose lombar normal quando em pé ou sentado. Sentado, essa postura é facilitada colocando-se um travesseiro de tamanho lombar adequado na reentrância das costas, e o paciente em seguida relaxa e inclina-se contra o encosto da cadeira, de modo que o travesseiro mantenha as curvas normais lombar e torácica, sem tensão muscular. Ao dormir, o paciente deve evitar carga compressiva do músculo pela escápula. Deitado de costas, o canto do travesseiro deve ser posicionado entre a cabeça e o ombro, e não debaixo do ombro (ver Figura 7-5A). Também deve ser colocado travesseiro entre a axila e a parede torácica, apoiando a porção superior do braço de modo que fique em posição neutra. Se o braço ficar pendente por trás do corpo, os músculos peitorais ficarão em posição encurtada prolongada, resultando em carga compressiva sobre o serrátil posterior superior, agravando os PGs sob a escápula (ver Figura 22-4B).

É muito importante que o paciente use respiração diafragmática coordenada (ver Figuras 20-12 e 20-13) e que não respire de modo paradoxal, minimizando a sobrecarga dos músculos da inspiração da porção superior do peito, principalmente os escalenos.

Quando em supino, o paciente pode conseguir aplicar liberação miofascial deitando-se sobre uma bola de tênis colocada sob a região interescapular ou usando instrumento de liberação miofascial do PG ao sentar-se (Figura 47-8A), se a escápula for capaz de envolver a lateral de maneira suficiente. Como uma estratégia alternativa, outra pessoa pode aprender a aplicar liberação miofascial.

Serrátil posterior inferior

Muitas das ações corretivas que funcionam para esse músculo são assunto de outros capítulos, incluindo o uso de elevadores para corrigir a escoliose compensatória causada por hemipelve pequena quando sentado, ou por uma discrepância no comprimento das pernas quando na posição em pé; normalização da respiração paradoxal (ver Figuras 20-12 e 20-13); sentar-se em cadeiras confortáveis, com apoio lombar adequado; estar na posição em pé com curva lombar lordótica normal e dormir sobre colchão firme que apoie as curvas naturais da coluna. Colocar o travesseiro entre as pernas ao dormir de lado também manterá a coluna em uma posição neutra, reduzindo tensão anormal sobre esses músculos.

Uma técnica de liberação manual com ampliação respiratória, descrita e mostrada na Figura 47-9, é recomendada. Com frequência, sua eficácia pode ser aumentada por relaxamento pós-isométrico. O braço ipsilateral do paciente é colocado acima da cabeça para atrair a caixa torácica para cima e rotacionar o dorso

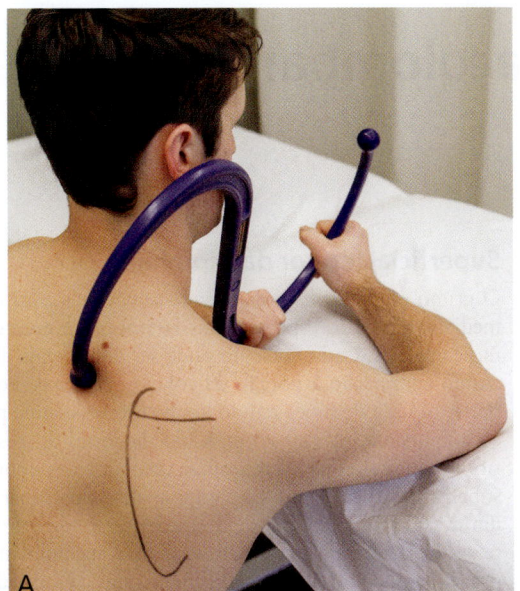 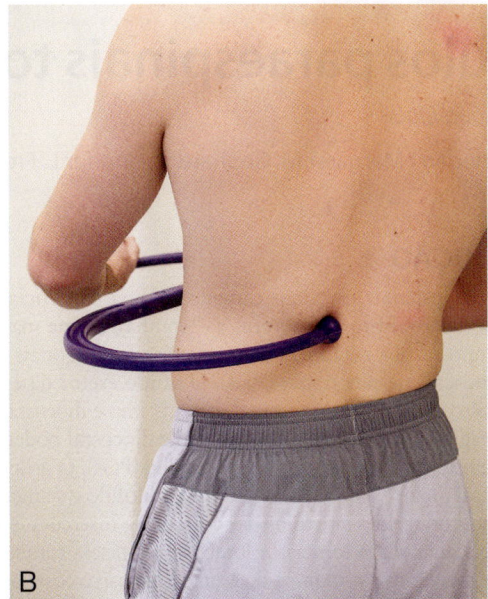

Figura 47-8 Autoliberação miofascial de PGs usando instrumento específico. (A) Músculo serrátil posterior superior. (B) Músculo serrátil posterior inferior.

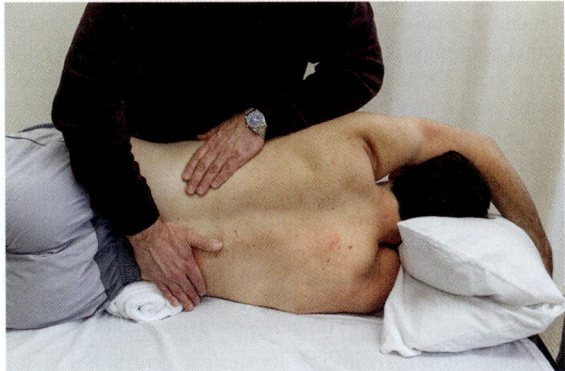

Figura 47-9 Alongamento manual do músculo serrátil posterior inferior esquerdo. O paciente deita-se sobre o lado direito, com o braço esquerdo erguido.

para o lado oposto, de modo a relaxar o músculo. Similar ao serrátil posterior superior, o serrátil posterior inferior também pode ser tratado com o paciente na posição sentada ou em pé, por meio de instrumento de liberação miofascial (Figura 47-8B).

Referências

1. Standring S. *Gray's Anatomy: The Anatomical Basis of Clinical Practice*. 41st ed. London, UK: Elsevier; 2015.
2. Simons DG, Travell J, Simons L. *Travell & Simon's Myofascial Pain and Dysfunction: The Trigger Point Manual*. Vol 1. 2nd ed. Baltimore, MD: Williams & Wilkins; 1999:900.
3. Eisler P. *Die Muskeln des Stammes*. Jena, Germany: Gustav Fischer; 1912.
4. Oatis C. *Kinesiology: The mechanics and Pathomechanics of Human Movement*. Baltimore, MD: Lippinott, Williams & Wilkins; 2009:164, 546.
5. Campbell EJ. Chapter 9. Accessory muscles. In: Campbell EJ, Agostoni E, Davis JN, eds. *The Respiratory Muscles*. 2nd ed. Philadelphia, PA: W.B. Saunders; 1970:181-195.
6. Vilensky JA, Baltes M, Weikel L, Fortin JD, Fourie LJ. Serratus posterior muscles: anatomy, clinical relevance, and function. *Clin Anat*. 2001;14(4):237-241.
7. Loukas M, Louis RG Jr, Wartmann CT, et al. An anatomic investigation of the serratus posterior superior and serratus posterior inferior muscles. *Surg Radiol Anat*. 2008;30(2):119-123.
8. Travell J. Basis for the multiple uses of local block of somatic trigger areas; procaine infiltration and ethyl chloride spray. *Miss Valley Med J*. 1949;71(1):13-21, 18.
9. Travell J, Rinzler SH, Herman M. Pain and disability of the shoulder and arm: treatment by intramuscular infiltration with procaine hydrochloride. *JAMA*. 1942;120:417-422, 418.
10. Travell J, Rinzler SH. Pain syndromes of the chest muscles; resemblance to effort angina and myocardial infarction, and relief by local block. *Can Med Assoc J*. 1948;59(4):333-338, 336.
11. Lynn P. Personal Communication. 1993.
12. McCarthy C, Harmon D. A technical report on ultrasound-guided scapulocostal syndrome injection. *Ir J Med Sci*. 2016;185(3):669-672.
13. Yang CS, Chen HC, Liang CC, et al. Sonographic measurements of the thickness of the soft tissues of the interscapular region in a population of normal young adults. *J Clin Ultrasound*. 2011;39(2):78-82.
14. Gerwin RD, Dommerholt J, Shah JP. An expansion of Simons' integrated hypothesis of trigger point formation. *Curr Pain Headache Rep*. 2004;8(6):468-475.
15. Hsieh YL, Kao MJ, Kuan TS, Chen SM, Chen JT, Hong CZ. Dry needling to a key myofascial trigger point may reduce the irritability of satellite MTrPs. *Am J Phys Med Rehabil*. 2007;86(5):397-403.
16. Hong C-Z. Considerations and recommendations regarding myofascial trigger point injection. *J Musculoskelet Pain*. 1994;2(1):29-59.
17. Reynolds MD. Myofascial trigger point syndromes in the practice of rheumatology. *Arch Phys Med Rehabil*. 1981;62(3):111-114.
18. Fourie LJ. The scapulocostal syndrome. *S Afr Med J*. 1991;79(12):721-724.
19. DeStefano L. *Greenman's Principles of Manual Medicine*. 5th ed. Philadelphia, PA: Wolters Kluwer; 2011:306-308.

Capítulo 48

Músculos paraespinais toracolombares

Rivais de má qualidade

Michelle Finnegan | Margaret M. Gebhardt | Jennifer L. Freeman

1. INTRODUÇÃO

Os músculos paraespinais têm duas camadas – uma superficial, com longos extensores fibrosos (eretores da espinha), e uma mais profunda, composta por rotadores extensores mais diagonais e mais curtos (músculos espinotransversais). O grupo eretor da espinha é composto pelos músculos espinal, longuíssimo e iliocostal. No eretor da espinha, os músculos longuíssimo e iliocostal podem ser uma fonte importante de dor em pontos-gatilho (PGs). O grupo espinotransversal inclui os músculos rotadores, multífido e semiespinal. Como um todo, esses músculos das costas têm inserções em C7, nas costelas, na coluna torácica e lombar e na fáscia toracolombar. Inserem-se em vários pontos do tronco, inclusive costelas, coluna lombar, crista ilíaca, sacro e aponeurose toracolombar. A inervação dos músculos eretores da espinha provém das ramificações laterais dos ramos dorsais dos nervos espinais torácicos e lombares, ao passo que o grupo espinotransversal é inervado pelo ramo medial dos ramos dorsais do nervo espinal apropriado. As funções principais dos paraespinais toracolombares são extensão da coluna torácica e lombar e flexão lateral do tronco. Também é funcional excentricamente para controle do tronco, quando ele flexiona para a frente. O músculo iliocostal gera dor na direção do ombro, da parede torácica, da escápula, do abdome e para a região lombar. O músculo longuíssimo refere a dor para a região lombar e as nádegas. O multífido refere a dor para a região ao redor do processo espinhoso das vértebras adjacentes, para o abdome, para o cóccix, para a coxa e perna posteriores e para a coxa anterior. Geralmente, pacientes com PGs nesse grupo muscular relatam dor nas costas, com dificuldades de flexionar-se para a frente. Ativação e perpetuação de PGs nos paraespinais toracolombares podem resultar de posturas desajeitadas prolongadas, curvatura e viradas rápidas da coluna e uma discrepância no comprimento das pernas. Diagnósticos diferenciais incluem patologia visceral, disfunção articular segmentada, fibromialgia, radiculopatia, miosite ossificante, fibrodisplasia ossificante progressiva e síndrome compartimental paraespinal aguda. Ações corretivas devem incluir reeducação postural, foco em ergonomia eficaz, posições adequadas para dormir e eliminação de posições e movimentos causadores de sobrecarga recorrente sobre o músculo, autoliberação miofascial (por pressão) de PGs e exercícios de autoalongamento.

2. CONSIDERAÇÕES ANATÔMICAS

A complexidade anatômica dos músculos paraespinais simplifica-se por sua classificação em duas camadas, uma superficial, de extensores longos e fibrosos (eretores da espinha), e uma profunda, de rotadores extensores mais diagonais e mais curtos (músculos espinotransversais) (Figuras 48-1 e 48-2). O grupo espinal eretor da espinha consiste nos músculos espinais, longuíssimo e iliocostal. O grupo espinotransversal inclui os rotadores, o multífido e o semiespinal.[1] A validade dessas classificações antigas é questionável, e evidências morfológicas recentes sugerem que todos os músculos epaxiais (músculos associados às vértebras, costelas e base do crânio) podem ser variações de apenas alguns poucos músculos.[2]

Superficial (eretor da espinha)

O grupo eretor da espinha divide-se em músculos espinais mais mediais, músculos espinais mais laterais e no músculo longuíssimo entre eles. Cada músculo pode ser ainda mais dividido e discutido em relação à porção da coluna que cruza. Por exemplo, a parte torácica do iliocostal do lombo atravessa uma parte do tronco geralmente inferior ao músculo iliocostal do pescoço e superior ao músculo iliocostal lombar, com algumas oportunidades de sobreposição. Em geral, os componentes mais superiores de cada um desses músculos, que se deslocam de modo aproximadamente vertical, também são localizados mais medialmente quando se sobrepõem, como o músculo longuíssimo da cabeça é medial ao longuíssimo cervical, que é medial ao longuíssimo do tórax. Essas classificações ajudam a entender a anatomia desse conjunto complexo de músculos. No entanto, como há muita convergência e entrelaçamento entre eles, bem como bastante semelhança morfológica, entender as ações e o tratamento desses músculos como grupos funcionais maiores costuma ser bastante eficaz.[1,2] Ver textos de anatomia para mais detalhes sobre essas denominações e relações. Mais informações sobre partes superiores dos músculos eretores da espinha estão no Capítulo 16, Músculos cervicais posteriores.

O músculo mais medial do grupo eretor da espinha é o espinal. Embora possa estar ausente ou ser de difícil distinção nas regiões cervical e lombar, costuma estar evidente na coluna torácica. Os fascículos que compõem o músculo espinal torácico se deslocam do processo espinhoso para o processo espinhoso das vértebras através da coluna torácica, com uma quantidade variável de segmentos construídos. Fibras do músculo espinal costumam misturar-se com o músculo longuíssimo adjacente.[1]

O músculo longuíssimo de localização central é o maior do grupo eretor espinal (Figura 48-1). Ele costuma apresentar componentes lombares e torácicos fortes (denominado "músculo longuíssimo do tórax") que recebem a maior atenção clínica. A porção torácica consiste em fascículos com ventres musculares pequenas e fusiformes, com tendões rostrais curtos e tendões caudais mais longos. Assim como ocorre nos músculos eretores da espinha, os ventres do músculo estão em camadas, com a mais alta sendo a mais medial e a mais baixa localizada mais lateralmente. Os quatro fascículos superiores surgem a partir das extremidades dos quatro primeiros processos transversos torácicos, ao passo que fascículos subsequentes apresentam tendões bífidos que surgem a partir do processo transverso e da costela adjacente em cada um dos oito segmentos torácicos inferiores. Os tendões caudais longos unem-se em paralelo para formar uma ampla aponeurose, possibilitando a eles uma variedade de inserções caudais. Os tendões dos fascículos mais superiores inserem-se nos processos espinhosos lombares e no ligamento supraespinal. Os do primeiro segmento torácico alcançam o nível L1-L2, ao passo que os fascículos de T6 alcançam o nível L5. Fascículos de T7-T9 alcançam a crista média do sacro, e os de T10 e T11 inserem-se à superfície posterior do terceiro segmento do sacro. O fascículo originário de T12 insere-se ao sacro e ao segmento dorsal da crista ilíaca. A porção lombar do músculo longuíssimo tem feixes que surgem do processo acessório e da me-

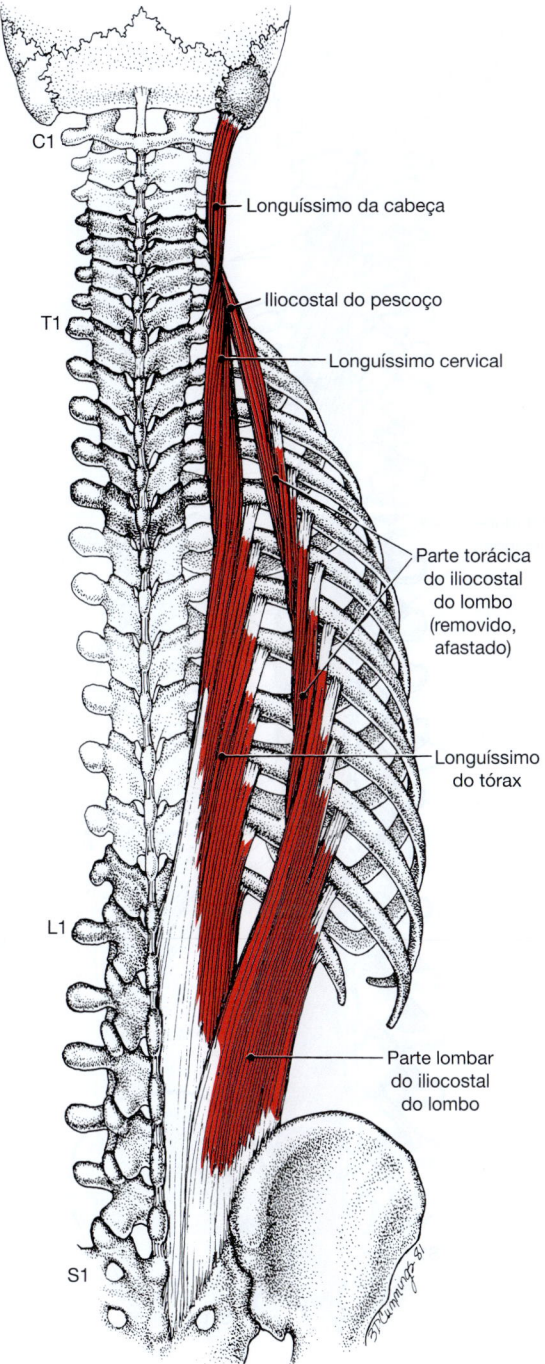

Figura 48-1 Inserções do grupo superficial (músculo eretor da espinha) de músculos paraespinais (em vermelho): medialmente, o músculo longuíssimo do tórax; lateralmente, as partes torácica e lombar do iliocostal do lombo.

tade medial da superfície posterior do processo transverso de cada uma das cinco vértebras lombares. Os feixes dos quatro primeiros segmentos lombares convergem em um tendão plano comum que cobre a superfície lateral do músculo, separando-o das fibras lombares do músculo iliocostal. O fascículo oriundo da vértebra L1 insere-se, rostral e dorsalmente, à aponeurose, enquanto fascículos sucessivos se inserem, ventral e caudalmente, à aponeurose.

O fascículo oriundo da vértebra L5 insere-se profundamente na aponeurose, no aspecto anteromedial do ílio e nas fibras superiores do ligamento sacroilíaco dorsal.[1]

Em geral, o músculo iliocostal localiza-se lateral ao longuíssimo (Figura 48-1). A porção torácica compõe-se de oito a nove fascículos que surgem, respectivamente, das oito ou nove costelas mais inferiores em seus ângulos, exatamente laterais ao músculo

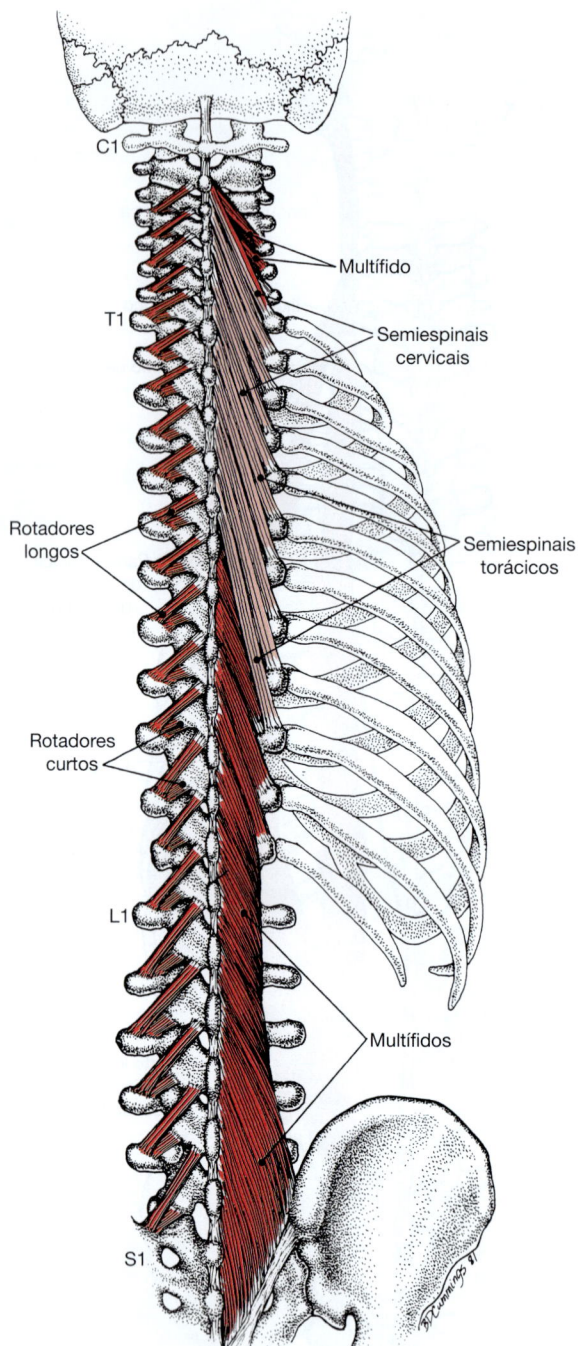

Figura 48-2 Inserções do grupo profundo de músculos paraespinais. À direita, o mais superficial deste grupo é o músculo torácico semiespinal, no nível do tórax (vermelho-claro), que se sobrepõe aos músculos multífidos, e estes, nos níveis torácico, lombar e sacral (vermelho-escuro). À esquerda, os músculos rotadores formam a camada mais profunda, nos níveis torácico e lombar. Os rotadores ocorrem acima do nível do sacro. Somente os músculos multífidos se estendem pelos segmentos do sacro.

iliocostal do pescoço. Os ventres dos fascículos musculares dão origem, cada um, a um tendão caudal que, em conjunto, formam uma aponeurose dorsal que cobre a parte lombar do músculo iliocostal e insere-se na extremidade medial da crista ilíaca e seu segmento dorsal.[1] A parte lombar tem fascículos que surgem das extremidades dos processos transversos L1-L4 e da fáscia toracolombar, lateral às extremidades. Deslocam-se inferiormente para o ílio e inserem-se na extremidade medial e no segmento dorsal da crista ilíaca. O fascículo oriundo de L4 é a inserção mais ventral e lateral, ao passo que o fascículo oriundo de L1 é a inserção mais dorsal e medial.

Paraespinal profundo (espinal transverso)

Os músculos espinais transversos são um grupo muscular composto por fascículos interconectados que passam entre os processos espinhoso e transverso das vértebras através da coluna. Delineamentos clássicos usaram nomes diferentes para subclassificar esse grupo em três categorias principais, com base no comprimento dos fascículos e na proximidade com a coluna: os menores e mais profundos são chamados de músculos rotadores; os mais longos e mais superficiais são o músculo semiespinal; e o multífido tem um comprimento e uma profundidade intermediária entre os citados anteriormente. Porém, estudos morfológicos recentes contestam essas classificações com base em uma semelhança partilhada nas inserções, no alinhamento das fibras, no tipo de fibra dos fascículos desses músculos e na falta de epimísios separados para cada fascículo. Debates sobre o sistema do músculo espinal transverso podem ser mais bem informados pela compreensão de que a categorização desses fascículos em músculos separados é apenas nominal, não representando uma diferença funcional.[2]

Os fascículos mais profundos e curtos do sistema muscular espinotransversal (os músculos rotadores) cobrem apenas um de dois segmentos. Normalmente, há 11 pares desse tipo, com o primeiro par iniciando-se entre a 1ª e a 2ª vértebras torácicas, e o último terminando entre a 11ª e a 12ª vértebras torácicas. Eles conectam a lâmina e a base do processo espinhoso acima do aspecto posterior do processo transverso um a dois níveis abaixo, respectivamente.[1]

Os segmentos intermediários do sistema muscular espinotransversal (o músculo multífido) cobrem a lâmina das vértebras nas partes torácica e lombar superior; nos níveis lombossacrais, entretanto, eles se expandem para também cobrir a superfície posterior do sacro. Esses fascículos costumam cobrir de dois a cinco segmentos. Vários fascículos surgem da terminação caudal da superfície lateral do processo espinhoso e da extremidade caudal de sua ponta, para então deslocarem-se inferiormente, de modo a inserirem-se nos elementos transversos das vértebras, dois, três, quatro ou cinco níveis abaixo. Na coluna torácica, esse elemento é a superfície posterior dos processos transversais, e, na coluna lombar, compõe seus processos mamilares.[1] Esse tipo de fascículo costuma ser o mais espesso nas porções lombar e sacral da coluna.

Os fascículos mais longos e mais superficiais do grupo muscular espinotransversal (o músculo semiespinal) são compostos por fibras finas, com tendões longos em cada extremidade. Essas fibras cobrem as fibras dos fascículos mais curtos (o músculo multífido). Tradicionalmente, acredita-se que tenham posições na cabeça, na coluna cervical e torácica, que surgem dos mais altos processos occipitais e espinhosos de C2-T4 e inserem-se nos processos transversais de T6-T10;[1] entretanto, essa camada de fascículos longos também foi encontrada cruzando a coluna lombar.[2]

2.1. Inervação e vascularização

O grupo muscular eretor da espinha é inervado pelas ramificações laterais dos ramos dorsais dos nervos espinais torácico e lombar. Nos níveis lombares, as ramificações laterais inervam o músculo iliocostal, ao passo que as ramificações intermediárias inervam o longuíssimo. O grupo muscular espinotransversal é inervado pelas ramificações mediais dos ramos dorsais dos nervos espinais adequados.[1]

Os músculos intrínsecos das costas recebem suprimento vascular de várias artérias, incluindo a artéria intercostal superior via ramificações dorsais das duas artérias intercostais posteriores, as artérias intercostais posteriores dos nove espaços inferiores via ramificações dorsais das artérias subcostais, as ramificações dorsais das artérias lombares e as ramificações dorsais das artérias sacrais laterais.[1]

2.2. Função

Paraespinal superficial (eretor da espinha)

Os músculos eretores da espinha são fortes extensores da coluna espinal que costumam agir de forma mais excêntrica do que concêntrica. Bilateralmente, eles alongam a coluna torácica e lombar ao se excitarem concentricamente. Unilateralmente, eles flexionam o tronco para o lado ao se excitarem concentricamente. Os músculos eretores da espinha no lado contralateral controlam, de modo excêntrico, o movimento lateral do tronco e, ao agirem bilateral e excentricamente, controlam o tronco quando este dobra para a frente. Quando totalmente flexionadas, a maioria das partes dos músculos eretores da espinha torna-se silenciosa eletromiograficamente.[1]

Em pessoas com lombalgia, os músculos multífido, paraespinais, oblíquo externo e reto do abdome apresentam maior atividade eletromiográfica (EMG).[3] Entretanto, o aumento na atividade EMG nos músculos paraespinais de indivíduos com lombalgia não é em razão de proteção; em vez disso, resulta de alterações no controle motor.[4,5]

Paraespinal profundo (espinotransversal)

Os músculos espinotransversais alongam as vértebras de onde se originam. Eles não são capazes de rodar a coluna devido à orientação longitudinal das fibras.[1] Lee e colaboradores[6] descobriram que o músculo multífido na coluna torácica é variavelmente ativo, com rotação em qualquer direção ou nas duas, contribuindo para controlar de forma segmentada ou pela junção de movimentos. Esse músculo é capaz de controlar cisalhamento e torção intervertebrais sem gerar momento de torção.[7] Ele também participa da atividade controle durante movimentos dos braços.[8,9] O multífido lombar é ativado durante a manobra de estabilidade abdominal (*bracing maneuver*) *versus* manobra de sucção abdominal (*drawing-in maneuver*).[10] Ele também fica mais ativo com o andar rápido,[11,12] com suas fibras musculares mais profundas, tendo uma função postural maior do que as fibras superficiais.[12]

2.3. Unidade funcional

A unidade funcional à qual um músculo pertence inclui os músculos que reforçam e contrapõe-se às suas ações, bem como as articulações que os músculos cruzam. A interdependência dessas estruturas reflete-se funcionalmente na organização e nas conexões neurais do córtex sensorimotor. A unidade funcional é enfatizada, porque a presença de um PG em um músculo da unidade aumenta a probabilidade de outros músculos da mesma unidade também desenvolverem PGs. Quando da desativação de um PG em um músculo, deve-se ter a preocupação de PGs poderem aparecer em músculos funcionalmente interdependentes. O Quadro 48-1 representa, de maneira geral, a unidade funcional dos músculos paraespinais toracolombares.[13]

Os músculos paraespinais toracolombares funcionam não somente para estabilizar a coluna, mas também para auxiliar na transmissão da força. Com seus múltiplos ângulos de origem e

Quadro 48-1	Unidade funcional dos músculos paraespinais	
Ações	Sinergistas	Antagonistas
Extensão torácica e lombar	Quadrado do lombo Paraespinais toracolombares	Reto do abdome Oblíquos externo e interno
Flexão lateral do tronco	Quadrado do lombo ipsilateral Paraespinais toracolombares ipsilaterais	Quadrado do lombo contralateral Paraespinais toracolombares contralaterais

inserção, além de suas conexões fasciais, os paraespinais são capazes de trabalhar junto com os músculos abdominais (oblíquo interno e externo e transverso do abdome), o latíssimo do dorso, o glúteo, o romboide e o trapézio médio e inferior. Sua função é transferir carga do solo para o tronco, e vice-versa, a partir de trabalho acima da cabeça. Em um papel estabilizador, os músculos paraespinais, junto com o músculo transverso do abdome via fáscia paraespinal, auxiliam a estabilidade no plano transversal.[14]

Quando há colapso na cadeia cinética por lesão/trauma, fraqueza ou desequilíbrios no comprimento/força musculares, inibição, biomecânica insatisfatória do quadrante superior ou inferior, entre outros fatores, os paraespinais tendem a compensar em excesso no plano sagital. Geralmente, eles compensam extensão de quadril ou controle abdominal fraco ao lidarem com cargas pesadas ou com movimentos repetidos nesse plano.

3. APRESENTAÇÃO CLÍNICA
3.1. Padrão de dor referida

PGs nos músculos paraespinais toracolombares são uma das causas mais comuns de dores nas costas (ver Capítulo 53, Considerações clínicas sobre dor no tronco e na pelve). Os padrões de dor referida exemplificados para esses músculos das costas em níveis segmentados específicos são exemplos comuns, mas PGs podem surgir em qualquer nível de segmento.

Paraespinal superficial (eretor da espinha)

Na coluna torácica, os dois músculos com maior probabilidade de desenvolvimento de PGs são o longuíssimo do tórax e a parte torácica do iliocostal do lombo. A parte torácica do iliocostal do lombo gera dor no sentido caudal e da cabeça, ao passo que o músculo longuíssimo do tórax traz a dor principalmente no sentido terminal distal, ou caudal.[15]

O padrão de dor referida de PGs na parte torácica do iliocostal do lombo no nível torácico médio (Figura 48-3A) sobe até o ombro e, lateralmente, chega à parede torácica. Essa dor pode ser confundida com pleurisia quando presente nos dois lados ou com angina cardíaca quando presente apenas à esquerda.[16-18] No nível torácico inferior (Figura 48-3B), PGs no iliotorácico e lombar podem trazer a dor para cima, passando a escápula, em torno do abdome e, de forma descendente, sobre a área lombar.[15,19] Essa dor referida no abdome pode ser confundida com dor visceral.[18,20,21] PGs no iliocostal lombar no nível lombar superior (Figura 48-3C) refletem a dor fortemente para baixo, concentrando-a na porção média da nádega, sendo uma fonte frequente de dor unilateral no quadril posterior.[15,21,22]

PGs no nível torácico inferior do músculo longuíssimo do tórax (Figura 48-3D, à direita) trazem a dor fortemente para a região inferior da nádega.[15,19] Essa fonte remota de dor na nádega é negligenciada com frequência. PGs no longuíssimo do tórax, na porção mais caudal das fibras musculares localizadas na área lombar superior, costumam gerar a dor a vários segmentos de modo caudal, embora ainda na região lombar (Figura 48-3D, à esquerda).[15,19] Essa dor é outra fonte muscular de lombalgia.

Kellgren mapeou, de modo experimental, padrões induzidos de dor referida dos músculos eretores da espinha injetando solução salina hipertônica em músculos normais.[23] Ele relatou que os músculos eretores da espinha superficiais no nível lombar médio refletem a dor para a parte superior da nádega. Em estudo semelhante, injeção de solução salina hipertônica das estruturas junto à margem do ligamento interespinal no nível L1 referiu uma dor característica de cólica renal para as áreas pélvica, inguinal e escrotal, causando retração testicular.[24] No nível T9, solução salina hipertônica injetada posteriormente causou rigidez palpável e sensibilidade profunda da parte mais inferior da parede abdominal.[25]

Paraespinal profundo (espinotransversal)

Embora o músculo torácico semiespinal seja classificado anatomicamente como o mais externo (o mais superficial) dos músculos paraespinais profundos, acredita-se que seus padrões de dor correspondam aos das fibras longuíssimas no mesmo nível de segmento.

A segunda camada mais profunda do grupo profundo dos paraespinais, os músculos multífidos, geram a dor principalmente à região em torno do processo espinhoso das vértebras adjacentes ao PG (Figura 48-4A). PGs nos multífidos localizam-se de L1 a L5 e também podem trazer a dor anteriormente para o abdome, a qual é facilmente confundida por visceral na origem (Figura 48-4B, à direita).[15,19] O músculo multífido em L5 também pode referir para a coxa posterior e/ou perna[23,26] e, com menos frequência, para a região anterior da coxa.[26] PGs no multífido, no nível S1, projetam a dor de modo descendente para o cóccix (Figura 48-4B), deixando-o hipersensível à pressão (sensibilidade referida). A condição costuma ser identificada como coccidinia.

Quando Kellgren injetou, de forma experimental, solução salina hipertônica nos músculos paraespinais profundos, concluiu que esses músculos profundos apresentavam maior possibilidade de produzir dor anteriormente ao abdome do que o grupo superficial.[23] Padrões de dor similares aos observados em adultos foram informados a partir de PGs nos músculos longuíssimo e multífido em crianças.[27]

O envolvimento dos músculos paraespinais mais profundos, os rotadores, pelo comprimento da coluna toracolombar produz uma dor na linha média e sensibilidade referida que usa o processo espinhoso adjacente a um PG. Somente uma palpação profunda dos músculos é capaz de determinar de que lado surge a dor na linha média. Essa sensibilidade na coluna é usada como um sinal osteopático de envolvimento de disfunção articular daquela vértebra.

3.2. Sintomas

O principal relato de pacientes com PGs ativos nos músculos paraespinais toracolombares é de dor nas costas e, por vezes, na nádega e no abdome. Essa dor restringe significativamente o movimento da coluna e a atividade do paciente. Este informará dor com a maioria dos movimentos da coluna, com destaque ao controle do movimento do tronco para a frente, contra a gravidade.

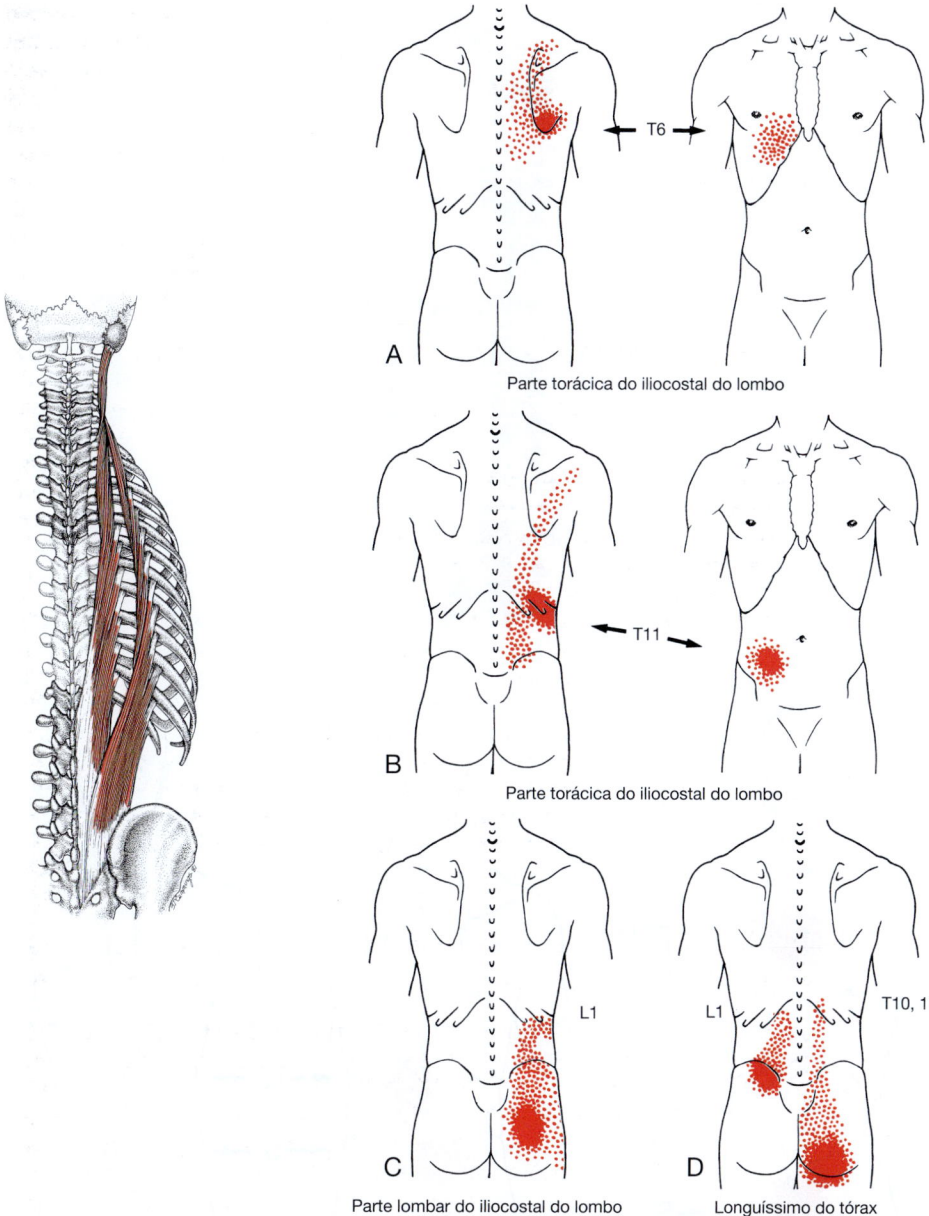

Figura 48-3 Exemplos de padrões de dor referida (zonas essenciais de referência de dor estão em vermelho contínuo, áreas espalhadas estão em vermelho pontilhado) em vários níveis nos músculos eretores da espinha. (A) O nível médio da parte torácica direita do iliocostal do lombo. (B) A porção caudal da parte torácica direita do iliocostal do lombo. (C) A extremidade superior do músculo iliocostal lombar direito. (D) Os músculos torácicos longuíssimo lombar superior (à esquerda) e inferior (à direita).

Quando os músculos longuíssimos estão envolvidos bilateralmente, muitas vezes no nível L1, o paciente tem dificuldade de erguer-se de uma cadeira e subir escadas olhando para a frente.

Quando um paciente tem PGs iliocostais lombares, ele costuma desenhar um padrão que sobe e desce para representar a dor referida dos PGs iliocostais, embora use um padrão transversal na mesma região das costas para demonstrar a dor gerada pelos PGs no músculo reto do abdome inferior.

Quando o relato de lombalgia se deve a PGs nos músculos paraespinais lombares profundos, os pacientes informam que a dor costuma ser unilateral, extremamente grave e permanentemente incômoda e profunda na coluna. Torna-se bilateral quando há envolvimento dos músculos dos dois lados. O paciente pode apontar saliência em um dos lados dos músculos longos da coluna lombar. Ele encontra pouco alívio com troca de posição e costuma convencer-se, pela forma de sentir, que a dor tem origem nos ossos da coluna, e não nos músculos.

3.3. Exame do paciente

Após um exame subjetivo minucioso, o clínico deve fazer um desenho detalhado representando o padrão de dor descrito pelo paciente. Essa descrição ajudará no planejamento do exame físico e pode ser útil no monitoramento da progressão do paciente,

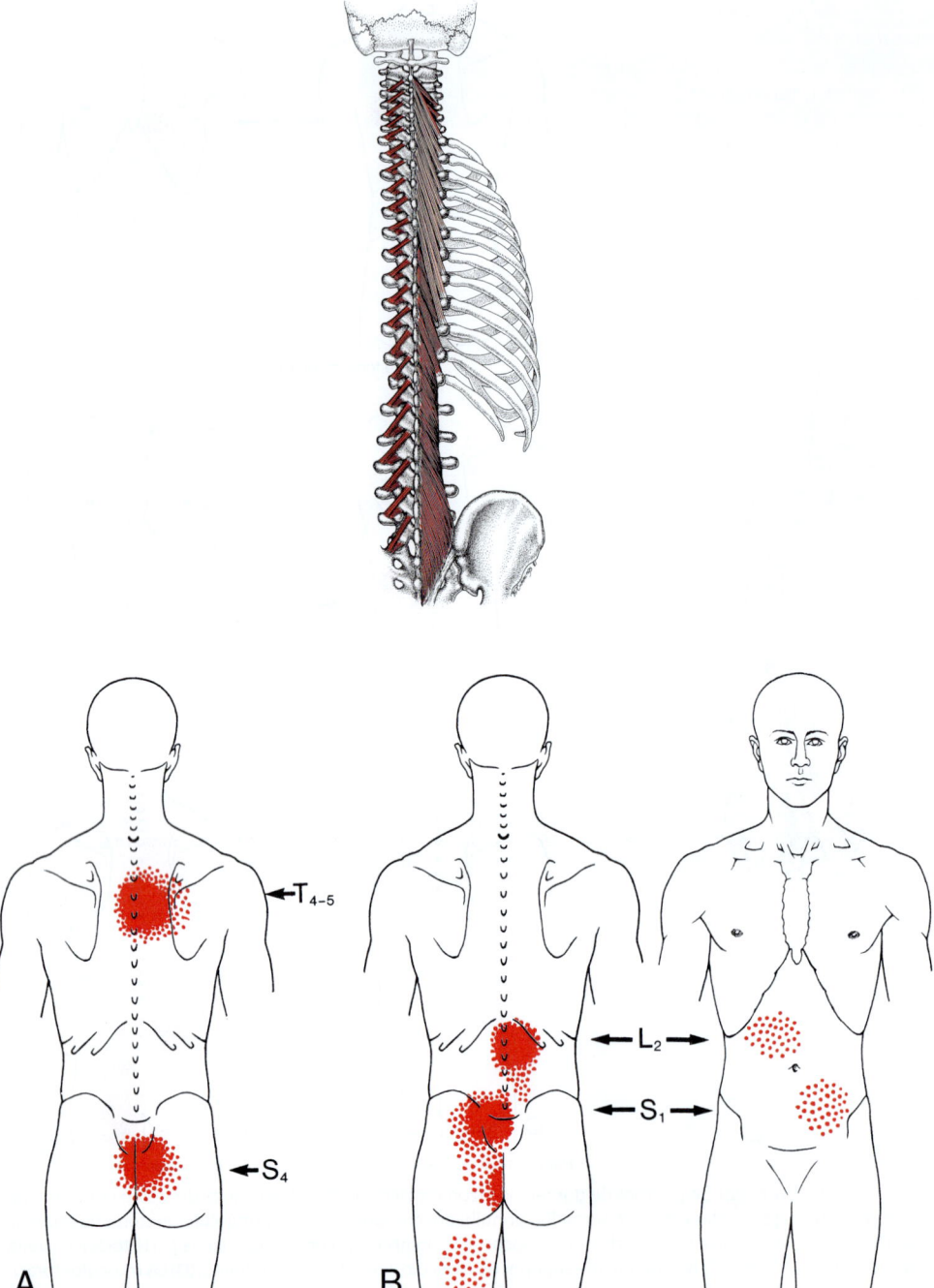

Figura 48-4 Padrões de dor referida (em vermelho) a partir dos músculos paraespinais profundos. Dor referida gerada pelos músculos rotadores é sentida principalmente na linha média. (A) Exemplos de padrões locais caraterísticos de PGs no nível médio torácico e em músculos multífidos no nível sacral baixo. (B) Padrões locais e projetados de PGs nesses músculos nos níveis intermediários L2 e S1, respectivamente.

à medida que os sintomas melhoram ou mudam. O tipo, a qualidade e a localização da dor devem ser avaliados com cuidado, usando-se instrumentos padronizados de resultados. Sondagem médica detalhada também é necessária, já que há várias condições clínicas nos sistemas circulatório, respiratório, digestório, hepático e biliar e urológico podem evidenciar tipos similares de apresentações de dor aos dos músculos paraespinais toracolombares.[28]

Deve ser feita observação da postura em pé, atentando-se à curvatura da coluna e ao alinhamento biomecânico das extremidades inferiores. É importante incorporar um levantamento de dados relativos à escoliose funcional e estrutural, presença de hemipelve desalinhada, translação superior do ilíaco[29] e discrepância no comprimento das pernas. A pele superficial que envolve os músculos paraespinais lombares costuma evidenciar sensibilidade superficial e resistência a vários toques (paniculose) ou trofedema, que desapareçam após vários tipos de toque terapêutico e desativação dos PGs subjacentes.[30,31]

É necessária uma investigação de discrepância no comprimento de uma perna, já que uma diferença de 0,6 cm pode tensionar os músculos toracolombares. Quando encontrada uma discrepância, o calço corretivo deve ser usado sempre que o paciente estiver apoiado nos pés. Além disso, deve ser feita uma investigação da pelve encurtada (hemipelve), e as correções adequadas devem ser realizadas quando necessárias. Com o paciente sentado em cadeira de madeira plana (Figura 48-5B), calcula-se a inclinação pélvica, e esta é corrigida colocando-se páginas ou folhas de papel suficientes sob o túber isquiático no lado mais curto para nivelar com exatidão a pelve (Figura 48-5C). Uma superfície dura requer menos correção que assento com forro, pois a suavidade do assento possibilita ao corpo inclinar-se para o lado curto. Isso transfere mais peso para aquele lado e aumenta a inclinação pélvica (Figura 48-5D). O paciente pode, ainda, tentar compensar a hemipelve pequena cruzando um joelho sobre o outro, suspendendo o lado baixo (Figura 48-5A).

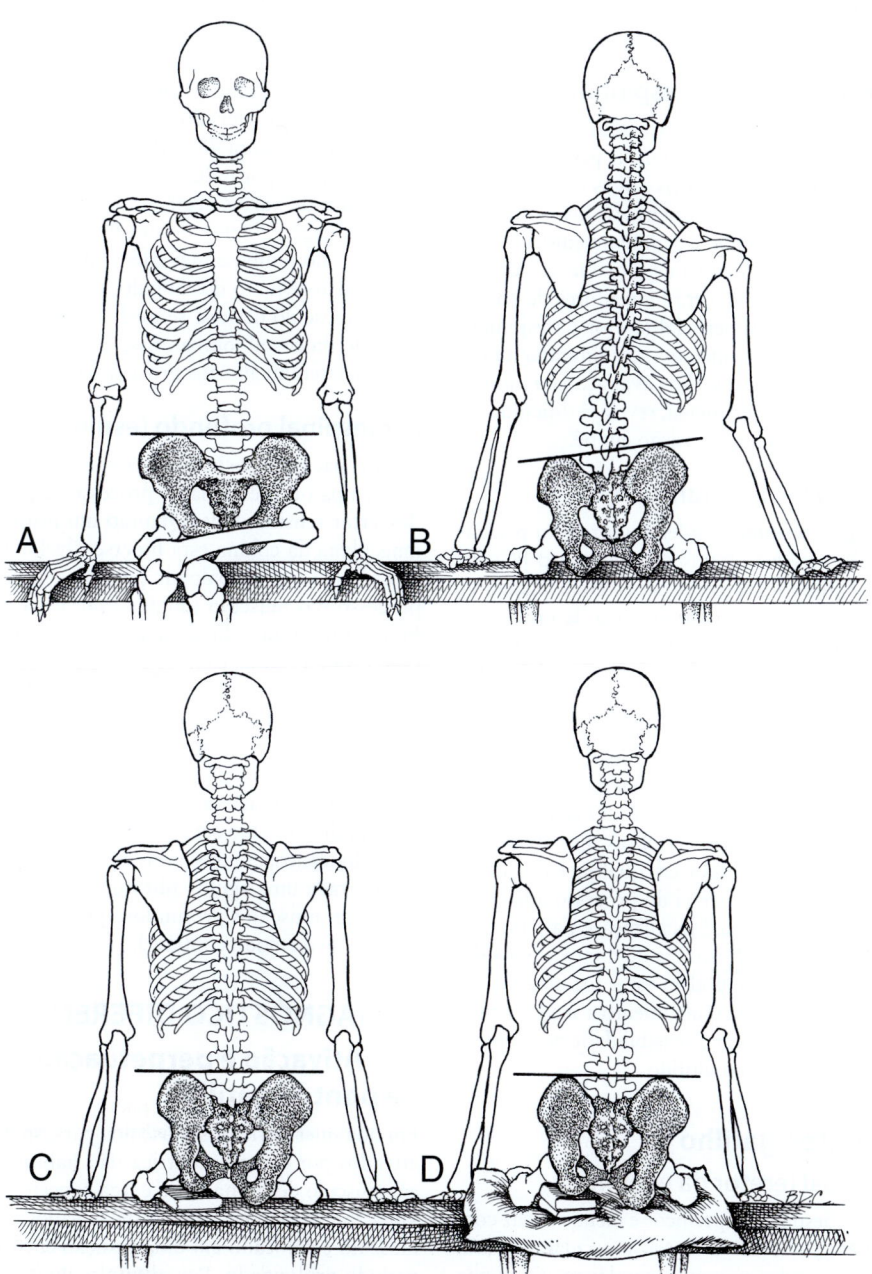

Figura 48-5 Efeitos de assimetria esquelética devido à pequena hemipelve esquerda, são demonstrados quando o paciente senta em banco de madeira plano. (A) Cruzar a perna sobre o lado mais curto, sobre o outro joelho, ajuda a nivelar a pelve. (B) A pelve inclinada causa escoliose compensatória, que inclina o eixo do cíngulo do membro superior. (C) Uma pequena elevação isquiática nivela a pelve em superfície dura. (D) Sobre superfície acolchoada macia, há necessidade de elevação isquiática mais espessa para proporcionar a mesma correção obtida em superfície dura.

Movimento articular acessório deve ser testado na coluna torácica e lombar, na articulação sacroilíaca e na caixa torácica, pois hipomobilidade articular costuma estar presente em disfunções musculares paraespinais. Além disso, movimentos sacroilíacos e iliossacrais devem ser examinados na posição em pé e sentada.[29] É importante que o clínico considere o uso de um grupo de testes especiais para a articulação sacroilíaca criados por Laslett e colaboradores.[32] Esses testes têm alta utilidade clínica para identificação de alguma disfunção na articulação sacroilíaca. Clinicamente, descobriu-se que, na presença de PGs ativos nos músculos paraespinais profundos, esses testes provocadores podem ser falso-positivos devido à sensibilização periférica.

Paraespinal superficial (eretor da espinha)

Pacientes com dor nas costas não específica têm quantidades maiores de PGs latentes, em comparação a outras pessoas saudáveis, e aqueles com quantidade maior de PGs ativos têm dor mais intensa. Os músculos mais predominantes envolvidos incluem o iliocostal lombar, o quadrado do lombo e o glúteo médio.[33]

Uma investigação da amplitude ativa de movimentos da coluna lombar em todos os planos oferecerá indicadores de envolvimento do músculo paraespinal superficial (eretor da espinha). Com frequência, a amplitude de movimentos será limitada a uma flexão de não mais do que alguns graus. Uma avaliação da mobilidade funcional, conforme antes mencionada, revelará dificuldades na transição da posição sentada para a posição em pé.

Paraespinal profundo (espinotransversal)

PGs no paraespinal lombar profundo podem ocorrer em pacientes com lordose lombar excessiva ou ausente, enquanto PGs no paraespinal torácico profundo tendem a ocorrer em pacientes com hipercifose torácica. Teste da amplitude ativa de movimentos comumente será resguardado e poderá limitar os movimentos da coluna lombar, especialmente quando houver envolvimento bilateral.

PGs nos músculos espinotransversais prejudicam o movimento entre duas vértebras durante flexão ou inclinação lateral da coluna. Durante a flexão, surge uma área côncava ou plana na curva suave formada pelos processos espinhosos. O achatamento costuma disseminar-se para uma a três vértebras. Envolvimento de um músculo multífido ou um rotador em qualquer dos lados produz sensibilidade na linha média acima do processo adjacente espinhoso. Essa sensibilidade é de fácil localização, palpando-se sucessivamente cada processo espinhoso. Ela desaparece após desativação dos PGs responsáveis que podem estar localizados em um ou em ambos os lados da coluna. Agulhamento a seco do músculo multífido lombar parece melhorar a sensibilidade nociceptiva e aumentar a contração do músculo multífido.[34]

3.4. Exame de pontos-gatilho

Paraespinal superficial (eretor da espinha)

Palpação de músculos paraespinais específicos é menos eficaz com o paciente na posição em pé devido à tensão muscular postural e à tala protetora formada pelos músculos saudáveis. O clínico deve conseguir relaxamento dos músculos das costas do paciente para que fibras musculares anormalmente tensas possam ser distinguidas.

A partir de uma perspectiva histórica, a confiabilidade da palpação de PGs nos músculos da coluna lombar é aceita, em geral, como insatisfatória,[35-37] embora possa ser minimamente melhorada com critérios modificados.[37] Esses achados não são coerentes com estudos mais recentes que atentam à confiabilidade da identificação de PGs em músculos de outras áreas do organismo.[38-42]

Para uma investigação dos músculos paraespinais superficiais (eretor da espinha), o paciente deve ser colocado em pronação (com um travesseiro sob o tronco se necessário) e com os braços relaxados de modo confortável (Figura 48-6A e B). Se o paciente não conseguir deitar em pronação, pode ser colocado de lado, deitado, com a coluna apoiada em alinhamento neutro. Um pequeno rolo de toalha pode ser necessário para manter alinhada a coluna (Figura 48-6C e D).

Os músculos longuíssimo do tórax, parte torácica do iliocostal do lombo e iliocostal lombar são avaliados com palpação plana transversa. O longuíssimo do tórax é identificado encontrando-se o músculo "elevado", lateralmente aos processos espinhosos de cada lado (Figura 48-6A). Esse músculo é, com frequência, "de má qualidade" por natureza; assim, é fundamental a comparação bilateral e de vários segmentos acima e abaixo para assegurar a identificação correta de um PG. A parte torácica do músculo iliocostal do lombo é mais fina, lateral ao longuíssimo do tórax, deslocando-se junto dos ângulos das costelas. A porção mais caudal do músculo desloca-se medialmente para combinar-se com o músculo iliocostal lombar. Esse é o músculo "elevado" na coluna lombar, lateralmente aos processos espinhosos (Figura 48-6B).

Paraespinal profundo (espinotransversal)

Com o paciente posicionado conforme descrição anterior, o clínico palpa ou pressiona os processos espinhosos sucessivos para despertar sensibilidade. Quando um processo espinhoso na área mais plana da coluna está hipersensível, a musculatura profunda de cada lado dele é palpado com pressão firme na fissura entre o processo e o músculo longuíssimo. Uma palpação plana e profunda transversa é direcionada para junto da lateral do processo espinhoso, a fim de exercer pressão sobre os músculos rotadores contra as lâminas subjacentes, localizando um ponto de sensibilidade máxima. Em razão da profundidade dos músculos nessa região, raramente é encontrada uma banda tensionada; entretanto, na área em que está presente um PG, o tecido parecerá mais denso do que nas áreas acima e abaixo dele. Quando dois ou três processos espinhosos estão sensíveis, espera-se encontrar PGs adjacentes em, pelo menos, um dos lados em cada nível de sensibilidade. Pode ser utilizada uma agulha filiforme para identificação exata de um PG nesses músculos profundos, que não podem ser palpados manualmente de modo confiável.

4. DIAGNÓSTICO DIFERENCIAL

4.1. Ativação e perpetuação de pontos-gatilho

Em qualquer parte dos músculos paraespinais, os PGs podem ser ativados por carga excêntrica não habitual, exercício excêntrico em músculo destreinado ou carga concêntrica máxima ou submáxima.[43] PGs também podem ser ativados ou agravados quando o músculo é colocado em uma posição encurtada ou alongada por período prolongado. Por exemplo, imobilidade prolongada, que ocorre quando a pessoa está sentada durante horas em uma aeronave ou em um veículo automotivo, pode ativar PGs nos músculos paraespinais. Igualmente, sobrecarga no trabalho, como sentar-se diante do computador, pode contribuir para o surgimento de PGs. Yoo e colaboradores[44] descobriram que havia atividade EMG aumentada nos músculos paraespinais T10 e L4 de pessoas sentadas

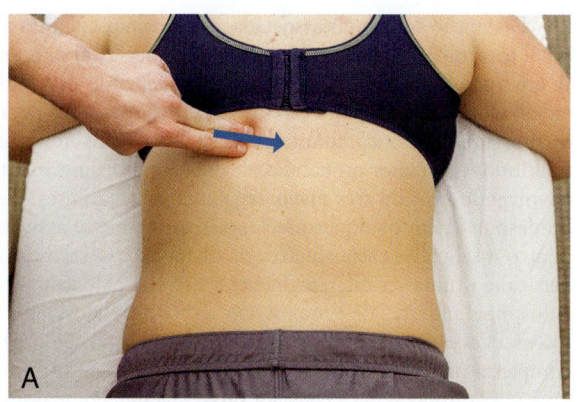 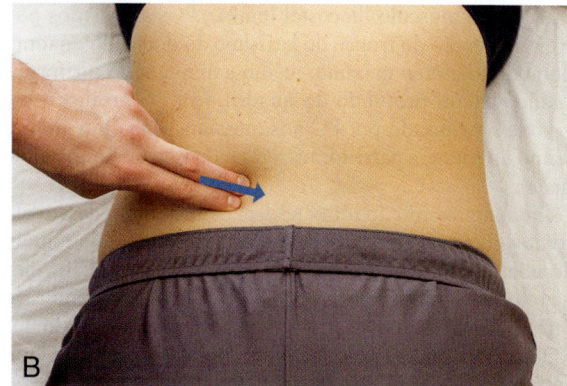
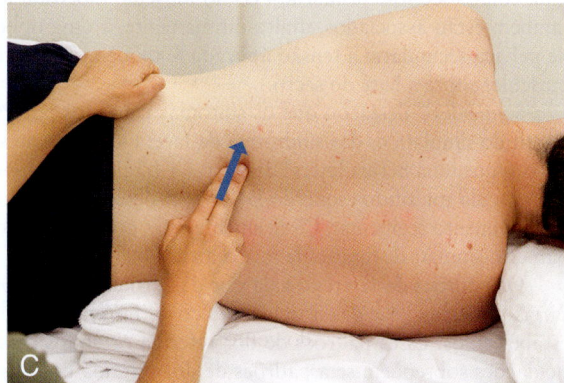 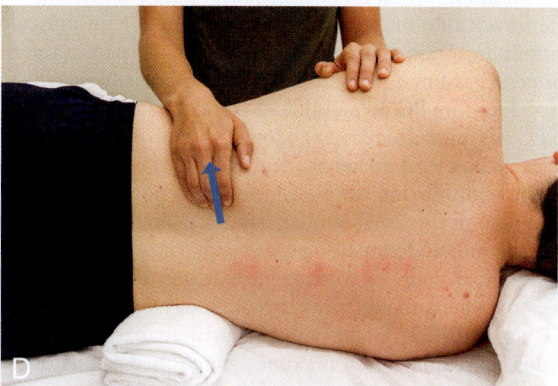

Figura 48-6 Exame dos músculos eretores esquerdos da coluna lombar em busca de PGs. Os músculos longuíssimo do tórax, parte torácica do iliocostal do lombo e iliocostal lombar têm palpação plana transversa. (A) Músculo longuíssimo do tórax. (B) Músculo iliocostal lombar. (C) Palpação do longuíssimo do tórax com o paciente em decúbito lateral e o clínico atrás dele. (D) Palpação do iliocostal lombar com o paciente deitado de lado e o clínico em sua frente.

em uma estação de trabalho com computador após 20 e 40 minutos. Hoyle e colaboradores[45] informaram que, independentemente de estresses visuais ou posturais altos ou baixos, surgem PGs após uma hora em posição sentada.

Um movimento desajeitado rápido que combine curvar e rodar as costas, particularmente quando os músculos estão fatigados ou esfriados, pode ativar PGs no músculo iliocostal, mesmo que não haja envolvimento de carga adicional (levantamento). Essa ativação pode ser causada por carga desproporcional de um grupo de fibras musculares em consequência de coordenação insatisfatória.

Deve-se ter cuidado na realização de exercícios. Alguns têm mais probabilidade de sobrecarregar os músculos paraespinais que outros. Exercícios como remada bilateral com pesos livres têm mais probabilidade de ativar os músculos eretores da espinha do que remada bilateral em aparelho ou remada unilateral com pesos livres.[46] Além disso, exercícios como abdominal lateral sobre bola especial, ponte lateral com apoio nos dedos do pé ou nos joelhos podem ativar os músculos paraespinais lombares *versus* uma extensão prona das pernas sobre bola de exercícios ou flexão pronada sobre bola de exercícios.[47]

O mecanismo lesivo de distorção (lesão em chicote [*whiplash*]), causador de uma repentina aceleração ou desaceleração, pode rapidamente alongar, de forma protetora, músculos espinais enrijecidos, o que, em contrapartida, pode ativar PGs nesses músculos.

PGs nos músculos paraespinais também podem ser ativados ou perpetuados por qualquer fator mecânico que perturbe a simetria axial, como escoliose decorrente de uma discrepância no comprimento das pernas ou uma assimetria pélvica.[48] A atividade muscular paraespinal será maior no lado da convexão da escoliose.[49,50] Comumente, a dimensão vertical da pelve é menor no lado da perna mais curta. Essa situação inclina a pelve ao sentar, da mesma forma que a discrepância no comprimento da perna inclina-a ao sentar, resultando nos mesmos efeitos musculoesqueléticos (Figura 48-5B).

4.2. Pontos-gatilho associados

Podem surgir PGs associados nas áreas de dor referida de um PG primário;[51] portanto, músculos nas áreas de dor referida de cada músculo acometido também devem ser examinados. Para PGs na parte torácica do músculo iliocostal do lombo, PGs associados podem se desenvolver em vários outros músculos, inclusive porções dos músculos iliocostais, do longuíssimo, da porção do tronco do latíssimo do dorso, do serrátil posterior inferior, do multífido lombar, do quadrado do lombo, do peitoral maior, do infraespinal, do supraespinal, do reto do abdome, dos oblíquos abdominais e do psoas maior. Um PG na parte torácica do iliocostal do lombo pode resultar de PGs nos músculos latíssimo do dorso, infraespinal, romboides maior e menor, serrátil posterior superior, escaleno, serrátil posterior inferior, trapézio inferior, trapézio médio, serrátil anterior e/ou reto do abdome, dependendo da porção muscular afetada. Assim, para melhorar efetivamente a dor do músculo iliocostal, esses músculos também devem ser examinados e tratados.

Para PGs no músculo iliocostal lombar, PGs associados podem surgir na porção do tronco do latíssimo do dorso, do quadrado do lombo, do glúteo máximo, médio e mínimo, do piriforme e do rotador lateral profundo do quadril. Um PG no iliocostal lombar pode ser causado por PG nos músculos reto do abdome, longuíssimo do tórax, a parte torácica do iliocostal do lombo e/ou psoas maior.

PGs no longuíssimo do tórax podem contribuir ao desenvolvimento de PGs associados nos músculos iliocostal lombar, multífido lombar, quadrado do lombo, glúteo máximo, piriforme, tendão proximal e adutor magno proximal. Um PG no longuíssimo do tórax pode resultar de PG nos músculos reto do abdome, serrátil posterior superior, escalenos, romboides maior e menor e/ou infraespinal, dependendo da porção do músculo afetada.

PGs no multífido do tórax contribuem para PGs associados na parte torácica do músculo iliocostal do lombo e no músculo longuíssimo do tórax. Clinicamente, esse músculo parece referir anteriormente; assim, o peitoral maior também pode desenvolver PGs associados. Um PG no multífido do tórax pode ser provocado por um PG nos músculos reto do abdome, trapézio médio e/ou parte torácica do iliocostal do lombo, dependendo da região afetada.

PGs no multífido lombar podem contribuir para PGs associados nos músculos iliocostal lombar, quadrado do lombo, reto do abdome, oblíquos abdominais e psoas maior. Um PG no músculo multífido lombar pode ser consequência de outro PG no reto do abdome, no longuíssimo do tórax e/ou no psoas maior.

PGs no multífido sacral podem contribuir para PGs associados nos músculos glúteo máximo, glúteo médio, piriforme, tendões, psoas maior e oblíquo do abdome. Um PG no músculo multífido sacral pode resultar de outro PG no reto do abdome, no glúteo máximo, no glúteo médio e/ou no quadrado do lombo.

O grupo muscular espinotransversal tem maior probabilidade de demonstrar envolvimento muscular isolado, ao passo que músculos paraespinais mais superficiais podem acumular PGs associados em músculos com relação funcional, especialmente os superficiais contralaterais.

Não raro, uma disfunção articular da junção toracolombar estará associada a PGs ativos no eretor da espinha adjacente, no psoas e no quadrado do lombo. Notadamente, se tratada a disfunção da junção toracolombar ou os PGs em um dos três músculos, o tratamento costuma aliviar PGs no outro músculo.[52]

4.3. Patologias associadas

Algumas condições clínicas originam sintomas que podem parecer, de forma confusa, similares aos produzidos por PGs nos músculos paraespinais toracolombares, ou podem estar presentes ao mesmo tempo. Para uma dor que se apresenta no tronco, anterior ou posteriormente, sondar ocorrência de doença visceral é de importância fundamental. Jarrell[53] relatou que a presença de um PG na parede abdominal previu evidências de doença visceral em mais de 90% de pessoas, e se um PG não estava presente, esse fato estava associado a não haver doença visceral em 64% deles. Como uma consequência, quando PGs nos músculos do tronco voltam continuamente, deve ser feita uma sondagem médica completa e um possível encaminhamento ao clínico. Há várias condições relacionadas aos sistemas circulatório, respiratório, digestório, endócrino, hepático, biliar e urológico que podem gerar dor às regiões torácica, lombar, interescapular ou sacral, dependendo das vísceras envolvidas.[28] Conhecer essas referências da dor e a sintomatologia é fundamental no diagnóstico diferencial da dor musculoesquelética.

Disfunção segmentar associada a PGs na musculatura paraespinal toracolombar pode ocorrer em qualquer local nessa região. A quantidade de segmentos envolvidos depende dos músculos envolvidos. Por exemplo, PGs nos músculos rotadores podem induzir disfunção concomitante de nível único. PGs nos músculos multífidos têm maior probabilidade de induzir disfunção articular envolvendo dois ou três níveis segmentares adjacentes. PGs nos semiespinais, em qualquer nível, serão comumente associados a quatro a seis níveis segmentares de disfunção. O segmento mais vertical costuma ser diferentemente sensível à palpação. Os músculos mais superficiais e longos são o iliocostal e o longuíssimo, e seus PGs estão associados a disfunções grupais. Se o paciente compensa proximalmente ao nível dos ombros, pode apresentar uma curva dupla (curva em S), a qual é facilmente mal interpretada como escoliose primária. PGs no músculo iliocostal lombar também estão associados, muito intimamente, a uma obliquidade pélvica secundária à tensão aplicada à aponeurose insercional muscular sobre a base do sacro.

Schneider[54] destacou que os sintomas causados por PGs no multífido simulam os das síndromes da faceta lombar e do sacroilíaco, e que uma hérnia lateral de disco L4-L5 produz compressão do músculo multífido esquerdo L4-L5, ocasionando um bloqueio de movimento segmentar. Clinicamente, PGs no multífido lombar parecem simular disfunção da faceta articular.

Os padrões de referência da dor das articulações zigoapofisárias torácicas[55,56] e das articulações costotransversárias[57] estão estabelecidos. Esses padrões de dor referida oriundos dessas articulações sobrepõem-se a padrões de dor referida dos músculos paraespinal torácico e multífido.

Qualquer paciente com lombalgia crônica e dor adicional disseminada deve ser examinado em relação à sensibilidade central e à fibromialgia. PGs costumam ser associados a essas condições,[58-60] com PGs ativos produtores de dor conhecida dos pacientes.[60] Sintomas de fibromialgia também estão associados a doenças reumáticas, como artrite reumatoide, espondiloartrite, artrite psoriásica e distúrbios do tecido conectivo.[61]

Dor radicular e/ou radiculopatia pode ser causada por pressão em um nervo por uma hérnia de disco, por invasão no forame espinal (como na osteoartrite) ou por um tumor. Referência radicular-lombar costuma causar dor que atinge as extremidades inferiores; PGs paraespinais raramente fazem isso. No entanto, quando PGs ativos nos músculos das costas induzem PGs associados nos glúteos, estes PGs geralmente geram a dor miofascial de forma descendente ao aspecto lateral ou posterior da coxa ou da perna, algumas vezes chegando ao pé.[15,22,62-65] Uma radiculopatia caracteriza-se por déficits neurológicos que incluem reflexos reduzidos do tendão, sensação cutânea comprometida e/ou fraqueza motora com atrofia. PGs normalmente não causam tais déficits neurológicos.

A miosite ossificante é uma condição benigna na qual ocorre ossificação heterotópica nos músculos, em geral nas extremidades e raramente nos músculos do tronco, com maior frequência após trauma.[66] Há o relato de dois casos de miosite ossificante na literatura, os quais ocorreram nos músculos paraespinais, um no paraespinal lombar[67] e o outro no paraespinal torácico.[68]

Outra condição que requer atenção, causadora de edema dos tecidos moles nos músculos paraespinais, é a fibrodisplasia ossificante progressiva.[69-71] É uma doença genética rara, dominante autossômica. Há malformação congênita dos dedos grandes dos pés e edema tissular que ocorre após um trauma, o que leva a uma ossificação heterotópica.[72-75]

Outra condição rara a ser considerada é a síndrome compartimental paraespinal aguda, que consiste em um aumento na pressão intersticial no compartimento paravertebral, que costuma ocorrer após algum tipo de exercício ou atividade extenuante. Normalmente, apresenta-se com lombalgia severa,[76-79] embora também possa se apresentar com sintomas adicionais no abdome,[76] no testículo,[78,79] nas pernas,[79] na virilha[78] e nos flancos.[76] É essencial o diagnóstico diferencial dessa condição, já que ela pode simular tensão muscular lombar aguda, hérnia de disco, fratura de vértebra, lombalgia inflamatória ou cólica renal.[79] Essa condição também foi confundida com cólica ureteral.[76]

5. AÇÕES CORRETIVAS

O paciente com PGs paraespinais deve alterar as atividades indutoras de estresse quando se inclinar para a frente. Inclinar-se para pegar itens pesados não deve ser feito dobrando-se a cintura, mas agachando-se. O paciente deve, ainda, evitar segurar a respiração ou rodar ao erguer ou puxar algum objeto.

Para minimizar tensão aos músculos paraespinais toracolombares, deve ser utilizada uma mecânica própria ao erguer-se de uma cadeira ou sentar-se, com as técnicas "sentar-se para levantar" e "ficar na posição em pé para sentar-se" (Figura 50-13). Para erguer-se de uma cadeira, os quadris são levados para a frente, até a beira da cadeira, antes do início do movimento para levantar. O corpo e os quadris são, depois, virados um pouco para o lado e um dos pés é colocado sob a margem frontal da cadeira.

Por fim, o dorso é elevado totalmente, ao mesmo tempo que os joelhos e os quadris ficam retos, erguendo o corpo. O processo é o inverso ao colocar-se na posição em pé para sentar, rodando-se para o lado e colocando um dos pés debaixo da margem frontal da cadeira, mantendo o dorso ereto e direcionando as nádegas para a margem frontal da cadeira, e não para sua parte traseira. Em seguida, a pessoa desliza para trás sobre a cadeira para chegar ao encosto. Esse procedimento, novamente, mantém as costas eretas e transfere o peso dos músculos paraespinais para os músculos do quadril e das coxas.

A musculatura paraespinal pode ser aliviada de tensão desnecessária modificando-se a cadeira, o descanso para braços, o encosto e/ou o computador, de modo que fiquem ergonomicamente corretos. Ver Capítulo 76, Considerações posturais, para mais detalhes sobre postura e ergonomia.

Ao deitar-se de lado, o paciente com PGs nos músculos paraespinais toracolombares costuma estar mais confortável com um ou dois travesseiros colocados entre os joelhos. Isso evita a torsão rotativa da coluna lombar, que ocorre quando o joelho cai para a frente sobre a cama.

Para alongar os músculos paraespinais toracolombares, podem ser feitos três tipos diferentes de alongamento. No primeiro, um único joelho é alongado até o peito. Em supino, o paciente leva um dos joelhos ao peito, mantendo a perna oposta estendida (Figura 48-7A). Em seguida, a extremidade inferior retorna à posição inicial, e a outra coxa é flexionada até o peito e devolvida à posição inicial.

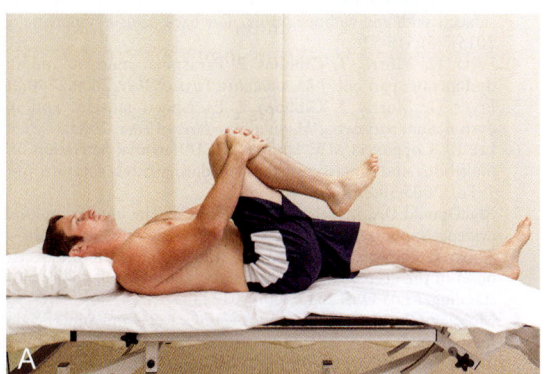
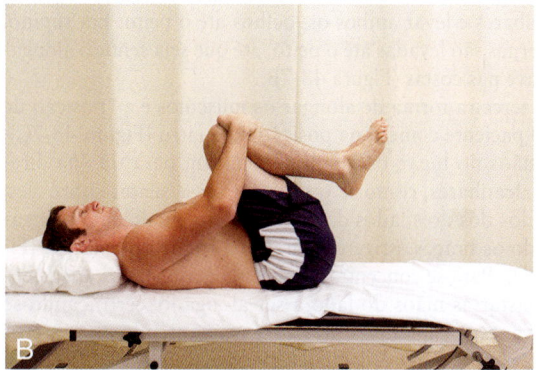
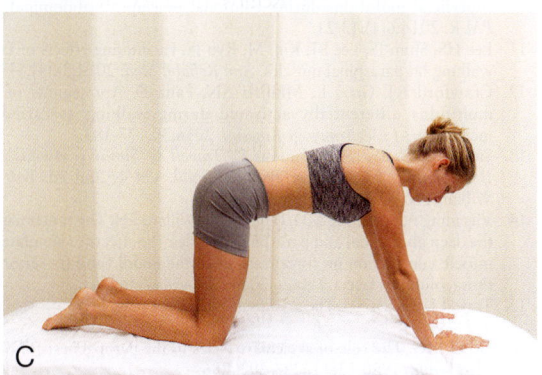
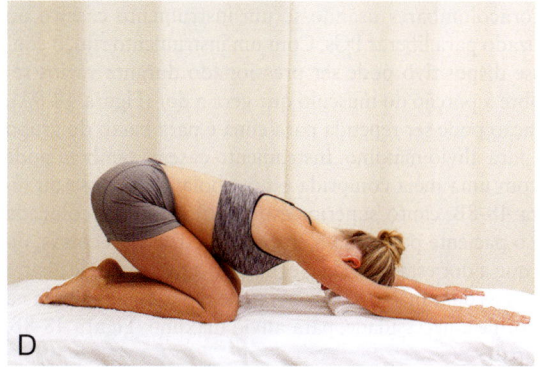

Figura 48-7 Alongamentos para músculos paraespinais. (A) Um só joelho levado ao peito. Flexão de uma coxa por vez, de forma rítmica e delicada, levando o joelho na direção da axila do mesmo lado. (B) Dois joelhos levados ao peito. Flexão de ambas as coxas, levando-as até o peito. As coxas, em vez de os joelhos, podem ser agarradas para evitar flexão forçada de joelhos, se houver desconforto. (C) Posição inicial para alongamento na posição de prece. (D) Posição final do alongamento na posição de prece. Um travesseiro deve ser colocado sob o antebraço para manter o alinhamento neutro do pescoço, ao mesmo tempo que possibilita que a cabeça repouse, de forma confortável, e seja minimizada a ativação de músculos da coluna.

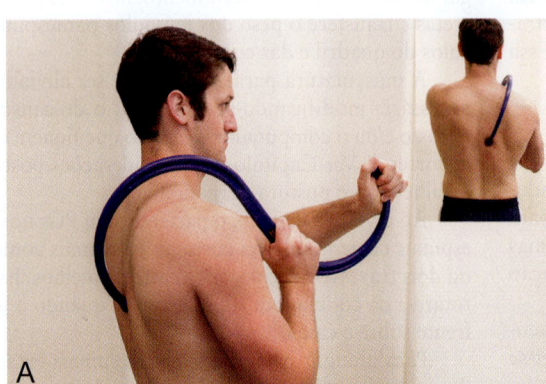
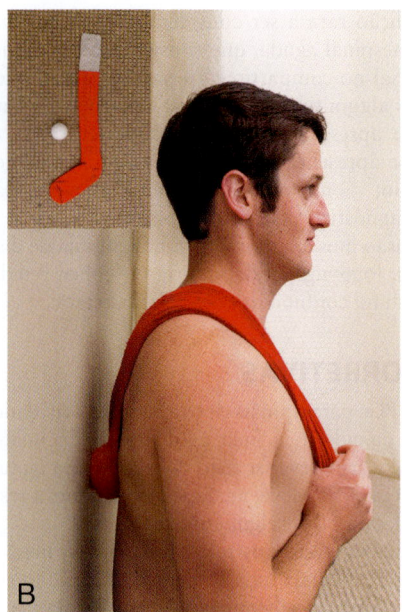

Figura 48-8 Autoliberação miofascial de PGs. (A) Autoliberação miofascial com instrumento de liberação de PG. (B) Bola de lacrosse (massagem) ou de tênis e uma meia podem fazer um instrumento de baixo custo para autoliberação miofascial. Usando a meia para posicionar e estabilizar a bola de lacrosse, o paciente consegue ajustar a pressão na bola, para obter uma liberação efetiva.

Uma segunda maneira de alongar os músculos paraespinais toracolombares é levar ambos os joelhos até o peito. Em supino, as duas pernas são levadas até o peito, até que seja sentido alongamento suave nas costas (Figura 48-7B).

Uma terceira forma de alongar os músculos é a "posição de prece". O paciente começa na posição de quatro (Figura 48-7C). Com as mãos no lugar, os quadris balançam para trás na direção dos calcanhares, como se o paciente fosse sentar sobre eles. Os músculos dos dois lados da coluna serão igualmente alongados quando os braços estiverem direto na frente do paciente (Figura 48-7D). Para se concentrar mais em um dos lados, o paciente deve afastar as mãos do lado a ser alongado, certificando-se de não levantar os quadris e as nádegas, mantendo-os sobre os calcanhares.

Pode ser feita autoliberação miofascial dos músculos paraespinais toracolombares usando-se um instrumento caseiro ou comercializado para liberar PGs. Com um instrumento rijo, o contorno desse dispositivo pode ser pressionado durante vários segundos sobre a porção do músculo que gera a dor (Figura 48-8A). Essa liberação pode ser repetida para cima e para baixo do grupo muscular para alívio máximo. Instrumento caseiro também pode ser feito com uma meia comprida e uma bola de lacrosse ou tênis (Figura 48-8B, canto superior esquerdo). A bola é colocada na meia e o paciente posiciona-a entre a parede e suas costas, no ponto em que a dor está referida. Segurando a extremidade aberta da meia com as duas mãos, o paciente pode reposicionar a bola na meia, conforme a necessidade, para alívio máximo (Figura 48-8B, foto principal).

Referências

1. Standring S. *Gray's Anatomy: The Anatomical Basis of Clinical Practice*. 41st ed. London, UK: Elsevier; 2015.
2. Cornwall J, Stringer MD, Duxson M. Functional morphology of the thoracolumbar transversospinal muscles. *Spine*. 2011;36(16):E1053-E1061.
3. Ghamkhar L, Kahlaee AH. Trunk muscles activation pattern during walking in subjects with and without chronic low back pain: a systematic review. *PM R*. 2015;7(5):519-526.
4. Fryer G, Morris T, Gibbons P. Paraspinal muscles and intervertebral dysfunction: part one. *J Manipulative Physiol Ther*. 2004;27(4):267-274.
5. Fryer G, Morris T, Gibbons P. Paraspinal muscles and intervertebral dysfunction: part two. *J Manipulative Physiol Ther*. 2004;27(5):348-357.
6. Lee LJ, Coppieters MW, Hodges PW. Differential activation of the thoracic multifidus and longissimus thoracis during trunk rotation. *Spine (Phila Pa 1976)*. 2005;30(8):870-876.
7. MacDonald DA, Moseley GL, Hodges PW. The lumbar multifidus: does the evidence support clinical beliefs? *Man Ther*. 2006;11(4):254-263.
8. Abiko T, Shimamura R, Ogawa D, et al. Difference in the electromyographic onset of the deep and superficial multifidus during shoulder movement while standing. *PLoS One*. 2015;10(4):e0122303.
9. Moseley GL, Hodges PW, Gandevia SC. Deep and superficial fibers of the lumbar multifidus muscle are differentially active during voluntary arm movements. *Spine (Phila Pa 1976)*. 2002;27(2):E29-E36.
10. Matthijs OC, Dedrick GS, James CR, et al. Co-contractive activation of the superficial multifidus during volitional preemptive abdominal contraction. *PM R*. 2014;6(1):13-21.
11. Lee HS, Shim JS, Lee ST, Kim M, Ryu JS. Facilitating effects of fast and slope walking on paraspinal muscles. *Ann Rehabil Med*. 2014;38(4):514-522.
12. Crawford RJ, Gizzi L, Mhuiris AN, Falla D. Are regions of the lumbar multifidus differentially activated during walking at varied speed and inclination? *J Electromyogr Kinesiol*. 2016;30:177-183.
13. Simons DG, Travell J, Simons L. *Travell & Simon's Myofascial Pain and Dysfunction: The Trigger Point Manual*. Vol 1. 2nd ed. Baltimore, MD: Williams & Wilkins; 1999.
14. Vleeming A, Schuenke MD, Danneels L, Willard FH. The functional coupling of the deep abdominal and paraspinal muscles: the effects of simulated paraspinal muscle contraction on force transfer to the middle and posterior layer of the thoracolumbar fascia. *J Anat*. 2014;225(4):447-462.
15. Travell J, Rinzler SH. The myofascial genesis of pain. *Postgrad Med*. 1952;11(5):425-434.
16. Good MG. The role of skeletal muscles in the pathogenesis of diseases. *Acta Med Scand*. 1950;138(4):284-292, 286.
17. Kelly M. Pain in the chest: observations on the use of local anaesthesia in its investigation and treatment. *Med J Aust*. 1944;1:4-7, 5-6, Case 4.
18. Patton IJ, Williamson JA. Fibrositis as a factor in the differential diagnosis of visceral pain. *Can Med Assoc J*. 1948;58(2):162-166, Cases 2 & 3.
19. Zohn DA. *Musculoskeletal Pain: Diagnosis and Physical Treatment*. 2nd ed. Boston, MA: Little Brown; 1988:212, Fig. 12-3.
20. Harman JB, Young RH. Muscle lesions simulating visceral disease. *Lancet*. 1940;238:1111-1113.

21. Young D. The effects of novocaine injections on simulated visceral pain. *Ann Intern Med.* 1943;19:749-756.
22. Travell J. Basis for the multiple uses of local block of somatic trigger areas; procaine infiltration and ethyl chloride spray. *Miss Valley Med J.* 1949;71(1):13-21, 19-20, Case 4.
23. Kellgren JH. Observations on referred pain arising from muscle. *Clin Sci.* 1938;3:175-190, 180-186, Figs. 3, 5, 9.
24. Kellgren JH. The anatomical source of back pain. *Rheumatol Rehabil.* 1977;16(1):3-12, 7, Fig. 3, and 9, Fig. 4.
25. Lewis T, Kellgren JH. Observations relating to referred pain, visceromotor reflexes and other associated phemomena. *Clin Sci.* 1939;4:47-71.
26. Cornwall J, John Harris A, Mercer SR. The lumbar multifidus muscle and patterns of pain. *Man Ther.* 2006;11(1):40-45.
27. Bates T, Grunwaldt E. Myofascial pain in childhood. *J Pediatr.* 1958;53(2):198-209.
28. Goodman CC, Snyder TEK. *Differential Diagnosis for Physical Therapists: Screening for Referral.* 5th ed. St. Louis, MO: Saunders Elsevier; 2013.
29. DeStefano L. *Greenman's Principles of Manual Medicine.* 5th ed. Philadelphia, PA: Wolters Kluwer; 2016:318-338.
30. Baker DM. Changes in the corium and subcutaneous tissues as a cause of rheumatic pain. *Ann Rheum Dis.* 1955;14(4):385-391.
31. Gunn CC, Milbrandt WE. Early and subtle signs in low-back sprain. *Spine.* 1978;3:267-281.
32. Laslett M, Aprill CN, McDonald B, Young SB. Diagnosis of sacroiliac joint pain: validity of individual provocation tests and composites of tests. *Man Ther.* 2005;10(3):207-218.
33. Iglesias-Gonzalez JJ, Munoz-Garcia MT, Rodrigues-de-Souza DP, Alburquerque-Sendin F, Fernández de las Peñas C. Myofascial trigger points, pain, disability, and sleep quality in patients with chronic nonspecific low back pain. *Pain Med.* 2013;14(12):1964-1970.
34. Koppenhaver SL, Walker MJ, Su J, et al. Changes in lumbar multifidus muscle function and nociceptive sensitivity in low back pain patient responders versus non-responders after dry needling treatment. *Man Ther.* 2015;20(6):769-776.
35. Hsieh CY, Hong C-Z, Adams AH, et al. Interexaminer reliability of the palpation of trigger points in the trunk and lower limb muscles. *Arch Phys Med Rehabil.* 2000;81:258-264.
36. Nice DA, Riddle DL, Lamb RL, Mayhew TP, Rucker K. Intertester reliability of judgments of the presence of trigger points in patients with low back pain. *Arch Phys Med Rehabil.* 1992;73(10):893-898.
37. Njoo KH, Van der Does E. The occurrence and inter-rater reliability of myofascial trigger points in the quadratus lumborum and gluteus medius: a prospective study in non-specific low back pain patients and controls in general practice. *Pain.* 1994;58(3):317-323.
38. Mora-Relucio R, Nunez-Nagy S, Gallego-Izquierdo T, et al. Experienced versus inexperienced interexaminer reliability on location and classification of myofascial trigger point palpation to diagnose lateral epicondylalgia: an observational cross-sectional study. *Evid Based Complement Alternat Med.* 2016;2016:6059719.
39. Zuil-Escobar JC, Martinez-Cepa CB, Martin-Urrialde JA, Gomez-Conesa A. The prevalence of latent trigger points in lower limb muscles in asymptomatic subjects. *PM R.* 2016;8(11):1055-1064.
40. Barbero M, Bertoli P, Cescon C, Macmillan F, Coutts F, Gatti R. Intra-rater reliability of an experienced physiotherapist in locating myofascial trigger points in upper trapezius muscle. *J Man Manip Ther.* 2012;20(4):171-177.
41. Gerwin RD, Shannon S, Hong C-Z, Hubbard DR, Gevirtz R. Interrater reliability in myofascial trigger point examination. *Pain.* 1997;69:65-73.
42. Al-Shenqiti AM, Oldham JA. Test-retest reliability of myofascial trigger point detection in patients with rotator cuff tendonitis. *Clin Rehabil.* 2005;19(5):482-487.
43. Gerwin RD, Dommerholt J, Shah JP. An expansion of Simons' integrated hypothesis of trigger point formation. *Curr Pain Headache Rep.* 2004;8(6):468-475.
44. Yoo WG. Comparison of the T10 and L4 paraspinal muscle activities over time during continuous computer work. *J Phys Ther Sci.* 2015;27(8):2615-2616.
45. Hoyle JA, Marras WS, Sheedy JE, Hart DE. Effects of postural and visual stressors on myofascial trigger point development and motor unit rotation during computer work. *J Electromyogr Kinesiol.* 2011;21(1):41-48.
46. Saeterbakken A, Andersen V, Brudeseth A, Lund H, Fimland MS. The effect of performing bi- and unilateral row exercises on core muscle activation. *Int J Sports Med.* 2015;36(11):900-905.
47. Escamilla RF, Lewis C, Pecson A, Imamura R, Andrews JR. Muscle activation among supine, prone, and side position exercises with and without a Swiss ball. *Sports Health.* 2016;8(4):372-379.
48. Gould N. Letter: back-pocket sciatica. *N Engl J Med.* 1974;290(11):633.
49. Kwok G, Yip J, Cheung MC, Yick KL. Evaluation of myoelectric activity of paraspinal muscles in adolescents with idiopathic scoliosis during habitual standing and sitting. *Biomed Res Int.* 2015;2015:958450.
50. Stetkarova I, Zamecnik J, Bocek V, Vasko P, Brabec K, Krbec M. Electrophysiological and histological changes of paraspinal muscles in adolescent idiopathic scoliosis. *Eur Spine J.* 2016;25(10):3146-3153.
51. Hsieh YL, Kao MJ, Kuan TS, Chen SM, Chen JT, Hong CZ. Dry needling to a key myofascial trigger point may reduce the irritability of satellite MTrPs. *Am J Phys Med Rehabil.* 2007;86(5):397-403.
52. Lewit K. Muscular pattern in thoraco-lumbar lesions. *Manual Med.* 1986;2:105-107.
53. Jarrell J. Myofascial dysfunction in the pelvis. *Curr Pain Headache Rep.* 2004;8(6):452-456.
54. Schneider MJ. The traction methods of Cox and Leander: the neglected role of the multifidus muscle in low back pain. *Chiropr Tech.* 1991;3(3):109-115.
55. Fukui S, Ohseto K, Shiotani M. Patterns of pain induced by distending the thoracic zygapophyseal joints. *Reg Anesth.* 1997;22(4):332-336.
56. Dreyfuss P, Tibiletti C, Dreyer SJ. Thoracic zygapophyseal joint pain patterns. A study in normal volunteers. *Spine (Phila Pa 1976).* 1994;19(7):807-811.
57. Young BA, Gill HE, Wainner RS, Flynn TW. Thoracic costotransverse joint pain patterns: a study in normal volunteers. *BMC Musculoskelet Disord.* 2008;9:140.
58. Castro-Sanchez AM, Garcia-Lopez H, Mataran-Penarrocha GA, et al. Effects of dry needling on spinal mobility and trigger points in patients with fibromyalgia syndrome. *Pain Physician.* 2017;20(2):37-52.
59. Fernández de las Peñas C, Arendt-Nielsen L. Myofascial pain and fibromyalgia: two different but overlapping disorders. *Pain Manag.* 2016;6(4):401-408.
60. Alonso-Blanco C, Fernández de las Peñas C, de-la-Llave-Rincon AI, Zarco-Moreno P, Galan-Del-Rio F, Svensson P. Characteristics of referred muscle pain to the head from active trigger points in women with myofascial temporomandibular pain and fibromyalgia syndrome. *J Headache Pain.* 2012;13(8): 625-637.
61. Fan A, Pereira B, Tournadre A, et al. Frequency of concomitant fibromyalgia in rheumatic diseases: monocentric study of 691 patients. *Semin Arthritis Rheum.* 2017;47(1):129-132.
62. Simons DG, Travell JG. Myofascial origins of low back pain. 1. Principles of diagnosis and treatment. *Postgrad Med.* 1983;73(2):66, 68-70, 73 passim.
63. Simons DG, Travell JG. Myofascial origins of low back pain. 2. Torso muscles. *Postgrad Med.* 1983;73(2):81-92.
64. Simons DG, Travell JG. Myofascial origins of low back pain. 3. Pelvic and lower extremity muscles. *Postgrad Med.* 1983;73(2):99-105, 108.
65. Travell J. Symposium on mechanism and management of pain syndromes. *Proc Rudolf Virchow Med Soc.* 1957;16:126-136, 135.
66. Messina M, Volterrani L, Molinaro F, Nardi N, Amato G. Myositis ossificans in children: description of a clinical case with a rare localization. *Minerva Pediatr.* 2006;58(1):69-72.
67. Ozbayrak M, Guner AL, Unal VS, Tokat F, Er O, Karaarslan E. 18F-fluorodeoxyglucose-positron emission tomography avid paraspinal soft-tissue mass mimicking a malign neoplasm: non-traumatic myositis ossificans. *Spine J.* 2016;16(10):e705-e706.
68. Govindarajan A, Sarawagi R, Prakash ML. Myositis ossificans: the mimicker. *BMJ Case Rep.* 2013;2013. pii: bcr2013201477.
69. Falliner A, Drescher W, Brossmann J. The spine in fibrodysplasia ossificans progressiva: a case report. *Spine (Phila Pa 1976).* 2003;28(24):E519-E522.
70. Subasree R, Panda S, Pal PK, Ravishankar S. An unusual case of rapidly progressive contractures: case report and brief review. *Ann Indian Acad Neurol.* 2008;11(2):119-122.
71. Zaghloul KA, Heuer GG, Guttenberg MD, Shore EM, Kaplan FS, Storm PB. Lumbar puncture and surgical intervention in a child with undiagnosed fibrodysplasia ossificans progressiva. *J Neurosurg Pediatr.* 2008;1(1):91-94.
72. Kaplan FS, Glaser DL, Shore EM, et al. The phenotype of fibrodysplasia ossificans progressiva. *Clinic Rev Bone Miner Metab.* 2005;3(3-4):183-188.
73. Kaplan FS, Tabas JA, Gannon FH, Finkel G, Hahn GV, Zasloff MA. The histopathology of fibrodysplasia ossificans progressiva. An endochondral process. *J Bone Joint Surg Am.* 1993;75(2):220-230.
74. Connor JM, Evans DA. Fibrodysplasia ossificans progressiva. The clinical features and natural history of 34 patients. *J Bone Joint Surg Br.* 1982;64(1):76-83.
75. Connor JM, Evans DA. Genetic aspects of fibrodysplasia ossificans progressiva. *J Med Genet.* 1982;19(1):35-39.
76. Hoyle A, Tang V, Baker A, Blades R. Acute paraspinal compartment syndrome as a rare cause of loin pain. *Ann R Coll Surg Engl.* 2015;97(2):e11-e12.
77. Schreiber VM, Ward WT. Exercise-induced pediatric lumbar paravertebral compartment syndrome: a case report. *J Pediatr Orthop.* 2015;35(6):e49-e51.
78. Vanbrabant P, Moke L, Meersseman W, Vanderschueren G, Knockaert D. Excruciating low back pain after strenuous exertion: beware of lumbar paraspinal compartment syndrome. *J Emerg Med.* 2015;49(5):641-643.
79. Eichner ER, Schnebel B, Anderson S, et al. Acute lumbar paraspinal myonecrosis in football players with sickle cell trait: a case series. *Med Sci Sports Exerc.* 2017;49(4):627-632.

Capítulo 49

Músculos abdominais

Limitadores do limbo

César Fernández de las Peñas | Joseph M. Donnelly | Margaret M. Gebhardt

1. INTRODUÇÃO

A musculatura abdominal consiste em cinco músculos diferentes: o reto do abdome, o oblíquo interno do abdome, o oblíquo externo do abdome, o transverso do abdome e o piramidal. Esses músculos executam várias funções, inclusive flexão, inclinação lateral e rotação do tronco; no entanto, mais importante é seu papel na estabilidade do tronco durante a marcha, o levantamento de pesos e o movimento das extremidades, principalmente o músculo transverso do abdome. Além disso, esses músculos protegem as vísceras abdominais. Pontos-gatilho (PGs) na musculatura abdominal conseguem simular sintomatologia de doença visceral (apendicite, úlcera péptica, cólica biliar, colite, dismenorreia, dor pélvica crônica e doença do trato urinário), porque são capazes de gerar dor na área abdominal, embora ainda reproduzam sintomas como ardência, sensação de plenitude, inchaço, volume ou gases. Também é possível que PGs nos músculos abdominais possam ter relação com disfunções do controle motor em músculos abdominais profundos (transverso do abdome e oblíquo interno do abdome), particularmente em pacientes com lombalgia. Os sintomas de PGs podem ser exacerbados por estresse, trauma direto, sobrecarga repetitiva ou, mais importante, patologia visceral. A ativação de PGs nesses músculos pode ter relação direta com o reflexo viscerossomático ou somatovisceral. O diagnóstico diferencial deve incluir uma distinção entre dor abdominal originária de PG e de doença visceral. Um exame clínico criterioso dos músculos da parede abdominal pode auxiliar no diagnóstico diferencial. As ações corretivas devem incluir reeducação postural, programa de exercícios de fortalecimento progressivo, autoalongamento e autoliberação miofascial (por pressão) de PGs e reeducação da respiração diafragmática.

2. CONSIDERAÇÕES ANATÔMICAS

Os músculos oblíquos externo e interno do abdome, assim como os intercostais externo e interno, têm uma composição cruzada diagonal, e os dois grupos de músculos têm orientação correspondente. Os profissionais da saúde devem considerar qual camada corre em qual direção (Figura 49-1). A Figura 49-2 mostra um mnemônico para as direções das fibras. Os dedos da mão esquerda sobre o lado direito do abdome contra a pele representam a direção das fibras do oblíquo interno do abdome direito (e intercostal), ao passo que a mão direita por cima da mão esquerda

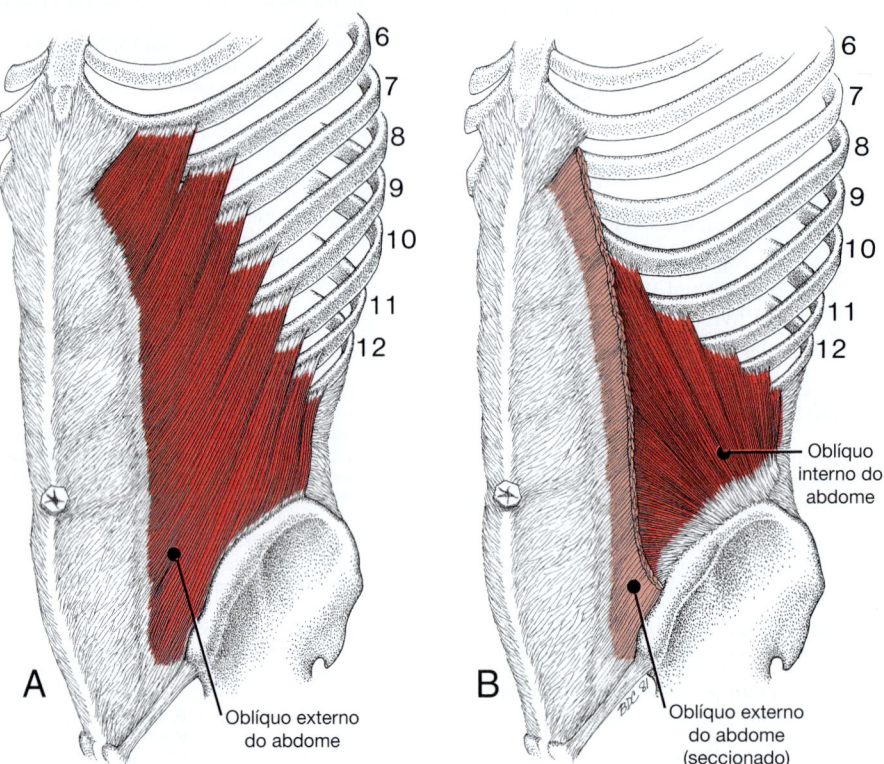

Figura 49-1 Inserções de dois músculos da parede abdominal lateral. (A) Músculo oblíquo externo do abdome (vermelho-claro). (B) Músculo oblíquo interno do abdome (vermelho-escuro); o músculo oblíquo externo do abdome (vermelho-claro) está seccionado.

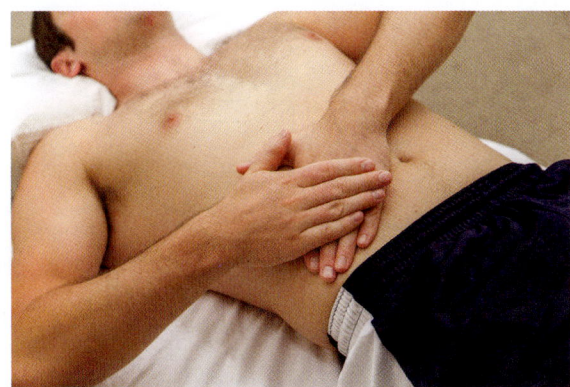

Figura 49-2 Técnica para recordar a direção das fibras dos músculos oblíquos do abdome. A mão mais acima representa a direção das fibras dos músculos oblíquo externo do abdome e intercostal externo. A mão embaixo representa a direção das fibras dos músculos oblíquos do abdome e intercostal interno.

representa a direção das fibras do músculo oblíquo externo do abdome direito (e intercostal). As fibras transversas do abdome deslocam-se radialmente em torno do abdome, conforme implica seu nome.

O padrão de espessura muscular relativa dos músculos da parede abdominal é: reto do abdome > oblíquo interno do abdome > oblíquo externo do abdome > transverso do abdome.[1] Simetria para espessura absoluta total de todos os três músculos laterais foi de 8 a 9% (média), mas para os músculos, individualmente, houve uma assimetria do tamanho absoluto a partir de 13 até 24%, com uma espessura relativa simétrica.[1] Em geral, os homens mostram músculos maiores do que os das mulheres,[1] e não há diferenças significativas entre homens de meia-idade e jovens.[2]

Oblíquo externo do abdome

O músculo oblíquo externo do abdome é o mais superficial da parede abdominal. Lateral e proximalmente, ele surge a partir das superfícies externas e nas margens inferiores das oito costelas inferiores.[3] As três inserções das costelas inferiores do oblíquo externo do abdome entrelaçam-se com o músculo latíssimo do dorso, e as inserções das cinco costelas superiores entrelaçam-se com o serrátil anterior. Ainda que, em livros de anatomia, esses três músculos sejam considerados bastante separados, na dissecação, o músculo oblíquo externo do abdome parece formar com os outros dois uma camada ininterrupta de músculo. Os fascículos das duas costelas mais inferiores localizam-se quase na vertical, paralelos e adjacentes às fibras do quadrado do lombo, que também conecta a crista ilíaca e a décima segunda costela.[3] As fibras correm diagonalmente para baixo e para a frente para inserirem-se à aponeurose abdominal, que se une anteriormente à linha alba, na linha média, e à metade anterior da crista ilíaca (Figura 49-1A).

Oblíquo interno do abdome

A direção das fibras no músculo oblíquo interno do abdome (com forma de ventilador), no corpo ereto (em pé), varia de quase vertical e posterior, via um movimento ascendente diagonal e medial entre suas fibras intermediárias, para horizontal em relação às fibras mais caudais (Figura 49-1B). Lateralmente, elas convergem para a metade lateral do ligamento inguinal, os dois terços anteriores da crista ilíaca e a porção inferior da aponeurose lombar.[3] Acima, as fibras quase verticais inserem-se às cartilagens das últimas três ou quatro costelas. Acima e medialmente, fibras diagonais inserem-se à linha alba através da bainha anterior e posterior do reto. Medialmente, as fibras horizontais oriundas do ligamento inguinal unem-se ao arco do púbis através do tendão conjunto, o qual esse músculo forma com o músculo transverso do abdome.[3]

Transverso do abdome

As fibras do músculo transverso do abdome correm quase na horizontal ao longo do abdome e se inserem anteriormente à linha alba da linha intermediária através da bainha retal (Figura 49-3), que circunda o músculo reto do abdome acima da linha arqueada, inserindo-se ao púbis através do tendão conjunto.[3] Abaixo dessa linha, a bainha ocorre somente anterior ao músculo reto do abdome. Lateralmente, o músculo transverso insere-se ao terço lateral do ligamento inguinal, aos três quartos anteriores da crista ilíaca, à fáscia toracolombar e à superfície interna das cartilagens das últimas seis costelas, onde se entrelaça às fibras do músculo diafragma.[3]

Reto do abdome

O músculo reto do abdome insere-se à crista do osso púbico (Figura 49-4). As fibras dos músculos emparelhados entrelaçam-se pela sínfise. Acima, o músculo insere-se às cartilagens da quinta, sexta e sétima costelas.[3] As fibras do reto do abdome costumam ser interrompidas por três ou quatro inserções tendíneas transversas mais ou menos completas.[4] Das três inserções tendíneas mais constantes, uma é encontrada nas proximidades da ponta do processo xifoide, uma perto do nível umbilical e outra a meio caminho entre elas.[4] A parte abdominal do músculo peitoral maior (Figura 42-2) pode sobrepor fibras da porção superior do reto do abdome e, assim, consegue responder pela referência ocasional da dor ao peito anterior a partir de PGs nessa região. A perda da metade dorsal da bainha retal abaixo da linha arqueada é clara, conforme mostra a Figura 49-3.

Piramidal

O músculo piramidal é um músculo variável que se insere, mais abaixo, à superfície anterior da ramificação do púbis e, acima, à linha alba, aproximadamente a meio caminho entre a sínfise e o umbigo.[3] Localiza-se na bainha retal anterior (Figura 49-4). Beaton e Anson[5] observaram que o piramidal estava ausente em 17,7% de 430 músculos analisados. Anson e colaboradores[6] descreveram a anatomia normal e variável desse músculo com muitos detalhes.

2.1. Inervação e vascularização

Os músculos da parede abdominal lateral, os oblíquos externo e interno e o transverso do abdome são inervados por ramos do oitavo ao décimo segundo nervos intercostais a partir de T8 a T12, mostrando uma inervação segmentar.[3] O oblíquo interno do abdome e o transverso do abdome também são supridos por ramos dos nervos ilio-hipogástrico e ilioinguinal, oriundos de L1. Esses dois nervos surgem por meio do músculo oblíquo interno do abdome, medial e inferiormente à espinha ilíaca anterossuperior.[7]

O músculo oblíquo externo do abdome também é inervado pelo nervo subcostal.[3] Este se situa subcostal e caudalmente à costela. As principais ramificações localizam-se entre o oblíquo interno do abdome e o transverso do abdome. Esses ramos nervosos variam muito na parede abdominal.[8]

O músculo reto do abdome é inervado pelos sétimo a décimo segundo nervos intercostais oriundos dos nervos torácicos corres-

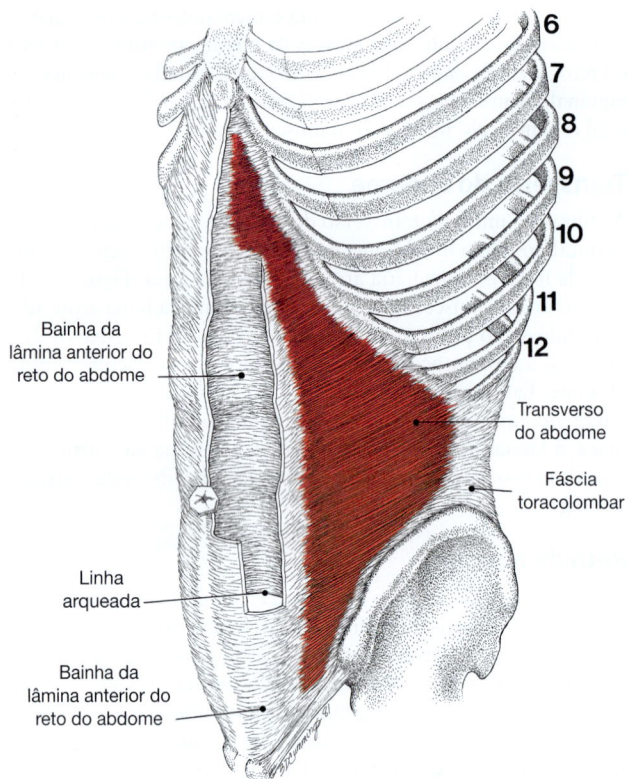

Figura 49-3 Inserções do músculo transverso do abdome (em vermelho), que se localiza em local profundo dos músculos oblíquos externo e interno do abdome.

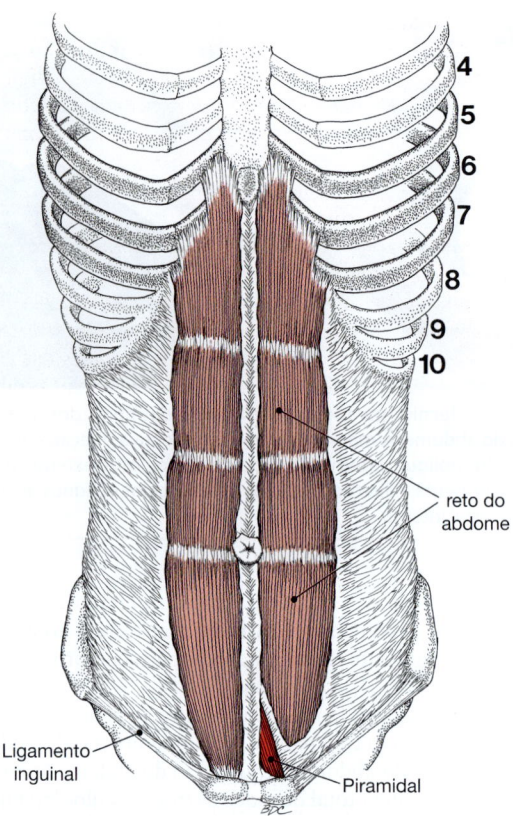

Figura 49-4 Inserções do músculo reto do abdome (vermelho-claro), que conectam a caixa torácica anterior ao osso púbis perto da sínfise, e inserções do músculo piramidal variável (em vermelho-escuro), localizados logo acima da sínfise púbica na bainha anterior do reto.

pondentes (T8-T12), e nervos segmentares diferentes costumam inervar as fibras entre inserções tendíneas diferentes, principalmente na metade superior do músculo.[3] Os nervos passam inferomedialmente entre o oblíquo interno do abdome e o transverso do abdome antes de entrar na confluência lateral da bainha retal anterior e posterior ou, em alguns casos, na bainha retal posterior.[9] Os nervos, que contêm quantidades variadas de fibras sensoriais, motoras e autonômicas, passam sob o músculo reto do abdome e tornam-se intramusculares em pontos variados, com sua maioria entrando no músculo, no terço lateral.[9] Finalmente, o músculo piramidal também recebe inervação de um ramo do 12º nervo torácico.

O músculo oblíquo interno do abdome obtém seu suprimento de sangue das artérias intercostal e subcostal posteriores inferiores, da artéria epigástrica superior, da artéria epigástrica inferior, das artérias circunflexas superficial e profunda e das artérias lombares posteriores.[3] Ramasastry e colaboradores[10] descreveram uma aba no músculo oblíquo interno do abdome onde entra um único ramo ascendente da artéria ilíaca circunflexa profunda na subsuperfície do músculo, ramificando-se em seu interior.

O fluxo de sangue da parte craniana do músculo oblíquo externo do abdome é fornecido pelos ramos lateral e anterior das artérias intercostais.[3] Os ramos laterais da artéria intercostal passam sobre a superfície do oblíquo externo do abdome, ao passo que os ramos anteriores das artérias entram no músculo. Além disso, a parte caudal do músculo deriva seu principal fornecimento de sangue de um ou dois ramos da artéria ilíaca circunflexa profunda (94,7%) ou da artéria iliolombar (5,3%).[11] Yang e colaboradores[12] relataram a presença de uma grande variabilidade abrangendo de 9 a 22% no suprimento vascular do músculo oblíquo externo do abdome.

O fornecimento de sangue para o músculo reto do abdome origina-se de mais de uma fonte. Mathes e Nahai[13] descrevem dois pedículos: a artéria epigástrica inferior desloca-se superiormente sobre a superfície posterior do músculo, entra nele e supre sua parte inferior; a artéria epigástrica superior fornece o fluxo de sangue à porção superior do músculo.[13]

O músculo transverso do abdome recebe o suprimento de sangue das seguintes artérias: posterior inferior das artérias intercostal e subcostal, artéria epigástrica superior, artéria epigástrica inferior, artérias circunflexas superficial e profunda e artérias lombares posteriores.[3]

2.2. Função

Os quatro músculos da parede abdominal (reto do abdome, oblíquo externo do abdome, oblíquo interno do abdome e transverso do abdome) têm uma gama de papéis essenciais na função do organismo humano. Esses músculos criam as forças necessárias para flexionar, rodar e flexionar lateralmente a coluna;[14] enrijecer a cavidade abdominal e a coluna lombar durante tarefas simples, como colocar-se na posição em pé, sentar-se e locomover-se,[15] bem como durante tarefas exigentes, como carga dinâmica e levantamento de peso;[16,17] finalmente, auxiliam na expiração do ar em respirações mais desafiadoras. Quanto à função respiratória, Kim e Kim[18] descobriram que os fumantes têm um grau mais alto de dependência dos músculos oblíquos internos que dos transversos do abdome durante condições expiratórias potentes, em comparação com a dos não fumantes. Uma reação excessiva do músculo oblíquo interno do abdome pode causar problemas para a difusão eficiente de cargas da coluna. Funções especiais dos músculos abdominais, especialmente relacionadas com as atividades respiratórias, são assunto do Capítulo 45, Músculos intercostais e diafragma.

De uma perspectiva biomecânica, os músculos da parede abdominal têm dois papéis principais. Primeiro, criam movimento forte e controlado dos quartos superior e inferior.[19] Segundo, têm um papel estabilizador da coluna torácica e lombossacral, além da pelve.[20] O uso da estabilidade gerada pelos músculos da parede abdominal parece possibilitar maior geração de forças das extremidades. O reto do abdome parece ser um músculo mais produtor de força, ao passo que o transverso é o principal estabilizador. Os músculos oblíquos externo e interno têm participação nos dois papéis.[19,20] Os músculos transverso do abdome, oblíquos interno e externo e a musculatura do assoalho pélvico funcionam juntos como uma unidade de estabilização da coluna lombossacral e do cíngulo do membro inferior (cintura pélvica), junto com a fáscia toracolombar.[20,21] Além disso, a musculatura da parede abdominal aumenta a pressão intra-abdominal, função importante para a manutenção da estabilidade geral da coluna.[20] A contração da musculatura abdominal em conjunto com a contração do músculo diafragma parece intensificar a estabilidade da coluna pela produção de forças que criam um cilindro rijo na cavidade do abdome.

Há evidências científicas de controle de antecipação que referem a ocorrência de uma contração antecipatória dos músculos da parede abdominal lateral no controle motor da coluna lombar, principalmente o músculo transverso do abdome.[22] Vários estudos informaram que os músculos transverso do abdome (que sempre inicia sua contração primeiro), oblíquo interno do abdome, oblíquo externo do abdome, reto do abdome e multífido lombar são ativados de uma forma antecipada antes de qualquer movimento de membro superior ou inferior.[23-25] De fato, essa reação de controle antecipado (*feed-forward response*) seria independente do movimento da extremidade, embora relacionada à velocidade do movimento, sugerindo não ser uma reação para reativar forças, mas ligada ao controle da estabilidade da coluna contra disfunções externas potenciais.[25,26] Além disso, parece haver um mecanismo codependente envolvendo uma tensão equilibrada entre o transverso do abdome e o oblíquo interno do abdome por todos os componentes aponeuróticos da fáscia toracolombar.[21] A falta de controle antecipatório pode ter relação com a sobrecarga dos músculos superficiais do tronco. Por exemplo, Ghamkhar e Kahlaee[27] recentemente relataram que pessoas com dor crônica na lombar tinham maior atividade global dos músculos superficiais do tronco, como o eretor da espinha e o reto do abdome.

Músculos da parede abdominal lateral

Os músculos oblíquos interno e externo do abdome funcionam bilateralmente para aumentar a pressão intra-abdominal (p. ex., urinar, defecar, êmese, parto e expiração poderosa) e para flexionar a coluna vertebral. Unilateralmente, curvam a coluna vertebral para o mesmo lado e auxiliam a rotacioná-la.[14,28] O músculo oblíquo externo do abdome rotaciona a coluna vertebral para o lado contralateral, ao passo que o oblíquo interno do abdome rotaciona a coluna vertebral para o mesmo lado. Logo, o oblíquo externo do abdome contralateral e o oblíquo interno ipsilateral, que rodam o tronco na mesma direção, podem ter relação com o fato de os aferentes do músculo abdominal ativarem vias similares a músculos de ambos os lados do corpo.[29] Um aumento na pressão intra-abdominal também é auxiliado pela contração do transverso do abdome.

Todos os músculos da parede abdominal lateral ajudam a concluir rapidamente a expiração durante respiração forçada, e essa ação difere, dependendo da posição e da presença de carga. Por exemplo, atividade do músculo da parede abdominal lateral varia, dependendo da gravidade: o oblíquo interno do abdome está mais ativo durante a inspiração e a expiração com a pessoa em pé, ao passo que a atividade do oblíquo externo do abdome é maior na posição sentada, com os cotovelos sobre os joelhos.[30] Da mesma forma, a ativação dos músculos transverso do abdome, oblíquo interno do abdome e oblíquo externo do abdome foi maior com carga do que sem carga.[31]

Os músculos oblíquos externo e interno mostram alguma atividade durante a marcha, embora possam evidenciar aumento repentino na atividade com elevação contínua ou repentina na pressão intra-abdominal (p. ex., durante elevação ativa da perna estendida).[32] Essa atividade depende de cada músculo separadamente, uma vez que ela fica maior no músculo transverso do abdome, mas diminui no músculo oblíquo externo durante elevação.[33] As fibras dos músculos transverso do abdome e oblíquo interno, na região do canal inguinal, são ativadas continuamente enquanto a pessoa fica na posição em pé, porque demonstram aumento maior nas descargas da unidade motora durante atividades que aumentam a pressão intra-abdominal.[32] Uma ativação seletiva do oblíquo interno do abdome e transverso do do abdome duplica quando um exercício de sentar e inclinar-se (Figura 49-5A) é feito com os pés sem apoio, em comparação com os pés apoiados, o que salienta o recrutamento de outros músculos, ou seja, o iliopsoas.[34]

Os balanços cíclicos na pressão abdominal produzidos pela respiração e pela atividade dos músculos abdominais ajudam a bombear o sangue venoso para fora do abdome, em repouso e durante o exercício. O relaxamento da parede abdominal durante a inspiração aumenta o fluxo de sangue para as veias abdominais a partir dos membros inferiores. Enquanto os músculos da parede abdominal se contraem para a expiração, o sangue é empurrado para cima, para o coração, quando as valvas das veias das extremidades inferiores forem competentes. Estudo recente observou que, durante o exercício, os músculos abdominais e diafragma podem ter o papel de "coração auxiliar".[35]

Reto do abdome

O músculo reto do abdome é o principal movimentador da flexão da coluna, principalmente da coluna torácica inferior e lombar, além de tensionar a parede abdominal anterior para estabilizar o tronco.[36] Eletromiograficamente, o músculo reto do abdome está ativo quando um peso é carregado nas costas, mas não quando o peso é carregado anterior à coxa. Esse músculo não mostra fadiga durante esforços submáximos, como fazem os músculos paraespinais lombares.[37] Além disso, o reto do abdome está inativo durante 14 posturas eretas estáticas.[38] Flexões abdominais geram muito mais atividade elétrica no reto do abdome do que sentar-se e inclinar-se para trás.[39,40] A atividade muscular foi maior durante a fase inicial da flexão abdominal, entre 15 e 45°, ou entre a elevação escapular e a do quadril a partir do chão.[39,40] Foi observada uma pequena diferença na atividade elétrica do reto do abdome quando os joelhos foram flexionados a 65° ou quando foram estendidos.[39] Flexão de joelhos e fixação dos pés durante uma flexão abdominal aumentaram a atividade dos músculos abdominais em comparação com o músculo reto femoral.[40] Registro de quatro níveis de dificuldade de teste do músculo abdominal (elevação progressiva maior do peso das extremidades inferiores na posição supina) mostrou que a metade inferior do reto do abdome era a mais ativa, seguida da metade superior do músculo.[41]

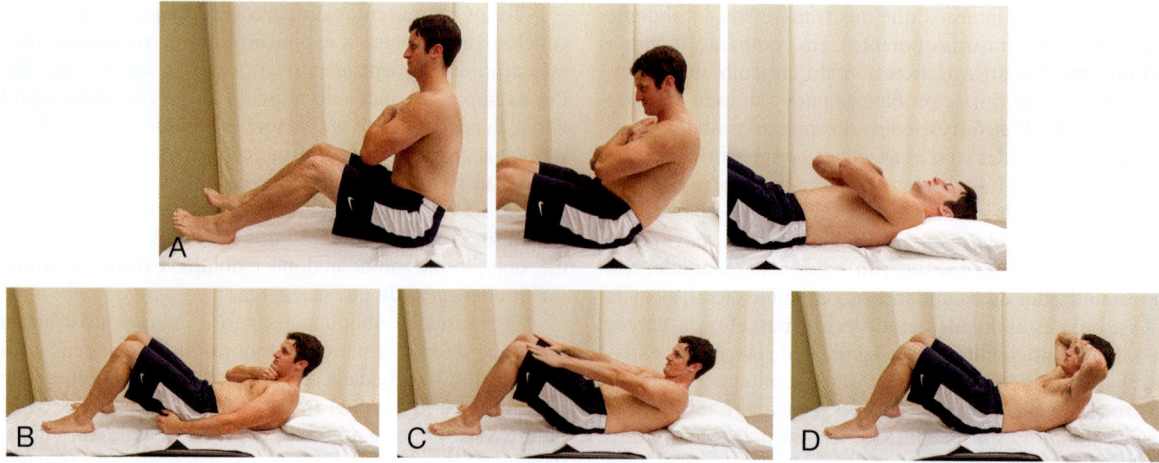

Figura 49-5 (A) Exercício abdominal de sentar-se e inclinar-se é um desenrolamento progressivo que começa na posição sentada e termina em supino. Joelhos e quadris devem estar flexionados, e os pés devem estar firmes no chão. A partir da posição inicial sentada, o paciente inclina levemente as costas. Após alguns graus de desenrolamento, ele volta à posição inicial. O alongamento progressivo, com volta assistida à posição inicial, é repetido, até que chega à posição supina total. (B) Iniciar o movimento abdominal, com o punho sob o queixo em apoio ao pescoço. (C) Braço estendido para reduzir a demanda sobre os músculos abdominais. (D) Mãos colocadas na lateral da cabeça para um máximo desafio aos músculos abdominais.

Piramidal

O músculo piramidal tensiona a linha alba.

2.3. Unidade funcional

A unidade funcional à qual um músculo pertence inclui os músculos que reforçam e contrapõe-se às suas ações, bem como as articulações que os músculos cruzam. A interdependência funcional dessas estruturas reflete-se na organização e nas conexões neurais do córtex sensorimotor. A unidade funcional é enfatizada, porque a presença de um PG em um músculo dessa unidade aumenta a possibilidade de outros músculos da unidade também desenvolverem PGs. Ao desativar PGs em um músculo, deve-se atentar à possibilidade de PGs surgirem em músculos funcionalmente interdependentes. O Quadro 49-1 representa, de maneira geral, a unidade funcional dos músculos abdominais.[42]

Para rotação e flexão da coluna, o músculo oblíquo externo do abdome, anatomicamente, parece um sinergista com os músculos intercostais externos e serrátil anterior, com o qual o oblíquo externo do abdome também se entrelaça, além das fibras costais verticais do latíssimo do dorso, com as quais a parte inferior do oblíquo externo do abdome se entrelaça, formando uma linha contínua de impulso.[3]

Para rotação lombar, o músculo oblíquo externo do abdome em um dos lados é sinergista com os músculos paraespinais ipsilaterais mais profundos (diagonal) e com os músculos serrátil contralateral posteroinferior e oblíquo interno do abdome.

Para aumentar a pressão intra-abdominal por razões não respiratórias, os quatro músculos da parede abdominal são sinergistas com os músculos quadrado do lombo e diafragma. As funções dos músculos abdominais relacionadas com a respiração são assunto do Capítulo 45.

3. APRESENTAÇÃO CLÍNICA

3.1. Padrão de dor referida

PGs abdominais causam tanto sofrimento quanto a dor oriunda de uma disfunção visceral. Os sintomas referidos de PGs abdominais costumam confundir o processo diagnóstico, simulando

Quadro 49-1	Unidade funcional dos músculos abdominais	
Ações	Sinergistas	Antagonistas
Flexão do tronco	Reto do abdome Psoas maior	Paraespinais toracolombares (longuíssimo do tórax)
Rotação do tronco	Oblíquo interno do abdome ipsilateral Oblíquo externo do abdome contralateral Intercostais internos ipsilaterais Intercostais externos contralaterais	Oblíquo interno do abdome contralateral Oblíquo externo do abdome ipsilateral Intercostais internos contralaterais Intercostais externos ipsilaterais
Inclinação lateral do tronco	Oblíquos internos do abdome ipsilaterais Oblíquos externos do abdome ipsilaterais Quadrado do lombo ipsilateral Paraespinais toracolombares ipsilaterais	Oblíquo interno do abdome contralateral Oblíquo externo do abdome contralateral Quadrado do lombo contralateral Paraespinais toracolombares contralaterais

uma patologia abdominal visceral.[43] Muscolino[44] descreveu um paciente com história clínica de doença de Crohn que desenvolveu PG nos músculos abdominais responsáveis por seus sintomas de dor. O padrão de dor decorrente dos PGs na musculatura abdominal, especialmente os músculos oblíquos interno e externo, é menos coerente entre os pacientes que os padrões para a maioria dos demais músculos. A dor referida dos músculos abdominais tem pouca relação com a linha média; PGs abdominais em um dos lados costumam causar dor bilateral. Em um estudo mais antigo, Gutstein[45] observou que o paciente geralmente descreve a dor causada por PGs abdominais como "ardida", "total", "plena", "como inchaço" ou "gasosa". Os padrões de dor referida de PGs abdominais também foram relatados por Melnick.[46]

Músculos oblíquos do abdome

PGs nos músculos oblíquos do abdome têm padrões potenciais de dor referida que podem chegar até o peito, deslocar-se direta ou diagonalmente pelo abdome, com possível movimento descendente. Não está claro se essa variabilidade representa características diferentes de camadas profundas consecutivas dos músculos ou menos consistência nos padrões de dor referida de PGs nessa musculatura. É possível que tal variabilidade tenha relação com o fato de o músculo oblíquo interno do abdome ser bastante difícil para palpação direta.

PGs ativos no oblíquo externo do abdome podem produzir azia (Figura 49-6A) e outros sintomas frequentemente associados à hérnia abdominal. A dor referida desse músculo também pode produzir dor epigástrica profunda que, às vezes, chega a outras partes do abdome.[47]

PGs ativos localizados na musculatura da parede abdominal lateral inferior, possivelmente em qualquer uma das três camadas de músculo, trazem dor à virilha e aos testículos, podendo projetá-la a outras partes do abdome (Figura 49-6B). Injeção experimental de solução salina hipertônica no oblíquo externo do abdome, perto da espinha ilíaca anterossuperior, induziu dor referida sobre a porção inferior daquele quadrante abdominal, ao longo do ligamento inguinal e no testículo.[48] Um PG no oblíquo externo do abdome em criança com 10 anos de idade gerou dor forte do quadrante superior à região inguinal.[49]

PGs na porção inferior dos músculos do abdome, acima do púbis ou da metade lateral do ligamento inguinal, podem se localizar no músculo oblíquo interno do abdome e, provavelmente, no músculo reto do abdome inferior. Esses PGs são capazes de aumentar a irritabilidade e o espasmo do músculo detrusor e dos músculos do esfíncter da uretra, produzindo aumento na frequência urinária, retenção de urina e dor na virilha. Quando agulhados, PGs na parede abdominal costumam gerar a dor à área urinária da bexiga. Melnick[47] descreveu que PGs na porção inferior dos músculos abdominais poderiam ser uma fonte de diarreia crônica.

Transverso do abdome

O músculo transverso do abdome não pode ser palpado de forma direta. PGs nesse músculo trazem dor como uma faixa que cruza o abdome superior entre as margens do costal anterior. Algumas vezes, a dor concentra-se na região do processo xifoide. Essa dor pode incomodar muito ao tossir.

Reto do abdome

Os sintomas causados por PGs nesse músculo variam, embora dependam muito da parte do músculo em que aparecem. Os sintomas são considerados em três grupos: os provocados por PGs na porção superior do músculo (acima da região umbilical); os causados por PGs periumbilicais; e os decorrentes de PGs no músculo reto do abdome inferior.

Porção superior

PGs na porção superior do músculo reto do abdome podem gerar dor para a metade das costas bilateralmente, o que é descrito pelo paciente como uma dor que corre de forma horizontal pelas costas, nos dois lados do nível toracolombar (Figura 49-7A).[50-52] Gutstein[45] observou que o tratamento de pontos sensíveis nos músculos da parede abdominal aliviavam a dor nas costas. Entretanto, dores unilaterais nas costas, nesse nível, originam-se com maior frequência em PGs do latíssimo do dorso. Além de dores nas costas, PGs na porção superior do reto do abdome também podem trazer dor ao processo xifoide. Melnick[47] descreveu sintomas de PGs no reto do abdome superior como plenitude abdominal, azia, indigestão e, por vezes, náusea e vômito. Esses PGs também podem referir a dor pelo abdome superior, entre as margens costais. Injeção de solução salina hipertônica no músculo reto do abdome, a cerca de 2,5 cm acima do umbigo, causou dor referida breve ao longo do mesmo quadrante abdominal e no mesmo lado nas costas.[48] Também foi informado, em um relato de caso, que PGs na porção superior do reto do abdome esquerdo produziram dor precordial.[53] Quando identificada a dor no peito como miofascial e não cardíaca na origem, pode ser relacionada à dor decorrente dos PGs no peitoral maior e/ou no esterno; um músculo reto do abdome como fonte da dor é facilmente negligenciado. Por fim, observou-se que PGs na porção superior do reto do abdome geraram dor ao mesmo quadrante abdominal, simulando os sintomas de colecistite, doença ginecológica e úlcera péptica.[53]

Porção periumbilical

PGs na margem lateral, na porção periumbilical do músculo reto do abdome, podem produzir sensações de cãibra ou cólica.[47] O paciente costuma inclinar-se para a frente em busca de alívio. Aplicação de spray de gelo no abdome mostrou-se eficaz em bebês com cólica que arrotam e choram de forma persistente.[54] PGs laterais no reto do abdome, na proximidade do umbigo, podem evocar dor abdominal difusa acentuada pelos movimentos.[55]

Lewis e Kellgren[56] descobriram que a irritação desse músculo, induzida de modo experimental, consegue simular a dor de uma cólica intestinal. Injeção de solução salina hipertônica no reto do abdome induziu dor conhecida, como cólica, mais forte anteriormente do que na direção das costas, disseminando-se, de maneira difusa, sobre vários segmentos frontais.[57]

Porção inferior

PGs na parte inferior do músculo reto do abdome podem gerar dor bilateralmente para a região sacroilíaca e para a região lombar.[50-52] O paciente descreve essa dor com um movimento transversal da mão (Figura 49-7A), em vez do padrão de subida e descida que seria característico da parte torácica do músculo iliocostal do lombo, de outros músculos paraespinais superficiais e do psoas maior. Em alguns pacientes, PGs no reto do abdome inferior podem simular sintomas associados à dismenorreia (Figura 49-7C).

Vários autores observaram que um PG na margem lateral do músculo reto do abdome direito, na região do ponto de McBurney, a meio caminho entre a espinha ilíaca anterossuperior e o umbigo (Figura 49-7B), pode produzir sintomas que simulam os de uma apendicite aguda.[58,59] Tal padrão de dor foi relatado quando o(a)

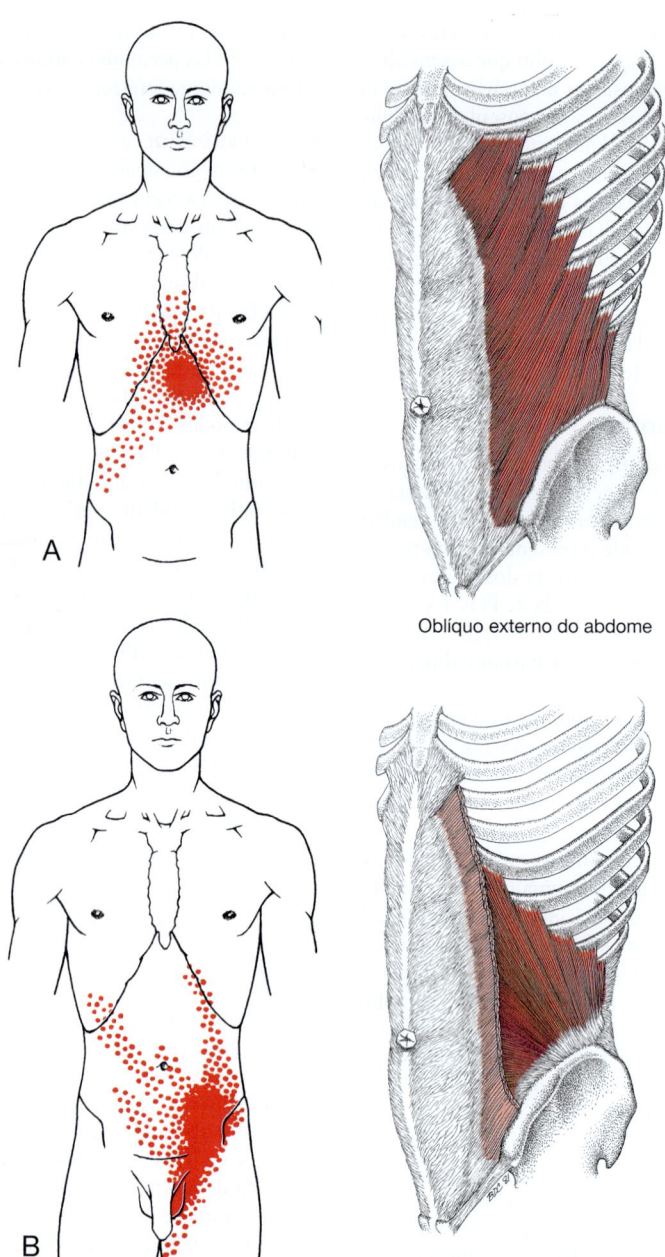

Figura 49-6 Padrões de dor referida (em vermelho) e sintomas viscerais associados a PGs nos músculos oblíquos interno e externo do abdome (e, provavelmente, transverso). (A) Azia associada a PGs no externo do abdome. (B) Dor na virilha e/ou testicular e, principalmente, dor referida abdominal no quadrante inferior, decorrente de PGs na musculatura da parede abdominal lateral inferior, em particular no músculo externo do abdome.

paciente sentiu fadiga, preocupação ou estava em período pré-menstrual.[60] Em um paciente, o PG para essa dor de uma pseudoapendicite foi localizado no reto do abdome, logo acima do nível umbilical.[58]

Outros autores também observaram que PGs na região do ponto de McBurney podem gerar dor para o mesmo quadrante inferior do abdome e para a área do quadrante superior direito.[46,59,60] Esses PGs também podem trazer uma dor cortante à fossa ilíaca, ao músculo ilíaco e ao pênis.[60]

Piramidal

O músculo piramidal gera dor nas proximidades da linha média entre o púbis da sínfise e o umbigo (Figura 49-7D).

3.2. Sintomas

Desde a década de 1920, reconheceu-se que dor abdominal persistente tem possibilidade de originar-se de músculos da parede abdominal ou pode ser referida dos músculos da parede

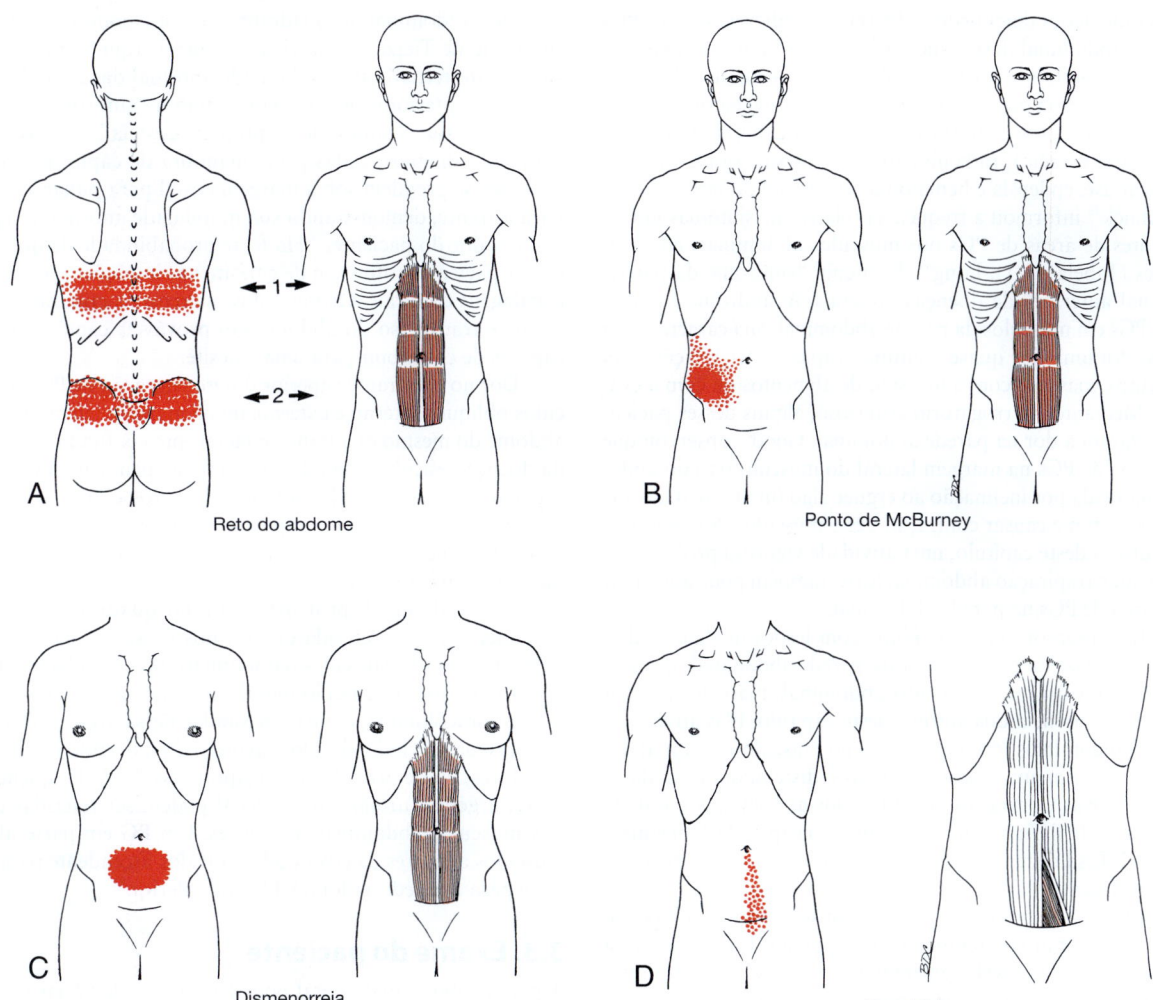

Figura 49-7 Padrões de dor referida (em vermelho) e sintomas viscerais de PGs no músculo reto do abdome. (A) Dor bilateral pelas costas, dor precordial e/ou uma sensação de plenitude abdominal, náusea e vômito podem ser causadas por PGs na porção superior do músculo reto do abdome. Um padrão similar de lombalgia bilateral é referido a partir do que costuma ser encontrado com PGs na extremidade caudal do reto do abdome. (B) Dor no quadrante direito inferior e sensibilidade podem ocorrer na região do ponto de McBurney em razão de PGs nas proximidades da margem lateral do reto do abdome. (C) Dismenorreia pode ser bastante intensificada por PGs na porção inferior do reto do abdome. (D) Padrão de dor referida o músculo piramidal.

torácica, tal como a originária nas vísceras abdominais.[61] PGs no músculo diafragma também podem causar dor no peito.[62] O diagnóstico diferencial de doenças produtoras de sintomas de dor geral mente causadas por PGs abdominais, ou que simulam essa dor, inclui disfunções articulares, fibromialgia, apendicite, úlcera péptica, cólica por cálculo biliar, colite, síndrome da costela dolorida, dismenorreia intratável, síndromes de dor pélvica e doença do trato urinário.

Sintomas abdominais costumam ser um enigma e fonte de confusão diagnóstica. O padrão de dor de uma quantidade de doenças abdominais é simulado por PGs nos músculos da parede abdominal.[63] Montenegro e colaboradores[64] propuseram que a síndrome miofascial abdominal deveria ser considerada no diagnóstico diferencial de dor pélvica crônica. PGs nos músculos abdominais podem produzir dor abdominal referida e induzir problemas viscerais (efeitos somatoviscerais). Em contrapartida, uma doença visceral também pode influenciar a percepção sensorial somática e ativar PGs (efeitos viscerossomáticos) que podem perpetuar dor e outros sintomas por muito tempo depois da recuperação do paciente de uma doença visceral inicial.[65] Compreender os efeitos recíprocos somatoviscerais e viscerossomáticos de PGs ajuda a descortinar parte da incerteza. Descobriu-se que PGs abdominais têm 93% de valor preditivo positivo para doenças viscerais, particularmente síndrome da dor pélvica crônica.[66,67] Esses estudos constataram que a presença de PGs abdominais, junto com alodinia cutânea abdominal e perineal, discriminava fontes viscerais e somáticas da dor.[67] Além disso, Anderson e colaboradores[68] observaram que PGs nos músculos oblíquo externo do abdome (80%) e reto do abdome (75%) eram altamente predominantes em homens com prostatite crônica ou dor pélvica crônica. Estudos diferentes relataram a eficácia do tratamento de PG pélvico para alívio de dor na parede abdominal e pélvica crônica,[69-71] bem como para dismenorreia primária.[72] É importante considerar que a European Association of Urology publicou diretrizes sugerindo que PGs devem ser considerados no diagnóstico de dor pélvica crônica.[73]

Considerações diagnósticas diferenciais adicionais para PGs na parede abdominal devem incluir hérnia de hiato (refluxo gastresofágico), carcinoma gástrico, colecistite crônica ou cólica ureteral crônica, hérnia inguinal, hepatite, pancreatite, patologia ginecológica (como cistos ovarianos), diverticulose, hérnia umbilical, radiculopatia torácica, radiculopatia lombar superior, costocondrite, ascaríase, epilepsia e hematoma abdominal do reto.

Melnick[46] informou a frequência relativa de sintomas graves decorrentes de áreas de PGs nos músculos abdominais entre 56 pacientes (Tabela 49-1). Long[59] distinguiu "síndrome da parede abdominal anterior" de doenças viscerais. A síndrome foi atribuída a PGs em músculos da parede abdominal. Sua característica distintiva foi uma dor quase contínua, capaz de ter relação com movimentos, mas não com a ingestão de alimentos ou com a evacuação. Mediante interrogatório criterioso, alguns desses pacientes localizaram a dor na parede abdominal. Good[60] observou que dor referida de PGs na margem lateral do músculo reto do abdome foi agravada por inclinação ao erguer algo (uma atividade que encurta e costuma causar contração desse músculo). Na experiência de autores deste capítulo, uma atividade vigorosa prolongada, que demande respiração abdominal forte, também pode aumentar dor referida de PGs na parede abdominal.

Kelly[74] observou que indivíduos com lesões miálgicas (descritas como PGs) da musculatura da parede abdominal apresentaram desconforto ou sofrimento abdominal, mais do que dor em si. Na experiência dos autores deste capítulo, PGs ativos dos músculos abdominais, principalmente no músculo reto do abdome, podem causar um abdome frouxo e distendido, com flatulência excessiva. Contração dos músculos abdominais é inibida por presença de PGs; assim, o paciente é incapaz de "contrair o estômago". Essa distensão aparente é logo diferenciada de ascite por exame físico.

Feinstein e colaboradores[75] injetaram solução salina hipertônica em tecidos musculotendíneos paraespinais 1,3 a 2,5 cm da linha média em cada nível segmentar. Os padrões de dor abdominal referida dos músculos paraespinais nos níveis T7-T12 foram similares, embora sem o grau exato de correspondência segmentar anteriormente sugerido por Melnick.[46]

Kellgren (junto com Lewis, em um de seus dois estudos) descreveu dor irradiada ao abdome a partir dos ligamentos interespinais quando foi injetada solução salina hipertônica.[56,57] Hockaday e Whitty,[76] posteriormente, descobriram que a dor foi irradiada dos ligamentos interespinais apenas para áreas dorsais. Os padrões de dor mais ampla, observados por Kellgren[57], podem ter sido consequência de uma injeção das estruturas paraespinais (não na linha média), que Hockaday e Whitty[76] cuidadosamente evitaram.

Dor abdominal no quadrante superior pode ser atribuída à síndrome de Tietze das cartilagens costais (que também afeta a sínfise xifesternal) ou à mobilidade anormal das articulações intercostais inferiores, mencionada como a "síndrome da costela deslizante" ou a "síndrome da primeira costela".[77,78] Essas foram condições diagnosticadas pela "manobra de captação", em que os dedos se prendem sob a margem costal para puxar as costelas para a frente, demonstrando sua mobilidade anormal e reproduzindo a dor do paciente.[79] Há forte probabilidade de que muitos desses pacientes sofressem de entesite nas inserções musculares às cartilagens condrais. Os músculos intercostais condrais, peitoral maior e transverso do abdome são prováveis candidatos a PGs capazes de contribuir para uma entesite.

Dor no quadrante superior direito em razão de PGs nos músculos oblíquos interno e externo, ou na margem lateral do reto do abdome do mesmo quadrante, é facilmente confundida com a dor da doença vesicular. Uma dor que simula apendicite foi projetada a partir de "nódulos fibrosíticos" (descritos como faixas e PGs palpáveis) na região coberta pela porção costal do oblíquo externo do abdome e de PGs na margem lateral do reto do abdome, no quadrante inferior direito.[58]

Dor abdominal, principalmente no quadrante inferior do abdome, pode ser referida de PGs nos músculos paravertebrais (ver Capítulo 48, Músculos paraespinais toracolombares). PGs na porção inferior do músculo reto do abdome podem causar dor na região toracolombar, e uma dor similar nessa área também pode ser causada por lesão devido à avulsão do multífido lombar e dos rotadores, ou de articulações zigapofiseais.[50-52,80] Frequência urinária, urgência urinária e dor renal podem ser referidas de PGs nos músculos abdominais inferiores. Um PG em parte alta dos músculos adutores da coxa pode gerar dor ascendente para a virilha e para a parede abdominal lateral inferior.[81]

3.3. Exame do paciente

A parede abdominal lateral pode lesionar-se de várias maneiras, com lesões ocasionais graves no campo dos traumas de alta energia, como colisões automotivas. Lesões à parede abdominal lateral podem resultar em formação de hérnia lombar e de hérnias de Spigelian.[82] Após um exame subjetivo minucioso, o clínico deve fazer um desenho detalhado representando o padrão de dor descrito pelo paciente. Essa descrição ajudará no planejamento do exame físico e pode ser útil no monitoramento da progressão do paciente, à medida que os sintomas melhoram ou mudam. Qualquer paciente com relatos primários de dor abdominal deve alertar o clínico a realizar uma revisão completa dos sistemas. Todas as preocupações sobre o envolvimento dos sistemas circulatório, respiratório ou digestório como fonte de sintomas devem resultar em encaminhamento ou consulta médica imediata.

O profissional deve observar a postura do paciente ao sentar-se, colocar-se na posição em pé, deambular e alcançar locais. Disfunções articulares associadas a PGs na musculatura abdominal incluem disfunções púbicas e não nominadas, bem como lesões por depressão da metade inferior da caixa torácica. Restrição de movimento da junção toracolombar está, às vezes, associada a músculo abdominal retal encurtado com PGs palpáveis. Envolvimento similar do psoas e do quadrado do lombo também costuma estar associado a tais disfunções articulares.[83] Todas essas estruturas devem ser examinadas com cuidado pelo profissional da saúde.

Vários autores perceberam o valor do aumento de tensão da musculatura abdominal durante exame para ajudar a distinguir a dor provocada por PGs daquela causada por doença visceral anterior. Para realizar teste de tensão abdominal conforme Long,[59] a

Tabela 49-1	Frequência de queixas graves entre 56 pacientes com pontos-gatilho abdominais[a]	
Sintomas	Número de pacientes	Prevalência[b] (%)
Dor	40	71
Pressão e inchaço	14	25
Azia	6	11
Vômito	6	11
Diarreia	2	4

[a]Adaptada de Melnick J. Treatment of trigger mechanisms in gastrointestinal disease. NY State J Med. 1954;54:1324-1330. [b]Total percentual e de número constituem mais de 100%, porque alguns pacientes apresentaram mais de um sintoma.

área sensível é comprimida com pressão suficiente para causar dor constante, com o paciente em supino. Então, quando o paciente ergue as pernas suficientemente alto para elevar os dois calcanhares alguns centímetros acima da mesa, os músculos abdominais tensos erguem o dedo que está palpando para além das vísceras, enquanto a pressão digital sobre o músculo em si aumenta. Se a dor aumentar, a sugestão é de que ela possa ter origem na musculatura da parede abdominal. Se a dor diminuir, é provável que ela tenha origem no interior do abdome. De forma confiável, a técnica similar de Carnett (paciente em supino, braços cruzados e sentado metade para a frente) diferenciou sensibilidade na parede abdominal de sensibilidade visceral.[84] Outras possibilidades de aumento da contração de músculos da parede abdominal incluem solicitar ao paciente que erga apenas os dois calcanhares acima do nível da cama, ou combinados com elevação da cabeça. Com os pacientes erguendo somente a cabeça e os ombros da mesa, o teste pode ser feito por pessoas que não conseguem se sentar, e elas mesmas podem confirmar o teste, garantindo a origem não visceral da dor.[85]

Cabe ao examinador observar deslocamento do umbigo do paciente durante várias atividades, como rir, tossir, erguer uma perna da cama ou erguer a cabeça de um travesseiro a partir de posição supina. Havendo desequilíbrio abdominal, o umbigo desvia-se de um músculo mais fraco (ou inibido) na direção de um músculo mais forte (ou mais hiperativo). Esse desvio indica um sinal positivo de Beevor.[86] Simplesmente observar o umbigo enquanto o paciente descansa calmamente pode revelar um desvio para um músculo com PG, encurtado ou afastado de um músculo abdominal inibido por PGs.

O teste de abaixamento das duas pernas e da progressão do músculo abdominal inferior são dois testes comuns de desempenho da musculatura abdominal. Uma sólida associação entre a atividade do músculo reto do abdome e da atividade do oblíquo externo do abdome foi observada com ambos os testes. A associação entre músculos oblíquo interno do abdome e transverso do abdome foi moderada e fraca em cada teste, respectivamente.[87]

Esses testes podem medir qualidades diferentes do desempenho da musculatura da parede abdominal. Uma avaliação adequada da resistência dos músculos da parede abdominal é clinicamente importante nesses pacientes, porque a fadiga dos músculos abdominais após exercício contínuo é causada principalmente por mecanismos periféricos,[88] sugerindo um papel potencial de PGs nessa fadiga.

Músculos oblíquos do abdome

Para assegurar uma contração dos músculos da parede abdominal lateral enquanto é feito o teste de tensão abdominal, o paciente em supino deve elevar os calcanhares ou a cabeça e os ombros suficientemente alto para elevar as duas escápulas, afastando-as de qualquer suporte sobre a mesa. Quando o paciente ergue somente a cabeça, é o reto do abdome que está principalmente contraído, e não os oblíquos abdominais. O paciente também pode rodar o tronco durante a elevação da cabeça para aumentar a tensão diagonal do oblíquo interno do abdome ipsilateral e do oblíquo externo do abdome contralateral. Uma avaliação clínica dos músculos oblíquos do abdome é extremamente relevante em pacientes com lombalgia, pois pacientes com dor crônica nessa área demonstraram ativação muito maior dos músculos oblíquo externo do abdome e reto do abdome.[89] Tal atividade excessiva pode ser um fator de promoção ao desenvolvimento de PGs nesses músculos.

Transverso do abdome

Há evidências claras sugerindo que pacientes com lombalgia demonstram um retardo na ativação do transverso do abdome; no entanto, essa alteração temporal não tem associação direta com alguma incapacitação relacionada.[22] Pacientes com lombalgia evidenciam ativação tardia do transverso do abdome e do oblíquo interno do abdome, ausência de coativação do CORE* e prejuízo quanto ao início da ativação do transverso do abdome e do oblíquo interno do abdome.[90] Adicionalmente, o transverso do abdome evidencia ativação mais baixa durante tarefas de levantamento de peso.[91] Diante da dificuldade de palpar diretamente o transverso do abdome em busca de PGs, uma avaliação de sua função tem importância clínica em pacientes com lombalgia ou dor abdominal.

Reto do abdome

Quando um paciente com PGs no músculo reto do abdome fica na posição em pé, é possível que o abdome se dobre e se torne pendular. Clinicamente, PGs nesse músculo inibem sua função de apoio. Janda[92] classificou o reto do abdome como propenso à inibição e à fraqueza. A banda tensionada palpável, associada a PGs, encurtaria apenas um segmento do reto do abdome (entre os contornos fasciais) em que se localiza. Esse músculo não é paralelo a outro, a não ser seu parceiro contralateral, capaz de contrair-se e descarregá-lo para oferecer apoio protetor. Porém, estudos recentes descobriram maior ativação do reto do abdome em pessoas com lombalgia crônica.[27]

Quando solicitados a respirar profundamente, pacientes com PGs no reto do abdome podem evidenciar respiração paradoxal. Embora durante respiração silenciosa a expiração seja basicamente feita pela elasticidade dos pulmões e requer pouca assistência muscular, a ameaça de dor devido ao tensionamento do reto do abdome envolvido aparentemente pode, de modo subconsciente, inibir a contração diafragmática normal na inspiração. Esse padrão pode ser uma inibição do reflexo reto do abdome-diafragma. Quando o paciente inspira profundamente com o músculo diafragma, projetando o abdome, dor referida em razão de PGs na porção superior do reto do abdome pode ser exacerbada. Nesses pacientes, a dor referida bilateral e transversal no meio das costas, causada por PGs na porção superior do reto do abdome, costuma piorar na respiração profunda, sobretudo quando as costas se arqueiam em uma lordose lombar marcante, que tensiona ainda mais o reto do abdome. Dor nas costas provocada por PGs paraespinais não costuma ser influenciada pela respiração. Formação de hérnia na musculatura abdominal é detectada em alguns casos apenas quando o paciente está em pé e não reclinado.

3.4. Exame de pontos-gatilho

Exame superficial dos músculos oblíquo externo do abdome e reto do abdome é mais fácil do que um exame dos músculos oblíquo interno do abdome profundo e transverso do abdome, pois esses dois não são acessíveis, de forma confiável, para palpação diagnóstica.

Quando os músculos abdominais são examinados em relação a PGs, o paciente deita em supino, respira profundamente com o diafragma (respiração abdominal) e segura a respiração, para, de forma passiva, alongar os músculos (ajuda a relaxá-los) e aumentar sua sensibilidade à pressão quando da palpação. Para otimizar a palpação de PGs abdominais laterais, o paciente deita sobre o lado contralateral e segura uma respiração profunda similar.

---

*N. de R.T. O CORE é um conjunto de músculos que se constitui no núcleo ou centro do corpo. Esses músculos são responsáveis pelo suporte e estabilização da bacia, da pelve e do abdome. Os principais músculos do CORE são os abdominais, os lombares, os glúteos e os oblíquos.

Oblíquo externo do abdome

O músculo oblíquo externo do abdome pode ser examinado com palpação em pinça transversa. As fibras mais acessíveis são as localizadas na margem inferior da caixa torácica e junto da linha em que o músculo se liga à crista ilíaca (Figura 49-8A e B). Os quadris do paciente podem ser flexionados para afrouxar os músculos abdominais; então, a parede abdominal na região dos flancos (músculos oblíquos interno e externo e transverso) pode ser agarrada entre os demais dedos e o polegar. Quando o PG ou a banda tensionada é dedilhada com a pegada em pinça, a fibra muscular costuma reagir com uma forte e visível contração. Palpação plana transversa também pode ser usada para identificação de PGs nos músculos oblíquos externos (Figura 49-8C).

Oblíquo interno do abdome

O músculo oblíquo interno do abdome não pode ser diretamente palpado. Áreas sensíveis nesse músculo podem ser localizadas junto às margens inferiores das extremidades das seis costelas inferiores ou perto do osso púbico. Em nossa experiência, para encontrá-las, o clínico deve fazer pressão para baixo, contra a margem superior do arco púbico, e não sobre a superfície anterior e plana do púbis. Tais PGs parecem botões pequenos ou bandas curtas na região das ligações do músculo oblíquo interno do abdome.

Reto do abdome

PGs no reto do abdome têm acesso fácil para palpação plana transversa. PGs podem ser encontrados em qualquer parte do músculo (Figura 49-9A e B). Os quadris do paciente podem ser flexionados para afrouxar o músculo reto do abdome, o que ajuda na palpação de sua porção inferior. Quando um PG ou uma banda tensionada é identificada com esse tipo de palpação, a fibra muscular costuma reagir com contração visível local.

4. DIAGNÓSTICO DIFERENCIAL

4.1. Ativação e perpetuação de pontos-gatilho

Uma postura ou atividade que ative um PG, se não corrigida, também pode perpetuá-lo. Em qualquer parte dos músculos abdominais, os PGs podem ser ativados por carga excêntrica não habitual, exercício excêntrico em músculo destreinado ou carga concêntrica máxima ou submáxima.[93] PGs também podem ser ativados ou agravados quando o músculo é colocado em uma posição curta ou alongada por período prolongado. Além disso, muitos fatores estruturais e sistêmicos (ver Capítulo 3, O papel dos músculos e das fáscias na síndrome da dor miofascial) perpetuam um PG que tenha sido ativado por sobrecarga aguda ou crônica. É possível que PGs abdominais surjam em músculos localizados na zona de da dor referida advinda das estruturas viscerais. Em geral, PGs podem se desenvolver em resposta a uma doença visceral, a trauma direto e a estresse mecânico, tóxico ou emocional. Esses mecanismos têm importância especial para os músculos da parede abdominal. Por exemplo, a atividade de um PG pode persistir muito tempo depois da resolução de doença visceral grave. Quando a lesão visceral é de longa duração e persiste (p. ex., úlcera péptica, neoplasia ou parasitas intestinais), um tratamento voltado apenas aos PGs só oferece alívio transitório ou parcial.

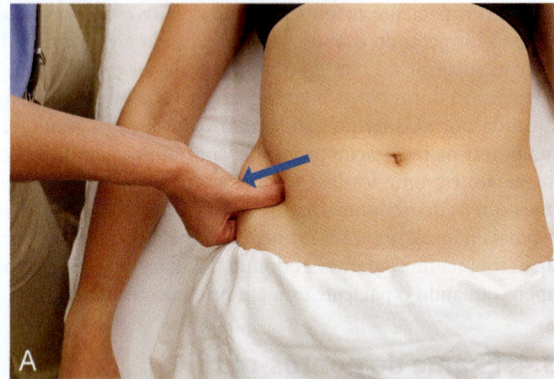

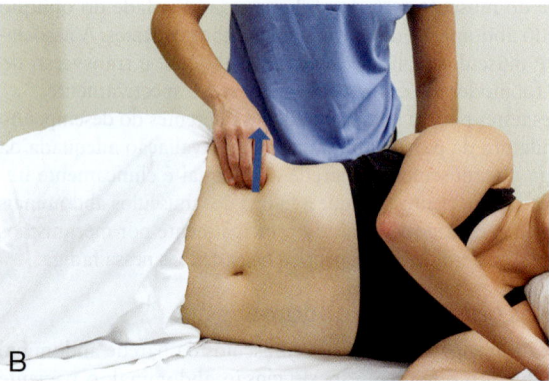

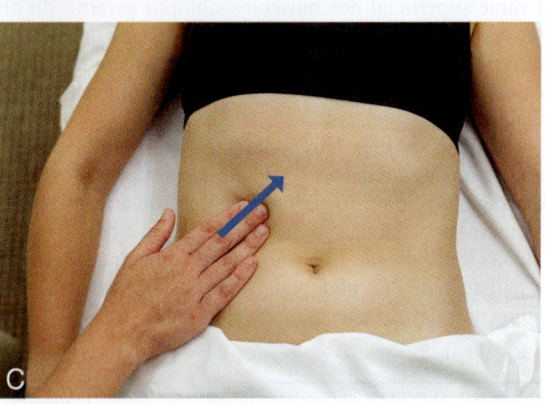

Figura 49-8 Palpação do músculo oblíquo externo do abdome direito. (A) Palpação em pinça transversa, com a paciente em supino. (B) Palpação em pinça transversa, com a paciente em decúbito lateral. (C) Palpação plana transversa.

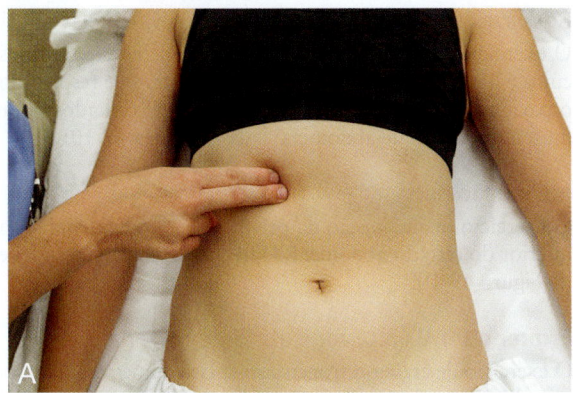 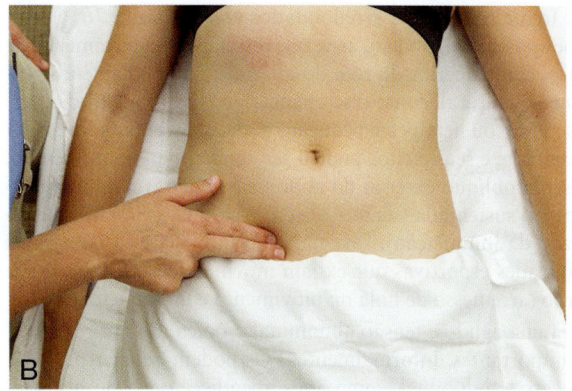

Figura 49-9 Palpação plana transversa do músculo reto do abdome, com a paciente em supino. (A) Porção superior do músculo. (B) Porção inferior do músculo.

4.2. Pontos-gatilho associados

PGs associados podem surgir em áreas de dor referida causada por PGs.[94] Portanto, músculos nas áreas de dor referida de cada músculo acometido também devem ser examinados. Embora o clínico inicialmente considere PGs na musculatura abdominal para explicar dor abdominal não visceral, há outros locais com PGs a serem levados em consideração. Dor epigástrica que sugira uma úlcera duodenal pode advir de PGs no músculo diafragma ou no serrátil anterior.

PGs na porção inferior dos músculos da parede abdominal lateral costumam estar associados a PGs em local alto nos músculos adutores da coxa, que podem gerar dor ascendente no abdome. PGs na musculatura do assoalho pélvico podem, muitas vezes, coexistir com PGs nos músculos da parede abdominal, podendo auxiliar a diferenciar dor pélvica e abdominal de origem visceral *versus* somática.[66]

Igualmente, PGs nos músculos psoas ou ilíaco também podem trazer dor à região abdominal, contribuir para flatulência ou simular outros sintomas viscerais.

4.3. Patologias associadas

Conforme mencionado, doenças viscerais podem estar associadas a PGs na parede abdominal. Esses PGs são especialmente possíveis de desenvolver-se com qualquer doença visceral inflamatória, como uma das consequências do reflexo viscerossomático. Na presença de PGs abdominais e alodinia cutânea abdominal, cada condição teve um valor preditivo positivo de 93% para a presença de uma disfunção visceral.[67] A relação entre PGs e problemas viscerais é bidirecional, porque uma mudança dos estímulos sensoriais em relação ao sistema nervoso central (SNC) em áreas somáticas de referência da dor, a partir de estímulo nociceptivo visceral, é capaz de modificar a percepção da dor. Tecidos viscerais evidenciam áreas similares de referência da dor como os PGs. Em pessoas saudáveis, a estimulação da parte curva do intestino delgado por distensão aguda induziu dor referida à porção abdominal superior. Em pessoas com cólon irritável, esse estímulo projetou a dor também ao precórdio, ombro esquerdo, pescoço e braço.[95] O trato gastrintestinal superior e inferior de 21 pacientes com dor abdominal "funcional", sem causa orgânica, foi investigado sistematicamente usando-se um balão inflável.[96] Os autores descobriram dor referida provocada por áreas no esôfago, intestino delgado e cólon que produziram os sintomas dos pacientes. Giamberardino e colaboradores[97] estudaram as reações a implantes de cálculo em ureteres de ratos durante até 10 dias. Os autores observaram uma correlação linear direta entre a gravidade dos episódios de dor visceral e hiperalgesia do oblíquo externo do abdome ipsilateral. Nesse estudo, a quantidade de hiperalgesia muscular referida foi uma função direta da quantidade de cólica sentida.

PGs no músculo reto do abdome podem simular os sintomas de apendicite. Clínicos que desconhecem a responsabilidade de PGs por dores no quadrante abdominal direito inferior podem se frustrar pela correlação insatisfatória entre os sintomas do paciente e a condição patológica do apêndice retirado.[98] Quase 40% dos apêndices removidos, em uma grande série, estavam normais.[99] Assim, é importante distinguir se a dor no quadrante abdominal direito inferior tem relação ou não com PGs na parede abdominal. Do contrário, uma apendicite real é capaz de ativar PGs nos músculos da parede abdominal, principalmente após cirurgia, provocando dor persistente. Já foi documentado que a dor da reação ao tratamento médico para úlcera de duodeno persistiu até a desativação de PGs na musculatura abdominal.[47] A contagem de leucócitos e a sedimentação de hemácias costumam ser normais em síndromes miofasciais, mas elevam-se na apendicite aguda e em outras doenças viscerais inflamatórias.

Da mesma forma, PGs também podem gerar dor à área da bexiga, com espasmo do esfíncter e urina residual associados. Alguns pacientes receberam dilatação uretral e uretrotomia sem alívio. As sensações referidas de PGs ainda podem simular sintomas compatíveis com cistite.[100] Sintomas do trato urinário, indicativos de prostatite, podem ser frequentemente causados por PGs intrapélvicos. Novamente, ativação somática de PGs em qualquer músculo da parede abdominal ou músculo paraespinal pode ser provocada por infecções urinárias repetidas ou de longa duração. Pacientes com um diagnóstico de endometriose, ou que sofreram cirurgia para tal, evidenciaram PGs nos músculos abominais e do assoalho pélvico.[101]

Músculos da parede abdominal podem evidenciar disfunção por uma gama de causas, pois são altamente sensíveis a estresse físico ou mental. Vários fatores de estresse normalmente encontrados podem ativar PGs na parede abdominal: fadiga, tensão emocional, exposição ao frio, infecções virais, problemas viscerais, esforço devido à constipação e má postura (como sentar-se e inclinar-se à frente durante horas, em cama ou escrivaninha, com os músculos abdominais encurtados e tensos, com as costas sem apoio). Entretanto, algumas disfunções posturais, como cabeça para a frente ou ombros arredondados (ver Capítulo 76, Considerações posturais), podem, às vezes, resultar de encurtamento de PG na porção superior do reto do abdome. Desalinhamento biomecânico estrutural, como discrepância no comprimento das pernas, escoliose ou hemipelve pequena, pode acrescentar sobrecarga desnecessária, e seus efeitos podem ser cumulativos com o tempo. O músculo oblíquo externo do abdome é vulnerável a uma posição de giro sustentada (sentar-se à escrivaninha e virar-se de lado em razão da iluminação). Esse músculo também está vulnerável em atividades esportivas que exijam movimento de rotação forte do corpo (arremesso de bola ou movimento com raquete).

Trauma agudo e tensão abdominal crônica são fatores ativadores importantes. Informalmente, PGs podem ocorrer perto de uma cicatriz abdominal, como após apendicectomia ou histerectomia. Os estresses iniciadores durante uma cirurgia podem ser a combinação de alongamento excessivo sobre os músculos por retratores e isquemia associada. A pele e os músculos em torno de uma incisão podem ser facilmente infiltrados com procaína no momento de suturar a ferida para prevenir aparecimento de PGs após a cirurgia e para reduzir o desconforto incisional pós-operatório. Em outro exemplo, PGs no reto do abdome podem começar junto com uma operação abdominal e ser perpetuados por respiração paradoxal, que ocorre em consequência de desconforto abdominal pós-operatório. O aparecimento desses PGs também desencoraja atividade do músculo abdominal, que pode contribuir para a respiração paradoxal. Uma fonte nada comum de dor abdominal intensa contínua é um hematoma no músculo reto do abdome.[102]

5. AÇÕES CORRETIVAS

Quando sentado, o paciente deve usar um travesseiro pequeno como apoio lombar e inclinar-se contra o encosto da cadeira. Com isso, é mantida a lordose lombar natural e ocorre elevação da caixa torácica anteriormente, colocando os músculos mais longitudinais da parede abdominal em alongamento suave. Uma cinta elástica bem firme ou um modelador pode comprimir os músculos abdominais, interferindo em sua circulação.

Exercícios úteis para a musculatura do abdome incluem respiração diafragmática (abdominal) regular, exercícios de inclinação pélvica e exercícios abdominais com inclinação do corpo sentado, além de muita risada.

Respiração diafragmática (abdominal)
O exercício de alongamento ativo mais eficiente para esses músculos é a respiração diafragmática.[39] Esse tipo de respiração (com o paciente deitado de costas e os joelhos flexionados) alonga os músculos da parede abdominal lateral (Figura 49-10).

Inclinação pélvica
O exercício de inclinação da pelve é suave e eficaz para a porção inferior do reto do abdome. É feito conforme mostrado e descrito na Figura 49-10.

Erguer o tronco/curvar o abdome/retornar
O exercício de erguer o tronco/curvar o abdome/retornar à posição inicial sentada é a combinação delicada de três exercícios (Figura 49-5). Essa combinação deve sempre começar com o paciente na posição sentada, não em supino. Resulta em alongamento, e não em encurtamento, da musculatura abdominal. A contração excêntrica do sentar-se e inclinar-se para trás coloca, relativamente, menos carga nos músculos abdominais envolvidos, devido a uma maior força e eficiência de um alongamento, em comparação com uma contração que encurta. Inicialmente, o paciente ergue o tronco para sentar-se, com a ajuda dos braços, para depois reclinar-se lentamente (Figura 49-5A). O movimento de curvatura do exercício de flexão do tronco deve ser feito com suavidade e lentidão, sem movimentos bruscos. A pausa entre cada ciclo do exercício é tão importante quanto o movimento e deve ter a mesma duração. Uma inspiração e expiração plenas, ao término de cada movimentação completa, restabelece o total relaxamento dos músculos e dá ritmo ao exercício. O paciente começa fazendo o exercício em dias alternados, ou a cada dois dias, se os músculos abdominais estiverem doloridos. Depois, a quantidade de flexões de tronco aumenta gradativamente para uma meta de 10 a cada sessão. Somente quando essa meta é atingida, o paciente faz a curvatura abdominal (Figura 49-5B), que é uma flexão parcial. Isso é feito como "descascar algo", com a coluna flexionando-se para a frente, para que cada vértebra, em sucessão, deixe o solo por si só (Figura 49-5C e D).

Risadas
Rir é um exercício isométrico vigoroso para todos os músculos abdominais. Se o programa de exercícios induzir fadiga ou autopercepção de encurtamento de músculos, o paciente também pode alongar suavemente a musculatura abdominal (Figura 51-5A e B).

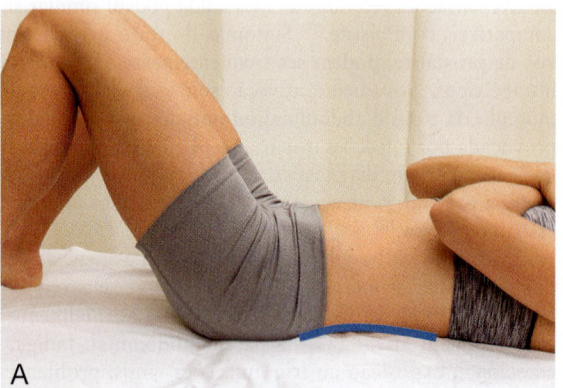 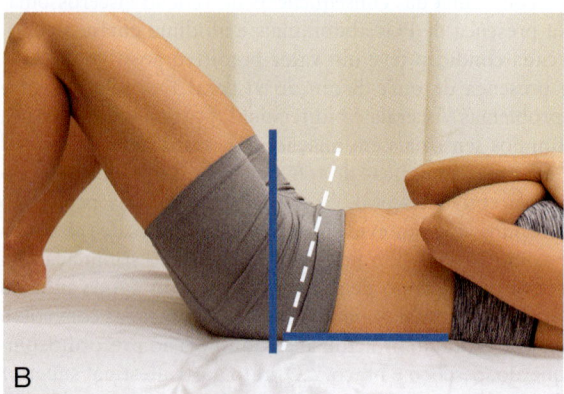

Figura 49-10 O exercício de inclinação pélvica envolve os músculos abdominais e alonga o espinal lombar. (A) Posição inicial. (B) A paciente contrai os músculos abdominais para achatar a coluna lombar contra o solo, delicadamente inclinando a porção frontal da pelve na direção do nariz.

Referências

1. Rankin G, Stokes M, Newham DJ. Abdominal muscle size and symmetry in normal subjects. *Muscle Nerve.* 2006;34(3):320-326.
2. Tanaka NI, Yamada M, Tanaka Y, Fukunaga T, Nishijima T, Kanehisa H. Difference in abdominal muscularity at the umbilicus level between young and middle-aged men. *J Physiol Anthropol.* 2007;26(5):527-532.
3. Standring S. *Gray's Anatomy: The Anatomical Basis of Clinical Practice.* 41st ed. London, UK: Elsevier; 2015.
4. Lange W. On the functional structure of tendinous inscriptions in the human rectus abdominis muscle [in German]. *Gegenbaurs Morphol Jahrb.* 1968;111(3):336-342.
5. Beaton LE, Anson BJ. The pyramidalis muscle: its occurrence and size in American white and negroes. *Am J Phys Anthropol.* 1939;25:261-269.
6. Anson B, Beaton L, McVay C. The pyramidalis muscle. *Anatomical Record.* 1938;72:405-411.
7. Rahn DD, Phelan JN, Roshanravan SM, White AB, Corton MM. Anterior abdominal wall nerve and vessel anatomy: clinical implications for gynecologic surgery. *Am J Obstet Gynecol.* 2010;202(3):234.e1-234.e5.
8. van der Graaf T, Verhagen PC, Kerver AL, Kleinrensink GJ. Surgical anatomy of the 10th and 11th intercostal, and subcostal nerves: prevention of damage during lumbotomy. *J Urol.* 2011;186(2):579-583.
9. Hammond DC, Larson DL, Severinac RN, Marcias M. Rectus abdominis muscle innervation: implications for TRAM flap elevation. *Plast Reconstr Surg.* 1995;96(1):105-110.
10. Ramasastry SS, Granick MS, Futrell JW. Clinical anatomy of the internal oblique muscle. *J Reconstr Microsurg.* 1986;2(2):117-122.
11. Schlenz I, Burggasser G, Kuzbari R, Eichberger H, Gruber H, Holle J. External oblique abdominal muscle: a new look on its blood supply and innervation. *Anat Rec.* 1999;255(4):388-395.
12. Yang D, Morris SF, Geddes CR, Tang M. Neurovascular territories of the external and internal oblique muscles. *Plast Reconstr Surg.* 2003;112(6):1591-1595.
13. Mathes SJ, Nahai F. Classification of the vascular anatomy of muscles: experimental and clinical correlation. *Plast Reconstr Surg.* 1981;67(2):177-187.
14. Arjmand N, Shirazi-Adl A, Parnianpour M. Trunk biomechanics during maximum isometric axial torque exertions in upright standing. *Clin Biomech (Bristol, Avon).* 2008;23(8):969-978.
15. Masani K, Sin VW, Vette AH, et al. Postural reactions of the trunk muscles to multi-directional perturbations in sitting. *Clin Biomech (Bristol, Avon).* 2009;24(2):176-182.
16. Hides JA, Wong I, Wilson SJ, Belavy DL, Richardson CA. Assessment of abdominal muscle function during a simulated unilateral weight-bearing task using ultrasound imaging. *J Orthop Sports Phys Ther.* 2007;37(8):467-471.
17. El Ouaaid Z, Arjmand N, Shirazi-Adl A, Parnianpour M. A novel approach to evaluate abdominal coactivities for optimal spinal stability and compression force in lifting. *Comput Methods Biomech Biomed Engin.* 2009;12(6):735-745.
18. Kim LJ, Kim N. Difference in lateral abdominal muscle thickness during forceful exhalation in healthy smokers and non-smokers. *J Back Musculoskelet Rehabil.* 2012;25(4):239-244.
19. Juker D, McGill S, Kropf P, Steffen T. Quantitative intramuscular myoelectric activity of lumbar portions of psoas and the abdominal wall during a wide variety of tasks. *Med Sci Sports Exerc.* 1998;30(2):301-310.
20. Page P, Frank C, Lardner R. *Assessment and Treatment of Muscle Imbalance. The Janda Approach.* Champaign, IL: Human Kinetics; 2010.
21. Vleeming A, Schuenke MD, Danneels L, Willard FH. The functional coupling of the deep abdominal and paraspinal muscles: the effects of simulated paraspinal muscle contraction on force transfer to the middle and posterior layer of the thoracolumbar fascia. *J Anat.* 2014;225(4):447-462.
22. Wong AY, Parent EC, Funabashi M, Kawchuk GN. Do changes in transversus abdominis and lumbar multifidus during conservative treatment explain changes in clinical outcomes related to nonspecific low back pain? A systematic review. *J Pain.* 2014;15(4):377.e1-377.e35.
23. Hodges PW, Richardson CA. Contraction of the abdominal muscles associated with movement of the lower limb. *Phys Ther.* 1997;77(2):132-142; discussion 142-134.
24. Hodges PW, Richardson CA. Delayed postural contraction of transversus abdominis in low back pain associated with movement of the lower limb. *J Spinal Disord.* 1998;11(1):46-56.
25. Hodges PW. Changes in motor planning of feedforward postural responses of the trunk muscles in low back pain. *Exp Brain Res.* 2001;141(2):261-266.
26. Hodges PW, Richardson CA. Relationship between limb movement speed and associated contraction of the trunk muscles. *Ergonomics.* 1997;40(11):1220-1230.
27. Ghamkhar L, Kahlaee AH. Trunk muscles activation pattern during walking in subjects with and without chronic low back pain: a systematic review. *PM R.* 2015;7(5):519-526.
28. McGill SM. Electromyographic activity of the abdominal and low back musculature during the generation of isometric and dynamic axial trunk torque: implications for lumbar mechanics. *J Orthop Res.* 1991;9(1):91-103.
29. Beith ID, Harrison PJ. Stretch reflexes in human abdominal muscles. *Exp Brain Res.* 2004;159(2):206-213.
30. Kera T, Maruyama H. The effect of posture on respiratory activity of the abdominal muscles. *J Physiol Anthropol Appl Human Sci.* 2005;24(4):259-265.
31. Mesquita Montes A, Baptista J, Crasto C, de Melo CA, Santos R, Vilas-Boas JP. Abdominal muscle activity during breathing with and without inspiratory and expiratory loads in healthy subjects. *J Electromyogr Kinesiol.* 2016;30:143-150.
32. Hu H, Meijer OG, van Dieen JH, et al. Muscle activity during the active straight leg raise (ASLR), and the effects of a pelvic belt on the ASLR and on treadmill walking. *J Biomech.* 2010;43(3):532-539.
33. MacKenzie JF, Grimshaw PN, Jones CD, Thoirs K, Petkov J. Muscle activity during lifting: examining the effect of core conditioning of multifidus and transversus abdominis. *Work.* 2014;47(4):453-462.
34. Miller MI, Medeiros JM. Recruitment of internal oblique and transversus abdominis muscles during the eccentric phase of the curl-up exercise. *Phys Ther.* 1987;67(8):1213-1217.
35. Uva B, Aliverti A, Bovio D, Kayser B. The "Abdominal Circulatory Pump": an auxiliary heart during exercise? *Front Physiol.* 2015;6:411.
36. Urquhart DM, Hodges PW, Allen TJ, Story IH. Abdominal muscle recruitment during a range of voluntary exercises. *Man Ther.* 2005;10(2):144-153.
37. Olson MW. Trunk muscle activation during sub-maximal extension efforts. *Man Ther.* 2010;15(1):105-110.
38. Okada M. An electromyographic estimation of the relative muscular load in different human postures. *J Human Ergol.* 1972;1:75-93.
39. Flint MM. An electromyographic comparison of the function of the iliacus and the rectus abdominis muscles. A preliminary report. *Phys Ther.* 1965;45:248-252.
40. Godfrey KE, Kindig LE, Windell EJ. Electromyographic study of duration of muscle activity in sit-up variations. *Arch Phys Med Rehabil.* 1977;58(3):132-135.
41. Gilleard WL, Brown JM. An electromyographic validation of an abdominal muscle test. *Arch Phys Med Rehabil.* 1994;75(9):1002-1007.
42. Simons DG, Travell J, Simons L. *Travell & Simon's Myofascial Pain and Dysfunction: The Trigger Point Manual.* Vol 1. 2nd ed. Baltimore: Williams & Wilkins; 1999.
43. Rivero Fernandez M, Moreira Vicente V, Riesco Lopez JM, Rodrigues Gandia M, Garrido Gomez R, Miliua Salamero J. Pain originating from the abdominal wall: a forgotten diagnostic option [in Spanish]. *Gastroenterol Hepatol.* 2007;30:244-250.
44. Muscolino JE. Abdominal wall trigger point case study. *J Bodyw Mov Ther.* 2013;17(2):151-156.
45. Gutstein RR. The role of abdominal fibrositis in functional indigestion. *Miss Valley Med J.* 1944;66:114-124.
46. Melnick J. Treatment of trigger mechanism in gastrointestinal disease. *N Y State J Med.* 1954;54(9):1324-1330.
47. Melnick J. Trigger areas and refractory pain in duodenal ulcer. *N Y State J Med.* 1957;57(6):1073-1077.
48. Kellgren JH. Observations on referred pain arising from muscle. *Clin Sci.* 1938;3:175-190.
49. Aftimos S. Myofascial pain in children. *N Z Med J.* 1989;102(874):440-441.
50. Simons DG, Travell JG. Myofascial origins of low back pain. 1. Principles of diagnosis and treatment. *Postgrad Med.* 1983;73(2):66, 68-70, 73 passim.
51. Simons DG, Travell JG. Myofascial origins of low back pain. 2. Torso muscles. *Postgrad Med.* 1983;73(2):81-92.
52. Simons DG, Travell JG. Myofascial origins of low back pain. 3. Pelvic and lower extremity muscles. *Postgrad Med.* 1983;73(2):99-105, 108.
53. Mehta M, Ranger I. Persistent abdominal pain. Treatment by nerve block. *Anaesthesia.* 1971;26(3):330-333.
54. Bates T, Grunwaldt E. Myofascial pain in childhood. *J Pediatr.* 1958;53(2):198-209.
55. Travell JG. A trigger point for hiccup. *J Am Osteopath Assoc.* 1977;77(4):308-312.
56. Lewis T, Kellgren JH. Observations relating to referred pain, visceromotor reflexes and other associated phemomena. *Clin Sci.* 1939;4:47-71
57. Kellgren JH. On the distribution of pain arising from deep somatic structures with charts of segmental pain areas. *Clin Sci.* 1939;4:35-46.
58. Good MG. Pseudo-appendicitis. *Acta Med Scand.* 1950;138(5):348-353.
59. Long C, 2nd. Myofascial pain syndromes. III. Some syndromes of the trunk and thigh. *Henry Ford Hosp Med Bull.* 1956;4(2):102-106.
60. Good MG. The role of skeletal muscles in the pathogenesis of diseases. *Acta Med Scand.* 1950;138(4):284-292.
61. Carnett JB. Intercostal neuralgia as a cause of abdominal pain and tenderness. *Surg Gynecol Obstet.* 1926;42:625-632.
62. Ingber RS. Atypical chest pain due to myofascial dysfunction of the diaphragm muscle: a case report. *Arch Phys Med Rehabil.* 1988;69:729.
63. Smith LA. The pattern of pain in the diagnosis of upper abdominal disorders. *J Am Med Assoc.* 1954;156(17):1566-1573.
64. Montenegro ML, Gomide LB, Mateus-Vasconcelos EL, et al. Abdominal myofascial pain syndrome must be considered in the differential diagnosis of chronic pelvic pain. *Eur J Obstet Gynecol Reprod Biol.* 2009;147(1):21-24.

65. Aredo JV, Heyrana KJ, Karp BI, Shah JP, Stratton P. Relating chronic pelvic pain and endometriosis to signs of sensitization and myofascial pain and dysfunction. *Semin Reprod Med*. 2017;35(1):88-97.
66. Jarrell J. Myofascial dysfunction in the pelvis. *Curr Pain Headache Rep*. 2004;8(6):452-456.
67. Jarrell J, Giamberardino MA, Robert M, Nasr-Esfahani M. Bedside testing for chronic pelvic pain: discriminating visceral from somatic pain. *Pain Res Treat*. 2011;2011:692102.
68. Anderson RU, Sawyer T, Wise D, Morey A, Nathanson BH. Painful myofascial trigger points and pain sites in men with chronic prostatitis/chronic pelvic pain syndrome. *J Urol*. 2009;182(6):2753-2758.
69. Nazareno J, Ponich T, Gregor J. Long-term follow-up of trigger point injections for abdominal wall pain. *Can J Gastroenterol*. 2005;19(9):561-565.
70. Fitzgerald MP, Anderson RU, Potts J, et al. Randomized multicenter feasibility trial of myofascial physical therapy for the treatment of urological chronic pelvic pain syndromes. *J Urol*. 2013;189(1 suppl):S75-S85.
71. Montenegro ML, Braz CA, Rosa-e-Silva JC, Candido-dos-Reis FJ, Nogueira AA, Poli-Neto OB. Anaesthetic injection versus ischemic compression for the pain relief of abdominal wall trigger points in women with chronic pelvic pain. *BMC Anesthesiol*. 2015;15:175.
72. Huang QM, Liu L. Wet needling of myofascial trigger points in abdominal muscles for treatment of primary dysmenorrhoea. *Acupunct Med*. 2014;32(4):346-349.
73. Fall M, Baranowski AP, Elneil S, et al. EAU guidelines on chronic pelvic pain. *Eur Urol*. 2010;57(1):35-48.
74. Kelly M. Lumbago and abdominal pain. *Med J Australia*. 1942;1:311-317.
75. Feinstein B, Langton JN, Jameson RM, Schiller F. Experiments on pain referred from deep somatic tissues. *J Bone Joint Surg Am*. 1954;36-A(5):981-997.
76. Hockaday JM, Whitty CW. Patterns of referred pain in the normal subject. *Brain*. 1967;90(3):481-496.
77. Heinz GJ, Zavala DC. Slipping rib syndrome. *JAMA*. 1977;237(8):794-795.
78. Jelenko C III. Tietze's disease predates 'chest wall syndrome'. *JAMA*. 1979;242(23):2556.
79. McBeath AA, Keene JS. The rib-tip syndrome. *J Bone Joint Surg Am*. 1975;57A(6):795-797.
80. Howarth D, Southee A, Cardew P, Front D. SPECT in avulsion injury of the multifidus and rotator muscles of the lumbar region. *Clin Nucl Med*. 1994;19(7):571-574.
81. Travell J. The adductor longus syndrome: a cause of groin pain; Its treatment by local block of trigger areas (procaine infiltration and ethyl chloride spray). *Miss Valley Med J*. 1950;71:13-22.
82. Stensby JD, Baker JC, Fox MG. Athletic injuries of the lateral abdominal wall: review of anatomy and MR imaging appearance. *Skeletal Radiol*. 2016;45(2):155-162.
83. Lewit K. Muscular pattern in thoraco-lumbar lesions. *Manual Med*. 1986;2:105-107.
84. Thomson WH, Dawes RF, Carter SS. Abdominal wall tenderness: a useful sign in chronic abdominal pain. *Br J Surg*. 1991;78(2):223-225.
85. Hall MW, Sowden DS, Gravestock N. Abdominal wall tenderness test [Letter]. *Lancet*. 1991;337:1606.
86. Desai JD. Beevor's sign. *Ann Indian Acad Neurol*. 2012;15(2):94-95.
87. Haladay DE, Denegar CR, Miller SJ, Challis J. Electromyographic and kinetic analysis of two abdominal muscle performance tests. *Physiother Theory Pract*. 2015;31(8):587-593.
88. Taylor BJ, How SC, Romer LM. Exercise-induced abdominal muscle fatigue in healthy humans. *J Appl Physiol (1985)*. 2006;100(5):1554-1562.
89. Silfies SP, Squillante D, Maurer P, Westcott S, Karduna AR. Trunk muscle recruitment patterns in specific chronic low back pain populations. *Clin Biomech (Bristol, Avon)*. 2005;20(5):465-473.
90. Masse-Alarie H, Flamand VH, Moffet H, Schneider C. Corticomotor control of deep abdominal muscles in chronic low back pain and anticipatory postural adjustments. *Exp Brain Res*. 2012;218(1):99-109.
91. Hides JA, Belavy DL, Cassar L, Williams M, Wilson SJ, Richardson CA. Altered response of the anterolateral abdominal muscles to simulated weight-bearing in subjects with low back pain. *Eur Spine J*. 2009;18(3):410-418.
92. Janda V. Evaluation of muscular imbalance, Chapter 6. In: Liebenson C, ed. *Rehabilitation of the Spine: A Practitioner's Guide*. Baltimore: Williams & Wilkins; 1996:97-112.
93. Gerwin RD, Dommerholt J, Shah JP. An expansion of Simons' integrated hypothesis of trigger point formation. *Curr Pain Headache Rep*. 2004;8(6):468-475.
94. Hsieh YL, Kao MJ, Kuan TS, Chen SM, Chen JT, Hong CZ. Dry needling to a key myofascial trigger point may reduce the irritability of satellite MTrPs. *Am J Phys Med Rehabil*. 2007;86(5):397-403.
95. Dworken HJ, Biel FJ, Machella TE. Supradiaphragmatic reference of pain from the colon. *Gastroenterology*. 1952;22(2):222-243.
96. Moriarty JK, Dawson AM. Functional abdominal pain further evidence that whole gut is affected. *Br Med J*. 1982;284:1670-1672.
97. Giamberardino MA, Valente R, de Bigontina P, Vecchiet L. Artificial ureteral calculosis in rats: behavioural characterization of visceral pain episodes and their relationship with referred lumbar muscle hyperalgesia. *Pain*. 1995;61(3):459-469.
98. Gorrell RL. Appendicitis: failure to correlate clinical and pathologic diagnoses; a surgeon's viewpoint. *Minn Med*. 1951;34(2):137-138; 151 passim.
99. Willauer GJ, O'Neill JF. Late postoperative follow-up studies on patients with recurrent appendicitis. *Am J Med Sci*. 1943;205:334-342.
100. Kelsey MP. Diagnosis of upper abdominal pain. *Tex State J Med*. 1951;47(2):82-85.
101. Stratton P, Khachikyan I, Sinaii N, Ortiz R, Shah J. Association of chronic pelvic pain and endometriosis with signs of sensitization and myofascial pain. *Obstet Gynecol*. 2015;125(3):719-728.
102. Reid JD, Kommareddi S, Lankerani M, Park MC. Chronic expanding hematomas. A clinicopathologic entity. *JAMA*. 1980;244(21):2441-2442.

Capítulo 50

Músculo quadrado do lombo

Curinga da lombalgia

Joseph M. Donnelly | Deanna Hortman Camilo

1. INTRODUÇÃO

O músculo quadrado do lombo é grande e quadrilateral, localizado na parede abdominal posterior. Esse músculo tem uma ligação maior no ílio, em comparação com sua ligação na coluna lombar e nas costelas inferiores. Os três grupos de fibras musculares do quadrado do lombo consistem em fibras quase verticais que formam a porção posterior do músculo (iliocostal), as fibras diagonais que criam a camada média muscular, que se desloca da crista ilíaca para os processos transversos das vértebras lombares (iliotransversais), e as fibras diagonais que formam a porção anterior do músculo, que vai dos processos transversos das vértebras lombares até as costelas inferiores (costotransversária). Ele funciona para inclinação lateral, extensão e estabilização da coluna lombar. Pontos-gatilho (PGs) no quadrado do lombo geram dor local no tronco, lateralmente entre a crista ilíaca e a 12ª costela. Dor referida estende-se ipsilateralmente para a pelve ou a articulação sacroilíaca (ASI), para as nádegas, a virilha e a coxa anterior. Os sintomas podem ser exacerbados por atividades repetitivas, envolvendo dobrar-se e levantar objetos, bem como mecânica compensatória da marcha em razão de fraqueza do músculo glúteo ou discrepância no comprimento das pernas. Devido à localização da referência da dor, o diagnóstico diferencial deve incluir disfunção ou patologia da ASI, bursite do trocanter maior e dor radicular lombar. Ações corretivas para PGs no quadrado do lombo devem voltar-se ao alinhamento postural, às posições ao dormir, à ergonomia ao dobrar, erguer e rodar, a técnicas de autoliberação miofascial (por pressão) e a técnicas de autoalongamento.

2. CONSIDERAÇÕES ANATÔMICAS

O músculo quadrado do lombo é fino e tem a forma de um quadrilátero plano, situado no aspecto posterior da parede abdominal. Ocupa a área da crista ilíaca bem profunda em relação ao eretor da espinha e ao multífido.[1,2] Ele é composto por uma camada anterior, média e posterior de feixes de fibras musculares que se entrecruzam, com tamanho e quantidade variáveis.[3,4] Tem uma inserção maior no ílio, em comparação com sua inserção na coluna lombar e nas costelas inferiores.[1] Os três grupos de fibras do músculo quadrado do lombo consistem em fibras quase verticais, que formam a porção posterior do músculo (iliocostal); nas fibras diagonais que criam a camada muscular média, que vai da crista ilíaca aos processos transversos das vértebras lombares (iliotransversais); e nas fibras diagonais que formam a porção anterior do músculo, que vai dos processos transversos das vértebras lombares às costelas inferiores (costotransversárias).[1-3]

As fibras iliocostais formam a parte mais destacada do músculo quadrado do lombo. São fibras que se deslocam medial e superiormente de sua inserção na porção mais acima da crista ilíaca posterior e do ligamento iliolombar para sua conexão nas costelas inferiores (Figura 50-1).[2]

As porções iliotransversal e costotransversária têm feixes de fibras diagonais mais variáveis, que se prendem às extremidades dos processos transversos das quatro vértebras lombares superiores. As fibras diagonais iliotransversais conectam-se proximalmente aos processos transversos de L1-L4 e ao aspecto lateral de T12, ligando-se distalmente à crista do ílio e, com frequência, ao ligamento iliolombar. As fibras diagonais costotransversárias pequenas, em geral não discerníveis, ligam-se proximalmente à 12ª costela e distalmente aos processos transversos lombares.[2] Dois conjuntos de fibras diagonais do quadrado do lombo podem ser considerados fios-guias, que oferecem forças estabilizadoras à coluna lombar (Figuras 50-2 e 50-3).

As fibras diagonais iliotransversais são consistentemente mostradas a partir de uma vista dorsal (Figura 50-1).[5,6] Essa parte do quadrado do lombo não se encontra sob a musculatura do eretor da espinha; localiza-se bem profundamente em relação à fáscia toracolombar, onde os músculos oblíquo interno do abdome, transverso do abdome e latíssimo do dorso inserem-se à fáscia toracolombar.[2] Deve ser salientada essa composição anatômica especialmente durante a palpação em busca de PGs ou sensibilidade muscular, perto das inserções na crista ilíaca (Figura 50-4).[2] As fibras iliotransversais e costotransversárias compõem a borda medial do músculo, e as fibras iliocostais mais verticais formam a margem lateral, com sobreposição e entrelaçamento crescentes, à medida que elas se aproximam de suas inserções ilíaca e costal. Essas fibras diagonais frequentemente se entrelaçam entre cama-

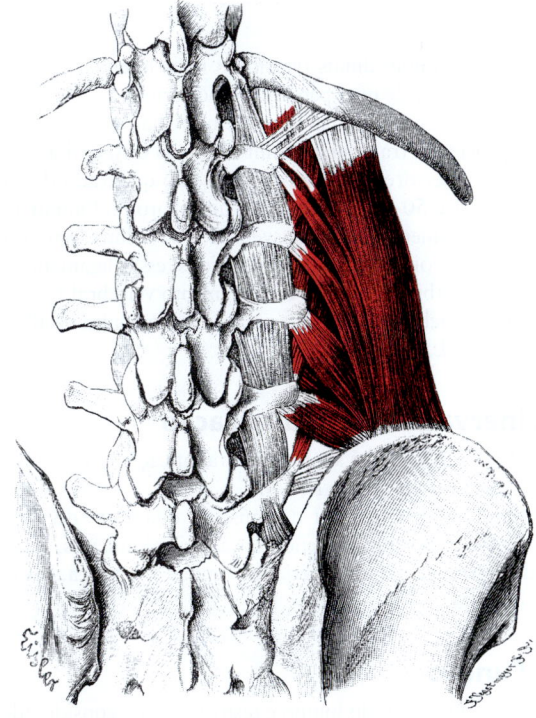

Figura 50-1 Inserções do músculo quadrado do lombo (em vermelho). O músculo intertransversário lateral e o ligamento iliolombar não têm cor (vista dorsal). De Eisler P. *Die Muskeln des Stammes*. Jenna: Gustav Fischer; 1912:654, cor adicionada.

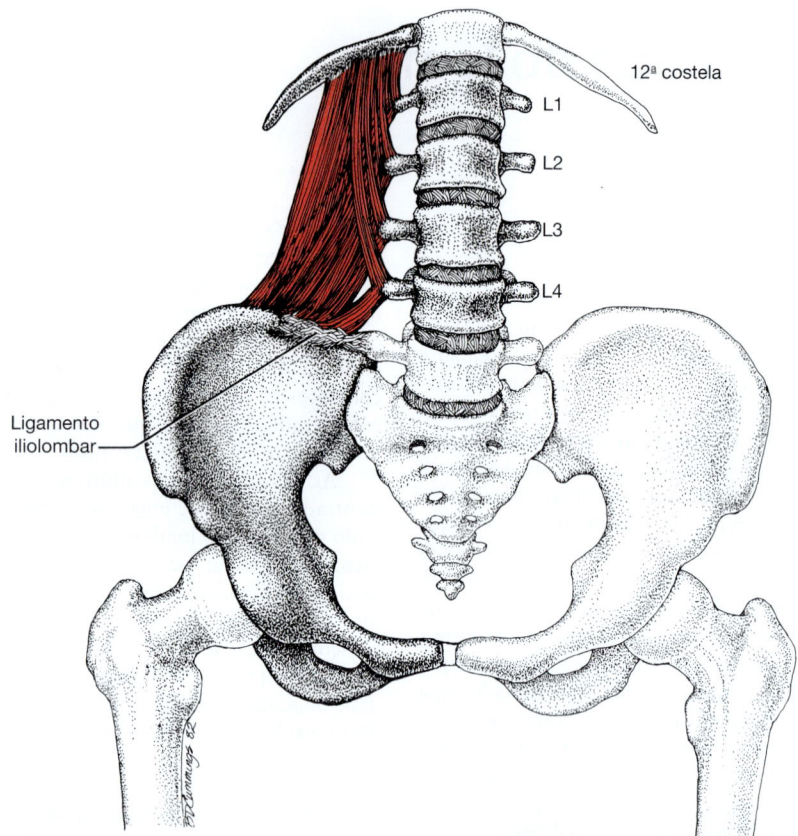

Figura 50-2 Inserções do músculo quadrado do lombo (em vermelho). As fibras iliotransversais, iliocostais e costotransversárias podem ser visualizadas (vista anterior).

das de fibras longitudinais (verticais) mais laterais, sendo mais aparentes a partir de uma perspectiva posterior.

O ligamento iliolombar situa-se na região entre o quarto e quinto processos transversos lombares e as cristas ilíacas, imediatamente inferiores e mediais ao músculo quadrado do lombo (Figuras 50-1 e 50-3).[2] As fibras do ligamento iliolombar misturam-se aos ligamentos intertransversários da coluna lombar e aos ligamentos sacroilíacos anteriores. Unidos, esses ligamentos proporcionam estabilidade à ASI e ao segmento vertebral L5-S1 pela limitação da inclinação lateral e pela proteção contra cisalhamento anterior de L5 em S1.[2]

2.1. Inervação e vascularização

O quadrado do lombo é suprido por ramificações dos ramos primários anteriores de T12 e L1-L4.[1]

O suprimento vascular do músculo quadrado do lombo é providenciado por ramificações das artérias lombares, ramificações da artéria sacral, da artéria iliolombar e ramificações da artéria subcostal.[1]

2.2. Função

O músculo quadrado do lombo é historicamente considerado um "caminhante do quadril" (ativo na marcha), elevando o quadril ipsilateral durante contração unilateral com a coluna fixa. Embora o quadrado do lombo não desempenhe essa função durante a marcha, ao tentar compensar um membro mais comprido,[2] pesquisa recente conclui que suas principais funções são flexão lateral, extensão e estabilização do tronco e da coluna lombar nos planos frontal e horizontal.[1,2,7-9]

Ao agir unilateralmente com uma pelve fixa, o quadrado do lombo age como um flexor lateral ipsilateral da coluna (Figura 50-5A e B).[1,7-9] Estudos realizados com eletromiografia (EMG) mostram que a porção posterior do quadrado do lombo tem maior ativação durante flexão lateral ipsilateral (curvar-se para o lado) do que sua porção anterior; entretanto, é durante esse movimento que é atingida a atividade pico da porção anterior do quadrado do lombo.[7,9] Contração unilateral desse músculo tem um efeito estabilizador na coluna quando alguém está levando uma carga na extremidade superior contralateral.[7] Estudos também mostram que o quadrado do lombo está ativo durante flexão lateral contralateral. Portanto, esse músculo, em um dos lados do corpo, tem um papel estabilizador, ao passo que, no lado contralateral do corpo, flexiona lateralmente (curva-se para o lado) a coluna.[7,9] Movimentos laterais do tronco exigem contrações concêntricas e excêntricas entre os músculos quadrados lombares direito e esquerdo do quadrado do lombo, além de outros músculos do tronco, para atingir uma estabilidade postural.

Waters e Morris[10] relataram atividade EMG no músculo quadrado do lombo durante caminhada. Todos os registros foram feitos a partir do lado direito do corpo. Uma interrupção da atividade EMG no quadrado do lombo ocorreu em todos os indivíduos, em velocidades moderada e rápida do andar, antecedendo e durante o contato do calcanhar direito e esquerdo.[10] A partir de suas observações clínicas, Knapp[11] concluiu que, sem aparen-

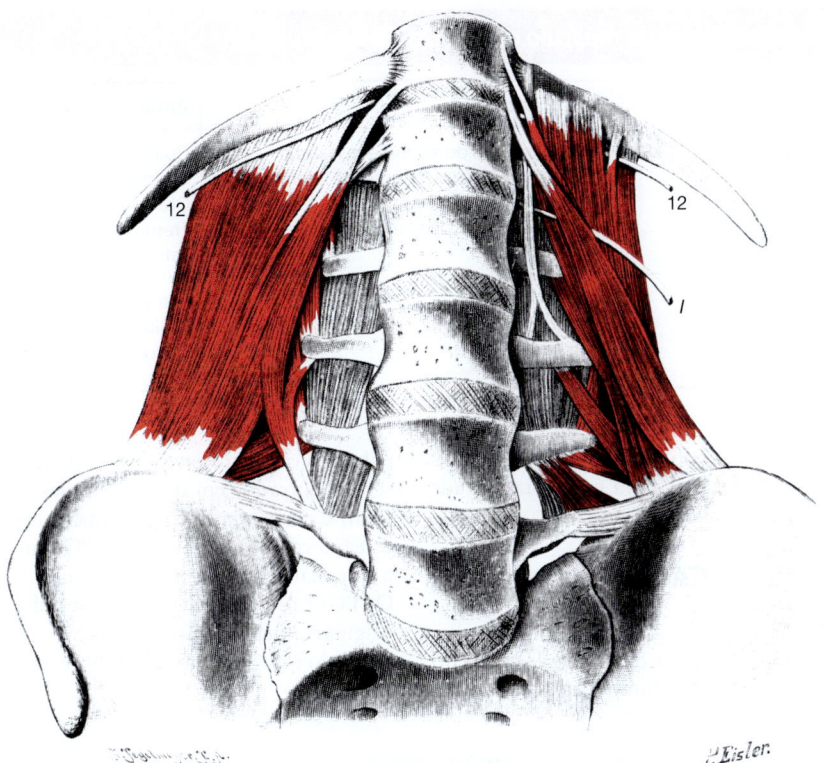

Figura 50-3 Músculos quadrado do lombo (em vermelho) e laterais intertransversários (sem cor) (vista anterior). As duas metades da figura têm origem em duas amostras diferentes de cadáveres. *12*, 12° nervo torácico; *I*, primeiro nervo lombar. De Eisler P. *Die Muskeln des Stammes*. Jena: Gustav Fischer; 1912:654, 655, cor adicionada.

te fraqueza de músculo glúteo, um abaixamento pélvico no lado do balanço pode ser causado por fraqueza das fibras oblíquas do quadrado do lombo no lado oposto. Essa conclusão dá suporte à teoria biomecânica de que o músculo quadrado do lombo e os músculos adutores do quadril funcionam como fios-guias no plano frontal durante o ciclo da marcha.[2]

Ao se contrair bilateralmente, o quadrado do lombo estende a coluna.[8] Em uma análise com computador[12] dos braços que alavancam e das áreas transversais dos músculos locais em dois cadáveres, foi calculado que o quadrado do lombo produz por volta de 9% da força muscular exercida em flexão lateral da coluna e 13% (em um cadáver) ou 22% (no outro cadáver) do poder de extensão da coluna lombar. Esse estudo confirma a função extensora deduzida a partir da Figura 50-5C, D e E em todas as posições da coluna lombar, da flexão total à extensão total. Na rotação da coluna para o lado contralateral, foi calculado que músculo quadrado do lombo contribui com 9 ou 13% da força.[12]

Contração do quadrado do lombo também funciona como um grande estabilizador durante compressão da coluna quando um sujeito está na posição em pé[8] e transportando peso com as duas extremidades superiores. Com aumento gradativo da carga transportada, a atividade dos músculos quadrado do lombo e oblíquo do abdome aumenta devido à necessidade de mais estabilidade do tronco. Para dar mais suporte à ideia do papel do quadrado do lombo na estabilização da coluna, pesquisadores descobriram que, em idosos, exercícios de estabilização com bola suíça aumentam muito a ativação muscular no quadrado do lombo.[13]

Agindo bilateralmente, a porção anterior do quadrado do lombo dá apoio à 12ª costela e à contração do músculo diafragma funcionando como um músculo secundário da inspiração.[1,9] Ele também é identificado como fixador de uma a duas costelas na expiração forçada.[14-16]

O músculo quadrado do lombo também pode compensar um músculo glúteo médio fraco durante abdução do quadril. Pesquisadores estudaram ativação muscular desse músculo durante abdução do quadril e descobriram que ele compensa o músculo glúteo médio inadequado, e essa compensação é seguida de inclinação pélvica lateral.[17,18] Desequilíbrio de recrutamento entre o glúteo médio e o quadrado do lombo durante abdução do quadril deve ser entendido como fator colaborador de condições clínicas.[17] Pesquisa recente descobriu que a utilização de uma cinta compressora da pelve durante abdução de quadril em decúbito lateral reduz significativamente a ativação do quadrado do lombo e melhora a ativação do músculo glúteo médio.[19]

2.3. Unidade funcional

A unidade funcional à qual um músculo pertence inclui os músculos que reforçam e contrapõe-se às suas ações, bem como as articulações que os músculos cruzam. A interdependência funcional dessas estruturas reflete-se na organização e nas conexões neurais do córtex sensorimotor. A unidade funcional é enfatizada, porque a presença de PG em um músculo da unidade aumenta a probabilidade de outros músculos da unidade também desenvolverem PGs. Ao desativar PGs em um músculo, deve-se ter a preocupação de que outros PGs possam se desenvolver em músculos funcionalmente interdependentes. O Quadro 50-1 representa, de maneira geral, a unidade funcional do músculo quadrado do lombo.[20]

Quadro 50-1	Unidade funcional do músculo quadrado do lombo	
Ações	Sinergistas	Antagonistas
Flexão lateral ipsilateral do tronco (inclinação lateral)	Oblíquo interno do abdome ipsilateral Oblíquo externo do abdome ipsilateral Eretor da espinha ipsilateral Latíssimo do dorso ipsilateral	Quadrado do lombo contralateral Oblíquo interno do abdome contralateral Oblíquo externo do abdome contralateral Eretor da espinha contralateral Latíssimo do dorso contralateral
Extensão do tronco	Eretor da espinha Multífido Latíssimo do dorso	Reto do abdome Oblíquo interno do abdome Oblíquo externo do abdome

Durante a marcha, o quadrado do lombo funciona com os músculos abdutor e adutor do quadril, para criar estabilidade plana frontal durante a fase de balanço da marcha.[2]

3. APRESENTAÇÃO CLÍNICA
3.1. Padrão de dor referida

PGs podem ser encontrados no interior de qualquer parte do músculo quadrado do lombo; todavia, muitas partes do músculo não estão acessíveis por palpação manual. PGs costumam ser encontrados em quatro lugares: nas partes superficial (lateral) e profunda (média), cada uma com uma área de PG em direção cefálica e caudal. Os PGs superficiais (laterais) geram a dor mais lateral e anteriormente do que os PGs profundos. Os PGs caudais tendem a referir a dor mais distalmente. A dor originária desses PGs costuma ser relatada como profunda e incômoda, embora possa lembrar a dor de uma facada durante movimento.

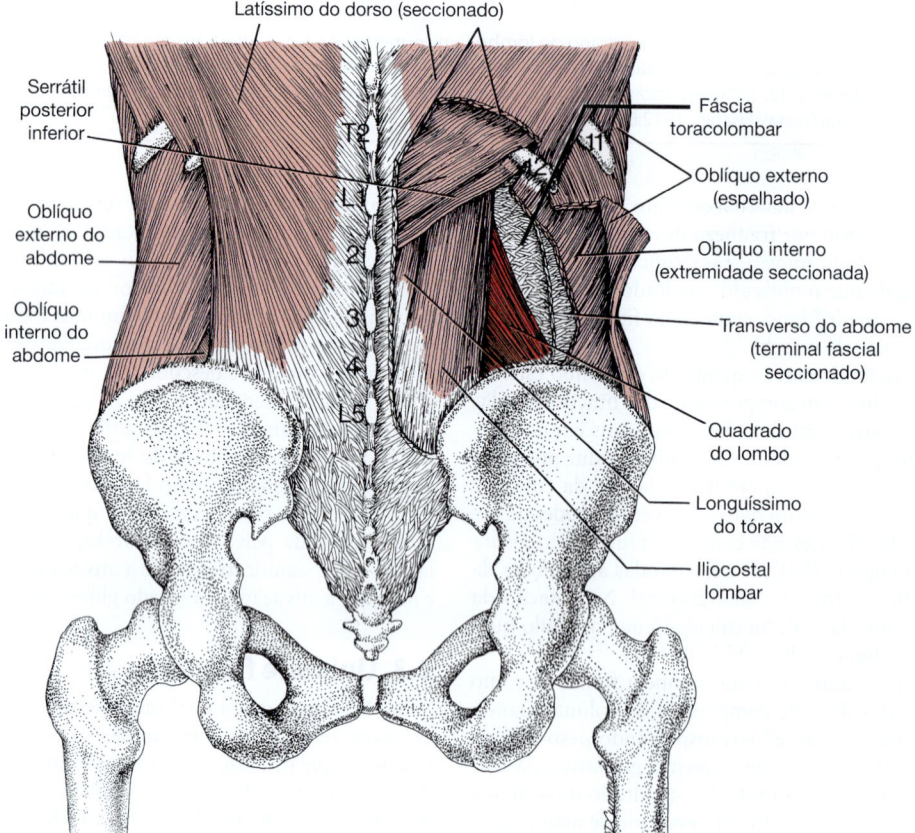

Figura 50-4 Anatomia local do músculo quadrado do lombo (vermelho-escuro). Os músculos vizinhos aparecem em vermelho-claro. A fáscia toracolombar, em posição anterior ao quadrado do lombo (mais profundamente a ele), é vista entre o quadrado do lombo e a margem seccionada do transverso do abdome. Este, o latíssimo do dorso e o oblíquo interno foram seccionados, e as partes foram removidas. O oblíquo externo também foi seccionado, e uma das partes foi rebatida.

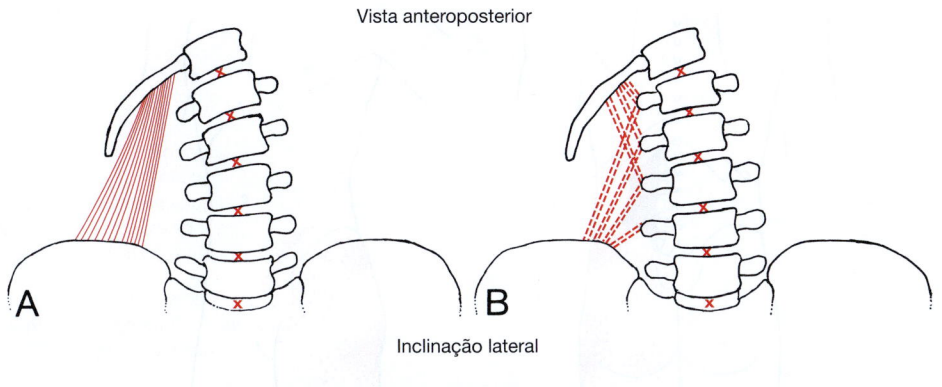

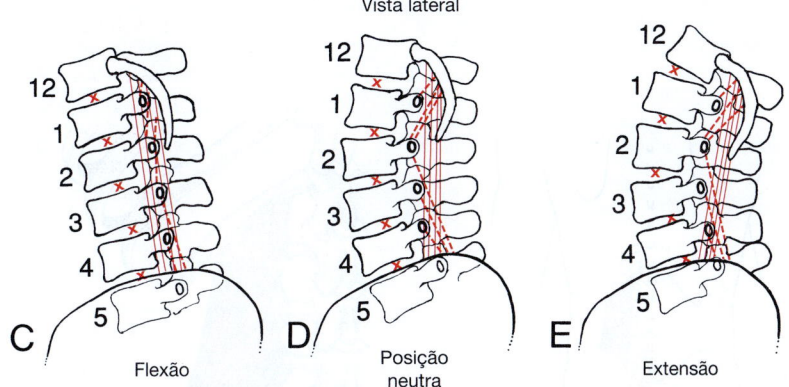

Figura 50-5 Traçados de radiografias lombares (em preto), com as fibras do quadrado do lombo (linhas vermelhas) adicionadas para mostrar suas inserções e direções. (A) e (B) Vista anteroposterior. (C), (D) e (E) Vista lateral. Um X localiza o centro de rotação entre duas vértebras; um círculo aberto localiza a ponta de um processo transverso. Linhas vermelhas contínuas marcam fibras iliocostais longitudinais; linhas vermelhas tracejadas indicam fibras diagonais iliotransversais e costotransversárias. (A) Fibras iliocostais laterais superficiais que, lateralmente, flexionam a coluna lombar na direção do mesmo lado. (B) Fibras médias, profundas e diagonais, iliotransversais e costotransversárias produzem o mesmo efeito. (C), (D) e (E) Todas as fibras estendem a coluna lombar quando o indivíduo se coloca na posição em pé com a coluna lombar em uma postura flexionada, neutra ou estendida, respectivamente.

PGs no local superficial (Figura 50-6A) podem gerar dor junto à crista do ílio e, por vezes, para o quadrante inferior adjacente do abdome. A dor pode chegar ao aspecto superior mais externo da virilha. Os PGs são responsáveis por dor referida ao trocanter maior e ao aspecto mais externo da coxa superior. O trocanter maior também pode estar tão "machucado" (sensível à pressão) que o paciente não consegue suportar deitar-se sobre aquele lado, e a dor pode evitar suporte de peso pela extremidade inferior no lado envolvido. A dor referida desses PGs costuma resultar em diagnóstico incorreto de bursite do trocanter (Figura 50-6A).

PGs no quadrado do lombo profundo parecem trazer dor para a frente da coxa, prolongando-se da espinha ilíaca anterossuperior para o lado lateral da parte superior da patela em uma banda estreita, com cerca da largura de um dos dedos da mão. Os de direção cefálica entre os PGs profundos (Figura 50-6B) geram dor enfaticamente à área da ASI; bilateralmente, esses PGs, com frequência, podem gerar dor que passa pela região sacral superior. Os PGs profundos de direção caudal trazendo a dor para a porção inferior das nádegas.

Há autores que identificaram o músculo quadrado do lombo como fonte de lombalgia,[21-23] dor nas costas[24-28] e mialgia lombar.[21] De forma mais específica, identificaram esse músculo como causador de dor à região sacroilíaca,[29-31] ao quadril ou à nádega,[29-31] ao trocanter maior,[29,31] ao abdome[26,27,30,32,33] e à virilha.[29,31] Outras áreas de referência de dor a partir do quadrado do lombo foram relatadas na coxa anterior[27] e nos testículos e no escroto.[24]

Tucker e colaboradores[34] investigaram os efeitos nociceptivos de injeção de solução salina hipertônica em seis músculos na porção inferior das costas. Quinze indivíduos foram injetados com essa solução no longuíssimo lombar, no quadrado do lombo e nos músculos multífidos superficial e profundo em L4 e L5. As injeções foram feitas com o auxílio do ultrassom para localizar os músculos específicos. Os participantes informaram a profundidade, a localização, a intensidade, o tamanho e a qualidade da dor até 14 minutos após a injeção. Os descritores de uso mais comum da dor causada pela injeção no quadrado do lombo foram "incômoda", "como cãibra, "que entorpece", "que fere" e "tensa". Um dos indivíduos relatou parestesia na coxa anterolateral por dois dias. O padrão de dor referida mais comum originária do quadrado do lombo foi o do tronco lateral, da região lombar, da crista ilíaca anterior e da pelve, que foi bastante similar ao padrão de dor referida a partir do multífido profundo. O músculo multífido profundo e superficial teve uma qualidade perturbadora e mais cãibra e dor

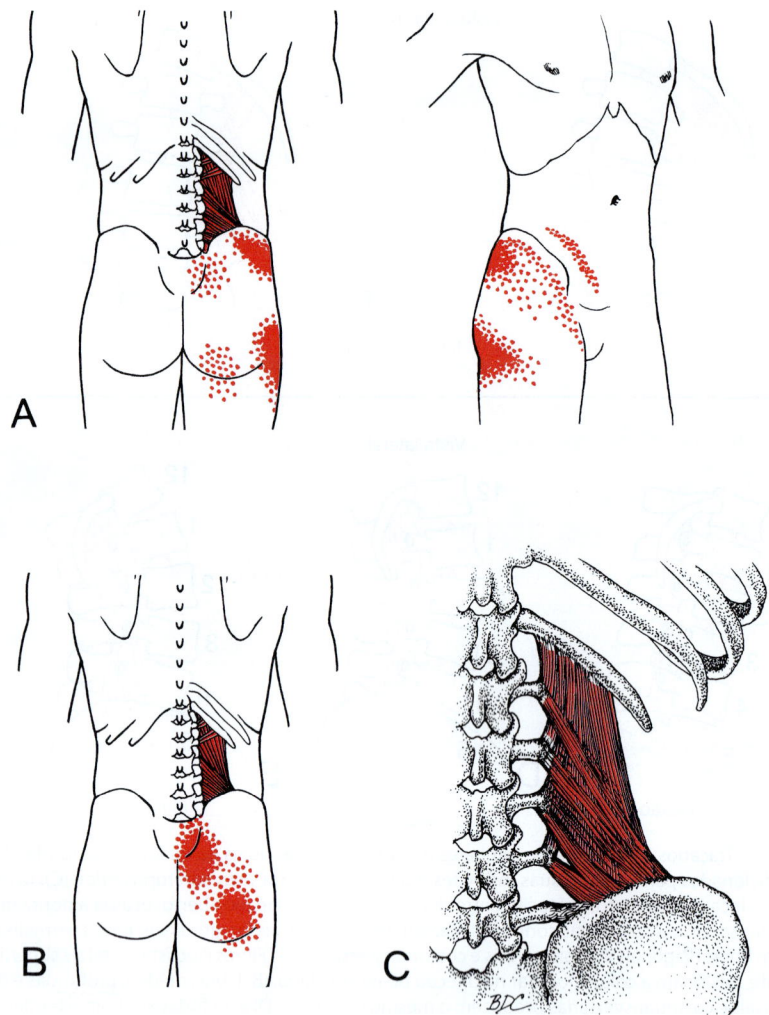

Figura 50-6 Padrões de dor referida (vermelho-escuro) de PGs no quadrado do lombo (em vermelho). Vermelho-vivo contínuo denota um padrão essencial de dor; o vermelho pontilhado, um padrão espalhado. (A) Padrões de dor de PGs superficiais (laterais) e palpáveis abaixo e perto da 12ª costela e logo acima da crista ilíaca. (B) Padrões de dor de PGs profundos (mais mediais) perto dos processos transversos das vértebras lombares. Os PGs mais profundos e cefálicos geram dor à articulação sacroilíaca; PGs mais caudais refletem dor para a região inferior da nádega. (C) Pode haver PGs em qualquer parte do músculo. Devido à sua localização, o exame pode ser feito com o uso de uma agulha filiforme ou uma injeção no PG.

que entorpece, em comparação com os demais músculos. O músculo longuíssimo lombar foi principalmente descrito como incômodo e perturbador. Os padrões de dor referida não foram consistentes com os da dor irradiada pela raiz do nervo; assim, os autores concluíram pela existência de um mecanismo difuso de dor referida oriunda desses seis músculos. Eles também concluíram que a pessoa pode não sentir dor no nível ou no local dos estímulos nociceptivos.[34] O padrão de dor referida observado para o quadrado do lombo, nesse estudo, foi bastante semelhante aos padrões de dor referida descritos antes por Travell e Simons.[35]

3.2. Sintomas

Quando os pacientes informam lombalgia não específica, o quadrado do lombo geralmente é considerado fator colaborador a essa informação do paciente. PGs nesse músculo são comuns na região lombar, mas essa origem costuma ser negligenciada. PGs no quadrado do lombo devem ser considerados fonte potencial de sintomas quando o paciente informa dor na região lombar unilateral, ASI e dor na nádega, acima do trocanter maior, e dor na virilha.

Pacientes com PGs no músculo quadrado do lombo podem relatar uma dor persistente, profunda e incômoda em repouso,[29] que aumenta na posição ereta sem apoio e em posições que exijam estabilização da coluna lombar. Erguer-se da posição supina, ou levantar-se de uma cadeira, pode ser difícil ou impossível sem ajuda dos membros superiores.

O paciente ainda pode ter dor aguda acima do trocanter maior, a qual é agravada com movimentos de sentar e levantar, caminhar, subir e descer escadas. O paciente também pode informar questões importantes quanto a deitar-se sobre o lado afetado, especialmente à noite. Esses pacientes não tiveram sucesso no tratamento com corticoide injetável na bolsa sinovial do trocanter maior.

Além da dor nas costas distribuída nos padrões primários de referência desse músculo (Figura 50-6), a dor pode se estender à virilha, ao testículo, ao escroto ou em uma distribuição do nervo isquiático.[24] Há pacientes que relataram peso dos quadris, cãibra das panturrilhas e sensações de ardência nas pernas e nos pés.[30] Os pacientes também podem relatar dificuldade crescente para andar por períodos longos, principalmente quando a força do músculo glúteo médio for inadequada para apoiar a pelve na fase de postura média da marcha.

Utilizando um delineamento transversal, Iglesias-González[36] pesquisou a diferença na presença de PGs em 42 pacientes com lombalgia não específica e 42 controles com idade similar. Os músculos quadrado do lombo, iliocostal lombar, psoas, piriforme, glúteo mínimo e glúteo médio foram examinados em relação a PGs. Foram usadas a escala numérica de classificação da dor (NPRS, do inglês *numeric pain rating scale*), o Questionário de Dor nas Costas de Roland-Morris e o Índice de Qualidade do Sono de Pittsburgh (*Pittsburgh Sleep Quality Index*) como medidas de resultados. Pacientes com lombalgia não específica tiveram uma média de 3,5 PGs ativos e dois PGs latentes, em comparação aos participantes do grupo-controle que não tiveram qualquer PG ativo. PGs ativos no quadrado do lombo foram mais predominantes (55%), seguidos do músculo glúteo médio (38%) e do músculo iliocostal lombar (33%) em pacientes com lombalgia não específica. Uma quantidade maior de PGs ativos foi associada a uma pior qualidade do sono e maior intensidade da dor ($P < 0,001$) no grupo com lombalgia não específica. Também houve uma diferença importante na presença de PGs latentes em indivíduos com lombalgia não específica, em comparação ao grupo-controle, com os músculos quadrado do lombo, iliocostal lombar, psoas, piriforme e glúteo médio sendo os mais afetados.[36]

3.3. Exame do paciente

Após um exame subjetivo minucioso, o clínico deve fazer um desenho detalhado representando o padrão de dor descrito pelo paciente. Essa descrição ajudará no planejamento do exame físico e pode ser útil no monitoramento da progressão do paciente, à medida que os sintomas melhoram ou mudam. O tipo, a qualidade e a localização da dor devem ser cuidadosamente investigados, sendo imperativo o uso de instrumentos padronizados para os resultados quando examinados pacientes com dor na região lombar e/ou disfunções em extremidade inferior.

Paciente com PGs ativos no quadrado do lombo ocorre contração protetora que limita os movimentos entre as vértebras lombares e o sacro durante caminhadas, ao deitar-se, ao virar-se na cama, ao levantar da cama ou de uma cadeira. Uma tosse forte pode evocar a distribuição característica da dor.

A observação da postura em pé deve ser feita com atenção à curvatura da coluna e ao alinhamento biomecânico das extremidades inferiores. É importante incorporar um levantamento de dados da escoliose funcional e estrutural, presença de hemipelve e deslizamento ascendente do ilíaco[37] e discrepância no comprimento das pernas. Em razão das inserções do músculo quadrado do lombo na pelve e na coluna lombar, um encurtamento do quadrado do lombo pode contribuir para escoliose aparente e discrepâncias no comprimento das pernas. Se houver encurtamento do músculo quadrado do lombo (potencialmente em razão de PGs) em pé, a pelve fica levemente elevada só no lado afetado ou deprimida

no lado oposto ao músculo afetado. A coluna lombar costuma mostrar escoliose lombar funcional convexa, a qual é afastada do lado do quadrado do lombo envolvido.[22] Lordose lombar normal pode parecer plana em razão da rotação das vértebras que acompanha a escoliose, apesar de o músculo quadrado do lombo ser um extensor e um flexor lateral da coluna.

Elevações da crista ilíaca e marcos ósseos da espinha ilíaca posterossuperior e da espinha ilíaca anterossuperior devem ser investigados quanto à assimetria na posição sentada.[37] A posição sentada preferida pelo paciente também deve ser avaliada. Clinicamente, é comum que ele incline para a frente o lado afetado, enquanto estiver sentado, quando há PGs ativos no músculo quadrado do lombo. Uma hemipelve pode ser mais aparente nessa posição do que em pé.

Nas posições deitado em supino ou pronação, PGs podem encurtar o músculo e, assim, distorcer o alinhamento pélvico, erguendo a pelve no lado do músculo tenso (Figura 50-7). Marcos ósseos devem ser palpados nessa posição para distinguir uma disfunção iliossacral[37] de PGs no quadrado do lombo ou encurtamento do músculo.

Levantar dados da amplitude de movimentos ativa da coluna lombar pode revelar limitações na flexão, na extensão e na flexão lateral (curvar-se lateralmente). A flexão lateral (curvar-se para o lado) costuma ficar limitada na direção do lado sem dor e, por vezes, limitações bilaterais podem ser observadas. Rotação sentada

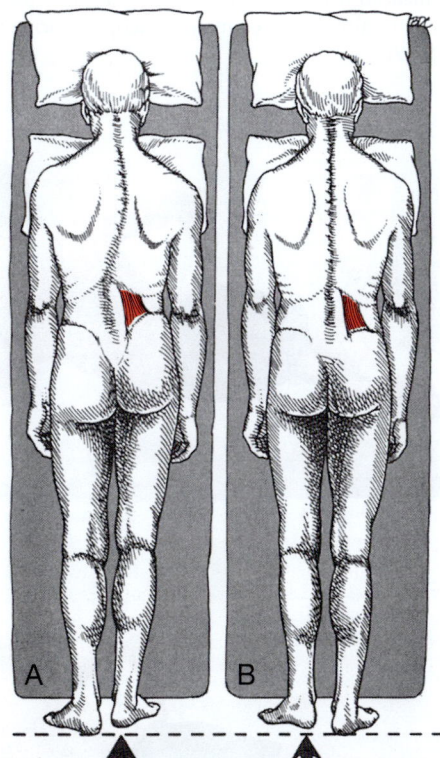

Figura 50-7 Distorção de aparente discrepância no comprimento das pernas devido à tensão no quadrado do lombo. (A) No maléolo medial, em posição prona, o membro inferior direito parece mais curto do que o esquerdo por PGs e tensão no músculo quadrado do lombo encurtado (vermelho-escuro). (B) Real discrepância no comprimento das pernas fica aparente quando os PGs no quadrado do lombo direito são eliminados e o músculo volta a seu comprimento normal em repouso (vermelho-claro). A escoliose funcional de curva em S da coluna, vista em (A), também é eliminada.

ou em pé da coluna toracolombar costuma estar bastante limitada na direção do lado do músculo envolvido quando suas fibras iliocostais estão afetadas.

Movimentos sacroilíacos e iliossacrais também devem ser investigados em posições sentada e em pé.[37] É importante que o clínico considere o uso de um conjunto de testes especiais para a ASI criado por Laslett e colaboradores.[38] Esses testes têm elevada utilidade clínica na identificação de disfunção da ASI. Clinicamente, entretanto, na presença de PGs ativos no quadrado do lombo, tais testes provocadores podem ser falso-positivos em virtude da sensibilidade periférica.

É difícil uma investigação de força somente no quadrado do lombo em razão da força paralela gerada pelas porções laterais dos músculos oblíquos interno e externo do abdome. A força do quadrado do lombo pode ser testada usando-se a posição lateral em prancha. As Figuras 50-8A e B mostram duas posições diferentes para o teste do quadrado do lombo. Essas posições de teste possibilitam ao clínico um levantamento de dados da capacidade de o paciente utilizar o quadrado do lombo para estabilizar a coluna lombar.

O músculo quadrado do lombo compensa fraqueza do músculo glúteo médio durante a marcha e, assim, é importante investigar a força do glúteo em pacientes que evidenciam PGs no quadrado do lombo ou um padrão Trendelenburg de marcha. O padrão de ativação do músculo e a posição da pelve durante abdução do quadril em decúbito lateral devem ser observados (Figura 50-9A). Uma estabilização firme da pelve inibe o quadrado do lombo de compensar um músculo glúteo médio fraco, conforme mostrado na Figura 50-9B.[19]

Movimento articular acessório deve ser testado na coluna lombar, na ASI e nas costelas inferiores, uma vez que hipomobilidade articular costuma estar presente em disfunções do quadrado do lombo.

Mobilidade nas costelas inferiores também deve ser investigada em razão de inserção do quadrado do lombo nas costelas inferiores e de seu papel na respiração forçada, como ao tossir.

3.4. Exame de pontos-gatilho

PGs no quadrado do lombo são comuns em pacientes que informam dor na região lombar, na região sacroilíaca ou dor lateroproximal na coxa.[36] Para o exame de PGs no quadrado do lombo, a posição tem grande importância. A não ser que o paciente esteja posicionado de forma correta, deitado sobre o lado sem envolvimento, os PGs nesse músculo são de difícil palpação.[39-41] A posição que o paciente costuma assumir em decúbito lateral pode não permitir palpação adequada em busca de sensibilidade profunda do quadrado do lombo devido ao espaço inadequado entre a 10ª costela e a crista ilíaca.

Erguer o braço do lado a ser examinado, levando-o até a parte superior da mesa de exames, atrás da cabeça, eleva a caixa torácica (Figura 50-10A). Soltar o joelho daquele lado sobre a mesa de exames e atrás do outro joelho atrai aquele lado da pelve que está distal, baixando a crista ilíaca. Essa posição cria um espaço adequado para exame do músculo (Figura 50-10A) e acrescenta a tensão necessária para palpar. Um apoio, como um rolo de toalha, colocado sob a linha da cintura também pode ser utilizado para criar mais acesso ao quadrado do lombo (Figura 50-10B). No entanto, quando esse músculo está especialmente rijo e sensí-

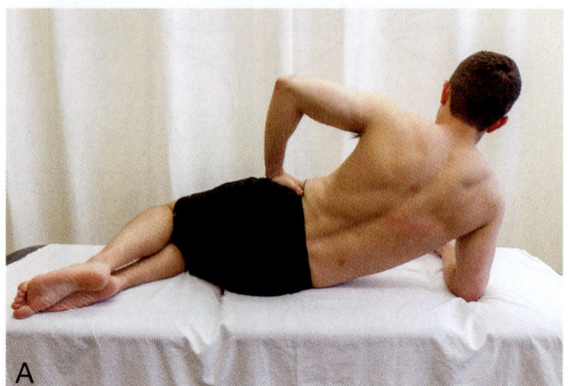
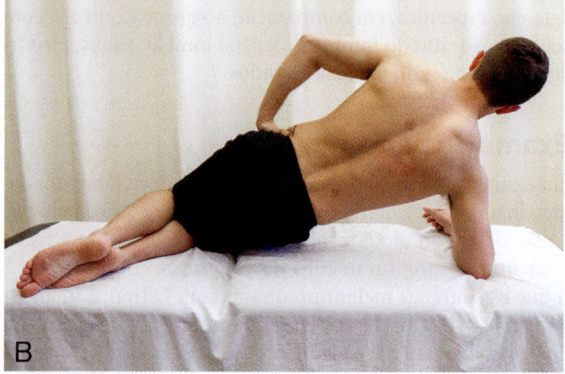
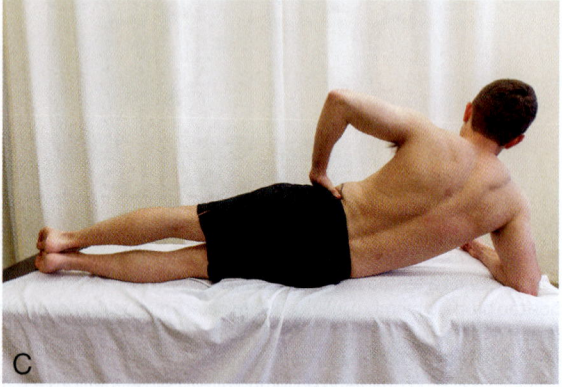
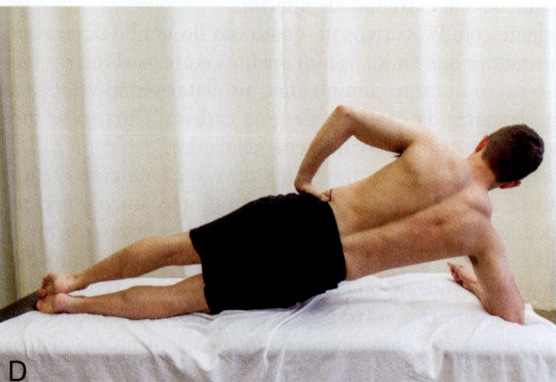

Figura 50-8 Teste de força do quadrado do lombo usando a posição de lado em prancha. (A) e (B) Os joelhos são flexionados, dando ao paciente mais estabilidade. (C) e (D) Pernas e quadris retos, colocando maior demanda no músculo quadrado do lombo.

Capítulo 50 ▪ Músculo quadrado do lombo

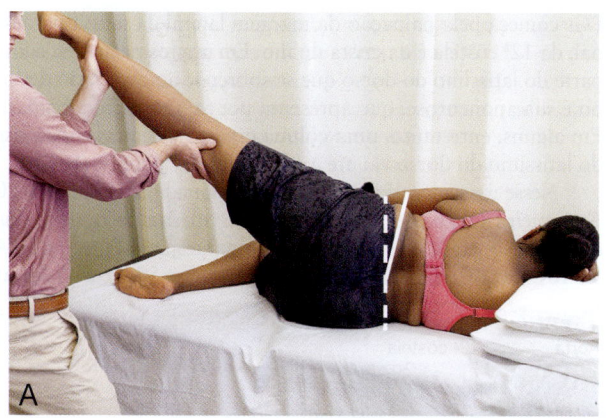 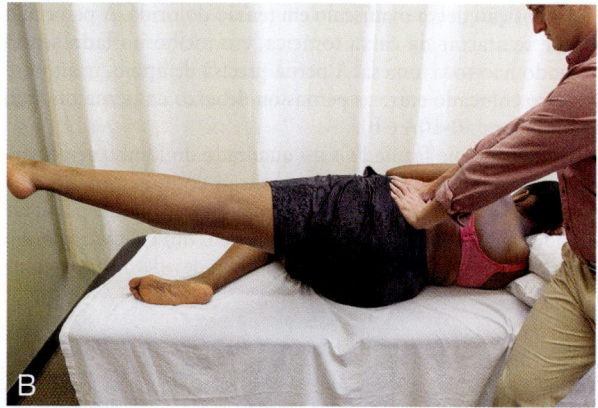

Figura 50-9 Padrão de ativação de abdução de quadril, em decúbito lateral, e teste de força. (A) Padrão de ativação muscular, com observação de movimento de quadril e pelve. Observe a elevação da crista ilíaca esquerda, conforme indicado pela linha branca contínua, demonstrando compensação pelo quadrado do lombo de força inadequada ou inibição do glúteo médio. (B) Estabilização da pelve para inibir o quadrado do lombo, a fim de fazer uma investigação precisa de inibição ou déficits de força do glúteo médio. Observe a alteração na amplitude de movimentos na abdução do quadril observado.

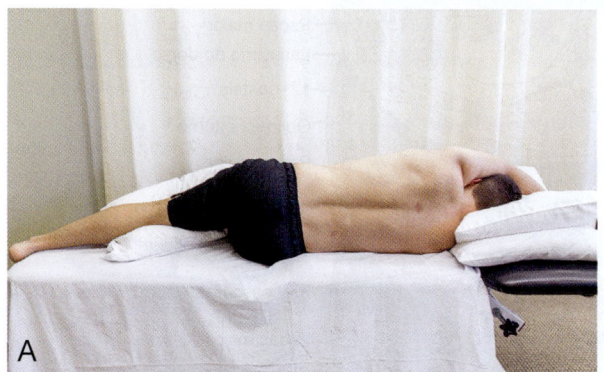 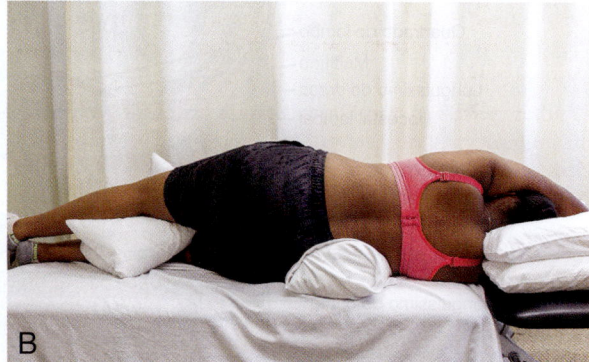

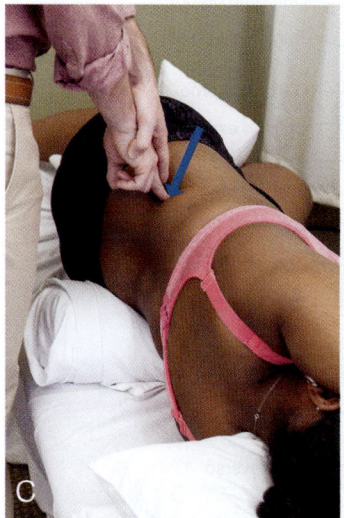 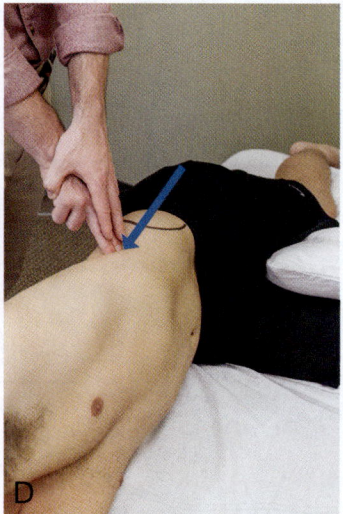 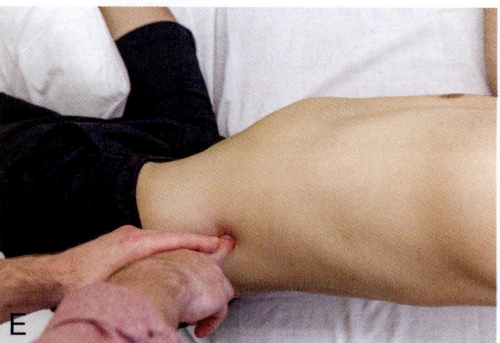

Figura 50-10 Paciente posicionando-se para exame de PGs no quadrado do lombo. (A) Abertura parcial do espaço entre as costelas mais inferiores e o ílio, levando o paciente a deslocar o braço acima da cabeça para elevar a caixa torácica. (B) Para alguns pacientes, especialmente as mulheres, uma abertura completa do espaço pode ser conseguida pelo acréscimo de rolo ou travesseiro como suporte lombar. Essa abertura maior permite palpar o músculo quadrado do lombo. (C) e (D) As setas indicam a direção em que é aplicada pressão para provocar sensibilidade pontual. Pressão descendente é exercida logo acima (adjacente a) da crista do ílio e anterior à massa muscular paraespinal longa no nível L4. (E) Para localizar PGs mais profundos e cefálicos, pressão profunda é aplicada logo na direção caudal da 12ª costela e, novamente, anterior aos paraespinais.

550 Seção 5 ■ Dor no tronco e na pelve

vel, essa posição deixa o músculo em tensão dolorida. A pelve não consegue se afastar da caixa torácica, e o joelho no lado sendo examinado não toca a mesa. A perna precisa de apoio, usando-se travesseiro colocado entre as pernas ou debaixo da perna do lado afetado (Figura 50-10A e B).

Uma razão que faz de PGs no quadrado do lombo serem negligenciados com facilidade é a localização do músculo, o qual é anterior à massa do músculo paraespinal e inacessível a partir de uma abordagem posterior (Figura 50-11) em um exame rotineiro das costas. Examinar o quadrado do lombo devido à presença de PGs começa pela palpação da margem lateral da massa paraespinal, da 12ª costela e da crista do ílio. Em muitos pacientes, a única parte do latíssimo do dorso que se sobrepõe ao quadrado do lombo é sua aponeurose, que apresenta pouca obstrução à palpação. Em alguns, entretanto, uma coluna espessa de fibras sobrepostas do latíssimo do dorso vai até a crista ilíaca (Figura 50-11).

Nesse músculo, três regiões são examinadas em razão de PGs. A primeira localiza-se profundamente no ângulo onde a crista do ílio encontra a massa do músculo paraespinal (Figuras 50-4 e 50-10C e D). Conforme mostrado nas Figuras 50-4 e 50-11, trata-

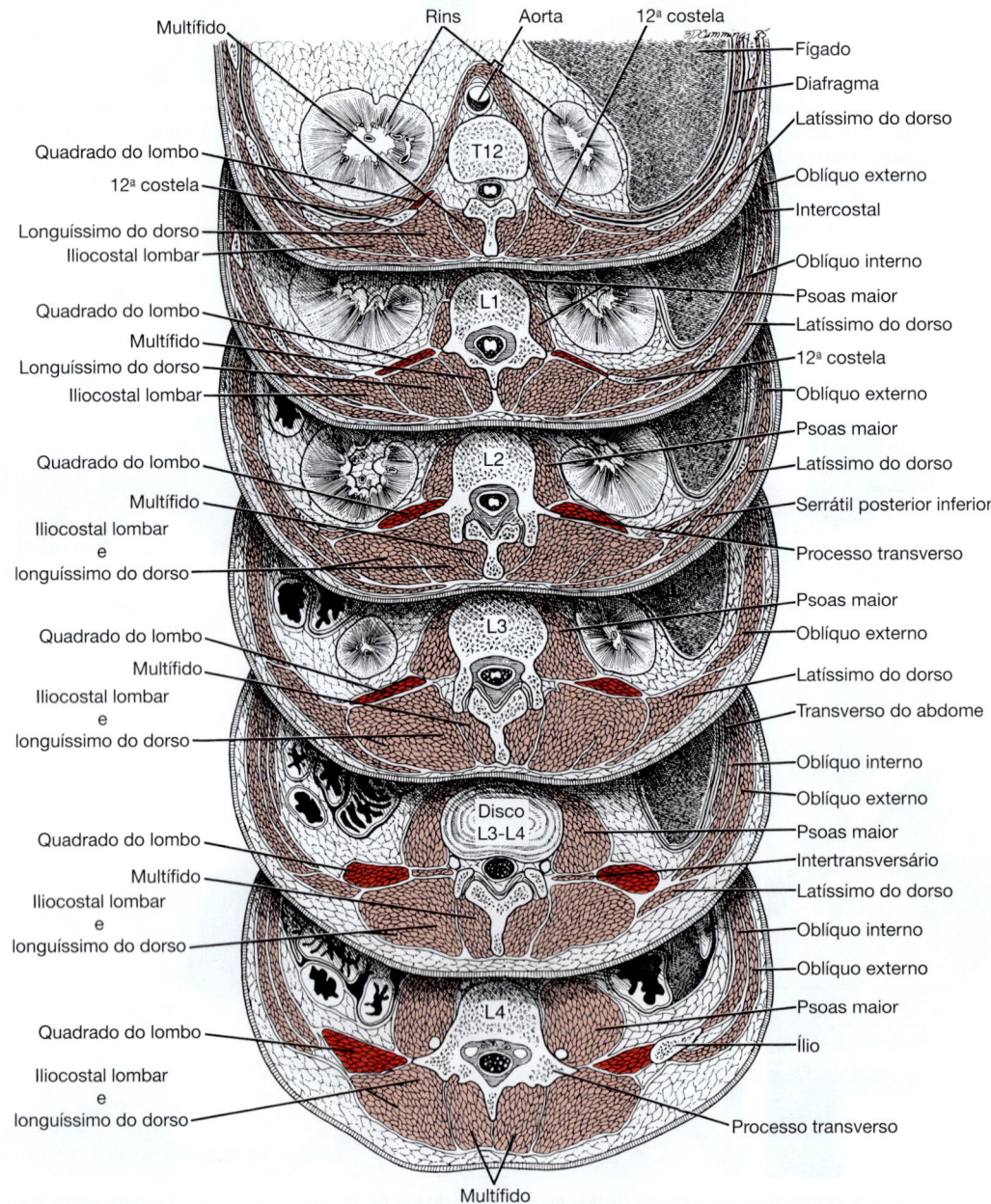

Figura 50-11 Cortes cruzados seriados do quadrado do lombo, em vermelho-escuro; outros músculos, em vermelho-claro. A inserção do músculo à 12ª costela e a cortes de T12 e L1; uma inserção a um processo transverso é vista no corte L2, e uma inserção com o ílio é vista no corte L4. O corte inferior seguinte (não incluído) mostraria apenas o ligamento iliolombar, e não o músculo quadrado do lombo. O latíssimo do dorso é um músculo comumente interposto entre o dedo palpador e o músculo quadrado do lombo. Somente no nível L4 o músculo é diretamente palpável sob a pele. Adaptada de Carter BL, Morehead, Wolpert SM, e colaboradores. *Cross-sectional Anatomy*. New York, NY: Appleton-Century Crofts; 1977:31-34.

-se da parte mais espessa do quadrado do lombo, próxima do nível do processo transverso L4. Tal localização é exatamente na direção da cabeça em relação ao ponto onde muitas fibras iliocostais verticais e fibras iliotransversas diagonais prendem-se por meio do entrelaçamento com fibras do ligamento iliolombar. Conforme mostrado na Figura 50-10C e D, o músculo é examinado quanto à sensibilidade aplicando-se pressão profunda superior à crista do ílio e pressão anterior aos músculos paraespinais. A pressão é direcionada às extremidades dos processos transversos lombares. Deve-se pressionar delicadamente no começo, pois pressão significativamente pequena sobre esses PGs pode ser estranhamente dolorosa. Aqui, a pressão é aplicada principalmente nas fibras iliotransversais inferiores diagonais do quadrado do lombo. São fibras profundas demais para serem sentidas em relação a suas bandas tensionadas ou para manualmente provocarem reações de contração.

A segunda região examinada em relação a PGs no quadrado do lombo passa pela crista interna do ílio, onde se inserem muitas fibras iliocostais. A ponta do dedo é aplicada seguindo a direção das fibras mostradas na Figura 50-4. Essa palpação plana cruzada localiza bandas tensionadas com pontos sensíveis nessas fibras (Figura 50-10E). Reações locais de contração são raramente visíveis, a não ser que o paciente seja magro e tenha poucas fibras do latíssimo do dorso estendendo-se de forma tão distante.

Quando se vai longe demais, lateralmente, os dedos encontram a margem lateral do músculo oblíquo externo do abdome; essas fibras correm quase em paralelo com as fibras iliocostais laterais do quadrado do lombo. As fibras do oblíquo externo do abdome podem ter bandas tensionadas e PGs que podem, com facilidade ser, equivocadamente atribuídos ao músculo quadrado do lombo (Figura 50-4). Bandas tensionadas do músculo oblíquo externo do abdome angulam a partir da ponta da 12ª costela, descendo e adiantando-se para o aspecto anterior da crista do ílio (ver Figura 49-1A).[42] As fibras adjacentes do quadrado do lombo estão quase paralelas, embora costumem estar em um ângulo a partir das porções medial e posterior da 12ª costela em relação ao aspecto posterior da crista do ílio.

A terceira região situa-se no ângulo onde a massa do músculo paraespinal e a 12ª costela se encontram. De acordo com as Figuras 50-2, 50-4 e 50-11, pressão profunda com os dedos aplicada na direção dos processos transversos L1-L2 transmite pressão à inserção cefalicamente, das fibras iliocostais e costotransversárias do músculo quadrado do lombo. Em alguns pacientes, as inserções das fibras iliocostais estendem-se lateralmente, suficientemente longe, acompanhando a 12ª costela a ser sentida por palpação plana de fibras cruzadas, de modo similar ao descrito para a segunda região. Com o paciente na posição mostrada na Figura 50-10C a E, pode-se também aplicar pressão caudal a L2 em busca de sensibilidade acima do processo transverso L3, entre as regiões um e três. É provocada apenas sensibilidade, porque essas fibras são muito profundas para permitir palpação de bandas tensionadas.

Com manutenção da pressão sobre qualquer um desses PGs, pode-se provocar seu padrão de dor referida, embora penetração do PG com uma agulha seja uma forma mais confiável de provocar dor referida por PGs nesse músculo.

4. DIAGNÓSTICO DIFERENCIAL
4.1. Ativação e perpetuação de pontos-gatilho

Uma postura ou atividade que ative um PG, se não corrigida, também pode perpetuá-lo. Em qualquer parte do músculo quadrado do lombo, os PGs podem ser ativados por carga excêntrica não habitual, exercício excêntrico em músculo destreinado ou carga concêntrica máxima ou submáxima.[43] PGs também podem ser ativados ou agravados quando o músculo é colocado em uma posição encurtada ou alongada por período prolongado.

PGs no quadrado do lombo podem ser ativados de forma grave por levantamento inadequado de uma carga bastante pesada, como aparelho de TV, criança ou cão de grande porte, ou por movimento rápido de encurvamento, quando o dorso é rodado ou virado um tanto para um dos lados, geralmente para alcançar algum objeto que está no chão.[31] Outra versão dessa tensão é a de uma angulação lateral enquanto a pessoa se curva para a frente tentando erguer-se de uma cadeira com assento fundo, de uma cama baixa ou de assento de automóvel. Muitos pacientes relatam o início da dor quando vestem calças em pé, com meia inclinação e apoio lateral, ou após perder o equilíbrio, quando os pés ficam presos na roupa.

O músculo quadrado do lombo costuma desenvolver PGs a partir de acidentes automobilísticos. Baker[44] pesquisou a ocorrência de PGs em 34 músculos de 100 ocupantes (motoristas e passageiros) que viveram impacto único de veículo automotivo. O quadrado do lombo foi envolvido com mais frequência do que qualquer outro músculo em impactos do lado do motorista (81% dos indivíduos) e em impactos de origem traseira (79% dos indivíduos). Foi o segundo músculo mais comumente lesionado (81%) quando o impacto teve origem frontal, e o terceiro mais comum (63%) quando o impacto ocorreu no lado do passageiro. Nesse estudo,[44] não foi possível distinguir entre PGs preexistentes ativados pelo acidente de PGs iniciados por esse trauma evidente.

PGs no quadrado do lombo também podem ser ativados por tensão desconhecida, permanente ou repetitiva (microtrauma) causada por atividades como jardinagem, esfregar o chão, erguer blocos de cimento,[25] ou caminhar, ou fazer corridinhas em superfície inclinada, como em uma praia ou rua com trechos elevados. Além disso, quando um dos quadrados lombares se envolve, seu encurtamento em repouso tende a sobrecarregar o companheiro contralateral, resultando no aparecimento de PGs nesse antagonista, ainda que a dor seja menos intensa.

O uso de aparelho ou bota gessada para andar pode ativar PGs no quadrado do lombo, conforme demonstrado em experimentos.[32] Quando a dor no quadrado do lombo surge imediatamente após fratura de tornozelo que exigiu aplicação de aparelho gessado para andar, o PG foi provavelmente ativado pela torção da queda, que também causou a fratura; mas se a dor no músculo aparece uma semana ou duas após a aplicação do gesso, a torção crônica da discrepância no comprimento da perna, recém-imposta, muito possivelmente ativou os PGs. Essa dor é aliviada (ou evitada) pelo uso (no pé contralateral) de calçado com altura suficiente para combinar com o comprimento da extremidade inferior imobilizada.

Fatores mecânicos que predispõem à ativação de PGs no quadrado do lombo, ou que os perpetuam, incluem: discrepância no comprimento da perna,[31] pequena hemipelve,[31] porção superior menor dos braços,[42] cama macia com afundamento que lembra uma rede, inclinação para a frente com suporte insatisfatório para o cotovelo sobre a mesa (frequentemente causado pelo uso de óculos com comprimento focal muito curto), colocar-se na posição em pé e inclinar-se sobre pia ou superfície de trabalho baixa, e músculos abdominais destreinados ou fracos.

A importância relativa de uma discrepância no comprimento das pernas ou de uma hemipelve pequena como fatores perpetuadores de lombalgia com origem no quadrado do lombo costuma ser revelada pela relativa tolerância do paciente a colocar-se na posição em pé *versus* sentar-se e pela forma pela qual se ergue. Quando fica em pé com um dos pés à frente, com o peso sobre o outro pé (lado mais curto), ou coloca-se na posição em pé com os pés separados e a pelve voltada para um dos lados (lado mais curto), com dor ao levantar e andar, provavelmente o problema é devido a uma discrepância no comprimento das pernas. Quando a dor piorar ao sentar, a porção superior dos braços ou uma pequena hemipelve pode ser responsável pela dor. Quando há a presença de sintomas nas duas posições, um paciente pode ter tanto uma hemipelve pequena quanto discrepância no comprimento das pernas no mesmo lado; ou seja, um lado do corpo é menor.

4.2. Pontos-gatilho associados

Ficou evidente que PGs associados podem surgir em áreas de dor referida em razão de PGs primários.[45] Portanto, músculos nas áreas de dor referida de cada músculo acometido também devem ser examinados. Clinicamente, os músculos com maior probabilidade de desenvolvimento de PGs associados, em virtude de PGs no quadrado do lombo, são o quadrado do lombo contralateral, o iliopsoas ipsilateral, o iliocostal entre T11 e L3, o longuíssimo, o piriforme, o multífido superficial e profundo,[36] o oblíquo externo e, ocasionalmente, o latíssimo do dorso.

Os dois músculos quadrados lombares agem como uma equipe para estabilizar a coluna lombar bilateralmente, o que explica por que PGs de um lado são, com frequência, associados a PGs menos ativos no quadrado do lombo do lado oposto. O psoas maior e o paraespinal lombar ajudam o quadrado do lombo a estabilizar a coluna lombar. O quadrado do lombo e o paraespinal lombar são extensores da coluna. As fibras posteriores do músculo oblíquo externo são quase paralelas às fibras dos músculos iliocostal e quadrado do lombo, têm inserções similares à caixa torácica e à pelve e ainda podem ter PGs como os do quadrado do lombo. Em pacientes com lombalgia não específica, além de PGs no quadrado do lombo, outros músculos das costas (como o longuíssimo do tórax e o multífido) também podem projetar a dor para a região lombar, as nádegas e a ASI.[42] PGs no iliopsoas[29] geram lombalgia que os pacientes descrevem como uma dor que irradia unilateralmente para cima e para baixo, acompanhando a coluna lombossacral, em vez de horizontalmente pelas costas. Os PGs no reto do abdome inferior[42] geram lombalgia bilateral, que desloca-se horizontalmente no nível das ASIs. A dor desses outros PGs deve ser distinguida da dor em PG no quadrado do lombo por meio da história, do padrão da dor, de movimentos limitados e por exame físico e palpação dos músculos.

Os músculos glúteo médio e mínimo costumam desenvolver PGs associados porque se localizam nas zonas de dor referida do quadrado do lombo. Algumas vezes, os pacientes relatam dor nas zonas de referência do glúteo médio e mínimo em resposta à pressão em PGs no quadrado do lombo. Com a desativação dos PGs dos glúteos, a pressão no PG do quadrado do lombo, então, refere a dor apenas conforme sua distribuição glútea e pélvica característica.

Roach e colaboradores[46] examinaram a prevalência de PGs nos músculos glúteo médio e quadrado do lombo em pacientes com síndrome da dor patelofemoral (SDPF) em um estudo aleatório controlado com 26 pacientes com SDPF e 26 controles combinantes sem história de SDPF. A prevalência de PGs no glúteo médio e no quadrado do lombo foi bastante maior no grupo SDPF do que no grupo-controle. A prevalência de PGs unilaterais no quadrado do lombo, no lado oposto ao SDPF, foi de 93%. 80% dos pacientes com SDPF tinham PGs no quadrado do lombo bilateralmente, ao passo que o grupo-controle tinha 35% unilateralmente e 15% bilateralmente. Todos os pacientes no grupo SDPF tinham, pelo menos, um PG no quadrado do lombo. Também descobriu-se uma redução importante na produção de força na capacidade de abdução do quadril no grupo SDPF, em comparação aos controles. Após uma sessão de tratamento com técnicas para liberar a pressão, não houve melhora na produção de força na abdução do quadril.

Em contrapartida, PGs podem se desenvolver no quadrado do lombo em consequência de PGs em outros músculos. Jull e Janda[47(pp253-278)] observaram que o quadrado do lombo está sujeito à sobrecarga quando usado para substituir músculos fracos abdutores do quadril nas caminhadas. PGs no glúteo médio e mínimo são uma de várias causas dessa fraqueza.

Lewit[48] relatou hipomobilidade na junção toracolombar com PGs no iliopsoas, no eretor da espinha, no quadrado do lombo e no abdominal. A importância de uma disfunção articular como um fator perpetuador de PGs nesses músculos é, relativamente, não pesquisada e promete ser uma área fértil de pesquisa. Entretanto, tensão de PG nesses músculos pode reforçar a hipomobilidade na junção toracolombar.

4.3. Patologias associadas

O diagnóstico diferencial de sintomas causados por PGs no músculo quadrado do lombo consiste principalmente em disfunção da ASI, bursite trocantérica, no nervo isquiático, estenose da coluna, disfunção articular toracolombar (articulação facetária) e desalinhamento de disco lombar. Caracteristicamente, uma disfunção articular toracolombar causa restrição assimétrica da rotação, inclinação lateral, flexão e, por vezes, extensão da região toracolombar. Envolvimento apenas do quadrado do lombo é capaz de limitar principalmente a rotação lateral para longe do lado envolvido, bem como a rotação e a flexão da coluna lombar.

Na lombalgia aguda com ou sem sintomas radiculares, PGs ativos no quadrado do lombo podem se apresentar como lordose lombar diminuída e/ou desvio lateral, consistente com a apresentação de um deslocamento agudo de disco. Diagnósticos adicionais a serem considerados incluem tumores na coluna, miastenia grave, cálculos biliares e doença hepática, cálculos renais e outros problemas do trato urinário, infecções intra-abdominais, parasitas intestinais e diverticulite, aneurisma aórtico abdominal e esclerose múltipla.

5. AÇÕES CORRETIVAS

Quando músculos importantes que suportam peso e músculos posturais desenvolvem PGs, os pacientes devem ser orientados sobre técnicas para tratar a origem dos sintomas e os fatores contribuintes. Geralmente, eles precisam aprender a fazer suas atividades rotineiras de modo a não estressar o músculo implicado. Condições para dormir, como colchão e posição, podem ter grande influência em PGs do quadrado do lombo. Um colchão com partes aprofundadas, como uma rede, coloca o quadrado do lombo em uma posição encurtada quando a pessoa deita sobre o lado oposto. Se o colchão do paciente for macio demais ou tiver mais de 10 anos, ele deve considerar investir em um novo colchão. Deitar de costas, com os joelhos retos, coloca o quadrado do lombo em uma posição relativamente encurtada, levando a pelve a inclinar-se para a frente e a lordose lombar a aumentar. Essa posição pode ser evitada colocando-se um travesseiro pequeno ou outro apoio sob os joelhos ou dormindo de lado, com apoio correto da coluna lombar e das extremidades inferiores (Figura 50-12A e B). Com um travesseiro posicionado apropriadamente, a coluna

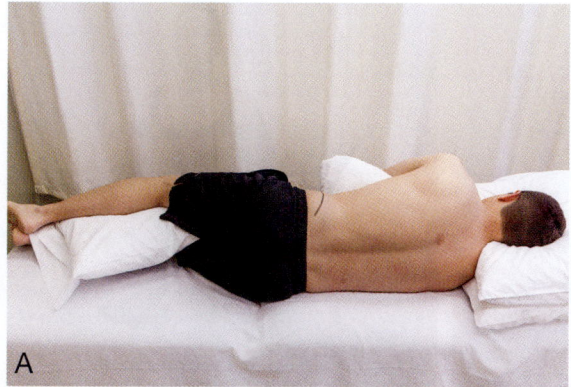
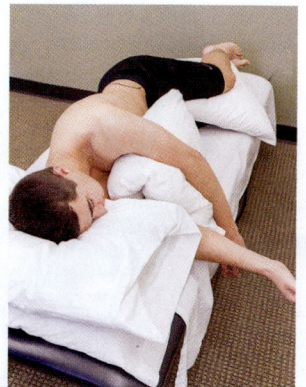
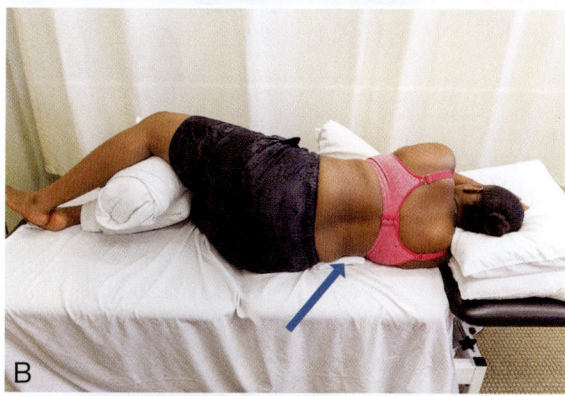
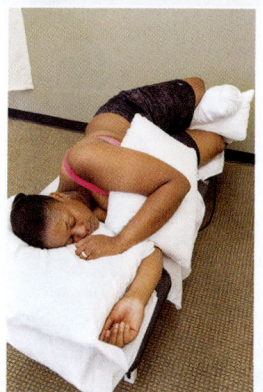

Figura 50-12 Posição correta para dormir. (A) O quadril que fica para cima está em flexão leve, com um travesseiro entre os joelhos, para manter o nível pélvico e a coluna lombar em posição neutra. Também é colocado um travesseiro debaixo do braço que está em cima e na frente do tronco, para reduzir a rotação. (B) A paciente é posicionada conforme descrito em (A); entretanto, o rolo de toalha é colocado sob a cintura (seta), para manter a coluna lombar em posição neutra. Observe o apoio maior entre os joelhos da paciente, para manter a pelve em posição neutra.

lombar consegue manter sua curvatura normal, protegendo o quadrado do lombo e os discos lombares. (Se o problema do paciente for deslocamento posterior de disco, a posição preferida é a prona.) Paciente com problema persistente no quadrado do lombo tem de aprender a deslizar e rolar os quadris, em vez de erguê-los ao virar-se na cama à noite.

O movimento combinado de flexorrotação de curvar-se para a frente e para os lados para erguer ou puxar algo deve ser evitado. É um movimento arriscado para qualquer pessoa, especialmente para aquela com PGs no quadrado do lombo. Deve-se virar todo o corpo para encarar a tarefa de forma direta, para depois fazer um movimento puro de flexoextensão, sem rodar o tronco. Ao virar-se para pegar algo atrás, o paciente deve aprender a manter as costas eretas, evitando qualquer flexão de tronco durante a rotação.

Flexão sustentada e extensão forçada da coluna devem ser evitadas. Quando músculos de membros inferiores e joelhos não apresentam problemas, a pessoa pode erguer objetos do chão flexionando os joelhos e mantendo ereto o dorso. Infelizmente, as pessoas encontram dificuldade nesse movimento; ele não apenas exige esforços adicionais para erguer todo o dorso e a região do quadril, em vez de apenas cabeça, pescoço e ombros, mas também coloca a carga sobre o músculo quadríceps femoral, que, nessa posição, estão em desvantagem mecânica.[49]

Aprender a evitar curvatura desnecessária pode ter papel importante. É mais importante considerar de que forma deve ser realizado o movimento, em vez de qual movimento deve ser feito. Aprende-se a arrumar uma cama baixa ao mesmo tempo que a pessoa fica de joelhos, em lugar de colocar-se na posição em pé e inclinar-se para chegar à cama. Escovar os dentes é feito na posição em pé e ereto, evitando inclinar-se sobre a pia, a não ser para o enxágue da boca, ao mesmo tempo que a pessoa apoia o peso do corpo com a mão livre e coloca um dos pés em uma prateleira ou em um banquinho sob a pia, se houver algum.

A tensão muscular de uma quase queda, ou lesão decorrente de uma, é evitada sentando-se para vestir meias, roupa íntima, saia ou calças, e assim por diante, ou apoiando-se em uma parede ou mobília pesada para que seja garantido o equilíbrio.

Um exemplo comum de inclinação desnecessária para a frente é a forma comum de levantar-se de uma cadeira sem apoio dos braços (Figura 50-13). Ao levantar com as nádegas na parte posterior do assento da poltrona ou cadeira, o corpo é jogado para a frente em uma posição flexionada de modo a colocar o centro da gravidade sobre os pés. Isso carrega muito os músculos extensores das costas quando a pessoa fica ereta.

A forma certa de erguer-se de uma cadeira recomenda poupar os músculos das costas, conforme mostra a Figura 50-13. As nádegas primeiro deslizam para a frente do assento; o corpo, em seguida, vira para o lado, por volta de 45°, e um dos pés é colocado sob a margem frontal do assento e debaixo do centro de gravidade do corpo. Este é, então, erguido, com o dorso mantido ereto, para

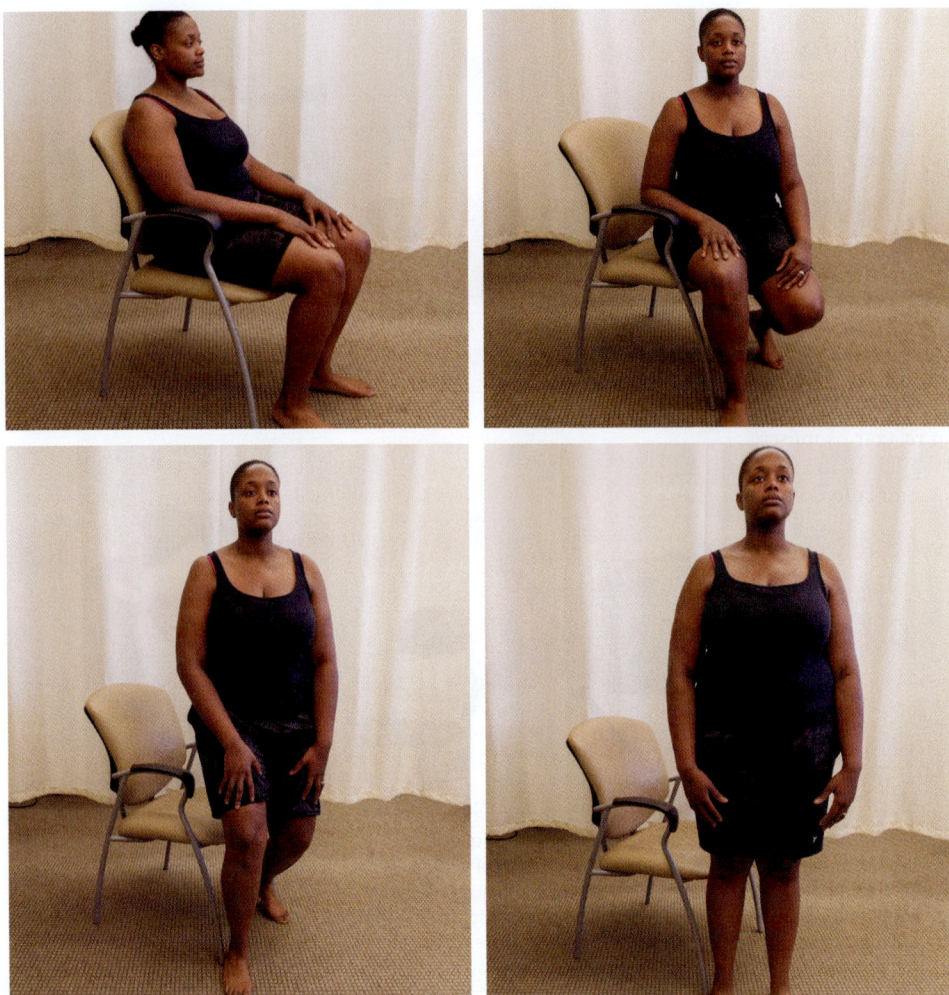

Figura 50-13 As técnicas sentar-ficar na posição em pé e estar em pé-sentar minimizam tensão nos músculos do pescoço e das costas e nos discos intervertebrais. A posição inicial enquanto sentado em uma cadeira faz o paciente movimentar as nádegas para a frente da cadeira e, então, rodar o corpo a 45°. Essa posição permite que a coluna permaneça ereta, com lordose lombar neutra, entre o sentar e o colocar-se na posição em pé. A técnica inversa de sentar a partir da posição em pé é feita, primeiro, rodando o corpo, mantendo o tronco ereto, se necessário, usando as mãos sobre as coxas para apoiar o tronco, enquanto senta na frente do assento, para então deslizar as nádegas para trás, ainda com a coluna ereta.

que a carga seja colocada principalmente no músculo quadríceps femoral. Um empurrão com as mãos contra as coxas ajuda a erguer o músculo quadríceps quando fraco. Para voltar à posição sentada, a sequência é invertida, com o uso das mãos sobre as coxas para o abaixamento até a cadeira.

O mesmo princípio aplica-se à subida de escadas ou aclives. Se o corpo rodar 45° para um lado, fica muito mais fácil manter as costas retas enquanto sobe ou desce.

Pacientes que gostam de atividades no jardim devem sentar-se em uma caixa ou banquinho baixo que esteja uns 20 a 25 cm do chão. Essa posição sentada baixa ajuda as pessoas a evitar curvar-se. Em casa, pequenos objetos devem ser colocados em uma cadeira ou mesa, e não no chão.

Qualquer problema na mecânica do pé, como pronação de pé ou tornozelo, que cause um padrão assimétrico de marcha, pode contribuir para sobrecarga muscular seletiva,[50] inclusive o uso excessivo do quadrado do lombo. Calçados corretivos ou palmilhas adequadas são indicados nesses casos.

Assimetrias que produzam escoliose funcional dolorosa (compensatória), dependente de contração muscular para ser mantida, devem ser corrigidas em pacientes com a síndrome da dor miofascial lombar persistente. Quando um exame correto identifica assimetria pélvica, deve-se tentar nivelar a base do sacro. Qualquer disfunção existente em extremidade inferior e qualquer torção pélvica ou disfunção articular lombar devem ser corrigidas para garantir a duração do tratamento de PGs no quadrado do lombo.

O paciente pode desativar PGs no quadrado do lombo com a aplicação de autoliberação miofascial do PG usando instrumentos ou uma bola de tênis. Com instrumento para liberar pressão do PG, o paciente pode deitar de costas, colocando a extremidade do instrumento sobre o músculo e o instrumento atravessado no corpo. No instrumento, as duas mãos são usadas para proporcionar pressão sobre a área sensível durante 15 a 20 segundos, repetindo até seis vezes (Figura 50-14A). O paciente também pode usar técnica similar na posição sentada (Figura 50-14B). Outra opção é ficar na posição em pé contra a parede com um instrumento de autoliberação miofascial do PG ou uma bola de tênis, usando os mesmos princípios anteriores (Figura 50-14C).

O exercício em supino de autoalongamento do quadrado do lombo (Figura 50-15) é mais eficaz para as fibras iliotransversais diagonais desse músculo. O exercício começa na posição supina, com quadris e joelhos flexionados (Figura 50-15A). A coxa no lado do músculo quadrado do lombo a ser alongada é aduzida a ponto de usar toda a frouxidão no músculo, e a outra perna é cruzada sobre a coxa para proporcionar pressão sobreposta (Figura 50-15B). O paciente, então, relaxa para permitir que a pelve no lado envolvido se solte na direção da mesa. Com inspiração lenta, o quadrado do lombo contrai-se isometricamente, criando tensão. O paciente consegue, devagar e gradualmente, alongar o quadrado do lombo ao fazer pressão sobreposta suave com o outro membro. Durante expiração lenta, ele se concentra em relaxar os músculos a serem alongados, e o membro sobreposto ajuda a atrair a pelve caudalmente, aduzindo ainda mais a coxa no lado do tratamento de modo a utilizar toda a frouxidão que surge (Figura 50-16C). Contração e relaxamento são repetidos lentamente, três a cinco vezes, até que não mais se consiga amplitude de movimento adicional. Depois, o paciente escorrega o membro que está sobreposto, auxiliando o membro a sair de cima do membro tratado, para ajudar a empurrá-lo de volta à posição neutra. Essa manobra evita sobrecarga dos músculos alongados enquanto estão em alongamento total (uma posição de vulnerabilidade).

Uma outra posição de alongamento para paciente com PGs altamente irritáveis no quadrado do lombo é a posição de quatro apoios ("sobre todos os membros") (Figura 50-16A). O braço do lado a ser alongado é colocado na frente e transversalmente à linha média do corpo (Figura 50-16B). O paciente leva as nádegas para trás e para baixo, na direção dos calcanhares, ao mesmo tempo que mantém o braço cruzando a linha média do corpo (Figura 50-16C). Essa posição costuma ser chamada de alongamento para orar, ou posição de pose da criança, com o braço colocado à frente e transversal ao corpo, em vez de reto para a frente.

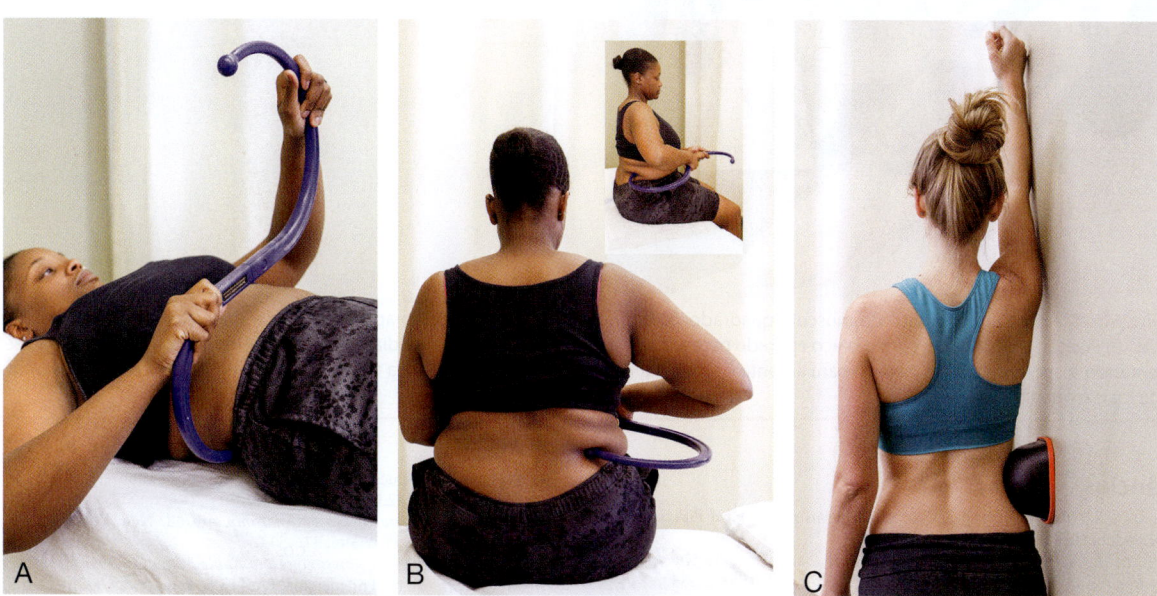

Figura 50-14 Autoliberação miofascial de PG usando instrumentos de autoliberação do PG. (A) Supino. (B) Sentado. (C) Em pé.

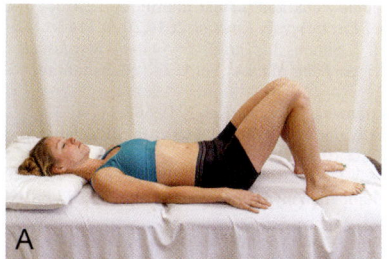 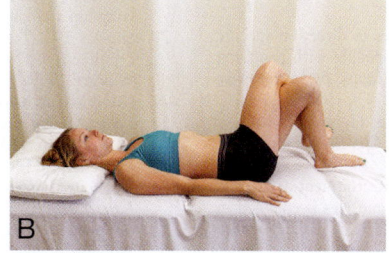 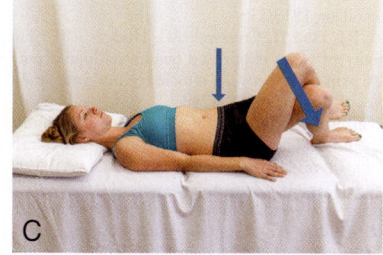

Figura 50-15 Exercício de autoalongamento em supino para o músculo quadrado do lombo esquerdo. (A) Posição inicial, em supino, com os quadris e os joelhos flexionados. (B) Posição preparatória, com a perna cruzada direita que controla cruzada sobre a coxa esquerda. (C) A paciente faz uma respiração profunda que contrai o quadrado do lombo e, enquanto expira lentamente, a perna direita suavemente puxa para baixo a coxa esquerda, o que rotaciona a pelve. A seta grande indica a direção da pressão aplicada. A seta pequena indica a rotação da pelve. As etapas (B) e (C) podem ser repetidas até alcançar mais aumento da amplitude de movimentos. A liberação do alongamento ocorre deslizando a perna de controle (direita) sobre o joelho esquerdo, liberando a tensão e ajudando a perna esquerda a retornar à posição inicial.

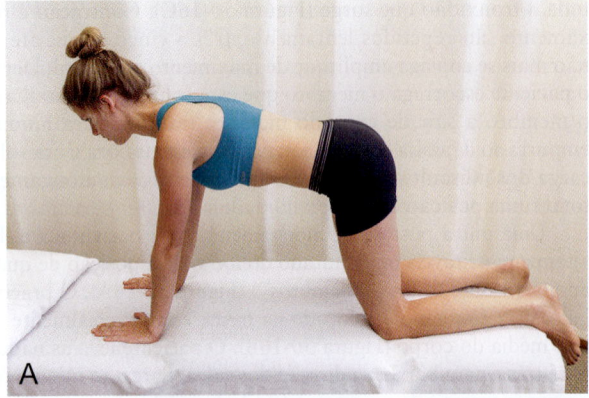
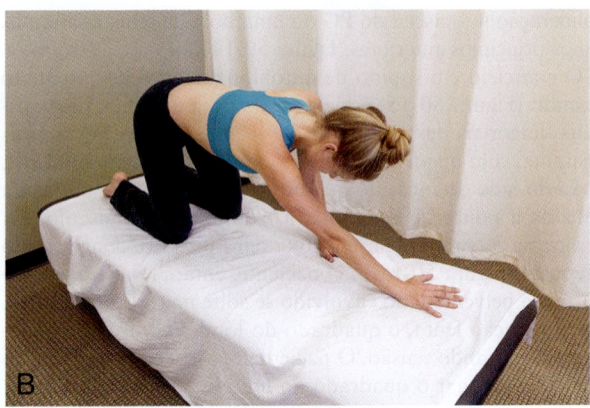
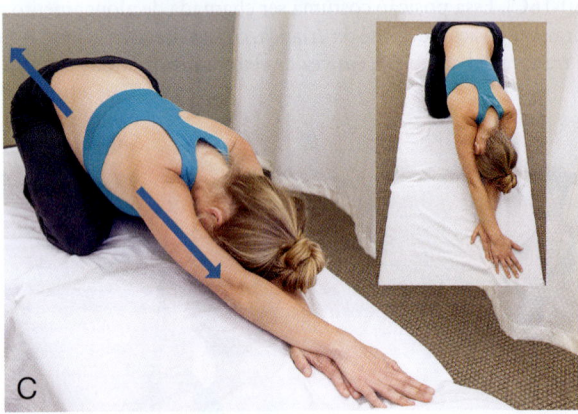

Figura 50-16 Autoalongamento do músculo quadrado do lombo na posição de quatro apoios ("sobre todos os membros"). (A) Posição inicial. (B) Posição preparatória, com o braço esticado para a frente e passando pela linha média do corpo. (C) Alongamento total com as setas salientando a opção de esticar o braço para a frente e empurrar os quadris para baixo e para trás, de modo a alongar o tronco, tensionando ainda mais o quadrado do lombo.

Referências

1. Standring S. *Gray's Anatomy: The Anatomical Basis of Clinical Practice.* 41st ed. London, UK: Elsevier; 2015.
2. Porterfield JA, DeRosa C. *Mechanical Low Back Pain: Perspectives in Functional Anatomy.* 2nd ed. Philadelphia, PA: Saunders; 1998:81-84.
3. Phillips S, Mercer S, Bogduk N. Anatomy and biomechanics of quadratus lumborum. *Proc Inst Mech Eng H.* 2008;222(2):151-159.
4. de Franca GG, Levine LJ. The quadratus lumborum and low back pain. *J Manipulative Physiol Ther.* 1991;14(2):142-149.
5. Eisler P. *Die Muskeln des Stammes.* Jenna: Gustav Fischer; 1912:654.
6. Toldt C. *An Atlas of Human Anatomy.* Vol 1. 2nd ed. New York, NY: Macmillan; 1919:339.
7. Park RJ, Tsao H, Cresswell AG, Hodges PW. Changes in direction-specific activity of psoas major and quadratus lumborum in people with recurring back pain differ between muscle regions and patient groups. *J Electromyogr Kinesiol.* 2013;23(3):734-740.
8. McGill S, Juker D, Kropf P. Quantitative intramuscular myoelectric activity of quadratus lumborum during a wide variety of tasks. *Clin Biomech (Bristol, Avon).* 1996;11(3):170-172.
9. Park RJ, Tsao H, Claus A, Cresswell AG, Hodges PW. Recruitment of discrete regions of the psoas major and quadratus lumborum muscles is changed in specific sitting postures in individuals with recurrent low back pain. *J Orthop Sports Phys Ther.* 2013;43(11):833-840.
10. Waters RL, Morris JM. Electrical activity of muscles of the trunk during walking. *J Anat.* 1972;111(Pt 2):191-199.
11. Knapp ME. Function of the quadratus lumborum. *Arch Phys Med Rehabil.* 1951;32(8):505-507.
12. Rab GT, Chao EY, Stauffer RN. Muscle force analysis of the lumbar spine. *Orthop Clin North Am.* 1977;8(1):193-199.
13. Kim SG, Yong MS, Na SS. The effect of trunk stabilization exercises with a swiss ball on core muscle activation in the elderly. *J Phys Ther Sci.* 2014;26(9):1473-1474.
14. Basmajian J, Deluca C. *Muscles Alive.* 5th ed. Baltimore: Williams & Wilkins; 1985:385-387, 423.
15. Pansky B. *Review of Gross Anatomy.* 4th ed. New York, NY: Macmillan Publishing Co.; 1979:306, 316-317.
16. Rasch PJ, Burke RK. *Kinesiology and Applied Anatomy: The Science of Human Movement.* 6th ed. Philadelphia, PA: Lea & Febiger; 1978:228.
17. Janda V. Evaluation of muscular imbalance, Chapter 6. In: Liebenson C, ed. *Rehabilitation of the Spine: A Practitioner's Guide.* Baltimore: Williams & Wilkins; 1996:97-112.
18. Chaitow L. *Muscle Energy Techniques.* London: Churchill Livingstone; 1996.
19. Park KM, Kim SY, Oh DW. Effects of the pelvic compression belt on gluteus medius, quadratus lumborum, and lumbar multifidus activities during side-lying hip abduction. *J Electromyogr Kinesiol.* 2010;20(6):1141-1145.
20. Simons DG, Travell J, Simons L. *Travell & Simon's Myofascial Pain and Dysfunction: The Trigger Point Manual.* Vol 1. 2nd ed. Baltimore: Williams & Wilkins; 1999.
21. Good MG. What is fibrositis? *Rheumatism.* 1949;5(4):117-123.
22. Lange M. *Die Muskelharten (Myogelosen).* Munchen: J.F. Lehmanns; 1931:90-92, Case 2, p. 113, Case 10, p. 118, Case 13.
23. Llewellyn LJ, Jones AB. *Fibrositis.* New York, NY: Rebman; 1915:280.
24. Gutstein-Good M. Idiopathic myalgia simulating visceral and other diseases. *Lancet.* 1940;2:326-328.
25. Nielsen AJ. Spray and stretch for myofascial pain. *Phys Ther.* 1978;58(5):567-569.
26. Sola AE. Trigger Point therapy, Chapter 47. In: Roberts JR, Hedges JR, eds. *Clinical Procedures in Emergency Medicine.* Philadelphia, PA: Saunders; 1985:674-686.
27. Sola AE, Williams RL. Myofascial pain syndromes. *Neurology.* 1956;6(2):91-95.
28. Winter Z. Referred pain in fibrositis. *Med Rec.* 1944;157:34-37.
29. Simons DG, Travell JG. Myofascial origins of low back pain. 2. Torso muscles. *Postgrad Med.* 1983;73(2):81-92.
30. Sola AE, Kuitert JH. Quadratus lumborum myofasciitis. *Northwest Med.* 1954;53(10):1003-1005.

31. Travell J. The quadratus lumborum muscle: an overlooked cause of low back pain. *Arch Phys Med Rehabil.* 1976;57:566.
32. Hudson OC, Hettesheimer CA, Robin PA. Causalgic backache. *Am J Surg.* 1941;52:297-303.
33. Kelly M. Some rules for the employment of local analgesic in the treatment of somatic pain. *Med J Austral.* 1947;1:235-239.
34. Tucker KJ, Fels M, Walker SR, Hodges PW. Comparison of location, depth, quality, and intensity of experimentally induced pain in 6 low back muscles. *Clin J Pain.* 2014;30(9):800-808.
35. Travell J, Simons DG. *Myofascial Pain and Dysfunction: The Trigger Point Manual.* Vol 2: Lippincott Williams & Wilkins; 1993:30.
36. Iglesias-Gonzalez JJ, Munoz-Garcia MT, Rodrigues-de-Souza DP, Alburquerque-Sendin F, Fernández de las Peñas C. Myofascial trigger points, pain, disability, and sleep quality in patients with chronic nonspecific low back pain. *Pain Med.* 2013;14(12):1964-1970.
37. DeStefano L. *Greenman's Principles of manual medicine.* 5th ed. Philadelphia, PA: Wolters Kluwer; 2016:317-318, 325, 338.
38. Laslett M, Aprill CN, McDonald B, Young SB. Diagnosis of sacroiliac joint pain: validity of individual provocation tests and composites of tests. *Man Ther.* 2005;10(3):207-218.
39. Simons DG. Myofascial pain syndromes due to trigger points: 2. Treatment and single-muscle syndromes. *Manual Med.* 1985;1:72-77.
40. Simons DG. Muskulofasziale Schmerzsyndrome infolge Triggerpunkten. *Manuelle Medizin.* 1985;23:134-142.
41. Zohn DA. *Musculoskeletal Pain: Diagnosis and Physical Treatment.* 2nd ed. Boston: Little Brown; 1988:204, 206.
42. Travell JG, Simons DG. *Myofascial Pain and Dysfunction: The Trigger Point Manual.* Vol 1. Baltimore: Williams & Wilkins; 1983:104-156, 638-639, 664.
43. Gerwin RD, Dommerholt J, Shah JP. An expansion of Simons' integrated hypothesis of trigger point formation. *Curr Pain Headache Rep.* 2004;8(6):468-475.
44. Baker B. The muscle trigger: evidence of overload injury. *J Neurol Orthop Med Surg.* 1986;7(1):35-44.
45. Hsieh YL, Kao MJ, Kuan TS, Chen SM, Chen JT, Hong CZ. Dry needling to a key myofascial trigger point may reduce the irritability of satellite MTrPs. *Am J Phys Med Rehabil.* 2007;86(5):397-403.
46. Roach S, Sorenson E, Headley B, San Juan JG. Prevalence of myofascial trigger points in the hip in patellofemoral pain. *Arch Phys Med Rehabil.* 2013;94(3):522-526.
47. Jull GA, Janda V. Muscles and motor control in low back pain: assessment and management, Chapter 10. In: Twomey L, Taylor JR, eds. *Physical Therapy of the Low Back.* New York, NY: Churchill Livingstone; 1987:253-278.
48. Lewit K. Muscular pattern in thoraco-lumbar lesions. *Manual Med.* 1986;2:105-107.
49. Snook SH, White AH. Education and training, Chapter 12. In: Pope MH, Frymoyer JW, Andersson G, eds. *Occupational Low Back Pain.* New York, NY: Praeger; 1984:234.
50. Botte RR. An interpretation of the pronation syndrome and foot types of patients with low back pain. *J Am Podiatry Assoc.* 1981;71(5):243-253.

Capítulo 51

Músculos psoas maior, psoas menor e ilíaco

Brincalhões escondidos

Jennifer Marie Nelson | Michelle Finnegan

1. INTRODUÇÃO

Os músculos iliopsoas têm importância funcional no tronco e nas extremidades inferiores. O psoas maior está dividido em uma massa anterior e outra posterior, e está localizado em cada um dos lados da coluna vertebral. A massa anterior do psoas maior tem dois conjuntos diferentes de inserções. A primeira parte consiste em cinco derivações do músculo, que se inserem aos corpos de duas vértebras adjacentes e ao disco intervertebral associado. A segunda parte consiste em uma série de arcos tendíneos, que passam por meio das porções estreitas dos corpos de todas as cinco vértebras lombares entre as derivações da primeira parte. Distalmente, esse músculo está acompanhado pelo ilíaco em seu caminho para inserir-se ao trocanter menor do fêmur. O psoas menor surge das laterais dos corpos das vértebras T12 e L1 e do disco entre elas, e insere-se na linha pectínea do púbis, no ramo iliopúbico e na fáscia ilíaca. O músculo ilíaco origina-se dos dois terços superiores da superfície interna da fossa ilíaca, da borda interna da crista ilíaca, dos ligamentos iliolombar e sacroilíaco ventral e da superfície superior da porção lateral do sacro. Além de se inserir ao trocanter menor do fêmur e ao músculo psoas maior, algumas fibras também se inserem ao fêmur inferior e anterior e ao trocanter menor. O psoas maior é inervado pelos ramos ventrais, principalmente de L1 e L2, com certa colaboração de L3, ao passo que o psoas menor é inervado por um ramo do primeiro nervo espinal lombar. O ilíaco é inervado por ramos do nervo femoral a partir de L2 e L3. A função principal do psoas e do ilíaco é a flexão do quadril. Psoas maior e menor também têm um papel na estabilidade do tronco. Pontos-gatilho (PGs) nos músculos iliopsoas geram dor para a porção inferior das costas, o quadril anterior, a virilha e a porção lateral anterior da coxa. O diagnóstico diferencial inclui patologia de disco lombar, hematoma, bursite, impacto femoroacetabular, dor pélvica, tumores malignos, abscesso, hérnias desportivas e compressões de nervos. As ações corretivas incluem posturas adequadas para dormir e sentar, alongamento e respiração diafragmática.

2. CONSIDERAÇÕES ANATÔMICAS

Psoas maior

O músculo psoas maior (Figura 51-1) é um músculo longo dividido em uma massa anterior e em outra posterior, e localiza-se em cada um dos lados da coluna vertebral lombar e da borda da pelve.[1,2] A massa posterior desse músculo insere-se à superfície anterior de todas as vértebras lombares, bem como às margens inferiores dos processos transversos.[1,2] A massa anterior do psoas maior tem dois conjuntos diferentes de inserções.[1] A primeira parte contém cinco derivações do músculo, que se inserem aos corpos de duas vértebras adjacentes e ao disco intervertebral associado. A porção mais alta insere-se ao segmento T12-L1 e ao mais inferior, no segmento L4-L5. A segunda parte consiste em uma série de arcos tendíneos que passam pelas porções estreitas dos corpos de todas as cinco vértebras lombares entre as derivações da primeira parte. Nesse ponto, as raízes do plexo lombar abrigam-se no psoas maior, com ramificações do plexo surgindo da superfície e das margens do músculo.

Fibras do músculo psoas maior são sistematicamente sobrepostas por fibras originárias das inserções acima, em níveis segmentares sucessivamente mais altos. Em consequência, o músculo é coberto por fibras dos níveis mais altos, formando a superfície externa do músculo, e as fibras dos níveis mais baixos são enterradas, em sequência, mais fundo em sua substância.[3,4] As fibras na porção posterior têm de 3 a 5 cm de comprimento, e as da porção anterior, de 3 a 8 cm.[2]

Conforme o músculo se desloca para baixo, acompanhando a borda pélvica, ele passa anteriormente à articulação sacroilíaca, recebendo a companhia do músculo ilíaco. Juntos, os dois múscu-

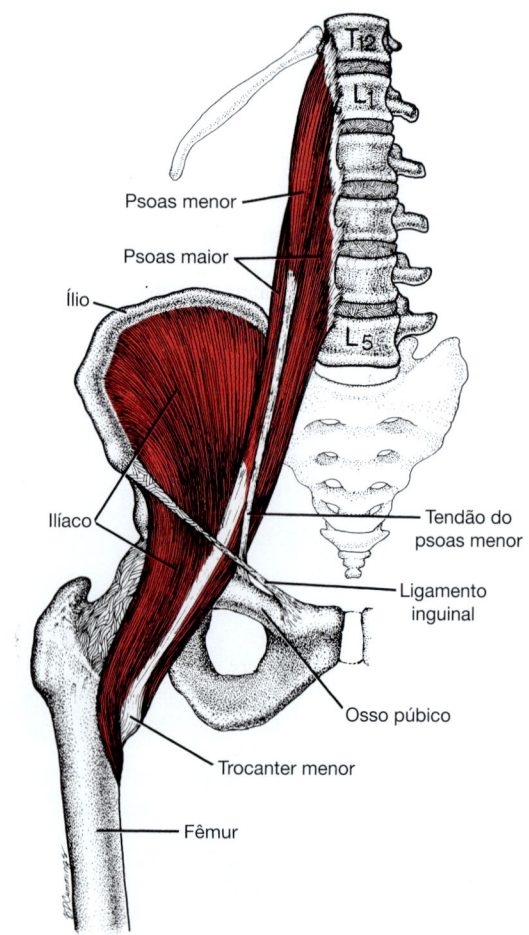

Figura 51-1 Inserções do psoas maior direito, do psoas menor e do ilíaco (em vermelho). O músculo psoas maior cruza muitas articulações, inclusive as da coluna lombar e as articulações lombossacral, sacroilíaca e do quadril. O psoas menor faz o mesmo, exceto que *não* cruza a articulação do quadril. O ilíaco, porém, cruza apenas a articulação do quadril.

los (com essa união formando o complexo do músculo iliopsoas) deslocam-se posteriormente ao ligamento inguinal, ajudando a formar o assoalho do triângulo femoral. Em seguida, deslocam-se anteriormente à cápsula articular do quadril e se inserem ao trocanter menor do fêmur.[1]

A espessura do psoas maior varia entre diferentes raças. Hanson e colaboradores[5] examinaram 21 cadáveres de pessoas negras e 23 cadáveres de pessoas brancas, e descobriram que o músculo tinha quase o dobro de espessura nos cadáveres de pessoas negras.

A bolsa sinovial do iliopsoas é uma estrutura localizada abaixo do músculo iliopsoas e anterior à cápsula articular do quadril em 98% de indivíduos normais. Em um pequeno percentual da população (15%), a bolsa sinovial é capaz de comunicar-se com a articulação do quadril, porque os tecidos entre elas são finos e tênues.[6]

Pesquisas anteriores sobre a composição do tipo de fibra muscular do músculo psoas maior sugeriram uma predominância de fibras tipo I[7-9] ou uma quantidade igual de fibras tipos I e II.[10] Mais recentemente, Arbanas e colaboradores[11] descobriram que o psoas maior compunha-se de fibras musculares tipos I, IIA e IIX, com o tipo IIA sendo o mais prevalente (49,77%). Fibras tipo I estavam em segundo lugar entre as mais comuns (40,15%), seguidas de fibras tipo IIX (10,8%). Esses dados dão suporte à ideia de uma função dinâmica do músculo. Curiosamente, a composição das fibras se alterava em todo o músculo. O percentual de fibras tipos IIA e IIX aumentou de L1 a L4, e o percentual de fibras tipo I diminuiu de L1 a L4. Perante essas tendências, a hipótese é de que a porção craniana do músculo tem um papel mais estático (devido ao percentual mais alto de fibras tipo I) e a porção caudal do músculo tem um papel mais dinâmico (devido a um percentual mais alto de fibras tipo II).

O psoas maior também possui inserções fasciais importantes. Superiormente, a fáscia do psoas forma parte do ligamento arqueado medial. Lateralmente, combina-se com a fáscia da porção superior do músculo quadrado do lombo. Caudalmente, continua com a fáscia ilíaca, onde separa a massa anterior do psoas maior das estruturas retroperitoneais. A fáscia ilíaca é indistinguível e contínua com a fáscia do psoas. No retropeneo superior, a fáscia mistura-se com a camada anterior da fáscia toracolombar, acima do músculo quadrado do lombo. Caudalmente, insere-se ao aspecto interno da crista ilíaca e ao periósteo do ílio na borda pélvica.[1]

Psoas menor

O músculo psoas menor, quando presente, localiza-se anteriormente ao psoas maior na região lombar. Ele surge a partir das laterais dos corpos das vértebras T12 e L1 e dos discos entre elas. Tem um tendão longo e plano que se insere na linha pectínea do púbis, no ramo iliopúbico e na fáscia ilíaca. Todo o músculo está contido no abdome e não se insere à extremidade inferior.[1] Neumann e Garceau[12] relataram que esse músculo se inseria firmemente à fáscia ilíaca em todos os quadris de cadáveres estudados, ao passo que 90,5% também possuíam uma inserção óssea firme à pelve.

O psoas menor está ausente em cerca de 40% das pessoas;[1] no entanto, esses percentuais variam entre as pesquisas. Maldonado e colaboradores[13] informaram que o psoas menor estava ausente em 64,7% dos cadáveres femininos não embalsamados, e Neumann e Garceau[12] informaram que esse músculo estava ausente em 34,4% dos cadáveres examinados. Hanson e colaboradores[5] descobriram diferenças notáveis na ausência do psoas menor entre raças. Esses pesquisadores constataram que o psoas menor estava ausente em 91% dos cadáveres de pessoas negras e em 13% dos cadáveres de pessoas brancas.

Músculo ilíaco

O músculo ilíaco origina-se dos dois terços superiores da superfície interna da fossa ilíaca, da borda interna da crista ilíaca, dos ligamentos iliolombar e sacroilíaco ventral e da superfície superior da porção lateral do sacro. Desloca-se anteriormente até as colunas ilíacas anterior superior e anterior inferior. A maior parte das fibras do ilíaco une-se ao tendão do psoas maior e, então, inserem-se no trocanter menor do fêmur. Outras fibras inserem-se ao fêmur anteriormente ao trocanter menor, inclusive as fibras da porção superior da cápsula articular do quadril.[1]

Foram informadas variações anatômicas no músculo ilíaco. D'Costa e colaboradores[14] relataram um caso de músculo ilíaco acessório, coberto por uma fáscia separada, inserido ao terço médio da crista ilíaca e inserido no trocanter menor do fêmur com o tendão iliopsoas. Rao e colaboradores[15] relataram um caso de variação bilateral no músculo ilíaco. Em um dos lados, havia duas variantes definidas do músculo, um ilíaco mínimo e um feixe acessório do músculo ilíaco. No outro lado, havia um único feixe adicional do ilíaco fundido distalmente com o tendão do ilíaco-psoas. Fabrizio[16] relatou uma variação singular do músculo ilíaco que se originou do aspecto superolateral da fáscia ilíaca e se deslocou quase horizontalmente, para inserir-se no músculo psoas maior, formando um músculo misturado, o ilíaco-psoas. Outra variação singular do ilíaco, relatada por Aleksandrova e colaboradores,[17] descreveu feixes ausentes desde as partes do meio e anterior do músculo (por não terem se desenvolvido), e a porção posterior do músculo originando-se, de modo raramente alto, desde o ligamento iliolombar.

Também há variações informadas do tendão do iliopsoas no nível da articulação do quadril. Philippon e colaboradores[18] examinaram 52 cadáveres e descobriram a presença de mais de um tendão. Em apenas 28% dos cadáveres havia tendões de banda única. Mais comumente (64,2%), eles tinham duas bandas, e havia um grupo pequeno (7,5%) com três bandas.

2.1. Inervação e vascularização

A inervação do músculo psoas maior é principalmente suprida pelos ramos ventrais de L1 e L2, com certa colaboração de L3.[1] Outras variações foram relatadas. Gibbons e colaboradores[2] descobriram, por meio da dissecação, que as fibras posteriores do psoas maior eram inervadas pelos ramos ventrais dos nervos espinais T12-L4, ao passo que as fibras anteriores eram supridas pelos ramos do nervo femoral de L2-L4. O plexo lombar está inserido posteriormente no ventre do psoas maior.[1] Da mesma forma, Kirchmair e colaboradores[19] relataram que, dos 32 cadáveres embalsamados dissecados, o plexo lombar situava-se no psoas maior em 96,8% dos cadáveres; em 3,2% deles, entretanto, o plexo estava posterior ao psoas maior.

O psoas menor é inervado por um ramo do primeiro nervo espinal lombar.[1]

O músculo ilíaco é inervado por ramos do nervo femoral L2 e L3.[1] Quando presente um músculo ilíaco acessório, a raiz L4 do nervo femoral o inerva.[14]

O suprimento vascular do psoas maior ocorre através de várias artérias. As artérias lombares suprem a porção superior do músculo, e o ramo anterior da artéria iliolombar supre a porção média do músculo, com colaborações das artérias ilíacas circunflexa profunda e externa. A artéria femoral e suas ramificações suprem a porção distal do músculo.[1]

A vascularização do psoas menor é principalmente suprida por artérias lombares; entretanto, pode haver contribuições adicionais das artérias que também alimentam o psoas maior.[1]

A principal alimentação vascular do músculo ilíaco tem origem nas ramificações ilíacas da artéria iliolombar, com outras colaborações das artérias ilíaca circunflexa profunda e obturatória, além de algumas ramificações da artéria femoral.[1]

2.2. Função

Flexão e estabilidade do quadril

A principal função do psoas maior é flexionar o quadril.[1,4,20-26] Curiosamente, Yoshio e colaboradores[27] descobriram que só quando o quadril era flexionado de 45 a 60°, o músculo psoas funcionava como um flexor do quadril.

Há evidências mais recentes de que o psoas maior também tem uma função estabilizadora. Yoshio e colaboradores[27] analisaram a função do psoas maior usando cadáveres. A equipe de pesquisadores descobriu que, quando o quadril era flexionado a 0 e a 15°, uma das principais funções era estabilizar a cabeça do fêmur no acetábulo durante essa flexão; outra função era manter uma posição ereta da coluna lombar (mais detalhes a seguir).

Rotação medial e lateral do quadril

Há evidências contraditórias que investigam a capacidade do psoas maior de rodar o quadril lateralmente. Estudos eletrofisiológicos revelaram que nem o ilíaco nem o psoas são ativados durante rotação medial do quadril, embora os dois músculos estivessem frequentemente ativos durante rotação lateral.[28,29] Estimulação elétrica de qualquer um dos músculos com a pessoa em pé ou em supino produz leve rotação lateral.[30] Skyrme e colaboradores[26] descobriram que, em seis amostras de cadáveres, a rotação lateral do quadril era produzida somente quando tração ao iliopsoas era feita com o quadril em abdução. Contrário a esses estudos, Hooper[31] informou que o iliopsoas não tem papel importante na rotação do fêmur normal, pois seu tendão está alinhado ao eixo da rotação na maior parte dos casos. Não há pesquisa eletromiográfica (EMG) atual em apoio ao músculo iliopsoas realizando rotação medial ou lateral de quadril em adultos.[1]

Movimento e estabilidade do tronco

Quando presente, é provável que o músculo psoas menor seja um flexor fraco do tronco.[1] Em recente pesquisa com cadáveres, Neumann e Garceau[12] informaram que, em razão da inserção do músculo com a fáscia ilíaca, o psoas menor poderia parcialmente contribuir para o controle da posição e da estabilidade mecânica dos músculos iliopsoas enquanto cruzam a cabeça do fêmur.

O psoas maior e o ilíaco, ao agirem a partir de posição abaixo e contraindo-se bilateralmente, conseguem flexionar o tronco e a pelve para a frente contra resistência durante abdominais.[1] Pesquisas históricas concordam que, após o primeiro movimento abdominal de levantar em 30°, o ilíaco está muito vigoroso.[28,32,33] LaBan e colaboradores[33] não constataram atividade em cinco indivíduos durante os primeiros 30°, quando as pernas estavam retas, mas observaram atividade quando os joelhos estavam flexionados. Flint[32] encontrou atividade leve a moderada em três indivíduos durante o ângulo de 30°. Curiosamente, algumas pessoas dependem do músculo reto femoral sem ajuda do ilíaco, ao passo que outras usam ambos os músculos ao iniciarem um abdominal. Estudos mais recentes do psoas maior, usando difusão por ressonância magnética (RM), analisaram imagens[34] e EMG[23] e mostraram que o psoas maior está mais ativo em abdominais completos do que em parte do movimento, como na curvatura do corpo, mas os pesquisadores não observaram os graus exatos em que o psoas maior inicia a ativação.

Anteriormente,[4] pensou-se que o músculo psoas maior conseguiria produzir um pequeno torque puro do extensor em três vértebras lombares superiores, ao passo que em duas vértebras inferiores o músculo conseguiria produzir um pequeno torque puro do flexor. Mais recentemente, Park e colaboradores[35] relataram a existência de diferenças funcionais entre duas partes do músculo – os fascículos que surgem dos processos transversos e os que surgem dos corpos vertebrais, não dos níveis superiores contra os inferiores. A atividade dos fascículos do psoas maior que se inserem aos processos transversos era maior na extensão do tronco contra sua flexão ou flexão de quadril a 90°. Os fascículos da parte do psoas maior, que se insere aos corpos vertebrais, tiveram maior atividade na flexão do quadril que na flexão do tronco.

Há cada vez mais evidências de que o psoas maior tem um papel na estabilização do tronco. Em parte, essa função deriva-se de suas inserções com a musculatura do diafragma e do assoalho pélvico.[2,36]

O papel do psoas maior na estabilidade da coluna parece variar em relação à atividade examinada, bem como em relação à organização da pesquisa. Yoshio e colaboradores[27] descobriram que o psoas maior age principalmente como um estabilizador da coluna quando o quadril está flexionado entre 0 e 45°. Hu e colaboradores[20] utilizaram EMGs para investigar a atividade do psoas maior direito, do ilíaco, do reto femoral e do adutor longo durante uma elevação ativa da perna estendida. Os músculos ilíaco, reto femoral e adutor longo ativaram ipsilateralmente antes do psoas maior. Este ativou ipsilateral e contralateralmente ao mesmo tempo, sem diferença na amplitude de um lado a outro, em apoio à teoria de que o psoas maior age principalmente como um estabilizador.

Com a pessoa sentada, o psoas maior age para equilibrar o tronco.[1] Andersson e colaboradores[37] relataram que esse músculo estava ativo na posição sentada com as costas eretas e quando a estabilização da coluna no plano frontal foi necessária. Da mesma maneira, Santaguida e McGill[25] concordam que o psoas maior é capaz de estabilizar por ativação bilateral. Eles também informaram que alterações na lordose lombar não causaram efeito na ação mecânica do psoas maior. Esse segundo achado de Santaguida e McGill[25] não é consistente com pesquisa recente. Park e colaboradores[35] descobriram que os fascículos do psoas maior, que se inseriram aos processos transversos, eram mais ativos quando os indivíduos estavam em leve lordose, em vez de com a coluna plana. Tais fascículos, junto com os que se inserem à coluna vertebral, estavam ativos com a coluna plana, em comparação com uma postura relaxada.

2.3. Unidade funcional

A unidade funcional à qual um músculo pertence inclui os músculos que reforçam e contrapõe-se às suas ações, bem como as articulações que os músculos cruzam. A interdependência dessas estruturas é funcionalmente refletida na organização e nas conexões neurais do córtex sensorimotor. A unidade funcional é enfatizada, porque a presença de um PG em um músculo da unidade aumenta a probabilidade de outros músculos da unidade também desenvolverem PGs. Ao desativar PGs em um músculo, deve haver a preocupação de que outros possam surgir em músculos funcionalmente interdependentes. O Quadro 51-1 representa, de maneira geral, a unidade funcional do músculo iliopsoas.[38]

Bilateralmente, os músculos iliopsoas trabalham para sincronizar sua atividade para funções como a estabilidade da coluna e alternar sua atividade para funções como a locomoção. Como

Quadro 51-1 Unidade funcional dos músculos iliopsoas

Ação	Sinergistas	Antagonistas
Flexão de quadril	Reto femoral Pectíneo Sartório Tensor da fáscia lata Grácil Adutor longo Adutor curto Adutor magno (parte média)	Glúteo máximo Glúteo médio (fibras posteriores) Semimembranáceo Semitendíneo Bíceps femoral

parte do cilindro abdominal, o psoas também é um sinergista do diafragma, do assoalho pélvico, do transverso do abdome e do multífido lombar.

Durante um exercício abdominal, os agonistas ao psoas maior incluem o reto do abdome e o psoas menor. Quando o psoas maior não oferece um cisalhamento anterior nos segmentos lombares inferiores, conforme sugerido por Hadjipavlou e colaboradores[39] e Bogduk e colaboradores,[4] o ligamento lombar, então, está situado idealmente, de modo a proporcionar uma força contrária.

3. APRESENTAÇÃO CLÍNICA
3.1. Padrão de dor referida

A dor referida de PGs nos músculos iliopsoas forma um padrão vertical diferente ipsilateralmente, acompanhando a coluna lombar. Foi relatado que ela ascende até a região interescapular,[40] se estende à região sacroilíaca e pode continuar inferiormente, de modo a incluir o sacro e a nádega medial proximal (Figura 51-2).[41] O padrão de dor referida também inclui, com frequência, a virilha e o aspecto anteromedial superior da coxa do mesmo lado. A palpação de PGs perto da inserção dos músculos iliopsoas (na maior parte, fibras ilíacas) no trocanter menor do fêmur pode levar a dor às costas e à coxa anteriormente.

Com menor frequência, foram relatados outros padrões de dor referida. O alongamento dos músculos iliopsoas parece intensificar dor escrotal.[42] Dor referida na região medial do joelho aparece na literatura,[43] sendo muitas vezes encontrada na prática clínica. O psoas maior também parece trazer dor ao abdome inferior.

3.2. Sintomas

Pacientes com PGs unilaterais no iliopsoas costumam informar dor vertical na porção inferior das costas. Com frequência, passam as mãos verticalmente, para cima e para baixo, na coluna, demonstrando a localização de sua dor. Quando há envolvimento bilateral do iliopsoas, o paciente pode perceber a dor como passando pela região lombar, similar a ter PGs no músculo quadrado do lombo bilateralmente. A dor piora quando o paciente se coloca ereto (em pé), embora possa se apresentar como uma dor incômoda nas costas quando recumbente. Relato adicional frequente é a dor na parte frontal da coxa. Ingber[42] descobriu que pacientes tinham aumento da lombalgia durante atividade antigravidade, com seu alívio quando recumbentes. As posições em decúbito mais confortáveis foram em decúbito lateral, em posição quase fetal, ou deitado em supino, com quadris e joelhos flexionados. É possível que os pacientes tenham dificuldade de levantar de poltrona com assento mais fundo, sendo incapazes de fazer abdominais.

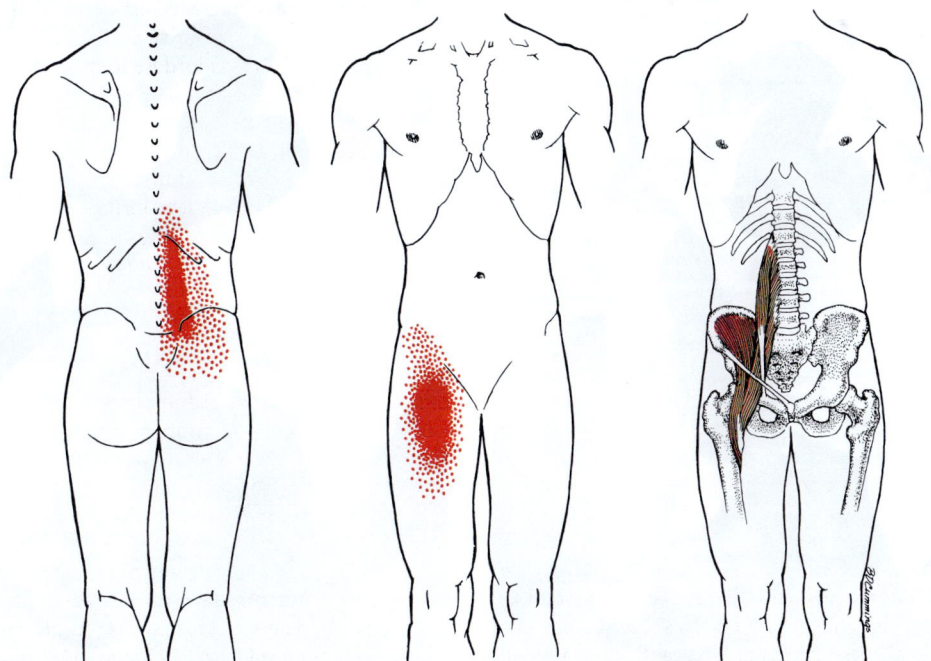

Figura 51-2 Padrão de dor (vermelho-médio) referida a partir de PGs miofasciais palpáveis no músculo iliopsoas direito (vermelho-escuro). A zona essencial de dor referida está em vermelho contínuo; o padrão referido está em pontilhado.

Paciente constipado, com PGs no psoas, pode ter dor referida evocada pela eliminação de bolo fecal rijo que faça pressão contra os PGs. Músculo psoas hipertrofiado pode comprimir o intestino grosso adjacente.[44] Tarsuslu e colaboradores[45] utilizaram liberação do iliopsoas, com liberação do esfíncter e mobilizações intestinais, como uma técnica de tratamento osteopático para constipação crônica em crianças com paralisia cerebral. Essa intervenção funcionou tanto quanto as empregadas em pacientes com atendimento médico habitual e tratamento osteopático.

3.3. Exame do paciente

Após um exame subjetivo minucioso, o clínico deve realizar um desenho detalhado representando o padrão de dor descrito pelo paciente. Essa descrição ajudará no planejamento do exame físico e pode ser útil no monitoramento da progressão do paciente, à medida que os sintomas melhoram ou mudam. Para um exame correto dos músculos iliopsoas, o clínico deve começar com a observação da postura do paciente em pé. Paciente com envolvimento unilateral do iliopsoas demonstra um desvio flagrante do lado envolvido, com o pé desse lado levemente à frente e o dorso levemente fletido para o lado, na direção do lado envolvido. Uma inclinação ativa do tronco para a frente pode revelar desvio para o lado envolvido nos primeiros 20° do movimento do tronco, com centralização durante o restante do movimento.[38] Uma marcha com postura que lembra corcova, inclinação da pelve para a frente e hiperlordose da coluna lombar é um achado comum.

O comprimento dos músculos iliopsoas deve ser avaliado, porque PGs nesses músculos podem causar encurtamento. Esse comprimento pode ser determinado com o teste de Thomas (Figura 51-3).[46] Esse teste também pode ser usado para distinguir déficits de comprimento do iliopsoas, do reto femoral e/ou do tensor da fáscia lata. Para diferenciar rigidez muscular de neurodinâmica alterada, o paciente pode erguer a cabeça, dobrando o queixo. Ocorrendo alteração nos sintomas do paciente ou na amplitude de movimento do quadril com movimento cervical, tem-se um indicador de envolvimento de nervo femoral.[47-49] A posição do membro para teste de comprimento do músculo tensor da fáscia lata também coloca mais tensão ao longo do nervo safeno. Se a dorsiflexão do pé altera a rigidez do quadril ou os sintomas do paciente, o nervo safeno também pode ser um fator colaborador na limitação da amplitude de movimento do quadril.

Desequilíbrio muscular é capaz de alterar a mecânica corporal. Os músculos iliopsoas trabalham em harmonia com o músculo reto do abdome; quando esse músculo está fraco, é possível que o psoas desenvolva problemas tentando uma compensação. O funcionamento completo da musculatura abdominal é confirmado quando o paciente consegue erguer o dorso com os joelhos flexionados e sem apoio dos pés.[50]

PGs em uma quantidade de músculos, exceto o iliopsoas, geram dor em padrões que podem ser confundidos com padrão

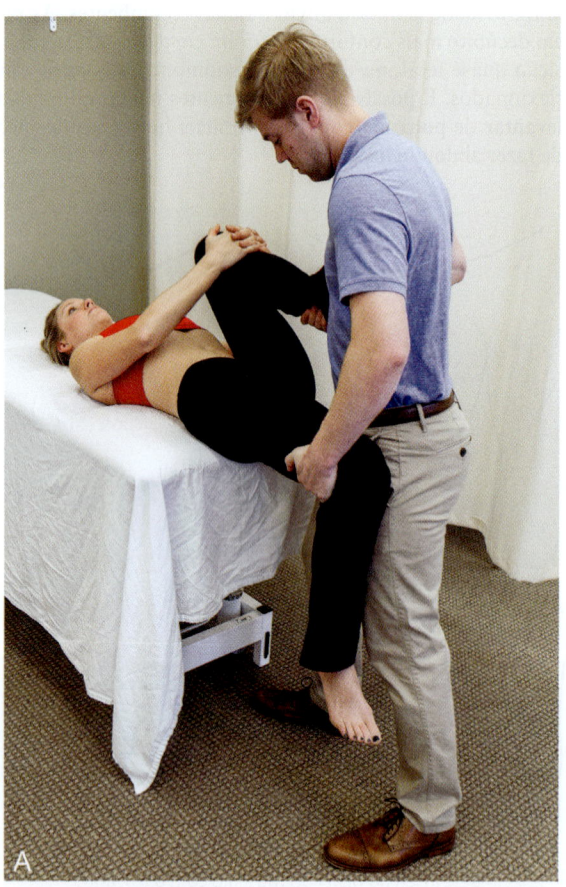 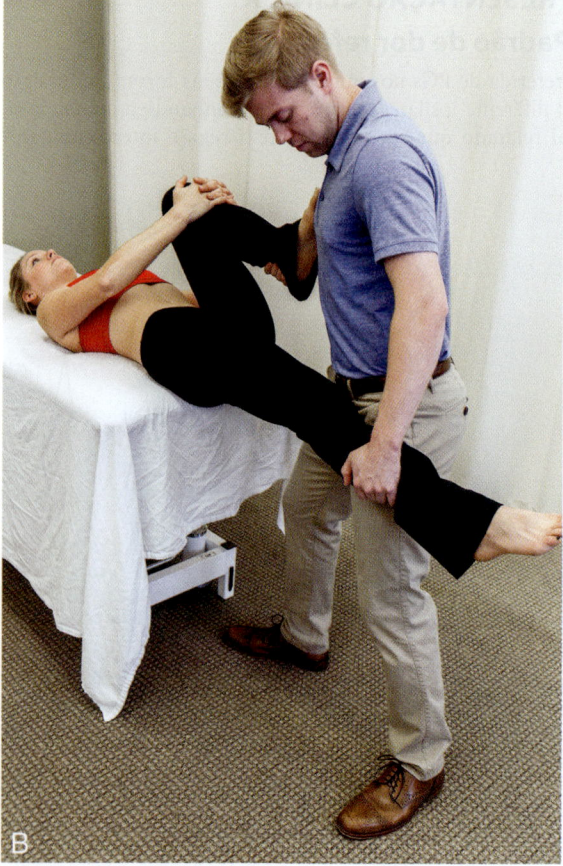

Figura 51-3 Posição para o teste de Thomas do comprimento do flexor do quadril. (A) Músculos uniarticulares. (B) Músculos biarticulares. Adaptada de Kendall FP, McCreary EK. *Muscles: Testing and Function, with Posture and Pain*. 5th ed. Baltimore, MD: Lippincott Williams & Wilkins; 2005:376-377.

de referência da dor com origem em PGs no iliopsoas. Lombalgia também pode ser causada por PGs no quadrado do lombo, na porção mais inferior do reto do abdome, no torácico longuíssimo, no multífido e no glúteo máximo e médio. PGs no iliopsoas não causam dor ao tossir e respirar profundamente, o que ocorre devido a PGs no quadrado do lombo.[41] Quando o paciente informa que a dor se espalha horizontalmente pela região lombar, é provável que essa dor tenha sido referida a partir de PGs bilateralmente nos músculos do quadrado do lombo ou na porção mais inferior do músculo reto do abdome (Figura 49-7A).[51] Esses PGs no reto do abdome costumam estar associados a PGs nos músculos iliopsoas. Dor na coxa e na virilha também pode ter origem em PGs no tensor da fáscia lata, no pectíneo, no intermediário vasto, no adutor longo e curto ou nas partes distais do adutor magno. Desses, apenas o pectíneo e o tensor da fáscia lata devem limitar a extensão no quadril. Rapidamente, um exame físico distingue sensibilidade de PG mais superficial dos dois últimos músculos de sensibilidade profunda dos músculos iliopsoas.

3.4. Exame de pontos-gatilho

PGs nos músculos psoas maior e ilíaco podem ser detectados com palpação plana transversa em três locais (Figura 51-4). Em dois deles, as fibras musculares podem ser palpadas sob a pele, sem intervenção de outros músculos. Para palpar o psoas maior e o ilíaco, o paciente deve relaxar os músculos abdominais. Se o paciente sentir cócegas, essa tarefa pode ser difícil. Para ajudá-lo a relaxar, a mão do paciente deve ser colocada entre suas duas mãos enquanto você palpa. Geralmente, quando PGs estão presentes no grupo iliopsoas, os músculos iliopsoas contralaterais precisam ser examinados, porque agem juntos. Normalmente, os PGs são mais ativos em um iliopsoas do que em outro, mas o músculo contralateral também exige tratamento.

Tendão comum do iliopsoas

Com o paciente em supino e o quadril em leve abdução, PGs podem ser identificados com uma palpação plana transversa na junção musculotendínea do psoas e nas fibras do músculo ilíaco contra a parede lateral do triângulo femoral, conforme mostra a Figura 51-4A. Se o músculo ilíaco estiver muito tenso, pode ser necessário flexionar levemente a coxa, apoiando-a com um travesseiro. Para encontrar o tendão comum do iliopsoas, o profissional deve encontrar a artéria femoral no triângulo femoral, para, então, palpar larguras de um a dois dedos, lateralmente, acima do nervo femoral em relação ao músculo. Para confirmar que o profissional está palpando o iliopsoas, solicita-se ao paciente que pense em levantar a perna. Se ele contrair com muita força, muito provavelmente afastará o clínico do PG, de modo que será necessária uma contração suave. Raramente é provocada uma reação de contração local pelo exame digital desse lugar e com menos frequência nos outros dois lugares.

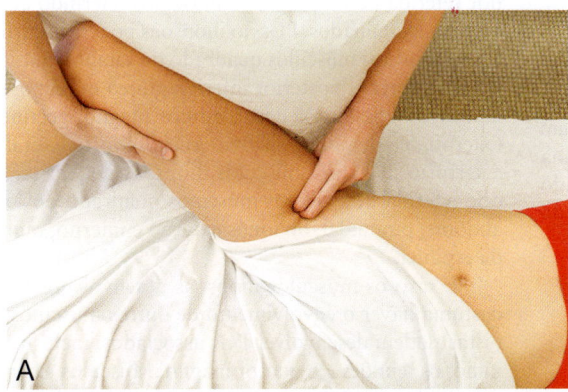

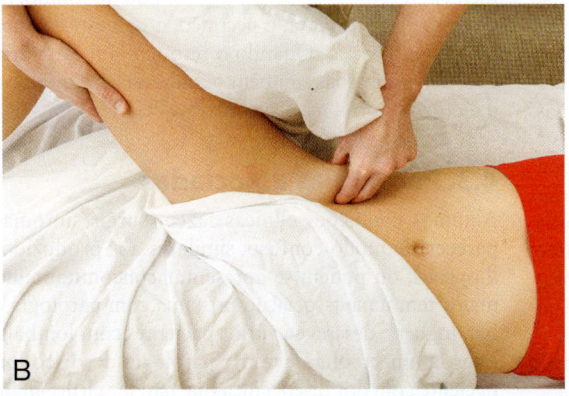

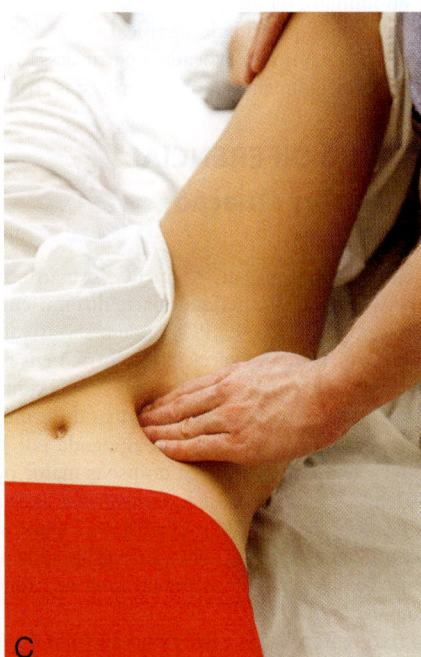

Figura 51-4 Palpação de PGs no músculo iliopsoas direito, em três lugares. (A) Palpação de PG no iliopsoas distal, em região profunda, junto à parede lateral do triângulo femoral, logo acima da inserção distal do músculo com o trocanter menor do fêmur. (B) Palpação de PGs no ilíaco, no interior da borda da pelve, atrás da espinha ilíaca anterossuperior. (C) Pressão digital sobre PGs no psoas proximal, aplicada primeiro de forma descendente ao lado e, em seguida, de forma medial, abaixo, em relação ao reto do abdome, na direção do psoas.

Ilíaco

As fibras proximais do músculo ilíaco podem ser examinadas por meio da aponeurose do músculo oblíquo externo, usando-se palpação plana transversa, acompanhando as fibras musculares situadas no interior da crista ilíaca da pelve (Figura 51-4B). Os dedos chegam ao interior da crista do ílio, começando na região atrás da espinha ilíaca anterossuperior e deslizando para trás e para a frente, em paralelo com a crista ilíaca, ao mesmo tempo que pressão é aplicada contra o osso, palpando ao longo das fibras do músculo ilíaco. Às vezes, a palpação revela bandas tensionadas e sua sensibilidade local associada. A dor provocada a partir desses PGs tem mais probabilidade de ser referida na região lombar e sacroilíaca, em vez de para a coxa. O paciente deve relaxar os músculos abdominais em uma posição que permita afrouxamento da pele da parede abdominal.

Psoas maior

A palpação do músculo psoas maior é feita indiretamente por meio da parede abdominal (Figura 51-4C). O paciente deve estar confortável e a parede abdominal, relaxada. Com o paciente em supino ou em decúbito lateral, os dedos da palpação são colocados sobre a parede abdominal, com suas extremidades exatamente na margem lateral do músculo reto do abdome. Pressão descendente é lenta, gradual e suave é exercida para pressionar os dedos abaixo do nível do reto do abdome. Quando a pressão é exercida diretamente para baixo, sem um componente médio, provoca apenas sensibilidade de outros conteúdos abdominais. Portanto, o clínico faz pressão cada vez mais lenta, medialmente, na direção da coluna espinal. Os conteúdos abdominais intervenientes transmitem a pressão ao psoas maior contra a coluna lombar. Esse músculo é examinado em relação à sensibilidade junto a todo o comprimento da coluna lombar. Se presente, a sensibilidade pode ser revelada em local em torno do nível do umbigo, ou um pouco abaixo. Pressão mínima é capaz de provocar uma quantidade significativa de dor quando o psoas maior tiver PGs. A dor provocada a partir dessa região do psoas maior refere principalmente à zona inferior das costas.

4. DIAGNÓSTICO DIFERENCIAL

4.1. Ativação e perpetuação de pontos-gatilho

Uma postura ou atividade que ative um PG, se não corrigida, também pode perpetuá-lo. Em qualquer parte dos músculos psoas maior, psoas menor e ilíaco, os PGs podem ser ativados por carga excêntrica não habitual, exercício excêntrico em músculo destreinado ou carga concêntrica máxima ou submáxima.[52] PGs também podem ser ativados ou agravados quando o músculo é colocado em uma posição encurtada e/ou alongada por período prolongado.[52] Por exemplo, sobrecarga do psoas maior por contração concêntrica vigorosa repetitiva, necessária à execução de abdominais, pode perpetuar seus PGs. O músculo é mais tolerante à contração excêntrica de exercício com a pessoa apoiada nos braços, virada para baixo e elevando as pernas uma de cada vez ou fazendo abdominais.[51]

Tensão do reto femoral, que evite extensão total do quadril, também é capaz de perpetuar PGs no músculo iliopsoas.

PGs também podem ser ativados quando o músculo é colocado em posição encurtada ou alongada por período prolongado ou quando é ativado simultaneamente com PGs nesses outros músculos por sobrecarga repentina durante uma queda. Por exemplo, sentar-se por longo tempo com os quadris muito flexionados, de modo que o dorso esteja inclinado para a frente, colocando os joelhos mais altos que os quadris, é capaz de deixar os músculos iliopsoas em posição de encurtamento. Essa posição pode ocorrer enquanto o indivíduo dirige veículo automotivo (ou está sentada em um), quando sentado a uma mesa de trabalho ou em arquibancada. Motoristas de caminhão e funcionários de escritório, em especial, são vulneráveis a encurtamento desse músculo.

Dormir em posição fetal, com os joelhos flexionados junto ao peito, também pode ativar PGs no iliopsoas. É frequente os pacientes informarem que sua primeira percepção de dor referida desses PGs ocorre ao saírem da cama pela manhã.

Lewit[53,54] associa PGs do psoas maior a alguma disfunção articular na região toracolombar, nos níveis T10-L1. Rotação do tronco e inclinação lateral comprometida nessa região identificam clinicamente a disfunção. Ele associa a sensibilidade do PG do músculo ilíaco a uma disfunção da junção lombossacral.[53]

Uma discrepância no comprimento das pernas ou uma pequena hemipelve também pode perpetuar PGs no iliopsoas. O músculo envolvido costuma ser visto no lado mais comprido, mas nem sempre. Envolvimento em razão dessa condição tem mais possibilidade de ser observado quando resultante de trauma, cirurgia ou uma adaptação, se for congênito.

4.2. Pontos-gatilho associados

Foi demonstrado que PGs associados podem surgir em áreas de dor referida de PGs primários;[55] portanto, músculos na área de dor referida do iliopsoas, ou músculos referindo ao iliopsoas, devem ser examinados. PGs no iliopsoas podem contribuir para PGs associados nos músculos quadrado do lombo, multífido, eretor da espinha, serrátil posterior inferior, glúteo máximo, glúteo médio, adutor longo, adutor curto, adutor magno, pectíneo, obturador externo, reto femoral, vasto intermédio, vasto lateral, vasto medial e sartório. PGs nos músculos iliopsoas podem ser ativados pela dor referida de PGs nos músculos quadrado do lombo, reto do abdome, piramidal, oblíquos externo e interno, multífido e eretor da espinha.

É raro os músculos iliopsoas desenvolverem PGs por si só; costuma haver o envolvimento de outros músculos. Seus antagonistas podem desenvolver PGs associados, inclusive o glúteo máximo, os tendões e o adutor magno. Músculos sinergistas que podem evidenciar PGs em associação com envolvimento do iliopsoas incluem o reto do abdome, o quadrado do lombo, o reto femoral, o tensor da fáscia lata, o pectíneo, o paraespinal lombar e o iliopsoas contralateral. Quando o reto femoral é encurtado em razão de PGs, o iliopsoas também permanece em uma posição encurtada, o que o torna mais suscetível a PGs.

4.3. Patologias associadas

Algumas condições clínicas fazem surgir sintomas que podem parecer, de modo confuso, similares aos produzidos por PGs no iliopsoas, ou podem se apresentar concomitantemente. O psoas maior tem uma associação próxima com patologia do disco lombar. Ingber[42] descreveu vários pacientes com lombalgia persistente após laminectomia devido à patologia do disco lombar, e outro paciente com dor discogênica que não fez cirurgia. Injeção em PGs no iliopsoas e começo dos exercícios extensores aliviaram seus sintomas.

A área de secção transversa do psoas maior costuma atrofiar em pacientes com lombalgia,[56-60] embora isso não seja coerente em todos os grupos com esse tipo de dor.[61-63]

Ainda que seja um acontecimento raro, o psoas maior é suscetível a desenvolver hematoma em associação à terapia anticoagulatória,[64-68] à trombólise após infarto agudo do miocárdio,[69] à emergência por hipertensão,[70] à terapia antagonista da vitamina K,[65] aos procedimentos cirúrgicos, como fusão dos corpos vertebrais lombares com acesso lateral, retroperitoneal e através do psoas[71] e, algumas vezes, após trauma menor em adolescentes.[72] O hematoma causa dor e edema, dificuldade para andar e muitas vezes compromete seriamente a função do nervo femoral.

Hematomas no músculo ilíaco também são raros, mas podem surgir espontaneamente quando a pessoa faz apenas terapia anticoagulante,[73] devido a trauma, quando em terapia anticoagulatória;[74,75] após cirurgia, quando são administrados anticoagulantes a longo prazo;[76] após substituição total do quadril;[77] revisão total do quadril;[78] e em crianças saudáveis após lesão traumática.[79-83]

Bursite no iliopsoas é uma inflamação e um aumento da bolsa sinovial do iliopsoas. Costuma ser encontrada juntamente com condições subjacentes, como artrite reumatoide,[84-88] artrite crônica[89] e, com menor frequência, osteoartrite do quadril,[90] artrite cristal pirofosfato de cálcio,[91] após substituição total do quadril[92,93] e secundária a alguma infecção.[94] Também pode ocorrer por trauma agudo ou lesões por uso excessivo.[95] É capaz até de simular um abscesso no iliopsoas.[96] Os pacientes costumam se apresentar com um desses sintomas ou todos eles: dor no quadril,[95,97] dor na virilha,[98,99] dor na nádega,[98] estalo do quadril,[95,97,99] edema em membro inferior,[92,95] massa na virilha,[92,95] dor com hiperextensão do quadril[95] e/ou dor com flexão/abdução/rotação lateral.[95,98]

Impacto femoroacetabular é uma alteração na morfologia do quadril que provoca contato anormal na articulação durante os movimentos. Costuma se apresentar como uma dor profunda na virilha anteriormente, na lateral da coxa ou nas nádegas enquanto o indivíduo estiver sentado. Durante as atividades, a dor costuma ter natureza cortante. Fraqueza e dormência não são comuns. A dor aumenta com atividades, especialmente as que envolvem ângulos altos de flexão do quadril, carga sustentada de flexão/rotação nas articulações do quadril e movimentos de entrada e saída de automóvel.[100]

O músculo psoas maior não costuma ser considerado parte da patologia da dor pélvica; no entanto, espasmos desse músculo parecem contribuir para dor pélvica crônica.[101] Em homens com diagnóstico de prostatite crônica, há relatos de envolvimento dos músculos iliopsoas[102] e, especificamente, do psoas maior[103]. Com as inserções fasciais desse músculo no assoalho pélvico, ele não deve ser desconsiderado fator colaborador potencial para dor pélvica.

Tumores malignos primários dos músculos iliopsoas são raros, e geralmente têm um diagnóstico insatisfatório em virtude da falta de um diagnóstico precoce, do tamanho grande e da dificuldade de acesso cirúrgico ao tumor.[104] Um abscesso no psoas é principalmente informado em uma população mais jovem e está bastante associado à doença de Crohn, à apendicite, à inflamação do cólon ou ao câncer.[105] Um atraso no tratamento aumenta muito as taxas de mortalidade;[105] assim, é importante estar atento à possibilidade de um abscesso durante a investigação do psoas maior, pois é comum a simulação de PGs. Ushiyama e colaboradores[106] descrevem o caso de indivíduo de 83 anos de idade com dor na virilha direita, mantida na posição flexionada, e com restrições dolorosas na extensão. Movimentar os músculos iliopsoas pode causar dor quando qualquer um dos órgãos com os quais eles se relacionam (rim, ureter, ceco, apêndice, cólon sigmoide, pâncreas, nódulos linfáticos lombares e nervos da parede abdominal posterior) adoece.[15]

PGs nos músculos iliopsoas são capazes de simular hérnias por esporte, que são pequenas lacerações nas paredes abdominais inferiores. As duas condições podem ocorrer ao mesmo tempo, mas este autor tem vários pacientes que fizeram reparos em hérnias desportivas e continuaram a sentir dor. A dor foi reproduzida e tratada por tratamento manual de PGs no psoas maior. Também é possível que PGs sintomáticos estivessem nos músculos abdominais, pois não é possível palpar ou tratar o psoas maior sem passar pelos músculos oblíquos do abdome.

Já que as raízes do plexo lombar estão abrigadas no músculo psoas maior, com ramificações do plexo surgindo da superfície e das margens do músculo, há uma possibilidade de compressão em razão de variações anatômicas do psoas e do ilíaco.[107] É possível que os músculos comprimam o nervo femoral e contribuam para sintomas coerentes com envolvimento desse nervo. Em um estudo de 121 cadáveres que possibilitaram 242 amostras, D'costa e colaboradores[14] descobriram que, em 7,9% do tempo, feixes do ilíaco e do psoas penetraram ou cobriram o nervo femoral. Tensão nesse músculo ilíaco acessório pode causar torção no nervo femoral e, assim, provocar dor que refere ao quadril, ao joelho ou ao dermátomo L4. O nervo obturatório aparece a partir dos ramos anteriores dos nervos espinais L2, L3 e L4 na porção anterior do psoas maior, e aparece junto da borda medial do psoas maior antes de passar para a pelve. Rigidez no músculo psoas maior pode ocasionar tensão ou compressão do nervo obturatório nessa área.[108]

Vários nervos na região do psoas maior e do ilíaco também podem ficar comprimidos e causar sintomas na virilha, no quadril ou na coxa por outras razões além do envolvimento muscular. É importante conseguir reconhecer esses sintomas e não pressupor que se devam apenas a PGs do psoas maior e/ou do ilíaco. O nervo ilio-hipogástrico pode ficar comprimido após uma abdominoplastia com plicatura da bainha do reto anterior,[109] durante gravidez,[110] após laparoscopia ginecológica[111,112] ou em decorrência de defeito no oblíquo externo, porque ramos terminais passam por ele.[113] O nervo ilioinguinal pode ficar comprimido após cirurgia de hérnia,[114-116] cirurgia ginecológica laparoscópica[112] ou cesariana,[117] podendo até ser idiopático.[118] O nervo cutâneo femoral lateral pode ficar aprisionado após reparo laparoscópico de hérnia,[114] na fáscia lata da coxa[119] e em razão de um lipoma.[120] O nervo femoral pode ficar comprimido em razão de amiloidoma muscular bilateral do iliopsoas em um paciente com mielomas múltiplos[121] causados por trauma forte no joelho,[122] hematoma no iliopsoas[123,124] e/ou bursite no iliopsoas.[125] Finalmente, o nervo obturatório pode ficar comprimido por fraturas do anel pélvico[126] e do acetábulo,[127] endometriose em torno do nervo,[128] ou pode ser idiopático.[129]

5. AÇÕES CORRETIVAS

Quando o paciente tem uma dor nas costas que não responde a uma preferência direcional de flexão ou extensão e tem dificuldade de deambular, pode ser usada uma bengala.

Quando sentado, ele deve manter um ângulo aberto de modo que os quadris fiquem mais altos que os joelhos. Erguer o assento para que a coxa incline para baixo na direção da parte frontal do assento também ajuda. Inclinar as costas contra um apoio levemente reclinado também é útil. Quando não for possível evitar os quadris bastante flexionados, levantar-se com frequência para esticar os quadris e alongar o iliopsoas ajuda a descarregá-lo. Ao andar de carro por período prolongado, o piloto automático oportuniza que o motorista troque e alterne posições de leve para ajudar a minimizar a carga dos iliopsoas.

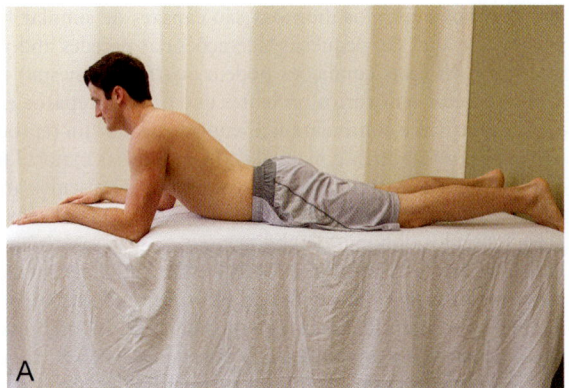 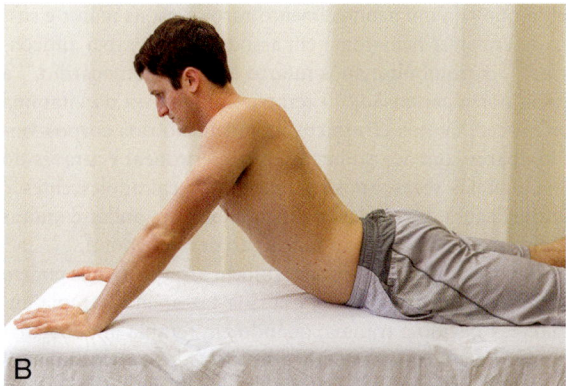

Figura 51-5 Autoalongamento dos músculos iliopsoas. (A) Posição inicial para pacientes com PGs irritáveis. (B) Progressão de alongamento do iliopsoas.

Uma respiração insatisfatória, como a paradoxal,[51] pode prejudicar a recuperação de PGs dos músculos iliopsoas. Pacientes que mostram respiração paradoxal devem praticar a respiração abdominal até conseguirem respirar regularmente, no padrão normal de movimentos coordenados de peito e abdome durante a inspiração e a expiração. Esse tipo de respiração deve ser feito em supino/deitado em gancho para proporcionar o melhor impulso no psoas maior por uma excursão máxima das inserções fasciais desse músculo com o músculo diafragma.[2]

Para dormir, o paciente pode colocar um travesseiro pequeno sob os joelhos, quando deitado de costas, ou sob os quadris e a cintura, quando deitado em posição prona. Isso produz uma leve flexão do quadril, que reduz a tração do iliopsoas suficientemente para deitar com conforto. O paciente deve evitar deitar-se de lado, com os quadris excessivamente flexionados, porque essa posição encurta os músculos iliopsoas.

Para um alongamento passivo do iliopsoas, as coxas e a pelve devem ser pressionadas contra a maca (ou o chão), porque estendem demasiadamente a coluna lombar e os quadris em uma posição de prancha elevada (Figura 51-5). O músculo também pode ser alongado na posição usada para avaliação (Figura 51-3A). Para aumentar o alongamento, uma técnica de relaxamento pós-isométrico, descrita e mostrada para esse músculo por Lewit,[53] pode funcionar. A extremidade inferior no lado do iliopsoas a ser alongado pode ficar livremente solta, com o joelho flexionado. Se a coxa precisar de mais apoio, o paciente pode fazer movimento ascendente sobre superfície de apoio. A tração aumenta, levando-se o outro joelho até o peito. Essa posição também carrega um reto femoral suficientemente encurtado.

Os músculos iliopsoas não devem ser tratados para PGs com tensionamento até que seja identificada alguma disfunção articular coexistente da coluna lombar. Se presente, ambos devem ser tratados, porque cada um é capaz de evitar a recuperação do outro. É importante tratar bilateralmente os PGs do iliopsoas; o músculo em um dos lados raramente desenvolve PGs sem que o outro faça o mesmo.

Massagem profunda e exercícios de extensão do quadril também podem ajudar a aliviar a dor referida de PGs no iliopsoas.[42,130] Tratar os outros músculos na unidade funcional com massagem ou alongamento também podem trazer benefícios.

Para melhorar a função estabilizadora do psoas maior, uma contração consistente de baixo grau do músculo pode ser feita.[2] Para estimular a ação longitudinal do músculo, o paciente deve, com delicadeza, tentar "puxar/embutir seu quadril no acetábulo sem movimentar as costas". Isso costuma ser mais fácil quando um leve distúrbio do fêmur é aplicada por alguém que, com suavidade, puxe a perna, ou deixando-a pendurada, sem tocar qualquer apoio. O paciente também pode deitar-se em posição prona e fazer uma suave contração isométrica do quadril na direção da superfície de apoio, sem rotação da pelve ou da coluna. Além disso, o trabalho com clínico treinado em programa de estabilização da coluna também ajuda, já que isso parece melhorar a área de secção transversal do músculo.[131]

Referências

1. Standring S. *Gray's Anatomy: The Anatomical Basis of Clinical Practice*. 41st ed: London, UK: Elsevier; 2015.
2. Gibbons S, Comerford MJ, Emerson P. Rehabilitation of the stability function of psoas major. *Orthop Div Rev*. 2002:9-16.
3. Bogduk N, Twomey L. *Clinical Anatomy of the Lumbar Spine*. New York, NY: Churchill Livingstone; 1987.
4. Bogduk N, Pearcy M, Hadfield G. Anatomy and biomechanics of psoas major. *Clin Biomech (Bristol, Avon)*. 1992;7(2):109-119.
5. Hanson P, Magnusson SP, Sorensen H, Simonsen EB. Anatomical differences in the psoas muscles in young black and white men. *J Anat*. 1999;194(Pt 2):303-307.
6. Kim JO, Cho HM. Rapid destruction of the hip joint accompanied by an enlarged iliopsoas bursa in a healthy man. *Hip Pelvis*. 2014;26(3):189-193.
7. Havenith MG, Visser R, Schrijvers-van Schendel JM, Bosman FT. Muscle fiber typing in routinely processed skeletal muscle with monoclonal antibodies. *Histochemistry*. 1990;93(5):497-499.
8. Zheng A, Rahkila P, Vuori J, Rasi S, Takala T, Vaananen HK. Quantification of carbonic anhydrase III and myoglobin in different fiber types of human psoas muscle. *Histochemistry*. 1992;97(1):77-81.
9. Parkkola R, Alanen A, Kalimo H, Lillsunde I, Komu M, Kormano M. MR relaxation times and fiber type predominance of the psoas and multifidus muscle. An autopsy study. *Acta Radiol*. 1993;34(1):16-19.
10. Johnson MA, Polgar J, Weightman D, Appleton D. Data on the distribution of fibre types in thirty-six human muscles. An autopsy study. *J Neurol Sci*. 1973;18(1):111-129.
11. Arbanas J, Klasan GS, Nikolic M, Jerkovic R, Miljanovic I, Malnar D. Fibre type composition of the human psoas major muscle with regard to the level of its origin. *J Anat*. 2009;215(6):636-641.
12. Neumann DA, Garceau LR. A proposed novel function of the psoas minor revealed through cadaver dissection. *Clin Anat*. 2015;28(2):243-252.
13. Maldonado PA, Slocum PD, Chin K, Corton MM. Anatomic relationships of psoas muscle: clinical applications to psoas hitch ureteral reimplantation. *Am J Obstet Gynecol*. 2014;211(5):563.e1-566.e1.
14. D'Costa S, Ramanathan LA, Madhyastha S, et al. An accessory iliacus muscle: a case report. *Rom J Morphol Embryol*. 2008;49(3):407-409.
15. Rao TR, Kanyan PS, Vanishree, Rao S. Bilateral variation of iliacus muscle and splitting of femoral nerve. *Neuroanatomy*. 2008;7:72-75.
16. Fabrizio PA. Anatomic variation of the iliacus and psoas muscles. *Int J Anat Var*. 2011;4:28-30.
17. Aleksandrova JN, Malinova L, Jelev L. Variations of the iliaus muscle: report of two caes and review of the literature. *Int J Anat Var*. 2013;6:149-152.
18. Philippon MJ, Devitt BM, Campbell KJ, et al. Anatomic variance of the iliopsoas tendon. *Am J Sports Med*. 2014;42(4):807-811.

19. Kirchmair L, Lirk P, Colvin J, Mitterschiffthaler G, Moriggl B. Lumbar plexus and psoas major muscle: not always as expected. *Reg Anesth Pain Med.* 2008;33(2):109-114.
20. Hu H, Meijer OG, van Dieen JH, et al. Is the psoas a hip flexor in the active straight leg raise? *Eur Spine J.* 2011;20(5):759-765.
21. Jemmett RS, Macdonald DA, Agur AM. Anatomical relationships between selected segmental muscles of the lumbar spine in the context of multi-planar segmental motion: a preliminary investigation. *Man Ther.* 2004;9(4):203-210.
22. Basmajian JV. Electromyography of iliopsoas. *Anat Rec.* 1958;132(2):127-132.
23. Juker D, McGill S, Kropf P, Steffen T. Quantitative intramuscular myoelectric activity of lumbar portions of psoas and the abdominal wall during a wide variety of tasks. *Med Sci Sports Exerc.* 1998;30(2):301-310.
24. Penning L. Psoas muscle and lumbar spine stability: a concept uniting existing controversies. Critical review and hypothesis. *Eur Spine J.* 2000;9(6):577-585.
25. Santaguida PL, McGill SM. The psoas major muscle: a three-dimensional geometric study. *J Biomech.* 1995;28(3):339-345.
26. Skyrme AD, Cahill DJ, Marsh HP, Ellis H. Psoas major and its controversial rotational action. *Clin Anat.* 1999;12(4):264-265.
27. Yoshio M, Murakami G, Sato T, Sato S, Noriyasu S. The function of the psoas major muscle: passive kinetics and morphological studies using donated cadavers. *J Orthop Sci.* 2002;7(2):199-207.
28. Basmajian J, Deluca C. *Muscles Alive.* 5th ed. Baltimore, MD: Williams & Wilkins; 1985:234-235, 310-313.
29. Basmajian JV, Greenlaw RK. Electromyography of iliacus and psoas with inserted fine-wire electrodes. *Anat Rec.* 1968;160:310-311.
30. Duchenne G. *Physiology of Motion.* Philadelphia, PA: Lippincott; 1949.
31. Hooper AC. The role of the iliopsoas muscle in femoral rotation. *Ir J Med Sci.* 1977;146(4):108-112.
32. Flint MM. An electromyographic comparison of the function of the iliacus and the rectus abdominis muscles. A preliminary report. *Phys Ther.* 1965;45:248-252.
33. LaBan MM, Raptou AD, Johnson EW. Electromyographic study of function of iliopsoas muscle. *Arch Phys Med Rehabil.* 1965;46(10):676-679.
34. Yanagisawa O, Matsunaga N, Okubo Y, Kaneoka K. Noninvasive evaluation of trunk muscle recruitment after trunk exercises using diffusion-weighted MR imaging. *Magn Reson Med Sci.* 2015;14(3):173-181.
35. Park RJ, Tsao H, Claus A, Cresswell AG, Hodges PW. Changes in regional activity of the psoas major and quadratus lumborum with voluntary trunk and hip tasks and different spinal curvatures in sitting. *J Orthop Sports Phys Ther.* 2013;43(2):74-82.
36. Sajko S, Stuber K. Psoas major: a case report and review of its anatomy, biomechanics, and clinical implications. *J Can Chiropr Assoc.* 2009;53(4):311-318.
37. Andersson E, Oddsson L, Grundstrom H, Thorstensson A. The role of the psoas and iliacus muscles for stability and movement of the lumbar spine, pelvis and hip. *Scand J Med Sci Sports.* 1995;5(1):10-16.
38. Simons DG, Travell J, Simons L. *Travell & Simon's Myofascial Pain and Dysfunction: The Trigger Point Manual.* Vol 1. 2nd ed. Baltimore, MD: Williams & Wilkins; 1999.
39. Hadjipavlou AG, Farfan HF, Simmons JW. The functioning spine. In: Farfan HF, Simmons JW, Hadjipavlou AG, eds. *The Sciatic Syndrome.* Thorofare, NJ: Slack; 1996:41-73.
40. Durianova J. Spasm of the m.psoas in the differential diagnosis of pain in the lumbosacral region. *Fysiatr Revmatol Vestn.* 1974;52(4):199-203.
41. Simons DG, Travell JG. Myofascial origins of low back pain. 2. Torso muscles. *Postgrad Med.* 1983;73(2):81-92, 91-92.
42. Ingber RS. Iliopsoas myofascial dysfunction: a treatable cause of "failed" low back syndrome. *Arch Phys Med Rehabil.* 1989;70(5):382-386.
43. Cummings M. Referred knee pain treated with electroacupuncture to iliopsoas. *Acupunct Med.* 2003;21(1-2):32-35.
44. Duprat G Jr, Levesque HP, Seguin R, Nemeeh J, Sylvestre J. Bowel displacement due to psoas muscle hypertrophy. *J Can Assoc Radiol.* 1983;34(1):64-65.
45. Tarsuslu T, Bol H, Simsek IE, Toylan IE, Cam S. The effects of osteopathic treatment on constipation in children with cerebral palsy: a pilot study. *J Manipulative Physiol Ther.* 2009;32(8):648-653.
46. Kendall FP, McCreary EK. *Muscles: Testing and Function, with Posture and Pain.* 5th ed. Baltimore, MD: Lippincott Williams & Wilkins; 2005:376-377.
47. Butler DS, Jones MA. *Mobilisation of the Nervous System.* New York, NY: Churchill Livingstone; 1991.
48. Butler D. *The Sensitive Nervous Systerm.* Adlaide, SA: NOI Group; 2000.
49. Lai WH, Shih YF, Lin PL, Chen WY, Ma HL. Normal neurodynamic responses of the femoral slump test. *Man Ther.* 2012;17(2):126-132.
50. Jull GA, Janda V. Chapter 10, Muscles and motor control in low back pain: assessment and management. In: Twomey L, Taylor JR, eds. *Physical Therapy of the Low Back.* New York, NY: Churchill Livingstone; 1987:253-278.
51. Travell JG, Simons DG. *Myofascial Pain and Dysfunction: The Trigger Point Manual.* Vol 1. Baltimore, MD: Williams & Wilkins; 1983.
52. Gerwin RD, Dommerholt J, Shah JP. An expansion of Simons' integrated hypothesis of trigger point formation. *Curr Pain Headache Rep.* 2004;8(6):468-475.
53. Lewit K. *Manipulative Therapy in Rehabilitation of the Motor System.* London, England: Butterworths; 1985:138, 276, 315 (153, Fig. 4.42).
54. Lewit K. Muscular pattern in thoraco-lumbar lesions. *Man Med.* 1986;2:105-107.
55. Hsieh YL, Kao MJ, Kuan TS, Chen SM, Chen JT, Hong CZ. Dry needling to a key myofascial trigger point may reduce the irritability of satellite MTrPs. *Am J Phys Med Rehabil.* 2007;86(5):397-403.
56. Bok DH, Kim J, Kim TH. Comparison of MRI-defined back muscles volume between patients with ankylosing spondylitis and control patients with chronic back pain: age and spinopelvic alignment matched study. *Eur Spine J.* 2017;26(2):528-537.
57. Wan Q, Lin C, Li X, Zeng W, Ma C. MRI assessment of paraspinal muscles in patients with acute and chronic unilateral low back pain. *Br J Radiol.* 2015;88(1053):20140546.
58. Kamaz M, Kiresi D, Oguz H, Emlik D, Levendoglu F. CT measurement of trunk muscle areas in patients with chronic low back pain. *Diagn Interv Radiol.* 2007;13(3):144-148.
59. Ploumis A, Michailidis N, Christodoulou P, Kalaitzoglou I, Gouvas G, Beris A. Ipsilateral atrophy of paraspinal and psoas muscle in unilateral back pain patients with monosegmental degenerative disc disease. *Br J Radiol.* 2011;84(1004):709-713.
60. Barker KL, Shamley DR, Jackson D. Changes in the cross-sectional area of multifidus and psoas in patients with unilateral back pain: the relationship to pain and disability. *Spine (Phila Pa 1976).* 2004;29(22):E515-E519.
61. D'Hooge R, Cagnie B, Crombez G, Vanderstraeten G, Dolphens M, Danneels L. Increased intramuscular fatty infiltration without differences in lumbar muscle cross-sectional area during remission of unilateral recurrent low back pain. *Man Ther.* 2012;17(6):584-588.
62. Bouche KG, Vanovermeire O, Stevens VK, et al. Computed tomographic analysis of the quality of trunk muscles in asymptomatic and symptomatic lumbar discectomy patients. *BMC Musculoskelet Disord.* 2011;12:65.
63. Thakar S, Sivaraju L, Aryan S, Mohan D, Sai Kiran NA, Hegde AS. Lumbar paraspinal muscle morphometry and its correlations with demographic and radiological factors in adult isthmic spondylolisthesis: a retrospective review of 120 surgically managed cases. *J Neurosurg Spine.* 2016;24(5):679-685.
64. Conesa X, Ares O, Seijas R. Massive psoas haematoma causing lumbar plexus palsy: a case report. *J Orthop Surg (Hong Kong).* 2012;20(1):94-97.
65. Llitjos JF, Daviaud F, Grimaldi D, et al. Ilio-psoas hematoma in the intensive care unit: a multicentric study. *Ann Intensive Care.* 2016;6(1):8.
66. Basheer A, Jain R, Anton T, Rock J. Bilateral iliopsoas hematoma: case report and literature review. *Surg Neurol Int.* 2013;4:121.
67. Lee KS, Jeong IS, Oh SG, Ahn BH. Subsequently occurring bilateral iliopsoas hematoma: a case report. *J Cardiothorac Surg.* 2015;10:183.
68. Eltorai AE, Kuris EO, Daniels AH. Psoas haematoma mimicking lumbar radiculopathy. *Postgrad Med J.* 2016;92(1085):182.
69. Abhishek BS, Vijay SC, Avanthi V, Kumar B. Spontaneous psoas hematoma in a case of acute myocardial infarction following streptokinase infusion. *Indian Heart J.* 2016;68(suppl 2):S18-S21.
70. Yogarajah M, Sivasambu B, Jaffe EA. Spontaneous iliopsoas haematoma: a complication of hypertensive urgency. *BMJ Case Rep.* 2015;2015. pii: bcr2014207517.
71. Beckman JM, Vincent B, Park MS, et al. Contralateral psoas hematoma after minimally invasive, lateral retroperitoneal transpsoas lumbar interbody fusion: a multicenter review of 3950 lumbar levels. *J Neurosurg Spine.* 2017;26(1):50-54.
72. Giuliani G, Poppi M, Acciarri N, Forti A. CT scan and surgical treatment of traumatic iliacus hematoma with femoral neuropathy: case report. *J Trauma.* 1990;30(2):229-231.
73. Kong WK, Cho KT, Lee HJ, Choi JS. Femoral neuropathy due to iliacus muscle hematoma in a patient on warfarin therapy. *J Korean Neurosurg Soc.* 2012;51(1):51-53.
74. Spengos K, Anagnostou E, Vassilopoulou S. Subacute proximal leg weakness after a minor traffic accident in a patient treated with anticoagulants. *BMJ Case Rep.* 2012;2012. pii: bcr0220125731.
75. Chan TY. Life-threatening retroperitoneal bleeding due to warfarin-drug interactions. *Pharmacoepidemiol Drug Saf.* 2009;18(5):420-422.
76. Mwipatayi BP, Daneshmand A, Bangash HK, Wong J. Delayed iliacus compartment syndrome following femoral artery puncture: case report and literature review. *J Surg Case Rep.* 2016;2016(6). pii: rjw102.
77. Gogus A, Ozturk C, Sirvanci M, Aydogan M, Hamzaoglu A. Femoral nerve palsy due to iliacus hematoma occurred after primary total hip arthroplasty. *Arch Orthop Trauma Surg.* 2008;128(7):657-660.
78. Nakamura Y, Mitsui H, Toh S, Hayashi Y. Femoral nerve palsy associated with iliacus hematoma following pseudoaneurysm after revision hip arthroplasty. *J Arthroplasty.* 2008;23(8):1240.e1-1240.e4.
79. Chambers S, Berg AJ, Lupu A, Jennings A. Iliacus haematoma causing femoral nerve palsy: an unusual trampolining injury. *BMJ Case Rep.* 2015;2015. pii: bcr2014208758.
80. Khan MA, Whitaker SR, Ibrahim MS, Haddad FS. Late presentation of a subiliacus haematoma after an apophyseal injury of the anterior inferior iliac spine. *BMJ Case Rep.* 2014;2014. pii: bcr2013201071.

81. Yi TI, Yoon TH, Kim JS, Lee GE, Kim BR. Femoral neuropathy and meralgia paresthetica secondary to an iliacus hematoma. *Ann Rehabil Med.* 2012;36(2):273-277.
82. Murray IR, Perks FJ, Beggs I, Moran M. Femoral nerve palsy secondary to traumatic iliacus haematoma—a young athlete's injury. *BMJ Case Rep.* 2010;2010. pii: bcr0520103045.
83. Patel A, Calfee R, Thakur N, Eberson C. Non-operative management of femoral neuropathy secondary to a traumatic iliacus haematoma in an adolescent. *J Bone Joint Surg Br.* 2008;90(10):1380-1381.
84. Iwata T, Nozawa S, Ohashi M, Sakai H, Shimizu K. Giant iliopectineal bursitis presenting as neuropathy and severe edema of the lower limb: case illustration and review of the literature. *Clin Rheumatol.* 2013;32(5):721-725.
85. Tokita A, Ikari K, Tsukahara S, et al. Iliopsoas bursitis-associated femoral neuropathy exacerbated after internal fixation of an intertrochanteric hip fracture in rheumatoid arthritis: a case report. *Mod Rheumatol.* 2008;18(4):394-398.
86. Matsumoto T, Juji T, Mori T. Enlarged psoas muscle and iliopsoas bursitis associated with a rapidly destructive hip in a patient with rheumatoid arthritis. *Mod Rheumatol.* 2006;16(1):52-54.
87. Bianchi S, Martinoli C, Keller A, Bianchi-Zamorani MP. Giant iliopsoas bursitis: sonographic findings with magnetic resonance correlations. *J Clin Ultrasound.* 2002;30(7):437-441.
88. Rodriguez-Gomez M, Willisch A, Fernandez L, Lopez-Barros G, Abel V, Monton E. Bilateral giant iliopsoas bursitis presenting as refractory edema of lower limbs. *J Rheumatol.* 2004;31(7):1452-1454.
89. Murphy CL, Meaney JF, Rana H, McCarthy EM, Howard D, Cunnane G. Giant iliopsoas bursitis: a complication of chronic arthritis. *J Clin Rheumatol.* 2010;16(2):83-85.
90. Tormenta S, Sconfienza LM, Iannessi F, et al. Prevalence study of iliopsoas bursitis in a cohort of 860 patients affected by symptomatic hip osteoarthritis. *Ultrasound Med Biol.* 2012;38(8):1352-1356.
91. Di Carlo M, Draghessi A, Carotti M, Salaffi F. An unusual association: iliopsoas bursitis related to calcium pyrophosphate crystal arthritis. *Case Rep Rheumatol.* 2015;2015:935835.
92. Cheung YM, Gupte CM, Beverly MJ. Iliopsoas bursitis following total hip replacement. *Arch Orthop Trauma Surg.* 2004;124(10):720-723.
93. DeFrancesco CJ, Kamath AF. Abductor muscle necrosis due to iliopsoas bursal mass after total hip arthroplasty. *J Clin Orthop Trauma.* 2015;6(4):288-292.
94. Guiral J, Reverte D, Carrero P. Iliopsoas bursitis due to Brucella melitensis infection—a case report. *Acta Orthop Scand.* 1999;70(5):523-524.
95. Johnston CA, Wiley JP, Lindsay DM, Wiseman DA. Iliopsoas bursitis and tendinitis. A review. *Sports Med.* 1998;25(4):271-283.
96. Fukui S, Iwamoto N, Tsuji S, et al. RS3PE syndrome with iliopsoas bursitis distinguished from an iliopsoas abscess using a CT-guided puncture. *Intern Med.* 2015;54(13):1653-1656.
97. Vaccaro JP, Sauser DD, Beals RK. Iliopsoas bursa imaging: efficacy in depicting abnormal iliopsoas tendon motion in patients with internal snapping hip syndrome. *Radiology.* 1995;197(3):853-856.
98. Parziale JR, O'Donnell CJ, Sandman DN. Iliopsoas bursitis. *Am J Phys Med Rehabil.* 2009;88(8):690-691.
99. Blankenbaker DG, De Smet AA, Keene JS. Sonography of the iliopsoas tendon and injection of the iliopsoas bursa for diagnosis and management of the painful snapping hip. *Skeletal Radiol.* 2006;35(8):565-571.
100. Zhang C, Li L, Forster BB, et al. Femoroacetabular impingement and osteoarthritis of the hip. *Can Fam Physician.* 2015;61(12):1055-1060.
101. Carter JE. *Chronic Pelvic Pain: Diagnosis and Managment.* Golden, CO: Medical Education Collaborative; 1996.
102. Kim DS, Jeong TY, Kim YK, Chang WH, Yoon JG, Lee SC. Usefulness of a myofascial trigger point injection for groin pain in patients with chronic prostatitis/chronic pelvic pain syndrome: a pilot study. *Arch Phys Med Rehabil.* 2013;94(5):930-936.
103. Hetrick DC, Ciol MA, Rothman I, Turner JA, Frest M, Berger RE. Musculoskeletal dysfunction in men with chronic pelvic pain syndrome type III: a case-control study. *J Urol.* 2003;170(3):828-831.
104. Behranwala KA, A'Hern R, Thomas JM. Primary malignant tumors of the iliopsoas compartment. *J Surg Oncol.* 2004;86(2):78-83.
105. Ricci MA, Rose FB, Meyer KK. Pyogenic psoas abscess: worldwide variations in etiology. *World J Surg.* 1986;10(5):834-843.
106. Ushiyama T, Nakajima R, Maeda T, Kawasaki T, Matsusue Y. Perforated appendicitis causing thigh emphysema: a case report. *J Orthop Surg (Hong Kong).* 2005;13(1):93-95.
107. Vazquez MT, Murillo J, Maranillo E, Parkin IG, Sanudo J. Femoral nerve entrapment: a new insight. *Clin Anat.* 2007;20(2):175-179.
108. Kumka M. Critical sites of entrapment of the posterior division of the obturator nerve: anatomical considerations. *J Can Chiropr Assoc.* 2010;54(1):33-42.
109. Liszka TG, Dellon AL, Manson PN. Iliohypogastric nerve entrapment following abdominoplasty. *Plast Reconstr Surg.* 1994;93(1):181-184.
110. Carter BL, Racz GB. Iliohypogastric nerve entrapment in pregnancy: diagnosis and treatment. *Anesth Analg.* 1994;79(6):1193-1194.
111. El-Minawi AM, Howard FM. Iliohypogastric nerve entrapment following gynecologic operative laparoscopy. *Obstet Gynecol.* 1998;91(5 Pt 2):871.
112. Shin JH, Howard FM. Abdominal wall nerve injury during laparoscopic gynecologic surgery: incidence, risk factors, and treatment outcomes. *J Minim Invasive Gynecol.* 2012;19(4):448-453.
113. Ziprin P, Williams P, Foster ME. External oblique aponeurosis nerve entrapment as a cause of groin pain in the athlete. *Br J Surg.* 1999;86(4):566-568.
114. Lantis JC 2nd, Schwaitzberg SD. Tack entrapment of the ilioinguinal nerve during laparoscopic hernia repair. *J Laparoendosc Adv Surg Tech A.* 1999;9(3):285-289.
115. Hsu W, Chen CS, Lee HC, et al. Preservation versus division of ilioinguinal nerve on open mesh repair of inguinal hernia: a meta-analysis of randomized controlled trials. *World J Surg.* 2012;36(10):2311-2319.
116. Miller JP, Acar F, Kaimaktchiev VB, Gultekin SH, Burchiel KJ. Pathology of ilioinguinal neuropathy produced by mesh entrapment: case report and literature review. *Hernia.* 2008;12(2):213-216.
117. Whiteside JL, Barber MD. Ilioinguinal/iliohypogastric neurectomy for management of intractable right lower quadrant pain after cesarean section: a case report. *J Reprod Med.* 2005;50(11):857-859.
118. ter Meulen BC, Peters EW, Wijsmuller A, Kropman RF, Mosch A, Tavy DL. Acute scrotal pain from idiopathic ilioinguinal neuropathy: diagnosis and treatment with EMG-guided nerve block. *Clin Neurol Neurosurg.* 2007;109(6):535-537.
119. Omichi Y, Tonogai I, Kaji S, Sangawa T, Sairyo K. Meralgia paresthetica caused by entrapment of the lateral femoral subcutaneous nerve at the fascia lata of the thigh: a case report and literature review. *J Med Invest.* 2015;62(3-4):248-250.
120. Rau CS, Hsieh CH, Liu YW, Wang LY, Cheng MH. Meralgia paresthetica secondary to lipoma. *J Neurosurg Spine.* 2010;12(1):103-105.
121. Du X, Zhao L, Chen W, Jiang L, Zhang X. Multiple myeloma-associated iliopsoas muscular amyloidoma first presenting with bilateral femoral nerve entrapment. *Int J Hematol.* 2012;95(6):716-720.
122. Tekin L, Cakar E, Tuncer SK, Dincer U, Kiralp MZ. Femoral nerve entrapment after high energy knee trauma. *J Emerg Med.* 2012;43(2):e145.
123. Kumar S, Pflueger G. Delayed femoral nerve palsy associated with iliopsoas hematoma after primary total hip arthroplasty. *Case Rep Orthop.* 2016;2016:6963542.
124. Podger H, Kent M. Femoral nerve palsy associated with bilateral spontaneous iliopsoas haematomas: a complication of venous thromboembolism therapy. *Age Ageing.* 2016;45(1):175-176.
125. Singh V, Shon WY, Lakhotia D, Kim JH, Kim TW. A rare case of femoral neuropathy associated with ilio-psoas bursitis after 10 years of total hip arthroplasty. *Open Orthop J.* 2015;9:270-273.
126. Barrick EF. Entrapment of the obturator nerve in association with a fracture of the pelvic ring. A case report. *J Bone Joint Surg Am.* 1998;80(2):258-261.
127. Yang KH, Han DY, Park HW, Park SJ. Intraarticular entrapment of the obturator nerve in acetabular fracture. *J Orthop Trauma.* 2001;15(5):361-363.
128. Langebrekke A, Qvigstad E. Endometriosis entrapment of the obturator nerve after previous cervical cancer surgery. *Fertil Steril.* 2009;91(2):622-623.
129. Rigaud J, Labat JJ, Riant T, Bouchot O, Robert R. Obturator nerve entrapment: diagnosis and laparoscopic treatment: technical case report. *Neurosurgery.* 2007;61(1):E175; discussion E175.
130. Saudek CE. Chapter 17, The hip. In: Gould III JA, Davies GJ, eds. *Orthopaedic and Sports Physical Therapy.* Vol II. St. Louis, MO: CV Mosby; 1985:365-407.
131. Kim S, Kim H, Chung J. Effects of spinal stabilization exercise on the cross-sectional areas of the lumbar multifidus and psoas major muscles, pain intensity, and lumbar muscle strength of patients with degenerative disc disease. *J Phys Ther Sci.* 2014;26(4):579-582.

Capítulo 52

Músculos do assoalho pélvico
Dor na retaguarda

Timothy Douglas Sawyer | Joseph M. Donnelly

1. INTRODUÇÃO

Os músculos do assoalho pélvico (também denominado diafragma da pelve) realizam múltiplas funções, inclusive continência e suporte de órgão pélvico, função sexual, respiração, estabilidade da coluna e o equilíbrio da pressão intra-abdominal. Esses músculos consistem no levantador do ânus, que tem três partes (puborretal, pubococcígeo, iliococcígeo), no isquiococcígeo, no bulboesponjoso, no isquiocavernoso, no transverso do períneo, no esfíncter do ânus, no obturador interno e no piriforme. As partes pubococcígea e iliococcígea do levantador do ânus dão suporte e elevam ligeiramente o assoalho pélvico, resistindo à pressão intra-abdominal aumentada. Os músculos bulboesponjoso, isquiocavernoso e transverso do períneo são responsáveis pelas funções urológica e sexual. O músculo esfíncter do ânus está em um estado de constante contração tônica e aumenta sua ativação durante esforço, fala, tosse, riso ou levantamento de peso. Os sintomas que surgem de pontos-gatilho (PGs) em um ou vários desses músculos são bastante similares aos de coccigodinia, da síndrome do levantador do ânus, da proctalgia fugaz e da síndrome da dor pélvica crônica (SDPC). PGs nos músculos do assoalho pélvico são ativados e perpetuados por queda severa, períodos longos com o indivíduo sentado, dirigir automóvel, uso de bicicleta, acidente automobilístico ou cirurgia na região pélvica. Um exame médico completo deve consistir em exame externo e exame intrapélvico vaginal e retal. PGs do assoalho pélvico podem ser identificados em até 85% dos pacientes que sofrem de síndromes de dor urológica, colorretal e pélvico-ginecológica, podendo ser responsáveis por alguns dos (ou todos os) sintomas relacionados a essas síndromes. Em 2009, a European Association of Urology publicou diretrizes sugerindo que PGs deveriam ser considerados no diagnóstico de SDPC. Vários estudos que demonstram a relação entre SDPC e PGs são destacados neste capítulo.

2. CONSIDERAÇÕES ANATÔMICAS

Um conhecimento completo da anatomia dos músculos e sua relação recíproca é essencial à identificação, por palpação, do músculo responsável pelo relato que o paciente faz da dor. Esse conhecimento também é valioso para o tratamento de PGs nesses músculos e tem grande importância quando agulhamento a seco ou injeção dos PGs for requisitado para sua desativação. Primeiramente, esta seção apresenta os principais músculos intrapélvicos na sequência do exame físico. Em seguida, revisa os músculos perineais superficiais e, por último, considera variáveis, mas clinicamente importantes, os músculos intrapélvicos.

Esfíncter do ânus

Os esfíncteres interno e externo do ânus são músculos que consistem em quatro camadas ou anéis concêntricos de músculo (Figura 52-1). O anel mais interno, o músculo interno do ânus, abrange fibras musculares involuntárias autonomamente inervadas da parede anal.[1] As demais três camadas são as lâminas profunda, superficial e subcutânea do músculo esfíncter externo do ânus. Esse músculo está sob controle voluntário, tem forma elíptica, e se estende três ou quatro vezes anteroposteriormente, da mesma forma que lateralmente. Circunda pelo menos os últimos 2 cm do canal anal. A lâmina superficial (do meio) do esfíncter externo do ânus contém a massa do músculo. Essa lâmina está ancorada posteriormente ao corpo anococcígeo tendíneo e anteriormente ao corpo perineal tendíneo, onde recebe o levantador do ânus, o bulboesponjoso e o transverso superficial do períneo (Figura 52-1). A camada profunda do músculo esfíncter externo do ânus está intimamente associada à porção puborretal do músculo levantador do ânus (que lembra uma tipoia), que é a parte mais posterior, lateral e profunda da porção pubococcígea do músculo levantador do ânus (Figura 52-1).[2]

Levantador do ânus

Os músculos emparelhados levantadores do ânus encontram-se na linha média para formar uma lâmina muscular, o diafragma pélvico, ao longo da maior parte do assoalho pélvico menor. Esse diafragma é perfurado pelo hiato urogenital e pelo hiato anal (Figura 52-2). O levantador do ânus possui dois músculos distintos: o puborretal e o pubococcígeo mais anteriores (mais abaixo na pelve) e o iliococcígeo mais posterior (mais acima na pelve).

O pubococcígeo e o puborretal inserem-se à superfície do osso púbico a partir da sínfise até o canal obturatório (Figura 52-2). Formam uma tipoia em torno do ânus, da glândula prostática ou da vagina e da uretra. As duas metades, os músculos pubococcígeo e puborretal, encontram-se na linha média – uma parte no corpo perineal, mas a maior parte no corpo anococcígeo (Figuras 52-1 e 52-2).[2] Tichy exemplifica embriologicamente como o levantador do ânus desenvolve uma série de anéis e tipoias telescópicas.[3] As fibras mais anteriores (mediais) do pubococcígeo, que se unem bilateralmente no corpo perineal em frente ao ânus, são chamadas de pubopostáticas, nos homens. Nas mulheres, essas fibras anteriores são chamadas de músculo pubovaginal, e funcionam como um esfíncter importante da vagina. As fibras mais posteriores do músculo pubococcígeo (a parte puborretal) formam uma tipoia em torno do reto. O mais próximo que qualquer uma das fibras do músculo pubococcígeo chega ao cóccix costuma ser sua inserção ao corpo anococcígeo.

A porção posterior do levantador do ânus, o músculo iliococcígeo, insere-se acima ao arco tendíneo do levantador do ânus e à espinha isquiática. O arco tendíneo do levantador do ânus insere-se à espinha isquiática posteriormente, e insere-se anteriormente à margem anterior da membrana do obturador ou ao osso púbico, medialmente (bem anterior) à margem da membrana. Esse arco tendíneo está inserido, com firmeza, à fáscia que cobre o músculo obturador interno. Conforme visto de dentro da pelve, o levantador do ânus cobre a metade inferior e até dois terços do músculo obturador interno e, essencialmente, todo o forame do obturador.[2]

Abaixo, o músculo iliococcígeo insere-se ao corpo do músculo anococcígeo e aos dois últimos segmentos do cóccix.[4] As margens adjacentes dos músculos pubococcígeo e iliococcígeo podem

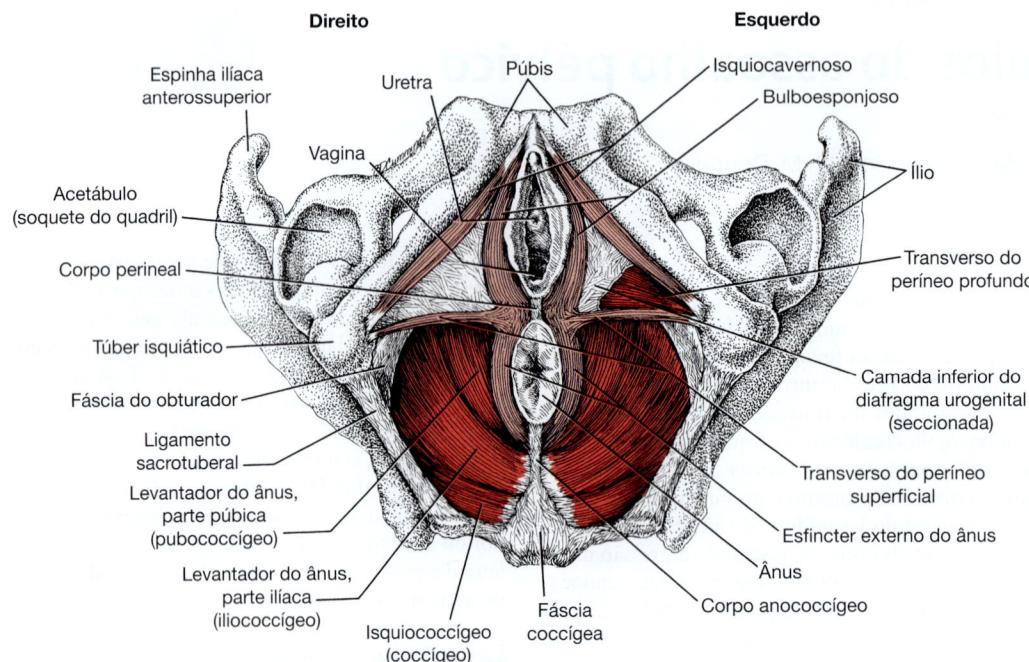

Figura 52-1 Músculos do assoalho pélvico conforme vistos a partir da porção inferior de uma mulher em supino. Os músculos do diafragma pélvico aparecem em vermelho-escuro, e os músculos pélvicos associados, em vermelho-claro. Do lado esquerdo, parte da fáscia profunda do diafragma urogenital foi cortada e retirada para revelar o músculo transverso profundo do períneo.

ser separadas, ou sobrepor-se. O iliococcígeo pode ser substituído por tecido fibroso. Sua borda superior localiza-se adjacente ao ligamento sacroespinal e ao músculo isquiococcígeo sobreposto.[2]

Isquiococcígeo

O músculo isquiococcígeo, às vezes chamado de músculo coccígeo, localiza-se voltado à cabeça e adjacente à porção iliococcígea do músculo levantador do ânus. Com frequência, os dois músculos formam um plano contínuo (Figura 52-1). O músculo isquiococcígeo cobre (internamente) o resistente ligamento sacroespinal (Figura 52-2). Lateralmente, o ápice desse músculo triangular está inserido à espinha isquiática e às fibras do ligamento sacroespinal. Medialmente, espalha-se para terminar na margem do cóccix e na lateral da parte mais inferior do sacro.[2]

Obturador interno

Parte do músculo obturador interno, localizado fora da pelve e inserido ao trocanter maior do fêmur, é analisado no Capítulo 57, Músculos piriforme, obturador interno, gêmeo superior, gêmeo inferior, obturador externo e quadrado femoral. A porção intrapélvica do músculo cobre a parede anterolateral da pelve menor, onde circunda e cobre a parte maior do forame do obturador (Figura 52-2). O músculo obturador interno tem a forma de ventilador, e a direção das fibras cobre um arco de algo em torno de 135°. As fibras de seu músculo formam um espessamento anterior e posterior, um na frente e outro atrás do canal obturatório. Esse canal permite que nervos e vasos penetrem na membrana do obturador, junto à margem anterior do forame obturado, no lado oposto ao forame isquiático menor.

No interior da pelve, o músculo obturador interno insere-se à borda pélvica interna, à margem do forame obturado e à grande parte da membrana do obturador alongada pelo forame ósseo. As fibras do músculo convergem para o forame isquiático menor

e terminam em quatro ou cinco bandas tendíneas. Após o músculo sair da pelve, por meio do forame isquiático menor, ele faz uma flexão em ângulo reto em torno da superfície estriada, entre a espinha isquiática e o túber isquiático. Essa polia óssea está coberta por cartilagem; a passagem do tendão também é auxiliada pela bolsa isquiática do obturador interno.[4] Enquanto o tendão cruza a cápsula da articulação do quadril, é amortecido pela bolsa subtendínea do obturador interno (ver Capítulo 57). A saída do obturador interno da pelve, por meio do forame isquiático menor, é marcada por ligamentos palpáveis que formam duas margens daquele forame: posteriormente, o ligamento sacrotuberal; acima, o ligamento sacroespinal.[2] Enquanto as fibras dos dois ligamentos se misturam, elas se cruzam na terminação superior do forame; este é um espaço muito fechado, que não dá espaço à expansão do músculo.[2] As estruturas formadoras do forame isquiático menor são mostradas na Figura 57-3. Essa figura serve como uma referência valiosa ao longo deste capítulo, porque esclarece as relações dos músculos e dos ligamentos intrapélvicos.

Piriforme

O músculo piriforme forma parte da parede posterior da pelve real e tem localização posterior ao músculo isquiococcígeo. A parte inferior é palpável por meio da vagina, mas pode ser difícil, dependendo do comprimento do dedo do profissional. Ele insere-se a partir da subsuperfície do sacro nos níveis S2-S4, da superfície glútea do ílio, da cápsula da articulação sacroilíaca e, em algumas pessoas, pode inserir-se ao ligamento sacrotuberal. O piriforme desloca-se inferolateralmente e sai da pelve por meio do forame isquiático maior, proximal ao ligamento sacroespinal, e insere-se ao trocanter maior do fêmur na articulação do quadril.[2] Esse músculo pode ser palpado com acesso retal. Ver o Capítulo 57 para mais informações sobre o piriforme.

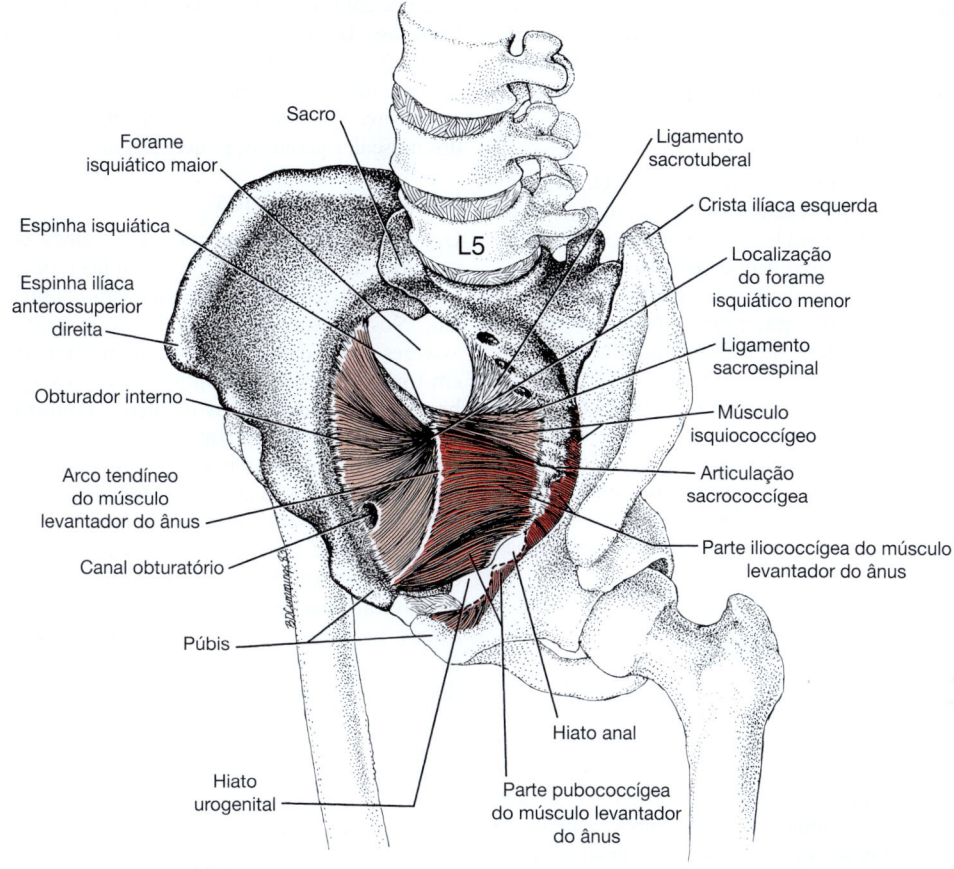

Figura 52-2 Os músculos do assoalho pélvico são vistos obliquamente, a partir de cima, e diagonalmente, a partir do lado esquerdo, baixando-se o olhar para o interior da pelve. O músculo levantador do ânus está em vermelho-escuro. O músculo isquiococcígeo está em vermelho-médio, e o obturador interno, em vermelho-claro.

Bulboesponjoso, isquiocavernoso e transverso do períneo

Anatomia feminina

Nas mulheres, os músculos bulboesponjoso, isquiocavernoso e transverso superficial do períneo, de cada lado do corpo, formam um triângulo (Figura 52-1). O lado medial do triângulo, o músculo bulboesponjoso (também conhecido como bulbocavernoso ou vagina esfincteriana), circunda o orifício vaginal. Anteriormente, o músculo insere-se ao corpo cavernoso do clitorídeo, com um fascículo muscular que também cruza o corpo acima do clitóris e comprime a veia dorsal profunda. Posteriormente, o músculo bulboesponjoso se fixa ao corpo perineal, onde se mistura com os músculos esfincter externo do ânus e transverso superficial do períneo (Figura 52-2).[2]

Nas mulheres, o músculo isquiocavernoso (antes chamado de levantador do clitorídeo) forma a porção lateral do triângulo (Figura 52-1). Localiza-se junto à borda lateral do períneo, perto da crista óssea do ramo púbico anterior, estendendo-se entre a sínfise púbica e a o túber isquiático. Acima e anteriormente, o músculo isquiocavernoso termina em uma aponeurose, que se mistura com os lados e à subsuperfície da crura do clitorídeo. Abaixo e posteriormente, insere-se à superfície da crura do clitorídeo e ao túber isquiático.[2]

O músculo transverso superficial do períneo forma a base do triângulo. Os dois músculos cobrem lateralmente o períneo entre os túberes isquiáticos, unindo os músculos esfincter do ânus e bulboesponjoso, na linha média, ao corpo do períneo (Figura 52-1). O músculo transverso profundo do períneo localiza-se mais profundamente em relação ao transverso superficial do períneo; trata-se de um músculo mais amplo, que se desloca entre o túber isquiático e a vagina (Figura 52-2).[2]

Anatomia masculina

Nos homens, o músculo bulboesponjoso é mais complexo do que nas mulheres e envolve o corpo esponjoso peniano, que é a estrutura erétil essencial por meio da qual passa a uretra. Conforme mostrado, as duas partes simétricas desse músculo começam abaixo do corpo perineal e acompanham a rafe média. As fibras deslocam-se externa e ascendentemente, em ângulo de penação, para abrigar a massa do corpo esponjoso peniano posteriormente e o corpo cavernoso peniano anteriormente. Acima, algumas das fibras terminam em uma expansão tendínea que cobre os vasos sanguíneos dorsais do pênis.[2] Após 5 meses de gestação fetal, esse músculo envolve o bulbo peniano.[5]

Nos homens, o músculo isquiocavernoso é similar ao das mulheres, embora um pouco maior. De cada lado, o músculo insere-se posteriormente ao túber isquiático e ao ramo isquiático, e angula-se sobre o períneo anteriormente, na direção da crura peniana. Após percorrer lateralmente o músculo bulboesponjoso, termina em uma aponeurose que se mistura aos lados e à subsuperfície da crura peniana.[1,2,4]

O músculo transverso profundo do períneo insere-se lateralmente ao túber isquiático como nas mulheres; nos homens, porém, os músculos se entrecruzam na linha média, em uma rafe tendínea profunda em relação ao músculo bulboesponjoso.[1,2]

Sacrococcígeo ventral

O músculo sacrococcígeo ventral (anterior) é variável, e foi encontrado em 102 de 110 corpos adultos. Com frequência, é vestigial, consistindo principalmente em bandas tendíneas, com apenas fibras musculares curtas.[6] Quando bem desenvolvido, estende-se verticalmente a partir dos lados da 4ª e 5ª vértebras sacrais, da frente da primeira vértebra coccígea, e do ligamento sacroespinal da 2ª à 4ª vértebras coccígeas até o ligamento sacrococcígeo anterior.[1,6-8]

O sacrococcígeo ventral pode dividir-se em feixes mediais e laterais de fibras. Quando isso ocorreu, as fibras laterais foram identificadas como o músculo ventral sacrococcígeo (depressor caudal lateral), e as fibras mediais foram identificadas como o músculo infracoccígeo (depressor caudal medial).[6] É provável que essas fibras sejam remanescentes filogenéticos de músculos abanadores da cauda.

2.1. Inervação e vascularização

Os músculos esfincteres interno e externo são inervados por um ramo do 4º nervo sacral e por ramificações do ramo retal inferior do nervo pudendo. O músculo esfincter interno do ânus é inervado pelas fibras do sistema nervoso autonômico.[2] O músculo obturador interno é suprido pelo próprio nervo, que transporta fibras dos segmentos L5, S1 e S2[2] (ver Capítulo 57). O músculo levantador do ânus é inervado pelas fibras dos segmentos S3, S4 e, algumas vezes, pelos segmentos S5 por meio do plexo do pudendo.[2] A estimulação da raiz ventral S3 produz quase 70% da pressão de fechamento pelo esfincter externo da uretra, e os restantes 30% dão-se por estimulação das raízes nervosas espinais S2 e S4.[9] O músculo isquiococcígeo deriva sua inervação das fibras dos segmentos S4 e S5 por meio do plexo pudendal.[2] Todos os nervos perineais (incluindo o bulboesponjoso, o isquiocavernoso e os dois músculos perineais transversos superficial e profundo) são inervados pelos nervos sacrais S2, S3 e S4 através do ramo perineal do nervo pudendo.[2] As fibras dos segmentos S4 e S5 costumam inervar o músculo ventral sacrococcígeo.[6]

Os ramos da artéria ilíaca interna constituem o principal suprimento de sangue ao períneo. Os únicos órgãos pélvicos que não recebem seu suprimento de sangue dos ramos da artéria ilíaca interna são os ovários e a parte superior do reto. A drenagem linfática da cavidade pélvica é feita principalmente para nódulos localizados em torno dos vasos ilíacos internos.

2.2. Função

Os músculos do assoalho pélvico realizam múltiplas funções, como continência e suporte de órgãos pélvicos, função sexual, respiração, estabilidade da coluna e contenção da pressão intra-abdominal.[10-17] Os mecanismos fisiológicos pelos quais cumprem seus papéis não estão compreendidos com clareza, principalmente pela falta de instrumentação adequada. Especialmente a partir de uma perspectiva biomecânica, os músculos do assoalho pélvico permanecem uma região do corpo pouco estudada.

Esfincter do ânus

A experiência clínica mostra, e estudos eletromiográficos (EMG) confirmam,[18] que o músculo esfincter do ânus está em uma condição de contração tônica constante, que é aumentada durante esforço, uso da fala, tosse, gargalhada ou levantamento de peso. Essa contração cai para um nível bem baixo durante o sono, sendo fortemente inibida durante a defecação. É poderosamente recrutada por esforço voluntário, o qual é acompanhado por contração geral dos músculos perineais, principalmente o esfincter da uretra.[18]

Levantador do ânus

Geralmente, as partes pubococcígea e iliococcígea do músculo levantador do ânus apoiam e erguem ligeiramente os músculos do assoalho pélvico, resistindo a aumento da pressão intra-abdominal.[2] Nos homens, a porção pubococcígea mais anterior (medial), às vezes chamada de músculo puboprostático, forma uma tipoia em torno da próstata e aplica a ela pressão ascendente. As fibras correspondentes nas mulheres, também conhecidas como músculo pubovaginal, comprimem o orifício vaginal. As fibras puborretais mais posteriores do músculo pubococcígeo formam uma tipoia em torno do ânus, que é, do ponto de vista estrutural, contínua ao músculo esfincter do ânus e comprime o ânus quando contraída.[19] Uma contração forte dessa parte do levantador do ânus pode ajudar a ejetar um bolo fecal. Contração das fibras periuretrais mais anteriores ajuda a esvaziar a uretra ao término do ato urinário, e é possível que previna incontinência durante tosse ou espirro. O músculo levantador do ânus, tal como o diafragma, também está ativo durante a fase de inspiração da respiração silenciosa.[2]

Uma comparação histológica das regiões perianal e periuretral do músculo pubococcígeo revelou que, embora a maior parte das fibras fossem tipo 1 (metabolismo oxidativo), na região periuretral, apenas 4% eram tipo 2 (glicolíticas), ao passo que, na região perianal, 23% eram fibras tipo 2. Esse percentual mais alto de fibras tipo 2 na região perianal sugere um uso em contrações forçadas ocasionais, em comparação com contrações mais permanentes na região periuretral.[19] Estudo posterior feito por esse mesmo grupo[20] relatou apenas fibras tipo 2 no músculo esfincter externo da uretra (voluntário).

Em um estudo de 1989,[21] uma proporção maior de fibras tipo 1 (de contração lenta) foi associada a suporte melhorado das vísceras pélvicas, principalmente sob condições colaboradoras de pressão intra-abdominal aumentada. Uma proporção maior de fibras tipo 2 (de contração rápida) melhorou o mecanismo de continência periuretral, propiciando aumento do fechamento uretral durante estresse por pressão mecânica. Em um estudo EMG de 24 mulheres normais, em cerca de metade das que tiveram filhos, nenhuma conseguiu relaxar a parte pubococcígea do músculo levantador do ânus em posição litotômica, enquanto algumas conseguiram relaxar totalmente o músculo esfincter da uretra.[18]

Isquiococcígeo

Anatomicamente, o músculo isquiococcígeo empurra o cóccix para a frente; apoia os músculos do assoalho pélvico contra a pressão intra-abdominal e tem papel principal no alcance da continência retal e urinária.[2] Também estabiliza a articulação sacroilíaca[22] e tem poderosa alavancagem para a rotação dessa articulação. Assim, uma tensão anormal do isquiococcígeo pode, com facilidade, manter a articulação sacroilíaca em uma posição deslocada.

Obturador interno

O obturador interno é um músculo de extremidade inferior que não tem função motora na pelve. Conforme observado no Capítulo 57, o obturador interno é um vigoroso rotator lateral da coxa quando esta é estendida; progressivamente, o músculo torna-se um abdutor no quadril conforme a coxa é flexionada.[2]

Piriforme

Como o obturador interno, o músculo piriforme também não tem função motora na pelve. É um rotador lateral do quadril, auxiliando na abdução do fêmur quando o quadril é flexionado (ver Capítulo 57).

Bulboesponjoso, isquiocavernoso e transverso do períneo

Em homens, uma contração do músculo bulboesponjoso funciona para esvaziar a uretra no final do ato urinário e contrai durante a ejaculação.[2] A ereção peniana é, principalmente, uma resposta vascular sob controle autonômico,[23,24] mas as fibras anteriores e médias dos músculos bulboesponjoso e isquiocavernoso contribuem com a ereção por contração reflexa e voluntária, que comprime o tecido erétil do bulbo peniano e sua veia dorsal.[2,25,26] Nas mulheres, a contração desse músculo voluntário comprime o orifício vaginal e contribui à ereção do clitóris por compressão de sua veia dorsal profunda.[2]

Nos homens, a contração do músculo isquiocavernoso funciona para manter e reforçar a ereção peniana, atrasando a volta do sangue pela crura do pênis. Durante a ereção, a pressão intracavernosa correlaciona-se muito com a duração da atividade voluntária EMG no músculo isquiocavernoso.[27] Uma alteração da pressão na glândula ativa o músculo isquiocavernoso reflexivamente. Isso concretiza a impressão clínica de que estimular a pressão da glândula peniana durante o coito contribui para o processo erétil.[28]

Nas mulheres, o músculo isquiocavernoso age da mesma forma para manter a ereção do clitóris por retardo da volta do fluxo sanguíneo a partir da crura do clitorídeo.[2]

Os dois pares de músculos perineais transversos formam uma tipoia muscular que dá suporte ao corpo perineal entre os dois túberes isquiáticos. Contração bilateral dos músculos perineais transversos superficial e profundo funciona para prender o corpo perineal na linha média, entre o ânus e os genitais, e apoiar o músculo do assoalho pélvico. Nos homens e nas mulheres, todos esses músculos do períneo estão, em geral, contraídos como uma unidade. Estudo EMG indica que a contração seletiva de cada músculo do períneo é difícil, se não for impossível.[18]

2.3. Unidade funcional

Os músculos do assoalho pélvico, especialmente os esfíncteres do ânus e da uretra e o levantador do ânus, funcionam muito próximos. Contrações dos músculos genitais bulboesponjoso e isquiocavernoso são escassas, se não totalmente, e voluntariamente separáveis da ativação do esfíncter.

As porções iliococcígea e pubococcígea superior do músculo levantador do ânus são poderosos flexores do cóccix. O também poderoso antagonista desse movimento é o músculo glúteo máximo; ele insere-se à superfície dorsolateral do cóccix[29] com fibras na direção lateral para formar uma fissura no glúteo. Agindo em conjunto, os músculos levantador do ânus e glúteo máximo propiciam uma elevação mais poderosa (fechamento) do ânus que o levantador do ânus poderia proporcionar de forma independente. Quando há necessidade de esforço voluntário máximo para fechar a abertura anal, ocorre recrutamento intenso do glúteo máximo.

O obturador interno e o piriforme agem junto com outros rotadores laterais da coxa, conforme descrito no Capítulo 57.

3. APRESENTAÇÃO CLÍNICA
3.1. Padrão de dor referida

Conhecer a localização da dor na região pélvica ajuda a identificar os PGs responsáveis por ela. PGs estão associados à dor urogenital com dor referida ao pênis, ao períneo, ao reto, à área suprapúbica, aos testículos, à virilha e ao cóccix.[17,30] Dor referida de PGs nas porções bulboesponjosa, isquiocavernosa e anterior dos músculos levantadores do ânus costuma projetar dor ou desconforto às estruturas urogenitais adjacentes, ao períneo e à região suprapúbica (Figura 52-3A). PGs no esfíncter do ânus induzem a dor no reto, bem como nas áreas circunjacentes imediatas dos músculos do assoalho pélvico. PGs na região posterior do assoalho pélvico, no esfíncter do ânus posterior, no iliococcígeo, na parte posterior do pubococcígeo e no isquiococcígeo podem gerar dor no ânus, à região sacrococcígea, ao cóccix e ao períneo (Figura 52-3B).[17] Esse padrão de dor referida é chamado de coccigodinia, embora o próprio cóccix costume estar normal e não sensível.[31,32-34] Já que não costuma haver envolvimento do músculo levantador do ânus, a dor na região do cóccix também é chamada de síndrome do levantador do ânus (puborretal e pubococcígea), e o músculo bulboesponjoso é capaz de trazer dor específica às estruturas urogenitais, à região suprapúbica e ao períneo.[17] A fáscia endopélvica levantadora, lateral à próstata, representa o lugar mais comum de PGs em homens com dor pélvica, comumente referindo a dor à ponta do pênis.[35] Dor vaginal também foi reproduzida por pressão nos locais sensíveis do músculo levantador do ânus.[32] PGs nos músculos perineais transversos trazem dor ao períneo e à lateral média dos túberes isquiáticos. Os PGs no músculo obturador interno geram dor às estruturas urogenitais, ao reto, à virilha e ao quadril, com um padrão disseminado descendente para a porção traseira da coxa ipsilateral (Figura 52-3C). Goldstein descobriu que uma injeção dos PGs no obturador interno trazia alívio à vagina (J. Goldstein, comunicado pessoal[36]). O músculo piriforme também pode gerar dor à vagina, ao quadril, ao túber isquiático e à parte posterior da coxa.[17]

3.2. Sintomas

Pacientes com PGs no músculo esfíncter do ânus informam, principalmente, dor incômoda e de localização difícil na região anal, podendo ter movimentos doloridos ou alívio após evacuação. Dependendo da localização dos PGs nesse músculo, os pacientes podem informar dor específica na lateral do PG. Relatam, com frequência, que aumento da atividade física e do estresse tem efeito direto em seus sintomas.

Nas mulheres, PGs no músculo bulboesponjoso causam dispareunia, principalmente durante a penetração peniana, e uma dor incômoda na região do períneo. Nos homens, esses PGs causam dor na região retroescrotal, desconforto ao sentar ereto e para a frente e, ocasionalmente, um grau de impotência, e eles também podem informar dor peniana pré ou pós-ejaculação.[17] Da mesma forma, PGs no isquiocavernoso causam dor perineal, mas com menor probabilidade de interferir no intercurso. Envolvimento do músculo obturador interno pode causar dor e uma sensação de plenitude no reto, com referência ocasional da dor que desce pela parte posterior da coxa.[37] Esse músculo também pode trazer dor à vagina.[21,22] Nas mulheres, o músculo piriforme é uma causa comum de intercurso dolorido durante penetração profunda.

O músculo levantador do ânus é o mais amplamente reconhecido como fonte de dor referida na região perineal. Os pacientes

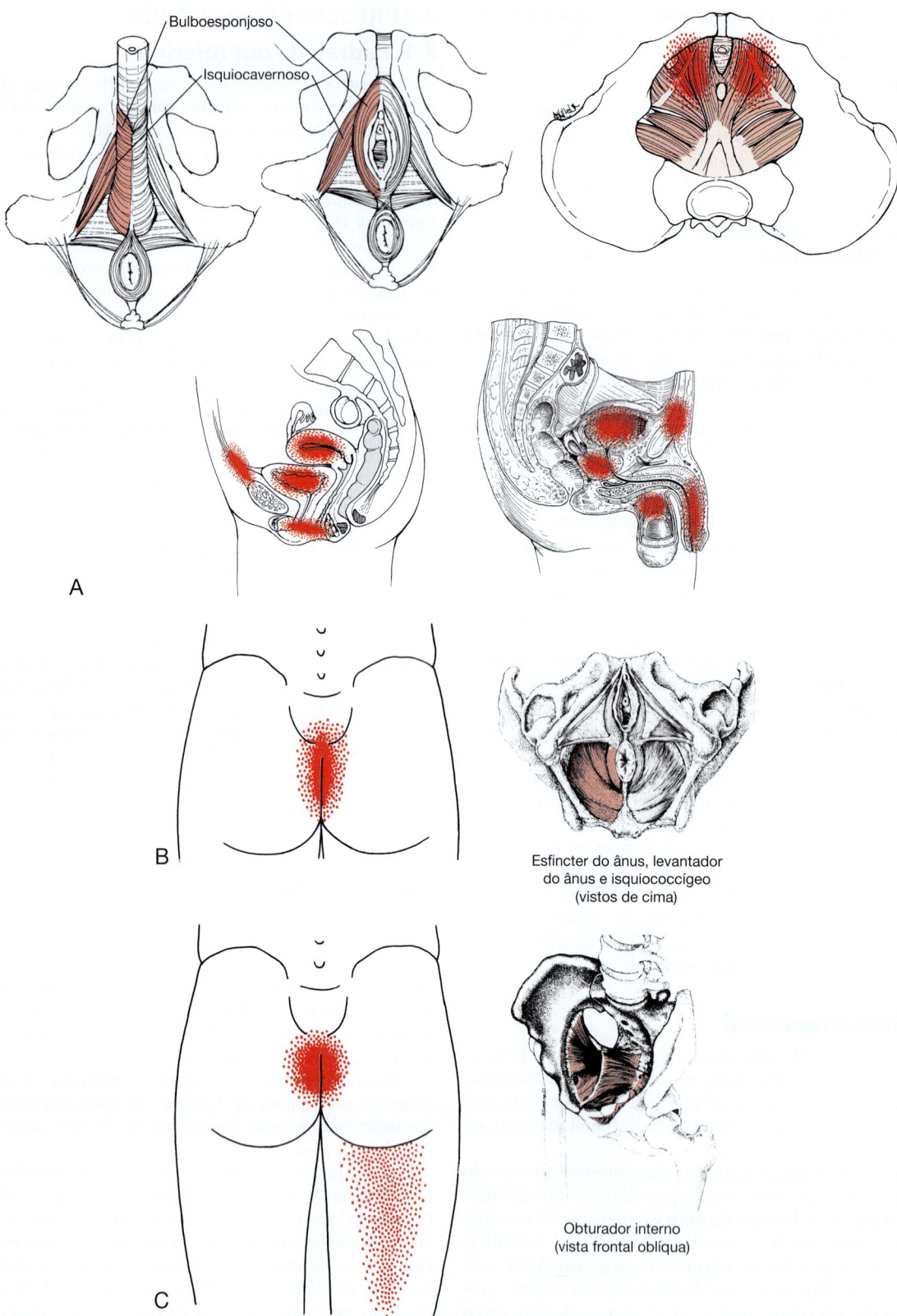

Figura 52-3 Padrões de dor referida gerada por PGs nos músculos do assoalho pélvico. (A) Padrões de dor referida dos músculos bulboesponjoso direito, isquiocavernoso e levantador anterior do ânus; (B) no esfíncter do ânus direito, no levantador do ânus e no isquiococcígeo; e (C) no obturador interno direito. Às vezes, dor referida desse músculo espalha-se de modo a incluir a região proximal posterior da coxa.

podem relatar dor no sacro,[34] no cóccix,[32-34,38] no reto,[34,39,40] na área do assoalho pélvico ou perirretal,[34,39] na vagina,[33] nas estruturas urogenitais,[17] e na porção inferior das costas.[38] Eles informarão aumento dos sintomas ao sentarem-se e dificuldade de ficarem confortáveis enquanto sentados.[37-40] Podem, ainda, informar aumento dos sintomas enquanto estão deitados em supino[32] e ao defecar.[40] Pacientes com PGs na região posterior do assoalho pélvico (incluindo o esfincter do ânus posterior, o iliococcígeo, a porção posterior do pubococcígeo e o isquiococcígeo) podem relatar sensação de plenitude no reto, bem como dor pré e pós-evacuação.[17] Pacientes com PGs na porção anterior do levantador do ânus (puborretal e pubococcígeo) e no bulboesponjoso costumam informar aumento da frequência, urgência, desconforto na bexiga, dor suprapúbica, dor pós-ejaculação e dor na ponta do pênis.[17,41]

PGs no músculo isquiococcígeo foram identificados como a causa de uma dor similar à atribuída a PGs no levantador do ânus e referida ao cóccix, ao quadril ou às costas. PGs nesse músculo podem causar lombalgia durante a gestação e no início do trabalho de parto. Sensibilidade e "espasmo" (tensão) do músculo isquiococcígeo muitas vezes foram fatores centrais responsáveis por lombalgia sofrida por 1.350 mulheres que consultaram em razão de infertilidade.[22] A questão da dor ao sentar-se costuma ser descrita como desconforto à extremidade óssea posterior, podendo também ser explicada como dor nos túberes isquiáticos, dor isolada ao tecido macio do períneo e do reto (uma bola de golfe na pelve) e dor anterior no períneo e na base do pênis (nos homens) e na vulva (nas mulheres).

3.3. Exame do paciente

Após um exame subjetivo minucioso e do estabelecimento do(s) evento(s) associado(s) ao início dos sintomas relatados, o clínico deve realizar um desenho detalhado representando o padrão de dor descrito pelo paciente. Essa descrição ajudará no planejamento do exame físico e pode ser útil no monitoramento da progressão do paciente, à medida que os sintomas melhoram ou mudam. Todo paciente com relatos primários de dor abdominal ou pélvica deve alertar o clínico para que faça uma revisão completa dos sistemas. Qualquer preocupação quanto ao envolvimento dos sistemas circulatório, respiratório, digestório ou urogenital como fonte de sintomas deve resultar em um encaminhamento imediato a um médico. Todos os potenciais fatores perpetuantes devem ser observados, e os fatores mecânicos devem ser considerados.

O profissional da saúde deve observar a postura do paciente na posição sentada, em pé, andando e tentando pegar objetos. Disfunções articulares associadas a PGs no músculo assoalho pélvico incluem disfunções sacrais, coccígeas, públicas e inominadas, disfunções no quadril e mau alinhamento biomecânico em extremidade inferior. Espasmo e sensibilidade musculares secundários a alguma disfunção articular na articulação sacroilíaca podem estar associados a dor coccígea e na região lombar. Em contrapartida, tensão dos músculos inseridos ao cóccix é capaz de desestabilizar a articulação sacroilíaca.[22] Sensibilidade coccígea ventral costuma estar associada à articulação sacroilíaca hipermóvel.[42] Lewit descobriu que apenas um quinto dos pacientes com sensibilidade na palpação da superfície ventral do cóccix relatou dor coccígea.[42] A maioria sofria, principalmente, de lombalgia.

Deslizamento ascendente, ou disfunção inominada por cisalhamento (translação superior de um osso sem nome em relação ao sacro), é fonte importante de dor na região lombar e na virilha.[43] Em um serviço privado de ortopedia, um total de 63 pacientes examinados devido à dor apresentaram uma disfunção ascendente inominada; o local mais comum da dor foi a região lombar e a virilha (50%).[44]

O exame muscular deve começar pelos músculos externos. Na posição em supino, o clínico deve testar os músculos abdominais, do diafragma, iliopsoas, ilíaco, adutores, pectíneo e perineal; com o paciente em decúbito lateral e/ou em posição prona, deve testar os músculos quadrado do lombo, tensor da fáscia lata, glúteo mínimo, glúteo médio e glúteo máximo, piriforme, outros rotadores do quadril, além do tendão de inserção do obturador interno. Todos esses músculos podem contribuir à ativação e à perpetuação de PGs nos músculos do assoalho pélvico.[17] A Figura 52-3 mostra a relação entre alguns desses PGs e seus padrões de dor pélvica associada.[17] O Quadro 52-1 mostra áreas comuns de dor referida dos PGs em homens.

Os músculos pélvicos internos podem ser examinados em várias posições, dependendo da localização de PGs suspeitados e do gênero do paciente. Embora as mulheres possam fazer exame vaginal, um exame retal também deve sempre ser feito. Quando o músculo obturador interno apresenta PGs ativos, a amplitude de movimento da rotação medial do quadril terá uma limitação por dor. O clínico testa essa condição na posição prona, procurando rotação medial limitada do quadril na posição anatômica zero. É obtido um tensionamento consideravelmente maior do obturador interno flexionando-se a coxa 90° e, em seguida, aduzindo-a. Porém, essa manobra também traz tensão ao glúteo médio, ao piriforme, ao gêmeo e ao obturador externo.

Normalmente, a articulação sacrococcígea é bastante móvel. Em geral, o cóccix estende-se por meio de um arco de cerca de 30°, flexionando-se lateralmente para levar a extremidade por volta de 1 cm distante da linha média. A mobilidade é maior nas mulheres do que nos homens.[33] Tensão bilateral dos músculos coccígeos tende a flexionar a articulação sacrococcígea. Tensão unilateral do músculo isquiococcígeo empurra o cóccix para um dos lados.[33]

Lewit[41] destaca a frequência com que pacientes que informam lombalgia têm sensibilidade marcante no interior da extremidade do cóccix. Nesses casos, o cóccix está cifótico (empurrado na direção da pelve), mas não está sensível à pressão em sua superfície dorsal, e o movimento na articulação sacrococcígea não causa dor. Em razão dessa curvatura cifótica e do hipertônus dos músculos glúteos máximos adjacentes, fica difícil para o clínico chegar até abaixo da ponta do cóccix e até onde a superfície ventral está tão sensível;[41] portanto, essa sensibilidade é facilmente desconsiderada. No entanto, quando presente, é uma indicação forte da necessidade de determinar a causa por um exame intrapélvico, conforme descrito nesta seção.

3.4. Exame de PGs

Em 2009, a European Association of Urology publicou diretrizes sugerindo que os PGs devem ser considerados no diagnóstico de SDPC, e há vários estudos demonstrando a relação entre SDPC e PGs.[45-48]

O exame manual de PGs exige habilidades manuais adequadas, treinamento e prática clínica para desenvolvimento de confiabilidade no exame. Com fins de localizar PGs na pelve, os músculos pélvicos podem ser avaliados em três categorias: músculos perineais, músculos do assoalho pélvico e músculos da parede da pelve. PGs nos músculos do assoalho pélvico podem ser identificados em quase 85% dos pacientes com a síndrome da dor pélvica ginecológica, urológica e colorretal, com possibilidade de responsabilidade por alguns, quando não todos, dos sintomas re-

Quadro 52-1	Áreas comuns de dor referida de pontos-gatilho em homens						
Músculos palpados	% Pênis	% Períneo	% Reto	% Suprapúbico	% Testículos	% Virilha	% Cóccix ou nádegas
Internos:							
Puborretal/pubococcígeo	93,1*	19,4†	2,8	56,9*	5,6	2,8	0
Isquiococcígeo	1,4	36,1†	50,0*	1,4	0	0	26,4†
Esfincter do ânus	0	26,4†	36,1†	0	0	0	4,2
Externos:							
Reto do abdome	73,6*	65,3*	45,8†	38,9†	0	0	0
Oblíquo externo	12,5†	4,2	1,4	51,4*	45,8†	51,4*	0
Adutor magno	0	41,7†	41,7†	0	0	41,7†	0
Glúteo médio	0	16,7†	6,9	0	8,3†	1,4	11,1†
Bulboesponjoso	44,4	8,3†	0	0	1,4	0	0
Transverso do períneo	2,8	22,2†	11,1†	0	0	0	0
Glúteo máximo	0	5,6	6,9	0	0	0	8,3†

*Mais do que 50%.
†Teste exato de Fisher p < 0,05.

Adaptado de Anderson RU, Sawyer T, Wise D, Morey A, Nathanson BH. Painful myofascial trigger points and pain sites in men with chronic prostatitis/chronic pelvic pain syndrome. *J Urol*. 2009;182(6):2753-2758.

lacionados a essas síndromes.[49] PGs na musculatura do assoalho pélvico muitas vezes podem coexistir com PGs nos músculos da parede abdominal, o que pode ajudar a distinguir a dor pélvica e abdominal de origem visceral *versus* somática.[50,51]

Os músculos perineais externos podem ser examinados com palpação plana transversa e palpação em pinça dessas fibras. Os músculos intrapélvicos são examinados por meio do reto e da vagina. Para o exame retal, o paciente pode ser colocado em posição prona semilateral, com travesseiros sob o abdome. Com o dedo enluvado, o esfincter do ânus é examinado em primeiro lugar. Após, os músculos internos esquerdos da pelve são examinados com a mão direita, e o lado direito da pelve é examinado com a mão esquerda, deslocando o paciente se necessário. O profissional aplica nível consistente de pressão para palpar os tecidos. Conforme recomendação, ao examinar pacientes com fibromialgia, usar uma força aproximada de palpação de 4 kg/cm² para investigar a dor. Para cada área examinada, os pacientes são solicitados a relatar o nível de dor que sentem durante a palpação, indo de *0 a 3+* (*severa*).[17,52] O paciente pode também se deitar em supino, na posição litotômica, ou, não havendo apoios para os pés, semipronada, na posição de Sims. É mais indicado iniciar o exame com a mão que supina na direção do lado sintomático. Quando PGs são encontrados nesse lado, é bom examinar o lado oposto da pelve para uma comparação, o que é feito com maior eficiência com a outra mão. É difícil realizar um exame retal adequado dos músculos dos dois lados da pelve com uma só mão.

Músculos do assoalho pélvico

Os músculos do assoalho pélvico que costumam ter PGs são o esfincter do ânus, o levantador do ânus e o obturador interno. Embora os músculos levantador do ânus e isquiococcígeo estejam acima da maioria dos músculos do assoalho pélvico, o exame digital retal intrapélvico começa com o músculo esfincter do ânus.

Esfincter do ânus

Quando o paciente tem PGs no músculo esfincter do ânus, a inserção do dedo pode incomodar, mesmo quando feita com cuidado. Primeiro, o clínico deve examinar o orifício anal quanto a hemorroidas, o que pode perpetuar PGs do esfincter do ânus. Lubrificante é aplicado no dedo da mão enluvado e no orifício anal. Comumente, à medida que o profissional delicadamente insere o dedo, aplica pressão para um dos lados do ânus, auxiliando a relaxar o esfincter. Porém, quando, sem querer, ele pressiona PGs no músculo, pode ocorrer aumento da dor do paciente. Na presença de tensão ou sensibilidade excessiva do esfincter, o paciente, e não o clínico que aplica a pressão, pode forçar o reto para baixo de modo a intensificar o relaxamento do esfincter do ânus enquanto o clínico lentamente insere o dedo examinador diretamente no orifício anal. Golfam e colaboradores[53] estudaram o efeito do nifedipino tópico (um bloqueador do canal do cálcio) sobre as fissuras anais e observaram efeito importante na redução da dor, melhorando o tempo de recuperação em pacientes com fissura anal e hemorroidas. Pacientes no grupo do nifedipino mostraram cura e alívio significativos da dor, em comparação com pacientes no grupo-controle.[53] Esse estudo pode levar a um tratamento adequado para reduzir a tensão do esfincter e facilitar, futuramente, o exame retal de pacientes com dor pélvica.

Com uma flexão delicada da ponta do dedo, o profissional pode sentir quando ultrapassou o o músculo esfincter do ânus. Inicialmente, o dedo encontra o músculo esfincter externo e, após, o interno. O dedo deve retroceder meio caminho junto aos músculos do esfincter, e pressão deve ser aplicada delicadamente ao músculo em cada um oitavo de um círculo (posições às 12:00, 1:30, 3:00, etc.) para identificação da sensibilidade causada pelos PGs. Quando o dedo localiza sensibilidade em uma direção, o músculo é investigado para determinar onde está o ponto de sensibilidade máxima. Uma banda tensionada associada pode ser identificada quando o PG não está sensível demais e o paciente consegue tolerar a pressão adicional. Se o músculo está muito contraído, o paciente consegue relaxar com pressão para baixo, tornando mais evidente o contraste entre a banda tensionada e as fibras relaxadas. Quando presente, uma banda tensionada costuma ir de um quarto até metade ao redor do ânus. Múltiplas bandas tensionadas costumam ser identificadas quando existem PGs.

Quando um esfincter do ânus possui PGs muito ativos, sua sensibilidade pode impossibilitar mais exame retal dos músculos intrapélvicos. O movimento e a pressão adicional do dedo podem ser intoleráveis. Nas mulheres, o exame vaginal pode, então, ser usado. Caso contrário, PGs no esfincter do ânus devem ser desativados antes de o paciente poder ser examinado em relação a PGs intrapélvicos.

Orientação no interior da pelve

O estabelecimento de marcos ósseos e ligamentares relevantes para referência, e a próstata nos homens, ajuda muito a identificar os músculos intrapélvicos por palpação. Com fins de orientação, é útil na identificação das estruturas que limitam o músculo levantador do ânus (Figuras 52-1, 52-2 e 52-4).

Geralmente, não são encontrados músculos na linha média da superfície ventral do cóccix e do sacro. Quando o paciente faz um exame retal, apenas a parede retal situa-se entre o dedo do examinador e esses ossos. Abaixo da linha média (distal a) da ponta do cóccix, o corpo anococcígeo (que não costuma ser diferenciado por palpação) vai até o esfincter do ânus e funciona como a inserção para muitas das partes pubococcígeas do músculo levantador do ânus. Logo anterior ao reto há uma estrutura análoga, o corpo perineal, a que se inserem os músculos bulboesponjoso, transverso do períneo e esfincter do ânus.

É relativamente fácil examinar a amplitude de movimentos do cóccix. Faz-se preensão do cóccix entre o dedo que está no interior do reto e o polegar que está fora para flexionar, estender e curvar lateralmente o cóccix, testando-o quanto à sensibilidade em suas articulações. Devem estar móveis todas as articulações coccígeas. A articulação mais proximal que evidencia mobilidade costuma ser a sacrococcígea.

Uma margem firme e tendínea que cruza a pelve mais ou menos no nível da articulação sacrococcígea (Figura 52-2) identifica o limite inferior do ligamento sacroespinal. Esse limite é, quase sempre, finamente delineado. Localiza-se perto das margens, por vezes sobrepostas, da porção iliococcígea do músculo levantador do ânus (abaixo) e do músculo isquiococcígeo (acima). Lateralmente, o ligamento termina em uma saliência óssea rija e palpável, a espinha isquiática, à qual também se insere o arco tendíneo do levantador do ânus.[4] A metade posterior desse arco tendíneo é palpável enquanto balança em torno da pelve para inserir-se anteriormente ao corpo do púbis. O arco pode ficar indistinguível perto da margem anterior da membrana do obturador. Esse arco funciona como uma inserção lateral da parte iliococcígea do levantador do ânus. Portanto, essa parte do levantador do ânus situa-se abaixo dele. O músculo obturador interno se estende acima e abaixo do arco do levantador do ânus.

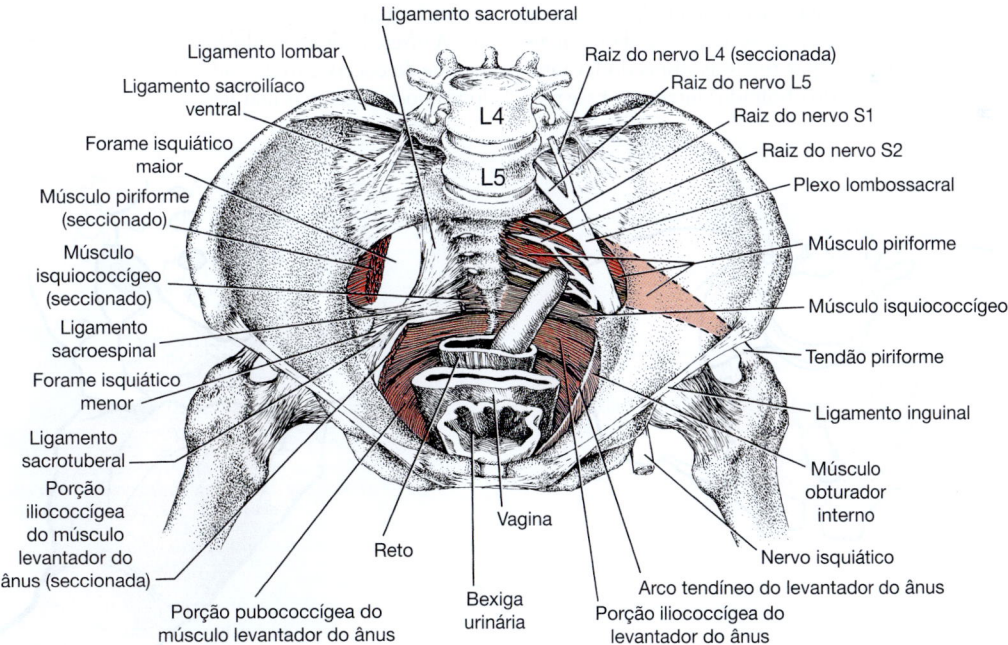

Figura 52-4 Palpação interna do músculo piriforme esquerdo (vermelho-escuro dentro da pelve e vermelho-claro fora da pelve) pelo reto, vista da frente e de cima. O músculo levantador do ânus está em vermelho-médio; os músculos isquiococcígeo e obturador interno estão em vermelho-claro. O ligamento sacroespinal (coberto pelo músculo isquiococcígeo) é o último marco transverso importante identificado pelo dedo palpador, antes que ele chegue ao músculo piriforme. O ligamento sacroespinal insere-se, cefalicamente, principalmente ao cóccix, que costuma ser de fácil palpação e móvel. A parede posterior do reto e as raízes dos nervos S3 e S4 localizam-se entre o dedo que palpa e o músculo piriforme.

O obturador interno pode ser diretamente palpado em qualquer lugar acima do arco; porém, abaixo dele, ele só pode ser palpado por meio do músculo levantador do ânus (iliococcígeo). Exatamente caudal à ponta da espinha isquiática, um ponto macio, sentido por meio do músculo levantador do ânus, localiza-se no orifício do forame isquiático menor.

Levantador do ânus

A palpação das fibras mais anteriores do músculo levantador do ânus é importante área de verificação de PGs, localizada junto à próstata masculina e inserindo-se na superfície dorsal do púbis. A porção pubococcígea desse músculo costuma estar subdivida em partes separadas, conforme as vísceras pélvicas com que se relacionam (puboperineal, puboprostática, pubovaginal, puboanal e puborretal).[2] Esses PGs estão associados aos sintomas urogenitais mencionados. Nos homens, logo que o dedo passa pelo canal anal, o clínico localiza primeiro a glândula prostática central e anterior. Com o dedo indicador profundamente inserido, as articulações dos dedos da mão descansam sobre o túber isquiático, o que possibilitará ao clínico examinar as fibras mais profundas do levantador do ânus (Figura 52-5A e B). (Observação: nas mulheres, essas fibras anteriores profundas do levantador do ânus são mais fáceis de serem palpadas via vaginal.)

Em seguida, o clínico, com delicadeza, desliza o dedo inferiormente junto à próstata, examinando as fibras mais superficiais do músculo até atingir o corpo perineal. Nesse ponto, ele pode usar palpação em pinça, com o indicador no interior e o polegar no exterior, para examinar mais os PGs no corpo perineal e no músculo transverso do períneo. A partir desse local, o profissional faz uma varredura lateral ao longo do músculo levantador do ânus, verificando fibras profundas e superficiais em busca de PGs, até chegar ao meio do ligamento sacroespinal e, depois, ao cóccix. Thiele recomendou uma varredura lenta com o dedo, de um lado a outro, por meio de um arco de 180°, em níveis sucessivos cada vez mais altos, possibilitando ao clínico palpar todas as fibras do levantador do ânus, do isquiococcígeo e do obturador interno.[33] Esse pesquisador comentou a frequência com que fascículos individuais sobressaem como cordões retesados, com áreas de músculo entre eles, e relatou que, por vezes, todo o levantador do ânus estava tenso e parecendo uma camada firme de músculo, alongado desde seu arco tendíneo até o sacro, o cóccix e o corpo anococcígeo.[33] Exame similar do músculo piriforme é mostrado na Figura 52-4, com marcos anatômicos úteis. Pressão sobre PGs no levantador do ânus quase sempre reproduz a dor que o paciente relata, tanto anteriormente na região urogenital quanto posteriormente na região do cóccix.[17]

Quando o profissional encontra PGs que parecem estar nas partes laterais do levantador do ânus, abaixo desse arco tendíneo do músculo, deve-se certificar de que a sensibilidade não ocorre em razão de PGs no músculo obturador interno subjacente. Os dois músculos podem ser diferenciados por palpação, ao mesmo tempo que se solicita ao paciente apertar o dedo no reto (ativação do levantador do ânus), relaxar, e, em seguida, abduzir a coxa flexionada ou rodar lateralmente a coxa estendida naquele lado, contra a resistência (ativação do obturador interno). O aumento da tensão muscular identifica o músculo que contrai.

Isquiococcígeo

O músculo isquiococcígeo costuma ser palpável no nível da articulação sacrococcígea (Figura 52-2).[4] Grande parte do músculo se encontra entre o dedo examinador e o ligamento sacroespinal subjacente. Em algumas pessoas, o músculo se entrelaça com o ligamento, a margem caudal que costuma ser palpável. Contra essa base ligamentosa firme, bandas tensionadas e seus PGs costumam ser rapidamente identificados por palpação plana transversa por meio do músculo isquiococcígeo.

Às vezes, uma banda espessa de fibras do músculo isquiococcígeo cruza a linha média. Assim, é rapidamente palpável contra a porção mais inferior do sacro, ou a região mais superior do cóccix. A inserção do músculo glúteo máximo às margens externas do sacro e do cóccix corresponde, intimamente, à inserção do músculo isquiococcígeo nas margens internas desses ossos.[29]

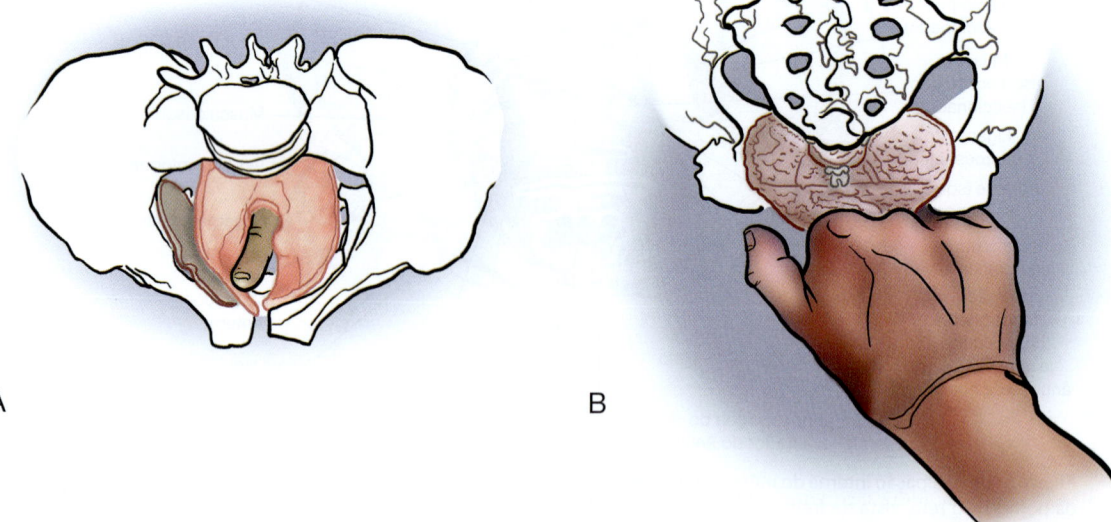

Figura 52-5 (A) Vista anterior; exame interno da pelve, com o dedo indicador palpando internamente. (B) Vista posterior; externamente, as articulações dos dedos da mão apoiam-se no túber isquiático. Nas mulheres, essas fibras anteriores profundas do levantador do ânus são de palpação mais fácil por meio da vagina.

Músculos da parede pélvica

Um dos músculos da parede pélvica, o obturador interno, cobre a parede anterolateral da pelve menor. Observando a pelve de cima, vê-se que muito desse músculo está coberto pelo levantador do ânus (Figura 52-4). O obturador interno sai da pelve pelo forame isquiático menor, que é limitado dos dois lados pelos ligamentos sacroespinal e sacrotuberal. O ligamento sacrotuberal insere-se ao túber isquiático, externamente identificável. O outro músculo intrapélvico importante, o piriforme, é encontrado cefalicamente em relação ao ligamento sacroespinal, analisado no Capítulo 57. O músculo sacrococcígeo ventral, se presente, é palpável como fibras longitudinais junto às margens do sacro inferior e do cóccix.

Obturador interno

Uma vista de cima da pelve mostra que a porção posterior do obturador interno deve ser palpada por meio do levantador do ânus (Figura 52-4).[4] Uma porção frontal,[2] igualmente, mostra isso e a relação desses músculos com o arco tendíneo. Um corte frontal e outro cruzado[54] por meio da próstata mostram como se deve palpar a parte posterior espessa do obturador interno por meio de uma camada fina do levantador do ânus em cada um dos lados da próstata (ou da vagina).

Deslocando o dedo pela parede lateral da pelve, acima do arco tendíneo do levantador do ânus, a partir da espinha isquiática até o púbis, todos os pontos sensíveis ou bandas tensionadas observados estão no obturador interno, o qual sai da pelve pelo forame isquiático menor. Tal ponto de saída situa-se abaixo (caudal a) da ponta da espinha isquiática, sob o arco tendíneo. Já que essa é uma área de junção musculotendíneo, onde a maior parte das fibras do obturador interno está representada, é um ponto crítico para o exame da sensibilidade para determinar a presença de PGs em qualquer lugar no músculo. Sensibilidade nesse local é comparável àquela na região da junção musculotendínea do psoas maior, logo acima de sua inserção com o trocanter menor do fêmur (ver Capítulo 51, Músculos psoas maior, psoas menor e ilíaco).

Piriforme

Ver Capítulo 57 para uma descrição detalhada do exame intrapélvico do músculo piriforme. O exame retal está representado na Figura 52-4.

Sacrococcígeo ventral

Se o músculo sacrococcígeo ventral (quando presente) apresenta PGs, o clínico encontrará sensibilidade pontual acompanhando o sacro inferior ou o cóccix em uma banda tensionada que se desloca paralelamente ao eixo da coluna. As fibras do levantador do ânus e do isquiococcígeo também podem causar sensibilidade na borda do cóccix. Pressão nos PGs sacrococcígeos ativos pode reproduzir dor no cóccix.

Exame vaginal

Nas mulheres, o músculo bulboesponjoso pode ser satisfatoriamente examinado quanto a PGs somente pela vagina. A paciente deve ser colocada na posição litotômica para essa abordagem. As porções bulboesponjosa e levantadora da vagina do músculo levantador do ânus cercam a entrada. Elas podem ser localizadas e sua força pode ser avaliada solicitando-se à paciente que comprima o dedo examinador do clínico. Os PGs inibem esses músculos. Os músculos são examinados quanto a PGs por meio de palpação delicada e plana transversa, na proximidade da metade de cada parede lateral da entrada. Quando presentes, as bandas tensionadas estão delineadas com clareza, são sensíveis e contêm PGs que, quando comprimidos, costumam trazer um incômodo às regiões vaginal e perineal, reproduzindo a dor que a paciente informou.

O clínico examina o músculo isquiocavernoso por meio de compressão direta e lateralmente a partir do interior da vagina distal contra a borda do arco púbico. Esse músculo e a crura clitorídea coberta por ele costumam não estar sensíveis. Quando comprimidos, PGs ativos nesse músculo geram a dor à região perineal. Se o clínico coloca dois dedos contra a parede lateral da pelve, exatamente um pouco mais longe da margem interna do arco púbico, acima da membrana do obturador, os dedos superiores sobrepõem-se à parte anterior do músculo obturador interno, enquanto o dedo inferior palpa o levantador do ânus. Esses músculos podem ser identificados conforme informado na discussão sobre o músculo levantador do ânus. Além disso, pode-se distinguir a angulação retroativa das fibras do obturador anterior interno a partir da orientação transversa das fibras do levantador do ânus; isso é mais difícil de ser feito por exame retal. Mais acima na pelve, o profissional palpa a porção maciça posterior do obturador interno, anterior à espinha isquiática.

A região e o músculo isquiococcígeo são de palpação mais difícil a partir da vagina do que do reto, porque se deve palpar através de duas camadas de mucosa retal e uma de mucosa vaginal. Uma localização excelente de todas as estruturas musculoesqueléticas intrapélvicas exige exames retais e vaginais.

Músculos perineais

Os músculos perineais (transverso do períneo, bulboesponjoso e isquiocavernoso) são os mais superficiais e contribuem com algum suporte aos músculos do assoalho pélvico. Nenhum desses músculos pode ser identificado, a menos que tenham bandas tensionadas paralelas à direção das fibras musculares. Nos dois sexos, o músculo isquiocavernoso bilateral enquadra o arco púbico que limita o períneo sob a sínfise púbica.

Exame pélvico externo: homens

Idealmente, o paciente deve ser colocado em uma posição litotômica, com os pés nos estribos. Se isso não puder ser feito, ele pode deitar em supino, levando os joelhos até as axilas. Os testículos são erguidos e afastados com uma toalha usada como tala.

O bulbo peniano é palpável na linha média, entre o ânus e a base da haste peniana, por meio da pele do escroto entre os testículos. As fibras do músculo bulboesponjoso formam um ângulo de penação em torno do bulbo, mais circunferencial do que longitudinal. Bandas tensionadas e sensibilidade no PG são mais rapidamente detectadas quando o bulbo está, pelo menos em parte, intumescido, de modo que haja uma base mais firme contra a qual é feita a palpação plana. Os músculos isquiocavernosos formam ângulo no interior e acima, em cada um dos lados do bulbo.

O músculo transverso do períneo superficial não costuma ser distinguido por palpação, a não ser que contenha bandas tensionadas. Suas fibras se estendem do túber isquiático, em cada lado, até o corpo perineal fibroso, localizado entre o ânus e o bulbo do pênis. Para sentir essas bandas tensionadas e localizar a sensibilidade pontual do PG, costuma ser útil oferecer contrapressão em relação ao dedo da palpação externa, por um dos dedos no reto.

Exame pélvico externo: mulheres

Na mulher, a posição litotômica com os pés nos estribos é a mais satisfatória para o exame dos músculos do assoalho pélvico. Geralmente, apenas os músculos perineais isquiocavernoso e transverso são identificados por palpação externa, e apenas quando têm bandas tensionadas e PGs sensíveis. As relações desses músculos são descritas com clareza e de forma realista.[1,2,4]

O músculo isquiocavernoso e seus PGs são localizados com mais facilidade por exame vaginal. Esse músculo localiza-se perto da, e ao longo da maior parte do seu comprimento, margem perineal do osso púbico, abaixo da sínfise púbica. No exame vaginal, bandas tensionadas ficam evidentes quando comprimidas por palpação plana transversa contra a margem do osso púbis, no nível vaginal médio e nos ângulos do lado direito em relação à direção das fibras musculares.

Como nos homens, o músculo períneo transverso em cada lado atravessa a distância entre o corpo do períneo (centralmente) e o túber isquiático (lateralmente). Deve-se palpar nos ângulos direitos em relação à direção das fibras, e o músculo deve estar em tensão leve para a identificação mais concreta de bandas tensionadas.

Não foram demonstradas compressões de nervos por esses músculos pélvicos. Entretanto, a situação no forame isquiático menor em relação à compressão potencial de um nervo parece análoga à compressão de nervo isquiático no forame isquiático maior, conforme abordado no Capítulo 57. O forame isquiático menor tem limites firmes e inflexíveis: o ísquio ósseo em um dos lados, e ligamentos pesados, o sacrotuberal e o sacroespinal do outro lado. À medida que esses dois ligamentos se fundem ao passarem um pelo outro, não há espaço disponível para alívio da pressão se o forame fica completamente cheio. O nervo pudendo, os vasos pudendos internos e o músculo obturador interno com seu tendão passam pelo forame. Nesse ponto, o obturador interno costuma ficar tendíneo, embora possa haver uma quantidade suficiente de fibras musculares passando pelo forame para comprimirem o nervo e os vasos pudendos se o músculo desenvolve PGs, encurta e sobressai. Essa é uma possibilidade que merece investigação quando dor perineal ou disestesia não tiver explicação.

4. DIAGNÓSTICO DIFERENCIAL
4.1. Ativação e perpetuação de pontos-gatilho

Em qualquer parte do complexo de músculos do assoalho pélvico, os PGs podem ser ativados por carga excêntrica não habitual, exercício excêntrico em músculo destreinado ou carga concêntrica máxima ou submáxima.[55] PGs nos músculos do assoalho pélvico são, às vezes, ativados por uma queda grave, períodos longos com a pessoa sentada, uso de bicicleta, direção de automóvel, acidente automobilístico ou cirurgia na região pélvica ou abdominal. É comum os pacientes não serem capazes de identificar um evento iniciador específico. Todavia, tensão crônica dos músculos pélvicos, estresse psicossocial e disfunção podem contribuir para o surgimento de SDPC e para a perpetuação de PGs nos músculos do assoalho pélvico.[52] PGs no levantador do ânus certamente são perpetuados, e talvez ativados, com a pessoa sentada em posição descuidada por períodos prolongados. Radiograficamente, Thiele demonstrou que a angulação aguda das articulações coccígeas foi causada por sentar-se em superfície rija, em uma postura descuidada.[33] O músculo glúteo máximo comprimido transmite pressão ao cóccix. Thiele atribuiu a coccigodinia a essa postura em 32% de 324 pacientes.[33] Cooper considerou o sentar prolongado em posição relaxada ao assistir à TV como o fator responsável por coccigodinia em 14% de 100 pacientes.[31] Lilius e Valtonen consideraram essa postura uma causa importante de síndrome do espasmo do levantador do ânus.[34] Nos pacientes com evento iniciador desconhecido, as causas possíveis da hiperirritabilidade muscular e dos PGs incluem transtornos alimentares e/ou fatores perpetuadores sistêmicos.[56,57] Disfunções articulares das articulações sacroilíacas,[41] articulação sacrococcígea e a junção lombossacral podem ser sólidas fontes de agravamento de PGs nesses músculos do assoalho pélvico.

4.2. Pontos-gatilho associados

PGs associados podem surgir na musculatura em áreas de dor referida em consequência de um PG ativo.[57] Portanto, músculos nas áreas de dor referida de cada músculo acometido também devem ser examinados. PGs nos músculos perineais (bulboesponjoso, isquiocavernoso e transverso do períneo) podem se apresentar como síndrome de um só músculo. Inversamente, músculos do assoalho pélvico (p. ex., o esfincter do ânus, o levantador do ânus e o isquiococcígeo) têm muita probabilidade de evidenciar envolvimento de múltiplos músculos. Tensão maior do levantador do ânus costuma ocorrer junto com tensão maior do glúteo máximo e mínimo.[41,58]

Os músculos obturador interno e piriforme pertencem às extremidades inferiores e, assim, estão sujeitos a desenvolver PGs em conjunto e associados a outros rotadores laterais do quadril (gêmeos, obturador externo e quadrado do fêmur). PGs nos músculos reto do abdome, oblíquos externos, adutor magno, glúteo máximo e mínimo e quadrado do lombo podem gerar a dor para áreas específicas do assoalho pélvico (Quadro 52-1).[17] O músculo reto do abdome pode gerar a dor a estruturas urogenitais e ao reto e ao períneo. Os músculos oblíquos do abdome podem trazer a dor à virilha, aos testículos, à região suprapúbica e à bexiga. O quadrado do lombo, o psoas e o ilíaco podem gerar a dor à virilha, e o adutor magno, ao reto e aos membros inferiores do assoalho pélvico.

Vários autores usaram uma gama de nomes para descrever o que pareceria muito, em uma análise ponderada, com síndromes de dor miofascial da musculatura pélvica: cóccix tenro,[41] coccigodinia,[31-33,37,59,60] espasmo coccígeo,[22] síndrome do levantador,[39,61-64] síndrome do levantador do ânus,[38] síndrome do espasmo do levantador,[65] síndrome do espasmo do levantador do ânus,[34,66] mialgia tensional do assoalho pélvico,[67] síndromes do assoalho pélvico,[68] síndrome da dor pélvica,[44] proctalgia fugaz[69-74] e espasmo do obturador interno.[36]

Coccigodinia

Ainda que a definição de coccigodinia no dicionário seja "dor na região coccígea",[75] vários autores[37,41] estabelecem uma distinção clara entre o que consideram coccigodinia "real" resultante de lesão traumática ao cóccix e condições em outros locais que geram dor ou sensibilidade à região coccígea. Uma dessas condições é a síndrome da dor miofascial.

Autores associam dor na região de um cóccix não tenro (superfície dorsal) com tensão anormal e sensibilidade marcante do músculo levantador do ânus,[32,37,39,41] do músculo isquiococcígeo[22,32,37] e do músculo glúteo máximo.[41] Pace e Long, de forma explícita, reconheceram que a dor coccígea é referida de PGs nos músculos pélvicos.[37,68]

Síndromes do levantador do ânus

O músculo levantador do ânus está associado a várias condições causadoras de dor pélvica: síndrome do espasmo do levantador,[65] síndrome do espasmo do levantador do ânus,[34,66] síndrome do levantador[39,61] e síndrome do assoalho pélvico.[68] Por exemplo, a síndrome do espasmo do levantador do ânus[34] causa dor no sacro, cóccix, reto e diafragma pélvico. É diagnosticada por achados no exame retal "espástico", músculos tenros no assoalho pélvico (puborretal, iliococcígeo e isquiococcígeo). O músculo piriforme não faz parte desse grupo, pois refere dor às nádegas e descendente na coxa.[31,33,34,65,68]

Essa síndrome do levantador do ânus foi identificada em 31 pacientes em um serviço de medicina física (fisiatria). Como em outros estudos, a maioria dos pacientes com essa síndrome eram mulheres (90%). A dor estava localizada no sacro (100% das pacientes), no diafragma pélvico (90%), na região anal (68%) e na região glútea (apenas 13%). O levantador do ânus estava macio e "espástico", e 55% desses sinais eram bilaterais. Todas as pacientes tiveram dor cortante na área sacral, com duração de 5 a 10 minutos, após exame digital. Das mulheres que tentaram intercurso durante a doença, 43% sofreram de dispareunia. 40% de todas as pacientes informaram distúrbios da função intestinal (constipação ou frequência), mas nenhuma informou movimentos intestinais com dor. Vinte por cento relatou dor ao sentar. Somente 10% das pacientes não conseguiram responder à terapia com massagem do músculo levantador do ânus, e 74% libertaram-se dos sintomas ou tiveram apenas sintomas residuais muito leves.[34]

Pacientes com síndromes do assoalho pélvico têm dor referida em várias combinações às nádegas, sob o sacro, lateralmente no quadril, posteriormente na coxa, e a partir do piriforme, do isquiococcígeo e do levantador do ânus.[68] Pacientes relataram dor quando sentados em superfícies rijas ou ao sentarem-se ou levantarem-se de uma cadeira. Exame digital de um músculo envolvido revelou áreas de gatilho com incômodo local e uma sensação firme, fibrosa e nodular do músculo envolvido.

Proctalgia fugaz

A proctalgia fugaz é definida como "espasmo doloroso do músculo nas proximidades do ânus, sem causa conhecida".[75] Caracteriza-se por paroxismos de dor anorretal, na ausência de lesões locais identificáveis. Não é uma condição rara, e 13 a 19% de pessoas entrevistadas aparentemente saudáveis têm sintomas de proctalgia fugaz, embora a maioria tenha menos de sete episódios ao ano.[71] A dor costuma ocorrer com irregularidade em acessos que, em geral, não mostram correlação com atividade ou a condição do paciente.[71] A proctalgia pode ter início já aos 13 anos de idade.[74] Um médico com essa condição escreveu uma eloquente descrição a respeito.[72]

À medida que aprendemos mais sobre a maioria das doenças "idiopáticas", elas passam a representar uma quantidade de condições que se uniram sob uma só rubrica. A proctalgia fugaz parece não ser exceção. A síndrome do levantador do ânus, antes analisada, e a coccigodinia, conforme descrita por Thiele,[32,33] têm notável semelhança com a proctalgia fugaz.

Dois estudos encontraram evidências de causas específicas para a proctalgia fugaz. Um deles relatou pressões no reto e no cólon sigmoide mediante inserção de balões, ao passo que dois pacientes tinham dor recorrente.[70] Duas alterações pequenas na pressão observada no reto não apresentaram correlação com os episódios de dor, embora os picos intermitentes de pressão observada no cólon sigmoide tenham apresentado. Quanto maiores os picos de pressão, maior a probabilidade de a pessoa identificar a dor, iniciada um pouco antes de um pico. Esse estudo sugeriu que a dor era consequência de contração muscular da parede do cólon sigmoide, e não da pressão no interior do lúmen.

PGs estimulados por tensão podem existir em músculos lisos, tecido conectivo intersticial ou cobrindo a parede intestinal. Em outro estudo, Douthwaite relatou 10 clínicos que examinaram a si mesmos durante ataques de proctalgia fugaz.[69] Nenhum detectou espasmo do músculo esfincter do ânus. Eles palparam uma banda tensionada e tenra em um ou em outro lado do reto, que foi localizada no músculo levantador do ânus. Esses são achados consistentes com PGs nesse músculo. Poucos pacientes têm ataques de proctalgia após o coito. Peery postula que a dor é derivada de contração exagerada ou prolongada do esfincter retal após um orgasmo.[71] Essa dor também pode derivar de PGs no esfincter do ânus, no bulboesponjoso ou no isquiocavernoso.

Mialgia tensional do assoalho pélvico

Sinaki e colaboradores[67] consolidaram as várias síndromes da musculatura pélvica (síndrome do piriforme, coccigodinia, síndrome do espasmo do levantador do ânus e proctalgia fugaz) sob um termo maior: mialgia tensional dos músculos do assoalho pélvico.[67] Eles examinaram os pacientes no Department of Physical Medicine and Rehabilitation da Clínica Mayo. Quase todos os 94 pacientes tinham entre 30 e 70 anos de idade; a maior parte, entre 40 e 50 anos. As mulheres constituíram 83% do grupo, o que costuma ser quase o percentual comum de pacientes femininas com síndrome do levantador do ânus.[65] Dor na área coccígea e forte sensação na região retal ou vaginal foram os sintomas mais destacados, ocorrendo em 82 e 62%, respectivamente. A defecação causava dor em 33% dos pacientes. Todos os pacientes tiveram sensibilidade dos músculos do assoalho pélvico no exame retal. Esse exame provocou sensibilidade localizada no piriforme, no isquiococcígeo, nos músculos levantadores do ânus, nos ligamentos sacrococcígeos e nas inserções musculares ao sacro e cóccix, ou alguma combinação desses. É provável que muitos desses pacientes tivessem PGs em músculos moles, embora não tenha sido mencionada a presença ou a ausência de bandas tensionadas ou dor referida quando aplicada pressão em ponto sensível.

Prostatite crônica e síndrome da dor pélvica crônica

Recente levantamento (National Ambulatory Care Survey) afirmou a possibilidade de vinte consultas/ano a cada 1.000 homens com sintomas consistentes com prostatite, com alta prevalência de 5 a 16%.[76,77] Na maioria dos casos, a indisposição é chamada de prostatite crônica (PC), e o uso empírico de antibióticos representa o elemento principal da terapia. No entanto, 95% das síndromes de PC em homens é não bacteriana e idiopática. Representam um distúrbio não específico de dor.[78] A ocorrência e a persistência da dor descrita como desconforto perineal, testicular, peniano e abdominal inferior, com ou sem sintomas de eliminação urinária, é o principal dilema que se apresenta. Uma perspectiva neurocomportamental para essa síndrome de dor crônica começa a surgir agora.[79] A dor pélvica manifesta-se como uma síndrome da dor miofascial, em que tensão muscular anormal é capaz de explicar muito do desconforto e da disfunção urinária encontrados nesse distúrbio.[80,81] Alguns pesquisadores avaliaram e tentaram tratar sensibilidade muscular associada à dor pélvica crônica, especialmente PGs doloridos.[17,35,40,82-85] Palpação de PGs pélvicos específicos e doloridos provoca forte associação com a descrição que o paciente faz dos locais anatômicos doloridos.[17]

4.3. Patologias associadas

Muitos pacientes com disfunção urogenital irão apresentar PGs na musculatura abdominal e do assoalho pélvico. Conforme mencionado no Capítulo 49, Músculos abdominais, doenças viscerais podem estar associadas a PGs na parede abdominal. Esses PGs têm uma probabilidade especial de desenvolvimento com doença visceral inflamatória, em consequência do reflexo viscerossomático. PGs abdominais tiveram um valor de previsão de 93% para discriminação de dor visceral e somática.[50] A relação entre PGs e problemas viscerais é bidirecional, porque uma modificação dos estímulos sensoriais para o sistema nervoso central (SNC) nas áreas somáticas de referência da dor, a partir de estímulo nociceptivo visceral, é capaz de alterar a percepção da dor.

Weiss relatou a melhora exitosa de sintomas em pacientes com a síndrome da bexiga dolorosa/cistite intersticial (SBD/CI) usando liberação de PG.[86] Em 2002, Doggweiler-Wiygul e Wiygul descobriram que a desativação de PGs nos músculos do assoalho pélvico solucionaram a dor em pacientes com SDPC severa, SBD/CI e sintomas de eliminação urinária irritante.[87] Em 2005, Anderson e colaboradores demonstraram que a incorporação da desativação de PG a uma abordagem multimodal para a SDPC em homens resultou em um método terapêutico eficaz, proporcionando uma redução na dor e nos sintomas urinários.[35] Posteriormente, Anderson e colaboradores também descobriram que a desativação de PGs estava associada a uma melhora significativa nos sintomas urinários, na libido e na dor ejaculatória e erétil em homens com SDPC.[17,35,88] Langford e colaboradores demonstraram a eficácia da desativação de PGs dos músculos levantadores do ânus no controle de alguns pacientes com SDPC.[89] Fitzgerald e colaboradores demonstraram uma melhor taxa de resposta de 57% em pacientes diagnosticados com SDPC, tratados com terapia PG, quando comparados à taxa de resposta de 21% naqueles pacientes que receberam massagem terapêutica global.[83] Em alguns casos refratários, uma terapia mais agressiva, com técnicas variadas de agulhamento no PG, inclusive agulhamento a seco, injeções de anestésico ou injeções da toxina botulínica, pode ser usada em uma combinação com terapias conservadoras.[48] Recentemente, os trabalhos de Fitzgerald e colaboradores, em 2009 e 2012,[83,90] Konkle e Clemens em 2011[91] e Anderson e colaboradores, em 2016,[92] confirmam aumento de evidências de que fisioterapia interna e autotratamento são seguros e eficazes, independentemente de gênero. Uma perspectiva neurocomportamental a essa síndrome de dor crônica começa a surgir agora.[79] A dor pélvica manifesta-se como uma síndrome da dor miofascial, em que tensão muscular anormal pode explicar muito do desconforto relatado por essas pessoas.[80,81]

Hemorroidas e fissuras crônicas podem agravar os sintomas em músculos do assoalho pélvico relacionados.[34] Condições inflamatórias crônicas na pelve, como endometrite, adenomiose, salpingo-oforite crônica, prostatovesiculite crônica,[34] doença de Crohn, colite ulcerativa, síndrome do intestino irritável e SBD/CI, podem evocar dor e sensibilidade referidas dos músculos do assoalho pélvico, e são associadas à síndrome do espasmo do levantador do ânus.[34,93] No entanto, outras doenças pélvicas coexistentes, inclusive cistos ovarianos, aderências pélvicas e fibroides, podem ter uma resposta exitosa à injeção local de PGs no levantador do ânus e no isquiococcígeo, bem como em escaras do manguito vaginal pós-histerectomia.[44]

5. AÇÕES CORRETIVAS

Ao sentar-se, o paciente deve usar um travesseiro pequeno como suporte lombar e apoiar-se no encosto da cadeira. Essa posição mantém a lordose lombar natural e eleva anteriormente a caixa torácica, o que possibilita à coluna lombopélvica uma posição excelente. Uma coluna lombar neutra deve ser a meta nas posições sentada, supina, prona e em pé. Na posição sentada, o peso deve ser repartido entre os túberes isquiáticos, e não entre os músculos glúteos. Thiele enfatizou a importância terapêutica da posição sentada em pacientes com coccigodinia.[33] Ele recomendou alternar lentamente o peso, de uma nádega a outra, e evitar colocar o peso na região média das nádegas, no sacro ou no osso do cóccix. Por meio de radiografia, ele conseguiu demonstrar uma angulação aguda do cóccix quando o paciente está sentado em uma postura desleixada, espalhando o peso pelas nádegas centrais e o sacro. Ele informa que seus pacientes reagiram bem a essa correção postural, e determinou que essa era a causa dos seus sintomas em 31% de 324 casos.[33] Cooper[31] descobriu que uma posição sentada desleixada era responsável pela dor em 14% de 100 casos com um diagnóstico de coccigodinia. Outros autores passaram a ensinar seus pacientes com coccigodinia, desleixados ao sentarem-se, a conseguirem uma posição sentada mais ereta.[34] Ao dormir na posição de lado, deve ser usado um travesseiro entre as pernas, mantendo os quadris e a coluna alinhados. A postura adequada para dormir é assunto do Capítulo 76, Considerações posturais.

Quando pacientes com PGs não reagem ao tratamento local específico, ou quando os resultados benéficos são apenas passageiros, o clínico deve, com veemência, investigar a possibilidade de inadequações alimentares ou outros fatores sistêmicos perpetuantes à manutenção dos PGs. Para o paciente com PGs no músculo isquiococcígeo e levantador do ânus, ele deve identificar e, quando possível, corrigir quaisquer disfunções articulares das articulações sacroilíacas e sacrococcígeas ou lombossacrais. Em tais casos, o término de qualquer condição inflamatória crônica na pelve, como endometrite, salpingo-oforite crônica, prostatovesiculite crônica, SBD/CI e infecções do trato urinário, pode ser fundamental ao alívio da dor. Recentemente, foi documentado um novo método multimodal de tratamento de PGs pélvicos. Anderson e colaboradores relataram o uso bem-sucedido de um protocolo de tratamento intensivo durante 6 dias para PC e SDPC refratárias usando liberação de PG e relaxamento paradoxal.[35,51,92]

Quando uma pessoa tem dor na região pélvica ou coccígea, deve procurar consultar um profissional treinado em exame e habilidades de manejo específicos do assoalho pélvico antes de fazer algumas técnicas de autotratamento descritas nos parágrafos a seguir.

Pacientes com PGs no interior dos músculos do assoalho pélvico podem usar técnicas de autoliberação miofascial (por pressão) de PGs e desativá-los usando o próprio dedo ou um bastão terapêutico.[92,94] Autoliberação miofascial de PGs, combinada com autoalongamento dos músculos pélvicos externos, também é capaz de reduzir a influência de PGs associados nos músculos do assoalho pélvico. Anderson e colaboradores demonstraram a eficácia da palpação de grupos musculares individuais, a identificação de PGs e a sustentação da pressão por cerca de 60 segundos.[92] Técnicas fisioterapêuticas específicas que podem ser usadas com liberação de PG incluem contração e liberação voluntárias, segurar-relaxar, contrair-relaxar, inibição recíproca e mobilização de tecido profundo, inclusive deslizamento (*stripping*), dedilhamento, rolagem da pele e movimentos manuais circulares. Esse autotratamento é prescrito semanalmente, por 4 semanas, e, após, 2 vezes na semana por 8 semanas. Dois autores referiram-se ao tratamento com alongamento do levantador do ânus como "alongamento dos músculos espásticos"[34] e "retropulsão do cóccix".[22] A mobilização dorsal do cóccix para alongar o músculo levantador do ânus pode ser parte do procedimento de autoliberação.

Em combinação com a fisioterapia, um aspecto fundamental do protocolo de Anderson é o treinamento de relaxamento paradoxal, um método de autorregulação autonômica para reduzir tensão nos músculos pélvicos.[35] Os pacientes receberam 1 hora de orientações verbais individuais e uma sessão supervisionada de prática semanalmente, durante 8 semanas, com exercícios de relaxamento paradoxal criados por Anderson e Wise para a obtenção de relaxamento profundo específico dos músculos do assoalho pélvico.[88] Usa-se a palavra *paradoxal* porque os pacientes são direcionados a aceitar sua tensão como uma forma de relaxar/liberá-la. Os componentes do treinamento incluíram uma técnica respiratória específica para acalmar a ansiedade e sessões de treino de relaxamento, direcionando os pacientes a concentrarem a atenção na aceitação sem esforço da tensão em áreas específicas do corpo. Sessões diárias de prática domiciliar para relaxar, com duração de uma hora, foram recomendadas por um mínimo de seis meses, usando uma série de 36 lições instrutivas (7-42 minutos cada uma), a fim de que conseguissem o relaxamento gradual da tensão residual em áreas específicas do corpo, com fins de relaxamento simultâneo dos músculos do assoalho pélvico. Essa análise de estudo de caso indica que esse protocolo teve sucesso na produção de 72% de melhora moderada/acentuada nos sintomas dos pacientes, podendo ser um método eficaz de tratamento em pacientes com PC/SDPC, proporcionando alívio da dor e dos sintomas urinários, com risco mínimo de desvantagem. O tratamento descrito baseia-se em uma nova compreensão de que algumas dores pélvicas crônicas refletem um estado de autoalimentação da tensão nos músculos do assoalho pélvico, perpetuado por ciclos de tensão, ansiedade e dor. Tal protocolo de tratamento busca reabilitar os músculos do assoalho pélvico, ao mesmo tempo que modifica o hábito de focalizar a tensão sob estresse.[35,51,92] Hubbard e colaboradores relataram que os PGs mostram aumento significativo na atividade EMG durante estresse psicológico. Portanto, uma das principais metas do tratamento é auxiliar esses pacientes a alterar sua resposta simpática ao estresse com técnicas terapêuticas, como o relaxamento muscular paradoxal, a autogenia, o uso de imagens e o *biofeedback*.[95]

Anderson e colaboradores estudaram a eficácia de um bastão terapêutico pélvico interno para liberação miofascial e, em 2015, conduziram um estudo em que utilizaram o bastão terapêutico em homens e mulheres com síndrome da dor urológica pélvica.[92,94] Os pacientes aprenderam a localização anatômica de seus PGs que reproduziam a dor informada por eles. Inicialmente, pressão suave e breve foi aplicada para ajudar o paciente a diferenciar a próstata (nos homens) do tecido no entorno, onde costumam estar os PGs. Os pacientes foram auxiliados a localizar os próprios PGs usando o mapa pélvico especificamente gerado para eles. A Figura 52-6 mostra o bastão terapêutico feito com plástico Ultem sólido, com uma curva distal como o cajado de um pastor, com 3,2 cm de diâmetro, e uma ponta esférica de borracha de nitrila de 1,9 cm, possibilitando ao paciente a inserção no reto ou na vagina de um comprimento predeterminado, embora limitado. Uma proteção móvel evita maior avanço. O bastão funciona como um dedo estendido que percorre, com facilidade, o interior da pelve. É usado para localizar e liberar PGs doloridos internos. O sensor algométrico é facilmente visível e permite monitoramento concomitante da pressão pontual de modo a evitar força excessiva ou perigosa. A área superficial da esfera terminal aplicada à superfície tissular tem 1,91 cm^2, e o calibrador de pressão integrado à ponta do bastão oferece os dados numéricos que correspondem à pressão de torque aplicada, em uma variação de 0 a 2 kg/cm^2. Se tiver que ser aplicada pressão máxima, ela corresponderia a 8,7 psi ou 0,62 kg/cm^2. Os pacientes foram orientados a não ultrapassar os valores mostrados além de 0,34 kg/cm^2, sendo treinados

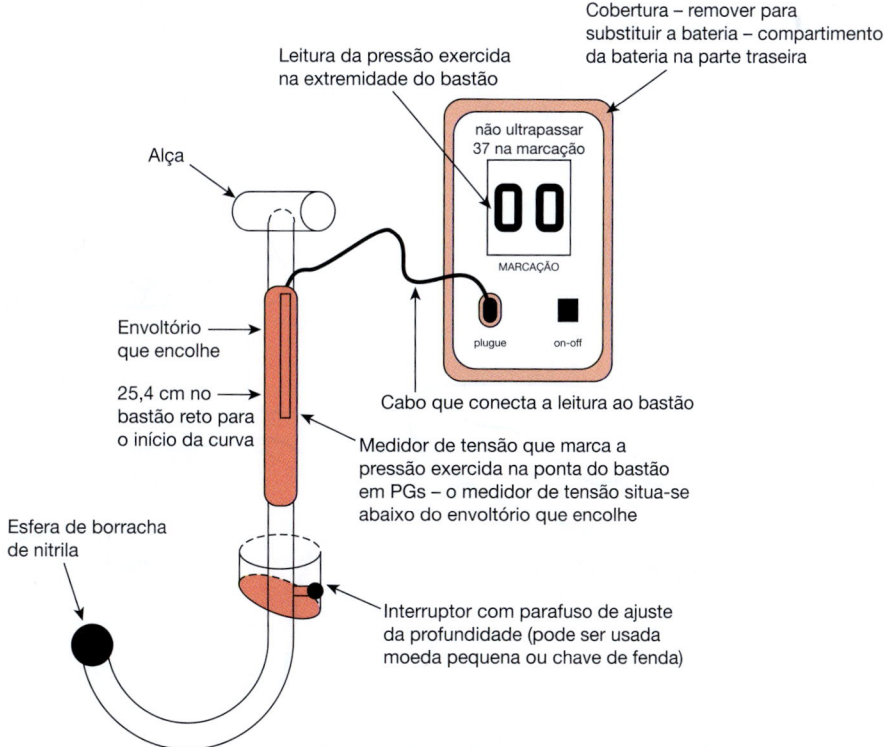

Figura 52-6 Bastão e instrumental terapêuticos para autoliberação miofascial de PG.

a massagearem a própria musculatura pélvica sem causar trauma tissular retal ou vaginal. Eles também foram orientados a jamais aplicar pressão que provocasse estímulo neurológico, como formigamento, pulsação ou dor referida, como a ciática. Conforme o protocolo, as manipulações do bastão terapêutico deveriam ser feitas regularmente, de 3 a 4 vezes na semana, durante 5 a 10 minutos por sessão, para liberar PGs do assoalho pélvico e áreas de sensibilidade e limitação miofasciais (Figura 52-6). A orientação ao paciente incluiu uma descrição anatômica dos músculos internos, da bexiga, da cérvice, do útero e da próstata. O fisioterapeuta criou desenhos individualizados para o mapeamento de PGs sensíveis específicos para cada paciente, para sua inserção e aplicação segura da pressão. Os pacientes usaram lubrificante à base de água, luva vinílica ou nitrílica na ponta do bastão. Também foi lubrificada a entrada anal ou vaginal com gel a base de água. Cuidou-se para evitar ressecamento ou resistência tissular durante a inserção do bastão.

Para palpar PGs anteriores, a Figura 52-7A mostra a posição recomendada ao paciente, supinada, com a cabeça e as costas elevadas em 45°. Para palpar PGs posteriores e laterais, orienta-se o paciente a deitar-se de lado (Figura 52-7B). Os homens aprenderam a localização anatômica da próstata. Inicialmente, é aplicada pressão suave para ajudar o paciente a fazer a distinção entre a próstata e o tecido em torno dela, onde os PGs costumam ser encontrados. Os pacientes foram auxiliados a localizar os próprios PGs usando o mapa da pelve criado especificamente para eles, começando em uma região anterior e indo na direção da região posterior. Após a identificação de PGs profundos, eles foram orientados a, lentamente, retirar o bastão, de 2,54 cm a 5,08 cm por vez, de modo a novamente confirmar em uma profundidade menor. Esse movimento foi repetido até a retirada do bastão.

As mulheres foram orientadas a usar inserção vaginal e retal do bastão para a determinação de uma excelente eficácia. A luva cobrindo a ponta do bastão foi substituída na troca da liberação vaginal para retal, ou vice-versa. A pressão gradativa do aumento para cada PG iniciou com técnica de movimentação suave de 10 a 12 segundos, de modo a identificar o exato PG e, em seguida, pressão de manutenção estática por 15 a 90 segundos, até a redução da sensibilidade em torno do PG. Havia a expectativa de explosões de dor durante as primeiras manobras terapêuticas, uma vez que isso é frequente no tratamento manual feito por fisioterapeuta ou clínico. Porém, os pacientes foram desencorajados a induzir mais desconforto ou dor além de um escore de 5 a 7 em uma escala visual analógica da dor (EVA; 0-10). Para a continuação da terapia, os pacientes foram orientados a lubrificar um dedo enluvado e a, com delicadeza, alongar o orifício retal ou vaginal, antes da inserção do bastão. Foram fornecidas instruções para uso domiciliar do bastão, e os pacientes foram verificados novamente até 3 vezes para esclarecimentos do fisioterapeuta ou do médico antes da alta da clínica. Todo o resíduo sanguíneo era rapidamente informado, e a terapia manual era interrompida por vários dias. Se o sangramento permanecesse, os pacientes deveriam fazer uma avaliação e um acompanhamento médico. Esse estudo demonstrou que um protocolo adequado de treinamento, educação e supervisão profissional oferece segurança e eficácia a pacientes com a síndrome da dor pélvica urológica crônica (SDUPC), para que façam a própria liberação de PGs internos usando um bastão terapêutico logo que tiverem recebido orientações do clínico. Esse estudo também demonstrou que o bastão terapêutico está associado a uma redução significativa na sensibilidade muscular pélvica. A capacidade do paciente para autoadministrar autoliberação miofascial interna de PGs traz um claro benefício, eliminando a necessidade de consultas convencionais frequentes ao fisioterapeuta. Além disso, esse bastão torna disponível a autoliberação miofascial interna de PGs para várias pessoas que sofrem de dor pélvica e não têm acesso a profissionais de saúde especializados.[92,94]

Massagem de Thiele

Thiele apresentou uma descrição clássica ilustrada do exame e do tratamento com massagem dos músculos levantador do ânus e isquiococcígeo por meio do reto. Recomendou esfregar as fibras musculares ao longo do comprimento, de uma inserção até a outra, com movimento de remoção (como afiar uma navalha), aplicando o máximo de pressão que o paciente consegue tolerar com dor moderada. O paciente foi orientado a "fazer força descendente" durante a massagem para relaxar esses músculos. Foram feitas

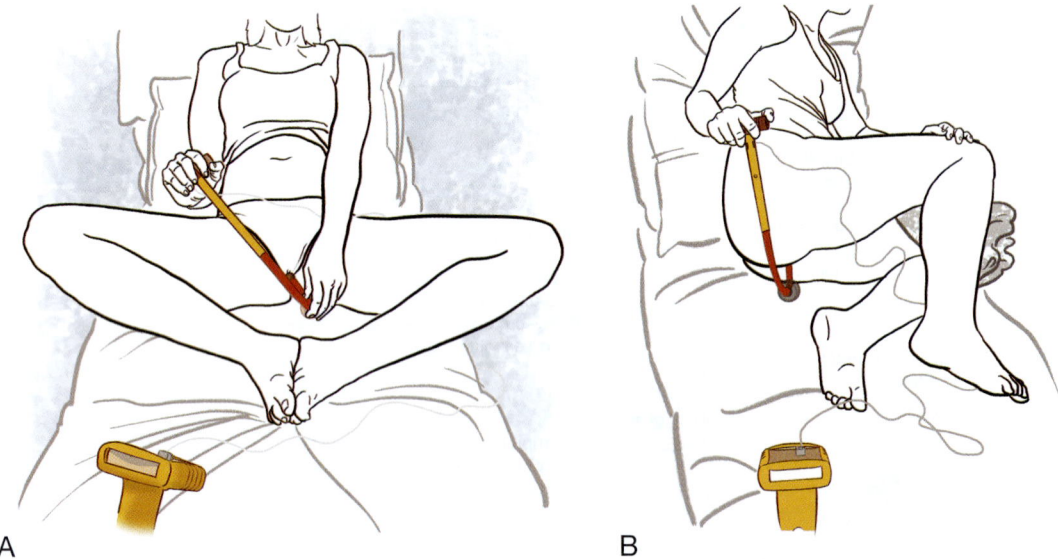

Figura 52-7 Posição para autoliberação miofascial de PGs com bastão de PG. (A) Abordagem anterior. (B) Abordagem posterior.

10 a 15 repetições do movimento massageador em cada um dos lados da pelve, e esse tratamento foi repetido, diariamente, por 5 ou 6 dias e, após, em dias alternados, por 7 a 10 dias. Não obteve resultados a massagem feita uma ou duas vezes na semana apenas. Dos 223 pacientes com coccigodinia tratados dessa forma, 64% foram "curados", e 27% melhoraram.[33]

Malbohan e colaboradores também relataram o uso exitoso da massagem desses dois músculos no tratamento de quase 1.500 pacientes com lombalgia atribuída a espasmo coccígeo.[22] Cooper[31] relatou que 81% de 62 pacientes com coccigodinia tiveram alívio da dor com o tipo de massagem de Thiele, embora instruções criteriosas sobre postura adequada ao sentar tenha aliviado um percentual até maior de outros 28 pacientes.[31] Grant e colaboradores descobriram que duas ou três massagens no levantador do ânus, com espaço de 2 ou 3 semanas, em combinação com calor e diazepam, trouxeram bons resultados em 63% de pacientes com a síndrome do levantador do ânus.[61]

A massagem de remoção é um instrumento poderoso para desativar esses PGs acessíveis. Ela causa dor, mas pode funcionar quando outras modalidades fracassaram. É possível identificar as bandas tensionadas e os PGs que exigem atenção e, literalmente, colocar o dedo de uma pessoa na origem da dor, tratando sua origem até a resolução do problema.

Relaxamento pós-isométrico é outra técnica que um paciente pode usar para autotratar a dor na região coccígea. O paciente se deita sobre o estômago, com os calcanhares virados para fora, o que deixa o músculo glúteo máximo em alongamento parcial. Em seguida, o paciente suavemente comprime (contrai) ambas as nádegas usando pouca força, mantendo essa posição por 10 segundos para, então, relaxar. Esse movimento é repetido de quatro a cinco vezes. A parte do glúteo máximo que se insere ao cóccix está embriologicamente separada do resto desse músculo. Isso pode ter relação com a eficácia da terapia pós-isométrica para essa porção do músculo.[3]

Referências

1. Ferner H, Staubesand J. *Sobotta Atlas of Human Anatomy*. Vol 2. 10th ed. Baltimore, MD: Urban & Schwarzenberg; 1983 (Fig. 152, 292, 329, 404).
2. Standring S. *Gray's Anatomy: The Anatomical Basis of Clinical Practice*. 41st ed. London, UK: Elsevier; 2015.
3. Tichy M. Anatomical basis for relaxation of the muscles attached to the coccyx. *Manual Med*. 1989;4:147-148.
4. Anderson JE. *Grant's Atlas of Anatomy*. 8th ed. Baltimore, MD: Williams & Wilkins; 1983 (pp. 3-39).
5. Netter FH. *Musculoskeletal System. Part 1: Anatomy, Physiology and Metabolic Disorders*. Vol 8. Summit, NJ: Ciba-Geigy Corporation; 1987 (pp. 86, 142-143).
6. Eisler P. *Die Muskeln des Stammes*. Jena, Germany: Gustav Fischer; 1912 (pp. 447-451, Fig. 65).
7. Bardeen C. The musculature, Section 5. In: Jackson CM, ed. *Morris's Human Anatomy*. 6th ed. Philadelphia, PA: Blakiston's Son & Co; 1921 (p. 481, Fig. 424).
8. Pernkopf E. *Atlas of Topographical and Applied Human Anatomy*. Vol 2. Philadelphia, PA: Saunders; 1964 (Fig. 306).
9. Juenemann KP, Lue TF, Schmidt RA, Tanagho EA. Clinical significance of sacral and pudendal nerve anatomy. *J Urol*. 1988;139(1):74-80.
10. DeLancey JO. Anatomy and physiology of urinary continence. *Clin Obstet Gynecol*. 1990;33(2):298-307.
11. Howard D, Miller JM, Delancey JO, Ashton-Miller JA. Differential effects of cough, valsalva, and continence status on vesical neck movement. *Obstet Gynecol*. 2000;95(4):535-540.
12. Baytur YB, Deveci A, Uyar Y, Ozcakir HT, Kizilkaya S, Caglar H. Mode of delivery and pelvic floor muscle strength and sexual function after childbirth. *Int J Gynaecol Obstet*. 2005;88(3):276-280.
13. Hodges PW, Sapsford R, Pengel LH. Postural and respiratory functions of the pelvic floor muscles. *Neurourol Urodyn*. 2007;26(3):362-371.
14. Hemborg B, Moritz U, Lowing H. Intra-abdominal pressure and trunk muscle activity during lifting. IV. The causal factors of the intra-abdominal pressure rise. *Scand J Rehabil Med*. 1985;17(1):25-38.
15. Pool-Goudzwaard A, van Dijke GH, van Gurp M, Mulder P, Snijders C, Stoeckart R. Contribution of pelvic floor muscles to stiffness of the pelvic ring. *Clin Biomech (Bristol, Avon)*. 2004;19(6):564-571.
16. Smith MD, Russell A, Hodges PW. Is there a relationship between parity, pregnancy, back pain and incontinence? *Int Urogynecol J Pelvic Floor Dysfunct*. 2008;19(2):205-211.
17. Anderson RU, Sawyer T, Wise D, Morey A, Nathanson BH. Painful myofascial trigger points and pain sites in men with chronic prostatitis/chronic pelvic pain syndrome. *J Urol*. 2009;182(6):2753-2758.
18. Basmajian J, Deluca C. *Muscles Alive*. 5th ed. Baltimore, MD: Williams & Wilkins; 1985 (pp. 399-403).
19. Critchley HO, Dixon JS, Gosling JA. Comparative study of the periurethral and perianal parts of the human levator ani muscle. *Urol Int*. 1980;35(3):226-232.
20. Gosling JA, Dixon JS, Critchley HO, Thompson SA. A comparative study of the human external sphincter and periurethral levator ani muscles. *Br J Urol*. 1981;53(1):35-41.
21. Koelbl H, Strassegger H, Riss PA, Gruber H. Morphological and functional aspects of pelvic floor muscles in patients with pelvic relaxation and genuine stress incontinence. *Obstet Gynecol*. 1989;74(5):789-795.
22. Malbohan IM, Mojisova L, Tichy M. The role of coccygeal spasm in low back pain. *J Man Med*. 1989;4:140-141.
23. Bard P. Chapter 10, Control of systemic blood vessels. In: Mountcastle VB, ed. *Medical Physiology*. Vol 1. 12th ed. St. Louis, MO: C.V. Mosby Company; 1968:150-177 (pp. 168-169).
24. Nocenti MR. Chapter 48, Reproduction. In: Mountcastle VB, ed. *Medical Physiology*. Vol 1. 12th ed. St. Louis, MO: C.V. Mosby Company; 1968:992-1028 (pp. 1024-1025).
25. Benoit G, Delmas V, Gillot C, Jardin A. The anatomy of erection. *Surg Radiol Anat*. 1987;9(4):263-272.
26. Karacan I, Hirshkowitz M, Salis PJ, Narter E, Safi MF. Penile blood flow and musculovascular events during sleep-related erections of middle-aged men. *J Urol*. 1987;138(1):177-181.
27. Lavoisier P, Courtois F, Barres D, Blanchard M. Correlation between intracavernous pressure and contraction of the ischiocavernosus muscle in man. *J Urol*. 1986;136(4):936-939.
28. Lavoisier P, Proulx J, Courtois F. Reflex contractions of the ischiocavernosus muscles following electrical and pressure stimulations. *J Urol*. 1988;139(2):396-399.
29. McMinn RMH, Hutchings RT. *Color Atlas of Human Anatomy*. Chicago, IL: Year Book Medical Publishers; 1977:81.
30. Doggweiler-Wiygul R. Urologic myofascial pain syndromes. *Curr Pain Headache Rep*. 2004;8(6):445-451.
31. Cooper WL. Coccygodynia. An analysis of one hundred cases. *J Int Coll Surg*. 1960;33:306-311.
32. Thiele GH. Coccygodynia and pain in the superior gluteal region. *JAMA*. 1937;109:1271-1275.
33. Thiele GH. Coccygodynia: cause and treatment. *Dis Colon Rectum*. 1963;6:422-436.
34. Lilius HG, Valtonen EJ. The levator ani spasm syndrome. A clinical analysis of 31 cases. *Ann Chir Gynaecol Fenn*. 1973;62(2):93-97.
35. Anderson RU, Wise D, Sawyer T, Chan C. Integration of myofascial trigger point release and paradoxical relaxation training treatment of chronic pelvic pain in men. *J Urol*. 2005;174(1):155-160.
36. Simons DG, Travell J, Simons L. *Travell & Simon's Myofascial Pain and Dysfunction: The Trigger Point Manual*. Vol 1. 2nd ed. Baltimore, MD: Williams & Wilkins; 1999 (pp. 112-235).
37. Leigh RE. Obturator internus spasm as a cause of pelvic and sciatic distress. *J Lancet*. 1952;72(6):286-287; passim.
38. Pace JB. Commonly overlooked pain syndromes responsive to simple therapy. *Postgrad Med*. 1975;58(4):107-113.
39. Morris L, Newton RA. Use of high voltage pulsed galvanic stimulation for patients with levator ani syndrome. *Phys Ther*. 1987;67(10):1522-1525.
40. Salvati EP. The levator syndrome and its variant. *Gastroenterol Clin North Am*. 1987;16(1):71-78.
41. Shoskes DA, Nickel JC, Kattan MW. Phenotypically directed multimodal therapy for chronic prostatitis/chronic pelvic pain syndrome: a prospective study using UPOINT. *Urology*. 2010;75(6):1249-1253.
42. Lewit K. *Manipulative Therapy in Rehabilitation of the Motor System*. London, England: Butterworths; 1985 (pp. 113, 174, 223, 278, 306-311).
43. DeStefano L. *Greenman's Principles of Manual Medicine*. 5th ed. Philadelphia, PA: Wolters Kluwer; 2016 (pp. 339-345).
44. Kidd R. Pain localization with the innominate upslip dysfunction. *Manual Med*. 1988;3:103-105.
45. Slocumb JC. Neurological factors in chronic pelvic pain: trigger points and the abdominal pelvic pain syndrome. *Am J Obstet Gynecol*. 1984;149(5):536-543.
46. Fall M, Baranowski AP, Elneil S, et al. EAU guidelines on chronic pelvic pain. *Eur Urol*. 2010;57(1):35-48.
47. Schmidt RA, Vapnek JM. Pelvic floor behavior and interstitial cystitis. *Semin Urol*. 1991;9(2):154-159.
48. Slocumb JC. Chronic somatic, myofascial, and neurogenic abdominal pelvic pain. *Clin Obstet Gynecol*. 1990;33(1):145-153.

49. Moldwin RM, Fariello JY. Myofascial trigger points of the pelvic floor: associations with urological pain syndromes and treatment strategies including injection therapy. *Curr Urol Rep.* 2013;14(5):409-417.
50. Jarrell J. Myofascial dysfunction in the pelvis. *Curr Pain Headache Rep.* 2004;8(6):452-456.
51. Jarrell J, Giamberardino MA, Robert M, Nasr-Esfahani M. Bedside testing for chronic pelvic pain: discriminating visceral from somatic pain. *Pain Res Treat.* 2011;2011:692102.
52. Anderson RU, Wise D, Sawyer T, Glowe P, Orenberg EK. 6-day intensive treatment protocol for refractory chronic prostatitis/chronic pelvic pain syndrome using myofascial release and paradoxical relaxation training. *J Urol.* 2011;185(4):1294-1299.
53. Golfam F, Golfam P, Khalaj A, Sayed Mortaz SS. The effect of topical nifedipine in treatment of chronic anal fissure. *Acta Med Iran.* 2010;48(5):295-299.
54. Rohen JW, Yokochi C. *Color Atlas of Anatomy.* 2nd ed. New York, NY: Igaku-Shoin; 1988 (pp. 311, 316-317).
55. Gerwin RD, Dommerholt J, Shah JP. An expansion of Simons' integrated hypothesis of trigger point formation. *Curr Pain Headache Rep.* 2004;8(6):468-475.
56. Travell JG, Simons DG. *Myofascial Pain and Dysfunction: The Trigger Point Manual.* Vol 1. Baltimore, MD: Williams & Wilkins; 1983.
57. Hsieh YL, Kao MJ, Kuan TS, Chen SM, Chen JT, Hong CZ. Dry needling to a key myofascial trigger point may reduce the irritability of satellite MTrPs. *Am J Phys Med Rehabil.* 2007;86(5):397-403.
58. Lewit K. Postisometric relaxation in combination with other methods of muscular facilitation and inhibition. *Manuelle Medizin.* 1986;2:101-104.
59. Dittrich RJ. Coccygodynia as referred pain. *J Bone Joint Surg Am Vol.* 1951;33-A(3):715-718.
60. Waters EG. A consideration of the types and treatment of coccygodynia. *Am J Obstet Gynecol.* 1937;33:531-535.
61. Grant SR, Salvati EP, Rubin RJ. Levator syndrome: an analysis of 316 cases. *Dis Colon Rectum.* 1975;18(2):161-163.
62. Nicosia JF, Abcarian H. Levator syndrome. A treatment that works. *Dis Colon Rectum.* 1985;28(6):406-408.
63. Oliver GC, Rubin RJ, Salvati EP, Eisenstat TE. Electrogalvanic stimulation in the treatment of levator syndrome. *Dis Colon Rectum.* 1985;28(9):662-663.
64. Sohn N, Weinstein MA, Robbins RD. The levator syndrome and its treatment with high-voltage electrogalvanic stimulation. *Am J Surg.* 1982;144(5):580-582.
65. Smith WT. Levator spasm syndrome. *Minn Med.* 1959;42(8):1076-1079.
66. Wright RR. The levator ani spasm syndrome. *Am J Proctol.* 1969;20(6):447-451.
67. Sinaki M, Merritt JL, Stillwell GK. Tension myalgia of the pelvic floor. *Mayo Clin Proc.* 1977;52(11):717-722.
68. Long C II. Myofascial pain syndromes. III. Some syndromes of the trunk and thigh. *Henry Ford Hosp Med Bull.* 1956;4(2):102-106.
69. Douthwaite AH. Proctalgia fugax. *Br Med J (Clin Res Ed).* 1962;2(5298):164-165.
70. Harvey RF. Colonic motility in proctalgia fugax. *Lancet.* 1979;2(8145):713-714.
71. Peery WH. Proctalgia fugax: a clinical enigma. *South Med J.* 1988;81(5):621-623.
72. Swain R. Oral clonidine for proctalgia fugax. *Gut.* 1987;28(8):1039-1040.
73. Thompson WG, Heaton KW. Proctalgia fugax. *J R Coll Physicians Lond.* 1980;14(4):247-248.
74. Weizman Z, Binsztok M. Proctalgia fugax in teenagers. *J Pediatr.* 1989;114(5):813-814.
75. Basmajian JV, Burke MD, Burnett GW, et al. *Stedman's Medical Dictionary.* 24nd ed. Baltimore, MD: Williams & Wilkins; 1982 (pp. 293, 1143).
76. Nickel JC, Downey J, Hunter D, Clark J. Prevalence of prostatitis-like symptoms in a population based study using the National Institutes of Health chronic prostatitis symptom index. *J Urol.* 2001;165(3):842-845.
77. Collins MM, Stafford RS, O'Leary MP, Barry MJ. How common is prostatitis? A national survey of physician visits. *J Urol.* 1998;159(4):1224-1228.
78. Nickel JC, Alexander RB, Schaeffer AJ, Landis JR, Knauss JS, Propert KJ; Chronic Prostatitis Collaborative Research Network Study Group. Leukocytes and bacteria in men with chronic prostatitis/chronic pelvic pain syndrome compared to asymptomatic controls. *J Urol.* 2003;170(3):818-822.
79. Miller HC. Stress prostatitis. *Urology.* 1988;32(6):507-510.
80. Barbalias GA, Meares EM Jr, Sant GR. Prostatodynia: clinical and urodynamic characteristics. *J Urol.* 1983;130(3):514-517.
81. Hetrick DC, Ciol MA, Rothman I, Turner JA, Frest M, Berger RE. Musculoskeletal dysfunction in men with chronic pelvic pain syndrome type III: a case-control study. *J Urol.* 2003;170(3):828-831.
82. Berger RE, Ciol MA, Rothman I, Turner JA. Pelvic tenderness is not limited to the prostate in chronic prostatitis/chronic pelvic pain syndrome (CPPS) type IIIA and IIIB: comparison of men with and without CP/CPPS. *BMC Urol.* 2007;7:17.
83. FitzGerald MP, Anderson RU, Potts J, et al. Randomized multicenter feasibility trial of myofascial physical therapy for the treatment of urological chronic pelvic pain syndromes. *J Urol.* 2009;182(2):570-580.
84. Potts JM, O'Dougherty E. Pelvic floor physical therapy for patients with prostatitis. *Curr Urol Rep.* 2000;1(2):155-158.
85. Shoskes DA, Berger R, Elmi A, Landis JR, Propert KJ, Zeitlin S; Chronic Prostatitis Collaborative Research Network Study Group. Muscle tenderness in men with chronic prostatitis/chronic pelvic pain syndrome: the chronic prostatitis cohort study. *J Urol.* 2008;179(2):556-560.
86. Weiss JM. Pelvic floor myofascial trigger points: manual therapy for interstitial cystitis and the urgency-frequency syndrome. *J Urol.* 2001;166(6):2226-2231.
87. Doggweiler-Wiygul R, Wiygul JP. Interstitial cystitis, pelvic pain, and the relationship to myofascial pain and dysfunction: a report on four patients. *World J Urol.* 2002;20(5):310-314.
88. Anderson RU, Wise D, Sawyer T, Chan CA. Sexual dysfunction in men with chronic prostatitis/chronic pelvic pain syndrome: improvement after trigger point release and paradoxical relaxation training. *J Urol.* 2006;176(4, pt 1):1534-1538; discussion 1538-1539.
89. Langford CF, Udvari Nagy S, Ghoniem GM. Levator ani trigger point injections: an underutilized treatment for chronic pelvic pain. *Neurourol Urodyn.* 2007;26(1):59-62.
90. FitzGerald MP, Payne CK, Lukacz ES, et al. Randomized multicenter clinical trial of myofascial physical therapy in women with interstitial cystitis/painful bladder syndrome and pelvic floor tenderness. *J Urol.* 2012;187(6):2113-2118.
91. Konkle KS, Clemens JQ. New paradigms in understanding chronic pelvic pain syndrome. *Curr Urol Rep.* 2011;12(4):278-283.
92. Anderson RU, Wise D, Sawyer T, Nathanson BH, Nevin Smith J. Equal improvement in men and women in the treatment of urologic chronic pelvic pain syndrome using a multi-modal protocol with an internal myofascial trigger point wand. *Appl Psychophysiol Biofeedback.* 2016;41(2):215-224.
93. Lilius HG, Oravisto KJ, Valtonen EJ. Origin of pain in interstitial cystitis. Effect of ultrasound treatment on the concomitant levator ani spasm syndrome. *Scand J Urol Nephrol.* 1973;7(2):150-152.
94. Anderson RU, Wise D, Sawyer T, Nathanson B. Safety and effectiveness of an internal pelvic myofascial trigger point wand for urologic chronic pelvic pain syndrome. *Clin J Pain.* 2011;27(9):764-768.
95. McNulty WH, Gevirtz RN, Hubbard DR, Berkoff GM. Needle electromyographic evaluation of trigger point response to a psychological stressor. *Psychophysiology.* 1994;31(3):313-316.

Capítulo 53

Considerações clínicas sobre dor no tronco e na pelve

César Fernández de las Peñas | Joseph M. Donnelly | Timothy Douglas Sawyer

1. LOMBALGIA

1.1. Visão geral

Após o resfriado comum, a dor nas costas é a segunda causa de tempo perdido para o trabalho, resultando em mais produtividade perdida que qualquer outra condição clínica.[1] Estima-se resultar em 175,8 milhões de dias de atividade limitada anualmente nos Estados Unidos, e, em qualquer período, 2,4 milhões de norte-americanos ficam incapacitados, secundariamente à lombalgia. Desses, metade fica com incapacidade. Dados do National Ambulatory Medical Care Survey de 1989 a 1990 revelaram que houve quase 15 milhões de consultas médicas em razão de lombalgia, sendo essa a quinta causa de todas as consultas. O custo do tratamento para pacientes com lombalgia traz grande impacto econômico em todo o mundo. Nos Estados Unidos, pacientes com condições musculoesqueléticas respondem por custos totais de atenção médica anual de cerca de US$ 240 bilhões, dos quais US$ 77 bilhões têm relação com condições musculoesqueléticas. Em 2006, os custos anuais associados à lombalgia nesse país ultrapassaram US$ 100 bilhões, com uma maioria deles associada a salários perdidos e à redução da produtividade.[2] Esse valor excede os custos de todas as demais condições musculoesqueléticas, que totalizam cerca de US$ 77 bilhões/ano.[3] Hoy e colaboradores[4] mostraram que o encargo resultante da lombalgia aumentou nas décadas desde os anos de vida com adaptações a incapacitações relacionadas a aumento da lombalgia de 58,2 milhões em 1990 para 83 milhões em 2010.

A predominância informada de lombalgia varia de 25 a 75% e depende da definição usada no estudo epidemiológico. Em uma revisão sistemática, Jackson e colaboradores[5] descobriram que a prevalência de lombalgia foi de 18% para a população adulta em geral, 31% para a população idosa em geral e 44% para trabalhadores de países de baixa e média rendas. Uma metanálise recente observou que a prevalência de lombalgia em cenários de emergência-padrão foi de 4,39%, o que dá suporte à alta relevância dessa condição.[6] Freburger e colaboradores[7] examinaram as tendências na predominância de lombalgia crônica na Carolina do Norte, comparando uma amostra representativa de 1992 com outra e 2006. O grupo de pesquisadores descobriu que a predominância de lombalgia crônica para a população total mais que dobrou durante o período, de cerca de 4 para mais de 10%. Para mulheres de todas as idades e homens entre 45 e 54 anos, a predominância e a incidência quase triplicaram. Além disso, a quantidade de pessoas que buscam atendimento de saúde para tratamento também aumentou de 71%, em 1992, para 84%, em 2006.[7] Palacios-Ceña e colaboradores[8] também descobriram que a predominância da lombalgia apresentou leve aumento na Espanha em anos recentes.

Esses dados demonstram a elevada predominância de lombalgia crônica na sociedade e o desafio que ela representa para profissionais da saúde em relação a tratamento e a estratégias de intervenção eficazes para a condição. Na população de pacientes com dor crônica persistente, a lombalgia é uma das disfunções musculoesqueléticas mais predominante, afetando 70 a 85% da população adulta em qualquer momento da vida. Doze meses após o início de um episódio de lombalgia, cerca de 45 a 75% dos pacientes ainda sentirão dor, o que responde pelas principais despesas em sistemas de saúde e incapacitação. Apesar dos esforços globais e amplos de pesquisa, a dor crônica persistente ainda é um desafio para os profissionais e um grande encargo socioeconômico.[9]

A lombalgia é um distúrbio heterogêneo que inclui pacientes com mecanismos nociceptivos, neuropáticos, periféricos, dominantes e centralizados de sintomas, podendo incluir influências autonômicas. Para um tratamento eficiente e eficaz de pacientes com lombalgia, sistemas de classificação, diretrizes de prática clínica, procedimentos diagnósticos e um entendimento próprio (subclassificação) dos mecanismos de dor utilizados em parceria com um processo sólido de raciocínio clínico mostram uma grande promessa. Pesquisas recentes apoiam a inclusão das perspectivas do paciente e de considerações biopsicossociais em qualquer sistema de classificação ou orientação de prática clínica relativa à lombalgia.[10,11] O mecanismo neurofisiológico do relato de dor do paciente deve ser classificado como predominantemente nociceptivo, neuropático, central, ou uma combinação de todos.[10,12] Da perspectiva dos autores, a principal deficiência observada na maior parte das orientações de prática clínica da lombalgia é a falta de inclusão de pontos-gatilho (PGs) como uma possível fonte dos sintomas do paciente ou como um fator colaborador ao prejuízo aos movimentos e aos mecanismos nociceptivos da dor, aos aspectos psicológicos e ao significado contextual para o paciente.

A abordagem anatomopatológica e o modelo estrutural da lesão para o tratamento da lombalgia fracassaram para desencadear resultados favoráveis em relação ao tratamento real da lombalgia. No entanto, eles são as abordagens médicas preferidas e mais utilizadas, apesar de resultarem em frustração para o paciente e o profissional da saúde. Sistemas de classificação surgiram nos últimos 20 anos e vêm ganhando popularidade ao tentar, de forma mais eficaz, manejar pacientes com lombalgia. Diretrizes para a lombalgia, desenvolvidos em 1994 pela Agency for Health Care Policy and Research (AHCPR), ainda são utilizados por alguns profissionais da medicina para o controle de pacientes com lombalgia aguda.[13] Orientações clínicas recentes sobre o manejo da lombalgia no Reino Unido e nos Estados Unidos foram publicadas pelo National Institute for Health and Care Excellence[14] e pelo American College of Physicians,[15] respectivamente. Essas diretrizes recomendam uma combinação de fármacos, terapias manuais, exercícios e educação para o manejo de pacientes com lombalgia; nenhuma referência específica à terapia PG faz parte de alguma diretriz.[14,15] Indo além e sendo mais específicos em relação à lombalgia, clínicos e fisioterapeutas costumam evidenciar deficiências de adesão às diretrizes de prática clínica, proporcionando várias oportunidades de variação dessa prática. Essa variação pode ter relação com os achados relatados por uma revisão sistemática recente na qual, a partir de mais de 20 diretrizes clínicas sobre lombalgia, apenas 4 podem ser solidamente recomendadas com base em sua qualidade, avaliada pelo escore conhecido como Appraisal of Guidelines Research and Evaluation.[16]

Há quatro sistemas principais de classificação da lombalgia que tentam combinar um método de tratamento com uma população homogênea de pacientes. Esses quatro sistemas de classificação incluem a classificação por diagnóstico mecânico e terapia de Mckenzie,[17] a classificação baseada no tratamento,[11] o modelo de prejuízo de movimentos-sistemas[18] e a classificação baseada no mecanismo.[10] Entretanto, cada um desses quatro sistemas têm as próprias limitações. Nenhum é abrangente na abordagem, e eles não respondem completamente à variabilidade nas apresentações clínicas, ao grau em que fatores psicossociais são considerados, à complexidade clínica do uso de sistemas e à possibilidade de que um paciente possa, com independência, controlar seu episódio de lombalgia sem um processo de tratamento formal. Uma revisão detalhada desses sistemas de classificação está além do que pretende este livro, e os leitores são encaminhados a outros textos em busca de mais informações. À medida que sistemas de classificação são testados quanto à confiabilidade e eficácia do tratamento, espera-se que haja mais "convergência que divergência entre os quatro sistemas".[11]

Fritz e colaboradores[19] compararam a eficácia da fisioterapia de classificação com base no tratamento com aquela com base nas orientações da AHCPR para pacientes com lombalgia aguda relacionada ao trabalho. O estudo incluiu 78 indivíduos com lombalgia aguda relativa ao trabalho com menos de 3 semanas de duração e que foram selecionados aleatoriamente para receberem terapia com base na classificação, com incapacidades combinadas ou com terapia fundamentada nas orientações da AHCPR. A abordagem da terapia de classificação com base no tratamento resultou em melhora da incapacidade e da qualidade de vida, bem como volta à condição de retorno ao trabalho após quatro semanas, quando comparada à terapia conforme orientações da AHCPR. Brennan e colaboradores[20] investigaram intervenções combinadas com tratamento *versus* intervenções não combinadas em 123 indivíduos com lombalgia. Os pesquisadores descobriram que pacientes que receberam intervenções combinadas com tratamento tiveram melhores reduções a curto e longo prazos na incapacitação do que os que receberam intervenções não combinadas. Após um ano de acompanhamento, os que receberam intervenções combinadas com tratamento continuavam a ter melhores resultados a longo prazo. Esse estudo apoia o uso de um sistema de classificação baseado no tratamento para tratar lombalgia não específica.[20] É possível que a inclusão da terapia para PG nesse sistema de classificação com base no tratamento possa levar à identificação de um subgrupo de pacientes com lombalgia potencialmente respondentes a seu tratamento.

Dor discogênica

Degeneração de disco em indivíduos pode iniciar já na terceira década de vida. Envelhecimento, obesidade, tabagismo, posturas desconfortáveis ou sustentadas, vibração por transporte, cargas axiais excessivas e outros fatores aceleram a degeneração de discos intervertebrais. No momento, a maior parte dos dados indica que a lombalgia crônica tem íntima relação com a estrutura anatômica do disco intervertebral, principalmente em pacientes que não têm herniação óbvia do núcleo pulposo, representando a patologia clínica do processo de doença conhecido como lombalgia discogênica. Acredita-se que essa condição seja a doença mais comum da lombalgia crônica, respondendo por 39% de sua incidência. Formação de hérnia de disco inferior representa menos de 30% dos casos, e outras causas, como dor articular zigoapofisária, são responsáveis por uma proporção de casos de lombalgia até mesmo inferior.

As quatro classes comuns de hérnia de disco são: (1) *protrusão de disco*, que ocorre quando o núcleo pulposo sobressai no ânulo fibroso, ainda que não haja dano ao ânulo; (2) *prolapso de disco*, que ocorre quando o núcleo pulposo sobressai e chega ao ânulo, com dano às lâminas anulares; (3) *extrusão de disco*, que ocorre quando o núcleo pulposo se rompe depois das lâminas externas do ânulo fibroso, chegando ao espaço circundante; e (4) *sequestro de disco*, que ocorre quando o núcleo pulposo se liberta do ânulo. O mecanismo lesivo pode ocorrer com curvatura frontal com ou sem rotação, recaindo sobre a nádega com flexão da coluna, tosse ou espirro, ou pressão descendente para movimento intestinal. Geralmente, o disco irradiará a dor localmente, na região lombar; entretanto, além disso, os sintomas comumente chegarão à região descendente posterior à região dos glúteos. A dor que se estende além da região dos glúteos e chega à perna é, muito provavelmente, consequência de irritação nervosa. Os sintomas podem incluir irradiação à região torácica inferior ou lombar superior, abdome, flancos, virilha, genitais, coxas, joelhos, panturrilhas, tornozelos, pés e dedos dos pés.[21,22]

A lombalgia discogênica acarreta uma perda de função na região lombar secundária à dor. Ainda que a fibra anular externa do disco possa continuar intacta, múltiplos processos (degeneração, lesão à placa terminal, inflamação, etc.) podem, internamente, estimular a nocicepção no interior do disco, sem sintomas na raiz do nervo. Isso se deve, principalmente, ao fato de o terço interno do ânulo fibroso ter inervação recorrente do nervo meníngeo (sinuvertebral) e à sua vascularização. Além disso, não há sintoma da raiz do nervo nem evidências de atividades segmentais da radiologia. Problemas de disco foram documentados pela primeira vez por Crock em 1970, e o termo "lombalgia discogênica" foi cunhado em 1979. Desde então, muitos acadêmicos realizaram estudos aprofundados sobre essa condição. Conforme os dados epidemiológicos, a lombalgia discogênica é uma doença complexa, com implicações genéticas, comunitárias e de atenção de saúde. Uma revisão sistemática analisando imagens de ressonância magnética (RM) e achados de degeneração de disco em adultos com lombalgia descobriram que protuberância do disco, sua degeneração, extrusão e espondilólise eram mais predominantes em adultos que se apresentavam com lombalgia, principalmente naqueles com 50 anos de idade ou mais, em comparação com adultos assintomáticos.[23] Pacientes com alguma suscetibilidade genética para lombalgia discogênica são considerados de alto risco e têm alterações na composição química e biológica de seus discos intervertebrais, bem como mudanças metabólicas em seus organismos. Tensões anormais reduzem a quantidade de água no núcleo pulposo, induzindo degeneração do disco. Este, então, não consegue suportar uniformemente o estresse, e um aumento localizado de estresse pode causar lesões estruturais que levam à laceração ou à ruptura na fibra anular e na placa terminal. Dano à placa terminal acelera o processo patológico de degeneração do disco. Durante esse processo degenerativo, células do núcleo geram uma reação inflamatória, liberando uma grande quantidade de fatores inflamatórios ou citocinas. Estudos epidemiológicos maiores demonstraram que a lombalgia costuma estar associada à degeneração de disco lombar.[24] Também há estudos que sugerem que pacientes com lombalgia discogênica apresentam níveis significativamente mais altos de liberação de interleucina 1 (IL-1), IL-6 e IL-8, em comparação a pacientes com hérnia de disco. Essas citocinas pró-inflamatórias deslocam-se para a fissura da placa terminal ou para o terceiro terço externo da fibra anular, estimulam a nocicepção (através das terminações nervosas livres) e podem produzir uma reação de dor. Assim, a lombalgia discogênica requer dois fatores para induzir dor: existência de terminações nervosas livres e citocinas pró-inflamatórias. Há uma alta densidade de nervos e vasos sanguíneos no terço externo do ânulo e na área da placa terminal, que pode ser o local onde é produzida a nocicepção. Assim, a resposta inflamatória é a principal causa fisiopatológica de lombalgia discogênica.[25] Apenas uma pequena proporção (por volta de 20%) de casos de lombalgia pode ser atribuída, com razoável certeza, a uma entidade patológica ou anatômica. Portanto, o diagnóstico da causa da lombalgia representa o maior desafio aos profissionais da área da saúde. Anormalidades da coluna são mais comuns em atletas que em não atletas na população em geral. Padrões de lesão na coluna podem ser observados em atletas sujeitos a traumas. Atletas são suscetíveis a alterações degenerativas de disco ainda jovens, devido a atividades repetitivas com carga envolvidas nos esportes.[25]

Outra fonte discogênica possível de dor nas costas é uma entesopatia na junção do disco e da placa terminal vertebral.[26] Dos 67 pacientes testados, 61% apresentou dor nas costas quando essa área foi estimulada.[27] Horn e colaboradores[28] descobriram que regiões de inserção expostas a forças tensionais de sobrecarga mostraram as mesmas alterações observadas na epicondilite de cotovelo. Há forte possibilidade de a dor decorrente de rupturas de disco ou entesopatia de disco causar dor irradiada e, provavelmente, espasmo reflexo muscular de músculos funcionalmente relacionados.

Profissionais de saúde precisam ser cautelosos ao determinarem uma causa e a verdadeira relação entre doença degenerativa de disco, protuberância de disco e prolapso de disco em pacientes com lombalgia, com ou sem dor em extremidades inferiores. Em uma revisão sistemática, Brinjikji e colaboradores[29] relataram que a prevalência de doença degenerativa de disco, saliência de disco e protrusões de disco em indivíduos assintomáticos aumentou de 37%, aos 20 anos de idade, para 96%, aos 80 anos de idade; de 30%, aos 20 anos de idade, para 84%, aos 80 anos de idade; e de 29%, aos 20 anos de idade, para 43%, aos 80 anos de idade, respectivamente. Os pesquisadores concluíram que muitos aspectos degenerativos identificados em imagens diagnósticas possivelmente não são associados à dor; em vez disso, são parte do processo normal de envelhecimento, e os resultados das imagens devem ser interpretados no contexto da apresentação clínica.[29]

A irradiação da dor de uma disfunção de disco pode ser similar à dor referida de PGs, e o espasmo muscular pode ser um importante ativador de PGs nesses mesmos músculos. Todavia, essa conexão não pressupõe que a dor resulte de um espasmo muscular em si. É bem possível que a maioria dos espasmos musculares tenha origem somática ou somático-reflexa fora do músculo em espasmo. Durante quase um século, foi amplamente aceito que espasmos musculares causam dor e que, em contrapartida, a dor perpetua o espasmo muscular. Mense e colaboradores[30] fizeram uma longa revisão do erro dessa teoria e chegaram à conclusão de que pesquisas clínicas e fisiologia neuromuscular tornam insustentável esse pressuposto. Ainda assim, uma disfunção de disco pode ser associada a PGs ativos. Um estudo descobriu uma associação entre a presença de PGs nos músculos inervados pelo nível segmentar correspondente (p. ex., lesão L4-L5 e PGs no músculo tibial anterior ou lesão L5-S1 com PGs no glúteo médio e no gastrocnêmio) em pessoas com prolapso de disco lombar,[31] corroborando essa teoria. Além disso, Adelmanesh e colaboradores[32] descobriram PGs glúteos em 75% de pacientes com radiculopatia lombar, o que comprova uma associação entre nervo e dor muscular.

1.2. Avaliação inicial de um paciente com lombalgia

O primeiro passo ao fazer uma investigação de paciente com lombalgia é determinar se ele é indicado a um cuidado conservador e, neste caso, à terapia manual. O clínico deve fazer um exame criterioso da história e um exame sensorial e motor para estabelecer se o paciente tem algum indicador de risco para encaminhamento. Além disso, os profissionais da saúde também devem estar conscientes dos fatores psicossociais potenciais associados a uma lombalgia que o paciente possa evidenciar e que são capazes de contribuir para sua dor persistente e incapacitação relacionada. Por exemplo, crenças acompanhadas por medo e evitação dos movimentos são associadas a resultados insatisfatórios de tratamento em pacientes com lombalgia de menos de seis meses;[33] logo, é importante uma identificação precoce.

É enfatizada uma combinação do paciente com intervenções de excelência com base na identificação de sinais e sintomas coletados durante a entrevista e o exame físico. É importante, portanto, identificar a principal queixa de dor (p. ex., dormência, fraqueza, local dos sintomas) do paciente para orientação do exame. Um desenho da dor no corpo traz benefícios ao estabelecimento de um padrão da dor e de sua localização, assim como ajuda a determinar se a dor se localiza principalmente na coluna lombar ou se irradia e, se irradiar, a distribuição dos sintomas. Além disso, a qualidade da dor pode ajudar a identificar o principal tecido responsável pelos sintomas ou pela irradiação da dor. Palpar os músculos que trazem a dor à região, como o psoas, o iliocostal lombar, o quadrado do lombo, o glúteo médio, o piriforme e outros músculos, é da maior importância.

O exame físico pode incluir elementos de observação (postura da coluna lombar), teste de movimento ativo da coluna, palpação, comprimento do músculo, força muscular, teste passivo de movimento fisiológico e acessório, além de testes especiais para identificação de sintomas de irradiação. Devem ser levantados dados sobre todos os planos de movimentação da coluna lombar, com movimentos ativos e passivos. As respostas durante os movimentos ativos associados a sintomas ou dor percebida durante a história clínica e a presença de movimentos anormais devem ser analisadas como de alta relevância. Por exemplo, uma preferência direcional (movimento redutor da sintomatologia – centralização) durante a amplitude de movimentos da coluna lombar pode determinar uma potencial linha terapêutica de ataque. Exames específicos da mobilidade articular ou da instabilidade da coluna lombar (p. ex., teste de propensão à instabilidade) ou exames adicionais, como o teste de elevação da perna reta, devem ser levados em consideração. Exame do controle motor da musculatura da parede abdominal, principalmente os músculos transverso do abdome e multífido lombar, deve ser incluído. Por fim, exame clínico do quadril, da articulação sacroilíaca e, algumas vezes, da coluna torácica também podem garantir sua determinação como colaboradores da lombalgia. Por exemplo, o paciente pode ser examinado em supino em relação a PGs nos músculos iliopsoas ou da parede abdominal. Em decúbito lateral, pode ser feito o exame dos músculos quadrado do lombo, tensor da fáscia lata, glúteos médio, máximo e mínimo e latíssimo do dorso. Assim que o paciente estiver em posição prona, o exame continua com os músculos paraespinal lombar e torácico, multífido e piriforme.

1.3. Pontos-gatilho e lombalgia

Vários autores sugerem um papel potencial nos PGs e sua importância como fator colaborador para a lombalgia.[34-36] Bonica e Sola[37] exemplificaram 11 músculos específicos com PGs que causam lombalgia. Rosomoff e colaboradores[38] descobriram que 96,7% de 283 pacientes diagnosticados com lombalgia não específica por "ausência de achados objetivos" em exame físico de rotina exibiam PGs ativos. Entre 18 pacientes com lombalgia, Dejung[36] descobriu que

14 tinham PGs nos músculos glúteos, 13 tinham PGs nos abdominais, e 8 tinham PGs nos paraespinais; adicionalmente, outros cinco músculos também tinham PGs. A maioria dos pacientes tinha múltiplos músculos com PGs. Um dia após a terapia com injeção para PG, os pacientes tiveram uma redução de 75% nos sintomas, sugerindo que os PGs eram uma fonte potencial de sintomas e um fator contribuinte. No entanto, não pôde ser provada uma relação de causa e efeito. Teixera e colaboradores[39] identificaram a presença de PGs ativos no quadrado do lombo e no glúteo médio em 85,7% dos pacientes que sofriam de lombalgia associada a uma síndrome da dor pós-laminectomia. Chen e Nizar[40] relataram que 63,5% dos pacientes com lombalgia crônica exibiam PGs no músculo piriforme e no lombar paravertebral. Pacientes com lombalgia não específica têm quantidades aumentadas de PGs latentes em comparação com suas contrapartes ativas, e aqueles com uma quantidade maior de PGs ativos têm uma dor mais intensa. Um estudo mais recente descobriu que os músculos mais prevalentes envolvidos em uma lombalgia não específica incluem o iliocostal lombar, o quadrado do lombo e o glúteo médio.[41] Pesquisas controladas que fazem um exame crítico do papel dos PGs na lombalgia são notadas pela ausência, sendo necessárias com urgência.

Às vezes, um músculo será responsável pelos sintomas como se apresentam, mas é muito mais comum que vários músculos contribuam para padrões sobrepostos de dor e sintomas relacionados. O padrão de composição que resulta depende do alcance do envolvimento do músculo. Dois pacientes não apresentam, necessariamente, um mesmo quadro.[42] Logo, seria razoável sugerir que a desativação de PGs ativos em pacientes com lombalgia poderia, muitas vezes, no mínimo, auxiliar a aliviar sintomas de dor. Existem evidências preliminares sobre essa condição.[43]

A Figura 53-1 traz um exemplo de um padrão composto produzido por PGs em quatro músculos que costumam trazer dor à região lombossacral. A Figura 53-2 mostra um padrão composto comparável produzido por PGs em quatro músculos que geram dor à região pélvica. Logo, é seguro dizer que a presença de PGs é bastante comum na lombalgia, e que exame e tratamento apropriados desses PGs ajudarão a solucionar a dor e a melhorar o controle motor, possibilitando uma volta às atividades funcionais. Uma quantidade significativa de pacientes com essa condição passou por vários tratamentos com intervenção médica, incluindo injeções com esteroides, bloqueios de nervo, gabapentina, fármacos de alívio da dor opiáceos e não opiáceos, bem como fisioterapia, osteopatia e mani-

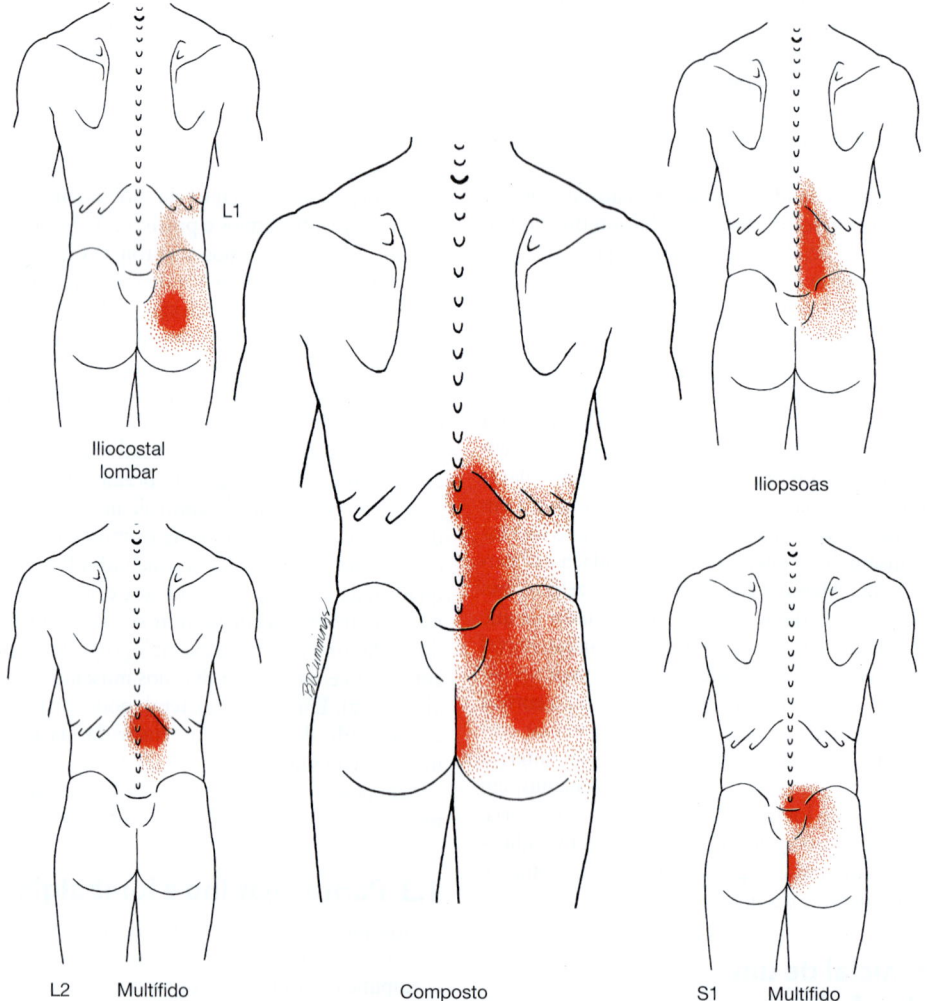

Figura 53-1 Sintomas individuais mencionados de alguns PGs que trazem dor à região lombossacral. Na figura central, o padrão composto de dor representa a soma dos sintomas mencionados que um paciente pode apresentar.

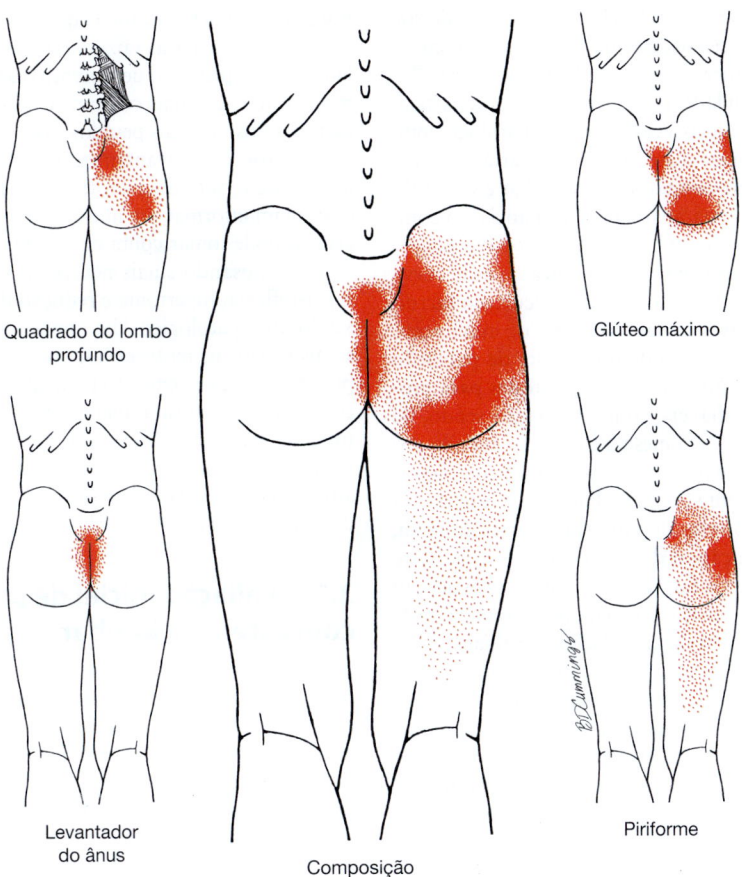

Figura 53-2 Padrões individuais de dor de alguns PGs que geram dor à região pélvica. Na figura central, o padrão composto de dor representa a soma dos sintomas mencionados que um paciente pode sentir.

pulação quiroprática e múltiplas modalidades, inclusive estimulação elétrica, ultrassom ou terapia a *laser*, com resultados variados.

2. DISFUNÇÃO SACROILÍACA

2.1. Visão geral

A patologia da articulação sacroilíaca refere-se à disfunção das articulações inominadas, que cria dor pélvica. Visser e colaboradores[44] descobriram que 41% dos pacientes com lombalgia e dor nas pernas tinham dor mecânica da articulação sacroilíaca. Além disso, Madani e colaboradores[45] observaram que 72,3% dos indivíduos com patologia de hérnia de disco confirmada também evidenciavam sinais clínicos e sintomas consistentes com patologia da articulação sacroilíaca. No entanto, essa articulação como fonte de lombalgia ainda é assunto em debate. O padrão-ouro de confirmação da articulação sacroilíaca como a fonte da dor é o uso de injeções anestésicas intra-articulares. A prevalência de dor intra-articular com origem na articulação sacroilíaca é calculada como tão baixa quanto 13% e tão alta quanto 30%.[46-48] Maigne e colaboradores[49] descobriram que a prevalência era de 18,5% quando usaram bloqueios anestésicos duplos para diagnóstico.

Dreyfuss e colaboradores[50] afirmaram que causas conhecidas de dor nessa região são espondiloartropatia, artropatia por cristal e piogênica, fratura do sacro e da pelve e diástase consequente de gravidez ou parto. Outros mecanismos de lesão tradicionalmente aceitos incluem atividades que demandem movimento oposto inominado, em que um osso inominado é rodado posteriormente e o outro é relativa e anteriormente rodado. Queda sobre nádegas ou levantamento de algo pesado também pode ser relatado. É importante considerar que a articulação sacroilíaca tem mínimo movimento;[48,51] esses potenciais mecanismos etiológicos geralmente representam alterações nas forças compressoras da articulação sacroilíaca.

Sinais e sintomas comuns incluem dor na região do sulco sacral, logo medial à espinha ilíaca posterossuperior, e dor que pode se deslocar distalmente para a nádega e a coxa posterior. Em geral, os sintomas não chegam além do joelho ou ascendem à coluna lombar, mas Slipman e colaboradores[46] notaram que, ocasionalmente, eles podem ir tão longe como até o pé, podem contornar a virilha e, por vezes, chegar ao abdome.[46] Os sintomas podem se agravar ao andar, correr ou andar de bicicleta, em movimentos ao sentar, atividades com giro, rolagem na cama e sentar ou ficar na posição em pé por tempo prolongado.

2.2. Avaliação inicial de um paciente com disfunção na articulação sacroilíaca

O exame clínico da articulação sacroilíaca é controverso. Padrões de dor induzidos por essa articulação são discutíveis, e permanece questionável a capacidade de detecção de prejuízos à mobilidade.[48] Padrões de dor podem ajudar em uma primeira suspeita de patologia associada da articulação sacroilíaca. Uma área retangular de dor, logo distal à espinha ilíaca posterossuperior, foi proposta como a área mais comumente sintomática para a articulação sacroilíaca.[46,52] Entretanto, há grande variabilidade na irradiação da dor da articulação sacroilíaca com sobreposição significativa na patologia lombar, possivelmente devido à inervação complexa e variável observada com uma contribuição proposta das raízes lombar e sacral.[53]

Um exame pode revelar uma aparente discrepância no comprimento das pernas, afetando, assim, a curvatura lombar e torácica. Na observação dorsal, pode haver a presença de uma curva escoliótica. Testes que identificam patologia da articulação sacroilíaca são classificados nestas três categorias: testes de movimento com palpação, testes de provocação de dor e teste de palpação estática para simetria. A literatura mostra que os testes para provocar dor foram os mais confiáveis, com a palpação sendo, de forma inerente, não confiável.[54] Da mesma forma, a validade dos testes de palpação e simetria de movimento para a articulação sacroilíaca parece consistentemente limitada. Portanto, o uso de um grupo de cinco testes (i.e., o teste de impulso (*thurst*) da coxa, o de compressão, o de distração, o de estresse por torção [teste de Gaenslen] e o de estresse sacral), com ênfase na provocação sacroilíaca, junto do teste de elevação ativa da perna reta e o teste da cegonha, é uma avaliação real da articulação sacroilíaca, especialmente quando movimentos repetidos da coluna lombopélvica não influenciam os sintomas.[55-57] Laslett e colaboradores[58] descobriram que a presença de três desses cinco testes oferece um fator de correção positivo (+LR, do inglês *likelihood ratio*), em termos de proporção, de 4,16. Qualquer um dos testes é considerado positivo quando reproduz o sinal comparável do paciente, ou seja, sintomas familiares ou reconhecimento da dor.

2.3. Pontos-gatilho e disfunção articular sacroilíaca

Dor local por disfunção articular SI também pode ser simulada por referência da dor de PGs em alguns músculos do tronco, como o quadrado do lombo ou o glúteo médio. Quando aparente deslizamento ascendente ilíaco ou disfunção inominada por cisalhamento está presente, o distúrbio associado e a disfunção de movimento na articulação sacroilíaca podem ser sustentadas por inibição e tensão muscular assimétrica persistente na pelve, causadas por PGs no glúteo mínimo e médio. Disfunção articular sacroilíaca pode coexistir com PGs no piriforme, e sensibilidade coccígea ventral costuma estar associada a uma disfunção na articulação sacroilíaca.[59] Os outros músculos que podem ter implicação na disfunção na articulação sacroilíaca são os paraespinais toracolombares, o multífido e o glúteo máximo. O tratamento para essa disfunção requer um tratamento eficaz dos PGs associados, principalmente no músculo quadrado do lombo, seguido de correção da disfunção articular, quando presente ou vice-versa. Na hipermobilidade, um tratamento que usa uma técnica de alongamento seria contraindicado. Quando há PGs nos músculos que cruzam articulações hipermóveis, esses PGs devem ser desativados usando técnicas que não estendam o músculo em seu comprimento máximo.

3. ESTENOSE LOMBAR
3.1. Visão geral

A estenose lombar pode ser central ou lateral. A estenose central é um estreitamento do canal vertebral central, e a estenose lateral é um estreitamento do forame intervertebral. A estenose central pode comprometer a cauda equina, ao passo que a estenose lateral pode comprometer as raízes nervosas espinais. Estenose central ou lateral é um processo degenerativo sem uma história específica de macrotrauma. É mais comum em pessoas com uma longa história de trabalhos manuais pesados, com movimentos repetitivos de flexão do tronco ou levantamento de peso, partindo do princípio que a estenose resulta de microtraumas. Pessoas com estenose lombar costumam informar um início insidioso de lombalgia.[60] A estenose central pode tomar conta da medula espinal lombar ou da cauda equina, causando sinais neuronais motores superiores, inclusive hiper-reflexia, hipertonia e redução da força e das sensações abaixo do nível patológico. Um impacto da cauda equina pode causar sinais neuronais motores inferiores, o que inclui hiporreflexia, hipotonia e força e sensação reduzidas (anestesia em sela). Pacientes com estenose central ou lateral podem ter baixa tolerância a posturas ou atividades de extensão do tronco. Pacientes com estenose lateral podem informar dor ou alterações sensoriais em uma ou ambas as extremidades inferiores. A dor pode ser localizada abaixo das nádegas ou dos joelhos.[61]

3.2. Avaliação inicial de paciente com estenose lombar

Achados do exame físico incluem extensão lombar reduzida com reprodução de dor. Dor em extremidade inferior é reproduzida com extensão do tronco ou extensão ativa do quadril. Um teste positivo com esteira mostrará aumento do tempo necessário para o surgimento de sintomas em aclives e menor tempo de recuperação necessário quando comparado a caminhadas em superfície plana.[62] Os achados neurológicos podem incluir um teste de Romberg anormal, déficit vibracional sensorial, fraqueza em extremidades inferiores e redução dos reflexos periféricos do tendão.[61]

3.3. Pontos-gatilho e estenose lombar

Em razão da natureza degenerativa da estenose espinal, os sintomas são, muito provavelmente, controlados com estratégias terapêuticas para manter o forame intervertebral relativamente aberto, influenciando a coluna lombar a uma postura flexionada, combinada com exercícios de mobilidade, para maximizar a amplitude de movimentos de extensão do quadril e do tórax. O tratamento deve incluir reeducação neuromuscular dos músculos abdominais com terapia manual para recuperar o movimento acessório lombar, alongamento de um ou dois flexores articulares do quadril e programa de caminhadas em esteira com apoio progressivo do peso do corpo.[63] Quando houver dor nas costas e em extremidade inferior, os PGs que costumam trazer referência de dor para essas áreas devem ser investigados com especificidade. Quando confirmada a dor, o paciente deve aprender a autoliberação miofascial (por pressão) de PGs, a descansar e a estar ativo com posturas adequadas e a implementar programa caseiro de exercícios. É bastante improvável que apenas a terapia para PG cause efeito de longo prazo; entretanto, deve ser parte do abrangente programa de reabilitação capaz de reduzir a dor e o desconforto associados às contribuições miofasciais à apresentação da dor.

4. INSTABILIDADE LOMBAR
4.1. Visão geral

Identificar e controlar a instabilidade lombar é um desafio para os clínicos e seus pacientes. Uma instabilidade lombar crônica apresenta-se como um termo que abrange dois tipos de instabilidade nessa região: a mecânica (radiográfica) e a funcional (clínica). Os componentes de ambas são apresentados em relação ao desenvolvimento do diagnóstico e do manejo. Uma instabilidade lombar segmentar pode ser causada por vários fatores. O movimento intervertebral excessivo pode ocorrer em razão de alterações degenerativas no disco intervertebral, espondilolistese, fratura ou algum procedimento cirúrgico anterior. Esse movimento excessivo pode causar pressão na medula espinal, na cauda equina ou nas raízes nervosas. Movimento intersegmentar em excesso também pode causar estresse indevido à cápsula articular da faceta ou aos ligamentos. A principal faixa etária a ter instabilidade lombar vai dos 20 aos 30 anos. Faltam estudos epidemiológicos que utilizem um diagnóstico de instabilidade lombar. Puntumetakul e colaboradores[64] descobriram uma prevalência de 13% dessa instabilidade em fazendeiros de arroz da Tailândia.

Pacientes com instabilidade segmentar lombar foram propostos como um subgrupo único de pacientes com lombalgia; existem estudos conflitantes em relação aos critérios que definem tal condição. Hicks e colaboradores[65] descreveram uma regra de previsão clínica para pacientes com lombalgia que teriam sucesso com uma classificação de estabilização para tratamento (instabilidade lombar clínica). O grupo de pesquisadores descobriu que pacientes que conseguiam resultados positivos têm mais de 40 anos de idade, apresentam um teste de propensão positivo, presença de movimentos anormais e teste de elevação passiva da perna reta > 90°.[65]

4.2. Avaliação inicial de um paciente com instabilidade lombar clínica

Um exame postural pode revelar vincos posteriores na pele do tronco e uma amplitude limitada de movimentos do tronco em uma direção específica, com um possível arco dolorido de movimentos. O paciente pode demonstrar amplitude de movimentos excessiva e qualidade anormal (anômala) dos movimentos ao dobrar-se ou pegar algo. Por exemplo, pegar algo ou dobrar-se com instabilidade no retorno de uma flexão espinal, bem como sinais funcionais de asterisco que reproduzem os sintomas do paciente durante atividades, como levantar da posição sentada ou qualquer outra posição de transição, podem aparecer durante a avaliação da amplitude de movimentos ativa. Os fatores objetivos mais comuns relacionados à instabilidade lombar clínica incluem controle lombopélvico insatisfatório, como o dobrar-se segmentado ou a rotação com movimento, função proprioceptiva insatisfatória, coordenação e controle neuromuscular ruins, como sacudir-se ou tremer durante os movimentos, e redução da força e da resistência de músculos locais em um nível de instabilidade segmentada. Testes passivos de uso comum para instabilidade lombar clínica incluem movimento intervertebral acessório passivo, movimento intervertebral fisiológico passivo, teste de instabilidade na pronação e teste de extensão lombar na pronação.[66] Ferrari e colaboradores[67] relataram que o teste de instabilidade em pronação e o de extensão passiva lombar mostraram a maior utilidade clínica para detectar instabilidade lombar em lombalgia específica. No entanto, a confiabilidade desses testes é questionada por outros autores.[68]

4.3. Pontos-gatilho e instabilidade lombar

Pode haver bandas tensionadas palpáveis indicativas de PGs e facilitação de músculos posturais. Logo, havendo dor, deve ser feita uma avaliação do PG em pacientes com suspeita de instabilidade lombar clínica. Porém, com esse diagnóstico, a reabilitação deve incluir treinamento proprioceptivo com exercícios específicos que facilitem o recrutamento dos músculos estabilizadores, incluindo as fibras profundas dos músculos multífido, transverso do abdome, diafragma e do assoalho pélvico, bem como terapia PG. Todos esses músculos devem ser examinados com cuidado em relação a PGs ativos ou latentes, uma vez que podem causar padrões disfuncionais de ativação muscular, fadiga precoce e período de recuperação prolongado. Há possibilidade de os PGs nos músculos estabilizadores locais perpetuarem o desequilíbrio muscular, promovendo instabilidade lombar clínica acentuada.

5. ENTORSE E ESTIRAMENTO DE LIGAMENTO LOMBAR

5.1. Visão geral

Entorse da coluna lombar e estiramento da coluna costumam ser usados de forma intercambiável. Estiramento refere-se à lesão em uma estrutura musculotendínea, e entorse é uma lesão capsuloligamentar que surge quando os ligamentos ficam lacerados a partir de suas inserções, afetando a importante relação entre ossos e ligamentos. A lombalgia é, algumas vezes, diagnosticada como entorse da coluna lombar ou estiramento muscular. Os sintomas podem se localizar na coluna lombar ou se estender até as nádegas. Em geral, essa dor não atingirá as pernas, o que difere a entorse lombar de outras lesões da coluna. Ocorre exacerbação da dor durante atividade física, com redução durante períodos de repouso. O paciente pode ter espasmos ocasionais na região lombar. Todos esses sintomas são consistentes com entorse lombar e estiramento muscular, mas se o paciente sentir fraqueza nas costas ou controle insatisfatório dos intestinos ou da bexiga, a lesão pode ser mais grave, exigindo atenção imediata.

As estruturas da coluna trabalham quase constantemente para manter a força e o equilíbrio durante inúmeras atividades; em consequência, os músculos e os ligamentos da coluna lombar podem ter predisposição a lesões por uso excessivo repetitivo e microtraumas. Um único acidente envolvendo uma manobra de giro ou um movimento abrupto pode causar lesão. As entorses podem ocorrer por várias outras formas, mas alguns fatores contribuintes recorrentes foram isolados. Por exemplo, técnicas inadequadas de levantamento e posturas desconfortáveis sustentadas podem causar lesão à coluna lombar. Outros fatores de risco são falta de flexibilidade e força suficientes das costas ou extremidades inferiores, especialmente quando você confia demais na coluna lombar para posturas estáticas e dinâmicas. Além disso, obesidade, tabagismo, descondicionamento, mecânica corporal insatisfatória, mobilidade/flexibilidade limitada do quadril e estabilização ruim da força/dinâmica do tronco podem ser fatores contribuintes.

5.2. Avaliação inicial de paciente com entorse ligamentar lombar

Durante o exame físico, os pacientes costumam se apresentar com movimento dolorido e limitado do tronco em uma determinada direção, ao passo que outros movimentos podem estar nos limites normais. Movimentos ativos e de resistência do quadril podem provocar sintomas, podendo estar presente um sinal de Gower. Em casos de ruptura ligamentar total, movimento excessivo pode ocorrer, embora com dificuldade de uma investigação precisa. O diagnóstico clínico de entorse ligamentar lombar é bastante difícil e será baseado na presença de algum evento traumático, conforme relatado na história clínica. Palpação do ligamento (p. ex., interespinal ou iliolombar) costuma ser muito doloroso, podendo provocar referência da dor.

5.3. Pontos-gatilho e entorse ligamentar lombar

Os clínicos devem considerar que entorses ligamentares lombares também podem estar associadas a disfunções musculares. Jinkins[69] observou que indivíduos com entorse do ligamento interespinal lombossacral também evidenciavam degeneração muscular espinal intrínseca associada nos músculos inervados, como os multífidos. Um diagnóstico diferencial importante causado por PGs nos músculos paraespinais toracolombares inclui disfunções articulares. A causa principal de queixa em razão de PGs nos músculos paraespinais toracolombares é dor nas costas e nas nádegas. Dor com lesão por entorse ligamentar costuma localizar-se na região lombar, bem como nas nádegas. Em um paciente com entorse ligamentar lombar, devem ser considerados PGs nos seguintes músculos: toracolombar paraespinal, multífido, reto do abdome inferior, iliopsoas, glúteo médio, glúteo máximo e quadrado do lombo.

A reabilitação normal dessa condição pode começar com exercícios em movimentos sem dor; exercícios estabilizadores básicos dos abdominais, extensores do quadril, abdutores do quadril e extensores espinais; e exercícios de estabilização dinâmica e funcional. Os únicos problemas que podem surgir com um regime de exercícios é que, se houver PGs em qualquer um dos músculos mencionados, os efeitos do exercício podem ser limitados. Os exercícios podem exacerbar a dor devido à referência do PG, mesmo na ausência de nova lesão.

6. ESPONDILÓLISE E ESPONDILOLISTESE

6.1. Visão geral

Espondilólise e espondilolistese são causas comuns de lombalgia em atletas jovens, nos quais sobrecarga dos elementos posteriores da coluna lombar é repetitiva ou excessiva.[70] A espondilólise é um defeito na *pars interarticularis*, e a espondilolistese é um defeito por fratura que alarga e permite que o segmento superior deslize para a frente sobre o inferior. A lesão costuma ocorrer com mais frequência em crianças e adolescentes que participam de esportes envolvendo estresse repetido na região lombar, como ginástica, futebol americano e levantamento de peso. Indivíduos com essa condição não têm sintomas. Em geral, as pessoas com espondilolistese informarão dor nas costas ou nas pernas, de leve a moderada, que aumenta com posições de extensão. A dor pode ser referida nas nádegas, na porção posterior das coxas ou na região inferior das pernas. Espondilolistese degenerativa pode se assemelhar com uma história de estenose lombar, e, em razão da instabilidade, os pacientes podem se queixar de compressão ou desvio nas costas com o movimento. Para a maior parte dos pacientes com tais condições, dores nas costas e outros sintomas melhorarão com tratamento conservador, que sempre começa com um período de repouso dos esportes e outras atividades desgastantes. Pacientes com lombalgia persistente ou deslizamento grave de alguma vértebra podem precisar de cirurgia para aliviar seus sintomas e possibilitar um retorno ao esporte e às atividades.[71]

6.2. Avaliação inicial de paciente com espondilólise e espondilolistese

O exame postural costuma revelar aumento na lordose lombar, extensão dolorosa e limitada do tronco, deficiências no comprimento do tendão, fraqueza/dor em uma ou em ambas as extremidades e dor localizada com provocação posteroanterior. Podem estar presentes sinais neurológicos, dependendo da gravidade da condição, e, no caso da espondilolistese, pode existir uma deformação por queda quando da palpação dos processos espinhosos. Radiografias no plano oblíquo mostrarão uma fratura na região da *pars interarticularis*, comumente chamada de "fratura da coleira do cãozinho escocês".

6.3. Pontos-gatilho e espondilólise e espondilolistese

A reabilitação inclui evitar atividades que agravem os sintomas e a administração de anti-inflamatórios. Suporte com órtese toracolombossacral pode ser incluído, junto com exercícios de fortalecimento muscular para estabilização do tronco, com propensão a exercícios com base em flexão posterior e exercícios de mobilidade/flexibilidade do tendão. PGs não são comuns nessa condição; porém, se a dor for persistente na região lombar, nas nádegas e na porção posterior das coxas, os PGs associados para tais áreas devem ser examinados e tratados, principalmente os músculos iliopsoas, quadrado do lombo e abdominal. Há evidências de que pacientes com espondilolistese ístmica sofrem de atrofia seletiva de seus músculos multífidos lombares, ao passo que seus músculos eretores da espinha sofrem hipertrofia compensatória.[72] Tal mecanismo de compensação é capaz de ativar PGs nos músculos paraespinais.

7. ESPONDILITE ANQUILOSANTE

7.1. Visão geral

A espondilite anquilosante (AS, do inglês *ankylosing spondylitis*) é uma doença inflamatória crônica comumente indicada como uma das espondiloartrites. Costuma afetar a coluna e as articulações SI. Ocasionalmente, outras articulações, como as de ombros e quadris, são envolvidas. Problemas nos olhos e intestinos também podem ocorrer. Entre 0,1 e 1,8% das pessoas são afetadas.[73] Dor nas costas, de aspectos inflamatórios, e rigidez matinal são sintomas característicos da AS. Com frequência, os sintomas apresentam períodos de exacerbação e remissão capazes de resultar em um atraso no diagnóstico.[74] A rigidez das articulações afetadas costuma piorar ao longo do tempo. Há uma proporção de 5:1 de homens para mulheres afetadas, e o aparecimento costuma ocorrer entre 30 e 50 anos de idade, ainda que possa ocorrer mais cedo.[74] Atualmente, desconhece-se a causa da AS, embora se acredite no envolvimento de uma combinação de fatores genéticos e ambientais. Acredita-se que o mecanismo subjacente seja autoimune ou autoinflamatório. O diagnóstico geralmente se baseia nos sintomas, com apoio de imagens médicas e exames de sangue. Não há cura para a AS, ainda que tratamentos potenciais (p. ex., medicação, exercício e cirurgia) possam melhorar os sintomas e desacelerar a progressão da doença. Entre os medicamentos indicados estão os anti-inflamatórios não esteroides (AINEs), os esteroides, os antirreumáticos modificadores da doença (DMARDs, do inglês *disease-modifying anti-rheumatic drugs*), como a sulfasalazina, e agentes biológicos, como o infliximabe.

Sintomas comuns são as dores lombares inflamatórias, em vez de dores de origem mecânica. Os pacientes costumam informar o aparecimento de dor e rigidez nos glúteos, geralmente descrita como dor que amortece e de difícil localização. A dor pode alternar lados e costuma ser intermitente no início, passando a afetar as duas regiões glúteas, com a progressão da patologia, e tornar-se constante. Às vezes, ela é referida para a crista ilíaca, a região do trocanter maior, ou desce para a porção posterior da coxa, com déficits associados no comprimento do tendão. Um dos principais aspectos da dor lombar associada à AS é o fato de acordar o paciente à noite, sendo aliviada somente com caminhada. Pode ocorrer dor e rigidez lombares com dor nos glúteos, comumente piorando na madrugada, durante 1 a 2 horas após o despertar. Dor e entesite podem estar presentes no tendão do calcâneo e na fáscia plantar, com capacidade de afetar os joelhos e os ombros.[74] Vermelhidão em um dos olhos a cada vez e fotofobia também podem estar presentes. Entre todos os recursos terapêuticos, está demonstrado que o exercício é o que mais funciona para esses pacientes.[75]

7.2. Avaliação inicial de paciente com espondilite anquilosante

O exame postural costuma revelar uma diminuição da lordose lombar, um aumento da cifose torácica, extensão da coluna cervical superior com postura da cabeça para a frente, e joelhos e quadris em leve flexão. Com a progressão da doença, fundem-se as articulações intervertebrais, resultando em uma "coluna de bambu".[74] Haverá uma perda associada da amplitude de movimentos correlacionada a essas alterações.

7.3. Pontos-gatilho e espondilite anquilosante

Uma vez que a dor e a rigidez podem ser fatores importantes na progressão da doença, há necessidade de um exame para verificar a presença ou não de PGs como um fator colaborador das queixas do paciente. Um mapa corporal auxilia o clínico na identificação dos músculos a serem examinados. É bastante comum o paciente relatar sintomas na região glútea, na coxa proximal lateral e descendo a coxa posterior, para o calcanhar e o pé. Os sintomas na região glútea podem ser induzidos por PGs nos músculos iliocostal lombar, longuíssimo do tórax, glúteo médio, glúteo mínimo e glúteo máximo e quadrado do lombo. Sintomas no quadril e na região posterior da coxa podem ter relação com PGs no quadrado do lombo, no tensor da fáscia lata, nos rotadores laterais do quadril e nos isquiotibiais. Os sintomas no calcanhar e na superfície plantar do pé podem ser reproduzidos estimulando-se PGs nos músculos gastrocnêmio, sóleo, tibial posterior e no aspecto plantar do pé. Programas de reabilitação devem incluir tratamento desses PGs com exercícios de alongamento e fortalecimento que promovam postura eficiente e mobilidade da coluna.[75] Exercícios de respiração diafragmática devem ser incorporados para aumentar a mobilidade do tórax, da caixa torácica e da parede torácica, além da função pulmonar. Exercícios de resistência cardiovascular também ajudarão a manter e a evoluir a aptidão geral. Em longo prazo, é bom o prognóstico para a AS.

8. DOR PÉLVICA CRÔNICA
8.1. Visão geral

Dor pélvica crônica (DPC) é definida como "dor não maligna percebida nas estruturas relacionadas à pelve de homens ou mulheres".[76] A DPC tem múltiplos aspectos etiológicos potenciais, e sua predominância varia de 15 a 20%.[77] Várias síndromes de dor estão incluídas nesse termo: síndrome da dor na bexiga, síndrome dolorosa da endometriose, cistite intersticial, síndrome da dor prostática, dismenorreia e vulvodinia são alguns exemplos.[76] A síndrome da dor pélvica crônica (SDPC) é, relativamente, entendida de forma precária, mesmo por alguns especialistas em disfunção geniturinária e, com certeza, pela comunidade de saúde geral. Há evidências sugerindo que a DP pode ser crônica,[78] e que a sensibilização do sistema nervoso central está envolvida nessas síndromes;[76,79] assim, exame e programas de tratamento devem voltar-se a questões biomecânicas e neurofisiológicas.[80]

De um ponto de vista biomecânico, sugeriu-se uma conexão entre disfunção sacroilíaca crônica e uma ampla gama de problemas relativos ao assoalho pélvico (DPC), e muitos pacientes diagnosticados com dor na região sacroilíaca também têm DPC.[81] Além disso, há evidências em apoio a uma interação entre PGs e sensibilização central em mulheres com DPC associada à endometriose.[82]

É importante considerar fatores psicológicos no tratamento de pacientes com DPC, porque eles costumam evidenciar ansiedade, depressão, alexitimia, crenças catastróficas, comportamentos de esquiva do medo ou hipervigilância.[83,84] Essas variáveis psicológicas podem ter relação com o fato de a DPC ser comumente associada à disfunção sexual.[85] O tratamento da DPC deve ser biopsicossocial por natureza, incluindo abordagens físicas e psicológicas.[86,87]

8.2. Avaliação inicial de paciente com dor pélvica crônica

O exame clínico do paciente com DPC deve incluir movimentos ativos e passivos da coluna lombar e a reprodução de sintomas (preferência direcional) com movimentos ou durante uma posição estática (p. ex., sentada). Os sintomas costumam aparecer com posições sentadas prolongadas, quando a musculatura do assoalho pélvico está sob estresse. Não há uma postura clara da coluna (lordose, plana, lateralizada) associada à DPC. Mulheres com essa condição, principalmente se tiveram endometriose ou dor relacionada ao ciclo menstrual, podem adotar uma postura antálgica na flexão lombar durante posição estática prolongada.

Um dos exames mais importantes para pacientes com DPC é a avaliação dos músculos da parede abdominal. Prejuízos no controle motor, como ativação tardia do músculo transverso do abdome, alterações na morfologia do músculo multífido ou hipertonicidade da musculatura do assoalho pélvico, podem estar presentes. PGs abdominais devem ser investigados em todas as pessoas com DPC, pois são os mais predominantes[88,89] e também preveem evidência de doença visceral em 90% dos pacientes com sintomas compatíveis com DPC.[90] Outros músculos capazes de mostrar PGs na DPC incluem o glúteo, os adutores, os rotadores mediais e laterais do quadril, o piriforme, o iliopsoas, o quadrado do lombo, o multífido lombar, os paraespinais toracolombares e, obviamente, os do assoalho pélvico. De fato, exame dos músculos do assoalho pélvico é um elemento importante da avaliação clínica de mulheres com DPC.[91] Eles podem estar hipertônicos ou hipotônicos em pacientes com DPC; os profissionais da saúde também devem investigar a SI e as articulações do quadril para determinar qualquer prejuízo articular que possa estar envolvido. Uma vez que PGs abdominais podem ser perpetuados por respiração paradoxal, o exame dos padrões respiratórios e do músculo diafragma também deve ser feito. Anderson[92] descreveu protocolos de palpação e tratamento para a localização de PGs associados a sintomas de prostatite. O Quadro 53-1 descreve PGs capazes de associação com sintomas somatoviscerais.

8.3. Pontos-gatilho e dor pélvica crônica

É importante considerar que os PGs podem simular dor visceral e induzir problemas viscerais, ou seja, o efeito somatovisceral. Em contrapartida, uma doença visceral também é capaz de influenciar a percepção somatossensorial e ativar PGs, ou seja, o efeito viscerossomático, que pode perpetuar a dor e outros sintomas depois que o paciente se recuperou da doença visceral inicial.[93] Portanto, compreender os efeitos recíprocos somatovisceral e viscerossomático em relação aos PGs ajuda a elucidar algumas SDPCs. Essa conexão é apoiada pelo fato de os PGs abdominais terem um valor preditivo positivo de 93% para doença visceral, especialmente para DPC.[90,94] Pesquisas descobriram que a presença de PGs abdominais com alodinia cutânea perineal e abdominal discriminava fontes viscerais e somáticas de dor.[94]

Há evidências claras associando DPC à presença de PGs.[95,96] A orientação clínica publicada pela European Association of Urology sugere que os PGs devem ser considerados no diagnóstico de DPC, uma vez que há evidências que demonstram a relação entre DPC e PGs.[76] Moldwin e Fariello[97] observaram que PGs ativos dos músculos do assoalho pélvico eram responsáveis por alguns dos, quando não todos os, sintomas relacionados a essas síndromes de dor em quase 85% das pessoas que sofriam de síndromes de dor urológica, colorretal e ginecológica. Anderson e colaboradores[88] identificaram a localização mais comum de PGs em homens com DPC: músculos pubococcígeo ou puborretal (90%), oblíquo externo (80%), reto do abdome (75%), adutores (19%) e glúteo médio (18%).

Métodos terapêuticos voltados à desativação de PGs, além da normalização de desequilíbrios articulares e de tecidos moles, acompanhados de retreinamento do padrão postural e respiratório, parecem eficazes para modular sintomas associados em indivíduos com várias SDPCs, inclusive cistite intersticial, incontinência de estresse, síndrome do intestino irritável e prostatite crônica, entre outras.[98-103] Por isso, o papel potencial dos PGs nas SDPCs deve ser sempre considerado quando esses pacientes são tratados.

9. DOR TORÁCICA E DOR NO PEITO

9.1. Visão geral

Dor torácica e no peito são apresentações comuns na prática geral, as quais, em razão de causas diversas e potencialmente graves (em particular, relacionadas a doenças viscerais subjacentes potenciais), exigem investigação criteriosa e, por vezes, urgente.[104] Ainda que seja importante descartar condições clínicas que ameaçam a vida em locais de tratamento primário, condições musculoesqueléticas são as causas mais comuns de dor torácica e no peito.[105] Mesmo assim, elas representam apenas 6,2% dos pacientes que chegam aos setores de emergência hospitalares com essa dor.[106] Briggs e colaboradores[107] descobriram que a prevalência de um ano de dor musculoesquelética na coluna torácica variava de 3 a 55% na população adulta operária. Uma revisão sistemática identificou que a prevalência pontual para dor torácica de origem musculoesquelética variava de 4 a 72%, a prevalência de um ano variava de 3,5 a 34,8%, e a de toda a vida variava de 15,6 a 19,5%.[108] A prevalência de dor na coluna torácica é mais alta em mulheres do que em homens, com uma proporção mulher-homem de 2:1.[109] Eslick e colaboradores[110] descobriram que 35% das pessoas que informam dor não cardíaca no peito também descreviam dor que poderia ter origem musculoesquelética. Leboeuf-Yde e colaboradores[111] relataram uma predominância de um ano de dor referida da coluna torácica ao peito de 5%. Ao observar os aspectos clínicos e as causas de dor no peito em crianças encaminhadas à unidade de pediatria cardíaca, Sert e colaboradores[112] identificaram que a maior parte dos casos comuns eram musculoesqueléticos (37,1%), e somente 0,3% apresentavam natureza cardíaca.

Sugere-se que as causas de dor torácica musculoesquelética e na parede torácica possam ser agrupadas em três categorias:[105] (1) condições causadoras de dor musculoesquelética isolada (p. ex., costocondrite, síndromes de dor nas costelas inferiores, dor a partir da coluna torácica/articulações costovertebrais, ou dor referida muscular de origem em PGs); (2) doenças reumáticas (p. ex., síndrome de fibromialgia ou artrite reumatoide); e (3) condições não reumatológicas sistêmicas (p. ex., fratura osteoporótica, tumores). Exemplificando, a costocondrite, uma inflamação aguda e geralmente temporária da cartilagem costal, é uma causa comum de dor no peito,[113] com uma predominância de 13%.[114] O relato de sintomas de costocondrite é similar ao da dor no peito associada a infarto do miocárdio.[115] Casos graves de inflamação da cartilagem costal, que também envolvam edema dolorido, são, algumas vezes, chamados de síndrome de Tietze, termo comumente usado de forma intercambiável com costocondrite. Porém, alguns clínicos entendem a costocondrite e a síndrome de Tietze como estados separados de doença devido à ausência de edema da cartilagem costal na costocondrite.[104] A dor pode ser provocada em repouso, durante movimento da caixa torácica, ou relacionada à respiração, uma vez que ambas as síndromes estão associadas à

Quadro 53-1 Sintomas somatoviscerais referidos de PGs nos músculos abdominais

Músculos	Sintomas irradiados
Oblíquo externo	Azia e sintomas associados à hérnia de hiato, à dor epigástrica profunda
Parede lateral (oblíquo interno e externo do abdome)	Dor testicular, dor no quadrante inferior
Oblíquo interno	Dor na região da bexiga, frequência ou retenção urinária, diarreia crônica
Reto do abdome (parte superior)	Náusea, sofrimento epigástrico, sintomas de colecistite e úlcera péptica
Reto do abdome (nível umbilical)	Cãibra abdominal, cólica abdominal
Reto do abdome (parte inferior)	Dismenorreia
Região abdominal inferior direita	Diarreia, diverticulose, sintomas ginecológicos
Imediatamente próximo ao púbis	Frequência e retenção urinárias, espasmo do músculo detrusor
Região do ponto de McBurney	Quadrante inferior ipsilateral e pênis

atividade física repetitiva. É por isso que um diagnóstico diferencial da dor na parede torácica e de outras estruturas musculoesqueléticas é fundamental.

Também é importante considerar que várias vísceras referem dor para diferentes níveis da coluna torácica, inclusive o coração, a aorta, os pulmões, o esôfago, o estômago, o duodeno, o pâncreas, a vesícula, o fígado, o rim e o ureter. Por exemplo, dor torácica é altamente predominante em pacientes com doença pulmonar obstrutiva crônica (DPOC).[116,117] Uma associação entre doença visceral e dor torácica muscular é a ativação de reflexos viscerossomáticos, uma vez que isso foi comentado na seção sobre dor pélvica crônica. Confirmando essas hipóteses, Bentsen e colaboradores[118] postularam que dor torácica e dispneia podem ter relação, porque músculos primários e acessórios da respiração em pacientes com DPOC são usados, com frequência, no controle de sua falta de ar.

Evidências atuais sugerem que dor torácica musculoesquelética e no peito deve ser tratada com um programa de atenção multimodal, incluindo terapia manual, terapia dos tecidos moles, exercícios, calor/gelo, conselhos e sessões educativas,[119] em apoio à complexidade das condições de dor torácica/no peito.

9.2. Avaliação inicial de paciente com dor torácica e no peito

A dor no peito precisa ser totalmente caracterizada pelo surgimento, pelo(s) local(ais), por irradiação e fatores de alívio e exacerbação (em particular, toda a relação com postura, atividades específicas ou trauma grave). Sintomas atípicos, como dor à noite ou dor forte, alertam o profissional a procurar causas sistêmicas, como fraturas, infecção ou neoplasma. Uma sondagem adequada das condições clínicas antecedentes é importante para o estabelecimento de um diagnóstico exato e o desenvolvimento de um plano excelente de cuidados. A localização dos sintomas, a presença de sensibilidade na parede torácica ou a reprodução da dor pelos movimentos são insuficientes para justificar o descarte de causas musculoesqueléticas graves.

O exame musculoesquelético inclui uma avaliação da postura das costelas; da parede torácica; e da musculatura e das vértebras cervicais, torácicas e lombares. Um elemento essencial é a identificação de áreas de sensibilidade na coluna torácica, no peito e nas costelas. Sensibilidade muscular costuma estar associada a patologias clínicas, como a costocondrite. Áreas importantes a serem palpadas incluem articulações costocondrais, esterno, costelas, vértebras torácicas e músculos associados, como os intercostais, o paraespinal, o trapézio, o peitoral e o escaleno. Provocação de dor durante movimentos ativos ou passivos da coluna (i.e., flexão, extensão, flexão lateral e rotação) deve também ser investigada.

Outro aspecto importante da avaliação clínica é o levantamento de dados da mobilidade da articulação facetária. A predominância de dor torácica originária nas articulações facetárias varia de 34 a 48%.[120,121] Em um estudo incluindo quatro indivíduos sem dor, a injeção de contraste nas articulações facetárias levou dois dos participantes a relatarem padrões de irradiação para o esterno.[122] Da mesma maneira, injeção das articulações costotransversárias produziu dor torácica, mas não no peito.[123] Uma disfunção segmentada na coluna cervical inferior (C4-C7) e torácica superior (T1-T8) pode causar dor irradiada aos aspectos anteriores do peito. Christensen e colaboradores[124] descobriram que 18% dos pacientes com dor crônica no peito, internados em razão de angiografia coronariana em um setor de cardiologia, evidenciaram disfunções da coluna cervicotorácica e torácica, reproduzindo seus sintomas. Deve-se sempre considerar que a confiabilidade da palpação manual da mobilidade ou da sensibilidade da parede torácica é limitada.[125,126]

A referênia da dor dos ligamentos interespinais torácicos[127] e dos músculos paravertebrais[128] também foi investigada usando-se injeções de solução salina hipertônica, o que mostrou irradiação da dor aos segmentos anterior, lateral e posterior do peito e do tórax inferior, com irradiação descendente no peito. Pessoas com costocondrite que evidenciam dor durante a respiração podem ativar músculos acessórios em excesso, como os escalenos, secundários à dor, que evitam a expansão da caixa torácica. PGs localizados em vários músculos da caixa torácica e da região torácica podem estar sobrecarregados, inclusive o multífido do tórax e cervical inferiores, o longuíssimo do tórax e o iliocostal, o psoas, o latíssimo do dorso, o serrátil posterior inferior, o reto do abdome, os escalenos e o romboide.

9.3. Pontos-gatilho e dor torácica e no peito

A presença de dor no peito com origem miofascial foi descrita há muitos anos.[129] Por exemplo, PGs na musculatura peitoral podem estimular os sintomas da angina de peito. Conforme descrito nos Capítulos 42, Músculos peitoral maior e subclávio, 43, Músculo esternal, e 44, Músculo peitoral menor, os padrões de dor dos músculos peitoral maior, esternal e peitoral menor são capazes de simular os padrões de dor referida de uma isquemia cardíaca. Lawson e colaboradores[130] descreveram um paciente com dor anterior no peito e achados de exame cardíaco normais em que PGs ativos no peitoral menor reproduziram os sintomas. Após o tratamento do PG, os sintomas desapareceram. Embora a referência da dor provocada por alguns músculos fortemente simule a dor cardíaca, a dor de um PG tem uma variabilidade muito maior em sua resposta à atividade cotidiana, em comparação com uma resposta de exercícios mais consistente na angina de peito. Um diagnóstico definitivo de PGs ativos, com base em seus sinais e sintomas característicos, e uma resposta positiva ao tratamento localizado não excluem doença cardíaca. Das pessoas encaminhadas para angiografia coronariana, 20% também podem evidenciar dor musculoesquelética no peito.[124] Também é possível que a musculatura pequena dos níveis torácicos relacionada às vísceras afetadas, inclusive os músculos multífidos do tórax, desenvolva PGs. Os músculos intercostais também foram implicados em arritmias cardíacas, e PGs no músculo esternal podem simular a dor subesternal do infarto do miocárdio ou da angina de peito.[42] São todos exemplos de reflexos viscerossomáticos diferentes.

Doenças viscerais abdominais também podem produzir padrões de dor que muito se parecem com os dos PGs. Incluem hérnia do diafragma, úlcera péptica, carcinoma gástrico, colecistite crônica, cólica biliar, hérnia inguinal, hepatite, pancreatite, apendicite, diverticulite, colite, cistite e endometriose. Outras condições clínicas comuns incluem esofagite, hérnia de hiato com refluxo e cólon espástico.[42] Algumas infecções, como neuralgia pós-herpética após herpes-zóster, também podem ativar PGs nos músculos relacionados, como os intercostais.[131] O Quadro 53-1 identifica PGs que podem estar associados a sintomas somatoviscerais.

Não há evidências atualizadas sobre a presença de PGs na coluna torácica. Roldan e Huh[132] pesquisaram a dor com origem miofascial em 43 pacientes que se apresentaram ao setor de emergência com relatos de dor nas costas, no peito, no abdome ou na pelve. As partes torácica e lombar do músculo iliocostal do lombo foram examinados em relação à presença de PGs que reproduzissem o relato de dor do paciente. Foram injetados os PGs iliocostais e, duas semanas após a injeção, todos os pacientes apresentavam um controle satisfatório dos sintomas, sem visitas de retorno ao setor de emergência. Há, ainda, evidências preliminares que sugerem que o tratamento correto dos tecidos miofasciais funciona para o controle da dor em pacientes com doenças viscerais torácicas. Berg e colaboradores[133] descreveram que o tratamento dos tecidos moles era eficaz em pacientes com doença coronária estável e com dor no peito reproduzida pela palpação de PGs intercostais, o que apoia o papel da referência da dor muscular na dor do peito com origem não cardíaca. Fernández de las Peñas e colaboradores[134] discutiram evidências clínicas sobre o papel de PGs na dor da coluna torácica e seu controle com agulhamento a seco. Rock e Rainey[135] relataram uma série de casos nos quais a aplicação de agulhamento a seco combinada com estimulação elétrica de PGs dos músculos da coluna torácica, como o multífido, o longuíssimo e o iliocostal, foi eficaz para reduzir sintomas de dor torácica não específica.[136]

Referências

1. GBD 2015 Disease and Injury Incidence and Prevalence Collaborators. Global, regional, and national incidence, prevalence, and years lived with disability for 310 diseases and injuries, 1990-2015: a systematic analysis for the Global Burden of Disease Study 2015. *Lancet*. 2016;388:1545-1602.
2. Katz JN. Lumbar disc disorders and low-back pain: socioeconomic factors and consequences. *J Bone Joint Surg Am*. 2006;88 suppl 2:21-24.
3. Yelin E. Cost of musculoskeletal diseases: impact of work disability and functional decline. *J Rheumatol Suppl*. 2003;68:8-11.
4. Hoy D, March L, Brooks P, et al. The global burden of low back pain: estimates from the Global Burden of Disease 2010 study. *Ann Rheum Dis*. 2014;73(6):968-974.
5. Jackson T, Thomas S, Stabile V, Han X, Shotwell M, McQueen K. Prevalence of chronic pain in low-income and middle-income countries: a systematic review and meta-analysis. *Lancet*. 2015;385 suppl 2:S10.
6. Edwards J, Hayden J, Asbridge M, Gregoire B, Magee K. Prevalence of low back pain in emergency settings: a systematic review and meta-analysis. *BMC Musculoskelet Disord*. 2017;18(1):143.
7. Freburger JK, Holmes GM, Agans RP, et al. The rising prevalence of chronic low back pain. *Arch Intern Med*. 2009;169(3):251-258.
8. Palacios-Ceña D, Alonso-Blanco C, Hernandez-Barrera V, Carrasco-Garrido P, Jimenez-Garcia R, Fernández de las Peñas C. Prevalence of neck and low back pain in community-dwelling adults in Spain: an updated population-based national study (2009/10-2011/12). *Eur Spine J*. 2015;24(3):482-492.
9. Becker A, Held H, Redaelli M, et al. Low back pain in primary care: costs of care and prediction of future health care utilization. *Spine (Phila Pa 1976)*. 2010;35(18):1714-1720.
10. Rabey M, Beales D, Slater H, O'Sullivan P. Multidimensional pain profiles in four cases of chronic non-specific axial low back pain: an examination of the limitations of contemporary classification systems. *Man Ther*. 2015;20(1):138-147.
11. Alrwaily M, Timko M, Schneider M, et al. Treatment-based classification system for low back pain: revision and update. *Phys Ther*. 2016;96(7):1057-1066.
12. Nijs J, Apeldoorn A, Hallegraeff H, et al. Low back pain: guidelines for the clinical classification of predominant neuropathic, nociceptive, or central sensitization pain. *Pain Physician*. 2015;18(3):E333-E346.
13. American Academy of Physical Medicine and Rehabilitation. Academy declines to endorse guideline for low back pain. *Arch Phys Med Rehabil*. 1995;76:294.
14. National Institute for Health and Care Excellence (NICE). Low back pain and sciatica in over 16s: assessment and management. London. 2016. (NG59). https://www.nice.org.uk/guidance/ng59. Accessed September 15, 2017.
15. Qaseem A, Wilt TJ, McLean RM, Forciea MA; Clinical Guidelines Committee of the American College of Physicians. Noninvasive treatments for acute, subacute, and chronic low back pain: a clinical practice guideline from the American College of Physicians. *Ann Intern Med*. 2017;166(7):514-530.
16. Chetty L. A critical review of low back pain guidelines. *Workplace Health Saf*. 2017;65(9):388-394.
17. Flavell CA, Gordon S, Marshman L. Classification characteristics of a chronic low back pain population using a combined McKenzie and patho-anatomical assessment. *Man Ther*. 2016;26:201-207.
18. Van Dillen LR, Sahrmann SA, Norton BJ, Caldwell CA, McDonnell MK, Bloom NJ. Movement system impairment-based categories for low back pain: stage 1 validation. *J Orthop Sports Phys Ther*. 2003;33(3):126-142.
19. Fritz JM, Delitto A, Erhard RE. Comparison of classification-based physical therapy with therapy based on clinical practice guidelines for patients with acute low back pain: a randomized clinical trial. *Spine (Phila Pa 1976)*. 2003;28(13):1363-1371; discussion 1372.
20. Brennan GP, Fritz JM, Hunter SJ, Thackeray A, Delitto A, Erhard RE. Identifying subgroups of patients with acute/subacute "nonspecific" low back pain: results of a randomized clinical trial. *Spine (Phila Pa 1976)*. 2006;31(6):623-631.
21. Atlas SJ, Keller RB, Wu YA, Deyo RA, Singer DE. Long-term outcomes of surgical and nonsurgical management of sciatica secondary to a lumbar disc herniation: 10 year results from the maine lumbar spine study. *Spine (Phila Pa 1976)*. 2005;30(8):927-935.
22. Deville WL, van der Windt DA, Dzaferagic A, Bezemer PD, Bouter LM. The test of Lasegue: systematic review of the accuracy in diagnosing herniated discs. *Spine (Phila Pa 1976)*. 2000;25(9):1140-1147.
23. Brinjikji W, Diehn FE, Jarvik JG, et al. MRI findings of disc degeneration are more prevalent in adults with low back pain than in asymptomatic controls: a systematic review and meta-analysis. *AJNR Am J Neuroradiol*. 2015;36(12):2394-2399.
24. Cheung KM, Karppinen J, Chan D, et al. Prevalence and pattern of lumbar magnetic resonance imaging changes in a population study of one thousand forty-three individuals. *Spine (Phila Pa 1976)*. 2009;34(9):934-940.
25. Zhang YG, Guo TM, Guo X, Wu SX. Clinical diagnosis for discogenic low back pain. *Int J Biol Sci*. 2009;5(7):647-658.
26. Kuslich SD, Ulstrom CL, Michael CJ. The tissue origin of low back pain and sciatica: a report of pain response to tissue stimulation during operations on the lumbar spine using local anesthesia. *Orthop Clin North Am*. 1991;22(2):181-187.
27. Bogduk N. Lumbar dorsal ramus syndrome. *Med J Aust*. 1980;2:537-541.
28. Horn V, Vlach O, Messner P. Enthesopathy in the vertebral disc region. *Arch Orthop Trauma Surg*. 1991;110(4):187-189.
29. Brinjikji W, Luetmer PH, Comstock B, et al. Systematic literature review of imaging features of spinal degeneration in asymptomatic populations. *AJNR Am J Neuroradiol*. 2015;36(4):811-816.
30. Mense S, Simons DG, Russell IJ. *Muscle Pain: Understanding its Nature, Diagnosis, and Treatment*. Philadelphia, PA: Lippincott Williams & Wilkins; 2001.
31. Samuel AS, Peter AA, Ramanathan K. The association of active trigger points with lumbar disc lesions. *J Musculoskel Pain*. 2007;15(2):11-18.
32. Adelmanesh F, Jalali A, Jazayeri Shooshtari SM, Raissi GR, Ketabchi SM, Shir Y. Is there an association between lumbosacral radiculopathy and painful gluteal trigger points? A cross-sectional study. *Am J Phys Med Rehabil*. 2015;94(10):784-791.
33. Wertli MM, Rasmussen-Barr E, Held U, Weiser S, Bachmann LM, Brunner F. Fear-avoidance beliefs-a moderator of treatment efficacy in patients with low back pain: a systematic review. *Spine J*. 2014;14(11):2658-2678.
34. Gerwin RD. Myofascial aspects of low back pain. *Neurosurg Clin N Am*. 1991;2(4):761-784.
35. Rosen NB. The myofascial pain syndromes. *Phys Med Rehabil Clin N Am*. 1993;4(1):41-63.
36. Dejung B. Manual trigger point treatment in chronic lumbosacral pain [in German]. *Schweiz Med Wochenschr Suppl*. 1994;62:82-87.
37. Bonica J, Sola A. Chapter 72, Other painful disorders of the low back. In: Bonica JJ, Loeser JD, Chapman C, Fordyce WE, eds. *The Management of Pain*. 2nd ed. Philadelphia, PA: Lea & Febiger; 1990:1490-1498.
38. Rosomoff H, Fishbain DA, Goldberg M, Steele-Rosomoff R. Myofascial findings in patients with "chronic intractable benign pain" of the back and neck. *Pain Manag*. 1990;3(2):114-118.
39. Teixeira MJ, Yeng LT, Garcia OG, Fonoff ET, Paiva WS, Araujo JO. Failed back surgery pain syndrome: therapeutic approach descriptive study in 56 patients. *Rev Assoc Med Bras (1992)*. 2011;57(3):282-287.
40. Chen CK, Nizar AJ. Myofascial pain syndrome in chronic back pain patients. *Korean J Pain*. 2011;24(2):100-104.
41. Iglesias-Gonzalez JJ, Munoz-Garcia MT, Rodrigues-de-Souza DP, Alburquerque-Sendin F, Fernández de las Peñas C. Myofascial trigger points, pain, disability, and sleep quality in patients with chronic nonspecific low back pain. *Pain Med*. 2013;14(12):1964-1970.
42. Simons DG, Travell J, Simons L. *Travell & Simon's Myofascial Pain and Dysfunction: The Trigger Point Manual*. Vol 1. 2nd ed. Baltimore, MD: Williams & Wilkins; 1999.
43. Itoh K, Katsumi Y, Kitakoji H. Trigger point acupuncture treatment of chronic low back pain in elderly patients—a blinded RCT. *Acupunct Med*. 2004;22(4):170-177.
44. Visser LH, Nijssen PG, Tijssen CC, van Middendorp JJ, Schieving J. Sciatica-like symptoms and the sacroiliac joint: clinical features and differential diagnosis. *Eur Spine J*. 2013;22(7):1657-1664.
45. Madani SP, Dadian M, Firouznia K, Alalawi S. Sacroiliac joint dysfunction in patients with herniated lumbar disc: a cross-sectional study. *J Back Musculoskelet Rehabil*. 2013;26(3):273-278.
46. Slipman CW, Jackson HB, Lipetz JS, Chan KT, Lenrow D, Vresilovic EJ. Sacroiliac joint pain referral zones. *Arch Phys Med Rehabil*. 2000;81(3):334-338.
47. Cohen SP. Sacroiliac joint pain: a comprehensive review of anatomy, diagnosis, and treatment. *Anesth Analg*. 2005;101(5):1440-1453.

48. Laslett M. Evidence-based diagnosis and treatment of the painful sacroiliac joint. *J Man Manip Ther.* 2008;16(3):142-152.
49. Maigne JY, Aivaliklis A, Pfefer F. Results of sacroiliac joint double block and value of sacroiliac pain provocation tests in 54 patients with low back pain. *Spine (Phila Pa 1976).* 1996;21(16):1889-1892.
50. Dreyfuss P, Michaelsen M, Pauza K, McLarty J, Bogduk N. The value of medical history and physical examination in diagnosing sacroiliac joint pain. *Spine (Phila Pa 1976).* 1996;21(22):2594-2602.
51. Goode A, Hegedus EJ, Sizer P, Brismee JM, Linberg A, Cook CE. Three-dimensional movements of the sacroiliac joint: a systematic review of the literature and assessment of clinical utility. *J Man Manip Ther.* 2008;16(1):25-38.
52. Fortin JD, Aprill CN, Ponthieux B, Pier J. Sacroiliac joint: pain referral maps upon applying a new injection/arthrography technique. Part II: Clinical evaluation. *Spine (Phila Pa 1976).* 1994;19(13):1483-1489.
53. Vleeming A, Schuenke MD, Masi AT, Carreiro JE, Danneels L, Willard FH. The sacroiliac joint: an overview of its anatomy, function and potential clinical implications. *J Anat.* 2012;221(6):537-567.
54. van der Wurff P, Hagmeijer RH, Meyne W. Clinical tests of the sacroiliac joint. A systematic methodological review. Part 1: Reliability. *Man Ther.* 2000;5(1):30-36.
55. Cibulka MT. Understanding sacroiliac joint movement as a guide to the management of a patient with unilateral low back pain. *Man Ther.* 2002;7(4):215-221.
56. Laslett M, Aprill CN, McDonald B, Young SB. Diagnosis of sacroiliac joint pain: validity of individual provocation tests and composites of tests. *Man Ther.* 2005;10(3):207-218.
57. Hungerford BA, Gilleard W, Moran M, Emmerson C. Evaluation of the ability of physical therapists to palpate intrapelvic motion with the Stork test on the support side. *Phys Ther.* 2007;87(7):879-887.
58. Laslett M, Young SB, Aprill CN, McDonald B. Diagnosing painful sacroiliac joints: a validity study of a McKenzie evaluation and sacroiliac provocation tests. *Aust J Physiother.* 2003;49(2):89-97.
59. Lewit K. *Manipulative Therapy in Rehabilitation of the Locomotor System.* 2nd ed. Oxford, England: Butterworth Heinemann; 1991.
60. Lurie J, Tomkins-Lane C. Management of lumbar spinal stenosis. *BMJ.* 2016;352:h6234.
61. Govind J. Lumbar radicular pain. *Aust Fam Physician.* 2004;33(6):409-412.
62. Fritz JM, Erhard RE, Delitto A, Welch WC, Nowakowski PE. Preliminary results of the use of a two-stage treadmill test as a clinical diagnostic tool in the differential diagnosis of lumbar spinal stenosis. *J Spinal Disord.* 1997;10(5):410-416.
63. Whitman JM, Flynn TW, Childs JD, et al. A comparison between two physical therapy treatment programs for patients with lumbar spinal stenosis: a randomized clinical trial. *Spine (Phila Pa 1976).* 2006;31(22):2541-2549.
64. Puntumetakul R, Yodchaisarn W, Emasithi A, Keawduangdee P, Chatchawan U, Yamauchi J. Prevalence and individual risk factors associated with clinical lumbar instability in rice farmers with low back pain. *Patient Prefer Adherence.* 2015;9:1-7.
65. Hicks GE, Fritz JM, Delitto A, McGill SM. Preliminary development of a clinical prediction rule for determining which patients with low back pain will respond to a stabilization exercise program. *Arch Phys Med Rehabil.* 2005;86(9):1753-1762.
66. Fritz JM, Piva SR, Childs JD. Accuracy of the clinical examination to predict radiographic instability of the lumbar spine. *Eur Spine J.* 2005;14(8):743-750.
67. Ferrari S, Manni T, Bonetti F, Villafane JH, Vanti C. A literature review of clinical tests for lumbar instability in low back pain: validity and applicability in clinical practice. *Chiropr Man Therap.* 2015;23:14.
68. Ravenna MM, Hoffman SL, Van Dillen LR. Low interrater reliability of examiners performing the prone instability test: a clinical test for lumbar shear instability. *Arch Phys Med Rehabil.* 2011;92(6):913-919.
69. Jinkins JR. Lumbosacral interspinous ligament rupture associated with acute intrinsic spinal muscle degeneration. *Eur Radiol.* 2002;12(9):2370-2376.
70. Lawrence KJ, Elser T, Stromberg R. Lumbar spondylolysis in the adolescent athlete. *Phys Ther Sport.* 2016;20:56-60.
71. Matz PG, Meagher RJ, Lamer T, et al. Guideline summary review: an evidence-based clinical guideline for the diagnosis and treatment of degenerative lumbar spondylolisthesis. *Spine J.* 2016;16(3):439-448.
72. Thakar S, Sivaraju L, Aryan S, Mohan D, Sai Kiran NA, Hegde AS. Lumbar paraspinal muscle morphometry and its correlations with demographic and radiological factors in adult isthmic spondylolisthesis: a retrospective review of 120 surgically managed cases. *J Neurosurg Spine.* 2016;24(5):679-685.
73. Deodhar A, Reveille JD, van den Bosch F, et al. The concept of axial spondyloarthritis: joint statement of the spondyloarthritis research and treatment network and the Assessment of SpondyloArthritis international Society in response to the US Food and Drug Administration's comments and concerns. *Arthritis Rheumatol.* 2014;66(10):2649-2656.
74. Ranganathan V, Gracey E, Brown MA, Inman RD, Haroon N. Pathogenesis of ankylosing spondylitis—recent advances and future directions. *Nat Rev Rheumatol.* 2017;13(6):359-367.
75. Pecourneau V, Degboe Y, Barnetche T, Cantagrel A, Constantin A, Ruyssen-Witrand A. Effectiveness of exercise programs in ankylosing spondylitis: a meta-analysis of randomized controlled trials. *Arch Phys Med Rehabil.* 2017.
76. Fall M, Baranowski AP, Elneil S, et al. EAU guidelines on chronic pelvic pain. *Eur Urol.* 2010;57(1):35-48.
77. Yosef A, Allaire C, Williams C, et al. Multifactorial contributors to the severity of chronic pelvic pain in women. *Am J Obstet Gynecol.* 2016;215(6):760.e1-760.e14.
78. Bajaj P, Bajaj P, Madsen H, Arendt-Nielsen L. Endometriosis is associated with central sensitization: a psychophysical controlled study. *J Pain.* 2003;4(7):372-380.
79. Hoffman D. Central and peripheral pain generators in women with chronic pelvic pain: patient centered assessment and treatment. *Curr Rheumatol Rev.* 2015;11(2):146-166.
80. Samraj GP, Kuritzky L, Curry RW. Chronic pelvic pain in women: evaluation and management in primary care. *Compr Ther.* 2005;31(1):28-39.
81. Vleeming A, Albert HB, Ostgaard HC, Sturesson B, Stuge B. European guidelines for the diagnosis and treatment of pelvic girdle pain. *Eur Spine J.* 2008;17(6):794-819.
82. Stratton P, Khachikyan I, Sinaii N, Ortiz R, Shah J. Association of chronic pelvic pain and endometriosis with signs of sensitization and myofascial pain. *Obstet Gynecol.* 2015;125(3):719-728.
83. Alappattu MJ, Bishop MD. Psychological factors in chronic pelvic pain in women: relevance and application of the fear-avoidance model of pain. *Phys Ther.* 2011;91(10):1542-1550.
84. Cavaggioni G, Lia C, Resta S, et al. Are mood and anxiety disorders and alexithymia associated with endometriosis? A preliminary study. *Biomed Res Int.* 2014;2014:786830.
85. Li HJ, Kang DY. Prevalence of sexual dysfunction in men with chronic prostatitis/chronic pelvic pain syndrome: a meta-analysis. *World J Urol.* 2016;34(7):1009-1017.
86. Ploteau S, Labat JJ, Riant T, Levesque A, Robert R, Nizard J. New concepts on functional chronic pelvic and perineal pain: pathophysiology and multidisciplinary management. *Discov Med.* 2015;19(104):185-192.
87. Magistro G, Wagenlehner FM, Grabe M, Weidner W, Stief CG, Nickel JC. Contemporary management of chronic prostatitis/chronic pelvic pain syndrome. *Eur Urol.* 2016;69(2):286-297.
88. Anderson RU, Sawyer T, Wise D, Morey A, Nathanson BH. Painful myofascial trigger points and pain sites in men with chronic prostatitis/chronic pelvic pain syndrome. *J Urol.* 2009;182(6):2753-2758.
89. Montenegro ML, Gomide LB, Mateus-Vasconcelos EL, et al. Abdominal myofascial pain syndrome must be considered in the differential diagnosis of chronic pelvic pain. *Eur J Obstet Gynecol Reprod Biol.* 2009;147(1):21-24.
90. Jarrell J. Myofascial dysfunction in the pelvis. *Curr Pain Headache Rep.* 2004;8(6):452-456.
91. Pastore EA, Katzman WB. Recognizing myofascial pelvic pain in the female patient with chronic pelvic pain. *J Obstet Gynecol Neonatal Nurs.* 2012;41(5):680-691.
92. Anderson RU. Management of chronic prostatitis-chronic pelvic pain syndrome. *Urol Clin North Am.* 2002;29(1):235-239.
93. Aredo JV, Heyrana KJ, Karp BI, Shah JP, Stratton P. Relating chronic pelvic pain and endometriosis to signs of sensitization and myofascial pain and dysfunction. *Semin Reprod Med.* 2017;35(1):88-97.
94. Jarrell J, Giamberardino MA, Robert M, Nasr-Esfahani M. Bedside testing for chronic pelvic pain: discriminating visceral from somatic pain. *Pain Res Treat.* 2011;2011:692102.
95. Doggweiler-Wiygul R. Urologic myofascial pain syndromes. *Curr Pain Headache Rep.* 2004;8(6):445-451.
96. Bonder JH, Chi M, Rispoli L. Myofascial pelvic pain and related disorders. *Phys Med Rehabil Clin N Am.* 2017;28(3):501-515.
97. Moldwin RM, Fariello JY. Myofascial trigger points of the pelvic floor: associations with urological pain syndromes and treatment strategies including injection therapy. *Curr Urol Rep.* 2013;14(5):409-417.
98. Weiss JM. Pelvic floor myofascial trigger points: manual therapy for interstitial cystitis and the urgency-frequency syndrome. *J Urol.* 2001;166(6):2226-2231.
99. Doggweiler-Wiygul R, Wiygul JP. Interstitial cystitis, pelvic pain, and the relationship to myofascial pain and dysfunction: a report on four patients. *World J Urol.* 2002;20(5):310-314.
100. Anderson RU, Wise D, Sawyer T, Chan C. Integration of myofascial trigger point release and paradoxical relaxation training treatment of chronic pelvic pain in men. *J Urol.* 2005;174(1):155-160.
101. Anderson RU, Wise D, Sawyer T, Chan CA. Sexual dysfunction in men with chronic prostatitis/chronic pelvic pain syndrome: improvement after trigger point release and paradoxical relaxation training. *J Urol.* 2006;176(4, pt 1):1534-1538; discussion 1538-1539.
102. FitzGerald MP, Anderson RU, Potts J, et al. Randomized multicenter feasibility trial of myofascial physical therapy for the treatment of urological chronic pelvic pain syndromes. *J Urol.* 2009;182(2):570-580.
103. Kim DS, Jeong TY, Kim YK, Chang WH, Yoon JG, Lee SC. Usefulness of a myofascial trigger point injection for groin pain in patients with chronic

prostatitis/chronic pelvic pain syndrome: a pilot study. *Arch Phys Med Rehabil.* 2013;94(5):930-936.
104. Stochkendahl MJ, Christensen HW. Chest pain in focal musculoskeletal disorders. *Med Clin North Am.* 2010;94(2):259-273.
105. Winzenberg T, Jones G, Callisaya M. Musculoskeletal chest wall pain. *Aust Fam Physician.* 2015;44(8):540-544.
106. Buntinx F, Knockaert D, Bruyninckx R, et al. Chest pain in general practice or in the hospital emergency department: is it the same? *Fam Pract.* 2001;18(6):586-589.
107. Briggs AM, Bragge P, Smith AJ, Govil D, Straker LM. Prevalence and associated factors for thoracic spine pain in the adult working population: a literature review. *J Occup Health.* 2009;51(3):177-192.
108. Briggs AM, Smith AJ, Straker LM, Bragge P. Thoracic spine pain in the general population: prevalence, incidence and associated factors in children, adolescents and adults. A systematic review. *BMC Musculoskelet Disord.* 2009;10:77.
109. Fouquet N, Bodin J, Descatha A, et al. Prevalence of thoracic spine pain in a surveillance network. *Occup Med (Lond).* 2015;65(2):122-125.
110. Eslick GD, Jones MP, Talley NJ. Non-cardiac chest pain: prevalence, risk factors, impact and consulting—a population-based study. *Aliment Pharmacol Ther.* 2003;17(9):1115-1124.
111. Leboeuf-Yde C, Nielsen J, Kyvik KO, Fejer R, Hartvigsen J. Pain in the lumbar, thoracic or cervical regions: do age and gender matter? A population-based study of 34,902 Danish twins 20-71 years of age. *BMC Musculoskelet Disord.* 2009;10:39.
112. Sert A, Aypar E, Odabas D, Gokcen C. Clinical characteristics and causes of chest pain in 380 children referred to a paediatric cardiology unit. *Cardiol Young.* 2013;23(3):361-367.
113. Proulx AM, Zryd TW. Costochondritis: diagnosis and treatment. *Am Fam Physician.* 2009;80(6):617-620.
114. Klinkman MS, Stevens D, Gorenflo DW. Episodes of care for chest pain: a preliminary report from MIRNET. Michigan Research Network. *J Fam Pract.* 1994;38(4):345-352.
115. Ayloo A, Cvengros T, Marella S. Evaluation and treatment of musculoskeletal chest pain. *Prim Care.* 2013;40(4):863-887, viii.
116. Borge CR, Wahl AK, Moum T. Pain and quality of life with chronic obstructive pulmonary disease. *Heart Lung.* 2011;40(3):e90-e101.
117. Janssen DJ, Wouters EF, Parra YL, Stakenborg K, Franssen FM. Prevalence of thoracic pain in patients with chronic obstructive pulmonary disease and relationship with patient characteristics: a cross-sectional observational study. *BMC Pulm Med.* 2016;16:47.
118. Bentsen SB, Rustoen T, Miaskowski C. Prevalence and characteristics of pain in patients with chronic obstructive pulmonary disease compared to the Norwegian general population. *J Pain.* 2011;12(5):539-545.
119. Southerst D, Marchand AA, Cote P, et al. The effectiveness of noninvasive interventions for musculoskeletal thoracic spine and chest wall pain: a systematic review by the Ontario Protocol for Traffic Injury Management (OPTIMa) collaboration. *J Manipulative Physiol Ther.* 2015;38(7):521-531.
120. Manchikanti L, Boswell MV, Singh V, Pampati V, Damron KS, Beyer CD. Prevalence of facet joint pain in chronic spinal pain of cervical, thoracic, and lumbar regions. *BMC Musculoskelet Disord.* 2004;5:15.
121. Atluri S, Datta S, Falco FJ, Lee M. Systematic review of diagnostic utility and therapeutic effectiveness of thoracic facet joint interventions. *Pain Physician.* 2008;11(5):611-629.
122. Dreyfuss P, Tibiletti C, Dreyer SJ. Thoracic zygapophyseal joint pain patterns. A study in normal volunteers. *Spine (Phila Pa 1976).* 1994;19(7):807-811.
123. Young BA, Gill HE, Wainner RS, Flynn TW. Thoracic costotransverse joint pain patterns: a study in normal volunteers. *BMC Musculoskelet Disord.* 2008;9:140.
124. Christensen HW, Vach W, Gichangi A, Manniche C, Haghfelt T, Hoilund-Carlsen PF. Cervicothoracic angina identified by case history and palpation findings in patients with stable angina pectoris. *J Manipulative Physiol Ther.* 2005;28(5): 303-311.
125. Christensen HW, Vach W, Vach K, et al. Palpation of the upper thoracic spine: an observer reliability study. *J Manipulative Physiol Ther.* 2002;25(5):285-292.
126. Christensen HW, Vach W, Manniche C, Haghfelt T, Hartvigsen L, Hoilund-Carlsen PF. Palpation for muscular tenderness in the anterior chest wall: an observer reliability study. *J Manipulative Physiol Ther.* 2003;26(8):469-475.
127. Kellgren JH. On the distribution of pain arising from deep somatic structures with charts of segmental pain areas. *Clin Sci.* 1939;4:35-46.
128. Feinstein B, Langton JN, Jameson RM, Schiller F. Experiments on pain referred from deep somatic tissues. *J Bone Joint Surg Am.* 1954;36-A(5):981-997.
129. Landmann HR. Trigger areas as cause of persistent chest and shoulder pain in myocardial infarction or angina pectoris. *J Kans Med Soc.* 1949;50(2):69-71.
130. Lawson GE, Hung LY, Ko GD, Laframboise MA. A case of pseudo-angina pectoris from a pectoralis minor trigger point caused by cross-country skiing. *J Chiropr Med.* 2011;10(3):173-178.
131. Chen SM, Chen JT, Kuan TS, Hong CZ. Myofascial trigger points in intercostal muscles secondary to herpes zoster infection of the intercostal nerve. *Arch Phys Med Rehabil.* 1998;79(3):336-338.
132. Roldan CJ, Huh BK. Iliocostalis thoracis-lumborum myofascial pain: reviewing a subgroup of a prospective, randomized, blinded trial. A challenging diagnosis with clinical implications. *Pain Physician.* 2016;19(6):363-372.
133. Berg AT, Stafne SN, Hiller A, Slordahl SA, Aamot IL. Physical therapy intervention in patients with non-cardiac chest pain following a recent cardiac event: a randomized controlled trial. *SAGE Open Med.* 2015;3:2050312115580799.
134. Fernández de las Peñas C, Layton M, Dommerholt J. Dry needling for the management of thoracic spine pain. *J Man Manip Ther.* 2015;23(3):147-153.
135. Rock JM, Rainey CE. Treatment of nonspecific thoracic spine pain with trigger point dry needling and intramuscular electrical stimulation: a case series. *Int J Sports Phys Ther.* 2014;9(5):699-711.
136. Lewit K. Muscular pattern in thoraco-lumbar lesions. *Manual Med.* 1986;2:105-107.

Seção 6

Dor no quadril, na coxa e no joelho

Capítulo 54

Músculo glúteo máximo

Nêmesis dos nadadores

Joseph M. Donnelly | Paul Thomas | Jennifer L. Freeman

1. INTRODUÇÃO

De uma perspectiva evolutiva, a capacidade de andar com dois pés é uma característica única dos humanos. O músculo glúteo máximo é o maior e mais superficial dos músculos glúteos e o maior músculo do corpo. Ele cobre a pelve posterior desde o sacro, o ílio, o cóccix, a fáscia toracolombar, o multífido lombar, a tuberosidade do fêmur e distalmente ao trato iliotibial da fáscia lata. Esse músculo insere-se principalmente à fáscia lata, sugerindo uma função mecânica complexa que cruza o quadril e o joelho, além da região lombopélvica. O glúteo máximo estabiliza a pelve sobre o fêmur e impulsiona o corpo para a frente durante a marcha. Atividades como caminhar por aclives, nadar estilo livre e correr pequenas distâncias podem sobrecarregar o músculo, ativando e perpetuando pontos-gatilho (PGs). A dor oriunda do glúteo máximo costuma permanecer na região das nádegas, embora esses sintomas possam simular os de disfunção na região articular sacroilíaca, bursite trocantérica e torção no tendão alto. O diagnóstico diferencial deve incluir dor radicular lombar ou radiculopatia, disfunção na coluna lombar e na articulação sacroilíaca, síndrome do piriforme, torção do tendão e bursite trocantérica. As ações corretivas devem incluir técnicas para melhorar a postura ao sentar, o controle do tronco, a mecânica da marcha, a posição ao dormir, a autoliberação miofascial (por pressão) e técnicas de autoalongamento. A reeducação neuromuscular e a progressão para exercícios de fortalecimento são fundamentais para prevenir exacerbação.

2. CONSIDERAÇÕES ANATÔMICAS

O músculo glúteo máximo[1] é o mais superficial e maior entre os três músculos glúteos. Nas pessoas, esse músculo tem a maior área transversal e é muito mais extenso do que em qualquer outro primata. Tal estrutura organizacional do glúteo máximo dá suporte à postura ereta e ao andar bípede nos seres humanos. De um ponto de vista evolutivo, o andar ereto por progressão bípede plantar gradativa tem sido apontado como característica única da locomoção humana.[2] Entre os mamíferos, somente os seres humanos conseguem colocar o centro de gravidade da cabeça, dos braços e do tronco sobre os quadris.[3] Essa é uma função associada as mudanças evolutivas no esqueleto e no músculo glúteo máximo que são exclusivamente humanas. Tais alterações incluem encurtamento e inclinação da pelve, de modo a permitir a extensão da coxa no quadril, a angulação mais horizontal das fibras do glúteo máximo[3] e o aumento do músculo além do dobro do músculo glúteo médio.[4] Presume-se que essas alterações evolutivas[5] liberaram as mãos para outras atividades e foram consideradas fundamentais ao desenvolvimento da inteligência e da destreza manual únicas dos seres humanos.

Anatomicamente, o músculo glúteo máximo, destacadamente grande, forma a saliência das nádegas. Tem duas vezes o peso (844 g) dos músculos glúteo médio e mínimo juntos (421 g)[6] e costuma medir mais de 2,5 cm de espessura. Origina-se na linha glútea posterior do ílio e na área do osso superior e posterior a ele, incluindo a crista ilíaca, a superfície posterolateral do sacro e o cóccix lateral. Também possui inserções proximais ao ligamento sacrotuberal, à fáscia que cobre o glúteo médio e aos ligamentos dorsais sacroilíacos.[7] Outras continuações do músculo podem surgir do túber isquiático ou da aponeurose lombar (Figura 54-1). O músculo glúteo máximo possui inserções junto à fáscia toracolombar e ao músculo multífido na rafe glútea, com localização em seu aspecto superior médio, na inserção junto ao sacro.[8] A rafe glútea funciona como uma importante convergência anatômica que une os músculos multífido e eretor da espinha ao músculo glúteo máximo. Essa área une e converte os três mais poderosos músculos extensores que cruzam a coluna lombar, a pelve e o quadril no lado posterior do corpo.[8]

O músculo glúteo máximo tem a forma de um quadrado, e suas fibras descem inferolateralmente. A porção superior do músculo, junto do aspecto superficial das fibras inferiores, termina em uma extensa lâmina tendínea espessa e insere-se na fáscia lata, junto ao trato iliotibial e ao septo intermuscular.[9] A maior parte do músculo insere-se na fáscia lata.[8] As fibras profundas da porção inferior do glúteo máximo inserem-se à tuberosidade glútea entre os músculos vasto lateral e adutor magno (Figura 54-1).[7,10]

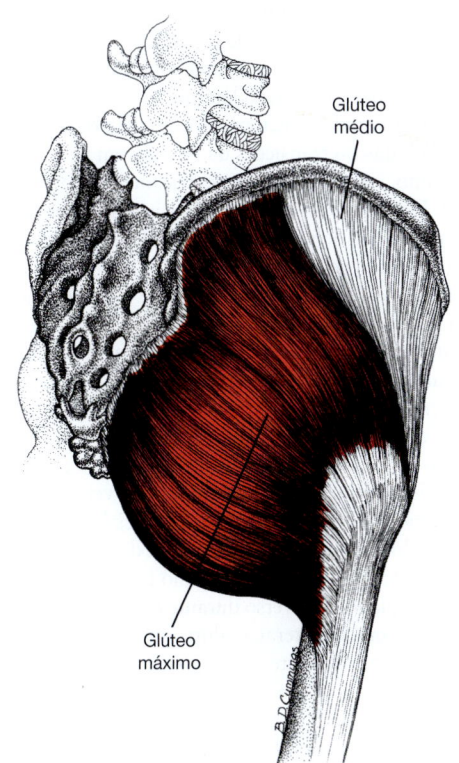

Figura 54-1 Inserções do músculo glúteo máximo (em vermelho) no plano posterolateral. O glúteo máximo cobre a porção posterior do músculo glúteo médio, mas não sua porção anterior. Observe a extensa inserção na fáscia lata.

A bolsa trocantérica maior separa o tendão plano do glúteo máximo do trocanter maior.[11,12] Uma bolsa isquiática inconstante permite o deslizamento suave do músculo sobre o túber isquiático. Uma terceira bolsa sinovial separa o tendão do glúteo máximo daquele do músculo vasto lateral.[7] Outras bolsas sinoviais pequenas formam-se conforme necessário por toda a região glútea em apoio à eficiência dos movimentos.

2.1. Inervação e vascularização

O músculo glúteo máximo é inervado pelo nervo glúteo inferior que surge das raízes nervosas L5, S1 e S2. Esse nervo é formado a partir dessas raízes e sai da pelve por meio do forame isquiático maior, inferior ao músculo piriforme e superficial ao nervo isquiático. Esse nervo costuma penetrar a parte inferior do músculo glúteo máximo.[13]

A vascularização do glúteo máximo é essencialmente realizada através da artéria glútea inferior, que supre cerca de dois terços do glúteo máximo. O terço restante é suprido principalmente pela artéria glútea superior.

2.2. Função

O músculo glúteo máximo é um poderoso extensor do quadril. Quando o quadril está em extensão, esse músculo age como um rotador lateral. A porção superior do músculo pode contribuir à abdução do quadril, ao passo que a porção inferior contribui para a adução do quadril. A porção superior do músculo é mais ativa durante atividades envolvendo extensão de quadril, abdução de quadril e/ou rotação lateral de quadril. A porção inferior auxilia na adução do quadril e, junto da porção superior, atuam durante atividades que usam extensão de quadril.[14] A atividade do glúteo máximo pode ser reforçada por uma combinação de extensão de quadril com abdução e rotação lateral.[15]

Durante atividades funcionais, como descida de escadas, agachamento, subidas ou transições da posição em pé para sentada, o glúteo máximo, contraindo-se excentricamente, controla a flexão do quadril. Esse músculo e os músculos isquiotibiais agem unidos para trazer o tronco de uma postura flexionada para a frente para uma postura ereta vertical.[7,16]

O glúteo máximo estabiliza a pelve e o tronco sobre a coxa durante a marcha, auxiliando na propulsão para a frente.[17] Fica ativo durante caminhada e corrida. Descobriu-se que ele tem uma ativação muscular de pico durante uma resposta de carga de extremidade inferior (contato inicial), continuando um pouco ativo durante a fase de contato do pé com o solo na marcha, e, novamente, aumentando a ativação no final da fase de balanço para desacelerar a extremidade inferior.[16] Conforme aumenta a velocidade das extremidades inferiores durante a marcha, e especialmente na corrida, a atividade do glúteo máximo aumenta para dar apoio e propulsão à extremidade inferior.[16] Parece agir como um controle para a rotação da tíbia no plano transverso durante o ciclo da marcha. Por sua ação como um rotador lateral, o glúteo máximo tem a capacidade de controlar excentricamente a rotação medial que ocorre no início da fase de apoio da marcha, que é a de início da permanência do pé no chão. Preece e colaboradores demonstraram que uma maior ativação do glúteo máximo levou a uma desaceleração mais rápida da tíbia.[18] Teng e colaboradores[19] descobriram que os corredores com extensores fracos no quadril utilizavam uma postura mais ereta durante a corrida, resultando em aumento da demanda sobre o músculo quadríceps, para atenuar forças de reação ao solo, provocando lesões por uso excessivo dos joelhos.

O glúteo máximo tem um papel na estabilidade da articulação sacroilíaca por força de oclusão,[20] tanto de modo independente quanto na ação conjunta com outros músculos.[21] Uma das formas de conseguir essa estabilidade é a contração do músculo bíceps femoral, que minimiza os movimentos entre o sacro e o ílio através de suas inserções no ligamento sacrotuberal. Um outro mecanismo de força de oclusão pode ocorrer pela contração simultânea do glúteo máximo ipsilateral e latíssimo do dorso contralateral, que aumenta a compressão entre as superfícies da articulação sacroilíaca em razão de sua influência sobre a fáscia toracolombar.[8] Juntos, sua contração coloca tensão sobre a camada posterior da fáscia toracolombar que cruza perpendicularmente as articulações sacroilíacas, criando uma força compressiva.[10,20,21]

Na cadeia cinética fechada, o glúteo máximo gera forte influência sobre a posição da pelve no plano sagital. Com os pés fixos no solo, uma contração bilateral do glúteo máximo resulta em um movimento rotatório posterior da pelve, que cria um momento de flexão na junção lombossacral.[8] Por meio dessa ação da cadeia cinética fechada, o ângulo lombossacral é reduzido e, em contrapartida, diminui as forças anteriores de cisalhamento por meio da junção lombossacral. Essa influência pode ser uma função bastante útil para pessoas com estenose da coluna ou degeneração das articulações zigoapofisárias lombares.[8]

Amostras de necropsia de músculos glúteos máximos de adultos normais com menos de 44 anos de idade mostraram que 68% das fibras eram fibras musculares de contração lenta (tipo 1), e que 32% eram de contração rápida (tipo 2). Basicamente, o músculo demonstrou a mesma composição em dois grupos de pessoas com mais de 44 anos de idade: 70% das fibras eram tipo 1, e 30% eram tipo 2. Embora a variabilidade individual seja ampla, o percentual de fibras tipo 1 (as amplamente dependentes do metabolismo oxidativo) sempre excedeu a quantidade de fibras tipo 2 (de fadiga rápida) que utilizam, principalmente, vias de energia glicolítica.[22] Devido a essa combinação de tipos diferentes de fibras musculares, as repetições de baixa e alta velocidades são necessárias para um treinamento eficaz.

2.3. Unidade funcional

A unidade funcional à qual um músculo pertence inclui os músculos que reforçam e contrapõe-se às suas ações, bem como as articulações que os músculos cruzam. Funcionalmente, a interdependência dessas estruturas está refletida na organização e nas conexões neurais do córtex motor sensorial. A unidade funcional é enfatizada, porque a presença de um PG em um músculo da unidade aumenta a probabilidade de que outros músculos da mesma unidade desenvolvam PGs. Ao desativar PGs em um músculo, deve haver a preocupação quanto a outros que possam se desenvolver em músculos com interdependência funcional. O Quadro 54-1 representa a unidade funcional do músculo glúteo máximo.[23]

O músculo glúteo máximo trabalha de forma sinérgica com os músculos eretores da espinha lombar e com os isquiotibiais para fazer extensão do tronco a partir de uma posição flexionada para a frente, com a pessoa na posição em pé. Por meio de uma ação sobre os fêmures relativamente fixos, o músculo age para rodar posteriormente a pelve, erguendo o tronco.[7]

O glúteo máximo ajuda a oferecer a estabilidade da articulação sacroilíaca e trabalha de forma sinérgica com o músculo bíceps femoral através de inserções no ligamento sacrotuberal. Ele também age em sinergia com os músculos do assoalho pélvico, do abdome, eretor da espinha, multífido e latíssimo do dorso, a fim de proporcionar força de oclusão das articulações sacroilíacas.[20,21]

Quadro 54-1 Unidade funcional do músculo glúteo máximo

Ações	Sinergistas	Antagonistas
Extensão do tronco	Parte torácica do iliocostal do lombo Parte lombar do iliocostal do lombo Longuíssimo do tórax Isquiotibiais	Iliopsoas Reto do abdome Oblíquo interno do abdome Oblíquo externo do abdome
Extensão do quadril	Isquiotibiais Glúteo médio (fibras posteriores) Glúteo mínimo (fibras posteriores) Obturador interno Adutor magno	Iliopsoas Reto femoral Tensor da fáscia lata
Abdução do quadril	Glúteo médio Glúteo mínimo Tensor da fáscia lata Obturador interno	Adutor magno Adutor longo Adutor curto Pectíneo Grácil
Rotação lateral do quadril	Piriforme Obturador interno Obturador externo Quadrado femoral Gêmeos superior e inferior	Adutor Tensor da fáscia lata

3. APRESENTAÇÃO CLÍNICA

3.1. Padrão de dor referida

PGs no músculo glúteo máximo podem gerar sintomas referidos, inclusive dor, ao sacro, à nádega inferior, ao cóccix, à prega glútea, à região sacrococcígea e, lateralmente, à área inferior à crista ilíaca (Figura 54-2). PGs nesse músculo referem dor localmente à região das nádegas e não costumam atingir extremidades inferiores, diferindo dos músculos glúteos médio e mínimo, capazes de gerar sintomas referidos até as extremidades inferiores. PGs encontrados junto à inserção sacral podem referir dor na fissura glútea, podendo chegar à área perto da articulação sacroilíaca e próximo da coxa posterior proximal. PGs encontrados logo acima do túber isquiático geralmente irão gerar dor referida por toda região das nádegas, causando profunda sensibilidade. Os PGs encontrados junto às fibras inferiores médias do músculo glúteo máximo normalmente causarão dor junto ao cóccix (Figura 54-2).

3.2. Sintomas

Pacientes com PGs ativos no glúteo máximo podem reportar dor ao sentarem-se. Podem tentar evitar colocar pressão sobre a área dos PGs ativos e inclinarem-se para um lado, ou virarem-se na cadeira em razão do desconforto. Deformidade significativa do músculo glúteo máximo inferior e de tecidos moles foi observada por imagem com ressonância magnética (RM) cinética, com a pessoa sentada. O glúteo máximo se afasta do ísquio junto da gordura subcutânea em três direções.[24] Seja por pressão isquêmica sobre o músculo ou por tensão colocada sobre tecidos moles em decorrência da deformação, a dor ao sentar pode ocorrer quando PGs estão presentes em todo o aspecto inferior do músculo.[23]

Pacientes com PGs ativos espalhados no glúteo máximo também podem relatar dor ao andar, principalmente subindo encostas, uma vez que a inclinação do tronco para a frente coloca aumento da demanda sobre o músculo. Esses sintomas são capazes de simular os de uma disfunção articular sacroilíaca, já que as atividades agravantes costumam ser as mesmas. A dor resultante

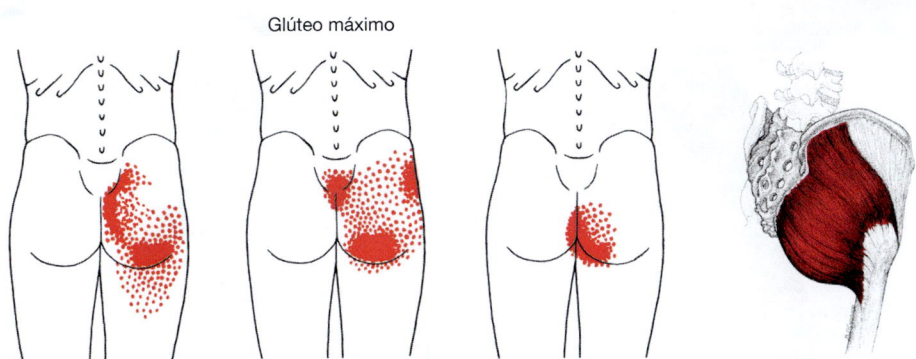

Figura 54-2 Padrões de dor referida (áreas em vermelho contínuo e pontilhadas) de PGs no músculo glúteo máximo.

de PGs nesse músculo intensifica-se por contração vigorosa na posição encurtada, como no nado estilo livre. Essa dor que lembra cãibra tem mais possibilidade de ocorrer na água fria. Atividades esportivas que exijam inícios explosivos, como o tênis e a corrida rápida, aumentam a demanda no glúteo máximo, o que pode resultar no paciente relatando sintomas similares aos de distensão proximal dos isquiotibiais.

3.3. Exame do paciente

Após um exame subjetivo minucioso, o clínico deve realizar um desenho detalhado representando o padrão de dor descrito pelo paciente. Essa descrição ajudará no planejamento do exame físico e pode ser útil no monitoramento da progressão do paciente, à medida que os sintomas melhoram ou mudam. O tipo, a qualidade e a localização da dor devem ser investigados com critério, e o uso de instrumentos padronizados de resultados é imperativo ao examinar pacientes com lombalgia e/ou disfunções em extremidades inferiores.

Para um exame apropriado do músculo glúteo máximo, o clínico deve observar posturas com o paciente nas posições sentada e em pé. Testes do exame físico devem ser feitos para descarte de alguma patologia lombar, sacroilíaca ou de articulação do quadril. Isso pode incluir teste da amplitude de movimentos do quadril e coluna lombar; teste de movimento acessório passivo do quadril, articulação sacroilíaca e/ou coluna lombar; teste de força do glúteo máximo e outros músculos do quadril; e qualquer teste neurológico adequado ou testes ortopédicos. Deve ser feito um levantamento criterioso de dados para descartar irradiação nas nádegas a partir de outros músculos, articulações e tecidos neurais capazes de irradiar para a mesma região.

Uma vez que o glúteo máximo tem imenso papel na manutenção da estabilidade da pelve sobre as extremidades inferiores durante o andar, há necessidade de uma observação do padrão de marcha do paciente.[17] Desvios comuns na marcha incluem padrão antálgico de marcha, lordose aumentada com anteroversão pélvica[15] ou uma fase reduzida do pé sobre o solo (na marcha) no lado afetado e uma fase correspondente de balanço breve no lado contralateral. A interdependência regional da coluna lombossacral e da articulação do quadril torna necessário o exame dessas relações em uma cadeia cinética fechada e aberta.

Uma atividade funcional que deve ser avaliada durante a posição em pé é o agachamento duplo, que deve ser observado a partir de uma perspectiva sagital (Figura 54-3A). O clínico deve observar qualquer movimento excessivo na região lombossacral ou em articulação do quadril. Durante um agachamento correto, o paciente deve ser capaz de realizar uma boa amplitude de flexão do quadril, sem hiperextensão excessiva lombar ou anteroversão pélvica excessiva (Figura 54-3B). O movimento da posição em pé para sentada deve ser observado para examinar o controle excêntrico do glúteo máximo durante o sentar e a amplitude de movimento de flexão do quadril. Mais testes da interdependência local podem incluir o balanço sobre a postura de quatro apoios, olhando para a amplitude de movimentos do quadril em relação à posição da coluna lombar. O paciente tenta sentar-se sobre os cal-

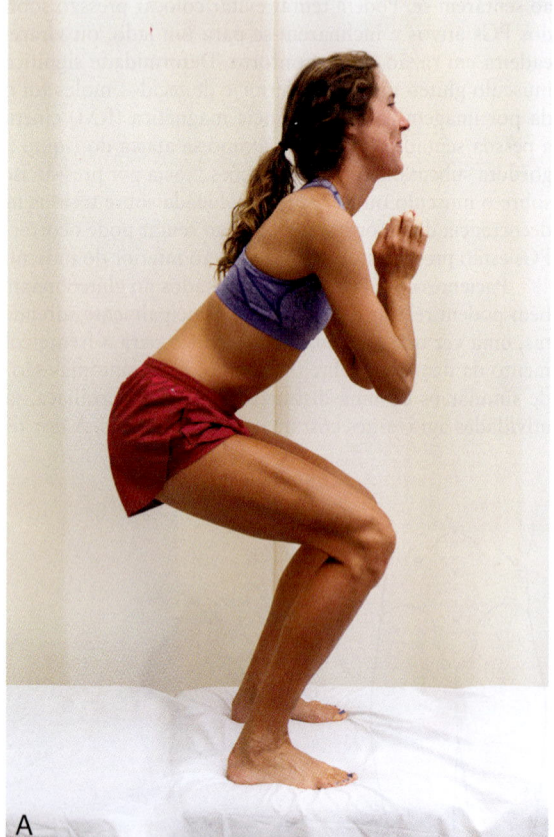
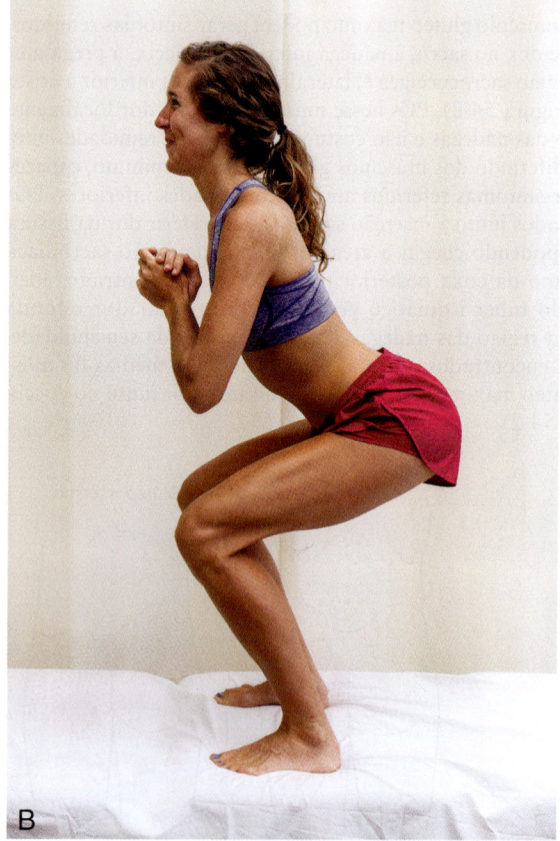

Figura 54-3 Agachamento com as duas pernas. (A) Alinhamento neutro da coluna lombar, com um bom controle do músculo glúteo máximo. (B) Lordose lombar excessiva em razão de músculos glúteos inibidos.

canhares usando a flexão do quadril, sem movimentos excessivos na coluna lombossacral (Figura 54-4).

O paciente também deve ser observado em cadeia cinética aberta na posição prona. A linha de horizonte (*gluteal skyline*) dos glúteos pode ser avaliada para a determinação de atrofia e inibição dos glúteos, que podem indicar patologia na raiz nervosa L5-S2 ou no nervo glúteo inferior (Figura 54-5). Inicialmente, a massa muscular do paciente é observada em repouso, com ele em pronação; em seguida, o paciente é orientado a contrair os dois músculos glúteos máximos, e o clínico avalia essas contrações em relação à simetria bilateral. Quando observada uma assimetria no volume ou na ativação dos glúteos máximos, devem ser feitas mais avaliações para determinar se a causa é neurológica ou se a origem miofascial é justificada.[25] Uma vez que o músculo glúteo máximo tende a atrofiar em mulheres com lombalgia, uma disfunção nesse músculo costuma necessitar de uma avaliação mais global.[26]

O controle que o glúteo máximo tem da extensão do quadril deve ser avaliado também em pronação (Figura 54-6A). Passivamente, o clínico estende o quadril do paciente ao mesmo tempo que monitora a posição do trocanter maior (Figura 54-6B). Em seguida, lentamente, ele libera a extremidade inferior enquanto o paciente tenta manter a posição com o quadril estendido (Figura 54-6C). O trocanter maior deve permanecer na mesma posição se os extensores do quadril forem capazes de manter o fêmur no centro da rotação.[27]

Amplitude de movimentos do quadril, força muscular e padrões de ativação de músculos devem ser avaliados em todos os planos. Avaliação do comprimento muscular de músculos flexores do quadril uni e biarticulares deve ser feita (Figura 54-7). Amplitude de movimento e os padrões de ativação da extensão do quadril devem ser avaliados em pronação, e o clínico deve observar a sequência da extensão do quadril, a rotação anterior do ílio e o tempo da extensão lombar. Janda descreveu um padrão de ativação muscular durante extensão de quadril que inclui a seguinte sequência de desencadeamento de músculos: isquiotibiais, glúteo máximo e paraespinais contralaterais seguidos dos músculos paraespinais ipsilaterais. A coluna lombar deve ser mantida em posição neutra, e qualquer desvio é indicativo de comprometimento do movimento.[28] Em supino, a manobra da ponte pode ser usada para avaliar controle motor e força do glúteo máximo. O clínico observa tanto a extensão do quadril como a posição do tronco (Figura 54-8A e B). Reiman e colaboradores[29] descobriram que manobra de ponte em supino seria capaz de induzir uma contração moderada (25% de contração isométrica voluntária máxima) do glúteo máximo. Para testar ainda mais o glúteo máximo, solicita-se ao paciente que estenda a extremidade inferior oposta, que desafia o músculo no lado que apoia peso. O clínico observa se a pelve cai ou ergue-se de modo excessivo no lado sem apoio, avaliando a capacidade do glúteo máximo, no lado que suporta peso, de controlar a posição da pelve (Figura 54-8C). Isso também pode

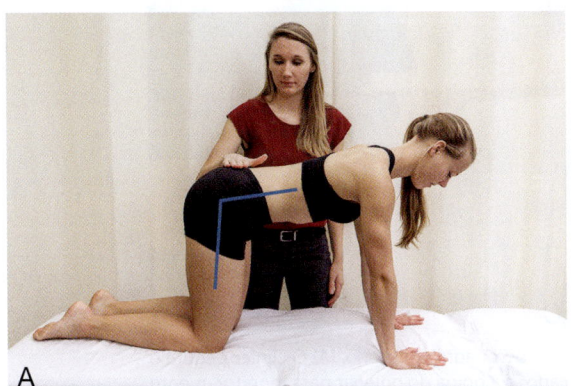
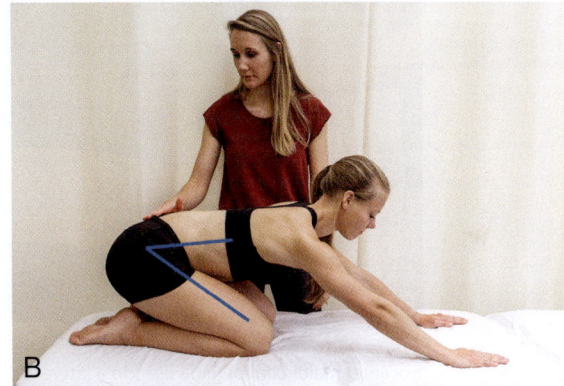

Figura 54-4 Balanço sobre quatro apoios. (A) Posição inicial, com o quadril em aproximadamente 90° e a coluna lombar em posição neutra. (B) Posição final, com flexão máxima do quadril e flexão mínima lombar.

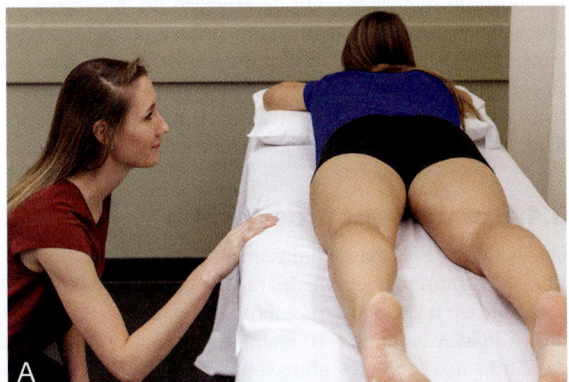
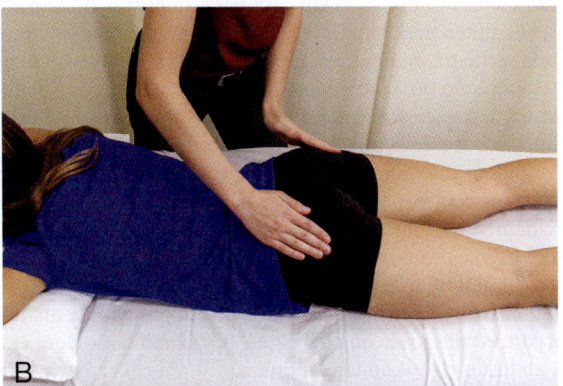

Figura 54-5 Avaliação da "linha do horizonte" do glúteo (*gluteal skyline*). (A) Inicialmente, os músculos glúteos são avaliados quanto à simetria em repouso. (B) Solicita-se à paciente que contraia os glúteos máximos direito e esquerdo, para que o controle e a força de contração sejam avaliados em relação a incongruências.

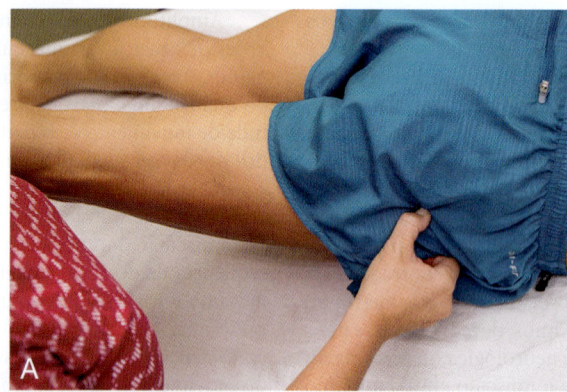
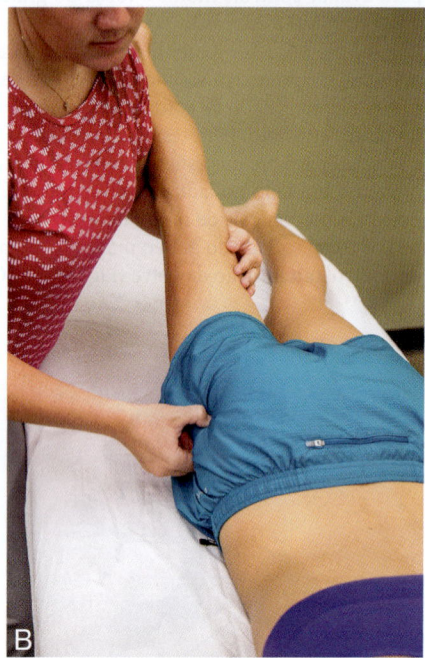
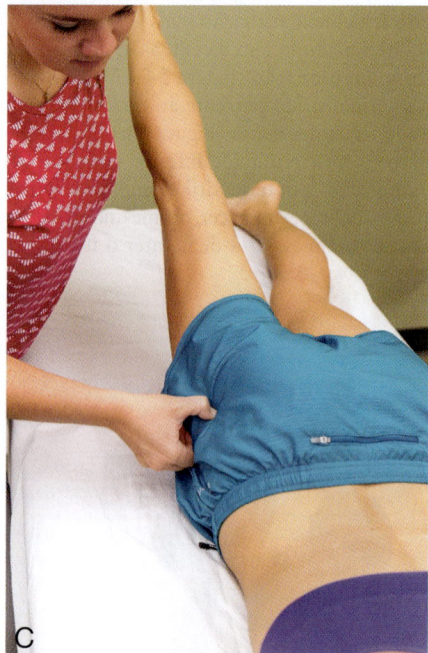

Figura 54-6 Avaliação do controle motor em extensão do quadril em prono. (A) O clínico segura o trocanter maior com pegada usando a lateral do indicador e a polpa do polegar para monitoramento de sua posição. (B) Passivamente, o clínico coloca o quadril na amplitude final de extensão monitorando a posição do trocanter maior. (C) O clínico libera a perna e monitora a posição do trocanter maior.

ser usado como um exercício em casa para aumentar o controle do músculo glúteo máximo. Um teste manual tradicional do músculo pode ser feito; embora, na experiência clínica, teste manual do glúteo máximo possa dar como diagnóstico apenas de "bom" até "normal", o paciente ainda pode demonstrar controle motor insatisfatório durante as atividades funcionais.

Se o glúteo máximo mostra ter padrões comprometidos de ativação muscular, o paciente deve ser colocado em programa de retreinamento do músculo imediatamente. A Figura 54-9 e o Quadro 54-2 mostram uma progressão em três níveis para retreinamento do glúteo máximo. Selkowitz e colaboradores[30] descobriram que o retreinamento desse músculo em posição de quatro apoios, com extensão de quadril e joelho, e combinado com extensão, abdução e rotação lateral do quadril, foi eficaz em ativar ao máximo o músculo, sem ativação excessiva do tensor da fáscia lata, em comparação com vários outros exercícios comuns.[30] Pesquisadores[31,32] que utilizaram estimulação transmagnética para medir a capacidade excitativa corticomotora do glúteo máximo descobriram que esse treino de ativação do músculo resulta em alterações neuroplásticas que aumentam a ativação durante movimentos extensores do quadril, inclusive os que usam músculos sinergistas.[31,32] As pessoas também podem ser beneficiadas com a realização de atividades de fortalecimento do tronco para reduzir a demanda colocada sobre o glúteo máximo.

3.4. Exame de pontos-gatilho

Um exame de PGs exige conhecimentos específicos de direção das fibras dos músculos glúteos para que o clínico possa estar mais confiante em relação aos músculos nos quais possam ser encontrados os PGs. A Figura 54-10 é uma representação da estruturação das fibras nos músculos glúteos máximo, médio e mínimo. Uma palpação plana transversa pode ser empregada para o exame de PGs no glúteo máximo, dependendo da região do músculo a ser examinada. O glúteo máximo pode ser avaliado com o paciente em decúbito lateral (Figura 54-11), com os quadris flexionados

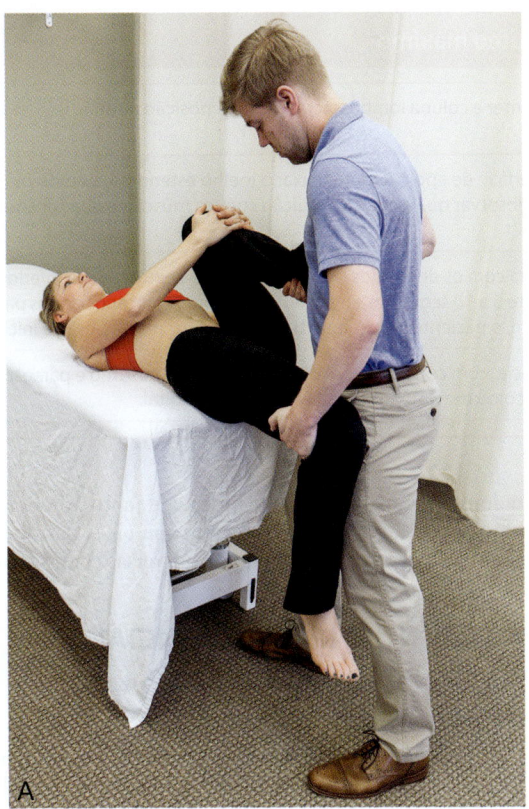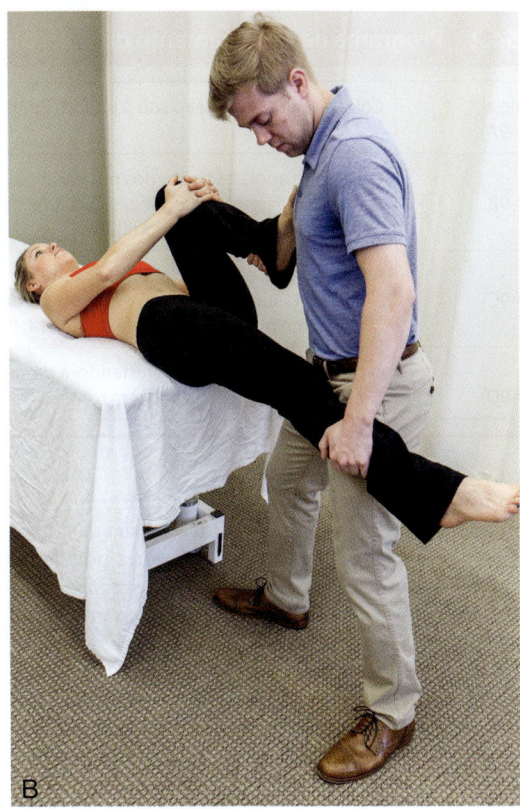

Figura 54-7 Posição do teste de Thomas para avaliação do comprimento do flexor do quadril. (A) Músculos monoarticulares. (B) Músculos biarticulares.

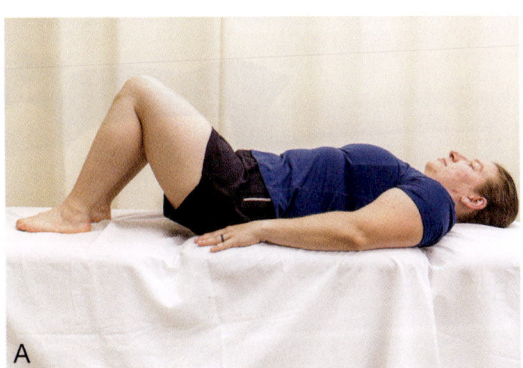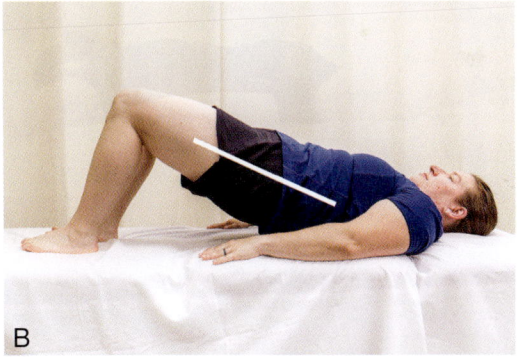

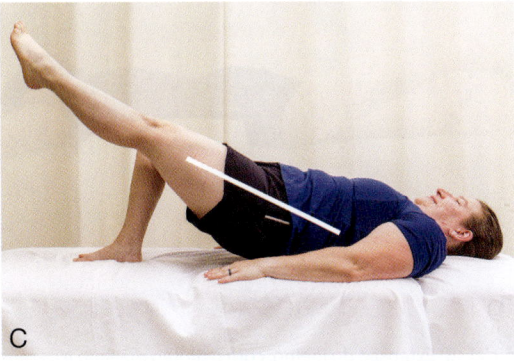

Figura 54-8 Manobra da ponte para avaliar a força e o controle motor do glúteo máximo. (A) Posição inicial. (B) Posição final, com tronco e quadril alinhados. (C) Desafio do músculo glúteo máximo direito.

Quadro 54.2 Programa de retreinamento do músculo glúteo máximo

Posição inicial (Figura 54-9A)	Coloca-se um travesseiro sob o abdome para manter a coluna lombossacral em uma posição neutra.
Nível 1 (Figura 54-9B)	O paciente apoia os dedos dos pés em uma superfície de apoio e tenta deixar o joelho estendido, usando os músculos glúteo máximo e isquiotibiais. O clínico deve observar qualquer substituição com os músculos quadríceps femoral e/ou paraespinal toracolombares.
Nível 2 (Figura 54-9C)	A partir da posição do Nível 1, o paciente faz ponta com os dedos dos pés, de modo que a extremidade inferior não tenha mais apoio, mantendo essa posição durante 6 a 10 segundos antes de, lentamente, colocar os dedos para baixo, conforme mostrado na figura do Nível 1. Por fim, o paciente lentamente baixa os joelhos para a posição inicial.
Nível 3 (Figura 54-9D)	O paciente ergue a perna, afastando-a da superfície, com controle dos isquiotibiais, glúteo máximo e paraespinais contralateral e ipsilateral, sem rotação do tronco ou movimento excessivo no plano sagital.

para que se consiga uma folga do tecido, ou em pronação. As fibras superiores podem ser palpadas por palpação plana das fibras transversas (Figura 54-11A e B), e as fibras inferiores podem ser examinadas por palpação em pinça das fibras transversas (Figura 54-11C). Porém, todas as partes do glúteo máximo podem ser examinadas quanto a PGs por meio de palpação plana das fibras transversas. Para alguns pacientes, uma flexão maior do quadril pode ser útil para aumentar a sensibilidade dos PGs à palpação. Acompanhando os aspectos inferior e inferolateral do glúteo máximo, deve ser feito um exame criterioso para diferenciar a orientação das fibras do glúteo máximo dos músculos piriforme e rotadores laterais do quadril. Um exame junto à borda inferior do músculo pode ser feito por palpação em pinça das fibras transversas ou palpação plana das fibras transversas contra o ísquio.

4. DIAGNÓSTICO DIFERENCIAL
4.1. Ativação e perpetuação de pontos-gatilho

Uma postura ou atividade que ative um PG, quando não corrigida, também pode perpetuá-lo. Em qualquer parte do glúteo máxi-

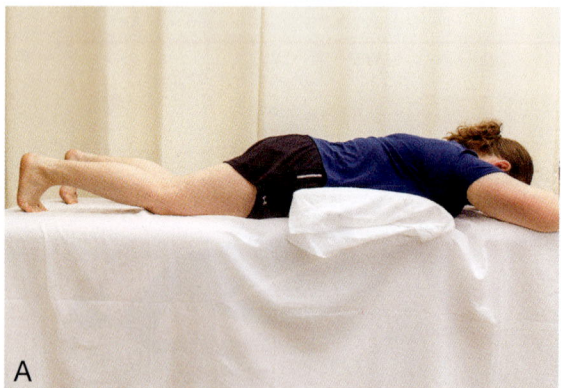
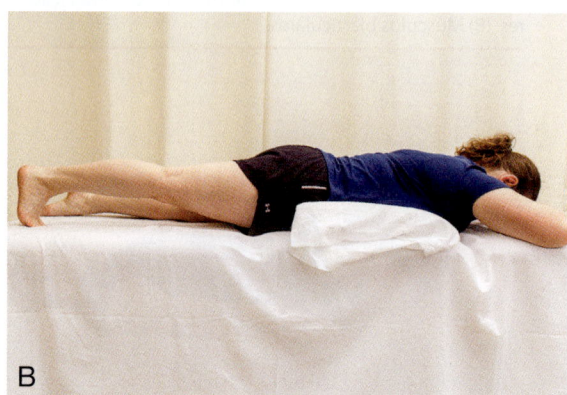
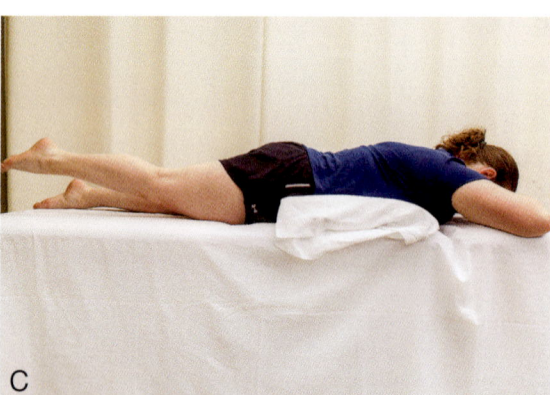
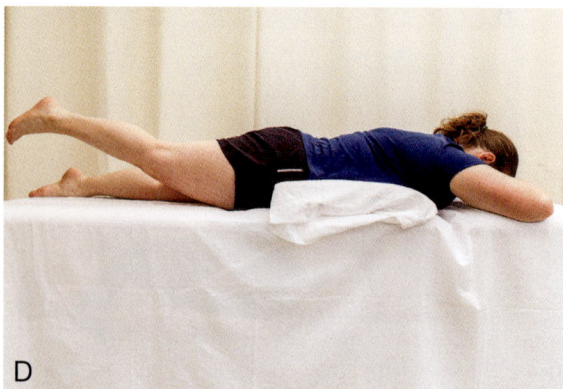

Figura 54-9 Retreinamento do músculo glúteo máximo. (A) Posição inicial. (B) Extensão do joelho, com o glúteo máximo e os músculos isquiotibiais com os pés sobre a mesa. (C) Deixar o joelho reto com os músculos glúteo máximo e isquiotibiais, seguido dos dedos dos pés. (D) Elevação da perna, afastando-a da mesa.

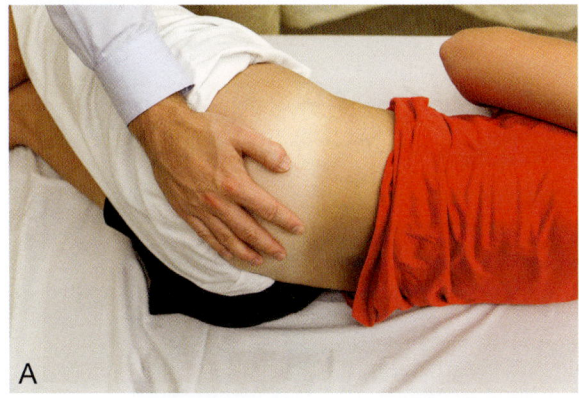
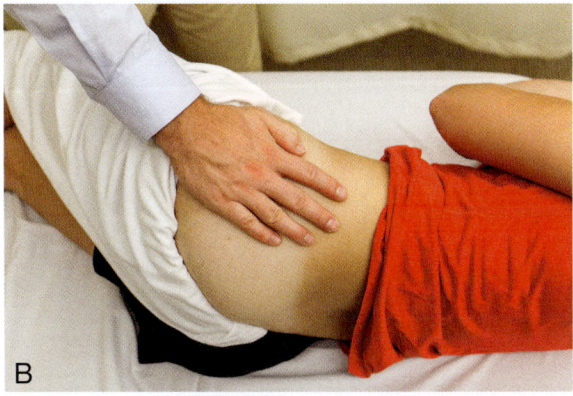
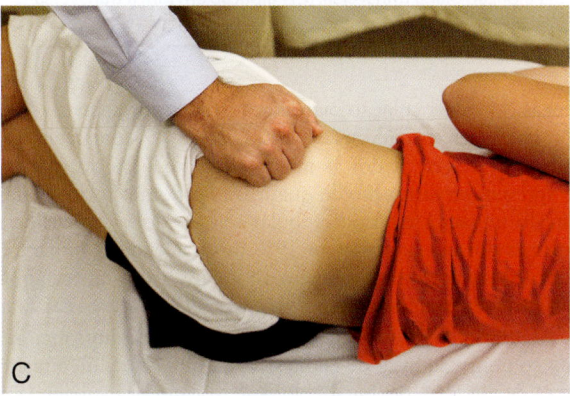

Figura 54-10 Orientação das fibras dos músculos glúteos. (A) Glúteo máximo. (B) Glúteo médio. (C) Glúteo mínimo.

mo, os PGs podem ser ativados por carga excêntrica não habitual, exercício excêntrico em músculo destreinado ou carga concêntrica máxima ou submáxima.[33] PGs também podem ser ativados ou agravados quando o músculo é colocado em uma posição encurtada e/ou alongada por período prolongado.

PGs no glúteo máximo podem ser ativados por ações que colocam o músculo sob demanda maior e sobrecarregam sua capacidade. Uma queda ou quase queda pode causar sobrecarga aguda do músculo, especialmente se ele sustenta uma vigorosa contração excêntrica em uma tentativa de prevenir a queda. O impacto de um golpe direto em uma das nádegas, como nas quedas para trás, em um degrau ou no chão, pode ser responsável por iniciar PGs no glúteo máximo. Sentar-se sobre a carteira colocada no bolso traseiro da calça é capaz de perpetuar e agravar PGs nos músculos glúteos em razão da concentração de pressão sobre eles. A dor que resulta na porção inferior das costas e nas nádegas pode ser erroneamente atribuída à compressão de nervo e recebe o nome de "ciática do bolso traseiro".[34] No entanto, a dor referida de PGs no glúteo máximo, por si só, não se distribui por todo o nervo ciático. Dormir sobre um dos lados com a coxa do membro que está por cima muito flexionada pode tensionar em demasia o glúteo máximo do membro e ativar PGs.

Outra causa comum, ainda que evitável, de ativação de PGs nos glúteos máximo ou médio é a injeção intramuscular de algum fármaco irritante na área dos glúteos.[35] Por ser o músculo glúteo mais superficial, o glúteo máximo é o que, mais provavelmente, será injetado. Pessoas que aplicam essas injeções devem palpar os músculos em busca de PGs e evitar todos os pontos hipertensos. Diluir o material a ser injetado com uma igual quantidade de solução de procaína a 2% pode prevenir a ativação de um PG latente, caso o medicamento seja acidentalmente injetado na região dos PGs.

Atividades físicas capazes de perpetuar PGs no glúteo máximo incluem o nado livre (*crawl*), que exige hiperextensão da coluna lombar, além de extensão do quadril. Essa contração potente do glúteo máximo e dos músculos extensores paraespinais inferiores em uma posição fortemente encurtada é capaz de ativar e perpetuar seus PGs. Uma causa similar de sobrecarga do glúteo máximo pode ser os exercícios de condicionamento (elevação das pernas) que estendem em demasia a porção inferior das costas e do quadril, ou na posição prona ou em pé. Tarefas repetitivas, como inclinar-se frequentemente para a frente ao erguer um bebê do local de brincadeiras ou do berço, levantar uma caixa do chão com inclinação do corpo ou retirar plantas indesejadas do canteiro, podem perpetuar PGs no glúteo máximo.

O glúteo máximo oferece estabilidade ao tronco e à pelve, e é envolvido, de forma inata, no movimento dos quadris e das extremidades inferiores, na marcha, nos movimentos de subida, no levantamento de itens e nos arremessos.[16,21,36] Atividades com potencial de perpetuar PGs podem incluir andar ou correr em terreno com subidas, subida em escadas ou retorno a uma posição em pé a partir de um agachamento.

Alterações biomecânicas ou de controle motor na área lombopélvica e do quadril também podem afetar a ativação do glúteo máximo e causar a perpetuação de PGs. Atividade aumentada desse músculo parece ocorrer em pacientes com lombalgia crônica.[37] Patologia do quadril parece alterar padrões de recrutamento muscular, aumentando ou inibindo a ativação do glúteo máximo.[38-40] Artrite do quadril demonstrou causar aumento da ativação do músculo glúteo máximo durante a fase de apoio médio da marcha.[39] Alterações na função dos pés, que levam a uma pronação excessiva, também podem provocar ativação de PGs nos glúteos. Pronação anormal pode causar rotação medial excessiva do quadril durante a fase de apoio na caminhada, e esse movimento é contrabalançado pela atividade das fibras horizontais do glúteo máximo, que pode levar a uma sobrecarga do músculo.

Padrões alterados de ativação dos músculos glúteos e aparecimento de PGs no glúteo máximo são achados clínicos comuns presentes em disfunções das extremidades inferiores, fibromialgia,[41] síndromes na região lombar[42] e disfunção articular sacroilíaca.[43,44] Adelmanesh e colaboradores[42] encontraram associações entre PGs nos músculos glúteos e radiculopatia lombar em 76,4% dos pacientes, quando comparados a 1,9% de sujeitos controle. PGs nos glúteos também foram encontrados em outras condições das extremidades inferiores, como a síndrome da dor patelofemoral.[45]

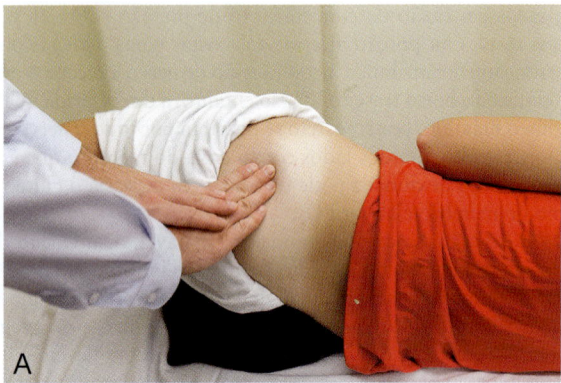
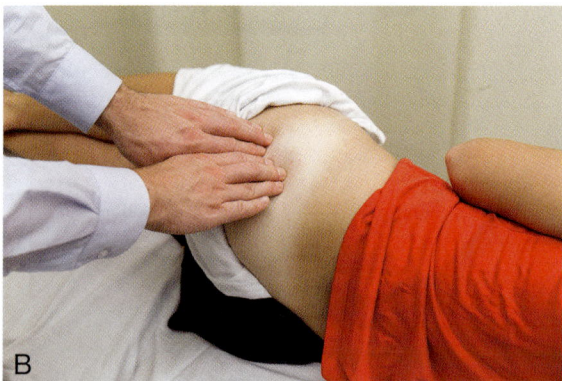
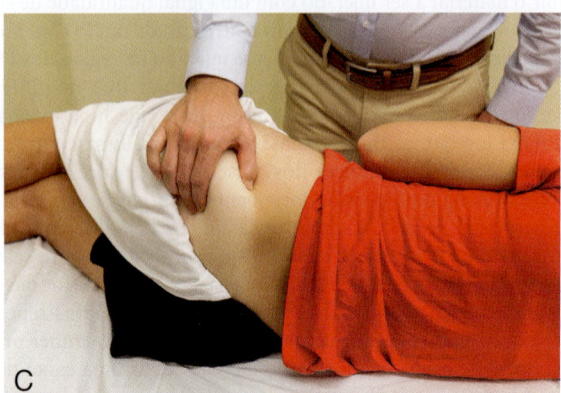

Figura 54-11 Exame em busca de PGs no músculo glúteo máximo. (A) e (B) Palpação plana transversa. (C) Palpação em pinça transversa para a região inferior do músculo glúteo máximo.

4.2. Pontos-gatilho associados

PGs associados podem surgir nas áreas de dor referida causadas por PGs primários.[46] Portanto, músculos nas áreas de dor referida de cada músculo acometido também devem ser examinados. Exemplos de músculos no quadril que devem ser examinados incluem o piriforme, o glúteo médio, a porção posterior do glúteo mínimo, o quadrado do lombo, os obturadores interno e externo, os gêmeos superior e inferior, os isquiotibiais proximais, o adutor magno e os músculos coccígeos.[23]

Os músculos que podem referir dor às nádegas também devem ser avaliados. Incluem o iliocostal lombar, o longuíssimo do tórax, o quadrado do lombo, o semitendíneo, o semimembranáceo, o reto do abdome, o assoalho pélvico e o sóleo.[23] O músculo multífido lombar também parece referir dor às nádegas, sendo capaz de simular os padrões de dor associados aos músculos glúteos máximo, médio e mínimo ou ao piriforme.[47]

Os músculos antagonistas iliopsoas e reto do abdome também podem desenvolver PGs que exijam tratamento para a obtenção da liberação de PG no glúteo máximo e obter uma postura ereta total.

4.3. Patologias associadas

O diagnóstico diferencial das condições clínicas deve incluir patologia lombar (inclusive disfunção de faceta ou do disco intervertebral), dor radicular ou radiculopatia lombar, disfunção da articulação sacroilíaca, coccidinia ou patologia de quadril. As nádegas são uma área comum de dor referida de várias outras patologias; assim, um exame completo deve ser feito. Com frequência, disfunções na faceta lombar e na articulação sacroilíaca referem dor às nádegas.[48,49] A articulação sacroilíaca irradia dor apenas às nádegas e, por vezes, às nádegas e a outras áreas.[50,51] A articulação do quadril parece referir dor às nádegas em até 71% dos pacientes que apresentam disfunção do quadril.[52] Embora o relato mais comum do impacto femoroacetabular seja de dores na virilha, foi detectada dor nas nádegas em 29% dos pacientes.[53] Impacto em ligamento isquiofemoral também pode causar dor na região inferior das nádegas que simula referência de PG no glúteo máximo.[54]

Alguns indivíduos com sensibilidade no trocanter maior, aliviada com injeção local de anestésico, têm PGs no glúteo máximo em vez de, ou além de, bursite. Bursite trocantérica subaguda costuma estar associada à dor na área inferior das costas, a doenças do quadril e/ou a discrepâncias nas pernas, condições geralmente associadas a PGs da musculatura dos glúteos. No entanto, a localização da bolsa sinovial é mais lateral do que a área onde costumam ser encontrados os PGs do glúteo máximo. Quando presentes, PGs nesse músculo superficial devem ser passíveis de detecção por suas bandas tensionadas, sensibilidade pontual e sintomas referidos.

5. AÇÕES CORRETIVAS

Pacientes com PGs ativos no glúteo máximo devem limitar a duração do tempo que ficam sentados. Principalmente aqueles que trabalham com computador devem fazer uma avaliação ergonômica e, quando necessário, devem ser feitas adaptações à estação de trabalho. Mudanças comportamentais que incluam pequenos intervalos de movimentação, uso de uma mesa para trabalho na posição em pé, ou melhora do apoio postural também ajudarão a reduzir os sintomas. Uso de um *timer* na sala que lembre o paciente de levantar, andar pelo local e reiniciar o dispositivo antes de voltar à cadeira pode ajudar como estratégia de estímulo aos movimentos, com distração mínima dos pensamentos. É necessário considerar o modelo da cadeira e o material do assento, uma vez que eles ditam a quantidade de pressão e a área de contato com as nádegas, bem como a perfusão tissular resultante.[55]

Aperfeiçoamentos na postura e suporte postural também podem ajudar a reduzir a dor de PGs no músculo glúteo máximo. Dormir de lado, com o lado dolorido para cima, e a colocação de um travesseiro entre os joelhos podem ser úteis para reduzir os sintomas e melhorar a qualidade do sono.

PGs no glúteo máximo podem ser tratados com técnicas de autoliberação miofascial usando uma bola de *lacrosse* ou outros instrumentos de autoliberação miofascial de PGs, com base em preferências individuais e na mobilidade geral (Figura 54-12A). O paciente pode colocar um instrumento arredondado de autoliberação (como uma bola ou um domo) no chão e, devagar, aplicar pressão aos PGs, acomodando as nádegas sobre o instrumento e colocando peso por meio dos braços para moderar a pressão (Figura 54-12B e D). Essa técnica também pode ser usada em uma parede (Figura 54-12C). Um recurso de autoliberação envolvendo a região pode ser usado com o indivíduo na posição em pé

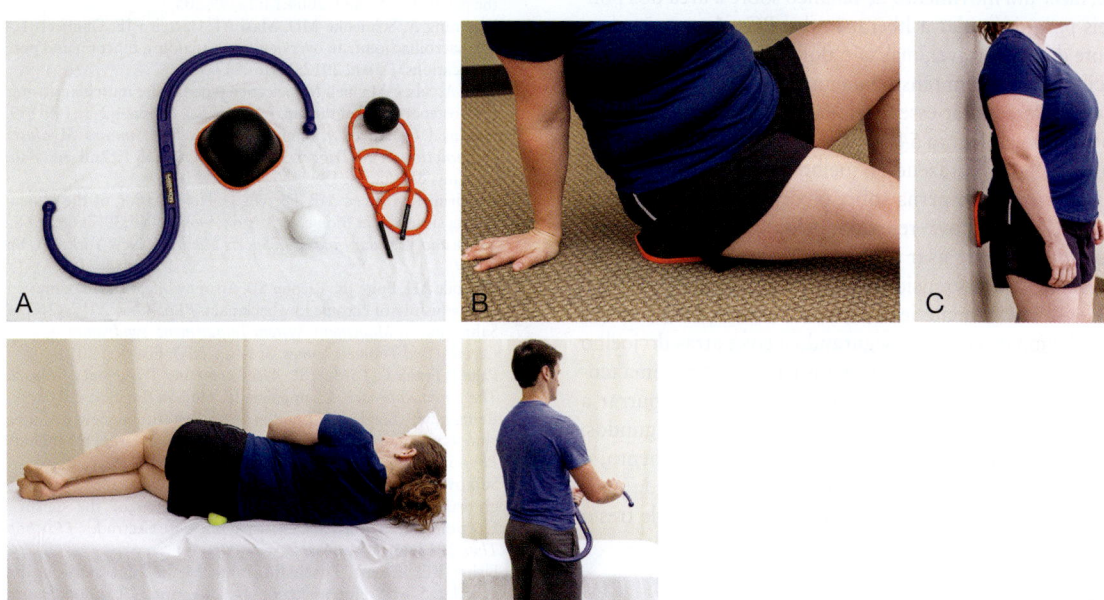

Figura 54-12 Autoliberação miofascial de PGs. (A) Exemplos de instrumentos de liberação de PG. (B) Autoliberação miofascial com instrumento maior para a paciente sentada. (C) Em pé, contra a parede. (D) Em decúbito lateral com bola de tênis. (E) Instrumento de autoliberação.

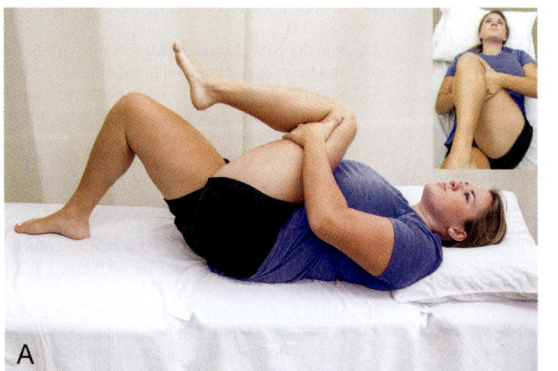
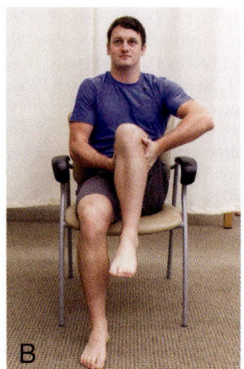

Figura 54-13 Autoalongamento do músculo glúteo máximo. (A) Em supino, a paciente empurra o joelho na direção do ombro oposto para flexionar o quadril, segurando a coxa distal (mas não a perna). Essa forma de segurar evita pressão por flexão excessiva sobre a articulação do joelho. Deve ser sentido um tensionamento nas nádegas, que deve ser mantido por 30 segundos, com quatro repetições. (B) Sentado, o indivíduo leva o joelho na direção do ombro oposto para flexionar o quadril, segurando a coxa distal (mas não a perna). O paciente usa as mãos para resistir a um esforço voluntário e suave pelos músculos das extremidades inferiores para estender a coxa na região do quadril, durante 6 a 10 segundos, seguido de relaxamento. O paciente puxa a coxa um pouco mais alto e repete a sequência.

(Figura 54-12E). Para todas as técnicas de autoliberação miofascial, o paciente deve manter a pressão durante 15 a 30 segundos, com até seis repetições. A autoliberação pode ser repetida a cada 2 a 3 horas, desde que seja obtido alívio. Deve-se cuidar pressão excessiva (além de 4, em uma escala da dor até 10) sobre os PGs, a qual pode, na verdade, causar sua ativação e perpetuação.

O rolo de liberação miofascial pode ser usado para liberar PGs no glúteo máximo, sendo algo de uso comum por atletas. O paciente se senta sobre o rolo, inclina-se levemente para trás apoiando-se nas mãos e trabalha, devagar, da parte inferior dos glúteos à superior. Enquanto faz a rolagem, deve interromper e, lentamente, fazer um movimento de balanço sobre a área dos pontos sensíveis para estimular a liberação dos PGs. A pressão deve ser levemente desconfortável, mas não dolorida.

É difícil conseguir um tensionamento específico do músculo glúteo máximo. Para tentar esse tensionamento, o paciente se deita em decúbito dorsal (Figura 54-13A) ou se senta na beira de uma cadeira (Figura 54-13B), trazendo o joelho envolvido para o peito e, em seguida, cruzando a perna sobre o corpo. O tensionamento é mantido por 30 segundos e repetido, pelo menos, quatro vezes. O paciente também pode usar a técnica do mantém-relaxa para melhorar a eficiência do tensionamento. Enquanto estiver sentado, o paciente inicialmente leva o joelho na direção do ombro oposto para flexionar o quadril, segurando a coxa atrás do joelho (Figura 54-13B). Em seguida, usa as mãos para resistir a uma tentativa voluntária e suave dos músculos glúteos para empurrar a coxa para baixo, na direção do solo, durante 6 a 10 segundos, imediatamente seguido de relaxamento. Após o relaxamento, o paciente traz a coxa um pouco mais alto, alongando ainda mais as nádegas, e repete a sequência. Isso pode ser repetido de três a cinco vezes e de duas a três vezes ao dia.

Referências

1. Ward SR, Eng CM, Smallwood LH, Lieber RL. Are current measurements of lower extremity muscle architecture accurate? *Clin Orthop Relat Res.* 2009;467(4):1074-1082.
2. Inman VT. Human locomotion. *Can Med Assoc J.* 1966;94(20):1047-1054.
3. Bollet AJ. The relationship of the gluteus maximus to intelligence. *Medical Times.* 1984;112:109-112.
4. Rasch PJ, Burke RK. *Kinesiology and Applied Anatomy: The Science of Human Movement.* 6th ed. Philadelphia, PA: Lea & Febiger; 1978 (pp. 273-274).
5. Hunter WS. Contributions of physical anthropology to understanding the aches and pains of aging. In: Bonica JJ, Albe-Fessard D, eds. *Advances in Pain Research and Therapy.* Vol 1. New York, NY: Raven Press; 1976:901-911.
6. Weber EF. Ueber die Langenverhaltnisse der Fleischfasern der Muskeln in Allgemeinen. *Berichte uber die Verhandlungen der Koniglich Sachsischen Gesellschaft der Wissenschaften zu Leipzig.* 1851;3:63-86.
7. Standring S. *Gray's Anatomy: The Anatomical Basis of Clinical Practice.* 41st ed: London, UK: Elsevier; 2015.
8. Porterfield JA, DeRosa C. *Mechanical Low Back Pain: Perspectives in Functional Anatomy.* 2nd ed. Philadelphia, PA: Saunders; 1998 (pp 102-108).
9. Stecco A, Gilliar W, Hill R, Fullerton B, Stecco C. The anatomical and functional relation between gluteus maximus and fascia lata. *J Bodyw Mov Ther.* 2013;17(4):512-517.
10. Barker PJ, Hapuarachchi KS, Ross JA, Sambaiew E, Ranger TA, Briggs CA. Anatomy and biomechanics of gluteus maximus and the thoracolumbar fascia at the sacroiliac joint. *Clin Anat.* 2014;27(2):234-240.
11. Ferner H, Staubesand J. *Sobotta Atlas of Human Anatomy.* Vol 1. 10th ed. Baltimore, MD: Urban & Schwartzenberg; 1983.
12. Ferner H, Staubesand J. *Sobotta Atlas of Human Anatomy.* Vol 2. 10th ed. Baltimore, MD: Urban & Schwarzenberg; 1983.
13. Florian-Rodriguez ME, Hare A, Chin K, Phelan JN, Ripperda CM, Corton MM. Inferior gluteal and other nerves associated with sacrospinous ligament: a cadaver study. *Am J Obstet Gynecol.* 2016;215(5):646.e1-646.e6.
14. Selkowitz DM, Beneck GJ, Powers CM. Comparison of electromyographic activity of the superior and inferior portions of the gluteus maximus muscle during common therapeutic exercises. *J Orthop Sports Phys Ther.* 2016;46(9):794-799.
15. Oatis C. *Kinesiology: The Mechanics and Patho Mechanics of Human Movement.* 2nd ed. Baltimore, MD: Lippinott, Williams & Wilkins; 2009 (pp. 712, 713).
16. Bartlett JL, Sumner B, Ellis RG, Kram R. Activity and functions of the human gluteal muscles in walking, running, sprinting, and climbing. *Am J Phys Anthropol.* 2014;153(1):124-131.
17. Lieberman DE, Raichlen DA, Pontzer H, Bramble DM, Cutright-Smith E. The human gluteus maximus and its role in running. *J Exp Biol.* 2006;209(pt 11): 2143-2155.
18. Preece SJ, Graham-Smith P, Nester CJ, et al. The influence of gluteus maximus on transverse plane tibial rotation. *Gait Posture.* 2008;27(4):616-621.
19. Teng HL, Powers CM. Hip-extensor strength, trunk posture, and use of the knee-extensor muscles during running. *J Athl Train.* 2016;51(7):519-524.
20. van Wingerden JP, Vleeming A, Buyruk HM, Raissadat K. Stabilization of the sacroiliac joint in vivo: verification of muscular contribution to force closure of the pelvis. *Eur Spine J.* 2004;13(3):199-205.
21. Vleeming A, Schuenke MD, Masi AT, Carreiro JE, Danneels L, Willard FH. The sacroiliac joint: an overview of its anatomy, function and potential clinical implications. *J Anat.* 2012;221(6):537-567.
22. Sirca A, Susec-Michieli M. Selective type II fibre muscular atrophy in patients with osteoarthritis of the hip. *J Neurol Sci.* 1980;44(2-3):149-159.
23. Simons DG, Travell J, Simons L. *Travell & Simon's Myofascial Pain and Dysfunction: The Trigger Point Manual.* Vol 1. 2nd ed. Baltimore, MD: Williams & Wilkins; 1999.
24. Al-Dirini RM, Reed MP, Thewlis D. Deformation of the gluteal soft tissues during sitting. *Clin Biomech (Bristol, Avon).* 2015;30(7):662-668.
25. *Nerve and Vascular Injuries in Sports Medicine.* New York, NY: Springer; 2009 (p. 49).
26. Amabile AH, Bolte JH, Richter SD. Atrophy of gluteus maximus among women with a history of chronic low back pain. *PLoS One.* 2017;12(7):e0177008.
27. Sahrmann S. *Movement System Impairment Syndromes of the Extremities, Cervical and Thoracic Spines.* St Louis, MO: Elsevier; 2010.
28. Page P, Frank C, Lardner R. *Assessment and Treatment of Muscle Imbalance. The Janda Approach.* Champaign, IL: Human Kinetics; 2010 (pp. 79-80).
29. Reiman MP, Bolgla LA, Loudon JK. A literature review of studies evaluating gluteus maximus and gluteus medius activation during rehabilitation exercises. *Physiother Theory Pract.* 2012;28(4):257-268.
30. Selkowitz DM, Beneck GJ, Powers CM. Which exercises target the gluteal muscles while minimizing activation of the tensor fascia lata? Electromyographic assessment using fine-wire electrodes. *J Orthop Sports Phys Ther.* 2013;43(2):54-64.
31. Fisher BE, Lee YY, Pitsch EA, et al. Method for assessing brain changes associated with gluteus maximus activation. *J Orthop Sports Phys Ther.* 2013;43(4): 214-221.
32. Fisher BE, Southam AC, Kuo YL, Lee YY, Powers CM. Evidence of altered corticomotor excitability following targeted activation of gluteus maximus training in healthy individuals. *Neuroreport.* 2016;27(6):415-421.
33. Gerwin RD, Dommerholt J, Shah JP. An expansion of Simons' integrated hypothesis of trigger point formation. *Curr Pain Headache Rep.* 2004;8(6): 468-475.
34. Gould N. Letter: back-pocket sciatica. *N Engl J Med.* 1974;290(11):633.
35. Travell J. Factors affecting pain of injection. *J Am Med Assoc.* 1955;158(5): 368-371.
36. Marzke MW, Longhill JM, Rasmussen SA. Gluteus maximus muscle function and the origin of hominid bipedality. *Am J Phys Anthropol.* 1988;77(4):519-528.
37. Kim JW, Kang MH, Oh JS. Patients with low back pain demonstrate increased activity of the posterior oblique sling muscle during prone hip extension. *PM R.* 2014;6(5):400-405.
38. Freeman S, Mascia A, McGill S. Arthrogenic neuromusculature inhibition: a foundational investigation of existence in the hip joint. *Clin Biomech (Bristol, Avon).* 2013;28(2):171-177.
39. Rutherford DJ, Moreside J, Wong I. Hip joint motion and gluteal muscle activation differences between healthy controls and those with varying degrees of hip osteoarthritis during walking. *J Electromyogr Kinesiol.* 2015;25(6): 944-950.
40. Seijas R, Alentorn-Geli E, Alvarez-Diaz P, et al. Gluteus maximus impairment in femoroacetabular impingement: a tensiomyographic evaluation of a clinical fact. *Arch Orthop Trauma Surg.* 2016;136(6):785-789.
41. Alonso-Blanco C, Fernández-de-las-Peñas C, Morales-Cabezas M, Zarco-Moreno P, Ge HY, Florez-Garcia M. Multiple active myofascial trigger points reproduce the overall spontaneous pain pattern in women with fibromyalgia and are related to widespread mechanical hypersensitivity. *Clin J Pain.* 2011;27(5): 405-413.
42. Adelmanesh F, Jalali A, Jazayeri Shooshtari SM, Raissi GR, Ketabchi SM, Shir Y. Is there an association between lumbosacral radiculopathy and painful gluteal trigger points? A cross-sectional study. *Am J Phys Med Rehabil.* 2015;94(10):784-791.
43. Hungerford B, Gilleard W, Hodges P. Evidence of altered lumbopelvic muscle recruitment in the presence of sacroiliac joint pain. *Spine (Phila Pa 1976).* 2003;28(14):1593-1600.

44. Shadmehr A, Jafarian Z, Talebian S. Changes in recruitment of pelvic stabilizer muscles in people with and without sacroiliac joint pain during the active straight-leg-raise test. *J Back Musculoskelet Rehabil.* 2012;25(1):27-32.
45. Roach S, Sorenson E, Headley B, San Juan JG. Prevalence of myofascial trigger points in the hip in patellofemoral pain. *Arch Phys Med Rehabil.* 2013;94(3):522-526.
46. Hsieh YL, Kao MJ, Kuan TS, Chen SM, Chen JT, Hong CZ. Dry needling to a key myofascial trigger point may reduce the irritability of satellite MTrPs. *Am J Phys Med Rehabil.* 2007;86(5):397-403.
47. Cornwall J, John Harris A, Mercer SR. The lumbar multifidus muscle and patterns of pain. *Man Ther.* 2006;11(1):40-45.
48. van der Wurff P, Buijs EJ, Groen GJ. Intensity mapping of pain referral areas in sacroiliac joint pain patients. *J Manipulative Physiol Ther.* 2006;29(3):190-195.
49. Jung JH, Kim HI, Shin DA, et al. Usefulness of pain distribution pattern assessment in decision-making for the patients with lumbar zygapophyseal and sacroiliac joint arthropathy. *J Korean Med Sci.* 2007;22(6):1048-1054.
50. Slipman CW, Jackson HB, Lipetz JS, Chan KT, Lenrow D, Vresilovic EJ. Sacroiliac joint pain referral zones. *Arch Phys Med Rehabil.* 2000;81(3):334-338.
51. Kurosawa D, Murakami E, Aizawa T. Referred pain location depends on the affected section of the sacroiliac joint. *Eur Spine J.* 2015;24(3):521-527.
52. Lesher JM, Dreyfuss P, Hager N, Kaplan M, Furman M. Hip joint pain referral patterns: a descriptive study. *Pain Med.* 2008;9(1):22-25.
53. Buckland AJ, Miyamoto R, Patel RD, Slover J, Razi AE. Differentiating hip pathology from lumbar spine pathology: key points of evaluation and management. *J Am Acad Orthop Surg.* 2017;25(2):e23-e34.
54. Wilson MD, Keene JS. Treatment of ischiofemoral impingement: results of diagnostic injections and arthroscopic resection of the lesser trochanter. *J Hip Preserv Surg.* 2016;3(2):146-153.
55. Makhsous M, Lin F, Hanawalt D, Kruger SL, LaMantia A. The effect of chair designs on sitting pressure distribution and tissue perfusion. *Hum Factors.* 2012;54(6):1066-1074.

Capítulo 55

Músculo glúteo médio

"Músculo da lombalgia"

Joseph M. Donnelly | Paul Thomas

1. INTRODUÇÃO

O músculo glúteo médio é descrito como análogo ao deltoide nos ombros. É um músculo espesso e com múltiplos feixes que proporciona a maior parte da força necessária à abdução do quadril. Os músculos glúteos médio e mínimo são ativos durante o ciclo da marcha e fundamentais no apoio às extremidades inferiores durante a fase da marcha conhecida como apoio médio (*mid-stance phase*), além de estabilizar a pelve no plano frontal. Pontos-gatilho (PGs) no glúteo médio podem gerar dor referida à região lombar, logo acima e abaixo da linha da cintura, ao sacro, às nádegas, à lateral do quadril e à região posteriossuperior da coxa. Os pacientes podem relatar dificuldades para erguer-se da posição sentada devido à carga excessiva colocada no glúteo médio, ativando e perpetuando seus PGs. Atividades capazes de causar sobrecarga dos glúteos médio e mínimo incluem levantar peso, correr e, geralmente, deslocar o peso para um dos lados, como ao carregar uma criança ou uma carga pesada sobre o quadril. PGs no glúteo médio costumam estar associados a outras condições dolorosas do quadrante inferior. Lombalgia causada por PGs no glúteo médio pode incapacitar e interferir em muitas atividades funcionais. O diagnóstico diferencial deve incluir dor radicular lombar ou radiculopatia, disfunção articular sacroilíaca, síndrome da dor trocantérica maior, patologia ou disfunção articular do quadril e disfunção de joelho. As ações corretivas devem incluir técnicas para melhorar posturas ao sentar e dormir, controle do tronco, mecânica da marcha, autoliberação miofascial (por pressão) e técnicas de autoalongamento. Para uma solução dos problemas, a correção da biomecânica alterada, na cadeia cinética inferior, pode precisar ser abordada.

2. CONSIDERAÇÕES ANATÔMICAS

Em forma de leque, o músculo glúteo médio localiza-se profundamente em relação ao glúteo máximo e superficialmente em relação ao glúteo mínimo. Tem origem na superfície externa do ílio, ao longo dos três quartos anteriores da crista ilíaca, entre as linhas glúteas anterior e posterior, e a partir da aponeurose glútea que cobre os dois terços anterolaterais do músculo.[1,2] A Figura 55-1 descreve as três origens do músculo glúteo médio. Os fascículos profundos surgem da fossa glútea, estendendo-se desde os ligamentos sacroilíacos posteriores e da linha glútea posterior, do corpo do ílio acima da linha glútea anterior e da espinha ilíaca anterossuperior. O local da segunda inserção é junto à superfície profunda da aponeurose glútea e da fáscia lata. O terceiro local é a partir do aspecto posteroinferior da crista ilíaca.[2]

O músculo é multipenado, com mais fascículos e área de secção transversa na porção anterior do que na porção média ou posterior.[2] As fibras na porção anterior do músculo são direcionadas posterior e inferiormente; as fibras na porção média são direcionadas verticalmente; e as fibras da porção posterior são direcionadas anterior e inferiormente, com algumas quase horizontais[2,3] (Figura 55-1). Essas fibras convergem para formar um tendão plano que se insere junto à superfície lateral do trocanter maior do fêmur. Alguns autores também descreveram inserções no aspecto superior, posteromedial, anterossuperior ou posterossuperior do trocanter maior.[1,4,5] Em sua borda posterior, o glúteo médio também pode combinar-se com o piriforme ou o glúteo mínimo.[1,5]

A bolsa trocantérica do músculo glúteo médio separa o tendão da superfície do trocanter maior do fêmur sobre o qual o tendão desliza. A bolsa localiza-se entre a inserção trocantérica do glúteo mínimo proximalmente, e do glúteo médio distalmente.[1]

2.1. Inervação e vascularização

O músculo glúteo médio é inervado pelo nervo glúteo superior, o qual é principalmente derivado das raízes nervosas L4, L5 e S1. O nervo glúteo superior passa entre os músculos glúteos médio e mínimo, enviando ramificações a cada músculo, e, em virtude dessa relação, está vulnerável durante intervenções cirúrgicas (abordagens laterais ou anterolaterais) que exijam separação do músculo glúteo médio.[1] Por exemplo, a abordagem transglútea usada para cirurgias de artroplastia total do quadril costuma causar uma denervação parcial do músculo glúteo médio.[6]

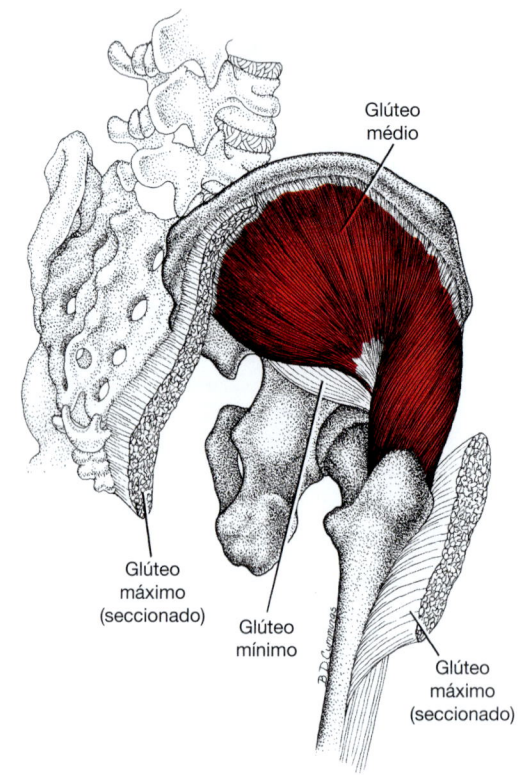

Figura 55-1 Inserções do músculo glúteo médio direito (em vermelho) na vista posterolateral. O glúteo máximo foi seccionado e removido; sua inserção distal está rebatida. Observe as fibras posteriores anteriormente direcionadas e as anteriores posteriormente direcionadas.

O suprimento vascular do glúteo médio ocorre via artéria glútea superior, que sai da pelve por meio do forame isquiático maior superior ao músculo piriforme, deslocando-se anteriormente entre os músculos glúteos médio e mínimo, junto ao nervo glúteo superior.[1,4] O ramo superficial da artéria glútea superior supre o glúteo máximo, ao passo que o ramo profundo da artéria glútea superior supre os músculos glúteo médio, mínimo e tensor da fáscia lata.[1,7]

2.2. Função

Os glúteos médio e mínimo costumam agir juntos como abdutores primários do quadril. No entanto, uma análise do braço de momento do músculo glúteo médio sugere que, quando o quadril flexiona além de 20°, todo o músculo é responsável pela rotação medial e tem uma capacidade limitada de fazer abdução de quadril nessa posição.[8,9]

Com frequência, o glúteo médio apresenta três divisões. Além da abdução, a porção anterior desse músculo roda medialmente o fêmur.[1] Retchford e colaboradores[10] sugerem que a porção anterior do glúteo médio está ativa durante extensão do quadril sem suporte de peso, o que pode evitar deslocamento anterior da cabeça do fêmur. A ação principal da porção média do glúteo médio é abdução e rotação medial do quadril. A grande área de secção transversa e a orientação das fibras verticais da porção média do glúteo médio sugerem que ele tem um papel na geração de uma forte abdução do quadril e estabilização pélvica durante o ciclo da marcha. A porção média do músculo também parece ativa na rotação lateral do quadril, mas apenas em níveis muito baixos de intensidade.[11] O braço de momento menor e a menor área de secção transversa das fibras posteriores sugerem que ele possivelmente desempenhe um papel na estabilização da cabeça do fêmur no acetábulo.[12] Com o quadril em uma posição neutra e estendida, a porção posterior também ostenta um braço de momento para rotação lateral.[8]

Uma das funções principais do glúteo médio é estabilizar a pelve sobre o fêmur e ajudar a manter o alinhamento do plano frontal com o pé e o joelho em uma cadeia cinética fechada durante a fase de apoio do ciclo da marcha.[12,13] Durante a marcha, as fibras anteriores do glúteo médio auxiliam as fibras intermediárias a manter a estabilização pélvica devido a uma grande área de secção transversa, à estruturação das fibras verticais e ao grande braço de momento. Além disso, acredita-se que as fibras anteriores contribuam para a rotação contralateral para a frente da pelve no plano transversal durante o ciclo da marcha.[12] Estudos que analisam a atividade do glúteo médio também sugerem um efeito estabilizador da pelve sobre o quadril pela ativação prévia e posterior ao contato inicial do pé no chão.

Níveis altos de ativação do glúteo médio ocorrem durante o ciclo da marcha, mas não são afetados pela deambulação em superfície inclinada. Ocorrem níveis similares de ativação, independentemente de se andar em superfície plana, inclinada ou em declive.[14] O glúteo médio não evidencia alterações na ativação, com variações na velocidade da deambulação.[15,16] Durante uma corrida, o pico da força do músculo glúteo médio parece diminuir durante a fase de apoio da marcha conforme a proporção da passada aumenta. O oposto é verdadeiro para a fase de balanço, quando o pico da força aumenta no músculo à medida que a proporção da passada aumenta.[17]

Com o uso de eletromiografia de superfície (EMG), Lee e colaboradores[18] descobriram que, quando a extremidade superior oposta estava carregando uma carga maior do que 3 kg, a porção posterior do glúteo médio, no lado oposto da carga, demonstrou muito mais atividade EMG, em oposição à ausência de carga e a uma carga de 1 kg.

Amostras de autopsias[19] dos músculos glúteos médios em adultos normais com menos de 44 anos de idade mostraram 58% de fibras tipo 1, de contração lenta, e 42% de fibras tipo 2, de contração rápida. Uma perda relativa (8%) de fibras tipo 2 no glúteo médio foi observada em pessoas com osteoartrite de quadril. Um outro grupo de adultos[19] foi dividido igualmente entre indivíduos com mais e com menos de 65 anos de idade (a variabilidade individual foi grande em ambos os grupos), e, em cada indivíduo, a quantidade de fibras tipo 1 de contração lenta, bastante dependentes do metabolismo oxidativo, excedeu a quantidade de fibras tipo 2, de contração rápida, que usam vias de energia glicolítica. Portanto, o glúteo médio pode reagir melhor a exercícios com baixas velocidades e mais repetições, porque uma grande parte de sua composição é de fibras tipo 1.

2.3. Unidade funcional

A unidade funcional à qual um músculo pertence inclui os músculos que reforçam e contrapõe-se às suas ações, bem como as articulações que os músculos cruzam. A interdependência funcional dessas estruturas reflete-se na organização e nas conexões neurais do córtex motor sensorial. A unidade funcional é enfatizada, porque a presença de PGs em um músculo da unidade aumenta a probabilidade de que outros músculos dessa unidade desenvolvam PGs. Ao desativar PGs em um músculo, deve haver a preocupação quanto a PGs poderem se desenvolver em músculos funcionalmente interdependentes. O Quadro 55-1 representa a unidade funcional do músculo glúteo médio.[20]

Quando o quadril é flexionado, os músculos obturadores interno e externo, gêmeos superior e inferior e piriforme também auxiliam a produzir a abdução do quadril.[1]

Quando o quadril é estendido, as fibras posteriores do glúteo médio agem de forma sinérgica com as fibras posteriores dos músculos glúteos mínimo e máximo, obturadores interno e externo, gêmeos superior e inferior, piriforme e quadrado femoral para produzir rotação lateral do quadril.

As fibras anteriores do glúteo médio em extensão, e todo o músculo em flexão, produzem rotação medial do quadril. Essa ação é sinérgica com os músculos glúteo mínimo e tensor da fáscia lata.

3. APRESENTAÇÃO CLÍNICA

3.1. Padrão de dor referida

PGs no glúteo médio referem a dor (ou outros sintomas) para as nádegas, região lombar, sacro, crista posterior do ílio, imediatamente à articulação sacroilíaca, da região lateral da nádega lateral ao quadril e à coxa superior lateral e posterior (Figura 55-2). Qualquer parte desse músculo é capaz de referir os sintomas observados. Comumente, PGs encontrados perto da porção posterior do músculo irão referir dor perto da articulação sacroilíaca, do sacro e das nádegas. PGs encontrados na porção intermediária do músculo costumam referir mais lateralmente e para a metade da nádega, com referência ocasional à coxa superior posterior e lateral. PGs encontrados junto à porção anterior do glúteo médio, onde o músculo está mais disponível à palpação, irão referir a dor e os sintomas ao longo da crista ilíaca, da porção inferior da coluna lombar e acima do sacro. PGs no glúteo médio podem ser uma fonte geralmente negligenciada de dor na porção inferior das costas.[20] Essa hipótese foi demonstrada por Iglesias-Gonzalez e

Quadro 55-1 Unidade funcional do músculo glúteo médio

Ações	Sinergistas	Antagonistas
Abdução do quadril	Glúteo mínimo Glúteo máximo Obturador interno Tensor da fáscia lata Gêmeo superior e inferior e piriforme Obturador externo (rotadores laterais conseguem abduzir a coxa flexionada)	Adutor magno Adutor longo Adutor curto Grácil Pectíneo
Rotação lateral do quadril (quadril neutro e estendido; fibras posteriores)	Glúteo mínimo (fibras posteriores) Glúteo máximo Obturadores interno e externo Gêmeo superior e inferior e quadrado femoral	Glúteo médio (fibras anteriores) Glúteo mínimo (fibras anteriores em extensão, todas as fibras quando o quadril é flexionado) Tensor da fáscia lata
Rotação medial do quadril (fibras anteriores)	Glúteo mínimo Tensor da fáscia lata	Glúteo médio (fibras posteriores) Glúteo máximo Glúteo mínimo (fibras posteriores quando em extensão) Obturadores interno e externo Gêmeo superior e inferior e piriforme Quadrado femoral

colaboradores,[21] que descobriram que PGs ativos no glúteo médio eram altamente predominantes em pacientes com dor mecânica na região lombar.

Outros autores exemplificam[22-24] ou descrevem[25] padrões similares de dor referida desse músculo. Duas pesquisas mais antigas descrevem referência da dor após injeção de solução salina hipertônica no glúteo médio.[26,27] Um estudo mais recente descobriu que a dor referida do glúteo médio se espalha para o trocanter maior, nádega, região posterior da coxa, região lateral da coxa, joelho e perna após injeção de solução salina hipertônica.[28] Sola[24] descreveu que a dor referida do glúteo médio atinge a coxa posterior e a panturrilha, embora os autores considerem que esse padrão de dor provavelmente surge a partir de PGs no músculo glúteo mínimo subjacente (ver Capítulo 56, Músculos glúteo mínimo e tensor da fáscia lata). Sola[24] também observa que o glúteo médio é uma causa frequente de dor no quadril durante os estágios finais da gestação.

O padrão de dor na lateral do quadril também foi observado com rupturas raras da inserção proximal do músculo glúteo médio.[29]

3.2. Sintomas

Pacientes com PGs ativos no glúteo médio podem ter um relato principal de dor durante caminhada e em atividades com suporte de peso. Uma vez que o glúteo médio é mais ativo durante atividades de suporte de peso, o paciente relatará aumento da dor e desconforto ao andar, correr e subir escadas. Na prática clínica, é comum aparecerem pacientes com PGs no glúteo médio, com dor durante períodos prolongados em pé (p. ex., em paradas de ônibus). Para evitar dor nesses cenários, o paciente geralmente muda a posição pélvica, retirando o peso da extremidade inferior dolorida. Dor ao percorrer aclives ou declives costuma ser mais informada com PGs no glúteo máximo, e não está normal-

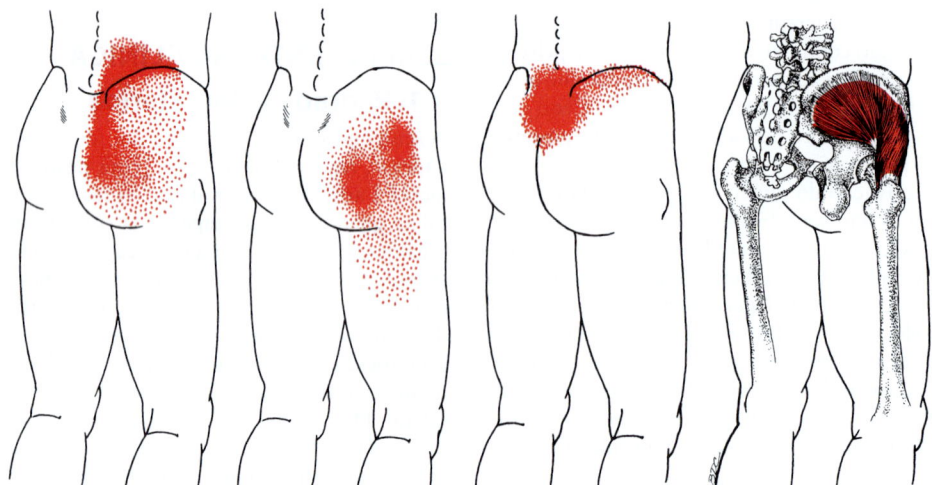

Figura 55-2 Padrões de dor (vermelho-escuro) referida de PGs no músculo glúteo médio direito. O padrão essencial de dor está em vermelho sólido, e o padrão extravasado está em vermelho pontilhado.

mente associada à dor de PGs no glúteo médio. Entrar e sair de um carro pode causar bastante dor. O paciente pode relatar dor martirizante na região lombar, junto à linha da cintura, no lado dos PGs. A dor originária desses PGs pode incapacitar e interferir em várias atividades funcionais. O paciente ainda pode relatar dificuldade ao levantar de uma posição sentada em razão da carga excessiva colocada no glúteo médio durante essa atividade. Pode haver relatos de dificuldade para dormir, principalmente se o paciente estiver deitado sobre o lado envolvido, em razão da dor causada por pressão sobre os PGs. Atividades de se curvar e erguer não costumam estar associadas a sintomas de PGs no glúteo médio. PGs nesses músculos costumam causar dor na região lombar e no quadril durante os estágios finais da gestação.

3.3. Exame do paciente

Após um exame subjetivo minucioso, o clínico deve realizar um desenho detalhado representando o padrão de dor descrito pelo paciente. Essa descrição ajudará no planejamento do exame físico e pode ser útil no monitoramento da progressão do paciente à medida que os sintomas melhoram ou mudam. O tipo, a qualidade e a localização da dor devem ser investigados com critério, e o uso de instrumentos com resultados padronizados é necessário ao examinar pacientes com lombalgia e disfunções em extremidade inferior.

Deve ser feito um exame físico para descarte de disfunção lombar, sacroilíaca e de articulação do quadril. Teste da amplitude de movimento do quadril e coluna lombar; teste de movimentos acessórios passivos do quadril, da articulação sacroilíaca e/ou da coluna lombar; teste de força dos glúteos médio e mínimo e outros músculos do quadril e qualquer outro teste neurológico adequado, ou testes ortopédicos especiais, devem ser realizados. Um levantamento criterioso de dados deve ser feito para descartar irradiação às nádegas a partir de outros músculos, articulações ou tecidos neurais.

Os músculos glúteos médio e mínimo funcionam de forma sinérgica para fornecer estabilidade no plano frontal à região lombopélvica.[30] É importante a realização de exame postural em pé para a identificação de uma escoliose estrutural ou funcional, a presença de ilíaco em superioridade, rotação anterior do ilíaco[31] e discrepância no comprimento das pernas. Esse tipo de discrepância pode ser identificada como uma assimetria no plano frontal da pelve, com um dos lados da pelve elevado e o lado oposto deprimido. Esse desvio pélvico pode causar PGs nos glúteos médio e mínimo, em um dos lados ou em ambos, em decorrência de sobrecarga muscular. Atividades funcionais, como sentar-levantar, apoio unipodal e agachamento uni ou bipodal (Figura 55-3A), também devem ser examinadas. O clínico deve anotar qualquer desvio no plano frontal na pelve, no quadril e/ou no joelho e qualquer movimento transversal excessivo no tornozelo e no pé (Figura 55-3B). Ainda, deve registrar desvios na marcha, como o sinal

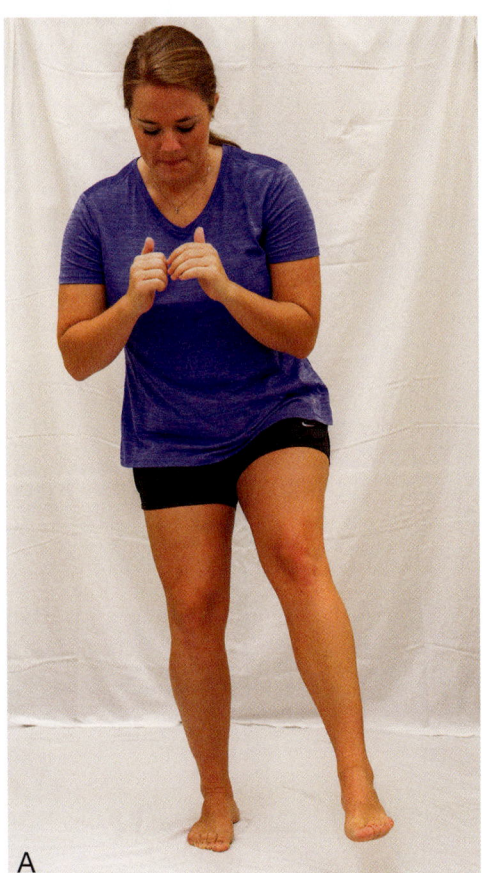
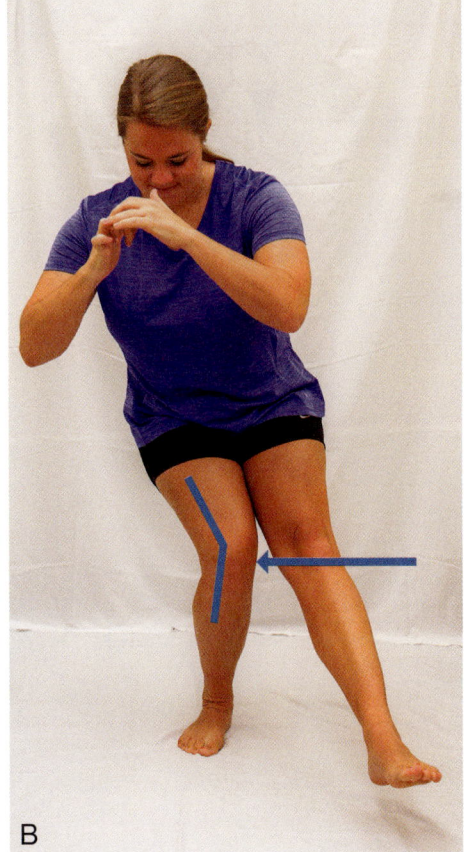

Figura 55-3 Avaliação dos músculos glúteo médio e glúteo mínimo no agachamento unipodal no joelho no plano frontal. (A) Bom controle. (B) Perda de controle no plano frontal com excessiva força em valgo (linha), com aumento de tensão na face medial do joelho (seta).

de Trendelenburg na fase de apoio-médio (Figura 55-4A e B), ou inclinação anterior do tronco no toque do calcanhar com o chão, ambos indicativos de fraqueza dos músculos glúteos médio e mínimo.[30]

Lee e colaboradores[32] investigaram posturas estática e dinâmica com apoio unipodal em 45 mulheres ativas entre 23 e 34 anos de idade. Os pesquisadores descobriram que aquelas com músculos abdutores do quadril mais fracos demonstraram estabilidade postural estática e dinâmica insatisfatória comparadas àquelas com abdutores de quadril mais fortes. Os pesquisadores concluíram que, na presença de abdutores fracos do quadril, os indivíduos confiaram mais no tornozelo para estabilidade e controle quando na posição em pé com apoio unipodal.[32]

Em razão da interdependência regional do quadril e da coluna lombar, exames específicos devem ser feitos para identificar prejuízos interativos. Os motores primários para uma abdução eficiente do quadril incluem os glúteos médio e mínimo e o tensor da fáscia lata. Com frequência, o músculo quadrado do lombo compensa glúteos médio ou mínimo fracos, resultando em forças excessivas na coluna lombar. O papel dos músculos quadrado do lombo e abdominais durante movimento dos membros é estabilizar a pelve.[33] Para avaliar a possibilidade dessa compensação, o padrão de ativação muscular da abdução em decúbito lateral deve ser examinado com cuidado. O quadril e a coluna lombar do paciente devem ser colocados e mantidos em uma posição neutra antes do exame do padrão de ativação muscular da abdução do quadril com o paciente em decúbito lateral. O padrão de ativação muscular da abdução do quadril tem início com os músculos glúteos médio e mínimo e tensor da fáscia lata ativando-se nos primeiros 20° de abdução do quadril, seguido do quadrado do lombo e dos abdominais.[33] Desvios nesse padrão de ativação, principalmente na elevação pélvica, podem indicar fraqueza ou inibição dos glúteos devido aos PGs. Um desvio comum a ser observado é a facilitação e o recrutamento precoce do músculo quadrado do lombo (Figura 55-5A). Quando esse desvio do padrão de ativação muscular é observado, a pelve deve ser estabilizada durante exame manual para, com precisão, ser investigada a força dos músculos glúteos médio e mínimo (Figura 55-5B).

Exame da força do abdutor do quadril deve ser realizado bilateralmente, porque os dois lados são responsáveis pela estabilidade lombopélvica em momentos diferentes durante o ciclo da marcha. Se um dos lados se mostra mais fraco do que o outro no exame, movimento excessivo no plano frontal pode resultar em forças de carga anormal na coluna lombar.

Fraqueza ou inibição dos músculos glúteos médio e mínimo (manifestada como fraqueza) também pode provocar uma carga anormal da cabeça femoral e causar carga em varo excessiva, na extremidade inferior, secundária a uma posição de adução relativa do fêmur em relação à pelve no lado do apoio.[34] Essa posição de adução relativa do fêmur também pode levar a uma carga compressiva do trocanter maior do fêmur em razão da carga de tração dos músculos glúteos, podendo provocar uma carga compressiva anormal da bolsa trocantérica. Os adutores do quadril também devem ser examinados com cautela quanto a déficits no compri-

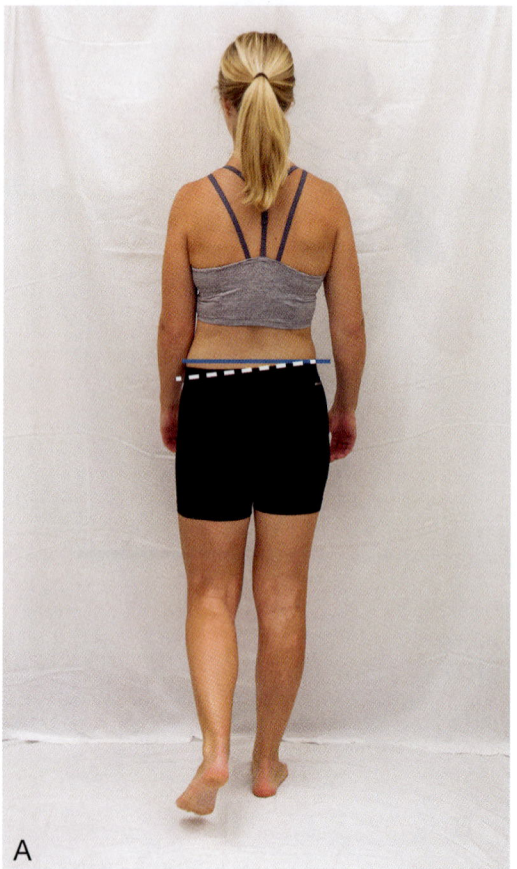 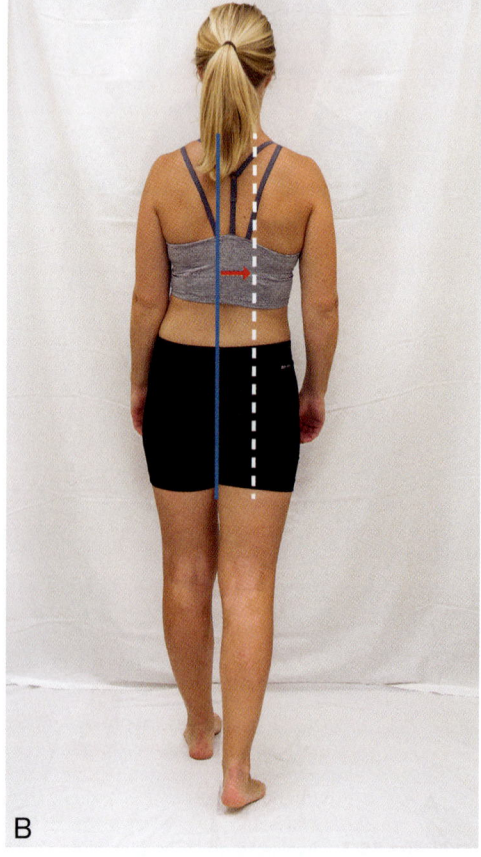

Figura 55-4 Fraqueza dos músculos glúteos médio e mínimo. (A) Sinal de Trendelenburg positivo. (B) Sinal de Trendelenburg compensado, com troca do centro de gravidade sobre o membro de apoio.

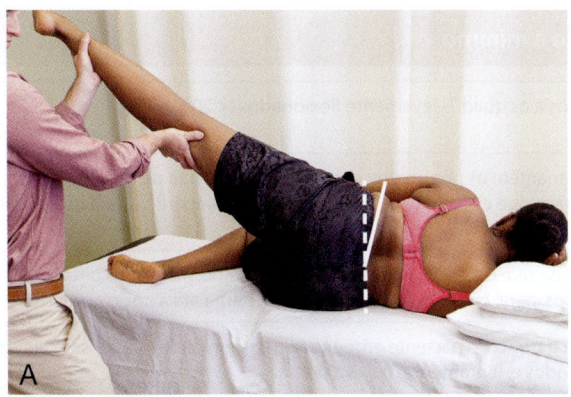
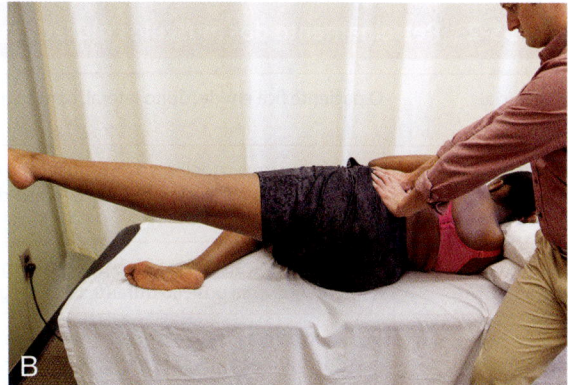

Figura 55-5 Exame da força e do padrão de ativação muscular em abdução do quadril, em decúbito lateral. (A) Padrão de ativação muscular observando movimento do quadril e da pelve. Observe a elevação da crista ilíaca esquerda, conforme indicado pela linha contínua branca que demonstra compensação pelo músculo quadrado do lombo devido à força inadequada ou inibição do glúteo médio. (B) Estabilização da pelve para inibir o quadrado do lombo, a fim de uma investigação detalhada de déficits de força ou inibição do glúteo médio. Observe a alteração na amplitude de movimento observada de abdução do quadril.

mento e na força, uma vez que é fundamental que os adutores e abdutores do quadril trabalhem em sinergia durante atividades com suporte de peso, principalmente durante a marcha.[30]

Se os glúteos médio e mínimo demonstram padrões comprometidos de ativação muscular, liberar os PGs deve ser a primeira prioridade no tratamento; após, o paciente deve ser colocado em um programa de retreinamento dos músculos glúteos médio e mínimo. A Figura 55-6 e o Quadro 55-2 exemplificam uma progressão em três níveis em um retreinamento dos músculos glúteos médio e mínimo.

Treino eficaz de abdução do quadril é essencial para atletas, porque pesquisadores descobriram que abdutores de quadril enfraquecidos têm um papel na dor na região anterior do joelho, com correlação com uma incidência maior de rupturas no ligamento cruzado anterior.[35,36] Atividade menor do glúteo médio também foi encontrada em pacientes após diagnóstico de dor patelofemoral[37] ou após reconstrução do ligamento cruzado anterior.[38] Além disso, essa atividade reduzida no músculo glúteo médio é maior em corredores com padrão de impacto no retropé e síndrome da dor patelofemoral,[39] sugerindo que toda a extremidade inferior deve ser avaliada. Ainda assim, outros pesquisadores observaram que uma atividade maior do glúteo médio durante a corrida é um fator de risco de lesão nos isquiotibiais em jogadores de futebol americano.[40] Portanto, avaliação e tratamento adequados do glúteo médio são fundamentais para atletas como parte de um plano de cuidados amplo das extremidades inferiores.

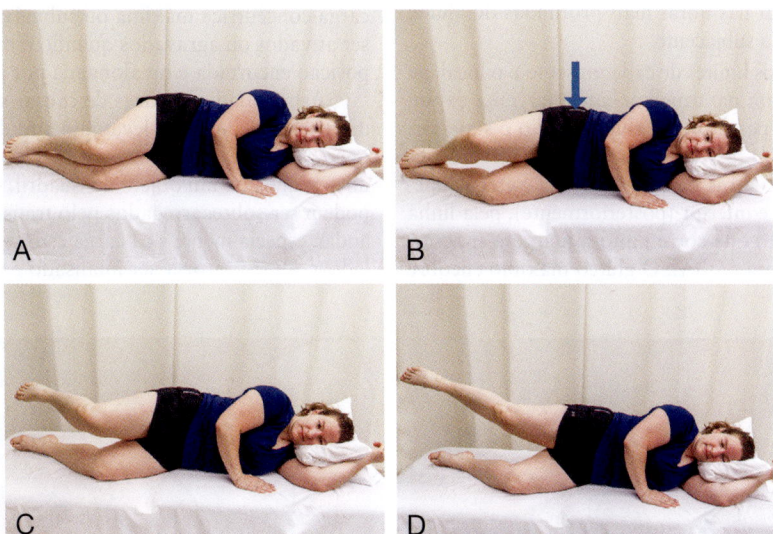

Figura 55-6 Retreinamento dos músculos glúteos médio e mínimo. (A) Posição inicial, com o quadril que está em cima flexionado em menos de 20°. (B) A mão que está por cima é pressionada sobre a mesa para estabilizar o tronco. Mantendo unidos os pés, o joelho é erguido na direção do teto por meio da ativação dos músculos glúteos médio, mínimo e máximo (seta). (C) O pé é erguido, afastando-se da perna inferior, até ficar paralelo ao chão. Deve-se atentar para que o pé não se erga acima do joelho. (D) Com o joelho e o quadril alinhados e retos, a perna é levantada na direção do teto e mantida assim por 6 a 10 segundos, sendo lentamente baixada em seguida.

Quadro 55-2	Retreinamento dos músculos glúteos médio e mínimo
Posição inicial (Figura 55-6A)	O paciente fica em decúbito lateral, com os joelhos e os quadris levemente flexionados (< 20°).
Nível 1 (Figura 55-6B)	O paciente ergue o joelho ao mesmo tempo que mantém os pés unidos, certificando-se de não deixar os quadris recuarem e a coluna lombar rotar. A mão do braço que está em cima pode pressionar a superfície para estabilizar o tronco.
Nível 2 (Figura 55-6C)	A partir da posição do Nível 1, o paciente ergue o pé que está por cima até o nível do joelho, mas não o ultrapassa, mantendo essa posição durante 6 a 10 segundos, para, então, baixar lentamente a perna até a posição inicial.
Nível 3 (Figura 55-6D)	Iniciando com o joelho e o quadril alinhados com o tronco, o paciente ergue toda a extremidade inferior sem elevar o quadril, mantendo a posição por 6 a 10 segundos e, lentamente, baixa a perna.

3.4. Exame de pontos-gatilho

Um exame dos PGs exige conhecimentos específicos da direção das fibras dos músculos glúteos, assim o clínico pode ter certeza de quais músculos têm PGs. A Figura 54-10 exemplifica a estruturação das fibras e o tamanho geral dos músculos glúteos máximo, médio e mínimo. PGs no glúteo médio são examinados com o paciente deitado sobre o lado não afetado. É colocado um travesseiro entre os joelhos, para manter o quadril em uma posição neutra e evitar uma posição que piore o tensionamento. O clínico usa palpação plana transversa para examinar o músculo (Figura 55-7A e B). A porção posterior é coberta pelo glúteo máximo, o que torna mais desafiador diferenciar PGs no glúteo máximo daqueles do glúteo médio. Se PGs são sentidos no glúteo máximo, pode haver necessidade de desativá-los primeiro para melhor avaliar o músculo glúteo médio mais profundo. PGs nas fibras superficiais do glúteo máximo são facilmente palpados e localizados logo sob a pele. As bandas tensionadas que parecem mais profundas podem estar nas fibras mais profundas do glúteo máximo ou no glúteo médio subjacente.

A Figura 55-8 mostra os limites de cada músculo e o local em que os glúteos se sobrepõem para melhor informar uma exploração desses músculos via palpação. O glúteo médio é superiormente limitado pela borda da pelve (Figura 55-8A); na frente, por uma linha originária pouco atrás da espinha ilíaca anterossuperior até o trocanter maior; e inferior (posteriormente), pela linha do piriforme (Figura 55-8B) que corre junto à margem superior do músculo piriforme (Figura 55-8A). O glúteo máximo encobre grande parte da porção posterior do glúteo médio, e o glúteo mínimo localiza-se profundamente em relação aos dois terços distais do glúteo médio. Na área em que os glúteos máximo, médio e mínimo se sobrepõem, a inserção de uma agulha de monofilamento nos glúteos médio e mínimo, para provocar uma resposta de contração local ou reproduzir os sintomas do paciente, pode melhorar uma diferenciação precisa, uma vez que agulhamento a seco pode ser um procedimento diagnóstico útil.

4. DIAGNÓSTICO DIFERENCIAL

4.1. Ativação e perpetuação de pontos-gatilho

Uma postura ou atividade que ative um PG, quando não corrigida, também pode perpetuá-lo. Em qualquer parte do músculo glúteo médio, os PGs podem ser ativados por carga excêntrica não habitual, exercício excêntrico em músculo destreinado ou carga concêntrica máxima ou submáxima.[41] PGs também podem ser ativados ou agravados quando o músculo é colocado em uma posição encurtada e/ou alongada por período prolongado.

As atividades capazes de causar sobrecarga dos glúteos médio e mínimo incluem levantamento de peso, corrida e, com frequência, colocar peso em um só lado, como quando se carrega uma criança ou um objeto no quadril. Os glúteos médio e mínimo podem ser sobrecarregados pelo transporte de cargas pesadas ao andar, especialmente se a carga estiver sendo carregada em um só lado.[18] Outro fator a ser analisado é um desequilíbrio de forças

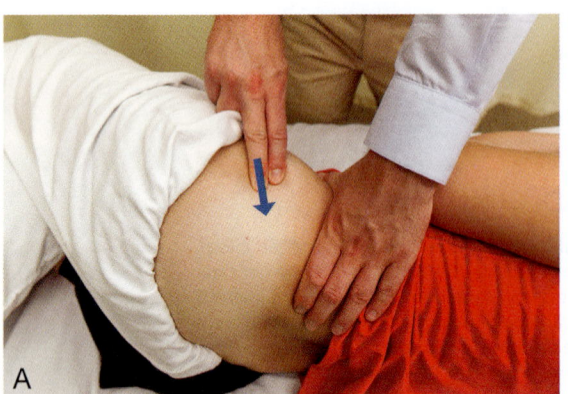 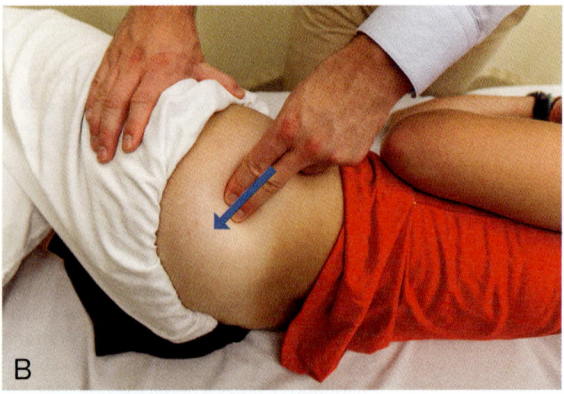

Figura 55-7 Palpação plana de fibras transversas para PGs no glúteo médio. (A) Porção anterior. (B) Porções média e posterior.

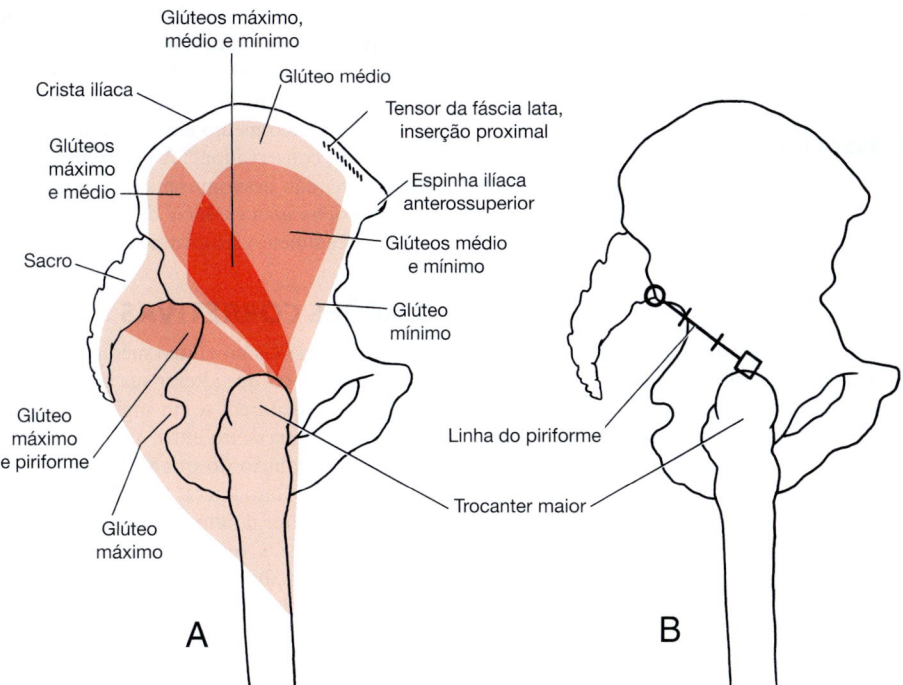

Figura 55-8 Desenho esquemático que mostra sobreposição dos músculos glúteos e piriforme a partir de uma vista levemente posterior, quase lateral. (A) O vermelho-claro identifica as áreas onde apenas um único músculo glúteo pode ser palpado, a não ser em relação à parte anterior do glúteo mínimo, também encoberta pelo tensor da fáscia lata (a inserção ilíaca está marcada por uma linha hachurada e é identificado). Nessas áreas com um só músculo, há pouca probabilidade de se encontrar sensibilidade enganosa de outro músculo glúteo ou do músculo piriforme. O vermelho-médio no lado esquerdo de A mostra onde o glúteo médio ou o piriforme pode ser palpado através do glúteo máximo em uma área livre da sensibilidade do glúteo mínimo mais profundo; o vermelho-médio no lado direito de A mostra onde o glúteo médio sobrepõe-se ao glúteo mínimo. O vermelho-escuro mostra onde três camadas de músculos – músculos glúteos máximo, médio e mínimo – estão presentes. Observe que o limite superior do piriforme corresponde intimamente aos limites inferiores dos glúteos médio e mínimo. Algumas vezes, o glúteo médio sobrepõe-se ao piriforme. (B) A linha do piriforme que corresponde intimamente ao limite superior desse músculo passa desde a extremidade proximal do trocanter maior do fêmur (quadrado sem cor) até a extremidade superior do limite livre e palpável do sacro, onde se une ao ílio (círculo sem cor). A linha do músculo piriforme é dividida em três para facilitar a localização de PGs na parte posterior do glúteo mínimo e do piriforme.

entre o glúteo médio e os músculos da coxa. Quando a proporção de força dos abdutores do quadril ficou diminuída, em comparação com a do quadríceps ou a dos isquiotibiais, ocorreu uma maior ativação do glúteo médio ao suportar uma carga moderadamente intensa nas extremidades superiores.[42]

Quaisquer alterações na cadeia cinética inferior que coloquem algum aumento na demanda sobre o glúteo médio podem ativar ou perpetuar PGs. O glúteo médio fica ativo durante todo o ciclo da marcha e fornece a maior parte do suporte ao longo da fase de apoio médio da marcha.[43] Outros fatores intrínsecos anormais, como pronação excessiva ou fraqueza do abdutor do quadril ou rotador lateral, podem contribuir para uma adução excessiva e rotação medial do quadril durante a fase de apoio do pé no solo na marcha, resultando em uma redução na eficiência do glúteo médio para estabilizar a pelve sobre o fêmur. Essa desvantagem mecânica pode resultar em microtrauma repetitivo e sobrecarga do glúteo médio. Ativação alterada e recrutamento reduzido do glúteo médio foram identificados em pacientes com movimento aumentado de adução na articulação do quadril e rotação medial durante subida de escadas, agachamento e corrida.[44]

4.2. Pontos-gatilho associados

PGs associados podem surgir em áreas de dor referida causada por PGs primários. Portanto, músculos nas áreas de dor referida de cada músculo acometido também devem ser examinados.

Os PGs na porção posterior do glúteo médio podem ativar PGs associados no músculo piriforme e na porção posterior do glúteo mínimo. Havendo envolvimento de PGs na porção anterior do glúteo médio, PGs associados podem se desenvolver no tensor da fáscia lata como parte da unidade funcional.

Quando o músculo quadrado do lombo tem PGs ativos, o glúteo médio costuma desenvolver PGs associados, uma vez que se localiza na zona de dor referida desse músculo. Na presença de um PG ativo no quadrado do lombo, o tratamento de um PG associado no glúteo médio oferecerá apenas alívio temporário. Entretanto, tratar o PG ativo no quadrado do lombo costuma eliminar o PG associado no glúteo médio.

Outros músculos que devem ser avaliados devido ao padrão de dor referida do glúteo médio incluem o glúteo máximo, os obturadores interno e externo, os gêmeos superior e inferior, o bíceps femoral, o semitendíneo, o semimembranáceo, o multífido lombar e o iliocostal lombar. Músculos que referem sintomas para região lateral do quadril e podem ativar PGs associados no glúteo médio incluem o piriforme, o glúteo máximo e o vasto lateral.

4.3. Patologias associadas

Um diagnóstico diferencial da condição clínica deve incluir patologia lombar, disfunção sacroilíaca e patologia do quadril. Sintomas e padrão de dor referida a partir da faceta lombar ou de articulações sacroilíacas sobrepõem-se à dor referida de PGs no glúteo médio; assim, o exame da região lombossacral é indicado. Estudos de provocação da dor que examinam as zonas de referência para articulação sacroilíaca demonstraram referência frequente à região lombar, às nádegas e, ocasionalmente, à região lateral ou posterior da coxa e da perna.[46,47] Esses estudos que mapeiam as zonas de dor referida para a articulação do quadril também demonstraram dor referida nas nádegas, na coxa ou na virilha, na maior parte dos indivíduos.[48]

Pacientes com sintomas radiculares lombares em L4, L5 ou radiculopatia mostraram ter aumento da frequência de PGs nos músculos glúteos. PGs foram encontrados em 76% dos pacientes com radiculopatia lombar. A localização dos PGs correspondeu ao lado da radiculopatia em 75% dos indivíduos.[49] PGs nos glúteos mostraram-se indicadores altamente específicos de pessoas com radiculopatia.[50]

PGs nos glúteos também foram associados à lombalgia. Iglesias-Gonzalez e colaboradores[21] descobriram uma associação entre PGs ativos em músculos da região lombar e do quadril em participantes com dores crônicas nessa região das costas. PGs nos músculos glúteo médio, iliocostal lombar e quadrado do lombo foram os mais predominantes. Os pesquisadores também demonstraram uma correlação entre a intensidade da dor e a quantidade de PGs ativos presentes, além de uma correlação entre a quantidade de PGs ativos e a baixa qualidade do sono.[21]

Patologias de quadril podem causar alterações na biomecânica ou no controle motor do paciente, ativando PGs no músculo glúteo médio. Uma ativação reduzida desse músculo foi encontrada em pacientes com rupturas do lábio do acetábulo sintomáticas durante carga concêntrica e excêntrica.[51] Fraqueza nos músculos abdutores do quadril também foi encontrada em pacientes com impacto femoroacetabular e rupturas labrais.[52]

Ativação alterada do glúteo médio foi encontrada com o aumento da gravidade da osteoartrite de quadril. Com esse aumento da gravidade da osteoartrite, a ativação do glúteo médio fica mais prolongada entre os picos normais no contato inicial e no apoio médio, levando a uma sobrecarga repetida dos músculos glúteos médio e mínimo.[53] Uemura e colaboradores[54] descobriram que a osteoartrite de quadril pode causar atrofia dos glúteos, mas o volume muscular pode ser recuperado mais de dois anos após artroplastia total do quadril.

Além disso, pesquisadores descobriram uma correlação entre fraqueza da musculatura do quadril, excessiva adução e rotação medial do quadril, além de dor patelofemoral.[55-59] Roach e colaboradores[55] descobriram um aumento na prevalência de PGs nos glúteos médios e nos músculos quadrado do lombo bilateralmente em pacientes com dor patelofemoral.

Tendinopatia glútea é considerada uma das principais causas de síndrome da dor do trocânter maior (SDTM). Bird e colaboradores[60] pesquisaram a presença de patologia no tendão do glúteo médio em 24 indivíduos com sinais e sintomas coerentes com SDTM. Os pesquisadores utilizaram imagem por ressonância magnética (RM), sinal de Trendelenburg positivo e dor com abdução e rotação medial resistidas do quadril como elementos preditivos de uma ruptura no tendão do glúteo médio. Eles descobriram que o sinal de Trendelenburg possuía uma sensibilidade de 0,73 e uma especificidade de 0,80 no prognóstico de ruptura no tendão do glúteo médio em indivíduos que não responderam ao tratamento conservador.[60] A intervenção recomendada para rupturas no tendão desse músculo é a microperfuração trocantérica; entretanto, há uma carência de acompanhamento de longo prazo desse procedimento relativamente novo.[61]

5. AÇÕES CORRETIVAS

Pacientes com PGs no glúteo médio que tenham dificuldade para dormir podem ter que alterar sua postura no sono. Eles podem ter benefícios ao deitarem-se em supino ou ao dormirem sobre o lado oposto. Um travesseiro entre as pernas para evitar alongamento doloroso na adução do quadril pode ser necessário se a pessoa dormir em decúbito lateral (Figura 55-9). Se uma pessoa tem PGs na parte posterior do músculo glúteo médio, pode ter compressão ao deitar de costas, resultando em dor nessa posição.

Autoliberação miofascial de PGs no glúteo médio pode ser obtida por meio de um instrumento para liberar PG, de uma bola de tênis ou de lacrosse. Para fazer a autoliberação miofascial com instrumento para PG, o lado afetado ou dolorido fica para cima (Figura 55-10A). O instrumento pode ser usado para localizar um ponto sensível e, em seguida, aplicar pressão leve (não mais do que dor 4/10) durante 15 a 30 segundos, ou até que a dor diminua. Essa liberação pode ser repetida cinco vezes, várias vezes ao dia. O paciente também pode usar uma bola ou outro instrumento manual, deitando-se, com delicadeza, sobre a bola, seguindo o mesmo procedimento da Figura 55-10B e C. Enquanto rola sobre o glúteo médio, deve dar atenção a todos os pontos sensíveis. Um movimento lento de balanço ou uma pausa sobre a área pode ser feito antes de passar para a área seguinte. A pressão deve causar pequeno desconforto, mas não dor muito forte (Figura 55-10C).

Autoalongamento do glúteo médio pode ser feito deitando-se sobre o lado sem envolvimento, sobre a borda de uma superfície firme, flexionando o quadril inferior, de modo que o pé que fica embaixo possa apoiar a perna que está por cima (Figura 55-11A). Essa perna pode, então, ser baixada até ser sentida leve tensão ou desconforto acima do quadril. A perna que está por baixo apoia a de cima, de modo a não tensionar os PGs no glúteo

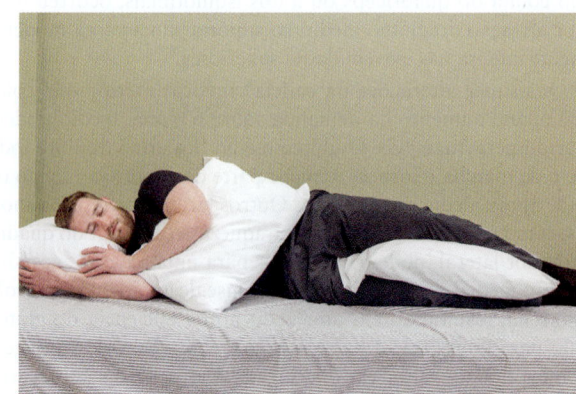

Figura 55-9 Posição para dormir para os músculos glúteos médio e mínimo. Coloca-se um travesseiro entre as pernas para manter o alinhamento do quadril com o tronco e os ombros.

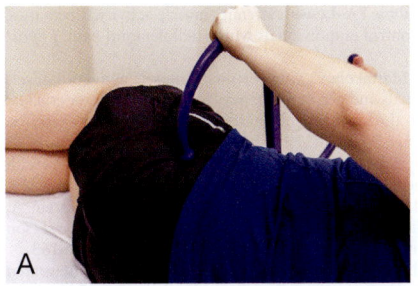
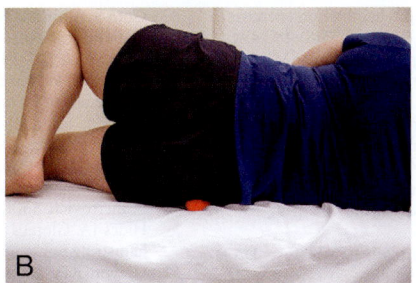
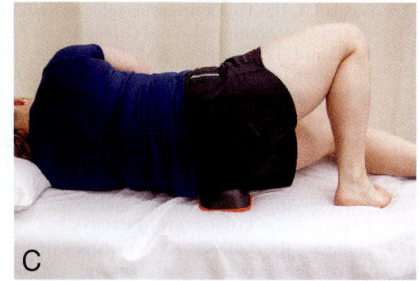

Figura 55-10 Autoliberação miofascial do músculo glúteo médio. (A) Instrumento de liberação miofascial de PGs. (B) Bola de tênis. (C) Instrumento de liberação de PGs por ferramenta de pressão (meia bola).

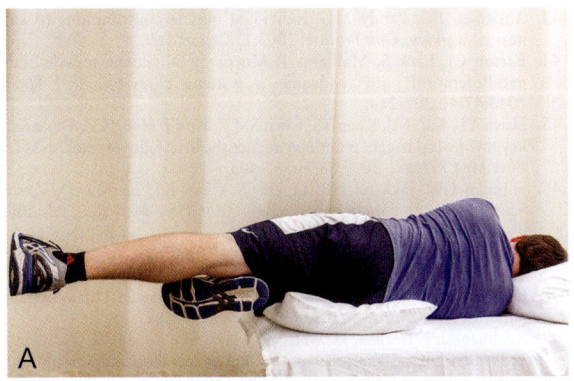
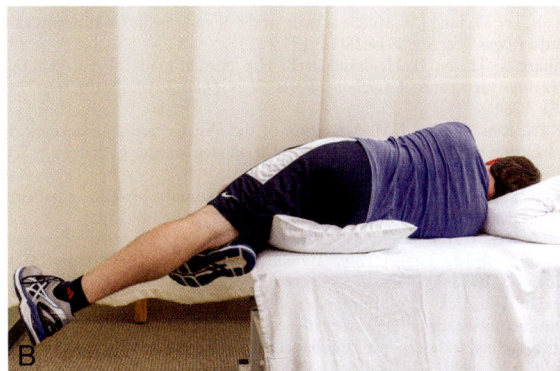
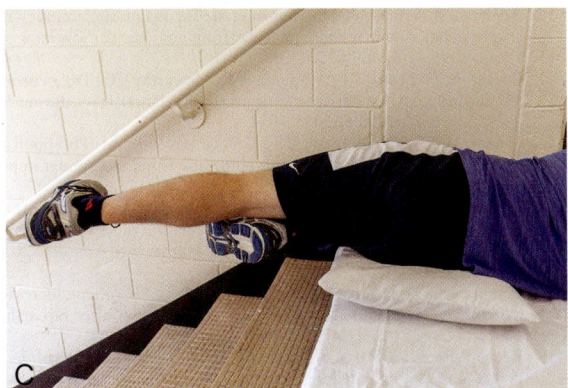
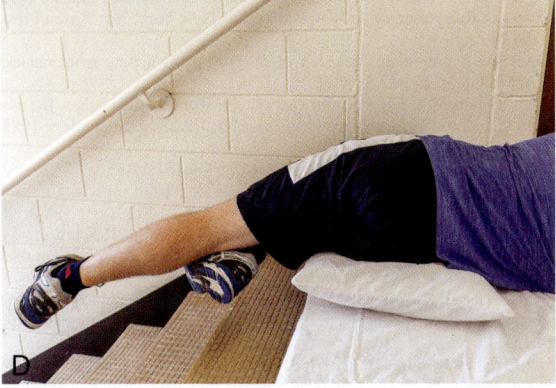

Figura 55-11 Autoalongamento dos músculos glúteos médio e mínimo. (A) e (B) Na borda da cama. (A) Posição inicial. (B) Posição final. (C) e (D) No patamar de uma escada. (C) Posição inicial. (D) Posição final.

médio de forma muito agressiva (Figura 55-11B). O paciente deve inspirar lentamente e, em seguida, relaxar durante a expiração, possibilitando que a gravidade auxilie a alongar o glúteo médio (Figura 55-11B). Quando a cama é macia demais, a mesma manobra de alongamento pode ser feita sobre o patamar de uma escada, com um travesseiro sob o quadril que está embaixo (Figura 55-11C e D).

Força adequada dos glúteos médio e mínimo é essencial para permitir a mecânica apropriada durante o andar, uma vez que os PGs foram desativados. Uma mecânica alterada que causa flexão interna e/ou adução sobre o lado que suporta peso ao andar, precisa de correção. Um treinamento criterioso do músculo, para evitar agravamento da condição, será benéfico para prevenir recorrência. Profissional com licença para atuar na reabilitação deve ser consultado para a prescrição de exercícios adequados.

Referências

1. Standring S. *Gray's Anatomy: The Anatomical Basis of Clinical Practice*. 41st ed. London, UK: Elsevier; 2015.
2. Flack NA, Nicholson HD, Woodley SJ. The anatomy of the hip abductor muscles. *Clin Anat*. 2014;27(2):241-253.
3. Gottschalk F, Kourosh S, Leveau B. The functional anatomy of tensor fasciae latae and gluteus medius and minimus. *J Anat*. 1989;166:179-189.
4. Flack NA, Nicholson HD, Woodley SJ. A review of the anatomy of the hip abductor muscles, gluteus medius, gluteus minimus, and tensor fascia lata. *Clin Anat*. 2012;25(6):697-708.
5. Bardeen C. The musculature, Section 5. In: Jackson CM, ed. *Morris's Human Anatomy*. 6th ed. Philadelphia, PA: Blakiston's Son & Co; 1921.
6. Chomiak J, Huracek J, Dvorak J, et al. Lesion of gluteal nerves and muscles in total hip arthroplasty through 3 surgical approaches. An electromyographically controlled study. *Hip Int*. 2015;25(2):176-183.
7. Moore KL, Agur AMR, Dalley AF. *Clinically Oriented Anatomy*. Baltimore, MD: Lippincott Williams & Wilkins; 2014.
8. Delp SL, Hess WE, Hungerford DS, Jones LC. Variation of rotation moment arms with hip flexion. *J Biomech*. 1999;32(5):493-501.

9. Bolgla LA, Uhl TL. Electromyographic analysis of hip rehabilitation exercises in a group of healthy subjects. *J Orthop Sports Phys Ther.* 2005;35(8):487-494.
10. Retchford TH, Crossley KM, Grimaldi A, Kemp JL, Cowan SM. Can local muscles augment stability in the hip? A narrative literature review. *J Musculoskelet Neuronal Interact.* 2013;13(1):1-12.
11. Semciw AI, Neate R, Pizzari T. A comparison of surface and fine wire EMG recordings of gluteus medius during selected maximum isometric voluntary contractions of the hip. *J Electromyogr Kinesiol.* 2014;24(6):835-840.
12. Semciw AI, Pizzari T, Murley GS, Green RA. Gluteus medius: an intramuscular EMG investigation of anterior, middle and posterior segments during gait. *J Electromyogr Kinesiol.* 2013;23(4):858-864.
13. Hollman JH, Kolbeck KE, Hitchcock JL, Koverman JW, Krause DA. Correlations between hip strength and static foot and knee posture. *J Sport Rehabil.* 2006;15:12-23.
14. Alexander N, Schwameder H. Effect of sloped walking on lower limb muscle forces. *Gait Posture.* 2016;47:62-67.
15. Kim TY, Yoo WG, An DH, Shin SJ. The effects of different gait speeds and lower arm weight on the activities of the latissimus dorsi, gluteus medius, and gluteus maximus muscles. *J Phys Ther Sci.* 2013;25:1483-1484.
16. Lee SK, Lee SY, Jung JM. Muscle activity of the gluteus medius at different gait speeds. *J Phys Ther Sci.* 2014;26(12):1915-1917.
17. Lenhart R, Thelen D, Heiderscheit B. Hip muscle loads during running at various step rates. *J Orthop Sports Phys Ther.* 2014;44(10):766-774, A761-A764.
18. Lee JW, Kim YJ, Koo HM. Activation of the gluteus medius according to load during horizontal hip abduction in a one-leg stance. *J Phys Ther Sci.* 2015;27(8):2601-2603.
19. Sirca A, Susec-Michieli M. Selective type II fibre muscular atrophy in patients with osteoarthritis of the hip. *J Neurol Sci.* 1980;44(2-3):149-159.
20. Simons DG, Travell J, Simons L. *Travell & Simon's Myofascial Pain and Dysfunction: The Trigger Point Manual.* Vol 1. 2nd ed. Baltimore, MD: Williams & Wilkins; 1999.
21. Iglesias-Gonzalez JJ, Munoz-Garcia MT, Rodrigues-de-Souza DP, Alburquerque-Sendin F, Fernández de las Peñas C. Myofascial trigger points, pain, disability, and sleep quality in patients with chronic nonspecific low back pain. *Pain Med.* 2013;14(12):1964-1970.
22. Arcangeli P, Digiesi V, Ronchi O, Dorigo B, Bartoli B. Mechanisms of ischemic pain in peripheral occlusive arterial disease. In: Bonica JJ, Albe-Fessard D, eds. *Advances in Pain Research and Therapy.* Vol 1. New York, NY: Raven Press; 1976:965-973.
23. Kellgren JH. A preliminary account of referred pains arising from muscle. *Br Med J.* 1938;1:325-327 (p. 327).
24. Sola AE. Chapter 47, Trigger point therapy. In: Roberts JR, Hedges JR, eds. *Clinical Procedures in Emergency Medicine.* Philadelphia, PA: Saunders; 1985: 674-686 (p. 683).
25. Winter Z. Referred pain in fibrositis. *Med Rec.* 1944;157:34-37.
26. Kellgren JH. Observations on referred pain arising from muscle. *Clin Sci.* 1938;3:175-190 (pp. 176, 177).
27. Steinbrocker O, Isenberg SA, Silver M, Neustadt D, Kuhn P, Schittone M. Observations on pain produced by injection of hypertonic saline into muscles and other supportive tissues. *J Clin Invest.* 1953;32(10):1045-1051.
28. Izumi M, Petersen KK, Arendt-Nielsen L, Graven-Nielsen T. Pain referral and regional deep tissue hyperalgesia in experimental human hip pain models. *Pain.* 2014;155(4):792-800.
29. Mehta P, Telhan R, Burge A, Wyss J. Atypical cause of lateral hip pain due to proximal gluteus medius muscle tear: a report of 2 cases. *PM R.* 2015;7(9):1002-1006.
30. Porterfield JA, DeRosa C. *Mechanical Low Back Pain: Perspectives in Functional Anatomy.* 2nd ed. Philadelphia, PA: Saunders; 1998 (pp. 114-117).
31. DeStefano L. *Greenman's Principles of Manual Medicine.* 5th ed. Philadelphia, PA: Wolters Kluwer; 2016 (p. 338).
32. Lee SP, Powers CM. Individuals with diminished hip abductor muscle strength exhibit altered ankle biomechanics and neuromuscular activation during unipedal balance tasks. *Gait Posture.* 2014;39(3):933-938.
33. Page P, Frank C, Lardner R. *Assessment and Treatment of Muscle Imbalance. The Janda Approach.* Champaign, IL: Human Kinetics; 2010 (pp. 80-81).
34. Friberg O. Clinical symptoms and biomechanics of lumbar spine and hip joint in leg length inequality. *Spine.* 1983;8(6):643-651.
35. Khayambashi K, Fallah A, Movahedi A, Bagwell J, Powers C. Posterolateral hip muscle strengthening versus quadriceps strengthening for patellofemoral pain: a comparative control trial. *Arch Phys Med Rehabil.* 2014;95(5):900-907.
36. Khayambashi K, Ghoddosi N, Straub RK, Powers CM. Hip muscle strength predicts noncontact anterior cruciate ligament injury in male and female athletes: a prospective study. *Am J Sports Med.* 2016;44(2):355-361.
37. Goto S, Aminaka N, Gribble PA. Lower extremity muscle activity, kinematics, and dynamic postural control in individuals with patellofemoral pain. *J Sport Rehabil.* 2017:1-29.
38. Harput G, Howard JS, Mattacola C. Comparison of muscle activation levels between healthy individuals and persons who have undergone anterior cruciate ligament reconstruction during different phases of weight-bearing exercises. *J Orthop Sports Phys Ther.* 2016;46(11):984-992.
39. Esculier JF, Roy JS, Bouyer LJ. Lower limb control and strength in runners with and without patellofemoral pain syndrome. *Gait Posture.* 2015;41(3):813-819.
40. Franettovich Smith MM, Bonacci J, Mendis MD, Christie C, Rotstein A, Hides JA. Gluteus medius activation during running is a risk factor for season hamstring injuries in elite footballers. *J Sci Med Sport.* 2017;20(2):159-163.
41. Gerwin RD, Dommerholt J, Shah JP. An expansion of Simons' integrated hypothesis of trigger point formation. *Curr Pain Headache Rep.* 2004;8(6):468-475.
42. Stastny P, Lehnert M, Zaatar A, Svoboda Z, Xaverova Z, Pietraszewski P. The gluteus medius vs. thigh muscles strength ratio and their relation to electromyography amplitude during a farmer's walk exercise. *J Hum Kinet.* 2015;45:157-165.
43. Anderson FC, Pandy MG. Individual muscle contributions to support in normal walking. *Gait Posture.* 2003;17(2):159-169.
44. Barton CJ, Lack S, Malliaras P, Morrissey D. Gluteal muscle activity and patellofemoral pain syndrome: a systematic review. *Br J Sports Med.* 2013;47(4): 207-214.
45. Hsieh YL, Kao MJ, Kuan TS, Chen SM, Chen JT, Hong CZ. Dry needling to a key myofascial trigger point may reduce the irritability of satellite MTrPs. *Am J Phys Med Rehabil.* 2007;86(5):397-403.
46. Slipman CW, Jackson HB, Lipetz JS, Chan KT, Lenrow D, Vresilovic EJ. Sacroiliac joint pain referral zones. *Arch Phys Med Rehabil.* 2000;81(3):334-338.
47. Kurosawa D, Murakami E, Aizawa T. Referred pain location depends on the affected section of the sacroiliac joint. *Eur Spine J.* 2015;24(3):521-527.
48. Lesher JM, Dreyfuss P, Hager N, Kaplan M, Furman M. Hip joint pain referral patterns: a descriptive study. *Pain Med.* 2008;9(1):22-25.
49. Adelmanesh F, Jalali A, Jazayeri Shooshtari SM, Raissi GR, Ketabchi SM, Shir Y. Is there an association between lumbosacral radiculopathy and painful gluteal trigger points? A cross-sectional study. *Am J Phys Med Rehabil.* 2015;94(10):784-791.
50. Adelmanesh F, Jalali A, Shirvani A, et al. The diagnostic accuracy of gluteal trigger points to differentiate radicular from nonradicular low back pain. *Clin J Pain.* 2016;32(8):666-672.
51. Dwyer MK, Lewis CL, Hanmer AW, McCarthy JC. Do neuromuscular alterations exist for patients with acetabular labral tears during function? *Arthroscopy.* 2016;32(6):1045-1052.
52. Nepple JJ, Goljan P, Briggs KK, Garvey SE, Ryan M, Philippon MJ. Hip strength deficits in patients with symptomatic femoroacetabular impingement and labral tears. *Arthroscopy.* 2015;31(11):2106-2111.
53. Rutherford DJ, Moreside J, Wong I. Hip joint motion and gluteal muscle activation differences between healthy controls and those with varying degrees of hip osteoarthritis during walking. *J Electromyogr Kinesiol.* 2015;25(6):944-950.
54. Uemura K, Takao M, Sakai T, Nishii T, Sugano N. Volume increases of the gluteus maximus, gluteus medius, and thigh muscles after hip arthroplasty. *J Arthroplasty.* 2016;31(4):906.e1-912.e1.
55. Roach S, Sorenson E, Headley B, San Juan JG. Prevalence of myofascial trigger points in the hip in patellofemoral pain. *Arch Phys Med Rehabil.* 2013;94(3):522-526.
56. Cowan SM, Crossley KM, Bennell KL. Altered hip and trunk muscle function in individuals with patellofemoral pain. *Br J Sports Med.* 2009;43(8):584-588.
57. Rathleff MS, Rathleff CR, Crossley KM, Barton CJ. Is hip strength a risk factor for patellofemoral pain? A systematic review and meta-analysis. *Br J Sports Med.* 2014;48(14):1088.
58. Nakagawa TH, Serrao FV, Maciel CD, Powers CM. Hip and knee kinematics are associated with pain and self-reported functional status in males and females with patellofemoral pain. *Int J Sports Med.* 2013;34(11):997-1002.
59. Wirtz AD, Willson JD, Kernozek TW, Hong DA. Patellofemoral joint stress during running in females with and without patellofemoral pain. *Knee.* 2012;19(5): 703-708.
60. Bird PA, Oakley SP, Shnier R, Kirkham BW. Prospective evaluation of magnetic resonance imaging and physical examination findings in patients with greater trochanteric pain syndrome. *Arthritis Rheum.* 2001;44(9):2138-2145.
61. Redmond JM, Cregar WM, Gupta A, Hammarstedt JE, Martin TJ, Domb BG. Trochanteric micropuncture: treatment for gluteus medius tendinopathy. *Arthrosc Tech.* 2015;4(1):e87-e90.

Capítulo 56

Músculos glúteo mínimo e tensor da fáscia lata

Bursite pseudociática e pseudotrocantérica

Paul Thomas | N. Beth Collier | Joseph M. Donnelly

1. INTRODUÇÃO

O músculo glúteo mínimo é o menor músculo glúteo, mas tem um papel importante na biomecânica normal do quadril durante o ciclo da marcha. É o mais profundo dos músculos glúteos e não apenas partilha um vínculo de proximidade com a cápsula articular do quadril, mas ainda age com ela. Sua função principal é abduzir o quadril com o músculo glúteo médio, permanecendo ativo durante vários outros movimentos dos quadris. Acredita-se contribuir muito para a estabilidade do quadril durante caminhada, corrida e movimentos laterais. Pessoas com pontos-gatilho (PGs) no glúteo mínimo podem relatar dor muito forte no quadril e na extremidade inferior, atingindo o tornozelo. O extenso padrão de dor referida para as extremidades inferiores que ocorre quando há PGs no glúteo mínimo torna necessária a realização de um exame completo lombopélvico e do quadril. O diagnóstico diferencial inclui dor radicular lombar ou radiculopatia, disfunção articular sacroilíaca, bursite trocantérica e patologia de quadril. As ações corretivas devem incluir orientações posturais para melhorar posturas ao sentar e dormir, correção de anormalidades da marcha, autoliberação miofascial (por pressão) e técnicas de autoalongamento.

O músculo tensor da fáscia lata é um músculo superficial que age com os glúteos médio e mínimo para estabilizar a pelve durante o apoio unipodal. É o menor abdutor do quadril e contribui para flexão e rotação medial do quadril. PGs no músculo tensor da fáscia lata referem a dor à região lateral da coxa, com possibilidade de confusão com sintomas de bursite trocantérica. Síndrome do trato iliotibial deve ser considerada no diagnóstico diferencial, além do que foi antes identificado para o glúteo mínimo. As ações corretivas incluem orientações posturais (especialmente quanto a sentar e para dormir), maximização da eficiência durante o andar e atividades de corrida, autoliberação miofascial (por pressão) e alongamento.

Para uma solução dos sintomas no glúteo mínimo e no tensor da fáscia lata, deve ser abordada a correção da biomecânica alterada na cadeia cinética inferior.

2. CONSIDERAÇÕES ANATÔMICAS

Glúteo mínimo

O glúteo mínimo localiza-se profundamente em relação ao glúteo médio, sendo o menor no comprimento e o mais leve no peso entre os músculos glúteos.[1] Sua forma em leque corresponde estreitamente ao músculo glúteo médio sobreposto. Origina-se junto à superfície externa do ílio, entre as linhas glúteas anterior e inferior, aproximando-se posteriormente do forame isquiático maior (Figura 56-1). A orientação das fibras do músculo pode ser dividida em duas porções, com os fascículos anteriores estruturados mais verticalmente e os posteriores, mais horizontalmente (Figura 56-1).[2] As fibras do músculo convergem em uma aponeurose que termina em uma inserção tendínea junto à superfície anterolateral do trocanter maior, profundo e anterior à inserção do músculo piriforme, contribuindo para uma inserção mais ampla,

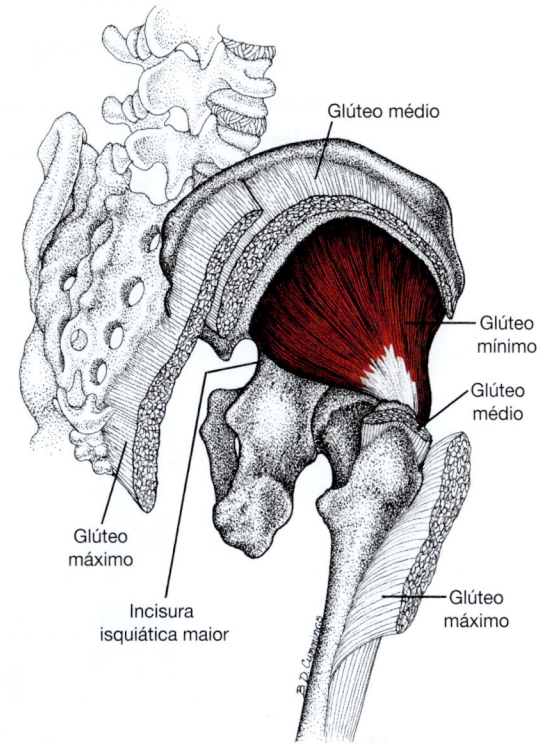

Figura 56-1 Inserções do músculo glúteo mínimo direito (em vermelho) no plano posterolateral. Em grande medida, foram removidos os glúteos máximo e médio sobrepostos.

superolateralmente, na cápsula articular do quadril.[3-6] Feixes adicionais podem avançar aos músculos piriforme, gêmeo superior ou vasto lateral.[4]

A espessura relativa do glúteo mínimo e sua relação anatômica com o músculo tensor da fáscia lata são mostradas nas séries de secções transversas da Figura 56-2. A espessura maior da porção anterior do glúteo mínimo, quando comparada à sua porção posterior, não costuma ser valorizada. Essa diferença na espessura é vista na secção mais inferior da Figura 56-2, cujo plano localiza-se aproximadamente na metade da distância entre a espinha ilíaca anterossuperior e a espinha ilíaca anteroinferior. A secção transversa também mostra como a porção anterior do glúteo mínimo pode ser palpada, tanto atrás da margem posterior do tensor da fáscia lata, como entre a margem anterior do tensor e a borda anterior do ílio.

A bolsa trocantérica do glúteo mínimo, localizada entre a parte anterior do tendão do músculo e o trocanter maior, facilita um movimento deslizante do tendão sobre o trocanter.[4] Esse movimento deslizante do tendão é necessário para que as fibras anteriores do músculo consigam uma amplitude total de movimento.

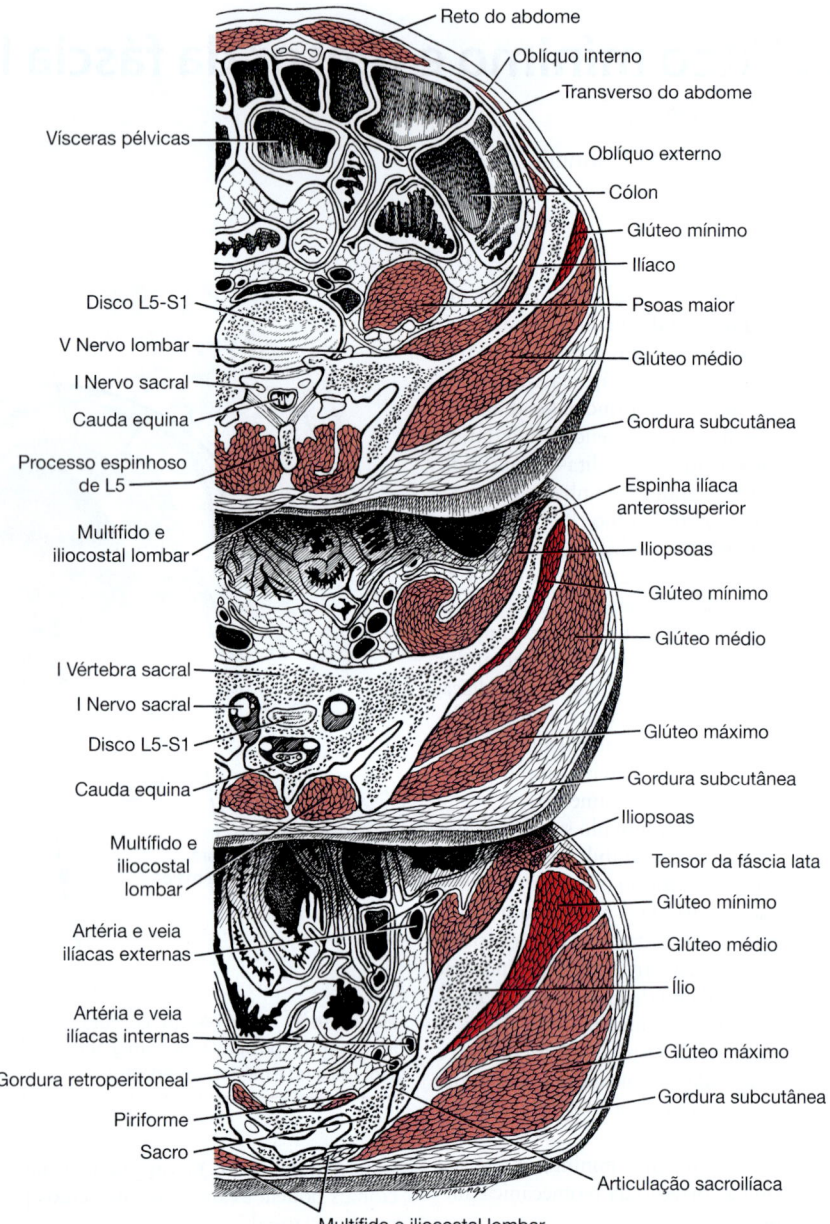

Figura 56-2 Série de secções transversas através da pelve para mostrar o músculo glúteo mínimo (em vermelho-escuro). As três secções mostram a relação da porção anterior desse músculo com o ílio, com os músculos vizinhos (em vermelho-claro) e com a pele. O nível da parte média seccionada passa pela espinha ilíaca anterossuperior. O plano da parte seccionada mais inferior localiza-se entre a espinha ilíaca anterossuperior e a espinha ilíaca anteroinferior. Neste nível, a parte mais espessa da porção anterior do glúteo mínimo pode ser subcutânea, entre o tensor da fáscia lata e o glúteo médio. Essa porção anterior é palpada em busca de PGs junto à margem posterior do tensor da fáscia lata e profundamente em relação a ele.

Tensor da fáscia lata

O músculo tensor da fáscia lata origina-se na parte anterior da borda externa da crista ilíaca, no aspecto lateral da espinha ilíaca anterossuperior e na superfície profunda da fáscia lata.[4] Superiormente, localiza-se entre o glúteo médio e o sartório. Proximalmente, o tensor da fáscia lata insere-se na fáscia aponeurótica superficial ao músculo glúteo médio. Desce e se liga às duas camadas do trato iliotibial e termina a aproximadamente um terço do caminho na direção descendente da coxa, ainda que possa chegar tão longe a ponto de atingir o côndilo femoral lateral (Figura 56-3).

2.1. Inervação e vascularização

Glúteo mínimo

O glúteo mínimo é inervado pelo nervo glúteo superior (L4, L5 e S1).

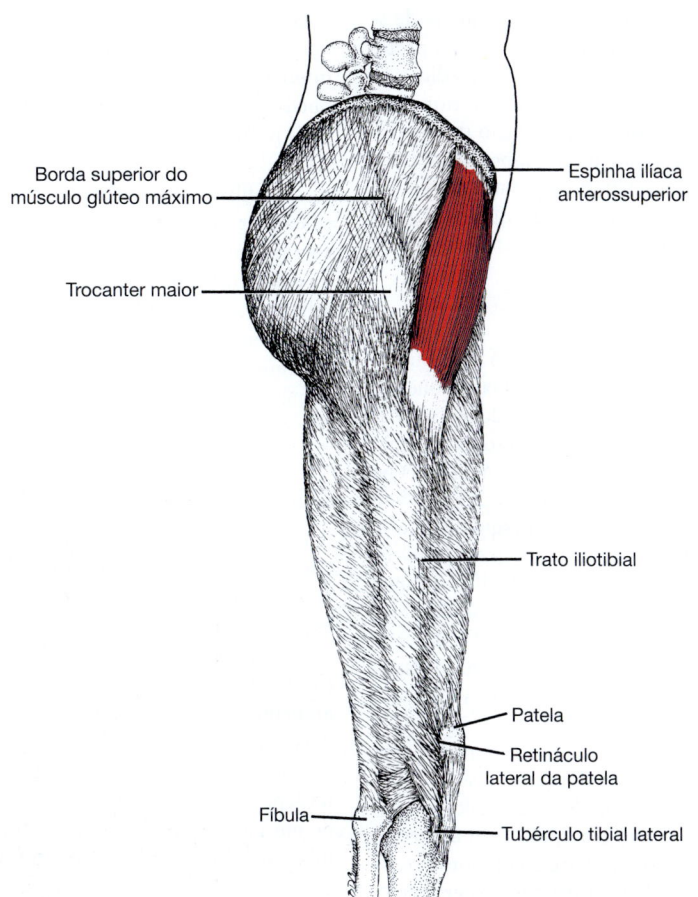

Figura 56-3 Plano lateral das inserções do músculo tensor da fáscia lata direito (em vermelho, fáscia seccionada). Acima, o músculo insere-se ao longo e abaixo da crista do ílio, logo posterior à espinha ilíaca anterossuperior. Abaixo, as fibras tendíneas anteromediais inserem-se à fáscia no joelho, e as fibras tendíneas posterolaterais firmam-se no trato iliotibial, que continua a descida até o tubérculo lateral da tíbia.

Ele recebe sua vascularização da artéria glútea superior que sai da pelve pelo forame isquiático maior superior para o músculo piriforme, deslocando-se anteriormente entre os músculos glúteos médio e mínimo.[2] O ramo superficial supre o glúteo máximo; o ramo profundo supre os glúteos médio, mínimo e o músculo tensor da fáscia lata.[4,7] O nervo e a artéria glúteos superiores deslocam-se entre o glúteo médio e o mínimo.[4]

Tensor da fáscia lata

O músculo tensor da fáscia lata é inervado pelo nervo glúteo superior, derivado dos nervos espinais L4, L5 e S1. O músculo recebe seu suprimento vascular de um grande ramo ascendente da artéria circunflexa femoral lateral. O aspecto superior do músculo recebe seu suprimento da artéria glútea superior.[4]

2.2. Função

Glúteo mínimo

As fibras anteriores dos músculos glúteos médio e mínimo funcionam para abduzir a coxa e rotacionar medialmente o fêmur.[4,5]

O glúteo mínimo pode funcionar como um estabilizador dinâmico do quadril[6,8] e pode retrair a cápsula articular do quadril durante abdução do quadril.[5] Estudos biomecânicos do ciclo da marcha mostram que forças musculares agem por meio do quadril para proporcionar 95% da força contrátil.[9] As fibras do glúteo mínimo inserem-se à cápsula articular superoanterior do quadril e podem reduzir a translação da cabeça do fêmur durante a marcha.[8] Beck e colaboradores[10] descreveram o glúteo mínimo como um abdutor e flexor do quadril, mas também como um rotador medial ou lateral do quadril, dependendo da posição do fêmur em relação à pelve.[10] Na extensão do quadril, as fibras anteriores conseguem produzir rotação medial, e as fibras posteriores conseguem produzir rotação lateral.[10] Com flexão de quadril a 90°, todas as fibras produzem rotação medial do quadril.[10] Quando as fibras anteriores e posteriores se contraem simultaneamente, o glúteo mínimo também atrai a cabeça do fêmur para o acetábulo, a fim de aumentar a estabilidade, especialmente com o quadril em extensão.[10,11] Compressão na cápsula articular também pode auxiliar a estabilizar, independentemente da posição.[6,10]

Durante o ciclo da marcha, a parte posterior do glúteo mínimo demonstra um grande repente de atividade precoce na fase de apoio do pé no solo, um dos momentos da marcha, que pode se dever a seu papel de estabilizador da cabeça do fêmur. As partes anterior e posterior estão ativas nas fases de apoio médio e final. Durante essa fase, o papel do glúteo mínimo anterior pode minimizar as forças na região anterior da articulação do quadril (acetábulo, cápsula e lábio do acetábulo anterossuperior) por sua capacidade de estabilizar a cabeça do fêmur com o músculo iliopsoas.[12] Anderson e colaboradores[13] descobriram que os glúteos médio e mínimo oferecem todo o apoio da pelve durante a fase de apoio médio do ciclo da marcha.

Tensor da fáscia lata

O tensor da fáscia lata auxilia a flexão, a abdução e a rotação medial do quadril.[4] É considerado um abdutor do quadril que age com os glúteos médio e mínimo; entretanto, responde por apenas 11% da área de secção transversa total dos abdutores do quadril.[14] As fibras mais posterolaterais também estão envolvidas no travamento do joelho em extensão total, com o quadril mantido em rotação medial.[15] Bouillon e colaboradores[16] pesquisaram oito músculos usando eletromiografia de superfície e percentual de contrações isométricas e voluntárias máximas (CIVM%) durante o passo para baixo, para a frente e para o lado. Os pesquisadores descobriram que os glúteos máximo e médio tinham CIVM% alta durante a passada para baixo e CIVM% moderada na passada para o lado, ao passo que o tensor da fáscia lata tinha CIVM% baixa durante todas as três atividades.

Tal como a maior parte de outros músculos de extremidades inferiores, o tensor da fáscia lata funciona durante a fase de apoio da marcha, mais especificamente na fase de apoio médio, agindo, basicamente, com os glúteos médio e mínimo para controlar o movimento da pelve no plano frontal. Paré e colaboradores[15] mostraram que a metade anteromedial e a metade posterolateral do tensor da fáscia lata estão ativas em momentos diferentes e por razões distintas. Durante a marcha, as fibras mais anteromediais estavam ativas no membro em balanço (balanço intermediário), e as fibras mais posterolaterais estavam ativas no membro em apoio. As fibras posterolaterais auxiliam os glúteos médio e mínimo a estabilizar a pelve, em contrapartida à tendência de uma queda pélvica contralateral na posição intermediária.[17] As fibras mais posterolaterais também estão envolvidas na estabilização do joelho.[15]

As fibras posterolaterais também estão ativas no toque do calcanhar no solo durante a corrida leve, a corrida normal e a corrida curta em velocidade,[15,18] nas passadas de subida e descida em plataforma e na subida de escadas. Quanto mais intensa a atividade, mais intensas as contrações musculares. Durante o andar de bicicleta,[19] esse músculo ficou eletromiograficamente ativo durante o período em que os flexores do quadril ficaram ativos enquanto o pedal subia da posição horizontal até a porção superior de seu impacto.

2.3. Unidade funcional

A unidade funcional à qual um músculo pertence inclui os músculos que reforçam e contrapõe-se às suas ações, bem como as articulações que os músculos cruzam. A interdependência dessas estruturas reflete-se funcionalmente na organização e nas conexões neurais do córtex sensorimotor. A unidade funcional é enfatizada, porque a presença de um PG em um músculo da unidade aumenta a probabilidade de que outros músculos desenvolvam PGs. Ao desativar PGs em um músculo, deve haver a preocupação de que outros PGs possam surgir em músculos funcionalmente interdependentes. O Quadro 56-1 representa a unidade funcional do músculo glúteo mínimo, e o Quadro 56-2 representa a unidade funcional do músculo tensor da fáscia lata.[20]

Todas as fibras do músculo glúteo mínimo ativam-se para produzir rotação medial do quadril quando este é flexionado, e as fibras anteriores produzem rotação medial do quadril com as fibras anteriores do glúteo médio quando o quadril está estendido.

Quadro 56-1 Unidade funcional do músculo glúteo mínimo

Ações	Sinergistas	Antagonistas
Abdução do quadril	Glúteo médio Glúteo máximo Obturador interno Tensor da fáscia lata Gêmeos superior e inferior Piriforme Obturador externo	Adutor magno Adutor longo Adutor curto Grácil Pectíneo
Rotação lateral do quadril (fibras posteriores do glúteo mínimo quando o quadril está estendido)	Glúteo médio (fibras posteriores) Glúteo máximo Obturadores interno e externo Gêmeos superior e inferior Piriforme Quadrado femoral	Glúteo mínimo (fibras posteriores quando em extensão; todas as fibras quando o quadril está flexionado) Tensor da fáscia lata
Rotação medial do quadril (fibras anteriores quando o quadril está estendido; todas as fibras quando o quadril está flexionado)	Tensor da fáscia lata Glúteo médio (fibras anteriores)	Glúteo mínimo (fibras posteriores quando em extensão) Glúteo máximo Glúteo médio (fibras posteriores) Obturadores interno e externo Gêmeos superior e inferior Quadrado femoral Piriforme

Capítulo 56 ▪ Músculos glúteo mínimo e tensor da fáscia lata   **631**

Quadro 56-2 Unidade funcional do músculo tensor da fáscia lata

Ações	Sinergistas	Antagonistas
Flexão do quadril	Reto femoral Iliopsoas Pectíneo Glúteos médio e mínimo (fibras anteriores)	Glúteo máximo Músculos isquiotibiais
Rotação medial do quadril	Glúteo médio (fibras anteriores) Glúteo mínimo (fibras anteriores quando o quadril está estendido; todas as fibras quando o quadril está flexionado)	Glúteo mínimo (fibras posteriores quando em extensão) Glúteo máximo Glúteo médio (fibras posteriores) Obturadores interno e externo Gêmeos superior e inferior Quadrado femoral Piriforme

3. APRESENTAÇÃO CLÍNICA
3.1. Padrão de dor referida
Glúteo mínimo

Dor e sintomas de PGs no glúteo mínimo podem ser bastante severos e persistentes. O padrão de dor referida desse músculo pode ser amplo, facilitando negligenciá-lo como a fonte dos sintomas. Parestesia e disestesia de extremidades inferiores muitas vezes acompanham o padrão de dor referida de PGs no glúteo mínimo.

São sintomas geralmente referidos como "ciática", o que somente serve para descrever a dor na extremidade inferior, não sendo um diagnóstico. Travell, em 1946, distinguiu, pela primeira vez, padrões típicos de dor referida de partes anteriores e posteriores do músculo glúteo mínimo.[21]

PGs encontrados na porção anterior do glúteo mínimo geralmente irão referir dor e sensibilidade junto à porção inferior lateral da nádega, à região lateral da coxa e à região lateral da perna até o tornozelo, simulando sintomas radiculares L5 (Figura 56-4).[21]

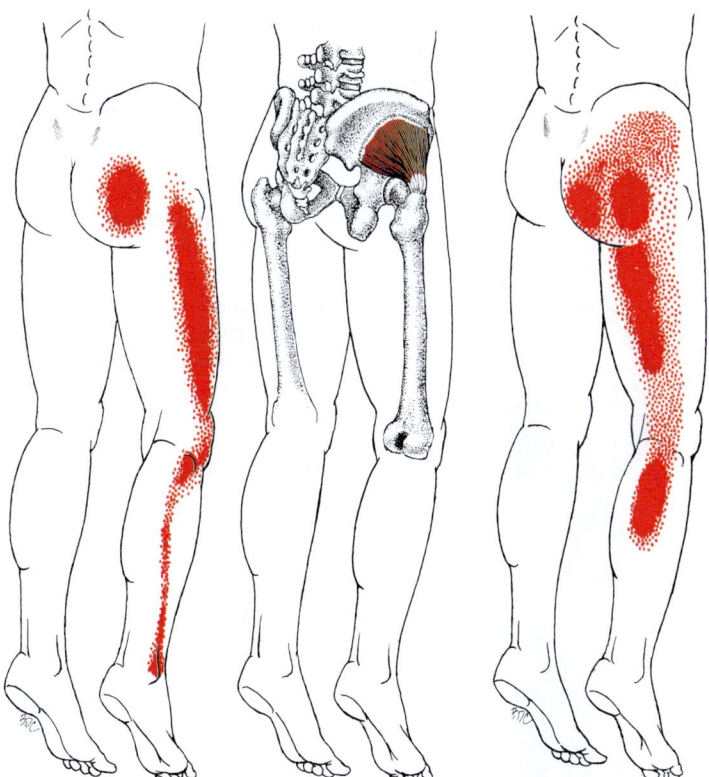

Figura 56-4 Padrões de dor referida de PGs no glúteo mínimo. Dor e sintomas referidos podem ser sentidos na nádega, na região lateral e/ou posterior da coxa, na panturrilha posterior e/ou lateral e distalmente ao maléolo lateral.

PGs localizados na porção posterior do glúteo mínimo referirão dor por toda a nádega, principalmente à porção inferior média, à coxa posterior, ao joelho posterior e à panturrilha posterior, simulando sintomas radiculares S1 (Figura 56-4).[21]

Tensor da fáscia lata

Pacientes com PGs no tensor da fáscia lata costumam descrever dor na região articular do quadril que se estende inferiormente ao longo do aspecto anterolateral da coxa, às vezes chegando ao joelho (Figura 56-5). O termo "bursite pseudotrocantérica" costuma aplicar-se à dor produzida por PGs ativos no músculo tensor da fáscia lata. A dor fica mais forte durante movimentação do quadril.[22-24]

3.2. Sintomas

Glúteo mínimo

Pessoas com PGs no músculo glúteo mínimo podem relatar dor significativa no quadril, a qual causa um padrão antálgico de marcha e dificuldades com suporte de peso no lado afetado. Pode ser doloroso andar, se deitar ou tentar se levantar de uma cadeira. Sintomas originários de PGs no glúteo mínimo podem ser constantes e muito doloridos. Pode ocorrer dor enquanto o paciente tenta se deitar sobre o lado afetado, com necessidade de se deitar sobre o lado oposto ou permanecer acordado à noite em razão do desconforto. Ele pode não conseguir encontrar um movimento para alongar ou alterar a posição para outra que alivie a dor, nem mesmo se deitar com conforto ou andar com normalidade. Tossir e espirrar não costumam agravar os sintomas gerados por PGs no glúteo mínimo. Tal como ocorre com PGs no glúteo médio, pacientes com PGs no glúteo mínimo costumam sentir dor quando permanecem em pé por tempo prolongado. Os pacientes informam que necessitam trocar o lado do corpo para suporte de peso, para evitar dor no quadril e na perna.

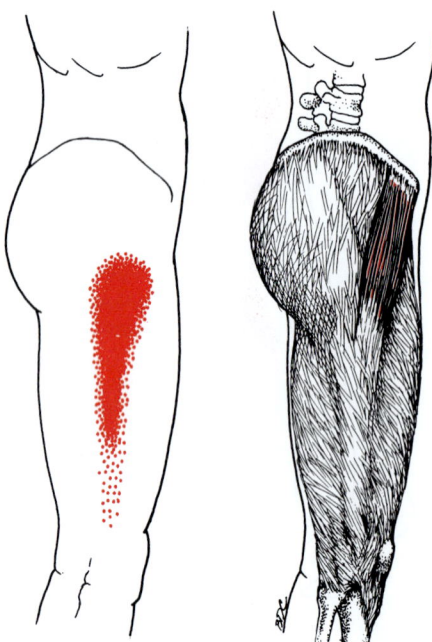

Figura 56-5 Padrão de dor referida de PGs no tensor da fáscia lata (em vermelho).

Tensor da fáscia lata

Geralmente, pacientes com PGs no tensor da fáscia lata informarão pouca tolerância a sentar-se por longo tempo, com o quadril flexionado em 90° ou mais. Também podem informar dor ao passar à posição em pé após longo período sentado. Esses pacientes não conseguem se deitar com conforto sobre o lado afetado em razão da pressão sobre a área de sensibilidade referida acima do trocanter maior do fêmur, bem como diretamente sobre os PGs. Algumas vezes, não conseguem se deitar sobre o lado oposto sem um travesseiro entre os joelhos, devido à tensão prolongada sobre o músculo tensor da fáscia lata.

Corredores de longas distâncias podem informar limitação funcional em virtude de dor aumentada na área da coxa, oriunda de carga aumentada, colocada sobre o tensor da fáscia lata durante a corrida.

3.3. Exame do paciente

Após um exame subjetivo minucioso, o clínico deve realizar um desenho detalhado representando o padrão de dor descrito pelo paciente. Essa descrição ajudará no planejamento do exame físico e pode ser útil no monitoramento da progressão do paciente à medida que os sintomas melhoram ou mudam.

Glúteo mínimo

Um exame físico completo das regiões lombopélvica e do quadril é indicado quando um paciente relata dor e sintomas referidos de PGs no glúteo mínimo. Devido à referência demasiada de sintomas descendentes na extremidade inferior, o clínico precisará diferenciá-los daqueles de origem isquiática ou radicular. Exame neurodinâmico deve ser feito para distinguir sinais e sintomas originários de tecidos neurais de sintomas gerados por PGs no glúteo mínimo. Também devem ser avaliadas as articulações do quadril e sacroilíacas, para determinar se há desvios mecânicos capazes de contribuir à ativação e à perpetuação de PGs no músculo glúteo mínimo.

O exame físico do glúteo mínimo é igual ao do glúteo médio, detalhado no Capítulo 55, Músculo glúteo médio. Esse levantamento de dados inclui postura estática e dinâmica, análise da marcha, agachamento bi e unipodal, padrão de ativação muscular na abdução do quadril em decúbito lateral e exame da força dos músculos do quadril e da coxa. Em razão da projeção anatômica dos músculos glúteos médio e mínimo, uma confirmação de PGs nesse músculo profundo será possível com a aplicação de agulhamento a seco que consiga uma reação contrátil local ou um padrão de irradiação da dor.

Tensor da fáscia lata

O exame físico do tensor da fáscia lata é similar ao dos glúteos médio e mínimo; o paciente, porém, pode demonstrar uma anteversão e uma lordose lombar excessiva quando fica em pé. Com frequência, pacientes com PGs no tensor da fáscia lata podem manter o quadril levemente flexionado em pé, ou trocar o peso para uma perna e mover lateralmente a pelve. Eles podem evidenciar uma falta de extensão do quadril durante a marcha. Deambular com os quadris flexionados não costuma doer; entretanto, sua dor pode evitar que o paciente caminhe com rapidez. Em uma síndrome comum de desequilíbrio muscular, os músculos tensor da fáscia lata e quadrado do lombo tensos dominam um glúteo médio inibido ou fraco. PGs nos músculos tensos ou facilitados devem ser liberados antes das tentativas de ativar e fortalecer o músculo glúteo médio.

O paciente pode ser examinado em relação à rigidez muscular em uma posição para o teste de Thomas, com o paciente na beira da mesa, mantendo um dos quadris em extensão total para conservar neutra a coluna e o quadril sendo examinado abaixado, em extensão. Nessa posição de teste, a coxa afetada pode ser testada em relação à restrição muscular, com pressão sobre a coxa do membro estendido medialmente, avaliando a amplitude de movimento da adução do quadril[25] (Figura 56-6). Quando o músculo tensor da fáscia lata estiver tenso, a adução limita-se a uma variação de menos de 15°. É testada a contração desse músculo com o paciente deitado sobre o lado contralateral. Solicita-se ao paciente que erga o pé da perna afetada em abdução e flexione de leve o quadril, enquanto o clínico palpa o glúteo médio e o tensor da fáscia lata com uma mão e examina a força com a outra mão, aplicando resistência gradativa ao membro. Colocar carga no músculo durante qualquer um dos testes pode causar dor na área afetada da articulação do quadril quando o músculo tem PGs ativos.

Um tensor da fáscia lata retesado pode contribuir para rigidez percebida do trato iliotibial. Limitação do trato iliotibial pode ser investigada com o teste de Ober, ou teste de Ober modificado.[25] Clinicamente, um teste de Ober positivo levaria o clínico, imediatamente, a conferir o comprimento dos glúteos máximo, médio e tensor da fáscia lata, já que todos esses três músculos se inserem à fáscia lata. Rigidez do músculo tensor da fáscia lata também pode produzir um aspecto de membro mais curto no lado envolvido quando o paciente é examinado em posição de supino à posição sentada por longo tempo.

3.4. Exame de pontos-gatilho

Glúteo mínimo

PGs no glúteo mínimo localizam-se profundamente em relação aos glúteos máximo e médio ou ao tensor da fáscia lata, o que os torna um desafio à palpação. Se os músculos superficiais estão totalmente relaxados, às vezes o profissional consegue palpar alguns PGs localizados profundamente na nádega. Comumente, as bandas tensionadas não podem ser palpadas, ainda que a sensibilidade do PG possa ser localizada. Às vezes, é possível reproduzir o padrão de referência da dor com palpação do PG, ainda que, muitas vezes, ocorra provocação somente quando estimulado com uma agulha filiforme ou de injeção. As fibras anteriores do glúteo mínimo podem ser palpadas com o paciente deitado em supino ou em forma de gancho (Figura 56-7A). Usando a palpação plana transversa profunda, o clínico consegue avaliar as fibras do glúteo mínimo anterior e, depois, posterior em relação ao músculo tensor da fáscia lata, abaixo do nível da espinha ilíaca anterossuperior. Em alguns pacientes, o glúteo médio pode estar superficial ao glúteo mínimo, acima do limite posterior do músculo tensor da fáscia lata. Para examinar o aspecto posterior do glúteo mínimo, os pacientes ficam em decúbito lateral, com o quadril flexionado em cerca de 30° e aduzido (Figura 56-7B).

Tensor da fáscia lata

PGs nesse músculo superficial podem ser identificados na posição em supino (Figura 56-8A) ou em decúbito lateral, com uma palpação plana transversa das fibras (Figura 56-8B). O músculo pode ser localizado ao palpar sua tensão, enquanto o paciente faz uma contração isométrica suave de abdução e rotação medial do quadril. Quando o paciente estiver totalmente relaxado e o músculo colocado sob leve tensionamento, toda a sua circunferência deve ser palpada em relação à presença de PGs. PGs nesse músculo podem levar até 10 segundos, quando palpados, para produzir o padrão de referência da dor na região lateral da coxa.

4. DIAGNÓSTICO DIFERENCIAL

4.1. Ativação e perpetuação de pontos-gatilho

Uma postura ou atividade que ative um PG, quando não corrigida, também pode perpetuá-lo. Em qualquer parte dos músculos glúteo mínimo ou tensor da fáscia lata, os PGs podem ser ativados

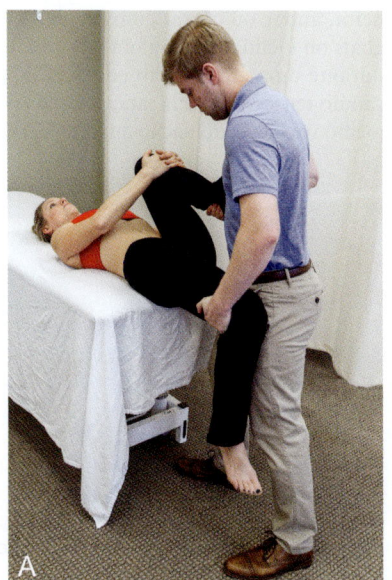 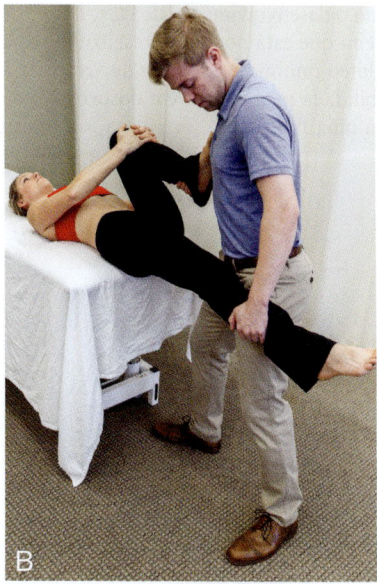

Figura 56-6 Teste de Thomas avaliando o comprimento do músculo tensor da fáscia lata. (A) Avaliação do comprimento de músculo flexor do quadril biarticular. (B) Avaliação do comprimento de músculo flexor do quadril monoarticular.

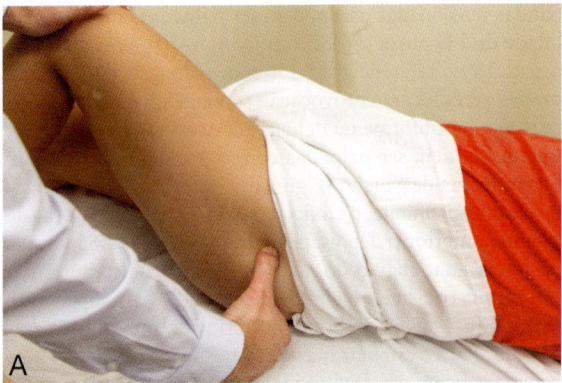 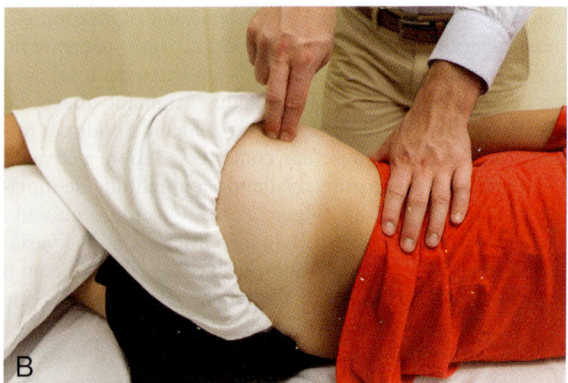

Figura 56-7 Palpação de PGs no músculo glúteo mínimo, usando palpação plana transversa. (A) Porção anterior do músculo em supino. (B) Decúbito lateral com apoio do músculo glúteo médio.

por carga excêntrica não habitual, exercício excêntrico em músculo destreinado ou carga concêntrica máxima ou submáxima.[26] PGs podem também ser ativados ou agravados quando o músculo é colocado em uma posição encurtada e/ou alongada por período prolongado.

Glúteo mínimo

Já que o glúteo mínimo está ativo durante toda a fase de apoio da marcha e qualquer alteração da mecânica da caminhada ou da corrida pode ter um papel no surgimento de PGs. Momento de adução excessiva sobre o quadril e a pelve em virtude de fraqueza/inibição do abdutor do quadril, joelho valgo, pronação anormal do pé ou desvio da marcha em razão de uma lesão em outra articulação pode aumentar a demanda sobre o glúteo mínimo durante a fase da marcha.[27-29]

PGs no glúteo mínimo também podem ser ativados por uma sobrecarga aguda devido a uma queda. Uso excessivo dos músculos durante uma atividade nada comum, como caminhada em solo desigual, corrida ou esportes com raquete, pode sobrecarregar o glúteo mínimo, ocasionando o desenvolvimento de PGs.[21]

Sentar-se sobre a carteira que está no bolso traseiro da calça pode comprimir PGs no glúteo mínimo e produzir dor referida à extremidade inferior. Imobilidade prolongada em decorrência de ficar na posição em pé em uma fila ou em uma festa, ou muito tempo sentado dirigindo veículo, também pode agravar PGs no músculo.

Dor radicular lombar ou radiculopatia nas raízes nervosas L4, L5 ou S1 pode ativar e perpetuar PGs nos músculos glúteos. O tratamento dos PGs dará ao paciente um alívio temporário dos sintomas; porém, a origem dos sintomas radiculares deve ser tratada para um alívio de longa duração. Após uma injeção espinal epidural transforaminal ou uma cirurgia lombar para tratar dor radicular, a intensidade dos sintomas desaparece, embora costume haver sintomas residuais nas zonas referidas de PGs nos músculos inervados por essas raízes nervosas. Normalmente, o tratamento desses PGs soluciona a dor e os sintomas residuais.

Tensor da fáscia lata

Ativação de PGs no tensor da fáscia lata pode ocorrer por trauma repentino, quando, após um salto, a pessoa aterrissa sobre os pés, ou por sobrecarga crônica. A sobrecarga crônica pode ser causada por caminhada acelerada subindo uma colina sem apoio adequado para um pé com pronação excessiva. Da mesma maneira, andar ou correr com regularidade sobre superfícies desiguais ou inclinadas para um lado, como na beira de uma calçada durante uma competição em estrada, pode levar a uma disfunção no tensor da fáscia lata, porque tais inclinações aumentam o joelho varo e a supinação em uma perna e o joelho valgo e a pro-

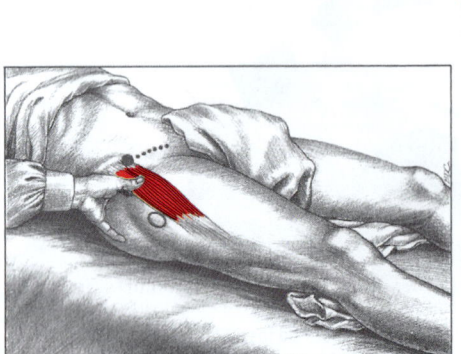 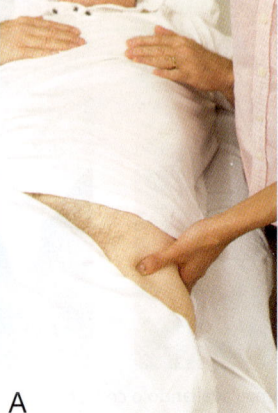 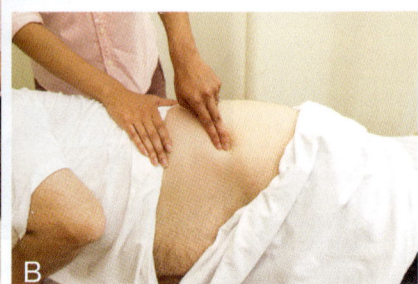

Figura 56-8 Palpação de PGs no músculo tensor da fáscia lata, usando palpação plana transversa. (A) Supino. (B) Decúbito lateral.

nação na outra perna. Condicionamento insatisfatório e exercícios de alongamento inadequados no aquecimento podem levar a lesões que ativam ou perpetuam PGs em corredores. Fraqueza ou inibição em decorrência de PGs nos glúteos médio e mínimo também pode causar sobrecarga ao músculo tensor da fáscia lata em razão de seu papel sinergista na estabilização da pelve no plano frontal. Allison e colaboradores[30] descobriram que, em pessoas com tendinopatia nos glúteos, o músculo tensor da fáscia lata era ativado mais depressa, quando comparado a controles na fase inicial de apoio da marcha para auxiliar os músculos glúteos na estabilidade lateral do quadril.

Como ocorre em outros músculos, PGs no tensor da fáscia lata agravam-se pela imobilização na posição de encurtamento por períodos longos. Isso ocorre durante posição sentada prolongada, com o quadril em um ângulo agudo, ou ao dormir, em posição fetal fortemente flexionada. Caminhar com cargas pesadas pode colocar mais tensão sobre o tensor da fáscia lata.

Manter uma posição sentada, com os quadris flexionados em mais de 90°, ou ter o hábito de dormir em posição fetal agravará e perpetuará PGs nesse músculo.

4.2. Pontos-gatilho associados

PGs associados podem surgir nas áreas de dor referida causadas por PGs primários.[31] Portanto, músculos nas áreas de dor referida de cada músculo acometido também devem ser examinados.

Glúteo mínimo

PGs ativos no glúteo mínimo raramente apresentam-se como síndrome de um único músculo. Nesse músculo, os PGs costumam ser observados associados a PGs nos músculos quadrado do lombo, piriforme, glúteo médio, vasto lateral e fibular longo e, algumas vezes, no glúteo máximo. Os dois músculos que têm uma associação funcional próxima com o glúteo mínimo (o glúteo médio e o piriforme) também têm maior probabilidade de desenvolver PGs associados. As fibras anteriores do glúteo mínimo e do tensor da fáscia lata têm uma forte relação funcional e podem desenvolver PGs associados.

Geralmente, PGs surgem na porção posterior do glúteo mínimo e, com menor frequência, na porção anterior, em associação com PGs no quadrado do lombo. Essa dupla pode ser tão forte que a pressão exercida sobre PGs no quadrado do lombo induz não somente a dor referida esperada na nádega, mas também uma dor inesperada e referida de forma descendente à parte traseira da extremidade inferior.[21] Essa dor adicional é resultado de uma ativação de PGs associados na parte posterior do glúteo mínimo; pressão aplicada a esses PGs glúteos provoca a mesma dor na extremidade inferior. Algumas vezes, eliminar PGs no quadrado do lombo desativa PGs associados nos glúteos. Em outros pacientes, PGs nos dois músculos podem ser desativados separadamente.

Da mesma forma, os músculos fibular longo e fibular curto, localizados na zona de dor referida da porção anterior do glúteo mínimo, parecem desenvolver PGs associados. Outros músculos que devem ser avaliados em relação a PGs por estarem na zona do padrão de dor referida, oriunda do glúteo mínimo, incluem os obturadores interno e externo, os gêmeos superior e inferior, o quadrado femoral, o bíceps femoral, o semitendíneo e o semimembranáceo, o gastrocnêmio, o sóleo, o poplíteo, o tibial posterior, o flexor longo dos dedos e o flexor longo do hálux.[21]

Tensor da fáscia lata

A dor referida de PGs no tensor da fáscia lata pode ser facilmente confundida com uma dor originária de PGs nos glúteos mínimo e médio ou no vasto lateral. PGs no quadrado do lombo também referem dor e sensibilidade ao trocanter maior.

PGs no tensor da fáscia lata podem ocorrer como síndrome de um único músculo, ou, mais comumente, podem surgir secundários a PGs no glúteo mínimo e, algumas vezes, no reto femoral, no iliopsoas ou no sartório. PGs no tensor da fáscia lata não podem ser eliminados quando PGs ativos continuam no músculo glúteo mínimo anterior, o que evita sua amplitude de movimento em estiramento total.

4.3. Patologias associadas

Glúteo mínimo

Atividade alterada do músculo glúteo mínimo foi observada em indivíduos com dor no quadril.[32] Um início precoce da atividade desse músculo foi observado durante atividades em exercício com descidas em degrau em um estudo de participantes com dor no quadril. Os participantes também demonstraram atividade aumentada do glúteo mínimo durante a fase de balanço, em comparação com indivíduos-controle.[32] Uma vez que o músculo glúteo mínimo diminui o deslocamento do quadril durante a fase da marcha em que o pé está no chão, pode ocorrer sobrecarga do músculo em pessoas com instabilidade de quadril.[11] Instabilidade ou microinstabilidade pode ser consequência de trauma nas estruturas ligamentosas por carga repetitiva, anormalidades ósseas (como anteversão ou retroversão), rupturas labrais, traumas relativos a esportes ou distúrbios do tecido conectivo.[33]

PGs nos músculos glúteos e do quadril foram associados a dores na região lombar, incluindo o glúteo mínimo. Iglesias-Gonzalez e colaboradores descobriram uma ligação entre PGs ativos na região lombar e nos músculos do quadril em participantes com dor crônica nessa região. No estudo, os pesquisadores mostraram uma correlação entre a intensidade da dor e a quantidade de PGs ativos, bem como uma correlação entre a quantidade de PGs ativos e a qualidade do sono.[34]

Adelmanesh e colaboradores[35] pesquisaram a prevalência de PGs glúteos em 271 pacientes diagnosticados com radiculopatia lombar, em comparação a 152 controles saudáveis. Eles descobriram que 76% dos pacientes com sintomas radiculares unilaterais tinham PGs nos glúteos no lado dolorido quando comparados a 2% do grupo-controle. Com base em um trabalho anterior, Adelmanesh e colaboradores[36] pesquisaram a exatidão diagnóstica de PGs nos glúteos para diferenciar dor radicular de dor não radicular na região lombar. Os pesquisadores determinaram o valor diagnóstico de uma identificação de PGs nos glúteos por palpação manual (teste de PG glúteo) no quadrante superior lateral na região dos glúteos. Eles descobriram uma especificidade de 0,91 e uma sensibilidade de 0,74 do teste de PG nos glúteos. Concluíram que a presença de PGs no quadrante superolateral da região glútea constitui indicador altamente específico para pessoas com sintomas radiculares.[36]

Tensor da fáscia lata

Dor radicular da raiz nervosa L4, ou compressão de nervo periférico do nervo cutâneo femoral lateral (meralgia parestética), pode produzir uma distribuição de sintomas confusamente similar ao padrão de dor referida de PGs no tensor da fáscia lata. Quando os pacientes têm sintomas de meralgia parestética, eles podem ter PGs ativos no tensor da fáscia lata que contribuam com seus sintomas.

Pacientes com PGs no tensor da fáscia lata costumam ser erroneamente diagnosticados com bursite trocantérica. Ainda que pacientes com PGs nesse músculo tenham dor e sensibilidade sobre a área da bolsa trocantérica, os sintomas são referidos dos PGs e não são causados por inflamação da própria bolsa sinovial.

A síndrome do atrito do trato iliotibial, ou síndrome do trato iliotibial, causa dor difusa e sensibilidade do côndilo femoral lateral. Essa é uma condição comum em corredores com joelho varo e pés pronados, também encontrada naqueles que usam calçados com solados laterais desgastados.[37] Com frequência, PGs dos músculos tensor da fáscia lata, glúteo máximo e vasto lateral conseguem simular ou contribuir para a dor dessa condição.

Alternar, minimamente, técnicas invasivas de artroplastia total do quadril acessa a articulação dessa área por meio do intervalo entre o tensor da fáscia lata e o glúteo médio, tentando manter a integridade do nervo glúteo superior.[38] Pesquisa recente da condição de pacientes após artroplastia total do quadril com um método anterior revela que 74% dos pacientes que participaram em um estudo (n = 17) mostram sinais de lesão por denervação após a cirurgia, inclusive hipertrofia por denervação e infiltração de gordura.[38] Da mesma forma, um relato de caso identificou hipertrofia por denervação similar em um paciente com radiculopatia crônica L5.[39] É possível que essas áreas de hipertrofia por denervação possam se confundir com a presença de PGs nesses músculos. Palpação específica para identificar uma sensibilidade em ponto irritável em uma banda tensionada nas fibras musculares ajudará a determinar uma fonte específica de sintomas em tais casos.

5. AÇÕES CORRETIVAS
Glúteo mínimo

Pacientes com PGs no glúteo mínimo podem ter que alterar a postura ao dormir. Deitar-se em supino ou dormir sobre o lado oposto costuma ser mais confortável que dormir sobre o lado dolorido. O uso de um travesseiro entre as pernas para evitar um alongamento doloroso em uma adução do quadril pode ser necessário se a pessoa dormir em decúbito lateral (ver a Figura 55-9). O uso de uma bengala no lado oposto para reduzir a carga do glúteo mínimo pode ser útil se a pessoa sentir muita dor ao andar ou ao ficar na posição em pé. Sentar-se, quando possível, para evitar uma piora traz benefícios. Se não houver possibilidade de evitar ficar na posição em pé por longo tempo, a troca de peso de um pé para o outro pode auxiliar a reduzir a demanda constante sobre o músculo, e colocar-se na posição em pé com os pés mais afastados que a largura dos ombros pode trazer mais conforto. Exercícios ou atividades mais intensas, como correr, praticar um esporte ou caminhadas longas na natureza devem ser evitados, ou ter uma progressão lenta com condicionamento gradual. Alterar os programas de treino para sintomas mais leves pode ser útil para evitar a necessidade de cessar totalmente as atividades. Quando uma pessoa tem dor em decorrência de PGs no glúteo mínimo durante caminhada ou corrida, ela pode ter benefícios se treinar em terreno com declive, já que ocorre menor demanda sobre o glúteo mínimo durante caminhadas em superfície com aclive ou declive, em comparação com uma superfície nivelada.[40]

A autoliberação miofascial de PGs no glúteo mínimo pode ser feita com uso de instrumento específico, bola de tênis ou bola de lacrosse. Para fazer essa liberação com um instrumento específico, o paciente se deita de costas, com giro de ¼ para o lado oposto e com o quadril e o joelho a serem tratados flexionados e apoiados por travesseiro (Figura 56-9A). O ponto sensível é localizado com o dispositivo, e pressão leve (não mais do que 4 na escala de dor até 10) é aplicada e mantida por 15 a 30 segundos, até que a dor diminua. Essa técnica pode ser repetida cinco vezes por sessão, várias vezes ao dia. Para usar uma bola ou outro dispositivo, a bola é colocada no chão e o paciente suavemente rola sobre ela, sobre a área sensível do glúteo mínimo, seguindo o procedimento mostrado na Figura 56-9B. Enquanto rola sobre o músculo, o paciente deve prestar atenção especial a qualquer ponto sensível, rodando devagar sobre a área ou parando para aguardar a liberação, antes de ir para a área seguinte. A pressão deve ser levemente desconfortável, mas não muito dolorida (Figura 56-9B).

Ao alongar o glúteo mínimo, sucesso é atingido ao deitar-se sobre o lado não envolvido na borda de uma superfície firme, flexionando o quadril inferior de modo que o pé que está por baixo possa apoiar a perna que está por cima (ver Figura 55-11A). Esta perna pode ser abaixada até ser sentido leve tensionamento ou desconforto sobre o quadril. Esse tensionamento deve permanecer por 30 segundos e ser repetido quatro vezes. A perna que está por baixo apoia a que está em cima, para que não sejam tensionados os PGs no glúteo mínimo de forma agressiva demais (ver Figura 55-11B). O paciente deve inspirar devagar e, em seguida, relaxar durante a expiração, possibilitando que a gravidade aplique o alongamento ao glúteo mínimo (ver Figura 55-11B). Quando a cama for macia demais, a mesma manobra de alongamento pode ser feita no patamar de uma escada, com um travesseiro sob o

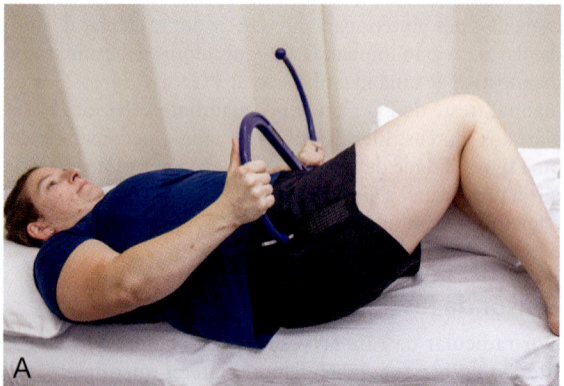
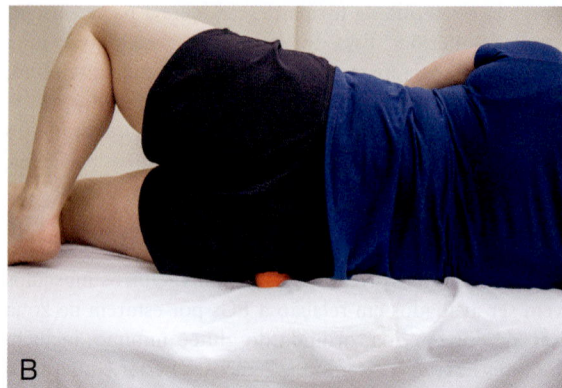

Figura 56-9 Autoliberação miofascial no músculo glúteo mínimo. (A) Com uso de instrumento de liberação miofascial de PG. (B) Com uso de bola de tênis ou de lacrosse.

quadril inferior (ver Figura 55-11C e D). Para priorizar a porção posterior do músculo, o quadril que está por cima pode se movimentar, um pouco, para a frente (cerca de 30° de flexão do quadril). Apenas a gravidade deve conseguir proporcionar o alongamento adequado ao músculo retesado. Para priorizar a parte frontal do músculo, o quadril que está por cima pode ser movimentado para trás, de modo que a perna fique logo atrás da pelve.

Tensor da fáscia lata

Pacientes com PGs no tensor da fáscia lata devem que evitar flexão prolongada do quadril, causada por posições como sentar-se em uma cadeira com os joelhos acima dos quadris ou dormir em posição fetal, com os quadris dobrados na direção do peito. Durante o sono, o quadril deve ser mantido em uma posição com a perna reta ou ligeiramente flexionada.

As cadeiras em que senta o paciente por certo tempo devem oferecer estabilidade que aumente o ângulo entre os quadris e o tronco. Ou o encosto deve ser reclinado para permitir que o paciente se incline para trás contra ele (na maior parte do tempo) ou a parte frontal do assento deve ser inclinada para baixo. Pode ser colocado um travesseiro firme nas costas do assento para a obtenção da inclinação adequada em cadeira não ajustável.

Em viagens longas de carro, o piloto automático permite troca de posição das extremidades inferiores, possibilitando que o motorista evite manter os músculos flexores dos quadris imobilizados em posição de encurtamento por períodos prolongados. Intervalos intermitentes durante viagens de carro, para permitir esticar o corpo e andar, são altamente recomendados.

Para reduzir a irritabilidade dos PGs do tensor da fáscia lata, é importante evitar andar em aclives ou subir colinas, o que demanda inclinação para a frente e flexão dos quadris. Também é importante para um corredor evitar calçados muito desgastados, bem como correr em superfícies com inclinação de um lado a outro. Corredores com PGs no tensor da fáscia lata podem se beneficiar com corridas em pista nivelada, corrida em um dos lados da estrada em uma direção e no mesmo lado para o retorno, ou corrida somente na parte alta de estrada sem tráfego.

Autoliberação miofascial de PGs no tensor da fáscia lata pode ser feita usando-se um dispositivo de liberação de PG, um rolo ou uma bola. Para liberar a pressão com o dispositivo específico, o paciente coloca-se na posição em pé com a perna dolorida levemente em frente à outra (Figura 56-10A). Iniciando logo abaixo da porção superior do osso pélvico e aplicando pressão moderada, o paciente roda acompanhando o comprimento do músculo até a porção externa da coxa. Quando um dos pontos é mais sensível que outros locais no músculo, é feita uma pausa para aplicação de pressão específica durante 10 a 15 segundos, relaxando e repetindo esse ciclo até seis vezes para ter utilidade.

Para utilizar uma bola ou outro dispositivo, o paciente pode colocar a bola na frente do quadril, perto da porção superior da pelve (Figura 56-10B). Enquanto rola sobre o tensor da fáscia lata, o paciente presta atenção especial a qualquer ponto sensível, lentamente movimentando-se de um lado a outro sobre a área ou fazendo uma pausa para aguardar a liberação antes de passar para a área seguinte. A pressão deve ser um pouco desconfortável, mas não muito dolorida (Figura 56-10B).

Um alongamento ideal para o tensor da fáscia lata consiste em adução, extensão do quadril e flexão do joelho.[41,42] Essa combinação pode ser feita de modo independente na posição de meio ajoelhado, com o joelho envolvido sobre o chão e o oposto flexionado em, pelo menos, 90°. O paciente deve alternar o peso do corpo em extensão e adução do quadril e manter o alongamento por 30 segundos, repetindo-o quatro vezes (Figura 56-11).

Após desativação exitosa dos PGs, o treinamento da força dos músculos glúteos médio, mínimo e tensor da fáscia lata é fundamental para uma biomecânica eficiente durante caminhadas e corridas. Mecânica alterada pode levar o quadril a virar para dentro e/ou aduzir sobre o lado que dá suporte ao peso, enquanto o andar precisar ser corrigido. Retreinamento cuidadoso do músculo para evitar agravamento trará benefícios para evitar recorrência. Deve ser consultado profissional de reabilitação com licença específica para prescrever os exercícios adequados.

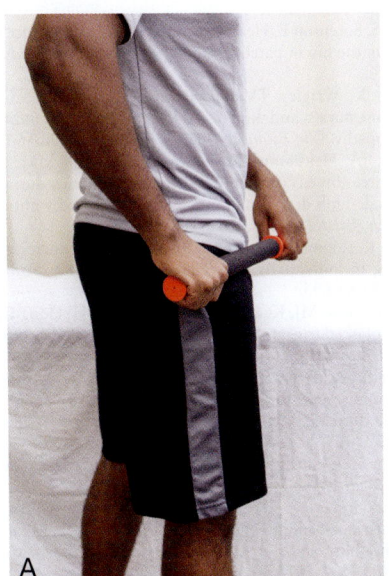
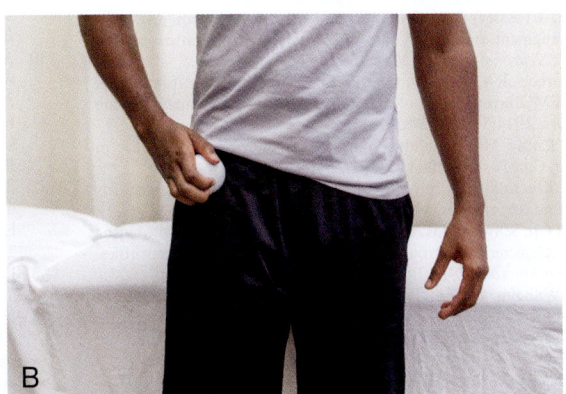

Figura 56-10 Autoliberação miofascial do músculo tensor da fáscia lata. (A) Com uso de rolo para liberar PG. (B) Com uso de bola de tênis ou de lacrosse.

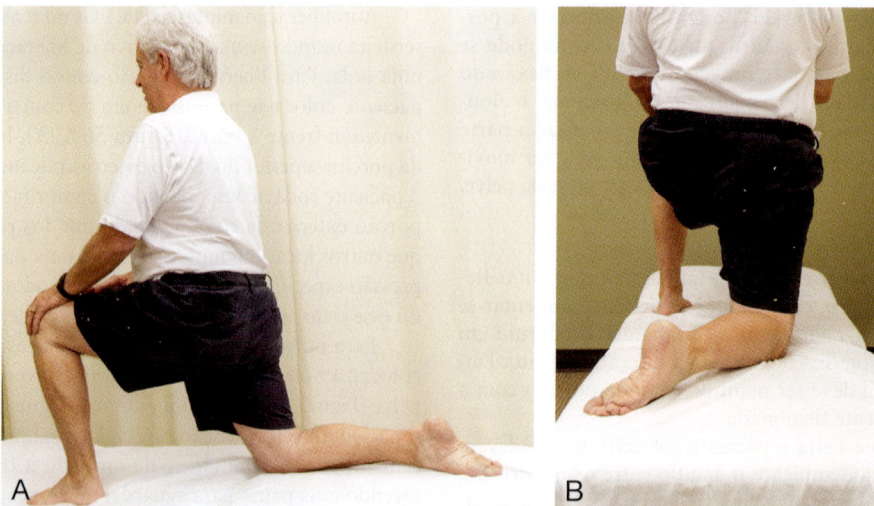

Figura 56-11 Autoalongamento do tensor da fáscia lata com a pessoa semi-ajoelhada (posição em que os joelhos ficam flexionados a 90°, porém um joelho toca o chão e o outro joelho está a frente do corpo com o pé apoiado no chão). (A) Posição inicial. (B) O quadril e a coxa são colocados em rotação lateral e adução. O paciente inclina-se um pouco sobre o joelho afetado. Deve ser sentido um retesamento na porção frontal do quadril.

Referências

1. Weber EF. Ueber die Langenverhaltnisse der Fleischfasern der Muskeln in Allgemeinen. *Berichte uber die Verhandlungen der Koniglich Sachsischen Gesellschaft der Wissenschaften zu Leipzig.* 1851;3:63-86.
2. Flack NA, Nicholson HD, Woodley SJ. A review of the anatomy of the hip abductor muscles, gluteus medius, gluteus minimus, and tensor fascia lata. *Clin Anat.* 2012;25(6):697-708.
3. Cooper HJ, Walters BL, Rodriguez JA. Anatomy of the hip capsule and pericapsular structures: a cadaveric study. *Clin Anat.* 2015;28(5):665-671.
4. Standring S. *Gray's Anatomy: The Anatomical Basis of Clinical Practice.* 41st ed. London, UK: Elsevier; 2015.
5. Flack NA, Nicholson HD, Woodley SJ. The anatomy of the hip abductor muscles. *Clin Anat.* 2014;27(2):241-253.
6. Walters BL, Cooper JH, Rodriguez JA. New findings in hip capsular anatomy: dimensions of capsular thickness and pericapsular contributions. *Arthroscopy.* 2014;30(10):1235-1245.
7. Moore KL, Agur AMR, Dalley AF. *Clinically Oriented Anatomy.* Baltimore, MD: Lippincott Williams & Wilkins; 2014.
8. Semciw A, Pizzari T, Green R. Anterior and posterior gluteus minimus are functionally distinct from anterior and posterior gluteus medius. *J Sci Med Sort.* 2013;16(1):e92.
9. Correa TA, Crossley KM, Kim HJ, Pandy MG. Contributions of individual muscles to hip joint contact force in normal walking. *J Biomech.* 2010;43(8):1618-1622.
10. Beck M, Sledge JB, Gautier E, Dora CF, Ganz R. The anatomy and function of the gluteus minimus muscle. *J Bone Joint Surg Br.* 2000;82(3):358-363.
11. Retchford TH, Crossley KM, Grimaldi A, Kemp JL, Cowan SM. Can local muscles augment stability in the hip? A narrative literature review. *J Musculoskelet Neuronal Interact.* 2013;13(1):1-12.
12. Semciw AI, Green RA, Murley GS, Pizzari T. Gluteus minimus: an intramuscular EMG investigation of anterior and posterior segments during gait. *Gait Posture.* 2014;39(2):822-826.
13. Anderson FC, Pandy MG. Individual muscle contributions to support in normal walking. *Gait Posture.* 2003;17(2):159-169.
14. Neumann DA. *Kinesiology of the Musculoskeletal System: Foundations for Rehabilitaion.* 2nd ed. St. Louis, MO: Mosby; 2010 (p. 495).
15. Paré EB, Stern JT Jr, Schwartz JM. Functional differentiation within the tensor fasciae latae. A telemetered electromyographic analysis of its locomotor roles. *J Bone Joint Surg Am Vol.* 1981;63(9):1457-1471.
16. Bouillon LE, Wilhelm J, Eisel P, Wiesner J, Rachow M, Hatteberg L. Electromyographic assessment of muscle activity between genders during unilateral weight-bearing tasks using adjusted distances. *Int J Sports Phys Ther.* 2012;7(6): 595-605.
17. Perry J. The mechanics of walking. A clinical interpretation. *Phys Ther.* 1967;47(9):778-801.
18. Mann RA, Moran GT, Dougherty SE. Comparative electromyography of the lower extremity in jogging, running, and sprinting. *Am J Sports Med.* 1986;14(6): 501-510.
19. Houtz SJ, Fischer FJ. An analysis of muscle action and joint excursion during exercise on a stationary bicycle. *J Bone Joint Surg Am Vol.* 1959;41-A(1):123-131.
20. Simons DG, Travell J, Simons L. *Travell & Simon's Myofascial Pain and Dysfunction: The Trigger Point Manual.* Vol 1. 2nd ed. Baltimore, MD: Williams & Wilkins; 1999.
21. Travell J, Simons DG. *Myofascial Pain and Dysfunction: The Trigger Point Manual.* Vol 2. Baltimore, MD: Williams & Wilkins; 1992 (pp. 168-170, 177).
22. Kellgren JH. Observations on referred pain arising from muscle. *Clin Sci.* 1938;3:175-190 (Fig. 8).
23. Kellgren JH. A preliminary account of referred pains arising from muscle. *Br Med J.* 1938;1:325-327 (Case VII).
24. Gutstein M. Diagnosis and treatment of muscular rheumatism. *Br J Phys Med.* 1938;1:302-321.
25. Kendall FP, McCreary EK. *Muscles: Testing and Function, with Posture and Pain.* 5th ed. Baltimore, MD: Lippincott Williams & Wilkins; 2005.
26. Gerwin RD, Dommerholt J, Shah JP. An expansion of Simons' integrated hypothesis of trigger point formation. *Curr Pain Headache Rep.* 2004;8(6): 468-475.
27. Roach S, Sorenson E, Headley B, San Juan JG. Prevalence of myofascial trigger points in the hip in patellofemoral pain. *Arch Phys Med Rehabil.* 2013;94(3): 522-526.
28. Allison K, Wrigley TV, Vicenzino B, Bennell KL, Grimaldi A, Hodges PW. Kinematics and kinetics during walking in individuals with gluteal tendinopathy. *Clin Biomech (Bristol, Avon).* 2016;32:56-63.
29. Barrios JA, Heitkamp CA, Smith BP, Sturgeon MM, Suckow DW, Sutton CR. Three-dimensional hip and knee kinematics during walking, running, and single-limb drop landing in females with and without genu valgum. *Clin Biomech (Bristol, Avon).* 2016;31:7-11.
30. Allison K, Salomoni SE, Bennell KL, et al. Hip abductor muscle activity during walking in individuals with gluteal tendinopathy. *Scand J Med Sci Sports.* 2018;28:686-695.
31. Hsieh YL, Kao MJ, Kuan TS, Chen SM, Chen JT, Hong CZ. Dry needling to a key myofascial trigger point may reduce the irritability of satellite MTrPs. *Am J Phys Med Rehabil.* 2007;86(5):397-403.
32. Dieterich AV, Deshon L, Strauss GR, McKay J, Pickard CM. M-mode ultrasound reveals earlier gluteus minimus activity in individuals with chronic hip pain during a step-down task. *J Orthop Sports Phys Ther.* 2016;46(4):277-285, A271-A272.
33. Dumont GD. Hip instability: current concepts and treatment options. *Clin Sports Med.* 2016;35(3):435-447.
34. Iglesias-Gonzalez JJ, Munoz-Garcia MT, Rodrigues-de-Souza DP, Alburquerque-Sendin F, Fernández de las Peñas C. Myofascial trigger points, pain, disability, and sleep quality in patients with chronic nonspecific low back pain. *Pain Med.* 2013;14(12):1964-1970.
35. Adelmanesh F, Jalali A, Jazayeri Shooshtari SM, Raissi GR, Ketabchi SM, Shir Y. Is there an association between lumbosacral radiculopathy and painful gluteal trigger points? A cross-sectional study. *Am J Phys Med Rehabil.* 2015;94(10):784-791.

36. Adelmanesh F, Jalali A, Shirvani A, et al. The diagnostic accuracy of gluteal trigger points to differentiate radicular from nonradicular low back pain. *Clin J Pain*. 2016;32(8):666-672.
37. Louw M, Deary C. The biomechanical variables involved in the aetiology of iliotibial band syndrome in distance runners—a systematic review of the literature. *Phys Ther Sport*. 2014;15(1):64-75.
38. Unis DB, Hawkins EJ, Alapatt MF, Benitez CL. Postoperative changes in the tensor fascia lata muscle after using the modified anterolateral approach for total hip arthroplasty. *J Arthroplasty*. 2013;28(4):663-665.
39. Soltanzadeh P, Pierce B, Lietman S, Ilaslan H. Unilateral TFL mass as a presentation of lumbosacral radiculopathy. *Neuromuscular Disord*. 2015;25(2):242-243.
40. Alexander N, Schwameder H. Effect of sloped walking on lower limb muscle forces. *Gait Posture*. 2016;47:62-67.
41. Gajdosik RL, Sandler MM, Marr HL. Influence of knee positions and gender on the Ober test for length of the iliotibial band. *Clin Biomech (Bristol, Avon)*. 2003;18(1):77-79.
42. Umehara J, Ikezoe T, Nishishita S, et al. Effect of hip and knee position on tensor fasciae latae elongation during stretching: an ultrasonic shear wave elastography study. *Clin Biomech (Bristol, Avon)*. 2015;30(10):1056-1059.

Capítulo 57

Músculos piriforme, obturador interno, gêmeo superior, gêmeo inferior, obturador externo e quadrado femoral

Demônios duplicados

Jennifer Marie Nelson | Joseph M. Donnelly

1. INTRODUÇÃO

Historicamente, o músculo piriforme tem sido a estrela entre os rotadores laterais curtos do quadril; porém, recentemente, os demais rotadores vêm recebendo mais atenção na literatura, sobretudo o obturador interno em virtude de sua relação com o assoalho pélvico. As inserções exatas dos músculos rotadores profundos do quadril variam, embora, em geral, o piriforme e o obturador interno se insiram ao lado interno da pelve e formem a porção posterolateral e parte da porção anterolateral da verdadeira pelve antes de se inserirem ao trocanter maior do fêmur. Os gêmeos superior e inferior, bem como o quadrado femoral, inserem-se do ísquio ao trocanter maior femoral. Esses músculos perecem ser, por tradição, os rotadores laterais do fêmur; todavia, recentemente, pesquisas sugerem que eles sejam os estabilizadores do quadril. O músculo obturador externo é anatomicamente um adutor e, como todos os adutores, é inervado pelo nervo obturador. O padrão de dor referida dos pontos-gatilho (PGs) nos músculos piriforme e obturador interno é, na maior parte, a região dos glúteos, descendo ao terço posterior da coxa. O estudo dos padrões de irradiação da dor e a função dos demais rotadores laterais profundos do quadril é complicado devido à profundidade e à proximidade com estruturas neurovasculares. PGs nos rotadores profundos costumam estar associados a outras condições. A síndrome do piriforme é usada para descrever uma distribuição geral da dor, embora costume envolver mais estruturas além do músculo piriforme; algumas vezes, nem mesmo o próprio piriforme está envolvido. O diagnóstico diferencial deve incluir dor radicular ou radiculopatia lombossacral, disfunção articular sacroilíaca, disfunção ou patologia do quadril e joelho. Para uma resolução dos sintomas, deve ser realizada a correção da biomecânica alterada na cadeia cinética inferior. As ações corretivas devem incluir técnicas para melhorar a posição sentada e para dormir, reeducação neuromuscular do glúteo máximo, autoliberação miofascial (por pressão) e técnicas de autoalongamento.

2. CONSIDERAÇÕES ANATÔMICAS

Piriforme

O nome "piriforme" tem origem nos termos latinos *pirum* (pera) e *forma* (forma); esse nome foi cunhado por Adrian Spigelius, anatomista belga do final do século XVI e início do século XVII.[1] Esse músculo pode ser pequeno, com apenas uma ou duas inserções no sacro. Porém, ele pode ser tão amplo que se une à cápsula da articulação sacroilíaca acima e à superfície anterior do ligamento sacrotuberoso e/ou sacroespinal abaixo.[2,3]

A maior parte dos autores concorda que o piriforme tem uma origem sacral, ainda que os locais exatos da inserção variem.[4] Esse músculo origina-se da superfície anterior (interna) do sacro, geralmente por três digitações entre os orifícios sacrais pélvicos e sacrais anteriores (Figuras 57-1A e 57-2).[2,4] No entanto, a quantidade exata dessas digitações pode variar.[4] Algumas fibras podem se inserir à margem superior da incisura isquiática maior[4] na cápsula da articulação sacroilíaca,[2,3,5] ao ligamento sacrotuberal[2,4,6] e à espinha ilíaca posteroinferior.[2] O piriforme não contribui para a cápsula articular do quadril.[7]

Esse músculo insere-se, lateral e distalmente, via um tendão arredondado no trocanter maior, no lado medial de sua superfície superior (Figuras 57-1B e 57-3).[2] Esse tendão costuma misturar-se ao tendão comum dos músculos obturador interno e gêmeo,[2,4,8,9] e o músculo pode se fundir com o glúteo médio.[2,4]

Variações do piriforme também podem incluir duas cabeças distintas do músculo. Em menos de 20% dos cadáveres, ele se divide em duas partes diferentes.[4,10,11] Entretanto, a maior parte das variações tem a ver com o local através do qual passa o nervo isquiático em relação ao músculo piriforme. No interior da pelve, o piriforme faz fronteira com o sacro, o reto, o plexo sacral e os ramos dos vasos ilíacos internos.[2] Ele sai do interior da pelve pelo forame isquiático maior.[2,8] Esse orifício rígido é formado anterior e superiormente pela porção posterior do ílio, posteriormente pelo ligamento sacrotuberal e, inferiormente, e pelo ligamento sacroespinal.[2,8] Quando o músculo é grande o suficiente para preencher esse espaço, tem potencial de comprimir os vários vasos e nervos que saem da pelve com ele.[2] Então, o piriforme passa pela região glútea, avizinhando-se do glúteo máximo, posteriormente,[2,8] e da cápsula da articulação do quadril, anteriormente,[2,9] do glúteo médio e dos vasos e nervo glúteos superiores, inferiormente,[2,9] e dos músculos isquiococcígeo e gêmeo superior, superiormente. Entre o gêmeo superior e o piriforme, passam vários nervos e vasos.[2] O piriforme, em seguida, une-se ao complexo obturador interno/gêmeo para inserir-se à lateral superior do trocanter maior.[2,4,8,9]

Os outros rotadores laterais curtos do quadril que estão na coxa, os quatro músculos GOGO (gêmeo superior, obturador interno, gêmeo inferior e obturador externo) e o músculo quadrado femoral localizam-se distalmente ao piriforme. Estão localizados profundamente em relação ao glúteo máximo, mas, ao contrário da posição normal do piriforme, passam anteriormente ao nervo isquiático (Figura 57-3).

Obturador interno

O músculo obturador interno é tanto um músculo intrapélvico quanto um músculo do quadril (Figura 57-3).[2] No interior da pelve, faz contato com a fáscia do obturador, com o músculo levantador do ânus, com os vasos e nervo pudendos e com a fossa isquiorretal. Origina-se medial e proximalmente e cobre a superfície interna da membrana do obturador, inserindo-se à borda do forame obturador, exceto onde o nervo e os vasos do obturador deixam a pelve, através da parte lateral da membrana. De maneira específica, ele se insere no ramo inferior do púbis, ao ramo do ísquio, atrás e abaixo da borda pélvica, a partir da incisura isquiática maior, ao forame do obturador, à superfície pélvica medial, ao arco tendíneo e à fáscia do obturador que cobre o músculo.[2,4] Antes de o músculo obturador interno sair da pelve, ele se dirige ao

Capítulo 57 ■ Músculos piriforme, obturador interno, gêmeo superior, gêmeo inferior, obturador externo e quadrado femoral

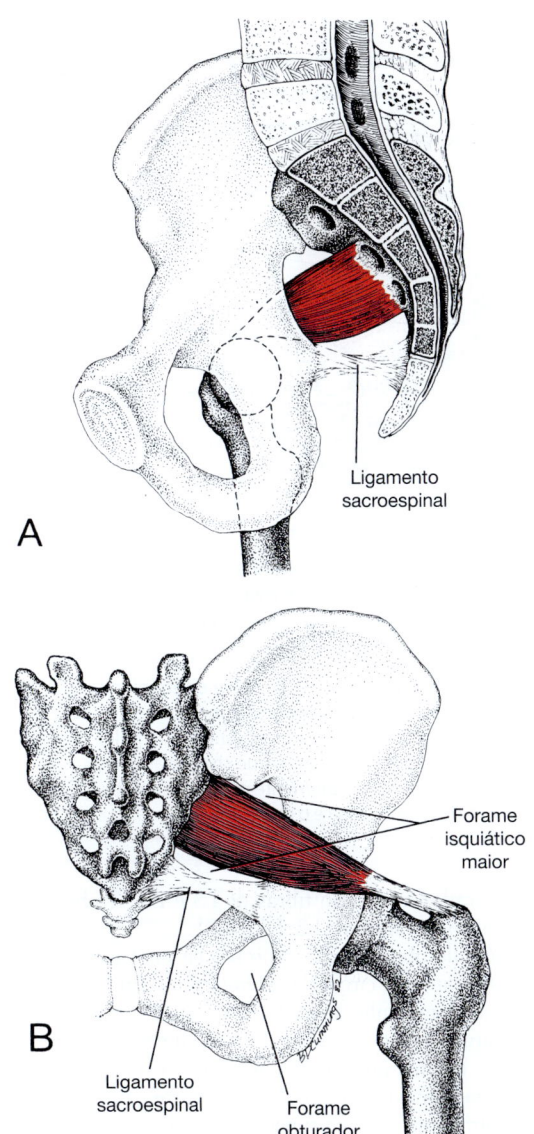

Figura 57-1 Inserções do músculo piriforme direito (em vermelho). (A) Vista do interior da pelve, no plano sagital-médio, mostrando a inserção do músculo no interior do sacro, geralmente entre os primeiros quatro forames sacrais anteriores. O quarto forame não é mostrado. (B) Vista posterior. Nesta figura, um músculo relativamente pequeno sai da pelve por meio de um forame isquiático relativamente grande. Seus tendões arredondados inserem-se lateralmente à superfície superior do trocanter maior. O músculo perpassa o forame isquiático maior logo acima do ligamento sacroespinal. A maior parte do músculo está acessível à palpação externa, e quase metade de sua circunferência está acessível à palpação no interior da pelve.

forame isquiático menor e roda em um ângulo reto entre a coluna isquiática e o túber isquiático.[2,9] Ao dar essa guinada, o obturador interno é separado do ísquio por uma bolsa sinovial e uma cartilagem hialina.[2] O obturador interno insere-se lateral e distalmente, convergindo para um tendão que costuma ser compartilhado com os músculos gêmeos.[2] Esse tendão insere-se na parte anterior da superfície média do trocanter maior, proximal à fossa trocantérica do fêmur, inserindo-se ao trocanter maior perto do tendão do piriforme, embora distal a ele.[2,12] A bolsa subtendínea do obturador interno localiza-se entre seu tendão e a cápsula da articulação do quadril, podendo se comunicar com a bolsa isquiática entre o obturador interno e o ísquio.[2]

Gêmeos superior e inferior

Os músculos gêmeos superior e inferior inserem-se medial e proximalmente ao ísquio e lateral e distalmente à superfície média da porção superior do trocanter maior, proximal ao músculo quadrado femoral, e quase paralelo a ele (Figura 57-3). O gêmeo inferior insere-se abaixo do sulco do obturador interno na lateral do túber isquiático[2] e, às vezes, ao ligamento sacrotuberal e à incisura isquiática menor.[4] Une-se, em seguida, ao músculo obturador interno extrapélvico antes de sua inserção no trocanter maior.[2] O gêmeo superior é menor do que o inferior e está, algumas vezes, ausente.[2] Origina-se no lado dorsal da espinha isquiática[2] e, por vezes, no forame e na incisura isquiática menor[4] antes de se ligar superiormente para inserir-se no aspecto medial do trocanter maior, com o obturador interno e o gêmeo inferior.[2] Os músculos acessórios gêmeos e obturador interno, que surgem da incisura isquiática menor, também foram relatados.[4] Esses três músculos também são chamados de "tríceps da pelve", e há controvérsias quanto à sua união ou à sua fusão.[4]

Obturador externo

O obturador externo é considerado parte do grupo adutor por Hollinshead;[13] entretanto, ele observa que sua principal ação seria rotação lateral da coxa, e não sua adução. Esse músculo origina-se medialmente em relação à superfície externa dos dois terços anteromediais da membrana do obturador, os ramos púbicos e ísquios.[2,4] As fibras deslocam-se lateral, caudal e posteriormente e passam pela parte distal da cápsula da articulação do quadril para inserirem-se, lateralmente, no fêmur, na fossa intertrocantérica,[2,4,14] profundamente em relação ao músculo quadrado femoral; do plano posterior, é quase encoberto pelo quadrado femoral (Figura 57-3).[2,15,16] Com frequência, uma bolsa sinovial intervém onde o obturador externo cruza o trocanter menor.[2]

Quadrado femoral

O músculo quadrado femoral tem a forma de um retângulo, com fibras paralelas que se originam na superfície anterolateral do túber isquiático, na direção caudal do músculo gêmeo inferior e posterior ao músculo obturador externo. Lateralmente, insere-se acima do fêmur, no tubérculo quadrado, e junto à crista trocantérica, que se estende, longitudinalmente, cerca de meio caminho entre o trocanter maior e menor (Figura 57-3).[2,4] O quadrado femoral localiza-se entre a porção superior do músculo adutor magno e gêmeo inferior, muito próximo da artéria circunflexa femoral medial.[2] Ocasionalmente, inexiste[2,4] e pode estar propenso a impacto no espaço isquiofemoral, além de luxações/tensões agudas.[4,17]

2.1. Inervação e vascularização

O músculo piriforme costuma ser inervado pelos nervos L5, S1 e S2; porém, há descrições de variações desse padrão de inervação. Ele também pode ser inervado por apenas um dos nervos sacrais, uma vez que surge dos forames sacrais anteriores.[2] Outras variações descritas na literatura incluem ramificações dos ramos posteriores do plexo sacral; nervo em relação ao piriforme com origem em S1 e S2; diretamente dos ramos anteriores de S1 e S2; ramos anteriores das ramificações originárias de L5, S1 e S2; e originárias de L4, L5 e S1.[4]

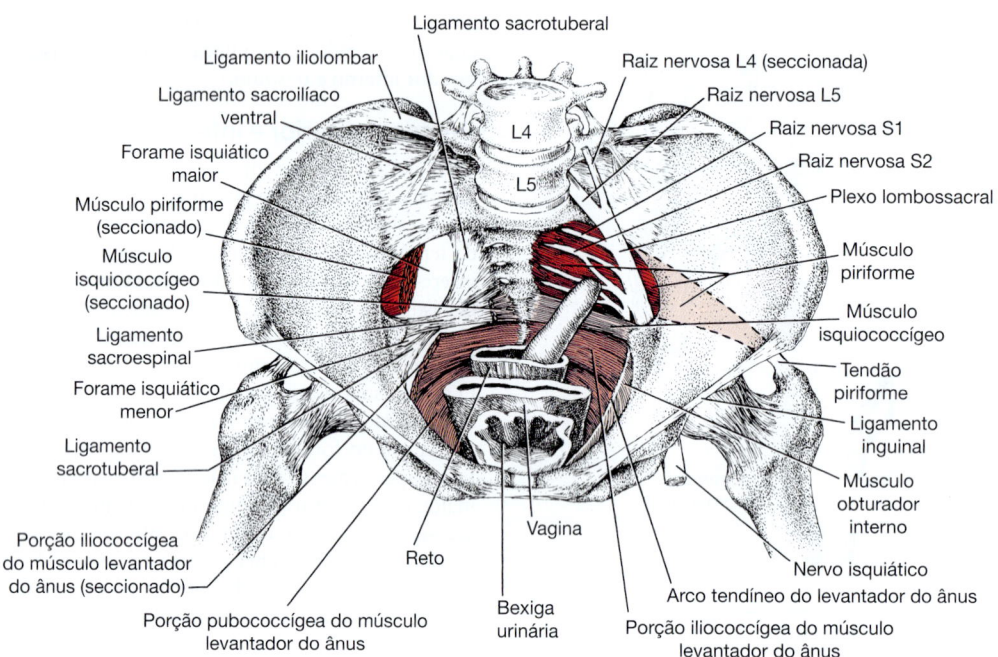

Figura 57-2 Palpação interna do músculo piriforme esquerdo (vermelho-escuro no interior da pelve e vermelho-claro em seu exterior) via reto, vista da frente e de cima. O músculo levantador do ânus aparece em vermelho-médio; os músculos isquiococcígeo e obturador interno estão em vermelho-claro. O ligamento sacroespinal (encoberto pelo isquiococcígeo) é o último importante marco transversal identificado pelo dedo que palpa, antes que chegue ao piriforme. O ligamento sacroespinal insere-se na direção caudal, principalmente ao cóccix, comumente palpado e móvel. A parede posterior do reto e as raízes nervosas S3 e S4 localizam-se entre o dedo que palpa e o músculo piriforme.

O piriforme recebe sua vascularização principal de forma extrapélvica, através da artéria glútea superior e dos ramos gêmeos da artéria pudenda interna. De forma intrapélvica, o piriforme recebe sua vascularização da artéria sacral lateral em conjunto com as artérias glúteas superior e inferior.[2]

Em relação ao músculo obturador interno, o nervo inerva o gêmeo superior (L5, S1 e S2) e o obturador interno (L5 e S1).[2] Porém, outras variações foram descritas, inclusive: L5, S1 e S2; S1, S2 e S3;[13] ramos do plexo sacral; nervo relativo ao obturador interno; ou ramos de L5 e S1.[4]

A parte extrapélvica do músculo obturador interno recebe sua vascularização dos ramos gemelares das artérias pudendas internas, ao passo que as partes intrapélvica e extrapélvica recebem vascularização dos ramos da artéria obturatória. O gêmeo superior recebe sua vascularização da artéria pudenda interna e da artéria glútea inferior e, ocasionalmente, é vascularizado pela artéria glútea superior.[2]

O nervo relativo ao quadrado femoral envia um ramo ao músculo gêmeo inferior com fibras oriundas de L4-S1 e ao quadrado femoral com fibras oriundas de L5 e S1.[2] Outras inervações descritas na literatura incluem ramos do plexo ou nervo sacral apenas ao quadrado femoral; um nervo ao músculo quadrado femoral ou os ramos de L4, L5 e S1; e o nervo ao músculo quadrado femoral ou os ramos de L5, S1 (músculo gêmeo inferior L4), L5, S1 e S2.[4]

O quadrado femoral recebe sua vascularização da artéria glútea inferior e da artéria circunflexa femoral medial. O músculo gêmeo inferior recebe sua vascularização pela artéria circunflexa femoral medial.[2]

Ao contrário de todos os outros rotadores laterais curtos, o músculo obturador externo é inervado por um ramo posterior do nervo obturador, contendo fibras de L3 e L4,[2] embora também haja descrição de ramos de L2, L3 e L4.[4]

O músculo obturador externo recebe sua vascularização das artérias obturatória e circunflexa femoral medial.[2]

Devido ao tamanho do forame isquiático maior e à quantidade de estruturas que o cruzam, há potencial para os nervos e vasos encherem à medida que passam por ele. O nervo glúteo superior e os vasos sanguíneos costumam passar entre a borda superior do músculo piriforme e o arco superior (sacroilíaca) do forame. Esse nervo alimenta os glúteos médio e mínimo e o tensor da fáscia lata.[18] Com frequência, a saída do nervo isquiático ocorre entre o piriforme e o arco superior (sacroilíaca) do forame isquiático maior (Figura 57-3). Ele supre a pele e os músculos da coxa posterior e a maior parte da perna e do pé. Inúmeras variações de como o nervo isquiático sai da pelve e desce pela perna estão descritas na literatura.[10,19-22] Estudos recentes mostram que variações anatômicas do nervo isquiático em torno do músculo piriforme estão presentes em cerca de 6 a 11% dos indivíduos.[23,24] A relação entre o nervo isquiático e o músculo piriforme segue o padrão anatômico normal de um nervo sem divisões que passa abaixo do músculo em cerca de 90% das pessoas. Outras variações anatômicas incluem: o nervo fibular comum passa através de um músculo piriforme duplo e o nervo tibial, abaixo dele (4-10%); o nervo fibular comum segue em direção superior e o nervo tibial passa abaixo do músculo piriforme (0,5%), ou ambos os nervos penetram no piriforme (0,5%).[23,24] Essas variações anatômicas estão descritas na Figura 57-4 e na Tabela 57-1.

Também saem da pelve, acompanhando o limite inferior do músculo piriforme, os nervos e vasos pudendos. O nervo pudendo, em seguida, cruza a espinha isquiática e reingressa na pelve através do forame isquiático menor (Figura 57-3). Ele supre o músculo

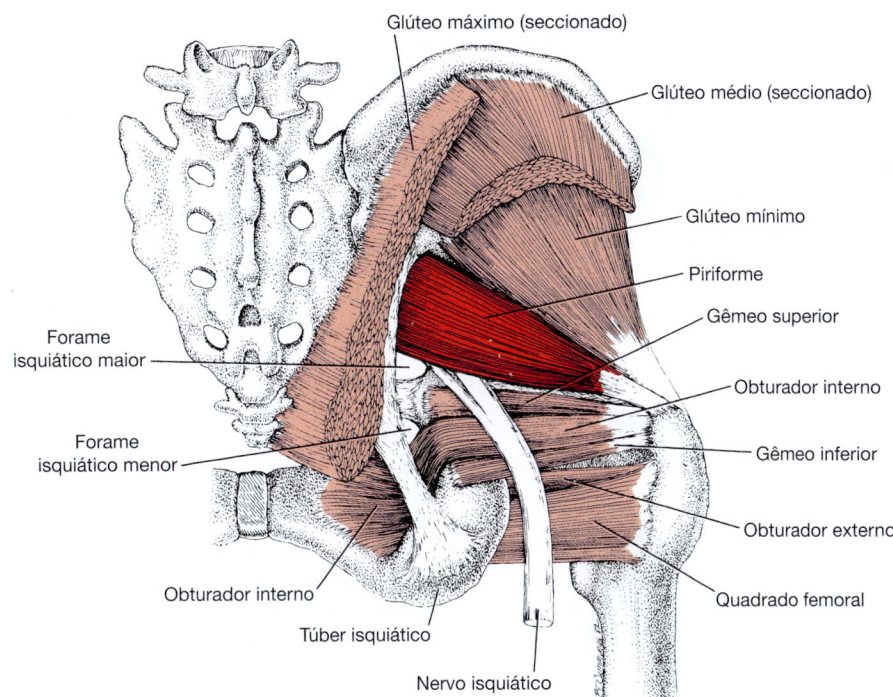

Figura 57-3 Músculo piriforme, anatomia local: vista posterior das relações anatômicas do músculo piriforme direito (vermelho-escuro) em relação aos músculos vizinhos (vermelho-claro). Os músculos glúteos máximo e médio foram seccionados e removidos; as terminações distais seccionadas desses músculos não estão mostradas porque deixariam a inserção do piriforme no fêmur obscurecida.

esfincter externo do ânus e ajuda a suprir a pele da coxa posterior e o escroto ou os grandes lábios. A inervação dos músculos do assoalho pélvico pelo nervo pudendo é apresentada no Capítulo 52, Músculos do assoalho pélvico. O nervo glúteo inferior que, com exclusividade, supre o glúteo máximo, o nervo cutâneo femoral posterior e os nervos relativos aos gêmeos, ao obturador interno e ao quadrado femoral, também passa através do forame isquiático maior com o músculo piriforme.[25] Coletivamente, esses nervos são responsáveis por todas as sensações e funções dos músculos glúteos e por quase todas as sensações e função motora na coxa e na panturrilha posteriores. Esses sintomas estão descritos como síndromes de dor profunda glútea.[26] Parece que a compressão crônica desses nervos causaria dor nas nádegas, dor inguinal e dor na coxa posterior, além de dor inferior no membro.[2]

2.2. Função

Os seis "rotadores laterais curtos" são o piriforme, os gêmeos superior e inferior, os obturadores interno e externo e o quadrado femoral.[27]

O músculo piriforme é um rotador lateral quando o quadril está em uma posição neutra ou estendida. É também considerado um abdutor secundário do quadril, e sua função aumenta à medida que o quadril se movimenta para 90° de flexão do quadril. Giphart e colaboradores[28] descobriram que o músculo piriforme é o mais ativo durante exercícios em pronação com calcanhares unidos, mantendo a pressão e ponte com apoio unipodal.

Em atividades com suporte de pesos, o piriforme costuma ser necessário para conter (controlar) rotação medial vigorosa e/ou rápida da coxa, especialmente durante a fase inicial de apoio da caminhada e da corrida. O piriforme parece também estabilizar a articulação do quadril e auxiliar a manter a cabeça do fêmur no acetábulo.[4]

Os demais cinco rotadores laterais curtos restantes são considerados, quase exclusivamente, rotadores laterais[29] na flexão e na extensão do quadril. Porém, mais recentemente, foi sugerido que eles são mais estabilizadores posturais do quadril do que movimentadores principais,[2,28,30] e que a flexão e a extensão do quadril podem alterar a função desses músculos.[2,30-34] Um exame de um esqueleto articulado teoricamente demonstra que o grau de flexão da coxa influencia de forma significativa a função do piriforme: com flexão de 90°, produz abdução horizontal da coxa.[13,35] A principal função do músculo obturador interno em uma cadeia cinética fechada, quando o pé está apoiado com firmeza no solo, é rodar a pelve e o tronco em relação à cabeça do fêmur (rotação lateral relativa do quadril no lado do posicionamento). Essa força comprime as superfícies articulares do quadril, resultando em uma parcela da estabilidade dinâmica da articulação do quadril. Todos os rotadores laterais agem com o músculo glúteo máximo para mudar a direção, rotando o tronco e a pelve para trás em um fêmur fixo quando o pé está fixo.[27]

Estudo eletromiográfico (EMG) da cinesiologia funcional de qualquer um desses músculos é difícil de realizar em razão da profundidade e da proximidade íntima com as estruturas neurovasculares. No entanto, uma pesquisa recente utilizando EMG de profundidade produziu alguns resultados variados. Giphart e colaboradores[28] observaram a atividade EMG de 10 voluntários executando 13 exercícios para o quadril (apenas 6 produziram sinais EMG aceitáveis). Os pesquisadores descobriram que o músculo piriforme foi o mais ativo durante rotação lateral estática e abdução, quando o quadril estava em extensão leve, e durante atividades que exigiam estabilização do quadril. Eles concluíram

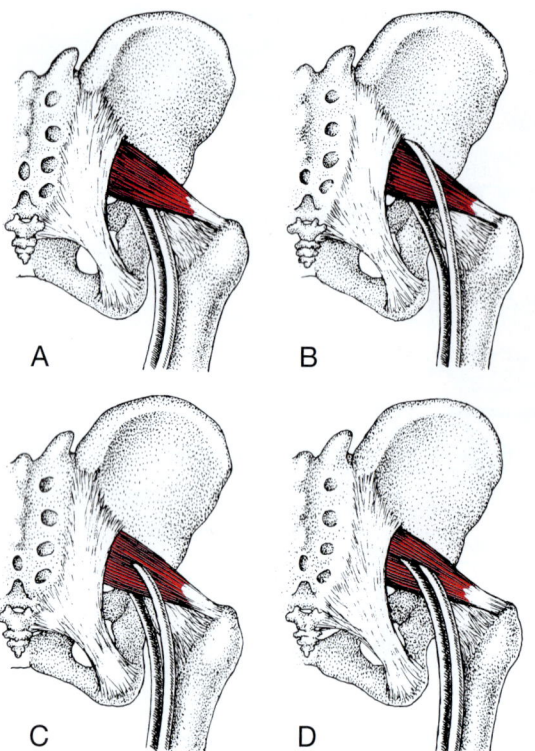

Figura 57-4 Quatro trajetos pelos quais porções do nervo isquiático podem sair da pelve. (A) O percurso usual, em que todas as fibras do nervo passam anteriormente ao piriforme, entre o músculo (em vermelho) e a borda do forame isquiático maior, observada em 85% dos cadáveres. (B) A porção fibular do nervo passa através do piriforme e a porção tibial desloca-se anteriormente ao músculo, conforme encontrado em mais de 10% dos cadáveres. (C) A porção fibular do nervo isquiático forma uma alça acima e, então, posterior ao músculo, e a porção tibial passa anteriormente a ele; ambas localizam-se entre o músculo e a borda superior ou inferior do forame isquiático maior, algo visto em 2 a 3% dos cadáveres. (D) Um nervo isquiático não dividido penetra no músculo piriforme em menos de 1% dos cadáveres. (De acordo com Beaton LE, Anson BJ. The sciatic nerve and the piriformis muscle: their relationship a possible cause of coccygodynia. *J Bone Joint Surg* (Br). 1938;20:686-688, com permissão.)

que o piriforme apresentava mais uma função estabilizadora do quadril do que uma função motora primária.[28]

Hodges e colaboradores[31] investigaram EMG de profundidade com orientação por ultrassom nos músculos obturador interno direito, quadrado femoral, piriforme e glúteo máximo de 10 indivíduos durante flexão isométrica máxima do quadril, extensão, rotação lateral e medial, abdução e adução, com o quadril neutro e em uma flexão de 60°. Eles descobriram que o obturador interno foi ativado primeiro durante a abdução e a rotação lateral, em comparação com os demais músculos, desconsiderando a posição. Entretanto, todos os quatro músculos estavam mais ativos com a extensão e menos ativos durante flexão, adução e rotação medial do quadril. Ao comparar ativação da rotação lateral e da abdução, descobriu-se que o obturador interno e o quadrado femoral estavam mais ativos na rotação lateral do que o piriforme. Este foi o músculo mais ativo durante a abdução. O quadrado femoral foi o mais ativo durante a extensão. Também foi observado que a quantidade de ativação se alterava, dependendo de o quadril estar neutro ou flexionado. Quando flexionado em 60°, ocorreu maior ativação do obturador interno e do quadrado femoral durante a extensão externa, mas redução da ativação do piriforme. Ocorreu o oposto durante abdução do quadril.

Os modelos de corda tem sido uma maneira popular de pesquisar a função desses músculos, porque estudos EMG são difíceis. Gudena e colaboradores[30] usaram 18 quadris de 22 cadáveres e descobriram que o obturador externo era um rotador lateral quando o quadril estava flexionado e um estabilizador do quadril na extensão e rotação medial. Vaarbakken e colaboradores[32] analisaram três cadáveres e encontraram o braço de movimento alternado da rotação lateral para a medial em 95° de flexão do quadril para o músculo obturador interno e flexão do quadril em 65° para o músculo piriforme. Ao observar a função do quadrado femoral e do obturador externo, Vaarbakken e colaboradores[33] descobriram que o quadrado femoral é principalmente um extensor do quadril a partir de uma posição flexionada, e que o obturador externo flexionava e aduzia um quadril estendido.

Modelos computadorizados tridimensionais também são usados para auxiliar a compreender a função dos músculos do quadril. Delp e colaboradores[34] analisaram os braços de movimento nos músculos do quadril enquanto este flexionava de 0 a 90°. Eles descobriram que os músculos obturador externo, quadrado femoral e obturador interno não se tornavam rotadores mediais; entretanto, o obturador interno reduziu muito seu braço de movimento da rotação lateral na flexão. O piriforme, todavia, tornou-se um rotador medial, com base no modelo computadorizado.[34]

Tabela 57-1 Frequência com que a porção fibular e a tibial do nervo isquiático passam através ou abaixo do músculo piriforme (percentual de membros)

Autores	Ambos[a] abaixo do músculo (%)	Fibular[b] através do tibial abaixo (%)	Fibular[c] acima e tibial abaixo (%)	Ambos[d] através de (%)	Ambos acima (%)	Fibular acima, tibial através de (%)	Quantidade de membros
Anderson[36]	87,3	12,2	0,5	0	0	0	640
Beaton e Anson[37]	90	7,1	2,1	0,8	0	0	240
Beaton e Anson[38]	89,3	9,8	0,7	0,2	0	0	2.250
Lee e Tsai[39]	70,2	19,6	1,5	1,8	3	1,2	168
Pecina[40]	78,5	20,7	0,8	0	0	0	130

[a]Exemplificado na Figura 57-4A.
[b]Exemplificado na Figura 57-4B.
[c]Exemplificado na Figura 57-4C.
[d]Exemplificado na Figura 57-4D.

O músculo obturador interno também desempenha um papel no funcionamento do assoalho pélvico. Essa função é mostrada em detalhe no Capítulo 52. Fortalecer os rotadores laterais do quadril e, de forma específica, ter como alvo o obturador interno, mostra-se como força aumentada dos músculos do assoalho pélvico medida com pressão compressiva vaginal de pico,[41] e produz uma redução maior na incontinência urinária de esforço,[42] em comparação ao grupo-controle. Mas não há pesquisa que tenha observado quanto o assoalho pélvico está ativo durante exercícios de rotação lateral do quadril e, assim, questiona-se se os exercícios de rotação lateral funcionam ou se o assoalho pélvico é, realmente, treinado mais pelo fato de ter estado ativo durante os exercícios adicionais.[41] A força da abdução do quadril parece não ter correlação nas mulheres com ou sem incontinência urinária de esforço.[43] Contudo, o obturador interno é mais um rotador lateral e um estabilizador do que um abdutor do quadril, daí o motivo de não ter sido encontrada alguma correlação.

2.3. Unidade funcional

A unidade funcional à qual um músculo pertence inclui os músculos que reforçam e contrapõe-se às suas ações, bem como as articulações que os músculos cruzam. A interdependência dessas estruturas reflete-se funcionalmente na organização e nas conexões neurais do córtex sensoriomotor. A unidade funcional é enfatizada, porque a presença de um PG em um músculo da unidade aumenta a probabilidade de que outros músculos na unidade também desenvolvam PGs. Ao desativar PGs em um músculo, deve existir a preocupação com PGs que possam surgir em músculos funcionalmente interdependentes. O Quadro 57-1 representa, de maneira geral, a unidade funcional dos músculos piriforme e rotador lateral.[44]

O piriforme e os demais cinco rotadores laterais curtos, com o glúteo máximo, são os principais rotadores laterais da coxa.[2,13,29,45] Os rotadores laterais curtos também auxiliam a estabilizar a articulação do quadril.

3. APRESENTAÇÃO CLÍNICA
3.1. Padrão de dor referida

PGs no piriforme costumam contribuir muito para síndromes miofasciais complexas da pelve e regiões do quadril. A síndrome da dor miofascial do piriforme é bastante aceita,[46-51] com possibilidade de, algumas vezes, sobrepor-se com sinais e sintomas associados à síndrome da dor do piriforme. PGs nesse músculo referem dor principalmente à região sacroilíaca (em geral, às nádegas) e acima da articulação do quadril posteriormente. A dor referida e os sintomas também podem se estender acima dos dois terços proximais da coxa posterior (Figura 57-5). Dor adicional referida de PGs nos membros adjacentes desse grupo de rotadores laterais pode ser de difícil diferenciação da dor originária em PGs no piriforme.

PGs no obturador interno referem à região coccígea e à coxa média posterior (ver Figura 52-3). Um estudo de caso em um indivíduo com luxação no músculo obturador interno mostrou que esse músculo é capaz de produzir dor na virilha.[52] George e colaboradores[53] descobriram que agulhamento a seco nos músculos glúteos e do assoalho pélvico, com foco no obturador interno, reduziu dor pélvica. Dalmau-Carolà[54] descobriu que injeções nos PGs do músculo piriforme reduziram dor glútea trocantérica em cerca de 50%, além da injeção no obturador interno eliminar o restante da dor e, também, cessava a sensação de frio relatada, sentida pelo paciente no pé ipsilateral. Clinicamente, PGs no obturador interno e no piriforme parecem referir dor para o dorso do pé, com e sem dor descendente pela parte traseira da coxa e chegando à panturrilha. Esses sintomas foram apenas produzidos por palpação intravaginal.

O padrão de dor referida de PGs no quadrado femoral não foi descrito por Travell e Simons;[44] entretanto, estudos de caso[55-57] mostraram que rupturas e tensões no quadrado femoral são capazes de referir dor à região dos glúteos, da virilha, da coxa posterior ou do quadril, com a coxa posterior sendo o mais comum. Também houve um estudo de caso que mostrou que uma tensão no obturador interno e externo consegue produzir dor lancinante e profunda nas nádegas e um incômodo constante referido para o quadril; não está claro, entretanto, quais os músculos estavam referindo dor e a quais áreas.[58]

3.2. Sintomas

Pacientes com PGs e lesões nos rotadores laterais profundos do quadril costumam informar dor na região glútea,[17,52,56] embora também possam descrever dor na região lombar, na virilha,[17,52,56] no períneo, no quadril[56,58] e na coxa posterior.[17,52,56] Os pacientes podem relatar dor lancinante às vezes, embora seja comum a descrição de seus sintomas como um incômodo.[58] Em razão da área e do comportamento de sua dor, eles podem achar que lesionaram um músculo isquiotibial ou um dos adutores, ou que tenham uma tensão na virilha ou algo no isquiático.

Ainda, pode haver relatos de uma perda na amplitude de movimentos ou na flexibilidade do quadril[55,58] na rotação medial e na adução. Com frequência, é identificada sensibilidade na área do tubér isquiático, com os sintomas agravando-se na posição sentada.[55,58] Uma revisão analítica recente relatou que os quatro sintomas mais comuns de síndrome do piriforme incluem dor nas nádegas, agravamento da dor ao sentar, sensibilidade externa nas proximidades da incisura isquiática maior, dor ao ser realizada qualquer manobra que aumente a tensão do piriforme e limitação no levantamento da perna reta.[59]

3.3. Exame do paciente

Após um exame subjetivo minucioso e o estabelecimento do(s) evento(s) associado(s) ao surgimento dos sintomas relatados, o clínico deve realizar um desenho detalhado representando o padrão de dor descrito pelo paciente. Essa descrição ajudará no planejamento do exame físico e pode ser útil no monitoramento da progressão do paciente à medida que os sintomas melhoram ou mudam. Antes de iniciar um exame físico, o profissional da saúde deve fazer uma triagem médica completa, e todas as preocupações

Quadro 57-1 Unidade funcional dos músculos piriforme e rotador lateral

Ação	Sinergistas	Antagonistas
Rotação lateral do quadril	Glúteo máximo Cabeça longa do bíceps femoral Sartório	Semitendíneo Semimembranáceo Tensor da fáscia lata Glúteo médio e glúteo mínimo (fibras anteriores) Psoas maior Grácil (com flexão de joelhos)

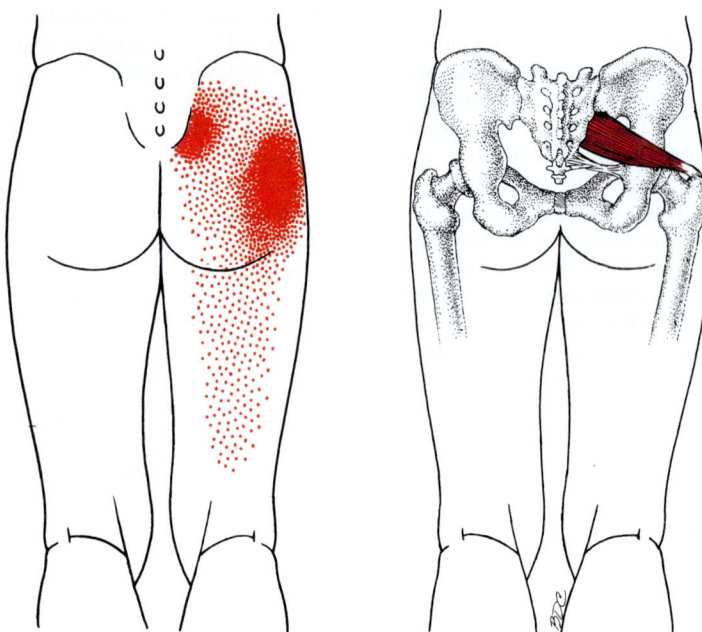

Figura 57-5 Padrão composto de dor referida de PGs no músculo piriforme direito medial ao sacro e lateral à nádega (vermelho-escuro) e ao um terço proximal da coxa posterior (área pontilhada).

relativas ao envolvimento de sistema gastrintestinal ou urogenital como uma fonte de sintomas deve resultar em encaminhamento imediato a um médico. Devem ser registrados todos os fatores potenciais de perpetuação e devem ser considerados os fatores mecânicos.

Devido à associação próxima desses músculos rotadores laterais com os nervos no forame isquiático, um exame neurológico completo e criterioso do tecido neural das extremidades inferiores é indicado. O profissional deve fazer um exame de sondagem da coluna lombossacral, do joelho, pé e tornozelo, além de coletar dados da postura e marcha do paciente. Podem ser usados vários testes neurodinâmicos para uma avaliação da sensibilidade mecânica dos nervos. De modo específico, o teste da queda parece sensível para um diagnóstico de dor neuropática em extremidade inferior.[60] Também deve ser realizado um levantamento criterioso de dados para descarte de referência para as nádegas com origem em outros tecidos, inclusive músculos e articulações capazes de referir à mesma região.

Na posição em pé, o profissional deve observar a pelve quanto à simetria nos planos frontal e sagital. Atividades funcionais, como sentar-levantar, apoio unipodal e agachamento unipodal ou bipodal (ver Figura 55-3A), devem ser examinadas. O profissional deve anotar quaisquer desvios no plano frontal na pelve, no quadril e/ou no joelho e qualquer movimento transversal excessivo no tornozelo e no pé (ver Figura 55-3B). Desvios no plano frontal do joelho e no plano transversal do pé e do tornozelo podem indicar fraqueza dos glúteos ou do rotador lateral do quadril, porque a ativação dos músculos piriforme e obturador interno como abdutores do quadril aumenta à medida que aumenta a flexão do quadril.[31]

Durante exame da marcha do paciente, o clínico deve registrar desvios, como o sinal de Trendelenburg no apoio médio (ver Figura 55-4A e B). Trata-se de um sinal de fraqueza nos músculos abdutores do quadril. O paciente também pode sentir dor com apoio unilateral durante a marcha e com posição em pé estática sobre uma perna, em razão do uso aumentado dos músculos rotadores laterais do quadril para estabilidade estática.

Sentado, o paciente pode adotar essa posição com rotação lateral ou abdução do quadril devido ao encurtamento dos músculos rotadores laterais do quadril e, com frequência, alterar posição no assento para retirar a pressão do piriforme e/ou do obturador interno.

Em virtude dos padrões variados de ativação muscular dos rotadores laterais do quadril, deve ser feito um exame completo dos padrões de ativação e da força dos músculos do quadril. Todos os seis rotadores profundos do quadril são testados como elementos de força na rotação lateral do quadril. Os músculos obturador interno e piriforme diferem na ativação da rotação lateral e abdução, dependendo da posição do quadril na flexão ou na extensão. Dor e fraqueza aumentadas durante rotação lateral do quadril, enquanto este é flexionado, seriam indicativas de PGs ou disfunção no obturador interno, porque é mais ativa quando o quadril está flexionado. O piriforme é um abdutor secundário do quadril e aumenta demais a ativação com o quadril flexionado em 90°. O Teste de Abdução de Pace é útil no exame da força da abdução e ativação do quadril quando este é flexionado.[51,61,62] Enquanto o paciente está sentado, com os quadris flexionados em 90°, o clínico coloca as mãos nos aspectos laterais dos joelhos e solicita que o paciente afaste as mãos na região lateral. Dor e/ou fraqueza será observada no lado afetado quando o teste for positivo.[48] Os padrões de ativação muscular da extensão e abdução do quadril também devem ser examinados para identificação de inibição ou fraqueza dos músculos glúteos.

Teste de força da abdução e da rotação lateral deve ser feito bilateralmente, uma vez que os dois locais são responsáveis pela estabilidade lombopélvica em momentos diferentes durante o ciclo da marcha. Quando um dos locais está mais fraco que o outro, ocorre movimento excessivo no plano frontal capaz de causar forças anormais de carga na coluna lombar e na musculatura do quadril.

O comprimento dos músculos dos rotadores profundos do quadril pode ser testado com o paciente em supino. Dor e limitação da rotação passiva medial da coxa afetada, com o quadril neutro e o paciente em supino, foram descritas, pela primeira vez, por Freiberg. Esse teste foi exemplificado por TePoorten e é, com frequência, denominado[35,48,51,63-65] sinal de Freiberg. O movimento do teste aumenta a tensão em um piriforme já tenso. Mais recentemente, o teste de flexão, adução e rotação medial (FAIR, do inglês *flexion, adduction and internal rotation*) foi identificado como um dos testes especiais de confirmação de um diagnóstico de síndrome do músculo piriforme. Nenhum dos pesquisadores menciona ou examina o piriforme quanto à presença de PGs; entretanto, todos os pacientes reagiram favoravelmente à injeção de anestésico no piriforme,[66,67] levando-nos a crer que estavam tratando PGs nesse músculo.

Fishman e colaboradores[66] pesquisaram a utilidade diagnóstica do FAIR para identificar uma definição operacional da síndrome do músculo piriforme, e descobriram que tem uma sensibilidade de 0,81 e uma especificidade de 0,83. Eles concluíram que essa síndrome é identificada com exatidão pelo teste FAIR e é tratada, de maneira eficaz, com injeção e associada a fisioterapia.

Chen e Nizar[67] investigaram a prevalência da síndrome do músculo piriforme em pacientes com lombalgia crônica usando uma combinação do teste FAIR com o sinal de Laseque (sensibilidade na região dos glúteos, próxima ao músculo piriforme) para o diagnóstico da síndrome do piriforme. Eles descobriram que 17% dos pacientes que apresentaram DRIC crônica tinham uma combinação positiva de FAIR e sinal de Lasègue, indicando a presença da síndrome. Esses indivíduos receberam uma injeção com anestésico no piriforme, sob orientação fluoroscópica, na parte mais sensível do músculo.[67] Os pesquisadores não tentaram identificar a presença de PGs nesse músculo, mas identificaram sua região mais sensível (que poderia ter sido um PG, na opinião dos autores) para determinar o local da injeção, com 100% dos pacientes tendo uma redução de 50% dos sintomas logo após a injeção.[67]

3.4. Exame de pontos-gatilho

Para localizar os músculos rotadores laterais nos pacientes, é conveniente observar que o piriforme e os três músculos superiores GOGO formam uma estrutura semelhante a um leque, disseminando-se a partir da região superior do trocanter maior. Um exame manual desse grupo de músculos rotadores laterais em busca de PGs é complicado pelo fato de que todos eles se situam profundamente em relação ao músculo glúteo máximo, conforme mostra a Figura 57-3. O piriforme pode ser examinado por meio de um glúteo máximo relaxado, na maior parte do comprimento. Sua inserção medial está acessível a uma palpação quase direta por exame retal ou vaginal. As terminações femorais (laterais) dos músculos gêmeo e obturador interno não são distinguíveis individualmente por palpação externa, embora boa parte dos músculos obturador interno intrapélvico e piriforme seja palpável diretamente a partir do interior da pelve (Figura 57-2). Sensibilidade na terminação femoral do músculo quadrado femoral pode ser palpada por meio do glúteo máximo. Com a utilização dessa abordagem, é menos possível que a sensibilidade seja palpável no obturador externo subjacente. A sensibilidade do obturador externo é mais bem localizada por palpação entre e profundamente os músculos pectíneo e adutor curto na virilha. Embora esse músculo não possa ser prontamente palpado, a sensibilidade no pectíneo pode ser responsabilidade de PGs nesse músculo ou no obturador externo subjacente. Um diagnóstico de PGs pode ser determinado pelo uso de uma agulha filiforme ou de injeção quando uma resposta contrátil local ou dor referida é provocada.

Piriforme

A localização do piriforme é determinada por exame externo, desenhando-se uma linha da borda mais superior do trocanter maior até a sacroilíaca (cefálica) do forame isquiático maior (Figura 57-6). Quando o músculo glúteo máximo estiver relaxado, o trocanter maior pode ser localizado por palpação profunda circular, com a parte plana da mão acima do quadril lateralmente, revelando a saliência óssea subjacente. A borda medial em forma de lua crescente do forame isquiático, junto da borda lateral do sacro (linha pontilhada, Figura 57-6), é palpável inferiormente à espinha ilíaca posteroinferior por meio do glúteo máximo relaxado.

Usa-se a palpação plana transversa para localizar PGs no piriforme (Figura 57-7A). O traçado de um piriforme tenso é, por vezes, palpável ao longo da linha do músculo, e este pode mostrar sensibilidade acentuada em todo o seu comprimento.[64,68] A Figura 57-3 mostra quão próximos ficam a borda inferior dos glúteos médio e mínimo da borda superior do piriforme, permitindo a palpação deste músculo sem a interferência deles. Se a palpação for muito cefálica, os músculos glúteo médio e mínimo, e não o músculo piriforme, serão palpados profundamente ao glúteo máximo.

Kipervas e colaboradores[69] estabeleceram a localização para palpar o piriforme por meio da pele, de forma um tanto diversa. Os pesquisadores selecionaram a junção dos terços médio e inferior de uma linha traçada entre a espinha ilíaca anterossuperior e o músculo isquiococcígeo.

Havendo qualquer dúvida em relação à causa de sensibilidade acima do forame isquiático maior, deve ser palpada a inserção média do piriforme na pelve por via retal ou vaginal.[47,48,61,65,69] Esse exame é feito com mais eficácia se o clínico usar seu dedo mais longo, podendo não ser possível para aquele com mãos menores do

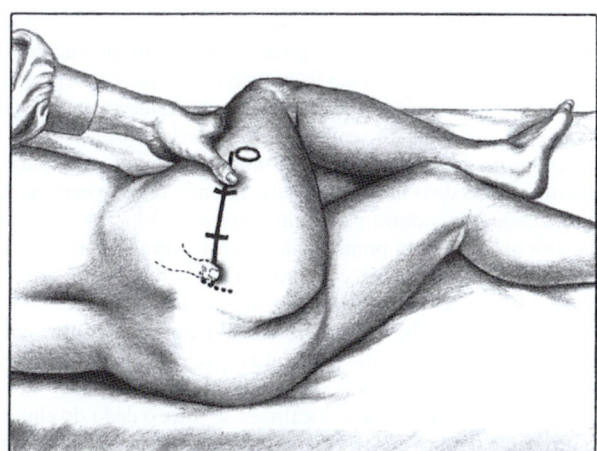

Figura 57-6 Palpação plana transversa externa para identificar PGs no músculo piriforme direito por meio de um músculo glúteo máximo relaxado. A linha sólida (linha do piriforme) ultrapassa a borda superior do músculo piriforme e se estende imediatamente acima do trocanter maior até a borda cefálica do forame isquiático maior, no sacro. A linha está dividida em terços iguais. A linha pontilhada marca a borda palpável ao longo da borda lateral do sacro, correspondendo intimamente à borda medial do forame isquiático maior.

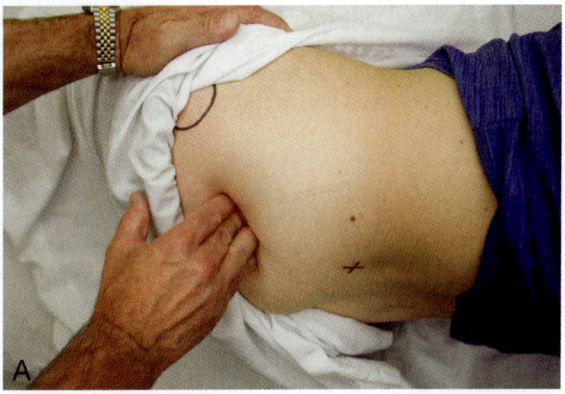
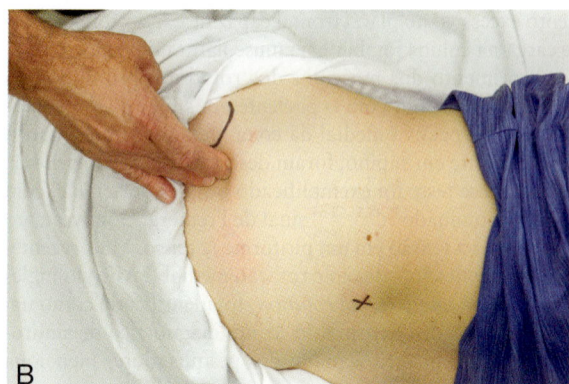
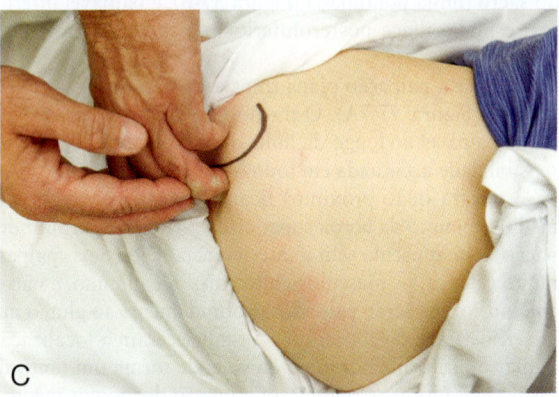

Figura 57-7 Palpação em busca de PGs nos músculos rotadores laterais do quadril. O X representa a espinha ilíaca posterossuperior (EIPS) e a meia-lua representa o trocanter maior do fêmur. (A) Palpação plana transversa em busca de PGs no músculo piriforme. (B) Palpação plana transversa em busca de PGs nos músculos gêmeo e obturador interno, junto ao terço superior do trocanter maior. (C) Palpação plana transversa dos músculos quadrado femoral e obturador externo, junto aos dois terços inferiores do trocanter maior.

---

que a média (Figura 57-2). A técnica também é exemplificada por Thiele.[65] O paciente fica em decúbito lateral, com o lado afetado para cima, com joelho e quadril flexionados. O ligamento sacroespinal orientado transversalmente é sentido como uma banda firme, alongando-se entre o sacro e a espinha isquiática, normalmente coberto pelas fibras do músculo isquiococcígeo[51] que também pode ter PGs. O músculo piriforme localiza-se cefalicamente em relação a esse ligamento e, quando envolvido, é sensível e tenso.[48,50,65,69,70]

Os profissionais da saúde costumam conseguir examinar o músculo com as duas mãos, uma delas fazendo pressão externa na nádega enquanto a outra palpa internamente. O forame isquiático maior apresenta um ponto facilmente encontrado por meio do qual a pressão da palpação com um dos dedos fora da pelve pode ser transmitida ao outro dedo em seu interior. Para confirmar a identificação do piriforme, o profissional palpa para causar uma tensão contrátil no músculo enquanto o paciente busca abduzir a coxa na tentativa de erguer o joelho que está mais acima.

As raízes do nervo sacral localizam-se entre o dedo do clínico e o piriforme (Figura 57-2). Quando as raízes do nervo são irritadas por compressão no forame isquiático maior, também podem estar sensíveis e com possibilidade de projetar a dor na distribuição do isquiático.

Gêmeo superior, gêmeo inferior e obturador interno

A Figura 57-3 mostra que, na posição anatômica, todo o músculo piriforme encontra-se acima do nível de sua inserção à parte mais superior do trocanter maior. Uma palpação plana transversa no nível do terço superior do trocanter maior, e medial a ele, é usada para identificar PGs nos músculos gêmeo e obturador interno (Figura 57-7B). A sensibilidade profunda (profundidade relativa ao músculo glúteo máximo) inferior ao piriforme é, muito provavelmente, sensibilidade de um dos gêmeos ou do obturador interno. Se PGs no obturador interno são responsáveis por essa sensibilidade, o músculo pode ser palpado diretamente por exame retal ou vaginal, conforme descrito no Capítulo 52. O obturador interno também pode ser palpado junto ao limite medial do forame do obturador usando-se palpação plana transversa (Figura 57-8).

A Figura 57-3 lembra o clínico que o nervo isquiático também é comprimido à medida que é aplicada pressão medial a um ponto no meio do caminho, entre o trocanter maior e o túber isquiático. O nervo costuma surgir entre o piriforme e o gêmeo superior, mantendo o rumo superficial ao gêmeo superior, ao obturador interno, ao gêmeo inferior, ao obturador externo e ao quadrado femoral.

Quadrado femoral e obturador externo

É utilizada a palpação plana transversa nos dois terços inferiores do trocanter maior para localização de PGs nesses músculos. Possivelmente surge sensibilidade profunda no quadrado femoral ou até no mais profundo músculo obturador externo (Figura 57-7C). PGs no quadrado femoral também podem ser palpados ao longo da lateral do túber isquiático.

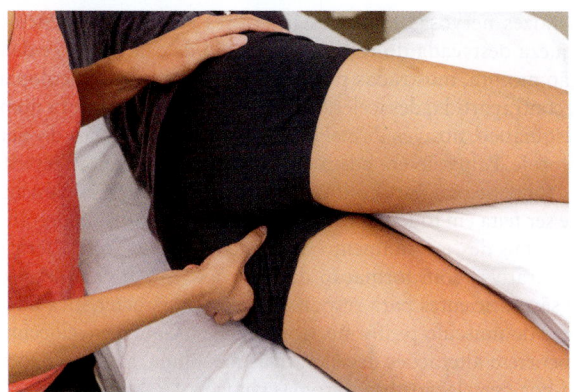

Figura 57-8 Palpação plana transversa do obturador interno no aspecto medial do túber isquiático direito e do forame do músculo obturador.

Sensibilidade em razão de PGs no obturador externo também pode ser detectada na virilha. Deve-se, primeiro, palpar os músculos pectíneo e adutor curto para confirmar que não possuem PGs que deixariam obscura a origem mais profunda de sensibilidade. Então, pressão profunda é aplicada entre o pectíneo e o adutor curto contra a superfície externa da membrana do obturador, coberta pelo músculo obturador externo (Figura 57-9). Esse músculo não pode ser palpado diretamente e, assim, uma agulha de monofilamento ou de injeção pode ser necessária para provocar uma resposta contrátil local ou reproduzir a dor ou o padrão de dor referida da dor desses músculos.

4. DIAGNÓSTICO DIFERENCIAL

4.1. Ativação e perpetuação de pontos-gatilho

Uma postura ou atividade que ative um PG, quando não corrigida, também pode perpetuá-lo. Em qualquer parte do glúteo máximo, os PGs podem ser ativados por carga excêntrica não habitual, exercício excêntrico em músculo destreinado ou carga concêntrica máxima ou submáxima.[71] PGs também podem ser ativados ou agravados quando o músculo é colocado em uma posição encurtada e/ou alongada por período prolongado.

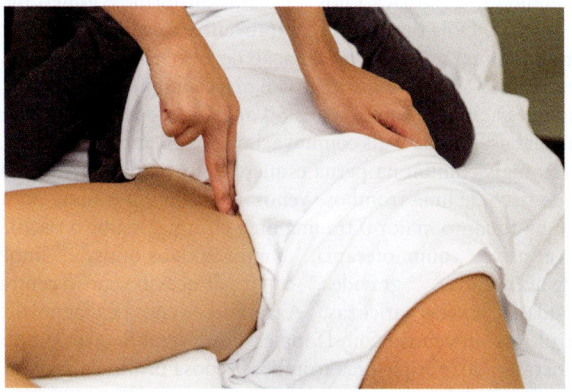

Figura 57-9 Palpação plana transversa do músculo obturador externo por meio dos músculos pectíneo e adutor curto. Esse músculo não pode ser palpado diretamente.

Os rotadores profundos do quadril podem ficar sobrecarregados quando sofrem uma forte contração mantida para impedir rotação medial vigorosa e/ou rápida do membro que suporta peso, como ocorre ao correr e andar e, em especial, quando os músculos glúteos estão fracos ou inibidos. O glúteo máximo é o rotador lateral mais forte entre os rotadores laterais do quadril; logo, se estiver fraco ou inibido, colocará uma sobrecarga nos menores músculos rotadores laterais do quadril.

Sobrecarga ainda pode ocorrer no piriforme quando uma pessoa evita uma queda após escorregão do pé,[48] ao levantar ou abaixar objetos pesados com as pernas com base de apoio larga,[48] quando roda para o lado ao mesmo tempo que flexiona e ergue um objeto,[72] ou quando faz um giro forçado estando na posição em pé com apoio unipodal.[48,68] Esses são movimentos comuns em muitas atividades atléticas ou esportivas e também podem ocorrer em atividades de lazer ou em trabalhos domésticos. Atividades com potencial de perpetuar PGs podem incluir caminhada ou corrida em aclive, subida de escadas ou retorno da posição de agachamento, principalmente quando as extremidades inferiores são colocadas em uma base de apoio aumentada e o glúteo máximo está fraco ou inibido.

Sentar-se com a carteira no bolso traseiro pode perpetuar e agravar PGs nos rotadores laterais do quadril, especialmente o piriforme, concentrando pressão sobre eles. A dor resultante na região lombar e na nádega pode ser erroneamente atribuída à pressão do nervo, sendo chamada de "ciática do bolso traseiro".[73] No entanto, a dor referida de PGs no piriforme ou em outros músculos rotadores laterais, por si só, não teria uma total distribuição no nervo isquiático.

Flexionar as coxas nos quadris com os joelhos afastados para sentar-se, como ao dirigir um carro com o pé no acelerador por períodos longos, ou sentar-se sobre um dos pés[68] são atividades capazes de perpetuar PGs no piriforme. Essas posições, que combinam uma posição de encurtamento do piriforme, com o nervo isquiático mantido em uma posição encurtada ou alongada, junto com uma falta de mobilidade, criam uma vulnerabilidade para a síndrome do músculo piriforme. Procedimentos obstétricos ou urológicos, assim como relações sexuais, também colocam o piriforme em posição encurtada, associada ao início da síndrome do piriforme.[68,72]

Sabe-se que infecções crônicas perpetuam PGs. Especificamente, doença inflamatória pélvica crônica[74] e sacroileíte infecciosa[72] foram identificadas na síndrome do músculo piriforme. Outras condições que podem perpetuar PGs no piriforme incluem artrite da articulação do quadril, isquiática, lombalgia crônica e condições que levam a uma artroplastia total do quadril.[48]

4.2. Pontos-gatilho associados

PGs também podem se desenvolver nas áreas de dor referida de PGs primários.[75] Portanto, PGs nos rotadores profundos do quadril podem ser causados por PGs ativos em outros músculos, inclusive o quadrado do lombo, o multífido, o longuíssimo do tórax, o iliocostal lombar, isquiococcígeo, o levantador do ânus, o tensor da fáscia lata, os glúteos máximo, médio e mínimo, os isquiotibiais, o vasto lateral e o sóleo. Além disso, PGs ativos no pectíneo, no oblíquo externo e interno e no psoas maior podem produzir PGs no músculo obturador externo. PGs ativos nos rotadores laterais profundos do quadril também podem contribuir para PGs associados em outros músculos, incluindo os glúteos máximo, médio e mínimo, os isquiotibiais, os adutores, o levantador do ânus, o isquiococcígeo e o vasto lateral.

Quando os rotadores profundos do quadril têm PGs, os antagonistas podem desenvolver PGs associados, inclusive o adutor magno, o adutor longo; adutor curto, o semitendíneo e o semimembranáceo, o tensor da fáscia lata, as fibras anteriores dos glúteos médio e mínimo e o pectíneo.

4.3. Patologias associadas

O diagnóstico diferencial deve incluir patologia lombar, disfunção sacroilíaca e patologia de quadril. Sintoma e padrões de dor referida com origem na faceta lombar ou em articulações sacroilíacas sobrepõem-se à dor referida de PGs no músculo piriforme; portanto, há indicação de exame da região lombossacral e dos quadris. Estudos de provocação da dor para análise das zonas referidas para a articulação sacroilíaca demonstram referência frequente na região lombar, nas nádegas e, ocasionalmente, posterior ou lateralmente na coxa.[76,77] Estudos de provocação da dor que mapeiam as zonas de referência para a articulação do quadril também demonstraram referência às nádegas, às coxas ou à virilha na maior parte dos sujeitos.[78]

Algumas condições clínicas fazem surgir sintomas que podem parecer similares aos produzidos por PGs nos músculos piriforme, GOGOs e quadrado femoral, ou podem estar presentes ao mesmo tempo. A síndrome da dor miofascial do piriforme é reconhecida pelo padrão de dor característica projetada por seus PGs, por dor e fraqueza na abdução resistida da coxa com quadril flexionado em 90°, por provocação de sensibilidade do piriforme usando palpação externa e pela palpação de bandas tensionadas e sensibilidade via exame intrapélvico. A síndrome do músculo piriforme pode ser a causa de uma "síndrome pós-laminectomia" ou de coccigodinia.

Ainda há controvérsias relativas à síndrome do músculo piriforme. Não há uma definição constante para ela, e a maior parte da literatura consiste principalmente de estudos de caso e revisões narrativas.[79] A síndrome do piriforme costuma ser usada para descrever dor na lombar, na virilha, no períneo, nas nádegas, no quadril, na coxa posterior e no pé, quando se considera o piriforme o músculo causador de irritação do nervo isquiático. Algumas vezes, porém, o piriforme não tem qualquer envolvimento.[79] Há situações em que outros rotadores profundos do quadril causam irritação nervosa ou dor, e pode haver ausência de irritação nervosa. Às vezes, disfunções articulares são a origem dos sintomas. Estes costumam ser agravados por sentar-se, por combinação prolongada de flexão, adução e rotação medial do quadril, ou por atividade. Além disso, o paciente pode relatar edema no membro dolorido e disfunção sexual, dispareunia nas mulheres e impotência nos homens.[80] A variedade de causas da síndrome do piriforme está mais detalhada no Capítulo 62, Considerações clínicas da dor no quadril, na coxa e no joelho.

O aprisionamento do nervo é sugerido por parestesias e disestesias na distribuição de nervos que passam pelo forame isquiático maior e por distúrbios sensoriais que se estendem além da metade da coxa. Neoplasia maligna, alinhamento, tumores neurogênicos e infecção local[81-85] podem comprimir o nervo isquiático no forame isquiático maior. Essas condições foram identificadas por tomografia computadorizada.[86]

Uma outra fonte de dor referida às nádegas e à lateral da coxa é um lipoma epissacroilíaco.[87] Esses nódulos de gordura herniados são bastante sensíveis à palpação e reagem a injeções de anestésico local. Algumas vezes, exigem remoção cirúrgica com anestesia local para alívio duradouro.

Sintomas de PGs no piriforme ou síndrome do piriforme são facilmente confundidos com dor radicular devido à compressão das raízes nervosas lombares inferiores e sacrais. Ausência ou fraqueza destacada do reflexo do tendão de calcanhar[88] e denervação motora, mostradas por EMG, sugerem uma radiculopatia. Em contrapartida, desaceleração da velocidade condutora no nervo isquiático, através da pelve, sugere aprisionamento do nervo piriforme. Palpação em busca de sensibilidade no músculo piriforme é fundamental para confirmar ou descartar o aprisionamento e deve ser feita em todos os casos de "ciática". Relatos radiográficos incidentais de "estreitamento do espaço do disco" ou "alterações degenerativas com formação de esporões" ou "hérnia de disco" não são suficientes para responder pela dor característica da síndrome do músculo piriforme, ou lombalgia. Com o envelhecimento, ocorrem alterações degenerativas na coluna, as quais não têm uma boa correlação com sintomas clínicos.[89-91]

Sintomas de uma síndrome de faceta com lombalgia e ciática podem ser difíceis de diferenciar de uma síndrome do músculo piriforme sem que seja examinado o músculo.[61] Um bloqueio facetário pode aliviar a dor nas costas de uma síndrome de faceta, mas somente uma desativação bem-sucedida dos PGs no piriforme alivia o padrão antálgico da marcha e a dor na nádega e na coxa posterior de origem miofascial e aprisionamento relacionado.[48] Huang e colaboradores[92] analisaram 52 pacientes com dor miofascial crônica no piriforme que receberam uma injeção na faceta em L5/S1. Desses pacientes, 88% obtiveram uma redução na dor ou alívio completo dos sintomas. No sexto mês do acompanhamento, 35 pacientes apresentavam resultados permanentes.

Uma síndrome do músculo piriforme pode ser secundária à sacroileíte (artrite sacroilíaca). O diagnóstico de sacroileíte é confirmado por radiografia. Uma sacroileíte afeta uma ou ambas as articulações sacrilíacas e pode causar dor e sensibilidade na região lombar, nádegas e região lateral da coxa, que também pode atingir o tornozelo em um ou em ambos os lados. Pacientes com sacroileíte costumam ser jovens com antígeno leucocitário humano (HLA-B27) positivo e podem ter espondilite anquilosante (ver Capítulo 53, Considerações clínicas sobre dor no tronco e na pelve),[93] geralmente uma sacroileíte simétrica bilateral,[94] artrite por psoríase ou doença de Reiter (comumente sacroileíte assimétrica),[94] ou artrite relacionada à doença intestinal inflamatória.[94,95]

Uma trombose venosa também pode se apresentar como uma síndrome miofascial do músculo piriforme ou glúteo médio. Na literatura, foi apresentado pelo menos um caso de uma mulher com 18 anos de idade com dor na região lombossacral esquerda e referência à posterior de coxa. A dor foi de início insidioso na nádega e na coxa, sem um relato de parestesias ou disestesias. Houve sensibilidade à palpação nos músculos piriforme e glúteo médio à esquerda. Dois dias após o tratamento, a paciente apresentou dor abdominal severa, com sensação de peso na perna e edema na panturrilha.[96] A trombose venosa é mais comum em mulheres em idade gestacional, mas, após os 60 anos de idade, é mais comum em homens, e ainda mais comum acima dos 70 anos de idade, e um pouco mais comum na perna esquerda que na direita.[97] Os fatores de risco de uma trombose venosa incluem um trauma ou uma cirurgia (quanto maior o trauma ou a cirurgia, maior o risco),[97,98] câncer ativo,[97] quimioterapia,[98] contraceptivos orais,[97,98] imobilidade acentuada,[97,98] gravidez,[98] cateter de acesso venoso central,[98] obesidade[98] e veias varicozas.[98] A trombose venosa é diagnosticada por ultrassom venoso com Doppler. É importante fazer um diagnóstico rápido, porque uma trombose venosa profunda proximal é mais provável de causar uma embolia pulmonar do que uma trombose venosa distal.[98]

Em pacientes com doença renal crônica e em diálise, fosfato de cálcio pode ser depositado nos músculos e formar calcificação perto das articulações maiores.[99] Essa condição é chamada de calcinose tumoral, sendo rara; no entanto, quando ocorre em torno da articulação do quadril, pode produzir dor nas nádegas, na lateral do quadril e sensibilidade no piriforme e trocanter maior.[99] Os depósitos de fosfato de cálcio podem ser vistos com ultrassom, radiografias e ressonância magnética (RM).[99]

Cirurgias como a da tela (pode ser usada "malha") transvaginal (vaginal tape) ou uma artroplastia total do quadril também podem causar um efeito nos músculos rotadores laterais do quadril. A tela TVT ABBREVO é usada para incontinência urinária de esforço e, supostamente, usa menos material estranho na expectativa de reduzir dores na virilha.[100] Ela é ligada à membrana do obturador nos dois lados da pelve.[100] Entretanto, ao pesquisar onde os pontos de inserção realmente terminavam, em oito cadáveres femininos embalsamados que haviam recebido esse procedimento por cirurgiões muito experientes, a fita estava fixada apenas na membrana do obturador 50% do tempo.[100] Inseria-se uma vez no obturador interno, passava pela membrana do obturador e sobre o obturador externo cinco vezes, e por meio do músculo obturador interno, da membrana do obturador e do músculo obturador externo, sobre os músculos adutores, duas vezes.[100] A artroplastia total do quadril também pode entrar em contato ou alterar o curso do músculo obturador externo. Em ressonância magnética (RM) de 40 pacientes com substituição total do quadril, 13 apresentaram contato com o músculo obturador externo, e 9 apresentaram um deslocamento claro do curso do músculo. Contudo, esses achados não tinham correlação com escores análogo visuais de dor ou escores de satisfação do paciente.[101]

Impacto isquiofemoral é um amontoamento do quadrado femoral entre o trocanter menor e o túber isquiático, ou tendão-isquiático dos isquiotibiais.[102,103] Pode causar dano ao músculo quadrado femoral e simular PGs nesse músculo. Impacto isquiofemoral pode ser diagnosticado com RM.[102] Também há uma associação do impacto femoroacetabular e PGs nos rotadores laterais profundos do quadril. Quando há uma disfunção nos rotadores laterais profundos do quadril, os músculos perdem a capacidade de dinamicamente estabilizar o quadril, principalmente em uma cadeia cinética fechada. Essa perda de estabilidade pode levar a um alinhamento inadequado da articulação do quadril e a um possível impacto anterior. Persistindo esse alinhamento inadequado, o que pode ocorrer é maior atrito sobre o lábio do acetábulo, o que o torna mais vulnerável a aumento de microtraumas e rupturas subsequentes.

5. AÇÕES CORRETIVAS

Pacientes com PGs no piriforme e no rotador lateral profundo do quadril terão de modificar posturas ao sentar-se e dormir. Enquanto sentados, os joelhos devem ser mantidos em alinhamento com os quadris e ombros. Manter os joelhos unidos ou afastados por períodos prolongados deve ser evitado. Ao sentarem-se, os pacientes devem ser encorajados a se movimentarem o máximo possível. Sentar-se em cadeira de balanço ou usar um apoio para os pés ajuda a estimular os movimentos. Um paciente que tende a se sentar com os joelhos voltados para fora (abduzidos) pode, ocasionalmente, puxar as pernas para dentro (aduzir), comprimindo os joelhos e rodando os pés para fora. Ao dormir, podem ser

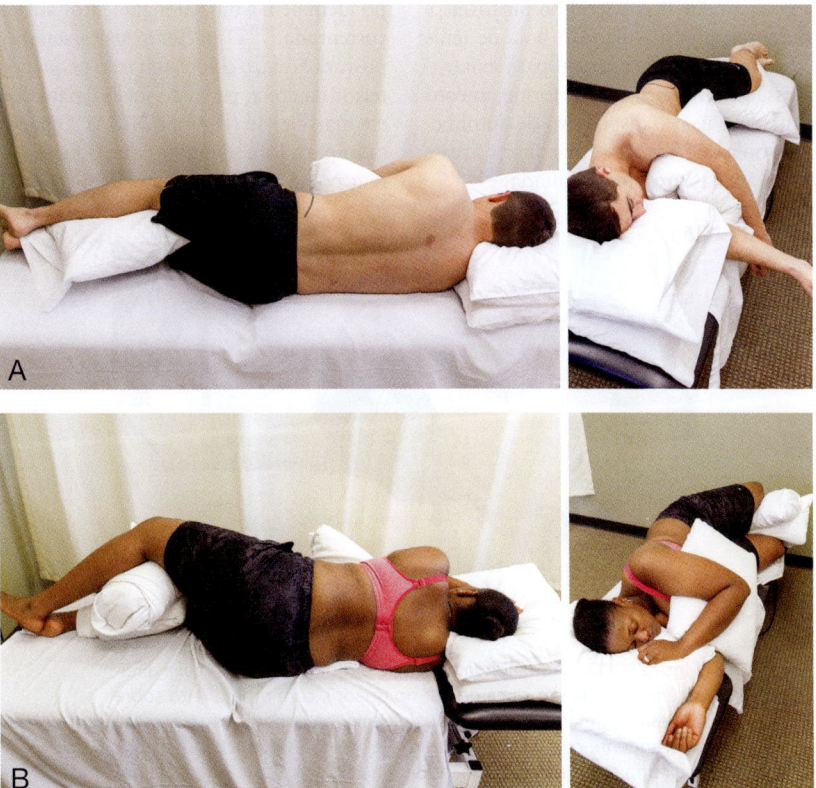

Figura 57-10 Posições adequadas para melhorar o sono, quando deitado sobre o lado afetado. (A) Um travesseiro é colocado entre os joelhos e os tornozelos para evitar adução da porção superior da coxa no quadril. (B) Um travesseiro pequeno ou uma toalha dobrada sob a linha da cintura pode evitar inclinação lateral afastada do quadril contra a cama e reduzir a pressão sobre o quadril inferior.

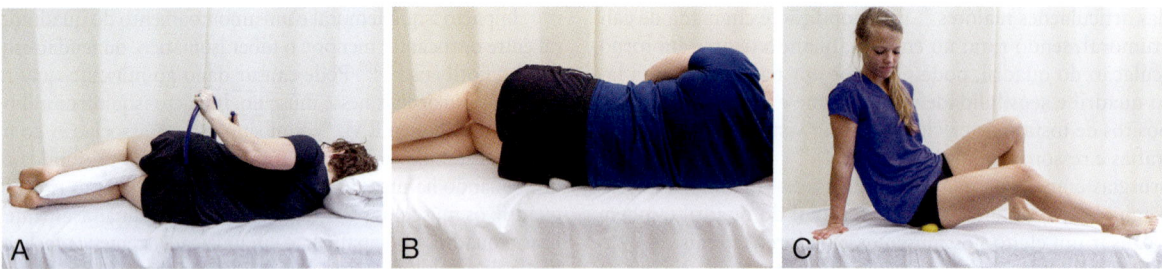

Figura 57-11 Autoliberação miofascial do músculo piriforme. (A) Com dispositivo de liberação do PG. (B) Com uma bola de tênis. (C) Autoliberação miofascial de outros músculos rotadores laterais profundos.

usados travesseiros conforme descrito na Figura 57-10, auxiliando a manter os quadris e a coluna em uma posição neutra e a reduzir a pressão sobre o quadril inferior.

Pelo fato de os músculos rotadores laterais profundos do quadril também serem estabilizadores do quadril, atividades como ficar na posição em pé com apoio unipodal, que exigem estabilização do quadril, podem ter que ser evitadas quando os PGs forem irritáveis demais. No entanto, exercícios tendo esses músculos e o glúteo máximo como alvos devem ser iniciados assim que tolerados.

Um dispositivo de autoliberação miofascial ou uma bola de tênis podem ser usados para autotratamento do piriforme e o rotador lateral profundo do quadril (Figura 57-11). Essas técnicas devem ser empregadas com cautela em razão da proximidade dos músculos e, portanto, potencial de causar irritação do tecido nervoso. Esse tratamento pode ajudar PGs lateral no piriforme e outros cinco músculos rotadores laterais curtos. A bola de tênis deve ser colocada a uma distância suficiente lateral para evitar o nervo isquiático, onde a pressão causa dormência e formigamento abaixo do joelho. O paciente deve usar o dispositivo de autoliberação miofascial de PGs ou a bola de tênis para friccionar a área e proporcionar atrito em vez de apenas pressão sustentada.

Para fazer o autoalongamento do músculo piriforme, o paciente deita-se em supino (Figura 57-12), cruza a perna do lado envolvido sobre a coxa oposta e flexiona o quadril em cerca de 90°, descansando a mão oposta sobre o joelho do membro afetado que está por cima. Essa mão é usada para ajudar a trazer a coxa envolvida além da linha média. O paciente estabiliza o quadril no lado envolvido ao pressionar a pelve com a mão ipsilateral. A liberação da tensão muscular é aumentada pelo paciente "que pensa" em, suavemente, erguer o peso da perna afetada (embora, na realidade, não faça isso) durante a inspiração lenta e, em seguida, durante a expiração lenta, levando o músculo a relaxar e, lentamente, possibilitando o alongamento do piriforme.

Um alongamento mais dinâmico, como o da rotação medial do quadril na postura sentado, pode ser mais adequado quando há qualquer envolvimento de nervo, porque os nervos não respondem bem a um "alongamento" sustentado[104] ou a uma pressão sustentada.[105] O paciente senta-se em uma superfície firme, em postura ereta, e coloca um rolo pequeno de toalha sob a parte posterior da coxa, perto do joelho, para colocar o quadril em 90° ou em mais flexão (Figura 57-13A). O paciente roda o pé no lado afetado para fora, de modo que o fêmur faça um giro medial, mantém por 3 a 5 segundos e, depois, lentamente, baixa a perna de

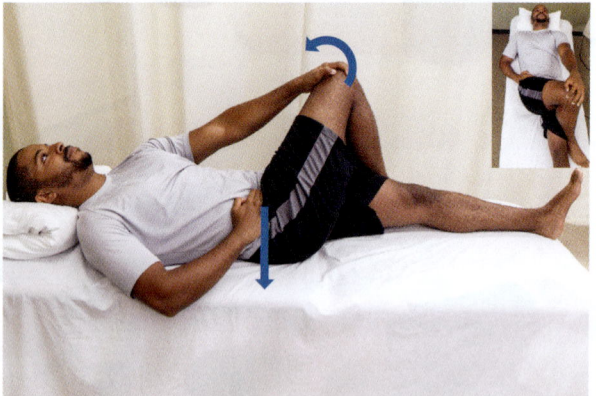

Figura 57-12 Autoalongamento do piriforme direito. A coxa direita é flexionada em cerca de 90° no quadril, com o pé direito sobre a mesa de tratamento. Para aduzir a coxa no quadril, faz-se pressão descendente com as duas mãos (setas maiores), uma sobre a coxa e a outra sobre a pelve, puxando uma contra a outra. Para fazer um relaxamento pós-isométrico, o paciente tenta abduzir a coxa, pressionando-a delicadamente contra a mão esquerda que faz resistência por alguns segundos (contração isométrica dos abdutores), em seguida, relaxa e suavemente movimenta a coxa para uma adução, que, lentamente, alonga o piriforme.

Capítulo 57 ▪ Músculos piriforme, obturador interno, gêmeo superior, gêmeo inferior, obturador externo e quadrado femoral

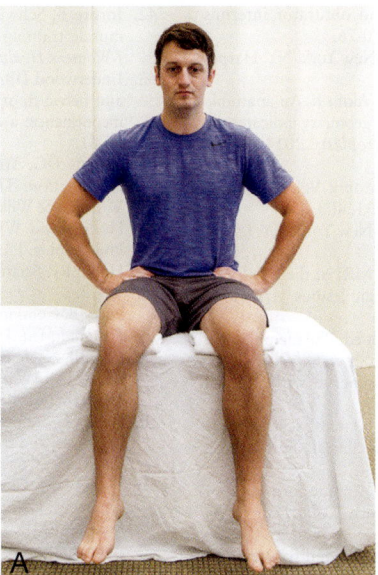

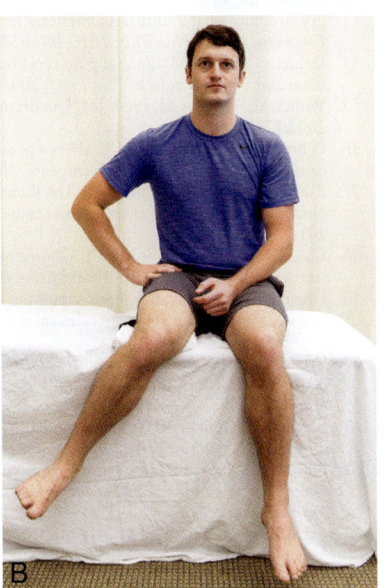
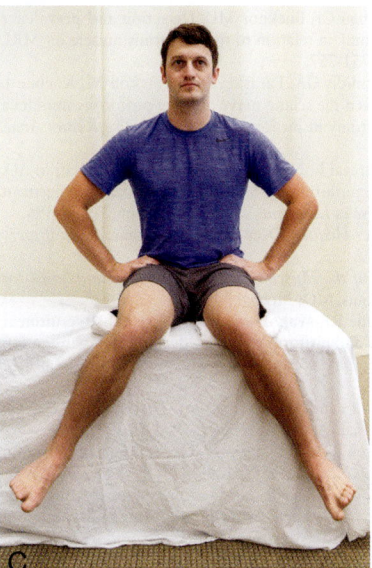

Figura 57-13 Inibição recíproca dos músculos rotadores laterais. (A) Sentado com os joelhos alinhados com quadris e ombros. (B) Rotação do pé para fora no lado afetado, de modo que o fêmur rotacione medialmente, manter e, de forma lenta, baixar a perna até a posição inicial. (C) Rodar os pés para fora, de modo que o fêmur rode medialmente, manter e, de forma lenta, baixar as pernas até a posição inicial.

volta à posição inicial (Figura 57-13B). Para manter o corpo mais bem alinhado, esse movimento pode ser feito com as duas pernas ao mesmo tempo (Figura 57-13C). Flexionar o quadril em mais de 90° também pode aumentar o alongamento.[106]

Referências

1. Dye SF, van Dam BE, Westin GW. Eponyms and etymons in orthopaedics. *Contemp Orthop*. 1983;6:92-96.
2. Standring S. *Gray's Anatomy: The Anatomical Basis of Clinical Practice*. 41st ed. London, UK: Elsevier; 2015.
3. Freiberg AH, Vinke TH. Sciatica and the sacroiliac joint. *J Bone Joint Surg Am*. 1934;16:126-136.
4. Yoo S, Dedova I, Pather N. An appraisal of the short lateral rotators of the hip joint. *Clin Anat*. 2015;28(6):800-812.
5. Freiberg AH. Sciatic pain and its relief by operations on muscle and fascia. *Arch Surg*. 1937;34:337-350.
6. Ravindranath Y, Manjunath KY, Ravindranath R. Accessory origin of the piriformis muscle. *Singapore Med J*. 2008;49(8):e217-e218.
7. Cooper HJ, Walters BL, Rodriguez JA. Anatomy of the hip capsule and pericapsular structures: a cadaveric study. *Clin Anat*. 2015;28(5):665-671.
8. Michel F, Decavel P, Toussirot E, et al. The piriformis muscle syndrome: an exploration of anatomical context, pathophysiological hypotheses and diagnostic criteria. *Ann Phys Rehabil Med*. 2013;56(4):300-311.
9. Solomon LB, Lee YC, Callary SA, Beck M, Howie DW. Anatomy of piriformis, obturator internus and obturator externus: implications for the posterior surgical approach to the hip. *J Bone Joint Surg Br*. 2010;92(9):1317-1324.
10. Haladaj R, Pingot M, Polguj M, Wysiadecki G, Topol M. Anthropometric study of the piriformis muscle and sciatic nerve: a morphological analysis in a Polish population. *Med Sci Monit*. 2015;21:3760-3768.
11. Myint K. Nerve compression due to an abnormal muscle. *Med J Malaysia*. 1981;36:227-229.

12. Pine J, Binns M, Wright P, Soames R. Piriformis and obturator internus morphology: a cadaveric study. *Clin Anat.* 2011;24(1):70-76.
13. Hollinshead WH. *Anatomy for Surgeons.* Vol 3. 3rd ed. New York, NY: Harper & Row; 1982 (pp. 666-668, 702).
14. Tamaki T, Nimura A, Oinuma K, Shiratsuchi H, Iida S, Akita K. An anatomic study of the impressions on the greater trochanter: bony geometry indicates the alignment of the short external rotator muscles. *J Arthroplasty.* 2014;29(12):2473-2477.
15. Ferner H, Staubesand J. *Sobotta Atlas of Human Anatomy.* Vol 2. 10th ed. Baltimore, MD: Urban & Schwarzenberg; 1983 (Figs. 331, 403, 406).
16. Rohen JW, Yokochi C. *Color Atlas of Anatomy.* 2nd ed. New York, NY: Igaku-Shoin; 1988 (pp. 418, 419).
17. Kassarjian A, Tomas X, Cerezal L, Canga A, Llopis E. MRI of the quadratus femoris muscle: anatomic considerations and pathologic lesions. *AJR Am J Roentgenol.* 2011;197(1):170-174.
18. Clemente C. *Gray's Anatomy of the Human Body.* 30th ed. Philadelphia, PA: Lea & Febiger; 1985 (pp. 568-571).
19. Smoll NR. Variations of the piriformis and sciatic nerve with clinical consequence: a review. *Clin Anat.* 2010;23(1):8-17.
20. Butz JJ, Raman DV, Viswanath S. A unique case of bilateral sciatic nerve variation within the gluteal compartment and associated clinical ramifications. *Australas Med J.* 2015;8(1):24-27.
21. Patil J, Swamy RS, Rao MK, Kumar N, Somayaji SN. Unique formation of sciatic nerve below the piriformis muscle—a case report. *J Clin Diagn Res.* 2014;8(1):148-149.
22. Berihu BA, Debeb YG. Anatomical variation in bifurcation and trifurcations of sciatic nerve and its clinical implications: in selected university in Ethiopia. *BMC Res Notes.* 2015;8:633.
23. Varenika V, Lutz AM, Beaulieu CF, Bucknor MD. Detection and prevalence of variant sciatic nerve anatomy in relation to the piriformis muscle on MRI. *Skeletal Radiol.* 2017;46(6):751-757.
24. Natsis K, Totlis T, Konstantinidis GA, Paraskevas G, Piagkou M, Koebke J. Anatomical variations between the sciatic nerve and the piriformis muscle: a contribution to surgical anatomy in piriformis syndrome. *Surg Radiol Anat.* 2014;36(3):273-280.
25. Carro LP, Hernando MF, Cerezal L, Navarro IS, Fernandez AA, Castillo AO. Deep gluteal space problems: piriformis syndrome, ischiofemoral impingement and sciatic nerve release. *Muscles Ligaments Tendons J.* 2016;6(3):384-396.
26. Martin HD, Reddy M, Gomez-Hoyos J. Deep gluteal syndrome. *J Hip Preserv Surg.* 2015;2(2):99-107.
27. Neumann DA. *Kinesiology of the Musculoskeletal System: Foundations for Rehabilitation.* 2nd ed. St. Louis, MO: Mosby; 2010.
28. Giphart JE, Stull JD, Laprade RF, Wahoff MS, Philippon MJ. Recruitment and activity of the pectineus and piriformis muscles during hip rehabilitation exercises: an electromyography study. *Am J Sports Med.* 2012;40(7):1654-1663.
29. Rasch PJ, Burke RK. *Kinesiology and Applied Anatomy: The Science of Human Movement.* 6th ed. Philadelphia, PA: Lea & Febiger; 1978 (p. 278).
30. Gudena R, Alzahrani A, Railton P, Powell J, Ganz R. The anatomy and function of the obturator externus. *Hip Int.* 2015;25(5):424-427.
31. Hodges PW, McLean L, Hodder J. Insight into the function of the obturator internus muscle in humans: observations with development and validation of an electromyography recording technique. *J Electromyogr Kinesiol.* 2014;24(4): 489-496.
32. Vaarbakken K, Steen H, Samuelsen G, et al. Lengths of the external hip rotators in mobilized cadavers indicate the quadriceps coxa as a primary abductor and extensor of the flexed hip. *Clin Biomech (Bristol, Avon).* 2014;29(7):794-802.
33. Vaarbakken K, Steen H, Samuelsen G, Dahl HA, Leergaard TB, Stuge B. Primary functions of the quadratus femoris and obturator externus muscles indicated from lengths and moment arms measured in mobilized cadavers. *Clin Biomech (Bristol, Avon).* 2015;30(3):231-237.
34. Delp SL, Hess WE, Hungerford DS, Jones LC. Variation of rotation moment arms with hip flexion. *J Biomech.* 1999;32(5):493-501.
35. Porterfield JA. Chapter 23, The sacroiliac joint. In: Gould III JA, Davies GJ, eds. *Orthopaedic and Sports Physical Therapy.* Vol II. St. Louis, MO: Mosby; 1985:550-580 (pp. 553, 565-566).
36. Anderson FE. *Grants Atlas of Anatomy.* 8th ed. Baltimore, MD: Williams and Wilkins; 1983:26.
37. Beaton LE, Anson BJ. The sciatic nerve and the piriformis muscle: their relationship a possible cause of coccygodynia. *J Bone Joint Surg(Br).* 1938;20:686-688.
38. Beaton LE, Anson BJ. The relation of the sciatic nerve and its subdivisions to the piriformis muscle. *Anat Rec.* 1937;70(suppl):1-5.
39. Lee CS, Tsai TL. The relation of the sciatic nerve to the piriformis muscle. *J Formosan Med Assoc.* 1974;73:75-80.
40. Pec´ina M. Contribution to the etiological explanation of the piriformis syndrome. *Acta Anat.* 1979;105:181-187.
41. Tuttle LJ, DeLozier ER, Harter KA, Johnson SA, Plotts CN, Swartz JL. The role of the obturator internus muscle in pelvic floor function. *J Womens Health Phys Ther.* 2016;40(1):15-19.
42. Jordre B, Schweinle W. Comparing resisted hip rotation with pelvic floor muscle training in women with stress urinary incontinence: a pilot study. *J Womens Health Phys Ther.* 2014;38(2):81-89.
43. Underwood DB, Calteaux TH, Cranston AR, Novotny SA, Hollman JH. Hip and pelvic floor muscle strength in women with and without stress urinary incontinence: a case-control study. *J Womens Health Phys Ther.* 2012;36(1):55-61.
44. Simons DG, Travell J, Simons L. *Travell & Simon's Myofascial Pain and Dysfunction: The Trigger Point Manual.* Vol 1. 2nd ed. Baltimore, MD: Williams & Wilkins; 1999 (p. 104).
45. Hollinshead WH. *Functional Anatomy of the Limbs and Back.* 4th ed. Philadelphia, PA: Saunders; 1976 (pp. 299-301).
46. Hallin RP. Sciatic pain and the piriformis muscle. *Postgrad Med.* 1983;74(2):69-72.
47. Pace JB. Commonly overlooked pain syndromes responsive to simple therapy. *Postgrad Med.* 1975;58(4):107-113.
48. Pace JB, Nagle D. Piriform syndrome. *West J Med.* 1976;124(6):435-439.
49. Stein JM, Warfield CA. Two entrapment neuropathies. *Hosp Pract.* 1983;18(1):100A, 100E, 100H passim.
50. Steiner C, Staubs C, Ganon M, Buhlinger C. Piriformis syndrome: pathogenesis, diagnosis, and treatment. *J Am Osteopath Assoc.* 1987;87(4):318-323 (p. 322, Fig. 3).
51. Wyant GM. Chronic pain syndromes and their treatment. III. The piriformis syndrome. *Can Anaesth Soc J.* 1979;26(4):305-308.
52. Velleman MD, Jansen Van Rensburg A, Janse Van Rensburg DC, Strauss O. Acute obturator internus muscle strain in a rugby player: a case report. *J Sports Med Phys Fitness.* 2015;55(12):1544-1546.
53. George AR, VanEtten L, Briggs MS. 2016 combined sections meeting poster: dry needling of the obturator internus for female pelvic pain: a case series. *J Womens Health Phys Ther.* 2016;40(1):38-51.
54. Dalmau-Carolà J. Myofascial pain syndrome affecting the piriformis and the obturator internus muscle. *Pain Pract.* 2005;5(4):361-363.
55. Willick SE, Lazarus M, Press JM. Quadratus femoris strain. *Clin J Sport Med.* 2002;12(2):130-131.
56. O'Brien SD, Bui-Mansfield LT. MRI of quadratus femoris muscle tear: another cause of hip pain. *AJR Am J Roentgenol.* 2007;189(5):1185-1189.
57. Zibis AH, Fyllos AH, Karantanas AH, Raoulis V, Karachalios TS, Arvanitis DL. Quadratus femoris tear as an unusual cause of hip pain: a case report. *Hip Int.* 2016;26(1):e7-e9.
58. Khodaee M, Jones D, Spittler J. Obturator internus and obturator externus strain in a high school quarterback. *Asian J Sports Med.* 2015;6(3):e23481.
59. Hopayian K, Danielyan A. Four symptoms define the piriformis syndrome: an updated systematic review of its clinical features. *Eur J Orthop Surg Traumatol.* 2018;28:155-164.
60. Urban LM, MacNeil BJ. Diagnostic accuracy of the slump test for identifying neuropathic pain in the lower limb. *J Orthop Sports Phys Ther.* 2015;45(8):596-603.
61. Barton PM, Grainger RW, Nicholson RL, et al. Toward a rational management of piriformis syndrome. *Arch Phys Med Rehabil.* 1988;69:784.
62. Reichel G, Gaerisch F Jr. Piriformis syndrome. A contribution to the differential diagnosis of lumbago and coccygodynia [in German]. *Zentralblatt fur Neurochirurgie.* 1988;49(3):178-184.
63. Evjenth O, Hamberg J. *Muscle Stretching in Manual Therapy: A Clinical Manual.* Vol 1. Alfta, Sweden: Alfta Rehab Forlag; 1984 (pp. 97, 122, 172).
64. TePoorten BA. The piriformis muscle. *J Am Osteopath Assoc.* 1969;69:150-160.
65. Thiele GH. Coccygodynia and pain in the superior gluteal region. *JAMA.* 1937;109:1271-1275.
66. Fishman LM, Dombi GW, Michaelsen C, et al. Piriformis syndrome: diagnosis, treatment, and outcome—a 10-year study. *Arch Phys Med Rehabil.* 2002;83(3):295-301.
67. Kean Chen C, Nizar AJ. Prevalence of piriformis syndrome in chronic low back pain patients. A clinical diagnosis with modified FAIR test. *Pain Pract.* 2013;13(4):276-281.
68. Retzlaff EW, Berry AH, Haight AS, et al. The piriformis muscle syndrome. *J Am Osteopath Assoc.* 1974;73(10):799-807.
69. Kipervas IP, Ivanov LA, Urikh EA, Pakhomov SK. Clinico-electromyographic characteristics of piriform muscle syndromes [in Russian]. *Zh Nevropatol Psikhiatr Im S S Korsakova.* 1976;76(9):1289-1292.
70. Mirman MJ. Sciatic pain: two more tips. *Postgrad Med.* 1983;74(5):50.
71. Gerwin RD, Dommerholt J, Shah JP. An expansion of Simons' integrated hypothesis of trigger point formation. *Curr Pain Headache Rep.* 2004;8(6):468-475.
72. Namey TC, An HS. Emergency diagnosis and management of sciatica: differentiating the nondiskogenic causes. *Emergency Med Reports.* 1985;6:101-109.
73. Gould N. Letter: back-pocket sciatica. *N Engl J Med.* 1974;290(11):633.
74. Shordania JF. Die chronischer Entzundung des Musculus piriformis—die piriformitis—alseine der Ursachen von Kreuzschmerzen bei Frauen. *Die Medizinische Welt.* 1936;10:999-1001.

75. Hsieh YL, Kao MJ, Kuan TS, Chen SM, Chen JT, Hong CZ. Dry needling to a key myofascial trigger point may reduce the irritability of satellite MTrPs. *Am J Phys Med Rehabil.* 2007;86(5):397-403.
76. Slipman CW, Jackson HB, Lipetz JS, Chan KT, Lenrow D, Vresilovic EJ. Sacroiliac joint pain referral zones. *Arch Phys Med Rehabil.* 2000;81(3):334-338.
77. Kurosawa D, Murakami E, Aizawa T. Referred pain location depends on the affected section of the sacroiliac joint. *Eur Spine J.* 2015;24(3):521-527.
78. Lesher JM, Dreyfuss P, Hager N, Kaplan M, Furman M. Hip joint pain referral patterns: a descriptive study. *Pain Med.* 2008;9(1):22-25.
79. Hopayian K, Song F, Riera R, Sambandan S. The clinical features of the piriformis syndrome: a systematic review. *Eur Spine J.* 2010;19(12):2095-2109.
80. Cass SP. Piriformis syndrome: a cause of nondiscogenic sciatica. *Curr Sports Med Rep.* 2015;14(1):41-44.
81. Toda T, Koda M, Rokkaku T, et al. Sciatica caused by pyomyositis of the piriformis muscle in a pediatric patient. *Orthopedics.* 2013;36(2):e257-e259.
82. Koda M, Mannoji C, Watanabe H, et al. Sciatica caused by pyomyositis of the piriformis muscle. *Neurol India.* 2013;61(6):668-669.
83. Sharma PR, McEvoy HC, Floyd DC. Streptococcal necrotising myositis of obturator internus and piriformis in a type 2 diabetic patient presenting as sepsis of unknown origin. *Ann R Coll Surg Engl.* 2011;93(6):e99-e101.
84. King RJ, Laugharne D, Kerslake RW, Holdsworth BJ. Primary obturator pyomyositis: a diagnostic challenge. *J Bone Joint Surg Br.* 2003;85(6):895-898.
85. Hsu WC, Hsu JY, Chen MY, Liang CC. Obturator internus pyomyositis manifested as sciatica in a patient with subacute bacterial endocarditis: a rare case report. *Medicine (Baltimore).* 2016;95(30):e4340.
86. Cohen BA, Lanzieri CF, Mendelson DS, et al. CT evaluation of the greater sciatic foramen in patients with sciatica. *AJNR Am J Neuroradiol.* 1986;7(2):337-342.
87. Pace JB, Henning C. Episacroiliac lipoma. *Am Fam Physician.* 1972;6(3):70-73.
88. Freiberg AH. The fascial elements in associated low-back and sciatic pain. *J Bone Joint Surg [AM].* 1941;23:478-480.
89. Stimson BB. The low back problem. *Psychosom Med.* 1947;9(3):210-212.
90. Brinjikji W, Diehn FE, Jarvik JG, et al. MRI findings of disc degeneration are more prevalent in adults with low back pain than in asymptomatic controls: a systematic review and meta-analysis. *AJNR Am J Neuroradiol.* 2015;36(12):2394-2399.
91. Cheung KM, Karppinen J, Chan D, et al. Prevalence and pattern of lumbar magnetic resonance imaging changes in a population study of one thousand forty-three individuals. *Spine (Phila Pa 1976).* 2009;34(9):934-940.
92. Huang JT, Chen HY, Hong CZ, et al. Lumbar facet injection for the treatment of chronic piriformis myofascial pain syndrome: 52 case studies. *Patient Prefer Adherence.* 2014;8:1105-1111.
93. Ehrlich GE. Early diagnosis of ankylosing spondylitis: role of history and presence of HLA-B27 Antigen. *Intern Med Spec.* 1982;3(3):112-116.
94. Rodnan GP. *Primer on the Rheumatic Diseases.* Atlanta, GA: Arthritis Foundation; 1983 (pp. 87, 179, 181).
95. Pope MH, Frymoyer JW, Anderson G. *Occupational Low Back Pain.* New York, NY: Praegar; 1984.
96. Marchand AA, Boucher JA, O'Shaughnessy J. Multiple venous thromboses presenting as mechanical low back pain in an 18-year-old woman. *J Chiropr Med.* 2015;14(2):83-89.
97. Naess IA, Christiansen SC, Romundstad P, Cannegieter SC, Rosendaal FR, Hammerstrom J. Incidence and mortality of venous thrombosis: a population-based study. *J Thromb Haemost.* 2007;5(4):692-699.
98. Riddle DL, Wells PS. Diagnosis of lower-extremity deep vein thrombosis in outpatients. *Phys Ther.* 2004;84(8):729-735.
99. Baek D, Lee SE, Kim WJ, et al. Greater trochanteric pain syndrome due to tumoral calcinosis in a patient with chronic kidney disease. *Pain Physician.* 2014;17(6):E775-E782.
100. Hubka P, Nanka O, Masata J, Martan A, Svabik K. TVT ABBREVO: cadaveric study of tape position in foramen obturatum and adductor region. *Int Urogynecol J.* 2016;27(7):1047-1050.
101. Muller M, Dewey M, Springer I, Perka C, Tohtz S. Relationship between cup position and obturator externus muscle in total hip arthroplasty. *J Orthop Surg Res.* 2010;5:44.
102. Tosun O, Algin O, Yalcin N, Cay N, Ocakoglu G, Karaoglanoglu M. Ischiofemoral impingement: evaluation with new MRI parameters and assessment of their reliability. *Skeletal Radiol.* 2012;41(5):575-587.
103. Ali AM, Teh J, Whitwell D, Ostlere S. Ischiofemoral impingement: a retrospective analysis of cases in a specialist orthopaedic centre over a four-year period. *Hip Int.* 2013;23(3):263-268.
104. Watanabe M, Yamaga M, Kato T, Ide J, Kitamura T, Takagi K. The implication of repeated versus continuous strain on nerve function in a rat forelimb model. *J Hand Surg Am.* 2001;26(4):663-669.
105. Dyck PJ, Lais AC, Giannini C, Engelstad JK. Structural alterations of nerve during cuff compression. *Proc Natl Acad Sci U S A.* 1990;87(24):9828-9832.
106. Gulledge BM, Marcellin-Little DJ, Levine D, et al. Comparison of two stretching methods and optimization of stretching protocol for the piriformis muscle. *Med Eng Phys.* 2014;36(2):212-218.

Capítulo 58

Músculos quadríceps femoral e sartório

O encrenqueiro com quatro faces e o cúmplice oculto

N. Beth Collier | Joseph M. Donnelly

1. INTRODUÇÃO

Os músculos do compartimento anterior da coxa são informalmente denominados "quadríceps" quando discutidos como um grupo. Os quatro principais músculos que compõem os quadríceps femoral são o reto femoral, o vasto lateral, o vasto medial e o vasto intermédio. Os músculos do quadríceps femoral fundem-se em um tendão comum que se insere à patela, que se insere à tuberosidade tibial pelo ligamento patelar e possibilita a extensão dos joelhos. Os três músculos vastos somente cruzam a articulação do joelho e agem para estendê-lo. Uma vez que o reto femoral cruza o quadril e a articulação do joelho, também contribui para flexionar o quadril. O músculo sartório também se localiza no compartimento anterior da coxa e contribui para flexão, abdução e rotação lateral do quadril e flexão do joelho. Pontos-gatilho (PGs) no quadríceps femoral e sartório podem referir dor à coxa, anterior e lateralmente, e à região dos joelhos, medial, lateral e posterolateralmente. PGs no quadríceps femoral podem ser debilitantes e causar colapso ou sensação de ceder o joelho durante caminhadas ou descida de escadas. Os clínicos devem considerar PGs nesses músculos quando os pacientes apresentam um diagnóstico de dor radicular ou radiculopatia de L4, síndrome da dor patelofemoral, osteoartrite de joelho, síndrome do trato iliotibial, tendinopatia patelar ou bursite trocantérica. Para tratar PGs no quadríceps femoral e no sartório, os pacientes podem utilizar técnicas de autoliberação miofascial (por pressão) e autoalongamento dos músculos envolvidos. Os pacientes também podem se beneficiar melhorando ou dando suporte a posturas estáticas e dinâmicas que contribuem para uso excessivo ou encurtamento desses músculos.

2. CONSIDERAÇÕES ANATÔMICAS

Reto femoral

O músculo biarticular reto femoral localiza-se entre os músculos vasto medial e vasto lateral e cobrem o vasto intermédio. O reto femoral origina-se na pelve por dois tendões, um deles inserido na espinha ilíaca anteroinferior e o outro inserido a uma ranhura acima da borda posterior do acetábulo. Então, ele se insere na borda proximal da patela e, através do ligamento patelar, à tuberosidade tibial (Figura 58-1). Proximalmente, o reto femoral está coberto pelo músculo sartório na, e logo inferior à, espinha ilíaca anteroinferior.[1]

Vasto intermédio

O músculo vasto intermédio situa-se profundamente em relação ao reto femoral e ao vasto lateral. Origina-se nas superfícies anterior e lateral dos dois terços superiores do eixo do fêmur e do aspecto distal do septo intermuscular lateral. Insere-se na margem lateral da patela, no côndilo lateral da tíbia e, através do ligamento patelar, à tuberosidade tibial (Figura 58-2). O vasto intermédio está claramente separado em seu lado medial do vasto medial, mas, lateralmente, as fibras do vasto intermédio fundem-se com as do músculo vasto lateral.[1]

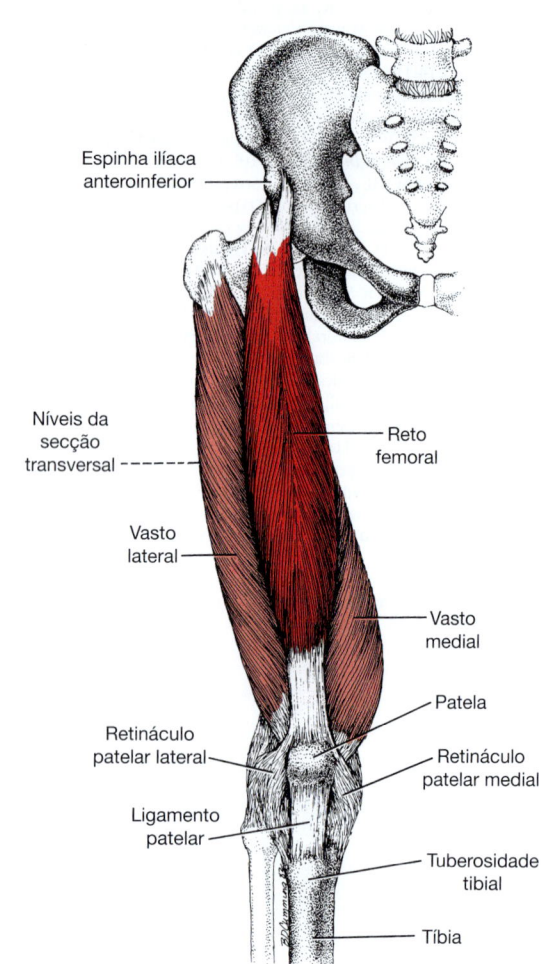

Figura 58-1 Inserções (vista anterior) do músculo reto femoral direito (vermelho-escuro) em relação aos músculos vasto lateral e vasto medial (vermelho-claro).

Vasto medial

O músculo vasto medial origina-se da metade distal da linha intertrocantérica, da borda medial da linha áspera e da parte superior da linha supracondilar medial do fêmur.[1] O vasto medial insere-se à aponeurose do tendão do quadríceps femoral com o músculo vasto intermédio, e suas fibras enrolam-se no fêmur, angulando anterior e inferiormente a partir de suas inserções posteriores. O vasto medial insere-se na borda medial da patela e, através do ligamento patelar, à tuberosidade tibial. Ele também se insere por um pedaço do músculo no retináculo patelar medial, que reforça a cápsula da articulação do joelho, e termina no côndilo tibial medial[1] (Figura 58-2).

As fibras distais do vasto medial são acentuadamente anguladas na região da patela, podendo ser claramente separadas do restante do músculo vasto medial pela direção das fibras e, ainda, por um plano fascial. Essas fibras anguladas distais costumam inserir-se sobretudo ao músculo adutor magno e parcialmente ao adutor longo e ao septo intermuscular medial. Essas fibras de orientação oblíqua costumam ser chamadas de músculo vasto medial oblíquo (VMO).[1,2] A inserção dessas fibras é variável e altera-se muito com o envelhecimento e a presença de degeneração dos joelhos.[3] Alguns autores que consideram o VMO como um músculo separado propuseram o termo "vasto medial longo" para essas fibras com uma orientação mais vertical, com origem na borda medial da linha áspera (*linea aspera*) e no septo intramuscular medial, deslocando-se à borda medial e à superfície anterior da aponeurose do tendão do quadríceps. A controvérsia continua em relação ao músculo vasto medial ser classificado como um ou dois músculos.[4]

Vasto lateral

O músculo vasto lateral é o maior elemento do grupo muscular quadríceps femoral. Ele se origina por meio de uma aponeurose ampla a partir da porção superior da linha intertrocantérica, dos limites anterior e inferior do trocanter maior, da borda lateral da tuberosidade glútea e da metade proximal da borda lateral da linha áspera do fêmur (Figura 58-3).[1] Algumas fibras também têm origem no tendão do glúteo máximo, bem como no septo intermuscular lateral, entre o músculo vasto lateral e a cabeça curta do músculo bíceps femoral.

A aponeurose profunda do músculo insere-se na borda lateral da patela e funde-se ao tendão comum do quadríceps femoral. Ela também contribui para a cápsula da articulação do joelho que desce até o côndilo lateral da tíbia e o trato iliotibial.[1] No entanto, a anatomia do vasto lateral descrita na literatura é inconsistente.[5]

Tensor do vasto intermédio

Pesquisa recente em cadáveres identificou uma quinta contribuição importante ao grupo do músculo do quadríceps femoral, chamado de músculo tensor do vasto intermédio. A dissecação específica de 26 amostras identificou um músculo tensor do vasto intermédio separado em todos os casos, que recebeu suprimento separado de

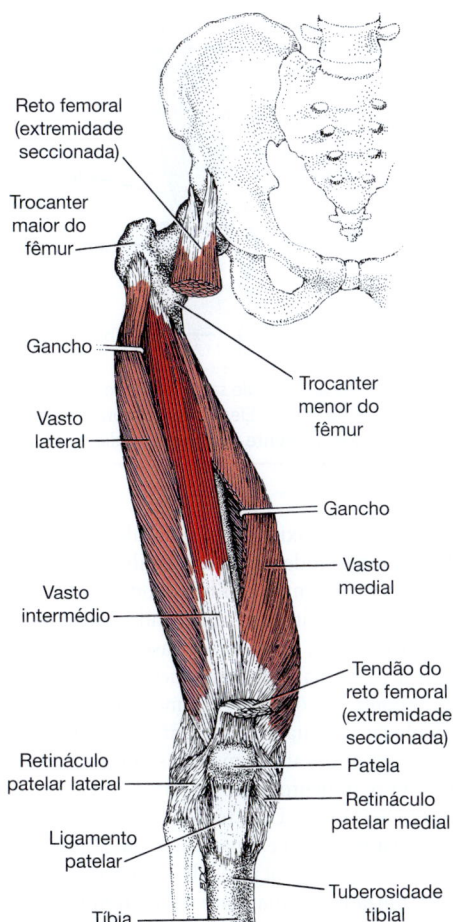

Figura 58-2 Inserções (vista anterior) do vasto medial direito (vermelho-claro), do vasto intermédio (vermelho-escuro) e do vasto lateral (vermelho-claro) do grupo muscular do quadríceps femoral. A maior parte do reto femoral sobreposto foi seccionada e removida. Parte da inserção anterior do vasto medial na aponeurose do tendão do quadríceps femoral, ao longo do limite medial do vasto intermédio, foi seccionada e afastada para o lado pelo gancho inferior. Isso revela as fibras mais profundas do músculo vasto medial à medida que desaparecem para se inserirem atrás do fêmur, e expõe a profundidade óssea das fibras anteriormente. O gancho superior arrasta para o lado o vasto lateral para mostrar a porção subjacente do músculo vasto intermédio.

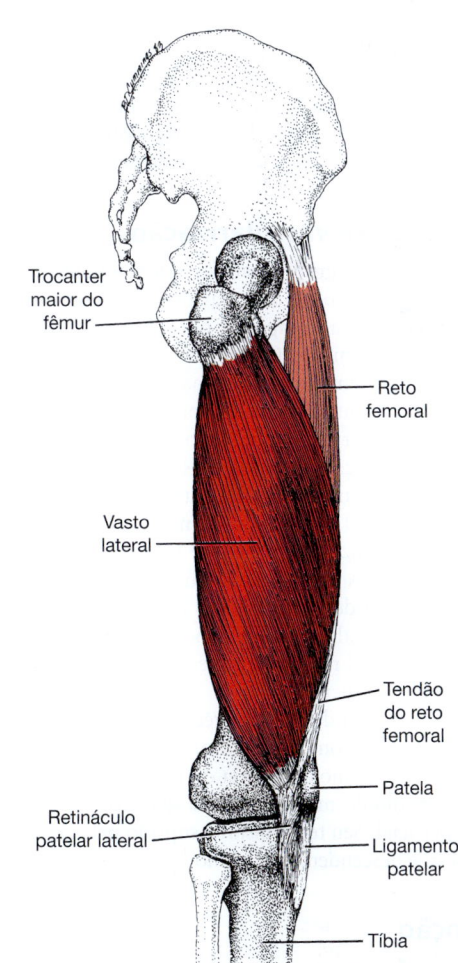

Figura 58-3 Inserções (vista lateral) do músculo vasto lateral direito (vermelho-escuro) em relação ao músculo reto femoral (vermelho-claro).

nervos e vasos do nervo femoral e da artéria circunflexa femoral lateral. O músculo tensor do vasto intermédio é um músculo separado localizado entre os músculos vasto intermédio e vasto lateral, e é inserido distalmente ao aspecto medial da patela por meio de sua própria aponeurose que se une ao tendão do quadríceps femoral.[6] O músculo tensor do vasto intermédio também demonstrou, via imagem por ressonância magnética (RM), se combinar às fibras dos músculos vasto lateral e medial dorsalmente em sua inserção, na borda lateral da linha áspera.[7]

O músculo articular do joelho é minúsculo e profundo e, às vezes, se une ao vasto intermédio, embora costume estar separado. Origina-se na superfície anterior do eixo femoral distal e insere-se ao aspecto proximal da membrana sinovial da articulação do joelho.[1]

Sartório

O sartório, uma faixa estreita muscular, é o músculo mais comprido no corpo. Origina-se na espinha ilíaca anterosuperior e desce de maneira oblíqua, cruzando a frente da coxa, em sentido lateral a medial. Seu tendão forma uma aponeurose adicional que envia fibras à fáscia profunda do músculo quadríceps femoral.[8] O sartório forma um teto acima da artéria, da veia e do nervo femorais no canal adutor. Na parte distal da coxa, desce quase verticalmente, passando sobre o côndilo medial do fêmur. O tendão distal do sartório se curva oblíqua e anteriormente para inserir-se na superfície medial do corpo da tíbia, exatamente anterior às inserções dos tendões grácil e semitendíneo (Figura 58-4). Assim, ele é o mais anterior dos músculos da "pata de ganso" (*pes anserinus*). Feixes da margem superior liga-se à cápsula do joelho, e outro feixe a partir da margem inferior liga-se à fáscia do lado medial da perna.[1]

2.1. Inervação e vascularização

Todos os músculos do grupo quadríceps femoral, incluindo o tensor do vasto intermédio e o articular do joelho, são supridos por ramos do nervo femoral compostas por fibras dos nervos espinais L2, L3 e L4. Curiosamente, Günal e colaboradores[9] descobriram que as fibras VMO têm ramos adicionais dos nervos femorais, explicando sua importância para a estabilização da patela. Jojima e colaboradores[10] observaram que o tronco principal do nervo femoral passa pela porção média do músculo vasto medial antes de dividir-se em múltiplos ramos que entraram nas fibras oblíquas distais do músculo. O sartório também é inervado pelo nervo femoral a partir das raízes nervosas L2 e L3.[1]

Como grupo, os músculos do quadríceps femoral recebem suprimento arterial de um ramo das artérias femoral profunda ou circunflexa femoral lateral. Evidências também sugerem que o músculo vasto medial recebe suprimento vascular diretamente da artéria femoral superficial.[11]

O terço proximal do sartório recebe seu suprimento arterial das artérias femoral comum, femoral profunda e circunflexa femoral lateral, bem como da artéria do músculo quadríceps femoral. O terço médio do músculo recebe seu suprimento da artéria femoral superficial. Seu terço distal é suprido pelas artérias femoral superficial e descendente do joelho.[1]

2.2. Função

Quadríceps femoral

Na cadeia cinética aberta, os músculos do quadríceps femoral agem unidos como o principal extensor do joelho. O músculo reto femoral também pode flexionar o quadril. Um estudo recente des-

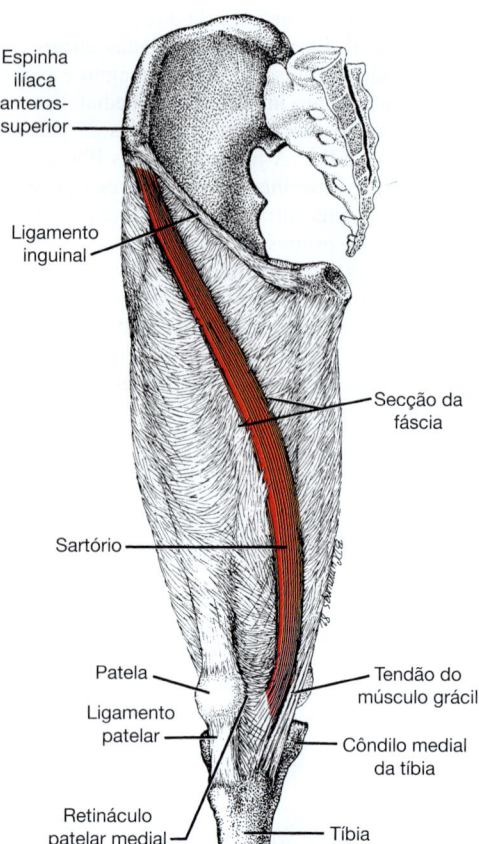

Figura 58-4 Inserções do músculo sartório direito (em vermelho) vistos a partir da frente e do lado medial. Eles se inserem proximalmente à espinha ilíaca anterosuperior e distalmente ao aspecto medial da tíbia superior.

cobriu que as fibras proximais do músculo reto femoral podem ser ativadas de modo independente das fibras distais. Portanto, a sequência de ativação entre as fibras pode mudar a direção (de proximal a distal, ou o inverso) e depende do contexto do movimento.[12] Coletivamente, os músculos vastos medial, lateral e intermédio respondem, de maneira simultânea, a um esforço vigoroso;[13] entretanto, as contribuições do reto femoral dependem das demandas na articulação do quadril. Os quatro músculos principais do grupo quadríceps femoral fazem trocas entre si, de maneiras variadas, durante o aumento lento da força de extensão do joelho até um esforço máximo.[14] Uma tensão equilibrada na patela entre os músculos vastos medial e lateral mantém a posição e o trajeto normal da patela.[15-17] No entanto, alguns autores sugeriram que o principal estabilizador medial da patela é o músculo VMO, uma vez que ele reduz a pressão lateral na cartilagem patelar.[18]

Em posições com sustentação de peso, o grupo quadríceps femoral funciona para controlar a extensão do tronco e a flexão do joelho, como no agachamento, no sentar-se a partir da posição em pé e na descida de escadas. Porém, o quadríceps femoral não fica ativo na posição estática em pé.[13,19,20] Durante a marcha, os músculos do quadríceps femoral ficam ativos logo após o impacto do calcanhar para controle da flexão do joelho, durante a aceitação do peso e, uma vez mais, na retirada dos dedos do pé do solo, na fase de impulsão, de modo a estabilizar o joelho em extenção. Eles não são ativados durante o período em que o joelho está se estendendo, na fase de apoio. O grupo muscular quadríceps femoral não fica ativo na extensão da perna durante a fase de balanço inicial, mas ativa-se na parte final da fase de balanço, preparando-se para o suporte de peso. A atividade do quadríceps femoral na fase de apoio é prolongada ou aumentada (ou ambas) sob determinadas circunstâncias, como quando há perda significativa de função nos flexores plantares, quando cargas pesadas são levadas nas costas, quando a velocidade ao caminhar é aumentada, e quando sapatos com saltos altos são usados.[13,21-25] O quadríceps femoral também tem uma função importante durante o movimento de erguer-se da posição sentada e na subida de escadas.[19] Aparece um forte pico de atividade no meio da descida do pedal durante a pedalada na posição vertical.[26,27]

Sartório

O músculo sartório tem esse nome porque ele auxilia os movimentos do quadril, necessários para que seja assumida a posição de um alfaiate que cruza as pernas. Esse músculo, assim como o tensor da fáscia lata, é um flexor e abdutor da coxa, embora ele gire a coxa lateralmente em vez de medialmente.[1] A ativação desse músculo por flexão ou extensão do joelho é bastante variável.[28,29] Há mais possibilidade de auxiliar a flexão do joelho quando o quadril também flexiona.[29]

Durante a fase de balanço da marcha, a atividade do sartório atinge o pico para ajudar o ilíaco e o tensor da fáscia lata na flexão do quadril, e o músculo auxilia a cabeça curta do músculo bíceps femoral na flexão do joelho. Ele pode ser útil aos músculos vasto medial, grácil e semitendíneo no suporte medial do joelho contra a pressão do valgo, que ocorre durante o apoio unipodal.[30] Durante as pedaladas de bicicleta, o sartório ativa-se como um flexor do quadril.

2.3. Unidade funcional

A unidade funcional à qual um músculo pertence inclui os músculos que reforçam e contrapõe-se às suas ações, bem como as articulações que os músculos cruzam. A interdependência dessas estruturas reflete-se funcionalmente na organização e nas conexões neurais do córtex sensorimotor. A unidade funcional é enfatizada, porque a presença de um PG em um músculo da unidade aumenta a probabilidade de que outros músculos dessa unidade também desenvolvam PGs. Ao desativar PGs em um músculo, deve haver uma preocupação com a possibilidade de PGs surgirem em músculos funcionalmente interdependentes. O Quadro 58-1 representa, de maneira geral, a unidade funcional do grupo muscular do quadríceps e do músculo sartório.[31]

3. APRESENTAÇÃO CLÍNICA
3.1. Padrão de dor referida

PGs em todos os quatro músculos do grupo quadríceps femoral referem dor à região da coxa e do joelho. PGs no reto femoral e no vasto medial produzem dor anterior e medial no joelho. A dor referida de PGs no reto femoral tem maior probabilidade de ser sentida profundamente na articulação do joelho do que a dor referida no joelho originária dos músculos vastos medial ou lateral. PGs no vasto lateral causam dor no quadril, na lateral da coxa e posterolateral no joelho.

Reto femoral (perturbador duplamente articulado)

PGs no músculo reto femoral são bastante comuns e frequentemente esquecidos. Raramente, esse músculo alonga completamen-

Quadro 58-1 Unidade funcional do grupo muscular quadríceps femoral e do músculo sartório

Ações	Sinergistas	Antagonistas
Extensão do joelho	Reto femoral Vasto medial Vasto intermédio Vasto lateral Tensor do vasto intermédio	Semimembranáceo Semitendíneo Bíceps femoral Gastrocnêmio Poplíteo Grácil Sartório
Flexão do quadril (reto femoral, sartório)	Iliopsoas Pectíneo Tensor da fáscia lata Adutores do quadril Glúteo médio e glúteo mínimo (fibras anteriores)	Glúteo máximo Semimembranáceo Semitendíneo Bíceps femoral Adutor magno (porção isquiocondilar)
Abdução do quadril (sartório)	Piriforme Glúteo médio Glúteo mínimo	Pectíneo Adutor longo Adutor curto Adutor magno Grácil

te nas atividades cotidianas. Ele é um enigmático biarticular, porque PGs costumam ser identificados proximalmente, logo abaixo da espinha ilíaca anteroinferior. No entanto, a dor costuma ser sentida no joelho e em torno da patela e, algumas vezes, profundamente na articulação do joelho (Figura 58-5). Pacientes com PGs no reto femoral muitas vezes apresentam dores profundas à noite, acima da região distal da coxa e acima da porção anterior do joelho. Esses pacientes não conseguem encontrar posição ou movimento que proporcione alívio, até que aprendam a alongar completamente esse músculo. Uma vez ou outra, PGs podem ser encontrados na porção distal do reto femoral, exatamente proximal à patela, podendo referir dor em local profundo da articulação do joelho.

Vasto intermédio (frustrador)

O vasto intermédio é um "frustrador" porque desenvolve PGs que não podem ser palpados diretamente devido à cobertura do músculo reto femoral mais superficial. A dor desses PGs se estende sobre o aspecto anterior da coxa, perto do joelho, embora seja mais intensa na porção média da coxa. PGs no músculo vasto intermédio podem referir dor e sensibilidade que se estendem acima da coxa superior anterolateralmente (Figura 58-6). Kellgren[32] relatou que 0,1 mL de solução salina hipertônica a 6% injetada no vasto intermédio causou dor na articulação do joelho.

Vasto medial (músculo da instabilidade do joelho)

PGs no vasto medial costumam ocorrer distalmente no músculo e referir dor à área anterior do joelho. PGs no vasto medial proximal geralmente referem uma dor incômoda em uma distribuição linear acima do aspecto anteromedial do joelho e da coxa inferior (Figura 58-7).

PGs nesse músculo são facilmente ignorados, pois as fibras tensas do músculo apenas limitam, minimamente, a amplitude de

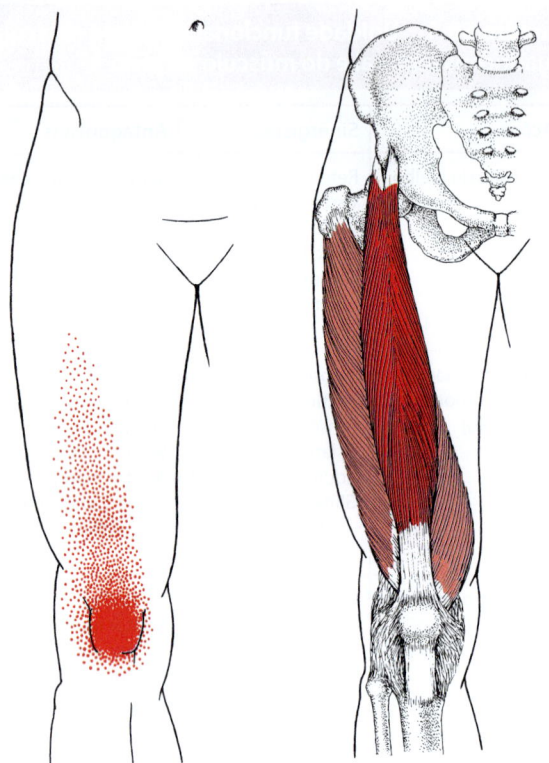

Figura 58-5 Padrões de dor referida de PGs no músculo reto femoral. O vermelho-médio contínuo denota o padrão essencial de dor em consequência de PGs no reto femoral. O vermelho pontilhado indica a extensão ocasional de seu padrão essencial de dor referida.

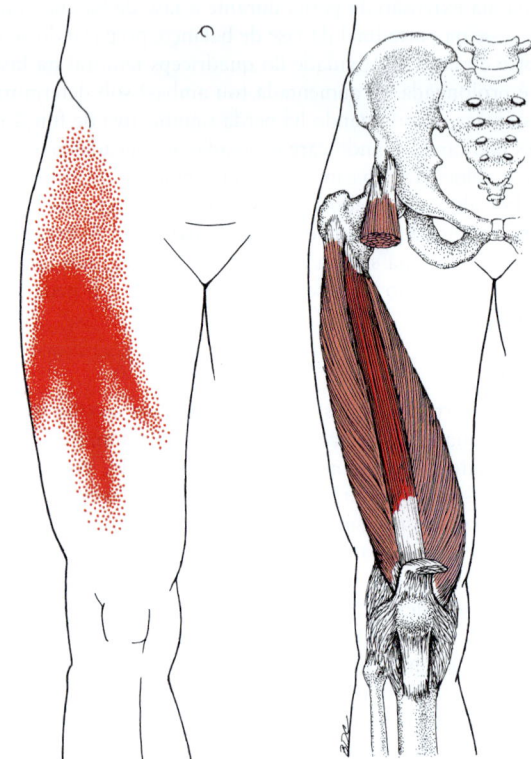

Figura 58-6 Padrão de dor referida de PGs no músculo vasto intermédio. O vermelho-escuro contínuo denota o padrão essencial da dor sentida com PGs no vasto intermédio. O vermelho pontilhado indica uma extensão ocasional do padrão essencial de dor referida.

movimentos da flexão do joelho, e os PGs podem não produzir dor intensa. Comumente, PGs do vasto medial tendem a produzir mais disfunção motora (fraqueza inibitória) após a fase aguda da dor. A dor oriunda de PGs no músculo pode ser substituída por episódios inesperados de inibição do quadríceps femoral, resultando em instabilidade do joelho. Essa fraqueza percebida de repente pode levar a pessoa a cair e, muitas vezes, a sofrer lesão. Com frequência, PGs no vasto medial ocorrem em adultos e crianças. Nguyen[33] propôs um modelo hipotético de dor em que os PGs nos músculos do joelho podem causar rigidez, dor e fraqueza, levando a alterações neuromusculares patológicas precoces que incluem instabilidade do joelho e, em consequência, quedas. Nesse modelo hipotético, PGs persistentes podem promover instabilidade do joelho e, assim, facilitar mudanças degenerativas que, em contrapartida, se apresentarão como inibição muscular artrogênica característica encontrada em pacientes com osteoartrite no joelho.[33] Contudo, inexistem pesquisas em apoio a essa hipótese.

Vasto lateral (músculo patelar travado)

O músculo vasto lateral caracteristicamente desenvolve múltiplos PGs ao longo do aspecto lateral da coxa. É um músculo com a maior massa entre as quatro cabeças do grupo muscular quadríceps femoral. PGs nesse músculo podem referir dor por todo comprimento da lateral da coxa e ao aspecto posterolateral do joelho (Figura 58-8). Às vezes, a dor referida na lateral da coxa chega mais alto, até a crista ilíaca. PGs superficiais nesse músculo têm maior possibilidade de apresentar um padrão local, ao passo que PGs de localização profunda no músculo costumam produzir uma dor disseminada pela coxa. Quando PGs no vasto lateral referem dor e sensibilidade à região proximal da coxa, o paciente pode não ser capaz de ficar em decúbito lateral, o que perturba um sono reparador. Em um relato mais antigo, Good[34] descobriu que "pontos miálgicos" (PGs, provavelmente) na borda lateral do vasto lateral referiam dor ao joelho.

Um aspecto peculiar dos PGs na porção distal do vasto lateral é uma sensação de "patela travada", além da dor em torno da borda lateral da patela que, às vezes, sobe e atinge a região lateral da coxa (Figura 58-8). PGs localizados na porção distal mais posterior do músculo vasto lateral também causam dor lateral à patela, embora esses PGs irradiem muito mais dor ascendente, chegando ao aspecto lateral da coxa e, por vezes, uma dor que desce para o aspecto lateral da perna. PGs que costumam se localizar posterolateralmente no nível médio da coxa referem uma dor que se desloca por todo o comprimento da região posterolateral da coxa, incluindo a metade lateral do espaço poplíteo. Essa é a área de PGs do quadríceps femoral capaz de produzir dor no joelho posterior.

PGs localizados no nível médio da coxa, na porção anterior do músculo, logo acima do trato iliotibial, são comuns e podem causar dor severa em toda a extensão da lateral da coxa, levemente anterior ao trato iliotibial e chegando mais acima, quase na crista ilíaca. Distalmente, a dor referida dessa área do músculo é capaz de referir dor anteriormente ao redor da borda lateral da patela, em vez de posteriormente no espaço poplíteo. PGs na área proximal do vasto lateral referem dor e sensibilidade apenas para sua vizinhança imediata (Figura 58-8).

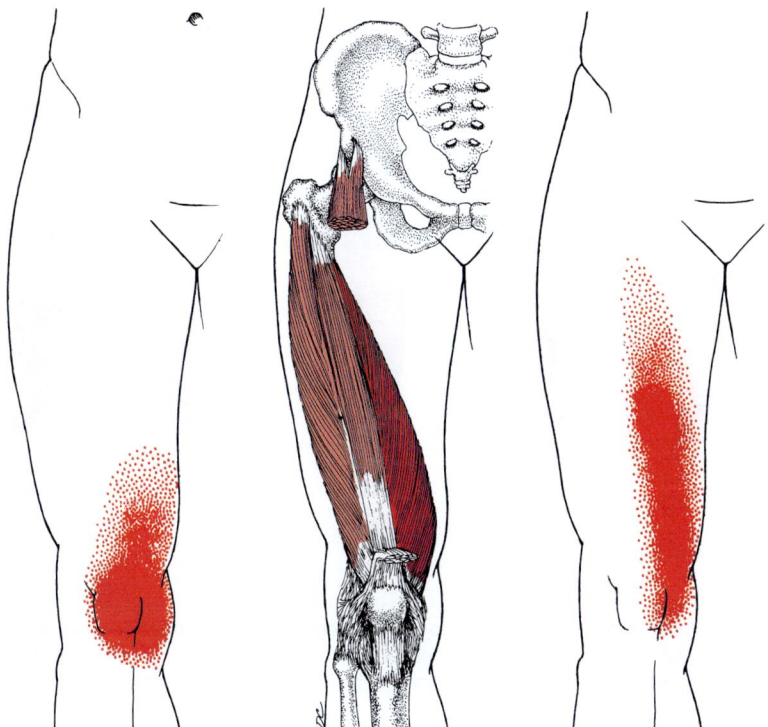

Figura 58-7 Padrões de dor referida de PGs no músculo vasto medial. O vermelho-escuro contínuo mostra o padrão essencial da dor sentida com PGs no vasto medial. O vermelho pontilhado indica o alcance ocasional do padrão essencial de dor referida.

Sartório

PGs no músculo sartório produzem sintomas superficiais, profundou ou formigamento ou dor ao longo da região anterior e medial da coxa, bem como no joelho medial. Geralmente, estes PGs são confundidos com patologias do joelho (Figura 58-9).

3.2. Sintomas

Dor referida costuma ser o sintoma presente do grupo muscular quadríceps femoral com duas exceções, inibição muscular do vasto medial que causa instabilidade (falseio) do joelho, e mobilidade patelar limitada com origem no músculo vasto lateral.

Reto femoral

Pacientes que experimentam PGs no músculo reto femoral informam dor anterior no joelho e na coxa capaz de acordá-los à noite. Com frequência, esses pacientes podem dormir com o músculo reto femoral em uma posição de encurtamento máximo, com o joelho estendido e leve flexão do quadril, em decúbito lateral. A dor pode ter alívio com alongamento total do músculo, com quadril em extensão e o joelho flexionado. Pacientes com PGs no reto femoral também podem relatar dificuldade ou fraqueza no joelho ao descer escadas.

Vasto intermédio

Pacientes com PGs no músculo vasto intermédio têm dificuldade para esticar completamente o joelho de forma ativa, em especial após este ter ficado imóvel por certo tempo enquanto os pacientes estiveram sentados. Eles costumam informar dificuldades para subir escadas ou na transição sentado-em pé, após tempo prolongado sentados. Geralmente, o paciente pode relatar aumento da dor durante movimentação do joelho, em oposição à dor em repouso. Do ponto de vista clínico, pode informar travamento ou abstenção do joelho, quando ocorrem PGs no vasto intermédio, junto de PGs nas duas cabeças do músculo gastrocnêmio, perto de suas inserções femorais.

Vasto medial

Quando um paciente tem PGs no músculo vasto medial, ele informa uma dor profunda e incômoda na articulação do joelho, que costuma interromper seu padrão de sono. A dor pode ser interpretada de forma errada como inflamação nessa articulação.[35] Com o tempo, essa dor que preocupa desaparece e o paciente terá, em vez disso, uma inibição episódica de função do músculo quadríceps femoral que causa instabilidade inesperada (fraqueza por inibição) do joelho durante a deambulação.[36] Essa reação de instabilidade pode causar quedas. Baker[36] cita o caso de um atleta incapacitado, com 12 anos de idade, com instabilidade do joelho, que solucionou totalmente a situação com a desativação de PGs no vasto medial.

Vasto lateral

Pacientes com PGs no músculo vasto lateral evidenciam dor ao andar que se estende ao aspecto lateral da coxa, incluindo o joelho. Esses pacientes podem informar dificuldade para deitarem-se sobre o lado envolvido e uma dor capaz de perturbar o sono. Eles também podem relatar uma sensação de "enrijecimento" no joelho, uma vez que PGs na extremidade distal do vasto lateral também podem reduzir a mobilidade acessória da patela. Essa redução na mobilidade patelar pode causar dificuldade tanto para

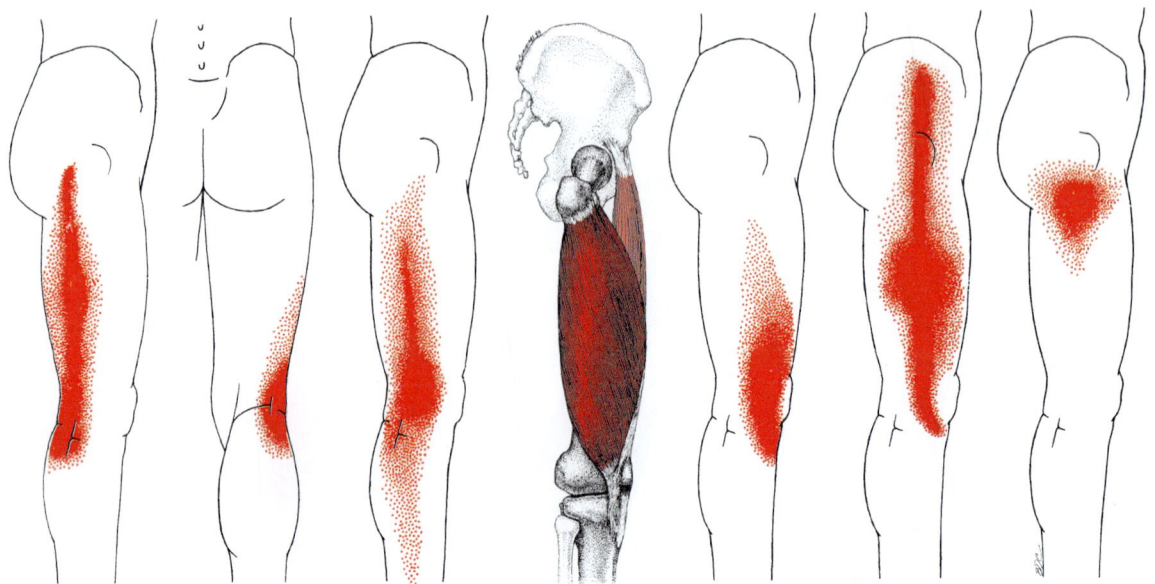

Figura 58-8 Padrão de dor referida de PGs no músculo vasto lateral. O vermelho-vivo contínuo denota a dor básica sentida por quase todos que têm PGs no vasto lateral. O vermelho pontilhado indica o alcance ocasional do padrão essencial da dor referida.

flexionar como para estender o joelho após longos períodos sentado ou imobilizado. Esses PGs, diferentemente de quaisquer outros no quadríceps, também podem referir a dor ao aspecto posterior da articulação do joelho. Esse músculo deve sempre ser totalmente examinado quando o paciente informa dor ou sintomas no aspecto lateral da coxa e no joelho. Com frequência, esse músculo é negligenciado como fonte dos sintomas do paciente ou fator contribuinte quando ele relata sintomas coerentes com bursite trocantérica ou síndrome do trato iliotibial.

Sartório

Geralmente, pacientes com PGs no músculo sartório têm pouca tolerância a sentar-se por muito tempo com o quadril flexionado em 90° ou mais. Também podem relatar dor e dificuldade ao passar para a posição em pé após longo período em que ficaram sentados. A dor que surge de PGs no sartório costuma ser difícil de diferenciar daquela que surge de PGs no músculo vasto medial e vasto intermédio; porém, aquela que advém de PGs no sartório é, com frequência, mais difusa e superficial. É muito raro ter dor em decorrência de PGs isolados e localizados no sartório. Pacientes que correm longas distâncias podem informar dificuldade e limitação devido à dor na região da coxa.

3.3. Exame do paciente

Após um exame subjetivo minucioso, o clínico deve realizar um desenho detalhado representando o padrão de dor descrito pelo

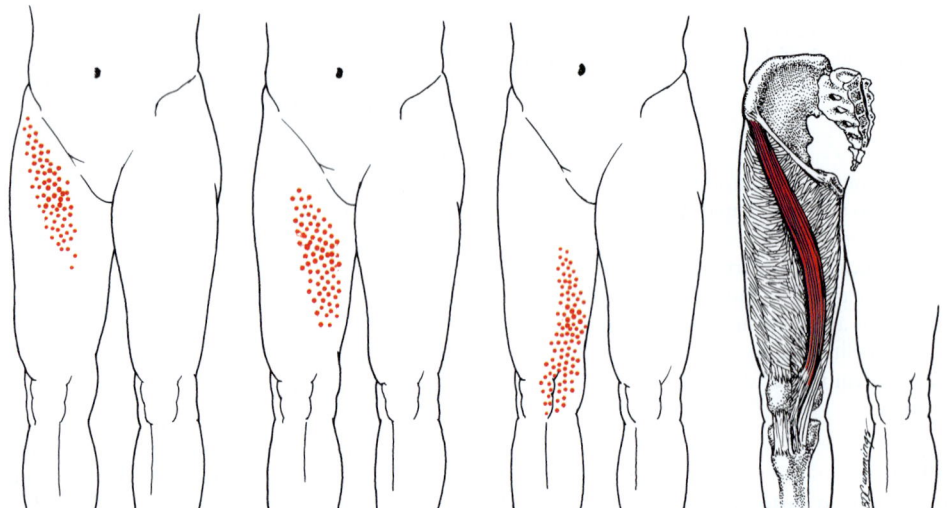

Figura 58-9 Padrões de dor referida de PGs em níveis diferentes no músculo sartório (vermelho pontilhado), vista anteromedial.

paciente. Essa descrição ajudará no planejamento do exame físico e pode ser útil no monitoramento da progressão do paciente à medida que os sintomas melhoram ou mudam. Se há suspeitas de PGs em qualquer um dos músculos quadríceps femoral, os profissionais da saúde devem fazer um exame completo do joelho, quadril, pé, tornozelo e, provavelmente, da pelve se há envolvimento do reto femoral. Movimento acessório das articulações patelofemoral e femorotibial deve ser investigado com cuidado.

Atividades funcionais, como sentar-levantar, descida de escadas, apoio unipodal, agachamento bipodal e unipodal (Figura 55-3A), devem ser examinadas. O profissional deve registrar quaisquer desvios do plano frontal ou sagital observados na pelve, no quadril e/ou no joelho e qualquer movimento excessivo no plano transverso, no tornozelo e no pé (Figura 55-3B). também precisa registrar desvios na marcha, como o sinal de Trendelenburg no apoio médio (Figura 55-4A e B), ou inclinação do tronco para a frente no contato inicial calcanhar.[37] Esses desvios podem indicar fraqueza dos glúteos ou problemas biomecânicos em extremidades inferiores. O grupo muscular quadríceps femoral pode ficar sobrecarregado na presença de fraqueza glútea ou mau alinhamento biomecânico de extremidades inferiores, principalmente durante atividades sentar-levantar e agachamento bipodal ou unipodal.[38]

Com o paciente em supino, a amplitude de movimentos da flexão do joelho pode ser avaliada levando-se o calcanhar até a nádega, com o quadril flexionado. PGs no músculo vasto intermédio podem limitar muito a amplitude de movimentos de flexão do joelho. O que costuma ocorrer é o calcanhar não chegar à nádega por alguns centímetros. Entretanto, PGs no vasto lateral também causam essa limitação quando a patela está com hipomobilidade. PGs no vasto medial causam pequenas limitações na amplitude de movimento da flexão do joelho. Para uma investigação completa da capacidade de extensibilidade do reto femoral, o paciente deve demonstrar extensão de quadril e flexão de joelho simultâneas, como no teste de Thomas (ver Figura 56-6) ou no de Ely. Limitações dessa amplitude, decorrentes de deficiências musculares causadas por PGs no reto femoral, costumam ocorrer. Um músculo iliopsoas rígido restringe a extensão no quadril, mas não influencia a flexão no joelho.

A força de abdução e adução do quadril deve ser avaliada bilateralmente, uma vez que os dois lados são responsáveis pela estabilidade lombopélvica em momentos diferentes durante o ciclo da marcha. A força dos músculos quadríceps femoral deve ser testada e comparada à do lado não afetado. PGs induzem inibição intermitente por fraqueza da extensão do joelho, sem atrofia muscular.[39] A presença de uma atrofia acentuada do músculo quadríceps femoral costuma estar associada à patologia articular do joelho. Pacientes com a síndrome da dor patelofemoral evidenciam atrofia do quadríceps femoral, ainda que não haja clareza se essa atrofia tem mais relação com o vasto medial,[40] o vasto lateral ou todos os músculos do quadríceps femoral.[41]

Os profissionais da saúde também podem considerar a realização de teste isocinético do quadríceps femoral e dos isquiotibiais no mesmo membro para a identificação da proporção isquiotibial:quadríceps femoral. Aagaard e colaboradores[42] propuseram uma análise das proporções funcionais da força em que o isquiotibial excêntrico:quadríceps femoral concêntrico identifica relação de extensão funcional, e o isquiotibial concêntrico:quadríceps femoral excêntrico identifica relação de de flexão funcional. Atividade muscular aumentada dos músculos isquiotibiais, bem como coatividade dos músculos do quadríceps femoral e isquiotibiais foram identificadas como fatores em indivíduos com osteoartrite no joelho.[43]

Durante teste de mobilidade acessória da patela, o joelho deve ser completamente estendido e o músculo quadríceps femoral deve ser completamente relaxado, uma vez que a tensão originária do músculo quadríceps femoral é capaz de limitar o movimento acessório passivo da patela. Antes de examinar a mobilidade patelar, o clínico deve observar e palpar a posição da patela em repouso.[44] Tensão induzida por PGs no músculo vasto medial é capaz de limitar a mobilidade lateral da patela. PGs na porção distal do vasto lateral reduzem todos os movimentos acessórios normais da patela, inclusive o deslizamento inferior de pelo menos 1 cm, que ocorre durante flexão efetiva do joelho.

PGs no sartório costumam ter associação com PGs no quadríceps femoral. Pacientes com PGs no sartório podem relatar dor na coxa anterior e medial e/ou perto da área medial do joelho. PGs nesse músculo não costumam limitar movimentos ou causar disfunção biomecânica; assim, não há limitação na amplitude de movimentos. Fraqueza e dor no carregamento do músculo sartório podem ser testadas com o paciente sentado e o joelho flexionado em 90°, solicitando-se que o paciente faça uma rotação lateral da coxa no quadril contra resistência. A dor causada por PGs no sartório costuma ser imprecisa e mais superficial que a causada por PGs no quadríceps.

3.4. Exame de pontos-gatilho
Reto femoral
Na maioria dos indivíduos, uma fenda é passível de palpação entre o músculo vasto medial e o limite medial do músculo reto femoral. A borda lateral do reto femoral costuma ser passível de palpação ao longo do comprimento anterolateral da coxa. Os limites do músculo podem ser definidos solicitando-se ao paciente que faça uma contração isométrica submáxima na extensão do joelho.

PGs no músculo reto femoral costumam se localizar proximalmente no músculo, perto da espinha ilíaca anteroinferior, podendo ser identificados com palpação plana transversa cruzadas (Figura 58-10A). O reto femoral diferencia-se do sartório pelo fato de levar o paciente a fazer extensão isométrica do joelho sem flexão do quadril. Desses dois músculos, somente o reto femoral estende o joelho, ao passo que o sartório fica ativo com sua flexão. PGs podem ser identificados junto ao aspecto distal do reto femoral, não menos do que 10 cm acima do limite superior da patela.

Vasto intermédio
É quase impossível palpar as bandas tensionadas individuais de PGs na massa muscular profunda do vasto intermédio, e todo o músculo parece tenso profundamente em relação ao reto femoral. Quando é possível palpar seus PGs, eles são encontrados primeiro pela localização da borda lateral superior do reto femoral e, na sequência, uma distância curta distalmente, até que os dedos sintam um espaço que permita a palpação plana transversa bastante profunda, perto do fêmur (Figura 58-10B). Entretanto, é comum que a pressão digital no músculo não reproduza a dor referida dos PGs, ao passo que a penetração por agulha dos PGs a reproduza. Logo, o papel desses PGs é facilmente subestimado. Em razão da fáscia e do músculo sobrepostos, o que parecem ser PGs de sensibilidade apenas leve ou moderada mediante palpação costumam mostrar-se muito doloridos quando penetrados por uma agulha filiforme.

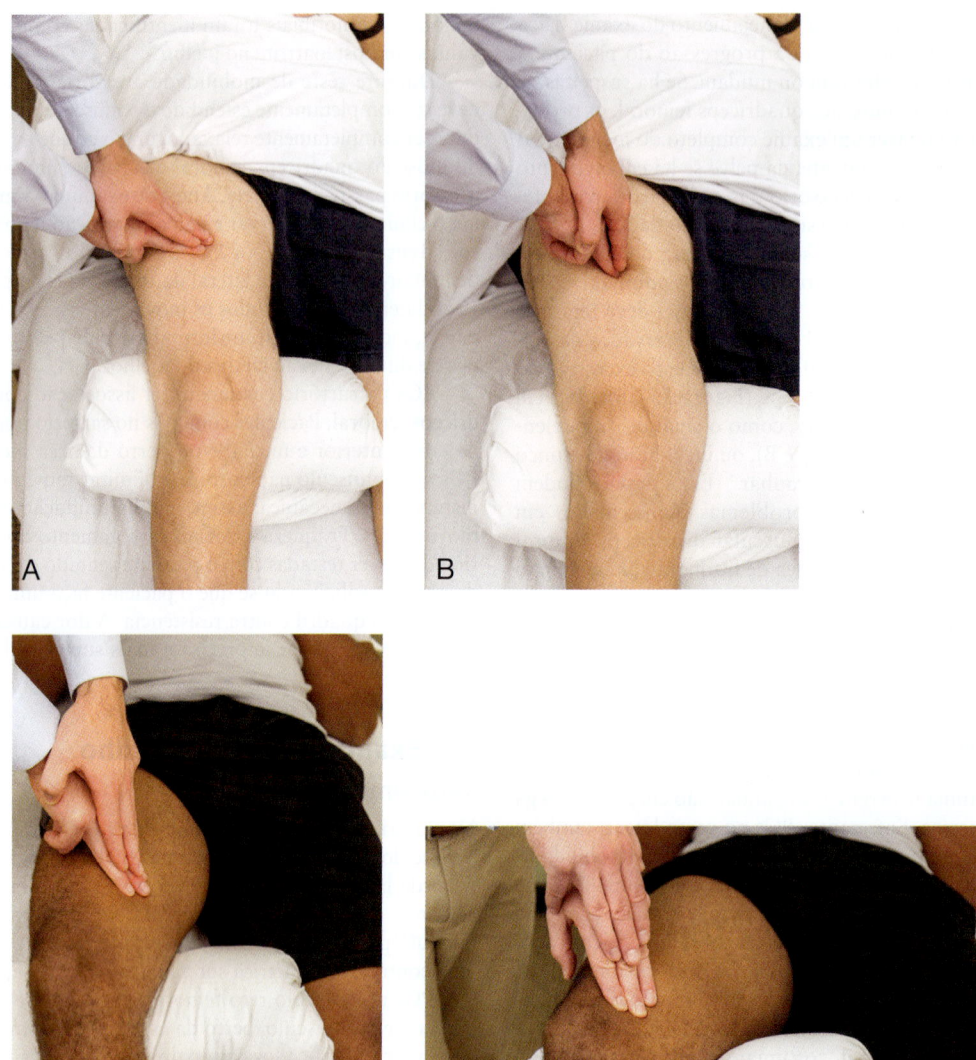

Figura 58-10 Palpação plana transversa em relação a PGs no grupo muscular quadríceps femoral. (A) Músculo reto femoral. (B) Músculo vasto intermédio. (C) Músculo vasto medial (proximal). (D) Músculo vasto medial (distal).

Quando os músculos reto femoral e vasto intermédio contêm PGs, desativar aqueles do reto femoral facilita a localização dos PGs no vasto intermédio. É mais provável que este, e não o reto femoral, tenha PGs localizados na parte distal do músculo.

Vasto medial

Para o exame do músculo vasto medial, o paciente deve deitar-se em supino, com a coxa do lado sintomático colocada em abdução moderada e o joelho apoiado em uma flexão de cerca de 30°. Uma almofada ou um travesseiro sob o joelho melhora o conforto do paciente. Usa-se palpação plana transversa para identificar PGs que costumam ser encontrados junto ao limite medial do músculo (Figura 58-10C). PGs distais podem ser os mais problemáticos e os com maior probabilidade de causar instabilidade do joelho (Figura 58-10C). Os músculos adutores costumam estar envolvidos quando PGs distais no vasto medial estão presentes.

Um agrupamento de PGs também pode ser localizado junto ao limite medial do músculo, aproximadamente onde há expectativa da transição para as fibras oblíquas. Os PGs mais proximais podem evocar dor referida, e não instabilidade ou afalseio do joelho. Esses produtores de dor costumam ser encontrados na metade da coxa, perto do limite medial do vasto medial, junto aos músculos adutores. Às vezes, pode ser palpada uma banda tensionada perto da linha áspera, onde o músculo adutor magno também se insere. Durante a palpação, a pressão deve voltar-se ao fêmur para localizar a banda tensionada e evocar um padrão de dor referida. Recentemente, Rozenfeld e colaboradores[45] relataram que o exame do músculo vasto medial é confiável em relação à presença de PGs latentes e ativos, mostrando valores *kappa* que variam de 0,53 a 0,72.

Vasto lateral

Para o exame do músculo vasto lateral, o paciente deve assumir a posição em decúbito lateral, com um travesseiro colocado entre os joelhos para manter o quadril neutro, com os joelhos levemente flexionados (Figura 58-11A a D). O vasto lateral, tal como o vasto intermédio, costuma ter múltiplos PGs, e muitos deles estão localizados profundamente no músculo. As bandas tensionadas desses PGs podem ser localizadas por palpação plana transversa diretamente contra o osso subjacente (Figura 58-11A-C e E), ou por palpação em pinça transversa com o paciente deitado em decúbito lateral ou ¼ voltado à posição prona (Figura 58-11D e F). Bandas tensionadas do vasto lateral são acessíveis a partir do aspecto anterior e posterior do trato iliotibial (Figura 58-11B e C).

PGs no aspecto distal do músculo podem ser identificados enquanto o paciente se deita com o joelho relaxado e estendido. O clínico também pode comprimir a patela inferior e medialmente para palpar o vasto lateral, alinhado com a borda lateral da patela ou perto dessa borda, em uma área coberta pela patela antes desta ser comprimida. PGs nesse ponto costumam parecer um nó minuciosamente rijo e suave.[39]

Sartório

Os PGs do músculo sartório são muito superficiais e facilmente não notados. Com o paciente em supino, os PGs podem ser identificados com palpação plana transversa ao longo de todo o comprimento do músculo (Figura 58-12A e B). As respostas locais de contração muscular provocadas pela palpação instantânea nos PGs costumam ser vistas neste músculo. A confirmação da localização desse músculo pode ser obtida solicitando-se ao paciente que faça uma suave rotação lateral isométrica e contração em flexão.

4. DIAGNÓSTICO DIFERENCIAL

4.1. Ativação e perpetuação de pontos-gatilho

Uma postura ou atividade que ative um PG, quando não corrigida, também pode perpetuá-lo. Em qualquer parte dos músculos quadríceps femoral e sartório, os PGs podem ser ativados por carga excêntrica não habitual, exercício excêntrico em músculo destreinado ou carga concêntrica máxima ou submáxima.[46] PGs também podem ser ativados ou agravados quando o músculo é colocado em uma posição encurtada e/ou alongada por período prolongado.

Quadríceps femoral

O grupo do quadríceps femoral é suscetível à ativação de PGs por uma sobrecarga aguda originária de contração excêntrica forte e repentina, como pisar em um buraco, pisar fora do meio-fio ou tropeçar. Trauma direto por impacto contra o fêmur pode ativar

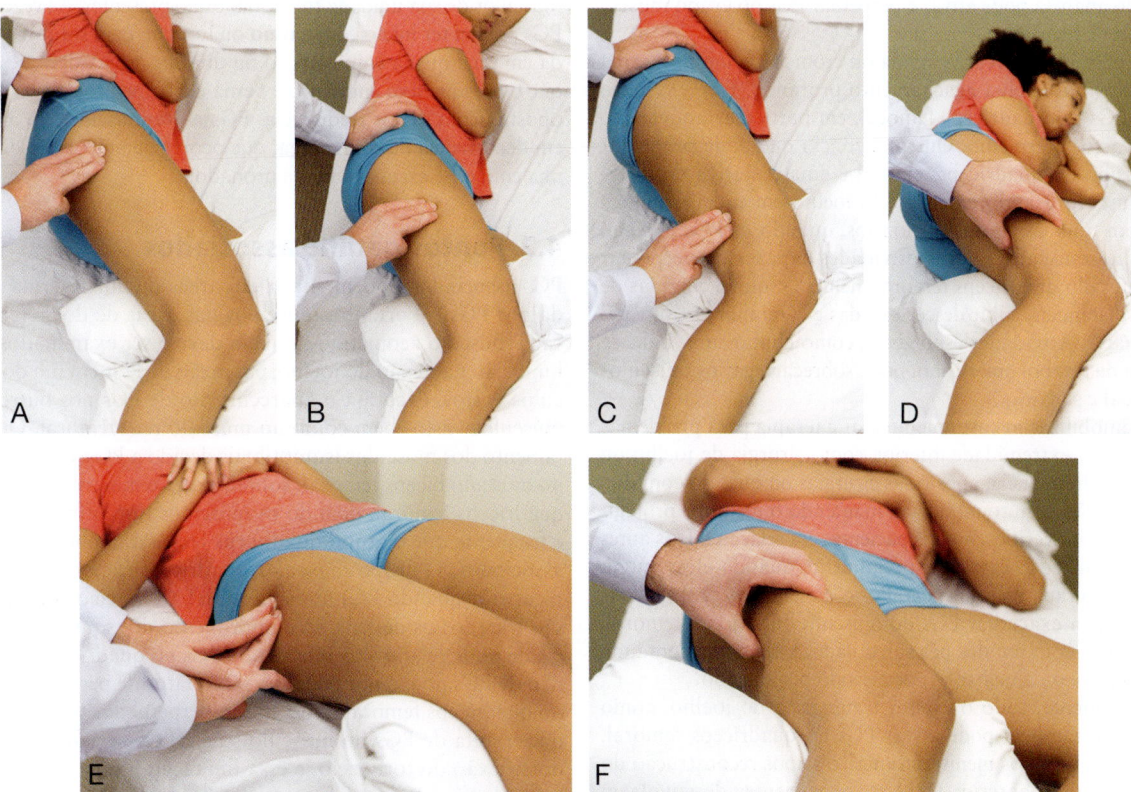

Figura 58-11 Palpação em busca de PGs no músculo vasto lateral. (A) Palpação plana transversa, porção proximal, com a paciente em decúbito lateral. (B) Palpação plana transversa, porção média anterior ao trato iliotibial, com a paciente em decúbito lateral. (C) Palpação plana transversa, porção distal posterior ao trato iliotibial, com a paciente em decúbito lateral. (D) Palpação em pinça transversa, com a paciente em decúbito lateral. (E) Palpação plana transversa, na metade da coxa, com a paciente em supino. (F) Palpação em pinça, com a paciente em supino, ¼ rodada.

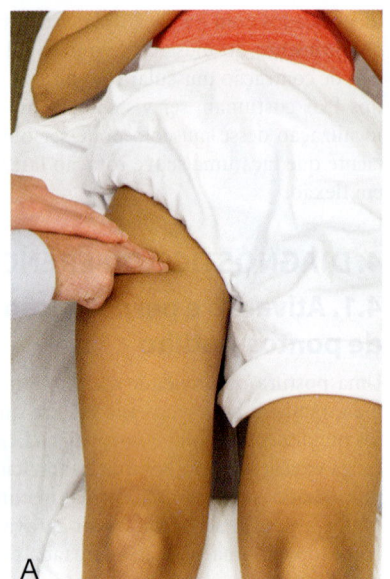 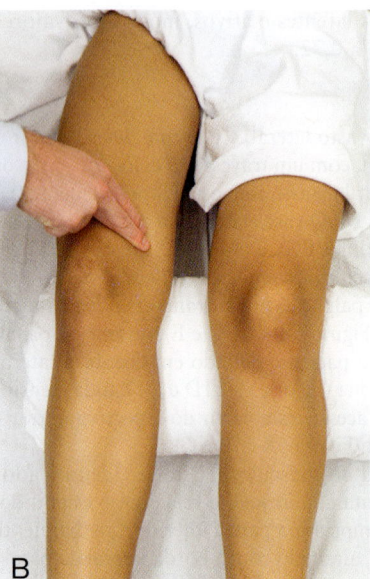

Figura 58-12 Palpação plana transversa em busca de PGs no músculo sartório. (A) Porção proximal. (B) Porção distal. Toda a circunferência do músculo deve ser examinada.

PGs em qualquer cabeça do quadríceps femoral, mais provavelmente no músculo vasto lateral e menos provavelmente no músculo vasto intermédio. Caminhar usando sapatos com salto alto ou com solado anabela pode ativar e perpetuar PGs no grupo muscular quadríceps femoral.

Pode ocorrer sobrecarga aguda ou crônica em um programa de exercícios que inclua agachamento profunda. Esse exercício perpetua PGs no quadríceps femoral, em particular aqueles no músculo vasto intermédio. Outro exercício que pode perpetuar PGs no grupo do quadríceps femoral é uma tentativa de fortalecer o músculo usando extensão do joelho em cadeia cinética aberta, com uma carga nos tornozelos, quando os PGs já estão presentes no músculo. Outras atividades capazes de perpetuar PGs no músculo quadríceps femoral incluem esquiar, corridas de pequenas distâncias, subir/descer escadas e caminhar em superfície em declive. Atividades esportivas, como chutar uma bola de futebol ou de futebol americano, pode sobrecarregar os músculos reto femoral e sartório.

Uma imobilização costuma integrar a terapia para problemas ortopédicos da extremidade inferior, como cirurgia de joelho ou quadril. Com frequência, após essas cirurgias ou quando com dor, os pacientes irão se autoimobilizar, mantendo o membro protegido. Deve ser feita verificação dos pacientes em relação a PGs antes de uma imobilização e após, especialmente quando eles sentem uma dor inesperada na sequência. Posições sentadas prolongadas também podem exacerbar PGs do músculo quadríceps femoral, como sentar-se com um dos pés sob a nádega, sentar-se com uma criança no colo, ou ajoelhar-se por período prolongado.

Indiretamente, todo o evento traumático no joelho, como uma cirurgia, também pode ativar PGs no quadríceps femoral. Descobriu-se que, após meniscectomia[47] ou após reconstrução do ligamento cruzado anterior (LCA),[48] os pacientes desenvolvem PGs.

Sartório

PGs no sartório não costumam ocorrer como síndrome de um músculo só; ocorrem em conjunto com PGs de músculos relacionados, principalmente o iliopsoas, o tensor da fáscia lata, os glúteos médio e mínimo, o piriforme, os adutores e o quadríceps femoral. PGs no sartório costumam surgir quando PGs em outros músculos de sua unidade funcional estão presentes. Às vezes, esses PGs podem ter início com tensão ou luxação com sobrecarga aguda em uma queda com rotação ou durante atividades que exijam que o pé fique fixo enquanto a perna e o tronco rodam na direção oposta. Com maior frequência, PGs nesse músculo são ativados em decorrência de sobrecarga, que ocorre quando a pessoa caminha com o pé excessivamente pronado.

4.2. Pontos-gatilho associados

PGs associados[49] podem surgir em áreas de dor referida causada por PGs. Portanto, músculos nas áreas de dor referida de cada músculo acometido também devem ser examinados. Uma limitação na flexão do joelho, em razão de PGs em um dos músculos vastos, encoraja o aparecimento de PGs nos outros dois músculos vastos bem como no músculo reto femoral. O encurtamento dos músculos isquiotibiais devido a PGs, especialmente no músculo bíceps femoral, sobrecarrega o músculo antagonista quadríceps femoral; quando os músculos isquiotibiais têm PGs, é frequente que o grupo quadríceps femoral também tenha PGs associados. O grupo muscular quadríceps femoral só pode se recuperar quando PGs no isquiotibial são aliviados ou quando são tratados os déficits no comprimento do isquiotibial. O paciente pode relatar dor referida de PGs no quadríceps femoral e não de PGs no isquiotibial, que são o fator de perpetuação. PGs no quadríceps femoral também são perpetuados por sobrecarga que resulta de PGs no músculo sóleo. PGs no sóleo limitam a dorsiflexão do tornozelo, e essa limitação é capaz de sobrecarregar o músculo quadríceps femoral, principalmente quando a pessoa se levanta de um agachamento profundo. PGs no glúteo mínimo, no tensor da fáscia lata, no iliopsoas e no adutor também podem causar PGs associados nos músculos quadríceps femoral e sartório, já que se localizam em sua zona de padrão de dor referida.

Reto femoral

Os músculos suscetíveis a desenvolver PGs associados a PGs no reto femoral incluem os três músculos vastos e o iliopsoas. O músculo vasto intermédio é o mais suscetível a estar envolvido, e o vasto medial é o menos suscetível. PGs proximais no sartório também podem surgir.

Vasto intermédio

Os músculos reto femoral e vasto lateral do grupo do quadríceps femoral são os agonistas com maior probabilidade de envolvimento quando o vasto intermédio desenvolve PGs.

Vasto medial

O músculo vasto medial é o membro do grupo quadríceps femoral com mais possibilidade de desenvolver PGs na ausência de PGs nas outras três cabeças. Tais PGs costumam estar associados a uma estrutura de pé de Morton, que também pode levar ao aparecimento de PGs nos músculos fibular longo e glúteo médio.

PGs no vasto medial costumam estar associados a PGs no adutor do quadril e no tensor da fáscia lata.

Vasto lateral

PGs no músculo vasto lateral estão comumente associados a PGs nos músculos glúteo médio e tensor da fáscia lata.

Sartório

PGs no sartório podem ser observados em conjunto com PGs em outros músculos da unidade funcional, como o reto femoral e o vasto medial. PGs no sartório também podem estar associados a PGs em seus antagonistas, os músculos adutores do quadril.

4.3. Patologias associadas

A síndrome da dor patelofemoral refere-se à dor anterior no joelho, localizada em torno da patela, tendo sido identificada em pesquisa anterior como condromalácia patelar, disfunção de trajeto patelar, tendinopatia patelar e síndrome da dor anterior do joelho. Essa patologia caracteriza-se por dor em torno ou atrás da patela, agravada por atividades que aumentam a flexão e/ou a carga do joelho. A síndrome da dor patelofemoral é geralmente encontrada em mulheres, pessoas sedentárias, atletas e adultos jovens. Há vários fatores contribuintes identificados nessa síndrome, como músculos fracos do quadríceps femoral (em particular, o vasto medial), rotadores laterais do quadril fracos, hiperpronação ou pé chato, ângulo Q aumentado e anteversão da cabeça femoral.[50,51] Há bibliografia que identifica fraqueza e disfunção do músculo quadríceps femoral encontradas na síndrome da dor patelofemoral, relacionando esses achados à presença de PGs causadores de inibição muscular e redução da força e da flexibilidade dos músculos.[52,53] Com padrões de dor referida similares aos sentidos com a síndrome da dor patelofemoral, PGs do músculo quadríceps femoral, particularmente os do vasto medial, também devem ser considerados fonte potencial da dor e disfunção do paciente.

Os aspectos clínicos da tendinopatia patelar são dor com carga no músculo quadríceps femoral e dor localizada no polo inferior da patela. É necessário um exame clínico completo, pois os pacientes podem apresentar RM indicativa de tendinopatia patelar e não ter dor. À luz desses falsos positivos, o exame clínico e os sintomas informados pelo paciente são essenciais para fazer esse diagnóstico. Essa condição é mais bem controlada por meio de um monitoramento atento da carga do tendão extensor do joelho, que tem um processo de reabilitação muito lento e pode ser complicado por falhas biomecânicas e desequilíbrios musculares das extremidades inferiores.[54]

Osteoartrite de joelho pode levar a alterações precoces na função dos músculos extensores do joelho, provavelmente em razão de atividade de PGs no grupo muscular quadríceps femoral. Kemnitz e colaboradores[55] pesquisaram as alterações na força muscular da coxa antes de – e simultaneamente a – evidências sintomáticas e radiográficas de progressão de uma osteoartrite de joelho em homens e mulheres. Os resultados de sua pesquisa revelaram uma perda da força do extensor e do flexor do joelho concomitante à progressão dos sintomas em mulheres, mas não em homens. Essa perda da força que acontece com a evolução da osteoartrite parece específica das mulheres.[55] Nessa população de pacientes, é importante examinar para confirmar a presença de PGs nos músculos quadríceps femoral, adutores do quadril, sartório, isquiotibiais, gastrocnêmio, sóleo e poplíteo. Há, na verdade, evidências para apoiar o papel de PGs ativos na dor e incapacidade relacionadas a uma osteoartrite do joelho.[56]

A dor na região lateral da coxa, característica de PGs no vasto lateral proximal, costuma ser erroneamente diagnosticada como bursite trocantérica em razão da dor e da sensibilidade referida na área do trocanter maior. Um padrão similar de dor também pode ser causado por PGs na parte anterior do glúteo mínimo ou por PGs no tensor da fáscia lata. Além disso, o padrão de dor referida do vasto lateral pode simular a dor de uma disfunção do trato iliotibial, que costuma ocorrer na lateral do joelho.[57]

Muitos pacientes com diabetes melito aprendem a injetar insulina no aspecto lateral ou na linha média da coxa, e eles podem desenvolver PGs nos músculos reto femoral ou vasto lateral, onde são feitas as injeções. Injeção de insulina ou outros fármacos na região de um PG latente pode ativá-lo. Pode ocorrer miofibrose no quadríceps femoral em decorrência de injeções intramusculares repetidas.[58]

Sartório

Um PG no sartório pode ser descoberto ao acaso durante infiltração ou agulhamento a seco de um PG no vasto medial profundo ao músculo sartório. Quando a agulha se depara com PGs superficiais no sartório, o paciente informa uma dor cortante ou tipo formigamento, sentida de maneira difusa nas regiões próximas na coxa. A dor oriunda de PGs no sartório, referida ao joelho, também pode ser confundida com patologia nessa articulação.[35]

5. AÇÕES CORRETIVAS

Em pacientes com PGs no quadríceps femoral, dois princípios orientadores demandam atenção: evitar encurtamento e/ou imobilização prolongada do grupo de músculos do quadríceps femoral e evitar sobrecarga desses músculos. Agachamento profundo deve ser proibido para pacientes com PGs no quadríceps femoral. Essas manobras podem causar sobrecarga importante do músculo quadríceps femoral durante a tentativa inicial de erguer-se sem assistência. Na posição agachada, o músculo quadríceps femoral tem uma vantagem mecânica insatisfatória. Um agachamento parcial, ou uma flexão parcial do joelho, é relativamente seguro e recomendado.[20] Até que os PGs e a dor no grupo muscular quadríceps femoral tenham sido resolvidos, é importante que o paciente evite sobrecarregar esses músculos ao levantar-se da posição sentada. Para isso, ele pode usar os membros superiores como auxílio, empurrando o corpo com uso do braço da cadeira com uma das mãos e contra a região distal da coxa com a outra; se a cadeira não tiver apoio para os braços, as mãos empurram contra as duas coxas na região distal. Uma outra estratégia para alternância de posição sentada-em pé está mostrada na Figura 58-13. Primeiro, as nádegas deslizam para a frente da cadeira. Depois, o corpo vira de lado em cerca de 45°, e o pé do lado afetado é colocado debaixo do limite frontal da cadeira e sob o centro de gravidade do corpo. Então, o corpo é erguido, com o tronco flexionado de leve para a frente, de modo que a carga seja colocada principalmente sobre o músculo glúteo máximo da perna que está na frente. Um impulso com as mãos contra a coxa auxilia o paciente a erguer-se quando o músculo quadríceps femoral está enfraquecido. Para voltar à posição sentada, reverte-se a sequência, com o uso das mãos sobre as coxas para baixar até a cadeira.

Quando sentada, a pessoa deve evitar flexionar o quadril com os joelhos estendidos, o que ocorre em vários automóveis com assentos elevados ou ao descansar os pés sobre banqueta ou poltrona reclinável. Automóvel com piloto automático pode ser útil por permitir mais flexibilidade no posicionamento do pé direito no pedal do acelerador durante viagens longas. Toda viagem longa deve ser dividida em paradas para descanso e alongamento do corpo, no mínimo, de hora em hora. Em contrapartida, o hábito de sentar com um dos pés flexionados debaixo da outra nádega imobiliza os músculos quadríceps femoral e sartório durante longos períodos. Quando os pacientes têm PGs no vasto medial, devem evitar ajoelhar-se no chão, preferindo sentar-se em banquinho baixo ou em uma caixa.

Para evitar manter os músculos quadríceps femoral e sartório em uma posição de encurtamento à noite, é importante evitar flexão acentuada do quadril com flexão ou extensão total do joelho. Quando em decúbito lateral, o paciente deve colocar um travesseiro entre os joelhos, o que pode diminuir a pressão sobre a área de sensibilidade referida acima do joelho e sobre o próprio músculo quando houver PGs no músculo vasto medial ou no sartório. Essa posição também evita colocar o vasto lateral em uma posição de alongamento. Pacientes com PGs no vasto lateral devem evitar dormir sobre seu lado afetado, uma vez que a pressão resultante pode ser suficiente para irritar ou ativar os PGs. Para dormir de costas, pode haver necessidade de colocação de um travesseiro debaixo de toda a perna, mas colocar um travesseiro apenas debaixo do joelho deve ser evitado.

A autoliberação miofascial de PGs no músculo quadríceps femoral pode ser obtida por meio de um dispositivo específico, uma

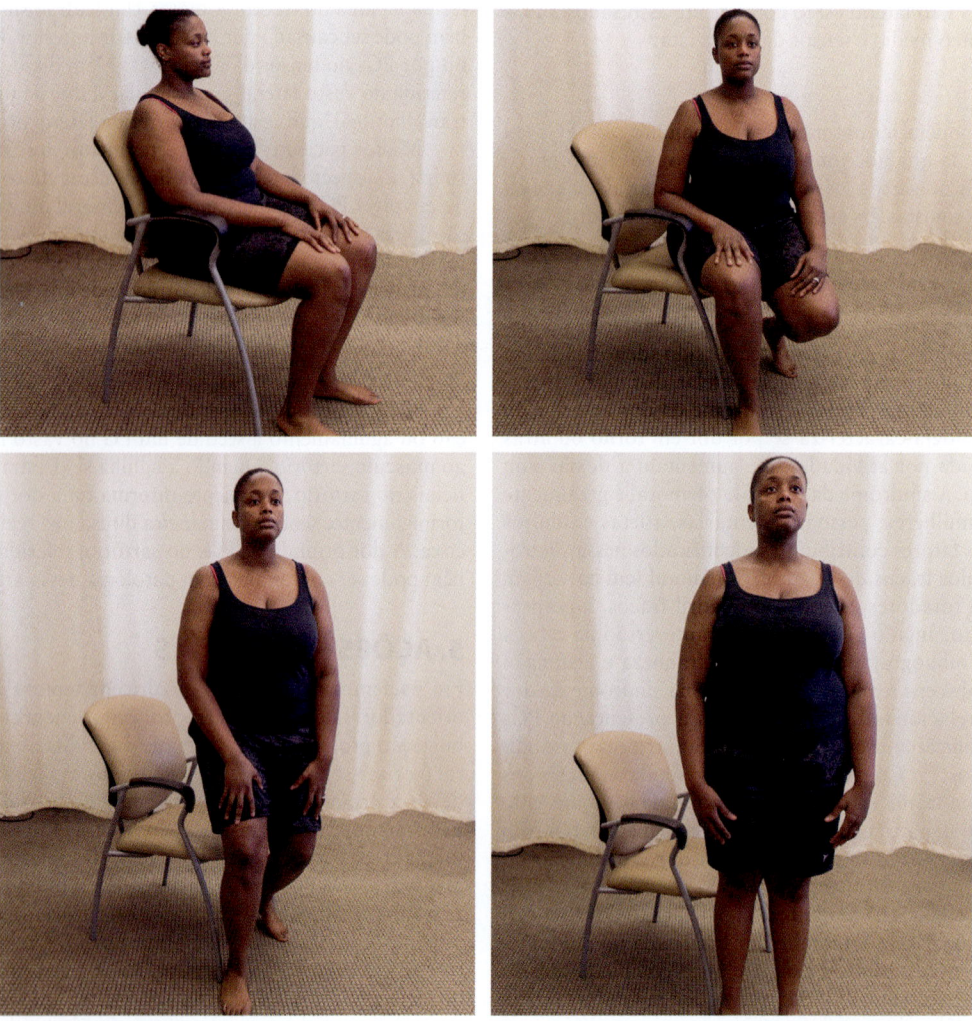

Figura 58-13 Técnica eficaz para subir e retornar a posição sentada para minimizar a tensão sobre os músculos do quadríceps femoral.

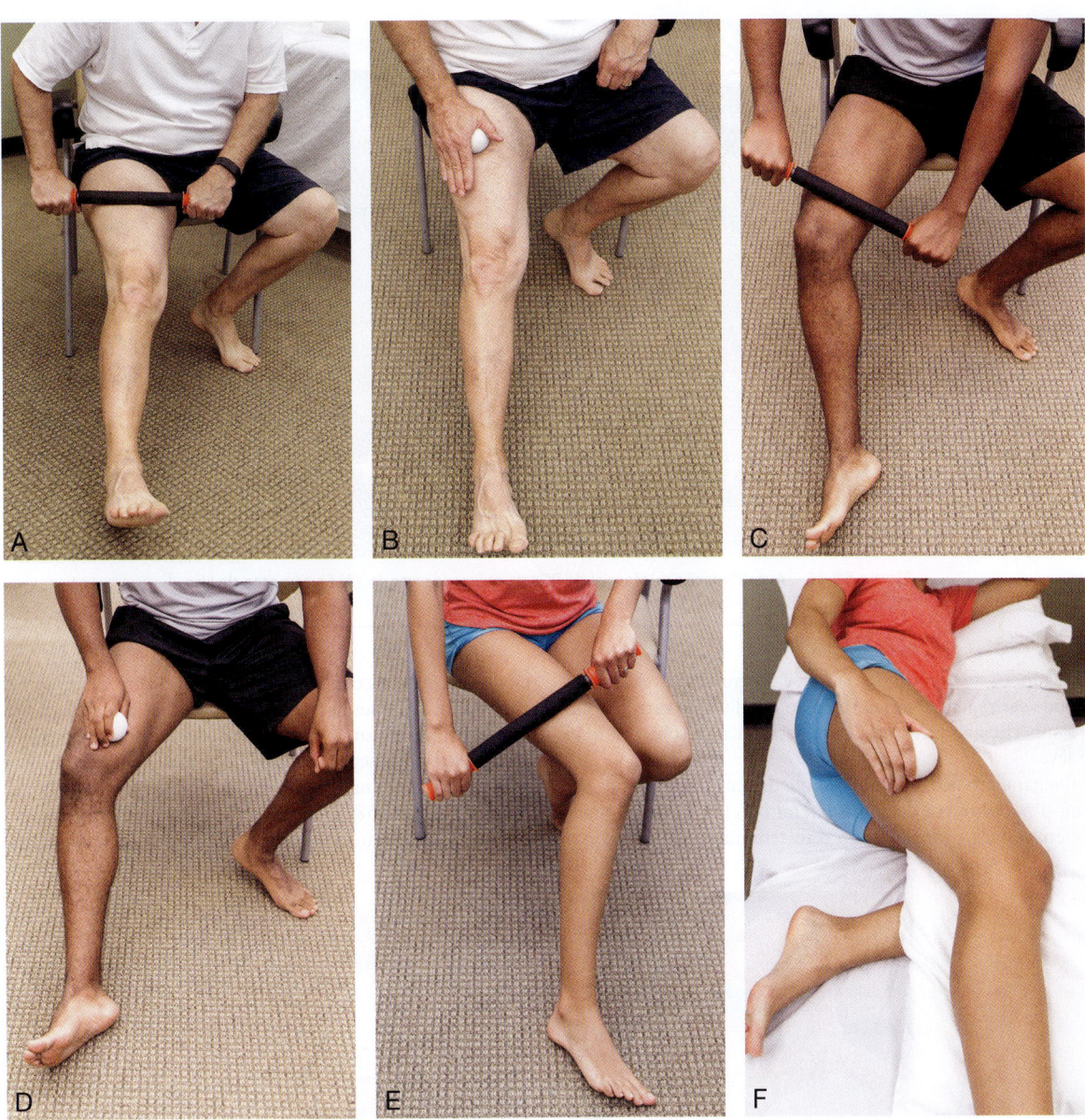

Figura 58-14 Autoliberação miofascial de PGs com ferramentas. (A) Ferramenta de rolo para PGs no músculo reto femoral. (B) Bola de lacrosse sobre o músculo vasto intermédio. (C) Ferramenta de rolo para PGs sobre o músculo vasto medial. (D) Bola de lacrosse sobre o músculo vasto medial. (E) Ferramenta de rolo sobre o músculo vasto lateral. (F) Bola de lacrosse sobre o músculo vasto lateral, em decúbito lateral.

bola de tênis ou de lacrosse. Para fazer a autoliberação miofascial do PG com o dispositivo específico, o paciente fica sentado (Figura 58-14A a E). Ao encontrar o ponto sensível com o dispositivo, o paciente deve aplicar pressão leve (nada além de 4/10 na escala de dor), mantê-la por 15 a 30 segundos até que a dor diminua, e repetir cinco vezes. Essa técnica pode ser repetida várias vezes ao dia. Ao utilizar um rolo de liberação de PG, o paciente pode começar da parte mais procimal e lentamente descer sobre o músculo, até sentir um ponto sensível. Quando o encontrar, deve parar e, aos poucos, levantar lentamente sobre a região, ou parar para aguardar que ele libere, antes de ir para a região seguinte. A pressão deve causar um pouco de desconforto, mas não uma dor forte (Figura 58-14A, C e E).

Pode ser usada bola de tênis ou de lacrosse sobre o vasto lateral, com o paciente em decúbito lateral com um travesseiro entre os joelhos e estes em leve flexão. O paciente deve rolar a bola ao longo dos músculos até encontrar um ponto sensível, parando e, lentamente, movimentando a bola sobre a área, com pausas para aguardar que a pressão seja liberada, antes de passar à área seguinte. A pressão deve causar desconforto, mas não dor excessiva (Figura 58-14F).

A autoliberação miofascial de PGs no músculo sartório pode ser feita com uma ferramenta para liberar PGs (Figura 58-15A) ou manualmente (Figura 58-15B). Ao encontrar o ponto sensível com a ferramenta ou os polegares, o paciente deve aplicar uma pressão leve (não além de 4/10 na escala da dor), mantê-la por

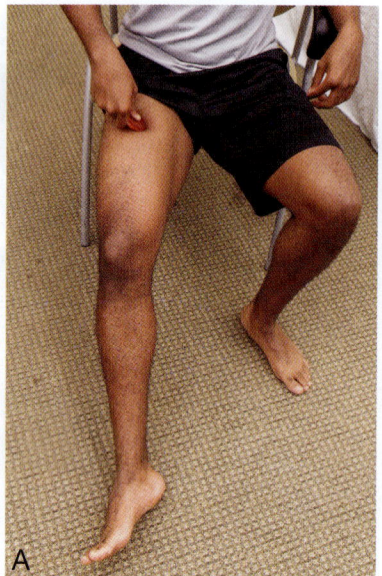 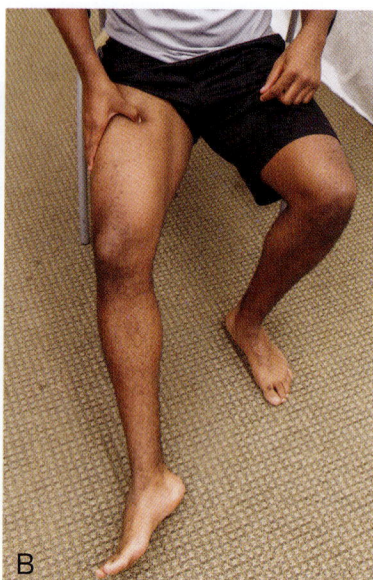

Figura 58-15 Autoliberação miofascial de PGs do músculo sartório. (A) Ferramenta de liberação de PGs. (B) Autoliberação manual com o polegar.

15 a 30 segundos até a redução da dor, e repetir cinco vezes. Essa técnica pode ser repetida várias vezes ao dia. PGs no sartório são bastante superficiais; portanto, deve ser aplicada somente uma pressão leve.

O alongamento dos músculos do quadríceps femoral pode ser feito com o paciente em decúbito lateral ou em pé. Um alongamento efetivo para o músculo do reto femoral exige que o paciente estenda a coxa ao mesmo tempo que flexiona o joelho. É bastante útil o alongamento em decúbito lateral para pacientes que acordam à noite em razão de dor de PGs no reto femoral. O paciente pode segurar a área do tornozelo e levar a perna para trás e para cima, na direção da nádega, lentamente alongando o músculo (Figura 58-16A). Esse alongamento, em geral, permitirá que o paciente retorne ao sono, quando despertado com dor na

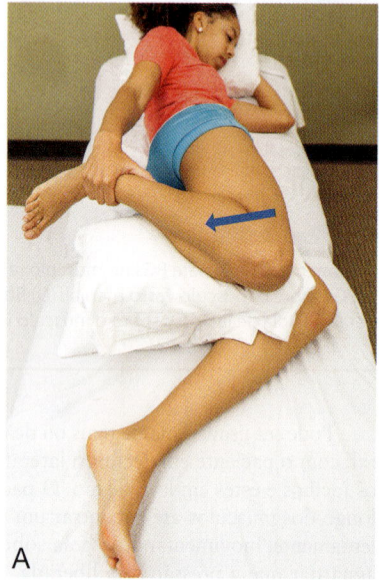 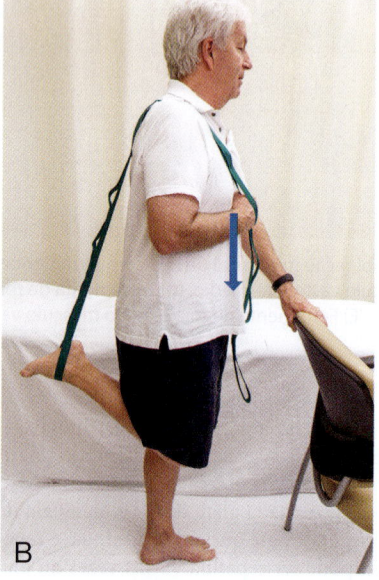

Figura 58-16 Autoalongamento do grupo muscular quadríceps femoral. (A) Autoalongamento com a paciente em decúbito lateral para o músculo reto femoral. A perna não afetada deve ser colocada em flexão de quadril para estabilizar a pelve. Passivamente, a paciente leva o calcanhar da perna afetada na direção da nádega, ao mesmo tempo que mantém e depois aumenta a extensão do quadril; a mão segura o tornozelo. (B) Autoalongamento na posição em pé para o músculo quadríceps femoral, usando uma tira de tecido em torno do tornozelo para auxiliar a manter uma postura ereta.

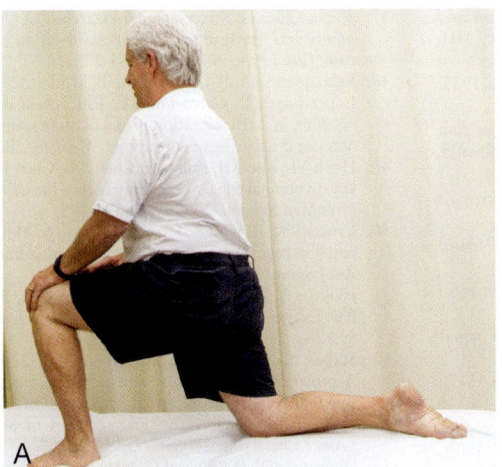
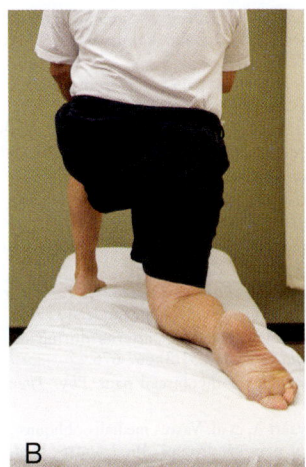

Figura 58-17 Autoalongamento do músculo sartório, com o paciente meio ajoelhado. (A) Posição inicial. (B) Quadril e coxa são colocados em rotação medial e adução. O paciente inclina-se um pouco sobre o joelho afetado. Deve ser sentido tensionamento na frente do quadril.

porção anterior do joelho ou na coxa em razão de ativação e perpetuação de PGs no quadríceps femoral.

Na posição em pé, o paciente pode pegar a perna logo acima do tornozelo e, passivamente, dobrar o joelho até sentir um tensionamento na frente da coxa. Uma tira de pano ou de lençol pode ser usada caso o paciente não consiga alcançar o tornozelo (Figura 58-16B). Esse é um exercício que enfatiza alongar primeiro o músculo vasto medial e, em seguida, o músculo vasto lateral. O exercício de autoalongamento é mais eficaz quando feito em piscina com água morna que suporta a maior parte do peso corporal.

Um alongamento ideal do músculo sartório consiste em adução do quadril, sua extensão e rotação medial. Essa combinação de movimentos pode ser feita de forma independente, na posição meio ajoelhada, com a perna afetada no solo e o joelho flexionado em 90°. O quadril deve tender a uma rotação medial, e o paciente, em seguida, deve ser solicitado a transferir o peso do corpo para uma extensão e adução do quadril (Figura 58-17).

Referências

1. Standring S. *Gray's Anatomy: The Anatomical Basis of Clinical Practice*. 41st ed. London, UK: Elsevier; 2015.
2. Travnik L, Pernus F, Erzen I. Histochemical and morphometric characteristics of the normal human vastus medialis longus and vastus medialis obliquus muscles. *J Anat*. 1995;187(pt 2):403-411.
3. Roberts VI, Mereddy PK, Donnachie NJ, Hakkalamani S. Anatomical variations in vastus medialis obliquus and its implications in minimally-invasive total knee replacement. An MRI study. *J Bone Joint Surg Br*. 2007;89(11):1462-1465.
4. Smith TO, Nichols R, Harle D, Donell ST. Do the vastus medialis obliquus and vastus medialis longus really exist? A systematic review. *Clin Anat*. 2009;22(2):183-199.
5. Becker I, Woodley SJ, Baxter GD. Gross morphology of the vastus lateralis muscle: an anatomical review. *Clin Anat*. 2009;22(4):436-450.
6. Grob K, Ackland T, Kuster MS, Manestar M, Filgueira L. A newly discovered muscle: the tensor of the vastus intermedius. *Clin Anat*. 2016;29(2):256-263.
7. Grob K, Manestar M, Gascho D, et al. Magnetic resonance imaging of the tensor vastus intermedius: a topographic study based on anatomical dissections. *Clin Anat*. 2017;30(8):1096-1102.
8. Dziedzic D, Bogacka U, Ciszek B. Anatomy of sartorius muscle. *Folia Morphol (Warsz)*. 2014;73(3):359-362.
9. Günal I, Arac S, Sahinoglu K, Birvar K. The innervation of vastus medialis obliquus. *J Bone Joint Surg Br*. 1992;74(4):624.
10. Jojima H, Whiteside LA, Ogata K. Anatomic consideration of nerve supply to the vastus medialis in knee surgery. *Clin Orthop Relat Res*. 2004(423):157-160.
11. Taylor GI, Razaboni RM. *Michael Salmon: Anatomic Studies. Book 1, Arteries of the Muscles of the Extremities and the Trunk*. St Louis, MO: Quality Medical Publishing; 1994.
12. von Lassberg C, Schneid JA, Graf D, Finger F, Rapp W, Stutzig N. Longitudinal sequencing in intramuscular coordination: a new hypothesis of dynamic functions in the human rectus femoris muscle. *PLoS One*. 2017;12(8):e0183204.
13. Duarte Cintra AI, Furlani J. Electromyographic study of quadriceps femoris in man. *Electromyogr Clin Neurophysiol*. 1981;21(6):539-554.
14. Deutsch H, Lin DC. Quadriceps kinesiology (emg) with varying hip joint flexion and resistance. *Arch Phys Med Rehabil*. 1978;59(5):231-236.
15. Peeler J, Cooper J, Porter MM, Thliveris JA, Anderson JE. Structural parameters of the vastus medialis muscle. *Clin Anat*. 2005;18(4):281-289.
16. Waligora AC, Johanson NA, Hirsch BE. Clinical anatomy of the quadriceps femoris and extensor apparatus of the knee. *Clin Orthop Relat Res*. 2009;467(12):3297-3306.
17. Ng GY, Zhang AQ, Li CK. Biofeedback exercise improved the EMG activity ratio of the medial and lateral vasti muscles in subjects with patellofemoral pain syndrome. *J Electromyogr Kinesiol*. 2008;18(1):128-133.
18. Elias JJ, Kilambi S, Goerke DR, Cosgarea AJ. Improving vastus medialis obliquus function reduces pressure applied to lateral patellofemoral cartilage. *J Orthop Res*. 2009;27(5):578-583.
19. Townsend MA, Lainhart SP, Shiavi R, Caylor J. Variability and biomechanics of synergy patterns of some lower-limb muscles during ascending and descending stairs and level walking. *Med Biol Eng Comput*. 1978;16(6):681-688.
20. Jaberzadeh S, Yeo D, Zoghi M. The effect of altering knee position and squat depth on VMO: VL EMG ratio during squat exercises. *Physiother Res Int*. 2016;21(3):164-173.
21. Ghori GM, Luckwill RG. Responses of the lower limb to load carrying in walking man. *Eur J Appl Physiol Occup Physiol*. 1985;54(2):145-150.
22. Milner M, Basmajian JV, Quanbury AO. Multifactorial analysis of walking by electromyography and computer. *Am J Phys Med*. 1971;50(5):235-258.
23. Yang JF, Winter DA. Surface EMG profiles during different walking cadences in humans. *Electroencephalogr Clin Neurophysiol*. 1985;60(6):485-491.
24. Joseph J. The pattern of activity of some muscles in women walking on high heels. *Ann Phys Med*. 1968;9(7):295-299.
25. Sutherland DH, Cooper L, Daniel D. The role of the ankle plantar flexors in normal walking. *J Bone Joint Surg Am Vol*. 1980;62(3):354-363.
26. Ericson MO, Nisell R, Arborelius UP, Ekholm J. Muscular activity during ergometer cycling. *Scand J Rehabil Med*. 1985;17(2):53-61.
27. Ericson M. On the biomechanics of cycling. A study of joint and muscle load during exercise on the bicycle ergometer. *Scand J Rehabil Med Suppl*. 1986;16:1-43.
28. Andriacchi TP, Andersson GB, Ortengren R, Mikosz RP. A study of factors influencing muscle activity about the knee joint. *J Orthop Res*. 1984;1(3):266-275.
29. Johnson CE, Basmajian JV, Dasher W. Electromyography of sartorius muscle. *Anat Rec*. 1972;173(2):127-130.
30. Perry J, Burnfield JM. *Hip. Gait Analysis: Normal and Pathological Function*. 2nd ed. Thorofare, NJ: SLACK; 2010.

31. Simons DG, Travell J, Simons L. *Travell & Simon's Myofascial Pain and Dysfunction: The Trigger Point Manual.* Vol 1. 2nd ed. Baltimore, MD: Williams & Wilkins; 1999 (p. 104).
32. Kellgren JH. Observations on referred pain arising from muscle. *Clin Sci.* 1938;3:175-190.
33. Nguyen BM. Myofascial trigger point, falls in the elderly, idiopathic knee pain and osteoarthritis: an alternative concept. *Med Hypotheses.* 2013;80(6):806-809.
34. Good MG. What is fibrositis? *Rheumatism.* 1949;5(4):117-123.
35. Reynolds MD. Myofascial trigger point syndromes in the practice of rheumatology. *Arch Phys Med Rehabil.* 1981;62(3):111-114.
36. Baker BA. Myofascial pain syndromes: ten single muscle cases. *J Neurol Orthop Med Surg.* 1989;10:129-131.
37. Porterfield JA, DeRosa C. *Mechanical Low Back Pain: Perspectives in Functional Anatomy.* 2nd ed. Philadelphia, PA: Saunders; 1998.
38. Slater LV, Hart JM. Muscle activation patterns during different squat techniques. *J Strength Cond Res.* 2017;31(3):667-676.
39. Nielsen AJ. Spray and stretch for myofascial pain. *Phys Ther.* 1978;58(5):567-569.
40. Pattyn E, Verdonk P, Steyaert A, et al. Vastus medialis obliquus atrophy: does it exist in patellofemoral pain syndrome? *Am J Sports Med.* 2011;39(7):1450-1455.
41. Giles LS, Webster KE, McClelland JA, Cook J. Does quadriceps atrophy exist in individuals with patellofemoral pain? A systematic literature review with meta-analysis. *J Orthop Sports Phys Ther.* 2013;43(11):766-776.
42. Aagaard P, Simonsen EB, Magnusson SP, Larsson B, Dyhre-Poulsen P. A new concept for isokinetic hamstring: quadriceps muscle strength ratio. *Am J Sports Med.* 1998;26(2):231-237.
43. Hortobagyi T, Westerkamp L, Beam S, et al. Altered hamstring-quadriceps muscle balance in patients with knee osteoarthritis. *Clin Biomech (Bristol, Avon).* 2005;20(1):97-104.
44. Miller GM. Resident review #24: subluxation of the patella. *Orthop Rev.* 1980;9:65-76.
45. Rozenfeld E, Finestone AS, Moran U, Damri E, Kalichman L. Test-retest reliability of myofascial trigger point detection in hip and thigh areas. *J Bodyw Mov Ther.* 2017;21(4):914-919.
46. Gerwin RD, Dommerholt J, Shah JP. An expansion of Simons' integrated hypothesis of trigger point formation. *Curr Pain Headache Rep.* 2004;8(6):468-475.
47. Torres-Chica B, Nunez-Samper-Pizarroso C, Ortega-Santiago R, et al. Trigger points and pressure pain hypersensitivity in people with postmeniscectomy pain. *Clin J Pain.* 2015;31(3):265-272.
48. Velazquez-Saornil J, Ruiz-Ruiz B, Rodriguez-Sanz D, Romero-Morales C, Lopez-Lopez D, Calvo-Lobo C. Efficacy of quadriceps vastus medialis dry needling in a rehabilitation protocol after surgical reconstruction of complete anterior cruciate ligament rupture. *Medicine (Baltimore).* 2017;96(17):e6726.
49. Hsieh YL, Kao MJ, Kuan TS, Chen SM, Chen JT, Hong CZ. Dry needling to a key myofascial trigger point may reduce the irritability of satellite MTrPs. *Am J Phys Med Rehabil.* 2007;86(5):397-403.
50. Crossley K, Bennell K, Green S, Cowan S, McConnell J. Physical therapy for patellofemoral pain: a randomized, double-blinded, placebo-controlled trial. *Am J Sports Med.* 2002;30(6):857-865.
51. Heintjes E, Berger MY, Bierma-Zeinstra SM, Bernsen RM, Verhaar JA, Koes BW. Exercise therapy for patellofemoral pain syndrome. *Cochrane Database Syst Rev.* 2003(4):CD003472.
52. Stakes N, Myburgh C, Brantingham J, Moyer R, Jensen M, Globe G. A prospective randomized clinical trial to determine efficacy of combined spinal manipulation and patella mobilization compared to patella mobilization alone in the conservative management of patellofemoral pain syndrome. *J Amer Chir Assoc.* 2006;43(7):11-18.
53. Dippenaar DL, Korporaal C, Jones A, Brantingham JW, Globe G, Snyder WR. Myofascial trigger points in the quadriceps femoris muscle of patellofemoral pain syndrome subjects assessed and correlated with NRS-101, algometry, and piloted patellofemoral pain severity and myofascial diagnostic scales *J Am Chir Assoc.* 2008;45(2):16-18.
54. Malliaras P, Cook J, Purdam C, Rio E. Patellar tendinopathy: clinical diagnosis, load management, and advice for challenging case presentations. *J Orthop Sports Phys Ther.* 2015;45(11):887-898.
55. Kemnitz J, Wirth W, Eckstein F, Ruhdorfer A, Culvenor AG. Longitudinal change in thigh muscle strength prior to and concurrent with symptomatic and radiographic knee osteoarthritis progression: data from the Osteoarthritis Initiative. *Osteoarthritis Cartilage.* 2017;25(10):1633-1640.
56. Dor A, Kalichman L. A myofascial component of pain in knee osteoarthritis. *J Bodyw Mov Ther.* 2017;21(3):642-647.
57. Brody DM. Running injuries. Prevention and management. *Clin Symp.* 1987;39(3):1-36.
58. Alvarez EV, Munters M, Lavine LS, Manes H, Waxman J. Quadriceps myofibrosis. A complication of intramuscular injections. *J Bone Joint Surg Am Vol.* 1980;62(1):58-60.

Capítulo 59

Músculos adutor longo, adutor curto, adutor magno, pectíneo e grácil

Óbvios criadores de problemas

N. Beth Collier | Joseph M. Donnelly

1. INTRODUÇÃO

Os músculos adutores localizam-se na coxa medial, entre o grupo muscular quadríceps femoral anteriormente e os músculos isquiotibiais posteriormente. O mais anterior dos três principais adutores é o longo; o adutor curto é intermediário e o magno é o mais posterior. O músculo pectíneo situa-se, em parte, anterior e superior ao adutor curto. O músculo grácil é o único desse grupo muscular que cruza duas articulações – o quadril e o joelho. Pontos-gatilho (PGs) nesses músculos podem se apresentar como dor medial, dor na virilha e na pelve e/ou dor anteromedial no joelho. As atividades causadoras de alongamento exagerado dos músculos adutores ativarão PGs nesse grupo muscular, além de atividades como escalar uma montanha, cavalgar e fazer ginástica. Os clínicos devem considerar PGs nos adutores quando suspeitarem de um diagnóstico de osteoartrite de quadril, hérnia inguinal ou do esportista, lesão por estresse em osso púbico (osteoíte púbica) ou uma lesão labral no quadril. Ao tratarem PGs no grupo de músculos adutores, os pacientes podem encontrar alívio ao realizarem autoliberação miofascial (por pressão), autoalongamento do músculo envolvido e correção de posturas estáticas e dinâmicas defeituosas, que contribuam para uso excessivo ou encurtamento desses músculos.

2. CONSIDERAÇÕES ANATÔMICAS

Adutor longo

O músculo adutor longo é o mais superficial e destacado dos três adutores no aspecto anteromedial da coxa. Insere-se proximalmente por um tendão plano e estreito a um ponto relativamente pequeno na superfície externa da pelve, entre a sínfise púbica e o forame obturado (Figura 59-1).[1] Suas fibras formam um ângulo inferolateral e posterior para firmar-se em sua inserção na linha áspera, no terço médio do fêmur. As fibras do músculo adutor longo misturam-se às do músculo vasto medial, distalmente, em sua inserção femoral. O adutor longo pode se unir, superiormente, ao músculo pectíneo, cobrindo, assim, o músculo adutor curto. Superiormente, parece existir uma continuidade anatômica secundária entre as fibras anteriores proximais do tendão adutor longo e a inserção distal do músculo reto do abdome, bem como a cápsula da sínfise púbica.[2,3]

Adutor curto

Em uma vista frontal, o músculo adutor curto está coberto, em parte, pelo pectíneo proximalmente e pelo adutor longo distalmente (Figura 59-2). Ele está entre esses dois músculos adutores anteriormente e o adutor magno posteriormente. O músculo adutor insere-se proximalmente ao ramo inferior do púbis e distalmente à linha áspera, posterolateralmente ao músculo adutor longo. Com frequência, o adutor curto apresenta múltiplas partes separadas, ou pode se misturar ao músculo adutor magno.[1]

Adutor magno

O músculo adutor magno é grande, triangular e de localização profunda, com três partes: a parte mais anterior e superior, a parte média, e a posicionada posteriormente, amplamente isquiocondilar, a terceira parte (Figura 59-3). A mais superior das três partes do adutor magno, geralmente conhecida como o músculo adutor mínimo, insere-se ao ramo púbico inferior da pelve, anterior a inserção da parte média. Suas fibras são as mais horizontais, já que formam um ângulo na direção de sua inserção lateral com o fêmur, exatamente inferior ao trocanter menor do fêmur, descendo ao longo da linha áspera. O adutor mínimo costuma compor seu próprio ventre muscular.[1]

A parte média tem a forma de um leque e pode se sobrepor ao músculo adutor mínimo posteriormente. Assim, essas fibras intermediárias passarão mais diagonalmente a partir do ramo isquiático até a linha áspera em relação ao hiato tendíneo (adutor), através do qual passam os vasos femorais. Uma extensão ascendente desse hiato costuma separar, com clareza, as partes média e posterior do músculo adutor magno.

Proximalmente, o volume da terceira porção (mais posterior ou isquiocondilar) insere-se ao túber isquiático e acompanha o ramo isquiático, bastante posterior às duas outras partes do músculo. Distalmente, a maior parte da porção isquiocondilar insere-se, por um tendão espesso, ao tubérculo adutor no côndilo medial do fêmur. Algumas fibras inserem-se a uma expansão fibrosa que preenche o espaço entre o tubérculo adutor e o hiato tendíneo (adutor).[1] Essa parte do adutor magno é similar a um músculo isquiotibial, a não ser pelo fato de não cruzar a articulação do joelho. O músculo vasto medial insere-se medialmente a todos os músculos adutores, cobrindo a parte inferior dos músculos adutores longo e magno anteriormente.

O canal adutor (canal de Hunter) é um túnel intermuscular que cruza os dois terços distais do aspecto medial da coxa. O hiato adutor sinaliza a parte distal (saída) do canal adutor, que começa proximalmente no ápice do triângulo femoral. O canal adutor é coberto por uma camada fascial profunda em relação ao músculo sartório, e é limitado anterior e lateralmente pelo músculo vasto medial e posteriormente pelos músculos adutores longo e magno. O canal contém a artéria femoral, a veia femoral e o nervo safeno.[1]

Pectíneo

O músculo pectíneo é plano e quadrangular e compreende a maior parte do assoalho medial do triângulo femoral. Proximalmente, insere-se no púbis pectíneo, profundamente ao ligamento inguinal, e pode estar, total ou parcialmente, inserido à cápsula do quadril. Suas fibras descem posteromedialmente e, em seguida, posterolateralmente para, eventualmente se inserirem em uma linha do trocanter menor até a linha áspera do fêmur. O músculo pectíneo cobre as fibras proximais do músculo adutor curto (Figura 59-4). Ele pode ser bilaminar, consistindo em uma camada ventral

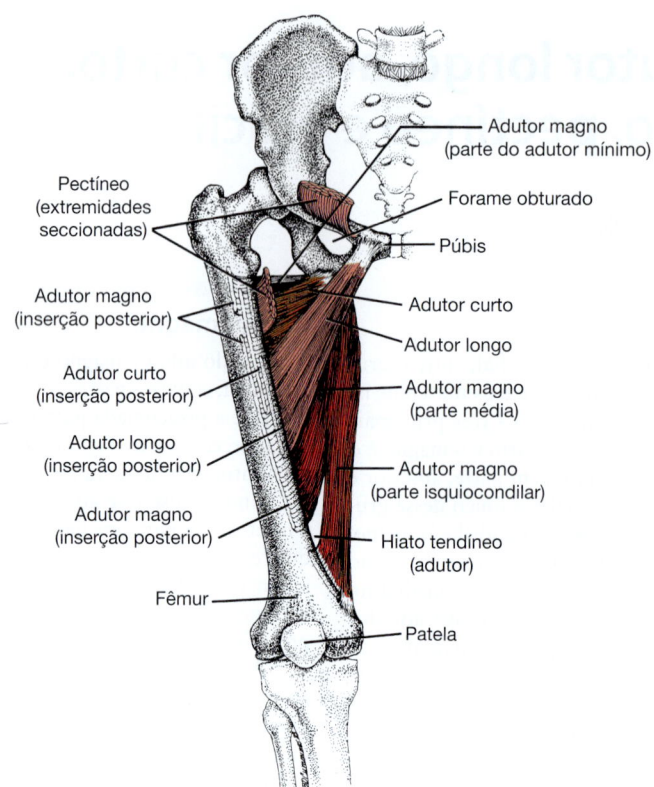

Figura 59-1 Inserções do grupo muscular adutor direito (vista anterior). O músculo pectíneo foi seccionado e amplamente removido (em vermelho-claro). O músculo adutor mais superficial, o adutor longo, também aparece em vermelho-claro. O adutor curto (em vermelho-médio) estende-se distalmente apenas para a seção média da inserção femoral do músculo adutor longo e profundamente a ele. O adutor magno (em vermelho-escuro) é o mais profundo (o mais posterior) e o maior entre os músculos adutores.

e dorsal, que pode ser inervada à parte, podendo incluir o músculo pectíneo no compartimento anterior da coxa.[1]

Grácil

O músculo grácil é superficial e se estende pelo comprimento do aspecto medial da coxa, cruzando duas articulações, do quadril e do joelho (Figura 59-5). Insere-se proximalmente à borda inferior da porção externa da pelve, na junção do corpo do púbis e do ramo púbico inferior, bem como à parte adjacente do ramo do ísquio.[1] O músculo grácil insere-se distalmente ao côndilo tibial medial na superfície medial da tíbia. Nesse ponto, seu tendão insere-se ao tendão do sartório e do semitendíneo para formar os músculos da "pata de ganso" (*pes anserinus*). A bolsa anserina localiza-se entre esses tendões e a tíbia. Algumas fibras originárias no tendão distal estendem-se pela fáscia profunda da perna e são contínuas a ela, podendo misturar-se à cabeça medial do músculo gastrocnêmio.[1]

2.1. Inervação e vascularização

Adutor longo

O músculo adutor longo é suprido pela divisão anterior do nervo obturatório a partir dos nervos espinais L2, L3 e L4. Seu suprimento vascular consiste na "artéria para os adutores" da artéria profunda. Adicionalmente, a porção proximal recebe um suprimento da artéria circunflexa femoral medial e um suprimento distal da artéria femoral.[1]

Adutor curto

O músculo adutor curto é inervado pelo nervo obturatório a partir dos nervos espinais L2 e L3. Seu suprimento vascular dá-se pela artéria obturatória, na superfície profunda, pela artéria femoral profunda distalmente, e pela "artéria dos adutores" mais proximalmente. Pode ocorrer um suprimento proximal adicional pela artéria circunflexa femoral medial.[1]

Adutor magno

As partes superior (músculo adutor mínimo) e média do músculo adutor magno são supridas pela divisão anterior do nervo obturatório, e a parte isquiocondilar é suprida pelo ramo tibial do nervo isquiático, ambas com origem nos nervos espinais L2, L3 e L4.[1] O suprimento vascular do músculo em questão também está dividido em aspectos anterior e posterior. Anteriormente, a artéria obturatória, a artéria femoral profunda e as artérias femorais contribuem para o suprimento primário, vindo diretamente da porção distal da artéria femoral profunda. Pode, ainda, haver contribuições vasculares ao aspecto distal do músculo adutor magno a partir das artérias femoral e descendente do joelho. A artéria femoral

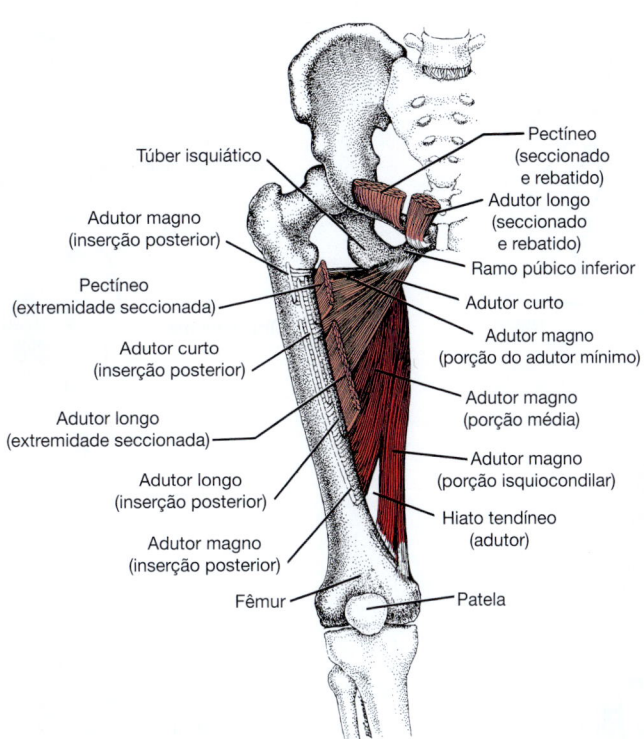

Figura 59-2 Inserções dos músculos adutores profundos do lado direito (vista anterior). Os músculos pectíneo e adutor longo sobrepostos foram seccionados, e suas fixações estão rebatidas (em vermelho-claro). O músculo adutor curto (em vermelho-médio) localiza-se anteriormente ao músculo adutor magno maior (em vermelho-escuro). As inserções dos músculos adutores no aspecto posterior do fêmur, que não estão a vista, são apresentadas de forma esquemática.

circunflexa medial, a primeira e a segunda artérias perfurantes e a artéria poplítea suprem o músculo adutor magno posteriormente.[1]

Pectíneo

O músculo pectíneo é inervado pelo nervo femoral a partir dos nervos L2 e L3 e do nervo obturatório acessório, L3. Quando o pectíneo possui duas lâminas (bilaminar), a camada dorsal pode ser inervada pelo nervo obturatório. O pectíneo recebe seu principal suprimento vascular da artéria circunflexa femoral medial. Pode haver vascularização menor pelas artérias femoral e obturatória.[1]

Grácil

A divisão anterior do nervo obturatório também supre o músculo grácil, mas somente a partir dos nervos L2 e L3. O grácil recebe seu principal suprimento vascular da "artéria dos adutores", que é um ramo da artéria femoral profunda, e um suprimento proximal menor da artéria circunflexa femoral medial.[1]

2.2. Função

O grupo muscular dos adutores tem uma ação principal de aduzir o quadril.[1] Os músculos adutor longo e pectíneo auxiliam na flexão do quadril, ao passo que a porção isquiocondilar posterior do adutor magno age como um extensor do quadril.[1] O músculo grácil é o único do grupo dos adutores que cruza as articulações do quadril e do joelho. Embora a função principal seja aduzir o quadril, ele também ajuda a flexionar o joelho quando este está estendido, auxiliando na rotação medial da tíbia quando o joelho está

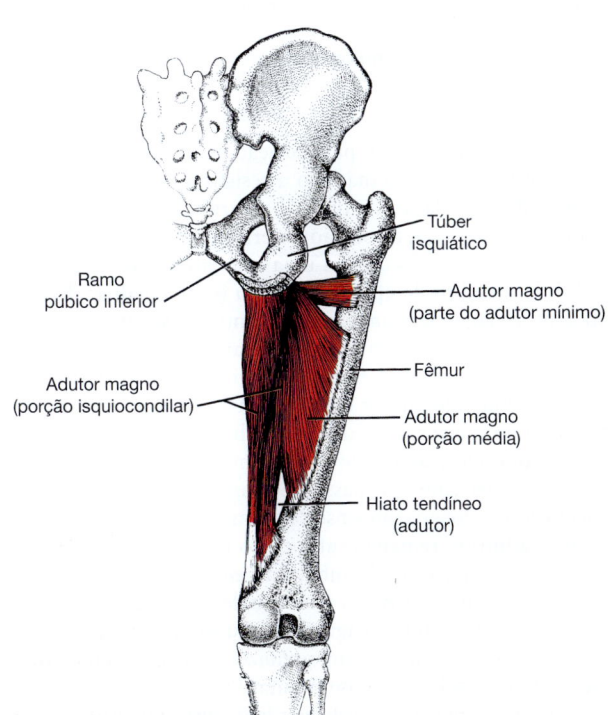

Figura 59-3 Inserções (vista posterior) do músculo adutor magno direito (em vermelho) mostrando as diferenças entre suas três partes.

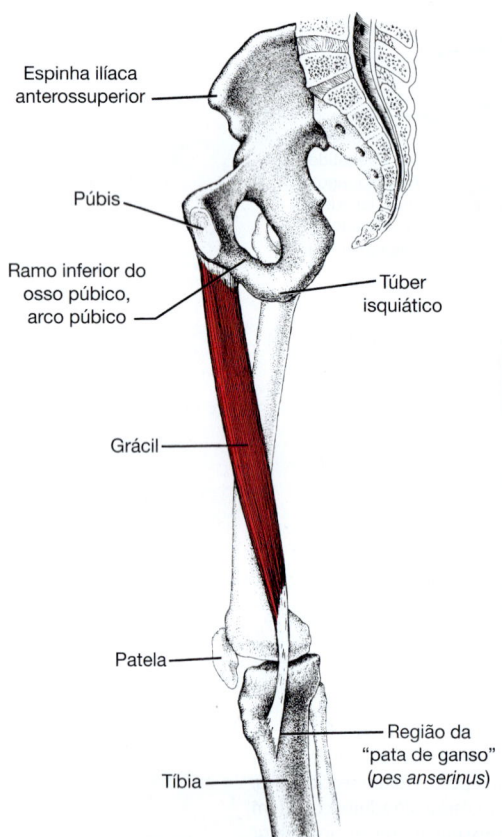

Figura 59-4 Inserções (plano medial) do músculo grácil direito (em vermelho).

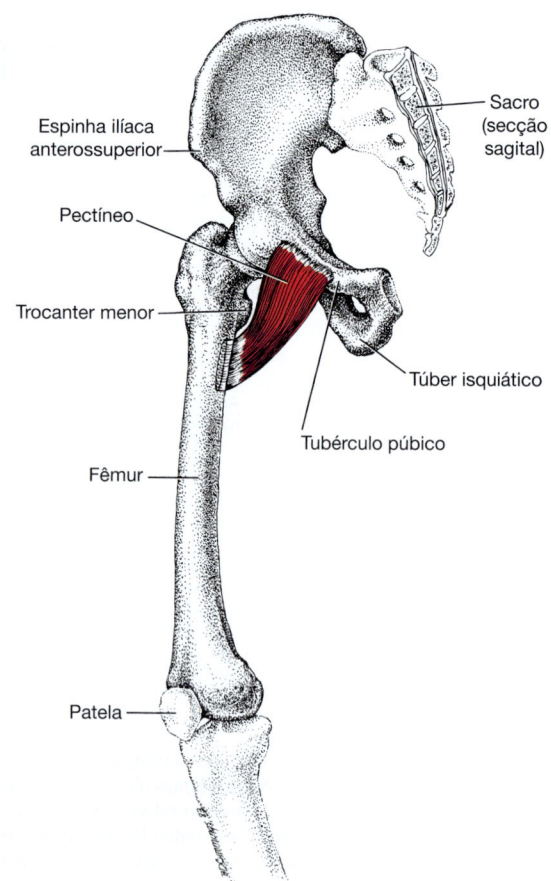

Figura 59-5 Inserções do músculo pectíneo direito (em vermelho), vista anterior e levemente medial. O músculo insere-se, proximal e medialmente, ao ramo superior do púbis e distalmente insere-se na superfície posterior do fêmur, medial à sua linha média.

flexionado.[1,4] Todos os músculos adutores estão ativos tanto com flexão quanto como extensão do joelho, o que sugere que também agem como estabilizadores. Além disso, ajudam na rotação medial do quadril; entretanto, essa função é controversa em relação ao pectíneo. Há discordância quanto ao pectíneo rotacionar medial ou lateralmente. Com base em sua anatomia, pode-se concluir que ele funciona como um rotador lateral na posição anatômica, embora passe a ter um envolvimento maior na rotação medial quando o quadril é flexionado em uma posição mais funcional.[5]

O grupo muscular adutor tem vários papéis durante a marcha normal. Conforme a análise da marcha feita pelo Ranchos Los Amigos,[6] o adutor longo torna-se ativo por volta do momento do apoio terminal e continua assim durante o pré-balanço, o balanço inicial e a parte inicial do balanço médio. O pico de sua ação ocorre na porção final do balanço final, e supõe-se que ele desempenhe um papel importante na flexão do fêmur, na transição ao pré-balanço.[7,8] O músculo grácil também tem um pico de ação durante o balanço inicial, uma vez que o membro continua a flexionar e a avançar através do balanço, permanecendo ativo até a resposta de carga. Durante a parte mais inicial da fase de apoio, o grácil pode continuar funcionando para auxiliar os demais músculos da "pata de ganso" e o músculo vasto medial no controle da angulação que o valgo faz no joelho quando o peso do corpo passa para aquele pé.[9] O músculo adutor magno fica ativo quase continuamente ao longo do ciclo da marcha, ao passo que a parte isquiocondilar mostra uma atividade bifásica, característica dos músculos isquiotibiais. Durante a resposta à carga, o adutor magno tem pico de ação para auxiliar os músculos isquiotibiais e glúteo máximo a resistir ao torque da flexão por meio da articulação do quadril a partir de forças de reação do solo.[7,8] Além disso, a rotação anterior da pelve contralateral, na fase de balanço, resulta em uma rotação medial relativa no quadril do membro de apoio. A porção isquiocondilar do músculo adutor magno tem um papel no controle excêntrico daquela rotação medial relativa do membro de apoio.[10] Ainda, à medida que o peso muda para a frente e por meio da linha média para o outro pé, o músculo adutor longo limita a abdução, controlando a troca do peso e acrescentando estabilidade.[9] O adutor magno fica ativo durante a subida de escadas, mas fica inativo durante a descida.[8] Um paciente que passou por uma retirada completa do músculo adutor longo compensou totalmente pela hipertrofia dos músculos adutores remanescentes e não mostrou perda da força ou aparente prejuízo da deambulação em superfícies niveladas, escadas ou durante saltos.[11] A remoção dos músculos adutor longo, adutor curto e adutor magno resultou em uma perda de 70% da força de adução, embora um prejuízo apenas leve ou moderado ao caminhar, subir escadas ou saltar.[11]

Com o incremento da velocidade de deambulação, a intensidade e a duração do pico da atividade eletromiográfica (EMG) no músculo adutor magno aumentou no contato inicial do calcanhar,[7] e a atividade apareceu mais cedo no ciclo.[8] Inclinar-se para frente ao andar aumentou bastante sua atividade EMG.[7] Durante as atividades mais exageradas de caminhada rápida, corrida ou corrida de curta distância, o músculo adutor longo não alterou seu padrão básico (caminhar) de atividade, mas estendeu um pouco sua duração.[12]

Dados eletromiográficos de exercícios comuns, tendo como alvo os músculos adutores, revelam que o adutor longo demonstra percentual de pico de contração isométrica voluntária máxima com adução em decúbito lateral, compressões de bola[13] e adução em pé, com uma faixa de resistência.[14] Broer e Houtz[15] descobriram que, durante atividades esportivas com a mão direita, a atividade EMG do músculo grácil direito, registrada com eletrodos de superfície, é sempre igual à (e geralmente maior do que) do músculo esquerdo contralateral. A maior atividade EMG do músculo grácil é encontrada durante saltos sobre um só pé em cortadas no vôlei ou "enterradas" no basquete. As atividades causadoras da segunda maior resposta EMG do músculo grácil ocorrem nos saques do tênis e na rebatida de bola com bastão. Esses registros do músculo grácil com eletrodos de superfície podem ter incluído considerável atividade EMG do adutor magno.

2.3. Unidade funcional

A unidade funcional à qual um músculo pertence inclui os músculos que reforçam e contrapõe-se às suas ações, bem como as articulações que os músculos cruzam. A interdependência dessas estruturas está funcionalmente refletida na organização e nas conexões neurais do córtex sensoriomotor. A unidade funcional é enfatizada, porque a presença de um PG em um dos músculos da unidade aumenta a possibilidade de que outros músculos da unidade também desenvolvam PGs. Ao desativar um PG em um músculo, deve haver a preocupação quanto ao surgimento de PGs em músculos funcionalmente interdependentes. O Quadro 59-1 representa, de maneira geral, a unidade funcional dos músculos adutores.[16]

A parte média do músculo adutor magno e a cabeça curta do músculo bíceps femoral têm a mesma direção de fibras e uma inserção contígua na linha áspera, ao longo do aspecto posterior do fêmur. Juntas, parecem um só músculo, a não ser pela linha divisória de sua inserção comum no fêmur. Em consequência, quando esses dois músculos se contraem ao mesmo tempo, funcionam como um só músculo isquiotibial devido à inserção proximal do músculo adutor magno em relação ao túber isquiático e à inserção distal da cabeça curta do músculo bíceps femoral em relação à cabeça da fíbula, com uma expansão para o côndilo lateral da tíbia. Eles têm a vantagem de se inserirem ao fêmur, de modo que cada extremidade dessa estrutura biarticular possa exercer força com independência recíproca. Essa função extensor do quadril/ flexor do joelho é sinérgica com a da cabeça longa do bíceps femoral, do semitendíneo e do semimembranáceo. Durante a flexão do joelho, o músculo grácil auxilia os três músculos isquiotibiais quando o joelho está estendido. Ele também ajuda os músculos semimembranáceo, semitendíneo e poplíteo na rotação medial da perna no joelho.

3. APRESENTAÇÃO CLÍNICA

3.1. Padrão de dor referida

Adutor longo e adutor curta

Parece inexistir uma distinção entre os padrões de dor e sensibilidade referida de PGs nos músculos adutor longo e adutor

Quadro 59-1 Unidade funcional dos músculos adutores

Ações	Sinergistas	Antagonistas
Adução do quadril	Quadrado femoral Glúteo máximo (fibras inferiores)	Glúteo médio Glúteo mínimo Tensor da fáscia lata
Rotação medial do quadril (adutores longo, curto e magno)	Glúteo médio (fibras anteriores) Tensor da fáscia lata Semimembranáceo Semitendíneo	Glúteo médio (fibras posteriores) Glúteo máximo Iliopsoas Piriforme Rotadores laterias profundos do quadril
Flexão do quadril (adutor longo, pectíneo)	Adutor longo Pectíneo Iliopsoas	Glúteo máximo Isquiotibiais Adutor magno, porção isquiocondilar
Extensão do quadril (adutor magno, porção isquiocondilar)	Glúteo máximo Isquiotibiais	Adutor longo Pectíneo Psoas maior e menor Ilíaco
Flexão do joelho (grácil, adutor magno)	Isquiotibiais Gastrocnêmio	Quadríceps

curto. Esses PGs referem a dor proximal e distalmente (Figura 59-6). O padrão proximal está consistentemente presente; a dor é sentida, profunda e proximalmente, na virilha e na porção anteromedial da coxa superior. O envolvimento de PGs do músculo adutor longo é, talvez, a causa mais comum de dores na virilha.[17,18] A referência da dor desses PGs distalmente tem o foco na parte superomedial do joelho, com um padrão secundário que se estende inferiormente ao longo da tíbia.[17-19] Os PGs localizados na parte mais proximal dos músculos costumam referir dor superiormente até a virilha, e os localizados na parte mais distal dos músculos tendem a referir a dor inferiormente para o joelho e a tíbia.[17]

Kelly[20,21] relatou que um ponto sensível no músculo adutor longo, perto de sua inserção proximal, refere dor ao joelho e causa enrijecimento. Long[22] caracterizou a síndrome do adutor longo, causada por PGs, como produtora de dor na coxa medial, perto da virilha, nas proximidades da porção medial do ligamento inguinal, e superficialmente ao longo da coxa medial ou anterior em relação ao joelho.

Kellgren[23] descreveu a dor referida do adutor longo quando este foi injetado com 0,1 mL de solução salina a 6%. Foi percebida dor referida na coxa proximal anterior e no joelho medial, mas que não se estendeu abaixo do joelho.

Em crianças,[24] o padrão essencial de dor referida de PGs no adutor longo foi mostrado distalmente ao ligamento inguinal; seu padrão secundário cobriu a coxa anteromedial, o joelho medial e os dois terços superiores do aspecto medial da perna. Fine[25] relatou dor inguinal em um menino com 10 anos de idade causada por PGs nos músculos adutores da coxa.

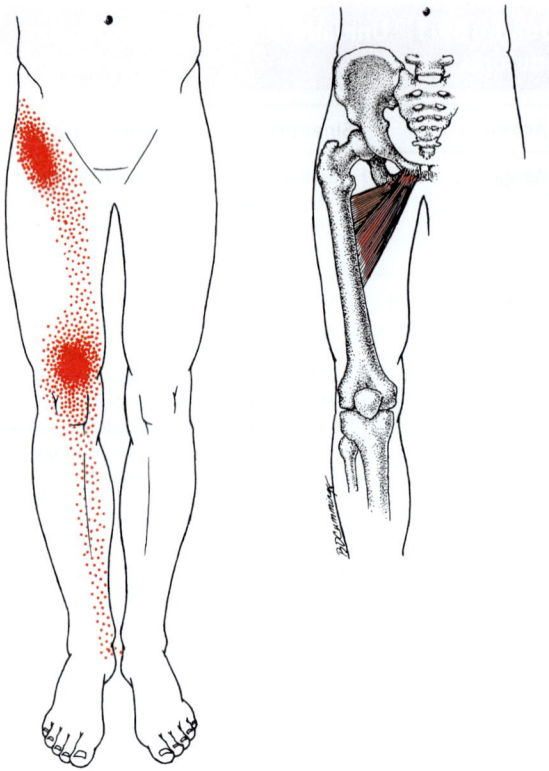

Figura 59-6 Vista anterior dos músculos adutores longo e curto e o padrão composto de dor (em vermelho-escuro) referida de PGs nesses dois músculos (em vermelho-claro). O padrão essencial da dor está em vermelho contínuo; o pontilhado em vermelho indica uma extensão ocasional para um padrão extravasado de dor.

Adutor magno

A localização relativamente comum de PGs no ventre médio do músculo do adutor magno refere dor superiormente na virilha, abaixo do ligamento inguinal, e inferiormente, acima do aspecto anteromedial da coxa até o joelho (Figura 59-7). Essa dor na virilha é descrita como profunda, quase como se localizasse na pelve, embora o paciente não consiga identificá-la em alguma estrutura pélvica específica.

A dor referida de PGs na área mais proximal do adutor magno costuma ser descrita como uma dor pélvica interna generalizada, embora possa incluir o osso púbico, a vagina, o reto ou (com menos frequência) a bexiga. A dor também pode ser descrita como disparando para cima, no interior da pelve, e explodindo como uma bomba.

Pectíneo

PGs no músculo pectíneo produzem dor incômoda bem profunda na virilha, imediatamente distal ao ligamento inguinal. A dor também pode cobrir a porção superior do aspecto anteromedial da coxa. A dor profunda na virilha pode chegar medialmente à região onde o músculo adutor magno insere-se à pelve (Figura 59-8).

Grácil

Os PGs no músculo grácil produzem uma dor local, intensa, como ferroada e superficial, que percorre ao longo do aspecto medial da coxa (Figura 59-9).

3.2. Sintomas
Adutor longo e adutor curto

Pacientes com PGs nesses dois músculos adutores costumam estar cientes da dor na virilha e na coxa medial somente durante atividade vigorosa ou sobrecarga muscular, e não em repouso. A dor informada costuma aumentar com suporte de peso e viradas repentinas do quadril.[22] Os pacientes não costumam admitir que uma abdução da coxa está severamente limitada, embora, uma vez ou outra, percebam rotação lateral limitada da coxa.

Adutor magno

Pacientes com PGs na inserção proximal do músculo adutor magno podem informar dor intrapélvica que pode ser localizada, de forma específica, na vagina, no pênis ou no reto, ou estar difusa e descrita somente como em algum lugar "lá no fundo". Em alguns pacientes, os sintomas ocorrem apenas durante relação sexual. Quando PGs ao longo do ventre médio do músculo estão ativos, o paciente pode informar principalmente dor anteromedial na coxa e na virilha.

Pacientes com PGs no adutor magno costumam informar dificuldades de posicionamento da extremidade inferior de forma confortável à noite. Preferem deitar-se sobre o lado oposto, com um travesseiro colocado entre os joelhos e as pernas.

Pectíneo

Pacientes com PGs no pectíneo relatam dor local na área do músculo e podem estar cientes de uma abdução limitada no quadril, especialmente quando sentados na posição de lótus ou no chão com as pernas cruzadas. Entre os músculos que agem como adutores, PGs no pectíneo limitam a amplitude da abdução ao mínimo. Clinicamente, PGs no pectíneo podem se apresentar com amplitude de movimentos limitada da flexão do quadril, com uma sensação final de tensão ou de proteção do músculo.

Grácil

Pacientes com PGs ativos no músculo grácil costumam apresentar um relato principal de dor superficial, intensa e como ferroada na coxa medial. Pode ser constante em repouso, e uma troca de posição ou um alongamento não costuma reduzi-la. Caminhar, porém, tende a aliviá-la.

3.3. Exame do paciente

Após um exame subjetivo minucioso, o clínico deve realizar um desenho detalhado representando o padrão de dor descrito pelo paciente. Essa descrição ajudará no planejamento do exame físico e pode ser útil no monitoramento da progressão do paciente à medida que os sintomas melhoram ou mudam. O tipo, a qualidade e a localização da dor devem ser investigados com critério, e o uso de instrumentos padronizados de resultados é imperativo ao examinar pacientes com disfunções em extremidades inferiores.

Deve ser feito um exame físico para descarte de disfunções articulares na lombar, na iliossacral, no quadril e no joelho. Inclui teste da amplitude de movimentos da coluna lombar, do quadril e do joelho; teste de movimento acessório passivo do quadril, da articulação iliossacral, do joelho e/ou da coluna lombar; teste de força dos músculos adutores e outros músculos do quadril e todos os testes neurológicos adequados ou testes especiais ortopédicos. Um levantamento criterioso deve ser feito para descartar referência à coxa medial com origem em outros músculos, articulações ou tecidos neurais capazes de referir para a mesma região.

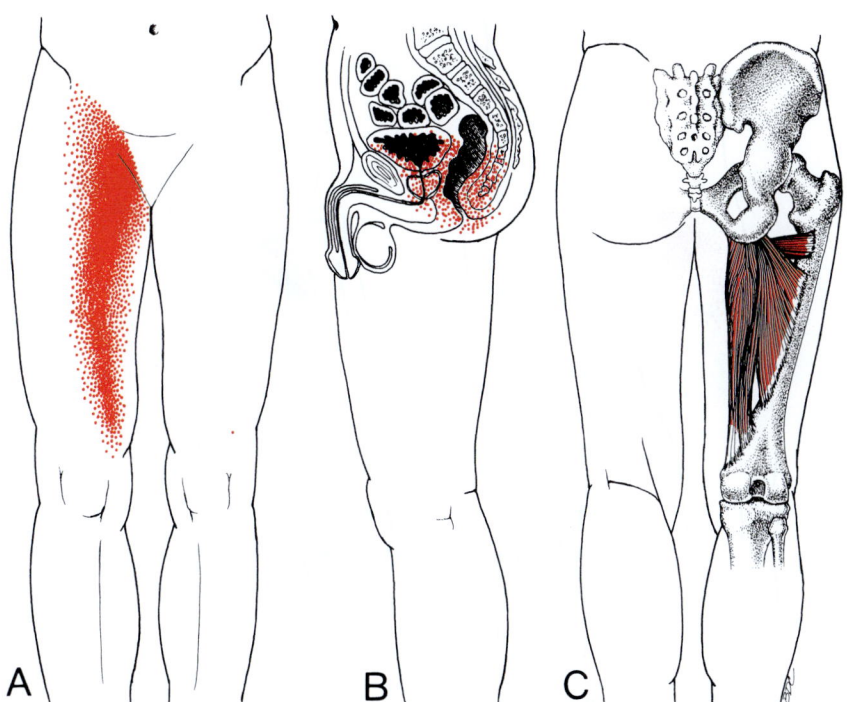

Figura 59-7 Padrão de dor (em vermelho-escuro) referida de PGs no músculo adutor magno direito (em vermelho-claro). O padrão essencial de dor está em vermelho contínuo; pontilhados vermelhos localizam extensão ocasional da dor referida em um padrão de extravasamento. (A) Plano anterior do padrão de dor referida da região média da coxa. (B) Plano sagital médio que mostra o padrão de dor intrapélvica. Esses PGs são encontrados na porção mais proximal da parte isquiocondilar do músculo adutor magno, medial ou profundamente ao músculo glúteo máximo. (C) Músculos adutores à direita, a partir de trás.

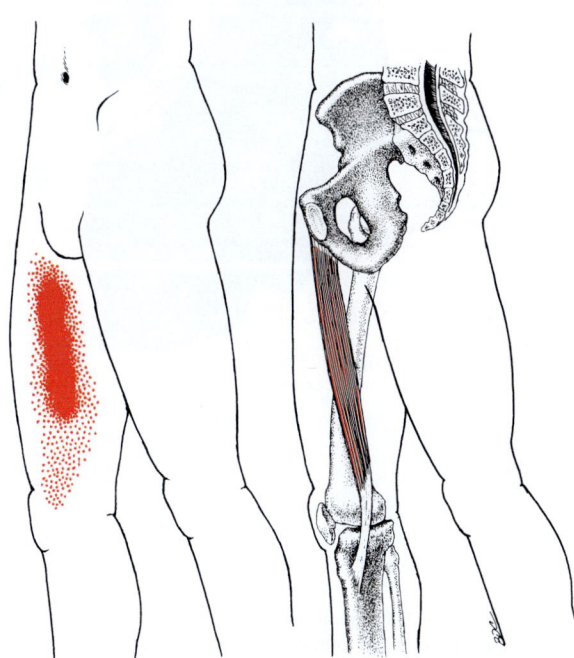

Figura 59-8 Vista medial do padrão composto de dor (em vermelho-escuro) referida de PGs no músculo grácil direito (em vermelho-claro). O vermelho contínuo denota o padrão essencial da dor, e o vermelho pontilhado indica o padrão de extravasamento ocasional da dor.

É importante fazer um exame postural com o paciente em pé para identificar a escoliose estrutural ou funcional, presença de uma hemipelve, ilíaco em superioridade, rotação ilíaca anterior ou disfunção da sínfise púbica[26] e alguma discrepância no comprimento das pernas. A discrepância no comprimento das pernas será identificada como uma assimetria no plano frontal da pelve, com um de seus lados elevado e o oposto, mais baixo. Esse desvio pélvico pode causar PGs no músculo adutor em um dos lados, ou em ambos, a partir de uma sobrecarga do músculo. Atividades funcionais, como da posição sentada para em pé, posição unipodal e agachamento bipodal ou unipodal (ver Figura 55-3A), devem ser examinadas. O clínico deve registrar quaisquer desvios no plano frontal observados na pelve, no quadril e/ou no joelho, e qualquer movimento excessivo no plano transversal, no tornozelo e no pé (ver Figura 55-3B). Um desvio no plano frontal, conforme descrito, pode levar a uma sobrecarga nos músculos adutores devido ao aumento no momento do adutor, secundário a alguma fraqueza do músculo abdutor do quadril. Essa posição de adução relativa do fêmur ainda pode levar a uma carga compressiva do trocanter maior do fêmur em virtude do carga tensional dos músculos glúteos, e também pode acarretar uma carga compressiva anormal da bolsa sinovial trocantérica. A presença de PGs no adutor do quadril, ou déficits no comprimento e na força, pode provocar fraqueza inibitória dos músculos abdutores do quadril. Os adutores do quadril devem ser examinados com cuidado quanto a deficiências no comprimento e na força, uma vez que é fundamental que adutores e abdutores do quadril trabalhem juntos durante atividades com suporte de peso, como a marcha para estabilizar a extremidade inferior.[27]

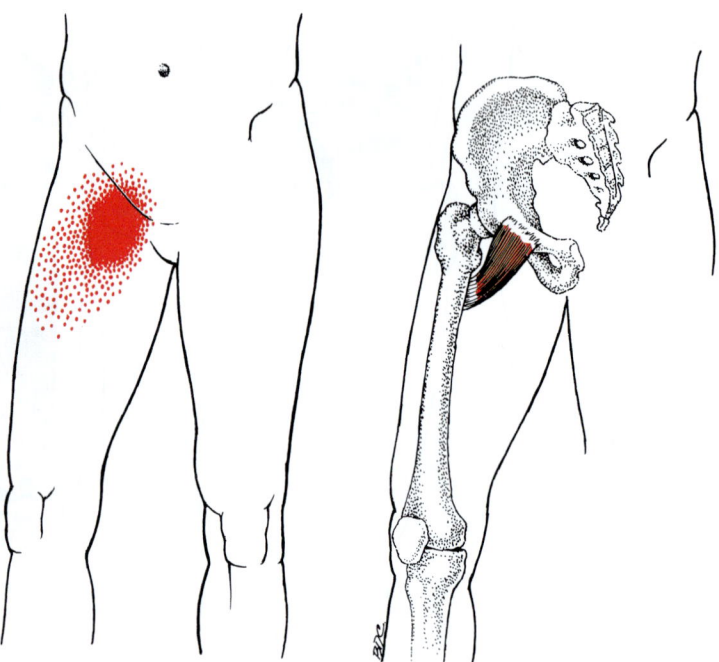

Figura 59-9 Padrão de dor (vermelho-médio) referência de um PG no músculo pectíneo direito (vermelho-escuro), visto a partir da frente e ligeiramente a partir do lado medial. O padrão essencial de dor referida está em vermelho contínuo; em vermelho pontilhado, está o padrão de extravasamento ocasional.

Em razão da interdependência regional do quadril e da coluna lombossacra e do quadril e do joelho, deve ser feito teste específico para identificar deficiências interativas. Pacientes com PGs nos adutores não costumam evidenciar um padrão de marcha anormal, a não ser que a dor originária nos PGs seja tão forte que cause uma marcha antálgica, com uma duração menor da fase de apoio no lado afetado. Contudo, desvios de marcha observados podem contribuir para a ativação e a perpetuação de PGs nos músculos adutores.

PGs nos músculos adutores longo e curto restringem a abdução da coxa muito além do que PGs no músculo pectíneo. PGs no adutor magno também podem restringir a flexão do quadril especialmente na posição abduzida. Essas restrições são prontamente testadas em uma posição para o teste de flexão, abdução e rotação lateral (teste de FABER, do inglês *flexion, abduction, external rotation*; ou teste de Patrick). Com essa técnica, a coxa é flexionada, abduzida e, de certa forma, rotacionada lateralmente, o que testa simultaneamente todos os três adutores principais em relação ao encurtamento (Figura 59-10). Movimentar o calcanhar do membro que está sendo testado mais proximalmente contra a outra coxa causará dor e ficará limitado pela presença de PGs no músculo vasto medial, que está inclinado a um envolvimento com o grupo muscular adutor.

Um procedimento alternativo primeiro testa a amplitude de alongamento da parte isquiocondilar do músculo adutor magno, flexionando parcialmente a coxa do paciente em supino; em seguida, testa a amplitude de alongamento de todos os três músculos adutores, abduzindo mais a coxa flexionada. O abaixamento gradativo da coxa abduzida na direção do solo revela rigidez dos músculos adutores longo, curto e grácil (Figura 59-11).

Sensibilidade da inserção tendínea do músculo adutor magno é provocada por pressão no aspecto posteromedial do côndilo fe-

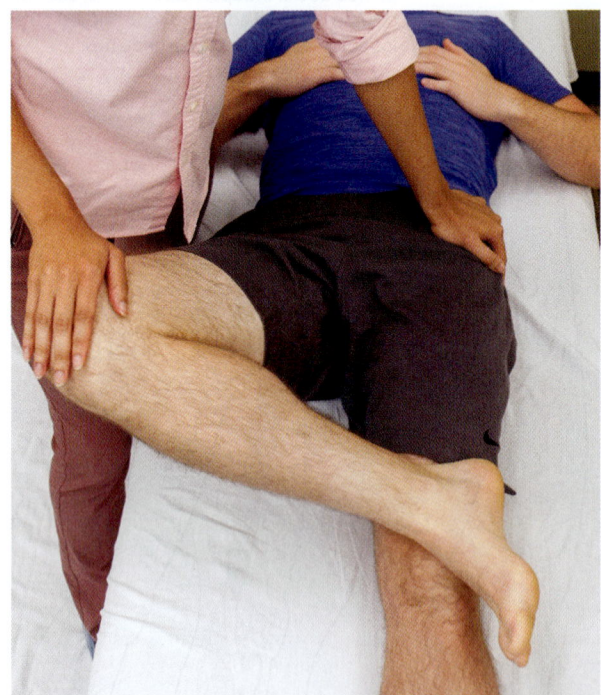

Figura 59-10 Teste de flexão, abdução e rotação lateral (FABER ou teste de Patrick) para avaliar o comprimento dos músculos do grupo dos adutores. A mão do clínico estabiliza a pelve contralateral na espinha ilíaca anterossuperior enquanto, com delicadeza, pressiona o joelho para baixo, na direção da mesa. A coxa pode ser mais flexionada movimentando-se o pé para além da coxa, possibilitando o teste da parte isquiocondilar do músculo adutor magno.

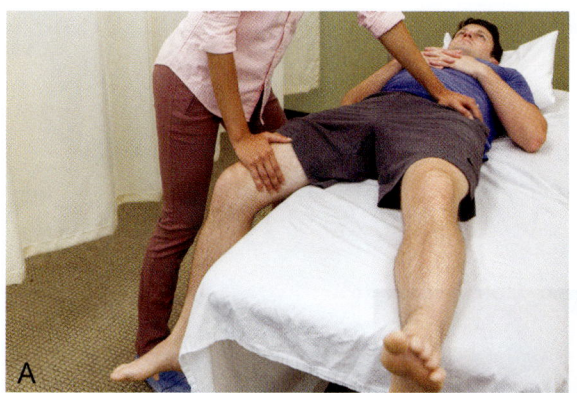 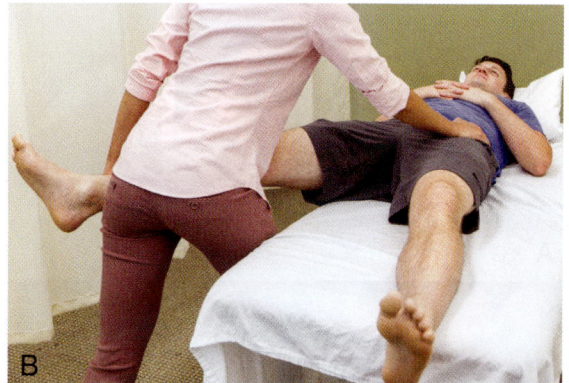

Figura 59-11 Teste do comprimento dos músculos adutores. (A) Teste do comprimento dos músculos adutores longo, curto e magno. (B) O comprimento do músculo grácil é avaliado com o joelho estendido.

---

moral medial. A sensibilidade costuma estar presente nesse ponto quando o adutor magno tem PGs. PGs no pectíneo causam principalmente dor com pouca fraqueza ou restrição dos movimentos. Pacientes com PGs ativos no pectíneo podem apresentar uma amplitude de movimento limitada na combinação da flexão e adução de quadril e com dor na virilha, informadas na amplitude final.

3.4. Exame de pontos-gatilho

Adutor longo e adutor curto

Para examinar se há PGs nos músculos adutores longo e curto, o paciente é colocado em supino, com a coxa e o joelho parcialmente flexionados e a coxa abduzida para que o músculo adutor longo fique em alongamento moderado. O terço do adutor longo mais próximo da pelve é melhor examinado por palpação em pinça transversa. Os dois terços distais costumam ser examinados na busca por PGs com palpação plana transversa contra o fêmur subjacente (Figura 59-12A).

Uma vez que o músculo adutor curto está subjacente ao adutor longo, é encontrado somente com palpação plana transversa profunda ou por penetração de agulha, e seus PGs são localizados principalmente pelo padrão e pelos sintomas do paciente de dor referida. O músculo adutor longo raramente produz respostas contráteis locais à palpação que mereçam atenção, e o músculo adutor curto é quase inacessível à palpação com um dedo pressionando o ponto tenso; porém, penetração dos PGs com agulha provocará uma reação contrátil local.

Adutor magno

Posteriormente, no terço proximal da coxa, o músculo adutor magno está encoberto pelos músculos glúteo máximo, bíceps femoral, semitendíneo e semimembranáceo. Somente na porção proximal do aspecto posteromedial da coxa, há um triângulo do músculo acessível a uma palpação subcutânea. Esse triângulo estreito é limitado proximalmente pelo túber isquiático e púbis, com os músculos semitendíneo e semimembranáceo atrás, e o grácil, anteriormente. Essa "janela de palpação" pode percorrer o comprimento do terço superior da coxa e cruzar vários centímetros (uma polegada ou mais) além da sua largura maior, logo abaixo da pelve. O músculo grácil encobre a parte isquiocondilar do adutor magno na maior parte de seu comprimento. Portanto, PGs no aspecto proximal da parte mais medial da porção isquiocondilar do adutor magno costumam ser melhor localizados por palpação em pinça transversa, que atinge o entorno e a porção profunda do músculo grácil (Figura 59-12B). PGs nas fibras diagonais (porção média) do adutor magno, na região média do ventre muscular e no aspecto proximal, em alguns pacientes, podem ser alcançados apenas por palpação plana transversa posterior ao músculo grácil (Figura 59-12C e D). Cada região com PG é capaz de produzir um padrão diferente de dor referida. Sensibilidade pode ser ocasionada por PGs no adutor magno ou por PGs na musculatura sobreposta, especialmente o músculo grácil. Considerando que boa parte do músculo adutor magno situa-se profundamente a outros músculos de bom tamanho, costuma ser difícil detectar e localizar, com exatidão, seus PGs; portanto, facilmente passam despercebidos.

Pectíneo

Com o paciente em supino, com joelhos flexionados e pés apoiados, o aspecto proximal do músculo pectíneo pode ser palpado lateralmente ao tubérculo púbico. As bandas tensionadas podem ser palpáveis dedilhando-se paralelamente ao ramo púbico, distalmente à inserção do músculo (Figura 59-12E). A fixação distal do músculo é profunda em relação ao feixe neurovascular femoral e de difícil palpação; entretanto, é prontamente acessível por penetração com agulha.

Grácil

PGs no músculo grácil podem ser localizados por palpação em pinça transversa em pacientes que são magros e têm uma pele relativamente frouxa, mas o exame costuma exigir palpação plana transversa e superficial (Figura 59-12D).

4. DIAGNÓSTICO DIFERENCIAL

4.1. Ativação e perpetuação de pontos-gatilho

Uma postura ou atividade que ative um PG, quando não corrigida, também pode perpetuá-lo. Em qualquer parte dos músculos adutores, os PGs podem ser ativados por carga excêntrica não habitual, exercício excêntrico em músculo destreinado ou carga concêntrica máxima ou submáxima.[28] PGs também podem ser ativados ou agravados quando o músculo é colocado em uma posição encurtada e/ou alongada por período prolongado.

PGs no grupo muscular adutor podem ser ativados por carga repentina, como quando alguém escorrega no gelo e resiste a abrir

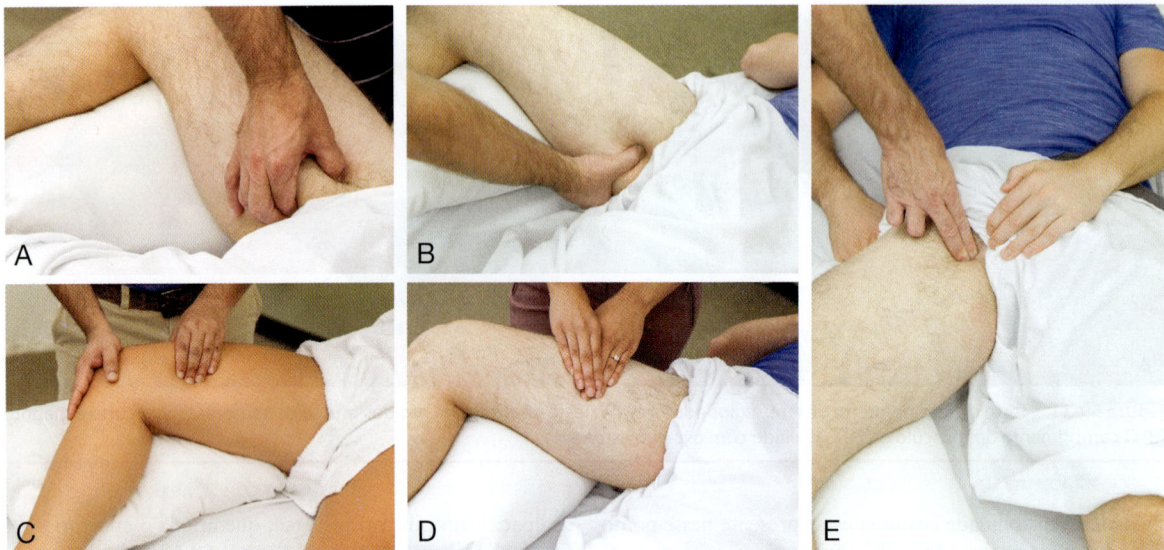

Figura 59-12 Palpação em busca de PGs nos músculos adutores. (A) Palpação em pinça transversa dos músculos adutores longo e curto. (B) Palpação em pinça transversa do músculo adutor magno proximal. (C) Palpação plana transversa do músculo adutor magno distal. (D) Palpação plana transversa do músculo grácil. (E) Palpação plana transversa do músculo pectíneo.

as pernas, enquanto tenta recuperar o equilíbrio. PGs nos adutores também podem ser ativados por osteoartrite do quadril ou após cirurgia do quadril.

PGs no adutor magno costumam ser ativados na prática do esqui ou com longos passeios de bicicleta. Correr em aclive ou declive também pode perpetuar PGs nos adutores. Pacientes com PGs dos maiores músculos adutores têm mais probabilidade de identificar o surgimento dos sintomas em um acontecimento específico, comparados a pacientes com PGs no músculo pectíneo. PGs nos adutores também podem ser perpetuados com o paciente sentado em uma posição fixa, enquanto dirige um carro ou avião, ou sentado por períodos prolongados em cadeira, com os quadris bastante flexionados e uma coxa ou perna cruzada sobre o joelho oposto.

4.2. Pontos-gatilho associados

PGs podem surgir nas áreas de dor referida em razão de PGs.[29] Portanto, músculos nas áreas de dor referida de cada músculo acometido também devem ser examinados. PGs nos músculos adutores longo e curto podem ser associados a PGs no adutor magno e, às vezes, a PGs no pectíneo. O envolvimento dos músculos adutores longo e magno pode estar associado a PGs nas fibras mais mediais do músculo vasto medial. Anatomicamente, eles estão fundidos. As coberturas fasciais desses músculos formam, acima do joelho, uma ponte espessa entre eles, que ajuda a estabelecer uma tração medial sobre a patela, que se contrapõe à tração lateral do músculo vasto lateral.

PGs no pectíneo costumam ser descobertos associados a PGs no grupo muscular iliopsoas, nos três adutores e no grácil. Quando o pectíneo tem PGs, os outros músculos adutores também sempre os terão; assim, precisam ser abordados primeiro. Quando esses PGs associados são desativados, uma busca da causa da sensibilidade residual e da dor na virilha profunda revela PGs no músculo pectíneo. Por isso, é sempre importante conferir PGs produtores de dor residual no pectíneo após eliminar quaisquer PGs nos músculos iliopsoas e adutores.

De forma surpreendente, PGs no músculo grácil raramente estão associados a PGs nos adutores principais, embora esses possam estar associados a PGs na fixação inferior do músculo sartório.

4.3. Patologias associadas

Em pacientes com dor crônica persistente, deve-se esperar a responsabilidade de múltiplas etiologias. Ekberg e colaboradores[30] empregaram uma abordagem multidisciplinar para gerenciar uma dor na virilha de longa duração e sem explicação em 21 atletas do sexo masculino. A equipe médica que diagnosticou avaliou os atletas quanto à hérnia inguinal, neuralgia, tenoperiostite dos adutores, sinfisite e prostatite. A avaliação incluiu radiografias da pelve e estudos da sínfise púbica com radioisótopos. Somente dois pacientes apresentaram apenas uma condição, a sinfisite. Dez pacientes apresentaram duas condições, seis pacientes apresentaram três condições e três pacientes, quatro condições. Os autores não investigaram a outra possibilidade de dor miofascial causada por PGs. Holmich[31] propôs uma categorização diagnóstica de dor na virilha com base em cinco entidades clínicas: dor relacionada aos adutores, dor relacionada ao iliopsoas, hérnia relacionada à parede abdominal, patologia articular do quadril e lesão por estresse em osso púbico (anteriormente chamada de osteíte púbica).

Sinais comuns de dor relacionada aos adutores incluem dor à palpação na origem do músculo adutor e dor com alongamento passivo.[32]

A dor originária no iliopsoas costuma ser provocada com palpação do músculo e flexão resistida do quadril. Em um teste de Thomas modificado, é possível que a dor seja reproduzida durante alongamento com extensão do quadril.[32] Em uma revisão de 894 casos de pacientes, a patologia do iliopsoas foi mais comumente vista em mulheres. Mulheres com frouxidão ligamentar tendem a demonstrar uso excessivo do iliopsoas e rigidez miofascial no músculo.[32] Dor no músculo iliopsoas também predomina entre os corredores. Trata-se de um músculo com papel importante nas corridas como flexor do quadril e, assim, corre risco de ser excessivamente utilizado.[33]

Hérnia do esportista é uma deficiência da parede posterior do canal inguinal, secundária a uma disfunção do tendão associado. Os pacientes costumam relatar dor no abdome inferior e na virilha.[34] Geralmente, a dor é exacerbada com palpação do músculo reto do abdome e do tendão associado. A dor também pode ser provocada durante abdominais com resistência. Uma hérnia femoral ou inguinal pode ser visível após uma inspeção ou um impulso para tossir.[32]

Disfunção intra-articular caracteriza-se por dor e limitação reproduzidas durante amplitude de movimentos do quadril.[32] Fontes múltiplas[22,35] alertam que a dor referida de PGs no adutor longo pode ser confundida com a dor de uma osteoartrite do quadril. É fácil atribuir toda a dor a uma osteoartrite e não considerar o papel potencial de PGs no adutor do quadril. A desativação de PGs nos adutores resulta em alívio satisfatório do quadril em alguns pacientes com osteoartrite da articulação do quadril.[17] Clinicamente, a dor de uma osteoartrite costuma ser mais profunda na virilha e com maior probabilidade de ser referida lateralmente, em vez de medialmente.[22]

A ideia de que parte da incapacidade associada a uma osteoartrite do quadril tenha origem muscular foi confirmada por um estudo[36] em que pacientes com osteoartrite do quadril foram orientados a fazer exercícios de alongamento para a musculatura adutora. O aumento médio de 8,3° no alcance da abdução do quadril e o aumento na área de secção transversa das fibras tipos I e II nos músculos adutores foram significantes.[36]

Rold e Rold[37] destacaram que a sinfisite púbica por estresse dos atletas deve ser diferenciada da avulsão do tendão adutor na pelve, resultante de fraturas do ramo púbico ou isquiático, bem como de condições sépticas locais. Uma sinfisite púbica por estresse costuma ter um início insidioso gradativo de dor na virilha ou dor no abdome inferior, com exacerbação aguda, durante atividades esportivas estressantes.[38] Um exame revela sensibilidade focalizada da sínfise púbica bilateralmente e dor durante abdução e extensão das coxas.[37,39] Algumas vezes, a sinfisite é acompanhada de PGs nos adutores. Nessa situação, a abdução e a extensão ficam mais limitadas no lado dos PGs. Nos músculos adutores mais anteriores, o pectíneo e o adutor longo têm mais probabilidade de apresentar envolvimento. Essa situação é compreensível, pois esses dois adutores têm alavancagem mais eficaz para causar um estresse assimétrico na sínfise púbica. Evidências radiográficas de esclerose e irregularidades dos ossos púbicos na sínfise, bem como evidências cintilográficas de aumento da absorção de radionuclídeos na sínfise, são achados confirmatórios.[37,40] A tendência da pelve oscilar para cima e para baixo é agravada por uma tensão dos músculos adutores.[40] Além disso, a tensão dos adutores pode provocar uma ruptura do disco fibrocartilaginoso da sínfise.[41]

Os nervos obturatório e genitofemoral podem causar dor ou formigamento na virilha ou na coxa medial quando ficam comprimidos. O nervo genitofemoral pode ter envolvimento com PGs ou com encurtamento no grupo muscular iliopsoas.

Cerca de metade dos pacientes com hérnia no obturador (geralmente mulheres idosas) desenvolve sintomas de compressão do nervo obturatório, incluindo dor e parestesias que descem até a superfície medial da coxa e chegam ao joelho (sinal de Howship-Romberg).[42-46] Uma extensão da coxa aumenta a dor,[43] e o reflexo do tendão adutor profundo diminui ou é ausente. (Trata-se de um reflexo provocado por um martelo de reflexo que atinge um dedo colocado ao longo da junção musculotendínea do músculo adutor magno cerca de 5 cm acima do epicôndilo medial.)[42]

Compressão do nervo genitofemoral costuma ser causada por roupas muito justas sobre o ligamento inguinal. Pacientes com esse tipo de compressão têm dor e/ou dormência em uma área elíptica no aspecto anterior da coxa, imediatamente abaixo do meio do ligamento inguinal. Essa área também mostra redução da percepção de pique e toque. Fatores predisponentes seriam apendectomia, infecção do músculo psoas e trauma local.[47]

Ainda que uma tensão em razão de PGs nos músculos adutores longo e curto e grácil não seja admitida como causadora de compressão de nervo, PGs no adutor magno podem ocasionar uma compressão de estruturas vasculares. Um músculo adutor magno tensionado é capaz de comprimir os vasos femorais em sua saída por meio do hiato adutor (tendíneo). Às vezes, as partes média e posterior do adutor magno estão fundidas, o que reduz muito o tamanho do hiato. Um paciente que carece de um pulso da artéria tibial anterior palpável pode ter um retorno do pulso logo após desativação de PG no adutor magno. Esse resultado incomum pode ocorrer por uma estrutura atípica que facilitou a compressão da artéria femoral combinada com uma banda tensionada das fibras do adutor magno no hiato adutor.

Foram relatados três casos de trombose da artéria femoral superficial na saída do canal adutor associados a atividades atléticas.[48] Em dois casos, a lesão arterial e a trombose foram atribuídas a uma compressão tipo tesoura pelos tendões vasto medial e adutor magno nessa localização, e, em outro caso, a uma compressão por uma banda tendínea limitadora que passava pela artéria femoral a partir do músculo adutor magno até o tendão vasto medial no nível da saída do canal adutor. Essas observações sugerem que, em algumas configurações do canal adutor, a tensão de bandas tensionadas sobre os tendões que formam as margens do canal poderia causar, no mínimo, compressão venosa nesse ponto.

Quando PGs no adutor longo surgem nos dois lados, como pode ocorrer nas cavalgadas vigorosas, a distribuição simétrica da dor referida pode simular uma disfunção medular lombar.[18]

5. AÇÕES CORRETIVAS

Pacientes com PGs nos músculos adutores devem limitar o tempo que passam sentados, com um joelho cruzado sobre o outro. Ao sentirem necessidade de cruzar as pernas, devem optar pelo cruzamento do tornozelo da perna do lado afetado sobre o outro tornozelo. Cruzar as pernas nos tornozelos deixará os músculos da coxa e os adutores em uma melhor posição de descanso. Intervalos intermitentes durante períodos longos sentados, para andar e alongar, também são estimulados. Para todos os músculos adutores do quadril, é importante evitar deixar o músculo em uma posição de encurtamento por muito tempo. Essa posição é evitada quando o paciente dorme em decúbito lateral e coloca um travesseiro entre os joelhos e as pernas. Também deve ser evitada flexão prolongada excessiva do quadril.

O autotratamento dos músculos adutores pode ser feito com uso de uma ferramenta de autoliberação miofascial do PG ou com liberação manual (uso das mãos). Para ser realizada a autoliberação miofascial do PG com uma ferramenta ou manualmente, o paciente se senta ou deita em decúbito lateral (Figura 59-13A a D). Encontrado o ponto sensível com a ferramenta, por meio de pegada em pinça ou do uso da pressão digital, o paciente aplica força leve (não além de 4/10 na escala da dor) e mantém-na por 15 a 30 segundos até reduzir a dor, repetindo cinco vezes. Essa liberação pode ser feita várias vezes ao dia. A pressão deve ser levemente desconfortável, mas não explicitamente dolorida.

684 Seção 6 ■ Dor no quadril, na coxa e no joelho

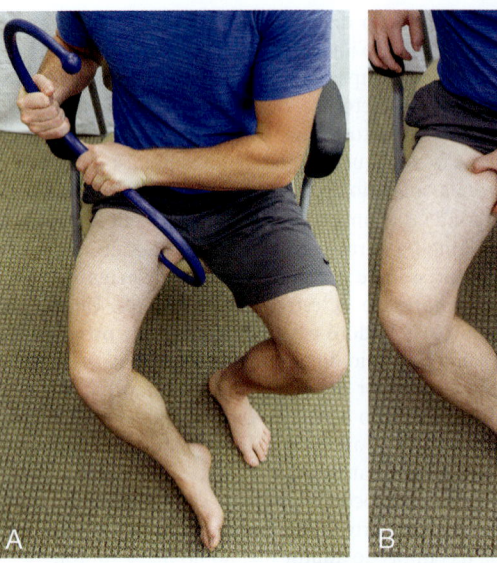
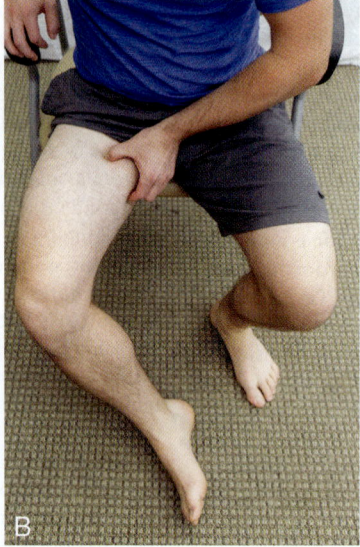
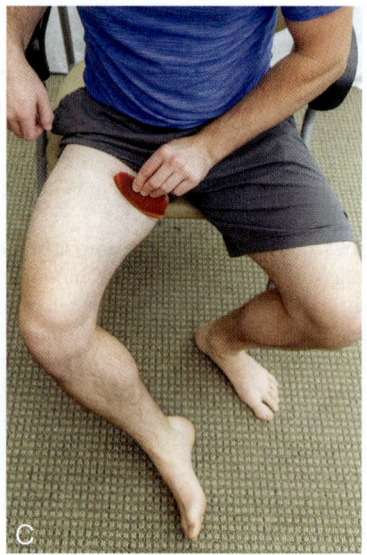
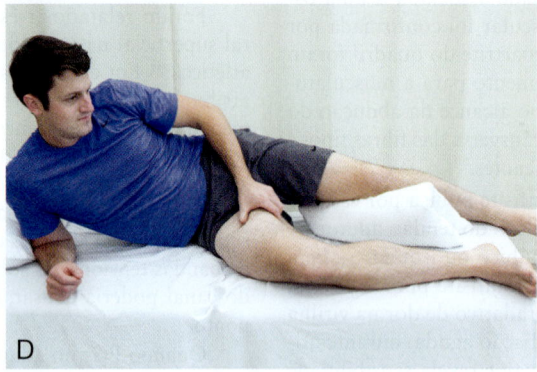

Figura 59-13 Autoliberação miofascial de PGs nos músculos adutores. (A) Ferramenta para liberação de PGs para aqueles localizados nos músculos adutor longo e curto. (B) Liberação manual que usa pegada em pinça. (C) Com uso de uma ferramenta pequena. (D) Com o paciente deitado, liberação manual dos músculos grácil e adutor magno.

Pacientes com parte superior do corpo forte podem usar um rolo de espuma ao longo dos músculos adutores. Na posição decúbito lateral, a perna de baixo deve ser colocada em flexão máxima do quadril, de modo que o aspecto medial da perna afetada possa ficar sobre o rolo de espuma. O paciente pode rolar sobre o rolo de espuma até identificar o PG sensível, ponto em que ele deve manter pressão isolada constante por até 90 segundos, ou até a redução da sensibilidade. Em pacientes que não conseguem ficar nessa posição, uma técnica similar pode ser usada sentando-se e usando um rolo nas mãos.

Liberada a pressão, deve ser feito um autoalongamento dos músculos adutores, desde que ele não aumente os sintomas. O paciente deve ser orientado por um profissional, em programa de alongamento em casa, a manter todo o comprimento dos músculos adutores.

O paciente pode deixar cair o joelho lateralmente, com relaxamento pós-isométrico, para reduzir a atividade dos PGs nos músculos adutores. Ele se deita de costas, com quadris e joelhos flexionados (Figura 59-14). Em PGs irritáveis, o paciente apoia a perna afetada com a mão na parte externa do joelho (Figura 59-14A). Ele mantém a extremidade inferior oposta nessa posição enquanto lentamente abaixa a perna afetada, na direção da cama, até sentir um leve tensionamento na parte interna da coxa (Figura 59-14B). Sentido esse tensionamento, o paciente pode respirar profundamente para ter uma leve contração nos músculos adutores, segurando o ar por 6 a 10 segundos e, em seguida, expirar lentamente. Terminada a expiração, o paciente relaxa o adutor até sentir, novamente, um tensionamento na porção interna da coxa. Esse ciclo pode ser repetido de três a cinco vezes, desde que não haja aumento na dor ou nos sintomas. Para intensificar o tensionamento e conseguir um equilíbrio no comprimento do músculo adutor, esse exercício pode ser feito com os dois lados ao mesmo tempo (Figura 59-14C).

Os pacientes também podem alongar os músculos adutores sentando-se com as costas apoiadas em uma parede, com os dois quadris flexionados e em rotação lateral, em abdução com uso de um travesseiro sob a porção lateral dos joelhos e coxas para apoiar essa posição (Figura 59-15A). Eles também podem ser orientados sobre uma técnica contrair-relaxar para alongar os adutores (Figura 59-15B). Möller e colaboradores[49] descobriram que o alongamento contrair-relaxar dos adutores foi um dos que mais funcionou (Figura 59-15B). As técnicas para alongar descritas para o grupo de músculos adutores não alongam o músculo grácil, porque dobrar o joelho encurta esse músculo. O alongamento do músculo grácil pode ser feito com ajuda de uma faixa para tensionar (Figura 59-15C).

Capítulo 59 ■ Músculos adutor longo, adutor curto, adutor magno, pectíneo e grácil

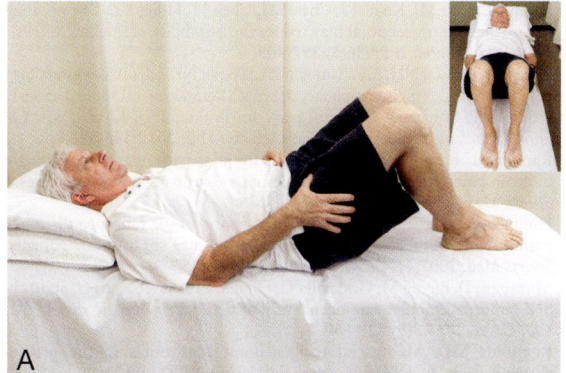

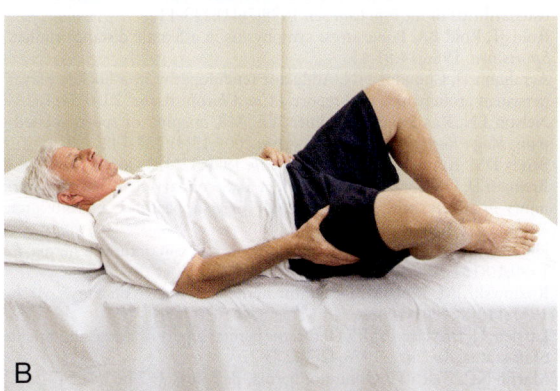

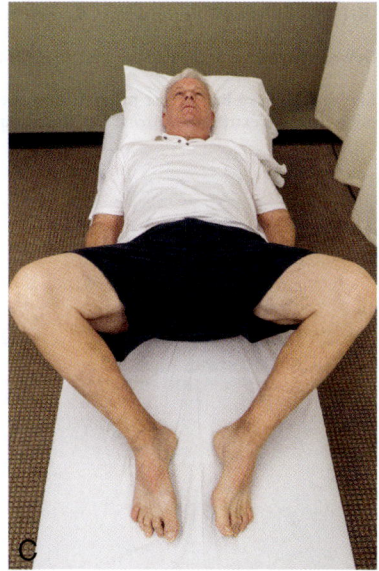

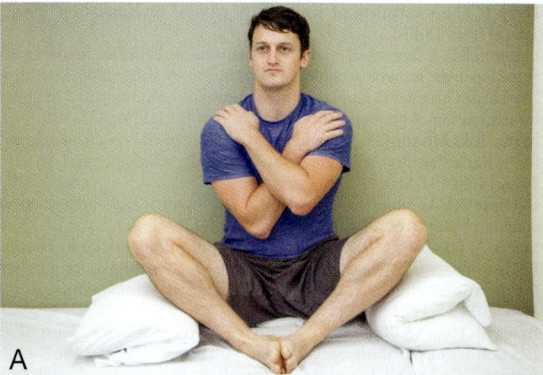

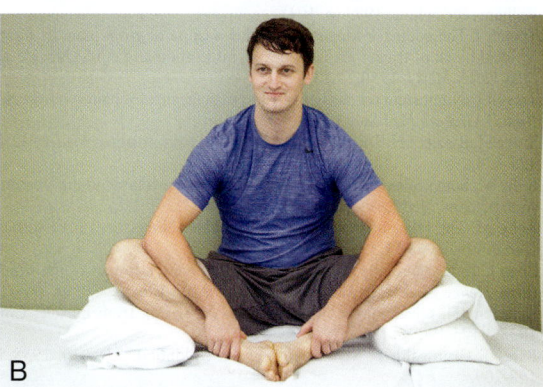

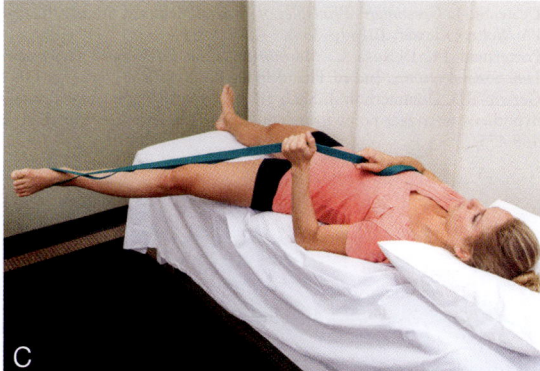

Figura 59-15 Autoalongamento dos músculos adutores. (A) Alongamento dos adutores com auxílio da gravidade quando os PGs são irritáveis. (B) Sobrepressão suave para intensificar o tensionamento. (C) Alongamento com a ajuda de faixa de ioga para tensionar o músculo grácil.

Figura 59-14 Deixar o joelho cair lateralmente. (A) Posição inicial. (B) Com apoio manual para controle do alongamento nos músculos adutores para PGs irritáveis. (C) Queda bilateral dos joelhos colocados sobre superfície para aumento do alongamento e manutenção da simetria entre ambos os grupos de músculos adutores do quadril.

Referências

1. Standring S. *Gray's Anatomy: The Anatomical Basis of Clinical Practice*. 41st ed. London, UK: Elsevier; 2015.
2. Norton-Old KJ, Schache AG, Barker PJ, Clark RA, Harrison SM, Briggs CA. Anatomical and mechanical relationship between the proximal attachment of adductor longus and the distal rectus sheath. *Clin Anat.* 2013;26(4):522-530.
3. Davis JA, Stringer MD, Woodley SJ. New insights into the proximal tendons of adductor longus, adductor brevis and gracilis. *Br J Sports Med.* 2012;46(12):871-876.
4. Jonsson B, Steen B. Function of the gracilis muscle. An electromyographic study. *Acta Morphol Neerl Scand.* 1966;6(4):325-341.
5. Freedman AD, Ross SE, Gayle RC. Teaching "Not So Exact" science: the controversial pectineus. *Am Biol Teach.* 2008;70(7):34-36.
6. Ranchos Los Amigos National Rehabilitation Center. *Observational Gait Analysis*. 4th ed. Downey, CA: Los Amigos Research and Education Institute; 2001.
7. Green DL, Morris JM. Role of adductor longus and adductor magnus in postural movements and in ambulation. *Am J Phys Med.* 1970;49(4):223-240.
8. Lyons K, Perry J, Gronley JK, Barnes L, Antonelli D. Timing and relative intensity of hip extensor and abductor muscle action during level and stair ambulation. An EMG study. *Phys Ther.* 1983;63(10):1597-1605.

9. Perry J. The mechanics of walking. A clinical interpretation. *Phys Ther.* 1967;47(9):778-801.
10. Leighton RD. A functional model to describe the action of the adductor muscles at the hip in the transverse plane. *Physiother Theory Pract.* 2006;22(5):251-262.
11. Markhede G, Stener B. Function after removal of various hip and thigh muscles for extirpation of tumors. *Acta Orthop Scand.* 1981;52(4):373-395.
12. Mann RA, Moran GT, Dougherty SE. Comparative electromyography of the lower extremity in jogging, running, and sprinting. *Am J Sports Med.* 1986;14(6):501-510.
13. Delmore RJ, Laudner KG, Torry MR. Adductor longus activation during common hip exercises. *J Sport Rehabil.* 2014;23(2):79-87.
14. Serner A, Jakobsen MD, Andersen LL, Holmich P, Sundstrup E, Thorborg K. EMG evaluation of hip adduction exercises for soccer players: implications for exercise selection in prevention and treatment of groin injuries. *Br J Sports Med.* 2014;48(14):1108-1114.
15. Broer M, Houtz S. *Patterns of Muscular Activity in Selected Sports Skills: An Electromyographic Study.* Springfield, IL: Charles C. Thomas; 1967.
16. Simons DG, Travell J, Simons L. *Travell & Simon's Myofascial Pain and Dysfunction: The Trigger Point Manual.* Vol 1. 2nd ed. Baltimore, MD: Williams & Wilkins; 1999 (p. 104).
17. Travell J. The adductor longus syndrome: a cause of groin pain: its treatment by local block of trigger areas (procaine infiltration and ethyl chloride spray). *Miss Valley Med J.* 1950;71:13-22.
18. Travell J. Symposium on mechanism and management of pain syndromes. *Proc Rudolf Virchow Med Soc.* 1957;16:126-136.
19. Travell J, Rinzler SH. The myofascial genesis of pain. *Postgrad Med.* 1952;11(5):425-434.
20. Kelly M. Some rules for the employment of local analgesic in the treatment of somatic pain. *Med J Austral.* 1947;1:235-239.
21. Kelly M. The relief of facial pain by procaine (Novocaine) injections. *J Am Geriatr Soc.* 1963;11:586-596.
22. Long C II. Myofascial pain syndromes. III. Some syndromes of the trunk and thigh. *Henry Ford Hosp Med Bull.* 1956;4(2):102-106.
23. Kellgren JH. Observations on referred pain arising from muscle. *Clin Sci.* 1938;3:175-190 (p. 186).
24. Bates T, Grunwaldt E. Myofascial pain in childhood. *J Pediatr.* 1958;53(2):198-209.
25. Fine PG. Myofascial trigger point pain in children. *J Pediatr.* 1987;111(4):547-548.
26. DeStefano L. *Greenman's Principles of Manual Medicine.* 5th ed. Philadelphia, PA: Wolters Kluwer; 2016 (p. 338).
27. Porterfield JA, DeRosa C. *Mechanical Low Back Pain: Perspectives in Functional Anatomy.* 2nd ed. Philadelphia, PA: Saunders; 1998 (pp. 114-117).
28. Gerwin RD, Dommerholt J, Shah JP. An expansion of Simons' integrated hypothesis of trigger point formation. *Curr Pain Headache Rep.* 2004;8(6):468-475.
29. Hsieh YL, Kao MJ, Kuan TS, Chen SM, Chen JT, Hong CZ. Dry needling to a key myofascial trigger point may reduce the irritability of satellite MTrPs. *Am J Phys Med Rehabil.* 2007;86(5):397-403.
30. Ekberg O, Persson NH, Abrahamsson PA, Westlin NE, Lilja B. Longstanding groin pain in athletes. A multidisciplinary approach. *Sports Med.* 1988;6(1):56-61.
31. Holmich P, Bradshaw C. Groin pain. In: Brukner PD, Khank, eds. *Clinical Sports Medicine.* Sydney, Australia: McGraw-Hill; 2012:545-578.
32. Rankin AT, Bleakley CM, Cullen M. Hip joint pathology as a leading cause of groin pain in the sporting population: a 6-year review of 894 cases. *Am J Sports Med.* 2015;43(7):1698-1703.
33. Holmich P. Long-standing groin pain in sportspeople falls into three primary patterns, a "clinical entity" approach: a prospective study of 207 patients. *Br J Sports Med.* 2007;41(4):247-252; discussion 252.
34. Munegato D, Bigoni M, Gridavilla G, Olmi S, Cesana G, Zatti G. Sports hernia and femoroacetabular impingement in athletes: a systematic review. *World J Clin Cases.* 2015;3(9):823-830.
35. Reynolds MD. Myofascial trigger point syndromes in the practice of rheumatology. *Arch Phys Med Rehabil.* 1981;62(3):111-114.
36. Leivseth G, Torstensson J, Reikeras O. Effect of passive muscle stretching in osteoarthritis of the hip. *Clin Sci.* 1989;76(1):113-117.
37. Rold JF, Rold BA. Pubic stress symphysitis in a female distance runner. *Phys Sportsmed.* 1986;14:61-65.
38. Avrahami D, Choudur HN. Adductor tendinopathy in a hockey player with persistent groin pain: a case report. *J Can Chiropr Assoc.* 2010;54(4):264-270.
39. Nelson EN, Kassarjian A, Palmer WE. MR imaging of sports-related groin pain. *Magn Reson Imaging Clin N Am.* 2005;13(4):727-742.
40. Brody DM. Running injuries. *Clin Symp.* 1980;32(4):1-36.
41. Brennan D, O'Connell MJ, Ryan M, et al. Secondary cleft sign as a marker of injury in athletes with groin pain: MR image appearance and interpretation. *Radiology.* 2005;235(1):162-167.
42. Hannington-Kiff JG. Absent thigh adductor reflex in obturator hernia. *Lancet.* 1980;1(8161):180.
43. Kozlowski JM, Beal JM. Obturator hernia: an elusive diagnosis. *Arch Surg.* 1977;112(8):1001-1002.
44. Larrieu AJ, DeMarco SJ III. Obturator hernia: report of a case and brief review of its status. *Am Surg.* 1976;42(4):273-277.
45. Martin NC, Welch TP. Obturator hernia. *Br J Surg.* 1974;61(7):547-548.
46. Somell A, Ljungdahl I, Spangen L. Thigh neuralgia as a symptom of obturator hernia. *Acta Chir Scand.* 1976;142(6):457-459.
47. Rischbieth RH. Genito-femoral neuropathy. *Clin Exp Neurol.* 1986;22:145-147.
48. Balaji MR, DeWeese JA. Adductor canal outlet syndrome. *JAMA.* 1981;245(2):167-170.
49. Möller M, Ekstrand J, Oberg B, Gillquist J. Duration of stretching effect on range of motion in lower extremities. *Arch Phys Med Rehabil.* 1985;66(3):171-173.

Capítulo 60

Músculos isquiotibiais
Semitendíneo, semimembranáceo e bíceps femoral

As vítimas dos assentos

N. Beth Collier

1. INTRODUÇÃO

Os músculos do compartimento posterior são informalmente chamados de "isquiotibiais" quando tratados como um grupo. Individualmente, esse grupo inclui os verdadeiros tendões da articulação, ou seja, o semitendíneo, o semimembranáceo e a cabeça longa do bíceps femoral. Os verdadeiros músculos isquiotibiais cruzam a articulação do quadril e do joelho e contribuem para a extensão do quadril e a flexão do joelho. A cabeça curta do músculo bíceps femoral age apenas na flexão do joelho. Pontos-gatilho (PGs) nesses músculos referem a dor amplamente na coxa posterior e/ou no joelho, muitas vezes simulando uma patologia da articulação do joelho. Eles podem ser ativados por inatividade, sobretudo por permanecer na posição sentada durante muito tempo, com quadris e joelhos flexionados, ou devido a uma cadeira inadequada. Atividades esportivas, como futebol americano, basquete e futebol, são capazes de sobrecarregar os músculos isquiotibiais em razão da combinação da flexão do quadril e da extensão do joelho. O diagnóstico diferencial deve incluir estiramento dos músculos isquiotibiais, tendinopatia proximal dos isquiotibiais, dor radicular lombossacra ou radiculopatia, bursite isquiática e bursite dos músculos da "pata de ganso" (*pes anserinus*). As ações corretivas devem incluir técnicas para melhorar a posição sentada, a mecânica da marcha, a autoliberação miofascial (por pressão) e o autoalongamento.

2. CONSIDERAÇÕES ANATÔMICAS

Semitendíneo

O músculo semitendíneo origina-se proximalmente a partir do aspecto posterior do túber isquiático por um tendão comum com a cabeça longa do músculo bíceps femoral.[1] O ventre do músculo semitendíneo torna-se tendíneo abaixo da coxa média e desloca-se, distal e superficialmente, ao músculo semimembranáceo. Seu tendão faz uma curva em torno do aspecto posteromedial do côndilo medial da tíbia, passa de modo superficial em relação ao ligamento colateral tibial e insere-se no aspecto medial da tíbia (Figura 60-1). Dos três tendões que juntos se inserem nesse local, chamado de *pes anserinus*, o tendão semitendíneo insere-se mais distalmente. Os músculos sartório e grácil também se inserem ao *pes anserinus*. A bolsa anserina separa os três tendões dos músculos da "pata de ganso" (*pes anserinus*) do ligamento colateral tibial subjacente da articulação do joelho. Essa inserção distal do tendão está muito mais afastada do eixo de rotação da articulação do joelho do que os demais músculos isquiotibiais. Isso dá ao semitendíneo uma forte vantagem para flexionar o joelho depois que este está parcialmente dobrado. Essa vantagem fica aparente quando a pessoa dobra o joelho em um ângulo reto, contrai os músculos isquiotibiais e palpa a saliência relativa do tendão semitendíneo. Além disso, na inserção distal, há uma combinação com o tendão do músculo grácil, a fáscia profunda da perna e a cabeça medial do músculo gastrocnêmio. Essas múltiplas conexões fasciais extras com o músculo semitendíneo podem causar dificuldade quando o tendão é cirurgicamente extraído para enxerto, embora aumente sua influência funcional no joelho.

A divisão do músculo semitendíneo em dois segmentos em sequência pela inscrição semitendínea, por meio da linha média do músculo, tem uma relação aparente com sua origem filogenética. Duas bandas distintas de placas terminais são encontradas no semitendíneo, uma acima e outra abaixo da inscrição (Figura 60-1).

Semimembranáceo

O músculo semimembranáceo, relativamente amplo, origina-se proximalmente no aspecto posterior do túber isquiático e lateral e profundamente em relação ao tendão comum dos músculos semitendíneo e bíceps femoral. Essa estruturação anatômica coloca o músculo semimembranáceo profundamente ao semitendíneo no aspecto medial do compartimento posterior da coxa (Figura 60-2). O músculo semimembranáceo tem o mais longo tendão proximal e a maior área de interface músculo/tendão de todos os músculos isquiotibiais.[2] Recentemente, Pérez-Bellmunt e colaboradores[3] des-

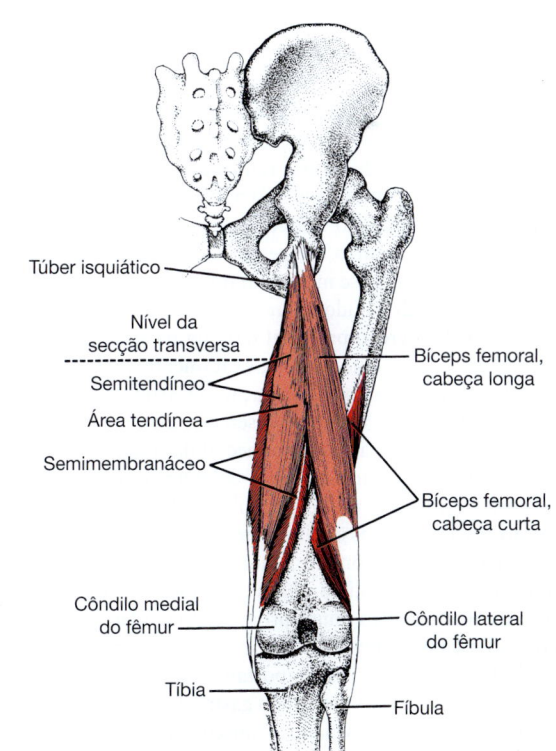

Figura 60-1 Inserções dos músculos isquiotibiais superficiais do lado direito (vista posterior). Os músculos semitendíneo e cabeça longa do bíceps femoral estão em vermelho-claro. Os músculos subjacentes semimembranáceo e cabeça curta do bíceps femoral aparecem em vermelho-escuro.

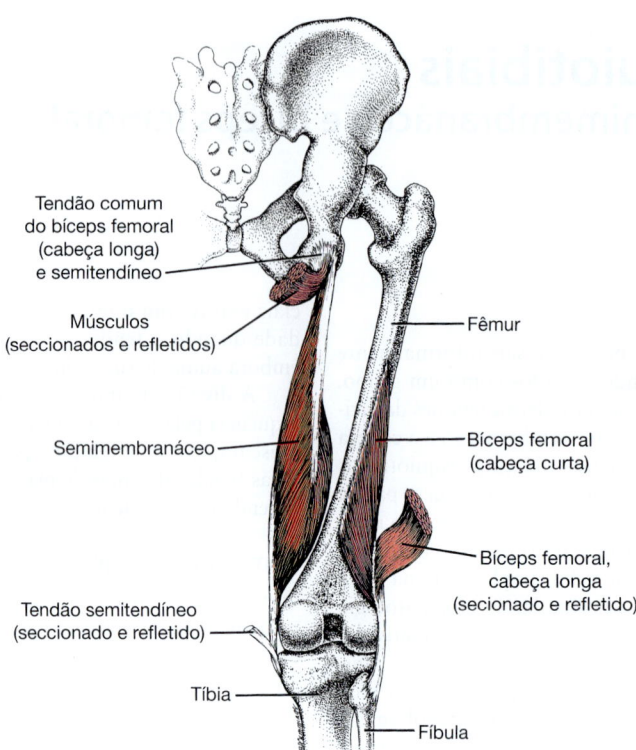

Figura 60-2 Inserções da camada profunda dos músculos isquiotibiais do lado direito (vista posterior). Os músculos semimembranáceo e cabeça curta do bíceps femoral aparecem em vermelho-escuro. As extremidades seccionadas da camada superficial dos músculos isquiotibiais estão em vermelho-claro.

creveram uma estrutura tissular conjuntiva anular, um retináculo, cobrindo e se adaptando a inserção dos músculos isquiotibiais no túber isquiático. Além disso, esse retináculo recebe ampliações do epimísio anterior do músculo glúteo máximo.[3]

As fibras oblíquas do músculo semimembranáceo formam um ventre muscular curto e espesso na metade distal da coxa. Distalmente, a aponeurose medial do músculo semimembranáceo torna-se tendínea, dividindo-se em múltiplos componentes ao nível do joelho. A inserção principal termina na superfície posteromedial do côndilo medial da tíbia, exatamente abaixo da cápsula articular e perto do eixo de rotação da articulação do joelho (Figura 60-3). Outros locais de inserções incluem os múltiplos feixes fasciais relativos ao aspecto medial da tíbia, imediatamente profundos em relação ao ligamento colateral tibial; uma expansão fibrosa relativa à fáscia do músculo poplíteo; e uma marcante expansão fascial que passa obliquamente superior à linha intercondilar femoral e ao côndilo femoral lateral, formando grande parte do ligamento poplíteo oblíquo do joelho.[1] Alguns autores descrevem uma inserção muito próxima do tendão semimembranáceo com a cápsula posterior do joelho e o menisco medial ou lateral.[4-7] Uma bolsa sinovial importante localiza-se entre o semimembranáceo e a cabeça medial do gastrocnêmio, e há uma bolsa sinovial secundária para separar o músculo semimembranáceo da articulação do joelho.[1]

Bíceps femoral

O músculo bíceps femoral, no compartimento posterolateral da coxa, é composto por uma cabeça longa e outra curta. A cabeça longa cruza as articulações do quadril e joelho, mas a cabeça curta cruza somente a articulação do joelho.

A cabeça longa do músculo bíceps femoral origina-se proximalmente no aspecto posterior do túber isquiático, a partir de um tendão comum com o músculo semitendíneo, e na porção inferior do ligamento sacrotuberal (Figura 60-1).[8] Com frequência, a bolsa sinovial superior do músculo bíceps femoral separa esse tendão comum do tendão mais profundo do músculo semimembranáceo. A cabeça curta do bíceps femoral origina-se proximalmente à borda lateral da linha áspera, entre os músculos adutor magno e vasto lateral, estendendo-se distalmente do glúteo máximo ao longo da linha supracondilar lateral até superiormente ao côndilo femoral lateral. Distalmente, a cabeça curta une-se à longa em um tendão comum que se insere no aspecto posterolateral da cabeça da fíbula (Figura 60-2). O bíceps femoral também possui inserções no ligamento colateral fibular e no côndilo tibial lateral.[1] Recentemente, Tosovic e colaboradores[9] descreveram uma arquitetura não uniforme do músculo, na qual a porção distal da cabeça longa do bíceps femoral apresenta fascículos significativamente mais curtos e maiores ângulos de penação, em comparação com regiões proximais.

Existem muitas variações anatômicas dos músculos isquiotibiais. Por exemplo, a cabeça longa do bíceps femoral e o semimembranáceo podem ter uma estruturação hemipenada, e o comprimento de suas fibras pode ser menor do que o comprimento das fibras dos músculos semitendíneo e cabeça curta do bíceps femoral.[10] Em algumas ocasiões, a cabeça curta do músculo bíceps femoral pode estar ausente. Além disso, locais adicionais de in-

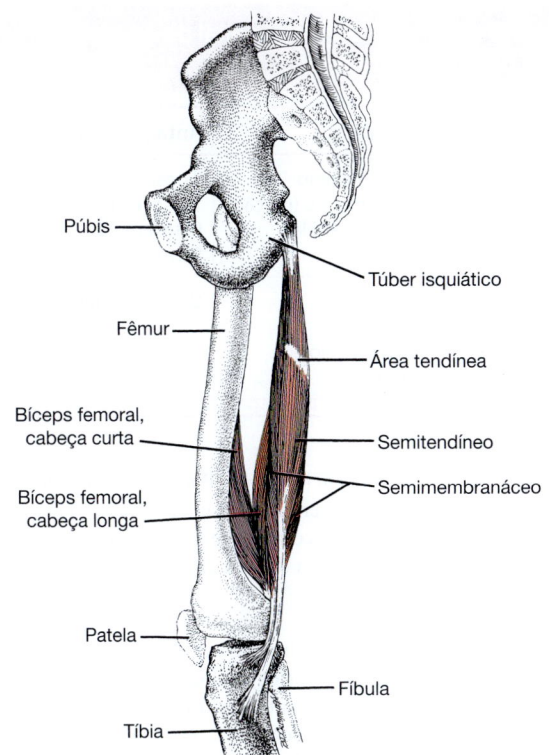

Figura 60-3 Inserções dos músculos isquiotibiais do lado direito (vista medial). O músculo semitendíneo superficial aparece em vermelho-claro, e o músculo semimembranáceo mais profundo, em vermelho-escuro. As duas cabeças do músculo bíceps femoral estão em vermelho-médio.

serção podem incluir o túber isquiático, a linha áspera ou a linha supracondilar medial.

Ao longo da coxa posterior, o nervo isquiático situa-se profundamente a um músculo isquiotibial. Na coxa superior, localiza-se profundamente ao músculo glúteo máximo e à parte lateral da cabeça longa do músculo bíceps femoral, apoiado no músculo adutor magno. Ao descer pela metade superior da coxa, o nervo cruza profundamente a cabeça longa do músculo bíceps femoral a partir da porção lateral até seu lado medial. Na metade da coxa, o nervo situa-se profundamente ao bíceps femoral e entre ele e o músculo semimembranáceo, ainda apoiado no músculo adutor magno. Na coxa distal, os ramos tibial e fibular do nervo isquiático localizam-se profundamente no espaço entre o músculo semimembranáceo e o tendão da cabeça longa do músculo bíceps femoral, lateral aos vasos poplíteos.[1]

2.1. Inervação e vascularização

Os músculos semitendíneo, semimembranáceo e cabeça longa do bíceps femoral são supridos pelos ramos originários na porção tibial do nervo isquiático contendo fibras das raízes nervosas L5, S1, S2. A cabeça curta do músculo bíceps femoral é suprida pelos ramos da divisão fibular comum do nervo isquiático, que também recebe fibras dos nervos L5, S1, S2.[1] Adicionalmente, observa-se que os músculos isquiotibiais demonstram uma inervação intramuscular que lembra a estrutura de uma árvore.[11]

Os músculos isquiotibiais recebem sua vascularização das artérias perfurantes. O semitendíneo e o bíceps femoral também são supridos superiormente pela artéria circunflexa femoral medial. Cada um dos músculos isquiotibiais pode receber alguma vascularização acessória da artéria glútea inferior no túber isquiático. Distalmente, na inserção tibial, pode haver uma vascularização acessória das artérias superiores lateral e medial do joelho ou poplítea.[1]

2.2. Função

Os três músculos isquiotibiais verdadeiros (semitendíneo, semimembranáceo e cabeça longa do bíceps femoral) agem, basicamente, como extensores do quadril e flexores do joelho quando coxa e perna estão livres para se movimentarem. Esses músculos propiciam entre 30 e 50% da força extensora do quadril.[12] Durante o movimento de ficar em pé e de curvar-se para a frente, controlam a flexão no quadril. Todos os músculos isquiotibiais estão envolvidos em flexão de joelhos. Os mediais (semitendíneo e semimembranáceo) auxiliam a rotação medial da coxa na região do quadril, e a cabeça longa do músculo bíceps femoral auxilia a rotação lateral da coxa na região do quadril, quando este é estendido. Quando o quadril é flexionado, o semitendíneo e o semimembranáceo também rotacionam a perna medialmente, e ambas as cabeças do bíceps femoral a rotacionam lateralmente. A cabeça curta do bíceps femoral é um flexor da articulação do joelho.

Todos os três músculos isquiotibiais verdadeiros apresentam silêncio eletromiográfico enquanto a pessoa está em pé e estática, como é o caso do quadríceps femoral, do adutor magno e do glúteo máximo. No entanto, ao contrário do músculo glúteo máximo, qualquer ação que leva o centro de gravidade para a frente de um eixo medial-lateral na articulação do quadril, como chegar à frente ou inclinar-se para a frente, é acompanhada de uma forte contração excêntrica dos isquiotibiais. Aumentando a inclinação do tronco para a frente, o momento extensor do quadril dos isquiotibiais aumenta, ao passo que o momento extensor do quadril do músculo glúteo máximo diminui.[13] Em razão do braço de momento aumentado dos isquiotibiais, sua ativação na inclinação do tronco para a frente fornece uma contribuição importante ao ritmo lombopélvico na flexão do tronco para a frente.[14]

Na marcha, os músculos isquiotibiais funcionam de modo indireto para manter o tronco ereto durante o apoio (limitando diretamente a tendência a flexionar o quadril, produzida pelo peso do corpo) e para desacelerar o membro que se movimenta para a frente no balanço final, independentemente da velocidade.[15,16] Durante a última metade do balanço, a musculatura isquiotibial fica ativa, mais longa e absorve energia da desaceleração do membro, que se prepara para o contato do pé.[16,17] O músculo bíceps femoral tem o maior alongamento musculotendíneo durante o balanço final, o que pode contribuir para sua maior probabilidade de estar tenso, quando comparado aos outros dois músculos isquiotibiais.[18] Além disso, foram observadas diferenças importantes nos padrões de ativação entre o bíceps femoral e o semitendíneo. Com uma maior velocidade de corrida, o bíceps femoral foi mais ativado durante a fase final do balanço, ao passo que o semitendíneo foi significativamente mais ativado durante a fase do balanço médio.[19] Os músculos isquiotibiais também auxiliam na extensão do quadril durante a fase da marcha do apoio final ao pré-balanço. Cada músculo isquiotibial não age, de modo consistente, flexionando o joelho durante a marcha, embora a cabeça curta do bíceps femoral esteja ativa na flexão do joelho para desprendimento dos dedos.

Ericson[20] calculou que, juntos, todos os músculos extensores do quadril produzem 27% do trabalho mecânico positivo total durante o uso da bicicleta ergométrica. Uma média de atividade com eletrodos superficiais durante 25 ciclos de pedaladas em 11 indivíduos[21] mostrou que a atividade eletromiográfica (EMG) do bíceps femoral atingiu o pico no começo do movimento retroativo do pedal. Em contrapartida, a combinação da atividade EMG dos músculos semitendíneo e semimembranáceo chegou ao pico perto do término desse período. A atividade do bíceps femoral foi intensificada com o aumento do ritmo das pedaladas e da altura do assento.[21]

Também é função dos isquiotibiais dar estabilidade à articulação do joelho, devido as suas inserções mediais e laterais distais no joelho. Essa função tem o apoio da anatomia do músculo poplíteo e da presença de um retináculo com três camadas, que age como uma sustentação cinemática para os músculos isquiotibiais.[22] Estes músculos também emprestam resistência ativa ao deslizamento anterior da tíbia sobre o fêmur, fornecendo suporte dinâmico ao ligamento cruzado anterior.[12]

2.3. Unidade funcional

A unidade funcional à qual um músculo pertence inclui os músculos que reforçam e contrapõe-se às suas ações, bem como as articulações que os músculos cruzam. A interdependência dessas estruturas reflete-se funcionalmente na organização e nas conexões neurais do córtex sensoriomotor. A unidade funcional é enfatizada, porque a presença de um PG em um músculo da unidade aumenta a possibilidade de que outros músculos da unidade também desenvolvam PGs. Ao desativar PGs em um músculo, deve haver a preocupação quanto a PGs que possam surgir em músculos funcionalmente interdependentes. O Quadro 60-1 representa, de maneira geral, a unidade funcional do grupo de músculos isquiotibiais.[23]

3. APRESENTAÇÃO CLÍNICA

3.1. Padrão de dor referida

O padrão de dor referida de PGs nos músculos semitendíneo e semimembranáceo costuma projetar para cima, para o túber isquiático e para a prega glútea. A dor referida também pode chegar inferiormente à coxa posterior medial, ao joelho posterior e, ocasionalmente, à panturrilha medial, muitas vezes com uma agudez que é menos sentida pelos outros músculos isquiotibiais (Figura 60-4A).

O padrão de dor referida de PGs em uma das cabeças, ou em ambas as cabeças, do músculo bíceps femoral costuma se projetar distalmente ao joelho lateral posterior. Chan e colaboradores[24] descreveram um relato de caso em que uma tendinite calcificante do bíceps femoral foi a causa de uma dor aguda no joelho. A dor referida também pode se espalhar inferiormente, abaixo do joelho, na panturrilha, podendo atingir superiormente a região posterior da coxa e chegar à prega glútea (Figura 60-4B).

3.2. Sintomas

Pacientes com PGs nos músculos isquiotibiais relatarão dor nas nádegas, perto da dobra dos glúteos e do túber isquiático, na região posterior da coxa e/ou no joelho, especialmente ao andar ou correr. Esses sintomas foram chamados de "síndrome dos isquiotibiais" por alguns autores.[25] Os pacientes também podem informar dor na nádega, na porção superior da coxa e na posterior do joelho ao sentarem-se, devido à pressão sobre os PGs, especialmente quando sentados em superfícies duras. Pode, ainda, haver relatos de dor crescente quando se erguem de uma posição sentada, sobretudo se estavam sentados com os joelhos cruzados. Os pacientes podem se impulsionar para sair da cadeira usando os braços, em razão da dor.

O paciente também pode relatar um padrão de sono perturbado ou interrompido, geralmente devido a PGs no bíceps femoral. Dor e sintomas originários no bíceps femoral costumam localizar-se no aspecto posterolateral do joelho, e a dor pode se concentrar em torno da cabeça da fíbula, em sua inserção.

Os pacientes também podem sentir uma ampla distribuição de sintomas e dor na coxa posterior, capaz de levar a um diagnóstico de "ciática". Mesmo que o paciente tenha passado por lesão traumática, resultando em tensão nos músculos isquiotibiais, há necessidade de um exame em busca de PGs para ajudar no controle de sintomas de dor causados pelos PGs associados.

3.3. Exame do paciente

Após um exame subjetivo minucioso, o clínico deve realizar um desenho detalhado representando o padrão de dor descrito pelo paciente. Essa descrição ajudará no planejamento do exame físico e pode ser útil no monitoramento da progressão do paciente à medida que os sintomas melhoram ou mudam. Ao avaliar a postura, pessoas com músculos isquiotibiais curtos ou enrijecidos podem se apresentar com uma inclinação pélvica posterior e uma lordose lombar reduzida. Uma postura típica com balanço para trás, algo que pode ser visto nessa população, também incluiria uma postura com a cabeça para a frente. A importância de um exame completo, mesmo quando todos os sintomas musculares se limitarem à metade do corpo, não pode ser desprezada.

Para um exame correto dos músculos isquiotibiais, o clínico deve observar as posições sentada e em pé. Na posição sentada, a configuração da postura e o ambiente devem ser avaliados. Cabe ao clínico observar se há compressão potencial na parte posterior das coxas pela frente da cadeira, o que pode ocorrer se as pernas do paciente não forem suficientemente compridas para descansarem completamente no chão. A tendência de que o paciente cruze os joelhos ao se sentar também pode contribuir à presença de PGs nos músculos isquiotibiais. Além disso, quando o paciente está sentado, pode se inclinar para a frente de modo a reduzir a carga sobre os túberes isquiáticos, colocando uma carga maior nos músculos isquiotibiais da região média da coxa.

O exame físico deve ser feito para descarte de alguma patologia em articulação lombar, sacroilíaca, de quadril ou de joelho. Essa avaliação deve incluir teste de amplitude de movimentos da

Quadro 60-1 Unidade funcional do grupo dos músculos isquiotibiais

Ações	Sinergistas	Antagonistas
Extensão do quadril	Glúteo máximo Adutor magno (porção isquiocondilar)	Iliopsoas Tensor da fáscia lata Reto femoral Sartório
Flexão do joelho	Sartório Grácil Gastrocnêmio Plantar	Quadríceps femoral

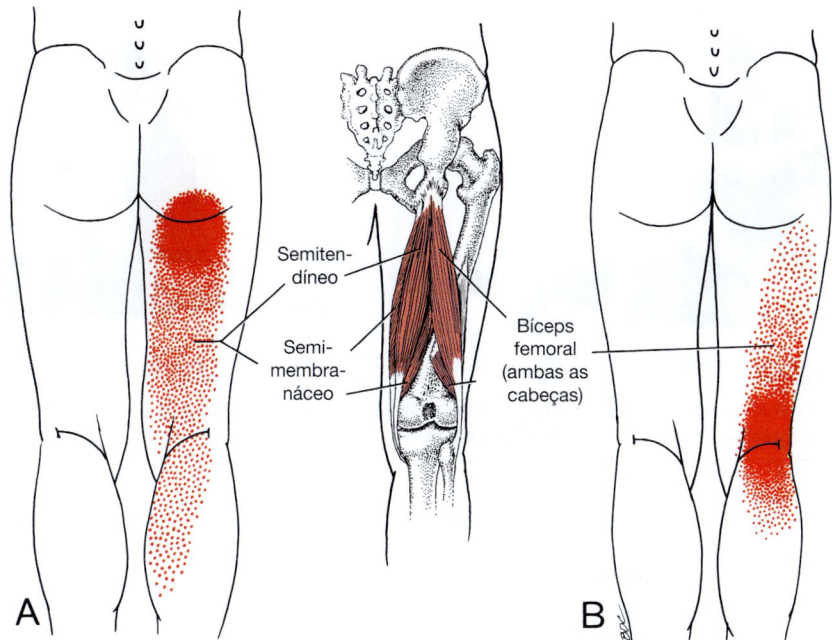

Figura 60-4 Padrões compostos de dor (em vermelho-escuro) referida de PGs nos músculos isquiotibiais. O vermelho contínuo denota a distribuição essencial da dor referida desses PGs. O vermelho pontilhado localiza a extensão ocasional do padrão em alguns pacientes. (A) Músculos semitendíneo e semimembranáceo. (B) Cabeças longa e curta do músculo bíceps femoral.

coluna lombar, do quadril e do joelho; teste de movimento acessório passivo do quadril, da articulação sacroilíaca ou do joelho; teste de força do quadril (especialmente na extensão, na adução e na flexão do joelho) e de outros músculos ou movimentos associados; e todos os testes neurológicos apropriados ou testes ortopédicos especiais. Deve ser feito um levantamento criterioso de dados para descarte de referência de dor ou sintomas às nádegas ou à coxa posterior com origem em outros músculos, articulações ou tecidos neurais que também podem referir dor à mesma área.

Importante, ainda, é a observação do padrão da marcha do paciente, com bastante atenção à fase do balanço final e à fase de apoio precoce, pois é quando os músculos isquiotibiais estão mais ativos durante o padrão da marcha. O joelho pode ser mantido em uma posição flexionada durante toda a fase de apoio em razão de alguma dor originária de PGs na região dos isquiotibiais. Fraqueza do glúteo máximo também pode levar a uma sobrecarga da musculatura isquiotibial durante a marcha, e deve haver observação de posições da coluna lombar e posições ilíacas enquanto a fase de apoio é garantida.

A interdependência regional da coluna lombossacra e do quadril, bem como das articulações do quadril e dos joelhos, torna necessário o exame dessas relações em uma cadeia cinética fechada e aberta. Deve ser avaliada uma atividade funcional em pé, o agachamento bipodal, que deve ser observado de um plano sagital (ver Figura 54-3A). O clínico deve observar qualquer movimento excessivo na região lombossacral ou articular do quadril. Durante um agachamento adequado, o paciente deve ser capaz de demonstrar boa amplitude de flexão do quadril, sem anteroversão pélvica excessiva, sem hiperextensão lombar excessiva ou algum deslocamento importante do joelho à frente do pé no plano sagital (ver Figura 54-3B). A movimentação de uma posição em pé para sentada deve ser observada para exame do controle do glúteo máximo e dos músculos isquiotibiais durante o sentar-se, junto com a amplitude de movimentos da flexão do quadril e dos joelhos.

A amplitude de movimentos do quadril e dos joelhos, a força muscular e os padrões de ativação devem ser investigados em todos os planos. A avaliação do comprimento dos músculos de um e de dois músculos flexores articulares do quadril deve ser realizada (ver Figura 54-7). Padrões de ativação de músculos extensores do quadril devem ser avaliados em decúbito ventral. Janda descreveu um padrão de ativação muscular durante extensão do quadril que inclui a seguinte sequência de ativação muscular: isquiotibiais, glúteo máximo e paraespinais contralaterais, seguidos dos músculos paraespinais ipsilaterais. A coluna lombar deve ser mantida em posição neutra e os joelhos, em extensão; qualquer desvio deve indicar prejuízo nos movimentos.[26] A força muscular dos isquiotibiais deve ser testada tanto por seu papel na extensão do quadril quanto na flexão do joelho.

Uma avaliação do comprimento dos músculos deve ser diferente da neurodinâmica alterada do nervo isquiático. Retesamento ou enrijecimento dos isquiotibiais é a razão mais frequente para um indivíduo apresentar curvatura para a frente limitada ou flexão lombar excessiva ao tentar tocar os dedos dos pés com os joelhos estendidos,[27] embora a rigidez não limite a flexão na região do quadril quando os joelhos estão flexionados. A capacidade de extensão dos isquiotibiais pode ser avaliada usando-se o teste 90/90, em que o quadril é flexionado até 90° e o joelho é movimentado, de forma passiva, a partir de 90° de flexão do joelho para uma extensão total (Figura 60-5).

PGs nos isquiotibiais limitam significativamente os movimentos durante o teste de elevação da perna reta (SLR, do inglês *straight leg raise*) (Figura 60-6). A dor causada pelos PGs no limite da flexão do quadril pode ser sentida na região inferior das nádegas, na região posterior da coxa ou atrás do joelho. Uma diferenciação estrutural com dorsiflexão do tornozelo seria necessária

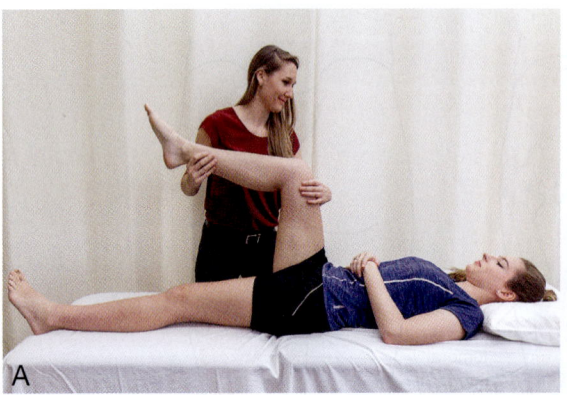 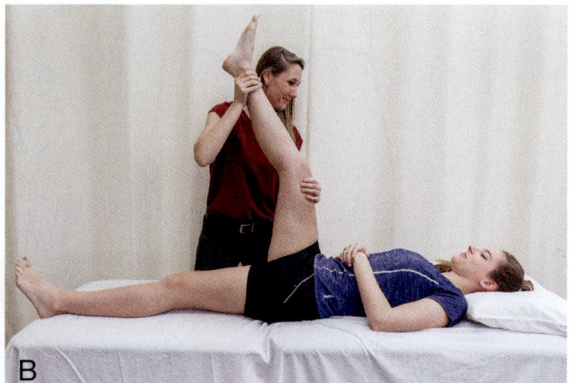

Figura 60-5 Teste do comprimento dos músculos isquiotibiais usando a posição 90-90. (A) Posição inicial. (B) Posição final, demonstrando uma deficiência no comprimento dos músculos isquiotibiais.

para determinar as contribuições relativas da tensão neural e da tensão miofascial. A adição de uma dorsiflexão no final de sua amplitude de movimentos durante o teste da perna reta não deve provocar mais PGs nos músculos isquiotibiais, e, assim, nenhuma alteração da dor na nádega ou na coxa posterior deve aumentar com essa manobra de diferenciação. Em alguns músculos, PGs ativos causam dor quando o músculo é encurtado ao máximo, de forma a limitar tanto a amplitude de movimentos encurtada e quanto a amplitude de movimentos alongada. PGs ativos nos isquiotibiais podem limitar um pouco a combinação de extensão ativa no quadril com flexão combinada no joelho, dando a impressão de que um músculo reto femoral retesado seja o responsável. Nesse caso, desativar PGs nos isquiotibiais restaura a amplitude ativa de movimento. Entretanto, tal hipótese não tem apoio em dois estudos que mostram que agulhamento a seco combinado com alongamento dos isquiotibiais não era mais eficaz do que apenas alongar para melhorar seu comprimento.[28,29]

3.4. Exame de pontos-gatilho

O músculo semitendíneo é identificado com facilidade localizando-se seu tendão saliente atrás do aspecto medial do joelho quando este é flexionado contra resistência e, em seguida, sendo o tendão acompanhado superiormente até a coxa. O semimembranáceo localiza-se profundamente ao semitendíneo e é muscular na coxa distal. Suas fibras podem ser palpadas em cada um dos lados do tendão semitendíneo. O músculo semimembranáceo forma o limite medial dos isquiotibiais e está adjacente ao músculo grácil, na metade inferior da coxa.

Para palpar os PGs nos músculos semitendíneo ou semimembranáceo, o paciente pode deitar-se em decúbito ventral, decúbito lateral ou em decúbito dorsal, embora a primeira posição seja preferida. Para localizar PGs nos músculos semitendíneo ou semimembranáceo, o paciente deita-se em decúbito ventral, com a coxa envolvida levemente abduzida e o joelho levemente flexionado, com o tornozelo sobre um travesseiro. Pode ser usada palpação plana transversa para o exame dos músculos isquiotibiais mediais distais (Figura 60-7A) aplicando-se pressão direta ao músculo contra o fêmur subjacente. Pode ser usada palpação plana transversa para palpar PGs na porção proximal dos músculos isquiotibiais mediais (Figura 60-7B). Com o paciente em decúbito lateral, com o lado afetado para baixo, pode ser empregada a palpação em pinça transversa para identificar PGs no músculo semitendíneo (Figura 60-7C). Enquanto o paciente está deitado em decúbito dorsal, com o quadril ligeiramente flexionado, abduzido e rotacionado lateralmente, tendo um travesseiro sob o joelho e a porção inferior da perna que está em cima, pode ser usada uma palpação em pinça transversa para identificação de PGs nos músculos semitendíneo e semimembranáceo (Figura 60-7D).

Ao examinar o músculo bíceps femoral em busca de PGs, o melhor método é iniciar no aspecto posterior e lateral da coxa. A cabeça curta do músculo bíceps femoral localiza-se profunda-

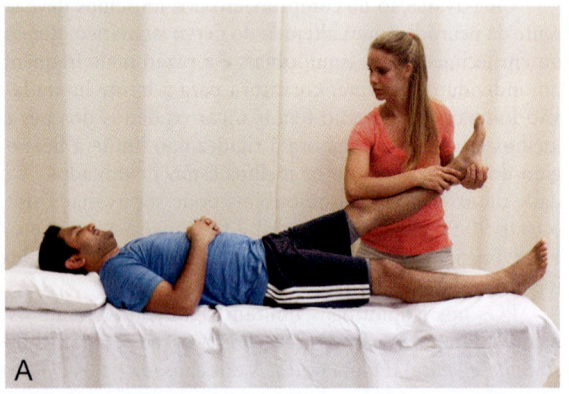 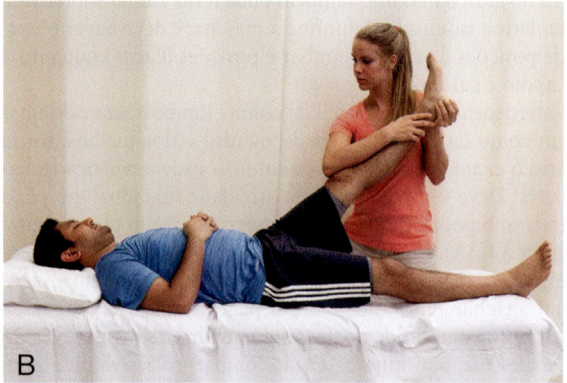

Figura 60-6 Avaliação do comprimento dos músculos isquiotibiais usando elevação da perna reta. (A) Posição inicial. (B) Posição final que demonstra deficiência no comprimento dos músculos isquiotibiais.

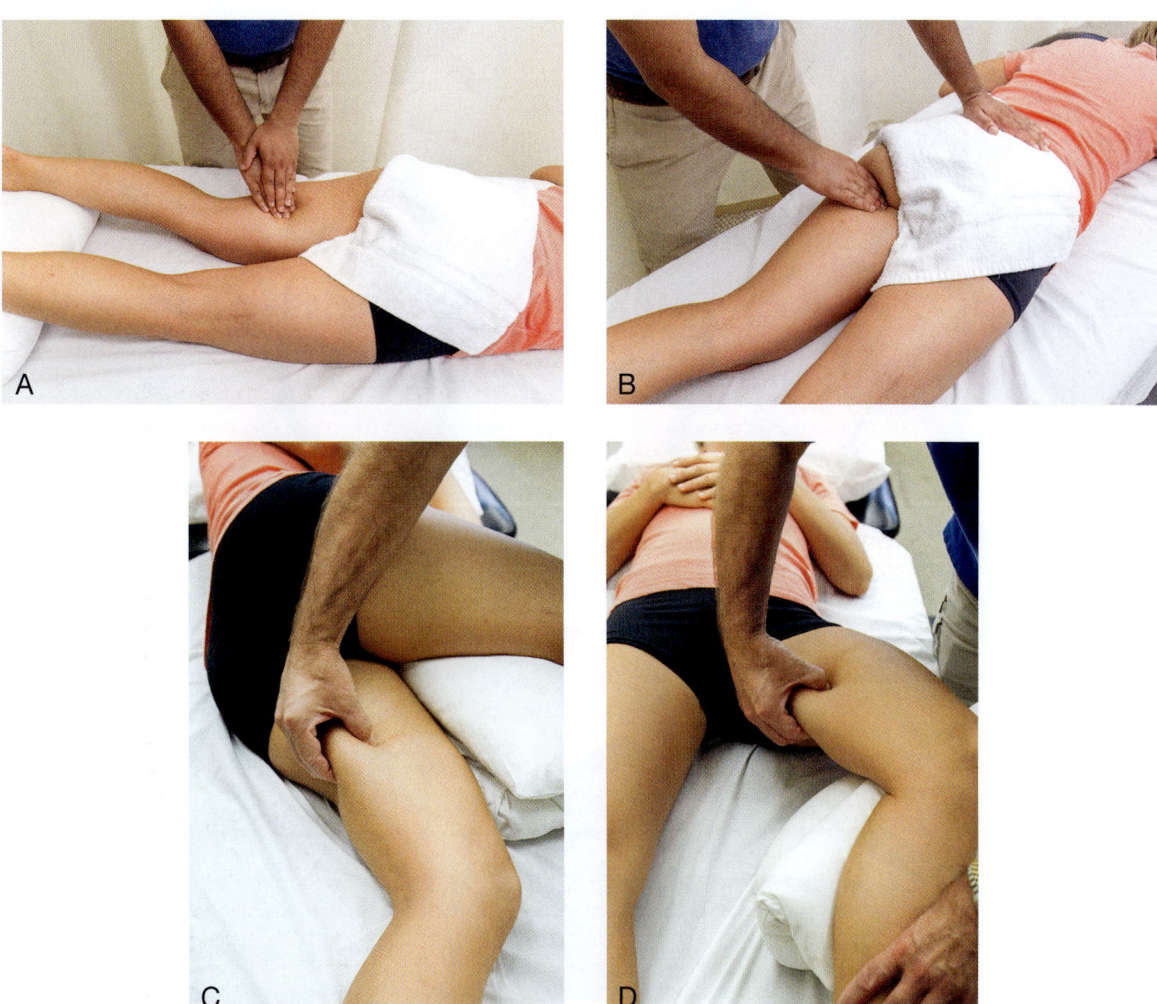

Figura 60-7 Palpação em busca de PGs nos músculos isquiotibiais mediais. (A) Palpação plana transversa dos isquiotibiais mediais distais. (B) Palpação plana transversa dos músculos isquiotibiais mediais proximais. (C) Palpação em pinça transversa, com o paciente em decúbito lateral. (D) Palpação em pinça transversa.

mente à cabeça longa, na metade distal da coxa. As duas cabeças podem ser distinguidas por palpação, uma vez que a cabeça longa tensiona quando o paciente tenta estender o quadril, ao passo que a curta não altera a tensão. Palpação plana transversa é empregada para identificar PGs na cabeça curta do bíceps femoral (Figura 60-8A). Para palpar em busca de PGs na cabeça longa do bíceps femoral, deve ser usada palpação plana transversa aplicando-se pressão direta no músculo contra o fêmur subjacente, com o paciente em decúbito ventral e um travesseiro sob o tornozelo de modo a colocar o joelho em flexão leve (Figura 60-7B). Os PGs podem ser localizados de lado, com uso de palpação plana transversa (Figura 60-7C).

4. DIAGNÓSTICO DIFERENCIAL
4.1. Ativação e perpetuação de pontos-gatilho

Qualquer postura ou atividade que ative um PG, quando não corrigida, também pode perpetuá-lo. Em qualquer parte dos músculos isquiotibiais, os PGs podem ser ativados por carga excêntrica não habitual, exercício excêntrico em músculo destreinado ou carga concêntrica máxima ou submáxima.[30] PGs também podem ser ativados ou agravados quando o músculo é colocado em uma posição encurtada e/ou alongada por período prolongado.

PGs isquiotibiais costumam ser ativados e perpetuados por um estilo de vida sedentário ou por imobilidade nos lugares onde os joelhos e quadris costumam ser mantidos flexionados por períodos longos. Compressão sob a coxa por uma cadeira mal-ajustada pode ativar e perpetuar PGs nos isquiotibiais. Pessoas de estatura baixa com PGs nos isquiotibiais que se sentam sempre nas mesmas cadeiras ou pacientes de estatura média que se sentam em cadeiras com assento alto podem ter agravamento da dor devido à pressão excessiva nos PGs isquiotibiais, resultado do peso das pernas que ficam pendentes. Além disso, podem ter formigamento e dormência de uma neuropraxia em razão de pressão no nervo isquiático. Para o tratamento desse problema de compressão sob a coxa, em virtude do assento de uma cadeira, este deve ser abaixado de modo a permitir que os pés descansem sobre o chão quando possível, ou que o paciente possa usar um banquinho para os pés que apoie os calcanhares e erga as coxas. Conforme observado na população mais jovem, muitas cadeiras escolares apresentam o

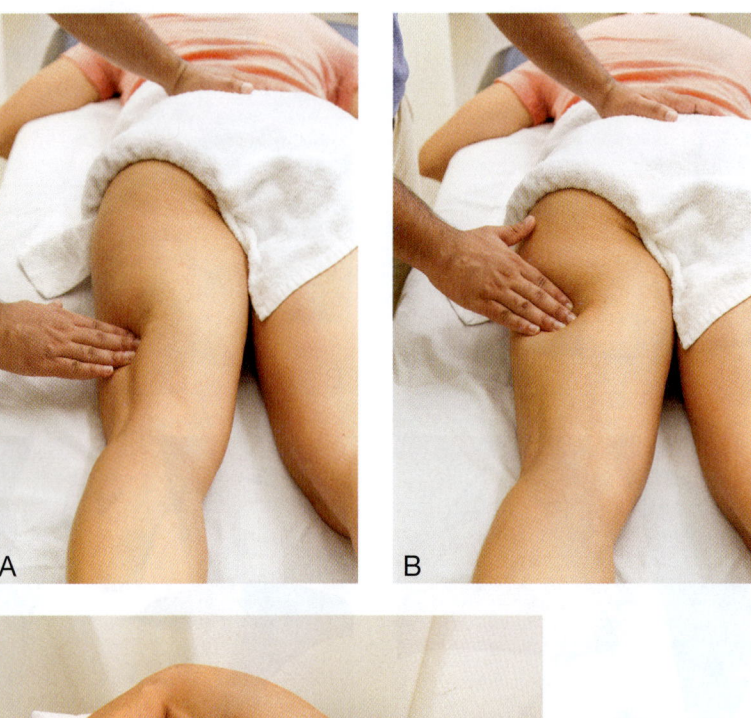

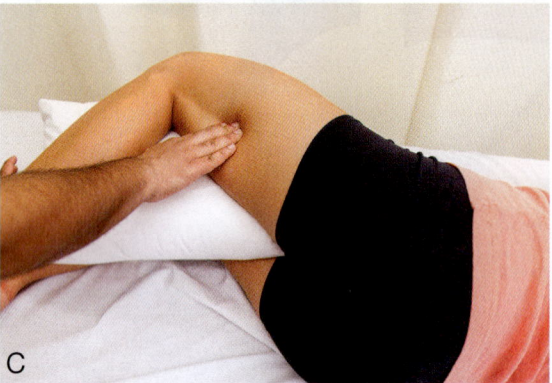

Figura 60-8 Palpação em busca de PGs nos músculos isquiotibiais laterais. (A) Palpação plana transversa da cabeça curta do músculo bíceps femoral em decúbito ventral. (B) Palpação plana transversa da cabeça longa do músculo bíceps femoral, em decúbito ventral. (C) Palpação plana transversa, com a paciente em decúbito lateral.

mesmo problema em razão de terem um só tamanho, sendo usadas por crianças de alturas bastante diversas.

Atividades esportivas, como futebol americano, basquete e futebol, podem resultar em lesões isquiotibiais, especialmente no caso de atletas não condicionados ou despreparados. Movimentos ao chutar costumam exigir flexão simultânea no quadril e extensão no joelho, colocando o músculo em uma posição passivamente insuficiente, ao mesmo tempo que ocorre uma contração excêntrica para desacelerar a perna. Esse cenário pode sobrecarregar facilmente os músculos isquiotibiais. Outras atividades, como natação ou ciclismo, também podem levar a uma sobrecarga dos isquiotibiais. Atividades na ginástica, como separação das pernas, podem ativar e perpetuar PGs, principalmente nos músculos semimembranáceo e semitendíneo devido ao seu marcante alongamento.

A condição da coxa de um paciente pode resultar de PGs no quadríceps femoral, e o profissional pode, facilmente, não dar atenção aos músculos isquiotibiais. Uma vez que os músculos quadríceps são parte da unidade funcional dos isquiotibiais, quando PGs estão presentes nos músculos quadríceps, a disfunção pode, na verdade, ter origem nos músculos isquiotibiais.

4.2. Pontos-gatilho associados

PGs associados podem surgir nas áreas de dor referida causada por outros PGs.[31] Portanto, músculos nas áreas de dor referida de cada músculo acometido também devem ser examinados.

Associados a PGs nos músculos isquiotibiais, podem surgir PGs na porção posterior (isquiocondilar) do músculo adutor magno, o que ajuda a estender o quadril como parte da unidade funcional dos músculos isquiotibiais. O músculo gastrocnêmio também tende a desenvolver PGs associados a PGs nos isquiotibiais. O músculo vasto lateral é propenso a desenvolver PGs quando estes já existem na cabeça longa do músculo bíceps femoral.

Antagonistas dos isquiotibiais também podem desenvolver PGs associados, principalmente o iliopsoas e o quadríceps femoral. O paciente pode informar apenas sintomas de PGs no quadríceps femoral, mesmo que haja alguma disfunção nos músculos isquiotibiais. O encurtamento desses músculos, causado por PGs, pode sobrecarregar o músculo quadríceps femoral. Essa sobrecarga pode ativar PGs no músculo quadríceps femoral. Nesse caso, os sintomas do músculo quadríceps femoral só serão solucionados quando os PGs nos músculos isquiotibiais forem eliminados.

Déficits ou tensão no comprimento dos isquiotibiais, causados por PGs, produzem uma inclinação posterior da pelve que causa achatamento associado da coluna lombar, o que pode resultar em hipercifose torácica e uma posição com a cabeça projetada à frente. Essa disfunção postural impõe sobrecarga compensatória sobre uma quantidade de músculos do tronco, inclusive o periescapular e os músculos do pescoço, os paraespinais torácicos e os músculos quadrado do lombo e reto do abdome. Tensão em músculo isquiotibial, causada por PGs e/ou déficits no comprimento muscular, costuma ser fundamental para lombalgia com origem miofascial. Clinicamente, iniciar um tratamento liberando os isquiotibiais, mesmo que os músculos iliopsoas ou quadrado do lombo pareçam envolvidos, dará melhores resultados, uma vez que PGs nos músculos proximais costumam estar associados a PGs nos isquiotibiais.

Vários outros músculos, cujos padrões de referência da dor sobrepõem aqueles dos músculos isquiotibiais e podem ter PGs associados, incluem o obturador interno, o piriforme, os glúteos médio e mínimo, o vasto lateral, o poplíteo e o gastrocnêmio.

4.3. Patologias associadas

Tensão muscular no isquiotibial é definida como dor na coxa posterior, onde o contato direto com a área é excluído como o mecanismo lesivo. A detecção de sinais bastante intensos por ressonância magnética (RM) nos isquiotibiais indica uma tensão muscular dos isquiotibiais.[32] Esse tipo de problema costuma ocorrer em atletas que empregam chutes e corridas curtas em alta velocidade, como ocorre no futebol americano e no futebol.[33] Os atletas podem descrever um estalo audível como parte do mecanismo lesivo quando o tendão isquiotibial está envolvido, e podem não conseguir continuar a atividade esportiva após a lesão.[34] Com envolvimento do tendão proximal, o paciente pode informar dor enquanto estiver sentado sobre o túber isquiático,[35] tumefação, fraqueza e perda da amplitude de movimentos no quadril e no joelho.[36] Clinicamente, a palpação costuma revelar sensibilidade na área localizada e possível defeito aparente no músculo afetado.[36] No entanto, é importante considerar que a patologia dos isquiotibiais também é predominante em pessoas assintomáticas. Thompson e colaboradores[37] demonstraram que 15% das pessoas sem sintomas tinham rupturas parciais bilaterais, e 2% tinham rupturas bilaterais totais da inserção dos isquiotibiais, sendo o músculo semimembranáceo o afetado com maior frequência.

Puranen e Orava[38] foram os primeiros a descrever a "síndrome do isquiotibial" como dor na área inferior dos glúteos que refere de modo descendente à coxa posterior até o espaço poplíteo. A medicina contemporânea refere-se a esse diagnóstico como "tendinopatia proximal do isquiotibial" ou, em termos leigos, tendinopatia da "alta da isquiotibiais". Essa patologia caracteriza-se por dor conforme antes descrita, facilmente agravada durante atividades esportivas, em especial corrida com muita velocidade. Com frequência, a dor pode ser tão forte que o atleta não consegue atingir velocidade alguma. A dor também pode exacerbar-se após muito tempo na posição sentada e, ainda, piorar com exercícios e alongamentos contínuos dos isquiotibiais. Em razão da natureza complexa do diagnóstico da dor na região glútea e posterior da coxa, costuma ser usada RM para confirmar ou negar o diagnóstico de tendinopatia isquiotibial e excluir outras fontes potenciais da dor.[39]

Tendinopatia isquiotibial proximal é uma doença insercional capaz de afetar populações de atletas e não atletas. A dor costuma ser profunda nas nádegas, nas proximidades do túber isquiático e no tendão comum dos isquiotibiais. Seu início pode ocorrer em decorrência de erros de treinamento, principalmente em corredores que estão se iniciando na corrida curta de velocidade, nas guinadas, na corrida com obstáculos e no treino em aclives; posições de alongamento estático prolongado, como pode ocorrer durante a prática de ioga ou de Pilates; ou carga compressiva após muito tempo na posição sentada, em geral sobre superfície firme.[40] Uma tendinopatia isquiotibial proximal é avaliada com adição de carga compressiva ou de tensão na inserção comum dos isquiotibiais no túber isquiático. Uma avaliação da carga tensional a partir do teste 90/90 do comprimento do músculo isquiotibial ou do teste de elevação da perna reta pode provocar sintomas de dor local (sinal de Lasegue). Uma carga compressiva pode ser investigada solicitando-se ao paciente que execute exercícios ativos, como uma ponte simples e, pouco a pouco, ir aumentando a carga dos isquiotibiais até o *stiff* unilateral com carga.[40]

Tendinopatia proximal nos isquiotibiais e PGs nesses músculos apresentam-se de forma bastante similar. Nos dois casos, a dor é exacerbada por posições sentadas, o comprimento dos músculos reduz-se e bandas tensionadas podem ser palpadas. O espessamento ou a fibrosidade do tendão proximal comum dos isquiotibiais, que ocorre com uma tendinopatia, produz uma banda tensionada com palpação. PGs e tendinopatia podem ocorrer juntos. Dois casos de corredores com tendinopatia isquiotibial proximal mostraram relatos de melhora da dor com agulhamento a seco dos PGs nos isquiotibiais e no adutor magno. Os autores propõem que a liberação dos PGs envolvidos pode reduzir a tensão sobre a inserção tendínea em relação ao túber isquiático.[41] Após o agulhamento a seco do PG, o tratamento evoluiu para treino excêntrico dos isquiotibiais, conforme recomendações para uma reabilitação do tendão do calcâneo.

Achados característicos de uma RM da tendinopatia isquiotibial incluem aumento da circunferência do tendão, heterogeneidade intrassubstancial de sinal e envolvimento assimétrico dos tendões isquiotibiais (em casos unilaterais).[42] Martin e colaboradores[25] propuseram que o diagnóstico em um paciente com dor no quadril posterior deve diferenciar síndrome profundo em glúteo, síndrome do isquiotibial e impacto isquiofemoral. Clinicamente, as bandas fibrosas de uma tendinopatia isquiotibial devem ser distinguidas de bandas tensionadas de PGs, porque envolvem tecido conectivo e não muscular, e não devem produzir respostas contráteis locais por palpação em golpes rápidos.

Bursite isquiática ou isquioglútea é uma inflamação das bolsas sinoviais isquioglúteas em razão de forma excessiva ou ineficaz de atividades físicas, como corrida, saltos, chutes, ou a permanência na posição sentada por tempo prolongado.[43] Pacientes com bursite isquioglútea costumam apresentar dor nas nádegas, que é exacerbada por qualquer atividade que recrute os músculos isquiotibiais, que alongue esses músculos ou que requeira sentar-se sobre o túber isquiático. A dor e a sensibilidade costumam ser identificadas com palpação sobre o túber isquiático.[44] A bursite isquiático é rara e uma patologia admitida com pouca frequência, que demanda diagnóstico por imagem para que seja diferenciada de outras patologias de tecidos moles e tumores na área.[45] Ultrassonografia e RM são os melhores exames para uma visualização das bolsas sinoviais isquiáticas.[46]

Distalmente, a "pata de ganso" refere-se aos tendões dos músculos sartório, grácil e semitendíneo, junto com as inserções no aspecto medial proximal da tíbia. Na bursite da "pata de ganso", a bolsa sinovial que separa esses três tendões inflama-se e causa dor. Os pacientes com essa bursite podem relatar uma dor vaga no joelho medial, podendo ter tumefação e sensibilidade ao longo da tíbia proximal medial. A bursite da "pata de ganso" costuma ser associada a alguma doença articular degenerativa, obesidade, joelho valgo, pé chato e atividades esportivas.[47,48]

5. AÇÕES CORRETIVAS

Pacientes com PGs nos músculos isquiotibiais devem limitar a duração do tempo que passam sentados. Se eles trabalham sentados em escrivaninhas na maior parte do dia, uma avaliação e orientações para uma ergonomia adequada e para posições sentadas corretas podem trazer benefícios a esses funcionários. Intervalos breves para ficar em pé, uso de escrivaninha para trabalho em pé ou melhora do suporte postural irão auxiliar a reduzir os sintomas. A colocação de um cronômetro na sala pode lembrar o paciente de levantar, andar pelo espaço, redefinir o dispositivo e voltar à cadeira, com distração mínima dos pensamentos. O modelo da cadeira usada pela pessoa e os materiais de que é feito o assento alteram a quantidade da pressão, a área de contato e a perfusão tissular.[49] Compressão sob as coxas pode ser evitada escolhendo-se ou ajustando-se a cadeira para combinar com o comprimento das pernas da pessoa, ou tendo como apoio dos pés um banquinho, colocado a curta distância na frente da cadeira.

Ao escolher uma cadeira para usar em casa, deve-se observar que a borda dianteira seja arredondada e bem forrada. Em viagens prolongadas dirigindo um automóvel, a imobilização prolongada e a pressão excessiva nos isquiotibiais podem ser aliviadas pelo uso do piloto automático. Trata-se de uma função que possibilita alteração na posição das pernas e intervalos frequentes para "alongar". Dormir de lado, com um travesseiro entre as pernas, para manter o quadril em uma posição neutra e os joelhos quase totalmente estendidos, pode ajudar a tratar a ativação e a perpetuação de PGs isquiotibiais, especialmente no músculo bíceps femoral. Os pacientes devem evitar colocar um travesseiro sob o joelho ao dormir de costas, já que isso manterá os músculos isquiotibiais em uma posição encurtada e prolongada capaz de ativar e perpetuar PGs nesses músculos.

PGs nos isquiotibiais podem ser autotratados com técnicas de autoliberação miofascial usando ferramenta de liberação, bola de tênis ou de lacrosse ou rolo de espuma, dependendo da preferência e das habilidades pessoais. Utilizando a ferramenta de liberação, o paciente se deita sobre o lado não afetado, colocando a ferramenta sobre um ponto sensível no músculo isquiotibial (Figura 60-9A). Ele também pode usar pegada em pinça enquanto estiver sentado para fazer a autoliberação, encontrando o ponto mais sensível e aplicando pressão leve à área (Figura 60-9B). Pode ser usada uma bola colocada sob a coxa para pressionar a área sensível (Figura 60-9C). Em todas as técnicas para liberar pressão, a pressão deve ser sentida por 15 a 30 segundos e repetida seis vezes. Essa sequência pode ser repetida a cada 2 a 3 horas, até a obtenção do alívio dos sintomas. Muita pressão (não além de 4/10 na escala de dor) sobre os PGs deve ser evitada, uma vez que o excesso pode, na verdade, causar uma ativação e perpetuação dos PGs.

O rolo de liberação miofascial pode ser usado para auxiliar a liberar PGs nos isquiotibiais, sendo de uso comum por atletas. Em uma posição sentada com as pernas estendidas, a perna não afetada deve ser colocada em flexão de joelho, com o pé firme no solo e o aspecto posterior da perna afetada sobre o rolo de espuma. O paciente pode rolar sobre o rolo de espuma até identificar o PG sensível, local onde ele deve manter pressão isolada constante durante 15 a 30 segundos, ou até a redução da sensibilidade, conforme orientado anteriormente.

Pressupondo-se que os pacientes não tenham tensão neural (ausência de dormência e formigamento ao alongar), um alongamento básico a ser feito em casa por pessoas com PGs isquiotibiais é o sentado, com uma perna estendida. O paciente deve sentar-se na extremidade de uma mesa, com uma perna sobre a mesa e o joelho estendido, e o tornozelo em posição neutra e relaxada (Figura 60-10A). O membro oposto deve estar firme sobre o solo, para dar estabilidade durante o alongamento. Assegurando uma inclinação anterior neutra ou leve da pelve e coluna lombar neutra, o paciente deve flexionar para a frente, tentando fazer o umbigo encostar na coxa (Figura 60-10B). O alongamento deve ser mantido por 30 segundos, seguido de relaxamento e repetido

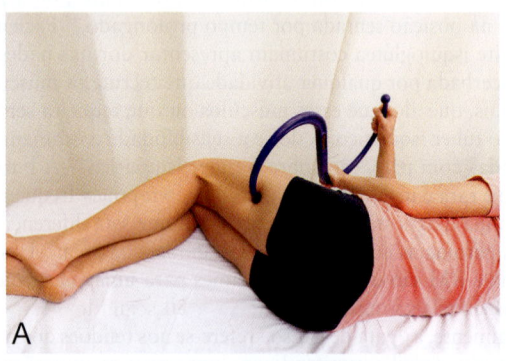
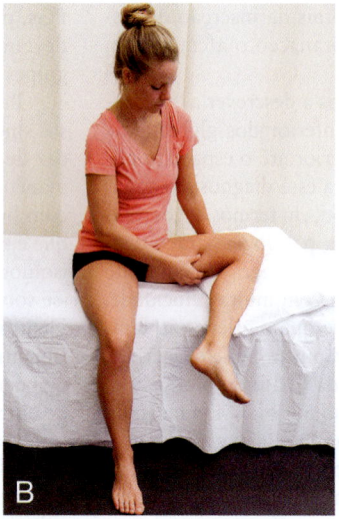
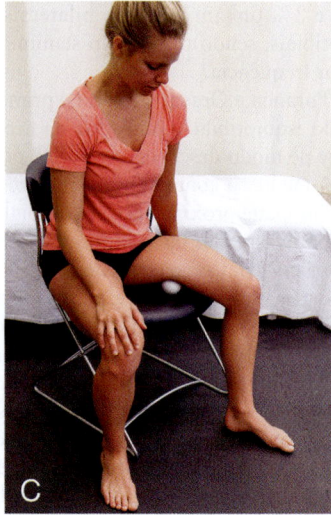

Figura 60-9 Autoliberação miofascial de PGs. (A) Músculos isquiotibiais laterais. (B) Autoliberação manual dos músculos isquiotibiais mediais. (C) Bola de tênis sob os músculos isquiotibiais.

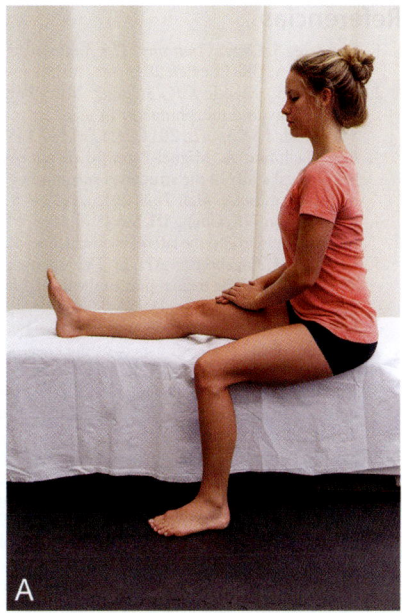 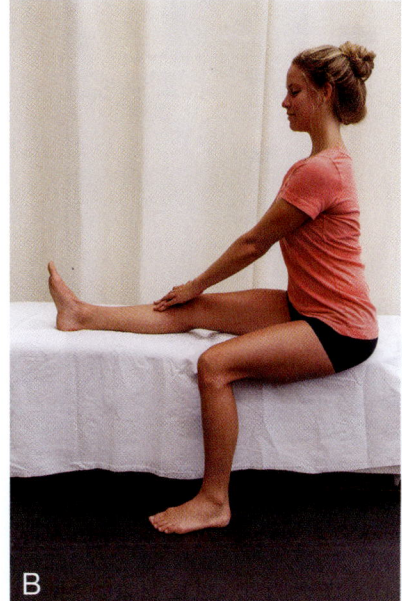

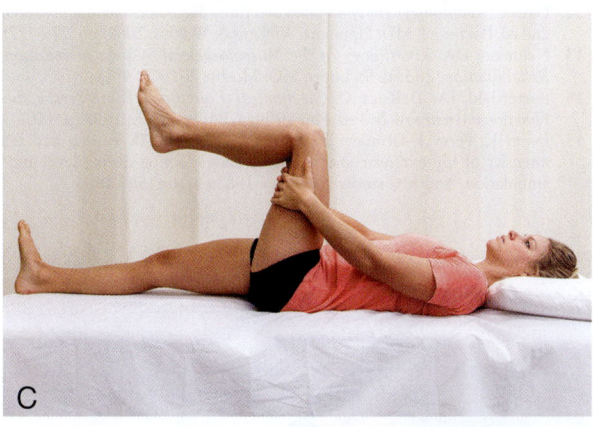 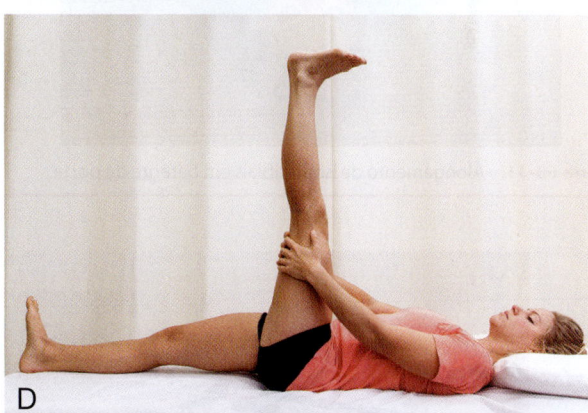

Figura 60-10 Autoalongamento dos músculos isquiotibiais. (A) Posição inicial, em postura ereta, com a coluna lombar neutra. (B) Inclinação frontal, mantendo a coluna lombar neutra, até sentir um alongamento atrás da coxa. (C) Posição inicial para alongamento 90/90 em decúbito dorsal. (D) Estendendo ativamente, deixar reto o joelho até um alongamento suave ser sentido atrás da coxa.

quatro vezes, desde que os sintomas estejam desaparecendo. Essa sequência pode ser repetida duas a três vezes por dia.

Se o paciente tiver tensão neural com PGs nos isquiotibiais (dormência, formigamento), ele pode fazer um alongamento muscular isquiotibial ativo em decúbito dorsal a partir de uma posição 90/90 (Figura 60-10C), em que estabiliza a coxa em 90° de flexão do quadril, com as mãos colocadas atrás da coxa para, de forma ativa, estender o joelho até o ponto de alongar atrás da coxa e do joelho, mas antes do surgimento de dor de uma provocação neural (Figura 60-10D).

Quando o paciente ou o atleta precisar de um alongamento prolongado, ele pode executar aquele feito em batente de porta (Figura 60-11). O paciente se deita no chão, com a perna não afetada próxima à estrutura da porta e o lado afetado sobre o batente da porta, em posição ascendente. O paciente não deve começar com o quadril em ângulo além de 45°. Deve ser sentido leve alongamento na parte posterior da coxa e do joelho; dormência ou formigamento devem estar ausentes atrás da coxa, na panturrilha ou no pé. Esse alongamento é comumente usado para déficits reais no comprimento muscular, e é realizado após a eliminação dos PGs.

Uma tira de ioga pode ser usada para auxiliar e aumentar o alongamento de um músculo isquiotibial em movimentos de amplitude total do quadril (Figura 60-12). Essa tira deve ser posicionada com firmeza ao redor do pé, exatamente abaixo do calcanhar. A perna é, então, levada para o lado, e o alongamento deve ser sentido em toda a porção interna da coxa e atrás do joelho (Figura 60-12A). Usando mãos e braços, a perna é erguida com flexão de quadril, ao mesmo tempo que vai um pouco para a lateral, sendo mantida na posição de alongamento firme (Figura 60-12B). A perna é posicionada de maneira a alinhar-se ao tronco (Figura 60-12C), sendo depois colocada no sentido da linha média (Figura 60-12D). Cada uma das posições de alongamento deve ser mantida durante 15 a 30 segundos, com um mínimo de quatro paradas durante a amplitude. O paciente não deve sentir, em momento algum, dormência ou formigamento na perna ou no pé. Se isso ocorrer, deve interromper imediatamente o alongamento.

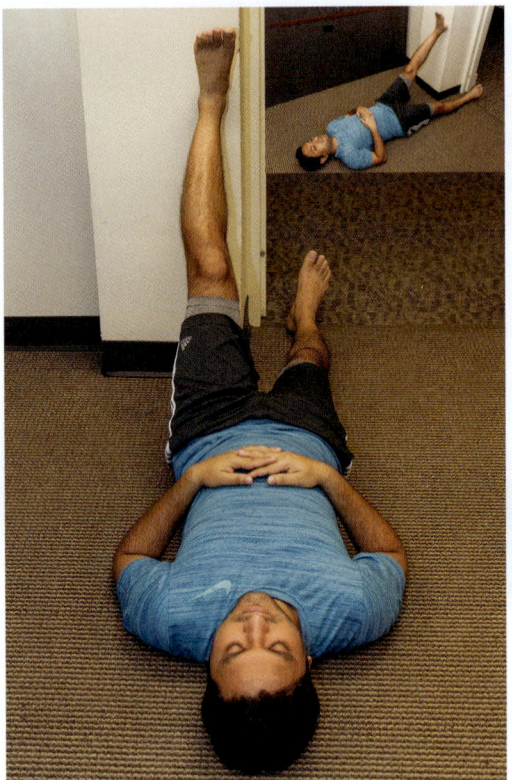

Figura 60-11 Alongamento de isquiotibiais em batente de porta.

Referências

1. Standring S. *Gray's Anatomy: The Anatomical Basis of Clinical Practice.* 41st ed. London, UK: Elsevier; 2015.
2. Storey RN, Meikle GR, Stringer MD, Woodley SJ. Proximal hamstring morphology and morphometry in men: an anatomic and MRI investigation. *Scand J Med Sci Sports.* 2016;26(12):1480-1489.
3. Pérez-Bellmunt A, Miguel-Perez M, Brugue MB, et al. An anatomical and histological study of the structures surrounding the proximal attachment of the hamstring muscles. *Man Ther.* 2015;20(3):445-450.
4. Kim YC, Yoo WK, Chung IH, Seo JS, Tanaka S. Tendinous insertion of semimembranosus muscle into the lateral meniscus. *Surg Radiol Anat.* 1997;19(6):365-369.
5. LaPrade RF, Engebretsen AH, Ly TV, Johansen S, Wentorf FA, Engebretsen L. The anatomy of the medial part of the knee. *J Bone Joint Surg Am.* 2007;89(9):2000-2010.
6. LaPrade RF, Morgan PM, Wentorf FA, Johansen S, Engebretsen L. The anatomy of the posterior aspect of the knee. An anatomic study. *J Bone Joint Surg Am.* 2007;89(4):758-764.
7. Beltran J, Matityahu A, Hwang K, et al. The distal semimembranosus complex: normal MR anatomy, variants, biomechanics and pathology. *Skeletal Radiol.* 2003;32(8):435-445.
8. Sato K, Nimura A, Yamaguchi K, Akita K. Anatomical study of the proximal origin of hamstring muscles. *J Orthop Sci.* 2012;17(5):614-618.
9. Tosovic D, Muirhead JC, Brown JM, Woodley SJ. Anatomy of the long head of biceps femoris: an ultrasound study. *Clin Anat.* 2016;29(6):738-745.
10. Kumazaki T, Ehara Y, Sakai T. Anatomy and physiology of hamstring injury. *Int J Sports Med.* 2012;33(12):950-954.
11. Rha DW, Yi KH, Park ES, Park C, Kim HJ. Intramuscular nerve distribution of the hamstring muscles: application to treating spasticity. *Clin Anat.* 2016;29(6):746-751.
12. Oatis C. *Kinesiology: The Mechanics and Patho Mechanics of Human Movement.* 2nd ed. Baltimore, MD: Lippinott, Williams & Wilkins; 2009 (pp. 776-777).
13. Neumann DA. *Kinesiology of the Musculoskeletal System: Foundations for Rehabilitation.* 2nd ed. St. Louis, MO: Mosby; 2010 (p. 493).
14. Porterfield JA, DeRosa C. *Mechanical Low Back Pain: Perspectives in Functional Anatomy.* 2nd ed. Philadelphia, PA: Saunders; 1998 (p. 110).
15. Lyons K, Perry J, Gronley JK, Barnes L, Antonelli D. Timing and relative intensity of hip extensor and abductor muscle action during level and stair ambulation. An EMG study. *Phys Ther.* 1983;63(10):1597-1605.

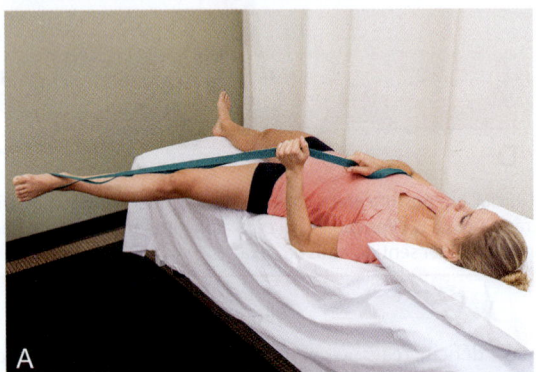
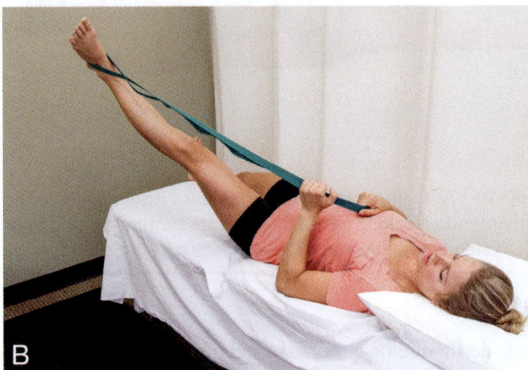
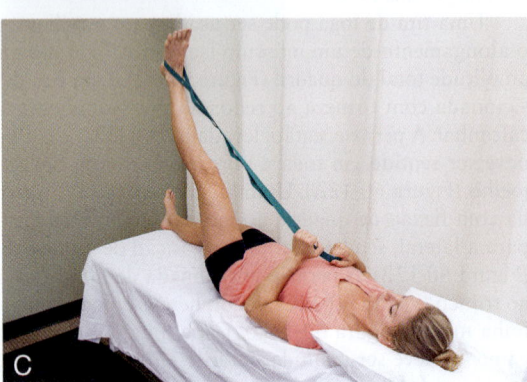
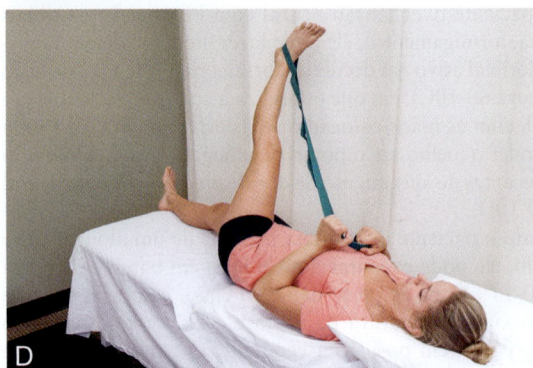

Figura 60-12 Alongamento de músculos isquiotibiais usando tira de ioga por meio de amplitude total de movimentos do quadril. (A) Posição inicial. (B) Alongamento lateral de músculo isquiotibial medial. (C) Alongamento de músculo isquiotibial medial e lateral. (D) Alongamento de músculo isquiotibial lateral e abdutor do quadril.

16. Chumanov ES, Heiderscheit BC, Thelen DG. The effect of speed and influence of individual muscles on hamstring mechanics during the swing phase of sprinting. *J Biomech.* 2007;40(16):3555-3562.
17. Yu B, Queen RM, Abbey AN, Liu Y, Moorman CT, Garrett WE. Hamstring muscle kinematics and activation during overground sprinting. *J Biomech.* 2008;41(15):3121-3126.
18. Thelen DG, Chumanov ES, Hoerth DM, et al. Hamstring muscle kinematics during treadmill sprinting. *Med Sci Sports Exerc.* 2005;37(1):108-114.
19. Higashihara A, Ono T, Kubota J, Okuwaki T, Fukubayashi T. Functional differences in the activity of the hamstring muscles with increasing running speed. *J Sports Sci.* 2010;28(10):1085-1092.
20. Ericson M. On the biomechanics of cycling. A study of joint and muscle load during exercise on the bicycle ergometer. *Scand J Rehabil Med Suppl.* 1986;16:1-43.
21. Ericson MO, Nisell R, Arborelius UP, Ekholm J. Muscular activity during ergometer cycling. *Scand J Rehabil Med.* 1985;17(2):53-61.
22. Satoh M, Yoshino H, Fujimura A, Hitomi J, Isogai S. Three-layered architecture of the popliteal fascia that acts as a kinetic retinaculum for the hamstring muscles. *Anat Sci Int.* 2016;91(4):341-349.
23. Simons DG, Travell J, Simons L. *Travell & Simon's Myofascial Pain and Dysfunction: The Trigger Point Manual.* Vol 1. 2nd ed. Baltimore, MD: Williams & Wilkins; 1999 (p. 104).
24. Chan W, Chase HE, Cahir JG, Walton NP. Calcific tendinitis of biceps femoris: an unusual site and cause for lateral knee pain. *BMJ Case Rep.* 2016;2016.
25. Martin HD, Khoury A, Schroder R, Palmer IJ. Ischiofemoral impingement and hamstring syndrome as causes of posterior hip pain: where do we go next? *Clin Sports Med.* 2016;35(3):469-486.
26. Page P, Frank C, Lardner R. *Assessment and Treatment of Muscle Imbalance. The Janda Approach.* Champaign, IL: Human Kinetics; 2010.
27. Lewit K. Postisometric relaxation in combination with other methods of muscular facilitation and inhibition. *Manuelle Medizin.* 1986;2:101-104.
28. Geist K, Bradley C, Hofman A, et al. Clinical effects of dry needling among asymptomatic individuals with hamstring tightness: a randomized controlled trial. *J Sport Rehabil.* 2016:1-31.
29. Mason JS, Crowell M, Dolbeer J, et al. The effectiveness of dry needling and stretching vs. stretching alone on hamstring flexibility in patients with knee pain: a randomized controlled trial. *Int J Sports Phys Ther.* 2016;11(5):672-683.
30. Gerwin RD, Dommerholt J, Shah JP. An expansion of Simons' integrated hypothesis of trigger point formation. *Curr Pain Headache Rep.* 2004;8(6):468-475.
31. Hsieh YL, Kao MJ, Kuan TS, Chen SM, Chen JT, Hong CZ. Dry needling to a key myofascial trigger point may reduce the irritability of satellite MTrPs. *Am J Phys Med Rehabil.* 2007;86(5):397-403.
32. Verrall GM, Slavotinek JP, Barnes PG. The effect of sports specific training on reducing the incidence of hamstring injuries in professional Australian Rules football players. *Br J Sports Med.* 2005;39(6):363-368.
33. Liu H, Garrett W, Moorman C, Yu B. Injury rate, mechanism, and risk factors of hamstring strain injuries in sport: a literature review. *J Sport Health Sci.* 2012;1:92-101.
34. Askling CM, Tengvar M, Saartok T, Thorstensson A. Proximal hamstring strains of stretching type in different sports: injury situations, clinical and magnetic resonance imaging characteristics, and return to sport. *Am J Sports Med.* 2008;36(9):1799-1804.
35. Cohen S, Bradley J. Acute proximal hamstring rupture. *J Am Acad Orthop Surg.* 2007;15(6):350-355.
36. Heiderscheit BC, Sherry MA, Silder A, Chumanov ES, Thelen DG. Hamstring strain injuries: recommendations for diagnosis, rehabilitation, and injury prevention. *J Orthop Sports Phys Ther.* 2010;40(2):67-81.
37. Thompson SM, Fung S, Wood DG. The prevalence of proximal hamstring pathology on MRI in the asymptomatic population. *Knee Surg Sports Traumatol Arthrosc.* 2017;25(1):108-111.
38. Puranen J, Orava S. The hamstring syndrome. A new diagnosis of gluteal sciatic pain. *Am J Sports Med.* 1988;16(5):517-521.
39. Fredericson M, Moore W, Guillet M, Beaulieu C. High hamstring tendinopathy in runners: meeting the challenges of diagnosis, treatment, and rehabilitation. *Phys Sportsmed.* 2005;33(5):32-43.
40. Goom TS, Malliaras P, Reiman MP, Purdam CR. Proximal hamstring tendinopathy: clinical aspects of assessment and management. *J Orthop Sports Phys Ther.* 2016;46(6):483-493.
41. Jayaseelan DJ, Moats N, Ricardo CR. Rehabilitation of proximal hamstring tendinopathy utilizing eccentric training, lumbopelvic stabilization, and trigger point dry needling: 2 case reports. *J Orthop Sports Phys Ther.* 2014;44(3):198-205.
42. Lempainen L, Sarimo J, Mattila K, Orava S. Proximal hamstring tendinopathy: overview of the problem with emphasis on surgical treatment. *Oper Tech Sports Med.* 2009;17:225-228.
43. Van Mieghem IM, Boets A, Sciot R, Van Breuseghem I. Ischiogluteal bursitis: an uncommon type of bursitis. *Skeletal Radiol.* 2004;33(7):413-416.
44. Hitora T, Kawaguchi Y, Mori M, et al. Ischiogluteal bursitis: a report of three cases with MR findings. *Rheumatol Int.* 2009;29(4):455-458.
45. Ekiz T, Bicici V, Hatioglu C, Yalcin S, Cingoz K. Ischial pain and sitting disability due to ischiogluteal bursitis: visual vignette. *Pain Physician.* 2015;18(4):E657-E658.
46. Akisue T, Yamamoto T, Marui T, et al. Ischiogluteal bursitis: multimodality imaging findings. *Clin Orthop Relat Res.* 2003(406):214-217.
47. Uysal F, Akbal A, Gokmen F, Adam G, Resorlu M. Prevalence of pes anserine bursitis in symptomatic osteoarthritis patients: an ultrasonographic prospective study. *Clin Rheumatol.* 2015;34(3):529-533.
48. Alvarez-Nemegyei J. Risk factors for pes anserinus tendinitis/bursitis syndrome: a case control study. *J Clin Rheumatol.* 2007;13(2):63-65.
49. Makhsous M, Lin F, Hanawalt D, Kruger SL, LaMantia A. The effect of chair designs on sitting pressure distribution and tissue perfusion. *Hum Factors.* 2012;54(6):1066-1074.

Capítulo 61

Músculo poplíteo
O encrenqueiro do joelho flexionado

Orlando Mayoral del Moral | Óscar Sánchez Méndez | María Torres-Lacomba | Michelle Finnegan

1. INTRODUÇÃO

O músculo poplíteo é um músculo triangular, de localização profunda, inserido proximalmente ao côndilo lateral do fêmur e distalmente ao aspecto posterior da tíbia medial. Sua função principal parece ser "destravar" o joelho no início da descarga de peso por meio da rotação lateral do fêmur sobre uma tíbia imóvel. A atividade do poplíteo evita o deslocamento para a frente do fêmur sobre a tíbia quando a pessoa se agacha, e coloca o peso sobre os joelhos flexionados. A dor referida de pontos-gatilho (PGs) no músculo poplíteo costuma se concentrar na parte posterior dos joelhos, proximal à localização do PG. Também pode incluir os lados medial e posteromedial da tíbia, com projeção para a área dos músculos da "pata de ganso" (*pes anserinus*). Os sintomas aparecem principalmente durante agachamentos, corridas, caminhada em declive, descida de escadas, bem como ao levantar-se após longo período sentado. A síndrome da dor miofascial poplítea pode ser incorretamente diagnosticada como tendinopatia poplítea. Outros diagnósticos que podem parecer confusamente similares incluem cisto de Baker, instabilidade anteromedial e posterolateral da articulação do joelho e avulsão do tendão poplíteo. Para examinar PGs, o músculo poplíteo está mais acessível perto das terminações inferior (medial) e superior (lateral) de seu ventre muscular. PGs no poplíteo podem ser ativados enquanto a pessoa joga futebol ou futebol americano, corre, roda ou desliza, podendo ser perpetuados por condições articulares do joelho; por PGs associados nos músculos bíceps femoral, gastrocnêmio e vasto lateral; ou por imobilização prolongada ou pronação excessiva do pé. Ações corretivas para o tratamento de PGs no poplíteo incluem educação postural dinâmica e estática, autoliberação miofascial (por pressão) e exercícios de autoalongamento.

2. CONSIDERAÇÕES ANATÔMICAS

O poplíteo é um músculo fino e plano, com a forma de um triângulo obtuso que compõe a parte inferior da fossa poplítea atrás do joelho (Figura 61-1).[1,2] Insere-se proximal e lateralmente por meio de um tendão resistente inserido em uma depressão no lado externo do côndilo lateral do fêmur (Figura 61-2). Essa inserção tendínea situa-se anteroinferiormente à inserção proximal do ligamento colateral lateral no epicôndilo lateral do fêmur.[2] Foram informadas algumas variações das inserções proximais do músculo poplíteo. Essas variações incluem inserções do côndilo femoral lateral (100%), corno posterior do menisco lateral (63%) ou a cabeça fibular (52,1%).[3] O poplíteo é o único músculo que se insere posteriormente à cápsula articular do joelho. O tendão poplíteo cruza a articulação do joelho em uma direção posteroinferior, abaixo do ligamento colateral lateral e do tendão do músculo bíceps femoral.[4] Em seguida, passa pelo hiato poplíteo e é unido pelas fibras de colágeno que surgem no ligamento poplíteo arqueado, pela cápsula fibrosa adjacente ao menisco lateral e pela margem externa do menisco.[1] Na parte posterolateral do joelho, o músculo poplíteo tem outra inserção importante na fíbula por uma estrutura curta e sólida, o ligamento poplíteo-fibular (LPF).[1,5] É um dos mais fortes estabilizadores laterais da articulação do joelho.[2] O LPF tem a forma de um Y invertido; o braço anterior origina-se no aspecto anterior da cabeça da fíbula, e o braço posterior surge a partir do aspecto posterossuperior da cabeça da fíbula. Ambos se inserem proximalmente na junção musculotendínea do músculo poplíteo e no fascículo poplíteo-meniscal.[5,6]

Fibras carnudas expandem-se a partir do limite inferior do tendão para formar um músculo triangular que desce distal e medialmente para inserir-se nos dois terços mediais da área triangular acima da linha do sóleo, na superfície posterior da tíbia e na expansão tendínea que cobre sua superfície (Figura 61-1).[1]

O LPF é o mais importante estabilizador do ângulo posterolateral do joelho. Ele previne o deslocamento posterior, a angulação em varo e a rotação lateral da tíbia no fêmur.[1,6,7] Murthy[8] descobriu a ausência bilateral da inserção na cabeça da fíbula em 4 de 30 cadáveres. Outros estudos mostraram que o LPF está presente em 100% da população.[6,7,9,10] A explicação mais plausível para tais diferenças de critério entre os autores é a de que a camada superficial do LPF se localiza perto do ligamento arqueado, em termos de sua direção e posição, tornando inconsistente sua identificação em estudos anteriores.[10]

Em relação ao menisco, autores diferentes encontraram, delineados com clareza embora altamente variáveis, três fascículos poplíteo-meniscais inseridos ao menisco lateral.[5,11-14] Tria e colaboradores[15] não encontraram conexão sólida em 45% dos indivíduos. Somente 17,5% deles apresentavam aquela conexão sólida ao menisco lateral, conforme descrito por outros autores. Sem qualquer dúvida, essa inserção do menisco é importante em alguns e, possivelmente, em muitos indivíduos.

A bolsa sinovial poplítea é uma extensão extra-articular da membrana sinovial da articulação do joelho. O curso da bolsa sinovial se estende do hiato poplíteo ao longo da parte proximal do tendão poplíteo para separá-lo do côndilo lateral do fêmur, acima da cabeça da fíbula.[2]

O músculo poplíteo é análogo à porção profunda do músculo pronador redondo no antebraço, e raramente está ausente.[16] Há inúmeras variantes anatômicas para o complexo poplíteo, como variações da porção medial e da extensão aponeurótica do músculo.[17,18] Alterações morfológicas do tendão poplíteo também foram descritas, como a possibilidade de bifurcação,[19,20] ou um formato de três feixes.[21] Benthien e Brunner[22] relataram um caso de dor posterolateral no joelho causada pela presença de um osso sesamoide, a ciamela, localizado entre o tendão poplíteo e o fêmur. Além disso, o osso sesamoide foi encontrado como um inserção proximal de um músculo acessório.[23] Às vezes, dois outros músculos podem ser encontrados profundamente no aspecto posterior do joelho: o poplíteo menor, um músculo pequeno localizado acima do músculo poplíteo, que se desloca da superfície posterior do côndilo tibial lateral, medial ao músculo plantar até o ligamento poplíteo oblíquo, e o músculo tibiofibular*, situado em maior profundidade do que o poplíteo e correndo lateralmente a cabeça fibular até a extremidade superior da linha do sóleo.[1]

---

*N. de R.T. O músculo tibiofibular é uma variação do músculo poplíteo, encontrado em 14% da população, conforme Henry Gray (em Anatomy of the Human Body, de 1918. Disponível em: https://www.bartleby.com/107/pages/page485.html).

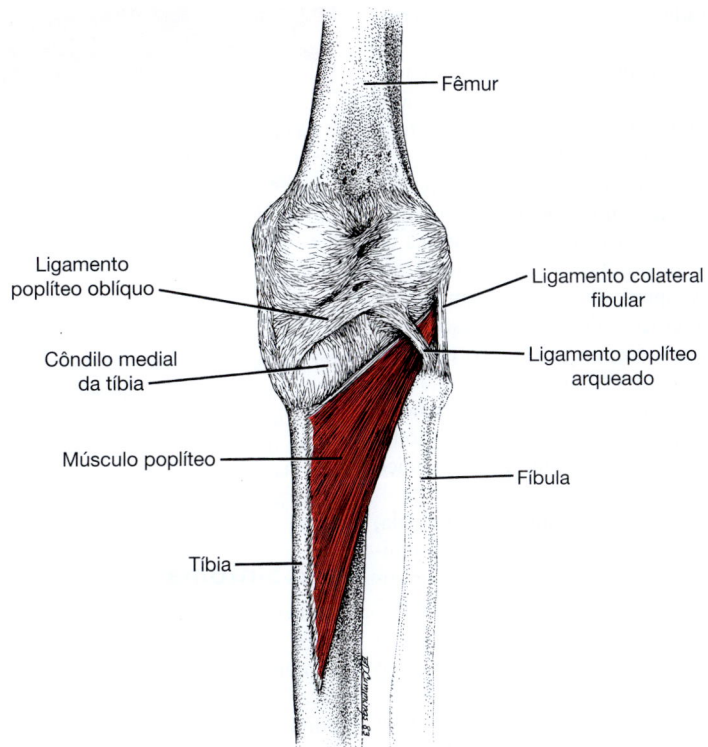

Figura 61-1 Inserções do músculo poplíteo direito (em vermelho) (vista posterior). Sua inserção no fêmur é mostrada na Figura 61-2. Não aparecem nesta figura em razão da complexidade das inserções do músculo poplíteo: ligamento poplíteo-fibular, ligamento poplíteo meniscal e ligamento fabelofibular.[5,6,13]

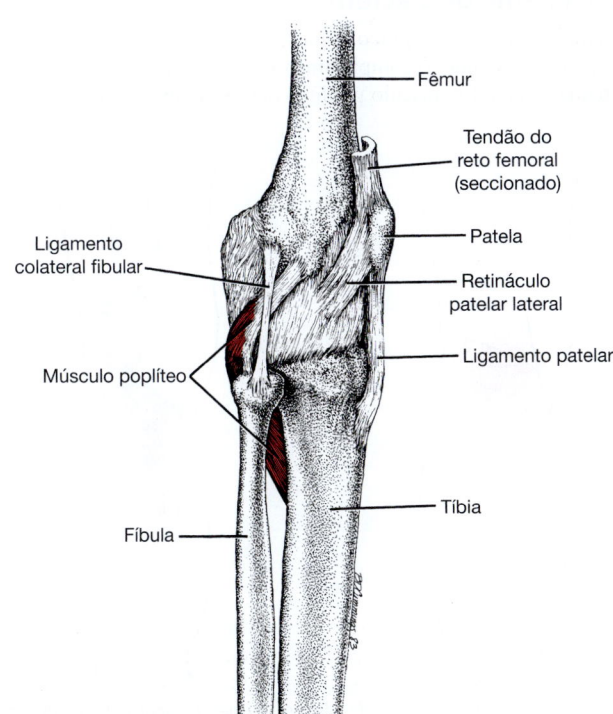

Figura 61-2 Inserção proximal do músculo poplíteo direito (em vermelho) no fêmur (vista lateral).

2.1. Inervação e vascularização

O músculo poplíteo é inervado por dois a três ramos paralelos do nervo tibial que se origina dos nervos espinais L4, L5 e S1.[1,24] Esses ramos descem obliquamente pelos vasos poplíteos, dobrando no limite distal do músculo e entrando por sua superfície anterior. O ponto de entrada do nervo fica a aproximadamente 3 cm abaixo da cabeça fibular.[24] Esses ramos de nervos separam-se nos ramos esquerdo, direito e anterior para inervar partes diferentes do músculo.[24]

A vascularização do poplíteo ocorre pelas artérias inferior medial e inferior lateral do joelho, dois ramos originários da artéria poplítea profundamente ao músculo gastrocnêmio. O curso da artéria inferior lateral do joelho dá-se na superfície, através ou abaixo do ligamento arqueado.[10] É possível que o músculo tenha suprimentos adicionais da artéria nutritiva da tíbia à parte proximal da artéria tibial posterior e da artéria recorrente tibial posterior.[1]

2.2. Função

O músculo poplíteo rotaciona medialmente a tíbia sobre o fêmur quando a coxa está fixa e a perna está livre para movimentar-se, como quando o indivíduo está sentado ereto.[1,25] Quando a tíbia está fixa, o que ocorre na posição em pé, o poplíteo consegue rotacionar lateralmente o fêmur sobre a tíbia, "destravando" a articulação do joelho no início do movimento de flexão.[1,26,27] Esse músculo também age como um estabilizador dinâmico do joelho.[2,12,28,29] Esse papel de estabilizador pode ter relação com a presença da alta densidade de corpúsculos de Ruffini em seu tendão.[30]

Basmajian e Lovejoy[31] estudaram esse músculo por eletromiografia (EMG) usando eletrodos de agulha em 20 pessoas. Esses pesquisadores descobriram que, com a perna livre para se movimentar, o músculo poplíteo foi ativado por esforço voluntário para produzir rotação medial da perna em vários ângulos, entre a perna reta e 90° de flexão, nas posições sentada e prona.[31]

Vários autores[31-34] informaram que, quando a pessoa fica em pé em uma posição semiagachada, com os joelhos flexionados em 30° e 50°, o músculo poplíteo mostrou atividade contínua da unidade motora. Nessa posição "de prontidão" característica, geralmente adotada em atividades esportivas que envolvem parada repentina, como corrida com alterações de direção,[35] estruturas tissulares não contráteis estão relaxadas, e o peso do corpo tende a deslizar o fêmur para baixo e para a frente, na inclinação da tíbia. Essa contração dos músculos poplíteo e quadríceps femoral ajuda o ligamento cruzado posterior a evitar deslocamento do fêmur para a frente[33] sobre o joelho e age como um guia dinâmico da articulação do joelho.

Basmajian e Lovejoy[31] relataram que, durante a caminhada, ocorre a maior atividade eletromiográfica durante o contato inicial e o apoio médio. Mann e Hagy[25] descobriram que a maior atividade do músculo ocorre na parte inicial da fase de apoio. Perry[36] relatou que ocorre atividade do poplíteo durante todas as fases da marcha, exceto no balanço inicial e no balanço médio, com grande variabilidade entre os indivíduos. Davis e colaboradores[37] informaram uma forte ativação do poplíteo durante caminhada em declive, na fase de apoio médio da marcha. Ainda assim, o músculo está inativo quando a pessoa fica em pé, ereta, sem movimentação.[38]

De acordo com Amonoo-Kuofi,[39] músculos poplíteos de fetos humanos contínuam muitos eixos organizados em formas complexas e sequenciadas. O autor concluiu que esses eixos poderiam proporcionar a maior parte da cinestesia necessária ao monitoramento do travamento e do destravamento da articulação do joelho humano.[38]

2.3. Unidade funcional

A unidade funcional à qual um músculo pertence inclui os músculos que reforçam e contrapõe-se às suas ações, bem como as articulações que os músculos cruzam A interdependência dessas estruturas reflete-se funcionalmente na organização e nas conexões neurais do córtex sensoriomotor. A unidade funcional é enfatizada, porque a presença de um PG em um músculo da unidade aumenta a probabilidade de que outros músculos dessa unidade também desenvolvam PGs. Ao desativar PGs em um músculo, deve haver uma preocupação com PGs que possam surgir em músculos funcionalmente interdependentes. O Quadro 61-1 representa, de maneira geral, a unidade funcional do músculo poplíteo.[40]

3. APRESENTAÇÃO CLÍNICA
3.1. Padrão de dor referida

PGs no músculo poplíteo referem a dor sobretudo à porção posterior da articulação do joelho (Figura 61-3). Mayoral e colaboradores[41] clinicamente observaram uma variação nesse padrão de dor, incluindo os lados posteromedial e medial da tíbia e com projeção à área dos músculos da "pata de ganso" (*pes anserinus*).

É raro os pacientes relatarem dor no joelho unicamente em razão de PGs no poplíteo. De início, a origem da dor no joelho é identificada em PGs em outros músculos, como o gastrocnêmio ou o bíceps femoral. Em um primeiro exame, o bíceps femoral parece ser o responsável pelo relato de dor do paciente; entretanto, após a desativação dos PGs nesses outros músculos, o paciente fica mais consciente da dor atrás do joelho, identificada, então, no exame como originária no poplíteo. Dor profunda sentida na área posterior da articulação do joelho pode alertar o clínico a examinar se há PGs no músculo poplíteo desde o começo.

3.2. Sintomas

A queixa principal de dor em pacientes com PGs no músculo poplíteo é aquela sentida na parte posterior do joelho, no agachamento, na corrida ou durante caminhada, principalmente na descida de escadas e aclives, ou pelo uso de sapatos com salto alto. PGs no poplíteo podem produzir rigidez capaz de trazer dificuldade e dor à extensão do joelho ao sair da cama pela manhã ou ao ficar em pé após longo período sentado.[41] Pacientes com PGs no poplíteo raramente informam dor no joelho à noite e, com frequência, não percebem a redução relativamente pequena na amplitude de movimentos no joelho ou a fraqueza da rotação medial da tíbia.

3.3. Exame do paciente

Quando há PGs no poplíteo, o joelho fica dolorido quando o paciente tenta estendê-lo completamente ou flexioná-lo. A inserção e o tendão tibial do músculo poplíteo devem ser examinados quan-

Quadro 61-1 Unidade funcional do músculo poplíteo

Ação	Sinergista	Antagonista
Rotação medial da perna	Semimembranáceo Semitendíneo Sartório Grácil	Bíceps femoral

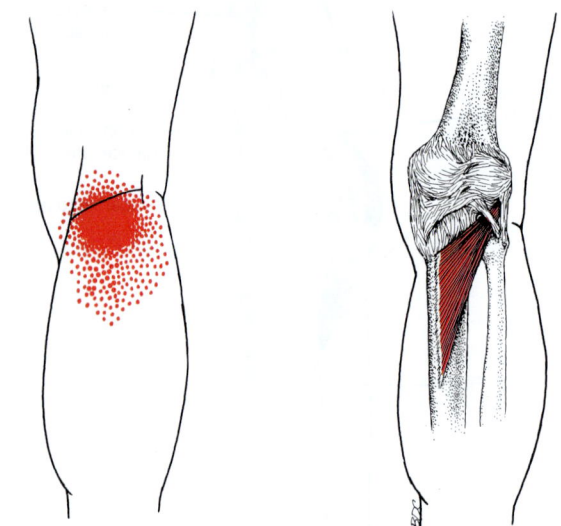

Figura 61-3 Padrão de dor referida (em vermelho-escuro) de um PG no músculo poplíteo direito (em vermelho-claro) visualizado no plano posterior. O padrão essencial da dor aparece em vermelho contínuo. O pontilhado vermelho indica extravasamento ocasional do padrão essencial.

to à sensibilidade. A posição descrita e mostrada para o exame da tendinite poplítea no joelho[25,42] também pode ser usada para o exame da terminação femoral do músculo e do seu tendão. Na posição sentada, o paciente coloca a perna do membro afetado sobre o joelho oposto, deixando o pé suspenso e relaxado. A inserção proximal do tendão poplíteo, na parte lateral do côndilo femoral, é examinada quanto à sensibilidade, e o tendão é palpado ao longo de 2 cm proximais ao ponto por onde passa, posterior e profundamente, em relação ao ligamento colateral fibular, que é um marco bem definido (Figura 61-2).[25] A rigidez do PG do músculo poplíteo limita a amplitude da rotação lateral passiva e enfraquece a rotação medial ativa da perna, com o joelho flexionado a aproximadamente 90°. Para avaliar o poplíteo com um teste funcional ativo, o paciente se deita em decúbito dorsal, com flexão de 90° do quadril e do joelho, sendo solicitado a resistir à força que o examinador exerce na rotação lateral da tíbia. Se a manobra reproduzir a dor posterolateral do paciente, o teste é considerado positivo, sugerindo tendinopatia do poplíteo[43] (Figura 61-4).

A restrição relativamente pequena da extensão total do joelho (geralmente apenas 5°, com possibilidade de 10°) só costuma ser estimada com clareza com uma reavaliação após o tratamento. Somente então é identificada a amplitude total da extensão normal do joelho do paciente.

3.4. Exame de pontos-gatilho

O músculo poplíteo é palpado em busca de PGs com o paciente deitado sobre o lado afetado e o joelho levemente flexionado (Figura 61-5A) ou com o paciente posicionado, em decúbito dorsal, com a perna flexionada e o joelho apoiado pelo clínico (Figura 61-5B). De outra maneira, o paciente pode deitar-se em supino com o quadril flexionado e com rotação lateral e o joelho flexionado com conforto. A leve flexão do joelho deixa uma frouxidão no músculo gastrocnêmio sobreposto, enquanto um pé em plantiflexão aumenta a frouxidão dos músculos gastrocnêmio e plantar, e a rotação lateral da perna coloca o poplíteo em um alongamento leve que pode ser ajustado para aumentar a sensibilidade dos PGs do poplíteo para o exame.

O lado medial da porção média do músculo fica passível de abordagem entre o tendão semitendíneo e a cabeça medial do músculo gastrocnêmio, ao longo de sua inserção na tíbia.[1] A porção mais distal da inserção tibial do músculo poplíteo está coberta pelo músculo sóleo,[1] que comumente pode ser deslocado lateralmente, para deixar o músculo poplíteo parcialmente descoberto. Essa terminação distal medial desse músculo é examinada quanto a PGs, conforme mostra a Figura 61-5. É importante deslocar os músculos sobrepostos lateralmente, como parte do exame.

No espaço poplíteo, a terminação superior lateral do músculo poplíteo está coberta pelo músculo plantar e pela cabeça lateral do músculo gastrocnêmio. No entanto, como o poplíteo cruza diagonalmente a perna, exatamente acima da cabeça da fíbula (Figura 61-2), ele pode ser alcançado lateralmente por palpação entre o tendão do músculo bíceps femoral e a cabeça lateral do gastrocnêmio e medialmente pelo músculo plantar.[44] Com o paciente em uma das posições da Figura 61-5, esses músculos sobrepostos podem ser deslocados para o lado com uma mão enquanto ocorre palpação em busca de PGs com a outra, conforme a necessidade. Quando o poplíteo tem PGs ativos, esse local estará dolorido, e pressão sobre ele causará dor difusa referida por toda a porção posterior do joelho. A região da inserção do tendão poplíteo à tíbia também estará dolorida.

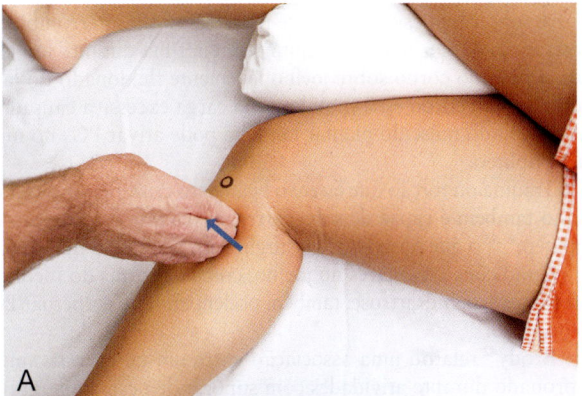

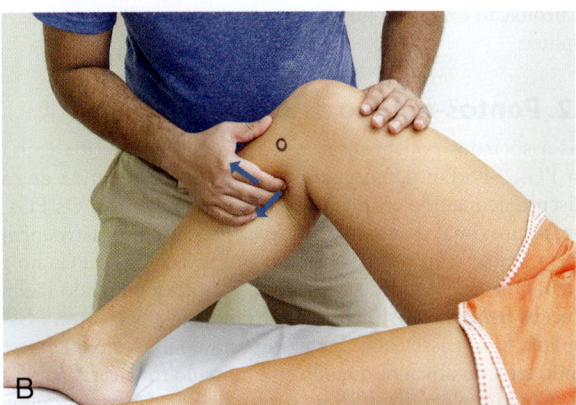

Figura 61-5 Palpação em busca de PGs na parte medial inferior do músculo poplíteo direito. O círculo marca o côndilo medial da tíbia. O paciente deita-se sobre o lado afetado com o joelho flexionado, é realizada uma plantiflexão do tornozelo para colocar o músculo gastrocnêmio e o plantar relaxados. (A) Palpação plana transversa da inserção tibial do músculo poplíteo é feita em uma direção superior a inferior. O clínico também aplica pressão anterior contra a superfície posterior da tíbia. (B) Palpação plana transversa com o joelho flexionado em busca de PGs no músculo poplíteo, conforme descrito em (A). Essa posição possibilita a tração gravitacional do músculo gastrocnêmio, afastando-o da tíbia.

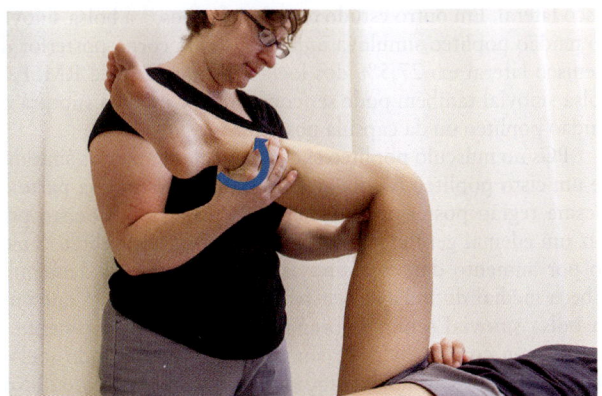

Figura 61-4 Avaliação de tendinopatia no poplíteo. O clínico, enquanto palpa o músculo poplíteo, exerce uma força de rotação lateral na tíbia ao mesmo tempo que o paciente tenta resistir ao movimento. A produção de sintomas no aspecto posterolateral do joelho pode indicar tendinopatia do poplíteo.

Se PGs poplíteos estão suficientemente irritáveis, a dor pode ser provocada por pressão exercida diretamente no ventre do músculo poplíteo por meio do músculo sóleo sobreposto. A terminação proximal do sóleo desloca-se quase em paralelo com as fibras do músculo poplíteo e encobre a metade distal delas.[45] É difícil diferenciar PGs das porções intermediárias do poplíteo de PGs da musculatura interposta.

4. DIAGNÓSTICO DIFERENCIAL

4.1. Ativação e perpetuação de pontos-gatilho

Uma postura ou atividade que ative um PG, quando não corrigida, também pode perpetuá-lo. No músculo poplíteo, os PGs podem ser ativados por carga excêntrica não habitual, exercício excêntrico em músculo destreinado ou carga concêntrica máxima ou submáxima.[46] Especificamente, os PGs podem ser ativados no poplíteo por uma carga excessiva produzida por contração excêntrica que ocorre quando há rotação medial do fêmur sobre a tíbia em uma cadeia cinemática fechada;[41] por exemplo, quando um indivíduo joga futebol ou futebol americano, corre, roda, desliza e, principalmente, corre ou esquia descendo encostas. Também ocorre sobrecarga específica desse músculo ao ser interrompido o movimento para a frente do fêmur sobre a tíbia durante um giro com o peso do corpo sobre joelho levemente flexionado do lado para o qual o corpo está virando. Uma carga excessiva causadora de ruptura do músculo plantar também pode ativar PGs no músculo poplíteo.

Trauma ou torção que lacere o ligamento cruzado posterior do joelho também é capaz de sobrecarregar e causar deformação do poplíteo,[47,48] o que pode levar ao surgimento de PGs no músculo.

Condições articulares no joelho, como rupturas do menisco, osteoartrite ou hidrartrose, também podem ativar e perpetuar PGs no poplíteo.[41]

Brody[42] relatou uma associação entre um pé excessivamente pronado durante atividades com suporte de peso com agravamento de sintomas de tendinite poplítea. O estresse adicionado da pronação excessiva também pode perpetuar PGs no músculo poplíteo.

4.2. Pontos-gatilho associados

PGs associados podem surgir nas áreas de dor referida causada por PGs.[49] Portanto, músculos nas áreas de dor referida de cada músculo acometido também devem ser examinados. Os PGs na porção proximal de uma das cabeças do músculo gastrocnêmio, ou em ambas, são os mais comumente associados a PGs no poplíteo. Outros músculos associados a PGs nesse músculo incluem o bíceps femoral e o vasto lateral.[41] Em alguns pacientes, PGs no poplíteo foram associados a uma ruptura do músculo plantar, podendo ter sido ativados quando esse músculo foi lacerado.

Com o pé em dorsiflexão, o grau de dor na fossa poplítea e de limitação dos movimentos no joelho causado por PGs na cabeça lateral do músculo gastrocnêmio é comparável ao causado por PGs no músculo poplíteo.

4.3. Patologias associadas

PGs nos poplíteos são facilmente negligenciados quando o foco da atenção é um diagnóstico de tendinite ou tenossinovite poplítea. Outras condições a serem contabilizadas no diagnóstico diferencial da dor no joelho posterior incluem cisto de Baker, trombose da veia poplítea, instabilidade anteromedial e posterolateral do joelho, avulsão do tendão poplíteo e ruptura de um menisco ou da cápsula posterior da articulação do joelho.

Deve-se desconfiar de uma queixa de dor na porção posterior do joelho em um músculo plantar lacerado meses ou anos após a lesão. Nesse caso, o músculo já deverá estar curado. Essa dor residual pode ser causada por PGs no músculo poplíteo.

Tendinopatia e tenossinovite poplíteas têm íntima associação com atividades que sobrecarregam um músculo poplíteo condicionado de maneira inadequada. Mayfield[50] relatou a situação de 30 pacientes examinados, diagnosticados com tenossinovite, em um período de cinco anos. Os achados que levaram a esse diagnóstico são, aparentemente, mais comuns do que aqueles que costumam ser considerados.[50,51] O sintoma característico é dor no aspecto lateral do joelho com suporte de peso e o joelho flexionado em 15 a 30°, como quando uma pessoa corre ou caminha descendo uma superfície elevada.[50] Dor anterolateral no joelho também foi informada,[51] bem como dor no joelho lateral após um golpe direto no joelho em flexão de 90°, causando dor intermitente ao correr e ao percorrer distâncias curtas durante caminhadas.[51] Montanhistas entusiastas informaram ter passado dias nas montanhas sem sintomas até o término da jornada. Entretanto, durante uma descida rápida das montanhas, os sintomas apareceram.[50] Às vezes, a dor também é sentida durante a parte inicial da fase de balanço da marcha e ao tentar levantar-se após ter sentado com as pernas cruzadas.[50] Brody[42] ainda observou que os sintomas se agravaram mais depressa quando o paciente andou sobre superfície inclinada ou realizou alguma atividade com pronação excessiva do pé enquanto carregava algo pesado.

A visualização da tenossinovite pelo uso de ultrassom está bem documentada.[52] Caracterizações dessa condição por ultrassom incluem tamanho aumentado do tendão, perda da homogeneidade e uma área hipoecogênica em torno do tendão provocada pelo líquido inflamatório.

A tendinite calcificante do tendão poplíteo é outra condição que pode se apresentar com dor lateral no joelho[53-56] simulando tendinopatia poplítea ou PGs poplíteos. Ainda, pode simular sintomas de rupturas do menisco lateral.[55] As calcificações podem ser visualizadas com radiografias,[53,54,56] ultrassom[53] ou imagem por ressonância magnética (RM).[53,54]

Em um estudo,[57] a RM do tendão poplíteo normal foi, por vezes, confundida com uma ruptura no corno posterior do menisco lateral. Em outro estudo com 200 joelhos,[58] a bolsa sinovial do tendão poplíteo simulava uma ruptura do corpo posterior do menisco lateral em 27,5% dos joelhos estudados pela RM. Essa bolsa sinovial também pode ser confundida com uma ruptura do tendão poplíteo ou da cápsula posterior.[2]

PGs no músculo poplíteo são capazes de simular os sintomas de um cisto poplíteo (de Baker) que causa dor em boa parte da mesma região posterior da articulação do joelho. O cisto produz um edema, geralmente dolorido, no espaço poplíteo causado por aumento da bolsa sinovial localizada profundamente à cabeça medial do músculo gastrocnêmio e/ou por um aumento da bolsa sinovial semimembranácea, e ambos normalmente se comunicam com a cavidade sinovial da articulação do joelho. O edema pode ficar mais destacado no paciente em pé do que no inclinado. Flexionar o joelho aumenta o desconforto. O edema (efusão) costuma ocorrer devido à doença ou à lesão da articulação do joelho (como artrite reumatoide ou ruptura do menisco) em adultos, mas não em crianças. Se um tratamento adequado não alivia o edema e a dor, pode-se analisar possível cirurgia voltada à causa intra-articular da produção de líquido articular, mas não ao cisto poplíteo, a menos que ele seja indevidamente grande e muito sintomático.[59] Embora PGs no poplíteo possam provocar sensibilidade profunda em boa parte da mesma região de um cisto de Baker, eles não produzem edema visível ou palpável. O padrão ouro para um diagnóstico diferencial é a imagem por RM, pois permite diferenciação de outras condições. O ultrassom também é uma opção para diagnóstico, já que sua capacidade de detectar um cisto de Baker se aproxima de 100%, embora careça da especificidade para diferenciá-lo de outras condições.[59]

O rompimento de um cisto de Baker pode fielmente simular uma tromboflebite. Quando a ruptura parecer possível, devem ser consideradas mais imagens com venografia (flebografia), ultrassom ou artrografia que mostrem, com clareza, o ingresso do contraste desde a articulação do joelho até a região dos músculos da panturrilha, antes da colocação de antitrombóticos.[59]

O músculo poplíteo é um importante colaborador da estabilidade rotacional da articulação do joelho. Juntos, o tendão poplíteo e o LPF são os principais estabilizadores das rotações laterais do joelho em flexão de 60 e 90°.[60-62] Essas duas estruturas podem contribuir para a estabilidade do varo em flexão do joelho de 30°, e também têm um papel de proporcionar estabilidade estática do joelho estendido.[62] Em razão da importante função estabilizadora do joelho, rupturas no tendão poplíteo ou em outras estruturas do ângulo posterolateral do joelho podem contribuir para instabilidade.[63]

O tratamento cirúrgico traz resultados positivos para melhorar a estabilidade.[63] Em cadáveres, as estruturas do ângulo posterolateral foram novamente seccionadas, evidenciando a instabilidade aumentada do joelho e alteração da cinemática. Após a reconstrução, houve melhora da cinemática.

Encurtamento cirúrgico da unidade músculo-tendão poplítea que foi alongada ou lacerada em oito pacientes resultou em estabilidade estática e dinâmica e no retorno do funcionamento total em sete desses pacientes. Nenhum dos oito teve qualquer perda de força no músculo poplíteo.[64] Dependendo de quais ligamentos apresentam frouxidão ou laceração, uma rotação medial excessiva do fêmur sobre a tíbia produz instabilidade anteromedial[64] ou instabilidade na rotação posterolateral.[65,66] Independentemente da condição, a relocalização cirúrgica da inserção tibial do músculo poplíteo para seu encurtamento aumenta sua tensão, melhora sua função dinâmica e corrige o problema.

Há relato de vários casos de avulsão ou rompimento do tendão poplíteo.[67] Costumam ser usadas radiografias inicialmente, as quais mostram, com frequência, a avulsão.[68,69] Porém, em um caso, houve relato de normalidade.[67] Assim, uma RM é melhor para a avaliação da natureza da lesão no joelho.[67-69] O diagnóstico também pode ser confirmado por exame artroscópico.[67]

Essa lesão pode ser tratada de modo conservador ou por cirurgia, por meio de reparo da ruptura e/ou pela fixação da avulsão óssea.[67] Há relatos de resultados satisfatórios do tratamento cirúrgico[70,71] e não cirúrgico;[68,71] entretanto, este último não teve êxito em uma pessoa.[71]

5. AÇÕES CORRETIVAS

O paciente pode usar uma cinta elástica bem ajustada (apoio do joelho) com abertura frontal para a patela, que vai desde a parte superior do joelho até a inferior. Esse dispositivo é recomendado desde que os sintomas persistam. Ele aplica pressão contrária sobre a região dos PGs, reduzindo sua sensibilidade, além de lembrar o paciente de que o joelho deve ser protegido.

Usar uma tala ou imobilizar o joelho e a perna com uma cinta mais rígida ou com aparelho gessado tende a agravar os PGs no poplíteo. Quando os PGs apresentam um problema, deve ser evitada a imobilização, ou o período de imobilização deve ser minimizado, para que não ocorra uma piora dos sintomas.[72]

Antes de o paciente ser capaz de retomar a participação nos esportes, é recomendado condicionar o músculo lentamente, iniciando com exercícios sem suporte de peso e passando para exercícios dinâmicos com suporte de peso.[12]

Pessoas propensas a PGs poplíteos devem evitar um aumento repentino na quantidade de corrida ou caminhadas em declives, pois essa mudança na atividade pode sobrecarregar o músculo.[50] Além disso, sapatos com saltos altos devem ser evitados, pois seu uso equivale a percorrer declives continuamente.

Devem ser feitos esforços para limitar caminhadas ou corridas em superfícies com inclinação lateral, como aquelas em estradas pavimentadas, com trechos construídos para drenagem (o grau da inclinação aumenta a pronação do pé e o efeito de uma extremidade inferior maior sobre o lado elevado). Corridas podem ser feitas em pistas, na parte alta de estradas vazias, ou no mesmo lado da estrada para ambas as direções da viagem. Calçados adequados devem ser utilizados, se houver indicação.

Pode ser feita a autoliberação miofascial de PGs com a pessoa sentada, conforme mostra a Figura 61-6. O paciente deve localizar

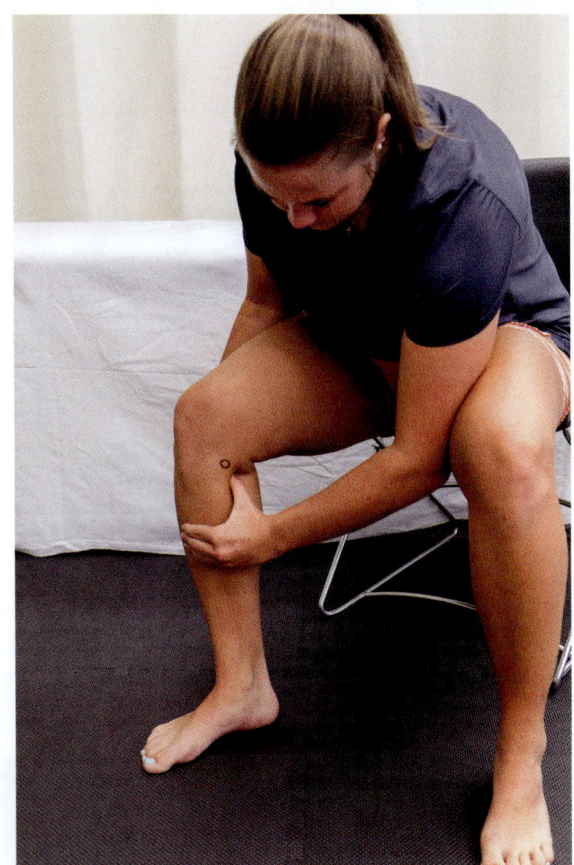

Figura 61-6 Autoliberação miofascial do músculo poplíteo. O paciente senta-se com o pé, da perna a ser tratada, apoiado no chão. Os polegares ou demais dedos da mão podem ser usados para localizar o poplíteo sobre a parte interna da panturrilha, subjacente à parte mais densa do músculo gastrocnêmio.

o músculo poplíteo na parte interna da perna, exatamente abaixo do joelho, transferindo a maior parte do músculo da panturrilha para o lado externo do joelho e colocando um dos polegares, ou dois dedos, ao longo da parte posterior da canela para encontrar um ponto sensível. O paciente deve cuidar para não exercer pressão sobre os vasos poplíteos, sentindo, suavemente, alguma pulsação atrás do joelho e evitando-o ao localizar o músculo poplíteo. Pode ser mantida pressão firme sobre um PG do músculo poplíteo até 30 segundos, ou quando ocorrer uma redução na sensibilidade. Essa técnica pode ser repetida várias vezes até a obtenção de uma liberação adequada.

Pode ser bastante difícil a realização de um autoalongamento do músculo poplíteo para o paciente sem que ele tenha orientações específicas e observação da técnica por profissional apropriado. O autoalongamento é feito na posição prona ou sentada. Em cada posição, o joelho é flexionado em 15 a 20°. Se não houver uma pessoa a ser orientada como assistente em casa, pode ser usada inibição recíproca em vez de um alongamento passivo.

Para a posição em decúbito ventral, o paciente deita sobre o ventre, com um rolo feito com lençol ou um travesseiro de tamanho suficiente para ser colocado debaixo da perna distal e flexionar o joelho cerca de 15 a 20° (Figura 61-7A,B). O paciente tenta rodar a perna lateralmente durante vários segundos (inibindo, de modo recíproco, o poplíteo), para, então, relaxar completamente. O ciclo é repetido algumas vezes. A vantagem dessa posição é a estabilização da coxa, para que a perna, e não a coxa, rotacione. Se o rolo com lençol ou o travesseiro tocar o pé, o atrito pode ajudar a manter a rotação lateral durante o relaxamento. De outra forma, a gravidade atrai o pé e a perna de volta à posição neutra.

Para relaxar o músculo poplíteo na posição sentada, o paciente, que está sentado, coloca a perna para a frente, com o calcanhar sobre o chão e o joelho flexionado em 15 a 20° (Figura 61-7C, D). Pode haver necessidade de um banquinho ou uma cadeira com assento baixo. Uma vez que a rotação da coxa costuma substituir a rotação da perna nessa posição, deve-se cuidar para garantir que o paciente saiba a diferença e consiga rodar lateralmente a perna na região do joelho. Após uma tentativa de rotação lateral máxima durante vários segundos, o paciente relaxa enquanto a gravidade tende a manter a rotação lateral. Esse ciclo é repetido, no mínimo, três vezes, com uma pausa entre cada vez.

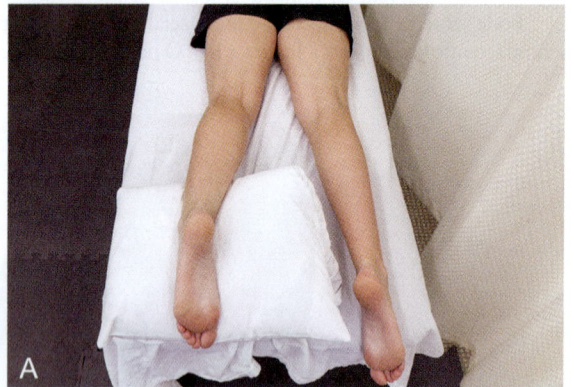
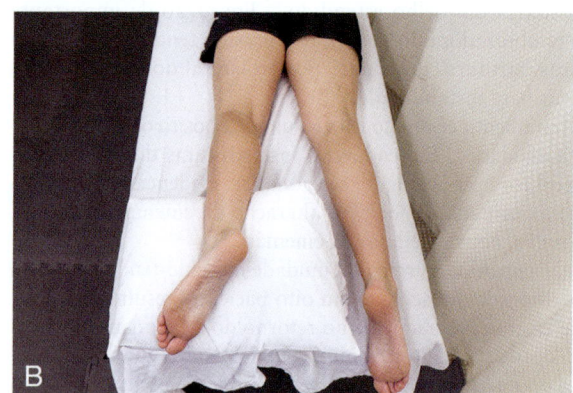
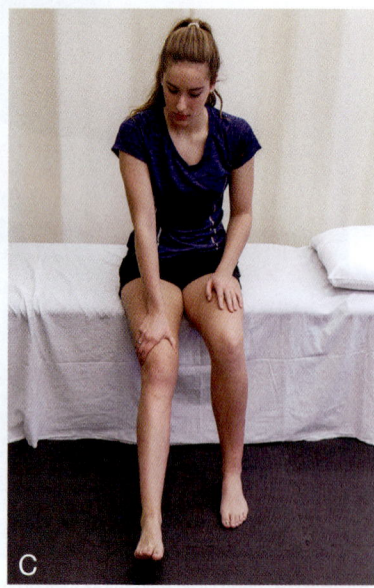
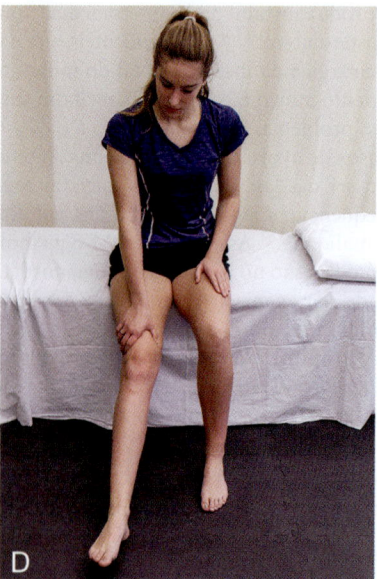

Figura 61-7 Autoalongamento do músculo poplíteo. (A) Posição inicial em decúbito ventral, com um travesseiro sob o tornozelo para deixar o joelho em flexão leve. (B) Pé em pronação, virado para fora, para alongar o músculo poplíteo. (C) Posição sentada inicial, com o joelho em flexão leve e o peso da perna sobre o chão. (D) Na posição sentada, o pé é virado para fora de modo a alongar o músculo poplíteo. A mão acima do joelho garante que a coxa não se movimente.

Cada sessão de alongamento termina com uma amplitude ativa total dos movimentos por meio de rotação medial e lateral da perna e, então, por meio de flexão e extensão do joelho.

Referências

1. Standring S. *Gray's Anatomy. The Anatomical Basis of Clinical Practice*. 41st ed. London, UK: Elsevier; 2016.
2. Jadhav SP, More SR, Riascos RF, Lemos DF, Swischuk LE. Comprehensive review of the anatomy, function, and imaging of the popliteus and associated pathologic conditions. *Radiographics*. 2014;34(2):496-513.
3. Chuncharunee A, Chanthong P, Lucksanasombool P. The patterns of proximal attachments of the popliteus muscle: form and function. *Med Hypotheses*. 2012;78(2):221-224.
4. Lovejoy JF Jr, Harden TP. Popliteus muscle in man. *Anat Rec*. 1971;169(4):727-730.
5. Staubli HU, Birrer S. The popliteus tendon and its fascicles at the popliteal hiatus: gross anatomy and functional arthroscopic evaluation with and without anterior cruciate ligament deficiency. *Arthroscopy*. 1990;6(3):209-220.
6. Shahane SA, Ibbotson C, Strachan R, Bickerstaff DR. The popliteofibular ligament. An anatomical study of the posterolateral corner of the knee. *J Bone Joint Surg Br*. 1999;81(4):636-642.
7. Maynard MJ, Deng X, Wickiewicz TL, Warren RF. The popliteofibular ligament. Rediscovery of a key element in posterolateral stability. *Am J Sports Med*. 1996;24(3):311-316.
8. Murthy CK. Origin of popliteus muscle in man. *J Indian Med Assoc*. 1976;67(4):97-99.
9. Aronowitz ER, Parker RD, Gatt CJ. Arthroscopic identification of the popliteofibular ligament. *Arthroscopy*. 2001;17(9):932-939.
10. Ishigooka H, Sugihara T, Shimizu K, Aoki H, Hirata K. Anatomical study of the popliteofibular ligament and surrounding structures. *J Orthop Sci*. 2004;9(1):51-58.
11. Kimura M, Shirakura K, Hasegawa A, Kobayashi Y, Udagawa E. Anatomy and pathophysiology of the popliteal tendon area in the lateral meniscus: 2. Clinical investigation. *Arthroscopy*. 1992;8(4):424-427.
12. Nyland J, Lachman N, Kocabey Y, Brosky J, Altun R, Caborn D. Anatomy, function, and rehabilitation of the popliteus musculotendinous complex. *J Orthop Sports Phys Ther*. 2005;35(3):165-179.
13. Recondo JA, Salvador E, Villanua JA, Barrera MC, Gervas C, Alustiza JM. Lateral stabilizing structures of the knee: functional anatomy and injuries assessed with MR imaging. *Radiographics*. 2000;20 Spec No:S91-S102.
14. Watanabe Y, Moriya H, Takahashi K, et al. Functional anatomy of the posterolateral structures of the knee. *Arthroscopy*. 1993;9(1):57-62.
15. Tria AJ Jr, Johnson CD, Zawadsky JP. The popliteus tendon. *J Bone Joint Surg Am Vol*. 1989;71(5):714-716.
16. Bardeen CR. The musculature. In: Jackson CM, ed. *Morris's Human Anatomy*. 6th ed. Philadelphia, PA: Blakiston's Son & Co.; 1921.
17. Peduto AJ, Nguyen A, Trudell DJ, Resnick DL. Popliteomeniscal fascicles: anatomic considerations using MR arthrography in cadavers. *AJR Am J Roentgenol*. 2008;190(2):442-448.
18. Bartonicek J. Rare bilateral variation of the popliteus muscle: anatomical case report and review of the literature. *Surg Radiol Anat*. 2005;27(4):347-350.
19. Perez Carro L, Sumillera Garcia M, Sunye Gracia C. Bifurcate popliteus tendon. *Arthroscopy*. 1999;15(6):638-639.
20. Leal-Blanquet J, Gines-Cespedosa A, Monllau JC. Bifurcated popliteus tendon: a descriptive arthroscopic study. *Int Orthop*. 2009;33(6):1633-1635.
21. Doral MN, Atay AO, Bozkurt M, Ayvaz M, Tetik O, Leblebicioglu G. Three-bundle popliteus tendon: a nonsymptomatic anatomical variation. *Knee*. 2006;13(4):342-343.
22. Benthien JP, Brunner A. A symptomatic sesamoid bone in the popliteus muscle (cyamella). *Musculoskelet Surg*. 2010;94(3):141-144.
23. Wagstaffe WW. Description of an accessory muscle in connection with the popliteus. *J Anat Physiol*. 1871;6(pt 1):214-215.
24. Yu D, Yin H, Han T, Jiang H, Cao X. Intramuscular innervations of lower leg skeletal muscles: applications in their clinical use in functional muscular transfer. *Surg Radiol Anat*. 2016;38:675-685.
25. Mann RA, Hagy JL. The popliteus muscle. *J Bone Joint Surg Am Vol*. 1977;59(7):924-927.
26. Last RJ. The popliteus muscle and the lateral meniscus. *Bone Joint J*. 1950;32-B(1):93-99.
27. Paraskevas G, Papaziogas B, Kitsoulis P, Spanidou S. A study on the morphology of the popliteus muscle and arcuate popliteal ligament. *Folia Morphol (Warsz)*. 2006;65(4):381-384.
28. Schinhan M, Bijak M, Unger E, Nau T. Electromyographic study of the popliteus muscle in the dynamic stabilization of the posterolateral corner structures of the knee. *Am J Sports Med*. 2011;39(1):173-179.
29. LaPrade RF, Wozniczka JK, Stellmaker MP, Wijdicks CA. Analysis of the static function of the popliteus tendon and evaluation of an anatomic reconstruction: the "fifth ligament" of the knee. *Am J Sports Med*. 2010;38(3):543-549.
30. Cabuk H, Kusku Cabuk F. Mechanoreceptors of the ligaments and tendons around the knee. *Clin Anat*. 2016;29(6):789-795.
31. Basmajian JV, Lovejoy JF Jr. Functions of the popliteus muscle in man. A multifactorial electromyographic study. *J Bone Joint Surg Am Vol*. 1971;53(3): 557-562.
32. Prado Reis F, Ferraz de Carvalho CD. Electromyographic study of the popliteus muscle. *Electromyogr Clin Neurophysiol*. 1973;13(4):445-455.
33. Barnett CH, Richardson AT. The postural function of the popliteus muscle. *Ann Phys Med*. 1953;1(5):177-179.
34. Buford WL Jr, Ivey FM Jr, Nakamura T, Patterson RM, Nguyen DK. Internal/external rotation moment arms of muscles at the knee: moment arms for the normal knee and the ACL-deficient knee. *Knee*. 2001;8(4):293-303.
35. Malinzak RA, Colby SM, Kirkendall DT, Yu B, Garrett WE. A comparison of knee joint motion patterns between men and women in selected athletic tasks. *Clin Biomech (Bristol, Avon)*. 2001;16(5):438-445.
36. Perry J. *Gait Analysis: Normal and Pathological Function*. Thorofare, NJ: SLACK Incorporated; 1992.
37. Davis M, Newsam CJ, Perry J. Electromyograph analysis of the popliteus muscle in level and downhill walking. *Clin Orthop Relat Res*. 1995(310):211-217.
38. Basmajian JV, Deluca CJ. *Muscles Alive*. 5th ed. Baltimore, MD: Williams &Wilkins; 1985.
39. Amonoo-Kuofi HS. Morphology of muscle spindles in the human popliteus muscle. Evidence of a possible monitoring role of the popliteus muscle in the locked knee joint? *Acta Anat (Basel)*. 1989;134(1):48-53.
40. Simons DG, Travell J, Simons L. *Travell & Simon's Myofascial Pain and Dysfunction: The Trigger Point Manual*. Vol 1. 2nd ed. Baltimore, MD: Williams & Wilkins; 1999 (p. 104).
41. Mayoral del Moral O, Torres-Lacomba I, Sánchez Méndez Ó. Punción seca de músculos y otras estructuras de la pierna y el pie. In: Mayoral del Moral O, Salvat Salvat I, eds. *Fisioterapia Invasiva del Síndrome de Dolor Miofascial*. Editorial Médica Panamericana; 2016.
42. Brody DM. Running injuries. *Clin Symp*. 1980;32(4):1-36.
43. Petsche TS, Selesnick FH. Popliteus tendinitis: tips for diagnosis and management. *Phys Sportsmed*. Toledo, Spain: 2002;30(8):27-31.
44. Ferner H, Staubesand J. *Sobotta Atlas of Human Anatomy*. Vol 2. 10 ed. Baltimore, MD: Urban & Schwarzenberg; 1983 (Fig. 436).
45. Netter FH. *The Ciba Collection of Medical Illustrations. Vol. 8, Musculoskeletal System. Part I: Anatomy, Physiology and Metabolic Disorders*. Summit, NJ: Ciba-Geigy Corporation; 1987 (pp. 85, 101).
46. Gerwin RD, Dommerholt J, Shah JP. An expansion of Simons' integrated hypothesis of trigger point formation. *Curr Pain Headache Rep*. 2004;8(6):468-475.
47. Kang KT, Koh YG, Jung M, et al. The effects of posterior cruciate ligament deficiency on posterolateral corner structures under gait- and squat-loading conditions: a computational knee study. *Bone Joint Res*. 2017;6(1):31-42.
48. Kozanek M, Fu EC, Van de Velde SK, Gill TJ, Li G. Posterolateral structures of the knee in posterior cruciate ligament deficiency. *Am J Sports Med*. 2009;37(3):534-541.
49. Hsieh YL, Kao MJ, Kuan TS, Chen SM, Chen JT, Hong CZ. Dry needling to a key myofascial trigger point may reduce the irritability of satellite MTrPs. *Am J Phys Med Rehabil*. 2007;86(5):397-403.
50. Mayfield GW. Popliteus tendon tenosynovitis. *Am J Sports Med*. 1977;5(1):31-36.
51. Blake SM, Treble NJ. Popliteus tendon tenosynovitis. *Br J Sports Med*. 2005;39(12):e42; discussion e42.
52. Fornage BD, Rifkin MD. Ultrasound examination of tendons. *Radiol Clin North Am*. 1988;26(1):87-107.
53. Doucet C, Gotra A, Reddy SMV, Boily M. Acute calcific tendinopathy of the popliteus tendon: a rare case diagnosed using a multimodality imaging approach and treated conservatively. *Skeletal Radiol*. 2017;46(7):1003-1006.
54. Shenoy PM, Kim DH, Wang KH, et al. Calcific tendinitis of popliteus tendon: arthroscopic excision and biopsy. *Orthopedics*. 2009;32(2):127.
55. Tennent TD, Goradia VK. Arthroscopic management of calcific tendinitis of the popliteus tendon. *Arthroscopy*. 2003;19(4):E35.
56. Tibrewal SB. Acute calcific tendinitis of the popliteus tendon—an unusual site and clinical syndrome. *Ann R Coll Surg Engl*. 2002;84(5):338-341.
57. Herman LJ, Beltran J. Pitfalls in MR imaging of the knee. *Radiology*. 1988;167(3):775-781.
58. Watanabe AT, Carter BC, Teitelbaum GP, Bradley WG Jr. Common pitfalls in magnetic resonance imaging of the knee. *J Bone Joint Surg Am Vol*. 1989;71(6):857-862.
59. Frush TJ, Noyes FR. Baker's cyst: diagnostic and surgical considerations. *Sports Health*. 2015;7(4):359-365.
60. Vap AR, Schon JM, Moatshe G, et al. The role of the peripheral passive rotation stabilizers of the knee with intact collateral and cruciate ligaments: a biomechanical study. *Orthop J Sports Med*. 2017;5(5):2325967117708190.
61. Domnick C, Frosch KH, Raschke MJ, et al. Kinematics of different components of the posterolateral corner of the knee in the lateral collateral ligament-intact state: a human cadaveric study. *Arthroscopy*. 2017;33(10):1821.e1-1830.e1.

62. Plaweski S, Belvisi B, Moreau-Gaudry A. Reconstruction of the posterolateral corner after sequential sectioning restores knee kinematics. *Orthop J Sports Med*. 2015;3(2):2325967115570560.
63. Chahla J, James EW, Cinque ME, LaPrade RF. Midterm outcomes following anatomic-based popliteus tendon reconstructions. *Knee Surg Sports Traumatol Arthrosc*. 2017.
64. Southmayd W, Quigley TB. The forgotten popliteus muscle. Its usefulness in correction of anteromedial rotatory instability of the knee. A preliminary report. *Clin Orthop Relat Res*. 1978(130):218-222.
65. Fleming RE Jr, Blatz DJ, McCarroll JR. Posterior problems in the knee. Posterior cruciate insufficiency and posterolateral rotatory insufficiency. *Am J Sports Med*. 1981;9(2):107-113.
66. Shino K, Horibe S, Ono K. The voluntarily evoked posterolateral drawer sign in the knee with posterolateral instability. *Clin Orthop Relat Res*. 1987(215):179-186.
67. Guha AR, Gorgees KA, Walker DI. Popliteus tendon rupture: a case report and review of the literature. *Br J Sports Med*. 2003;37(4):358-360.
68. McKay SD, Holt A, Stout T, Hysa VQ. Successful nonoperative treatment of isolated popliteus tendon avulsion fractures in two adolescents. *Case Rep Orthop*. 2014;2014:759419.
69. Wheeler LD, Lee EY, Lloyd DC. Isolated popliteus tendon avulsion in skeletally immature patients. *Clin Radiol*. 2008;63(7):824-828.
70. Liu JN, Rebolledo BJ, Warren RF, Green DW. Surgical management of isolated popliteus tendon injuries in paediatric patients. *Knee Surg Sports Traumatol Arthrosc*. 2016;24(3):788-791.
71. von Heideken J, Mikkelsson C, Bostrom Windhamre H, Janarv PM. Acute injuries to the posterolateral corner of the knee in children: a case series of 6 patients. *Am J Sports Med*. 2011;39(10):2199-2205.
72. Mason JS, Tansey KA, Westrick RB. Treatment of subacute posterior knee pain in an adolescent ballet dancer utilizing trigger point dry needling: a case report. *Int J Sports Phys Ther*. 2014;9(1):116-124.

Capítulo 62

Considerações clínicas sobre dor no quadril, na coxa e no joelho

César Fernández de las Peñas | N. Beth Collier

1. OSTEOARTRITE DO QUADRIL

1.1. Visão geral

A osteoartrite do quadril é uma causa comum de dor e disfunção no quadril em pessoas idosas. Osteoartrite de quadril e joelho foi classificada como o 11º maior colaborador global de incapacidade e o 38º elemento a influenciar a qualidade de vida.[1] Dagenais e colaboradores[2] relataram uma predominância generalizada de osteoartrite do quadril, variando de 0,9 a 27%. Dados sobre a predominância de osteoartrite em extremidades inferiores variam, dependendo da utilização de alterações radiográficas como um critério para o diagnóstico de osteoartrite.[3] O American College of Rheumatology (ACR) estabeleceu critérios de uso comum para o diagnóstico da osteoartrite no quadril na prática clínica.[4] No entanto, já que os critérios clínicos geralmente se combinam com achados radiológicos de degeneração do quadril, é importante considerar a existência de pouca correlação entre a presença de dores no quadril e evidências radiológicas de alterações degenerativas. Pacientes com dores no quadril nem sempre evidenciam mudanças radiográficas associadas à osteoartrite de quadril.[5]

A osteoartrite é um processo dinâmico e metabolicamente ativo que envolve todos os tecidos articulares sinoviais (cartilagem, osso, sinóvia/cápsula, ligamento e músculos), sendo caracterizada principalmente por áreas focalizadas de perda de cartilagem articular nas articulações sinoviais associada à hipertrofia do osso (osteófitos e esclerose óssea subcondral) e ao espessamento da cápsula articular. Uma osteoartrite do quadril pode resultar em alterações capsulares do quadril, degeneração cartilaginosa, formação de osteófitos, esclerose do osso subcondral e fraqueza muscular.[6]

Osteoartrite do quadril é considerada uma condição multifatorial em que fatores genéticos, constitutivos e biomecânicos ocorrem simultaneamente. Entre os fatores constitutivos, a idade é, provavelmente, o fator predisponente mais comum para uma osteoartrite do quadril, pois essa condição afeta indivíduos com mais de 60 anos de idade com maior frequência.[4,7] Outros fatores de risco associados ao aparecimento da osteoartrite do quadril incluem história de displasia do quadril,[8,9] lesão prévia de quadril[10] e aumento do índice de massa corporal.[11]

Pessoas com osteoartrite do quadril costumam sentir dor debilitante. Alguns indivíduos com alterações radiográficas mínimas mostram sintomas graves, ao passo que outros com evidências radiográficas de degeneração articular avançada têm sintomas mínimos.[5] Essa incoerência entre sintomas e achados de imagem deve levar o clínico a avaliar a presença de mecanismos nociceptivos de sensibilização em pacientes com osteoartrite do quadril. Embora sintomas de dor em pacientes com osteoartrite do quadril possam ter origens musculoesqueléticas, uma recente revisão sistemática relatou predominância de 23% de dor neuropática em pacientes com osteoartrite do joelho e do quadril.[12] De fato, vários estudos confirmam que pessoas com osteoartrite do quadril mostram sensibilidade central,[13,14] e, quando o estímulo nociceptivo aferente foi removido (substituição do quadril), esse processo foi revertido.[15] Estudo recente informou que uma sensibilização central pode ser um fator determinante de como muitos pacientes com osteoartrite do quadril ou joelho beneficiam-se da reposição articular, embora o efeito varie em razão da gravidade das alterações estruturais da articulação.[16] Assim, evidências atuais dão suporte ao papel dos tecidos periarticulares em torno do quadril (p. ex., os músculos) como uma fonte de alterações neuroplásticas.

A maior parte das diretrizes internacionais de prática clínica sobre osteoartrite do quadril e joelho defende tratamentos não farmacológicos como a primeira linha de controle, seguida do tratamento farmacológico e, finalmente (se necessário), a cirurgia. As recomendações da Osteoarthritis Research Society International incluem educação, exercícios, acupuntura e redução do peso como terapias não farmacológicas que funcionam para osteoartrite do quadril.[17] A European League Against Rheumatism produziu um protocolo clínico baseado em evidências para o controle não farmacológico de pessoas com osteoartrite do quadril e do joelho que sugere um método de tratamento combinado, incluindo[18] (1) educação sobre a osteoartrite, (2) programas individualizados de exercício e (3) tratamento para perda de peso quando o indivíduo está com sobrepeso ou obeso. Além disso, as orientações clínicas do Reino Unido para o controle da osteoartrite do quadril também recomendam a inclusão de terapia manual,[19] ainda que sua eficácia seja questionada por outros grupos.[20] Igualmente, o protocolo de prática clínica proposto pela ACR recomenda o uso de um tratamento multimodal que inclua terapia manual para tratar osteoartrite de quadril e joelho.[21]

1.2. Avaliação inicial de paciente com osteoartrite do quadril

A apresentação inicial da osteoartrite do quadril caracteriza-se por dor, rigidez, movimentos ou função reduzidos e graus variáveis de inflamação local. Um diagnóstico clínico de osteoartrite do quadril é confirmado quando pacientes apresentam um destes grupos de achados clínicos: (1) dor no quadril, flexão do joelho inferior a 115° e rotação medial do quadril inferior a 15°; ou (2) dor a rotação medial do quadril, duração de rigidez matinal do quadril inferior ou igual a 60 minutos e idade acima de 50 anos.[4] Esses critérios clínicos mostram uma sensibilidade de 86% e uma especificidade de 75%.[4] Um diagnóstico radiográfico de osteoartrite do quadril é feito pela visualização de um espaço articular estreitado por formação de osteófito ou por esclerose subcondral em radiografias simples.[4,22,23] Sutlive e colaboradores[24] identificaram cinco possíveis elementos clínicos preditivos para um diagnóstico de osteoartrite do quadril, conforme definidos por um escore de ≥ 2 de Kellgren e Lawrence: dor no agachamento, teste do quadrante positivo, dor com flexão ativa do quadril, dor com extensão ativa do quadril e amplitude de movimentos passiva na rotação medial do quadril inferior a 25°. A presença de sintomas potencialmente associados a um diagnóstico de osteoartrite do quadril deve alertar o clínico a fazer um exame completo.

Cabe ao clínico fazer um exame físico e subjetivo completo que inclua teste sensorial e motor, para estabelecer se o paciente é ou não indicado a uma terapia manual, ou se apresenta ou não alguns sinais de alerta indicativos da necessidade de encaminhamento a um especialista. Um desenho da dor no corpo humano traz benefícios para o estabelecimento do local e da área da dor ou dos sintomas informados. Um desenho da dor ajuda a determinar se a dor informada está localizada na parte anterior, lateral ou posterior do quadril, ou se atinge extremidades inferiores. Esse desenho pode ajudar a monitorar a progressão do paciente à medida que os sintomas melhoram e/ou mudam. Além disso, um relato da qualidade da dor pode auxiliar a identificar o principal tecido responsável pelos sintomas ou pela referência da dor.

Osteoartrite do quadril pode causar limitações nas atividades, restrições à participação ou incapacidades associadas a caminhar, subir escadas, entrar e sair de um carro, andar de bicicleta, calçar os sapatos e participar da vida social. Assim, é necessário que o exame físico por parte do clínico inclua todas as extremidades inferiores, a pelve e a coluna lombar (ver Capítulo 53, Considerações clínicas sobre dor no tronco e na pelve). O exame físico deve incluir observação da postura, teste da marcha e da amplitude de movimentos passiva e ativa, teste da força muscular, fraqueza muscular, teste de movimentos fisiológicos e acessórios passivos, palpação e testes especiais para descarte da osteoartrite e de outras condições. Todos os planos de movimentos do quadril devem ser investigados com teste de movimentos ativos e passivos. Paciente com osteoartrite do quadril apresentará amplitude de movimentos do quadril dolorida e limitada, principalmente na rotação medial e na flexão.[25] De especial interesse é a limitação da rotação medial do quadril, pois se trata de fator preditivo ao aparecimento de lombalgia em pacientes com osteoartrite do quadril.[26] O teste de flexão, abdução e rotação lateral (FABER, do inglês *flexion, abduction, external rotation*; ou teste de Patrick) e o teste do quadrante podem ser usados para obtenção de mais suporte ao diagnóstico de osteoartrite do quadril,[25,27] ainda que deva ser admitido que a sensibilidade e a especificidade desses testes sejam baixas.

Pacientes com osteoartrite do quadril mostram um déficit generalizado na força muscular de 20% na extremidade inferior afetada.[28] De especial interesse é a fraqueza do músculo glúteo médio. Pacientes com osteoartrite do quadril também evidenciam amplitudes limitadas de movimento coordenado da articulação da pelve, do fêmur e do quadril, principalmente em posições de flexão profunda e rotação.[29] Logo, um exame abrangente dos tecidos moles em torno do quadril é essencial, incluindo o exame de pontos-gatilho (PGs) nos músculos tensor da fáscia lata, glúteos médio, mínimo e máximo, piriforme, pectíneo, adutores longo, curto e magno, grupo quadríceps femoral, quadrado do lombo, iliopsoas e outros músculos pélvicos, conforme indicação.

1.3. Pontos-gatilho na osteoartrite do quadril

A dor da osteoartrite do quadril é percebida como profunda na área do quadril e/ou da virilha, com mais probabilidade de referência lateral do que medial. Vários músculos podem referir dor a essa área, simulando os sintomas da osteoartrite do quadril; no entanto, a maior parte das pesquisas que estudam PGs na musculatura do quadril (p. ex., no músculo glúteo médio) foi realizada em pacientes com lombalgia[30] ou dor patelofemoral.[31] Clinicamente, pacientes com osteoartrite de quadril apresentam-se com fraqueza nos músculos abdutores do quadril comparados ao lado não afetado e a controles saudáveis,[28] ainda que a morfologia dos músculos seja totalmente diferente.[32] PGs no glúteo médio podem provocar fraqueza por inibição sem alterações na área de secção transversa.

Publicações mais antigas sugeriram que a dor referida de PGs no adutor longo pode ser confundida com a dor da osteoartrite de quadril.[33,34] Desativação de PGs no adutor longo proporciona alívio satisfatório da dor a alguns pacientes com osteoartrite do quadril.[35] No entanto, um estudo mais recente de dor induzida experimentalmente observou que injeção de solução salina hipertônica do adutor longo causou distribuição regionalizada da dor, com dor na virilha.[36]

Funcionalmente, a amplitude de movimentos da flexão e abdução do quadril, conforme vista na posição do teste FABER, pode resultar de PGs nos músculos adutores. Igualmente, rotação medial do quadril pode ser limitada pela presença de PGs nos músculos de sua rotação lateral, particularmente o piriforme. Na verdade, Izumi e colaboradores[36] descobriram que injeções com solução salina hipertônica nos músculos do quadril levaram a um teste FABER positivo, sugerindo que o teste pode ser positivo devido à dor muscular, e não apenas à osteoartrite do quadril. Finalmente, o papel de PGs na osteoartrite do quadril tem apoio das metas do controle terapêutico dessa osteoartrite, uma vez que o objetivo é aumentar a amplitude de movimentos do quadril e fortalecer a musculatura do quadril e do joelho de modo a diminuir a carga excessiva absorvida pela articulação quando a musculatura do quadril/joelho está fraca.

2. DOR NÃO ARTRÍTICA DO QUADRIL
2.1. Visão geral
Impacto femoroacetabular

Um impacto femoroacetabular é causado por aproximação repetitiva de uma cabeça/e ou acetábulo femorais de formato anormal na amplitude final do quadril.[37] Em determinado momento, esse processo causa dano ao lábio femoral e à cartilagem acetabular.[37] Deformação óssea da cabeça/colo do fêmur ou impacto tipo *cam (came)* costuma ocorrer em homens com idade entre 20 e 30 anos, sendo a forma mais comum de impacto femoroacetabular isolado; uma deformação óssea do acetábulo, ou impacto tipo *pincer*, ocorre com mais frequência em mulheres com idade entre 30 e 40 anos.[38-40] Entretanto, a forma mais comum de impacto femoroacetabular é um impacto combinado, com componentes de impacto *cam* e *pincer*.[38] Eijer e Hogervorst[41] recentemente apresentaram a hipótese de que a migração da cabeça do fêmur que ocorre em pacientes com impacto *cam* ou *pincer* poderia provocar osteoartrite do quadril. Esses autores sugerem que o impacto causado pela migração da cabeça do fêmur pode levar a danos na cartilagem da articulação do quadril.

Ruptura labial

Ruptura labial acetabular é a perturbação intra-articular do quadril mais comum, sendo geralmente associada a outras patologias do quadril capazes de contribuir para os sintomas de um paciente, como o impacto femoroacetabular.[42] Costuma ser encontrada na população de atletas, uma vez que rupturas do lábio do acetábulo resultam com frequência de microtraumas repetitivos.[43] Pacientes com sintomatologia de ruptura do lábio do acetábulo relatam dor anterior na virilha capaz de irradiar medial, lateral ou posteriormente no quadril.[44] O paciente pode informar estalo ou "travamento" do quadril, e os sintomas são exacerbados com atividades.[42] Também há uma sobreposição clínica entre sintomas de impacto femoroacetabular e rupturas do lábio do acetábulo.

Pubalgia atlética (dor na virilha)

Historicamente conhecida como "hérnia do esporte", a pubalgia atlética é definida como dor abdominal inferior ou na virilha, sem a presença de uma hérnia.[45] Outros termos usados para descrever essa condição incluem hérnia do jogador de futebol americano, insuficiência inguinal, ruptura conjunta do tendão, virilha do jogador de hóquei ou virilha de Gilmore.[46] Normalmente sentida durante atividades esportivas atléticas envolvendo hiperextensão ou rotação, a pubalgia atlética parece ocorrer quando o músculo adutor longo traciona sua inserção na sínfise púbica, sem oposição, como ocorreria com um músculo reto do abdome fraco ou inibido.[45] Esse mecanismo patogênico pode explicar por que coexistem, nesses pacientes, a osteíte púbica e a tenoperiostite do adutor. Desequilíbrios musculares e redução da amplitude de movimento do quadril podem aumentar o risco de lesão à área da virilha.[47] A pubalgia atlética é mais comum nos homens em razão da natureza mais estreita e menos estável da pelve masculina.[48] O manejo apropriado da pubalgia atlética inclui exercícios de fortalecimento dos músculos adutor e abdominal.[49] Portanto, é fundamental um exame criterioso dos tecidos moles em torno do quadril em todas essas condições não artríticas.

2.2. Avaliação inicial de um paciente com dor não artrítica do quadril

O clínico deve fazer um exame físico e subjetivo completo que inclua teste motor e sensorial para estabelecer se o paciente está indicado à terapia manual ou se tem sinais de alerta que indicam a necessidade de encaminhamento a um especialista. Um desenho da dor no corpo humano traz benefícios ao estabelecer a localização e a área da dor dos sintomas informados. Esse desenho da dor ajuda a determinar se a dor relatada localiza-se na parte anterior, lateral ou posterior do quadril, estendendo-se à extremidade inferior. Outra utilidade do desenho é no monitoramento da progressão do paciente à medida que os sintomas melhoram e/ou mudam. Além disso, o relato da qualidade da dor pode ajudar a identificar o principal tecido responsável pelos sintomas ou pela dor referida.

No impacto femoroacetabular, os sintomas são mais comuns na área anterior do quadril, e às vezes espalham-se até a área medial (dor na virilha). Em rupturas labiais, áreas da virilha e do trocanter maior são os locais mais comuns de dor referida.[44] Pacientes com pubalgia atlética relatam dor unilateral profunda na virilha, dor abdominal inferior ou dor no púbis, que são mais proximais e profundas que uma tensão no músculo adutor ou flexor do quadril.[50]

Westermann e colaboradores[51] recentemente observaram que fatores do paciente, inclusive saúde mental, nível de atividade, gênero e tabagismo, eram mais preditivos de dor e função do quadril do que achados intra-articulares durante artroscopia do quadril em sujeitos com impacto femoroacetabular; portanto, um exame clínico completo é fundamental para esses pacientes. O exame físico de paciente com dor não artrítica do quadril inclui observação da postura do quadril e da pelve e marcha, amplitude de movimentos do quadril ativa e passiva, teste do comprimento muscular, teste da força muscular, teste de movimento passivo fisiológico ou acessório, palpação, além de testes especiais para inclusão ou descarte de impacto femoroacetabular, ruptura labial ou outras condições. Todos os planos de movimento devem ser investigados com movimentos ativos e passivos. Teste de flexão, adução e rotação medial (FAIR, do inglês *flexion, adduction and internal rotation*), também chamado de teste do impacto, é usado para levantar dados de patologias intra-articulares, como rupturas labiais e impacto femoroacetabular. A metanálise feita por Reiman e colaboradores[52] constatou que o teste FAIR e o de flexão-rotação medial diagnosticam, com precisão, impacto femoroacetabular ou rupturas labiais. Da mesma maneira, indivíduos com pubalgia atlética e aqueles com sintomas recorrentes, em comparação aos que se recuperaram de seu episódio de dor na virilha, também evidenciam redução da amplitude de movimentos medial e lateral do quadril.[53] Geralmente, um paciente com dor não artrítica do quadril se apresenta com menos de 20° de rotação medial do quadril, medida com flexão do quadril em 90°; esse achado clínico também é comum em pacientes com osteoartrite do quadril e naqueles com lombalgia. Pode haver indicação de mais diagnósticos por imagem, com inclusão de radiografias ou artrografia por ressonância magnética (RM) para a visualização de estruturas ósseas, integridade articular e outras estruturas de tecidos moles no entorno.[54]

Pacientes com dor não artrítica do quadril também evidenciam fraqueza da musculatura circundante, principalmente os músculos glúteos e adutores. Assim, um amplo exame desses músculos deve ser feito em relação a PGs: glúteos médio, mínimo e máximo, piriforme, adutores, pectíneo, reto do abdome, reto femoral e iliopsoas.

2.3. Pontos-gatilho e dor não artrítica do quadril

Similar à osteoartrite do quadril, conforme descrito, inexiste pesquisa sobre a predominância de PGs em pacientes com impacto femoroacetabular, ruptura labial ou pubalgia atlética. Os relatos de sintomas e dor do paciente devem orientar quais músculos precisam ser examinados em relação à presença de PGs e sua contribuição à apresentação clínica do paciente. Por exemplo, em um paciente com impacto femoroacetabular, os músculos pectíneo, iliopsoas e tensor da fáscia lata podem ser mais relevantes, ao passo que em um paciente com pubalgia atlética, os músculos reto do abdome ou adutor longo podem ser mais relevantes.

3. SÍNDROME DA DOR DO TROCANTER MAIOR

3.1. Visão geral

A síndrome da dor no trocanter maior (SDTM) indica uma dor com origem em qualquer uma das múltiplas estruturas relacionadas ao trocanter maior do fêmur, o que inclui tendões e bolsas sinoviais. Os tendões dos músculos glúteo médio e mínimo, piriforme, obturadores interno e externo e gêmeos superior e inferior inserem-se, em algum grau, no trocanter maior, podendo causar dor se em estado inflamatório.[55] Também há múltiplas bolsas sinoviais na área, localizadas entre cada camada de músculos na região. A patologia dessas bolsas sinoviais tem sido chamada, historicamente, de bursite trocantérica; no entanto, exames diagnósticos recentes revelaram que a presença de inflamação na bolsa sinovial pode ser menos comum do que se acreditava.[56,57] A incidência atinge o auge entre a quarta e sexta décadas de vida, com mais mulheres afetadas que homens.

Tendinopatia dos glúteos, que abrange lesões por uso excessivo aos tendões dos glúteos médio e mínimo, costuma causar dor na área do trocanter maior.[58] Desequilíbrios musculares causados por fraqueza ou rigidez anormal em todo o quadril podem predispor os tendões inseridos ao trocanter maior a uma sobrecarga, causando lesões. Um desequilíbrio muscular normalmente observado, ou um padrão de ativação muscular alterado, nesses pacientes com SDTM é uma compensação excessiva pelo músculo tensor da fáscia lata na abdução do quadril, levando à fraqueza e atrofia da porção posterior do músculo glúteo médio.[59] Portanto, o manejo conservador da SDTM inclui repouso durante a fase aguda, seguido de fisioterapia, injeções com corticosteroides e outras modalidades analgésicas.[60,61]

3.2. Avaliação inicial de paciente com a síndrome da dor do trocanter maior

Cabe ao clínico fazer um exame subjetivo e físico completo que inclua teste motor e sensório para estabelecer se o paciente está ou não apto à terapia manual ou apresenta sinais de alerta, os quais são indicativos da necessidade de encaminhamento a um especialista. Um desenho da dor no corpo humano é benéfico para que seja estabelecida a localização e a área da dor ou dos sintomas informados. Um desenho ajuda a determinar se a dor informada se localiza na porção anterior, lateral ou posterior do quadril ou se chega às extremidades inferiores. Esse desenho pode ajudar no monitoramento da progressão do paciente à medida que os sintomas melhoram e/ou mudam. Além disso, um relato da qualidade da dor pode auxiliar a determinar o principal tecido responsável pelos sintomas ou pela dor referida.

Pacientes com SDTM podem relatar dor ao deitar-se sobre o lado afetado, ao andar e ao carregar peso sobre a perna afetada. A dor costuma ser sentida ao longo da lateral do quadril e, por vezes, ao longo da lateral da coxa; raramente se dissemina abaixo da área do joelho.[56]

O quadril precisa ser examinado em relação a sinais locais visíveis de inflamação, principalmente em torno do trocanter maior. Deve ser feita uma palpação criteriosa tentando identificar estruturas anatômicas responsáveis pela apresentação clínica do paciente.[56] Palpar o trocanter maior é o teste mais estimulante incluído no exame clínico de dor na lateral do quadril.[62] Na presença de tendinopatia no glúteo médio, a dor será reproduzida com abdução resistida do quadril e rotação lateral ou medial, e o paciente pode evidenciar um sinal positivo de Trendelenburg. Lequesne e colaboradores[63] observaram que se a posição em apoio unipodal só puder ser mantida por menos de 30 segundos, apresentará uma sensibilidade e especificidade de 100% e 97,3%, respectivamente, para o diagnóstico de tendinopatia do glúteo médio.

Outros fatores que foram ligados à dor na lateral do quadril no atleta incluem uma pelve larga, discrepância no comprimento das pernas, pronação excessiva do pé e superfícies insatisfatórias para corrida. Assim, um exame completo de toda a extremidade inferior deve ser feito. Amplitude ativa do quadril, teste de comprimento e força musculares e teste de movimento acessório ou fisiológico passivo devem ser realizados. Rotação lateral passiva do quadril, em flexão de 90°, costuma ser o único movimento doloroso estimulante para pacientes com SDTM durante avaliação da amplitude de movimentos do quadril.[63]

3.3. Pontos-gatilho e síndrome da dor trocantérica maior

Há vários músculos que podem referir dor à área do trocanter maior quando esta está disfuncional, incluindo os seguintes: tensor da fáscia lata, vasto lateral, glúteos médio, mínimo e máximo, piriforme, gêmeos e quadrado do lombo. O diagnóstico diferencial de tecidos originários específicos pode ser difícil nessa síndrome, e uma palpação para envolver a bolsa sinovial pode ser específica apenas com uma apresentação inflamatória aguda de bursite trocantérica. Um ensaio com controle, randomizado e recente informou que pacientes com SDTM que receberam injeção com cortisona nas bolsas sinoviais trocantéricas ou agulhamento a seco profundo na musculatura do entorno obtiveram resultados similares em medidas de redução da dor e resultados funcionais.[64] Igualmente, Jacobson e colaboradores[65] descobriram que a aplicação de fenestração do tendão, uma técnica semelhante ao agulhamento a seco, também funcionou como a injeção de plasma rico em plaquetas para pacientes com SDTM. Essas pesquisas sugerem que, independentemente da identificação da fonte anatômica específica dos sintomas, o tratamento de PGs na área circundante em um paciente com suspeita dessa síndrome pode ser suficiente para alívio da dor.

4. SÍNDROME DO PIRIFORME

4.1. Visão geral

A síndrome do piriforme descreve um distúrbio neuromuscular em que o músculo piriforme comprime o nervo isquiático, induzindo dor de tipo ciática, parestesias e dormência nas nádegas e junto à via do nervo isquiático, descendo à coxa inferior e chegando à perna. Pacientes com síndrome do piriforme costumam relatar dor profunda na nádega, que pode ou não ter sintomas correlatos de dor irradiada descendo pela perna, e disestesias associadas ao nervo isquiático. O surgimento da síndrome do piriforme é mais comum na quarta ou quinta década de vida, podendo estar associado a estilos de vida sedentário e ativo.[66] Algumas vezes, porém, o piriforme não tem qualquer envolvimento.[67]

4.2. Avaliação inicial de paciente com síndrome do piriforme

Houve relato recente de que os quatro sintomas mais comuns de síndrome do piriforme incluem dor nas nádegas, dor que piora ao sentar, sensibilidade externa perto da fenda isquiática maior, dor em qualquer manobra que aumente a tensão no músculo piriforme e limitação para elevar a perna estendida.[68] O paciente também pode relatar uma perda na amplitude de movimentos do quadril ou na flexibilidade da rotação medial e adução. Fishman e colaboradores[69] investigaram a utilidade diagnóstica do teste FAIR, para identificar uma definição operacional da síndrome do piriforme, e descobriram que esse teste possui uma sensibilidade de 0,81 e uma especificidade de 0,83. Portanto, deve ser feito um exame detalhado das regiões do quadril e da pelve. Considerada a dificuldade de discernir o tecido-fonte (músculo ou nervo isquiático) de sintomas na síndrome do piriforme, podem ser usados exames neurodinâmicos para o levantamento de dados da sensibilidade mecânica do nervo. O teste da postura encurvada (*Slump-test*) é sensível para o diagnóstico da dor neuropática na extremidade inferior.[70] Deve ser examinada a totalidade da extremidade inferior quando um paciente apresentar sintomas coerentes com a síndrome do piriforme, uma vez que outras condições também podem simulá-los, conforme abordado.

4.3. Pontos-gatilho e síndrome do piriforme

Todos os sintomas associados à síndrome do piriforme podem ter uma relação direta com a presença de PGs nesse músculo; porém, não há pesquisa que, de forma explícita, tenha investigado essa associação. É bastante difícil diferenciar sintomas de compressão do nervo isquiático causada por um músculo piriforme enrijecido, ou sintomas sensoriais provocados pela dor referida associada a PGs no piriforme. A palpação manual do músculo e a exclusão da contribuição de componentes neurais, pelo uso de testes neurodinâmicos, são a chave para um diagnóstico diferencial.

5. SÍNDROME DA DOR PATELOFEMORAL
5.1. Visão geral

A síndrome da dor patelofemoral (SDPF) é uma condição que causa dor anterior e/ou medial no joelho durante atividades de carga ou compressão da patela, como sentar-se por período prolongado e subir escadas. É importante destacar o fato de que a SDPF é um termo "guarda-chuva" para descrever a dor na patela e em seu entorno na ausência de outras patologias. Ainda que a predominância da SDPF seja calculada em até 40%, a incidência anual e a prevalência da condição são desconhecidas.[71] A fisiopatologia da SDPF não está bem compreendida, e o consenso é que a etiologia é multifatorial, incluindo microtraumas repetidos de joelho, desequilíbrios musculares dos extensores do joelho, disfunções biomecânicas na extremidade inferior e alterações no processamento da dor nociceptiva.[72,73] Por exemplo, fatores mecânicos envolvidos na SDPF incluem desequilíbrio da força muscular entre a atividade do músculo vasto medial em relação ao músculo vasto lateral, flexibilidade reduzida, trajeto patelar, ângulo alterado do quadríceps e morfologia alterada da articulação patelofemoral.[74] Em sua revisão analítica, Lankhorst e colaboradores[75] identificaram as seguintes variáveis associadas à SDPF: ângulo Q aumentado, ângulo do sulco, inclinação patelar, força reduzida na abdução do quadril, rotação lateral mais fraca do quadril e o pico de torque diminuído na extensão do joelho. A dor oriunda da SDPF também é influenciada por fatores psicossociais que causam confusão, como comportamentos de esquiva do medo.[76]

Há inúmeros tratamentos propostos para o controle da SDPF. Barton e colaboradores[77] concluíram que o tratamento dessa síndrome deve incluir fortalecimento da musculatura dos glúteos e quadríceps femoral, bandagem patelar, exercícios de controle neuromuscular, educação e mudança das atividades. A revisão analítica feita por Cochrane conclui pela existência de evidências coerentes, mas de baixa qualidade, sobre a eficácia do exercício para pacientes com SDPF, embora inexistam dados para determinar a melhor forma de exercício.[78] Estratégias terapêuticas históricas para a síndrome tiveram como alvo os músculos do joelho, mas pesquisas apoiam o foco nos abdutores e rotadores laterais do quadril.[79] Seria razoável considerar o papel potencial de PGs como um dos elementos de um plano de cuidados reabilitador.

5.2. Avaliação inicial de paciente com síndrome da dor patelofemoral

Sintomas de SDPF costumam incluir dor ao redor da patela ou áreas circunjacentes (com mais frequência, áreas anterior ou medial), edema, crepitação e rigidez do joelho. O comportamento dos sintomas costuma incluir agravamento articular com carga durante atividades como subir escadas, agachar-se (em especial, flexão do joelho além de 20 a 30°) e sentar-se com os joelhos flexionados por muito tempo. Aspectos clínicos marcantes da SDPF incluem deficiência na força dos músculos quadríceps femoral e do quadril, principalmente no vasto medial,[80] no abdutor do quadril e nos rotadores laterais do quadril.[79] Pacientes com a síndrome também exibem atrofia do músculo quadríceps femoral, que pode primeiro afetar o músculo vasto medial[81] ou o vasto lateral, ou pode impactar todos os músculos do quadríceps femoral.[82]

A investigação clínica de um paciente com SDPF deve incluir exames estimulantes da dor a partir de estruturas vizinhas, levantamento de dados das influências da cadeia cinética, exames funcionais e investigação da mobilidade patelar, bem como testes de palpação.[83] Deve ser feita uma exploração manual ampla da musculatura das extremidades inferiores, incluindo os músculos glúteos médio[31] e mínimo, piriforme, iliopsoas, pectíneo, reto femoral, vasto medial, vasto lateral, isquiotibiais e gastrocnêmio. Além disso, o paciente deve ser submetido a uma análise biomecânica completa de atividades com suporte de peso, como marcha, corrida e saltos, à medida que a dor permitir. Com frequência, os pacientes com essa síndrome mostram adução e rotação medial excessivas do quadril, bem como queda pélvica contralateral, durante tarefas com apoio unipodal, em comparação com pessoas saudáveis.[84] Quando esses prejuízos são identificados, deve ser realizada uma avaliação da função e da estrutura do quadril e do pé para a determinação da origem das ineficiências biomecânicas.

5.3. Pontos-gatilho e síndrome da dor patelofemoral

Fraqueza nos músculos extensores do joelho com SDPF pode ser consequência de uma inibição do músculo quadríceps femoral ou tempo alterado da ativação muscular durante atividades funcionais causada pela presença de PGs.[85] Padrões de dor referida de diversos músculos (vasto medial, reto femoral, vasto lateral ou vasto intermédio) podem simular os sintomas vividos por pacientes com SDPF; entretanto, não há estudo epidemiológico que tenha levantado dados da prevalência de PGs nessa população. Roach e colaboradores[31] relataram a presença de PGs latentes nos músculos do quadril (glúteo médio e quadrado do lombo) em pacientes com a síndrome. Nesse estudo, a redução da força abdutora do quadril foi associada à presença de PGs latentes. Existem evidências preliminares que sugerem que compressão manual de PGs em torno da área do joelho, na maior parte das vezes aplicada ao músculo vasto medial, funcionaria, a curto e médio prazos, para reduzir sintomas em pacientes com SDPF.[86,87]

6. OSTEOARTRITE DO JOELHO
6.1. Visão geral

A osteoartrite do joelho é uma doença degenerativa multifatorial influenciada por idade, genética e história de microtraumas repetidos do joelho. A osteoartrite de quadril e de joelho foram classificadas como o 11º colaborador de incapacitação global e 38º elemento a influenciar a qualidade de vida.[1] O diagnóstico clínico de osteoartrite do joelho costuma ser feito com uso de critérios clínicos da ACR elaborados por Altman, com sensibilidade de 89% e especificidade de 88%.[88] Esses critérios consistem em idade acima de 50 anos, menos de 30 minutos de rigidez matinal, rangido nos movimentos ativos, sensibilidade óssea e aumento ósseo e/ou sem calor palpável na sinovial.[88] Com frequência, critérios clínicos são combinados com achados radiológicos de degeneração, embora, tal como a osteoartrite de quadril, a osteoartrite de joelho seja altamente individual, não ocorrendo demonstração de alterações radiológicas de uma sólida correlação com manifestações de dor.

Muitas características estruturais da articulação podem estar envolvidas na dor associada à osteoartrite de joelho, incluindo, mas não se limitando, a presença de osteófitos no joelho, anormalidades cartilaginosas focalizadas ou difusas, cistos subcondrais, edema na medula óssea, subluxação do menisco, rupturas do menisco ou cistos de Baker.[89] O fato de inexistir uma associação entre alterações e sintomas degenerativos inspirou pesquisadores a investigarem a presença de mecanismos sensibilizadores da dor na osteoartrite de joelho.[90,91] Portanto, um controle multimodal de pessoas com osteoartrite no joelho deve incluir terapia manual, exercícios, terapia cognitivo-comportamental, educação sobre neurociência e farmacologia.[92] O protocolo de prática clínica proposto pela ACR fortemente recomenda intervenções não farmacológicas para pessoas com osteoartrite no joelho, o que inclui exercícios aeróbicos, aquáticos e/ou de resistência, bem como redução do peso para aquelas com sobrepeso.[21] Também foi demonstrado que o acréscimo de terapia manual e/ou exercícios pode melhorar a eficiência de custos do controle de pacientes com osteoartrite no joelho.[93]

Um aspecto importante da osteoartrite de joelho é a inibição muscular artrogênica causada por uma alteração na descarga de receptores sensoriais articulares surgida em razão de fatores como edema, inflamação, frouxidão articular e dano aos aferentes articulares.[94] Curiosamente, a presença de mudanças sintomáticas e radiográficas não está associada a deficiências no recrutamento temporal dos músculos vasto medial e vasto lateral durante a subida de escadas por pessoas com osteoartrite no joelho,[95] o que dá suporte à ideia de que inibição muscular artrogênica não é a causa principal da dor e da inibição nessa população.

6.2. Avaliação inicial de paciente com osteoartrite de joelho

Os principais aspectos clínicos em pacientes com osteoartrite de joelho são dor articular, rigidez matinal ou após descanso, movimento articular limitado, dor noturna e/ou deformação articular. Embora os sintomas de dor se localizem principalmente na área do joelho, a presença de distribuição difusa da dor também foi identificada nessa população como resultado de mecanismos de sensibilização.[92] Logo, um exame clínico detalhado e o uso de diagramas da dor no corpo podem ajudar a determinar o padrão da dor em um paciente com osteoartrite de joelho.

Carga anormal no joelho é um fator central na progressão da osteoartrite;[96] portanto, um exame abrangente da extremidade inferior é necessário. Biomecanicamente, a osteoartrite do joelho é influenciada pelo peso corporal, pela amplitude de movimentos do joelho e pelos momentos excessivos em varo ou valgo durante a marcha.[96,97] Cabe aos clínicos uma avaliação das articulações da pelve, do quadril, do joelho e do tornozelo para identificarem disfunções capazes de contribuir ao aumento da carga no joelho. Uma amplitude ativa e passiva de movimentos (com e sem pressão em excesso), testes de mobilidade e força muscular na extremidade inferior devem ser investigados.

Um dos principais elementos do exame clínico em pacientes com osteoartrite de joelho é a avaliação da força e da resistência musculares, devendo orientar o programa de reabilitação. A potência[98] e a força[99] do músculo quadríceps femoral são fatores de previsão de osteoartrite radiográfica e sintomática do joelho. Em tal cenário, a identificação de PGs ativos e latentes na musculatura das extremidades inferiores deve anteceder um programa de exercícios terapêuticos. Deve ser feito exame dos músculos glúteo médio e mínimo, piriforme, iliopsoas, reto femoral, vasto medial e lateral, adutores, isquiotibiais, tibial anterior e gastrocnêmio.

6.3. Pontos-gatilho e osteoartrite do joelho

Há evidências que sustentam ao papel da dor miofascial e de PGs em pessoas com osteoartrite no joelho.[100] Existem pesquisas que descrevem pacientes com osteoartrite dolorida nos joelhos que também tinham PGs ativos nos músculos em torno do joelho que reproduziam os sintomas do paciente.[101-104] Nessas pesquisas, a quantidade de PGs ativos foi associada à intensidade da dor persistente, e a intensidade da dor no joelho apresentou uma relação inversa com a função física dos pacientes; ou seja, aqueles com dor mais forte tinham a função física diminuída. Alburquerque-García e colaboradores[101] descobriram que os músculos vastos medial e lateral e gastrocnêmio eram os mais afetados por PGs ativos. Bajaj e colaboradores[104] descobriram que os músculos reto femoral, gastrocnêmio e vasto medial eram os mais afetados. E Itoh e colaboradores[103] identificaram que os músculos quadríceps femoral, iliopsoas, sartório, adutores do quadril e isquiotibiais eram os mais afetados. Além disso, áreas de dor referida, evocada por injeção intramuscular de solução salina hipertônica, eram muito maiores em pacientes com osteoartrite de joelho.[104] Henry e colaboradores[102] observaram que pacientes com osteoartrite dolorida de joelho, em lista de espera para uma artroplastia total do joelho, apresentavam PGs ativos nos músculos quadríceps femoral, isquiotibiais e gastrocnêmio, com uma redução significativa da dor oito semanas após tratamento dos PGs. Igualmente, o tratamento de PGs por modalidades diferentes de eletroterapia e terapia manual também foi eficaz no tratamento da dor em pacientes com osteoartrite de joelho.[105]

Quando pacientes com osteoartrite de joelho são submetidos a procedimento de artroplastia total de joelho, é normal um aumento da dor no primeiro mês após a cirurgia, tendo sido encontrados PGs em pacientes após esse tipo de procedimento. Em um estudo com 40 indivíduos submetidos a uma artroplastia total de joelho como intervenção à osteoartrite, Mayoral e colaboradores[106] pesquisaram o efeito do agulhamento a seco de PGs na dor pós-operatória. O agulhamento a seco foi feito após a administração de anestesia no grupo escolhido para tratamento. Os níveis da dor pós-operatória foram comparados entre o grupo que recebeu o agulhamento a seco antes da cirurgia e o grupo não submetido a esse procedimento. Os resultados mostraram redução da dor no grupo de tratamento logo após a cirurgia e um mês após, embora não tenha sido detectada diferença nos três e seis meses após a cirurgia. Esse estudo demonstra que, em pacientes com osteoartrite de joelho submetidos à artroplastia total do joelho, é possível que PGs tenham um papel em sua dor pós-operatória.[106] Núñez-Cortés e colaboradores[107] descreveram uma série de casos de pacientes com dor após a artroplastia total do joelho, nos quais o agulhamento a seco, combinado com exercício terapêutico, funcionou para melhorar a dor, a amplitude de movimentos e as funções; no entanto, a falta de um grupo-controle limita a extrapolação dos resultados. Nguyen[108] propôs um modelo hipotético de dor em que PGs nos músculos do joelho podem provocar rigidez, dor e fraqueza musculares, levando a alterações patológicas neuromusculares precoces, incluindo instabilidade do joelho e, em consequência, quedas de idosos. Nesse modelo, PGs de longa data podem promover instabilidade no joelho e facilitar alterações degenerativas na articulação do joelho, o que, em contrapartida, causará inibição muscular artrogênica, característica da osteoartrite de joelho.[108] Não há pesquisa que suportam essa hipótese; portanto, há necessidade de mais estudos.

7. SÍNDROME DO TRATO ILIOTIBIAL

7.1. Visão geral

A síndrome do trato iliotibial (STIT) costuma surgir de forma insidiosa, como uma dor lateral no joelho resultante de uso funcional excessivo, a qual, em geral, é detectada em atletas, principalmente corredores.[109] O mecanismo que subjaz à STIT é questionado na literatura científica. Historicamente, a teoria aceita descrevia um atrito que ocorre entre o trato iliotibial distal (o trato iliotibial) e o epicôndilo femoral lateral durante atividades de flexão e extensão repetitivas do joelho.[110] Pesquisa mais recente mostra que a extremidade distal do trato iliotibial comprime contra o epicôndilo femoral lateral em 30° da flexão do joelho, sem probabilidade de flexibilidade suficiente para movimentação sobre o epicôndilo femoral lateral, conforme sugerido pela teoria do atrito.[111] Essa conclusão pode estar relacionada ao fato de que o trato iliotibial é um espessamento do sistema de fáscia lata da coxa, solidamente conectado à linha áspera do fêmur em vez de ser uma banda móvel separada.[112]

Os fatores que contribuem para a STIT incluem corrida em declive, uso de sapatos gastos ou velhos, discrepância no comprimento das pernas, corrida repetitiva em um mesmo lado da via, pronação excessiva do pé, fraqueza do músculo glúteo médio e aumento do ângulo Q.[109]

7.2. Avaliação inicial de paciente com síndrome do trato iliotibial

Um desenho da dor no corpo é útil para o estabelecimento de um padrão e da localização da dor. Esse desenho auxilia a determinar se a dor se localiza no aspecto anterior, lateral ou posterior do joelho, ou se a distribuição dos sintomas irradia até a perna. Pacientes afetados pela STIT costumam informar uma dor lancinante e, às vezes, em queimação localizada no aspecto lateral do joelho. Esses sintomas exacerbam-se por atividade física, principalmente corrida, caminhadas ou saltos. Deve ser feito um exame completo da extremidade inferior para identificar fatores colaboradores (como pé chato) capazes de contribuir ao aparecimento de uma STIT resultante de tensão no trato iliotibial causada por aumento da rotação medial da perna durante marcha em caminhada ou corrida.[110] O exame físico deve incluir observação da extremidade inferior durante a marcha; teste de movimento ativo de joelho, quadris e tornozelo; palpação manual de músculos e estruturas; avaliação de comprimento e força muscular; teste de movimento passivo fisiológico ou acessório; e todos os testes ortopédicos especiais indicados. Os sintomas podem ser provocados com o teste de compressão de Noble, que comprime o trato iliotibial no côndilo femoral lateral enquanto o paciente executa extensão ativa do joelho a partir de uma posição inicial de 90° de flexão.[113] O teste de Ober, ou teste de Ober modificado, pode ser empregado para avaliar o comprimento no trato iliotibial;[114] entretanto, esse teste pode avaliar deficiências no comprimento muscular dos músculos tensor da fáscia lata e glúteos máximo e médio, considerando-se as grandes inserções desses músculos no trato iliotibial. O teste de Thomas também pode ser utilizado para identificar deficiências no comprimento muscular dos músculos iliopsoas, reto femoral e/ou tensor da fáscia lata. É importante o exame das restrições miofasciais ou de PGs nos músculos vasto lateral, tensor da fáscia lata, glúteos máximo e médio, piriforme e bíceps femoral distal.

Uma vez que corredores com STIT evidenciam força reduzida no músculo abdutor do quadril na extremidade inferior afetada, comparada à extremidade inferior não afetada e com um grupo-controle,[115] também é fundamental a avaliação funcional da força muscular dos músculos do quadril. Além disso, alguns pacientes com STIT também podem mostrar desequilíbrios entre as fibras posteriores do glúteo médio e tensor da fáscia lata e/ou do glúteo máximo e isquiotibiais.[114] Assim, levantar dados da função e da força do quadril é essencial para a elaboração de um programa bem amplo de reabilitação para pessoas com STIT.

7.3. Pontos-gatilho e síndrome do trato iliotibial

O tratamento da STIT inclui exercícios de flexibilidade voltados aos músculos com inserção no trato iliotibial e exercícios para fortalecer que evitem exacerbação dos sintomas.[110,114] Todavia, a fase de fortalecimento deve começar somente quando restrições miofasciais e/ou PGs foram tratados e estiver estabelecida a flexibilidade normal.[113,114] Logo, identificar e desativar PGs tem importância fundamental para o manejo correto de pacientes com STIT. A literatura sobre STIT, no entanto, é escassa quanto a isso. Pavkovich[116] descreveu um relato de caso de paciente com diagnóstico de STIT no qual o agulhamento a seco do músculo vasto lateral e de outros músculos da coxa funcionou para reduzir a dor e melhorar as funções.

Clinicamente, observa-se que PGs nos músculos vasto lateral e tensor da fáscia lata referem diretamente a dor em um padrão similar ao da STIT. Uma disfunção desses músculos, geralmente por uso excessivo ou, algumas vezes, por trauma direto (no caso do vasto lateral), pode ser a origem dos sintomas de dor lateral no joelho. Considerada a relação anatômica entre o vasto lateral e o trato iliotibial, um vasto lateral hipertrofiado ou tônico resultará em uma maior aproximação com o trato iliotibial sobreposta resultando em ausência geral de mobilidade e, talvez, em uma maior compressão do aspecto lateral do joelho.

Além disso, o desequilíbrio entre o glúteo máximo, as fibras posteriores do glúteo médio e o tensor da fáscia lata, presente em muitos pacientes com STIT,[114] também pode levar à presença de PGs nesses músculos. O tratamento dos PGs inibidores dos glúteos médio e mínimo pode ajudar a melhorar a estabilidade da pelve durante atividade em apoio unipodal, conforme exigido nas corridas. O tratamento voltado a PGs e ao retreinamento do músculo tensor da fáscia lata e à inibição do músculo glúteo máximo, ambos partilhando uma inserção ao trato iliotibial, é capaz de restaurar a função biomecânica normal do trato iliotibial.

8. LESÕES DO JOELHO
8.1. Visão geral

Estruturas articulares do joelho, incluindo ligamentos e meniscos, costumam sofrer danos durante trauma a articulações do joelho. O ligamento cruzado anterior e os meniscos são as estruturas que costumam ser mais afetadas, embora também sejam bastante predominantes lesões e rupturas dos ligamentos colaterais. Globalmente, a incidência anual de lesões do ligamento cruzado anterior está calculada em 0,01 a 0,05%,[117] embora essas taxas sejam mais altas nos atletas.[118] Lesão em ligamento colateral medial costuma estar associada a uma lesão no ligamento cruzado anterior, tendo uma incidência anual de 0,24 a cada 1.000 pessoas, aproximadamente.[119] Ainda assim, lesões do menisco são as lesões intra-articulares do joelho mais comuns, sendo a causa mais frequente de cirurgia ortopédica.[120] Rupturas do menisco ocorrem com mais frequência em um menisco medial firmemente inserido, embora também possam ocorrer no menisco lateral.[121] Costumam ocorrer lesões no joelho quando um paciente faz uma manobra rotatória repentina ou sem controle, com o pé firme no solo, geralmente chamada de "lesão sem contato". O paciente pode informar uma sensação "rasgando" ou um "estalido" audível no momento da lesão, com queixas posteriores de "travamento" ou "rigidez" no joelho no caso de dano ao menisco, ou de instabilidade no caso de lesão do ligamento cruzado anterior. É comum o paciente apresentar efusão tardia na articulação do joelho entre 6 e 24 horas após a lesão; o início imediato de uma efusão articular indica uma lesão multiestrutural.

Diferentes fatores de risco estão associados a lesões de joelho. Em uma metanálise, Snoeker e colaboradores[122] relataram fortes evidências de que ter mais de 60 anos de idade, ser homem, ter de se ajoelhar ou agachar, devido ao trabalho, e subir escadas foram fatores de risco de rupturas degenerativas do menisco. Adicionalmente, fortes evidências de lesões agudas do menisco associadas em jogadores de futebol e de *rugby* foram informadas. Essa metanálise também concluiu que esperar mais de 12 meses entre uma lesão do ligamento cruzado anterior e uma cirurgia reconstrutiva era forte fator de risco de rupturas do menisco medial, mas não lateral.[122]

Lesões no joelho, inclusive do ligamento cruzado anterior e rupturas do menisco, podem ser tratadas de forma tradicional ou cirúrgica, e os dados não são conclusivos em relação às melhores opções terapêuticas após lesão do ligamento cruzado anterior ou do menisco. A revisão analítica de Cochrane concluiu que não há evidências suficientes oriundas de ensaios clínicos randomizados para determinar se a abordagem conservadora ou cirúrgica era mais recomendada após uma lesão do ligamento cruzado anterior aos 2 e 5 anos após lesão.[123] Além disso, a incidência de osteoartrite radiológica de joelho assemelha-se entre pacientes tratados de modo tradicional e aqueles que passaram por tratamento cirúrgico, independentemente do grau de frouxidão pós-operatória e da condição funcional dos pacientes.[124] Contudo, há autores que sugerem que os meniscos devem ser reparados em pacientes com frouxidão residual em avaliação clínica após uma reconstrução do ligamento cruzado anterior devido ao risco potencial de falha na reconstrução desse ligamento.[125]

A maioria dos profissionais apoia a implementação de programas de exercício para o manejo e para a prevenção de lesões do joelho. Essa sugestão baseia-se no fato de que pesquisas científicas e clínicas observam que a musculatura do joelho demonstra efeitos deletérios após lesão do joelho. Uma metanálise recente descobriu que os músculos quadríceps femoral e isquiotibial reduziram a força em pacientes com ruptura do ligamento cruzado anterior, embora a redução no quadríceps femoral tenha sido 3 vezes maior do que a nos isquiotibiais.[126] Na verdade, também há evidências de que treinamento neuromuscular e proprioceptivo reduz lesões no joelho em geral e, principalmente, do ligamento cruzado anterior, confirmando o papel dos músculos estabilizadores da dinâmica do joelho em eventos traumáticos de joelho.[127] Swart e colaboradores[128] concluíram que exercícios e meniscectomia produziram resultados comparáveis sobre dor e função; no entanto, não há evidências em apoio a uma forma de exercício sobre outra.[129] De fato, fortalecer o músculo quadríceps femoral é um marco importante na reabilitação de lesões de joelho, o que se obtém por meio de uma combinação de exercícios de cadeia cinética aberta e fechada. As diretrizes de prática clínica para ligamento cruzado anterior da Dutch Orthopaedic Association e da Orthopaedic Section of the American Physical Therapy Association (APTA) encontraram evidências entre moderadas e fortes de que treino de fortalecimento da cadeia aberta e fechada causavam um efeito positivo na força do quadríceps femoral e dos isquiotibiais, além de recuperação funcional nos pacientes após lesão do joelho.[130,131]

8.2. Avaliação inicial de paciente após lesão no joelho

Em qualquer paciente com uma história de lesão no joelho, os profissionais devem fazer um exame subjetivo e físico completo para estabelecer se o paciente é ou não adequado à terapia manual ou se ele aponta elementos dissuasivos indicativos de graves danos estruturais. As recomendações atuais sugerem o uso de imagem diagnóstica somente quando há suspeita de fratura, com base nas regras de Ottawa para o joelho, ou quando o exame físico é positivo para lesão no menisco ou no ligamento do joelho.[132] Essas diretrizes têm confirmação do American College of Radiology Appropriateness Criteria em relação a lesões agudas de joelho.[133]

Pacientes com ruptura no joelho costumam ter dor na linha articular, no aspecto medial ou lateral do joelho, muitas vezes com máxima flexão passiva do joelho e/ou amplitude de movimentos de extensão. Além disso, esses pacientes também podem relatar a presença de "eventos de travamento ou bloqueio", na maioria das vezes em flexão máxima de joelho. Pacientes com ruptura do ligamento cruzado anterior podem ter dor profunda no interior do joelho ou, por vezes, dor na inserção do ligamento; entretanto, o principal sintoma clínico de uma ruptura do ligamento cruzado anterior é uma instabilidade antero-posterior. O levantamento de dados clínicos deve incluir testes de provocação das estruturas do joelho, amplitude de movimentos passiva e ativa, exames funcionais, avaliação da mobilidade patelar e exame por palpação das estruturas do joelho e da musculatura associada. De interesse especial é a identificação de movimentos anormais do joelho, o que inclui hipomobilidade ou hipermobilidade. Podem ser usados vários testes para identificar ruptura do ligamento cruzado anterior (o teste de Lachman é o mais sensível [87,1%], ao passo que o teste de *pivo shift* é o mais específico [97,5%])[134] e ruptura do menisco (teste de McMurray: sensibilidade de 61%, especificidade de 84%; sensibilidade de dor articular interlinha: sensibilidade de 83%, especificidade de 83%; teste de Thessaly: sensibilidade de 75%, especificidade de 87%).[135]

Padrões de ativação alterados nos músculos quadríceps femoral e isquiotibiais podem mudar as forças de cisalhamento anteriores e os momentos extensores do joelho, tornando a pessoa mais suscetível a uma lesão do ligamento cruzado anterior. Hewett e colaboradores[136] relataram estratégias alteradas de ativação dos músculos quadríceps femoral e isquiotibiais, além de menores razões de torque entre músculo isquiotibial em relação ao quadríceps femoral após rompimento do ligamento cruzado anterior. Portanto, um exame de lesões de joelho deve incluir força, potência, resistência e flexibilidade no levantamento de dados dos músculos. Toda a musculatura da extremidade inferior deve ser examinada, o que inclui os glúteos médio e mínimo, o rotador lateral do quadril, o adutor do quadril, o reto femoral, os vastos medial e lateral, os isquiotibiais e o gastrocnêmio. Outros fatores, incluindo elementos psicossociais, como vigilância exagerada, catastrofização e comportamentos de esquiva por medo, também devem ser identificados.

8.3. Pontos-gatilho e lesões do joelho

Embora haja falta de pesquisas sobre a relação entre o ligamento cruzado anterior ou lesões do menisco e PGs, é comum observar, na prática clínica, que a referência da dor dos músculos vastos medial e lateral, reto femoral, sartório, adutor longo e adutor curto pode simular sintomas de uma ruptura medial ou lateral do menisco; assim, devem ser considerados no diagnóstico diferencial de um paciente que se apresenta com dor no joelho após uma lesão. Da mesma maneira, PGs ativos na musculatura do joelho podem ser ativados após uma lesão do joelho, com ou sem lesão do ligamento cruzado anterior associada. Torres-Chica e colaboradores[137] descobriram uma quantidade maior de PGs ativos no músculo quadríceps femoral, mas principalmente no vasto medial, em pessoas com dor após meniscectomia. Além disso, a quantidade de PGs ativos foi associada à intensidade da dor após cirurgia. A hipótese desses pesquisadores foi que os PGs poderiam ter surgido a partir de alterações dinâmicas na mobilidade, que costumam ocorrer após ruptura do menisco ou por mudanças fisiológicas produzidas pela própria cirurgia.[137] Velázquez-Saornil e colaboradores[138] recentemente observaram que a inclusão de agulhamento a seco de PGs ativos no músculo vasto medial ao protocolo de reabilitação funcionou para aumentar a amplitude de movimentos e as funções em pacientes após reconstrução cirúrgica de rompimento completo do ligamento cruzado anterior. Considerando-se que o músculo vasto medial é o principal estabilizador do aspecto medial do joelho, parece que esse músculo é o mais afetado por PGs em pacientes após experiência de lesão no joelho. Por isso, a presença de PGs ativos nos músculos do joelho pode ter relação com deficiências na força (fraqueza por inibição) muscular e na propriocepção.

9. COMPRESSÕES DE NERVO DO QUADRIL E DO JOELHO

9.1. Visão geral

A dor radicular geralmente se estende da coluna lombar à extremidade inferior e, em geral, distal ao joelho, no caso de compressão ou inflamação da raiz do nervo lombar ou sacral. A dor que se alastra além da região glútea, atingindo as pernas, costuma resultar de irritação de nervo. Os sintomas podem incluir referência à região torácica baixa ou lombar alta, abdome, flancos, virilha, genitais, coxas, panturrilhas, tornozelos, pés e dedos dos pés. A dor radicular lombar é considerada uma subclassificação da lombalgia, comumente caracterizada por uma dor irradiada em um ou mais dermátomos lombares, que pode ou não estar acompanhada de outros sintomas de irritação radicular.[139,140] Os sintomas de uma radiculopatia podem incluir dormência, perda motora, desgaste muscular, fraqueza e perda de reflexos. Indicadores prognósticos de uma recuperação exitosa, em casos de dor radicular ou radiculopatia, incluem pacientes com níveis mais altos de educação, trabalho de turno integral e baixa esquiva do medo; os elementos que preveem insucesso incluem paciente com idade avançada e deficiência nos reflexos.[141]

Em uma revisão sistemática, Hahne e colaboradores[142] descobriram evidências moderadas de que exercícios de estabilização seriam melhores do que ausência de tratamento no acompanhamento a curto prazo, e que a manipulação seria melhor do que a manipulação simulada no acompanhamento a curto e a médio prazos para pessoas com formação de hérnia de disco lombar aguda e sintomas radiculares com anulo fibroso intacto.

9.2. Avaliação inicial de paciente com compressão do nervo

A presença de dor discogênica também foi assunto do Capítulo 53 deste livro. Portanto, neste capítulo, focamos na diferenciação diagnóstica com outras condições do quadril e da coxa que causam dor ou outros sintomas nessa região. Os sintomas associados à dor radicular ou à compressão do nervo incluem dor nos dermátomos padrão. Os nervos mais comumente afetados são o femoral (dor anterior de quadril ou coxa) e o isquiático (dor posterior de coxa, joelho ou perna). Assim, um exame correto deve distinguir sintomas de dor radicular, dor em nervo periférico e dor miofascial. A presença de retenção urinária, anestesia em sela (na área das nádegas, no períneo e na região interna das coxas) ou sintomas neurológicos bilaterais representa alertas potenciais, e o paciente deve ser encaminhado a um especialista.

Nas apresentações clínicas de compressão comum do nervo, a diretriz de prática clínica para a lombalgia, da Academy of Orthopaedic Physical Therapy, da APTA, classifica as apresentações do paciente como lombalgia com dor irradiada.[143] A avaliação inicial de pacientes com essa classificação clínica deve incluir teste dos movimentos para avaliar ocorrência de movimentos direcionais específicos da amplitude ativa de movimentos da lombar que possam provocar ou aliviar os sintomas; teste de mobilidade dos nervos, como elevação da perna reta e/ou *slump test*; e testes neurológicos, incluindo testes sensorial, motor e de reflexos.[143] Flexão do tronco para a frente costuma estar acompanhada de uma distribuição periférica dos sintomas de dor na direção das pernas ou das nádegas. Movimentos de flexão repetidos costumam piorar a natureza dos sintomas. Elevar a perna reta é um teste estimulante comum usado quando do diagnóstico diferencial da dor radicular lombar ou da radiculopatia por outras causas neurogênicas. Podem ser usados outros testes neurodinâmicos, inclusive o *slump test* ou o *slump test* do nervo femoral.[144] Uma vez excluída ou identificada dor radicular ou outro envolvimento de nervo, devem ser investigados os PGs.

9.3. Pontos-gatilho e compressão de nervo do quadril e do joelho

Dor referida de PGs pode ser facilmente confundida com relatos comuns de dor radicular. Além disso, PGs também podem ser ativados em razão de irritação da raiz do nervo. A presença de PGs nos glúteos mostrou elevada especificidade (91,4%) para prever radiculopatia lombar, de acordo com confirmação de diagnóstico por imagem com RM.[145] PGs ativos nos músculos glúteos tiveram importante correlação com o mesmo lado, conforme relato de dor irradiada.[146] Assim, o exame desses músculos inervados pela raiz nervosa afetada (p. ex., o gastrocnêmio com envolvimento da raiz nervosa L5, S1; o reto femoral com envolvimento da raiz nervosa L2, L3) é fundamental, uma vez que PGs ativos podem ser a origem ou um fator que contribui para os sintomas do paciente. Ademais, pacientes que não obtiveram sucesso em uma cirurgia na coluna para descompressão da raiz do nervo lombar mostraram uma apresentação de PGs ativos no piriforme e em outros músculos das costas e do quadril em múltiplas ocasiões, sugerindo que PGs em músculos associados podem funcionar como geradores de dor persistente, mesmo após a descompressão do tecido nervoso nessa população de pacientes.[147]

Referências

1. Cross M, Smith E, Hoy D, et al. The global burden of hip and knee osteoarthritis: estimates from the global burden of disease 2010 study. *Ann Rheum Dis.* 2014;73(7):1323-1330.
2. Dagenais S, Garbedian S, Wai EK. Systematic review of the prevalence of radiographic primary hip osteoarthritis. *Clin Orthop Relat Res.* 2009;467(3):623-637.
3. Pereira D, Peleteiro B, Araujo J, Branco J, Santos RA, Ramos E. The effect of osteoarthritis definition on prevalence and incidence estimates: a systematic review. *Osteoarthritis Cartilage.* 2011;19(11):1270-1285.
4. Altman R, Alarcon G, Appelrouth D, et al. The American College of Rheumatology criteria for the classification and reporting of osteoarthritis of the hip. *Arthritis Rheum.* 1991;34(5):505-514.
5. Kim C, Nevitt MC, Niu J, et al. Association of hip pain with radiographic evidence of hip osteoarthritis: diagnostic test study. *BMJ.* 2015;351:h5983.
6. Murphy NJ, Eyles JP, Hunter DJ. Hip osteoarthritis: etiopathogenesis and implications for management. *Adv Ther.* 2016;33(11):1921-1946.
7. Quintana JM, Arostegui I, Escobar A, Azkarate J, Goenaga JI, Lafuente I. Prevalence of knee and hip osteoarthritis and the appropriateness of joint replacement in an older population. *Arch Intern Med.* 2008;168(14):1576-1584.

8. Jacobsen S, Sonne-Holm S. Hip dysplasia: a significant risk factor for the development of hip osteoarthritis. A cross-sectional survey. *Rheumatology (Oxford)*. 2005;44(2):211-218.
9. Felson DT, Lawrence RC, Dieppe PA, et al. Osteoarthritis: new insights. Part 1: the disease and its risk factors. *Ann Intern Med*. 2000;133(8):635-646.
10. Richmond SA, Fukuchi RK, Ezzat A, Schneider K, Schneider G, Emery CA. Are joint injury, sport activity, physical activity, obesity, or occupational activities predictors for osteoarthritis? A systematic review. *J Orthop Sports Phys Ther*. 2013;43(8):515-519.
11. Jiang L, Rong J, Wang Y, et al. The relationship between body mass index and hip osteoarthritis: a systematic review and meta-analysis. *Joint Bone Spine*. 2011;78(2):150-155.
12. French HP, Smart KM, Doyle F. Prevalence of neuropathic pain in knee or hip osteoarthritis: a systematic review and meta-analysis. *Semin Arthritis Rheum*. 2017;47(1):1-8.
13. Gwilym SE, Keltner JR, Warnaby CE, et al. Psychophysical and functional imaging evidence supporting the presence of central sensitization in a cohort of osteoarthritis patients. *Arthritis Rheum*. 2009;61(9):1226-1234.
14. Kuni B, Wang H, Rickert M, Ewerbeck V, Schiltenwolf M. Pain threshold correlates with functional scores in osteoarthritis patients. *Acta Orthop*. 2015;86(2):215-219.
15. Aranda-Villalobos P, Fernández de las Peñas C, Navarro-Espigares JL, et al. Normalization of widespread pressure pain hypersensitivity after total hip replacement in patients with hip osteoarthritis is associated with clinical and functional improvements. *Arthritis Rheum*. 2013;65(5):1262-1270.
16. Wylde V, Sayers A, Odutola A, Gooberman-Hill R, Dieppe P, Blom AW. Central sensitization as a determinant of patients' benefit from total hip and knee replacement. *Eur J Pain*. 2017;21(2):357-365.
17. Zhang W, Nuki G, Moskowitz RW, et al. OARSI recommendations for the management of hip and knee osteoarthritis: part III: changes in evidence following systematic cumulative update of research published through January 2009. *Osteoarthritis Cartilage*. 2010;18(4):476-499.
18. Fernandes L, Hagen KB, Bijlsma JW, et al. EULAR recommendations for the non-pharmacological core management of hip and knee osteoarthritis. *Ann Rheum Dis*. 2013;72(7):1125-1135.
19. National Institute for Health and Clinical Excellence (NICE). Osteoarthritis: the care and management of osteoarthritis in adults. 2008.
20. Wang Q, Wang TT, Qi XF, et al. Manual therapy for hip osteoarthritis: a systematic review and meta-analysis. *Pain Physician*. 2015;18(6):E1005-E1020.
21. Hochberg MC, Altman RD, April KT, et al. American College of Rheumatology 2012 recommendations for the use of nonpharmacologic and pharmacologic therapies in osteoarthritis of the hand, hip, and knee. *Arthritis Care Res (Hoboken)*. 2012;64(4):465-474.
22. Bierma-Zeinstra SM, Oster JD, Bernsen RM, Verhaar JA, Ginai AZ, Bohnen AM. Joint space narrowing and relationship with symptoms and signs in adults consulting for hip pain in primary care. *J Rheumatol*. 2002;29(8):1713-1718.
23. Birrell F, Croft P, Cooper C, Hosie G, Macfarlane G, Silman A; PCR Hip Study Group. Predicting radiographic hip osteoarthritis from range of movement. *Rheumatology (Oxford)*. 2001;40(5):506-512.
24. Sutlive TG, Lopez HP, Schnitker DE, et al. Development of a clinical prediction rule for diagnosing hip osteoarthritis in individuals with unilateral hip pain. *J Orthop Sports Phys Ther*. 2008;38(9):542-550.
25. Cibulka MT, White DM, Woehrle J, et al. Hip pain and mobility deficits—hip osteoarthritis: clinical practice guidelines linked to the international classification of functioning, disability, and health from the orthopaedic section of the American Physical Therapy Association. *J Orthop Sports Phys Ther*. 2009;39(4):A1-A25.
26. Tanaka S, Matsumoto S, Fujii K, Tamari K, Mitani S, Tsubahara A. Factors related to low back pain in patients with hip osteoarthritis. *J Back Musculoskelet Rehabil*. 2015;28(2):409-414.
27. Maslowski E, Sullivan W, Forster Harwood J, et al. The diagnostic validity of hip provocation maneuvers to detect intra-articular hip pathology. *PM R*. 2010;2(3):174-181.
28. Loureiro A, Mills PM, Barrett RS. Muscle weakness in hip osteoarthritis: a systematic review. *Arthritis Care Res (Hoboken)*. 2013;65(3):340-352.
29. Hara D, Nakashima Y, Hamai S, et al. Dynamic hip kinematics in patients with hip osteoarthritis during weight-bearing activities. *Clin Biomech (Bristol, Avon)*. 2016;32:150-156.
30. Iglesias-Gonzalez JJ, Munoz-Garcia MT, Rodrigues-de-Souza DP, Alburquerque-Sendin F, Fernández de las Peñas C. Myofascial trigger points, pain, disability, and sleep quality in patients with chronic nonspecific low back pain. *Pain Med*. 2013;14(12):1964-1970.
31. Roach S, Sorenson E, Headley B, San Juan JG. Prevalence of myofascial trigger points in the hip in patellofemoral pain. *Arch Phys Med Rehabil*. 2013;94(3):522-526.
32. Marshall AR, Noronha M, Zacharias A, Kapakoulakis T, Green R. Structure and function of the abductors in patients with hip osteoarthritis: systematic review and meta-analysis. *J Back Musculoskelet Rehabil*. 2016;29(2):191-204.
33. Long C II. Myofascial pain syndromes. III. Some syndromes of the trunk and thigh. *Henry Ford Hosp Med Bull*. 1956;4(2):102-106.
34. Reynolds MD. Myofascial trigger point syndromes in the practice of rheumatology. *Arch Phys Med Rehabil*. 1981;62(3):111-114.
35. Travell J. The adductor longus syndrome: a cause of groin pain. Its treatment by local block of trigger areas (procaine infiltration and ethyl chloride spray). *Miss Valley Med J*. 1950;71:13-22.
36. Izumi M, Petersen KK, Arendt-Nielsen L, Graven-Nielsen T. Pain referral and regional deep tissue hyperalgesia in experimental human hip pain models. *Pain*. 2014;155(4):792-800.
37. Ganz R, Parvizi J, Beck M, Leunig M, Notzli H, Siebenrock KA. Femoroacetabular impingement: a cause for osteoarthritis of the hip. *Clin Orthop Relat Res*. 2003;(417):112-120.
38. Beck M, Kalhor M, Leunig M, Ganz R. Hip morphology influences the pattern of damage to the acetabular cartilage: femoroacetabular impingement as a cause of early osteoarthritis of the hip. *J Bone Joint Surg Br*. 2005;87(7):1012-1018.
39. Ganz R, Leunig M, Leunig-Ganz K, Harris WH. The etiology of osteoarthritis of the hip: an integrated mechanical concept. *Clin Orthop Relat Res*. 2008;466(2):264-272.
40. Banerjee P, McLean CR. Femoroacetabular impingement: a review of diagnosis and management. *Curr Rev Musculoskelet Med*. 2011;4(1):23-32.
41. Eijer H, Hogervorst T. Femoroacetabular impingement causes osteoarthritis of the hip by migration and micro-instability of the femoral head. *Med Hypotheses*. 2017;104:93-96.
42. Bharam S, Philippon M. Diagnosis and management of acetabular labral tears in the athlete. *Int Sport Med J*. 2008;9:1-11.
43. Narvani AA, Tsiridis E, Kendall S, Chaudhuri R, Thomas P. A preliminary report on prevalence of acetabular labrum tears in sports patients with groin pain. *Knee Surg Sports Traumatol Arthrosc*. 2003;11(6):403-408.
44. Arnold DR, Keene JS, Blankenbaker DG, Desmet AA. Hip pain referral patterns in patients with labral tears: analysis based on intra-articular anesthetic injections, hip arthroscopy, and a new pain "circle" diagram. *Phys Sportsmed*. 2011;39(1):29-35.
45. Cohen B, Kleinhenz D, Schiller J, Tabaddor R. Understanding athletic pubalgia: a review. *R I Med J (2013)*. 2016;99(10):31-35.
46. Unverzagt CA, Schuemann T, Mathisen J. Differential diagnosis of a sports hernia in a high-school athlete. *J Orthop Sports Phys Ther*. 2008;38(2):63-70.
47. Verrall GM, Slavotinek JP, Barnes PG, Esterman A, Oakeshott RD, Spriggins AJ. Hip joint range of motion restriction precedes athletic chronic groin injury. *J Sci Med Sport*. 2007;10(6):463-466.
48. Meyers WC, Greenleaf R, Saad A. Anatomic basis for evaluation of abdominal and groin pain in athletes. *Oper Tech Sports Med*. 2005;13(1):55-61.
49. Valent A, Frizziero A, Bressan S, Zanella E, Giannotti E, Masiero S. Insertional tendinopathy of the adductors and rectus abdominis in athletes: a review. *Muscles Ligaments Tendons J*. 2012;2(2):142-148.
50. Kachingwe AF, Grech S. Proposed algorithm for the management of athletes with athletic pubalgia (sports hernia): a case series. *J Orthop Sports Phys Ther*. 2008;38(12):768-781.
51. Westermann RW, Lynch TS, Jones MH, et al. Predictors of hip pain and function in femoroacetabular impingement: a prospective cohort analysis. *Orthop J Sports Med*. 2017;5(9):2325967117726521.
52. Reiman MP, Goode AP, Cook CE, Holmich P, Thorborg K. Diagnostic accuracy of clinical tests for the diagnosis of hip femoroacetabular impingement/labral tear: a systematic review with meta-analysis. *Br J Sports Med*. 2015;49(12):811.
53. Verrall GM, Hamilton IA, Slavotinek JP, et al. Hip joint range of motion reduction in sports-related chronic groin injury diagnosed as pubic bone stress injury. *J Sci Med Sport*. 2005;8(1):77-84.
54. Enseki K, Harris-Hayes M, White DM, et al. Nonarthritic hip joint pain. *J Orthop Sports Phys Ther*. 2014;44(6):A1-A32.
55. Ho GW, Howard TM. Greater trochanteric pain syndrome: more than bursitis and iliotibial tract friction. *Curr Sports Med Rep*. 2012;11(5):232-238.
56. Mallow M, Nazarian LN. Greater trochanteric pain syndrome diagnosis and treatment. *Phys Med Rehabil Clin N Am*. 2014;25(2):279-289.
57. Redmond JM, Chen AW, Domb BG. Greater trochanteric pain syndrome. *J Am Acad Orthop Surg*. 2016;24(4):231-240.
58. Klauser AS, Martinoli C, Tagliafico A, et al. Greater trochanteric pain syndrome. *Semin Musculoskelet Radiol*. 2013;17(1):43-48.
59. Bewyer DC, Bewyer KJ. Rationale for treatment of hip abductor pain syndrome. *Iowa Orthop J*. 2003;23:57-60.
60. Lustenberger DP, Ng VY, Best TM, Ellis TJ. Efficacy of treatment of trochanteric bursitis: a systematic review. *Clin J Sport Med*. 2011;21(5):447-453.
61. Barratt PA, Brookes N, Newson A. Conservative treatments for greater trochanteric pain syndrome: a systematic review. *Br J Sports Med*. 2017;51(2):97-104.
62. Woodley SJ, Nicholson HD, Livingstone V, et al. Lateral hip pain: findings from magnetic resonance imaging and clinical examination. *J Orthop Sports Phys Ther*. 2008;38(6):313-328.
63. Lequesne M, Mathieu P, Vuillemin-Bodaghi V, Bard H, Djian P. Gluteal tendinopathy in refractory greater trochanter pain syndrome: diagnostic value of two clinical tests. *Arthritis Rheum*. 2008;59(2):241-246.
64. Brennan KL, Allen BC, Maldonado YM. Dry needling versus cortisone injection in the treatment of greater trochanteric pain syndrome: a noninferiority randomized clinical trial. *J Orthop Sports Phys Ther*. 2017;47(4):232-239.
65. Jacobson JA, Yablon CM, Henning PT, et al. Greater trochanteric pain syndrome: percutaneous tendon fenestration versus platelet-rich plasma

injection for treatment of gluteal tendinosis. *J Ultrasound Med.* 2016;35(11): 2413-2420.
66. Kean Chen C, Nizar AJ. Prevalence of piriformis syndrome in chronic low back pain patients. A clinical diagnosis with modified FAIR test. *Pain Pract.* 2013;13(4):276-281.
67. Hopayian K, Song F, Riera R, Sambandan S. The clinical features of the piriformis syndrome: a systematic review. *Eur Spine J.* 2010;19(12):2095-2109.
68. Hopayian K, Danielyan A. Four symptoms define the piriformis syndrome: an updated systematic review of its clinical features. *Eur J Orthop Surg Traumatol.* 2018;28:155-164.
69. Fishman LM, Dombi GW, Michaelsen C, et al. Piriformis syndrome: diagnosis, treatment, and outcome—a 10-year study. *Arch Phys Med Rehabil.* 2002;83(3):295-301.
70. Urban LM, MacNeil BJ. Diagnostic accuracy of the slump test for identifying neuropathic pain in the lower limb. *J Orthop Sports Phys Ther.* 2015;45(8): 596-603.
71. Rothermich MA, Glaviano NR, Li J, Hart JM. Patellofemoral pain: epidemiology, pathophysiology, and treatment options. *Clin Sports Med.* 2015;34(2):313-327.
72. Powers CM, Bolgla LA, Callaghan MJ, Collins N, Sheehan FT. Patellofemoral pain: proximal, distal, and local factors, 2nd International Research Retreat. *J Orthop Sports Phys Ther.* 2012;42(6):A1-A54.
73. Lankhorst NE, Bierma-Zeinstra SM, van Middelkoop M. Risk factors for patellofemoral pain syndrome: a systematic review. *J Orthop Sports Phys Ther.* 2012;42(2):81-94.
74. Willy RW, Meira EP. Current concepts in biomechanical interventions for patellofemoral pain. *Int J Sports Phys Ther.* 2016;11(6):877-890.
75. Lankhorst NE, Bierma-Zeinstra SM, van Middelkoop M. Factors associated with patellofemoral pain syndrome: a systematic review. *Br J Sports Med.* 2013;47(4):193-206.
76. Piva SR, Fitzgerald GK, Wisniewski S, Delitto A. Predictors of pain and function outcome after rehabilitation in patients with patellofemoral pain syndrome. *J Rehabil Med.* 2009;41(8):604-612.
77. Barton CJ, Lack S, Hemmings S, Tufail S, Morrissey D. The 'Best Practice Guide to Conservative Management of Patellofemoral Pain': incorporating level 1 evidence with expert clinical reasoning. *Br J Sports Med.* 2015;49(14):923-934.
78. van der Heijden RA, Lankhorst NE, van Linschoten R, Bierma-Zeinstra SM, van Middelkoop M. Exercise for treating patellofemoral pain syndrome. *Cochrane Database Syst Rev.* 2015;1:CD010387.
79. Khayambashi K, Fallah A, Movahedi A, Bagwell J, Powers C. Posterolateral hip muscle strengthening versus quadriceps strengthening for patellofemoral pain: a comparative control trial. *Arch Phys Med Rehabil.* 2014;95(5):900-907.
80. Botanlioglu H, Kantarci F, Kaynak G, et al. Shear wave elastography properties of vastus lateralis and vastus medialis obliquus muscles in normal subjects and female patients with patellofemoral pain syndrome. *Skeletal Radiol.* 2013;42(5):659-666.
81. Pattyn E, Verdonk P, Steyaert A, et al. Vastus medialis obliquus atrophy: does it exist in patellofemoral pain syndrome? *Am J Sports Med.* 2011;39(7):1450-1455.
82. Giles LS, Webster KE, McClelland JA, Cook J. Does quadriceps atrophy exist in individuals with patellofemoral pain? A systematic literature review with meta-analysis. *J Orthop Sports Phys Ther.* 2013;43(11):766-776.
83. Cook C, Mabry L, Reiman MP, Hegedus EJ. Best tests/clinical findings for screening and diagnosis of patellofemoral pain syndrome: a systematic review. *Physiotherapy.* 2012;98(2):93-100.
84. Powers CM. The influence of abnormal hip mechanics on knee injury: a biomechanical perspective. *J Orthop Sports Phys Ther.* 2010;40(2):42-51.
85. Lucas KR. The impact of latent trigger points on regional muscle function. *Curr Pain Headache Rep.* 2008;12(5):344-349.
86. Hains G, Hains F. Patellofemoral pain syndrome managed by ischemic compression to the trigger points located in the peri-patellar and retro-patellar areas: a randomized clinical trial. *Clin Chiropractic.* 2010;13(3):201-209.
87. Behrangrad S, Kamali F. Comparison of ischemic compression and lumbopelvic manipulation as trigger point therapy for patellofemoral pain syndrome in young adults: a double-blind randomized clinical trial. *J Bodyw Mov Ther.* 2017;21(3):554-564.
88. Altman R, Asch E, Bloch D, et al. Development of criteria for the classification and reporting of osteoarthritis. Classification of osteoarthritis of the knee. Diagnostic and Therapeutic Criteria Committee of the American Rheumatism Association. *Arthritis Rheum.* 1986;29(8):1039-1049.
89. Read SJ, Dray A. Osteoarthritic pain: a review of current, theoretical and emerging therapeutics. *Expert Opin Investig Drugs.* 2008;17(5):619-640.
90. Arendt-Nielsen L. Pain sensitisation in osteoarthritis. *Clin Exp Rheumatol.* 2017;35 suppl 107(5):68-74.
91. Fingleton C, Smart K, Moloney N, Fullen BM, Doody C. Pain sensitization in people with knee osteoarthritis: a systematic review and meta-analysis. *Osteoarthritis Cartilage.* 2015;23(7):1043-1056.
92. Lluch Girbes E, Duenas L, Barbero M, et al. Expanded Distribution of Pain as a Sign of Central Sensitization in Individuals With Symptomatic Knee Osteoarthritis. *Phys Ther.* 2016;96(8):1196-1207.
93. Pinto D, Robertson MC, Abbott JH, Hansen P, Campbell AJ, MOA Trial Team. Manual therapy, exercise therapy, or both, in addition to usual care, for osteoarthritis of the hip or knee. 2: economic evaluation alongside a randomized controlled trial. *Osteoarthritis Cartilage.* 2013;21(10):1504-1513.
94. Rice DA, McNair PJ. Quadriceps arthrogenic muscle inhibition: neural mechanisms and treatment perspectives. *Semin Arthritis Rheum.* 2010;40(3): 250-266.
95. Hinman RS, Bennell KL, Metcalf BR, Crossley KM. Temporal activity of vastus medialis obliquus and vastus lateralis in symptomatic knee osteoarthritis. *Am J Phys Med Rehabil.* 2002;81(9):684-690.
96. Farrokhi S, Voycheck CA, Gustafson JA, Fitzgerald GK, Tashman S. Knee joint contact mechanics during downhill gait and its relationship with varus/valgus motion and muscle strength in patients with knee osteoarthritis. *Knee.* 2016;23(1):49-56.
97. Hanada M, Hoshino H, Koyama H, Matsuyama Y. Relationship between severity of knee osteoarthritis and radiography findings of lower limbs: a cross-sectional study from the TOEI survey. *J Orthop.* 2017;14(4):484-488.
98. Davison MJ, Maly MR, Keir PJ, et al. Lean muscle volume of the thigh has a stronger relationship with muscle power than muscle strength in women with knee osteoarthritis. *Clin Biomech (Bristol, Avon).* 2017;41:92-97.
99. Segal NA, Glass NA. Is quadriceps muscle weakness a risk factor for incident or progressive knee osteoarthritis? *Phys Sportsmed.* 2011;39(4):44-50.
100. Dor A, Kalichman L. A myofascial component of pain in knee osteoarthritis. *J Bodyw Mov Ther.* 2017;21(3):642-647.
101. Alburquerque-García A, Rodrigues-de-Souza DP, Fernández de las Peñas C, Alburquerque-Sendin F. Association between muscle trigger points, ongoing pain, function, and sleep quality in elderly women with bilateral painful knee osteoarthritis. *J Manipulative Physiol Ther.* 2015;38(4):262-268.
102. Henry R, Cahill CM, Wood G, et al. Myofascial pain in patients waitlisted for total knee arthroplasty. *Pain Res Manag.* 2012;17(5):321-327.
103. Itoh K, Hirota S, Katsumi Y, Ochi H, Kitakoji H. Trigger point acupuncture for treatment of knee osteoarthritis—a preliminary RCT for a pragmatic trial. *Acupunct Med.* 2008;26(1):17-26.
104. Bajaj P, Bajaj P, Graven-Nielsen T, Arendt-Nielsen L. Osteoarthritis and its association with muscle hyperalgesia: an experimental controlled study. *Pain.* 2001;93(2):107-114.
105. Rahbar M, Toopchizadeh V, Eftekharsadat B, Ganjeifar V. Therapeutic efficacy of myofascial trigger point therapy in patients with bilateral knee osteoarthritis: a randomized clinical trial. *Life Sci J.* 2013;10(6s):472-478.
106. Mayoral O, Salvat I, Martin MT, et al. Efficacy of myofascial trigger point dry needling in the prevention of pain after total knee arthroplasty: a randomized, double-blinded, placebo-controlled trial. *Evid Based Complement Alternat Med.* 2013;2013:694941.
107. Núñez-Cortés R, Cruz-Montecinos C, Vasquez-Rosel A, Paredes-Molina O, Cuesta-Vargas A. Dry needling combined with physical therapy in patients with chronic postsurgical pain following total knee arthroplasty: a case series. *J Orthop Sports Phys Ther.* 2017;47(3):209-216.
108. Nguyen BM. Myofascial trigger point, falls in the elderly, idiopathic knee pain and osteoarthritis: an alternative concept. *Med Hypotheses.* 2013;80(6):806-809.
109. Louw M, Deary C. The biomechanical variables involved in the aetiology of iliotibial band syndrome in distance runners—A systematic review of the literature. *Phys Ther Sport.* 2014;15(1):64-75.
110. Fredericson M, Wolf C. Iliotibial band syndrome in runners: innovations in treatment. *Sports Med.* 2005;35(5):451-459.
111. Fairclough J, Hayashi K, Toumi H, et al. The functional anatomy of the iliotibial band during flexion and extension of the knee: implications for understanding iliotibial band syndrome. *J Anat.* 2006;208(3):309-316.
112. Fairclough J, Hayashi K, Toumi H, et al. Is iliotibial band syndrome really a friction syndrome? *J Sci Med Sport.* 2007;10(2):74-76; discussion 77-78.
113. Fredericson M, Weir A. Practical management of iliotibial band friction syndrome in runners. *Clin J Sport Med.* 2006;16(3):261-268.
114. Baker RL, Souza RB, Fredericson M. Iliotibial band syndrome: soft tissue and biomechanical factors in evaluation and treatment. *PM R.* 2011;3(6):550-561.
115. Mucha MD, Caldwell W, Schlueter EL, Walters C, Hassen A. Hip abductor strength and lower extremity running related injury in distance runners: a systematic review. *J Sci Med Sport.* 2017;20(4):349-355.
116. Pavkovich R. The use of dry needling for a subject with chronic lateral hip and thigh pain: a case report. *Int J Sports Phys Ther.* 2015;10(2):246-255.
117. Moses B, Orchard J, Orchard J. Systematic review: annual incidence of ACL injury and surgery in various populations. *Res Sports Med.* 2012;20(3-4): 157-179.
118. Fernandez WG, Yard EE, Comstock RD. Epidemiology of lower extremity injuries among U.S. high school athletes. *Acad Emerg Med.* 2007;14(7): 641-645.
119. Schein A, Matcuk G, Patel D, et al. Structure and function, injury, pathology, and treatment of the medial collateral ligament of the knee. *Emerg Radiol.* 2012;19(6):489-498.
120. Salata MJ, Gibbs AE, Sekiya JK. A systematic review of clinical outcomes in patients undergoing meniscectomy. *Am J Sports Med.* 2010;38(9):1907-1916.
121. Jones JC, Burks R, Owens BD, Sturdivant RX, Svoboda SJ, Cameron KL. Incidence and risk factors associated with meniscal injuries among active-duty US military service members. *J Athl Train.* 2012;47(1):67-73.

122. Snoeker BA, Bakker EW, Kegel CA, Lucas C. Risk factors for meniscal tears: a systematic review including meta-analysis. *J Orthop Sports Phys Ther.* 2013;43(6):352-367.
123. Monk AP, Davies LJ, Hopewell S, Harris K, Beard DJ, Price AJ. Surgical versus conservative interventions for treating anterior cruciate ligament injuries. *Cochrane Database Syst Rev.* 2016;4:CD011166.
124. Tsoukas D, Fotopoulos V, Basdekis G, Makridis KG. No difference in osteoarthritis after surgical and non-surgical treatment of ACL-injured knees after 10 years. *Knee Surg Sports Traumatol Arthrosc.* 2016;24(9):2953-2959.
125. Alessio-Mazzola M, Formica M, Coviello M, Basso M, Felli L. Conservative treatment of meniscal tears in anterior cruciate ligament reconstruction. *Knee.* 2016;23(4):642-646.
126. Kim HJ, Lee JH, Ahn SE, Park MJ, Lee DH. Influence of anterior cruciate ligament tear on thigh muscle strength and hamstring-to-quadriceps ratio: a meta-analysis. *PLoS One.* 2016;11(1):e0146234.
127. Donnell-Fink LA, Klara K, Collins JE, et al. Effectiveness of knee injury and anterior cruciate ligament tear prevention programs: a meta-analysis. *PLoS One.* 2015;10(12):e0144063.
128. Swart NM, van Oudenaarde K, Reijnierse M, et al. Effectiveness of exercise therapy for meniscal lesions in adults: a systematic review and meta-analysis. *J Sci Med Sport.* 2016;19(12):990-998.
129. Trees AH, Howe TE, Grant M, Gray HG. WITHDRAWN: exercise for treating anterior cruciate ligament injuries in combination with collateral ligament and meniscal damage of the knee in adults. *Cochrane Database Syst Rev.* 2011(5):CD005961.
130. Meuffels DE, Poldervaart MT, Diercks RL, et al. Guideline on anterior cruciate ligament injury. *Acta Orthop.* 2012;83(4):379-386.
131. Logerstedt DS, Scalzitti D, Risberg MA, et al. Knee stability and movement coordination impairments: knee ligament sprain revision 2017. *J Orthop Sports Phys Ther.* 2017;47(11):A1-A47.
132. Jackson JL, O'Malley PG, Kroenke K. Evaluation of acute knee pain in primary care. *Ann Intern Med.* 2003;139(7):575-588.
133. Tuite MJ, Daffner RH, Weissman BN, et al. ACR appropriateness criteria((R)) acute trauma to the knee. *J Am Coll Radiol.* 2012;9(2):96-103.
134. Huang W, Zhang Y, Yao Z, Ma L. Clinical examination of anterior cruciate ligament rupture: a systematic review and meta-analysis. *Acta Orthop Traumatol Turc.* 2016;50(1):22-31.
135. Smith BE, Thacker D, Crewesmith A, Hall M. Special tests for assessing meniscal tears within the knee: a systematic review and meta-analysis. *Evid Based Med.* 2015;20(3):88-97.
136. Hewett TE, Myer GD, Ford KR, Paterno MV, Quatman CE. The 2012 ABJS Nicolas Andry Award: the sequence of prevention: a systematic approach to prevent anterior cruciate ligament injury. *Clin Orthop Relat Res.* 2012;470(10):2930-2940.
137. Torres-Chica B, Nunez-Samper-Pizarroso C, Ortega-Santiago R, et al. Trigger points and pressure pain hypersensitivity in people with postmeniscectomy pain. *Clin J Pain.* 2015;31(3):265-272.
138. Velázquez-Saornil J, Ruiz-Ruiz B, Rodriguez-Sanz D, Romero-Morales C, Lopez-Lopez D, Calvo-Lobo C. Efficacy of quadriceps vastus medialis dry needling in a rehabilitation protocol after surgical reconstruction of complete anterior cruciate ligament rupture. *Medicine (Baltimore).* 2017;96(17):e6726.
139. Murphy DR, Hurwitz EL, Gerrard JK, Clary R. Pain patterns and descriptions in patients with radicular pain: does the pain necessarily follow a specific dermatome? *Chiropr Osteopat.* 2009;17:9.
140. Van Boxem K, Cheng J, Patijn J, et al. 11. Lumbosacral radicular pain. *Pain Pract.* 2010;10(4):339-358.
141. Iversen T, Solberg TK, Wilsgaard T, Waterloo K, Brox JI, Ingebrigtsen T. Outcome prediction in chronic unilateral lumbar radiculopathy: prospective cohort study. *BMC Musculoskelet Disord.* 2015;16:17.
142. Hahne AJ, Ford JJ, McMeeken JM. Conservative management of lumbar disc herniation with associated radiculopathy: a systematic review. *Spine (Phila Pa 1976).* 2010;35(11):E488-E504.
143. Delitto A, George SZ, Van Dillen LR, et al. Low back pain. *J Orthop Sports Phys Ther.* 2012;42(4):A1-A57.
144. Lai WH, Shih YF, Lin PL, Chen WY, Ma HL. Normal neurodynamic responses of the femoral slump test. *Man Ther.* 2012;17(2):126-132.
145. Adelmanesh F, Jalali A, Shirvani A, et al. The diagnostic accuracy of gluteal trigger points to differentiate radicular from nonradicular low back pain. *Clin J Pain.* 2016;32(8):666-672.
146. Adelmanesh F, Jalali A, Jazayeri Shooshtari SM, Raissi GR, Ketabchi SM, Shir Y. Is there an association between lumbosacral radiculopathy and painful gluteal trigger points? A cross-sectional study. *Am J Phys Med Rehabil.* 2015;94(10):784-791.
147. Rigoard P, Blond S, David R, Mertens P. Pathophysiological characterisation of back pain generators in failed back surgery syndrome (part B). *Neurochirurgie.* 2015;61 suppl 1:S35-S44.

Seção 7

Dor na perna, no tornozelo e no pé

Capítulo 63

Músculo tibial anterior
Músculo do pé caído

Wesley J. Wedewer

1. INTRODUÇÃO

Como o dorsiflexor mais potente do tornozelo, o músculo tibial anterior é um dos principais músculos da deambulação. Geralmente desenvolve os pontos-gatilho (PGs) e produz dor nas superfícies anteromedial do tornozelo e da região dorsal do hálux. Ocasionalmente, a dor pode ser referida para a parte anterior da perna e para a parte dorsal do tornozelo. Esse músculo é importante na força de absorção e elevação do pé na fase de balanço durante a deambulação e desempenha papel fundamental no equilíbrio dinâmico. Os PGs no músculo tibial anterior podem ser causados por caminhada, corrida e escalada extenuantes. Descidas de morros ou caminhada em terrenos acidentados ou irregulares também podem ativar os PGs do músculo tibial anterior. O diagnóstico diferencial deve incluir dor radicular e/ou radiculopatia do segmento L5, síndrome compartimental crônica, síndrome do estresse tibial (também conhecida como canelite) e herniação do músculo tibial anterior. As ações corretivas são a autoliberação por pressão, autoalongamento do músculo tibial anterior e seus antagonistas gastrocnêmio-sóleo e modificação da atividade para reduzir a sobrecarga recorrente do músculo.

2. CONSIDERAÇÕES ANATÔMICAS

O músculo tibial anterior é subcutâneo apenas na porção anterolateral da borda anterior da tíbia. Seu ventre é espesso e carnudo na porção superior e tem aspecto mais tendíneo no terço inferior da perna (Figura 63-1). Origina-se proximalmente no côndilo lateral da tíbia, metade superior ou dois terços da superfície lateral da tíbia, superfície interna da fáscia profunda, membrana interóssea adjacente e entre o septo intermuscular com o músculo extensor longo dos dedos.[1] As fibras do músculo tibial anterior convergem na sua aponeurose e tendão de forma circumpenada, como os raios de uma roda, e se inserem em um tendão axial interno que se estende ao longo do músculo.[2,3] O tendão desce e cruza em frente à tíbia para o lado medial do pé, onde se insere distalmente nas superfícies medial e plantar do osso cuneiforme e na base do primeiro metatarso.[1,4] Brenner[4] encontrou variações na inserção do músculo tibial anterior ao dissecar 156 pés. Na apresentação típica, 96,2% dos tendões são inseridos no primeiro metatarso e cuneiforme medial, 1,9% tinha uma inserção única na base do primeiro metatarso, e 1,3% tinha sua inserção no cuneiforme medial. Uma bolsa sinovial subtendínea foi detectada em 17,3% dos casos. Em um estudo realizado com cadáveres, a maioria apresentou uma maior área total de inserção do tendão (3:2) no cuneiforme medial, em comparação com o primeiro metatarso. Inserções tendíneas adicionais foram observadas em 4,8% deles, inserindo-se no eixo proximal e distal do primeiro metatarso.[5]

A distribuição das placas motoras terminais foi estudada por meio de coloração de criosecções longitudinais por colinesterase do músculo tibial anterior. As junções neuromusculares estavam difusamente distribuídas, com maior concentração encontrada na periferia e em direção à extremidade proximal do músculo.[6]

Um corte transversal na parte inferior do terço médio da perna (Figura 63-2) mostra as estruturas fasciais firmes e os ossos que formam o compartimento anterior. O músculo tibial anterior compartilha esse compartimento relativamente pequeno com os músculos extensor longo dos dedos, extensor longo do hálux, músculo fibular terceiro, nervo fibular profundo e artéria e veia tibiais anteriores. O nervo fibular profundo e os vasos tibiais anteriores encontram-se na membrana interóssea profundamente ao músculo tibial anterior.[1]

2.1. Inervação e vascularização

O nervo fibular profundo supre o músculo tibial anterior com fibras dos ramos ventrais do nervos espinais de L4 e L5[1,7] e, por vezes,[7] o nervo espinal S1 do plexo sacral.

A vascularização do inextensível compartimento anterior da perna é suprida por uma série de ramos mediais e anteriores da artéria tibial anterior. Proximalmente, há um suprimento acessório da artéria recorrente tibial anterior. O tendão tibial anterior é suprido pela artéria maleolar medial anterior, artéria dorsal do pé, artérias tarsais mediais e pelos ramos da artéria maleolar medial e calcânea da artéria tibial posterior.[1,8]

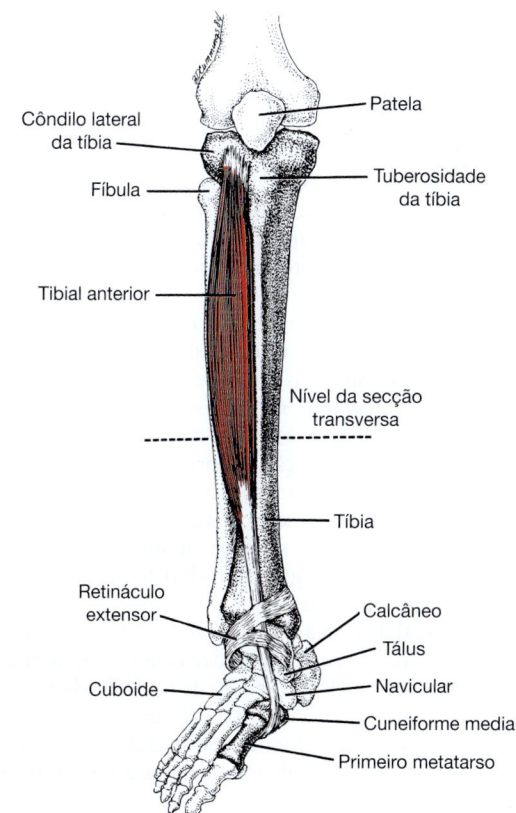

Figura 63-1 Vista anterior das inserções do músculo tibial anterior (em vermelho). O pé é virado externamente para mostrar as inserções distais nos ossos cuneiforme medial e primeiro metatarso.

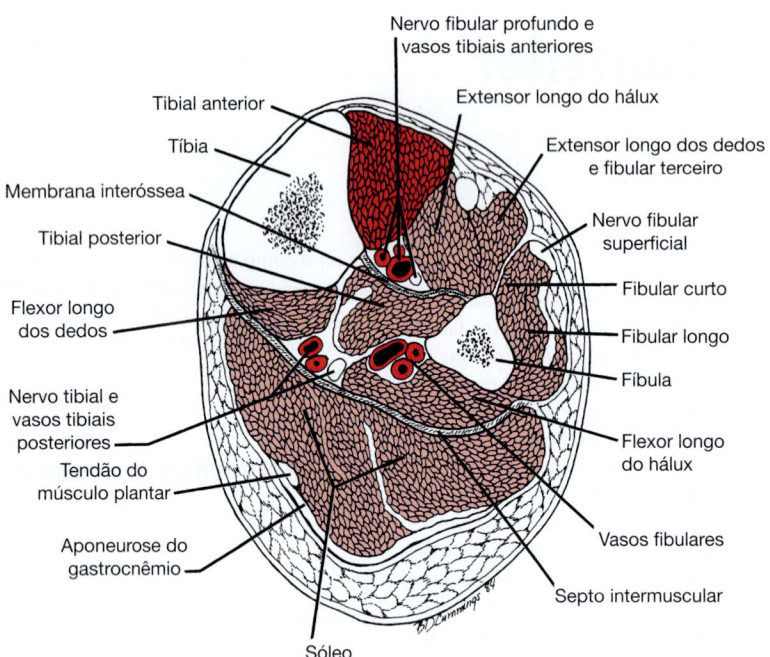

Figura 63-2 Secção transversa delineando os compartimentos do terço médio da perna direita, vistos de cima. O compartimento anterior está localizado anteriormente à membrana interóssea, medialmente ao eixo da fíbula e lateralmente ao eixo da tíbia, sendo ligado anteriormente pela fáscia profunda da perna. (De acordo com a Figura 4-72 em Anderson JE. *Grant's Atlas of Anatomy*. 8ª ed. Baltimore, MA: Williams e Wilkins; 1983 [p. 107]).

2.2. Função

O músculo tibial anterior tem importantes funções na postura e na marcha. Ele mantém o equilíbrio em ortostase, controlando a oscilação postural posterior excessiva e auxiliando a manter a perna vertical sobre o pé fixo.[9-12] Durante a marcha, o músculo tibial anterior funciona excentricamente na absorção de força, controlando a descida do pé após o contato inicial com o solo,[13-16] funcionando concentricamente na elevação do pé na fase de balanço da marcha.[14,15]

No membro sem descarga de peso, o músculo tibial anterior dorsiflexiona o pé ao nível da articulação talocrural, e supina (inverte e aduz) o pé ao nível das articulações talocalcânea e transversa do tarso;[1,17] no entanto, não é ativo como um inversor durante a plantiflexão.[18] Em ortostase, o músculo tibial anterior se torna mais ativo com a inclinação do corpo para trás e a atividade cessa quando ele inclina-se para a frente, com qualquer taxa de movimento.[9,10] Quanto mais se inclina para trás, e quanto mais próximo o centro de pressão se move em direção ao calcanhar, maior é a atividade eletromiográfica (EMG) do músculo tibial anterior.[11] Adicionalmente, esse músculo contribui para o controle da oscilação lateral de forma a auxiliar no equilíbrio em posturas com base mais estreita, como no andar com os pés juntos e na marcha em "*tandem*" (calcâneo-ponta de pé).[19] Di Giulio e colaboradores[12] identificaram o compartimento profundo do músculo tibial anterior como a melhor fonte mecânica de informação proprioceptiva entre os músculos do tornozelo para a manutenção da postura ereta do homem.

O músculo tibial anterior exerce um papel potencial ativo com implicações relevantes para a prevenção de queda de idosos. Indivíduos adultos de meia-idade apresentam controle postural mediolateral comprometido no tornozelo, em comparação com adultos jovens.[20] A redução da força e a taxa de desenvolvimento do torque dos músculos dorsiflexores do tornozelo são sugeridas como fatores-chave para distinguir os indivíduos propensos a quedas daqueles que não o são.[21]

O pico primário da atividade EMG do músculo tibial anterior ocorre no contato inicial[14,15,22] durante todas as velocidades de deambulação.[23] Mais especificamente, os dorsiflexores do tornozelo (músculos tibial anterior e extensor longo dos dedos) impedem o contato abrupto do pé com o solo logo após seu contato inicial; eles sofrem uma contração prolongada enquanto controlam a descida do pé ao chão. O pico secundário, durante a caminhada, aparece no apoio final[14,15,22] em todas as velocidades de deambulação.[23] O arrastar dos dedos dos pés no início da fase de balanço comumente ocorre em razão da flexão inadequada do quadril e do joelho; na fase final do balanço, com o avanço do membro, os dedos arrastam no chão como resultado de dorsiflexão inadequada.

Em crianças saudáveis com idade entre 6 e 11 anos, um terço dos padrões de ativação está presente durante a fase de apoio médio, provavelmente devido ao músculo tibial anterior, que age controlando o equilíbrio durante o apoio unipodal.[25] Em um estudo semelhante em crianças saudáveis, em mais de 80% do ciclo da marcha se observou cocontração da cabeça lateral do músculo gastrocnêmio e do músculo tibial anterior. Esse aumento na complexidade estratégica de recrutamento muscular, além da ativação pura, sugere que cocontrações são funcionais para outras tarefas fisiológicas, provavelmente para promover melhora do equilíbrio e da estabilidade articular.[26]

Em comparação com a marcha em plano reto e plano ascendente, a marcha em plano descendente (na esteira) impõe um aumento nas demandas no músculo tibial anterior. Por exemplo, durante a caminhada em plano descendente, ocorre um aumento do deslocamento do centro de massa anteriormente e um aumento dos momentos de desaceleração do pé no contato inicial com o solo.[27] O momento de desaceleração é produzido por uma significativa contração excêntrica do músculo tibial anterior, para controlar a descida do pé a partir do contato inicial para a resposta à carga.[28] Esse esforço excêntrico leva à dor muscular de início tardio que é exclusiva da caminhada em declives,[29] podendo também contribuir para a formação de PGs no músculo tibial anterior.

O padrão de atividade EMG do músculo tibial anterior varia entre atividades como trote (*jogging*), corrida e *sprints*. Durante o trote e a corrida, a atividade começa logo após a fase de apoio e continua durante o restante da fase de balanço e a primeira metade da fase de apoio. No entanto, durante o *sprint*, a atividade eletromiográfica cessa brevemente no meio da fase de balanço, quando tem início a plantiflexão do pé.[30] A atividade muscular varia entre os corredores que contatam o solo primeiramente com o retropé (*rearfoot*), em comparação aos que contatam com o antepé (*forefoot*). Os corredores tipo *rearfoot* possuem maior dorsiflexão comparados aos corredores tipo *forefoot*, havendo maior atividade muscular do músculo tibial anterior. Os corredores tipo *forefoot* apresentam maior atividade muscular dos gastrocnêmios comparados ao corredores *rearfoot*.[31,32]

O músculo tibial anterior é ativo de forma moderada a vigorosa durante as atividades esportivas.[33,34] As fibras tipo I (fibra de contração lenta) predominam, e as fibras tipo II (contração rápida) compõem, no máximo, apenas um terço do músculo. As fibras musculares oxidativas tipo II, com inerente capacidade de resistência à fadiga, apoiam a função primária do músculo em atividades aeróbias de longa duração.[35-37]

2.3. Unidade funcional

A unidade funcional à qual um músculo pertence inclui os músculos que reforçam e contrapõe-se às suas ações, bem como as articulações que os músculos cruzam. A interdependência dessas estruturas é refletida funcionalmente na organização e nas conexões neurais do córtex motor sensorial. A unidade funcional é enfatizada, porque a presença de um PG em um músculo da unidade aumenta a probabilidade de que outros músculos da unidade também desenvolvam PGs. Ao desativar os PGs em um músculo, é preciso se preocupar com os PGs que podem se desenvolver em músculos funcionalmente interdependentes. O Quadro 63-1 representa, de maneira geral, a unidade funcional do músculo tibial anterior.[38]

3. APRESENTAÇÃO CLÍNICA
3.1. Padrão de dor referida

O tibial anterior pode exibir PGs em qualquer parte do músculo. Em geral, os PGs encontrados no terço superior do músculo referem dor e sensibilidade primeiramente à face anteromedial do tornozelo e sobre as superfícies dorsal e medial do hálux (Figura 63-3).[39,40] Além disso, por vezes, a dor pode estender-se para baixo sobre a metade inferior da canela até o tornozelo e o pé anteromedialmente.[39,41,42] Outros autores relataram que os PGs do tibial anterior causam dor referida anterior na perna e na região dorsal do tornozelo;[43,44] dorsalmente no tornozelo e hálux;[45] para a perna, o tornozelo e o pé; ou, especificamente, na superfície dorsal do hálux.[46,47] Às vezes, uma banda tensionada com sensibilidade local ocorre distalmente ao longo da metade inferior do músculo, próximo à junção musculotendínea. O padrão de referência nesse último caso é a dor intensa em queimação no pé e no joelho que é exacerbada com longos períodos de permanência em pé.[48] Os PGs do tibial an-

Quadro 63-1 Unidade funcional do músculo tibial anterior

Ações	Sinergistas	Antagonistas
Dorsiflexão do pé	Extensor longo dos dedos Extensor longo do hálux Fibular terceiro	Gastrocnêmio Sóleo Fibulares longo e curto Flexor longo dos dedos Tibial posterior
Inversão do pé	Tibial posterior Extensor longo do hálux	Fibulares longo e curto Fibular terceiro Extensor longo dos dedos

terior são, por vezes, a fonte do principal relato de dor em crianças. O padrão de dor referida é semelhante ao observado em adultos.[49]

Rubin e colaboradores[50] injetaram 0,5 mL de solução salina hipertônica a 5% em 15 indivíduos. A injeção causou uma dor profunda e incômoda no ventre muscular, e, com frequência, foi referida anteriormente no tornozelo no dorso médio pé. Vários indivíduos tinham dor referida apenas no tornozelo, e outros ti-

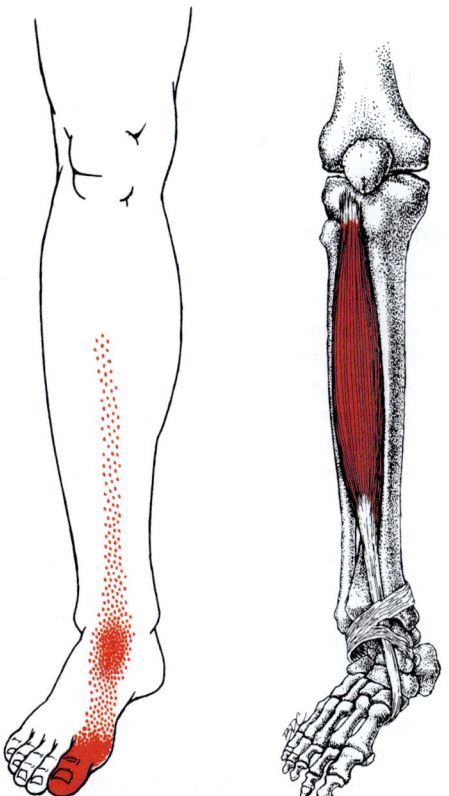

Figura 63-3 Padrão de dor (vermelho-escuro) referida por um PG no músculo tibial anterior direito (vermelho-claro), em uma vista anterior e com o pé levemente abduzido. O padrão essencial de dor está em vermelho sólido; o vermelho pontilhado indica extensão ocasional do padrão essencial.

nham dor apenas na perna. Além disso, uma pessoa relatou dor interna no joelho, nas superfícies medial e dorsal, outra relatou dor no músculo gastrocnêmio medial, e uma terceira relatou dor proximal à articulação do tornozelo. Após a injeção de lidocaína, a dor desapareceu em todos, exceto em dois indivíduos, nos quais a intensidade total da dor primária e dor referida diminuiu 74%, sugerindo que a dor muscular referida geralmente depende de aferências nocivas ativas no local da dor primária.[50]

A referência típica descrita é semelhante ao padrão descrito por Kellgren.[51] Gibson também encontrou os mesmos padrões de referência induzidos pela injeção de solução salina hipertônica no ventre muscular tibial anterior, junção tendão-osso proximal e tendão. Vários dos sujeitos também notaram a dor referida para dedos do pé.[52]

3.2. Sintomas

Pacientes com PGs no músculo tibial anterior primeiramente relatam dor no aspecto anteromedial do tornozelo e no hálux. Outros relatos de sintomas podem incluir fraqueza na dorsiflexão, o que pode ocasionar quedas ou tropeços devido à elevação insuficiente dos dedos durante a marcha, bem como fraqueza geral do tornozelo. O movimento dolorido do tornozelo pode incomodar o paciente na ausência de qualquer evidência de dano articular.[39] A perda de função é especialmente evidente quando os PGs nos músculos extensor longo dos dedos contribui para uma fraqueza adicional na dorsiflexão.

Em geral, os pacientes com PGs no tibial anterior não relatam dor noturna, e uma posição flexionada plantar do tornozelo durante toda a noite não incomoda esse músculo, a menos que seus PGs sejam suficientemente ativos para causar algum grau de dor constante. A síndrome da dor miofascial no tibial anterior, às vezes, apresenta-se sozinha como uma síndrome de músculo, mas ocorre mais comumente em associação com PGs em outros músculos da perna.

3.3. Exame do paciente

Após um exame subjetivo minucioso, o clínico deve realizar um desenho detalhado representando o padrão de dor descrito pelo paciente. Essa descrição ajudará no planejamento do exame físico e pode ser útil no monitoramento da progressão do paciente à medida que os sintomas melhoram ou mudam. O tipo, a qualidade e a localização da dor devem ser cuidadosamente avaliados, e a utilização de ferramentas de resultados padronizados é imperativa ao examinar pacientes com disfunções nos membros inferiores.

A observação da postura estática e dinâmica é essencial devido ao papel do músculo tibial anterior na estabilidade postural. Testes funcionais, como agachamento uni ou bipodal, permitem uma avaliação rápida do controle do quadril e joelho, bem como uma avaliação rápida da amplitude de movimento da dorsiflexão. A dorsiflexão funcional é mais bem testada ao pedir que o indivíduo caminhe sobre os calcanhares.[1] A postura unipodal com os olhos abertos e fechados fornecerá uma medida quantitativa do equilíbrio e permitirá ao clínico observar as estratégias de controle e equilíbrio relacionadas ao pé e ao tornozelo.

O exame da articulação talocrural é necessário para identificar um tendão do calcâneo encurtado ou deficiências de comprimento nos músculos do complexo gastrocnêmio/sóleo, redução do movimento acessório ou pronação excessiva evidente na articulação talocalcânea. Essas deficiências podem ser fatores contribuintes significativos para sobrecarga muscular do tibial anterior durante as atividades de suporte de peso.[53] Uma análise minuciosa da marcha ajudará a identificar padrões compensatórios se o músculo tibial anterior estiver fraco ou doloroso, incluindo os seguintes fatores: marcha claudicante (demonstrada por uma inclinação para o lado contralateral e descida do quadril), marcha com oscilação (na qual a perna disfuncional é circunconduzida lateralmente) ou marcha com passos elevados (com flexão excessiva no quadril e no joelho) para elevar os dedos na fase de balanço.

Os PGs do músculo tibial anterior causam algum grau de fraqueza inibitória. Essa fraqueza é facilmente mascarada por contração dos músculos extensores longos dos dedos e fibular terceiro. Para testar o músculo tibial anterior em relação à força, com o paciente sentado, primeiro inverte-se e depois dorsiflexiona-se o pé contra uma resistência, evitando a extensão do hálux.[55] O clínico deve observar o paciente em busca de marcha em choque (*foot slap*) ou queda do pé (*foot drop*) durante a deambulação. A marcha tipo *foot slap* ocorre quando o antepé toca o solo imediatamente após o contato do calcanhar com o solo. O *foot drop* é a falha da dorsiflexão do pé, que ocorre de modo insuficiente para promover a elevação entre os dedos e o solo, particularmente na fase final do balanço.

PGs ativos ou latentes no músculo tibial anterior restringem a amplitude de movimentos em plantiflexão e eversão devido à dor e à tensão muscular. Em um paciente com PGs no músculo tibial anterior, a palpação profunda sobre a região do tornozelo e do hálux provoca dor secundária ao padrão de dor referida desse músculos.[39]

3.4. Exame de pontos-gatilho

Para o exame do músculo tibial anterior, o paciente pode ser posicionado sentado com os membros inferiores estendidos ou, preferencialmente, em posição supina (Figura 63-4). Um travesseiro ou uma almofada pode ser colocado sob os joelhos do paciente para garantir o relaxamento. A região mais comum do PG está localizada no seu ventre muscular, junto à borda anterior da tíbia entre o terço proximal e médio da perna;[44] no entanto, todo o músculo deve sempre ser examinado minuciosamente. A palpação plana em sentido transverso ao ventre revela bandas tensionadas e sensibilidade local de PGs na massa muscular lateral à tíbia (Figura 63-4). As bandas tensionadas nesse músculo localizam-se paralelamente à tíbia. Pressão digital aplicada a um PG geralmente evoca ou intensifica a dor referida na região anterior do tornozelo[39] e do dorso do pé.

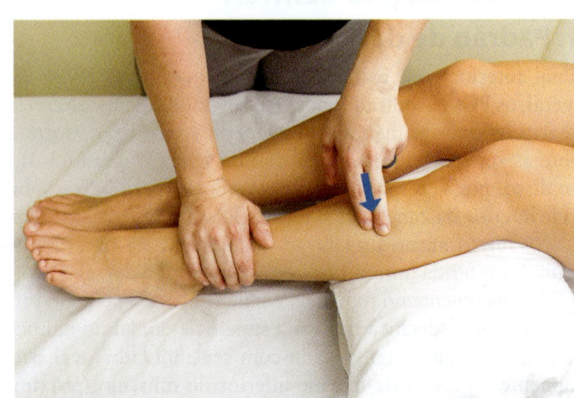

Figura 63-4 Palpação plana de PGs do músculo tibial anterior esquerdo, transversalmente ao sentido da fibra do músculo.

Um estudo recente examinou três músculos do tornozelo, um dos quais foi o músculo tibial anterior, e encontrou confiabilidade de razoável a moderada para a presença ou ausência de PGs (concordância, 70-85%, *kappa* 0,25-0,48), presença de dor referida (concordância 63-78%, *kappa* 0,26-0,51), e palpação de um nódulo na banda tensionada no músculo tibial anterior (concordância 65-90%, *kappa* 0,25-0,43). A identificação da resposta contrátil local e o sinal do salto induzido por palpação não se mostraram medidas confiáveis para confirmação de PGs nesse músculo.[40]

4. DIAGNÓSTICO DIFERENCIAL

4.1. Ativação e perpetuação de pontos-gatilho

Uma postura ou atividade que ative um PG, quando não corrigida, também pode perpetuá-lo. Em qualquer parte do músculo tibial anterior, os PGs podem ser ativados por carga excêntrica não habitual, exercício excêntrico em um músculo destreinado ou carga concêntrica submáxima ou máxima.[56] Os PGs também podem ser ativados ou agravados quando o músculo é colocado em uma posição encurtada e/ou alongada por período prolongado.

PGs do músculo tibial anterior são propensos a serem ativados por mecanismos semelhantes aos que poderiam resultar em outras lesões significativas no tornozelo. Qualquer força que poderia causar entorse de tornozelo, fratura ou sobrecarga de esforço suficiente para induzir uma síndrome compartimental anterior também pode resultar em PGs do músculo tibial anterior.

Com frequência, os PGs do músculo tibial anterior são o resultado de traumas graves, mas também podem ocorrer por contrações excessivas (microtraumas mecânicos repetitivos). Caminhar ou correr em plano descendente pode aumentar a carga excêntrica colocada nos músculos do compartimento anterior e ativar os PGs no tibial anterior. Além disso, usar sapatos com salto elevado, como bota de *cowboy* ou salto alto, aumentará ainda mais a demanda dos músculos dorsiflexores do tornozelo. Pessoas não treinadas em deambular em terreno acidentado, superfícies irregulares ou anormalmente macias (como areia) também estão predispostas a desenvolver disfunção miofascial na extremidade inferior ao percorrerem longas distâncias.

A velocidade angular máxima da articulação do tornozelo durante um chute de jogadores amadores de futebol chega a 1720° por segundo em homens e 1520° por segundo em mulheres.[57] A ativação do músculo tibial anterior é maior durante o chute com a parte interna do pé, em comparação com o chute do dorso do pé.[34] Essas contrações fortes podem contribuir para o desenvolvimento de PGs e dor associada no músculo tibial anterior. Essa situação é vista em atletas que não estão acostumados à tarefa ou que rapidamente aumentam sua carga de treinamento, como na fase de transição das férias para pré-temporada.

Uma eventual batida dos dedos contra um obstáculo (tropeço no decorrer da deambulação ao longo da fase de contração do músculo tibial anterior) durante o início da fase de balanço pode causar sobrecarga na contração excêntrica que ativa ou perpetua os PGs nesse músculo. Atletas que participam de atividades em grama artificial são mais propensos a experimentar esse evento comparados a atletas que praticam em grama natural, e isso pode ocorrer simultaneamente com uma entorse dos tecidos moles no hálux.[58] A sobrecarga é agravada por um aumento proporcional na resposta reflexa ao estiramento abrupto, uma resposta que varia de 0 a 40% da contração voluntária máxima.[59]

4.2. Pontos-gatilho associados

PGs associados podem se desenvolver nas áreas de dor referida causadas por PGs primários.[60] Portanto, músculos nas áreas de dor referida de cada músculo acometido também devem ser examinados. Os músculos fibular longo e tibial anterior geralmente são acometidos em conjunto; eles funcionam como um par de antagonistas bem combinados para fornecer a estabilização e o equilíbrio do pé. O extensor longo do hálux e, em menor grau, o músculo extensor longo dos dedos também podem desenvolver PGs como agonistas do músculo tibial anterior. Muitas vezes, os PGs do músculo tibial posterior não são relacionados aos PGs no músculo tibial anterior. Os músculos da unidade funcional do músculo tibial anterior devem ser examinados, para verificar a presença de PGs associados, visto que podem perpetuar os PGs no músculo tibial anterior.

4.3. Patologias associadas

Em geral, a dor radicular lombar ou radiculopatia da raiz nervosa L5 resulta na formação de PGs nos músculos inervados pela mesma raiz nervosa. Frequentemente, pacientes com dor radicular em L5 relatam ter dor lateral na coxa, na panturrilha lateral e no hálux, com ou sem parestesias no tornozelo e dorso do pé, e com fraqueza radicular na dorsiflexão do tornozelo.[61] A presença do reflexo tendíneo profundo do músculo tibial anterior reduz a probabilidade de compressão radicular de L5 como causa contribuinte para a dor do paciente. Esse reflexo[62] estava ausente bilateralmente em 11% dos indivíduos, e presente de forma unilateral em 6% dos casos de uma amostra de 70 indivíduos saudáveis. Um martelo de reflexo provocou a resposta reflexa e eletrodos de superfície registraram sinal EMG. No entanto, o reflexo foi ausente no lado afetado em 72% dos 18 pacientes com compressão da raiz nervosa L5. Pacientes com parestesias nas pernas, alterações sensoriais, relatos de fraqueza ou sinais de distúrbios do sistema nervoso central (tônus muscular excessivo ou clônus) devem receber um exame neurológico completo incluindo avaliação de sensibilidade, reflexos, potência muscular, controle motor e coordenação motora. Se houver suspeita de uma possível condição clínica grave, o paciente deve ser encaminhado a um especialista.[63]

O nervo isquiático divide-se nos nervos fibular comum e tibial, próximo à fossa poplítea. As divisões posteriores dos ramos ventrais formam o nervo fibular comum. O nervo fibular comum, em seguida, viaja ao longo da cabeça lateral do músculo gastrocnêmio e cruza lateralmente e distalmente à cabeça da fíbula, onde o nervo se torna subcutâneo. Ele continua entre o músculo fibular longo e a fíbula. Nesse ponto, divide-se em dois ramos principais, nervos fibulares profundo e superficial.[7,64]

O nervo fibular profundo inerva os músculos anteriores da perna, percorrendo profundamente o músculo fibular longo, passando para o compartimento anterior e perfurando a membrana interóssea entre a tíbia e a fíbula. No pé, o nervo permanece próximo à membrana interóssea juntamente com a artéria tibial anterior. Por fim, termina em um ramo cutâneo que inerva o espaço interdigital entre o primeiro e o segundo dedos do pé.[1,7]

O nervo fibular comum é suscetível à lesão, pois localiza-se superficialmente junto à fíbula. Comprometimento têm sido relatado devido a inúmeras causas traumáticas e insidiosas. Causas traumáticas ocorrem em associação com lesão musculoesquelética ou com a tração, compressão ou laceração nervosa isolada. Exemplos de lesão traumática do nervo fibular comum incluem fratura proximal da fíbula,[65] fratura do platô tibial,[66] luxação traumática do joelho[67] lesão ligamentar do joelho,[68] lesões ósseas e ligamentares do tornozelo,[65] cicatrização insatisfatória após lesão no tornozelo[69] ou laceração tissular.[70,71] Outras causas menos comuns incluem osteoartrite,[72] tumores[71] e lesão iatrogênica decorrente de cirurgia ortopédica.[69]

Síndromes compartimentais da perna são formas comuns de lesão por esforço repetitivo. As síndromes compartimentais são caracterizadas pelo aumento da pressão dentro de um compartimento muscular suficiente para comprometer a circulação dos músculos dentro dele. O aumento da pressão obstrui o fluxo venoso, causando tumefação adicional e mais pressão. Se prolongada, a isquemia resultante pode levar à necrose dos músculos e dos nervos dentro do compartimento. Ao acompanhar um paciente com lesão traumática, é muito importante que essa condição seja reconhecida imediatamente e gerenciada de forma adequada para evitar consequências possivelmente catastróficas. As síndromes compartimentais anteriores são reconhecidas mais comumente, seguidas pelas laterais, posterior profunda e profunda superficial.[73,74] Retesamento difuso e sensibilidade em todo o ventre muscular do músculo tibial anterior sugerem uma síndrome compartimental anterior. Os pacientes com essa condição apresentam dor, parestesias e sensibilidade tanto nos músculos isquêmicos quanto na região suprida pelo nervo fibular profundo. Os músculos ficam sensíveis ao alongamento passivo, e a contração ativa dos músculos aumenta os sintomas.

Síndrome compartimental crônica de esforço é causada por pressão intramuscular anormalmente alta durante exercício ou atividades esportivas, como corrida e levantamento de peso.[75] Entre atletas e membros do serviço militar, os sintomas podem se desenvolver ao longo do tempo.[73,74] Os músculos tensos e encurtados da panturrilha sobrecarregam os músculos do compartimento anterior, predispondo os atletas ao desenvolvimento de uma síndrome compartimental anterior.[76] Em casos agudos não traumáticos, um breve período de descanso e crioterapia para reduzir a dor, o edema e a demanda metabólica podem ser experimentados com monitoramento rigoroso antes que outras medidas sejam consideradas. Uma série de casos investigou o efeito da massagem, do exercício e de evitar de atividades exacerbantes por mais de cinco semanas, demonstrando, ao final, eficácia na redução dos sintomas após o reinício das atividades.[77] Diebal publicou uma série de casos de 10 pacientes submetidos a seis semanas de terapia com foco na mudança da técnica de corrida para promover um padrão de corrida no antepé (*forefoot*), diminuindo o comprimento da passada e aumentando a cadência. Essa intervenção levou à redução das pressões intracompartimentais da perna e reduziu significativamente a dor e a incapacidade por até um ano após a intervenção.[78]

A síndrome do estresse tibial medial é uma lesão comum em corredores e militares. Essa condição é o resultado de inflamação mecânica induzida por estresse repetitivo da extensa porção proximal de qualquer uma das unidades musculotendíneas originárias da parte inferior da tíbia durante a sustentação de peso.[79] A síndrome do estresse tibial medial pode ser anterolateral ou posteromedial. A síndrome do estresse tibial anterolateral resulta de microtraumas e miosite aguda dos músculos tibial anterior, extensor longo do hálux e extensor longo dos dedos. PGs podem se desenvolver nesses músculos e exacerbar os sintomas do paciente. Assim, dor e desconforto estarão presentes sobre os músculos do compartimento anterior. Comumente, um desequilíbrio muscular com os dorsiflexores fracos e os músculos gastrocnêmio-sóleo tensos é observado.[53] O músculo sóleo e a presença de pronação excessiva são relatados como os prováveis contribuintes para dores posteromediais nas pernas, também conhecida como canelite.[80-82] Reinking e colaboradores[81] demonstraram que a associação do sexo feminino, aumento de peso, aumento da queda navicular, lesão prévia na corrida e maior rotação lateral do quadril com o quadril em flexão constituem os fatores de risco no desenvolvimento da síndrome do estresse tibial medial.[81]

A herniação subcutânea do músculo tibial anterior por meio de sua fáscia pode ocasionar dor durante a ortostase e a deambulação, ou pode gerar um problema estético.[83] Ao contrário da tomografia computadorizada, a ressonância magnética (RM) identifica inequivocamente a magnitude da divisão fascial e o tamanho da hérnia muscular, pois distingue mais claramente essas duas estruturas de tecido mole.[84,85] A herniação torna-se mais pronunciada com a dorsiflexão do pé e, se redutível e palpável, o delineamento do defeito fascial pode ser visualizado.[86]

5. AÇÕES CORRETIVAS

Sustentar uma dorsiflexão por um longo período, como ao dirigir um carro com um pedal acentuadamente inclinado, pode causar um encurtamento sustentado do músculo tibial anterior, que, por sua vez, ativa e perpetua seus PGs. O uso de piloto automático oferece ao motorista a possibilidade de mudar a posição do pé e obter alívio periódico da imobilidade continuada. Quando uma pessoa está sentada por um período prolongado, o exercício de bomba de tornozelo geralmente proporciona alívio conforme alonga o músculo tibial anterior e o músculo sóleo.

Em geral, os músculos das pernas apresentam conforto com o tornozelo mantido em posição neutra durante a noite; portanto, pode ser necessário ajustar a postura de dormir do paciente. Essa posição é facilitada mantendo os lençóis soltos aos pés da cama para evitar uma possível plantiflexão excessiva do tornozelo. Quando em decúbito lateral, a colocação de um travesseiro entre as pernas e os joelhos posicionará o pé e o tornozelo em uma posição mais confortável.

Uma importante fonte de sobrecarga do músculo tibial anterior pode ser o resultado do aumento da tensão ou do encurtamento da musculatura da panturrilha. Um primeiro passo essencial no tratamento do músculo tibial anterior é reduzir a tensão do gastrocnêmio e do sóleo (musculatura da panturrilha) e desativar qualquer PG responsável. Ao alongar o complexo muscular gastrocnêmio/sóleo (tendão do calcâneo [retropé]), deve-se ter cuidado para garantir que a articulação talocalcânea seja mantida em uma posição neutra, sem inclinação medial ou lateral. Usar o antepé como uma alavanca para o alongamento resultará em dorsiflexão adicional da articulação transversa do tarso, o que pode acrescentar uma tendência à pronação do pé (achatando o arco plantar). Para controlar esse achatamento do pé, o paciente deve colocar uma pequena toalha sob o aspecto medial (borda interna) com o pé descalço durante a postura de alongamento (ver Figura 65-8). Se os músculos do compartimento anterior estiverem fracos, um programa de fortalecimento composto por exercícios excêntricos e concêntricos para o músculo tibial anterior e demais dorsiflexores do pé pode ser necessário para restaurar o equilíbrio muscular no tornozelo.[53]

É preferível caminhar em superfícies planas, em vez de terrenos irregulares, como pavimentos de tijolos mal-colocados, pavimentos rachados, grama ou areia. Além disso, uma superfície de altura nivelada de um lado a outro, sem inclinação lateral, como a beira de uma estrada nivelada ou uma praia inclinada, é considerado o ideal.

A autoliberação miofascial (por pressão) nos PGs do músculo tibial anterior pode ser realizada na posição sentada com os membros estendidos, colocando o calcanhar do lado não afetado em um ponto sensível no músculo tibial anterior afetado (Figura 63-5A), manualmente com os polegares (Figura 63-5B) ou com uma instrumento de liberação de PG (Figura 63-5C). Ao localizar os pontos sensíveis com o calcanhar oposto, os polegares ou um instrumento, uma pressão leve (não mais do que 4/10 na escala de dor) deve ser aplicada e mantida por 15 a 30 segundos ou até que a dor diminua. Essa liberação pode ser repetida cinco vezes por sessão, várias vezes ao dia.

O paciente pode realizar autoalongamento do músculo tibial anterior cruzando o pé do lado envolvido sobre o outro membro, e, com o uso da mão, flexionar e pronar (abdução e eversão) passivamente o pé em um movimento para baixo e para trás (Figura 63-6A). Alongamento adicional dos músculos extensor longo dos

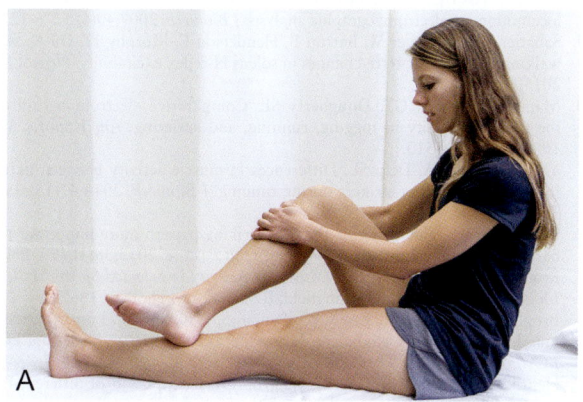

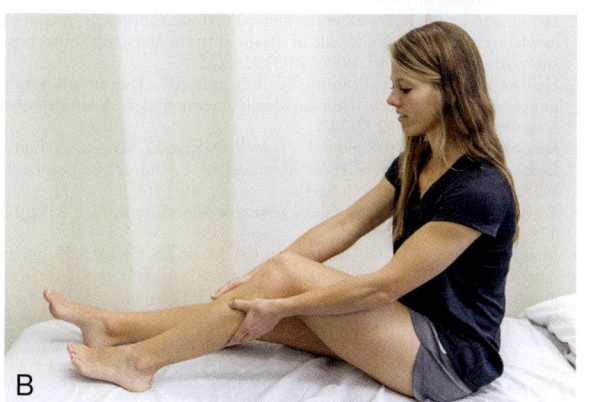

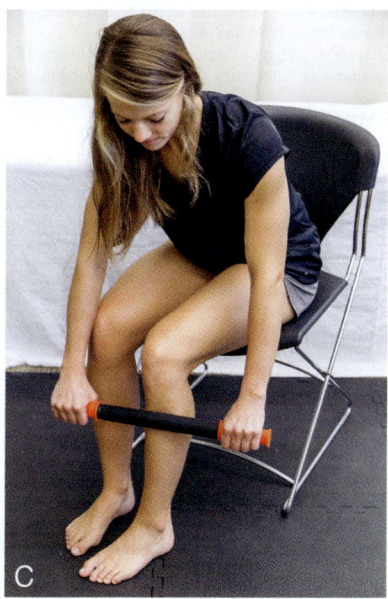

Figura 63-5 Autoliberação miofascial no ponto-gatilho do músculo tibial anterior. (A) Usando o calcanhar da perna oposta. (B) Usando o polegar. (C) Usando instrumento de liberação de PG (rolo).

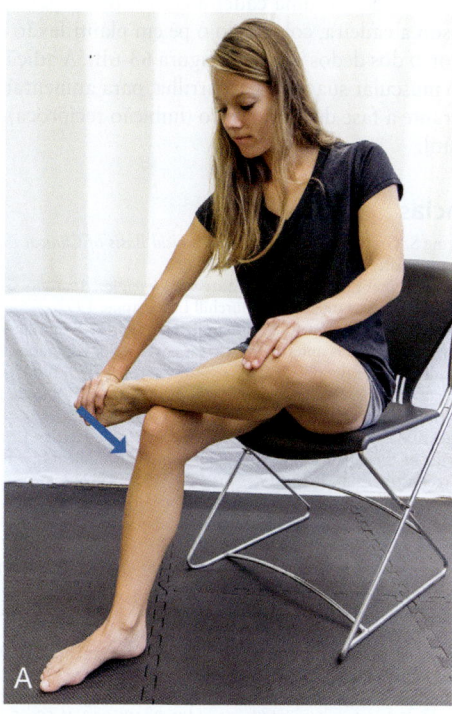

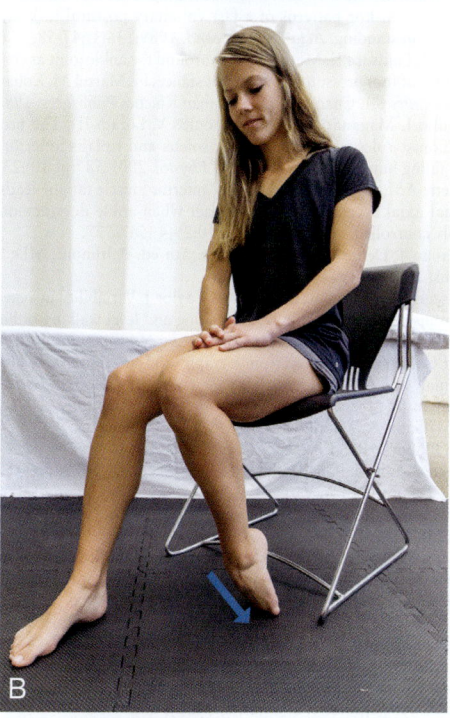

Figura 63-6 Autoalongamento do músculo tibial anterior. (A) Sobrepressão puxando o pé para trás e para baixo em direção ao chão. (B) Ponta dos dedos contra o solo, concentrando a pressão no hálux. Um alongamento deve ser sentido na canela.

dedos e extensor longo do hálux (músculos dorsiflexores) pode ser realizado na mesma posição, apenas deslizando a mão distalmente e puxando os dedos para a plantiflexão. O paciente pode manter o alongamento por até 30 segundos e repetir quatro vezes. Esse alongamento do músculo tibial anterior pode ser realizado várias vezes ao dia. Um alongamento alternativo pode ser realizado com o paciente sentado em uma cadeira com o pé da perna esticada para trás sob a cadeira, colocando o pé em plantiflexão e eversão e com o dorso dos dedos no chão (Figura 63-6B). A adição de uma contração muscular suave da panturrilha, para aumentar a plantiflexão durante a fase de estiramento (inibição recíproca), também pode ser útil.

Referências

1. Standring S. *Gray's Anatomy: The Anatomical Basis of Clinical Practice*. 41st ed. London, UK: Elsevier; 2015.
2. Mathes SJ, Nahai F. *Reconstructive Surgery: Principles, Anatomy & Technique*. New York, NY; St. Louis, MO: Churchill Livingstone; 1997.
3. Hirshowitz B, Moscona R, Kaufman T, Har-Shai Y. External longitudinal splitting of the tibialis anterior muscle for coverage of compound fractures of the middle third of the tibia. *Plast Reconstr Surg*. 1987;79(3):407-414.
4. Brenner E. Insertion of the tendon of the tibialis anterior muscle in feet with and without hallux valgus. *Clin Anat*. 2002;15(3):217-223.
5. Willegger M, Seyidova N, Schuh R, Windhager R, Hirtler L. Anatomical footprint of the tibialis anterior tendon: surgical implications for foot and ankle reconstructions. *Biomed Res Int*. 2017;2017:9542125.
6. Aquilonius SM, Askmark H, Gillberg PG, Nandedkar S, Olsson Y, Stalberg E. Topographical localization of motor endplates in cryosections of whole human muscles. *Muscle Nerve*. 1984;7(4):287-293.
7. Baima J, Krivickas L. Evaluation and treatment of peroneal neuropathy. *Curr Rev Musculoskelet Med*. 2008;1(2):147-153.
8. Pillet J, Cronier P, Mercier P, et al. The anterior tibial artery and vascularization of the muscles of the anterior compartment of the leg. Application to the anterior compartment syndrome of the leg [in French]. *Bull Assoc Anat (Nancy)*. 1984;68(201):223-231.
9. Gantchev GN, Draganova N. Muscular synergies during different conditions of postural activity. *Acta Physiol Pharmacol Bulg*. 1986;12(4):58-65.
10. Oddsson L. Motor patterns of a fast voluntary postural task in man: trunk extension in standing. *Acta Physiol Scand*. 1989;136(1):47-58.
11. Okada M, Fujiwara K. Muscle activity around the ankle joint as correlated with the center of foot pressure in an upright stance. In: Matsui M, Kobayashi K, eds. *Biomechanics 8A*. Champaign, IL: Human Kinetics Publishers; 1983:209-216.
12. Di Giulio I, Maganaris CN, Baltzopoulos V, Loram ID. The proprioceptive and agonist roles of gastrocnemius, soleus and tibialis anterior muscles in maintaining human upright posture. *J Physiol*. 2009;587(pt 10):2399-2416.
13. Duquette AM, Andrews DM. Tibialis anterior muscle fatigue leads to changes in tibial axial acceleration after impact when ankle dorsiflexion angles are visually controlled. *Hum Mov Sci*. 2010;29(4):567-577.
14. Basmajian J, Deluca C. *Muscles Alive*. 5th ed. Baltimore, MD: Williams & Wilkins; 1985 (pp. 256-257).
15. Townsend MA, Shiavi R, Lainhart SP, Caylor J. Variability in synergy patterns of leg muscles during climbing, descending and level walking of highly-trained athletes and normal males. *Electromyogr Clin Neurophysiol*. 1978;18(1):69-80.
16. Gray EG, Basmajian JV. Electromyography and cinematography of leg and foot ("normal" and flat) during walking. *Anat Rec*. 1968;161(1):1-15.
17. Basmajian JV, Slonecker CE. *Grant's Method of Anatomy*. 11th ed. Baltimore, MD: Williams & Wilkins; 1989 (p. 332).
18. Rasch PJ, Burke RK. *Kinesiology and Applied Anatomy: The Science of Human Movement*. 6th ed. Philadelphia, PA: Lea & Febiger; 1978 (pp. 317-330).
19. Lemos T, Imbiriba LA, Vargas CD, Vieira TM. Modulation of tibialis anterior muscle activity changes with upright stance width. *J Electromyogr Kinesiol*. 2015;25(1):168-174.
20. Bonnet CT, Mercier M, Szaffarczyk S. Impaired mediolateral postural control at the ankle in healthy, middle-aged adults. *J Mot Behav*. 2013;45(4):333-342.
21. LaRoche DP, Cremin KA, Greenleaf B, Croce RV. Rapid torque development in older female fallers and nonfallers: a comparison across lower-extremity muscles. *J Electromyogr Kinesiol*. 2010;20(3):482-488.
22. Di Nardo F, Ghetti G, Fioretti S. Assessment of the activation modalities of gastrocnemius lateralis and tibialis anterior during gait: a statistical analysis. *J Electromyogr Kinesiol*. 2013;23(6):1428-1433.
23. Yang JF, Winter DA. Surface EMG profiles during different walking cadences in humans. *Electroencephalogr Clin Neurophysiol*. 1985;60(6):485-491.
24. Perry J. The mechanics of walking. A clinical interpretation. *Phys Ther*. 1967;47(9):778-801.
25. Agostini V, Nascimbeni A, Gaffuri A, Imazio P, Benedetti MG, Knaflitz M. Normative EMG activation patterns of school-age children during gait. *Gait Posture*. 2010;32(3):285-289.
26. Di Nardo F, Mengarelli A, Burattini L, et al. Normative EMG patterns of ankle muscle co-contractions in school-age children during gait. *Gait Posture*. 2016;46:161-166.
27. Kuster M, Sakurai S, Wood GA. Kinematic and kinetic comparison of downhill and level walking. *Clin Biomech (Bristol, Avon)*. 1995;10(2):79-84.
28. Lay AN, Hass CJ, Richard Nichols T, Gregor RJ. The effects of sloped surfaces on locomotion: an electromyographic analysis. *J Biomech*. 2007;40(6):1276-1285.
29. Sabatier MJ, Wedewer W, Barton B, Henderson E, Murphy JT, Ou K. Slope walking causes short-term changes in soleus H-reflex excitability. *Physiol Rep*. 2015;3(3).
30. Mann RA, Moran GT, Dougherty SE. Comparative electromyography of the lower extremity in jogging, running, and sprinting. *Am J Sports Med*. 1986;14(6):501-510.
31. Yong JR, Silder A, Delp SL. Differences in muscle activity between natural forefoot and rearfoot strikers during running. *J Biomech*. 2014;47(15):3593-3597.
32. Shih Y, Lin KL, Shiang TY. Is the foot striking pattern more important than barefoot or shod conditions in running? *Gait Posture*. 2013;38(3):490-494.
33. Broer R, Houtz S. *Patterns of Muscular Activity in Selected Sports Skills, an Electromyographic Study*. Springfield, IL: Charles C. Thomas; 1967.
34. Brophy RH, Backus SI, Pansy BS, Lyman S, Williams RJ. Lower extremity muscle activation and alignment during the soccer instep and side-foot kicks. *J Orthop Sports Phys Ther*. 2007;37(5):260-268.
35. Henriksson-Larsen KB, Lexell J, Sjostrom M. Distribution of different fibre types in human skeletal muscles. I. Method for the preparation and analysis of cross-sections of whole tibialis anterior. *Histochem J*. 1983;15(2):167-178.
36. Henriksson-Larsen K. Distribution, number and size of different types of fibres in whole cross-sections of female m tibialis anterior. An enzyme histochemical study. *Acta Physiol Scand*. 1985;123(3):229-235.
37. Helliwell TR, Coakley J, Smith PE, Edwards RH. The morphology and morphometry of the normal human tibialis anterior muscle. *Neuropathol Appl Neurobiol*. 1987;13(4):297-307.
38. Simons DG, Travell J, Simons L. *Travell & Simon's Myofascial Pain and Dysfunction: The Trigger Point Manual*. Vol 1. 2nd ed. Baltimore, MD: Williams & Wilkins; 1999 (p. 104).
39. Travell J, Rinzler SH. The myofascial genesis of pain. *Postgrad Med*. 1952;11(5):425-434.
40. Sanz DR, Lobo CC, Lopez DL, Morales CR, Marin CS, Corbalan IS. Interrater reliability in the clinical evaluation of myofascial trigger points in three ankle muscles. *J Manipulative Physiol Ther*. 2016;39(9):623-634.
41. Simons DG. *Chapter 45, Myofascial Pain Syndrome Due to Trigger Points*. St. Louis, MO: Mosby; 1988:710-711.
42. Simons DG, Travell J. Chapter 25, Myofascial pain syndromes. In: Wall PD, Melzack R, Bonica JJ, eds. *Textbook of Pain*. 2nd ed. Edinburgh, Scotland; New York, NY: Churchill Livingstone; 1989:368-385.
43. Sola AE. Treatment of myofascial pain syndromes. In: Benedetti C, Chapman C, Moricca G, eds. *Recent Advances in the Management of Pain*. Vol 7. New York, NY: Raven Press; 1984:467-485.
44. Sola AE. Chapter 47, Trigger Point therapy. In: Roberts JR, Hedges JR, eds. *Clinical Procedures in Emergency Medicine*. Philadelphia, PA: Saunders; 1985:674-686.
45. Jacobsen S. Myofascial pain syndrome [in Danish]. *Ugeskrift for laeger*. 1987;149(9):600-601.
46. Sola AE, Williams RL. Myofascial pain syndromes. *Neurology*. 1956;6(2):91-95.
47. Arcangeli P, Digiesi V, Ronchi O, Dorigo B, Bartoli B. Mechanisms of ischemic pain in peripheral occlusive arterial disease. In: Bonica JJ, Albe-Fessard D, eds. *Advances in Pain Research and Therapy*. Vol 1. New York, NY: Raven Press; 1976:965-973.
48. Gutstein M. Common rheumatism and physiotherapy. *Br J Phys Med*. 1940;3:46-50.
49. Bates T, Grunwaldt E. Myofascial pain in childhood. *J Pediatr*. 1958;53(2):198-209.
50. Rubin TK, Gandevia SC, Henderson LA, Macefield VG. Effects of intramuscular anesthesia on the expression of primary and referred pain induced by intramuscular injection of hypertonic saline. *J Pain*. 2009;10(8):829-835.
51. Kellgren JH. Observations on referred pain arising from muscle. *Clin Sci*. 1938;3:175-190.
52. Gibson W, Arendt-Nielsen L, Graven-Nielsen T. Referred pain and hyperalgesia in human tendon and muscle belly tissue. *Pain*. 2006;120(1-2):113-123.
53. Hertling D. *Management of Common Musculoskeletal Disorders: Physical Therapy Principles and Methods*. 4th ed. Philadelphia, PA: LWW; 2005 (pp. 573-611).
54. Moore KL, Dalley AF, Agur AMR. *Clinically Oriented Anatomy*. 6th ed. Philadelphia, PA: Lippincott Williams and Wilkins; 2009 (pp. 588-608).
55. Kendall FP, McCreary EK. *Muscles: Testing and Function, with Posture and Pain*. 5th ed. Baltimore, MD: Lippincott Williams & Wilkins; 2005.

56. Gerwin RD, Dommerholt J, Shah JP. An expansion of Simons' integrated hypothesis of trigger point formation. *Curr Pain Headache Rep.* 2004;8(6): 468-475.
57. Katis A, Kellis E, Lees A. Age and gender differences in kinematics of powerful instep kicks in soccer. *Sports Biomech.* 2015;14(3):287-299.
58. Drakos MC, Taylor SA, Fabricant PD, Haleem AM. Synthetic playing surfaces and athlete health. *J Am Acad Orthop Surg.* 2013;21(5):293-302.
59. Toft E, Sinkjaer T, Andreassen S. Mechanical and electromyographic responses to stretch of the human anterior tibial muscle at different levels of contraction. *Exp Brain Res.* 1989;74(1):213-219.
60. Hsieh YL, Kao MJ, Kuan TS, Chen SM, Chen JT, Hong CZ. Dry needling to a key myofascial trigger point may reduce the irritability of satellite MTrPs. *Am J Phys Med Rehabil.* 2007;86(5):397-403.
61. Kreiner DS, Hwang SW, Easa JE, et al. An evidence-based clinical guideline for the diagnosis and treatment of lumbar disc herniation with radiculopathy. *Spine J.* 2014;14(1):180-191.
62. Stam J. The tibialis anterior reflex in healthy subjects and in L5 radicular compression. *J Neurol Neurosurg Psychiatry.* 1988;51(3):397-402.
63. Delitto A, George SZ, Van Dillen LR, et al. Low back pain. *J Orthop Sports Phys Ther.* 2012;42(4):A1-A57.
64. Anderson JC. Common fibular nerve compression: anatomy, symptoms, clinical evaluation, and surgical decompression. *Clin Podiatr Med Surg.* 2016;33(2): 283-291.
65. Kim YC, Jung TD. Peroneal neuropathy after tibio-fibular fracture. *Ann Rehabil Med.* 2011;35(5):648-657.
66. Khatri K, Sharma V, Goyal D, Farooque K. Complications in the management of closed high-energy proximal tibial plateau fractures. *Chin J Traumatol.* 2016;19(6):342-347.
67. Woodmass JM, Romatowski NP, Esposito JG, Mohtadi NG, Longino PD. A systematic review of peroneal nerve palsy and recovery following traumatic knee dislocation. *Knee Surg Sports Traumatol Arthrosc.* 2015;23(10):2992-3002.
68. Mook WR, Ligh CA, Moorman CT III, Leversedge FJ. Nerve injury complicating multiligament knee injury: current concepts and treatment algorithm. *J Am Acad Orthop Surg.* 2013;21(6):343-354.
69. Kretschmer T, Antoniadis G, Braun V, Rath SA, Richter HP. Evaluation of iatrogenic lesions in 722 surgically treated cases of peripheral nerve trauma. *J Neurosurg.* 2001;94(6):905-917.
70. Seidel JA, Koenig R, Antoniadis G, Richter HP, Kretschmer T. Surgical treatment of traumatic peroneal nerve lesions. *Neurosurgery.* 2008;62(3):664-673; discussion 664-673.
71. Kim DH, Murovic JA, Tiel RL, Kline DG. Management and outcomes in 318 operative common peroneal nerve lesions at the Louisiana State University Health Sciences Center. *Neurosurgery.* 2004;54(6):1421-1428; discussion 1428-1429.
72. Fetzer GB, Prather H, Gelberman RH, Clohisy JC. Progressive peroneal nerve palsy in a varus arthritic knee. A case report. *J Bone Joint Surg Am.* 2004; 86-A(7):1538-1540.
73. Rajasekaran S, Hall MM. Nonoperative management of chronic exertional compartment syndrome: a systematic review. *Curr Sports Med Rep.* 2016;15(3): 191-198.
74. Campano D, Robaina JA, Kusnezov N, Dunn JC, Waterman BR. Surgical management for chronic exertional compartment syndrome of the leg: a systematic review of the literature. *Arthroscopy.* 2016;32(7):1478-1486.
75. Buschbacher M, Ralph M. *Practical Guide to Musculoskeletal Disorders: Diagnosis and Rehabilitation.* 2nd ed. Boston, MA: Butterworth-Heinemann; 2002.
76. Mirkin G. Keeping pace with new problems when your patients exercise. *Mod Med NZ.* 1980:6-14.
77. Blackman PG, Simmons LR, Crossley KM. Treatment of chronic exertional anterior compartment syndrome with massage: a pilot study. *Clin J Sport Med.* 1998;8(1):14-17.
78. Diebal AR, Gregory R, Alitz C, Gerber JP. Forefoot running improves pain and disability associated with chronic exertional compartment syndrome. *Am J Sports Med.* 2012;40(5):1060-1067.
79. Jones DC, James SL. Overuse injuries of the lower extremity: shin splints, iliotibial band friction syndrome, and exertional compartment syndromes. *Clin Sports Med.* 1987;6(2):273-290.
80. Galbraith RM, Lavallee ME. Medial tibial stress syndrome: conservative treatment options. *Curr Rev Musculoskelet Med.* 2009;2(3):127-133.
81. Reinking MF, Austin TM, Richter RR, Krieger MM. Medial tibial stress syndrome in active individuals: a systematic review and meta-analysis of risk factors. *Sports Health.* 2017;9(3):252-261.
82. Hamstra-Wright KL, Bliven KC, Bay C. Risk factors for medial tibial stress syndrome in physically active individuals such as runners and military personnel: a systematic review and meta-analysis. *Br J Sports Med.* 2015;49(6):362-369.
83. Harrington AC, Mellette JR Jr. Hernias of the anterior tibialis muscle: case report and review of the literature. *J Am Acad Dermatol.* 1990;22(1):123-124.
84. Govindarajan A, Inigo A. Tibialis anterior muscle hernia: a rare differential of a soft tissue tumour. *BMJ Case Rep.* 2015;2015.
85. Zeiss J, Ebraheim NA, Woldenberg LS. Magnetic resonance imaging in the diagnosis of anterior tibialis muscle herniation. *Clin Orthop Relat Res.* 1989(244): 249-253.
86. Nguyen JT, Nguyen JL, Wheatley MJ, Nguyen TA. Muscle hernias of the leg: a case report and comprehensive review of the literature. *Can J Plast Surg.* 2013; 21(4):243-247.

Capítulo 64

Músculos fibular longo, fibular curto e fibular terceiro

Músculos fracos do tornozelo

Wesley J. Wedewer

1. INTRODUÇÃO

Nota: Após a revisão da terminologia anatômica publicada em 1998, os músculos peroneais são agora chamados de músculos fibulares, no intuito de evitar a confusão desses músculos com a região de nome semelhante. "Perônio" é o outro termo para fíbula e, portanto, a terminologia revisada para esses músculos e nervos relacionados e seus ramos se baseia na linguagem que descreve essa localização. Embora fibular e peroneal sejam considerados termos aceitáveis, o emprego de "fibular" e sua terminologia relacionada é preferencial e, assim, será utilizado ao longo deste texto.[1,2]

Os músculos fibulares longo e curto, junto com o nervo fibular superficial, ocupam o compartimento lateral da perna. Os músculos fibulares são importantes na função do pé e do tornozelo e são comumente vistos na prática clínica acometidos por pontos-gatilho (PGs). Eles controlam o movimento durante a marcha e auxiliam na propriocepção do pé e do tornozelo. O grupo dos fibulares é responsável pela eversão do tornozelo; os músculos fibulares longo e curto também contribuem para a plantiflexão, e o músculo fibular terceiro auxilia na dorsiflexão. PGs nos músculos fibulares produzem dor acima, atrás e abaixo do maléolo lateral do tornozelo. A dor também pode se estender a uma pequena distância ao longo do aspecto lateral do calcanhar e do pé. Ocasionalmente, a dor pode acometer o aspecto lateral do terço médio da perna. PGs nesses músculos podem ser ativados ou perpetuados por excessiva ou vigorosa atividade de corrida, caminhada ou salto. Os PGs nesses músculos são muito comuns após uma entorse de tornozelo por inversão ou por fratura fibular. O diagnóstico diferencial deve incluir compressão do nervo fibular, dor radicular lombar ou radiculopatia, síndrome compartimental, entorse de tornozelo, ruptura dos tendões do fibular longo ou curto e anormalidade estrutural do pé. Ações corretivas incluem correção ou suporte mecânico da postura anormal do pé, modificação de posição sentada e durante o sono, técnicas de autoliberação miofascial (por pressão), exercícios de autoalongamento, modificação de atividades e implementação de programas de exercícios proprioceptivos e de controle motor de membros inferiores.

2. CONSIDERAÇÕES ANATÔMICAS

Os músculos fibular longo e fibular curto, juntamente com o nervo fibular superficial, ocupam o compartimento lateral da perna (Figura 64-1). Eles promovem eversão do pé e plantiflexão do tornozelo. O músculo fibular terceiro localiza-se no compartimento anterior, junto com o músculo tibial anterior e o nervo fibular profundo. Ele promove a eversão do pé, mas também produz dorsiflexão do tornozelo.[3] A secção transversa do terço médio da perna (ver Figura 63-2 no capítulo anterior) mostra essas relações compartimentais.

Anatomistas reportaram diversas variações para o grupo dos músculos fibulares. O músculo fibular terceiro foi ausente em 5 a 8,2% dos espécimes.[4,5] Um músculo fibular curto bífido foi relatado como a causa de sintomas que necessitaram de correção cirúrgica.[6] Um músculo comumente observado, mas raro (2% dos casos),[4] o fibular para o dedo mínimo extensora pode surgir no quarto distal da fíbula e se inserir na aponeurose do quinto dedo.[7,8] Além disso, um quarto músculo fibular foi identificado por ressonância magnética (RM) em 7,6 a 10%[9,10] dos indivíduos. A incidência de um quarto músculo fibular em cadáveres variou de 13 a 23%.[10] Esse músculo insere-se proximalmente no dorso da fíbula, entre os músculos fibular curto e flexor longo do hálux, e distalmente no calcâneo ou no cuboide.

Fibular longo

O músculo fibular longo está localizado na parte lateral e superior da perna, sendo o mais longo e superficial dos músculos fibulares (Figura 64-1A). Proximalmente, origina-se na cabeça e nos dois terços proximais da superfície lateral da fíbula, na superfície interna da fáscia profunda, na região posterior da membrana interóssea e, às vezes, em algumas partes do côndilo lateral da tíbia. Distalmente, torna-se tendíneo no terço médio da perna. Seu longo tendão curva-se por trás do maléolo lateral, passando em um sulco compartilhado com o tendão do músculo fibular curto. Esse sulco converge para um canal por meio do retináculo fibular superior, de modo que os tendões dos músculos fibulares longo e curto estão contidos em uma mesma bainha sinovial. Na presença da ruptura do retináculo fibular, ambos os tendões podem se deslocar do sulco. Lateralmente ao calcâneo, esses tendões ocupam canais osteoaponeuróticos separados. O tendão do músculo fibular longo novamente se curva de forma acentuada, percorrendo um sulco no aspecto anteroinferior do osso cuboide. Então, cruza obliquamente a planta do pé e se insere por meio de dois finos feixes, um para a base do primeiro metatarso e outro para o aspecto lateral do cuneiforme medial (Figura 64-1B); ocasionalmente, um terceiro feixe insere-se na base do 2º metatarso. O longo tendão do músculo fibular longo insere-se em oposição ao tendão do músculo tibial anterior, na face medial da base do primeiro metatarso.[3,11,12] Feixes tendíneos do músculo fibular longo podem se estender até a base do 3º, 4º ou 5º metatarsos ou ao músculo adutor do hálux.[3]

Ao passar abaixo do maléolo lateral e do osso cuboide, o tendão do fibular longo muda sua trajetória. Em ambos os locais, o tendão tem sua espessura aumentada e, ao nível do cuboide, uma fibrocartilagem sesamoide está presente.[3] Algumas sesamoides são ossificadas, e outras permanecem fibrosas ou cartilaginosas. Quando essa fibrocartilagem se ossifica, recebe o nome de *os peroneum*, possuindo um formato irregular e com possibilidade de ser visível em aproximadamente 20%[13,14] das radiografias do pé de indivíduos adultos. Em um estudo com cadáveres, 30% dos tendões exibiram *os peroneum*, radiográfica e histologicamente. Os resultados do estudo também sugerem que a presença de *os peroneum* não parece estar associada ao aumento da ossificação endocondral ou à doença articular degenerativa. Essa formação óssea pode estar associada com as funções biomecânicas do pé.[15] A origem de *os peroneum* tem sido motivo de controvérsia. Sua presença pode se originar da intensa resposta às tensões mecânicas envolvidas com a angulação anatômica do tendão do fibular lon-

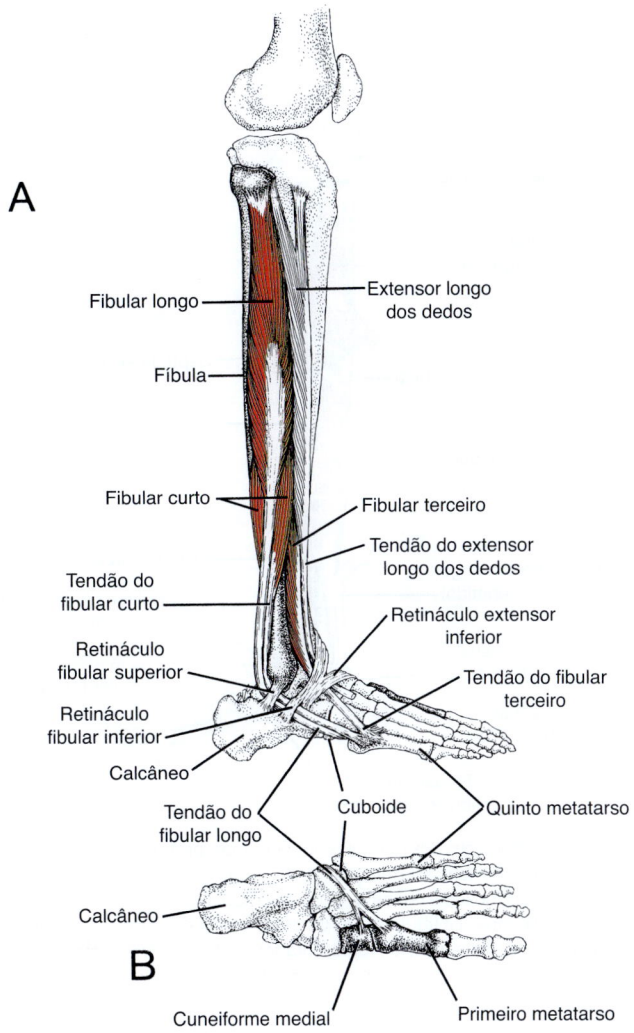

Figura 64-1 Relações anatômicas e inserções dos músculos fibulares da perna direita. (A) Vista lateral. (B) Vista plantar do pé direito. Os ossos nos quais o músculo fibular longo se insere são representados em tom mais escurecido.

go, podendo auxiliá-lo a deslizar sem ser comprimido ou impactado.[16,17] Filogeneticamente, *os peroneum* pode estar em processo de desaparecimento da raça humana devido à perda de sua importância funcional para a oposição do hálux.[14]

Fibular curto

O músculo fibular curto apresenta menor tamanho do que o músculo fibular longo, sendo encontrado profundamente em relação a ele. Seu ventre se estende distalmente além do músculo fibular longo (Figuras 64-1A e 64-2). Proximalmente, o músculo fibular curto origina-se dos dois terços distais da superfície lateral da fíbula, anteriormente ao músculo fibular longo e adjacente ao septo intermuscular (Figura 64-2). Em conjunto com o tendão do músculo fibular longo, o tendão do músculo fibular curto percorre o interior de uma estreita bainha sinovial e curva-se abaixo do maléolo lateral, passando sob o retináculo superior da fíbula (Figuras 64-1 e 64-2).

Mais distalmente, esses tendões têm bainhas sinoviais separadas. O tendão do fibular curto se dirige para a região anterior da porção lateral do calcâneo, acima do tendão no aspecto dorsolateral do músculo fibular longo, e se insere distalmente na tuberosidade no aspecto dorsolateral da base do 5º metatarso (Figura 64-1A). A fusão dos músculos fibulares longo e curto tem sido relatada, mas sua ocorrência é rara.[3]

Fibular terceiro

O músculo fibular terceiro (Figura 64-2) difere anatômica e funcionalmente dos outros dois músculos fibulares. Esse músculo está ausente em primatas hominoides, e a hipótese é de ter surgido apenas mais recentemente como uma aquisição para reforçar o mediopé humano e tornar a marcha bípede mais eficaz.[18,19] Embora o músculo fibular terceiro localize-se lateralmente e percorra em proximidade ao músculo extensor longo dos dedos, em geral o fibular terceiro é anatomicamente distinto do extensor longo dos dedos.[4] Alguns autores descrevem o músculo fibular terceiro como parte do músculo extensor longo dos dedos, rotulando-o como seu "quinto tendão".[3] Uma recente metanálise incluiu 3.628 pernas analisadas e demonstrou que o músculo fibular terceiro é alta-

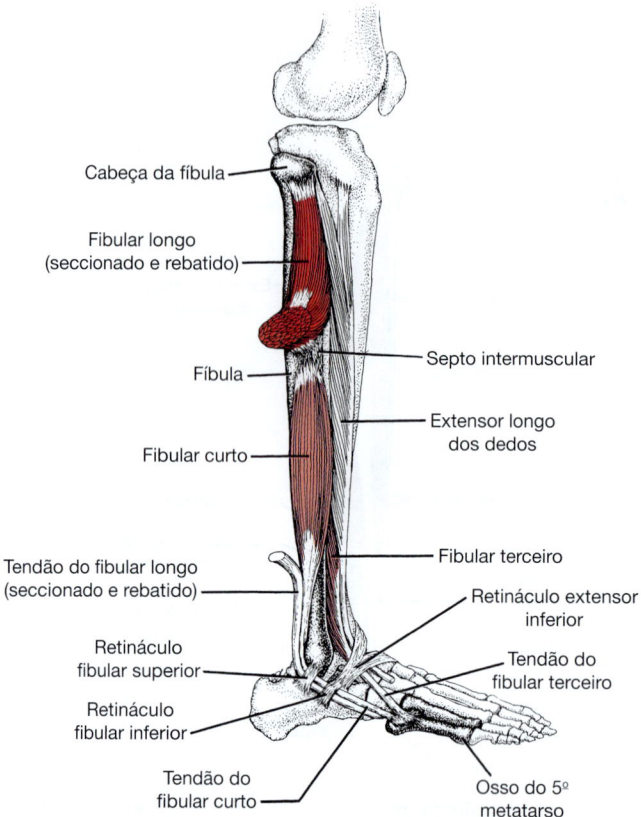

Figura 64-2 Inserções dos músculos fibulares mais profundos (vermelho-claro), lado direito, vista lateral. O músculo fibular longo mais superficial (vermelho-escuro) está seccionado e rebatido. O músculo fibular terceiro está parcialmente coberto pelo músculo fibular curto. Os ossos nos quais os músculos fibulares curto e terceiro se inserem estão representados em tom mais escurecido.

mente prevalente em humanos (93,2%). Ele se origina na metade distal da fíbula (70,2%), no terço distal da fíbula (13%) ou no músculo extensor longo dos dedos (15,8%).[18] Além disso, insere-se contiguamente à superfície anterior da membrana interóssea e ao septo intermuscular.[3] Os outros dois músculos fibulares laterais se inserem contralateralmente a esse septo. O músculo fibular terceiro geralmente é tão grande quanto ou maior do que o músculo extensor longo dos dedos. Distalmente, o tendão do fibular terceiro insere-se amplamente na superfície mediodorsal do tubérculo do 5º metatarso, diferente do tendão do extensor longo dos dedos, que se liga lateralmente nas quatro falanges proximais.[3,4] Além do 5º metatarso, zonas de inserção foram observadas na fáscia do 4º espaço interósseo (16,7%) e na base do 4º metatarso (11,9%).[18,20] Essas projeções tendíneas sofrem torção e compressão durante a inversão passiva do pé ou se esticam e relaxam durante a eversão passiva do pé.[4]

2.1. Inervação e vascularização

Ramos do nervo fibular superficial suprem os músculos fibulares longo e curto. Esse nervo contém fibras dos nervos espinais L4, L5 e S1. No compartimento anterior, o nervo fibular profundo supre o músculo fibular terceiro com fibras apenas dos níveis espinais L5 e S1. Ramos da artéria tibial anterior fornecem a vascularização para os três músculos fibulares.[3]

Fibular longo e fibular curto

Ramos do nervo fibular superficial suprem os músculos fibulares longo e curto, bem como a pele da perna. A inervação segmentar advém dos nervos espinais L5, S1[3,12] e, por vezes, S2.[12] O nervo fibular superficial se origina na bifurcação do nervo fibular comum. Ele passa anterior e inferiormente entre os músculos fibular longo, fibular curto e extensor longo dos dedos, perfurando a fáscia profunda no terço distal da perna. Os ramos cutâneos suprem o terço distal da perna e a pele anteriormente, além do dorso do pé e dos dedos; exceto o quinto dedo, que é suprido pelo nervo sural, e os lados adjacentes do primeiro e segundo dedos, supridos pelo nervo fibular profundo.[3]

A vascularização dos músculos fibulares longo e curto é derivada de ramos superiores e inferiores da artéria tibial anterior. Há, também, uma contribuição menor e variável da artéria fibular na parte distal da perna. Distalmente, os tendões são supridos pelo ramo perfurante da artéria fibular, artéria maleolar anterior lateral, artéria calcânea lateral, artérias laterais do tarso, arqueadas, plantares laterais e plantares mediais.[3]

Fibular terceiro

O nervo fibular profundo supre o músculo fibular terceiro no compartimento anterior com fibras dos nervos espinais L5 e S1.[3] Ele inerva os músculos anteriores da perna, deslocando-se profundamente ao músculo fibular longo. Ao nível do pé, o nervo permanece próximo à membrana interóssea com a artéria tibial anterior. Por fim, termina em um ramo cutâneo que inerva o espaço interdigital entre o primeiro e o segundo dedos do pé.[3,21]

A vascularização do músculo fibular terceiro advém dos ramos anterior e lateral da artéria tibial anterior, suplementada distalmente a partir do ramo perfurante da artéria fibular. O tendão é suprido ao nível do pé e do tornozelo pela artéria maleolar lateral anterior e rede maleolar, e pelas artérias laterais do tarso, metatarsais, plantares e digitais. O pé também recebe um suprimento adicional da terminação da artéria arqueada e da quarta artéria metatarsal dorsal.[3]

2.2. Função

Os músculos fibulares longo, curto e terceiro funcionam como estabilizadores dinâmicos do tornozelo e são importantes na propriocepção, independente do estado dos ligamentos laterais do tornozelo. A função deficiente dos músculos fibulares pode dar aos pacientes uma sensação de instabilidade, mesmo em um tornozelo mecanicamente estável.[22] Todos os músculos fibulares agem para everter o pé sem descarga de peso. A maior diferença entre esses músculos é que o fibular terceiro promove dorsiflexão do pé, porque seu tendão cruza em frente à articulação do tornozelo, ao passo que os músculos fibular longo e fibular curto realizam a plantiflexão do pé, pois seus tendões passam por trás da articulação do tornozelo.[3]

Os músculos fibulares, como a maioria dos outros músculos da extremidade inferior, com frequência, agem para controlar o movimento, em vez de produzi-lo. Essa função é particularmente evidente para os músculos fibulares longo e curto quando o pé está fixo na fase de apoio durante a corrida em pé e caminhada. Nesse momento, esses músculos geralmente funcionam por meio de contrações excêntricas. Em contrapartida, acredita-se que o músculo fibular terceiro funcione sobretudo durante a fase de balanço, em conjunto com o extensor longo dos dedos e o músculo tibial anterior, contribuindo para a elevação do pé.[23]

Fibular longo e fibular curto

A principal função dos músculos fibulares longo e curto não é elevar a borda lateral do pé, como comumente se pensa. Em vez disso, eles parecem agir durante atividades de suporte de peso e esportes para deprimir ou fixar a borda medial do pé na superfície de espato, a fim de resistir contra uma inversão inesperada ou excessiva do pé, visto ser essa a posição mais vulnerável do tornozelo.[12,24] Por se inserirem em lados opostos no 1º metatarso, os músculos tibial anterior e fibular longo formam uma suspensão efetiva para controle da inversão e da eversão do pé.[11] Os mecanismos de proteção, em caso de inversão excessiva do tornozelo, envolvem a contração muscular dos fibulares longo e curto guiada por um reflexo central mediado pela medula espinal e pelos centros corticais.[25,26]

Na posição sem descarga de peso, os músculos fibulares longo e curto promovem abdução (dedos para fora) e eversão (elevação da borda lateral) do pé; juntos, esses dois movimentos atuam nas articulações talocalcânea e transversa do tarso para produzir pronação.[3] Basmajian e Deluca[27] estabeleceram que, durante a marcha em solo nivelado, o músculo fibular longo ajuda a estabilizar a perna e o pé no apoio médio. Os músculos fibular longo e tibial posterior trabalham em sincronia para controlar a mudança de inversão durante a fase inicial de apoio para uma posição neutra no apoio médio. O músculo fibular curto atua sincronizadamente com o músculo fibular longo durante a marcha. Ao longo da maior parte da fase de apoio, o músculo fibular longo geralmente é mais ativo em indivíduos com pés hipermóveis ("pés planos"), em comparação aos indivíduos com flexibilidade normal no pé.

O controle do equilíbrio mediolateral do pé foi estudado durante a marcha em 11 adultos normais.[28] Quando a plataforma de força mediu um grande componente lateral da força de reação do solo, a atividade eletromiográfica (EMG) do músculo fibular longo se mostrou pronunciada durante a fase de apoio médio da marcha, ao passo que a quantidade de pronação (eversão e abdução) do pé era pequena. Dessa forma, os pesquisadores sugeriram que o músculo fibular longo se torna ativo durante a fase de apoio médio para prevenir a inclinação medial da perna enquanto o pé está fixo ao solo, além de estabilizar a cabeça do 1º metatarso, visto ser essa umas das suas inserções. Matsusaka concluiu que os músculos fibulares (bem como os músculos tibial posterior e flexor longo dos dedos) contribuem para o controle do equilíbrio mediolateral durante a deambulação.[28]

Tropp e Odenrick[29] estudaram o controle postural unipodal utilizando a EMG de superfície e plataformas de força em 30 homens fisicamente ativos. Foi demonstrado que o tornozelo desempenhou um papel central em pequenas ações corretivas do equilíbrio postural. A atividade EMG do músculo fibular longo e a localização do centro de pressão na plataforma de força correlacionaram-se estreitamente com a posição do tornozelo. No entanto, quando o corpo experimentou um grande desequilíbrio, os indivíduos fizeram correções no nível do quadril. Quando os ajustes no tornozelo não eram mais capazes de manter o controle postural adequado, a estratégia de manutenção do equilíbrio adotada foi modificada para um modelo de pêndulo invertido e de cadeia multissegmentar.

Landry e colaboradores[30] compararam a oscilação postural e a atividade muscular de indivíduos saudáveis com calçado instável, pé descalço e com calçado tradicional quanto às características de estabilidade e apoio. A postura ortostática com calçado instável promoveu maior oscilação postural e aumento da atividade eletromiográfica dos músculos fibular longo, flexor longo dos dedos e demais músculos do compartimento anterior, em comparação com o pé descalço e quando da utilização de calçado tradicional. Curiosamente, não foram observadas diferenças na atividade do músculo sóleo. A oscilação postural ortostática com o calçado instável também diminuiu ao longo de um período de seis semanas.

Pacientes com instabilidade de tornozelo, quando testados em ortostase após lesão por inversão, não demonstraram fraqueza significativa de inversão ou eversão, em comparação com o tornozelo não afetado.[31] Aparentemente, o problema era controle e equilíbrio muscular comprometidos, em vez de fraqueza muscular. Em um estudo mais recente, indivíduos acometidos por instabilidade crônica de tornozelo demonstraram um tempo de reação significativamente mais lento para a eversão do tornozelo no lado afetado em comparação com o grupo-controle, devido ao início mais lento da atividade muscular (tempo motor) do músculo fibular longo.[32]

Konradsen e colaboradores[26] investigaram o papel da ativação muscular na estabilização e proteção da articulação do tornozelo contra a inversão forçada súbita. Dez voluntários com tornozelos mecanicamente estáveis foram testados em diferentes situações ortostáticas e de caminhada. Os participantes foram posicionados em pé sobre uma plataforma personalizada com um alçapão secreto sob o pé examinado; o alçapão era capaz de inclinar 30° em aproximadamente 80 m/s no plano frontal para proporcionar uma perturbação súbita da inversão de tornozelo. Após repentina inversão do tornozelo, a atividade EMG dos músculos fibulares longo e curto foi detectada em aproximadamente 54 m/s antes dos músculos quadríceps e isquiotibiais. O tempo para o sistema neuromuscular perceber a inversão súbita e gerar uma eversão talocalcânea protetora foi superior a 176 m/s. Somente o reflexo dos músculos fibulares durante a posição em pé ou durante a caminhada não parece ser rápido o suficiente para proteger o tornozelo de lesão no caso de inversão súbita (menos de 100 m/s).[26,33] Assim, o potencial de lesão ligamentar no tornozelo é alto sempre que a taxa e a magnitude da carga de tornozelo excedem o tempo de resposta para o sistema neuromuscular.[34]

Fibular terceiro

A real função e a importância do músculo fibular terceiro ainda não é bem conhecida, e existem dados limitados para sugerir a importância dessa estrutura ainda filogeneticamente jovem. Há consenso de que ele dorsiflexiona o pé e auxilia na eversão do tornozelo.[3,8,35,36] Duchenne observou que quando há um desenvolvimento ausente ou fraco do músculo fibular terceiro, o músculo extensor longo dos dedos substitui o músculo fibular terceiro na dorsiflexão, abdução e eversão.[36] Alguns autores teorizam que o músculo fibular terceiro também pode desempenhar um papel proprioceptivo especial para detectar inversão súbita e, em seguida, contrair reflexivamente para proteger o ligamento talofibular anterior, visto que esse é o ligamento mais rompido do corpo humano.[12] Witvrouw e colaboradores[37] realizaram um estudo prospectivo em 100 estudantes e concluíram que a ausência congênita do músculo fibular terceiro não aumenta o risco de uma lesão ligamentar do tornozelo.

Krammer e colaboradores[4] concluíram que o músculo fibular terceiro evoluiu na postura bípede com o objetivo de deslocar a linha do peso corporal em direção à borda medial do pé. Essa mudança de lateral para medial se desenvolve no equilíbrio em pé do bebê e com o início da caminhada, ocorrendo em cada ciclo de caminhada de um humano adulto.

Jungers e colaboradores[23] utilizaram a EMG para testar o músculo fibular terceiro, entre outros músculos, verificando seu recrutamento e sua função na marcha e na corrida humana, em comparação com os dados de três espécies de primatas não humanos que normalmente não possuíam músculos fibulares terceiros. Em humanos, tanto a caminhada quanto a corrida provocaram o recrutamento altamente previsível dos músculos fibulares longo e curto somente durante a fase de apoio, com pico máximo logo após a fase de apoio médio. O recrutamento do músculo fibular terceiro ocorreu predominantemente durante a fase de balanço, funcionando em conjunto com os músculos tibial anterior e extensor longo dos dedos, provavelmente auxiliando na dorsiflexão do pé e do tornozelo, de modo que os dedos dos pés elevem do solo em antecipação à próxima fase de apoio. Ao fazê-lo, o efeito inversor do músculo tibial anterior é equilibrado pelo componente eversor do músculo fibular terceiro, mantendo a planta do pé nivelada antes do contato inicial. Em primatas não humanos que não possuem um músculo fibular terceiro, o músculo fibular longo ou curto é mais ativo durante a fase de balanço. Embora esses músculos sejam eversores do pé, também são flexores plantares. Uma maneira mais econômica de combater o efeito inversor do músculo tibial anterior é recrutar um dorsiflexor/eversor, o que pode explicar a evolução do músculo fibular terceiro em humanos como uma adaptação para garantir a eficiência funcional.

2.3. Unidade funcional

AA unidade funcional à qual um músculo pertence inclui os músculos que reforçam e contrapõem-se às suas ações, bem como as articulações que os músculos cruzam. A interdependência dessas estruturas é funcionalmente refletida na organização e nas conexões neurais do córtex motor e sensorial. A unidade funcional é enfatizada, porque a presença de um PG em um músculo da unidade aumenta a probabilidade de que outros músculos da unidade também desenvolvam PGs. Ao desativar os PGs em um músculo, é preciso se preocupar com os PGs que podem se desenvolver em músculos funcionalmente interdependentes. Os Quadros 64-1 e 64-2 representam, de maneira geral, a unidade funcional dos músculos fibulares longo e curto e do músculo fibular terceiro, respectivamente.[38]

3. APRESENTAÇÃO CLÍNICA

3.1. Padrão de dor referida

Os fibulares podem exibir PGs em qualquer parte do músculo. Os músculos fibulares longo e curto projetam a dor e a sensibilidade geradas pelos PGs principalmente para o maléolo lateral do tornozelo (acima, atrás e abaixo do tornozelo), também podendo se estender por uma curta distância ao longo do aspecto lateral do pé (Figura 64-3A).[39-41] O padrão de dor dos PGs do fibular longo também pode cobrir o aspecto lateral do terço médio da perna.[39,40]

Jacobsen[42] relatou um padrão de dor referida dos fibulares longo e curto ao redor da região posterior do maléolo lateral. Bates e Grunwaldt[43] relataram que, em crianças, o padrão de dor referida do músculo fibular longo também se concentra atrás do maléolo lateral, mas tende a se estender até o lado mais superior da perna, e não ao longo da lateral do pé. Good[44] atribuiu a mialgia no músculo fibular curto aos sintomas em 15 de 100 pacientes com dor nos pés. Kellgren[45] relatou que a injeção de solução salina hipertônica a 6% no músculo fibular longo evocou dor referida para a lateral do tornozelo.

PGs no fibular terceiro referem dor e sensibilidade ao longo do aspecto anterolateral do tornozelo, projetando-se para baixo e atrás do maléolo lateral até o aspecto lateral do calcanhar (Figura 64-3B). Um padrão de dor referida menos utilizado é aquele projetado distalmente sobre o dorso do pé.

3.2. Sintomas

Fraqueza de qualquer um dos três músculos fibulares pode contribuir para que o paciente relate "tornozelos fracos". Pacientes com PGs nos fibulares relatam dor e sensibilidade atrás do tornozelo e sobre o maléolo lateral, especialmente após uma entorse de inversão do tornozelo. Esses pacientes relatam entorses com frequência. A instabilidade do tornozelo limita o desempenho durante ativi-

Quadro 64-1 Unidade funcional dos músculos fibular longo e fibular curto

Ações	Sinergistas	Antagonistas
Eversão do pé	Extensor longo dos dedos Fibular terceiro	Tibial anterior Tibial posterior Extensor longo do hálux Flexor longo do hálux
Plantiflexão do pé	Gastrocnêmio Sóleo Plantar Flexor longo dos dedos Flexor longo do hálux Tibial posterior	Fibular terceiro Tibial anterior Extensor longo dos dedos Extensor longo do hálux

Quadro 64-2 Unidade funcional do músculo fibular terceiro

Ações	Sinergistas	Antagonistas
Eversão do pé	Extensor longo dos dedos Fibulares longo e curto	Tibial anterior Tibial posterior Extensor longo do hálux Flexor longo do hálux
Dorsiflexão do pé	Tibial anterior Extensor longo dos dedos Extensor longo do hálux	Gastrocnêmio Sóleo Plantar Fibulares longo e curto Flexor longo dos dedos Flexor longo do hálux Tibial posterior

dades de alto nível em esportes como basquete, futebol, ginástica[46] ou hóquei.

Pacientes com PGs nos fibulares potencialmente apresentam inversão excessiva e entorse nos tornozelos, além de propensão a fraturas potenciais no tornozelo devido ao suporte inadequado dos músculos fibulares. O tratamento da fratura por meio de imobilização no tornozelo, que também imobiliza os músculos fibulares, pode agravar e perpetuar os PGs fibulares que causam dor no tornozelo. Nessa situação, a fratura pode estar em processo de consolidação, ou completamente curada, e não ser a causa do relato de dor contínua no tornozelo do paciente.

3.3. Exame do paciente

Após um exame subjetivo minucioso, o clínico deve realizar um desenho detalhado representando o padrão de dor descrito pelo paciente. Essa descrição ajudará no planejamento do exame físico e pode ser útil no monitoramento da progressão do paciente à medida que os sintomas melhoram ou mudam. O tipo, a qualidade e a localização da dor devem ser investigados com critério, e o uso de instrumentos padronizados de resultados é imperativo ao examinar pacientes com disfunções nos membros inferiores.

A observação da postura estática e dinâmica é essencial em virtude do papel dos músculos fibulares na estabilidade postural. Testes funcionais, como agachamento uni ou bipodal, permitem uma avaliação rápida do controle do quadril e joelho, bem como uma avaliação rápida da amplitude de movimento talocrural, talocalcâneo e do mediopé. A postura unipodal cronometrada com os olhos abertos e fechados fornece uma medida quantitativa do equilíbrio, permitindo ao clínico observar as estratégias de equilíbrio e controle relacionadas ao pé e ao tornozelo.

O clínico deve analisar o padrão de marcha do paciente observando a presença de pronação excessiva do pé ou outros desvios relacionados. Um pé com aumento da oscilação mediolateral e com PGs no fibular longo pode produzir uma sensação de fraqueza no tornozelo, grave o suficiente para convencer alguns pacientes a usar um dispositivo auxiliar ou deambular com uma marcha antálgica, em que o comprimento da passada com o membro não comprometido fica notavelmente diminuído devido à percepção de instabilidade da perna de apoio. Pacientes com PGs latentes no músculo fibular longo são assintomáticos em relação à dor, mas, ao longo do tempo, esses PGs latentes podem causar calos característicos e fraqueza inibidora dos tornozelos.[47]

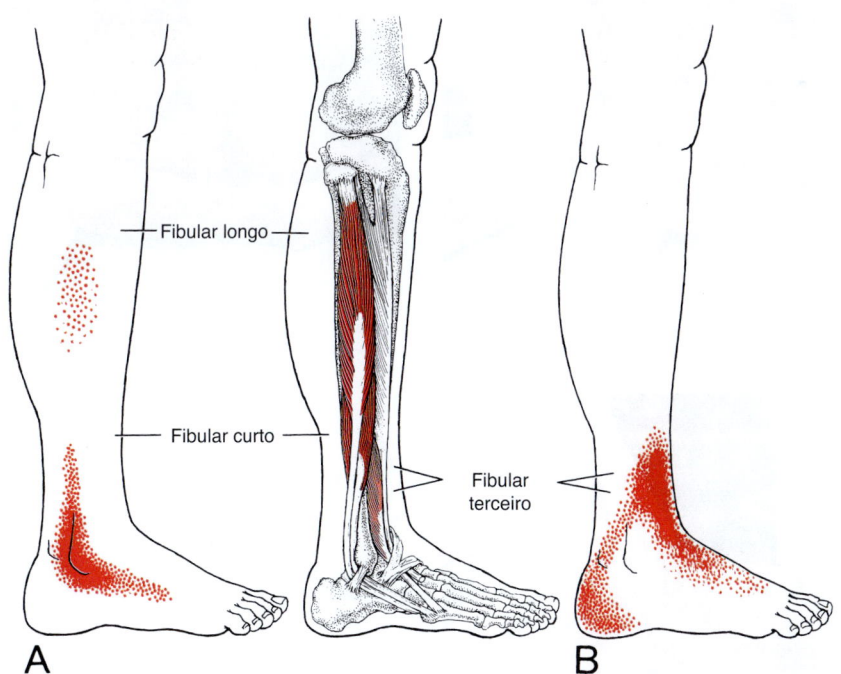

Figura 64-3 Padrões de dor referida (vermelho-escuro) de PGs localizados nos músculos fibulares. O padrão essencial de dor referida e sensibilidade é representado em vermelho sólido, e o vermelho pontilhado mostra a extensão menos comum de dor. Todos esses PGs referem dor distalmente. (A) Padrão de dor composto para os músculos fibulares longo e curto (vermelho-médio). O padrão pontilhado proximal aplica-se apenas ao PGs do fibular longo. (B) Padrão de dor do músculo fibular terceiro (vermelho-claro).

Para correta avaliação e exame dos músculos fibulares, o clínico deve verificar a postura bilateral do tornozelo e do pé, a amplitude de movimentos e o movimento acessório das articulações talocrural, talocalcânea, transversa do tarso, e os complexos navicular-cuneiforme e cuboide com 5º metatarso. O exame pode identificar disfunção subjacente contribuindo para uma hipermobilidade e/ou hipomobilidade articular, o que pode produzir um tornozelo mecânica ou funcionalmente instável. O clínico também deve examinar os calçados do paciente para identificar desgastes anormais e promover ajustes adequados no seu uso.

A fim de examinar a fraqueza dos músculos fibulares longos e curto, o paciente fica deitado sobre o lado que não está sendo testado. O clínico estabiliza a perna que está voltada para cima, colocando o pé em plantiflexão e eversão. Com os dedos relaxados, o paciente mantém o pé nessa posição contra a resistência fornecida pelo clínico, que pressiona contra a borda lateral do pé no sentido de inversão e dorsiflexão;[48,49] enquanto aplica resistência, o clínico pode visualizar os tendões na lateral do tornozelo e do pé. Os músculos da panturrilha e os flexores longos dos dedos dos pés também podem produzir plantiflexão considerável, mas os músculos fibulares longo e curto constituem a força principal para promover a eversão do pé em plantiflexão. Os músculos fibular terceiro e extensor longo dos dedos também produzem eversão, mas eles dorsiflexionam, em vez de impelir plantiflexão do pé. Pacientes com PGs nos fibulares longo e curto apresentam dificuldades em manter o pé em eversão e plantiflexão contra resistência quando comparados com o lado não envolvido. Baker[46] descreve uma resistência ao movimento como uma fraqueza "isolada". Quanto mais ativos os PGs, mais marcante é essa fraqueza.

PGs ativos nos fibulares longo e curto causam dor no esforço de eversão quando o pé já está evertido, assim como limitam dolorosamente a amplitude de movimento de inversão passiva. PGs no músculo fibular terceiro causam dor na dorsiflexão ativa quando o pé já está em dorsiflexão (músculo em posição encurtada) e limitam a plantiflexão passiva.

3.4. Exame de pontos-gatilho

Fibular longo

Para o exame dos PGs nos músculos fibulares, o paciente fica em decúbito lateral ou supino com os pés livres para se movimentar (Figura 64-4). Embora a localização mais comum dos PGs no músculo fibular longo seja cerca de 2 a 4 cm distalmente à cabeça da fíbula, ou seja, sobre o eixo da fíbula, todo o músculo deve ser examinado na procura de PGs (Figura 64-4A). As bandas tensionadas são claramente identificadas pela palpação plana no sentido transverso às fibras, sobretudo quando comprimidas contra a superfície óssea subjacente. O nervo fibular comum cruza diagonalmente o colo da fíbula, logo abaixo da cabeça da fíbula, e tem uma consistência semelhante a de um cordão. O nervo distingue-se da banda tensionada pela sua posição mais proximal e por cruzar o músculo, em vez de correr junto ao seu comprimento, quase paralelo ao eixo da fíbula.[50] Pressão excessiva sobre o nervo pode causar sensações de formigamento doloroso (disestesia) no lado lateral da perna e o pé.

Fibular curto

Para o exame clínico dos PGs do fibular curto, o paciente deve ser deitado em decúbito lateral ou supino, em postura relaxada. Os PGs

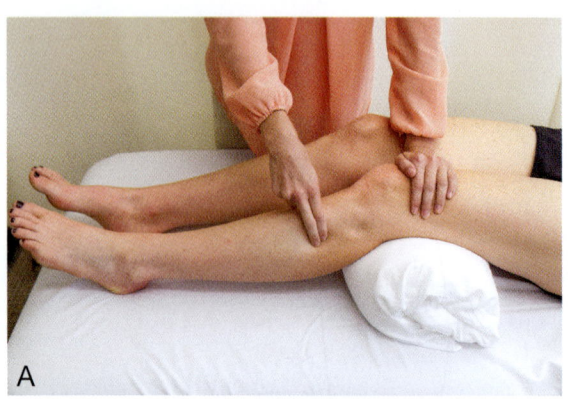
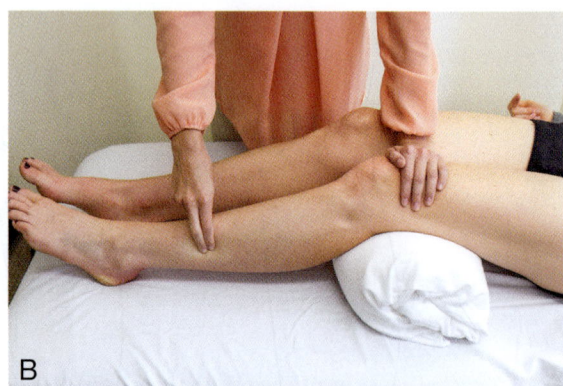
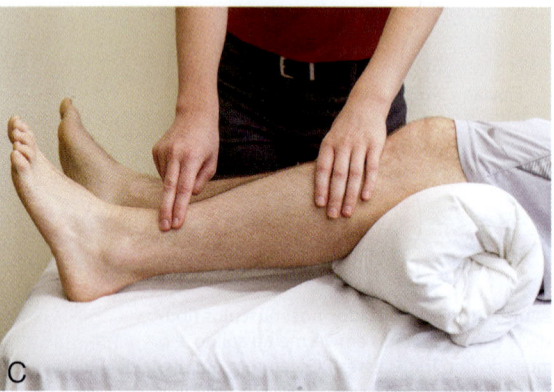

Figura 64-4 Palpação plana no sentido cruzado à direção das fibras. (A) Músculo fibular longo. (B) Músculo fibular curto. (C) Músculo fibular terceiro.

do músculo podem ser encontrados em ambos os lados e profundamente ao tendão do fibular longo e próximo à junção do terço médio inferior da perna (Figura 64-4B). Esses PGs também são palpáveis contra o eixo da fíbula utilizando a palpação plana transversa ao sentido das fibras. A pressão sobre os PGs em qualquer um dos músculos fibulares induz dor referida atrás e distalmente ao maléolo lateral. Esta área também exibe sensibilidade referida.

Fibular terceiro

PGs no músculo fibular terceiro (Figura 64-4C) são identificados por meio de palpação plana transversa à direção das suas fibras, ligeiramente distal e anterior ao músculo fibular curto e proximalmente e anterior ao maléolo lateral. O tendão desse músculo se destaca e é prontamente palpável no aspecto anterolateral do tornozelo e do pé (lateralmente aos tendões do músculo extensor longos dos dedos) quando o paciente tenta everter o pé, levantando o 5º metatarso para cima e para fora (dorsiflexão com eversão). As bandas tensionadas nesse músculo são frequentemente difíceis de localizar por palpação, mas a pressão nos PGs sensíveis geralmente refere dor anterolateral no tornozelo e, por vezes, ao lado lateral do calcanhar e no dorso do pé (Figura 64-3B).

4. DIAGNÓSTICO DIFERENCIAL
4.1 Ativação e perpetuação de pontos-gatilho

Uma postura ou atividade que ative um PG, quando não corrigida, também pode perpetuá-lo. Em qualquer parte dos músculos fibulares, os PGs podem ser ativados por carga excêntrica não habitual, exercício excêntrico em músculo destreinado ou carga concêntrica máxima ou submáxima.[51] PGs também podem ser ativados ou agravados quando o músculo é colocado em uma posição encurtada ou alongada por período prolongado. Por exemplo, uma queda que provoque entorse e inversão do tornozelo pode ativar os PGs por sobrecarga muscular dos fibulares longo e curto. A fraqueza ou a inibição induzida pela imobilização prolongada, como por um tornozelo engessado ou submetido ao uso de órtese, predispõe esses músculos ao desenvolvimento de PGs.

Dormir com o pé em posição extrema de plantiflexão submete os músculos fibular longo e fibular curto a uma posição encurtada por período prolongado. Essa posição comumente agrava os PGs fibulares.

O elástico de uma meia longa apertada pode gerar compressão direta, como um torniquete, podendo restringir a circulação para os músculos fibular longo, extensor longo dos dedos e gastrocnêmio, o que tende a perpetuar os PGs. A simples visualização da marca avermelhada com o abaulamento da pele nesse local indica uma alta probabilidade dessa constrição. Nesse caso, o músculo sóleo geralmente é muito profundo para ser afetado.

Usar calçados de salto alto perpetua os PGs fibulares, deslocando o peso do corpo anteriormente sobre o antepé na posição ortostática, o que reduz a base de apoio e aumenta o comprimento do braço de alavanca contra o qual os músculos devem agir. A instabilidade funcional resultante sobrecarrega os músculos fibulares longo e curto. Um sapato com salto pontiagudo de qualquer altura fornece uma base instável de suporte, que pode sobrecarregar os músculos fibulares.

Clinicamente, indivíduos com pés chatos e arcos desabados talvez apresentem sensibilidade pontual e bandas tensionadas nos músculos fibulares longo e curto,[52] uma vez que esses músculos são mais ativos durante a fase de apoio da marcha.[23,27]

4.2. Pontos-gatilho associados

Os PGs associados podem se desenvolver nas áreas de dor referida de outros PGs.[53] Portanto, músculos nas áreas de dor referida de cada músculo acometido também devem ser examinados. O músculo fibular longo está quase sempre envolvido quando qualquer um dos outros dois músculos fibulares tem PGs. Não surpreendentemente, o músculo que mais desenvolve PGs associado com os músculos fibulares enfraquecidos pelo PG é o seu principal agonista para a eversão, o músculo extensor longo dos dedos. O fato de o músculo extensor longo dos dedos também servir como principal antagonista ao músculo fibular longo pode explicar a probabilidade de ambos os músculos desenvolverem PGs. Os PGs do fibular longo podem ocorrer em associação com PGs do tibial posterior, pois esses dois músculos são antagonistas específicos em relação à eversão e inversão, mas são sinérgicos em relação à plantiflexão e à estabilização do pé com a sustentação de peso.

Embora os músculos fibulares longo e curto sejam assistentes fracos para os flexores plantares primários, PGs em músculos fortes, como gastrocnêmio e sóleo, não induzem PGs associados nos músculos fibulares. A função do músculo tríceps sural também não é suscetível de ser afetada em virtude dos PGs nos músculos fibulares.

PGs no glúteo mínimo referem dor ao aspecto lateral da perna e podem induzir PGs nos músculos fibulares. Os músculos externos longo dos dedos e fibular terceiro trabalham em conjunto como sinergistas e PG em um, pode induzir PG associado no outro. Cinco músculos extensores da perna referem dor em padrões que podem ser confundido com os dos fibulares: o músculo tibial anterior, os músculos extensores longo e curto do hálux, e os músculos extensores longo e curto dos dedos menores. No entanto, PGs nestes outros músculos não referem dor atrás do maléolo lateral no calcanhar, ou na lateral da perna.

A dor referida na lateral no calcanhar devido a PGs do músculo fibular terceiro contrasta com o padrão de dor referida do músculo sóleo, uma vez que não inclui todo o tendão do calcâneo ou a superfície plantar do calcanhar. Devido à sensibilidade local associada à dor no tornozelo pelos PGs nos músculos fibulares, esses sintomas de dor miofascial são facilmente confundidos com artrite da articulação do tornozelo.[54]

4.3. Patologias associadas

Os PGs nos músculos fibulares podem estar associados e simular diferentes condições; portanto, um rastreamento clínico completo e um exame com possível encaminhamento para outro profissional da saúde podem ser necessários. Compressão do nervo fibular,[2] radiculopatia lombar,[55] neuroma de Morton,[56,57] síndrome compartimental aguda ou crônica,[58] entorse ou fraturas de tornozelo[59] e ruptura dos músculos fibulares longo ou curto[22,60] podem estar associados a PGs nos músculos fibulares.

A neuropatia fibular é a mononeuropatia mais frequente encontrada na extremidade inferior e a terceira neuropatia focal mais detectada em geral, após as neuropatias dos nervos mediano e ulnar.[2,61,62] Nas crianças, o nervo fibular comum foi o mais frequentemente lesado (59% dos casos), ao contrário das lesões na porção profunda do nervo fibular (12%), no nervo fibular superficial (5%) e no nervo fibular em porção não identificável (24%). Esses achados são semelhantes aos encontrados em adultos.[63] A compressão do nervo fibular comum, do nervo fibular superficial ou do nervo fibular profundo pode produzir sintomas de dor e parestesias no tornozelo anterolateral e no dorso do pé com concomitante fraqueza do tornozelo,[2] o que pode ser sugestivo de síndromes da dor miofascial (SDMs) nos fibulares.

A dormência e o formigamento causados pela compressão do nervo fibular comum aparecem proximalmente na parte lateral da face posterior da perna, no terço distal da face anterior da perna e no dorso do pé. O ramo superficial supre anterolateralmente a perna e o dorso do pé, exceto para a área triangular do primeiro espaço interdigital, que é suprida pelo nervo fibular profundo (Figura 64-5B). O reflexo calcanear será preservado na presença de compressão de nervo.[3,12]

O nervo fibular superficial emerge por meio da fáscia profunda no terço inferior da perna,[3] onde é vulnerável a traumas agudos ou crônicos e sujeito a compressão pela fáscia. A dor e a alteração sensorial sem déficit motor na distribuição desse nervo aparecem de maneira confusa, como uma combinação de SDMs do músculo tibial anterior e fibular terceiro. Essa compressão, no entanto, não depende de PGs nesses músculos.

Bandas tensionadas causadas por PGs no músculo fibular longo tendem a aumentar sua tensão, o que pode causar compressão do nervo fibular comum e/ou dos nervos fibulares superficial e profundo,[47] se esses ramos nervosos estiverem suficientemente distantes proximalmente (Figura 64-5A). A compressão do nervo pode ocorrer contra a fíbula, ou pode resultar da compressão do nervo pela tensão muscular nas bandas fasciais que circundam o nervo.[64,65] A compressão de fibras motoras do nervo fibular comum ou no nervo fibular profundo por bandas tensionadas do músculo fibular longo pode causar pé caído.[39,40] Pé caído e alterações de sensibilidade causadas pela compressão do nervo fibular podem resultar de PGs fibulares residuais que se originam de uma radiculopatia nos níveis L4, L5, resolvida tardiamente.

As causas relatadas de paralisia do nervo fibular na perna incluem fratura proximal da fíbula,[66] fratura do platô tibial,[67] luxação traumática do joelho,[68] lesão ligamentar no joelho,[69] lesão ligamentar ou óssea do tornozelo,[66] imobilização inadequada após lesão no tornozelo[70] ou laceração.[71,72] Outras causas menos comuns incluem osteoartrite,[73] tumores[72] e lesão iatrogênica decorrente de cirurgia ortopédica.[70]

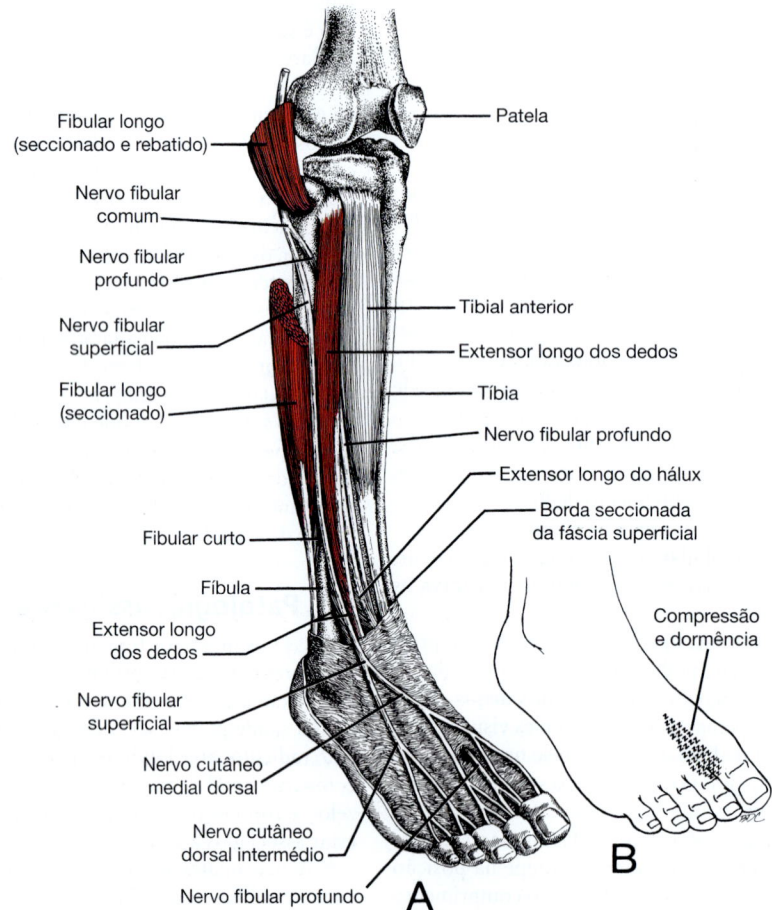

Figura 64-5 Compressão do nervo fibular comum, profundo ou superficial. (A) Por um músculo fibular longo tenso (vermelho-escuro), que é rebatido na figura. Compressão do nervo fibular profundo pode ser causada por um músculo extensor longo dos dedos (vermelho-médio). Ambos os ramos profundo e superficial do nervo fibular passam entre o músculo fibular longo e a fíbula subjacente, onde bandas tensionadas associadas aos PGs no músculo fibular longo podem comprimir o nervo e causar neuropraxia. (B) Zona de parestesia do nervo fibular profundo submetido à compressão no dorso do primeiro e segundo dedos devido a fortes bandas de PGs no músculo fibular longo.

A acurácia diagnóstica de dois testes para identificar neuropatia compressiva do nervo fibular foi avaliada. Foi encontrada uma sensibilidade de 0,77 e uma especificidade de 0,99 para condução nervosa pelo "scratch collapse tese", enquanto o sinal de Tinel mostrou 0,65 e 0,99, respectivamente. Ambos são testes provocativos sensíveis e específicos e auxiliam no diagnóstico da neuropatia do fibular comum.[74]

Em conjunto, os sintomas de compressão do nervo fibular comum e a dor referida dos PGs fibulares podem sugerir uma fonte radicular de dor, que também pode ativar os PGs fibulares em uma distribuição segmentar. Portanto, pacientes com tais sintomas podem ter uma SDM com ou sem sintomas e sinais neurológicos; ou seus sintomas podem ser devidos a uma combinação de dor radicular, compressão do nervo fibular e dor miofascial referida.

A estrutura do pé típico da síndrome de Morton (primeiro e segundo metatarsos relativamente curtos) com um pé com oscilação mediolateral, o que pode perpetuar os PGs, sobretudo nos músculos fibulares longo[39,40,47] e também no fibular curto, mas raramente no músculo fibular terceiro. Os indivíduos podem ter uma estrutura do pé de Morton igualmente marcada bilateralmente, mas com dor em apenas um dos lados, em geral o lado da extremidade inferior mais curta. Da mesma forma, joanetes podem aparecer nos dois pés, mas podem ser dolorosos em apenas um. Mesmo com o pé estruturalmente semelhante bilateralmente, a dor pode estar presente em um pé se houver uma discrepância no comprimento da perna que resulte em distribuição de força desigual.

A estrutura do pé de Morton deve ser diferenciada do neuroma de Morton (metatarsalgia de Morton). Acredita-se que o neuroma ocorra em decorrência da compressão do nervo interdigital na região do ligamento metatarsal transverso.[75] A estrutura do pé de Morton é uma variação na estrutura do esqueleto,[57] que geralmente não é dolorosa, mas pode causar problemas para os músculos e demais estruturas. De fato, pressões anormais causadas sobre o tecido podem ser um fator no desenvolvimento do neuroma. O teste da compressão do pé (*foot squeeze test*) e a sensibilidade do espaço interdigital entre o 2º e o 3º metatarsos são testes sensíveis que podem ser realizados facilmente, para identificar um potencial neuroma interdigital.[56]

A síndrome compartimental lateral por esforço, aguda ou crônica, com dor ao longo do lado lateral da perna agravada por atividades, pode ser sugestiva de dor em PGs nos fibulares longo e curto, mas a sensibilidade e tensão da musculatura na síndrome compartimental é difusa e não localizada, como nas síndromes miofasciais. O encaminhamento médico imediato é necessário quando se suspeita de síndrome compartimental aguda após trauma grave e/ou fratura. O indivíduo pode apresentar um ou todos os cinco sintomas: dor, palidez, parestesias, paralisia e falta de pulsação. É essencial o pronto encaminhamento a um especialista, já que uma fasciotomia de emergência pode ser indicada ante a presença da necrose tissular, que ocorre após apenas 4 a 6 horas de isquemia.[76]

É provável que a síndrome compartimental induzida por exercício ou atividade física se desenvolva em corredores, militares ou atletas de provas de resistência.[58,77] Isso ocorre em razão de atividades repetitivas e microtraumas, que aumentam a pressão intramuscular e causam isquemia transitória. Ao contrário da síndrome compartimental aguda, não ocorre necrose tissular, porque os sintomas geralmente desaparecem quando a atividade agravante é interrompida e o paciente descansa.[59]

O tratamento conservador com abordagem biomecânica, liberação de tecidos moles e modificação da atividade com progressão adequada de carga e exercício pode controlar essa condição em alguns atletas.[78] Diebal[79] publicou uma série de casos de 10 pacientes submetidos a seis semanas de terapia com foco na mudança da técnica de corrida, promovendo um padrão de corrida focada no uso do antepé, diminuição do comprimento da passada e aumento da cadência. Essa intervenção levou a uma redução nas pressões intracompartimentais pós-corrida e reduziu significativamente a dor e a incapacidade por até um ano após a intervenção.[79] Quando o tratamento conservador falha, uma fasciotomia aberta é bem-sucedida em aproximadamente dois terços da população atlética.[58]

O trauma que provoca uma entorse lateral de tornozelo também pode facilmente ativar os PGs fibulares que produzem dor referida e sensibilidade no tornozelo. O exame dos PGs nos músculos fibulares revela essa fonte dos sintomas. No entanto, outras causas de dor devem ser descartadas, pois a lesão dos ligamentos laterais do tornozelo geralmente resulta de uma entorse de plantiflexão com inversão. As primeiras estruturas a romper são a cápsula articular lateral anterior e o ligamento talofibular anterior.[80] A região próxima ao ligamento rompido torna-se sensível e com presença de edema. A sensibilidade referida pelos PGs geralmente inclui uma área maior e sem edema acentuado.

Os pacientes que sofrem de entorse de tornozelo com plantiflexão e inversão, ou que possuem pé instável, correm risco de subluxação ou desalinhamento do cuboide em direção inferomedial. Essa condição pode potencialmente irritar a cápsula articular circundante, os ligamentos e o tendão do fibular longo. A força e a função do músculo fibular longo são dependentes da posição e da estabilidade adequadas do cuboide.[59] Jennings e Davies[81] encontraram 7 de 104 (6,7%) pacientes com entorse lateral do tornozelo que apresentavam cuboides subluxados. Em bailarinas, 17% das lesões nos pés envolvem o cuboide.[82] Uma ou duas sessões de tratamento manual (compressão no cuboide) ou manipulação (chicote no cuboide) são extremamente eficazes no tratamento dessa condição pouco reconhecida.[81,82] O músculo fibular longo deve ser examinado para PGs, os quais, se presentes, devem ser tratados antes da disfunção do cuboide.

A luxação ou ruptura aguda do tendão fibular ocorre quando o tornozelo sustenta uma dorsiflexão súbita e forçada acompanhada por uma contração reflexiva concomitante dos músculos fibulares. As rupturas tendíneas do fibular curto são mais frequentes do que as rupturas do tendão do fibular longo e estão presentes em até 30% dos pacientes submetidos à cirurgia para instabilidade do tornozelo.[22,83] Squires e colaboradores[22] identificaram seis achados fundamentais para o diagnóstico das rupturas do tendão: edema posterolateralmente ao trajeto dos tendões, dor na palpação ao longo do curso do tendão, dor exacerbada na compressão do retináculo fibular superior enquanto o paciente realiza eversão, crepitação ou rangido dos tendões, dor com dorsiflexão ativa extrema, dificuldade de manter a estabilidade durante a elevação do calcanhar no apoio unipodal e dor retromaleolar no teste de gaveta anterior. O tratamento conservador consiste em medicação anti-inflamatória, uso de cunha lateral no calcanhar, órtese e fisioterapia. O tratamento de uma lesão estabelecida tem uma alta taxa de falha e geralmente requer manejo cirúrgico.

A subluxação do tendão fibular também pode ser o resultado do entorse de tornozelo, contribuindo para dor prolongada e disfunção. A integridade do retináculo do fibular pode ser testada com o paciente em decúbito ventral e com o joelho flexionado a 90° (Figura 64-6). Enquanto estabiliza a perna, o pé é colocado em dorsiflexão com eversão, e o clínico palpa suavemente o maléolo lateral e o calcanhar. Então, o paciente realiza plantiflexão e dorsiflexão do tornozelo enquanto mantém a eversão. O clínico irá ver e/ou sentir o deslizamento do tendão fibular sobre o maléolo lateral. Nesses casos, o reparo cirúrgico é frequentemente necessário se o retináculo do fibular estiver rompido.[84]

Os peroneum é um osso sesamoide junto ao tendão do fibular longo que se desenvolve em cerca de 10% dos indivíduos. Na ocorrência de um trauma, pode se tornar doloroso. O tratamento cirúrgico[60] ou conservador[85] costuma obter sucesso. *Os peroneum* pode fraturar e romper o tendão do fibular longo[60] quando o indivíduo tenta evitar uma queda[86] ou impõe um estresse de inversão súbito no tornozelo, muitas vezes com um estalo audível.[85]

5. AÇÕES CORRETIVAS

Ajustar a postura pode diminuir o encurtamento prolongado desses músculos, em especial se os pés do indivíduo não descansarem firmemente no chão quando ele estiver sentado. Para a correção da compressão posterior da coxa, causada por um assento de cadeira muito alto, possíveis soluções incluem um banquinho para levantar os pés, diminuir a altura das pernas da cadeira ou inclinar e rebaixar o assento da cadeira.

Em geral, os músculos das pernas ficam em posição mais confortável se o tornozelo for mantido em posição neutra durante a noite; portanto, pode ser necessário ajustar a postura de dormir do paciente. Essa posição é facilitada se os lençóis não forem presos por baixo do colchão, pois isso evitará que o paciente durma com os pés e o tornozelo em excessiva plantiflexão (ver Figura 65-6). Quando em decúbito lateral, colocar um travesseiro entre as pernas garantirá uma posição confortável para os tornozelos e pés. Pacientes com PGs irritáveis devem evitar deitar-se sobre o lado afetado, pois a pressão do leito pode perpetuar a atividade dos PGs.

Sapatos que proporcionam um bom apoio de arco e de pé, como tênis de corrida e botas confortáveis, reduzem efetivamente a tensão nos músculos fibulares, tornando o tratamento específico dos PGs mais eficaz. Os saltos altos, especialmente os saltos finos, devem ser evitados. Para exercícios como caminhada, o indivíduo deve ser incentivado a andar em superfícies planas, em vez de terrenos irregulares com pedras mal-colocadas, irregulares, com rachaduras, gramados ou areia. Além disso, uma superfície que é nivelada de lado a lado e não inclinada lateralmente, como a beira de praia inclinada, é o ideal. O paciente com PGs e fraqueza dos músculos fibulares longo e curto deve evitar andar em uma calçada inclinada ou correr em solo lateralmente inclinado, o que contribui para a sobrecarga desses músculos.

A autoliberação miofascial nos PGs dos músculos fibulares pode ser realizada na posição sentada com os membros estendidos ou sentado em uma cadeira (Figura 64-7 A, B e C). A pressão pode ser manualmente aplicada com os polegares (Figura 64-7A e B), por meio de um instrumento de liberação ou com um uso de bola de tênis (Figura 64-7C). Ao encontrar o ponto sensível com os polegares ou o instrumento, deve-se aplicar pressão leve (não mais do que 4/10 de dor), por 15 a 30 segundos, até que a dor diminua. Essa técnica pode ser repetida cinco vezes por sessão, várias vezes ao dia (Figura 64-7A, B e C).

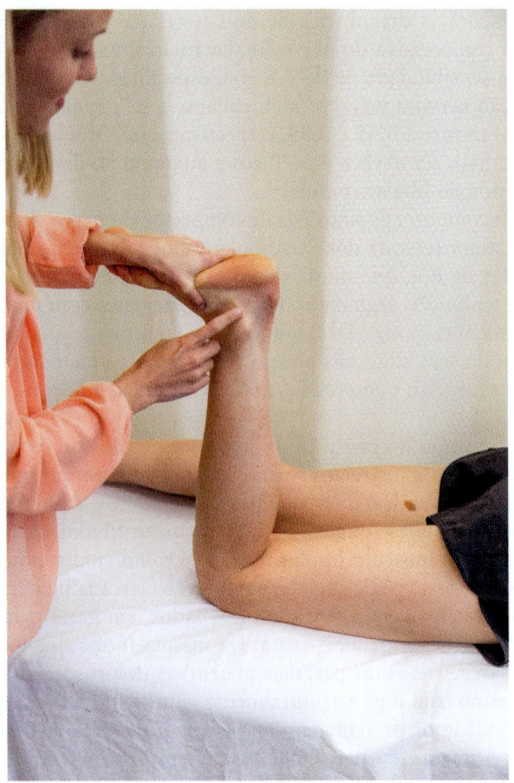

Figura 64-6 Teste de subluxação dos tendões fibulares. O pé do paciente é colocado em dorsiflexão com eversão. O clínico mantém eversão enquanto o paciente realiza plantiflexão e dorsiflexão. O clínico palpa os tendões para monitorar se eles subluxam sobre o maléolo lateral.

O autoalongamento passivo dos músculos fibulares longo e curto pode ser realizado na posição sentada. O paciente segura o antepé, puxando-o gentilmente para cima e em direção ao nariz até sentir um estiramento do lado externo da perna (inversão, adução e dorsiflexão) (Figura 64-8). O relaxamento pós-isométrico pode facilitar um alongamento indolor. Para esta técnica, o paciente utiliza uma mão para estabilizar a perna logo acima do tornozelo e a outra mão para resistir a um esforço ativo para então, suavemente, everter e plantiflexionar o pé enquanto, de forma lenta, respira fundo. Então, enquanto expira lenta e completamente, relaxando a perna e o pé, o paciente remove qualquer folga que se desenvolva pela manutenção de uma tração constante em direção ao nariz (inversão e dorsiflexão). Após uma pausa, este ciclo precisa ser repetido até que não ocorra mais nenhum ganho na amplitude de inversão e dorsiflexão.

Para pacientes capazes de lidar com a complexidade adicional, a indução de inversão e dorsiflexão voluntária do pé enquanto usa a mão para ajudar a ganhar amplitude maior pode aumentar ainda mais os ganhos. Essa contração ativa os músculos tibiais anterior e posterior e induz inibição recíproca sobre seus antagonistas, fibulares longo e curto, aumentando o relaxamento e a tolerância ao alongamento.

É importante evitar o alongamento em amplitude máxima para os músculos que cruzam articulações hipermóveis, especialmente depois de uma entorse lateral de tornozelo ou fratura. Deve-se tomar cuidado para evitar a inversão durante as primeiras semanas após a lesão, pois isso pode causar dor, apreensão e outras lesões.

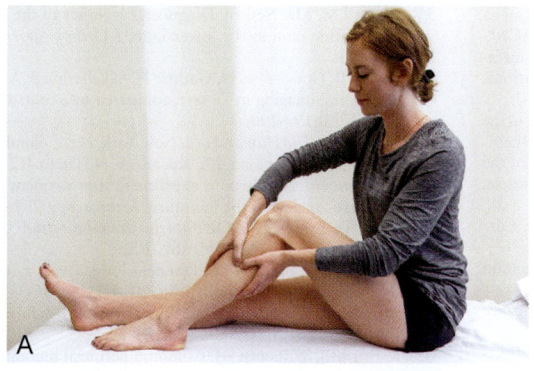
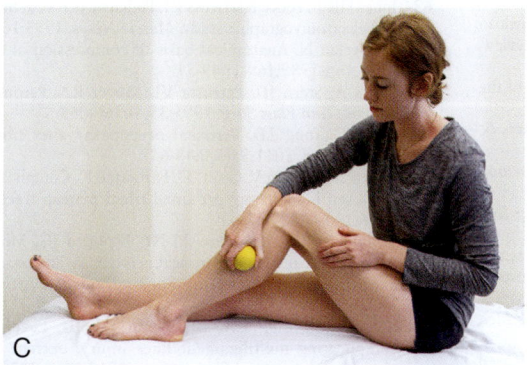
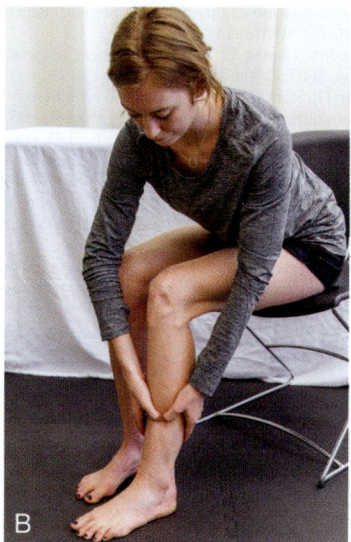

Figura 64-7 Autoliberação miofascial no PG. (A) e (B) Liberação manual usando os polegares. (C) Utilizando uma bola de tênis.

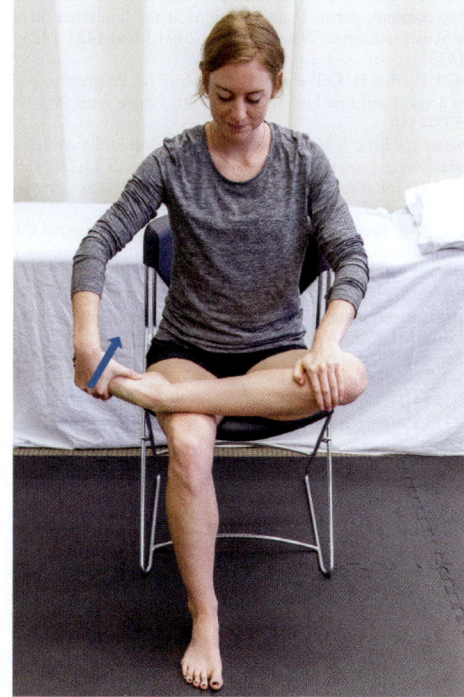

Figura 64-8. Autoalongamento dos músculos fibular longo e fibular curto. A seta indica a direção da tração: primeiro inversão com plantiflexão, depois dorsiflexão com o pé totalmente invertido. Este alongamento pode ser efetivamente combinado com alongamento pós-isométrico.

Referências

1. Federative Committee on Anatomical Terminology. *Terminologia anatomica*. Stuttgart, Germany: Thieme; 1998 (p. 140).
2. Marciniak C. Fibular (peroneal) neuropathy: electrodiagnostic features and clinical correlates. *Phys Med Rehabil Clin N Am*. 2013;24(1):121-137.
3. Standring S. *Gray's Anatomy: The Anatomical Basis of Clinical Practice*. 41st ed. London, UK: Elsevier; 2015.
4. Krammer EB, Lischka MF, Gruber H. Gross anatomy and evolutionary significance of the human peroneus III. *Anat Embryol (Berl)*. 1979;155(3):291-302.
5. Stevens K, Platt A, Ellis H. A cadaveric study of the peroneus tertius muscle. *Clin Anat*. 1993;6(2):106-110.
6. Hammerschlag WA, Goldner JL. Chronic peroneal tendon subluxation produced by an anomalous peroneus brevis: case report and literature review. *Foot Ankle*. 1989;10(1):45-47.
7. Bardeen C. The musculature, Section 5. In: Jackson CM, ed. *Morris's Human Anatomy*. 6th ed. Philadelphia, PA: Blakiston's Son & Co; 1921.
8. Clemente C. *Gray's Anatomy of the Human Body*. 30th ed. Philadelphia, PA: Lea & Febiger; 1985.
9. Rios Nascimento SR, Watanabe Costa R, Ruiz CR, Wafae N. Analysis on the incidence of the fibularis quartus muscle using magnetic resonance imaging. *Anat Res Int*. 2012;2012:485149.
10. Sookur PA, Naraghi AM, Bleakney RR, Jalan R, Chan O, White LM. Accessory muscles: anatomy, symptoms, and radiologic evaluation. *Radiographics*. 2008;28(2):481-499.
11. Netter FH. *Musculoskeletal System. Part 1: Anatomy, Physiology and Metabolic Disorders*. Vol 8. Summit, NJ: Ciba-Geigy Corporation; 1987.
12. Moore KL, Dalley AF, Agur AMR. *Clinically Oriented Anatomy*. 6th ed. Philadelphia, PA: Lippincott Williams and Wilkins; 2009 (pp. 589-652).
13. Wang X-T, Rosenberg ZS, Mechlin MB, Schweitzer ME. Normal variants and diseases of the peroneal tendons and superior peroneal retinaculum: MR imaging features. *Radiographics*. 2005;25(3):587-602.
14. Le Minor JM. Comparative anatomy and significance of the sesamoid bone of the peroneus longus muscle (os peroneum). *J Anat*. 1987;151:85-99.
15. Muehleman C, Williams J, Bareither ML. A radiologic and histologic study of the os peroneum: prevalence, morphology, and relationship to degenerative joint disease of the foot and ankle in a cadaveric sample. *Clin Anat*. 2009;22(6):747-754.
16. Patil V, Frisch NC, Ebraheim NA. Anatomical variations in the insertion of the peroneus (fibularis) longus tendon. *Foot Ankle Int*. 2007;28(11):1179-1182.

17. Mittal PS, Joshi SS, Chhaparwal R, Joshi SD. Prevalence and mophometry of os peroneum amongst Central Indians. *J Clin Diagn Res.* 2014;8(11):AC08-AC10.
18. Yammine K, Eric M. The fibularis (peroneus) tertius muscle in humans: a meta-analysis of anatomical studies with clinical and evolutionary implications. *Biomed Res Int.* 2017;2017:6021707.
19. Jana R, Roy TS. Variant insertion of the fibularis tertius muscle is an evidence of the progressive evolutionary adaptation for the bipedal gait. *Clin Pract.* 2011;1(4):e81.
20. Erciktı N, Apaydin N, Kocabiyik N, Yazar F. Insertional characteristics of the peroneus tertius tendon: revisiting the anatomy of an underestimated muscle. *J Foot Ankle Surg.* 2016;55(4):709-713.
21. Baima J, Krivickas L. Evaluation and treatment of peroneal neuropathy. *Curr Rev Musculoskelet Med.* 2008;1(2):147-153.
22. Squires N, Myerson MS, Gamba C. Surgical treatment of peroneal tendon tears. *Foot Ankle Clin.* 2007;12(4):675-695, vii.
23. Jungers WL, Meldrum DJ, Stern JT. The functional and evolutionary significance of the human peroneus tertius muscle. *J Hum Evol.* 1993;25(5):377-386.
24. Linford CW, Hopkins JT, Schulthies SS, Freland B, Draper DO, Hunter I. Effects of neuromuscular training on the reaction time and electromechanical delay of the peroneus longus muscle. *Arch Phys Med Rehabil.* 2006;87(3):395-401.
25. Menacho Mde O, Pereira HM, Oliveira BI, Chagas LM, Toyohara MT, Cardoso JR. The peroneus reaction time during sudden inversion test: systematic review. *J Electromyogr Kinesiol.* 2010;20(4):559-565.
26. Konradsen L, Voigt M, Højsgaard C. Ankle inversion injuries. The role of the dynamic defense mechanism. *Am J Sports Med.* 1997;25(1):54-58.
27. Basmajian J, Deluca C. *Muscles Alive.* 5th ed. Baltimore, MD: Williams & Wilkins; 1985.
28. Matsusaka N. Control of the medial-lateral balance in walking. *Acta Orthop Scand.* 1986;57(6):555-559.
29. Tropp H, Odenrick P. Postural control in single-limb stance. *J Orthop Res.* 1988;6(6):833-839.
30. Landry SC, Nigg BM, Tecante KE. Standing in an unstable shoe increases postural sway and muscle activity of selected smaller extrinsic foot muscles. *Gait Posture.* 2010;32(2):215-219.
31. Baker B. The muscle trigger: evidence of overload injury. *J Neurol Orthop Med Surg.* 1986;7(1):35-44.
32. Kavanagh JJ, Bisset LM, Tsao H. Deficits in reaction time due to increased motor time of peroneus longus in people with chronic ankle instability. *J Biomech.* 2012;45(3):605-608.
33. Hung YJ. Neuromuscular control and rehabilitation of the unstable ankle. *World J Orthop.* 2015;6(5):434-438.
34. Ricard MD, Schulties SS, Saret JJ. Effects of high-top and low-top shoes on ankle inversion. *J Athl Train.* 2000;35(1):38-43.
35. Sutherland DH. An electromyographic study of the plantar flexors of the ankle in normal walking on the level. *J Bone Joint Surg Am.* 1966;48(1):66-71.
36. Duchenne G. *Physiology of Motion.* Philadelphia, PA: Lippincott; 1949.
37. Witvrouw E, Borre KV, Willems TM, Huysmans J, Broos E, De Clercq D. The significance of peroneus tertius muscle in ankle injuries: a prospective study. *Am J Sports Med.* 2006;34(7):1159-1163.
38. Simons DG, Travell J, Simons L. *Travell & Simon's Myofascial Pain and Dysfunction: The Trigger Point Manual.* Vol 1. 2nd ed. Baltimore, MD: Williams & Wilkins; 1999 (p. 104).
39. Simons DG. *Chapter 45, Myofascial Pain Syndrome Due to Trigger Points.* St. Louis, MO: Mosby; 1988.
40. Simons DG, Travell J. Chapter 25, Myofascial pain syndromes. In: Wall PD, Melzack R, Bonica JJ, eds. *Textbook of Pain.* 2nd ed. Edinburgh, Scotland; New York, NY: Churchill Livingstone; 1989:368-385.
41. Travell J, Rinzler SH. The myofascial genesis of pain. *Postgrad Med.* 1952;11(5):425-434.
42. Jacobsen S. Myofascial pain syndrome [in Danish]. *Ugeskrift for laeger.* 1987;149(9):600-601.
43. Bates T, Grunwaldt E. Myofascial pain in childhood. *J Pediatr.* 1958;53(2):198-209.
44. Good MG. Painful feet. *Practitioner.* 1949;163(975):229-232.
45. Kellgren JH. Observations on referred pain arising from muscle. *Clin Sci.* 1938;3:175-190.
46. Baker BA. Myofascial pain syndromes: ten single muscle cases. *J Neurol Orthop Med Surg.* 1989;10:129-131.
47. Travell J. Low back pain and the Dudley J. Morton foot (long second toe). *Arch Phys Med Rehabil.* 1975;56:566.
48. Janda V. *Muscle Function Testing.* London, England: Butterworths; 1983.
49. Kendall FP, McCreary EK. *Muscles: Testing and Function, with Posture and Pain.* 5th ed. Baltimore, MD: Lippincott Williams & Wilkins; 2005.
50. McMinn RMH, Hutchings RT. *Color Atlas of Human Anatomy.* Chicago, IL: Year Book Medical Publishers; 1977.
51. Gerwin RD, Dommerholt J, Shah JP. An expansion of Simons' integrated hypothesis of trigger point formation. *Curr Pain Headache Rep.* 2004;8(6):468-475.
52. Lange M. *Die Muskelharten (Myogelosen).* Munich, Germany: J.F. Lehmanns; 1931.
53. Hsieh YL, Kao MJ, Kuan TS, Chen SM, Chen JT, Hong CZ. Dry needling to a key myofascial trigger point may reduce the irritability of satellite MTrPs. *Am J Phys Med Rehabil.* 2007;86(5):397-403.
54. Reynolds MD. Myofascial trigger point syndromes in the practice of rheumatology. *Arch Phys Med Rehabil.* 1981;62(3):111-114.
55. Urban LM, MacNeil BJ. Diagnostic accuracy of the slump test for identifying neuropathic pain in the lower limb. *J Orthop Sports Phys Ther.* 2015;45(8):596-603.
56. Owens R, Gougoulias N, Guthrie H, Sakellariou A. Morton's neuroma: clinical testing and imaging in 76 feet, compared to a control group. *Foot Ankle Surg.* 2011;17(3):197-200.
57. Morton DJ. *The Human Foot.* New York, NY: Columbia University Press; 1935.
58. Campano D, Robaina JA, Kusnezov N, Dunn JC, Waterman BR. Surgical management for chronic exertional compartment syndrome of the leg: a systematic review of the literature. *Arthroscopy.* 2016;32(7):1478-1486.
59. Sueki D, Brechter J. *Orthopedic Rehabilitation Clinical Advisor.* 1st ed. Maryland Heights, MO: Mosby; 2009.
60. Stockton KG, Brodsky JW. Peroneus longus tears associated with pathology of the os peroneum. *Foot Ankle Int.* 2014;35(4):346-352.
61. Cruz-Martinez A, Arpa J, Palau F. Peroneal neuropathy after weight loss. *J Peripher Nerv Syst.* 2000;5(2):101-105.
62. Katirji MB, Wilbourn AJ. Common peroneal mononeuropathy: a clinical and electrophysiologic study of 116 lesions. *Neurology.* 1988;38(11):1723-1728.
63. Jones HR Jr, Felice KJ, Gross PT. Pediatric peroneal mononeuropathy: a clinical and electromyographic study. *Muscle Nerve.* 1993;16(11):1167-1173.
64. Jeyaseelan N. Anatomical basis of compression of common peroneal nerve. *Anat Anz.* 1989;169(1):49-51.
65. Mitra A, Stern JD, Perrotta VJ, Moyer RA. Peroneal nerve entrapment in athletes. *Ann Plast Surg.* 1995;35(4):366-368.
66. Kim YC, Jung TD. Peroneal neuropathy after tibio-fibular fracture. *Ann Rehabil Med.* 2011;35(5):648-657.
67. Khatri K, Sharma V, Goyal D, Farooque K. Complications in the management of closed high-energy proximal tibial plateau fractures. *Chin J Traumatol.* 2016;19(6):342-347.
68. Woodmass JM, Romatowski NP, Esposito JG, Mohtadi NG, Longino PD. A systematic review of peroneal nerve palsy and recovery following traumatic knee dislocation. *Knee Surg Sports Traumatol Arthrosc.* 2015;23(10):2992-3002.
69. Mook WR, Ligh CA, Moorman CT III, Leversedge FJ. Nerve injury complicating multiligament knee injury: current concepts and treatment algorithm. *J Am Acad Orthop Surg.* 2013;21(6):343-354.
70. Kretschmer T, Antoniadis G, Braun V, Rath SA, Richter HP. Evaluation of iatrogenic lesions in 722 surgically treated cases of peripheral nerve trauma. *J Neurosurg.* 2001;94(6):905-912.
71. Seidel JA, Koenig R, Antoniadis G, Richter HP, Kretschmer T. Surgical treatment of traumatic peroneal nerve lesions. *Neurosurgery.* 2008;62(3):664-673; discussion 664-673.
72. Kim DH, Murovic JA, Tiel RL, Kline DG. Management and outcomes in 318 operative common peroneal nerve lesions at the Louisiana State University Health Sciences Center. *Neurosurgery.* 2004;54(6):1421-1428; discussion 1428-1429.
73. Fetzer GB, Prather H, Gelberman RH, Clohisy JC. Progressive peroneal nerve palsy in a varus arthritic knee. A case report. *J Bone Joint Surg Am.* 2004;86-A(7):1538-1540.
74. Gillenwater J, Cheng J, Mackinnon SE. Evaluation of the scratch collapse test in peroneal nerve compression. *Plast Reconstr Surg.* 2011;128(4):933-939.
75. Alexander IJ, Johnson KA, Parr JW. Morton's neuroma: a review of recent concepts. *Orthopedics.* 1987;10(1):103-106.
76. Schwartz JT Jr, Brumback RJ, Lakatos R, Poka A, Bathon GH, Burgess AR. Acute compartment syndrome of the thigh. A spectrum of injury. *J Bone Joint Surg Am.* 1989;71(3):392-400.
77. Rajasekaran S, Hall MM. Nonoperative management of chronic exertional compartment syndrome: a systematic review. *Curr Sports Med Rep.* 2016;15(3):191-198.
78. Blackman PG, Simmons LR, Crossley KM. Treatment of chronic exertional anterior compartment syndrome with massage: a pilot study. *Clin J Sport Med.* 1998;8(1):14-17.
79. Diebal AR, Gregory R, Alitz C, Gerber JP. Forefoot running improves pain and disability associated with chronic exertional compartment syndrome. *Am J Sports Med.* 2012;40(5):1060-1067.
80. Cox JS, Brand RL. Evaluation and treatment of lateral ankle sprains. *Phys Sportsmed.* 1977;5:51-55.
81. Jennings J, Davies GJ. Treatment of cuboid syndrome secondary to lateral ankle sprains: a case series. *J Orthop Sports Phys Ther.* 2005;35(7):409-415.
82. Marshall P, Hamilton WG. Cuboid subluxation in ballet dancers. *Am J Sports Med.* 1992;20(2):169-175.
83. Dombek MF, Orsini R, Mendicino RW, Saltrick K. Peroneus brevis tendon tears. *Clin Podiatr Med Surg.* 2001;18(3):409-427.
84. Safran MR, O'Malley D Jr, Fu FH. Peroneal tendon subluxation in athletes: new exam technique, case reports, and review. *Med Sci Sports Exerc.* 1999;31(7 suppl):S487-S492.
85. Cachia VV, Grumbine NA, Santoro JP, Sullivan JD. Spontaneous rupture of the peroneus longus tendon with fracture of the os peroneum. *J Foot Surg.* 1988;27(4):328-333.
86. Peacock KC, Resnick EJ, Thoder JJ. Fracture of the os peroneum with rupture of the peroneus longus tendon. A case report and review of the literature. *Clin Orthop Relat Res.* 1986(202):223-226.

Capítulo 65

Músculo gastrocnêmio

Músculo da cãibra na panturrilha

Kathleen Geist | Jennifer L. Freeman | Jeffrey Gervais Ebert

1. INTRODUÇÃO

O músculo gastrocnêmio é um músculo bipenado localizado no compartimento posterior da perna que, juntos com os músculos sóleo e plantar, compreende o grupo muscular conhecido como os músculos do tríceps sural. A função primária do músculo gastrocnêmio é a plantiflexão do tornozelo e a flexão da articulação do joelho (no final da amplitude de movimentos). O músculo gastrocnêmio é capaz de gerar uma atividade de força dinâmica rápida, como saltar e correr, devido ao seu alto percentual de fibras musculares de contração rápida do tipo II. Pontos-gatilho (PGs) são comumente identificados na porção média do ventre muscular medial ou lateral, podendo provocar dor referida proximalmente na face posterior da articulação do joelho ou distalmente no pé. Os PGs ativos identificados na cabeça medial do músculo gastrocnêmio comumente referem dor no aspecto longitudinal medial do pé. Os sintomas podem ser exacerbados durante as caminhadas, especialmente nas subidas, e podem causar cãibras noturnas na região. As cãibras noturnas da panturrilha são descritas como um estímulo doloroso decorrente de uma contração súbita e involuntária do músculo gastrocnêmio, que pode prejudicar a qualidade e a duração do sono. Os sintomas de PGs no músculo gastrocnêmio incluem dor posterior no joelho ou na panturrilha e restrições de amplitude de movimento do joelho e do tornozelo durante o agachamento unipodal. O diagnóstico diferencial deve incluir avaliação de lesão ligamentar do joelho, tensão muscular do isquiotibial e poplíteo, lesão do nervo fibular comum, lesão meniscal ou óssea, cistos de Baker ou ganglionares, lesão neurovascular ou radiculopatia de S1. Além disso, os PGs no músculo gastrocnêmio também podem estar presentes em indivíduos com tendinopatia no tendão do calcâneo. Ações corretivas incluem educação postural, especialmente nas posições de dormir e sentado, atividades e modificações dos calçados, autoliberação miofascial (por pressão) de PGs e técnicas de autoalongamento.

2. CONSIDERAÇÕES ANATÔMICAS

O músculo gastrocnêmio é composto por uma cabeça medial e outra lateral, sendo o músculo mais superficial no compartimento posterior da perna. A cabeça medial origina-se da face poplítea do fêmur, posterior à linha supracondilar medial, e da parte posterior do tubérculo adutor do fêmur.[1-3] A cabeça lateral origina-se do aspecto posterolateral do côndilo femoral e da porção inferior da linha supracondilar (Figura 65-1).[2,3] Vários estudos em cadáveres e humanos relataram diferenças nas características estruturais entre as cabeças medial e lateral do músculo gastrocnêmio.[4,5] Por exemplo, o ventre muscular da cabeça medial tem uma estrutura unipenada e é maior do que o da cabeça lateral, que tem uma estrutura bipenada.[6] As cabeças medial e lateral do músculo gastrocnêmio cruzam a articulação femorotibial, e as fibras da face posterior da cápsula do joelho se unem com contribuições do ligamento poplíteo na cabeça lateral do músculo gastrocnêmio.[7] Após, as cabeças medial e lateral do músculo gastrocnêmio descem, com as fibras da porção medial se estendendo abaixo das fibras da porção lateral, e ambos os ventres musculares permanecem separados até se fundirem em uma ampla aponeurose que se mistura com o músculo sóleo para formar o tendão do calcâneo e cruzar as articulações talocrural e talocalcânea.[2,3,8] O tendão do calcâneo insere-se na tuberosidade do calcâneo, na sua face posterior.[2] A inserção de cada músculo do tríceps sural no tendão do calcâneo não é uniforme, pois o maior componente vem do subtendão do músculo gastrocnêmio lateral (44,4%), seguido pelo músculo sóleo (27,9%) e pelo músculo gastrocnêmio medial (27,7%).[9]

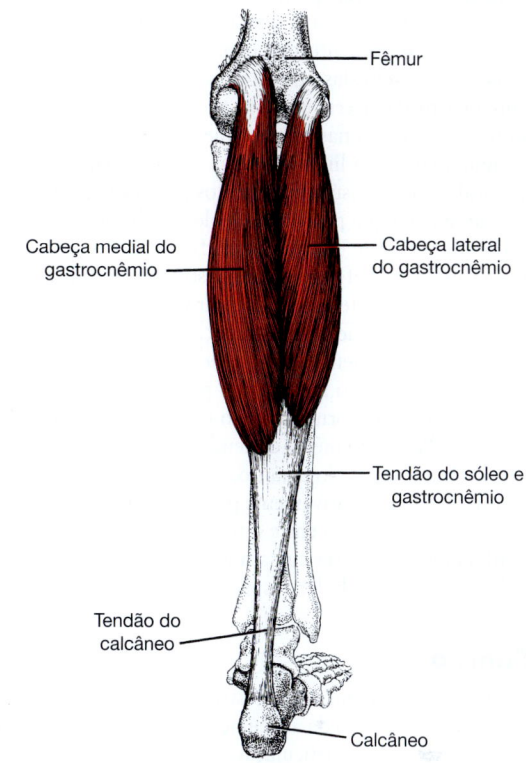

Figura 65-1 Inserções do músculo gastrocnêmio direito (vermelho) visto posteriormente. A aponeurose distal (profunda) do músculo gastrocnêmio funde-se com a aponeurose superficial do sóleo para formar o tendão do calcâneo.

2.1. Inervação e vascularização

O músculo gastrocnêmio é inervado pelo nervo tibial, oriundo das raízes nervosas S1 e S2 do plexo lombossacral. A partir do nervo isquiático, o nervo tibial se ramifica para a face posterior da coxa e desce pela fossa poplítea para o compartimento posterior da perna. O nervo tibial inerva os músculos superficiais e profundos da face posterior da perna e avança distalmente por meio do compartimento posterior da perna, percorrendo entre os tendões dos músculos flexores dos dedos e o flexor longo do hálux na região posterior do maléolo medial da tíbia.[3] O nervo sural é um nervo cutâneo constituído por ramos do nervo tibial e do fibular comum, que cursam lateralmente o tendão do calcâneo no compartimento posterolateral da perna.[1] O nervo sural cruza o tendão do calcâneo em cerca de 3,5 cm distalmente à junção miotendinínea e em torno de 11 cm proximal à tuberosidade do calcâneo.[1] Variações anatômicas na formação e no trajeto do nervo sural são bastante comuns na população geral.[10]

O suprimento arterial para as cabeças medial e lateral do músculo gastrocnêmio cursam distalmente no ventre muscular, acompanhando o suprimento nervoso. As cabeças medial e lateral do músculo são supridas por artérias surais individuais que se ramificam a partir da artéria poplítea proximal. As artérias surais geralmente desembocam nas cabeças medial e lateral do músculo gastrocnêmio ao nível da linha articular femorotibial. Além disso, a artéria sural medial possui vários ramos perfurantes no músculo gastrocnêmio medial que percorrem o plexo subfascial através da fáscia profunda e nutrem os retalhos perfurantes.[11] A artéria sural que supre a cabeça medial do músculo gastrocnêmio entra no músculo proximalmente à interlinha articular tibiofibular. Em contrapartida, a artéria sural que supre a cabeça lateral do músculo gastrocnêmio, em geral, penetra no músculo distalmente à interlinha tibiofibular. O suprimento arterial das porções proximal e distal do tendão do calcâneo é fornecido pelo ramo recorrente da artéria tibial posterior, e a porção média do tendão recebe o suprimento de sangue da artéria fibular. No entanto, o suprimento vascular para o tendão do calcâneo é relativamente pobre, sendo alocado, em sua a maior parte, para a região entre o tendão e sua bainha. As veias tibiais e fibulares posteriores cursam proximalmente adjacentes à artéria tibial posterior e fibular, respectivamente.[3]

2.2. Função

As funções primárias do músculo gastrocnêmio são a plantiflexão do tornozelo e a supinação da articulação talocalcânea, bem como a flexão ou a extensão da articulação do joelho, dependendo se a extremidade inferior está em uma posição de suporte de peso ou não, respectivamente.[12]

O músculo gastrocnêmio cruza a articulação do joelho e, junto com os músculos reto femoral e isquiotibial, perfaz aproximadamente 98% da área total da seção transversal da musculatura ao redor do joelho.[13] Quando a extremidade inferior está sem suporte de peso, o músculo gastrocnêmio pode funcionar como um flexor do joelho em conjunto com os músculos isquiotibiais. Em posição de descarga de peso, quando o joelho está em extensão total, o músculo gastrocnêmio fornece uma quantidade aumentada de torque durante o movimento de flexão do joelho.[14] Isso ocorre para prevenir a hiperextensão do joelho e a tensão excessiva na cápsula posterior em virtude de conexões anatômicas entre a cápsula e as cabeças medial e lateral do músculo. À medida que a articulação do joelho se move em flexão, o músculo gastrocnêmio é incapaz de gerar uma quantidade suficiente de torque para o movimento de flexão.[14] Os músculos reto femoral e gastrocnêmio trabalham sinergicamente como estabilizadores dinâmicos do joelho em posições de sustentação de peso.[15]

O músculo gastrocnêmio é ativo durante a fase de apoio e pré-balanço da marcha. A maioria dos autores concorda que o papel do músculo gastrocnêmio é fornecer suporte vertical para a extremidade inferior durante a fase de apoio da marcha; no entanto, atualmente, há um debate sobre o papel propulsivo do músculo gastrocnêmio durante a fase de apoio médio da marcha. No final da resposta de carga, durante o ciclo da marcha, o músculo gastrocnêmio fornece estabilidade e suporte à articulação do joelho para prevenir a hiperextensão excessiva.[16] Durante a deambulação, os músculos gastrocnêmio e sóleo também são considerados fortes supinadores da articulação talocalcânea e talocalcaneonavicular.

Algumas pesquisas sugerem que o músculo gastrocnêmio age como antagonista e previne o esforço excessivo no ligamento cruzado anterior (LCA), e que esta informação deve ser considerada durante o processo de reabilitação. Oeffinger e colaboradores[17] demonstraram uma latência no gastrocnêmio demonstrando um significativo deslocamento angular da tíbia durante distúrbios súbitos no músculo gastrocnêmio em pacientes pós-reparo do LCA. Fleming e colaboradores[16] estudaram a quantidade de translação no feixe anteromedial do LCA após realização de estimulação elétrica nos músculos gastrocnêmio, quadríceps e isquiotibiais. Foram medidas as taxas de deformação do ligamento com base em uma combinação pareada dos músculos. Os resultados demonstraram que quando a articulação do joelho foi posicionada em 15° e 30°, a estimulação simultânea dos músculos gastrocnêmio e isquiotibiais resultou em uma redução na tensão no LCA, em comparação com a estimulação do músculo gastrocnêmio isoladamente.[16]

2.3. Unidade funcional

A unidade funcional à qual um músculo pertence inclui os músculos que reforçam e contrapõe-se às suas ações, bem como as articulações que os músculos cruzam. A interdependência dessas estruturas funcionalmente é refletida na organização e nas conexões neurais do córtex motor sensorial. A unidade funcional é enfatizada, porque a presença de um PG em um músculo da unidade aumenta a probabilidade de que os outros músculos da unidade também desenvolvam PGs. Ao desativar os PGs em um músculo, é preciso se preocupar com os PGs que podem se desenvolver em músculos funcionalmente interdependentes. O Quadro 65-1 representa, de maneira geral, a unidade funcional do músculo gastrocnêmio.[18]

3. APRESENTAÇÃO CLÍNICA
3.1. Padrão de dor referida

Um indivíduo com PGs no músculo gastrocnêmio pode apresentar dor posterior no joelho, na panturrilha ou dor calcâneo-plantar (Figura 65-2).[19] PGs na cabeça lateral do músculo gastrocnêmio podem referir dor no aspecto posterolateral da panturrilha;

Quadro 65-1 Unidade funcional do músculo gastrocnêmio

Ações	Sinergistas	Antagonistas
Plantiflexão	Sóleo Plantar Fibular longo Fibular curto Flexor longo dos dedos Tibial posterior	Extensor longo do hálux Extensor longo dos dedos Tibial anterior Fibular terceiro
Flexão do joelho	Isquiotibiais Poplíteo Plantar Grácil Sartório	Reto femoral Vasto medial Vasto lateral Vasto intermédio

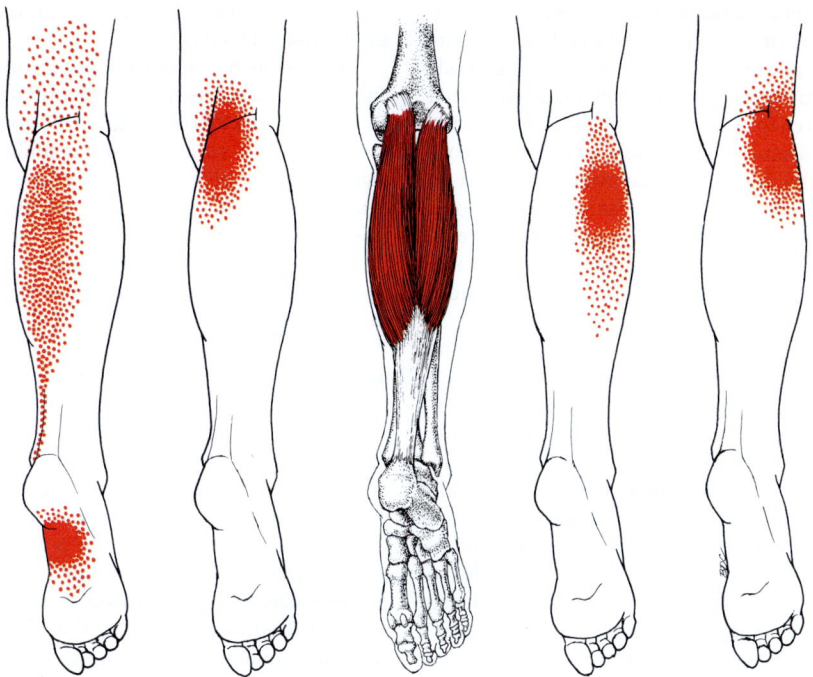

Figura 65-2 Dor (vermelho-escuro) referida dos PGs no músculo gastrocnêmio direito (vermelho-claro). O padrão de dor principal é representado em vermelho sólido. Vermelho pontilhado indica a extensão do padrão principal. Pontos-gatilho no ventre da cabeça medial e, em menor extensão, no ventre lateral provavelmente estarão presentes quando o paciente apresentar cãibras noturnas dolorosas na panturrilha.

PGs na cabeça medial do músculo gastrocnêmio podem referir dor na região posteromedial da perna e no arco longitudinal medial do pé, podendo causar cãibras musculares dolorosas na parte posterior da panturrilha.[18] Indivíduos com PGs no músculo gastrocnêmio podem relatar dor ao longo da superfície plantar do calcanhar em atividades de suporte de peso (como nos primeiros passos dados no período da manhã) e dor no calcanhar em atividade de sustentação de peso após permanecer um período sem descarga de peso (como após um período prolongado na posição sentada).[20] Atividades como caminhar em superfície inclinada ou subir escadas também podem gerar dor sobre os PGs do músculo gastrocnêmio.

3.2. Sintomas

Indivíduos com PGs no músculo gastrocnêmio primeiramente relatam dor localizada no arco longitudinal medial, em especial ao caminhar e subir escadas. O paciente pode relatar dor na parte de trás do joelho ao esforço, como ao subir em superfícies íngremes, sobre rochas ou ao caminhar por uma superfície inclinada, como em uma praia ou na lateral de uma rua íngreme. Pacientes com PGs no gastrocnêmio raramente relatam fraqueza ou amplitude de movimento restrita, mesmo quando a dorsiflexão do tornozelo é limitada durante o teste. O indivíduo também pode relatar dor na panturrilha ou na face plantar do calcanhar e cãibras noturnas na panturrilha.[18,21] A presença de PGs latentes no músculo gastrocnêmio também pode causar cãibras musculares dolorosas e involuntárias na região da panturrilha. Cãibras musculares podem ocorrer como parte de um processo miopático ou neuropatológico, mas também podem ser relatadas em indivíduos saudáveis durante gravidez, atividades esportivas e sono.[22]

Os PGs latentes são mais encontrados na cabeça medial do músculo gastrocnêmio e podem causar cãibras noturnas, afetando negativamente a qualidade do sono. Vários estudos avaliaram os efeitos das injeções nos PGs do músculo gastrocnêmio e descobriram que o uso de um anestésico local reduziu a intensidade e a frequência da dor associada a cãibras noturnas, assim como pareceu diminuir a gravidade da insônia durante a noite.[22,23]

Ainda não são claramente compreendidos os efeitos fisiopatológicos que levam PGs latentes a causar cãibras noturnas; entretanto, várias teorias são sugeridas, incluindo descargas espontâneas ou excitabilidade anormal dos nervos motores e superexcitabilidade da unidade motora na presença de inibição medular.[22] Em um estudo conduzido por Ge e colaboradores,[21] a injeção de glutamato em um PG latente do músculo gastrocnêmio reproduziu o aparecimento de cãibras musculares. Os autores sugerem que pode haver uma associação entre a excitação das fibras musculares aferentes e um subsequente aumento na sensibilidade nociceptiva que provoca cãibras musculares.[21] Assim, os autores propõem que pode haver uma relação entre a presença de PGs e o desenvolvimento de cãibras musculares.

3.3. Exame do paciente

Após um exame subjetivo minucioso, o clínico deve realizar um desenho detalhado representando o padrão de dor descrito pelo paciente. Essa representação ajudará no planejamento do exame físico e pode ser útil no monitoramento da progressão do paciente à medida que os sintomas melhoram ou mudam. O tipo, a qualidade e a localização da dor devem ser investigados com critério, e o uso de instrumentos padronizados de resultados é imperativo ao examinar pacientes com disfunções nos membros inferiores.

A observação da postura estática e dinâmica é essencial devido ao papel dos músculos gastrocnêmios na estabilidade postural. Durante a observação da postura estática em pé, o paciente pode não conseguir estender completamente a extremidade envolvida ao manter o calcanhar no chão.[18] Testes funcionais, como agachamento uni ou bipodal, permitirão uma avaliação rápida do controle do quadril e do joelho, bem como uma avaliação rápida da amplitude de movimento talocrural, talocalcâneo e do mediopé. A cronometragem da postura unipodal com os olhos abertos e fechados dará uma medida quantitativa do equilíbrio e permitirá ao clínico observar as estratégias do pé e do tornozelo relacionadas ao equilíbrio e ao controle.

Uma amplitude ativa ou passiva restrita de movimento na dorsiflexão do tornozelo pode ser identificada durante o exame clínico.[24,25] Uma redução na quantidade de dorsiflexão passiva do tornozelo quando o joelho é estendido e um aumento da dorsiflexão quando o joelho é flexionado sugerem que a restrição de movimento está relacionada com a rigidez do músculo gastrocnêmio, em vez de uma restrição articular ou capsular da articulação talocrural.[15] O clínico deve manter o retropé em posição vara para medir com precisão a quantidade de dorsiflexão na articulação talocrural. A dorsiflexão passiva da articulação talocrural com o retropé em valgo permite que movimento excessivo possa ocorrer no mediopé e na articulação talocalcânea.[26] Os pacientes com PGs no músculo gastrocnêmio podem exibir alterações na marcha, apresentar um pé chato ou um padrão de marcha rígida (com flexão de joelho reduzida na fase de balanço [stiff-legged gait]).

O exame da extensibilidade do músculo gastrocnêmio é realizado com o indivíduo em uma posição supina ou prona, sem descarga de peso (Figura 65-3). Uma falta de dorsiflexão na articulação talocrural maior do que 10° caracteriza um pé equino.[27] Uma causa comum de restrição da dorsiflexão do tornozelo é o encurtamento adaptativo dos músculos tríceps sural. Restrição passiva da dorsiflexão do tornozelo com o joelho estendido e aumento da dorsiflexão passiva com o joelho fletido são conhecidas como sinal de Silfverskiold[26] (Figura 65-3A e B). Até o momento, as propriedades psicométricas do sinal de Silfverskiold não são conhecidas. Uma redução na quantidade de dorsiflexão do tornozelo passivo quando o joelho está estendido e um aumento com o joelho flexionado sugerem uma restrição de movimento relacionada com a rigidez do músculo gastrocnêmio, em vez de uma restrição articular ou capsular da articulação talocrural.[14] Para testar a presença de pé equino, uma força de 2 kg deve ser colocada sob o antepé enquanto se aplica uma força de dorsiflexão para minimizar um teste falso-positivo.[26]

O movimento acessório passivo da articulação talocrural, bem como o das articulações tibiofibular distal e proximal, deve ser examinado. O movimento acessório passivo da articulação femorotibial deve ser examinado quando o paciente relata dor na região posterior do joelho e perda da amplitude de movimento de extensão do joelho, pois esses achados podem estar associados a PGs do gastrocnêmio.

Os resultados dos efeitos do alongamento do músculo gastrocnêmio sobre a amplitude de movimento de dorsiflexão do tornozelo permanecem duvidosos. Uma revisão sistemática de Young e colaboradores[28] avaliou a eficácia do alongamento do músculo gastrocnêmio em comparação com uma abordagem de tratamento multimodal. Em uma metanálise, oito estudos mostraram que o alongamento passivo do músculo gastrocnêmio teve um efeito significativo no aumento da dorsiflexão do tornozelo, e outros 12 estudos demonstraram não haver o efeito significativo do alongamento do músculo gastrocnêmio sobre a dorsiflexão do tornozelo, em comparação com o grupo-controle.[28] Outro estudo que realizou um programa de três semanas de alongamento dos gastrocnêmios demonstrou que o seu alongamento aumenta a amplitude de movimento de dorsiflexão passiva do tornozelo; entretanto, os aumentos na amplitude de movimento não se traduziram em aumento no tempo de afastamento do calcanhar junto ao solo durante a marcha.[29] Edama e colaboradores[6] investigaram a melhor posição para o alongamento do músculo gastrocnêmio medial em cadáveres e relataram que a extensão do joelho, com dorsiflexão e inversão do tornozelo, induziu maior tensão na cabeça medial. No entanto, nenhum desses estudos investigou a presença de PGs no músculo gastrocnêmio antes do programa de alongamento, o que poderia explicar os achados ambíguos.

Existem evidências de moderadas a fortes que apoiam a utilização da liberação manual para o alívio da dor muscular associada aos PGs ativos e latentes.[30] Um estudo realizado por Grieve e colaboradores[25] avaliou o efeito da liberação manual de PGs latentes associada ao alongamento passivo dos músculos tríceps sural em corredores saudáveis de nível recreacional. Após o tratamento combinado de liberação manual do PG com alongamento passivo dos músculos tríceps sural, os corredores demonstraram uma melhora na extensibilidade dos músculos sóleo e gastrocnêmio. Com base em um teste *t* pareado, os participantes apresentaram um aumento estatisticamente significativo na extensibilidade muscular dos músculos sóleo e gastrocnêmio.[25]

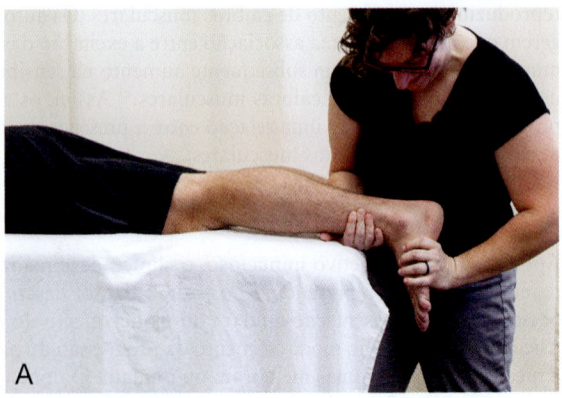
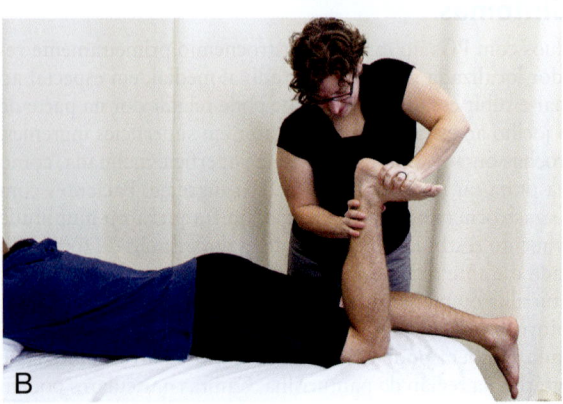

Figura 65-3 Teste de comprimento muscular. (A) Músculo gastrocnêmio. (B) Músculo sóleo. Observe a alteração na dorsiflexão com o joelho flexionado.

Uma abordagem multimodal, que inclui técnicas de liberação dos PGs e alongamento para o músculo tríceps sural, é um tratamento eficaz para o manejo da dor calcâneo-plantar e dor no pé. Grieve e colaboradores[24] relataram os efeitos de uma abordagem de tratamento multimodal para os participantes com dor na panturrilha. Todos os participantes realizaram uma avaliação inicial para mensurar as variáveis independentes, incluindo a escala de dor, o limiar de dor à pressão (LDP), o estado funcional na escala funcional da extremidade inferior (LEFS, do inglês *lower extremity functional scale*) e a amplitude de movimento dorsiflexão do tornozelo. Dez participantes receberam a liberação de PGs dos músculos do tríceps sural, além de serem instruídos a realizar a técnica de autoliberação miofascial (por pressão) e um programa de alongamento domiciliar. Nove dos participantes demonstraram um aumento na amplitude de movimento da dorsiflexão do tornozelo e um aumento nos escores individuais da LEFS.[24] Ordine e colaboradores[20] descobriram que a liberação manual diretamente nos PGs identificados em qualquer um dos ventres do músculo gastrocnêmio, além do alongamento para os músculos tríceps sural e fáscia plantar, resultaram em uma diminuição significativa da dor, melhora considerável no Questionário Short-Form (SF)-36 e no LDP sobre os músculos gastrocnêmio e sóleo.[20]

3.4. Exame de pontos-gatilho

A suspeita da presença de PGs é geralmente feita com base em uma combinação de achados subjetivos e objetivos do exame físico.[18] A palpação plana transversa ao sentido da fibra ou a palpação em pinça é eficaz para identificação de PGs dentro das cabeças medial ou lateral do músculo gastrocnêmio. Uma abordagem como a palpação plana é selecionada quando o tecido mole subcutâneo da panturrilha posterior é tenso e pouco móvel. Para aqueles pacientes que apresentarem o tecido mole subcutâneo da panturrilha maleável e pinçável, a palpação em pinça transversalmente às fibras pode ser utilizada. A palpação manual do músculo gastrocnêmio pode ser realizada com o paciente em decúbito ventral, em decúbito lateral ou em decúbito dorsal com o joelho fletido (Figuras 65-4 e 65-5). Ao examinar o músculo gastrocnêmio no decúbito lateral, o paciente deve posicionar a extremidade a ser tratada para cima. Ao examinar o paciente em decúbito ventral, um travesseiro deve ser colocado sob os pés do paciente, para manter a flexão do joelho em aproximadamente 20°, a fim de permitir alguma frouxidão no músculo gastrocnêmio.[18]

Palpação em pinça transversalmente às fibras para identificar PGs na cabeça lateral do músculo gastrocnêmio pode ser realizada em decúbito lateral (Figura 65-4A), decúbito ventral (Figura 65-4B) ou decúbito dorsal com o joelho fletido (Figura 65-4C). A palpação plana transversa é utilizada para identificar PGs na porção proximal da cabeça lateral ou no restante do ventre muscular da panturrilha posterior quando esta se encontra com pouca mobilidade ou muito tensa.

Palpação em pinça transversalmente às fibras da cabeça medial do músculo gastrocnêmio pode ser realizada em decúbito ventral ou decúbito lateral (Figura 65-5A e B). A palpação plana transversa às fibras é utilizada para identificar os PGs na porção proximal da cabeça medial ou no ventre muscular inteiro, se o tecido da panturrilha posterior estiver pouco móvel ou muito tenso.

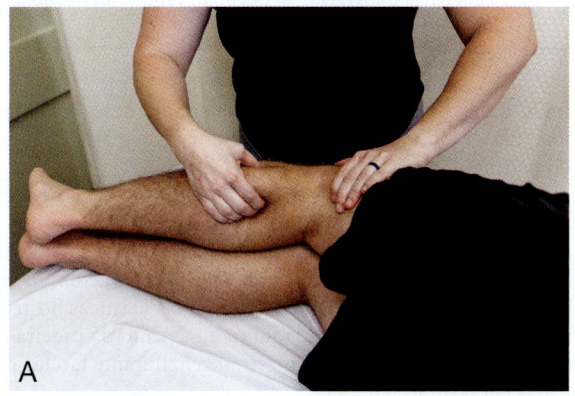
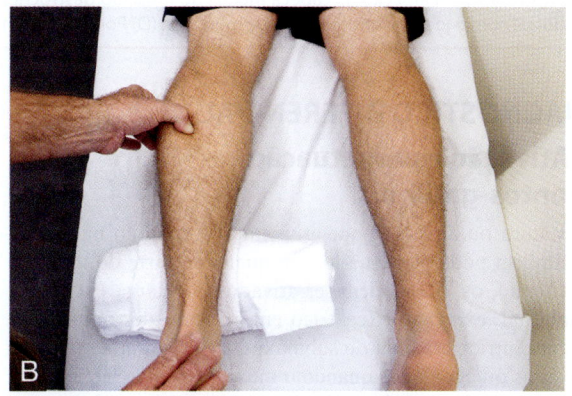
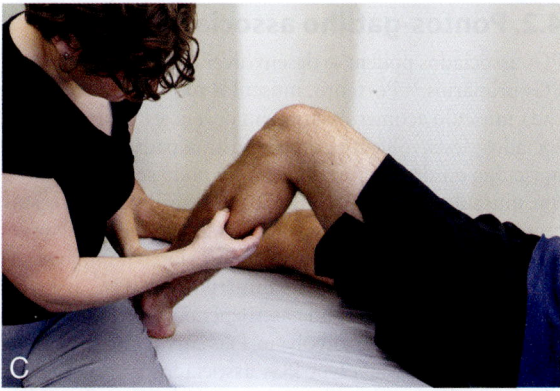
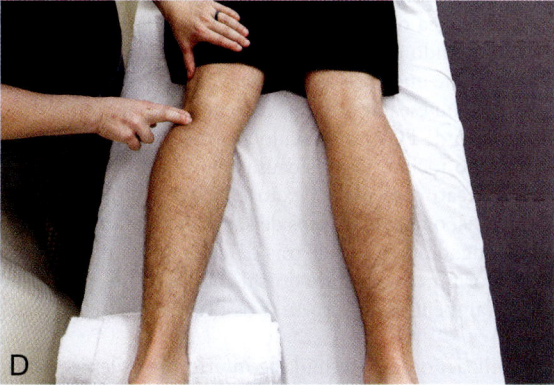

Figura 65-4 Palpação da cabeça lateral do músculo gastrocnêmio. Palpação em pinça transversa do músculo. (A) Decúbito lateral. (B) Decúbito ventral. (C) Decúbito dorsal com o joelho fletido. (D) Palpação plana transversa da porção proximal.

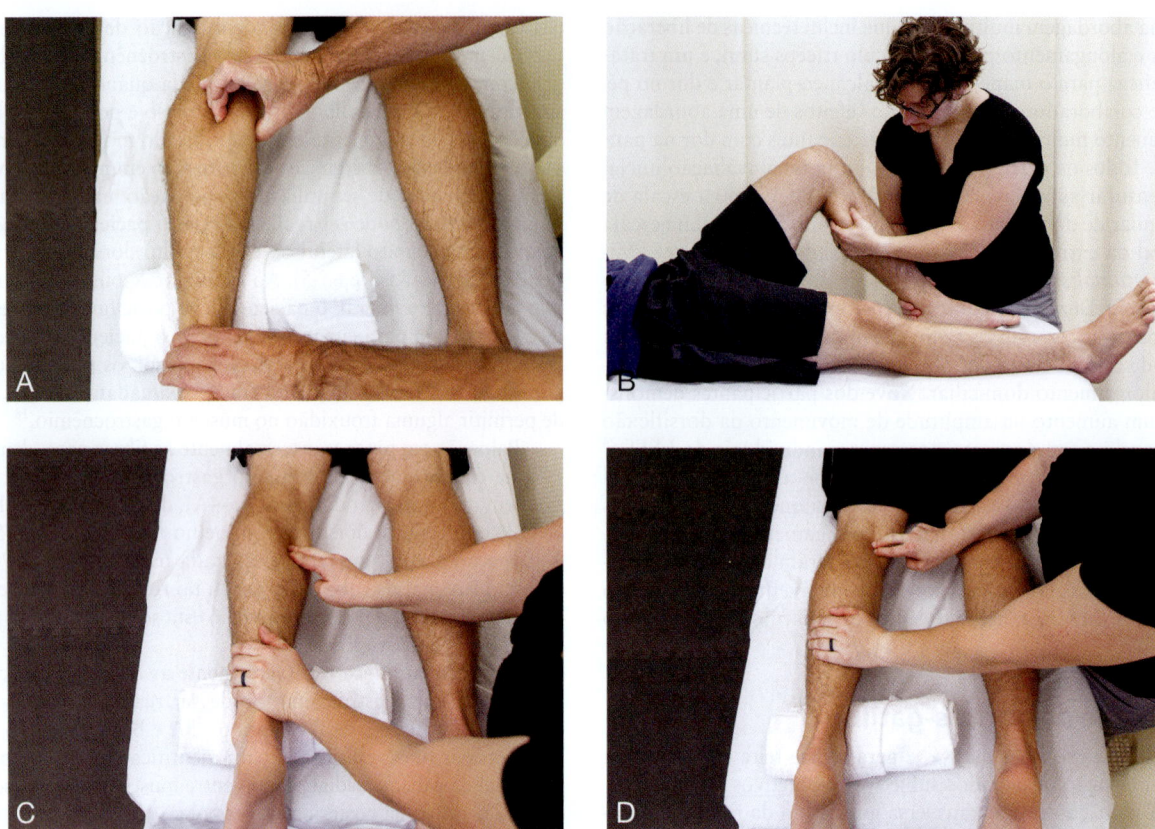

Figura 65-5 Palpação da cabeça medial do músculo gastrocnêmio. Palpação em pinça transversa. (A) Decúbito ventral. (B) Decúbito dorsal com o joelho fletido. (C) Ventre muscular. (D) Porção proximal.

4. DIAGNÓSTICO DIFERENCIAL

4.1. Ativação e perpetuação de pontos-gatilho

Uma postura ou atividade que ative um PG, quando não corrigida, também pode perpetuá-lo. Em qualquer parte do músculo gastrocnêmio, os PGs podem ser ativados por carga excêntrica não habitual, exercício excêntrico em músculo destreinado ou carga concêntrica máxima ou submáxima.[31] PGs também podem ser ativados ou agravados quando o músculo é colocado em uma posição encurtada e/ou alongada por período prolongado.

Os PGs podem se desenvolver no músculo gastrocnêmio por sobrecarga mecânica ou atividade que envolve forte plantiflexão do tornozelo quando o joelho está em uma posição flexionada. As atividades como andar de bicicleta, caminhar, correr em superfícies inclinadas ou escalar terrenos íngremes podem promover o desenvolvimento de PGs no músculo gastrocnêmio, produzindo dor posterior no joelho. Outras causas de sobrecarga muscular incluem a natação com plantiflexão excessiva durante o batimento de pernas, o uso de sapatos de salto alto ou sentar-se com pressão prolongada na parte de trás da coxa ou da panturrilha. Além disso, dormir em decúbito dorsal com os pés mantidos em plantiflexão também pode perpetuar os PGs devido ao peso das cobertas.

A imobilização da extremidade inferior após lesão, como uma fratura, pode facilitar o desenvolvimento de PGs no músculo gastrocnêmio acometido pelo trauma. Durante o período de imobilização, o músculo gastrocnêmio pode tornar-se atrofiado e descondicionado, e uma vez que a descarga de peso é iniciada, o indivíduo pode relatar dor na região dos músculos da panturrilha.

A perpetuação de PGs no músculo gastrocnêmio pode ocorrer por uma compressão externa sustentada da perna que induz um evento isquêmico localizado. A compressão externa do músculo gastrocnêmio, que pode contribuir para a perpetuação de PGs, pode ocorrer por meio de meias ou faixas elásticas ao redor da perna, compressão sustentada junto ao assento da cadeira ou flexão do joelho e plantiflexão do tornozelo durante tarefas prolongadas em posição sentada.[18]

4.2. Pontos-gatilho associados

PGs associados podem se desenvolver nas áreas de dor referida de PGs primários.[32] Portanto, músculos nas áreas de dor referida de cada músculo acometido também devem ser examinados. PGs associados desenvolvem-se em resposta a padrões de compensação muscular ou de dor referida, o que pode ser observado quando um músculo está dentro de um padrão de dor referida de um músculo proximal ou adjacente ao gastrocnêmio. Por exemplo, um PG nos músculos glúteo médio ou glúteo mínimo podem referir dor à região proximal da panturrilha, e um PG associado pode se desenvolver no músculo gastrocnêmio.[18]

Pacientes que desenvolvem PGs ativos no músculo gastrocnêmio podem desenvolver PGs associados nos músculos isquiotibiais, poplíteo, sóleo, flexor longo do hálux e flexor longo dos dedos no membro inferior ipsilateral. Uma vez que os PGs ativos no músculo gastrocnêmio são tratados, o relato de dor do paciente pode modificar para uma queixa de distribuição de dor mais distal devido ao padrão de dor dos músculos flexores longos dos pés ou do sóleo.[18]

4.3. Patologias associadas

Um indivíduo com relatos primários de dor na panturrilha deve ser avaliado para verificar a presença de dor radicular lombar ou radiculopatia. A radiculopatia denota um distúrbio de uma raiz nervosa espinal e é associada com dor nas pernas ou nas costas e a um comprometimento neurológico como hipoestesia, fraqueza ou parestesia na extremidade inferior.[33] Um exame neurológico deve ser realizado nas extremidades inferiores para avaliar a presença de alterações em dermátomos, miótomos ou reflexos. Esse exame também deve avaliar a presença de irritação ou compressão da raiz nervosa L5, que pode dar origem à dor ao longo do aspecto lateral da perna com fraqueza dos flexores plantares do tornozelo e/ou reflexo calcanear diminuído ou ausente. Radiculopatia lombar associada a uma raiz nervosa S1 pode resultar em dor ao longo da borda lateral do pé, fraqueza dos flexores plantares do tornozelo e um reflexo calcanear diminuído ou ausente.[34]

A dor radicular originada de uma raiz nervosa espinal pode causar dor aguda, disparando dor distalmente ao joelho. O exame nem sempre pode deduzir o nível de envolvimento da coluna com base no padrão de déficits sensoriais ou dor. Há pouca evidência mostrando que a dor radicular segue um padrão dermatomérico específico, que corresponde ao nível da raiz nervosa espinal envolvida. Em um estudo de 169 pacientes com radiculopatia lombar, 64,1% apresentaram dor radicular em um padrão não dermatomérico.[35] Conclusões objetivas do exame clínico, incluindo teste de elevação da perna reta (SLRT, do inglês *straight leg raise test*) com resposta cruzada positiva (sensibilidade 0,29, especificidade 0,88) e os reflexos ausentes (sensibilidade 0,14, especificidade 0,93, +LR 2,21, -LR 0,78), auxiliam na determinação de uma síndrome de raiz nervosa, ao passo que a ausência de sintomas com SLRT (sensibilidade 0,91, especificidade 0,26) pode ser usada para descartar o diagnóstico de radiculopatia.[36,37]

Dor no aspecto posterior da panturrilha pode incluir lesões por sobrecarga repetida, estresse mecânico ou trauma. A tendinopatia do calcâneo é uma das lesões mais comuns do uso excessivo do pé e do tornozelo, particularmente entre atletas recreativos e profissionais.[38-42] A etiologia da tendinopatia do calcâneo é multifatorial e inclui fatores intrínsecos e extrínsecos que levam a uma falha na resposta de cura e alterações degenerativas.[43] Dependendo do tipo e do nível de atividade, essa condição afeta cerca de 9 a 40% dos atletas,[44,45] especialmente corredores.[45-47] Embora atletas apresentem maior risco de desenvolver essa condição, ela também pode afetar indivíduos relativamente sedentários.[48,49] A tendinopatia do calcâneo normalmente pode ser classificada em duas categorias: tendinopatia insercional e tendinopatia não insercional ou de porção média, sendo a tendinopatia não insercional a forma mais comum.[44] A tendinopatia do tendão do calcâneo normalmente é uma condição não inflamatória e envolve alterações degenerativas no tecido tendíneo, em geral nas apresentações crônicas que compõem a maioria dos casos.[50-53] A incidência de tendinopatia do calcâneo tende a aumentar com a idade,[54,55] principalmente na faixa etária média de 30 a 50 anos de idade.[42,56,57] Essa condição parece afetar mais homens do que mulheres.[40,57,58]

Vários fatores de risco para tendinopatia do calcâneo foram documentados. Esses fatores incluem limitação da amplitude de movimento de dorsiflexão do tornozelo,[59] pronação excessiva,[40,60] redução da força de plantiflexão do tornozelo,[60,61] amplitude de movimento talocalcâneo anormal,[40,59] obesidade,[48] diabetes,[48] erros de treinamento[39] e uso de medicamentos – especificamente, o antibiótico fluoroquinolona.[62,63]

Pacientes com tendinopatia do calcâneo crônica relatam dor exacerbada com a realização de atividades físicas[64] e rigidez de tornozelo após períodos de inatividade prolongada,[65] o que diminui com atividade continuada.[66] Em casos leves a moderados, os pacientes podem sentir dor apenas no final de sua atividade recreativa[65] e, à medida que a condição se torna mais grave, pode se experienciar a dor durante toda a atividade, o que pode ocasionar descontinuação completa da atividade.[66] Achados típicos utilizados no diagnóstico da tendinopatia do calcâneo incluem sensibilidade local à palpação da porção média do tendão (aproximadamente 2 a 6 cm proximal à sua inserção) com tendinopatia não insercional[67] e na junção osso-tendão na tendinopatia insercional[60]; sinal de arco positivo;[67] redução da força de plantiflexão do tornozelo[68,69] e um teste Royal London Hospital positivo.[67] Reiman e colaboradores[70] mostraram que os pacientes com presença de rigidez matinal e dor local à palpação com crepitação apresentam alta sensibilidade e especificidade para o diagnóstico clínico da tendinopatia do calcâneo.

Nos casos em que o diagnóstico de tendinopatia do tendão do calcâneo é incerto após tomada da história clínica e exame físico, a ressonância magnética (RM) e/ou a ultrassonografia diagnóstica podem ser utilizadas para confirmar ou descartar o problema de forma definitiva[64,71,72] e, se necessário, alterar o plano clínico de tratamento.

Dor e edema de início agudo na face posterior da perna podem ser causados por inflamação localizada nos tendões ou uma ruptura aguda do músculo ou tendão. Rupturas da cabeça medial do músculo gastrocnêmio, conhecidas como "perna de tenista" (*tennis leg*), podem ocorrer com o alongamento excêntrico do músculo gastrocnêmio quando o pé se move em dorsiflexão e o joelho em extensão, como em um saque no tênis.[18] De fato, a tensão do músculo gastrocnêmio medial representa a lesão mais comum do compartimento posterior da extremidade inferior. Dois terços das lesões da panturrilha ocorrem na junção da fáscia entre a cabeça medial do gastrocnêmio e o músculo sóleo.[73]

Os músculos que recobrem o compartimento posterior do joelho que são comumente sujeitos à lesão incluem os músculos isquiotibiais e poplíteos. Os músculos isquiotibiais podem ser lesionados durante atividade de *sprint* e causar dor no joelho posterolateralmente, com sensibilidade à palpação inferiormente à articulação. Testes de resistência dos músculos isquiotibiais com o joelho fletido e a tíbia rotacionada medial ou lateralmente podem auxiliar no diagnóstico de lesão dos músculos semimembranáceo, semitendíneo e bíceps femoral, respectivamente.[14] Os achados clínicos de uma ruptura dentro de um músculo incluem a presença de edema, sensibilidade ou alteração palpável no ventre do músculo. Uma ruptura do músculo poplíteo pode ocorrer juntamente com lesão ligamentar do ligamento cruzado posterior. A ruptura aguda do tendão plantar pode, com frequência, ocorrer em associação com ruptura do músculo gastrocnêmio. O diagnóstico rápido de uma lesão musculotendínea aguda pode ser identificado pela utilização da ultrassonografia musculoesquelética a partir da localização de alterações hipoecoicas (< 2 cm) para uma ruptura parcial, ou a presença de uma formação de hematoma hipoecoico na presença de uma ruptura completa.[74] Dias após a lesão, pode formar-se um hematoma à volta da área da lesão. Lesões traumáticas agudas associadas à formação de edema ou hematoma também devem ser rastreadas para identificação de possível lesão nervosa associada do nervo fibular comum.[75]

Causas adicionais de dor no aspecto posterior da panturrilha incluem cistos de Baker, tumores, infecções, insuficiência arterial ou trombose venosa profunda. Um cisto de Baker se forma na região poplítea devido à herniação e ao derrame de líquido sinovial na cápsula posterior do joelho, como resultado de desarranjo interno na articulação do joelho.[75] A presença de um cisto de Baker pode ser identificada por meio de palpação do nódulo doloroso ou sensível entre os músculos semimembranáceos e a cabeça medial do gastrocnêmio. A RM é a melhor modalidade de imagem utilizada para diagnosticar um cisto de Baker, pois é capaz de identificar a presença de um desarranjo intra-articular e a sua relação adjacente com estruturas anatômicas.[75]

As complicações dos cistos de Baker incluem infecção, ruptura com compressão concomitante das estruturas anatômicas circunvizinhas e hemorragia.[74,75] Deve-se suspeitar de uma infecção na presença de uma doença sistêmica, de um cisto com dor posterior no joelho e de edema com sinais locais de calor e eritema. Um cisto de Baker pode causar trombose venosa profunda e isquemia. Os sintomas associados de um cisto rompido podem simular os achados do exame clínico da tromboflebite. O diagnóstico de lesões vasculares associadas à dor posterior do joelho pode ser estabelecido com emprego da RM e da angiografia tomográfica computadorizada.[75]

5. AÇÕES CORRETIVAS

Um indivíduo com PGs no músculo gastrocnêmio deve evitar posturas ou atividades com tornozelo sustentado em plantiflexão, ativa ou passivamente. As posições que devem ser evitadas incluem estar sentado em cadeiras altas, nas quais os pés não estão completamente apoiados no chão, e atividade prolongada na direção de automóveis que necessitam que o tornozelo permaneça em plantiflexão sustentada. Os pacientes devem ajustar as superfícies de assento para permitir que seus pés e tornozelos descansem em uma posição neutra, e o uso do piloto automático durante atividades de direção prolongada pode prevenir a perpetuação de PGs nos músculos do tríceps sural. Outras modificações de atividades úteis podem incluir andar em superfícies planas, em vez de superfícies inclinadas, evitar meias com materiais elásticos ou apertados ao redor da panturrilha, evitar a plantiflexão prolongada do tornozelo em atividades como a natação, e evitar o uso de calçados com saltos que elevam o calcanhar do solo mais do que 5 cm. A avaliação eletromiográfica do músculo gastrocnêmio em indivíduos com uma pequena elevação do calcanhar demonstra uma atividade reduzida do músculo gastrocnêmio durante a atividade de caminhada.[76] Portanto, o uso de uma pequena elevação no calcanhar pode ser benéfico para a redução de carga temporária do músculo gastrocnêmio após uma lesão aguda ou após o reparo cirúrgico do tendão do calcâneo.

Cãibras musculares noturnas da panturrilha são frequentemente associadas a PGs no músculo gastrocnêmio. O aquecimento da panturrilha com mantas elétricas ou bolsa quente por alguns minutos antes de dormir pode ajudar a reduzir a irritabilidade dos PGs; além disso, manter posição neutra dos tornozelos durante o sono pode ajudar a reduzir as cãibras noturnas. Para prevenir o aparecimento de cãibras musculares noturnas, pode-se alternar a amplitude de movimento ativa total na dorsiflexão e na plantiflexão do tornozelo. Na posição sentada, o movimento ativo em toda a amplitude de movimento ajuda a minimizar a imobilidade e promove o fluxo sanguíneo para as extremidades inferiores.[18]

Em geral, os músculos das pernas acomodam-se de maneira mais confortável se o tornozelo for mantido em posição neutra durante a noite; portanto, pode ser necessário ajustar a postura de dormir dos pacientes. Esta posição é facilitada ao deixar os lençóis soltos na beira da cama, o que reduz a força externa em plantiflexão excessiva (Figura 65-6). Usar um travesseiro entre as pernas e deixar os joelhos em posição lateral para colocar o pé e o tornozelo em uma posição neutra também pode ser benéfico. Pacientes com PGs irritáveis devem evitar deitar-se sobre o lado afetado, pois a pressão do leito pode perpetuar a atividade dos PGs.

A autoliberação miofascial dos PGs no gastrocnêmio pode ser realizada nas posições sentada ou sentada com as pernas estendidas (Figura 65-7). Pressão pode ser aplicada manualmente com uma garra em pinça (Figura 65-7A), uma ferramenta de liberação de PGs ou uma bola de consistência firme (Figura 65-7B), ou com o uso de rolo de liberação (Figura 65-7C). Deve-se encontrar o ponto sensível com as mãos ou com uma ferramenta, e uma leve pressão (não mais do que 4/10 de dor) é mantida por 15 a 30 segundos até a dor diminuir. Essa técnica pode ser repetida até cinco vezes, várias vezes ao dia (Figura 65-7A, B e C).

O autoalongamento do músculo gastrocnêmio pode ser realizado na posição sentada ou em pé. O autoalongamento do gastrocnêmio na posição sentada requer que o paciente mantenha o joelho no lado envolvido totalmente estendido. Uma alça longa deve colocada sob o antepé, mantendo o joelho em uma posição estendida, aplicando o alongamento passivo por meio da dorsiflexão no pé e no tornozelo (Figura 65-8A). O autoalongamento do músculo gastrocnêmio na posição em pé é realizado com o indivíduo em uma posição de passada larga de frente para uma parede, com ambos os pés colocados em uma posição neutra e com as mãos na parede, na altura dos ombros, ou em uma cadeira (Figura 65-8B). Com a perna afetada para trás, o pé deve ser colocado em uma leve supinação usando uma pequena cunha ao longo de toda a borda interna do pé (Figura 65-6B, foto pequena) para enfatizar a dorsiflexão do retropé e evitar forças excessivas de dorsiflexão do mediopé.[77] O indivíduo deve inclinar o tronco para a frente, mantendo os calcanhares no chão e o peso do corpo em direção ao pé da frente, mantendo o joelho da perna posterior em uma posição totalmente estendida. Esse alongamento pode ser aumentado pelo relaxamento pós-isométrico. No início do alongamento na panturrilha, a planta do pé é empurrada contra o chão por meio de uma ligeira contração dos músculos da panturrilha, permanecendo o calcanhar e resto do pé no chão. Deve-se manter a contração por 6 a 10 segundos e realizar uma inspiração profunda.

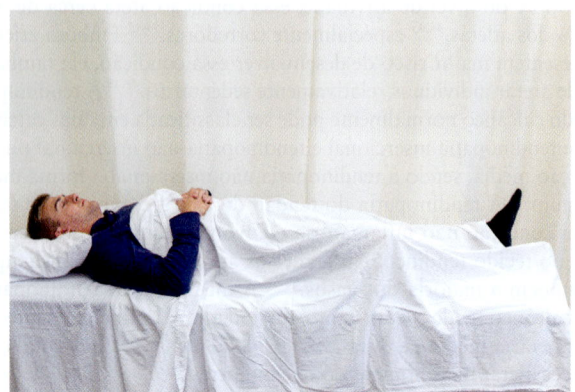

Figura 65-6 Postura de dormir com o pé do lado afetado para fora das cobertas para evitar que o peso delas puxe o pé e o tornozelo para baixo, colocando o músculo em uma posição encurtada por tempo prolongado.

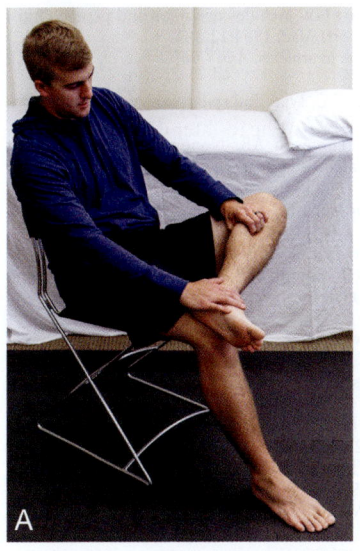 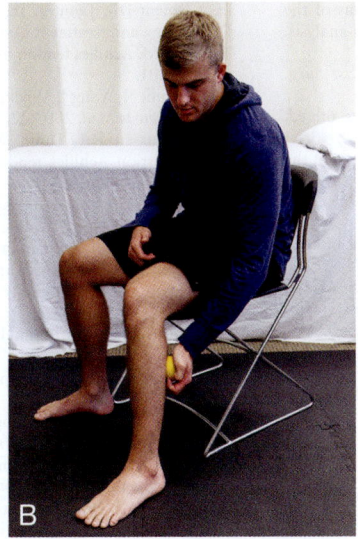 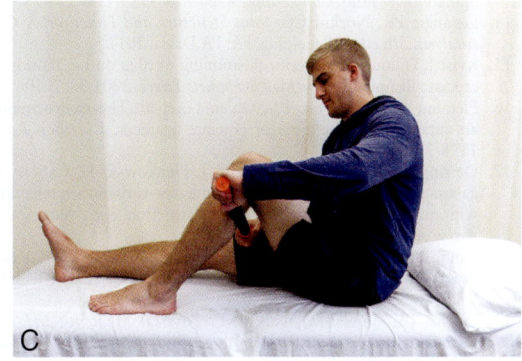

Figura 65-7 Autoliberação miofascial dos PGs. (A) Liberação manual. (B) Usando uma bola de tênis. (C) Usando um rolo de autoliberação de PGs.

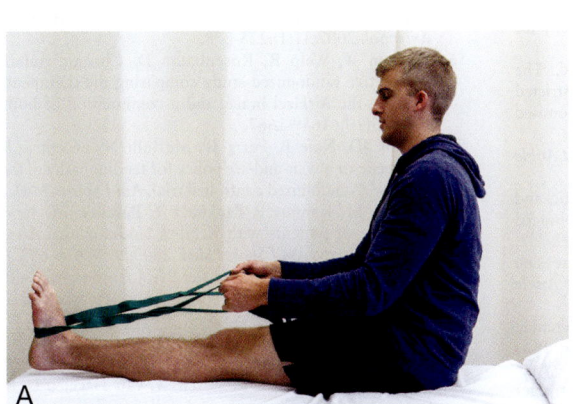 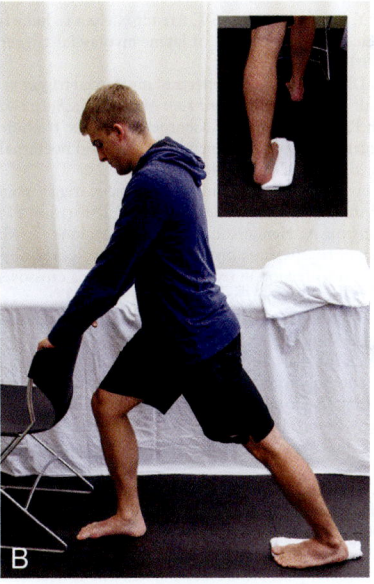

Figura 65-8 Autoalongamento do músculo gastrocnêmio. (A) Alongamento suave realizado com uma cinta ou toalha para PGs irritáveis no músculo gastrocnêmio. (B) Alongamento do corredor. Uma toalha macia é colocada ao longo da parte interna do pé para evitar o achatamento do arco plantar durante o alongamento.

Então, durante uma expiração lenta pela boca, os músculos da panturrilha podem relaxar, e outra ligeira inclinação para a frente pode ser realizada até que um alongamento seja sentido novamente na panturrilha. Esse procedimento pode ser repetido três a cinco vezes e pode ser realizado três vezes ao dia.

Referências

1. Doral MN, Alam M, Bozkurt M, et al. Functional anatomy of the Achilles tendon. *Knee Surg Sports Traumatol Arthrosc*. 2010;18(5):638-643.
2. Parson S. *Clinically Oriented Anatomy*. 6th ed. Baltimore, MD: Lippincott Williams and Wilkins; 2010.
3. Standring S. *Gray's Anatomy: The Anatomical Basis of Clinical Practice*. 41st ed. London, UK: Elsevier; 2015.
4. Ward SR, Eng CM, Smallwood LH, Lieber RL. Are current measurements of lower extremity muscle architecture accurate? *Clin Orthop Relat Res*. 2009;467(4): 1074-1082.
5. Abellaneda S, Guissard N, Duchateau J. The relative lengthening of the myotendinous structures in the medial gastrocnemius during passive stretching differs among individuals. *J Appl Physiol (1985)*. 2009;106(1):169-177.
6. Edama M, Onishi H, Kumaki K, Kageyama I, Watanabe H, Nashimoto S. Effective and selective stretching of the medial head of the gastrocnemius. *Scand J Med Sci Sports*. 2015;25(2):242-250.
7. Watanabe Y, Moriya H, Takahashi K, et al. Functional anatomy of the posterolateral structures of the knee. *Arthroscopy*. 1993;9(1):57-62.
8. Chazan IM. Achilles tendinitis part I: anatomy, histology, classification, etiology, and pathomechanics. *J Man Manip Ther*. 1998;6:63-69.
9. Pekala PA, Henry BM, Ochala A, et al. The twisted structure of the Achilles tendon unraveled: a detailed quantitative and qualitative anatomical investigation. *Scand J Med Sci Sports*. 2017;27(12):1705-1715.

10. Ramakrishnan PK, Henry BM, Vikse J, et al. Anatomical variations of the formation and course of the sural nerve: a systematic review and meta-analysis. Ann Anat. 2015;202:36-44.
11. Xie XT, Chai YM. Medial sural artery perforator flap. Ann Plast Surg. 2012;68(1):105-110.
12. Kisner C, Colby L. Therapeutic Exercise: Foundations and Techniques. 6th ed. Philadelphia, PA: FA Davis; 2012.
13. Wickiewicz TL, Roy RR, Powell PL, Edgerton VR. Muscle architecture of the human lower limb. Clin Orthop Relat Res. 1983;(179):275-283.
14. Levangie PK, Norkin CC. Joint Structure and Function: A Comprehensive Analysis. 5th ed. Philadelphia, PA: FA Davis; 2011.
15. Kvist J, Gillquist J. Anterior positioning of tibia during motion after anterior cruciate ligament injury. Med Sci Sports Exerc. 2001;33(7):1063-1072.
16. Fleming BC, Renstrom PA, Ohlen G, et al. The gastrocnemius muscle is an antagonist of the anterior cruciate ligament. J Orthop Res. 2001;19(6):1178-1184.
17. Oeffinger DJ, Shapiro R, Nyland J, Pienkowski D, Caborn DN. Delayed gastrocnemius muscle response to sudden perturbation in rehabilitated patients with anterior cruciate ligament reconstruction. Knee Surg Sports Traumatol Arthrosc. 2001;9(1):19-27.
18. Simons DG, Travell J, Simons L. Travell & Simon's Myofascial Pain and Dysfunction: The Trigger Point Manual. Vol 1. 2nd ed. Baltimore, MD: Williams & Wilkins; 1999 (p. 104).
19. DeLisa JA, Gans BM, Walsh NE. Physical Medicine and Rehabilitation: Principles and Practice. Vol 1. 4th ed. Philadelphia, PA: Lippincott Williams & Wilkins; 2005.
20. Renan-Ordine R, Alburquerque-Sendin F, de Souza DP, Cleland JA, Fernández de las Peñas C. Effectiveness of myofascial trigger point manual therapy combined with a self-stretching protocol for the management of plantar heel pain: a randomized controlled trial. J Orthop Sports Phys Ther. 2011;41(2):43-50.
21. Ge HY, Zhang Y, Boudreau S, Yue SW, Arendt-Nielsen L. Induction of muscle cramps by nociceptive stimulation of latent myofascial trigger points. Exp Brain Res. 2008;187(4):623-629.
22. Kim DH, Yoon DM, Yoon KB. The effects of myofascial trigger point injections on nocturnal calf cramps. J Am Board Fam Med. 2015;28(1):21-27.
23. Prateepavanich P, Kupniratsaikul V, Charoensak T. The relationship between myofascial trigger points of gastrocnemius muscle and nocturnal calf cramps. J Med Assoc Thai. 1999;82(5):451-459.
24. Grieve R, Barnett S, Coghill N, Cramp F. Myofascial trigger point therapy for triceps surae dysfunction: a case series. Man Ther. 2013;18(6):519-525.
25. Grieve R, Cranston A, Henderson A, John R, Malone G, Mayall C. The immediate effect of triceps surae myofascial trigger point therapy on restricted active ankle joint dorsiflexion in recreational runners: a crossover randomised controlled trial. J Bodyw Mov Ther. 2013;17(4):453-461.
26. Barouk P, Barouk LS. Clinical diagnosis of gastrocnemius tightness. Foot Ankle Clin. 2014;19(4):659-667.
27. Vaes PH, Duquet W, Casteleyn PP, Handelberg F, Opdecam P. Static and dynamic roentgenographic analysis of ankle stability in braced and nonbraced stable and functionally unstable ankles. Am J Sports Med. 1998;26(5):692-702.
28. Young R, Nix S, Wholohan A, Bradhurst R, Reed L. Interventions for increasing ankle joint dorsiflexion: a systematic review and meta-analysis. J Foot Ankle Res. 2013;6(1):46.
29. Johanson MA, Wooden M, Catlin PA, et al. Effects of gastrocnemius stretching on ankle dorsiflexion and time-to-heel off during the stance phase of gait. Phys Ther Sport. 2006;7(2):93-100.
30. Vernon H, Schneider M. Chiropractic management of myofascial trigger points and myofascial pain syndrome: a systematic review of the literature. J Manipulative Physiol Ther. 2009;32(1):14-24.
31. Gerwin RD, Dommerholt J, Shah JP. An expansion of Simons' integrated hypothesis of trigger point formation. Curr Pain Headache Rep. 2004;8(6):468-475.
32. Hsieh YL, Kao MJ, Kuan TS, Chen SM, Chen JT, Hong CZ. Dry needling to a key myofascial trigger point may reduce the irritability of satellite MTrPs. Am J Phys Med Rehabil. 2007;86(5):397-403.
33. Stetts D, Carpenter J. Physical Therapy Management of Patients with Spinal Pain: An Evidence Based Approach. Thorofare, NJ: Slack Inc; 2014.
34. Flynn T, Cleland J, Whitman J. User's Guide to Musculoskeletal Examination. Buckner, Kentucky: Evidence in Motion; 2008.
35. Murphy DR, Hurwitz EL, Gerrard JK, Clary R. Pain patterns and descriptions in patients with radicular pain: does the pain necessarily follow a specific dermatome? Chiropr Osteopat. 2009;17:9.
36. Deville WL, van der Windt DA, Dzaferagic A, Bezemer PD, Bouter LM. The test of Lasegue: systematic review of the accuracy in diagnosing herniated discs. Spine (Phila Pa 1976). 2000;25(9):1140-1147.
37. Vroomen PC, de Krom MC, Wilmink JT, Kester AD, Knottnerus JA. Diagnostic value of history and physical examination in patients suspected of lumbosacral nerve root compression. J Neurol Neurosurg Psychiatry. 2002;72(5):630-634.
38. Sobhani S, Dekker R, Postema K, Dijkstra PU. Epidemiology of ankle and foot overuse injuries in sports: a systematic review. Scand J Med Sci Sports. 2013;23(6):669-686.
39. Clement DB, Taunton JE, Smart GW. Achilles tendinitis and peritendinitis: etiology and treatment. Am J Sports Med. 1984;12(3):179-184.
40. Kvist M. Achilles tendon injuries in athletes. Ann Chir Gynaecol. 1991;80(2):188-201.
41. Maffulli N, Wong J, Almekinders LC. Types and epidemiology of tendinopathy. Clin Sports Med. 2003;22(4):675-692.
42. Magnussen RA, Dunn WR, Thomson AB. Nonoperative treatment of midportion Achilles tendinopathy: a systematic review. Clin J Sport Med. 2009;19(1):54-64.
43. Li HY, Hua YH. Achilles tendinopathy: current concepts about the basic science and clinical treatments. Biomed Res Int. 2016;2016:6492597.
44. Kvist M. Achilles tendon injuries in athletes. Sports Med. 1994;18(3):173-201.
45. Kujala UM, Sarna S, Kaprio J. Cumulative incidence of achilles tendon rupture and tendinopathy in male former elite athletes. Clin J Sport Med. 2005;15(3):133-135.
46. Johansson C. Injuries in elite orienteers. Am J Sports Med. 1986;14(5):410-415.
47. Lysholm J, Wiklander J. Injuries in runners. Am J Sports Med. 1987;15(2):168-171.
48. Holmes GB, Lin J. Etiologic factors associated with symptomatic achilles tendinopathy. Foot Ankle Int. 2006;27(11):952-959.
49. Rolf C, Movin T. Etiology, histopathology, and outcome of surgery in achillodynia. Foot Ankle Int. 1997;18(9):565-569.
50. Kader D, Saxena A, Movin T, Maffulli N. Achilles tendinopathy: some aspects of basic science and clinical management. Br J Sports Med. 2002;36(4):239-249.
51. Alfredson H, Lorentzon R. Chronic tendon pain: no signs of chemical inflammation but high concentrations of the neurotransmitter glutamate. Implications for treatment? Curr Drug Targets. 2003;3(1):43-54.
52. Jarvinen M, Jozsa L, Kannus P, Jarvinen TL, Kvist M, Leadbetter W. Histopathological findings in chronic tendon disorders. Scand J Med Sci Sports. 1997;7(2):86-95.
53. Khan KM, Cook JL, Taunton JE, Bonar F. Overuse tendinosis, not tendinitis part 1: a new paradigm for a difficult clinical problem. Phys Sportsmed. 2000;28(5):38-48.
54. Fahlstrom M, Lorentzon R, Alfredson H. Painful conditions in the Achilles tendon region in elite badminton players. Am J Sports Med. 2002;30(1):51-54.
55. Krolo I, Viskovic K, Ikic D, Klaric-Custovic R, Marotti M, Cicvara T. The risk of sports activities—the injuries of the Achilles tendon in sportsmen. Coll Antropol. 2007;31(1):275-278.
56. Petersen W, Welp R, Rosenbaum D. Chronic Achilles tendinopathy: a prospective randomized study comparing the therapeutic effect of eccentric training, the AirHeel brace, and a combination of both. Am J Sports Med. 2007;35(10): 1659-1667.
57. Rompe JD, Nafe B, Furia JP, Maffulli N. Eccentric loading, shock-wave treatment, or a wait-and-see policy for tendinopathy of the main body of tendo Achillis: a randomized controlled trial. Am J Sports Med. 2007;35(3):374-383.
58. Paavola M, Kannus P, Paakkala T, Pasanen M, Jarvinen M. Long-term prognosis of patients with Achilles tendinopathy. An observational 8-year follow-up study. Am J Sports Med. 2000;28(5):634-642.
59. Kaufman KR, Brodine SK, Shaffer RA, Johnson CW, Cullison TR. The effect of foot structure and range of motion on musculoskeletal overuse injuries. Am J Sports Med. 1999;27(5):585-593.
60. McCrory JL, Martin DF, Lowery RB, et al. Etiologic factors associated with Achilles tendinitis in runners. Med Sci Sports Exerc. 1999;31(10):1374-1381.
61. Mahieu NN, Witvrouw E, Stevens V, Van Tiggelen D, Roget P. Intrinsic risk factors for the development of Achilles tendon overuse injury: a prospective study. Am J Sports Med. 2006;34(2):226-235.
62. Barge-Caballero E, Crespo-Leiro MG, Paniagua-Martin MJ, et al. Quinolone-related Achilles tendinopathy in heart transplant patients: incidence and risk factors. J Heart Lung Transplant. 2008;27(1):46-51.
63. Greene BL. Physical therapist management of fluoroquinolone-induced Achilles tendinopathy. Phys Ther. 2002;82(12):1224-1231.
64. Maffulli N, Kader D. Tendinopathy of tendo achillis. J Bone Joint Surg Br. 2002;84(1):1-8.
65. Leach RE, James S, Wasilewski S. Achilles tendinitis. Am J Sports Med. 1981;9(2):93-98.
66. Schepsis AA, Jones H, Haas AL. Achilles tendon disorders in athletes. Am J Sports Med. 2002;30(2):287-305.
67. Maffulli N, Kenward MG, Testa V, Capasso G, Regine R, King JB. Clinical diagnosis of Achilles tendinopathy with tendinosis. Clin J Sport Med. 2003;13(1):11-15.
68. MacLellan GE, Vyvyan B. Management of pain beneath the heel and Achilles tendonitis with visco-elastic heel inserts. Br J Sports Med. 1981;15(2):117-121.
69. Silbernagel KG, Gustavsson A, Thomee R, Karlsson J. Evaluation of lower leg function in patients with Achilles tendinopathy. Knee Surg Sports Traumatol Arthrosc. 2006;14(11):1207-1217.
70. Reiman M, Burgi C, Strube E, et al. The utility of clinical measures for the diagnosis of Achilles tendon injuries: a systematic review with meta-analysis. J Athl Train. 2014;49(6):820-829.

71. Bleakney RR, White LM. Imaging of the Achilles tendon. *Foot Ankle Clin.* 2005;10(2):239-254.
72. Neuhold A, Stiskal M, Kainberger F, Schwaighofer B. Degenerative Achilles tendon disease: assessment by magnetic resonance and ultrasonography. *Eur J Radiol.* 1992;14(3):213-220.
73. Bright JM, Fields KB, Draper R. Ultrasound diagnosis of calf injuries. *Sports Health.* 2017;9(4):352-355.
74. Kane D, Balint PV, Gibney R, Bresnihan B, Sturrock RD. Differential diagnosis of calf pain with musculoskeletal ultrasound imaging. *Ann Rheum Dis.* 2004;63(1):11-14.
75. English S, Perret D. Posterior knee pain. *Curr Rev Musculoskelet Med.* 2010;3(1-4):3-10.
76. Lee KH, Matteliano A, Medige J, Smiehorowski T. Electromyographic changes of leg muscles with heel lift: therapeutic implications. *Arch Phys Med Rehabil.* 1987;68(5, pt 1):298-301.
77. Johanson MA, DeArment A, Hines K, et al. The effect of subtalar joint position on dorsiflexion of the ankle/rearfoot versus midfoot/forefoot during gastrocnemius stretching. *Foot Ankle Int.* 2014;35(1):63-70.

Capítulo 66

Músculos sóleo e plantar
Calcanhar do corredor

Kathleen Geist | Joseph M. Donnelly

1. INTRODUÇÃO

Os músculos sóleo e plantar estão localizados no compartimento posterior superficial da perna, junto ao músculo gastrocnêmio. A principal função do músculo sóleo é a plantiflexão da articulação do tornozelo, a inversão da articulação talocalcânea e o controle postural. Também é um componente essencial para a bomba musculovenosa da extremidade inferior. Acredita-se que o músculo plantar tenha um papel proprioceptivo primário no pé e no tornozelo. Pontos-gatilho (PGs) nos músculos sóleo e plantar podem causar dor posterior no joelho, na panturrilha, no tendão do calcâneo e no calcanhar. Em raros casos, um PG no músculo sóleo refere dor proximalmente na espinha ilíaca posterossuperior ipsilateral. PGs no músculo sóleo podem restringir a dorsiflexão ativa e passiva do tornozelo com o joelho flexionado. Os sintomas associados aos PGs no músculo sóleo incluem dor no aspecto posterior da canela, na região posterior e inferior do calcanhar e no arco do pé, o que é exacerbado por andar ou correr em superfícies inclinadas, subir escadas, ou correr. O diagnóstico diferencial dos PGs do sóleo deve incluir o rastreamento para dor radicular lombar ou radiculopatia, dor referida da articulação sacroilíaca, tendinopatia do calcâneo, síndrome compartimental de esforço e síndrome de Haglund. As ações corretivas para os PGs no sóleo incluem educação postural, autoalongamento e autoliberação miofascial (por pressão) dos PGs.

2. CONSIDERAÇÕES ANATÔMICAS

Sóleo

O músculo sóleo é um músculo bipenado localizado no compartimento posterior superficial da perna e compõe o grupo muscular tríceps sural, junto com os músculos gastrocnêmio e plantar. O músculo sóleo encontra-se profundamente ao músculo gastrocnêmio no compartimento posterior da perna (Figura 66-1).[1,2] A inserção proximal do músculo sóleo origina-se na linha solear e no terço médio do aspecto posterior da tíbia, no quarto proximal da superfície posterior da fíbula e no aspecto posterior da cabeça da fíbula. Uma banda fibrosa se forma entre a origem medial e lateral proximal do músculo sóleo, na qual passam a artéria poplítea, a veia poplítea e o nervo tibial distalmente na perna (Figuras 66-2 e 66-3).[3] As fibras do músculo sóleo inserem-se à parte inferior da aponeurose, que também fornece uma inserção para o músculo gastrocnêmio. Essa aponeurose forma o tendão do calcâneo e insere-se no aspecto posterior do calcâneo.[1,4]

Estudos morfológicos tridimensionais demonstram separação do músculo sóleo em divisões marginal, anterior e posterior, com base na direção da fibra e na localização e inserção da aponeurose. A face anterior do músculo sóleo dá origem às aponeuroses medial e lateral proximais, que se interligam para formar o epimísio anterior. Um tendão central emerge da aponeurose anterior do músculo sóleo e se estende distalmente para se mesclar ao aspecto anterior e central do tendão do calcâneo.[2] A inserção distal do músculo sóleo é misturada ao músculo gastrocnêmio para formar o tendão do calcâneo, que se insere na face posterior do calcâ-

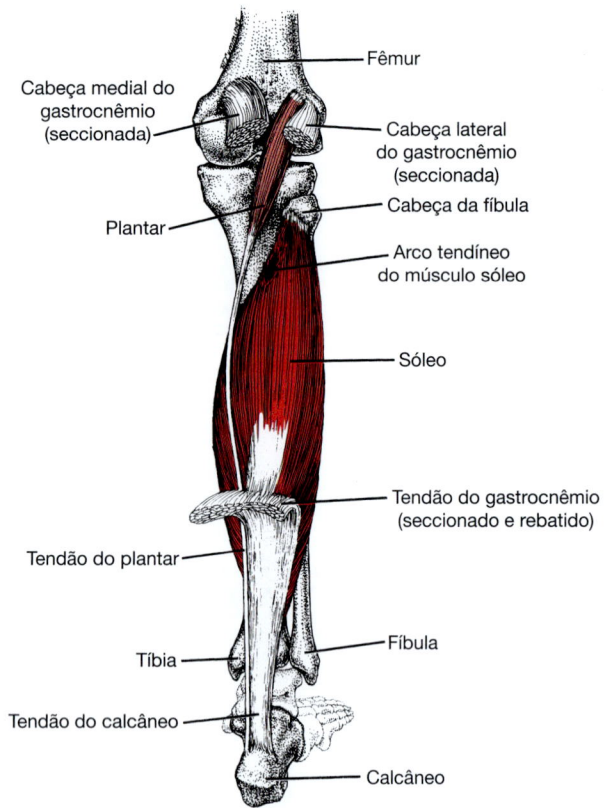

Figura 66-1 O aspecto proximal do músculo sóleo surge da cabeça da fíbula, 1/3 proximal e no eixo médio posterior da tíbia e da linha solear, e se insere distalmente na face posterior do calcâneo. O músculo plantar origina-se da linha supracondilar lateral do fêmur e se insere na face posterior do calcâneo.

neo.[2,4] As fibras do tendão do calcâneo se torcem aproximadamente 90° antes da sua inserção. As fibras tendíneas do músculo sóleo se inserem ao terço medial do calcâneo (Figura 66-4), e as fibras do músculo gastrocnêmio se inserem aos dois terços laterais.[5] De fato, o músculo sóleo representa apenas 28% da inserção do tríceps sural no tendão do calcâneo.[6]

O músculo sóleo marginal está localizado na periferia do músculo sóleo e tem inserções diretas nas aponeuroses anteriores e posteriores da parte posterior da perna. A direção dos feixes de fibras da região marginal do músculo sóleo facilitam a constrição das aponeuroses anterior e posterior, melhorando a eficiência da contração muscular.

A presença de um músculo sóleo acessório é uma variação anatômica atípica, e acredita-se que ocorra a partir de uma divisão precoce de um fascículo do sóleo durante o desenvolvimento embriológico. Um músculo sóleo acessório é geralmente identificado a partir de achados incidentais na ressonância magnética (RM)

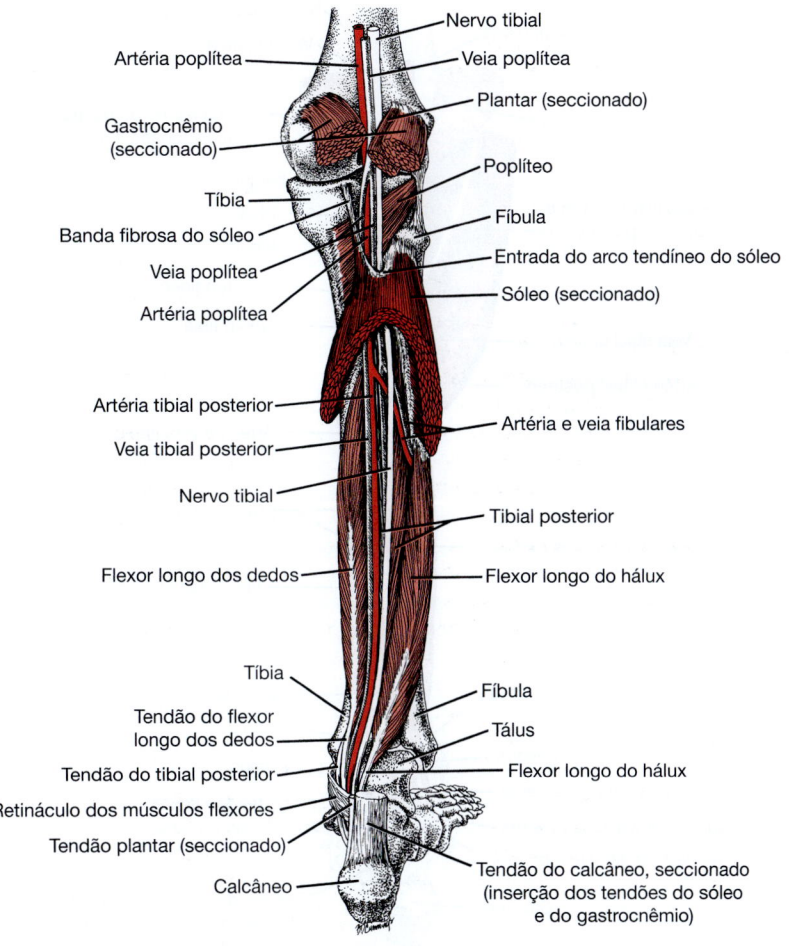

Figura 66-2 Vista superficial do arco tendíneo do músculo sóleo com a maior porção do músculo sóleo direito (vermelho-escuro) seccionado e removido. Isso mostra as relações do arco tendíneo e muscular do sóleo com a artéria tibial posterior (vermelho-vivo), a veia tibial posterior (hachura diagonal em cruz preta), o nervo tibial (branco) e os músculos vizinhos (vermelho-claro). A banda fibrosa que se estende acima, a partir do lado medial do arco tendíneo do sóleo que forma o arco tendíneo do sóleo, é desenhada a partir de fotografia de um cadáver no qual a banda era excepcionalmente bem desenvolvida.

e pode ser uma fonte incomum da síndrome compartimental de esforço em concomitância com a síndrome do túnel do tarso. Essa variante anatômica está presente em 0,7 a 5,6% da população geral.[7] A origem de um músculo sóleo acessório pode surgir posteriormente, a partir da face distal da tíbia ou do aspecto ventral do músculo sóleo. A inserção distal de um músculo sóleo acessório podem se inserir no aspecto superior do calcâneo ou no aspecto anteromedial do tendão do calcâneo.[7] Outros autores relataram que o músculo sóleo acessório possui três possíveis inserções: (1) inserção distal ao aspecto medial do calcâneo por um tendão separado (26,1%); (2) inserção tendínea distal ao tendão do calcâneo (3,5%); e (3) inserção distal carnuda do músculo à superfície medial do calcâneo (4,3%).[8]

Plantar

O músculo plantar está localizado na região do compartimento posterior da perna e, em conjunto com os músculos gastrocnêmio e sóleo, são conhecidos como os músculos do tríceps sural. O músculo plantar é considerado um acessório para a cabeça lateral do músculo gastrocnêmio. É um músculo pequeno e fino que se origina da face inferior da linha supracondilar lateral do fêmur e das fibras do ligamento poplíteo oblíquo que cursa proximalmente em direção medial e inferior da fossa poplítea. O comprimento do ventre do músculo plantar varia de 7 a 13 cm de comprimento a partir da origem no fêmur. A junção miotendínea do músculo plantar ocorre no terço proximal da perna ao nível da inserção superior do músculo sóleo na tíbia. O tendão plantar viaja ao longo do aspecto medial do ventre muscular e desce distalmente à medida que o tendão passa entre o músculo sóleo e a cabeça medial do músculo gastrocnêmio na porção média da perna. O tendão continua em uma direção inferomedial ao longo do aspecto medial do tendão do calcâneo e se insere na tuberosidade do calcâneo (Figura 66-1).[3,9]

Um estudo retrospectivo de revisão estabeleceu a prevalência de um músculo acessório plantar na RM de rotina de 1.000 indivíduos com dor aguda ou crônica no joelho.[10] Um músculo plan-

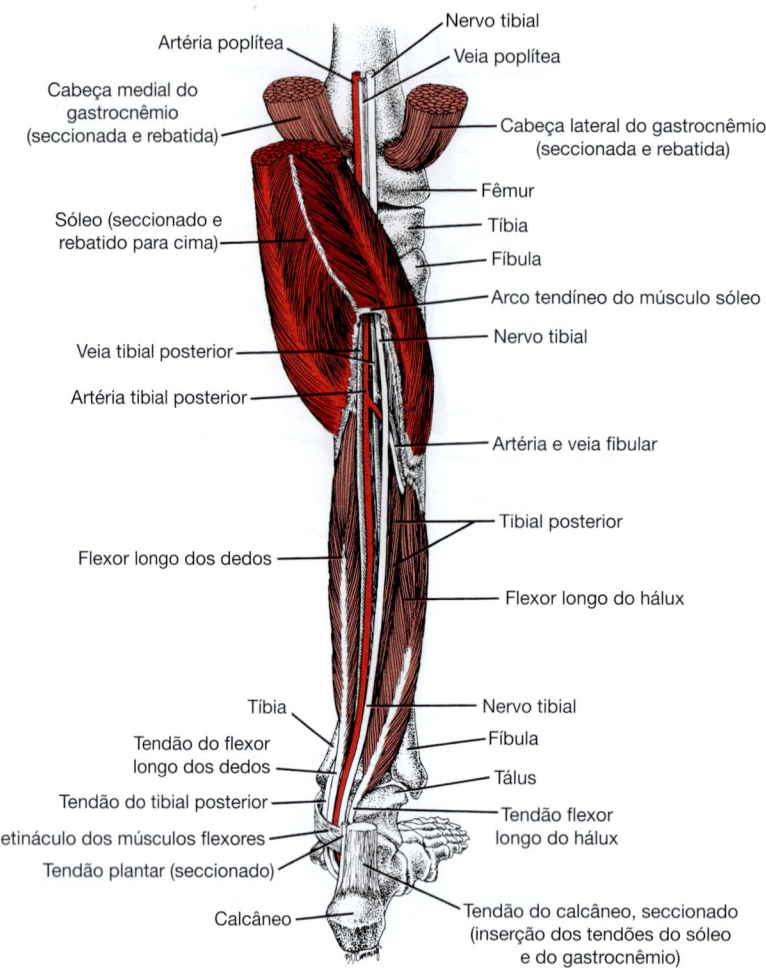

Figura 66-3 O músculo sóleo (vermelho-escuro) foi rebatido para cima, mostrando a abertura distal do arco tendíneo do músculo sóleo e sua relação com o nervo tibial (branco), a artéria tibial posterior (vermelho-vivo), a veia tibial posterior (hachura diagonal em preto) e a musculatura adjacente (vermelho-claro). Essa é uma reconstrução artística de como seria o arco tendíneo do sóleo se fosse possível rebater o músculo sem cortar sua inserção proximal à tíbia e à fíbula. O músculo gastrocnêmio foi seccionado e rebatido.

tar acessório foi identificado em 63 dos 1.000 indivíduos, com a origem de 62 desses músculos plantares acessórios compartilhada com a origem do músculo plantar, além de um músculo acessório plantar ter suas fibras fundidas com a cabeça lateral do músculo gastrocnêmio, inserindo-se distalmente ao local de inserção do músculo vasto lateral. Houve variabilidade entre os locais de inserção de 43 indivíduos, incluindo o retináculo lateral da patela e o trato iliotibial.[10]

2.1. Inervação e vascularização

Os músculos sóleo e plantar são inervados pelo nervo tibial das raízes nervosas L5, S1 e S2 do plexo lombossacral. O músculo sóleo recebe a maior parte de sua inervação de S1 e S2, e o músculo plantar recebe principalmente das raízes nervosas L5 e S1.[3] O nervo tibial continua distalmente no compartimento posterior da perna e percorre os tendões flexores longos dos dedos e flexores longos do hálux posterior ao maléolo medial da tíbia no túnel do tarso.[3]

A artéria poplítea desce inferiormente à articulação do joelho, dando origem à artéria tibial posterior que supre os músculos sóleo, plantar e flexor dos dedos no compartimento posterior da perna. Como a artéria tibial posterior cursa distalmente, a artéria fibular fornece um ramo muscular aos músculos sóleo, tibial posterior e flexor longo do hálux.[4]

2.2. Função
Sóleo

O músculo sóleo possui a maior área de secção transversa entre os músculos da perna, sendo composto principalmente por fibras musculares de contração lenta tipo I responsáveis pelo controle postural e por atividades que exigem velocidades mais lentas de movimento, como caminhar.[2,11] A predominância de fibras musculares tipo I no músculo sóleo sugere que seu papel principal seja promover controle postural tônico do membro na sustentação de peso e uma contração muscular de baixa intensidade na plantiflexão do tornozelo.[12]

Devido à proximidade das estruturas vasculares ao músculo sóleo, contrações musculares suaves que ocorrem em decorrência do controle postural sugerem um papel secundário para facilita-

A orientação das fibras do músculo sóleo tem implicações distintas para as diferentes influências biomecânicas durante o movimento. As fibras do aspecto posterior do músculo sóleo são de menor comprimento, têm uma orientação oblíqua e servem para gerar forças maiores, criando um efeito estabilizador na perna. As fibras do aspecto anterior do músculo são mais longas nas faces laterais e menores no aspecto medial. Acredita-se que as fibras mais compridas ao longo do aspecto lateral da superfície anterior possam contribuir para geração de forças de plantiflexão do tornozelo e que as fibras mais curtas do aspecto medial do músculo sóleo contribuem para estabilização da perna.[13]

As fibras anteriores e posteriores do músculo sóleo podem contribuir com funções variadas, fornecendo plantiflexão ao tornozelo e estabilização da perna em posições de descarga de peso. Alguns autores sugerem que a variação do tamanho das fibras nos aspectos medial e lateral do músculo sóleo podem fornecer diferenças funcionais durante atividades motoras.[13] Os músculos do aspecto posterior da perna devem ter flexibilidade suficiente para permitir 10 a 15° de dorsiflexão do tornozelo, proporcionando controle excêntrico da perna sobre o pé e estabilização da articulação do joelho durante a fase inicial de apoio da marcha. Durante as fases da marcha de apoio final e impulsão, os músculos sóleo e plantar se contraem concentricamente para auxiliar na propulsão da extremidade inferior para a frente.

Estudos sugerem que mudanças relacionadas à idade afetam a eficiência do músculo sóleo em idosos, resultando em uma redução do torque de plantiflexão do tornozelo durante a fase de impulsão na marcha.[14,15] Os músculos gastrocnêmio e sóleo podem ter influências biomecânicas complementares no tornozelo através de fascículos tendíneos em comum que se misturam no tendão do calcâneo. Em adultos jovens, estudos de ultrassonografia indicam deslizamento independente das porções superficial e profunda dos fascículos do tendão do calcâneo para permitir transferência de força para a articulação do tornozelo a partir da ação do músculo gastrocnêmio e da estabilização do músculo sóleo. Em adultos idosos, existe uma redução de 41% na quantidade de deslizamento dentro do tendão do calcâneo, resultando em uma redução do torque da plantiflexão no tornozelo durante a marcha, o que, por sua vez, resulta em menor pico de força do tornozelo durante a fase de impulsão da marcha.[14,15]

Plantar

A localização anatômica e o tamanho da área de secção transversa do músculo plantar sugerem que ele pode ser um flexor muito fraco do joelho, com mínima influência biomecânica no pé e no tornozelo.[11] Embora o músculo plantar não seja um contribuidor significativo para a flexão do joelho ou plantiflexão do tornozelo, considera-se ter uma grande contribuição para a propriocepção no pé e no tornozelo devido à grande proporção de fusos musculares de alta densidade dentro da unidade musculotendínea.[9]

2.3. Unidade funcional

A unidade funcional à qual um músculo pertence inclui os músculos que reforçam e contrapõe-se às suas ações, bem como as articulações que os músculos cruzam. A interdependência dessas estruturas é funcionalmente refletida na organização e nas conexões neurais do córtex motor e sensorial. A unidade funcional é enfatizada, porque a presença de um PG em um músculo da unidade aumenta a probabilidade de que outros músculos da mesma unidade também desenvolvam PGs. Ao desativar os PGs em um músculo, é preciso se preocupar com os PGs que podem se desenvolver em músculos

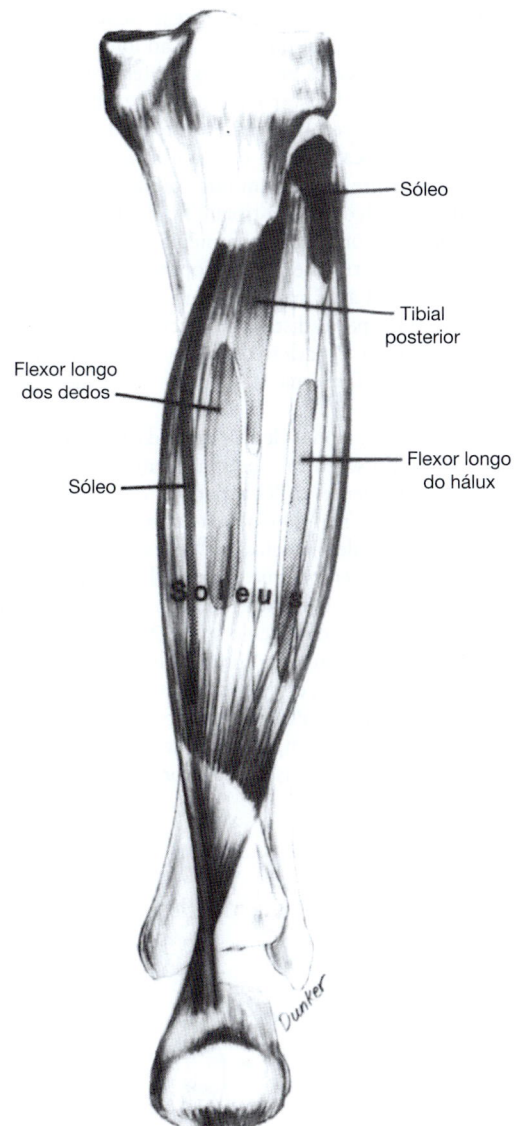

Figura 66-4 Inserção da porção solear do tendão do calcâneo direito junto ao osso calcâneo, vista posterior. Observe a rotação de 90° do tendão e a sua inserção no terço medial do calcâneo. A porção gastrocnêmica do tendão (não mostrada) se insere nos dois terços laterais do osso calcâneo. Reproduzida com permissão de Michael RH, Holder LE. The soleus syndrome. A cause of medial tibial stress (shin splints). *Am J Sports Med.* 1985, 13:87-94.

ção do retorno de sangue venoso da parte inferior da perna; assim, o músculo sóleo fornece uma grande ação de bombeamento para o retorno do sangue da extremidade inferior para o coração. Os seios venosos no músculo sóleo são comprimidos por fortes contrações musculares, de modo que seu sangue venoso é forçado para cima em direção ao coração. Essa ação de bombeamento (segundo coração do corpo) depende de válvulas competentes nas veias poplíteas. Essas válvulas impedem o refluxo do sangue e são mais numerosas nas veias das extremidades inferiores, onde os vasos devem retornar sangue contra alta pressão hidrostática. A veia poplítea geralmente contém quatro válvulas.[3] Veias profundas que estão sujeitas à ação de bombeamento da contração muscular são mais ricamente abastecidas com essas válvulas.

Seção 7 ▪ Dor na perna, no tornozelo e no pé

Quadro 66.1	Unidade funcional dos músculos sóleo e plantar	
Ação	Sinergistas	Antagonistas
Plantiflexão	Gastrocnêmio Flexor longo do hálux Flexor longo dos dedos Tibial posterior Fibular longo Fibular curto	Tibial anterior Extensor longo dos dedos Extensor longo do hálux Fibular terceiro

funcionalmente interdependentes. O Quadro 66-1 representa, de maneira geral, a unidade funcional dos músculos sóleo e plantar.[16]

3. APRESENTAÇÃO CLÍNICA
3.1. Padrão de dor referida
Sóleo

Um indivíduo que apresenta PGs no músculo sóleo pode relatar dor na face posterior da panturrilha, na região calcâneo-plantar e na articulação sacroilíaca ipsilateral (Figura 66-5A). PGs no músculo sóleo podem ser desenvolvidos em qualquer porção do músculo; no entanto, foi clinicamente observado que existem três áreas mais comuns. A área mais comum para o desenvolvimento de PGs é distalmente no interior do ventre muscular, medialmente ao tendão do calcâneo, com dor referida ao longo do tendão do calcâneo e para os aspectos posteriores e inferiores do calcâneo. Esse padrão clínico pode estar relacionado ao fato de que essa área do músculo sóleo recebe o maior estresse do tendão do calcâneo. Um segundo local comum para o desenvolvimento de PGs é de aproximadamente 2,5 a 5 cm inferiormente à inserção proximal do músculo sóleo junto à tíbia e fíbula. O padrão comum de dor referida é ao longo da linha média do aspecto posterior da panturrilha, inferiormente à linha poplítea e superiormente ao tendão do calcâneo. A área menos comum de desenvolvimento de PGs é ao longo do aspecto distal do músculo sóleo, lateralmente ao tendão do calcâneo. O padrão de dor referida para um PG nessa área pode ser localizado na articulação sacroilíaca ipsilateral (Figura 66-5A).

Um padrão excepcional de dor referida para a mandíbula dos PGs no músculo sóleo foi observado em dois casos (Figura 66-5B). Em uma paciente, o PG provocou dor referida na face ipsilateral profunda da mandíbula e na articulação temporomandibular acompanhada de má oclusão ("agora meus dentes não se encontram", ela disse) sempre que o tornozelo do mesmo lado era ativa ou passivamente dorsiflexionado, mas sem a dor que é normalmente característica do músculo sóleo. A dor e o espasmo na mandíbula foram imediatamente eliminados por injeção nos PGs do músculo sóleo. Às vezes, esses padrões totalmente inesperados de dor referida oriundos de PGs podem ser observados em outros músculos, o que enfatiza a importância de se obter informações detalhadas e abrangentes da história da dor.[17]

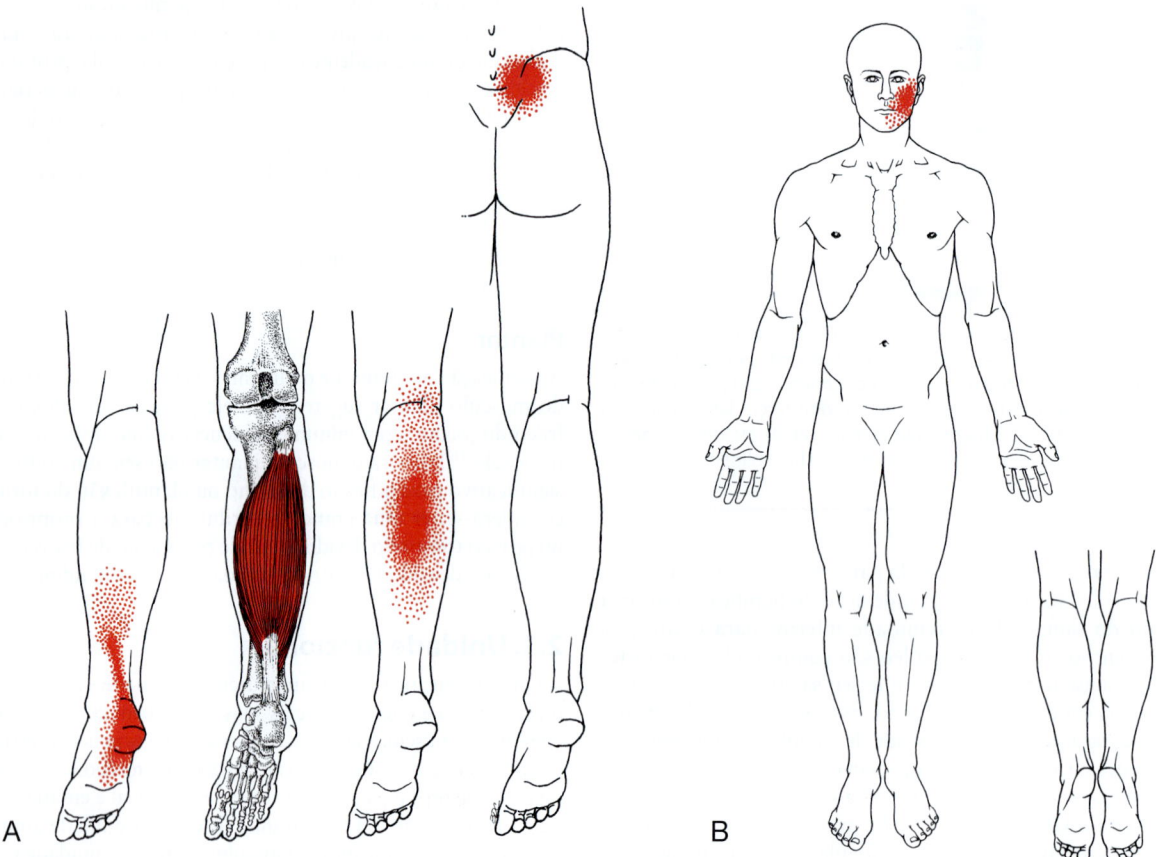

Figura 66-5 Padrões de dor referida do músculo sóleo. (A) Sintomas mais comuns de dor referida. (B) Padrão de dor ocasional.

Plantar

A dor referida dos PGs no músculo plantar localiza-se na linha média da face posterior do joelho e proximal da perna (Figura 66-6).

3.2. Sintomas

Um indivíduo com PGs no músculo sóleo irá relatar dor medial e lateralmente ao longo do tendão do calcâneo, estendendo-se inferiormente até o calcanhar e ao aspecto plantar do calcanhar. Além disso, os PGs localizados no músculo sóleo podem reproduzir uma dor aguda isolada no aspecto plantar do calcanhar. O paciente pode relatar dor insuportável no aspecto plantar do calcanhar no primeiro passo da manhã ou após períodos prolongados de descanso. Esses sintomas são compatíveis com um diagnóstico clínico de dor plantar do calcanhar ou fascite plantar. Dor no calcanhar é um dos relatos mais comuns de dor em corredores recreacionais. Estes atletas podem apresentar um diagnóstico prévio de esporão de calcâneo ou fascite plantar quando o problema está realmente surgindo de PGs no músculo sóleo. Um estudo que utilizou o método Delphi reportou que a maioria dos fisioterapeutas considera o sóleo como um músculo relevante para o manejo da dor plantar do calcanhar.[18] Renan-Ordine e colaboradores[19] observaram que a intervenção de tratamento multimodal, incluindo a liberação dos PGs, a liberação neuromuscular de tecido mole e o alongamento dos músculos gastrocnêmio e sóleo, foi eficaz para reduzir a dor e melhorar a função física em indivíduos com dor calcâneo-plantar. No entanto, nenhum estudo epidemiológico investigou a prevalência de PGs de músculo sóleo nessa população. O paciente também pode relatar dor noturna no calcanhar; entretanto, relatos de cãibras noturnas estão mais relacionados aos PGs do gastrocnêmio.

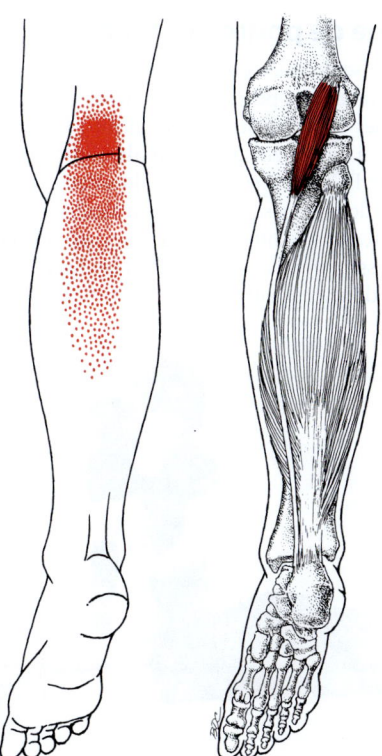

Figura 66-6 Padrão de dor referida do músculo plantar.

PGs no músculo sóleo também podem contribuir para relatos de dor e desconforto na articulação sacroilíaca ipsilateral. A presença de PGs no músculo sóleo pode reproduzir uma sensação de "repuxo" ou dor na face posterior da perna, especialmente com plantiflexão do tornozelo resistida ou com movimento de dorsiflexão passiva com o joelho fletido. Os pacientes também podem apresentar hipersensibilidade à palpação manual ou hiperalgesia mecânica.[20] A dor referida dos PGs do sóleo é sentida profundamente na parte posterior da perna, o que poderia ajudar a diferenciar entre os sintomas mais superficiais induzidos por PGs dos gastrocnêmios.

PGs no músculo sóleo frequentemente restringem a dorsiflexão do tornozelo; portanto, o paciente pode relatar dificuldade em realizar o movimento de agachar devido à limitação na dorsiflexão do tornozelo com o joelho fletido. Indivíduos com PGs do sóleo são propensos a desenvolver dor lombar, porque a restrição da dorsiflexão do tornozelo os leva a inclinar-se e levantar de forma inadequada ou ineficiente. Se os PGs do sóleo forem altamente irritáveis, o paciente também pode relatar maior dificuldade em subir aclives ou subir e descer escadas. Diferentes estudos demonstraram melhorias significativas na amplitude de movimento de dorsiflexão do tornozelo de indivíduos com disfunção do tríceps sural após uma sessão de liberação manual dos PGs[21,22] ou tratamento multimodal, incluindo liberação dos PGs e alongamento dos músculos gastrocnêmio e sóleo.[23] Um relato de caso descreveu o benefício do agulhamento a seco no músculo tríceps sural de uma bailarina com queixa principal de dor no joelho direito posterior em atividades de salto, giro, caminhada e corrida. Após duas sessões de agulhamento a seco nos PGs do músculo tríceps sural, a dançarina pôde retornar à atividade plena de dança, sem dor ou limitações de atividade.[20] O ensaio clínico randomizado (ECR) conduzido por Cotchett e colaboradores[18] constatou que o agulhamento a seco realizado em vários músculos, incluindo o sóleo, foi eficaz para o manejo da dor no calcanhar, embora sua relevância clínica tenha sido pequena. Por fim, a aplicação da terapia extracorpórea por ondas de choque sobre os PGs no músculo sóleo também se mostrou eficaz em pacientes com dor calcâneo-plantar.[24]

PGs do músculo sóleo localizados na porção proximal do músculo são mais propensos a interferir na ação de bomba musculovenosa do músculo sóleo, causando sintomas de dor na panturrilha e no pé, acompanhados de edema no pé e no tornozelo.

3.3. Exame do paciente

Após um exame subjetivo minucioso, o clínico deve realizar um desenho detalhado representando o padrão de dor descrito pelo paciente. Essa descrição ajudará no planejamento do exame físico e pode ser útil no monitoramento da progressão do paciente à medida que os sintomas melhoram ou mudam. O tipo, a qualidade e a localização da dor devem ser investigados com critério, e o uso de instrumentos padronizados de resultados é imperativo ao examinar pacientes com disfunções nos membros inferiores.

Indivíduos que relatam dor posterior na perna e no calcanhar devem ser examinados na busca por sintomas radiculares ou radiculopatia da coluna lombossacra e dor referida das articulações proximais e dos músculos da face posterior da articulação sacroilíaca, do quadril e da coxa.[20]

A observação da postura estática e dinâmica é essencial devido ao papel dos músculos sóleo e plantar na estabilidade postural e na marcha. Durante uma observação da postura estática em ortostase, o paciente pode não conseguir estender completamente a extremidade envolvida ao manter o calcanhar no chão, ou um joelho *genu recurvatum* pode ser observado.[16] Testes funcionais, como agachamento uni ou bipodal, permitirão uma rápida avaliação do controle do quadril e do joelho, bem como uma avaliação rápida da amplitude de movimento talocrural, talocalcâneo e do mediopé em conjunto com extensibilidade do músculo sóleo. A postura cronometrada durante o apoio unipodal com os olhos abertos e fechados fornecerá uma medida quantitativa do equilíbrio e permitirá ao clínico observar as estratégias do pé e do tornozelo relacionadas ao equilíbrio e ao controle.

Indivíduos com PGs no músculo sóleo e concomitantes déficits de comprimento muscular são incapazes de manter os calcanhares em contato com o solo durante a fase excêntrica de um agachamento uni ou bilateral. Esses indivíduos também podem sentir dor posterior na panturrilha, apresentar um desvio de peso corporal para o lado não envolvido (evitando a descarga de peso na extremidade sintomática), além de evitar a plantiflexão do tornozelo na fase concêntrica durante uma tarefa de agachamento com as duas pernas.[20]

PGs no músculo sóleo podem causar uma limitação de dorsiflexão do tornozelo, resultando em uma alteração postural em pé, criando o *genu recurvatum* na articulação do joelho. Uma limitação na extensibilidade do músculo sóleo limita a anteriorização da tíbia sobre o pé durante a fase de apoio da marcha, com a resultante elevação precoce do calcanhar durante as fases de apoio final e de impulsão da marcha.[11] Durante a marcha, uma dorsiflexão de 10° do tornozelo é necessária para o avanço da tíbia sobre o pé, e uma dorsiflexão de cerca de 15 a 20° para tarefas como corrida.[25] A presença de PGs no músculo sóleo pode limitar a dorsiflexão passiva do tornozelo durante a marcha, causando alterações na biomecânica das articulações do joelho, do tornozelo e talocalcânea, que podem predispor o indivíduo à lesão.[26] A análise cinética e cinemática de um indivíduo com disfunção miofascial crônica demonstrou aumento da flexão do joelho e da força de reação vertical do solo durante as fases inicial e final de apoio da marcha.[27]

Para diferenciar as restrições de comprimento entre músculo gastrocnêmio e sóleo, o clínico dorsiflexiona passivamente a articulação talocrural primeiro com o joelho estendido e, após, com uma flexão de 90°. Se a amplitude de movimento de dorsiflexão do tornozelo aumentar com o joelho fletido a 90°, provavelmente há um déficit no comprimento do músculo gastrocnêmio. Além disso, a diferenciação estrutural do pé e do tornozelo pode direcionar o clínico a avaliar se uma restrição na dorsiflexão do tornozelo pode ser atribuída a uma extensibilidade limitada do músculo sóleo ou a uma hipomobilidade articular da articulação talocrural. Com o paciente em decúbito ventral e joelho fletido a 90°, o clínico dorsiflexiona passivamente o tornozelo, e se o profissional sentir uma sensação muscular final e o paciente relatar uma sensação de alongamento sobre o aspecto posterior da perna, há diferença no comprimento do músculo sóleo. No entanto, se uma sensação terminal capsular for sentida pelo clínico e o paciente relatar uma sensação de aperto sobre a linha articular anterior da articulação talocrural, a articulação talocrural está comprometida (Figura 66-7).

A fraqueza do músculo sóleo é testada solicitando ao paciente para ficar em apoio unipodal, com o peso distribuído sobre a cabeça dos metatarsos e com o joelho estabilizado em flexão de 10° a 15°. Durante esse teste, uma forte tendência do pé para inversão indica substituição pelo músculo tibial posterior e/ou pelos músculos flexores longos dos dedos, enquanto uma forte tendência para eversão indica substituição pelos músculos fibulares longo e curto. Essas substituições sugerem fraqueza do músculo sóleo. Além disso, com a força normal do tríceps sural, o indivíduo deve ser capaz de pular pelo menos 10 vezes com apoio sobre as cabeças dos metatarsos sem contato do calcanhar no chão.[28]

Além do teste da articulação talocrural, o movimento acessório passivo das articulações tibiofibular distal e proximal deve ser examinado, especialmente quando o paciente relata dor posterior no joelho e perda da amplitude de movimento de extensão do joelho que pode estar associada a PGs no sóleo e/ou no plantar.

A avaliação neurodinâmica também deve ser realizada para confirmação ou exclusão de sintomas causados pelo tecido nervoso dos nervos tibial, fibular ou sural, que podem gerar sintomas na região posterior da perna, tornozelo e pé.

3.4. Exame de pontos-gatilho

Os PGs no músculo sóleo contribuem para limitações na amplitude articular, alterações posturais, alterações na ativação muscular e modificações nos padrões de movimento funcional.[20] Estudos que avaliam a prevalência de PGs demonstraram uma maior ocorrência de PGs latentes no músculo sóleo.[26] Duzentos e vinte participantes de uma pesquisa foram avaliados quanto à presença de PGs latentes. Os resultados indicaram que 33% de indivíduos saudáveis e assintomáticos tinham PGs latentes em um ou ambos os músculos do tríceps sural, com a identificação de PGs latentes

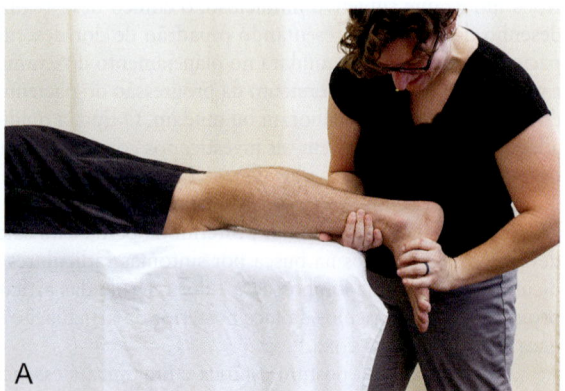
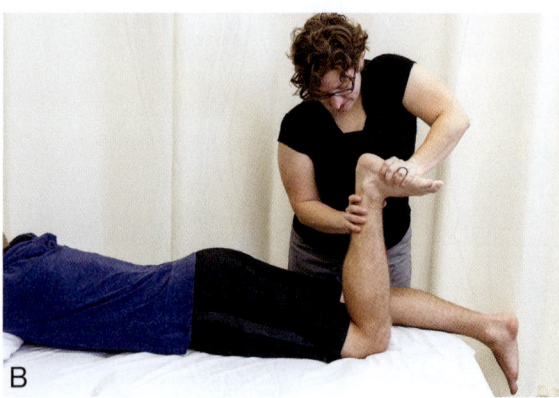

Figura 66-7 Teste de comprimento muscular. (A) Músculo gastrocnêmio. (B) Músculo sóleo. Observe a mudança na dorsiflexão com o joelho flexionado.

mais comum no músculo sóleo do lado esquerdo do que no lado direito.[26] Os critérios diagnósticos mais comuns para a identificação dos PGs latentes no músculo sóleo foram a presença de uma banda tensionada e um ponto de dor sensível à palpação. Da mesma forma, Zuil-Escobar e colaboradores[29] também relataram que 30% de uma amostra assintomática de 206 indivíduos apresentaram PGs latentes no músculo sóleo. Este mesmo estudo também relatou um número médio de 7,5 PGs latentes na musculatura dos membros inferiores em pessoas assintomáticas.

Sóleo

O músculo sóleo pode ser palpado com o indivíduo em decúbito ventral, decúbito lateral ou decúbito dorsal com o joelho fletido. Quando em decúbito ventral, a articulação do joelho é flexionada de 10 a 15°, por meio da utilização de uma almofada sob o tornozelo, para aliviar a tensão muscular do gastrocnêmio (Figura 66-8). Quando em decúbito lateral, os joelhos devem ser mantidos em flexão para colocar o músculo gastrocnêmio em posição relaxada. O músculo sóleo pode ser palpado inferiormente às cabeças medial e lateral do músculo gastrocnêmio e lateralmente ao tendão do calcâneo quando um indivíduo ativamente flexiona a articulação do tornozelo.[30] A palpação plana transversa pode ser usada para identificar os PGs no músculo sóleo nos decúbitos ventral e lateral (Figura 66-8A e B). A palpação em pinça transversa também pode ser usada para identificar os PGs no músculo sóleo nos decúbitos lateral sobre o lado não afetado e decúbito dorsal com o joelho fletido (posição de gancho) (Figura 66-8C e D).

Plantar

O músculo plantar pode ser palpado na fossa poplítea com o indivíduo em decúbito ventral com o joelho fletido a 90°. A palpação do aspecto proximal do músculo plantar pode ser realizada medial e superiormente à cabeça lateral do músculo gastrocnêmio (Figura 66-9). Com o paciente em decúbito ventral e o joelho passivamente fletido a 90°, o clínico solicita ao paciente uma contração suave de flexão do joelho e plantiflexão do tornozelo, mantendo a palpação da inserção proximal do músculo plantar com a mão cranial[9] (Figura 66-9).

4. DIAGNÓSTICO DIFERENCIAL
4.1. Ativação e perpetuação de pontos-gatilho

Uma postura ou atividade que ative um PG, quando não corrigida, também pode perpetuá-lo. Em qualquer parte dos músculos sóleo e plantar, os PGs podem ser ativados por carga excêntrica não habitual, exercício excêntrico em músculo destreinado ou carga concêntrica máxima ou submáxima.[31] Os PGs também podem ser ativados ou agravados quando o músculo é colocado em uma posição encurtada e/ou alongada por período prolongado.

Os estresses mecânicos que ativam os PGs no músculo sóleo incluem o uso excessivo causado por pé desequilibrado na ponta dos pés e sobrecarga no músculo, especialmente durante contrações muito fortes e frequentes. Estresses adicionais incluem trauma direto, desenvolvimento de PGs associados e descondicionamento do músculo. Quando há uma discrepância no comprimento

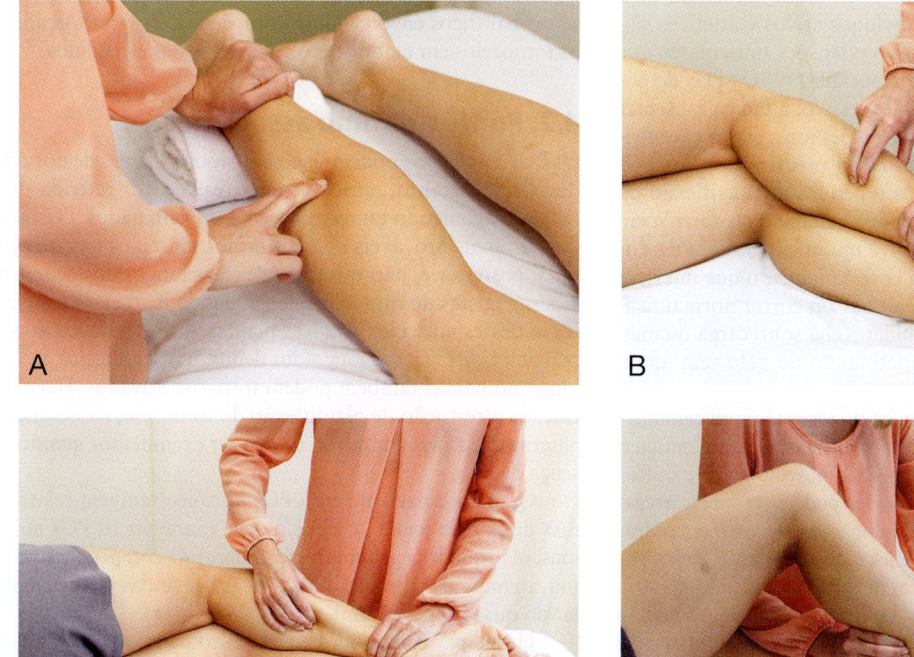

Figura 66-8 Palpação de PGs no músculo sóleo. (A) Palpação plana em decúbito ventral. (B) Palpação plana transversa em decúbito lateral. (C) Palpação em pinça transversa em decúbito lateral. (D) Palpação em pinça transversa no decúbito dorsal (posição de gancho).

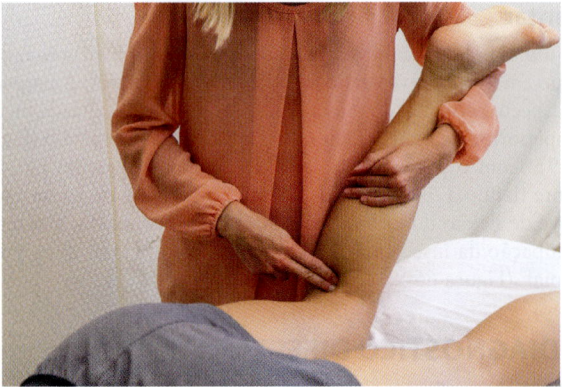

Figura 66-9 Palpação plana transversa nos PGs do músculo plantar.

de membros inferiores, PGs no sóleo são mais propensos a serem ativados e perpetuados no membro mais curto, para o qual o peso corporal é deslocado.

Indivíduos que usam sapatos com solas de couro liso enquanto caminham sobre uma superfície dura e escorregadia, como pavimento molhado, azulejo encerado ou piso de mármore, geralmente apresentam um deslizamento do antepé na fase de impulsão. Caso a pessoa caminhe em ritmo mais lento, esse deslizamento impõe uma sobrecarga nos músculos sóleos.

Um relato comum de corredores é a dor no calcanhar, que geralmente é o local de dor referida de PGs do sóleo. Esses PGs são mais propensos a serem ativados quando o corredor pousa no antepé, com o músculo sóleo encurtado, induzindo uma vigorosa contração excêntrica. Indivíduos ativos e atléticos são suscetíveis a lesões por uso excessivo e tensões musculares que ocasionam lesões e dor miofascial associada.[20,32] Os PGs do sóleo podem ocorrer devido ao treino excessivo, à fadiga muscular com atividade e à sobrecarga de contrações musculares excêntricas. Frequentemente, os corredores estão predispostos aos PGs no sóleo em razão dos movimentos repetidos de dorsiflexão do tornozelo associados à corrida de longa distância ou corrida em subidas. Uma história comum envolve um início gradual da dor na panturrilha 24 horas após uma corrida longa, o que interfere na capacidade do indivíduo de caminhar ou correr normalmente.[32] O músculo sóleo também é vulnerável à sobrecarga quando um indivíduo está esquiando ou patinando no gelo sem apoio adequado do tornozelo.

Atividade incomum prolongada, como jogar tênis ou caminhar longamente por terrenos íngremes, pode sobrecarregar o músculo sóleo suficientemente para induzir PGs. O músculo sóleo e outros músculos que cruzam a região do tornozelo podem ser sobrecarregados quando um indivíduo caminha ao longo da praia ou em outras superfícies lateralmente inclinadas. Músculos de ambos os lados podem ser sobrecarregados, dependendo de como eles são usados para compensar a inclinação. Na maioria dos casos, o músculo sóleo no lado descendente é solicitado com mais intensidade. Essa situação é agravada se o lado mais baixo for também o lado do membro inferior com discrepância de comprimento não corrigida.

Uma sobrecarga semelhante ocorre quando um indivíduo usa sapatos inflexíveis com solas rígidas que permitem apenas o movimento dos tornozelos e nenhum movimento dos dedos dos pés. A sola rígida aumenta muito o braço de alavanca contra o qual o músculo sóleo deve funcionar. Sapatos devem ser especificamente avaliados em relação à flexibilidade da sola.

Os músculos sóleo são visivelmente colocados em uma posição encurtada quando alguém utiliza salto alto. Enquanto o indivíduo continuar a usar saltos altos regularmente, nenhum tratamento para os PGs do sóleo fornecerá um alívio duradouro. O mesmo efeito de usar salto alto pode ser produzido unilateralmente quando uma elevação é colocada dentro do calçado sob o calcanhar para corrigir uma discrepância no comprimento das pernas.

A posição de plantiflexão sustentada enquanto sentado em uma cadeira que é muito alta para descansar os calcanhares junto ao chão, pode ser uma posição problemática para o músculo sóleo. O encurtamento prolongado do músculo sóleo também ocorrerá se os tornozelos permanecem imobilizados em uma posição sustentada de plantiflexão durante o sono noturno. Essas posições podem ativar PGs latentes no sóleo.

Comprometimento da circulação por compressão da panturrilha pode perpetuar PGs no músculo sóleo. Descansar os pés sobre a borda alta de um divã ou no apoio para os pés de algumas cadeiras pode causar uma compressão direta sobre o músculo sóleo, ocasionando uma isquemia local e agravando os PGs. Sentar-se em uma cadeira muito alta, em que os pés não alcançam totalmente o chão, geralmente pode provocar um grau de compressão do tronco neurovascular na coxa, em especial se o assento estiver inclinado para trás (mais baixo atrás do que na frente), e o fluxo sanguíneo para o músculo sóleo pode ser comprometido. Além disso, meia com elástico apertado abaixo do joelho pode agir como um torniquete, limitando o fluxo sanguíneo nos músculos da panturrilha. Arcangeli e colaboradores[33] observaram que a ocorrência de pontos miálgicos (PGs) e a gravidade da isquemia do membro eram achados frequentemente paralelos em pacientes com doença vascular periférica.

Lesões musculares plantares estão associadas a tarefas com saltos balísticos envolvendo contrações musculares forçadas com os tornozelos em plantiflexão com os joelhos estendidos.[32]

4.2. Pontos-gatilho associados

Os PGs associados podem se desenvolver nas áreas de dor referida de PGs.[34] Portanto, músculos nas áreas de dor referida de cada músculo acometido também devem ser examinados. PGs associados são mais prováveis de ocorrer nos músculos gastrocnêmio e tibial posterior e, não raro, nos flexores longos dos dedos, todos eles sinergistas do músculo sóleo. Quando há o envolvimento extenso desses músculos flexores plantares, seus antagonistas (o tibial anterior, extensor longo dos dedos, fibular terceiro e extensor longo do hálux) também podem tornar-se ativados. Deve ser verificada a restrição de plantiflexão do tornozelo, e estes músculos anteriores da perna também devem ser examinados quanto à presença de PGs.

Quando o paciente com PGs no sóleo também relata sintomas de dor no joelho, o clínico deve examinar os PGs no grupo muscular quadríceps femoral ipsilateral. O comprometimento na função muscular do sóleo aumenta as demandas no grupo muscular do quadríceps femoral.

Já que pacientes com PGs no sóleo não podem agachar com conforto, muitas vezes eles tendem a inclinar-se para pegar um objeto do chão. Esse movimento provavelmente irá sobrecarregar os músculos das costas e os isquiotibiais, ativando um novo grupo de PGs.

PGs nos músculos glúteos médio e mínimo, vasto lateral, semitendíneo, semimembranáceo, tibial posterior, gastrocnêmio e flexor longo dos dedos podem referir dor para o aspecto posterior da perna e/ou calcanhar, o que poderia causar a ativação de PGs associados nos músculos sóleo ou plantar.

4.3. Patologias associadas

Os diagnósticos diferenciais das etiologias da dor posterior na perna incluem dor radicular lombar ou radiculopatia, envolvimento de estruturas musculotendíneas e neurovasculares, síndrome compartimental crônica de esforço e dor referida oriunda de PGs nos músculos adjacentes. As informações obtidas durante a história e o exame físico podem guiar o clínico quanto ao mecanismo subjacente de lesão envolvendo início insidioso, lesão aguda ou uso excessivo.[32]

Estudos de imagem de indivíduos com lesões na panturrilha sugerem que 55 a 68% das lesões envolvem o músculo sóleo, e a lesão para o músculo plantar representa apenas 1,4% das lesões. Lesões mais leves associadas a distensões musculares incluem sensibilidade à palpação e dor com teste muscular resistido. Lesões no músculo sóleo podem ser sensíveis à palpação profunda distal às cabeças medial e lateral do músculo gastrocnêmio. Lesões mais graves também podem demonstrar hematomas/equimoses ou um defeito visível dentro do músculo ou tendão.[32] Na presença de uma ruptura muscular completa, um edema significativo da panturrilha pode ocorrer, o que requer um rastreamento cuidadoso para o desenvolvimento de síndrome compartimental aguda ou formação de trombose venosa profunda.[9,32]

Indivíduos com PGs no sóleo podem relatar sintomas semelhantes a um diagnóstico clínico de dor calcâneo-plantar ou fascite plantar com dor no calcanhar que piora com o primeiro passo realizado pela manhã e com atividade prolongada com descarga de peso.

Um paciente que relata ter ouvido um estalido audível com início de dor aguda na panturrilha durante jogo esportivo ou em outra atividade física intensa pode ter uma ruptura isolada na musculatura do tríceps sural, conhecida como "lesão da perna do tenista" (*tennis leg*). Historicamente, um diagnóstico de lesão da perna do tenista denota uma ruptura no músculo plantar. Embora o músculo plantar possa estar envolvido com a lesão da perna do tenista,[9] essas lesões geralmente ocorrem na junção da fáscia entre a cabeça medial dos músculos gastrocnêmio e sóleo.[35,36] Estudos por imagem realizados em indivíduos com diagnóstico de lesão da perna do tenista apresentaram ruptura da cabeça medial do músculo gastrocnêmio em 66,7% dos casos, ruptura isolada do músculo plantar, em 1,4%, e ruptura parcial do músculo sóleo, em 0,7% dos participantes.[9]

Alguns casos de tendinite do calcâneo, ou peritendinite, podem estar relacionados com o encurtamento dos músculos sóleo e gastrocnêmio causado por PGs que aumentam a tensão no tendão do calcâneo. Os pacientes com tendinite tendem a relatar dor difusa sobre o tendão do calcâneo, agravada pela atividade e que se mantém apenas por um curto período. Se essa patologia não for tratada, pode resultar em tendinopatia do calcâneo, que consiste em uma resposta de falha na cicatrização da lesão.[37] O uso excessivo no tendão é muitas vezes considerado nos casos de indivíduos com tendinopatia; no entanto, ela também pode ocorrer em indivíduos inativos. O exame clínico deve excluir a ruptura do tendão do calcâneo por meio da utilização do teste do aperto (*squeeze test*). Na ausência de ruptura do tendão, atividades de sobrecarga no tendão, como saltos ou cargas repetitivas, devem ser utilizadas para provocar sintomas. Reiman e colaboradores[38] observaram que a presença de rigidez matinal e dor local à palpação mostraram alta sensibilidade e especificidade para um diagnóstico clínico de tendinopatia do calcâneo. Se um diagnóstico clínico não está claro, a ultrassonografia ou RM podem ser utilizadas para revelar a patologia do tendão.[39] No entanto, para o diagnóstico de tendinopatia do calcâneo, não deve ser utilizado apenas o estudo por imagem, e as variações dos sintomas em resposta à carga, à rigidez e aos sintomas matinais também devem ser consideradas.[40] Existe uma associação entre a duração da eversão do retropé e a tendinopatia do calcâneo, confirmando que a pronação anormal pode ocasionar a tendinopatia do calcâneo ou a síndrome do estresse tibial medial.[41]

Luck e colaboradores[42] identificaram alta associação entre a presença de um músculo sóleo acessório e a tendinopatia do calcâneo. Um músculo sóleo acessório é uma variante incomum, mas, quando presente, é comumente associado à tendinopatia do calcâneo. Muitas vezes, apresenta-se como uma massa dolorosa no tornozelo posteromedial e está associado à dor induzida pelo exercício.[43,44]

Se dor e sensibilidade forem referidas no tendão do calcâneo devido a PGs ativos do sóleo, os sintomas podem ser distinguidos da tendinopatia por meio do tratamento desses PGs. A desativação dos PGs do sóleo alivia a dor e a rigidez muscular imediatamente se esses sintomas forem referidos e não forem causados pela tendinopatia.

A síndrome de Haglund está associada à dor posterior no calcanhar, com ou sem uma deformidade de Haglund visível e elevação palpável.[45] Nessa síndrome, há um espessamento de tecidos moles na inserção do tendão do calcâneo. O problema é visto quando se usam sapatos rígidos com um salto raso, sobretudo quando o indivíduo se envolve em atividade extenuante. A síndrome de Haglund é caracterizada radiograficamente por aumento proeminente do calcâneo na inserção do tendão do calcâneo, bursite retrocalcaneal, espessamento do tendão do calcâneo e convexidade superficial suave dos tecidos ao nível da inserção do tendão do calcâneo. O grau de aumento é mensurável por radiografia.[45]

Singh e colaboradores[46] investigaram a progressão da trombose venosa profunda da panturrilha em 156 pacientes e 180 membros. Não foram identificadas diferenças quanto ao gênero, e 15% apresentou trombose venosa bilateral com a veia solear (a mais comumente envolvida) seguida pelas veias fibular, tibial posterior e gastrocnêmia. A propagação para uma veia proximal foi encontrada em 11 pacientes, e embolia pulmonar foi encontrada em 9 pacientes após 1 a 3 meses de acompanhamento. Os investigadores concluíram que a trombose venosa profunda isolada da panturrilha pode ser observada com segurança sem terapia de anticoagulação. No entanto, se os pacientes apresentarem comorbidades, como imobilização ou pós-cirurgia ortopédica, a terapia de anticoagulação é recomendada até que estejam totalmente em deambulação e o *ecodoppler* de acompanhamento for negativo.[46] Outros pesquisadores descobriram que os exercícios destinados a fortalecer o componente muscular da bomba musculovenosa (músculos posteriores da panturrilha) e a correção do ciclo da passada durante a marcha melhoram clinicamente o curso da doença varicosa.[47] Esse achado reforça a função essencial dos músculos tríceps sural como uma bomba musculovenosa que visa melhorar a circulação dos membros, e essa função é dependente da mobilidade acessória da articulação talocrural e da extensibilidade adequada dos músculos gastrocnêmio e sóleo.

Síndromes compartimentais de esforço da perna são formas comuns de lesão por uso excessivo. Síndromes compartimentais são caracterizadas por uma pressão aumentada dentro de um compartimento muscular, sendo suficiente para comprometer a circulação dos músculos dentro do compartimento. O aumento da pressão obstrui o fluxo venoso, o que causa mais edema e pressão. Se prolongado, a isquemia resultante pode levar à necrose dos músculos e nervos dentro do compartimento. Após uma lesão traumática, é vital que essa condição seja reconhecida imediatamente e gerenciada de maneira correta, a fim de evitar consequências possivelmente catastróficas. As síndromes compartimentais anteriores são mais comuns, seguidas pela lateral, posterior profunda e, finalmente, a síndrome compartimental posterior superficial.[48,49]

A síndrome compartimental crônica de esforço posterior profundo (SCCEPp) da perna muitas vezes é gradualmente induzida pelo exercício em atletas jovens que realizam provas de resistência. A condição produz uma sensação de aperto, dor e cãibras maçantes com diminuição da sensibilidade dos músculos envolvidos. À medida que a condição se intensifica, a dor persiste por períodos mais longos após o exercício. Síndromes compartimentais posteriores são comumente bilaterais, geralmente falham ao tratamento conservador, muitas vezes são aliviadas por períodos prolongados de descanso e, por vezes, requerem fasciotomia.[50] Ao exame, a SCCEPp demonstra sensibilidade profunda na panturrilha e no seu tecido muscular. O diagnóstico da SCCEPp é confirmado pela descoberta de pressão intracompartimental no interior do compartimento posterior. Entretanto, técnicas diagnósticas e intervenções cirúrgicas são altamente subjetivas e carecem de padronização.[50]

A etiologia exata sobre a síndrome compartimental posterior ainda não foi estabelecida. Um trauma inicial ou hipertrofia do músculo foi postulado. O papel dos PGs como parte desse processo é desconhecido, mas existe uma forte possibilidade de que, em músculos propensos ao desenvolvimento da síndrome compartimental, os PGs possam contribuir significativamente. O Capítulo 63, Músculo tibial anterior (Seção 4.3), contém informações adicionais sobre a SCCEPp.

5. AÇÕES CORRETIVAS

Os indivíduos com PGs no músculo sóleo podem se beneficiar da adoção das posições sentadas ou em ortostase, que colocam o tornozelo em um pequeno grau de plantiflexão. Enquanto estiver sentado, um indivíduo pode se posicionar com os joelhos em 50 ou 60° de flexão, permitindo que o pé entre em contato com o chão para apoio da extremidade inferior, enquanto proporciona plantiflexão no tornozelo para colocar mais frouxidão no músculo sóleo. Uma causa perpetuante comum de PGs no músculo sóleo é o descanso da perna com apoio usado de forma inadequada, causando uma compressão na panturrilha. As pessoas que se sentam em cadeiras reclináveis com apoios das pernas embutidos concentram o peso em uma porção da panturrilha, podendo precisar de travesseiros adicionais ou restringir a elevação do descanso da perna. Se um pufe for usado para o suporte da perna, ele deve ser projetado de modo que parte do peso seja transportada pelos calcanhares, e não pela maior parte do músculo da panturrilha. Em posturas em pé, os indivíduos podem colocar uma cunha no calçado para proporcionar plantiflexão do tornozelo e tirar a tensão do tendão do calcâneo, ou podem usar um tênis de corrida com uma inclinação maior sob o aspecto posterior do solado.

Em geral, os músculos das pernas ficam mais confortáveis se o tornozelo for mantido em uma posição neutra durante a noite; portanto, pode ser necessário ajustar a postura de dormir do paciente. Essa tarefa é facilitada ao manter os lençóis soltos ao pé da cama, deixando o membro inferior para fora, visando reduzir a força externa em plantiflexão excessiva (ver Figura 66-6). Utilizar um travesseiro entre as pernas e os joelhos quando deitado de lado coloca o pé e o tornozelo em uma posição neutra, o que também pode ser benéfico. Pacientes com PGs irritáveis devem evitar deitar-se no lado afetado, porque a pressão da cama pode perpetuar a atividade do PG.

Outras atividades que devem ser modificadas incluem caminhar em superfícies planas, em vez de em superfícies inclinadas, evitar materiais elásticos compressivos em torno da panturrilha, plantiflexão prolongada ou excessiva do tornozelo, como em atividades de natação, e evitar utilizar sapatos com salto superior a 5 cm. Durante a caminhada, o paciente pode ser incentivado a facilitar a elevação do calcanhar para evitar o alongamento excessivo do músculo sóleo durante a fase de apoio tardio da marcha. A sobrecarga do músculo sóleo pode ser evitada ao limitar a caminhada em areia macia, a menos que os músculos da panturrilha estejam condicionados para isso, e ao evitar caminhar longas distâncias em calçadas ou em beiras de praia inclinadas para um lado.

Os pacientes com PGs no sóleo costumam sentir dor subindo escadas de frente, como de costume. Esse problema pode ser corrigido aproximando-se da escada com o corpo ereto e inclinado a 45°, colocando o pé inteiro plano no degrau acima sem marcadamente puxar os dedos e o pé em direção ao teto. Essa técnica evita tensão dolorosa e alongamento do músculo sóleo, minimizando a plantiflexão e dorsiflexão do tornozelo. Manter o corpo ereto minimiza a tensão sobre os músculos das costas e fornece ao músculo quadríceps femoral forte uma parcela maior da carga. Essa técnica de angulamento funciona igualmente bem em uma escada portátil. Também pode ser usada ao subir uma encosta íngreme, rodando o corpo e os pés para um lado e subindo de lado ou seguindo um curso em zigue-zague. Ao dirigir em uma longa viagem, deve-se fazer frequentes paradas para andar por alguns minutos, a fim de restaurar a circulação; o piloto automático também oferece uma oportunidade para mudar de posição enquanto se dirige.

A autoliberação miofascial dos PGs do sóleo pode ser realizada em supino e posições sentadas (Figura 66-10A e B). A pressão pode ser fornecida colocando o músculo sóleo afetado no topo do joelho oposto (Figura 66-10A). Ao mover a perna para baixo sobre o joelho ao longo da parte posterior da panturrilha, começando na parte de trás do tornozelo e movendo-se lentamente em direção ao joelho, o paciente para e mantém leve pressão sobre a área de desconforto (não mais do que 4/10 de dor) por 15 a 30 segundos. Isso pode ser repetido cinco vezes. A autoliberação miofascial dos PGs também pode ser executada com uma técnica manual (Figura 66-10B). Encontrando o ponto mais sensível, pressão leve (não mais do que 4/10 de dor) é aplicada com compressão em pinça (Figura 66-10B), com uma ferramenta ou bola de liberação de PG (ver Figura 65-7B) ou com um rolo de liberação de PG (ver Figura 65-7C). A pressão é mantida por 15 a 30 segundos ou até a dor diminuir, e essa técnica pode ser repetida cinco vezes, várias vezes ao dia (Figura 66-10A e B).

O autoalongamento do músculo sóleo pode ser realizado sentado ou em ortostase. O autoalongamento do músculo sóleo na posição sentada requer que o paciente mantenha o joelho envolvido flexionado a 70°. Uma longa tira é colocada sob o antepé, mantendo o joelho em posição flexionada para deixar o músculo gastrocnêmio relaxado, e um alongamento passivo sustentado é aplicado colocando o pé e o tornozelo em dorsiflexão (Figura 66-11A). O autoalongamento do músculo sóleo em ortostase é realizado com o indivíduo em uma posição de passo, de frente para a parede, com os dois pés colocados em posição neutra e com as mãos na parede na altura dos ombros ou em uma cadeira (Figura 66-11B). Com a perna afetada para trás, o pé deve ser colocado em leve supinação usando uma pequena cunha ao longo de toda a borda interna do pé (Figura 66-11B, foto pequena), para enfatizar a dorsiflexão por meio do retropé e evitar forças excessivas em dorsiflexão por meio do mediopé.[51] Mantendo o joelho em uma

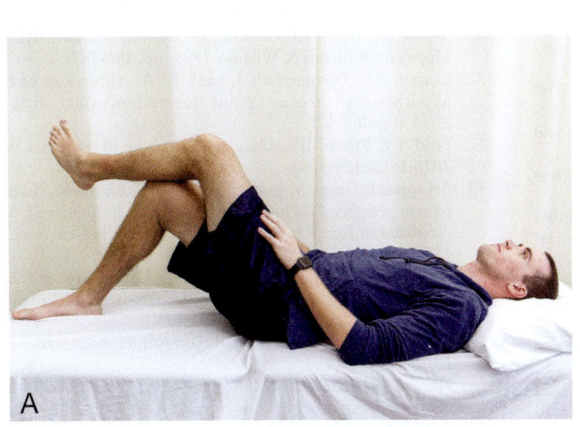
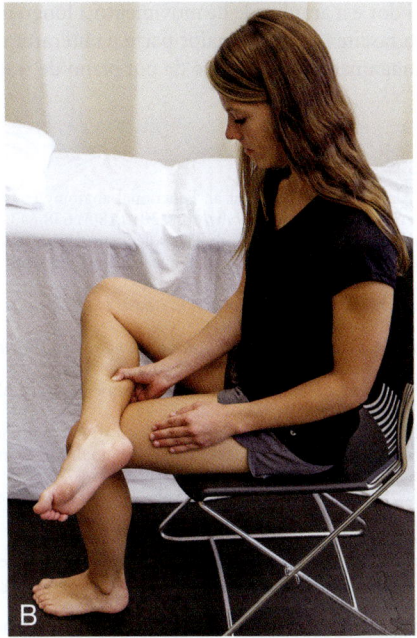

Figura 66-10 Autoliberação miofascial de PG. (A) O paciente usa o joelho do lado oposto para aplicar pressão nos PGs. (B) Liberação manual com compressão em pinça.

posição levemente flexionada e o calcanhar no chão, o indivíduo se inclina para a frente até sentir um alongamento no aspecto inferior da região da panturrilha. Esse alongamento pode ser aumentado pelo relaxamento pós-isométrico. No primeiro aparecimento de um alongamento na panturrilha, a planta do pé é empurrada contra o chão a partir das cabeças dos metatarsos, com uma ligeira contração dos músculos da panturrilha, mantendo o calcanhar e o pé no chão. Ao manter a contração por 6 a 10 segundos, uma inspiração profunda é realizada. Então, durante uma expiração lenta pela boca, o músculo da panturrilha relaxa, e mais uma inclinação para a frente pode ser realizada até que um alongamento seja sentido novamente na panturrilha. Esse procedimento pode ser repetido de três a cinco vezes e pode ser realizado três vezes ao dia. Embora haja debate sobre o valor do alongamento estático

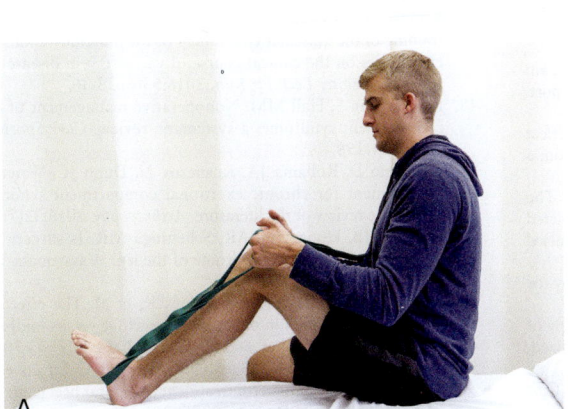
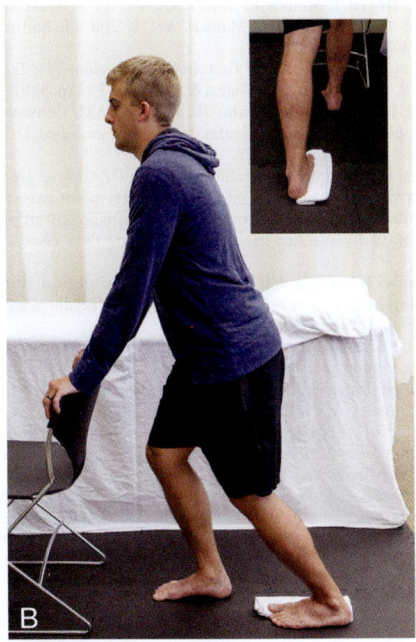

Figura 66-11 Autoalongamento do músculo sóleo. (A) Um alongamento suave com uma cinta ou toalha para os PGs irritáveis. (B) Alongamento do corredor. Uma toalha plana é colocada ao longo da parte interna do pé para evitar o achatamento do arco medial durante o alongamento.

isolado sobre a dor e a amplitude de movimento a longo prazo em indivíduos com fascite plantar, a maior parte da literatura apoia a inclusão do alongamento como parte de um plano de tratamento multimodal.[19,52]

Referências

1. Doral MN, Alam M, Bozkurt M, et al. Functional anatomy of the Achilles tendon. *Knee Surg Sports Traumatol Arthrosc.* 2010;18(5):638-643.
2. Balius R, Alomar X, Rodas G, et al. The soleus muscle: MRI, anatomic and histologic findings in cadavers with clinical correlation of strain injury distribution. *Skeletal Radiol.* 2013;42(4):521-530.
3. Standring S. *Gray's Anatomy: The Anatomical Basis of Clinical Practice.* 41st ed. London, UK: Elsevier; 2015.
4. Moses K, Banks J, Nava P, Peterson D. *Atlas of Clinical Gross Anatomy.* 2nd ed. Philadelphia, PA: Elsevier Saunders; 2013.
5. Michael RH, Holder LE. The soleus syndrome. A cause of medial tibial stress (shin splints). *Am J Sports Med.* 1985;13(2):87-94.
6. Pekala PA, Henry BM, Ochala A, et al. The twisted structure of the Achilles tendon unraveled: a detailed quantitative and qualitative anatomical investigation. *Scand J Med Sci Sports.* 2017;27(12):1705-1715.
7. Carrington SC, Stone P, Kruse D. Accessory soleus: a case report of exertional compartment and tarsal tunnel syndrome associated with an accessory soleus muscle. *J Foot Ankle Surg.* 2016;55(5):1076-1078.
8. Hatzantonis C, Agur A, Naraghi A, Gautier S, McKee N. Dissecting the accessory soleus muscle: a literature review, cadaveric study, and imaging study. *Clin Anat.* 2011;24(7):903-910.
9. Spina AA. The plantaris muscle: anatomy, injury, imaging, and treatment. *J Can Chiropr Assoc.* 2007;51(3):158-165.
10. Herzog RJ. Accessory plantaris muscle: anatomy and prevalence. *HSS J.* 2011;7(1):52-56.
11. Oatis C. *Kinesiology: The Mechanics and Pathomechanics of Human Movement.* Philadelphia, PA: Lippincott Williams & Wilkins; 2004 (pp. 812-814).
12. Foster M. *Therapeutic Kinesiology: Musculoskeletal Systems, Palpation, and Body Mechanics.* Upper Saddle River, NJ: Pearson Education, Inc; 2013.
13. Agur AM, Ng-Thow-Hing V, Ball KA, Fiume E, McKee NH. Documentation and three-dimensional modelling of human soleus muscle architecture. *Clin Anat.* 2003;16(4):285-293.
14. Franz JR, Thelen DG. Imaging and simulation of Achilles tendon dynamics: implications for walking performance in the elderly. *J Biomech.* 2016;49(9):1403-1410.
15. Franz JR, Thelen DG. Depth-dependent variations in Achilles tendon deformations with age are associated with reduced plantarflexor performance during walking. *J Appl Physiol (1985).* 2015;119(3):242-249.
16. Simons DG, Travell J, Simons L. *Travell & Simon's Myofascial Pain and Dysfunction: The Trigger Point Manual.* Vol 1. 2nd ed. Baltimore, MD: Williams & Wilkins; 1999 (p. 104).
17. Travell J, Simons DG. *Myofascial Pain and Dysfunction: The Trigger Point Manual.* Vol 2. Baltimore, MD: Williams & Wilkins; 1992 (p. 429).
18. Cotchett MP, Landorf KB, Munteanu SE, Raspovic AM. Consensus for dry needling for plantar heel pain (plantar fasciitis): a modified Delphi study. *Acupunct Med.* 2011;29(3):193-202.
19. Renan-Ordine R, Alburquerque-Sendin F, de Souza DP, Cleland JA, Fernández de las Peñas C. Effectiveness of myofascial trigger point manual therapy combined with a self-stretching protocol for the management of plantar heel pain: a randomized controlled trial. *J Orthop Sports Phys Ther.* 2011;41(2):43-50.
20. Mason JS, Tansey KA, Westrick RB. Treatment of subacute posterior knee pain in an adolescent ballet dancer utilizing trigger point dry needling: a case report. *Int J Sports Phys Ther.* 2014;9(1):116-124.
21. Grieve R, Clark J, Pearson E, Bullock S, Boyer C, Jarrett A. The immediate effect of soleus trigger point pressure release on restricted ankle joint dorsiflexion: a pilot randomised controlled trial. *J Bodyw Mov Ther.* 2011;15(1):42-49.
22. Grieve R, Cranston A, Henderson A, John R, Malone G, Mayall C. The immediate effect of triceps surae myofascial trigger point therapy on restricted active ankle joint dorsiflexion in recreational runners: a crossover randomised controlled trial. *J Bodyw Mov Ther.* 2013;17(4):453-461.
23. Grieve R, Barnett S, Coghill N, Cramp F. Myofascial trigger point therapy for triceps surae dysfunction: a case series. *Man Ther.* 2013;18(6):519-525.
24. Moghtaderi A, Khosrawi S, Dehghan F. Extracorporeal shock wave therapy of gastroc-soleus trigger points in patients with plantar fasciitis: a randomized, placebo-controlled trial. *Adv Biomed Res.* 2014;3:99.
25. McClay IS. A biomechanical perspective. In: Craik RL, Oatis CS, eds. *Gait Analysis: Theory and Application.* St Louis, MO: Mosby; 1995 (p. 399).
26. Grieve R, Barnett S, Coghill N, Cramp F. The prevalence of latent myofascial trigger points and diagnostic criteria of the triceps surae and upper trapezius: a cross sectional study. *Physiotherapy.* 2013;99(4):278-284.
27. Wu S-K, Hong C-Z, You J-Y, Chen C-L, Wang L-H, Su F-C. Therapeutic effect on the change of gait performance in chronic calf myofascial pain syndrome: a time series case study. *J Musculoske Pain.* 2005;13(3):33-43.
28. Kendall FP, McCreary EK. *Muscles: Testing and Function, with Posture and Pain.* 5th ed. Baltimore, MD: Lippincott Williams & Wilkins; 2005.
29. Zuil-Escobar JC, Martinez-Cepa CB, Martin-Urrialde JA, Gomez-Conesa A. The prevalence of latent trigger points in lower limb muscles in asymptomatic subjects. *PM R.* 2016;8(11):1055-1064.
30. Moore KL, Dalley AF. *Clinically Orientated Anatomy.* 4th ed. New York, NY: Lippincott Williams & Wilkins; 1999 (pp. 586-587).
31. Gerwin RD, Dommerholt J, Shah JP. An expansion of Simons' integrated hypothesis of trigger point formation. *Curr Pain Headache Rep.* 2004;8(6):468-475.
32. Fields KB, Rigby MD. Muscular calf injuries in runners. *Curr Sports Med Rep.* 2016;15(5):320-324.
33. Arcangeli P, Digiesi V, Ronchi O, Dorigo B, Bartoli B. Mechanisms of ischemic pain in peripheral occlusive arterial disease. In: Bonica JJ, Albe-Fessard D, eds. *Advances in Pain Research and Therapy.* Vol 1. New York, NY: Raven Press; 1976:965-973.
34. Hsieh YL, Kao MJ, Kuan TS, Chen SM, Chen JT, Hong CZ. Dry needling to a key myofascial trigger point may reduce the irritability of satellite MTrPs. *Am J Phys Med Rehabil.* 2007;86(5):397-403.
35. Bright JM, Fields KB, Draper R. Ultrasound diagnosis of calf injuries. *Sports Health.* 2017;9(4):352-355.
36. Harwin JR, Richardson ML. "Tennis leg": gastrocnemius injury is a far more common cause than plantaris rupture. *Radiol Case Rep.* 2017;12(1):120-123.
37. Li HY, Hua YH. Achilles tendinopathy: current concepts about the basic science and clinical treatments. *Biomed Res Int.* 2016;2016:6492597.
38. Reiman M, Burgi C, Strube E, et al. The utility of clinical measures for the diagnosis of achilles tendon injuries: a systematic review with meta-analysis. *J Athl Train.* 2014;49(6):820-829.
39. Campbell RS, Grainger AJ. Current concepts in imaging of tendinopathy. *Clin Radiol.* 2001;56(4):253-267.
40. Khan KM, Forster BB, Robinson J, et al. Are ultrasound and magnetic resonance imaging of value in assessment of Achilles tendon disorders? A two year prospective study. *Br J Sports Med.* 2003;37(2):149-153.
41. Becker J, James S, Wayner R, Osternig L, Chou LS. Biomechanical factors associated with achilles tendinopathy and medial tibial stress syndrome in runners. *Am J Sports Med.* 2017;45(11):2614-2621.
42. Luck MD, Gordon AG, Blebea JS, Dalinka MK. High association between accessory soleus muscle and Achilles tendonopathy. *Skeletal Radiol.* 2008;37(12):1129-1133.
43. Yu JS, Resnick D. MR imaging of the accessory soleus muscle appearance in six patients and a review of the literature. *Skeletal Radiol.* 1994;23(7):525-528.
44. Brodie JT, Dormans JP, Gregg JR, Davidson RS. Accessory soleus muscle. A report of 4 cases and review of literature. *Clin Orthop Relat Res.* 1997(337):180-186.
45. Ahn JH, Ahn CY, Byun CH, Kim YC. Operative treatment of Haglund syndrome with central achilles tendon-splitting approach. *J Foot Ankle Surg.* 2015;54(6):1053-1056.
46. Singh K, Yakoub D, Giangola P, et al. Early follow-up and treatment recommendations for isolated calf deep venous thrombosis. *J Vasc Surg.* 2012;55(1):136-140.
47. Kravtsov PF, Katorkin SA, Volkovoy VV, Sizonenko YV. The influence of the training of the muscular component of the musculo-venous pump in the lower extremities on the clinical course of varicose vein disease [in Russian]. *Vopr Kurortol Fizioter Lech Fiz Kult.* 2016;93(6):33-36.
48. Rajasekaran S, Hall MM. Nonoperative management of chronic exertional compartment syndrome: a systematic review. *Curr Sports Med Rep.* 2016;15(3):191-198.
49. Campano D, Robaina JA, Kusnezov N, Dunn JC, Waterman BR. Surgical management for chronic exertional compartment syndrome of the leg: a systematic review of the literature. *Arthroscopy.* 2016;32(7):1478-1486.
50. Winkes MB, Hoogeveen AR, Scheltinga MR. Is surgery effective for deep posterior compartment syndrome of the leg? A systematic review. *Br J Sports Med.* 2014;48(22):1592-1598.
51. Johanson MA, DeArment A, Hines K, et al. The effect of subtalar joint position on dorsiflexion of the ankle/rearfoot versus midfoot/forefoot during gastrocnemius stretching. *Foot Ankle Int.* 2014;35(1):63-70.
52. Radford JA, Landorf KB, Buchbinder R, Cook C. Effectiveness of calf muscle stretching for the short-term treatment of plantar heel pain: a randomised trial. *BMC Musculoskelet Disord.* 2007;8:36.

Capítulo 67

Músculo tibial posterior
Nêmesis do corredor

Orlando Mayoral del Moral | Isabel Salvat | Joseph M. Donnelly

1. INTRODUÇÃO

O músculo tibial posterior é um músculo bipenado profundo que apresenta uma inserção proximal composta por três porções cônicas: duas porções mediais na membrana interóssea e na tíbia e uma porção lateral da fíbula e do septo intermuscular. Distalmente, insere-se na tuberosidade navicular e em todos os ossos tarsais, com exceção do tálus, além de se fixar do 1º ao 4º metatarso. O tibial posterior é um forte inversor e adutor do pé e auxilia na plantiflexão do tornozelo. Na sustentação de peso, e especialmente durante a marcha, o músculo tibial posterior funciona para distribuir o peso do corpo entre as cabeças dos metatarsos e evitar a pronação excessiva do pé, contribuindo para a estabilidade do tornozelo. Os pontos-gatilho (PG) no músculo tibial posterior produzirão dor sobre o tendão do calcâneo, podendo estender-se pela metade inferior da perna até o calcanhar e por toda a superfície plantar do pé. A ativação e a perpetuação de seus PGs, em geral, resultam de caminhadas ou corridas, em especial em terrenos irregulares ou superfícies lateralmente inclinadas. Calçados mal-ajustados ao pé ou calçados gastos, que promovam eversão e bamboleio do pé, junto com pronação excessiva, podem contribuir para a ativação e perpetuação de PGs no músculo tibial posterior. O diagnóstico diferencial deve incluir a disfunção do tendão tibial posterior, a síndrome do estresse tibial medial e a síndrome compartimental posterior profunda crônica. As ações corretivas incluem posturas adequadas de sentar e dormir, junto com técnicas de autoliberação miofascial (por pressão). O reconhecimento e o tratamento precoce dos PGs do tibial posterior ou das disfunções músculo/tendão são fundamentais para retardar a progressão da laceração ou a ruptura do tendão e prevenir intervenções cirúrgicas.

2. CONSIDERAÇÕES ANATÔMICAS

O músculo tibial posterior é o músculo mais profundo da panturrilha. Está localizado entre a membrana interóssea anteriormente, e entre os vasos tibiais posteriores e o músculo sóleo posteriormente, situando-se entre os músculos flexor longo do hálux e flexor longo dos dedos (Figura 67-1). Proximalmente, sua inserção consiste em três porções separadas por um intervalo que é cruzado pelos vasos tibiais anteriores. As duas porções mediais inserem-se na membrana interóssea e à área lateral da superfície posterior do corpo da tíbia. A porção lateral insere-se na superfície medial da fíbula a partir do septo intermuscular transverso e dos septos intermusculares dos músculos adjacentes.[1] A inserção tibial do músculo geralmente continua ao longo do terço distal da perna, tanto ou mais distalmente do que o cruzamento do tendão tibial posterior com o músculo flexor longo dos dedos. A inserção junto à fíbula geralmente inclui um septo intramuscular, neste caso o músculo é multipenado.[2] No quarto distal da perna, seu tendão passa anteriormente ao tendão do músculo flexor longo dos dedos, por trás do maléolo medial. Para entrar no pé, o tendão do tibial posterior passa profundamente ao retináculo dos músculos flexores e superficialmente ao ligamento deltoide. No nível do pé, divide-se em componentes anterior, médio e posterior, imediatamente proximal ao osso navicular. O componente anterior é o maior e mais superficial, sendo uma continuação direta do tendão principal que se insere na tuberosidade navicular e cuneiforme medial. A porção média do tendão se estende até o segundo e terceiro cuneiformes, o cuboide e as bases do 2º, 3º e 4º metatarsos. O componente posterior é recorrente, surge do tendão principal proximalmente ao osso navicular e se insere como uma banda na face anterior do sustentáculo do tálus no osso calcâneo (Figura 67-2).[3] Ocasionalmente, um osso sesamoide é encontrado junto ao tendão do músculo tibial posterior no aspecto plantar da tuberosidade navicular.[1]

Um músculo tibial secundário, que consiste em uma incomum variação anatômica de músculo de pequeno tamanho, foi descrita como chegando da parte posterior da tíbia e inserindo na cápsula da articulação do tornozelo.[1] Ainda, um músculo anômalo também foi descrito correndo próximo ao músculo tibial posterior e apresentando neuropatia por compressão. Ele surge do compartimento posterior e insere-se na porção posteromedial do calcâneo.[4] Às vezes, o músculo tibial posterior pode ter uma inserção anômala em seu tendão a uma tuberosidade navicular aumentada.[3]

2.1. Inervação e vascularização

O nervo tibial supre o músculo tibial posterior com contribuições de L4 e L5.[1] A distância média do ponto de entrada do nervo tibial é localizado a 75% da distância entre o maléolo lateral à cabeça da fíbula. A ramificação intramuscular demonstra um mínimo de um e um máximo de quatro ramos intramusculares localizados em 80 a 90% do comprimento do músculo. Os padrões de arborização parecem como finos ramos estendidos distalmente. A terminação nervosa intramuscular mais distal pode ser observada em cerca de 30 a 40% do comprimento muscular.[5]

Após emergir do nervo isquiático, o nervo tibial passa anteriormente ao arco do músculo sóleo para continuar na perna juntamente com os vasos tibiais posteriores. Seus ramos suprem todos os músculos do compartimento posterior da perna. Proximalmente, o nervo tibial está localizado profundamente ao gastrocnêmio e ao sóleo e, em seguida, torna-se sobreposto pelo músculo flexor longo do hálux. O nervo tibial apresenta variada gama de ramos, mas, em todos os casos, o músculo tibial posterior é inervado tanto pela porção proximal quanto pela distal dos ramos que surgem do lado fibular do nervo principal.[6]

A vascularização do músculo tibial posterior é fornecida pelas artérias tibial e fibular posteriores. Distalmente, o tendão é suprido pela rede vascular da artéria maleolar medial e pela artéria plantar medial.[1] A porção média do tendão do tibial posterior, entre a junção musculotendínea proximal e a junção tenoperiosteal distal, é comumente referida como zona crítica, por ser uma área de hipovascularização onde a tendinopatia é comumente observada.[7]

2.2. Função

O músculo tibial posterior age para inverter e aduzir (supinar) fortemente o retropé e o mediopé e auxilia na plantiflexão do tornozelo.[2] É um músculo poderoso, sendo o principal inversor do pé.[1]

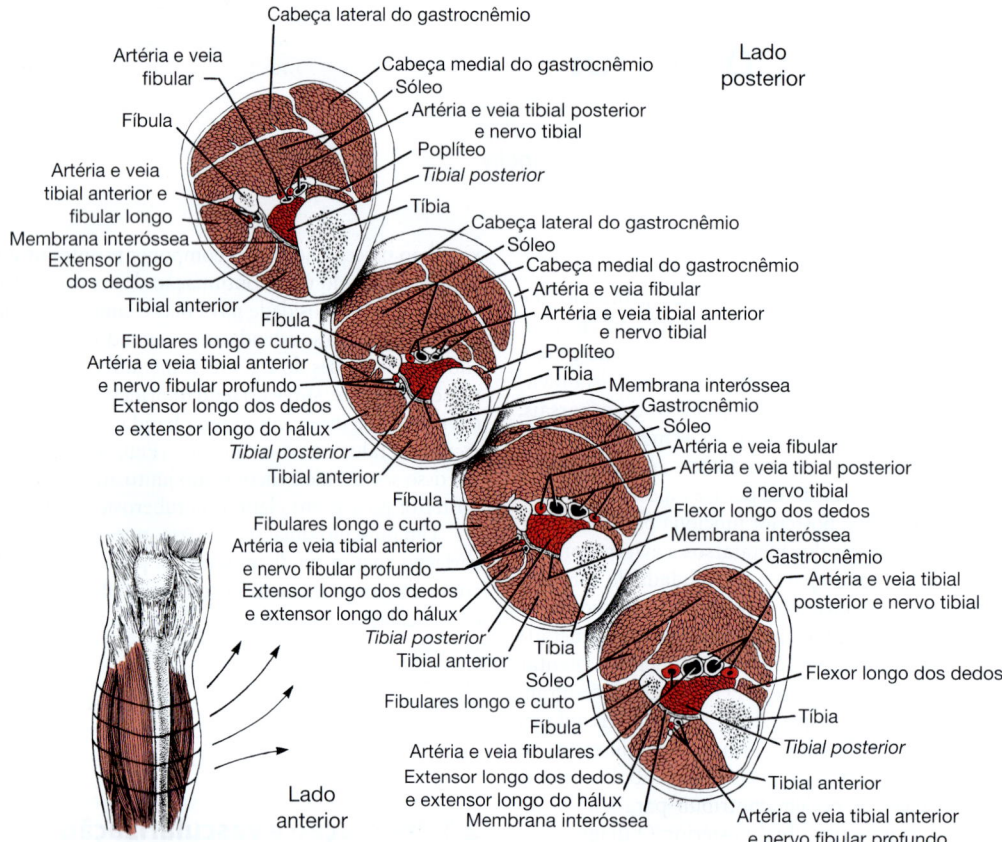

Figura 67-1 Quatro cortes transversais seriados do músculo tibial posterior direito (vermelho-médio) em relação a outros músculos da perna (vermelho-claro) vistos de cima. As artérias estão em vermelho-vivo, as veias estão em preto e cercadas por paredes sem cor e os nervos também estão sem cor. Essas secções são orientadas como na palpação da panturrilha com o paciente deitado em decúbito ventral. Os níveis da secção transversal são identificados no canto inferior esquerdo. O músculo flexor longo do hálux não se distingue do músculo sóleo na secção distal. Adaptada de *A Cross-Section Anatomy*, por Eycleshymer e Schoemaker, publicada por D. Appleton Company, 1911.

O músculo tibial posterior, junto com os músculos flexor longo dos dedos e flexor do hálux, formam os supinadores primários do pé, com o músculo tibial posterior produzindo a maior força em supinação tanto no retropé quanto no mediopé.[8] O braço de momento do músculo tibial posterior é favorável para realizar a inversão do tornozelo, enquanto o braço de momento do músculo tibial anterior é pequeno para realizar o mesmo movimento.[9]

Sob o peso corporal, o arco longitudinal medial do pé tende a ser rebaixado para o chão e o retropé é pronado, o que induz a pronação da articulação talocalcânea e do mediopé. Assim, o músculo tibial posterior possui uma melhor força de contração na supinação do que qualquer outro músculo, e classicamente tem sido considerado a principal estrutura de suporte dinâmico que mantém o arco longitudinal medial durante a sustentação do peso.[9,10] Com base na atividade eletromiográfica (EMG), o músculo tibial posterior não contribui significativamente para o suporte do arco sob condições de carga estática.[1,11,12] No entanto, as alterações no pé que ocorrem na ausência da força exercida pelo músculo tibial posterior mostram que ele é essencial para a manutenção da configuração e da postura normal do pé.[13] As cocontrações dos músculos tibial posterior e fibular longo podem ajudar a sustentar o arco medial para evitar a hiperpronação do pé, especialmente durante caminhada rápida e corrida.[2,14] O músculo tibial posterior também auxilia na distribuição de peso corporal nas cabeças dos metatarsos, ajudando a deslocar o peso para o lado lateral do pé que tem ligamentos plantares fortes que o equipam para suportar o peso corporal.[12,15]

Em relação ao papel do músculo tibial posterior na plantiflexão, a edição anterior deste livro[2] apontou uma controvérsia, porque alguns autores consideraram o músculo tibial posterior como um flexor plantar importante,[16-18] e outros, não.[19,20] Perry e colaboradores[21] investigaram o papel do músculo tibial posterior em plantiflexão utilizando EMG e relataram que, durante plantiflexão, a força criada pelo músculo tibial posterior era igual à força criada pelos músculos flexor longo dos dedos e fibular curto; no entanto, a força foi muito menor do que aquela gerada pelos outros músculos flexores plantares. Eles concluíram que a força flexora plantar relativa do músculo tibial posterior é 1,8% da força exercida pelo músculo sóleo.[21] Sutherland[22] relatou que o músculo tibial posterior é potencialmente o terceiro flexor plantar mais potente; no entanto, poderia exercer apenas 6% do momento de força atribuído combinadamente pelos músculos gastrocnêmio e sóleo.

Durante a marcha, a função do músculo tibial posterior é evitar a pronação excessiva do pé ao longo da fase de contato, além de supinar o retropé e o mediopé, a fim de aumentar a rigidez no antepé para a fase de impulsão.[23,24] O músculo tibial posterior é o mais forte supinador do mediopé e do retropé, e está ativo nos

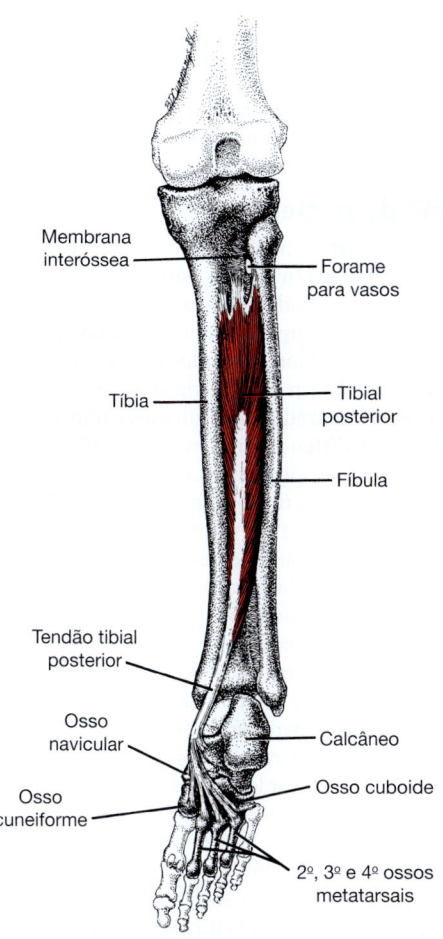

Figura 67-2 Inserções do músculo tibial posterior direito (vermelho). Os ossos aos quais esse músculo se insere estão escurecidos.

Os resultados mostraram que a atividade EMG aumentou diretamente conforme mais força muscular foi necessária durante os diferentes níveis de teste muscular manual e com o aumento de velocidades de caminhada. Investigadores[29,30] utilizaram EMG de profundidade para examinar os efeitos de diferentes velocidades de marcha sobre a função do músculo tibial posterior. Eles descobriram que esse músculo teve um aumento significativo no pico da amplitude EMG em velocidades de marcha mais rápidas, em comparação com velocidades de marcha normais e mais lentas. Em velocidades mais rápidas da marcha, o músculo tibial posterior apresentou atraso no tempo para a amplitude de pico que ocorreu subsequentemente na marcha normal; entretanto, manteve sua amplitude bifásica característica.[29,30] Nas velocidades de marcha livre, o músculo tibial posterior estava ativo imediatamente antes do contato inicial e atingiu seu primeiro pico de atividade EMG na descarga de peso sobre o membro e novamente no apoio médio.[30]

A demanda e a ação muscular do tibial posterior aumentaram no contato inicial e na posição intermediária com velocidades de marcha aumentadas.[29,30] Durante toda a fase de apoio, a unidade musculotendínea do tibial posterior aumenta enquanto o fascículo muscular encurta e funciona quase isometricamente.[30]

Akuzawa e colaboradores[27] investigaram a ativação muscular da panturrilha ao longo da fase de apoio da marcha durante a marcha descalça, a caminhada com calçado e a caminhada com uma órtese que sustentava o arco longitudinal medial, o arco transversal e o arco lateral. Utilizando EMG de profundidade, eles estudaram os músculos tibial posterior, fibular longo e flexor longo dos dedos durante todas as três condições no contato inicial, na fase de apoio médio e na fase de impulsão da marcha. O percentual de contração isométrica voluntária máxima (CIVM) do músculo tibial posterior foi significativamente reduzido na marcha com órtese, em comparação com marcha descalça durante o apoio médio e a fase de impulsão da marcha. Também houve uma diferença entre CIVM do músculo tibial posterior em todas as três condições durante o contato inicial e a fase intermediária da marcha. Eles concluíram que uma órtese que suporta todos os três arcos do pé pode ser benéfica para retirar a carga do músculo tibial posterior em indivíduos com disfunção muscular e/ou tendínea.[27]

2.3. Unidade funcional

A unidade funcional à qual um músculo pertence inclui os músculos que reforçam e contrapõe-se às suas ações, bem como as articulações que os músculos cruzam. A interdependência dessas estruturas é funcionalmente refletida na organização e nas conexões neurais do córtex sensorimotor. A unidade funcional é enfatizada, porque a presença de um PG em um músculo da unidade aumenta a probabilidade de que outros músculos da mesma unidade também desenvolvam PGs. Ao desativar os PGs em um músculo, deve-se observar PGs que também podem se desenvolver em músculos que são funcionalmente interdependentes. O Quadro 67-1 representa, de maneira geral, a unidade funcional do músculo tibial posterior.[31]

Os flexores longos dos dedos também são agonistas para suporte de peso corporal e auxiliam na função do equilíbrio do plano transversal.

3. APRESENTAÇÃO CLÍNICA

3.1. Padrão de dor referida

Qualquer parte do músculo tibial posterior pode exibir PGs. A dor referida concentra-se sobretudo sobre o tendão do calcâneo, pro-

primeiros 55% do ciclo da marcha. Durante os 35% iniciais do ciclo da marcha, ele controla ou desacelera a pronação do pé, seguido pela supinação do retropé e do mediopé junto com rotação lateral da tíbia, que é um movimento acoplado necessário a partir do apoio médio até impulso do hálux no solo para criar uma alavanca rígida que melhora a eficiência de transmissão de força no antepé para propulsão.[13,25,26]

No ciclo da marcha, o músculo tibial posterior possui atividade bifásica e se ativa pouco antes do contato inicial (como o primeiro músculo a ativar), com picos no contato inicial e também na fase de impulso;[21,24,27] no entanto, esses resultados são inconsistentes entre diferentes indivíduos.[24] O músculo tibial posterior restringe as forças de pronação que ocorrem durante a resposta de carga de peso do membro e no início da fase de apoio da marcha. Durante a fase de apoio médio, o tibial anterior impede a pronação excessiva e fornece equilíbrio e controle no plano transversal. Sutherland[22] concluiu que os flexores plantares, incluindo o músculo tibial posterior, também desaceleram o movimento para a frente da tíbia sobre o pé fixo no solo durante o apoio, fornecendo estabilização indireta do joelho. Essa função de desaceleração também é apoiada por pesquisas recentes.[27]

Perry e colaboradores[28] compararam a atividade EMG do músculo tibial posterior durante a marcha lenta, livre e rápida com a quantidade de atividade gerada por vários graus de esforço voluntário, classificados de acordo com os critérios de teste muscular.

Quadro 67-1 Unidade funcional do músculo tibial posterior

Ações	Sinergistas	Antagonistas
Plantiflexão do pé	Gastrocnêmio Sóleo Fibulares longo e curto Flexor longo dos dedos Flexor longo do hálux	Extensor longo dos dedos Extensor longo do hálux Fibular terceiro
Inversão do pé	Tibial anterior Flexor longo dos dedos Flexor longo do hálux Extensor longo do hálux	Fibulares longo e curto Fibular terceiro Extensor longo dos dedos

ximalmente ao calcâneo, e pode estender-se ao longo da panturrilha até o calcanhar e sobre toda a superfície plantar do pé e dos dedos dos pés (Figura 67-3). Não é provável que a dor causada por PGs no músculo tibial posterior se apresente como uma síndrome dolorosa de um único músculo.[2]

3.2. Sintomas

Um indivíduo com PGs no músculo tibial posterior provavelmente irá relatar dor no pé ao correr ou caminhar. A dor pode ser sentida muito severamente na superfície plantar do pé e no tendão do calcâneo e, em menor grau, no meio da panturrilha e no calcanhar. O paciente relatará dificuldade crescente ao andar ou correr, especialmente em superfícies irregulares, como em cascalho ou paralelepípedos, o que pode requerer uma estabilização adicional do pé.[2]

3.3. Exame do paciente

Após um exame subjetivo minucioso, o clínico deve realizar um desenho detalhado representando o padrão de dor descrito pelo paciente. Essa descrição ajudará no planejamento do exame físico e pode ser útil no monitoramento da progressão do paciente à medida que os sintomas melhoram ou mudam. O tipo, a qualidade e a localização da dor devem ser investigados com critério, e o uso de instrumentos padronizados de resultados é imperativo ao examinar pacientes com disfunções nos membros inferiores.

A observação da postura estática e dinâmica é essencial devido ao papel do músculo tibial posterior na estabilidade postural e na marcha. Se os PGs do tibial posterior estiverem ativos ou presentes por algum tempo, o paciente pode andar com o pé parcialmente evertido e abduzido, com arcos plantares desabados. O paciente deve ser observado ao andar descalço para identificar desvios relevantes da marcha, como pronação excessiva, pronação excessiva do mediopé na fase de apoio médio (pé plano) ou pronação tardia durante a fase de impulsão. Na impulsão, o músculo tibial posterior contrai-se para supinar o mediopé e o retropé para criar uma alavanca rígida para a impulsão. A fraqueza dos músculos tibial posterior e/ou flexor longo dos dedos pode ser verificada quando o calcâneo não se move para a inversão na fase de impulsão da marcha.

Um colapso do arco longitudinal medial ou uma postura do mediopé que leva à abdução do antepé é comumente observado com a disfunção muscular do tibial posterior. A observação posterior do tornozelo com foco na relação do retropé com o antepé pode revelar um sinal de "muitos dedos" em um dos lados, o que pode ser indicativo de disfunção muscular tibial posterior. Medidas estáticas, como o teste de queda navicular[32] e o mecanismo do guincho,[33] devem ser avaliadas como um preditor da função dinâmica do pé. Testes funcionais, como o agachamento uni ou bipodal, permitirão uma avaliação rápida do controle do quadril e do joelho, bem como uma avaliação rápida da amplitude de movimento talocrural, talocalcâneo e do mediopé. Cronometrar o tempo na postura unipodal com os olhos abertos e fechados fornecerá uma medida quantitativa do equilíbrio e permitirá ao clínico observar as estratégias do pé e do tornozelo relacionadas ao equilíbrio e ao controle.

O método comum de testar manualmente a força do músculo tibial posterior[34] é insatisfatório para identificar fraqueza relativamente leve. O teste manual desse músculo discrimina precariamente a sua função da força substituída por músculos agonistas.[28,35] Músculos com PGs podem desenvolver dores como a cãibra quando contraídos na posição encurtada. Se o músculo tibial posterior estiver acometido por PGs e o paciente tenta inverter, aduzir e plantiflexionar o pé totalmente, é provável que ocorra uma dor semelhante à cãibra profundamente na panturrilha, onde o músculo está localizado. Se o teste muscular manual for usado, o clínico deve observar a substituição pelo músculo flexor longo dos dedos, que seria evidente pela flexão dos dedos dos pés durante o teste. O teste de elevação do calcanhar realizado unilateralmente é recomendado para avaliar a função do músculo tibial posterior em uma posição funcional.[35] O paciente tenta realizar o teste de elevação do calcanhar unilateralmente, tentando executar

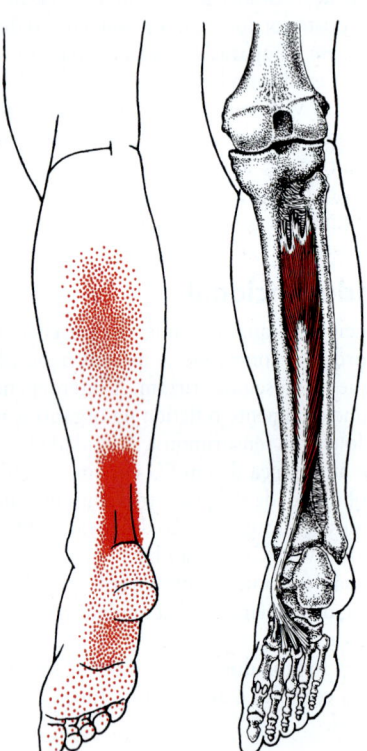

Figura 67-3 Padrão de dor composta (vermelho-vivo) referida pelos PGs no músculo tibial posterior direito (vermelho-escuro). O padrão de dor essencial (vermelho-escuro sólido) indica onde a dor é geralmente sentida quando esses PGs são ativos. O pontilhado vermelho indica a extensão ocasional do padrão essencial de dor.

8 a 10 repetições desse movimento.[36] Em geral, o músculo tibial posterior primeiramente inverte o pé e bloqueia o calcâneo para fornecer uma estrutura rígida que permite a transferência de peso para o antepé. Em caso de fraqueza ou disfunção muscular do tibial posterior, a inversão do calcanhar é deficiente, e o paciente ou levantará o calcanhar de forma incompleta e sem estabilizar o retropé ou não manterá a descarga de peso sobre as cabeças dos metatarsos. Dor e sensibilidade podem ser relatadas ao longo do trajeto do tendão, sobretudo atrás do maléolo medial e medialmente ao seu principal local de inserção na tuberosidade navicular. Infelizmente, os pacientes muitas vezes não se apresentam com essa disfunção como queixa principal, mas ela deve ser corrigida ainda na fase inicial para que possa ser totalmente corrigível, em geral com medidas conservadoras. Os PGs ativos nesse músculo causam um grau perceptível de inibição funcional e fraqueza.

Para testar a restrição da amplitude de movimento desse músculo, o paciente pode estar na posição supina ou sentada. Primeiro, o clínico everte e abduz o pé completamente e, em seguida, tenta colocá-lo em dorsiflexão. PGs do tibial posterior restringem dolorosamente esse movimento. Restrição desse movimento também pode ser causada por compressão dos músculos flexor longo do hálux e dos dedos. Se no limite da amplitude de movimento restrita, o clínico puder estender todos os cinco dedos do paciente sem que este sinta dor, a restrição é causada pelo músculo tibial posterior, e não por qualquer um dos flexores longos dos dedos.

O movimento fisiológico e acessório passivo deve ser testado nas articulações talocrural, talocalcânea, do mediopé e antepé. Também é imperativo avaliar o hálux e a amplitude de movimento do primeiro raio (metatarso e falanges) na dorsiflexão, pois a limitação nesse movimento pode causar pronação do pé durante a fase propulsora da marcha, colocando carga de tensão anormal no músculo tibial posterior.

O clínico deve identificar a estrutura anormal do pé ao examinar os pés e os sapatos do paciente, analisando o papel de estrutura anormal do pé na função observada e testada. Conforme os pacientes com PGs no músculo tibial posterior mantêm dor persistente no pé, eles geralmente tentam um ou mais dispositivos corretivos. Um dispositivo usado com frequência é um suporte que sustenta o pé, mas geralmente ele fica curto em relação à cabeça do primeiro metatarso. Órteses de contato total do pé, ultrapassando as cabeças metatarsais para maximizar a função podal, são preferíveis em relação a uma órtese comum e mais curta. Entretanto, pessoas com PGs no músculo tibial posterior frequentemente acreditam que usar um dispositivo ortopédico corretivo é doloroso, pois ele pressiona a região da sensibilidade referida pelos PGs na planta do pé. Com a desativação dos PGs do músculo tibial posterior, que é responsável por essa dor referida, essa sensibilidade desaparece prontamente.

3.4. Exame de pontos-gatilho

O músculo tibial posterior encontra-se profundamente na região posterior da perna, e os seus PGs são acessíveis no exame apenas por palpação indireta de outros músculos. Preferencialmente, coloca-se o paciente deitado em decúbito lateral com o lado afetado para baixo e o joelho flexionado para deixar o músculo gastrocnêmio em posição relaxada (Figura 67-4). Na maior parte dos casos, pode-se usar apenas uma direção de sensibilidade profunda. A interpretação da sensibilidade causada pelo PGs do tibial posterior depende do exame anterior, tendo estabelecido evidências do envolvimento desse músculo e confirmando que outros possí-

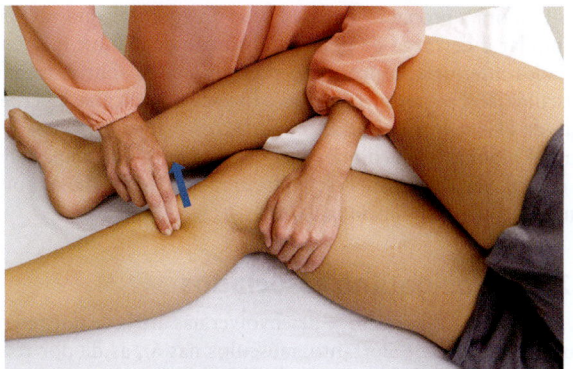

Figura 67-4 Palpação plana transversa para PGs no músculo tibial posterior. A seta representa a força dirigida anteriormente contra a superfície posterior da tíbia.

veis músculos intervenientes estão livres de PGs. Como mostrado na Figura 67-1, o músculo tibial posterior é inacessível ao exame palpatório devido às relações intervenientes com o músculo tibial anterior e a membrana interóssea.

Por detrás, geralmente é possível obter sensibilidade dos PGs do músculo tibial posterior e na sua fixação tibial pressionando profundamente entre a borda posterior da tíbia e o músculo sóleo, que pode ser parcialmente deslocado posteriormente. (Figura 67-4). O músculo deve ser examinado quanto à sensibilidade, como ilustrado na Figura 67-4, próximo ao meio da perna, por meio de palpação profunda transversalmente ao sentido das fibras. À medida que se palpa no local ilustrado, o músculo flexor longo dos dedos também será encontrado atrás da tíbia. Às vezes, no lado lateral, a sensibilidade do músculo tibial posterior pode ser provocada por meio dos músculos sóleo e flexor longo do hálux. Discernir com exatidão qual músculo pode estar envolvido é uma tarefa difícil.

Nenhum encarceramento compressivo neural ou vascular para esse músculo foi relatado, nem é esperado, porque o músculo se encontra profundamente aos vasos e nervos. Um monofilamento ou uma agulha de injeção pode ser usado para identificar os PGs do tibial posterior; no entanto, deve-se proceder muito cautelosamente em virtude do extenso conjunto neurovascular que fica entre os músculos sóleo e tibial posterior.

4. DIAGNÓSTICO DIFERENCIAL
4.1. Ativação e perpetuação de pontos-gatilho

Em qualquer parte do músculo tibial posterior, os PGs podem ser ativados por carga excêntrica não habitual, exercício excêntrico em músculo tibial posterior destreinado ou carga concêntrica máxima ou submáxima.[37] Os PGs também podem ser ativados ou agravados quando o músculo é colocado em uma posição encurtada ou alongada por período prolongado.

Estresses mecânicos decorrentes de atividades como corrida podem causar a formação de PGs no músculo tibial posterior, especialmente ao correr em superfícies desiguais ou lateralmente inclinadas. Curiosamente, PGs do músculo tibial posterior não são comumente observados em tenistas que treinam em superfícies macias, lisas, niveladas e com calçados que fornecem amplo apoio para os pés; no entanto, um calçado que está desgastado pode promover eversão e bamboleio do pé, contribuindo para os PGs nesse músculo.

Embora a pronação na fase inicial do apoio seja normal para acomodar a descarga de peso e a absorção de choque nas extremidades inferiores, a pronação excessiva pode sobrecarregar o músculo tibial posterior, contribuindo para a ativação e a perpetuação de PGs nele. O pé pode pronar excessivamente devido a um retropé hipomóvel, mediopé hipermóvel, tornozelo equino, perda de dorsiflexão do hálux, desequilíbrio muscular ou alguma outra causa estrutural ou funcional.

4.2. Pontos-gatilho associados

Os PGs associados podem se desenvolver nas áreas de dor referida causadas por PGs.[38] Portanto, músculos nas áreas de dor referida de cada músculo acometido também devem ser examinados. Os dois flexores longos que também invertem e flexionam o pé, os músculos flexor longo dos dedos e flexor longo do hálux, estão comumente envolvidos com o músculo tibial posterior. Os flexores plantares primários do pé, os músculos gastrocnêmio e sóleo, não são propensos a desenvolver PGs em associação com o músculo tibial posterior. Contudo, essa é uma observação meramente clínica.

PGs nos músculos fibulares, especialmente em pacientes com estrutura anormal do pé, são, em geral, associados a PGs no músculo tibial posterior. Os músculos fibulares longo e curto são antagonistas primários da ação de inversão do músculo tibial posterior, mas são agonistas para plantiflexão e estabilização do pé.

O tibial posterior também pode desenvolver PGs em resposta a PGs dos músculos glúteo mínimo, isquiotibiais, gastrocnêmio, sóleo e flexor longo dos dedos. Além disso, músculos intrínsecos do pé também devem ser considerados para exame, pois eles estão dentro da área de dor referida dos PGs do tibial posterior. Imamura e colaboradores[39] estudaram os efeitos do tratamento para componentes de dor miofascial em indivíduos com fascite plantar, observando bons resultados.[39] Nesse estudo, 30% dos pacientes que apresentaram PGs no músculo tibial posterior foram tratados com sucesso. Um estudo seguindo o método Delphi modificado tentou elucidar o melhor protocolo de agulhamento a seco para o tratamento da dor calcâneo-plantar (comumente diagnosticada como fascite plantar). O músculo tibial posterior foi incluído como um dos músculos que deve ser avaliado quanto à presença de PGs e como possível fonte de dor do paciente, sendo incluído no tratamento com agulhamento a seco.[40] Um ensaio clínico randomizado (ECR) controlado, que seguiu as indicações do estudo Delphi modificado descrito, relatou bons resultados na redução da dor calcâneo-plantar.[41]

4.3. Patologias associadas

Disfunção grave do músculo e/ou tendão tibial posterior não é incomum e merece cuidadosa consideração no diagnóstico diferencial da dor no tornozelo e no pé. Algumas condições comuns incluem a disfunção do complexo músculo-tendão tibial posterior, a síndrome do estresse tibial medial ("canelite") e a síndrome compartimental posterior profunda crônica por esforço. Acredita-se que os PGs do tibial posterior sejam um fator contribuinte a essas condições da perna, do tornozelo e do pé, embora não haja evidência científica sólida para apoiar essa noção.

Acredita-se que a disfunção progressiva do tendão tibial posterior seja ocasionada pelas alterações na biomecânica do pé. Em 1989, Johnson e Strom desenvolveram um esquema para explicar estágios sucessivos da disfunção do tendão tibial posterior,[35] o que foi posteriormente modificado por Bluman e Myerson para incluir um Estágio IV.[42] Os primeiros dois estágios são isolados de alterações de tecido mole, e o terceiro e o quarto estágios têm alterações artríticas associadas:[43]

Estágio I: *Comprimento do tendão é normal* e há inflamação com dor e disfunção mínima.

Estágio II: *Tendão alongado*, pé plano adquirido, mas passivamente corrigível, geralmente incapaz de realizar uma elevação do calcanhar.

Estágio III: *Tendão alongado, retropé deformado e rígido* com dor lateral no pé e eversão acentuada do pé na descarga de peso. Artropatia e degeneração da articulação talocalcânea são observadas.

Estágio IV: Doença em estágio final com angulação em valgo fixa do tálus, mediopé plano e degeneração precoce da articulação do tornozelo.[42,44]

No Estágio I, a força e a função musculares do tibial posterior são levemente diminuídas. Quando o paciente tenta realizar o teste de elevação do calcanhar de foram unipodal, pode se notar uma resistência reduzida e incapacidade de realizar várias tentativas do teste.[36] Normalmente, o músculo tibial posterior primeiro everte e bloqueia o calcâneo para fornecer uma estrutura rígida que permita a transferência de peso para o antepé. No Estágio I, a inversão inicial do calcâneo é fraca e o paciente eleva o calcanhar de forma incompleta e sem travar o retropé ou não transfere o peso para a região das cabeças dos metatarsos. Dor e sensibilidade são encontradas ao longo do trajeto do tendão, sobretudo antes de passar por trás do maléolo medial e medialmente à sua inserção no navicular. Infelizmente, os pacientes muitas vezes não apresentam essa disfunção como queixa principal, mas é nesse estágio inicial que a condição deve ser totalmente corrigida, em geral com medidas conservadoras. As radiografias são normalmente dispensáveis, e a ressonância magnética (RM) que revela uma tenossinovite é o padrão-ouro para o diagnóstico nesse estágio.[43]

Com progressão para o Estágio II, a dor aumenta em gravidade e distribuição, e o paciente tem sérias dificuldades para caminhar. O teste de elevação do calcanhar unipodal é anormal, e o paciente fica com o pé evertido e abduzido suficientemente para exibir "muitos dedos" quando visto por trás. Essa é uma medida simples, reprodutível e gravável de postura do pé. Radiografias de rotina da vista anteroposterior mostram o antepé abduzido em relação ao retropé, porque o calcâneo e o navicular são subluxados lateralmente para fora da cabeça do tálus. Na vista lateral, o tálus é inclinado para a frente em relação ao calcâneo. Esse estágio foi subdividido em IIa, que identifica alterações do tendão com alongamento; e em IIb, em que há ruptura do tendão. Este último estágio requer reparo cirúrgico do tendão.[43]

No Estágio III, há evidências de artropatia e degeneração da articulação talocalcânea,[43] juntamente com danos associados às estruturas de suporte estáticas do pé que resultaram em pés planos fixos e que requerem realinhamento das estruturas do pé e artrodese. Uma artrodese talocalcânea isolada é suficiente na maioria dos casos; contudo, uma artrodese tripla pode ser necessária.[35,43]

No Estágio IV, o retropé rígido e a angulação em valgo do tálus geralmente requerem uma artrodese tibiotalocalcânea e reconstrução do ligamento deltoide.[44]

Músculos com PGs estão sob tensão aumentada contínua devido a bandas tensionadas; assim, PGs no músculo tibial posterior são uma condição que poderia explicar os achados do Estágio I de Johnson e Strom: fraqueza muscular detectável sob condições de alta carga e alterações degenerativas do tendão exposto à tensão sustentada anormal causada pela deficiência no comprimento do músculo. Os estágios subsequentes podem ocorrer após a falha na correção da condição em seu estágio inicial.

Muitos autores, junto com[45-52] uma revisão abrangente,[53] discutiram a ruptura do tendão tibial posterior como uma entidade separada (Estágios II e III, de Johnson e Strom). Nesse caso, o paciente apresenta um relato que pode incluir o seguinte: "meu pé está ficando plano", "meu sapato está deslocando muito", "eu não posso andar como eu costumava fazer" ou "tenho dificuldade para subir e descer escadas". Frequentemente, o tendão deslocado é observado na palpação quando comparado com o lado normal. A descontinuidade do tendão foi mostrada por ultrassom[47,54] e RM.[47,55] Duchenne observou que, em pacientes com déficit musculotendíneo do tibial posterior, o pé voltava-se para fora quando estavam andando ou em ortostase.[19] Dados eletromiográficos (EMG), obtidos por Ringleb e colaboradores,[56] sugerem que a disfunção do tendão tibial posterior está associada à atividade compensatória nos músculos fibulares, tibial anterior e gastrocnêmio. Fraqueza do músculo tibial posterior também pode levar a uma pronação excessiva do pé e à falta de estabilização da articulação mediotársica, que permite subluxação plantar do retropé e do antepé, além de desenvolvimento grave de deformidade em pé plano.[57] Ruptura do tendão ou fraqueza do músculo tibial posterior causada por escorregamento do tendão em torno do maléolo medial irá causar rapidamente uma deformidade flexível com pé valgo.[58] Perda da função muscular do tibial posterior pode resultar em deformidade progressiva e severa do pé plano, com um componente de abdução pronunciado. Caso não seja corrigida dentro de alguns meses, somente a transferência de tendão não será mais suficiente, e a artrodese será necessária.[59]

Ruptura do tendão tibial posterior devido à artrite reumatoide pode causar uma queda no arco longitudinal medial durante a descarga de peso em aproximadamente 10 dias. Um paciente avaliado 2,5 anos após a ruptura revelou um arco longitudinal colapsado, mas móvel. Radiografias do pé mostraram marcada osteopenia, um calcâneo em ângulo valgo e um deslocamento anterior e inferior do cabeça do talar.[35,47]

A síndrome do estresse tibial medial é definida como sintoma doloroso no aspecto medial da tíbia, muitas vezes localizado no meio ou na porção distal.[60] O início geralmente ocorre com a corrida ou o impacto de cargas na extremidade inferior, e a dor resultante em geral limita a execução de atividades. Variações na nomenclatura, como "canelite" e "entesopatia do sóleo", são evidentes na literatura pregressa e atual, sendo prováveis contribuintes para a atual falta de compreensão da condição.[61] Alguns autores a atribuíram ao músculo tibial posterior, mas estudos sobre anatomia miofascial de cadáveres são inconsistentes sobre qual elemento miofascial está envolvido, porque há grande variação no local de inserção dos músculos tibial posterior, sóleo e flexor longo dos dedos.[61,62] Contudo, a sensibilidade muscular posteromedial é uma característica clínica consistente da síndrome, mas se essa sensibilidade é uma causa primária ou um efeito da condição permanece incerto.[61]

É provável que uma combinação de diferentes estruturas esteja envolvida na síndrome do estresse tibial medial, e alguns autores sugeriram sistemas de classificação baseados nessa premissa.[62] Aumento da queda navicular (diferença na altura da tuberosidade navicular na postura de apoio neutro talocalcâneo e na altura da tuberosidade navicular em posição relaxada) está significativamente associada a um risco aumentado de desenvolver síndrome do estresse tibial medial em corredores.

Síndromes compartimentais de esforço na perna são formas de lesão comuns por uso excessivo. Síndromes compartimentais são caracterizadas por pressão aumentada dentro de um compartimento muscular suficiente para comprometer a circulação dos músculos do compartimento. O aumento da pressão obstrui o fluxo venoso que causa mais edema e mais pressão. Se prolongado, a isquemia resultante pode provocar necrose dos músculos e nervos dentro do compartimento. Ao acompanhar um caso de lesão traumática, é vital que essa condição seja reconhecida imediatamente e gerida de maneira adequada, para evitar possíveis consequências catastróficas. As síndromes compartimentais anteriores são mais comuns, seguidas por compartimento lateral, posterior profundo e compartimento posterior superficial.[63,64]

O compartimento posterior superficial contém o músculo sóleo e o ventre do gastrocnêmio. O compartimento posterior profundo engloba os ventres dos músculos flexor longo dos dedos, flexor longo do hálux, poplíteo e tibial posterior.[1]

A SCECPp da perna, em geral, é induzida gradualmente por exercício de atletas jovens em provas de resistência. Isso produz uma sensação de aperto, desconforto maçante e diminuição da sensibilidade dos músculos envolvidos. À medida que a condição se intensifica, a dor persiste por períodos mais longos após o exercício. A síndrome compartimental posterior geralmente é bilateral e não responde à terapia conservadora, muitas vezes aliviando somente após períodos prolongados de repouso, e por vezes requerendo fasciotomia.[65] Ao exame, o paciente com SCECPp demonstra sensibilidade profunda na panturrilha e no tecido muscular em si. O diagnóstico da SCECPp é confirmado pela descoberta de pressão intracompartimental no compartimento posterior profundo. Entretanto, técnicas diagnósticas e intervenções cirúrgicas são altamente subjetivas e carecem de padronização.[65]

A etiologia precisa da síndrome compartimental posterior ainda não foi estabelecida. Um trauma inicial ou hipertrofia do músculo foi postulado. O papel dos PGs como parte desse processo é desconhecido, mas há uma forte possibilidade de que os PGs possam fazer uma contribuição significativa em músculos propensos a desenvolver uma síndrome compartimental. O Capítulo 63, Músculo tibial anterior, contém informações adicionais sobre SCECPp.

Intervenção cirúrgica para aliviar os sintomas identificados como resultantes da síndrome compartimental crônica de esforço é controversa. Um grupo de cirurgiões relatou uma taxa de sucesso de 88% em 26 pacientes acometidos pela síndrome compartimental na perna, realizando a cirurgia somente após as medidas conservadoras falharem, sem medir as pressões intramusculares.[66] Outros cirurgiões que realizaram a fasciotomia do compartimento posterior profundo com base em critérios de pressão intramuscular não obtiveram resultados tão bons quanto os obtidos ao operarem a síndrome compartimental anterior.[67] Nessa série de oito pacientes, foi diagnosticada uma síndrome compartimental posterior quando a pressão intramuscular foi superior a 15 mmHg em repouso, quando aumentou durante o exercício e quando demonstrou um atraso para retornar ao nível pré-exercício.[67] Uma revisão sistemática mais recente sobre a efetividade da cirurgia na síndrome compartimental posterior da perna relatou uma pequena taxa de sucesso (variando de 30-65%) após fasciotomia e sugeriu otimizar critérios diagnósticos e a padronização de modalidades de tratamento para a condição.[65] Outra revisão mostrou uma taxa de sucesso de 61% do tratamento cirúrgico para o problema.[64]

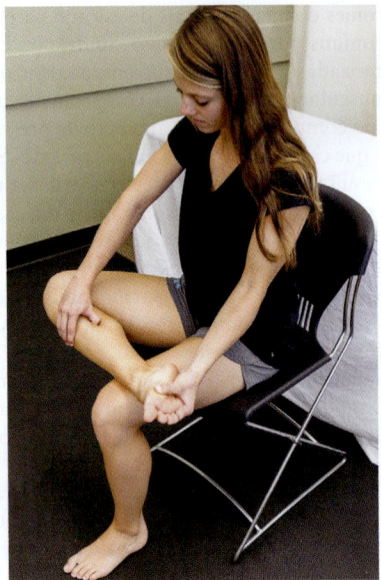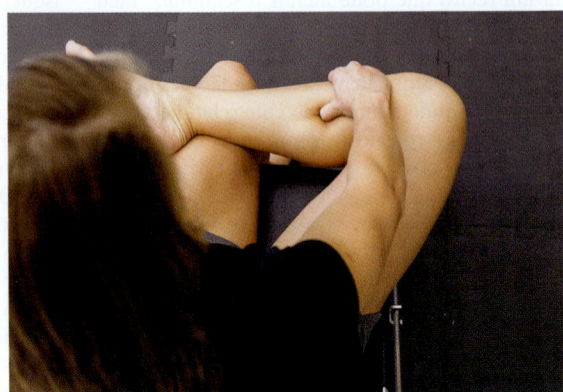

Figura 67-5 Autoliberação miofascial de PGs no músculo tibial posterior.

5. AÇÕES CORRETIVAS

Indivíduos com PGs no músculo tibial posterior podem se beneficiar ao adotar posições sentadas ou em pé, colocando o tornozelo em algum grau de plantiflexão. Ao sentar-se, o indivíduo pode manter os joelhos em 50 ou 60° de flexão, permitindo que o pé entre em contato com o chão para apoio dos membros inferiores enquanto proporciona plantiflexão do tornozelo para induzir frouxidão no músculo tibial posterior. Uma causa perpetuante comum de PGs no músculo tibial posterior é o descanso em posição inadequada da perna, o que causa compressão na panturrilha. Pessoas que se sentam em cadeiras reclináveis com apoios para as pernas concentram o peso em uma parte da panturrilha, o que pode requerer travesseiros adicionais ou a necessidade de restringir a elevação do repouso para a perna.

Um paciente com PGs no tibial posterior que se exercita caminhando ou correndo deve fazê-lo em uma superfície plana e sempre utilizando calçado com suporte adequado. Pronação excessiva devido à hipermobilidade no mediopé deve ser corrigida com um bom suporte no arco longitudinal medial do pé. Inicialmente, correções feitas com inserções no calçado podem ser desconfortáveis em virtude da sensibilidade referida pelos PGs, mas com a resolução dos PGs do tibial posterior, essa sensibilidade relacionada da planta do pé desaparece. Independentemente de o indivíduo andar ou correr, deve usar sempre calçados bem ajustados e com os lados suficientemente altos para melhorar a estabilidade lateral do pé. Calçado adequado deve ser recomendado por um clínico com conhecimento da estrutura e da função do pé e do tornozelo e sua relação com toda a extremidade inferior, pelve e coluna vertebral.

Se a atividade de PGs responder mal ao tratamento, a prática da corrida pode ser substituída por natação ou ciclismo. Calçados com salto alto e saltos agulha devem ser evitados. Sapatos de cano alto podem ser necessários se outras medidas não forem suficientes.

Em geral, os músculos das pernas apresentam mais conforto se o tornozelo for mantido em uma posição neutra durante a noite; portanto, ajustar a postura de dormir dos pacientes pode ser necessário. Essa posição é facilitada ao não deixar os lençóis presos por baixo do colchão, reduzindo a força externa em plantiflexão excessiva (ver Figura 66-6). Também pode ser benéfico utilizar um travesseiro entre as pernas e os joelhos quando em decúbito lateral para que o pé e o tornozelo fiquem em posição neutra.

A autoliberação miofascial dos PGs do músculo tibial posterior pode ser realizada na posição sentada com a perna afetada cruzada sobre a perna oposta (Figura 67-5). A liberação manual de PG por autopressão pode ser aplicada com o polegar na superfície inferior da tíbia (Figura 67-5). Encontra-se o ponto mais sensível ao longo da superfície posterior da tíbia, geralmente localizado um palmo abaixo do joelho, e uma pressão leve suave (não mais que 4/10 de dor) é aplicada manualmente com um polegar ou demais dedos. Uma ferramenta de liberação de PGs deve ser usada com cuidado devido à sua proximidade com as estruturas óssea e neurovasculares, bem como à sua profundidade do músculo tibial posterior (Figura 67-5). Se formigamento ou dormência for sentido com a autopressão dos PGs, a técnica deve ser descontinuada.

Autoalongamento do músculo tibial posterior geralmente não é recomendado em virtude da potencial disfunção do tendão do tibial posterior. O alongamento do músculo tibial pode ser mais prejudicial do que útil devido à zona crítica (hipovascular) do tendão, entre o maléolo medial e sua inserção no osso navicular no mediopé. Consultar-se com um especialista que trata pacientes com disfunções da extremidade inferior, do tornozelo e do pé é altamente recomendado.

Referências

1. Standring S. *Gray's Anatomy: The Anatomical Basis of Clinical Practice*. 41st ed. London, UK: Elsevier; 2015.
2. Travell J, Simons DG. *Myofascial Pain and Dysfunction: The Trigger Point Manual*. Vol 2. Baltimore, MD: Williams & Wilkins; 1992.
3. Pastore D, Dirim B, Wangwinyuvirat M, et al. Complex distal insertions of the tibialis posterior tendon: detailed anatomic and MR imaging investigation in cadavers. *Skeletal Radiol*. 2008;37(9):849-855.
4. Ollivere BJ, Ellahee N, Sikdar T, Nairn DS. Anomalous tibialis posterior muscle, functional or functionless? *Foot*. 2006;16(4):218-220.
5. Yi KH, Rha DW, Lee SC, et al. Intramuscular nerve distribution pattern of ankle invertor muscles in human cadaver using sihler stain. *Muscle Nerve*. 2016; 53(5):742-747.

6. Apaydin N, Loukas M, Kendir S, et al. The precise localization of distal motor branches of the tibial nerve in the deep posterior compartment of the leg. *Surg Radiol Anat.* 2008;30(4):291-295.
7. Frey C, Shereff M, Greenidge N. Vascularity of the posterior tibial tendon. *J Bone Joint Surg Am.* 1990;72(6):884-888.
8. Kulig K, Burnfield JM, Reischl S, Requejo SM, Blanco CE, Thordarson DB. Effect of foot orthoses on tibialis posterior activation in persons with pes planus. *Med Sci Sports Exerc.* 2005;37(1):24-29.
9. Klein P, Mattys S, Rooze M. Moment arm length variations of selected muscles acting on talocrural and subtalar joints during movement: an in vitro study. *J Biomech.* 1996;29(1):21-30.
10. Kamiya T, Uchiyama E, Watanabe K, Suzuki D, Fujimiya M, Yamashita T. Dynamic effect of the tibialis posterior muscle on the arch of the foot during cyclic axial loading. *Clin Biomech (Bristol, Avon).* 2012;27(9):962-966.
11. Basmajian JV, Stecko G. The role of muscles in arch support of the foot. *J Bone Joint Surg Am Vol.* 1963;45:1184-1190.
12. Basmajian J, Deluca C. *Muscles Alive.* 5th ed. Baltimore, MD: Williams & Wilkins; 1985.
13. Kaye RA, Jahss MH. Tibialis posterior: a review of anatomy and biomechanics in relation to support of the medial longitudinal arch. *Foot Ankle.* 1991;11(4):244-247.
14. Mengiardi B, Zanetti M, Schottle PB, et al. Spring ligament complex: MR imaging-anatomic correlation and findings in asymptomatic subjects. *Radiology.* 2005;237(1):242-249.
15. Netter FH. *Musculoskeletal System. Part 1: Anatomy, Physiology and Metabolic Disorders.* Vol 8. Summit, NJ: Ciba-Geigy Corporation; 1987.
16. Bardeen C. The musculature, Section 5. In: Jackson CM, ed. *Morris's Human Anatomy.* 6th ed. Philadelphia, PA: Blakiston's Son & Co; 1921 (pp. 522, 523).
17. Rasch PJ, Burke RK. *Kinesiology and Applied Anatomy: The Science of Human Movement.* 6th ed. Philadelphia, PA: Lea & Febiger; 1978.
18. Janda V. *Muscle Function Testing.* London, England: Butterworths; 1983.
19. Duchenne G. *Physiology of Motion.* Philadelphia, PA: Lippincott; 1949.
20. Clemente C. *Gray's Anatomy of the Human Body.* 30th ed. Philadelphia, PA: Lea & Febiger; 1985.
21. Perry J, Burnfield JM. *Hip. Gait Analysis: Normal and Pathological Function.* 2nd ed. Thorofare, NJ: SLACK; 2010.
22. Sutherland DH. An electromyographic study of the plantar flexors of the ankle in normal walking on the level. *J Bone Joint Surg Am.* 1966;48(1):66-71.
23. Kokubo T, Hashimoto T, Nagura T, et al. Effect of the posterior tibial and peroneal longus on the mechanical properties of the foot arch. *Foot Ankle Int.* 2012;33(4):320-325.
24. Murley GS, Buldt AK, Trump PJ, Wickham JB. Tibialis posterior EMG activity during barefoot walking in people with neutral foot posture. *J Electromyogr Kinesiol.* 2009;19(2):e69-e77.
25. Okita N, Meyers SA, Challis JH, Sharkey NA. Midtarsal joint locking: new perspectives on an old paradigm. *J Orthop Res.* 2014;32(1):110-115.
26. Neumann DA. *Kinesiology of the Musculoskeletal System: Foundations for Rehabilitation.* 2nd ed. St. Louis, MO: Mosby; 2010.
27. Akuzawa H, Imai A, Iizuka S, Matsunaga N, Kaneoka K. Calf muscle activity alteration with foot orthoses insertion during walking measured by fine-wire electromyography. *J Phys Ther Sci.* 2016;28(12):3458-3462.
28. Perry J, Ireland ML, Gronley J, Hoffer MM. Predictive value of manual muscle testing and gait analysis in normal ankles by dynamic electromyography. *Foot Ankle.* 1986;6(5):254-259.
29. Murley GS, Menz HB, Landorf KB. Electromyographic patterns of tibialis posterior and related muscles when walking at different speeds. *Gait Posture.* 2014;39(4):1080-1085.
30. Maharaj JN, Cresswell AG, Lichtwark GA. The mechanical function of the tibialis posterior muscle and its tendon during locomotion. *J Biomech.* 2016;49(14):3238-3243.
31. Simons DG, Travell J, Simons L. *Travell & Simon's Myofascial Pain and Dysfunction: The Trigger Point Manual.* Vol 1. 2nd ed. Baltimore, MD: Williams & Wilkins; 1999 (p. 104).
32. Reinking MF, Austin TM, Richter RR, Krieger MM. Medial tibial stress syndrome in active individuals: a systematic review and meta-analysis of risk factors. *Sports Health.* 2017;9(3):252-261.
33. Aquino A, Payne C. Function of the windlass mechanism in excessively pronated feet. *J Am Podiatr Med Assoc.* 2001;91(5):245-250.
34. Kendall FP, McCreary EK. *Muscles: Testing and Function, with Posture and Pain.* 5th ed. Baltimore, MD: Lippincott Williams & Wilkins; 2005.
35. Johnson KA, Strom DE. Tibialis posterior tendon dysfunction. *Clin Orthop Relat Res.* 1989(239):196-206.
36. Bubra PS, Keighley G, Rateesh S, Carmody D. Posterior tibial tendon dysfunction: an overlooked cause of foot deformity. *J Family Med Prim Care.* 2015;4(1):26-29.
37. Gerwin RD, Dommerholt J, Shah JP. An expansion of Simons' integrated hypothesis of trigger point formation. *Curr Pain Headache Rep.* 2004;8(6):468-475.
38. Hsieh YL, Kao MJ, Kuan TS, Chen SM, Chen JT, Hong CZ. Dry needling to a key myofascial trigger point may reduce the irritability of satellite MTrPs. *Am J Phys Med Rehabil.* 2007;86(5):397-403.
39. Imamura M, Fischer AA, Imamura ST, Kaziyama HS, Carvalho AE, Salomao O. Treatment of myofascial pain components in plantar fasciitis speeds up recovery: documentation by algometry. *J Musculoske Pain.* 1998;6(1):91-110.
40. Cotchett MP, Landorf KB, Munteanu SE, Raspovic AM. Consensus for dry needling for plantar heel pain (plantar fasciitis): a modified Delphi study. *Acupunct Med.* 2011;29(3):193-202.
41. Cotchett MP, Munteanu SE, Landorf KB. Effectiveness of trigger point dry needling for plantar heel pain: a randomized controlled trial. *Phys Ther.* 2014;94(8):1083-1094.
42. Bluman EM, Myerson MS. Stage IV posterior tibial tendon rupture. *Foot Ankle Clin.* 2007;12(2):341-362, viii.
43. Ling SK, Lui TH. Posterior tibial tendon dysfunction: an overview. *Open Orthop J.* 2017;11:714-723.
44. Myerson MS. Adult acquired flatfoot deformity: treatment of dysfunction of the posterior tibial tendon. *J Bone Joint Surg.* 1996;78(5):780-792.
45. Lipsman S, Frankel JP, Count GW. Spontaneous rupture of the tibialis posterior tendon. A case report and review of the literature. *J Am Podiatry Assoc.* 1980;70(1):34-39.
46. Banks AS, McGlamry ED. Tibialis posterior tendon rupture. *J Am Podiatric Med Assoc.* 1987;77(4):170-176.
47. Downey DJ, Simkin PA, Mack LA, Richardson ML, Kilcoyne RF, Hansen ST. Tibialis posterior tendon rupture: a cause of rheumatoid flat foot. *Arthritis Rheum.* 1988;31(3):441-446.
48. Sammarco GJ, DiRaimondo CV. Surgical treatment of lateral ankle instability syndrome. *Am J Sports Med.* 1988;16(5):501-511.
49. Soballe K, Kjaersgaard-Andersen P. Ruptured tibialis posterior tendon in a closed ankle fracture. *Clin Orthop Relat Res.* 1988(231):140-143.
50. Helal B. Tibialis posterior tendon synovitis and rupture. *Acta Orthop Belg.* 1989;55(3):457-460.
51. Mendicino SS, Quinn M. Tibialis posterior dysfunction: an overview with a surgical case report using a flexor tendon transfer. *J Foot Surg.* 1989;28(2):154-157.
52. West MA, Sangani C, Toh E. Tibialis posterior tendon rupture associated with a closed medial malleolar fracture: a case report and review of the literature. *J Foot Ankle Surg.* 2010;49(6):565.e9-512.e9.
53. Holmes GB Jr, Cracchiolo A III, Goldner JL, Mann RA. Current practices in the management of posterior tibial tendon rupture. *Contemp Orthop.* 1990;20:79-108.
54. Bruyn GA, Hanova P, Iagnocco A, et al. Ultrasound definition of tendon damage in patients with rheumatoid arthritis. Results of a OMERACT consensus-based ultrasound score focussing on the diagnostic reliability. *Ann Rheum Dis.* 2014;73(11):1929-1934.
55. Ikoma K, Ohashi S, Maki M, Kido M, Hara Y, Kubo T. Diagnostic characteristics of standard radiographs and magnetic resonance imaging of ruptures of the tibialis posterior tendon. *J Foot Ankle Surg.* 2016;55(3):542-546.
56. Ringleb SI, Kavros SJ, Kotajarvi BR, Hansen DK, Kitaoka HB, Kaufman KR. Changes in gait associated with acute stage II posterior tibial tendon dysfunction. *Gait Posture.* 2007;25(4):555-564.
57. Green DR, Lepow GM, Smith TF. Chapter 8, Pes cavus. In: McGlamry ED, ed. *Comprehensive Textbook of Foot Surgery.* Vol 1. Baltimore, MD: Williams & Wilkins; 1987:287-323.
58. McGlamry ED, Mahan KT, Green DR. Chapter 12, Pes valgo planus deformity. In: McGlamry ED, ed. *Comprehensive Textbook of Foot Surgery.* Vol 1. Baltimore, MD: Williams & Wilkins; 1987:403-469.
59. Miller S. Chapter 23, Principles of muscle-tendon surgery and tendon transfers. In: McGlamry ED, ed. *Comprehensive Textbook of Foot Surgery.* Baltimore, MD: Williams & Wilkins; 1987:714-755.
60. Reshef N, Guelich DR. Medial tibial stress syndrome. *Clin Sports Med.* 2012;31(2):273-290.
61. Newman P, Witchalls J, Waddington G, Adams R. Risk factors associated with medial tibial stress syndrome in runners: a systematic review and meta-analysis. *Open Access J Sports Med.* 2013;4:229-241.
62. Hamstra-Wright KL, Bliven KC, Bay C. Risk factors for medial tibial stress syndrome in physically active individuals such as runners and military personnel: a systematic review and meta-analysis. *Br J Sports Med.* 2015;49(6):362-369.
63. Rajasekaran S, Hall MM. Nonoperative management of chronic exertional compartment syndrome: a systematic review. *Curr Sports Med Rep.* 2016;15(3):191-198.
64. Campano D, Robaina JA, Kusnezov N, Dunn JC, Waterman BR. Surgical management for chronic exertional compartment syndrome of the leg: a systematic review of the literature. *Arthroscopy.* 2016;32(7):1478-1486.
65. Winkes MB, Hoogeveen AR, Scheltinga MR. Is surgery effective for deep posterior compartment syndrome of the leg? A systematic review. *Br J Sports Med.* 2014;48(22):1592-1598.
66. Wiley JP, Clement DB, Doyle DL, Taunton JE. A primary care perspective of chronic compartment syndrome of the leg. *Phys Sportsmed.* 1987;15:111-120.
67. Rorabeck CH, Fowler PJ, Nott L. The results of fasciotomy in the management of chronic exertional compartment syndrome. *Am J Sports Med.* 1988;16(3):224-227.

Capítulo 68

Músculos extensores dos dedos dos pés
Extensor longo dos dedos e extensor longo do hálux

Músculos dos dedos em martelo

Carol A. Courtney | Dhinu J. Jayaseelan

1. INTRODUÇÃO

Os músculos extensor longo do hálux e extensor longo dos dedos são considerados músculos extensores longos dos dedos do pé. Juntamente com o músculo tibial anterior, ambos se situam no compartimento anterior da perna. Esses músculos são ativos durante a marcha e, funcionalmente, fornecem estabilidade dinâmica para o equilíbrio. A disfunção nesses músculos ou em outros músculos envolvidos na marcha (como os músculos tibial anterior ou fibular) poderiam contribuir para o desenvolvimento de pontos-gatilho (PGs). PGs nesses músculos contribuem para o relato do paciente de "pés doloridos" localizados no aspecto dorsal do tornozelo e do pé, na perna anterior, e espalhando-se para os dedos. Atividades como caminhar, escalar e correr podem ativar os PGs nesses músculos. Chutar uma bola ou bater o hálux também pode sobrecarregar os músculos extensores longos dos dedos. O diagnóstico diferencial deve incluir fraturas por estresse tibial, síndrome compartimental, dor radicular da coluna lombar ou radiculopatia, dedo em martelo, dedo em garra e dedo em gatilho. As ações corretivas incluem autoliberação miofascial (por pressão) de PGs, autoalongamento dos músculos extensores longos dos dedos e do complexo gastrocnêmio/sóleo, atividade física e modificação do calçado, para reduzir a sobrecarga recorrente desses músculos.

2. CONSIDERAÇÕES ANATÔMICAS

Os músculos extensor longo dos dedos e extensor longo do hálux compartilham sua posição no compartimento anterior da perna com os músculos tibial anterior e fibular terceiro. Em razão de sua origem proximal ao tornozelo e da inserção dentro do próprio pé, os músculos extensor longo dos dedos e extensor longo do hálux são considerados músculos extensores extrínsecos dos dedos.[1]

Extensor longo do dedos

O músculo extensor longo dos dedos é um músculo peniforme que se origina proximalmente na superfície lateral do côndilo lateral da tíbia, de dois terços proximais a três quartos da superfície medial da fíbula, superfície interna da fáscia profunda e superfície anterior adjacente da membrana interóssea acima do músculo extensor longo do hálux (Figura 68-1). A parte do músculo que se origina do côndilo tibial e da cabeça da fíbula cobre o nervo fibular profundo e percorre ao redor do colo da fíbula para alcançar o septo intermuscular. O nervo fibular profundo e os vasos tibiais anteriores ficam entre os músculos extensor longo dos dedos e o tibial anterior. No tornozelo, o tendão passa profundamente aos retináculos superior e inferior dos extensores, que impedem o arqueamento do tendão. Distalmente, o tendão do extensor longo dos dedos se insere no mecanismo do capuz extensor, no dorso das articulações metatarsofalângicas e nas falanges proximais dos quatro dedos laterais. Um filamento central insere-se na base da falange média e outros dois filamentos colaterais inserem-se na base da falange distal.[1] O músculo extensor longo dos dedos tem a segunda maior área de secção transversa dos músculos do compartimento anterior, atrás do músculo tibial anterior. A largura média do músculo extensor longo dos dedos é de 12,4 mm em dissecção cadavérica de 68 pés.[2]

Extensor longo do hálux

O músculo extensor longo do hálux tem origem na metade média da superfície medial da fíbula e da superfície anterior adjacente da membrana interóssea. Encontra-se entre os músculos tibial anterior e extensor longo dos dedos, sendo parcialmente sobreposto por esses dois músculos (Figura 68-1). O nervo fibular profundo e os vasos tibiais anteriores situam-se entre os músculos extensor longo do hálux e tibial anterior. Após cursar distalmente, abaixo do retináculo extensor no aspecto anterior da articulação talocrural, o músculo extensor longo do hálux insere-se no aspecto dorsal da base da falange distal do primeiro dedo do pé.[1] Em comparação com outros músculos que ocupam o compartimento anterior da perna, o músculo extensor longo do hálux tem a terceira maior área de secção transversa, atrás dos músculos tibial anterior e extensor longo dos dedos, respectivamente. No mesmo estudo com cadáveres, realizado por Solomon e colaboradores, a largura média do músculo extensor longo do hálux foi de 7,5 mm.[2]

Curiosamente, estudos com cadáveres e cirurgias demonstraram diferentes padrões de inserção do músculo extensor longo do hálux.[1] Um estudo encontrou três diferentes padrões de inserção em 60 cadáveres: 65% apresentavam inserção tendínea única, 26,7% tiveram duas inserções tendíneas, e 8,3% tiveram três inserções de tendão.[3] No entanto, ao avaliar 60 casos para correção de hálux valgo grave, havia inserção tendínea acessória do extensor longo do hálux no aspecto dorsomedial da cápsula articular metatarsofalângica em 98,3% dos casos (todos menos um). Os autores referiram-se a esse tendão como o extensor capsular do hálux, o que foi consistente com pesquisas anteriores.[4] De fato, um estudo recente descobriu que 26% dos cadáveres apresentaram um tendão acessório que se insere no lado dorsomedial da 1ª cápsula articular metatarsofalângica do músculo extensor longo do hálux.[5]

Embora os músculos extensor longo dos dedos e extensor longo do hálux sejam distintos em sua forma e função, sua relação anatômica é forte. Solomon e colaboradores[2] relataram que o espaço entre os músculos extensor longo dos dedos e o extensor longo do hálux era de, em média, 3,7 mm. Em 14 casos, não houve espaço entre os músculos extensor longo dos dedos e o extensor longo do hálux, e em 3 casos, esses músculos estavam sobrepostos até 2 mm. Em razão da sua íntima relação anatômica, pode ser difícil para o clínico examiná-los, ou tratá-los isoladamente. Consequentemente, clínicos, pesquisadores e professores são lembrados a considerar que existem variações anatômicas e que estas podem afetar o movimento típico.

2.1. Inervação e vascularização

O plexo lombossacral fornece inervação aos músculos extensores longos dos dedos através das raízes nervosas espinais dos níveis

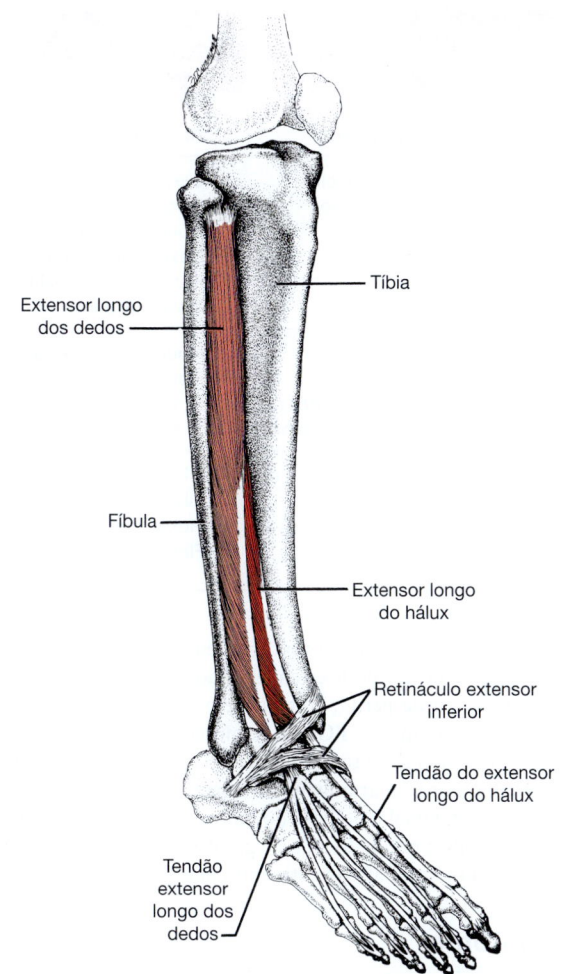

Figura 68-1 Inserções dos músculos extensores dos dedos do pé direito (vista anterolateral). Músculo extensor longo dos dedos está em vermelho-médio, e o músculo extensor longo do hálux está em vermelho-escuro. O retináculo dos extensores superiores não é representado.

L4, L5 e S1. O nervo fibular comum se ramifica a partir do nervo isquiático lateralmente na face posterior do joelho e se enrola lateralmente para o aspecto inferior e posterior da cabeça da fíbula. Então, o nervo fibular comum se divide em nervos fibulares superficial e profundo. O nervo fibular profundo fornece suprimento motor para os músculos extensor longo dos dedos e extensor longo do hálux e entrada sensorial cutânea ao aspecto dorsal do espaço entre o primeiro e o segundo dedos do pé. Embora variações anatômicas possam ocorrer, um recente estudo em cadáveres elucidou seu padrão de distribuição comum.[6]

Para o músculo extensor longo dos dedos, após entrar no aspecto posterossuperior do músculo, foram observados dois padrões de ramificações: (1) o nervo fibular profundo ramifica-se em dois componentes, suprindo os compartimentos anterossuperior e posteroinferior, e então divide-se em um a dois ramos distalmente; e (2) imediatamente antes ou depois de entrar no músculo extensor longo dos dedos, o nervo fibular profundo separa-se em dois a três ramos e viaja em paralelo ao tendão, distalmente.[6]

Para o músculo extensor longo do hálux, o nervo fibular profundo entra na superfície anterior quase 13 cm abaixo da cabeça da fíbula e divide-se em mais 1 a 3 ramificações. Na maioria dos casos, dois ramos nervosos continuam distalmente em paralelo para suprir os compartimentos anterossuperior e posteroinferior.[6]

O suprimento vascular proximal para os músculos extensor longo dos dedos e extensor longo do hálux é provido pela artéria tibial anterior, com ramos perfurantes da artéria fibular. Distalmente, mais perto do tornozelo, as artérias maleolares laterais e mediais suprem os músculos extensor longo dos dedos e extensor longo do hálux, respectivamente. Ramos arteriais adicionais estão presentes para garantir perfusão e oxigenação adequadas.

2.2. Função

Devido à sua localização na perna, os músculos extensor longo dos dedos e extensor longo do hálux são ativos durante muitas atividades funcionais. A coordenação adequada dos músculos extrínsecos e intrínsecos do pé e do tornozelo permitem uma marcha funcional e um movimento com base no esporte. Na presença de desempenho muscular ou diminuição de comprimento, anormalidades de movimento estarão presentes. Os músculos tibial anterior, extensor longo dos dedos e extensor longo do hálux têm funções primárias de sustentação de peso. Eles também mantêm o equilíbrio permanente, ao controlar o excesso de oscilação postural posterior, e ajudam a manter a perna vertical sobre o pé fixo.[7-10]

Trabalhando como uma unidade, os músculos extensores longos dos dedos auxiliam o músculo tibial anterior na produção de dorsiflexão na articulação talocrural. Uma dorsiflexão adequada do tornozelo é essencial para um ciclo de marcha funcional. A atividade muscular dorsiflexora típica durante a marcha é bifásica, com pico de intensidade observado durante o balanço inicial e a resposta de carga. A atividade muscular inicia-se na fase de pré-balanço, com o pé se preparando para "deixar" o chão, e termina após a resposta de carga. No contato inicial, os músculos pré-tibiais são ativos excentricamente para combater a demanda rotacional do antepé. Progredindo para a resposta de descarga de peso, os dorsiflexores do tornozelo se contraem, de modo concêntrico, para facilitar a translação anterior da tíbia.

Durante a fase de pré balanço e balanço inicial, os músculos do compartimento anterior estão de novo ativos concentricamente para fazer o pé "deixar" o solo (dorsiflexionar). Durante o balanço médio e terminal, esses músculos funcionam isometricamente para resistir à força descendente da gravidade. Em geral, esses músculos não se ativam durante o apoio médio e terminal, como o balanço do calcanhar facilita o momento de antepulsão, e o músculo gastrocnêmio controla excentricamente a translação anterior da tíbia.[11]

Embora os músculos tibial anterior, extensor longo dos dedos e extensor longo do hálux funcionem coordenadamente durante a dorsiflexão do tornozelo, a fraqueza em qualquer um deles, ou em todos eles, provocará compensação muscular e articular. A atividade muscular do tibial anterior sem oposição durante o balanço (p. ex., secundário à fraqueza ou paralisia do extensor longo dos dedos) levaria à inversão excessiva e ao aparecimento de pé cavo. Posteriormente, sem compensação adicional, essa reação talvez levasse a uma descarga de peso excessiva na borda lateral do pé durante a resposta de contato inicial e a resposta à carga e, subsequentemente, absorção de força inadequada.[11]

Embora a função dos músculos extensores longos dos dedos seja descrita principalmente no contexto da marcha, os clínicos devem considerar o papel dos músculos extensor longo dos dedos e extensor longo do hálux no esporte e nas atividades funcionais. Por exemplo, as atividades multiplanares dinâmicas, como futebol, futebol americano ou basquete, exigem rápidas mudanças direcionais. Embora os músculos extensores longos dos dedos funcionem primariamente para estender os dedos e dorsiflexionar o tornozelo, eles trabalham em conjunto com outros tecidos moles ao redor do pé. Em atividades que exigem eversão ativa, o músculo extensor longo dos dedos deve ser examinado separadamente dos músculos fibulares, que realizam a mesma ação. Acredita-se, também, que o músculo extensor longo do hálux ajude o pé a se adaptar ao chão durante a caminhada.

Extensor longo dos dedos

O músculo extensor longo dos dedos tem múltiplas ações. Proximalmente, ele age para dorsiflexionar o tornozelo e, como seu tendão corre lateralmente ao eixo da articulação talocalcânea, também everte o pé.[11] Acredita-se que essa ação de eversão equilibre a inversão de tração do músculo tibial anterior. O músculo extensor longo dos dedos também fornece extensão primária das quatro articulações metatarsofalângicas laterais e contribui para a extensão das articulações interfalângicas proximais e distais, em conjunto com os músculos intrínsecos do pé.

Extensor longo do hálux

O músculo extensor longo do hálux auxilia os músculos tibial anterior e extensor longo dos dedos na dorsiflexão do tornozelo. Embora tenha sido relatado que o músculo extensor longo do hálux auxilie na inversão,[11] o músculo cruza a articulação talocalcânea próximo ao seu eixo, tornando questionável o seu papel de mover a articulação talocalcânea.[12,13] Um estudo examinando cadáveres e indivíduos vivos relatou uma habilidade do músculo extensor longo do hálux para supinar ligeiramente o pé. A atividade eletromiográfica (EMG) do músculo extensor longo do hálux foi observada durante as tarefas de supinação, como levantar a borda medial do pé quando este sustentava o peso.[11] Além disso, o músculo extensor longo do hálux tem uma função importante em fornecer uma extensão ativa para a articulação interfalângica (EMG) do hálux e força de extensão ativa primária da primeira articulação metatarsofalângica. Esse movimento de extensão é crucial para o início da fase de balanço do ciclo da marcha, quando a ação do músculo extensor longo do hálux é necessária para a extensão do hálux, a fim de deixar a superfície de apoio.

2.3. Unidade funcional

A unidade funcional à qual um músculo pertence inclui os músculos que reforçam e contrapõe-se às suas ações, bem como as articulações que os músculos cruzam. A interdependência dessas estruturas é funcionalmente refletida na organização neural e nas conexões do córtex sensorimotor. A unidade funcional é enfatizada, porque a presença de um PG em um músculo da unidade aumenta a probabilidade de que os outros músculos da unidade também desenvolvam PGs. Ao desativar os PGs em um músculo, deve-se considerar os PGs que podem se desenvolver em músculos que são funcionalmente interdependentes. O Quadro 68-1 representa, de maneira geral, a unidade funcional dos músculos extensor longo dos dedos e extensor longo do hálux.[14]

3. APRESENTAÇÃO CLÍNICA

3.1. Padrão de dor referida

Os PGs nos extensores dos dedos referem dor primariamente ao longo do dorso e dos dedos dos pés, chegando quase até as pontas dos três dedos do meio (Figura 68-2A), conforme relatado.[15] Por vezes, a dor referida dos PGs do extensor longo dos dedos

Quadro 68-1 Unidade funcional dos músculos extensor longo dos dedos e extensor longo do hálux

Ações	Sinergistas	Antagonistas
Dorsiflexão do pé	Fibular terceiro Tibial anterior	Gastrocnêmio Sóleo Fibulares longo e curto Flexor longo dos dedos Flexor longo do hálux Tibial posterior
Inversão do pé (extensor longo do hálux)	Tibial posterior Tibial anterior Flexor longo dos dedos Flexor longo do hálux	Fibulares longo e curto Fibular terceiro Extensor longo dos dedos
Eversão do pé (extensor longo dos dedos)	Fibulares longo e curto Fibular terceiro	Tibial posterior Tibial anterior Flexor longo dos dedos Flexor longo do hálux

concentra-se mais fortemente no tornozelo do que sobre o dorso do pé. O padrão de dor pode estender-se ao meio do caminho entre o ventre muscular da perna, do tornozelo e do pé (Figura 68-2A). Jacobsen[16] relatou que os PGs desse músculo espalham dor para a região anterolateral do tornozelo. Os PGs do extensor longo do hálux referem dor primariamente no dorso do pé, sobre o aspecto distal do 1º metatarsal e na base do hálux. A dor pode estender-se inferiormente até a ponta do hálux e para cima sobre o dorso do pé e da perna, e por vezes até o ventre muscular (Figura 68-1B).

3.2. Sintomas

Pacientes com PGs nos músculos extensor longo dos dedos ou extensor longo do hálux geralmente relatam dor ao longo do aspecto anterior da perna e dorso do pé, com ou sem atividade. Além da dor, os pacientes podem relatar sensibilidade na parte anterior da perna, fraqueza e, possivelmente, redução da função. Outros sintomas podem incluir: fraqueza da dorsiflexão ao caminhar, quedas, arrastamento do pé, que causa tropeços, e fraqueza geral do tornozelo. O movimento doloroso do tornozelo pode incomodar o paciente na ausência de qualquer evidência de lesão articular. A perda de função é especialmente evidente quando os PGs no músculo tibial anterior contribuem para uma fraqueza adicional na dorsiflexão.

Ao contrário do músculo tibial anterior, quando há PGs nos músculos extensor longo dos dedos e/ou extensor longo do hálux, relatos de cãibras noturnas são comuns, especialmente quando os músculos estão fatigados ou colocados em posição encurtada por um longo período.

3.3. Exame do paciente

Após um exame subjetivo minucioso, o clínico deve realizar um desenho detalhado representando o padrão de dor descrito pelo paciente. Essa descrição ajudará no planejamento do exame físico e pode ser útil no monitoramento da progressão do paciente à medida que os sintomas melhoram ou mudam. O tipo, qualidade e a localização da dor devem ser investigados com critério, e o uso de instrumentos padronizados de resultados é imperativo ao examinar pacientes com disfunções nos membros inferiores.

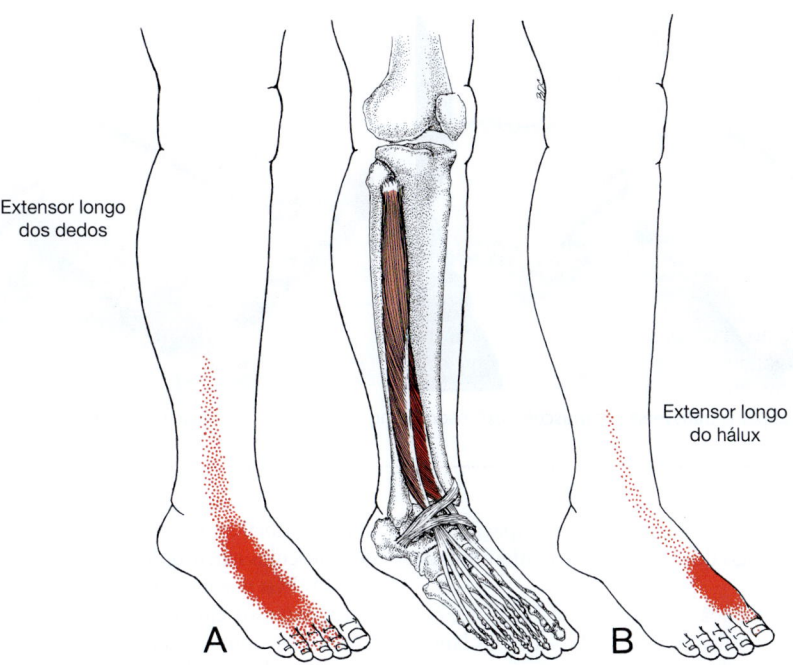

Figura 68-2 Padrões de dor (vermelho-médio) referida dos PGs nos músculos extensores longos dos dedos do pé direito. O padrão de dor principal (vermelho sólido) denota a dor típica experimentada desses PGs. O vermelho pontilhado indica dispersão ocasional do padrão principal. (A) Músculo extensor longo dos dedos (vermelho-claro na figura central). (B) Músculo extensor longo do hálux (vermelho-escuro na figura central).

O exame objetivo deve identificar como o sintoma pode ser provocado pelo movimento funcional, como subir/descer escadas, caminhar, agachar-se ou escalar. Normalmente, o clínico irá constatar o movimento funcional que provoca sintomas. Encontrar esse movimento precocemente pode fornecer ao clínico um sinal importante de reavaliação e uma oportunidade para diferenciar a origem dos sintomas no início do exame.

A observação da postura estática e dinâmica é essencial devido ao papel dos músculos extensor longo dos dedos e extensor longo do hálux na estabilidade postural. Testes funcionais, como agachamento uni ou bipodal, permitirão uma rápida avaliação do controle do quadril e do joelho, bem como a avaliação da amplitude de movimento talocrural, talocalcâneo e do mediopé. A postura unipodal cronometrada com os olhos abertos e fechados fornecerá uma medida quantitativa do equilíbrio e permitirá ao clínico observar as estratégias do pé e do tornozelo que estão relacionadas ao equilíbrio e ao controle.

A posição dos dedos dos pés deverá ser examinada, pois esses músculos frequentemente contribuem para deformação em dedo em martelo e/ou dedo em garra. Se essas anormalidades são observadas, cada dedo deve ser examinado individualmente para determinar se a anormalidade é flexível ou rígida. O clínico deve avaliar a amplitude de movimento ativa com sobrepressão passiva em todos os planos de movimento. Além disso, a avaliação do movimento articular fisiológico e/ou acessório do tornozelo, do retropé, do mediopé e do antepé é frequentemente válida, porque os PGs e a disfunção articular são, em geral, encontradas concomitantemente.

Uma análise minuciosa da marcha ajudará a identificar padrões compensatórios caso exista dor e fraqueza dos músculos extensor longo dos dedos e/ou extensor longo do hálux. Compensações comuns incluem marcha anserina (inclinar-se para o lado contralateral e impulsionar o quadril), marcha ceifante (na qual a perna disfuncional é circundada lateralmente) ou marcha parética (em que uma flexão extra do quadril e do joelho é utilizada) para retirada dos dedos na fase de balanço.[17]

Os músculos extensores longos dos dedos recebem sua inervação via ramos nervos fibulares profundos dos níveis L4, L5 e S1, embora L5 seja o principal contribuinte.[18] Lesões nesses nervos podem ocorrer sutilmente, apenas com dor ou sinais e sintomas sensoriais. Com a progressão ou persistência da lesão do nervo, os sintomas podem incluir fraqueza muscular. Funcionalmente, o paciente pode relatar uma compressão do dedo ou um sutil aumento da caída do pé, indicando fraqueza miotática L5.[19]

3.4. Exame de pontos-gatilho

Para o exame dos músculos extensor longo dos dedos e extensor longo do hálux, o paciente pode estar sentado, com os membros inferiores estendidos ou, de preferência, deitado em supino (Figura 68-3). Um travesseiro ou um suporte pode ser colocado sob os joelhos do paciente para garantir o relaxamento. A técnica de palpação plana transversa às fibras deve ser utilizada para identificar bandas tensionadas e PGs nos músculos extensor longo dos dedos e extensor longo do hálux. As bandas focais musculares tensas devem ser avaliadas com uma pressão firme para determinar se os sintomas familiares do paciente são reproduzidos, se há sintomas referidos ou se os sintomas são reduzidos. Comumente, múltiplos PGs podem existir no mesmo músculo; no entanto, o exame palpatório não deve ser finalizado após encontrar apenas um único PG. Como os músculos extensor longo dos dedos e extensor longo do hálux são cobertos pelo músculo tibial anterior, a palpação direta desses músculos

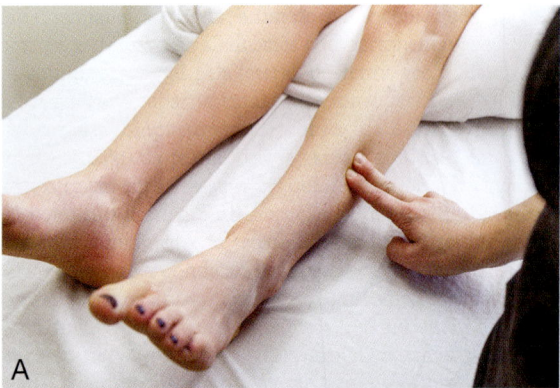 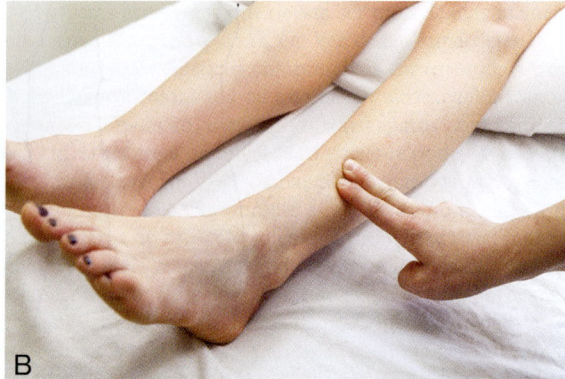

Figura 68-3 Palpação plana transversa dos músculos extensores longos dos dedos. (A) Músculo extensor longo dos dedos. (B) Músculo extensor longo do hálux.

---

não é possível. Um estudo recente relatou que a palpação dos PGs no músculo extensor longo dos dedos exibe confiabilidade moderada a elevada.[20]

Em um estudo com indivíduos saudáveis, Zuil-Escobar e colaboradores[21] encontraram prevalência de 24 e 22% de PGs latentes no músculo extensor longo dos dedos em pessoas com e sem arco longitudinal medial desabado, respectivamente. Outro estudo encontrou uma prevalência de 57% de PGs latentes nesse mesmo músculo.[22] Os achados de uma banda tensionada e de um nódulo sensível foram os critérios mais prevalentes nesses músculos, mas a presença da dor referida não estava claramente presente.

4. DIAGNÓSTICO DIFERENCIAL

4.1. Ativação e perpetuação de pontos-gatilho

Uma postura ou atividade que ative um PG, quando não corrigida, também pode perpetuá-lo. Em qualquer parte do músculo tibial anterior, os PGs podem ser ativados por carga excêntrica não habitual, exercício excêntrico em músculo destreinado ou carga concêntrica máxima ou submáxima.[23] Os PGs também podem ser ativados ou agravados quando o músculo é colocado em uma posição encurtada e/ou alongada por período prolongado.

PGs podem se desenvolver e se tornar ativos por diversas razões. Deficiências no desempenho muscular (p. ex., fraqueza, resistência comprometida) podem contribuir para sobrecarregar o tecido muscular durante o desempenho da tarefa funcional, como caminhar ou correr. Deficiências posturais também poderiam contribuir para bandas hiperirritáveis dentro do tecido muscular, normalmente relacionadas ao encurtamento adaptativo. Sobrecarga dos músculos extensor longo dos dedos e extensor longo do hálux pode ocorrer a partir de lesões nos pés, chutes em bola, subida de longos lances de escada ou pedalar uma bicicleta.

4.2. Pontos-gatilho associados

Os PGs associados podem se desenvolver nas áreas de dor referida causada por outros PGs.[24] Portanto, músculos nas áreas de dor referida de cada músculo acometido também devem ser examinados. Ao considerar as possíveis causas da dor anterior na perna, os clínicos devem considerar outros tecidos, além dos músculos extensores longos dos dedos. Em virtude de sua íntima relação anatômica e ação compartilhada na dorsiflexão do tornozelo, é comum que o músculo tibial anterior desenvolva PGs em associação com os PGs dos músculos extensor longo dos dedos e extensor longo do hálux.

Os PGs nos músculos fibular longo, fibular curto, fibular terceiro, extensor curto dos dedos e interósseos também devem ser examinados pois possuem padrão de dor similar ao do extensor longo dos dedos e devem ser examinados porque podem estar associados aos PGs do músculo extensor longo dos dedos.

Os músculos tibial anterior e extensor curto do hálux também devem ser examinados devido à associação com PGs do músculo extensor longo do hálux. Todos os músculos da unidade funcional também devem ser examinados para os PGs associados.

4.3. Patologias associadas

Vários tecidos podem contribuir para os sintomas na região anterior da perna e do dorso do pé. A fratura de estresse do tibial é a fratura por estresse mais comum, sendo resultado de carga óssea. As fraturas por estresse são responsáveis por 0,7 a 20% das lesões sofridas por atletas.[25] Frequentemente, a dor causada por fratura de estresse tibial tem início gradual e pode ser caracterizada como aguda e localizada. O paciente pode relatar um aumento nos níveis de atividade e dor mais intensa durante as atividades de suporte de peso do que em repouso. A localização dos sintomas da fratura de estresse do tibial é mais frequente na região anteromedial em vez de na região anterolateral na perna.

Na presença de uma fonte vascular de sintomas nas pernas, deve-se considerar a síndrome compartimental crônica de esforço. Esta condição é definida como aumento da pressão no compartimento fascial durante o exercício, o que estimula a nocicepção nos tecidos musculares e pode comprimir estruturas neurovasculares. A síndrome compartimental anterior é a mais comum das síndromes compartimentais da perna, ocorrendo nessa área 45% do tempo.[26] A apresentação clínica inclui dor recorrente induzida pelo exercício que aumenta de forma consistente em termos de quantidade de tempo de exercício ou distância percorrida. A dor da síndrome compartimental crônica de esforço é descrita como aperto de dor maçante que pode progredir para uma parestesia. No início, isso é comumente gradual, resolvendo-se com o término da atividade.

As entorses da sindesmose na perna geralmente ocorrem de forma traumática e podem ser subdiagnosticadas.[27,28] O paciente pode descrever uma lesão durante a qual a perna rotaciona sobre um pé apoiado.[27,28] A dor é normalmente sentida no aspecto anterolateral inferior da perna, mas os sintomas podem se estender proximalmente ao longo da sindesmose. Quando a lesão é menos grave, essa condição é diagnosticada incorretamente, e as limitações funcionais podem persistir. A história de trauma deve fornecer uma pista de que a condição é articular, e não muscular.

O clínico também deve considerar fontes neuropáticas para sintomas anterolaterais da perna. As fontes potenciais de sintomas neuropáticos unilaterais podem ser dor radicular oriunda dos níveis L5 ou S1 ou radiculopatia ou lesão do nervo fibular profundo. As raízes nervosas L5 e S1 são as raízes mais comuns na radiculopatia lombar.[29] Embora a queimação e o formigamento sejam frequentemente descritos como dor de origem neuropática, os sintomas podem estar limitados à parte lateral da perna e simular uma dor origem de musculoesquelética. No exame, é fundamental diferenciar nervos periféricos da lesão da raiz nervosa L5.[30] O nervo fibular comum é vulnerável a lesões devido à sua localização superficial próxima à região proximal da cabeça da fíbula e entre os músculos tibial anterior e extensor longo dos dedos.[31]

O dedo em martelo pode se manifestar de diferentes maneiras, incluindo o clássico dedo do pé em martelo, em garra ou em gatilho.[32] No dedo em martelo clássico (dos quatro dedos menores do pé), a articulação metatarsofalângica é estendida, a articulação interfalângica proximal é flexionada e a articulação interfalângica distal é estendida, produzindo um formato plano de "cabeça de martelo". O dedo do pé em martelo é frequentemente associado com o uso de calçados mal ajustados, e menos comumente associado a condições congênitas ou neuromusculares.[33] A prevalência do dedo do pé em martelo é mais comum em mulheres e adultos mais velhos. O aspecto dorsal da articulação interfalângica proximal é sujeito à pressão excessiva contra o do dedo do pé, resultando em dor nesta região, bem como o aspecto plantar distal do dedo do pé. Essa anormalidade é de grande preocupação em pacientes com neuropatia diabética, pois aumenta o risco de desenvolvimento de úlcera ao longo do aspecto dorsal da articulação interfalângica proximal, da articulação e da superfície plantar do dedo do pé.[33]

Nos dedos em garra, as articulações metatarsofalângicas são marcadamente estendidas, e as articulações interfalângicas proximal e distal são fixadas em flexão, produzindo uma curvatura de garra. Os dedos dinâmicos em garra podem ser passivamente corrigidos com sobrepressão nas articulações metatarsofalângicas e interfalângicas. O dedo do pé em garra dinâmica é normalmente observado durante a marcha, e essa anormalidade pode ser autocorrigida durante a posição estática.[34] Deformidade em garra verdadeira é frequentemente associada à deformidade do pé cavo e às doenças neuromusculares. A deformidade do dedo do pé em garra tende a criar uma incapacidade funcional mais severa do que a do dedo do pé em martelo.[32,34]

No dedo do pé em gatilho, somente a articulação interfalângica proximal é flexionada, mas um desvio medial e/ou lateral da falange distal também pode estar presente. O dedo do pé em gatilho é o menos comum das deformidades dos dedos do pé e responde por apenas 5% de deformidades dos dedos menores do pé. O problema pode ocorrer em apenas um dedo, mas é visto mais comumente em vários dedos, em especial no segundo, no terceiro e no quarto dedos do pé. A causa exata do dedo do pé em gatilho é desconhecida, mas pode ser atribuída ao aumento do comprimento do dedo afetado.[35]

Estas condições geralmente se desenvolvem em virtude do desequilíbrio muscular iniciado por mecanismos compensatórios. Três mecanismos são identificados: estabilização dos flexores, substituição dos flexores e substituição dos extensores. Os dois primeiros mecanismos dizem respeito aos músculos flexores longos dos dedos, e a substituição dos extensores diz respeito ao músculo extensor longo dos dedos.[32,34,35]

A substituição do extensor pode desenvolver tanto dedos em garra quanto dedos em martelo. Esse mecanismo é mais comum do que a substituição dos flexores, mas menos comum do que a estabilização dos flexores. A substituição extensora produz contração digital excessiva durante a fase de balanço da marcha, pois o músculo extensor longo dos dedos está em uma vantagem mecânica, e essa hiperatividade acaba provocando um desequilíbrio funcional nos músculos lumbricais. As articulações metatarsofalângicas são hiperestendidas durante as fases de balanço e golpe no calcanhar e, à medida que a condição progride, pode permanecer nessa posição durante a descarga de peso.[32,34,35]

A substituição do extensor ocorre quando o músculo extensor longo dos dedos tenta fornecer mais do que seu potencial de esforço para dorsiflexão. Esse músculo não se torna eficaz como um dorsiflexor do pé até que tenha cumprido sua função de estender a articulação metatarsofalângicas. Se o último movimento não for oposto à ação adequada dos músculos lumbricais, esse posicionamento prolongado do dedo ocorre a cada passo. Qualquer condição que flexione o antepé, como o pé cavo anterior ou o pé equino, pode iniciar um ciclo de distorção crescente da posição dos dedos dos pés. Além disso, a fraqueza muscular lumbrical primária ou a tensão cronicamente aumentada dos músculos flexores longos dos dedos pode ser responsável. Um antepé doloroso faz com que o indivíduo eleve o pé de maneira plana e evite a pressão do antepé no final da fase de apoio, desproporcionalmente sobrecarregando o músculo extensor longo dos dedos.[32-35] Usar calçados inadequados ou apertados parece ser um fator importante e contribuinte para o desuso e para a atrofia dos músculos lumbricais com falha do seu desenvolvimento normal na infância.

Na presença de osteoartrite (OA) ou lesão por entorse do hálux, a hipertrofia ou exostose na primeira articulação metatarsocuneiforme pode causar irritação dos pés e hipertrofia no tendão do extensor longo do hálux, uma vez que ele cruza essa região. O microtrauma crônico no tendão também pode produzir tendinite, dor, desgaste do tendão e, possivelmente, ruptura.[36,37]

5. AÇÕES CORRETIVAS

Os músculos extensores longos dos dedos são funcionalmente ativos durante a caminhada. Os pacientes com PGs altamente irritáveis precisam reduzir a carga sobre o músculo, além de usar sapatos leves e fechados. Calçados com biqueiras mais pesadas (p. ex., sapatos com biqueira de aço) devem ser evitados. Alternativamente, se os sapatos estiverem muito apertados, pode-se criar um encurtamento adaptativo dos músculos extensores longos dos dedos e, por sua vez, contribuir para a rigidez das articulações do pé e do tornozelo. Hálux valgo (joanete), visto mais comumente em mulheres que usam calçados elegantes,[38] alteram o ângulo de tração do músculo extensor longo do hálux. Se um indivíduo tem perda de força ou de mobilidade de flexão do quadril, o tornozelo pode aumentar a dorsiflexão ao longo da fase de balanço para permitir a elevação do dedo do pé.

A manutenção de uma posição de puxar os dedos para cima por um longo período durante a condução de veículo, como é exigido por alguns pedais mais íngremes do acelerador do automóvel, provoca encurtamento sustentado dos músculos extensor longo dos dedos e extensor longo do hálux, que podem ativar e perpetuar os PGs nesses músculos. O uso do piloto automático oferece uma oportunidade para o motorista mudar a posição do pé e obter alívio periódico da imobilidade. Quando sentado por um período prolongado, o exercício da bomba de tornozelo alonga os músculos extensores dos dedos do pé e o músculo sóleo, proporcionando um alívio esperado.

Em geral, os músculos das pernas ficam mais confortáveis se o tornozelo permanecer mantido em uma posição neutra durante a noite; portanto, ajustar a postura de dormir do paciente pode ser necessária. Essa posição pode ser facilitada ao não prender os lençóis por baixo do colchão para reduzir a força externa em plantiflexão excessiva (ver Figura 65-6). Quando deitado em decúbito lateral, pode ser benéfico usar um travesseiro entre as pernas e os joelhos, colocando o pé e o tornozelo em uma posição neutra. Os pacientes com PGs irritáveis devem evitar permanecer deitados no lado afetado, porque a pressão da cama pode perpetuar a atividade dos PGs.

Indivíduos que se exercitam por meio de caminhadas ou corridas devem ser encorajados a se exercitar em superfícies planas, em vez de solo irregular, como superfícies desniveladas compostas por tijolos, rachaduras, grama ou areia. Além disso, uma superfície inclinada lateralmente, como a praia, deve ser evitada.

A autoliberação miofascial dos PGs nos músculos extensores longos dos dedos pode ser realizada com o calcanhar do lado não afetado (Figura 68-4A), manualmente com os polegares (Figura 68-4B) ou com uma ferramenta de liberação de PG (Figura 68-4C). Ao encontrar o ponto sensível com o calcanhar, os polegares ou uma ferramenta, uma pressão leve (não mais do que 4/10 de dor) deve ser aplicada e mantida por 15 a 30 segundos ou até a dor diminuir. Essa técnica pode ser repetida cinco vezes, várias vezes ao dia. Além disso, os pacientes podem realizar a automassagem ao longo dos tecidos moles envolvidos para aumentar a sua mobilidade.

Nos casos em que os músculos extensores dos dedos estão adaptativamente encurtados, exercícios de autoalongamento devem ser incorporados. Uma maneira de alongar os músculos extensor longo dos dedos (Figura 68-5A) e extensor longo do hálux (Figura 68-5B) é na posição sentada com a perna envolvida cruzada sobre a coxa oposta. Nessa posição, uma mão pode passivamente mover os dedos para a flexão, então gradualmente puxar o tornozelo para uma plantiflexão até que um estiramento seja sentido no topo do pé/tornozelo. A mão oposta pode ser usada para estabilizar o complexo articular tibiofibular distal, conforme necessário. O paciente deve manter o alongamento por até 30 segundos e repetir o procedimento quatro vezes.

Nos casos em que a força muscular é prejudicada, os indivíduos podem fortalecer os músculos extensores longos dos dedos de várias formas. Para ativar os músculos extensor longo do hálux e extensor longo dos dedos em isolamento relativo, os pacientes podem levantar todos os dedos do chão sem permitir que a região da cabeça dos metatarsos saia do chão – uma tarefa executada com contribuição mínima do músculo tibial anterior. Como esses músculos funcionam em conjunto com o músculo tibial anterior, realizar a dorsiflexão do tornozelo também pode melhorar o desempenho muscular.

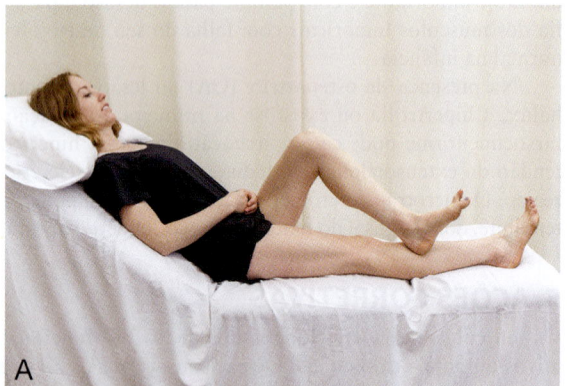
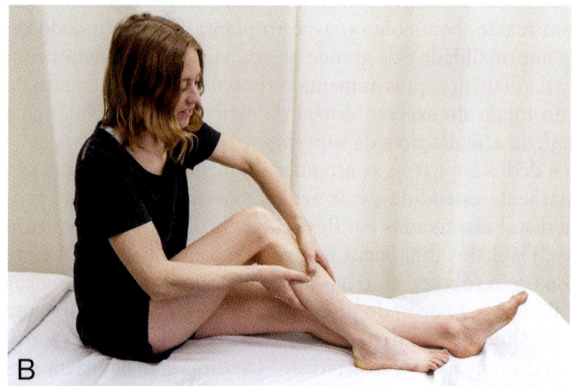
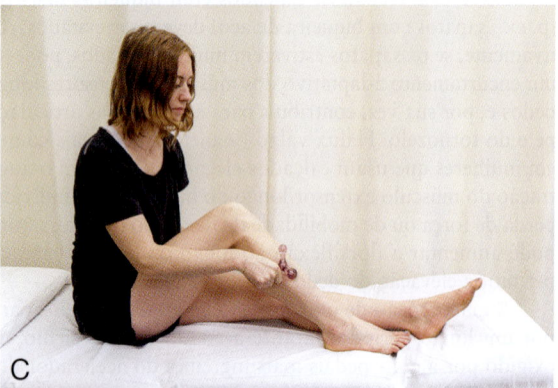

Figura 68-4 Autoliberação miofascial de PG dos músculos extensores longos dos dedos. (A) Usando o calcanhar da perna oposta para o músculo extensor longo dos dedos. (B) Usando os polegares para o músculo extensor longo do hálux. (C) Usando uma ferramenta de liberação de PGs. Observação: cada uma dessas técnicas pode ser utilizada em qualquer um dos extensores longos dos dedos.

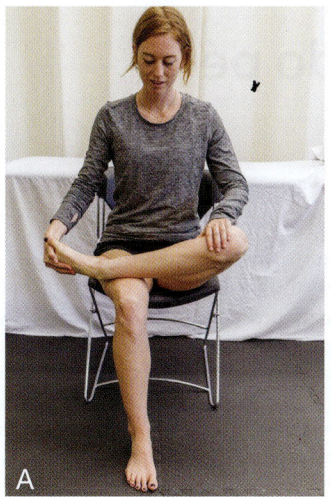
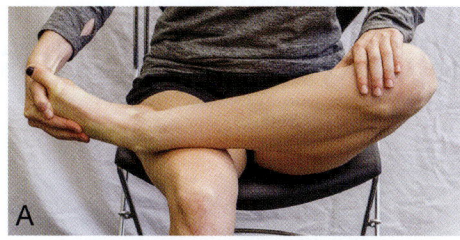
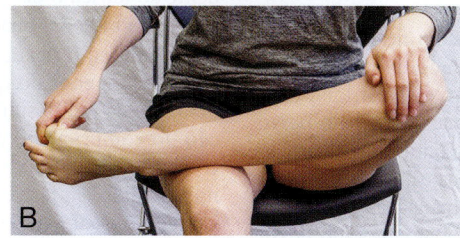
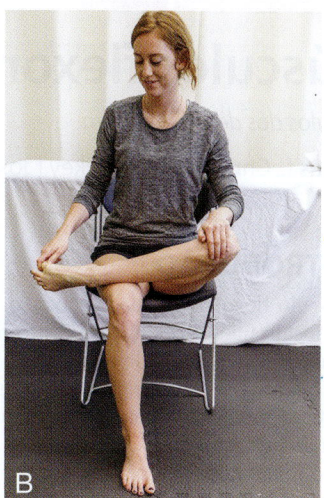

Figura 68-5 Autoalongamento. (A) Músculo extensor longo dos dedos. (B) Músculo extensor longo do hálux.

Referências

1. Standring S. *Gray's Anatomy: The Anatomical Basis of Clinical Practice*. 41st ed. London, UK: Elsevier; 2015.
2. Solomon LB, Ferris L, Henneberg M. Anatomical study of the ankle with view to the anterior arthroscopic portals. *ANZ J Surg*. 2006;76(10):932-936.
3. Al-saggaf S. Variations in the insertion of the extensor hallucis longus muscle. *Folia Morphol (Warsz)*. 2003;62(2):147-155.
4. Bayer T, Kolodziejski N, Flueckiger G. The extensor hallucis capsularis tendon—a prospective study of its occurrence and function. *Foot Ankle Surg*. 2014;20(3):192-194.
5. Natsis K, Konstantinidis GA, Symeonidis PD, Totlis T, Anastasopoulos N, Stavrou P. The accessory tendon of extensor hallucis longus muscle and its correlation to hallux valgus deformity: a cadaveric study. *Surg Radiol Anat*. 2017;39(12):1343-1347.
6. Yu D, Yin H, Han T, Jiang H, Cao X. Intramuscular innervations of lower leg skeletal muscles: applications in their clinical use in functional muscular transfer. *Surg Radiol Anat*. 2016;38(6):675-685.
7. Gantchev GN, Draganova N. Muscular synergies during different conditions of postural activity. *Acta Physiol Pharmacol Bulg*. 1986;12(4):58-65.
8. Oddsson L. Motor patterns of a fast voluntary postural task in man: trunk extension in standing. *Acta Physiol Scand*. 1989;136(1):47-58.
9. Okada M, Fujiwara K. Muscle activity around the ankle joint as correlated with the center of foot pressure in an upright stance. In: Matsui M, Kobayashi K, eds. *Biomechanics 8A*. Champaign, IL: Human Kinetics Publishers; 1983:209-216.
10. Di Giulio I, Maganaris CN, Baltzopoulos V, Loram ID. The proprioceptive and agonist roles of gastrocnemius, soleus and tibialis anterior muscles in maintaining human upright posture. *J Physiol*. 2009;587(pt 10):2399-2416.
11. Perry J, Burnfield JM. *Hip. Gait Analysis: Normal and Pathological Function*. 2nd ed. Thorofare, NJ: SLACK; 2010.
12. Oatis C. *Kinesiology: The Mechanics and Pathomechanics of Human Movement*. 2nd ed. Baltimore, MD: Lippinott, Williams & Wilkins; 2009.
13. Neumann DA. *Kinesiology of the Musculoskeletal System: Foundations for Rehabilitaion*. 2nd ed. St. Louis, MO: Mosby; 2010.
14. Simons DG, Travell J, Simons L. *Travell & Simon's Myofascial Pain and Dysfunction: The Trigger Point Manual*. Vol 1. 2nd ed. Baltimore, MD: Williams & Wilkins; 1999 (p. 104).
15. Simons DG, Travell J. Chapter 25, Myofascial pain syndromes. In: Wall PD, Melzack R, Bonica JJ, eds. *Textbook of Pain*. 2nd ed. Edinburgh, Scotland: Churchill Livingstone; 1989:368-385 (p. 378, Fig. 25.9G).
16. Jacobsen S. Myofascial pain syndrome [in Danish]. *Ugeskrift for laeger*. 1987;149(9):600-601.
17. Moore KL, Dalley AF, Agur AMR. *Clinically Oriented Anatomy*. 6th ed. Philadelphia, PA: Lippincott Williams and Wilkins; 2009 (pp. 588-608).
18. Barr K. Electrodiagnosis of lumbar radiculopathy. *Phys Med Rehabil Clin N Am*. 2013;24(1):79-91.
19. Freynhagen R, Baron R, Gockel U, Tolle TR. painDETECT: a new screening questionnaire to identify neuropathic components in patients with back pain. *Curr Med Res Opin*. 2006;22(10):1911-1920.
20. Sanz DR, Lobo CC, Lopez DL, Morales CR, Marin CS, Corbalan IS. Interrater reliability in the clinical evaluation of myofascial trigger points in three ankle muscles. *J Manipulative Physiol Ther*. 2016;39(9):623-634.
21. Zuil-Escobar JC, Martínez-Cepa CB, Martín-Urrialde JA, Gómez-Conesa A. Prevalence of myofascial trigger points and diagnostic criteria of different muscles in function of the medial longitudinal arch. *Arch Phys Med Rehabil*. 2015;96(6):1123-1130.
22. Zuil-Escobar JC, Martínez-Cepa CB, Martín-Urrialde JA, Gómez-Conesa A. The prevalence of latent trigger points in lower limb muscles in asymptomatic subjects. *PM R*. 2016;8(11):1055-1064.
23. Gerwin RD, Dommerholt J, Shah JP. An expansion of Simons' integrated hypothesis of trigger point formation. *Curr Pain Headache Rep*. 2004;8(6):468-475.
24. Hsieh YL, Kao MJ, Kuan TS, Chen SM, Chen JT, Hong CZ. Dry needling to a key myofascial trigger point may reduce the irritability of satellite MTrPs. *Am J Phys Med Rehabil*. 2007;86(5):397-403.
25. Fredericson M, Jennings F, Beaulieu C, Matheson GO. Stress fractures in athletes. *Top Magn Reson Imaging*. 2006;17(5):309-325.
26. Brewer RB, Gregory AJ. Chronic lower leg pain in athletes: a guide for the differential diagnosis, evaluation, and treatment. *Sports Health*. 2012;4(2):121-127.
27. Williams GN, Allen EJ. Rehabilitation of syndesmotic (high) ankle sprains. *Sports Health*. 2010;2(6):460-470.
28. Williams GN, Jones MH, Amendola A. Syndesmotic ankle sprains in athletes. *Am J Sports Med*. 2007;35(7):1197-1207.
29. Iversen T, Solberg TK, Romner B, et al. Accuracy of physical examination for chronic lumbar radiculopathy. *BMC Musculoskelet Disord*. 2013;14:206.
30. Reife MD, Coulis CM. Peroneal neuropathy misdiagnosed as L5 radiculopathy: a case report. *Chiropr Man Therap*. 2013;21:12.
31. Craig A. Entrapment neuropathies of the lower extremity. *PM R*. 2013;5(5 suppl):S31-S40.
32. Jimenez AL, McGlamry ED, Green DR. Chapter 3, Lesser ray deformities. In: McGlamry ED, ed. *Comprehensive Textbook of Foot Surgery*. Vol 1. Baltimore, MD: Williams & Wilkins; 1987:57-113 (pp. 57-58, 66-71).
33. Kwon JY, De Asla RJ. The use of flexor to extensor transfers for the correction of the flexible hammer toe deformity. *Foot Ankle Clin*. 2011;16(4):573-582.
34. Errichiello C, Marcarelli M, Pisani PC, Parino E. Treatment of dynamic claw toe deformity flexor digitorum brevis tendon transfer to interosseous and lumbrical muscles: a literature survey. *Foot Ankle Surg*. 2012;18(4):229-232.
35. Molloy A, Shariff R. Mallet toe deformity. *Foot Ankle Clin*. 2011;16(4):537-546.
36. Marchetti DC, Chang A, Ferrari M, Clanton TO. Turf toe: 40 years later and still a problem. *Op Tech Sports Med*. 2017;25(2):99-107.
37. Smith TF. Chapter 6, Common pedal prominences. In: McGlamry ED, ed. *Comprehensive Textbook of Foot Surgery*. Vol 1. Baltimore, MD: Williams & Wilkins; 1987:252-263 (p. 260).
38. Nix SE, Vicenzino BT, Collins NJ, Smith MD. Characteristics of foot structure and footwear associated with hallux valgus: a systematic review. *Osteoarthritis Cartilage*. 2012;20(10):1059-1074.

Capítulo 69

Músculos flexores longos dos dedos do pé

Músculos dos dedos em garra

Thomas L. Christ | John Sharkey | Joseph M. Donnelly

1. INTRODUÇÃO

O músculo flexor longo dos dedos e o músculo flexor longo do hálux localizam-se no compartimento profundo da perna, junto aos músculos poplíteo e tibial posterior. Tanto o flexor longo dos dedos quanto o flexor longo do hálux são inervados pelo nervo tibial. Cada um funciona em conjunto para a plantiflexão da articulação talocrural, inversão da articulação talocalcânea, dar suporte ao arco longitudinal do pé e flexionar as articulações metatarsofalângica e interfalângica. Pontos-gatilho (PGs) no músculo flexor longo dos dedos referir dor, principalmente, à superfície plantar do antepé, proximal aos dedos 2 a 5. PGs no músculo flexor longo do hálux referir dor, principalmente, à superfície plantar do hálux e à cabeça do 1º metatarso. Os sintomas costumam incluir dor na planta do antepé e nas superfícies plantares dos dedos, os quais são percebidos ao andar. A ativação e a perpetuação de PGs nos músculos flexor longo dos dedos e flexor longo do hálux geralmente resultam de sobrecarga durante atividades com suporte de peso, como ao iniciar um programa de exercício de caminhada ou corrida em baixa velocidade, ou corrida de longas distâncias, sem treinamento apropriado. O diagnóstico diferencial deve incluir um levantamento de dados que confirme irritação ou compressão de nervo (nervo tibial, raiz nervosa L5); disfunção do tendão flexor longo do hálux; hálux valgo; anormalidade do dedo em garra, em gatilho e em martelo; síndrome do estresse tibial medial; e síndrome compartimental crônica de esforço. As ações corretivas incluem educação sobre calçados adequados e sua avaliação, mudança de atividades, alteração de posturas ao sentar-se e dormir, autoliberação miofascial (por pressão) dos PGs e exercícios de autoalongamento.

2. CONSIDERAÇÕES ANATÔMICAS

Os dois músculos longos (extrínsecos) flexores dos dedos do pé partilham o compartimento posterior profundo da perna com os músculos tibial posterior e poplíteo.[1]

Flexor longo dos dedos

O velado músculo flexor longo dos dedos é o menor dos dois músculos, originando-se abaixo da linha solear, medial ao músculo tibial posterior a partir do aspecto medial da tíbia posterior e da fáscia tibial posterior.[1] É um músculo estreito em sua inserção proximal, alargando-se à medida que desce pela perna. As fibras desse músculo penado convergem no tendão que passa atrás do maléolo medial em um sulco compartilhado com o tendão do músculo tibial posterior, passando profundamente pelo retináculo dos músculos flexores, mas em um compartimento separado e em uma bainha sinovial separada. O tendão cruza o aspecto medial do sustentáculo do tálus do calcâneo, e, à medida que o tendão se aproxima do osso navicular e passa para a planta do pé, cruza superficialmente o tendão flexor longo do hálux, do qual recebe um sólido feixe tendíneo.[1] Aproximadamente na metade da planta do pé, o músculo flexor acessório (quadrado plantar) une-se ao tendão flexor longo dos dedos, que se divide, então, em quatro tendões, cada um passando por um orifício no tendão correspondente do músculo flexor curto dos dedos. Os quatro tendões inserem-se na base das falanges distais dos dedos 2 a 5 (Figura 69-1).

O músculo flexor longo dos dedos tem uma área de secção transversa menor do que a do músculo flexor longo do hálux e mantém, de modo similar, uma fibra curta em relação à proporção do comprimento do músculo ($0,16 \pm 0,09$).[2] Variações são comuns. O músculo flexor longo dos dedos pode ser mais ou menos dividido em fascículos separados para cada dedo, um a um.[3] Um dos músculos anômalos mais comuns da perna é o flexor acessório longo dos dedos, que vai da fíbula ou da tíbia ao tendão do músculo flexor longo dos dedos ou ao músculo flexor acessório (quadrado plantar), podendo enviar feixes aos músculos flexor longo do hálux e tibial anterior.[1,4-6] Um osso sesamoide pode se desenvolver no tendão do músculo flexor longo do hálux, onde ele passa acima do tálus e do calcâneo.[3]

Flexor longo do hálux

O músculo flexor longo do hálux é um músculo forte, grande e multiarticular contido no compartimento posterior profundo da perna. Esse músculo penado localiza-se distal e lateral aos músculos flexor longo dos dedos e tibial posterior. De forma predominante, o flexor longo do hálux assenta-se acima da superfície posterior dos dois terços inferiores da fíbula posterior, inserindo-se proximalmente à membrana interóssea e aos septos intermusculares compartilhados com músculos associados em seus dois lados. As fibras desse músculo continuam, para convergir em seu tendão, enquanto ele cruza a superfície posterior da terminação inferior da tíbia. Em seguida, o tendão cruza a superfície posterior do tálus e a inferior do sustentáculo do tálus do calcâneo – profundamente em relação ao tendão do músculo flexor longo dos dedos. Perifericamente, distal à bainha comum do tendão, o aspecto lateral do tendão flexor longo do hálux insere-se por dois feixes aos dois tendões mediais do músculo flexor longo dos dedos, formando um tendão conjunto. Nessa junção, os dois tendões fundem-se para se inserirem à cúpula do arco do pé pelo nó de Henry ou pela bainha comum do tendão, se prendendo à superfície medial do navicular.

Na planta do pé, o tendão do flexor longo do hálux ruma para a frente, entre as duas cabeças do músculo flexor curto do hálux, passando entre os ossos sesamoides medial e lateral, sob a articulação metatarsofalângica, para inserir-se na base da falange terminal do hálux[1] (Figura 69-1).

Conforme Friederich e Brand[7] (e posteriormente confirmado por Kura e colaboradores[8] e Ward e colaboradores[2]), a área de secção transversa do músculo flexor longo do hálux é a maior de todos os músculos flexores curto e longo dos dedos. Ward e colaboradores[2] também demonstraram que o músculo flexor longo do hálux apresenta um comprimento de fibras curtas em relação à proporção do comprimento muscular ($0,20 \pm 0,5$).

A fáscia fibrosa densa localizada nos compartimentos da perna age para proporcionar conexão e desconexão por meio de espessamento fascial (do septo). A fáscia profunda assume a forma de fibras que se entrelaça e interconecta, criando uma continuidade por meio de várias aponeuroses, bainhas e epimísio que circundam

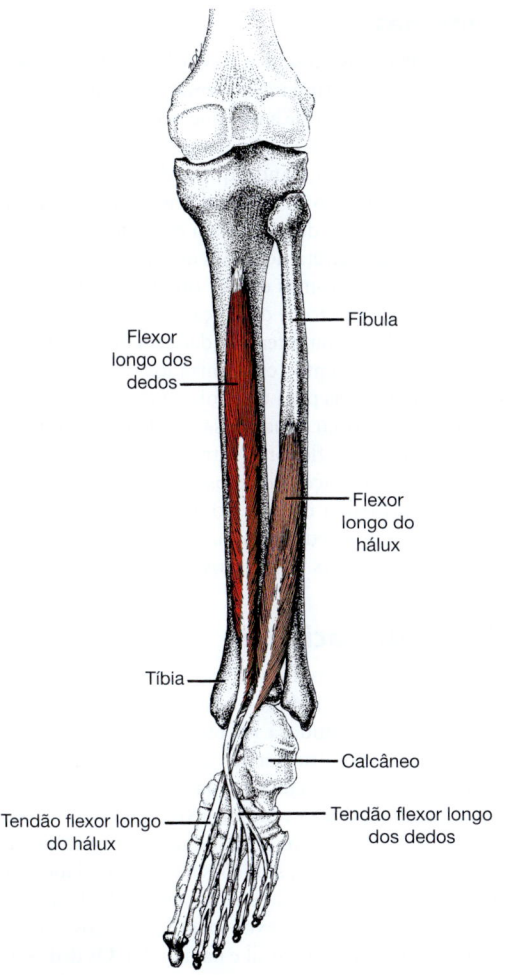

Figura 69-1 O músculo flexor longo dos dedos (em vermelho-escuro) origina-se, proximalmente, logo abaixo da linha solear da tíbia posterior e desloca-se distalmente posterior ao maléolo medial e, através do retináculo dos músculos flexores, chega à planta do pé, onde divide-se em quatro tendões, cada um se insere nas falanges distais dos dedos 2 a 5. O músculo flexor longo do hálux (em vermelho-claro) se insere proximalmente à membrana interóssea e aos septos intermusculares, estendendo-se distalmente, passando entre os ossos sesamoides medial e lateral, para inserir-se na falange distal do hálux.

e envelopam as fibras musculares e as estruturas neurovasculares associadas. O tecido conectivo é contínuo desde a pele e a fáscia superficial (subcútis) até a fáscia profunda, dando uma continuidade que possibilita a expressão das fibras musculares (i.e., produção de força), de modo a causar um efeito direto localmente e a alguma distância. A mudança de forças musculares em expressão mecânica (como o movimento) e em atividade fisiológica (como o metabolismo celular) ocorre por meio de transmissão de força.[9]

2.1. Inervação e vascularização

O nervo tibial, com uma contribuição específica de nervo espinhal, inerva todos os músculos superficiais e profundos do compartimento posterior da perna. O músculo flexor longo dos dedos recebe inervação dos nervos espinais de nível L5 e S1, e o músculo flexor longo do hálux é inervado pelos nervos espinais de nível L5, S1 e S2. O músculo flexor longo dos dedos recebe sua vascularização dos menores ramos da artéria tibial posterior, entrando por seu lado lateral. Vários ramos da artéria fibular suprem o ventre do músculo flexor longo do hálux, ao passo que o tendão é suprido pelas artérias do tornozelo e do pé.

2.2. Função

Os músculos flexor longo dos dedos e flexor longo do hálux agem juntos na plantiflexão das articulações metatarsofalângicas e interfalângicas. Durante a fase de balanço da marcha, ambos auxiliam a plantiflexão e a inversão do pé. Durante a fase de apoio médio a tardio da marcha, estabilizam o pé para garantir o equilíbrio mediolateral e manter a estabilidade dos arcos longitudinais do pé. Durante a retirada do antepé, esses músculos tracionam os dedos em flexão, desacelerando a dorsiflexão passiva das falanges distais. O músculo flexor longo do hálux contribui para a plantiflexão no tornozelo e para a inversão na articulação talocalcânea. O músculo flexor longo dos dedos flexiona a falange distal de cada um dos quatro dedos menores, ao passo que o músculo flexor longo do hálux flexiona a falange distal do hálux.

O pequeno comprimento das fibras em relação à proporção do comprimento dos músculos flexor longo dos dedos e flexor longo do hálux propõe um projeto arquitetônico que favorece a função isométrica desses músculos.[2] Essa é uma hipótese com apoio de amostras *in vivo* e de cadáveres. Hofmann e colaboradores[10] usaram um simulador robótico de atividade dinâmica para replicar a marcha em extremidades inferiores de cadáveres enquanto mediam as excursões dos tendões flexor longo dos dedos e flexor longo do hálux durante a fase de apoio da marcha. Os dois músculos mostraram excursões mínimas do comprimento tendíneo, sugerindo funções isométricas. Peter e colaboradores[11] apoiaram essa conclusão *in vivo* utilizando ultrassom para medir o comprimento fascicular do flexor longo do hálux em velocidades diferentes da marcha, descobrindo que esse comprimento é relativamente constante ao longo da fase de apoio da marcha, independentemente da velocidade.

Essa natureza relativamente isométrica dos músculos flexor longo dos dedos e flexor longo do hálux pode resultar de seu papel estabilizador dos arcos do pé. Esses dois músculos estão ativos desde a fase de apoio médio até a impulsão da marcha, à medida que o centro da massa corporal roda sobre o arco do pé. Pesquisadores descobriram que a força sob o hálux aumentava quando a velocidade da marcha crescia devido ao aumento da atividade do músculo flexor longo do hálux, embora não tivessem sido notadas alterações importantes no comprimento fascicular. Esses dados dão suporte à ideia de que, aumentada a velocidade da caminhada, a confiança de que o músculo flexor longo do hálux mantenha o arco longitudinal também aumenta.[12] As contrações isométricas também demandam menos produção de energia do que as concêntricas ou excêntricas; portanto, a natureza da função isométrica dos músculos flexor longo dos dedos e flexor longo do hálux também pode conservar energia.[10]

Os músculos flexor longo dos dedos e flexor longo do hálux são ativados durante a fase de apoio e na fase de impulsão da marcha.[13,14] Zelik e colaboradores[14] mostraram um ordenamento em sequência da ativação dos músculos das extremidades inferiores durante o ciclo da marcha, que funciona de proximal a distal. Os músculos flexor longo do hálux e flexor longo dos dedos atingem o pico de ativação entre 3 a 11% mais tarde do que os músculos gastrocnêmio e sóleo no ciclo da marcha, e 25% mais cedo do que os músculos dorsiflexores do tornozelo na marcha linear normal.

2.3. Unidade funcional

A unidade funcional à qual um músculo pertence inclui os músculos que reforçam e contrapõe-se às suas ações, bem como as articulações que os músculos cruzam. A interdependência dessas estruturas reflete-se funcionalmente na organização e nas conexões neurais do córtex sensorimotor. Enfatiza-se a unidade funcional, porque a presença de um PG em um dos músculos da unidade aumenta a probabilidade de que outros músculos da unidade também desenvolvam PGs. Ao desativar PGs em um músculo, deve haver a preocupação de que PGs possam surgir em músculos funcionalmente interdependentes. O Quadro 69-1 representa, de maneira geral, a unidade funcional dos músculos flexor longo do hálux e flexor longo dos dedos.[15]

3. APRESENTAÇÃO CLÍNICA

3.1. Padrão de dor referida

Geralmente, com PGs no flexor longo dos dedos e flexor longo do hálux, os pacientes relatarão dor no pé e tornozelo, inclusive no hálux. Há relatos de dor e outras sensações na planta do pé e nas superfícies plantares dos dedos menores e do hálux. PGs no músculo flexor longo dos dedos referem dor e sensibilidade principalmente ao meio do antepé plantar, proximal aos quatro dedos menores e, algumas vezes, com disseminação para os dedos (Figura 69-2). Às vezes, esses PGs referem dor ao lado medial do tornozelo e panturrilha; entretanto, não referem dor ao calcanhar. Portanto, quando os pacientes informam que a planta do antepé está dolorida e sensível, cabe aos clínicos considerarem a panturrilha como uma fonte dos sintomas informados. PGs no músculo flexor longo do hálux referem dor, de forma intensa, à superfície plantar do hálux e à cabeça do 1º metatarso (Figura 69-2). Às vezes, a dor pode referir proximalmente, a curta distância, sobre a superfície plantar, embora não atinja o calcanhar ou a perna.

Quadro 69-1 Unidade funcional dos músculos flexor longo do hálux e flexor longo dos dedos

Ações	Sinergistas	Antagonistas
Plantiflexão	Gastrocnêmio Sóleo Tibial posterior Fibular longo	Tibial anterior Extensor longo dos dedos Extensor longo do hálux Fibular terceiro
Inversão talocalcânea	Tibial anterior Tibial posterior	Fibular longo Fibular curto Fibular terceiro
Flexão do 1º dedo	Flexor curto do hálux	Extensor longo do hálux Extensor curto do hálux
Flexão dos dedos 2 a 5	Flexor curto dos dedos Flexor curto do dedo mínimo Interósseos Flexor acessório (quadrado plantar)	Extensor longo dos dedos Extensor curto dos dedos Lumbricais Interósseos

3.2. Sintomas

Pacientes com PGs nos músculos flexor longo dos dedos e/ou flexor longo do hálux costumam informar dores nos pés ao andar. Uma das queixas principais é a dor que ocorre na planta do antepé e nas superfícies plantares dos dedos, principalmente em atividades com suporte de peso. Ainda que a dor no pé possa resultar de um problema no próprio pé, nem sempre é o caso. Músculos extrínsecos e intrínsecos do pé podem estar doloridos como consequência direta ou indireta de lesões aos tecidos neurais, fasciais, viscerais ou outros. Sintomas de dor ou outras sensações nos pés podem ser resultado direto de disfunção de órgão pélvico ou patologia da lombar. Patologia diferente daquela de PGs deve ser sempre descartada. Suplementos customizados (órteses) para reduzir estresse nos pés são úteis para controle da dor no pé. Os pacientes também podem informar uma sensação de cãibra nos dedos ou na panturrilha. PGs nos flexores extrínsecos longos dos dedos do pé podem causar contração dolorosa desses músculos, similares a cãibras na panturrilha de PGs no gastrocnêmio. Entretanto, a "cãibra" no flexor dos dedos tem maior probabilidade de ser causada por PGs dos flexores intrínsecos dos dedos.

3.3. Exame do paciente

Após um exame subjetivo minucioso, o clínico deve fazer um desenho detalhado representando o padrão de dor descrito pelo paciente. Essa descrição ajudará no planejamento do exame físico e pode ser útil no monitoramento da progressão do paciente à medida que os sintomas melhoram ou mudam. O tipo, a qualidade e a localização da dor devem ser investigados com critério, e o uso de recursos padronizados de resultados é imperativo ao serem examinados pacientes com disfunções nas extremidades inferiores.

É fundamental o exame da postura estática e dinâmica em virtude do papel dos músculos flexor longo dos dedos e flexor longo do hálux na estabilidade postural e na marcha. Os dedos do pé devem ser examinados em relação a quaisquer anormalidades, como dedo em garra, em martelo e hálux valgo. Essas anormalidades devem ser investigadas, a fim de determinar se elas são flexíveis ou rígidas, para que o tratamento seja adequado. A presença de desvios, como tornozelo equino, pé chato ou pé cavo, deve ser percebida. O paciente deve ser observado caminhando sem sapatos, e o clínico deve estar atento a qualquer desvio relevante na marcha, como pronação excessiva precoce, pronação excessiva no apoio médio (pé chato) ou pronação tardia durante a impulsão. Uma flexão excessiva dos dedos durante as fases de apoio e impulsão da marcha pode indicar hipomobilidade articular do pé e do tornozelo, além de desequilíbrios musculares. Com a saída do calcanhar, os músculos flexor longo dos dedos, flexor longo do hálux e tibial posterior contraem-se para supinar o retropé e o mediopé, criando uma alavanca rígida para propulsão. Quando o calcâneo não se movimenta para a inversão na saída do calcanhar, pode haver indício de fraqueza do músculo tibial posterior e/ou flexor longo dos dedos.

Um colapso do arco longitudinal medial, ou uma postura do mediopé com abdução do antepé, costuma ser observado com disfunção do músculo tibial posterior, conforme foi discutido do Capítulo 67, Músculo tibial posterior. Esse desvio pode levar a uma sobrecarga excessiva e a uma carga tênsil anormal dos músculos extensor longo dos dedos e extensor longo do hálux. Mensurações, como o teste da queda do navicular[16] e o mecanismo de molinete (como um guincho),[17] devem ser investigadas com o paciente em pé, como elemento que prevê a sua função dinâmica. Testes funcionais, como o agachamento bipodal ou unipodal, possibilitarão um levantamento rápido de dados do controle do quadril e do joelho,

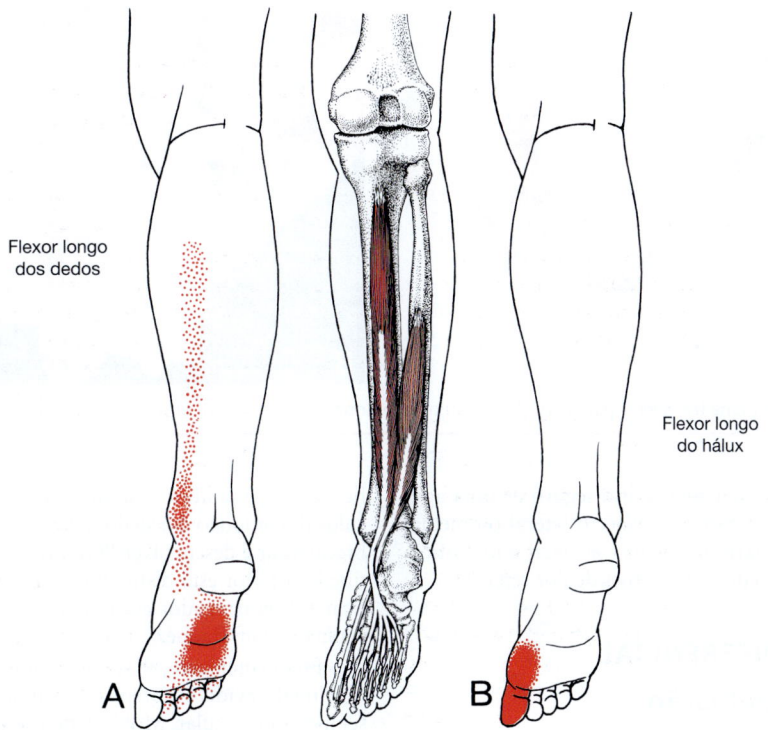

Figura 69-2 Padrão de dor referida de PGs. (A) Músculo flexor longo dos dedos (vermelho-escuro na figura central). (B) Músculo flexor longo do hálux (vermelho-claro na figura central).

bem como da amplitude de movimentos talocrural, talocalcâneo e do mediopé. A posição cronometrada sobre um só pé, com os olhos abertos e fechados, proporcionará uma medida quantitativa do equilíbrio e possibilitará ao clínico observar estratégias do pé e do tornozelo relativas ao equilíbrio e ao controle.

Os pés do paciente devem ser examinados quanto a desequilíbrios musculares, e movimentos fisiológicos e acessórios passivos devem ser testados nas articulações talocrural, talocalcânea, mediotarsal e nas do antepé. Levantar dados do hálux e da amplitude de movimentos do primeiro raio na dorsiflexão é fundamental, pois uma limitação nesse movimento pode causar pronação anormal do pé durante as fases de propulsão da marcha, colocando a carga tensional anormal nos músculos flexor longo dos dedos e flexor longo do hálux.

O exame deve incluir as falanges distais de todos os dedos quanto à fraqueza na flexão, conforme descrito por Kendall e McCreary.[18] Fraqueza dos músculos flexor longo dos dedos e flexor longo do hálux afeta a flexão da falange distal dos dedos menores, ao passo que fraqueza do músculo flexor curto dos dedos afeta a flexão da falange média nesses mesmos dedos. Esforço máximo de flexão do hálux ou dos quatro dedos menores, com o pé em posição de plantiflexão, pode ser especialmente dolorido para paciente com PGs no músculo flexor correspondente. Amplitude de movimento de extensão passiva do hálux é limitada com envolvimento muscular flexor longo do hálux,[19] assim como a extensão passiva dos quatro dedos menores quando o músculo flexor longo dos dedos tem PGs.

Os sapatos do paciente podem mostrar um padrão de desgaste característico de uma estrutura anormal do pé ou evidências de desgaste excessivo. Indicações desse excesso de desgaste incluem: assimetria dos dois pés de calçado; fissuras entre a metade do solado e a margem do calçado; uma inclinação definida do pé para dentro ou para fora quando colocado sobre superfície nivelada; perda do padrão da sola em calçados esportivos; e um padrão de calcanhar plano ou expandido do calçado.

3.4. Exame de pontos-gatilho

PGs podem formar-se em qualquer local ao longo do comprimento dos músculos flexor longo dos dedos e flexor longo do hálux.

Palpa-se em busca de PGs nesses dois músculos colocando-se o paciente em posição prona ou em decúbito lateral, com a perna a ser tratada apoiada de maneira correta. Para palpar PGs no músculo flexor longo dos dedos, o paciente deita sobre o lado envolvido, e o clínico usa palpação plana transversa para pressionar entre a tíbia e os músculos sóleo/gastrocnêmio no lado medial da perna (Figura 69-3A).

Um método alternativo é executado com o joelho flexionado em 90° e o pé em plantiflexão, de modo que o músculo gastrocnêmio possa ser pressionado posteriormente, para longe da tíbia, a fim de expor o músculo flexor longo dos dedos para uma palpação que seja mais eficaz. Primeiro, o clínico pressiona a parte posterior da tíbia para a frente e, em seguida, lateralmente, contra o ventre do músculo FLD, usando uma técnica de palpação plana.

Para examinar PGs no músculo flexor longo do hálux, o paciente deita-se em posição prona, e o clínico usa a palpação plana transversa, aplicando pressão profunda na junção dos terços médio e inferior da panturrilha, exatamente ao lado da linha média, contra o aspecto posterior da fíbula (Figura 69-3B). A pressão da palpação deve ser projetada ao longo do músculo sóleo, bem como das aponeuroses espessas que se transformam no tendão do calcâneo. A sensibilidade só pode ser atribuída ao músculo flexor longo do hálux quando o clínico está seguro de que os músculos sobrepostos não têm PGs.

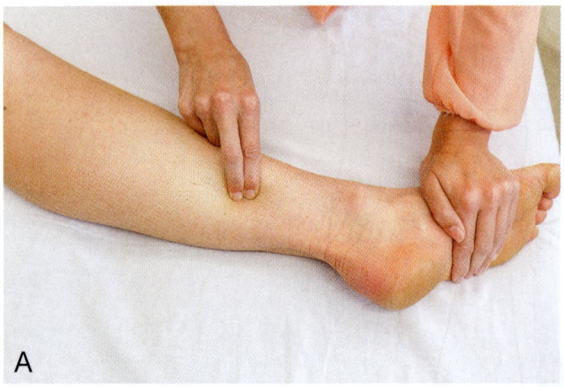 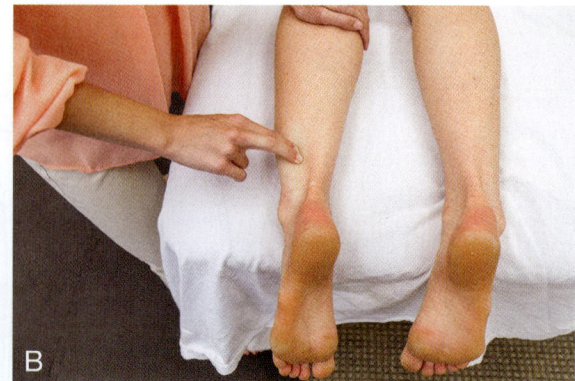

Figura 69-3 Palpação plana transversa para PGs. (A) Músculo flexor longo dos dedos. (B) Músculo flexor longo do hálux.

Com profissionais bem treinados, o uso seguro de uma agulha filiforme ou de injeção, a partir do aspecto lateral ou medial dos músculos, torna essas estruturas mais acessíveis e identificáveis por meio da reprodução de seus padrões de dor referida.

4. DIAGNÓSTICO DIFERENCIAL
4.1. Ativação e perpetuação de pontos-gatilho

Uma postura ou atividade que ative um PG, quando não corrigida, também pode perpetuá-lo. Em qualquer parte dos músculos flexor longo do hálux ou flexor longo dos dedos, os PGs podem ser ativados por carga excêntrica não habitual, exercício excêntrico em músculo destreinado ou carga concêntrica máxima ou submáxima.[20] PGs também podem ser ativados ou agravados quando o músculo é colocado em uma posição encurtada e/ou alongada por período prolongado. PGs nos músculos flexor longo dos dedos e flexor longo do hálux são ativados por sobrecarga durante atividades com suporte de pesos. Ao iniciar um programa de exercícios com caminhada ou corrida, gradualmente, as pessoas devem ter facilidade de realizar os exercícios como rotina. A frequência, intensidade e/ou a duração dos exercícios nos estágios iniciais de um programa de exercícios com pesos podem resultar em sobrecarga e, consequentemente, surgimento de PG em músculos flexor longo dos dedos e flexor longo do hálux destreinados. Sobrecarga aguda, como ao correr uma meia maratona sem treino adequado, também pode resultar em aparecimento de PGs. Além disso, PGs podem ser ativados e, em seguida, perpetuados, por corrida ou corrida leve em terreno irregular, superfícies inclinadas lateralmente ou arqueadas. Clinicamente, as posturas comuns do balé, como o *relevé*, durante o qual a pessoa mantém ângulos extremos de plantiflexão do tornozelo, exigem contrações isométricas demasiadas dos músculos flexor longo dos dedos e flexor longo do hálux, o que pode causar a sobrecarga muscular e o desenvolvimento de PGs.

O sucesso terapêutico envolve controle de fatores de perpetuação, como ortótica insatisfatoriamente ajustada, que pode resultar em irritação dos tecidos moles sobrepostos ao arco do pé no nó de Henry. Ações repetitivas e forçadas, com elevada exigência, em posições de plantiflexão de tornozelo extrema e flexão e extensão metatarsofalângica são, reconhecidamente, fatores contribuintes na sobrecarga musculotendínea, geralmente resultando em PGs e tendinopatia.

Quando o pé prona de modo excessivo (em razão de um mediopé hipermóvel, deformidade na flexibilidade em pé valgo flexível, desequilíbrio muscular ou alguma outra causa), os músculos flexor longo dos dedos e flexor longo do hálux podem se sobrecarregar e desenvolver PGs, principalmente quando o músculo tibial posterior está disfuncional. Esses músculos também podem ficar sobrecarregados em indivíduo com pé bastante arqueado e supinado com fraqueza associada dos músculos tríceps surais.

Frequentemente, PGs costumam resultar de uma adaptação funcional devido ao prejuízo na mobilidade articular ou no desempenho muscular. Mobilidade prejudicada das articulações do pé pode perpetuar PGs nesses músculos. Um erro comum cometido por pessoas que fazem corrida de todo tipo é usar um calçado que já apresenta desgaste excessivo na sola e no calcanhar. Perda de acolchoamento e flexibilidade produz tensão excessiva em articulações e músculos, incluindo os flexores longos dos dedos. Caminhar e correr em areia macia, especialmente sem sapatos, sobrecarrega o músculo flexor longo dos dedos, podendo perpetuar ou ativar PGs nesse músculo.

4.2. Pontos-gatilho associados

Podem surgir PGs em áreas de dor referida causada por PGs.[21] Portanto, músculos nas áreas de dor referida de cada músculo acometido também devem ser examinados. Os músculos com maior probabilidade de ter PGs associados, quando alguém os encontra nos flexores longos dos dedos, são os da unidade funcional, incluindo o tibial posterior, os extensores longo e curto do hálux e o extensor curto dos dedos. Os flexores curtos (intrínsecos) dos dedos, o flexor do hálux e o curto dos dedos também podem desenvolver PGs associados como parte da unidade funcional, e porque estão na área de dor referida dos músculos. Além disso, os músculos adutor do hálux e flexor acessório (quadrado plantar) podem desenvolver PGs, já que esses músculos estão localizados na área de dor referida dos músculos flexor longo do hálux e flexor longo dos dedos.

4.3. Patologias associadas

Lesões e machucados podem ocorrer ao longo de todo o tendão flexor longo do hálux. Uma fonte comum de lesão são forças repetitivas e de elevada demanda que ultrapassam os parâmetros fisiológicos, resultando em tendinopatia ou em tenossinovite estenosante. Gatilho do hálux ou dedo em garra constitui um sinal comum de tenossinovite estenosante do tendão flexor longo do hálux. Aderências tendíneas com acompanhamento de nódulos surgem na bainha do tendão, diminuindo, então, a capacidade de deslizamento do tendão. A tendinopatia, uma condição inflamatória na perna menos associada, pode envolver lacerações parciais dos tecidos internos profundos, levando a uma degradação mucoide e ao aparecimento de nódulos.[22]

Rompimento espontâneo do tendão do flexor longo do hálux pode ocorrer durante a sobrecarga sem evidências de doença ou lesão prévia.[23] Mesmo que o reparo cirúrgico nem sempre restaure a função do hálux, os autores concluíram que, em casos de laceração ou rompimento, parece justificado o reparo cirúrgico.[23]

Deformidades clássicas, como dedo em martelo, dedo em gatilho e dedo em garra, estão apresentadas no Capítulo 68, Músculos extensores dos dedos dos pés, Seção 4.3. A estabilização dos flexores ocorre com maior frequência quando os músculos flexores longos dos dedos do pé tentam estabilizar as estruturas ósseas do pé na presença de uma deformidade, como pé chato flexível. A pronação da articulação talocalcânea possibilita hipermobilidade e destravamento da articulação mediotarsal, que, por sua vez, leva à hipermobilidade do antepé.[24] Então, os músculos flexores longos dos dedos ativam-se mais cedo e por mais tempo na marcha normal.[25] Em vez de estabilizar o antepé, essa atividade anormal costuma aumentar os poderes dos menores músculos intrínsecos lumbricais e interósseos, bem como os do músculo flexor acessório (quadrado plantar). Uma perda da função do músculo flexor acessório (quadrado plantar) permite desvio de aductovaro do quinto dedo e, provavelmente, do quarto dedo. A estabilização dos flexores é a etiologia mais comum dos dedos em martelo.[24,26]

Ocorre uma substituição dos flexores quando os músculos tríceps surais estão fracos e os músculos posterior e lateral profundos da perna tentam substituir essa fraqueza. Essa substituição ocorre em um pé altamente arqueado e supinado na fase de apoio final da marcha, quando os flexores obtiveram vantagem mecânica sobre os músculos interósseos; o que costuma resultar é o processo de garra (flexão total) de todos os dedos, sem aductovaro do quarto e do quinto dedos. Quando a força do músculo tríceps sural é inadequada para a impulsão, essa ação leva, prontamente, à síndrome do dedo em martelo.[26]

A substituição dos flexores é a menos comum de três mecanismos (estabilização dos flexores, substituição dos flexores e substituição dos extensores) capazes de produzir dedos em garra e em martelo.[24] A Seção 4.3, no Capítulo 68, faz uma revisão analítica da substituição dos flexores.

Sobreposição dos dedos pode resultar de uma espasticidade após lesão cerebral traumática ou qualquer acidente vascular encefálico. Simplesmente liberar os tendões flexor longo do hálux e flexor longo dos dedos ofereceu alívio satisfatório em apenas um quarto de 41 pés. Liberação adicional do tendão do flexor curto dos dedos costuma obter um resultado mais funcional.[27] Kwon e DeAsla[26] descrevem uma técnica que faz uso de uma transferência de flexor a extensor para corrigir deformação de dedo em martelo flexível.[26]

O hálux valgo costuma ser mais conhecido como um "joanete" e é a deformação mais comum do antepé, afetando mais mulheres do que homens. Acredita-se que a causa do hálux valgo possa residir em calçados mal ajustados, predisposição genética, pés pronados e assimetria dos ossos e das articulações dos pés.[28] Os joanetes costumam ser causados por um desequilíbrio entre músculos extrínsecos e intrínsecos do hálux e do antepé e estruturas ligamentosas no hálux e no antepé.[29] Pode haver subluxação da primeira articulação metatarsofalângica, com um desvio medial associado da falange proximal e distal do hálux, provocando alterações artríticas na articulação.[30] Essa angulação pode alterar o ângulo de tração no músculo flexor longo do hálux e sobrecarregá-lo, levando à formação de PGs, aumentando a dor na região do hálux.

Bouché e Johnson[31] sugerem que a síndrome do estresse tibial medial é devida a uma formação "em tenda" da fáscia tibial, consequência de uma contração excêntrica dos músculos flexores profundos da perna, o que inclui o gastrocnêmio, o sóleo, o tibial posterior, o flexor longo dos dedos e o flexor longo do hálux. Em um estudo-piloto que usou cadáveres como amostras, esses pesquisadores demonstraram um aumento linear na tensão aplicada aos tendões tibial posterior, flexor longo dos dedos e sóleo e tensão na fáscia tibial. Uma vez que a fáscia tibial se insere diretamente na crista tibial medial, as contrações excêntricas repetitivas desses músculos, para evitar pronação excessiva nas articulações mediotarsal e talocalcânea durante a fase de apoio da marcha, podem causar patologia da síndrome do estresse tibial. Um estudo de acompanhamento feito por Brown[32] descobriu que em todas as 22 pernas de cadáveres estudadas o músculo flexor longo dos dedos estava conectado ao terço médio posterior da tíbia, e em todas as amostras, exceto em uma, o músculo sóleo se inseria ao terço médio posterior da tíbia, o local comum da dor na síndrome do estresse tibial medial (SETM).

Garth e Miller[33] examinaram 17 atletas que se apresentaram para tratar dor e irritação incapacitantes localizadas posteromedialmente, junto ao terço médio da tíbia (acima da inserção e do ventre do músculo flexor longo dos dedos). Os sintomas foram provocados e agravados por suporte repetido de peso. Sintomas similares podem ser diagnosticados como uso de tala na canela, SETM[33] e síndrome compartimental crônica de esforço.[34] Dezessete atletas assintomáticos foram os controles. Os atletas sintomáticos demonstraram, com consistência, uma leve deformação em garra do segundo dedo, com deslocamento anormal de seu arco de movimento na direção da extensão da articulação metatarsofalângica, além de fraqueza dos músculos lumbricais. Parecia que o músculo flexor longo dos dedos relativamente mais forte se tornara sobrecarregado, devido à estabilização inadequada da articulação metatarsofalângica devido à fraqueza dos músculos lumbricais, que resultou no processo em garra dos dedos menores, e não em uma real estabilização. Os sintomas foram aliviados com um regime de tratamento consistindo em exercícios de flexão dos dedos, redução das atividades atléticas e almofadas no metatarso e no arco, de modo a compensar a ação fraca dos músculos lumbricais.[33]

Síndromes compartimentais por esforço na perna são uma forma comum de lesão por uso em excesso. Essas síndromes caracterizam-se por aumento da pressão em um compartimento muscular suficiente para comprometer a circulação dos músculos em seu interior. A pressão aumentada obstrui o fluxo venoso de saída, causando mais edema e pressão. Quando prolongada, a isquemia resultante pode provocar necrose dos músculos e dos nervos no compartimento. Após lesão traumática, é de maior importância que essa condição seja imediatamente reconhecida e controlada de modo correto, para evitar possíveis consequências catastróficas. Síndromes compartimentais anteriores são de reconhecimento mais comum, seguidas de síndromes compartimentais lateral, posterior profundo e posterior superficial.[35,36] A síndrome compartimental posterior crônica de esforço é assunto da Seção 4.3 do Capítulo 67, Músculo tibial posterior.

5. AÇÕES CORRETIVAS

Indivíduos com PGs nos músculos flexor longo dos dedos ou flexor longo do hálux podem se beneficiar com a adoção de posições em pé ou sentadas que coloquem o tornozelo em algum grau de plantiflexão. Sentada, a pessoa pode fazer isso com os joelhos em flexão de 50 ou 60°, possibilitando ao pé contato com o chão em apoio à extremidade inferior, ao mesmo tempo que proporciona

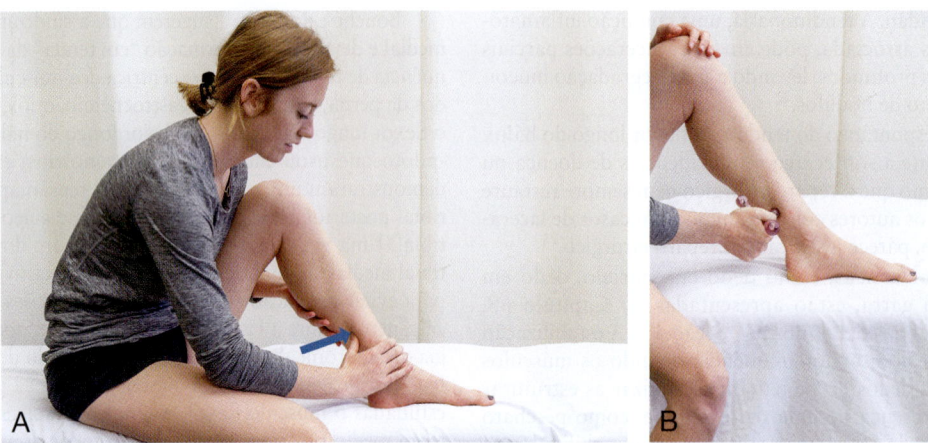

Figura 69-4 Autoliberação miofascial de PGs no músculo flexor longo dos dedos. (A) Liberação miofascial manual com o hálux. (B) Instrumento de liberação miofascial de PGs.

plantiflexão do tornozelo para dar mais frouxidão aos músculos flexores longos dos dedos.

Em geral, os músculos das pernas ficam em posição mais confortável quando o tornozelo é mantido em uma posição neutra por toda a noite; logo, ajustar a postura do paciente para dormir pode ser necessário. Essa posição é facilitada deixando-se soltos os lençóis nos pés da cama de maneira a reduzir a força externa na plantiflexão excessiva (ver Figura 65-6). O uso de um travesseiro entre as pernas e os joelhos, com o indivíduo em decúbito lateral, para colocar o pé e o tornozelo em uma posição neutra, também pode trazer benefícios.

Indivíduos com PGs nos músculos flexor longo dos dedos e/ou flexor longo do hálux devem usar calçados confortáveis, com absorção adequada de impacto e flexibilidade adequada no solado, especialmente sob as cabeças dos metatarsos. Calçados novos devem ser testados no momento da compra para garantir que tenham espaço suficiente na parte que abriga os dedos, permitindo algo mais, quando necessário. Calçados gastos e calçados com flexibilidade insatisfatória na região distal da sola devem ser substituídos. Uma sola muito rígida, que impede extensão da articulação metatarsofalângica do hálux, deve ser evitada, bem como sapatos com saltos altos e salto fino, que devem ser totalmente evitados (ver Capítulo 77, Considerações sobre calçados).

Quando pacientes com PGs nos músculos flexor longo dos dedos ou flexor longo do hálux caminham ou correm para exercitar-se, o controle inicial deve se concentrar na desativação dos PGs, com correção de desequilíbrios anatômicos e biomecânicos, e melhora da energia de músculos não condicionados, como os inseridos no trato iliotibial. Se essas medidas forem inadequadas, os corredores devem ser encorajados a substituir por atividades sem suporte de peso, como remar, nadar ou andar de bicicleta. A corrida deve se resumir a uma superfície plana e parelha, inicialmente com distância limitada que evolua aos poucos, conforme a tolerância. Se a única superfície disponível para correr apresentar inclinação de um lado a outro, como em uma estrada, a pessoa deve correr na ida e na volta do mesmo lado, para que pés e tornozelos obtenham distribuição igual das forças extrínsecas.

A liberação miofascial de PGs no flexor longo dos dedos ou no flexor longo do hálux pode ser feita com a pessoa sentada na beira da cama, ou no solo, com o joelho flexionado em 90°, possibilitando à gravidade mover os músculos gastrocnêmio e sóleo, afastando-os. Autoliberação miofascial manual de PGs do músculo flexor longo dos dedos pode ser realizada com o hálux sobre a superfície inferior da tíbia (Figura 69-4). Encontrado o ponto mais sensível ao longo da superfície posterior da tíbia, pressão leve (não mais do que 4/10 na escala de dor) deve ser suavemente aplicada abaixo da maior massa muscular do gastrocnêmio (Figura 69-4A). Deve ser usado com cautela um dispositivo de autoliberação miofascial de PGs em razão da proximidade com o osso (Figura 69-4B). Para a autoliberação miofascial do músculo flexor longo do hálux, é aplicada pressão na superfície inferior da porção mais externa, acima da fíbula (Figura 69-5). Encontrado o ponto sensível com o hálux, uma pressão leve (não mais do que 4/10 na escala de dor) deve ser aplicada e mantida durante 15 a 30 segundos, ou até a redução da dor. Essas técnicas podem ser repetidas cinco vezes, várias vezes ao dia. Os pacientes também podem fazer automassagem ao longo do comprimento dos tecidos moles envolvidos para intensificar a mobilidade desses tecidos.

Nos casos em que os músculos flexores longos dos dedos são encurtados por adaptação, exercícios de autoalongamento podem ajudar. Uma maneira de alongar os músculos flexor longo dos dedos (Figura 69-6A) e flexor longo do hálux (Figura 69-6B) é na posição sentada, com a perna envolvida cruzada sobre a coxa oposta. Nessa posição, uma das mãos pode movimentar os dedos passivamente, estendendo-os, e com manutenção da extensão dis-

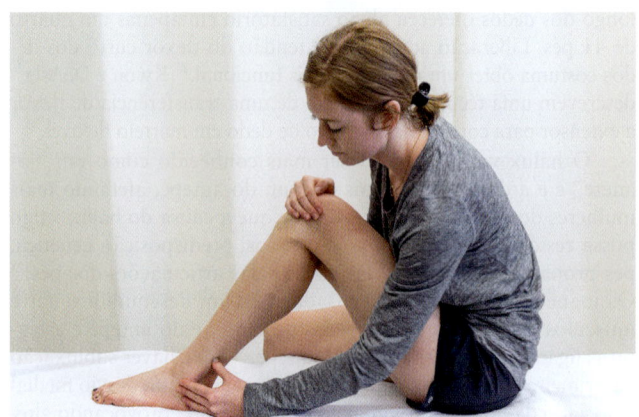

Figura 69-5 Autoliberação miofascial de PGs no músculo flexor longo do hálux.

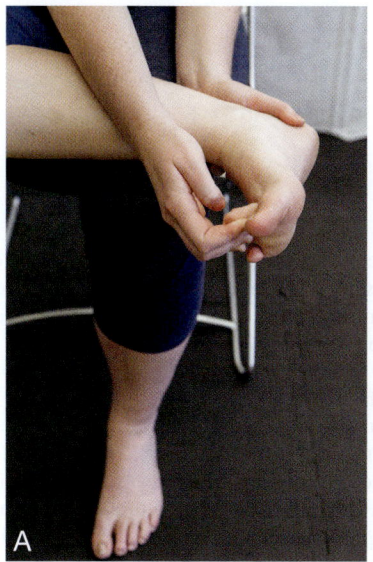 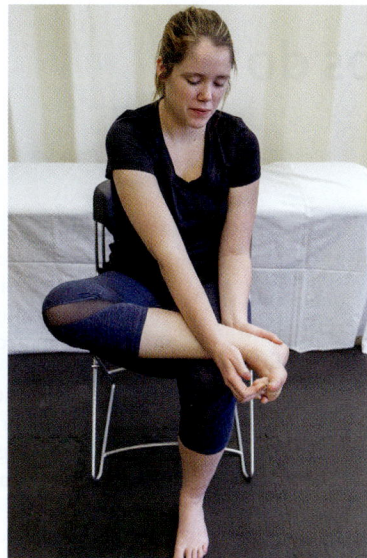 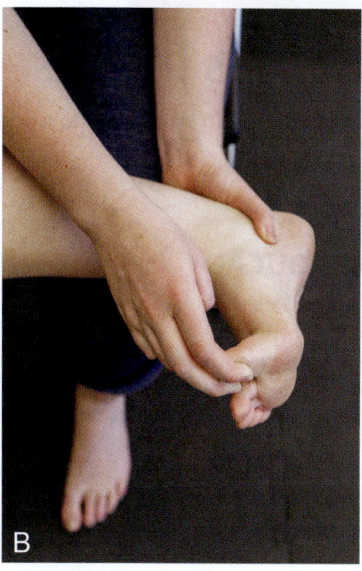

Figura 69-6 Autoalongamento. (A) Músculo flexor longo dos dedos. (B) Músculo flexor longo do hálux.

tal, aos poucos movimentar o tornozelo para uma dorsiflexão, até ser sentido um alongamento na parte posterior do pé/tornozelo. A mão oposta é usada para estabilizar o complexo articular tibiofibular distal, conforme a necessidade. O alongamento é mantido por até 30 segundos e repetido quatro vezes.

Referências

1. Standring S. *Gray's Anatomy: The Anatomical Basis of Clinical Practice*. 41st ed. London, UK: Elsevier; 2015.
2. Ward SR, Eng CM, Smallwood LH, Lieber RL. Are current measurements of lower extremity muscle architecture accurate? *Clin Orthop Relat Res*. 2009;467(4):1074-1082.
3. Bardeen C. Section 5, The musculature. In: Jackson CM, ed. *Morris's Human Anatomy*. 6th ed. Philadelphia, PA: Blakiston's Son & Co; 1921 (pp. 521-523).
4. Hollinshead WH. *Anatomy for Surgeons*. Vol 3. 3rd ed. New York, NY: Harper & Row; 1982 (p. 783).
5. Sammarco GJ, Stephens MM. Tarsal tunnel syndrome caused by the flexor digitorum accessorius longus. A case report. *J Bone Joint Surg Am Vol*. 1990;72(3):453-454.
6. Wood J. On some varieties in human myology. *Proc Roy Soc Lond*. 1864;13:299-303.
7. Friederich JA, Brand RA. Muscle fiber architecture in the human lower limb. *J Biomech*. 1990;23(1):91-95.
8. Kura H, Luo ZP, Kitaoka HB, An KN. Quantitative analysis of the intrinsic muscles of the foot. *Anat Rec*. 1997;249(1):143-151.
9. Langevin HM. Connective tissue: a body-wide signaling network? *Med Hypotheses*. 2006;66(6):1074-1077.
10. Hofmann CL, Okita N, Sharkey NA. Experimental evidence supporting isometric functioning of the extrinsic toe flexors during gait. *Clin Biomech (Bristol, Avon)*. 2013;28(6):686-691.
11. Peter A, Hegyi A, Finni T, Cronin NJ. In vivo fascicle behavior of the flexor hallucis longus muscle at different walking speeds. *Scand J Med Sci Sports*. 2017;27(12):1716-1723.
12. Peter A, Hegyi A, Stenroth L, Finni T, Cronin NJ. EMG and force production of the flexor hallucis longus muscle in isometric plantarflexion and the push-off phase of walking. *J Biomech*. 2015;48(12):3413-3419.
13. Akuzawa H, Imai A, Iizuka S, Matsunaga N, Kaneoka K. Calf muscle activity alteration with foot orthoses insertion during walking measured by fine-wire electromyography. *J Phys Ther Sci*. 2016;28(12):3458-3462.
14. Zelik KE, La Scaleia V, Ivanenko YP, Lacquaniti F. Coordination of intrinsic and extrinsic foot muscles during walking. *Eur J Appl Physiol*. 2015;115(4):691-701.
15. Simons DG, Travell J, Simons L. *Travell & Simon's Myofascial Pain and Dysfunction: The Trigger Point Manual*. Vol 1. 2nd ed. Baltimore, MD: Williams & Wilkins; 1999 (p. 104).
16. Reinking MF, Austin TM, Richter RR, Krieger MM. Medial tibial stress syndrome in active individuals: a systematic review and meta-analysis of risk factors. *Sports Health*. 2017;9(3):252-261.
17. Aquino A, Payne C. Function of the windlass mechanism in excessively pronated feet. *J Am Podiatr Med Assoc*. 2001;91(5):245-250.
18. Kendall FP, McCreary EK. *Muscles: Testing and Function, with Posture and Pain*. 5th ed. Baltimore, MD: Lippincott Williams & Wilkins; 2005.
19. Macdonald AJ. Abnormally tender muscle regions and associated painful movements. *Pain*. 1980;8(2):197-205.
20. Gerwin RD, Dommerholt J, Shah JP. An expansion of Simons' integrated hypothesis of trigger point formation. *Curr Pain Headache Rep*. 2004;8(6):468-475.
21. Hsieh YL, Kao MJ, Kuan TS, Chen SM, Chen JT, Hong CZ. Dry needling to a key myofascial trigger point may reduce the irritability of satellite MTrPs. *Am J Phys Med Rehabil*. 2007;86(5):397-403.
22. Hur MS, Kim JH, Gil YC, Kim HJ, Lee KS. New insights into the origin of the lumbrical muscles of the foot: tendinous slip of the flexor hallucis longus muscle. *Surg Radiol Anat*. 2015;37(10):1161-1167.
23. Rasmussen RB, Thyssen EP. Rupture of the flexor hallucis longus tendon: case report. *Foot Ankle*. 1990;10(5):288-289.
24. Jimenez AL, McGlamry ED, Green DR. Chapter 3, Lesser ray deformities. In: McGlamry ED, ed. *Comprehensive Textbook of Foot Surgery*. Vol 1. Baltimore, MD: Williams & Wilkins; 1987:57-113 (pp. 66-68).
25. Gray EG, Basmajian JV. Electromyography and cinematography of leg and foot ("normal" and flat) during walking. *Anat Rec*. 1968;161(1):1-15.
26. Kwon JY, De Asla RJ. The use of flexor to extensor transfers for the correction of the flexible hammer toe deformity. *Foot Ankle Clin*. 2011;16(4):573-582.
27. Keenan MA, Gorai AP, Smith CW, Garland DE. Intrinsic toe flexion deformity following correction of spastic equinovarus deformity in adults. *Foot Ankle*. 1987;7(6):333-337.
28. Neumann DA. *Kinesiology of the Musculoskeletal System: Foundations for Rehabilitation*. 2nd ed. St. Louis, MO: Mosby; 2010.
29. Nguyen US, Hillstrom HJ, Li W, et al. Factors associated with hallux valgus in a population-based study of older women and men: the MOBILIZE Boston Study. *Osteoarthritis Cartilage*. 2010;18(1):41-46.
30. Singh SK, Jayasekera N, Nazir S, Sharif K, Kashif F. Use of a simple suture to stabilize the chevron osteotomy: a prospective study. *J Foot Ankle Surg*. 2004;43(5):307-311.
31. Bouché RT, Johnson CH. Medial tibial stress syndrome (tibial fasciitis): a proposed pathomechanical model involving fascial traction. *J Am Podiatr Med Assoc*. 2007;97(1):31-36.
32. Brown AA. Medial tibial stress syndrome: muscles located at the site of pain. *Scientifica (Cairo)*. 2016;2016:7097489.
33. Garth WP Jr, Miller ST. Evaluation of claw toe deformity, weakness of the foot intrinsics, and posteromedial shin pain. *Am J Sports Med*. 1989;17(6):821-827.
34. Wiley JP, Clement DB, Doyle DL, Taunton JE. A primary care perspective of chronic compartment syndrome of the leg. *Phys Sportsmed*. 1987;15:111-120.
35. Rajasekaran S, Hall MM. Nonoperative management of chronic exertional compartment syndrome: a systematic review. *Curr Sports Med Rep*. 2016;15(3):191-198.
36. Campano D, Robaina JA, Kusnezov N, Dunn JC, Waterman BR. Surgical management for chronic exertional compartment syndrome of the leg: a systematic review of the literature. *Arthroscopy*. 2016;32(7):1478-1486.

Capítulo 70

Músculos intrínsecos do pé

Músculos doloridos do pé e ninho da víbora

Jeffrey Gervais Ebert

1. INTRODUÇÃO

Há cerca de 20 músculos relativamente pequenos que compõem os músculos intrínsecos do pé, dependendo das variações e classificações anatômicas. Embora cada um deles tenha sua própria atividade, muitos funcionam coletivamente para dar suporte e estabilizar o pé, sobretudo durante a marcha. Pontos-gatilho (PGs) nesses músculos costumam resultar em dor na planta do pé. A ativação e a perpetuação de PGs nos músculos intrínsecos do pé muitas vezes resultam de uma sobrecarga aguda em razão de caminhada ou corrida em solo macio ou desnivelado, calçados não apropriados ou questões estruturais no interior do pé. O diagnóstico diferencial deve incluir levantamentos de dor plantar do calcanhar em virtude de fascite plantar ou compressão do nervo plantar lateral, questões estruturais, que incluem queda navicular ou hálux valgo, e metatarsalgia. As ações corretivas devem incluir orientações sobre posições adequadas para dormir, eliminação de posições e atividades causadoras de sobrecarga recorrente dos músculos, autoliberação miofascial (por pressão) de PGs, exercícios de autoalongamento e de fortalecimento.

2. CONSIDERAÇÕES ANATÔMICAS

Os músculos intrínsecos do pé incluem os flexores, localizados no aspecto plantar do pé, e os extensores, localizados no dorso do pé. Os músculos plantares normalmente estão divididos em quatro grupos ou camadas, de superficiais a profundos. A primeira camada, e a mais superficial, consiste nos músculos abdutor do hálux, abdutor do dedo mínimo e flexor curto dos dedos. A segunda camada inclui o músculo flexor acessório (quadrado plantar) e os quatro músculos lumbricais. A terceira camada contém os músculos flexor curto do hálux, adutor do hálux e flexor curto do dedo mínimo. A quarta e mais profunda camada consiste nos músculos plantar e interósseo dorsal. Os músculos extensores de localização dorsal incluem o extensor curto dos dedos e o extensor curto do hálux.[1]

Músculos plantares

Primeira camada

O músculo abdutor do hálux origina-se do retináculo dos músculos flexores, mas também do aspecto medial da tuberosidade calcânea e da aponeurose plantar. Insere-se, em conjunto com o tendão medial do músculo flexor curto do hálux, no aspecto medial da base da falange proximal do hálux (Figura 70-1B). Em certos casos, as fibras estão inseridas ao osso sesamoide medial do hálux.[1]

O músculo flexor curto dos dedos origina-se por meio de um tendão estreito do aspecto medial da tuberosidade calcânea e da parte central da aponeurose plantar. Divide-se em quatro tendões, cada um entrando nas bainhas tendíneas que acompanham os tendões do músculo flexor longo dos dedos, de localização profunda em relação a eles. Em determinado momento, inserem-se nas hastes das falanges intermediárias do 2º ao 5º dedos (Figura 70-1B).[1]

O músculo abdutor do dedo mínimo origina-se de ambos processos da tuberosidade calcânea e da aponeurose plantar. Seu tendão localiza-se em uma ranhura na superfície plantar da base do 5º metatarso, inserindo-se, em conjunto com o músculo flexor curto do dedo mínimo, na porção lateral da base da falange proximal do quinto dedo (Figura 70-1B).[1]

Segunda camada

O músculo flexor acessório (quadrado plantar) consiste em duas cabeças, com o ligamento plantar longo localizado profundamente entre elas. A cabeça medial maior origina-se da superfície medial do calcâneo. A cabeça lateral plana e tendínea origina-se do calcâneo, distal ao processo lateral da tuberosidade e do ligamento plantar longo. O músculo insere-se no tendão longo flexor dos dedos, no ponto em que se divide em seus quatro tendões (Figura 70-2A). Em certos casos, esse músculo pode estar ausente.[1]

Os músculos lumbricais (numerados a partir do lado medial do pé) são quatro pequenos músculos que surgem nos tendões terminais dos flexores longos dos dedos. Seus tendões passam distalmente nos lados mediais na lateral dos quatro dedos, inserindo-se nas expansões dorsais dos dedos nas falanges proximais (Figura 70-2A).[1]

Terceira camada

O músculo flexor curto do hálux tem origem em dois lugares. Um ramo lateral de seu tendão provém do aspecto medial da superfície plantar do cuboide e da parte adjacente do cuneiforme lateral. O ramo medial tendíneo tem uma inserção contínua à divisão lateral do tendão do músculo tibial posterior. O ventre do músculo, por si só, divide-se em parte medial e lateral, e seus tendões inserem-se aos lados da base da falange proximal do hálux. A inserção medial combina-se com o tendão do músculo abdutor do hálux, e a inserção lateral combina-se com o do músculo adutor do hálux (Figura 70-2B).[1]

O músculo adutor do hálux consiste em duas cabeças: oblíqua e transversa. A origem da cabeça oblíqua está nas bases do 2º, 3º e 4º metatarsos e na bainha do tendão do músculo fibular longo. A cabeça transversa origina-se dos ligamentos metatarsofalângicos plantares do terceiro, quarto e quinto dedos e dos ligamentos transversos do metatarso entre eles. A cabeça oblíqua é, ainda, dividida em porções medial e lateral. A medial combina-se com a parte lateral do músculo flexor curto do hálux, inserida ao osso sesamoide lateral do hálux. A parte lateral insere-se à cabeça transversa, a base da falange proximal do hálux, e ao osso sesamoide lateral desse mesmo dedo (Figura 70-2B).[2] A cabeça oblíqua é significativamente maior do que a transversa,[3] e a parte transversa do músculo adutor do hálux às vezes está ausente.[4]

O músculo flexor curto do dedo mínimo origina-se do aspecto medial da superfície plantar da base do 5º metatarso e da bainha do tendão do músculo fibular longo. Insere-se no aspecto lateral da base da falange proximal do quinto dedo (Figura 70-2B). Periodicamente, algumas de suas fibras profundas estendem-se até a parte lateral da metade distal do 5º metatarso, formando o que às vezes é descrito como um músculo separado, conhecido como o oponente do dedo mínimo.[1]

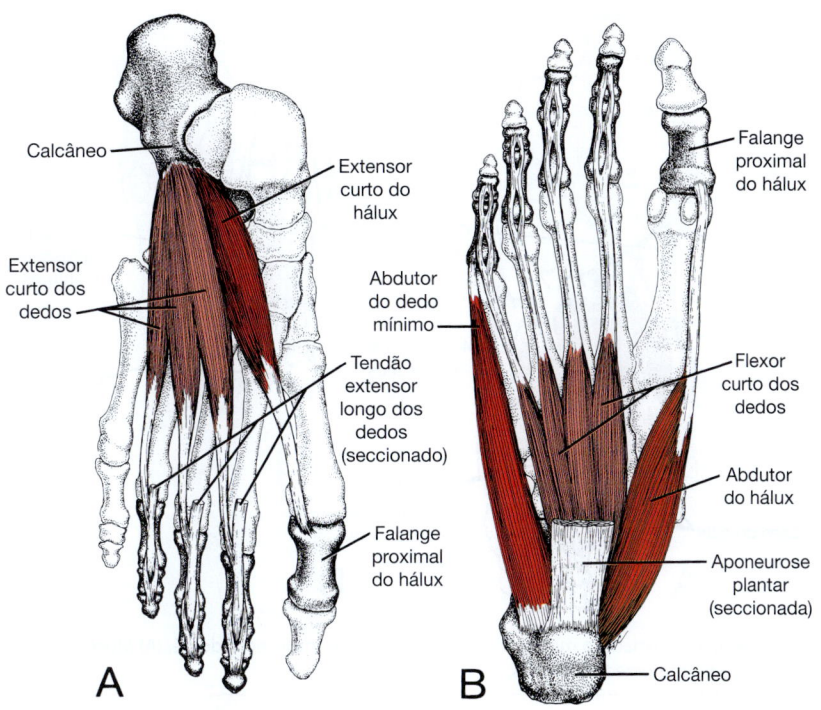

Figura 70-1 (A) Os músculos intrínsecos dorsais do pé. (B) A primeira, e a mais superficial, camada dos músculos intrínsecos plantares do pé.

Quarta camada

Os músculos interósseos dorsais localizam-se entre os metatarsos. Consistem em quatro músculos bipenados, cada um tendo origem por meio de duas cabeças oriundas dos metatarsos adjacentes. O primeiro insere-se no aspecto medial da base da falange proximal do segundo dedo do pé. Os demais três inserem-se no aspecto lateral das falanges proximais do segundo, terceiro e quarto dedos (Figura 70-3A).[1]

Há três músculos interósseos plantares. Diferentemente dos músculos interósseos dorsais, os interósseos plantares se localizam sob os metatarsos, em vez de entre eles, e cada um está inserido em apenas um metatarso. Eles são unipenados. Originam-se das

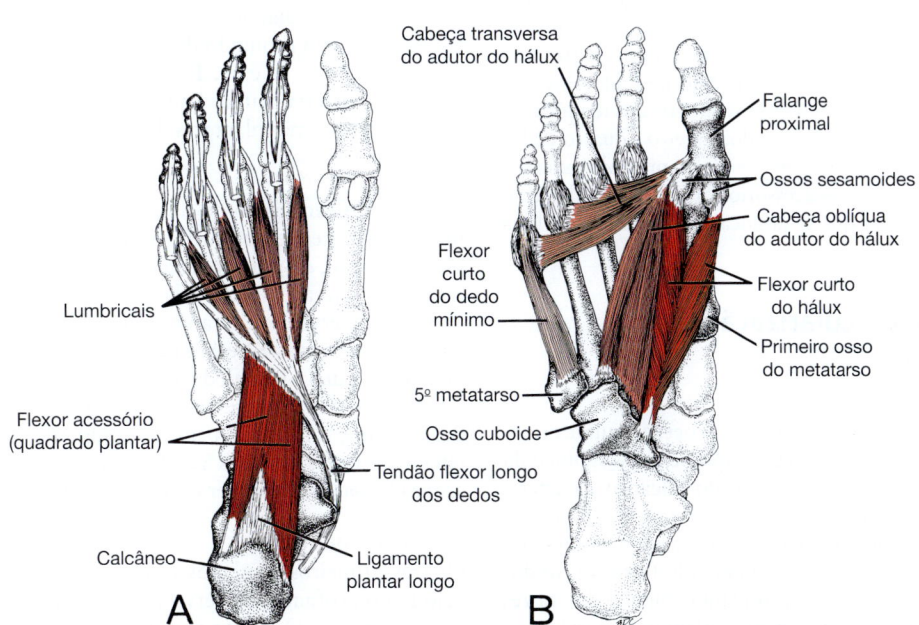

Figura 70-2 (A) A segunda camada dos músculos intrínsecos plantares do pé. (B) A terceira camada dos músculos intrínsecos plantares do pé.

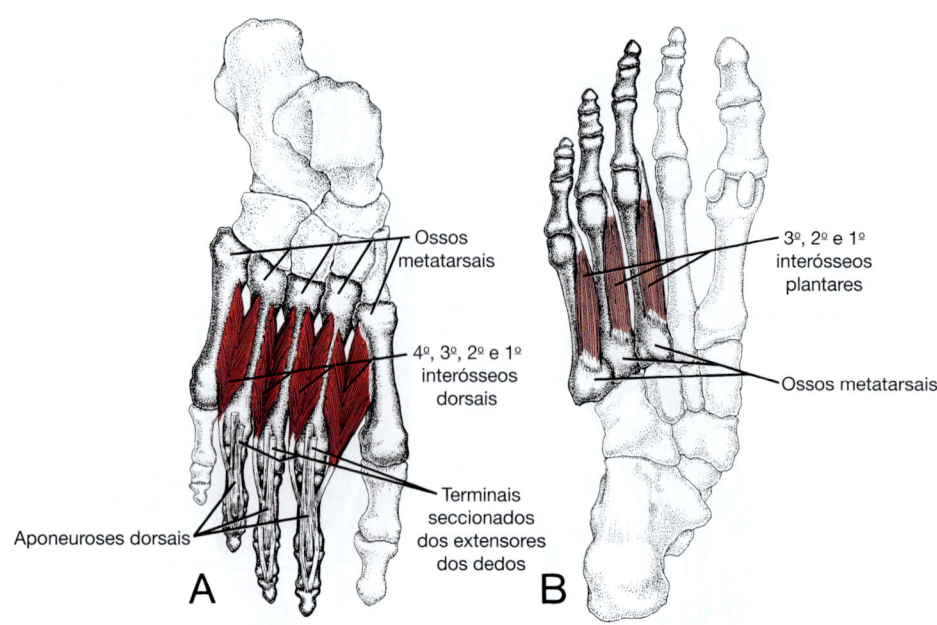

Figura 70-3 A quarta camada, a mais profunda dos músculos intrínsecos do pé. (A) Músculos interósseos dorsais. (B) Músculos interósseos plantares.

bases e dos aspectos mediais do 3º, 4º e 5º metatarsos, inserindo-se no aspecto medial das bases das falanges proximais do terceiro, quarto e quinto dedos (Figura 70-3B).

Músculos dorsais

O músculo extensor curto dos dedos é fino e tem origem no aspecto distal da superfície superolateral do calcâneo, no ligamento talocalcâneo interósseo e no retináculo extensor inferior. Desloca-se distal e medialmente por meio do dorso do pé. O tendão de sua porção mais medial do músculo atravessa a artéria dorsal do pé, superficialmente se inserindo no aspecto dorsal da falange proximal do hálux. Esse feixe, mais diferenciado do restante do músculo, é considerado o músculo extensor curto do hálux. Os três tendões restantes são considerados uma parte do músculo extensor curto dos dedos, inserindo-se aos aspectos laterais dos tendões extensores longos dos dedos para o segundo, terceiro e quarto dedos (Figura 70-1A). Há muita variação associada ao músculo extensor curto dos dedos, inclusive feixes acessórios oriundos no tálus e no navicular, um tendão extra que se desloca até o 5º dedo ou uma falta de um ou mais tendões.[1]

2.1. Inervação e vascularização

Músculos plantares

Primeira camada
O músculo abdutor do hálux é inervado pelo nervo plantar oriundo das raízes nervosas S1 e S2. Recebe suprimento sanguíneo da rede maleolar medial, dos ramos mediais do calcâneo da artéria plantar lateral, da artéria plantar medial (diretamente e por via superficial e ramos profundos), da primeira artéria plantar do metatarso e do arco arterial plantar. O músculo flexor curto dos dedos também é inervado pelo nervo plantar medial das raízes nervosas S1 e S2, e é suprido pelas artérias plantares lateral e medial, artérias plantares do metatarso e artérias plantares digitais.

O músculo abdutor do dedo mínimo é inervado pelo nervo plantar lateral das raízes nervosas S1, S2, S3, e é suprido pelas artérias medial e lateral, artéria plantar dos dedos, ramos do arco plantar profundo, quarta artéria plantar do metatarso e artérias arqueada e lateral do tarso.[1]

Segunda camada
O músculo flexor acessório (quadrado plantar) é inervado pelo nervo plantar lateral oriundo das raízes nervosas S1, S2, S3, e recebe suprimento das artérias plantares medial e lateral e do arco plantar profundo. O primeiro músculo lumbrical é inervado pelo nervo plantar medial, e os demais músculos lumbricais são inervados pelo ramo profundo do nervo plantar lateral, oriundo das raízes dos nervos S2 e S3. Todos os músculos lumbricais são supridos pela artéria plantar lateral e pelo arco plantar profundo e pelas quatro artérias plantares do metatarso.[1]

Terceira camada
O músculo flexor curto do hálux é inervado pelo nervo plantar medial das raízes nervosas S1 e S2, e recebe suprimento da artéria plantar medial, da primeira artéria plantar do metatarso, da artéria plantar lateral e do arco plantar profundo. O músculo adutor do hálux é inervado pelo ramo profundo do nervo plantar lateral das raízes nervosas S2 e S3, recebendo suprimento das artérias plantares medial e lateral, do arco plantar profundo e da primeira à quarta artérias plantares metatarsais. O músculo flexor curto do dedo mínimo é inervado pelo ramo superficial do nervo plantar lateral das raízes nervosas S2 e S3, obtendo suprimento da artéria arqueada, das artérias laterais do tarso e da artéria plantar.

Quarta camada
Os três primeiros músculos interósseos dorsais são inervados pelo ramo profundo do nervo plantar lateral a partir das raízes nervosas S2, S3. O quarto músculo é inervado pelo ramo superficial do nervo plantar lateral, também a partir das raízes dos

nervos S2, S3. Os músculos interósseos dorsais são supridos pela artéria arqueada, pelas artérias lateral e medial do tarso, pelas artérias plantares da primeira à quarta, pelas artérias dorsais do metatarso da primeira à quarta e pelas artérias dorsais dos quatro dedos laterais. Os primeiros dois músculos interósseos plantares são supridos pelo ramo profundo do nervo plantar lateral a partir das raízes dos nervos S2, S3, e o terceiro músculo é inervado pelo ramo superficial do nervo plantar lateral (S2, S3). Os músculos interósseos plantares são supridos pela artéria plantar lateral, pelo arco plantar profundo, pelas artérias plantares do metatarso, da segunda à quarta, e pelas artérias dorsais dos três dedos laterais.[1]

Músculos dorsais

Os músculos extensor curto dos dedos e extensor curto do hálux são inervados pelo nervo fibular profundo das raízes dos nervos L5, S1, e são supridos pela artéria fibular, pela artéria maleolar lateral anterior, pelas artérias laterais do tarso, pela artéria dorsal do pé, pela artéria arqueada, da primeira à terceira artéria dorsal do metatarso, pelas artérias perfurantes proximal e distal e pelas artérias digitais dorsais dos quatro primeiros dedos.

2.2. Função

Muitos dos músculos intrínsecos do pé, em especial os plantares, trabalham coletivamente junto aos músculos extrínsecos do pé, auxiliando na marcha eficiente, mantendo a altura do arco longitudinal medial,[5-9] controlando o alcance e a velocidade da deformação do arco[10] e ajudando no controle postural dinâmico.[9,11-13] Ao contrário da crença anterior, Kelly e colaboradores mostraram que os músculos intrínsecos do pé também estão ativos durante uma postura parada.[11] Os músculos intrínsecos do pé que demonstram o maior envolvimento na manutenção da estabilidade dos pés durante a marcha e uma postura estática e dinâmica incluem o abdutor do hálux, o abdutor do dedo mínimo, o flexor curto dos dedos, o flexor curto do hálux, o flexor acessório (quadrado plantar), os lumbricais e os interósseos.[9,11]

Além dessa função coletiva, cada músculo tem a própria ação individual. Essa ações individuais, junto das contribuições específicas para a estabilidade estática e dinâmica do pé, são descritas a seguir.

Músculos plantares

Primeira camada
O músculo abdutor do hálux gera abdução e, muitas vezes, flexão do hálux na articulação metatarsofalângica.[1] O abdutor do hálux é um músculo especialmente importante, junto do tibial posterior extrínseco, como apoiador e elevador do arco longitudinal medial.[6,8,14] O músculo flexor curto dos dedos flexiona os dedos 2 a 5 em suas articulações interfalângicas proximais. Sua eficiência é igual, independentemente da posição da articulação do tornozelo.[1] Apesar do nome, o músculo abdutor do dedo mínimo age no quinto dedo, flexionando-o na articulação metatarsofalângica, mais do que abduzindo-o.[1]

Segunda camada
O músculo flexor acessório (quadrado plantar) gera uma flexão genuína dos dedos 2 a 4 a partir da tração posteromedial do músculo flexor longo dos dedos.[15,16] Essa ação pode ser feita independentemente da posição do tornozelo.[1] Acredita-se, ainda, que esse músculo age como uma "amarra" para os arcos longitudinais quando, de modo ativo, resiste às forças de flexão durante a deambulação.[15] Os músculos lumbricais ajudam a manter a extensão da articulação interfalângica dos dedos 2 a 4.[1]

Terceira camada
O músculo flexor curto do hálux, conforme seu nome implica, flexiona o hálux na articulação metatarsofalângica.[1] O adutor do hálux auxilia na flexão da articulação metatarsofalângica do hálux. Também age para estabilizar as cabeças metatarsais.[1] O músculo flexor curto do dedo mínimo flexiona a articulação metatarsofalângica do quinto dedo.[1]

Quarta camada
Os músculos interósseos dorsais abduzem os dedos 2 a 4. Eles também contribuem para flexionar a articulação metatarsofalângica e a extensão das articulações interfalângicas dos dedos 2 a 4.[1] Os músculos interósseos plantares aduzem os dedos 3 a 5, flexionam as articulações metatarsofângicas e estendem as articulações interfalângicas dos mesmos dedos. Juntos, os músculos interósseos dorsal e plantar também estabilizam as articulações tarsometatarsianas mais tarde, na fase de apoio da marcha, contribuindo para a rigidez do pé na impulsão.[17]

Músculos dorsais
O músculo extensor curto dos dedos auxilia a extensão dos dedos 2 a 4 via tendões extensores longos dos dedos. O músculo extensor curto do hálux ajuda na extensão do hálux. O padrão de recrutamento desses músculos durante a deambulação mostra-se muito variado entre as pessoas, e sua contribuição a funções adicionais no pé permanece, na maior parte, desconhecida.[18,19]

2.3. Unidade funcional

A unidade funcional à qual um músculo pertence inclui os músculos que reforçam e contrapõe-se às suas ações, bem como as articulações que os músculos cruzam. A interdependência dessas estruturas reflete-se funcionalmente na organização e nas conexões neurais do córtex sensorial motor. A unidade funcional é enfatizada, porque a presença de um PG em um músculo aumenta a probabilidade de que outros músculos da unidade tenham também PGs. Ao desativar PGs em um músculo, deve haver a preocupação quanto a outros PGs poderem surgir em músculos funcionalmente interdependentes. O Quadro 70-1 representa, de maneira geral, a unidade funcional dos músculos intrínsecos plantares do pé, e o Quadro 70-2 representa a unidade funcional dos músculos dorsais intrínsecos do pé.[20]

Quadro 70-1 Unidade funcional dos músculos plantares intrínsecos do pé

Ações	Sinergistas	Antagonistas
Flexão dos dedos 2 a 5	Flexor longo dos dedos	Interósseos dorsais 2 a 4 Extensor longo dos dedos Extensor curto dos dedos
Flexão do hálux	Flexor longo do hálux	Extensor longo do hálux Extensor curto do hálux

Quadro 70-2	Unidade funcional dos músculos intrínsecos dorsais do pé	
Ações	Sinergistas	Antagonistas
Extensão dos dedos 2 a 5	Extensor longo dos dedos Lumbricais	Flexor longo dos dedos Flexor curto dos dedos Flexor curto do dedo mínimo Abdutor do dedo mínimo Flexor acessório (quadrado plantar)
Extensão do hálux	Extensor longo do hálux	Flexor longo do hálux Flexor curto do hálux Abdutor do hálux

3. APRESENTAÇÃO CLÍNICA
3.1. Padrão de dor referida

Com a possível exceção dos músculos interósseos dorsal e plantar, os músculos intrínsecos do pé não referem dor proximalmente ao pé.[20] Ainda que os padrões de referência para muitos músculos do corpo tenham sido bastante pesquisados, há poucos relatos publicados que documentem os padrões de dor referida dos músculos intrínsecos do pé. Grande parte do material existente vem do trabalho original de Janet G. Travell, MD e David G. Simons, MD.

Músculos plantares
Primeira camada

O músculo abdutor do hálux refere dor principalmente ao aspecto medial do calcanhar, com certa extensão ao calcanhar posteromedial e ao longo do arco longitudinal medial[20] (Figura 70-4). O músculo abdutor do dedo mínimo refere a dor ao aspecto plantar da cabeça do quinto metatarso, às vezes chegando no aspecto lateral do antepé distal (Figura 70-5A).[20] O músculo flexor curto dos dedos refere dor à superfície plantar do pé, acima das cabeças do 2º e 4º metatarsos. Pode, por vezes, também referir dor à cabeça do 5º metatarso (Figura 70-5B).[20]

Segunda camada

O músculo flexor acessório (quadrado plantar) tende a referir dor ao aspecto plantar do calcanhar (Figura 70-6).[20] Um padrão de dor referida para os músculos lumbricais não está bem estabelecido, embora a crença seja de que siga um padrão similar ao dos músculos interósseos (ver Figura 70-8).[20]

Terceira camada

O músculo flexor curto do hálux refere dor aos aspectos plantar e medial da cabeça do 1º metatarso. Às vezes, é capaz de atingir todo o hálux e parte do segundo dedo (Figura 70-7B).[20] Good relatou que o músculo flexor curto do hálux (acompanhado de certa contribuição do músculo flexor curto dos dedos) mostrou ser responsável por mais de metade dos 100 casos de pacientes com pés doloridos devido à dor associada a músculos.[21] O adutor do hálux é um músculo que refere dor ao aspecto plantar das cabeças do 1º ao 4º metatarsos, com a cabeça transversal causando, às vezes, uma sensação de dormência e/ou edema acima da mesma região (Figura 70-7A).[20] Um padrão de dor referida para o músculo flexor curto do dedo mínimo ainda não está bem estabelecido, embora a crença seja de que siga um padrão similar ao do músculo abdutor do dedo mínimo (ver Figura 70-5A).[20]

Quarta camada

Os músculos interósseos dorsal e plantar parecem produzir padrões similares de dor referida.[20] Geralmente, PGs em um músculo interósseo referem dor principalmente à lateral do dedo ao qual o tendão está inserido, e há referência aos aspectos dorsal e plantar do pé, acompanhando o metatarso correspondente

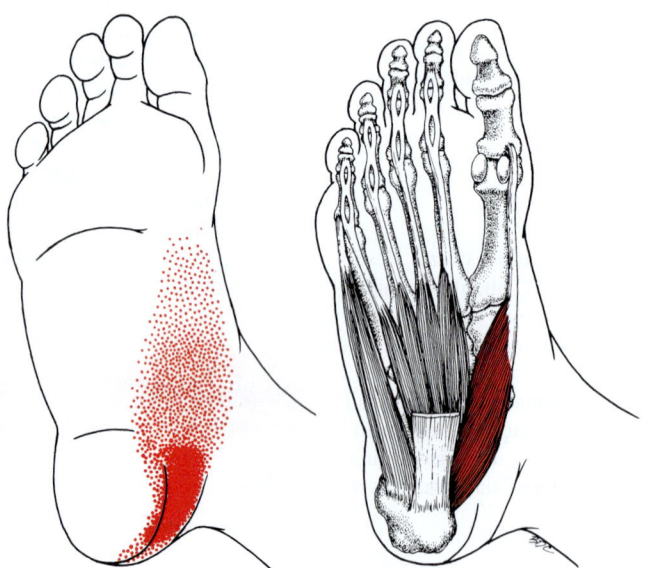

Figura 70-4 Padrões de dor referida (em vermelho) no músculo abdutor do hálux direito (vermelho-escuro). A parte vermelha contínua mostra zonas essenciais de dor referida; as áreas em vermelho pontilhado mostram zonas de extravasamento.

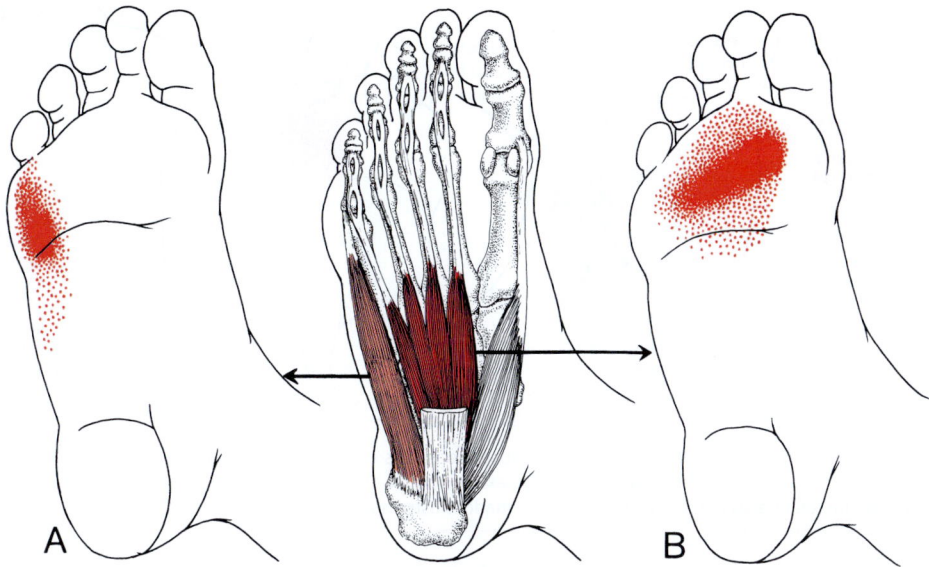

Figura 70-5 (A) Padrão de dor referida (em vermelho-médio) no músculo abdutor do dedo mínimo direito (vermelho-claro na figura central). (B) Padrão de dor referida (em vermelho-médio) no músculo flexor curto dos dedos direitos (vermelho-escuro na figura central). O vermelho contínuo mostra zonas essenciais de dor referida; áreas em vermelho pontilhado mostram zonas de extravasamento.

(Figura 70-8).[20] Às vezes, o primeiro músculo interósseo dorsal pode produzir formigamento no hálux.[20] Kellgren descobriu referência potencial de dor dos músculos interósseos para a lateral do tornozelo e da panturrilha.[22]

Músculos dorsais

O padrão combinado de dor referida dos músculos extensores curto dos dedos e curto do hálux é para o aspecto dorsal do mediopé (Figura 70-9).[20] O músculo extensor curto dos dedos também pode referir dor à área acima do arco medial longitudinal.[23]

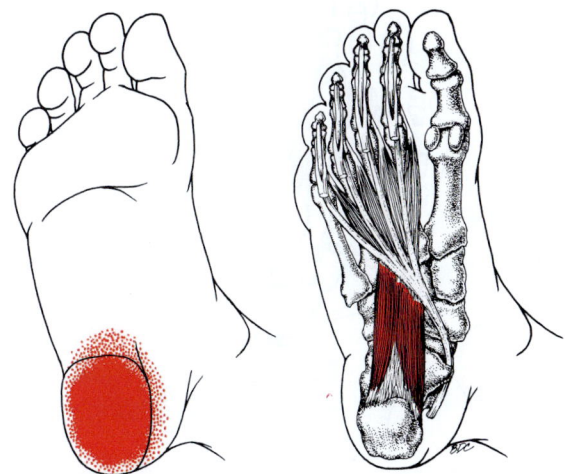

Figura 70-6 Padrão de dor referida (em vermelho-médio) no músculo flexor acessório direito (quadrado plantar). O vermelho contínuo mostra zonas essenciais de dor referida; áreas vermelhas pontilhadas mostram zonas de extravasamento.

3.2. Sintomas

Pacientes com PGs nos músculos abdutor curto do hálux, flexor curto dos dedos e abdutor do dedo mínimo costumam relatar ter os pés bastante incomodados.[20] Normalmente, já experimentaram uma variedade de tipos de calçados e elementos internos nos calçados. Esses elementos internos costumam causar desconforto, porque pressionam áreas de dor muscular. Alguns desses pacientes também podem informar ter os "arcos caídos" ou "pé chato". Podem, ainda, apresentar um alcance limitado de deambulação, até mesmo exibir uma claudicação em razão da dor e dos incômodos nos pés.

Além dos sintomas antes descritos, pacientes com PGs nos músculos das camadas mais profundas do pé podem ter limitações significativas para andar, consequência da dor. Podem informar dormência no pé e uma sensação de edema. Há quem relate até mesmo sensação de uma meia "amontoada" sob o pé, levando-os a verificar isso no sapato. PGs nos músculos interósseos também podem contribuir para uma deformação de dedo em martelo, uma vez que sua função de estender as articulações interfalângicas distal e proximal pode ser inibida.

3.3. Exame do paciente

Após exame subjetivo minucioso, o clínico deve fazer um desenho detalhado representando o padrão de dor descrito pelo paciente. Essa descrição ajudará no planejamento do exame físico e pode ser útil no monitoramento da progressão do paciente à medida que os sintomas melhoram ou mudam. O tipo, a qualidade e a localização da dor devem ser investigados com critério, e o uso de recursos padronizados de resultados é imperativo ao serem examinados pacientes com disfunções no tornozelo e no pé.

Para um exame adequado do tornozelo, do pé e dos músculos intrínsecos do pé, o clínico deve observar o paciente durante a deambulação, com e sem sapatos. Deve registrar qualquer sinal de

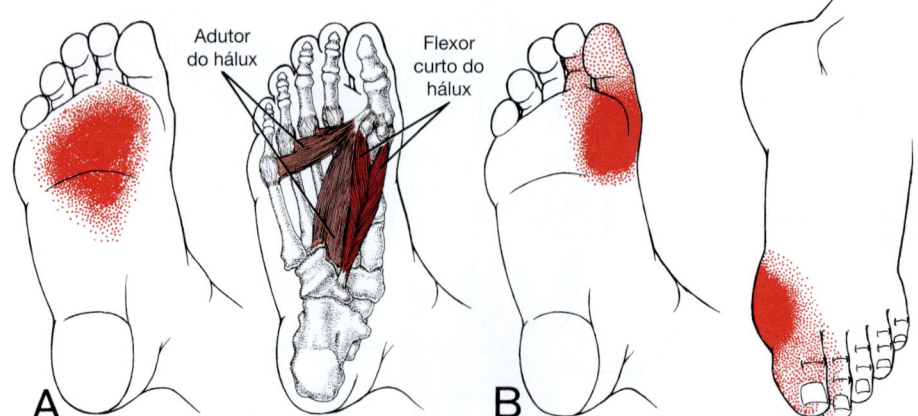

Figura 70-7 (A) Padrões de dor referida nas cabeças oblíquas e transversais do músculo adutor do hálux direito. (B) Padrões de dor referida no músculo flexor do hálux. O vermelho contínuo mostra zonas essenciais de dor referida; as áreas em vermelho pontilhado mostram zonas de extravasamento.

supinação ou pronação excessiva. Um paciente com PGs nos músculos mais profundos do antepé pode não conseguir saltar com o pé envolvido.

Deve ser examinada a amplitude de movimentos passiva no pé e em todos os dedos, uma vez que os PGs costumam restringir dolorosamente a amplitude dos movimentos quando o músculo envolvido é tensionado. Se a dor limitar a flexão do hálux e/ou dos dedos menores, o músculo extensor curto do hálux e/ou o extensor curto dos dedos pode ser encurtado como uma adaptação ou em consequência de PGs nesses músculos.[24] Se a dor limitar a extensão passiva do 5º dedo, o músculo abdutor do dedo mínimo pode estar encurtado em razão de PGs. Limitação dolorosa da extensão passiva dos dedos 2 a 4 pode ser consequência de encurtamento adaptativo do músculo flexor curto dos dedos ou da presença de PGs.[24] Achados similares com extensão passiva do hálux, na falange proximal, pode implicar o músculo flexor curto do hálux e/ou o abdutor curto do hálux.[24]

A palpação é importante para ajudar a estabelecer se a dor é potencialmente referida de PGs ou de estruturas articulares do pé. Uma vez que PGs crônicos podem resultar em dor nos locais de inserção de um músculo, pacientes com PGs nos músculos flexores intrínsecos dos dedos podem estar sensíveis à palpação no aspecto anterior do calcâneo, onde a fáscia plantar está inserida.

Mobilidade articular, incluindo movimentos acessórios, do tornozelo, retropé, mediopé, antepé e falanges, deve ser examinada em relação a restrições ou à hipermobilidade. Deve ser feito um exame biomecânico criterioso quanto a desvios estruturais, como retropé varo/valgo, antepé varo/valgo, pé equino, 2º metatarso longo, pé cavo, hálux valgo e dedos em martelo ou em garra. A presença e a espessura das calosidades devem ser observadas, e os

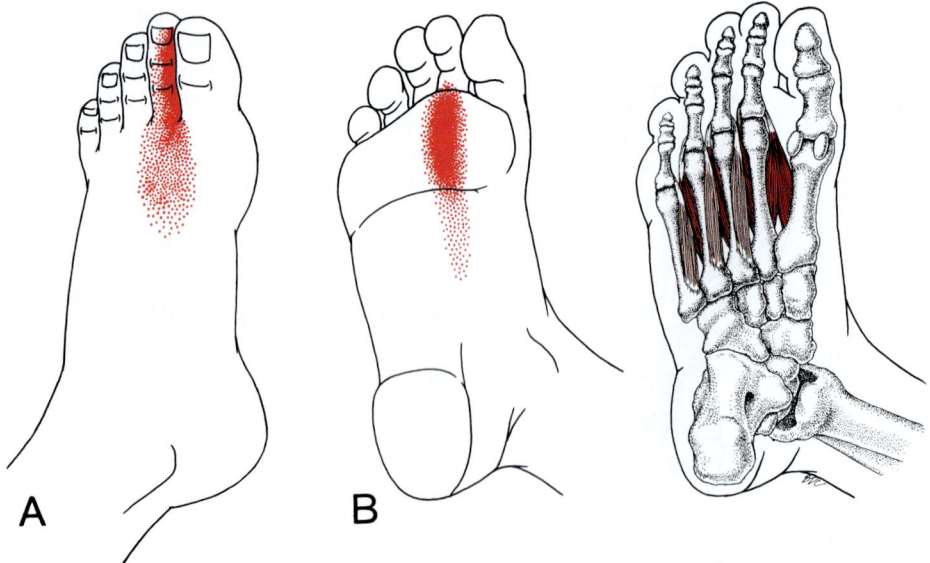

Figura 70-8 Padrão de dor referida no músculo interósseo dorsal primeiro, lado direito. (A) Vista dorsal. (B) Vista plantar. O vermelho contínuo mostra zonas essenciais de dor referida; as áreas pontilhadas mostram zonas de extravasamento.

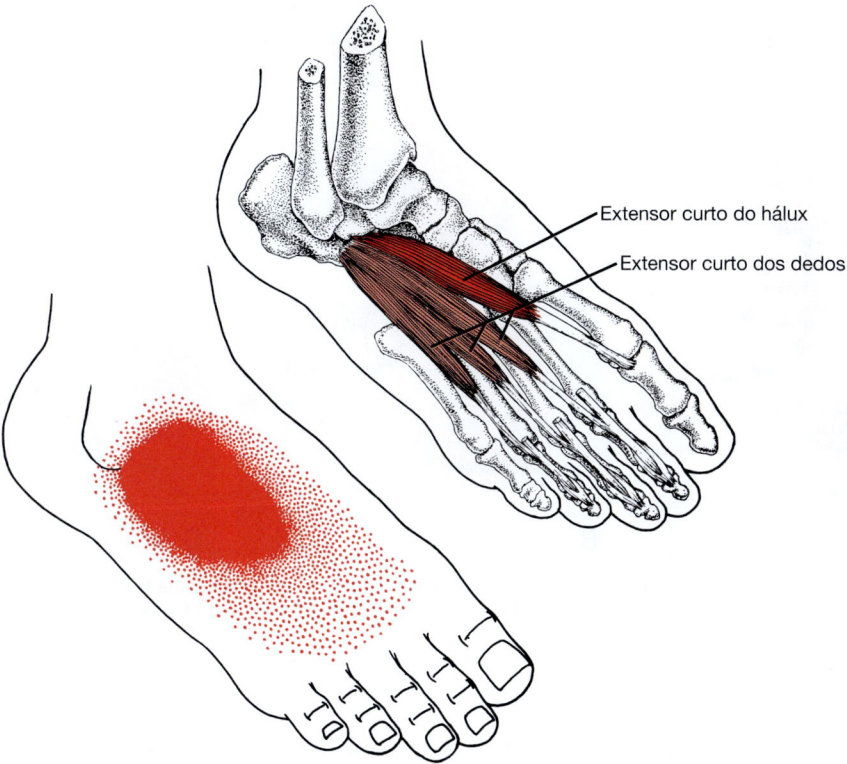

Figura 70-9 Padrões de dor referida nos músculos extensor curto dos dedos direito e extensor curto do hálux. As áreas vermelhas contínuas mostram zonas essenciais de dor referida; as pontilhadas, zonas de extravasamento.

calçados do paciente devem ser examinados em relação a padrões anormais de calce que possam indicar mecânica alterada dos pés.

A força dos músculos envolvidos e a contração ativa na posição encurtada também costumam estar limitadas pela dor. O exame da força da flexão metatarsofalângica do hálux é feito estabilizando-se o antepé e resistindo à flexão na falange proximal, que testa o músculo flexor curto do hálux e, em um certo grau, os músculos abdutor e adutor do hálux. Exame da força dos músculos interósseos e lumbricais é feito por resistência à tentativa do paciente de estender as articulações interfalângicas dos dedos 2 a 5, ao mesmo tempo em que se estabilizam as articulações metatarsofalângicas com o pé em plantiflexão de 20° a 30°.[24,25]

Os pulsos podálico dorsal e tibial posterior devem ser palpados para uma avaliação da condição da circulação arterial. A pele e as unhas devem ser examinadas em relação a lesões, e a pele dos pés, quanto à cor, à temperatura e ao edema. Os pés do paciente devem ser examinados em relação à insensibilidade com um monofilamento 5,7 Semmes Weinstein como um indicador precoce de diabetes melito.

Qualquer paciente com músculos intrínsecos do pé doloridos, principalmente se essa condição estiver associada à inflamação da articulação do 1º metatarso, deve ser examinado para gota ou outras condições artríticas.

3.4. Exame de pontos-gatilho

O exame de PGs dos músculos intrínsecos do pé é feito com mais facilidade posicionando-se o paciente em posição prona, supinação ou sentado com pernas estendidas, com seus pés saindo um pouco do limite da mesa de exames.

Músculos plantares
Primeira camada

PGs na primeira camada dos músculos intrínsecos do aspecto plantar do pé costumam ser examinados por palpação plana transversa contra estruturas subjacentes. O músculo flexor curto dos dedos localiza-se profundamente em relação à espessa aponeurose plantar, com potencial de exigir palpação mais profunda (Figura 70-10A). O músculo abdutor do hálux é um músculo notavelmente espesso para seu tamanho. Essa espessura torna suas fibras mais profundas relativamente inacessíveis, podendo haver necessidade de palpação plana transversa forte e profunda, em vez de palpação plana mais delicada dessas fibras para provocar dor em razão de PGs mais profundos (Figura 70-10B). Normalmente, o músculo abdutor do dedo mínimo é examinado com mais eficiência por palpação em pinça transversa ao longo do comprimento do músculo, na borda lateral da planta do pé (Figura 70-10C). Cabe ao clínico investigar em local distal e proximal à base do 5º metatarso, quanto à dor decorrente de bandas tensionadas e PG.

Segunda camada

Palpação profunda deve ser empregada para o exame do músculo flexor acessório (quadrado plantar) em busca de PGs. O clínico deve aplicar pressão suficiente para palpar de forma profunda a aponeurose plantar, com os dedos levemente estendidos (Figura 70-11A). Áreas localizadas de dor costumam ser detectáveis, mas o clínico possivelmente não sentirá alguma banda tensionada nesse músculo. Os músculos lumbricais são palpados com os músculos interósseos (Figura 70-11B).

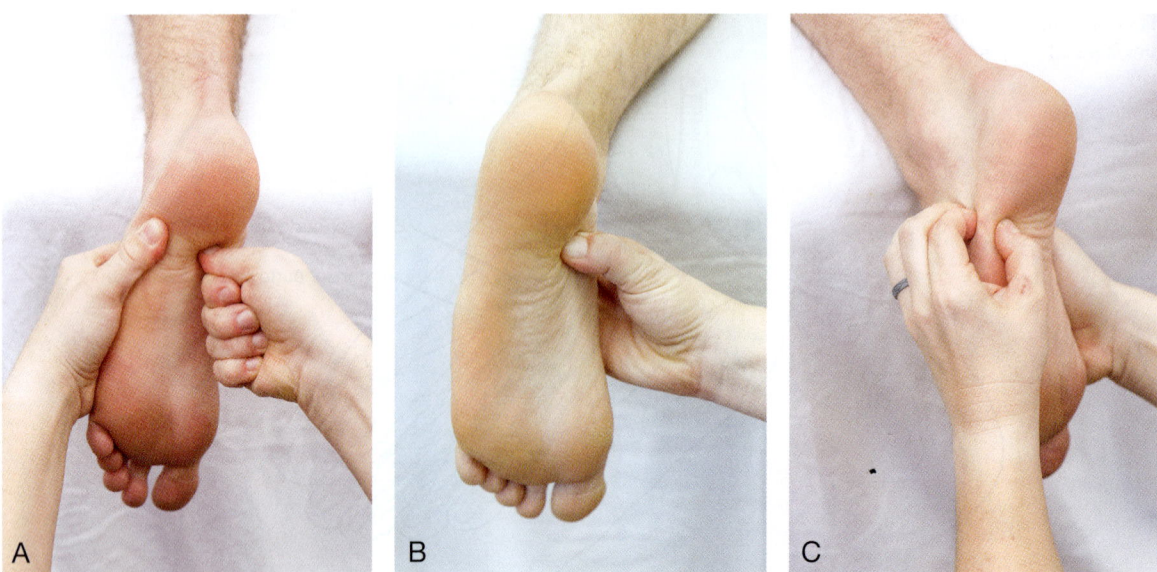

Figura 70-10 Palpação da primeira camada dos músculos plantares do pé. (A) Palpação plana transversa do músculo flexor curto dos dedos. (B) Palpação plana transversa do músculo abdutor do hálux. (C) Palpação em pinça transversa do músculo abdutor do dedo mínimo.

Terceira camada

O músculo flexor curto do hálux é amplamente coberto pela aponeurose plantar; assim, sua cabeça medial é mais bem palpada por palpação plana transversa por meio da pele mais fina junto ao limite medial da parte inferior da planta do pé. Pode ser palpado um PG na cabeça desse músculo contra o 1º metatarso subjacente. PGs na cabeça lateral devem ser examinados em relação à dor por palpação profunda por meio da superfície plantar do pé. O clínico deve ser criterioso para não confundir o tendão do músculo abdutor do hálux com uma banda tensionada no músculo flexor curto do hálux. O músculo adutor do hálux é examinado, primeiro, abduzindo-se o hálux, de modo a criar um tensionamento no músculo. Em seguida, é palpado por meio da aponeurose plantar no antepé distal, próximo às cabeças dos metatarsos. Bandas ten-

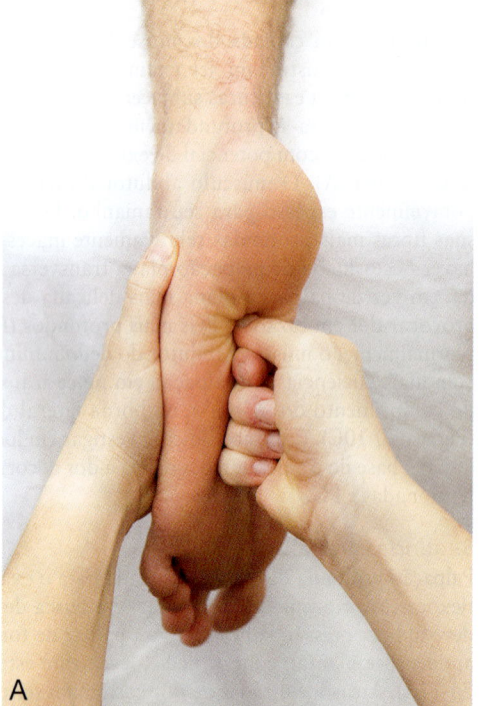
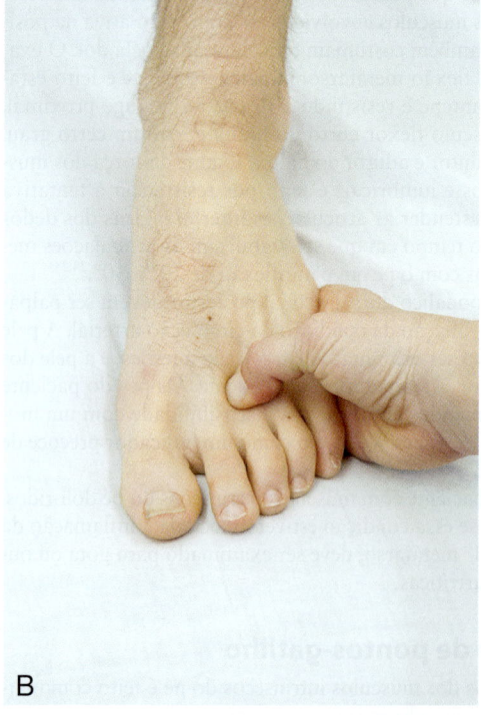

Figura 70-11 Palpação da segunda camada de músculos plantares do pé. (A) Palpação plana transversa do músculo flexor acessório (quadrado plantar). (B) Músculos lumbricais.

sionadas são raramente palpáveis, embora dor possa ser provocada (Figura 70-12B e C). O músculo flexor curto do dedo mínimo raramente pode ser diferenciado do músculo abdutor do dedo mínimo, sendo palpado ao mesmo tempo, usando-se a mesma técnica (Figura 70-10C).

Quarta camada

Os músculos interósseos dorsal e plantar são palpados usando-se as duas mãos para, com delicadeza, separar os metatarsos adjacentes e aplicar um tensionamento a eles. Os interósseos dorsais são palpados com o dedo de uma das mãos e com pressão contrária à superfície plantar do pé com um dos dedos da outra mão (Figura 70-12D). Dor nos músculos interósseo plantar e lumbricais pode ser provocada por palpação profunda por meio da aponeurose plantar com contrapressão ao aspecto dorsal do pé (Figura 70-12E). Costuma ser possível palpar bandas tensionadas de PGs em um músculo interósseo dorsal contra seu osso metatarsal adjacente, provocando uma reação contrátil localizada. Não é possível diferenciar palpação dos músculos interósseos plantar e lumbricais por meio da aponeurose plantar.

Músculos dorsais

Os músculos extensores curto dos dedos e curto do hálux são palpados no aspecto dorsal do pé usando-se palpação plana, mas os tendões sobrepostos dos músculos extrínsecos do pé podem, algumas vezes, complicar o exame (Figura 70-13).

4. DIAGNÓSTICO DIFERENCIAL

4.1. Ativação e perpetuação de pontos-gatilho

Uma postura ou atividade que ative um PG, quando não corrigida, também pode perpetuá-lo. Em qualquer parte dos músculos intrínsecos do pé, os PGs podem ser ativados por carga excêntrica não habitual, exercício excêntrico em músculo destreinado ou carga concêntrica máxima ou submáxima.[26] PGs também podem ser ativados ou agravados quando o músculo é colocado em uma posição encurtada e/ou alongada por período prolongado.

Sapatos justos e com solado não flexível podem restringir os movimentos dos dedos, o que pode provocar uma sobrecarga dos músculos intrínsecos do pé e, neles, ativar PGs. Uma vez ativados, o uso contínuo de calçado restritivo perpetua-os. Pode ocorrer um padrão similar após uma fratura de ossos do pé ou do tornozelo, principalmente quando há envolvimento de imobilização prolongada. PGs nos músculos interósseos são mais propensos a serem ativados e perpetuados pelo uso de calçados muito baixos (ver Capítulo 77, Considerações sobre calçados).

Lesões nos músculos intrínsecos do pé na forma de trauma, como hematomas, pancadas, cortes dos dedos ou queda, podem iniciar PGs nesses músculos. Embora a pronação do pé durante a fase inicial de posicionamento da marcha seja normal, uma pronação excessiva pode ativar e perpetuar os PGs nos músculos intrínsecos do pé quando não corrigidos. Pacientes com uma estrutura

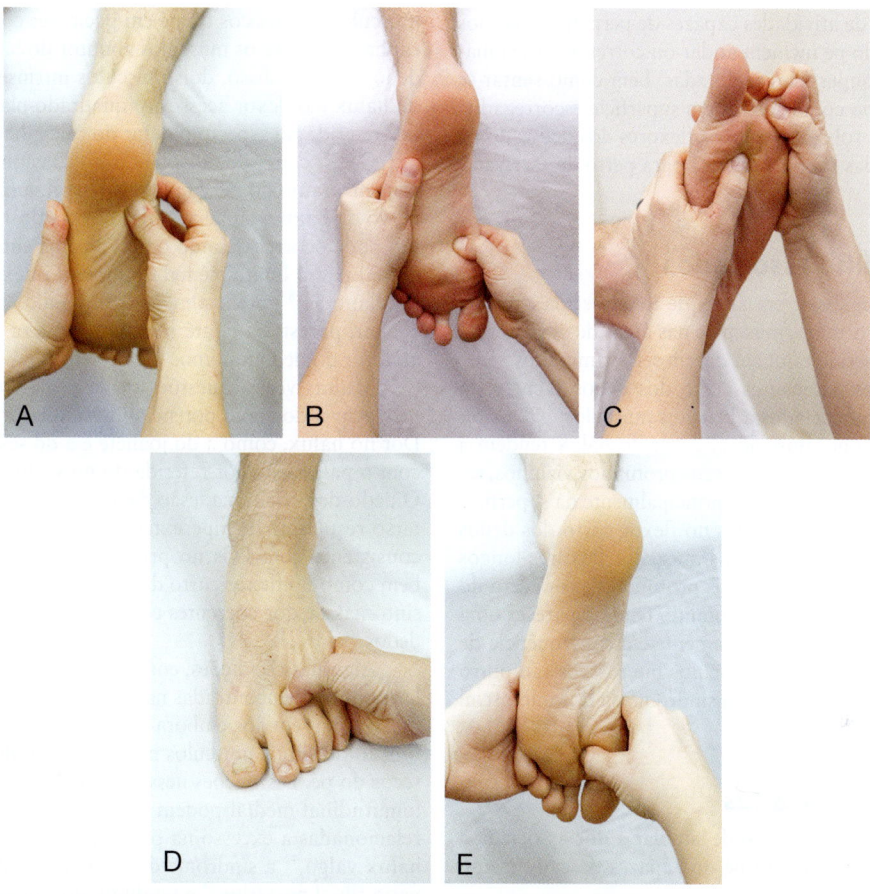

Figura 70-12 Palpação plana transversa da terceira camada dos músculos plantares do pé. (A) Músculo flexor curto do hálux. (B) Músculo adutor do hálux. (C) Músculo adutor do hálux (cabeça transversal). (D) Músculos interósseos dorsais. (E) Músculos interósseos plantares.

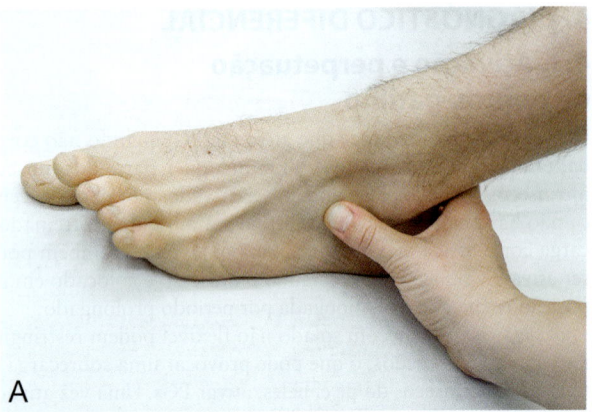 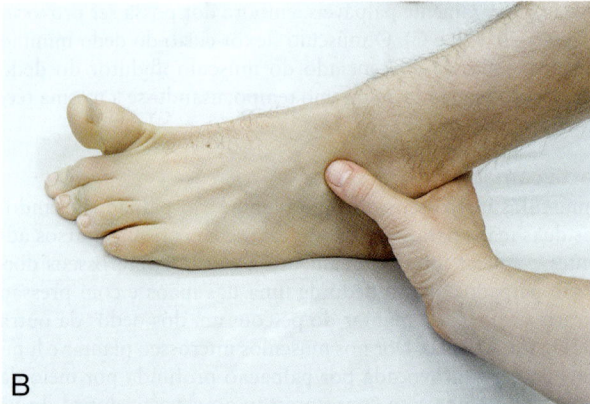

Figura 70-13 Palpação plana transversa dos músculos intrínsecos dorsais do pé. (A) Músculo extensor curto dos dedos. (B) Músculo extensor curto do hálux.

---

de pé de Morton ou outras causas estruturais de pronação em excesso, por exemplo, podem ter PGs nos músculos abdutor do dedo mínimo e abdutor do hálux.

Mobilidade prejudicada das articulações do pé na forma de hipermobilidade ou hipomobilidade pode perpetuar PGs dos músculos intrínsecos do pé que cruzam as articulações envolvidas. Uma hipomobilidade da 2ª, 3ª e 4ª articulações dos metatarsos é uma fonte potencial comum de ativação e perpetuação de PGs nos músculos intrínsecos do pé.[27]

Outros exemplos de atividades capazes de perpetuar PGs nos músculos intrínsecos do pé incluem andar ou correr em areia macia, solo desigual ou superfícies inclinadas, bem como sentar-se em cadeira de escritório com rodízios em superfície escorregadia, exigindo que a pessoa sobrecarregue os flexores dos dedos do pé para empurrar, repetidas vezes, a cadeira para perto da escrivaninha usando o pé.

4.2. Pontos-gatilho associados

PGs associados podem surgir em áreas de dor referida causada por PGs primários.[28] Portanto, músculos nas áreas de dor referida de cada músculo acometido também devem ser examinados.

PGs nos músculos extensores curto dos dedos e curto do hálux costumam estar associados a PGs nos músculos extensores longos dos dedos. PGs no músculo abdutor do hálux tendem a coincidir com os nos músculos intrínsecos profundos vizinhos, resultando em incômodo em todo o pé, principalmente na superfície plantar distal. Da mesma forma, PGs no flexor curto dos dedos costumam estar associados a PGs nos músculos flexores longos dos dedos e, às vezes, ao músculo mais profundo flexor curto do hálux. O músculo abdutor do dedo mínimo tende a parecer uma síndrome de um único músculo, comumente em consequência de calçados que se ajustem mal. Os músculos interósseos são outro exemplo de músculos que apresentam síndrome da dor miofascial de um só músculo.

4.3. Patologias associadas

Há várias condições com potencial de simular a dor associada a PGs nos músculos intrínsecos do pé ou capazes de causar e/ou exacerbar PGs nesses músculos.

Dor plantar no calcanhar é uma fonte bastante comum de dor, com uma taxa de predominância calculada em 3,6 a 7,5%.[29-31]

A dor plantar no calcanhar afeta principalmente adultos na meia-idade ou mais velhos[30], e acredita-se que responda por quase 8% das lesões associadas à corrida.[32]

Considera-se vários fatores e mecanismos que contribuam para a dor plantar no calcanhar, o que inclui amplitude de movimentos reduzida na dorsiflexão do tornozelo, obesidade e ficar em pé por tempo prolongado.[33,34] Há algumas evidências de que os PGs também possam ter envolvimento na dor plantar no calcanhar. Descobriu-se que PGs seriam predominantes em alguns músculos intrínsecos do pé em pacientes com dor plantar no calcanhar, inclusive os músculos abdutor do hálux e flexor curto dos dedos.[35] Além disso, dois músculos intrínsecos do pé, o abdutor do hálux e o flexor acessório (quadrado plantar), têm padrões de dor referida no aspecto plantar do calcanhar e em seu entorno.[20]

Outra causa de dor plantar no calcanhar é a compressão do primeiro ramo do nervo plantar lateral, também conhecido como nervo de Baxter, ou nervo inferior do calcâneo.[36,37] Essa compressão pode ocorrer quando o nervo passa entre o músculo abdutor do hálux e o limite medial do músculo flexor acessório (quadrado plantar),[38] potencialmente resultando em dor plantar no calcanhar, parestesia e, até mesmo, fraqueza e atrofia do músculo abdutor do dedo mínimo.[37,39]

Muitas vezes, questões ou lesões estruturais no pé podem provocar a dor, com potencial de simular a dor associada a PGs. Dor no hálux, como a do joanete e a do sesamoide, é consistente com o padrão de dor referida do músculo flexor curto do hálux. O dedo-de-turfa, uma lesão da articulação da falange do 1º metatarso resultante de hiperextensão articular, pode resultar em dor consistente com PGs no primeiro músculo interósseo dorsal,[40] bem como no flexor curto do hálux. A metatarsalgia compartilha sintomas de dor coerentes com PGs no músculo flexor curto dos dedos.

Algumas condições, como o pé chato ou a queda do navicular, conforme encontradas na disfunção tibial posterior, podem ou não resultar em dor, embora o normal seja sua associação com disfunção de vários músculos no pé e tornozelo, incluindo os intrínsecos do pé. Disfunções nesses músculos que dão suporte ao arco longitudinal medial podem resultar em lesões por uso excessivo relacionadas a excesso na pronação,[8] como a fascite plantar,[41] o hálux valgo,[42] a síndrome do estresse tibial medial,[43] a tendinopatia tibial posterior,[44] a tendinite do calcâneo[45] e a síndrome da dor patelofemoral.[46] Os músculos intrínsecos do pé, envolvidos no suporte do arco longitudinal medial, incluem o abdutor do hálux, o flexor curto do hálux, o flexor curto dos dedos, o abdutor do dedo mínimo e os interósseos.[9]

5. AÇÕES CORRETIVAS

Pacientes com dor na planta do pé em consequência de PGs nos músculos intrínsecos do pé podem agir de formas diversas para tentar abordar os sintomas. Já que os PGs causam um encurtamento dos músculos envolvidos, deve-se ter cuidado para desencorajar posições que promovam uma posição de encurtamento desses músculos. Ao dormir, os pacientes devem certificar-se de soltar os lençóis no pé da cama, para ajudar a minimizar o posicionamento de plantiflexão do pé e do tornozelo causado por roupa de cama apertada (ver Figura 65-6).

Os pacientes devem se certificar de selecionar calçados adequados. Deve haver muito espaço na frente do calçado, ou em seu cabedal. No caso de dor na planta do pé relacionada a PGs, é importante ter espaço para que os dedos se movimentem para cima e para baixo no interior do calçado. No caso de dor no hálux e no 1º metatarso relacionada a PGs, também é importante haver, no mínimo, algum espaço para que os dedos se movimentem de um lado a outro. Os calçados devem ter solado flexível e forro acolchoado. Pacientes com dor associada a PGs devem evitar, o máximo possível, calçados com saltos e de bico fino (ver Capítulo 77).

Existem vários produtos de custo relativamente baixo que podem trazer benefícios para algumas condições. Órteses para os calçados com apoio ao arco do pé podem, algumas vezes, ajudar os pacientes com dor plantar por PG, reduzindo a tensão sobre os músculos envolvidos. Em pacientes com PGs no músculo adutor do hálux associados a uma deformidade como joanete, um espaçador que evite encurtamento do músculo e perpetuação do PG pode trazer benefícios (Figura 70-14). Almofadas para metatarsos podem ser úteis a pacientes com dor plantar no antepé relacionada a PGs.

Pacientes com dor plantar no pé podem tentar executar exercícios e técnicas de mobilização de tecidos moles que são relacionados a PGs nos músculos intrínsecos do pé. O alongamento dos músculos gastrocnêmio e sóleo da panturrilha pode aumentar a quantidade de correção da dorsiflexão do tornozelo, diminuindo a tensão aplicada aos músculos envolvidos durante caminhadas e corridas. Há uma variedade de métodos para a realização desse alongamento (ver Figuras 65-8 e 66-11).

A extensão do hálux para gerar certa tensão na fáscia plantar e no músculo flexor curto do hálux também pode ser útil. A combinação desse tensionamento com uma massagem profunda com

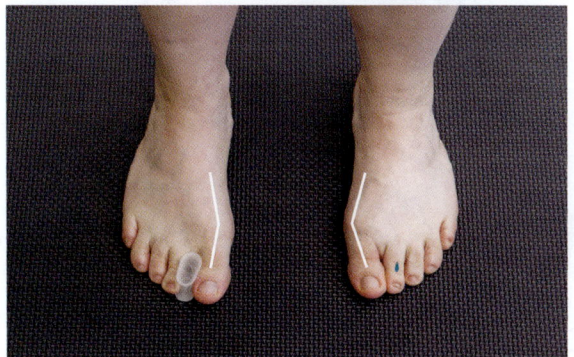

Figura 70-14 Espaçador de dedos para PGs no músculo adutor do hálux associados a joanete.

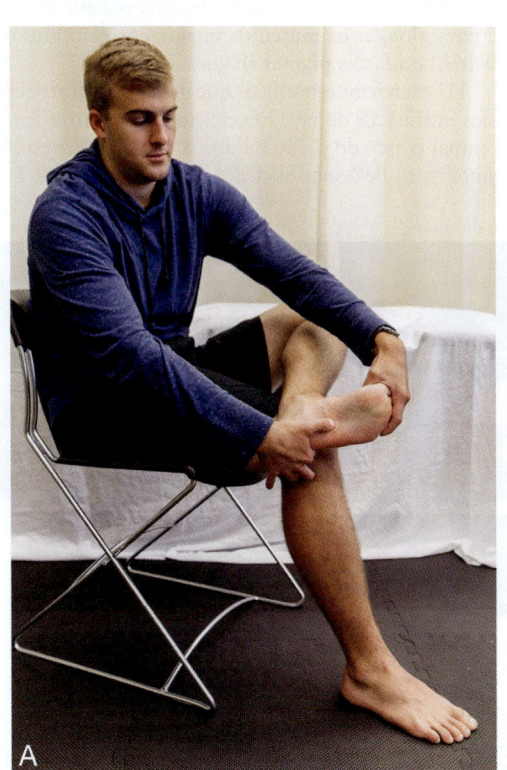
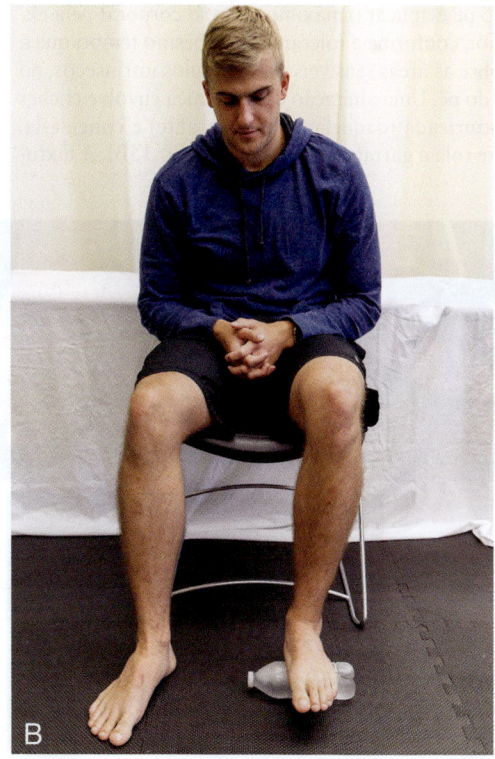

Figura 70-15 Autoliberação miofascial de PGs dos músculos na planta do pé. (A) Pressão manual com alongamento. (B) Garrafa com água congelada.

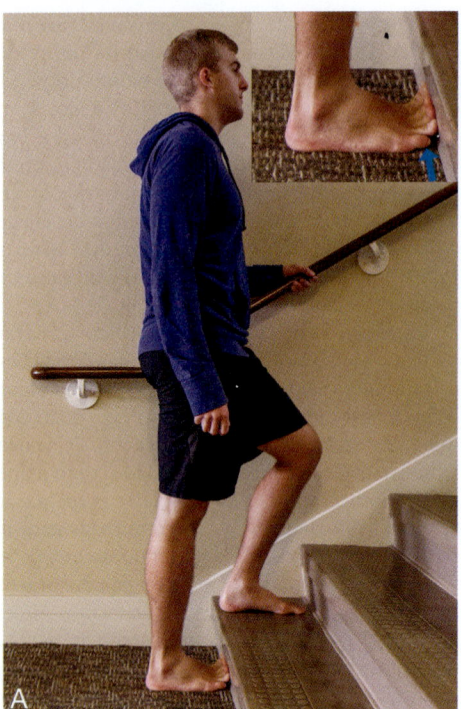
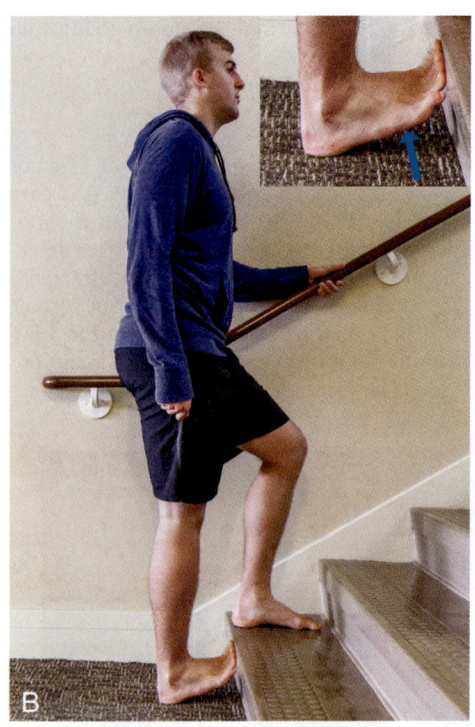

Figura 70-16 Autoalongamento de músculos intrínsecos do pé e da fáscia plantar. (A) Flexores dos dedos. (B) Fáscia plantar.

manobras em deslizamento da fáscia plantar e dos flexores curtos dos dedos pode trazer até mais benefícios (Figura 70-15A). Outras técnicas de autoliberação miofascial incluem colocar uma bola de golfe debaixo do pé e aplicar o máximo do peso corporal pela extremidade inferior, conforme a tolerância, ao mesmo tempo que a bola é rolada sobre as áreas sensíveis nos músculos intrínsecos, no aspecto plantar do pé. Uma alteração dessa técnica envolve encher uma garrafa texturizada (daquelas de refrigerante) e congelá-la. Então, o paciente rola a garrafa sob o pé (Figura 70-15B). A textura e o contorno da garrafa atingem os PGs quase da mesma forma que a técnica da bola de golfe, e o gelo auxilia a aliviar o desconforto do paciente. Técnicas adicionais podem ser executadas em pé para alongar os músculos intrínsecos plantares do pé (Figura 70-16A) e a fáscia plantar (Figura 70-16B).

Há exercícios específicos que mostraram fortalecer vários músculos intrínsecos do pé. O exercício do pé curto é feito tentando-se acentuar o arco do pé, ao mesmo tempo que este está sobre o chão, embora sem flexionar os dedos (Figura 70-17A).[47] É um exercício

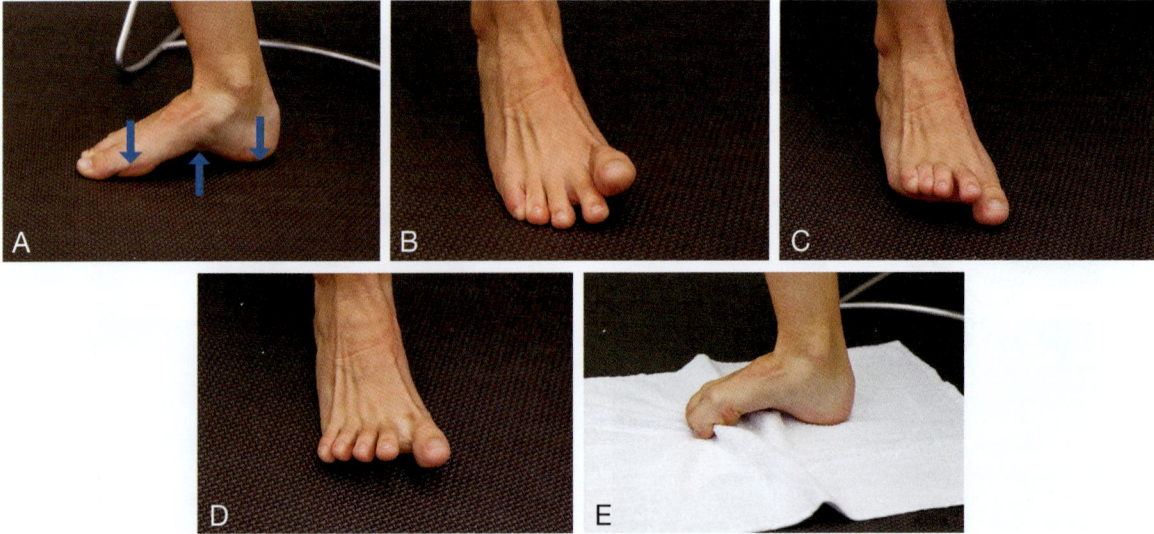

Figura 70-17 Exercícios de fortalecimento dos músculos intrínsecos do pé. (A) Exercício do pé curto. (B) Exercício de extensão do primeiro dedo. (C) Exercício de extensão do segundo ao quinto dedos. (D) Exercício para espalhar os dedos. (E) Amassamento de toalha.

eficaz para atingir os músculos abdutor do hálux, flexor acessório (quadrado plantar) e abdutor do dedo mínimo.[47,48] O exercício de extensão do primeiro dedo é feito estendendo-se o hálux, ao mesmo tempo que tenta manter todos os demais dedos em contato com o solo (Figura 70-17B).[47] Esse exercício tem como alvo o músculo flexor curto dos dedos, uma vez que trabalha para manter os dedos dois ao quinto no solo, enquanto o hálux é estendido.[47] A extensão do segundo ao quinto dedos busca atingir os músculos abdutor do dedo mínimo, flexor curto do hálux e adutor do hálux, e é realizada estendendo-se do segundo ao quinto dedos, ao mesmo tempo que o hálux está em contato com o solo (Figura 70-17C).[47] O exercício em que os dedos são espalhados funciona para tratar os músculos abdutor do hálux, interósseos, lumbricais e adutor do dedo mínimo.[47,49] Inicialmente, esse exercício é feito estendendo-se todos os dedos e, em seguida, abduzindo todos eles, enquanto são flexionados simultaneamente o primeiro e o quinto dedos, mantendo a extensão do segundo ao quarto dedos[47] (Figura 70-17D).

Outro exercício que costuma ser executado para fortalecimento dos músculos intrínsecos do pé é curvar os dedos. Ele pode ser feito usando-se uma variedade de técnicas, que incluem agarrar bolinhas de gude e pegar uma toalha, tentando "amassar" a toalha com os dedos (Figura 70-17E).

Referências

1. Standring S. *Gray's Anatomy: The Anatomical Basis of Clinical Practice*. 41st ed. London, UK: Elsevier; 2015.
2. Owens S, Thordarson DB. The adductor hallucis revisited. *Foot Ankle Int*. 2001;22(3):186-191.
3. Arakawa T, Tokita K, Miki A, Terashima T. Anatomical study of human adductor hallucis muscle with respect to its origin and insertion. *Ann Anat*. 2003;185(6):585-592.
4. Cralley JC, Schuberth JM. The transverse head of adductor hallucis. *Anat Anz*. 1979;146(4):400-409.
5. Chang R, Kent-Braun JA, Hamill J. Use of MRI for volume estimation of tibialis posterior and plantar intrinsic foot muscles in healthy and chronic plantar fasciitis limbs. *Clin Biomech (Bristol, Avon)*. 2012;27(5):500-505.
6. Fiolkowski P, Brunt D, Bishop M, Woo R, Horodyski M. Intrinsic pedal musculature support of the medial longitudinal arch: an electromyography study. *J Foot Ankle Surg*. 2003;42(6):327-333.
7. Kelly LA, Cresswell AG, Racinais S, Whiteley R, Lichtwark G. Intrinsic foot muscles have the capacity to control deformation of the longitudinal arch. *J R Soc Interface*. 2014;11(93):20131188.
8. Headlee DL, Leonard JL, Hart JM, Ingersoll CD, Hertel J. Fatigue of the plantar intrinsic foot muscles increases navicular drop. *J Electromyogr Kinesiol*. 2008;18(3):420-425.
9. Mann R, Inman VT. Phasic activity of intrinsic muscles of the foot. *J Bone Joint Surg Am*. 1964;46:469-481.
10. Lees A, Lake M, Klenerman L. Shock absorption during forefoot running and its relationship to medial longitudinal arch height. *Foot Ankle Int*. 2005;26(12):1081-1088.
11. Kelly LA, Kuitunen S, Racinais S, Cresswell AG. Recruitment of the plantar intrinsic foot muscles with increasing postural demand. *Clin Biomech (Bristol, Avon)*. 2012;27(1):46-51.
12. Mulligan EP, Cook PG. Effect of plantar intrinsic muscle training on medial longitudinal arch morphology and dynamic function. *Man Ther*. 2013;18(5):425-430.
13. Grey T, Redguard D, Wengle R, Wegsheider P. Effect of plantar flexor muscle fatigue on postural control. *WURJ: Health Nat Sci*. 2013;4(1):1.
14. Wong YS. Influence of the abductor hallucis muscle on the medial arch of the foot: a kinematic and anatomical cadaver study. *Foot Ankle Int*. 2007;28(5):617-620.
15. Reeser LA, Susman RL, Stern JT Jr. Electromyographic studies of the human foot: experimental approaches to hominid evolution. *Foot Ankle*. 1983;3(6):391-407.
16. Hollinshead WH. *Anatomy for Surgeons*. Vol 3. 3rd ed. New York, NY: Harper & Row; 1982.
17. Kalin PJ, Hirsch BE. The origins and function of the interosseous muscles of the foot. *J Anat*. 1987;152:83-91.
18. Basmajian J, Deluca C. *Muscles Alive*. 5th ed. Baltimore, MD: Williams & Wilkins; 1985.
19. de Carvalho CA, Konig B Jr, Vitti M. Electromyographic study of the muscles "extensor digitorum brevis" and "extensor hallucis brevis". *Rev Hosp Clin Fac Med Sao Paulo*. 1967;22(2):65-72.
20. Simons DG, Travell J, Simons L. *Travell & Simon's Myofascial Pain and Dysfunction: The Trigger Point Manual*. Vol 1. 2nd ed. Baltimore, MD: Williams & Wilkins; 1999 (p. 104).
21. Good MG. Painful feet. *Practitioner*. 1949;163(975):229-232.
22. Kellgren JH. Observations on referred pain arising from muscle. *Clin Sci*. 1938;3:175-190.
23. Kelly M. The relief of facial pain by procaine (Novocaine) injections. *J Am Geriatr Soc*. 1963;11:586-596.
24. Kendall FP, McCreary EK. *Muscles: Testing and Function, with Posture and Pain*. 5th ed. Baltimore, MD: Lippincott Williams & Wilkins; 2005.
25. Jarret BA, Manzi JA, Green DR. Interossei and lumbricales muscles of the foot: an anatomical and function study. *J Am Podiatr Assoc*. 1980;70:1-13.
26. Gerwin RD, Dommerholt J, Shah JP. An expansion of Simons' integrated hypothesis of trigger point formation. *Curr Pain Headache Rep*. 2004;8(6):468-475.
27. Lewit K. *Manipulative Therapy in Rehabilitation of the Motor System*. London, England: Butterworths; 1985.
28. Hsieh YL, Kao MJ, Kuan TS, Chen SM, Chen JT, Hong CZ. Dry needling to a key myofascial trigger point may reduce the irritability of satellite MTrPs. *Am J Phys Med Rehabil*. 2007;86(5):397-403.
29. Hill CL, Gill TK, Menz HB, Taylor AW. Prevalence and correlates of foot pain in a population-based study: the North West Adelaide health study. *J Foot Ankle Res*. 2008;1(1):2.
30. Dunn JE, Link CL, Felson DT, Crincoli MG, Keysor JJ, McKinlay JB. Prevalence of foot and ankle conditions in a multiethnic community sample of older adults. *Am J Epidemiol*. 2004;159(5):491-498.
31. Menz HB, Tiedemann A, Kwan MM, Plumb K, Lord SR. Foot pain in community-dwelling older people: an evaluation of the Manchester Foot Pain and Disability Index. *Rheumatology (Oxford)*. 2006;45(7):863-867.
32. Taunton JE, Ryan MB, Clement DB, McKenzie DC, Lloyd-Smith DR, Zumbo BD. A retrospective case-control analysis of 2002 running injuries. *Br J Sports Med*. 2002;36(2):95-101.
33. Irving DB, Cook JL, Menz HB. Factors associated with chronic plantar heel pain: a systematic review. *J Sci Med Sport*. 2006;9(1-2):11-22; discussion 23-14.
34. Irving DB, Cook JL, Young MA, Menz HB. Obesity and pronated foot type may increase the risk of chronic plantar heel pain: a matched case-control study. *BMC Musculoskelet Disord*. 2007;8:41.
35. Imamura M, Fischer AA, Imamura ST, Kaziyama HS, Carvalho AE, Salomao O. Treatment of myofascial pain components in plantar fasciitis speeds up recovery: documentation by algometry. *J Musculoske Pain*. 1998;6(1):91-110.
36. Saggini R, Bellomo RG, Affaitati G, Lapenna D, Giamberardino MA. Sensory and biomechanical characterization of two painful syndromes in the heel. *J Pain*. 2007;8(3):215-222.
37. Recht MP, Grooff P, Ilaslan H, Recht HS, Sferra J, Donley BG. Selective atrophy of the abductor digiti quinti: an MRI study. *AJR Am J Roentgenol*. 2007;189(3):W123-W127.
38. Rondhuis JJ, Huson A. The first branch of the lateral plantar nerve and heel pain. *Acta Morphol Neerl Scand*. 1986;24(4):269-279.
39. del Sol M, Olave E, Gabrielli C, Mandiola E, Prates JC. Innervation of the abductor digiti minimi muscle of the human foot: anatomical basis of the entrapment of the abductor digiti minimi nerve. *Surg Radiol Anat*. 2002;24(1):18-22.
40. Pajaczkowski JA. Mimicking turf-toe: myofasopathy of the first dorsal interosseous muscle treated with ART. *J Can Chiropr Assoc*. 2003;47(1):28-32.
41. Wearing SC, Smeathers JE, Urry SR, Hennig EM, Hills AP. The pathomechanics of plantar fasciitis. *Sports Med*. 2006;36(7):585-611.
42. Arinci Incel N, Genc H, Erdem HR, Yorgancioglu ZR. Muscle imbalance in hallux valgus: an electromyographic study. *Am J Phys Med Rehabil*. 2003;82(5):345-349.
43. Senda M, Takahara Y, Yagata Y, et al. Measurement of the muscle power of the toes in female marathon runners using a toe dynamometer. *Acta Med Okayama*. 1999;53(4):189-191.
44. Tome J, Nawoczenski DA, Flemister A, Houck J. Comparison of foot kinematics between subjects with posterior tibialis tendon dysfunction and healthy controls. *J Orthop Sports Phys Ther*. 2006;36(9):635-644.
45. Ryan M, Grau S, Krauss I, Maiwald C, Taunton J, Horstmann T. Kinematic analysis of runners with achilles mid-portion tendinopathy. *Foot Ankle Int*. 2009;30(12):1190-1195.
46. Powers CM, Maffucci R, Hampton S. Rearfoot posture in subjects with patellofemoral pain. *J Orthop Sports Phys Ther*. 1995;22(4):155-160.
47. Gooding TM, Feger MA, Hart JM, Hertel J. Intrinsic foot muscle activation during specific exercises: a t2 time magnetic resonance imaging study. *J Athl Train*. 2016;51(8):644-650.
48. Jung DY, Kim MH, Koh EK, Kwon OY, Cynn HS, Lee WH. A comparison in the muscle activity of the abductor hallucis and the medial longitudinal arch angle during toe curl and short foot exercises. *Phys Ther Sport*. 2011;12(1):30-35.
49. Kim MH, Kwon OY, Kim SH, Jung DY. Comparison of muscle activities of abductor hallucis and adductor hallucis between the short foot and toe-spread-out exercises in subjects with mild hallux valgus. *J Back Musculoskelet Rehabil*. 2013;26(2):163-168.

Capítulo 71

Considerações clínicas sobre dor na perna, no tornozelo e no pé

Jeffrey Gervais Ebert | Stella Fuensalida-Novo | César Fernández de las Peñas

1. ENTORSE NO TORNOZELO – INSTABILIDADE NO TORNOZELO

1.1. Visão geral

Entorses no tornozelo representam uma das lesões mais comuns da perna. Doherty e colaboradores[1] descobriram uma incidência maior de entorses no tornozelo em mulheres do que em homens, e em crianças e adolescentes do que em adultos. A categoria esportiva com a mais alta incidência de entorses de tornozelo é a dos esportes em ambientes fechados/quadras, e a entorse lateral do tornozelo foi muito mais predominante do que a medial.[1] Entorses agudas do tornozelo costumam ser descritas conforme a gravidade da lesão e classificadas em grau I, II ou III, dependendo do alcance e da gravidade dos danos a ligamentos (o grau I é o de menor envolvimento, e o grau III é o tipo mais severo de lesão).[2] O manejo conservador é a opção inicial de tratamento para entorses de tornozelo; no entanto, ainda não há clareza a respeito da estratégia de tratamento mais adequada. Uma metanálise recente revelou benefícios imediatos importantes da mobilização articular para melhorar o equilíbrio dinâmico e a amplitude de movimentos da dorsiflexão do tornozelo com suporte de peso em pacientes com entorse; todavia, os efeitos a longo prazo ainda não são conhecidos.[3] Outra metanálise recente descobriu sólidas evidências relativas a anti-inflamatórios não esteroides (AINEs) e em relação à mobilização precoce, além de moderadas evidências em prol de exercícios e terapias manuais para melhorar a dor e as funções em uma entorse aguda do tornozelo.[4]

Deve-se levar em consideração que entorses de tornozelo podem ser uma condição autolimitante para cerca de 50% das pessoas; porém, quando os sintomas continuam após uma lesão do tornozelo, a maioria associada a entorses laterais do tornozelo, os pacientes são diagnosticados com instabilidade do tornozelo. Instabilidade crônica do tornozelo é definida como a presença de sintomas pós-agudos persistentes, como edema ocasional, prejuízo na força, instabilidade e reações de equilíbrio prejudicadas por mais de seis meses após a lesão inicial ao tornozelo.[5] Doherty e colaboradores[6] identificaram uma incapacidade de concluir tarefas com saltos e aterrissagem no prazo de duas semanas após uma primeira entorse lateral do tornozelo, menor controle postural dinâmico e menor função autorrelatada seis meses após uma primeira entorse lateral do tornozelo como elementos que preveem eventual instabilidade crônica do tornozelo. Instabilidade funcional do tornozelo pode ser definida como entorses recorrentes do tornozelo ou sensações contínuas do tornozelo cedendo com movimento normal e ausência de frouxidão articular objetiva. Alguns estudos relataram que terapia manual, incluindo técnicas de mobilização articular, funciona para o manejo da instabilidade do tornozelo;[7-9] porém, a qualidade desses estudos é baixa.[10]

Parece que intervenções neuromusculares/proprioceptivas são as mais adequadas ao tratamento de instabilidades do tornozelo,[11] o que sugere que a estrutura-alvo do manejo da instabilidade seja a musculatura. Na realidade, os fatores que contribuem para uma instabilidade funcional do tornozelo incluem fraqueza muscular, padrões de recrutamento muscular comprometido, amplitude reduzida de movimentos do tornozelo, equilíbrio deficitário e propriocepção articular comprometida. Há evidências que demonstram que indivíduos com tornozelo instável evidenciam atraso no tempo de reação do músculo fibular, em comparação ao membro contralateral sem envolvimento ou com um grupo-controle saudável.[12] Esses achados dão suporte a um papel potencial de pontos-gatilho (PGs) na musculatura da perna em pacientes com entorse do tornozelo ou instabilidade funcional do tornozelo.

1.2. Avaliação inicial de paciente com entorse do tornozelo

O primeiro exame de um paciente com entorse do tornozelo começa com um levantamento de dados do mecanismo lesivo, uma vez que isso pode ajudar a determinar a probabilidade da presença de uma fratura. As Regras de Ottawa para tornozelo foram elaboradas em 1992 para reduzir a frequência de imagens radiográficas após entorses do tornozelo. Essas regras ditam que, na presença de uma lesão traumática no tornozelo, há necessidade de uma série de radiografias da região se o paciente evidenciar: (1) sensibilidade na borda posterior ou no ápice do maléolo lateral; (2) sensibilidade na borda posterior ou no ápice do maléolo medial; e/ou (3) incapacidade de suportar peso imediatamente após a lesão e na sala de emergências para quatro passadas (incluindo claudicação).[13]

A distribuição da dor ou a presença de parestesias pode ajudar a diferenciar condições de comorbidade, como osteocondrite dissecante da articulação talocalcânea ou impacto anterior do tornozelo. O exame clínico do tornozelo e do pé deve incluir palpação dos ligamentos de ambos, amplitude de movimentos passiva e ativa do tornozelo em posições com e sem suporte de peso, avaliação dos movimentos fisiológicos passivos das articulações do tornozelo e pé e testes ortopédicos especiais específicos. Por exemplo, o teste da gaveta anterior pode ser usado para avaliação da integridade do ligamento tibiofibular anteroinferior,[14] e o teste da inclinação talar medial pode ser usado para avaliar a quantidade de inversão talar que ocorre no encaixe do tornozelo, testando a integridade do ligamento calcaneofibular.[15] PGs nos músculos fibulares longo e curto, tibial anterior, gastrocnêmio e sóleo podem ter relação com sintomas associados a entorses do tornozelo ou à instabilidade do tornozelo. Finalmente, é importante avaliar a estabilidade de toda a extremidade inferior com testes funcionais, como o equilíbrio em apoio unipodal ou o teste Star Excursion Balance Test (SEBT).[16]

1.3. Pontos-gatilho e entorse do tornozelo

PGs nos músculos fibulares podem referir dor ao aspecto lateral do tornozelo, simulando os sintomas vividos após entorse do tornozelo.[17] Além disso, PGs nesses músculos podem contribuir para distúrbios motores e atraso da ativação nos músculos fibulares encontradas em pessoas com instabilidade funcional do tornozelo. Entretanto, não há pesquisas epidemiológicas publicadas sobre o assunto. Salom-Moreno e colaboradores[18] descobriram que pessoas com instabilidade funcional do tornozelo que receberam agulhamento a seco de PGs no músculo fibular longo antes da aplicação de um programa de exercícios proprioceptivos e de fortalecimento mostraram melhores elementos de sucesso na dor e na função que aquelas que receberam, isoladamente, programa de exercícios proprioceptivos e de fortalecimento. Os maiores benefícios encontrados com aplicação do agulhamento a seco foram nos resultados funcionais, apoiando a hipótese de que PGs nos músculos fibulares poderiam ter relação com disfunções motoras observadas nesses pacientes.[18]

2. DISFUNÇÃO DO TENDÃO TIBIAL POSTERIOR

2.1. Visão geral

O músculo tibial posterior é um dos estabilizadores dinâmicos ativos durante as fases da marcha de apoio médio e impulsão.[19] Assim, uma disfunção no tendão tibial posterior, também conhecida como tendinopatia tibial posterior, envolve a perda progressiva de sua função estabilizadora. Embora essa condição possa estar presente em qualquer idade, costuma ser encontrada em mulheres com sobrepeso, na meia-idade.[20] Ainda, tende a afetar a população de atletas, principalmente corredores e os envolvidos em esportes que exijam alterações rápidas de direção, como o basquete ou o futebol.[21] A etiologia dessa síndrome inclui processos inflamatório, degenerativo, funcional e traumático, muitas vezes secundários a doenças inflamatórias sistêmicas. Disfunção do tendão tibial posterior secundária ao uso excessivo crônico e à degeneração subsequente do tendão ocorre com maior frequência em mulheres na fase final da meia-idade.[21] Disfunção do tendão tibial posterior é descrita por meio de um sistema com quatro classificações, que variam de sinais e sintomas leves, coerentes com uma tendinopatia, até a deformidade fixada do retropé em valgo.[22-24]

Não há concordância relativa à eficácia de métodos tradicionais de tratamento para a tendinopatia tibial posterior.[25] As recomendações gerais incluem: repouso relativo, medicamentos para dor, fisioterapia e gesso para caminhada ou órtese para o tornozelo e pé no Estágio I; encaminhamento a um cirurgião ortopédico no Estágio II; ou reparo cirúrgico no Estágio III ou IV.[26,27] Exercícios para fortalecimento do complexo musculotendíneo tibial posterior enfraquecido, ainda que na presença de disfunção com dor no tendão, são fortemente recomendados.[27]

2.2. Avaliação inicial de paciente com disfunção no tendão tibial posterior

No Estágio I, pacientes com disfunção do tendão tibial posterior podem informar dor leve acima do aspecto medial do tornozelo e junto à via do tendão tibial posterior agravada pela atividade. O exame físico revela sensibilidade e possível edema acima do curso do tendão. O comprimento do tendão é tipicamente normal.[28] Nesse estágio, o exame patológico do tendão revela proliferação tenossinovial.[29] Achados adicionais podem incluir alinhamento normal do pé e do tornozelo e fraqueza leve em um teste de elevação do calcanhar em apoio unipodal. Não há expectativas de alterações nas estruturas ósseas em imagens radiográficas.[28]

No Estágio II, a dor é moderada e muitas vezes fica mais debilitante, com edema e sensibilidade à palpação mais pronunciados. O tendão tibial posterior alonga-se, resultando em deformação do tipo pé chato.[28] O exame patológico indica alterações degenerativas com rupturas longitudinais no tendão.[29] Há uma fraqueza significativa com o teste de elevação do calcanhar em apoio unipodal, e há deformidade visível no valgo do retropé, ainda que móvel. O sinal de "muitos dedos" (sensibilidade 65%-80%) é claro. Radiografias revelam abdução do antepé relativa ao retropé, com possível presença de subluxação talonavicular.[28]

Nos Estágios III e IV, a dor pode se tornar mais severa, podendo se apresentar acima do aspecto lateral do tornozelo, além do aspecto medial. Há alongamento e rompimento pronunciados do tendão. O exame físico costuma revelar menos edemas, embora a deformação seja mais grave.[28] O exame patológico indica rompimento tendíneo com ruptura visível.[29] Há muita dor e fraqueza no teste de elevação do calcanhar em apoio unipodal. Deformidades no valgo do retropé e na abdução do antepé estão, agora, geralmente fixas, ainda com evidências do sinal de "muitos dedos". As radiografias revelam as mesmas alterações encontradas no Estágio II, acompanhadas de mudanças degenerativas nas articulações talocalcânea, talonavicular e calcaneocuboide.[28] Insuficiência do ligamento deltoide, resultando em uma inclinação talar lateral, indica a progressão ao Estágio IV.[23] O teste de elevação do 1º metatarso, que demonstrou sensibilidade excelente, também pode ser usado no exame.

O exame de um paciente com disfunção no tendão tibial posterior, independentemente do estágio, deve incluir análise postural do comportamento da marcha e uma avaliação clínica exaustiva das extremidades inferiores. Amplitude ativa e passiva dos movimentos do pé, do tornozelo, do joelho e do quadril, com ou sem sobrepressão, deve ser incluída. Uma vez que o tendão do tibial posterior passa perto do nervo tibial posterior no túnel do tarso, um diagnóstico diferencial com uma neuropatia potencial deve incluir teste neurodinâmico desse nervo.[30] Toda a musculatura da extremidade inferior deve ser palpada em relação à presença de PGs, especialmente os músculos tibiais posterior e anterior, gastrocnêmio e sóleo.

2.3. Pontos-gatilho na disfunção do tendão tibial posterior

O exame relativo à presença de PGs é importante com um diagnóstico potencial de disfunção do tendão tibial posterior. Há vários músculos cujos PGs referem dor à região medial do tornozelo, onde os sintomas de disfunção do tendão tibial posterior são mais prevalentes. PGs no músculo flexor longo dos dedos podem referir dor ao aspecto medial do tornozelo.[17] PGs no abdutor do hálux também podem resultar em dor na mesma região.[17] Logo, é importante procurar PGs nesses músculos como fontes alternativas de dor (ou como colaboradoras) na disfunção do tendão tibial posterior.

Por vezes, PGs no músculo tibial posterior podem referir sintomas ao longo de seu próprio tendão;[17] entretanto, é mais provável que sejam colaboradores para o desenvolvimento de disfunção do tendão tibial posterior. A presença de PGs no músculo tibial posterior pode provocar colapso do arco medial devido ao prejuízo da função do músculo.[17,31,32]

3. SÍNDROME DO TÚNEL DO TARSO

3.1. Visão geral

A síndrome do túnel do tarso é uma neuropatia de compressão do nervo tibial posterior e/ou de um ou mais de um de seus ramos terminais associados, inclusive os nervos plantar medial, plantar lateral e calcâneo.[33,34] O túnel do tarso passa profundamente em relação à fáscia e ao retináculo dos músculos flexores, e no interior do músculo abdutor do hálux pode ocorrer compressão de nervo em qualquer um desses pontos ao longo do túnel.[35] Uma causa especial de síndrome do túnel do tarso pode ser identificada em 60 a 80% dos casos, sendo os restantes idiopáticos.[36,37]

Fatores intrínsecos capazes de causar síndrome do túnel do tarso incluem osteófitos, tendinopatia hipertrófica do retináculo, hipertrofia do músculo extensor curto do hálux, lipomas cistos ganglionares, varicosidades venosas, pseudoaneurismas,[34,38] tumores, músculos acessórios[39,40] e outras lesões que ocupem espaço. Além disso, os próprios septo fascial e retináculo dos músculos flexores foram identificados como fontes de compressão.[41] Compressão do nervo plantar lateral, à medida que passa por meio do músculo abdutor curto[42] ou entre os músculos abdutor do hálux e flexor acessório (quadrado plantar), pode resultar em dor plantar no calcanhar,[43] comumente associada à fascite plantar, ou com ela confundida.[44,45] A síndrome do túnel do tarso também é associada a um músculo sóleo acessório[46] ou ao músculo flexor longo dos dedos.[47]

Fatores extrínsecos podem incluir trauma, calçados que comprimem os dedos, retropé varo ou valgo, edema em extremidade inferior, artropatia inflamatória sistêmica, mucolipidoses e diabetes.[34] A incidência da síndrome do túnel do tarso é desconhecida; porém, acredita-se que ocorra principalmente em adultos e que afete mais as mulheres do que os homens.[48-50] Essa síndrome é, relativamente, uma condição rara, com uma apresentação variável e a gravidade dos sintomas dependente do(s) nervo(s) específico(s) envolvido(s).[51] Em consequência, pode ser erroneamente diagnosticada se o clínico não a considerar um diagnóstico possível.[52,53]

3.2. Avaliação inicial de paciente com síndrome do túnel do tarso

Ainda que sintomas específicos de uma neuropatia por compressão variem com base no(s) nervo(s) envolvido(s), pacientes com a síndrome do túnel do tarso frequentemente informarão ardência, formigamento e dor junto ao aspecto plantar do pé. Às vezes, a dor pode se estender proximalmente ao aspecto medial ou à região média da panturrilha na perna.[54,55] Alterações sensoriais limitam-se à distribuição dos ramos terminais do nervo tibial posterior. Assim, o aspecto dorsal do pé não costuma ter envolvimento. Os sintomas tendem a piorar com caminhada, longos períodos em pé ou pelo uso de sapatos com saltos altos; geralmente, os pacientes informam que os sintomas pioram à noite. Em geral, esses sintomas são unilaterais; portanto, naqueles com sintomas bilaterais, doença sistêmica subjacente e polineuropatia devem ser descartadas.[54] Com frequência, os sintomas encontram alívio com repouso e elevação da perna.[56]

Palpação e exame visual devem ser usados para localizar massas de tecido mole no trajeto do nervo tibial, varicosidades ou desalinhamento do retropé.[57] Nos casos severos ou crônicos, músculos inervados pelo nervo tibial, distal ao local da compressão, podem evidenciar atrofia e déficit motor, embora raramente essas manifestações interfiram na função.[52,57]

Os pacientes podem demonstrar um sinal positivo de Tinel.[56] Tensão neural com alvo seletivo do nervo tibial pode reproduzir os sintomas por meio do posicionamento do pé e do tornozelo em uma combinação de dorsiflexão e eversão.[30,58-60]

Teste de condução nervosa e eletromiografia (EMG) podem ajudar a diagnosticar a síndrome do túnel do tarso;[61,62] porém, pesquisas sobre condução nervosa para essa condição têm uma taxa elevada de falsos-negativos, ao passo que a EMG parece ter uma taxa elevada de falsos-positivos.[61] Portanto, estudos negativos sobre condução nervosa não necessariamente descartam um diagnóstico de síndrome do túnel do tarso.[37,56,62] Dor e parestesia no pé, um sinal positivo de Tinel e estudos eletrodiagnósticos positivos são vistos como sólidos indicadores da presença da síndrome do túnel do tarso, quando estão presentes todos os três estão presentes.[63,64]

Os clínicos devem questionar sobre a presença de lombalgia para ajudar a descartar uma condição na coluna lombar como origem dos sintomas que o paciente relata no pé e no tornozelo. Testar reflexos e determinar a distribuição dos déficits sensoriais e motores são essenciais para que seja feito um diagnóstico diferencial.[65]

Similar à avaliação de um paciente com disfunção no tendão do músculo tibial posterior, o exame clínico de um paciente com síndrome do túnel do tarso deve incluir análise postural de comportamentos na marcha, além de uma avaliação clínica exaustiva da extremidade inferior. Amplitude ativa e passiva de movimentos do pé, do tornozelo, do joelho e do quadril, com ou sem sobrepressão, deve ser incluída. A musculatura da perna e do pé relacionada ao nervo tibial, como os músculos tibial posterior, gastrocnêmio, sóleo, abdutor do hálux e acessório flexor (quadrado plantar), deve ser examinada em relação à presença de PGs.

3.3. Pontos-gatilho na síndrome do túnel do tarso

Inexiste estudo epidemiológico sobre a síndrome do túnel do tarso e a presença de PGs. Os próprios padrões de referência de PGs nem sempre têm implicação pelos sintomas de ardência e formigamento muitas vezes informados por pacientes com a síndrome.[17] No entanto, PGs no músculo abdutor do hálux podem simular ou contribuir para os sintomas de dor associados a uma forma particular da síndrome. PGs no músculo abdutor do hálux podem colaborar para o encurtamento do músculo e aumentar a probabilidade de compressão do nervo plantar lateral, uma vez que ele passa através do abdutor do hálux ou entre este e o flexor acessório (quadrado plantar), potencialmente resultando em dor e parestesias.[45] PGs nos músculos tibial posterior ou sóleo também podem contribuir para compressão potencial do nervo tibial ao longo de seu trajeto na extremidade inferior.

4. DOR PLANTAR NO CALCANHAR OU FASCITE PLANTAR

4.1. Visão geral

Fascite plantar, também chamada de fasciose plantar ou dor plantar no calcanhar, consiste em uma dor lancinante na inserção da fáscia plantar, na tuberosidade medial do calcâneo e ao longo do limite medial da fáscia plantar. A crença anterior era de envolvimento de inflamação da aponeurose da fáscia plantar, mas evidências atuais indicam que essa condição resulta da degeneração microscópica do colágeno com espessamento subsequente da fáscia plantar causado por sobrecarga crônica.[66-69] Alterações patológicas na musculatura intrínseca do pé, ou seja, atrofia do músculo abdutor do dedo mínimo[70] ou de músculos intrínsecos do antepé,[71] também foram informadas em pessoas com dor plantar no calcanhar.

A dor plantar no calcanhar afeta 10% da população em algum momento de suas vidas.[72] É a condição mais comum dos pés observada por profissionais de atendimento de saúde,[72] com tendência a afetar pessoas na meia-idade com vida sedentária. Também costuma ser encontrada em pessoas que se envolvem em atividades como corrida e dança, que exigem plantiflexão do tornozelo e extensão articular metatarsofalângica significativas.[73] Foram identificados vários fatores que colocam pacientes em um risco maior de desenvolver dor plantar no calcanhar. Esses fatores incluem aumento do índice de massa corporal (IMC), principalmente em uma população sedentária;[74-76] idade aumentada; profissões que exigem estar em pé em superfícies rígidas por tempo prolongado;[77] amplitude de movimentos diminuída na dorsiflexão do tornozelo; amplitude de movimentos reduzida da extensão da 1ª metatarsofalângica, ficar na posição em pé por longo tempo;[75] e rigidez dos músculos da panturrilha e isquiotibiais.[78] Fraqueza ou atrofia dos músculos flexores plantares do tornozelo e dos flexores dos dedos também foi observada em pessoas com dor plantar no calcanhar.[71,79-81]

Há controvérsias em relação ao manejo da dor plantar no calcanhar, pois são usadas várias intervenções, como enfaixamento, alongamento, órteses para os pés, alterações nos calçados, uso de AINEs, injeções de corticoides, educação, exercícios, modalidades, terapia manual, redução do peso e terapia com laser.[82,83] Uma metanálise recente descobriu que agulhamento a seco de PGs funciona para reduzir a dor, em comparação com placebo, na fascite plantar.[84] Esses achados sugerem que PGs na musculatura dos pés podem ter papel relevante nessa condição.

4.2. Avaliação inicial de paciente com dor plantar no calcanhar

Pacientes com dor plantar no calcanhar se apresentam com uma dor insidiosa na inserção da fáscia plantar no calcâneo, geralmente informando dor ao longo do comprimento medial da fáscia plantar. Um sintoma clássico de fascite plantar é um aumento acentuado da dor na primeira passada, após um período de inatividade.[72,85] O aparecimento de dor plantar no calcanhar costuma coincidir com uma mudança no tipo e no nível de atividades ou com uma alteração nos calçados. À medida que a condição evolui, esses sintomas podem se agravar e impactar a capacidade do paciente de suportar peso. Conforme diretrizes atualizadas de prática clínica da Academy of Orthpaedic Physical Therapy of the American Physical Therapy Association, os sinais e sintomas que se ajustam ao diagnóstico de dor plantar no calcanhar incluem: dor medial plantar no calcanhar com os primeiros passos após inatividade; aumento da dor no calcanhar com atividades de suporte de peso; dor à palpação da inserção calcânea da fáscia plantar; amplitude de movimentos reduzida na dorsiflexão do tornozelo; escore insatisfatório no índice de postura anormal do pé; elevado IMC em pessoa que não é atleta, sinal positivo do teste do molinete e testes negativos do túnel do tarso.[72]

Embora não haja necessidade de imagens para diagnosticar a dor plantar no calcanhar, em alguns casos pode ser útil o ultrassom,[72] que pode ser usado para levantar dados da espessura da fáscia plantar. Uma redução nessa espessura pode estar ligada a uma diminuição na dor plantar do calcanhar.[68,86]

O exame clínico de um paciente com dor plantar no calcanhar deve incluir palpação de estruturas dos tecidos moles do tornozelo e do pé, amplitude passiva e ativa do tornozelo e do pé em posições com e sem suporte de peso e avaliação dos movimentos acessórios das articulações do tornozelo e do pé. PGs nos músculos sóleo, gastrocnêmio, quadrado plantar, abdutor do hálux e flexor curto dos dedos devem ser considerados importantes para o manejo da dor plantar no calcanhar.[87]

4.3. Pontos-gatilho e dor plantar no calcanhar

PGs são uma fonte potencial importante de dor plantar no calcanhar, ou colaboradores dessa condição, incluindo os PGs de vários músculos intrínsecos e extrínsecos do pé.[17] PGs no músculo abdutor do hálux referem a dor para o ou próximo ao aspecto plantar do calcanhar, com possibilidade de simular a dor plantar do calcanhar.[17] PGs no músculo abdutor do hálux podem resultar em compressão do nervo plantar lateral, que também pode causar dor plantar no calcanhar.[45] Músculos extrínsecos do pé, incluindo o tibial posterior e o flexor longo dos dedos, também podem ter PGs que simulam dor associada à dor plantar do calcanhar.[17]

PGs no músculo gastrocnêmio não apenas têm um padrão de dor que inclui a região plantar do calcanhar, como também são capazes de simular muitos dos sinais e sintomas "clássicos" de fascite plantar. Indivíduos com PGs no músculo gastrocnêmio podem informar dor lancinante junto da superfície plantar do calcanhar durante atividades com apoio de peso, principalmente durante os primeiros passos na caminhada matinal ou após período prolongado sem suporte de peso. O tratamento de PGs no gastrocnêmio funcionou para o manejo de pacientes com dor plantar no calcanhar.[88] Saban e colaboradores[89] descobriram que massagem profunda nos músculos da panturrilha, exercícios de mobilização neural e programa de autoalongamento também deram bons resultados para fascite plantar. Esses resultados dão suporte ao papel de PGs musculares nessa condição.

Embora não sejam uma fonte direta de dor plantar no calcanhar, PGs em músculos que dão suporte ao arco longitudinal medial e/ou contribuem para a estabilidade dos pés durante a marcha, como o músculo flexor curto dos dedos,[90] mostram-se prevalentes em muitos casos de dor plantar do calcanhar.[91,92] PGs nesses músculos podem levar a uma disfunção que resulta em lesões por uso excessivo relacionadas ao excesso na pronação, o que inclui dor plantar no calcanhar.[92,93] Todavia, PGs no músculo flexor acessório (quadrado plantar) possivelmente teriam mais importância na fascite plantar, pois bandas tensionadas nesse músculo podem aumentar a tensão na fáscia plantar na tuberosidade do calcâneo.[17]

5. FRATURA POR ESTRESSE DO METATARSO
5.1. Visão geral

Carga repetitiva de ossos sem oportunidade suficiente para que o tecido ósseo se adapte pode resultar em mudanças estruturais e redução da capacidade de resistir a cargas em local(ais) de estresse máximo.[94,95] Fraturas por estresse dos metatarsos são uma das lesões mais comuns em atletas, chegando a quase 4% de todas as lesões associadas ao esporte.[96] Essas fraturas respondem por cerca de 10 a 20% de todas as fraturas por estresse,[97-101] e fraturas no 2º e 3º metatarsos englobam até 90% das fraturas por estresse do metatarso.[96,102,103] Os 2º, 3º e 4º metatarsos são os menos resistentes a estresses por curvatura, mas apresentam as forças mais altas de pico de carga durante atividades com suporte de peso, especialmente nas corridas.[101,104] Na mulheres, a incidência de fraturas por estresse do metatarso é 1,5 a 12 vezes maior do que nos homens.[105-111]

5.2. Avaliação inicial de paciente com fratura por estresse do metatarso

Pacientes com fratura por estresse do metatarso geralmente informam uma dor forte que entorpece no antepé em decorrência de atividades com suporte de peso e aumento da dor com palpação do osso envolvido. Pode haver edema e eritema nos tecidos moles do entorno.[112,113] Cabe aos clínicos um exame dos pacientes em busca de anormalidades estruturais dos pés, como pé cavo ou hipomobilidade do primeiro raio.[112,114] Erros diagnósticos de artrite ou tendinopatia são comuns; portanto, uma história criteriosa costuma revelar alterações recentes no tipo, na duração e/ou frequência de atividades de caminhada ou corrida sem um evento traumático.[113] É importante o diagnóstico precoce para evitar progressão até uma fratura total.[115]

Radiografias nos primeiros estágios de fratura por estresse do metatarso podem não revelar patologias. Após a fratura inicial, podem ser necessárias entre três e seis semanas para que fiquem evidentes os achados em radiografias.[116] O diagnóstico precoce desse tipo de fratura costuma basear-se em imagem por ressonância magnética (RM), um procedimento de custo elevado.[117] Mais recentemente, ultrassom diagnóstico mostra boa confiabilidade para o diagnóstico precoce de fratura por estresse a um custo bastante inferior.[115]

Uma vez estabilizada a fratura, o exame clínico de movimentos passivos acessórios das articulações do retropé e do antepé, com ou sem sobrepressão, deve ser realizado. Além disso, recomenda-se palpar os músculos intrínsecos do pé, como o interósseo dorsal e os lumbricais.

5.3. Pontos-gatilho e fratura por estresse do metatarso

PGs podem produzir dor referida ao aspecto plantar do antepé e simula sintomas associados à fratura por estresse do metatarso. Músculos intrínsecos do pé associados a esse padrão de referência da dor incluem o flexor curto dos dedos, o flexor longo dos dedos, o flexor curto do hálux, o extensor curto dos dedos, o abdutor do hálux, o abdutor do dedo mínimo e os interósseos.[118] Músculos extrínsecos do pé capazes de provocar dor nas cabeças do metatarso ou ao seu redor incluem o extensor longo do hálux, o tibial posterior, o flexor longo dos dedos e o flexor longo do hálux.[118]

6. NEUROMA DE MORTON

6.1. Visão geral

O neuroma de Morton é uma neuropatia benigna, mas de compressão mecânica dolorosa, que envolve um nervo digital comum.[119] O termo é impróprio, uma vez que não se trata de um neuroma real, mas de uma fibrose do perineuro.[120] Esse neuroma costuma ocorrer, mais frequentemente, entre o 3º e o 4º metatarsos.[121] Inexistem dados atuais sobre a prevalência do neuroma de Morton na população em geral; entretanto, as mulheres são afetadas com mais frequência do que os homens.[121,122] A média de idade dos afetados situa-se entre 45 e 50 anos.[122] Pode ocorrer bilateralmente, mas raramente envolve mais de um local no mesmo pé.[121] Cerca de um terço das pessoas com esse neuroma são assintomáticas, com a possibilidade de a dor aumentar à medida que aumenta o tamanho da formação do tecido fibroso.[123]

Embora a causa exata do neuroma de Morton seja desconhecida, foram descritos vários fatores capazes de contribuir para a condição. Acredita-se, em parte, que afeta mais mulheres do que homens, porque os calçados femininos costumam ter uma biqueira mais apertada e/ou saltos altos.[124] Corredores e dançarinos são mais propensos à condição, em razão de hiperextensão das articulações metatarsofalângicas e traumas repetidos aos metatarsos.[124] Alterações estruturais associadas à idade podem aumentar o risco de aparecimento do neuroma.[125,126] Fatores biomecânicos, como pronação excessiva, deformação por pé cavo e tipo equina, costumam ser associados à condição. Propõe-se que pronação excessiva cause instabilidade do antepé durante a marcha, resultando em tração e tensão em excesso dos nervos digitais plantares.[127] Deformações como pé cavo e pé equino podem ser um fator causador devido ao aumento da tensão sobre a fáscia plantar e o ligamento intermetatarso transverso.[128] Uma revisão de Cochrane concluiu pela inexistência de evidências suficientes para determinar a eficácia de intervenções cirúrgicas ou não cirúrgicas para o neuroma de Morton.[129]

6.2. Avaliação inicial de paciente com neuroma de Morton

Pacientes com o neuroma de Morton relatam um início insidioso de uma dor "ardida" no coxim anterior do antepé, que piora com atividade e calçados apertados, tendo alívio com repouso.[123,130] Às vezes, a dor é descrita como incômoda e de cãibra, com rápidos episódios de dor lancinante, podendo ainda ser descrita como entorpecente ou lembrando formigamento.[121] Os pacientes podem informar a sensação de ter uma pedrinha no sapato ao andar.[130]

Vários procedimentos para exame podem ajudar a chegar ao diagnóstico de neuroma de Morton. A reprodução dos sintomas do paciente com aplicação de pressão direta no 3º espaço intermetatarso indicaria a condição, especialmente se combinada com compressão das cinco cabeças do metatarso em conjunto.[119] É conhecido como sinal de Mulder o clique ouvido durante a compressão das cabeças dos metatarsos, sendo também indicação de neuroma de Morton.[119,121,131,132]

Embora sem necessidade, imagens em RM[123,131,133] ou ultrassonografia[119,134-136] mostram dados de boa confiabilidade e validade para o diagnóstico de neuroma de Morton. A utilização de bloqueio de um nervo é defendida para o diagnóstico. Se proporcionar alívio dos sintomas, o bloqueio é visto como indicativo do neuroma.[132,137,138] O exame clínico dos movimentos acessórios passivos das articulações do retropé e do antepé, com e sem sobrepressão, deve ser realizado. Além disso, a palpação dos músculos intrínsecos do pé, assim como dos músculos interósseos e lumbricais, também e recomendada.

6.3. Pontos-gatilho e neuroma de Morton

PGs de vários músculos podem acarretar dor no antepé e na região dos metatarsos, como no caso da dor sentida com neuroma de Morton. O(s) músculo(s) envolvido(s) depende(m) da exata localização dos sintomas. Músculos intrínsecos do pé associados a esse padrão de referência da dor são o flexor curto dos dedos, o flexor longo dos dedos, o flexor curto do hálux, o extensor curto dos dedos, o abdutor do hálux, o abdutor do dedo mínimo e os interósseos.[17] Músculos extrínsecos dos pés que podem provocar dor nas cabeças dos metatarsos ou ao seu redor são o extensor longo do hálux, o tibial posterior, o flexor longo dos dedos e o flexor longo do hálux.[17]

7. HÁLUX VALGO
7.1. Visão geral

O hálux valgo, uma das deformidades estruturais mais comuns do pé, é um deslocamento lateral do hálux.[139-141] Trata-se de uma condição progressiva e irreversível[142] que envolve deslocamento lateral, ou valgo, do hálux, com um deslocamento medial, ou varo, do 1º metatarso.[139,142-144] Deformação do hálux valgo costuma envolver um excessivo crescimento ósseo – denominado exostose – e outro tecido que se forma no aspecto dorsomedial da cabeça do 1º metatarso, comumente conhecido como "joanete".[143,145] Acredita-se que afeta de 12 a 70% da população geral,[140,146,147] com maior predominância nas mulheres (30-58%) do que nos homens.[146,148] É especialmente predominante nas mulheres desde a terceira até a sexta décadas de vida.[139,140]

Não há uma única causa definitiva para o hálux valgo; há uma variedade de fatores envolvidos no surgimento da deformação.[139,142] Esses fatores incluem calçados apertados ou com saltos altos,[139,149] anormalidades na anatomia dos pés e/ou na mecânica dos pés,[150-152] discrepância no comprimento das pernas,[139] condições inflamatórias,[153,154] exigências profissionais[139] e genética.[155-157]

7.2. Avaliação inicial de paciente com hálux valgo

O diagnóstico do hálux valgo baseia-se muito em observação geral, uma vez que a deformação costuma estar evidente ao olhar. Pacientes com essa deformação em geral relatam dor sobre o aspecto dorsomedial da articulação do 1º metatarso, normalmente apresentando formação calosa ou deformação com joanete.[139,158] Os pacientes ainda podem informar onde o hálux e o segundo dedo se sobrepõem, ou podem sentir dor na porção média do pé.[158] Outras questões de alinhamento ou deformações estruturais também podem ser observadas, inclusive pronação do hálux, deslocamento lateral dos ossos sesamoides, colapso do arco medial[143,145] e discrepância no comprimento das pernas.[139] Os pacientes devem ser examinados em relação à fraqueza nos músculos intrínsecos do pé, pois acredita-se que eles têm um papel no desenvolvimento e/ou na exacerbação do hálux valgo.[159,160] Além disso, pode haver envolvimento de PGs no hálux.[118]

Uma história completa deve incluir perguntas sobre os calçados, já que os que têm um encaixe apertado dos dedos ou saltos altos podem aumentar a progressão do hálux valgo.[149] O clínico deve, ainda, perguntar sobre exigências no trabalho[139] e história familiar de problemas nos pés.[139,155-157]

O exame clínico de movimentos acessórios passivos de articulações do retropé e do antepé, com ou sem sobrepressão, deve ser feito. Além disso, recomenda-se palpação dos músculos intrínsecos do pé, como o interósseo dorsal e os lumbricais.

7.3. Pontos-gatilho e hálux valgo

Vários músculos podem referir dor à região do hálux e à cabeça do 1º metatarso. Os músculos flexor longo do hálux, flexor curto do hálux, tibial posterior, 1º interósseo dorsal[17] e tibial anterior[118] estão todos implicados na dor nessa área. PGs nos músculos intrínsecos do pé, como o abdutor do hálux, podem resultar em fraqueza ou disfunção desses músculos. Conforme mencionado, esse tipo de disfunção pode ter envolvimento no surgimento ou na progressão do hálux valgo.[159,160]

Adicionalmente, de acordo com Travell & Simons, calçados que não se ajustam bem podem ativar ou perpetuar PGs nos músculos dos pés.[17] Em virtude da conexão entre calçados muito apertados ou com os saltos altos e o desenvolvimento ou exacerbação do hálux valgo,[149] é muito importante considerar o papel dos calçados quando se trata de dor no hálux ou em torno dele.

8. SESAMOIDITE
8.1. Visão geral

A sesamoidite é uma condição que envolve dor e inflamação dos ossos sesamoides do primeiro raio do pé e suas estruturas peritendíneas associadas.[161-163] Geralmente, afeta o sesamoide medial, com associação frequente com uma história anterior de trauma.[161,163] A prevalência dessa condição é maior em adolescentes e adultos jovens,[162,164] sendo comumente observada em dançarinos e corredores. As taxas de predominância para dançarinos são desconhecidas; para corredores, distúrbios do sesamoide, em geral, compõem 12% das lesões no hálux, de 4 a 9% das lesões no pé e no tornozelo e 1,2% de todas as lesões relacionadas à corrida.[165-167]

Os fatores que podem predispor as pessoas à sesamoidite incluem uma postura com pé cavo, com o primeiro raio plantar flexionado; assimetria entre o tamanho do sesamoide medial e lateral; desalinhamento rotacional e aumento dos dois sesamoides.[162] Calçados, principalmente os com saltos altos, podem contribuir para essa condição.[164]

8.2. Avaliação inicial de paciente com sesamoidite

Pacientes com sesamoidite informarão dor localizada sob a cabeça do 1º metatarso durante atividade com suporte de pesos. Muitas vezes, terão a lembrança de um único acidente que iniciou os sintomas, mas alguns casos não estarão associados a um evento traumático.[161] Normalmente, os pacientes sentem dor com palpação direta dos sesamoides e do aspecto plantar da 1ª articulação metatarsofalângica,[164,168] e crepitação pode ser sentida ao longo da via distal do tendão longo do flexor do hálux.[165,169] Devido à proximidade dos ossos sesamoides com o tendão do flexor longo do hálux, não se pode contar apenas com a palpação para que seja feito um diagnóstico definitivo.[161] Movimentos na 1ª articulação metatarsofalângica costumam ser dolorosos e apresentar limitação,[164,168] e os pacientes podem evidenciar edema ao redor da articulação. Força da plantiflexão e da dorsiflexão do hálux pode estar diminuída. Em alguns casos, pode ocorrer formação de calo sob os sesamoides.[164] Os pacientes devem ser avaliados em relação a questões posturais ou de alinhamento, como pé cavo e plantiflexão do primeiro raio.[162]

A verdadeira sesamoidite não resulta em alterações radiográficas, que podem ser úteis em sua diferenciação de outras patologias do sesamoide, como fratura ou osteocondrite.[161,162]

Exame clínico dos movimentos acessórios passivos das articulações do retropé ou do antepé, com e sem sobrepressão, deve ser feito. Adicionalmente, recomenda-se palpação dos músculos intrínsecos do pé, como o interósseo dorsal e os lumbricais.

8.3. Pontos-gatilho e sesamoidite

O envolvimento de PGs na sesamoidite é bastante semelhante ao do hálux valgo,[17] devendo ser considerados os músculos flexor longo do hálux, flexor curto do hálux, tibial posterior, primeiro interósseo dorsal e tibial anterior.[118]

Conforme mencionado na seção sobre o hálux valgo, calçados que não se ajustam bem podem ativar ou perpetuar PGs nos músculos dos pés, resultando em dor na região do hálux.[17] Por isso, é importante considerar o papel dos calçados quando se trata de dor nessa região ou em seu entorno (ver Capítulo 77, Considerações sobre calçados).

Referências

1. Doherty C, Delahunt E, Caulfield B, Hertel J, Ryan J, Bleakley C. The incidence and prevalence of ankle sprain injury: a systematic review and meta-analysis of prospective epidemiological studies. *Sports Med.* 2014;44(1):123-140.
2. Martin RL, Davenport TE, Paulseth S, Wukich DK, Godges JJ; Orthopaedic Section American Physical Therapy Association. Ankle stability and movement coordination impairments: ankle ligament sprains. *J Orthop Sports Phys Ther.* 2013;43(9):A1-A40.
3. Weerasekara I, Osmotherly P, Snodgrass S, Marquez J, de Zoete R, Rivett DA. Clinical benefits of joint mobilization on ankle sprains: a systematic review and meta-analysis. *Arch Phys Med Rehabil.* 2017.
4. Doherty C, Bleakley C, Delahunt E, Holden S. Treatment and prevention of acute and recurrent ankle sprain: an overview of systematic reviews with meta-analysis. *Br J Sports Med.* 2017;51(2):113-125.
5. O'Loughlin PF, Murawski CD, Egan C, Kennedy JG. Ankle instability in sports. *Phys Sportsmed.* 2009;37(2):93-103.
6. Doherty C, Bleakley C, Hertel J, Caulfield B, Ryan J, Delahunt E. Recovery from a first-time lateral ankle sprain and the predictors of chronic ankle instability: a prospective cohort analysis. *Am J Sports Med.* 2016;44(4):995-1003.
7. van der Wees PJ, Lenssen AF, Hendriks EJ, Stomp DJ, Dekker J, de Bie RA. Effectiveness of exercise therapy and manual mobilisation in ankle sprain and functional instability: a systematic review. *Aust J Physiother.* 2006;52(1):27-37.
8. Harkey M, McLeod M, Van Scoit A, et al. The immediate effects of an anterior-to-posterior talar mobilization on neural excitability, dorsiflexion range of motion, and dynamic balance in patients with chronic ankle instability. *J Sport Rehabil.* 2014;23(4):351-359.
9. Cruz-Diaz D, Lomas Vega R, Osuna-Perez MC, Hita-Contreras F, Martinez-Amat A. Effects of joint mobilization on chronic ankle instability: a randomized controlled trial. *Disabil Rehabil.* 2015;37(7):601-610.
10. Kosik KB, Gribble PA. The effect of joint mobilization on dynamic postural control in patients with chronic ankle instability: a critically appraised topic. *J Sport Rehabil.* 2016:1-15.
11. de Vries JS, Krips R, Sierevelt IN, Blankevoort L, van Dijk CN. Interventions for treating chronic ankle instability. *Cochrane Database Syst Rev.* 2011(8):CD004124.
12. Hoch MC, McKeon PO. Peroneal reaction time after ankle sprain: a systematic review and meta-analysis. *Med Sci Sports Exerc.* 2014;46(3):546-556.
13. Bachmann LM, Kolb E, Koller MT, Steurer J, ter Riet G. Accuracy of Ottawa ankle rules to exclude fractures of the ankle and mid-foot: systematic review. *BMJ.* 2003;326(7386):417.
14. Croy T, Koppenhaver S, Saliba S, Hertel J. Anterior talocrural joint laxity: diagnostic accuracy of the anterior drawer test of the ankle. *J Orthop Sports Phys Ther.* 2013;43(12):911-919.
15. Hertel J, Denegar CR, Monroe MM, Stokes WL. Talocrural and subtalar joint instability after lateral ankle sprain. *Med Sci Sports Exerc.* 1999;31(11):1501-1508.
16. Hertel J, Braham RA, Hale SA, Olmsted-Kramer LC. Simplifying the star excursion balance test: analyses of subjects with and without chronic ankle instability. *J Orthop Sports Phys Ther.* 2006;36(3):131-137.
17. Simons DG, Travell J, Simons L. *Travell & Simon's Myofascial Pain and Dysfunction: The Trigger Point Manual.* Vol 1. 2nd ed. Baltimore, MD: Williams & Wilkins; 1999.
18. Salom-Moreno J, Ayuso-Casado B, Tamaral-Costa B, Sanchez-Mila Z, Fernández de las Peñas C, Alburquerque-Sendin F. Trigger point dry needling and proprioceptive exercises for the management of chronic ankle instability: a randomized clinical trial. *Evid Based Complement Alternat Med.* 2015;2015:790209.
19. Otis JC, Gage T. Function of the posterior tibial tendon muscle. *Foot Ankle Clin.* 2001;6(1):1-14, v.
20. Trnka HJ. Dysfunction of the tendon of tibialis posterior. *J Bone Joint Surg Br.* 2004;86(7):939-946.
21. Yao K, Yang TX, Yew WP. Posterior tibialis tendon dysfunction: overview of evaluation and management. *Orthopedics.* 2015;38(6):385-391.
22. Bluman EM, Title CI, Myerson MS. Posterior tibial tendon rupture: a refined classification system. *Foot Ankle Clin.* 2007;12(2):233-249, v.
23. Myerson MS. Adult acquired flatfoot deformity: treatment of dysfunction of the posterior tibial tendon. *Instr Course Lect.* 1997;46:393-405.
24. Ling SK, Lui TH. Posterior tibial tendon dysfunction: an overview. *Open Orthop J.* 2017;11:714-723.
25. Bowring B, Chockalingam N. Conservative treatment of tibialis posterior tendon dysfunction—a review. *Foot (Edinb).* 2010;20(1):18-26.
26. Kulig K, Reischl SF, Pomrantz AB, et al. Nonsurgical management of posterior tibial tendon dysfunction with orthoses and resistive exercise: a randomized controlled trial. *Phys Ther.* 2009;89(1):26-37.
27. Simpson MR, Howard TM. Tendinopathies of the foot and ankle. *Am Fam Physician.* 2009;80(10):1107-1114.
28. Johnson KA, Strom DE. Tibialis posterior tendon dysfunction. *Clin Orthop Relat Res.* 1989(239):196-206.
29. Mueller TJ. Ruptures and lacerations of the tibialis posterior tendon. *J Am Podiatry Assoc.* 1984;74(3):109-119.
30. Boyd BS, Topp KS, Coppieters MW. Impact of movement sequencing on sciatic and tibial nerve strain and excursion during the straight leg raise test in embalmed cadavers. *J Orthop Sports Phys Ther.* 2013;43(6):398-403.
31. Zuil-Escobar JC, Martínez-Cepa CB, Martín-Urrialde JA, Gómez-Conesa A. Prevalence of myofascial trigger points and diagnostic criteria of different muscles in function of the medial longitudinal arch. *Arch Phys Med Rehabil.* 2015;96(6):1123-1130.
32. Tome J, Nawoczenski DA, Flemister A, Houck J. Comparison of foot kinematics between subjects with posterior tibialis tendon dysfunction and healthy controls. *J Orthop Sports Phys Ther.* 2006;36(9):635-644.
33. Abouelela AA, Zohiery AK. The triple compression stress test for diagnosis of tarsal tunnel syndrome. *Foot (Edinb).* 2012;22(3):146-149.
34. Doneddu PE, Coraci D, Loreti C, Piccinini G, Padua L. Tarsal tunnel syndrome: still more opinions than evidence. Status of the art. *Neurol Sci.* 2017;38(10):1735-1739.
35. Kohno M, Takahashi H, Segawa H, Sano K. Neurovascular decompression for idiopathic tarsal tunnel syndrome: technical note. *J Neurol Neurosurg Psychiatry.* 2000;69(1):87-90.
36. Lopez-Ben R. Imaging of nerve entrapment in the foot and ankle. *Foot Ankle Clin.* 2011;16(2):213-224.
37. Franson J, Baravarian B. Tarsal tunnel syndrome: a compression neuropathy involving four distinct tunnels. *Clin Podiatr Med Surg.* 2006;23(3):597-609.
38. Park SE, Kim JC, Ji JH, Kim YY, Lee HH, Jeong JJ. Post-traumatic pseudoaneurysm of the medial plantar artery combined with tarsal tunnel syndrome: two case reports. *Arch Orthop Trauma Surg.* 2013;133(3):357-360.
39. Deleu PA, Bevernage BD, Birch I, Maldague P, Gombault V, Leemrijse T. Anatomical characteristics of the flexor digitorum accessorius longus muscle and their relevance to tarsal tunnel syndrome a systematic review. *J Am Podiatr Med Assoc.* 2015;105(4):344-355.
40. Molloy AP, Lyons R, Bergin D, Kearns SR. Flexor digitorum accessorius causing tarsal tunnel syndrome in a paediatric patient: a case report and review of the literature. *Foot Ankle Surg.* 2015;21(2):e48-e50.
41. Ferkel E, Davis WH, Ellington JK. Entrapment neuropathies of the foot and ankle. *Clin Sports Med.* 2015;34(4):791-801.
42. Kurashige T. Hypertrophy of the abductor hallucis muscle: a case report and review of the literature. *SAGE Open Med Case Rep.* 2017;5:2050313X17727638.
43. Rondhuis JJ, Huson A. The first branch of the lateral plantar nerve and heel pain. *Acta Morphol Neerl Scand.* 1986;24(4):269-279.
44. Alshami AM, Souvlis T, Coppieters MW. A review of plantar heel pain of neural origin: differential diagnosis and management. *Man Ther.* 2008;13(2):103-111.
45. Gould JS. Tarsal tunnel syndrome. *Foot Ankle Clin.* 2011;16(2):275-286.
46. Carrington SC, Stone P, Kruse D. Accessory soleus: a case report of exertional compartment and tarsal tunnel syndrome associated with an accessory soleus muscle. *J Foot Ankle Surg.* 2016;55(5):1076-1078.
47. Saar WE, Bell J. Accessory flexor digitorum longus presenting as tarsal tunnel syndrome: a case report. *Foot Ankle Spec.* 2011;4(6):379-382.
48. Lau JT, Daniels TR. Tarsal tunnel syndrome: a review of the literature. *Foot Ankle Int.* 1999;20(3):201-209.
49. Llanos L, Vila J, Nunez-Samper M. Clinical symptoms and treatment of the foot and ankle nerve entrapment syndromes. *Foot Ankle Surg.* 1999;5:211-218.
50. Joshi SS, Joshi SD, Athavale SA. Anatomy of tarsal tunnel and its applied significance. *J Anat Soc India.* 2006;55(1):52-56.
51. Lee MF, Chan PT, Chau LF, Yu KS. Tarsal tunnel syndrome caused by talocalcaneal coalition. *Clin Imaging.* 2002;26(2):140-143.
52. Antoniadis G, Scheglmann K. Posterior tarsal tunnel syndrome: diagnosis and treatment. *Dtsch Arztebl Int.* 2008;105(45):776-781.
53. Oh SJ, Meyer RD. Entrapment neuropathies of the tibial (posterior tibial) nerve. *Neurol Clin.* 1999;17(3):593-615, vii.
54. Merriman L, Turner W. *Assessment of the Lower Limb.* 2nd ed. London, England: Churchill Livingstone; 2002.
55. Tu P, Bytomski JR. Diagnosis of heel pain. *Am Fam Physician.* 2011;84(8):909-916.
56. Ahmad M, Tsang K, Mackenney PJ, Adedapo AO. Tarsal tunnel syndrome: a literature review. *Foot Ankle Surg.* 2012;18(3):149-152.
57. Campbell WW, Landau ME. Controversial entrapment neuropathies. *Neurosurg Clin N Am.* 2008;19(4):597-608, vi-vii.

58. Kinoshita M, Okuda R, Morikawa J, Jotoku T, Abe M. The dorsiflexion-eversion test for diagnosis of tarsal tunnel syndrome. *J Bone Joint Surg Am.* 2001;83-A(12):1835-1839.
59. Daniels TR, Lau JT, Hearn TC. The effects of foot position and load on tibial nerve tension. *Foot Ankle Int.* 1998;19(2):73-78.
60. Lau JT, Daniels TR. Effects of tarsal tunnel release and stabilization procedures on tibial nerve tension in a surgically created pes planus foot. *Foot Ankle Int.* 1998;19(11):770-777.
61. Pomeroy G, Wilton J, Anthony S. Entrapment neuropathy about the foot and ankle: an update. *J Am Acad Orthop Surg.* 2015;23(1):58-66.
62. Buxton WG, Dominick JE. Electromyography and nerve conduction studies of the lower extremity: uses and limitations. *Clin Podiatr Med Surg.* 2006;23(3):531-543.
63. Mann RA, Baxter DE. Diseases of the nerve. In: Mann RA, Coughlin JO, eds. *Surgery of the Foot and Ankle.* Vol 1. 6th ed. St Louis, MO: Mosby-Year Book; 1993:554-558.
64. Galardi G, Amadio S, Maderna L, et al. Electrophysiologic studies in tarsal tunnel syndrome. Diagnostic reliability of motor distal latency, mixed nerve and sensory nerve conduction studies. *Am J Phys Med Rehabil.* 1994;73(3):193-198.
65. McSweeney SC, Cichero M. Tarsal tunnel syndrome-A narrative literature review. *Foot (Edinb).* 2015;25(4):244-250.
66. Schwartz EN, Su J. Plantar fasciitis: a concise review. *Perm J.* 2014;18(1):e105-e107.
67. Chen H, Ho HM, Ying M, Fu SN. Association between plantar fascia vascularity and morphology and foot dysfunction in individuals with chronic plantar fasciitis. *J Orthop Sports Phys Ther.* 2013;43(10):727-734.
68. Fabrikant JM, Park TS. Plantar fasciitis (fasciosis) treatment outcome study: plantar fascia thickness measured by ultrasound and correlated with patient self-reported improvement. *Foot (Edinb).* 2011;21(2):79-83.
69. Lemont H, Ammirati KM, Usen N. Plantar fasciitis: a degenerative process (fasciosis) without inflammation. *J Am Podiatr Med Assoc.* 2003;93(3):234-237.
70. Chundru U, Liebeskind A, Seidelmann F, Fogel J, Franklin P, Beltran J. Plantar fasciitis and calcaneal spur formation are associated with abductor digiti minimi atrophy on MRI of the foot. *Skeletal Radiol.* 2008;37(6):505-510.
71. Chang R, Kent-Braun JA, Hamill J. Use of MRI for volume estimation of tibialis posterior and plantar intrinsic foot muscles in healthy and chronic plantar fasciitis limbs. *Clin Biomech (Bristol, Avon).* 2012;27(5):500-505.
72. Martin RL, Davenport TE, Reischl SF, et al. Heel pain-plantar fasciitis: revision 2014. *J Orthop Sports Phys Ther.* 2014;44(11):A1-A33.
73. Pohl MB, Hamill J, Davis IS. Biomechanical and anatomic factors associated with a history of plantar fasciitis in female runners. *Clin J Sport Med.* 2009;19(5):372-376.
74. Butterworth PA, Landorf KB, Smith SE, Menz HB. The association between body mass index and musculoskeletal foot disorders: a systematic review. *Obes Rev.* 2012;13(7):630-642.
75. Irving DB, Cook JL, Menz HB. Factors associated with chronic plantar heel pain: a systematic review. *J Sci Med Sport.* 2006;9(1-2):11-22; discussion 23-14.
76. Irving DB, Cook JL, Young MA, Menz HB. Obesity and pronated foot type may increase the risk of chronic plantar heel pain: a matched case-control study. *BMC Musculoskelet Disord.* 2007;8:41.
77. Werner RA, Gell N, Hartigan A, Wiggerman N, Keyserling WM. Risk factors for plantar fasciitis among assembly plant workers. *PM R.* 2010;2(2):110-116; quiz 1 p following 167.
78. Bolivar YA, Munuera PV, Padillo JP. Relationship between tightness of the posterior muscles of the lower limb and plantar fasciitis. *Foot Ankle Int.* 2013;34(1):42-48.
79. Allen RH, Gross MT. Toe flexors strength and passive extension range of motion of the first metatarsophalangeal joint in individuals with plantar fasciitis. *J Orthop Sports Phys Ther.* 2003;33(8):468-478.
80. Kibler WB, Goldberg C, Chandler TJ. Functional biomechanical deficits in running athletes with plantar fasciitis. *Am J Sports Med.* 1991;19(1):66-71.
81. Sullivan J, Burns J, Adams R, Pappas E, Crosbie J. Musculoskeletal and activity-related factors associated with plantar heel pain. *Foot Ankle Int.* 2015;36(1):37-45.
82. Grieve R, Palmer S. Physiotherapy for plantar fasciitis: a UK-wide survey of current practice. *Physiotherapy.* 2017;103(2):193-200.
83. Salvioli S, Guidi M, Marcotulli G. The effectiveness of conservative, non-pharmacological treatment, of plantar heel pain: a systematic review with meta-analysis. *Foot (Edinb).* 2017;33:57-67.
84. He C, Ma H. Effectiveness of trigger point dry needling for plantar heel pain: a meta-analysis of seven randomized controlled trials. *J Pain Res.* 2017;10:1933-1942.
85. Thing J, Maruthappu M, Rogers J. Diagnosis and management of plantar fasciitis in primary care. *Br J Gen Pract.* 2012;62(601):443-444.
86. Mahowald S, Legge BS, Grady JF. The correlation between plantar fascia thickness and symptoms of plantar fasciitis. *J Am Podiatr Med Assoc.* 2011;101(5): 385-389.
87. Cotchett MP, Landorf KB, Munteanu SE, Raspovic AM. Consensus for dry needling for plantar heel pain (plantar fasciitis): a modified Delphi study. *Acupunct Med.* 2011;29(3):193-202.
88. Renan-Ordine R, Alburquerque-Sendin F, de Souza DP, Cleland JA, Fernández de las Peñas C. Effectiveness of myofascial trigger point manual therapy combined with a self-stretching protocol for the management of plantar heel pain: a randomized controlled trial. *J Orthop Sports Phys Ther.* 2011;41(2):43-50.
89. Saban B, Deutscher D, Ziv T. Deep massage to posterior calf muscles in combination with neural mobilization exercises as a treatment for heel pain: a pilot randomized clinical trial. *Man Ther.* 2014;19(2):102-108.
90. Mann R, Inman VT. Phasic activity of intrinsic muscles of the foot. *J Bone Joint Surg Am Vol.* 1964;46:469-481.
91. Imamura M, Fischer AA, Imamura ST, Kaziyama HS, Carvalho AE, Salomao O. Treatment of myofascial pain components in plantar fasciitis speeds up recovery: documentation by algometry. *J Musculoske Pain.* 1998;6(1):91-110.
92. Headlee DL, Leonard JL, Hart JM, Ingersoll CD, Hertel J. Fatigue of the plantar intrinsic foot muscles increases navicular drop. *J Electromyogr Kinesiol.* 2008;18(3):420-425.
93. Wearing SC, Smeathers JE, Urry SR, Hennig EM, Hills AP. The pathomechanics of plantar fasciitis. *Sports Med.* 2006;36(7):585-611.
94. Wolff R. Stressfraktur-Ermudungsbruch-Stressreaktion. *Dtsch Z Sportmed.* 2001;52(4):124-128.
95. Weist R, Eils E, Rosenbaum D. The influence of muscle fatigue on electromyogram and plantar pressure patterns as an explanation for the incidence of metatarsal stress fractures. *Am J Sports Med.* 2004;32(8):1893-1898.
96. Iwamoto J, Takeda T. Stress fractures in athletes: review of 196 cases. *J Orthop Sci.* 2003;8(3):273-278.
97. McBryde AM Jr. Stress fractures in athletes. *J Sports Med.* 1975;3(5):212-217.
98. McBryde AM Jr. Stress fractures in runners. *Clin Sports Med.* 1985;4(4):737-752.
99. Orava S. Stress fractures. *Br J Sports Med.* 1980;14(1):40-44.
100. Sullivan D, Warren RF, Pavlov H, Kelman G. Stress fractures in 51 runners. *Clin Orthop Relat Res.* 1984(187):188-192.
101. Gross TS, Bunch RP. A mechanical model of metatarsal stress fracture during distance running. *Am J Sports Med.* 1989;17(5):669-674.
102. Fetzer GB, Wright RW. Metatarsal shaft fractures and fractures of the proximal fifth metatarsal. *Clin Sports Med.* 2006;25(1):139-150, x.
103. Weinfeld S, Haddad S, Myerson M. Stress fractures. *Clin Sports Med.* 1997;16:319-338.
104. Griffin NL, Richmond BG. Cross-sectional geometry of the human forefoot. *Bone.* 2005;37(2):253-260.
105. Bennell KL, Brukner PD. Epidemiology and site specificity of stress fractures. *Clin Sports Med.* 1997;16(2):179-196.
106. Burr DB. Bone, exercise, and stress fractures. *Exerc Sport Sci Rev.* 1997;25:171-194.
107. Callahan LR. Stress fractures in women. *Clin Sports Med.* 2000;19(2):303-314.
108. Greaney RB, Gerber FH, Laughlin RL, et al. Distribution and natural history of stress fractures in U.S. Marine recruits. *Radiology.* 1983;146(2):339-346.
109. Kadel NJ, Teitz CC, Kronmal RA. Stress fractures in ballet dancers. *Am J Sports Med.* 1992;20(4):445-449.
110. Nattiv A, Armsey TD Jr. Stress injury to bone in the female athlete. *Clin Sports Med.* 1997;16(2):197-224.
111. Reeder MT, Dick RB, Atkins JK, Pribis AB, Martinez JM. Stress fractures. Current concepts of diagnosis and treatment. *Sports Med.* 1996;22(3):198-212.
112. Hunt KJ, McCormick JJ, Anderson RB. Management of forefoot injuries in the athlete. *Oper Tech Sports Med.* 2010;18:34-45.
113. Peris P. Stress fractures. *Best Pract Res Clin Rheumatol.* 2003;17(6):1043-1061.
114. Glasoe WM, Allen MK, Kepros T, Stonewall L, Ludewig PM. Dorsal first ray mobility in women athletes with a history of stress fracture of the second or third metatarsal. *J Orthop Sports Phys Ther.* 2002;32(11):560-565; discussion 565-567.
115. Banal F, Gandjbakhch F, Foltz V, et al. Sensitivity and specificity of ultrasonography in early diagnosis of metatarsal bone stress fractures: a pilot study of 37 patients. *J Rheumatol.* 2009;36(8):1715-1719.
116. Devas M. Stress fractures. In: Helal B, Rowley DI, Caracchiolo A, eds. *Surgery of Disorders of the Foot.* London, England: Martin Dunitz; 1996:761-773.
117. Şofka CM. Imaging of stress fractures. *Clin Sports Med.* 2006;25(1):53-62, viii.
118. Travell J, Simons DG. *Myofascial Pain and Dysfunction: The Trigger Point Manual.* Vol 2. Baltimore, MD: Williams & Wilkins; 1992.
119. Wu KK. Morton's interdigital neuroma: a clinical review of its etiology, treatment, and results. *J Foot Ankle Surg.* 1996;35(2):112-119; discussion 187-118.
120. Espinosa N. Peripheral nerve entrapment around the foot and ankle. In: Miller MD, Thompson SR, DeLee J, et al, eds. *DeLee & Drez's Orthopaedic Sports Medicine: Principles and Practice.* 4th ed. Philadelphia, PA: Elsevier/Saunders; 2014:1351-1368.
121. Mollica MB. Morton's neuroma: getting patients back on track. *Phys Sportsmed.* 1997;25(5):76-82.
122. Jain S, Mannan K. The diagnosis and management of Morton's neuroma: a literature review. *Foot Ankle Spec.* 2013;6(4):307-317.
123. Bencardino J, Rosenberg ZS, Beltran J, Liu X, Marty-Delfaut E. Morton's neuroma: is it always symptomatic? *AJR Am J Roentgenol.* 2000;175(3):649-653.

124. Balalis K, Topalidan A, Balali C, Tzagarakis G, Katonis P. The treatment of Morton's neuroma, a significant cause of metatarsalgia for people who exercise. *Int J Clin Med*. 2013;4(1):19-24.
125. Adams WR II. Morton's neuroma. *Clin Podiatr Med Surg*. 2010;27(4):535-545.
126. Bowling FL, Metcalfe SA, Wu S, Boulton AJ, Armstrong DG. Liquid silicone to mitigate plantar pedal pressure: a literature review. *J Diabetes Sci Technol*. 2010;4(4):846-852.
127. Giannini S, Bacchini P, Ceccarelli F, Vannini F. Interdigital neuroma: clinical examination and histopathologic results in 63 cases treated with excision. *Foot Ankle Int*. 2004;25(2):79-84.
128. Barrett SL, Jarvis J. Equinus deformity as a factor in forefoot nerve entrapment: treatment with endoscopic gastrocnemius recession. *J Am Podiatr Med Assoc*. 2005;95(5):464-468.
129. Thomson CE, Gibson JN, Martin D. Interventions for the treatment of Morton's neuroma. *Cochrane Database Syst Rev*. 2004(3):CD003118.
130. Willick SE, Herring SA. Common lower extremity neuropathies in athletes. *J Musculoskeletal Med*. 1998;15:48-58.
131. Biasca N, Zanetti M, Zollinger H. Outcomes after partial neurectomy of Morton's neuroma related to preoperative case histories, clinical findings, and findings on magnetic resonance imaging scans. *Foot Ankle Int*. 1999;20(9):568-575.
132. Rosenberg GA, Sferra JJ. Morton's neuroma: primary, recurrent, and their treatment. *Foot Ankle Clin*. 1998:473-484.
133. Zanetti M, Strehle JK, Kundert HP, Zollinger H, Hodler J. Morton neuroma: effect of MR imaging findings on diagnostic thinking and therapeutic decisions. *Radiology*. 1999;213(2):583-588.
134. Mendicino SS, Rockett MS. Morton's neuroma. Update on diagnosis and imaging. *Clin Podiatr Med Surg*. 1997;14(2):303-311.
135. Shapiro PP, Shapiro SL. Sonographic evaluation of interdigital neuromas. *Foot Ankle Int*. 1995;16(10):604-606.
136. Kaminsky S, Griffin L, Milsap J, Page D. Is ultrasonography a reliable way to confirm the diagnosis of Morton's neuroma? *Orthopedics*. 1997;20(1):37-39.
137. Basadonna PT, Rucco V, Gasparini D, Onorato A. Plantar fat pad atrophy after corticosteroid injection for an interdigital neuroma: a case report. *Am J Phys Med Rehabil*. 1999;78(3):283-285.
138. Younger AS, Claridge RJ. The role of diagnostic block in the management of Morton's neuroma. *Can J Surg*. 1998;41(2):127-130.
139. Pique-Vidal C, Sole MT, Antich J. Hallux valgus inheritance: pedigree research in 350 patients with bunion deformity. *J Foot Ankle Surg*. 2007;46(3):149-154.
140. Roddy E, Zhang W, Doherty M. Prevalence and associations of hallux valgus in a primary care population. *Arthritis Rheum*. 2008;59(6):857-862.
141. Mortka K, Lisinski P. Hallux valgus—a case for a physiotherapist or only for a surgeon? Literature review. *J Phys Ther Sci*. 2015;27(10):3303-3307.
142. Nix SE, Vicenzino BT, Collins NJ, Smith MD. Characteristics of foot structure and footwear associated with hallux valgus: a systematic review. *Osteoarthritis Cartilage*. 2012;20(10):1059-1074.
143. Glasoe WM, Nuckley DJ, Ludewig PM. Hallux valgus and the first metatarsal arch segment: a theoretical biomechanical perspective. *Phys Ther*. 2010;90(1):110-120.
144. Ferrari J. Bunions. *BMJ Clin Evid*. 2009;2009.
145. Perera AM, Mason L, Stephens MM. The pathogenesis of hallux valgus. *J Bone Joint Surg Am*. 2011;93(17):1650-1661.
146. Nix S, Smith M, Vicenzino B. Prevalence of hallux valgus in the general population: a systematic review and meta-analysis. *J Foot Ankle Res*. 2010;3:21.
147. Menz HB, Lord SR. Gait instability in older people with hallux valgus. *Foot Ankle Int*. 2005;26(6):483-489.
148. Nguyen US, Hillstrom HJ, Li W, et al. Factors associated with hallux valgus in a population-based study of older women and men: the MOBILIZE Boston Study. *Osteoarthritis Cartilage*. 2010;18(1):41-46.
149. Coughlin MJ. Roger A. Mann Award. Juvenile hallux valgus: etiology and treatment. *Foot Ankle Int*. 1995;16(11):682-697.
150. Glasoe WM, Phadke V, Pena FA, Nuckley DJ, Ludewig PM. An image-based gait simulation study of tarsal kinematics in women with hallux valgus. *Phys Ther*. 2013;93(11):1551-1562.
151. Glasoe WM, Jensen DD, Kampa BB, et al. First ray kinematics in women with rheumatoid arthritis and bunion deformity: a gait simulation imaging study. *Arthritis Care Res (Hoboken)*. 2014;66(6):837-843.
152. Steinberg N, Finestone A, Noff M, Zeev A, Dar G. Relationship between lower extremity alignment and hallux valgus in women. *Foot Ankle Int*. 2013;34(6):824-831.
153. Haas C, Kladny B, Lott S, Weseloh G, Swoboda B. Progression of foot deformities in rheumatoid arthritis—a radiologic follow-up study over 5 years [in German]. *Z Rheumatol*. 1999;58(6):351-357.
154. Shi K, Tomita T, Hayashida K, Owaki H, Ochi T. Foot deformities in rheumatoid arthritis and relevance of disease severity. *J Rheumatol*. 2000;27(1):84-89.
155. Pontious J, Mahan KT, Carter S. Characteristics of adolescent hallux abducto valgus. A retrospective review. *J Am Podiatr Med Assoc*. 1994;84(5):208-218.
156. Barouk LS, Diebold P. Hallux valgus congenital. *Med Chir Pied*. 1991;7:65-112.
157. Kilmartin TE, Barrington RL, Wallace WA. Metatarsus primus varus. A statistical study. *J Bone Joint Surg Br*. 1991;73(6):937-940.
158. Easley ME, Trnka HJ. Current concepts review: hallux valgus part 1: pathomechanics, clinical assessment, and nonoperative management. *Foot Ankle Int*. 2007;28(5):654-659.
159. Rao S, Song J, Kraszewski A, et al. The effect of foot structure on 1st metatarsophalangeal joint flexibility and hallucal loading. *Gait Posture*. 2011;34(1):131-137.
160. Hurn SE, Vicenzino B, Smith MD. Functional impairments characterizing mild, moderate, and severe hallux valgus. *Arthritis Care Res (Hoboken)*. 2015;67(1):80-88.
161. Beaman DN, Nigo LJ. Hallucal sesamoid injury. *Operative Tech Sports Med*. 1999;7(1):7-13.
162. Boike A, Schnirring-Judge M, McMillin S. Sesamoid disorders of the first metatarsophalangeal joint. *Clin Podiatr Med Surg*. 2011;28(2):269-285, vii.
163. Dobas DC, Silvers MD. The frequency of partite sesamoids of the first metatarsophalangeal joint. *J Am Podiatry Assoc*. 1977;67(12):880-882.
164. Anwar R, Anjum SN, Nicholl JE. Sesamoids of the foot. *Curr Orthop*. 2005;19:40-48.
165. Dedmond BT, Cory JW, McBryde A Jr. The hallucal sesamoid complex. *J Am Acad Orthop Surg*. 2006;14(13):745-753.
166. Knuttzen K, Hart L. Running. In: Caine DJ, Caine CG, Lindner KJ, eds. *Epidemiology of Sports Injuries*. Champaign, IL: Human Kinetics; 1996.
167. McBryde AM Jr, Anderson RB. Sesamoid foot problems in the athlete. *Clin Sports Med*. 1988;7(1):51-60.
168. Hockenbury RT. Forefoot problems in athletes. *Med Sci Sports Exerc*. 1999;31(7 suppl):S448-S458.
169. Cohen BE. Hallux sesamoid disorders. *Foot Ankle Clin*. 2009;14(1):91-104.

Seção 8

Considerações sobre tratamento para dor e disfunção miofascial

Capítulo 72

Infiltração e agulhamento a seco em pontos-gatilho

Joseph M. Donnelly | Lynne M. Fries | Corine S. Cicchetti | César Fernández de las Peñas

1. INTRODUÇÃO

Dois métodos de tratamento diferentes usam a inserção de agulhas para desativação dos pontos-gatilho (PG): infiltração em pontos-gatilho (IPG), também conhecido como injeção em pontos-gatilho ou agulhamento com líquido (*wet needling*) e agulhamento a seco (*dry needling*). Infiltração em pontos-gatilho se refere à injeção de uma substância farmacológica em um PG por meio de uma agulha hipodérmica, e agulhamento a seco se refere à inserção de uma agulha sólida e filiforme em um PG sem a introdução de qualquer outra substância concomitante ao agulhamento. Ambas as terapias de agulhamento (*wet* e *dry needling*) podem efetivamente controlar a dor miofascial, mas parece que o agulhamento a seco resulta em um aumento da sensibilidade em alguns músculos pós-agulhamento.[1] Geralmente, Simons e coloboradores[2] recomendam a IPG por meio de um anestésico local sem uso de corticosteroide e sem epinefrina. O tratamento eficaz usando a IPG ou o agulhamento a seco depende da interrupção mecânica na placa motora e da desativação dos locais ativos no PG.[1] Sob circunstâncias específicas, a injeção de toxina botulínica A (Botox A) foi proposta. A desativação do PG por injeção de Botox A depende do seu efeito farmacológico específico sobre a placa motora e pode ser uma solução eficaz para os pacientes com dor miofascial que não responderam à IPG com anestésicos locais ou com uso do agulhamento a seco.

Um tratamento com IPG ou agulhamento a seco pode ser definido como o agulhamento de um local acometido por um PG, apesar do número de vezes que uma solução tenha sido depositada dentro desse PG. Um músculo acometido por PG pode apresentar um número altamente variável de locais ativos que devem ser desativados, e todos esses locais com PG podem ser tratado com agulhamento. Usando agulhamento a seco ou um anestésico local não miotóxico, diversos movimentos de agulha no interior do PG são normalmente realizados. Quando um anestésico local é usado, o clínico deve injetar apenas uma pequena quantidade (< 1 mL) em qualquer local do PG. Além disso, o clínico deve obter respostas contráteis de todos os locais ativos restantes nesse PG, a fim de garantir um tratamento eficaz.

Alguns clínicos utilizam a injeção de grandes quantidades de fármacos extremamente miotóxicos, como Botox tipo A, ou anestésicos locais concentrados de ação prolongada na área vizinha de um ponto sensível, na esperança de desativar os PG. Quando a injeção de fármacos miotóxicos é considerada inevitável para o tratamento de um PG, é mais vantajoso injetar pequenas quantidades precisamente sobre os nós contráteis dos PGs. A injeção seletiva de pequenas quantidades dessas substâncias no local onde a agulha provoca uma resposta de contração local (RCL) é muito menos prejudicial para o músculo como um todo, sendo tão eficaz quanto uma grande quantidade injetada em locais onde não há RCL.

Ao documentar IPG ou agulhamento a seco, o clínico deve especificar o músculo agulhado, qualquer evento adverso e os resultados pós-agulhamento em relação à dor, a limitações de atividades e a restrições gerais. Esses resultados estarão diretamente relacionados aos cuidados pós-agulhamento, que devem incluir instruções sobre posturas de repouso e sono adequadas, modificações de atividades, exercícios de autoalongamento e prescrição de exercícios terapêuticos cuidadosamente planejados. Neste livro, a Seção 5 de cada capítulo sobre músculos específicos contém informações vitais para o autogerenciamento do paciente, a fim de melhorar a eficácia dos tratamentos de terapia manual, IPG ou agulhamento a seco. Terapia manual, IPG ou agulhamento a seco utilizado isoladamente, em geral, não resultará em um resultado terapêutico eficaz para o paciente.

2. TERAPIA MANUAL OU TERAPIA POR AGULHAMENTO

A decisão de tratar os PGs com terapia manual, IPG ou agulhamento a seco depende muito do treinamento e da habilidade do clínico. Idealmente, todas as abordagens devem estar disponíveis por igual para o paciente e devem ser usadas quando indicadas. Alguns estudos realizados na coluna cervical não relataram diferenças entre a terapia manual para o tratamento de PGs ativos no trapézio superior.[3-5] Os métodos manuais não são invasivos e podem ser adaptados para o autotratamento do paciente e serem usados para liberação de múltiplos PGs em um músculo, ou grupo de PGs em vários músculos que funcionam sinergicamente. A terapia manual também pode ser direcionada para abordagem de disfunções articulações associadas que podem estar ativando ou perpetuando os PGs. No entanto, os métodos manuais requerem vários tratamentos, e seus benefícios poderão não ser tão aparentes após um dia ou dois de tratamento, quando comparados com IPG ou agulhamento a seco. Métodos manuais são especialmente indicados em casos agudos, quando o objetivo é treinar o paciente para o autotratamento em ambiente domiciliar, quando o paciente é receoso ou tem fobia ao tratamento com agulhas ou quando os PGs no ventre muscular não estão prontamente acessíveis à IPG ou ao agulhamento a seco.

Um tratamento bem executado com IPG ou agulhamento a seco pode desativar completa e rapidamente um PG, o que é reconfortante tanto para o paciente como para o clínico. A identificação e o agulhamento do PG ativo podem produzir resultados impressionantes. O sucesso depende fortemente do reconhecimento do padrão de dor referida, da precisão na palpação do clínico e da capacidade de direcionar a agulha com precisão. Esta precisão depende fortemente da precisão com que os PGs são localizados e na habilidade manual do clínico.

A IPG, ou agulhamento a seco, é indicada quando alguns PGs permanecem e não respondem a métodos manuais, quando uma habilidosa terapia manual no tratamento de PG não está disponível, quando existem apenas alguns PGs relativamente agudos, e o tempo de tratamento é limitado, e quando o paciente tem hiperuricemia e sintomas de gota. O agulhamento pode ser útil quando o músculo não puder ser alongado diretamente por razões mecânicas ou quando o alongamento precisar ser limitado devido à hipermobilidade.

Pacientes com fibromialgia e PGs miofasciais (PGMs) são muito mais sensíveis a técnicas terapêuticas dolorosas do que pacientes com PGs sem fibromialgia. Clinicamente, pacientes com ambas as condições poderiam responder à IPG ou ao agulhamento a seco, mas eles não respondem tão bem quanto pacientes com PGMs isolados.[6]

É um erro grave avaliar a eficácia do tratamento de PG por métodos manuais ou por agulhamento quando o clínico não é adequadamente treinado e experiente nas técnicas utilizadas para o tratamento dos músculos em disfunção. Quando os pacientes apresentam uma história de tratamento de PGs sem benefício clínico, um questionamento cuidadoso pode deixar claro se o tratamento foi empregado sem o adequado exame manual dos PGs ou se não foi empregado de uma maneira eficaz. Clinicamente, uma das principais razões para a falha do tratamento é a falta de instruções ou cuidados pós-agulhamento ou a falha no reconhecimento ou na abordagem de fatores de perpetuação sistêmica (ver Capítulo 4, Fatores que perpetuam a síndrome miofascial).

3. INFILTRAÇÃO OU AGULHAMENTO A SECO

O clínico pode considerar os riscos e benefícios potenciais da utilização da IPG com soluções medicamentosas *versus* a aplicação de técnicas de agulhamento a seco. IPGs são administradas usando agulhas hipodérmicas, uma agulha oca por meio da qual uma solução é injetada no local do PG.

Anestésicos locais, corticosteroides e neurolíticos são substâncias comumente utilizadas pelos médicos no manejo da dor[7] e em soluções para o gerenciamento do PG. A IPG envolve depositar aproximadamente 0,2 mL de solução no PG.[2] Alguns estudos usaram volumes maiores de até vários mililitros. Por exemplo, Ay e colaboradores[8] utilizaram 2 mL de injeção de lidocaína a 1%, a fim de comparar essa solução com agulhamento a seco em conjunto com exercícios, e não descobriram diferenças significativas entre os grupos em relação à intensidade da dor, à amplitude de movimento cervical e ao humor depressivo, com ambos os grupos sendo beneficiados.

Agulhas hipodérmicas usadas para a IPG têm uma borda de corte chanfrada. Agulhas filiformes têm uma ponta cônica. Essa diferença deve ser considerada quando se tratam áreas próximas à anatomia visceral, como estruturas pleurais, vasculares ou neurais. O uso de uma agulha sem corte (filiforme) pode reduzir o risco de laceração desses tecidos, o que poderia ocasionar complicações como sangramento, pneumotórax ou lesão nervosa. O agulhamento a seco pode ser preferível ao injetar perto de um nervo, visando evitar possíveis bloqueios anestésicos. Além disso, o uso de agulhamento a seco impede a deposição intravascular excessiva da solução de tratamento. Antes de realizar a injeção do fármaco, é recomendado ao médico aspirar o tecido, especialmente nas proximidades de grandes vasos. A injeção precisa em locais profundos, perto de estruturas neurovasculares, ou em pacientes que são obesos pode ser aprimorada pelo ultrassom ou por eletromiografia (EMG).[9,10]

No agulhamento a seco, técnica usada por fisioterapeutas, o objetivo é localizar e desativar com precisão os locais onde são encontrados PGs. Obter uma resposta de contração local é similarmente desejável. O rompimento mecânico dos PGs é obtido com eficácia com o agulhamento a seco, bem como com o agulhamento em associação com a IPG com solução medicamentosa. Boa técnica e provocação de RCL são importantes na obtenção de um resultado positivo, seja utilizando agulhamento a seco ou IPG com anestésico local.[11] No entanto, o tópico sobre a RCL durante o uso do agulhamento a seco está atualmente em debate.[12]

A dor miofascial geralmente tem um componente crônico, requerendo tratamentos seriados com frequência. Os clínicos podem ajustar sua abordagem incluindo o agulhamento com ou sem o uso de solução, avaliando nas sessões subsequentes qual a melhor abordagem de tratamento individualizado. Ensaios clínicos de tratamento adequadamente ajustados são apropriados antes de se determinar se IPG ou agulhamento a seco não é eficaz para um paciente em particular, desde que o cuidado pós-agulhamento efetivo e o autogerenciamento domiciliar sejam empregados.

Considerações práticas também podem direcionar a decisão de usar o agulhamento a seco, em vez de soluções com IPG. Alguns clínicos podem não ter a opção de utilizar a terapia de injeção devido aos parâmetros profissionais de licenciamento. Questões de reembolso por planos de saúde e preço de suprimentos também podem influenciar a escolha do clínico.

Estudos com IPG apresentam limitações devido ao baixo tamanho amostral e à heterogeneidade dos grupos de participante. Dor é um fenômeno complexo, e diversos fatores podem afetar as flutuações na intensidade da dor, nas medidas de qualidade de vida e no alívio percebido. Ensaios clínicos controlados de alta qualidade já foram alvo de revisão. A maioria dos estudos disponíveis envolve o tratamento da região cervical e do quadrante superior.[13] Pesquisas adicionais são necessárias para avaliar a abordagem ideal do tratamento e sua resposta a tipos específicos de pacientes. Huang e Liu[14] descobriram que a IPG com lidocaína nos PGs dos músculos abdominais duas semanas antes da menstruação produziu melhora na dismenorreia primária. No entanto, nenhuma comparação com o tratamento com agulhamento a seco foi incluída nesse estudo.[14]

Há pouco consenso em relação à superioridade de agulhamento a seco ou IPG. Uma metanálise demonstrou que tanto a infiltração quanto o agulhamento a seco foram eficazes na redução da dor miofascial de pescoço e ombro, sem diferenças claras entre as terapias com agulhas.[13] Outra revisão sistemática não encontrou diferenças entre agulhamento a seco e infiltração com lidocaína após o tratamento ou no acompanhamento de intervalos de 1 mês, ou de 3 a 6 meses.[15] No entanto, alguns estudos mostraram evidências de que a injeção de lidocaína pode ser mais eficaz para a redução da dor do que o agulhamento a seco em 4 semanas.[16,17] Um antigo estudo randomizado, cruzado e duplo-cego comparou o uso de bupivacaína a 0,5%, etidocaína a 1% ou solução fisiológica. A dor foi mensurada antes do tratamento, 15 minutos, 24 horas e 7 dias após o tratamento, indicando que o uso de injeções com anestésico local era preferível à solução salina.[18] Embora o tamanho da amostra fosse pequeno (n = 15), o componente cruzado desse estudo limita a comparação da resposta de soluções de tratamento diferentes.[18]

Na prática clínica, os pacientes geralmente são tratados em mais de uma sessão. Um estudo duplo-cego com indivíduos acometidos por cefaleia tipo tensional episódica comparou a IPG utilizando solução salina com lidocaína a 0,5%, comparando uma única injeção com uma série de cinco injeções.[19] Os resultados indicaram que injeções repetidas de lidocaína ocasionaram melhora em 2, 4 e 6 meses, mas apenas o grupo tratado com uma série de injeções de lidocaína mostrou alterações significativas após 6 meses, sugerindo que injeções múltiplas de lidocaína podem ser mais eficazes do que um único tratamento.[19] A frequência e a duração do tratamento podem ser fatores a serem considerados durante a revisão de estudos comparativos.

4. SELEÇÃO DO CALIBRE DA AGULHA

O clínico deve determinar a medida e o comprimento apropriados da agulha para acessar o tecido-alvo. A escolha do comprimento pode variar muito, desde 30 mm (para tratar a borda anterior da trapézio superior) até 100 mm (para atingir o músculo piriforme com agulhamento guiado por ultrassom). Em músculos subcutâneos espessos, como o glúteo máximo ou os músculos paraespinais, agulhas com calibre de 0,30 mm × 50 mm de comprimento podem ser utilizadas. Para a técnica de IPG ou agulhamento a seco, a agulha deve ser longa o suficiente para alcançar o PG. Uma agulha filiforme de 0,30 × 60 a 75 mm é geralmente longa o suficiente para alcançar os PGs nos músculos mais profundos, como o glúteo mínimo, o quadrado do lombo e o psoas. A agulha espinhal (convencional) não é tão eficaz para a IPG quanto a agulha hipodérmica, porque ela pode empurrar o PG para o lado, em vez de penetrá-lo, devido à sua flexibilidade e à sua ponta em forma de diamante.

Parece óbvio que uma agulha de calibre menor seja menos dolorosa para o paciente. Ao iniciar tratamento com IPG, os pacientes muitas vezes perguntam: "quão grande é a agulha?". Alguns autores, incluindo Simons, consideram a hipótese de que um calibre maior permite mais precisão na localização e melhor perturbação mecânica no tratamento do PG com IPG ou agulhamento a seco. Existem dados limitados sobre a resposta relacionada ao calibre da agulha. Yoon e colaboradores[20] avaliaram a eficácia do tratamento comparando as agulhas com calibres de 0,40, 0,50 e 0,70 mm em indivíduos com PGs no músculo trapézio superior 14 dias após o tratamento. Todos os grupos melhoraram e, curiosamente, não houve diferença na percepção da dor em relação ao tamanho da agulha introduzida. No entanto, embora não haja diferença notória para o início da dor, os escores no questionário SF-36 foram mais favoráveis com as agulhas de calibre 0,40 e 0,50 mm.[20]

O conhecimento da anatomia, da profundidade do tecido-alvo e do estado clínico do paciente são fatores a serem considerados pelo clínico ao escolher o calibre e o comprimento da agulha para o uso da IPG ou do agulhamento a seco. Agulhas de maior calibre podem oferecer menos flexibilidade e possivelmente localização mais precisa para o tratamento dos PGs. Músculos mais profundos ou em estreita proximidade com estruturas neurovasculares podem ser mais bem acessados utilizando a orientação por ultrassom. O uso de agulhas com calibre menor deve ser ponderado em pacientes com fragilidade vascular, distúrbios plaquetários ou em uso de agentes anticoagulantes, como a warfarina ou novos anticoagulantes orais.

A coagulopatia pode ser inerente ou induzida por medicamentos, e sua avaliação deve ser incluída na avaliação do paciente antes de se iniciar no manuseio do PG por técnicas invasivas, como agulhamento ou mesmo com algumas técnicas de terapia manual. É prudente para pacientes em uso de warfarina a checagem da monitoração corrente e a estabilidade do índice de normalização internacional (INR). Em casos de coagulopatias, como disfunções plaquetárias, deve-se considerar a consulta com o hematologista do paciente. Além disso, considerar a anatomia do alvo a ser tratado contribui para evitar contusões e sangramentos.

Clinicamente, uma agulha de calibre 0,10 mm é eficaz para a IPG obter uma RCL com menos sangramento. Uma agulha de calibre 0,10 mm tem um diâmetro de 0,30 mm, o que corresponde a uma agulha filiforme de escolha bastante comum para uso em técnicas de agulhamento a seco. Ga e colaboradores[21] compararam a eficácia do tratamento com agulhamento a seco com agulhas de 0,30 mm em comparação à IPG usando 0,5% de lidocaína administrada por meio de agulha de calibre 0,40 mm em pacientes idosos. Embora a agulha de calibre 0,40 mm tenha um diâmetro maior, não houve diferença significativa na dor pós-injeção ou na melhora da amplitude de movimento cervical ou dor miofascial.

5. DIRETRIZES CLÍNICAS PARA APLICAÇÃO DE TERAPIAS DE AGULHAMENTO

Antes de executar qualquer técnica de agulhamento (IPG ou agulhamento a seco), o clínico deve considerar o posicionamento do paciente, o histórico clínico em relação ao possível aumento da tendência ao sangramento, a seleção da agulha, a limpeza e a higiene adequadas, a penetração indolor na pele e o valor clínico do bloqueio pré-injeção.

O paciente deve ser posicionado adequadamente (supino, semissupino, deitado lateralmente, decúbito ventral ou semipronado) tanto para o uso da técnica de IPG quanto para agulhamento a seco, visando evitar quedas associadas à síncope psicogênica. A terapia com agulhamento pode ser perigosa quando aplicada na posição sentada ou em ortostase.[22,23] Manter o paciente recostado também facilita a palpação manual do PG, pois geralmente se obtém um posicionamento mais confortável e relaxado, assim como se torna mais fácil reduzir tensão muscular do paciente, de modo que as bandas contendo PG se destacam em fibras musculares relaxadas.

IPGs e o agulhamento a seco são técnicas que requerem esterilização. A área a ser agulhada deve ser devidamente limpa com álcool ou sabão e água. As agulhas usadas são estéreis, de uso único e descartável. No entanto, há um debate em andamento quanto à desinfecção da pele e à necessidade ou não de usar luvas, e as diretrizes variam em diferentes países e regiões.[24,25]

Alguns pacientes têm medo da dor causada pela penetração da agulha na pele. Esse medo da agulha geralmente é adquirido na infância e cria obstáculos à aliança terapêutica.[26] A maioria dos pacientes considera a dor aguda da pele mais ameaçadora do que a dor profunda e dolorosa do contato da agulha com os PGs. A dor da pele pode ser evitável com o uso de anestesia fria, no caso de uso de IPG, ou segurando o tubo firmemente contra a pele do paciente antes de inserir a agulha, no agulhamento a seco.

Em pacientes adultos, anestésico em *spray* pode fornecer anestesia fria[27,28] para efetivamente bloquear a condução nervosa quando a temperatura da pele cai para 10°C (50°F). Depois de desinfetar cuidadosamente a pele com álcool, o anestésico em *spray* é aplicado a uma distância de cerca de 45 cm da pele por 5 ou 6 segundos, e, em seguida, a agulha é inserida rapidamente após o *spray* ter evaporado, deixando a pele seca.[26,29] Para crianças pequenas que não gostam do impacto súbito da corrente de jato de vapor, uma bola de algodão estéril, fofa e pequena pode ser saturada com anestésico até que esteja pingando. O algodão molhado é segurado levemente contra a pele por cerca de 10 segundos e depois é removido. No instante em que a pele seca, a agulha é inserida de forma indolor.

Três técnicas menos confiáveis, mas convenientes, podem ser combinadas, são elas: (1) inserir a agulha na pele por meio de um movimento *muito rápido* do punho ou com um tapa firme na agulha; (2) colocar a pele sob tensão para que a tensão adicional da penetração da agulha seja dificilmente percebida (isso pode ser feito com o clínico espalhando os dedos fortemente contra a pele e inserindo uma agulha entre eles); e (3) aumentar tensão da pele por meio do pinçamento, mantendo uma prega no tecido entre o polegar e o indicador, inserindo a agulha entre o tecido palpado. Quando a pele tiver sido limpa com um algodão embebido em álcool, um filme de álcool líquido pode permanecer por segundos na pele do paciente. Se a agulha for inserida na pele ainda úmida de álcool, produz-se uma sensação de ardor, porque a agulha leva um pouco do álcool para dentro da pele. Isso pode ser evitado simplesmente esperando até que o álcool seque. A técnica particularmente utilizada é menos importante que a comunicação do clínico com o paciente, demonstrando o cuidado em inserir a agulha de forma indolor.

Antes da aplicação do IPG ou agulhamento a seco, o paciente deve ser avisado que o contato da agulha com o PG pode produzir uma sensação de "choque" com dor sobre o nódulo muscular, e também em áreas remotas a ele, o que provavelmente pode induzir uma contração rápida e involuntária no músculo. O paciente deve ser orientado a observar onde essa dor é sentida, de modo a facilitar uma posterior descrição precisa do padrão de dor referida pelo PG. Dessa forma, o clínico pode confirmar o padrão de dor referida do PG, e o paciente pode perceber a conexão entre o PG e a dor nesse músculo (reconhecimento da dor ou não). Isso tranquiliza tanto o clínico quanto o paciente em relação à importância de desativar o PG. Esse prenúncio doloroso pode ensinar o paciente quanto ao sucesso da técnica em promover alívio futuro da dor com agulhamento a seco ou IPG.

Um bloqueio pré-injeção pode ser usado antes do procedimento de IPG. Atualmente, já é estabelecido que mesmo uma breve exposição à dor considerável pode causar alterações neuroplásticas na medula espinal, o que tende a aumentar a sensibilização e a dor. Para pacientes que são particularmente sensíveis à dor ou que referem dor intensa e demonstram angústia quando a agulha encontra o PG, um bloqueio de pré-injeção pode ser útil, mas esse procedimento deve ser adotado com a devida cautela. O procedimento é descrito em detalhes por Fischer,[30] que apresenta dois métodos: um envolve a infiltração difusa de anestésico local proximal à área a ser injetada e outro envolve a infiltração de toda a área do PG com um anestésico local antes de agulhar o local específico do PG. Caso o clínico opte por fazer essas infiltrações, é importante utilizar 0,5% de procaína, em razão de sua menor miotoxicidade e relativa inocuidade, caso vasos sejam acidentalmente injetados, além da recuperação mais rápida da função nervosa normal.[30]

Embora existam variadas técnicas alternativas de IPG e agulhamento a seco em uso no momento, a técnica descrita a seguir é a que foi apresentada por Simons e colaboradores.[2] É uma técnica básica que pode ser aplicável aos PGs em qualquer local do músculo que possa ser alcançado com uma agulha.

A localização de um PG é feita principalmente pela sensação palpatória do clínico, acompanhada por expressões de dor do paciente e observação visual da RCL.

. Os dois métodos de palpação (palpação plana ou em pinça) podem ser utilizados para identificar os PGs. Quanto mais precisamente o PG é localizado, mais eficaz será a técnica de agulhamento. Quando a palpação plana é usada para localizar o PG antes do agulhamento, sua posição pode ser confirmada precisamente empurrando/pressionando o PG para baixo e para trás entre dois dedos (Figura 72-1A e B). O PG pode ser estabilizado para o agulhamento fixando-o no espaço entre o indicador e as pontas do dedo médio (Figura 72-1C). Assim, o clínico identifica o PG perpendicularmente à pele, por onde a agulha deve transpassar a pele. A agulha pode ser direcionada a meio caminho entre os dedos, precisamente inclinada no plano adequado para alcançar

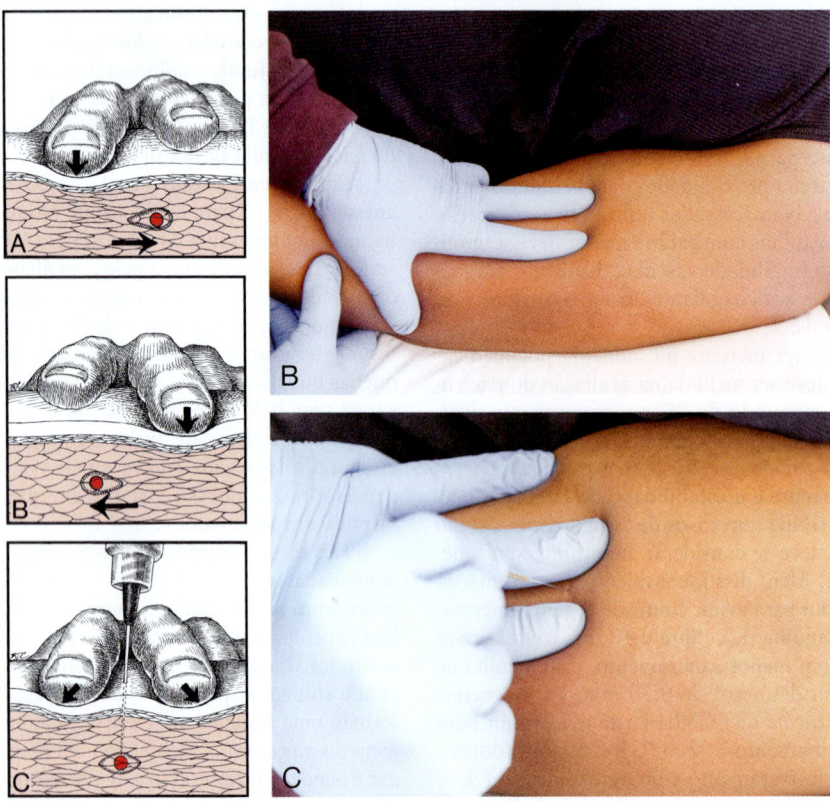

Figura 72-1 Desenho esquemático de corte transversal da palpação plana para localizar e segurar o PG (ponto vermelho-escuro) para injeções nos PGs ou agulhamento a seco. (A) e (B) Uso de pressão alternada entre dois dedos para confirmar a localização do PG palpável. (C) Posicionamento do PG na metade do caminho entre os dedos para evitar que ele deslize para um lado durante o agulhamento.

qualquer profundidade necessária para atingir o PG. A agulha deve ser considerada uma extensão do dedo do clínico; portanto, ele "palpa" o PG com a ponta da agulha e penetra o local. Quando palpação em pinça é usada para localizar o PG, o grau de tensão colocado nas fibras musculares pode ser afinado por meio da variação da distância pela qual o músculo é retirado dos tecidos subjacentes. O nódulo é localizado mantendo o PG entre os dedos e fazendo movimento de rolamento das partes de banda tensionada entre os dedos do clínico (Figura 72-2). Para realizar o agulhamento, o PG é mantido firmemente entre as pontas dos dedos polegar, indicador e dedo médio; a agulha é normalmente direcionada para o PG; e os dedos do clínico devem estar posicionados na face inferior do tecido. O procedimento de agulhamento deve ser conduzido de forma semelhante ao dos métodos de palpação plana e em pinça usados para identificar o PG.

Tanto para a IPG quanto para o agulhamento a seco no PG, ao se empregar qualquer método de palpação, as fibras musculares da banda tensionada devem ser colocadas em alongamento suficiente para remover qualquer folga no tecido, mas com o cuidado de não causar dor adicional. Essa tensão é necessária para manter o PG em posição adequada para o agulhamento. Se o músculo está em posição frouxa, há uma tendência do nó de contração do PG deslizar para um lado quando a ponta da agulha o encontra.

Para agulhar PGs em camadas musculares superficiais, a ponta da agulha pode ser levada com precisão ao PG, cuidadosamente localizado com a palpação, e, após, insere-se a agulha subcutaneamente, pressionando-a contra o dedo pela pele para localizar os PGs com precisão. Por fim, a ponta da agulha é dirigida para o PG por meio dessa "visão tátil" fornecida pela palpação e inserção da agulha simultaneamente no PG.

A mesma técnica descrita é útil para IPG ou agulhamento a seco no músculo que está mantido na palpação em pinça. A localização do local de agulhamento no PG pode ser identificada pela palpação e pela penetração da agulha na pele e no músculo.

A IPG ou o agulhamento a seco é um trabalho realizado em tempo integral por ambas as mãos do clínico. A mão que segura a agulha se ocupa em posicioná-la e controlar o êmbolo da seringa, em caso de aplicação de IPG. A mão de palpação mantém constantemente a hemóstase, sendo também usada para estabilizar o PG, ajudando na penetração da agulha. A mão de palpação também deve ser hábil em detectar qualquer RCL palpável. Hemostasia é importante, pois o sangramento local irrita o músculo, causa dor pós-injeção, e pode produzir equimoses desagradáveis. Geralmente, a equimose é evitável; quando isso ocorre, apenas o transcorrer do tempo a erradica.

Para evitar o sangramento, o clínico deve manter os dedos da mão de palpação afastados, mantendo tensão na pele (Figura 72-3A) para reduzir a probabilidade de sangramento onde a agulha penetrou o PG. Sangramento é considerado um evento adverso menor decorrente da realização do agulhamento a seco. Além disso,

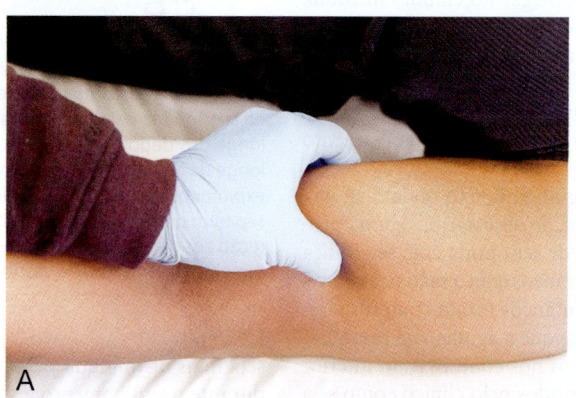

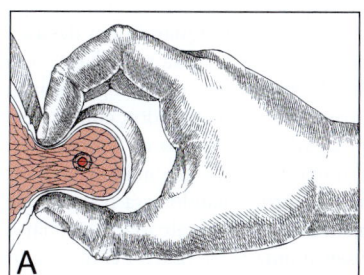 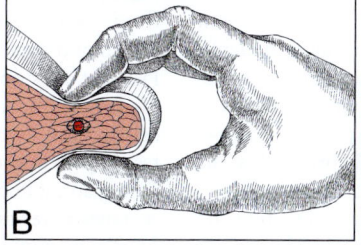 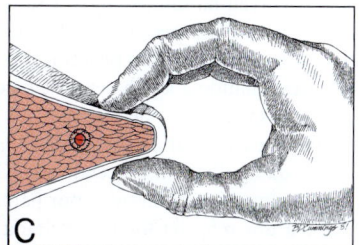

Figura 72-2 Desenho esquemático de corte transversal mostrando a palpação em pinça transversa de uma banda tensionada (anel preto) em um PG (ponto vermelho). A palpação em pinça transversa é usada para músculos (vermelho-claro) que podem ser segurados entre os dedos, como os músculos esternocleidomastóideo, peitoral maior e latíssimo do dorso. (A) Fibras musculares cercadas pelo polegar e pelos dedos em um aperto de pinça. (B) Rigidez da banda tensionada sentida claramente enquanto é rolada entre os dedos. A mudança no ângulo das falanges distais produz um movimento de balanço que melhora a discriminação de detalhes finos. (C) A borda palpável da banda tensionada é nitidamente definida, pois escapa entre as pontas dos dedos, geralmente com uma resposta de contração local.

durante a IPG ou o agulhamento a seco, os dedos exercem pressão aos lados da ponta da agulha para fornecer hemostasia em tecidos mais profundos. Quando o ângulo da agulha é mudado, a direção da pressão também muda, e a pressão deve ser mantida em todo o procedimento de agulhamento. Quando a agulha é removida, o dedo desliza, posicionando-se sobre o local onde a agulha estava inserida, e instantaneamente se aplica pressão no local. Se houver sangramento visível, uma compressa fria pode ser aplicada, e o paciente deve ser avisado sobre um possível ponto "machucado".

Quando uma área de sensibilidade difusa não apresenta banda tensionada palpável, é provável que não haja PGs relacionados na região, mas sim uma área de dor referida. A injeção de um anestésico no local pode reduzir temporariamente a dor referida, mas não elimina a causa da dor.

A importância de se distinguir entre os PGs no ventre muscular, na junção miotendínea ou na entese quando da aplicação da IPG ou do agulhamento a seco é ilustrada (Figura 72-4) por Fischer.[30] A precisão necessária para penetrar no PG com a agulha é uma habilidade que requer prática. Ao usar a palpação plana, como ilustrado nas Figuras 72-1C e 72-3A e B, a agulha é inserida entre os dedos que localizaram o PG. A agulha penetra na pele a 1 ou 2 cm de distância do PG para que ele possa se aproximar em um ângulo agudo de cerca de 30° em relação à pele. Tensão adequada nas fibras musculares é necessária para penetrar no PG. A agulha deve explorar as fibras profundas e superficiais do músculo.

Para a IPG, a seringa pode ser segurada entre os dedos da mão injetora, e a pressão do polegar é usada contra o êmbolo, como o método mostrado na maioria das figuras que ilustram a injeção neste capítulo. A pressão do polegar no êmbolo introduz lentamente quantidades de solução de procaína a 0,5% à medida que a agulha avança no interior do músculo. Isso garante que a procaína esteja presente para aliviar a dor no instante em que a ponta da agulha encontra um local ativo do PG. A agulha filiforme pode ser facilmente redirecionada com o mão de agulhamento para induzir todos as RCL na área.

O clínico deve evitar inserir a agulha no eixo onde a agulha tem maior probabilidade de se romper. Se necessário, alguma profundidade adicional de penetração pode ser obtida com segurança ao comprimir a pele e os tecidos subcutâneos com a mão palpadora. Uma vez que a pele e os tecidos subcutâneos foram comprimidos, o clínico deve manter a compressão até que a agulha seja retirada.

Durante o agulhamento, os densos nós contráteis no interior de PGs frequentemente podem ser sentidos pelo clínico como se a ponta da agulha tivesse encontrado uma borracha dura, resistente à penetração, tendendo a deslizar para um dos lados, como descrito por Gold e Travell há muitos anos. Usando a agulha como uma sonda, às vezes o PG parece um nódulo denso de 2 a 3 mm de diâmetro, com uma resistência à penetração que ajuda a identificá-lo.[31] Por vezes, quando a agulha entra em contato com o PG, pode-se perceber essa sensação de "rigidez". A tensão adequada no músculo ajuda a estabilizar a posição do PG, permitindo a penetração precisa da agulha, em especial nos PGs profundos que não podem ser facilmente estabilizados por palpação manual.

Se a RCL e a dor referida forem suscitadas do PG antes da IPG ou do agulhamento a seco, ambas devem ser observadas quando a agulha penetra no PG durante o procedimento. Hong[32] mostrou que, quando as penetrações de agulhas de um PG produziam RCL, elas eram muito mais propensas a resultar em alívio subsequente da dor do que as inserções de agulhas que não provocam RCL. Após a aplicação efetiva do agulhamento, a maioria das características do PG deve ser minimizada ou desaparecer. A banda tensionada fica mais relaxada após o agulhamento e talvez não

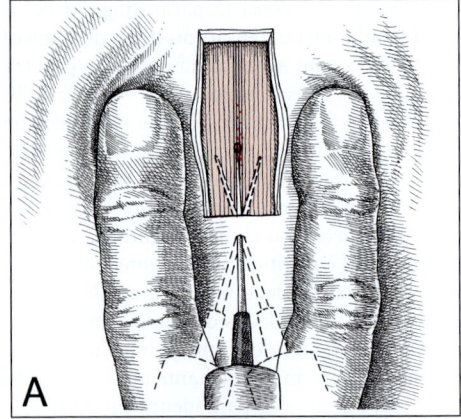

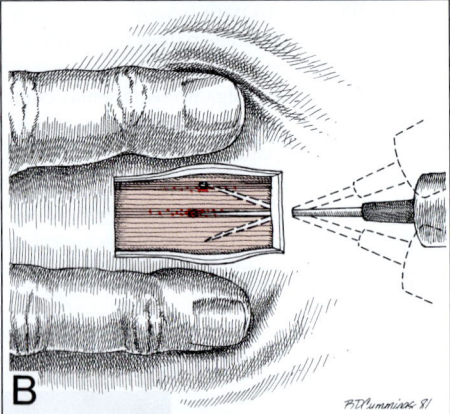

Figura 72-3 Vista superior esquemática de duas abordagens para o agulhamento plano de uma área de PG (ponto vermelho-escuro) em uma banda tensionada palpável (linhas pretas bem espaçadas). (A) Agulhamento longe dos dedos, que fixaram o PG para que ele não possa deslizar para longe da agulha. O contorno pontilhado indica sondagem adicional para explorar os PGs adjacentes adicionais. Os dedos pressionam para baixo e separam para manter a pressão para hemostasia. (B) Agulhamento em direção aos dedos, com pressão semelhante. Os PGs adicionais são frequentemente encontrados na vizinhança imediata por sondagem com a agulha.

seja mais distinguida pela palpação. Mesmo assim, o tópico RCL durante o agulhamento a seco está atualmente em debate.[12]

Às vezes, um aglomerado de PGs está presente em uma parte do músculo. Com frequência, esse fato é reconhecido quando o músculo é inicialmente palpado. Quando um desses PGs é desativado, a área é perfurada de maneira semelhante a um leque ou um círculo completo[32] em um esforço para garantir que todos os PGs restantes do grupo sejam desativados, conforme ilustrado na Figura 72-3B. Após cada movimento de sondagem, a ponta da agulha deve ser retirada do tecido subcutâneo e redirecionada antes do próximo movimento. Quando essa pesquisa de sondagem da região está concluída, a área é palpada para quaisquer pontos remanescentes de sensibilidade. Se outro PG for encontrado, ele é localizado com precisão com os dedos e pela agulha. Se possível, todos os potenciais pontos sensíveis nessa região devem ser eliminados antes de retirar a agulha da pele. O Quadro 72-1 descreve uma diretriz para procedimentos de IPG ou agulhamento a seco. Os Quadros 72-2 e 72-3 identificam contraindicações e precauções absolutas ao uso da IPG e do agulhamento a seco, respectivamente. O Quadro 72-4 lista as advertências de Travell e Simons sobre IPG e agulhamento a seco.

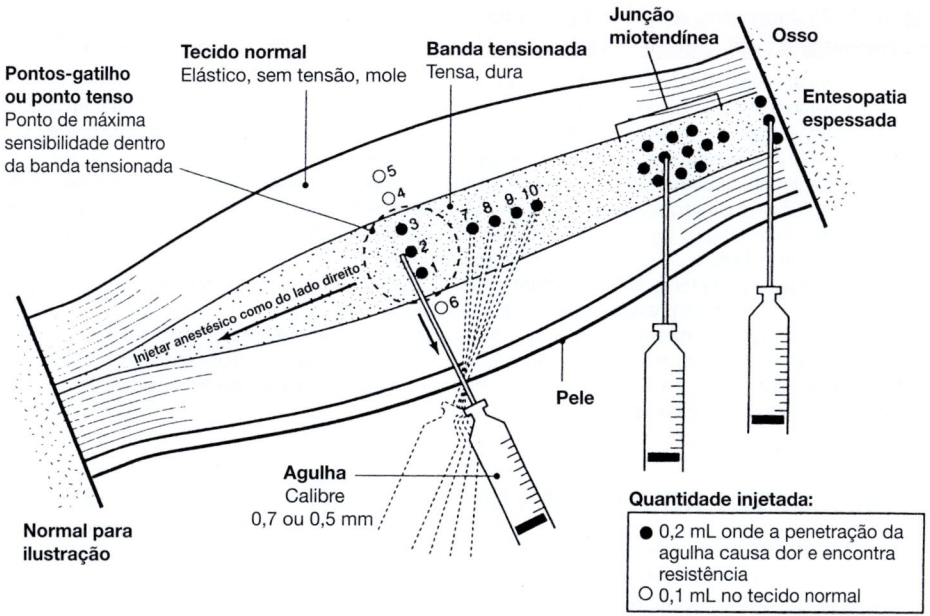

Figura 72-4 Representação esquemática de locais pré-agulhamento (círculos abertos) e locais de agulhamento (círculos fechados) do anestésico local em relação ao PG (grande círculo pontilhado). A banda tensionada é representada pela área pontilhada fechada. Este esquema distingue o PG do ventre muscular médio dentro do círculo quebrado da junção miotendínea e a inserção do tendão ao osso. Cada uma dessas três regiões de PG pode ser identificada pela sensibilidade pontual individual e por localizações anatômicas. Não há fundamentação para agulhar a parte da banda tensionada entre os círculos inteiros dos números 7 a 10. Reproduzida com permissão de Fischer AA. New approaches in treatment of myofascial pain: myofascial pain–update in diagnosis and treatment. *Phys Med Rehabil Clin North Am*. 1997;8(1):153-169.

Quadro 72-1 Diretrizes gerais para infiltração em pontos-gatilho ou uso da técnica de agulhamento a seco

Palpar e identificar marcos anatômicos
Palpar a banda tensionada com palpação plana transversa ou palpação em pinça
Identificar o PG e fixar com uma pinça ou palpação plana
Agulhar com movimentos de entrada e saída retos
Obter uma resposta de contração local (ou dor referida)
Passar a agulha de volta para o tecido subcutâneo e redirecioná-la para tratar outros PGs na mesma área ou nas proximidades
Prover hemostasia imediatamente após a retirada da agulha
Aplicar uma intervenção pós-agulhamento para reduzir a dor pós-agulhamento

Quadro 72-2 Contraindicações para infiltração em pontos-gatilho ou uso da técnica de agulhamento a seco

Praticante inadequadamente treinado
Fobia de agulha
Comprometimento cognitivo
Falta de vontade do paciente em ser tratado
Incapacidade do paciente para dar o consentimento
Lesões cutâneas locais
Infecções locais ou sistêmicas
Agulhamento direto sobre implantes

Quadro 72-3 Precauções para infiltração em pontos-gatilho ou uso da técnica de agulhamento a seco

Primeiro trimestre de gravidez
Doença vascular
Tendência a sangramento anormal (terapia anticoagulante, trombocitopenia)
Comprometimento do sistema imunológico
Espaço intercostal
Aversão à agulha

Hong[32] introduziu duas técnicas de agulhamento: uma compunha uma maneira mais segura de segurar a seringa, e a outra consistia em uma maneira diferente de executar a injeção em si, ou seja, o agulhamento a seco. Quando um clínico injeta um PG em locais que representam risco, caso o paciente faça movimento inesperado súbito (como uma reação de sobressalto, espirro e/ou tosse), Hong[11,32] recomenda uma maneira de segurar a seringa que é mais segura que o habitual.

Essa técnica garante que a seringa se mova com o paciente, não entrando em demasia no tecido, o que poderia causar uma injeção acidental. A mão que segura a seringa deve ser firmemente apoiada no corpo do paciente, conforme ilustrado na Figura 72-5. A seringa é mantida entre o polegar e os dedos menores, e o êmbolo é deprimido com o dedo indicador. Essa técnica é particularmente valiosa quando a injeção é realizada com a agulha direcionada para áreas próximas ao pulmão ou para artérias ou nervos.

> **Quadro 72-4 Advertências de Travell e Simons para infiltração em pontos-gatilho ou agulhamento a seco**
>
> Ao NUNCA apontar a agulha em um espaço intercostal, o clínico evita a angustiante complicação de um *pneumotórax*. Como residente, Dra. Travell descobriu, em sua experiência inicial de fazer muitas toracocenteses para derrames pleurais, que os pacientes relataram consistentemente um gosto salgado na boca sempre que a pleura era perfurada. O paciente pode dizer: "Ah, eu consigo sentir o gosto da solução". Quando o pulmão é perfurado e colapsado, segue-se dispneia, tosse e dor torácica característica de um pneumotórax.
>
> Uma agulha está propensa a quebrar onde se insere ao *hub*. A agulha nunca deve ser inserida solidamente ao seu *hub* devido à ocorrência de uma situação difícil que se seguiria caso ela se quebrasse no *hub* e desaparecesse sob a pele. Recuperar a agulha pode ser um processo demorado e frustrante para o clínico. Uma agulha longa o suficiente deve ser usada, ou a pele comprimida em torno dela, para garantir que alguma parte da agulha se projete acima da superfície da pele.
>
> A localização da ponta da agulha pode ser facilmente mal-interpretada quando se usa uma agulha longa e fina. É especialmente importante inserir a agulha em linha reta e evitar qualquer pressão lateral que possa dobrá-la.
>
> Quando a ponta de uma agulha entra em contato com o osso, o impacto frequentemente enrola a ponta para produzir uma rebarba em "anzol", que produz a sensação "arranhada" e de arrasto quando a agulha é puxada pelos tecidos; causa sangramento e dor desnecessários, e a agulha deve ser substituída imediatamente. É especialmente importante evitar o uso de uma agulha farpada para IPG ou agulhamento a seco de PGs em músculos como o escaleno, que fica perto de plexos nervosos.

6. NÚMERO DE SESSÕES DE AGULHAMENTO

Observe a definição de uma injeção no início deste capítulo. O número de locais com PG que precisam ser injetados em cada visita e o número de visitas necessárias são fortemente dependentes da condição do paciente e da habilidade e do julgamento do praticante. Até o momento, nenhuma especialidade médica adotou o diagnóstico e o tratamento de PGMs como parte oficial do programa de treinamento, nem tem padrões *especiais* de treinamento e prática estabelecida para esse diagnóstico. A International Association for the Study of Pain (IASP) publicou uma recomendação padrões de treinamento em PG.[33]

PGMs ativos sem fatores de perpetuação duradouros ou dano tissular adicional ocasionado por lesão mecânica de outras estruturas devem ser resolvidos com uma ou duas sessões de agulhamento. Essa estimativa é especialmente verdadeira se o paciente tiver sido orientado com adequadas técnicas de autoalongamento, que são discutidas na Seção 5 de cada capítulo sobre músculos específicos. Quando a terapia inicial dos PGs é adiada e os sintomas não diminuem com o tempo, quanto maior o período em atraso antes de se iniciar a terapia, maior será o número de sessões de IPG ou agulhamento a seco que serão necessárias durante um período mais longo.[34] Alguns problemas crônicos relacionados aos PGs podem exigir várias injeções durante meses de tratamento. Nessas situações, a principal diretriz é que o período de alívio da dor e disfunção do PG deve ser progressivamente mais longo com tratamentos sucessivos de IPG ou agulhamento a seco, e o paciente deve realizar um programa de autotratamento entre as sessões.

Quando um paciente demonstra múltiplos PGs ativos em músculos funcionalmente relacionados, há uma vantagem nítida em desativá-los como um grupo. Assim, cinco ou até 10 pontos tratados com agulhamento em uma visita podem ser apropriados, mas somente se for tolerável. Já que o tratamento com um agulhamento eficaz produz RCL, o que geralmente é associado com considerável desconforto, há um limite de quantas injeções dolorosas devem ser realizadas em uma visita, considerando as condições emocionais e o nível de envolvimento do sistema nervoso autônomo.

A presença de fatores perpetuantes não reconhecidos (ver Capítulo 4) levará a uma IPG ou a um agulhamento a seco desnecessário. A presença de disfunções articulares associadas que necessitam de manipulação causa resposta insatisfatória ao agulhamento e recorrência imediata da atividade do PG. Após tratamento articular adequado, uma ou duas sessões de IPG ou agulhamento a seco tendem a resolver o problema. A presença de fibromialgia concomitante aumentará o número de sessões de agulhamento necessárias e pode justificar a IPG ou o agulhamento a seco recorrentes a cada 6 a 8 semanas, porque a fibromialgia age como um

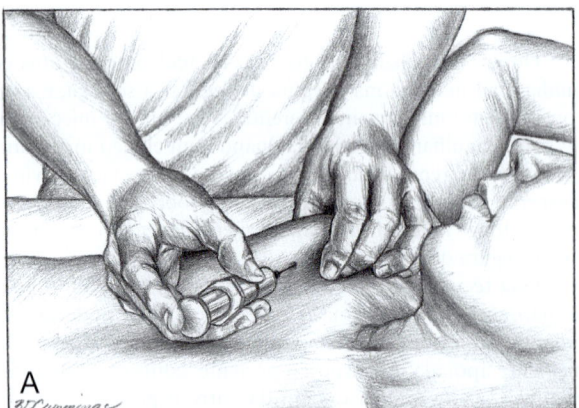
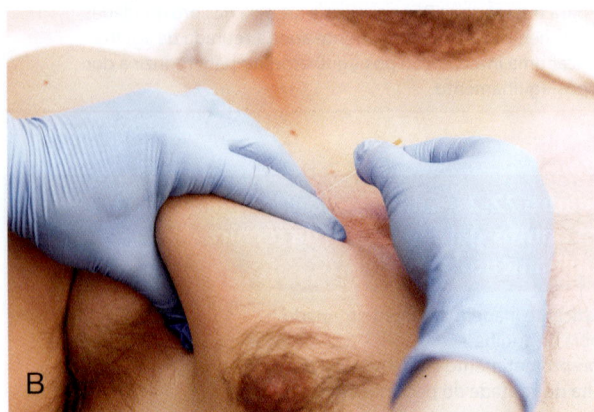

Figura 72-5 Injeção em PGs utilizando uma técnica para segurar a seringa que minimiza o perigo de inserir acidentalmente a agulha mais longe do que o pretendido, se o paciente fizer um movimento repentino e inesperado. (A) Retirado de uma fotografia original, cortesia de John Hong, MD, que primeiro descreveu esse método. Hong C-Z. Injeção em PG miofascial. *Crit Rev Phys Med Rehabil*. 1993; 5: 203-217. (B) Técnica semelhante mostrada para uso da técnica de agulhamento a seco.

fator de perpetuação que até o momento não tem cura. Desativar os PGs pode fornecer alívio da dor para muitos desses pacientes.

7. PROCEDIMENTOS DE PÓS-AGULHAMENTO

Dor e desconforto induzidos pós-agulhamento são considerados consequência do dano neuromuscular gerado pelas inserções de agulha no músculo.[35] A presença de dor pós-agulhamento pode ser associada a uma possível relutância em receber mais terapia com agulhas, gerando insatisfação do paciente e redução na adesão ao tratamento. De fato, é altamente recomendável aconselhar o paciente sobre a presença de dor após qualquer terapia com agulhas.[36] Portanto, os procedimentos pós-agulhamento devem ser sempre implementados em uma abordagem de tratamento multimodal.

Educação postural, modificação de atividades, autoalongamento e treinamento neuromotor após IPG ou agulhamento a seco devem ser parte integrante desse tratamento. Imediatamente após IPG ou agulhamento a seco, hemostasia (compressão local) deve ser aplicada por um mínimo de 30 segundos, e o paciente deve mover ativamente cada músculo agulhado por toda a sua amplitude de movimento de três a cinco vezes, alcançando seu encurtamento total tolerável até a posição alongada tolerável durante cada ciclo de movimento.

O músculo geralmente se apresenta rígido no final da amplitude de movimento de estiramento total no primeiro ciclo de movimento, menos rígido no segundo ciclo, e começa a apresentar mais conforto do terceiro ao quinto ciclos. É importante que o paciente mova o músculo lentamente para explorar a faixa final de movimento, a fim de obter liberação adicional. A ação de movimentar o músculo agulhado por toda sua amplitude também é vital para melhorar o controle motor. Aplicar gelo imediatamente após o procedimento de IPG ou agulhamento a seco, alongamento,[37] compressão manual[38] ou exercício excêntrico de baixa carga[39] podem ajudar na recuperação, sendo úteis na redução da dor pós-agulhamento.

O alongamento pós-injeção é importante, pois ajuda a equalizar o comprimento dos sarcômeros ao longo das fibras musculares afetadas, o que alivia a tensão anormal e pode eliminar as bandas tensionadas palpáveis.[37] Movimento voluntário também alivia a rigidez residual em toda a amplitude de movimento, ajudando o paciente a perceber a amplitude de movimento aumentada e propiciando a ele uma forma de alongamento a ser incorporada no seu programa de autotratamento domiciliar. Além disso, essa atividade de amplitude de movimento estabelece uma melhor percepção sobre a função normal do músculo do paciente, enquanto reprograma o cerebelo para incorporar uma nova capacidade de alcance total recentemente restaurada do músculo para melhor desempenho nas atividades diárias do paciente. Estabelecer uma prescrição de exercício para realizar em casa após IPG ou agulhamento a seco é vital para o sucesso do tratamento.

Lewit[40] observou dor muscular após agulhamento a seco e após IPG com um anestésico local, mas não fez menção de aplicar calor ou frio como parte do tratamento. A dor pós-injeção por si só não é desfavorável se o padrão relacionado do paciente de dor referida for aliviado. Alguns clínicos consideram a dor pós-agulhamento um efeito "natural" ou "positivo" que indica que a desativação foi efetivamente alcançada. No entanto, antes de realizar novo agulhamento, é sensato deixar o músculo se recuperar completamente da dor, o que, em geral, dura no máximo 48 a 72 horas, independentemente do modo de agulhamento utilizado.[37-39] A dor também pode ser causada por agulhamentos ineficazes não realizados diretamente no interior do PG.

> **Quadro 72-5** Possíveis razões para fracasso da infiltração em pontos-gatilho ou do uso da técnica de agulhamento a seco
>
> 1. Desconsiderar os fatores de perpetuação provavelmente é a razão mais importante para o fracasso
> 2. Agulhar um PG latente, não um PG ativo
> 3. Agulhar a área de dor e sensibilidade referidas, não os PGs, proporcionando alívio incompleto ou temporário
> 4. Fracassar no agulhamento do próprio PG
> 5. Usar calibre de agulha inadequado
> 6. Injetar uma solução com um conservante bacteriostático irritante ou alergênico
> 7. Fazer hemostasia inadequada seguida por irritação do PG devido a sangramento local
> 8. Negligenciar outros PG ativos ou associados que estão contribuindo para a dor do paciente
> 9. Falhar em fornecer cuidados posteriores, incluindo hemostasia, amplitude de movimento de extensão total, instrução postural e de posicionamento, modificação da atividade e treinamento neuromotor
> 10. Falhar em estabelecer uma prescrição de exercícios em casa que inclua intensidade, frequência e duração do programa de gerenciamento domiciliar

Se duas ou três sessões de tratamento com IPG ou agulhamento a seco não conseguirem erradicar os PGs em um músculo, repetir sessões adicionais com essas técnicas raramente obterá melhor resposta. Os fatores de perpetuação que estão causando a recorrência dos PGs devem ser identificados e gerenciados (ver Capítulo 4). Possíveis razões para a falta de eficácia com IPG ou agulhamento a seco no tratamento da dor e disfunção miofascial causada por PGs são listadas no Quadro 72-5.

AGULHAMENTO MOLHADO: INJEÇÕES NOS PONTOS-GATILHO

1. ANESTÉSICOS LOCAIS

Esta discussão é um resumo da visão geral sobre o uso de soluções para IPG no tratamento da dor miofascial e disfunção dos PGs. Certamente, pesquisas mais específicas e extensas, detalhes científicos e opiniões clínicas estão disponíveis e podem ser incorporados às informações deste capítulo.

Uma variedade de soluções e combinações foi utilizada para IPG. Os anestésicos locais têm sido a solução mais comum. Lidocaína, bupivacaína e procaína são os anestésicos locais mais frequentemente usados para IPG. Simons e colaboradores[2] relatam que o agulhamento a seco é tão eficaz quanto a injeção de um anestésico, mas resulta em maior dor pós-agulhamento.[2,11] Simons e colaboradores[2] recomendaram o uso de pequenas quantidades de solução, aproximadamente 10 mL em único local injetado.

Muitos pacientes têm dor crônica e são candidatos a receber injeções seriadas na prática clínica. É comum fazer alterações na abordagem do tratamento em relação à agulha e à solução de escolha para identificar a resposta ideal em um paciente. A abordagem do tratamento também pode ser ajustada para mudanças na apresentação do paciente, como em episódios de exacerbação ou alteração na distribuição da dor.

Os anestésicos locais têm um perfil de segurança favorável quando administrados apropriadamente, em especial nas doses e nas concentrações usadas na IPG. O mecanismo de ação dos anestésicos locais envolve o bloqueio da condução nervosa pela ligação reversível aos canais de sódio, prevenindo a despolarização. A duração da ação é determinada pela capacidade de ligação às proteínas dos receptores dos canais de sódio. O início, a duração e as doses máximas são referenciados na Tabela 72-1. Para pacientes com múltiplas áreas que requerem tratamento, uma concentração mais baixa de anestésico local pode permitir que mais áreas sejam injetadas com segurança.

Anestésicos locais se encaixam na categoria bioquímica do éster ou da amida, conforme determinado pelo elo da substância. Lidocaína e bupivacaína são anestésicos locais comumente usados que são do grupo da amida. Anestésicos locais do tipo amida são metabolizados no fígado. Esse mecanismo pode ser considerado para pacientes com função hepática alterada, embora os volumes e as concentrações de anestésicos locais usados para IPG não sejam grandes e possam ser ajustados para a condição do paciente. A procaína é uma anestésico local à base de éster. Os anestésicos locais ésteres são hidrolisados e rapidamente metabolizados e, portanto, têm menor toxicidade. Sua rápida degradação reduz o potencial de reação adversa se introduzidos inadvertidamente por via intravascular. O ácido para-aminobenzoico é um metabólito que pode atuar como alérgeno em alguns pacientes, mas sua rápida metabolização reduz a probabilidade de reação quando usado para IPG. Os metabólitos de procaína são excretados na urina.[7] A meia-vida dos anestésicos locais pode ser prolongada em casos de insuficiência renal,[41] mas tais anestésicos são rotineiramente usados em procedimentos de insuficiência renal e em pacientes que necessitam de diálise. A quantidade e a diluição dos anestésicos locais utilizados na IPG geralmente não constituem uma preocupação em pacientes com disfunção renal.

Alergia real aos anestésicos locais é rara, representando menos de 1% das reações adversas.[42,43] Alguns pacientes têm sensibilidade ao metilparabeno, que é um conservante antimicrobiano contido em frascos de múltiplas doses. A maioria das reações alérgicas é de hipersensibilidade tipo IV e apresenta pequeno risco de anafilaxia. Embora o teste de alergia possa ser conduzido para avaliar se um paciente específico é realmente alérgico a um anestésico local, a falta de dados consistentes que apoiam a superioridade da infiltração pode predispor o clínico a optar pelo tratamento com agulhamento a seco. Um evento adverso comum que pode ocorrer com qualquer injeção é uma reação vasovagal, geralmente secundária à inserção da agulha, e não à administração do anestésico local.

A miotoxicidade dos anestésicos locais é outro fator que pode influenciar na decisão de tratamento, tanto ao tipo de solução

Tabela 72-1 Classificação e uso de anestésicos locais

	Usos clínicos	Concentração normal (%)	Início de ação usual	Duração normal (h)	Dose única máxima[a] (mg)	Características únicas
Aminoésteres						
2-Cloroprocaína	Infiltração	1	Rápido	0,5-1,0	1.000 + EPI	Toxicidade sistêmica mais baixa
	BNP	2	Rápido	0,5-1,0	1.000 + EPI	A via intratecal pode ser neurotóxica
	Epidural	2-3	Rápido	0,5-1,5	1.000 + EPI	
Procaína	Infiltração	1	Rápido	0,5-1,0	1.000	Usado para espinha diferencial
	BNP	1-2	Devagar	0,5-1,0	1.000	
	Espinal	10	Moderado	0,5-1,0	200	
Tetracaína	Tópico	2	Devagar	0,5-1,0	80	
	Espinal	0,5	Rápido	2-4	20	
Aminoamidas						
Lidocaína	Tópico	4	Rápido	0,5-1,0	500 + EPI	
	Infiltração	0,5-1,0	Rápido	1-2	500 + EPI	
	IV regional	0,25-0,5	Rápido	1-3	500	
	BNP	1,0-1,5	Rápido	0,5-1,5	500 + EPI	
	Epidural	1-2	Rápido		500 + EPI	
	Espinal	5			100	
Prilocaína	IV regional	4	Rápido	1,5-3,0	600	Amida menos tóxica
	BNP	1,5-2,0			600	Metemoglobinemia possível quando > 600 mg
	Epidural	1-3			600	
Mepivacaína	BNP	1,0-1,5	Rápido	2-3	500 + EPI	Duração das soluções simples
	Epidural	1-2	Rápido	1,0-2,5	500 + EPI	Mais longo que a lidocaína com EPI, útil quando o EPI é contraindicado
Bupivacaína	BNP	0,25-0,5	Devagar	4-12	200 + EPI	Cardiotoxicidade exagerada
	Epidural	0,25-0,75	Moderado	2-4	200 + EPI	Com injeção IV acidental
	Espinal	0,5-0,75	Rápido	2-4	20	Baixas doses produzem sensorial > bloqueio motor
Etidocaína	BNP	0,5-1,0	Rápido	3-12	300 + EPI	Motor > bloqueio sensorial
	Epidural	1,0-1,5	Rápido	2-4	300 + EPI	

[a]Dose única máxima é afetada por muitos fatores; esse é apenas um guia.
EPI, epinefrina; IV, intravenosa; BNP, bloqueio do nervo periférico.
Modificada de Barash PG, Cullen BF, Stoelting RK. *Handbook of Clinical Anesthesia*. 2nd ed. Philadelphia, PA: Lippincott; 1993:206-207; Dreyer S, Beckworth W. Commonly used medications in procedures. In: Lennard TA, Vivian D, Walkowski S, Singla A, eds. *Pain Procedures in Clinical Practice*. 3rd ed. Philadelphia, PA: Elsevier-Saunders; 2011:5-12.

utilizada quanto à opção de usar a técnica de agulhamento a seco. A revisão de Zink e Graf[44] descobriu que a injeção intramuscular de anestésicos locais frequentemente resulta em mionecrose local, embora uma significativa toxicidade musculoesquelética seja um efeito secundário raro. A mionecrose persistente por 24 a 48 horas ativa os fagócitos, que invadem a área. A desregulação intracelular do Ca^{2+} parece ser um elemento importante na lesão miocitária. Esse efeito é reversível, e a regeneração muscular ocorre dentro de 3 a 4 semanas. Lesão muscular é menos observada com uso de procaína, mas mais observada com o uso de bupivacaína. Esse efeito parece ser dependente da dose e do volume, além de ser relacionado ao seu uso recorrente.[44] Clinicamente, miotoxicidade e a inflamação resultante podem ser consideradas em pacientes que sofrem exacerbação dos sintomas após alguns dias da aplicação da IPG.

Alguns autores propuseram que o uso do anestésico local pode prejudicar a avaliação palpatória da resposta e do tratamento dos PGs remanescentes. Considera-se limitar o volume e a concentração do anestésico injetado em cada local. Além disso, os clínicos devem procurar localizar o local da injeção por meio de palpação e evocar RCL antes de injetar a solução.

A lidocaína sem o agente vasoconstritor (epinefrina) é a solução mais comumente utilizada na IPG. É de fácil disponibilidade e relativamente de baixo custo. A toxicidade da lidocaína pode causar efeitos cardiovasculares e no sistema nervoso central. Sua toxicidade é rara e dependente da dose. Apresenta um início relativamente imediato e duração de ação de 30 a 90 minutos. A lidocaína é um fármaco de categoria B para a gravidez, porém é excretada no leite materno.

Ao revisar a literatura, há considerável variação na dosagem de lidocaína usada para a IPG. Volumes estudados podem variar de 0,2 a 2 mL e concentrações de 0,25 a 2%, fatores que podem limitar a comparação desses estudos. A lidocaína pode ser diluída com água estéril para uma concentração de 0,25%, o que mostrou melhor efeito que utilizar concentrações de 0,50% ou 1%, com base em apenas um estudo.[45] Iwama e Akama[46] mostraram que a lidocaína diluída é menos dolorosa e tem uma duração de alívio mais longa em um estudo comparativo de tratamento de PGs do músculo trapézio.

A lidocaína tem um pH de 6,3 a 6,4. Alguns clínicos podem tamponar a lidocaína utilizando 8,4% de solução de bicarbonato na proporção de 10:1, com o objetivo de reduzir o desconforto da queimação. Entretanto, resultados conflitantes são observados nos estudos de injeção intradérmica de lidocaína. Matsumoto e colaboradores[47] observaram que a lidocaína tamponada com diluição 10:1 apresenta desconforto reduzido quando comparada à solução salina normal, enquanto Zaiac[48] identificou que a utilização de lidocaína com epinefrina diluída na proporção de 10:1 com solução salina normal foi menos dolorosa do que tamponamento com lidocaína. Esses estudos utilizaram injeção intradérmica em vez de injeção intramuscular.

Um estudo sobre a tolerabilidade da injeção intramuscular utilizou a administração de lidocaína a 1% como diluente da ceftriaxona *versus* lidocaína a 1% tamponada com diluente, não demonstrando diferença sobre a dor ou o desconforto associado à injeção.[49] Se essa informação puder ser extrapolada para a IPG intramuscular, haverá pouco benefício em tamponar lidocaína para IPG. Comparações adicionais específicas sobre o conforto durante a IPG seriam úteis para melhorar o manejo clínico do problema.

Semelhante à lidocaína, a procaína tem duração da ação rápida e curta. A procaína pode apresentar um menor efeito miotóxico, e foi o anestésico local preferido da Dra. Janet Travell.

A Dra. Travell recomendou o uso do anestésico local de ação curta diluído a 0,5%, devido ao fato de as maiores concentrações não apresentarem um maior efeito anestésico.[50,51]

Bupivacaína ou ropivacaína são anestésicos locais de ação prolongada que às vezes são usados ou combinados para a IPG. A duração da ação pode durar várias horas. Uma comparação de injeção intramuscular foi associada à redução da dor com ropivacaína quando comparada à bupivacaína; entretanto, essa aplicação não foi avaliada no local específico do PG.[52] A bupivacaína é o fármaco mais comumente citado no uso clínico e em pesquisas com IPG. A ropivacaína é mais utilizada em procedimentos de anestesia, como raquianestesia ou bloqueio nervoso. Embora possa ser tentador para pacientes e clínicos ver anestésicos de ação prolongada como uma fonte mais poderosa para se obter maior alívio pós-injeção, tais anestésicos não se mostraram claramente superiores aos fármacos de curta duração. Potencialmente, por apresentarem miotoxicidade aumentada, injeções com fármacos de longa duração podem bloquear nervos sensoriais ou motores se injetados perto de algum nervo.

Por fim, clínicos fizeram empiricamente acréscimos às soluções injetadas nos PGs, às vezes apenas com base teórica e informações anedóticas. Portanto, a eficácia e os riscos potenciais devem ser avaliados antes de incluir os aditivos nas soluções injetadas.

2. CORTICOSTEROIDES

Os corticosteroides têm efeitos anti-inflamatórios e imunossupressores. É provável que sejam o aditivo mais comum para IPG, embora nenhum benefício global claro tenha sido observado.

Simons e colaboradores[2] defenderam o uso de esteroides de ação prolongada para a IPG. Preparações de esteroides com atividade predominantemente glicocorticoide, em vez de atividade mineralocorticoide, são usadas nos procedimentos de controle da dor (Tabela 72-2). Os efeitos adversos da injeção de corticosteroides incluem rubor na face, despigmentação e atrofia muscular. A administração local pode produzir efeitos sistêmicos, como hiperglicemia em pacientes com diabetes. Riscos potenciais devem ser incluídos ao considerar essa opção para a IPG. Geralmente, os corticosteroides podem ser misturados na mesma seringa que anestésicos locais. Betametasona não deve ser misturada com anestésico local contendo metilparabeno como conservante, porque pode resultar em floculação da solução (nome comercial, Celestone).[7]

Resultados referentes à adição de corticosteroide à solução injetada no PG são mistos, e, portanto, os estudos devem ser realizados para inclusão de um grupo-controle. Por exemplo, a IPG com lidocaína guiada por ultrassom para o tratamento da síndrome do piriforme foi equivalente à injeção usando uma combinação de lidocaína e esteroide.[53] Alguns estudos sugeriram benefícios da adição de esteroides. Um estudo com pacientes com dor de cabeça comparou o tratamento com agulhamento a seco, lidocaína a 0,25% e lidocaína a 0,25% com 0,2 mL de 4 mg/mL de dexametasona.[54] Menor desconforto pós-injeção e ingestão de medicamentos foram notados no grupo injetado com uma combinação de anestésico local e corticoide.[54] Em contrapartida, a injeção de cortisona direcionada para a bolsa sinovial no tratamento da síndrome da dor do trocanter maior, o que é um procedimento comum, não se mostrou superior ao tratamento com agulhamento a seco nos PGs.[55]

Uma série de casos de tratamento da síndrome dolorosa muscular no serrátil anterior descreveu o uso de lidocaína a 2%

Tabela 72-2 Comparação de esteroides glicocorticoides comumente usados[a]

Agente	Potência anti-inflamatória[a]	Propriedade de retenção de sal	Meia-vida de plasma (min.)	Duração	Dose oral equivalente (mg)
Hidrocortisona	1	2+	90	C	20
Cortisona	0,8	2+	30	C	25
Prednisona	4-5	1+	60	I	5
Prednisolona	4-5	1+	200	I	5
Metilprednisolona	5	0	180	I	4
Triancinolona	5	0	300	I	4
Betametasona	25-35	0	100-300	L	0,6
Dexametasona	25-30	30	100-300	L	0,75

[a]Relativo à hidrocortisona.
I, intermediária; L, longa; C, curta.
Adaptada de Lennard TA. Fundamentals of procedural care. In: Lennard TA, ed. *Physiatric Procedures in Clinical Practice*. Philadelphia, PA: Saunders; 1995; Dreyer S, Beckworth W. Commonly used medications in procedures. In: Lennard TA, Vivian D, Walkowski S, Singla A, eds. *Pain Procedures in Clinical Practice*. 3rd ed. Philadelphia, PA: Elsevier-Saunders; 2011:5-12.

e bupivacaína a 0,5% e 1 mL (40 mg) de triancinolona, com um total de 3 mL depositados em cada local acometido por PGs localizados por palpação.[56] Uma pequena amostra foi tratada, mas mostrou uma resposta bastante consistente em sete de oito pacientes em relação ao uso de medicamentos e escala de dor após 3 meses. Esse grupo de pacientes foi o único em que a síndrome dolorosa foi desencadeada após intervenção cirúrgica. Além disso, nenhum grupo-controle para tratamento sem esteroides ou com agulhamento a seco estava envolvido.[56]

Pesquisas adicionais podem mostrar benefícios em tipos de pacientes ou locais anatômicos específicos. Resposta positiva ao uso de esteroide também pode ser um fator específico para adição de soluções na IPG. Esteroides são usados em bloqueios nervosos, como na neuralgia intercostal ou do nervo occipital maior, e a IPG nessas áreas pode ter efeitos sobrepostos. Esteroides por via oral ou por infusão são muitas vezes utilizados no manejo da exacerbação da dor de cabeça. Uma revisão da literatura sobre relatos de casos mostrou resultados positivos na adição de esteroides à IPG, devendo-se considerar a injeção em proximidades de nervos e seus efeitos sistêmicos antes de concluir o benefício da adição à solução na IPG.

Serapina é uma solução aquosa estéril oriunda de uma planta carnívora (*sarracenia purpurea*). Ela tem sido usada em injeções por mais de 50 anos para tratar tanto a dor muscular como a dor de origem neuropática. Limitado número de pesquisas está disponível para compreender os efeitos do uso de serapina para o tratamento da dor miofascial, e a maioria das informações disponíveis é antiga. Um mecanismo de ação proposto ao seu uso é o bloqueio seletivo da atividade das fibras C.[57] Bates[58] observou maior alívio com injeção de serapina quando comparado com novocaína ou solução salina sem boqueio motor ou sensitivo. Nenhum ECR de seu uso para IPG foi observado nesse momento.

Clinicamente, a serapina pode ser usada com sucesso em uma combinação 50/50 com um anestésico local para tratar pacientes com exacerbação dos sintomas, com um componente significativo de dor que apresenta resposta limitada ao anestésico local usado de forma isolada. Nenhuma reação adversa à adição da solução de serapina na IPG foi observada até o momento. Qualquer melhora na qualidade ou duração da resposta é meramente derivada da observação clínica. A serapina não está disponível no mercado dos EUA, e não se sabe quando o produto estará disponível.

O hialuronato é um glicosaminoglicano encontrado na matriz extracelular, especialmente nos tecidos conectivos moles. As formas do produto são usadas para injeções de suplementação da viscosidade intra-articular. Uma comparação foi realizada utilizando a IPG composta por lidocaína a 0,5% com a mesma solução de lidocaína misturada com hialuronidase 600 UI/mL. Não foram relatadas diferenças significativas nos dias 0, 4, 7 ou 14. Os pacientes que receberam hialuronidase apresentaram menos dor pós-injeção no dia 1.[59] Com base no benefício muito limitado e no custo associado, é improvável sua aplicação, a menos que dados adicionais de apoio sejam disponibilizados.

A solução de dextrose tem sido usada como técnica de injeção proliferativa, como na prolotrapia, na qual as concentrações variam de 10 a 20%, e na injeção perineural tamponada em água estéril a 0,5%. Um mecanismo proposto para o uso da dextrose na dor miofascial refere-se à glicopenia como um potencial estímulo para excitação das fibras C, inflamação neurogênica e dor neuropática.[60] Um estudo coreano propôs a dextrose como suplemento energético para o metabolismo dos PGs. Nesse estudo, a comparação entre a intensidade da dor e os limiares de dor à pressão apresentaram menores escores, indicando melhora 7 dias após a terapia para o grupo tratado com dextrose a 5%, em comparação ao grupo tratado com lidocaína a 0,5%, ou solução salina.[61] Mais pesquisas são necessárias antes de recomendar a adição de dextrose às soluções injetadas nos PGs.

Alguns clínicos acrescentam preparações vitamínicas intramusculares (como as de vitamina B_{12}, D ou C) na solução injetada no PG. Apesar de a avaliação da saúde geral e do estado nutricional ser um fator importante a ser considerado na abordagem de fatores perpetuantes na clínica da dor miofascial, não há evidências para a recomendação da adição de vitaminas (ver Capítulo 4).

O cetorolaco é um fármaco anti-inflamatório não esteroide (AINE) da família dos ácidos propiônicos muitas vezes usado como analgésico e antipirético. O cetorolaco atua inibindo a síntese de prostaglandinas. Seu uso inclui administração intramuscular e intravenosa. O cetorolaco pode ser utilizado para tratar exacerbações da dor, incluindo dor oriunda de lesões musculoesqueléticas. Nenhum ECR específico sobre a adição de cetorolaco na IPG foi realizado até o momento.

Outros tipos potenciais de soluções a serem consideradas úteis na adição à IPG são: receptores antagonistas 5-HT3,[62] fatores bloqueadores de necrose tumoral[63] e soro autólogo antagonista do receptor de interleucina-1 (IL-1). Pesquisas de qualidade são necessárias antes de recomendar esses componentes adicionais para uso clínico de rotina.

3. NEUROTOXINAS

O uso de neurotoxinas para o tratamento da dor musculoesquelética se expandiu[64] e requer menção, mas uma revisão completa dessa intervenção está além do escopo deste texto.

O Botox é produzido pelo organismo anaeróbio gram-positivo chamado *Clostridium botulinum*, que pode ser encontrado no solo e na água. Quanto injetado, o Botox causa um grau de paralisia flácida por bloquear a liberação de acetilcolina no terminal pré-sináptico da junção neuromuscular. Existem várias neurotoxinas designadas como tipos A, B, C1, C2, D, E, F e G. A Tabela 72-3 resume as neurotoxinas aprovadas pela Food and Drug Administration (FDA). O Botox é usado para tratar múltiplas condições dolorosas, como distonia cervical e enxaqueca crônica diária. Seus efeitos sobre os neurônios motores são bem conhecidos, causando relaxamento de músculos hipertônicos ou espásticos. Ele também pode ser utilizado para inibir a liberação de neurotransmissores envolvidos na transmissão da dor, como o glutamato e a substância P.[65] Um estudo realizado em ratos mostrou redução significativa na liberação de glutamato, bem como redução do edema local e dos sinais de dor após injeção periférica da toxina. Isso explica a razão do Botox também reduzir a dor, além de seus efeitos motores.[66]

A fraqueza muscular pode começar a ganhar efeito em 2 a 5 dias, com efeito máximo em cerca de 2 semanas. Como resultado do efeito da toxina na junção neuromuscular, a terminação nervosa e a placa motora falham. Uma nova terminação nervosa brota no axônio residual, eventualmente formando a nova junção neuromuscular. A junção neuromuscular é geralmente restabelecida em aproximadamente 3 meses. Assim, as injeções de Botox duram 3 meses em média.[67]

Resultados divergentes são relatados nos estudos que compararam a eficácia da IPG com Botox. Ao revisar a literatura, a janela de resposta ao tratamento muitas vezes se compara com intervalos de tempo relativamente curtos após a injeção. Em virtude da duração da ação da neurotoxina, as diferenças na resposta deveriam ser avaliadas de 2 a 3 meses a partir do tratamento, em vez de avaliações pós-injeção em intervalos de apenas algumas semanas após a injeção.[67,68] A revisão Cochrane encontrou apenas quatro estudos comparando os efeitos do Botox A com placebo em indivíduos com dor miofascial. Os resultados foram controversos, pois três estudos não relataram diferenças estatisticamente significativas entre Botox A e placebo para reduzir a dor.[68]

Um subgrupo de indivíduos com dor miofascial crônica terá reativação do PG, apesar da repetição da IPG. Esse grupo de pacientes pode ser considerado para realizar injeções de toxina botulínica. As injeções podem reduzir a atividade elétrica dos PGs e proporcionar maior durabilidade da resposta.[67] O método de identificação do local de tratamento pode ser diferente quando se avalia realizar a injeção da neurotoxina. IPG é dirigida por palpação, e a avaliação para a injeção de neurotoxina pode ser realizada por eletroneuromiografia (EMG), que identifica e mapeia adequadamente os músculos-alvos. O mapeamento EMG geralmente é feito na região cervical devido à complexidade anatômica. Palpação manual e julgamento clínico geralmente são usados em outras regiões do corpo. Estudos mostraram que os pacientes que fazem mapeamento por EMG têm tendência a uma resposta maior às injeções do que aqueles que não o fazem.[69] O mapeamento também pode incluir o uso de ultrassom para avaliar músculos profundos, que normalmente não receberiam o agulhamento em razão da proximidade de estruturas sensíveis, como nervos, vasos ou pleura. Clinicamente, pacientes que apresentam atividade elevada nos testes musculares têm melhores resultados com injeção de neurotoxina comparados a pacientes com pouca ou nenhuma atividade.

A injeção de neurotoxina pode oferecer maior duração do alívio da dor miofascial, além de também oferecer uma janela de oportunidade para esforços na reabilitação, como reeducação muscular, alongamento e correção postural. Uma maior duração do efeito também pode ter consequências negativas. Clinicamente, existem pacientes que toleraram bem a IPG e que experimentaram exacerbação significativa após o tratamento com a neurotoxina. Pacientes com hipermobilidade segmentar ou generalizada podem apresentar mais mobilidade e fraqueza resultante da injeção de Botox. Por exemplo, dor no ombro pode ser agravada por um comprometimento da estabilização escapular em virtude da administração de neurotoxina para tratar os PGs na borda medial da escápula.

Pacientes devem ser informados sobre os potenciais efeitos secundários da injeção de neurotoxina. Como afirmado, as injeções levam cerca de 2 semanas para começar a entrar em vigor. Após 2 semanas, alguns pacientes podem notar um aumento na dor. Após injeção nos músculos do pescoço, também pode ser observada fraqueza no pescoço com dificuldade de levantar a cabeça. Sintomas leves semelhantes aos da gripe também podem ser relatados. Esses efeitos colaterais são autolimitados e não devem durar mais do que 2 semanas.

Se um paciente responder positivamente à injeção da neurotoxina, considera-se repetir as injeções em 3 meses. Caso os PGs se tornem definitivamente desativados, os pacientes podem interromper o tratamento. Outros pacientes podem notar um retorno dos sintomas após 3 meses, o que irá exigir injeções subsequentes. Os pacientes devem ser monitorados após cada injeção para avaliar a necessidade de tratamento.

4. RESUMO DAS INJEÇÕES NOS PONTOS-GATILHO

Até o momento, existe um significativo grau de empirismo sobre a eficácia e a prática da IPG. Essa área de estudo oferece muitas oportunidades potenciais de pesquisa. Comparações de tratamento são necessárias com amostras controladas, tipos de soluções e aditivos farmacológicos, bem como regimes ideais de tratamento, sua frequência e duração.

Como observado por Simons e colaboradores,[2] pacientes podem relatar uma história de tratamento com IPG sem benefícios. Os pacientes também podem relatar história de dor significativa

Tabela 72-3	Resumo das neurotoxinas aprovadas pela FDA	
Nome molecular	Nome farmacêutico	Tipo
Onabotulínica	Botox	A
Abobotulínica	Dysport	A
Incobotulínica	Xeomin	A
Rimabotulínica	Myobloc	B

De Davids HR. Toxina botulínica no manejo da dor. https://emedicine.medscape.com/article/325574-overview#a4. Acessado em 31 de agosto de 2017.

pós-injeção. Os médicos que executam IPG devem ser bem treinados e experientes. Muitos países e Estados já reconhecem e regulamentam o agulhamento a seco dentro do escopo da prática fisioterapeuta; assim, os pacientes têm maior acesso a clínicos qualificados para o tratamento da dor miofascial e disfunção.

Como a literatura disponível não demonstra superioridade da IPG sobre o agulhamento a seco ou de outra solução particular para injeção, em última análise cabe ao clínico escolher a abordagem inicial de tratamento e o individualizar para cada paciente. Problemas de saúde, hábitos corporais e a anatomia do local-alvo do tratamento são fatores concomitantes a serem considerados na determinação da escolha do método de agulhamento, solução utilizada e, possivelmente, o uso orientado de EMG ou ultrassonografia. Uma combinação de infiltração e agulhamento a seco também pode ser usada. Tratamentos subsequentes podem ser ajustados de acordo com a resposta do paciente.

Pode haver algum benefício que perdure semanas ou meses com o uso de anestésicos locais em relação ao conforto pós-injeção. Lidocaína ou procaína pode ser usada a 1% ou diluída com solução salina normal ou água estéril até uma concentração de 0,5 ou 0,25%. Até o momento, anestésicos locais de longa duração, como a bupivacaína, podem ser usados, mas não demonstraram grandes efeitos, além do risco de poder aumentar o componente de miotoxicidade e o potencial para maior bloqueio neural. Maiores concentrações dessas soluções geralmente não mostram melhor efeito. Volumes maiores do que 10 mL em cada local geralmente não são indicados. Realizar RCL, reduzir a concentração e o volume do anestésico local podem permitir um método melhor ao clínico para localizar os PGs.

Aditivos a soluções IPG têm sido usados empiricamente pelos médicos, mas têm pouco ou nenhum apoio na literatura. Os corticosteroides podem ter benefícios em alguns tipos de pacientes, mas não há pesquisas suficientes para descrever as recomendações de uso. Os esteroides carregam riscos locais e sistêmicos adicionais, especialmente se a dosagem for maior, com múltiplos locais de injeção ou de uso repetido. Um teste pode ser reservado para pacientes que não respondem ao IPG utilizando apenas anestesia local.

O uso de neurotoxinas no tratamento da dor miofascial permanece controverso. Ainda não se sabe quais pacientes são mais propensos a responder ao uso da administração da neurotoxina ou qual paciente temporariamente terá seu sintoma exacerbado pelo seu uso. Em virtude dos custos mais elevados associados a essa solução, o uso de anestésicos locais na IPG provavelmente deve continuar a ser a primeira escolha de intervenção.[54] A avaliação para o uso de neurotoxina deve ser reservada para casos em que a resposta à IPG ou ao agulhamento a seco é limitada ou de duração limitada. Resposta positiva ao uso da neurotoxina pode reduzir a frequência ou eliminar a necessidade da IPG. Alguns pacientes se beneficiam da disponibilidade da IPG entre as sessões de neurotoxina para abordar as áreas residuais de disfunção miofascial.

AGULHAMENTO A SECO

É importante considerar que agulhas filiformes podem ser utilizadas para acupuntura e agulhamento a seco. Uma discussão sobre as diferenças entre ambas as abordagens está além do escopo deste livro. A American Physical Therapy Association define agulhamento a seco como uma "intervenção realizada por meio de uma agulha filiforme fina (geralmente uma agulha de acupuntura) que penetra na pele com o intuito de estimular PGs miofasciais, músculos e tecido conectivo para o manejo dos distúrbios neuromusculoesqueléticos".[70]

Alguns autores descreveram diferentes técnicas de agulhamento a seco. Provavelmente, o método de agulhamento mais utilizado é o descrito por Hong,[11] que descreveu o *fast in, fast out* (movimentos rápidos de aprofundamento e retirada da agulha no interior de um PG), que é um método de inserção no PG precisamente localizado por palpação. O dedo palpador deve ficar sobre ou aos lados da banda tensionada para orientar a inserção da agulha diretamente na área do PG. A agulha é segurada pela outra mão. Então, uma agulha de calibre fino (0,30 mm de calibre) é inserida profundamente no tecido subcutâneo, com as fibras musculares do PG sendo exploradas com múltiplas inserções da agulha. O movimento da agulha deve ser rápido, com precisos movimentos de entrada (aprofundamento da agulha) e saída (retirada da agulha, sem remover a ponta da agulha do interior do PG). Hong modificou a técnica descrita originalmente incluindo uma pausa de 2 ou 3 segundos entre as inserções. Essa pausa entre cada inserção fornece ao clínico tempo para considerar a textura do tecido atravessado pela agulha e a melhor direção para redirecioná-la, além de tempo para identificar uma RCL, e, se for o caso, tempo para injetar uma solução anestésica no local onde ocorreu a RCL. Então, a agulha é inserida profundamente o suficiente para penetrar no PG e, em seguida, é puxada de volta para a camada de tecido subcutâneo, mas não para fora da pele. Se o clínico estiver realizando uma IPG com 0,5% de procaína (ou lidocaína), ela é injetada na banda tensionada após cada RCL que é detectada pela sensação de movimento da ponta da agulha (da mão que segura a seringa), pela palpação da contração muscular (sentida pela mão palpadora), ou até mesmo observada visualmente pelo movimento de contração muscular pela pele. O agente analgésico local deve ser injetado, por um médico, somente se a RCL acompanhar a inserção, por um médico, da agulha.

Essa técnica com movimentos rápidos evita danos nas fibras musculares causados pelas RCLs. Estudos demonstraram que as RCLs são evocadas mais frequentemente quando a agulha é movida de forma mais rápida, em comparação com o movimento lento. A orientação de inserção da agulha é geralmente em linha reta, sendo pouco provável que a agulha seja desviada por um denso nó contrátil quando inserida em alta velocidade. Por essa razão, a técnica *fast in, fast out* é bem adequada para o uso com agulhas filiformes (agulhas de acupuntura). Hong[11] originalmente propôs que uma RCL deva ser obtida durante a aplicação da técnica para que esta seja eficaz. No entanto, discute-se sobre quantas RCLs são necessárias para a obtenção de um resultado positivo. Um estudo recente não encontrou diferenças clínicas na dor dependendo de diferentes números de RCL obtidos com agulhamento a seco no músculo trapézio superior de pacientes com dor no pescoço.[71] Da mesma forma, outro estudo sugere que a utilização da RCL pode não ser tão necessária quanto Hong[11] descreveu para obter resultado favorável, porque nenhuma diferença em uma semana foi observada entre pacientes com RCL e aqueles que não apresentam RCL.[72] Discrepâncias nos estudos publicados levaram alguns autores a questionar a necessidade da RCL durante o uso da técnica de agulhamento a seco.[12]

Gunn[73] recomenda identificar os PGs a partir dos pontos sensíveis na banda tensionada ao utilizar a técnica do agulhamento a seco. Primeiro, identifica-se os PGs como um ponto de sensibilidade localizada em uma banda tensionada; em seguida, identifica-se precisamente o local da pele através do qual será inserida a agulha usando um dermômetro (localizador do ponto com menor resistência da pele). Então, o clínico insere a agulha através desse local em direção ao PG, onde se sente uma sensação de "trepidação" na ponta da agulha, que é frequentemente associada com dor quando a agulha entra na área do PG. Gunn[73] definiu essa técnica de agulhamento do PG como estimulação intramuscular.

Revisões sistemáticas e metanálises sustentam o uso do agulhamento a seco para diversas condições clínicas. Por exemplo, foi concluído que o agulhamento a seco é eficaz, pelo menos a curto prazo, para o manejo das condições de dor nos quadrantes superior[74] e inferior,[75] no pescoço-ombro,[13] na lombar[76] e no calcanhar.[77] Uma interessante metanálise encontrou evidências sugerindo que o agulhamento a seco aplicado por fisioterapeutas não foi superior a qualquer tratamento ou placebo, mas demonstrou ser igualmente eficaz a outros tratamentos fisioterapêuticos para curto e médio prazos em indivíduos com dor musculoesquelética.[78] Não há evidência clara dos efeitos a longo prazo do agulhamento a seco até o momento. Mesmo assim, a Agência Canadense de Fármacos e Tecnologias em Saúde aceitou o uso do agulhamento a seco no sistema público de saúde seguindo os passos de uma avaliação clínica apropriada.[79]

O mecanismo pelo qual o agulhamento a seco exerce seus efeitos terapêuticos ainda não é completamente compreendido, e tanto mecanismos mecânicos quanto neurofisiológicos são propostos.[80,81] Do ponto de vista mecânico, foi proposto que o agulhamento a seco promove uma ruptura na integridade das placas motoras disfuncionais, aumento do comprimento dos sarcômeros e redução da sobreposição dos monofilamentos de actina e miosina.[1] Do ponto de vista neurofisiológico, o agulhamento a seco pode reduzir tanto a sensibilização periférica quanto a central, removendo a fonte de nocicepção periférica (PGM) obtida pela modulação do corno posterior da medula espinal e pela ativação das vias inibitórias centrais da dor. Provavelmente, o agulhamento a seco atua de modo simultâneo em diferentes níveis nesses processos.[82]

INFILTRAÇÃO EM PONTOS-GATILHO E PROCEDIMENTOS DE AGULHAMENTO A SECO

1. CABEÇA E PESCOÇO (SEÇÃO 2)

Músculo trapézio (Capítulo 6)

A IPG ou o agulhamento a seco do músculo trapézio superior pode ser realizada com o paciente posicionado em posição supina, lateral ou em decúbito ventral. Os PGs do trapézio médio ou inferior podem ser mais bem abordados com o paciente em decúbito ventral ou decúbito lateral sobre o lado não afetado, enquanto o trapézio superior pode ser agulhado em supino ou em decúbito ventral, dependendo da localização do PG. Diferentes revisões sistemáticas sugerem que o agulhamento a seco do músculo trapézio superior é eficaz para reduzir a dor em indivíduos com dor cervical mecânica.[4,13] Os resultados também são mantidos após 6 meses de acompanhamento.[83] Além disso, a aplicação de agulhamento a seco em um PG ativo das fibras inferiores do músculo trapézio também foi eficaz para reduzir a dor em indivíduos com dor cervical mecânica.[84]

Fibras superiores do trapézio (Figura 72-6)

Para IPG ou agulhamento a seco das fibras superiores do músculo trapézio, o paciente deve ser posicionado em supino ou decúbito ventral. Se o paciente for incapaz de assumir essas posições, a posição em decúbito lateral pode ser utilizada. O PG é identificado com palpação em pinça e é segurado firmemente, visando levantar o músculo, destacando-o das demais estruturas cervicais subjacentes e do ápice do pulmão. A agulha é dirigida em sentido anteroposterior (Figura 72-6A) ou em direção posteroanterior (Figura

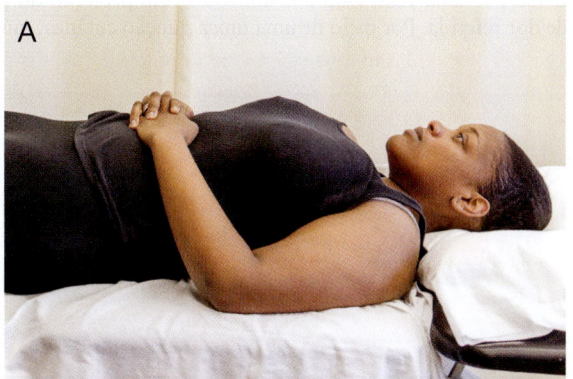
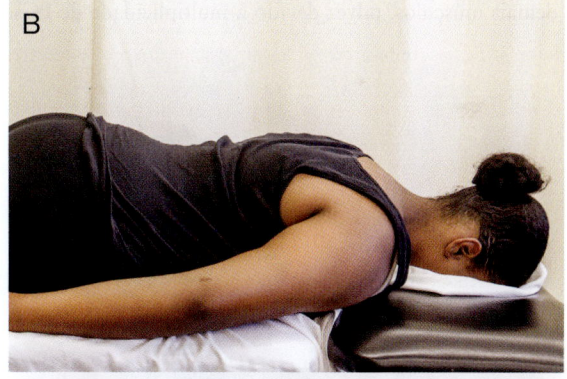
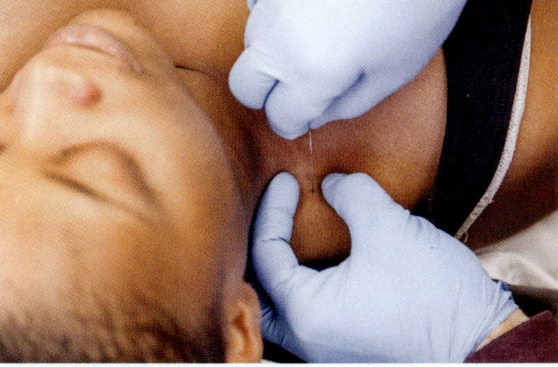
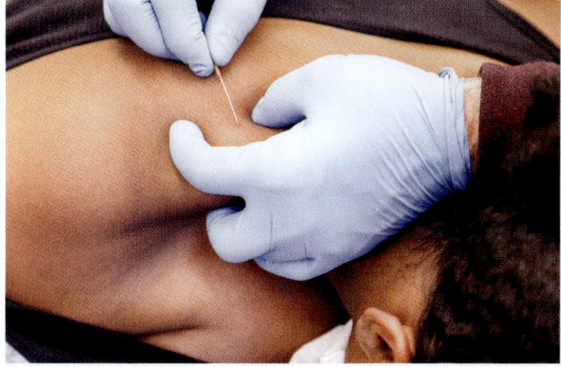

Figura 72-6 Injeção em PGs ou uso de agulhamento a seco para fibras do músculo trapézio superior. (A) Supino. A agulha é direcionada de anterior para posterior. (B) Decúbito ventral. A agulha é direcionada de posterior para anterior. Note que o músculo é puxado para longe do ápice do pulmão e de outras estruturas.

72-6B). Quando a agulha penetra o PG, as RCLs nesse músculo geralmente são fortes e numerosas.

Fibras do trapézio médio (Figura 72-7)

Para IPG ou agulhamento a seco das fibras médias do músculo trapézio, o paciente é posicionado em decúbito ventral. O PG é identificado por meio da palpação plana, comprimindo o músculo contra o gradil costal. O clínico identifica e bloqueia os espaços intercostais acima e abaixo do PG com os dedos indicador e médio da mão de palpação para evitar que a agulha entre no campo pulmonar (Figura 72-7). A agulha é, então, direcionada para o PG. Se o espaço intercostal não puder ser identificado, a agulha pode ser inserida tangencialmente de forma superficial no músculo da direção lateral para a medial.

Fibras do trapézio inferior (Figura 72-8)

Para IPG ou agulhamento a seco nas fibras inferiores do músculo trapézio, o paciente é posicionado em decúbito ventral. O PG é identificado com palpação plana, e o clínico identifica e bloqueia os espaços intercostais acima e abaixo da costela com os dedos indicador e médio da mão palpadora para evitar entrar no campo pulmonar (Figura 72-8). A agulha é direcionada de posterior para anterior em direção ao PG. Se o espaço intercostal não puder ser identificado, a agulha pode ser inserida tangencial e superficialmente no músculo, de uma direção lateral para inferomedial.

Músculo esternocleidomastóideo (Capítulo 7) Figura 72-9

Os PGs do músculo esternocleidomastóideo frequentemente reagem à terapia de injeção com dor de cabeça e mais dor local do que os demais músculos, talvez devido à multiplicidade de PGs, dos quais alguns permanecem ativos apesar do tratamento, ou devido à forte influência do sistema nervoso autônomo nesses PGs.

Recomenda-se agulhar os músculos de somente um lado durante a primeira sessão. Qualquer PG no lado contralateral deve ser agulhado somente após qualquer reação prévia à IPG ou ao agulhamento a seco ter diminuído, e se os locais de agulhamento apresentarem melhora substancial.

Para IPG ou agulhamento a seco de qualquer divisão, o paciente é posicionado em posição supina (Figura 72-9A e B) e o PG é identificado com palpação em pinça, com os dedos indicador, médio e polegar do clínico. O músculo é relaxado por meio da inclinação da orelha em direção ao ombro no lado afetado, com o rosto virado ligeiramente para cima e para o lado oposto. Um travesseiro pode ser colocado sob o ombro do lado afetado para levantar o peito e relaxar o músculo. O trajeto da veia jugular externa é delineado pelo seu bloqueio com um dedo logo acima da clavícula, e a artéria carótida é identificada. Quando o nível médio do músculo estiver sendo agulhado, o clínico pode usar o dedo para deslocar lateral ou medialmente a veia, visando evitar a penetração.

Para IPG ou agulhamento a seco das cabeças esternal e clavicular (Figura 72-9B), todo o músculo deve ser envolvido em palpação em pinça pelos dedos polegar e indicador do clínico, a fim de elevar o músculo destacando-o da inervação, dos músculos escalenos e vasos sanguíneos subjacentes (Figura 72-9C). A agulha é direcionada para o dedo do clínico no aspecto posterior do músculo, e sua direção é anterior para posterior. Um PG na porção proximal do músculo pode ser tratado com inserção da agulha direcionada para o dedo do clínico e o processo mastoide.

Uma agulha hipodérmica de calibre 0,25 a 0,40 mm × 40 mm de comprimento ou uma agulha filiforme de 0,30 × 30 mm deve ser selecionada. A penetração precisa da agulha no PG é confirmada por uma RCL e/ou por dor local com projeção do padrão de dor referida. Por meio de uma única punção cutânea, múltiplos

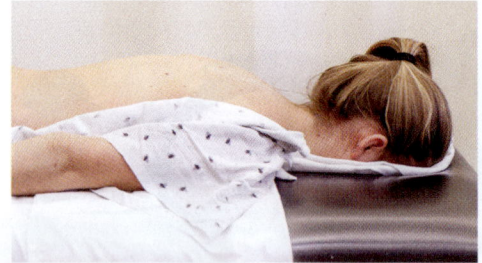

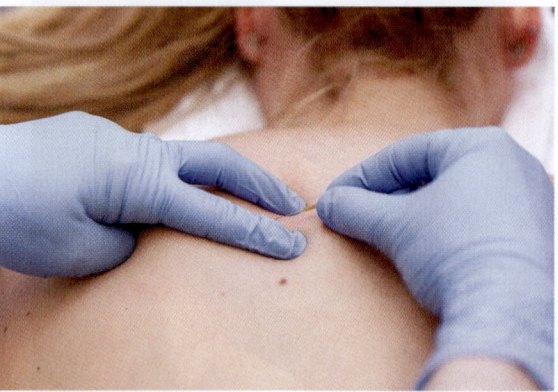

Figura 72-7 Injeção em PGs ou uso de agulhamento a seco para as fibras musculares do trapézio médio. Observe o bloqueio do espaço intercostal para evitar a penetração do campo pulmonar.

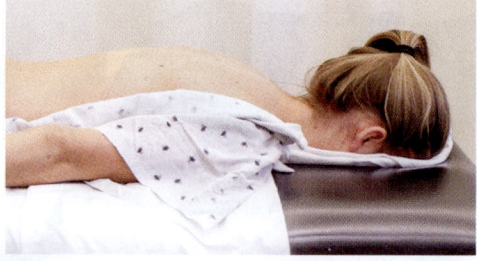

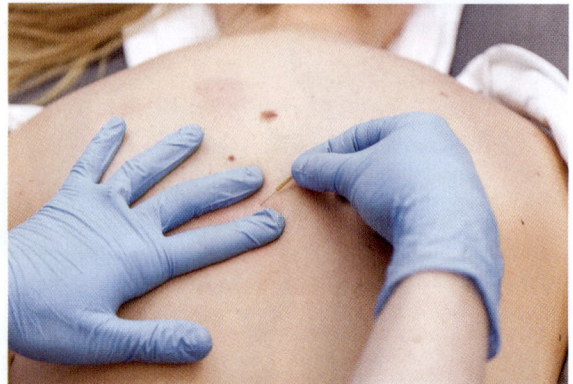

Figura 72-8 Injeção em PGs ou uso de agulhamento a seco para as fibras do músculo trapézio inferior. Observe o bloqueio do espaço intercostal para evitar a penetração do campo pulmonar.

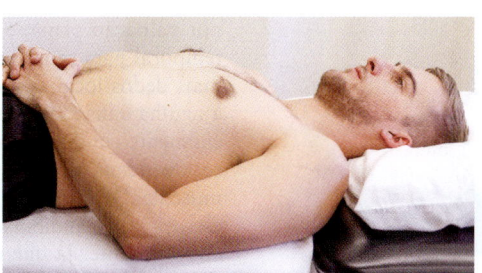
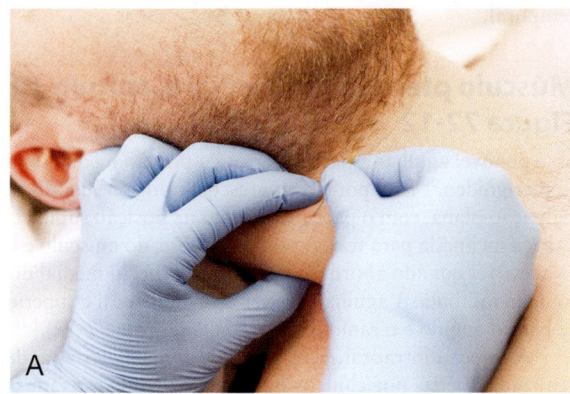
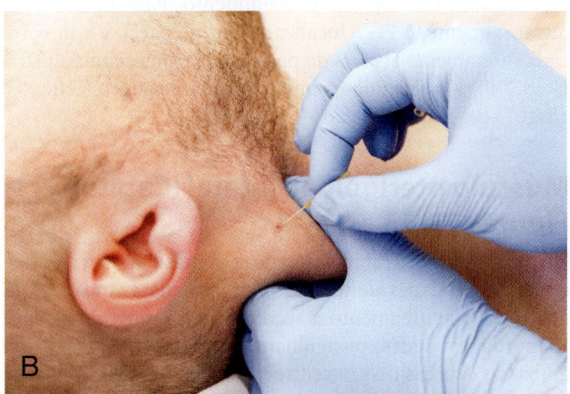
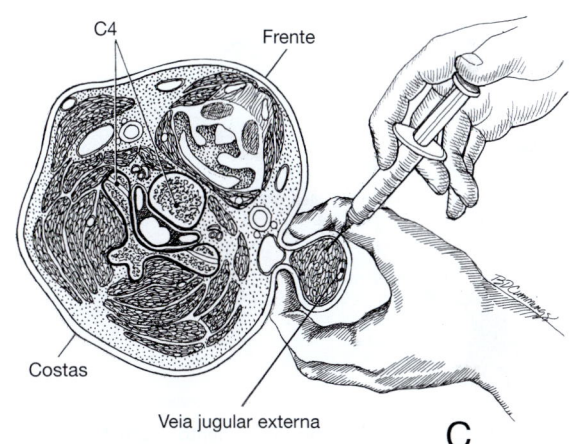

Figura 72-9 Injeção em PGs ou uso de agulhamento a seco do músculo esternocleidomastóideo direito na região média do ventre do músculo, com o paciente em supino, cabeça inclinada para o mesmo lado do músculo afetado e a face virada para o lado. (A) Porção média da parte esternal (superficial). (B) Porção média da parte clavicular (profunda). (C) Injeção vista em corte anatômico, no nível da 4ª vértebra cervical. O clínico segurou as duas partes usando a palpação em pinça e afastou o músculo das estruturas neurovasculares subjacentes.

agulhamentos com injeção de 1 ou 2 mL de solução de procaína a 0,5% podem ser realizados até que a dor e a RCL não sejam mais provocadas pela agulha.[31,85] Geralmente, os PGs mais superficiais na porção medial são desativados primeiro (Figura 72-4A), seguidos pelos PGs na parte clavicular (Figura 72-9B).

Às vezes, durante a IPG sobre ou acima do nível médio do músculo esternocleidomastóideo, o paciente pode descrever dormência na face, que envolve tecidos profundos à pele. O paciente ainda relata sensações de calor, frio, dor e formigamento no ângulo da mandíbula, bochecha e borda externa da orelha. Esses sintomas podem ocorrer em razão da infiltração anestésica do ramo posterior do nervo auricular maior, que se enrola ao redor do esternocleidomastóideo e ruma em direção ao rosto a partir do músculo. Dependendo da solução injetada, a sensação de dormência desaparece em aproximadamente 15 ou 20 minutos, quando o efeito anestésico local se dissipa.

Músculo masseter (Capítulo 8)
Figura 72-10

Se técnicas de liberação manual não apresentarem resposta imediata ao tratamento nos PGs do masseter, IPG ou agulhamento a seco pode ser necessário para desativar os pontos. A IPG ou o agulhamento a seco podem ser realizados com maior precisão posicionando o paciente em decúbito dorsal com a boca ligeiramente aberta. No masseter, PGs são normalmente localizados com palpação plana; no entanto, palpação em pinça também pode ser utilizada para localizar os pontos por meio da colocação de um dedo situado dentro da boca e de outro por fora (Figura 72-10A). O agulhamento das fibras posteriores (profundas) requer consciência da localização do nervo facial. Para o agulhamento nesse músculo, a agulha deve ser direcionada para o ventre muscular.

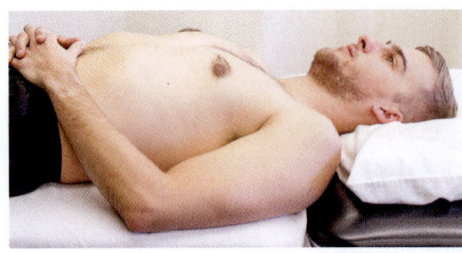
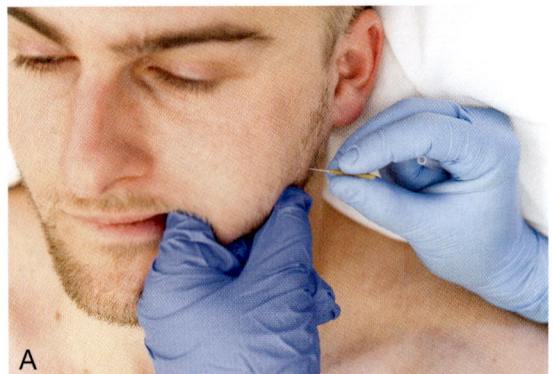
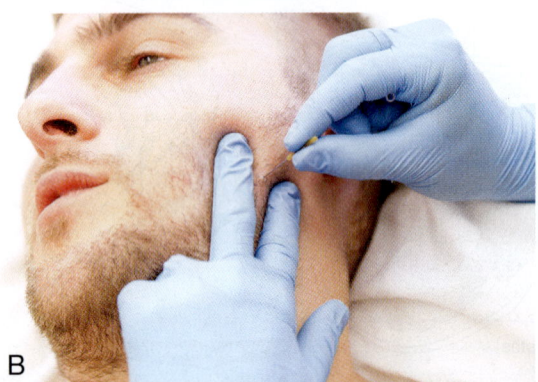

Figura 72-10 Injeção em PGs uso de agulhamento a seco do músculo masseter. (A) Ventre médio da porção superficial, usando o aperto de pinça. (B) Porção profunda do músculo localizada posteriormente, utilizando palpação plana para fixar o PG contra o ramo subjacente da mandíbula, evitando o nervo facial.

Quando o PG é claramente identificado e fixado entre o segundo e terceiro dedos do clínico, a agulha deve ser direcionada especificamente para o ventre muscular com múltiplas inserções (estocadas) realizadas sem retirar a agulha (Figura 72-10B). O clínico deve observar qualquer RCL e reação dolorosa que indiquem que a agulha encontrou com precisão o PG.

Clínicos experientes também podem realizar o agulhamento nos PGs do masseter intraoralmente por meio de uma agulha fina e curta (calibre 0,5 ou 0,4 mm × 25 mm).[86] A injeção intraoral tem a vantagem de não demandar penetração da glândula parótida, onde o nervo facial também está localizado.[87] O agulhamento a seco intraoral não é recomendado pelos autores deste capítulo.

Músculo temporal (Capítulo 9)
Figura 72-11

O paciente é posicionado em decúbito dorsal com a cabeça voltada na direção oposta do lado a ser tratado. O PG é identificado por palpação plana, e um dedo deve ser posicionado na artéria temporal para monitorar continuamente sua localização. Os demais dedos localizam e estabilizam o PG (Figura 72-11). Após, a agulha é inserida perpendicularmente à pele, angulada tangencialmente em direção à fossa temporal. Simons e colaboradores[2] recomendam procaína a 0,5% sem epinefrina para injeção intramuscular.[86] Os músculos masseter e temporal são sinérgicos para elevação da mandíbula, portanto podem apresentar PGs de forma concomitante. Já que o músculo masseter é o mais potente dos dois, ele deve ser examinado e tratado antes do PGs do músculo temporal.

Músculo pterigóideo medial (Capítulo 10)
Figura 72-12

Só é possível agulhar a parte inferior da porção medial do músculo pterigóideo.[50] Essa porção do músculo pode ser identificada por palpação plana, com o paciente deitado na posição supina e com a cabeça inclinada para trás. A porção inferior do músculo é bastante acessível quando abordada a partir do aspecto medial do ângulo da mandíbula. A agulha deve ser dirigida lateral e superiormente para o ângulo e o ramo da mandíbula (Figura 72-12).[1,11]

A injeção intraoral nesse músculo é mais efetiva e deve ser realizada apenas por clínicos qualificados e que estejam familiarizados com esse tipo de procedimento. Para injetar o músculo intraoralmente, o PG é localizado por palpação e a injeção é aplicada diretamente através da parede da faringe, como ilustrado por Gelb.[88] Para esse agulhamento, o reflexo faríngeo (reflexo de "engasgo") deve ser suprimido.

Músculo pterigóideo lateral (Capítulo 11)
Figuras 72-13 e 72-14

Para obtenção de tratamento eficaz, o músculo pterigóideo lateral requer habilidades de terapia manual mais avançadas; portanto a IPG ou o agulhamento a seco para esse músculo pode ser útil. A abordagem de IPG ou agulhamento a seco pode ser realizada em ambas as cabeças do seu ventre muscular. Somente a injeção intraoral pode atingir a porção anterior da junção musculotendínea.

A IPG ou o agulhamento a seco em qualquer porção do músculo pterigóideo lateral requer um conhecimento detalhado da anatomia devido à dificuldade de palpação do músculo, além dos numerosos nervos e vasos sanguíneos vizinhos, incluindo o plexo pterigóideo. A agulha deve ser orientada pela visualização das relações do músculo com seus PGs e estruturas vizinhas.

O paciente é posicionado em decúbito dorsal com a face voltada para o teto. Para IPG ou agulhamento a seco da porção inferior do músculo, deve se manter a mandíbula em abertura de 22 a 30 mm ou mais, visando ao melhor posicionamento da área de tratamento. A porção-alvo do agulhamento é limitada superiormente pelo arco zigomático; inferiormente, pela incisura da mandíbula; anteriormente, pelo processo coronoide; e, posteriormente, pelo côndilo da mandíbula (Figura 72-13A). A agulha deve ser inserida anteriormente ao colo da mandíbula, sendo direcionada para as raízes do dente molar superior (Figura 72-13A e B). Para atingir a cabeça inferior do músculo pterigóideo lateral, a agulha deve penetrar tanto o músculo masseter quanto a parte tendínea do músculo temporal. A placa do pterigóideo, à qual esse músculo se insere anteriormente, está representada à esquerda da linha pontilhada na Figura 72-13A.

Para IPG ou agulhamento a seco de PG na cabeça superior, a mandíbula é aberta, a agulha é inserida logo antes da articula-

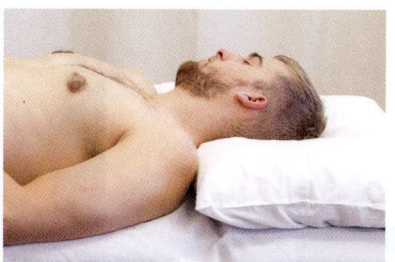

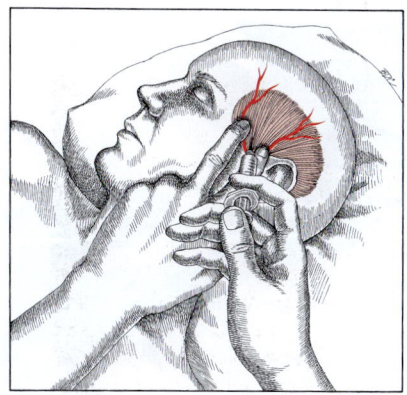 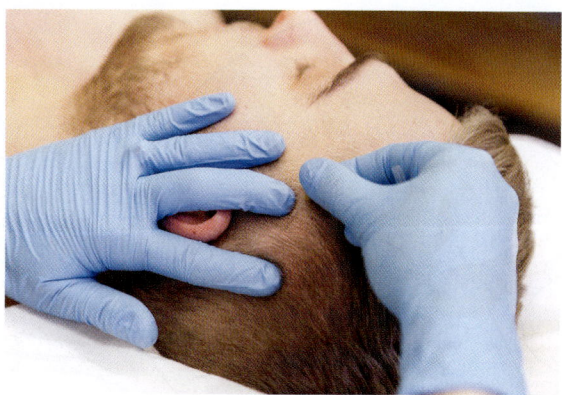

Figura 72-11 Injeção em PGs ou uso de agulhamento a seco do músculo temporal (vermelho-claro). A artéria temporal (vermelho-escuro) é evitada. Um dedo é colocado na artéria para monitorar continuamente sua localização; outros dedos localizam um PG.

ção temporomandibular (ATM) e é direcionada para cima e para a frente, profundamente ao arco zigomático, como ilustrado por Cohen.[86] O PG pode ser alcançado somente após a profundidade total do músculo masseter ter sido penetrada e a ponta da agulha atingir a região sob o arco zigomático (Figura 72-14). O osso esfenoide forma o assoalho do espaço dentro do qual o músculo se encontra. Delicadamente encontrar esse osso com a agulha estabelece a profundidade total desse músculo. Na ausência de um histórico de reações alérgicas à procaína, pode-se usar 0,5% de procaína em solução salina isotônica, em vez de um anestésico local de ação prolongada. Essa escolha de solução reduz a probabilidade de reações adversas. Mesmo se um nervo ou vaso sanguíneo for penetrado, a procaína diluída é rapidamente degradada pela procainesterase à medida que a medicação entra na corrente sanguínea. Lidocaína (xilocaína) 2% ou mepivacaína (carbocaína) 3% tem sido usada com sucesso por outros clínicos, mas mepivacaína requer cuidados especiais para evitar a injeção intravascular e oferece pouca ou nenhuma vantagem. Soluções contendo epinefrina não devem ser usadas.

A agulha deve ser substituída imediatamente se ela entrar em contato com o osso e parecer que a ponta desenvolveu uma broca que "prende" ou "arranha", em vez de deslizar suavemente pelo tecido. Uma agulha de calibre 0,4 a 0,7 mm de 38 mm ou agulha filiforme de 0,30 × 50 mm é adequada. Uma agulha mais fina tem maior probabilidade de não acertar os vasos sanguíneos, mas pode ser defletida pelos tecidos conectivos e pelos nós de contratura de PG, a menos que a agulha fina seja inserida rapidamente com a técnica *fast in, fast out* de Hong.[11] Ao injetar nesse músculo um anestésico local diferente de 0,5% de procaína, é importante não injetar enquanto a agulha é inserida ou retirada do músculo ao atravessar o plexo pterigóideo; nesse caso, é importante aspirar por evidências de sangue na seringa antes de injetar.

A porção anterior (junção musculotendínea) da cabeça inferior é alcançada com relativa facilidade por meio da abordagem intraoral para aqueles familiarizados com a injeção intraoral, conforme descrito e ilustrado por Gelb.[88] Os PGs da cabeça inferior

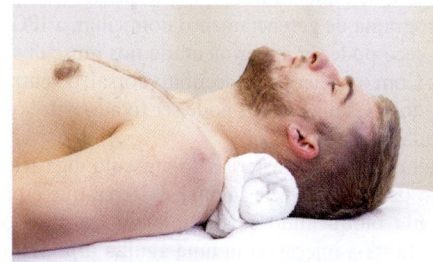

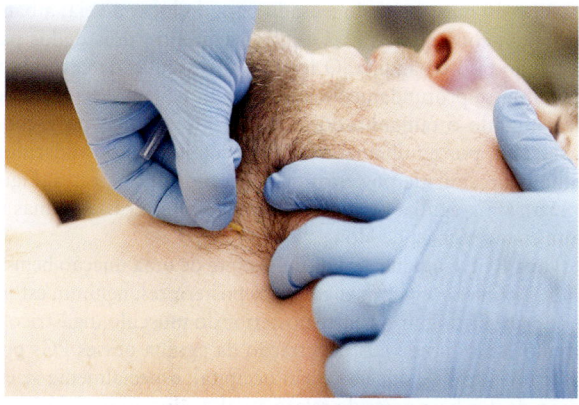

Figura 72-12 Injeção em PGs ou agulhamento a seco para o músculo pterigóideo medial.

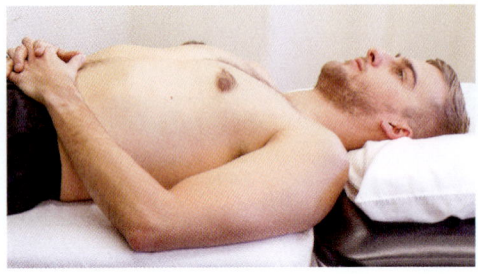
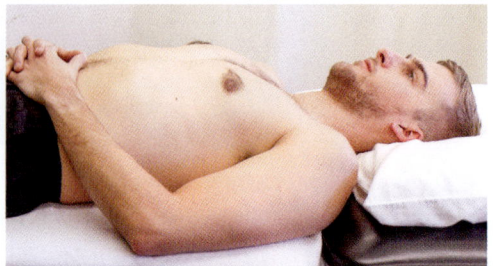

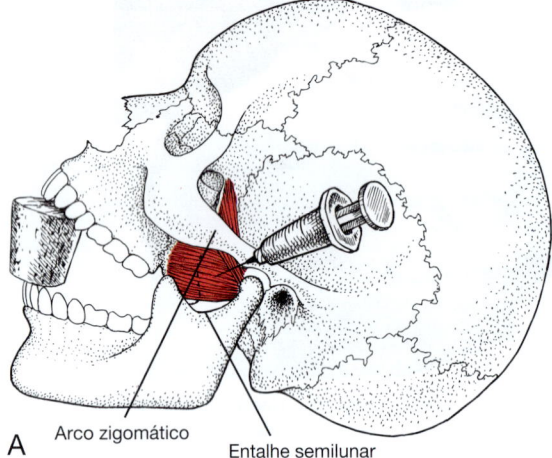

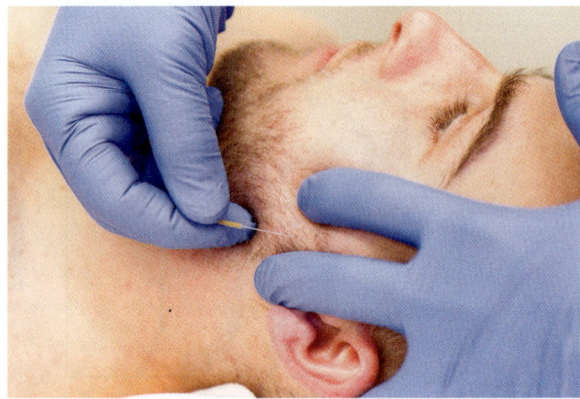

Figura 72-14 Injeção em PGs ou agulhamento a seco para a cabeça superior do músculo pterigóideo lateral.

Músculo digástrico e músculos anteriores cervicais (Capítulo 12)
Figuras 72-15, 72-16 e 72-17

Se a sensibilidade ao PG persistir após a aplicação de técnicas de terapia manual, incluindo a liberação miofascial (por pressão) do PG e um programa de gerenciamento domiciliar, a IPG ou o agulhamento a seco pode ser experimentado nos músculos anteriores do pescoço. Com o paciente em decúbito dorsal, o ventre posterior ou anterior dos PGs digástricos pode ser fixado entre os dedos do clínico e agulhado.

Ao agulhar o ventre posterior do músculo digástrico, é aconselhável não penetrar na veia jugular externa, que é prontamente identificada bloqueando a veia inferior do pescoço (Figura 72-15A). Durante a injeção com uma agulha hipodérmica de calibre 0,7 mm de 38 mm (Figura 72-10B) ou uma agulha filiforme de 0,30 × 30 mm, um dedo é usado para deslocar a veia; a banda tensionada contendo os PGs é localizada entre dois dedos para orientação tátil da agulha. O feixe neurovascular da carótida interna situa-se profundamente ao músculo.[87] Ele pode ser evitado determinando o tamanho do músculo por meio de palpação e, em seguida, por agulhamento dentro dos limites do músculo; a agulha é direcionada posteriormente, conforme ilustrado (Figura 72-15B). Uma agulha de calibre 0,4 mm pode ser usada, mas somente com a técnica de Hong.[11]

Uma RCL é um indicador importante de uma injeção bem-sucedida. Ao injetar nos PGs digástricos posteriores, nenhum esforço é feito para distinguir o ventre posterior do músculo digástrico do músculo estilo-hióideo. A penetração da agulha nesses PGs pode causar um surto de dor na região occipital, especialmente se esse padrão de dor fizer parte do relato atual de dor do paciente.

Para agulhar o ventre anterior digástrico, a cabeça e o pescoço do paciente são estendidos, e a sensibilidade de ponto do PG

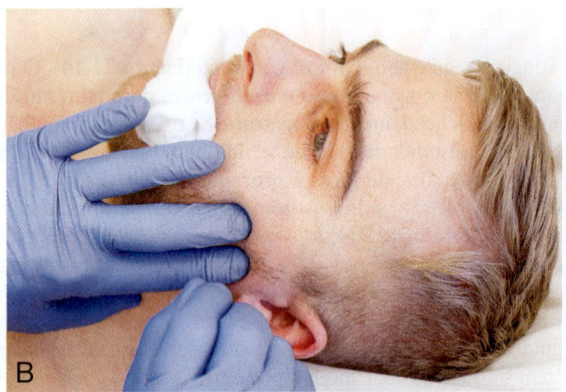

Figura 72-13 Injeção em PGs ou agulhamento a seco para a cabeça inferior do músculo pterigóideo lateral esquerdo (vermelho-escuro). (A) Vista lateral de suas relações anatômicas quando a mandíbula é aberta. A linha tracejada marca a margem posterior da placa pterigóidea à qual a cabeça inferior se insere. A agulha atinge a cabeça inferior por meio da abertura óssea delimitada pelo arco zigomático acima, o entalhe semilunar (mandibular) abaixo, o processo coronoide na frente e o côndilo da mandíbula atrás. (B) Agulhamento a seco da cabeça inferior do músculo pterigóideo lateral.

seriam acessíveis apenas com a inserção de pelo menos 2,5 cm de agulha no músculo, e nenhum da cabeça superior é acessível a partir do interior da boca. Se a sensibilidade intraoral devido à entesopatia persistir após a desativação dos PGs no ventre muscular, a recuperação será acelerada ao também injetar essa área de inserção com anestésico local. Koole e colaboradores[89] relataram a identificação e a injeção bem-sucedida de PGs de pterigóideo lateral intraoral. Outros autores recentemente descreveram uma abordagem diferente para acessar o ventre muscular superior do músculo pterigóideo lateral.[90]

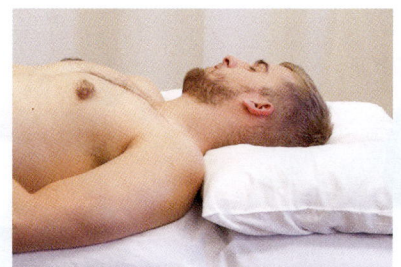

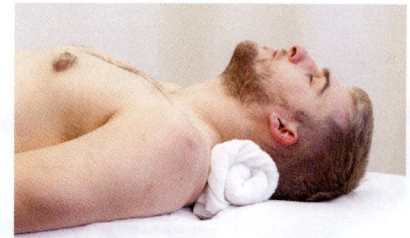

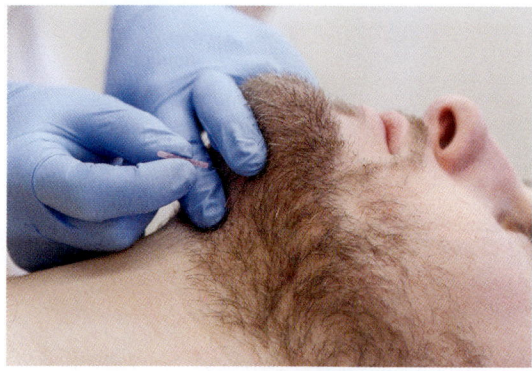

Figura 72-16 Injeção em PGs ou agulhamento a seco do ventre anterior do músculo digástrico. A cabeça do paciente é inclinada para cima (extensão) para obter acesso ao músculo.

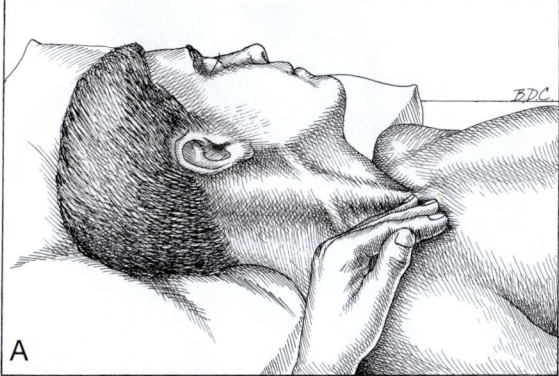

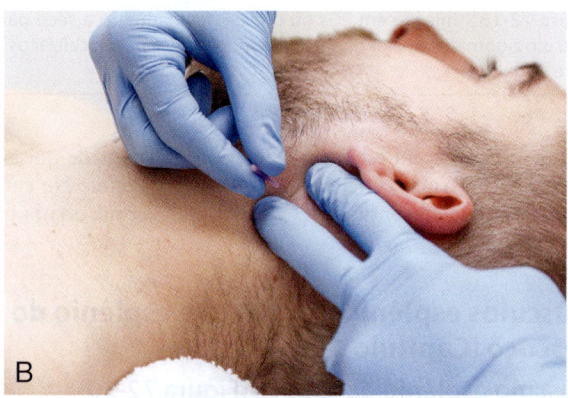

Figura 72-15 Injeção em PGs ou agulhamento a seco do ventre posterior do músculo digástrico. (A) Oclusão manual da veia jugular externa para demonstrar o seu caminho perto do ângulo da mandíbula. (B) Injeção ou agulhamento a seco do ventre do músculo usando o dedo indicador para deslocar a veia jugular externa para um lado. O dedo médio pressiona o músculo esternocleidomastóideo na face posterior do músculo digástrico, e o ventre posterior é fixado entre os dois dedos no PG.

ajudam a localizar as áreas de máxima sensibilidade. O músculo longo do pescoço pode ser um músculo muito fino. A agulha é introduzida ao longo do caminho identificado pelos dedos.

Ela avança muito lenta e suavemente conforme se aproxima da profundidade das estruturas vertebrais para minimizar o contato rígido com a vértebra óssea. Mesmo o contato delicado com o osso pode dobrar a ponta da agulha como um "anzol" que parece "arranhar", especialmente quando a agulha é retraída. Se esse contato ocorrer, a agulha deve ser imediatamente retirada e substituída. A superfície anterior do músculo longo do pescoço é muito suavemente explorada com a ponta da agulha nas regiões onde a palpação contra a superfície anterior da coluna vertebral provocou a maior sensibilidade. O dedo palpador do clínico deve permanecer em contato com o PG durante toda a técnica de agulhamento (Figura 72-17).[91]

Músculos faciais (Capítulo 13)
Figuras 72-18 e 72-19A

A IPG ou o agulhamento a seco de PGs nos músculos faciais é geralmente mais eficaz do que o tratamento por autoalongamento isolado. Consultar Capítulo 13, Cutâneo I: músculos fasciais, para a localização anatômica específica de cada um dos músculos faciais. Os músculos faciais são muito superficiais, e normalmente uma agulha filiforme de 0,15 × 15 mm pode ser utilizada.

A IPG ou o agulhamento a seco do músculo zigomático maior é realizado com o paciente em decúbito dorsal, e o músculo é mantido em uma pinça entre os dedos para injeção da banda tensionada em seu PG sob orientação tátil. A agulha é direcionada para o osso zigomático (Figura 72-18).

A IPG ou agulhamento a seco do músculo prócero é realizado com o paciente em decúbito dorsal, e o PG é localizado e fixado com palpação em pinça. A agulha é inserida superficialmente e dirigida a uma direção inferior da testa ao nariz (Figura 72-19A).

nas fibras musculares subcutâneas tensas é localizada entre dois dedos da mão palpadora para o agulhamento (Figura 72-16).

Se for necessário agulhar os outros músculos supra-hióideos ou infra-hióideos, recomenda-se uma agulha hipodérmica mais curta (25 mm, calibre 0,4 mm) ou 0,30 × 30 mm, considerando-se a anatomia local.

A IPG ou o agulhamento a seco do músculo longo do pescoço é difícil e requer um nível avançado de experiência clínica e técnica. Os dedos guiadores são colocados ao longo de uma borda lateral da traqueia e avançam lentamente, separando a musculatura da traqueia adjacente por movimentos suaves de balanço dos dedos. Esse avanço palpatório cessa quando as pontas dos dedos alcançam a porção anterior de uma vértebra e a profundidade abaixo da pele é cuidadosamente notada. Mudanças na direção da pressão

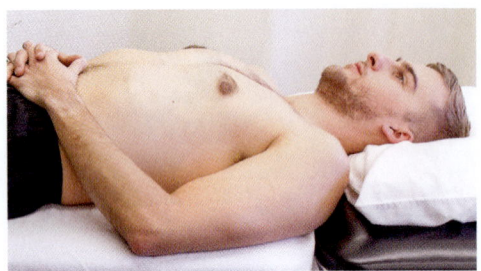
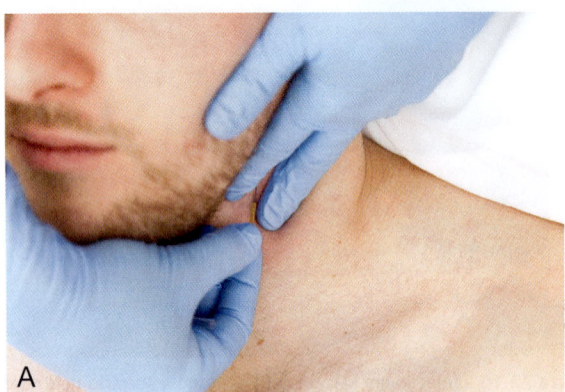
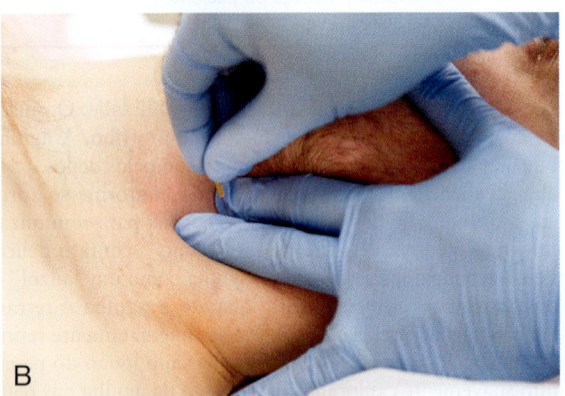

Figura 72-17 Injeção em PGs ou agulhamento a seco para o músculo longo do pescoço. (A) Vista oblíqua frontal. (B) Vista sagital. Observe o dedo médio segurando o músculo esternocleidomastóideo lateralmente para permitir o acesso ao músculo longo do pescoço.

Os outros músculos faciais podem ser agulhados com uma abordagem semelhante aos descritos, considerando a anatomia específica de cada um.

Músculo occipitofrontal (Capítulo 14)
Figura 72-19B

As fibras musculares frontais são finas e muito superficiais, o que dificulta a localização dos seus PGs com a ponta da agulha. Para injetar ou realizar a técnica do agulhamento a seco, uma agulha hipodérmica de calibre 0,5 ou 0,55 mm ou agulha filiforme de 0,15 × 15 mm, respectivamente, é direcionada através das fibras musculares (paralelas à sobrancelha), quase tangentes à pele (Figura 72-19B).

O ventre do músculo occipital é mais espesso do que o músculo frontal e pode requerer uma agulha mais longa. O agulhamento desses PGs posteriores é tecnicamente mais satisfatório,

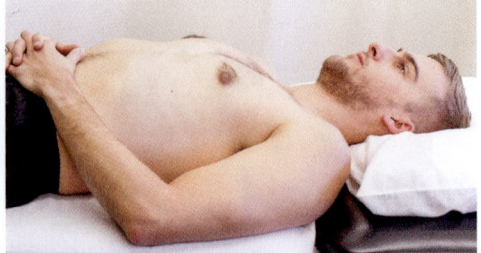
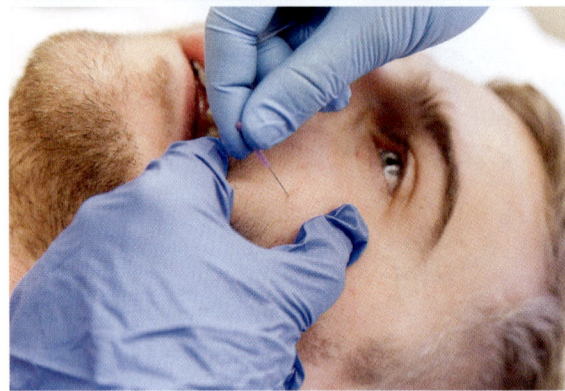

Figura 72-18 Injeção em PGs ou uso de agulhamento a seco para o músculo zigomático maior direito, utilizando a pinça para localizar os PGs entre os dedos.

porque eles parecem estar em uma pequena cavidade que contém massa muscular suficiente para receber a agulha. No entanto, uma sondagem considerável da área pode ser necessária para localizá-los.

Músculos esplênio da cabeça e esplênio do pescoço (Capítulo 15)
Músculo esplênio da cabeça (Figura 72-20)

O músculo esplênio da cabeça pode ser injetado com segurança no nível de C2-C3 com as devidas precauções. O músculo semiespinal da cabeça situa-se profundamente ao músculo esplênio da cabeça (Figura 72-20) e fornece um amortecedor entre ele e a porção desprotegida da artéria vertebral (ver Figura 16-3). Além disso, a artéria exposta é cefálica ao processo espinhoso C1 (ver Figura 17-1).

Portanto, o músculo esplênio da cabeça pode ser seguramente agulhado direcionando a agulha inferomedialmente, abaixo da vértebra C2 (Figura 72-20), e permanecendo próxima ao plano frontal para controlar a profundidade da penetração.

O paciente é posicionado em decúbito lateral, com o lado afetado para cima, com a cabeça apoiada em um travesseiro entre a bochecha e o ombro, sem dobrar ou rotacionar a cabeça e o pescoço. O PG é localizado por palpação plana transversa. O dedo do clínico identifica a banda tensionada e direciona a agulha superior a inferiormente em um ângulo raso em direção ao dedo palpador.

Músculo esplênio do pescoço (Figura 72-20)

O paciente é posicionado da mesma forma descrita para o músculo esplênio da cabeça. Os PGs do esplênio do pescoço localizam-se no ventre médio do músculo[92] e são encontrados pela

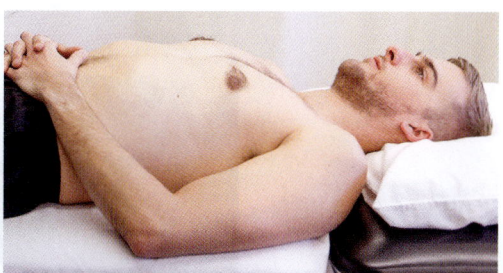

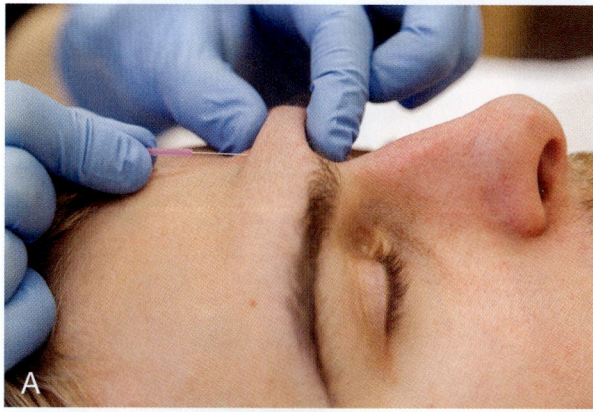 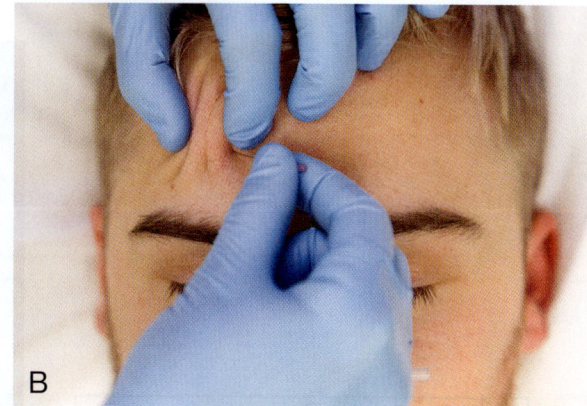

Figura 72-19 Injeção em PGs ou uso de agulhamento a seco. (A) Músculo prócero. (B) Músculo frontal. Note que ambos os músculos podem ser agulhados com um aperto de pinça.

palpação em pinça transversa aproximadamente ao nível do processo espinhoso de C7. Nesse nível, o músculo esplênio cervical situa-se medial e profundamente ao músculo levantador da escápula e continua inferiormente, de forma profunda aos músculos romboide e serrátil posterior superior. Esse músculo está localizado entre a extremidade inferior dos músculos esplênio da escápula e levantador da escápula, e é mais bem agulhado com a agulha direcionada da direção anterior para posterior (Figura 72-20). A agulha pode ser direcionada medialmente, pois o músculo está localizado longe do forame intervertebral lateralmente. Nessa abordagem, a agulha entra no músculo esplênio cervical, anterior ou através da borda anterior das fibras superiores do músculo trapézio. Uma RCL palpada confirma o contato da agulha com o PG.

Durante IPG de PGs do esplênio cervical, Simons e colaboradores[2] notaram que alguns pacientes desmaiaram como resultado do forte estímulo autonômico associado à liberação desses PGs. Esse desmaio geralmente segue múltiplas respostas de contração muscular com desvio visível da cabeça na direção da contração. Quando a cabeça se move, é provável que as fibras dos músculos esplênio da cabeça e esplênio cervical se contraiam. Se o paciente estiver sendo tratado por um "torcicolo", qualquer PG no músculo levantador da escápula deve ser injetado ao mesmo tempo que os do músculo esplênio cervical.

Músculos cervicais posteriores (Capítulo 16)

A IPG ou agulhamento a seco é simplificada observando em quais níveis segmentares os PGs geralmente ocorrem para cada um dos músculos cervicais posteriores; embora os clínicos devam lembrar que não existe um local específico de PG em nenhum músculo, e todo o músculo deve ser examinado. Injeção ou agulhamento a seco de PG na porção superior do músculo semiespinal da cabeça acima do nível do segundo processo espinhoso devem ser evitados devido à proximidade da artéria vertebral desprotegida; no entanto, esse músculo pode ser agulhado abaixo desse nível se as devidas precauções forem tomadas.

Os PGs nos músculos cervicais posteriores ocorrem, com frequência, bilateralmente; por isso, muitas vezes é necessário tratar os dois lados. Um erro comum é a falta de agulhamento profundo o suficiente. A artéria vertebral pode ser evitada observando-se cuidadosamente o nível da coluna vertebral e evitando-se agulhar profundamente no pescoço posterior lateral, acima ou abaixo do nível do processo espinhoso de C2 (Figura 16-3).

Semiespinal da cabeça e do pescoço (Figura 72-22)

Para IPG ou agulhamento a seco dos músculos semiespinais da cabeça e do pescoço, o paciente é posicionado em decúbito lateral, com o lado afetado para cima, e a banda tensionada e os PGs são fixados por pinça. A porção média do músculo semiespinal da cabeça situa-se profundamente nos músculos trapézio superior e esplênio da cabeça (ver Figuras 16-3 e 72-21), e, portanto, requer penetração relativamente profunda. A agulha é direcionada anterior para posterior em um ângulo raso em direção ao dedo do clínico e à região posterior das vértebras cervicais (Figura 72-22).

Multífido do pescoço (Figura 72-23)

Para IPG ou agulhamento a seco do músculo multífido do pescoço, o paciente é posicionado em decúbito ventral. Esses músculos não estão prontamente disponíveis para palpação digital; portanto, o agulhamento pode ser tanto diagnóstico quanto terapêutico. A decisão clínica de agulhar esses músculos deve ser baseada no encaminhamento da dor profunda e nos sintomas do paciente. A agulha é inserida a aproximadamente 1 cm lateral ao processo espinhoso

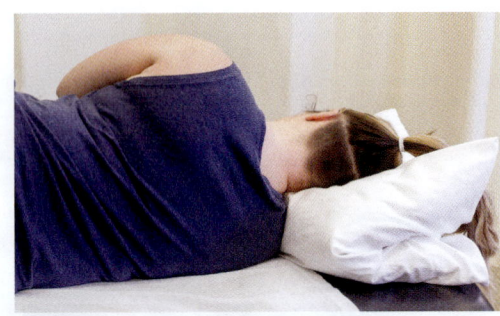
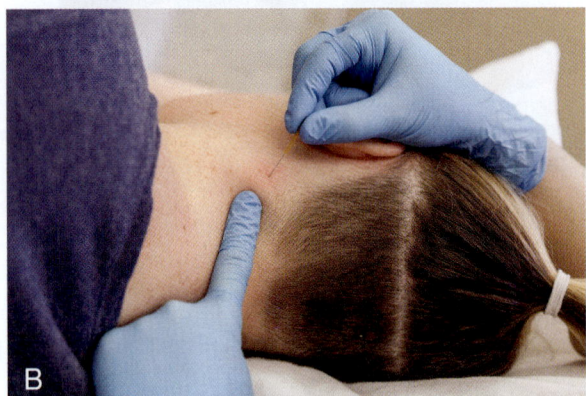
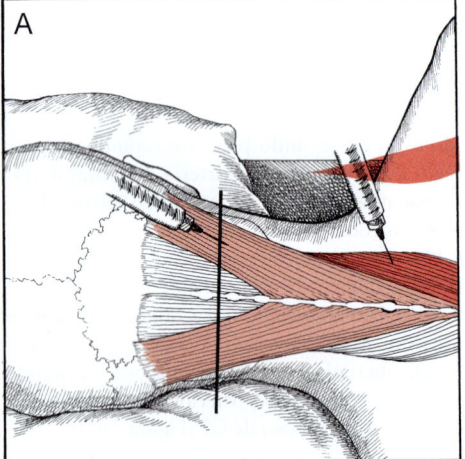
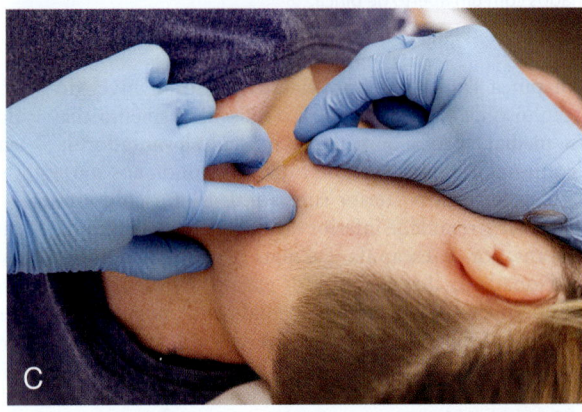

Figura 72-20 Injeção em PGs ou uso de agulhamento a seco nos músculos esplênios. (A) Porção média do músculo esplênio da cabeça (vermelho-claro), porção média do músculo esplênio do pescoço (vermelho-escuro). O músculo semiespinal da cabeça é mostrado sem cor. Agulhamentos de PG no esplênio da cabeça são realizados com segurança abaixo da linha preta grossa abaixo do nível de C2. A parte exposta da artéria vertebral é superior a C1. (B) Agulhamento a seco do músculo esplênio da cabeça com a agulha direcionada inferomedialmente abaixo de C2. (C) Agulhamento a seco do músculo esplênio do pescoço com a pinça na coluna cervical inferior.

da vértebra abaixo de C2 e acima dos níveis vertebrais T1 (Figura 72-23). A agulha é direcionada inferomedialmente para o PG e a lâmina das vértebras cervicais. Em um estudo em cadáveres utilizando ultrassonografia, Fernández-de-las-Peñas e colaboradores[93] demonstraram que essa abordagem de agulhamento a seco é segura e eficaz para acessar o músculo multífido do pescoço.

Músculos suboccipitais (Capítulo 17)
Figura 72-24

Se o movimento articular normal foi restaurado e outras técnicas de terapia manual não obtiveram os resultados esperados, e se os PGs forem resistentes a métodos não invasivos, pode ser necessário considerar a necessidade de agulhar a musculatura suboccipital com totais precauções.

A IPG ou agulhamento a seco requer um conhecimento anatômico abrangente, especialmente em termos de localização e relação da artéria vertebral com os músculos suboccipitais. O músculo oblíquo inferior da cabeça é o músculo suboccipital que pode ser seguramente agulhado em virtude da posição da artéria vertebral acima do arco de C1.

Para IPG ou agulhamento a seco do músculo oblíquo inferior da cabeça, o paciente é posicionado em decúbito ventral. Esse músculo é agulhado entre o processo espinhoso de C2 e o processo transverso de C1. A agulha é direcionada cranial e medialmente (obliquamente) ao olho oposto do paciente (Figura 72-24).

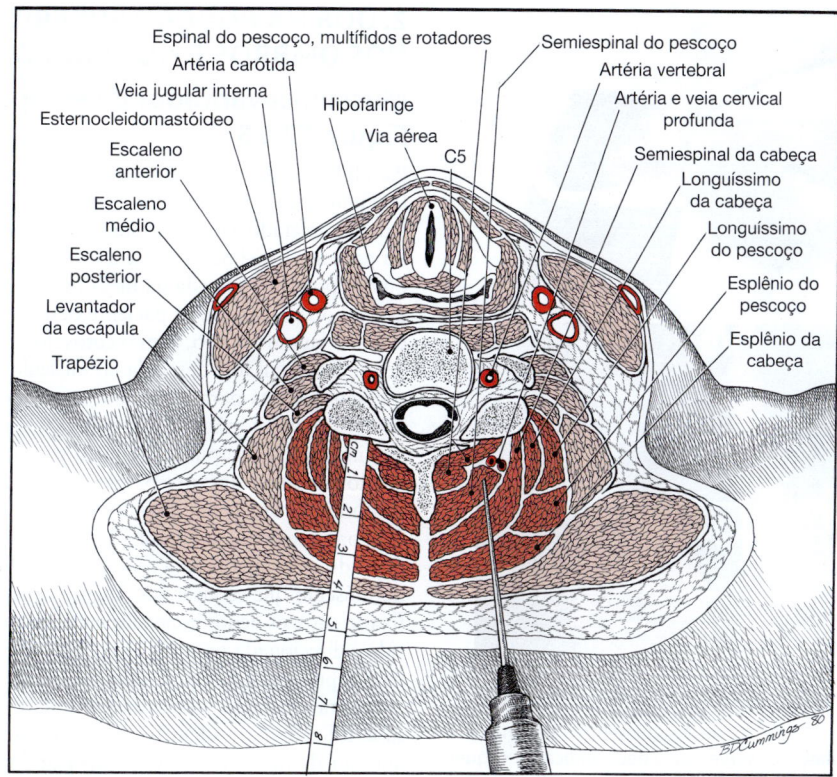

Figura 72-21 Corte transversal do pescoço através da vértebra C5 que corresponde ao ventre médio muscular do músculo semiespinal da cabeça. As partes ósseas da vértebra são pontilhadas em preto e delineadas por uma linha escura em torno dos pontinhos pretos. A régua mostra que a agulha de 50 mm não consegue penetrar na profundidade total dos músculos cervicais posteriores sem compressão da pele. A artéria vertebral é cercada pelos processos transversos vertebrais e corre anteriormente e ao longo da borda lateral dos músculos cervicais posteriores. Os músculos paraespinais e os principais vasos sanguíneos estão em vermelho-escuro; outros músculos estão em vermelho-claro.

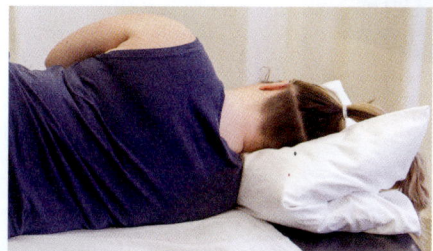

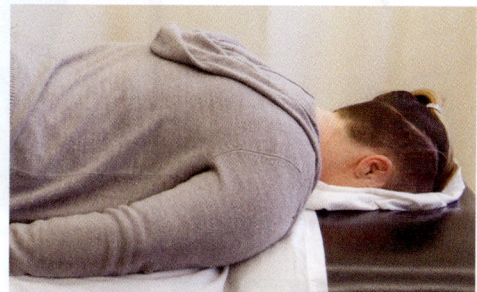

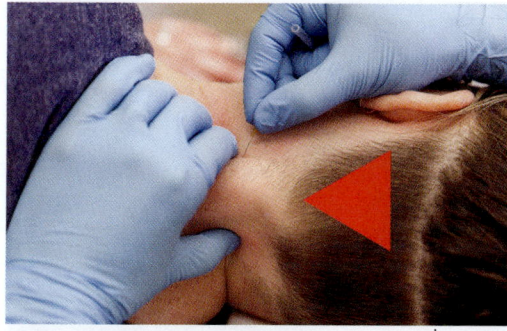

Figura 72-22 Injeção em PGs ou uso de agulhamento a seco nos músculos semiespinais esquerdos (músculos semiespinal médio da cabeça, semiespinal do pescoço) a um nível aproximado de C4. A cor vermelha localiza o triângulo suboccipital que não deve ser agulhado, de modo a evitar a artéria vertebral desprotegida.

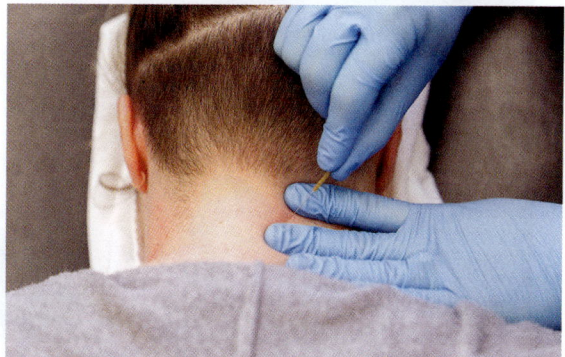

Figura 72-23 Injeção em PGs ou uso de agulhamento a seco para o músculo multífido do pescoço.

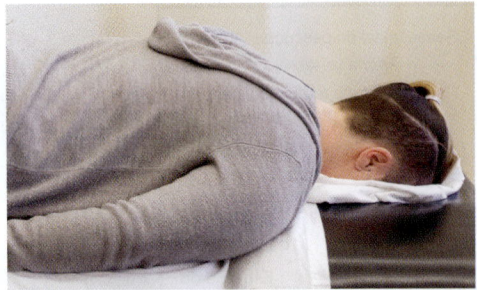
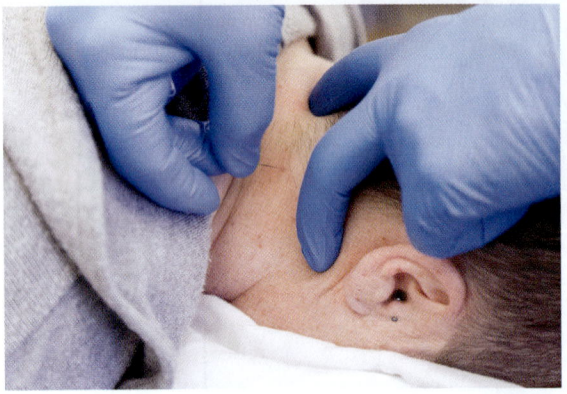

Figura 72-24 Injeção em PGs ou uso de agulhamento a seco no músculo oblíquo inferior da cabeça. Observe que o dedo indicador esquerdo está palpando o processo espinhoso C2, e o dedo médio está palpando o processo transverso de C1. A agulha é direcionada para o olho oposto.

2. DOR NA PORÇÃO SUPERIOR DAS COSTAS, NOS OMBROS E NOS BRAÇOS (SEÇÃO 3)
Músculo levantador da escápula (Capítulo 19)
Figura 72-25

Para IPG ou agulhamento a seco do músculo levantador da escápula (Figura 72-25), o paciente é posicionado em decúbito lateral no lado não afetado, com as costas voltadas para o clínico, e o corpo do paciente é inclinado sobre a mesa de tratamento, colocando o ombro próximo à borda da mesa perto do clínico. Um travesseiro deve apoiar a cabeça. O paciente descansa o braço que está para cima ao lado do corpo, com o cotovelo flexionado para equilibrá-lo. Se mais tensão é desejada no músculo levantador da escápula, o braço que está para cima pode ser colocado em rotação medial completa com a mão na parte de trás do corpo para produzir o movimento da escápula. O clínico pressiona a borda superior livre do músculo trapézio e palpa o músculo levantador da escápula conforme ele emerge abaixo do músculo trapézio (ver Figura 20-7, Anatomia regional, e Figura 72-21, Secção cruzada). O músculo é mantido em pinça para a técnica do agulhamento. Para a porção do músculo que se insere ao ângulo superior da escápula, o PG é fixado entre os dedos indicador e médio do clínico. A agulha é inserida e direcionada para o ângulo superior e para a borda superior da escápula em um ângulo raso (Figura 72-25A).

Para a porção média da musculatura, a palpação transversa é utilizada para identificar os PGs lateralmente entre a borda anterior do músculo trapézio superior e o processo transverso de C1-C4. O PG é fixado com uma pinça e a agulha é direcionada para o dedo do clínico, ou o PG é fixado contra um processo transverso (Figura 72-25B). Esse músculo frequentemente tem múltiplas

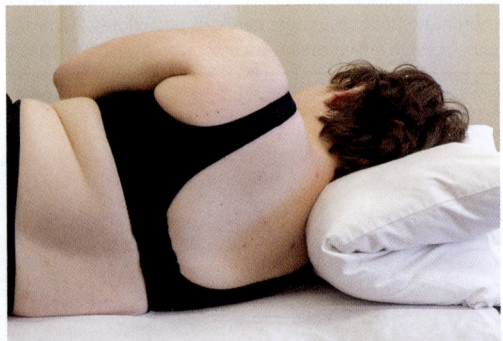
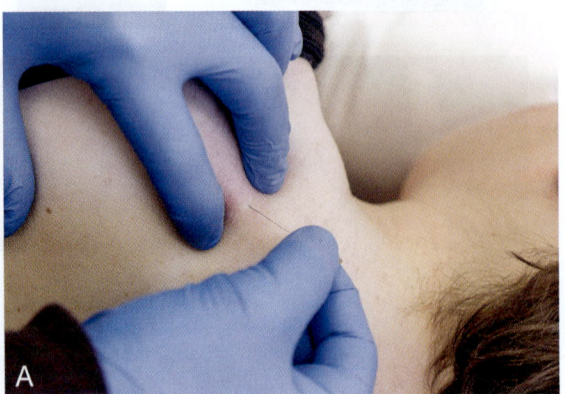
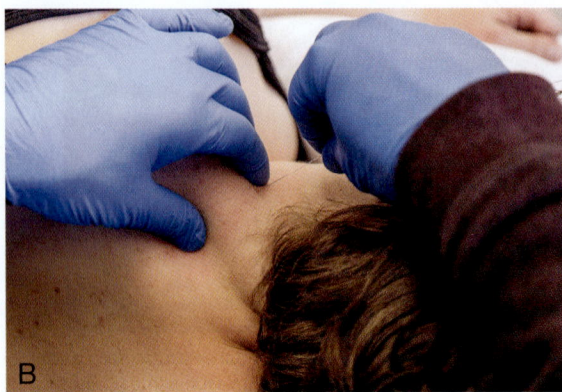

Figura 72-25 Injeção em PGs ou uso de agulhamento a seco no músculo levantador da escápula. (A) A agulha é direcionada para o ângulo superior da escápula. (B) Ventre medial entre C2 e C4.

bandas tensionadas e PGs em seus numerosos fascículos, tornando um agulhamento mais extenso do que a maioria dos músculos necessários. Essa técnica também é bem ilustrada por Rachlin.[92]

Músculos escalenos (Capítulo 20)

A IPG ou agulhamento a seco podem ser necessários para o alívio completo dos sintomas causados pelos músculos escalenos, mas isso deve ser feito com total compreensão e respeito pela anatomia local (ver Figura 20-7).

Escalenos anterior e médio (Figura 72-26)

Para IPG ou agulhamento a seco nos músculos escalenos anterior e médio, o paciente é posicionado em posição supina, e a cabeça é ligeiramente afastada do lado a ser agulhado (Figura 72-26). Além disso, pode ajudar elevar levemente a cabeça e o ombro com um travesseiro para colocar os músculos esternocleidomastóideo e trapézio em posição relaxada.

O músculo escaleno anterior está localizado em um triângulo formado pela base da clavícula, a veia jugular externa e a borda lateral da cabeça clavicular do músculo esternocleidomastóideo. O músculo escaleno médio está localizado em um triângulo formado pela base da clavícula, pelo plexo braquial e pelo músculo escaleno posterior. Qualquer IPG ou agulhamento a seco no escaleno é realizado a pelo menos 3,8 cm acima da clavícula.

Para o músculo escaleno anterior, a agulha é direcionada para os processos transversos das vértebras cervicais a cerca de 3 cm acima da clavícula (Figura 72-26A). Uma banda tensionada é fixada entre os dedos indicador e médio do clínico para localizá-la para agulhamento e fornecer hemostasia durante e após a injeção. A agulha deve ser inserida bem acima do ápice do pulmão, que geralmente se estende por cerca de 2,5 cm acima da clavícula.[87]

Quando penetrados pela agulha, os PGs do escaleno frequentemente trazem dor aguda e intensa, fortemente sugestiva de dor neuropática, ao braço e à mão. Essa reprodução do padrão de dor referida é típica de PGs de escalenos e não indica necessariamente o contato da agulha com as fibras nervosas do plexo braquial. A penetração efetiva de um PG produz consistentemente uma RCL; a penetração de um nervo, não. Uma agulha hipodérmica de 25 mm, calibre 0,55 mm ou 0,6 mm, ou uma agulha filiforme de 0,30 × 30 mm pode ser usada. Após IPG ou agulhamento a seco, a pressão é mantida para hemostasia, pois o sangramento dentro dos músculos escalenos causa irritação local.

Para o músculo escaleno médio, a agulha deve ser inserida atrás do plexo braquial, direcionada para o tubérculo posterior dos processos transversos das vértebras cervicais C2-C7 (Figura 72-26B).

Escaleno posterior

Para agulhar o músculo escaleno posterior, o paciente é posicionado em decúbito lateral com o lado afetado para cima e as costas voltadas para o clínico; a cabeça é levemente inclinada em direção ao lado envolvido para colocar o músculo trapézio superior em relaxamento. O músculo trapézio superior precisará ser empurrado posteriormente para obter acesso ao músculo escaleno posterior (ver Figura 20-7). A agulha é direcionada para o tubérculo posterior dos processos transversos das vértebras cervicais C4-C6.

Músculo supraespinal (Capítulo 21)
Figura 72-27

A inclusão de agulhamento a seco do músculo supraespinal combinada com um programa de exercício excêntrico em pacientes com síndrome de dor subacromial demonstrou ser eficaz no acompanhamento de longo prazo para melhorar a incapacidade relacionada.[94]

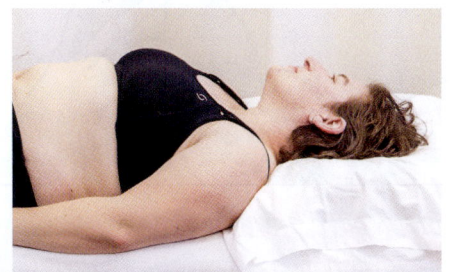
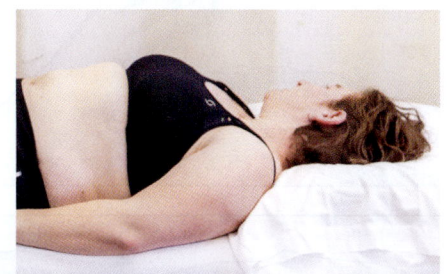
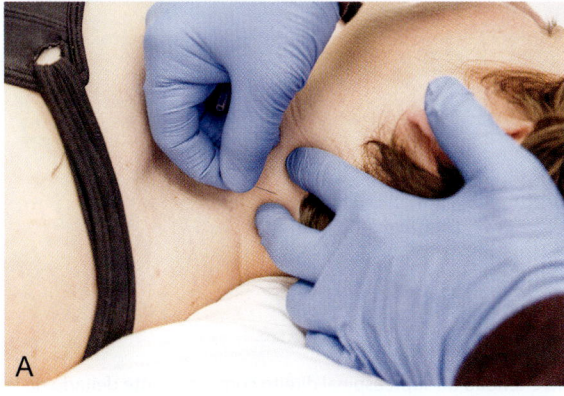
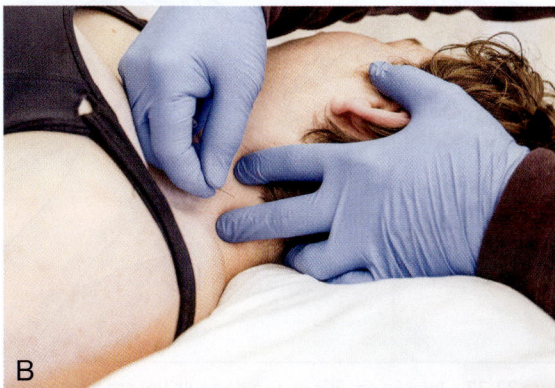

Figura 72-26 Injeção em PGs ou agulhamento a seco dos músculos escalenos. (A) Músculo escaleno anterior. (B) Músculo escaleno médio. Os dedos envolvem o músculo escaleno médio com o dedo indicador no sulco entre os músculos escalenos anterior e médio para localizar o plexo braquial. A agulha é direcionada posteriormente para longe do sulco, a fim de evitar as fibras nervosas do plexo.

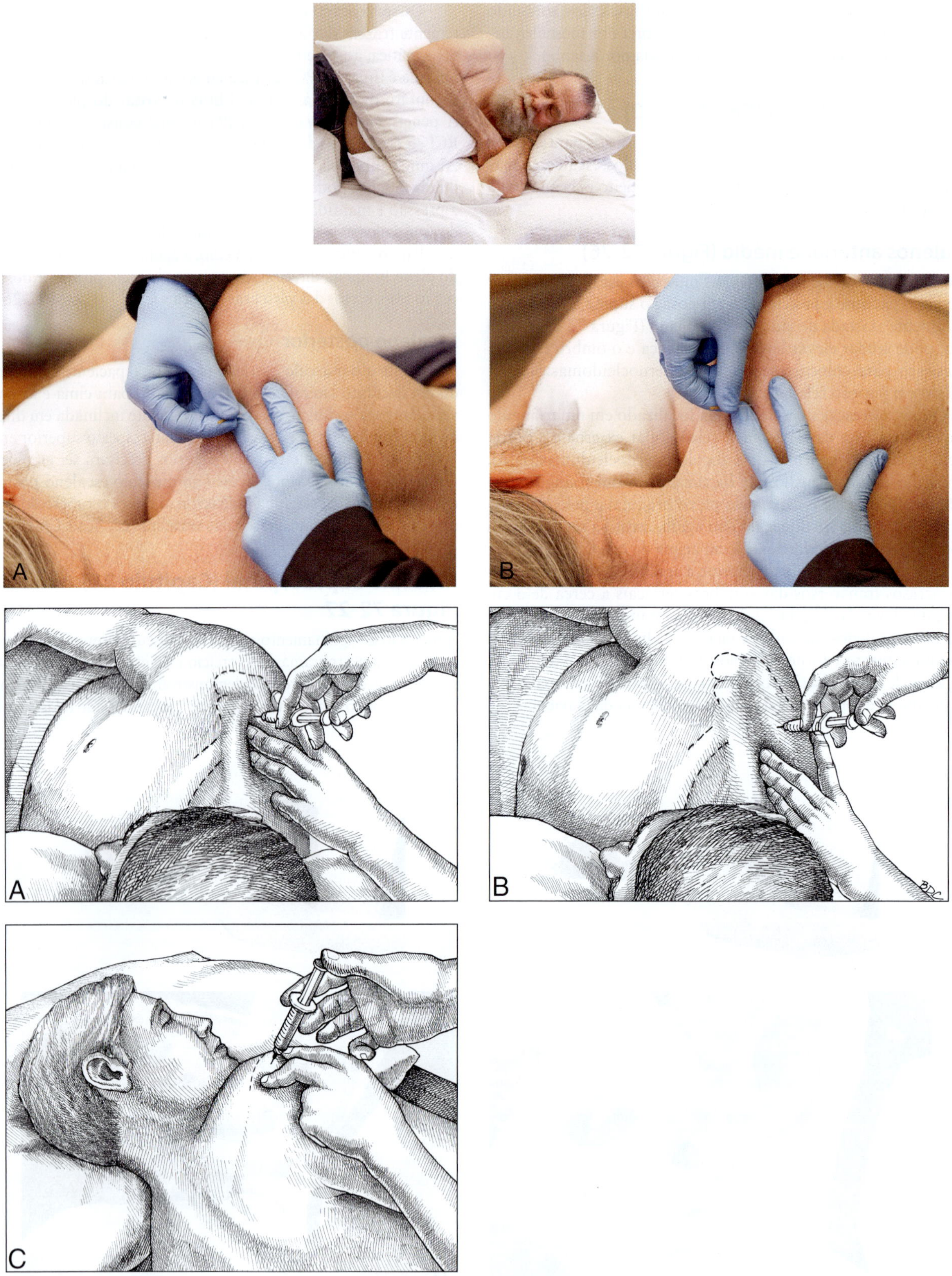

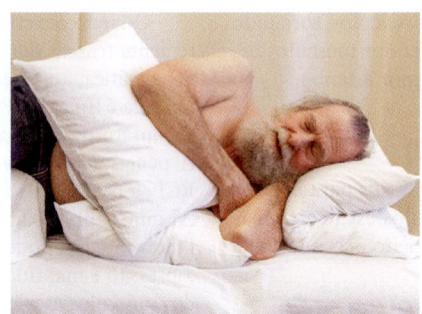

Figura 72-27 Injeção em PGs ou uso de agulhamento a seco no músculo e tendão do supraespinal direito com o paciente deitado no lado esquerdo. (A) Agulhamento da região lateral da junção musculotendínea. (B) Ventre muscular médio. Para A e B, o dedo indicador da mão palpadora está na espinha da escápula e o dedo médio está na borda superior da escápula. (C) Injeção na região de inserção do tendão supraespinal abaixo do acrômio, visto de trás.

Para IPG ou agulhamento a seco do músculo supraespinal, o paciente é colocado deitado em decúbito lateral no lado não envolvido ou em decúbito ventral, e a extremidade superior afetada é apoiada por um travesseiro. Os PGs são localizados por palpação plana transversa e fixados entre os dedos indicador e médio do clínico. Uma agulha hipodérmica de 32 ou 38 mm ou uma agulha filiforme de 0,30 × 50 mm é normalmente usada. A agulha é direcionada inferior e posteriormente em direção à fossa supraespinal da escápula logo acima da espinha da escápula (Figura 72-27B). O músculo supraespinal é acessível apenas por meio do músculo trapézio superior, e a penetração dos PGs do trapézio superior pode produzir uma RCL visível e provocar dor referida no pescoço. A continuação do movimento da agulha mais profundamente para penetrar nos PGs do supraespinal suscita o padrão de dor referida para a extremidade superior. O clínico deve sondar a região com a agulha para localizar quaisquer PGs adicionais do supraespinal.

Se a pressão em um ponto bem localizado no fundo da porção lateral do músculo supraespinal refere-se à dor em um padrão característico do músculo supraespinal, é provável que seja causada por uma entesopatia. A sensibilidade é provocada aplicando-se pressão profunda na fossa supraespinal, no espaço entre a espinha da escápula e a clavícula, ligeiramente medial ao acrômio. Essa localização está além do alcance de técnicas manuais e é insignificante para a aplicação da pressão terapêutica. A sensibilidade geralmente é mais bem aliviada pela IPG ou pelo agulhamento a seco no ponto sensível usando uma agulha que é longa o suficiente para alcançar o músculo trapézio superior sobreposto (Figura 72-27A). É importante direcionar a agulha precisamente para o ponto de profunda sensibilidade. O contato da agulha com essa região sensível geralmente causa dor referida na área do músculo deltoide e no braço.

A sensibilidade abaixo da ponta do acrômio que permanece após a desativação dos PGs do supraespinal é provavelmente devida à entesopatia da inserção umeral do tendão do supraespinal, que é com frequência identificada como tendinopatia supraespinal. Essa sensibilidade deve responder à injeção de um anestésico local ou ao agulhamento a seco (Figura 72-27C).

Músculo infraespinal (Capítulo 22)
Figura 72-28

O agulhamento a seco do músculo infraespinal combinado com um programa de exercício excêntrico demonstrou ser eficaz no acompanhamento em longo prazo para melhorar a incapacidade relacionada em pacientes com síndrome da dor subacromial.[94]

Para IPG ou agulhamento a seco do músculo infraespinal, o paciente é posicionado em decúbito lateral no lado não afetado ou em decúbito ventral. Em decúbito lateral, um travesseiro deve ser colocado sob o braço afetado. O PG é identificado com palpação plana transversa e é fixado entre os dedos indicador e médio do clínico contra o osso da escápula (Figura 72-28). O PG é sondado com uma agulha hipodérmica de 3,8 cm ou uma agulha filiforme de 0,30 × 50 mm até a agulha provocar uma RCL e/ou o padrão de dor referida do PG.

Músculo redondo menor (Capítulo 23)
Figura 72-29

Um recente relato de caso descreveu a efetividade do agulhamento a seco dos músculos infraespinal e redondo menor na redução dos sintomas da extremidade superior em um paciente com diagnóstico clínico pouco claro.[95] Para IPG ou agulhamento a seco do

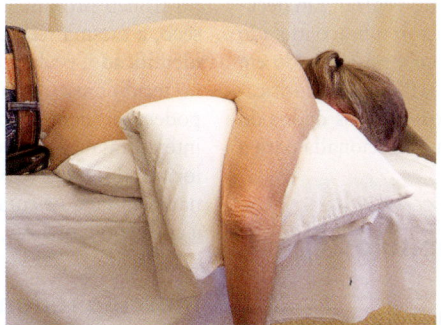

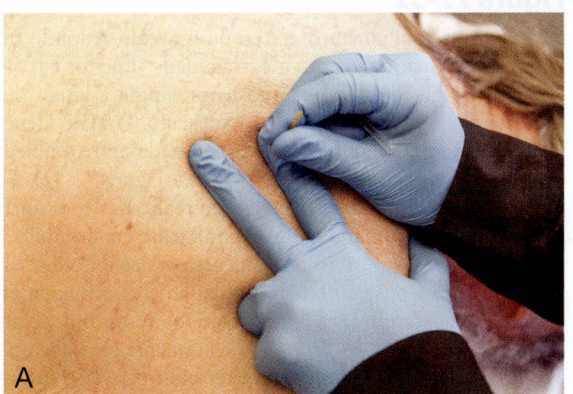
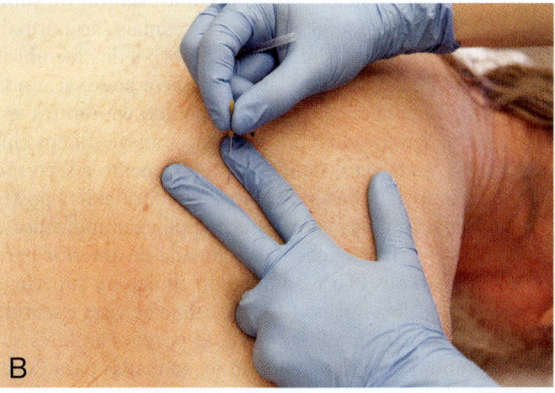

Figura 72-28 Injeção em PGs ou uso do agulhamento a seco para o músculo infraespinal. (A) Ventre muscular superior. (B) Técnica para ventres musculares médio e inferior.

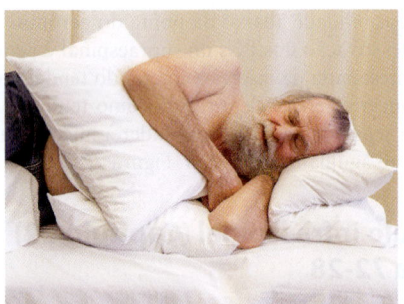
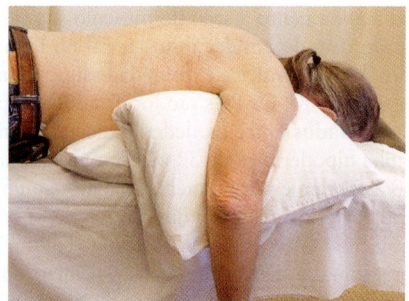
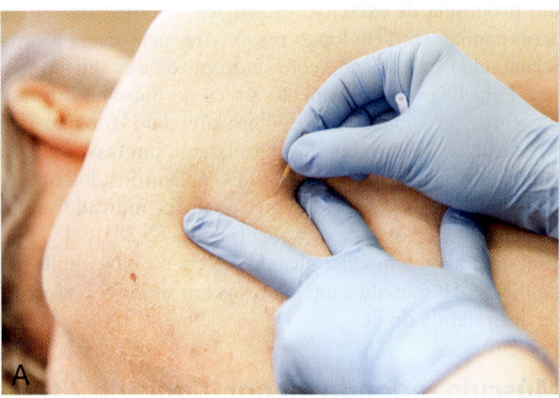
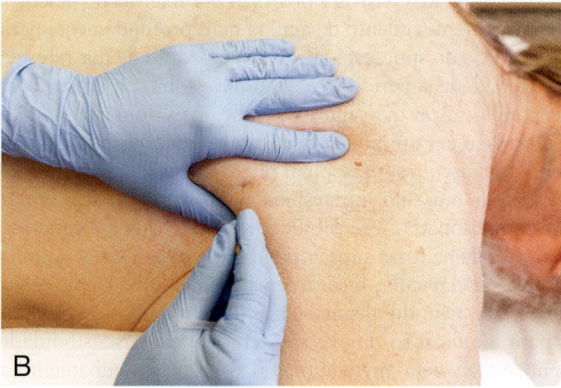

Figura 72-29 Injeção em PGs ou uso de agulhamento a seco para o músculo redondo menor. (A) Em decúbito lateral com o braço afetado posicionado para aliviar a frouxidão do músculo. O dedo indicador da mão palpadora está na borda lateral da escápula. (B) Posição em decúbito ventral com o polegar da mão palpadora na borda lateral da escápula. A agulha é inclinada em direção à borda lateral da escápula entre os músculos redondo maior e infraespinal.

músculo redondo menor, o paciente é posicionado em decúbito lateral sobre o lado não afetado ou em decúbito ventral. Em decúbito lateral, uma almofada deve ser colocada sob o braço afetado (Figura 72-29A). Em decúbito ventral, o braço é posicionado em 90° de abdução glenoumeral (Figura 72-29B). PGs são identificados com palpação plana transversa e fixados entre os dedos do clínico na borda lateral da escápula. A agulha é direcionada para a borda lateral da escápula.

Músculo latíssimo do dorso (Capítulo 24)
Figuras 72-30 e 72-31

Para IPG ou agulhamento a seco do músculo latíssimo do dorso proximal, o paciente é posicionado em decúbito ventral ou supino com o ombro abduzido a 90°. Os PGs proximais são normalmente mais relacionados aos sintomas do ombro e dos membros superiores. A posição em decúbito lateral também pode ser usada com o lado afetado para cima e o braço apoiado em um travesseiro. Os PGs são identificados com palpação transversal em pinça (Figura 72-30). As técnicas de IPG ou agulhamento a seco são realizadas segurando as fibras musculares na dobra axilar posterior em uma palpação pinça entre os dedos polegar, indicador e médio (Figura 72-31A). A agulha é direcionada de anterior para posterior em direção aos PGs e ao dedo do clínico na superfície inferior do músculo. Uma intensa RCL é geralmente vista e sentida quando a agulha penetra um PG. Ambas as porções axilares superficiais e profundas do músculo devem ser sondadas para PGs.

O músculo deve ser palpado desde a origem até a inserção, para identificar os PGs que devem ser tratados e resolver os sintomas relatados pelo paciente. PGs no ventre médio muscular são normalmente associados com dor na coluna torácica e dor lateral no tronco proximal à crista ilíaca. Para IPG ou agulhamento a seco, a mesma técnica que utiliza um aperto de pinça, conforme identificado, pode ser usada (Figura 72-31B). PGs sobre o tronco no tecido muscular que não pode ser puxado para fora do tronco podem ser identificados com palpação plana transversa. O espaço intercostal é bloqueado acima e abaixo da costela onde o PG está localizado, o PG é fixado sobre uma costela, e a agulha é direcionada em uma orientação posterior para anterior tangencialmente à costela (Figura 72-31C).

Músculo redondo maior (Capítulo 25)
Figura 72-32

Para IPG ou agulhamento a seco do músculo redondo maior, o paciente é posicionado com a extremidade superior em 50 a 60° de abdução glenoumeral. As posições supina e lateral também podem ser usadas para tratar esse músculo. O PG é identificado dentro da prega axilar posterior e localizado entre o polegar e os dedos com palpação em pinça transversa (Figura 72-32). As técnicas de IPG ou agulhamento a seco são realizadas com uma pinça, e a agulha é direcionada anterolateralmente em decúbito ventral (Figura 72-32A) e posterolateralmente em decúbito dorsal (Figura 72-32B). Na posição lateral, a agulha é direcionada em uma orientação posterior para a anterolateral, longe da caixa torácica (Figura 72-32C). As RCLs são claramente sentidas quando a agulha penetra no PG. É comum ter múltiplos PGs no músculo redondo maior. Também é possível agulhar os PGs no músculo latíssimo do dorso adjacente por meio da mesma punção cutânea, direcionando a agulha mais lateralmente.

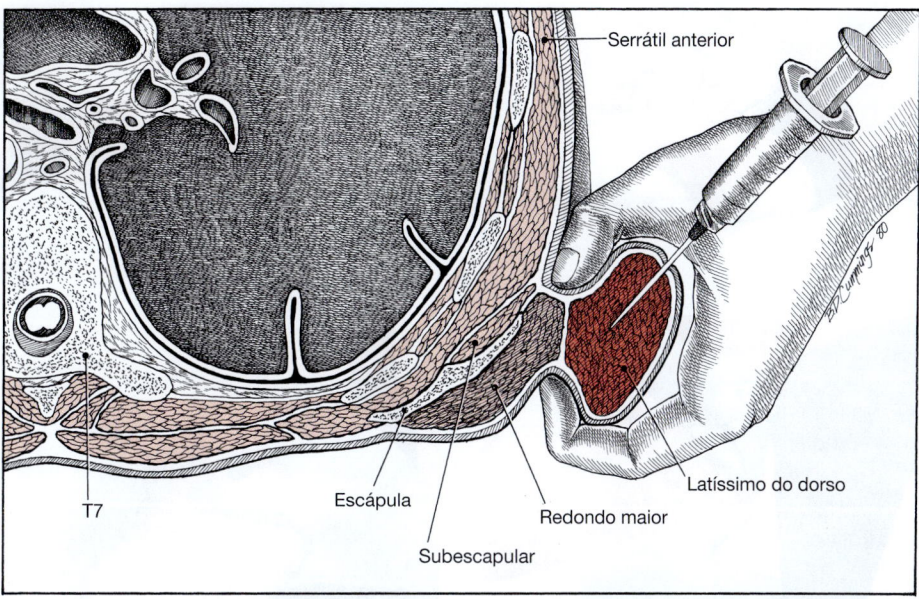

Figura 72-30 Vista em corte transversal para infiltração em PG ou uso de agulhamento a seco no músculo latíssimo do dorso direito, utilizando pinça.

Músculo subescapular (Capítulo 26)

Os PGs subescapulares podem ser tratados a partir de duas abordagens diferentes: uma abordagem axilar e uma abordagem medial. Cada uma dessas técnicas será discutida separadamente.

Abordagem lateral (axilar) (Figura 72-33 A, B)

Para IPG ou agulhamento a seco do músculo subescapular, o paciente é posicionado em decúbito dorsal com o braço colocado em 90° de abdução glenoumeral e rotação lateral completa. A parte de trás da mão do paciente é colocada na testa, e um travesseiro pode ser colocado sob o braço se o paciente não puder tolerar a posição (Figura 72-33A). O peso corporal do paciente mantém a escápula em posição depois de ser puxada lateralmente (ver Figura 26-4). Se abdução e rotação lateral suficientes não estiverem disponíveis para fornecer espaço para a execução de IPG ou agulhamento a seco, devem ser aplicadas técnicas manuais de liberação de PG para fornecê-las. Os PGs são identificados na margem lateral da borda anterior da escápula com palpação plana transversa contra a escápula. Os PGs estão localizados e fixados entre os dedos. Uma agulha hipodérmica de calibre 0,7 mm de 60 ou 75 mm ou uma agulha filiforme de 0,30 50 mm é inserida entre os dedos do clínico na profundidade da fossa axilar (Figura 72-33B). A agulha é direcionada paralelamente à caixa torácica e cefálica, em direção à superfície anterior da escápula, diretamente no PG identificado pela palpação. A agulha é inserida através da pele caudal até que os PGs sejam injetados e direcionados de modo cefálico para evitar o encontro com a caixa torácica, o que pode acontecer nesse local.

Abordagem medial (Figura 72-33C)

A abordagem medial requer uma consideração especial para IPG ou agulhamento a seco. A dor identificada com a palpação plana transversa nessa área pode ser um resultado de PG nos músculos trapézio médio, trapézio inferior, romboide e/ou no serrátil anterior. Portanto, cada um desses músculos deve ser examinado para PGs e, se encontrados, devem ser desativados. Os PGs do subescapular são agulhados com o paciente deitado com a articulação glenoumeral em extensão, adução e rotação medial, de modo que as costas da mão no lado afetado sejam colocadas sobre a coluna lombar. Essa posição, também conhecida como a posição de "trava-martelo", afastará a borda medial da escápula do tórax. A agulha é direcionada de medial para lateral à superfície anterior da escápula (Figura 72-33C).

Músculos romboides (Capítulo 27)
Figura 72-34

Para IPG ou agulhamento a seco dos músculos romboides, o paciente é posicionado em decúbito ventral com um travesseiro ou rolo de toalha colocado sob a face anterior do ombro para que o músculo romboide fique em uma posição de repouso neutra. PGs são identificados com palpação plana transversa sobre a caixa torácica. O risco de penetração pleural pela agulha pode ser essencialmente eliminado colocando os dedos indicador e médio nos espaços intercostais acima e abaixo do local a ser agulhado (Figura 72-34). Um estudo que avaliou a profundidade da inserção de agulha IPGs ao músculo principal romboide determinou que, de 62 pacientes que visitaram uma clínica com dor no ombro ou na parte superior das costas (com índice de massa corporal [IMC] < 23), a profundidade da pele até o romboide menor foi de $1,2 \pm 0,2$ cm, $1,4 \pm 0,2$ cm para IMC ≥ 23 e ≤ 25 e de $1,8 \pm 0,3$ cm para IMC ≥ 25.[96]

A espessura média do músculo principal romboide para o grupo IMC com baixo peso ou normal (IMC < 23) foi de $0,9 \pm 0,3$ cm, para o IMC com excesso de peso (IMC ≥ 23, mas ≤ 25) foi de $1,0 \pm 0,2$ cm, e para o grupo obeso (IMC ≥ 25) a espessura do músculo foi de $0,8 \pm 0,3$ cm.[96] Portanto, para IPG ou agulhamento a seco do PG, uma agulha hipodérmica de 38 mm ou agulha filiforme de $0,30 \times 50$ mm é direcionada quase tangencial à superfície em direção a uma costela para evitar a penetração em um espaço intercostal e, portanto, atingir o pulmão. A injeção de procaína a 0,5% ou lidocaína a 1% reduz a dor pós-injeção, em comparação com o agulhamento a seco.[32]

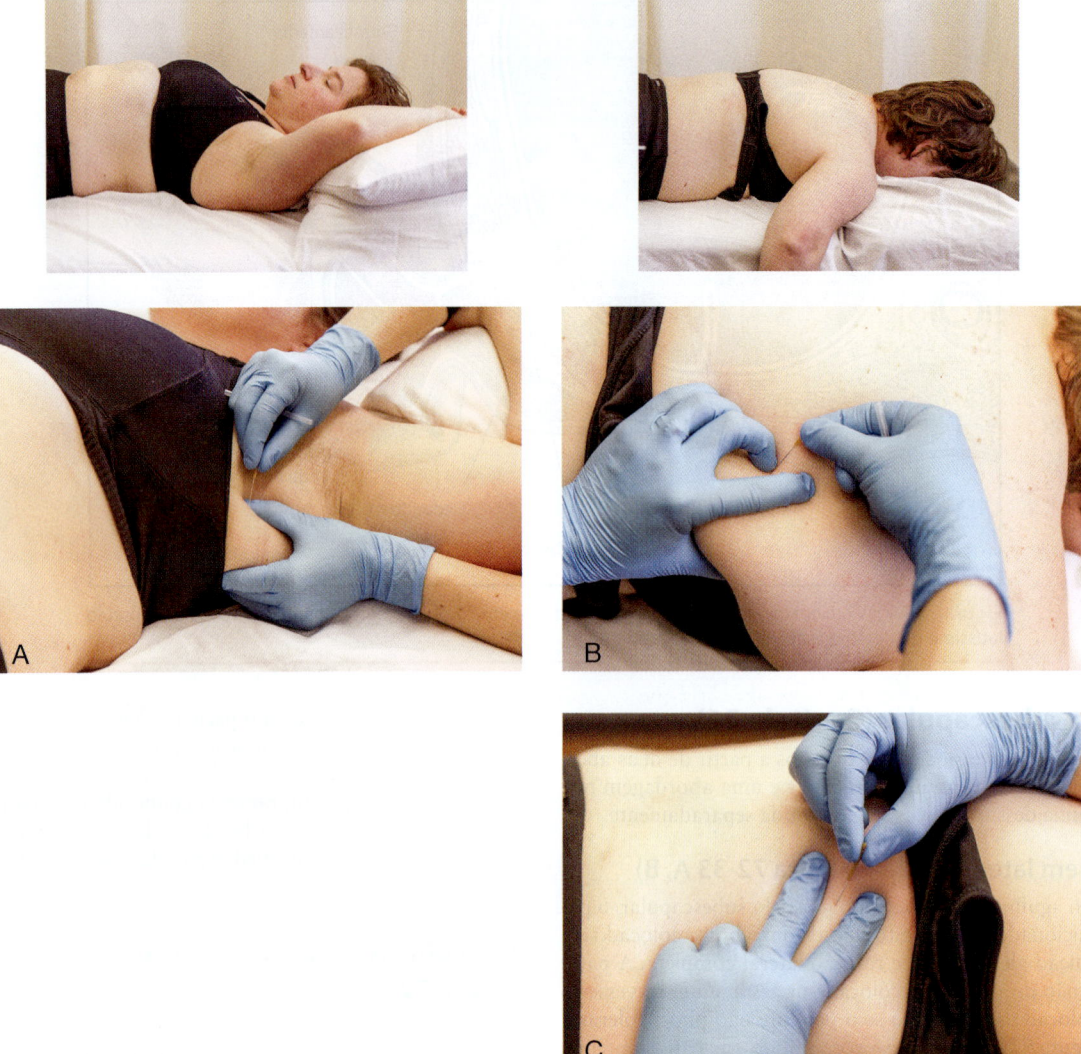

Figura 72-31 Injeção em PGs ou uso de agulhamento a seco no músculo latíssimo do dorso. (A) Posição supina com o braço abduzido a 90°. (B) Posição em decúbito ventral. (C) Bloqueio do espaço intercostal para PGs mais baixos no músculo latíssimo do dorso.

Músculo deltoide (Capítulo 28)

Deltoide anterior (Figura 72-35A)

Para IPG ou agulhamento a seco das fibras do deltoide anterior, o paciente é posicionado em decúbito dorsal com o ombro afetado em aproximadamente 45° na abdução glenoumeral. Os PGs no músculo deltoide anterior são identificados usando palpação plana transversa e são frequentemente próximos à borda anterior do músculo, onde a veia cefálica situa-se subcutaneamente entre os músculos deltoide e peitoral maior. Ao agulhar (Figura 72-35A), o clínico pode evitar a veia colocando um dedo da mão palpadora sobre ela, penetrando na pele com a agulha próxima a ela e direcionando a agulha para longe da veia e para dentro do tecido muscular.

Deltoide médio (Figura 72-35B)

Para IPG ou agulhamento a seco das fibras do deltoide médio, o paciente é posicionado em posição supina, em decúbito lateral ou em decúbito ventral. Como o músculo deltoide médio possui múltiplas fibras entrelaçadas, suas bandas tensionadas são mais curtas do que nas fibras anteriores e posteriores, e os PGs são mais dispersos no músculo. Os PGs são identificados com palpação plana transversa ou em pinça. O PG é fixado entre os dedos do clínico, e a agulha é direcionada para o úmero (Figura 72-35B). O clínico também pode usar uma pinça para fixar os PGs, e a agulha pode ser direcionada de posterior para anterior, ou vice-versa, em direção aos PGs e ao dedo do clínico.

Deltoide posterior (Figura 72-35C)

Para IPG ou agulhamento a seco das fibras posteriores do deltoide, o paciente é posicionado em decúbito ventral com a extremidade superior afetada em aproximadamente 45° de abdução glenoumeral. Os PGs no deltoide posterior são identificados usando palpação plana transversa e fixados entre os dedos indicador e médio do clínico. A agulha é direcionada para o úmero (Figura 72-35C).

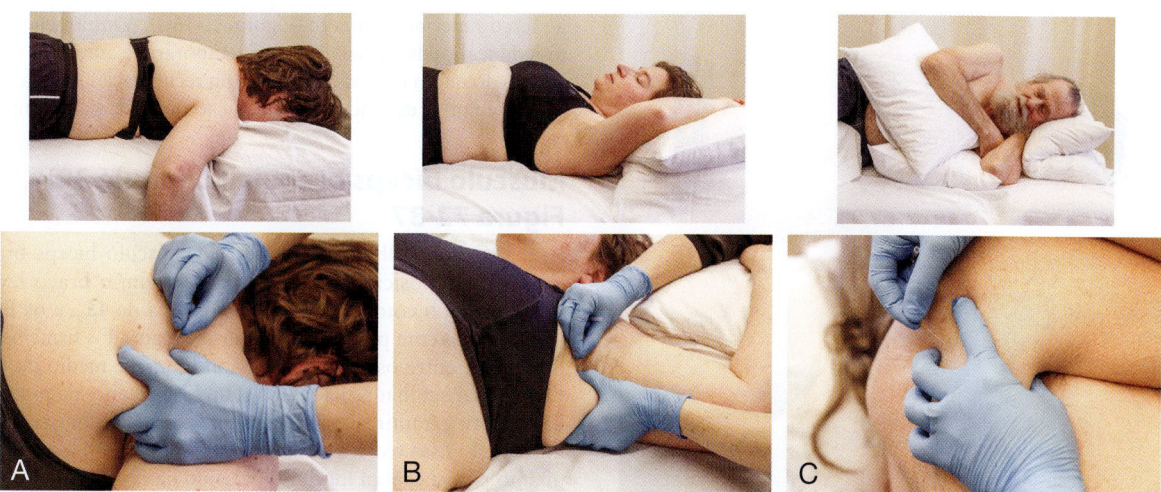

Figura 72-32 Injeção em PGs ou uso de agulhamento a seco no músculo redondo maior. (A) Decúbito ventral com aperto de pinça. (B) Supino com aperto de pinça. (C) Em decúbito lateral e com aperto de pinça com a extremidade superior apoiada.

Músculo coracobraquial (Capítulo 29)
Figura 72-36

Para IPG ou agulhamento a seco do músculo coracobraquial, o paciente é posicionado em supino com o ombro em aproximadamente 60° de abdução e rotação lateral. O músculo coracobraquial pode ser agulhado acima ou abaixo do músculo peitoral maior, pois o nervo musculocutâneo está localizado abaixo do músculo peitoral maior e sobre o músculo coracobraquial.

Os PGs são identificados com palpação tranversa plana profundamente na axila, atingindo abaixo do músculo peitoral maior e pressionando o úmero no aspecto dorsal do feixe combinado dos músculos cabeça curta do bíceps braquial e coracobraquial (Figura 72-36). A artéria braquial é identificada no feixe neurovascular que se situa posterior e medialmente ao músculo coracobraquial, entre o músculo coracobraquial e a inserção da cabeça lateral do músculo tríceps braquial ao úmero. Essas estruturas devem ser claramente identificadas antes da IPG ou do agulhamento a seco. Para agulhar a porção proximal do músculo coracobraquial perto da origem no processo coracoide, a agulha é inserida acima do músculo peitoral maior e através do músculo deltoide anterior, e é direcionada superficialmente ao processo coracoide que é localizado com o dedo palpador do clínico (Figura 72-36B).

Para IPG ou agulhamento a seco da porção inferior do músculo coracobraquial, a agulha é direcionada de medial para lateral

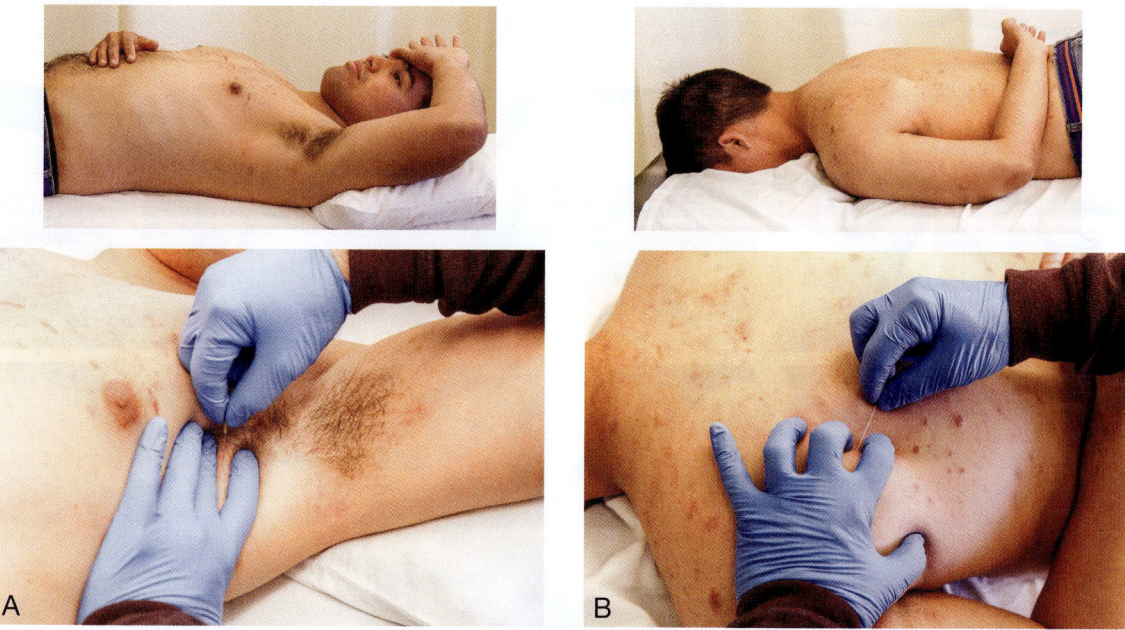

Figura 72-33 Injeção em PGs ou uso de agulhamento a seco para o músculo subescapular. (A) Posição supina ao longo da borda axilar da escápula. (B) Abordagem medial em decúbito ventral com a extremidade superior do lado afetado na posição trava-martelo (*hammerlock*).

852 Seção 8 ■ Considerações sobre tratamento para dor e disfunção miofascial

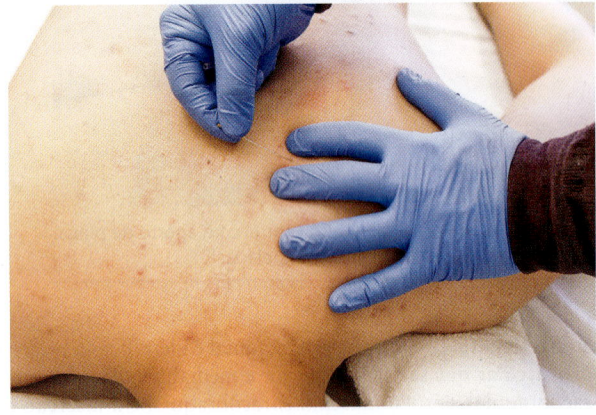

Figura 72-34 Injeção em PGs ou uso de agulhamento a seco nos músculos romboides. Observe o rolo de toalha sob o ombro anterior para colocar o músculo romboide em relaxamento, permitindo melhor acesso aos PGs. O indicador e o dedo médio da mão palpadora bloqueiam os espaços intercostais.

ao terço superior do úmero (Figura 72-36C). A infiltração de anestésico local pode causar fraqueza temporária e anestesia na distribuição do nervo musculocutâneo com recuperação imediata em 15 ou 20 minutos, dependendo da solução utilizada para a injeção.

Músculo bíceps braquial (Capítulo 30)
Figura 72-37

Para IPG ou agulhamento a seco do músculo bíceps braquial, o paciente é posicionado em supinação com o braço levemente abduzido, o cotovelo flexionado a cerca de 45°, e os PGs são identificados com palpação transversa e segurados firmemente em uma pinça entre os dedos polegar, indicador e médio do clínico. Os PGs são agulhados na região dentro do alcance da pinça e sondados para garantir a penetração de todos os PGs que podem produzir RCL. Essa técnica pode ser usada tanto para a cabeça curta quanto para a cabeça longa do músculo bíceps braquial. A agulha é posicionada de medial para lateral ou lateral para medial em direção ao dedo do clínico (Figura 72-37A). Penetrações de agulha podem ser direcionadas quase tangenciais ao úmero, ou podem ser direcionadas perpendicularmente a ele, evitando as bordas medial e lateral do músculo.

Além disso, os PGs podem ser localizados para agulhamento usando palpação plana e abrangendo-os com os dedos indicador e médio da mão palpadora. Os PGs são mantidos contra o músculo braquial subjacente, como na Figura 72-32B. Durante a IPG ou o agulhamento a seco, o clínico deve evitar os nervos mediano e radial que se encontram ao longo das bordas medial e lateral da porção distal dos músculos bíceps braquial e braquial, respectivamente.

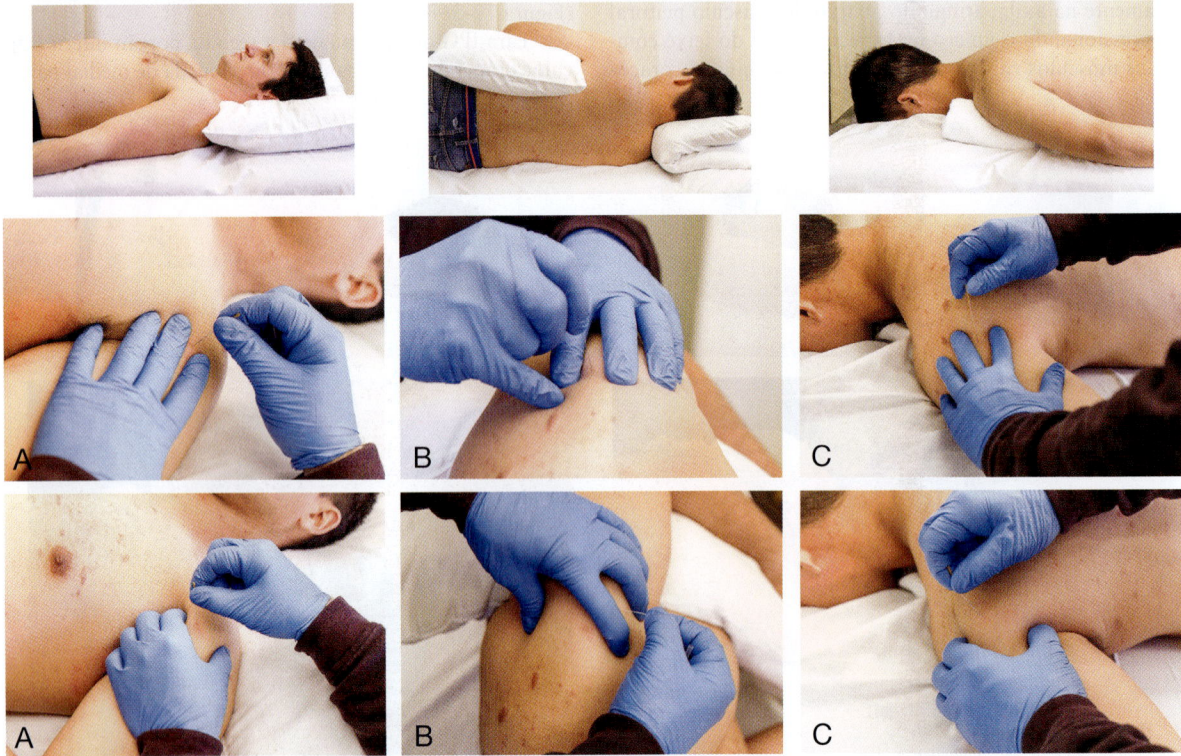

Figura 72-35 Injeção em PGs ou uso de agulhamento a seco no músculo deltoide direito. (A) Músculo deltoide anterior, com o paciente em supino (palpação plana e em pinça). (B) Músculo deltoide médio, com o paciente em decúbito lateral (palpação plana e em pinça). (C) Músculo deltoide posterior, com o paciente em decúbito ventral (palpação plana e em pinça).

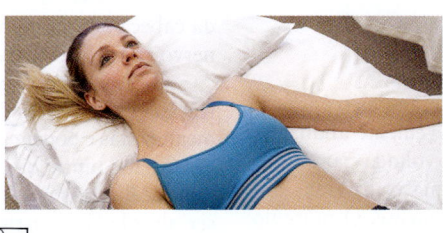
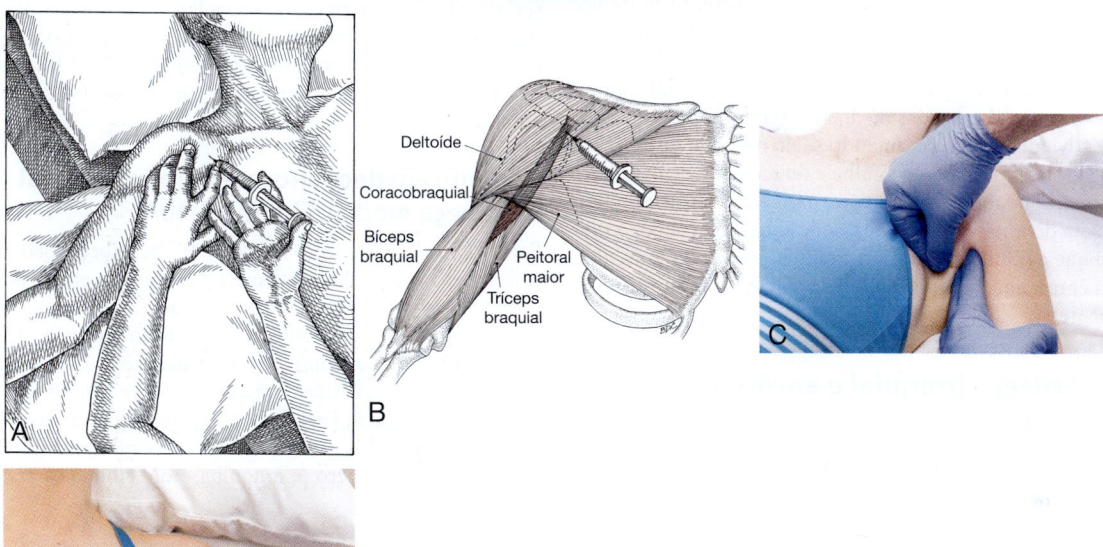
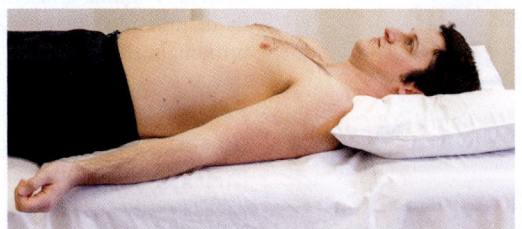

Figura 72-36 Injeção em PGs ou uso de agulhamento a seco no músculo coracobraquial. O feixe neurovascular deve ser identificado antes de IPG ou agulhamento a seco e evitado. (A) Porção proximal. (B) Diagrama esquemático mostrando a injeção no músculo coracobraquial (vermelho-escuro) através dos músculos deltoide e peitoral maior. (C) Técnica de agulhamento a seco levemente distal ao músculo peitoral maior.

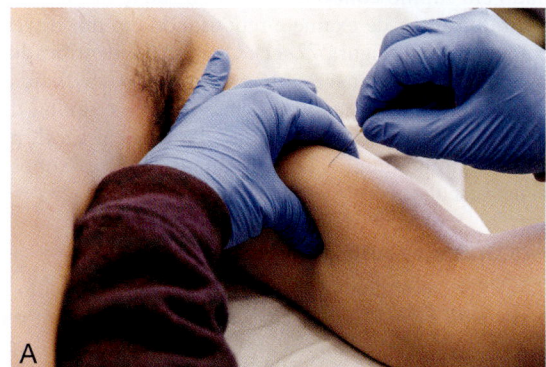
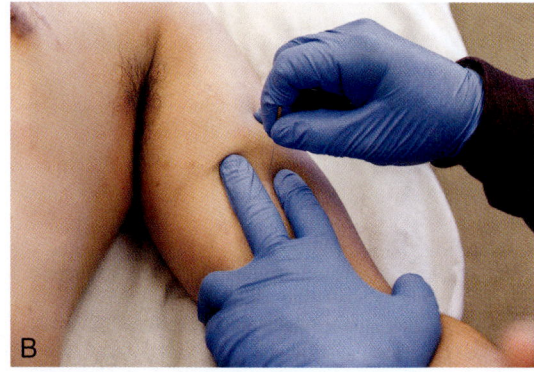

Figura 72-37 Injeção em PGs ou uso de agulhamento a seco no músculo bíceps braquial. (A) Cabeça curta usando o aperto de pinça. (B) Cabeça longa com o PG fixo entre os dedos do clínico.

Músculo braquial (Capítulo 31)
Figura 72-38

Para IPG ou agulhamento a seco do músculo braquial, o paciente é posicionado em supinação com o braço levemente abduzido, o cotovelo fletido a cerca de 45°, e a palma voltada para cima. Os PGs são identificados com palpação plana transversa, empurrando o músculo bíceps braquial medialmente. O músculo braquial é um músculo espesso, e seus PGs frequentemente são profundos, próximos ao úmero. Durante a IPG ou o agulhamento a seco, o clínico deve evitar os nervos mediano e radial que se encontram ao longo das bordas medial e lateral do músculo braquial, respectivamente.[87] Aproximando-se do músculo do lado lateral do braço (Figura 72-38), a agulha é direcionada medialmente e para cima, sondando amplamente, para explorar as porções lateral e média do músculo. A agulha pode entrar em contato com o úmero, o que garante atingir a profundidade total do músculo. Se a agulha entrar em contato com o osso, ela deve ser substituída imediatamente.

Músculos tríceps braquial e ancôneo (Capítulo 32)

Paciente em supino ou em decúbito lateral (cabeça longa; Figura 72-39)

Para IPG ou agulhamento a seco de PG na porção medial da cabeça longa do músculo tríceps braquial, o paciente é posicionado em supinação com o ombro abduzido e rotacionado lateralmente, de modo que a fossa cubital fique voltada para cima para posicionar a cabeça longa em um pequeno alongamento (Figura 72-39A). O clínico identifica os PGs usando palpação transversa e eleva o ventre muscular para longe do osso subjacente, dos principais vasos sanguíneos adjacentes e do nervo, e distancia-se da cabeça lateral do músculo tríceps braquial (abaixo do qual o nervo radial percorre).

O PG é fixado e agulhado entre as pontas dos dedos. A penetração efetiva desses PGs pela agulha produz RCLs que são facilmente vistas e podem ser sentidas pelos dedos palpadores e polegar.

Se for uma posição mais conveniente, ou se os PGs estiverem localizados na parte lateral da cabeça longa, esta área pode ser abordada a partir do aspecto lateral do braço. Para isso, o paciente é posicionado em decúbito lateral com o lado afetado para cima, de costas para o clínico (Figura 72-39B), permitindo que o clínico segure o músculo e agulhe os PGs como descrito anteriormente.

Paciente em decúbito lateral (borda lateral da cabeça medial; Figura 72-40A)

Para IPG ou agulhamento a seco de PG na cabeça medial do músculo tríceps braquial, o paciente é posicionado em posição lateral com o lado afetado para cima e o braço apoiado em um travesseiro (Figura 72-40A). O PG é identificado por meio de palpação plana transversa distalmente na borda lateral da cabeça medial, adjacente às inserções dos músculos extensor radial longo do carpo e braquiorradial. Para IPG ou agulhamento a seco, o PG é fixado entre os dedos pressionando o músculo em ambos os lados do PG contra o úmero, e a agulha é direcionada para o úmero (Figura 72-40A).

Paciente deitado em decúbito lateral (cabeça lateral; Figura 72-40B)

Para IPG ou agulhamento a seco de PG na cabeça lateral do músculo tríceps braquial, o paciente é posicionado em posição lateral com o lado afetado para cima e o braço apoiado em um travesseiro. Comumente, os PGs estão localizados ao longo da borda lateral da cabeça lateral, logo acima da saída do nervo radial que percorre ao lado do músculo braquial e, em seguida, abaixo do músculo braquiorradial. PGs são identificados com palpação plana transversa e fixados entre os dedos indicador e médio do clínico. A agulha é inserida tangencialmente em uma fina camada de músculo (Figura 72-40B) e pode ser direcionada distal ou proximalmente.

Paciente em supino (borda medial da cabeça média; Figura 72-41)

Para IPG ou agulhamento a seco de PG na borda medial da cabeça medial do músculo tríceps braquial, o paciente é posicionado em supino com o braço em 90° de abdução glenoumeral e fora da mesa de exame e repousando em um travesseiro no colo do clínico (Figura 72-41). Os PGs são identificados usando palpação plana transversa. A região dos PGs é fixada entre os dedos indicador e médio do clínico, com a agulha direcionada paralelamente às fibras musculares e, em geral, para cima em direção ao ombro. Esses PGs não estão próximos do feixe neurovascular.

Ancôneo (Figura 72-42)

Para IPG ou agulhamento a seco de PGs no músculo ancôneo, o paciente é posicionado em decúbito ventral, com o cotovelo fletido a aproximadamente 45°. Os PGs são identificados com palpação plana transversa, e a agulha é direcionada para a ulna entre o processo do olécrano e o epicôndilo lateral do úmero (Figura 72-42).

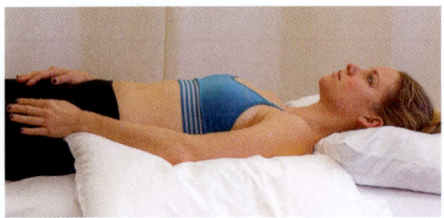

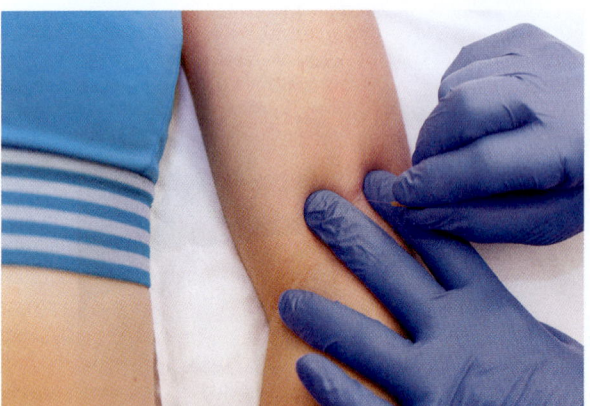

Figura 72-38 Injeção em PGs ou uso de agulhamento a seco no músculo braquial, com o músculo bíceps braquial empurrado para o lado na direção medial.

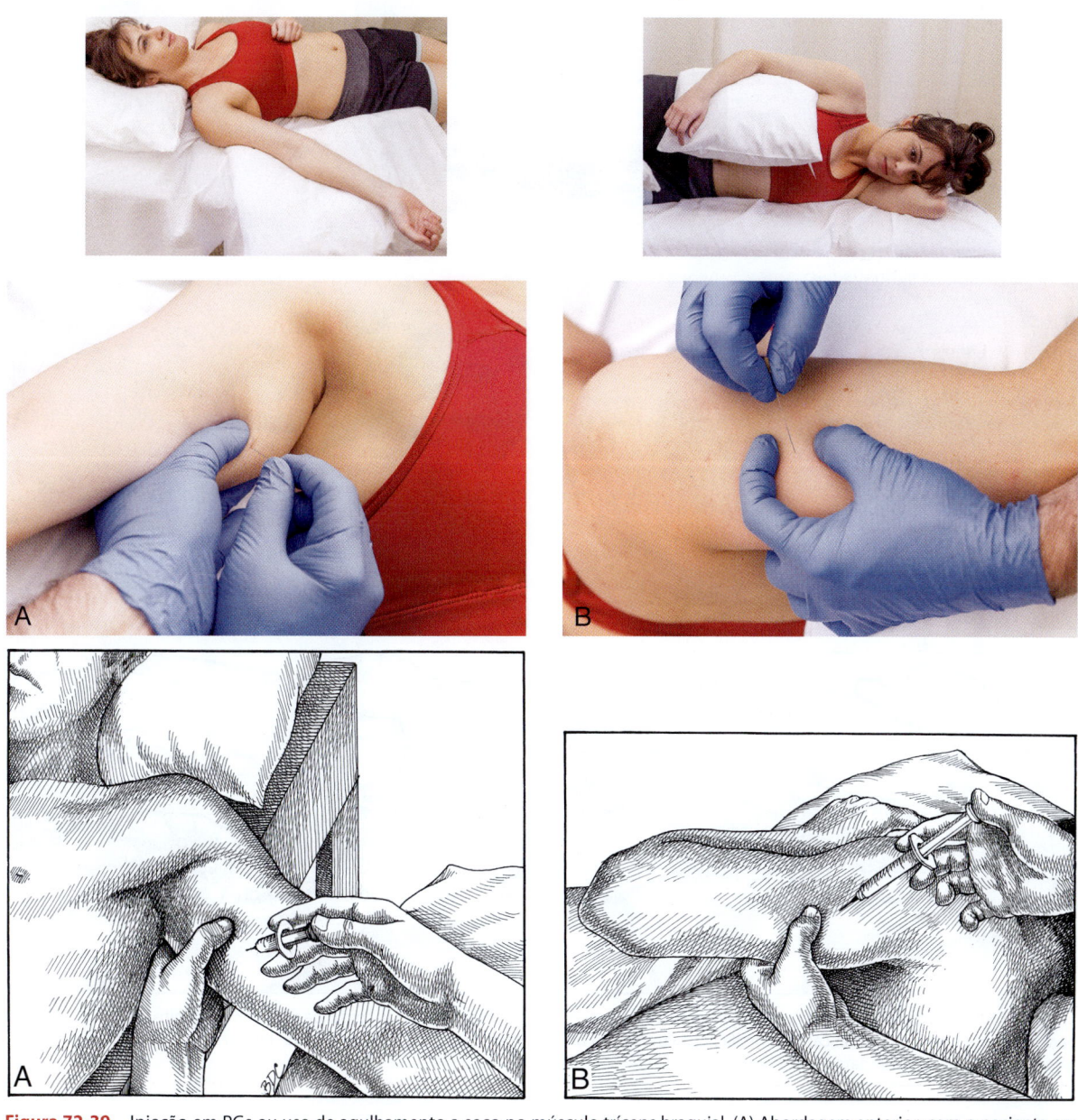

Figura 72-39 Injeção em PGs ou uso de agulhamento a seco no músculo tríceps braquial. (A) Abordagem anterior, com o paciente em supino. (B) Abordagem posterior, com o paciente deitado no lado não envolvido.

3. DOR NO ANTEBRAÇO, NO PUNHO E NA MÃO (SEÇÃO 4)

Músculos extensores do punho e braquiorradial (Capítulo 34)

Extensores do punho (Figura 72-43)

Para IPG ou agulhamento a seco dos músculos extensores do punho, o paciente é posicionado em supino com o antebraço em pronação completa apoiado em um travesseiro ou outro suporte.

Como todos os três músculos extensores do punho são relativamente superficiais, a palpação pode localizar com precisão os PGs para agulhamento. Os PGs dos extensores radiais longos do carpo são identificados com palpação em pinça transversa e, em seguida, fixados com uma pinça entre os dedos polegar, indicador e médios do clínico. A agulha é direcionada de medial para lateral, ou vice-versa, em direção aos ou entre os dedos do clínico (Figura 72-43A). O músculo extensor radial longo do carpo também pode ser agulhado com uma técnica de palpação plana com a agulha direcionada para o rádio. O músculo extensor radial curto do carpo é medial ao músculo extensor radial longo do carpo, e seus PGs podem ser 3 ou 4 cm mais distais que os PG do extensor radial longo do carpo. Esses PGs são identificados com palpação plana transversa. Os PGs no músculo extensor radial curto do carpo são fixados entre os dedos indicador e médio do clínico, e a agulha é direcionada para o rádio (Figura 72-43B).

Para IPG ou agulhamento a seco do músculo extensor ulnar do carpo, os PGs são identificados com palpação plana transversa e fixados entre os dedos indicador e médio do clínico. A agulha é direcionada para a ulna (Figura 72-43C).

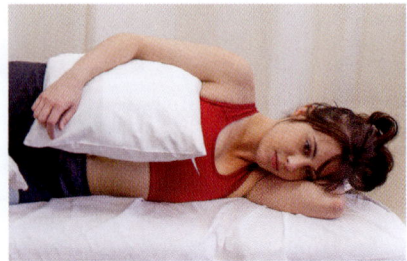
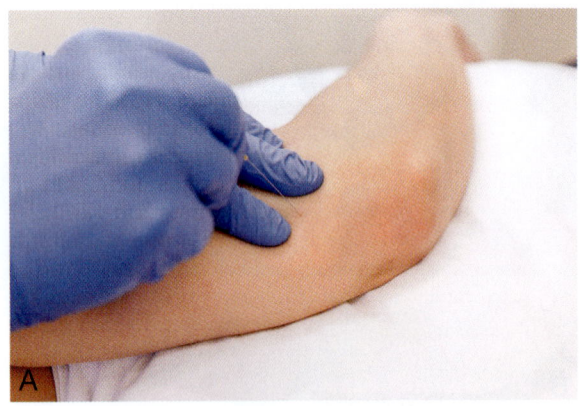
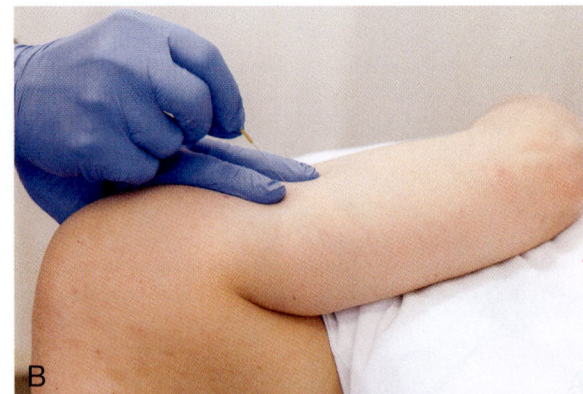
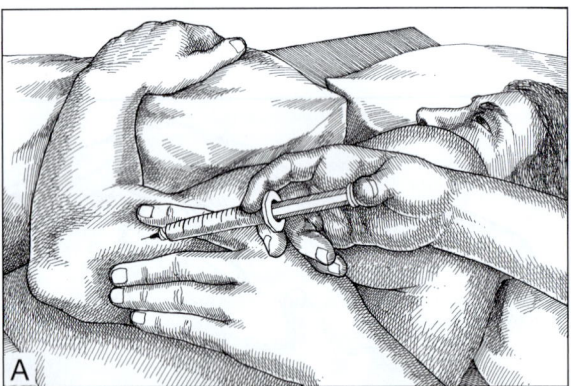
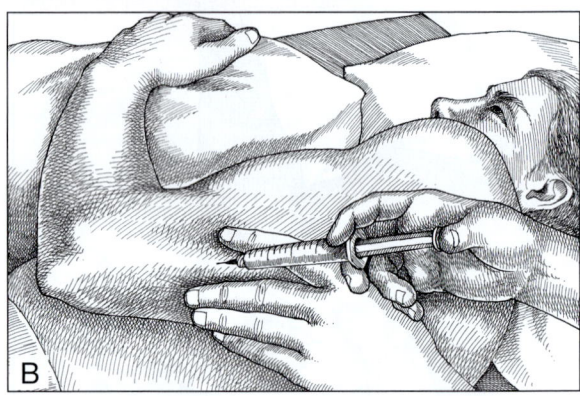

Figura 72-40 Injeção em PGs ou uso de agulhamento a seco no músculo tríceps braquial, com o paciente em decúbito lateral. (A) Técnica para agulhar a borda lateral da cabeça medial, distalmente no braço. (B) Técnica para agulhar a borda lateral da cabeça lateral proximal (superior) e distal (inferior) para o sulco radial.

Braquiorradial (Figura 72-44)

Para IPG ou agulhamento a seco de PG no braquiorradial, o paciente é posicionado em supino com o antebraço em pronação apoiado em um travesseiro ou outro suporte. Os PGs do braquiorradial são identificados com palpação em pinça transversa e fixados com uma pinça entre os dedos polegar, indicador e médios do clínico. A agulha é direcionada de medial para lateral, ou vice-versa, em direção aos ou entre os dedos do clínico (Figura 72-44).

Para os propósitos de IPG ou agulhamento a seco, é útil distinguir os PGs que estão nas fibras mais profundas do braquiorradial (que geralmente não têm efeito no movimento do punho) daqueles nas fibras subjacentes do extensor radial longo do carpo que se desviam radialmente e estendem o punho; o ramo superficial (sensorial) do nervo radial passa entre esses dois músculos.

Quando a dor referida é evocada na base do polegar por uma IPG profunda no antebraço proximal, o PG pode estar no músculo braquiorradial ou no músculo supinador subjacente.

Músculo extensor dos dedos e músculo extensor do indicador (Capítulo 35)

Extensor dos dedos (Figura 72-45 A,B)

Para IPG ou agulhamento a seco do músculo extensor dos dedos, o paciente é posicionado em supino com o antebraço em pronação completa, apoiado em um travesseiro ou outro suporte. Como esse músculo é relativamente superficial, a palpação pode localizar com precisão os PGs para IPG ou agulhamento a seco. Os PGs no músculo extensor dos dedos são identificados com palpação plana transversa, e os PGs são fixados entre os dedos indicador e médio do clínico (Figura 72-45A). Já que esses músculos são planos, é melhor que a agulha seja inserida a aproximadamente 1 cm de distância e direcionada para os PGs e o rádio. Clinicamente, o ventre do músculo extensor do dedo médio apresenta RCLs fortes e padrões claros de dor, como provocado pelo exame e pela penetração da agulha nos PGs.

Capítulo 72 ■ Infiltração e agulhamento a seco em pontos-gatilho

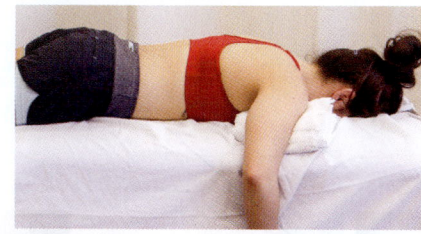

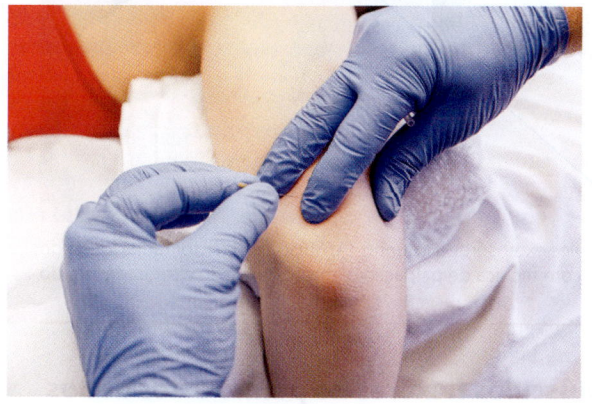

Figura 72-41 Injeção em PGs ou uso de agulhamento a seco na borda medial da cabeça medial do músculo tríceps braquial.

Às vezes, um bloqueio do nervo radial profundo (interósseos dorsais) pode inadvertidamente ser produzido durante a injeção desses PGs. O paciente deve ser avisado antecipadamente da ocorrência de possível fraqueza temporária dos músculos extensores que se resolve em 15 ou 20 minutos, dependendo da solução que foi injetada.

Extensor do indicador (Figura 72-45C)

Para IPG ou agulhamento a seco do músculo extensor do indicador, o paciente é posicionado na mesma posição que para os outros músculos extensores do punho e dos dedos.

Os PGs do extensor do indicador são identificados com palpação plana transversa no aspecto dorsal do terço médio do rádio. O PG é fixado entre os dedos indicador e médio do clínico, e a agulha é direcionada para o rádio (Figura 72-45C).

Músculo supinador (Capítulo 36)
Figura 72-46

Para IPG ou agulhamento a seco de PGs no músculo supinador, o paciente é posicionado em decúbito dorsal com a extremidade superior em ligeira abdução, cotovelo levemente flexionado e antebraço apoiado e supinado. O músculo braquiorradial é empurrado lateralmente para que os PGs possam ser identificados com palpação plana transversa contra o rádio. Para IPG ou agulhamento a seco, a agulha é direcionada proximalmente para o PG levemente lateral à inserção do tendão do bíceps braquial, onde foi encontrada a máxima sensibilidade à palpação (Figura 72-46). Muitas vezes, é difícil ver ou sentir uma RCL nesse músculo, exceto por meio da agulha. Quando o antebraço é supinado, o nervo radial profundo passa através do músculo lateral a essa área (ver Figura 36-1B e C) e, portanto, não é normalmente encontrado durante a IPG ou o agulhamento a seco. O aspecto dorsal do mús-

Os PGs nos músculos extensores dos 4º e 5º dedos estão localizados entre as fibras extensoras do dedo médio e o músculo extensor ulnar do carpo. Os PGs são identificados com palpação plana transversa e fixados entre os dedos indicador e médio do clínico. A agulha é inserida a cerca de 1 cm do PG e direcionada para o ponto de dor profunda (Figura 72-45B).

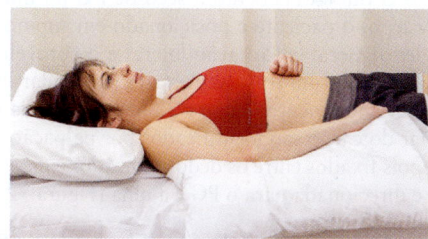

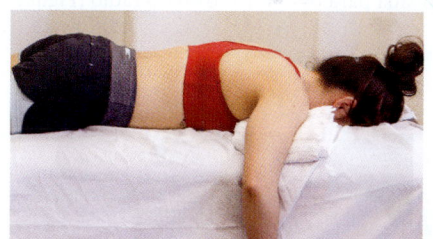

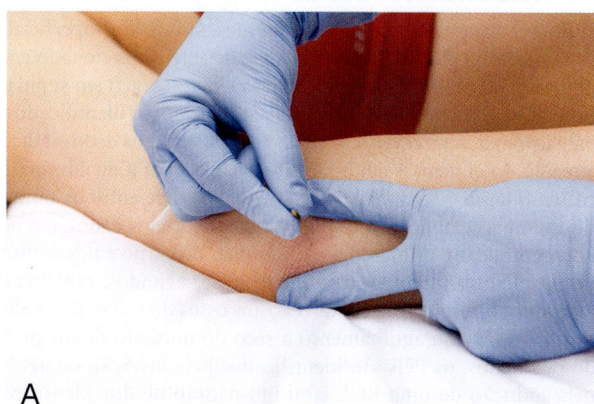

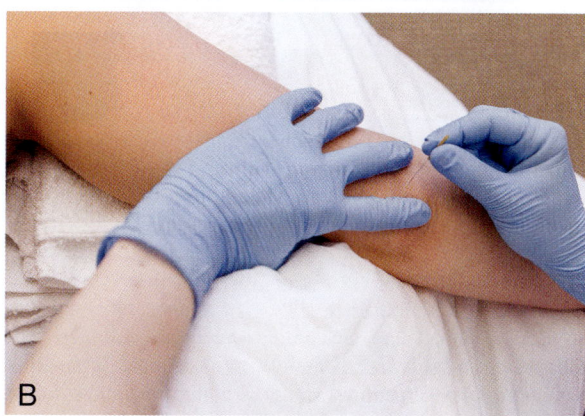

A   B

Figura 72-42 Injeção em PGs ou uso de agulhamento a seco no músculo ancôneo. O dedo indicador da mão palpadora está no epicôndilo lateral, e o dedo médio está no processo do olécrano. (A) Supino com o cotovelo flexionado e o braço apoiado em um travesseiro. (B) Decúbito ventral.

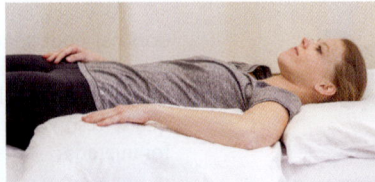
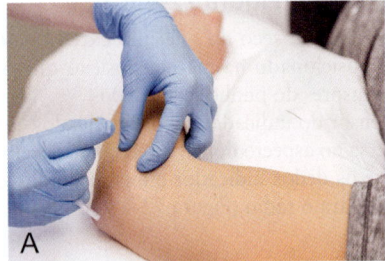
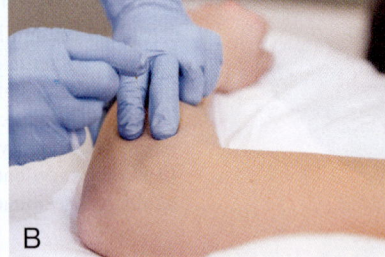
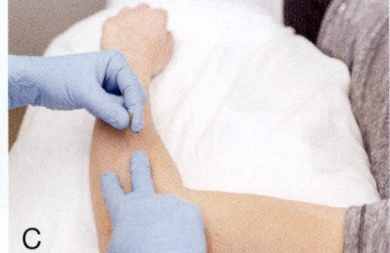

Figura 72-43 Injeção em PGs ou uso de agulhamento a seco nos músculos extensores do punho. (A) Músculo extensor radial longo do carpo com técnica de pinça. (B) Músculo extensor radial curto do carpo com técnica de palpação plana. (C) Músculo extensor ulnar do carpo com técnica de palpação plana.

culo também pode ser tratado com IPG ou agulhamento a seco de maneira semelhante.

Músculo palmar longo (Capítulo 37)
Figura 72-47

Para IPG ou agulhamento a seco do músculo palmar longo, o paciente se deita com o braço levemente abduzido, cotovelo estendido e o antebraço totalmente supinado. O músculo palmar longo, se presente, é medial ao músculo flexor radial do carpo. Os PGs do palmar longo são identificados por palpação plana transversa e depois fixados entre os dedos indicador e médio do clínico. A agulha é direcionada para os PGs e o osso do rádio (Figura 72-47).

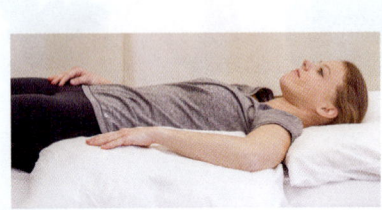
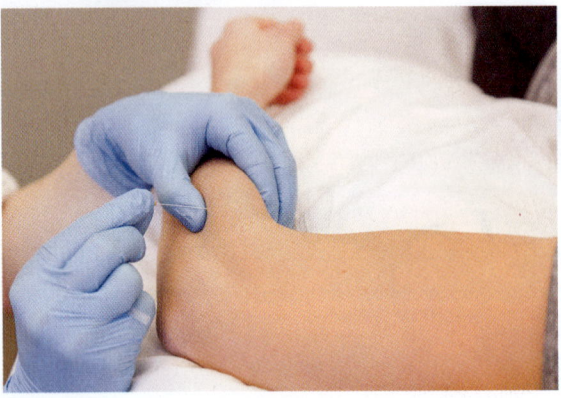

Figura 72-44 Injeção em PGs ou uso de agulhamento a seco do músculo braquiorradial usando a técnica de pinça. Note que o antebraço está em uma posição neutra.

Músculos flexores do punho e dos dedos (Capítulo 38)
Músculos flexores do punho (Figura 72-48A, B)

Para IPG ou agulhamento a seco de PG no músculo flexor radial do carpo, o paciente é posicionado em supino com a extremidade superior em leve abdução, cotovelo levemente flexionado e antebraço apoiado e supinado.

PGs no músculo flexor radial do carpo são identificados usando palpação plana transversa e, então, fixados entre os dedos indicador e médio do clínico. A agulha é direcionada para os PGs e o osso do rádio (Figura 72-48A).

Para IPG ou agulhamento a seco de PG no músculo flexor ulnar do carpo, o paciente é posicionado em supino com a articulação glenoumeral em rotação lateral e o cotovelo em 90° de flexão, apoiado em um travesseiro, para acomodar limitações de amplitude de movimento (Figura 72-48B). Os PGs no músculo flexor ulnar do carpo são identificados por palpação plana transversa e depois fixados entre os dedos indicador e médio do clínico. A agulha é direcionada para o PG e a ulna (Figura 72-48B).

Músculos flexores dos dedos (Figura 72-48C, D)

Para IPG ou agulhamento a seco dos músculos flexor superficial dos dedos e flexor profundo dos dedos, o paciente é posicionado em supino com o cotovelo levemente fletido e o antebraço em supinação. Os PGs no músculo flexor superficial dos dedos são identificados por palpação plana transversa e depois fixados entre os dedos indicador e médio do clínico. A agulha é direcionada para a membrana interóssea (Figura 72-48C). O nervo mediano corre entre os músculos flexor superficial dos dedos e flexor profundo dos dedos, e o nervo ulnar corre entre os músculos flexor ulnar do carpo e flexor profundo dos dedos. Ambos os nervos devem ser evitados, posicionando a agulha da linha média em direção aos ossos do rádio ou da ulna.

Para IPG ou agulhamento a seco do músculo flexor profundo dos dedos, os PGs são identificados pela inserção da agulha e pela indução de uma RCL e/ou um padrão de dor identificável. Os PGs no músculo flexor profundo dos dedos, em geral, estão localizados a aproximadamente 3 cm distal ao epicôndilo medial (Figura 72-48D). Os PGs no músculo flexor profundo dos dedos, às vezes, são responsáveis pela compressão do nervo ulnar e tam-

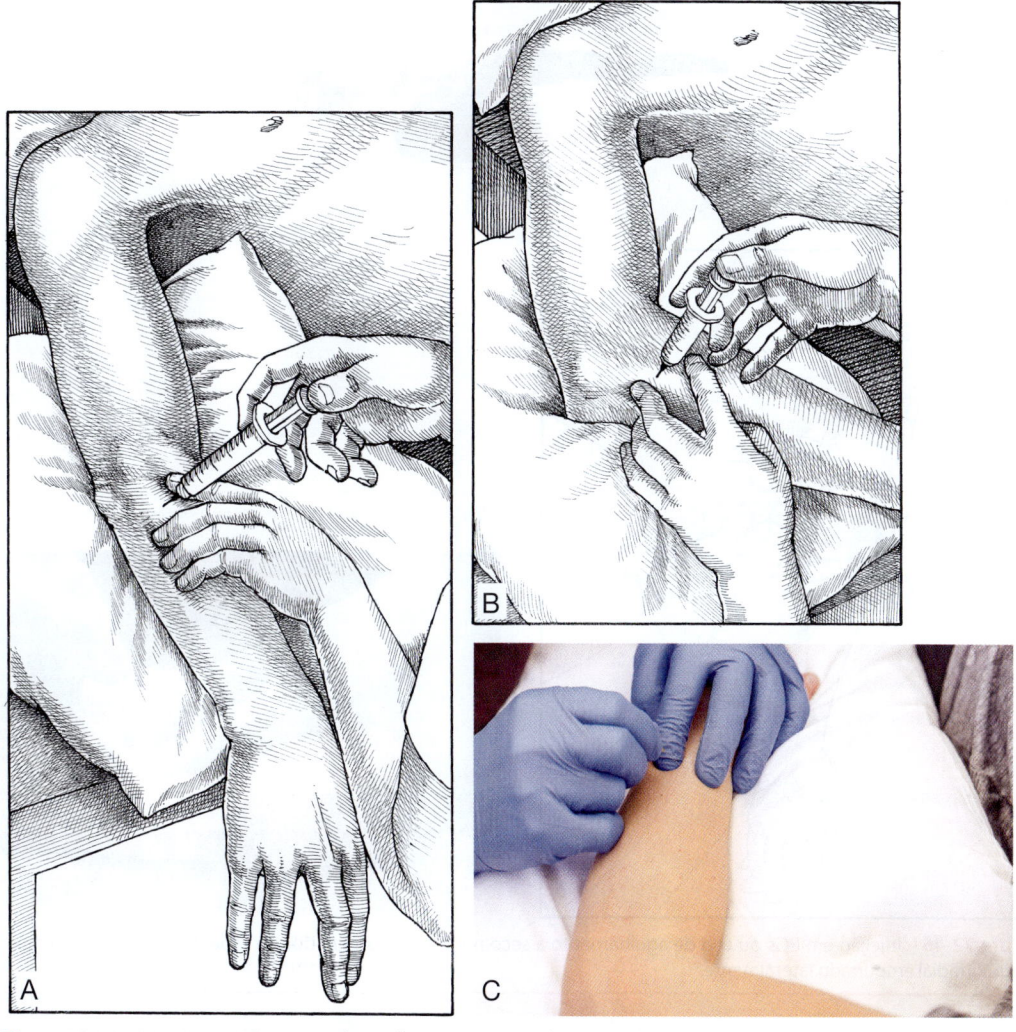

Figura 72-45 Injeção em PGs ou uso de agulhamento a seco dos músculos extensores dos dedos. (A) Músculo extensor do dedo médio. (B) Músculos extensores dos dedos anelar e mínimo. A injeção profunda nos músculos extensores do quarto e quinto dedos às vezes também atinge um PG no músculo supinador subjacente, que gera dor ao epicôndilo lateral. (C) Músculo extensor do indicador.

bém podem ser agulhados, como ilustrado pelo músculo flexor ulnar do carpo (Figura 72-48B), exceto pelo fato de que eles estão mais profundos e requerem penetração de pelo menos 2 cm; essa profundidade vai além do músculo flexor ulnar do carpo, chegando até o músculo flexor profundo dos dedos.

Pronador redondo e pronador quadrado (Figura 72-49)

Para IPG ou agulhamento a seco do músculo pronador redondo, o paciente é posicionado em supino com o cotovelo ligeiramente flexionado e o antebraço supinado. PGs são identificados usando palpação plana transversa e, em seguida, fixados entre os dedos indicador e médio do clínico. O nervo mediano corre entre a cabeça do úmero e as cabeças ulnares do músculo pronador redondo; portanto, o músculo deve ser agulhado 1 a 2 cm abaixo do epicôndilo medial para evitar atingir o nervo mediano. A agulha é direcionada para o PG e a ulna (Figura 72-49A). O músculo pronador redondo também pode ser agulhado na porção distal do músculo em direção ao rádio.

Para IPG ou agulhamento a seco do músculo pronador quadrado, o paciente é posicionado da mesma forma que nas técnicas para o músculo pronador redondo. PGs nesse músculo são identificados com penetração de agulha, porque o músculo é muito profundo para palpar. O nervo interósseo anterior corre no centro do antebraço entre as cabeças transversa e oblíqua do músculo. A agulha é direcionada para o rádio ou os ossos da ulna no terço distal do antebraço (Figura 72-49B).

Músculos adutor e oponente do polegar (Capítulo 39)

Adutor do polegar (Figura 72-50A)

Para IPG ou agulhamento a seco do músculo adutor do polegar, o paciente é posicionado em supino com o antebraço pronado ou em posição intermediária. Os PGs são identificados pela palpação em pinça transversa e fixados com um pinça entre os dedos polegar, indicador e médio do clínico (Figura 72-50A). A agulha é direcionada de dorsal para ventral no músculo e levemente em direção

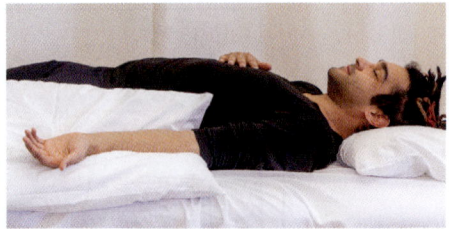

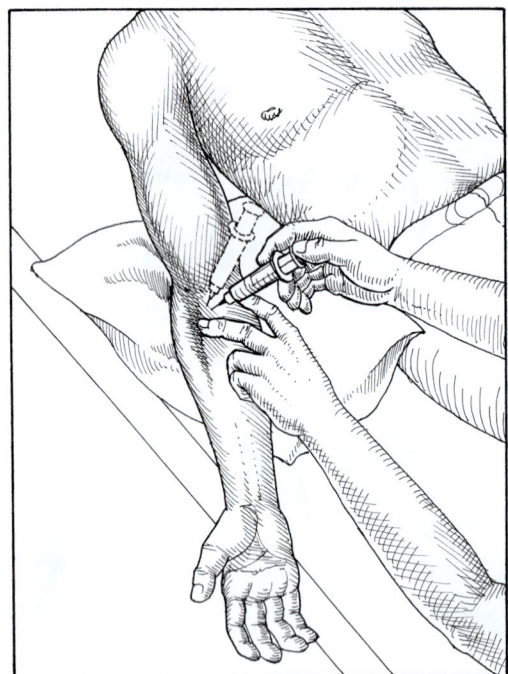
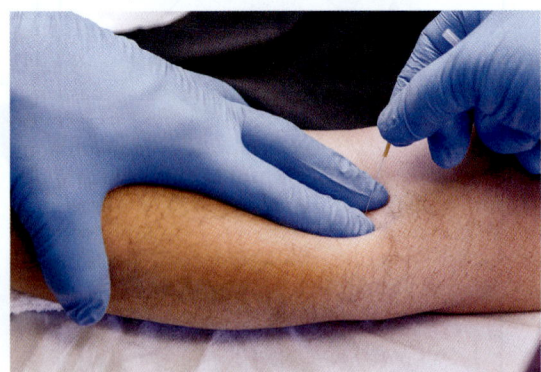

Figura 72-46 Injeção em PGs ou uso de agulhamento a seco no músculo supinador do aspecto ventral, com o músculo braquiorradial empurrado lateralmente.

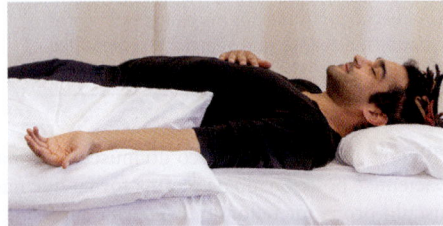

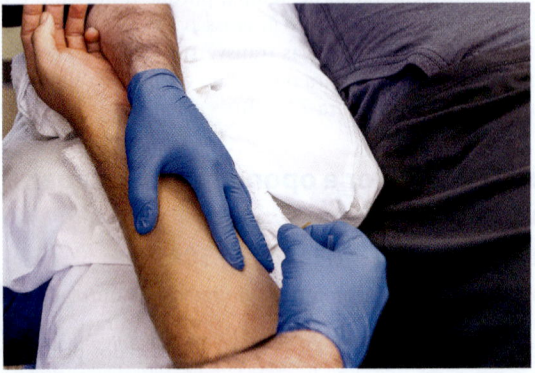

Figura 72-47 Injeção em PGs ou uso de agulhamento a seco para o músculo palmar longo.

ao 2º metacarpo. Como a agulha é direcionada para o dedo-guia, ela deve passar para o lado radial do primeiro músculo interósseo dorsal, ou talvez penetrá-lo.

Oponente do polegar (Figura 72-50B)

Para IPG ou agulhamento a seco do músculo oponente do polegar, o paciente é posicionado em supino com o antebraço supinado. PGs são identificados com palpação em pinça transversa ou palpação plana. A agulha é inserida a partir do aspecto radial, para evitar atravessar o aspecto palmar da eminência tenar (Figura 72-50B).

Músculos abdutor do dedo mínimo, lumbricais e interósseos (Capítulo 40)

Interósseos e lumbricais (Figuras 72-51A e 72-52)

PGs nos músculos interósseos palmares e lumbricais são difíceis de palpar; portanto, a exploração adequada da área com uma agulha é importante. Para IPG ou agulhamento a seco do primeiro músculo interósseo dorsal, o paciente é posicionado em supino com a mão em posição prona média ou totalmente pronada. Os PGs são identificados com palpação plana transversa, e o

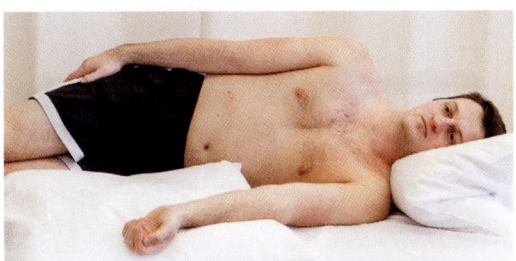
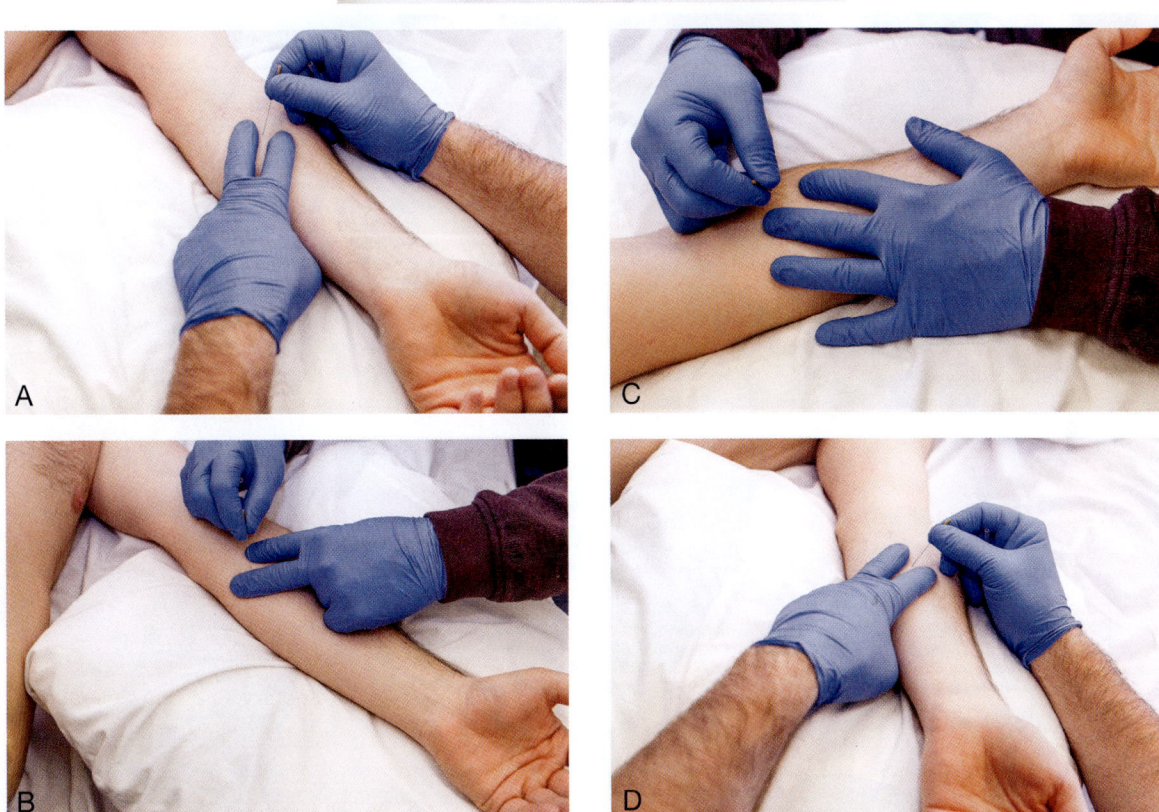

Figura 72-48 Injeção em PGs ou uso de agulhamento a seco para os músculos flexores do punho e dos dedos. (A) Músculo flexor radial do carpo. (B) Músculo flexor ulnar do carpo. (C) Músculo flexor superficial dos dedos. (D) Músculo flexor profundo dos dedos.

dedo indicador do paciente é fixado entre o polegar e o indicador do clínico (Figura 72-51A). A agulha é direcionada para o PG e o aspecto radial do 2º metacarpo (Figura 72-51A).

Para IPG ou agulhamento a seco do segundo músculo interósseo dorsal, a agulha é alinhada com a lateral do 3º osso metacarpal no segundo espaço interósseo e é inserida no centro da área (Figura 72-52A). Se alguma sensibilidade persistir, a agulha é alinhada com o segundo osso metacarpal do outro lado do espaço, e a outra cabeça do músculo será examinada para PGs.

Para IPG ou agulhamento a seco do primeiro músculo interósseo palmar (Figura 72-52A), a agulha é direcionada para longe do 3º metacarpo para atingir o músculo, que fica abaixo do lado ulnar do 2º metacarpo (Figura 72-52B).

Para IPG ou agulhamento a seco dos quatro músculos lumbricais, a agulha é inserida entre os ossos do metacarpo como a técnica interóssea. Os músculos lumbricais estão mais próximos do aspecto palmar da mão, no lado radial do osso metacarpo em perspectiva.

Abdutor do dedo mínimo (Figura 72-51B)

Os PGs no músculo abdutor do dedo mínimo são identificados com a palpação plana transversa ou com uma pinça e fixados com uma pinça entre o polegar e o indicador do clínico. A agulha é direcionada para o 5º metacarpo (Figura 72-51B).

4. DOR NO TRONCO E NA PELVE (SEÇÃO 5)
Músculos peitoral maior e subclávio (Capítulo 42)

A IPG ou agulhamento a seco requer cuidado ao injetar a musculatura peitoral em virtude da sua localização sobre a superfície ventral da caixa torácica. Portanto, o clínico deve estar atento ao campo pulmonar e à profundidade de penetração da agulha para evitar a entrada na cavidade pleural, possivelmente criando um pneumotórax. Caso o clínico suspeite que a agulha violou a cavidade pleural do pulmão, o paciente deve ser instruído a procurar atendimento de emergência se vier a desenvolver sintomas

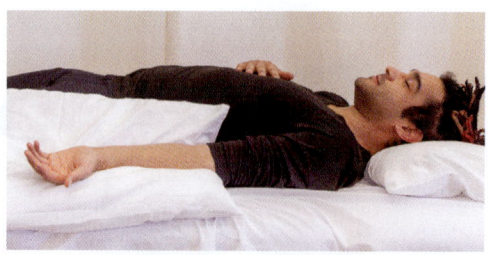

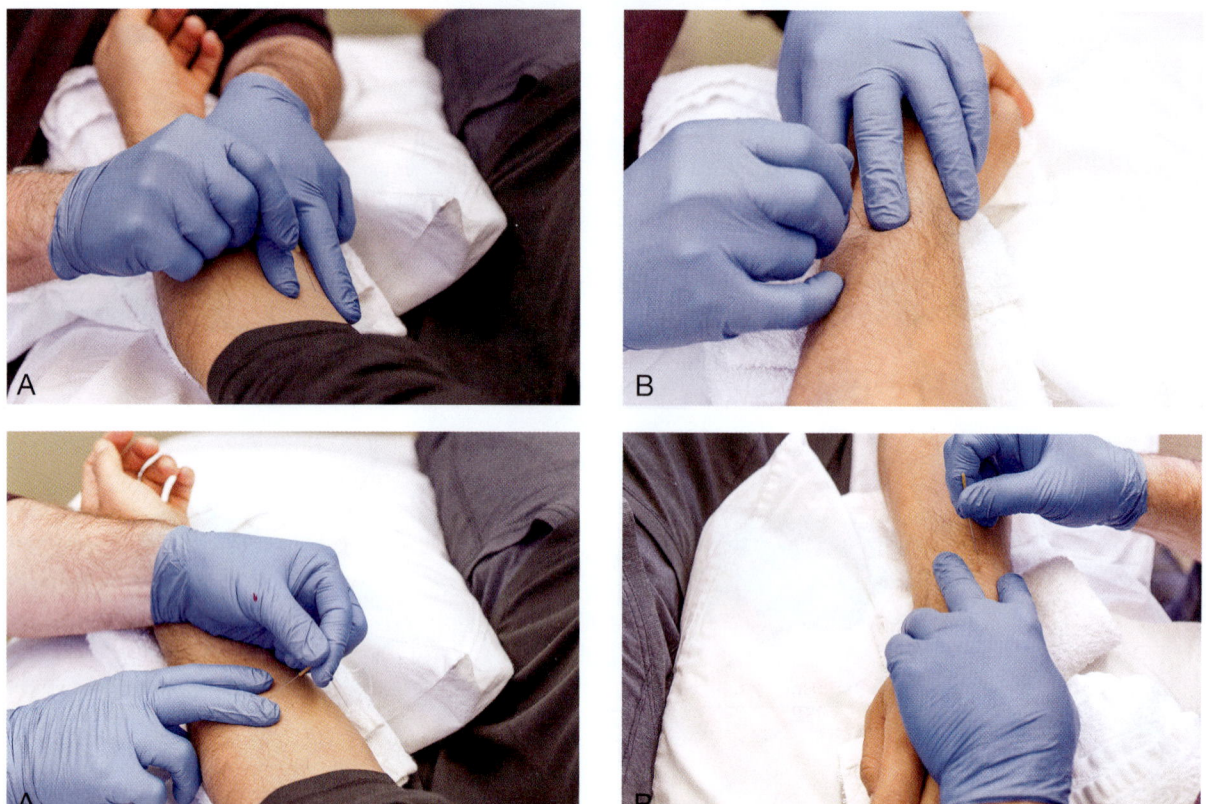

Figura 72-49 Injeção em PGs ou uso de agulhamento a seco para os músculos pronadores. (A) Músculo pronador redondo. Observe que a agulha está direcionada para a ulna (acima) ou distalmente ao rádio (parte inferior) para evitar que ela atinja o nervo mediano. (B) Abordagem dorsal do músculo pronador quadrado. Observe que a agulha é direcionada a partir da linha média, seja radialmente (acima) ou ulnarmente (abaixo) para evitar atingir o nervo interósseo anterior.

como falta de ar, tosse persistente ou dor incomum no peito ou na caixa torácica.

O paciente deve informar à equipe do serviço de urgência que recebeu um tratamento de IPG ou agulhamento a seco sobre a parede torácica. Radiografias do tórax são usadas para confirmar um pneumotórax. A penetração pleural durante uma técnica de IPG ou de agulhamento a seco normalmente causa uma dor mais severa do que a dos PGs. Embora um pneumotórax seja menos provável de ocorrer quando se usa uma agulha filiforme do que quando se usa uma agulha hipodérmica, já houve relato.[97]

O clínico deve estar posicionado confortavelmente, e os clínicos destros podem ter de executar a técnica de agulhamento do músculo peitoral maior esquerdo do lado direito, passando pelo paciente, enquanto a técnica para o músculo peitoral maior direito deve ser realizada no lado direito, e vice-versa, para os clínicos canhotos. Pacientes do sexo feminino devem ser solicitadas a cobrir o seio com a mão e, possivelmente, mover o tecido mamário para o lado, para que os PGs possam ser agulhados de forma eficaz. Para os PGs no aspecto medial da cabeça esternal, os seios grandes da paciente podem ser posicionados no lado ipsilateral para afastar o tecido mamário do aspecto medial do músculo.

Cabeça clavicular do peitoral maior (Figura 72-53A)

Para IPG ou agulhamento a seco da cabeça clavicular do músculo peitoral maior, o paciente é posicionado em supino com a extremidade superior ligeiramente abduzida. Os PGs são identificados com palpação em pinça transversa e fixados com uma pinça entre os dedos polegar, indicador e médio do clínico (Figura 72-53A). A agulha é direcionada superficial e tangencialmente aos dedos do clínico, para evitar a penetração do campo pulmonar, e direcionada para a clavícula ou o ombro (Figura 72-53A). A IPG ou o agulhamento a seco também pode ser realizado com uma palpação plana; no entanto, essa técnica aumenta o risco de penetração no campo pulmonar.

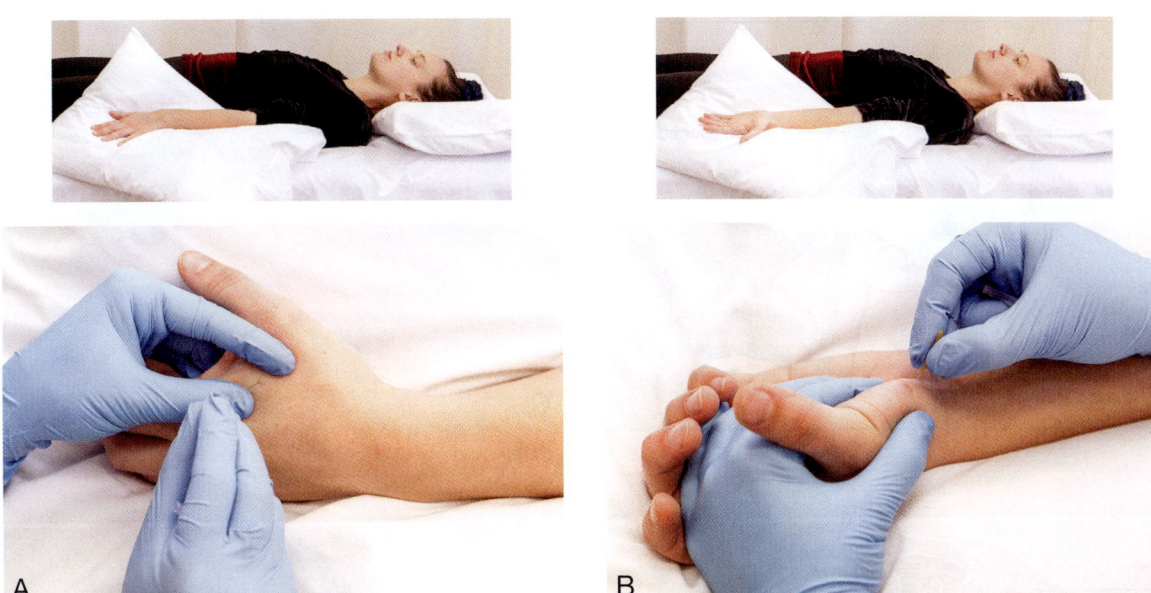

Figura 72-50 Injeção em PGs ou uso de agulhamento a seco para os músculos do polegar. (A) Abordagem dorsal para o músculo adutor do polegar. (B) Abordagem radial para o músculo oponente do polegar.

Cabeças esternais e abdominais do peitoral maior (Figura 72-53B-D)

Cerca de metade dessa porção mais proximal da secção esternal do peitoral maior se encontra abaixo da parte clavicular (ver Figura 42-2).

Os PGs são identificados com palpação plana transversa e fixados sobre uma costela entre os dedos indicador e médio do clínico, que são colocados nos espaços intercostais para impedir a penetração no campo pulmonar (Figura 72-53B). Os PGs na porção superior, médio-esternal e abdominal do músculo são identificados com palpação em pinça transversa e fixados com uma pinça entre o polegar, o indicador e o dedo médio do clínico, como na técnica para a cabeça clavicular. A agulha é direcionada tangencial e superficialmente ao dedo do clínico e aos PGs (Figura 72-53C).

Os PGs peitorais paraesternais e costais são identificados com palpação plana transversa, e os PGs são fixados sobre uma costela. O clínico identifica e bloqueia os espaços intercostais acima e abaixo da costela correspondente com os dedos indicador e médio da mão palpadora para evitar a entrada no campo pulmonar (Figura 72-53D). A agulha é direcionada para a costela, tangencial

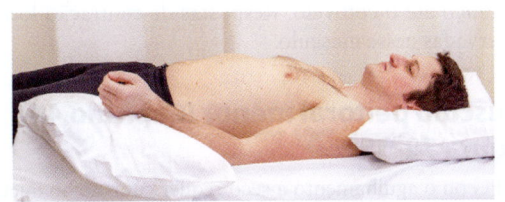
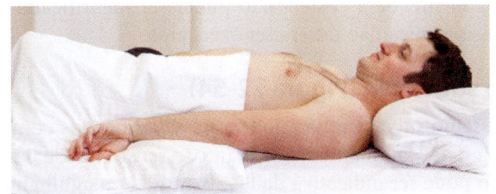
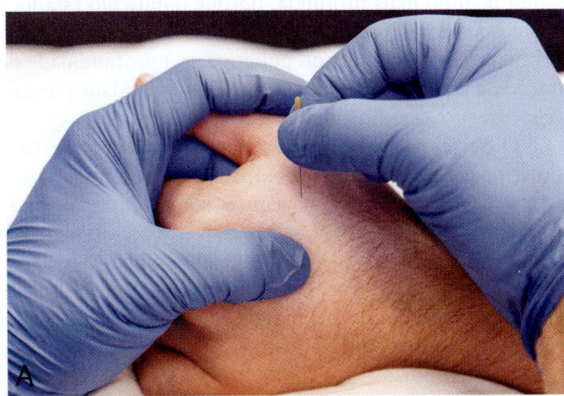
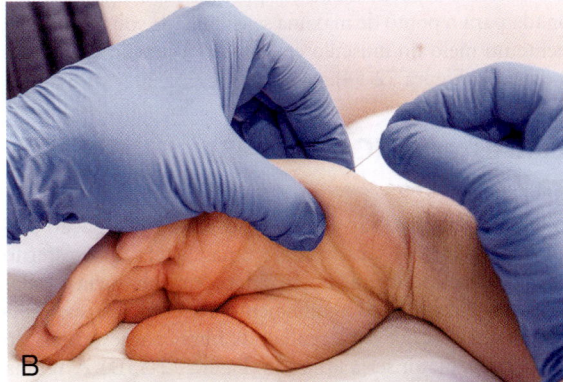

Figura 72-51 Injeção em PGs ou uso de agulhamento a seco dos músculos intrínsecos da mão. (A) Primeiro músculo interósseo dorsal abordado do aspecto dorsal. (B) O músculo abdutor do dedo mínimo abordado do aspecto ulnar da mão.

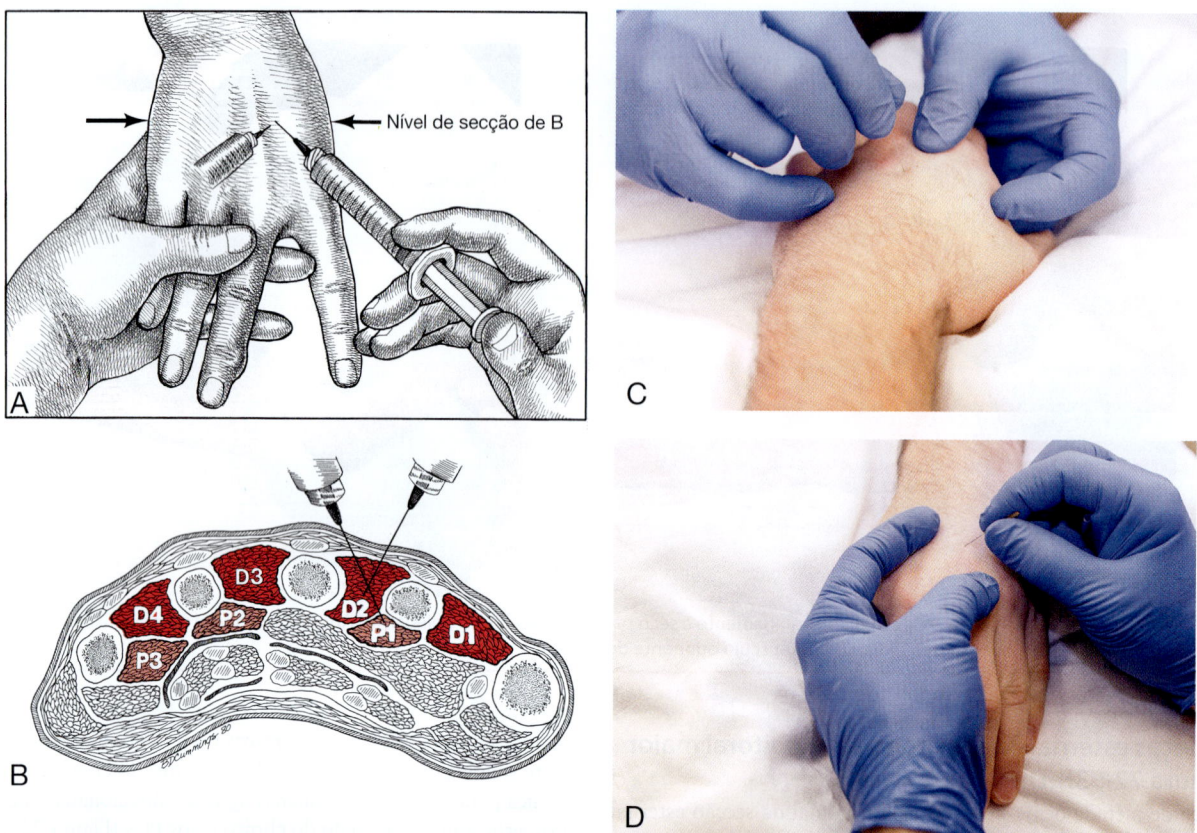

Figura 72-52 Injeção em PGs ou uso de agulhamento a seco para os músculos interósseos. (A) A seringa completa está injetando um PGs na porção ou fibra mais do lado ulnar do segundo músculo interósseo dorsal; o nó de Heberden correspondente é mostrado. A seringa incompleta está injetando o primeiro músculo interósseo palmar que é alcançado à medida que a agulha penetra profundamente no 2º metacarpo. (B) Secção transversal de A mostrando a relação das agulhas com os músculos injetados – músculos interósseos dorsais (vermelho-escuro) e músculos interósseos palmares (vermelho-claro). (C) Agulhamento a seco do músculo interósseo dorsal. (D) Agulhamento a seco do primeiro músculo interósseo palmar.

e superficialmente. Se a costela não puder ser identificada com precisão, essa técnica não deverá ser executada.

Músculo subclávio (Figura 72-54)

PGs no músculo subclávio não podem ser identificados com precisão com a palpação manual; no entanto, a sensibilidade na área do músculo pode ser indicativa de PG. Para IPG ou agulhamento a seco, o paciente é posicionado em posição supina. A agulha é direcionada para o ponto de máxima sensibilidade sob a clavícula, geralmente no meio do músculo em direção à junção dos terços medial e médio (Figura 72-54).

Músculo esternal (Capítulo 43)
Figura 72-53D

PGs no músculo esternal são identificados usando palpação plana transversa, e o PG é fixado sobre uma costela ou o esterno entre os dedos indicador e médio do clínico, que bloqueia o espaço intercostal. Para IPG ou agulhamento a seco do músculo esternal, a técnica descrita para agulhar as fibras paraesternais do músculo peitoral maior seria utilizada (Figura 72-53D). A agulha é direcionada para a costela, e quando um PG é penetrado, o paciente geralmente relata uma projeção de dor sob o esterno e às vezes na região peitoral superior e abaixo do aspecto ulnar do braço até o cotovelo. Respostas de contração local não são observadas nesse músculo.

Músculo peitoral menor (Capítulo 44)
Figura 72-55

A IPG ou o agulhamento a seco requer cuidado ao injetar musculatura peitoral mais profunda, porque o músculo está localizado sobre a superfície ventral da caixa torácica. Portanto, o clínico deve estar atento ao campo pulmonar e à profundidade de penetração da agulha para evitar a entrada na cavidade pleural, possivelmente provocando um pneumotórax.

O paciente é posicionado em supino com a extremidade superior em posição neutra e apoiada com um travesseiro. Pacientes do sexo feminino devem ser solicitadas a cobrir a mama com uma mão e, possivelmente, mover o tecido mamário para o lado para permitir que os PGs sejam agulhados de forma eficaz. A IPG ou o agulhamento a seco é realizado direcionando a agulha quase paralela à parede torácica, e não em direção às costelas, usando a palpação em pinça sempre que a anatomia do paciente permitir.

A IPG ou o agulhamento a seco de PGs do peitoral menor deve ser feito após a IPG ou o agulhamento a seco no músculo peitoral maior.

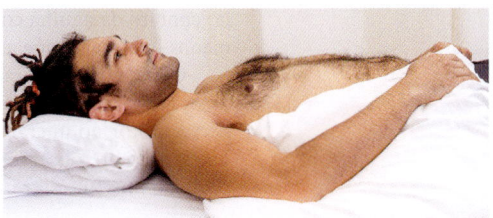
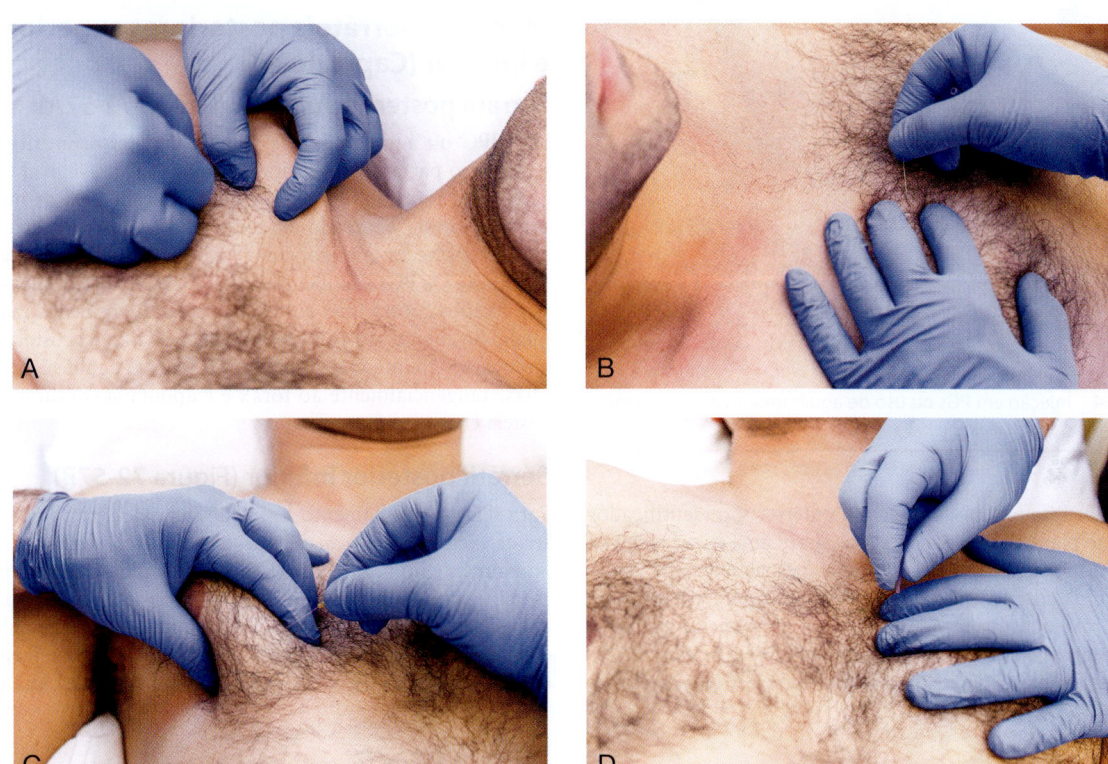

Figura 72-53 Injeção em PGs ou uso de agulhamento a seco do músculo peitoral maior. (A) Cabeça clavicular utilizando um aperto de pinça. (B) Técnica de palpação plana para fibras esternais superiores. Observe o indicador e o dedo médio sobre o espaço intercostal para proteger o campo pulmonar. (C) Fibras esternais médias e abdominais usando um aperto de pinça. (D) Fibras paraesternais com palpação plana, com os espaços intercostais bloqueados.

PGs no músculo peitoral menor são identificados com palpação em pinça transversa ou palpação plana do músculo peitoral maior, e o processo coracoide também deve ser identificado. Para agulhar a porção proximal do músculo peitoral menor, a agulha é direcionada, superior e lateralmente, ao processo coracoide. O clínico deve estar ciente de que o feixe neurovascular do braço está sob o músculo peitoral menor próximo ao processo coracoide. O ângulo da agulha é superficial, quase tangencial à caixa torácica (Figura 72-55A).

Sempre que possível, o clínico localiza o músculo peitoral menor sob o músculo peitoral maior. O músculo é mantido entre o polegar e os dedos em palpação em pinça com as pontas dos dedos e o polegar contra a caixa torácica para determinar o ângulo adequado de agulhamento. A agulha é direcionada aos dedos para evitar agulhar o campo pulmonar (Figura 72-55B).

Músculos intercostais e diafragma (Capítulo 45)

A IPG ou o agulhamento a seco dos músculos intercostais deve ser realizado apenas por clínicos altamente treinados e somente com o uso da ultrassonografia para a colocação exata da agulha nos músculos intercostais.[98] Embora esteja além do escopo deste livro, uma intervenção mais comum para dor na parede torácica é um bloqueio do nervo intercostal guiado por ultrassonografia. Ambos são procedimentos de alto risco para um pneumotórax.

Simons e colaboradores[2] descreveram uma técnica para IPG de diafragma, mas perante consulta com especialistas internacionais, determinamos que IPG ou agulhamento a seco dos músculos intercostais ou diafragma coloca o paciente em alto risco de pneumotórax, hemotórax, hemoptise ou tamponamento cardíaco e, portanto, não pode ser recomendado neste livro.[99]

Músculo serrátil anterior (Capítulo 46)
Figura 72-56

Para IPG ou agulhamento a seco do músculo serrátil anterior, o paciente é posicionado em posição lateral com o lado afetado para cima e a extremidade superior apoiada em travesseiros na frente, ou a escápula em adução com extensão do ombro com o cotovelo em flexão atrás do paciente para descansar o punho e a mão

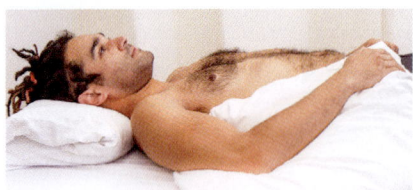

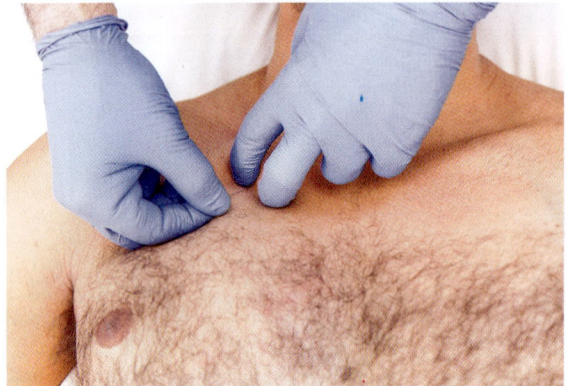

Figura 72-54 Injeção em PGs ou uso de agulhamento a seco no músculo subclávio.

no tronco. Os PGs no músculo serrátil anterior são identificados por palpação plana transversa e fixados sobre uma costela com os dedos indicador e médios do clínico sobre o espaço intercostal acima e abaixo da costela. A agulha é direcionada para a costela em um ângulo raso quase tangencial com a parede torácica até que a agulha encontre os PGs. Esses PGs situam-se na fina camada do músculo entre a costela e a pele (Figura 72-56). A reação da dor no contato da agulha com os PGs nesse músculo é frequentemente menos intensa do que a resposta de muitos outros músculos.

Como o nervo torácico longo supre exclusivamente o músculo serrátil anterior, pode-se esperar algum grau de anestesia desse nervo motor ao injetar um anestésico. No entanto, é improvável que o paciente observe apenas uma fraqueza temporária de uma parte do músculo serrátil anterior.

Músculos serráteis posteriores superior e inferior (Capítulo 47)

Serrátil posterior superior (Figura 72-57A)

Para IPG ou agulhamento a seco do músculo serrátil posterior superior, o paciente é posicionado em decúbito ventral com a escápula em abdução total e o braço pendurado fora da mesa, ou o braço pode ser colocado em extensão, adução e rotação medial com as costas da mão apoiadas na região lombar (posição trava-martelo). Os PGs são identificados com palpação plana transversa e fixados contra uma costela subjacente, e os dedos indicador e médio do clínico são colocados acima e abaixo da costela, bloqueando o espaço intercostal (Figura 72-57A). A agulha é direcionada quase tangencialmente ao tórax e é apontada em direção a uma costela em todos os momentos.

Serrátil posterior inferior (Figura 72-57B)

Para IPG ou agulhamento a seco do músculo serrátil posterior inferior, o paciente é posicionado em decúbito ventral ou deitado lateralmente no lado oposto. PGs são identificados com palpação plana transversa e fixados contra uma costela subjacente com os dedos indicador e médios do clínico colocados acima e abaixo da costela, bloqueando o espaço intercostal. A agulha é posicionada em um ângulo raso em direção à nona, décima, décima primeira

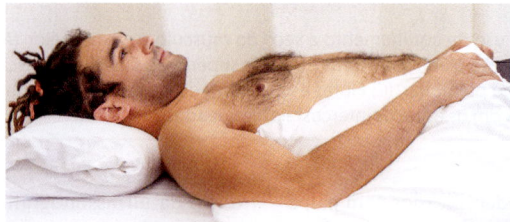

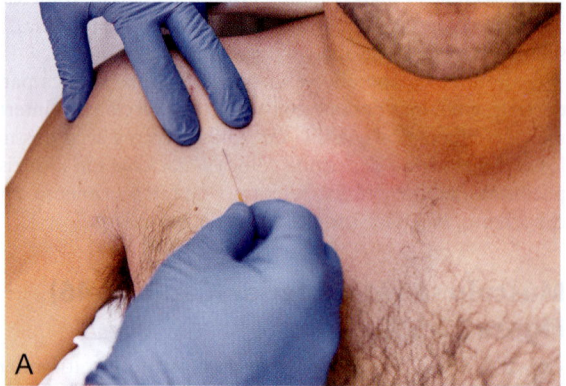
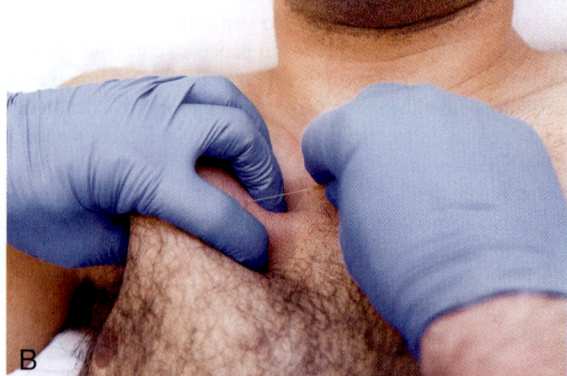

Figura 72-55 Injeção em PGs ou uso de agulhamento a seco no músculo peitoral menor. (A) Porção proximal usando palpação plana. A agulha é direcionada cranial, lateral e superficialmente ao processo coracoide. (B) Ventre medial usando uma pinça. As pontas dos dedos estão na parede torácica para evitar a entrada no tórax.

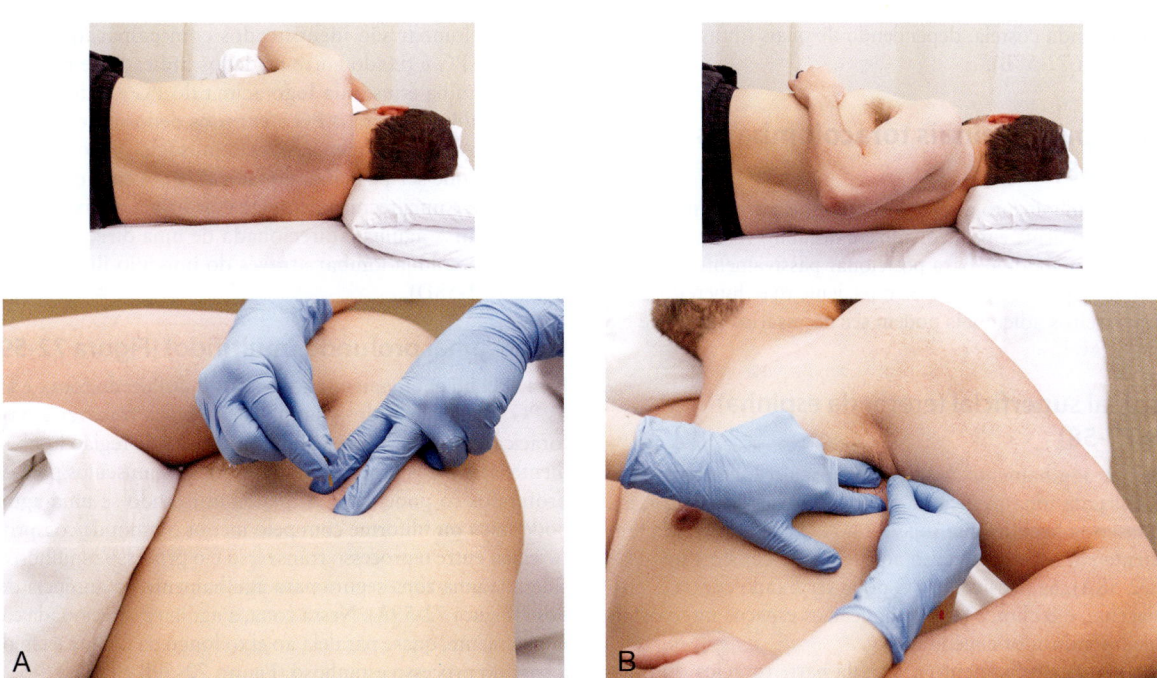

Figura 72-56 Injeção em PGs ou uso de agulhamento a seco no músculo serrátil anterior com o paciente em decúbito lateral no lado oposto. (A) Braço na frente apoiado em travesseiros sobre a sexta costela na linha axilar média. (B) Adução da escápula e extensão do braço permitem acesso à porção superior do músculo. A agulha é direcionada para uma costela subjacente. Observe que os dedos do clínico bloqueiam os espaços intercostais.

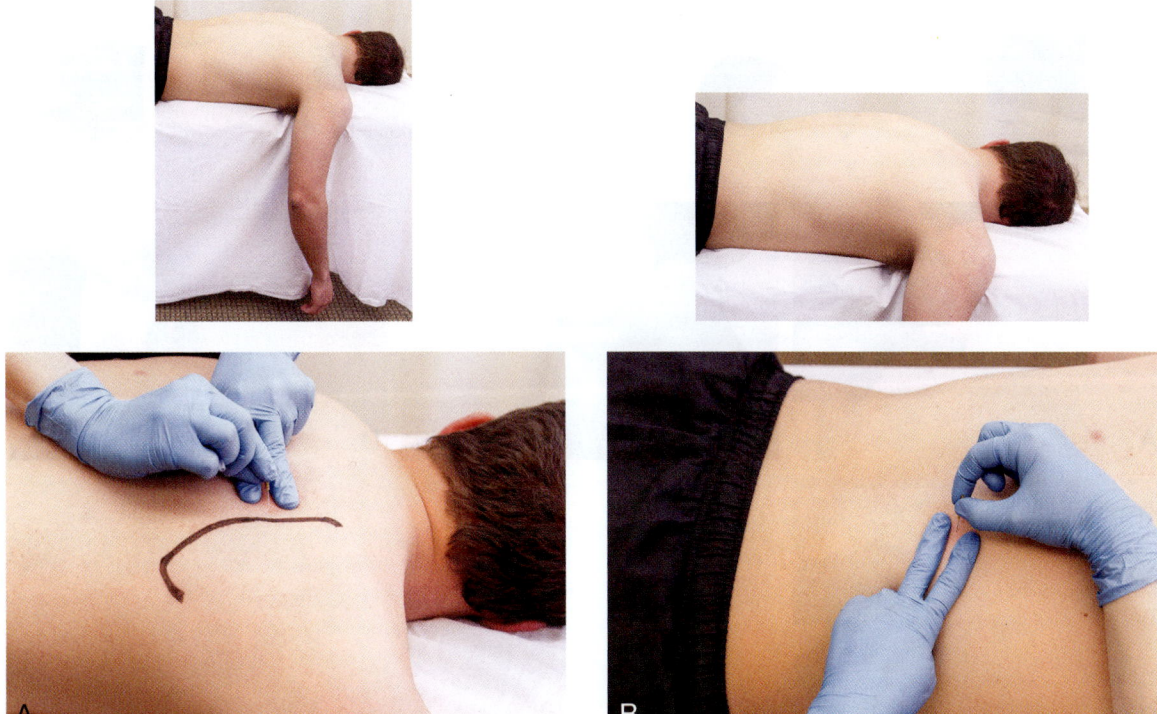

Figura 72-57 Injeção em PGs ou uso de agulhamento a seco para os músculos serráteis posteriores superior e inferior. (A) Músculo serrátil posterior superior em decúbito ventral com a escápula totalmente abduzida. A linha preta denota a borda vertebral da escápula. A agulha é direcionada quase tangente à parede torácica e em direção a uma costela; os dedos do clínico bloqueiam os espaços intercostais. (B) Músculo serrátil posterior inferior em decúbito ventral. A agulha é direcionada em um ângulo raso à nona, décima, décima primeira ou décima segunda costela, dependendo da localização dos PGs, e os dedos do clínico bloqueiam os espaços intercostais.

ou décima segunda costela, dependendo de quais fibras estão envolvidas (Figura 72-57B).

Músculos paraespinais toracolombares (Capítulo 48)

Para IPG ou agulhamento a seco dos músculos paraespinais toracolombares, o paciente é posicionado em decúbito ventral com um travesseiro sob o abdome, para posicionar passivamente a coluna lombar em uma posição neutra. Se o paciente tiver hipercifose torácica, travesseiros adicionais podem ser necessários para que ele esteja confortável.

Paraespinal superficial (eretor da espinha) (Figura 72-58)

Para IPG ou agulhamento a seco do músculo longuíssimo do tórax, é utilizada uma técnica de palpação plana transversa, e a agulha é inserida ligeiramente superior ao PG e é direcionada tangencialmente em um ângulo raso aos dedos do clínico e aos PGs (Figura 72-58A). Se possível, o PG pode ser fixado contra a costela subjacente, e o clínico pode bloquear os espaços intercostais com os dedos indicador e médio.

Para IPG ou agulhamento a seco da parte torácica do músculo iliocostal do lombo, uma palpação plana transversa é usada, o PG é fixado contra uma costela subjacente, e os dedos médio e indicador do clínico são colocados sobre os espaços intercostais abaixo e acima da costela. A agulha é direcionada tangencialmente ao PG e à costela (Figura 72-58B). Os PGs do iliocostal lombar são identificados com palpação plana transversa, e o PG é fixado entre os dedos indicador e médio do clínico. A agulha é inserida logo acima do PG e é direcionada inferomedialmente para o PG e entre os dedos do clínico (Figura 72-58C). Alternativamente, para o músculo iliocostal lombar, o paciente pode ser posicionado lateralmente com o lado afetado para cima, e uma técnica de pinça é utilizada abaixo da 1ª vértebra lombar. A agulha é direcionada de uma direção lateral para a medial à coluna lombar através do músculo iliocostal lombar (Figura 72-58D).

Paraespinal profundo (multífido) (Figura 72-59)

Para IPG ou agulhamento a seco do multífido do tórax e lombar, os PG são identificados com palpação plana transversa na região torácica e no músculo multífido superficial da região lombar, levemente lateral aos processos espinhosos. Os músculos paraespinais profundos só podem ser palpados utilizando-se uma agulha hipodérmica ou filiforme com pelo menos 50 mm de comprimento. A região entre o processo transverso e o processo espinhoso é considerada uma zona segura para agulhamento na ausência de escoliose (Figura 72-59A). Nessa zona, a agulha é direcionada caudal e medialmente, quase paralela ao eixo longo da coluna e em direção à base do processo espinhoso (Figura 72-59B e C).

Músculos abdominais (Capítulo 49)

A maioria dos músculos abdominais pode ser alcançada com uma agulha hipodérmica de 38 mm ou uma agulha filiforme de

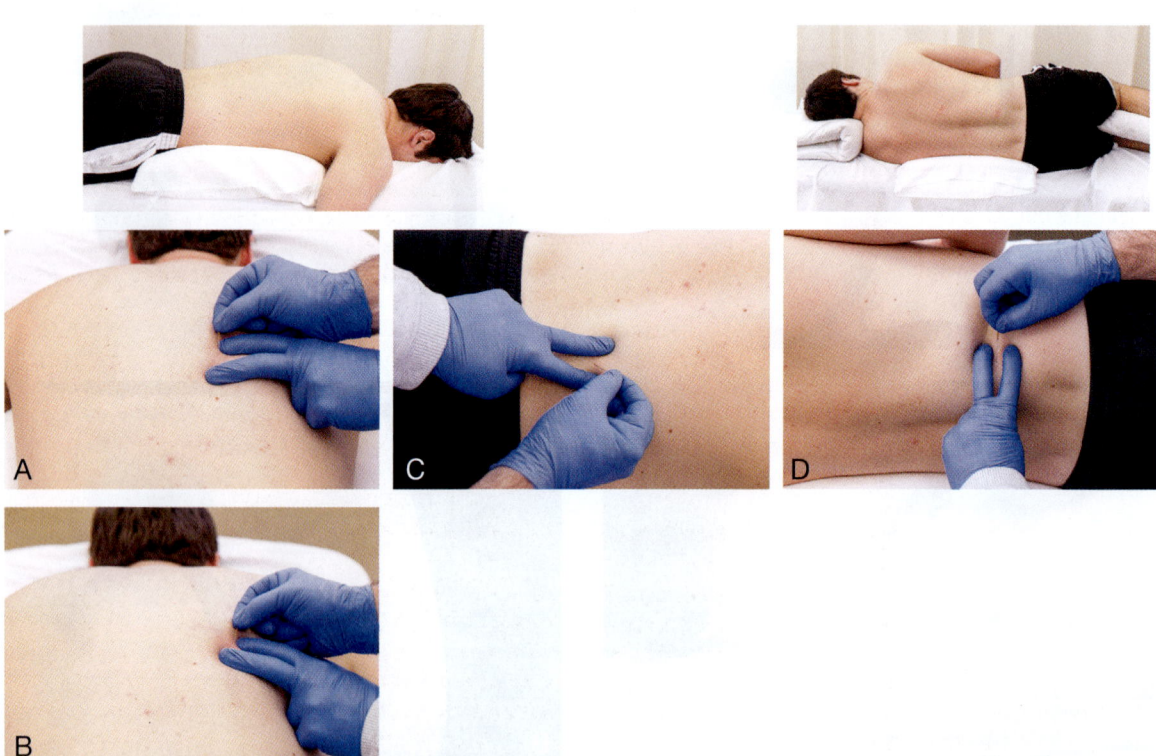

Figura 72-58 Injeção em PGs ou uso de agulhamento a seco para os músculos paraespinais toracolombares superficiais. (A) Músculo longuíssimo do tórax usando palpação plana e técnica de agulhamento superficial com espaços intercostais bloqueados. (B) Parte torácica do músculo iliocostal do lombo usando bloqueio do espaço intercostal, e a agulha é direcionada para a costela. (C) Músculo iliocostal lombar, em decúbito ventral, com a agulha dirigida inferomedialmente. (D) Músculo iliocostal lombar, em decúbito lateral, usando uma técnica de pinça.

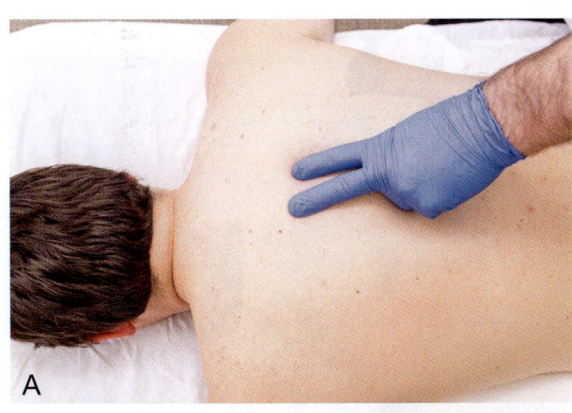
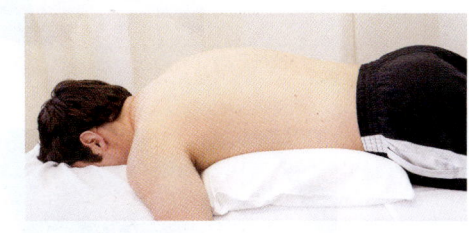
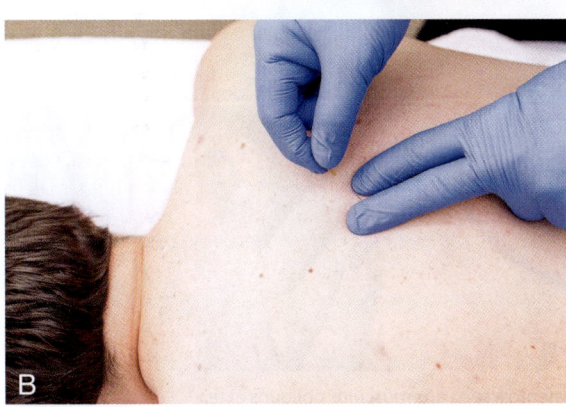
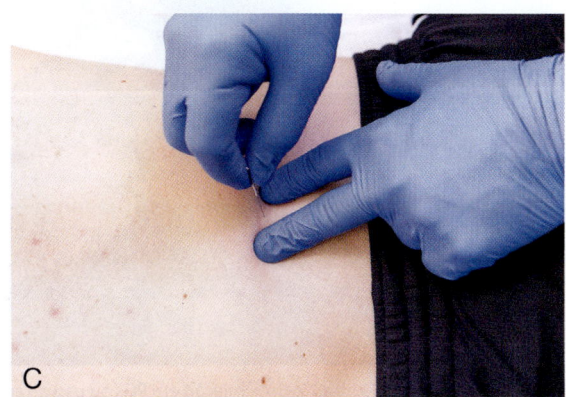

Figura 72-59 Injeção em PGs ou uso de agulhamento a seco para os músculos paraespinais profundos (multífidos). (A) Zona de agulhamento seguro no vale ao lado do processo espinhoso. (B) Músculo multífido do tórax com agulha direcionada inferomedialmente para a lâmina da vértebra torácica. (C) Músculo multífido lombar com a agulha posicionada em leve direção medial e caudal em direção à lâmina da vértebra lombar. Ambas as técnicas são realizadas na zona de agulhamento segura do tronco.

0,30 × 50 mm, a menos que o paciente seja obeso. Melhor controle da agulha é obtido inserindo-a em um ângulo raso, em vez de inseri-la quase perpendicularmente à pele. O ângulo mais superficial facilita o alinhamento do eixo da agulha com as fibras musculares, ou perpendicularmente a elas, assim como a sentir as mudanças na consistência de gordura, fáscia e músculo à medida que a agulha penetra em camadas sucessivas. Cuidados devem ser tomados para evitar a penetração da cavidade peritoneal com a agulha. O paciente é posicionado em posição supina com um travesseiro ou uma almofada sob os joelhos para relaxar os músculos abdominais.

Oblíquos externo e interno do abdome (Figura 72-60)

A IPG ou o agulhamento a seco dos PGs nas fibras do músculo oblíquo externo sobrejacente às costelas emprega uma técnica semelhante à injeção nos músculos serrátil anterior ou serrátil posterior, com bloqueio do espaço intercostal fornecido pelos dedos indicador e médio do clínico com o PG fixo contra a costela abaixo. A agulha é direcionada superficialmente à costela.

Os PGs nos músculos oblíquos externo e interno são identificados no aspecto lateral da parede abdominal usando palpação em pinça transversa, e os PGs são fixados com uma pinça afastada do conteúdo abdominal com os dedos polegar, indicador e médio do clínico. A agulha é direcionada anteromedialmente para posterolateralmente, com precisão, nos PGs entre os dedos do clínico (Figura 72-60A). Alternativamente, a posição em decúbito lateral pode ser usada para IPG ou agulhamento a seco da parede abdominal lateral.

Para IPG ou agulhamento a seco de fibras oblíquas externas inferiores proximais ao osso púbico, os PGs são identificados com palpação plana transversa e fixados entre os dedos indicador e médio do clínico. A agulha é direcionada de cima, tangencial e superficialmente, aos PGs e ao osso púbico (Figura 72-60B).

O músculo transverso do abdome é o mais profundo dos músculos abdominais, e, devido à sua profundidade e proximidade com o conteúdo abdominal, geralmente não é considerado para intervenções com IPG ou agulhamento a seco, a menos que o clínico possa utilizar a orientação ultrassonográfica.

Reto do abdome e piramidal (Figura 72-61)

Para IPG ou agulhamento a seco do músculo reto do abdome, seus PGs são identificados por palpação plana transversa. Existem várias transcrições nesse músculo; portanto, todo o músculo reto do abdome deve ser palpado para PGs. O clínico é posicionado opostamente ao lado que deve ser agulhado. Uma vez que o PG foi identificado, o clínico deprime a parede abdominal levemente lateral ao PG no músculo e cria uma "prateleira" ou "parede", puxando o músculo em direção à linha média. A agulha é direcionada medialmente à linha alba, tangencial à parede abdominal (Figura 72-61A).

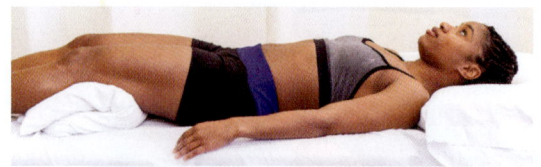

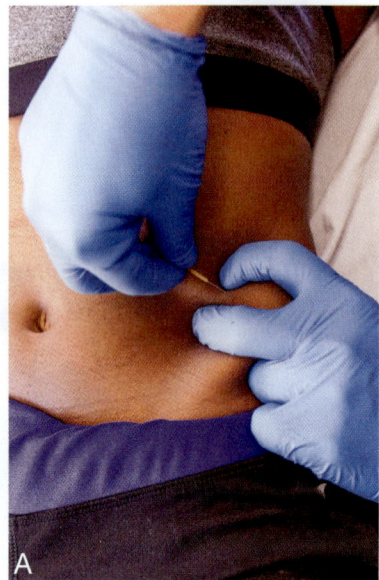
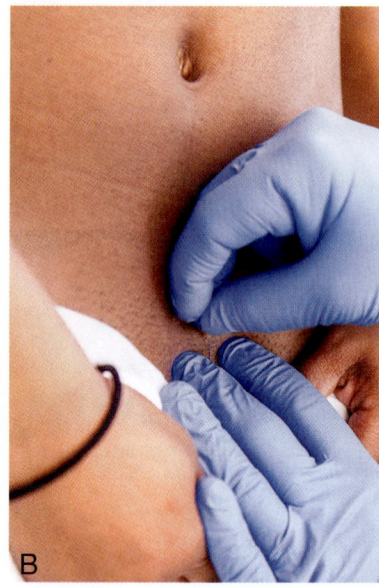

Figura 72-60 Injeção em PGs ou uso de agulhamento a seco nos músculos oblíquos externo e interno do abdome. (A) Parede abdominal lateral usando um aperto de pinça puxando os músculos para longe do conteúdo abdominal. (B) Músculo oblíquo externo proximal ao arco púbico.

A IPG ou o agulhamento a seco dos PGs do reto do abdome superior no espaço entre a margem costal e o processo xifoide requer habilidade cuidadosa com atenção à profundidade da penetração da agulha, para evitar a entrada na cavidade abdominal ou no campo pulmonar. A agulha é direcionada, superficial e paralelamente, às costelas inferiores para os PGs (Figura 72-61B).

Para IPG ou agulhamento a seco do músculo reto do abdome inferior, os PGs são identificados com palpação plana transversa e fixados entre os dedos indicador e médio do clínico. A agulha é direcionada para o osso púbico (Figura 72-61C). A atenção para a profundidade da agulha é fundamental, porque não há uma bainha posterior para o reto do abdome abaixo da linha arqueada, que fica a uma curta distância abaixo do umbigo. A IPG ou o agulhamento a seco do músculo piramidal é realizado direcionando a agulha, superior e superficialmente, próxima à linha média, afastando-a do osso púbico (Figura 72-61D).

Músculo quadrado do lombo (Capítulo 50)
Figuras 72-62 e 72-63

Para IPG ou agulhamento a seco do músculo quadrado do lombo, o paciente é posicionado em posição lateral com o lado a ser tratado para cima. Se houver espaço mínimo entre a crista ilíaca e a décima segunda costela, o paciente pode trazer o braço ipsilateral acima da cabeça, e uma almofada colocada sob o tronco pode melhorar o acesso ao músculo.

Os marcos anatômicos que devem ser identificados incluem a crista ilíaca, a décima segunda costela e o processo espinhoso da 4ª vértebra lombar (ver Figura 50-11). O músculo quadrado do lombo é identificado pela palpação plana transversa nas fibras mais anteriores da porção iliocostal do músculo quadrado do lombo próximo à crista do ílio, levemente lateral ao músculo iliocostal lombar abaixo do nível L3 (Figura 72-62). O músculo latíssimo do dorso situa-se entre o músculo quadrado do lombo e a pele. Pressão forte é aplicada para deprimir o tecido subcutâneo sobre o músculo quadrado do lombo. Uma agulha hipodérmica de calibre 0,7 mm de 62 a 87 mm ou agulha filiforme de 0,30 × 60 a 75 mm é adequada. A agulha é direcionada essencialmente para baixo em direção ao ponto sensível e deve ser longa o suficiente para alcançar a profundidade dos processos transversos (Figura 72-63A). A penetração de um PG nesse músculo geralmente provoca uma forte resposta de dor no paciente, embora as RCLs sejam difíceis de detectar nessas fibras profundas. O músculo é explorado com a agulha para PGs por retiradas e reinserções parciais sucessivas, sondando até os processos transversos. Alguma parte do cabo da agulha deve sempre ser deixada para fora da pele por segurança. Caso contrário, se a agulha estiver totalmente inserida em seu local e o paciente espirrar, ou se a pressão lateral for exercida acidentalmente sobre a seringa, a agulha poderá quebrar no local e desaparecer sob a pele.

Para IPG ou agulhamento a seco da porção iliotransversa do músculo quadrado do lombo, os PGs são identificados com palpação plana transversa levemente lateral à borda do músculo iliocostal lombar ao nível da 4ª vértebra lombar. A agulha é di-

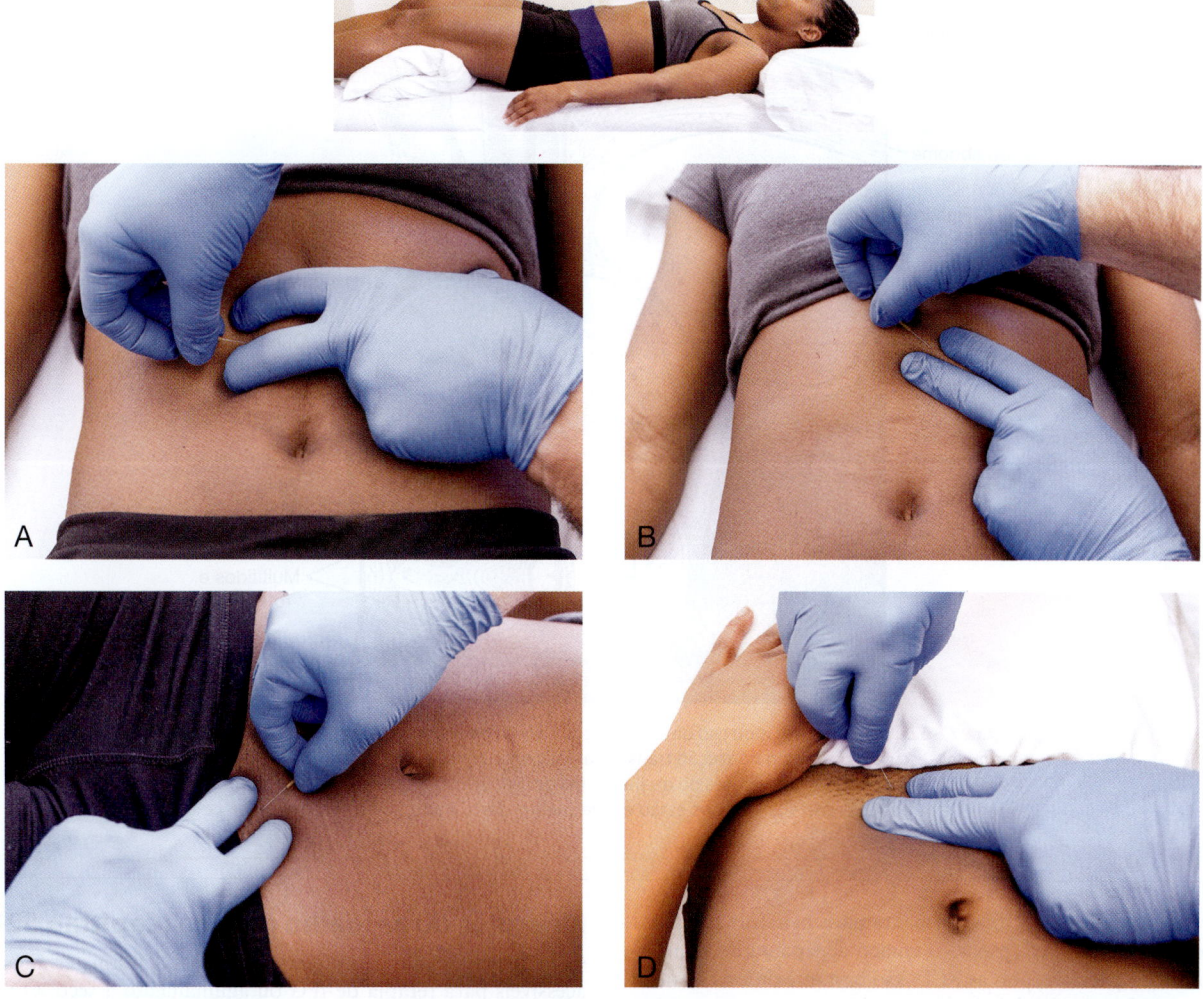

Figura 72-61 Injeção em PGs ou uso de agulhamento a seco no músculo reto do abdome. (A) Meio do músculo, puxando o músculo em direção ao clínico, criando uma "prateleira". (B) Músculo reto do abdome superior no espaço entre a margem costal e o processo xifoide. A agulha é direcionada paralelamente às costelas inferiores e superficialmente. (C) Músculo reto do abdome inferior. A agulha é direcionada superficialmente ao osso púbico. (D) Músculo piramidal. A agulha está direcionada superior e superficialmente perto da linha média, longe do osso púbico.

recionada inferolateralmente para a superfície anterior da crista ilíaca (Figura 72-63B).

Grupo muscular iliopsoas (Capítulo 51)
Figuras 72-62 e 72-64

Geralmente, a IPG ou o agulhamento a seco desses músculos deve ser realizado após a desativação dos PGs associados nos músculos quadrado do lombo, reto do abdome, reto femoral, isquiotibial e glúteo. Os iliopsoas geralmente podem ser inativados usando técnicas de terapia manual, autoliberação miofascial de PGs e exercícios de autoalongamento. Às vezes, os PGs que permanecem exigem técnicas de agulhamento.

Os PGs no grupo muscular iliopsoas podem ser identificados com palpação plana transversa em três áreas com o paciente em supino: (1) profundamente abaixo do músculo reto do abdome e dos conteúdos abdominais para o músculo psoas maior; (2) dentro da borda da pelve na superfície anterior da crista ilíaca medial à espinha ilíaca anterossuperior para o músculo ilíaco; e (3) lateral ao triângulo femoral acima da inserção combinada no trocanter menor (ver Figura 51-4).

Para IPG ou agulhamento a seco do músculo psoas maior, o paciente é posicionado em decúbito lateral, com o lado a ser tratado voltado para cima. Se houver espaço mínimo entre a crista ilíaca e a décima segunda costela, o paciente pode trazer o braço ipsilateral para cima, e uma almofada é colocada sob o tronco pode melhorar o acesso ao músculo. Os marcos anatômicos que devem ser identificados incluem a crista ilíaca, a décima segunda costela e o processo espinhoso da quarta vértebra lombar (ver Figura 50-11). Pressão forte é aplicada para deprimir o tecido subcutâneo sobre a parede lateral do tronco. Uma agulha hipodérmica de calibre 0,7 mm de 62 a 87 mm ou agulha filiforme de 0,30 × 60 a 75 mm é adequada. A agulha é apontada ligeiramente para baixo em direção ao PG e deve ser longa o suficiente para alcançar a profundidade dos processos transversos das vértebras L4 (Figura 72-64A). Se a agulha tocar o processo transverso, deve

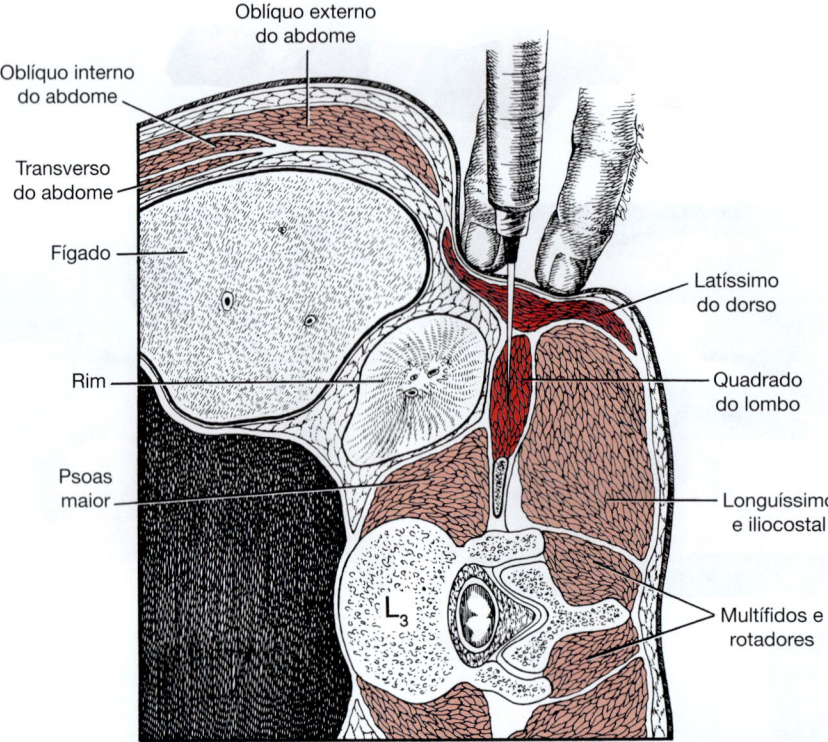

Figura 72-62 Injeção em PGs ou uso de agulhamento a seco para o músculo quadrado do lombo (vermelho-escuro) como visto na secção transversal (paciente em decúbito lateral). O músculo latíssimo do dorso comprimido, através do qual a agulha geralmente deve passar, está em vermelho-médio, e os outros músculos vizinhos estão em vermelho-claro. A secção transversal passa pelo corpo da vértebra L3.

ser reposicionada mais anteriormente para penetrar nas fibras posteriores do músculo psoas. O clínico dependerá do relato de sintomas do paciente, pois as RCLs são bastante difíceis de determinar devido à profundidade do músculo.

Para IPG ou agulhamento a seco do músculo ilíaco, o paciente é posicionado em decúbito lateral com o tronco e a pelve ¼ voltados para trás (semisupino) para permitir melhor acesso ao músculo. O clínico identifica a área sensível dentro da borda da pelve atrás da espinha ilíaca anterossuperior e usa os dedos indicador e médio para fixar o PG contra a superfície anterior da crista ilíaca. A agulha é direcionada para dentro da crista do ílio entre os dedos do clínico e para os PGs (Figura 72-64B). A agulha deve se deslocar perto da superfície interna do ílio e ocasionalmente pode entrar em contato com o osso, o que garante que a agulha esteja dentro do músculo. RCLs são raramente observadas, e uma resposta de dor pelo paciente geralmente indica que a agulha encontrou PGs.

Para IPG ou agulhamento a seco da porção distal do grupo muscular iliopsoas, o paciente é posicionado em posição supina perto da borda da mesa com a coxa ligeiramente estendida, abduzida e rotacionada lateralmente para separar o músculo iliopsoas tanto quanto possível do nervo e da artéria femoral (Figura 72-64C). A artéria femoral é identificada pela palpação medial ao músculo iliopsoas; entretanto, o clínico deve estar ciente de que o nervo femoral está entre o músculo iliopsoas e a artéria femoral. O clínico mantém contato com um dedo na artéria femoral, e a agulha é direcionada lateralmente e afastada da artéria femoral e do nervo em direção ao trocanter menor (Figura 72-64C).

Músculos do assoalho pélvico (Capítulo 52)

Geralmente, apenas os músculos perineais e esfincterianos são acessíveis para terapia de IPG ou agulhamento a seco. O tratamento com agulhamento deve ser empregado somente se o PG e sua banda tensionada forem inconfundivelmente palpáveis e localizados com precisão. Para IPG ou agulhamento a seco do músculo isquiocavernoso em ambos os sexos, e do músculo bulbocavernoso no paciente masculino, o clínico usa palpação plana transversa para localizar os PGs. Em um paciente do sexo feminino, um PG no músculo bulbocavernoso é localizado e mantido entre a ponta de um dedo na vagina e a ponta do polegar no lábio e, depois, agulhado por meio do lábio.

O agulhamento do músculo esfincter do ânus é realizado bimanualmente. Utiliza-se uma seringa de 10 mL com uma agulha de calibre 0,8 mm de 63 mm ou uma agulha filiforme de 0,30 × 50 mm. Um dedo palpador localiza a banda tensionada e seus PGs no músculo esfincter do ânus. Quando a agulha se aproxima do músculo esfincter do ânus, sua ponta é sentida pelo dedo no reto, e esse dedo direciona a agulha precisamente para o PG. Com frequência, há um aglomerado de PGs a serem desativados. O músculo deve ser completamente palpado para todos os PGs restantes, e estes devem ser tratados antes que a agulha seja retirada.

Músculo pubococcígeo do diafragma pélvico

Para IPG ou agulhamento a seco do músculo pubococcígeo, o paciente é posicionado em decúbito lateral com os quadris flexionados a 90° e um travesseiro entre os joelhos. O paciente é solicitado a ajudar levantando os músculos glúteos para longe do ânus. Para

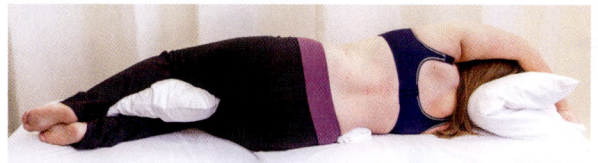
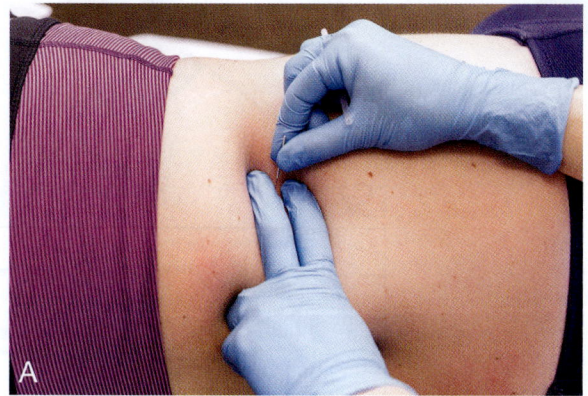
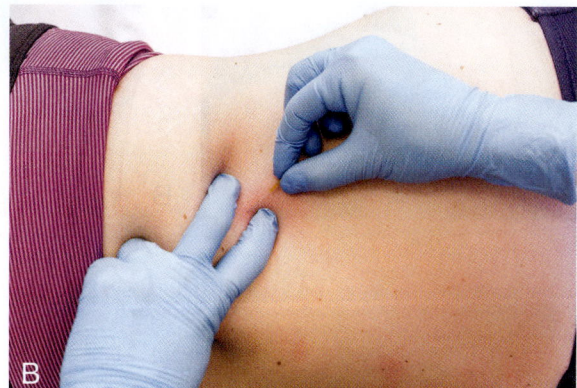
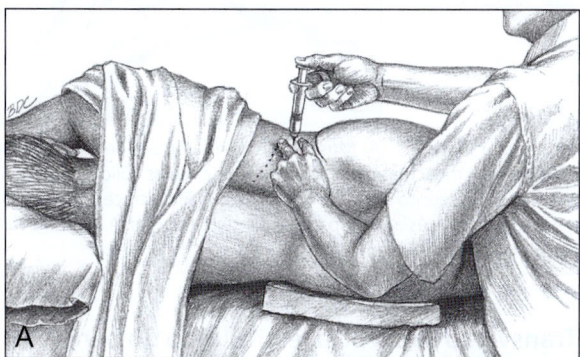

Figura 72-63 Injeção em PGs ou uso de agulhamento a seco no músculo quadrado do lombo. (A) Músculo quadrado do lombo profundo em L3. (B) Fibras iliotransversas do músculo quadrado do lombo.

aproximar o músculo, o clínico coloca um dedo no corpo do períneo e o outro no músculo esfincter do ânus. A outra mão é usada para palpar o músculo pubococcígeo por meio de palpação retal. A agulha é inclinada a 45° em direção ao osso púbico, perpendicular à superfície do músculo, e diretamente ao PG identificado pela palpação. Quando a agulha se aproxima do músculo pubococcígeo, sua ponta é sentida pelo dedo no reto, e esse dedo direciona a agulha precisamente para os PGs.

Músculo iliococcígeo do diafragma pélvico

O paciente é posicionado em posição lateral no lado envolvido com os quadris flexionados a 90° e um travesseiro entre os joelhos. O paciente é solicitado a ajudar levantando os músculos glúteos para longe do ânus. O clínico coloca os dedos inferior e lateralmente ao músculo esfincter do ânus para aproximá-lo lateralmente ao músculo pubococcígeo. A outra mão palpa o músculo iliococcígeo por meio de palpação retal. A agulha é direcionada em um ângulo de 45° ao osso púbico, perpendicular à superfície do músculo e diretamente no PG identificado pela palpação. Quando a agulha se aproxima do músculo iliococcígeo, sua ponta é sentida pelo dedo no reto, e esse dedo direciona a agulha precisamente para os PG.

Músculo isquiococcígeo do diafragma pélvico

O paciente é posicionado em posição lateral no lado envolvido com os quadris flexionados a 90° e um travesseiro entre os joelhos. O paciente é solicitado a ajudar levantando os músculos glúteos para longe do ânus. O clínico identifica o músculo isquiococcígeo por meio da palpação retal. Com a outra mão, o clínico coloca um dedo no cóccix e o outro no ângulo lateral inferior do sacro para aproximar a localização do músculo. A agulha é inclinada para longe do reto, perpendicular à superfície do músculo e diretamente ao PG identificado pela palpação. Quando a agulha se aproxima do músculo isquiococcígeo, sua ponta é sentida pelo dedo no reto, e esse dedo direciona a agulha precisamente para os PGs.

Isquiocavernoso

O músculo isquiocavernoso corre paralelo ao ramo isquiopúbico em mulheres e homens, inserindo-se no túber isquiático distalmente.

Na posição de litotomia, o comprimento do ramo isquiopúbico é examinado para identificar PGs no ventre muscular por meio de palpação plana transversa. A agulha é angulada perpendicularmente à superfície do músculo, direcionada para o ramo

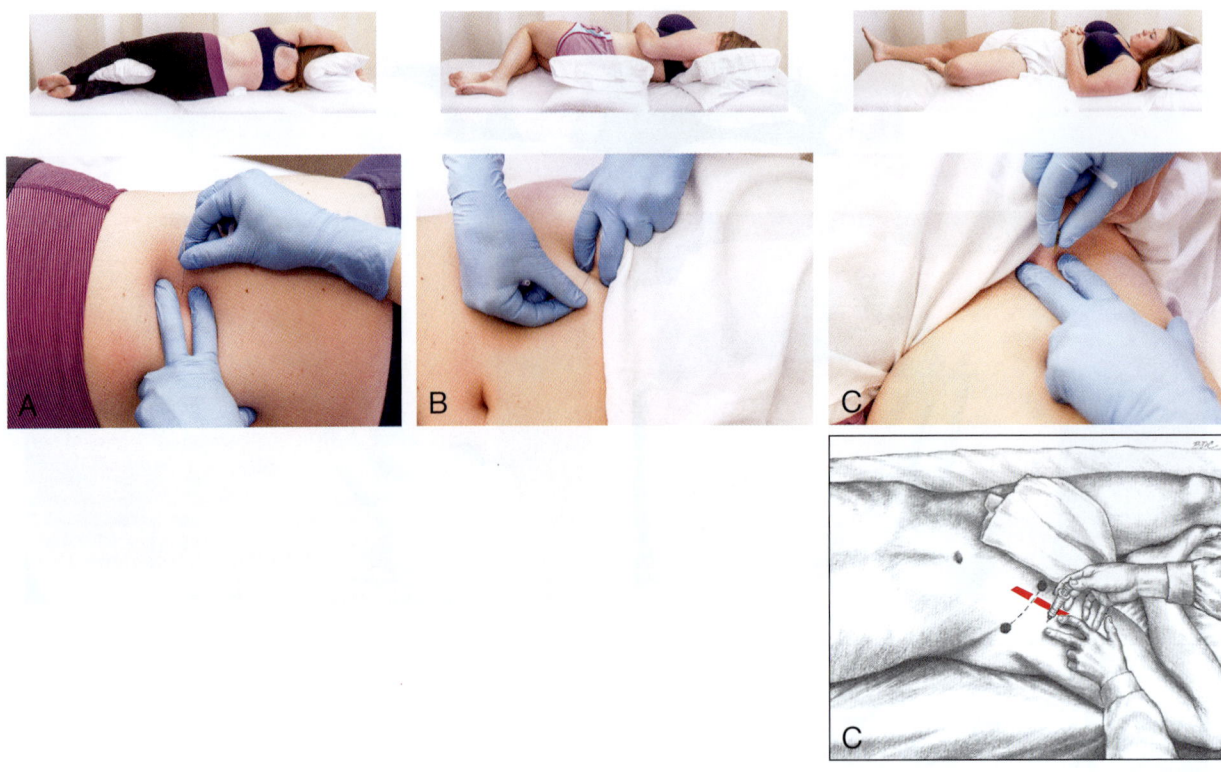

Figura 72-64 Injeção em PGs ou uso de agulhamento a seco no grupo muscular iliopsoas. (A) Músculo psoas maior, em decúbito lateral. (B) Músculo ilíaco, em decúbito lateral e ¼ voltado para trás (semissupino). (C) Grupo muscular iliopsoas distal. Os círculos sólidos (ilustração inferior) cobrem a espinha ilíaca anterossuperior e o tubérculo púbico. Entre eles, o ligamento inguinal fica abaixo da linha tracejada. A artéria femoral está em vermelho. A coxa é abduzida e rotacionada lateralmente para separar o músculo iliopsoas e a artéria femoral. A agulha é direcionada para a sensibilidade do PG próximo ao trocanter menor, lateralmente, longe da artéria femoral.

---

isquiopúbico e para os PGs identificados por palpação interna ou externa. Em pacientes do sexo masculino, é útil usar uma toalha ao redor do escroto, a fim de ajudar o paciente a tirar o escroto do caminho. Em pacientes do sexo feminino, os lábios devem ser movidos para o lado oposto.

Bulbocavernoso

Na posição de litotomia, o músculo é identificado com palpação plana transversa. No paciente do sexo masculino, a palpação externa é suficiente. É útil usar uma toalha ao redor do escroto para ajudar o paciente a tirar o escroto do caminho. O clínico coloca um dedo no corpo do períneo e o outro superolateralmente no músculo para sustentar o tecido. A contração muscular pode confirmar o posicionamento. Em paciente do sexo feminino, a mesma técnica externa pode ser usada. Alternativamente, o clínico pode palpar o músculo usando uma palpação transversa com o dedo indicador inserido na vagina. As inserções musculares do corpo do períneo e a aponeurose clitoral devem ser notados distal e proximalmente, respectivamente. A agulha é direcionada em um ângulo perpendicular à superfície do músculo e diretamente no PG identificado pela palpação.

Para pacientes masculinos e femininos, o músculo também pode ser tratado direcionando a agulha em um ângulo levemente tangencial, que pode ser preferível para mulheres em casos de hipersensibilidade ou quando as pacientes não consentirem com a inserção vaginal. Em pacientes do sexo feminino, os lábios devem ser movidos para o lado oposto e cuidado deve ser tomado ao agulhar perto da área do clitóris.

Transverso superficial e profundo do períneo

Na posição de litotomia, a agulha é direcionada perpendicularmente à superfície do músculo e diretamente para o PG. A agulha também pode ser direcionada tangencialmente à superfície do músculo para evitar a necessidade de agulhar através do músculo. Colocar um dedo no corpo do períneo e o outro na borda lateral do túber isquiático ajudam a sustentar o tecido. A contração muscular pode confirmar o posicionamento. Em pacientes do sexo feminino, pode ser preferencial utilizar a palpação vaginal do músculo transverso do períneo e identificar seus PGs pela palpação em pinça transversa, segurando o PG em um firme pinçamento antes da inserção da agulha. Em pacientes do sexo masculino, é útil usar uma toalha ao redor do escroto para ajudar o paciente a tirar o escroto do caminho. Em pacientes do sexo feminino, os lábios devem ser movidos para o lado oposto.

5. DOR NO QUADRIL, NA COXA E NO JOELHO (SEÇÃO 6)

Músculo glúteo máximo (Capítulo 54)
Figura 72-65

Para IPG ou agulhamento a seco da porção superior do músculo glúteo máximo, o paciente é posicionado em decúbito ventral com uma almofada sob o abdome para que a coluna lombar fique em uma posição neutra. Para IPG ou agulhamento a seco da porção inferior do músculo glúteo máximo, o paciente é posicionado em posição lateral; no entanto, essa posição também pode ser usada

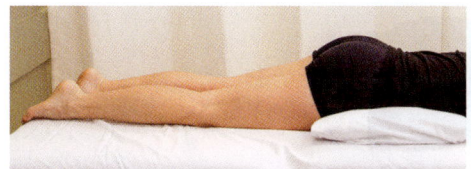
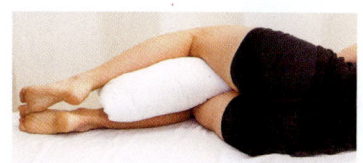
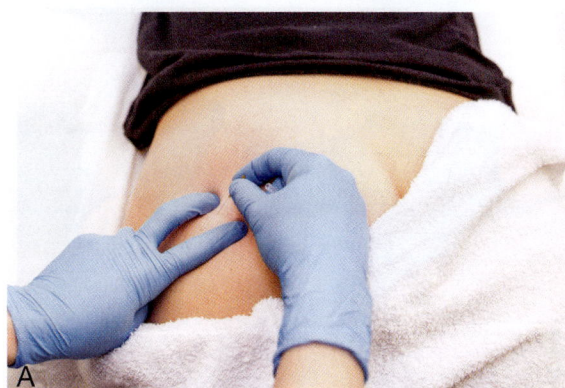
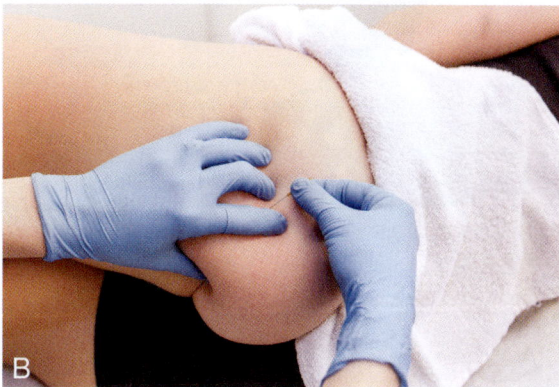

Figura 72-65 Injeção em PGs ou uso de agulhamento a seco no músculo glúteo máximo. (A) Músculo glúteo máximo em decúbito ventral usando a técnica de palpação plana. Observe a compressão do tecido pela mão palpadora para reduzir o espaço entre a pele e o músculo. (B) Parte inferior de lado usando uma pinça, a agulha é direcionada para o PG e os dedos inferiores.

para agulhar todo o músculo glúteo máximo. PGs no músculo glúteo máximo são identificados usando palpação plana transversa para o músculo todo e palpação em pinça transversa na porção inferior.

Na posição prona, os PGs são identificados e fixados entre os dedos indicador e médio do clínico com uma forte compressão do tecido subcutâneo pela mão palpadora para reduzir a distância da pele ao músculo, especialmente naqueles pacientes com uma camada espessa de gordura subcutânea. Para indivíduos magros, uma agulha hipodérmica de calibre 0,7 ou 0,8 mm, 37 mm ou uma agulha filiforme de 0,30 × 50 mm é suficiente, mas, para alguns pacientes, uma agulha de calibre 0,8 mm, 60 mm ou uma agulha hipodérmica ou filiforme mais longa pode ser necessária para penetrar na gordura subcutânea e na espessura total do músculo glúteo máximo.

A agulha é direcionada entre os dedos do clínico em direção aos PGs (Figura 72-65A). RCLs são prontamente observáveis para esse músculo quando a agulha penetra nos PGs. O clínico deve estar ciente da trajetória do nervo isquiático ao realizar IPG profunda ou agulhamento a seco do músculo glúteo máximo.

Para IPG ou agulhamento a seco da porção inferior do músculo glúteo máximo, os PGs são identificados e fixados com uma pinça entre os dedos polegar, indicador e médio do clínico. A agulha é direcionada para o dedo do clínico na parte inferior do músculo (Figura 72-65B).

Músculo glúteo médio (Capítulo 55)
Figura 72-66

Para IPG ou agulhamento a seco do músculo glúteo médio, o paciente é posicionado em decúbito ventral ou decúbito lateral. PGs são identificados usando palpação plana transversa e fixados entre os dedos indicador e médio do clínico com uma forte compressão do tecido subcutâneo pela mão palpadora para reduzir a distância da pele ao músculo, especialmente em pacientes com uma camada espessa de gordura subcutânea. Tamanhos semelhantes de agulha, como descrito nas técnicas de glúteo máximo, devem ser utilizados. A agulha é inserida e direcionada para os PGs, e o contato profundo da agulha com o periósteo da crista ilíaca é comum (Figura 72-66). Às vezes, é possível detectar uma RCL por meio do músculo glúteo máximo.

Músculos glúteo mínimo e tensor da fáscia lata (Capítulo 56)
Glúteo mínimo (Figura 72-67)

Verificou-se que o agulhamento a seco dos músculos laterais do quadril é tão eficaz quanto as injeções de cortisona em pacientes com síndrome da dor do trocanter maior.[55] Para IPG ou agulhamento a seco do músculo glúteo mínimo, a posição preferida do paciente é em decúbito lateral; no entanto, a posição prona também pode ser usada. Os PGs são identificados com palpação plana transversa e fixados entre os dedos indicador e médio do clínico com uma forte compressão do tecido subcutâneo pela mão palpadora para reduzir a distância da pele ao músculo. Tamanhos semelhantes de agulha, como descrito nas técnicas do músculo glúteo máximo, devem ser utilizados. A agulha é inserida e direcionada para o PG, e o contato profundo da agulha com o periósteo da crista ilíaca é muito comum (Figura 72-67A).

Para IPG ou agulhamento a seco das fibras posteriores, a borda posterior inferior do músculo glúteo mínimo é localizada definindo o limite superior do músculo piriforme. Direcionar a agulha acima dessa linha e em sentido ascendente normalmente elimina o risco de penetração acidental do nervo isquiático ao sair da pelve pelo forame isquiático (Figura 72-67B).

Tensor da fáscia lata (Figura 72-68)

Para IPG ou agulhamento a seco do músculo tensor da fáscia lata, a posição preferida do paciente é em decúbito lateral (Figura 72-68A); entretanto, a posição supina também pode ser usada (Figura 72-68B). Em qualquer posição, os PGs são identificados

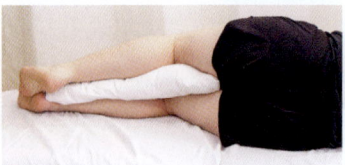

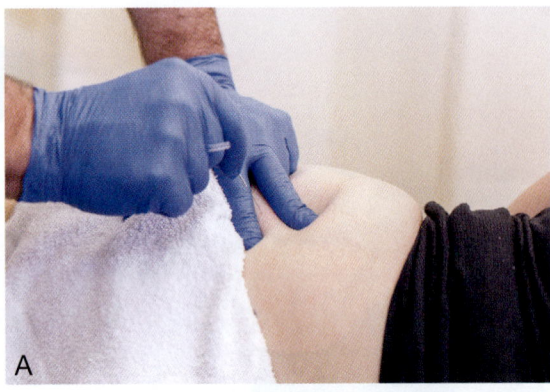
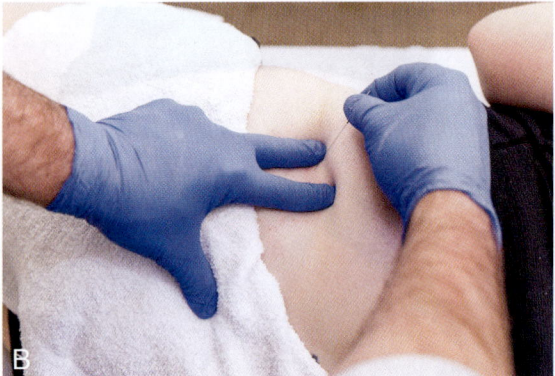

Figura 72-66 Injeção em PGs ou uso de agulhamento a seco no músculo glúteo médio. (A) Fibras posteriores. (B) Fibras anteriores.

usando palpação plana transversa e fixados entre os dedos indicador e médio do clínico. A agulha é direcionada posteriormente e ao PG (Figura 72-68). Se o músculo tensor da fáscia lata foi identificado com precisão, nenhum nervo ou vaso importante se encontra no trajeto da agulha.

Piriforme e músculos rotadores laterais (Capítulo 57)

Piriforme (Figura 72-69)

Para IPG ou agulhamento a seco do músculo piriforme, o paciente é posicionado em decúbito lateral ou em decúbito ventral. O músculo piriforme pode ser agulhado lateralmente, próximo ao trocanter maior ou medial, imediatamente lateral ao sacro. O clínico deve identificar as inserções do músculo piriforme na borda medial do sacro (S2-S4) e no trocanter maior do fêmur.

Para agulhar a parte lateral do músculo piriforme, o paciente se deita no lado não envolvido com o quadril superior flexionado a aproximadamente 90°. A borda superior do músculo piriforme é localizada visualizando uma linha que vai de um pouco acima do trocanter maior até o ponto em que a borda palpável do sacro encontra o ílio na borda inferior da articulação sacroilíaca.

Essa linha piriforme, mostrada na Figura 72-69A, é dividida em três, e o músculo piriforme é palpado usando palpação plana

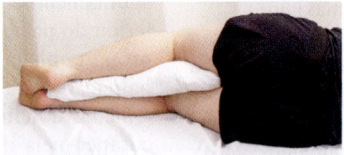

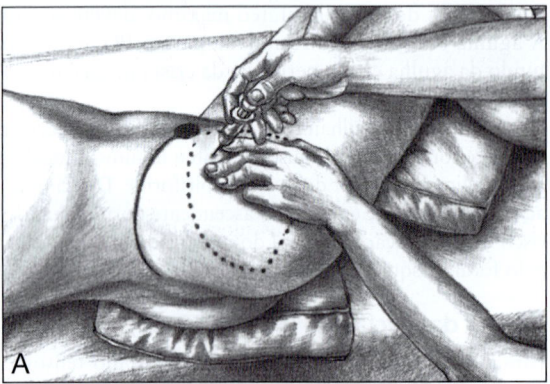
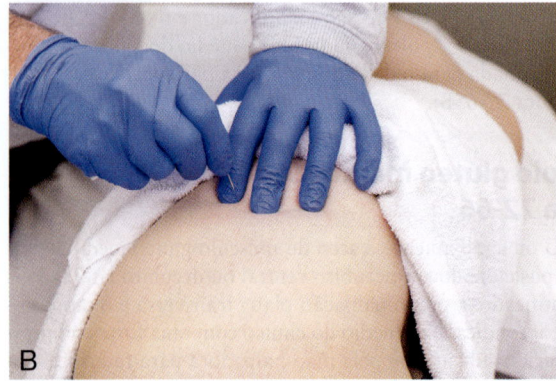

Figura 72-67 Injeção em PGs ou uso de agulhamento a seco no músculo glúteo mínimo. (A) Fibras anteriores. (B) Fibras posteriores acima do músculo piriforme para evitar o nervo isquiático.

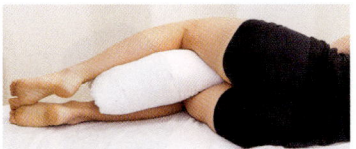
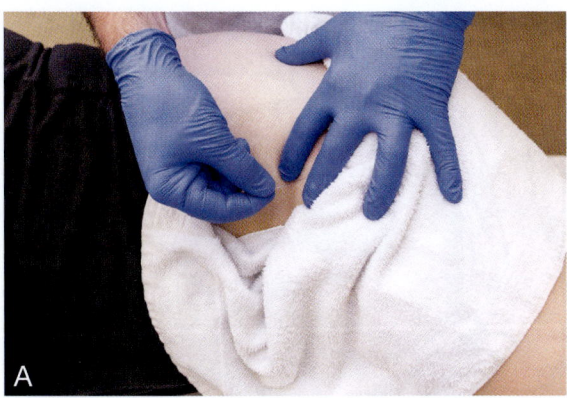
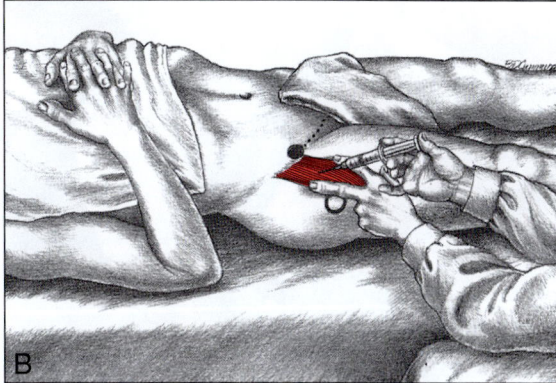

Figura 72-68 Injeção em PGs ou uso de agulhamento a seco no músculo tensor da fáscia lata. (A) Em decúbito lateral com palpação plana. (B) Supino com palpação plana. O círculo sólido localiza a espinha ilíaca anterossuperior. A linha pontilhada identifica o ligamento inguinal. O círculo aberto marca o trocanter maior.

transversa logo abaixo dela. O PG é localizado e fixo entre os dedos indicador e médio do clínico.

Geralmente, uma agulha hipodérmica de calibre 0,7 mm, 50 mm é usada em uma seringa de 10 mL, ou uma agulha filiforme de 0,30 × 50 mm para a localização de PG do piriforme lateral. A agulha deve ter comprimento suficiente para alcançar, através da pele, o músculo glúteo máximo e o músculo piriforme até a cápsula articular do quadril. Essa profundidade é necessária para garantir a penetração de todos os PGs nessa porção do músculo piriforme. A penetração de agulha de um PG é reconhecida pela resposta da dor do paciente e, particularmente, se reproduz a dor referida pelo paciente.

Para IPG ou agulhamento a seco da porção medial do músculo piriforme, Simons e Travell[100] recomendam que a inserção de PGs na região medial seja realizada bimanualmente. Um dedo palpa a superfície interna do terço medial do músculo piriforme usando a via retal ou vaginal; a outra mão insere a agulha externamente, direcionando-a para a ponta intrapélvica da palpação (Figura 72-69B). Com suficiente alcance dos dedos, é possível palpar tanto a superfície interna pélvica do músculo piriforme quanto o nervo isquiático pélvico contra o sacro, bem como a área do forame isquiático maior.

A poção medial do músculo piriforme também pode ser agulhada sem palpação interna. A agulha é inserida apenas lateralmente ao sacro e abaixo da linha do piriforme e direcionada medial e inferiormente aos PGs e ao sacro (Figura 72-69C).

Obturador interno (Figura 72-70)

Para IPG ou agulhamento a seco do músculo obturador interno, o paciente é posicionado em decúbito lateral com o lado afetado para baixo e o quadril superior e o joelho flexionados (ver Figura 57-8). Os PGs são identificados na inserção do músculo obturador interno no aspecto medial do túber isquiático. A agulha é dirigida anteriormente e em direção ao aspecto medial do túber isquiático para o PG (Figura 72-70).

Alternativamente, o músculo obturador interno pode ser agulhado com o paciente na posição de litotomia. Os PGs são identificados pela palpação plana transversa em direção ao forame obturado que é levemente lateral à borda inferior do ramo púbico e à inserção do tendão do músculo adutor longo. A agulha é direcionada lateralmente para os PGs identificados com palpação interna ou externa.[1]

Obturador externo, gêmeos e quadrado femoral (Figura 72-71)

Nenhuma literatura descreve a identificação e a IPG nos restantes quatro rotadores laterais curtos. Para fins práticos, a localização em um músculo específico não é necessária e basta distinguir dois grupos de músculos: os dois músculos gêmeos e a parte lateral do músculo obturador interno constituem um grupo; o quadrado femoral e os músculos obturadores externos subjacentes constituem o outro. O paciente é posicionado em decúbito ventral, e os PGs nesses músculos são identificados com palpação plana transversa na face posterior do trocanter maior. Dor à palpação no terço superior do trocanter maior pode ser atribuída a PGs nos músculos gêmeo e obturador interno. A dor à palpação nos terços inferiores do trocanter maior pode ser atribuída a PGs nos músculos obturador externo e quadrado femoral (ver Figura 57-7).

Quando um PG é identificado em um desses grupos e a IPG ou o agulhamento a seco é considerado necessário, o caminho do nervo isquiático ao cruzar esses músculos, geralmente na metade do caminho entre o túber isquiático e o trocanter maior, deve ser considerado. A agulha é direcionada para a superfície posterior medial do trocanter maior. A localização no trocanter maior posterior, juntamente com o relato de dor do paciente, pode levar o clínico a determinar quais músculos estão afetados (Figura 72-71).

Músculos quadríceps femoral e sartório (Capítulo 58)

Reto femoral (Figura 72-72A)

Para IPG ou agulhamento a seco do músculo reto femoral, o paciente é posicionado em posição supina com um pequeno rolo

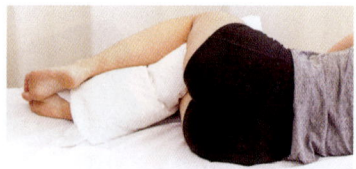
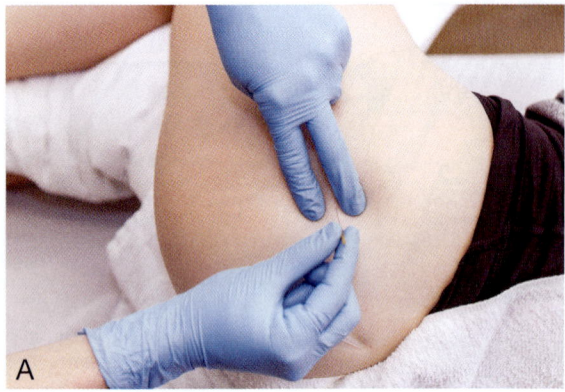
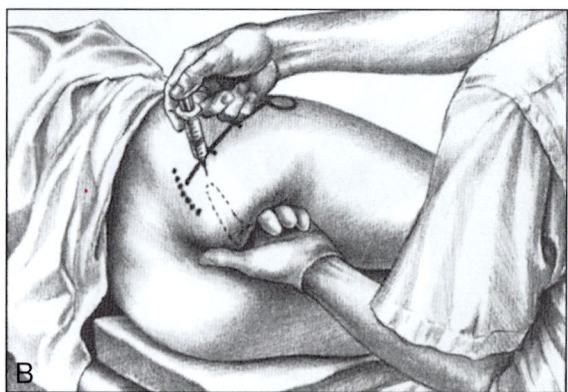
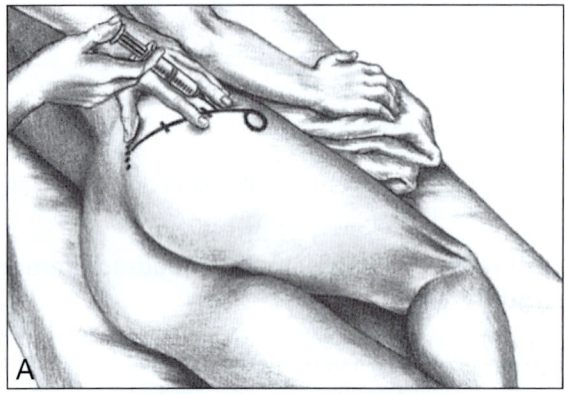
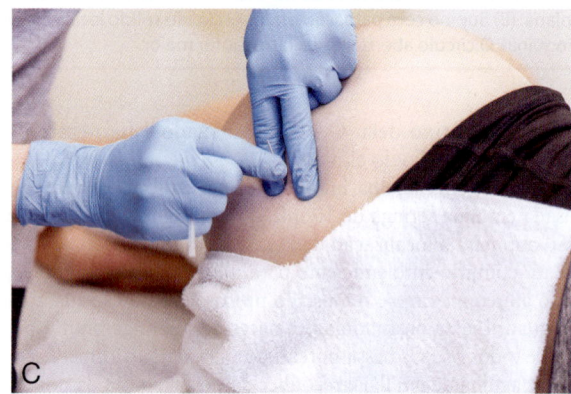

Figura 72-69 Injeção em PGs ou uso de agulhamento a seco no músculo piriforme. O círculo aberto localiza o trocanter maior; a linha pontilhada, a margem palpável ao longo da borda do sacro; e a linha sólida, marcada em terços, cobre a margem superior do músculo piriforme. (A) Técnica para a porção lateral do músculo piriforme. (B) Técnica bimanual para o músculo piriforme medial. A mão esquerda localiza a sensibilidade do PG por palpação intrapélvica, e a mão direita direciona a agulha à ponta do dedo. (C) Músculo piriforme medial.

---

de toalha colocado sob o joelho para manter o joelho em ligeira flexão. Os PGs são identificados com palpação plana transversa e depois fixados entre os dedos indicador e médio do clínico (Figura 72-72A). Se o músculo envolvido foi confirmado como o músculo reto femoral e não como o músculo sartório, deve haver pouca probabilidade de penetrar a artéria femoral ou o nervo com a agulha.

Vasto intermédio (Figuras 72-72B e 72-73)

Para IPG ou agulhamento a seco do músculo vasto intermédio, o paciente é posicionado da mesma maneira para o músculo reto femoral. PGs são identificados com palpação plana transversa; no entanto, a palpação direta desse músculo é bastante difícil, pois ele situa-se profundamente no músculo reto femoral, e os PGs nesse músculo, em geral, estão localizados logo acima do fêmur. A localização aproximada da suspeita de PG é fixada entre os dedos indicador e médio do clínico, e a agulha é direcionada de anterior para posterior em direção aos PGs no músculo (Figura 72-72B). A desativação dos PGs nesse músculo requer muita persistência e pode ser frustrante, porque a verdadeira gravidade é facilmente subestimada. Agulhamento de PGs no músculo vasto intermédio geralmente causa intensa dor referida.

Como mostrado na secção transversa da Figura 72-73, não há delineamento anatômico claro entre as fibras laterais profundas do músculo vasto intermédio e as fibras profundas mediais do músculo vasto lateral. Eles são comumente envolvidos juntos. Muitas das dificuldades experimentadas ao injetar PG ou no agulhamento a seco em um músculo se aplicam ao outro. Quando se encontram PGs no vasto intermédio ou vasto lateral que necessitam de IPG ou agulhamento a seco, é prudente explorar os PGs no outro músculo.

Vasto medial (Figura 72-72 C, D)

Um estudo recente demonstrou que o agulhamento a seco do músculo vasto medial foi eficaz para melhorar a amplitude de movimento e a incapacidade relacionada em indivíduos que foram submetidos à reconstrução cirúrgica após ruptura completa do ligamento cruzado anterior.[101]

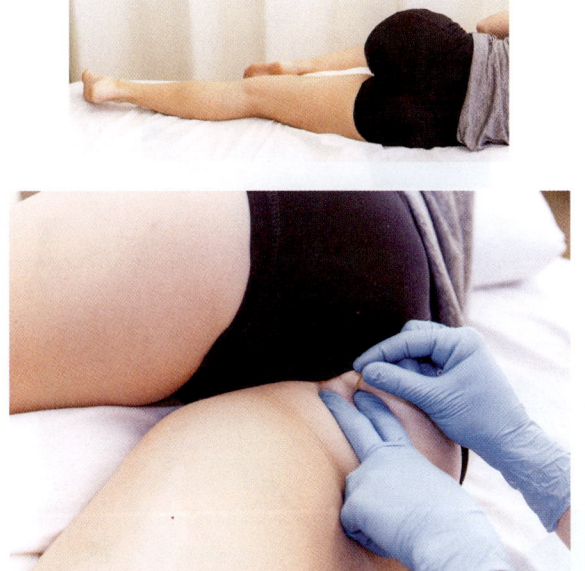

Figura 72-70 Injeção em PGs ou uso de agulhamento a seco no músculo obturador interno na borda medial do túber isquiático. Lado afetado para baixo.

lhamento a seco da porção distal do músculo, a agulha é direcionada para os PGs e o fêmur, e é muito comum fazer contato com o fêmur por meio da agulha (Figura 72-72D).

Vasto lateral (Figura 72-74)

Para IPG ou agulhamento a seco do grande músculo vasto lateral, o paciente é posicionado em supino para a porção anterior e em decúbito lateral, a fim de a porção posterior. Para acessar a porção posterior, muitas vezes é necessário empurrar o músculo bíceps femoral para o lado para alcançar o músculo vasto lateral posterior, que está localizado posteriormente contra o aspecto posterior do fêmur. PGs no músculo vasto lateral são identificados com palpação plana transversa, e múltiplos PGs são geralmente identificados devido ao tamanho desse músculo. O PG é fixado entre os dedos indicador e médio do clínico, e a agulha é direcionada em uma direção anterior para posterior no ventre muscular e sob o trato iliotibial na posição supina (Figura 72-74A e B).

Para IPG ou agulhamento a seco da porção posterior do músculo vasto lateral no indivíduo de tamanho médio, agulha filométrica de 63 mm hipodérmica ou 0,30 × 50 mm pode ser necessária para atingir a parte mais profunda do músculo posteriormente. O paciente é posicionado em decúbito lateral, e os PGs são identificados com palpação transversa e, em seguida, fixados com uma pinça entre os dedos polegar, indicador e médio do clínico. A agulha é ligeiramente dirigida anteriormente para permanecer no músculo vasto lateral e não entrar no músculo isquiotibial adjacente (Figura 72-74C).

Quando penetrados, esses PGs são propensos a referir dor na parte de trás do joelho. Essa é uma região onde a agulha pode ter de substituir o dedo palpador para encontrar os PGs. Localizar todos os PGs do vasto lateral e agulhá-los especificamente pode ser entediante, mas torna-se necessário quando outros métodos de terapia não conseguem desativá-los completamente.

Para IPG ou agulhamento a seco do músculo vasto lateral distal, o paciente é posicionado em decúbito lateral, a patela é deslizada medialmente, e os PG são identificados com palpação plana

Para IPG ou agulhamento a seco do músculo vasto medial, o paciente é posicionado com o quadril fletido e abduzido e o joelho fletido a aproximadamente 90°, conforme ilustrado na Figura 72-72C e D, para tornar todo o músculo acessível. Os PGs no músculo vasto medial são identificados com palpação plana transversa e fixados entre os dedos indicador e médio do clínico. Para IPG ou agulhamento a seco na porção proximal do músculo, a artéria femoral, que corre ao longo dessa borda, deve ser identificada, e a agulha deve ser inclinada lateralmente para longe do músculo sartório e da artéria (Figura 72-72C). Para IPG ou agu-

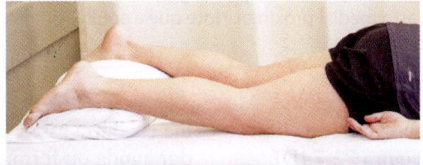

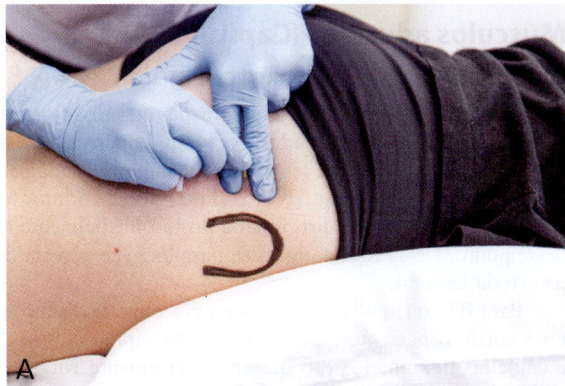
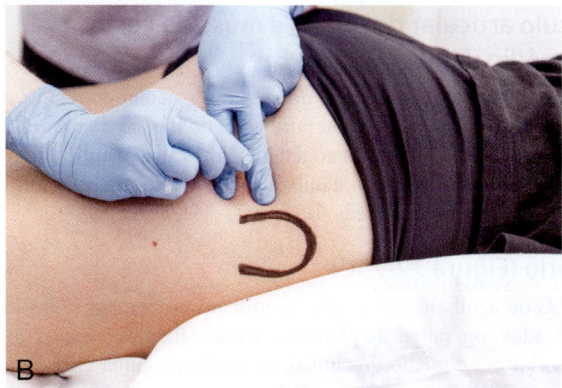

Figura 72-71 Injeção em PGs ou uso de agulhamento a seco nos músculos rotadores laterais do quadril. A linha preta representa o trocanter maior do fêmur. (A) Músculos gêmeo e obturador interno no ⅓ superior do trocanter maior posterior. (B) Músculos obturadores externo e quadrado femoral nos ⅔ inferiores do trocanter posterior.

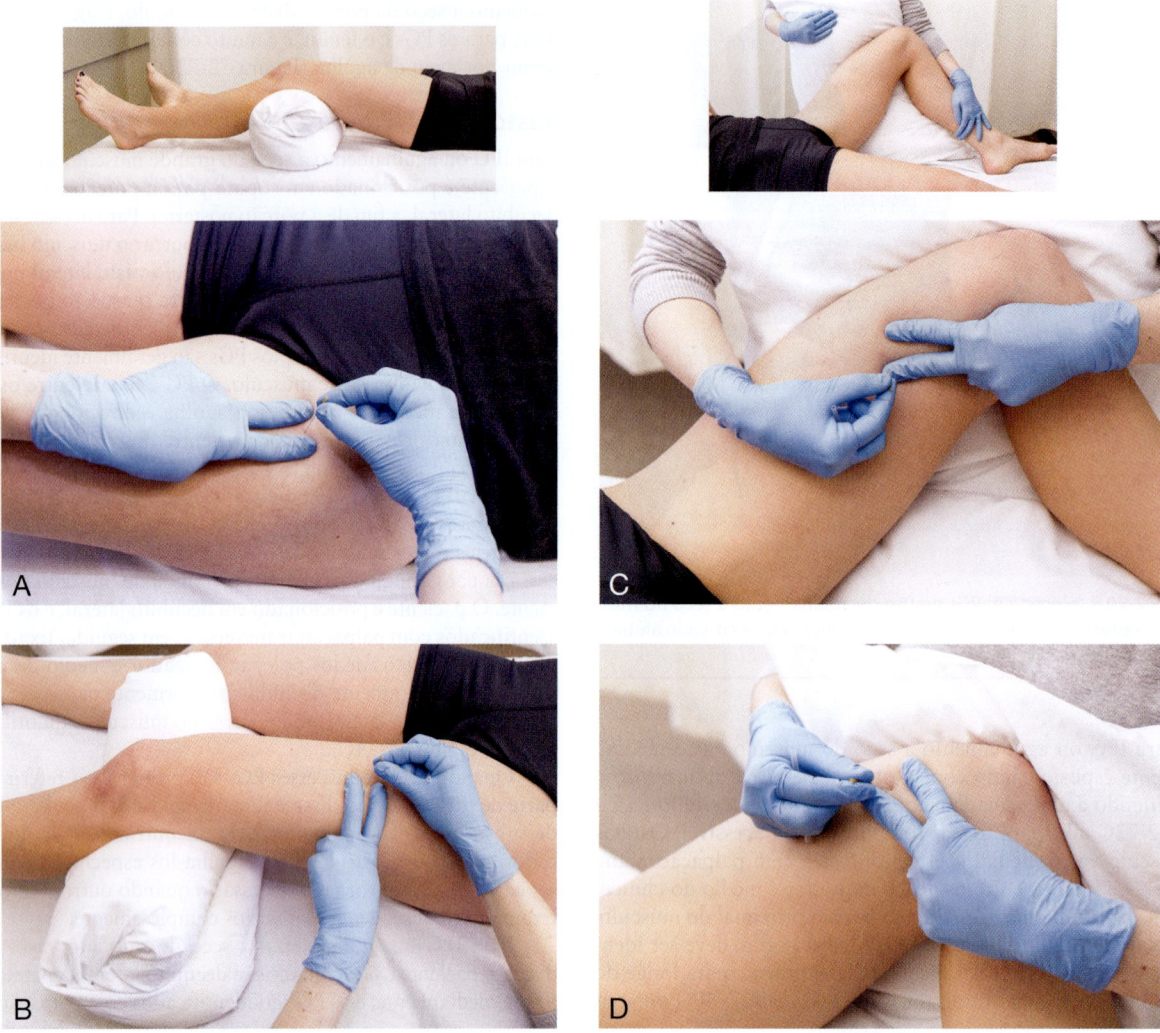

Figura 72-72 Injeção em PGs ou uso de agulhamento a seco para o grupo muscular do quadríceps femoral. (A) Músculo reto femoral. (B) Músculo vasto intermédio. (C) Músculo vasto medial proximal. Note que a agulha é direcionada ligeiramente anterior e lateralmente. (D) Localização distal do músculo vasto medial.

transversa e fixados entre os dedos indicador e médio do clínico. A agulha é direcionada para o PG e o fêmur (Figura 72-74D).

Músculo articular do joelho e músculo vasto intermédio (Figura 72-75A, B)

Para IPG ou agulhamento a seco do músculo articular do joelho, a agulha é direcionada através, ou por baixo, do tendão do músculo reto femoral distal em direção ao fêmur. O músculo vasto intermédio é agulhado inclinando a agulha levemente para os músculos vasto lateral e vasto intermédio (Figura 72-75A e B).

Sartório (Figura 72-75C)

Para IPG ou agulhamento a seco do músculo sartório, os PGs são identificados com palpação plana transversa e fixados entre os dedos indicadores e médio do clínico, enquanto a agulha é direcionada tangencialmente, quase paralela à superfície da pele (Figura 72-75C). É comum que um PG de sartório possa ser descoberto acidentalmente durante IPG ou agulhamento a seco de um PG de vasto medial profundamente ao músculo sartório. Quando a agulha encontra esse PG de sartório superficial, o paciente relata uma dor aguda ou formigante difusa na coxa adjacente.

Músculos adutores (Capítulo 59)

Adutor longo e adutor curto (Figura 72-76A, B)

A artéria femoral situa-se profundamente ao músculo sartório e lateralmente aos músculos adutores longos e curtos. Por essa razão, a artéria femoral deve ser primeiramente localizada palpando por um pulso e a borda anterolateral do músculo adutor longo, e então a agulha deve ser direcionada posteromedialmente a partir desse ponto. Dessa forma, injeta-se para longe, e não em direção, da artéria femoral.

Para IPG ou agulhamento a seco dos músculos adutores longo e curto, o paciente é posicionado em supino com o quadril e o joelho flexionados e o quadril lateralmente rotacionado e abduzido.

PGs em ambos os músculos são identificados por palpação em pinça transversa e, em seguida, fixados com uma pinça entre os dedos polegar, indicador e médio do clínico. Para o músculo

Capítulo 72 ■ Infiltração e agulhamento a seco em pontos-gatilho

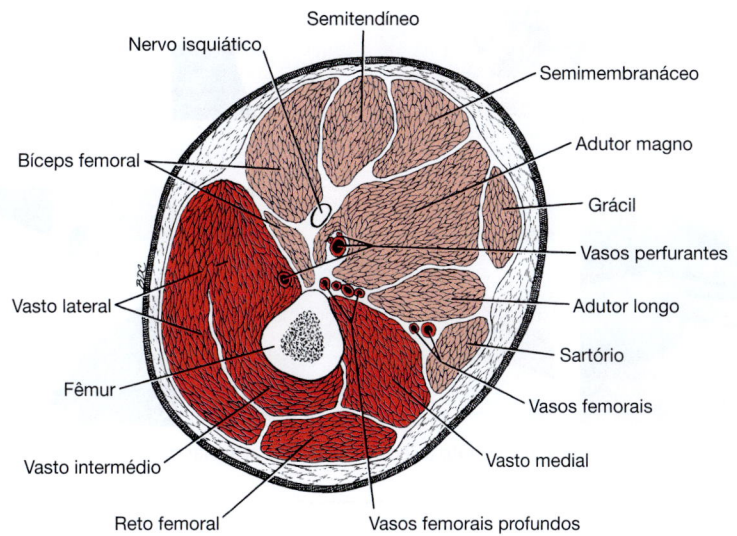

Figura 72-73 Anatomia transversal no nível médio da coxa direita (ver Figura 58-1), com vista de cima para baixo. Os vasos sanguíneos estão em vermelho-escuro, e os músculos do quadríceps estão em vermelho-médio. Todos os outros músculos, incluindo o grupo adutor e os músculos isquiotibiais, estão em vermelho-claro.

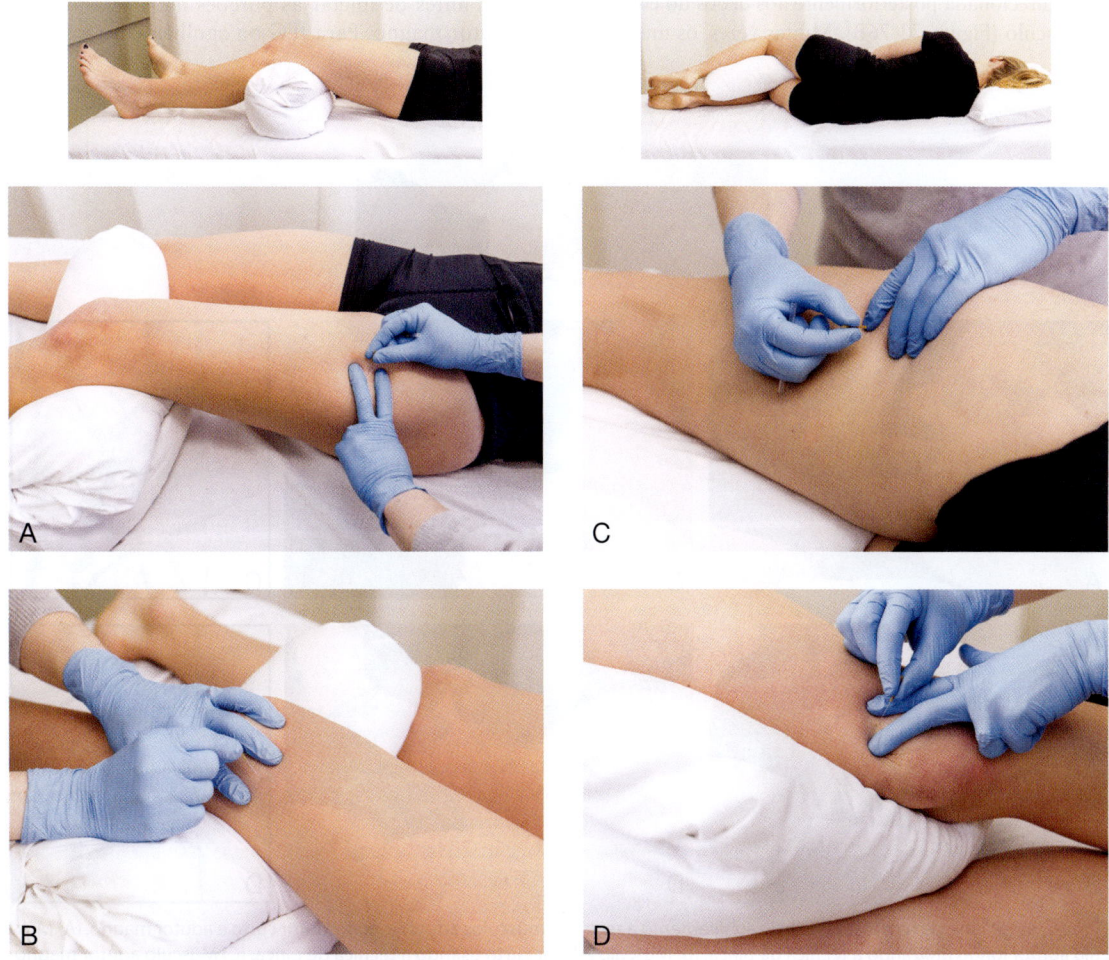

Figura 72-74 Injeção em PGs ou uso de agulhamento a seco no músculo vasto lateral. (A) Porção anterior proximal. (B) Porção distal proximal. (C) Porção posterior com um aperto de pinça. (D) Porção distal com patela deslizada medialmente.

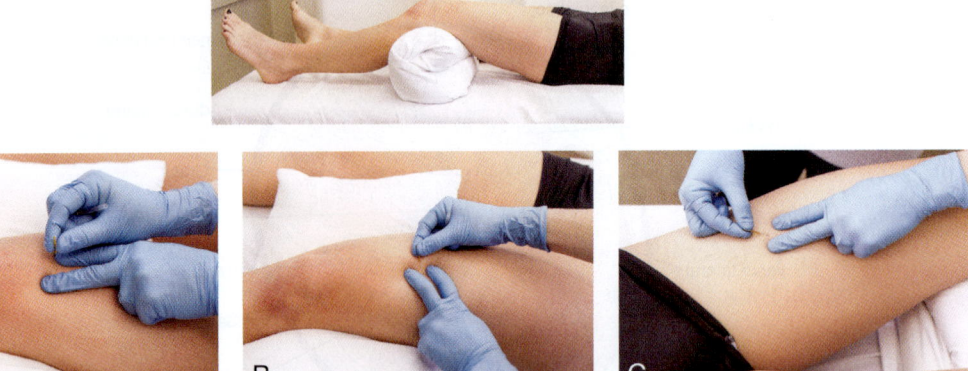

Figura 72-75 Injeção em PGs ou uso de agulhamento a seco. (A) Músculo articular do joelho. (B) Músculo vasto intermédio. (C) Músculo sartório.

adutor longo, a agulha é posicionada de uma direção anterior para posterior nos PGs do músculo (Figura 72-76A).

Para IPG ou agulhamento a seco do músculo adutor curto, os PGs são fixados com uma pinça e a agulha é inserida entre o músculo pectíneo e adutor longo, perpendicular ao músculo adutor curto, e direcionada posteriormente aos dedos do clínico e nos PGs do músculo (Figura 72-76B). Muitas vezes, os músculos adutores longo e curto podem ser agulhados juntos com a mesma técnica de pinça.

Adutor magno (Figuras 72-76C, D e 72-77)

Recomenda-se uma revisão da anatomia transversal (Figura 72-77) antes de injetar as porções mais profundas do músculo adutor magno. Para IPG ou agulhamento a seco do múscu-

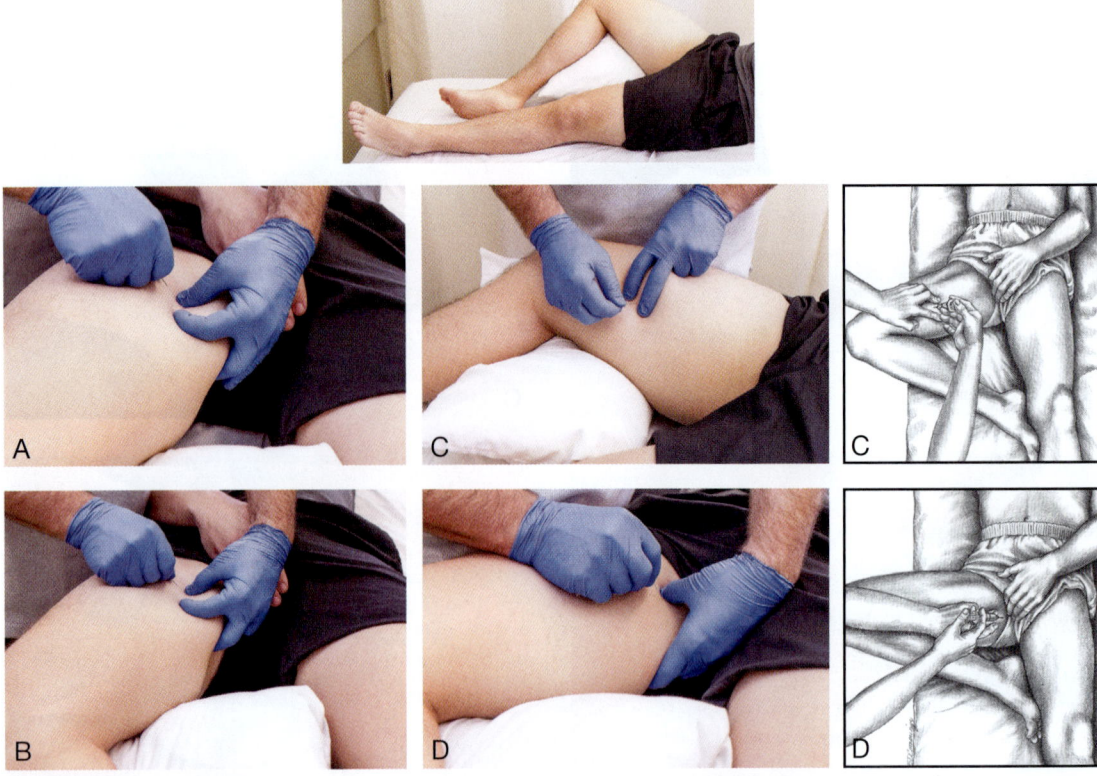

Figura 72-76 Injeção em PGs ou uso de agulhamento a seco dos músculos adutor longo, adutor curto e adutor magno. (A) Músculo adutor longo utilizando a técnica de pinça. (B) Músculo adutor curto usando a técnica de pinça. (C) Músculo adutor magno, porção média (através do músculo grácil), com a técnica de palpação plana. (D) Músculo adutor magno, porção isquiocondilar, com técnica de pinça.

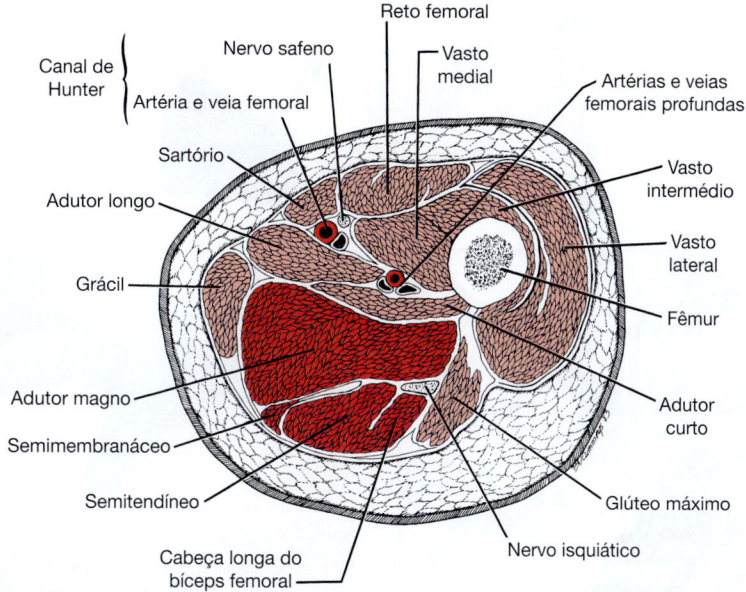

Figura 72-77 Secção transversal da coxa na junção dos terços superior e médio. Veja a Figura 60-1 para o nível de secção transversal. Músculos isquiotibiais, artérias e veias estão em vermelho-escuro. Nesse nível, o músculo adutor magno (vermelho-médio) é consideravelmente maior do que o grupo muscular isquiotibial. Outros músculos da coxa estão em vermelho-claro. Nesta secção, os músculos semitendíneo e o bíceps femoral parecem estar fundidos. Redesenhada com permissão de Anderson JE. *Grant's Atlas of Anatomy*. 8th ed. Baltimore, MD: Williams and Wilkins; 1983.

lo adutor magno, o paciente é posicionado em posição supina, quadril e joelho em flexão, e o quadril em rotação lateral e abdução. Os PGs na porção isquiocondilar proximal são identificados com palpação em pinça transversa e fixados com uma pinça entre os dedos polegar, indicador e médio do clínico. A agulha é direcionada de uma direção anterior para posterior (Figura 72-76C).

Para IPG ou agulhamento a seco na região média ou proximal do adutor magno, é improvável que a artéria femoral seja encontrada, porque o músculo adutor longo fica entre a artéria femoral e a superfície anterior do músculo adutor magno. No entanto, ao agulhar pela face medial da coxa (Figura 72-76D), o nervo isquiático, que passa contra o músculo adutor magno, entre ele e a musculatura isquiotibial, deve ser evitado. O nervo passa profundamente pelas partes isquiocondilar e média do músculo adutor magno.

Grácil (Figura 72-76C)

Para IPG ou agulhamento a seco do músculo grácil, o paciente é posicionado como na técnica para o músculo adutor magno. Se mais tensão é necessária no músculo, o joelho é estendido. Os PGs são identificados pela palpação plana transversa ou pela palpação em pinça desse músculo superficial, e podem ser agulhados usando a técnica de pinça ou palpação plana, dependendo da flexibilidade do tecido subcutâneo. A agulha é direcionada perpendicularmente ao PG, que é fixado entre os dedos indicador e médio do clínico (Figura 72-76C).

Pectíneo (Figura 72-78)

Simons e colaboradores[100] recomendaram a liberação dos PGs dos adutores magno, longo e curto antes de realizar IPG ou agulhamento a seco no músculo pectíneo. Para IPG ou agulhamento a seco do músculo pectíneo, o paciente é posicionado em posição supina com o quadril e o joelho fletidos, e o quadril em rotação lateral e abdução para obter acesso máximo ao músculo pectíneo. Essa posição também desloca a artéria femoral em direção à margem lateral do músculo, porque o vaso é fixado distalmente no hiato dos adutores. PGs são identificados com palpação plana transversa e fixados entre os dedos indicador e médio do clínico. O pulso femoral é detectado e a agulha é direcionada medial e posteriormente ao músculo e para aos PGs (Figura 72-78).

Músculos isquiotibiais (Capítulo 60)
Figura 72-79

Antes da IPG ou do agulhamento a seco dos músculos isquiotibiais, deve-se rever o trajeto do nervo isquiático. Ele passa pela parte posterior da coxa abaixo da cabeça longa do músculo bíceps femoral, que cruza pelo meio da coxa. Proximalmente, o nervo atinge a borda lateral da cabeça longa, enquanto ainda é profundo ao músculo glúteo máximo. Distalmente, no espaço poplíteo, a porção tibial do nervo emerge abaixo da borda medial da cabeça longa do músculo bíceps femoral, onde o músculo semimembranáceo e a cabeça longa se encontram. Os vasos sanguíneos femorais unem-se ao nervo isquiático aproximadamente nesse mesmo nível, emergindo posteriormente através do canal adutor, sob a porção média do músculo adutor magno. O feixe neurovascular da tíbia situa-se, então, profundamente às fibras do músculo semitendíneo e desce no membro próximo à linha média, atrás do joelho. O ramo fibular do nervo isquiático segue ao lado ou profundamente até a borda medial da cabeça curta do músculo bíceps femoral até o joelho. Ao agulhar os PGs de isquiotibiais, é aconselhável limitar o tratamento a apenas um lado do corpo durante cada consulta.

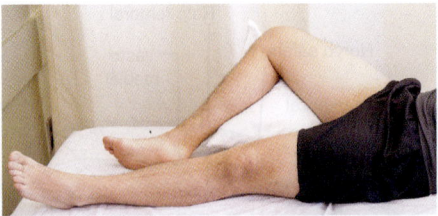
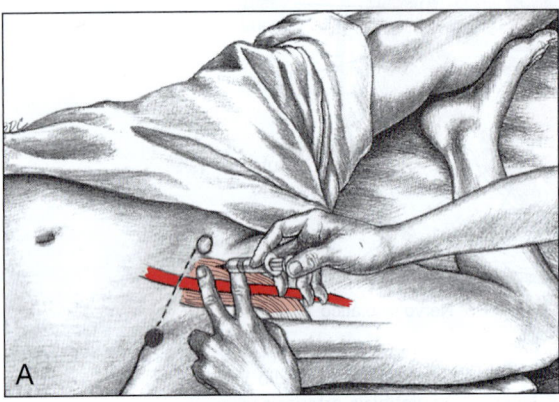
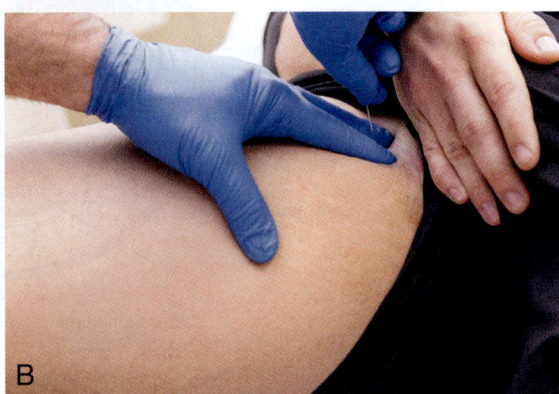

Figura 72-78 Injeção em PGs ou uso de agulhamento a seco no músculo pectíneo (vermelho-claro). A coxa do paciente é colocada em abdução, rotação lateral e leve flexão. (A) O círculo sólido localiza a espinha ilíaca anterossuperior; a linha tracejada, o ligamento inguinal; e o círculo aberto, o tubérculo púbico. A artéria femoral (vermelho-escuro) é evitada palpando suas pulsações e direcionando a agulha medialmente para longe dela. (B) Agulhamento a seco com o dedo médio da mão palpadora na artéria femoral.

Para IPG ou agulhamento a seco para ambos os músculos isquiotibiais medial e lateral, o paciente é posicionado em decúbito ventral com um travesseiro ou uma almofada sob os tornozelos para colocar o joelho em ligeira flexão. Os PGs nos músculos semimembranáceo e semitendíneo são identificados com a palpação plana transversa ou com palpação em pinça. Para a técnica de palpação plana, o PG é fixado entre os dedos indicador e médio do clínico, e a agulha é direcionada para o túber isquiático (Figura 72-79A). Alternativamente, o paciente pode ser posicionado em supino com o quadril em abdução e rotação lateral com o joelho fletido. Um aperto de pinça é usado para fixar os PGs, e a agulha é direcionada lateralmente por meio da massa muscular aos dedos do clínico (Figura 72-79B).

Para IPG ou agulhamento a seco das cabeças longas e curtas do músculo bíceps femoral, o paciente é posicionado em decúbito ventral com uma almofada sob o tornozelo. Os PGs na cabeça longa do músculo bíceps femoral são identificados com palpação plana transversa e fixados entre os dedos indicador e médio do clínico. A agulha é inserida perto da linha média da coxa e é direcionada lateralmente, longe do nervo isquiático e de outras estruturas neurovasculares principais (Figura 72-79C).

Para IPG ou agulhamento a seco da cabeça curta do músculo bíceps femoral, os PGs são identificados com palpação plana transversa e fixados entre os dedos indicador e médio do clínico. A agulha é posicionada de uma direção lateral para a medial e inclinada ao fêmur. O ramo fibular do nervo isquiático corre ao longo do aspecto medial do músculo e deve ser evitado (Figura 72-79D).

Músculo poplíteo (Capítulo 61)
Figura 72-80

Para IPG ou agulhamento a seco do músculo poplíteo, o clínico visualiza o trajeto da artéria e da veia poplítea e os nervos tibial e fibular na perna posterior e na fossa poplítea para evitá-los. O ventre do músculo pode ser abordado da parte medial inferior ou da parte lateral superior, dependendo de onde os PGs estão localizados.

Para a porção medial, o paciente é posicionado em decúbito lateral no lado afetado com o quadril e o joelho fletidos a 90°. A mão palpadora desloca a cabeça medial do músculo gastrocnêmio lateralmente em direção ao meio da perna, e os PGs do poplíteo são identificados com palpação plana transversa na face posterior do terço proximal da tíbia. Uma agulha hipodérmica de calibre 0,7 mm de 38 mm ou 0,30 × 50 mm é direcionada de uma direção medial para lateral e a partir de um ângulo ligeiramente anterior em direção ao PG e ao aspecto posterior da tíbia (Figura 72-80A). É muito comum a agulha tocar a parte posterior da tíbia ao agulhar o aspecto medial do músculo poplíteo.

Para IPG ou agulhamento a seco da extremidade lateral superior do músculo, o paciente é posicionado em decúbito ventral com uma almofada sob o tornozelo. Os PGs são identificados com palpação plana transversa e fixados entre os dedos indicador e médio do clínico. É necessário ter cuidado ao inserir a agulha para manter o ponto de penetração medial ao músculo bíceps femoral e o tendão a fim de evitar o nervo fibular que corre medial ou profundo a eles (Figura 72-80B).

6. DOR NA PERNA, NO TORNOZELO E NO PÉ (SEÇÃO 7)
Músculo tibial anterior (Capítulo 63)
Figura 72-81

Para IPG ou agulhamento a seco do músculo tibial anterior, o paciente é posicionado em posição supina com um travesseiro sob o joelho. Os PGs são identificados com palpação plana

Capítulo 72 ■ Infiltração e agulhamento a seco em pontos-gatilho 885

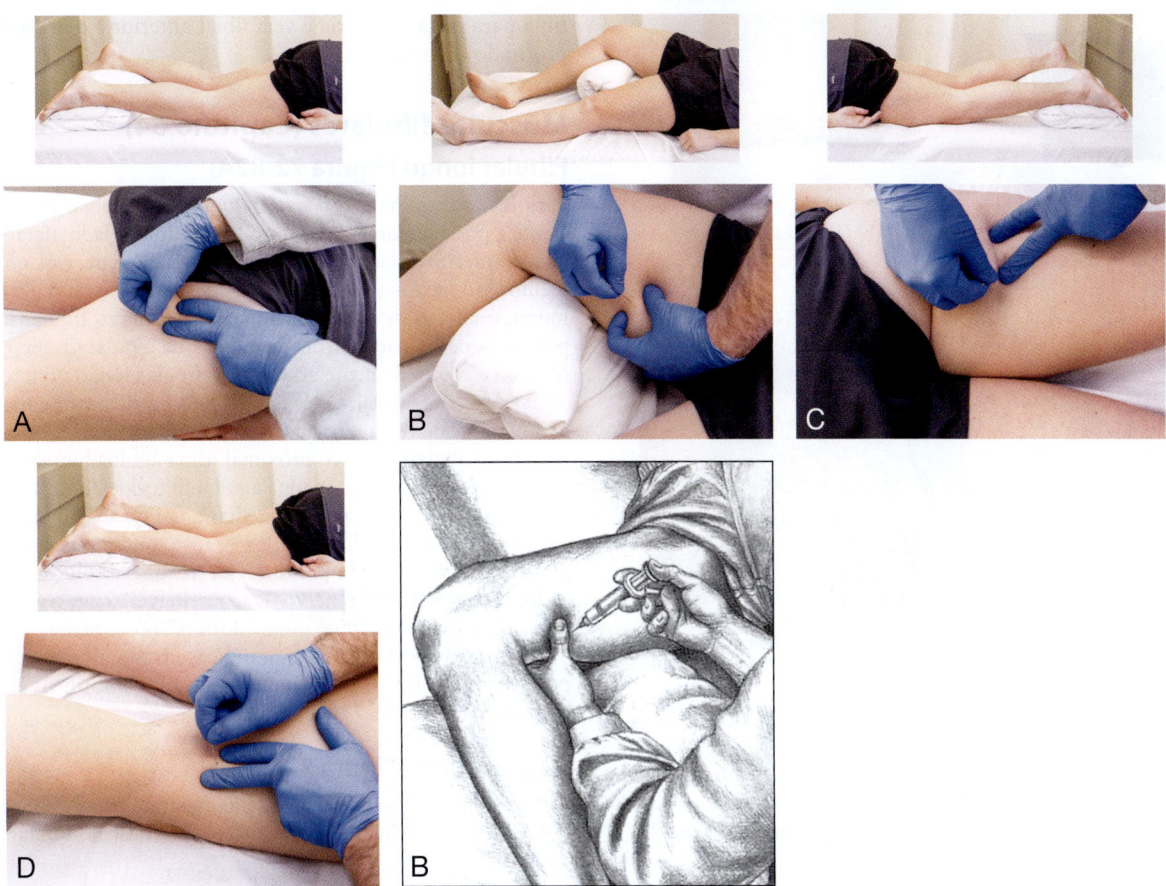

Figura 72-79 Injeção em PGs ou uso de agulhamento a seco nos músculos isquiotibiais. (A) Inserção proximal dos músculos semitendíneo e semimembranáceo com a técnica da palpação plana. (B) Músculos semitendíneo e semimembranáceo, supino com quadril em rotação lateral e abdução com a técnica de pinça. (C) Cabeça longa do músculo bíceps femoral. (D) Cabeça curta do músculo bíceps femoral.

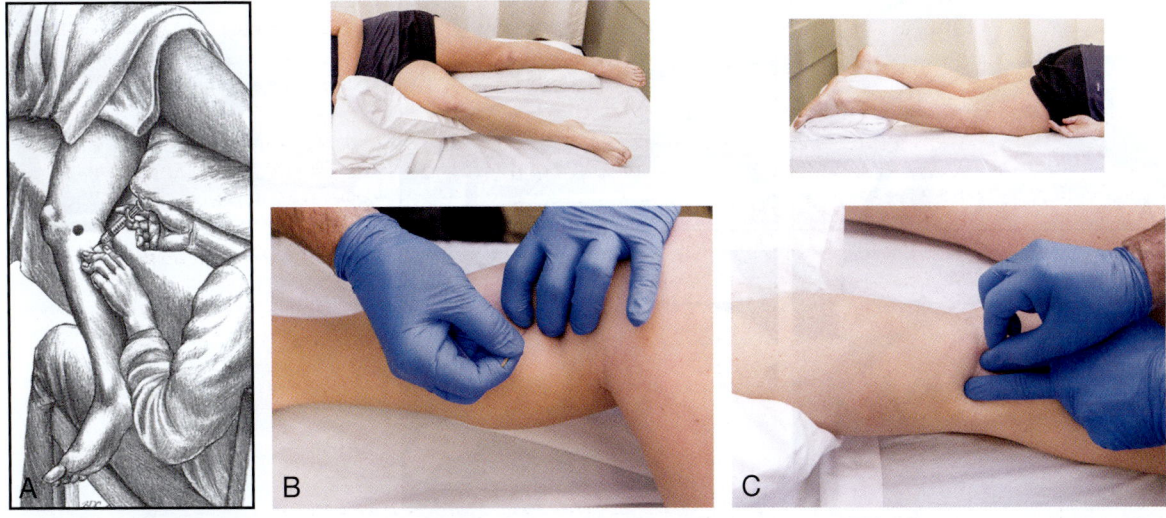

Figura 72-80 Injeção em PGs ou uso de agulhamento a seco no músculo poplíteo. (A) O círculo sólido localiza o côndilo medial da tíbia. A cabeça medial do músculo gastrocnêmio é pressionada para o lado posterolateral para permitir o acesso ao músculo poplíteo. (B) O músculo gastrocnêmio é parcialmente relaxado pela plantiflexão do pé no tornozelo, enquanto o joelho é levemente flexionado para permitir o relaxamento da tensão do músculo poplíteo. Um travesseiro é colocado sob o aspecto lateral do joelho, movendo o músculo gastrocnêmio lateralmente, permitindo melhor acesso ao músculo poplíteo. (C) Porção lateral superior, em decúbito ventral, medial à inserção do músculo bíceps femoral. Observe que o dedo médio da mão palpadora do clínico está no tendão do bíceps femoral.

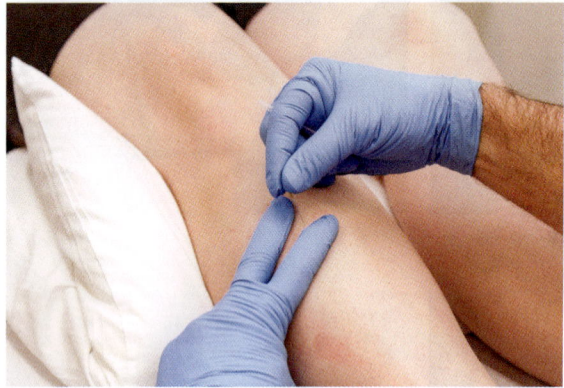

Figura 72-81 Injeção em PGs ou uso de agulhamento a seco no músculo tibial anterior. Observe que a agulha está angulada medialmente em direção à tíbia para evitar o nervo fibular profundo.

transversa e fixados entre os dedos indicador e médio do clínico. Uma agulha hipodérmica de calibre 0,8 mm, 38 mm ou 0,30 × 50 mm é direcionada em um ângulo de aproximadamente 45° à tíbia para evitar a artéria e veia tibial anterior e o nervo fibular profundo (Figura 72-81).

Músculos fibulares (Capítulo 64)

Fibular longo (Figura 72-82A)

Para IPG ou agulhamento a seco do músculo fibular longo, o paciente é posicionado em decúbito lateral com o lado afetado para cima e um travesseiro colocado sob a perna e o pé, e os quadris e joelhos são flexionados a 90°. Antes de agulhar o músculo fibular longo, o clínico deve primeiro localizar o nervo fibular comum por meio de palpação atrás da cabeça da fíbula. O nervo corre oblíqua e profundamente ao músculo fibular longo no terço proximal da perna lateral. Os PGs são identificados com uma palpação plana transversa e fixados entre os dedos indicador e médio do clínico abaixo do terço proximal. Uma agulha hipodérmica de calibre 0,7 mm, 37 mm ou uma agulha filiforme de 0,30 × 50 mm é direcionada de lateral para medial aos PGs e à fíbula (Figura 72-82A). Normalmente, a IPG não causa um bloqueio do nervo, mas o PG pode estar tão próximo que às vezes a solução anestésica local se espalha até o nervo. É aconselhável avisar os pacientes, antes da injeção, que o pé pode "dormir" brevemente, se houver "derramamento" da solução anestésica, e tranquilizá-los de que o pé "acordará" dentro de 15 ou 20 minutos, conforme o efeito do anestésico diminui.

Fibular curto (Figura 72-82B)

O procedimento para IPG ou agulhamento a seco do músculo fibular curto é semelhante ao descrito para o músculo fibular longo,

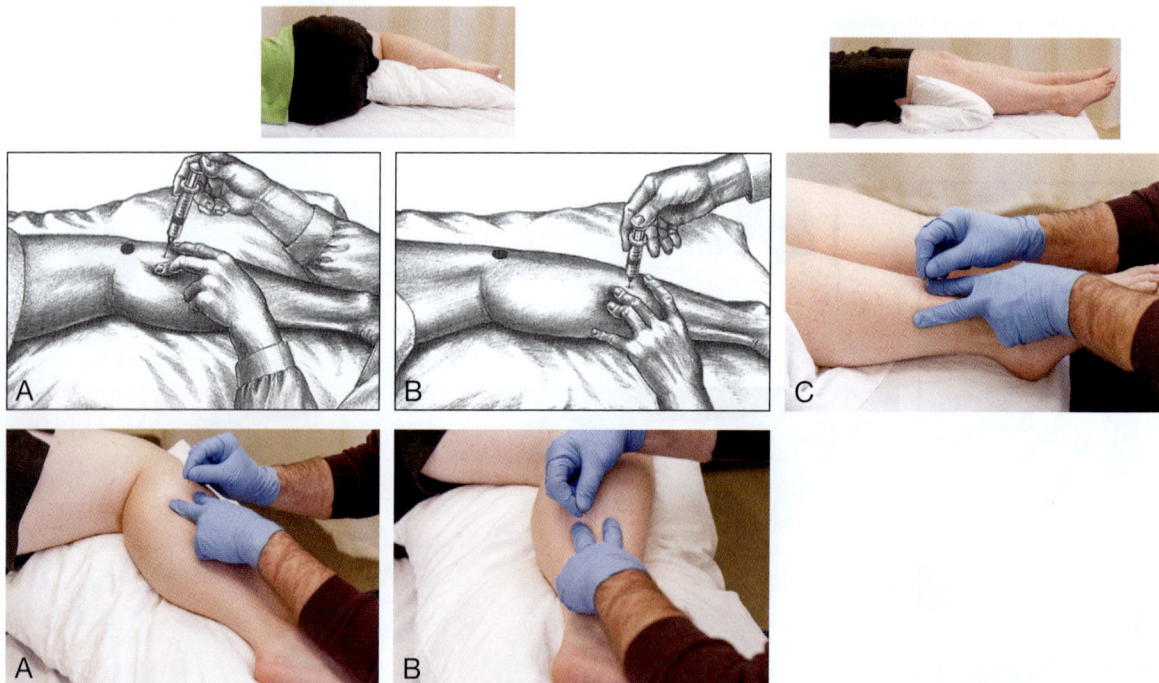

Figura 72-82 Injeção em PGs ou uso de agulhamento a seco dos PGs nos músculos fibulares. O círculo marca a cabeça da fíbula. Observe o travesseiro entre os joelhos que se estende até os tornozelos para que ele suporte a perna que está sendo injetada. (A) Músculo fibular longo sendo agulhado próximo, mas distal, ao trajeto do nervo fibular comum que cruza a fíbula logo abaixo da cabeça da fíbula. A agulha é direcionada para o osso subjacente. (B) Músculo fibular curto, abordagem posterolateral, próximo à junção dos terços médio e inferior da perna em ambos os lados e profundamente ao tendão do músculo fibular longo. (C) Agulhamento de PG do fibular terceiro, anterior a posterior em direção à fíbula.

exceto que os PGs são mais distais, geralmente perto da junção dos terços médio e distal da perna. O nervo fibular superficial corre entre os músculos fibulares curto e terceiro. Os PGs são identificados com palpação plana transversa e fixados entre os dedos indicador e médio do clínico. A agulha é direcionada para o músculo a partir da direção posterolateral para baixo em direção à fíbula, passando profundamente ao tendão do fibular longo para evitar o agulhamento do nervo (Figura 72-82B).

Fibular terceiro (Figura 72-82C)

Para IPG ou agulhamento a seco do músculo fibular terceiro, o paciente é posicionado em posição supina com um travesseiro colocado sob o joelho. Os PGs são identificados com palpação plana transversa e fixados entre os dedos indicador e médio do clínico. A agulha é posicionada de uma direção anterior para posterior em direção ao PG e à fíbula (Figura 72-82C). Esse ângulo evita o nervo fibular superficial sobrejacente ao músculo fibular curto e fica bem afastado do nervo fibular profundo e dos vasos tibiais anteriores da membrana interóssea.

Músculo gastrocnêmio (Capítulo 65)
Figuras 72-83 e 72-84

Para IPG ou agulhamento a seco do músculo gastrocnêmio, o clínico deve estar ciente das estruturas neurovasculares, especialmente quando se considera o agulhamento da cabeça medial ou lateral proximal do músculo gastrocnêmio. A parte proximal da cabeça medial do músculo gastrocnêmio situa-se entre o nervo tibial e os tendões dos músculos semitendíneo e semimembranáceo, e a porção proximal da cabeça lateral do músculo gastrocnêmio situa-se entre o nervo fibular e o nervo tibial. A fossa poplítea deve ser completamente palpada para localizar os nervos e tendões se o agulhamento do músculo gastrocnêmio proximal for indicado. Os clínicos devem identificar a zona segura para agulhamento disponível entre o tendão do músculo semitendíneo e o nervo tibial, o espaço entre os nervos fibular e tibial e a relação com o tendão do músculo bíceps femoral. Variações anatômicas relativas à separação prematura dos dois ramos do nervo fibular comum podem ser identificadas no espaço poplíteo, e não será indicado o agulhamento da parte proximal da cabeça lateral do gastrocnêmio ou dos músculos plantares. O nervo cutâneo sural medial desce entre as cabeças medial e lateral do músculo gastrocnêmio. Ao agulhar o ventre central de qualquer uma das cabeças, evita-se a linha média inclinando a agulha medialmente ao agulhar a cabeça medial e lateralmente ao agulhar a cabeça lateral.[1]

O paciente é posicionado em decúbito ventral para agulhar as cabeças medial e lateral, e um travesseiro é colocado sob o tornozelo e o pé para posicionar o joelho em leve flexão. Os PGs na cabeça medial do músculo gastrocnêmio são identificados com palpação em pinça transversa, e os PGs são fixados com uma pinça entre os dedos polegar, indicador e médio do clínico.

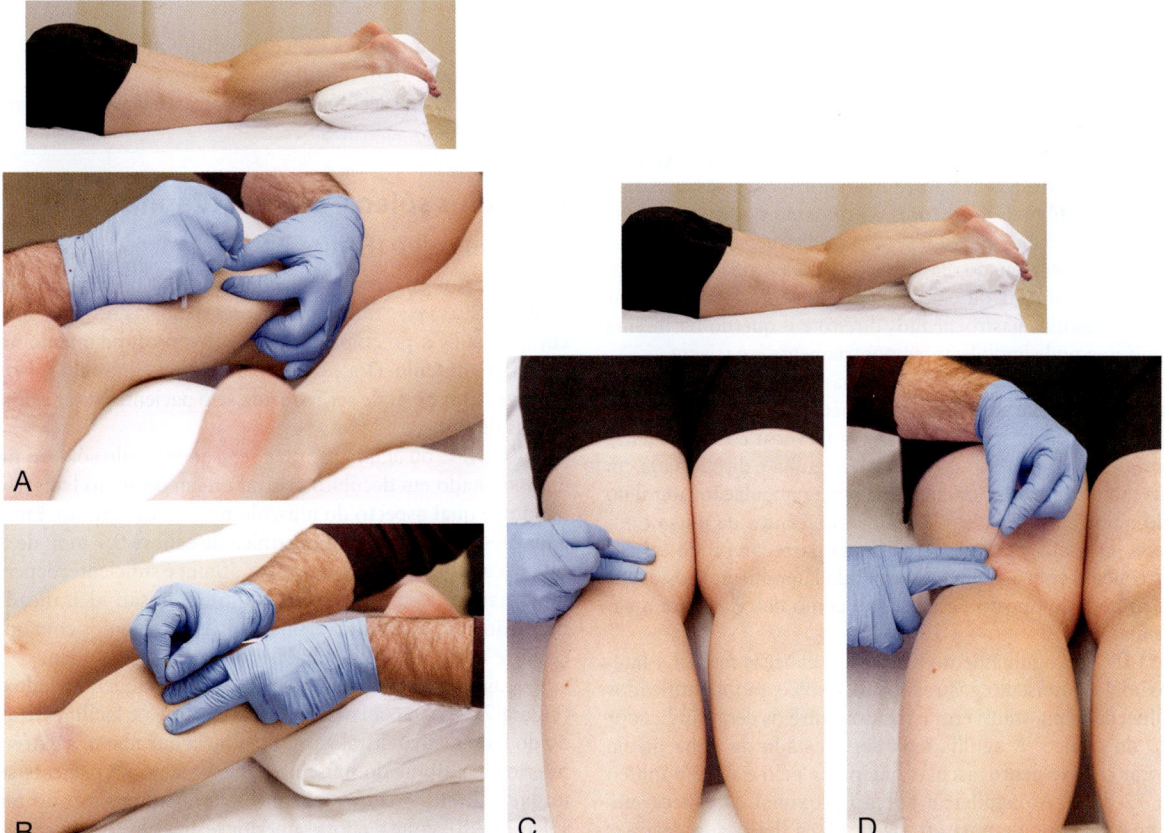

Figura 72-83 Injeção em PGs ou uso de agulhamento a seco no músculo gastrocnêmio em decúbito ventral. (A) Ventre medial da cabeça medial do músculo usando a técnica de pinça. (B) Cabeça lateral perto da linha média com a técnica de palpação plana. (C) Cabeça medial proximal com técnica de palpação plana. (D) Cabeça lateral proximal com técnica de palpação plana.

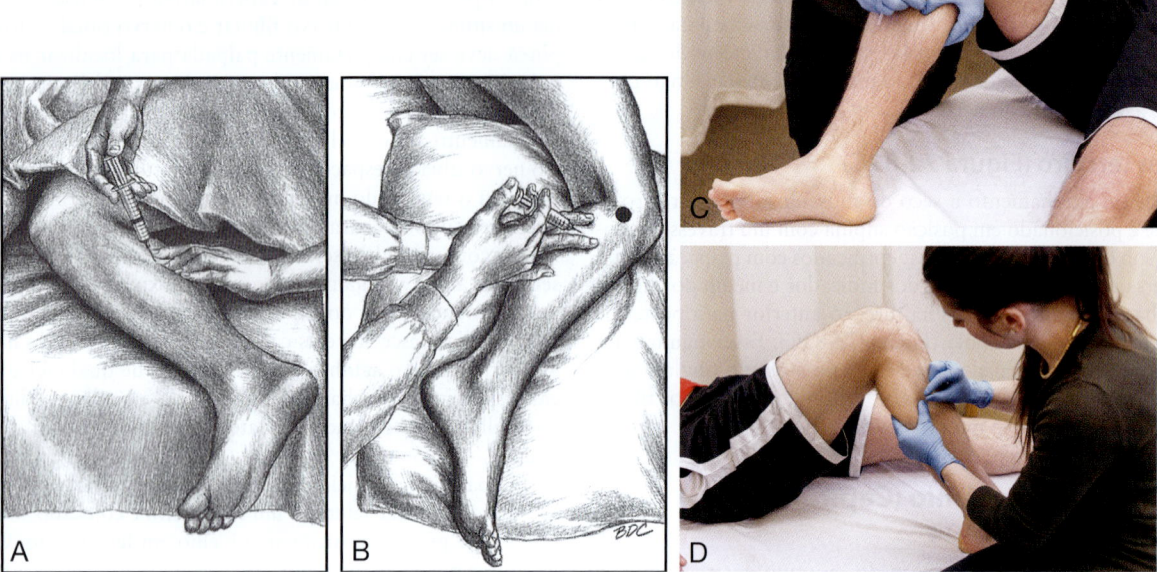

Figura 72-84 Injeção em PGs ou uso de agulhamento a seco na posição alternada do músculo gastrocnêmio. (A) Cabeça medial com o paciente deitado com o lado afetado para baixo. (B) Cabeça lateral com o paciente deitado com o lado afetado para cima. (C) Cabeça medial em posição de gancho. (D) Cabeça lateral em posição de gancho.

Uma agulha hipodérmica de calibre 0,7 mm de 37 mm ou uma agulha filiforme de 0,30 × 50 mm é direcionada medialmente para os PGs e os dedos do clínico na parte anterior do músculo (Figura 72-83A). O músculo gastrocnêmio é muito propenso a apresentar dor. A cabeça medial é mais vulnerável a isso do que a cabeça lateral, talvez porque os PGs na cabeça medial tendem a ser mais sensíveis e geralmente mais numerosos. O músculo pode permanecer dolorido por 5 ou 6 dias após a IPG ou o agulhamento a seco, e, durante o primeiro ou segundo dia, o paciente pode sentir desconforto acentuado ao caminhar ou em pé. Por essa razão, deve-se evitar agulhar os músculos gastrocnêmios direito e esquerdo na mesma visita, pois isso pode imobilizar temporariamente o paciente.

Para IPG ou agulhamento a seco na cabeça lateral do músculo gastrocnêmio em direção à linha média do músculo, os PGs são identificados com palpação plana transversa e fixados entre os dedos indicador e médio do clínico. A agulha é direcionada em uma direção posteroanterior com uma ligeira angulação lateral no músculo e nos PGs (Figura 72-83B). Uma técnica de pinça também pode ser usada para agulhar PGs na parte lateral da cabeça do ventre médio com a agulha direcionada lateralmente aos dedos do clínico no lado oposto do músculo, como descrito para a cabeça medial.

Para IPG ou agulhamento a seco das cabeças medial e lateral proximal do músculo gastrocnêmio, os PGs são identificados com palpação plana transversa e fixados entre os dedos indicador e médio do clínico. A agulha deve ser afastada da linha média para evitar o feixe neurovascular que passa pelo espaço poplíteo (Figura 72-83C). Ao agulhar a porção proximal da cabeça medial, a possibilidade de uma artéria poplítea deslocada deve ser considerada. A artéria poplítea deve ser localizada por palpação antes de ser agulhada para que isso possa ser evitado. Ao agulhar a porção proximal da cabeça lateral, a agulha é direcionada lateralmente para longe da linha média (Figura 72-83D).

Alternativamente, a cabeça medial pode ser agulhada com o paciente em decúbito lateral no lado afetado (Figura 72-84A) e a cabeça lateral em decúbito lateral com o lado afetado para cima (Figura 72-84B).

Músculos sóleo e plantar (Capítulo 66)
Músculo sóleo (Figura 72-85)

São exercidos cuidados para evitar o nervo tibial, a artéria tibial posterior e as veias tibiais posteriores naquelas ocasiões incomuns em que os PGs precisam ser agulhados profundamente na linha média do músculo. Dor pós-agulhamento do músculo sóleo é muitas vezes grave e pode ser reduzida se o paciente evitar esforço por alguns dias.

Para IPG ou agulhamento a seco do músculo sóleo, o paciente é posicionado em decúbito ventral ou em decúbito lateral, dependendo de qual aspecto do músculo precisa ser tratado. Em muitos pacientes, uma agulha hipodérmica de calibre 0,7 mm de 37 mm ou uma agulha filiforme de 0,30 × 50mm é suficiente, dependendo do tamanho do músculo. PGs no músculo são identificados por palpação em pinça transversa, e os PGs são fixados com uma pinça entre os dedos polegar, indicador e médio do clínico.

A agulha é direcionada para o dedo do clínico no lado oposto (Figura 72-85A). Na lateral, o músculo sóleo é facilmente abordado do lado medial distal à protuberância que marca a extremidade inferior das fibras do músculo gastrocnêmio. O paciente se deita no lado direito para tratamento com agulhamento do músculo sóleo direito, com a perna superior (esquerda) em frente à perna envolvida (Figura 72-85B). O clínico aplica contrapressão ao PG com um dedo pressionando diretamente o PG do lado lateral do músculo, enquanto a agulha é inserida no lado medial e apontada diretamente para o centro desse dedo.

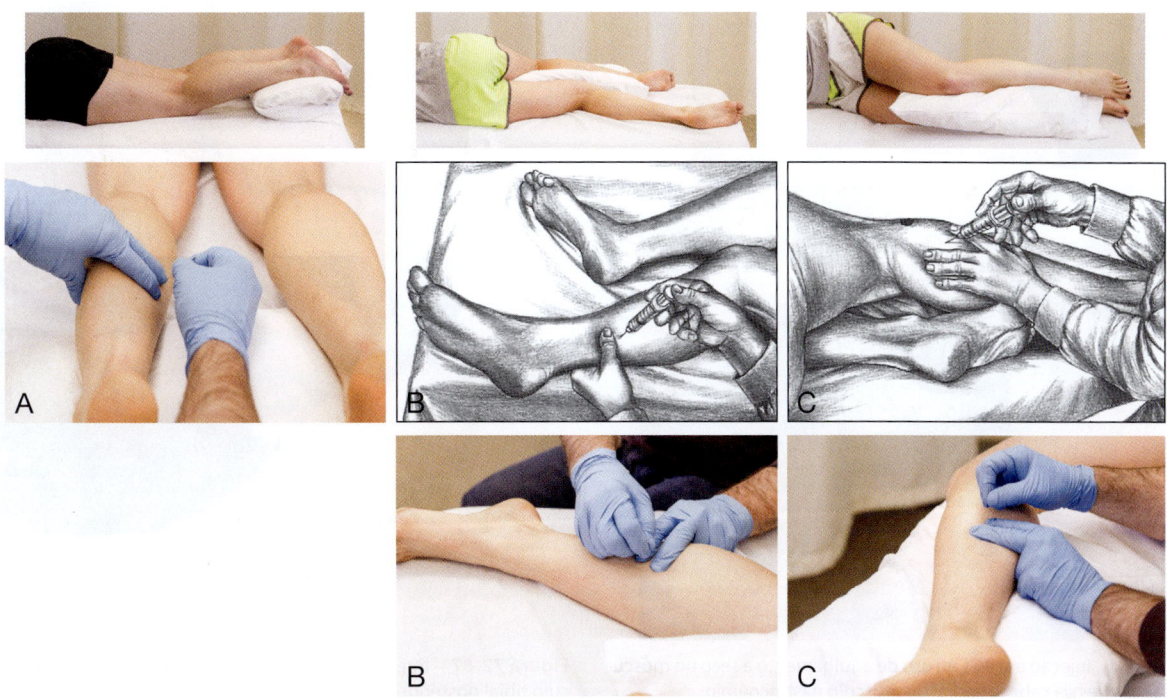

Figura 72-85 Injeção em PGs ou uso de agulhamento a seco no músculo sóleo. (A) Abordagem medial em decúbito ventral. (B) Abordagem medial com o paciente deitado no mesmo lado (direito). (C) Abordagem lateral com o paciente deitado no lado oposto.

Para IPG ou agulhamento a seco do aspecto lateral do músculo sóleo, o paciente se deita no lado oposto para que esse músculo possa ser abordado lateralmente. A agulha é direcionada para a fíbula no ponto de máxima sensibilidade, que é encontrado profundamente, próximo ao osso (Figura 72-85C).

Músculo plantar (Figura 72-86)

Para IPG ou agulhamento a seco do músculo plantar, os PGs são identificados por palpação plana transversa e fixados entre os dedos indicador e médio do clínico. A agulha é direcionada através da cabeça lateral do músculo gastrocnêmio ao nível do platô tibial para evitar o feixe neurovascular poplíteo na linha média (Figura 72-86). A técnica é semelhante à IPG ou ao agulhamento a seco da cabeça lateral proximal do músculo gastrocnêmio.

Músculo tibial posterior (Capítulo 67)
Figura 72-87

Travell e Simons[100] não recomendaram a injeção no músculo tibial posterior, especialmente por trás. A preocupação era "que não há acesso ao músculo sem passar perto de nervos, artérias e veias". Como o músculo é tão profundo, a localização dos PGs será imprecisa. A má localização dos PGs nesse músculo exigiria sondagem considerável para os PGs com a agulha, o que aumentaria o risco de encontrar um nervo ou uma artéria. Se ocorreu sangramento arterial, pode ser difícil saber imediatamente que ele estava ocorrendo, e ainda mais difícil aplicar efetivamente a contrapressão para parar o sangramento.[100] A revisão da anatomia transversal (ver Figura 67-1) fornece uma visão da preocupação com a profundidade do músculo e a proximidade do nervo tibial, de artéria e veias.

Palpação manual para PG no músculo tibial posterior não é possível; no entanto, sensibilidade à palpação profunda pode ser indicativa de PGs nesse músculo. Para identificação de PGs no músculo tibial posterior, a agulha é utilizada tanto para diagnóstico quanto para tratamento.

O paciente é posicionado em decúbito lateral no lado afetado, com o quadril e o joelho fletidos a 90°. A agulha é posicionada profundamente em direção lateral com leve angulação anterior. A agulha é mantida próxima ao aspecto posterior da tíbia ou até mesmo tocando o osso com a ponta da agulha como referência de localização (Figura 72-87).

Músculos extensores longos dos dedos do pé (Capítulo 68)
Extensor longo dos dedos (Figuras 72-88 e 72-89A)

Se for necessário injetar PGs nos músculos extensores longos dos dedos, o clínico deve ter cuidado para evitar o nervo fibular profundo e os vasos tibiais anteriores. Essa evasão é menos difícil para IPG ou agulhamento a seco no músculo extensor longo dos dedos do que no músculo extensor longo do hálux. O nervo fibular profundo atravessa a fíbula em profundidade até o músculo extensor longo dos dedos (Figura 72-88). O nervo, então, acompanha os vasos tibiais anteriores, que juntos se encontram na membrana interóssea, profundamente ao músculo extensor longo do hálux.

Para IPG ou agulhamento a seco do músculo extensor longo dos dedos, o paciente é posicionado em posição supina. Os pontos-gatilho são identificados com palpação plana transversa e fixados entre os dedos indicador e médio do clínico. A agulha é inserida próximo à borda lateral do músculo tibial anterior e direcionada de anterior para posterior à fíbula (Figura 72-89A). O paciente deve ser avisado com antecedência sobre a possibilidade de alguma dormência e que o músculo pode se tornar "preguiçoso"

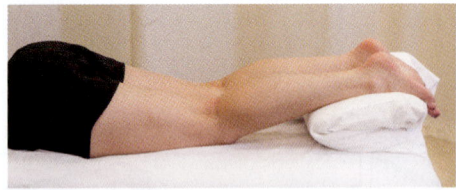
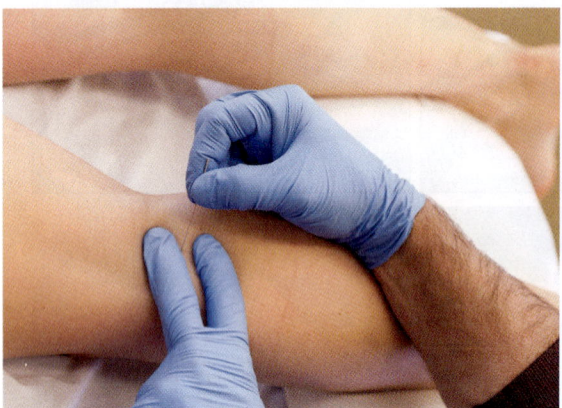

Figura 72-86 Injeção em PGs ou uso de agulhamento a seco no músculo plantar através da cabeça lateral do músculo gastrocnêmio.

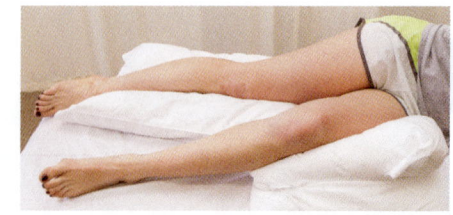
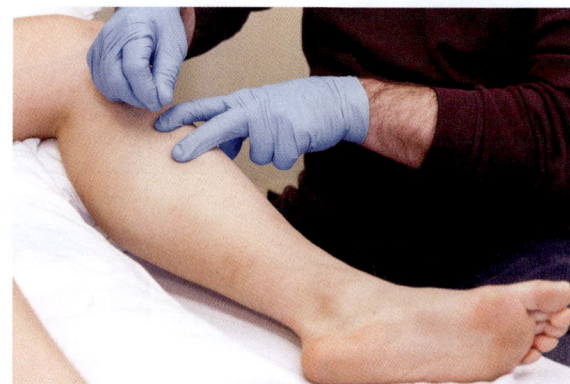

Figura 72-87 Injeção em PGs ou uso de agulhamento a seco no músculo tibial posterior.

após a injeção. Dependendo da solução injetada, a condução nervosa será recuperada em 15 ou 20 minutos. É comum ocorrer esse bloqueio nervoso transitório.

Extensor longo do hálux (Figura 72-89B)

Para IPG ou agulhamento a seco do músculo extensor longo do hálux, o paciente é posicionado em decúbito dorsal e os PGs são identificados com palpação plana transversa e fixados entre os dedos indicador e médio do clínico.

A agulha é inserida próximo à borda lateral do músculo tibial anterior da direção anterior a posterior com uma angulação lateral à fíbula (Figura 72-89B). O clínico deve ter um cuidado especial com a profundidade da penetração da agulha. Pode-se ter de passar a agulha através da porção lateral do músculo tibial anterior, para posicionar a agulha em direção à fíbula em um ângulo profundo o suficiente, a fim de alcançar os PGs no músculo extensor longo do hálux, mas é preciso ser suficientemente superficial para evitar o nervo fibular profundo subjacente e os vasos tibiais anteriores (Figura 72-88). O nervo fibular profundo e os vasos tibiais anteriores são cobertos pela parte medial do músculo extensor do hálux longo e o músculo tibial anterior. Inclinar a agulha lateralmente em direção à fíbula ajuda a evitar o contato com o feixe neurovascular.

Músculos flexores longos dos dedos do pé (Capítulo 69)

Flexor longo dos dedos (Figura 72-90A)

Para IPG ou agulhamento a seco do músculo flexor longo dos dedos, o paciente é posicionado em decúbito lateral no lado afetado com o quadril e o joelho fletidos a cerca de 90°. Os PGs são identificados com palpação plana transversa e fixados entre os dedos indicador e médio do clínico contra a superfície posterior da tíbia. A agulha é profundamente direcionada em uma direção lateral com ligeira angulação anterior. Inclinando a agulha em direção à superfície posterior da tíbia por meio da borda medial do músculo sóleo, o clínico minimiza o perigo de penetrar no nervo tibial e nos vasos tibiais posteriores. A agulha é mantida próxima ao aspecto posterior da tíbia ou até mesmo tocando o osso com a ponta da agulha como referência de localização (Figura 72-90A).

Flexor longo do hálux (Figura 72-90B)

Os PGs no músculo flexor longo do hálux são ainda mais difíceis de serem agulhados do que aqueles no músculo flexor longo dos dedos. A Figura 72-88 ilustra a íntima associação entre os vasos sanguíneos fibulares e a porção medial desse músculo. Para IPG ou agulhamento a seco do músculo flexor longo do hálux, o paciente é posicionado em decúbito ventral e os PGs são identificados usando palpação profunda transversa por meio dos músculos gastrocnêmio e sóleo. A agulha é posicionada lateralmente para longe dos vasos fibulares em direção à superfície posterior da fíbula. O aspecto posterior da fíbula é usado como um ponto de referência anatômico, para garantir a posição adequada da agulha e assegurar a profundidade de penetração suficiente, a fim de alcançar os PGs nesse músculo (Figura 72-90B).

Músculos intrínsecos do pé (Capítulo 70)

Músculos plantares – primeira camada (Figura 72-91)

Músculo abdutor do hálux. Para IPG ou agulhamento a seco do músculo abdutor do hálux, o paciente é posicionado em decúbito lateral no lado afetado com o joelho fletido e a perna e o pé apoiados na mesa. O clínico estabiliza a perna para evitar movimentos repentinos ou reflexos da perna e do pé (Figura 72-91A). PGs são identificados com palpação plana transversa e fixados entre os dedos indicador e médio do clínico. A agulha é posicionada lateralmente em direção ao osso subjacente (Figura 72-91B). O feixe neurovascular passa profundamente ao músculo no terço proximal próximo à sua inserção. Embora se espere que os PGs no mús-

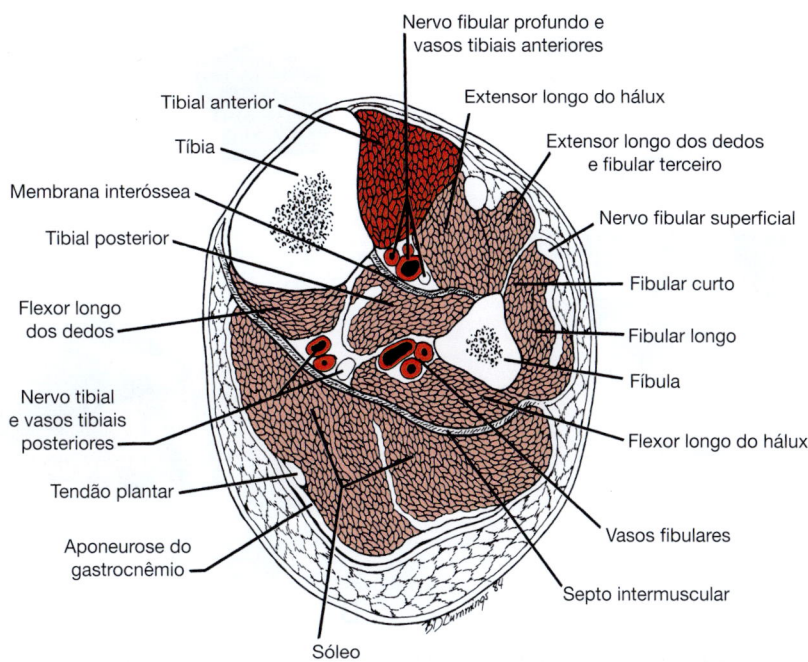

Figura 72-88 Secção transversal através da parte inferior do terço médio da perna direita, vista de cima. Os principais vasos sanguíneos e o músculo tibial anterior estão em vermelho-escuro; outros músculos estão em vermelho-claro. O nível da secção transversal, abaixo do ventre do músculo gastrocnêmio, é mostrado na Figura 63-1. De Anderson JE. *Grant's Atlas of Anatomy*. Baltimore, MD: Williams & Wilkins; 1983 (de acordo com a Figura 4-73).

culo abdutor do hálux estejam próximos à superfície, eles podem estar situados profundamente nesse músculo, que é muito espesso. Os PGs principais geralmente ficam próximos ao osso, por isso é muitas vezes necessário avançar a agulha até o nível periosteal e, em seguida, explorar o músculo para os PGs localizados pouco abaixo dessa profundidade. Esses PGs profundos no músculo são facilmente esquecidos.

Músculo flexor curto dos dedos. Para IPG ou agulhamento a seco do músculo flexor curto dos dedos, o paciente é posicionado em decúbito lateral no lado afetado, e os PGs são identificados por palpação profunda por meio da aponeurose plantar e da borda medial do pé (Figura 72-91C). A agulha entra na borda medial da planta do pé angular lateralmente para alcançar o músculo flexor curto dos dedos, entre os nervos plantar medial e lateral. Essa

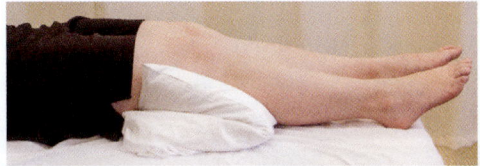

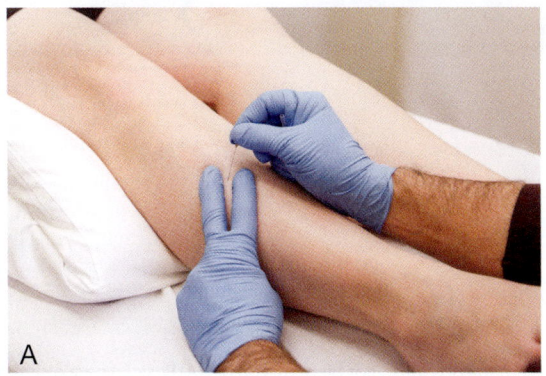
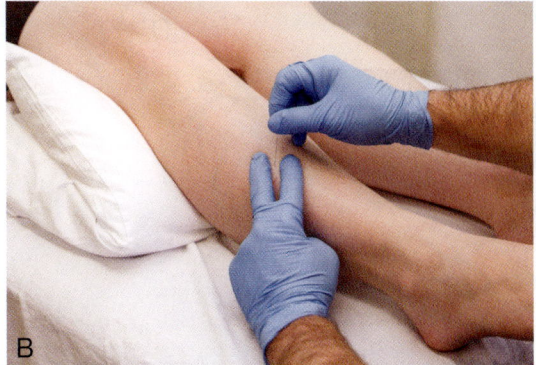

Figura 72-89 Injeção em PGs ou uso de agulhamento a seco nos músculos extensores longos dos dedos do pé. (A) Músculo extensor longo dos dedos. (B) Músculo extensor longo do hálux.

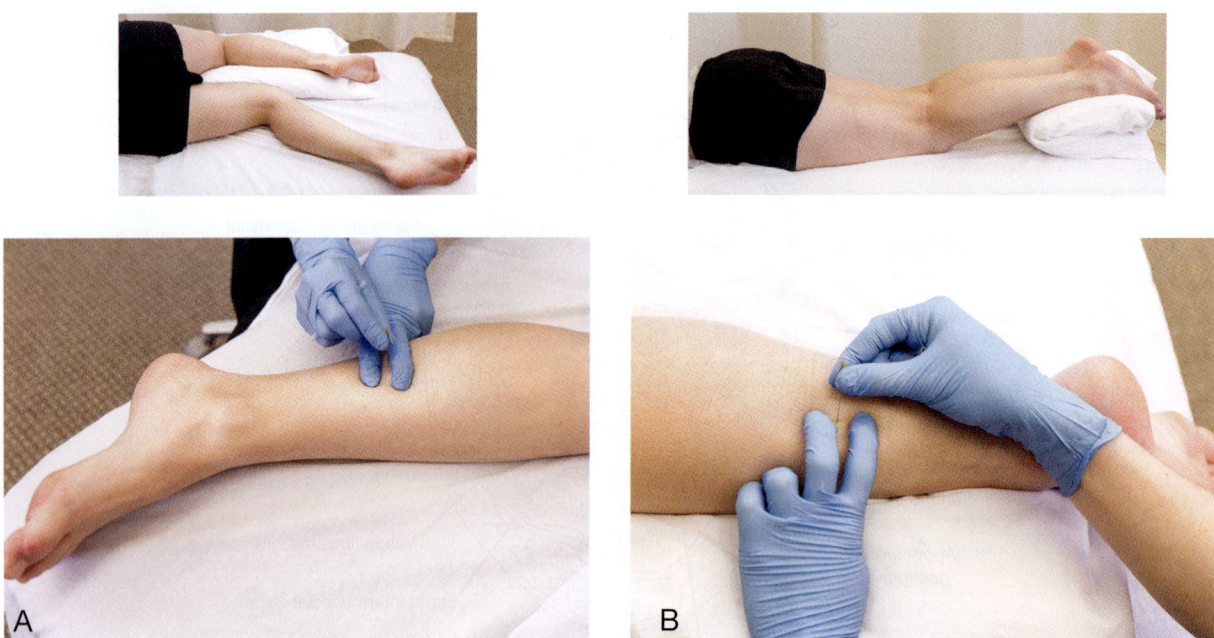

Figura 72-90 Injeção em PGs ou uso de agulhamento a seco nos músculos flexores longos dos dedos do pé. (A) Músculo flexor longo dos dedos, em decúbito lateral. (B) Músculo flexor longo do hálux, em decúbito ventral.

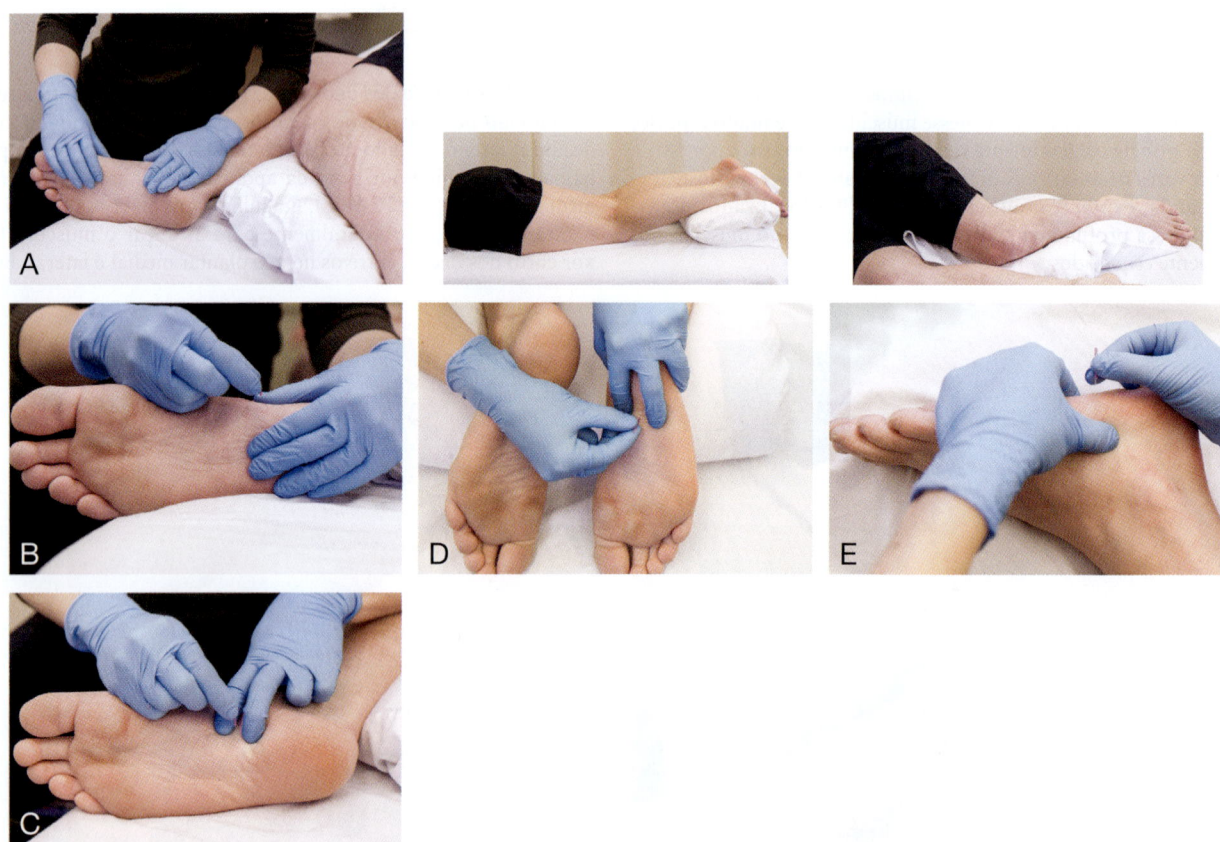

Figura 72-91 Injeção em PGs ou uso de agulhamento a seco da primeira camada dos músculos plantares do pé. (A) Posição para o clínico estabilizar a perna contra movimentos reflexivos. (B) Músculo abdutor do hálux. (C) Músculo flexor curto dos dedos, abordagem medial. (D) Músculo flexor curto dos dedos, abordagem plantar. (E) Músculo abdutor do dedo mínimo.

técnica é mais bem tolerada por alguns pacientes e pode ser mais segura considerando o feixe neurovascular.

A IPG ou o agulhamento a seco do músculo flexor curto dos dedos também pode ser realizada com o paciente em decúbito ventral com o pé fora da extremidade da mesa. O clínico posiciona-se de modo a estabilizar a perna contra movimentos reflexivos durante a técnica. PGs são identificados com palpação plana transversa em uma área de sensibilidade focal e fixada entre os dedos indicador e médio do clínico. A área focal de sensibilidade pode ser causada pela fáscia plantar, pelo músculo flexor curto dos dedos ou pelo quadrado plantar ou qualquer combinação desses. A agulha é guiada de uma direção plantar para dorsal à área sensível até o osso (Figura 72-91D). A profundidade da penetração, a qualidade do tecido e qualquer dor referida ajudarão o clínico a identificar qual estrutura está sendo agulhada.

Músculo abdutor do dedo mínimo. Para IPG ou agulhamento a seco do músculo abdutor do dedo mínimo, o paciente é posicionado em decúbito lateral no lado não afetado. O clínico posiciona-se de modo a estabilizar a perna contra movimentos reflexivos durante a técnica.

Os PGs são identificados usando a palpação plana transversa ou palpação em pinça e, em seguida, são fixados entre os dedos do clínico. Esse músculo não é muito espesso, ao contrário do músculo abdutor do hálux, e suas bandas tensionadas e seus PGs são, em geral, localizados facilmente. A agulha é posicionada dorsomedialmente em direção ao osso subjacente (Figura 72-91E).

Músculos plantares – segunda camada (Figura 72-92)

Músculo quadrado plantar. Para IPG ou agulhamento a seco do músculo quadrado plantar, a técnica e a posição descritas para o músculo flexor curto dos dedos podem ser usadas, assim com a abordagem plantar (Figura 72-92A). Alternativamente, o paciente é posicionado em decúbito lateral no lado afetado, e os PGs são identificados por palpação profunda por meio da aponeurose plantar e da borda medial do pé (Figura 72-92B). A agulha entra na borda medial da planta do pé angular lateralmente para alcançar o músculo quadrado plantar entre os nervos plantar medial e lateral. Essa técnica é mais bem tolerada por alguns pacientes e pode ser mais segura considerando o feixe neurovascular.

Músculos lumbricais. Os lumbricais são pequenos músculos e são indistinguíveis pela palpação dos músculos interósseos plantares. Os PGs provavelmente seriam incluídos no agulhamento dos músculos interósseos plantares, como descrito mais adiante nesta seção (quarta camada).

Músculos plantares – terceira camada (Figura 72-93)

Flexor curto do hálux. Para IPG ou agulhamento a seco do músculo flexor curto do hálux, o paciente é posicionado em decúbito lateral com o lado afetado para baixo. O clínico posiciona-se de modo a estabilizar a perna contra movimentos reflexivos durante a técnica. Os PGs são identificados com palpação plana transversa e fixados entre os dedos indicador e médio do clínico. Como o próprio nervo digital é superficial a esse músculo, a agulha entra no lado medial do pé para passar profundamente ao nervo e superficialmente ao 1° metatarso nos PGs do flexor curto do hálux (Figura 72-93A). Quando a agulha penetra no PG, uma RCL pode produzir movimentos abruptos de flexão da primeira falange do hálux.

Músculo adutor do hálux. Para IPG ou agulhamento a seco do músculo adutor do hálux, o paciente é posicionado em decúbito lateral no lado afetado. O clínico posiciona-se de modo a estabilizar a perna contra movimentos reflexivos durante a técnica. Uma área focal de sensibilidade é notada com palpação plana transversa profunda no aspecto plantar distal do pé imediatamente atrás da cabeça do 2° metatarso. A agulha entra no lado

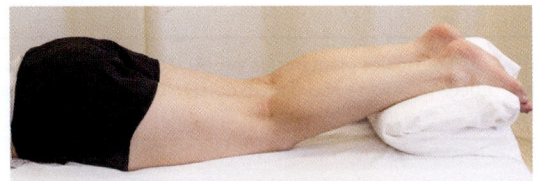
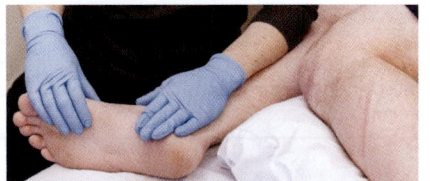
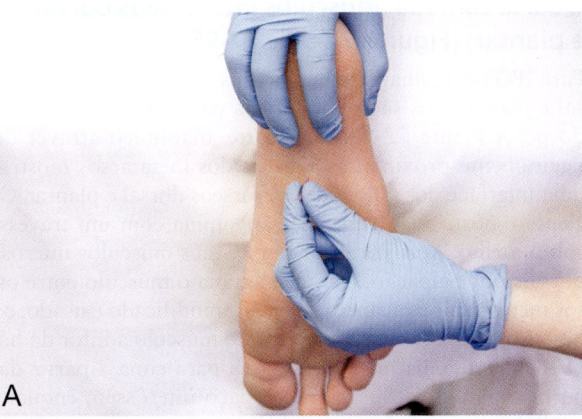
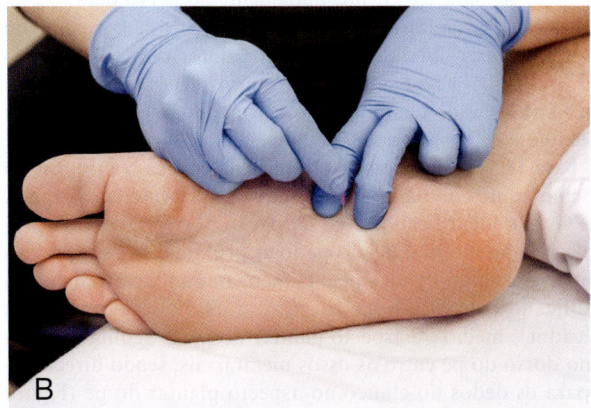

Figura 72-92 Injeção em PGs ou uso de agulhamento a seco da segunda camada dos músculos plantares do pé. Músculo quadrado plantar. (A) Abordagem plantar. (B) Abordagem medial.

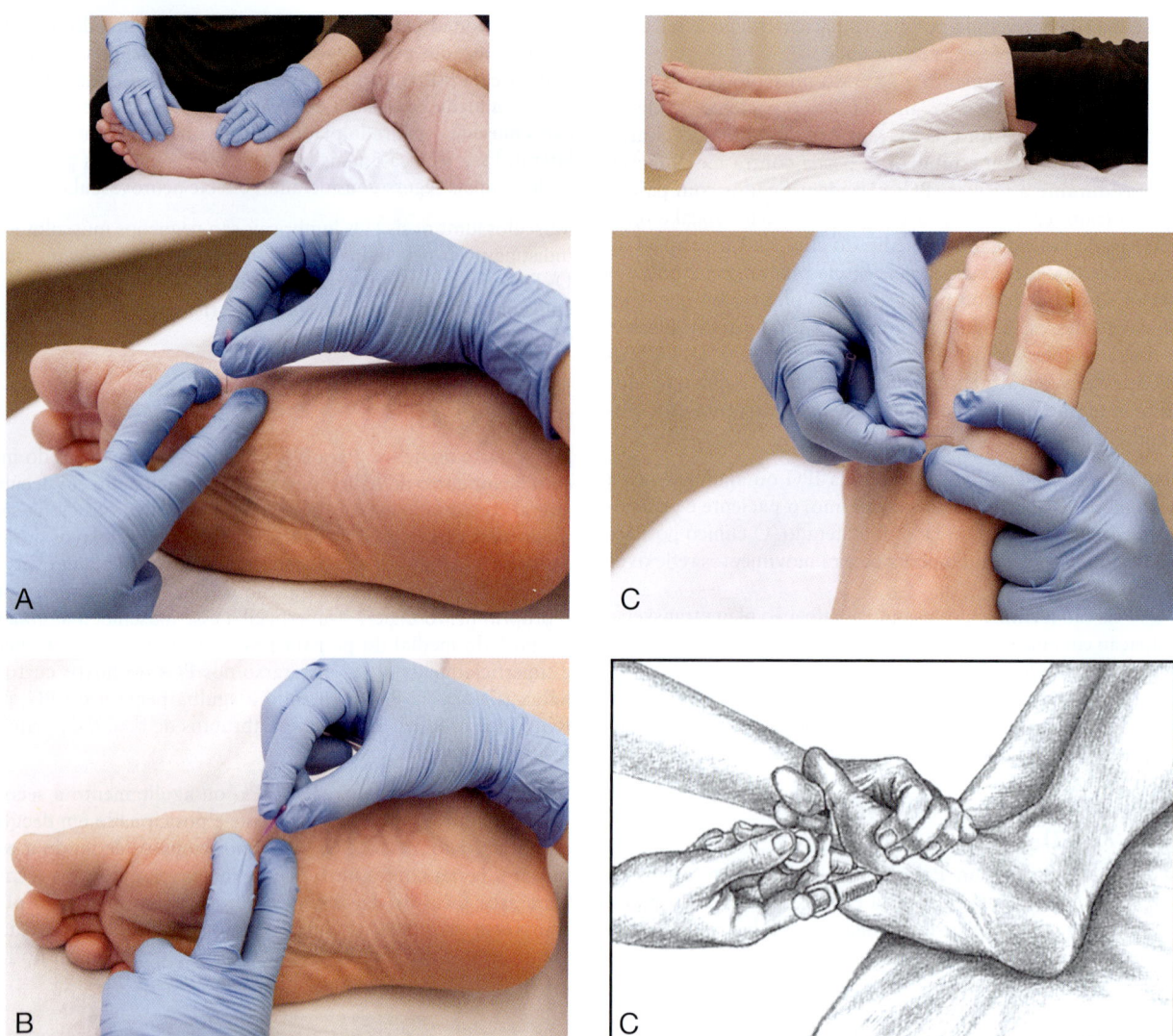

Figura 72-93 Injeção em PGs ou uso de agulhamento a seco da terceira camada dos músculos plantares do pé. (A) Músculo flexor curto do hálux. (B) Músculo adutor do hálux, cabeça oblíqua. (C) Músculo adutor do hálux, cabeça transversa abordagem dorsal (superior) e abordagem plantar (inferior).

medial do pé para passar profundamente ao nervo digital e superficial ao 1º metatarso por meio do músculo flexor curto do hálux na cabeça oblíqua do músculo adutor do hálux (Figura 72-93B). As RCLs podem provocar o movimento do polegar em direção ao segundo dedo do pé, confirmando que o PG-alvo foi agulhado.

Para IPG ou agulhamento a seco da cabeça transversa do músculo adutor do hálux, o paciente é posicionado em supino. Os PGs são identificados com palpação plana transversa profunda no aspecto plantar do pé logo proximal às cabeças dos metatarsos, sendo fixados pelo clínico com um aperto de pinça modificado com o polegar na parte dorsal do pé e os dedos indicador e médio no aspecto plantar do pé. A agulha é inserida no dorso do pé entre os ossos metatarsais, sendo direcionada para os dedos do clínico no aspecto plantar do pé (Figura 72-93C). O agulhamento da cabeça transversa do músculo adutor do hálux é igual à técnica para o músculo interósseo dorsal entre os ossos 1º e 2º metatarsos.

Quarta camada (músculos interósseos dorsal e plantar) (Figuras 72-94 e 72-95)

Para IPG ou agulhamento a seco dos músculos interósseos dorsal e plantar, eles são abordados a partir da superfície dorsal do pé. A Figura 72-94 é um corte anatômico através do pé ligeiramente proximal às cabeças dos metatarsos mostrando uma interface dos músculos interósseos dorsal e plantar. O paciente é posicionado em posição supina com um travesseiro sob o joelho. Após localizar um PG nos músculos interósseos dorsais por palpação, o clínico agulha o músculo entre os ossos metatarsais. Um aperto de pinça modificado é usado, como descrito para a cabeça transversa do músculo adutor do hálux. Os dedos de uma mão pressionam para cima a partir da superfície plantar do pé para o espaço interósseo, enquanto a agulha é direcionada para o dedo do clínico (Figura 72-95A). Cuidados devem ser tomados para explorar ambos os ventres de um músculo interósseo dorsal a fim de localizar todos os

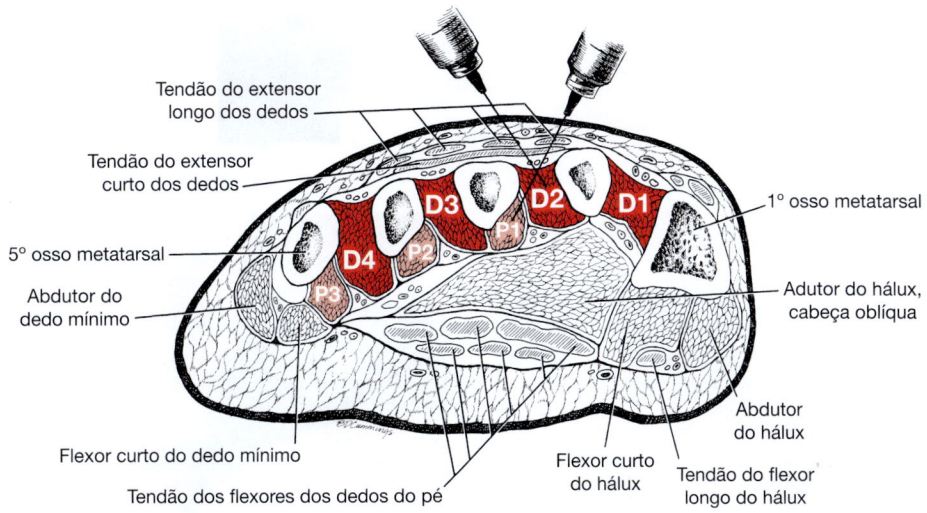

Figura 72-94 Secção transversal através do pé proximal às cabeças dos metatarsos, vista de frente. Os músculos interósseos dorsais (D) estão em vermelho-escuro; os músculos interósseos plantares (P) estão em vermelho-claro; outros músculos, sem cor. Adaptada de Ferner H, Staubesand J. *Sobotta Atlas of Human Anatomy*. 10th ed. Vol 2. Baltimore, MD: Urban and Schwarzenberg; 1983.

PGs em cada lado do espaço interósseo e, portanto, a agulha deve sondar tanto na direção medial quanto na lateral, como mostrado na Figura 72-94.

Para IPG ou agulhamento a seco de um músculo interósseo plantar, que é localizado pela sensibilidade à palpação profunda em pinça do lado plantar do pé, o PG é fixado por uma pinça modificada, como descrito (Figura 72-95B). Para alcançar o primeiro músculo interósseo plantar por meio de uma abordagem dorsal, a agulha deve ter um ângulo lateral entre o 2º e o 3º metatarsos, para sondar o músculo que se encontra no aspecto médio-plantar do 3º metatarso (Figura 72-94).

Músculos intrínsecos dorsais do pé (Figura 72-96)

Músculos extensor curto dos dedos e extensor curto do hálux. Para IPG ou agulhamento a seco dos músculos extensor curto dos dedos e extensor curto do hálux, o paciente é posicionado em supino. Os PGs são identificados por palpação plana transversa e fixados entre os dedos indicador e médio do clínico (Figura 72-96). A agulha é direcionada de medial para lateral no músculo em direção ao osso subjacente, que a agulha normalmente entra em contato. O nervo fibular profundo e os vasos correm medialmente ao músculo extensor curto do hálux e, portanto, a agulha deve ser direcionada lateralmente.

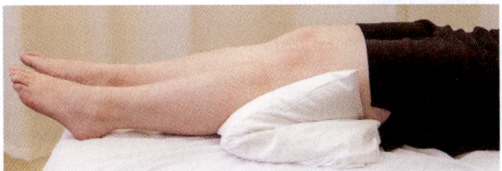

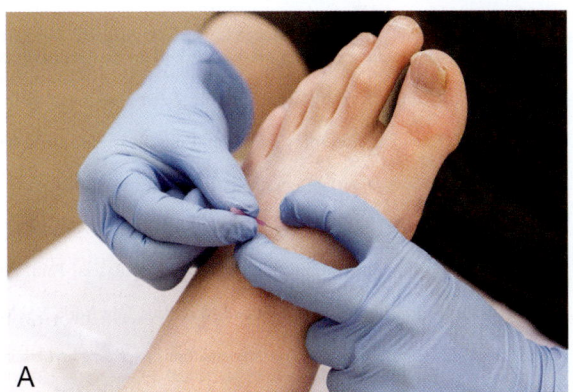
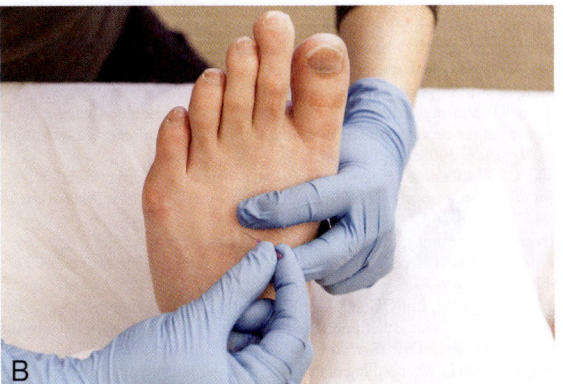

Figura 72-95 Injeção em PGs ou uso de agulhamento a seco da quarta camada dos músculos do plantares do pé. (A) Músculos interósseos dorsais. (B) Músculos interósseos plantares.

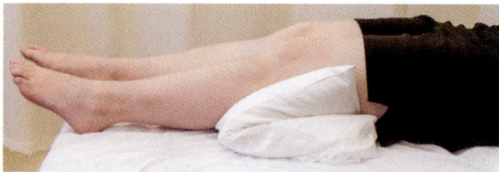
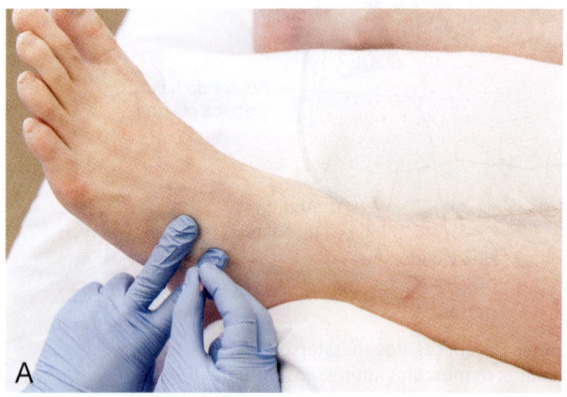
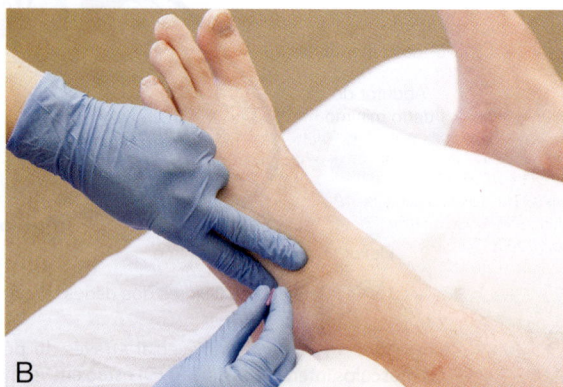

Figura 72-96 Injeção em PGs ou uso de agulhamento a seco dos músculos dorsais intrínsecos do pé. (A) Músculo extensor curto dos dedos. (B) Músculo extensor curto do hálux.

Referências

1. Dommerholt J, Fernandez-de-Las Penas C. *Trigger Point-dry Needling: An Evidence and Clinical-based Approach*. 1st ed. London, England: Churchill Livingstone; 2013.
2. Simons DG, Travell J, Simons L. *Travell & Simon's Myofascial Pain and Dysfunction: The Trigger Point Manual*. Vol 1. 2nd ed. Baltimore, MD: Williams & Wilkins; 1999.
3. Llamas-Ramos R, Pecos-Martin D, Gallego-Izquierdo T, et al. Comparison of the short-term outcomes between trigger point dry needling and trigger point manual therapy for the management of chronic mechanical neck pain: a randomized clinical trial. *J Orthop Sports Phys Ther.* 2014;44(11):852-861.
4. Cagnie B, Castelein B, Pollie F, Steelant L, Verhoeyen H, Cools A. Evidence for the use of ischemic compression and dry needling in the management of trigger points of the upper trapezius in patients with neck pain: a systematic review. *Am J Phys Med Rehabil.* 2015;94(7):573-583.
5. De Meulemeester KE, Castelein B, Coppieters I, Barbe T, Cools A, Cagnie B. Comparing trigger point dry needling and manual pressure technique for the management of myofascial neck/shoulder pain: a randomized clinical trial. *J Manipulative Physiol Ther.* 2017;40(1):11-20.
6. Hong CZ, Hsueh TC. Difference in pain relief after trigger point injections in myofascial pain patients with and without fibromyalgia. *Arch Phys Med Rehabil.* 1996;77(11):1161-1166.
7. Dreyer S, Beckworth W. Commonly used medications in procedures. In: Lennard TA, Vivian D, Walkowski S, Singla A, eds. *Pain Procedures in Clinical Practice*. 3rd ed. Philadelphia, PA: Elsevier-Saunders; 2011:5-12.
8. Ay S, Evcik D, Tur BS. Comparison of injection methods in myofascial pain syndrome: a randomized controlled trial. *Clin Rheumatol.* 2010;29(1):19-23.
9. Botwin KP, Patel BC. Electromyographically guided trigger point injections in the cervicothoracic musculature of obese patients: a new and unreported technique. *Pain Physician.* 2007;10(6):753-756.
10. Botwin KP, Sharma K, Saliba R, Patel BC. Ultrasound-guided trigger point injections in the cervicothoracic musculature: a new and unreported technique. *Pain Physician.* 2008;11(6):885-889.
11. Hong CZ. Lidocaine injection versus dry needling to myofascial trigger point. The importance of the local twitch response. *Am J Phys Med Rehabil.* 1994;73(4):256-263.
12. Perreault T, Dunning J, Butts R. The local twitch response during trigger point dry needling: is it necessary for successful outcomes? *J Bodyw Mov Ther.* 2017;21(4):940-947.
13. Liu L, Huang QM, Liu QG, et al. Effectiveness of dry needling for myofascial trigger points associated with neck and shoulder pain: a systematic review and meta-analysis. *Arch Phys Med Rehabil.* 2015;96(5):944-955.
14. Huang QM, Liu L. Wet needling of myofascial trigger points in abdominal muscles for treatment of primary dysmenorrhoea. *Acupunct Med.* 2014;32(4):346-349.
15. Ong J, Claydon LS. The effect of dry needling for myofascial trigger points in the neck and shoulders: a systematic review and meta-analysis. *J Bodyw Mov Ther.* 2014;18(3):390-398.
16. Itoh K, Katsumi Y, Hirota S, Kitakoji H. Randomised trial of trigger point acupuncture compared with other acupuncture for treatment of chronic neck pain. *Complement Ther Med.* 2007;15(3):172-179.
17. Tekin L, Akarsu S, Durmus O, Cakar E, Dincer U, Kiralp MZ. The effect of dry needling in the treatment of myofascial pain syndrome: a randomized double-blinded placebo-controlled trial. *Clin Rheumatol.* 2013;32(3):309-315.
18. Hameroff SR, Crago BR, Blitt CD, Womble J, Kanel J. Comparison of bupivacaine, etidocaine, and saline for trigger-point therapy. *Anesth Analg.* 1981;60(10): 752-755.
19. Karadas O, Gul HL, Inan LE. Lidocaine injection of pericranial myofascial trigger points in the treatment of frequent episodic tension-type headache. *J Headache Pain.* 2013;14:44.
20. Yoon SH, Rah UW, Sheen SS, Cho KH. Comparison of 3 needle sizes for trigger point injection in myofascial pain syndrome of upper- and middle-trapezius muscle: a randomized controlled trial. *Arch Phys Med Rehabil.* 2009;90(8):1332-1339.
21. Ga H, Choi JH, Park CH, Yoon HJ. Acupuncture needling versus lidocaine injection of trigger points in myofascial pain syndrome in elderly patients—a randomised trial. *Acupunct Med.* 2007;25(4):130-136.
22. Sola AE, Kuitert JH. Myofascial trigger point pain in the neck and shoulder girdle; report of 100 cases treated by injection of normal saline. *Northwest Med.* 1955;54(9):980-984.
23. Tizes R. Cardiac arrest following routine venipuncture. *JAMA.* 1976;236(16):1846-1847.
24. McEvoy J, Dommerholt J, Rice DA, Holmes L, Groblie C, Fernandez-de-las-Penas C. *Guidelines for Safe Dry Needling Practice*. Dublin, Ireland: Irish Society of Chartered Physiotherapists; 2012.
25. Bachmann S, Colla F, Grobli C, Mungo G, Grobli L, Reilich P. *Swiss Guidelines for Safe Dry Needling Association*. Winterthur, Switzerland: Dry Needling Verband Schweiz; 2014.
26. Travell J. Factors affecting pain of injection. *J Am Med Assoc.* 1955;158(5):368-371.
27. Travell J. Ethyl chloride spray for painful muscle spasm. *Arch Phys Med Rehabil.* 1952;33(5):291-298.
28. Kraus H. The use of surface anesthesia in the treatment of painful motion. *JAMA.* 1941;16:2582-2583.
29. Weeks VD, Travell J. *How to Give Painless Injections. AMA Scientific Exhibits.* New York, NY: Grune & Stratton; 1957:318-322.
30. Fischer AA. New Approaches in Treatment of Myofascial Pain. *Phys Med Rehabil Clin N Am.* 1997;8(1):153-169.
31. Kraus H. *Clinical Treatment of Back and Neck Pain*. New York, NY: McGraw-Hill; 1970.
32. Hong C-Z. Considerations and recommendations regarding myofascial trigger point injection. *J Musculoske Pain.* 1994;2(1):29-59.
33. Fields H. *Core Curriculum for Professional Education of the International Association for the Study of Pain*. Seattle, WA: IASP Press; 1995.
34. Hong C-Z. Myofascial trigger point injection. *Crit Rev Phys Med Rehabil.* 1993;5(2):203-217.

35. Domingo A, Mayoral O, Monterde S, Santafe MM. Neuromuscular damage and repair after dry needling in mice. *Evid Based Complement Alternat Med.* 2013;2013:260806.
36. American Physical Therapy Association. *Physical Therapists and the Performance of Dry Needling: An Educational Resource Paper.* Alexandria, VA: APTA Department of Practice and APTA State Government Affairs; 2012.
37. Martin-Pintado Zugasti A, Rodriguez-Fernandez AL, Garcia-Muro F, et al. Effects of spray and stretch on postneedling soreness and sensitivity after dry needling of a latent myofascial trigger point. *Arch Phys Med Rehabil.* 2014;95(10):1925.e1-1932.e1.
38. Martin-Pintado-Zugasti A, Pecos-Martin D, Rodriguez-Fernandez AL, et al. Ischemic compression after dry needling of a latent myofascial trigger point reduces postneedling soreness intensity and duration. *PM R.* 2015;7(10):1026-1034.
39. Salom-Moreno J, Jimenez-Gomez L, Gomez-Ahufinger V, et al. Effects of Low-Load Exercise on Postneedling-Induced Pain After Dry Needling of Active Trigger Point in Individuals With Subacromial Pain Syndrome. *PM R.* 2017;9(12):1208-1216.
40. Lewit K. The needle effect in the relief of myofascial pain. *Pain.* 1979;6(1):83-90.
41. Budenz AW. Local anesthetics and medically complex patients. *J Calif Dent Assoc.* 2000;28(8):611-619.
42. Giordano CN, Nelson J, Kohen LL, Nijhawan R, Srivastava D. Local anesthesia: evidence, strategies, and safety. *Curr Dermatol Rep.* 2015;4(3):97-104.
43. Eggleston ST, Lush LW. Understanding allergic reactions to local anesthetics. *Ann Pharmacother.* 1996;30(7-8):851-857.
44. Zink W, Graf BM. Local anesthetic myotoxicity. *Reg Anesth Pain Med.* 2004;29(4):333-340.
45. Raphael KG, Klausner JJ, Nayak S, Marbach JJ. Complementary and alternative therapy use by patients with myofascial temporomandibular disorders. *J Orofac Pain.* 2003;17(1):36-41.
46. Iwama H, Akama Y. The superiority of water-diluted 0.25% to neat 1% lidocaine for trigger-point injections in myofascial pain syndrome: a prospective, randomized, double-blinded trial. *Anesth Analg.* 2000;91(2):408-409.
47. Matsumoto AH, Reifsnyder AC, Hartwell GD, Angle JF, Selby JB Jr, Tegtmeyer CJ. Reducing the discomfort of lidocaine administration through pH buffering. *J Vasc Interv Radiol.* 1994;5(1):171-175.
48. Zaiac M, Aguilera SB, Zaulyanov-Scanlan L, Caperton C, Chimento S. Virtually painless local anesthesia: diluted lidocaine proves to be superior to buffered lidocaine for subcutaneous infiltration. *J Drugs Dermatol.* 2012;11(10):e39-e42.
49. Hayward CJ, Nafziger AN, Kohlhepp SJ, Bertino JS Jr. Investigation of bioequivalence and tolerability of intramuscular ceftriaxone injections by using 1% lidocaine, buffered lidocaine, and sterile water diluents. *Antimicrob Agents Chemother.* 1996;40(2):485-487.
50. Travell J. Temporomandibular joint pain referred from muscles of the head and neck. *J Prosthet Dent.* 1960;10:745-763.
51. McMillan AS, Nolan A, Kelly PJ. The efficacy of dry needling and procaine in the treatment of myofascial pain in the jaw muscles. *J Orofac Pain.* 1997;11(4):307-314.
52. Krishnan SK, Benzon HT, Siddiqui T, Canlas B. Pain on intramuscular injection of bupivacaine, ropivacaine, with and without dexamethasone. *Reg Anesth Pain Med.* 2000;25(6):615-619.
53. Misirlioglu TO, Akgun K, Palamar D, Erden MG, Erbilir T. Piriformis syndrome: comparison of the effectiveness of local anesthetic and corticosteroid injections: a double-blinded, randomized controlled study. *Pain Physician.* 2015;18(2):163-171.
54. Venancio Rde A, Alencar FG Jr, Zamperini C. Botulinum toxin, lidocaine, and dry-needling injections in patients with myofascial pain and headaches. *Cranio.* 2009;27(1):46-53.
55. Brennan KL, Allen BC, Maldonado YM. Dry needling versus cortisone injection in the treatment of greater trochanteric pain syndrome: a noninferiority randomized clinical trial. *J Orthop Sports Phys Ther.* 2017;47(4):232-239.
56. Vargas-Schaffer G, Nowakowsky M, Eghtesadi M, Cogan J. Ultrasound-guided trigger point injection for serratus anterior muscle pain syndrome: description of technique and case series. *A A Case Rep.* 2015;5(6):99-102.
57. Steward W, Hughes J, Judovich BD. Ammonium chloride in the relief of pain. *Am J Physiol.* 1940;129:474-475.
58. Bates W. Control of somatic pain. *Am J Surg.* 1943;59:83-86.
59. Choi TW, Park HJ, Lee AR, Kang YK. Referred pain patterns of the third and fourth dorsal interosseous muscles. *Pain Physician.* 2015;18(3):299-304.
60. MacIver MB, Tanelian DL. Activation of C fibers by metabolic perturbations associated with tourniquet ischemia. *Anesthesiology.* 1992;76(4):617-623.
61. Kim MY, Na YM, Moon JH. Comparison of treatment effects of dextrose water, saline, and lidocaine for trigger point injection. *J Korean Acad Rehab Med.* 1997;21(5):967-973.
62. Ettlin T. Trigger point injection treatment with the 5-HT3 receptor antagonist tropisetron in patients with late whiplash-associated disorder. First results of a multiple case study. *Scand J Rheumatol Suppl.* 2004;33(119):49-50.
63. Dahl E, Cohen SP. Perineural injection of etanercept as a treatment for postamputation pain. *Clin J Pain.* 2008;24(2):172-175.
64. Godoy IR, Donahue DM, Torriani M. Botulinum toxin injections in musculoskeletal disorders. *Semin Musculoskelet Radiol.* 2016;20(5):441-452.
65. Mauskop A. The use of botulinum toxin in the treatment of headaches. *Pain Physician.* 2004;7(3):377-387.
66. Davids HR. Botulinum toxin in pain management. https://emedicine.medscape.com/article/325574-overview#a4. Accessed August 31, 2017.
67. Gerwin R. Botulinum toxin treatment of myofascial pain: a critical review of the literature. *Curr Pain Headache Rep.* 2012;16(5):413-422.
68. Soares A, Andriolo RB, Atallah AN, da Silva EM. Botulinum toxin for myofascial pain syndromes in adults. *Cochrane Database Syst Rev.* 2014(7):CD007533.
69. Kilbane C, Ostrem J, Galifianakis N, Grace J, Markun L, Glass GA. Multichannel electromyographic mapping to optimize onabotulinumtoxina efficacy in cervical dystonia. *Tremor Other Hyperkinet Mov (N Y).* 2012;2.
70. American Physical Therapy Association. *Description of Dry Needling in Clinical Practice: An Educational Resource Paper.* In: APTA Public Policy Practice, and Professional Affairs Unit, ed. Alexandria, VA: American Physical Therapy Association; 2013.
71. Fernandez-Carnero J, Gilarranz-de-Frutos L, Leon-Hernandez JV, et al. Effectiveness of different deep dry needling dosages in the treatment of patients with cervical myofascial pain: a pilot RCT. *Am J Phys Med Rehabil.* 2017;96(10):726-733.
72. Koppenhaver SL, Walker MJ, Rettig C, et al. The association between dry needling-induced twitch response and change in pain and muscle function in patients with low back pain: a quasi-experimental study. *Physiotherapy.* 2017;103(2):131-137.
73. Gunn CC. *The Gunn Approach to the Treatment of Chronic Pain, Intramuscular Stimulation for Myofascial Pain of Radiculopathic Origin.* 2nd ed. New York, NY: Churchill Livingston; 1996.
74. Kietrys DM, Palombaro KM, Azzaretto E, et al. Effectiveness of dry needling for upper-quarter myofascial pain: a systematic review and meta-analysis. *J Orthop Sports Phys Ther.* 2013;43(9):620-634.
75. Morihisa R, Eskew J, McNamara A, Young J. Dry needling in subjects with muscular trigger points in the lower quarter: a systematic review. *Int J Sports Phys Ther.* 2016;11(1):1-14.
76. Liu L, Huang QM, Liu QG, et al. Evidence for dry needling in the management of myofascial trigger points associated with low back pain: a systematic review and meta-analysis. *Arch Phys Med Rehabil.* 2018;99(1):144.e2-152.e2.
77. He C, Ma H. Effectiveness of trigger point dry needling for plantar heel pain: a meta-analysis of seven randomized controlled trials. *J Pain Res.* 2017;10:1933-1942.
78. Gattie E, Cleland JA, Snodgrass S. The effectiveness of trigger point dry needling for musculoskeletal conditions by physical therapists: a systematic review and meta-analysis. *J Orthop Sports Phys Ther.* 2017;47(3):133-149.
79. *Dry Needling and Injection for Musculoskeletal and Joint Disorders: A Review of the Clinical Effectiveness, Cost-effectiveness, and Guidelines.* Ottawa, ON: Canadian Agency for Drugs and Technologies in Health; 2016.
80. Chou LW, Kao MJ, Lin JG. Probable mechanisms of needling therapies for myofascial pain control. *Evid Based Complement Alternat Med.* 2012;2012:705327.
81. Cagnie B, Dewitte V, Barbe T, Timmermans F, Delrue N, Meeus M. Physiologic effects of dry needling. *Curr Pain Headache Rep.* 2013;17(8):348.
82. Dommerholt J. Dry needling—peripheral and central considerations. *J Man Manip Ther.* 2011;19(4):223-227.
83. Cerezo-Tellez E, Torres-Lacomba M, Fuentes-Gallardo I, et al. Effectiveness of dry needling for chronic nonspecific neck pain: a randomized, single-blinded, clinical trial. *Pain.* 2016;157(9):1905-1917.
84. Pecos-Martin D, Montanez-Aguilera FJ, Gallego-Izquierdo T, et al. Effectiveness of dry needling on the lower trapezius in patients with mechanical neck pain: a randomized controlled trial. *Arch Phys Med Rehabil.* 2015;96(5):775-781.
85. Travell J. Symposium on mechanism and management of pain syndromes. *Proc Rudolf Virchow Med Soc.* 1957;16:126-136.
86. Cohen H, Pertes R. Chapter 11, Diagnosis and management of facial pain. In: Rachlin ES, ed. *Myofascial Pain and Fibromyalgia: Trigger Point Management.* St. Louis, MO: Mosby; 1994:361-382.
87. Standring S. *Gray's Anatomy: The Anatomical Basis of Clinical Practice.* 41st ed. London, UK: Elsevier; 2015.
88. Gelb H. Chapter 11, Effective management and treatment of the craniomandibular syndrome. In: Gelb H, ed. *Clinical Management of Head, Neck and TMJ Pain and Dysfunction.* Philadelphia, PA: W.B. Saunders; 1977 (pp. 299-314, Fig. 11-61).
89. Koole P, Beenhakker F, de Jongh HJ, Boering G. A standardized technique for the placement of electrodes in the two heads of the lateral pterygoid muscle. *Cranio.* 1990;8(2):154-162.
90. Mesa-Jimenez JA, Sanchez-Gutierrez J, de-la-Hoz-Aizpurua JL, Fernandez-de-las-Penas C. Cadaveric validation of dry needle placement in the lateral pterygoid muscle. *J Manipulative Physiol Ther.* 2015;38(2):145-150.

91. Minerbi A, Ratmansky M, Finestone A, Gerwin R, Vulfsons S. The local and referred pain patterns of the longus colli muscle. *J Bodyw Mov Ther*. 2017;21(2):267-273.
92. Rachlin ES. Chapter 10, Injection of specific trigger points. In: Rachlin ES, ed. *Myofascial Pain and Fibromyalgia*. St. Louis, MO: Mosby; 1994:197-360.
93. Fernández-de-las-Peñas C, Mesa-Jimenez JA, Paredes-Mancilla JA, Koppenhaver SL, Fernandez-Carnero S. Cadaveric and ultrasonographic validation of needling placement in the cervical multifidus muscle. *J Manipulative Physiol Ther*. 2017;40(5):365-370.
94. Arias-Buria JL, Fernandez-de-Las-Penas C, Palacios-Cena M, Koppenhaver SL, Salom-Moreno J. Exercises and dry needling for subacromial pain syndrome: a randomized parallel-group trial. *J Pain*. 2017;18(1):11-18.
95. Lane E, Clewley D, Koppenhaver S. Complaints of upper extremity numbness and tingling relieved with dry needling of the teres minor and infraspinatus: a case report. *J Orthop Sports Phys Ther*. 2017;47(4):287-292.
96. Seol SJ, Cho H, Yoon DH, Jang SH. Appropriate depth of needle insertion during rhomboid major trigger point block. *Ann Rehabil Med*. 2014;38(1): 72-76.
97. Cummings M, Ross-Marrs R, Gerwin R. Pneumothorax complication of deep dry needling demonstration. *Acupunct Med*. 2014;32(6):517-519.
98. Retrouvey M, Chiodo T, Quidley-Nevares A, Strand J, Goodmurphy C. Use of ultrasound in needle placement in intercostal muscles: a method for increased accuracy in cadavers. *Arch Phys Med Rehabil*. 2013;94(7):1256-1259.
99. Shanti CM, Carlin AM, Tyburski JG. Incidence of pneumothorax from intercostal nerve block for analgesia in rib fractures. *J Trauma*. 2001;51(3):536-539.
100. Travell J, Simons DG. *Myofascial Pain and Dysfunction: The Trigger Point Manual*. Vol 2. Baltimore, MD: Williams & Wilkins; 1992.
101. Velazquez-Saornil J, Ruiz-Ruiz B, Rodriguez-Sanz D, Romero-Morales C, Lopez-Lopez D, Calvo-Lobo C. Efficacy of quadriceps vastus medialis dry needling in a rehabilitation protocol after surgical reconstruction of complete anterior cruciate ligament rupture. *Medicine (Baltimore)*. 2017;96(17):e6726.

Capítulo 73

Considerações sobre terapia manual

Timothy J. McMahon | Derek Clewley | César Fernández de las Peñas | Timothy Flynn | Visnja King | John Sharkey

1. INTRODUÇÃO

Este capítulo apresenta técnicas de terapia manual que podem aumentar ou complementar a avaliação e o tratamento das condições neuromusculoesqueléticas, da disfunção miofascial e, especificamente, dos pontos-gatilho (PGs). De forma alguma exaustivo ou abrangente frente a grande amplitude de possíveis técnicas de terapia manual, este capítulo fornece uma visão geral sobre as construções teóricas de cada técnica e como essas técnicas podem afetar os PGs e a disfunção miofascial em relação à seleção do paciente e à aplicação. Os leitores interessados em um estudo aprofundado de cada técnica são encorajados a explorar uma descrição mais detalhada e a aplicação de técnicas em outros livros da área e em cursos de educação continuada.

A terapia manual é definida como "uma abordagem clínica que utiliza técnicas práticas especializadas e específicas, incluindo, mas não se limitando, a mobilização de tecidos moles, manipulação/mobilização, usada por profissionais de saúde especialistas, a fim de diagnosticar e tratar estruturas de tecidos moles e articulares com o objetivo de modular a dor, aumentar a amplitude de movimento, reduzir ou eliminar a inflamação dos tecidos moles, induzir relaxamento, melhorar o reparo tecidual contrátil e não contrátil, a extensibilidade e/ou estabilidade, facilitando o movimento e melhorando a função".[1] A terapia manual é uma das intervenções mais antigas e mais influentes na medicina que remonta às antigas culturas tailandesas e que é descrita em papiros egípcios. As técnicas de terapia manual discutidas neste capítulo incluirão mobilização/manipulação, liberação miofascial (por pressão) de PGs, relaxamento pós-isométrico, técnica *strain counterstrain* (SCS), terapia neuromuscular e massagem.

2. MOBILIZAÇÃO E MANIPULAÇÃO ARTICULAR

2.1. Visão geral

A mobilização articular é definida pela Federação Internacional de Fisioterapeutas Ortopédicos Manipulativos como "uma técnica de terapia manual que compreende uma série de movimentos passivos qualificados para um complexo articular que são aplicados em velocidades e amplitudes variáveis, que também podem incluir um movimento terapêutico de pequena amplitude/alta velocidade (manipulação) com a intenção de restaurar o movimento ideal, função e/ou reduzir a dor".[1,2] A manipulação geralmente é definida como um impulso passivo, de alta velocidade e de baixa amplitude, aplicado a um complexo articular dentro de seu limite anatômico com a intenção de restaurar o movimento, a função e/ou reduzir a dor (Figura 73-1), ao passo que a mobilização é normalmente utilizada para descrever técnicas não contínuas (Figura 73-2). Os leitores são encaminhados para Mintken e colaboradores[3] para terminologia.

Historicamente, a mobilização/manipulação articular tem sido uma abordagem destinada a resolver condições dolorosas consideradas relacionadas à articulação-alvo. Esse modelo anatomopatológico direto influenciou a maioria das pesquisas clínicas e, portanto, há pouca evidência para os efeitos diretos da terapia manual sobre PGs ou disfunção miofascial. Os clínicos geralmente te usam intervenções de terapia manual com viés articular para tratar condições que podem estar relacionadas a uma disfunção miofascial, como fibromialgia e outras condições de dor persistente (crônica). Mecanicamente, teoriza-se que o tratamento de uma articulação pode reduzir a dor miofascial associada nos músculos ao redor da articulação, oferecendo uma explicação para a redução da dor que pode ser experimentada pelo paciente.[4] Há evidências preliminares de que uma manipulação espinal pode reduzir a sensibilidade do PG em músculos inervados relacionados;[5] no entanto, esse estudo incluiu apenas PGs latentes.

2.2. Mecanismos de intervenções terapêuticas manuais com viés articular

Os mecanismos da terapia manual têm sido um tema consistente pesquisado nos últimos anos. Em relação às técnicas de manipulação de baixa amplitude e alta velocidade, dois paradigmas básicos que explicam seus efeitos subjacentes foram sugeridos: biomecânicos e neurofisiológicos.

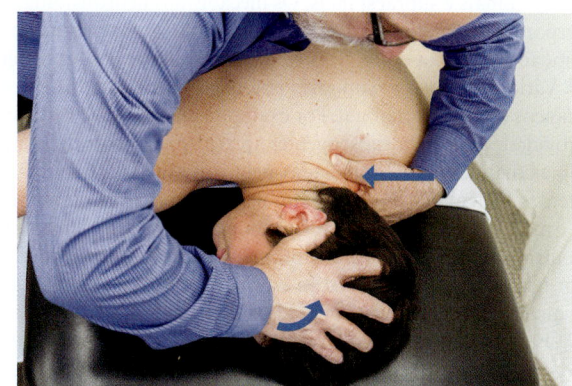

Figura 73-1 Mobilização/manipulação de impulso da junção cervicotorácica.

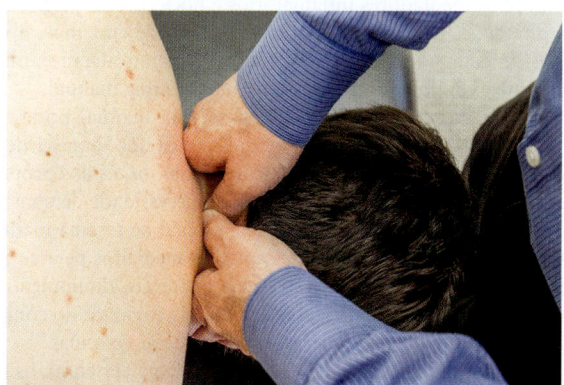

Figura 73-2 Mobilização/manipulação sem impulso da coluna cervical. Força dirigida posteroanteriormente na coluna cervical média.

Tradicionalmente, os efeitos biomecânicos das terapias manuais, com base na palpação ou na identificação manual de falhas de posição ou movimento e na escolha da técnica, eram considerados determinantes importantes para a eficácia e os resultados terapêuticos positivos. No entanto, devido à baixa confiabilidade na avaliação do(s) segmento(s) disfuncional(ais), a demonstração de especificidade reduzida do segmento tratado (incluindo múltiplos estalos fora da área-alvo) e a capacidade de tratar uma área distal com efeitos positivos ajudam a construir o caso de mecanismos subjacentes alternativos além da biomecânica.[6] Além disso, o fato de que a capacidade de localizar com precisão a área exata de tratamento não está diretamente associada a desfechos clínicos[7,8] e que os movimentos vertebrais e respostas reflexas neuromusculares resultantes parecem ser temporalmente relacionados à força aplicada durante uma manipulação[9] também reduzem a relevância dos mecanismos biomecânicos como uma única explicação.

Na última década, mais autores propuseram que terapias manuais são eficazes em razão das múltiplas interações de respostas biomecânicas e/ou neurofisiológicas.[7,10] Bialosky e colaboradores[8] descreveram um modelo abrangente que propõe a interação potencial de ambos os efeitos biomecânicos e neurofisiológicos. O modelo começa com um estímulo mecânico, como a mobilização ou a manipulação articular, para os mecanorreceptores que aumentam a descarga, iniciando uma cascata de efeitos neurofisiológicos, incluindo descarga aferente mediada pela medula espinal para reduzir a dor, alterar a amplitude de movimento e melhorar a função muscular. Esse modelo inclui mecanismos periféricos, espinais e supraespinais. Os mecanismos neurofisiológicos incorporam a experiência de dor e as crenças do paciente com a interação complexa entre o sistema nervoso central e o periférico.[10] Vários estudos apoiam esses potenciais mecanismos neurofisiológicos da terapia manual. Por exemplo, hipoalgesia e respostas de atividade simpática subsequentes após a aplicação de diferentes terapias manuais são controladas pela substância periaquedutal cinzenta.[11] Além disso, uma diminuição do somatório temporal, que é mediada pelo corno posterior (dorsal) da medula espinal, foi encontrada na avaliação de efeitos imediatos sobre a sensibilidade à dor térmica após manipulação espinal tanto em pessoas saudáveis quanto em indivíduos com lombalgia.[11,12]

Os mecanismos periféricos podem ser potencialmente afetados por técnicas de terapia manual devido à influência direta que ocorre após uma lesão musculoesquelética. Quando ocorre uma lesão que resulta em dano tissular, há uma resposta inflamatória que estimula a nocicepção e uma resposta dolorosa junto com o processo de cicatrização. Estudos demonstraram um impacto potencial sobre os mediadores inflamatórios e nociceptores periféricos, com alterações nos níveis sanguíneo e sérico de citocinas, níveis séricos de betaendorfina, anandamida, N-palmitoiletanolamida, serotonina e canabinoides endógenos, após terapia manual.[13]

Pickar[14] também teorizou que a terapia manual pode agir como um contra-irritante para a modulação da dor "bombardeando o sistema nervoso central com estímulos sensoriais dos proprioceptores musculares", o que demonstra a necessidade de considerar o mecanismo mediado pela medula espinal na terapia manual. Outros achados indiretos dos mecanismos mediados pela coluna vertebral incluem efeitos hipoalgésicos bilaterais, diminuição da descarga aferente em segmentos relacionados, atividade do conjunto de neurônios motores e alterações na ativação muscular.[10]

Além dos mecanismos mediados pela coluna vertebral, os mecanismos supraespinais também demonstraram ter impacto na experiência da dor.[15] As estruturas envolvidas na experiência da dor incluem o giro do cíngulo, a amígdala, a substância periaquedutal cinzenta e o bulbo rostral ventromedial. Evidências atuais sustentam que a terapia manual é capaz de ativar mecanismos supraespinais.[11] Por exemplo, uma diminuição significativa na amplitude dos potenciais somatossensitivos evocados após a manipulação da coluna cervical foi relatada.[16]

Outras variáveis que podem impactar os mecanismos supraespinais podem incluir expectativa do paciente, placebo e fatores psicossociais (ver Capítulo 5, Considerações psicossociais). A expectativa do paciente mostrou influenciar a hipoalgesia induzida pela manipulação da coluna vertebral com respostas similares àquelas apresentadas aos pacientes em uma expectativa positiva, neutra ou negativa.[6]

2.3. Seleção de pacientes e intervenções

Comumente, intervenções terapêuticas manuais, incluindo mobilização/manipulação articular, são aplicadas para a correção de hipomobilidade ou desalinhamento com base em efeitos biomecânicos; entretanto, evidências atuais fornecem informações de que a terapia manual pode, de fato, prover um efeito no sistema nervoso e na medula espinal diretamente para a mediação da dor. Como a escolha da técnica não se correlaciona com os desfechos clínicos,[7] pode haver a liberdade de utilizar a terapia manual do ponto de vista neurofisiológico, e não do ponto de vista biomecânico, para proporcionar uma mudança no processamento da dor do paciente e, por sua vez, melhorar os resultados clínicos e a função. Contudo, a aplicação de intervenções de terapia manual, como a manipulação espinal, deve ser integrada a um processo abrangente de raciocínio clínico com base no paradigma neurocientífico.

Os comprometimentos podem assumir várias formas, incluindo amplitude de movimento, força, dor e função, entre outras. Qualquer avaliação deve incluir a palpação dos PGs, juntamente com a avaliação da disfunção articular.[4] Esses achados devem estar correlacionados aos sintomas do paciente. Ao estabelecer valores de comprometimento da linha de base, um clínico pode avaliar a eficácia da intervenção tanto dentro do atendimento quanto entre os atendimentos. Essa avaliação permite ao clínico melhor determinar a eficácia de uma intervenção, mesmo que o construto teórico não explique o benefício potencial. Além disso, a dor associada a uma disfunção musculoesquelética pode ser causada por disfunções musculares e articulares.[4] O gerenciamento de um possível problema relacionado à articulação (i.e., perda de amplitude de movimento devido a um problema articular) com abordagens miofasciais pode trazer benefícios. Da mesma forma, distúrbios musculares (i.e., disfunção miofascial) podem responder à manipulação com impulso (*thrust* articular).[5] Portanto, é importante determinar características clínicas e deficiências físicas musculoesqueléticas em um paciente antes de selecionar uma abordagem de terapia manual. Há cada vez mais evidências de que as abordagens multimodais, incluindo tanto as intervenções com viés articular quanto as com viés muscular, são mais eficazes do que qualquer intervenção isolada.

Há um aspecto ritualístico das intervenções de terapia manual que envolve a comunicação paciente-terapeuta e a "imposição das mãos". Além disso, a terapia manual raramente é fornecida no vácuo, mas é um componente de um programa abrangente de tratamento que inclui, no mínimo, educação do paciente e exercício. Assim, separar as contribuições individuais de todos os fatores em um encontro com o paciente e descobrir como cada um se relaciona com os resultados do paciente é, frequentemente, uma tarefa difícil. Na maioria das vezes, os pacientes têm uma visão positiva da terapia manual. Especificamente, foi demonstrado que existe uma relação significativa entre as expectativas do paciente e os resultados, com mais de 80% dos pacientes com queixas no pescoço esperando que a terapia manual alivie os sintomas, evite incapacidades e melhore o nível de atividade e o sono.[17] Além disso, as expectativas positivas do paciente em relação à manipulação demonstraram fatores prognósticos para prever os resultados do paciente.[18]

Em última análise, devido à escassez de pesquisas realizadas sobre intervenções com viés articular para disfunção miofascial, a decisão de usar mobilizações articulares, incluindo abordagens com impulso e sem impulso, baseia-se principalmente em um raciocínio clínico. No entanto, há evidências suficientes para a seleção de técnicas de mobilização articular para o que se presume ser uma disfunção miofascial, incluindo a identificação de deficiências que possam influenciar a condição. Essas deficiências foram identificadas em um exame clínico completo que inclui amplitude articular e avaliação da mobilidade articular. Além disso, após a realização de uma intervenção direcionada à articulação para uma disfunção miofascial, é do interesse do paciente que o clínico reavalie tanto o comprometimento articular quanto a disfunção miofascial presumida.

2.4. Intervenções articulares e gerenciamento da disfunção miofascial

A literatura científica que investiga intervenções com viés articular para disfunção dos PGs é limitada, embora a articulação tenha sido implicada na disfunção miofascial.[4] A seção a seguir descreve algumas das pesquisas que integram intervenções com viés articular e muscular, considerando a cabeça e o pescoço como exemplo.

A dor no pescoço, uma condição de natureza heterogênea, é frequentemente tratada pelos clínicos por meio de uma abordagem de terapia manual. Diretrizes recentes de prática clínica apoiam o uso de abordagens de PGs ou com viés muscular para o manejo da dor cervical.[19] Além disso, há uma grande quantidade de literatura que defende o uso de abordagens de terapia manual com viés articular para um número de diferentes tipos de distúrbios do pescoço.[20] Por exemplo, a coluna cervical alta (i.e., as articulações C0/C1, C1/C2 e C2/C3) foi considerada responsável pelo desenvolvimento de comprometimento significativo, incluindo dor no pescoço, dores de cabeça e dor orofacial. Essas articulações também foram identificadas como possíveis causas de PGs na região craniocervical, levando a algumas das regiões mencionadas que podem ser dolorosas. Nesse cenário, a parte superior do trapézio é um músculo que pode facilmente desenvolver PGs ativos. Foi demonstrado que a manipulação com impulso (*thrust* articular) da coluna cervical alta e média reduz a sensibilidade à dor da pressão nas fibras superiores do músculo trapézio e pode ser considerada ao direcionar o tratamento desse músculo para dor no pescoço e disfunção das extremidades superiores.[5] O uso da manipulação com impulso na coluna cervical mostrou reduzir os limiares de dor à pressão para indivíduos com dor cervical, justificando ainda mais a consideração do uso de técnicas de impulso para dor cervical.[21] Portanto, uma abordagem combinada, incluindo abordagens direcionadas à miofascial com mobilização articular, pode ser eficaz, especialmente se o paciente exibe PGs em algumas das musculaturas circundantes do pescoço.

A dor orofacial também é considerada, até certo ponto, associada a disfunções miofasciais e articulares. A amplitude articular associada à dor na mandíbula pode ser melhorada com uma abordagem de tratamento miofascial. Uma revisão sistemática concluiu que uma única técnica miofascial mostrou melhorar a amplitude de movimento da mandíbula; no entanto, a qualidade da evidência foi baixa com alto risco de viés.[22] Contudo, um único tratamento de uma técnica miofascial não é uma abordagem pragmática para melhorar a amplitude de movimento ou qualquer sintoma, e a prática clínica típica incorporará uma variedade de tratamentos com base nos comprometimentos do paciente. Uma abordagem multimodal é, de fato, apoiada por diferentes revisões sistemáticas sobre esse tópico.[23,24] Portanto, vale a pena considerar ambas as abordagens, particularmente devido à natureza dupla dos distúrbios da dor temporomandibular (p. ex., articular e miofascial). Além disso, os clínicos são aconselhados a tratar pacientes por meio de uma abordagem regional interdependente, especialmente para dor orofacial e cervical. Ao tratar a coluna cervical com mobilizações articulares (i.e., técnicas sem impulso), pode-se esperar melhora dos sintomas da dor orofacial.[25] A evidência é favorável para incorporar ambas as técnicas com e sem impulso para a coluna cervical e cervical alta para pacientes com dor orofacial, a fim de melhorar as medidas objetivas normalmente associadas à disfunção miofascial da região da mandíbula (p. ex., limiar de dor à pressão e avaliação dos PGs).[26]

É importante considerar que apenas um pequeno número de condições musculoesqueléticas foi apresentado em razão de evidências limitadas relacionadas à eficácia das intervenções articulares para disfunção miofascial. A mobilização ou manipulação articular não é um tratamento milagroso, e as explicações para o benefício são principalmente teóricas. Mesmo assim, a evidência de intervenções articulares pode ser conflitante para várias condições. A maioria dos estudos que investigam as abordagens com viés articular utilizou essa intervenção como parte de um plano de tratamento abrangente, semelhante aos estudos que investigam abordagens de tratamento miofascial. Em um contexto clínico, essas intervenções, ou seja, mobilizações articulares e tratamentos miofasciais, geralmente fazem parte de uma abordagem de tratamento multimodal. No entanto, um paciente na fase inicial do tratamento pode ser mais bem gerenciado usando uma categoria de intervenções de terapia manual para permitir que o clínico determine qual abordagem foi mais eficaz.

3. LIBERAÇÃO MIOFASCIAL DE PONTOS-GATILHO

3.1. Visão geral

Diversas terapias manuais com viés muscular são defendidas para o gerenciamento de PGs. O termo "liberação miofascial (ou liberação por pressão) de PGs" substituiu o conceito de compressão isquêmica usado na primeira edição deste livro.[27] A primeira revisão sistemática, que analisou as evidências disponíveis foi publicada em 2005, encontrou alguns estudos que investigaram a terapia manual com viés muscular para o manejo de PGs.[28] Uma metanálise mais recente publicada concluiu que terapias manuais com viés muscular, principalmente aquelas voltadas para PGs, são efetivas para diminuir a sensibilidade à dor quando há uma razão para seu uso.[29,30] Evidência clínica e a natureza dos PGs indicam que, ao aplicar pressão digital a um PG para desativá-lo, não há necessidade de exercer pressão suficiente para produzir isquemia, como sugerido.[31] Como o núcleo do PG já é hipóxico e rodeado por aumento da tensão de oxigênio nos tecidos, não há razão para esperar que a isquemia adicional como tal seria útil. O tratamento precisa ser direcionado para a liberação dos sarcômeros contraídos dos PGs. É clinicamente importante considerar que o termo "isquêmico" está associado à presença de dor referida pelo paciente durante a intervenção de compressão.

Simons[31] propôs que a compressão dos sarcômeros pela pressão direta de maneira vertical ou perpendicular pode equalizar o comprimento dos sarcômeros nos PGs e, consequentemente, diminuir a dor; entretanto, essa noção não foi cientificamente investigada. Outras hipóteses sugerem que o alívio da dor pela pressão direta pode resultar de hiperemia reativa dentro do PG ou de um mecanismo de reflexo espinal para o alívio da tensão muscular.[32] É quase certo que mecanismos diferentes estão envolvidos concomitantemente nesse processo.

3.2. Seleção de pacientes e intervenções

Diferentes técnicas de compressão foram descritas, as quais dependem da quantidade de pressão, da duração da aplicação, da posição do músculo (encurtado/alongado) ou da presença/ausência de dor durante a intervenção. Técnicas de liberação miofascial de PG empregam o conceito de liberação de barreira, no qual a resistência do tecido é notada e liberada antes que uma pressão mais intensa seja aplicada.[33] A abordagem de liberação miofascial parece ser, por igual, eficaz clinicamente e talvez não produza isquemia adicional significativa. De fato, Hou e colaboradores[32] descobriram que baixa pressão abaixo do limiar de dor por um período prolongado (90 segundos) ou alta pressão acima do limiar de dor (tolerância à dor) por um período mais curto (30 segundos) foi igualmente eficaz para diminuir a sensibilidade à dor sobre PGs. Portanto, a liberação miofascial do PG é adaptada às necessidades dos músculos do indivíduo, é menos desconfortável e, portanto, tem maior probabilidade de ser preferida pelo paciente. O paciente aprende como é a pressão ideal para o tratamento subsequente de liberação miofascial própria para o gerenciamento domiciliar. A abordagem de liberação de barreira, no entanto, requer uma habilidade de ordem superior de terapia manual.

Portanto, na prática clínica, o nível de pressão, a duração da aplicação e a posição do músculo são determinados com base nos mecanismos de sensibilização do paciente e no grau de irritabilidade do tecido. Em um paciente com baixo grau de sensibilização, técnicas mais intensas e/ou dolorosas podem ser aplicadas. No entanto, Gay e colaboradores[29] verificaram que a intensidade da pressão aplicada durante técnicas de viés muscular pode ser um parâmetro importante para produzir um efeito positivo em alguns pacientes. Assim, uma abordagem completa de raciocínio clínico deve ser aplicada ao decidir a quantidade e a duração da intervenção com viés muscular com base nos achados do exame físico.

Os clínicos também devem considerar a aplicação de tratamentos consecutivos intencionais ao mesmo paciente, em vez de uma única sessão difícil. Essa hipótese foi apoiada por um estudo recente sugerindo que a terapia manual de PGs não apresenta tolerância diminuída para aplicações repetitivas, porque tanto aplicações únicas quanto múltiplas diminuíram a sensibilidade à pressão no PG.[34]

3.3. Aplicação clínica

Para aplicar a liberação miofascial do PG, o clínico alonga o músculo ao ponto de aumentar a resistência dentro da zona de conforto do paciente e, então, aplica uma pressão suave e gradual no PG até que o dedo encontre um aumento definitivo na resistência do tecido (sentir a barreira) (Figura 73-3). Nesse ponto, o paciente pode sentir um certo desconforto, mas não sentir dor. Essa pressão é mantida (mas não aumentada) até que clínico perceba o alívio da tensão sob o dedo palpador. O dedo palpador aumenta a pressão o suficiente para absorver a folga do tecido e alcançar

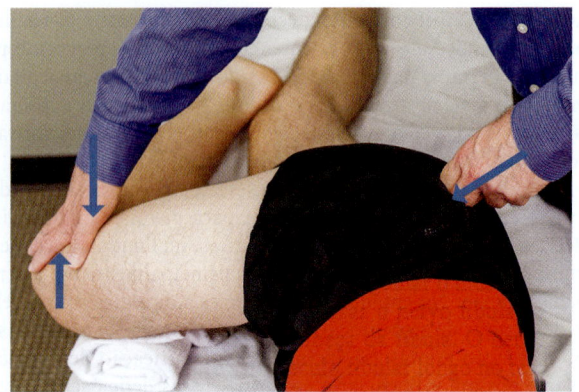

Figura 73-3 Liberação miofascial de PGs do glúteo máximo. O clínico aplica uma leve pressão aos PGs no músculo glúteo máximo. O paciente é solicitado a levantar gentilmente o joelho na mão do clínico para ativar as fibras no músculo glúteo máximo abaixo das falanges do clínico.

uma nova barreira (o dedo "segue" o tecido liberador). O clínico novamente mantém apenas uma leve pressão até que mais tensão muscular seja liberada sob o dedo. Durante esse período, o clínico pode alterar a direção da pressão para obter melhores resultados. Esse processo de liberação miofascial de PGs pode ser repetido para cada faixa de fibras musculares esticadas naquele músculo. A vantagem dessa técnica é que ela é indolor e não impõe tensão adicional ao PG, evitando agravar os sintomas.

Além de simplesmente tirar a frouxidão do músculo antes de iniciar o procedimento, todo o músculo pode ser mantido em um comprimento livre de frouxidão durante todo o processo. A liberação do PG pode ser ainda aumentada, às vezes executando uma manobra de contração-relaxamento alternada com inibição recíproca. O objetivo é liberar os nós de contratura no PG e liberar a tensão que eles causam nas fibras musculares que compõem a banda tensionada.

A abordagem de liberação de barreira pode falhar em proporcionar alívio devido a vários fatores, como os seguintes: (1) o PG está muito irritável para tolerar qualquer estimulação mecânica adicional; (2) o clínico desconsiderou a pressão necessária para alcançar a barreira; (3) o clínico pressionou muito, causando dor e respostas autonômicas com o tensionamento involuntário do paciente; e (4) o paciente tem fatores de perpetuação que tornam os PGs hiperirritáveis e resistentes ao tratamento manual.

A eficácia dessa abordagem passiva pode, muitas vezes, ser aprimorada pela inclusão de técnicas complementares. Essas técnicas adicionais não devem causar mais desconforto ao paciente. Por exemplo, uma metanálise recente relatou que o exercício tem efeitos de pouco a moderado sobre a intensidade da dor em curto prazo em pessoas com dor miofascial, e que uma combinação de diferentes tipos de exercícios parece alcançar maiores benefícios.[35]

4. TÉCNICAS DE ENERGIA MUSCULAR E INTERVENÇÕES DE ALONGAMENTO

4.1. Visão geral

Existem muitos métodos de aplicar um procedimento de alongamento: alongamento passivo (por meio do qual o clínico alonga passivamente o músculo sem a participação do paciente), alongamento ativo (por meio do qual o paciente alonga ativamente o músculo sem a participação do clínico), *spray* de gelo e alongamento ou relaxamento pós-isométrico.[27,33] As principais diferenças entre esses procedimentos são a intensidade do alongamento, o envolvimento ou não do paciente e a inclusão ou não da contração muscular. A técnica de energia muscular (MET, do inglês *muscle energy technique*) mais utilizada na prática clínica é o relaxamento pós-isométrico.[33]

4.2. Seleção de pacientes e intervenções

Uma intervenção de alongamento pode ser aplicada em praticamente qualquer músculo. O relaxamento pós-isométrico pode ser usado para qualquer músculo que possa ser alongado e resistido isometricamente, sem dor, se possível. O relaxamento pós-isométrico deve ser uma técnica suave de alongamento do tecido muscular, e não um alongamento agressivo. Como já foi comentado, o clínico deve escolher a aplicação de uma intervenção de energia muscular em qualquer paciente com restrição de tecidos moles em qualquer parte do corpo.

4.3. Aplicação clínica

Para uma intervenção de relaxamento pós-isométrica, o músculo é levado a uma posição de comprimento submáximo sem alongamento. O indivíduo realiza uma contração isométrica com uma força entre 10 e 25% de contração voluntária máxima, com o clínico fornecendo resistência por 6 a 10 segundos (Figura 73-4). Especula-se que, se as contrações realizadas com força superior a 30% forem alcançadas, ocorre um recrutamento de fibras musculares fásicas (fibras musculares de contração rápida).

Quando o músculo relaxa, o clínico recupera a frouxidão do músculo para alongar ainda mais o músculo sem gerar dor. O tempo para relaxamento pode variar de alguns segundos a meio minuto. Sentir o relaxamento do músculo é essencial para o clínico maximizar o alongamento sem causar tensionamento reflexo do músculo. O relaxamento pós-isométrico pode ser aplicado após outras intervenções de PGs, como técnicas de agulhamento a seco ou liberação miofascial direta, para aumentar os efeitos na banda tensionada e na área de PGs.

O relaxamento do músculo pode ser aprimorado com uma variedade de técnicas. Se o relaxamento de um músculo é insatisfatório, a porção de contração isométrica da técnica de relaxamento pós-isométrico pode ser aumentada para 30 segundos.[36] A respiração diafragmática, associada ao relaxamento pós-isométrico, também pode ser útil. A combinação de relaxamento pós-isométrico com respiração efetiva e relaxada pode aumentar sua eficácia, pois a inalação facilita a contração, enquanto a expiração facilita o relaxamento.[33] Lewit[33] referiu-se aos fenômenos como sincinesia respiratória: o movimento em uma direção é associado com inspiração, e o movimento na direção oposta é associado com relaxamento na expiração. Ver o Capítulo 45, Músculos intercostais e diafragma, para detalhes sobre a respiração diafragmática.

Os movimentos oculares também podem ser combinados com o relaxamento pós-isométrico, porque a focalização da visão em uma direção específica pode facilitar o movimento cervical na mesma direção. Obviamente, isso será mais útil em intervenções aplicadas à coluna cervical. O Quadro 73-1 resume alguns dos principais recursos para fornecer MET.

5. *STRAIN COUNTERSTRAIN*

5.1. Visão geral

Strain counterstrain (SCS) é uma técnica de liberação posicional que pode ser caracterizada como uma técnica manual indireta. Técnicas indiretas são técnicas de terapia manual que movem o paciente para uma posição de conforto, geralmente longe de barreiras protetoras. Jones e colaboradores[37] definiram a SCS como "um procedimento posicional passivo que coloca o corpo em uma posição de maior conforto, aliviando a dor pela redução e parada da atividade proprioceptiva inadequada que mantém a disfunção somática".

Os mecanismos fisiológicos propostos para a SCS têm se concentrado principalmente na entrada proprioceptiva anormal de fusos musculares agonistas e antagonistas e outras informações sensoriais, bem como nas mudanças propostas na circulação local e nos processos inflamatórios. A construção teórica original do mecanismo neurofisiológico é denominada teoria proprioceptiva, um paradigma do osteopata.[38]

A teoria proprioceptiva postula que as atividades de tensão em torno de uma articulação ou de um músculo causam disparos rápidos dos fusos musculares agonistas, enquanto fusos musculares antagônicos têm um *output* reduzido devido ao rápido encurtamento. O *output* reduzido de fusos musculares antagônicos estimula o sistema nervoso por meio da saída eferente para fazer as fibras intrafusais dos fusos musculares aumentarem a tensão,

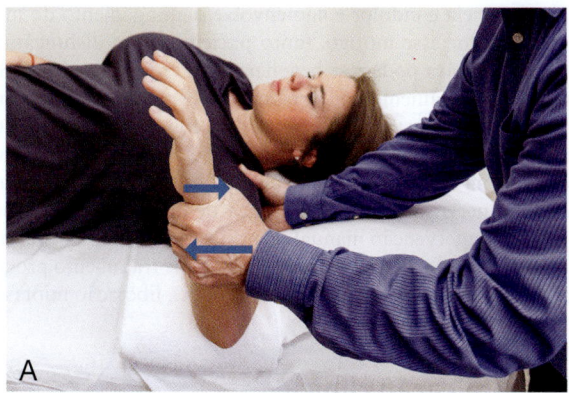
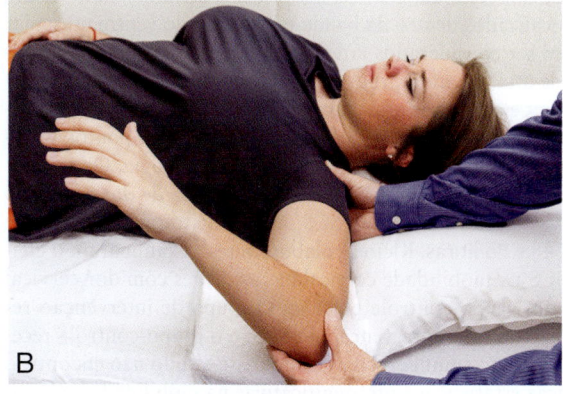

Figura 73-4 Relaxamento pós-isométrico para o músculo infraespinal. (A) Posição inicial. O clínico resiste a uma leve contração do paciente em movimentos de rotação lateral e a mantém por 6 segundos. (B) Após a contração, os pacientes lentamente relaxam, deixando o braço cair aos poucos em rotação medial até a barreira ser atingida. O processo é repetido de três a cinco vezes.

> **Quadro 73-1 Normas e diretrizes para a técnica de energia muscular**
>
> - Avaliar a amplitude de movimento antes de iniciar a técnica.
> - Reiterar a importância de produzir uma contração leve para o paciente.
> - Nenhuma dor deve ser sentida durante ou após uma MET.
> - Informar ao paciente sobre possíveis sintomas pós-tratamento – dor ocasional.
> - Recomendar o uso de crioterapia pós-tratamento, ou seja, gel de refrigeração, *sprays* de gelo, água fria, etc.
> - METs podem ser aplicados em mulheres grávidas, mas deve-se tomar cuidado, e os músculos devem ser trazidos apenas por meio de sua amplitude de movimento funcional.
> - É responsabilidade do clínico estar ciente das contraindicações e do uso apropriado das METs.

causando um ganho resultante no *output* do neurônio motor gama ao retornar a uma nova posição de repouso da articulação e do músculo. O efeito resultante é o aumento da tensão facilitadora dos músculos agonistas e antagonistas em torno de uma articulação. A tensão alterada e a sensibilidade dos fusos musculares podem, teoricamente, causar possíveis alterações na força e no controle motor. No entanto, a evidência da teoria proprioceptiva é, às vezes, conflitante. Howell e colaboradores[39] investigaram os efeitos da SCS em pacientes com tendinite do calcâneo em comparação com um grupo-controle que recebeu SCS simulada no reflexo de estiramento e no reflexo H (reflexo de Hoffman). Esse estudo identificou uma redução estatisticamente significativa no reflexo de estiramento no grupo de intervenção em comparação com controles pareados, mas no reflexo H não demonstrou mudanças significativas entre os grupos. Além disso, os pacientes do grupo de intervenção relataram dor reduzida no tendão do calcâneo, deixando em aberto a possibilidade de redução da resposta à dor, com potencial efeito nas respostas do reflexo de estiramento. Em outro estudo sobre a aplicação de SCS no pé e no tornozelo, Wynn e colaboradores[40] investigaram os reflexos de estiramento, o reflexo de Hoffman e os desfechos clínicos de indivíduos com fascite plantar. Os resultados desse estudo não demonstraram diferenças nas respostas do estiramento ou do reflexo H, mas melhoraram o torque de plantiflexão e reduziram a dor.

Uma questão importante e comum entre os clínicos é sobre a diferença entre um ponto sensível, como descrito por Jones e colaboradores[37] em SCS, e os PGs miofasciais. Jones e colaboradores[37] definiram pontos sensíveis como a área de hipersensibilidade quatro vezes maior do que o normal. O ponto sensível tem aproximadamente 1 cm de diâmetro e pode estar localizado no músculo, no ligamento, na fáscia, no osso ou no tendão. Como pode ser observado, não há menção a um dos sinais cardinais de PGs, a sensação de dor referida. Os PGs miofasciais, definidos neste texto, estão localizados dentro da banda tensionada do ventre muscular e podem ser considerados ativos ou latentes, dependendo da capacidade do PG para reproduzir ou não os sintomas do paciente.

Lewis e colaboradores[41] examinaram os efeitos de curto prazo de SCS em medidas sensoriais quantitativas em pontos sensíveis da região lombar nos indivíduos com lombalgia. Os resultados demonstraram aumento imediato no limiar de dor à pressão (LDP) após tratamento com SCS, mas o efeito não foi evidente em 24, 48 e 96 horas. Klein e colaboradores[42] examinaram o efeito da SCS na mobilidade cervical em pacientes com dor cervical *versus* um grupo-controle placebo. O grupo de intervenção recebeu apenas uma intervenção de SCS, e o grupo-controle recebeu tratamento simulado combinado. Esse estudo não encontrou diferenças estatisticamente significativas na mobilidade da coluna cervical entre os grupos, porque ambos os grupos exibiram uma amplitude de movimento aumentada semelhante. Da mesma forma, os poucos estudos que investigaram a confiabilidade e a validade da avaliação dos pontos sensíveis da SCS também mostraram resultados conflitantes. Wong e colaboradores[43] examinaram a presença de pontos sensíveis na região do quadril em uma amostra de indivíduos saudáveis e verificaram baixos níveis de confiabilidade e validade. O grupo de tratamento demonstrou uma redução na dor dos pontos sensíveis em comparação com um grupo-controle. McPartland e Goodridge[44] compararam a confiabilidade tanto dos pontos sensíveis de SCS quanto dos procedimentos tradicionais de exame osteopático da coluna cervical média e superior em pacientes com dor cervical. Os resultados demonstraram 72% de concordância entre os examinadores (K = 0,45) demonstrando moderada força de concordância. O estudo incluiu apenas pontos sensíveis cervicais posteriores e anteriores a partir de C3 e acima.

Além disso, alguns estudos também investigaram os efeitos potenciais da SCS em PGs miofasciais identificados, apesar de construtos teóricos separados para SCS (principalmente focados em pontos sensíveis). Ibanez-Garcia e colaboradores[45] compararam os efeitos da SCS *versus* um grupo-controle sobre os PGs latentes no músculo masseter em indivíduos assintomáticos. O grupo de intervenção experimentou melhor amplitude de movimento e aumento dos limiares de dor à pressão em comparação com o grupo-controle. Em um estudo separado de Rodríguez-Blanco e colaboradores,[46] a eficácia da SCS foi comparada com o relaxamento pós-isométrico *versus* um grupo-controle no tratamento de PGs latentes no músculo masseter em indivíduos assintomáticos. Os resultados desse estudo demonstraram que a técnica de relaxamento pós-isométrica mostrou melhora significativa na abertura ativa da boca, enquanto o grupo SCS não.

5.2. Seleção de pacientes e intervenções

A vantagem da SCS contra outras terapias manuais de compressão é que ela é indolor e não envolve o alongamento do músculo afetado. Por esse motivo, tanto pacientes com disfunção aguda quanto crônica podem se beneficiar. Em virtude das forças baixas e do posicionamento confortável, a SCS permite o tratamento de pacientes com osteoporose, gravidez, condições pós-operatórias, síndrome de hipermobilidade e pediatria. Por exemplo, em um paciente com síndrome de fibromialgia com alta excitabilidade do sistema nervoso central e presença de alodinia, a SCS pode ser uma boa intervenção manual de primeira linha para evitar a soma temporal da dor. Uma vez que as sessões de tratamento progridem, mais técnicas de compressão direta (p. ex., liberação miofascial de PGs) podem ser usadas.

5.3. Aplicação clínica

Com SCS, o paciente é colocado em uma posição de conforto e de sensibilidade reduzida dos pontos sensíveis identificáveis. A posição frequentemente requer um encurtamento de músculos ou dobramento de tecidos sobre pontos sensíveis. Essa posição é mantida por, no mínimo, 90 segundos (Figura 73-5). Durante a espera de 90 segundos, o clínico monitora os pontos sensíveis com palpação suave. Pequenos ajustes podem ser feitos para maximizar a redução da sensibilidade e do tônus dos pontos sensíveis. O paciente retorna lentamente ao posicionamento neutro para não estimular a ação muscular protetora.

Em relação à duração do tratamento com SCS, o Dr. Jones experimentou uma duração variável da técnica e foi capaz de reduzir a posição de liberação para 90 segundos.[37] A duração menor do que 90 segundos resultou em algum retorno ao nível anterior de hipersensibilidade. Quando a posição foi mantida por pelo menos 90 segundos, a hipersensibilidade do ponto original foi significativamente diminuída. Ele definiu um tratamento bem-sucedido como uma redução na dor do ponto sensível em 70%, em comparação com a palpação inicial. Teoricamente, a duração do posicionamento sustentado pode ter significância com a latência envolvida para reduzir o estímulo anormal dos proprioceptores, mas isso não foi cientificamente confirmado.

6. TERAPIA NEUROMUSCULAR

6.1. Visão geral

As técnicas neuromusculares (TNMs) referem-se à aplicação manual de digitopressão ou deslizamento com pressão, mais comumente aplicadas por meio de contato com os dedos, o polegar ou o cotovelo, focalizando os tecidos moles (Figura 73-6). Esses contatos digitais podem ter um objetivo diagnóstico (avaliação) ou terapêutico, e o grau de pressão empregado varia consideravelmente entre o terapeuta e os modos de aplicação. O raciocínio clínico para a aplicação da TNM se baseia em um potencial papel da fáscia no desenvolvimento ou na perpetuação de PGs.

Parece que a natureza complexa da fáscia serve para fornecer um meio helicoidal para as forças geradas dentro das fibras musculares. Tais forças se espalham para os músculos vizinhos e são propagadas para várias fáscias mais globalmente, incluindo a superfície da pele, através de espessamentos fasciais especializados chamados de ligamentos da pele. A fáscia está repleta de uma ampla gama de mecanorreceptores especializados, incluindo células do fuso, que são ativados pelo movimento, independentemente da intensidade. A viscosidade da fáscia profunda pode alterar e influenciar o potencial de deslizamento e a função dos músculos

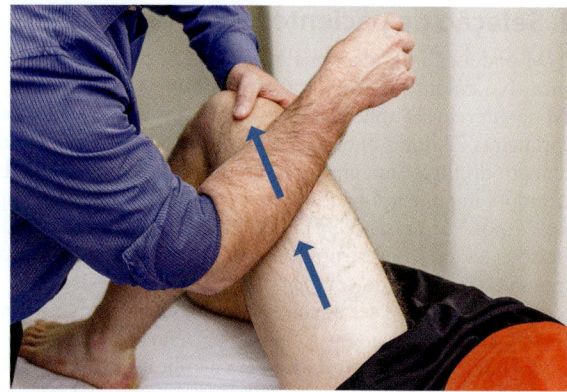

Figura 73-6 Técnica de terapia neuromuscular para o músculo vasto lateral.

associados devido ao aumento da viscosidade do ácido hialurônico, criando fricção e resistência ao movimento normal. Isso, por sua vez, inibe a propriocepção e a função muscular.[47] Portanto, em tal cenário, as restrições fasciais podem ser fatores perpetuantes na etiologia e na fisiopatologia dos PGs. Essa hipótese é consistente com uma teoria anterior que sugere que as fibras musculares devem evoluir do termo "proteína de contração" para um modelo de biotensegridade mais complexo e integrado.[48]

A aplicação de TNM sobre um PG pode fornecer uma carga mecânica que leva tanto à diminuição da viscosidade do ácido hialurônico quanto à tensão miofascial, retornando o deslizamento normal para os tecidos espessados que recobrem os músculos.[47] Essas mudanças são relevantes, pois foi proposto que visar à viscoelasticidade dos tecidos conectivos é importante para modificar os nociceptores especializados dentro da fáscia. Como resultado do aumento da densificação tixotrópica em tecidos miofasciais, os mecanorreceptores mudam de forma e consequentemente levam a contrações musculares mal coordenadas, aumento na ativação do fuso, controle motor reduzido e dor miofascial.[47] Portanto, a TNM pode fornecer uma técnica de gerenciamento indireto para a estrutura circundante do PGs, promovendo resultados bem-sucedidos sem sobrecarregar o paciente. Evidências preliminares sugerem que a TNM aplicada a PGs latentes pode ser efetiva para aumentar a amplitude de movimento e diminuir a sensibilidade à dor.[45]

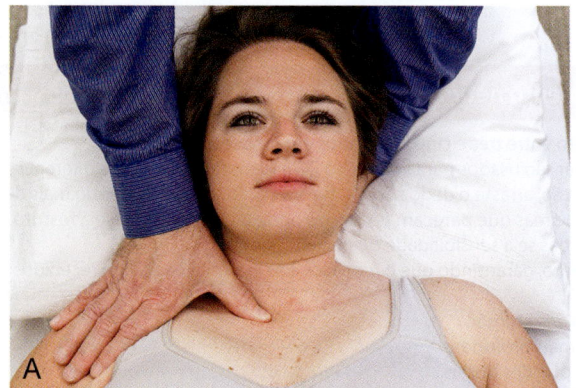
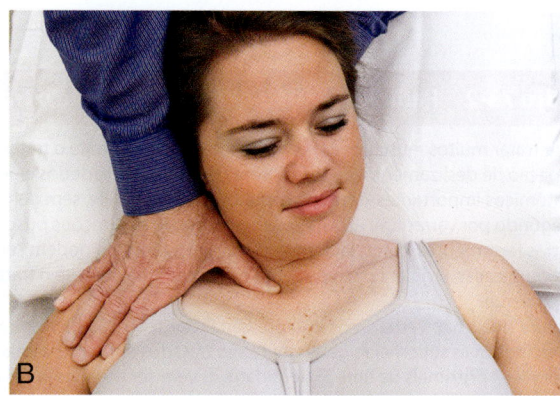

Figura 73-5 Técnica de liberação posicional *strain counterstrain* para a cervical anterior direita (AC7) (músculo esternocleidomastóideo). (A) Posição inicial com o polegar do clínico entre as cabeças clavicular e esternal do esternocleidomastóideo na clavícula. (B) A cabeça da paciente é movida para flexão, inclinação lateral e rotação na direção oposta do lado a ser tratado.

6.2. Seleção de pacientes e intervenções

A TNM pode ser aplicada a qualquer paciente com dor aguda ou crônica. No entanto, é, em geral, aceito que as intervenções da TNM não devem ser aplicadas diretamente aos tecidos lesionados nas primeiras 72 horas após a lesão, pois isso tenderia a estimular o aumento do fluxo sanguíneo para os tecidos já congestionados, reduzindo a imobilização natural necessária nessa fase de recuperação.[49] Após 72 horas, a TNM pode ser cuidadosamente aplicada aos tecidos lesados e às estruturas de apoio e músculos envolvidos em possíveis padrões de compensação. A mesma abordagem de raciocínio clínico deve ser aplicada quando um PG ativo for responsável ou associado aos sintomas do paciente.

Não há justificativa específica para a aplicação de uma TNM antes ou depois de qualquer outra intervenção com viés muscular ou articular. Por exemplo, a TNM pode ser aplicada antes de uma técnica de liberação miofascial ou agulhamento a seco aplicada especificamente para desativar os PGs. Também pode ser aplicada após essas intervenções para reduzir a dor pós-agulhamento. Da mesma forma, em um paciente com rigidez dos músculos cervicais, uma mobilização espinal pode ser dolorosa, e a TNM poderia ser aplicada primeiro para reduzir a tensão muscular, facilitando a aplicação de uma intervenção com viés articular. O clínico deve ser capaz de determinar a aplicação mais apropriada das diferentes abordagens de terapia manual para cada paciente em particular, com base em uma abordagem de raciocínio clínico sólido.

6.3. Aplicação clínica

Os aspectos mais importantes a serem considerados durante uma técnica de TNM são a pressão e a velocidade dos deslizamentos. Clinicamente, propõe-se que a pressão seja adaptada à textura, à rigidez e ao caráter do tecido subjacente. Portanto, a pressão aplicada durante uma TNM não é consistente, porque o caráter e a textura do tecido são sempre variáveis. O segundo aspecto é a velocidade do deslizamento. A velocidade deve ser adaptada, similarmente à pressão, à textura do tecido e à presença ou ausência de dor. A menos que o tecido a ser tratado seja excessivamente macio, o curso de deslizamento geralmente recomendado cobre 8 a 10 cm por segundo. No entanto, se o tecido for sensível, sugere-se um ritmo mais lento e pressão reduzida. É importante desenvolver uma velocidade de deslizamento moderada para sentir a textura e a resistência nos tecidos. Movimentos muito rápidos podem causar dor excessiva ou desconforto para o paciente. Uma velocidade moderada permitirá numerosas repetições, as quais aumentarão significativamente o fluxo sanguíneo e amolecerão a fáscia para manipulação adicional. No entanto, a velocidade deve ser adaptada a cada paciente durante cada sessão de tratamento. O Quadro 73-2 resume alguns aspectos práticos a serem considerados durante a aplicação da TNM.

Alguns autores propuseram a aplicação da TNM em uma série específica de intervenções manuais.[49] De fato, esses autores descreveram a Técnica de Inibição Neuromuscular Integrada, consistindo em uma sequência "lógica", que incorpora SCS, juntamente com liberação miofascial, MET e subsequente tonificação de estruturas miofasciais inibidas. A aplicação de todas essas técnicas é específica para as estruturas miofasciais visadas e envolve movimentos finamente ajustados dentro dos movimentos de conforto. Aplicações adicionais, como *spray* de gelo (*icespray*) e alongamento, ou o uso de cremes tópicos, podem ser incluídas, se apropriado. Verificou-se que esse protocolo é eficaz para diminuir a dor em indivíduos com PGs de trapézio superior.[50] Um exemplo da aplicação da Técnica de Inibição Neuromuscular Integrada sobre o músculo esternocleidomastóideo é descrito no Quadro 73-3 e na Figura 73-7A a D.

7. DESLIZAMENTO PROFUNDO E OUTRAS TÉCNICAS DE MASSAGEM

7.1. Visão geral

A técnica de massagem de deslizamento profundo (que também é chamada de massagem de remoção) foi, historicamente, a primeira técnica aceita para tratamento de fibrosite (muitas descrições originais das quais se encaixam em PGMs)[27], sendo amplamente praticada no início do século XX. Danneskiold-Samsøe e colaboradores[51] verificaram que a aplicação de massagem profunda nos "nódulos dolorosos" de "fibrosite" ou "dor miofascial" (compatíveis com as características clínicas dos PGs) aliviou os sinais e sintomas da maioria dos pacientes após 10 sessões de massagem. Nesse estudo, os pacientes com alívio da dor tiveram uma elevação transitória dos níveis séricos de mioglobina após as sessões iniciais de terapia, mas não após as sessões finais, quando os sintomas foram aliviados e a sensibilidade e a tensão do nódulo massageado diminuíram. Esse achado sugere que as fibras musculares dos PGs e seus nós de contratura são mais suscetíveis a traumas mecânicos do que as fibras não envolvidas, e que a manipulação local do tecido pode inativar os sintomas produzidos pelos PGs.

Quadro 73-2 Padrões gerais e diretrizes durante o tratamento neuromuscular

- Evite tratar muitos músculos em um único tratamento; limite o tratamento entre três e cinco músculos em uma sessão clínica.
- Palpação de deslizamento: dedos ou uma combinação de dedos e polegar são usados para localizar o PG e identificar pontos de referência anatômicos importantes. Fazendo contato leve com a pele, sem deformação, arraste o dedo sobre uma área de 10 cm, não levando mais de 1 segundo por varredura. Arraste o dedo em todas as direções buscando áreas que pareçam tensas ou onde o deslizamento seja restrito. Outras ferramentas, como falanges ou cotovelo, também podem ser usadas se a sensibilidade do paciente permitir.
- A comunicação regular com o paciente é aconselhada durante o tratamento, garantindo que o *feedback* e as informações sejam recebidos do paciente.
- Procure sinais não verbais, como expressão facial, retenção da respiração e/ou tensão.
- Os tecidos mais superficiais geralmente são tratados antes das camadas mais profundas.
- As porções proximais de uma extremidade devem ser tratadas antes das porções distais.
- Quando múltiplas áreas de disfunção e dor estiverem presentes, trate primeiro o tecido mais proximal, mais medial e mais doloroso, evitando o tratamento excessivo do paciente como um todo, bem como dos tecidos individuais.

Quadro 73-3 Aplicação da Técnica de Inibição Neuromuscular Integrada ao músculo esternocleidomastóideo

Passo 1: Identifique os PGs no músculo esternocleidomastóideo utilizando palpação em pinça transversa (Figura 73-7A).
Passo 2: Identifique o nível de dor atual causado pela palpação digital do PG.
Passo 3: Aplique pressão de liberação cíclica repetida por 5 segundos e 2 segundos de descanso até que o paciente relate uma redução notável na dor. Isso normalmente pode levar cinco ou mais ciclos.
Passo 4: Aplique pressão digital suficiente para garantir uma pontuação de 8 a 10 na escala de dor usada anteriormente.
Passo 5: Posicione a estrutura miofascial-alvo de uma maneira que reduza significativamente a dor percebida pelo paciente entre 0 e 3/10. Isso pode envolver o ajuste fino dos movimentos no plano sagital sob o movimento no plano frontal sob o movimento no plano transverso (em qualquer ordem). Distração ou compressão podem ser empregadas, além de técnicas respiratórias (Figura 73-7B).
Passo 6: Mantenha essa posição por até um minuto e meio, lembrando-se de liberar a compressão digital dos PGs após 6 segundos. Os dedos e o polegar podem permanecer no lugar para confirmar uma redução na rigidez do tecido.
Passo 7: Relaxamento pós-isométrico – solicita-se ao paciente que faça uma contração leve dos tecidos-alvo (Figura 73-7C). Essa é uma fase crucial do processo. É imperativo manter as estruturas no lugar. Mantenha essa contração por aproximadamente 10 a 12 segundos. O paciente deve evitar segurar a respiração. O alongamento não é o objetivo, mas sim restabelecer a amplitude de movimento normal, fisiológica e sem dor.
Passo 8: Repita o procedimento, se necessário.
Passo 9: Alternativa ao Passo 7. Se o paciente relatar que a contração das estruturas miofasciais-alvo é muito dolorosa, as estruturas opostas podem ser usadas para que o paciente "empurre" a cabeça para as mãos do terapeuta (inibição recíproca) por 10 a 12 segundos (Figura 73-7D).
Passo 10: Reavalie para garantir que todos os PGs tenham sido erradicados.

Essa técnica não é a mesma que a massagem de fricção profunda descrita por Cyriax, na qual o clínico aplica uma massagem profunda transversal ao longo do eixo das fibras musculares.[52] A técnica de Cyriax está mais relacionada à técnica de massagem de dedilhar. O dedilhar é semelhante à massagem profunda, exceto que o dedo que toca percorre as bandas tensionadas ao nível dos PGs de um lado do músculo para o outro. O dedo do clínico puxa perpendicularmente as fibras musculares, e não ao longo do comprimento das fibras. Fernández de las Peñas e colaboradores[53] verificaram que a aplicação da massagem de fricção transversa (massagem de dedilhar) foi igualmente eficaz para reduzir a sensibilidade à dor sobre os PGs ativos e latentes como liberação miofascial.

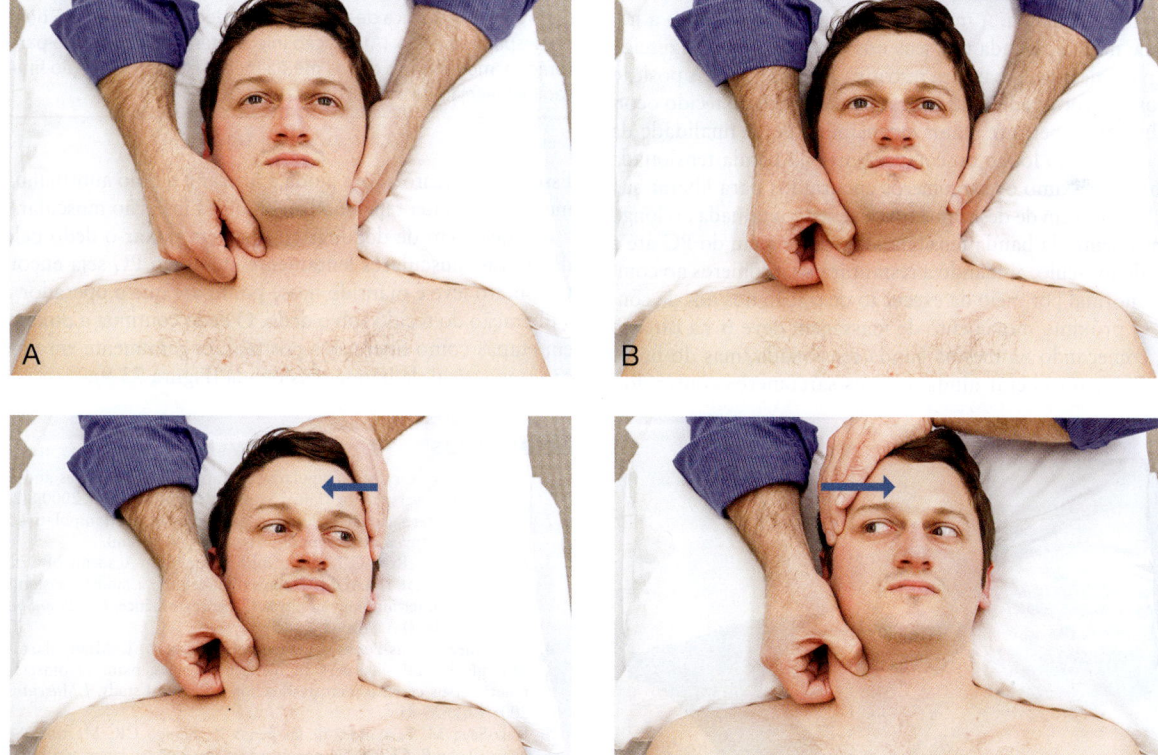

Figura 73-7 Aplicação da Técnica de Inibição Neuromuscular Integrada ao músculo esternocleidomastóideo. (A) Palpação em pinça transversa para encontrar PGs. (B) Distração do esternocleidomastóideo com técnica respiratória. (C) Relaxamento pós-isométrico. O clínico resiste (seta) à rotação esquerda suave seguida de relaxamento. (D) Inibição recíproca. O clínico resiste (seta) à rotação direita para obter relaxamento do músculo esternocleidomastóideo direito.

7.2. Seleção de pacientes e intervenções

Técnicas de massagem como TNM podem ser aplicadas a qualquer paciente com dor aguda ou crônica. No entanto, é comumente aceito que as intervenções de massagem não devem ser aplicadas diretamente aos tecidos lesionados nas primeiras 72 horas após a lesão, pois isso tenderia a estimular o aumento do fluxo sanguíneo para os tecidos já congestionados e reduziria a imobilização natural necessária nessa fase de recuperação.[49] Após 72 horas, técnicas de massagem podem ser cuidadosamente aplicadas nos tecidos lesados, nas estruturas de suporte e nos músculos envolvidos. Pode ser necessário realizar testes sensoriais quantitativos, como toque leve, limiar de dor à pressão ou sensibilidade ao calor e ao frio, para determinar a tolerância do paciente à estimulação mecânica ou térmica. Clinicamente, alguns pacientes com estados de dor evocados periférica e/ou centralmente podem apresentar uma resposta tardia da hiperalgesia se a técnica for realizada com muito vigor.

7.3. Aplicação clínica

Durante qualquer intervenção de massagem, o clínico deve prestar muita atenção às barreiras restritivas e sua liberação. O paciente deve estar posicionado de maneira confortável, para que o músculo a ser tratado esteja completamente relaxado e alongado sem dor, a ponto de não haver folga residual no músculo como um todo. A pele deve ser lubrificada se os tecidos subcutâneos estiverem tensos e imóveis. Para a *deep-stroking massage technique*, os polegares ou o dedo de ambas as mãos são colocados de forma que eles prendam uma banda tensionada entre eles, um pouco além dos PGs da banda. À medida que os dedos encontram a nodularidade do PG causada por seus nós de contratura, é exercida pressão para alcançar a barreira restritiva (Figura 73-8). A posição dos dedos deve progredir conforme o relaxamento do tecido ocorre e a "barreira" permite maior extensibilidade. A finalidade da pressão dirigida ao longo do comprimento da banda tensionada é alongar ao máximo os sarcômeros encurtados para liberar sua tensão. A massagem de deslizamento deve ser continuada ao longo do comprimento da banda tensionada restante além do PG até a inserção do músculo, ajudando a restaurar os sarcômeros ao comprimento normal por meio da execução de tração nos nós de contratura. O próximo movimento de massagem deve ir na direção inversa, começando na mesma banda tensionada, mas do outro lado do PG, para liberar ainda mais os sarcômeros contraídos.

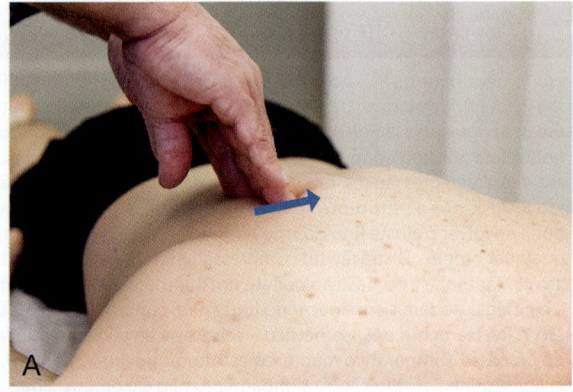

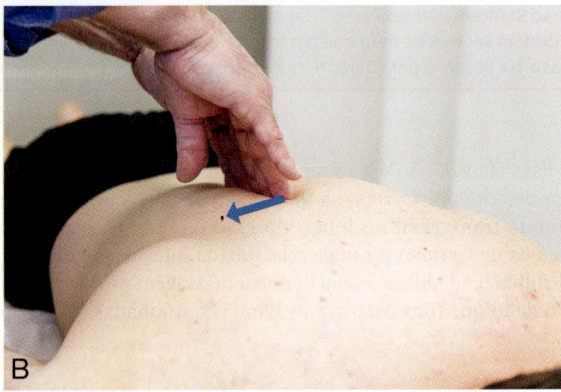

Figura 73-9 Técnica de massagem de dedilhar para um PG no músculo paraespinal torácico. (A) Posição inicial lateral à musculatura paraespinal torácica, movendo os dedos medialmente (seta). (B) Posição final e direção de inversão de medial para lateral (seta).

Esse deslizamento agora ajuda a liberar a tensão anormal na outra metade da banda tensionada e na outra inserção muscular.

Massagem de dedilhar consiste em puxar o dedo pelo meio das fibras musculares lentamente até que o PG seja encontrado. O contato leve é mantido nesse ponto até que o operador detecte a liberação do tecido sob o dedo. O dedo continua a puxar os PGs em etapas como liberações por tensão, geralmente em uma direção transversal da banda tensionada (Figura 73-9).

Referências

1. Paris SV. A history of manipulative therapy through the ages and up to the current controversy in the United States. *J Man Manip Ther*. 2000;8(2):66-77.
2. IFOMPT. International Federation of Orthopaedic Manipulative Physical Therapists. http://www.ifompt.org/About+IFOMPT.html.
3. Mintken PE, DeRosa C, Little T, Smith B; American Academy of Orthopaedic Manual Physical T. AAOMPT clinical guidelines: a model for standardizing manipulation terminology in physical therapy practice. *J Orthop Sports Phys Ther*. 2008;38(3):A1-A6.
4. Fernández-de-Las-Penas C, Fernandez-Carnero J, Miangolarra-Page J. Musculoskeletal disorders in mechanical neck pain: myofascial trigger points versus cervical joint dysfunction—a clinical study. *J Musculoske Pain*. 2005;13(1):27-35.
5. Ruiz-Saez M, Fernández-de-las-Penas C, Blanco CR, Martinez-Segura R, Garcia-Leon R. Changes in pressure pain sensitivity in latent myofascial trigger points in the upper trapezius muscle after a cervical spine manipulation in pain-free subjects. *J Manipulative Physiol Ther*. 2007;30(8):578-583.
6. Bialosky JE, Beneciuk JM, Bishop MD, et al. Unraveling the mechanisms of manual therapy: modeling an approach. *J Orthop Sports Phys Ther*. 2018;48(1): 8-18.
7. Bialosky JE, Simon CB, Bishop MD, George SZ. Basis for spinal manipulative therapy: a physical therapist perspective. *J Electromyogr Kinesiol*. 2012;22(5): 643-647.

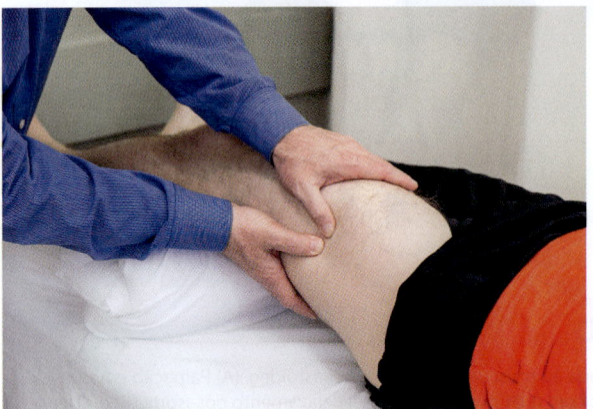

Figura 73-8 Técnica de massagem profunda para o músculo vasto lateral e trato iliotibial. Deslizamentos profundos de proximal a distal.

8. Bialosky JE, Bishop MD, Robinson ME, Zeppieri G Jr, George SZ. Spinal manipulative therapy has an immediate effect on thermal pain sensitivity in people with low back pain: a randomized controlled trial. *Phys Ther.* 2009;89(12):1292-1303.
9. Colloca CJ, Keller TS, Gunzburg R. Neuromechanical characterization of in vivo lumbar spinal manipulation. Part II. Neurophysiological response. *J Manipulative Physiol Ther.* 2003;26(9):579-591.
10. Bialosky JE, Bishop MD, Price DD, Robinson ME, George SZ. The mechanisms of manual therapy in the treatment of musculoskeletal pain: a comprehensive model. *Man Ther.* 2009;14(5):531-538.
11. Voogt L, de Vries J, Meeus M, Struyf F, Meuffels D, Nijs J. Analgesic effects of manual therapy in patients with musculoskeletal pain: a systematic review. *Man Ther.* 2015;20(2):250-256.
12. George SZ, Bishop MD, Bialosky JE, Zeppieri G Jr, Robinson ME. Immediate effects of spinal manipulation on thermal pain sensitivity: an experimental study. *BMC Musculoskelet Disord.* 2006;7:68.
13. Kovanur-Sampath K, Mani R, Cotter J, Gisselman AS, Tumilty S. Changes in biochemical markers following spinal manipulation—a systematic review and meta-analysis. *Musculoskelet Sci Pract.* 2017;29:120-131.
14. Pickar JG. Neurophysiological effects of spinal manipulation. *Spine J.* 2002;2(5):357-371.
15. Courtney CA, Fernández-de-Las-Penas C, Bond S. Mechanisms of chronic pain—key considerations for appropriate physical therapy management. *J Man Manip Ther.* 2017;25(3):118-127.
16. Haavik-Taylor H, Murphy B. Cervical spine manipulation alters sensorimotor integration: a somatosensory evoked potential study. *Clin Neurophysiol.* 2007;118(2):391-402.
17. Bishop MD, Mintken PE, Bialosky JE, Cleland JA. Patient expectations of benefit from interventions for neck pain and resulting influence on outcomes. *J Orthop Sports Phys Ther.* 2013;43(7):457-465.
18. Puentedura EJ, Cleland JA, Landers MR, Mintken PE, Louw A, Fernández-Las-Penas C. Development of a clinical prediction rule to identify patients with neck pain likely to benefit from thrust joint manipulation to the cervical spine. *J Orthop Sports Phys Ther.* 2012;42(7):577-592.
19. Blanpied PR, Gross AR, Elliott JM, et al. Neck pain: revision 2017. *J Orthop Sports Phys Ther.* 2017;47(7):A1-A83.
20. Gross A, Langevin P, Burnie SJ, et al. Manipulation and mobilisation for neck pain contrasted against an inactive control or another active treatment. *Cochrane Database Syst Rev.* 2015(9):CD004249.
21. Coronado RA, Gay CW, Bialosky JE, Carnaby GD, Bishop MD, George SZ. Changes in pain sensitivity following spinal manipulation: a systematic review and meta-analysis. *J Electromyogr Kinesiol.* 2012;22(5):752-767.
22. Webb TR, Rajendran D. Myofascial techniques: what are their effects on joint range of motion and pain?—a systematic review and meta-analysis of randomised controlled trials. *J Bodyw Mov Ther.* 2016;20(3):682-699.
23. Armijo-Olivo S, Pitance L, Singh V, Neto F, Thie N, Michelotti A. Effectiveness of manual therapy and therapeutic exercise for temporomandibular disorders: systematic review and meta-analysis. *Phys Ther.* 2016;96(1):9-25.
24. Calixtre LB, Moreira RF, Franchini GH, Alburquerque-Sendin F, Oliveira AB. Manual therapy for the management of pain and limited range of motion in subjects with signs and symptoms of temporomandibular disorder: a systematic review of randomised controlled trials. *J Oral Rehabil.* 2015;42(11):847-861.
25. La Touche R, Fernández-de-las-Penas C, Fernandez-Carnero J, et al. The effects of manual therapy and exercise directed at the cervical spine on pain and pressure pain sensitivity in patients with myofascial temporomandibular disorders. *J Oral Rehabil.* 2009;36(9):644-652.
26. Calixtre LB, Gruninger BL, Haik MN, Alburquerque-Sendin F, Oliveira AB. Effects of cervical mobilization and exercise on pain, movement and function in subjects with temporomandibular disorders: a single group pre-post test. *J Appl Oral Sci.* 2016;24(3):188-197.
27. Simons DG, Travell J, Simons L. *Travell & Simon's Myofascial Pain and Dysfunction: The Trigger Point Manual.* Vol 1. 2nd ed. Baltimore, MD: Williams & Wilkins; 1999.
28. Fernández-de-las-Penas C, Campo MS, Carnero JF, Page M. Manual therapies in myofascial trigger point treatment: a systematic review. *J Bodyw Mov Ther.* 2005;9:27-34.
29. Gay CW, Alappattu MJ, Coronado RA, Horn ME, Bishop MD. Effect of a single session of muscle-biased therapy on pain sensitivity: a systematic review and meta-analysis of randomized controlled trials. *J Pain Res.* 2013;6:7-22.
30. Cagnie B, Castelein B, Pollie F, Steelant L, Verhoeyen H, Cools A. Evidence for the use of ischemic compression and dry needling in the management of trigger points of the upper trapezius in patients with neck pain: a systematic review. *Am J Phys Med Rehabil.* 2015;94(7):573-583.
31. Simons DG. Understanding effective treatments of myofascial trigger points. *J Bodyw Mov Ther.* 2002;6(2):81-88.
32. Hou CR, Tsai LC, Cheng KF, Chung KC, Hong CZ. Immediate effects of various physical therapeutic modalities on cervical myofascial pain and trigger-point sensitivity. *Arch Phys Med Rehabil.* 2002;83(10):1406-1414.
33. Lewit K. *Manipulative Therapy in Rehabilitation of the Locomotor System.* 3rd ed. Oxford, England: Butterworth Heinemann; 1999.
34. Moraska AF, Schmiege SJ, Mann JD, Butryn N, Krutsch JP. Responsiveness of myofascial trigger points to single and multiple trigger point release massages: a randomized, placebo controlled trial. *Am J Phys Med Rehabil.* 2017;96(9):639-645.
35. Mata Diz JB, de Souza JR, Leopoldino AA, Oliveira VC. Exercise, especially combined stretching and strengthening exercise, reduces myofascial pain: a systematic review. *J Physiother.* 2017;63(1):17-22.
36. Lewit K. Postisometric relaxation in combination with other methods of muscular facilitation and inhibition. *Manuelle Medizin.* 1986;2:101-104.
37. Jones LH, Kusunose RS, Goering EK. *Jones Strain-Counterstrain.* Boise, ID: Jones International; 1995.
38. Korr IM. Proprioceptors and somatic dysfunction. *J Am Osteopath Assoc.* 1975;74(7):638-650.
39. Howell JN, Cabell KS, Chila AG, Eland DC. Stretch reflex and Hoffmann reflex responses to osteopathic manipulative treatment in subjects with Achilles tendinitis. *J Am Osteopath Assoc.* 2006;106(9):537-545.
40. Wynne MM, Burns JM, Eland DC, Conatser RR, Howell JN. Effect of counterstrain on stretch reflexes, hoffmann reflexes, and clinical outcomes in subjects with plantar fasciitis. *J Am Osteopath Assoc.* 2006;106(9):547-556.
41. Lewis C, Khan A, Souvlis T, Sterling M. A randomised controlled study examining the short-term effects of Strain-Counterstrain treatment on quantitative sensory measures at digitally tender points in the low back. *Man Ther.* 2010; 15(6):536-541.
42. Klein R, Bareis A, Schneider A, Linde K. Strain-counterstrain to treat restrictions of the mobility of the cervical spine in patients with neck pain: a sham-controlled randomized trial. *Complement Ther Med.* 2013;21(1):1-7.
43. Wong CK, Schauer CS. Reliability, validity, and effectiveness of strain counterstrain techniques. *J Man Manip Ther.* 2004;12(2):107-112.
44. McPartland JM, Goodridge JP. Counter-strain and traditional osteopathic examination of the cervical spine compared. *J Bodyw Mov Ther.* 1997;1(3):173-178.
45. Ibanez-Garcia J, Alburquerque-Sendin F, Rodriguez-Blanco C, et al. Changes in masseter muscle trigger points following strain-counterstrain or neuro-muscular technique. *J Bodyw Mov Ther.* 2009;13(1):2-10.
46. Rodríguez-Blanco C, Fernandez C, Xumet J, Algaba C, Rabadan M, Lillo M. Changes in active mouth opening following a single treatment of latent myofascial trigger points in the masseter muscle involving post-isometric relaxation or strain/counterstrain. *J Bodyw Mov Ther.* 2006;10(3):197-205.
47. Stecco A, Gesi M, Stecco C, Stern R. Fascial components of the myofascial pain syndrome. *Curr Pain Headache Rep.* 2013;17(8):352.
48. Levin SM. The importance of soft tissues for structural support of the body. *Spine.* 1995;9:357-363.
49. Chaitow L, DeLany J. *Clinical Applications of Neuromuscular Techniques: The Lower Body.* Vol 2. London, England: Churchill Livingston; 2002.
50. Nagrale AV, Glynn P, Joshi A, Ramteke G. The efficacy of an integrated neuromuscular inhibition technique on upper trapezius trigger points in subjects with non-specific neck pain: a randomized controlled trial. *J Man Manip Ther.* 2010;18(1):37-43.
51. Danneskiold-Samsøe B, Christiansen E, Bach Andersen R. Myofascial pain and the role of myoglobin. *Scand J Rheumatol.* 1986;15(2):174-178.
52. Cyriax JH. Chapter 7, Clinical applications of massage. In: Rogoff JB, ed. *Manipulation, Traction and Massage.* 2nd ed. Baltimore, MD: Williams & Wilkins; 1980:152-155.
53. Fernández-de-las-Peñas C, Alonso-Blanco C, Fernández-Carnero J, Miangolarra-Page JC. The immediate effect of ischemic compression technique and transverse friction massage on tenderness of active and latent myofascial trigger points: a pilot study. *J Bodyw Mov Ther.* 2006;10(1):3-9.

Capítulo 74

Considerações sobre exercícios terapêuticos

Blake A. Hampton | Joseph M. Donnelly | César Fernández de las Peñas

1. INTRODUÇÃO

A base fisiológica do exercício é construída a partir de um nível celular, a fim de orientar os profissionais de saúde na elaboração de programas de exercícios para indivíduos com síndrome da dor miofascial ou disfunção muscular. Ao prescrever um exercício terapêutico, a melhora do desempenho muscular, por meio da eficiência do sistema nervoso, a força muscular, a potência, a resistência e a flexibilidade são considerações essenciais. Os clínicos também devem considerar o efeito que os pontos-gatilho (PGs) têm nas variáveis do exercício terapêutico. Se todos esses elementos forem abordados adequadamente, o clínico poderá elaborar uma prescrição de exercício eficaz que abordará as limitações de atividade e as restrições de participação, atingindo os objetivos funcionais.

2. TIPO DE FIBRA MUSCULAR

A função muscular é amplamente dependente da proporção do tipo de fibra muscular, que, em geral, está relacionada à composição genética de um indivíduo. O tipo de fibra deve ser considerado para otimizar os resultados.

Uma unidade motora compreende um neurônio motor individual e todas as fibras musculares que ele inerva.[1] O número de fibras musculares que um neurônio motor inerva é ditado pela função primária desse grupo muscular. Se um grupo muscular é o principal responsável pelos movimentos motores finos, a razão entre neurônio e fibra muscular pode ser baixa (i.e., 1:10 para os músculos oculares). Se um grupo muscular é o principal responsável pelos movimentos motores grosseiros, a razão entre neurônio e fibra muscular pode ser alta (i.e., 1:1.000 para o músculo gastrocnêmio). A principal razão para essa variação na relação entre o neurônio e a fibra muscular é que as unidades motoras operam de maneira "tudo ou nada", e o disparo parcial de uma unidade motora não é possível.

O recrutamento de unidades motoras ou o padrão de ativação muscular também é especializado e depende de tarefas ou atividades. As unidades motoras menores tipo I são recrutadas primeiro devido ao baixo limiar de excitação. Elas contêm apenas alguns ramos terminais que inervam as células musculares, e sua atividade pode ser mantida por períodos prolongados devido à velocidade lenta de contração, ao alto conteúdo mitocondrial e à' capacidade oxidativa.[1] Quando uma força maior é necessária, as unidades motoras tipo II são subsequentemente recrutadas. Com um número maior de ramos terminais neuronais e fibras musculares maiores, as unidades motoras tipo II aumentam a capacidade de produção de força total.[1] As unidades motoras tipo II têm uma demanda aumentada de trifosfato de adenosina (ATPase) de miosina devido ao aumento da velocidade de contração e ao maior gasto de energia. Elas também fatigam muito mais rápido do que as unidades motoras tipo I. O desrecrutamento de fibras tipo II deve ser considerado, já que fibras tipo I também são as últimas a serem "desligadas" durante o ciclo de contração. Esse padrão é significativo para atividades de maior intensidade que exigem maior velocidade e força, pois é necessário maior tempo de descanso para uma recuperação adequada. Esse princípio tem implicações significativas ao projetar prescrições de exercícios aeróbicos e de força e para a progressão de um programa terapêutico.

Um fenômeno conhecido como "rotação da unidade motora" tem sido demonstrado, no qual unidades motoras recém-recrutadas substituem unidades motoras previamente ativas. Essa substituição permite melhor controle motor e sustentabilidade com prolongadas contrações de baixo nível.[2] O fenômeno desempenha um papel fundamental nos padrões de recrutamento de unidades motoras em músculos posturais que funcionam primariamente na manutenção de contrações musculares de baixo nível e prolongadas. Um estudo sugere que a falha na contração muscular pode estar relacionada a mudanças no padrão de recrutamento da unidade motora, que mais comumente ocorre em músculos compostos por uma maior proporção de fibras tipo II.[3] Essa correlação pode explicar por que atletas de velocidade e agilidade tendem a ser mais propensos a lesões musculares do que outros atletas.

Embora a composição genética geralmente determine a proporção de fibras musculares tipo I para o tipo II em um indivíduo, a plasticidade da fibra muscular permite a conversão de um tipo de fibra em outro.[4] Com a especificidade do treinamento, as fibras musculares podem se adaptar para atender às demandas. Esse progresso de adaptação é altamente relevante para os músculos, como o multífido lombar, em que alterações estruturais (presença de infiltrado gorduroso, atrofia e distribuição das fibras musculares) nas fibras musculares são frequentemente observadas em pacientes com dor crônica.[5] No entanto, esse efeito do treinamento tem limitações, e a composição genética, em geral, é o maior determinante da relação do tipo de fibra em um indivíduo.

3. EFEITOS DOS PONTOS-GATILHO NA FUNÇÃO MUSCULAR

Evidências sugerem que os PGs podem ter um impacto negativo nos aspectos da função muscular, incluindo fadiga, coordenação alterada e padrões alterados de atividade intramuscular.[6] A presença de dor tem mostrado comprometer a função motora dos músculos afetados, tanto sinergistas quanto antagonistas, por mecanismos centrais e periféricos complexos.[7] Portanto, é esperado que os pacientes que apresentam dor causada pelos PGs ativos também apresentem padrões de controle motor alterados. Yu e Kim[8] relataram que os músculos com PGs ativos apresentaram frequência mediana e fadiga muscular significativamente mais altas do que os músculos com PGs latentes ou sem PGs, sugerindo um aumento no recrutamento do potencial de ação da unidade motora das fibras tipo II. Yassin e colaboradores[9] observaram que pacientes com PGs ativos nos músculos do pescoço e do ombro precisam de mais tempo para reagir ao estímulo (i.e., atraso na ativação muscular) para mover a extremidade superior quando comparados com aqueles com PGs latentes ou sem PGs no mesmo músculo. Mais recentemente, Florencio e colaboradores[10] descobriram que a presença de PGs ativos na musculatura cervical determinou uma ativação alterada dos músculos flexores e extensores cervicais superficiais durante uma tarefa isométrica de baixa carga da coluna cervical em mulheres com cefaleia tipo enxaqueca.

Deve-se reconhecer que a literatura relacionada a PGs e à função muscular tem sido predominantemente focada na presença de PGs latentes. O efeito de PGs latentes na função, no desempenho e na eficiência muscular é profundo. Evidências de apoio mostraram que os PG latentes afetam a dor, os padrões de ativação muscular, a reabilitação, o treinamento de desempenho e a função geral do corpo humano. Ge e Arendt-Nielsen[6] propuseram que os PGs latentes contribuem para os mecanismos centrais de sensibilização devido aos estímulos nociceptivos contínuos de baixo nível. Esses estímulos levam à potenciação de longo prazo, causando um segmento facilitado do sistema nervoso central (SNC) e aumentando a percepção da dor, bem como a disfunção motora. Em outro estudo, os mesmos autores mostraram aumento da amplitude da eletromiografia (EMG) intramuscular do músculo trapézio superior quando os PGs latentes estavam presentes durante a abdução isométrica do ombro.[11] Esses autores supuseram que a musculatura sinérgica com PGs latentes cria padrões anormais de ativação muscular e pode levar à sobrecarga muscular sinérgica e à propagação da dor.[11] Estudos realizados por Lucas e colaboradores[12,13] mostraram variabilidade nos tempos de ativação muscular nos rotadores superiores da escápula quando os PGs latentes estavam presentes nos músculos do cíngulo do membro superior. Da mesma forma, Bohlooli e colaboradores[14] encontraram atraso na ativação e na alteração nos padrões de recrutamento do músculo trapézio superior durante a elevação rápida do braço, na presença de PGs latentes no trapézio superior. Além disso, os músculos sinérgicos do ombro mostraram padrões de recrutamento alterados, embora esses músculos não exibissem PG.[14] A baixa eficiência da musculatura do cíngulo do membro superior devido aos PGs que provocam variação nos padrões de ativação muscular sacrificará o desempenho. Esses resultados podem ter implicações relacionadas à somação temporal para pacientes com condições de dor musculoesquelética secundárias ao conceito de que os PGs são considerados uma disfunção neurofisiológica que afeta e é afetada pelo SNC.[12,13] Lucas e colaboradores[12] sugeriram que, quando há disfunção em um segmento proximal do corpo, os segmentos distais devem modificar as cargas de trabalho e os padrões de ativação muscular, para preservar os resultados do movimento desejado. Esse conceito é importante no tratamento de pacientes com disfunções nas extremidades distais quando um PG em um músculo mais proximal pode ser um importante fator contribuinte para a dor e/ou o comprometimento do movimento.

Amplitude articular restrita, inibição muscular e fadiga muscular acelerada são comumente observadas em pacientes com síndrome da dor miofascial, e evidências sustentam que os PGs latentes são fatores que contribuem para essas deficiências.[6] De fato, a presença de PGs latentes está associada à sobrecarga de unidades motoras ativas próximas ao PG, além de fadiga muscular acelerada.[15] A disfunção motora pode ocorrer devido à potencialização em longo prazo de um estímulo nociceptivo e ao mecanismo de defesa natural do corpo para reduzir a ativação dos músculos nos quais a dor é percebida. Essa hiperalgesia mecânica pode ser decorrente de isquemia associada a PG e de liberação de ATP, que pode facilitar o canal iônico número 3 detector de ácidos ligando-se aos receptores P2X.[6] Esse processo pode permitir limiares reduzidos para a nocicepção, os quais levariam a um aumento dos potenciais de ação, causando o desenvolvimento de sensibilidade mecânica. A substância P, os peptídeos relacionados ao gene da calcitonina, a bradicinina, a serotonina, a norepinefrina, o glutamato, o fator de crescimento do nervo e as citocinas também estão presentes nas áreas vizinhas aos PGs, o que provoca quimiossensibilidade relacionada à inflamação. Esses mediadores inflamatórios podem, então, ser liberados pelo gânglio da raiz dorsal para o corno posterior (dorsal) da medula espinal, levando à sensibilização da medula espinal (central). Assim, o segmento facilitado cria um ciclo de retroalimentação que pode reduzir a excitabilidade neuronal eferente e, por fim, causar a inibição de todos os músculos associados a esse segmento e, com o tempo, de outros músculos agonistas e antagônicos.[7]

Todos esses distúrbios motores podem ser particularmente problemáticos quando se gerencia pacientes com dor e disfunção relacionadas a um comprometimento do movimento (p. ex., síndrome da dor subacromial). A falha em abordar os PGs, tanto latentes quanto ativos, em músculos sinérgicos e antagonistas ao redor do ombro pode resultar em resultados insatisfatórios. Portanto, o aumento da atividade EMG intramuscular é uma consideração importante para a prescrição de exercícios, tanto do ponto de vista do desempenho quanto da reabilitação. É importante ressaltar que, do ponto de vista clínico, os PGs latentes podem induzir distúrbios no controle motor que podem ter um impacto significativo na função motora; entretanto, esses PG latentes nem sempre são responsáveis ou associados a sintomas de dor.

4. REEDUCAÇÃO NEUROMUSCULAR

Os princípios da reeducação neuromuscular são indissociáveis da função e do desempenho musculares. No que se refere aos PGs, seria difícil prescrever exercícios terapêuticos sem discutir os princípios da reeducação neuromuscular. Já foi demonstrado que, para que o movimento voluntário ocorra, os arcos reflexos funcionalmente ativos devem estar intactos.[16] Se esses arcos reflexos estiverem comprometidos, o desempenho muscular no que se refere à força, potência e resistência não será adequadamente otimizado. O Dr. Leonard Huddleston, um dos primeiros a explorar a reeducação neuromuscular, afirma que a força de contração de um músculo é determinada pelos fatores apresentados no Quadro 74-1.[16]

Há um arranjo abundante de conexões a partir do córtex motor primário, incluindo os córtices somatossensoriais primários e secundários, o córtex pré-frontal e as regiões subcorticais (como o tálamo), até as regiões corticais. Essas conexões desempenham um papel crítico na recuperação da função motora efetiva normal devido à dependência do sistema em relação ao impulso sensorial.[17] A função motora apropriada é integrada com a entrada auditiva, visual e vestibular, junto com a entrada proprioceptiva. A função sensorial comprometida resulta em controle motor insatisfatório e ineficaz. A implicação é que a estimulação sensorial desempenha um papel essencial na recuperação de déficits motores que influenciam a propagação continuada do impulso nociceptivo que causa fraqueza, entre outras deficiências. A prescrição de exercícios que focaliza exclusivamente na função motora não é tão eficaz quanto uma prescrição de exercício que incorpora a função sensorial e

Quadro 74-1 Fatores que afetam a força de contração de um músculo
1. Estado anatômico e fisiológico das fibras musculares no momento da contração
2. Número e sincronia das fibras em contração
3. Número e frequência de impulsos nervosos que atingem as fibras musculares
4. Estado funcional das junções neuromusculares
5. Condições estruturais e funcionais dos tecidos que circundam as fibras musculares

motora.[18] O objetivo da reeducação neuromuscular é melhorar a eficiência e a sinergia na ativação das unidades motoras, obtendo maior desempenho muscular por melhorar a facilitação sináptica organizada dos neurônios motores. O exercício excêntrico também pode ser usado para melhorar o controle neuromuscular, abordando alterações na morfologia muscular e afetando a mudança nos sistemas nervosos periférico e central.[19] Programas de exercício abrangentes devem incluir treinamento concêntrico e excêntrico. Os clínicos devem estar atentos ao projetar exercícios para incluir uma ênfase excêntrica maior e devem considerar onde os exercícios excêntricos se encaixam em uma abordagem sistemática para o retreinamento pós-lesão. Simons e colaboradores[20] afirmam que as contrações excêntricas são mais seguras para o paciente, já que o músculo é capaz de exercer mais força com menor gasto energético. Esses conceitos são importantes na facilitação da função em músculos com fraqueza por inibição devido a PGs. Após o tratamento dos PGs, especialmente as terapias com agulhas para recuperar o desempenho muscular e a função motora ideais, o exercício excêntrico pode melhorar o controle neuromuscular. De fato, já foi relatado que o exercício excêntrico de baixa carga forneceu proteção contra danos.[21]

5. TREINAMENTO DE CONTROLE MOTOR

O treinamento de controle motor é um componente da reeducação neuromuscular. A base para o treinamento do controle motor é a aprendizagem motora, que consiste em três fases, conforme descrito por Fitts e Posner.[22] Estas fases são (1) fase cognitiva, (2) fase associativa e (3) fase autônoma.[22] Na fase cognitiva, o indivíduo planeja cognitivamente cada ação e é incapaz de realizar tarefas simultâneas. Na fase associativa, o indivíduo trabalha para encontrar uma solução para o problema em seus padrões de movimento. Durante a fase associativa, é importante permitir que o indivíduo cometa pequenos erros durante a execução do movimento de maneira efetiva. Na fase autônoma, o indivíduo não precisa mais trabalhar cognitivamente em movimentos ou resolução de problemas, e é capaz de executar automaticamente o movimento ou a tarefa e tarefas simultâneas.[23]

A aprendizagem motora também se refere à aprendizagem declarativa e processual.[23] Na aprendizagem declarativa, toda ação e todo movimento são analisados, e as repetições são vitais para esse modo de aprendizado. Um indivíduo requer aproximadamente 3.000 repetições ou mais para dominar uma habilidade.[23] Na aprendizagem procedural, as atividades ou tarefas não requerem mais o pensamento consciente, e as habilidades são aperfeiçoadas por meio da prática aleatória em ambientes em mudança.[23]

O controle motor pode ser definido como a capacidade de controlar e ajustar posturas e movimentos com comandos centrais, reflexos espinais e a organização de programas motores a partir de atividades e movimentos que o indivíduo já aprendeu.[23] Esse processo pode ser facilitado por uma variedade de atividades, como sequências de desenvolvimento e padrões de movimento funcional que são similares ao padrão de movimento desejado. Existem quatro fases progressivas de controle motor, cada uma com características específicas que devem ser manipuladas dentro de um programa de exercícios. Estas características são mobilidade, estabilidade, mobilidade/estabilidade controlada e habilidade.[23]

A mobilidade é a capacidade de assumir e manter uma postura ou posição ao iniciar um movimento.[23] Como observado clinicamente com frequência, a causa da redução do movimento articular pode ser multifatorial. A restrição articular pode estar relacionada à hipomobilidade articular intrínseca, um reflexo do desequilíbrio muscular ou à falta de extensibilidade muscular. Ao projetar um programa de exercícios terapêuticos, o raciocínio clínico deve ser usado para determinar quando seria mais apropriado adicionar exercícios de mobilidade, incluindo o manejo de PG. Em alguns casos, concentrar-se nas deficiências do desempenho muscular e do controle motor seria uma prioridade, e isso pode realmente reduzir a dominância de alguns dos grupos musculares tensos.

Estabilidade é a capacidade de estabilizar uma nova posição e controlar as forças da gravidade que atuam no corpo. A mobilidade controlada e a estabilidade ocorrem quando o movimento pode ser controlado em qualquer ponto a partir de uma base estável. A habilidade é quando todos os movimentos podem ser realizados e todas as partes do corpo podem se mover de maneira controlada em todas as direções.[23] As fases de controle motor são aplicadas a exercícios e posições específicas que o indivíduo ainda não pode realizar para auxiliar no retreinamento. Sugestão táctil e verbal pode ser necessária para facilitar ainda mais os padrões de movimento desejados. Atividades com foco externo podem ser usadas para criar um ambiente onde o treinamento funcional é específico para um objetivo, e o paciente deve progredir por meio das fases de aprendizagem motora, a fim de alcançar o domínio do padrão de movimento desejado. Esse tipo de tratamento requer uma quantidade significativa de tempo e pode ser tedioso, mas é um aspecto muito importante no tratamento da síndrome da dor miofascial, para evitar a sobrecarga muscular.

6. FACILITAÇÃO NEUROMUSCULAR PROPRIOCEPTIVA

Facilitação neuromuscular proprioceptiva é um conceito de tratamento para o controle motor e aprendizagem motora. É utilizada em muitos cenários para abordar a programação motora deficiente, os padrões de ativação muscular deficiente e as disfunções na saída motora que são comumente vistas em indivíduos com síndrome da dor miofascial. As sugestões táteis exigidas durante a facilitação neuromuscular proprioceptiva integram os sistemas sensoriais e motores para melhorar a eficiência do movimento. Os princípios neurofisiológicos básicos da facilitação neuromuscular proprioceptiva são pós-descarga, somação temporal, somação espacial, irradiação, indução sucessiva e inibição recíproca (inervação).[23]

Pós-descarga é o efeito que um estímulo continua a ter no sistema após a sua remoção.[23] Esse conceito é semelhante à facilitação sináptica que ocorre durante a reeducação neuromuscular, conforme discutido. A soma temporal é a soma de vários estímulos mais fracos no mesmo local que resulta em um aumento na excitabilidade dos neurônios motores. A repetição do movimento em amplitudes mais baixas aumenta a excitabilidade e a eficácia dos neurônios motores. Somação espacial refere-se a estímulos mais fracos em múltiplas regiões convergindo para o efeito de maior atividade.[23] A aplicação do conceito de somação espacial permite movimentos menores e multiarticulares, que podem ser menos dolorosos e ter um efeito maior sobre o SNC do que movimentos maiores de articulação única. A irradiação é uma resposta aumentada do músculo que está relacionada ao aumento no número e/ou na força dos estímulos fornecidos, que pode ser inibitória ou facilitatória, dependendo do resultado desejado.[23] A indução sucessiva é outro princípio neurofisiológico no qual há um aumento na excitação do músculo agonista após uma contração do músculo antagonista. Essa pode ser uma ferramenta poderosa para treinar novamente os padrões de ativação muscular e para o treinamento de força. O aumento neurofisiológico na força de contração do grupo muscular agonista oferece ao clínico a oportunidade de aplicar o princípio da sobrecarga de forma mais eficiente.

A inibição ou inervação recíproca ocorre quando a contração de um grupo muscular agonista resulta em uma inibição simultânea do grupo muscular antagonista.[23] A inibição recíproca não é apenas um reflexo involuntário do nível espinal, mas também é eficaz quando uma contração é iniciada no nível cortical. Quando um músculo é ativado, seu antagonista é inibido reflexivamente. O uso de inibição recíproca é valioso para aumentar o relaxamento e liberar a tensão muscular ao alongar um músculo para desativar os PGs. Esse conceito é importante, pois a presença de PG está associada a uma eficiência reduzida de inibição recíproca, que pode levar a uma coativação aumentada dos músculos antagonistas após exercício, controle desordenado dos movimentos finos e ativação muscular desequilibrada.[24] Para invocar a inibição recíproca, os músculos que se opõem ao músculo a ser alongado são voluntariamente contraídos para ajudar ativamente o movimento de alongamento. Assim, o músculo a ser alongado é reciprocamente inibido. Esse método pode ser usado sozinho para aumentar um alongamento simples ou pode ser combinado com outras técnicas, como *spray* e alongamento ou terapia manual.

O uso da inibição recíproca como um mecanismo neuromuscular para liberar a tensão envolve mais do que a inibição da atividade do neurônio motor α. Os mecanismos de liberação de tensão também podem ser dependentes de efeitos autonômicos relacionados à inibição da atividade elétrica espontânea e à atividade de pico de PGs durante a exalação e seu aumento por inalação e estresse mental. Um exemplo clínico é visto em uma tentativa de aumentar o alongamento dos músculos isquiotibiais. O paciente ou cliente ativa o grupo muscular do quadríceps no ponto em que o comprimento máximo do músculo isquiotibial é atingido e, ao relaxar o músculo quadríceps, os músculos isquiotibiais são inibidos, permitindo um alongamento adicional desses músculos. Essa é uma técnica comumente usada em configurações práticas para melhorar a flexibilidade.

O princípio da técnica contrair-relaxar aparece em várias formas e com diferentes nomes em toda a literatura sobre tratamento musculoesquelético. O termo contrair-relaxar, como originalmente ensinado por Knott e Voss[25] e Voss e colaboradores,[26] foi recomendado para o tratamento de limitação acentuada da amplitude de movimento passiva, sem movimento ativo disponível no músculo oposto ao músculo tenso. Como eles descreveram essa intervenção, a técnica contrair-relaxar empregou a contração máxima em um movimento padronizado seguido de relaxamento do músculo tenso para permitir o encurtamento ativo do músculo fraco oposto. A liberação da tensão permitiu melhorar a amplitude de movimento. Ao longo dos anos, o significado exato do termo tornou-se um pouco difuso. Agora, existem inúmeras variações (e aplicações) do princípio básico de que a tensão muscular é reduzida imediatamente após a contração voluntária.

A técnica contrair-relaxar usada para tratar os PGs é uma contração gentil, voluntária e minimamente resistida do músculo. A intenção é ativar as fibras do PG ou as fibras musculares circundantes. A contração é seguida por relaxamento voluntário para permitir o alongamento passivo do músculo a um novo comprimento de alongamento. Contrair-relaxar é o procedimento básico no método de relaxamento pós-isométrico descrito por Lewit.[27]

Manter-relaxar é uma variante da técnica de contrair-relaxar que não é comumente usada para o tratamento de PGs, mas pode ser empregada quando não há movimento articular desejado durante ou após o procedimento. Consiste na contração isométrica do músculo tenso seguido de relaxamento, mas não por meio do alongamento do músculo tenso. Quando usada no tratamento de músculos com PGs, manter-relaxar é comumente combinada com técnicas manuais aplicadas diretamente ao músculo-alvo, como massagem profunda e liberação de PG por pressão.

7. TREINAMENTO DE FORÇA

Uma prescrição de exercícios deve ser projetada principalmente para alongar, fortalecer e/ou condicionar músculos específicos no início do programa e para integração funcional no final do programa. O exercício para alongar os músculos envolvidos é fundamental para o alívio sustentado da dor miofascial. O condicionamento melhorado (tolerância ao exercício ou resistência) e o aumento da força de um grupo de músculos, obtidos por meio do exercício, reduzem a probabilidade de desenvolvimento de PGs. Entretanto, na maioria dos pacientes com PGs ativos, os exercícios de condicionamento e fortalecimento podem ativar esses PGs, estimular a substituição por outros músculos e agravar os sintomas. Pelo contrário, os mesmos exercícios tornam os PGs latentes menos propensos à reativação se forem ritmados adequadamente a uma taxa gradual de progressão.

O tipo de exercício prescrito depende em grande parte da irritabilidade dos PGs responsáveis pela dor. Quando o paciente está sentindo dor em repouso por uma parte considerável do tempo, os PGs devem ser desativados com terapias manuais ou, em alguns casos, com agulhamento antes de iniciar o programa de exercícios. O objetivo é retirar a carga e restaurar a amplitude de movimento normal para os músculos doloridos sobrecarregados; nessa fase, o exercício ativo que coloca carga em um músculo em contração não é indicado.

Frequentemente, o treinamento de força é a principal intenção dos programas de exercícios terapêuticos, sendo uma intervenção importante para ajudar o paciente a alcançar objetivos terapêuticos e de desempenho. Há sete variáveis que devem ser consideradas no desenvolvimento de uma prescrição de exercícios de fortalecimento: análise de necessidades, seleção de exercícios, carga do treinamento, frequência do treinamento, ordem de exercícios, volume e períodos de descanso.[28]

A análise de necessidades é a variável de projeto mais importante, e muitas vezes é negligenciada pelos profissionais. Antes de projetar um programa de força, uma análise de necessidades é necessária para prescrever apropriadamente exercícios adaptados às demandas específicas do indivíduo. Uma análise das necessidades inclui a análise dos padrões de movimento, a identificação dos principais músculos necessários para realizar o movimento e o exame dos desequilíbrios musculares entre grupos musculares agonistas, sinérgicos e antagonistas. Nos capítulos sobre músculo, esse grupo é referido como a unidade funcional. Isso é muito importante, porque cada indivíduo específico terá demandas próprias para os músculos com base nas atividades da vida diária ou na prática esportiva. O programa de exercícios deve ser adaptado a essas demandas usando os mesmos grupos musculares e unidades funcionais.

A análise adequada da experiência de treinamento de um indivíduo requer avaliação do programa atual, idade de treinamento, frequência e técnica. Esses parâmetros são usados para classificar o indivíduo como iniciante, intermediário ou avançado em termos de iniciar um programa de fortalecimento. Uma classificação para iniciantes inclui um indivíduo que atualmente não está treinando ou acabou de iniciar um programa de treinamento. Este grupo é constituído por indivíduos com um tempo de treino inferior a dois meses, frequência de treino inferior ou igual a duas a três vezes/semana e experiência mínima ou inexistente na técnica de treino. Clinicamente, é nesse ponto que uma grande população de pacientes com síndrome da dor miofascial e PGs pode ser classificada, e esses indivíduos muitas vezes progridem muito rapidamente. Uma classificação intermediária inclui aqueles indivíduos que estão atualmente treinando, têm um período de treinamento de dois a seis meses, estão treinando na frequência de duas a três vezes/semana e têm experiência técnica básica. Uma classificação avançada inclui indivíduos que estão atualmente treinando, têm um período de treinamento de pelo menos um ano, uma frequência de treinamento de três a quatro vezes por semana e um alto nível de experiência técnica. Antes de colocar um indivíduo em um programa de treinamento de força, essas variáveis precisam ser identificadas para facilitar o sucesso.

A análise fisiológica é outro aspecto da análise das necessidades que ajudará na especificidade da prescrição do exercício, e requer uma avaliação dos sistemas de energia primária que são utilizados durante a atividade diária ou o esporte. Finalmente, uma análise de lesão também deve ser realizada para avaliar lesões comuns associadas à atividade específica ou ao esporte e para identificar quaisquer fatores que possam estar envolvidos com essas lesões específicas.

A seleção de exercícios é a segunda variável de projeto que precisa ser incorporada à prescrição do exercício, sendo determinada pela análise das necessidades. O princípio de adaptações específicas às exigências impostas é a chave para a seleção especializada de qualquer exercício em particular.[28] A especificidade da seleção de exercícios é importante para garantir que o indivíduo seja treinado de uma maneira específica, a fim de produzir uma adaptação ou um resultado em particular. Essas adaptações são específicas para o modo de treinamento, o grupo muscular e o padrão de movimento necessário para realizar uma atividade específica, amplitude de movimento articular, velocidade do movimento desejado, tipo de ação muscular e ativação de tipos específicos de fibras musculares requeridos do esporte ou da atividade.[28] Um exemplo de especificidade pode ser aplicado aos músculos do manguito rotador. Os músculos do manguito rotador apresentam uma razão 1:1 de fibras musculares tipo I e tipo II.[29] Portanto, é necessário estabelecer uma prescrição de exercício que inclua força e resistência para os músculos do manguito rotador.

A carga é a terceira variável de projeto e, frequentemente, quando ocorrem lesões durante o treinamento de força, ela não está manejada adequadamente. Um estudo mostrou que, para garantir carga segura, a sobrecarga progressiva deveria ocorrer a uma taxa de 2,5 a 5% por semana.[30] O mesmo estudo mostrou que quando a carga de treinamento foi aumentada em 5 a 10% em relação à semana anterior, houve menos de 10% de risco de lesão. Mas quando a carga de treinamento foi aumentada em mais de 15% em relação à semana anterior, houve um risco de 21 a 64% de lesões.[30] Para aplicar sobrecarga, o terapeuta pode aumentar a resistência, aumentar o volume de treino, alterar os períodos de descanso, aumentar a velocidade de repetição ou alterar os conjuntos e repetições realizados. É importante observar que, ao treinar com cargas mais leves, a aprendizagem motora e a coordenação são melhoradas.[28] Blanch e Gabbett[31] introduziram o conceito de razão de carga de trabalho aguda a crônica, que se mostrou importante ao retornar o paciente ou o atleta de volta à função ou ao esporte. Carga de trabalho aguda é definida como o treinamento realizado na semana atual.[31] Carga de trabalho crônica é definida como o treinamento médio realizado nas últimas quatro semanas. Uma razão de carga de trabalho aguda para crônica de 0,5 sugeriria que um indivíduo treinou metade da carga de trabalho para a qual ele se preparou nas últimas quatro semanas. Uma razão de carga de trabalho aguda para crônica de 2,0 sugere que o indivíduo realizou o dobro da quantidade de trabalho para o qual ele se preparou nas últimas quatro semanas. Blanch e Gabbett[31] concluíram que a relação ideal aguda para crônica é menor do que 1,5 para manter o risco de lesão abaixo de 5%.[31]

Frequência de treinamento é a próxima variável da prescrição do exercício que deve ser considerada. A carga de treinamento está diretamente relacionada à frequência em que cargas de treinamento mais altas exigem mais tempo de recuperação. Portanto, a frequência deve ser reduzida para permitir a recuperação. Exercícios de membros inferiores requerem tempos de recuperação maiores do que os exercícios de membros superiores, e a frequência deve refletir as regiões de treinamento. Exercícios multiarticulares requerem maior recuperação do que os exercícios uniarticulares, e isso deve ser refletido na prescrição da frequência. O *status* de treinamento estabelecido a partir da análise de necessidades desempenha um papel fundamental na prescrição de frequência. Para indivíduos com *status* de treinamento iniciante, as diretrizes de frequência recomendam de 2 a 3 sessões/semana.[28] Para indivíduos com *status* de treinamento intermediário, as diretrizes recomendam de 3 a 4 sessões de treinamento/semana.[28] E, por último, para indivíduos com *status* de treinamento avançado, as diretrizes de frequência de treinamento recomendam 4 a 7 sessões/semana.[28] Uma metanálise recente mostrou que os principais grupos musculares deveriam ser treinados duas vezes por semana, para maximizar a hipertrofia, e que não houve diferença estatística entre treinar 2 e 3 vezes/semana.[32]

O volume é definido como a quantidade total de carga levantada em uma sessão de treinamento e é uma variável importante da prescrição do exercício. Volume pode ser baseado em repetições ou carga, conhecidas como volume de repetição e volume de carga, respectivamente. O volume de repetição é o número total de repetições realizadas para um único exercício.[28] Por exemplo, um volume de repetição para três séries de 10 repetições é 30. O volume de carga é a quantidade de peso levantada multiplicada pelo volume de repetição. Para o exemplo citado, se o indivíduo estivesse levantando 10 kg para cada repetição, o volume de carga seria 300. Um princípio básico apresentado pela National Strenght and Conditioning Association para a progressão da carga é a regra 2 para 2, que indica que uma carga deve ser aumentada quando o indivíduo que está sendo treinado é capaz de realizar duas repetições extras na terceira série por duas sessões consecutivas.[28] As designações de volume para metas de treinamento são importantes para a especificidade do treinamento em diferentes aspectos, como força, potência, hipertrofia ou resistência.

Ao projetar um programa de força, é vital incorporar todas as sete variáveis do projeto identificadas no Quadro 74-2, para garantir a segurança do indivíduo enquanto se obtém os melhores resultados. Se alguma dessas variáveis for excluída, a chance de dano aumenta em detrimento do desempenho reduzido necessário para atividades específicas. Esses princípios de projeto de prescrição de exercício são essenciais ao treinar os músculos após o tratamento de PGs e dor miofascial, a fim de melhorar o desempenho, retornar à função e prevenir a recorrência de PGs. Para informações mais detalhadas sobre programação para treinamento de força, consulte o livro *Essentials of Strength Training and Conditioning*, da NSCA.

> **Quadro 74-2 Sete variáveis de projeto para desenvolver uma prescrição de exercícios de fortalecimento**
>
> 1. Avaliação de necessidades
> 2. Seleção de exercício
> 3. Carga de treinamento
> 4. Frequência de treinamento
> 5. Ordem de exercício
> 6. Volume de carga e repetição
> 7. Períodos de descanso

8. TREINAMENTO DE FLEXIBILIDADE

O treinamento de flexibilidade é um aspecto importante do desempenho muscular, incluindo força, potência e resistência. Neste livro, o treinamento de flexibilidade (exercícios de autoalongamento) está contido no tópico "Ações corretivas" de cada capítulo do músculo aplicável.

Quase qualquer método que alonga suavemente um músculo com PGs e aumenta a amplitude de movimento sem dor é benéfico. No entanto, um alongamento rápido e vigoroso por si só causa dor, contração de proteção e espasmo reflexo dos músculos. Todas essas respostas prejudicam o paciente e obstruem o alongamento do músculo.

Algum método de suprimir essas reações deve ser adicionado para liberar a tensão do PG. Devem ser evitados alongamentos rápidos ou "balísticos"; eles tendem a irritar o tecido muscular e os PGs, e não liberá-los. Muitas vezes é possível, com um PG recentemente ativado ou moderadamente irritável, desativá-lo de imediato, de forma passiva, alongando lentamente o músculo. No entanto, a liberação pode ser acelerada e menos desconfortável quando o alongamento é combinado com técnicas de progressão simples, como exalação coordenada, relaxamento pós-isométrico, contrair-relaxar e inibição recíproca.

Duas abordagens para alongar o músculo estão disponíveis: alongar o músculo movendo a(s) articulação(ões) que ele cruza ou alongar pela tração manual direta aplicada ao músculo. O movimento passivo da(s) articulação(ões) cruzada(s) pelo músculo é enfatizado como um componente que pode ser usado para o autotratamento do paciente e detalhado em cada um dos capítulos na seção "Ações corretivas". Também existem vários métodos para aumentar o alongamento (geralmente chamados de técnicas de energia muscular), incluindo relaxamento pós-isométrico, inibição recíproca, exalação, movimento ocular direcionado e contrair-relaxar. Essas várias técnicas podem ser usadas em muitas combinações diferentes e integradas com técnicas de progressão.

A contratura dos sarcômeros de um PG deve ser liberada. Portanto, alongar o sarcômero contraído por um suave alongamento sustentado com técnicas de progressão induz a redução gradual na sobreposição entre as moléculas de actina e miosina e reduz a energia consumida. Quando os sarcômeros atingem o comprimento total do alongamento, há uma sobreposição mínima e um consumo de energia bastante reduzido. Essa redução quebra um elo essencial no ciclo vicioso da crise energética relacionado aos PGs. O aumento sustentado da tensão nos sarcômeros contraturados pode causar ruptura das ligações de actina nas linhas Z, como observado por Fassbender.[33]

Embora existam vários fatores que afetam a flexibilidade e o alongamento muscular, o principal objetivo desta seção é relacionar a flexibilidade às restrições do tecido conectivo dos tendões e da fáscia, bem como restrições contráteis no músculo. Restrições fasciais podem ocorrer como uma resposta a trauma, inatividade/imobilidade, inflamação ou doença que resulte em aumento da viscosidade da matriz extracelular que causa uma redução na mobilidade fascial. Uma vez que a mobilidade da fáscia tenha diminuído, ela pode começar a se unir ao tecido mole circundante, prejudicando a mecânica muscular normal e, finalmente, causando uma redução na extensibilidade dos tecidos moles.[34] Portanto, a fáscia e o componente contrátil do músculo e dos tecidos moles compartilham uma relação próxima quando relacionados com a flexibilidade. O melhor tratamento para restrições fasciais é um tema controverso. Nos últimos anos, técnicas de autoliberação miofasciais (por pressão) se tornaram populares em ambientes de reabilitação e academias de ginástica. A fáscia tem uma propriedade tixotrópica, e a matriz extracelular torna-se viscosa com imobilidade. Macdonald e colaboradores[34] sugerem que o atrito gerado pelas técnicas de autoliberação miofasciais resulta no aquecimento da fáscia, que promove um ambiente mais fluido da matriz extracelular, restaurando a extensibilidade dos tecidos moles. Eles mostraram que, após 2 minutos no rolo de liberação, houve um aumento significativo na amplitude articular por até 10 minutos, sem diferenças significativas nas variáveis neuromusculares, incluindo força de contração e fadiga.[34] Healey e colaboradores[35] não encontraram diferenças significativas no desempenho entre fazer prancha e o rolo de liberação pelo mesmo período; no entanto, a fadiga relacionada à atividade foi significativamente menor após o rolo de liberação quando comparada com a prancha.

O treinamento de alongamento e flexibilidade tem sido considerado o padrão-ouro para melhorar a amplitude de movimento e o desempenho esportivo, apesar das evidências que sugeriram o contrário, especificamente com atividades de alongamento pré-competição. Há poucas evidências para apoiar a noção de que as atividades de alongamento pré-participativo resultarão em um risco reduzido de lesão, e mais estudos sugerem que o alongamento estático tem mostrado afetar o desempenho muscular.[28,36] Avela e colaboradores[36] mostraram que há uma redução imediata na sensibilidade reflexa do reflexo de estiramento, bem como uma redução significativa na força de resistência ao alongamento, após uma rotina de alongamento estático. O alongamento deve ser feito imediatamente após uma atividade dentro de 5 a 10 minutos, quando a temperatura da musculatura é aumentada, ou em sessão separada.[28]

9. TREINAMENTO AERÓBICO

O treinamento aeróbico pode ser uma parte vital da prescrição de exercícios terapêuticos, dependendo das metas e necessidades clínicas do paciente. O treinamento aeróbico (exercício de condicionamento) é importante para o treinamento de desempenho, reabilitação funcional e para o manejo de síndromes de dor crônica. Para condicionar tanto o sistema circulatório quanto um conjunto particular de músculos, o programa de exercícios deve ser continuado em nível submáximo até o ponto de fadiga. Caminhar, nadar, andar de bicicleta, tênis, esteira, correr e pular corda são exemplos de exercícios de treinamento aeróbico. Embora não seja essencial para a recuperação de PGs, um programa regular de exercícios de condicionamento é altamente recomendado para uma saúde ideal e para minimizar a chance de reativar os PGs.

Existem cinco variáveis de projeto associadas a programas de treinamento aeróbico: modo de exercício, frequência de treinamento, intensidade de treinamento, duração do exercício e prescrição do exercício.[28]

O modo de exercício é a atividade específica desempenhada por um indivíduo. Essas atividades devem ser específicas a cada pessoa para simular o padrão de movimento que será empregado na atividade ou competição desejada pelo paciente. Os diferentes modos de treinamento aeróbico são treinamento de longa distância (ou lento), treinamento de ritmo/compasso, treinamento intervalado, treinamento de repetição e treinamento de Fartlek, podendo ser vistos com mais detalhes na Tabela 74-1.

A otimização da frequência de treinamento influencia as adaptações positivas em sistemas fisiológicos específicos.[28] Frequência de treinamento é o número de sessões de treinamento conduzidas por dia ou por semana e depende da interação da intensidade e duração do exercício. Por exemplo, intensidades de exercício mais altas e durações mais longas podem exigir menos frequência no treinamento para permitir uma recuperação suficiente das sessões. A recuperação é um aspecto importante da frequência de treinamento e é essencial para um indivíduo obter o máximo de benefícios da sessão de treinamento subsequente. Tempos de descanso suficientes entre as sessões, junto com reidratação adequada e uma dieta de alta qualidade, são necessários para garantir que os recursos metabólicos sejam repostos.

Intensidade de treinamento é o esforço físico relativo que é gasto durante uma sessão de treinamento. O exercício aeróbico de alta intensidade aumenta a função cardiovascular e respiratória, permitindo uma melhor oferta de oxigênio aos músculos em atividade.[28] A intensidade do treinamento também se presta a adaptações musculares esqueléticas; à medida que a intensidade aumenta, um maior recrutamento de fibras musculares tipo II ocorre para atender à demanda aumentada de energia, o que ajuda a aumentar a capacidade aeróbica.[28] A intensidade é específica para o nível de treinamento do indivíduo. Caminhar devagar pode ser considerado de alta intensidade para alguns. Outros podem precisar de um nível maior de desafio para alcançar um nível adequado de intensidade. A frequência cardíaca é o método mais utilizado para a prescrição da intensidade do exercício, porque existe uma estreita relação entre a frequência cardíaca e o consumo de oxigênio. Duas equações são usadas para calcular a frequência cardíaca ideal. A primeira opção é pegar a frequência cardíaca máxima prevista pela idade e multiplicar pela intensidade de exercício desejada. O segundo método, mais preciso, mas mais difícil de derivar, é a fórmula de Karvonen. Esse método é responsável pela frequência cardíaca em repouso e pela reserva da frequência cardíaca, fornecendo uma representação mais precisa da frequência cardíaca ideal do que a fórmula da porcentagem máxima da frequência cardíaca. A taxa de esforço percebido também pode ser usada para regular a intensidade do exercício durante o treinamento aeróbico. Por exemplo, a escala de Borg de 15 pontos pode ser usada para estimar a intensidade em que a intensidade leve seria igual a 9, a intensidade moderada é igual a 12 a 14, e a intensidade alta pode se equiparar a 18 a 20 na escala.

A duração do exercício é o período de uma determinada sessão de treinamento e é frequentemente influenciada pela intensidade do exercício. O exercício realizado em uma intensidade acima do máximo estado estável de lactato, que é de cerca de 85% do $VO_2máx$, exigirá uma duração relativamente curta de cerca de 20 a 30 minutos. Exercícios de menor intensidade realizados a 70% do $VO_2máx$, ou menos, podem ser realizados por várias horas.[28]

A prescrição do exercício é a variável final que une todos os outros aspectos do projeto do programa aeróbico para o aspecto mais importante: progressão. É importante observar que a pesquisa indica que a aptidão aeróbica não diminui por até cinco semanas quando a intensidade é mantida e a frequência diminui para até duas vezes por semana.[28] Isso é fundamental quando se gerencia quadros de tempo de reabilitação para lesões, para evitar uma redução na capacidade aeróbica dos pacientes. Quando se considera uma progressão no treinamento, a frequência, a intensidade ou a duração do exercício não devem aumentar mais de 10 a 15% a cada semana.[28]

Essas variáveis do programa também devem ser usadas no manejo de pacientes com síndrome da dor miofascial para iniciar um paciente em um programa de exercícios graduais. Um programa bem-sucedido é responsável pelos relatórios subjetivos do paciente e permite que ele selecione um ponto de partida. Os objetivos do paciente também devem ser considerados na escolha do melhor modo de exercício. Por exemplo, o objetivo principal de um paciente pode ser caminhar 1 quilômetro, a fim de cruzar um campus grande para ver sua filha se formar no ensino médio, mas o paciente não consegue ir até a caixa de correio e voltar sem ter aumento de dor. O primeiro objetivo de curto prazo seria caminhar até a caixa de correio e voltar sem um aumento no relatório de dor. Para fazer isso, o paciente seria perguntado "até que ponto você acha que pode andar com certeza de que não sentirá ou aumentará sua dor?". O paciente pode dizer "metade do caminho até a caixa de correio e voltar". Então, metade da distância para a caixa de correio é o ponto de partida para a prescrição de exercício gradual. O clínico, então, aumenta a distância de 10 a 15% por semana até que o paciente atinja seu objetivo.

Se o paciente experimenta dor a qualquer momento na progressão, então o clínico reverte para a distância anterior em que o paciente estava andando até que ele possa ter sucesso. Pode ser um processo tedioso e levar um tempo para atingir metas, mas é altamente eficaz para pacientes com síndromes de dor crônica.

Tabela 74-1 Tipos de treinamento aeróbico e frequência, duração e intensidade necessárias

	Distância longa e lenta	Ritmo/compasso	Intervalo	Repetição	Fartlek
Frequência (sessões/semana)	1-2	1-2	1-2	1	1
Duração	Distância da corrida ou mais longa (30-120 min)	20-30 min	3-5 min de atividade seguido de 3-5 min de descanso	30-90 s de atividade seguido por 2,5-7,5 min de descanso (1:5)	20-60 min
Intensidade	70% $VO_2máx$	Ritmo da corrida ou um pouco mais rápido	Perto do $VO_2máx$	Maior do que o $VO_2máx$	Varia entre distância longa e lenta e intensidade do treino de ritmo/compasso

Adaptada de Baechle T.R.; Earle R.W. *Essentials of Strength Training and Conditioning*. 3 ed. Champaign, IL: Human Kinetics; 2008.

Esse princípio pode ser aplicado para atingir qualquer objetivo de atividade, adaptando o método ao modo específico de exercício, o que pode exigir um pouco de criatividade.

Siga essas diretrizes, sempre considerando os fundamentos da fisiologia cardiopulmonar quando a prescrição de exercícios aeróbicos é primordial. Ao fazer isso, o paciente permanece seguro durante todo o programa de treinamento e obtém as adaptações fisiológicas necessárias para alcançar seus objetivos. Para obter mais informações sobre o programa, consulte o livro *Essentials of Strength Training and Conditioning*, da NSCA.

10. EXERCÍCIOS FUNCIONAIS

O exercício funcional utiliza todos os princípios mencionados nas seções anteriores para formular uma prescrição de exercício, a fim de atingir o mais alto nível de função do paciente. Exercícios funcionais são projetados para preparar músculos que trabalham sinergicamente para alcançar movimentos que são específicos para uma atividade ou esporte. Essa preparação é realizada por meio da simulação de movimentos necessários para a atividade específica ou esporte. Os exercícios funcionais devem ser incorporados após a reeducação neuromuscular para reforçar os padrões adequados de movimentação e ativação muscular. Eles também devem ser realizados após treinamento de força ou aeróbico para realçar e melhorar o desempenho na atividade desejada. Movimentos combinados que incorporam movimentos de extremidades superiores e inferiores e simulam a tarefa funcional resultam em maior transferência para uma atividade funcional. Agachamentos, levantamento olímpico e levantamento terra também podem ser considerados exercícios funcionais, pois servem para preparar os músculos para trabalhar juntos em tarefas funcionais diárias comuns. Yoga, Pilates e tai chi também podem ser usados como exercícios funcionais. Há inúmeras opções para pacientes com dor miofascial para realizar exercícios funcionais. De fato, a preferência do paciente deve ditar o modo de exercício funcional para melhorar a adesão à prescrição do exercício.

Referências

1. Magee DJ, Zachazewski JE, Quillen WS. *Scientific Foundations and Principles of Practice in Musculoskeletal Rehabilitation*. New York, NY: Elsevier Health Sciences; 2007.
2. Fallentin N, Jorgensen K, Simonsen EB. Motor unit recruitment during prolonged isometric contractions. *Eur J Appl Physiol Occup Physiol*. 1993;67(4): 335-341.
3. Komi PV, Tesch P. EMG frequency spectrum, muscle structure, and fatigue during dynamic contractions in man. *Eur J Appl Physiol Occup Physiol*. 1979;42(1):41-50.
4. Scott W, Stevens J, Binder-Macleod SA. Human skeletal muscle fiber type classifications. *Phys Ther*. 2001;81(11):1810-1816.
5. Goubert D, Oosterwijck JV, Meeus M, Danneels L. Structural changes of lumbar muscles in non-specific low back pain: a systematic review. *Pain Physician*. 2016;19(7):E985-E1000.
6. Ge HY, Arendt-Nielsen L. Latent myofascial trigger points. *Curr Pain Headache Rep*. 2011;15(5):386-392.
7. Hodges PW. Pain and motor control: from the laboratory to rehabilitation. *J Electromyogr Kinesiol*. 2011;21(2):220-228.
8. Yu SH, Kim HJ. Electrophysiological characteristics according to activity level of myofascial trigger points. *J Phys Ther Sci*. 2015;27(9):2841-2843.
9. Yassin M, Talebian S, Ebrahimi Takamjani I, et al. The effects of arm movement on reaction time in patients with latent and active upper trapezius myofascial trigger point. *Med J Islam Repub Iran*. 2015;29:295.
10. Florencio LL, Ferracini GN, Chaves TC, et al. Active trigger points in the cervical musculature determine the altered activation of superficial neck and extensor muscles in women with migraine. *Clin J Pain*. 2017;33(3):238-245.
11. Ge HY, Monterde S, Graven-Nielsen T, Arendt-Nielsen L. Latent myofascial trigger points are associated with an increased intramuscular electromyographic activity during synergistic muscle activation. *J Pain*. 2014;15(2):181-187.
12. Lucas KR, Polus PA, Rich J. Latent myofascial trigger points: their effect on muscle activation and movement efficiency. *J Bodyw Mov Ther*. 2004;8:160-166.
13. Lucas KR, Rich PA, Polus BI. Muscle activation patterns in the scapular positioning muscles during loaded scapular plane elevation: the effects of Latent Myofascial Trigger Points. *Clin Biomech*. 2010;25(8):765-770.
14. Bohlooli N, Ahmadi A, Maroufi N, Sarrafzadeh J, Jaberzadeh S. Differential activation of scapular muscles, during arm elevation, with and without trigger points. *J Bodyw Mov Ther*. 2016;20(1):26-34.
15. Ge HY, Arendt-Nielsen L, Madeleine P. Accelerated muscle fatigability of latent myofascial trigger points in humans. *Pain Med*. 2012;13(7):957-964.
16. Huddleston OL. Principles of neuromuscular reeducation. *J Am Med Assoc*. 1954;156(15):1396-1398.
17. Silfies SP, Vendemia JMC, Beattie PF, Stewart JC, Jordon M. Changes in brain structure and activation may augment abnormal movement patterns: an emerging challenge in musculoskeletal rehabilitation. *Pain Med*. 2017;18(11):2051-2054.
18. Bolognini N, Russo C, Edwards DJ. The sensory side of post-stroke motor rehabilitation. *Restor Neurol Neurosci*. 2016;34(4):571-586.
19. Lepley LK, Lepley AS, Onate JA, Grooms DR. Eccentric exercise to enhance neuromuscular control. *Sports Health*. 2017;9(4):333-340.
20. Simons DG, Travell J, Simons L. *Travell & Simon's Myofascial Pain and Dysfunction: The Trigger Point Manual*. Vol 1. 2nd ed. Baltimore, MD: Williams & Wilkins; 1999.
21. Lin MJ, Chen TC, Chen HL, Wu BH, Nosaka K. Low-intensity eccentric contractions of the knee extensors and flexors protect against muscle damage. *Appl Physiol Nutr Metab*. 2015;40(10):1004-1011.
22. Fitts PM, Posner MI. *Human Performance*. Oxford, England: Brooks/Cole; 1967.
23. Adler SS, Beckers D, Buck M. *PNF in Practice: An Illustrated Guide*. 4th ed. Berlin, Germany: Springer Medizin; 2014.
24. Ibarra JM, Ge HY, Wang C, Martinez Vizcaino V, Graven-Nielsen T, Arendt-Nielsen L. Latent myofascial trigger points are associated with an increased antagonistic muscle activity during agonist muscle contraction. *J Pain*. 2011;12(12): 1282-1288.
25. Knott M, Voss DE. *Proprioceptive Neuromuscular Facilitation: Patterns and Techniques*. 2nd ed. New York, NY: Hoeber Medical Division Harper & Row; 1968 (pp. 97-99).
26. Voss DE, Ionta MK, Myers BJ, Knott M. *Proprioceptive Neuromuscular Facilitation: Patterns and Techniques*. 3rd ed. Philadelphia, PA: Harper & Row; 1985.
27. Lewit K. *Manipulative Therapy in Rehabilitation of the Locomotor System*. 3rd ed. Oxford, England: Butterworth Heinemann; 1999 (pp. 151-210).
28. Baechle TR, Earle RW. *Essentials of Strength Training and Conditioning*. 3rd ed. Champaign, IL: Human Kinetics; 2008.
29. Lovering RM, Russ DW. Fiber type composition of cadaveric human rotator cuff muscles. *J Orthop Sports Phys Ther*. 2008;38(11):674-680.
30. Gabbett TJ, Hulin BT, Blanch P, Whiteley R. High training workloads alone do not cause sports injuries: how you get there is the real issue. *Br J Sports Med*. 2016;50(8):444-445.
31. Blanch P, Gabbett TJ. Has the athlete trained enough to return to play safely? The acute:chronic workload ratio permits clinicians to quantify a player's risk of subsequent injury. *Br J Sports Med*. 2016;50(8):471-475.
32. Schoenfeld BJ, Ogborn D, Krieger JW. Effects of resistance training frequency on measures of muscle hypertrophy: a systematic review and meta-analysis. *Sports Med*. 2016;46(11):1689-1697.
33. Fassbender H. Chapter 13, Non-articular rheumatism. *Pathology of Rheumatic Diseases*. New York, NY: Springer-Verlag; 1975:303-314.
34. MacDonald GZ, Penney MD, Mullaley ME, et al. An acute bout of self-myofascial release increases range of motion without a subsequent decrease in muscle activation or force. *J Strength Cond Res*. 2013;27(3):812-821.
35. Healey KC, Hatfield DL, Blanpied P, Dorfman LR, Riebe D. The effects of myofascial release with foam rolling on performance. *J Strength Cond Res*. 2014; 28(1):61-68.
36. Avela J, Kyrolainen H, Komi PV. Altered reflex sensitivity after repeated and prolonged passive muscle stretching. *J Appl Physiol (1985)*. 1999;86(4): 1283-1291.

Capítulo 75

Considerações sobre modalidades terapêuticas

Thomas L. Christ | Joseph M. Donnelly | Carolyn McMakin

1. INTRODUÇÃO

Este capítulo apresenta modalidades terapêuticas comuns que o clínico pode utilizar como adjuvante à terapia manual, ao exercício terapêutico e ao agulhamento a seco ou à infiltração em ponto-gatilho (PG) em pacientes com síndrome da dor miofascial (SDM) e PGs. As modalidades térmicas incluem calor superficial, ultrassom terapêutico, crioterapia e *spray* frio. As modalidades eletroterapêuticas incluem neuroestimulação elétrica transcutânea (TENS, do inglês *transcutaneous electrical nerve stimulation*), estimulação elétrica neuromuscular (EENM) e *biofeedback*. Uma introdução à microcorrente de frequência específica (MFE) e sua aplicação também são apresentadas. As modalidades térmicas e eletroterapêuticas têm uma história rica e muitos benefícios terapêuticos para o tratamento de várias condições musculoesqueléticas, assim como para o tratamento da SDM e de PGs. A evidência da efetividade das diferentes modalidades no comprometimento relacionado aos PGs é discutida em detalhes quando disponível, e recomendações para seleção de pacientes e aplicação de modalidades também são fornecidas. Os clínicos devem realizar um histórico detalhado completo e considerar cada uma das precauções e contraindicações relacionadas à modalidade que está sendo selecionada e aplicada. É importante lembrar que as modalidades nunca devem ser consideradas uma intervenção monoterapêutica, devendo ser realizadas em combinação com outras intervenções terapêuticas, junto com um programa de manejo domiciliar.

MODALIDADES TÉRMICAS

2. CALOR

O calor superficial tem sido utilizado há anos como um meio de alívio da dor e relaxamento. A utilização somente do calor não é eficaz para o tratamento de PG, mas pode ser um complemento útil para outras intervenções. O teste sensorial quantitativo é essencial antes de administrar ou recomendar calor para identificar sinais e sintomas de sensibilização periférica e/ou central, porque o calor pode não ser indicado na presença de sensibilização periférica (ver Capítulo 1, Ciências da dor e dor miofascial).

2.1. Plano de fundo

O calor úmido superficial com bolsas quentes de *hydrocollator* utiliza o princípio da condução para transferir o calor da bolsa quente para o indivíduo. Essa transferência de calor aumenta a circulação na pele, mas não aumenta a circulação no nível do músculo.[1] O aumento da circulação no nível da pele pode permitir a melhoria da eficácia de outras intervenções de PG, como liberação miofascial e alongamento, reduzindo a densidade do tecido. Benjaboonyanupap e colaboradores[2] mostraram que o ultrassom contínuo é mais eficaz na redução da dor e no limiar de dor à pressão (LDP) após 20 minutos de aquecimento superficial, em comparação com o ultrassom contínuo antes do aquecimento superficial. Resultados semelhantes foram demonstrados para outras intervenções que podem ser utilizadas para tratar PGs, como liberação miofascial, TENS e *spray*-e-alongamento.[3]

O calor na ausência de sensibilização periférica pode proporcionar analgesia e reduzir a tensão muscular. O calor reduz a atividade muscular eferente gama dentro do fuso muscular, reduzindo a entrada aferente das fibras intrafusais no agrupamento de neurônios motores α.[1] Isso reduzirá inerentemente a taxa de disparo dos neurônios motores α, causando relaxamento.[1] O calor também pode inibir os sinais nociceptivos e estimular áreas do cérebro associadas ao conforto e ao relaxamento.[4]

2.2. Seleção de pacientes

Pacientes que apresentam dor e rigidez nos tecidos geralmente se beneficiam do calor superficial antes de outras intervenções. Calor proporcionado pela água do chuveiro também está prontamente disponível para a maioria das pessoas como parte de um programa de manejo domiciliar. Antes da administração de calor, o clínico deve rever as precauções e contraindicações para modalidades de calor e determinar se é seguro para o paciente.[5]

2.3. Aplicação

O paciente deve ser informado sobre as sensações esperadas, como o aquecimento de leve a moderado, que pode demorar alguns minutos após a aplicação. Uma sensação dolorosa de queimação é anormal, e o paciente deve ser informado para evitar a mesma experiência durante o banho.[1]

É importante lembrar que não se aplica a bolsa quente diretamente sobre a pele do paciente. Seis a oito camadas de toalhas ou cobertura da bolsa quente devem ficar entre o paciente e a bolsa quente. Além disso, o paciente não deve colocar o peso do corpo na bolsa quente ou em uma almofada de calor úmido, porque isso acelera a transferência de calor e pode resultar em queimaduras no paciente.[1]

O calor é tradicionalmente utilizado como complemento de um plano de tratamento. O calor pode ser usado intermitentemente em casa por meio de almofadas de calor úmido portáteis ou de um banho morno, mas deve ser apenas um complemento para o tratamento de PGs.

3. CRIOTERAPIA E *SPRAY* FRIO

O frio tem sido usado historicamente para tratar lesões musculoesqueléticas agudas e administrar o edema. O frio tem um efeito analgésico que amortece a percepção do paciente sobre a dor e diminui a circulação local. A terapia com frio é comumente usada após intervenções com agulhamento a seco e para o manejo da dor após o tratamento. As modalidades de frio incluem compressas de gelo e géis, massagem com gelo e *sprays* frios. *Sprays* frios podem ser aplicados na pele na área de um PG e sua região de referência de dor com uma técnica de "*spray*-e-alongamento". O componente terapêutico essencial é o alongamento. "Alongar é a ação, o *spray* é distração." No entanto, a expressão "*spray*-e-alongamento" é preferível a "alongamento-e-*spray*", porque é importante que o *spray* seja aplicado antes do, ou simultaneamente ao (mas não depois), músculo ser alongado. O alongamento sem alguma técnica adicional para liberar a tensão muscular e suprimir a dor provavelmente agravará os PGs.

3.1. Plano de fundo

A crioterapia é tradicionalmente utilizada na fase inflamatória aguda da lesão, mas também pode ser usada para o tratamento de PGs ativos.[6] A crioterapia na forma de bolsa fria pode ser aplicada após as intervenções manuais como liberação miofascial ou agulhamento a seco.[6] A massagem com gelo pode ser feita antes dos tratamentos manuais para reduzir a dor causada pelos PGs e melhorar o LDP.[7] Os *sprays* frios podem ser um meio muito eficaz de desativar os PGs sintomáticos utilizando uma técnica de "*spray*-e-alongamento" introduzida por Simons e colaboradores, em 1983.[8] Uma síndrome de um único músculo de início recente frequentemente responde com um retorno completo da função sem dor quando duas ou três borrifadas de *spray* são aplicadas enquanto o músculo está sendo alongado suavemente até seu comprimento total.[9] Além disso, quando muitos músculos em uma região do corpo, como o ombro, estão envolvidos e os PGs estão interagindo fortemente uns com os outros, o *spray*-e-alongamento é um meio prático de liberar todo um grupo funcional de músculos juntos para fazer um progresso mais rápido em direção ao alívio da dor. A técnica de *spray*-e-alongamento não requer a localização precisa do PG que necessita de liberação miofascial, agulhamento a seco ou infiltração. Ela requer apenas a identificação de onde as bandas tensionadas estão localizadas no músculo para garantir que essas fibras sejam liberadas.

A eficácia do *spray* frio (*spray*-e-alongamento) está relacionada às propriedades analgésicas do produto químico. O *spray* deve ser dispensado como um fluxo fino, em vez de um *spray* dispersos, como nos produtos que são usados para lesões atléticas. O efeito de resfriamento do *spray* frio ocorre a partir da evaporação instantânea do *spray*. Devido à taxa de evaporação, é essencial que o clínico aplique o *spray* a uma distância apropriada (30-45 cm da pele). Se o produto for aplicado muito perto da pele, a temperatura do líquido será muito quente no impacto para produzir efeito; se aplicado longe demais, o líquido entrará em contato com a pele em temperaturas abaixo de zero.

O cloreto de etilo é muito frio para a liberação ideal da tensão do PG, como normalmente aplicado. É um anestésico geral de ação rápida que possui uma perigosa e baixa margem de segurança, é inflamável e é explosivo quando 4 a 15% do vapor é misturado com o ar.[10] Se *spray* de cloreto de etilo for usado, precauções rigorosas devem ser observadas. Os riscos de incêndio devem ser eliminados, e nem o paciente e nem o clínico devem inalar o vapor pesado. O cloreto de etilo nunca deve ser administrado a um paciente para uso doméstico. Existem outros produtos comercialmente disponíveis que não contêm fluorcarbonetos ou cloreto de etilo que são mais seguros para o paciente e para o meio ambiente.

Existem vários mecanismos fisiológicos que demonstram como a aplicação de um agente de resfriamento na pele atenua a nocicepção e a percepção da dor. Os PGs podem reduzir o limiar do estímulo nocivo necessário para gerar nocicepção e uma resposta à dor. A crioterapia pode neutralizar temporariamente a mudança no limiar de dor. A diminuição da temperatura dos tecidos circundantes, assim como do nervo, aumentará o limiar nocivo de um indivíduo, exigindo um estímulo mais nocivo para o paciente perceber a dor. A crioterapia também reduz a velocidade de condução nervosa, diminuindo a taxa do estímulo nocivo para o sistema nervoso central (SNC).[11] A crioterapia pode ajudar a reduzir a inflamação no tecido, reduzindo o influxo de mediadores químicos, como histamina, mastócitos, substância P, peptídeo relacionado ao gene da calcitonina, bradicinina, e outros que podem ativar e sensibilizar os receptores periféricos. Essa mudança pode prevenir o agravamento dos sintomas e a possível progressão para sensibilização periférica e central. A redução na nocicepção e na percepção dos PGs permite que os músculos sejam alongados sem aumentar o nível de entrada nociceptiva do PG.

3.2. Seleção de pacientes

Pacientes que apresentam dor aguda ou inflamação, bem como aqueles que recebem terapia manual, agulhamento a seco ou infiltrações em PG, podem se beneficiar da crioterapia para reduzir a inflamação e a dor pós-tratamento. Antes da administração de crioterapia ou *spray* frio, o clínico deve determinar se o tratamento é seguro para o paciente, considerando as precauções e contraindicações para esse tratamento.[5]

3.3. Aplicação

O teste sensorial quantitativo (especialmente a tolerância ao calor e ao frio) deve ser realizado antes da aplicação da crioterapia. Bolsas frias podem ser aplicadas em áreas maiores do corpo. Para evitar danos à pele, toalhas devem ser usadas entre o gelo e a pele; toalhas úmidas são preferidas às toalhas secas para facilitar a transferência de energia. Compressas de gelo, compressas de gel e pacotes de vegetais congelados podem ser usados como bolsas frias, embora o próprio gelo possa ser o mais benéfico e seguro, pois perderá suas propriedades frias ao longo do tempo.[12] Antes da aplicação da compressa de gelo, o paciente deve ser informado das sensações esperadas. É provável que o paciente sinta uma sensação de frio no início, seguida por uma sensação de aquecimento por alguns minutos. Esse sentimento dá lugar a uma sensação dolorida e, finalmente, à anestesia. Vermelhidão leve na pele é esperada. A aplicação de compressas frias não deve durar mais do que 20 a 30 minutos, com duração mais longa para áreas maiores.[12] Após o tratamento, a dor deve ser temporariamente diminuída, e os pacientes devem evitar atividades que possam agravar sua lesão ou seu PG. Em cada um dos capítulos sobre músculos, são apresentadas "Ações corretivas" com sugestões de um programa de manejo domiciliar.

Massagem com gelo pode ser realizada em áreas menores e aplicada diretamente sobre a pele. A massagem com gelo pode ser usada diretamente no ventre muscular sobre os PGs, ao longo da área de dor referida, no tendão, na bolsa sinovial e em outros tecidos. A massagem com gelo requer o congelamento da água em um copo de papel ou nos dedos de uma luva sem látex, permitindo ao clínico descascar parte do copo para expor o gelo ou romper um dos dedos da luva e usar o gelo exposto.[12] O gelo é lentamente massageado sobre a região-alvo, em pequenos círculos, por 5 a 10 minutos. As sensações esperadas para a massagem com gelo são iguais às da compressa de gelo, e é importante comunicar-se com os pacientes sobre sua experiência. O gelo do dedo da luva pode ser usado no lugar do *spray* frio, começando no PG identificado em um músculo e movendo para a área de dor referida de três a cinco vezes, seguido de alongamento imediato.

Sprays frio são aplicados diretamente na pele. O paciente deve estar posicionado confortavelmente e bem apoiado, para permitir o relaxamento dos músculos de interesse. O *spray* é aplicado em um fluxo fino de 30 a 45 cm de distância da pele, em um ângulo de 30°.[13] A Figura 75-1 mostra a técnica do *spray*-e--alongamento para as fibras superiores do músculo trapézio e do

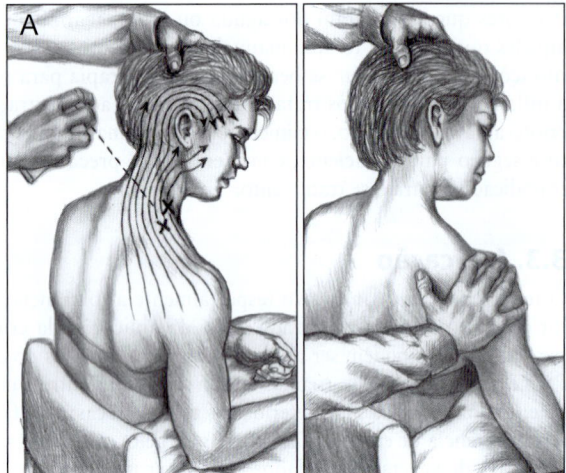
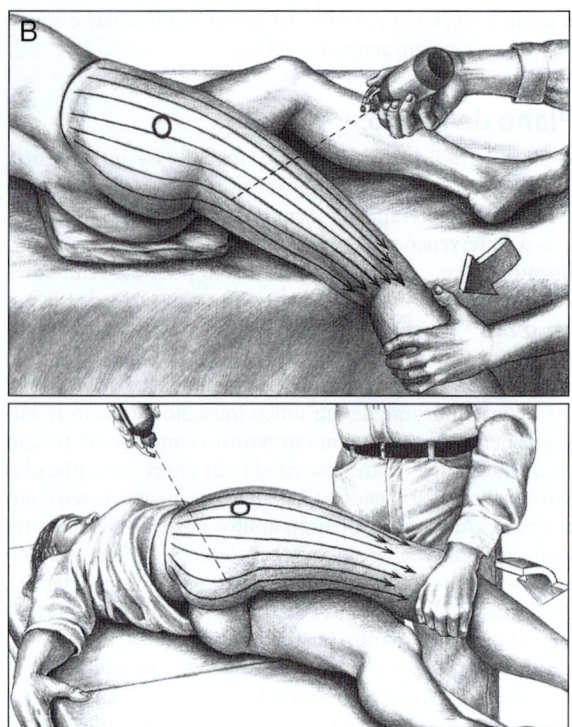

Figura 75-1 Aplicação de *spray* frio para tratamento de PGs. (A) Músculo trapézio superior. Observe que o *spray* frio é aplicado sobre o músculo e o padrão de dor referida. (B) Músculo glúteo médio. Observe que o *spray* frio é aplicado de proximal a distal sobre o músculo ao longo de uma amplitude de movimento completa.

---

músculo glúteo médio. Os clínicos devem realizar uma pulverização de todo o comprimento do ventre do músculo e sua área de dor referida duas a três vezes e, em seguida, imediatamente alongar esse músculo. Enquanto ainda está em alongamento, o clínico deve fazer o acompanhamento com mais dois ou três *sprays* completos (*spray*-e-alongamento).[13] Os PGs latentes podem ser ativados incidentalmente à terapia de *spray*-e-alongamento. Embora um grupo de músculos esteja sendo alongado passivamente, seus antagonistas estão encurtando muito mais do que o normal. Felizmente, se os PGs latentes nos antagonistas são dolorosamente ativados dessa maneira, eles podem ser desativados de maneira rápida, pulverizando-os e alongando-os. Após a aplicação, a pele precisa de tempo para aquecer novamente antes da reaplicação. Durante esse tempo, o paciente pode alongar o músculo gentilmente, ou uma almofada de calor úmido pode ser aplicada. Os *sprays* frios podem proporcionar alívio da dor e aumentar a amplitude de movimento após uma sessão, ou podem exigir várias sessões e outras intervenções terapêuticas qualificadas, como terapia manual, liberação miofascial, agulhamento a seco ou infiltração no PG.

Todas as formas de crioterapia são realizadas em conjunto com outros meios de intervenção terapêutica para PGs e não são consideradas tratamentos independentes. Os clínicos devem ter em mente as respostas do paciente à crioterapia e fazer os ajustes adequados, se necessário.

4. TERAPIA POR ULTRASSOM

Existe uma grande quantidade de literatura sobre a eficácia da terapia por ultrassom em pacientes com PG, embora a eficácia da modalidade ainda seja debatida devido à falta de homogeneidade nos estudos. A terapia por ultrassom tem sido comumente estudada por seus efeitos sobre a dor (escala visual analógica [EVA]), LDP e amplitude de movimento cervical.[2,14-23] Os vários parâmetros disponíveis para a terapia por ultrassom e o sucesso dos grupos placebo são inconsistentes na pesquisa, embora algumas tendências em eficácia do ultrassom para PG estejam começando a surgir.

4.1. Plano de fundo

A terapia por ultrassom demonstrou ser eficaz na redução da dor dos pacientes associada a PGs. Vários estudos utilizaram uma EVA para relatos subjetivos de dor e mostram uma redução na dor com a utilização de terapia por ultrassom para o tratamento de PGs.[2,14-16,18,21-23]

O ultrassom contínuo é o parâmetro de ultrassom mais estudado. Progresso nos escores da EVA com ultrassom contínuo ocorre imediatamente após o tratamento, em alguns casos,[2,18,23] ou após várias sessões de intervenção em outros estudos.[16,21,22] Os resultados dos efeitos não termais da terapia com ultrassom pulsado, embora muito menos pesquisados, também demonstraram melhorias nos escores da EVA da dor em pacientes com PG, mas não tão efetivos quando comparados ao ultrassom contínuo.[15,22]

Ultrassom estático de alta potência no limiar de dor é outro método que demonstrou melhorias rápidas nos escores da EVA, em comparação com a terapia com ultrassom contínuo convencional.[16] No entanto, esse modo não tem sido comumente estudado e não tem suporte adicional. Nesse método, o cabeçote do ultrassom é mantido estaticamente sobre o PG enquanto a intensidade é aumentada para o nível do limiar de dor do paciente (até 1,5 W/cm^2), é mantida no lugar por 4 a 5 segundos e reduzida à metade da intensidade por 15 segundos. Esse procedimento é repetido por 2 a 3 minutos.

Os mecanismos para alívio da dor na realização de ultrassom sobre os PGs são multifatoriais. A aplicação do cabeçote sonoro e o aquecimento profundo estimulam os mecanorreceptores Aβ, explorando a teoria das comportas para a modulação da dor.[15] Os efeitos térmicos do ultrassom contínuo geram vasodilatação local e subsequente aumento da circulação, que filtra neurocinas (substâncias sensibilizadoras da dor), ajudando a reverter o ambiente hipóxico. O aquecimento do tecido reduz o espasmo muscular e permite que os sarcômeros retornem ao seu comprimento normal.[2,15] O aumento do suprimento sanguíneo para o PG e a restauração do sarcômero para seu comprimento normal são dois fatores importantes que precisam ser considerados no tratamento de PGs.[15] Sarrafzadeh e colaboradores[15] sugerem que, com o ultrassom não térmico, mudanças rápidas de pressão dentro do tecido causam um aumento na permeabilidade da membrana celular, permitindo a remoção de íons e moléculas do tecido muscular.

O limiar de dor à pressão, embora de natureza subjetiva, demonstrou ser uma medida confiável para a sensibilidade muscular,[21] sendo comumente utilizado como medida de desfecho ao se estudar a eficácia do tratamento em PGs e na SDM.[2,14,15,20,21,23] Tanto a terapia contínua (térmica)[2,14,21,23] quanto a pulsada (mecânica)[15] demonstraram ser eficazes na melhora do LDP. O mecanismo de ação para aumentar o LDP de um paciente provavelmente está relacionado à redução de neurocinas no ambiente tissular local, reduzindo a entrada nociceptiva e a percepção da dor. Essa alteração química ajuda na interrupção da crise energética local causada pela isquemia e pelo ambiente hipóxico na área do PG pela liberação de substâncias sensibilizadoras nociceptivas do tecido.[15]

A terapia por ultrassom em PGs na região da coluna cervical para melhorar a amplitude de movimento cervical tem sido investigada com resultados mistos.[14-17,21,24] As melhorias na amplitude de movimento geralmente estão presentes em todos os modos de ultrassom, mas a taxa de melhora e confiabilidade dos resultados é variável. Foi demonstrado que a terapia por ultrassom de alta potência produz as melhorias significativas mais rápidas na amplitude de movimento cervical;[16] no entanto, como indicado, a evidência é escassa. O ultrassom contínuo também demonstrou boas melhorias na amplitude de movimento cervical,[16,21,24] embora muitas vezes seja necessária uma frequência de 5 dias por semana durante várias semanas para obter melhorias significativas. A terapia por ultrassom pulsado é inconsistente em relação às melhorias na amplitude de movimento cervical. Sarrafzadeh e colaboradores[15] mostraram melhora na flexão lateral cervical após seis sessões de terapia por ultrassom pulsado, enquanto Aguilera e colaboradores[17] não observaram melhorias significativas na amplitude de movimento da flexão lateral cervical após apenas uma sessão de tratamento com ultrassom pulsado. Há melhorias na amplitude de movimento com os modos térmicos de ultrassom provavelmente em razão de seus efeitos de aquecimento profundos. O calor aumenta a extensibilidade tissular, permitindo que a articulação passe por mais amplitude de movimento antes de ser limitada pelo músculo contendo PGs.[14]

No geral, a literatura sugere que o ultrassom é uma modalidade eficaz para reduzir a percepção da dor e o LDP, mas é menos conclusiva sobre efeitos na amplitude de movimento. A crítica à pesquisa da terapia por ultrassom é a falta de homogeneidade e as melhorias observadas nos grupos de placebo com ultrassom simulado. Fora das diferenças nos efeitos do ultrassom térmico e não térmico, não há parâmetros estabelecidos para o tratamento de PGs. Os grupos de placebo mostraram melhorar significativamente nos escores de dor,[21-23] de LDP[21,23] e amplitude de movimento cervical,[14,21,24] questionando ainda mais a verdadeira eficácia da terapia por ultrassom. Em alguns casos, a melhora pode resultar das intervenções subsequentes incorporadas nas sessões de tratamento,[14,22,24] mas, em outros, nenhum tratamento com exercício foi fornecido, e os grupos de placebo ainda mostraram melhorias comparáveis aos grupos de tratamento.[21,23]

4.2. Seleção de pacientes

Pacientes com PGs ou SDM em músculos facilmente acessíveis pelo cabeçote do ultrassom são apropriados para a terapia por ultrassom. A aplicação, os procedimentos, as precauções e as contraindicações para a terapia por ultrassom estão além do escopo deste capítulo, e o clínico é aconselhado a revisar esses parâmetros em outras fontes antes da aplicação de ultrassom para o tratamento de PGs e da síndrome da dor miofascial.

4.3. Aplicação

O clínico deve informar ao paciente a sensação esperada (p. ex., aquecimento), e o paciente deve informar ao clínico se o cabeçote do ultrassom estiver muito quente e se tornar doloroso. O clínico deve considerar o histórico clínico do paciente e deve rever todas as precauções e contraindicações antes do tratamento.[5]

A terapia por ultrassom contínuo é o modo mais comumente estudado, e deve ser usada em pacientes com dor ou mobilidade restrita devido à presença de PGs. O ultrassom contínuo fornece aquecimento profundo ao tecido, reduzindo a nocicepção e melhorando a extensibilidade do tecido muscular.[2,18,23] Embora seja mais eficaz para o tratamento de PGs, o ultrassom contínuo tem muito mais precauções e contraindicações que devem ser consideradas antes do tratamento.[5] Terapia por ultrassom pulsado pode ser benéfica para reduzir a nocicepção associada a PGs, mas não é tão eficaz para melhorar a amplitude de movimento.[15,17] A principal vantagem da terapia por ultrassom pulsado sobre a terapia com ultrassom contínuo é que ela não cria um aquecimento profundo dos tecidos; portanto, pode ser usada nos estágios agudos da cicatrização[5] ou quando o paciente apresenta sinais e sintomas de sensibilização periférica. A terapia por ultrassom de alta potência pode ser usada para a nocicepção relacionada ao PG, bem como para o ganho da amplitude de movimento, mas há uma evidência limitada quanto à dosagem recomendada, às precauções e às contraindicações para esse modo de ultrassom.[16] A inconsistência nos parâmetros específicos é uma das principais razões para a controvérsia clínica sobre a eficácia da terapia por ultrassom. As configurações recomendadas para a utilização do ultrassom contínuo e pulsado são fornecidas no Quadro 75-1. Devido à escassez de pesquisas disponíveis sobre ultrassom de alta potência, uma recomendação completa sobre os parâmetros não está listada.

VIA TRANSDÉRMICA DE ADMINISTRAÇÃO
5. FONOFORESE

A fonoforese é a utilização da terapia por ultrassom para conduzir uma medicação tópica para o tecido subcutâneo.[25] Vários medicamentos tópicos, mais comumente a hidrocortisona e os analgésicos locais, como a lidocaína, têm sido administrados por

Quadro 75-1 Recomendação para parâmetros de terapia por ultrassom no tratamento de PGs

	Recomendações de parâmetros de ultrassom			
Modo	Intensidade	Frequência	Duração	Diâmetro de aplicação
Contínuo[25]	■ Intensidade mais baixa que ainda experimenta os efeitos desejados. Tecido mais profundo precisará de maior intensidade.	■ 1 MHz para tecidos profundos até 6 cm de profundidade ■ 3 MHz para tecidos superficiais até 2,5 cm de profundidade	■ De 5 a 10 minutos. Tecido mais profundo precisa de maior duração.	■ O cabeçote do ultrassom deve ter pelo menos metade do tamanho da área de tratamento.
Pulsado[25]	■ Intensidade mais baixa que ainda experimenta os efeitos desejados.	■ 1 MHz para tecidos profundos até 6 cm de profundidade ■ 3 MHz para tecidos superficiais até 2,5 cm de profundidade	■ De 5 a 10 minutos. Tecido mais profundo precisa de maior duração.	■ O cabeçote do ultrassom deve ter pelo menos metade do tamanho da área de tratamento.
Alta potência[a,16]	■ Gradualmente aumentada até o nível máximo de tolerância à dor; então, reduzida à metade e repetida.	■ N/A	■ Mantida por 4 a 5 segundos com tolerância máxima à dor; então, reduzida por 15 segundos e repetida três vezes.	■ N/A

[a]As recomendações de ultrassom de alta potência baseiam-se em evidências limitadas.

fonoforese.[25] Embora exista muita pesquisa sobre a eficácia da fonoforese para várias condições musculoesqueléticas, há literatura limitada disponível sobre sua eficácia para o tratamento da SDM ou de PGs.

5.1. Plano de fundo

Os medicamentos tópicos usados na fonoforese podem ser aplicados diretamente no cabeçote do ultrassom ou misturados ao gel de ultrassom.[25] Como a fonoforese requer o uso da terapia por ultrassom para direcionar a medicação para o tecido desejado, a fonoforese proporcionará muitos dos mesmos efeitos positivos da terapia por ultrassom. Os efeitos predominantes sobre os PGs incluem redução da intensidade da dor na EVA, melhora no LDP e melhora na amplitude de movimento.[14,15,26] Muitos dos mecanismos de ação são devidos à terapia por ultrassom, conforme discutido neste capítulo.

Alguns estudos mostram diferenças significativas entre os grupos de fonoforese experimental em comparação com os grupos de controle ultrassonográfico convencionais sobre dor e LDP.[15,26] Em um estudo, o gel de hidrocortisona a 1% foi usado como medicação tópica. Ambos os grupos de fonoforese e ultrassom mostraram melhorias significativas na dor e no LDP; no entanto, o grupo de fonoforese apresentou melhorias significativamente maiores quando comparado entre os grupos.[15] Ustun e colaboradores[26] estudaram os efeitos da mistura eutética de anestésicos locais (MEAL), uma mistura tópica de lidocaína (2,5%) e prilocaína (2,5%) usada como medicação tópica e comparada à terapia por ultrassom. Ambos os grupos apresentaram redução significativa da dor após 15 sessões, mas a MEAL do grupo fonoforese foi significativamente melhor quando comparados os grupos.[26] Em ambos os estudos, melhorias significativas também foram encontradas na amplitude de movimento de flexão lateral cervical nos grupos de fonoforese e ultrassom, mas não houve diferenças entre os grupos.

Ay e colaboradores[14] utilizaram o diclofenaco como medicação tópica e não encontraram diferenças significativas na redução da dor, do LDP ou da amplitude de movimento entre os grupos de fonoforese e ultrassom.

A seleção de medicamentos é um fator importante nos efeitos terapêuticos da fonoforese. A literatura não mostra que a fonoforese é superior ao ultrassom na melhora da amplitude de movimento,[14,15,26] o que sugere que as melhorias na amplitude de movimento são apenas da terapia por ultrassom. A hidrocortisona é um potente corticoide anti-inflamatório que demonstrou ser significativamente mais eficaz do que o ultrassom na melhoria da dor e do LDP;[15] entretanto, esses resultados não foram mostrados quando o gel de diclofenaco foi usado.[14]

5.2. Seleção de pacientes

A seleção de pacientes para terapia com fonoforese é semelhante àquela para terapia por ultrassom. O paciente deve receber a prescrição da medicação tópica por um clínico, a fim de receber tratamento de fonoforese. Os clínicos devem considerar todas as precauções e contraindicações para o ultrassom, bem como quaisquer alergias à medicação que está sendo aplicada antes de realizar a fonoforese.[5]

5.3. Aplicação

A montagem e a aplicação do tratamento por fonoforese são semelhantes aos do ultrassom, com a adição da medicação tópica. A medicação pode permanecer como o meio de acoplamento[14] ou pode ser misturada com gel de ultrassom. Ambos os modos de aplicação, pulsado e contínuo de ultrassom, têm sido utilizados para conduzir a medicação tópica ao tecido desejado, com os demais parâmetros semelhantes.[14,15,26]

Melhorias na dor podem ocorrer logo após o tratamento, devido aos efeitos da medicação, mas provavelmente levarão várias sessões para tornarem-se significativas.[14,15,26] Melhorias na amplitude de movimento também podem ocorrer após uma sessão, mas, muitas vezes, levarão vários períodos de intervenção para se tornarem significativas.[14,15,26] A fonoforese não é um tratamento autônomo, devendo ser realizada em conjunto aos exercícios terapêuticos e outras terapias qualificadas.

6. IONTOFORESE

A iontoforese é um meio elétrico para a administração transcutânea de fármacos nos tecidos subcutâneos. A iontoforese é prescrita por várias razões, incluindo dor, inflamação e espasmos musculares. Embora essas sejam características de PGs, a literatura é escassa sobre a eficácia da iontoforese para o tratamento de PGs.

6.1. Plano de fundo

A iontoforese é um meio de usar moléculas carregadas para conduzir medicações tópicas além da camada impermeável do estrato córneo da pele para o tecido subcutâneo.[27] Os medicamentos com carga negativa são repelidos e direcionados para a pele pelo eletrodo catódico, e os medicamentos com carga positiva são repelidos e direcionados para a pele pelo ânodo principal.[28] A iontoforese é um método não invasivo, de baixo risco, de liberação de fármaco, que apresenta propriedades farmacocinéticas benéficas, como a liberação mais rápida do fármaco em seu tecido-alvo e o controle mais fácil da dosagem devido ao fato de pular o efeito hepático de primeira passagem.[27]

Historicamente, a iontoforese tem sido usada para condições como tendinite, artroplastia, distúrbio associado à lesão em chicote (*whiplash*) e uma variedade de outras condições musculoesqueléticas. A iontoforese também pode ser usada para o tratamento de PGs, embora a evidência seja limitada.

A lidocaína, um anestésico local popular, tem sido usada no tratamento da dor miofascial e de PGs em vários músculos posteriores do pescoço e das costas.[29] Kaya e colaboradores[29] demonstraram que 10 dias de tratamento com iontoforese de lidocaína reduziram significativamente o escore de LDP e EVA, aumento da amplitude de movimento cervical, além de melhorar uma variedade de outros resultados. O grupo-controle recebeu 10 dias de eletroestimulação com uma corrente contínua sem lidocaína e também mostrou melhora significativa em todos os desfechos, questionando se a lidocaína era uma variável significativa na melhora dos pacientes.[29] Pesquisas mais antigas mostraram sucesso significativo com a administração de dexametasona e solução de lidocaína misturada para melhorar a abdução glenoumeral ativa.[30] A lidocaína é um anestésico local de amido comumente utilizado, que bloqueia os canais de sódio, inibindo a transmissão neural.[31] Esse efeito fisiológico torna plausível que a administração reduza a dor associada aos PGs. A dexametasona é um corticosteroide comumente prescrito por seus efeitos anti-inflamatórios, o que poderia torná-la efetiva na expulsão das substâncias nociceptivas presentes nos PGs.[31]

Há necessidade de mais pesquisas sobre a eficácia desse modo de administração de medicamentos para o tratamento de PGs.

6.2. Seleção de pacientes

Pacientes que lidam com dor relacionada a PGs são apropriados para a iontoforese, desde que não tenham nenhuma precaução ou contraindicação a modalidades ou correntes eletroterápicas.[5] Além disso, os clínicos devem rastrear qualquer alergia à medicação que está sendo administrada.

6.3. Aplicação

A aplicação da iontoforese requer pelo menos dois eletrodos para atuar como o meio de condução elétrica, a medicação a ser administrada, os fios de chumbo e uma unidade de estimulação elétrica. A pele do paciente deve ser limpa com álcool ou sabão e água, e o excesso de pelos deve ser removido antes da aplicação dos eletrodos. Os medicamentos com carga negativa devem ser aplicados ao eletrodo catódico colocado sobre o tecido-alvo. Os medicamentos com carga positiva devem ser aplicados ao eletrodo ânodo colocado sobre o tecido-alvo.[28] Antes de iniciar a iontoforese, o clínico deve instruir o paciente sobre as sensações esperadas, como formigamento ou vermelhidão de baixo nível sob o eletrodo, e sobre os efeitos adversos, como queimação, ardor, bolhas ou vermelhidão intensa.[28]

Não há parâmetros universalmente aceitos para a administração de iontoforese. A dosagem do fármaco a ser administrado, junto com a tolerância do paciente a intensidades mais altas (corrente mA), ditará as configurações de estimulação elétrica.[28] Um exemplo da relação entre dosagem e tolerância do paciente é mostrado no Quadro 75-2. Observe que quando a corrente aumenta, a duração do tratamento diminui. Correntes mais altas conduzem a medicação para o tecido-alvo em uma taxa mais rápida do que correntes mais baixas.[28]

Após o tratamento, o clínico deve examinar a pele do paciente em busca de sinais de efeitos adversos, como bolhas ou vermelhidão intensa que não se resolve em poucas horas.[28] O paciente pode apresentar melhora dos sintomas, embora isso possa ser temporário, pois a iontoforese não é um tratamento isolado e deve ser realizada como adjuvante de outras intervenções terapêuticas.

MODALIDADES ELETROTERAPÊUTICAS

7. NEUROESTIMULAÇÃO ELÉTRICA TRANSCUTÂNEA

A TENS é uma modalidade elétrica comumente usada para alívio da dor em complemento a outras intervenções terapêuticas. A TENS pode utilizar uma corrente elétrica de baixa ou alta frequência para ativar mecanismos antinociceptivos internos, inibindo a sinalização nociceptiva ou aumentando as substâncias naturais antinociceptivas de alívio do corpo.[32,33] A TENS está bem estabelecida como um meio de alívio temporário da dor, mas há evidências limitadas sobre a eficácia a longo prazo dessa modalidade. Além disso, as evidências sobre o impacto da TENS nos PGs são inconclusivas, em grande parte devido à inconsistência na metodologia da pesquisa, bem como à incapacidade de estabelecer parâmetros sólidos para a eficácia da TENS nos resultados relacionados ao PG, como escores de dor (EVA), LDP e amplitude de movimento.

Quadro 75-2 Parâmetros de iontoforese

Exemplo de parâmetros de iontoforese		
Dosagem (mA min)	Corrente (mA)	Duração (min)
40	1	40
40	2	20

7.1. Plano de fundo

Há uma grande quantidade de literatura sobre a eficácia da TENS na redução da dor em uma variedade de distúrbios musculoesqueléticos.[32,34-36] A dor local e referida gerada por PGs é sinalizada por meio de fibras A-delta e C de pequeno diâmetro carregando estímulo nocivo da periferia para o corno posterior (dorsal) da medula espinal, onde o estímulo nocivo é codificado na substância gelatinosa.[32]

A TENS de alta frequência convencional explora a "teoria das comportas" para estimular fibras A-β não invasivas que inibem a transmissão das fibras A-δ e C nocivas, inibindo a transmissão de estímulos nocivos nos neurônios de segunda ordem no corno posterior da medula espinal.[32] Os efeitos da TENS de alta frequência (> 80 Hz) normalmente são de curta duração e não persistem mais do que algumas horas após a aplicação.[32] A TENS de baixa frequência (< 10 Hz) explora a liberação natural do corpo de encefalina e β-endorfinas, estimuladas a partir da substância periaquedutal cinzenta. Essa liberação ativa as vias inibitórias descendentes para o corno posterior da medula espinal, reduzindo a entrada nociceptiva, especialmente a entrada nociceptiva dos nociceptores musculares para formar sinapses efetivas com neurônios de segunda ordem na medula espinal.[37] A eficácia da TENS em pacientes com dor de PGs segue os mesmos mecanismos da ciência da dor como o seu uso em qualquer outra fonte musculoesquelética da dor. A TENS de baixa frequência produz contrações musculares de baixo nível e tem demonstrado melhorar o fluxo sanguíneo dentro do músculo.[38] Esse efeito pode ser benéfico para ajudar a eliminar substâncias nociceptivas associadas a PGs, como substância P, bradicinina, prostaglandinas e serotonina.[33] Um novo estudo de Ferreira e colaboradores[34] examinou os efeitos da TENS combinada de alta e baixa frequência por meio da TENS de baixa frequência por 25 minutos, seguida imediatamente pela TENS de alta frequência por 25 minutos. As melhorias nos relatórios de dor permaneceram até 48 horas após a intervenção, muito além do que os efeitos normalmente permanecem.

O efeito da TENS no LDP é menos conclusivo, uma vez que os estudos produziram resultados mistos. Ferreira e colaboradores[34] usaram TENS de baixa e alta frequência e encontraram reduções significativas no LDP com duração de até 48 horas. A contração muscular de uma TENS de baixa frequência pode ser benéfica para melhorar o LDP, normalizando a liberação de acetilcolina na placa terminal e aumentando o fluxo sanguíneo para eliminar as substâncias sensibilizadoras nociceptivas dentro dos PGs,[33,34,38] embora nem todos os estudos que utilizam TENS de baixa frequência tenham demonstrado melhorias no LDP.[39] A TENS de alta frequência demonstrou efeitos positivos[32] e não positivos[35,40] no LDP. A TENS no modo *Burst* demonstrou melhorar o LDP em curto prazo[33] e pode ser uma modalidade eficaz para os pacientes com dor por PG. A falta de homogeneidade dos métodos obscurece os resultados e torna difícil afirmar se a TENS é uma modalidade benéfica para melhorar o LDP em pacientes com SDM ou PG.

Os efeitos da TENS na amplitude de movimento também não são claros. TENS de alta frequência e TENS no modo Burst mostraram melhorar a amplitude de movimento cervical.[32,33,35] O alívio da dor com a TENS pode induzir o relaxamento do músculo e a desativação da banda tensionada, permitindo que o sarcômero se estenda, dando ao paciente menos resistência no movimento. No entanto, o aumento na amplitude de movimento nem sempre ocorre, como evidenciado por outros pesquisadores que não demostraram melhora.[39,40]

De modo geral, tanto a TENS de alta frequência quanto a de baixa frequência podem ser uma intervenção benéfica para reduzir a dor e aumentar o LDP, assim como podem melhorar as restrições de movimento causadas por PGs. A TENS deve ser considerada uma modalidade adjunta que pode ser usada como complemento de um programa de gerenciamento domiciliar, além de outras formas de terapia qualificada, incluindo agulhamento a seco, terapia manual e exercício (ver Capítulos 72, Injeção em pontos-gatilho e agulhamento a seco, a 74, Considerações sobre exercícios terapêuticos). Para pacientes que experimentam níveis mais elevados de dor, que podem impedi-los de participar da terapia, a TENS pode ser benéfica para diminuir os níveis nociceptivos, permitindo a participação do paciente na terapia.

7.2. Seleção de pacientes

Os pacientes que apresentam dor e comprometimento de PGs podem se beneficiar da TENS para diminuir a dor, melhorar a função e permitir a participação durante a terapia. Os clínicos devem sempre revisar as precauções e contraindicações das modalidades eletroterapêuticas, antes de administrar a TENS.[5]

7.3. Aplicação

Antes de iniciar a TENS, o clínico deve instruir o paciente sobre as sensações esperadas (p. ex., formigamento e leve vermelhidão sob a pele) e os sinais de efeitos adversos (p. ex., queimação, ardência, bolhas ou vermelhidão intensa).[41] Existem vários parâmetros para a aplicação da TENS em um paciente com dor miofascial ou PG. Até o momento, não há consenso sobre um protocolo de TENS para o tratamento da SDM ou PG; no entanto, existem parâmetros que podem abordar a sensibilização periférica e/ou central e/ou a dor neuropática.[34] Portanto, o clínico deve usar um raciocínio clínico sólido para avaliar os mecanismos de sintomas associados ao paciente ao determinar os parâmetros da TENS para o paciente. O tamanho do eletrodo pode influenciar a densidade da corrente e, geralmente, eletrodos menores são indicados para os PGs, pois eles são capazes de localizar a corrente para um tecido mais distinto.[41] O Quadro 75-3 lista as diretrizes gerais para vários ajustes da TENS. A capacidade da TENS de modular a entrada nociceptiva por meio de sistemas de modulação por comportas/ou modulação descendente ativa a liberação de opiáceos endógenos dos corpos. Esse alívio da dor geralmente não é duradouro. A TENS pode aumentar ou permitir a implementação de procedimentos terapêuticos, fazer parte de um programa de gerenciamento domiciliar e proporcionar ao paciente a produtividade em casa e na sociedade. A TENS normalmente não é uma modalidade autônoma e deve ser parte de uma estratégia abrangente de gerenciamento da dor. A TENS é uma modalidade acessível e deve ser considerada uma alternativa às prescrições de opioides.

8. ESTIMULAÇÃO ELÉTRICA NEUROMUSCULAR

A estimulação elétrica tem sido aplicada por clínicos para o tratamento de uma variedade de distúrbios musculoesqueléticos. A EENM é um método de estimulação elétrica que é utilizado para estimular as unidades motoras para melhorar a sincronização e a eficácia das contrações musculares. A EENM simula a função do córtex motor por meio da despolarização artificial dos nervos periféricos (placa motora) e demonstrou aumentar o desempenho, a força e a hipertrofia motora.[42,43] É menos provável que a EENM seja usada para desativar os PGs, mas pode ser eficaz na reciclagem de padrões de ativação muscular, atividades funcionais e posturas inadequadas que são fatores que contribuem para o desenvolvimento de PGs.

Quadro 75-3 Parâmetros da TENS

	Recomendações de parâmetros da TENS			
Modo	Frequência do pulso	Duração do pulso (µs)	Intensidade (mA)	Duração (min)
Convencional (alta frequência)	> 80 Hz	50-100	Nível sensorial, até a tolerância do paciente	20-30
Convencional (baixa frequência)	< 10 Hz	> 150	Nível motor, até provocar uma contração muscular visível	20-45
Burst	~ 100 Hz, frequência burst 1-4 Hz	200	Nível motor, até provocar uma contração muscular visível	N/A

TENS, neuroestimulação elétrica transcutânea.

8.1. Plano de fundo

A ativação e a perpetuação de PGs podem ocorrer por muitas razões, incluindo carga excêntrica não habitual, exercício excêntrico em músculo destreinado ou carga concêntrica máxima ou submáxima.[44] Os músculos que são inibidos ou destreinados são, portanto, mais propensos ao desenvolvimento de PGs, e muitas vezes é difícil para os pacientes contraírem e fortalecerem voluntariamente em virtude da dor, da fadiga e da ineficiência dos padrões de ativação muscular.

Considerações posturais também são fatores importantes. Pacientes que se apresentam com anteriorização da cabeça, síndrome cruzada superior ou síndrome cruzada inferior muitas vezes têm grupos musculares que são superalongados e inibidos, e são difíceis de serem ativados voluntariamente. A EENM pode reforçar a ativação muscular para melhorar o controle motor desses músculos inibidos por meio de estímulo elétrico artificial à placa motora do músculo. Esse estímulo simula aquele gerado pelo córtex motor durante a contração voluntária, criando a mesma propagação do potencial de ação e subsequente liberação do neurotransmissor acetilcolina.[42] A EENM não funciona da mesma forma que a contração voluntária, nem tem os mesmos efeitos fisiológicos e mecânicos. Com a EENM, todas as unidades motoras são recrutadas de uma vez, em vez de fibras de contração lenta sendo despolarizadas e ativadas primeiro, seguidas de fibras tipo II, como no princípio de tamanho de Hanneman.[42,45] Além disso, na contração voluntária, as unidades motoras têm a oportunidade de gerenciar o seu tempo "ligado" e "desligado" dentro de uma contração, permitindo breves períodos de descanso, o que não ocorre na EENM. Com EENM, todas as unidades motoras são ligadas durante a contração, aumentando a taxa de fadiga muscular.[42]

Há uma escassez de pesquisas de EENM diretamente relacionadas aos PGs, mas uma extensa quantidade de literatura apoia sua capacidade de fortalecer músculos fracos e melhorar o desempenho motor.[42,43,46,47] Existe uma grande quantidade de pesquisas sobre EENM, pois ela se relaciona com reabilitação pós-operatória do joelho quando o grupo muscular do quadríceps femoral é inibido ou enfraquecido e está associado a comprometimentos na marcha, devido à fraqueza e ao recrutamento deficiente de unidades motoras. Demonstrou-se que a EENM, combinada com exercício, é mais eficaz do que o exercício isolado na força e na função do quadríceps.[43] A evidência da EENM é limitada em outras áreas do corpo, mas os mesmos princípios podem ser aplicados. Os músculos posteriores do ombro e da escápula são comumente alongados, fracos ou inibidos e são um local de desenvolvimento de PG. A EENM pode ser usada como parte de um programa de reeducação neuromuscular, para reeducar a função muscular e os padrões de ativação muscular, subsequentemente melhorando a postura e a função e prevenindo o desenvolvimento de PG.[48,49]

8.2. Seleção de pacientes

Os pacientes que apresentam sinais de desequilíbrio muscular, como anteriorização da cabeça, síndrome cruzada superior ou síndrome cruzada inferior (ver Capítulo 76, Considerações posturais), tendem a ter grupos musculares alongados, inibidos ou fracos, criando sobrecarga muscular e padrões alterados de movimento. Os pacientes com essas deficiências correm o risco de desenvolver PGs devido à hiperatividade ou à subatividade da unidade funcional. Uma combinação de EENM com contração muscular voluntária como um meio de treinar os grupos musculares subativados pode ser benéfica para os pacientes que apresentam fraqueza e inibição em virtude de PGs. Antes da aplicação da EENM, o clínico deve rever as precauções e as contraindicações para determinar se o paciente está em condições para realizar a EENM.[5]

8.3. Aplicação

Há vários parâmetros diferentes que os clínicos podem usar para a EENM. A modulação burst (russa) é comum e geralmente promove ganhos mais rápidos e maiores, embora aumente a taxa de fadiga e seja menos tolerável. A corrente pulsada bifásica é outra forma de onda comum que é geralmente eficaz e mais tolerável. Para efeitos de fortalecimento, a duração do pulso deve ser o nível mais alto que o paciente pode tolerar,[45,47] com músculos maiores capazes de tolerar durações mais longas do que os músculos menores. Uma frequência de pulso de pelo menos 30 pulsos/s é necessária para gerar uma contração forçada, mas pode chegar a 80 pulsos/s.[45] Como mencionado, a EENM tende a levar à fadiga muscular mais rapidamente do que as contrações musculares voluntárias isoladas. Portanto, uma relação entre o trabalho e o repouso deve ser estabelecida.[45,47] Uma relação 1:5 trabalho-repouso é inicialmente recomendada e pode progredir para 1:4 e 1:3 à medida que o desempenho muscular progride. A amplitude (intensidade) depende da tolerância do paciente. Para que ocorram ganhos de força, a intensidade da contração deve estar próxima dos níveis máximos, mas a dor e a fadiga impedem atingir níveis mais altos de intensidade; portanto, o clínico deve começar a partir da tolerância do paciente e progredir lentamente para amplitudes maiores.[45,47] Os eletrodos devem ser colocados sobre a placa motora e, no mínimo, 5 cm entre eles. Os músculos maiores podem exigir eletrodos maiores e um canal adicional e quatro eletrodos em vez de dois.[47]

Após a EENM, o paciente pode apresentar dor muscular de início tardio (DMIT), bem como uma leve vermelhidão na pele.[45] Nesse caso, o músculo deve ser examinado para PGs, pois a sobrecarga pela EENM pode causar a formação de PGs, especialmente na presença de DMIT. O clínico deve estar ciente dos sinais e sintomas sugestivos de rabdomiólise, pois essa condição tem sido relatada em alguns casos com prescrição inadequada da EENM.[47] A EENM pode ser usada indiretamente para tratar os PGs, corrigindo a sobrecarga postural e muscular. A EENM nunca é uma terapia autônoma e deve ser usada como complemento de um processo detalhado de raciocínio clínico e prescrição de exercícios terapêuticos. Uma vez que a ativação voluntária pode ser alcançada, a EENM deve ser retirada para melhorar o controle motor durante as atividades funcionais.

9. BIOFEEDBACK

O *biofeedback* é uma maneira de monitorar e tentar modificar as funções autonômicas do paciente. O *biofeedback* é frequentemente usado para estudar a atividade muscular ou cerebral de um paciente por meio de eletromiografia (EMG), ressonância magnética (RM) funcional, monitoramento[50] e outros tipos de *feedback* fisiológico. Pode ser uma modalidade eficaz para pacientes com PGs para ajudar a reduzir sua atividade e modular sua percepção da dor.

9.1. Plano de fundo

O *biofeedback* utilizando EMG pode ajudar o clínico a identificar disfunções musculares causadas por PGs ou que podem estar causando PGs associados em outros músculos, levando à dor do paciente ou a deficiências de movimento.[51,52] Os eletrodos podem ser colocados na pele sobre o ventre muscular ou inseridos no ventre muscular (de profundidade) para registrar a atividade elétrica que ocorre na placa motora final.[45] Os dados brutos coletados são retificados em *feedback* visual ou auditivo que o clínico pode usar para interpretar a atividade que ocorre no músculo. Esses dados ajudam o clínico a identificar músculos que podem ser subativos ou hiperativos, assimetrias, recrutamento anormal de unidades motoras e sincronização ineficaz. Também pode ajudar a identificar atividade muscular injustificada que possa estar contribuindo para os sintomas do paciente. O *feedback* auditivo ou visual dos dados de EMG pode ser usado para ajudar a treinar disfunções musculares por meio do recrutamento de unidades motoras ou pela inibição de unidades motoras hiperativas. Embora benéfico para qualquer grupo muscular, o *biofeedback* eletromiográfico tem sido predominantemente estudado no tratamento de pacientes que relatam dor na articulação temporomandibular (ATM), reduzindo a tensão muscular em torno da ATM. Esses pesquisadores descobriram que a tensão muscular e os escores de dor permaneceram reduzidos em até seis meses após a conclusão da intervenção.[51-53]

O *biofeedback* usado na RM funcional sugere uma potencial capacidade de treinar pacientes para manipular a atividade do córtex cingulado anterossuperior associado à percepção consciente da dor.[54] Em um estudo utilizando RM funcional em tempo real, deCharms e colaboradores[54] mostraram que, por meio de treinamento, quando os indivíduos apresentavam um estímulo nocivo, eles aumentavam ou diminuíam a percepção da dor ao comando.[54] A mesma condição se aplica aos pacientes com dor crônica. Os PGs miofasciais podem levar à sensibilização periférica e central, e esse tipo de *biofeedback* pode ser benéfico para ajudar esses pacientes a automodularem sua percepção da dor. No entanto, devido ao alto custo desse equipamento, essa intervenção pode não ser viável para todos os pacientes. Opções menos caras para o *biofeedback* devem ser pesquisadas.

9.2. Seleção de pacientes

Seguindo o relato subjetivo do paciente, o clínico deve supor que os músculos do paciente estão super ou subativos, levando à ativação de PGs e à dor. As variáveis psicossociais também devem ser avaliadas, porque muitas dessas condições provocam o aumento da tensão muscular. Indivíduos sob estresse frequentemente experimentam aumento da tensão muscular e da dor.[52] Se o clínico perceber que a tensão muscular ou o desempenho motor disfuncional é um fator contribuinte na apresentação do paciente, o *biofeedback* pode ser indicado. O *biofeedback* também é indicado em pacientes com dor crônica causada por dor muscular e por PGs. Como o *biofeedback* é estritamente coleta de informações, e nenhum estímulo está sendo aplicado ao paciente, não há precauções ou contraindicações, além das alergias ao eletrodo, o que torna o *biofeedback* uma intervenção apropriada para a maioria dos indivíduos.[45]

9.3. Aplicação

A configuração do *biofeedback* EMG requer os eletrodos de gravação, um dispositivo de gravação, um *software* de computador, para corrigir os dados brutos, e um modo auditivo ou visual, para apresentar as informações ao clínico e ao paciente.[45] O tamanho e a localização corretos do eletrodo são importantes para estudar o músculo desejado e evitar conversa cruzada. Outras formas de *biofeedback* terão requisitos de tecnologia individuais para uso.

O *biofeedback* não é um tratamento em si, mas fornece informações úteis sobre o desempenho de um indivíduo, permitindo que o clínico selecione as intervenções adequadamente e forneça dados quantitativos para monitorar o progresso.

10. MICROCORRENTES DE FREQUÊNCIA ESPECÍFICA
Por Carolyn McMakin

A microcorrente de frequência específica (MFE) foi usada pela primeira vez para tratar os PGs em 1996. A técnica utiliza a terapia manual combinada com frequências pensadas para tratar certas patologias em tecidos específicos fornecidas como pulsos de onda quadrada por um dispositivo de microcorrente padrão de dois canais. As frequências foram desenvolvidas por clínicos no início dos anos 1900 e usadas em aparelhos que não eram vistos desde a década de 1.930. Uma lista de frequências de 1922 foi descoberta com um dos dispositivos antigos em 1946. O dispositivo foi abandonado, e a lista foi arquivada até 1996, quando foi usada no tratamento da SDM e de PGs em um dispositivo de microcorrente de dois canais.[55,56]

10.1. Plano de fundo

A técnica de MFE utiliza uma frequência em um canal que neutraliza uma patologia específica combinada e aplicada simultaneamente com uma frequência em um segundo canal que aborda um tecido específico. O dispositivo de microcorrente fornece as frequências com pulsos de onda quadrada em rampa de corrente subsensorial entre 100 e 300 μA. Pesquisas mostram que a água no corpo é organizada em estruturas que se assemelham a uma matriz semicondutora, permitindo a transmissão instantânea de corrente e informação por todo o corpo. Há evidências consideráveis na literatura de biofísica de que células, nervos e sistemas de órgãos se comunicam por meio de frequências e ressonância biológica. Os receptores da membrana celular têm a capacidade de reconfigurar em resposta a informações fornecidas pela sinalização química do meio ambiente e por sinais coerentes fornecidos ao sistema ou pelo sistema a esses mesmos receptores. Os receptores da membrana celular conectam-se a estruturas celulares internas e modificam fatores de transcrição que alteram a expressão genética, permitindo que a célula responda adequadamente ao ambiente. Esse é o modelo mais razoável para o mecanismo de ação dos efeitos de frequência no tecido biológico.[57-61]

A corrente de microamperagem abaixo de 500 μA demonstrou aumentar a produção de trifosfato de adenosina (ATP, do inglês *adenosine triphosphate*) em 500% em três diferentes estudos de cultura de tecidos.[62-64] Presume-se, mas não está provado, que o aumento na produção de ATP desempenha algum papel na eficácia da terapia, fornecendo a energia necessária para relaxar os sarcômeros.

Os dados disponíveis mostram que a frequência descrita como "redução da inflamação", 40 Hz, reduz todas as citocinas inflamatórias por fatores de 10 e 20 vezes em 90 minutos. Todas as citocinas inflamatórias responderam e todas pararam na faixa normal.[65] Em um ensaio cego em animais não publicado, essa mesma frequência reduziu a inflamação mediada pela lipo-oxigenase em 62%, em quatro minutos, e a inflamação mediada pela ciclo-oxigenase em 30%, em quatro minutos, em todos os animais testados. Essa foi uma resposta dependente do tempo com metade do efeito presente aos dois minutos e o efeito completo presente aos quatro minutos.[66] Esses dados sugerem que as frequências modificam a sinalização celular e alteram a expressão epigenética para reduzir a produção de peptídeos inflamatórios. Não existe outro mecanismo que explique a taxa e a magnitude sem precedentes da redução de citocinas até a, mas não abaixo da, faixa normal. Ao tratar os PGs com protocolos de tratamento específicos, os tecidos começam a relaxar e a alterar o tom em segundos. Essa resposta rápida sugere, mas não confirma, o modelo do mecanismo de sinalização celular.

A frequência que remove o tecido da cicatriz (13 Hz) parece fazê-lo por meio de ressonância que solta as ligações cruzadas que seguram o tecido conectivo em uma configuração encurtada. Essa frequência particular, quando combinada com as frequências para vários tecidos, especialmente o nervo e a fáscia, tem um efeito dramático no aumento da amplitude de movimento. Ela afeta apenas o tecido cicatricial anormal, e não foi observado se ela reduz o tecido de reparo normal em uma lesão totalmente cicatrizada. Se usada antes de o tecido de reparo ter amadurecido, ela pode atrasar a cicatrização, e não deve ser utilizada quando houver uma nova lesão. Há apenas observação clínica para o efeito dessa frequência. Mais pesquisas precisam ser feitas para confirmar seus efeitos e mecanismos.[67]

As frequências e os protocolos de tratamento considerados eficazes para os PGs foram refinados nos últimos 21 anos e estão sendo usados atualmente por mais de 3.000 clínicos em 13 países.[68] Relatórios de caso coletados sobre o tratamento da SDM na cabeça, no pescoço, na face e na região lombar foram publicados em 1998 e 2004.[55,56]

10.2. Seleção de pacientes

A MFE utiliza corrente subsensorial, e as frequências criam um abrandamento relativamente rápido dos tecidos, independente da pressão manual, tornando-a uma técnica ideal para pacientes neurologicamente sensibilizados e para PGs em músculos próximos a estruturas vasculares, viscerais ou autonômicas sensíveis. Os contatos do dispositivo são colocados nas raízes nervosas que inervam os músculos em toda uma região biomecânica à medida que eles saem da coluna, permitindo o tratamento de múltiplos pares musculares simultaneamente. Isso torna a MFE particularmente útil para atletas e para pacientes com PGs ativos, latentes e associados em múltiplos músculos e unidades musculares funcionais. Todos os protocolos miofasciais de MFE começam com as frequências para reduzir a atividade nervosa, tornando-a particularmente útil em pacientes nos quais a inflamação do nervo aumenta o tônus muscular e perpetua a atividade do PG.

Pacientes com PGs associados ao consumo de estatinas podem não responder a essa técnica, a menos que tomem 200 a 400 mg de CoQ10 por dia, por um período de duas semanas, antes do tratamento. Uma vez que o paciente esteja tomando CoQ10, ele deve responder conforme o esperado.

10.3. Precauções

Marca-passo

A microcorrente é classificada como um dispositivo de TENS, mesmo que ela forneça uma corrente 1000 vezes menor do que uma TENS e tenha um mecanismo de ação completamente diferente. Dispositivos TENS são contraindicados em pacientes com marca-passos; portanto, a MFE deve ser usada com cautela em pacientes com marca-passo, embora nenhum evento adverso tenha sido relatado até o momento nesse grupo de pacientes.

Infecção

A frequência para reduzir a inflamação, 40 Hz, reduzirá a inflamação mesmo na presença de infecção ativa. A frequência parece anular a sinalização de fragmentos físicos de lipopolissacarídeos (LPS) bacterianos ou virais, reduzindo a inflamação por duas a seis horas. Durante o tempo em que a inflamação é reduzida, a infecção ativa pode e tem demonstrado proliferar. Portanto, é desaconselhável usar essa frequência quando o paciente tem uma infecção ativa em qualquer lugar, a menos que o paciente esteja recebendo antibióticos.

Nova lesão

A frequência para remover o tecido da cicatriz, 13 Hz, não deve ser usada se o paciente sofreu uma nova lesão em qualquer parte do corpo. Como o corpo é um semicondutor, não há lugar no corpo onde a frequência não tenha efeito, e novas lesões exigem que o tecido cicatricial se forme para se curar. Usando a frequência para remover cicatrizes, dentro de seis semanas uma nova lesão irá atrasar a cicatrização. Para amolecer o tecido, 91 hertz podem ser utilizados com segurança, uma vez que a nova lesão tem quatro semanas, e 13 Hz podem ser usados com segurança, uma vez que a nova lesão tem seis semanas.

Hidratação

Para a MFE ser eficaz, o paciente deve estar hidratado e deve ter consumido um litro de água nas quatro horas anteriores ao tratamento. Essa quantidade de ingestão de água pode ser inadequada para pacientes com comprometimento da função cardíaca ou renal, e o clínico ou paciente deve consultar o profissional que monitora essas condições antes do consumo da ingestão recomendada de água no pré-tratamento. O tratamento pode ser tentado sem a ingestão de água recomendada, mas clinicamente descobrimos que isso é menos eficaz.

Reações de desintoxicação

A MFE trata vários músculos em um curto período, e os pacientes que experimentam reações de desintoxicação, como fadiga ou náusea após a massagem, podem achar essa reação de desintoxicação amplificada quando a MFE é usada junto com a terapia manual. A ingestão de água imediatamente após o tratamento, junto com uma refeição que inclui vegetais que contêm enxofre, parece melhorar essa reação de desintoxicação.

Estenose

Alguns pacientes com estenose central ou foraminal da coluna vertebral apresentaram aumento de dor quando a corrente contínua positiva polarizada é usada. Em pacientes com estenose conhecida, deve-se usar corrente alternada, em vez de corrente positiva polarizada.

Lassidão ligamentar

Como a MFE pode relaxar os músculos e aumentar a amplitude de movimento tão drasticamente em um curto período, pode não ser apropriada para pacientes com lassidão ligamentar conhecida, especialmente na coluna cervical. Medidas terapêuticas devem ser tomadas para reparar os ligamentos lesionados.

10.4. Contraindicações

Gravidez

Como a frequência de 40 Hz reduz as prostaglandinas e certas prostaglandinas são necessárias para manter a gravidez, a MFE não deve ser usada em uma paciente que esteja grávida. Não foram reportados efeitos adversos conhecidos, mas uma vez que se sabe que uma mulher está grávida, a MFE não deve ser usada para qualquer indicação.

10.5. Aplicação

Preparação

O paciente bem hidratado deve ter a pele da área de tratamento exposta, enquanto preserva o corpo com um avental ou lençol. A MFE pode ser usada em qualquer músculo ou grupo muscular, incluindo a pelve, o couro cabeludo e a mandíbula, bem como os músculos axiais e de extremidade. O Quadro 75-4 descreve um roteiro de pré-tratamento para os clínicos.

10.6. Equipamento

A MFE requer um dispositivo de microcorrente de dois canais que pode fornecer frequências específicas de três dígitos independentes em cada canal usando uma onda quadrada em rampa. O dispositivo deve ser um gerador de corrente constante com o dispositivo variando automaticamente a tensão para manter os níveis atuais definidos para o tratamento do paciente. Os níveis atuais devem estar entre 20 e 500 µA e podem ser usados polarizados positivamente ou alternados. A corrente positiva polarizada é descrita com mais precisão como corrente direta positiva pulsada com a parte negativa ou a onda removida. Um típico dispositivo manual

Quadro 75-4 Roteiro de pré-tratamento usado pelo clínico

1. Usarei a MFE para tratar seus músculos. Você não será capaz de sentir a corrente porque é do mesmo tipo de corrente que seu corpo produz por si mesmo.
2. Aplicarei a corrente envolvendo essas toalhas (ou envoltórios) molhadas e quentes na área a ser tratada. Um contato vai na coluna, onde os nervos para os músculos dolorosos saem da coluna. Colocaremos o outro contato para a corrente fluir através dos músculos que precisamos tratar.
3. Podemos usar eletrodos condutivos de gel, em vez de contatos molhados se você preferir, desde que não seja sensível ao adesivo.
4. Você está grávida?
5. Você tem um marca-passo?
6. Você tem uma infecção ativa não tratada em algum lugar?
7. Você teve alguma nova lesão física ou ferimentos nas últimas quatro semanas?
8. Você tem alguma dúvida ou preocupação?

de mesa e um pequeno dispositivo programável são mostrados a seguir, mas há vários dispositivos de microcorrente no mercado que atendem aos requisitos, e qualquer dispositivo pode ser usado para atender aos critérios acima.

O dispositivo normalmente vem com cabos de 180 cm. Os cabos terminam em pontas de pinos que se encaixam em luvas condutoras de grafite que podem ser enroladas em uma toalha ou em um pano úmido quente. Os pinos também caberão em clipes-jacaré que podem ser presos a um tecido ou pano de tecido molhado e quente. Água da torneira usada para molhar as toalhas ou envoltórios serve como agente condutor. A água destilada não conduzirá corrente e não deve ser usada. Algumas clínicas usam aquecedores de toalhas para manter o tecido úmido quente. Os contatos são higienizados no aquecedor e pela simples lavagem em uma lavadora. Os eletrodos condutores adesivos podem ser usados várias vezes pelo mesmo paciente, mas não podem ser transferidos de um paciente para outro. As Figuras 75-2 a 75-9 mostram o equipamento de MFE e a configuração do paciente.

A técnica de terapia manual realizada enquanto a corrente está em funcionamento normalmente não exige loção de massa-

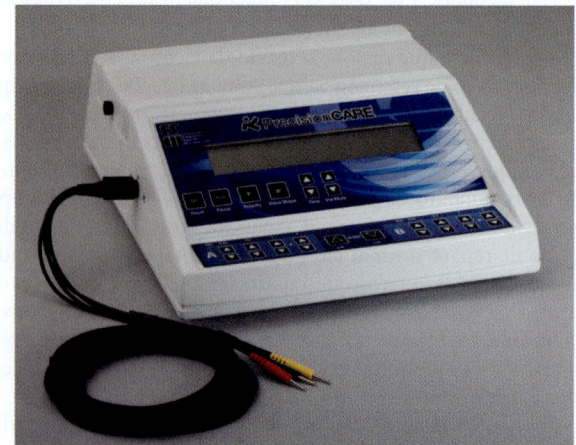

Figura 75-2 O Precision Care (Distribuição de Precisão, Vancouver WA) permite ao clínico definir frequências independentes, ajustar a amperagem, a polaridade da corrente e a inclinação da onda de forma rápida e manual.

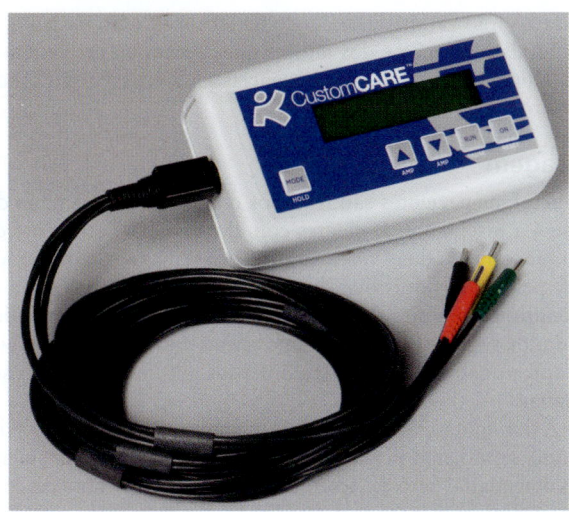

Figura 75-3 O CustomCare é uma pequena unidade portátil que pode ser programada a partir de um computador. Os protocolos de frequência podem ser programados na pequena unidade de satélite para os tempos sugeridos nas tabelas. Esse dispositivo não tem um modo manual, e os aplicativos de frequência devem ser modificados pelo *software* do computador e programados no satélite.

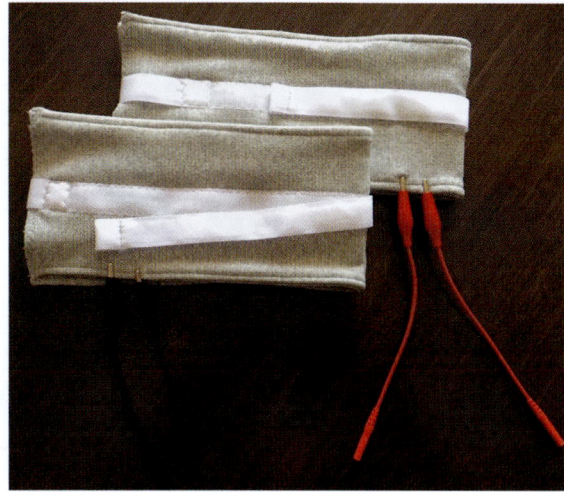

Figura 75-5 Uma faixa de tecido úmido ou "envolto" pode ser presa ao dispositivo por meio de clipes-jacaré e presa ao paciente com as tiras de velcro. A aplicação de envolvimento permite o tratamento enquanto o paciente está sentado ou em movimento.

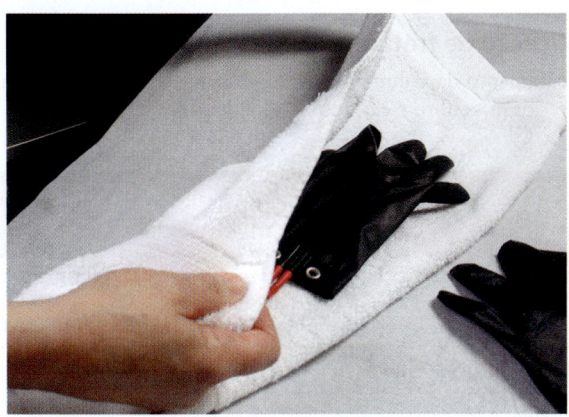

Figura 75-4 A corrente é geralmente aplicada para o trabalho miofascial envolvendo uma luva de grafite em uma toalha de mão molhada, ou prendendo clipes-jacaré a uma toalha de mão molhada, ou a um pano. A água conduz a corrente, e a toalha fornece uma grande área de superfície condutora para tratar grupos musculares juntos.

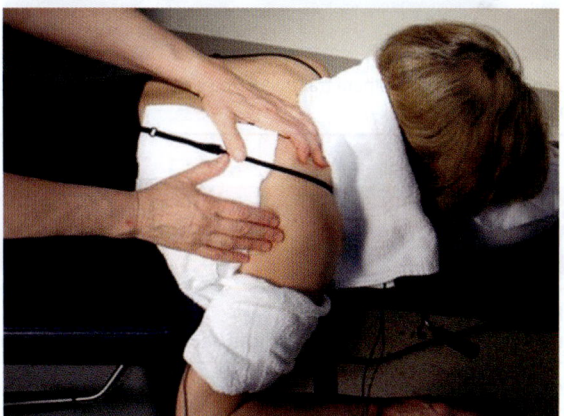

Figura 75-6 Configuração para tratamento do complexo do pescoço e do ombro.

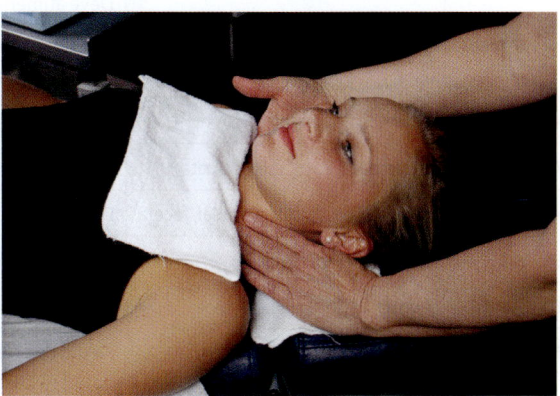

Figura 75-7 Configuração para o tratamento da coluna cervical e região suboccipital.

gem, porque os dedos são usados para aplicar pressão local nas bandas tensionadas de PGs semelhantes às técnicas de liberação miofascial, em vez de exigir cursos longos de *effleurage* ou pressão profunda. As frequências suavizam o tecido, portanto, é necessária uma pressão manual mínima.

10.7. Opções de aplicação

As variáveis de tratamento dependem da área ou região a ser tratada e das causas percebidas ou dos fatores de perpetuação para os PGs. Em geral, a corrente é aplicada com os eletrodos positivos cobrindo as raízes nervosas relacionadas aos músculos tratados, onde eles saem da coluna e os eletrodos negativos são colocados distalmente aos músculos que estão sendo tratados, de modo que a corrente cruze os músculos em três dimensões. As frequências

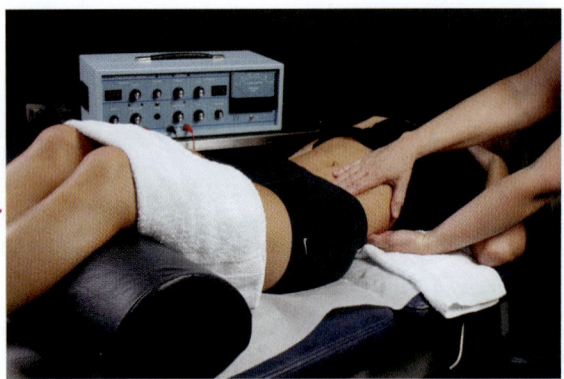

Figura 75-8 Configuração para o tratamento da coluna lombar, psoas e grupos musculares abdominais.

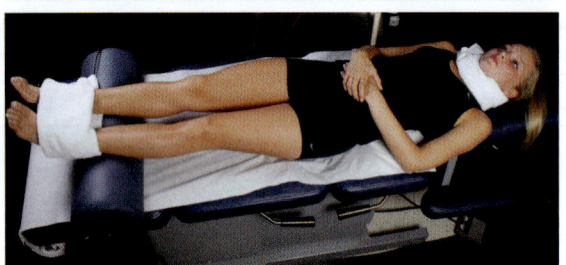

Figura 75-9 Instalação para tratamento da síndrome da dor miofascial generalizada.

utilizadas irão variar, dependendo da localização do músculo, da função, da inervação e dos fatores que causam ou perpetuam os PGs. Como regra geral, as frequências para o nervo são usadas primeiro.

Dosagem

Em geral, os pacientes são tratados duas vezes por semana durante 4 a 6 semanas. Pacientes com dor crônica persistente devem ser tratados duas vezes na primeira semana com tratamento de pelo menos dois dias de intervalo. O tratamento pode ser descontinuado assim que a dor e os PGs forem solucionados. Os dados sugerem que a dor miofascial crônica será resolvida em aproximadamente seis tratamentos administrados em seis semanas.

A dor miofascial simples ou descomplicada pode ser resolvida em uma sessão, mas pelo menos uma sessão de acompanhamento é recomendada. Se o paciente tem lassidão ligamentar da coluna vertebral, aumentando a translação dos segmentos vertebrais da coluna vertebral, a resolução dos PGs vai demorar muito mais tempo, e os tratamentos adicionais precisarão tratar da lassidão ligamentar.

As sugestões de aplicação a seguir são apresentadas em mais detalhes no livro didático *Frequency Specific Microcurrent in Pain Management*,[69] ou em um curso de treinamento de quatro dias ou em módulos de treinamento *online* (www.frequencyspecific.com).

Aplicação de tratamento

O tratamento da coluna cervical e dos músculos subescapular e posterior do ombro é exibido no Quadro 75-5.

Quadro 75-5 ▪ Parâmetros para o tratamento da coluna cervical, do subescapular e dos músculos posteriores do ombro

Frequência usada	Descrição da condição/tecido	Ação esperada	Minutos
40/94	Inflamação/medula	Redução do tônus e dos PGs no trapézio superior	2
40/10	Inflamação/medula espinal	Redução do tônus nos músculos paraespinais cervicais	2
40/396	Inflamação/nervo	Deve reduzir o tônus e os PGs nos músculos cervicais e do ombro. Deve reduzir o tônus e a sensibilidade no subescapular	4
13/396	Cicatrização/nervo	Mobilizar o músculo subescapular e os músculos do pescoço e ombro. Deve aumentar a mobilidade do ombro	4
13/142	Cicatrização/fáscia	Mobilizar o músculo subescapular e os músculos do pescoço e ombro. Deve aumentar a mobilidade, reduzir o tônus e os PGs	4
40/710	Inflamação/disco	Deve reduzir o tônus e os PGs em escalenos e paraespinais mediais	2-4
40/157	Inflamação/cartilagem, faceta	Deve reduzir o tônus e os PGs nos músculos paraespinais cervicais	2-4
40/480	Inflamação/cápsula articular, faceta	Deve reduzir o tônus e os PG nos músculos paraespinais cervicais posteriores	2-4
91/142	Enrijecimento/fáscia	Deve reduzir o tônus e os PGs em todos os músculos entre o occipital e o ombro	2
81/142	Aumento de secreção/fáscia	Também deve relaxar os músculos e estimular a recuperação da fáscia	2
NOTA: 124/191 124/77	Reparo de rompimento/tendão Reparo de rompimento/tecido conectivo	Se um dos tendões do manguito rotador for rompido, os PGs não serão resolvidos até que esses pares de frequências sejam usados. Essas frequências dependem do tempo. O reparo pode demorar mais tempo ou várias sessões. Use até que os PGs se resolvam.	10-60

Técnica manual

A colocação dos contatos para tratar o complexo do ombro é mostrada na Figura 75-6. Isso permite que a corrente aborde todos os músculos do ombro e quaisquer possíveis aderências entre o nervo subescapular e o músculo subescapular que podem impactar a mecânica do ombro. Palpe o subescapular avaliando para PGs e sensibilidade. Use as configurações 40/396 até que a sensibilidade do músculo subescapular seja significativamente reduzida, então mude a frequência para 13/396 e comece a mobilizar o músculo subescapular e o complexo do ombro. A técnica manual envolve uma pressão suave e firme aplicada a todos os músculos da área a ser tratada em um suave movimento de amassamento. Use as frequências, em ordem, conforme mostrado no Quadro 75-5. A resposta a esse protocolo foi clinicamente previsível e consistente.

Tratamento da coluna cervical e do complexo suboccipital

Os parâmetros de tratamento para a coluna cervical, os músculos paraespinais cervicais e os músculos suboccipitais são exibidos no Quadro 75-6.

Técnica manual

A terapia manual com MFE difere da terapia muscular manual. Pressão manual moderada é usada para palpar os músculos tratados. A Figura 75-7 mostra a configuração para o tratamento dos músculos paraespinais na região cervical e nos músculos suboccipitais. As frequências vão amolecer os músculos, e a pressão manual simplesmente segue o relaxamento do músculo e auxilia no afrouxamento das ligações do tecido cicatricial. A frequência 40/94 relaxará o músculo trapézio superior, e a terapia manual detecta e auxilia o relaxamento do músculo trapézio superior. Uma vez que o músculo trapézio superior relaxe, os músculos suboccipital, esplênios e paraespinais cervicais se tornam mais aparentes, e os músculos subjacentes tensos que recobrem as articulações tornam-se aparentes. A corrente de 124/100 suaviza os músculos suboccipitais, especialmente se os ligamentos alares alguma vez tiverem sido traumatizados. Uma vez que os músculos suboccipitais estiverem mais suaves, o músculo reto posterior menor da cabeça se destacará tenso na linha média do espaço suboccipital. O músculo reto posterior menor da cabeça tem um deslizamento de tecido conectivo entre ele e a dura-máter. A frequência para remover "cicatrizes da dura-máter" 13/443 irá relaxar o reto posterior menor da cabeça, onde se liga à dura-máter, se for suavemente embalada em movimentos ascendentes de 5 mm.

Uma vez que os músculos suboccipitais estejam relaxados, os músculos paraespinais cervicais estarão palpavelmente tensos, e as bandas tensionadas que cobrem as articulações facetárias serão mais perceptíveis. Esses músculos irão relaxar quando as

Quadro 75-6   Parâmetros para o tratamento da coluna cervical e do complexo suboccipital

Frequência usada	Descrição da condição/tecido	Ação esperada	Minutos
40/94	Inflamação/medula, nervo acessório	Deve reduzir tônus e PGs no músculo esternocleidomastóideo e no trapézio superior e permitir a palpação dos músculos suboccipitais	2-4
40/10	Inflamação/medula espinal	Deve reduzir o tônus nos músculos paraespinais cervicais	2
40/396	Inflamação/nervo	Deve relaxar todos os músculos inervados pelo gânglio da raiz dorsal entre os contatos	4
124/100	Rompimento/ligamentos	Deve reduzir o tônus e os PGs nos músculos suboccipitais e cervicais associados à lesão ligamentar	4
13/443	Cicatrização/dura-máter	Deve reduzir o tônus e os PGs no reto posterior menor da cabeça especificamente. Balançar área suboccipital durante o uso	4
40/157	Inflamação/cartilagem, faceta	Deve reduzir o tônus e os PGs nos músculos paraespinais cervicais superiores	2-4
40/480	Inflamação/cápsula articular, faceta	Deve reduzir o tônus e os PGs nos músculos paraespinais cervicais superiores	2-4
40/783	Inflamação/periósteo	Deve reduzir o tônus e os PGs nos músculos paraespinais cervicais	2-4
91/480	Enrijecimento/cápsula articular	Deve relaxar os músculos multífidos e paraespinais sobrepostos à cápsula articular facetária	2
40/710	Inflamação/disco	Deve reduzir o tônus e os PGs nos músculos paraespinais cervicais inferiores e músculos escalenos anteriores	2-4
13/396	Cicatrização/nervo	Deve reduzir as aderências entre o nervo e a fáscia e aumentar a amplitude de movimento	2
91/142	Enrijecimento/fáscia	Deve reduzir o tônus, os PGs nos músculos cervicais entre os contatos	2
91/62	Enrijecimento/ventre muscular	Deve reduzir o tônus, os PGs nos músculos cervicais entre os contatos	2
81/142	Aumento de secreções/fáscia	Também deve relaxar os músculos e a fáscia	2

frequências para reduzir a inflamação na cartilagem, no periósteo e na cápsula articular forem usadas. Os músculos que recobrem a cápsula articular ainda podem estar firmes ou duros nesse ponto e devem relaxar quando a frequência de "endurecimento da cápsula articular" for usada. Os próximos músculos a se tornarem aparentes serão os músculos escalenos e os paraespinais cervicais inferiores. Esses músculos parecem relaxar em resposta à frequência para reduzir a inflamação no ânulo do disco.

Tratamento da coluna lombar, do grupo muscular psoas, do grupo muscular abdominal

Os parâmetros de tratamento para a coluna lombar, o grupo muscular psoas e o grupo muscular abdominal são mostrados no Quadro 75-7.

Técnica manual

A terapia manual para os músculos da coluna lombar envolve uma pressão firme e constante para seguir o músculo conforme ele relaxa em resposta às frequências aplicadas. A Figura 75-8 mostra a configuração para o tratamento dos grupos musculares da coluna lombar, do psoas e abdominal.

Ao usar as frequências para modificar aderências entre o nervo e qualquer estrutura, é necessário mover o tecido durante a execução das frequências para remover o tecido cicatricial. Para os PGs associados à inflamação do disco, o paciente pode sentir-se mais confortável em leve extensão lombar, seja em decúbito ventral ou em decúbito dorsal, e os músculos paraespinais lombares devem ser mobilizados com um amplo contato com os dedos e um leve movimento de amassamento. Para os PGs associados à inflamação facetária, o paciente deve ser tratado em decúbito dorsal com os joelhos flexionados e as costas retas. A mobilização dos músculos lombares nesses pacientes durante o uso das frequências para aliviar as cicatrizes entre o nervo e a fáscia ou o nervo e a cápsula articular é simplesmente uma questão de balançar gentilmente os joelhos de um lado para o outro dentro da faixa livre de dor. Esse movimento permite que os nervos deslizem entre as camadas fasciais e aumenta a amplitude de movimento segmentar na rotação lombar.

A técnica manual para o tratamento dos grupos musculares psoas e abdominais requer alguns cuidados para evitar estruturas vasculares e viscerais profundas. O clínico deve usar um contato largo com dedos horizontais, evitar movimentos circulares e aplicar uma pressão firme, porém sensível, enquanto a resposta de frequência causa relaxamento do tecido. Se a proteção muscular lenta for identificada a qualquer momento, o clínico deve fazer uma pausa e reduzir a pressão.

Tratamento de vários pontos-gatilho generalizados

O seguinte protocolo de MFE é usado quando o paciente tem PGs extensos e numerosos na parte superior e inferior do corpo (Quadro 75-8), não está tomando nenhuma medicação de estatina e não tem nenhuma outra patologia ou deficiência genética que possa explicar sua presença. O paciente pode ou não ter o componente neuroendócrino da fibromialgia, mas pode ter sido diagnosticado como portador de fibromialgia, além do diagnóstico da SDM. Os contatos são colocados no pescoço e nos pés.

Técnica manual

Não há técnica manual aconselhada para essa classe de pacientes. A configuração para o tratamento é mostrada na Figura 75-9. Os dados sugerem que os PGs nesse tipo de paciente são neurologicamente impulsionados por sensibilização periférica e/ou medular.

Os dados da amostra de sangue mostram reduções na substância P e em todas as citocinas inflamatórias com esse tratamento. A substância P é gerada pelo corpo celular dos neurônios no gânglio da raiz dorsal, e sua presença pode ser medida no sangue periférico. A redução de 10 vezes na substância P e em todas as citocinas inflamatórias sugere que as alterações na dor, no tônus muscular e nos PGs podem estar ligadas às reduções drásticas desses peptídeos. Uma vez que os PGs são efetivamente tratados, o tratamento local com MFE, terapia manual suave, agulhamento a seco ou infiltrações em PGs podem ser aplicados aos PGs ativos ou latentes remanescentes localizados.

10.8. Cuidados pós-tratamento

A maioria dos pacientes fica muito sonolenta e experimenta uma sensação de euforia induzida por esse tratamento, associada ao aumento de 10 vezes nas endorfinas observadas nas amostras de sangue. Grande parte dos pacientes retorna aos estados normais de consciência em 20 minutos. Os pacientes devem ser monitorados após o tratamento para se certificar de que estão competentes para dirigir.

Esse tratamento em geral aumenta a amplitude de movimento e altera a função miofascial regional muito rapidamente. Um tratamento para as áreas descritas nesta seção geralmente produzirá uma redução significativa nos sintomas em um tratamento de 30 a 60 minutos e, com frequência, produzirá um aumento de 30 a 50% na amplitude de movimento no mesmo período. O aumento drástico na amplitude de movimento muitas vezes resulta em consciência da rigidez muscular em áreas mecanicamente relacionadas, mas não tratadas, no dia após o tratamento. Por exemplo, quando a amplitude de movimento cervical em flexão aumenta de 30 a 60° com o tratamento cervical em supino, os músculos torácicos superiores podem se sentir apertados ou restritos no dia seguinte. Essa sensação geralmente se resolve sozinha, à medida que o corpo se acomoda ao aumento na amplitude, ou a área tensa pode ser tratada.

Se a dor foi persistente, há um período de adaptação durante o qual o cérebro parece continuar "procurando" a dor. Supõe-se que isso represente sensibilização central e espinal que agora não possui um gerador de dor periférica. Os protocolos de tratamento para essa reação não são abordados neste livro, mas podem ser encontrados em um manual MFE.[69]

Os tratamentos para áreas não descritas nesta seção têm respostas semelhantes, mas os protocolos de tratamento serão ligeiramente distintos para diferentes áreas do corpo e para diferentes causas de PGs e fatores perpetuantes.

A experiência sugere que pacientes com dor miofascial crônica persistente por um período de cinco a oito anos irão se recuperar em uma média de seis tratamentos em seis semanas. O tratamento deve ser espaçado com dois dias de intervalo, duas vezes na primeira semana, duas vezes na segunda semana e uma vez por semana durante duas semanas. Pacientes com cronicidade mais curta podem ter alívio permanente em duas a três sessões durante um período de duas semanas. Os pacientes devem receber exercícios leves de recondicionamento, começando com pesos leves e baixas repetições para fortalecer os músculos recém-recuperados. Os pacientes devem manter-se bem hidratados e podem se beneficiar de um suplemento nutricional diário de 500 mg de magnésio (malato ou glicinato) e de ácidos graxos essenciais ômega 3. Os pacientes que tomam estatinas para reduzir o colesterol devem adicionar 200 a 400 mg por dia de Co EnzymeQ-10, a fim de melhorar os efeitos das estatinas no tecido muscular.

Quadro 75-7 Tratamento da coluna lombar, do grupo muscular psoas, dos músculos retos abdominais

Frequência usada	Descrição da condição/tecido	Ação esperada	Minutos
PGs associados com inflamação do disco			
40/396	Inflamação/nervo	Deve relaxar todos os músculos inervados pelo gânglio da raiz dorsal entre as costas e o abdome	4
40/710	Inflamação/anel do disco	Deve reduzir o tônus e os PGs no quadrado do lombo, reto do abdome, psoas	4
40/630	Inflamação/disco completo	Deve reduzir o tônus e os PGs no quadrado do lombo, reto do abdome, psoas	2
40/330	Inflamação/núcleo do disco	Deve reduzir o tônus e os PGs no quadrado do lombo, reto do abdome, psoas	4
13/396	Cicatrização/nervo Mobilizar músculos paraespinais durante o uso	Deve reduzir as aderências entre o nervo e a fáscia e aumentar a amplitude de movimento	2
91/142	Enrijecimento/fáscia do abdome	Deve reduzir o tônus e os PGs nos músculos lombares	2
91/62	Enrijecimento/ventre muscular	Deve reduzir o tônus e os PGs nos músculos cervicais entre os contatos	2
81/142	Aumento de secreções/fáscia	Também deve relaxar os músculos e apoiar a recuperação da fáscia	2
PGs associados com articulações facetárias			
40/396	Inflamação/nervo	Deve relaxar todos os músculos inervados pelo gânglio da raiz dorsal entre as costas e o abdome	4
40/783	Inflamação/periósteo	Deve reduzir o tônus e os PGs nos músculos paraespinais cervicais	2-4
40/157	Inflamação/cartilagem, faceta	Deve reduzir o tônus e os PGs nos músculos paraespinais lombares	2-4
40/480	Inflamação/cápsula articular, faceta	Deve reduzir o tônus e os PGs nos músculos paraespinais cervicais	2-4
91/480	Enrijecimento/cápsula articular	Deve relaxar os músculos multífidos e paraespinais sobrepostos à cápsula articular facetária	2
13/396	Cicatrização/nervo Balançar os joelhos para movimentar as articulações durante o uso	Deve reduzir as aderências entre o nervo e a fáscia e aumentar a amplitude de movimento	2
91/142	Enrijecimento/fáscia	Deve reduzir o tônus e os PGs nos músculos cervicais entre os contatos	2
91/62	Enrijecimento/ventre muscular	Deve reduzir o tônus e os PGs nos músculos lombares	2
81/142	Aumento de secreções/fáscia	Também deve relaxar os músculos e apoiar a recuperação da fáscia	2
PGs do grupo muscular psoas			
13/60[a], 142	Resolve PGs do psoas associados com cicatrizes (13/) entre o ureter (/60) e a fáscia (/142)	Quando prévia pedra nos rins, infecção ou trauma é a causa, 13/60 reduz a dor, a tensão do psoas e resolve os PGs. O balanço suave dos músculos abdominais auxilia a ação. Se a tensão do psoas não estiver associada ao ureter, essa aplicação não terá qualquer efeito sobre os PGs do psoas.	10-20
PGs do músculo reto do abdome			
40/22[a]	Resolve os PGs causados ou perpetuados por sensibilidades alimentares e inflamação (40/) no intestino delgado (/22)	Se os PGs estiverem associados à inflamação no intestino delgado, essa frequência irá relaxar as bandas tensionadas e eliminar os PGs. Se não houver inflamação intestinal, essa aplicação não terá efeito sobre o tônus ou os PGs	10-20
PGs do oblíquo do abdome			
40/7[a]	Resolve os PGs associados à inflamação (40/) dos cistos ovarianos (/7[a])	Se os PGs forem associados à inflamação de um cisto ovariano, essa frequência relaxará as bandas tensionadas e eliminará os PGs. Se não houver cisto ovariano, essa aplicação não terá efeito sobre o tônus ou os PGs.	10-20
40/65[a], 129[a]	Resolve os PGs associados à inflamação (40/) no cólon descendente (/65[a]) e sigmoide (/129[a])	Se os PGs estiverem associados à inflamação no cólon descendente ou sigmoide, essa frequência relaxará as bandas tensionadas e eliminará os PGs. Se não houver inflamação intestinal, essa aplicação não terá efeito sobre o tônus ou os PGs.	10-20

[a]Essas frequências estão descritas na lista de frequências originais em ressonância com órgãos viscerais específicos; no entanto, nenhuma reivindicação para tais efeitos pode ser feita. Resolver os PGs nesses músculos específicos é o único efeito clínico documentado para essas frequências.

Quadro 75-8 Parâmetros de tratamento para pacientes com múltiplos PGs generalizados

Frequência usada	Descrição da condição/tecido	Ação esperada	Minutos
40/10	Inflamação/medula espinal Use com corrente alternada por 10 minutos Polarize a corrente positiva para o restante do tratamento	Deve reduzir a dor, o tônus e os PGs de distal para proximal. Os PGs na extremidade inferior devem relaxar e ficar menos sensíveis dentro de 20 minutos. Aqueles na coxa, na pelve e no abdome devem ser reduzidos dentro de 40 minutos. A extremidade superior e o pescoço serão os últimos a resolver e podem levar até 60 minutos.	60

Quadro 75-9 Efeitos colaterais comuns e observação clínica

Sintomas de efeitos colaterais	Taxa de ocorrência
Euforia	Comum
Reações de desintoxicação	Incomum
Aumento da dor nas articulações	Raro
Dor radicular	Rara
Dor no meio da escápula	Rara

10.9. Possíveis efeitos colaterais

Euforia

A maioria dos pacientes tratados com MFE, mas não todos, experimenta uma sensação geral de relaxamento à medida que as frequências são aplicadas. Em alguns pacientes, esse relaxamento geral aumenta para um estado de euforia sonolenta. O paciente deve estar ciente de que é uma sensação temporária e deve desaparecer dentro de 60 minutos após o tratamento. A maioria dos pacientes acha isso agradável, mas surpreendente.

Reações de desintoxicação

Alguns pacientes experimentam o que foi descrito como uma reação de desintoxicação várias horas após o tratamento com sintomas que podem incluir náusea, dor de cabeça, dores no corpo e, em casos extremos, vômitos. Esses sintomas são similares àqueles experimentados por alguns pacientes após uma massagem corporal manual e presume-se que sejam causados pela depleção de substrato nas vias de desintoxicação do fígado que processam os produtos residuais sendo removidos dos músculos e da fáscia. Essa reação geralmente pode ser evitada se o paciente beber um litro de água nas duas horas após o tratamento e consumir algum vegetal contendo enxofre, ou tomar um suplemento vitamínico antioxidante de baixa dose.

Aumento da dor nas articulações

O aumento rápido e drástico na amplitude de movimento pode criar aumento temporário de dor nas articulações. É recomendado usar agentes anti-inflamatórios locais ou orais para alívio, ou protocolos de MFE para dor facetária nas articulações.

Dor radicular

O aumento da amplitude de movimento da coluna cervical pode permitir que a excursão de esporões ósseos periarticulares entre em contato com as raízes nervosas espinais. O paciente experimentará alívio da dor generalizada de PG, mas pode apresentar-se 24 horas após o tratamento com dor no nervo dermatomal específico e hiperestesia nas raízes nervosas C5, C6 ou C7. É recomendado usar agentes anti-inflamatórios tópicos ou orais para alívio, ou protocolos MFE para a dor do nervo aplicada com os contatos no pescoço e na mão.

Dor de estenose no meio da escápula

Alguns pacientes com estenose do canal central cervical experimentam um aumento na dor no meio da escápula ou no braço quando a corrente positiva polarizada é usada. Isso pode ser evitado tratando com corrente alternada ou níveis reduzidos de corrente.

Referências

1. Fruth S, Michlovitz S. Cold therapy modalities. In: Bellew J, Michlovitz S, Nolan T Jr, eds. *Michlovitz's Modalities for Therapeutic Intervention*. 6th ed. Philadelphia, PA: F.A. Davis Company; 2016:21-60.
2. Benjaboonyanupap D, Paungmali A, Pirunsan U. Effect of therapeutic sequence of hot pack and ultrasound on physiological response over trigger point of upper trapezius. *Asian J Sports Med*. 2015;6(3):e23806.
3. Hou CR, Tsai LC, Cheng KF, Chung KC, Hong CZ. Immediate effects of various physical therapeutic modalities on cervical myofascial pain and trigger-point sensitivity. *Arch Phys Med Rehabil*. 2002;83(10):1406-1414.
4. Nadler SF, Steiner DJ, Erasala GN, Hengehold DA, Abeln SB, Weingand KW. Continuous low-level heatwrap therapy for treating acute nonspecific low back pain. *Arch Phys Med Rehabil*. 2003;84(3):329-334.
5. Houghton PE, Nussbaum EL, Hoens AM. Electrophysical agents: contraindications and precautions. 3. Continuous and pulsed ultrasound. *Physiother Can*. 2010;62(5):13-25.
6. Bron C, de Gast A, Dommerholt J, Stegenga B, Wensing M, Oostendorp RA. Treatment of myofascial trigger points in patients with chronic shoulder pain: a randomized, controlled trial. *BMC Med*. 2011;9:8.
7. Huddleston L, Walusz H, McLeod M, Evans T, Ragan B. Ice massage decreases trigger point sensitivity and pain. The National Athletic Trainers' Association Annual Meeting and Clinical Symposia; 2005; Indianapolis, IN.
8. Travell JG, Simons DG. *Myofascial Pain and Dysfunction: The Trigger Point Manual*. Vol 1. Baltimore, MD: Williams & Wilkins; 1983.
9. Simons DG, Travell J, Simons L. *Travell & Simon's Myofascial Pain and Dysfunction: The Trigger Point Manual*. Vol 1. 2nd ed. Baltimore, MD: Williams & Wilkins; 1999.
10. Modell W, Travell J, Kraus H, et al. Relief of pain by ethyl chloride spray. *N Y State J Med*. 1952;52:1550-1558.
11. Algafly AA, George KP. The effect of cryotherapy on nerve conduction velocity, pain threshold and pain tolerance. *Br J Sports Med*. 2007;41(6):365-369; discussion 369.
12. Rennie S, Michlovitz S. Therapeutic heat. In: Bellew J, Michlovitz S, Nolan T Jr, eds. *Michlovitz's Modalities for Therapeutic Intervention*. 6th ed. Philadelphia, PA: F.A. Davis Company; 2016:61-88.
13. Lavelle ED, Lavelle W, Smith HS. Myofascial trigger points. *Med Clin North Am*. 2007;91(2):229-239.
14. Ay S, Dogan SK, Evcik D, Baser OC. Comparison the efficacy of phonophoresis and ultrasound therapy in myofascial pain syndrome. *Rheumatol Int*. 2011;31(9):1203-1208.
15. Sarrafzadeh J, Ahmadi A, Yassin M. The effects of pressure release, phonophoresis of hydrocortisone, and ultrasound on upper trapezius latent myofascial trigger point. *Arch Phys Med Rehabil*. 2012;93(1):72-77.

16. Majlesi J, Unalan H. High-power pain threshold ultrasound technique in the treatment of active myofascial trigger points: a randomized, double-blind, case-control study. *Arch Phys Med Rehabil*. 2004;85(5):833-836.
17. Aguilera FJ, Martin DP, Masanet RA, Botella AC, Soler LB, Morell FB. Immediate effect of ultrasound and ischemic compression techniques for the treatment of trapezius latent myofascial trigger points in healthy subjects: a randomized controlled study. *J Manipulative Physiol Ther*. 2009;32(7):515-520.
18. Hong CZ, Chen YC, Pon CH, Yu J. Immediate effects of various physical medicine modalities on pain threshold of an active myofascial trigger point. *J Musculoske Pain*. 1993;1(2):37-53.
19. Xia P, Wang X, Lin Q, Cheng K, Li X. Effectiveness of ultrasound therapy for myofascial pain syndrome: a systematic review and meta-analysis. *J Pain Res*. 2017;10:545-555.
20. Srbely JZ, Dickey JP, Lowerison M, Edwards AM, Nolet PS, Wong LL. Stimulation of myofascial trigger points with ultrasound induces segmental antinociceptive effects: a randomized controlled study. *Pain*. 2008;139(2):260-266.
21. Manca A, Limonta E, Pilurzi G, et al. Ultrasound and laser as stand-alone therapies for myofascial trigger points: a randomized, double-blind, placebo-controlled study. *Physiother Res Int*. 2014;19(3):166-175.
22. Ilter L, Dilek B, Batmaz I, et al. Efficacy of pulsed and continuous therapeutic ultrasound in myofascial pain syndrome: a randomized controlled study. *Am J Phys Med Rehabil*. 2015;94(7):547-554.
23. Kavadar G, Caglar N, Ozen S, Tutun S, Demircioglu D. Efficacy of conventional ultrasound therapy on myofascial pain syndrome: a placebo controlled study. *Agri*. 2015;27(4):190-196.
24. Dundar U, Solak O, Samli F, Kavuncu V. Effectiveness of ultrasound therapy in cervical myofascial pain syndrome: a double blind, placebo-controlled study. *Turk J Rheumatol*. 2010;25(3):110-115.
25. Lake D. Therapeutic ultrasound. In: Bellew J, Michlovitz S, Nolan T Jr, eds. *Michlovitz's Modalities for Therapeutic Intervention*. 6th ed. Philadelphia, PA: F.A. Davis Company; 2016:89-134.
26. Ustun N, Arslan F, Mansuroglu A, et al. Efficacy of EMLA cream phonophoresis comparison with ultrasound therapy on myofascial pain syndrome of the trapezius: a single-blind, randomized clinical study. *Rheumatol Int*. 2014;34(4):453-457.
27. Roustit M, Blaise S, Cracowski JL. Trials and tribulations of skin iontophoresis in therapeutics. *Br J Clin Pharmacol*. 2014;77(1):63-71.
28. Bellew J. Clinician electrical stimulation. In: Bellew J, Michlovitz S, Nolan T Jr, eds. *Michlovitz's Modalities for Therapeutic Intervention*. 6th ed. Philadelphia, PA: F.A. Davis Company; 2016:287-327.
29. Kaya A, Kamanli A, Ardicoglu O, Ozgocmen S, Ozkurt-Zengin F, Bayik Y. Direct current therapy with/without lidocaine iontophoresis in myofascial pain syndrome. *Bratisl Lek Listy*. 2009;110(3):185-191.
30. Delacerda FG. A comparative study of three methods of treatment for shoulder girdle myofascial syndrome. *J Orthop Sports Phys Ther*. 1982;4(1):51-54.
31. Dreyer S, Beckworth W. Commonly used medications in procedures. In: Lennard TA, Vivian D, Walkowski S, Singla A, eds. *Pain Procedures in Clinical Practice*. 3rd ed. Philadelphia, PA: Elsevier-Saunders; 2011:5-12.
32. Suh HR, Kim TH, Han GS. The effects of high-frequency transcutaneous electrical nerve stimulation for dental professionals with work-related musculoskeletal disorders: a single-blind randomized placebo-controlled trial. *Evid Based Complement Alternat Med*. 2015;2015:327486.
33. Rodriguez-Fernandez AL, Garrido-Santofimia V, Gueita-Rodriguez J, Fernández de las Peñas C. Effects of burst-type transcutaneous electrical nerve stimulation on cervical range of motion and latent myofascial trigger point pain sensitivity. *Arch Phys Med Rehabil*. 2011;92(9):1353-1358.
34. Ferreira AP, Costa DR, Oliveira AI, et al. Short-term transcutaneous electrical nerve stimulation reduces pain and improves the masticatory muscle activity in temporomandibular disorder patients: a randomized controlled trial. *J Appl Oral Sci*. 2017;25(2):112-120.
35. Farina S, Casarotto M, Benelle M, et al. A randomized controlled study on the effect of two different treatments (FREMS AND TENS) in myofascial pain syndrome. *Eura Medicophys*. 2004;40(4):293-301.
36. Dailey DL, Rakel BA, Vance CG, et al. Transcutaneous electrical nerve stimulation reduces pain, fatigue and hyperalgesia while restoring central inhibition in primary fibromyalgia. *Pain*. 2013;154(11):2554-2562.
37. Tong KC, Lo SK, Cheing GL. Alternating frequencies of transcutaneous electric nerve stimulation: does it produce greater analgesic effects on mechanical and thermal pain thresholds? *Arch Phys Med Rehabil*. 2007;88(10):1344-1349.
38. Sandberg ML, Sandberg MK, Dahl J. Blood flow changes in the trapezius muscle and overlying skin following transcutaneous electrical nerve stimulation. *Phys Ther*. 2007;87(8):1047-1055.
39. Gemmell H, Hilland A. Immediate effect of electric point stimulation (TENS) in treating latent upper trapezius trigger points: a double blind randomised placebo-controlled trial. *J Bodyw Mov Ther*. 2011;15(3):348-354.
40. Gandolfi M, Geroin C, Vale N, et al. Does myofascial and trigger point treatment reduce pain and analgesic intake in patients undergoing OnabotulinumtoxinA injection due to chronic intractable migraine? A pilot, single-blind randomized controlled trial. *Eur J Phys Rehabil Med*. 2018;54:1-12.
41. Liebano R. Mechanisms of pain and use of therapeutic modalities. In: Bellew J, Michlovitz S, Nolan T Jr, eds. *Michlovitz's Modalities for Therapeutic Intervention*. 6th ed. Philadelphia, PA: F.A. Davis Company; 2016:331-356.
42. Taradaj J, Halski T, Kucharzewski M, et al. The effect of neuromuscular electrical stimulation on quadriceps strength and knee function in professional soccer players: return to sport after ACL reconstruction. *Biomed Res Int*. 2013;2013: 802534.
43. Snyder-Mackler L, Delitto A, Bailey SL, Stralka SW. Strength of the quadriceps femoris muscle and functional recovery after reconstruction of the anterior cruciate ligament. A prospective, randomized clinical trial of electrical stimulation. *J Bone Joint Surg Am*. 1995;77(8):1166-1173.
44. Gerwin RD, Dommerholt J, Shah JP. An expansion of Simons' integrated hypothesis of trigger point formation. *Curr Pain Headache Rep*. 2004;8(6):468-475.
45. Bickel C, Gregory C, Bellew J. Electrotherapy for musculoskeletal disorders. In: Bellew J, Michlovitz S, Nolan T Jr, eds. *Michlovitz's Modalities for Therapeutic Intervention*. 6th ed. Philadelphia, PA: F.A. Davis Company; 2016:373-398.
46. Iwasaki T, Shiba N, Matsuse H, et al. Improvement in knee extension strength through training by means of combined electrical stimulation and voluntary muscle contraction. *Tohoku J Exp Med*. 2006;209(1):33-40.
47. Glaviano NR, Saliba S. Can the use of neuromuscular electrical stimulation be improved to optimize quadriceps strengthening? *Sports Health*. 2016;8(1):79-85.
48. Colson SS, Benchortane M, Tanant V, et al. Neuromuscular electrical stimulation training: a safe and effective treatment for facioscapulohumeral muscular dystrophy patients. *Arch Phys Med Rehabil*. 2010;91(5):697-702.
49. Baker LL, Parker K. Neuromuscular electrical stimulation of the muscles surrounding the shoulder. *Phys Ther*. 1986;66(12):1930-1937.
50. Pal US, Kumar L, Mehta G, et al. Trends in management of myofascial pain. *Natl J Maxillofac Surg*. 2014;5(2):109-116.
51. Dalen K, Ellertsen B, Espelid I, Gronningsaeter AG. EMG feedback in the treatment of myofascial pain dysfunction syndrome. *Acta Odontol Scand*. 1986;44(5):279-284.
52. Turk DC, Zaki HS, Rudy TE. Effects of intraoral appliance and biofeedback/stress management alone and in combination in treating pain and depression in patients with temporomandibular disorders. *J Prosthet Dent*. 1993;70(2):158-164.
53. Flor H, Birbaumer N. Comparison of the efficacy of electromyographic biofeedback, cognitive-behavioral therapy, and conservative medical interventions in the treatment of chronic musculoskeletal pain. *J Consult Clin Psychol*. 1993;61(4):653-658.
54. deCharms RC, Maeda F, Glover GH, et al. Control over brain activation and pain learned by using real-time functional MRI. *Proc Natl Acad Sci U S A*. 2005;102(51):18626-18631.
55. McMakin C. Microcurrent treatment of myofascial pain in the head, neck, and face. *Top Clin Chiropr*. 1998;5(1):29-35.
56. McMakin C. Microcurrent therapy: a novel treatment method for chronic low back myofascial pain. *J Bodyw Mov Ther*. 2004;8(2):143-153.
57. Oschman J. *Energy Medicine the Scientific Basis*. 2nd ed. New York, NY: Elsevier; 2015.
58. Becker RO, Selden G. *The Body Electric*. New York, NY: William Morrow and Company; 1985.
59. Szent-Gyorgyi A. Towards a new biochemistry? *Science*. 1941;93(2426):609-611.
60. Pollack GH. *Cells, Gels, and the Engines of Life: A New Unifying Approach to Cell Function*. Seattle, WA: Ebner & Sons; 2001.
61. Cosic I. Macromolecular bioactivity: is it resonant interaction between macromolecules?—Theory and applications. *IEEE Trans Biomed Eng*. 1994;41(12): 1101-1114.
62. Cheng N, Van Hoof H, Bockx E, et al. The effects of electric currents on ATP generation, protein synthesis, and membrane transport of rat skin. *Clin Orthop Relat Res*. 1982(171):264-272.
63. Seegers JC, Engelbrecht CA, van Papendorp DH. Activation of signal-transduction mechanisms may underlie the therapeutic effects of an applied electric field. *Med Hypotheses*. 2001;57(2):224-230.
64. Seegers JC, Lottering ML, Joubert AM, et al. A pulsed DC electric field affects P2-purinergic receptor functions by altering the ATP levels in in vitro and in vivo systems. *Med Hypotheses*. 2002;58(2):171-176.
65. McMakin C, Gregory WM, Philips TM. Cytokine changes with microcurrent treatment of fibromyalgia associated with cervical spine trauma. *J Bodyw Mov Ther*. 2005;9(3):169-176.
66. Reilly WG, Reeve VE, McMakin CR. Anti-inflammatory effects of interferential frequency-specific applied microcurrent. Paper presented at: Proceedings of the National Health and Medical Research Council, 2004.
67. Huckfeldt R, Mikkelson D, Larson K, Hammond L, Flick B, McMakin C. The use of microcurrent and autocatalytic silver plated nylon dressings to reduce scarring in human burn patients: a feasibility study. Paper presented at: Proceedings of John Boswick Burn and Wound Symposium February 21, 2003; Maul, HI.
68. McMakin C. *The Resonance Effect: How Frequency Specific Microcurrent is Changing Medicine*. Berkeley, CA: North Atlantic Books; 2017.
69. McMakin C. *Frequency Specific Microcurrent in Pain Management*. Edinburgh, Scotland: Elsevier; 2010.

Capítulo 76

Considerações sobre postura
A luz viva do motor

Joshua J. Lee | Robert D. Gerwin | Ryan Reed | Thomas Eberle | Gabriel Somarriba

1. INTRODUÇÃO

A postura reflete visualmente a soma de como o corpo se adapta à gravidade e às forças externas impostas a uma determinada posição. De certo modo, a postura pode ser considerada uma construção teórica, uma visão do corpo como uma estrutura em constante adaptação que se ajusta às forças da gravidade juntamente com habituais movimentos estressores repetitivos. Em sua totalidade, no entanto, a postura conta uma história sobre a capacidade do sistema musculoesquelético em manter o alinhamento para a realização de movimentos. Janda acreditava que o *status* do sistema nervoso central (SNC) e do sistema nervoso periférico (SNP) era refletido no sistema musculoesquelético, o que fornece ao clínico uma riqueza de informações.[1] O sistema musculoesquelético fornece ao clínico a oportunidade de identificar fatores estruturais que podem influenciar na dor e na disfunção miofascial, assim como a de auxiliar na identificação da musculatura que se tornou disfuncional, com base na observação visual dos alinhamentos posturais anormais. Por meio de um histórico minucioso, de avaliação de posturas estáticas, dinâmicas e funcionais, em conjunto com um processo de raciocínio clínico sólido, o clínico deve determinar como utilizar essa informação para melhor organizar a realização do exame físico. Embora uma infinidade de livros didáticos tenha sido escrita sobre postura, este capítulo tem como principal objetivo destacar os componentes da postura relacionados à disfunção muscular e à síndrome da dor miofascial.

2. FATORES POSTURAIS

Uma das qualidades mais fascinantes do corpo humano é sua incrível capacidade de adaptação. O corpo nunca está em repouso, está trabalhando constantemente, até em nível celular, para atender às necessidades funcionais e demandas vitais, enquanto resiste às forças intrínsecas e extrínsecas. Fatores como postura e músculos relacionados, postura e pontos-gatilho (PG), postura e dor, considerações gravitacionais e biomecânica, estabilidade postural, desenvolvimento postural e genético e posturas ocupacionais e recreacionais são brevemente discutidos neste capítulo. O clínico também deve considerar as variáveis psicossociais que podem afetar a postura, conforme apresentado no Capítulo 5, Considerações psicossociais.

2.1. Postura e músculo

A estabilidade e o controle postural são obtidos pela coordenação do SNP e do SNC, junto com as restrições passivas de ossos, articulações, cartilagem, tendão e ligamentos. Quando sobrecarregadas, essas estruturas podem causar nocicepção, potencialmente se traduzindo em uma experiência de dor. Um alinhamento inadequado pode resultar em cargas anormais de compressão ou tração. Além disso, a falta de mobilidade pode causar carga excessiva de compressão das articulações, levando a um alinhamento defeituoso. Com essa perda de mobilidade, o alinhamento defeituoso pode permanecer constante devido à rigidez do tecido associado.[2] Isso também pode ser o resultado da rigidez muscular ou da fraqueza da inibição devido a ineficiências biomecânicas e a PGs, resultando na incapacidade dos músculos em mover a articulação para o movimento desejado. A rigidez muscular pode manter o corpo em alinhamento defeituoso, ao passo que a fraqueza e a inibição muscular podem alterar a posição do corpo, afetando o alinhamento. Ao serem testados em posição alongada de repouso, os músculos podem apresentar-se mais fracos devido a uma insuficiência ativa. PGs podem estar envolvidos tanto na rigidez muscular quanto na fraqueza da inibição.

2.2. Postura e pontos-gatilho

Em um sistema que funciona bem, o corpo terá compensações e adaptações normais a forças com leves mudanças de alinhamento e simetria. Entretanto, o alinhamento anormal ou não neutro, como definido por Putz-Anderson,[3] pode levar a um sistema neuromusculoesquelético com funcionamento deficiente e com uma capacidade diminuída de manejar forças de modo eficiente. Isso pode levar a mudanças anormais no alinhamento ou a uma nova estruturação no funcionamento do sistema neuromuscular, resultando em uma mudança no alinhamento que causa a sobrecarga muscular. Essa estruturação disfuncional pode resultar em estresses estruturais e funcionais crônicos que perturbam a capacidade homeostática do corpo de resistir a forças externas. Isso provoca efeitos deletérios no corpo, como desequilíbrios musculares que podem levar a desequilíbrios posturais, além de pobre controle motor e postural.[1] Essas compensações podem colocar os músculos em uma posição alongada ou encurtada por tempo prolongado, precipitando a formação de PGs. Janda[4] afirmou: "Os músculos posturais, estruturalmente adaptados para resistir ao estresse gravitacional prolongado, em geral, resistem à fadiga. Por um lado, quando estressados demais, esses mesmos músculos posturais tornam-se irritáveis, tensos e encurtados", instigando a formação de PGs. Por outro lado, os antagonistas desses músculos posturais podem demonstrar características inibitórias ou PGs com fraqueza inibitória secundária à sobrecarga.[5] A soma dos efeitos causados por PGs e alinhamento mal adaptados pode resultar em comprometimento da função postural, com sinais visíveis encontrados durante a avaliação postural.

Embora a representação visual da postura possa ser descrita como o alinhamento do corpo, a função intrínseca e o papel da postura são principalmente para o movimento. Segundo Sherrington, "a postura segue o movimento como uma sombra".[6] O principal componente exigido para o movimento é a postura, e não o contrário.[7] Embora normalmente avaliada em posições estáticas, a postura é um conceito inerentemente dinâmico. Esse processo dinâmico pode ser descrito como a obtenção contínua da posição estática desejada ou como uma retenção ativa de segmentos corporais contra a gravidade e demais forças externas mediadas pelo SNC.[7,8] Essa retenção ativa, ou estabilização postural, é obtida pelo posicionamento das articulações por meio da atividade muscular coordenada de agonistas e antagonistas (unidade funcional), permitindo uma postura ereta e a locomoção do corpo como um todo.[9] No entanto, as características motoras inibitórias dos PGs podem atrapalhar a atividade muscular coordenada, resultando em estabilização postural deficiente e baixa capacidade de movimento. Além disso, o alinhamento anormal também pode levar a padrões de movimento alterados e mal adaptados que têm consequências no SNC, alimentando os efeitos da síndrome da dor miofascial. Veja o Capítulo 4, Fatores que perpetuam a síndrome miofascial, para obter mais informações sobre padrões de movimentos mal adaptados e seus efeitos sobre o sistema nociceptivo.

2.3. Postura e dor

A visão contemporânea da postura e da dor refuta as construções teóricas relativas ao alinhamento postural, à disfunção e à dor. Pesquisas mais antigas mostram a ausência de uma relação generalizada entre os achados posturais e os comprometimentos identificados.[10,11] Pesquisas mais recentes mostram que não há uma relação definitiva entre anormalidades posturais e dor.[12-14] No entanto, esses achados podem ser explicados pelo fato de que os estudos utilizaram medidas estáticas, e a postura e o movimento são dinâmicos. É preciso ter cuidado ao concluir que a avaliação da postura não é um componente essencial do exame funcional, pois é o ponto de partida de todo movimento. Vários estudos mostraram patologias estruturais em indivíduos assintomáticos; portanto, posturas disfuncionais não necessariamente predizem a presença de dor, pois o corpo humano é muito adaptável.[15-26] Entretanto, se a postura se tornar patológica, o sistema de movimento pode se tornar disfuncional e sinalizar ajuda por mecanismos nociceptivos. Como Lewit afirma, "O sistema de movimento é a fonte mais comum de dor em um organismo e, por sua vez, a dor é também o sinal mais comum de uma disfunção do sistema de movimento. A razão é óbvia: o sistema de movimento é o maior sistema do corpo e, além disso, é o efetor de nossa força de vontade. Ele não possui nenhum meio de "defesa", "além de causar dor".[7,27]

É essencial determinar se o relato atual dos sintomas do paciente está relacionado a patologias tissulares, a mecanismos de dor, a deficiências ou à postura disfuncional. A avaliação postural deve ir além da observação estática e incorporar movimento e função para determinar sua relação com os sintomas do paciente.

2.4. Gravidade e considerações biomecânicas

Apesar de todas as nossas variabilidades individuais, há uma grande constante a que o corpo está sujeito em todos os momentos: a lei da gravidade. Embora a postura possa ser uma construção teórica, a gravidade é uma lei estabelecida. A força estática constante da gravidade e como o corpo se adapta a essa força é o que categorizamos como postura. Em um esforço para capturar os efeitos da postura, Sahrmann[28] categorizou os distúrbios da dor em categorias de comprometimento do movimento com base nas adaptações compensatórias do corpo para favorecer o movimento no caminho da menor resistência. A linha de gravidade como uma força estática afeta o alinhamento postural e, portanto, o movimento. As forças de gravidade estáticas podem contribuir para as mudanças na relação entre agonistas e antagonistas, secundárias a precárias adaptações do alinhamento postural.[28]

Por exemplo, em um indivíduo com postura em *swayback*, devido à linha de gravidade se deslocando posteriormente em relação à articulação do quadril, a demanda na musculatura glútea é diminuída, permitindo a atrofia e aumentando a demanda sobre os músculos flexores do quadril. Essas forças estáticas contribuem para o aumento da atividade em alguns grupos musculares e atrofia em outros.[28]

Conceitos biomecânicos são as regras que o corpo segue de acordo com a lei da gravidade. Esses conceitos são críticos a serem considerados ao avaliar e fornecer intervenções para desvios posturais que estão sendo considerados como um fator contribuinte para a apresentação clínica do paciente. O centro de massa do corpo do paciente e o centro de gravidade do corpo são termos sinônimos quando o campo gravitacional é uniforme. O centro de massa do corpo é essencialmente o local em que o peso do corpo pode estar concentrado.[29] O centro de massa do corpo em posição ereta neutra geralmente fica em frente à vértebra S2[30] e muda à medida que a pessoa se move. O centro de massa do corpo em uma pessoa que se move de sentar-se para ficar em pé se move de uma posição anterior ao corpo para logo abaixo da vértebra S2. A mudança do centro de massa do corpo é importante para entender e identificar as diferentes sequências de uma tarefa ao avaliar posturas dinâmicas. Isso proporciona ao clínico a capacidade de identificar forças intrínsecas e extrínsecas no sistema musculoesquelético e aquelas forças que podem ser um fator contribuinte para a sobrecarga muscular que pode ser modificada.

A linha de gravidade é uma linha vertical invisível que representa as forças da gravidade por meio do centro de gravidade do corpo ou centro de massa do corpo na direção descendente em direção ao centro da Terra. Na postura normal, como visto na Figura 76-1, a linha de gravidade encontra-se posterior à coluna cervical, anterior à coluna torácica, posterior à coluna lombar e anterior ao sacro.[30]

Quando a linha de gravidade está dentro da base de apoio de uma pessoa, considera-se que esta pessoa está em uma posição estável e equilibrada. Quando a linha de gravidade está fora da base de apoio, considera-se que esta pessoa está instável ou desequilibrada.[31] Identificar onde a linha de gravidade se enquadra nas visões frontal e sagital é necessário para mais bem avaliar as deficiências de movimento. De uma vista anterior ou posterior, a linha de gravidade ajudará o clínico a identificar assimetrias em um indivíduo. Na vista sagital, a linha de gravidade ajudará o clínico a identificar a relação entre a linha de gravidade e os músculos antigravitacionais.

Os músculos antigravitacionais atuam para contrabalançar a força da gravidade e manter o corpo em uma posição ereta.[2] O principal papel dos músculos antigravitacionais é gerar torque nas articulações para resistir às forças da gravidade. Esses músculos ajudam a manter os membros, as articulações e o corpo em alinhamento ou postura adequados para que o centro de gravidade do corpo fique dentro da base de apoio. Esse conceito é a relação entre equilíbrio e postura. A postura eficiente permite padrões de movimentos competentes e que as articulações sejam carregadas simetricamente. As posturas eficientes diminuem ou distribuem cargas na cartilagem, nos ossos, no tecido conectivo, nos tendões e ligamentos, resultando em diminuição do estresse e tensão nas estruturas do sistema musculoesquelético.[32] Os músculos também são obrigados a trabalhar menos nessas posições posturais inerentemente eficientes.

2.5. Postura e estabilidade

Equilíbrio, ou estabilidade postural, é a capacidade do corpo de manter seu centro de gravidade dentro da base de apoio. A estabilidade postural é a culminação da entrada, do processamento e da saída de informações do SNP para o SNC.[1] Essas informações, em particular, provêm dos sistemas vestibular, visual e somatossensorial, que podem afetar o alinhamento postural ao longo do tempo. O sistema visual é responsável pela orientação dos olhos no ambiente, o que afetará a posição da cabeça no pescoço.[1] A percep-

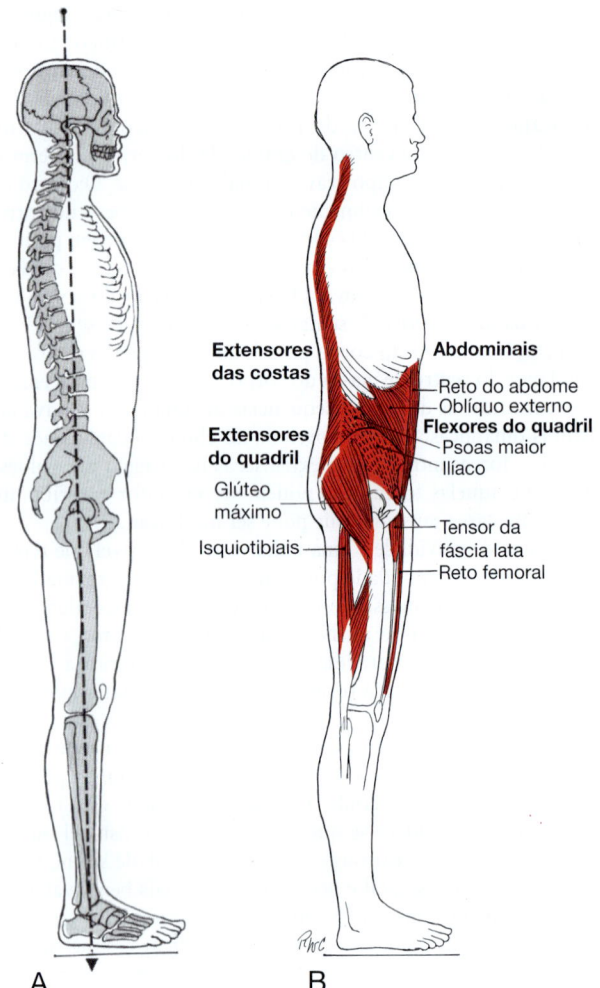

Figura 76-1 Vista sagital do alinhamento postural estático. (A) Alinhamento esquelético com linha de prumo. (B) Músculos posturais anteriores e posteriores do tronco.[2]

2.6. Desenvolvimento da postura e genética

O desenvolvimento da postura, ou ontogênese postural, tem um componente genético, e as funções motoras se desenvolvem automaticamente e dependem da orientação visual e das necessidades emocionais do bebê.[7] Com as funções motoras, o desenvolvimento morfológico da estrutura esquelética e suas posições articulares (formato da articulação do quadril, curvatura da coluna vertebral, arco plantar, etc.)[34] depende muito da função estabilizadora dos músculos,[7] como o diafragma e os músculos abdominais.[34] Respiração e estabilidade da coluna vertebral em bebês estão relacionadas ao desenvolvimento e aos programas geneticamente determinados que influenciam a maturação do SNC;[35] nenhuma delas precisa ser ensinada, exceto quando eventos adversos afetam o desenvolvimento natural.

A genética desempenha um papel essencial na postura, e algumas predisposições genéticas não podem ser controladas (ver Capítulo 4, Fatores que perpetuam a síndrome miofascial). Condições como osteoporose, osteoartrite ou escoliose, que podem ter componentes genéticos, podem levar a disfunções posturais, especialmente desalinhamento da coluna vertebral. Isso resulta em algumas alterações anatômicas que não podem ser modificadas sem cirurgia; no entanto, a variação na genética relacionada à mobilidade dos tecidos também tem implicações na magnitude da mudança de alinhamento em relação às disfunções posturais, como a escoliose.[36]

2.7. Postura e ocupação/recreação

As posturas habituais nas atividades ocupacionais podem ser estáticas e repetitivas, podendo causar adaptação tissular, sobrecarga muscular ou degeneração.[37] Com o tempo, essas alterações adaptativas podem resultar na observação de desvios posturais que ajudarão o clínico a direcionar o exame. Algumas das ocupações de maior risco incluem motoristas de caminhão, trabalhadores da construção civil, ocupações administrativas, dentistas, entre outras. Essas ocupações exigem demandas posturais específicas que contribuem para posturas anormais e desajeitadas, que podem levar ao encurtamento ou ao alongamento prolongado dos músculos e à ineficiência do movimento. Alguns desvios posturais comuns incluem a postura anteriorizada da cabeça (FHP, do inglês *forward head posture*), dorso plano, *swayback* e escoliose. A Figura 76-2 ilustra desvios posturais comuns e retrata músculos que podem ser encurtados ou alongados, possivelmente levando à sobrecarga e à formação de PG.

Atividades recreativas ou esportivas com exigências posturais aumentadas incluem levantamento de peso, natação, ciclismo, corrida e ginástica, que, com o tempo, podem levar a desvios posturais. A natureza repetitiva das atividades recreativas ou esportivas pode ocasionar o desgaste das estruturas ativas e passivas envolvidas na postura e pode tornar alguns músculos tensos ou fracos, provocando desequilíbrio muscular, formação de PG e sobrecarga, conforme identificado na Figura 76-2.

3. CONSIDERAÇÕES PARA AVALIAÇÃO E EXAME POSTURAL

A avaliação postural é um componente essencial do exame para pacientes que apresentam limitações de atividade e restrições de participação como resultado da dor miofascial e do comprometimento do movimento. O exame da postura ajuda o clínico a identificar os fatores que contribuem para a apresentação clínica do paciente, junto com os fatores ativadores e perpetuantes dos PG.

ção visual também desempenha um papel no movimento intencional e na facilitação de uma resposta motora adequadamente coordenada em nosso ambiente.[33]

O sistema vestibular fornece ao SNC informações sobre a posição do corpo e da cabeça e o *feedback* de uma linha de gravidade móvel.[1] O sistema vestibular e a percepção da linha vertical têm implicações nas disfunções posturais, como a escoliose e seu desenvolvimento. No entanto, não está claro se as contribuições para uma escoliose se desenvolvem a partir da percepção da linha vertical anormal ou se a percepção da linha vertical está alterada em pessoas com escoliose.[33]

No entanto, o SNC recebe toda a entrada periférica, incluindo propriocepção, termocepção e nocicepção, por meio do sistema somatossensorial.[1] A propriocepção ou percepção corporal desempenha um papel importante no movimento em relação à sua precisão e eficiência. Da mesma forma, se o paciente tiver falta de coordenação ou coordenação inadequada, isso pode sugerir controle proprioceptivo anormal.[33] A capacidade de equilíbrio do paciente também deve ser considerada no exame clínico, pois isso delineará ainda mais a capacidade do paciente de estabilizar a postura contra a gravidade.

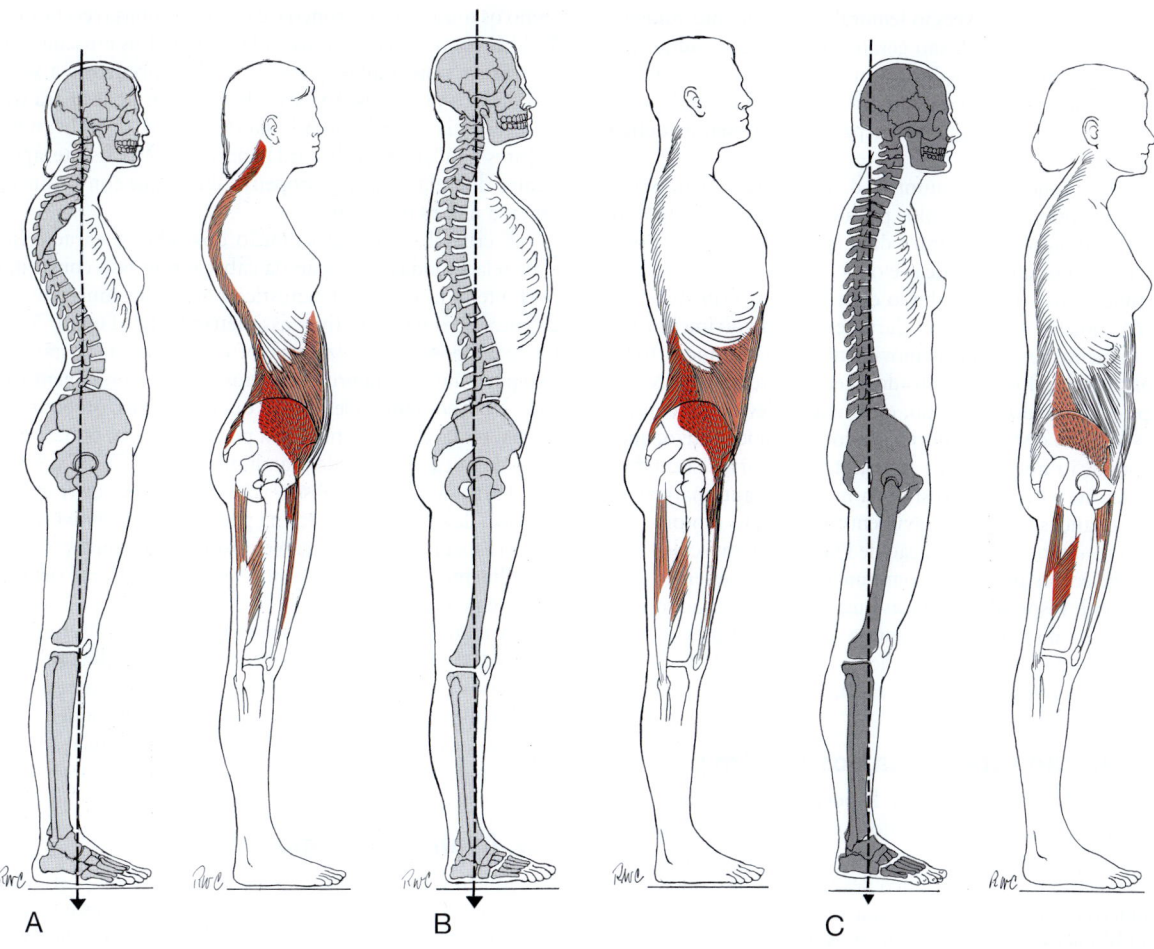

Figura 76-2 Disfunções posturais comuns que afetam o comprimento e a força muscular. (A) Postura do dorso plano. (B) Postura lordótica. (C) Postura cifótica de cabeça avançada.[2]

Um exame físico e subjetivo completo, que inclui a avaliação postural, deve ser realizado antes do tratamento para evitar a criação de suposições baseadas apenas na localização da dor do paciente, pois a dor geralmente decorre de outros fatores perpétuos e disfunções, sendo a dor o resultado final. Existe uma quantidade substancial de informação que pode ser obtida da avaliação da postura em pé em relação ao sistema muscular, e isso não deve ser negligenciado.[38] No entanto, o clínico deve avaliar o que é considerado postura "típica" e o que é "disfuncional" para cada paciente.

3.1. Normas posturais e disfunções

Fatores normativos de função postural ou alinhamento sempre foram difíceis de estabelecer devido às visões variadas de autores individuais.[9] Vele[39] afirmou que era impossível estabelecer um padrão para a postura corporal correta devido a um alinhamento postural correto variado para cada indivíduo. É mais ou menos uma construção ter uma postura correta. Kuchera e Kuchera[40] definem a postura ideal da seguinte forma:

> Uma configuração equilibrada do corpo em relação à gravidade depende de arcos normais dos pés, alinhamento vertical dos tornozelos e orientação horizontal (no plano coronal) da base sacral. A presença de uma postura ótima sugere que há uma distribuição perfeita da massa corporal em torno do centro de gravidade... Os estressores estruturais e funcionais no corpo, no entanto, podem impedir a obtenção da melhor postura. Nesse caso, os mecanismos homeostáticos provêm uma "compensação" em um esforço para fornecer a máxima função postural dentro da estrutura existente do indivíduo. Compensação é o contrabalanço de qualquer defeito de estrutura ou função.

Essa descrição destaca a probabilidade diminuída de um exemplo de postura ideal. Pacientes com dor persistente podem apresentar assimetrias leves, assim como muitos indivíduos assintomáticos.[12-26] A postura ideal deve ser identificada no contexto do paciente individual e de suas demandas ambientais. É importante manter essas considerações em mente ao referenciar o alinhamento neutro, pois, às vezes, um leve desvio do alinhamento neutro pode não ser necessariamente patológico. No entanto, o foco deve estar nas disfunções mais notáveis e desvios anormais do neutro e como eles contribuem para o problema atual do paciente.

A fonte de disfunções posturais e desvios anormais muitas vezes é decorrente de uma desarmonia ou de distúrbios posturais, que podem ser divididos nos seguintes déficits: anatômico, neurológico e funcional.[7] Os déficits neurológicos, com comprometimentos cerebelares, vestibulares e extrapiramidais, normalmente surgem de disfunção neurológica, enquanto disfunções anatômicas, como na anteversão femoral, alterações morfológicas pós-lesão e displasia sacral, são geralmente inatas ou adquiridas e difíceis de mudar.[7] Disfunções posturais relacionadas a déficits neurológicos estão além do escopo deste capítulo; contudo, o clínico deve saber discernir quando o paciente apresentar déficits neurológicos.

Os déficits funcionais, conforme definidos por Kolar,[7] são os comprometimentos nos músculos posturais, resultando em diminuição da estabilização postural e da função dos músculos posturais durante as posições estáticas e o movimento. Kolar[7] descreve déficits funcionais como resultado de três causas principais: distúrbios de coordenação central durante o desenvolvimento postural; a maneira pela qual os movimentos estereotípicos foram alterados, fortalecidos e modificados, geralmente no contexto do estado psicológico do indivíduo; e disfunção devido ao controle nociceptivo. Com disfunção devido ao controle nociceptivo, quando a informação nociceptiva é transmitida de forma secundária a uma situação patológica, o sistema motor irá automaticamente fazer mudanças no desenvolvimento da função motora, com frequência resultando na formação de PGs em um músculo.

As deficiências posturais, como uma posição desleixada, são modificáveis e respondem bem às sugestões para mudar o alinhamento.[36] As disfunções estruturais ou anatômicas são inatas e difíceis de mudar, independentemente da posição do indivíduo, devido aos alinhamentos fixos das estruturas ósseas.[36]

3.2. Avaliação estática na posição em pé

A avaliação mais comum e prática da postura é realizada na posição estática devido à riqueza de informações que podem ser obtidas em relação ao *status* do sistema muscular. Após a observação inicial da postura estática, o clínico deve obter uma avaliação geral de simetria, curvaturas da coluna vertebral, variações estruturais ou biomecânicas, posicionamento da pelve em relação ao eixo do músculo diafragma e a extensão e distribuição da tensão muscular.[1,7,41] O clínico deve consultar a Figura 76-1 em relação à postura em pé neutra. A Figura 76-1 mostra a vista sagital da postura em pé neutra com um fio de prumo como uma referência à linha de gravidade por meio do alinhamento neutro, assim como os músculos do tronco e da coxa responsáveis por mantê-lo. Também podem ser notados na Figura 76-1 os músculos posturais do tronco, pois muitas vezes eles são os primeiros a se envolver nos desvios posturais. Existem diversas variações para os pontos de referência em relação à linha de prumo. O'Sullivan e colaboradores[42] mostraram discordância entre 295 fisioterapeutas em quatro diferentes países europeus sobre o que constituiu a posição sentada neutra da coluna.

É crucial notar a orientação dos olhos e características faciais relacionadas à posição da cabeça, pois isso constitui um importante indicador de diagnóstico para a dor musculoesquelética crônica. Se o paciente tiver assimetria facial (Figura 76-3A a D), na qual a ponte do nariz, dos olhos e da boca não estão paralelos, isso pode indicar um problema grave com o alinhamento afetando todo o corpo. Janda identificou quatro pontos, ou pontos de referência, na face a ser alinhada: a ponte do nariz, o meio da testa, o meio da boca e o meio da mandíbula (Figura 76-3E e F).[1]

Para adquirir uma observação dos padrões de respiração, eles também devem ser avaliados na posição em pé enquanto o paciente não está ciente. Respiração e postura são interdependentes funcionalmente,[43] um conceito que será discutido em detalhes mais adiante neste capítulo.

A idade do paciente a ser examinado deve ser considerada, pois o desenvolvimento de estruturas altera o alinhamento típico. Os efeitos cumulativos do estilo de vida e dos estressores físicos podem alterar as estruturas anatômicas correspondentes e podem afetar a avaliação postural do examinador em relação à busca de uma comparação relativamente normativa.

3.3. Avaliações regionais

Para que o clínico tenha uma visão assertiva da postura, ele deve avaliar cada região da coluna e das extremidades e correlacionar as assimetrias observadas ou o alinhamento não neutro à apresentação do paciente. Mais detalhes sobre a função muscular específica, avaliação e tratamentos estão localizados em seus respectivos capítulos neste texto, conforme mencionado nas seções a seguir. As próximas informações incorporam a abordagem de Janda aos desequilíbrios musculares[1,38] e o componente postural

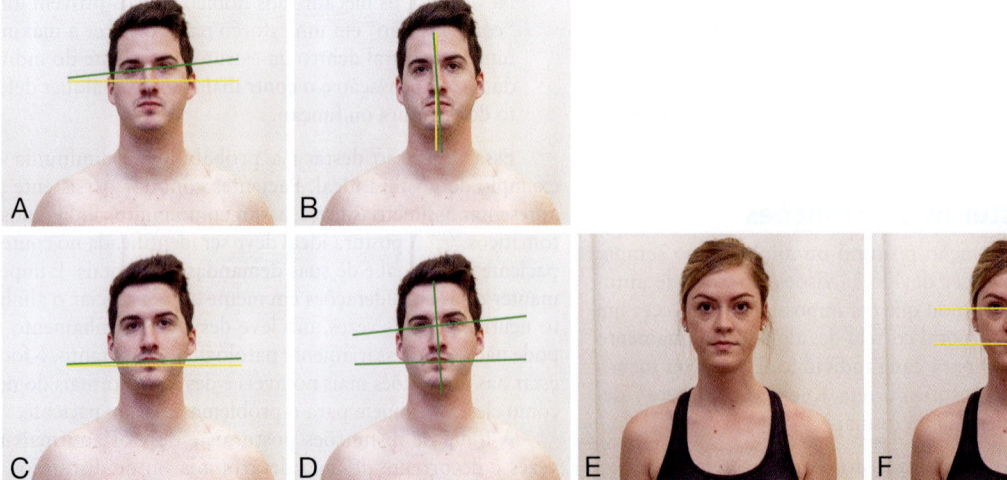

Figura 76-3 Escoliose facial, na comparação lado a lado com linhas (verde-claro para posição atual, amarelo para comparação horizontal/vertical de 90°). (A) Olhos. (B) Ponte do nariz. (C) Linha de boca. (D) Todos os três combinados. (E, F) Exemplo de alinhamento facial normal com linhas de comparação.

de Sahrmann[28] da abordagem de síndromes de comprometimento de movimento.[28,36]

Esta seção não tem como objetivo cobrir totalmente qualquer abordagem, mas se concentra em algumas descobertas comuns de disfunção postural baseadas apenas em suas implicações para os músculos.

Pelve e quadril

Já que a maioria das dores musculoesqueléticas crônicas é primeiramente evidente nas assimetrias posturais da pelve, é sugerido por Page e colaboradores[1] que se observe primeiro essa área, independentemente da área dos sintomas primários. A pelve pode refletir desvios tanto do tronco quanto das extremidades.[7] A pelve deve ser avaliada quanto a qualquer inclinação excessiva, torção, deslocamento em relação ao tronco e rotação. A distribuição da tensão muscular deve ser avaliada em torno do quadril e da pelve.

Quanto ao alinhamento, a partir de uma vista lateral, o clínico deve encontrar desvio angular mínimo, variando até 12°, com uma linha traçada a partir da espinha ilíaca posterossuperior (EIPS) para a espinha ilíaca anterossuperior (EIAS), em comparação com a horizontal.[28] Inclinação excessiva anterior da pelve (Figura 76-4A), ou quando a EIAS está 20° abaixo da EIPS,[28] pode ter um aumento associado na lordose lombar. Ao contrário da inclinação anterior excessiva, inclinação posterior excessiva (Figura 76-4B) ocorre quando a EIAS é cerca de 20° maior do que a inclinação EIPS.[28] A inclinação posterior da pelve é comumente associada a uma retificação ou lordose lombar diminuída.[28] O clínico deve procurar a EIAS no mesmo plano vertical que a sínfise púbica, para avaliar a inclinação superior unilateral da pelve (Figura 76-4C).[28] A rotação excessiva unilateral da pelve pode ser denotada quando a EIAS unilateral do paciente é anterior à EIAS contralateral.[1,28] O Quadro 76-1 retrata assimetrias pélvicas e suas disfunções musculares associadas.[7,28]

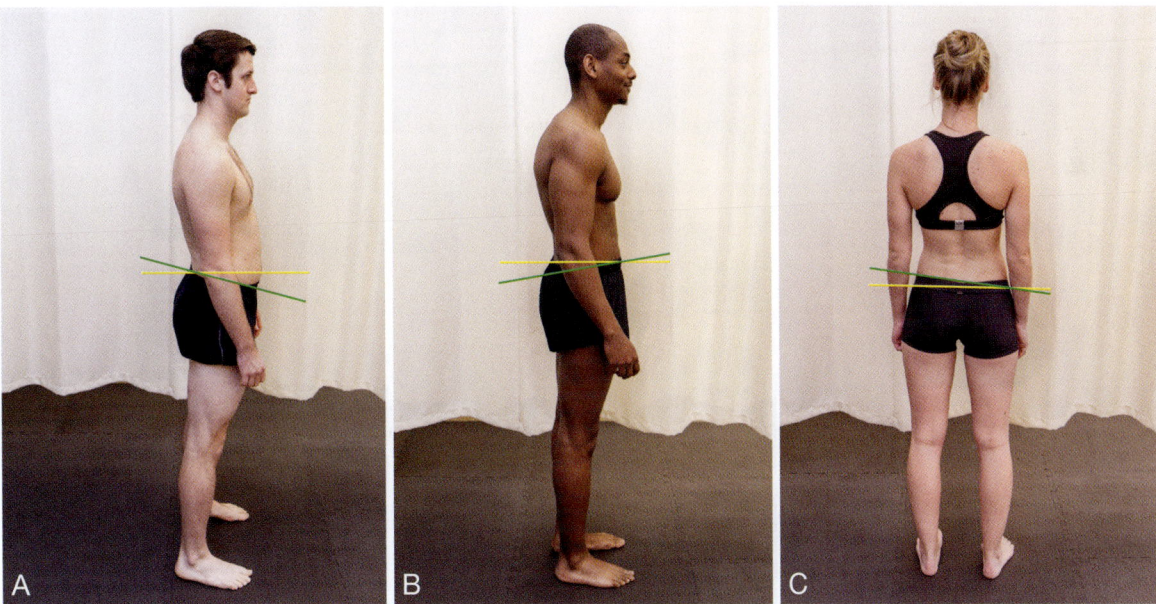

Figura 76-4 Achados posturais da pelve e do quadril. (A) Anteroversão pélvica indicada pela linha verde. (B) Inclinação pélvica posterior indicada pela linha verde. (C) Inclinação superior unilateral da pelve esquerda indicada pela linha verde.

Quadro 76-1 Alinhamento postural não neutro

Exemplos de disfunção muscular da pelve e do quadril.[7,28] Consulte capítulos identificados neste livro para avaliação muscular específica.

Alinhamento pélvico	Músculos encurtados/facilitados	Músculos alongados/inibidos
Inclinação anterior	Grupo muscular do psoas (Capítulo 51) Ilíaco (Capítulo 51) Eretor da espinha (Capítulo 48)	Músculos abdominais Glúteo máximo
Inclinação posterior	Músculos isquiotibiais (Capítulo 60) Músculos abdominais (Capítulo 49)	Grupo muscular psoas
Inclinação lateral superior	Quadrado do lombo ipsilateral (Capítulo 50) Latíssimo do dorso ipsilateral (Capítulo 24) Abdutor do quadril ipsilateral (Capítulos 55, 56)	Abdutor de quadril contralateral
Rotação unilateral	Tensor da fáscia lata (Capítulo 56) no lado em que a pelve é rodada	

A excessiva facilitação ou inibição dos músculos do quadril e da pelve frequentemente causa disfunções secundárias por associação com outros músculos, por isso é importante denotar os achados durante a observação desses músculos. A hipertrofia ou dominância dos isquiotibiais (Figura 76-5A) pode ser observada particularmente nos dois terços inferiores do ventre dos isquiotibiais. A observação da hipertrofia dos músculos adutores articulares, geralmente o músculo pectíneo, pode se apresentar como uma forma "S" aumentada ou mais profunda na virilha proximal. Isso também é conhecido como um entalhe do adutor (Figura 76-5B) ou massa adutora, o que poderia sugerir PGs nos músculos adutores.[1] Ao observar os músculos glúteos máximos, eles devem ser examinados principalmente para simetria e tensão muscular. Se houver flacidez ou volume unilateral, pode fornecer informações sobre a função motora.[44]

A fraqueza ipsilateral do músculo glúteo máximo pode ser descrita, em geral, por uma prega glútea inferior (Figura 76-5C). O Quadro 76-2 mostra os achados de disfunção muscular associada dos músculos isquiotibial, adutores e glúteo máximo que podem necessitar de um exame mais aprofundado.

Coluna toracolombar

Ao observar pela primeira vez a postura da coluna, deve haver uma apreciação geral das curvas da coluna vertebral, avaliando a simetria, a distribuição da tensão paraespinal, as dobras cutâneas do tronco e a posição da cabeça e do pescoço. O alinhamento normal da coluna lombar é amplamente ditado pelo posicionamento do sacro e da pelve, mas procurando uma curva interna em torno de 20 a 30°.[28] Na coluna torácica, o alinhamento normal tem uma distribuição uniforme de flexão, com uma suave convexidade posterior atribuída a uma leve cunha das vértebras.[36] O alinhamento da caixa torácica deve ser avaliado em relação à posição do tórax acima da pelve.[7] Um déficit comum relacionado a esse posicionamento é uma posição inspiratória do tórax associada à inclinação anterior pélvica, também conhecida como síndrome da tesoura

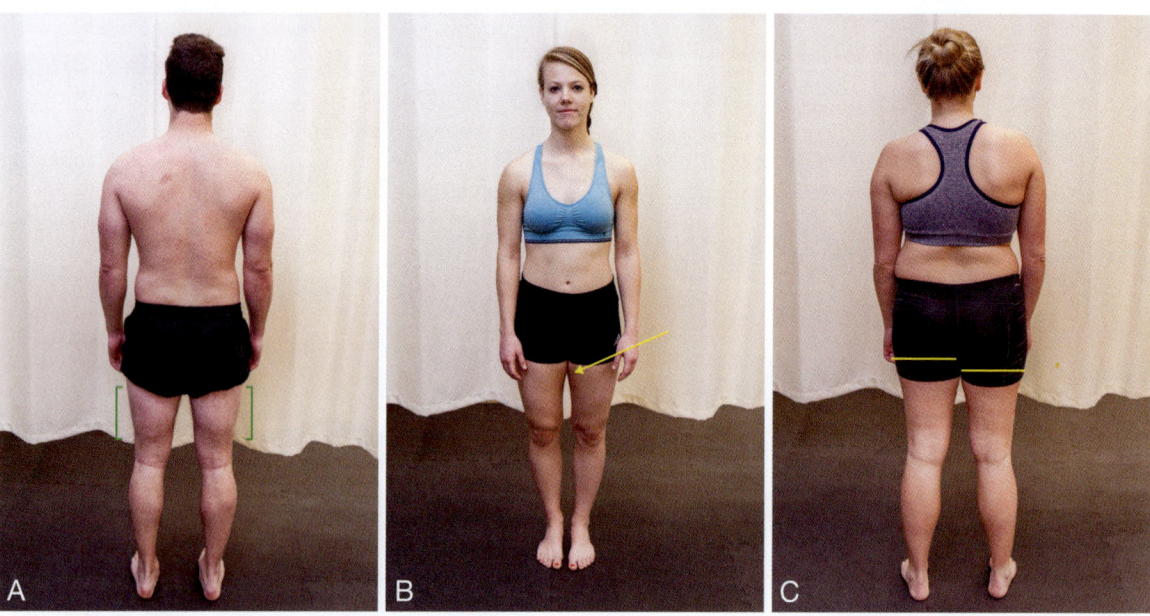

Figura 76-5 Disfunção miofascial na pelve/quadril. (A) Hipertrofia bilateral dos isquiotibiais nos dois terços inferiores do ventre do músculo. (B) Entalhe adutor, mais visível no lado direito do indivíduo (seta). (C) Prega glútea inferior no lado direito do sujeito.

Quadro 76-2 Exemplos de disfunção nos músculos isquiotibiais, adutores e glúteo máximo e sua disfunção muscular associada[1]

Consulte capítulos identificados neste livro para avaliação muscular específica.

	Disfunção muscular associada
Hipertrofia/dominância dos isquiotibiais (Capítulo 60)	Glúteo máximo inibido ou enfraquecido (Capítulo 54) Hipertrofia paraespinal toracolombar (compensações para fraqueza/inibição do glúteo máximo)
Hipertrofia/dominância adutora (Capítulo 59)	Abdutor do quadril inibido ou enfraquecido Músculos da parede abdominal inibidos ou enfraquecidos
Atrofia e fraqueza do glúteo máximo ipsilateral (prega glútea inferior) (Capítulo 54)	Músculos isquiotibiais ipsilaterais retesados/encurtados/facilitados Compensação da extensão do quadril ipsilateral nos músculos paravertebrais toracolombares resultando em instabilidade repetitiva dos segmentos espinais toracolombares

aberta (Figura 76-6A).[7] É importante obter uma apreciação geral da curvatura da coluna torácica em virtude da sua interdependência regional na coluna cervical e lombar, bem como sua relação com a escápula. Além disso, a hipercifose torácica pode sugerir um músculo reto do abdome encurtado junto com músculos paraespinais torácicos inibidos ou alongados.[28] A rotação da coluna torácica também deve ser avaliada anteriormente, observando-se assimetrias da caixa torácica. O lado com a caixa torácica mais proeminente indica o lado da rotação.[36] Se o paciente demonstrar uma janela aumentada no espaço do braço em comparação com o lado contralateral, isso poderia sugerir possível deslocamento lateral da coluna para o lado da janela aumentada. O clínico também deve avaliar possíveis curvas escolióticas, que inerentemente têm comprimentos musculares assimétricos e áreas de hipertrofia. Consulte a Figura 76-7 para os músculos que podem estar envolvidos em uma curva toracolombar escoliótica (Figura 76-6B).

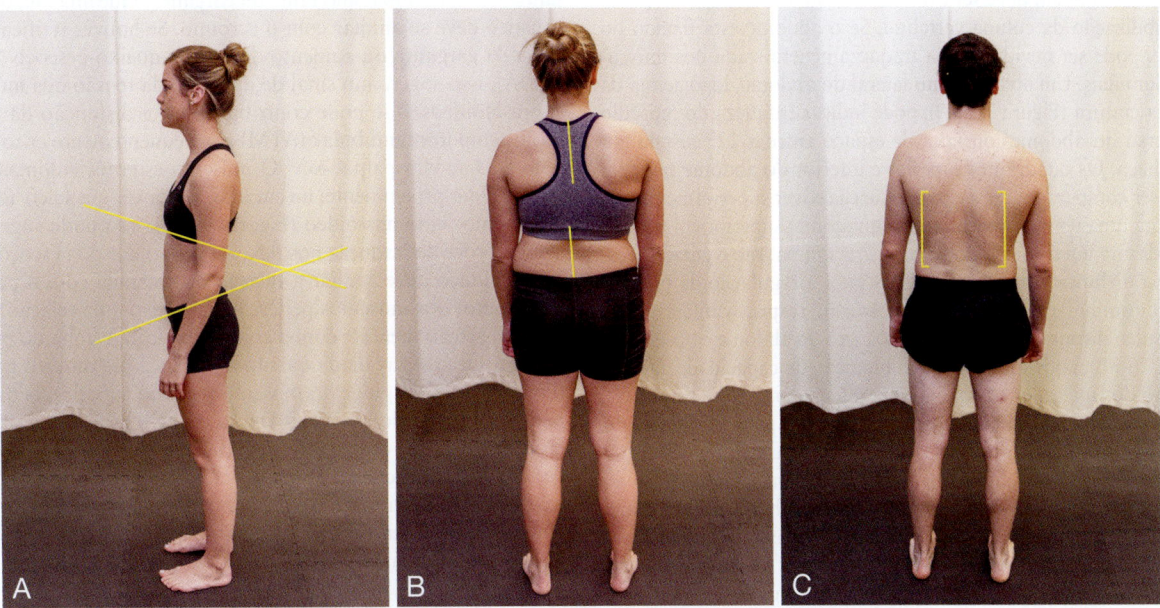

Figura 76-6 Achados de disfunção postural na região toracolombar. (A) Síndrome de tesoura aberta, como indicado pelas linhas. (B) Curva escoliótica toracolombar. (C) Hipertrofia do músculo paravertebral toracolombar, como indicado pelos colchetes.

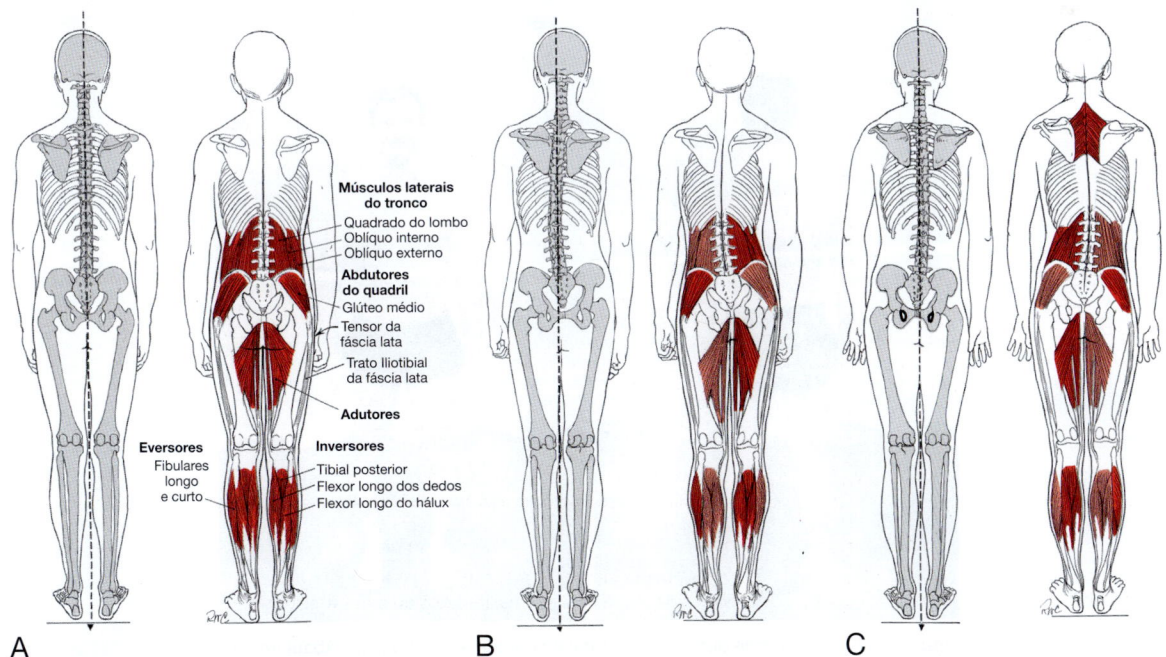

Figura 76-7 Efeitos da escoliose no comprimento muscular. (A) Alinhamento espinal típico de uma vista posterior. (B) Curva toracolombar esquerda. (C) Ligeira curva toracolombar direita. O vermelho-escuro indica os músculos que são encurtados, e o vermelho-claro indica aqueles que são geralmente alongados.[2]

Hipertrofia excessiva de músculos extensores toracolombares (Figura 76-6C) pode indicar compensações hiperativas para estabilidade precária dos estabilizadores vertebrais profundos da coluna lombar, músculos flexores do quadril curtos ou tensos ou um músculo glúteo máximo fraco ou inibido.[1] O clínico também deve avaliar os sulcos horizontais na coluna lombar, pois isso pode sugerir onde o movimento excessivo está ocorrendo.

Parede abdominal

A parede abdominal deve ser avaliada devido ao seu papel sugerido na estabilização da coluna vertebral. Se o abdome está flácido ou saliente, pode ser devido a uma fraqueza generalizada dos músculos abdominais. Um abaulamento lateral do abdome, logo acima da linha da cintura (Figura 76-8A), pode indicar fraqueza do músculo transverso do abdome[1] ou falta de espaço entre a 12ª costela e a crista ilíaca. Os quadrantes superior e inferior do abdome também devem ser comparados. Se a caixa torácica estiver superiormente elevada com uma tensão aumentada do quadrante superior em relação ao quadrante inferior, isso poderia sugerir um padrão e geração respiratória disfuncionais, que são vitais para a regulação da pressão intra-abdominal e estabilização postural, respectivamente.[7,34,45] Se um sulco distinto lateral ao músculo reto do abdome é observado (Figura 76-8B), pode indicar uma diminuição da capacidade de estabilização dos músculos abdominais na direção anterior e posterior.[1] A parede abdominal também deve ser avaliada para esvaziamento lateral ou alargamento das costelas, o que demonstraria uma função deficiente do músculo diafragma, fraqueza do músculo oblíquo do abdome ou fraqueza do músculo transverso do abdome. Além disso, se o paciente demonstra um desenho geral da parede abdominal com aumento da atividade dos músculos abdominais superiores (Figura 76-8B), isso é referido como uma postura de ampulheta.[7] Com essa postura, normalmente há uma padrão inspiratório de respiração, hipertrofia ou tensão aumentada dos músculos paravertebrais em torno da junção toracolombar (Figura 76-6C), bem como aumento da anteroversão pélvica.[7] Consulte os Capítulos 45, Músculos intercostais e diafragma, e 49, Músculos abdominais, sobre avaliação e tratamento do diafragma e da musculatura abdominal, respectivamente.

Coluna cervical e cabeça

Ao avaliar a postura da coluna cervical, inicialmente é obtida uma avaliação geral da curva, da tensão muscular e da simetria. Em seguida, o clínico deve avaliar a associação da cabeça com o resto do corpo em relação à gravidade e à carga de trabalho na coluna cervical, procurando um ângulo de 90° entre o queixo e o pescoço, também conhecido como linha da garganta.[38] Idealmente, o meato acústico deve se alinhar com o acrômio. Se houver retificação da linha da garganta ou aumento do ângulo queixo-pescoço (Figura 76-9A), isso sugere um sinal de aumento da tensão dos músculos supra-hióideos, que pode contribuir para a disfunção da articulação temporomandibular (ATM) e é frequentemente encontrado com PGs após a palpação.[38] O músculo esternocleidomastóideo não deve ser proeminente; no entanto, se houver um sulco ao longo do esternocleidomastóideo (Figura 76-9B), isso pode sugerir um sinal precoce de fraqueza nos flexores profundos do pescoço.[38] Por fim, o clínico deve avaliar a relação da escápula com o pescoço, pois muitos dos músculos periescapulares têm uma relação de origem e inserção inerente com a coluna cervical. A linha do pescoço e ombro deve ser avaliada quanto à presença de "ombros góticos" (Figura 76-9C), rigidez do músculo trapézio superior, bem como para um entalhe do elevador (Figura 76-9C). Esta é uma protuberância ascendente do ângulo superior da escápula como resultado da tensão do músculo levantador da escápula.[1] Consulte o Capítulo 6, Músculo trapézio, para um exame mais detalhado e tratamento do músculo trapézio superior, e o Capítulo 19, Músculo levantador da escápula.

Escápula

A avaliação postural geral da escápula deve incluir distribuição de rigidez muscular, simetria da escápula, presença de escápula alada e posição geral da escápula em relação à coluna torácica. A borda

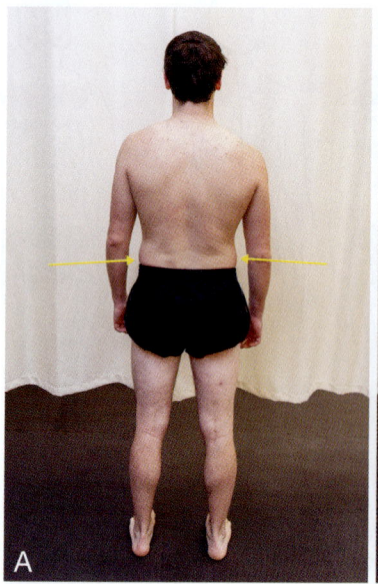
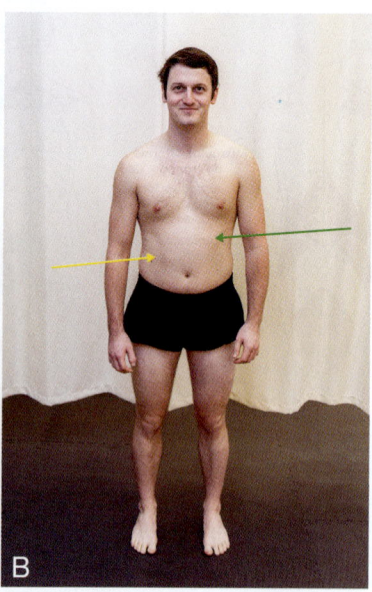

Figura 76-8 Achados de disfunção postural na parede abdominal. (A) Abaulamento lateral bilateral da musculatura da parede abdominal. (B) Sulco lateral próximo ao músculo reto do abdome indicado pela seta amarela, atividade abdominal superior com postura de ampulheta indicada pela seta verde.

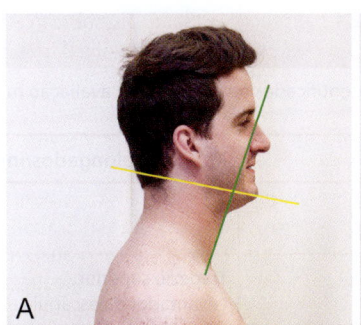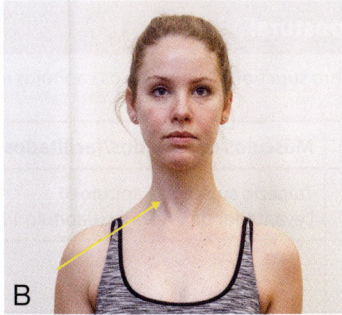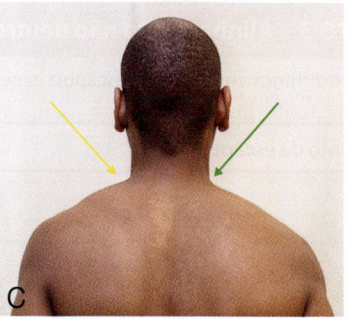

Figura 76-9 Achados de disfunção postural na cabeça e na região cervical. (A) Aumento do ângulo do queixo. (B) Sulco ao longo do músculo esternocleidomastóideo (seta). (C) Entalhe de elevador indicado pela seta amarela no lado esquerdo. Ombro gótico indicado pela seta verde no lado direito.

medial da escápula deve ser paralela à coluna torácica nos níveis de T2 a T7 e aproximadamente a 7 cm de distância dos processos espinhosos.[28] A posição de repouso da escápula pode ser amplamente afetada pelo alinhamento da coluna torácica.

A posição da escápula deve ser avaliada quanto à elevação excessiva bilateral, unilateral, depressão, descolamento medial (escápulo alada) e inclinação anterior (Figura 76-10A). Cada escápula também deve ser avaliada quanto à rotação, como uma escápula rodada para baixo (i.e., o ângulo superior está mais afastado da coluna que o ângulo inferior), e à abdução (Figura 76-10B) (i.e., a borda medial da escápula está a mais de 7 cm dos processos espinhosos torácicos). O Quadro 76-3 mostra as assimetrias posturais da escápula e suas disfunções musculares associadas.[1,28] A fossa supraespinal ou infraespinal (Figura 76-10C) também deve ser avaliada quanto à concavidade, o que poderia indicar inibição e fraqueza dos músculos posteriores do manguito rotador. Todos os músculos do Quadro 76-3 devem ser examinados para PGs. Consulte os Capítulos 22, Músculo infraespinal; 23, Músculo redondo menor; 26, Músculo subescapular; e 42, Músculos peitoral maior e subclávio, para um exame mais aprofundado e tratamento da musculatura escapular.

Membro superior

A avaliação postural geral dos membros superiores deve incluir a posição da cabeça do úmero em relação ao acrômio, a distribuição geral da tensão muscular, a pronação ou a supinação excessiva do antebraço e a proteção, se presente, do ombro ou braço. A cabeça do úmero deve estar repousando menos do que um terço anterior ao acrômio, com a diáfise do úmero repousando paralela ao tórax.[28] A fossa cubital deve estar voltada para a frente, demonstrando rotação neutra do ombro e com o cotovelo em leve flexão.[36] O Quadro 76-3 descreve um exemplo de disfunção do posicionamento anterior excessivo da cabeça do úmero e da fossa cubital medial/ângulo anterior da dobra do cotovelo (Figura 76-11A) e disfunção muscular associada.[1,28]

A avaliação do cíngulo do membro superior (cintura escapular) é necessária ao analisar as disfunções do cotovelo e da mão. Se o alinhamento do cíngulo do membro superior for disfuncional, ele deve ser corrigido antes de examinar o alinhamento do cotovelo e do antebraço para uma avaliação mais precisa do alinhamento do cotovelo e do antebraço.[36] Ao examinar o cotovelo, uma visão geral da posição de repouso do paciente deve ser considerada juntamente

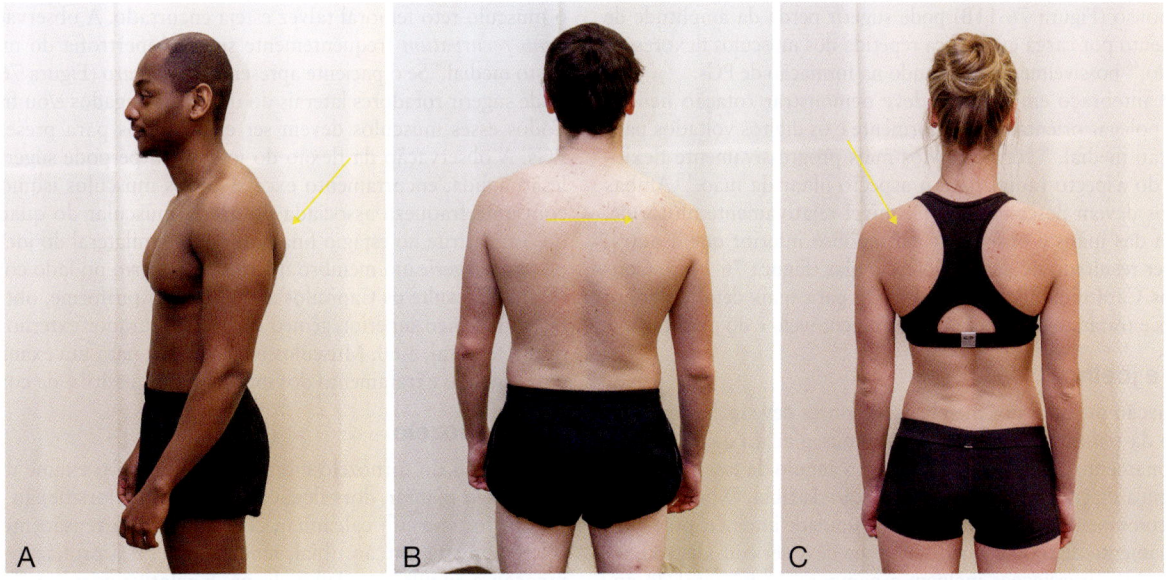

Figura 76-10 Achados de disfunção postural na região escapular. (A) Inclinação anterior da escápula. (B) Abdução escapular. (C) Esvaziamento da fossa infraespinal.

Quadro 76-3   Alinhamento não neutro postural

Exemplos de disfunção muscular da escápula e membro superior.[1,28] Consulte os capítulos identificados neste livro para avaliação muscular específica.

Alinhamento da escápula	Músculos encurtados/facilitados	Músculos alongados/inibidos
Elevação	Trapézio superior (Capítulo 6) Levantador da escápula (Capítulo 19)	
Depressão		Trapézio superior Levantador da escápula
Alada		Trapézio Inferior Serrátil anterior (Capítulo 46)
Inclinação anterior	Peitoral menor (Capítulo 44) Cabeça curta do bíceps braquial (Capítulo 30) Coracobraquial (Capítulo 29)	Serrátil anterior
Rotação medial	Levantador da escápula Romboides (Capítulo 27) Deltoide (Capítulo 28) Supraespinal (Capítulo 21)	Trapézio superior Fibras inferiores do serrátil anterior
Abdução	Peitoral maior (Capítulo 42) Peitoral menor (Capítulo 44) Trapézio superior	Romboide Trapézio medial (Capítulo 6)
Ângulo medial da fossa cubital, ângulo oblíquo da dobra anterior do cotovelo	Peitoral maior Latíssimo do dorso (Capítulo 24)	
Cabeça do úmero repousando mais de um terço anterior ao acrômio	Peitoral maior Infraespinal (Capítulo 22) Redondo menor (Capítulo 23)	Subescapular (Capítulo 26)

com a avaliação geral da massa muscular extensora e flexora em comparação com o resto do braço. As dobras anteriores do cotovelo devem ser comparadas bilateralmente e devem ser razoavelmente horizontais. O ângulo de sustentação do cotovelo não é facilmente acessível na posição de repouso, mas deve ser medido durante o exame físico. A flexão excessiva dos cotovelos unilateral ou bilateral em repouso (Figura 76-11B) pode sugerir perda da amplitude de movimento por carga excêntrica repetida dos músculos flexores do cotovelo,[46] possivelmente resultando na formação de PGs.

O antebraço em repouso deve demonstrar rotação neutra, com o polegar orientado anteriormente e os dígitos voltados para a direção medial,[36] com os dedos mais progressivamente flexionados do aspecto radial para o aspecto ulnar da mão.[47] Ambas as mãos devem descansar em um nível relativamente uniforme. Se uma das mãos é observada em repouso inferior que a outra, pode ser resultado de depressão escapular (Figura 76-11C). Consulte os Capítulos 30 a 32 e 34 a 38, para mais detalhes sobre exames e tratamentos dos músculos do cotovelo e do punho.

Coxa e joelho

A avaliação postural dos membros inferiores deve incluir a distribuição da tensão muscular no grupo muscular do quadríceps, o posicionamento da patela, o ângulo Q, o ângulo da fossa poplítea, a presença de *genu recurvatum* e a torção da tíbia. O membro inferior comumente funciona como uma unidade inteira e, portanto, o alinhamento de todo o quadril e perna deve ser considerado.

Outras observações incluem a comparação bilateral do ângulo da fossa poplítea. A fossa poplítea deve estar na horizontal em relação ao solo, e um desvio no ângulo (Figura 76-12A) pode sugerir uma predileção do quadril para entrar em adução/abdução ou rotação medial/lateral, e/ou sugerir torções do pé e tornozelo. A observação de uma prega/sulco próximo à região lateral da coxa distal pode sugerir um tensor de fáscia lata mais curto, um músculo glúteo médio fraco e um deslocamento superolateral da patela. Se houver um posicionamento superior da patela unilateralmente, o músculo reto femoral talvez esteja encurtado. A observação do *genu recurvatum* frequentemente sugere hipertrofia do músculo vasto medial.[1] Se o paciente apresentar *genu varo* (Figura 76-12B), pode sugerir rotadores laterais do quadril alongados e/ou fracos.[36] Todos esses músculos devem ser examinados para presença de PGs. A observação da flexão do joelho em pé pode sugerir uma lesão aguda, encurtamento excessivo dos músculos isquiotibiais com uma fraqueza associada do grupo muscular do quadríceps ou osteoartrite no estágio final, e a flexão unilateral do joelho em pé pode sugerir um membro inferior mais curto no lado contralateral.[36] Consulte os Capítulos 57, Músculos piriforme, obturador interno, gêmeo superior, gêmeo inferior, obturador externo e quadrado femoral, a 60, Músculos isquiotibiais, para um exame mais aprofundado e tratamento dos músculos do quadril e da coxa.

Pé e tornozelo

A avaliação do tornozelo e do pé deve incluir o exame da altura do arco plantar, dorsiflexão do ângulo de dorsiflexão em repouso, formato do calcanhar, comparação da tensão muscular bilateralmente, torção tibial, tendência geral à pronação ou supinação e ângulo dos dedos do pé. É relativamente fácil para o clínico analisar excessivamente a postura do pé e tirar conclusões rápidas a respeito das alturas dos arcos, pronação, e supinação,

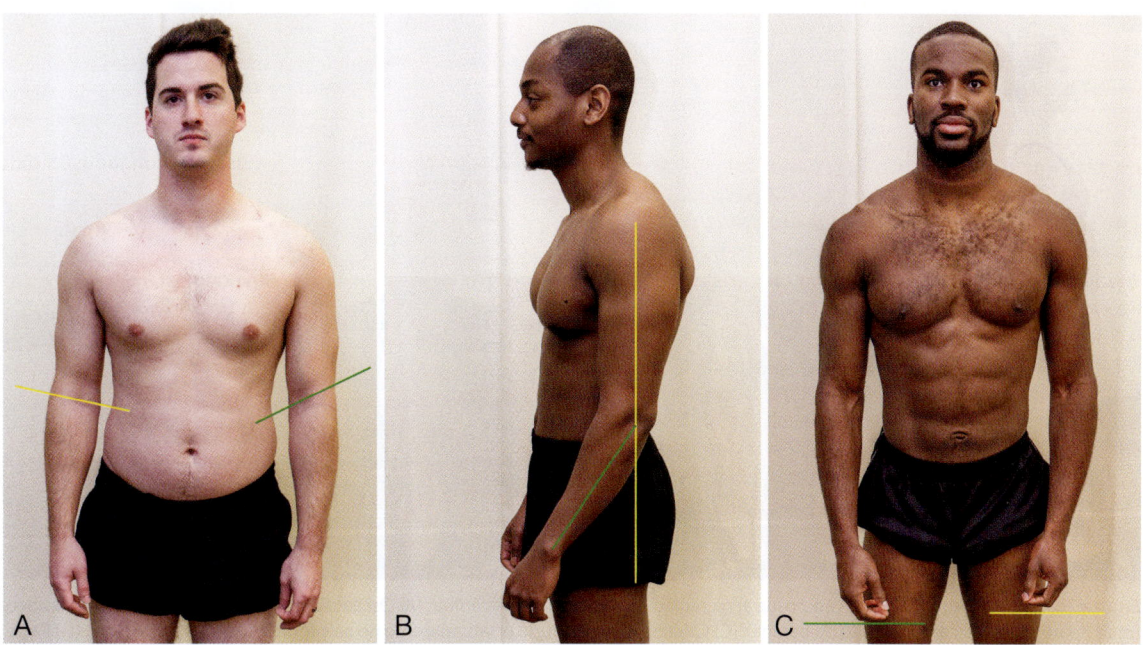

Figura 76-11 Achados de disfunção postural na região dos membros superiores. (A) Ângulo medial do ângulo da fossa cubital/dobra do cotovelo (mais aparente no cotovelo esquerdo da pessoa). (B) Flexão excessiva do cotovelo em repouso. (C) Depressão escapular direita sugerida com base na posição da mão (a mão direita está inferior à esquerda).

sem considerar seu papel como membro da equipe de todo o sistema musculoesquelético. Porém, os desequilíbrios musculares da cadeia cinética inferior podem perturbar o equilíbrio preciso do pé, provocando estresse do tendão, sobrecarga muscular ou deformidades.[1] O clínico deve levar em conta se o paciente utiliza órtese do pé ou tornozelo, pois a postura do tornozelo e para o pé pode alterar a postura em pé quando estiver descalço.

O tornozelo em pé deve estar em dorsiflexão relativamente neutra a 0°. O clínico deve observar se o peso corporal do paciente é deslocado excessivamente, anterior ou posteriormente (Figura 76-13A). Deslocamento de peso excessivo pode ser observado no formato do calcanhar a partir de uma vista posterior. Se o peso é normal no calcanhar e antepé, o calcanhar deve ter formato arredondado. Com um centro de massa direcionada posteriormente, o paciente pode ter um calcanhar quadrático ou quadrado (Figura 76-13B), sugerindo má absorção de choque com possíveis disfunções no joelho, no quadril e na coluna. Com um centro de massa excessivamente direcionado anteriormente, o calcanhar pode pa-

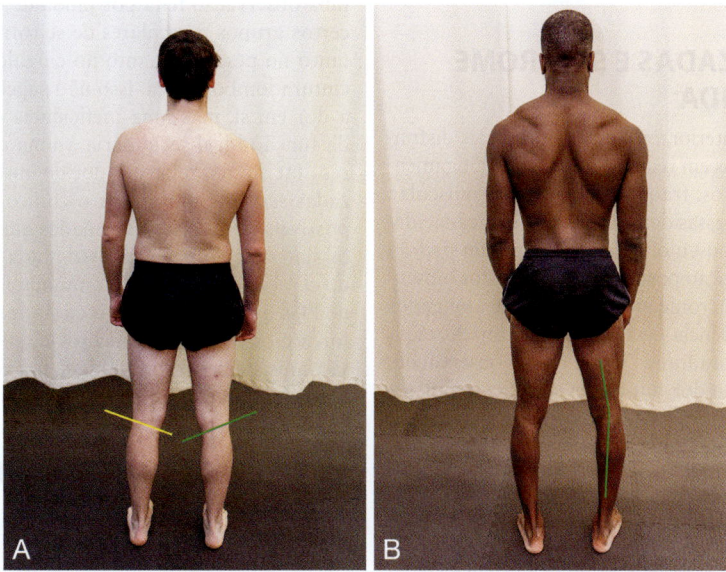

Figura 76-12 Achados de disfunção postural na coxa e no joelho. (A) Ângulo oblíquo das fossas poplíteas (desviando para a rotação medial do osso fêmur/rotação lateral do osso da tíbia [linha verde]). (B) *Genu varo* representado por linhas verdes.

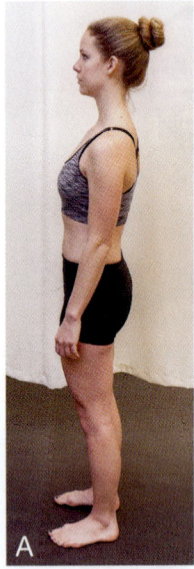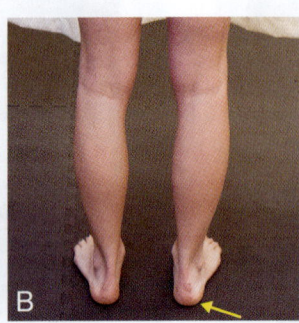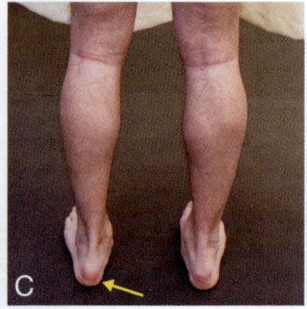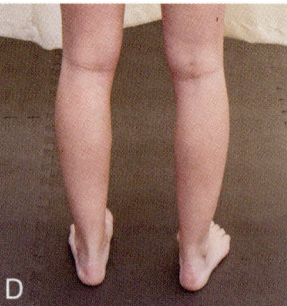

Figura 76-13 Achados de disfunção postural na região do tornozelo e calcanhar. (A) Oscilação posterior. (B) Calcanhar quadrático (mais aparente no calcanhar direito da pessoa). (C) Calcanhar pontiagudo (mais aparente no calcanhar esquerdo da pessoa). (D) Parte inferior da perna cilíndrica (demonstrando tensão do sóleo).

recer mais pontudo (Figura 76-13C), sugerindo estresse excessivo no antepé durante a marcha.[1]

Em relação à aparência geral do músculo, um tendão do calcâneo mais curto e largo pode sugerir tríceps sural encurtado ou tenso. No entanto, se a parte inferior da perna parecer mais cilíndrica, em vez da forma normal do gargalo invertido, pode sugerir rigidez ou hipertrofia do sóleo (Figura 76-13D).[1] Os déficits de comprimento no músculo sóleo podem ser uma causa de dor nas costas (ver Capítulo 66, Músculos sóleo e plantar) e podem sugerir disfunção prévia ou atual do tornozelo ou pé. Consulte os Capítulos 63, Músculo tibial anterior, a 69, Músculos flexores longos dos dedos dos pés, para um exame aprofundado dos músculos do pé e tornozelo que afetam o alinhamento.

4. SÍNDROMES CRUZADAS E SÍNDROME DA CAMADA DE JANDA

Como observado na seção anterior, os achados posturais disfuncionais podem ser encontrados em regiões locais com alongamento ou encurtamento associados, fraqueza e/ou tensão muscular. No entanto, a interação entre essas deficiências possui a capacidade de afetar todo o sistema musculoesquelético, com um padrão um tanto previsível. Com a função postural, existem certos músculos com predileção por serem cronicamente inibidos e alongados e outros músculos com a tendência oposta de serem hipertônicos e encurtados.[7] Kolar e colaboradores,[9] por meio de observações e tratamento de pacientes com dor musculoesquelética crônica e distúrbios neurológicos, descobriram que, em resposta à disfunção articular, as respostas musculares foram semelhantes aos padrões nas lesões dos neurônios motores superiores, concluindo que os desequilíbrios musculares se originam e são controlados pelo SNC.[4] Kolar[7] afirma o seguinte:

> O fato de alguns músculos estarem posturalmente inclinados à inibição, ao passo que outros, à hipertonia, ao encurtamento ou mesmo a contraturas, já é conhecido há muito tempo, mas essas predisposições para o desequilíbrio

muscular não foram sistematicamente organizadas até que Janda descreveu essas observações. O delineamento dos déficits no tônus muscular (tensão muscular) é tão característico que Janda os descreve como síndromes – as síndromes cruzadas superior e inferior e a síndrome da camada.[7]

Essas síndromes são definidas por padrões particulares de rigidez e fraqueza muscular que se cruzam entre os lados posterior e anterior do corpo.[1] Essas alterações observáveis de encurtamento/tensão e/ou inibição/alongamento dos músculos usados para estabilização da postura podem predispor à sobrecarga, levando à formação de PGs, resultando em dor e diminuição da função. Deve-se enfatizar, no entanto, que as síndromes cruzadas eram uma observação feita por Janda de uma tendência combinada de certos grupos musculares de se tornarem inibidos ou facilitados tanto no pescoço quanto no cíngulo do membro superior ou na cintura lombopélvica. Isso não sugere uma associação direta com a dor em si, mas uma ineficiência do movimento e diminuição da função ideal secundária a uma disfunção postural, que pode resultar em um relato de dor de um indivíduo. As síndromes cruzadas servem para ajudar o clínico a formular uma hipótese de possíveis estruturas relacionadas que atualmente contribuem para os sintomas do paciente. Isso ajuda a orientar e moldar o exame do clínico, que deve incluir minimamente o exame para a presença de PGs ativos e latentes, o comprimento muscular, os déficits de força e os comprometimentos de movimento. Essas observações são consistentes com a unidade funcional descrita em cada um dos capítulos sobre músculos.

4.1. Síndrome cruzada superior

Frequentemente coincidindo com o termo "FHP", a síndrome cruzada superior (SCS) (Figura 76-14) é evidente quando a posição da cabeça, do quadrante superior e o alinhamento postural cervicotorácico é deslocada da posição neutra, com a cabeça movendo-se para a frente em relação aos ombros. Em uma vista lateral, o meato acústico externo é posicionado anteriormente ao

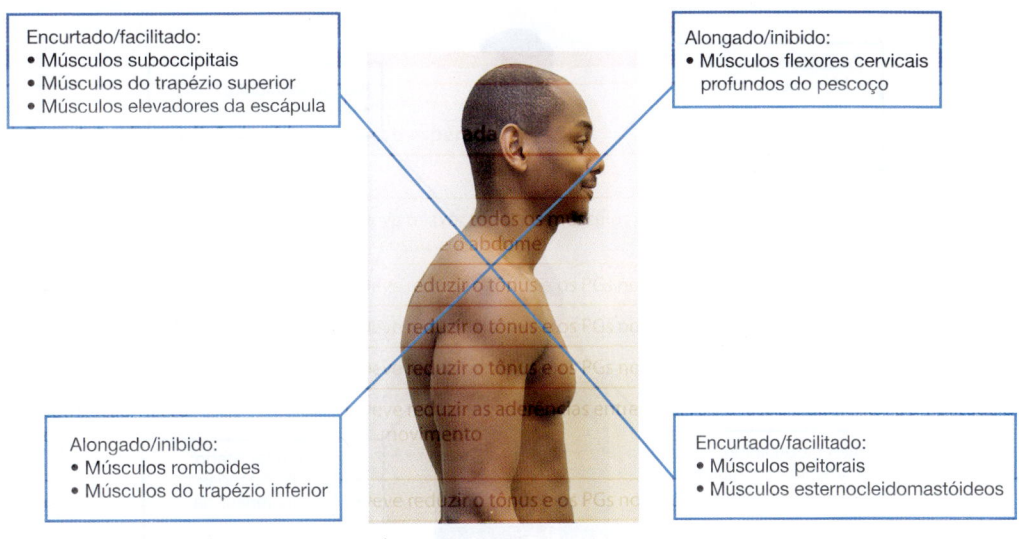

Figura 76-14 Síndrome cruzada superior.[1]

acrômio. A teoria da SCS é que tanto a musculatura cervical posterior quanto a torácica anterior se tornarão encurtadas com o tempo, alterando o alinhamento e a mobilidade.[48] Mais especificamente, há um encurtamento do músculo levantador da escápula, do trapézio superior e dos músculos suboccipitais, posteriormente, e encurtamento dos músculos peitoral maior e menor e esternocleidomastóideo anteriormente.[7] Os músculos flexores cervicais profundos, romboides e trapézio inferior frequentemente se tornam inibidos e alongados.[7]

Em geral, as consequências da SCS são FHP com déficits de comprimento e força muscular. Disfunções articulares podem ser comuns nos segmentos occipital-C1, C4-C5 e T4-T5, pois são zonas de transição nas curvaturas da coluna.[49] Janda observou que essas zonas de transição, nas quais existem áreas focais de estresse na coluna, correspondem a áreas em que vértebras vizinhas mudam de morfologia.[1]

Em indivíduos com FHP, há uma postura de ombro arredondada associada com músculos depressores da escápula inibidos, levando à elevação antecipada do ombro durante a abdução do ombro.[41] Isso foi correlacionado com um desequilíbrio muscular entre o músculo trapézio superior, que se encontra hiperativo, e o trapézio inferior, hipoativo,[50] levando a articulação glenoumeral a um posicionamento mais alto de forma secundária ao desalinhamento da escápula.[7] Isso também pode causar a protração da escápula, impactando o músculo supraespinal e sua provável degeneração com sobrecarga concomitante da ação causada por um músculo levantador da escápula hiperativo (Capítulos 19, Músculo levantador da escápula, e 21, Músculo supraespinal, respectivamente).[7] Isso poderia levar a PGs associados nos músculos trapézio superior e levantador da escápula, com indivíduos com dor cervical e FHP associada ou SCS.[51] Esse desequilíbrio muscular é comumente associado a síndromes de impacto do ombro.[52]

A FHP altera a mecânica corporal, predispondo o indivíduo a desenvolver PGs por sobrecarga muscular quando esforços compensatórios são feitos para superar as limitações impostas pela FHP. A contração isométrica voluntária máxima é reduzida na musculatura cervical, compatível com os efeitos do comprimento subótimo da fibra muscular.[53] A dor cervical secundária a FHP também está associada à diminuição da rotação lateral do membro superior e à fraqueza da abdução do ombro.[54] A função respiratória também pode ser comprometida com FHP com capacidade vital reduzida e volume expiratório forçado diminuído.[55] Há uma noção geral de que a FHP está associada à disfunção da ATM, talvez porque a mandíbula seja deslocada posteriormente, um deslocamento associado à dor relacionada à ATM.[56] Entretanto, as opiniões são conflitantes a esse respeito, pois os estudos têm sido ambíguos em seus relatos de uma relação entre a postura da cabeça e os distúrbios da ATM.[57-59] O problema é exacerbado pela inconsistência nos critérios para o diagnóstico de distúrbio da ATM e pela baixa qualidade dos estudos. Alguns estudos analisaram apenas a disfunção articular intrínseca, e poucos estudos analisaram a relação entre a FHP, os PGs orofaciais e a dor na ATM. Talvez inesperadamente, a FHP não esteve associada à postura do ombro rodado (protraído) em adultos jovens, embora a FHP tenha sido associada à dor do pescoço e incapacidade.[60] O uso de *laptop* e *smartphone* por um período prolongado é um fator de risco para dor de cabeça, de pescoço e de ombros em adultos jovens induzida pela FHP.[61,62] Da mesma forma, estudos com trabalhadores de escritórios mostram uma correlação entre a FHP e a cervicalgia.[63]

A consideração das posturas durante o uso do computador tem sido uma parte necessária da avaliação da dor de cabeça e pescoço entre os estudantes, muitas vezes referida como avaliação ergonômica quando aplicada ao local de trabalho, mas agora também deve ser considerada ao avaliar a dor de cabeça e pescoço em pessoas que usam computadores portáteis. O uso de salto alto está diretamente correlacionado com alterações posturais potencialmente prejudiciais em meninas adolescentes, incluindo FHP, hiperlordose lombar e joelho valgo.[64] O problema com esses estudos e similares é que eles são muito pequenos em número de indivíduos, embora sejam consistentes com outros estudos do efeito do estresse ergonômico no músculo.

Mochilas podem colocar crianças pequenas em risco de dores no pescoço e nas costas posteriormente na vida. O uso de uma mochila com peso de 7,5% do peso corporal de uma criança resulta em uma diminuição significativa do ângulo craniovertebral que produz FHP,[65] o que provavelmente é um importante fator de risco para a manutenção da FHP na adolescência e na idade adulta, embora estudos longitudinais ainda não tenham sido realizados. A FHP está associada à síndrome do túnel do carpo moderada, mas nenhuma relação causal pode estar implícita.[66]

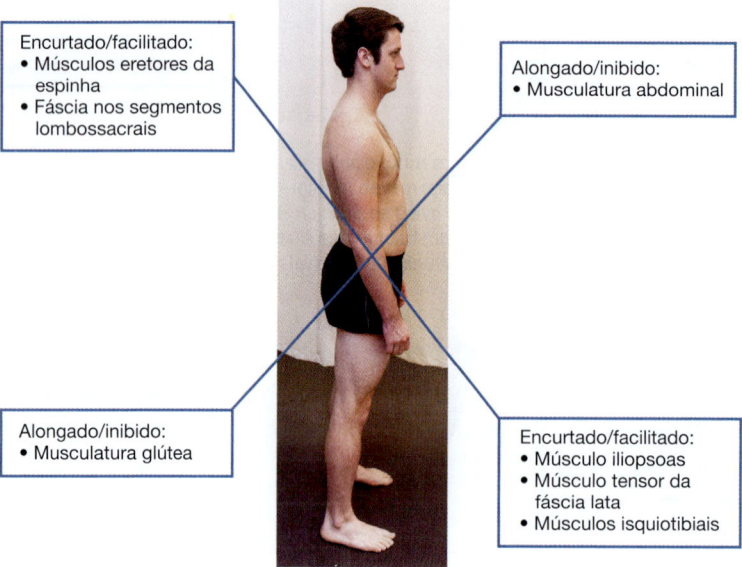

Figura 76-15 Síndrome cruzada inferior (subtipo A).[1]

As crianças que respiram pela boca também são mais propensas a ter uma FHP.[67]

O tratamento da FHP é realizado principalmente por meio de programas de fisioterapia que incluem exercícios corretivos de postura. Estes têm demonstrado, em ensaios clínicos randomizados (ECRs), diminuir a FHP.[68] Uma série de exercícios que incluiu exercícios de McKenzie, exercícios de Kendall e autoalongamentos melhoraram o ângulo craniovertebral e o índice escapular,[69] e um ECR analisando o Pilates diminuiu a dor e a incapacidade do pescoço.[70] Uma combinação de mobilização da coluna torácica superior e exercícios de mobilidade apresentou desfechos melhores do que a mobilização da coluna cervical superior.[71] A liberação suboccipital melhorou o resultado do tratamento quando adicionada aos exercícios de flexão craniocervical.[72] Os exercícios cervicais também reduziram a FHP induzida pelo uso de *smartphone*.[73] A dificuldade com alguns desses estudos, como alguns dos estudos citados, é que o número de indivíduos é pequeno.

4.2. Síndrome cruzada inferior

A síndrome cruzada inferior (SCI), também conhecida como síndrome cruzada distal ou pélvica, foi classificada em dois subtipos: postura tipo A e postura tipo B.[1] O subtipo mais conhecido, postura tipo A (Figura 76-15), ocorre quando há uma apresentação de músculos rígidos dos eretores da espinha e fáscia nos segmentos lombossacrais, tensão nos músculos reto femoral, tensor da fáscia lata, isquiotibiais e iliopsoas e fraqueza concomitante dos músculos abdominais e glúteos.[7] Como resultado, teoricamente, isso leva a uma anteroversão pélvica com um aumento na lordose lombar.[7] Também na postura do subtipo A, há uma tendência a usar mais flexão do quadril e movimento de extensão lombar para a mobilidade.[1] A postura do subtipo B (Figura 76-16) está mais associada com FHP (Figura 76-14), com as mesmas deficiências que a FHP, mas com concomitante hipercifose torácica, lordose lombar diminuída e o centro de gravidade do corpo posicionado posteriormente com *genu recurvatum* secundário.[1]

A evidência, talvez não surpreendentemente, é variada e conflituosa quando se trata de dor musculoesquelética e certos componentes da SCI e da postura lombopélvica. Também há inconsistência na validade de estudos sobre a relação dos PGs na postura SCI ou na postura lombopélvica em geral. No entanto, pode-se supor que nos estudos a seguir, menções de encurtamento ou alongamento dos músculos podem precipitar a formação de PGs e devem ser incluídas no exame.

Existem estudos que corroboram os déficits de mobilidade da extensão do quadril secundários a músculos flexores do quadril com uma associação de dor lombar[74-77] e músculo iliopsoas curto, contribuindo para a lombalgia,[78,79] características encontradas na SCI. Um estudo realizado por Ranger e colaboradores[80] sugeriu que uma fáscia paraespinal lombar mais curta estava associada à lombalgia de alta intensidade por ressonância magnética (RM). Além disso, um estudo realizado por Malai e colaboradores[81] su-

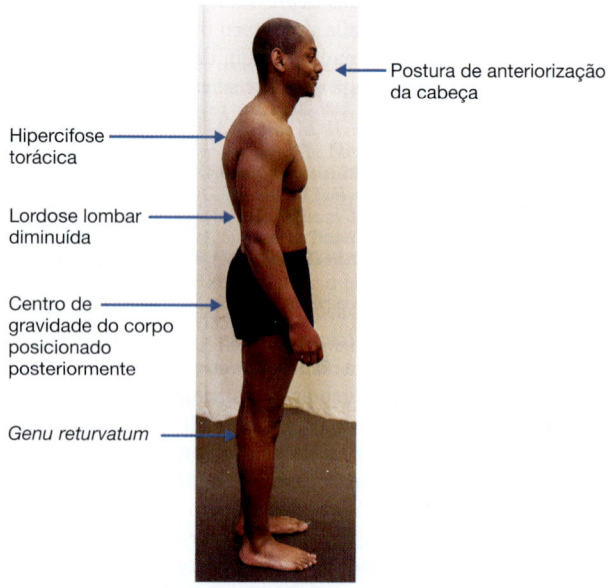

Figura 76-16 Síndrome cruzada inferior (subtipo B).[1]

geriu que o alongamento mantém/relaxa do músculo iliopsoas em pacientes com dor lombar crônica inespecífica e com hiperlordose lombar foi significativo para reduzir a dor, melhorar o comprimento do músculo flexor do quadril, diminuir o ângulo da lordose lombar e melhorar a ativação do músculo transverso do abdome. No entanto, um estudo realizado por Walker e colaboradores[11] descobriu que não havia relação entre lordose lombar, inclinação pélvica e desempenho da musculatura do abdome na posição ortostática. Um estudo realizado por Nourbakhsh e Arab[14] constatou que não houve forte associação com lombalgia e fatores estruturais, como tamanho da lordose, inclinação pélvica, comprimento do iliopsoas ou comprimento paraespinal lombar.

Além disso, Heino e colaboradores[10] descobriram que não havia uma relação clara entre amplitude de movimento de extensão do quadril e inclinação pélvica ereta, lordose lombar em pé ou desempenho muscular abdominal, sugerindo que os clínicos não deveriam basear o tratamento a partir de uma inspeção visual de desalinhamentos posturais, especificamente alongamentos da fáscia múscular do flexor de quadril, com base em uma visão isolada da postura. Heino e colaboradores[10] sugeriram que procedimentos específicos de exame deveriam ser os fatores norteadores do tratamento. Deve-se observar, entretanto, que o estudo realizado por Heino e colaboradores[10] foi realizado em indivíduos saudáveis mais jovens (21-49 anos), e o estudo de Walker e colaboradores[11] foi realizado em indivíduos saudáveis mais jovens (20-33 anos) sem dor lombar.

A fraqueza ou inibição dos músculos glúteos é um dos achados associados com SCI. Evidências mostraram algumas ligações-chave entre a fraqueza do glúteo e outras disfunções musculares, semelhantes às observações encontradas na SCI. Lee e Oh[82] e Arab e colaboradores[83] descobriram que havia uma associação de fraqueza do músculo glúteo máximo e déficits no comprimento dos músculos isquiotibiais. Além disso, no estudo de Arab e colaboradores,[83] foi sugerido que, em pacientes com disfunção da articulação sacroilíaca com fraqueza do músculo glúteo máximo, houve uma associação significativa com o déficit do comprimento dos músculos isquiotibiais. Foi sugerido por van Wingerden e colaboradores[84] que a rigidez dos músculos isquiotibiais em pacientes com lombalgia era um mecanismo compensatório para ajustar a instabilidade pélvica. No entanto, o estudo realizado por Nourbakhsh e Arab[14] sugeriu que não houve associação entre o comprimento do músculo isquiotibial, a inclinação pélvica ou a lombalgia. Lee e colaboradores[82] descobriram que, sem normalização da força muscular do glúteo máximo, houve uma correlação negativa não significativa com o comprimento do músculo isquiotibial; entretanto, com a normalização da força muscular do glúteo máximo do participante pela altura e peso, houve uma correlação positiva significativa com o comprimento do músculo isquiotibial. Esse achado possui grandes implicações para estudos prévios e conclusões erróneas em relação a variáveis de força e associações com variáveis posturais devido à alta correlação entre tamanho corporal e força. No entanto, nesse estudo de Lee e colaboradores,[82] deve-se notar que os participantes eram todos jovens, do sexo masculino, saudáveis e não foram incluídos participantes com lombalgia.

O aumento da tensão nos músculos paravertebrais torácicos ou hipertrofia dos músculos paravertebrais lombares pode ser o resultado de fraqueza muscular abdominal[2] ou, se acompanhada de lombalgia como mecanismo compensatório ao encurtamento do músculo flexor do quadril, músculos glúteos e abdominais fracos.[85] Hultman e colaboradores[86] e Lankhorst e colaboradores[87] também encontraram diminuição da extensibilidade lombar em pacientes com lombalgia. O estudo realizado por Nourbakhsh e Arab[14] constatou que os indivíduos com dor lombar apresentaram a maior associação com déficits de resistência dos extensores lombares.

Músculos abdominais inibidos ou alongados e sua relação com o restante das características da SCI têm sido objeto de contenção por diversos estudos, como Youdas e colaboradores[88] e Walker[11] e Levine e colaboradores,[89] sugerindo que não houve associação entre força muscular abdominal, inclinação pélvica e lordose lombar. Toppenberg e Bullock[90] e Youdas e colaboradores[88] sugeriram que não houve relação significativa entre a lordose lombar e o comprimento do músculo abdominal. Há vários estudos, no entanto, sugerindo que a fraqueza muscular abdominal está relacionada à dor lombar.[78,91-94] Apesar disso, considerando o debate variado e complexo sobre a força abdominal e do tronco e os métodos de teste para obter esses resultados, muitos desses estudos precisam ser lidos em detalhes para se obter uma opinião individual e assertiva.

A patologia mais comum resultante de componentes da SCI geralmente é dor lombar crônica persistente. No entanto, o tratamento da dor lombar crônica persistente tem sido debatido por décadas por pesquisadores, com consenso limitado. Na pesquisa, faltam as considerações posturais dos PGs, particularmente na região lombar. Consulte as Seções 5 e 6 neste texto, para mais detalhes sobre o exame e tratamento de PGs na musculatura do tronco e do quadril.

Com a extrema variabilidade de tipos e posturas corporais, pode-se esperar que não haja relação específica ou correlação de certos aspectos da postura com a dor, com base nas normas estabelecidas atualmente para a postura. Por exemplo, em um estudo de Laird e colaboradores,[12] de 62 participantes com e sem lombalgia, concluiu-se que não houve diferenças significativas nos ângulos da lordose em pé. Contudo, esse estudo não definiu ou descreveu dor lombar além de ter lombalgia por 12 ou mais semanas com ou sem dor na perna e marcou mais de 2 em 10 na escala numérica de classificação de dor. Com base em estudos semelhantes, seria fácil para um clínico interpretar tais achados como uma razão para desconsiderar certas variáveis, como os ângulos da lordose, durante o exame postural.

4.3. Síndrome da camada de Janda

Também conhecida como síndrome de estratificação, a síndrome da camada descrita por Janda é a combinação tanto da SCS quanto da SCI.[1] Ela denota essencialmente a estratificação da hipertrofia ou o encurtamento muscular e hipotrofia ou alongamento.[7] A partir de uma perspectiva dorsal (Figura 76-17), normalmente há hipertrofia muscular ou encurtamento dos músculos isquiotibiais, músculos eretores da espinha na região toracolombar, músculos eretores da espinha na região cervical, trapézio superior e músculos elevadores da escápula.[7] Isso é pareado com hipotrofia muscular ou alongamento dos músculos glúteos e estabilizadores inferiores da escápula.[1] Ventralmente, há frequente hipertrofia muscular ou encurtamento dos músculos peitoral, esternocleidomastóideo, iliopsoas e reto femoral.[7] Isso está associado à hipotrofia muscular ou ao alongamento dos músculos abdominais e dos músculos flexores profundos cervicais do pescoço.[1]

4.4. Resumo da abordagem de Janda em relação às síndromes posturais

Em relação ao tratamento da síndrome da camada, SCS ou SCI, sugere-se considerar a abordagem de Janda no manejo dessas

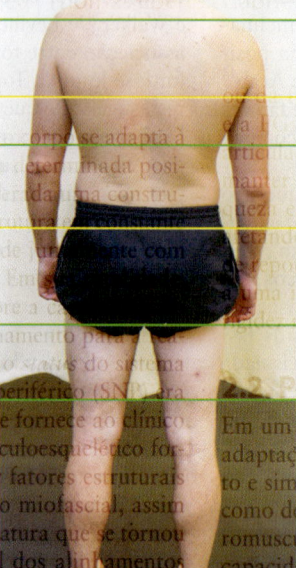

Figura 76-17 Síndrome da camada (aspecto dorsal).[1]

Alongado/inibido
- Músculos estabilizadores inferiores da escápula
- Músculos eretores da coluna lombossacral
- Músculo glúteo máximo

Encurtado/facilitado
- Músculos eretores da coluna cervical
- Músculo trapézio superior
- Músculos elevadores da escápula
- Músculos eretores da coluna toracolombar
- Músculos isquiotibiais

posturas. Em geral, a abordagem de Janda às síndromes posturais começa com uma avaliação postural estática seguida de observação da postura unipodal e da marcha.[1] Em seguida, são avaliadas as características do padrão de movimento, bem como o comprimento muscular da musculatura suspeita de tensão ou encurtamento.[1] Uma vez que desequilíbrios musculares são avaliados, o clínico supõe a causa da disfunção com base na informação recolhida e seleciona as intervenções em conformidade. O tratamento começa com a normalização da periferia, que envolve essencialmente a normalização da entrada aferente no sistema sensorimotor por meio de correções posturais e a aplicação de correções biomecânicas via técnicas de terapia manual para fornecer um ambiente ideal para a cura. Uma vez normalizadas as estruturas periféricas, deve haver uma restauração do equilíbrio muscular. Se não houver coordenação entre os músculos, o músculo mais forte da cadeia não pode ser funcional. Da mesma forma, na presença de músculos antagonistas tensos ou curtos, como descrito na SCS, SCI e síndrome de camada, a restauração da tensão e do comprimento muscular normal deve ser abordada antes do fortalecimento da musculatura fraca.[1] Hipoteticamente, com esses músculos encurtados e tensos, há um predisposição para formação de PG; portanto, avaliar esses grupos musculares previsíveis pode ser essencial no tratamento dos PGs para restaurar a tensão e a função muscular normais. O "treinamento sensorimotor"[1] acompanha o restabelecimento do equilíbrio muscular, aumentando o aporte proprioceptivo para facilitar a coordenação muscular automática e em tempo apropriado, a fim de facilitar a estabilização articular e postural reflexa, em vez do fortalecimento muscular específico. Finalmente, a resistência dos padrões de movimento coordenados com foco em exercícios de baixa intensidade realizados em alto volume deve ser enfatizada, porque a fadiga é o fator predisponente para compensar os padrões de movimento.[1] A prescrição do exercício domiciliar é vital, pois o paciente deve estar praticando consistentemente para fazer alterações no nível do SNC. Ver Capítulo 4, Fatores que perpetuam a síndrome miofascial, para obter mais informações sobre padrões de movimentos mal-adaptados e seus efeitos sobre o sistema nociceptivo. O clínico deve procurar as fontes apropriadas, conforme mencionado, para obter mais informações sobre a abordagem de Janda ao tratamento.[1,7,95]

5. CONSIDERAÇÕES POSTURAIS DA RESPIRAÇÃO

O principal objetivo da respiração (troca de oxigênio e dióxido de carbono) é atender às demandas metabólicas do corpo.[96] Essa troca é obtida por meio da respiração, sendo regulada e coordenada pelo sistema nervoso autônomo (SNA) e influenciada por fatores físicos, químicos e emocionais. No entanto, na presença de lesão ou dor, a falta de respiração ocorre em um nível subcortical como compensação. Isso pode levar a um padrão respiratório defeituoso, perpetuando-se no nível subcortical e, eventualmente, se tornando um programa motor aprendido, mesmo quando o gatilho ou a ameaça inicial não está mais presente.[1] Também há a probabilidade da formação de PGs em músculos que devem compensar a estabilização disfuncional da coluna secundária ao músculo diafragma que não cumpre seu papel como estabilizador postural.

A respiração, em um nível neural e mecânico, extrínseca e intrínseca serve a vários propósitos de postura e movimento, podendo ser vista por meio de exemplos mais óbvios, como músicos aspirando para coordenar a nota inicial, lutadores de artes marciais respirando ou gritando quando atacam ou se preparam para o próximo passo, tenistas gritando antes de bater na bola ou levantadores de peso grunhindo antes do esforço.

Esta seção tem como objetivo enfocar o papel da respiração na postura e no movimento. Ver Capítulo 45, Músculos intercostais e diafragma, para mais detalhes sobre a mecânica da respiração normal, conforme ilustrado nas Figuras 45-8 e 45-9.

5.1. A função postural do músculo diafragma

Lewit afirmou: "Se a respiração não é normalizada – nenhum outro padrão de movimento pode ser.".[97] Em virtude da relação inerente da respiração com o movimento, a respiração também apresenta influência na função postural.[8] Tanto a postura quanto o movimento estão ligados pelo músculo diafragma.[5] Consulte o Capítulo 45 para compreender a anatomia e a função do músculo diafragma. O músculo diafragma é frequentemente negligenciado, apesar de seu papel conhecido em funções vitais. No entanto, o músculo diafragma, quando alterado, pode ser causa subjacente da estabilização disfuncional da postura ou de movimentos descoordenados devido ao seu papel na pressão intra-abdominal (PIA) e no sistema integrado de estabilidade da coluna (SIEC).[98]

O músculo diafragma tem um papel duplo tanto como músculo respiratório quanto como postural, essencial para a estabilidade da coluna vertebral e os movimentos resultantes.[98] Com o envolvimento do SNC, o músculo diafragma auxilia no controle postural do corpo[8] por meio do achatamento ou da descida caudal da cúpula do músculo durante a respiração ou estabilização postural do tronco.[8]

Durante a descida caudal no esforço postural, o diafragma funciona como um pistão, construindo pressão sobre as vísceras abdominais e aumentando a PIA contra o assoalho pélvico e os músculos abdominais.[8] Isso resulta em uma expansão excêntrica da parede abdominal para um volume abdominal e torácico adequado e, em seguida, mantido isometricamente. Em um cenário ideal, como levantando um objeto pesado, essa atividade muscular "excêntrica-isométrica" corresponderá ao grau de esforço muscular e ao trabalho necessário para atender às demandas do movimento.[8]

A regulação da PIA ocorre por meio dos músculos diafragma, assoalho pélvico, multífidos e transverso do abdome, proporcionando estabilidade postural lombopélvica anterior.[98] Como discutido por Frank e colaboradores,[98] há um consenso geral de que um aumento na PIA cria estabilidade na coluna[99-105] e é um parâmetro para influenciar a mecânica e a rigidez da coluna vertebral. Assim, a PIA coordena com o SIEC para estabilidade dinâmica da coluna.

O SIEC, como descrito por Kolar e colaboradores,[8] é um sistema equilibrado de coativação entre os músculos extensores da coluna vertebral na região cervical e torácica alta, os músculos flexores cervicais profundos, bem como o diafragma, o assoalho pélvico e todas as seções dos músculos do abdome e extensores da coluna na região lombar e torácica inferior.[98] Coordenando com a PIA, o SIEC cria rigidez da coluna vertebral, contribuindo para a estabilidade dinâmica da coluna.[98] Os músculos do SIEC constituem o "núcleo profundo" e, por meio de um "mecanismo de controle por antecipação", sua ativação precede a maioria dos movimentos voluntários.[98]

O SIEC fornece a base estável ou ponto-fixo em que os músculos podem produzir movimento.[98] Um exemplo disso, fornecido por Frank e colaboradores,[98] ocorre quando o músculo psoas maior se apoia na coluna toracolombar como uma base de apoio para atuar como um flexor do quadril; no entanto, se o SIEC for ineficiente, o músculo psoas maior pode causar estresse de cisalhamento anterior na coluna lombar devido a forças musculares. Além disso, um estudo realizado por Kolar e colaboradores[106] demonstrou que a regulação da PIA e do SIEC pode ser perturbada por uma diminuição da capacidade de função postural do diafragma, resultando em atividade compensatória dos extensores da coluna vertebral superficial. Como resultado, há aumento das forças compressivas na coluna vertebral.[106] A diminuição da capacidade da função postural do diafragma também resulta em um desequilíbrio entre a musculatura peitoral inferior e superior, levando a uma posição anormal da caixa torácica e do tórax.[106] A função de estabilização anormal do diafragma é geralmente associada a padrões de respiração disfuncionais.[8]

5.2. Avaliação do músculo diafragma

A avaliação dos padrões respiratórios é crucial para a avaliação da função de estabilização da coluna vertebral.[7] Ela demonstra a interação funcional e a relação entre a ativação do diafragma e os músculos abdominais.[7]

Avaliação da respiração e do diafragma

A contração normal do diafragma empurra o conteúdo abdominal para baixo em direção à pelve, causando protrusão do abdome e aumento do volume pulmonar na parte inferior do tórax durante a inspiração. A inalação normal em repouso envolve a contração coordenada do diafragma com expansão do tórax *inferior* e elevação da caixa torácica, que aumentam o volume pulmonar. Com a descida caudal do diafragma, também deve haver um aumento da PIA se houver manutenção normal da parede abdominal e da tensão do assoalho pélvico.[98] Com a respiração corrente, deve haver relaxamento dos músculos respiratórios acessórios com movimento ventral do esterno e sem movimento no plano transverso.[7]

Ao avaliar a respiração, o clínico deve, primeiro, avaliar a postura em ortostase estática e os padrões respiratórios naturais do paciente, a forma e o tamanho da parede torácica, a tensão muscular natural da parede abdominal, a posição do ombro (em protração ou retração), a posição da cabeça e se a respiração paradoxal está presente. Com a respiração corrente normal, deve-se observar uma expansão simétrica das cavidades torácica inferior e abdominal, particularmente a abertura inferior do tórax com o movimento ventral do esterno.[35] Após a observação da respiração e da postura, sugere-se seguir esse procedimento com o teste do diafragma sentado e o teste PIA, para melhor avaliar a atividade diafragmática com capacidade apropriada para gerar e manter a PIA. Deve-se observar que esses testes são para fins qualitativos, pois as medidas objetivas são limitadas.[98] Consulte as seguintes fontes sobre como realizar o teste do músculo diafragma sentado e o teste PIA.[9,95,98]

A mecânica da respiração normal é apresentada em detalhe no Capítulo 45 e é ilustrada nas Figuras 45-7 e 45-8.

Respiração disfuncional

Se o paciente demonstrar uma postura de ampulheta, como descrito na seção da parede abdominal da avaliação postural estática na posição em pé, isso indicaria a presença de função inversa ou paradoxal do diafragma.[7] Com a respiração paradoxal, essas funções torácica e abdominal se opõem. Na inalação, o tórax se expande (se move para cima e para fora) enquanto o abdome se move para dentro, elevando o diafragma e diminuindo o volume pulmonar. Na exalação, o inverso ocorre. Consequentemente, um esforço normal produz volume corrente inadequado, e os músculos da parte superior do tórax, em especial os músculos escalenos, sobrecarregam-se para trocar ar suficiente por meio de tração cranial nas costelas superiores. Isso geralmente resulta em uma cadeia nociceptiva da região cervical (Quadro 76-4) secundária aos músculos escalenos, junto com os músculos esternocleidomastóideos, que puxam a coluna cervical para a frente, causando uma FHP na junção craniocervical.[51] Isso resulta em restrições de movimento na parte superior da coluna cervical, na junção cervicotorácica e nas costelas superiores,[51] secundárias à má coordenação dos principais componentes do aparelho respiratório.

A função respiratória também pode ser comprometida com a FHP. Isso se deve à dominância da musculatura respiratória acessória da inspiração *versus* a utilização do diafragma, contribuindo para a posição inspiratória da caixa torácica com a rigidez imposta da coluna torácica.[51] Foi relatada redução da capacidade vital e diminuição do volume expiratório forçado secundário à FHP.[55] Além disso, Kolnes[107] observou que os padrões crônicos costais ou torácicos superiores de respiração podem levar a uma constante facilitação excessiva dos músculos respiratórios, como os escalenos e os músculos esternocleidomastóideos, perpetuando a FHP e os PGs.

Função postural disfuncional do diafragma

Em relação à função postural disfuncional do músculo diafragma, na postura da síndrome da ampulheta, o diafragma achata-se significativamente menos. O centro tendíneo do diafragma se torna o ponto fixo e puxa os espaços intercostais e as costelas inferiores para dentro, pela tração das inserções do diafragma nas costelas inferiores. Como resultado da ativação não proporcional, as porções lombares do diafragma se contraem mais, e, como resultado da compensação pela função diafragmática postural deficiente e PIA coordenada, os músculos paravertebrais superficiais próximos à junção toracolombar hipertrofiam ao longo do tempo[7] e inibem os músculos da parede abdominal.[95] Além disso, os PGs associados na região torácica ocorrem normalmente nos músculos diafragma, peitoral maior e eretores da coluna dorsal com restrição articular concomitante da coluna torácica e da caixa torácica.[51] Se um padrão postural respiratório alterado ou disfuncional for identificado, sugere presença de má coordenação inter e intramuscular mediada pelo SNC.[108]

5.3. Considerações de tratamento para o duplo papel do diafragma

Para que haja estabilização fisiológica da coluna vertebral, deve haver respiração fisiológica normal e vice-versa.[108] Entretanto, sem essa estabilização fisiológica da coluna vertebral, isso pode causar uma tração muscular inadequada ou não estabilizada em todo o corpo, precipitando a formação de PGs.

PGs nos músculos da cadeia cinética podem ter grandes influências em padrões respiratórios disfuncionais, como a respiração paradoxal ou padrões posturais disfuncionais.[51,97,109] Page e colaboradores também descreveram cadeias nociceptivas semelhantes à cadeia cinética, com PGs associados ao longo da cadeia. Observou-se que as cadeias nociceptivas geralmente eram unilaterais e estão presentes em pacientes com dor crônica.[1] O Quadro 76-4 descreve as cadeias nociceptivas associadas que justificam o exame de PGs.

Devido à capacidade de os PGs alterarem sequências de disparo nas cadeias cinéticas,[109] os PGs nas cadeias nociceptivas podem precisar ser avaliados e tratados, a fim de restaurar o equilíbrio da função e da respiração diafragmática.

Se o paciente tiver pouca mobilidade da coluna torácica, da parede abdominal ou da parede torácica, provavelmente será difícil manter ou atingir padrões respiratórios fisiológicos e estabilização adequada do tronco.[108] Para o desenvolvimento do movimento independente da parede torácica, a mobilidade da fáscia torácica, com ênfase nos espaços intercostais inferiores, deve ser reforçada.[108]

Uma vez que o diafragma tenha melhorado a capacidade funcional, o paciente deve, então, reaprender a respiração diafragmática apropriada. Para aprender a respiração diafragmática normal, enquanto em posição de decúbito, o paciente exala completamente com uma mão no peito e outra no abdome (Figura 20-15B). A respiração diafragmática isolada é mais facilmente aprendida se o paciente mantém o tórax fixo na posição colapsada, em vez de expandido (Figura 20-15C), e se concentra na respiração contraindo o diafragma e os músculos abdominais alternadamente (permitindo que o abdome se mova para fora durante a inspiração e para dentro durante a expiração) sem expandir a parte superior do tórax ou elevar o esterno. Quando a respiração diafragmática fácil e suave é alcançada, o paciente aprende a coordenar a respiração costal e diafragmática durante a inspiração (Figura 20-12) e a expiração (Figura 20-13). Quando a respiração é coordenada, o

---

Quadro 76-4 Músculos associados da cadeia nociceptiva para incluir no exame de PGs, a fim de melhorar a função e respiração diafragmática

Região cervical	Região torácica	Região lombar/abdominal	Cíngulo do membro superior
Esternocleidomastóideo	Peitoral maior	Assoalho pélvico	Subescapular
Escalenos	Peitoral menor	Diafragma	Infraespinal
Cervical posterior	Diafragma	Glúteo máximo	Supraespinal
Esplênio	Subescapular	Glúteo médio	Deltoides
Trapézio superior	Serrátil anterior	Piriforme	Redondo maior
Levantador da escápula	Iliocostal torácico	Ilíaco	Cabeça longa do tríceps braquial
		Adutores curtos	
		Isquiotibiais	
		Reto femoral	
		Tensor da fáscia lata	

Adaptado de Liebenson C. *Rehabilitation of the Spine a Practitioner's Manual*. 2nd ed. Baltimore, MD: Lippincott Williams & Wilkins; 2007 (p. 784).

peito e o abdome se movem para dentro e para fora juntos. O paciente deve notar a aproximação das mãos durante a expiração e a separação durante a inalação; as mãos se movem para cima e para baixo juntas. Pode ajudar o paciente a pensar em também expandir os "foles laterais" ou "alças de balde" (expandindo a caixa torácica inferior lateralmente) e elevar o esterno (a "manivela da bomba") para expandir o tórax durante a inalação coordenada, normal e completa. O *feedback* posicional das mãos é frequentemente útil para um paciente aprender essa técnica. Se o paciente tiver dificuldade com isso, a pressão manual na caixa torácica inferior com um alongamento rápido após a expiração completa pode estimular a ativação do diafragma. O paciente pode ser instruído a fornecer essa pressão e alongar em supino.

O paciente deve praticar a respiração coordenada em intervalos ao longo do dia e antes de dormir todas as noites. Respirando até a contagem de "4 para dentro" e de "4 para fora", em seguida uma pausa, "mantém-relaxa" para uma contagem até 4 melhora a estimulação e fornece ritmo. O paciente deve tomar consciência de usar essa respiração coordenada ao longo do dia.

Tendo aprendido a respirar adequadamente enquanto está em decúbito, o paciente deve transferir esse aprendizado para a postura ereta. O paciente senta-se em uma cadeira com um assento firme e plano (Figura 20-13), inclina a frente da pelve para a frente e para baixo (exagerando a lordose lombar) e inspira profundamente. Essa anteroversão pélvica separa o tórax anterior da sínfise púbica, tornando fácil e natural a contração do diafragma e a protrusão do abdome durante a inspiração. Então, balançando a pelve para trás (inclinação pélvica posterior ou movimento de curvatura abdominal) e inclinando-se levemente para a frente durante a expiração lenta, o abdome se move para dentro, e o aumento da PIA contra o diafragma auxilia na elevação do diafragma relaxado.

6. POSTURAS COMUNS

Posturas comuns estaticamente mantidas, como sentada por tempo prolongado, trabalhos em mesa e trabalho de escritório, dirigir e dormir, podem sobrecarregar os músculos e outras estruturas. Esta seção discutirá sugestões de posições ideais para essas posturas comuns; no entanto, o clínico deve acomodar o paciente individualmente ao fazer sugestões de acomodações.

6.1. Posição sentada

A permanência prolongada na posição sentada tem sido considerada o "novo tabagismo" por muitos clínicos e pesquisadores, devido às implicações "do sentar-se" em todas as causas de mortalidade.[110,111] Wilmot e colaboradores[112] sugerem que o comportamento sedentário em geral teve uma associação com diabetes, doença cardiovascular e mortalidade de todas as causas. As pausas frequentes para descanso são recomendadas pela Occupational Safety and Health Administration (OSHA). Embora a OSHA recomende uma pausa de 10 minutos a cada 2 horas para os trabalhadores de computadores, intervalos mais curtos para descanso podem ser mais benéficos, pois podem permitir que o paciente reconheça e ajuste a postura. Com qualquer atividade ou ocupação que exija sentar-se por muitas horas, o posicionamento sentado é fundamental.

O alinhamento sentado é um tópico amplamente debatido com parâmetros pouco claros sobre o quanto de flexão lombar é apropriada, pois o aumento da flexão lombar tem algumas associações com a lombalgia.[24]

O alinhamento da posição sentada com suporte normal para a maioria das pessoas é descrito por Sahrmann[36] como "coluna ereta e apoiada, ombros alinhados sobre os quadris, os pés apoiados e os quadris flexionados a 90°", enquanto na posição sem apoio, a pelve estará em uma ligeira inclinação posterior, resultando em uma coluna lombar plana com um alinhamento da coluna vertebral torácica e cervical relativamente inalterado em comparação com a posição em pé. No entanto, Sahrmann[36] afirma que "devido à variação de postura e antropometria entre os indivíduos, nenhuma cadeira ou superfície é perfeita para todos". Com variações nas curvaturas da coluna vertebral, altura e proporções dos membros, cada indivíduo que não atende à norma "ergonômica" está sempre em desvantagem, tendo de sentar-se em uma cadeira que pode não suportá-lo adequadamente. Modificações de cadeira podem ser feitas, como um rolo lombar ou apoio para indivíduos com lordose lombar aumentada, observando que o suporte apenas preenche o espaço da lordose e da cadeira, não empurrando a coluna lombar para extensão.

Outra abordagem para corrigir a má postura sentada seria a posição sentada de Brugger, utilizando um mecanismo postural semelhante a uma engrenagem.[1] Ao mudar a engrenagem inferior (a pelve), o paciente controla a reversão das curvas e assume a posição sentada adequada ao mudar uma região do corpo.[1]

Na era dos avanços tecnológicos em que celulares e *laptops* são comumente usados, o uso prolongado de tais dispositivos, como mencionado no capítulo, pode resultar em cefaleia induzida pela FHP e em dores no pescoço e no ombro em adultos jovens.[61,62] Como visto na Figura 76-6, o paciente, para manter seu ângulo de visão, deve sentar-se com uma inclinação posterior excessiva da pelve, causando a reversão anormal das curvas, conforme descrito na posição sentada de Brugger.[1] Visualização constante da tela do dispositivo resulta em FHP, e a falta de apoio sob os cotovelos causa mais protração da escápula. Com a correção dos travesseiros e o apoio sob os cotovelos, como visto na Figura 76-18, o paciente aprimorou a reversão das curvas, diminuiu a FHP e melhorou o alinhamento geral.

6.2. Análise ergonômica de computador ou estação de trabalho

De acordo com o Bureau of Labor Statistics,[113] mais da metade da força de trabalho (cerca de 77 milhões de americanos) usa um computador no trabalho. Esse número crescente de funcionários usando computador para o trabalho despertou o interesse pela ergonomia da estação de trabalho. Além disso, as queixas musculoesqueléticas continuaram a aumentar e são relatadas como de 20 a 75% de trabalhadores de computador.[114] O uso de *laptop* e *smartphone* por um período prolongado é um fator de risco para cefaleia induzida pela FHP, dor no pescoço e dor no ombro em jovens adultos.[61,62] Várias empresas entraram no mercado para fornecer equipamentos mais adequados para uma estação de trabalho ergonômica.

A correção da estação de trabalho do indivíduo é geralmente a intervenção mais poderosa. Para os trabalhadores de mesa, um computador de mesa ou um *laptop* com uma estação de encaixe deve ser usado, com o teclado permitindo que os cotovelos e ombros fiquem relaxados a 90° (Figura 76-19A). A tela do computador ou *laptop* deve estar diretamente na frente do corpo e em um ângulo de dois terços da tela abaixo do nível dos olhos, o que incentiva a postura ereta e minimiza o brilho.

Documentos devem ser colocados em um suporte no mesmo nível que a tela do computador (em vez de horizontalmente na

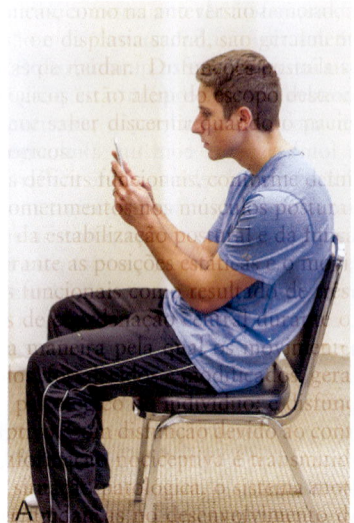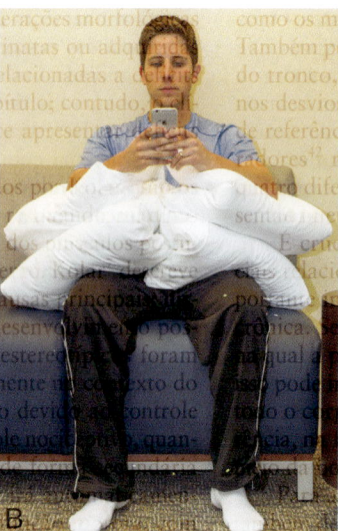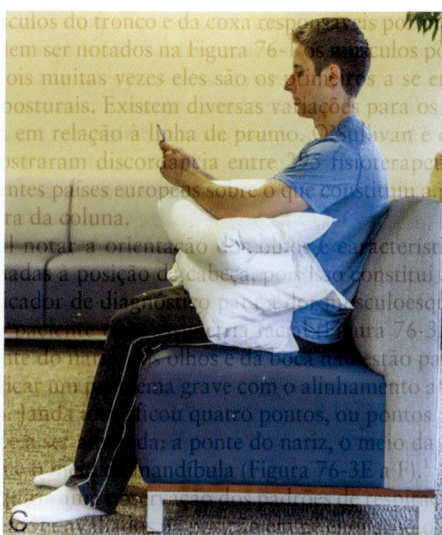

Figura 76-18 (A) Má postura sentada secundária ao uso do telefone. (B) e (C) Postura sentada corrigida com travesseiros.

mesa em um lado) para melhor visualização e a fim de evitar o esforço muscular excessivo.

Reflexos sobre óculos e lentes de contato podem ser gerenciados alterando a posição relativa da fonte de luz ou usando lentes antirreflexo. A miopia também deve ser corrigida, porque favorece a postura de cabeça para a frente, que encurta os músculos esternocleidomastóideos. Pacientes que receberam recentemente novas lentes progressivas devem ter sua estação de trabalho reavaliada para garantir uma boa ergonomia.

O *mouse* do computador deve estar no nível do teclado, o que pode exigir a adição de um suporte de teclado e/ou *mouse*. O paciente deve considerar lados alternados para o uso do *mouse*. Embora essa disciplina possa levar semanas ou meses para ser aprendida, é possível se tornar ambidestro com o *mouse*, o que pode impedir a perpetuação de PGs em muitos membros superiores e nos músculos do cíngulo do membro superior.

De acordo com os padrões internacionais, com base em princípios ergonômicos,[115] a zona de conforto para o punho é definida como 45° de flexão, 45° de extensão, 20° de desvio ulnar ou 15° de desvio radial.[116] Diminuir a inclinação do teclado do computador também diminui a extensão do punho necessária para usar o teclado.[117] A localização do *mouse* também é relevante na sobrecarga dos músculos extensores do punho e na posição central do *mouse*, e o *mouse* centrado entre o teclado e o corpo do usuário é uma das melhores escolhas em relação ao estresse geral na extremidade superior, embora a melhor posição recomendada para evitar a extensão excessiva do punho seja colocar o *mouse* ao lado de um teclado mais estreito, sem teclado numérico.[118] Há evidências moderadas de uso de *feedback* vibratório no *mouse*.[119]

Interromper a digitação prolongada ou a entrada de dados a cada 30 minutos, para fazer o exercício de agitação dos dedos (Figura 35-6), pode ajudar os músculos extensores do punho a se recuperarem da atividade prolongada. Esse exercício é realizado soltando as mãos nas laterais do corpo, completamente relaxado, e movimentando os braços e cotovelos para causar agitação passiva e relaxada das mãos e dos dedos.

Ao considerar as posturas do assento do escritório, é essencial avaliar a cadeira. É importante ter assento com suporte nas tu-

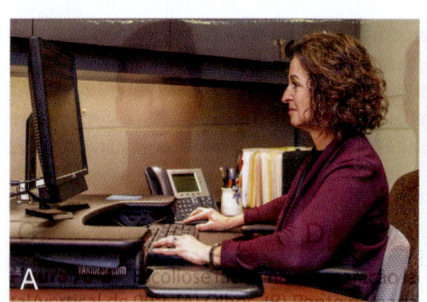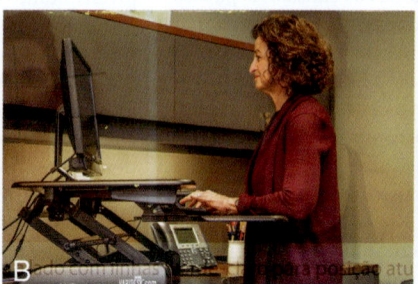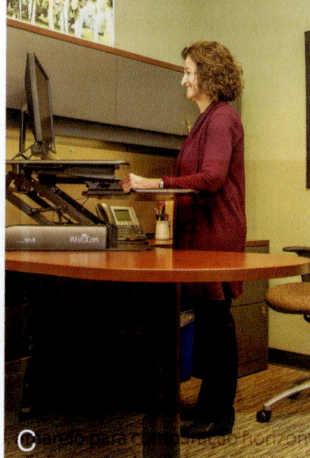

Figura 76-19 Estação de trabalho. (A) Uma postura sentada adequada. (B) e (C) Postura de pé neutra utilizando uma mesa de pé.

berosidades isquiáticas, para que a respiração diafragmática seja mais fácil. Se a cadeira tiver um encosto de cabeça, não deverá empurrar a cabeça para a frente. Os rolos lombares, como discutido, devem assegurar que a lordose lombar seja sustentada, mas não aumentada.[36] Uma almofada em forma de cunha que inclina anteriormente a pelve ou uma cadeira ajustável é uma opção se o paciente apresentar inclinação posterior excessiva da pelve, como discutido. Por fim, considere o posicionamento dos quadris na cadeira. Recomenda-se que os quadris atinjam 90° de flexão junto com os joelhos, e os pés possam ser colocados no chão. Essa é a consideração principal da altura do assento que é necessária. Se a altura do assento estiver no seu ponto mais baixo e a flexão do quadril permanecer acima de 90°, então uma superfície plana elevada pode ser colocada no chão para elevar a altura do piso, mas não a cadeira (Quadro 76-5).

Alcançar o alinhamento, conforme indicado, facilita uma posição que é eficiente e mantém a coluna em uma posição neutra. As cadeiras que estão disponíveis para compra são infinitas, mas ter uma cadeira que possa ser ajustada para cima e para baixo e que também tenha uma parte traseira ajustável é de maior valor. As mesas de pé também são uma opção viável para a postura ativa, conforme ilustrado na Figura 76-19B e C.

6.3. Postura na direção

Dirigir, seja uma pequena viagem ao mercado ou uma viagem cruzando o país, exige inúmeras ações do motorista em qualquer momento. Uma lista simplificada dessas ações inclui, mas não se limita a, se virar para verificar um ponto cego, olhar para trás ao dar ré, manter as mãos na direção com várias rotações feitas, pressionar o freio/acelerador e mudar as marchas. Durante todas essas tarefas, no entanto, o motorista está sentado na maior parte do tempo. Isso destaca a importância de uma posição de condução neutra e eficiente para todos os motoristas. Com o aumento na seleção de veículos, de pequenos carros compactos a grandes caminhões, os sistemas de assentos são relativamente semelhantes. O que mais importa em relação ao veículo são suas capacidades de ajuste.

A posição sentada durante a operação de um veículo é demonstrada na Figura 76-20. Essa posição ideal durante a condução é a que deve ser alcançada antes de operar um veículo. Essa posição permitirá que a maioria das tarefas de direção ocorra sem maior demanda ou esforço físico no corpo.

Com a altura do assento, os quadris devem estar relativamente flexionados, com os quadris na altura dos joelhos. O motorista também deve ter acesso fácil para visualizar todo o painel sem a necessidade de inclinar-se para a frente ou sentar-se mais alto. A maioria dos carros novos tem a opção de ajustar a altura do assento; no entanto, no caso de a altura do assento não ser ajustável, uma almofada pode ser usada para alcançar a altura correta do assento. A profundidade do assento, por outro lado, é uma posição às vezes difícil de ajustar, pois a maioria dos veículos não tem essa opção. Normalmente, deve haver 2,5 cm entre o espaço poplíteo e a cadeira para evitar a compressão excessiva dos nervos e vasos naquele local.

Quando um motorista se senta no carro pela primeira vez, um ajuste inicial comum é o posicionamento anterior/posterior da cadeira. Idealmente, a cadeira deve ser posicionada onde o motorista consiga pressionar o acelerador e os freios enquanto a parte traseira mantém contato com o assento e os joelhos são capazes de manter cerca de 20° a 30° de flexão. Se o volante for ajustável, recomenda-se que os cotovelos mantenham uma posição de cerca de 120° de flexão enquanto os braços estão na posição normal no volante. No entanto, por questões de segurança, de acordo com a National Highway Traffic Safety Administration (NHTSA), o tórax do motorista deve permanecer sempre a pelo menos 25,4 cm do *air bag*. Existem exceções para diferentes tipos de corpo e condições clínicas. Consulte o site da NHTSA para obter mais informações sobre o assunto e, se o leitor for de um país diferente dos Estados Unidos, consulte o *site* apropriado do governo para obter informações atualizadas.

O assento do carro deve ser usado para dar apoio à coluna torácica e lombar. O ângulo sugerido é de 100° a 120°. Essa postura levemente estendida diminui o estresse na coluna. Em relação à coluna cervical, é importante considerar o encosto de cabeça. O *design* do encosto de cabeça é principalmente considerado em relação à segurança. Em um acidente com um veículo a motor, o encosto de cabeça apoiaria a cabeça quando uma força traseira entra em contato com o veículo. No entanto, o encosto de cabeça também deve ser posicionado de tal forma que o occipital entre em contato com o centro do encosto de cabeça. Isso ajuda a fornecer suporte cervical, além de sugerir ao motorista que evite a FHP.

Uma vez feitos os principais ajustes, o motorista deve ajustar a visão traseira e os espelhos laterais. Os espelhos devem ser posicionados de tal forma que o motorista não tenha de alterar excessivamente a posição sentada para enxergar.

6.4. Posturas de dormir

O sono é o método de recuperação e reparo do corpo humano para a manutenção da saúde física e mental.[121] À medida que os indivíduos enfrentam seus estressores diários da vida, precisam dormir para se reabastecerem para o dia seguinte. Aproximadamente um terço da vida humana é gasto dormindo, ou seja, uma grande parte da vida é passada em uma posição relativamente estática. Isso também tem implicações em relação aos PGs. PGs podem impedir o sono em virtude da dor e do músculo estar em uma posição alongada ou encurtada. PGs podem ser ativados e perpetuados durante o sono. O sono também é impedido em pacientes com dor em geral, seja dor no ombro ou lombalgia. Os pacientes frequentemente relatam que não conseguem encontrar uma posição confortável para dormir. No entanto, modificar a posição de dormir do paciente pode melhorar a qualidade do sono, diminuir a tensão nos músculos com PGs e facilitar a recuperação.

Quadro 76-5 Principais pontos para uma configuração adequada da estação de trabalho ergonômica

1. A altura do monitor deve ser colocada de modo que os olhos estejam em um plano horizontal.
2. O teclado e o *mouse* devem estar posicionados de modo que o cotovelo fique em flexão de 90°.
3. Os punhos devem estar em uma posição levemente estendida.
4. Os quadris devem estar em um ângulo de 90°, e os pés devem estar planos no chão.
5. A cabeça, o ombro e os quadris devem estar alinhados, com as costas apoiadas pela cadeira.

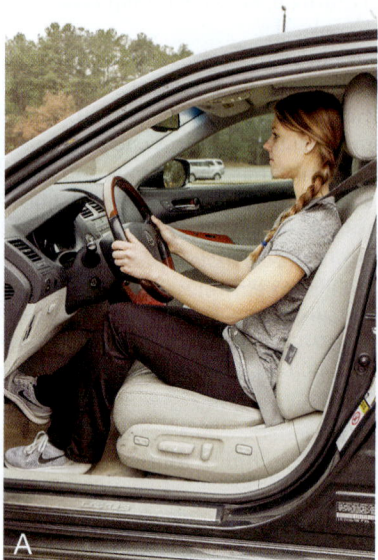
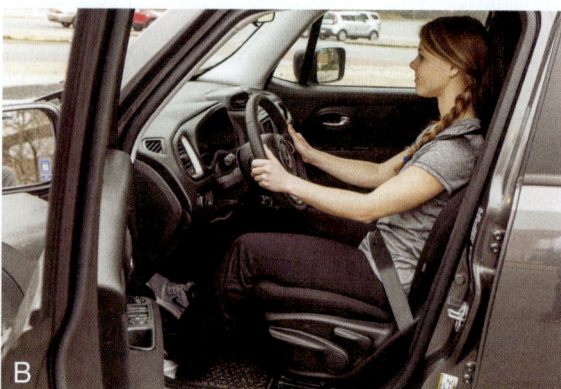

Figura 76-20 Postura de condução mostrando as principais articulações consideradas enquanto está sentado em um veículo. (A) Sedan. (B) Veículo utilitário esportivo (SUV).

Embora muitas pessoas tenham suas próprias preferências quanto às posturas para dormir, o objetivo principal da maioria das posturas do sono deve ser encontrar uma posição neutra ou alinhamento enquanto se ajusta à anatomia do paciente. Começando com a coluna cervical, é importante considerar o posicionamento do travesseiro. Independentemente de ser uma posição supina, em decúbito lateral ou em decúbito ventral, a cabeça deve permanecer em rotação neutra, com o nariz alinhado com o esterno. No posicionamento em decúbito dorsal, se o paciente demonstrar uma grave anteriorização da cabeça, o clínico pode precisar adaptar-se a isso com travesseiros adicionais, mas sem criar flexão cervical excessiva (Figura 76-21B). O objetivo final do posicionamento do travesseiro tanto na posição supina quanto na lateral é o de fornecer apoio suficiente da coluna cervical para promover o relaxamento da musculatura da coluna cervical. Se o paciente tiver uma curva lordótica excessiva quando em posição supina, pode ser necessário colocar alguns lençóis dobrados sob a coluna lombar para ocupar o espaço e fornecer suporte adequado. Outro ajuste seria colocar um travesseiro ou dois sob os joelhos, a fim de diminuir a carga na coluna lombar. A firmeza ou suavidade do colchão também deve ser considerada.

Em decúbito lateral, se o paciente apresentar leve flexão lateral, pode ser necessário colocar novamente alguns lençóis dobrados sob a coluna lombar para ocupar o espaço e fornecer suporte adequado. Um travesseiro pode ser colocado entre os joelhos para promover um melhor posicionamento dos quadris, bem como um travesseiro no braço superior para sustentar o ombro (Figura 76-21).

Em posicionamento prono, é importante que o paciente seja colocado em posição relativamente oblíqua por meio de posicionamentos de travesseiro, como visto na Figura 76-21C. A cabeça deve estar a mais neutra possível mesmo nessa posição, inclinando a cabeça com a borda do travesseiro. A perna superior deve ser flexionada com um travesseiro sob o joelho para melhorar o suporte. As modificações devem ser realizadas com o intuito de diminuir a tensão nas regiões doloridas e colocar os músculos em uma posição de repouso neutra.

7. RESUMO

A postura é muito parecida com um mapa – não mostra necessariamente nenhum destino em particular, mas mostra o panorama geral. No entanto, sem considerar a postura estática ou dinâmica, o tratamento da dor miofascial é muito semelhante a uma jornada sem percorrer uma estrada particular. Portanto, quando um clínico opta por desconsiderar os desalinhamentos posturais durante o exame, este deve ser realizado essencialmente, sem qualquer direção geral de onde ir. Pode-se argumentar que visualizar a postura pode distorcer ou influenciar o clínico; no entanto, depende da capacidade relativa do clínico de ler o mapa. Ao avaliar a postura, o

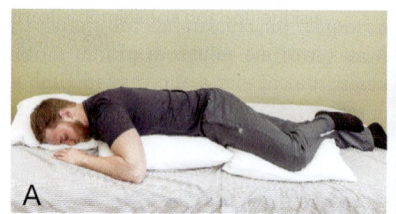
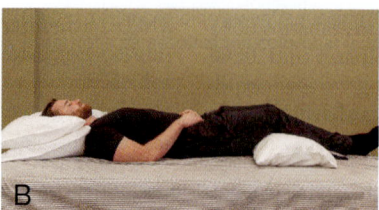
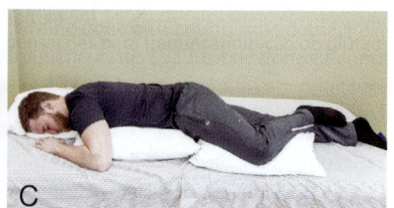

Figura 76-21 Posturas recomendadas para dormir. (A) Em decúbito lateral enfatizando uma coluna neutra. (B) Supino. (C) Prono com ¼ de volta para diminuir o estresse na musculatura cervical.

clínico está visualizando uma fotografia instantânea relativamente imóvel de um sistema inerentemente dinâmico. Portanto, o clínico deve considerar o corpo como uma unidade funcional inteira.

O clínico deve verificar se o alinhamento postural do paciente está contribuindo para o histórico médico coletado por ele, ou se as adaptações posturais do paciente não são mais funcionais e têm a capacidade de aceitar as forças da gravidade e os estressores da vida diária do paciente. Com cada avaliação postural, o clínico deve observar disfunções posturais ou adaptações inadequadas que atualmente contribuem para os sintomas que o paciente está relatando e apresentando.

Como mencionado na introdução deste capítulo, a postura é a reflexão visual somativa de como o corpo se adaptou à gravidade e às forças externas em uma determinada posição. A postura pode não determinar a dor; em vez disso, a mapeia para o clínico. Cabe ao clínico utilizar as habilidades de raciocínio clínico para interpretar o mapa, a fim de planejar uma rota até o destino pretendido. Então, o exame se torna uma jornada bem planejada, levando ao tratamento ou à abordagem do próximo passo.

Referências

1. Page P, Frank C, Lardner R. *Assessment and Treatment of Muscle Imbalance. The Janda Approach.* Champaign, IL: Human Kinetics; 2010 (pp. 65, 67, 70, chapter 22).
2. Kendall FP, McCreary EK. *Muscles: Testing and Function, with Posture and Pain.* 5th ed. Baltimore, MD: Lippincott Williams & Wilkins; 2005 (pp. 30-31, 65, 66-68).
3. Putz-Anderson V. *Cumulative Trauma Disorders: A Manual of Musculoskeletal Diseases of the Upper Limbs.* Bristol, PA: Taylor and Francis; 1988.
4. Jull GA, Janda V. Chapter 10, Muscles and motor control in low back pain: assessment and management. In: Twomey L, Taylor JR, eds. *Physical Therapy of the Low Back.* New York, NY: Churchill Livingstone; 1987:253-278.
5. Chaitow L, Bradley D, Gilbert C. The structure and function of breathing. In: Chaitow L, Bradley D, Gilbert CH, eds. *Recognizing and Treating Breathing Disorders: A Multidisciplinary Approach.* 2nd ed. London, England: Elsevier; 2014:23-43 (p. 30).
6. Sherrington C. Hughlings Jackson Lecture on quantitative management of contraction for "lowest-level" co-ordination. *Br Med J.* 1931;1(3657):207-211.
7. Kolar P. Examination of postural functions. In: Kolar P, Sulc J, Kyncl M, et al, eds. *Clinical Rehabilitation.* 1st ed. Praha 5: Alena Kobesova; 2013:36-59 (pp. 40, 42, 45, 69).
8. Kolar P, Kobesova A, Valouchova P, Bitnar P. Dynamic neuromuscular stabilization: developmental kinesiology breathing sterotypes and postural-locomotion function. In: Chaitow L, Bradley D, Gilbert CH, eds. *Recognizing and Treating Breathing Disorders: A Multidisciplinary Approach.* 2nd ed. London, England: Elsevier; 2014:11-22.
9. Kolar P, Sulc J, Kyncl M, et al. *Clinical Rehabilitation.* 1st ed. Praha 5: Alena Kobesova; 2013 (p. 37, 40).
10. Heino JG, Godges JJ, Carter CL. Relationship between hip extension range of motion and postural alignment. *J Orthop Sports Phys Ther.* 1990;12(6):243-247.
11. Walker ML, Rothstein JM, Finucane SD, Lamb RL. Relationships between lumbar lordosis, pelvic tilt, and abdominal muscle performance. *Phys Ther.* 1987;67(4):512-516.
12. Laird RA, Kent P, Keating JL. How consistent are lordosis, range of movement and lumbo-pelvic rhythm in people with and without back pain? *BMC Musculoskelet Disord.* 2016;17(1):403.
13. Laird RA, Gilbert J, Kent P, Keating JL. Comparing lumbo-pelvic kinematics in people with and without back pain: a systematic review and meta-analysis. *BMC Musculoskelet Disord.* 2014;15:229.
14. Nourbakhsh MR, Arab AM. Relationship between mechanical factors and incidence of low back pain. *J Orthop Sports Phys Ther.* 2002;32(9):447-460.
15. Fredericson M, Ho C, Waite B, et al. Magnetic resonance imaging abnormalities in the shoulder and wrist joints of asymptomatic elite athletes. *PM R.* 2009;1(2):107-116.
16. Boden SD, Davis DO, Dina TS, Patronas NJ, Wiesel SW. Abnormal magnetic-resonance scans of the lumbar spine in asymptomatic subjects. A prospective investigation. *J Bone Joint Surg Am.* 1990;72(3):403-408.
17. Brant-Zawadzki MN, Jensen MC, Obuchowski N, Ross JS, Modic MT. Interobserver and intraobserver variability in interpretation of lumbar disc abnormalities. A comparison of two nomenclatures. *Spine (Phila Pa 1976).* 1995;20(11):1257-1263; discussion 1264.
18. Teresi LM, Lufkin RB, Reicher MA, et al. Asymptomatic degenerative disk disease and spondylosis of the cervical spine: MR imaging. *Radiology.* 1987;164(1): 83-88.
19. Borenstein DG, O'Mara JW Jr, Boden SD, et al. The value of magnetic resonance imaging of the lumbar spine to predict low-back pain in asymptomatic subjects: a seven-year follow-up study. *J Bone Joint Surg Am.* 2001;83-A(9):1306-1311.
20. Hitselberger WE, Witten RM. Abnormal myelograms in asymptomatic patients. *J Neurosurg.* 1968;28(3):204-206.
21. Jensen MC, Brant-Zawadzki MN, Obuchowski N, Modic MT, Malkasian D, Ross JS. Magnetic resonance imaging of the lumbar spine in people without back pain. *N Engl J Med.* 1994;331(2):69-73.
22. De Smet AA, Nathan DH, Graf BK, Haaland BA, Fine JP. Clinical and MRI findings associated with false-positive knee MR diagnoses of medial meniscal tears. *AJR Am J Roentgenol.* 2008;191(1):93-99.
23. Wiesel SW, Tsourmas N, Feffer HL, Citrin CM, Patronas N. A study of computer-assisted tomography. I. The incidence of positive CAT scans in an asymptomatic group of patients. *Spine (Phila Pa 1976).* 1984;9(6):549-551.
24. Sher JS, Uribe JW, Posada A, Murphy BJ, Zlatkin MB. Abnormal findings on magnetic resonance images of asymptomatic shoulders. *J Bone Joint Surg Am.* 1995;77(1):10-15.
25. Connor PM, Banks DM, Tyson AB, Coumas JS, D'Alessandro DF. Magnetic resonance imaging of the asymptomatic shoulder of overhead athletes: a 5-year follow-up study. *Am J Sports Med.* 2003;31(5):724-727.
26. Guten GN, Kohn HS, Zoltan DJ. 'False positive' MRI of the knee: a literature review study. *WMJ.* 2002;101(1):35-38.
27. Lewit K. *Manipulative Therapy in Rehabilitation of the Locomotor System.* 3rd ed. Oxford, England: Butterworth Heinemann; 1999 (pp. 2-10, 26-29).
28. Sahrmann S. *Diagnosis and Treatment of Movement Impairment Syndromes.* St. Louis, MO: Mosby; 2002 (pp. 42, 122, 139).
29. Gard SA, Miff SC, Kuo AD. Comparison of kinematic and kinetic methods for computing the vertical motion of the body center of mass during walking. *Hum Mov Sci.* 2004;22(6):597-610.
30. Magee DJ. *Orthopedic Physical Assessment.* 6th ed. St Louis, MO: Saunders Elsevier; 2014 (pp. 558-563, 1017-1020).
31. Le Huec JC, Saddiki R, Franke J, Rigal J, Aunoble S. Equilibrium of the human body and the gravity line: the basics. *Eur Spine J.* 2011;20 suppl 5:558-563.
32. Kisner C, Colby L. *Therapeutic Exercise: Foundations and Techniques.* 6th ed. Philadelphia, PA: FA Davis; 2012 (pp. 409-437).
33. Kobesova A, Kolar P. Developmental kinesiology: three levels of motor control in the assessment and treatment of the motor system. *J Bodyw Mov Ther.* 2014;18(1):23-33.
34. Kolar P. Facilitation of agonist antagonist coactivation by reflex stimulation methods. In: Liebenson C, ed. *Rehabilitation of the Spine.* 2nd ed. Philadelphia, PA: Lippincott Williams & Wilkins; 2007:203-225.
35. Kolar P, Kobesova A, Valouchova P, Bitnar P. Dynamic neuromuscular stabilization: assessment methods. In: Chaitow L, Bradley D, Gilbert CH, eds. *Recognizing and Treating Breathing Disorders: A Multidisciplinary Approach.* 2nd ed. London, England: Elsevier; 2014:93-98.
36. Sahrmann S. *Movement System Impairment Syndromes of the Extremities, Cervical and Thoracic Spines.* St Louis, MO: Elesevier; 2010 (pp. 104-105, 111).
37. Tardieu C, Tabary JC, Tardieu G, Tabary C. Adaptation of sarcomere numbers to the length imposed on muscle. In: Guba F, Marechal G, Takacs O, eds. *Mechanism of Muscle Adaptation to Functional Requirements.* Elmsford, NY: Pergamon Press; 1981:99-114.
38. Janda V, Frank C, Liebenson C. Evaluation of muscle imbalances. In: Liebenson C, ed. *Rehabilitation of the Spine.* 2nd ed. Philadelphia, PA: Lippincott Williams & Wilkins; 2007:203-225.
39. Vele F. *Kineziologie pro klinickou praxi.* Praha, Slovakia: Grada Publishing; 1997.
40. Kuchera M, Kuchera W. General postural considerations. In: Ward R, ed. *Foundations for Osteopathic Medicine.* Baltimore, MD: Williams and Wilkins; 1997.
41. Liebenson C, Brown J, Sermersheim NJ. Functional evaluation of faulty movement patterns. In: Liebenson C, ed. *Functional Training Handbook.* Hong Kong, China: Wolters Kluwer; 2014:59-92.
42. O'Sullivan K, O'Sullivan P, O'Sullivan L, Dankaerts W. What do physiotherapists consider to be the best sitting spinal posture? *Man Ther.* 2012;17(5):432-437.
43. Kobesova A, Valouchova P, Kolar P. Dynamic neuromuscular stabilization: exercises based on developmental kinesiology models. In: Liebenson C, ed. *Functional Training Handbook.* Hong Kong, China: Wolters Kluwer; 2014: 25-52.
44. Janda V, Va'Vrova M, Herbenova A, Veverkova M. Sensory motor stimulation. In: Liebenson C, ed. *Rehabilitation of the Spine.* 2nd ed. Philadelphia, PA: Lippincott Williams & Wilkins; 2007:203-225.
45. Lewit K. *Manipulative Therapy in Rehabilitation of the Locomotor System.* 2nd ed. Oxford, England: Butterworth Heinemann; 1991.
46. Reinold MM, Wilk KE, Macrina LC, et al. Changes in shoulder and elbow passive range of motion after pitching in professional baseball players. *Am J Sports Med.* 2008;36(3):523-527.
47. Seftchick JL, Detullio DM, Fedorczyk JM, Aulicino PL. Clinical examination of the hand. In: Skirven TM, Osterman AL, Fedorczyk J, Amadio PC, eds. *Rehabilitation of the Hand and Upper Extremity: Expert Consult.* 6th ed. Philadelphia, PA: Mosby; 2011.

48. Silverthorn DU. *Human Physiology: An Integrated Approach*. 7th ed. San Francisco, CA: Pearson; 2016.
49. Soames RW, Atha J. The role of the antigravity musculature during quiet standing in man. *Eur J Appl Physiol Occup Physiol*. 1981;47(2):159-167.
50. McQuade KJ, Dawson J, Smidt GL. Scapulothoracic muscle fatigue associated with alterations in scapulohumeral rhythm kinematics during maximum resistive shoulder elevation. *J Orthop Sports Phys Ther*. 1998;28(2):74-80.
51. Lewit K. Managing common syndromes and finding the key link. In: Liebenson C, ed. *Rehabilitation of the Spine*. 2nd ed. Philadelphia, PA: Lippincott Williams & Wilkins; 2007:203-225.
52. Smith M, Sparkes V, Busse M, Enright S. Upper and lower trapezius muscle activity in subjects with subacromial impingement symptoms: is there imbalance and can taping change it? *Phys Ther Sport*. 2009;10(2):45-50.
53. Goodarzi F, Rahnama L, Karimi N, Baghi R, Jaberzadeh S. The effects of forward head posture on neck extensor muscle thickness: an ultrasonographic study. *J Manipulative Physiol Ther*. 2018;41(1):34-41.
54. Shin YJ, Kim WH, Kim SG. Correlations among visual analogue scale, neck disability index, shoulder joint range of motion, and muscle strength in young women with forward head posture. *J Exerc Rehabil*. 2017;13(4):413-417.
55. Kim MS, Cha YJ, Choi JD. Correlation between forward head posture, respiratory functions, and respiratory accessory muscles in young adults. *J Back Musculoskelet Rehabil*. 2017;30(4):711-715.
56. Ohmure H, Miyawaki S, Nagata J, Ikeda K, Yamasaki K, Al-Kalaly A. Influence of forward head posture on condylar position. *J Oral Rehabil*. 2008;35(11):795-800.
57. Olivo SA, Bravo J, Magee DJ, Thie NM, Major PW, Flores-Mir C. The association between head and cervical posture and temporomandibular disorders: a systematic review. *J Orofac Pain*. 2006;20(1):9-23.
58. Faulin EF, Guedes CG, Feltrin PP, Joffiley CM. Association between temporomandibular disorders and abnormal head postures. *Braz Oral Res*. 2015;29.
59. Cortese S, Mondello A, Galarza R, Biondi A. Postural alterations as a risk factor for temporomandibular disorders. *Acta Odontol Latinoam*. 2017;30(2):57-61.
60. Kim EK, Kim JS. Correlation between rounded shoulder posture, neck disability indices, and degree of forward head posture. *J Phys Ther Sci*. 2016;28(10):2929-2932.
61. Mingels S, Dankaerts W, van Etten L, Thijs H, Granitzer M. Comparative analysis of head-tilt and forward head position during laptop use between females with postural induced headache and healthy controls. *J Bodyw Mov Ther*. 2016;20(3):533-541.
62. Kim SY, Koo SJ. Effect of duration of smartphone use on muscle fatigue and pain caused by forward head posture in adults. *J Phys Ther Sci*. 2016;28(6):1669-1672.
63. Nejati P, Lotfian S, Moezy A, Nejati M. The study of correlation between forward head posture and neck pain in Iranian office workers. *Int J Occup Med Environ Health*. 2015;28(2):295-303.
64. Silva AM, de Siqueira GR, da Silva GA. Implications of high-heeled shoes on body posture of adolescents. *Rev Paul Pediatr*. 2013;31(2):265-271.
65. Mosaad DM, Abdel-Aziem AA. Backpack carriage effect on head posture and ground reaction forces in school children. *Work*. 2015;52(1):203-209.
66. De-la-Llave-Rincon AI, Fernandez-de-las-Penas C, Palacios-Cena D, Cleland JA. Increased forward head posture and restricted cervical range of motion in patients with carpal tunnel syndrome. *J Orthop Sports Phys Ther*. 2009;39(9):658-664.
67. Neiva PD, Kirkwood RN, Godinho R. Orientation and position of head posture, scapula and thoracic spine in mouth-breathing children. *Int J Pediatr Otorhinolaryngol*. 2009;73(2):227-236.
68. Ruivo RM, Pezarat-Correia P, Carita AI. Effects of a resistance and stretching training program on forward head and protracted shoulder posture in adolescents. *J Manipulative Physiol Ther*. 2017;40(1):1-10.
69. Lee DY, Nam CW, Sung YB, Kim K, Lee HY. Changes in rounded shoulder posture and forward head posture according to exercise methods. *J Phys Ther Sci*. 2017;29(10):1824-1827.
70. Lee SM, Lee CH, O'Sullivan D, Jung JH, Park JJ. Clinical effectiveness of a Pilates treatment for forward head posture. *J Phys Ther Sci*. 2016;28(7):2009-2013.
71. Cho J, Lee E, Lee S. Upper thoracic spine mobilization and mobility exercise versus upper cervical spine mobilization and stabilization exercise in individuals with forward head posture: a randomized clinical trial. *BMC Musculoskelet Disord*. 2017;18(1):525.
72. Kim BB, Lee JH, Jeong HJ, Cynn HS. Effects of suboccipital release with craniocervical flexion exercise on craniocervical alignment and extrinsic cervical muscle activity in subjects with forward head posture. *J Electromyogr Kinesiol*. 2016;30:31-37.
73. Kong YS, Kim YM, Shim JM. The effect of modified cervical exercise on smartphone users with forward head posture. *J Phys Ther Sci*. 2017;29(2):328-331.
74. McGill S, Grenier S, Bluhm M, Preuss R, Brown S, Russell C. Previous history of LBP with work loss is related to lingering deficits in biomechanical, physiological, personal, psychosocial and motor control characteristics. *Ergonomics*. 2003;46(7):731-746.
75. Kujala UM, Taimela S, Salminen JJ, Oksanen A. Baseline anthropometry, flexibility and strength characteristics and future low-back pain in adolescent athletes and nonathletes. A prospective, one-year follow-up study. *Scand J Med Sci Sports*. 1994;4:200-205.
76. Van Dillen LR, Sahrmann SA, Norton BJ, et al. Effect of active limb movements on symptoms in patients with low back pain. *J Orthop Sports Phys Ther*. 2001;31(8):402-413; discussion 414-408.
77. Van Dillen LR, Gombatto SP, Collins DR, Engsberg JR, Sahrmann SA. Symmetry of timing of hip and lumbopelvic rotation motion in 2 different subgroups of people with low back pain. *Arch Phys Med Rehabil*. 2007;88(3):351-360.
78. Ashmen KJ, Swanik CB, Lephart SM. Strength and flexibility characteristics of athletes with chronic low back pain. *J Sport Rehabil*. 1996;5(4):275-286.
79. Mellin G. Correlations of hip mobility with degree of back pain and lumbar spinal mobility in chronic low-back pain patients. *Spine (Phila Pa 1976)*. 1988;13(6):668-670.
80. Ranger TA, Teichtahl AJ, Cicuttini FM, et al. Shorter lumbar paraspinal fascia is associated with high intensity low back pain and disability. *Spine (Phila Pa 1976)*. 2016;41(8):E489-E493.
81. Malai S, Pichaiyongwongdee S, Sakulsriprasert P. Immediate effect of hold-relax stretching of iliopsoas muscle on transversus abdominis muscle activation in chronic non-specific low back pain with lumbar hyperlordosis. *J Med Assoc Thai*. 2015;98 suppl 5:S6-S11.
82. Lee DK, Oh JS. Relationship between hamstring length and gluteus maximus strength with and without normalization. *J Phys Ther Sci*. 2018;30(1):116-118.
83. Arab AM, Nourbakhsh MR, Mohammadifar A. The relationship between hamstring length and gluteal muscle strength in individuals with sacroiliac joint dysfunction. *J Man Manip Ther*. 2011;19(1):5-10.
84. van Wingerden JP, Vleeming A, Kleinrensink GJ, Stoeckart R. The role of the hamstring in pelvic and spinal function. In: Vleeming A, Mooney V, Dorman T, Snijders C, Stoeckart R, eds. *Movement Stability and Low Back Pain. The Essential Role of the Pelvis*. New York, NY: Churchill Livingstone; 1997:207-210.
85. Norris CM. Spinal stabilisation: 4. Muscle imbalance and the low back. *Physiotherapy*. 1995;81:127-138.
86. Hultman G, Saraste H, Ohlsen H. Anthropometry, spinal canal width, and flexibility of the spine and hamstring muscles in 45-55-year-old men with and without low back pain. *J Spinal Disord*. 1992;5(3):245-253.
87. Lankhorst GJ, Van de Stadt RJ, Van der Korst JK. The natural history of idiopathic low back pain. A three-year follow-up study of spinal motion, pain and functional capacity. *Scand J Rehabil Med*. 1985;17(1):1-4.
88. Youdas JW, Suman VJ, Garrett TR. Reliability of measurements of lumbar spine sagittal mobility obtained with the flexible curve. *J Orthop Sports Phys Ther*. 1995;21(1):13-20.
89. Levine D, Walker R, Tillman LJ. The effect of abdominal muscle strengthening on pelvic tilt and lumbar lordosis. *Physiother Theory Pract*. 1997;13(3):217-226.
90. Toppenberg RM, Bullock MI. The interrelation of spinal curves, pelvic tilt and muscle lengths in the adolescent female. *Aust J Physiother*. 1986;32(1):6-12.
91. Hemborg B, Moritz U. Intra-abdominal pressure and trunk muscle activity during lifting. II. Chronic low-back patients. *Scand J Rehabil Med*. 1985;17(1):5-13.
92. Lee JH, Ooi Y, Nakamura K. Measurement of muscle strength of the trunk and the lower extremities in subjects with history of low back pain. *Spine (Phila Pa 1976)*. 1995;20(18):1994-1996.
93. McNeill T, Warwick D, Andersson G, Schultz A. Trunk strengths in attempted flexion, extension, and lateral bending in healthy subjects and patients with low-back disorders. *Spine (Phila Pa 1976)*. 1980;5(6):529-538.
94. Nachemson A, Lindh M. Measurement of abdominal and back muscle strength with and without low back pain. *Scand J Rehabil Med*. 1969;1(2):60-63.
95. Liebenson C. *Rehabilitation of the Spine a Practitioner's Manual*. 2nd ed. Baltimore, MD: Lippincott Williams & Wilkins; 2007 (p. 784).
96. Hall J, Guyton A. *Guyton and Hall Textbook of Medical Physiology*. 12th ed. Philadelphia, PA: Saunders Elsevier; 2011.
97. Lewit K. Chain reactions in the locomotor system in the light of co-activation patterns based on developmental neurology. *J Orthop Med*. 1999;21(1):52-57.
98. Frank C, Kobesova A, Kolar P. Dynamic neuromuscular stabilization & sports rehabilitation. *Int J Sports Phys Ther*. 2013;8(1):62-73.
99. Cholewicki J, Juluru K, McGill SM. Intra-abdominal pressure mechanism for stabilizing the lumbar spine. *J Biomech*. 1999;32(1):13-17.
100. Cholewicki J, Juluru K, Radebold A, Panjabi MM, McGill SM. Lumbar spine stability can be augmented with an abdominal belt and/or increased intra-abdominal pressure. *Eur Spine J*. 1999;8(5):388-395.
101. Cresswell AG, Grundstrom H, Thorstensson A. Observations on intra-abdominal pressure and patterns of abdominal intra-muscular activity in man. *Acta Physiol Scand*. 1992;144(4):409-418.
102. Gardner-Morse MG, Stokes IA. The effects of abdominal muscle coactivation on lumbar spine stability. *Spine (Phila Pa 1976)*. 1998;23(1):86-91; discussion 91-82.
103. Hodges PW, Eriksson AE, Shirley D, Gandevia SC. Intra-abdominal pressure increases stiffness of the lumbar spine. *J Biomech*. 2005;38(9):1873-1880.

104. Hodges PW, Gandevia SC. Changes in intra-abdominal pressure during postural and respiratory activation of the human diaphragm. *J Appl Physiol (1985)*. 2000;89(3):967-976.
105. Shirley D, Hodges PW, Eriksson AE, Gandevia SC. Spinal stiffness changes throughout the respiratory cycle. *J Appl Physiol (1985)*. 2003;95(4):1467-1475.
106. Kolar P, Sulc J, Kyncl M, et al. Postural function of the diaphragm in persons with and without chronic low back pain. *J Orthop Sports Phys Ther*. 2012;42(4):352-362.
107. Kolnes LJ. Embodying the body in anorexia nervosa—a physiotherapeutic approach. *J Bodyw Mov Ther*. 2012;16(3):281-288.
108. Kolar P, Kobesova A, Valouchova P, Bitnar P. Dynamic neuromuscular stabilization: treatment methods. In: Chaitow L, Bradley D, Gilbert CH, eds. *Recognizing and Treating Breathing Disorders: A Multidisciplinary Approach*. 2nd ed. London, England: Elsevier; 2014:163-167.
109. Chaitow L. Osteopathic assessment of structural changes related to BPD. In: Chaitow L, Bradley D, Gilbert CH, eds. *Recognizing and Treating Breathing Disorders: A Multidisciplinary Approach*. 2nd ed. London, England: Elsevier; 2014:99-117.
110. Katzmarzyk PT, Church TS, Craig CL, Bouchard C. Sitting time and mortality from all causes, cardiovascular disease, and cancer. *Med Sci Sports Exerc*. 2009;41(5):998-1005.
111. van der Ploeg HP, Chey T, Korda RJ, Banks E, Bauman A. Sitting time and all-cause mortality risk in 222 497 Australian adults. *Arch Intern Med*. 2012;172(6):494-500.
112. Wilmot EG, Edwardson CL, Achana FA, et al. Sedentary time in adults and the association with diabetes, cardiovascular disease and death: systematic review and meta-analysis. *Diabetologia*. 2012;55(11):2895-2905.
113. NRC. *Musculoskeletal Disorders and the Workplace. Low Back and Upper Extremities*. Washington, DC: National Academy Press; 2001.
114. Hsu WH, Wang MJ. Physical discomfort among visual display terminal users in a semiconductor manufacturing company: a study of prevalence and relation to psychosocial and physical/ergonomic factors. *AIHA J (Fairfax, Va)*. 2003;64(2):276-282.
115. ANSI. Ergonomics-Manual handling-Part 1:Lifting and carrying. https://webstore.ansi.org/RecordDetail.aspx?sku=ISO+11228-1%3A2003&gclid=Cj0KCQjw7Z3VBRC-ARIsAEQifZQ4uMea-dGQhxIwOhOrNdHOSd7pGqpjYz-_pnY-oGHBTZU0lx8oErMaAv6EEALw_wcB. Accessed April 21, 2018.
116. Gaudez C, Cail F. Effects of mouse slant and desktop position on muscular and postural stresses, subject preference and performance in women aged 18-40 years. *Ergonomics*. 2016;59(11):1473-1486.
117. Simoneau GG, Marklin RW, Berman JE. Effect of computer keyboard slope on wrist position and forearm electromyography of typists without musculoskeletal disorders. *Phys Ther*. 2003;83(9):816-830.
118. Dennerlein JT, Johnson PW. Changes in upper extremity biomechanics across different mouse positions in a computer workstation. *Ergonomics*. 2006;49(14):1456-1469.
119. Van Eerd D, Munhall C, Irvin E, et al. Effectiveness of workplace interventions in the prevention of upper extremity musculoskeletal disorders and symptoms: an update of the evidence. *Occup Environ Med*. 2016;73(1):62-70.
120. Air Bags. National Highway Traffic Safety Administration. https://www.nhtsa.gov/equipment/air-bags. Accessed May 4, 2018.
121. Bradley D. Physiotherapy in rehabilitation of breathing disorders. In: Chaitow L, Bradley D, Gilbert CH, eds. *Recognizing and Treating Breathing Disorders: A Multidisciplinary Approach*. 2nd ed. London, England: Elsevier; 2014: 185-196.

Capítulo 77

Considerações sobre calçados
Deborah M. Wendland

1. INTRODUÇÃO

O calçado é um possível contribuinte para a sobrecarga dos músculos da extremidade inferior e pode ser um possível tratamento para pontos-gatilho (PGs) (Capítulos 64, Músculos fibulares longo, curto e terceiro, 65, Músculo gastrocnêmio, 66, Músculos sóleo e plantar, e 71, Considerações clínicas da dor na perna, no tornozelo e no pé). O calçado, junto com bandagens e demais dispositivos ortopédicos para os pés, deve ser avaliado e considerado em pacientes com dor miofascial. Especificamente, o calçado é fundamental para músculos ao redor do tornozelo (p. ex., fibulares longo e curto, tibial posterior, sóleo e gastrocnêmio) e no pé. O recrutamento e a função desses músculos devem ser examinados à luz do ambiente (p. ex., calçados, aparelhos ortopédicos para os pés e bandagens).

Os PGs são associados a mudanças na atividade muscular e nos padrões de recrutamento.[1-3] A própria dor pode resultar em uma mudança nos padrões de movimento. Quando a carga aumentada de um músculo ocorre na presença de PGs, o padrão de movimento é descoordenado e inconsistente.[4] Além disso, os hábitos posturais também podem perpetuar a dor.[5] Como exemplo, PGs do gastrocnêmio e sóleo podem causar dor na panturrilha, no tendão do calcâneo e no calcanhar e diminuição da amplitude de movimento do tornozelo.[6,7] Em virtude dessas deficiências, não é de surpreender que a função possa ser afetada.[7] A abordagem dos PGs melhora a função e a amplitude movimento[6] do tornozelo.[7] Alterações podem ocorrer na presença de PGs e também ser mitigadas pelo tratamento dos PGs. Da mesma forma, essas alterações podem ser melhoradas, auxiliadas ou mantidas com o uso de calçados, aparelhos ortopédicos para os pés e/ou bandagens.

Certas posturas dos pés, biomecânica da marcha e até fadiga, todas modificáveis pelo calçado, podem contribuir para o desenvolvimento de PGs e/ou alterações nos padrões de recrutamento muscular.[8,9] Os tipos comuns de pé incluem pé plano (pé chato) e pé cavo (arco do pé alto). Esses tipos de pé estão ligados à altura do arco longitudinal medial e estão associados a apresentações físicas (incluindo a marcha) ou de lesões.

Pé plano está ligado a um ALM baixo e exibe uma maior flexibilidade do pé. Lesões comumente associadas ao pé plano são aquelas que respondem a movimentos articulares aumentados ou anormais ou uso excessivo de músculos. Especificamente, pronação excessiva ou anormal é um padrão de movimento comum visto em pessoas com pé plano. Esse padrão de movimento está associado à função alterada dos músculos tibial posterior e fibular longo.[10] Alterações na função dos músculos flexor longo dos dedos e flexor longo do hálux também devem ser consideradas, em razão de seu papel no suporte do arco longitudinal do pé.[11] Problemas associados podem incluir uso excessivo ou disfunção muscular (p. ex., tibial posterior), dor articular proximal, fascite plantar e limitações ou deformidades nos pés/dedos.[12] O calçado, a seleção do dispositivo ortopédico podal ou a bandagem podem ser úteis na mitigação dessas complicações associadas.[12-17]

O pé cavo está associado a um arco longitudinal medial alto e tende a resultar em um pé com uma estrutura mais rígida.[18] Lesões associadas ao pé cavo são aquelas relacionadas à incapacidade do pé de absorver o choque ou distribuir carga.[18,19] As pessoas com esse tipo de pé tendem a não ter pronação suficiente, o que ajuda a absorver as forças de reação do solo. Essas mudanças na mecânica dos pés estão ligadas a mudanças nos padrões de ativação muscular durante a marcha, contribuindo para o uso excessivo dos músculos, o que pode colaborar com ou perpetuar os PGs. Felizmente, a seleção de calçados ou o uso de dispositivos ortopédicos podais podem ser influentes para minimizar as disfunções associadas aos movimentos relacionados ao cavo e aos padrões de ativação muscular.[19]

A fadiga também deve ser considerada como contribuinte para os PGs (Capítulo 66, Músculos sóleo e plantar). Como um possível contribuinte, é importante avaliar as causas de fadiga que são modificáveis. Fatores modificáveis, como técnicas de proteção de energia, podem incluir a seleção de calçados e/ou o uso de órteses podais. Uma elevação do custo metabólico tem sido associada ao aumento da atividade muscular associada à marcha de salto alto.[20] Porém, Curran e colaboradores relataram que, ao usar salto alto com órteses podais, tanto a frequência cardíaca quanto o consumo de energia foram reduzidos.[21] Esses resultados demonstram que o calçado e sua modificação podem afetar o custo metabólico. Entender por que o custo metabólico é afetado (p. ex., alterar a velocidade da caminhada ou a altura do salto) pode facilitar a capacidade de minimizar o aumento do custo metabólico, especialmente durante o tratamento de PGs.

2. ESTRESSE FÍSICO

A Teoria do Estresse Físico[22] foi concebida para orientar a prática e a seleção de intervenções de tratamento apropriadas. Em sua essência, o princípio crítico é que o tecido biológico responde ao estresse de maneira previsível.[22] Com essa percepção, os clínicos podem modificar os estresses, para melhorar a cicatrização do tecido, e desenvolver um programa que recarrega progressivamente o tecido, para melhorar a tolerância ao estresse.[22] Para alcançar esse projeto, o clínico deve reconhecer as origens do estresse e como ele pode estar afetando as respostas de carga e a cicatrização dos tecidos.

Com lesão e inflamação, o tecido precisa ser descarregado para permitir a cicatrização.[22] Da mesma forma, nos PGs, o músculo precisa ser sustentado ou descarregado de uma maneira que facilite a cicatrização e a remoção de condições que possam estar contribuindo para a ativação e perpetuação dos PGs. A ativação muscular muda com a marcha e pode ser alterada por tipo de calçado, dispositivo ortopédico podal ou bandagens. Além disso, os músculos são recrutados de forma diferente dependendo da postura. Devido à influência da postura e da atividade no recrutamento e na função muscular, clínicos devem reconhecer que tanto a postura quanto os padrões de movimento podem ser modificados ajustando-se à seleção e à adequação do calçado, incluindo o uso de aparelhos ortopédicos ou de bandagens dentro do calçado.

Primeiro, antes de modificar a posição ou o movimento do pé, os estressores do tecido biológico devem ser avaliados. Posturas mantidas ao longo do tempo podem causar o uso excessivo de alguns grupos musculares e subutilização de outros. Com o desequilíbrio muscular, alguns músculos podem ficar encurtados, e outros alongados. Assim, é crucial avaliar a postura (ver Capítulo 76, Considerações posturais), para que o equilíbrio muscular possa ser abordado. Além disso, é importante avaliar como um indivíduo se move para determinar o equilíbrio muscular na prática. A avaliação conjunta da postura e da marcha facilita o entendimento dos fatores de carga muscular que contribuem para a cura ou para a sua ausência.[22]

Uma vez que os estressores são determinados, o clínico precisa considerar como o tecido pode ser aliviado de carga para permitir a cicatrização. Como o estresse resulta do movimento ou da posição, é vital aprender e projetar várias maneiras de minimizar essas cargas anormais ou repetitivas nos tecidos. A alteração da carga pode ocorrer a partir de exercício, modificação no desenho ou encaixe do calçado, uso de dispositivos ortopédicos podais ou bandagens. Na presença de lesão, independentemente de sua origem, o tecido responderá menos ao estresse e, portanto, necessitará de alívio de carga para facilitar a cicatrização.[22]

Uma vez que o tecido tenha cicatrizado, o retorno da carga precisa ocorrer para que o tecido enfraquecido retorne ao nível funcional anterior e tolere melhor o estresse.[22] Esse retorno da carga pode facilitar o equilíbrio dos músculos de uma forma que permita padrões de movimento aprimorados e diminuição do estresse continuado (uso excessivo) dos músculos e de outros tecidos. O retorno da carga pode ocorrer alterando o encaixe do calçado ou modificando o próprio calçado; dispositivos ortopédicos podais ou bandagens também podem facilitar o retorno da carga do tecido muscular.

3. CALÇADO

O calçado é um meio pelo qual os pés podem ser apoiados e a biomecânica da marcha pode ser alterada. A principal preocupação com o uso de calçados para lidar com a mecânica do movimento é o encaixe do calçado. Além disso, a confecção do calçado pode impactar a postura do pé e a mecânica da marcha por meio da densidade do material, do posicionamento da espessura do material, do design do calçado (p. ex., salto alto *vs* calçado baixo; altura do salto) e até mesmo do mecanismo de fechamento do calçado (cadarço ou tiras). Juntos, o encaixe do calçado e a confecção devem ser selecionados com base na apresentação do paciente, bem como na resposta do paciente à intervenção selecionada.

O encaixe de calçados está entre os componentes mais críticos da seleção de calçados. Com um encaixe inadequado, uma seleção de calçados aparentemente adequada será ineficaz para realizar a tarefa pretendida. Um calçado mal encaixado pode até causar formação de bolhas ou calo, um aumento no risco de quedas[23] e uma mudança nos padrões de movimento, incluindo o excesso de recrutamento dos músculos (p. ex., flexores dos dedos para ajudar a manter o calçado no pé). Com calçados bem encaixados, a velocidade da marcha pode aumentar junto com a confiança do usuário.[23]

Raramente os pés dos adultos são medidos para calçados. Mesmo com a medição usando um dispositivo Brannock, o tamanho do calçado depende da última volta (a medida da periferia do pé) em torno da qual o calçado é construído. Assim, mesmo com a medição, é importante que um calçado seja de fato avaliado quanto ao encaixe. É especialmente crítico que o encaixe do calçado seja avaliado com quaisquer modificações que possam ser feitas ao calçado ou com a inclusão de um dispositivo ortopédico podal, se for utilizado um.

Encaixe adequado do calçado

Um grande desafio para a avaliação do encaixe do calçado é que sendo um objeto estático, precisa acomodar o pé, e sendo um tecido dinâmico, que varia em tamanho e forma à medida que se move, suporta o peso e muda a temperatura.[24] Embora o encaixe do calçado possa basear-se em 15 ou mais avaliações individuais,[24] estas podem ser reduzidas a um mnemônico simples para auxiliar o processo de encaixe. A Figura 77-1 identifica as partes de um calçado para facilitar a avaliação do seu encaixe. Para avaliar o encaixe do calçado, deve-se lembrar do mnemônico **ABCD** (Quadro 77-1).

A parte superior do calçado (gáspea) deve ser capaz de ser comprimida de forma que haja material que possa ser agarrado, mostrando que o espaço na área dos dedos dos pés e do antepé é suficiente (Figura 77-2). Se o calçado estiver muito apertado, o material não poderá ser agarrado e levantado. Cuidados devem ser tomados para identificar que mesmo os dedos menores do pé não estão sendo pinçados.[24] Alguns calçados vêm em várias larguras (A, B, C, etc.), mas também podem vir em "extralargo". Essas distinções são específicas de marca de calçados. Da mesma forma, os calçados também vêm em tamanhos com extra profundidade. Calçados com profundidade extra podem ser selecionados para acomodar uma deformidade do pé ou um dispositivo ortopédico podal se a remoção da palmilha do tênis não for suficiente. Por fim, à medida que o tamanho é avaliado, é importante identificar que o encaixe do calcanhar é apropriado[24] e o movimento no calcanhar é mínimo.

Design do calçado

Embora o encaixe seja crítico, também é importante reconhecer que o design real de um calçado afetará a mecânica do corpo.

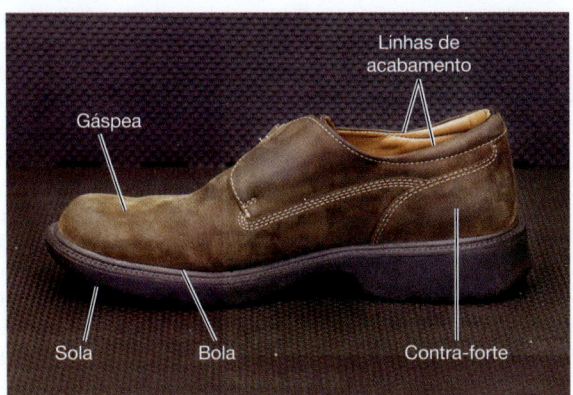
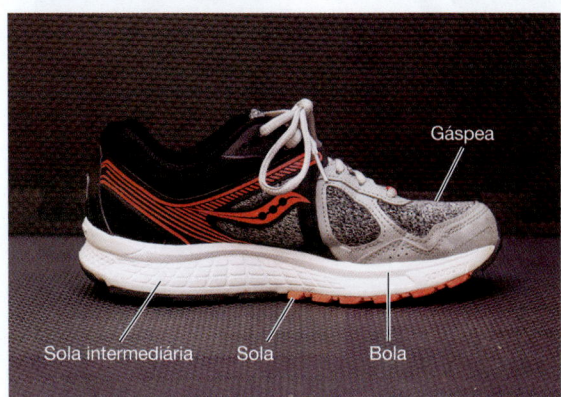

Figura 77-1 Partes importantes do calçado que devem ser consideradas pelo clínico.

> **Quadro 77-1   Mnemônico para encaixe adequado do calçado: ABCD**
>
> **A, Arco**
> A localização e o tamanho do arco são críticos para o encaixe do calçado. O arco deve ser dimensionado de tal modo que entre em contato com o pé.[24] O arco do calçado deve estar localizado na mesma posição que o arco do pé e deve ser consistente em comprimento.
>
> **B, Bola**
> A bola do pé (ossos metatarsais) deve estar no mesmo local da parte mais larga do calçado. Ou seja, o comprimento do calcanhar até a bola do pé deve ser igual ao comprimento do calcanhar até a "bola" do calçado. Este deve ser o caso em ambos os lados medial e lateral do calçado para permitir a flexão precisa do calçado. Da mesma forma, a bola deve ser posicionada apropriadamente a partir do final do calçado, de tal forma que o comprimento do pé até a bola coincida.[24] A largura do calçado, incluindo seu solado, também deve corresponder à largura do pé.
>
> **C, Corte**
> O calçado deve ter um corte apropriado, de modo que as linhas de acabamento do calçado ou mesmo a costura não colidam com o pé ou apliquem pressão em qualquer ponto.[24] É preciso dar atenção especial às áreas de pontos de referência ósseos, como os maléolos, o osso navicular ou os dedos dos pés. O corte também deve ser tal que a abertura não seja vista entre o calçado e o pé. Em vez disso, o pé deve ter espaço suficiente para se mover sem permitir um movimento excessivo de cisalhamento.
>
> **D, Dimensões**
> As dimensões do calçado, avaliado em pé, inclui o comprimento, a largura e a profundidade. O comprimento do calçado deve permitir 1,27 a 1,58 cm além do dedo mais longo,[24] que em muitos casos é o segundo dedo do pé. A largura do calçado pode ser avaliada junto com sua profundidade usando um teste simples em pé.

Calçados vêm em vários estilos que podem afetar a biomecânica do pé e da marcha de forma diferente. Ao gerenciar essa biomecânica, os padrões de movimento e o recrutamento muscular podem ser alterados. Essa alteração nos padrões de recrutamento e movimento muscular pode servir para aliviar a carga de músculos específicos, facilitando a cicatrização e o carregamento adequado e prevenindo a formação ou a perpetuação de PGs. O calçado pode ser usado para controlar o movimento ou o deslocamento de carga de tal forma que o padrão de marcha seja afetado. Além disso, certos aspectos do estilo de calçados, como o salto alto, são comumente usados e podem ter ramificações importantes na biomecânica.

Um propósito do calçado é o controle do movimento. O movimento pode ser controlado em calçados por vários mecanismos. Muitos tênis, por exemplo, são chamados de "controle de movimento" porque a sola intermediária é mais espessa (pilar ou cunha posterior) ou mais densa,[13,14] em comparação com a sola intermediária lateral. Com o material mais espesso ou rígido no local que possui movimento excessivo, o movimento nessa direção é restrito.[14,25] A borda do calcanhar também pode ser usada como um meio para controlar o movimento. Quanto mais comprida a borda do calcanhar, mais movimento é controlado. O movimento pode ser controlado seletivamente, tendo um lado da borda mais longo que o outro. O movimento para o lado da borda mais longa será mais limitado. A adição de um estabilizador na parte de trás do calçado também pode levar a um maior controle de movimento. Da mesma forma, um salto baixo pode ser alongado medial (calcanhar de Thomas) ou lateralmente (calcanhar reverso de Thomas), para atenuar o movimento excessivo medial ou lateralmente, respectivamente.

Modificações nos calçados

Modificações podem ser feitas no próprio calçado para aumentar a estabilidade. Modificações de calçado, incluindo um aro ou um dilatador (material adicionado à sola do calçado para torná-lo mais largo e estável) ou estabilizador (material adicionado à lateral do calçado), limitarão o movimento em direção ao lado no qual a modificação é colocada.[12] As modificações que podem ser adicionadas ao calçado são consistentes com as modificações que também podem ser feitas nos dispositivos ortopédicos.

A literatura relata que os calçados são capazes de reduzir o movimento do retropé quando são comparados os calçados de controle de movimento aos calçados neutros[13,14] ou aos calçados com amortecimento,[25] estando o indivíduo fatigado ou não.[13] Além disso, Lilley e colaboradores descobriram que os calçados de controle de movimento também limitavam a rotação medial do joelho.[14] Ademais, os calçados de controle de movimento mostraram reduzir a proporção da carga instantaneamente, em especial, naqueles com arco inferior.[25] Apesar dos achados de Butler e colaboradores, os quais relataram que a proporção de carga instantânea foi afetada pela altura do arco, eles sugeriram que a escolha do calçado deveria ser compatível com a mecânica do pé, e não com a postura em que o pé se apresenta.[25] Com essas oportunidades de controle do movimento, torna-se evidente que o calçado pode diminuir a atividade muscular nos músculos que tentam controlar o movimento dessa maneira (p. ex., músculos tibial posterior e fibular). É importante notar que quando o controle de movimento não é necessário, um calçado de controle de movimento não deve ser usado. Em vez disso, um calçado neutro deve ser selecionado (p. ex., para pessoas com pé cavo).[19]

A sola ou a pisada de um calçado podem afetar a mecânica da marcha. A flexibilidade adequada da sola do calçado pode diminuir a sobrecarga para os músculos flexores plantares (Capítulos 65, Músculo gastrocnêmio, e 66, Músculos sóleo e plantar).

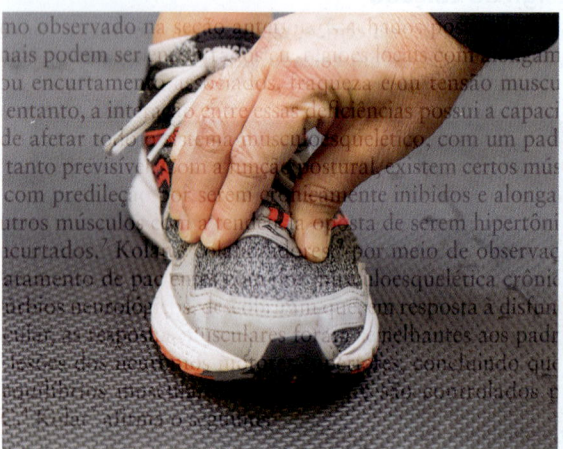

Figura 77-2 Avaliação do ajuste da gáspea agarrando o material para assegurar espaço adequado. Deve ser possível agarrar uma pequena quantidade de material na região do antepé.

Da mesma forma, um solado de balanço pode afetar a mecânica da marcha de um indivíduo.[26] Dependendo de onde o ápice do balanço se encontra, um balanço é normalmente usado para aliviar a carga de diferentes áreas do antepé.[26] Um solado de balanço ajuda a retornar o movimento que foi retirado, mas também pode resultar em atividade eletromiográfica (EMG) reduzida no músculo tibial anterior, enquanto produz atividade muscular aumentada no gastrocnêmio.[26] O uso de um solado de balanço pode resultar em alterações cinemáticas no tornozelo e no quadril.[26] Essas mudanças cinemáticas devem ser reconhecidas para que as escolhas de calçados sejam tomadas apropriadamente e as mudanças biomecânicas totais sejam monitoradas.

A intensidade de uma modificação afeta a variabilidade da resposta biomecânica com a marcha. Thies e colaboradores relataram que o grau do solado de balanço tem um efeito no resultado. Especificamente, a elevação dos dedos foi melhor com balanços de 10 e 15°, mas com um aumento adicional do balanço para 20°, observou-se uma diminuição na velocidade da marcha ao caminhar em declínio.[27] A variabilidade do passo não parece ser significativamente afetada pela variação do grau do solado de balanço.[27] Assim, o grau em que o calçado é modificado pode afetar o padrão de marcha e, provavelmente, a atividade muscular. A marcha deve ser avaliada individualmente para determinar a resposta individual ao calçado.

A altura do calcanhar é outra variável do calçado que deve ser considerada ao avaliar como modificar as forças aplicadas ao tecido ou à carga do músculo. Considerando apenas a postura dos membros inferiores, é fácil observar que o uso de saltos altos resulta no deslocamento do peso corporal do pé inteiro em direção ao antepé. No entanto, como um indivíduo quer ser capaz de perceber seu ambiente, ele faz modificações adicionais em sua postura, a fim de permitir que a cabeça permaneça voltada para a frente. Essas alterações posturais, junto com o aumento da pressão no antepé, devem ser consideradas, porque a mecânica da marcha também pode mudar em resposta ao desconforto sentido no antepé ou mais para cima na cadeia cinética. A frequência de uso desse tipo de calçado e o possível impacto de qualquer relato de dor também devem ser considerados.

Muitas mudanças específicas na atividade muscular foram relatadas com a caminhada de salto. Murley e colaboradores relatam que conforme a altura do salto aumenta, a atividade muscular aumenta nos músculos eretores da espinha, reto femoral, sóleo e fibular longo, e diminui nos músculos gastrocnêmio medial e tibial anterior.[28]

Outros pesquisadores descobriram um aumento na amplitude do pico com caminhada de salto *versus* caminhada descalça nos músculos tibial anterior, sóleo, vasto lateral, reto femoral, bíceps femoral e semimembranáceo.[20] A presença de variabilidade entre os estudos (p. ex., tibial anterior) é importante para avaliar explicitamente a resposta de cada indivíduo ao calçado ou a outras intervenções nos pés.

Como com um calçado de balanço, a altura real (intensidade) do salto também deve ser considerada. Stefanyshyn e colaboradores relataram que a ativação muscular muda com a alteração da cinemática e da cinética da marcha de acordo com a altura do salto.[29] Especificamente, eles relataram aumento da atividade nos músculos sóleo e reto femoral com o aumento da altura do salto. No entanto, eles não encontraram um aumento gradual nos músculos isquiotibiais, vasto medial, tibial anterior ou gastrocnêmio com o aumento da altura do salto.[29] Assim, é importante reconhecer que a carga dos tecidos pode ser modificada pela alteração da altura do salto, mesmo sem eliminá-lo totalmente.[29] De modo semelhante, ao contrário dos calçados de salto alto, os calçados de salto negativo mostraram ter atividade muscular aumentada nos músculos isquiotibiais laterais, tibial anterior e gastrocnêmio lateral.[30] Além disso, a frequência com que uma certa altura do salto é usada também afetará a resposta da atividade muscular.[28]

Outro componente da confecção do calçado em si, o mecanismo de fechamento (p. ex., cadarço), afeta o encaixe do calçado. Associado a esse componente está o tipo de calçado, incluindo sua altura (salto alto vs. calçado baixo). O encaixe do calçado afeta a mecânica da marcha.[31] O deslizamento do pé dentro de um calçado pode contribuir para a sobrecarga muscular (ver Capítulo 66). O peso de um calçado ou bota também pode afetar o padrão de ativação muscular. Quanto mais pesado o calçado, maior o nível de atividade muscular (ver Capítulo 68, Músculos extensores dos dedos dos pés).[32] Novamente, a mecânica da marcha e o deslizamento devem ser avaliados caso a caso.

Dispositivos ortopédicos

O uso de dispositivos ortopédicos podais é outro método pelo qual as cargas ou atividades musculares podem ser diminuídas e a cura, auxiliada. As órteses podais são muito variadas e podem ser personalizadas pela seleção da densidade e da espessura do material, incluindo a colocação de espessura (suporte ou acolchoamento). Assim como o calçado, materiais de alta densidade e suporte tendem a restringir o movimento.[12] O acolchoamento pode servir também como um meio de aliviar carga de áreas específicas (acolchoamento no metatarso).[12]

Dispositivos ortopédicos específicos para os pés podem ser considerados como uma abordagem para o manejo de certas condições musculoesqueléticas. Em geral, a pronação excessiva pode ser controlada com suporte medial no antepé, no retropé ou em ambos.[12,15] Assim como as modificações estabilizadoras do calçado no lado medial, o suporte medial limitará o movimento na direção do suporte. Mais controle de movimento é obtido quando o suporte do retropé é usado, tanto sozinho quanto em combinação.[15] Da mesma forma, um dispositivo ortopédico com uma barra lateral diminuiu a atividade muscular do músculo fibular longo.[33] Novamente, o suporte lateral limitará o movimento de uma forma semelhante às modificações na lateral do calçado.

O uso de acolchoamentos específicos ou modificadores ortóticos podais pode ser útil para certas apresentações do paciente.[12] Também foi relatado que o uso de um dispositivo ortopédico podal altera a atividade dos músculos flexores plantares.[34,35] Especificamente, a disfunção do tendão do calcâneo pode ter a carga aliviada com o uso de um elevador de calcanhar.[12] A elevação do calcanhar resultou em diminuição da atividade do músculo gastrocnêmio em todos os sexos,[34,35] mas provocou efeitos variáveis sobre a atividade do músculo tibial anterior.[34,35] Acolchoamentos, barras ou mecanismos similares de alívio de carga para metatarso foram usados para tratar metatarsalgia, neuromas, sesamoidite e afins.[12,36] Diminuir as queixas de dor pode alterar a mecânica da marcha e, portanto, a atividade muscular. Quando foram comparados dispositivos ortopédicos semipersonalizados e personalizados em indivíduos com diferentes alturas de arco, foi relatado que o dispositivo semipersonalizado era uma alternativa adequada ao dispositivo personalizado.[37] Quando as alterações são feitas por meio de um dispositivo ortopédico podal, deve ser observado que a resposta é variável por indivíduo e, portanto, deve ser avaliada individualmente.[38]

Bandagens

Bandagem é mais um método pelo qual a carga em um músculo ou em alguns músculos pode ser modificada para suportar a cura, bem como o retorno da carga. Foi demonstrado que a bandagem altera a atividade dos músculos da perna em pessoas com arco longitudinal medial baixo ou pés com arco plano.[16,17] O tipo de fita de antipronação, como uma técnica de *low-dye*, mostrou diminuir a atividade nos músculos tibiais anterior e posterior.[16,17] O músculo fibular longo teve resultados variáveis.[16,17] Resultados semelhantes também foram observados para órtese de tornozelo.[17] Com esse apoio para a mudança neuromuscular com suporte mecânico para o pé, deve-se considerar que o uso de tal técnica poderia ser útil para reduzir as forças excessivas sentidas nos pés e ajudar a determinar uma solução mais permanente (p. ex., dispositivo ortopédico podal), a fim de forçar o manejo.

4. APRESENTAÇÕES COMUNS DO PÉ

Tipo de pé pronado

Em um indivíduo com um pé pronado (Quadro 77-2), a posição do pé e os padrões de movimento podem contribuir para os PGs ou em resposta aos PGs. Vários meios podem ser usados para atenuar as sobrecargas colocadas nos músculos que estão tentando controlar o movimento excessivo, incluindo o músculo tibial posterior. Além do ajuste do calçado, a seleção de um calçado com algum tipo de controle de movimento pode ser utilizada (p. ex., entressola medial com espessura aumentada em comparação com a entressola lateral, aumento da densidade do material para o calço medial, aumento do volume do calcanhar, em especial, medialmente, e a adição de alguma versão de um estabilizador de calcanhar ou um dilatador). Além do controle de movimento, um bom meio para controlar o movimento excessivo é o uso de um dispositivo ortopédico podal que pode controlar a pronação excessiva por vários mecanismos diferentes, incluindo aumento da densidade ou espessura no lado medial (suporte medial).

Dependendo da estrutura do pé, o aumento na espessura medial (suporte medial) pode ocorrer no antepé, no retropé ou em ambos, ao mesmo tempo em que um controle mais temporário de movimento excessivo em pronação, bandagem ou suporte pode ser utilizado.[16,17,39] Esses meios mais temporários de controlar o movimento excessivo podem servir como base experimental para uma solução mais permanente de controlar o movimento (p. ex., dispositivo ortopédico podal ou modificação do calçado).

Tipo de pé supinado

Para pessoas com um pé mais supinado ou arqueado (Quadro 77-3), a tendência natural é ter um movimento diminuído e um pé mais rígido. Com um pé mais rígido, normalmente um calçado e uma palmilha mais acolchoados são mais apropriados. O calçado de controle de movimento deve ser evitado, e um calçado neutro deve ser selecionado.[19] Em casos graves, calçados com um aro lateral ou uma borda do calcanhar lateral mais longa podem ser necessários para facilitar o movimento na direção da pronação para um padrão de marcha mais eficiente. Além disso, um calcanhar reverso de Thomas poderia ser um meio eficaz para controlar o movimento supinatório excessivo. Uma órtese podal com uma barra lateral poderia servir como um meio de diminuir a atividade no fibular longo.[33]

Embora o pé pronado e supinado estejam entre os tipos mais comuns de pé associados a padrões específicos de ativação muscular, a ativação muscular associada à marcha é variável. Com essa variabilidade, é importante avaliar a marcha de cada indivíduo junto com sua resposta a quaisquer ajustes feitos com seus calçados, dispositivo ortopédico podal ou bandagem. Pode-se esperar que determinado ajuste afete a ativação muscular de certas maneiras (Quadro 77-4).

5. RESUMO

O impacto de calçados, dispositivos ortopédicos podais e bandagem devem ser considerados ao avaliar os colaboradores e perpetuadores de PGs. Qualquer um desses fatores pode contribuir para a disfunção da ativação muscular. Da mesma forma, calçados, dispositivos ortopédicos podais e/ou bandagem ou sua simples modificação também podem apoiar a remediação de PGs e promover melhor função muscular.

Certas posturas dos pés são comuns e passíveis de modificação por meio do uso de calçados, aparelhos ortopédicos podais e bandagens. Especificamente, o pé plano, que pode influenciar a carga mecânica dos músculos tibial posterior, fibular longo, flexor longo dos dedos e flexor longo do hálux, pode ser apoiado pelo controle do movimento.

Por exemplo, o calçado de controle de movimento pode usar uma borda do calcanhar estendida, suporte medial, base mais larga (dilatador medial) ou a otimização da densidade do material para realizar um controle maior da pronação excessiva. Dispositi-

Quadro 77-3 Estratégias para pé supinado anormal

Calçado	Dispositivo ortopédico podal	Bandagem
■ Calçado neutro[19] ■ Almofadado[12,19] ■ Borda do calcanhar mais longa lateralmente[12] ■ Aro ou dilatador lateral[12] ■ Calcanhar de Thomas reverso[12]	■ Almofada/acomodador[12,19] ■ Baixa densidade ou rigidez medial[12] ■ Barra lateral[33]	■ Bloqueio do calcanhar ou eversão do calcâneo

Quadro 77-2 Estratégias para pé pronado anormal

Calçado[12]	Dispositivo ortopédico podal	Bandagem
■ Entressola mais espessa medialmente ■ Densidade da entressola mais alta medialmente ■ Borda do calcanhar mais longa medialmente ■ Aro ou dilatador medial ■ Estabilizador medial ■ Calcanhar de Thomas	■ Calço medial (retropé ou antepé ou ambos)[15] ■ Maior densidade ou frigidez medial[12]	■ Bandagem de *low-dye* aumentada[16,17,39] ■ Bandagem antipronação[40] ■ *Kinesio taping* não corrige a pronação em comparação com placebo[41]

Quadro 77-4 Considerações para colocação de carga e alívio de carga em diferentes músculos usando calçados, dispositivos ortopédicos podais ou estratégias de bandagens

Músculo	Calçados	Dispositivo ortopédico podal (OP)	Estratégia de bandagem
Tibial anterior	■ Balanço: diminui a ativação[26] ■ Salto alto: diminui a ativação[28] ou aumenta a ativação[20] ■ Salto negativo: aumenta a ativação[28]	■ OP: amplitude de pico e atividade diminuída[33] ■ OP com calço medial do retropé: aumento da ativação semelhante ao medido com calçado (variáveis respostas)[38]	■ Antipronação (p. ex., low--dye): diminui a ativação máxima[16,17]
Fibular longo	■ Salto alto: aumenta a ativação[28] ■ Sapato instável: aumenta a ativação[42]	■ OP com barra lateral: amplitude e atividade de pico diminuídas[33]	■ Antipronação (p. ex., bandagem low-dye): resposta variável da ativação muscular[16,17] ■ Kinesio taping: sem efeito na ativação muscular[43]
Gastrocnêmio	■ Salto alto: diminui a ativação[28] ■ Salto negativo: aumenta a ativação[28]	■ Elevador de calcanhar: diminui a ativação[34,35]	■ Kinesio taping: encurta a atividade do gastrocnêmio lateral durante a marcha (saudável), mas não diminui a amplitude da atividade[44]
Isquiotibial lateral	■ Salto alto: aumenta a ativação[20] ■ Salto negativo: aumenta a ativação[28]		
Tibial posterior	■ Calçado de controle de movimento: controla o movimento do retropé naqueles que superpronam[20]	■ OP com calço medial (personalizado e pré-fabricado): amplitude de pico reduzida[45]	■ Antipronação (p. ex., bandagem low-dye): diminui a ativação máxima[36,37]
Sóleo	■ Salto alto: aumenta a ativação[20,28] ■ Aumentando a altura do salto: aumenta a ativação[29]		

vos ortopédicos podais podem, similarmente, usar suporte medial para limitar o movimento excessivo.

Pé cavo, outra postura comum do pé, pode ser tratado com calçados ou dispositivos ortopédicos que proporcionam amortecimento para absorver a pressão. Além disso, o controle lateral dentro do calçado (suporte lateral ou dilatamento lateral) ou dos dispositivos ortopédicos podais (suporte lateral) pode facilitar o movimento para a pronação normal. Juntos, eles trabalham para lidar com esse tipo de pé mais rígido.

Outras modificações podem ser aplicadas a calçados ou dispositivos ortopédicos podais, como um acolchoamento metatársico, para aliviar a carga das cabeças dos metatarsos ou os ossos sesamoides. Um elevador de calcanhar pode ser usado para aliviar a carga do tendão do calcâneo e os músculos flexores plantares. Além disso, técnicas de bandagens podem ser muito úteis para determinar qual solução mais permanente pode ser eficaz no manejo dos desafios do movimento da extremidade inferior. Todos esses mecanismos funcionam como o meio pelo qual o clínico pode facilitar tanto o alívio da carga quanto o retorno da carga ao tecido, de modo que a cicatrização possa ocorrer (teoria do estresse físico).

Referências

1. Lucas KR, Polus BI, Rich PA. Latent myofascial trigger points: their effects on muscle activation and movement efficiency. *J Bodyw Mov Ther.* 2004;8(3):160-166. doi:10.1016/j.jbmt.2003.12.002.
2. Ge H-Y, Monterde S, Graven-Nielsen T, Arendt-Nielsen L. Latent myofascial trigger points are associated with an increased intramuscular electromyographic activity during synergistic muscle activation. *J Pain.* 2014;15(2):181-187. doi:10.1016/j.jpain.2013.10.009.
3. Bohlooli N, Ahmadi A, Maroufi N, Sarrafzadeh J, Jaberzadeh S. Differential activation of scapular muscles, during arm elevation, with and without trigger points. *J Bodyw Mov Ther.* 2016;20(1):26-34. doi:10.1016/j.jbmt.2015.02.004.
4. Lucas KR, Rich PA, Polus BI. Muscle activation patterns in the scapular positioning muscles during loaded scapular plane elevation: the effects of latent myofascial trigger points. *Clin Biomech.* 2010;25(8):765-770. doi:10.1016/j.clinbiomech.2010.05.006.
5. Edwards J. The importance of postural habits in perpetuating myofascial trigger point pain. *Acupunct Med.* 2005;23(2):77-82.
6. Grieve R, Clark J, Pearson E, Bullock S, Boyer C, Jarrett A. The immediate effect of soleus trigger point pressure release on restricted ankle joint dorsiflexion: a pilot randomised controlled trial. *J Bodyw Mov Ther.* 2011;15: 42-49.
7. Grieve R, Barnett S, Coghill N, Cramp F. Myofascial trigger point therapy for triceps surae dysfunction: a case series. *Man Ther.* 2013;18:519-525.
8. Gefen A. Biomechanical analysis of fatigue-related foot injury mechanisms in athletes and recruits during intensive marching. *Med Biol Eng Comput.* 2002;40(3):302-310.
9. Zuil-Escobar JC, Martinez-Cepa CB, Martin-Urrialde JA, Gomez-Conesa A. Prevalence of myofascial trigger points and diagnostic criteria of different muscles in function of the medial longitudinal arch. *Arch Phys Med Rehabil.* 2015;96:1123-1130.
10. Kokubo T, Hashimoto T, Nagura T, et al. Effect of the posterior tibial and peroneal longus on the mechanical properties of the foot arch. *Foot Ankle Int.* 2012;33(4):320-325. doi:10.3113/FAI.2012.0320.
11. Jacob HA. Forces acting in the forefoot during normal gait—an estimate. *Clin Biomech.* 2001;16(9):783-792. doi:10.1016/S0268-0033(01)00070-5.
12. Janisse D, Hultquist N. *Introduction to Pedorthics*. Columbia, MD: Pedorthic Footwear Association; 1998.
13. Cheung RT, Ng GY. Efficacy of motion control shoes for reducing excessive rearfoot motion in fatigued runners. *Phys Ther Sport.* 2007;8(2):75-81.
14. Lilley K, Stiles V, Dixon S. The influence of motion control shoes on the running gait of mature and young females. *Gait Posture.* 2013;37:331-335.
15. Johanson MA, Donatelli R, Wooden MJ, Andrew PD, Cummings GS. Effects of three different posting methods on controlling abnormal subtalar pronation. *Phys Ther.* 1994;74(2):149-158. doi:10.1093/ptj/74.2.149.

16. Franettovich M, Chapman A, Vicenzino B. Tape that increases medial longitudinal arch height also reduces leg muscle activity: a preliminary study. *Med Sci Sports Exerc*. 2008;40(4):593-600. doi:10.1249/MSS.0b013e318162134f.
17. Franettovich MM, Murley GS, David BS, Bird AR. A comparison of augmented low-Dye taping and ankle bracing on lower limb muscle activity during walking in adults with flat-arched foot posture. *J Sci Med Sport*. 2012;15(1):8-13. doi:10.1016/j.jsams.2011.05.009.
18. Burns J, Crosbie J, Hunt A, Ouvrier R. The effect of pes cavus on foot pain and plantar pressure. *Clin Biomech*. 2005;20(9):877-882. doi:10.1016/j.clinbiomech.2005.03.006.
19. Manoli A, Graham B. The subtle cavus foot, "the Underpronator," a review. *Foot Ankle Int*. 2005;26(3):256-263. doi:10.1177/107110070502600313.
20. Simonsen EB, Svendsen MB, Nørreslet A, et al. Walking on high heels changes muscle activity and the dynamics of human walking significantly. *J Appl Biomech*. 2012;28(1):20-28.
21. Curran SA, Holliday JL, Watkeys L. Influence of high heeled footwear and pre-fabricated foot orthoses on energy efficiency in ambulation. *Podiatry Rev*. 2010;67(3):16-22.
22. Mueller MJ, Maluf KS. Tissue adaptation to physical stress: a proposed "Physical Stress Theory" to guide physical therapist practice, education, and research. *Phys Ther*. 2002;82(4):383-403.
23. Davis AM, Galna B, Murphy AT, Williams CM, Haines TP. Effect of footwear on minimum foot clearance, heel slippage and spatiotemporal measures of gait in older women. *Gait Posture*. 2016;44:43-47.
24. Rossi WA, Tennant R. *Professional Shoe Fitting*. New York, NY: Pedorthic Footwear Association with Acknowledgement to the National Shoe Retailers Association; 2000.
25. Butler RJ, Davis I, Hamill J. Interaction of arch type and footwear on running mechanics. *Am J Sports Med*. 2006;34(12):1233-1240.
26. Hutchins S, Bowker P, Geary N, Richards J. The biomechanics and clinical efficacy of footwear adapted with rocker profiles—evidence in the literature. *Foot*. 2009;19:165-170.
27. Thies S, Price C, Kenney L, Baker R. Effects of shoe sole geometry on toe clearance and walking stability in older adults. *Gait Posture*. 2015;42:105-109.
28. Murley GS, Landorf KB, Menz HB, Bird AR. Effect of foot posture, foot orthoses and footwear on lower limb muscle activity during walking and running: a systematic review. *Gait Posture*. 2009;29:172-187.
29. Stefanyshyn DJ, Nigg BM, Fisher V, O'Flynn B, Liu W. The influence of high heeled shoes on kinematics, kinetics, and muscle EMG of normal female gait. *J Appl Biomech*. 2000;16(3):309-319.
30. Li JX, Hong Y. Kinematic and electromyographic analysis of the trunk and lower limbs during walking in negative-heeled shoes. *J Am Podiatr Med Assoc*. 2007;97(6):447-456.
31. Doi T, Yamaguchi R, Asai T, et al. The effects of shoe fit on gait in community-dwelling older adults. *Gait Posture*. 2010;32:274-278.
32. Dobson JA, Riddiford-Harland DL, Bell AF, Steele JR. Work boot design affects the way workers walk: a systematic review of the literature. *Appl Ergon*. 2017;61:53-68. doi:10.1016/j.apergo.2017.01.003.
33. Moisan G, Cantin V. Effects of two types of foot orthoses on lower limb muscle activity before and after a one-month period of wear. *Gait Posture*. 2016;46:75-80. doi:10.1016/j.gaitpost.2016.02.014.
34. Lee KH, Shieh JC, Matteliano A, Smiehorowski T. Electromyographic changes of leg muscles with heel lifts in women: therapeutic implications. *Arch Phys Med Rehabil*. 1990;71(1):31-33.
35. Lee K, Matteliano A, Medige J, Smiehorowski T. Electromyographic changes of leg muscles with heel lift: therapeutic implications. *Arch Phys Med Rehabil*. 1987;68(5 Pt 1):298-301.
36. Hsi W-L, Kang J-H, Lee X-X. Optimum position of metatarsal pad in metatarsalgia for pressure relief. *Am J Phys Med Rehabil*. 2005;84(7):514-520. doi:10.1097/01.phm.0000167680.70092.29.
37. Zifchock RA, Davis I. A comparison of semi-custom and custom foot orthotic devices in high- and low-arched individuals during walking. *Clin Biomech*. 2008;23(10):1287-1293. doi:10.1016/j.clinbiomech.2008.07.008.
38. Murley GS, Bird AR. The effect of three levels of foot orthotic wedging on the surface electromyographic activity of selected lower limb muscles during gait. *Clin Biomech*. 2006;21(10):1074-1080. doi:10.1016/j.clinbiomech.2006.06.007.
39. Vicenzino B, Feilding J, Howard R, Moore R, Smith S. An investigation of the anti-pronation effect of two taping methods after application and exercise. *Gait Posture*. 1997;5(1):1-5.
40. Prusak KM. *A Comparison of Two Tape Techniques on Navicular Drop and Center of Pressure Measurements* [dissertation]. Provo, Utah: Brigham Young University; 2012.
41. Luque-Suarez A, Gijon-Nogueron G, Baron-Lopez FJ, Labajos-Manzanares MT, Hush J, Hancock MJ. Effects of kinesiotaping on foot posture in participants with pronated foot: a quasi-randomised, double-blind study. *Physiotherapy*. 2014;100(1):36-40. doi:10.1016/j.physio.2013.04.005.
42. Landry SC, Nigg BM, Tecante KE. Standing in an unstable shoe increases postural sway and muscle activity of selected smaller extrinsic foot muscles. *Gait Posture*. 2010;32(2):215-219. doi:10.1016/j.gaitpost.2010.04.018.
43. Briem K, Eythörsdöttir H, Magnúsdóttir RG, Pálmarsson R, RúnarsdÖttir T, Sveinsson T. Effects of kinesio tape compared with nonelastic sports tape and the untaped ankle during a sudden inversion perturbation in male athletes. *J Orthop Sports Phys Ther*. 2011;41(5):328-335. doi:10.2519/jospt.2011.3501.
44. Martinez-Gramage J, Merino-Ramirez M, Amer-Cuenca J, Lison J. Effect of Kinesio Taping on gastrocnemius activity and anlke range of movement during gait in healthy adults: a randomized controlled trial. *Phys Ther Sport*. 2016;18:56-61.
45. Murley GS, Landorf KB, Menz HB. Do foot orthoses change lower limb muscle activity in flat-arched feet towards a pattern observed in normal-arched feet? *Clin Biomech*. 2010;25:728-736.

Índice

Nota: números de página de apresentações principais estão em negrito; quadros, figuras e tabelas, em itálico.

A

Abdução, **417**
Abdução escapular, 944-945, *945-946*
Abertura mandibular, 138-141, *140-141*
Abertura mandibular resistida, 124-125, *124-125*, 140-141, *140-141*
Abordagem não patológica, 76-77
Abscesso
   dentário, 111-113
   no psoas, 564-565
Academy of Orthopaedic Physical Therapy (APTA), 717
Aceitação da dor, 77-78
Aceitação psicológica, da dor, 77-78
Acetil-coenzima A (acetil-CoA), 52-54
Acetilcolina (ACh), 19-21, *20-21*, 33-35
   efeitos na placa motora terminal, 36-38
   em excesso, causas de, *38-39*
   liberação não quantal, 35-37
   liberação, regulação da, 37-38
Acetilcolinesterase (AChE), 39-40
ACh. *Ver* Acetilcolina (ACh)
AChE (acetilcolinesterase), 39-40
Ácido hialurônico (HA), 54-55
Ácido para-aminobenzoico, 827-829
Ácido α-amino-3-hidroxi-5-metil-4-isoxazolepropiônico (AMPA), 6-8, *8-9*
ACL (citrato liase), 52-54
Acolchoamento, 965-966
Acolchoamento do metatarso, para dor na porção dianteira do pé, 805
ACR (American College of Rheumatology), 709-710, 713-714
Actina, 34-35, 48, 50-51
Acupuntura, 55-56
Adenililciclase, estimulação e inibição da, *12-13*
ADP (difosfato de adenosina), 52-54
Adução, 417
Agachamento bipodal, 606-607, *606-607*, 678-680, 690-692, 726-727, 737-738, 747-748, 761-762, 771-773, 780-781, 788-790
Agachamento bipodal e unipodal, 632-633
Agachamento unipodal, 678-680, 726-727, 737-738, 747-748, 761-762, 771-773, 780-781, 788-790
Agency for Health Care Policy and Research (AHCPR), 587-588
Agênese, 398
Agênese bilateral, 398
Agente bloqueador α-adrenérgico-1&2, 42-43
Agulha com monofilamento, identificação dos pontos-gatilho posteriores tibiais, 773-774
Agulha filiforme, 789-791, 819-823, 832-833
Agulhas hipodérmicas
   calibre da agulha, escolha do, 820-823
   de injeção em pontos-gatilho, 819-821
AHCPR (Agency for Health Care Policy and Research), 587-588
AINEs (fármacos anti-inflamatórios não esteroides)
   e dor plantar do calcanhar, 810-811
   para entorses de tornozelo, 808-809
   para espondilite anquilosante, 594-596
Alargamento. *Ver* Beira
Alergias, PG do escaleno e, 241-243
Aliança terapêutica real, 80-81
ALM (arco longitudinal medial), 962-963, 965-966
Alodinia, 18-19, 454-456
Alongamento em posição de prece. *Ver* Posição quadrúpede
Alongamento na ioga auxiliado por tiras/alças
   para o músculo grácil, 684-685, *684-685*
   para os músculos isquiotibiais, 696-698, *696-698*
Alongamento pós-injeção, após técnica IPG/agulhamento a seco, 826-827
Alongamentos rápidos/vigorosos, 914-915
Altura da crista ilíaca, 547-548
Altura do salto, para os calçados, 964-965
Amassamento de toalha, para fortalecimento de músculos intrínsecos, 805-807, *805-807*
Ambiente bioquímico dos pontos-gatilho, 21-22
American Academy of Neurology, 401-402
American Association of Electrodiagnosis, 401-402
American College of Rheumatology (ACR), 709-710, 713-714
American Physical Medicine and Rehabilitation Academy, 401-402
American Physical Therapy Association, 810-812, 832-833
Análise de necessidades, e programa de treinamento da força, 913-914
Análise ergonômica do computador/estação de trabalho, 955-957, *956-957*
Análise por eletrocardiograma, músculo serrátil anterior, 496-498
Anestesia a frio, 821-823
Anestesia espinal, 591-593
Anestesia. *Ver também* Anestésicos locais
   a frio, 821-823
   em área específica (nádegas, períneo, região medial das coxas), 591-593
Anestésicos locais
   benefícios dos, 827-829, *828-829*, 832-833
   classificação dos, 827-829, *828*
   em injeções de pontos-gatilho, 820-821, 827-829, *828-829*
   mecanismo de ação para, 827-829
   miotoxicidade dos, 827-829
   reações alérgicas a, 827-829
Anestésicos locais ésteres, 827-829
Angina de peito, 458-459
Ângulo queixo-pescoço, 943-945, *944-945*
Anomalias congênitas, 353-354
Ansiedade, dor e, 70-71
Antagonista iliopsoas, 611-612
Antagonistas, 564-565
   do músculo isquiotibial, 693-695
   músculo gastrocnêmio como, 745-747
Antebraço dorsoproximal, dor no, 391-393
Antinocicepção, 60-61
Aparelho de Golgi, 13-14
Apendicite, 564-565
   pseudoapendicite, 531-532
Apneia do sono, 70-71
Aponeurose bicipital, 328-330
Aponeurose epicrânica, 174
Aponeurose palmar, 398
Aponeurose supra-hióidea, 152
Aprendizagem motora, 912-913
Arcada de Frohse, 390
Arcada de Struthers, 438-439
Arcada umeroulnar, **412-414**
Arco longitudinal medial (ALM), 962-963, 965-966
Arco zigomático, 117, *118*, 143, *144-145*
Aromatase, 61-63
Arritmia cardíaca, *454-456*, 457-458, 487-488, 490-491
Artéria axilar, 288, 316, 339-340, *470*
Artéria braquial, 323-325, 339-340
Artéria braquial profunda, 333-334, 339-340, 368-369
Artéria cervical superficial, 233-234
Artéria cervical transversa, 298
Artéria circunflexa anterior do úmero, 307-308, 316, 323-325
Artéria circunflexa da escápula, 258, 269, 283
Artéria circunflexa femoral lateral, 628-629
Artéria circunflexa femoral medial, 641-642, 673-676, 689-690

Artéria circunflexa posterior do úmero, 269, 307–308, 339–340
Artéria circunflexa profunda, 558–560
Artéria colateral ulnar inferior, 333–334
Artéria colateral ulnar superior, 333–334, 339–340
Artéria do joelho, 657–658, 673–675
Artéria dorsal da escápula, 224, 248, 298
Artéria facial, 118
Artéria femoral, 558–560, 657–658, 673–676
Artéria femoral do obturador, 641–642
Artéria femoral profunda, 673–676
Artéria fibular, 769, 797–798
Artéria glútea inferior, 603–604, 641–642, 689–690
Artéria glútea superior, 616–618, 628–629, 641–642
Artéria ilíaca externa, 558–560
Artéria ilíaca interna, 572–573
Artéria iliolombar, 529–530, 541–542, 558–560
Artéria intercostal posterior, 478–480, 515–516
Artéria intercostal superior, 515–516
Artéria lateral do joelho, 701–702
Artéria lombar, 515–516, 541–542, 558–560
Artéria maxilar, 118, 128–129, 144–145
 ramificações pterigóideas da, 135
Artéria medial inferior, 701–702
Artéria metacarpal dorsal, 425–426
Artéria metacarpal palmar, 425–426
Artéria obturatória, 673–676
Artéria perfurante, 673–675, 689–690, 797–798
Artéria poplítea, 673–675, 689–690, 701–702, 745–747, 757–758
Artéria profunda, 673–675
Artéria pudenda interna, 641–642
Artéria sacral, 541–542, 641–642
Artéria sacral lateral, 515–516, 641–642
Artéria subclávia, 234–235, *234–235*
Artéria subcostal, 515–516, 541–542
Artéria subescapular, 275, 288
Artéria supraescapular, 258, 288
Artéria temporal superficial, 118
Artéria tibial anterior, 723–725, 734–736
Artéria tibial posterior, 701–702, 723–725, 745–747, 757–758, 769, 778–780, 786–788
Artéria tireoidiana inferior, 155–156, 233–234
Artéria toracoacromial, 307–308, 316, 323–325, 450–452, 463, 468
Artéria toracodorsal, 275, 283, 496
Artéria ulnar, 406–407, 426–427
Artérias surais, 745–747
Arterite de células gigantes. *Ver* Tendinite temporal
Arterite temporal, 132–133
Articulação carpometacarpal
 artrite, 439–442
 osteoartrite, 422–423

Articulação carpometacarpal do polegar, 333–334, *334–336*
Articulação dolorida inflamada, 427–430
Articulação escapulotorácica, 471–473
Articulação esternoclavicular, 471–473
Articulação glenoumeral, 248, 288–289, 471–473
 artrite, 312–313
 avaliação da, 271–272
 estabilidade, 258–259
 forças artrocinemáticas na, 340–342
 papel da, 356–357
 rigidez da cápsula posterior, 262–263, 265–266, 271–272
Articulação interfalângica, 782–783
Articulação interfalângica proximal, 383–384, 782–783
Articulação metatarsofalângica, 782–783
Articulação radioulnar, 393–394
Articulação radioumeral, 393–394
Articulação sacroilíaca (ASI), 276–277
 avaliação de movimento, 547–548
 disfunção, 589–592, 611–612, 619–620, 623–624
  avaliação inicial da, 590–592
  causas de dor, 590–592
  pontos-gatilho e, 591–592
  sinais e sintomas, 590–592
 estabilidade, 603–604
 ipsilateral, 760–762
Articulação temporomandibular (ATM), 137–138, *137–138*, *144–145*, 207, 836–838, 925–926, 949–950
 anquilose, 138–140
 desorganizações internas, 122–123, 148–149
 disco deslocado anteriormente da, 132–133
 disfunção, 943–945
 estabilidade, 128–129
 hipermobilidade da, 209–210
 palpação de, 207–209
 triagem de, 138–139
Articulação umeroulnar, 393–394, 437–438
Articulação zigoapofisária, 187–190
 disfunção, 358–359
 dor, papel da, 184–185
Articulações zigoapofisárias cervicais, 176–177, 194–195
Artralgia, aguda, 209–210
Artrite
 articulação glenoumeral, 312–313
 articulação trapeziometacarpal, 395–396
 carpometacarpal, 439–440
 cervical, 293–294, 307–308
 do quadril, 611–612
 dos dedos da mão, 383–384
 na articulação radiocapitelar, 434–436
 na articulação umeroulnar, 437–438
 osteoartrite, 439–440
 radiocapitelar, 434–436
 reativa, 194–195
Artrite reumatoide, 138–140, 386–387, 774–775

Artrite sacroilíaca. *Ver* Sacroileíte
Artrite umeroulnar, 437–438
Artroplastia total do quadril (ATQ), 635–636, 650–652
ASI. *Ver* Articulação sacroilíaca (ASI)
Assimetria facial, 140–141
Astigmatismo, 172–173
Atividade elétrica de pontos-gatilho ativos, 40–42
Atividade elétrica espontânea (SEA), 32–33, *33–34*
Atividade supercomplexa das mitocôndrias, 52–54
ATM. *Ver* Articulação temporomandibular (ATM)
ATP. *Ver* Trifosfato de adenosina (ATP)
ATPase Ca^{2+} do retículo sarcoendoplasmático (SERCA) bomba, 52–54
ATQ (artroplastia total do quadril), 635–636, 650–652
Auscultação utilizando estetoscópio, 207–209
Autoauditoria, 79–80
Autoconscientização
 contratransferência, 79–80
 desconforto com emoções negativas, 80–81
Autocuidado, 81–83
Autoeficácia, 75–76
Autorreflexão, 79–80
Autorregulação, 75–76
Avaliação da parede abdominal, 942, 944, *944–945*
Avaliação estática em pé, da postura, *937–938*, 939–942
Axônios, 7–9
Azia, 530–531, *531–532*

B

Balanço de quatro (quadrúpede), 606–607, *607–608*
Balanço posterior, 946–948, *947–948*
Banda tensionada, 737–741
 do músculo fibular longo, 739–741, *739–740*
 palpação da, 823–824
 ponto-gatilho, 19–20, 33–34
Base de apoio (BDA), 937–939
Beira, 964–965
Betametasona, 829–830, *829–830*
Biofeedback, 925–926
Blefarospasmo, 172–173
Bloqueio do músculo escaleno anterior (BMEA), 241–244
Bloqueio pré-injeção, para a técnica da injeção em pontos-gatilho, 821–823
Boa confiabilidade teste-reteste, 291–293
Bolsa
 anserina, 673–675
 do iliopsoas, 558–560
 dolorida, 269–271
 grande subescapular, 288
 poplítea, 700

subacromial, 355–356
subdeltóidea, 355–356
subtendínea, 723
trocantérica
  do músculo glúteo médio, 616
  do músculo glúteo mínimo, 627–628
trocantérica maior, 603–604
Bomba de Ca^{2+}, 52–54
Borda do calcanhar, 963–964
Botox (toxina onabotulínica), 830–831, *830–831*
BPPV (vertigem posicional paroxística benigna), 111–112
Bronquite, PG no escaleno e, 241–243
Bruxismo, 140–141
Bupivacaína
  em injeção em ponto-gatilho, 827–829, *828–829*
  para síndrome da dor muscular do serrátil anterior, 829–830
Bursite, 355–356
  escapulotorácica, 293–294
  do iliopsoas, 564–565
  do olécrano, 345–346, 510–511
  isquioglútea, 695–696
  pes anserine (pata de ganso), 695–696
  pseudotrocantérica, 632–633
  subacromial, 254–255, 285–286, 293–294, 319–321
  subdeltóidea, 249–251, 254–255, 285–286, 312–313, 328–330
  trocantérica, 544–546, 552–553, 635–636
    pseudotrocantérica, 632–633
    subaguda, 612–614
Bursite isquiática. *Ver* Bursite isquioglútea
Bursite isquioglútea, 695–696

C

Ca^{2+} citosólico([Ca^{2+}]c), 35–36
  efeitos α-adrenérgicos sobre, 43–44
  excessivo, problema de, 43–44
  exigência para contração muscular, 34–35, *36–39*
  polimorfismos do canal de íons como causa de aumento de, 43–44
  regulação de sistema segundo mensageiro de, 42–43
Cabeça curta do bíceps braquial, 323–325
Cabeça inferior do músculo pterigóideo lateral, 144–145
Cabeça lateral do músculo tríceps braquial, **338**
  considerações anatômicas do, 338–339, *338–340*
  exame de pontos-gatilho do, 345–346, *345–346*
  padrão de dor referida, 342–345, *344–345*
Cabeça longa do músculo bíceps braquial, 323–325, *323*

Cabeça longa do músculo tríceps braquial, **338**
  considerações anatômicas da, 338, *338–339*
  exame de pontos-gatilho, 345–346, *345–346*
  padrão de dor referida, 342–345, *344–345*
Cabeça média do músculo tríceps braquial, **338**
  considerações anatômicas da, 338, *338–340*
  exame de pontos-gatilho da, 345–346, *345–346*
  padrão de dor referida da, 342–345, *344–345*
Cabeça superior do músculo pterigóideo lateral, 144–145
Cãibra do flexor dos dedos do pé, 788–790
Cãibras noturnas da panturrilha, **745**, 747–748, 751–752
Calçado para pé equinovaro, 964–966
Calçados, 962–964
  altura do salto para, 964–965
  apresentações dos pés
    pé em prono, 965–967, *965–966*
    pé em supino, 966–967, *966–967*
  bandagens, 965–966
  dispositivos ortóticos, 965–966
  sapato
    ajuste adequado do, 963–964, *964–965*
    modelo, 963–964
    modificações, 964–966
    partes do, *963–964*
  teoria do estresse físico, 962–964
Calcanhar de Thomas, 963–964
Calcanhar reverso, de Thomas, 963–964, 966–967
Calcinose tumoral, **650–652**
Calibre da agulha, escolha do, 820–823
Calor superficial, para controle da dor, 918
Camada profunda do músculo masseter, 119–120
Camada superficial do músculo masseter, 119–120
Canadian Agency for Drugs and Technologies in Health, 832–833
Canais de íon receptores de potenciais transitórios (TRP), 9–13
Canais de íon TRP (receptor de potencial transitório), 9–13
Canais de Piezo, 11–13
Canal adutor, 673
Canal de cálcio receptor de rianodina (RyR), 34–35
Canal de Hunter. *Ver* Canal adutor
Canal de íons da membrana, 11–12, *11–12*
Canal NMDAR, magnésio e, 65–66
Canal receptor K$_{ATP}$
  ativação e pontos-gatilho, 44–45
  deficiência do canal, 44–45
  polimorfismos, 44–45
Canalopatias, polimorfismos e, 44–45

Câncer, 564–565
  tratamento do, 160–161
Capsulite adesiva, 254–255, 357–358. *Ver* Síndrome do ombro congelado
Captura/compressão de vaso sanguíneo, 160–161
Cardiolipina, 52–54
Carga, e programa de treinamento da força, 913–914
Catastrofização, 68–69, 76–77
Catecolamina, 43–44
Cefaleia cervicogênica, 122–124, 132–133, 175–176, 194–195
  associada a pontos-gatilho no músculo esternocleidomastóideo, 111–112
  características da, 210–211
  fibras C, 6–8, 923–924
  músculo levantador da escápula, 227–229
  pontos-gatilho ativos associados, 235–236
  pontos-gatilho e, 213–215
Cefaleia dural, 203–204
Cefaleia ocular, 212–213
Cefaleia tipo tensional (CTT), 68–69
  características da, 210–211
  crônica e episódica, 213–216, *215–216*
  episódica, 213–216, *215–216*
  pontos-gatilho, 213–216, *215–216*
    do músculo esternocleidomastóideo, 111–112
    do músculo levantador da escápula, 227–229
    do músculo occipitofrontal, 175–177
    do músculo temporal, 129–132
Cefaleia. *Ver também cefaleias específicas*
  dural, 203–204
  e pontos-gatilho do músculo suboccipital, 200–202
  modelo, 211–212
  músculo levantador da escápula, 226–229
Cefaleias miogênicas, 210–211, 215–216
Cefálico (na direção da cabeça), 106
Cefalobraquialgia, 241–243
Células gliais, 9–10
Células gliais satélites, 9–10
Centro de gravidade do corpo (CGC), 937–939
Centro de massa do corpo (CMC), 937–938
Cetorolaco, para dor musculoesquelética, 830–831
CFCT (complexo da fibrocartilagem triangular), 440–443
CGRP (peptídeo relacionado ao gene da calcitonina), 6–8, 20–21, 35–36, 39–40
Chicote (*whiplash*), 215–216
  mecanismo de lesão, 520–522
Ciamela, 700
Cianocobalamina, 63–65
Ciática, 552–553, 610–611, **631–632**, 650–652, 690–691
  da carteira, 649–650
Cicatrização tissular, 962–964

Ciclo dor-espasmo-dor, 3–5
Cilindro/rolo de espuma, 612–614, 695–697
Cinesiofobia, 68–69, 78–79
Cintura lombopélvica, 486–487
Cirurgia de câncer de mama, 498–500
Cirurgia de coração aberto, 490–491
Cirurgia mamária, 466
Cirurgia torácica, 466
Cisto de Baker, 704–706, **751–752**
   ruptura do, 705–706
Cisto de Tarlov, 69–70
Cisto ganglionar, 380–381, 386–387, 439–442
Cisto poplíteo. Ver Cisto de Baker
Cisto. Ver cistos específicos
Citoesqueleto, 13–14, *14–16*
Citrato de magnésio, 65–66
Citrato liase (ACL), 52–54
Classificação do diagnóstico mecânico e da terapia de McKenzie, 587–588
Clavícula, 93–94
Clínicos (profissionais da saúde)
   autoconsciência
      contratransferência, 79–80
         desconforto com emoções negativas, 80–81
   como educadores, 81–84
   desafios à prática no modelo biopsicossocial, 79–80
   estratégias psicossociais para a prática clínica
      aliança terapêutica real, 80–81
      autocuidado, 81–83
      comunicação intencional e terapêutica, 83–84
      consideração positiva incondicional, 80–81
      esfera de influência, foco na, 80–81
      limites, 80–81
      primeiras impressões, 81–83
      validação, 81–83
Clique recíproco, 207–209
Cloreto de etila, 918–920
Cloreto de magnésio transdérmico, 66–68
Cloroprocaína-2, em injeção em ponto-gatilho, 827–829
Clostridium botulinum, 830–831
CMC (centro da massa corporal), 937–938
Coagulopatia, 820–823
Coccidinia, 516–518, 611–612
Coccigodinia, 573, 575, **580–581**, **583**
Cognição de má adaptação, 69–70
Colágenos, 55–56
Colar plástico de Thomas, 196
Colarinho confortável, para alívio da tensão nos músculos posteriores do pescoço, *195–196*, 196
Coluna cervical
   achados de disfunção postural em, 943–945, *944–945*
   articulações zigoapofisárias (faceta) de, 187–190
   disfunção, 358–359

   inserções do músculo levantador da escápula, 223–224
   microcorrente de frequência específica, terapia manual com, *928–930*, *930–932*
   mobilização/manipulação com impulso (pressão) de, *899*
   mobilização/manipulação sem impulso (pressão) de, *899*
   parâmetros de tratamento para, *931–932*
   teste, 409–410
Coluna em bambu, 194–195, 594–596
Coluna lombar
   amplitude de movimentos da coluna ativa
      levantamento de dados da, 547–548
      músculos paraespinais, 517–519
   disfunção, 611–612
   instabilidade, 592–593
   microcorrente de frequência específica, terapia manual com, *928–930*, *931–932*
   parâmetros de tratamento para, *933*
Coluna toracolombar
   assimetrias posturais da, 941–944, *943–944*
   avaliação postural da, 508–509
Combinação excitação-contração (ECC), 38–40, **38–39**, *39–40*
Complexo da fibrocartilagem triangular (CFCT), 440–443
Complexo disco–cápsula, 143
Comportamentos de esquiva, definidos, **78–79**
Comportamentos de persistência, definidos, **78–79**
Comportamentos saudáveis, definidos, **78–79**
Composição das fibras dos músculos glúteos, 608, 610–611, *611–612*
Compressa fria, 918–920
Compressão de nervo, 649–652
   músculo pterigóideo lateral, 148–149
   quadril e joelho, 717
Compressão do nervo cutâneo femoral lateral, 565–566
Compressão do nervo ilio-hipogástrico, 565–566
Compressão do nervo ilioinguinal, 565–566
Compressão do nervo lingual, 138–140
Compressão do nervo supraorbital, 176–177
Comunicação intencional, 83–84
Comunicação paciente-terapeuta, da terapia manual, 899–901
Comunicação terapêutica, 83–84
Conceito de "círculo de preocupação/círculo de influência", 80–81
Congestão, 149
Consciência, 76–78
Consideração incondicional positiva, 80–81
Considerações psicossociais
   arcabouços estruturais psicológicos e sociológicos, 74
   dor
      complexidade da experiência psicossocial da, 77–78

      experiência de viver com, 78–80
      reações afetivas à, 77–79
      reações comportamentais à, 78–79
      tratamento e clínicos. Ver Clínicos (profissionais da saúde)
   raciocínio clínico, 83–84
      encaminhamento, papel do, 84–85
      estratégias multimodais de tratamento, 83–85
   temas cognitivo-comportamentais
      autoeficácia e lócus de controle, 75–76
      percepções de sentido/crenças/doença, 75–77
   temas comportamentais da terceira onda
      aceitação, 77–78
      consciência e meditação, 76–78
      validação, 77–78
   temas existenciais-humanistas
      abordagem não patológica, 76–77
      cuidado centrado no paciente, 76–77
      valores e significado, 76–77
   teorias comportamentais de aprendizagem
      condicionamento clássico, 75–76
      condicionamento operante, 75–76
   teorias sociológicas
      estigma, 77–78
      teoria da atribuição, 77–78
Constipação, pontos-gatilho do psoas, 561–562
Contração miocítica cardíaca local, 35–36
Contração segmentar do sarcômero, 32–33, *33–34*
Contratransferência, 79–80
Contratura de Dupuytren, 402, 409–410, 412–414, 443–445
Controle do tronco, para o músculo glúteo médio, 624–625
Controle inibidor nocivo difuso (DNIC), 14–16
Controle motor
   avaliação do, *608*, 610–611
   definido, **912–913**
   disfunções, 374–375
   treinamento, 912–913
Coquetel, 65–66
Coração auxiliar, 529–530
Corrente positiva polarizada, 928–929
Corrida/caminhada descendente, músculo poplíteo durante, 701–702, 705–706
Córtex motor primário do cérebro, 69–71
Corticosteroides, 820–831
   efeitos adversos dos, 829–830
   esteroides glicocorticoides de uso comum, *829–830*
Cortisona, *829–830*
   injeções, 875–876
Costela cervical, incidência de, 353–354
Costocondrite, 458–459, 466, 490–492, 596–598
Cotovelo de golfista, 342–346, 401–402
Cotovelo de tenista, 334–336, 342–346, *343*, *345*, 366–367, 370–372, 374–375,

383–384, 386–387, 391–396, 401–402, 434–436
Coxa
  achados de disfunção postural na, 946–947, *947–948*
  dor, decorrente de pontos-gatilho no músculo quadrado do lombo, 544–546
  teste do empurrão, 591–592
CP (creatina fosfato), 52–54
CPM (modulação central da dor), 60–61
CRDs (descargas repetitivas complexas), 32–33
Creatina fosfato (CP), 52–54
Crepitação, 207–209
Crioterapia, 918–920
Critérios de Beighton, 66–68, *68–69*
Critérios Diagnósticos para DTM (CDDTM), 209–210
Cruzado, 106
CTT. *Ver* Cefaleia tipo tensional (CTT)
Cuidado personalizado/CustomCare, *928–929*
Cuidados centrados no paciente, 76–77
Cuidados de Precisão, 928–929
Cúpula, 233–234
Cúpula da pleura, 233–234
Currículo, 81–83
Curva escoliótica toracolombar, 941–943, *943–944*
Curvatura dos dedos do pé, 789–792
  exercício, 805–807, *805–807*

D

Dano ao nervo torácico longo, 501–502
Dantroleno, 66–68
DASH (Disfunção do braço, do ombro e da mão), 263–264
Dedo do gatilho, 409–410, 412–414, 443–445
Dedo do pé clássico em martelo, 782–783
Dedo do pé em garra, 780–783, 788–791, 800–801
Dedo do pé em martelo, 780–783, 788–790, 799–801
Dedo em martelo, 782–783
Dedos tendíneos, 117
Deficiência de ferro, 70–71
Déficit de rotação medial glenoumeral, 262–263, 271–272
Déficit musculotendíneo tibial posterior, 774–775
Déficits sensoriais, 431–432
  dor radicular cervical, 351
Dente, com doença, 122–123
Depressão
  do músculo diafragma, 481–482, *483–484*
  do ombro, 468–469
  dor e, 70–71, 77–78
Depressão escapular, 946–947, *946–947*
Depressor caudal lateral, 572–573
Depressor caudal medial, 572–573

Desarranjo de disco lombar, 552–553
Descargas repetitivas complexas (CRDs), 32–33
Desconforto muscular de início tardio, 925–926
Desequilíbrio oclusivo, 138–140
Deslocamento/ruptura aguda do tendão fibular, 741–742
Desmina, 50–51
Despolarização sublimiar, 34–36
Dexametasona, *829–830*, 921–923
DHPR (receptor di-hidropiridina), 34–35
Diafragma pélvico
  músculo iliococcígeo do, 872–873
  músculo isquiococcígeo do, 872–873
  músculo pubococcígeo do, 872–873
Diapasão de Rydel–Seiffer, 16–17
Diferenças de sexo, nocicepção e, 8–10
Difosfato de adenosina (ADP), 52–54
Dimenidrinato, 109–110
Dimorfismo sexual, 62–63
Dinamômetro manual, 409–410
Dinucleotídeo de nicotinamida-adenina (NADH), 52–54
Discinese escapular, **254–255, 294–296, 356–357**, 470–471, 508–509
  avaliação inicial da, 356–357
  pontos-gatilho e, 356–358
Discrepância aparente do comprimento da perna, distorção da, 547–548, *547–548*
Discrepância no comprimento das pernas, 517–519, 551–552, 564–565
Disfagia, 138–141, 147–148
Disfunção articular
  associada a pontos-gatilho dos músculos do assoalho pélvico, 575–576
  com dor interescapular, 100–103
  com pontos-gatilho dos músculos abdominais, 533–535
  das articulações sacroilíacas, 579–580
  disfunção intra-articular, 681–683
  em C4, C5 e C6, 243–244
  músculo psoas maior com, 564–565
  músculo serrátil posterior superior, 510–511
  músculos adutor do polegar e oponente do polegar, 420–422
  músculos cervicais posteriores, 195–196
  músculos escalenos, 238–239
  músculos interósseos, 431–432
  na articulação glenoumeral, 318–319
  para músculos peitoral maior e subclávio, 455–456
  toracolombar, 520–522, 552–553
Disfunção complexa do bíceps labral, 328–330
Disfunção da articulação facetária/zigoapofisária, 227–229
Disfunção da mão em garra, 427, 429
Disfunção de articulação facetária lombar, 611–612
Disfunção de articulação lombar, 619–620
Disfunção de articulação segmentar, 522–524

Disfunção de órgão pélvico, 788–790
Disfunção diafragmática, 499–500
Disfunção do tendão tibial posterior, 774–775, 804–805
  avaliação do paciente com, 809–810
  estágio I, 774–775, 809–810
  estágio II, 774–775, 809–810
  estágio III, 774–775, 809–810
  estágio IV, 774–775, 809–810
  pontos-gatilho na, 809–810
  visão geral da, 809–810
Disfunção friccional inominada, 575–576
Disfunção intra-articular, 681–683
Disfunção miofascial, controle da, 901–902
Disfunção miofascial subescapular, 289–290
Disfunção motora, 911–912
Disfunção temporomandibular (DTM), 123–124, **207**
  avaliação inicial de pacientes com, 207–210, *207*
  envolvimento do músculo pterigóideo lateral, 148–149
  músculo temporal na, 129–130
  pontos-gatilho associados ao músculo esternocleidomastóideo, 111–112
  pontos-gatilho e, 209–210
  sinal clínico de, 207
  visão geral da, 207
Disfunções articulares do cotovelo/punho, 374–375
Disfunções articulares do meio do tórax, 501–502
Dismenorreia, 530–531, *532–533*
  primária, 532–533
Dispareunia, 573, 575
Dispositivos ortóticos, 965–966
  para pé em prono, 965–966
  para pé supinado, 966–967
Distonia, 160–162
  cervical, 160–161
  de fechamento mandibular, 140–141
  hioide, 160–161
  oromandibular, 138–141, 149, 160–161
Distorções cognitivas, 76–77
Distúrbios espondiloartropatológicos soro-negativos, 194–195
DMARDs (fármacos antirreumáticos modificadores da doença), 594–596
DNIC (controle inibidor nocivo difuso), 14–16
Doença de Crohn, 530–531, 564–565
Doença de Kienbock, 375–376
Doença de Ménière, 111–112
Doença pélvica inflamatória, crônica, 649–650
Doença pulmonar obstrutiva crônica (DPOC), 490–491, 503–504
Doença renal, crônica, 650–652
Doença visceral, 532–533, 536–538
Doenças cardíacas, 491–492
Doenças renais, 510–511
Doenças viscerais abdominais, 597–598
DOMS (incômodo muscular de início tardio), 925–926

Dor, 3–5, 74, 259–261, 530–531. *Ver também* Considerações psicossociais, dor
  complexidade da experiência psicossocial de, 77–78
  crônica, 3, 69–71
    tipos de, 3
  da escápula e do ombro, 351
  e pontos-gatilho, 21–23, *22–23*
  e postura, 937–938
  experiência de vida com, 78–80
  miofascial. *Ver* Dor miofascial
  modelo de adaptação, 3–5
  modelo, 3–6, 211–213
  reações afetivas à, 77–79
  reações comportamentais à, 78–79
  testes de provocação, 590–592
  tratamento e clínicos. *Ver* Clínicos (profissionais da saúde)
Dor articular, com a técnica MFE, 932, 934
Dor benigna intratável, crônica, **203–204**
Dor de cabeça e pescoço
  avaliação inicial de, 211–212, *211–212*
  cefaleia cervicogênica
    características da, 210–211
    pontos-gatilho e, 213–215
  cefaleia tipo tensional
    características da, 210–211
    pontos-gatilho e, 213–216, *215–216*
  como lesão em chicote (*whiplash*), 215–216
  disfunção temporomandibular, 207–210, *207*
  dor no pescoço
    características da, 210–211
    mecânica, 215–216
  enxaqueca
    pontos-gatilho e, 212–213, *213–215*
    sem aura, 210–211
  síndromes de dor neuropática, 216, *216*
Dor de dente, 119–120
Dor do escapular médio, por estenose, 934
Dor fantasma, **407–408**
Dor gengival, 138–140
Dor lateral no cotovelo, 375–376
  pontos-gatilho e, 436–438
Dor lombar inflamatória, 594–596
Dor medial no cotovelo
  compressões potenciais de nervo causador de, 437–440
  pontos-gatilho e, 438–440
Dor miofascial, 3
  bandas tensionadas e pontos-gatilho, identificação de, 19–20
  distúrbios da, 487–488
  hipótese integrada
    dor e pontos-gatilho, 21–23, *22–23*
    meio bioquímico de pontos-gatilho, 21–22
    placa motora terminal, papel da, 19–22, *19–21*
  no músculo trapézio, 99–100
  revisão histórica da, 19–20
  sistema nervoso simpático na, 42–44
Dor muscular referida, 21–22

Dor na região inferior das costas. *Ver* Lombalgia
  e músculo escaleno, 235–236
  e músculos paraespinais toracolombares, 516–518
Dor na virilha, 676–678, 710–711
Dor não artrítica do quadril
  do paciente, avaliação inicial da, 710–712
  pontos-gatilho e, 711–712
  visão geral da, 710–711
Dor não específica no braço, 374–375
Dor neuropática, 5–6, 411–412
  síndromes, 216, *216*
Dor neuropática central, 13–16
Dor no peito, 596–598
  atípica, 491–492
  parte anterolateral da, 498–500
Dor no pescoço, 358–359
  características da, 210–211
  mecânica, 215–216
  músculo levantador da escápula, 226–227
  pontos-gatilho, no músculo trapézio e, 96–97
  por disfunção articular cervical ou pontos-gatilho, *213–215*
  terapia manual para, 901–902
Dor no tórax e no peito, 596–598
Dor no tronco e na pelve
  considerações clínicas da
    disfunção da articulação sacroilíaca, 589–592
    dor pélvica crônica, 594–597, *596–597*
    dor torácica e no peito, 596–598
    espondilite anquilosante, 593–596
    espondilólise e espondilolistese, 593–594
    estenose lombar, 591–593
    instabilidade lombar, 592–593
    lombalgia, 587–591, *590–592*
    torção e luxação de ligamento lombar, 592–594
Dor nociceptiva, 5–6
Dor nos escalenos, 235–236
Dor orofacial, 901–902
Dor pélvica crônica (DPC), 594–597, **594–596**, *596–597*
Dor plantar do calcanhar, 761–762, 804–805, **810–811**
  avaliação do paciente com, 810–812
  pontos-gatilho e, 811–812
  visão geral da, 810–811
Dor radicular/radiculopatia, 522–524, 750–751, 934, **750–751**. *Ver também* Dor radicular/radiculopatia cervical; Dor radicular/radiculopatia lombar
Dor radicular/radiculopatia C4-C8, 194–195
Dor radicular/radiculopatia C5, 293–294, 411–412
Dor radicular/radiculopatia C5-C6, 243–244, 259–261, 328–330, 395–396
Dor radicular/radiculopatia C6, 293–294, 431–432

Dor radicular/radiculopatia C6-C7, 285–286
Dor radicular/radiculopatia C7, 293–294, 312–313, 319–321, 386–387, 411–412
Dor radicular/radiculopatia C7-C8, 458–459, 474–475, 500–501, 510–511
Dor radicular/radiculopatia cervical, 279–280, **351**, 336, 374–375. *Ver também nervos específicos*
  avaliação inicial da, 351
  caracterizada por, 436–437
  pontos-gatilho e, 351–353
Dor radicular/radiculopatia lombar, 611–612, 623–624, 633–636, 717, 727–728, 750–751
Dor radicular/radiculopatia lombossacral, 650–652
Dor referida, 3, 5–6, 21–23, 198–199. *Ver também em músculos individuais*
Dor tipo cãibra, 605–606
Dor ulnar no punho, 440–443
Dor unilateral não traumática do ombro, crônica, 344–345
Dor vaginal, 573, 575
Dormência
  do polegar, 235–236
  e formigamento, 236–238
Dorsiflexão, 732–733
  do pé, 725–726, 736–737
  músculo fibular terceiro na, 735–736
DPC (dor pélvica crônica), 594–597, **594–596**, *596–597*
DPOC (doença pulmonar obstrutiva crônica), 490–491, 503–504
DTM. *Ver* Disfunção temporomandibular (DTM)
Duloxetina, 14–16
Dutch Orthopaedic Association, 355–356, 715–717
DVD (deficiência de vitamina D), 63–66
Dysport (abobotulínica), *830–831*

E

ECC (combinação excitação-contração), 38–40, **38–39**, *39–40*
ECM (matriz extracelular), 54–56, 69–70
Edema, 239–240
EDS (síndrome de Ehlers-Danlos), 66–68, *68–69*, 386–387
  controle da, 69–70
  dor na, 69–70
Educação em neurociência da dor (PNE), 81–85
Educação postural, 826–827
  para o músculo extensor do indicador, 386–387
  para o músculo extensor dos dedos, 386–387
  para o músculo gastrocnêmio, 751–752
  para o músculo infraespinal, 264–266
  para o músculo poplíteo, 705–706
  para o músculo redondo menor, 273–276

para o músculo subescapular, 294–296
para o músculo supinador, 395–396, *396*
para o músculo supraespinal, 254–256
para os músculos abdominais, 536–538
para os músculos intercostal e diafragma, 491–492
para os músculos paraespinais, 522–524
para os músculos sóleo e plantar, 765–766
Educação terapêutica em neurociência (TNE), 81–83
EENM (estimulação elétrica neuromuscular), 918
   antecedentes da, 924–925
   aplicação da, 925–926
   seleção do paciente de, 924–926
Efeito de ativação do receptor adenosina, 37–38
Efeito Serape, 496
Efeito viscerossomático, 532–533, 596–597
Efeitos neurofisiológicos, de terapias manuais, 899–901
Efeitos pós-sinápticos, 36–38, *38–39*
Efeitos somatoviscerais, 532–533, 594–597, *596–597*
Efeitos α-adrenérgicos na função muscular, 43–44
Efusão pleural, 490–492
EIAS (espinha ilíaca anterossuperior), 547–548, 940–942
EIPS (espinha ilíaca posterossuperior), 547–548, *648–649*, 940–942
Eixo inclinado do cíngulo do membro superior, 241–245
Eletromiografia (EMG), 484–485, 911–912
   atividade de pico, músculo temporal, 128–129
   biofeedback que utiliza, 925–926
   músculo supinador e, 390–391
   para extensores do punho, 369–370
   para o músculo adutor magno, 676–677
   para o músculo bíceps femoral, 689–690
   para o músculo braquiorradial, 369–370
   para o músculo deltoide, 307–308
   para o músculo esfincter do ânus, 572–573
   para o músculo extensor longo do hálux, 780–781
   para o músculo fibular curto, 735–736
   para o músculo fibular longo, 735–736
   para o músculo gastrocnêmio, 751–752
   para o músculo glúteo médio, 616–618
   para o músculo grácil, 676–677
   para o músculo infraespinal, 258–259
   para o músculo latíssimo do dorso, 275–277
   para o músculo levantador da escápula, 225–226
   para o músculo masseter, 118
   para o músculo occipitofrontal, 174
   para o músculo peitoral maior, 450–453
   para o músculo peitoral menor, 468–469
   para o músculo pterigóideo lateral, 144–145
   para o músculo quadrado do lombo, 541–543
   para o músculo semiespinal da cabeça, 190–191
   para o músculo semimembranáceo, 689–690
   para o músculo semitendíneo, 689–690
   para o músculo serrátil anterior, 496–498
   para o músculo subescapular, 288–290
   para o músculo supraespinal, 249–251
   para o músculo tibial anterior, 723–726
   para o músculo tibial posterior, 769–771
   para o ombro e extremidade superior, 340–342
   para os músculos do manguito rotador, 288–289
   para os músculos escalenos, 234–235
   para os músculos interósseos, 426–427
   para os músculos romboides menor e maior, 298–301
   para os rotadores laterais curtos, 642–645
   para ponto-gatilho, 32–33
   para síndrome do desfiladeiro torácico, 353–354
   para síndrome do túnel do tarso, 810–811
Elevação da perna reta (SLR), 589–591, 717, 750–751
   para avaliação do comprimento do músculo isquiotibial, 690–692, *692–694*, 694–695
Elevação do calcanhar, 965–966
EMG. *Ver* Eletromiografia (EMG)
Emoção-mestre. *Ver* Vergonha
Emoções negativas, desconforto com, 80–81
Encaminhamento, papel do, 84–85
Endomorfina 2 i(EM2)s, 61–62
Enfisema, 508–509
Enjoo estomacal, 109–110
Entesopatia, 588–589
Entesopatia do sóleo, 774–775
Entorse de ligamento lombar, 592–594
Entorse do tornozelo
   avaliação do paciente com, 808–809
   pontos-gatilho e, 808–810
   visão geral da, 808–809
Entorses sindesmoses, 782–783
Enxaqueca, 132–133, 148–149, 175–176, 200–201
   músculo levantador da escápula, 227–229
   pontos-gatilho, 212–213, *213–215*
      no músculo escaleno, 235–236
      no músculo esternocleidomastóideo, 111–112
      no músculo trapézio e, 96–97
   sem aura, 210–211
Enxaqueca bilateral, 212–213, *213–215*
Enxaqueca implosiva, 212–213
Enxaqueca unilateral, 212–213, *213–215*
Epicondilalgia lateral. *Ver* Cotovelo de tenista
Epicondilalgia medial, **437–438**, 474–475
Epicondilite lateral, 345–346
Epicôndilo lateral, 391–393, 395–396
Epicôndilo medial, 398, 407–408
Epilepsia mioclônica associada com fibras vermelhas desorganizadas (MERFF), 52–54
Epinefrina, 43–44
EPS (picos de placa terminal), 32–33
Equipamento MSA, 16–17
Eretor do clitóris, 570–571
Escala de Catastrofização da Dor, 83–84
Escala funcional dos membros inferiores (LEFS), 748–749
Escala numérica de classificação da dor (NPRS), 546–547
Escala visual analógica (EVA), 920–921
Escalenotomia, 234–235
Escápula
   abdução da, 290–291
   alada, 301–302, 471–473, 501–502, 508–509
   avaliação postural da, 944–945, *945–946*
   dor na, 498–500, 505–506
   inclinação anterior da, 944–945, *945–946*
   inserções do músculo levantador da escápula à, 223–224
   movimentos da, 91–94, *93–94*
   posição da, 508–509
   processo coracoide da, 468, *468–469*
   SICK, 227–229
Escoliose, 937–939
Escoliose facial, 940–942, *940–942*
Esfera de influência, foco na, 80–81
Esfincter da uretra, 570–571
Esforço de ligamento lombar, 592–594
Espaço costoclavicular/primeira costela, 351–354
Espaço subpeitoral menor, 353–354
Espécies reativas de oxigênio (ROS), 43–45
Espinha ilíaca anterossuperior (EIAS), 547–548, 940–942
Espinha ilíaca posterossuperior (EIPS), 547–548, *648–649*, 940–942
Espiralizador, 106
Espondilite anquilosante, 194–195, 593–596
Espondiloartrite, 593–594
Espondilólise, **593–594**
Espondilolistese, **593–594**
Espondilose cervical, 235–236
Estabilidade, **912–913**
   e postura, 937–939
Estabilizador, 964–965
Estenose
   dor de estenose no meio da escápula, 934
   microcorrente de frequência específica, para pacientes com, 928–929
Estenose espinal, 552–553
Estenose lombar, 591–593
Esterno, alteração de posição, 481–482, *482–483*
Esteroides glicocorticoides, *829–830*
Esteroides, para espondilite anquilosante, 594–596

Estigma, 77-78
Estimulação elétrica neuromuscular (EENM), 918
  antecedentes da, 924-925
  aplicação de, 925-926
  do músculo sóleo, 762-763
  seleção do paciente de, 924-926
Estimulação β-adrenérgica, 42-44
Estímulo endógeno, 6-8
Estímulos exógenos, 6-8
Estímulos nocivos, 6-8
Estradiol (17-β-estradiol), 60-62
Estrangulamento com corda de arco, 365-366
Estratégias multimodais de tratamento, 83-85
Estresse
  baseado em atividades, 184-185
  controle, 140-141
  músculo masseter, 124-125
  pontos-gatilho da parede abdominal e, 536-538
  teste, síndrome do túnel do carpo e, 443-444
Estresse ambiental, pontos-gatilho nos músculos esplênios da cabeça e do pescoço, 184-185
Estresse articular, 99-100
Estresses baseados na atividade, pontos-gatilho e, 184-185
Estresses posturais, 183-184, *183-184*
Estressores emocionais, pontos-gatilho no músculo masseter, 122-123
Estrogênio, 60-62
Estrona, 60-61
Estrutura do pé de Morton, **739-741**, 804-805
Etidocaína, em injeção em ponto-gatilho, *828-829*
Euforia, 932, 934
European Association of Urology, 533-535, 575-578, 596-597
EVA (escala visual analógica), 920-921
Eversão, do pé, *736-737*
Exame pélvico externo, 579-580
Exame sensorial quantitativo (QST), 14-17, **14-16**, *17-18*, 918-920
  detecção térmica e limiar da dor, 16-17
  e pontos-gatilho, 18-20
  limiar de detecção de vibrações, 16-17, *18-19*
  limiar de detecção mecânica/tátil, 16-17, *18-19*
  limiar mecânico da dor, 17-19, *18-19*
Exame vaginal
  do músculo bulboesponjoso, 578-579
  do músculo esfíncter do ânus, 575-578
  do músculo isquiocavernoso, 578-580
Exames eletrodiagnósticos, 438-439
  nervo mediano, 401-402
  para síndrome do desfiladeiro torácico, 353-354
Excursão contralateral, 144-145

Exercício da abertura dos dedos do pé, 805-807, *805-807*
Exercício da "lata cheia", 249-251
Exercício de extensão do hálux, 805-807, *805-807*
Exercício de extensão do segundo ao quinto dedos do pé, 805-807, *805-807*
Exercício de gargalhar, para os músculos abdominais, 538
Exercício de movimentação dos dedos da mão, 386-387, 412-414, 431-432, 956-957
Exercício de movimento sentado para trás/curvatura abdominal/movimento para a frente, *529-530*, 538
Exercício do Pilates com os joelhos flexionados e envolvendo a pelve, 683-685, *683-685*
Exercício excêntrico, 911-912
Exercício para pé chato, 805-807, *805-807*
Exercício terapêutico
  exercício funcional, 916-917
  facilitação neuromuscular proprioceptiva, 912-914
  função muscular, pontos-gatilho na, 910-912
  para epicondilalgia lateral, 434-436
  reeducação neuromuscular, 911-912, *911-912*
  tipos de fibra muscular, 910-911
  treinamento da flexibilidade, 914-916
  treino aeróbio, 915-917, *915-916*
  treino de controle motor, 912-913
  treino de força, 913-915
Exercícios
  aeróbios. *Ver* Exercícios aeróbios
  agitação dos dedos da mão, 386-387, 412-414, 431-432, 956-957
  ativação de pontos-gatilho, 520-522
  cervicais, 949-950
  da "lata cheia", 249-251
  de flexibilidade, 714-715
  de Kendall, 949-950
  duração, em programa de treinamento aeróbio, 915-916, *915-916*
  excêntricos, 911-912
  fibras do trapézio médio, 100-103, *102-103*
  flexão craniocervical, 949-950
  funcionais, 916-917
  inclinação pélvica, 538, *538*
  inclinação/curvatura abdominal/flexão abdominal, *529-530*, 538
  McKenzie, 949-950
  modo, em programa de treinamento aeróbio, 915-916
  para fortalecer músculos intrínsecos do pé
    curvar os dedos do pé, 805-807, *805-807*
    exercício de espalhar os dedos do pé, 805-807, *805-807*
    exercício de extensão do hálux, 805-807, *805-807*

  exercício de extensão do segundo ao quinto dedos do pé, 805-807, *805-807*
  exercício para a porção intermediária do pé, 805-807, *805-807*
  para os músculos tríceps braquial e ancôneo, 347-349
  prescrição, em programa de treinamento aeróbio, 915-916
  seleção de, 913-914
  terapêuticos. *Ver* Exercício terapêutico
Exercícios aeróbios, 69-70
  duração, 915-916
  modo, 915-916
  prescrição, 915-916
  programa de treinamento, 915-917
    frequência, 915-916
    intensidade, 915-916
    variáveis de elaboração para, 915-916
Exercícios cervicais, 949-950
Exercícios de flexão craniocervical, 949-950
Exercícios de flexibilidade, 714-715
Exercícios de Kendall, postura da cabeça para a frente, 949-950
Exercícios funcionais, 916-917
Exercícios McKenzie, para postura da cabeça para a frente, 949-950
Exostose, **812-813**
Expiração, 480-481, 484-485
Extensão em prono do quadril, *608, 610-611*
Extensor do dedo médio, 383-384, *384-385*
Extremidades superiores, avaliação postural, 945-947, *945-946, 946-947*
Extrusão de disco, 588-589

F

Facilitação neuromuscular proprioceptiva (PNF), 912-914
Fadiga
  e pontos-gatilho, 962-963
  e síndrome de Ehlers-Danlos, 69-70
Fadiga do rotator lateral, 356-357
Faixa (fita adesiva) transvaginal, 650-652
Faixa/fita TVT ABBREVO, 650-652
"Falta de ar", 498-500
Fármacos anti-inflamatórios não esteroides (AINEs)
  para dor plantar do calcanhar, 810-811
  para entorses de tornozelo, 808-809
  para espondilite anquilosante, 594-596
Fármacos antirreumáticos modificadores da doença (DMARDs), 594-596
Fáscia, 54-55
  agulha filiforme na, *55-56*
  aspectos sensoriais da, 55-56
  conexões fasciais à pele, aos músculos e ao nervo, *54-55*
  considerações biomecânicas da, 54-56
  direção tridimensional de, *54-55*
Fáscia aponeurótica, 54-56

Fáscia braquial e antebraquial, 328–330
Fáscia de Sibson, 233–234
Fáscia ilíaca, 558–560
Fáscia palmar, 399–400
Fascia Research Congress, 54–55
Fascite plantar. *Ver* Dor plantar do calcanhar
Fase autônoma, do treinamento do controle motor, 912–913
Fase cognitiva, do treinamento do controle motor, 912–913
Fase de posicionamento (postura)
 músculo poplíteo durante, 701–702
Fase do balanço médio, músculo semitendíneo na, 689–690
Fator de crescimento nervoso (NGF), 6–8
Fatores hormonais para síndrome da dor miofascial
 estrogênio, 60–62
 hipotireoidismo subclínico, 62–64
 testosterona, 62–63
Fatores mecânicos perpetuadores para a síndrome da dor miofascial
 outros estresses mecânicos, 68–70
 postura da cabeça para a frente, 66–69
 síndrome de Ehlers-Danlos, 66–68, 68–69
Fatores nutricionais para a síndrome da dor miofascial
 magnésio, 65–68
 vitamina D, 64–66
 vitaminas B, 63–65
FDA (Food and Drug Administration), 830–831, *830–831*
Fenda do adutor, **940–942**, *942, 944*
Fenda do levantador, 944–945, *944–945*
Fenestração do tendão, 712–713
Fenômeno de duplo esmagamento, 438–439
Fenômeno de Raynaud, 438–439
Fentolamina, 43–44
 efeito depressivo da, 40–42
 no ruído da placa terminal, 42–43
FHP. *Ver* Postura da cabeça para a frente (FHP)
Fibra aferente, primária, 6–8
Fibras Aβ, 923–924
Fibras Aδ, 923–924
Fibras deltoides anteriores, 293–294
 considerações anatômicas das, 306–307, *306–307*
 exame de pontos-gatilho das, 310–311, *311–312*
 função das, 307–308
Fibras deltoides posteriores
 considerações anatômicas das, 307–308
 exame de pontos-gatilho das, 311–312, *311–312*
 função das, 307–309
Fibras diagonais costotransversárias, 541, *541–542*
Fibras diagonais iliotransversas, 541–542, *541–542*
Fibras do trapézio inferior
 considerações anatômicas das, 91–93
 exame do paciente para, 96–99
 funções das, 93–94
 padrão de dor referida, *95–96, 96–97*
 patologia associada, 99–100
 pontos-gatilho
  ações corretivas para, 102–104, *103–104*
  ativação e perpetuação de, 99–100
  autoliberação miofascial (por pressão) de, *103–104*
  exame de, 97–99, *98–99*
  técnica da injeção em ponto-gatilho/agulhamento a seco para, 833–834, *834–836*
 sintomas a partir das, 96–97
 unidade funcional das, 94–95
Fibras do trapézio médio
 considerações anatômicas das, 91–93
 exame do paciente quanto às, 96–97
 funções das, 93–94
 padrão de dor referida das, 95–97, *95–96*
 patologia associada das, 99–100
 pontos-gatilho
  ações corretivas para, 100–103, *102–104*
  ativação e perpetuação de, 99–100
  autoliberação miofascial (por pressão) de, *103–104*
  exame dos, 97–99, *98–99*
  técnica da injeção em ponto-gatilho/agulhamento a seco para, 833–834, *834–836*
 sintomas das, 96–97
 unidade funcional das, 94–95
Fibras iliocostais, 541, *541–542*
Fibras médias do deltoide
 considerações anatômicas das, 307–308
 exame de pontos-gatilho das, 311–312, *311–312*
 função das, 307–308
Fibras posterolaterais, 629–631
Fibras sensoriais, 55–56
Fibrina, 55–56
Fibroblastos, 55–56
Fibroblastos lamelares, 55–56
Fibrodisplasia ossificante progressiva, 522–524
Fibronectina, 55–56
Fibrose, 55–56
Fibrosite, massagem de deslizamento profundo para, 906–908
FIQ (Questionário de Impacto da Fibromialgia), 65–66
FIQ SF-36v2 revisado, 66–68
Fisioterapia, classificação baseada no tratamento, 587–589
Flanco do tronco, 506–507
Flexão, 417
Flexão dos dedos do pé, *788–789*
Flexores profundos do pescoço, ativação de, 161–162, *162–163*
FMS (síndrome fibromiálgica), 13–16, 61–62, 191–195, 200–201, 491–492, 522–524, 904–905

Fonoforese, para tratamento de pontos-gatilho, 921–923
Food and Drug Administration (FDA), 830–831, *830–831*
Forame isquiático maior, 640
Forame obturado, 640–641
Formação de hérnia
 de disco, 351, 650–652
 subcutânea, 728–729
Fórmula de Karvonen, 915–916
Fosforilação oxidativa (OXPHOS), 52–54
Fossa cubital, 333–334
Fossa glenoide, angulação da, 258–259
Fossa infraespinal, 944–945, *945–946*
Fotofobia, 171–172
Fóvea pterigóidea, 143
Fratura da tíbia por estresse, 782–783
Fratura do metatarso por estresse
 avaliação do paciente com, 811–812
 pontos-gatilho e, 811–812
 visão geral de, 811–812
Fratura tipo colar (*scotty dog*), 593–594
Fraturas de Boxer, 430–431
Frequência cardíaca, para prescrever a intensidade do exercício, 915–916
Frequência de treinamento
 de programa de treino aeróbio, 915–916
 de programa de treino de força, 913–915
Frio, pontos-gatilho do escaleno e, 241–243
Função de Checkrein, 190–191
Função do sistema nervoso central (SNC), alterada, 69–71
Função respiratória, 953–955
Functional Atlas of the Human Fascial System, 54–55

G

Gálea aponeurótica, 174
Garganta dolorida, 108–109
Gatilho do hálux. *Ver* Dedo do pé em garra
Gene *COL5A1*, 68–69
Gene *COL5A2*, 68–69
Gene *tenascina*-C, 55–56
Gene *TNX-B*, 68–69
Genética, e postura, 937–939
German Research Network on Neuropathic Pain (DFNS), 14–16
Glicólise, 52–54
Global Burden of Disease, 210–211
Gravidade
 alongamento auxiliado pela
  de músculos adutores, 684–685, *684–685*
  do músculo glúteo médio, 625, *625*
  do músculo glúteo mínimo, 636–637
  dos músculos escalenos, 245–246
 e considerações biomecânicas, 937–939, *937–938*
 relaxamento pós-isométrico induzido por, 113–114, *113–114*
Gravidez
 dor no quadril durante, 618–619
 técnica MFE e, 928–929

Grupo do músculo psoas. *Ver também* Músculo psoas maior; Músculo psoas menor
microcorrente de frequência específica, terapia manual com, *928–930, 931–932*
parâmetros de tratamento para, *933*

H

HA (ácido hialurônico), 54–55
Hálux valgo, 739–741, 783–784, 788–790, **791–792**, 800–801, 804–805, **812–813**
 avaliação de paciente com, 812–813
 pontos-gatilho e, 812–813
 visão geral do, 812–813
Hemangiomas intramusculares, 112–113, 123–124, 160–161
Hematomas, do músculo ilíaco, 564–565
Hemipelve, pequena, 517–520, 551–552, 564–565
Hemiplegia
 dor no cíngulo do membro superior (cintura escapular) com, 262–263
 dor no ombro relacionada à, 294–296
Hemostasia, após técnica da injeção em ponto-gatilho/agulhamento a seco, 826–827
Hérnia
 de disco, 351, 650–652
 de Spiegel, 533–535
 do esporte, 564–565, 681–683. *Ver também* Pubalgia atlética
 do jogador de futebol. *Ver* Pubalgia atlética
 inguinal, 681–683
 lombar, 533–535
 subcutânea, do músculo tibial anterior, 728–729
Herpes-zóster, 216, *216*, 491–492
Heterogeneidade funcional, 144–145
Hialuronato, 829–830
Hidrartrose, 704–705
Hidratação, para a técnica MFE, 926–928
Hidrocortisona, *829–830*, 921–923
Hiperacusia, 146–147
Hiperalgesia
 mecânica, 55–56
 secundária. *Ver* Dor referida
Hiperparatireoidismo, secundário, 65–66
Hipersensibilidade de dor à pressão, 131–132
Hipertermia maligna, 43–44, 66–68
Hipertrofia bilateral do isquiotibial, 940–942, *942, 944*
Hipertrofia do masseter, 123–124
Hipertrofia, do músculo pterigóideo medial, 138–141
Hipoacusia, 146–147
Hipoestesia, 411–412
 cutânea, 430–431
Hipomagnesemia, 65–66
Hipótese Cinderela, 19–20, 51–53
Hipótese da crise de energia, 19–20
Hipótese de Jafri, 43–45
Hipótese Integrada, 32–33, 39–42, *40–42*

Hipótese Integrada de Simons, 32–33, 39–42, *40–42*
Hipotireoidismo, 62–66, 132–133
Hipotireoidismo aberto, 63–64
HLOC (lócus de controle com foco na saúde), 65–66
Hormônio da tireoide (TH), 62–64
Hormônio estimulante da tireoide (TSH), 62–64
Hormônios gonadais. *Ver* Estrogênio; Testosterona
5-HT (serotonina), 12–13, 35–36

I

ICHD (International Classification of the Headache Disorders), 210–211
IFA (impacto femoroacetabular), 564–565, 710–711
Impacto do ligamento isquiofemoral, 611–614, 650–652
Impacto femoroacetabular (IFA), 564–565, 710–711
Impacto interno posterossuperior, 354–355
Inclinação pélvica
 anterior, 940–942, *941–943*
 exercício, 538, *538*
 posterior, 940–942, *941–943*
Inclinação posterior da escápula, 103–104, *103–104*
Inclinação unilateral superior, da pelve, 940–942, *941–943*
Incobotulínica (Xeomin), *830–831*
Índice de Qualidade do Sono de Pittsburgh, 547–548
Índice do peitoral menor (IPM), 471–473
Indução sucessiva, 912–913
Inervação. *Ver em músculos individuais*
Infarto agudo do miocárdio, 458–459
Infarto do miocárdio, 491–492
Infecção
 ativa, 926–928
 herpes simples (oral) recorrente, 111–113
 precauções para, 926–928
 sinusal, 109–110
Infecção ativa, 926–928
Infecção recorrente por herpes simples (oral), 111–113
Infestação por protozoário, 70–71
Inflamação articular, 207–209
Inflamação do cólon, 564–565
Infliximabe, 594–596
Inibição recíproca/inervação, 912–913
Inibição reflexa do reto do abdome-diafragma, 535–536
Injeção de Botox A, 172–173, 819–820, 830–831
Injeção de cloreto de sódio, 235–236, 325–326
Injeção de solução salina hipertônica, 55–56, 145–146, 308–309, 391–393, 427–430, 530–531, 533–535, 544–546, 725–726
 músculo esplênio da cabeça, 180–181
 músculo quadrado do lombo, 544–546

Injeção em glutamato, para PG no músculo gastrocnêmio, 747–748
Injeção em ponto-gatilho/infiltração, **819–820**, 820–821
Inserções fasciais, músculo psoas maior, 558–560
Inspiração/inalação, 477, 480–481
 movimento da caixa torácica durante, 481–482, *482–483*
 músculos da, 482–485
 silenciosa, 484–485
Instabilidade articular radiulnar distal, 440–442
Instabilidade atlantoaxial, 69–70
Instabilidade do tendão do bíceps braquial, 329–330
Instabilidade funcional do tornozelo, definida, **808–809**
Instabilidade lombar mecânica (radiográfica), 592–593
Instabilidade rotatória posterolateral, 374–375, 395–396, 434–436
Insuficiência inguinal. *Ver* Pubalgia atlética
Integrinas, 9–10
Intensidade do treinamento, de programa de treino aeróbio, 915–916, *915–916*
Interação agonista–antagonista, 381–383
Interdigitações romboides, 298
International Association for the Study of Pain, 3–5, 824–826
International Classification of Functioning, Disability and Health model, 80–81
International Classification of the Headache Disorders (ICHD), 210–211
International Federation of Orthopaedic Manipulative Physical Therapists, 899
International Headache Society, 111–112, 210–211
Intervenções de alongamento
 aplicação clínica de, 902–904, *903–904*
 paciente e escolha da intervenção, 902–903
 visão geral de, 902–903
Intervenções de terapia manual com tendência articular. *Ver* Técnica de mobilização/manipulação articular
Inversão talocalcânea, 788–789
Iontoforese, 921–924, *923–924*
IPM (Índice do Peitoral Menor), 471–473
Irradiação, 912–913

J

Joanete. *Ver* Hálux valgo
Joelho
 achados de disfunção postural no, 946–947, *947–948*
 anormal, carga, 713–714
 dor, 64–65
 e quadril, compressão de nervo, 717
 flexão, 745–747
  músculos isquiotibiais e, 689–690
 lesões
  paciente, avaliação inicial do, 715–717

pontos-gatilho e, 715–717
    visão geral, 714–717
  osteoartrite, 667–669
    paciente, avaliação inicial do, 713–714
    pontos-gatilho e, 713–715
    visão geral, 713–714
Joelho varo, 946–947, *947–948*
Junção neuromuscular, *51–53*
  banda tensionada de pontos-gatilho, 33–34
  despolarização sublimiar, 34–36
  exigência de Ca^{2+} citosólico para contração muscular, 34–35, *36–39*
  liberação ortodrômica evocada por estímulo de axônio, 34–35, *34–36*
  placa motora terminal e, *39–40*
Junção tendínea, 380

L

Lacrimejamento, excessivo, 108–109
Lâmina abdominal, 449–450, *449–450*
Lâmina clavicular, 449–450, *449–450*
Lâmina costal, 449–450, *449–450*
Lâmina esternal, 449–450, *449–450*
Lassidão ligamentar, e técnica MFE, 928–929
LCA (ligamento cruzado anterior), 714–717, 745–747
LDG (linha de gravidade), 937–938
LDP (limiar de dor à pressão), 174, 210–211, 254–255
LEFS (escala funcional dos membros inferiores), 748–749
Lei da ativação proporcional, 307–308
Lesão da flexoextensão cervical por movimento em chicote (*whiplash*), 158–159. *Ver também* Movimento em chicote (*whiplash*)
Lesão de não contato, **715–717**
Lesão em chicote (*whiplash*), 159–162, 215–216, 239–240
  dor no pescoço associada à, 210–211
  pontos-gatilho nos músculos escalenos, 241–243
Lesão FOOSH (queda sobre mão espalmada), 328–330
Lesão nervosa proximal musculocutânea, 320–322
Lesão por queda sobre mão espalmada (FOOSH), 328–330
Lesões de menisco, 714–717
Lesões por flexoextensão, 159–160
Levotiroxina, 63–64
Liberação autointraoral, do músculo masseter, 123–124
Liberação de costela inferior, 492, 494–495, *494–495*
Liberação extraoral ativa do músculo masseter, 124–125, *124–125*
Liberação ortodrômica evocada por estímulo de axônio, 34–35, *34–36*
Lidocaína, 836–838, 921–923
  com hialuronidase, 829–830
  como anestésico local, 827–829
    na injeção em pontos-gatilho, 827–829, *827–829*
    para redução da dor, 820–821
    para síndrome da dor do músculo serrátil anterior, 829–830
Ligamento colateral ulnar (LCU), 437–438
Ligamento cruzado anterior (LCA), 714–717, 745–747
Ligamento da nuca, 202–203
Ligamento falciforme, 323–325
Ligamento iliolombar, 541–542, 548–551, *550–551*
Ligamento poplíteo-fibular (LPF), 700, 705–706
Ligamento sacroespinal, 640
Limiar de detecção de tepidez, **16–17**
Limiar de detecção de vibrações, 16–17, *18–19*
Limiar de detecção do frio, 16–17
Limiar de detecção mecânica/tátil, 16–17, *18–19*
Limiar de detecção térmica e da dor, 16–17
Limiar de dor à pressão (LDP), 174, 210–211, 254–255, 748–749
  de pontos-gatilho do músculo infraespinal, 262–263
  músculo subescapular, 294–296
Limiar de percepção de vibrações, 16–17, *18–19*
Limiar mecânico da dor, 17–19, *18–19*
Limitações fasciais, 914–915
Limites, 80–81
Linha de gravidade (LDG), 937–938
Linha horizontal dos glúteos, levantamento de dados da, 606–607, *607–608*
Lipoma epissacroilíaco, 650–652
Lipomas intramusculares, 160–161
Lócus de controle (LOC), 75–76
Lócus de controle com foco na saúde (HLOC), 75–76
Lombalgia, 516–518, 522–524, *590–592*, 619–620, 623–624, 710–711
  avaliação inicial da, 589–591
  discogênica, 588–591
  orientações/diretrizes para, 587–588
  pelo músculo quadrado do lombo, 546–547, 551–553
  pontos-gatilho e, 589–591
  prevalência da, 587–588
  sistemas de classificação, 587–589
Lordose lombar, 69–70, 510–511
Lordose lombar excessiva, 606–607, *606–607*
LPF (ligamento poplíteo-fibular), 700, 705–706

M

Magnésio (Mg^{2+})
  papel do, 65–68
  suplementação, 65–66
Maleabilidade fascial, alterações na, 54–55
Mama dolorida. *Ver* Sensibilidade mamária
Mandíbula, 135, *135–136*
  amplitude de movimento, 207–210
  movimentos da, 128–129
Manejo conservador, para torções do tornozelo, 808–809
Manipulação, definida, **899**, *899*
Manipulação sem propulsão para mobilização, da coluna cervical, 899
Manobra costoclavicular, 353–354
Manobra da ponte, 607–608, *609*
Manobra do alongamento de Mill, 434–436
Manobra em gancho, 533–535
Mãos de golfista, 430–431
Mapeamento topográfico, 262–263
Marca-passo, e técnica MFE, 926–928
Marcha
  análise, 632–633
  ciclo, 543–544, 603–604, 622–623, 629–631
    ativação de músculo da panturrilha, 771–772
    músculo posterior da tíbia na, 771–773
  com pés chatos, 771–773
  fase da pisada no solo da, 786–788
  fase de não contato com o solo da, 786–788
  fase do contato com o solo, 786–788
  mecânica
    ajuste do calçado e, 965–966
    calcanhar em balanço e, 964–965
    sola do sapato e, 964–965
  músculos isquiotibiais durante, 689–692
Marcha com ginga/bamboleio, **726–727**, **781–782**
Marcha com pés chatos/planos, 771–773
Marcha com oscilação, **726–727**, **781–782**
Marcha *steppage* (ponta dos pés voltados para o solo), **726–727**
Massagem
  com gelo, 918–920
  de Thiele, 584–585
  profunda, 565–566
Mastectomia, 498–500
Matriz extracelular (ECM), 54–56, 69–70
MEAL (mistura eutética de anestésicos locais), 921–923
Mecânica respiratória, 481–482, *483–484*
  avaliação da, 487–489
Mecanismo de fechamento, do calçado, 965–966
Mecanismo de troca da atenção, 70–71
Mecanismo do filamento deslizante, *37–38*, *50–51*
  de contração muscular, *38–39*
Mecanismo do molinete, 771–773, 788–790
Mecanismos mediados pela coluna, da terapia manual, 899–901
Mecanorreceptores Aβ, 920–921
Medidas de resultado, uso de, 83–84
Meditação, 76–78
  cefaleias por uso excessivo, 216
Medo e ansiedade, dor e, 78–79
Medula rostral ventromedial (RVM), 61–62
Meio extracelular, 9–13, *10–13*

Membrana tubular T, 34–35, *35–36*, 38–39
Mensageiro secundário, 6–10, 42–43
Mepivacaína, *828–829*, 837–838
MEPPs (potenciais de placa terminal em miniatura), 32–33, 36–37, 43–44
Meralgia parestésica, 395–396
Meralgia parestética, 635–636
Metilprednisolona, *829–830*
Método da liberação de barreira, e pontos-gatilho, 902–903
Método de Vladimir Janda, 278–279
MFE. *Ver* Microcorrente de frequência específica (MFE)
Mialgia, 69–70
Mialgia idiopática, 407–408
Mialgia tensional do assoalho pélvico, 581–582
Microcorrente de frequência específica (MFE), 918, 925–928
   atenção pós-tratamento para, 932, 934
   contraindicações de, 928–929
   efeitos colaterais de, *932*, *934*
      dor articular aumentada, 932, 934
      dor na escápula, decorrente de estenose, 934
      dor radicular, 934
      euforia, 932, 934
      reações à desintoxicação, 932, 934
   equipamento, 928–930, *928–929*, *930–931*
   opções de aplicação para
      dosagem, 928–931
      técnica manual, 928–932, *930–931*, 934
      tratamento, 930–931, *930–931*
   origem de, 926–928
   paciente
      estrutura para, 928–930, *930–931*
      preparação para, 928–929
      seleção de, 926–928
   para dor miofascial crônica persistente, 932, 934
   precauções para
      estenose, 928–929
      hidratação, 926–928
      infecção, 926–928
      lassidão ligamentosa, 928–929
      marca-passo, 926–928
      nova lesão, 926–928
      reações da desintoxicação, 926–929
   roteiro pré-tratamento, para clínicos, 928–929
Micróglia, 64–65
Miofibrilas, 48
Mionecrose, 827–829
Miopaladina, 50
Miopatia hipotireoidiana, 63–64
Miosina, 34–35, 48
Miosite ossificante, 138–141, 149, 160–161, 522–524
Mistura eutética de anestésicos locais (MEAL), 921–923
Mitocôndrias, 13–14, 52–54
   papel das, 13–14, *13–14*

Mnemônico ABCS, 964–965
Mnemônico DAB, 426–427
Mnemônico PAD, 426–427
Mobilidade, **912–913**
Mobilidade da articulação facetária, 597–598
Mobilização, definida, **899**, *899*
Mobilização/manipulação de impulso, *899*, 901–902
Mochilas, 949–950
Modalidades eletroterapêuticas, para tratamento de pontos-gatilho
   biofeedback, 925–926
   estimulação elétrica neuromuscular, 924–926
   estimulação elétrica transcutânea do nervo, 923–925, *924–925*
   microcorrente de frequência específica. *Ver* Microcorrente de frequência específica (MFE)
Modalidades terapêuticas
   distribuição de medicamento transdérmico
      fonoforese, 921–923
      iontoforese, 921–924, *923–924*
   modalidades eletroterapêuticas
      biofeedback, 925–926
      estimulação elétrica neuromuscular, 924–926
      estimulação elétrica transcutânea do nervo, 923–925, *924–925*
      microcorrente de frequência específica. *Ver* Microcorrente de frequência específica (MFE)
   modalidades térmicas
      calor, 918
      crioterapia, 918–921
      spray frio, 918–921, *920–921*
      terapia por ultrassom, 920–922, *921–922*
Modalidades térmicas
   calor, 918
   crioterapia, 918–921
   spray frio, 918–921, *920–921*
   terapia por ultrassom, 920–922, *921–922*
Modelo biopsicossocial, 74
   desafios à prática no, 79–80
Modelo da neuromatriz, 5–6
Modelo de adaptação motora, 3–6
Modelo de autorregulação do sentido comum, 75–76
Modelo de organismo maduro, 5–6
Modelo de prejuízo de sistemas do movimento, 587–588
Modelo de terapia humanista centrada no cliente, 80–81
Modelo SCEBS, 83–84
Modelos em corda, 643–645
Modificações, calçado, 964–966
Modulação central da dor (CPM), 60–61
Modulação descendente, 13–16
Modulação intracelular, 12–14
Modulação, nocicepção e, 12–16, *12–17*

Monofilamentos de Semmes Weinstein, 16–17, 443–444, 800–801
Morfina, 63–65
Movimento de inalação com bomba manual, 481–482
Movimento rápido desajeitado, 520–522
Movimentos dos olhos, com técnica de relaxamento pós-isométrico, 903–904
Movimentos e estabilidade do tronco, 560–561
Músculo pterigóideo próprio, 143
Músculo abdominal, **526**. *Ver também músculos específicos*
   ações corretivas para, 536–538, *538*
   apresentação clínica de
      exame de pontos-gatilho, 535–537, *536–537*
      exame do paciente, 533–536
      padrão de dor referida, 530–532, *531–533*
      sintomas, 532–535, *533–535*
   considerações anatômicas, 526–528, *526–529*
      função, 529–530, *529–530*
      inervação e vascularização, 526–530
      unidade funcional, 529–531, *529–530*
   diagnóstico diferencial de
      patologia associada, 536–538
      pontos-gatilho associados, 536–538
      pontos-gatilho, ativação e perpetuação de, 536–538
   grupo
      microcorrente de frequência específica, terapia manual com, 928–930, 931–932
      parâmetros de tratamento para, *933*
   testes, 529–530
Músculo abdutor do dedo mínimo, **425**, **794**, *794–795*
   ações corretivas para, 431–433, *432–433*
   apresentação clínica de
      exame de pontos-gatilho, 427–431, *430–431*, 801–803, *802–803*
      exame do paciente, 427–430, 799–800
      padrão de dor referida, *427*, *429*, 427–430, 798–799, *799–800*
      sintomas, 427–430, 798–800
   considerações anatômicas de, 425–426, *426–427*
      função, 426–430, 797–798
      inervação e vascularização, 425–427, 795–796
      unidade funcional, 427–430
   diagnóstico diferencial de
      patologia associada, 431–432
      pontos-gatilho associados, 430–432, 804–805
      pontos-gatilho, ativação e perpetuação de, 430–431
   técnica da injeção em ponto-gatilho/agulhamento a seco para, 860–862, *863–864*, 890–894, *892–893*

Músculo abdutor do hálux, 810–812
  considerações anatômicas do, **794**, *794–795*
  exame de pontos-gatilho do, 801–803, *802–803*
  exame do paciente para, 799–800
  função do, 797–798
  inervação do, 795–796
  padrão de dor referida do, 798–799, *798–799*
  patologia associada do, 804–805
  pontos-gatilho associados no, 804–805
  sintomas do, 798–800
  técnica da injeção em ponto-gatilho/agulhamento a seco para, 890–893, *892–893*
Músculo adutor curto, **673**
  ações corretivas para, *684–685*, 683–685
  apresentação clínica de
    exame de pontos-gatilho, 680–682, *681–682*
    exame do paciente, 677–681, *681–682*
    padrão de dor referida, 676–678, *677–678*
    sintomas, 677–678
  considerações anatômicas do, 673, 675
    função, 675–677
    inervação e vascularização, 673–675
    unidade funcional, 676–677, *676–677*
  diagnóstico diferencial de
    patologia associada, 681–685
    pontos-gatilho associados, 681–683
    pontos-gatilho, ativação e perpetuação de, 681–683
  técnica da injeção em ponto-gatilho/agulhamento a seco para, 879–880, *882–883*, *882–883*
Músculo adutor do hálux
  ações corretivas para, 804–805, *804–805*
  considerações anatômicas do, **794**, *794–795*
  exame de pontos-gatilho do, 801–803, *803–804*
  função, 797–798
  inervação e vascularização, 795–796
  padrão de dor referida do, 798–799, *800–801*
  técnica da injeção em ponto-gatilho/agulhamento a seco para, *893–894*, 893, 895
Músculo adutor do polegar, **417**
  ações corretivas para, 422–424, *423–424*
  apresentação clínica do
    exame de pontos-gatilho, 420–422, *420–422*
    exame do paciente, 419–422
    padrão de dor referida, 418–419, *419–420*
    sintomas, 418–420
  considerações anatômicas do, 417–418, *418–419*
    função, 417
    inervação e vascularização, 417
    unidade funcional, 417–419, *417–418*

diagnóstico diferencial do
  patologia associada, 422–423, *422–423*
  pontos-gatilho associados, 422–423
  pontos-gatilho, ativação e perpetuação de, 420–423
técnica da injeção em ponto-gatilho/agulhamento a seco para, 859–861, *863–864*
Músculo adutor longo, **673**
  ações corretivas para, *685–686*, 683–685
  apresentação clínica do
    exame de pontos-gatilho, 680–682, *681–682*
    exame do paciente, 677, *681–682*
    padrão de dor referida, 676–678, *677–678*
    sintomas, 677–678
  considerações anatômicas do, 673, *673–675*
    função, 675–677
    inervação e vascularização, 673–675
    unidade funcional, 676–677, *676–677*
  diagnóstico diferencial do
    patologia associada, 681–685
    pontos-gatilho associados, 681–683
    pontos-gatilho, ativação e perpetuação de, 681–683
  técnica da injeção em ponto-gatilho/agulhamento a seco para, 879–880, *882–883*, *882–883*
Músculo adutor magno, **673**
  ações corretivas para, *684–685*, 683–685
  apresentação clínica do
    exame de pontos-gatilho, 681–682, *681–682*
    exame do paciente, 677–681, 680–681, *681–682*
    padrão de dor referida, 677–678, *678–680*
    sintomas, 677–678
  considerações anatômicas do, 673, 675
    função, 675–677
    inervação e vascularização, 673–675
    unidade funcional, 676–677, *676–677*
  diagnóstico diferencial de
    patologia associada, 681–685
    pontos-gatilho associados, 681–683
    pontos-gatilho, ativação e perpetuação de, 681–683
  técnica da injeção em ponto-gatilho/agulhamento a seco para, 880, *882–883*, *882–884*
Músculo adutor mínimo, 673
Músculo ancôneo, **338–339**
  ações corretivas para, *346–348*, 347–349
  apresentação clínica de
    exame de pontos-gatilho, 345–346, *345–346*
    exame do paciente, 342–346
    padrão de dor referida, 342–345, *344–345*
    sintomas, 342–345

considerações anatômicas do, 338–339
  função, 340–342
  inervação e vascularização, 338–340
  unidade funcional, 342–345, *342–345*
diagnóstico diferencial de
  patologia associada, 345–348
  pontos-gatilho associados, 345–346
  pontos-gatilho, ativação e perpetuação de, 345–346
técnica da injeção em ponto-gatilho/agulhamento a seco para, 852, 854–855, *857–858*
Músculo anômalo, 769
Músculo articular do joelho, 657–658, 879–880, *882–883*
Músculo bíceps braquial, **323**, 333–334
  ações corretivas para, *329–331*, 330–331
  apresentação clínica de
    exame de pontos-gatilho, 325–330, *326–328*
    exame do paciente, 325–326, *326–328*
    padrão de dor referida, 325–326, *325–326*
    sintomas, 325–326
  considerações anatômicas do, 323–325, *323*
    função, 323–326
    inervação e vascularização, 323–325
    unidade funcional, 325–326, *325–326*
  diagnóstico diferencial de
    patologia associada, 328–330
    pontos-gatilho associados, 328–330
    pontos-gatilho, ativação e perpetuação de, 328–330
  inserções proximais de, *323*
  músculo supinador e, 390
  técnica da injeção em ponto-gatilho/agulhamento a seco para, 851–852, 854–855, *853*
Músculo bíceps femoral, 687–690, *687–689*. Ver também Músculos isquiotibiais
Músculo braquial, **333**, 386–387
  ações corretivas para, 336–337, *336*
  apresentação clínica de
    exame de pontos-gatilho, 334–336, *336*
    exame do paciente, 333–336
    padrão de dor referida, 333–334, *334–336*
    sintomas, 333–334
  considerações anatômicas do, 333–334, *333*
    função, 333–334
    inervação e vascularização, 333–334
    unidade funcional, 333–334, *333–334*
  diagnóstico diferencial de
    patologia associada, 336
    pontos-gatilho associados, 336
    pontos-gatilho, ativação e perpetuação de, 334–336
  técnica da injeção em ponto-gatilho/agulhamento a seco para, 852, 854–855, *852, 854–855*

Músculo braquiorradial, **367–368**, 386–387
ações corretivas para, 375–377, *375–377*
apresentação clínica de
exame de pontos-gatilho, 373–374, *374–375*
exame do paciente, 370–373
padrão de dor referida, 370–372, *372–373*
sintomas, 370–372
considerações anatômicas do, 367–368, *368–369*
função, 369–370
inervação e vascularização, 368–369
unidade funcional, 369–370, *369–370*
diagnóstico diferencial de
patologia associada, 374–376
pontos-gatilho associados, 374–375
pontos-gatilho, ativação e perpetuação de, 373–375
técnica da injeção em ponto-gatilho/agulhamento a seco para, 855–857, *858–859*
Músculo bucinador, 122–123, **166**
ações corretivas para, 172–173, *173*
apresentação clínica de
exame de pontos-gatilho, 171–172
exame do paciente, 169–172
padrão de dor referida, *168–169*, 169–171
sintomas, 169–171
considerações anatômicas do, 166
função, 168–171
inervação e vascularização, 168–169
unidade funcional, 169–171
diagnóstico diferencial de
patologia associada, 172–173
pontos-gatilho associados, 172–173
pontos-gatilho, ativação e perpetuação de, 171–173
Músculo bulbocavernoso. *Ver* Músculo bulboesponjoso
Músculo bulboesponjoso
considerações anatômicas de
nas mulheres, 570–571, *570–571*
nos homens, 570–571
exame de pontos-gatilho do
nas mulheres, 578–579
nos homens, 579–580
função do, 572–573, 575
padrão de dor referida, 574
técnica da injeção em ponto-gatilho/agulhamento a seco para, 873–875
Músculo coccígeo. *Ver* Músculo isquiococcígeo
Músculo coracobraquial, **316**, 325–326
ações corretivas para, *319–321*, 320–322, *320–322*
apresentação clínica do
exame de ponto-gatilho, 318–321, *319–320*
exame do paciente, 318–319, *319–320*
padrão de dor referida, 316–317, *318–319*
sintomas, 318–319

considerações anatômicas do, 316, *316–317*
função, 316–317
inervação e vascularização, 316
unidade funcional, 316–317
diagnóstico diferencial de
patologia associada, 319–322
pontos-gatilho associados, 319–321
pontos-gatilho, ativação e perpetuação de, 319–321
técnica da injeção em ponto-gatilho/agulhamento a seco para, 850–852, *853*
Músculo corrugador do supercílio, 122–123
ações corretivas para, 172–173, *173*
apresentação clínica do
exame de pontos-gatilho, 171–172, *172–173*
exame do paciente, 169–172
padrão de dor referida, 169–171
sintomas, 169–171
considerações anatômicas do, 166–168
função, 169–171
inervação e vascularização, 168–169
unidade funcional, 169–171
diagnóstico diferencial de
patologia associada, 172–173
pontos-gatilho associados, 172–173
pontos-gatilho, ativação e perpetuação de, 171–173
Músculo deltoide, 333–334. *Ver também músculos específicos*
ações corretivas para, 312–314, *313–314*
apresentação clínica de
exame de pontos-gatilho, 310–312, *311–312*
exame do paciente, 308–310, *310–311*
padrão de dor referida, 308–309, *309–310*
sintomas, 308–309
considerações anatômicas de, 306–308, *306–307*
função, 307–309
inervação e vascularização, 307–308
unidade funcional, 308–309, *308–309*
diagnóstico diferencial de
patologia associada, 312–313
pontos-gatilho associados, 312–313
pontos-gatilho, ativação e perpetuação de, 311–313
técnica da injeção em ponto-gatilho/agulhamento a seco para, 849–851, *851–852*
Músculo diafragma, **478**
ações corretivas para, 491–492, 494–495, *492–495*
apresentação clínica de
exame de pontos-gatilho, *488–489*, 490–491
exame do paciente, 487–489
padrão de dor referida, *486–487*, 487–488
sintomas, 487–488
avaliação do
respiração disfuncional, 953–955, *954–955*
respiração e, 953–954

considerações anatômicas do, 478, *480–483*
função, 480–486, *482–484*
inervação e vascularização, 478–481
unidade funcional, 485–487, *485–486*
considerações de tratamento para, 954–955
diagnóstico diferencial de
patologia associada, 491–492
pontos-gatilho associados, 490–492
pontos-gatilho, ativação e perpetuação de, 490–491
função postural de, 953–954
disfuncional, 954–955
técnica da injeção em ponto-gatilho/agulhamento a seco para, 864–866
Músculo digástrico, **152**
considerações anatômicas de, 152, *152–154*
exame de pontos-gatilho de, 158–159, *159–160*
funções de, 155–156
inervação e vascularização de, 154–156
padrão de dor referida, 156–157, *157–158*
técnica da injeção em ponto-gatilho/agulhamento a seco para, 836–839, *839–841*
Músculo do joelho, de Buckling. *Ver* Músculo vasto medial
Músculo dorsal do antebraço, 380, *380–381*
Músculo epicrânico. *Ver* Músculo occipitofrontal
Músculo epitroclear ancôneo, 346–348
Músculo eretor da espinha. *Ver* Músculo paraespinal superficial
Músculo escaleno anterior, 233, **233**, *233–234*
Músculo escaleno médio, 233, **233**, *233–234*, 240–241, 351–353
Músculo escaleno mínimo, 233–234, **233**, *234–235*, 241–242
Músculo escaleno posterior, 233, **233**, *233–234*, 240–241
Músculo esfincter do ânus, **569**
agulhamento do, 871–872
considerações anatômicas do, 569, *569–570*
exame de pontos-gatilho do, 575–578
função do, 572–573
padrão de dor referida, 574
Músculo espinal, 512
Músculo espinotransversal. *Ver* Músculo paraespinal profundo
Músculo esplênio da cabeça, **179–180**
ações corretivas para, 184–185
apresentação clínica do
exame de pontos-gatilho, 181–182, *183–184*
exame do paciente, 181–182
padrão de dor referida, 180–182, *182–183*
sintomas, 181–182

considerações anatômicas do, 179–180, *180–181*
 função, 179–180
 inervação e vascularização, 179–180
 unidade funcional, 180–181, *181–182*
diagnóstico diferencial do
 patologia associada, 184–185
 pontos-gatilho associados, 184–185
 pontos-gatilho, ativação e perpetuação de, 183–185, *183–184*
técnica da injeção em ponto-gatilho/ agulhamento a seco para, 839–841, *842, 845*

Músculo esplênio do pescoço, **179–180**
ações corretivas para, 184–185
apresentação clínica do
 exame de pontos-gatilho, 181–184, *183–184*
 exame do paciente, 181–182
 padrão de dor referida, 180–182, *182–183*
 sintomas, 181–182
considerações anatômicas do, 179–180, *180–181*
 função, 179–181
 inervação e vascularização, 179–180
 unidade funcional, 180–181, *181–182*
diagnóstico diferencial de
 patologia associada, 184–185
 pontos-gatilho associados, 184–185
 pontos-gatilho, ativação e perpetuação de, 183–185, *183–184*
técnica da injeção em ponto-gatilho/ agulhamento a seco para, 839–841, *842, 845*

Músculo esquelético. *Ver* Músculos

Músculo esternal, **463**
ações corretivas para, 466, *466*
apresentação clínica do
 exame de pontos-gatilho, 465–466
 exame do paciente, 465–466
 padrão de dor referida, 464–466, *465–466*
 sintomas, 465–466
considerações anatômicas do, 463, *464–465*
 função, 463
 inervação e vascularização, 463
 unidade funcional, 464–465
diagnóstico diferencial do
 patologia associada, 466
 pontos-gatilho associados, 466
 pontos-gatilho, ativação e perpetuação de, 465–466
técnica da injeção em ponto-gatilho/ agulhamento a seco para, 862–864, *865–866, 868*

Músculo esternocleidomastóideo, 68–69, **106**, 132–133, 138–140, 148–149, 157–158, *161–162*, 233, 240–241, *240–241*
ações corretivas para, 112–114, *112–114*
apresentação clínica do
 exame de pontos-gatilho, 109–111, *110–111*
 exame do paciente, 109–110
 padrão de dor referida, 108–110, *108–109*
 sintomas, 109–110
considerações anatômicas do, 106–108, *106*
 função, 107–108
 inervação e vascularização, 107–108
 unidade funcional, 107–109, *107–108*
diagnóstico diferencial do
 patologia associada, 111–113
 pontos-gatilho associados, 111–112
 pontos-gatilho, ativação e perpetuação de, 110–112
ponto-gatilho
 de cefaleia tipo tensional, *215–216*
 de enxaqueca, *213–215*
 técnica da injeção em ponto-gatilho/ agulhamento a seco para, 833–836, *835–836*
sulco junto ao, 943–945, *944–945*
Técnica de Inibição Neuromuscular Integrada para, 905–907, *906–907*

Músculo esterno-hióideo, **152**
considerações anatômicas do, 152
funções do, 155–157
inervação e vascularização do, 154–156
síndrome, 161–162

Músculo esternotireóideo, **152**
considerações anatômicas do, 152
funções do, 155–157
inervação e vascularização do, 154–156

Músculo estilo-hióideo
considerações anatômicas do, 152
funções do, 155–156
inervação e vascularização do, 154–156
padrão de dor referida, 156–157

Músculo extensor curto do hálux, **795–796**
considerações anatômicas do, *794–795*
exame de pontos-gatilho do, 802–803, *803–804*
exame do paciente do, 799–800
função do, 797–798
inervação e vascularização do, 797–798
padrão de dor referida do, 798–799, *801–803*
pontos-gatilho associados no, 804–805
técnica da injeção em ponto-gatilho/ agulhamento a seco para, 894–896, *894–896*

Músculo extensor curto dos dedos
considerações anatômicas de, *794–795*, **795–796**
exame de pontos-gatilho do, 802–803, *803–804*
exame do paciente, 799–800
função, 797–798
inervação e vascularização, 797–798
padrão de dor referida do, 798–799, *801–803*
pontos-gatilho associados no, 804–805
técnica da injeção em ponto-gatilho/ agulhamento a seco para, 894–896, *894–896*

Músculo extensor direito dos dedos, 380, *380–381*

Músculo extensor do dedo anular, 383–384, *384–385*

Músculo extensor do dedo indicador, **380**
ações corretivas para, 386–388, *387–388*
apresentação clínica do
 exame de pontos-gatilho, 384–386, *385–386*
 exame do paciente, 383–385, *385–386*
 padrão de dor referida, 383–384, *384–385*
 sintomas, 383–384
considerações anatômicas do, 380, *380–381*
 função, 381–383
 inervação e vascularização, 381–383
 unidade funcional, 381–384, *381–383*
diagnóstico diferencial do
 patologia associada, 386–387
 pontos-gatilho associados, 386–387
 pontos-gatilho, ativação e perpetuação de, 385–387
técnica da injeção em ponto-gatilho/ agulhamento a seco para, 856–858, *859–861*

Músculo extensor dos dedos, **380**
ações corretivas para, 386–388, *387–388*
apresentação clínica do
 exame de pontos-gatilho, 384–386, *385–386*
 exame do paciente, 383–385, *385–386*
 padrão de dor referida, 383–384, *384–385*
 sintomas, 383–384
considerações anatômicas do, 380, *380–381*
 função, 381–383
 inervação e vascularização, 381–383
 unidade funcional, 381–384, *381–383*
diagnóstico diferencial de
 patologia associada, 386–387
 pontos-gatilho associados, 386–387
 pontos-gatilho, ativação e perpetuação de, 385–387

Músculo extensor longo do hálux, 728–730, **778**
ações corretivas para, 778, 783–785, *784–785*
apresentação clínica do
 exame de pontos-gatilho, 781–783, *781–782*
 exame do paciente, 780–782
 padrão de dor referida, 780–781, *781–782*
 sintomas, 780–781
considerações anatômicas do, 778, *778–780*
 função, 778–781
 inervação e vascularização, 778–780
 unidade funcional, 780–781, *780–781*
diagnóstico diferencial do, 778
 patologia associada, 782–784
 pontos-gatilho associados, 782–783
 pontos-gatilho, ativação e perpetuação de, 782–783

técnica da injeção em ponto-gatilho/
   agulhamento a seco para, 888–891,
   890–891
Músculo extensor longo dos dedos, 728–
   730, 733–734, **778**
   ações corretivas para, 778, 783–785,
      784–785
   apresentação clínica do
      exame de pontos-gatilho, 781–783,
         781–782
      exame do paciente, 780–782
      padrão de dor referida, 780–781,
         781–782
      sintomas, 780–781
   considerações anatômicas do, 778, 778–
      780
      função, 778–781
      inervação e vascularização, 778–780
      unidade funcional, 780–781, 780–781
   diagnóstico diferencial de, 778
      patologia associada, 782–784
      pontos-gatilho associados, 782–783
      pontos-gatilho, ativação e perpetuação
         de, 782–783
   técnica da injeção em ponto-gatilho/
      agulhamento a seco para, 888–890,
      890–891
Músculo extensor radial acessório do carpo,
   367–368
Músculo extensor radial curto do carpo,
   365–366, 374–375, 386–387
Músculo extensor radial longo do carpo,
   365–366, 386–387
Músculo extensor ulnar do carpo, 365–366,
   386–387, 440–442
Músculo fascicular, 91–93, 560–561
Músculo fibular curto, 635–636, **733–734**,
   769–771
   ações corretivas para, 741–743, 742–743
   apresentação clínica do
      exame de pontos-gatilho, 738–739,
         738–739
      exame do paciente, 736–738
      padrão de dor referida, 736–737,
         737–738
      sintomas, 736–737
   considerações anatômicas do, 733–734,
      734–735, 734–735
      função, 735–736
      inervação e vascularização, 734–735
      unidade funcional, 736–737, 736–737
   diagnóstico diferencial de
      patologia, 739–742, 739–740
      pontos-gatilho associados, 739–741
      pontos-gatilho, ativação e perpetuação
         de, 738–741
   técnica da injeção em ponto-gatilho/
      agulhamento a seco para, 884–885,
      886–887
Músculo fibular longo, 635–636, 769–771
   ações corretivas para, 741–743, 742–743
   apresentação clínica do
      exame de pontos-gatilho, 737–739,
         738–739

exame do paciente, 736–738
padrão de dor referida, 736–737,
   737–738
sintomas, 736–737
considerações anatômicas do, 732–733,
   733–734, 734–735
   função, 735–736
   inervação e vascularização, 734–735
   unidade funcional, 736–737, 736–737
considerações de carga e retirada de carga
   para, 966–967
diagnóstico diferencial do
   patologia associada, 739–742, 739–
      740
   pontos-gatilho associados, 739–741
   pontos-gatilho, ativação e perpetuação
      de, 738–741
técnica da injeção em ponto-gatilho/
   agulhamento a seco para, 884–885,
   886–887
Músculo fibular terceiro
   ações corretivas para, 741–743, 742–743
   apresentação clínica do
      exame de pontos-gatilho, 738–739,
         738–739
      exame do paciente, 736–738
      padrão de dor referida, 736–737,
         737–738
      sintomas, 736–737
   considerações anatômicas do, **733–734**,
      734–735
      função, 735–737
      inervação e vascularização, 734–736
      unidade funcional, 736–737, 736–737
   diagnóstico diferencial do
      patologia, 739–742, 739–740
      pontos-gatilho associados, 739–741
      pontos-gatilho, ativação e perpetuação
         de, 738–741
   técnica da injeção em ponto-gatilho/agu-
      lhamento a seco de pontos-gatilho para,
      884–885, 886–887
Músculo flexor acessório
   considerações anatômicas do, **794**, 794–
      795
   exame de pontos-gatilho do, 801–803,
      802–803
   função do, 797–798
   inervação e vascularização do, 795–796
   padrão de dor referida do, 798–799,
      799–800
   patologia associada do, 804–805
   técnica da injeção em ponto-gatilho/
      agulhamento a seco para, 892–893,
      893–894
Músculo flexor curto do dedo mínimo
   considerações anatômicas do, 794, **794–
      795**, 794–795
   exame de pontos-gatilho do, 801–803,
      802–803
   função do, 797–798
   inervação e vascularização do, 795–796
   padrão de dor referida do, 798–799,
      799–800

Músculo flexor curto do hálux
   considerações anatômicas do, **794**, 794–
      795
   exame de pontos-gatilho do, 801–803,
      803–804
   exame do paciente, 800–801
   função do, 797–798
   inervação e vascularização do, 795–796
   padrão de dor referida do, 798–799,
      800–801
   patologia associada do, 804–805
   técnica da injeção em ponto-gatilho/
      agulhamento a seco para, 893–894,
      893–894
Músculo flexor curto dos dedos, 786,
   811–812
   considerações anatômicas do, **794**, 794–
      795
   exame de pontos-gatilho do, 801–803,
      802–803
   exame do paciente do, 799–800
   função do, 797–798
   inervação e vascularização do, 795–796
   padrão de dor referida do, 798–799,
      799–800
   patologia associada do, 804–805
   pontos-gatilho associados no, 804–805
   sintomas a partir do, 798–800
   técnica da injeção em ponto-gatilho/
      agulhamento a seco para, 890–893,
      892–893
Músculo flexor longo do hálux, 771–773,
   786
   ações corretivas para, 786, 791–793,
      791–793
   apresentação clínica do
      exame de pontos-gatilho, 788–791,
         788–790
      exame do paciente, 788–790
      padrão de dor referida, 788–789,
         788–789
      sintomas, 788–790
   considerações anatômicas do, 786–788,
      786–788
      função, 786–788
      inervação e vascularização, 786–788
      unidade funcional, 786–788, 788–789
   diagnóstico diferencial de, 786
      patologia associada, 789–792
      pontos-gatilho associados, 789–791
      pontos-gatilho, ativação e perpetuação
         de, 789–791
   lesão, 789–791
   técnica da injeção em ponto-gatilho/
      agulhamento a seco para, 890–893,
      890–893
Músculo flexor longo do polegar, **404**
   ações corretivas para, 412–415, 413–415
   apresentação clínica do
      exame de pontos-gatilho, 409–411,
         411–412
      exame do paciente, 409–410, 410–411
      padrão de dor referida, 408–409,
         408–409
      sintomas, 409–410

considerações anatômicas do, 404, *406–407*
function, 407–408
inervação e vascularização, 406–407
unidade funcional, 407–408, *407–408*
diagnóstico diferencial do
patologia associada, 411–414, *412–414*
pontos-gatilho associados, 411–412
pontos-gatilho, ativação e perpetuação de, 410–412
Músculo flexor longo dos dedos, 769–773, **786**
ações corretivas para, 786, 791–793, *791–793*
apresentação clínica do
exame de pontos-gatilho, 788–791, *788–790*
exame do paciente, 788–790
padrão de dor referida, 788–789, *788–789*
sintomas, 788–790
considerações anatômicas do, 786, *786–788*
função, 786–788
inervação e vascularização, 786–788
unidade funcional, 786–788, *788–789*
diagnóstico diferencial do, 786
patologia associada, 789–792
pontos-gatilho associados, 789–791
pontos-gatilho, ativação e perpetuação de, 789–791
técnica da injeção em ponto-gatilho/ agulhamento a seco para, 890–893, *890–893*
Músculo flexor profundo dos dedos, **404**, 438–439
ações corretivas para, 412–415, *413–415*
apresentação clínica do
exame de pontos-gatilho, 409–411, *411–412*
exame do paciente, 409–410, *410–411*
padrão de dor referida, 407–408, *408–409*
sintomas, 409–410
considerações anatômicas do, 404, *404–405*
função, 406–408
inervação e vascularização, 406–407
unidade funcional, 407–408, *407–408*
diagnóstico diferencial do
patologia associada, 411–414, *412–414*
pontos-gatilho associados, 411–412
pontos-gatilho, ativação e perpetuação de, 410–412
Músculo flexor radial do carpo, **404**
ações corretivas para, 412–415, *413–415*
apresentação clínica do
exame de pontos-gatilho, 409–411, *411–412*
exame do paciente, 409–410, *410–411*
padrão de dor referida, 407–408, *408–409*
sintomas, 409–410

considerações anatômicas do, 404, *404–405*
função, 406–408
inervação e vascularização, 406–407
unidade funcional, 407–408, *407–408*
diagnóstico diferencial do
patologia associada, 411–414, *412–414*
pontos-gatilho associados, 411–412
pontos-gatilho, ativação e perpetuação de, 410–412
Músculo flexor superficial dos dedos, **404**
ações corretivas para, 412–415, *413–415*
apresentação clínica de
exame de pontos-gatilho, 409–411, *411–412*
exame do paciente, 409–410, *410–411*
padrão de dor referida, 407–408, *408–409*
sintomas, 409–410
considerações anatômicas do, 404, *404–405*
função, 406–408
inervação e vascularização, 406–407
unidade funcional, 407–408, *407–408*
diagnóstico diferencial de
patologia associada, 411–414, *412–414*
pontos-gatilho associados, 411–412
pontos-gatilho, ativação e perpetuação de, 410–412
Músculo flexor ulnar do carpo, **404**, 438–439
ações corretivas para, 412–415, *413–415*
apresentação clínica do
exame de pontos-gatilho, 409–411, *411–412*
exame do paciente, 409–410, *410–411*
padrão de dor referida, 407–408, *408–409*
sintomas, 409–410
considerações anatômicas do, 404, *404–405*
função, 406–408
inervação e vascularização, 406–407
unidade funcional, 407–408, *407–408*
diagnóstico diferencial do
patologia associada, 411–414, *412–414*
pontos-gatilho associados, 411–412
pontos-gatilho, ativação e perpetuação de, 410–412
tendinopatia, 440–443
Músculo frontal, 174–175, *174*
padrão de dor referida, 174–175, *175–176*
Músculo frustrador. *Ver* Músculo vasto intermédio
Músculo gastrocnêmio, 745
ações corretivas para, 751–753, *752–753*
apresentação clínica do
exame de pontos-gatilho, 748–749, *750–751*
exame do paciente, 747–749, *748–749*

padrão de dor referida, 745–748, *747–748*
sintomas, 745, 747–748
considerações anatômicas do, 745, *745*
função, 745–747
inervação e vascularização, 745–747
unidade funcional, 745–747, *745–747*
considerações de carga e descarga para, 966–967
diagnóstico diferencial de, 745
patologia, 750–752
pontos-gatilho associados, 750–751
pontos-gatilho, ativação e perpetuação de, 749–750
e pontos-gatilho dos músculos isquiotibiais, 692–695
técnica da injeção em ponto-gatilho/ agulhamento a seco para, 886–888, *888–889*
Músculo gêmeo superior, 641–642
Músculo gênio-hióideo
considerações anatômicas do, 152
funções do, 155–156
inervação e vascularização do, 154–156
Músculo glúteo, 950–951
Músculo glúteo máximo, **603**
ações corretivas para, 612–614, *613*
apresentação clínica do
exame de pontos-gatilho, 608, 610–611, *611–614*
exame do paciente, 606–608, *606–611*
padrão de dor referida, 605–606, *605–606*
programa de retreinamento, *610–611*
sintomas, 605–606
considerações anatômicas do, 603–604, *603*
função, 603–604
inervação e vascularização, 603–604
unidade funcional, 603–604, *603–604*
diagnóstico diferencial de
patologia associada, 611–614
pontos-gatilho associados, 611–612
pontos-gatilho, ativação e perpetuação de, 608, 610–612
liberação miofascial (por pressão) em ponto-gatilho para, 902–903, *902–903*
técnica da injeção em ponto-gatilho/ agulhamento a seco para, 873–876, *875–876*
Músculo glúteo médio, 551–552, **616**
ações corretivas para, 624–625, *624–625*
apresentação clínica de
exame de pontos-gatilho, 621–623, *622–624*
exame do paciente, 619–622, *619–620, 620–622*
padrão de dor referida, 616–619, *618–619*
retreinamento, *622–623*
sintomas, 618–620
considerações anatômicas do, 616, *616*
função, 616–618
inervação e vascularização, 616–618
unidade funcional, 616–618, *618–619*

diagnóstico diferencial do
  patologia associada, 623-625
  pontos-gatilho associados, 622-624
  pontos-gatilho, ativação e perpetuação de, 622-623
técnica da injeção em ponto-gatilho/ agulhamento a seco para, 875-876, 876-877
Músculo glúteo mínimo, 551-552, 616-624, **627**
  ações corretivas para, 635-637, *636-637*
  apresentação clínica do
    exame de pontos-gatilho, 633-634, *633-634*
    exame do paciente, 632-633
    padrão de dor referida, 629-632, *631-632*
    sintomas, 632-633
  autoalongamento, 625, *625*
  avaliação por agachamento unipodal do, 619-620
  considerações anatômicas do, 627-628, *627-628*
    função, 628-631
    inervação e vascularização, 628-629
    unidade funcional, 629-631, *629-631*
  diagnóstico diferencial do
    patologia associada, 635-636
    pontos-gatilho associados, 633-636
    pontos-gatilho, ativação e perpetuação de, 622-623, 633-635
  exame do paciente do, 619-620
  fraqueza, 620-621, *620-621*
  função do, 616-618
  pontos-gatilho, 739-741
  posição ao dormir para, 624-625
  retreinamento, 621-623
  técnica da injeção em ponto-gatilho/ agulhamento a seco para, 875-876, 876-877
Músculo grácil, **673-675**
  ações corretivas para, 683-684, *684-685*, 683-685
  apresentação clínica do
    exame de pontos-gatilho, *681-682*, 681-683
    exame do paciente, 677-681, *680-681*, *681-682*
    padrão de dor referida, 677-678, *680-681*
    sintomas, 677-678
  considerações anatômicas do, 673-675, *675-676*
    função, 675-677
    inervação e vascularização, 675-676
    unidade funcional, 676-677, *676-677*
  diagnóstico diferencial do
    patologia associada, 681-685
    pontos-gatilho associados, 681-683
    pontos-gatilho, ativação e perpetuação de, 681-683
  técnica da injeção em ponto-gatilho/ agulhamento a seco para, 880, 882-883, *882-883*

Músculo hioglosso
  considerações anatômicas do, 152
  funções do, 155-156
  inervação e vascularização do, 154-156
Músculo ilíaco, 558-560
  ações corretivas para, 565-566, *565-566*
  apresentação clínica do
    exame de pontos-gatilho, 563-564, *563-564*
    exame do paciente, 561-563, *562-563*
    padrão de dor referida, 560-562, *561-562*
    sintomas, 561-562
  considerações anatômicas do, 558-560
    função, 558-561
    inervação e vascularização, 558-560
    unidade funcional, 560-561, *560-561*
  diagnóstico diferencial de
    patologia associada, 564-566
    pontos-gatilho associados, 564-565
    pontos-gatilho, ativação e perpetuação de, 563-565
Músculo iliococcígeo, 569-570
Músculo iliocostal lombar, 512, *512-514*, 516-518, *517-519*. Ver também Músculos paraespinais toracolombares
  técnica da injeção em ponto-gatilho/ agulhamento a seco para, 866, 868-869, *868-870*
Músculo iliocostal torácico, 516-518, *517-519*, 597-598
  técnica da injeção em ponto-gatilho/ agulhamento a seco para, 865-869, *868-870*
Músculo iliopsoas, 681-683. *Ver também músculos específicos*
  pontos-gatilho miofasciais no, 561-562, *561-562*
  técnica da injeção em ponto-gatilho/ agulhamento a seco para, 870-872, *871-875*
Músculo infraespinal, 248-249, *248-249*, **258**, 328-330
  ações corretivas para, 264-266, *265-267*
  apresentação clínica do
    exame de pontos-gatilho, 262-264, *263-264*
    exame do paciente, 262-263
    padrão de dor referida, 259-261, *261-262*
    sintomas, 259-263, *261-262*
  considerações anatômicas do, 258, *258-259*
    função, 258-261
    inervação e vascularização, 258
    unidade funcional, 259-261, *259-261*
  diagnóstico diferencial de
    patologia associada, 264-266
    pontos-gatilho associados, 264-266
    pontos-gatilho, ativação e perpetuação de, 263-266
  técnica da injeção em ponto-gatilho/ agulhamento a seco para, 845, 847-848, *847-848*

técnica de relaxamento pós-isométrico para, 902-903, *903-904*
Músculos infra-hióideos. *Ver músculos específicos*
Músculo intertransversário lateral do lombo, *542-543*
Músculo isquiocavernoso
  considerações anatômicas do
    da mulher, 570-571, *570-571*
    do homem, 570-571
  função do, 572-573, 575
  padrão de dor referida, *574*
  ponto-gatilho
    exame de, 578-580
    técnica da injeção em ponto-gatilho/ agulhamento a seco para, 872-875
Músculo isquiococcígeo, **569**
  considerações anatômicas do, 569-570, *569-571*
  exame de pontos-gatilho do, 577-578
  função do, 572-573
  padrão de dor referida, *574*
Músculo lateral isquiotibial, considerações de carga e retirada de carga para, 966-967
Músculo latíssimo do dorso, **275**, 325-326, 353-354, 468-469
  ações corretivas para, 279-281, *279-281*
  apresentação clínica do
    exame de pontos-gatilho, 278-279, *279-280*
    exame do paciente, 278-279
    padrão de dor referida, 276-278, *277-278*
    sintomas, 278-279
  considerações anatômicas do, 275, *275-276*
    função, 275-277
    inervação e vascularização, 275
    unidade funcional, 276-277, *276-277*
  diagnóstico diferencial de
    patologia associada, 279-280
    pontos-gatilho associados, 279-280
    pontos-gatilho, ativação e perpetuação de, 279-280
  e músculo redondo maior, 283, 284-286
  rigidez, 301-302
  técnica da injeção em ponto-gatilho/ agulhamento a seco para, 845, 847-848, *849-850*
  transferência cirúrgica de, 276-277
Músculo levantador da escápula, *180-181*, **223-224**, *240-241*
  ações corretivas para, 229-231, *229-230*
  apresentação clínica do
    exame de pontos-gatilho, 227-228, *227-228*
    exame do paciente, 226-227
    padrão de dor referida, 225-226, *226-227*
    sintomas, 226-227
  considerações anatômicas do, 223-224, *224*
    função, 224-226
    inervação e vascularização, 223-224
    unidade funcional, 225-226, *225-226*

diagnóstico diferencial do
    patologia associada, 227–229
    pontos-gatilho associados, 227–229
    pontos-gatilho, ativação e perpetuação de, 227–229
técnica da injeção em ponto-gatilho/agulhamento a seco para, 841–842, 844–845, *844–845, 847*
Músculo longo da cabeça
    considerações anatômicas do, 154–155
    funções do, 156–157
    inervação e vascularização do, 154–156
    padrão de dor referida, 157–158
    sintomas, 157–158
Músculo longo do pescoço
    considerações anatômicas do, 154–155
    exame de pontos-gatilho, 159–160, *159–160*
    funções do, 156–157
    inervação e vascularização do, 154–156
    padrão de dor referida, 156–157, *157–158*
    sintomas, 157–158
    técnica da injeção em ponto-gatilho/agulhamento a seco para, 837–840, *840–842*
Músculo longuíssimo da cabeça
    considerações anatômicas do, *187–188*, 188–190
    exame de pontos-gatilho do, 191–193
    função do, 190–191
    padrão de dor referida do, 190–192
Músculo longuíssimo do tórax, 510–514, 516–518
    técnica da injeção em ponto-gatilho/agulhamento a seco para, 865–866, 868, *868–870*
Músculo masseter, **117**, 138–140
    ações corretivas para, 123–125, *123–125*
    apresentação clínica do
        exame de pontos-gatilho, 121–123, *121–122*
        exame do paciente, 120–122, *121–122*
        padrão de dor referida, 119–120, *120–121*
        sintomas, 119–121
    considerações anatômicas do, 117, *118*
        função, 118–120
        inervação e vascularização, 117–118
        unidade funcional, 119–120, *119–120*
    diagnóstico diferencial do
        patologia associada, 122–124
        pontos-gatilho associados, 122–123
        pontos-gatilho, ativação e perpetuação de, 122–123
    técnica da injeção em ponto-gatilho/agulhamento a seco para, 834–836, *836–838*
Músculo milo-hióideo
    considerações anatômicas do, 152
    funções do, 155–156
    inervação e vascularização do, 154–156
    padrão de dor referida, 156–157
Músculo multífido, 510–511, *514*, 515–516

Músculo multífido do lombo, 611–612
    pontos-gatilho, *520–522*
Músculo multífido do pescoço
    considerações anatômicas do, *187–188*, 188–190
    exame de pontos-gatilho de, 191–193, *193–194*
    função, 190–191
    padrão de dor referida, 191–193
    técnica da injeção em ponto-gatilho/agulhamento a seco para, 840–842, *843*
Músculo multífido do tórax
    pontos-gatilho no, *520–522*
    técnica da injeção em ponto-gatilho/agulhamento a seco para, *869–870*
Músculo oblíquo externo do abdome
    considerações anatômicas do, *526, 526–528*
    exame de pontos-gatilho do, 535–536, *536–537*
    funções do, 529–530
    inervação e vascularização do, 526–530
    padrão de dor referida do, 530–531, *531–532*
    técnica da injeção em ponto-gatilho/agulhamento a seco para, 868–870, *869–870*
Músculo oblíquo inferior da cabeça
    considerações anatômicas do, 198–199, *199–200*
    exame de pontos-gatilho do, 202–204
Músculo oblíquo interno do abdome, **526–528**
    considerações anatômicas do, *526, 526–528*
    funções do, 529–530
    inervação e vascularização do, 526–530
    padrão de dor referida, 530–531, *531–532*
    ponto-gatilho
        exame de, 535–536
        técnica da injeção em ponto-gatilho/agulhamento a seco para, 868–870, *869–870*
Músculo oblíquo superior da cabeça
    considerações anatômicas do, 198–199, *199–200*
    exame de pontos-gatilho do, 202–203
    pontos-gatilho
        da cefaleia tipo tensional, *215–216*
        da enxaqueca, *213–215*
Músculo obturador externo, **640–641**
    ações corretivas para, 650–653, *651–653*
    apresentação clínica do
        exame de pontos-gatilho, 648–649, *648–650*
        exame do paciente, 645–648
        padrão de dor referida, 645–647
        sintomas, 645–647
    considerações anatômicas do, 640–641, *642–643*
        função do, 642–646
        inervação e vascularização, 641–642
        unidade funcional, 645–646, *645–646*

diagnóstico diferencial do
    patologia associada, 649–652
    pontos-gatilho associados, 649–650
    pontos-gatilho, ativação e perpetuação de, 648–650
técnica da injeção em ponto-gatilho/agulhamento a seco para, 877–878, *879–880*
Músculo obturador interno, **569, 640–641,** 641–642
    ações corretivas para, 650–653, *651–653*
    apresentação clínica do
        exame de pontos-gatilho, 647–649, *648–649*
        exame do paciente, 645–648
        padrão de dor referida, 645–647
        sintomas, 645–647
    considerações anatômicas do, 569–570, *570–571,* 640–641, *642–643*
        função do, 642–646
        inervação e vascularização, 641–642
        unidade funcional, 645–646, *645–646*
    diagnóstico diferencial do
        patologia associada, 649–652
        pontos-gatilho associados, 649–650
        pontos-gatilho, ativação e perpetuação de, 648–650
    exame de pontos-gatilho do, 578–579
    função do, 572–573
    padrão de dor referida, *574*
    técnica da injeção em ponto-gatilho/agulhamento a seco para, 877–878, *879–880*
Músculo occipital, 174–175, *174–175*
    padrão de dor referida, 174–175, *175–176*
Músculo occipitofrontal, **174**
    ações corretivas para, 176–178, *176–178*
    apresentação clínica do
        exame de pontos-gatilho, 176–177
        exame do paciente, 175–177
        padrão de dor referida, 174–175, *175–176*
        sintomas, 175–176
    considerações anatômicas do, 174, *174–175*
        função, 174–175
        inervação e vascularização, 174
        unidade funcional, 174–175
    diagnóstico diferencial do
        patologia associada, 176–177
        pontos-gatilho associados, 176–177
        pontos-gatilho, ativação e perpetuação de, 176–177
    técnica da injeção em ponto-gatilho/agulhamento a seco para, 838–840, *841–842, 844–845*
Músculo omo-hióideo, 239–243, *240–241*
    considerações anatômicas do, 152–155
    exame de pontos-gatilho do, 158–159
    funções do, 155–157
    inervação e vascularização do, 154–156
    sintomas, 157–158
Músculo oponente do polegar, **417**
    ações corretivas para, 422–424, *423–424*

apresentação clínica do
exame de pontos-gatilho, 420–422, *420–422*
exame do paciente, 419–422
padrão de dor referida, 418–419, *419–420*
sintomas, 418–420
considerações anatômicas do, 417–418, *418–419*
função, 417–418
inervação e vascularização, 417
unidade funcional, 417–419, *417–418*
diagnóstico diferencial do
patologia associada, 422–423, *422–423*
pontos-gatilho associados, 422–423
pontos-gatilho, ativação e perpetuação de, 420–423
técnica da injeção em ponto-gatilho/ agulhamento a seco para, 859–861, 863–864
Músculo orbicular dos olhos, *174–175*
ações corretivas para, 172–173, *173*
apresentação clínica do
exame de pontos-gatilho, 171–172
exame do paciente, 169–172
padrão de dor referida, 169–171, *170*
sintomas, 169–171
considerações anatômicas do, 166, *166–168*
função, 168–169
inervação e vascularização, 168–169
unidade funcional, 169–171
diagnóstico diferencial do
patologia associada, 172–173
pontos-gatilho associados, 172–173
pontos-gatilho, ativação e perpetuação de, 171–173
Músculo palmar longo, **398**
ações corretivas para, 402, *402*
apresentação clínica do
exame de pontos-gatilho, 400–402, *401–402*
exame do paciente, 400–401, *401–402*
padrão de dor referida, 400–401, *400–401*
sintomas, 400–401
considerações anatômicas do, 398–400, *399–400*
função, 399–400
inervação e vascularização, 399–400
unidade funcional, 399–401, *400–401*
diagnóstico diferencial do
patologia associada, 401–402
pontos-gatilho associados, 401–402
pontos-gatilho, ativação e perpetuação de, 401–402
técnica da injeção em ponto-gatilho/ agulhamento a seco para, 857–858, 860–862
Músculo paraespinal profundo, **512**
considerações anatômicas do, 514–516, *514–515*
exame de pontos-gatilho do, 520–522

exame do paciente do, 520–521
funções do, 515–516
padrão de dor referida do, 516–518
técnica da injeção em ponto-gatilho/ agulhamento a seco para, 866, 868–869, 869–870
Músculo paraespinal superficial, **512**
considerações anatômicas do, 512, *512–514*
exame de pontos-gatilho do, 520–521, *520–521*
exame do paciente do, 519–520
funções do, 515–516
padrão de dor referida do, 516–518
Músculo patelar travado, 660–661. *Ver também* Músculo vasto lateral
Músculo pectíneo, **673**
ações corretivas para, 683–685, *684–685*
apresentação clínica do
exame de pontos-gatilho, *681–682*, 681–683
exame do paciente, 677–681, *681–682*
padrão de dor referida, 677–678, *678–680*
sintomas, 677–678
considerações anatômicas do, 673–675, *675–676*
função, 675–677
inervação e vascularização, 673–676
unidade funcional, 676–677, *676–677*
diagnóstico diferencial do
patologia associada, 681–685
pontos-gatilho associados, 681–683
pontos-gatilho, ativação e perpetuação de, 681–683
técnica da injeção em ponto-gatilho/ agulhamento a seco para, 882–883, 883–884
Músculo peitoral maior, **449**, 468–469
ações corretivas para, 459–462, *459–462*
apresentação clínica do
exame de pontos-gatilho, 456–458, *457–458*
exame do paciente, 454–457, *456–457*
padrão de dor referida, 452–454, *453–454*
sintomas, 453–456, *454–456*
considerações anatômicas do, 449–452, *449–450*
função, 450–453
inervação e vascularização, 450–452
unidade funcional, 452–453, *452–453*
diagnóstico diferencial do
patologia associada, 458–460
pontos-gatilho associados, 458–459
pontos-gatilho, ativação e perpetuação de, 457–459
técnica da injeção em ponto-gatilho/ agulhamento a seco para, 860–864, 865–866, 868
Músculo peitoral menor, **468**
ações corretivas para, 474–475, *474–475*

apresentação clínica do
exame de pontos-gatilho, 471–474, *473–474*
exame do paciente, 471–473
padrão de dor referida, 470–471, *470–471*
sintomas, 470–473
avaliação do comprimento, 508–509
considerações anatômicas do, 468, *468–469*
função, 468–471
inervação e vascularização, 468–469, *469*
unidade funcional, 470–471, *470–471*
diagnóstico diferencial do
patologia associada, 474–475
pontos-gatilho associados, 473–475
pontos-gatilho, ativação e perpetuação de, 473–474
técnica da injeção em ponto-gatilho/ agulhamento a seco para, 863–866, 866, 868–869
Músculo peitoral mínimo, 468
Músculo perineal externo, 575–578
Músculo piramidal, **526–528**
considerações anatômicas do, 526–528, *528–529*
funções do, 529–530
inervação e vascularização do, 529–530
padrão de dor referida, 531–532, *532–533*
técnica da injeção em ponto-gatilho/ agulhamento a seco para, 868–870, 870–871
Músculo piriforme, 569, 640
ações corretivas para, 650–653, *651–653*
apresentação clínica do
exame de pontos-gatilho, 647–648, *647–649*
exame do paciente, 645–648
padrão de dor referida, 645–647, *645–646*
sintomas, 645–647
considerações anatômicas do, 569–571, 640, *640–643*
função do, 572–573, 642–646
inervação e vascularização, 641–642
unidade funcional, 645–646, *645–646*
diagnóstico diferencial de
patologia associada, 649–652
pontos-gatilho associados, 649–650
pontos-gatilho, ativação e perpetuação de, 648–650
exame de pontos-gatilho do, 578–579
palpação interna do, *577–578*
síndrome do, 645–647, 649–650
técnica da injeção em ponto-gatilho/ agulhamento a seco para, 875–878, 878–879
Músculo plantar, **756**
ações corretivas para, 765–768, *766–767*
apresentação clínica do
exame de pontos-gatilho, 762–763, *763–764*

Índice **989**

exame do paciente, 761–763
padrão de dor referida, 761–762, *761–762*
sintomas, 761–762
considerações anatômicas do, 756, *756–758*
função, 758–760
inervação e vascularização, 757–758
unidade funcional, 758–760, *760*
diagnóstico diferencial do
patologia, 764–766
pontos-gatilho associados, 764–765
pontos-gatilho, ativação e perpetuação de, 763–765
lesão, 764–765
técnica da injeção em ponto-gatilho/agulhamento a seco para, 888–890, *888–890*
Músculo plantar acessório, 757–758
Músculo platisma, 400–401
ações corretivas para, 172–173, *173*
apresentação clínica do
exame de pontos-gatilho, 171–172, *171–172*
exame do paciente, 169–172
padrão de dor referida, 169–171, *170*
sintomas, 169–171
considerações anatômicas do, 166–168, *166–168*
função, 169–171
inervação e vascularização, 168–169
unidade funcional, 169–171
diagnóstico diferencial do
patologia associada, 172–173
pontos-gatilho associados, 172–173
pontos-gatilho, ativação e perpetuação de, 171–173
Músculo poplíteo, **700**
ações corretivas para, 705–707, *706–707*
apresentação clínica do
exame de pontos-gatilho, 702–705, *702–703*
exame do paciente, 702–703, *702–703*
padrão de dor referida, 701–703, *701–702*
sintomas, 702–703
considerações anatômicas do, 700, *701*
função, 701–702
inervação e vascularização, 701–702
unidade funcional, 701–702, *701–702*
diagnóstico diferencial do
patologia associada, 704–706
pontos-gatilho associados, 704–705
pontos-gatilho, ativação e perpetuação de, 704–705
ruptura do, 751–752
técnica da injeção em ponto-gatilho/agulhamento a seco para, 883–885, *884–885*
tratamento cirúrgico para, 705–706
Músculo prócero
ações corretivas para, 172–173, *173*

apresentação clínica do
exame de pontos-gatilho, 171–172, *172–173*
exame do paciente, 169–172
padrão de dor referida, 169–171
sintomas, 169–171
considerações anatômicas do, 166–168
função, 169–171
inervação e vascularização, 168–169
unidade funcional, 169–171
diagnóstico diferencial do
patologia associada, 172–173
pontos-gatilho associados, 172–173
pontos-gatilho, ativação e perpetuação de, 171–173
técnica da injeção em ponto-gatilho/agulhamento a seco para, 838–840, *841–842, 844–845*
Músculo pronador quadrado, **404–405**
ações corretivas para, 412–415, *413–415*
apresentação clínica do
exame de pontos-gatilho, 409–411, *411–412*
exame do paciente, 409–410, *410–411*
padrão de dor referida, 409–410, *409–410*
sintomas, 409–410
considerações anatômicas do, 404–405
função, 406–408
inervação e vascularização, 406–407
unidade funcional, 407–408, *407–408*
diagnóstico diferencial do
patologia associada, 411–414, *412–414*
pontos-gatilho associados, 411–412
pontos-gatilho, ativação e perpetuação de, 410–412
técnica da injeção em ponto-gatilho/agulhamento a seco para, 858–859, *862–864*
Músculo pronador redondo, **404**
ações corretivas para, 412–415, *413–415*
apresentação clínica do
exame de pontos-gatilho, 409–411, *411–412*
exame do paciente, 409–410, *410–411*
padrão de dor referida, 408–410, *408–409*
sintomas, 409–410
considerações anatômicas do, 404
função, 407–408
inervação e vascularização, 406–407
unidade funcional, 407–408, *407–408*
diagnóstico diferencial do
patologia associada, 411–414, *412–414*
pontos-gatilho associados, 411–412
pontos-gatilho, ativação e perpetuação de, 410–412
técnica da injeção em ponto-gatilho/agulhamento a seco para, 858–859, *862–864*
Músculo psoas maior, **558**
ações corretivas para, 565–566, *565–566*

apresentação clínica do
exame de pontos-gatilho, 563–564, *563–564*
exame do paciente, 561–563, *562–563*
padrão de dor referida, 560–562, *561–562*
sintomas, 561–562
considerações anatômicas do, 558–560, *558*
função, 558–561
inervação e vascularização, 558–560
unidade funcional, 560–561, *560–561*
diagnóstico diferencial do
patologia associada, 564–566
pontos-gatilho associados, 564–565
pontos-gatilho, ativação e perpetuação de, 563–565
Músculo psoas menor, **558–560**
ações corretivas para, 565–566, *565–566*
apresentação clínica do
exame de pontos-gatilho, 563–564
exame do paciente, 561–563, *562–563*
padrão de dor referida, 560–562, *561–562*
sintomas, 561–562
considerações anatômicas do, 558–560
função, 558–561
inervação e vascularização, 558–560
unidade funcional, 560–561, *560–561*
diagnóstico diferencial do
patologia associada, 564–566
pontos-gatilho associados, 564–565
pontos-gatilho, ativação e perpetuação de, 563–565
Músculo pterigóideo lateral, **143**
ações corretivas para, 149
apresentação clínica do
exame de pontos-gatilho, 147–148, *148–149*
exame do paciente, 147–148
padrão de dor referida, 146–147, *146–147*
sintomas, 146–148
considerações anatômicas do, 143, *144–145, 145–146*
função, 144–146
inervação e vascularização, 143–145
unidade funcional, 145–147, *146–147*
diagnóstico diferencial do
patologia associada, 148–149
pontos-gatilho associados, 148–149
pontos-gatilho, ativação e perpetuação de, 148–149
técnica da injeção em ponto-gatilho/agulhamento a seco para, 836–838, *838–840*
Músculo pterigóideo medial, **135**
ações corretivas para, 140–141, *140–141*
apresentação clínica do
exame de pontos-gatilho, 138–140, *138–139*
exame do paciente, 138–139
padrão de dor referida, 137–139, *137–138*
sintomas, 138–139

considerações anatômicas do, 135, *135–136*
  função, 135–136
  inervação e vascularização, 135
  unidade funcional, 137–138, *137–138*
diagnóstico diferencial do
  patologia associada, 138–141
  pontos-gatilho associados, 138–140
  pontos-gatilho, ativação e perpetuação de, 138–140
técnica da injeção em ponto-gatilho/agulhamento a seco para, 835–838, *837–839*

Músculo pubococcígeo, 569
Músculo puborretal, 569
Músculo pubovaginal, 569–570, 572–573
Músculo quadrado do lábio superior, cabeça zigomática do, 169–171
Músculo quadrado do lombo, **541**, 623–624, 635–636
  ações corretivas para, 552–556, *552–556*
  apresentação clínica do
    exame de pontos-gatilho, 548–552, *548–551*
    exame do paciente, 547–549, *547–549*
    padrão de dor referida, 543–547, *546–547*
    sintomas, 546–548
  considerações anatômicas do, 541–542, *541–544*
    função, 541–543, *544–546*
    inervação e vascularização, 541–542
    unidade funcional, 542–544, *543–544*
  diagnóstico diferencial do
    patologia associada, 552–553
    pontos-gatilho associados, 551–553
    pontos-gatilho, ativação e perpetuação de, 551–552
  partes cruzadas em série do, *550–551*
  técnica da injeção em ponto-gatilho/agulhamento a seco para, 868–871, *871–873*
Músculo quadrado do lombo bilateral, 542–543
Músculo quadrado femoral, **640–641**
  ações corretivas para, 650–653, *651–653*
  apresentação clínica do
    exame de pontos-gatilho, 648–649, *648–649*
    exame do paciente, 645–648
    padrão de dor referida, 645–647
    sintomas, 645–647
  considerações anatômicas do, 640–642, *642–643*
    função do, 642–646
    inervação e vascularização, 641–642
    unidade funcional, 645–646, *645–646*
  diagnóstico diferencial do
    patologia associada, 649–652
    pontos-gatilho associados, 649–650
    pontos-gatilho, ativação e perpetuação de, 648–650
  técnica da injeção em ponto-gatilho/agulhamento a seco para, 877–878, *879–880*

Músculo quadrado plantar. *Ver* Músculo flexor acessório
Músculo quadríceps femoral, **656**. *Ver também músculos específicos*
  ações corretivas para, 667–671, *668–671*
  apresentação clínica do
    exame de pontos-gatilho, 663–665, *664–666*
    exame do paciente, 661–664
    padrão de dor referida, 658–661, *660–662*
    sintomas, 661–662
  considerações anatômicas do, 656–658, *656–657*
    função, 657–660
    inervação e vascularização, 657–658
    unidade funcional, 658–660, *658–660*
  diagnóstico diferencial do
    patologia associada, 666–669
    pontos-gatilho associados, 666–667
    pontos-gatilho, ativação e perpetuação de, 665–666
Músculo redondo maior, 279–280, **283**, 325–326, 353–354
  ações corretivas para, 285–287, *285–287*
  apresentação clínica do
    exame de pontos-gatilho, 284–286, *284–285*
    exame do paciente, 283–285
    padrão de dor referida, 283–284, *284–285*
    sintomas, 283–284
  considerações anatômicas do, 283, *283–284*
    função, 283
    inervação e vascularização, 283
    unidade funcional, 283–284, *283–284*
  diagnóstico diferencial do
    patologia associada, 285–286
    pontos-gatilho associados, 285–286
    pontos-gatilho, ativação e perpetuação de, 285–286
  técnica da injeção em ponto-gatilho/agulhamento a seco para, 848–849, *850–851*
Músculo redondo menor, 248, *248–249*, **269**
  ações corretivas para, 273–276
  apresentação clínica do
    exame de pontos-gatilho, 272–273, *272–276*
    exame do paciente, 271–273, *272–273*
    padrão de dor referida, 269–271, *271–272*
    sintomas, 269–272
  considerações anatômicas do, 269, *269–271*
    função, 269
    inervação e vascularização, 269
    unidade funcional, 269–271, *269–271*
  diagnóstico diferencial do
    patologia associada, 272–276
    pontos-gatilho associados, 272–273
    pontos-gatilho, ativação e perpetuação de, 272–273

técnica da injeção em ponto-gatilho/agulhamento a seco para, 845, 847–848, *847–848*
Músculo reto anterior da cabeça, **154–155**
  considerações anatômicas do, 154–155
  funções do, 156–157
  inervação e vascularização do, 154–156
Músculo reto do abdome, **526–528**, 611–612
  considerações anatômicas do, 526–528, *528–529*
  exame de pontos-gatilho, 535–537, *536–537*
  exame do paciente para, 535–536
  funções do, 529–530
  inervação e vascularização do, 526–530
  padrão de dor referida, 530–532, *532–533*
  técnica da injeção em ponto-gatilho/agulhamento a seco para, 868–870, *870–871*
Músculo reto femoral, **656**
  considerações anatômicas do, 656, *656*
  exame de pontos-gatilho do, 663–664, *664–665*
  padrão de dor referida do, 658–660, *660–661*
  pontos-gatilho associados do, 666–667
  rigidez do, 564–565
  sintomas decorrentes do, 661–662
  técnica da injeção em ponto-gatilho/agulhamento a seco para, 877–878, *880*, *882–883*
Músculo reto lateral da cabeça, **154–155**
  considerações anatômicas do, 154–155
  funções do, 156–157
  inervação e vascularização do, 154–156
Músculo reto maior posterior da cabeça, **198–199**
  considerações anatômicas do, 198–199, *199–200*
  exame de pontos-gatilho do, 202–203
Músculo reto menor posterior da cabeça, **198–199**
  considerações anatômicas do, 198–199, *199–200*
  exame de pontos-gatilho, 202–203
Músculo romboide terceiro, 298
Músculo sacrococcígeo ventral, **572–573**
  considerações anatômicas do, 572–573
  exame de pontos-gatilho do, 578–579
Músculo sartório, **656**
  ações corretivas para, 667–671, *670*, *671*
  apresentação clínica do
    exame de pontos-gatilho, 665–666, *666–667*
    exame do paciente, 661–664
    padrão de dor referida, 660–661, *661–662*
    sintomas, 661–662
  considerações anatômicas do, 657–658, *657–658*
    função, 658–660
    inervação e vascularização, 657–658
    unidade funcional, 658–660, *658–660*

diagnóstico diferencial do
  patologia associada, 667–669
  pontos-gatilho associados, 666–667
  pontos-gatilho, ativação e perpetuação de, 666–667
técnica da injeção em ponto-gatilho/agulhamento a seco para, 879–880, 882–883
Músculo semiespinal da cabeça, **187–188**
  considerações anatômicas do, 187–190, *187–190*
  exame de pontos-gatilho do, 191–193
  função do, 190–191
  padrão de dor referida do, 190–192, *190–192*
  técnica da injeção em ponto-gatilho/agulhamento a seco para, 840–842, *843*
Músculo semiespinal do pescoço, **188–190**
  considerações anatômicas do, *187*, 188–190
  exame de pontos-gatilho do, 191–194
  função do, 190–191
  padrão de dor referida do, 191–193
  técnica da injeção em ponto-gatilho/agulhamento a seco para, 840–842, *843*
Músculo semimembranáceo, 687–689, *689–690*. *Ver também* Músculos isquiotibiais
Músculo semitendíneo, **687**, *687*. *Ver também* Músculos isquiotibiais
Músculo serrátil anterior, **496**
  ações corretivas para, 501–502, *502*
  apresentação clínica do
    exame de pontos-gatilho, 500–501, *500–501*
    exame do paciente, 498–501
    padrão de dor referida, 498–500, *499–500*
    sintomas, 498–500
  considerações anatômicas do, *496–498*
    função, 496–498
    inervação e vascularização, 496
    unidade funcional, 498–500, *498–500*
  diagnóstico diferencial do
    patologia associada, 500–502
    pontos-gatilho associados, 500–501
    pontos-gatilho, ativação e perpetuação de, 500–501
  técnica da injeção em ponto-gatilho/agulhamento a seco para, 864–866, *867*
Músculo serrátil posterior inferior, **503**
  ações corretivas para, *510–511*, 510–511
  apresentação clínica do
    exame de pontos-gatilho, 509–510, *509–510*
    exame do paciente, 508–510
    padrão de dor referida, 506–507, *508–509*
    sintomas, 508–509
  considerações anatômicas do, 503, 506–507
    função, 503–504
    inervação e vascularização, 503
    unidade funcional, 505–506
  diagnóstico diferencial do
    patologia associada, 510–511

pontos-gatilho associados, 510–511
pontos-gatilho, ativação e perpetuação de, 509–510
técnica da injeção em ponto-gatilho/agulhamento a seco para, 865–866, 868, *867*
Músculo serrátil posterior superior, **503**
  ações corretivas para, 510–511, *510–511*
  apresentação clínica do
    exame de pontos-gatilho, 509–510, *509–510*
    exame do paciente, 508–509
    padrão de dor referida, 505–507, *507–508*
    sintomas, 506–509
  considerações anatômicas do, 503, *503–506*
    função, 503
    inervação e vascularização, 503
    unidade funcional, 505–506
  diagnóstico diferencial do
    patologia associada, 510–511
    pontos-gatilho associados, 509–511
    pontos-gatilho, ativação e perpetuação de, 509–510
  técnica da injeção em ponto-gatilho/agulhamento a seco para, 865–866, 868, *867*
Músculo sóleo, 726–729, 745, **756**, 788–791
  ações corretivas para, 765–768, *766–767*
  apresentação clínica do
    exame de pontos-gatilho, 762–763, *763–764*
    exame do paciente, 761–763, *762–763*
    padrão de dor referida, 760, *760*
    sintomas, 756, 761–762
  considerações anatômicas do, 756–757, *758–760*
    função, 757–760
    inervação e vascularização, 757–758
    unidade funcional, 758–760, *760*
  considerações de carga e descarga em relação ao, 966–967
  diagnóstico diferencial do, 756
    patologia associada, 764–766
    pontos-gatilho associados, 764–765
    pontos-gatilho, ativação e perpetuação de, 763–765
    lesão, 764–765
  orientação das fibras do, 758–760
  técnica da injeção em ponto-gatilho/agulhamento a seco para, 887–890, *888–889*
  teste de fraqueza, 762–763
Músculo sóleo acessório, **756–757**
Músculo subclávio, **450–452**
  ações corretivas para, 459–462
  apresentação clínica do
    exame de pontos-gatilho, 457–458, *457–458*
    exame do paciente, 454–457, *456–457*
    padrão de dor referida, 453–454
    sintomas, 453–456
  considerações anatômicas do, 450–452
    função, 452–453

inervação e vascularização, 450–452
    unidade funcional, 452–453
  diagnóstico diferencial do
    patologia associada, 459–460
    pontos-gatilho associados, 458–459
    pontos-gatilho, ativação e perpetuação de, 457–459
  técnica da injeção em ponto-gatilho/agulhamento a seco para, 862–864, *866*, 868–869
Músculo subcostal, 478
Músculo subescapular, 248, *248–249*, **288**, 325–326, 353–354
  ações corretivas para, 294–296, *295–296*
  apresentação clínica do
    exame de pontos-gatilho, 290–293, *291–294*
    exame do paciente, 290–291
    padrão de dor referida, 289–290, *289–290*
    sintomas, 289–291
  considerações anatômicas do, 288, *288–289*
    função, 288–290
    inervação e vascularização, 288
    unidade funcional, 289–290, *289–290*
  diagnóstico diferencial do
    patologia associada, 293–296
    pontos-gatilho associados, 293–294
    pontos-gatilho, ativação e perpetuação de, 291–293
  técnica da injeção em ponto-gatilho/agulhamento a seco para, 848–849, *850–851*
Músculo supinador, **390**
  ações corretivas para, 395–396, *396*
  apresentação clínica do
    exame de pontos-gatilho, 394–395, *394–395*
    exame do paciente, 391–394
    padrão de dor referida, 391–393, *393–394*
    sintomas, 391–393
  considerações anatômicas do, *390–391*
    função, 390–391, *391–393*
    inervação e vascularização, 390
    unidade funcional, 390–393, *391–393*
  diagnóstico diferencial do
    patologia associada, 395–396
    pontos-gatilho associados, 395–396
    pontos-gatilho, ativação e perpetuação de, 394–395
  técnica da injeção em ponto-gatilho/agulhamento a seco para, 857–858, *860–862*
Músculo supraespinal, **248**
  ações corretivas para, 254–256, *254–256*
  apresentação clínica do
    exame de pontos-gatilho, 253–254, *253–254*
    exame do paciente, 252–254, *252–253*
    padrão de dor referida, 249–252, *251–252*
    sintomas, 251–252

considerações anatômicas do, 248, *248–249*
   função, 248–251
   inervação e vascularização, 248
   unidade funcional, 249–251, *249–251*
diagnóstico diferencial do
   patologia associada, 253–255
   pontos-gatilho associados, 253–254
   pontos-gatilho, ativação e perpetuação de, 253–254
técnica da injeção em ponto-gatilho/agulhamento a seco para, 844–848, *846*
Músculo temporal, **128–129**
   ações corretivas para, 132–134, *133–134*
   apresentação clínica do
      exame de pontos-gatilho, 131–132, *131–132*
      exame do paciente, 131–132
      padrão de dor referida, 129–130, *129–130*
      sintomas, 131–132
   considerações anatômicas do, 128–129, *129*
      função, 128–129
      inervação e vascularização, 128–129
      unidade funcional, 129, *129*
   diagnóstico diferencial do
      patologia associada, 132–133
      pontos-gatilho associados, 132–133
      pontos-gatilho, ativação e perpetuação de, 131–133
   ponto-gatilho
      da cefaleia tipo tensional, *215–216*
      da enxaqueca, *213–215*
      técnica da injeção em ponto-gatilho/agulhamento a seco para, 835–836, *837–839*
Músculo temporoparietal, *174–175*
Músculo tensor da fáscia lata, **627**
   ações corretivas para, 636–638, *637–638*
   apresentação clínica do
      exame de pontos-gatilho, 633–635, *633–635*
      exame do paciente, 632–634, *633–634*
      padrão de dor referida, 631–633, *632–633*
      sintomas, 632–633
   considerações anatômicas do, 627–629, *628–629*
      função, 629–631
      inervação e vascularização, 628–629
      unidade funcional, 629–631, *631–632*
   diagnóstico diferencial do
      patologia associada, 632–633
      pontos-gatilho associados, 635–636
      pontos-gatilho, ativação e perpetuação de, 633–635
   técnica da injeção em ponto-gatilho/agulhamento a seco para, 875–876, *877–878*
Músculo tibial anterior, **723**
   ações corretivas para, 728–730, *729–730*
   andar em curva descendente e, 723–725

apresentação clínica do
   exame de pontos-gatilho, 726–727, *726–727*
   exame do paciente, 726–727
   padrão de dor referida, 725–726, *725–726*
   sintomas, 726–727
considerações anatômicas do, 723, *723–725*
   função, 723–725
   inervação e vascularização, 723–725
   unidade funcional, 725–726, *725–726*
considerações de carga e retirada de carga para, 966–967
diagnóstico diferencial do
   patologia associada, 727–729
   pontos-gatilho associados, 727–728
   pontos-gatilho, ativação e perpetuação de, 726–728
formação de hérnia subcutânea do, 728–729
técnica da injeção em ponto-gatilho/agulhamento a seco para, 884–885, *886–887*
Músculo tibial posterior, **769**, 809–810
   ações corretivas para, 769, 775–776, *775–776*
   apresentação clínica do
      exame de pontos-gatilho, 773–774, *773–774*
      exame do paciente, 771–774
      padrão de dor referida, 771–773, *771–773*
      sintomas, 771–773
   considerações anatômicas do, 769–771, *771–772*
      função, 769–772
      inervação e vascularização, 769
      unidade funcional, 771–772, *771–772*
   considerações de carga e retirada de carga para, 966–967
   diagnóstico diferencial do, 769
      patologia associada, 773–776
      pontos-gatilho associados, 773–774
      pontos-gatilho, ativação e perpetuação de, 773–774
   disfunção, 788–790
   técnica da injeção em ponto-gatilho/agulhamento a seco para, 888–890, *888–890*
Músculo tibial segundo, **769**
Músculo tireo-hióideo
   considerações anatômicas do, 152
   funções do, 155–157
   inervação e vascularização do, 155–156
Músculo transverso do abdome, **526–528**
   considerações anatômicas do, 526–528, *528–529*
   exame do paciente para, 535–536
   funções do, 529–530
   inervação e vascularização do, 526–530
   padrão de dor referida, 530–531

Músculo transverso do períneo
   considerações anatômicas do
      da mulher, 570–571, *570–571*
      do homem, 572–573
   exame de pontos-gatilho do, 579–580
   função do, 572–573, 575
Músculo transverso do tórax, 478
Músculo transverso profundo do períneo, 873–875
Músculo transverso superficial do períneo, 873–875
Músculo trapézio, **91**, *180–181*. Ver também *músculos específicos*
   ações corretivas para, 100–104, *102–104*
   apresentação clínica do
      exame de pontos-gatilho, 97–99, *98–99*
      exame do paciente, 96–99
      padrão de dor referida, 94–96, *95–96*
      sintomas, 96–97
   considerações anatômicas do, 91–93, *91–93*
      função, 91–94, *93–94*
      inervação e vascularização, 91–93
      unidade funcional, 93–95, *94–95*
   diagnóstico diferencial do
      patologia associada, 99–103
      pontos-gatilho associados, 99–100
      pontos-gatilho, ativação e perpetuação de, 97–100
   músculo esternocleidomastóideo e, 108–109
   superior, 132–133, 240–241, *240–241*
Músculo trapézio superior
   considerações anatômicas do, 91–93, *91–93*
   exame do paciente para, 96–97
   funções do, 93–94
   padrão de dor referida do, 94–95, *95–96*
   patologia associada, 99–100
   pontos-gatilho no
      ações corretivas para, 100–103, *102–103*
      ativação e perpetuação de, 97–100
      da cefaleia tipo tensional, *215–216*
      da enxaqueca, *213–215*
      exame de, 97–99, *98–99*
      técnica da injeção em ponto-gatilho/agulhamento a seco para, 833–834, *833–834*
   sintomas resultantes do, 96–97
   unidade funcional do, 94–95
Músculo tríceps braquial, 386–387, **338**. Ver também *músculos específicos*
   ações corretivas para, 346–348, *347–349*
   apresentações clínicas do
      exame de pontos-gatilho, 345–346, *345–346*
      exame do paciente, 342–346
      padrão de dor referida, 342–345, *344–345*
      sintomas, 342–345

considerações anatômicas do, 338–339, *338–340*
   função, 339–342
   inervação e vascularização, 338–340
   unidade funcional, 342–345, *342–345*
diagnóstico diferencial do
   patologia associada, 345–348
   pontos-gatilho associados, 345–346
   pontos-gatilho, ativação e perpetuação de, 345–346
técnica da injeção em ponto-gatilho/agulhamento a seco para, 852, 854–856, 857–858
Músculo tríceps braquial distal
   exame de pontos-gatilho do, *345–346*, 345–346
   padrão de dor referida do, 342–345, *343, 345*
Músculo variante do arco axilar, 275
Músculo vasto intermédio, **656**
   considerações anatômicas do, 656, *656–657*
   exame de pontos-gatilho do, 663–664, *664–665*
   padrão de dor referida do, 658–660, *660–661*
   pontos-gatilho associados do, 666–667
   sintomas resultantes do, 661–662
   técnica da injeção em ponto-gatilho/agulhamento a seco para, 877–880, 882–883, *881–883*
   tensor do, 657–658
Músculo vasto lateral, **656–657**
   considerações anatômicas do, 656–658, *656–657*
   exame de pontos-gatilho do, 664–665, *664–665*
   padrão de dor referida do, 660–661, *661–662*
   pontos-gatilho associados do, 666–667
   sintomas resultantes do, 661–662
   técnica da injeção em ponto-gatilho/agulhamento a seco para, 878–880, *881*
   terapia neuromuscular para, 904–906, *905–906*
Músculo vasto medial, **656–657**, 673
   considerações anatômicas do, 656–657, *656–657*
   exame de pontos-gatilho do, 663–665, *664–665*
   padrão de dor referida do, 658–661, *661–662*
   pontos-gatilho associados do, 666–667
   sintomas resultantes do, 661–662
   técnica da injeção em ponto-gatilho/agulhamento a seco para, 878–879, *880, 882–883*
Músculo zigomático maior, **166**
   ações corretivas para, 172–173, *173*
   apresentação clínica do
      exame de pontos-gatilho, 171–172, *171–172*
      exame do paciente, 169–172

padrão de dor referida, 169–171, *170*
sintomas, 169–171
considerações anatômicas do, 166, *166–168*
   função, 169–171
   inervação e vascularização, 168–169
   unidade funcional, 169–171
diagnóstico diferencial do
   patologia associada, 172–173
   pontos-gatilho associados, 172–173
   pontos-gatilho, ativação e perpetuação de, 171–173
Músculo zigomático maior direito, 838–840, *840–842*
Músculos. *Ver também músculos específicos*
anatomia e fisiologia, 48–53, *49–53*
cãibras, 747–748
classificação dos, 48
contrações, 34–35, *36–39*, 51–54
   base molecular das, *51–52*
   e trifosfato de adenosina, 52–54
   mitocôndrias, e bomba Ca^{2+}, 52–54
desequilíbrio, músculos iliopsoas, 562–563
disfunção, espécies reativas de oxigênio e, 43–45
e postura, 936–937
estrutura dos, *51–52*
função, pontos-gatilho, efeitos de, 910–912
hipótese do fuso, 40–43, *40–42*
levantamento de dados do comprimento, 438–439, 607–608, *609*
métodos de alongamento, 914–915
sobrecarga, 60–61
técnicas de energia, 914–915
   aplicação clínica de, 902–904, *903–904*
   paciente e seleção de intervenções, 902–903
   padrões e orientações para, 903–904
   visão geral de, 902–903
teste de padrão de ativação, para o músculo glúteo mínimo, 632–633
Músculos anteriores do pescoço, **152**
ações corretivas para, 161–163, *161–163*
apresentação clínica de
   exame de pontos-gatilho, 158–160, *159–160*
   exame do paciente, 158–159
   padrão de dor referida, 156–158, *157–158*
   sintomas, 157–159
considerações anatômicas dos, 152–155, *152–156*
   função, 155–157
   inervação e vascularização, 154–156
   unidade funcional, 156–157, *156–157*
diagnóstico diferencial de
   patologia associada, 160–162
   pontos-gatilho associados, 160–161
   pontos-gatilho, ativação e perpetuação de, 159–161

Músculos cervicais posteriores, **187**. *Ver também músculos específicos*
ações corretivas para, 195–196, *195–196*
apresentação clínica dos
   exame de pontos-gatilho, 191–194, *193–194*
   exame do paciente, 191–193
   padrão de dor referida, 190–193, *190–192*
   sintomas, 191–193
considerações anatômicas dos, 187–190, *187–190*
   função, 190–191
   inervação e vascularização, 190–191
   unidade funcional, 190–192, *190–191*
diagnóstico diferencial dos
   disfunções associadas da articulação cervical, 195–196
   patologia associada, 194–195
   pontos-gatilho associados, 194–195
   pontos-gatilho, ativação e perpetuação de, 193–195
Músculos da parede abdominal lateral. *Ver* Músculo oblíquo externo do abdome; Músculo oblíquo interno do abdome
Músculos do assoalho pélvico, 569. *Ver também músculos específicos*
ações corretivas para, 580–581, 582–585, *583–585*
apresentação clínica dos
   exame de pontos-gatilho, 575–580, *577–579*
   exame do paciente, 575–576, *575–576*
   padrão de dor referida, 573, 575, *574*
   sintomas, 573, 575
assimetrias posturais dos, 940–943, *941–944*
considerações anatômicas dos, 569–573, *569–571*
   função, 572–573, 575
   inervação e vascularização, 572–573
   unidade funcional, 573, 575
diagnóstico diferencial de
   patologia associada, 581–582
   pontos-gatilho associados, 579–582
   pontos-gatilho, ativação e perpetuação de, 579–580
Músculos do manguito rotador. *Ver também músculos específicos*
rupturas, 272–273, 312–313
Músculos do polegar. *Ver também músculos específicos*
inserções dos, 417–418, *418–419*
padrões de dor referida para, *419–420*
palpação em busca de pontos-gatilho nos, 420–422
técnica da injeção em ponto-gatilho/agulhamento a seco para, 863–864
Músculos dorsais intrínsecos do pé
ações corretivas para, 804–807, *805–807*
apresentação clínica de
   exame de pontos-gatilho, 802–803, *803–804*
   exame do paciente, 799–803

padrão de dor referida, 798–799, 801–803
sintomas, 798–800
considerações anatômicas dos, 794–795, 795–796
função, 797–798
inervação e vascularização, 797–798
unidade funcional, 797–798, 798–799
diagnóstico diferencial de
patologia associada, 804–805
pontos-gatilho associados, 804–805
pontos-gatilho, ativação e perpetuação de, 802–805
Músculos dorsiflexores, 728–730
Músculos escalenos, **233**, 483–484, 484–485, 509–510
ações corretivas para, 244–246, *244–246*
apresentação clínica dos
exame de pontos-gatilho, 239–242, *240–242*
exame do paciente, 236–240, *238–240*
padrão de dor referida, 235–236, *236–238*
sintomas, 235–238
considerações anatômicas dos, 233–234, *233–235*
função, 233–235
inervação e vascularização, 233–234
unidade funcional, 234–235, *234–235*
diagnóstico diferencial dos
patologia associada, 241–245, *243–244*
pontos-gatilho associados, 241–243
pontos-gatilho, ativação e perpetuação de, 241–243
técnica da injeção em ponto-gatilho/agulhamento a seco para, 841–842, *844–845, 845, 847–848*
Músculos extensores do punho, **365–366**. *Ver também músculos específicos*
ações corretivas para, 375–377, *375–377*
apresentação clínica dos
exame de pontos-gatilho, 372–374, *373–374*
exame do paciente, 370–373
padrão de dor referida, 370–372, *371–372*
sintomas, 370–372
considerações anatômicas dos, 365–368, *367–368*
função, 369–370
inervação e vascularização, 368–369
unidade funcional, 369–370, *369–370*
diagnóstico diferencial dos
patologia associada, 374–376
pontos-gatilho associados, 374–375
pontos-gatilho, ativação e perpetuação de, 373–375
técnica da injeção em ponto-gatilho/agulhamento a seco para, 852, *854–856, 858–859*
Músculos extensores longos dos dedos do pé. *Ver* Músculo extensor longo dos dedos; Músculo extensor longo do hálux

Músculos faciais. *Ver músculos específicos*
Músculos fibulares, 808–810. *Ver também músculos específicos*
Músculos flexores do punho. *Ver também músculos específicos*
técnica da injeção em ponto-gatilho/agulhamento a seco para, 857–859, *861–863*
Músculos flexores dos dedos da mão. *Ver também músculos específicos*
técnica da injeção em ponto-gatilho/agulhamento a seco para, 858–859, *861–863*
Músculos flexores longos dos dedos do pé. *Ver* Músculo flexor longo dos dedos; Músculo flexor longo do hálux
Músculos gêmeos, **640–641**
ações corretivas para, 650–653, *651–653*
apresentação clínica dos
exame de pontos-gatilho, 647–649, *648–649*
exame do paciente, 645–648
padrão de dor referida, 645–647
sintomas, 645–647
considerações anatômicas dos, 640–641, *642–643*
função dos, 642–646
inervação e vascularização, 641–642
unidade funcional, 645–646, *645–646*
diagnóstico diferencial dos
patologia associada, 649–652
pontos-gatilho associados, 649–650
pontos-gatilho, ativação e perpetuação de, 648–650
técnica da injeção em ponto-gatilho/agulhamento a seco para, 877–878, *879–880*
Músculos intercostais externos, 477, *478–480, 484–485*
Músculos intercostais mais internos, 477
Músculos intercostais. *Ver também* Músculos intercostais externos; Músculos intercostais mais internos
ações corretivas para, 491–492, 494–495, *492, 494–495*
apresentação clínica dos
exame de pontos-gatilho, 488–491, *488–489*
exame do paciente, 487–489
padrão de dor referida, 486–487, *486–487*
sintomas, 487–488
considerações anatômicas dos, 477, *478–480*
função, 480–486, *482–484*
inervação e vascularização, 478–480
unidade funcional, 485–487, *485–486*
diagnóstico diferencial dos
patologia associada, 491–492
pontos-gatilho associados, 490–492
pontos-gatilho, ativação e perpetuação de, 490–491
técnica da injeção em ponto-gatilho/agulhamento a seco para, 864–866

Músculos interósseos, 380, **425**
ações corretivas para, 431–433, *432–433*
apresentação clínica dos
exame de pontos-gatilho, 427–431, *430–431*
exame do paciente, 427–430
padrão de dor referida, 427, *429, 427–430*
sintomas, 427–430
considerações anatômicas dos, 425–426, *426–427*
função, 426–430
inervação e vascularização, 425–427
unidade funcional, 427–430
diagnóstico diferencial dos
patologia associada, 431–432
pontos-gatilho associados, 430–432
pontos-gatilho, ativação e perpetuação de, 430–431
técnica da injeção em ponto-gatilho/agulhamento a seco para, 859–864, *864–866*
Músculos interósseos dorsais, 425
considerações anatômicas dos, 794–795, **795–796**, *795–796*
exame de força dos, 800–801
exame de pontos-gatilho dos, 801–803, *803–804*
função dos, 797–798
inervação e vascularização dos, 795–798
padrão de dor referida dos, 798–799, *800–801*
técnica da injeção em ponto-gatilho/agulhamento a seco para, 893, 895, *894–896*
Músculos interósseos palmares, 425
Músculos interósseos plantares
considerações anatômicas dos, **795–796**, *795–796*
exame da força dos, 800–801
exame de pontos-gatilho dos, 801–803, *803–804*
função, 797–798
inervação e vascularização, 797–798
padrão de dor referida dos, 798–799, *800–801*
Músculos isquiotibiais, **687**. *Ver também músculos específicos*
ações corretivas para, 695–698, *696–698*
apresentação clínica dos
exame de pontos-gatilho, 692–694, *694–695*
exame do paciente, 690–692, *692–694*
padrão de dor referida, 690–691, *690–691*
sintomas, 690–691
considerações anatômicas dos, 687–690, *689–690*
função, 689–690
inervação e vascularização, 689–690
unidade funcional, 689–691, *690–691*
diagnóstico diferencial de
patologia associada, 693–696
pontos-gatilho associados, 692–695

pontos-gatilho, ativação e perpetuação de, 692–694
lesão, 751–752
técnica da injeção em ponto-gatilho/agulhamento a seco para, 883–885, 883–885
teste do comprimento 90/90, 690–692, 690–692, 694–695
torções, definidas, 693–695
Músculos levantadores das costelas, 477, 478–480, 484–485
Músculos levantadores do ânus, **569**
considerações anatômicas dos, 569–570, 569–571
exame de pontos-gatilho dos, 577–578, 578–579
função dos, 572–573
padrão de dor referida, 574
Músculos lombares, 597–598
Músculos lumbricais, 380, **425**
ações corretivas para, 431–433, *432–433*
apresentação clínica dos
exame de pontos-gatilho, 427–431, *430–431*, 801–803, *802–803*
exame do paciente, 427–430
padrão de dor referida, *427*, *429*, *427–430*, *798–799*, *800–801*
sintomas, 427–430
considerações anatômicas dos, 425–426, *426–427*, **794**, *794–795*
função, 426–430, 797–798
inervação e vascularização, 425–427, 795–796
unidade funcional, 427–430
diagnóstico diferencial dos
patologia associada, 431–432
pontos-gatilho associados, 430–432
pontos-gatilho, ativação e perpetuação de, 430–431
exame de força dos, 800–801
técnica da injeção em ponto-gatilho/agulhamento a seco para, 860–862, 893–894
Músculos oblíquos do abdome
exame do paciente para, 535–536
externo e interno, injeção no ponto-gatilho/agulhamento a seco de, *869–870*
padrões de dor referida de, 530–531, *531–532*
Músculos paraespinais cervicais
microcorrente de frequência específica, terapia manual com, *928–930*, *930–932*
parâmetros de tratamento para, *931–932*
Músculos paraespinais toracolombares, **512**. *Ver também músculos paraespinais específicos*
ações corretivas para, 522–524, *523–524*
apresentação clínica dos
exame de pontos-gatilho, 520–522, *520–521*
exame do paciente, 516–521, *519–520*
padrão de dor referida, 516–518, *517–520*
sintomas, 516–518

considerações anatômicas dos, 512–516, *512–515*
função, 515–516
inervação e vascularização, 515–516
unidade funcional, 515–518, *515–516*
diagnóstico diferencial dos
patologia associada, 520–524
pontos-gatilho associados, 520–522
pontos-gatilho, ativação e perpetuação de, 520–522
hipertrofia, 941–944, *943–944*
Músculos peroneais. *Ver* Músculos fibulares
Músculos plantares intrínsecos do pé, **794**
ações corretivas para, 804–807, *805–807*
apresentação clínica dos
exame de pontos-gatilho, 801–803, *803–804*
exame do paciente, 799–803
padrão de dor referida, 798–799, *800–801*
sintomas, 798–800
considerações anatômicas dos, 794–796, *795–796*
função, 797–798
inervação e vascularização, 795–798
unidade funcional, 797–798, *797–798*
diagnóstico diferencial dos
patologia associada, 804–805
pontos-gatilho associados, 804–805
pontos-gatilho, ativação e perpetuação de, 802–805
Músculos romboides menor e maior, **298**
ações corretivas para, 303–304, *303–304*
apresentação clínica dos
exame de pontos-gatilho, 302–303, *302–303*
exame do paciente, 301–303
padrão de dor referida, 299–301, *301–302*
sintomas, 299–302
considerações anatômicas dos, 298, *298–299*
função, 298–301
inervação e vascularização, 298–299
unidade funcional, 299–301, *299–301*
diagnóstico diferencial dos
patologia associada, 303–304
pontos-gatilho associados, 303–304
pontos-gatilho, ativação e perpetuação de, 302–303
técnica da injeção em ponto-gatilho/agulhamento a seco para, 848–850, *851–852*
Músculos rotadores, 515–516
considerações anatômicas dos, *187–188*, 188–190
exame de pontos-gatilho dos, 191–193, *193–194*
função, 190–191
padrão de dor referida, 191–193
Músculos suboccipitais, **198–199**. *Ver também músculos individuais*
ações corretivas para, 203–205, *204–205*

apresentação clínica dos
exame de pontos-gatilho, 202–204
exame do paciente, 200–202, *202–203*
padrão de dor referida, 200–201, *201–202*
sintomas, 200–201
considerações anatômicas dos, 198–199, *199–200*
função, 199–200, *200–201*
inervação e vascularização, 199–200
unidade funcional, 199–201, *200–201*
diagnóstico diferencial dos
patologia associada, 203–204
pontos-gatilho associados, 203–204
pontos-gatilho, ativação e perpetuação de, 203–204
microcorrente de frequência específica, terapia manual com, *928–930*, *930–932*
parâmetros de tratamento para, *931–932*
ponto-gatilho
da cefaleia tipo tensional, 215–216
da enxaqueca, *213–215*
técnica da injeção em ponto-gatilho/agulhamento a seco para, 840–842, 844–845, *844–845*, 847
Músculos supra-hióideos. *Ver músculos específicos*
Músculos tríceps surais, **745**, 748–749, 756, **756–757**, 789–791
agulhamento a seco para, 761–762
disfunção dos, 761–762
Músculos vertebrais anteriores. *Ver músculos específicos*

N

NADH (dinucleotídeo de nicotinamida-adenina), 52–54
National Health and Nutrition Examination Study, deficiência de vitamina D, 64–65
National Highway Traffic Administration, 412–414
National Highway Traffic Safety Administration (NHTSA), 957–958
National Strength and Conditioning Association (NSCA), 914–915
Náusea, 109–110
NE (norepinefrina), *12–13*, 14–16, 43–44
Nebulina, 50–51
Nefrolitotomia, 345–346
Nervo alça cervical, 154–155
Nervo auricular posterior, 174
Nervo axilar, 269, 307–308
Nervo bucal, 143
Nervo calcâneo inferior. *Ver* Nervo de Baxter
Nervo de Baxter, **804–805**
Nervo dorsal da escápula, 100–103, 223–224, 298
Nervo dos ramos ventrais, 723
Nervo espinal, 233–234, 316, 368–369, 406–407, 558–560, 701–702

Nervo espinal lombar, 515–516, 558–560
Nervo facial, 174
Nervo femoral, 657–658
　compressão, 565–566
　　inervação, 558–560, 673–676, 717
　　teste da depressão, 717
Nervo fibular, 778–780
Nervo fibular profundo, 727–728, 734–735
Nervo fibular superficial, 727–728, 734–735
Nervo genitofemoral, compressão do, 683–684
Nervo glúteo inferior, 603–604, 642–643
Nervo glúteo superior, 616–618, 628–629
Nervo hipoglosso, 107–108, 154–155
Nervo interósseo anterior, 406–407
　síndrome compressiva, 438–439
Nervo interósseo posterior, 368–369, 390
　compressão, 395–396, 436–437
　neuropatia, 395–396
　síndrome do nervo, 374–375
Nervo isquiático, 641–642, *643–645*, 673–675, 689–690, 717
Nervo mandibular, 117, 143
Nervo massetérico, 117
Nervo mediano, 399–400, 406–407, 417, 425
　compressão, 411–414
　condução, 412–414
　exame eletrodiagnóstico do, 401–402
　teste neurodinâmico, 409–410
Nervo musculocutâneo, 316, 320–325, 333–334
Nervo obturatório, 641–642, 673–676
　compressão, 565–566
Nervo obturatório acessório, 673–676
Nervo occipital maior, 91, 188–190, *188–190*, 191–193
　compressão, 176–177
Nervo peitoral lateral, 468
Nervo peitoral médio, 468
Nervo periférico
　compressão, 176–177
　síndrome compressiva, 437–438
Nervo plantar lateral, 795–798
Nervo plantar médio, 795–796
Nervo pudendo, 572–573
Nervo radial
　compressão, 333–334, 336, 346–348, 436–438
　inervação, 338–340, 381–383
　teste neurodinâmico do, 393–394
Nervo sacral, 572–573, 641–642
Nervo supraescapular, 248, 258
　compressão, 254–255, 264–266, 279–280
　lesão, 264–266
Nervo sural, 745–747, **745–747**
Nervo tibial, 642–643, 701–702, 745–747, 757–758, 769, 786–788
Nervo torácico, 496, 526–528
Nervo toracodorsal, 233, 275, 283
Nervo trigêmeo, 117, 128–129, 135

Nervo ulnar, 438–439
　compressão, 346–348, 411–414, *412–414*
　e músculo flexor ulnar do carpo, 412, 414, *412, 414*
　inervação, 339–340, 401–402, 406–407, 417, 425
　teste neurodinâmico, 409–410
Nervos cranianos, 154–155
Nervos subescapulares inferiores, 283
Nervos temporais profundos, anteriores e posteriores, 128–129
Neuralgia, 681–683
Neuralgia do occipital, 96–97, 181–182, 191–193, 216, *216*
Neuralgia do trigêmeo, 111–112, 148–149, 216, *216*
Neuralgia facial atípica, 108–109
Neuralgia supraorbital, *216*
Neuroestimulação elétrica transcutânea (TENS), 918
　antecedentes da, 923–924
　aplicação da, 924–925
　escolha da, pelo paciente, 923–924
　parâmetros para, *924–925*
Neuroma de Morton, **739–741**
　avaliação do paciente com, 812–813
　pontos-gatilho e, 812–813
　visão geral do, 811–813
Neurônio motor alfa, 40–42, 51–52
Neurônios motores gama, *40–42*
Neuropatia fibular, 739–741
Neuropatia ulnar, 431–432, 510–511
Neurotoxinas
　efeitos secundários das, 830–831
　para manejo de pontos-gatilho, 820–821, 830–831
Neurotransmissores, 35–37
　mecanismos de controle de retroalimentação (*feedback*), 39–40
Neurotransmissores pré-sinápticos, 35–37
Neurotrofinas, 6–8
NGF (fator de crescimento nervoso), 6–8
NHTSA (National Highway Traffic Safety Administration), 957–958
Nifedipino tópico, 575–578
Nistagmo, 109–110
NMDA (*N*-metil-D-aspartato), 8–9, 63–65
N-metil-D-aspartato (NMDA), 6–8, 8–9, 63–65
NMT. *Ver* Terapia neuromuscular (NMT)
Nocicepção, 5–8, **6–8**, *7–9*, *8–9*, 60–62
　e diferenças de sexo, 8–10
　e modulação, 12–16, *12–14*, 14–17
　e transdução, 6–9, *8–9*
　e transmissão, 7–9, *9–10*
　estágios da, *6–8*
　periférica, estágios da, *10–11*
Nociceptores, 11–12, 55–56
Nociceptores aferentes periféricos primários, 9–10
Nociceptores Aδ, 6–8
Nódulo de Heberden, 422–423, *426–427*, 427–432, 439–440

Nódulo idiopático de Heberden, 431–432
Nódulos de Bouchard, 439–440
Nódulos fibróticos, 533–535
Norepinefrina (NE), *12–13*, 14–16, 43–44
Nós por contratura, 45–46
NPRS (escala numérica de classificação da dor), 546–547
NSCA (National Strength and Conditioning Association), 914–915
Núcleo caudal trigeminocervical, 210–213

O

"O polegar", 370–372
Oblíquo vasto medial (VMO), 656–657
Obstrução paradoxal nasal, 138–139
Occupational Safety and Health Administration (OSHA), 955–956
Ocitocina, 11–12
Odinofagia, 147–148
Ombro arredondado, 244–245
Ombro congelado, 285–286, 289–290, 312–313
　avaliação inicial de, 357–358
　pontos-gatilho e, 357–359
Ombro(s)
　abdução, 248–249
　anatomia regional muscular do, *319–320*
　congelado, 490–491, 285–286, 357–358. *Ver também* Músculo subescapular
　dor, 254–255, 354–355
　　crônica não traumática unilateral, 328–330, 344–345
　　músculo levantador da escápula, 226–227
　　pontos-gatilho no escaleno, 235–236, 241–243
　　relacionada à hemiplegia, 294–296
　função depressiva, 468–469
　ipsilateral, 487–488
　musculatura, ativação da, 249–251
　síndrome do impacto, 254–255, 264–266, 289–290, 325–326, 354–357, 948–949
Orthopaedic Section of the American Physical Therapy Association (APTA), 715–717
Oscilações cíclicas na pressão abdominal, 529–530
OSHA (Occupational Safety and Health Administration), 955–956
Osso esfenoide, 135, *135–136*, 836–838
Osso fibular, **732–733**, 741–742
Osso hioide, 158–159
Osso sesamoide, 700
Osso temporal, *118*
Osso zigomático, *118*
Osteoarthritis Research Society International, 709–710
Osteoartrite, 346–348, 431–432, 439–440, 704–705
　articulação carpometacarpal, 422–423
　joelho, 667–669
　　paciente, avaliação inicial do, 713–714
　　pontos-gatilho e, 713–715
　　visão geral do, 713–714

Índice **997**

quadril, 624–625
　paciente, avaliação inicial do, 709–711
　pontos-gatilho no, 710–711
　visão geral do, 709–710
Osteoartrose, 207–209

P

Padrões alterados de ativação muscular, 69–71
Padrões de má adaptação de movimento, 69–71
PAG (substância periaquedutal cinzenta), 13–14, *16–17*
Pala/lingueta do sapato, avaliação da, 963–964, *964–965*
Palpação em pinça transversa
　da cabeça longa do músculo tríceps braquial, 345–346, *345–346*, 852, 854–855, *855–856*
　da parte inferior do músculo glúteo máximo, 875–876, *875–876*
　das fibras do músculo trapézio superior, 833–834, *833–834*
　do músculo abdutor do dedo mínimo, 430–431, *430–431*, 860–862, *863–864*
　do músculo adutor curto, 680–682, *681–682*, 879–880, 882–883, *882–883*
　do músculo adutor do polegar, 420–422, *420–422*, 859–861, *863–864*
　do músculo adutor longo, 680–682, *681–682*, 879–880, 882–883, *882–883*
　do músculo adutor magno, 880, 882–883, *882–883*
　do músculo adutor magno proximal, 681–682, *681–682*
　do músculo bíceps braquial, 325–328, *326–328*, 851–852, 854–855, *853*
　do músculo braquiorradial, 373–374, *374–375*, 855–856, *858–859*
　do músculo bucinador, 171–172
　do músculo bulboesponjoso (bulbocavernoso), 873–875
　do músculo corrugador do supercílio, 171–172, *172–173*
　do músculo deltoide médio, 849–851, *851–852*
　do músculo esplênio do pescoço, 839–841, *842, 845*
　do músculo esternocleidomastóideo, 110–111, *110–111*, 834–836, *835–836*
　do músculo extensor radial longo do carpo, 372–373, *373–374*, 852, 854–856, *858–859*
　do músculo extensor ulnar do carpo, 373–374, *373–374*
　do músculo gastrocnêmio, 748–750, *750–751*, 886–888, *888–889*
　do músculo glúteo máximo, 608, 610–611, *612–614*
　do músculo grácil, 880, 882–883, *882–883*
　do músculo latíssimo do dorso, 278–279, *278–279*, 845, 847–849, *849–850*

do músculo levantador da escápula, 227–228, *227–228*, 841–842, 844–845, *844–845, 847*
do músculo masseter, *121–122*, 122–123, 834–836, *836–838*
do músculo oblíquo externo do abdome, 535–536, *536–537*, 868–870, *869–870*
do músculo oponente do polegar, 859–861, *863–864*
do músculo peitoral maior, 861–864, *865–866, 868*
do músculo peitoral menor, 471–474, *473–474*, 863–866, *866, 868–869*
do músculo platisma, 171–172, *171–172*
do músculo prócero, 171–172, *172–173*
do músculo redondo maior, 284–285, 848–849, *850–851*
do músculo semitendíneo, 692–694, *693–695*
do músculo sóleo, 762–763, *763–764*, 887–890, *888–889*
do músculo transverso profundo do períneo, 873–875
do músculo transverso superficial do períneo, 873–875
do músculo vasto lateral, 878–880, *881*
do músculo zigomático maior, 171–172, *171–172*
dos músculos interósseos, 427–431, *430–431*, 859–862, *863–864, 864–866*
dos músculos isquiotibiais, 883–885, *883–885*
dos músculos lumbricais, 427–431, *430–431*
dos músculos oblíquos internos do abdome, 868–870, *869–870*
dos músculos semimembranáceos, 692–694, *693–695*
para identificação de pontos-gatilho, 821–824, *823–825*
Palpação manual, do músculo gastrocnêmio, 748–750, *750–751*
Palpação plana transversa, 97–99, *98–99*
　da borda medial, da cabeça medial do músculo tríceps braquial, 852, 854–855, *857–858*
　da cabeça lateral, do músculo tríceps braquial, 852, 854–855, *856–857*
　da cabeça medial do músculo tríceps braquial, 852, 854–855, *856–857*
　das cabeças medial e lateral do músculo tríceps braquial, 345–346, *345–346*
　das fibras do músculo trapézio inferior, 833–834, *834–836*
　das fibras do músculo trapézio médio, 833–834, *834–836*
　do bíceps braquial distal, 345–346, 345–346
　do grupo de músculos iliopsoas, 870–872, *871–872, 873–875*
　do músculo abdutor do dedo mínimo, 801–803, *802–803*, 860–862, *863–864*, 890–894, *892–893*

do músculo abdutor do hálux, 801–803, *802–803*, 890–893, *892–893*
do músculo adutor curto, 681–682
do músculo adutor do hálux, 801–803, *803–804*, 893–894, *893, 895*
do músculo adutor magno distal, 681–682, *681–682*
do músculo ancôneo, 345–346, *345–346*
do músculo bíceps femoral, 692–694, *694–695*, 883–885, *883–885*
do músculo braquial, 852, 854–855, *852, 854–855*
do músculo bulboesponjoso (bulbocavernoso), 873–875
do músculo coracobraquial, 318–320, *319–320*, 850–852, *853*
do músculo corrugador do supercílio, 171–172, *172–173*
do músculo deltoide anterior, 310–311, *311–312*, 849–850, *851–852*
do músculo deltoide médio, 311–312, *311–312*, 849–851, *851–852*
do músculo deltoide posterior, 311–312, *311–312*, 850–851, *851–852*
do músculo escaleno, 240–241, *241–242*
do músculo esplênio da cabeça, 839–841, *842, 845*
do músculo esternal, 465–466, *465–466*, 862–864, *865–866, 868*
do músculo extensor curto do hálux, 802–803, *803–804*, 894–896, *894–896*
do músculo extensor curto dos dedos, 802–803, *803–804*, 894–896, *894–896*
do músculo extensor do indicador, 856–858, *859–861*
do músculo extensor dos dedos, 856–857, *859–861*
do músculo extensor longo do hálux, 781–783, *781–782*, 888–891, *890–891*
do músculo extensor longo dos dedos, 781–783, *781–782*, 888–890, *890–891*
do músculo extensor radial curto do carpo, 372–373, *373–374*, 852, 854–856, *858–859*
do músculo extensor ulnar do carpo, 852, 854–856, *858–859*
do músculo fibular curto, 738–739, *738–739*, 884–885, *886–887*
do músculo fibular longo, 737–739, *738–739*, 884–885, *886–887*
do músculo fibular terceiro, 738–739, *738–739*, 884–885, *886–887*
do músculo flexor acessório (quadrado plantar), 801–803, *802–803*, 892–893, *893–894*
do músculo flexor curto do dedo mínimo, 801–803, *802–803*
do músculo flexor curto do hálux, 801–803, *803–804*, 893–894, *893–894*
do músculo flexor curto dos dedos, 801–803, *802–803*, 890–893, *892–893*
do músculo flexor longo do hálux, 788–791, *788–790*, 890–893, *890–893*

do músculo flexor longo dos dedos, 788–791, *788–790*, 890–893, *890–893*
do músculo gastrocnêmio, 748–750, *750–751*, 887–888, *888–889*
do músculo gêmeo superior e gêmeo inferior, 647–649, *648–649*
do músculo glúteo máximo, 608, 610–611, *612–614*, 873–875, *875–876*
do músculo glúteo médio, 621–622, *622–623*, 875–876, *876–877*
do músculo glúteo mínimo, 633–634, *633–634*, 875–876, *876–877*
do músculo grácil, 681–682, *681–683*, 880, 882–883, *882–883*
do músculo ilíaco, 563–564, *563–564*
do músculo iliocostal lombar, 520–521, *520–521*, 866, 868–869, *868–870*
do músculo iliocostal torácico, 520–521, *520–521*, 865–869, *868–870*
do músculo infraespinal, 263–264, 845, 847–848, *847–848*
do músculo isquiocavernoso, 872–875
do músculo latíssimo do dorso, 278–279, *278–279*, 845, 847–848, *849–850*
do músculo levantador da escápula, 227–228, *227–228*
do músculo longo do pescoço, 159–160, *159–160*
do músculo longuíssimo do tórax, 520–521, *520–521*, 865–866, 868, *868–870*
do músculo masseter, *121–122*, 122–123, 834–836, *836–838*
do músculo obturador externo, *648–650*
do músculo obturador interno, 647–648, *648–649*, 877–878, *879–880*
do músculo oponente do polegar, 420–422, *420–422*
do músculo orbicular dos olhos, 171–172
do músculo palmar longo, 401–402, *401–402*, 857–858, *860–862*
do músculo pectíneo, 681–682, *681–683*, 882–883, *883–884*
do músculo peitoral maior, 456–458, 861–864, *865–866*, 868
do músculo peitoral menor, 471–473, *473–474*, 863–866, *866*, 868–869
do músculo piriforme, 647–648, *648–649*
do músculo plantar, 762–763, *763–764*, 888–890, *888–890*
do músculo poplíteo, 702–705, *702–703*, 883–885, *884–885*
do músculo prócero, 171–172, *172–173*
do músculo pronador redondo, 410–411, *411–412*, 858–859, *862–864*
do músculo psoas maior, 563–564, *563–564*
do músculo pterigóideo medial, 138–140, *138–139*, 835–836, *837–839*
do músculo quadrado do lombo, 548–551, *548–551*, 868–871, *871–873*
do músculo quadrado femoral, 648–649, *648–649*
do músculo redondo maior, 284–285, *284–285*

do músculo redondo menor, 272–273, *272–273*, 845, 847–848, *847–848*
do músculo reto do abdome, 535–537, *536–537*
do músculo reto femoral, 877–878, *880*, *882–883*
do músculo sartório, 879–880, *882–883*
do músculo serrátil anterior, 500–501, *500–501*, 864–866, *867*
do músculo serrátil posterior inferior, 509–510, *509–510*, 865–866, 868, *867*
do músculo serrátil posterior superior, 509–510, *509–510*, 865–866, 868, *867*
do músculo sóleo, 762–763, *763–764*
do músculo subescapular, 290–291, *291–293*, 848–849, *850–851*
do músculo supinador, 394–395, *394–395*, 857–858, *860–862*
do músculo supraespinal, 253–254, 844–845, 847, *846*
do músculo temporal, 131–132, 835–836, *837–839*
do músculo tensor da fáscia lata, 633–635, *633–635*, 875–876, *877–878*
do músculo tibial anterior, 726–727, *726–727*, 884–885, *886–887*
do músculo tibial posterior, 773–774, *773–774*, 888–890, *888–890*
do músculo vasto intermédio, 877–878, *880*, *882–883*
do músculo vasto lateral, 878–879, *881*
do músculo vasto medial, 878–879, *880*, *882–883*
dos flexores do punho e dos dedos no antebraço, 410–411, *411–412*
dos músculos extensores dos dedos, 385–386, *385–386*
dos músculos flexores do punho, 410–411, *411–412*, 857–859, *861–863*
dos músculos flexores dos dedos, 858–859, *861–863*
dos músculos intercostal e diafragma, 488–489, *490–491*
dos músculos interósseos dorsais, 427–430, *430–431*, 801–803, *803–804*
dos músculos interósseos plantares, 801–803, *803–804*
dos músculos isquiotibiais, 883–885, *883–885*
dos músculos isquiotibiais mediais distais, 692–694, *693–695*
dos músculos isquiotibiais mediais proximais, 692–694, *693–695*
dos músculos lumbricais, 801–803, *802–803*
dos músculos paraespinais profundos (multífidos), 866, 868–869, *869–870*
dos músculos romboides, 848–850, *851–852*
dos músculos romboides maior e menor, 302–303, *302–303*
dos músculos rotadores, 520–522
dos músculos suboccipitais, 202–203

para identificação de pontos-gatilho, 821–824, *823–824*
Paniculose, 517–519
Parede torácica
movimento da, 481–482, *482–483*
síndrome, 458–459
Parte clavicular do músculo esternocleidomastóideo
considerações anatômicas do, 107–108
padrão de dor referida, 108–109
Parte esternal do músculo esternocleidomastóideo
considerações anatômicas da, 106, *106*
padrão de dor referida, 108–109
Passada elevada/marcha com joelho elevado e ponta do pé voltada ao chão, **781–782**
Patologia articular radiocapitelar, 374–375, 395–396, 434–436
Patologia do disco cervical, 235–236
Pé
achados de disfunção postural no, 946–948, *947–948*
arrastar do, **726–727**
em prono, 965–967, *965–966*
em supino, 966–967, *966–967*
órteses, 962–963
postura, 962–963
postura ao dormir, 751–752, *752–753*
queda do, **726–727**
teste de compressão, 739–741
Pé cavo, 800–801
lesões com, 962–963
Pé chato (plano), lesões com, 962–963
Pé em prono, 965–967, *965–966*
Pé em supino, 966–967, *966–967*
Pé equino, 800–801
Pé varo/valgo, 800–801
Pegada em pinça com o paciente sentado, *459–460*
Pegada manual em pinça para o músculo adutor do polegar, *423–424*
Pelos de Von Frey, 16–17
Peptídeo relacionado ao gene da calcitonina (CGRP), 6–8, 20–21, 35–36, 39–40
Percepções de sentido/crenças/enfermidade, 75–76
Perimísio, 54–55
Peritendinite, 764–765
Perna de tenista, 751–752, **764–765**
Pes anserinus (pata de ganso), 687
"Pés chatos", 798–800
Pés com arco plano, 965–966
Pés de Crow, 168–169
"Pés doloridos", 778
Pés hipermóveis ("com pé chato"), 735–736
PIA (pressão intra-abdominal), 942, 944, 953–954
Picos de placa terminal (EPS), 32–33
Piomiosite, 148–149
Piotórax, 490–492
Piridoxina, 63–65
Placa motora terminal
combinação excitação-contração, 38–40, *39–40*

efeitos da acetilcolina na, 36–38, *38–39*
mecanismos de controle de retroalimentação (*feedback*) de neurotransmissores, 39–40
papel da, 19–22, *19–21*
Plexo braquial, 288
Plexo braquial inferior, *469*
Plexo lombar, raízes do, 564–566
Plexo lombossacral, 757–758, 778–780
Plexo pudendo, 572–573
Plexo sacral, 641–642, 723
Pneumonia, 241–243
Pneumotórax, 490–491, 860–862
PNF (facilitação neuromuscular proprioceptiva), 912–914
Polegar desencadeador, 422–423
Polia do bíceps, 323–325
Polimialgia reumática, 132–133
Polimorfismos
canal receptor K_{ATP}, 44–45
do canal de íons, 43–44
e canalopatias, 44–45
Ponte cruzada, 45–46
Ponto de Mcburney, 531–532, *532–533*
Pontos miálgicos, 660–661
Pontos sensíveis, 194–195, 903–904, **904–905**
Pontos-gatilho ativos, **3**
Pontos-gatilho (PGs), dor em, 19–20, **48**, 198–199, **745**. *Ver também em músculos individuais*; Técnicas de autoliberação miofascial (por pressão); Técnicas de autoalongamento
ambiente bioquímico de, 21–22
bandas tensionadas e, 19–20
características clínicas de, 3–5
cefaleias
cervicogênicas, 213–215
enxaqueca, 212–213, *213–215*
que contribuem para, 211–213, *212–213*
tipo tensional, 213–216, *215–216*
contração segmentada do sarcômero, 32–33, *33–34*
da função muscular, efeitos de, 910–912
da síndrome do túnel do tarso, 810–811
de disfunção do tendão tibial posterior, 809–810
de osteoartrite do quadril, 710–711
definidos, **3**
dor e, 21–23, *22–23, 207*
dor lateral no cotovelo, 436–438
dor no cotovelo medial, 438–440
dor radicular cervical, 351–353
e discinese escapular, 356–358
e disfunção da articulação sacroilíaca, 591–592
e disfunções temporomandibulares, 209–210
e dor não artrítica de quadril, 711–712
e dor nas mãos, 444–445
e dor pélvica crônica, 594–597
e dor plantar do calcanhar, 811–812
e dor radial no punho/polegar, 440–442

e dor torácica e no peito, 597–598
e dor ulnar do punho, 442–443
e entorse do tornozelo, 808–810
e espondilite anquilosante, 594–596
e espondilose e espondilolistese, 593–594
e hálux valgo, 812–813
e postura, 936–938
e posturas ao dormir, 957–958
e sesamoidite, 813–814
e síndrome da dor do trocanter maior, 711–713
e síndrome da dor subacromial, 355–357, *356–357*
e síndrome do túnel do carpo, 443–444
e síndromes de dor neuropática, *216*
eletrofisiologia, 32–34, *33–34*
entorse de ligamento lombar, 593–594
espécies reativas de oxigênio e disfunção muscular, 43–45
estenose lombar, 592–593
fadiga e, 962–963
fratura do metatarso por estresse, 811–812
hipóteses
eixo muscular, 40–43, *40–42*
integradas, 39–42, *40–42*
sistema nervoso simpático da dor miofascial, 42–44
histopatologia dos, *39–40*
efeito da ativação do receptor adenosina, 37–38
efeitos pós-sinápticos, 36–38, *38–39*
liberação de acetilcolina, regulação da, 37–38
neurotransmissores, 35–37
trifosfato de adenosina e teoria de Simons da crise energética, 36–37
instabilidade lombar, 592–593
junção neuromuscular
banda tensionada de pontos-gatilho, 33–34
despolarização sublimiar, 34–36
exigência citosólica de Ca^{2+} para contração muscular, 34–35, *36–39*
liberação ortodrômica evocada por estímulo de axônio, 34–35, *34–36*
lombalgia, 589–591, *590–592*
método de liberação de barreira e, 902–903
múltiplas disseminações
parâmetros de tratamento para, *932, 934*
técnica da microcorrente de frequência específica para, *930–931, 931–932, 934*
neuroma de Morton, 812–813
ombro congelado, 357–359
placa motora terminal
dupla excitação-contração, 38–40, *39–40*
mecanismos de controle de *feedback* de neurotransmissores, 39–40
polimorfismos do canal de íons, 43–44

polimorfismos do canal receptor K_{ATP}, 44–45
rigidez estática, 45–46, *45–46*
síndrome do desfiladeiro torácico e, 354–355
técnica de liberação miofascial (por pressão)
aplicação clínica de, 902–903, *902–903*
do músculo glúteo máximo, 902–903, *902–903*
exame sensorial quantitativo e, 18–20
paciente e escolha das intervenções, 901–903
para o músculo deltoide, 313–314
para o músculo serrátil anterior, 501–502
para os músculos escalenos, 245–246
visão geral de, 901–902
terapia do agulhamento para, 819–821
terapia manual para, 819–821
tipos de, 3
tratamento de
com *spray* frio, 918–921, *920–921*
crioterapia para, 918–921
terapia por ultrassom para, 920–922, *921–922*
Pontos-gatilho latentes, **3**
Pontos-gatilho miofasciais (PGMs), 60–61, 903–904, **904–905**. *Ver também* Pontos-gatilho (PGs)
Pontos-gatilho múltiplos disseminados
parâmetros de tratamento para, *932, 934*
técnica da microcorrente de frequência específica para, *930–931, 931–932, 934*
Pontos-gatilho no multífido lombar, 520–522
Posição ao dormir, 227–229, 957–959, *958–959*
da posição fetal, 564–565
do pé, 751–752, *752–753*
para o músculo bíceps braquial, *329–330*, 330–331
para o músculo braquial, 336
para o músculo coracobraquial, 320–322
para o músculo glúteo máximo, 612–614
para o músculo glúteo médio, 624–625
para o músculo infraespinal, 264–266, *265–266*
para o músculo latíssimo do dorso, 279–280
para o músculo pterigóideo medial, 140–141
para o músculo quadrado do lombo, 552–554, *552–553*
para o músculo redondo maior, 285–286
para o músculo redondo menor, 273–276
para o músculo serrátil anterior, 501–502
para o músculo serrátil posterior superior, 510–511
para o músculo supraespinal, 254–255
para os extensores que apoiam os dedos da mão, 386–387, *387–388*

para os músculos escalenos, 241–242, 244–245
para os músculos paraespinais, 522–524
para os músculos piriforme e rotador lateral profundo do quadril, 650–652, 651–653
para os músculos psoas, 565–566
para os músculos tríceps braquial e ancôneo, 347–349
para pontos-gatilho do tensor da fáscia lata, 637–638
para pontos-gatilho no glúteo mínimo, 635–636
para pontos-gatilho no isquiotibial, 695–696
posição em decúbito lateral, 958–959, 958–959
posição em prono, 958–959, 958–959
posição supina, 957–958, 958–959
Posição da língua
para o músculo masseter, 123–125
para o músculo pterigóideo lateral, 149
para o músculo pterigóideo medial, 140–141
para o músculo temporal, 133–134
para os músculos digástrico e anterior do pescoço, 161–162
para os músculos suboccipitais, 204–205
Posição de alívio dos escalenos, 238–239, 239–240
Posição de "pose infantil", 280–281. Ver também Posição quadrúpede
Posição de segmentação (divisora), 254–255
Posição deitada em gancho
para exame de pontos-gatilho
no músculo gastrocnêmio, 748–750, 750–751
no músculo glúteo mínimo, 633–634, 633–634
no músculo poplíteo, 702–703, 702–703
no músculo sóleo, 762–763, 763–764
respiração diafragmática na, 246
Posição em decúbito lateral
ativação do músculo abdutor do quadril, 547–548, 548–549, 620–621, 621–622
autoliberação miofascial (por pressão) de pontos-gatilho
do músculo diafragma, 491–492, 492–493
do músculo glúteo máximo, 612–614, 613
do músculo glúteo médio, 624–625, 624–625
do músculo infraespinal, 265–266, 265–266
do músculo peitoral maior, 459–460, 460–461
dos músculos adutores, 683–684, 683–685
dos músculos do assoalho pélvico, 582–585, 584–585

para exame de pontos-gatilho
no músculo flexor longo do hálux, 788–790, 788–790
no músculo flexor longo dos dedos, 788–790, 788–790
no músculo gastrocnêmio, 748–750, 750–751
no músculo glúteo mínimo, 633–634, 633–634
no músculo latíssimo do dorso, 278–279, 278–279
no músculo oblíquo externo do abdome direito, 535–536, 536–537
no músculo peitoral maior, 456–458, 457–458
no músculo serrátil anterior, 500–501, 500–501
no músculo sóleo, 762–763, 763–764
no músculo tensor da fáscia lata, 633–634, 633–635
no músculo tibial posterior, 773–774, 773–774
no músculo vasto lateral, 664–665, 665–666
nos músculos flexores do punho e dos dedos, 410–411, 411–412
nos músculos intercostais, 488–489, 490–491
nos músculos paraespinais toracolombares, 520–521, 520–521
para técnica da injeção em ponto-gatilho/agulhamento a seco para
da cabeça lateral, do músculo tríceps braquial, 852, 854–855, 856–857
da cabeça longa, do músculo tríceps braquial, 852, 854–855, 855–856
da cabeça média, do músculo tríceps braquial, 852, 854–855, 856–857
do músculo abdutor do dedo mínimo, 890–894, 892–893
do músculo abdutor do hálux, 890–893, 892–893
do músculo adutor do hálux, 893–894, 893, 895
do músculo deltoide médio, 849–851, 851–852
do músculo esplênio da cabeça, 839–841, 842, 845
do músculo esplênio do pescoço, 839–841, 842, 845
do músculo fibular curto, 884–885, 886–887
do músculo fibular longo, 884–885, 886–887
do músculo flexor acessório (quadrado plantar), 892–893, 893–894
do músculo flexor curto do hálux, 893–894, 893–894
do músculo flexor curto dos dedos, 890–893, 892–893
do músculo flexor longo dos dedos, 890–893, 890–893
do músculo glúteo máximo, 873–876, 875–876

do músculo glúteo mínimo, 875–876, 876–877
do músculo iliococcígeo, do diafragma pélvico, 872–873
do músculo iliocostal lombar, 866, 868–869, 868–870
do músculo infraespinal, 845, 847–848, 847–848
do músculo isquiococcígeo, do diafragma pélvico, 872–873
do músculo levantador da escápula, 841–842, 844–845, 844–845, 847
do músculo obturador interno, 877–878, 879–880
do músculo piriforme, 875–876, 878–879
do músculo poplíteo, 883–885, 884–885
do músculo pubococcígeo, do diafragma pélvico, 872–873
do músculo quadrado do lombo, 868–871, 871–873
do músculo redondo maior, 848–849, 850–851
do músculo redondo menor, 845, 847–848, 847–848
do músculo semiespinal da cabeça, 840–842, 843
do músculo semiespinal do pescoço, 840–842, 843
do músculo serrátil anterior, 864–866, 867
do músculo sóleo, 887–890, 888–889
do músculo supraespinal, 844–845, 847, 846
do músculo tensor da fáscia lata, 875–876, 877–878
do músculo tibial posterior, 888–890, 888–890
do músculo vasto lateral, 878–880, 881
postura ao dormir na, 112–113, 112–113, 958–959, 958–959
Posição em prono
para a técnica da injeção em ponto-gatilho/agulhamento a seco
das fibras do músculo trapézio inferior, 833–834, 834–836
das fibras do músculo trapézio médio, 833–834, 834–836
das fibras do músculo trapézio superior, 833–834, 833–834
do músculo ancôneo, 852, 854–855, 857–858
do músculo bíceps femoral, 883–885, 883–885
do músculo deltoide posterior, 850–851, 851–852
do músculo flexor longo do hálux, 890–893, 890–893
do músculo gastrocnêmio, 886–888, 888–889

do músculo gêmeo, 877–878, 879–880
do músculo glúteo máximo, 873–876, 875–876
do músculo glúteo médio, 875–876, 876–877
do músculo glúteo mínimo, 875–876, 876–877
do músculo iliocostal lombar, 866, 868–869, 868–870
do músculo infraespinal, 845, 847–848, 847–848
do músculo latíssimo do dorso, 845, 847–848, 849–850
do músculo multífido do pescoço, 840–842, 843
do músculo obturador externo, 877–878, 879–880
do músculo piriforme, 875–876, 878–879
do músculo plantar, 888–890, 888–890
do músculo poplíteo, 883–885, 884–885
do músculo quadrado femoral, 877–878, 879–880
do músculo redondo menor, 845, 847–848, 847–848
do músculo serrátil posterior inferior, 865–866, 868, 867
do músculo serrátil posterior superior, 865–866, 868, 867
do músculo sóleo, 887–890, 888–889
do músculo supraespinal, 844–845, 847, 846
dos músculos isquiotibiais, 883–885, 883–885
dos músculos paraespinais profundos (multífidos), 866, 868–869, 869–870
dos músculos romboides, 848–850, 851–852
dos músculos suboccipitais, 841–842, 844–845, 844–845, 847
para exame de pontos-gatilho
nas fibras do trapézio, 97–99, 98–99
no músculo flexor longo do hálux, 788–790, 788–790
no músculo flexor longo dos dedos, 788–790, 788–790
no músculo gastrocnêmio, 748–750, 750–751
no músculo glúteo máximo, 608, 610–611, 612–614
no músculo plantar, 762–763, 763–764
no músculo poplíteo, 706–707, 706–707
no músculo semimembranáceo, 692–694
no músculo semitendíneo, 692–694
no músculo sóleo, 762–763, 763–764
nos músculos dorsais, 802–803, 803–804
nos músculos plantares, 801–803, 803–804

nos músculos romboides, 302–303, 302–303
postura ao dormir na, 958–959, 958–959
Posição em supino/prono sem uso de pesos, 748–749, 748–749
Posição litotômica
para exame externo da pelve, 579–580
para o músculo bulboesponjoso (bulbocavernoso), 873–875
para o músculo isquiocavernoso, 872–875
para o músculo obturador interno, 877–878, 879–880
para o músculo transverso profundo do períneo, 873–875
para o músculo transverso superficial do períneo, 873–875
Posição neutra em pé, vista/plano sagital da, 937–938
Posição prona aberta cinética, para o músculo glúteo máximo, 606–607
Posição quadrúpede
autoalongamento do músculo quadrado do lombo direito na, 555–556, 555–556
para o músculo trapézio, 103–104, 103–104
para os músculos paraespinais toracolombares, 522–524, 523–524
Posição sentada
ativação dos flexores profundos do pescoço na, 162–163, 162–163
autoliberação miofascial (por pressão) de pontos-gatilho
do músculo infraespinal, 265–266, 265–266
do músculo levantador da escápula, 229–231, 229–230
do músculo quadrado do lombo, 554–555, 554–555
do músculo quadríceps femoral, 667–669, 668–671
do músculo tibial posterior, 775–776, 775–776
dos músculos adutores, 683–684, 683–685
avaliação da, 547–548
diferenciação de músculos romboides na, 302–303, 302–303
para músculos do assoalho pélvico, 582–584
para o ombro intensamente dolorido, 294–296, 295–296
Posição sentada, 955–956, 955–956
músculo poplíteo na, relaxamento do, 706–707, 706–707
para exame do músculo isquiotibial, 690–692
para o músculo glúteo máximo, 612–614
para os músculos extensores dos dedos e extensor do indicador, 387–388, 387–388
para os músculos piriforme e rotador lateral profundo do quadril, 650–652
para os músculos psoas, 565–566

Posição sentada de Brugger, 955–956
Posição sentada por tempo prolongado
para exame de pontos-gatilho
no músculo tibial anterior, 726–727, 726–727
nos músculos dorsais, 802–803, 803–804
nos músculos plantares, 801–803, 803–804
Posição supina
para exame de pontos-gatilho
nas fibras do trapézio, 97–99, 98–99
no músculo adutor curto, 680–682
no músculo adutor longo, 680–682
no músculo coracobraquial, 318–319
no músculo esternocleidomastóideo, 110–111, 110–111
no músculo extensor longo do hálux, 781–782, 781–782
no músculo extensor longo dos dedos, 781–782, 781–782
no músculo masseter, 121–122, 122–123
no músculo poplíteo, 702–703, 702–703
no músculo redondo maior, 284–285, 284–285
no músculo subescapular, 290–291
no músculo tibial anterior, 726–727, 726–727
nos músculos dorsais, 802–803, 803–804
nos músculos plantares, 801–803, 803–804
nos músculos quadríceps femoral e sartório, 664–665, 665–666
para liberação miofascial (por pressão) de pontos-gatilho
flexores profundos do pescoço, ativação dos, 161–162, 162–163
músculo diafragma, 491–492, 492–493
músculo infraespinal, 265–266, 265–266
músculo quadrado do lombo, 554–555, 555–556
para técnica da injeção em ponto-gatilho/agulhamento a seco
da borda intermediária da cabeça média, do músculo tríceps braquial, 852, 854–855, 857–858
da cabeça longa do músculo tríceps braquial, 852, 854–855, 855–856
das fibras do músculo trapézio superior, 833–834, 833–834
do grupo muscular iliopsoas, 870–872, 871–875
do músculo abdutor do dedo mínimo, 860–862, 863–864
do músculo adutor curto, 879–880, 882–883, 882–883
do músculo adutor do polegar, 859–861, 863–864
do músculo adutor longo, 879–880, 882–883, 882–883

do músculo adutor magno, 880, 882–883, *882–883*
do músculo bíceps braquial, 851–852, 854–855, *853*
do músculo braquial, 852, 854–855, *852, 854–855*
do músculo braquiorradial, 855–856, *858–859*
do músculo coracobraquial, 850–852, *853*
do músculo deltoide anterior, 849–850, *851–852*
do músculo digástrico, 836–839, *839–841*
do músculo esternocleidomastóideo, 834–836, *835–836*
do músculo extensor curto do hálux, 894–896, *894–896*
do músculo extensor curto dos dedos, 894–896, *894–896*
do músculo extensor do indicador, 856–858, *859–861*
do músculo extensor dos dedos, 856–857, *859–861*
do músculo extensor longo do hálux, 888–891, *890–891*
do músculo extensor longo dos dedos, 888–890, *890–891*
do músculo fibular terceiro, 884–885, *886–887*
do músculo flexor profundo dos dedos, 858–859, *861–863*
do músculo flexor radial do carpo, 857–859, *861–863*
do músculo flexor superficial dos dedos, 858–859, *861–863*
do músculo flexor ulnar do carpo, 858–859, *861–863*
do músculo grácil, 880, 882–883, *882–883*
do músculo latíssimo do dorso, 845, 847–848, *849–850*
do músculo longo do pescoço, 837–840, *840–842*
do músculo masseter, 834–836, *836–838*
do músculo oponente do polegar, 859–861, *863–864*
do músculo palmar longo, 857–858, *860–862*
do músculo pectíneo, 882–883, *883–884*
do músculo peitoral menor, 863–864, *866, 868–869*
do músculo prócero, 838–840, *841–842, 844–845*
do músculo pronador quadrado, 858–859, *862–864*
do músculo pronador redondo, 858–859, *862–864*
do músculo pterigóideo lateral, 836–838, *838–840*
do músculo pterigóideo medial, 835–836, *837–839*
do músculo redondo maior, 848–849, *850–851*
do músculo reto femoral, 877–878, 880, *882–883*
do músculo subclávio, 862–864, 866, *868–869*
do músculo subescapular, 848–849, *850–851*
do músculo supinador, 857–858, *860–862*
do músculo temporal, 835–836, *837–839*
do músculo tensor da fáscia lata, 875–876, *877–878*
do músculo tibial anterior, 884–885, *886–887*
do músculo vasto intermédio, 877–878, 880, *882–883*
do músculo vasto lateral, 878–879, *881*
do músculo zigomático maior direito, 838–840, *840–842*
dos músculos escalenos, 841–842, 844–845, *845, 847–848*
dos músculos extensores do punho, 852, 854–856, *858–859*
dos músculos interósseos dorsais, *893, 895, 894–896*
dos músculos isquiotibiais, 883–885, *883–885*
para teste do comprimento do músculo peitoral maior, 455–456, *456–457*
postura ao dormir na, 957–958, *958–959*
Posicionamento em canivete, 345–346
Posições das costelas, alteração de, 481–482, *482–483*
Postura, **936–937**. *Ver também* Postura da cabeça para a frente (FHP); Educação postural
　análise ergonômica do computador/estação de trabalho, 955–957, *956–957*
　ao dirigir veículo, 956–958, *957–958*
　ao dormir, 957–959, *958–959*
　ao sentar, 955–956, *955–956*
　avaliação e exame, considerações para
　　cabeça, 943–945, *944–945*
　　coluna cervical, 943–945, *944–945*
　　coxa, 946–947, *947–948*
　　disfunções posturais, 937–940
　　em pé estático, 939–942, *940–942*
　　escápula, 944–945, *945–946*
　　joelho, 946–947, *947–948*
　　normas posturais, 937–940
　　parede abdominal, 942, 944, *944–945*
　　pé, 946–948, *947–948*
　　pelve, 940–943, *941–943*
　　quadril, 940–943, *941–943*
　　região da extremidade superior, 945–947, *945–947*
　　tornozelo, 946–948, *947–948*
　consideração biomecânica, 937–939, *937–938*
　consideração gravitacional, 937–939, *937–938*
　desenvolvimento da, 937–939
　e dor, 937–938
　e estabilidade, 937–939
　e músculo, 936–937
　e o pé, 962–963
　e pontos-gatilho, 936–938
　e respiração, 951–954
　　músculo diafragma, 953–955
　e vida profissional/lazer, 937–939, *939–940*
　genética, 937–939
　músculo pterigóideo medial, 140–141
　músculos romboides menor e maior, 303–304
　observação da, 181–182, 516–518, 547–548, 561–562
　para o músculo coracobraquial, 320–322
　para o músculo glúteo máximo, 612–614
　para o músculo levantador da escápula, 229–230
　para os músculos anteriores do pescoço, 161–162
　para os músculos escalenos, 244–245
　para redução do estresse gravitacional, 195–196
　síndrome da camada, 951–952, *951–952*
　síndromes cruzadas de Janda
　　síndrome cruzada inferior, 949–951, *950–951*
　　síndrome cruzada superior, 948–950, *948–949*
Postura cifótica da cabeça para a frente, 939–940
Postura com ombro arredondado, 184–185, 303–304, 470–471, 498–500
　correção de, 474–475
Postura da cabeça para a frente (FHP), 66–69, 120–122, 184–185, 204–205, 937–939, 948–950
　do músculo occipitofrontal, 176–177
　excessiva, 203–204
　função respiratória e, 953–955
　indutora de cefaleia, 955–956
　músculo masseter, 122–124
　músculo pterigóideo lateral, 149
　músculo pterigóideo medial, 140–141
　músculos suboccipitais, 200–202
　para os músculos anteriores do pescoço, 161–162
　posição mandibular induzida por, 132–133
　tratamento da, 949–950
Postura da posição com uma perna, 619–620, *619–620*
Postura da síndrome da ampulheta, 942, 944, *944–945*, 954–955
Postura de apoio ao dormir, 459–460
Postura "de queda", 291–293
Postura do balanço para trás, 690–692, 937–939
Postura excelente, definida, **937–939**
Postura lordótica, 939–940
Postura militar, 459–460, 474–475

Postura plana das costas, 937–939, 939–940
Potenciais de placa terminal em miniatura (MEPPs), 32–33, 36–37, 43–44
POTS (taquicardia ortostática postural), 69–70
Prednisolona, *829–830*
Prednisona, *829–830*
Prega glútea, inferior, 940–943, *942*, *944*
Prejuízo do flexor cervical profundo, 213–215
Preocupação intensa, 204–205
Preparação hiperalgésica, 13–14
Pressão intra-abdominal (PIA), 942, 944, 953–954
Prilocaína, de injeção em pontos-gatilho, 828–829
Primeiras impressões, 81–83
Princípio do tamanho, de Henneman, 51–53
Privação do sono, 70–71
Procaína, 823–825, 827–829, *827–829*, 836–838
Procedimento de alongamento ativo, **902–903**
Procedimento de alongamento passivo, **902–903**
Processo de liberação de Ca²⁺ induzido por Ca²⁺, 42–43
Pró-colágeno, tipo V, 68–69
Proctalgia fugaz, 580–581, 583, **581–582**
Programa de estabilização da coluna, 566
Programa de treinamento da flexibilidade, 914–916
Programa de treino de alongamento, 914–916
Programa de treino de força, 913–915
 análise de necessidades, 913–914
 carga do treino, 913–914
 carga e repetição, volume do, 914–915
 frequência do treino, 913–915
 seleção de exercícios, 913–914
 variáveis de planejamento para, 913–914, *914–915*
Prolapso de disco, 588–589
Proporção da carga de trabalho, de aguda a crônica, 913–914
Proporção trabalho-descanso, 925–926
Prostatite, 681–683
 crônica, 564–565, 581–582
Proteína G, 6–8, 12–13, *12–13*
 receptores de estrogênio acoplados à (GPER), 61–62
Protração escapular, 303–304
Protrusão de disco, 588–589
Protrusão mandibular, 144–145
"Protuberância do sapato fechado com salto" ("*pump bump*"), 765–766
Pseudoapendicite, 531–532
Psoríase, 194–195
Ptose, 108–110
Pubalgia atlética, 710–711
Pulso podálico dorsal, palpação do, 800–801
Pulso tibial posterior, palpação do, 801

Q

QST. *Ver* Exame sensorial quantitativo (QST)
Quadril
 abdução, 675–676
  ativação muscular, 547–548, *548–549*
 artrite, 611–612
 assimetrias posturais do, 940–943, *941–944*
 avaliação do comprimento do flexor, 607–608, *609*
 dor, 632–633
  paciente, avaliação inicial da, 710–712
  pontos-gatilho e, 711–712
  visão geral da, 710–711
 e joelho, compressão do nervo, 717
 e teste de força de rotação lateral, 645–647
 extensão, 565–566, 628–629
 flexão, 628–629
  e estabilidade, 558–561
 osteoartrite
  paciente, avaliação inicial do, 709–711
  pontos-gatilho na, 710–711
  visão geral da, 709–710
 padrão de ativação muscular, 620–621
 patologia/disfunção articular, *619–620*, 623–625
 rotação medial e lateral, 560–561
 teste de força, 620–621
 treinamento, 620–621, *622–623*
Quebec Task Force (Força-Tarefa de Quebec), 210–211
Questionário da Dor de McGill, 66–68
Questionário de Aceitação da Dor Crônica, 77–78
Questionário de Dor nas Costas de Roland-Morris, 547–548
Questionário de Impacto da Fibromialgia (FIQ), 65–66

R

Raciocínio clínico, **83–84**
 encaminhamento, papel do, 84–85
 estratégias multimodais de tratamento, 83–85
Radiculopatia torácica, 491–492
Raiva, dor e, 78–79
Ramo cervical dorsal, 179–180
RCL (resposta de contração local), 262–263, 372–373, 819–821, 823–824, 832–833
Reações da desintoxicação, e técnica MFE, 926–929, 932, 934
Receptor di-hidropiridina (DHPR), 34–35
Receptor dos ASICs (canais de íon detectores de ácido), 11–12
Receptor dos canais de íon detectores de ácido (ASICs), 11–12
Receptor P2Y, 12–13
Receptores cainato, 6–8
Receptores da superfície celular, 9–12
Receptores de Pacini, 55–56
Receptores de Ruffini, 55–56
Receptores do glutamato humano, 6–8
Receptores ionotrópicos, 6–8
Receptores metabotrópicos, 6–8
Receptores pacinianos, 55–56
Receptores polimodais, 11–12
Receptores purigênicos adenosina, 37–38
Recreação, e postura, 937–939, *939–940*
Reeducação neuromuscular, 911–913, *911–912*
Reflexo de alongamento, 903–904
Reflexo de Hoffman (reflexo H), 903–904
Reflexo viscerossomático, 536–538
Regras de Ottawa para o tornozelo, 808–809
Respiração, 951–952
Respiração abdominal. *Ver* Respiração diafragmática
Respiração diafragmática, 113–114, 565–566
 avaliação da, 487–488
 com técnica pós-isométrica de relaxamento, 902–904
 músculos escalenos, 238–239, 246, 245–246
 orientação em, 491–492, *492–493*
 para músculos abdominais, 536–538
 para pontos-gatilho
  no músculo serrátil anterior, 501–502
  no músculo serrátil posterior superior, 510–511
 respiração torácica e, 241–243
Respiração difícil, 235–236
Respiração nasal, respiração pela boca vs., 160–161
Respiração nasodiafragmática, 149
Respiração paradoxal, 484–485. *Ver também* Respiração torácica
Respiração pela boca, 149
 crônica, 138–140
 músculos anteriores do pescoço, 162–163
 vs. respiração nasal, 160–161
 vs. respiração nasodiafragmática, 140–141
Respiração torácica, 238–239, 245–246, 490–491, 565–566, 954–955
 tosse crônica, enfisema ou asma, 110–111
 vs. respiração diafragmática, 241–243
Respiração. *Ver também* Respiração torácica; Respiração diafragmática; Respiração pela boca; Respiração nasal
 considerações posturais de, 951–955
 difícil, 235–236
 disfuncional, 953–955, *954–955*
 músculo diafragma
  avaliação do, 953–955
  considerações de tratamento para, 954–955
  função postural do, 953–954
 postura e, 951–954
 respiração pela boca vs., 160–161
 silenciosa, 484–485
Respirassomos, 52–54

Resposta de contração local (RCL), 262–263, 372–373, 819–821, 823–824, 832–833
Ressonância magnética (RM), 756–757, 774–775
　para tendinopatia do tendão, 695–696
　sinais hiperintensos, detecção de, 693–695
Ressonância magnética funcional, *biofeedback* que utiliza, 925–926
Retículo endoplasmático, 13–14, *14–16*
Retração do pescoço, ativa, 204–205, *204–205*
Retrator escapular, 93–94
Retropé varo/valgo, 800–801
Rigidez estática, 45–46, *45–46*
Rigidez/hipertrofia do sóleo, 947–948, *947–948*
Rigor mortis, 43–44
Rimabotulínica (Myobloc), *830–831*
RM (ressonância magnética), 756–757, 774–775
　para tendinopatia do tendão, 695–696
　sinais de hipertensão, detecção de, 693–695
Ropivacaína, 828–829
Rotação do pescoço, atividade de PG no escaleno e, 238–239
Rotação e flexão da coluna, 530–531
Rotação escapular, perda da, 226–227
Rotadores laterais curtos. Ver *músculos específicos*
Royal London Hospital Test, 751–752
Ruído de placa terminal, 36–37, 42–43
Ruptura conjunta do tendão. Ver Pubalgia atlética
Ruptura de tendão, espontânea, 386–387
Ruptura do lábio do acetábulo, 710–711
Rupturas do menisco, 704–705
RVM (medula rostral ventromedial), 61–62

S

Sacroileíte, 649–652
Salto agulha, 947–948, *947–948*
Salto quadrado, 946–948, *947–948*
Sangramento, prevenção de, 823–824, *824–826*
Sapateado (tamborilar), 965–966
　para pé em prono, *965–966*
　para pé supinado, *966–967*
Sapato
　ajuste adequado do, 963–964, *964–965*
　modelo, 963–964
　modificações, 964–966
　para pé em prono, 965–966
　para pé em supino, 966–967
　para pé equinovaro, 964–966
　partes do, *963–964*
Sapatos com "controle do movimento", 963–964
Sarcômero, 45–46, *45–46*, 48, *50–51*
SCCEPp (síndrome compartimental crônica de esforço posterior profunda), 765–766, 775–776

SCS (síndrome cruzada superior), 225–226, 948–950, *948–949*
SDPC (síndrome da dor pélvica crônica), 532–533, 594–596
　prostatite crônica e, 581–582
SDPF. Ver Síndrome da dor patelofemoral (SDPF)
SDTM. Ver Síndrome da dor do trocanter maior (SDTM)
SEA (atividade elétrica espontânea), 32–33, *33–34*
Segundo coração do corpo, 758–760
Seio maxilar
　dor, 138–139, 146–147
　drenagem, 110–111
　infecção, 109–110
Seios nasais venosos, 758–760
Sensação de picada, 400–401, *400–401*
Sensação referida, 5–6, 21–22
Sensibilidade da cápsula articular, 207–209
Sensibilidade mamária, 458–459
Sensibilidade nociceptiva central, 18–19
Sensibilização, características da, 5–6
Sensibilização central, 5–6, *5–6*, 17–18
Sensibilização periférica, 5–6, *17–18*
Septo intermuscular médio, 438–439
Sequestro de disco, 588–589
Serapina, 829–830
SERCA (ATPase Ca²⁺ do retículo sarcoendoplasmático) bomba, 52–54
Serotonina (5-HT), 12–13, 35–36
Sesamoidite, 812–813, **813–814**
　avaliação do paciente com, 813–814
　pontos-gatilho e, 813–814
　visão geral da, 812–814
SETM (síndrome do estresse tibial médio), **774–775**, 791–792, 804–805
Short Physical Performance Battery (ou bateria reduzida de testes de desempenho físico), 66–68
SIEC (sistema integrado de estabilidade da coluna), 953–954
Signalossomo, 13–14
Sinal de Beevor, 535–536
Sinal de Freiberg, 645–647
Sinal de Froment, 442–443
Sinal de Lasegue, 645–647, 694–695
Sinal de "muitos dedos", 771–773
Sinal de Neer, 355–356
Sinal de queda, 272–273
Sinal de Romberg, 109–110, 592–593
Sinal de Silfverskiold, 748–749, *748–749*
Sinal de Spurling, 264–266, 328–330, 409–410
Sinal de Tinel, 194–195, 353–354, 440–444, 739–741
Sinal de Trendelenburg, 619–620, *620–621*, 624–625, 645–647
Sinal de Wartenberg, 442–443
Sinal de Yergason, 355–356
Sinalização X-ROS, 20–21
Sincinesia respiratória, **903–904**
Síndrome clínica distintiva, 194–195

Síndrome compartimental, **727–728**, 765–766, 774–775
　aguda, 739–740
　aguda de esforço, 739–740
　aguda espontânea, 386–387
　anterior, 765–766, 782–783
　crônica de esforço, **727–728**, 739–740, **782–783**
　induzida por esforço/exercício, crônica, **739–740**
　paraespinal, 522–524
　posterior, 765–766, 775–776
　posterior profunda, 775–776
Síndrome compartimental crônica de esforço posterior profunda (SCCEPp), 765–766, 775–776
Síndrome compartimental paraespinal, 522–524
Síndrome costoclavicular, 351–353
Síndrome cruzada distal/pélvica. Ver Síndrome cruzada inferior
Síndrome cruzada inferior, 949–951
　subtipo A, 949–950, *949–950*
　subtipo B, 949–950, *950–951*
Síndrome cruzada superior (SCS), 225–226, 948–950, *948–949*
Síndrome da camada, 951–952, *952*
Síndrome da captura precordial, 458–459, 491–492
Síndrome da costela deslizante, 458–459, 491–492, 533–535
Síndrome da dor do trocanter maior (SDTM), 624–625
　paciente, avaliação inicial do, 711–712
　pontos-gatilho e, 711–713
　visão geral da, 711–712
Síndrome da dor hemiparética do ombro, 294–296
Síndrome da dor localizada e complexa, 13–16
Síndrome da dor miofascial, 13–16, 48
　dor crônica, função alterada do SNC, e padrões de má adaptação dos movimentos, 69–71
　e síndrome do túnel do rádio, 437–438
　fatores hormonais para
　　estrogênio, 60–62
　　hipotireoidismo subclínico, 62–64
　　testosterona, 62–63
　fatores mecânicos perpetuadores para
　　outros estresses mecânicos, 68–70
　　postura da cabeça para a frente, 66–69
　　síndrome de Ehlers-Danlos, 66–68, 68–69
　fatores nutricionais para
　　magnésio, 65–68
　　vitamina D, 64–66
　　vitaminas B, 63–65
　outros fatores perpetuadores
　　deficiência de ferro, 70–71
　　infestação de protozoários, 70–71
　　privação do sono, 70–71
　papel da fáscia na. Ver Fáscia
　papel dos músculos na. Ver Músculos

Síndrome da dor miofascial do piriforme, 645–646, 649–650, 712–713
Síndrome da dor patelofemoral (SDPF), 551–552, 621–622, 624–625, 666–669, 804–805
    paciente, avaliação inicial do, 712–714
    pontos-gatilho e, 713–714
    tratamentos para, 712–713
    visão geral da, 712–713
Síndrome da dor pélvica crônica (SDPC), 532–533, 594–596
    prostatite crônica e, 581–582
Síndrome da dor subacromial, 254–255, 293–294, 468, 470–471, 500–501
    avaliação inicial da, 355–356
    pontos-gatilho e, 355–357, *356–357*
    síndrome do manguito rotador e impacto do ombro, 354–356
Síndrome da dor trocantérica, 875–876
Síndrome da estratificação. *Ver* Síndrome da camada
Síndrome da hiperabdução, 353–354, 471–473
Síndrome da hipermobilidade articular, 66–68, 68–69
Síndrome da impactação ulnar, 440–443
Síndrome da intersecção, 375–376, 439–440
Síndrome da parede abdominal anterior, 533–535
Síndrome da ponta da costela, 458–459, 533–535
Síndrome da pressão coracoide, **353–354**
Síndrome da rigidez cervical, 96–97, 109–110, 112–113, 181–182, 226–227, 358–359
Síndrome da sobrecarga da extensão do valgo, 437–438
Síndrome da tesoura aberta, 941–943, *943–944*
Síndrome das pernas inquietas, 70–71
Síndrome de Eagle, 160–162
Síndrome de Ehlers-Danlos (EDS), 66–68, 68–69, 386–387
    controle da, 69–70
    dor na, 69–70
Síndrome de Haglund, **765–766**
Síndrome de Horner, 169–171
Síndrome de Morgagni, 138–140
Síndrome de Reiter, 194–195
Síndrome de Tietze, 458–459, 466, 490–492, 533–535, 596–597
Síndrome de um só músculo, 374–375, 633–636, 804–805, 918–920
Síndrome de Wartenberg, 375–376, 395–396, 439–442
Síndrome do atrito do trato iliotibial, 635–636, 714–715
Síndrome do canal de Guyon, 398, 422–423, 431–432
Síndrome do cordão amarrado, 69–70
Síndrome do desfiladeiro pseudotorácico miofascial, 285–286

Síndrome do desfiladeiro torácico, 235–236, 239–240, **351–353**, 471–473, 478–480
    avaliação inicial da, 353–355
    como causa de dor no cotovelo médio, 437–439
    compressão
        em razão de anormalidades congênitas, 353–354
        no espaço costoclavicular/da primeira costela, 351–354
        no espaço subpeitoral menor, 353–354
        no triângulo interescaleno, 351–353
    flexores do punho e dos dedos e, 411–412
    músculo latíssimo do dorso e, 279–280
    músculo redondo maior e, 279–280
    músculo subescapular e, 293–294
    músculos interósseos e, 431–432
    pelos músculos escalenos, *241–242*
    pontos-gatilho e, 354–355
    visão da tomografia computadorizada da, *243–244*
    vs. síndrome do peitoral menor, 471–475
Síndrome do desfiladeiro torácico neurogênico, 471–473
Síndrome do escaleno anterior (*anticus*), 241–243
Síndrome do espaço quadrilátero, 273–276, 285–286
Síndrome do estresse tibial medial (SETM), 791–792, **774–775**, 804–805. *Ver também* Tendinopatia do calcâneo
Síndrome do impacto femoroacetabular, 70–71, 611–612
Síndrome do impacto subacromial (SIS), 227–229, 254–255, 264–266, 294–296, 312–313, 319–321, 470–471
Síndrome do intervalo triangular, 285–286
Síndrome do isquiotibial, 690–691, 694–695
Síndrome do levantador do ânus, 573, 575, 580–581, 583
Síndrome do manguito rotador, 354–356
Síndrome do músculo omo-hióideo, 161–162
Síndrome do ombro congelado, 293–296, **293–294**
Síndrome do peitoral menor, 471–475
Síndrome do polegar de jardineiro, 410–411, 420–422
Síndrome do pronador, 438–439
Síndrome do pronador redondo, 412–414
Síndrome do trato iliotibial (STIT). *Ver* Síndrome do atrito do trato iliotibial
Síndrome do túnel cubital, 346–348, 411–412, 438–439
Síndrome do túnel de Guyon, 440–443
Síndrome do túnel do carpo, 336, 351–353, 438–439, 442–444
    flexores do punho e dos dedos, 412–414
    músculo coracobraquial, 319–321
    músculo escaleno, 243–244
    músculo infraespinal, 259–261
    músculo palmar longo, 398, 401–402

    músculos adutor e oponente do polegar, 422–423
    músculos interósseos, lumbricais e adutor do dedo mínimo, 431–432
Síndrome do túnel do tarso, **809–810**
    avaliação do paciente com, 810–811
    fatores extrínsecos para, 809–811
    fatores intrínsecos para, 809–810
    pontos-gatilho na, 810–811
    visão geral da, 809–811
Síndrome do túnel radial, 372–375, 395–396, 436–437
Síndrome dos escalenos, 431–432
Síndrome escapulocostal, 358–359, 507–511
Síndrome facetária, 650–652
Síndrome facetária lombar, 522–524
Síndrome fibromiálgica (FMS), 13–16, 61–62, 191–195, 200–201, 491–492, 522–524, 904–905
Síndrome MERFF (epilepsia mioclônica associada com fibras vermelhas desorganizadas), 52–54
Síndrome miofascial abdominal, 532–533
Síndrome pós-laminectomia, 649–650
Síndrome sacroilíaca, 522–524
Síndrome xifoide hipersensível, 458–459
Síndromes compartimentais de esforço, 727–728, 756–757, 765–766, 774–775, 791–792
Síndromes cruzadas de Janda
    síndrome cruzada inferior, 949–951, *950–951*
    síndrome cruzada superior, 948–950, *948–949*
Síndromes da dor crônica, treinamento aeróbio para, 915–916
Síndromes de dor cervical pós-laminectomia, 194–195
Sinfisite, 681–683
Sinquinese, respiratória, **903–904**
Sinusite, 108–109, 111–112, 119–120, 138–139, 146–147, 149
SIS (síndrome do impacto subacromial), 227–229, 254–255, 264–266, 294–296, 312–313, 319–321, 470–471
Sistema integrado de estabilidade da coluna (SIEC), 953–954
Sistema nervoso simpático da dor miofascial, 42–44
Sistema somatossensorial, 937–939
Sistema vestibular, 937–939
Sistema visual, 937–939
SLR (elevação da perna reta), 589–591, 717, 750–751
    para levantamento de dados da força dos músculos isquiotibiais, 690–692, *692–694, 694–695*
Solução de dextrose, em técnicas proliferativas de injeção, 829–830
Som da crepitação (*crepitus*), 201–202
Somatório espacial, 912–913
Somatório temporal, 18–19, 912–913
Sons articulares de clique, 207–209
Spray frio, 821–823, 918–921, *920–921*

Star Excursion Balance Test, 808–809
Subluxação do tendão fibular, 741–742
Substância P, 6–8, 21–22, **932**, **934**
Substância periaquedutal cinzenta (PAG), 13–14, *16–17*
Sulfassalazina, 594–596
Supercomplexos, 52–54
Superfície caudal (abdominal) do músculo diafragma, *482–483*
Supinador longo. *Ver* Músculo braquiorradial
Surdez, 108–109

T

Tala/aparelho para oclusão, 124–125
Talas, 431–432
Talas anterolaterais da tíbia, **727–728**
Talas para tíbia, **727–728**
    anterolateral, **727–728**
    posteromedial, **728–729**
    síndrome, 774–775
Talas posteromediais da tíbia/canela, **728–729**
Tapentadol, 14–16
Taquicardia ortostática postural (POTS), 69–70
Técnica contrair-relaxar, 353–354, 912–914
    para alongamento do músculo adutor, 684–685, *684–685*
    para o músculo subescapular, 290–291
    para o músculo supraespinal, 255–256
    para os músculos peitoral maior e subclávio, 460–461
    princípio da, 912–914
Técnica Cyriax, 906–908
Técnica da bandagem Low-Dye, 965–966
Técnica da injeção em pontos-gatilho (IPG)
    advertências de Travell e Simons para, 825–827
    anestésicos locais para, 827–829
        classificação, e usos de, 827–829, *828–829*
        mecanismo de ação, 827–829
        miotoxicidade dos, 827–829
        reações alérgicas a, 827–829
    calibre da agulha, escolha do, 820–823
    contraindicações à, *824–826*
    corticosteroides para, 828–831
        efeitos adversos de, 829–830
        esteroides glicocorticoides de uso comum, 829–830
    definida, **819–820**, *820–821*
    músculo vasto intermédio, tensor do, 879–880, *882–883*
    neurotoxinas para, 830–831, *830–831*
        efeitos secundários resultantes de, 831
    orientação/diretriz clínica para, 821–826, 823–824, *825–828*
    para as fibras do músculo trapézio inferior, 833–834, *834–836*
    para as fibras do músculo trapézio médio, 833–834, *834–836*
    para as fibras do músculo trapézio superior, 833–834, *833–834*
    para o grupo muscular iliopsoas, 870–872, *871–875*
    para o músculo abdutor do dedo mínimo, 860–862, *863–864*, 890–894, *892–893*
    para o músculo abdutor do hálux, 890–893, *892–893*
    para o músculo adutor curto, 879–880, 882–883, *882–883*
    para o músculo adutor do hálux, *893–894*, 893, 895
    para o músculo adutor do polegar, 859–861, *863–864*
    para o músculo adutor longo, 879–880, 882–883, *882–883*
    para o músculo adutor magno, 880, 882–883, *882–884*
    para o músculo ancôneo, 852, 854–855, *857–858*
    para o músculo articular do joelho, 879–880, *882–883*
    para o músculo bíceps braquial, 851–852, 854–855, *853*
    para o músculo braquial, 852, 854–855, *852, 854–855*
    para o músculo braquiorradial, 855–857, *858–859*
    para o músculo bulboesponjoso (bulbocavernoso), *873–875*
    para o músculo coracobraquial, 850–852, *853*
    para o músculo deltoide, 849–851, *851–852*
    para o músculo diafragma, 864–866
    para o músculo digástrico, 836–839, *839–841*
    para o músculo esplênio da cabeça, 839–841, *842, 845*
    para o músculo esplênio do pescoço, 839–841, *842, 845*
    para o músculo esternal, 862–864, *865–866, 868*
    para o músculo esternocleidomastóideo, 833–836, *835–836*
    para o músculo extensor curto do hálux, 894–896, *894–896*
    para o músculo extensor curto dos dedos, 894–896, *894–896*
    para o músculo extensor do indicador, 856–858, *859–861*
    para o músculo extensor dos dedos, 856–857, *859–861*
    para o músculo extensor longo do hálux, 888–891, *890–891*
    para o músculo extensor longo dos dedos, 888–890, *890–891*
    para o músculo fibular curto, 884–885, *886–887*
    para o músculo fibular longo, 884–885, *886–887*
    para o músculo fibular terceiro, 884–885, *886–887*
    para o músculo flexor acessório (quadrado plantar), *892–893, 893–894*
    para o músculo flexor curto do hálux, 893–894, *893–894*
    para o músculo flexor curto dos dedos, 890–893, *892–893*
    para o músculo flexor longo do hálux, 890–893, *890–893*
    para o músculo flexor longo dos dedos, 890–893, *890–893*
    para o músculo gastrocnêmio, 886–888, *888–889*
    para o músculo glúteo máximo, 873–876, *875–876*
    para o músculo glúteo médio, 875–876, *876–877*
    para o músculo glúteo mínimo, 875–876, *876–877*
    para o músculo grácil, 880, 882–883, *882–883*
    para o músculo iliococcígeo, do diafragma pélvico, 872–873
    para o músculo iliocostal lombar, 866, 868–869, *868–870*
    para o músculo iliocostal torácico, 865–869, *868–870*
    para o músculo infraespinal, 845, 847–848, *847–848*
    para o músculo isquiocavernoso, *872–875*
    para o músculo isquiococcígeo, do diafragma pélvico, 872–873
    para o músculo latíssimo do dorso, 845, 847–849, *849–850*
    para o músculo levantador da escápula, 841–842, 844–845, *844–845, 847*
    para o músculo longo do pescoço, 837–840, *840–842*
    para o músculo longuíssimo do tórax, 865–866, 868, *868–870*
    para o músculo masseter, 834–836, *836–838*
    para o músculo multífido do pescoço, 840–842, *843*
    para o músculo oblíquo externo do abdome, 868–870, *869–870*
    para o músculo obturador externo, 877–878, *879–880*
    para o músculo obturador interno, 877–878, *879–880*
    para o músculo occipitofrontal, 838–840, 841–842, *844–845*
    para o músculo oponente do polegar, 859–861, *863–864*
    para o músculo palmar longo, 857–858, *860–862*
    para o músculo pectíneo, 882–883, *883–884*
    para o músculo peitoral maior, 860–864, *865–866, 868*
    para o músculo peitoral menor, 863–866, *866, 868–869*
    para o músculo piramidal, 868–870, *870–871*
    para o músculo piriforme, 875–878, *878–879*
    para o músculo plantar, 888–890, *888–890*

para o músculo poplíteo, 883-885, *884-885*
para o músculo prócero, 838-840, *841-842, 844-845*
para o músculo pronador quadrado, 858-859, *862-864*
para o músculo pronador redondo, 858-859, *862-864*
para o músculo pterigóideo lateral, 836-838, *838-840*
para o músculo pterigóideo medial, 835-838, *837-839*
para o músculo pubococcígeo, do diafragma pélvico, 872-873
para o músculo quadrado do lombo, 868-871, *871-873*
para o músculo quadrado femoral, 877-878, *879-880*
para o músculo redondo maior, 848-849, *850-851*
para o músculo redondo menor, 845, 847-848, *847-848*
para o músculo reto do abdome, 868-870, *870-871*
para o músculo reto femoral, 877-878, 880, *882-883*
para o músculo sartório, 879-880, *882-883*
para o músculo semiespinal da cabeça, 840-842, *843*
para o músculo semiespinal do pescoço, 840-842, *843*
para o músculo serrátil anterior, 864-866, *867*
para o músculo serrátil posterior inferior, 865-866, 868, *867*
para o músculo serrátil posterior superior, 865-866, 868, *867*
para o músculo sóleo, 887-890, *888-889*
para o músculo subclávio, 862-864, 866, *868-869*
para o músculo subescapular, 848-849, *850-851*
para o músculo supinador, 857-858, *860-862*
para o músculo supraespinal, 844-845, 847-848, *846*
para o músculo temporal, 835-836, *837-839*
para o músculo tensor da fáscia lata, 875-876, *877-878*
para o músculo tibial anterior, 884-885, *886-887*
para o músculo tibial posterior, 888-890, *888-890*
para o músculo transverso superficial do períneo, 873-875
para o músculo tríceps braquial, 852, 854-856, *857-858*
para o músculo vasto intermédio, 877-880, 882-883, *881*
para o músculo vasto lateral, 878-880, *881*
para o músculo vasto medial, 878-879, 880, *882-883*

para o músculo zigomático maior direito, 838-840, *840-842*
para os músculos escalenos, 841-842, 844-845, *845, 847-848*
para os músculos extensores do punho, 852, 854-856, *858-859*
para os músculos flexores do punho, 857-859, *861-863*
para os músculos flexores dos dedos das mãos, 858-859, *861-863*
para os músculos gêmeos, 877-878, *879-880*
para os músculos intercostais, 864-866
para os músculos interósseos, 859-864, *864-866*
para os músculos interósseos dorsais, 893, 895, *894-896*
para os músculos isquiotibiais, 883-885, *883-885*
para os músculos lumbricais, 860-862, *893-894*
para os músculos oblíquos internos do abdome, 868-870, *869-870*
para os músculos paraespinais profundos (multífidos), 866, 868-869, *869-870*
para os músculos romboides, 848-850, *851-852*
para os músculos suboccipitais, 840-842, 844-845, *844-845, 847*
para os músculos transversos profundos do períneo, 873-875
precauções relativas à, *824-826*
procedimentos pós-agulhamento para, 826-827
razões de fracasso de, *826-827*
sessões de agulhamento, quantidade de, 824-827
Técnica da massagem de dedilhar, 906-908, *906-908*
Técnica da "vaporização e alongamento", 918-920
Técnica de Carnett, 533-535
Técnica de Inibição Neuromuscular Integrada, 905-907, *906-907*
Técnica de massagem de deslizamento profundo
 aplicação clínica de, 906-908, *906-908*
 paciente e escolha da intervenção, 906-908
 visão geral da, 906-908
Técnica de mobilização/manipulação articular
 controle da, 901-902
 definida, **899**
 escolha de intervenção, paciente e, 899-902
 mecanismos da, 899-901
 para instabilidade do tornozelo, 808-809
 visão geral da, 899, *899*
Técnica de segurar-relaxar, 913-914
Técnica do agulhamento a seco, 21-22, 55-56, 820-821, 832-833
 advertências de Travell e Simons para, *825-827*
 calibre da agulha, escolha do, 820-823

contraindicações à, *824-826*
definida, **819-820, 832-833**
diretrizes clínicas para, 821-826, *825-827*
método "*fast in, fast out*", 832-833
para a síndrome da dor do trocanter maior, 712-713
para as fibras do músculo trapézio inferior, 833-834, *834-836*
para as fibras do músculo trapézio médio, 833-834, *834-836*
para as fibras do músculo trapézio superior, 833-834, *833-834*
para dor plantar do calcanhar, 761-762, 773-774
para fascite plantar, 810-811
para o adutor curto, 879-880, 882-883, *882-883*
para o adutor longo, 879-880, 882-883, *882-883*
para o grupo muscular iliopsoas, 870-872, *871-875*
para o músculo abdutor do dedo mínimo, 860-862, 863-864, 890-894, *892-893*
para o músculo abdutor do hálux, 890-893, *892-893*
para o músculo adutor do hálux, 893-894, 893, *895*
para o músculo adutor do polegar, 859-861, *863-864*
para o músculo adutor magno, 880, 882-883, *882-883, 883-884*
para o músculo ancôneo, 852, 854-855, *857-858*
para o músculo articular do joelho, 879-880, *882-883*
para o músculo bíceps braquial, 851-852, 854-855, *853*
para o músculo braquial, 852, 854-855, *852, 854-855*
para o músculo braquiorradial, 855-857, *858-859*
para o músculo bulboesponjoso (bulbocavernoso), 873-875
para o músculo coracobraquial, 850-852, *853*
para o músculo deltoide, 849-851, *851-852*
para o músculo diafragma, 864-866
para o músculo digástrico, 836-839, *839-841*
para o músculo esplênio da cabeça, 839-841, 842, *845*
para o músculo esplênio do pescoço, 839-841, *842, 845*
para o músculo esternal, 862-864, *865-866, 868*
para o músculo esternocleidomastóideo, 833-836, *835-836*
para o músculo extensor curto do hálux, 894-896, *894-896*
para o músculo extensor curto dos dedos, 894-896, *894-896*
para o músculo extensor do indicador, 856-858, *859-861*

para o músculo extensor do punho, 374–375, 852, 854–856, *858–859*

para o músculo extensor dos dedos, 856–857, *859–861*

para o músculo extensor longo do hálux, 888–891, *890–891*

para o músculo extensor longo dos dedos, 888–890, *890–891*

para o músculo fibular curto, 884–885, *886–887*

para o músculo fibular longo, 884–885, *886–887*

para o músculo fibular terceiro, 884–885, *886–887*

para o músculo flexor acessório (quadrado plantar), 892–893, *893–894*

para o músculo flexor curto do hálux, 893–894, *893–894*

para o músculo flexor curto dos dedos, 890–893, *892–893*

para o músculo flexor longo do hálux, 890–893, *890–893*

para o músculo flexor longo dos dedos, 890–893, *890–893*

para o músculo gastrocnêmio, 886–888, *888–889*

para o músculo glúteo máximo, 873–876, *875–876*

para o músculo glúteo médio, 875–876, *876–877*

para o músculo glúteo mínimo, 875–876, *876–877*

para o músculo grácil, 880, 882–883, *882–883*

para o músculo iliococcígeo, do diafragma pélvico, 872–873

para o músculo iliocostal lombar, 866, 868–869, *868–870*

para o músculo iliocostal torácico, 865–869, *868–870*

para o músculo infraespinal, 845, 847–848, *847–848*

para o músculo isquiocavernoso, 872–875

para o músculo isquiococcígeo, do diafragma pélvico, 872–873

para o músculo latíssimo do dorso, 845, 847–849, *849–850*

para o músculo levantador da escápula, 841–842, 844–845, *844–845*, 847

para o músculo longo do pescoço, 837–840, *840–842*

para o músculo longuíssimo do tórax, 865–866, 868, *868–870*

para o músculo masseter, 834–836, *836–838*

para o músculo multífido do pescoço, 840–842, *843*

para o músculo oblíquo externo do abdome, 868–870, *869–870*

para o músculo obturador externo, 877–878, *879–880*

para o músculo obturador interno, 877–878, *879–880*

para o músculo occipitofrontal, 838–840, *841–842*, *844–845*

para o músculo oponente do polegar, 859–861, *863–864*

para o músculo palmar longo, 857–858, *860–862*

para o músculo pectíneo, 882–883, *883–884*

para o músculo peitoral maior, 860–864, *865–866*, *868*

para o músculo peitoral menor, 863–866, 866, *868–869*

para o músculo piramidal, 868–870, *870–871*

para o músculo piriforme, 875–878, *878–879*

para o músculo plantar, 888–890, *888–890*

para o músculo poplíteo, 883–885, *884–885*

para o músculo prócero, 838–840, *841–842*, *844–845*

para o músculo pronador quadrado, 858–859, *862–864*

para o músculo pronador redondo, 858–859, *862–864*

para o músculo pterigóideo lateral, 836–838, *838–840*

para o músculo pterigóideo medial, 835–838, *837–839*

para o músculo pubococcígeo, do assoalho pélvico, 872–873

para o músculo quadrado do lombo, 868–871, *871–873*

para o músculo quadrado femoral, 877–878, *879–880*

para o músculo redondo maior, 848–849, *850–851*

para o músculo redondo menor, 845, 847–848, *847–848*

para o músculo reto do abdome, 868–870, *870–871*

para o músculo reto femoral, 877–878, 880, *882–883*

para o músculo sartório, 879–880, *882–883*

para o músculo semiespinal da cabeça, 840–842, *843*

para o músculo semiespinal do pescoço, 840–842, *843*

para o músculo serrátil anterior, 864–866, *867*

para o músculo serrátil posterior inferior, 865–866, 868, *867*

para o músculo serrátil posterior superior, 865–866, 868, *867*

para o músculo sóleo, 887–890, *888–889*

para o músculo subclávio, 862–864, 866, *868–869*

para o músculo subescapular, 848–849, *850–851*

para o músculo supinador, 857–858, *860–862*

para o músculo supraespinal, 844–845, 847–848, *846*

para o músculo temporal, 835–836, *837–839*

para o músculo tensor da fáscia lata, 875–876, *877–878*

para o músculo tibial anterior, 884–885, *886–887*

para o músculo tibial posterior, 888–890, *888–890*

para o músculo transverso profundo do períneo, 873–875

para o músculo transverso superficial do períneo, 873–875

para o músculo tríceps braquial, 852, 854, *857–858*

para o músculo vasto intermédio, 877–880, 882–883, *882–883*

para o músculo vasto lateral, 714–715, 878–880, *881*

para o músculo vasto medial, 878–879, 880, *882–883*

para o músculo zigomático maior direito, 838–840, *840–842*

para o músculo tríceps sural, 761–762

para os músculos escalenos, 841–842, 844–845, *845*, *847–848*

para os músculos flexores do punho, 857–859, *861–863*

para os músculos flexores dos dedos, 858–859, *861–863*

para os músculos gêmeos, 877–878, *879–880*

para os músculos intercostais, 864–866

para os músculos interósseos, 859–864, *864–866*

para os músculos intraósseos dorsais, *893, 895, 894–896*

para os músculos isquiotibiais, 883–885, *883–885*

para os músculos lumbricais, 860–894

para os músculos oblíquos internos do abdome, 868–870, *869–870*

para os músculos paraespinais profundos (multífidos), 866, 868–869, *869–870*

para os músculos romboides, 848–850, *851–852*

para os músculos suboccipitais, 840–842, 844–845, *844–845, 847*

para osteoartrite de joelho, 713–715

para torção do tornozelo, 808–810

precauções quanto à, 824–826

procedimentos pós-agulhamento para, 826–827

razões de fracasso de, 826–827

sessões de agulhamento, quantidade de, 824–827

Técnica do relaxamento pós-isométrico, 683–685

   com movimentos dos olhos, 903–904

   com respiração diafragmática, 902–904

   para o músculo braquial, 337

   para o músculo esternocleidomastóideo, 113–114, *113–114*

   para o músculo infraespinal, 265–266, 266–267, 902–903, *903–904*

Índice **1009**

para o músculo levantador da escápula, 230–231
para o músculo supraespinal, 255–256
para os músculos psoas, 565–566
Técnica IPG. *Ver* Técnica da injeção em pontos-gatilho (IPG)
Técnica levantar-sentar, *553–554, 554–555*
para os músculos paraespinais, 522–524
Técnica SCS. *Ver* Técnica *strain counterstrain* (SCS)
Técnica sentado-em pé, *553–554, 554–555*
para os músculos paraespinais, 522–524
Técnica *strain counterstrain* (SCS)
aplicação clínica da, 904–905, *904–905*
definida, **903–904**
paciente e seleção da intervenção, 904–905
vantagens da, 904–905
visão geral da, 903–905
Técnicas de autoalongamento. *Ver também* Programa de treinamento da flexibilidade
para a musculatura suboccipital, 204–205, *204–205*
para o músculo adutor do polegar, 423–424, *424*
para o músculo bíceps braquial, 330–331, *330–331*
para o músculo braquial, 337
para o músculo braquiorradial, 376–377, *376–377*
para o músculo bucinador, 173, *173*
para o músculo coracobraquial, 320–322, *320–322*
para o músculo esternocleidomastóideo, 112–114, *113–114*
para o músculo extensor longo do hálux, 784–785, *784–785*
para o músculo extensor longo dos dedos, 784–785, *784–785*
para o músculo flexor longo do hálux, 791–793, *791–793*
para o músculo flexor longo dos dedos, 791–793, *791–793*
para o músculo gastrocnêmio, 752–753, *752–753*
para o músculo glúteo máximo, 612–614, *613*
para o músculo glúteo médio, 624–625, *625*
para o músculo glúteo mínimo, 636–637
para o músculo infraespinal, 265–266, *266–267*
para o músculo latíssimo do dorso, 280–281, *280–281*
para o músculo levantador da escápula, 229–230, 230–231
para o músculo oponente do polegar, 423–424, *424*
para o músculo palmar longo, 402
para o músculo peitoral maior, 460–462, *460–462*
para o músculo peitoral menor, 474–475, *475*
para o músculo poplíteo, 705–707, *706–707*

para o músculo pterigóideo lateral, 149
para o músculo quadrado do lombo, 554–556, *554–556*
para o músculo redondo maior, 286–287, *286–287*
para o músculo redondo menor, 276
para o músculo serrátil anterior, 501–502, *502*
para o músculo serrátil posterior inferior, 510–511, *510–511*
para o músculo sóleo, 766–768, *766–767*
para o músculo subescapular, 294–296, *295–296*
para o músculo supraespinal, 255–256, *255–256*
para o músculo temporal, 133–134, *133–134*
para o músculo tensor da fáscia lata, 637–638, *637–638*
para o músculo tibial anterior, 728–730, *729–730*
para o músculo tibial posterior, *775–776*, 776
para o músculo tríceps braquial, 347–349, *347–349*
para o músculo zigomático maior, 173, *173*
para os músculos adutores, 684–685, *684–685*
para os músculos escalenos, 244–245, *244–245, 245–246*
para os músculos extensores do punho, 376–377, *376–377*
para os músculos extensores dos dedos da mão, 387–388, *387–388*
para os músculos fibulares, 741–742, *742–743*
para os músculos flexor do punho, flexor dos dedos e pronador, 412–415, *413–415*
para os músculos flexores dos dedos dos pés, *805–806*, 805–807
para os músculos iliopsoas, 565–566, *565–566*
para os músculos intercostal e diafragma, 492, 494–495
para os músculos interósseos, lumbricais e abdutor do dedo mínimo, 431–432, *432–433*
para os músculos isquiotibiais, 696–698, *696–698*
para os músculos paraespinais, 522–524, *523–524*
para os músculos piriforme e rotador lateral profundo do quadril, 650–652, *652–653*
Técnicas de autoliberação miofascial (por pressão)
bastão e instrumento terapêutico para, *580–581*, 583
com uso de técnica de palpação em pinça, 329–330, *330–331*
para o músculo adutor do polegar, 423–424, *423–424*
para o músculo braquial, 336–337, *336*

para o músculo coracobraquial, *319–321*, 320–322
para o músculo deltoide, 313–314, *313–314*
para o músculo diafragma, 491–492, 494–495, *492–495*
para o músculo esternal, 466, *466*
para o músculo extensor do hálux, 783–785, *783–784*
para o músculo extensor do indicador, 387–388, *387–388*
para o músculo extensor do punho, 375–376, *375–376*
para o músculo extensor dos dedos, 387–388, *387–388*
para o músculo flexor longo do hálux, 791–792, *791–793*
para o músculo flexor longo dos dedos, 791–792, *791–793*
para o músculo gastrocnêmio, 751–753, *752–753*
para o músculo glúteo máximo, 612–614, *613*
para o músculo glúteo médio, 624–625, *624–625*
para o músculo glúteo mínimo, 635–637, *636–637*
para o músculo infraespinal, 265–266
para o músculo intercostal, 491–492, *492–495*
para o músculo latíssimo do dorso, 279–281, *279–280*
para o músculo levantador da escápula, 229–230, 230–231
para o músculo oponente do polegar, 423–424, *423–424*
para o músculo peitoral maior, *459–461*, 460–461
para o músculo peitoral menor, 474–475, *474–475*
para o músculo poplíteo, 705–706, *705–706*
para o músculo quadrado do lombo, 554–555, *554–555*
para o músculo redondo maior, 285–287, *285–287*
para o músculo redondo menor, 276
para o músculo serrátil anterior, 501–502, *501–502*
para o músculo serrátil posterior superior, 510–511, *510–511*
para o músculo sóleo, 765–767, *766–767*
para o músculo subescapular, 294–296, *295–296*
para o músculo supraespinal, 254–255, *255–256*
para o músculo tensor da fáscia lata, 636–637, *637–638*
para o músculo tibial anterior, 728–729, *728–729*
para o músculo tibial posterior, 775–776, *775–776*
para o músculo tríceps braquial, 346–348, *347–349*
para o quadríceps femoral, 667–671, *669*

para os músculos adutores, 683–684, 683–685
para os músculos fibulares, 741–742, 742–743
para os músculos flexor do punho, flexor dos dedos e pronador, 412, 414, 413–415
para os músculos interósseos, lumbricais e adutor do dedo mínimo, 431–432, 432–433
para os músculos isquiotibiais, 695–697, 695–696
para os músculos paraespinais, 522–524, 523–524
para os músculos piriforme e rotador lateral profundo do quadril, 650–652, 651–653
para os músculos plantares do pé, 805–806, 805–807
para os músculos romboides menor e maior, 303–304, 303–304
para os músculos sartórios, 668–671
para pontos-gatilho frontais, 176–177, 176–177
para pontos-gatilho occipitais, 176–177, 178
Tenascina X, 68–69
Tendão comum do iliopsoas, 562–564, 563–564
Tendão do calcâneo, 745, 756–757, 760, 764–765
Tendão subescapular, inserção umeral do, 358–359
Tendência à somatização, 76–77
Tendinite bicipital, 312–313
Tendinite calcária retrofaríngea, 160–161
Tendinite calcificada, do tendão poplíteo, 704–705
Tendinite do calcâneo, 764–765
Tendinite supraespinal, 319–321
Tendinite temporal, 132–133
Tendinopatia, **789–791**
Tendinopatia bicipital, 279–280, 474–475
Tendinopatia calcificada, 355–356
Tendinopatia da porção média. Ver Tendinopatia não insercional
Tendinopatia do calcâneo, 750–751, **751–752**, 764–766
  crônica, 751–752
  diagnóstico de, 751–752
  fatores de risco para, 751–752
  insercional, 751–752
  não insercional/porção média, 751–752
Tendinopatia do extensor lateral comum, 411–412
Tendinopatia do flexor comum médio (cotovelo do golfista), 411–412
Tendinopatia do isquiotibial alto, 694–695
Tendinopatia glútea, 624–625, 711–712
Tendinopatia insercional, 751–752
Tendinopatia não insercional, 751–752
Tendinopatia patelar, 667–669
Tendinopatia poplítea, 704–705
Tendinopatia proximal do isquiotibial, 694–696

Tendinopatia supraespinal, 285–286, 474–475, 845, 847–848
Tendinopatia tibial posterior. Ver Disfunção do tendão tibial posterior
Tenoperiostite do adutor, 681–683
Tenossinovite estenosante, 789–791
Tenossinovite estenosante de De Quervain, 336, 375–376, 386–387, 395–396, 422–423, 439–440
Tenossinovite poplítea, 704–705
TENS. Ver Neuroestimulação elétrica transcutânea (TENS)
Tensão muscular, 386–387
Tensão ocupacional, crônica, 536–538
Teoria da atribuição, 77–78
Teoria da personalidade do aprendizado social, 75–76
Teoria das contraturas persistentes do sarcômero, 40–42
Teoria de Simons da crise de energia, 36–37
Teoria do condicionamento operante de Skinner, 75–76
Teoria do estresse físico, para os calçados, 962–964
Teoria do portão para o controle da dor, 3–6, 74, 923–924
Teoria proprioceptiva, 903–904
Teoria psicológica do condicionamento clássico/reagente, 75–76
Teorias comportamentais da aprendizagem, 75–76
Teorias sociológicas
  do estigma, 77–78
  teoria da atribuição, 77–78
Terapia anticoagulatória, 765–766
Terapia cognitivo-comportamental (TCC), 69–70, 76–77, 81–83, 124–125
  autoeficácia e lócus de controle, 75–76
  percepções de sentido/crenças/doença, 75–77
Terapia com carbamazepina, 491–492
Terapia com ultrassom de alta potência, 921–922
Terapia com ultrassom pulsado, 921–922
Terapia comportamental da terceira onda
  aceitação, 77–78
  consciência e meditação, 76–78
  validação, 77–78
Terapia comportamental dialética, 69–70, 76–77
Terapia Comportamental Emotiva Racional, 78–79
Terapia convencional, 70–71
Terapia de Aceitação e Compromisso, 76–77
Terapia de reposição hormonal (TRH), 61–62
Terapia do agulhamento. Ver também Técnica do agulhamento a seco; Técnica da injeção de pontos-gatilho (IPG)
  diretrizes clínicas para, aplicação da, 821–826
  para pontos-gatilho, 819–821
Terapia do limiar da dor com ultrassom estático de alta potência, 920–921

Terapia extracorpórea da onda de choque, 761–762
Terapia humanista-existencial
  abordagem não patológica, 76–77
  atenção centrada no paciente, 76–77
  valores e significado, 76–77
Terapia manual
  definida, **899**
  efeitos biomecânicos da, 899–901
  intervenções de alongamento
    aplicação clínica de, 902–904, 903–904
    paciente e escolha da intervenção, 902–903
    visão geral de, 902–903
  para pontos-gatilho, 819–821
  técnica da liberação de ponto-gatilho
    aplicação clínica da, 902–903, 902–903
    paciente e escolha da intervenção, 901–903
    visão geral da, 901–902
  técnica de massagem de deslizamento profundo
    aplicação clínica da, 906–908, 906–908
    paciente e escolha da intervenção, 906–908
    visão geral da, 906–908
  técnica de mobilização/manipulação articular
    definida, **899**
    manejo da, 901–902
    mecanismos da, 899–901
    paciente e escolha da intervenção, 899–902
    visão geral da, 899, 899
  técnica strain counterstrain
    aplicação clínica da, 904–905, 904–905
    definida, **903–904**
    paciente e escolha da intervenção, 904–905
    vantagens da, 904–905
    visão geral da, 903–905
  técnicas de energia muscular
    aplicação clínica de, 902–904, 903–904
    paciente e escolha da intervenção, 902–903
    padrões e diretrizes para, 903–904
    visão geral de, 902–903
  terapia neuromuscular
    aplicação clínica da, 905–907, 906–907
    paciente e escolha da intervenção, 905–906
    padrões e diretrizes para, 905–906
    visão geral da, 904–906, 905–906
Terapia manual com tendências musculares, para controle de pontos-gatilho, 901–903
Terapia neuromuscular (NMT)
  aplicação clínica da, 905–907, 906–907
  paciente e escolha de intervenção, 905–906

padrões e orientações para, *905–906*
para o músculo vasto lateral, 904–906, *905–906*
visão geral da, 904–906, *905–906*
Terapia ultrassonográfica contínua, 921–922
Teste biarticular, 121–122, *121–122*, 131–132, 138–139
Teste bilateral da preensão manual, 383–384
Teste com dor do sinal do arco, **355–356**
Teste da articulação talocrural, 726–727, 762–763
Teste da cãibra dos escalenos, 238–239, *238–239*
Teste da escápula da mão ao ombro, 262–263
Teste da gaveta anterior, 158–159, 808–809
Teste da gaveta rotatória posterolateral, 434–436
Teste da hiperabdução, 353–354
Teste da "lata vazia", 249–251, 355–356
Teste da queda, 645–647, 712–713, 717
Teste da queda do braço, 355–356
Teste da queda do navicular, 771–773, 788–790
Teste das teclas do piano. *Ver* Teste do deslize dorsal ulnomeniscopiramidal
Teste das três articulações, 121–122
Teste de *pivot shift* (ou teste de deslocamento em pivô) lateral, 434–436
Teste de 6 minutos de caminhada prejudicada, 63–64
Teste de abaixamento das duas pernas, 535–536
Teste de abdução de Pace, 645–647
Teste de Adson, 353–354, 474–475
Teste de Apley, 226–227, 252–253, *252–253*, 271–272, 356–357, 393–394
do músculo coracobraquial, 318–319
músculo deltoide, 309–310
músculo infraespinal, 262–263
músculo subescapular, 290–291
Teste de compressão, 591–592
Teste de compressão de Noble, para síndrome do trato iliotibial, 714–715
Teste de compressão do carpo, 443–444
Teste de condução nervosa, para síndrome do túnel do tarso, 810–811
Teste de Cozen, 372–373, 434–436
Teste de discriminação de dois pontos, 443–444
Teste de distração, 591–592
Teste de distração cervical, 351
Teste de elevação de um calcanhar, 771–775
Teste de estresse do valgo, 437–438
Teste de estresse por torção, 592
Teste de estresse sacral, 591–592
Teste de extensão do bíceps, 325–326, *326–328*
Teste de extensão dos dedos da mão, 409–410, *410–411*
Teste de Finkelstein, 439–440
Teste de flexão, abdução e rotação lateral (FABER), 680–681, *680–681*, 710–711

Teste de flexão, adução e rotação medial (FAIR), 647, 711
Teste de flexão dos dedos da mão, 238–240, *241–242*, 383–384, *385–386*, 456–457
Teste de flexão-rotação medial, 711–712
Teste de Gaenslen. *Ver* Teste de estresse por torção
Teste de Halsted, 474–475
Teste de hiperabdução. *Ver* Teste de Wright
Teste de impacto. *Ver* Teste de flexão, adução e rotação medial (FAIR)
Teste de inclinação talar medial, 808–809
Teste de Lachman, para identificar ruptura do LCA, 715–717
Teste de Maudsley, 365–366, 372–373, 383–384
Teste de McMurray, para ruptura do menisco, 715–717
Teste de movimento resistido dos extensores do punho, 372–373
Teste de movimentos com palpação, 590–592
Teste de Ober, 633–634, 714–715
Teste de Patte, 272–273
Teste de Phalen, 442–444
Teste de *pivot shift* (ou teste de deslocamento em pivô), para identificar ruptura no LCA, 715–717
Teste de preensão sem dor, 372–373
Teste de resistência específica do músculo
para o músculo bíceps braquial, 325–326
para o músculo coracobraquial, 318–319
para o músculo deltoide, 309–310
para o músculo infraespinal, 262–263
para o músculo subescapular, 290–291
para o músculo supraespinal, 252–253
para o músculo tríceps braquial, 344–346
Teste de retirada, 355–356
Teste de Roos, 345–346, 353–354, 474–475
Teste de rotação-flexão da cervical, 201–202, *202–203*
Teste de Spurling, 351
Teste de tensão abdominal, 533–536
Teste de Tensão de Membro Superior (TTMS), 351
Teste de Thessaly, para ruptura no menisco, 715–717
Teste de Thomas, 561–562, *562–563*, 609, 632–633, *633–634*, 714–715
para comprimento do flexor do quadril, 561–562, *562–563*
Teste de unidade contrátil
para patologia da articulação radiocapitelar, 434–436
para patologia da articulação umeroulnar, 437–438
Teste de Wright (teste de hiperabdução), 353–354, 469, 471–475
Teste do colapso, de esfregar/arranhar, 739–741
Teste do deslize dorsal ulnomeniscopiramidal, 442–443
Teste do impacto, de Hawkin, 254–255, 294–296

Teste do impacto, de Neer, 254–255, 294–296
Teste do movimento acessório anormal, 592–593
Teste do movimento acessório articular, 427–430
para articulações cervicais, 211–212
para articulações do cotovelo e do ombro, 345–346
para cefaleia e dor no pescoço/nuca, 211–212
para o músculo coracobraquial, 318–319
Teste do quadrante do quadril, 710–711
Teste do retardo da rotação lateral, 272–273
Teste dos três dedos enfileirados, 121–122, *121–122*
Teste FABER (flexão, abdução e rotação lateral), 680–681, *680–681*, 710–711
Teste FAIR (flexão, adução e rotação medial), 645–647, 711
Teste Hawkins–Kennedy, 355–356
Teste modificado de Ober, banda iliotibial, levantamento de dados da, 714–715
Teste neurodinâmico, 264–266, 438–439, 443–444, 632–633
para o músculo glúteo mínimo, 632–633
para sensibilidade nervosa mecânica, 712–713
Teste neurológico, 717
Teste reverso, de Phalen, 443–444
Testes da cadeira e flexões, 434–436
Testosterona, 60–63
Tétano, 123–124, 138–140
Tetracaína, da injeção em ponto-gatilho, *827–829*
TH (hormônio da tireoide), 62–64
The European League Against Rheumatism, 709–710
Tiamina. *Ver* Vitamina B_1
Titina, 45–46, 48, 50–51
TNE (educação terapêutica em neurociência), 81–83
Tomografia com emissão de pósitrons, 269
Tonsilite, 146–147, 149
Tontura, doença vestibular, 111–112
Torção de dedos do pé, **804–805**
Torcicolo, 226–227
Torcicolo espasmódico (distonia cervical), 227–229
Torcicolo ocular, 111–112
Tornozelo
achados de disfunção postural em, 946–948, *947–948*
dorsiflexão, 748–749, 762–763
eversão, 732–733
exercício de bombeamento, 728–729
instabilidade, 735–736, **808–809**
plantiflexão, 765–766
posição neutra, 741–742, 751–752, 765–766, 775–776, 783–784, 791–793
torção
aguda, 808–809
avaliação de paciente com, 808–809
pontos-gatilho e, 808–810
visão geral da, 808–809

Tosse
  crônica, 490–491
    músculo intercostal e diafragma e, 485–488
Toxina botulínica, 111–112
  A (Botox A), injeção, 172–173, 819–820, 830–831
Toxina incobotulínica (Xeomin), *830–831*
Toxina onabotulínica A (Botox), 830–831, *830–831*
Trabalho, posturas habituais do, 937–939
Tramadol, 14–16
Transdução, nocicepção e, 6–9, *8–9*
Transmissão, nocicepção e, 7–9, *9–10*
Transmissão sináptica colinérgica, *19–20*
Transtorno de sintomas somáticos, 79–80
Trauma massivo articular, 69–70
Treino sensorimotor, 951–952
TRH (terapia de reposição hormonal), 61–62
Triancinolona, *830*
Tríceps da pelve, 641
Trifosfato de adenosina (ATP), 35–37, 39–40, 52–54
  contrações musculares e, 52–54
  esgotamento definitivo de, 43–44
  liberação de acetilcolina dos terminais de nervos motores por, 36
  papel do, 43–44
Trígono interescaleno, compressão no, 351–353
Trismo, 123–124, 138–140
Trombose venosa, 650–652
Tropomiosina, 50–51, *51–52*
Tropomodulina, 50–51, *51–52*

Troponina, 50–51
TSA-II, 16–17
TSH (hormônio estimulante da tireoide), 62–64
TTMS (Teste de Tensão de Membro Superior), 351
Tuba auditiva, 138–139
Tumores malignos dos músculos iliopsoas, 564–565

U

Úlcera duodenal, 536–538
Ultrassonografia
  antecedentes de, 920–922
  aplicação de, 921–922
  para epicondilalgia lateral, 434
  para fratura do metatarso por estresse, 811–812
  para tenossinovite, 704–705
  recomendação para, *921–922*
  seleção de pacientes, 921–922
Unidades motoras
  recrutamento de, 910–911
  rotação, **910–911**
  tipo I, 910–911
  tipo II, 910–911

V

Validação, 77–78, 81–83
Valsalva, 244–245
Vascularização de músculos. *Ver em músculos individuais*

Veias poplíteas, 758–760
Vergonha, 78–79
Vértebras lombares, 547–548
Vertigem, 111–112
Vertigem posicional paroxística benigna (BPPV), 111–112
Vinco poplíteo, 946–947, *947–948*
Virilha de Gilmore. *Ver* Pubalgia atlética
Virilha de jogador de hóquei. *Ver* Pubalgia atlética
Visão tátil, 823–824
Vitamina B_1, 63–65
Vitamina B_{12}, 63–64
Vitamina C, 70–71
Vitamina D, 64–66
  deficiência de (DVD), 63–66
  suplementação de, 64–66
Vitaminas B, 63–65
VMO (oblíquo vasto medial), 656–657
Volume de carga, 914–915
Volume de repetições, 914–915
Volume, e programa de treinamento de força, **914–915**
Vômito, músculo intercostal e diafragma e, 485–486

X

Xifoidalgia, 491–492

Z

Zona de segmentação (divisora), 769
Zumbido no ouvido, **120–121**, 123–124